南京中医药大学　孙世发　主编

中华医方

五官篇及眼科篇

科学技术文献出版社
SCIENTIFIC AND TECHNICAL DOCUMENTATION PRESS

图书在版编目（CIP）数据

中华医方. 五官篇及眼科篇 / 孙世发主编. —北京：科学技术文献出版社，2015. 3
ISBN 978-7-5023-9212-3

Ⅰ. ①中…　Ⅱ. ①孙…　Ⅲ. ①眼病—验方—汇编　Ⅳ. ① R289.5

中国版本图书馆 CIP 数据核字（2014）第 156366 号

中华医方·五官篇及眼科篇

策划编辑：薛士滨　责任编辑：巨娟梅　孔荣华　责任校对：赵　瑷　责任出版：张志平

出 版 者　科学技术文献出版社
地　　址　北京市复兴路15号　邮编　100038
编 务 部　（010）58882938，58882087（传真）
发 行 部　（010）58882868，58882874（传真）
邮 购 部　（010）58882873
官方网址　www.stdp.com.cn
发 行 者　科学技术文献出版社发行　全国各地新华书店经销
印 刷 者　北京京华虎彩印刷有限公司
版　　次　2015 年 3 月第 1 版　2015 年 3 月第 1 次印刷
开　　本　889 × 1194　1/16
字　　数　2593千
印　　张　97.75
书　　号　ISBN 978-7-5023-9212-3
定　　价　468.00元

编委会名单

主　编　孙世发

副主编　陈涤平　杭爱武　王兴华　吴承艳　陈仁寿　许二平　卫向龙　唐伟华　聂建华
王剑锋　刘华东　黄仕文　张卫华

编　委（以姓氏笔画为序）：

卫向龙　王九龙　王庆敏　王兴华　王剑锋　伍梅梅　任威铭　刘华东　衣兰杰　许二平
许菲斐　孙 弢　孙世发　杜雪萌　李 娴　李 缨　李晓建　吴承艳　张 蕾　张卫华
陈仁寿　陈涤平　杭爱武　周 静　聂建华　唐伟华　黄仕文　彭会巧　樊园园

编写人员（以姓氏笔画为序）：

刁青蕊　卫向龙　马丽亚　马艳霞　王 霞　王九龙　王北溟　王光耀　王庆敏　王兴华
王红玲　王国斌　王剑锋　毛海燕　叶 琴　史话跃　朱智媛　伍梅梅　任威铭　向 好
刘华东　刘旭辉　衣兰杰　江晶晶　许 可　许二平　许岳亭　许菲斐　孙 弢　孙世发
严 娟　杜雪萌　杨小溪　杨亚龙　李 芮　李 娴　李 缨　李永亮　李志轩　李晓建
吴 坚　吴承红　吴承艳　邱昌龙　张 蕾　张卫华　张书研　张延武　张英杰　张顺超
张锋莉　张稚鲲　陆红伟　陈 晨　陈 超　陈仁寿　陈玉超　陈涤平　苑述刚　范 俊
杭爱武　欧阳文娟　季丹丹　岳晓杰　周 健　周 雯　周 静　周凯伦　周轶群　郑绍勇
郑晓丹　赵君谊　姜卫东　宫健伟　姚 颖　聂建华　莫 楠　柴 卉　钱丽花　高 想
唐千晰　唐伟华　唐艳芬　黄仕文　黄亚俊　曹 宜　盛 炜　彭会巧　彭金祥　彭振亚
蒋 妤　韩玉强　程 旺　程率芳　谢秀英　蔡 云　樊园园

前言

人类的发展历史，伴随着文化进步的脚印。中医药学，作为中国传统文化的重要组成部分，一直并继续担负着促进人类发展与繁衍的一份责任，故而古人有“不为良相则为良医”之言。

良相治国，良医治人；良相良医，孺子以求。中华民族的发展壮大，离不开良相之治国；中华民族的繁衍昌盛，离不开良医之治病。神农尝百草，以明草木之药用，伊尹制汤液，论广药用而成方。《周礼·天官》篇记载，周代有医师、食医、疾医和疡医等。疾医“掌养万民之疾病……以五味、五谷、五药养其病”，主管治疗平民百姓的疾病，治疗时既用“毒药”之剂，也用食疗之方；疡医“掌肿疡、溃疡、金疡、折疡之注药、劀杀之剂。凡疗疡，以五毒攻之，以五气养之，以五药疗之，以五味节之”，分工治疗外伤科疾病，亦兼用毒药方与食疗方。这些文献应该可以表明，早在周代便已有了不同的药物配合应用以治疗疾病的医疗活动。《汉书·艺文志·方技略》记载古有医经七家，“经方十一家，二百七十四卷。经方者，本草石之寒温，量疾病之浅深，假药味之滋，因气感之宜，辨五苦六辛，致水火之齐，以通闭结，反之于平。”经方十一家，包括《五藏六府痹十二病方》三十卷、《五藏六府疝十六病方》四十卷、《五藏六府瘅十二病方》四十卷、《风寒热十六病方》二十六卷、《泰始黄帝扁鹊俞跗方》二十三卷、《五藏伤中十一病方》三十一卷、《客疾五藏狂颠病方》十七卷、《金疮瘲瘛方》三十卷、《妇女婴儿方》十九卷、《汤液经法》三十二卷、《神农黄帝食禁》七卷。但原书俱失传，今只见其名而无法知其内容了。现存《五十二病方》收载方剂 280 首，乃 1973 年湖南长沙马王堆汉墓出土帛书整理而成，据研究者推测，其内容当为春秋时期所成，这是今天可见的最早方书。成书于西汉的《黄帝内经》所载方剂十数首，也必为汉以前所制。《五十二病方》和《黄帝内经》所载方剂，古朴而简单，代表了单药向多药配伍成方用于临床的历史发展过程。至东汉末年，张仲景“勤求古训，博采众方”，著成《伤寒杂病论》一十六卷，载 269 方，为后人尊为方书之祖。以此为标志，中医方剂学之框架已经形成。以此为起点，中医治病之药方时时涌现，载方之书蔚然大观。

两晋南北朝时期，方书甚多。诸如李当之的《药方》，皇甫谧的《曹歙论寒食散方》与《依诸方撰》，葛洪的《肘后备急方》与《玉函方》，支法存的《申苏方》，范汪的《范东阳方》，胡洽的《胡氏百病方》，姚僧垣的《集验方》，甄权的《古今录验方》，徐之才的《徐王方》与《徐王八世家传效验方》，陶弘景的《陶氏方》与《效验方》，陈延之的《小品方》，谢士泰的《删繁方》……惜乎！这些方书除了《肘后备急方》后经陶弘景与杨用道的整理得以传世，《小品方》现存辑佚本外，余皆因年湮代远而散佚。葛洪与陈延之为该时期方剂学的代表人物。葛洪是亦医亦道者，所著《玉函方》(一名《金匮药方》)多达 100 卷，是“周流华夏九州之中，收拾奇异，捃拾遗逸，选而集之，使神类殊分，缓急易简”而成。后因卷帙浩大，传世不便而遗佚了。葛氏的《肘后备急方》则是将《玉函方》撷要而成，书仅 3 卷，所载诸方，“单行径易，篱陌之间，顾眄皆药，众急之病，无不毕备”，后人称其验、便、廉，允为切实。南北朝时期医家陈延之，著《小品方》12 卷，但原书至北宋初年即已亡佚，其佚文多保留在《外台秘要》《医心方》等书中。在唐代，《小品方》与《伤寒论》齐名，曾作为医学教科书，故对唐代的方剂学发展有较大影响。该书比较重视伤寒、天行温疫等病的论治，所载芍药地黄汤、茅根汤、葛根桔皮汤等方，孕育了后世温病学的养阴生津、凉血散瘀、清热解毒等治法，足可弥补《伤寒论》之未备。

盛唐以降，医方兴盛。大型方书如《备急千金要方》《外台秘要》《太平圣惠方》《圣济总录》《普济方》等。更有致力于方剂研究者编著了如《博济方》《普济本事方》《杨氏家藏方》《传信适用方》《仙授理伤续断方》《是斋百一选方》《魏氏家藏方》《仁斋直指方论》《朱氏集验方》《御药院方》《瑞竹堂经验方》《永类钤方》《世医得效方》《袖珍方》《奇效良方》《扶寿精方》《摄生众妙方》《种福堂公选良方》《饲鹤亭集方》等方剂专著。方剂是临床实践的产物，现在被广泛运用的一些古代名方，多散见于临床医书，诸如《小儿药证直诀》《脾胃论》《内外伤辨惑论》《兰室秘藏》《宣明论方》《丹溪心法》《儒门事亲》《医林改错》《医学衷中参西录》等，均记载了一些著名医方。

以上方书文献，展示了各历史时期方剂研究的重要成果，为我们进一步研究历代方剂提供了大量宝贵文献。特别是具有官编性质的《太平圣惠方》《圣济总录》《普济方》三巨著，集一个时代的医方之大成，保存了诸多已佚方书医著的医方资料，不仅为我们今天的临床医疗传承了优良药方，也为我们研究中医药的发展提供了重要文献依据。

汉以前中医学主要分两大领域，即医经和经方。经方十一家中之多数，均为某类或某些疾病的治疗药方，汉唐以后医书，虽言称某某方者，但依然是论病列方。然而，《普济方》问世至今620余年，以病症列方之大成者则一直阙如。

《中华医方》秉承历代医方巨著之体例，以病症为门类，以历史为序，收录诸方，填补《普济方》问世至今620余年以病症列方大型方书之历史空白。

古今中医病名繁杂，医方叙述多有简略。欲将近2000年之古今病症及药方有序汇集一书，实非易举。虽继《中医方剂大辞典》完成后又经10数年之努力，终于能成《中华医方》，然错讹遗漏，也实难免，冀希未来，或可正之。

孙世发

凡例

一、本书分列伤寒温病、内科、外科、妇科、儿科、骨伤科、五官科、眼科等篇为纲，以病症为目，共收载有方名的方剂88 489首，清以前的方剂几近收罗殆尽，清以后，特别对现代书刊所载方剂则有所选择。

二、本书以中医病症为目，兼及部分现代西医疾病。

三、每病症首先简介其病因病机、治疗大法等基本内容，继之以原载方剂文献时间、文献卷次篇章、方剂首字笔画为序收列相关方剂。由于文献名称、版本、印行时间过于复杂，对于一书引用文献或多次修订增补内容的时间多从原书。

四、一方治多种病症者，其详细资料将限在第一主治病症中出现，别处再现时则从简。第一主治病症以原载文献记载并结合后世临床应用状况确定。如地黄丸（六味地黄丸），原载宋·钱乙《小儿药证直诀》，主治“肾怯失音，囟开不合”，现代广泛用于各科多种病症，为减少大量重复，本书将其详细内容收入肾虚证，其他处仅收方名、方源、组成、用法、功用及与所在病症相关的主治、宜忌和相应验案，余皆从略。

五、一方多名的方剂以最早出现且有实质内容之名为本书所用之正名。

六、每一方剂内容以来源、别名、组成、用法、功用、主治、宜忌、加减、方论、实验、验案分项收入，无内容之项目从缺。

1. 来源：为一方之原始出处。如始载书存在者，注始载书的书名和卷次；始载书已佚者，注现存最早转载书引始载书或创方人。始载书无方名，后世文献补立方名者，注“方出（始载书）某书卷X，名见（转载书）某书卷X”。

2. 别名：为正名以外的不同名称及其出处。如一方有多个异名者，则按所载异名的文献年代先后排列。

3. 组成：为始载书之一方所含药物、炮制、用量等内容，均遵原书不改，炮制内容在药名之前者与药名连写，在药名之后者加括号与后一药分隔，如“炙甘草”，“甘草（炙）”。与组成相关内容均在本项另起行说明：如方中药物原无用量者，则注“方中某药用量原缺”；如上述某药原无用量，转载书中有用量者，则根据转载文献补入；如方中某药转载书有异者，则注明：方中某药，某书（后世转载书）作某药；如方名中含某药或药味数，组成中阙如或不符者，则注明：方名某某，但方中无某药，或方名X味，但方中组成X味，疑脱。

4. 用法：收录方剂的制剂、剂型、服用方法与用量等内容。如原书无用法，后世其他文献有用法者，则收录后世文献内容并注明来源文献；如后世文献用法与始载文献用法有差异且有参考意义者，另起行收录；如剂型改变另立方名者，另起行说明。

5. 功用、主治：分别设项以文献先后为序、去同存异摘收。

6. 宜忌：收录组方用方的注意事项，有关疾病、体质、妊娠宜忌和毒副反应，以及药物配伍、炮制与煎煮药物器皿、服药时的饮食宜忌等。

7. 加减：仅收录始载书的资料。如加减药物占原方用药比例过多者不录；现代方剂加减不严谨者不录；

后世转载书的加减一概不录。药物加减后方名改变者，在本项另起行说明：本方加（减）某药，名“某某”。

8. 方论：收录古今名医对一方之方名释义、组成结构、配伍原理、综合功效、辨证运用、类方比较等论述而有独到见解者。原文精简者，录其全文；文字冗长者，择要选录。

9. 实验：收摘用现代方法与手段对方剂进行实验研究和剂型改革的资料，包括复方药理作用和主要成分的研究，将传统的成方剂型改造成现代剂型等内容，均以摘要或综述方式撰写。对实验资料，摘录其实验结果，不详述实验方法与操作步骤；对剂型改革，不详述制剂的工艺流程。

10. 验案：选录古今医家运用一方治疗疾病的实际案例，文字简短者全文照录，文字较长者择要摘录。对于现代书刊临床大样本报道，择其用药与原方出入较小者，仅文摘其治疗结果。

11. 自功用以下各项，其内容出处与方源相一致者，所录引文不注出处；如上述各项收录有方源以外其他文献引文者，均分别注明出处。凡两条以上引文均根据文献年代排列。

七、引文筛选与整理：所有引文资料，均经过编者去同存异，精心筛选。相同的引文，一般从最早的文献中收录；若后世文献论述精辟者，择用后世文献的资料。引文文义不顺或重复者，在不违背原意之前提下，由编者做适当的加工整理。

八、出处标注：除方源、异名二项标明书名和卷次外，其余诸项均只注书名，不注卷次。期刊注法统一采用：刊年，期：起页。

九、药名统一：凡首字不同的中药异名保持原貌，如“瓜蒌”不改“栝楼”，“薯蓣”不改“山药”，“玄胡索”“元胡索”不改“延胡索”。首字相同的中药异名，第二字以下诸字与《中药大辞典》的正名系同音字者，一律改用《中药大辞典》的正名，如“黄芪”改“黄耆”，“芒硝”改“芒消”，“白藓皮”改“白鲜皮”；若非同音字者，仍保留此异名。凡方名中含有药名者，处理方法同此。

十、文字统一：本书所用简化字，以中国文字改革委员会《简化字总表》（1964年第二版）为主要依据，表中未收入者，不加简化，如芎藭、獖猪、鲆鱷；数词有用汉字和阿拉伯字者，须一方内一致，不作全书统一。

十一、文献版本：凡一书有多种版本者，选用善本、足本；无善本者，选用最佳的通行本；其他不同的版本作为校勘、补充。若同一方剂在不同的版本中方名有所差异者，以善本、最佳通行本或较早版本之方名作正名，其他版本的方名作别名。

目　录

五官篇

第一章　口齿科疾病

一、口　臭……3
五香丸……3
甲煎口脂……3
甲煎唇脂……4
含香丸……4
芎藭汤……4
芎藭汤……4
芎藭散……4
贝齿散……4
升麻散……5
芎藭散……5
丁香散……5
五香丸……5
升麻散……5
升麻散……5
含香丸……5
细辛散……5
细辛煎……6
香薷汤……6
黄柏散……6
皂荚散……6
丁香丸……6
七宝散……6
七香丸……6
升麻散……6
升麻散……7
豆蔻散……7
含香丸……7
鸡舌香丸……7
矾石散……7
细辛散……7
草豆蔻丸……7
椒桂散……7
藁本散……8
青黛散……8
揩齿贝齿散……8
揩齿石膏散……8
生香膏……8
异香丹……8
黄蕊散……8
清胃散……9
升麻黄连丸……9
芎藭膏……9
麝香散……9
丁香丸……9
沉香散……9
益智散……9
沉香散……9
揩齿龙骨散……10
紫金散……10
地骨皮丸……10
竹叶石膏汤……10
合香丸……10
神芎丸……10
香茶饼……10
透体香丸……11
当归连翘饮……11
沉檀香茶饼……11
香茶饼……11
洗香丸……11
透顶香……11
透体异香丸……11
噙化上清丸……11
清胃饮……12
清气丸……12
加味清胃散……12
长春牢牙散……12
败毒散……12
甘露饮……12
石膏解青汤……12
加味连理汤……12
甘草黄芩汤……13
香　茶……13
加减甘露饮……13
清胃散……13
妇女香身丹……13
荔枝粥……13
二、口　疮……13
甘草泻心汤……14
黄连汤……14
牛膝酒……15
大青散……15
升麻汤……15
小柏汤……15
大黄丸……15
口疮汤……15
升麻散……15
栀子汤……16
黄芩汤……16
竹茹汤……16
阴疮膏……16
升麻煎……16
生牛膝漱口煎……16
当归膏……16
杏仁丸……17
黄连膏……17
黄连升麻散……17

蔷薇丸……17
蔷薇汤……17
柴胡泽泻汤……17
蒲黄散……17
衔化丸……18
蔷薇汤……18
升麻汤……18
黄柏蜜……18
酪酥煎丸……18
栀子汤……18
大黄泄热汤……18
含　煎……19
飞雪汤……19
硼砂散……19
地骨皮散……19
杏仁丸……19
赤葵散……19
郁金散……19
犀角散……19
大腹皮散……20
羚羊角散……20
升麻散……20
升麻煎……20
龙胆散……20
龙胆煎……20
黄连散……20
黄柏散……20
黄芩饮子……21
犀角散……21
黄连散……21
大青散……21
川升麻散……21
石胆散……21
石膏煎……21
龙胆煎……21
酥蜜煎……22
犀角散……22
蟾酥丸……22
五灵脂含化丸……22
止痛散……22
牛膝散……22
牛蒡子散……22
升麻散……22
升麻散……23
升麻泄热散……23
石胆丸……23
石胆丸……23
石胆丸……23
石胆丸……23
石胆散……23
石胆膏……23
白矾散……23
玄参散……24
芦荟散……24
杏仁丸……24
杏仁丸……24
杏仁丸……24
含化丸……24
含化丸……24
含杏仁丸……24
含杏仁丸……25
含黄柏煎……25
含化雌黄丸……25
含化麝香丸……25
角蒿散……25
青黛散……25
乳香含化丸……25
虾蟆散……25
柴胡散……25
铅霜散……26
浮萍丸……26
浮萍煎膏……26
黄丹膏……26
黄芩丸……26
黄柏丸……26
硫黄煎……26
蔷薇根散……26
蔷薇根散……26
雌黄丸……27
蟾矾散……27
麝香丸……27
麝香散……27
漱口汤……27
漱口汤……27
生干地黄丸……27
黄柏散……27
加减四味饮子……28
桂矾敷方……28
升麻散……28
石胆散……28
龙胆丸……28
铅丹膏……28
黄连散……29
晚蚕蛾散……29
雄黄散……29
红　雪……29
铅霜散……29
烧肝散……29
金花散……30
金花散……30
煨肝散……30
巴戟散……30
紫金霜……30
玉芝饮……30
龙胆丸……30
绿云散……31
石南丸……31
牛黄凉膈丸……31
胜冰丹……31
碧　雪……31
玉屑无忧散……32
吹喉散……32
五福化毒丹……32
辰砂金箔散……32
消毒散……33
黄耆散……33
小金箔丸……33
腻香散……33
紫金膏……33
腻香散……33
黄柏升麻汤……33
升麻六物汤……34
大青煎……34
升麻汤……34
地黄煎……34
芍药汤……34

连翘散......34
秦艽汤......34
柴胡汤......34
黄连汤......35
黄柏汤......35
黄柏煎......35
羚羊角汤......35
犀角汤......35
蒺藜散......35
地黄煎......35
黄芩汤......35
犀角汤......36
犀角散......36
郁金散......36
茯苓汤......36
地黄汤......36
菊花汤......36
二物散......36
干蟾散......36
大青丸......36
大黄汤......37
大黄散......37
大黄蜜煎......37
马牙消散......37
无食子散......37
升麻丸......37
升麻饮......37
升麻含汁方......37
丹砂膏......37
甘草丸......38
甘草煎......38
石胆煎......38
生姜煎......38
生蜜涂方......38
白芷散......38
白矾煎......38
玄参丸......38
玄参汤......38
玄参煎......39
芎藭丸......39
豆豉散......39
杏仁丸......39
杏仁煎......39
杏仁饼子......39
吹喉朴消散......39
附子涂脚方......39
鸡舌香丸......40
柳花散......40
胡粉膏......40
荠苨煎......40
神圣膏......40
扁豆汤......40
秦艽散......40
柴胡汤......40
黄连膏......40
黄柏散......41
黄柏煎......41
铜绿散......41
滑石散......41
楸木汁方......41
槐枝煎......41
碧玉散......41
蔷薇膏......41
蔷薇根散......42
蟾酥线......42
蟾酥线......42
蘘荷根汤......42
麝香散......42
升麻汤......42
乌犀汤......42
防风散......42
芦荟散......42
郁金散......43
金粉丸......43
茯神丸......43
晚蚕蛾散......43
密陀僧丸......43
密陀僧散......43
麝香散......43
白矾散......43
牛黄金露丸......44
龙胆煎......44
大青煎......44
泻脾大青汤......44
射干膏......44
牡蛎散......44
茱萸膏......44
龙齿散......45
一捻散......45
大青汤......45
马芹涂方......45
地黄汤......45
羊乳饮......45
乱发拭方......45
香白芷散......45
神验散......45
铅丹煎......45
黄柏膏......46
蚺蛇胆散......46
蛇蜕拭方......46
寒水石散......46
硼砂散......46
栀子仁汤......46
香豉汤......46
清心丸......46
五味子汤......46
甘露饮子......47
到圣散......48
五福化毒丹......48
龙骨散......48
导赤散......48
泻黄散......49
碧　雪......49
金露散......49
麝香散......49
丹蜜膏......50
保生丸......50
青黛散......50
桐律散......50
佛手散......50
金华丹......50
黄柏散......50
赴筵散......50
加减甘露饮......50
乌星散......51
槟榔散......51

绿云散……51
地黄散……51
枯矾散……51
换金散……51
黄连散……51
黄连散……51
胡黄连散……52
赴筵散……52
神芎丸……52
铅白霜散……52
杏粉膏……52
赴筵散……52
兼金散……53
羚犀汤……53
煨肝散……53
明上膏……53
赴筵散……53
贴脐散……53
地黄煎丸……54
封脐散……54
速效散……54
琥珀犀角膏……54
清膈丸……54
赴筵散……54
木通川芎丸……55
烧肝散……55
玫瑰蜜……55
麦门冬散……55
加味逍遥散……55
清胃散……55
地骨皮汤……55
黄芩汤……56
升麻散……56
粉红散……56
蛾黄散……56
碧　雪……56
独胜散……56
升麻散……56
生地黄膏……56
青铜散……56
萍草丸……57
远志散……57
茱萸散……57
金花散……57
透冰散……57
加减薄荷煎丸……57
薄荷煎……57
玉尘散……57
白龙散……57
柳花散……58
黑参丸……58
麝香散……58
麝香朱砂丸……58
玉屑散……58
夺命丹……58
杏仁脯……58
黄连汤……58
必效散……59
红芍药散……59
胡黄连散……59
绿袍散……59
冰柏丸……59
二圣散……59
水柏丸……59
立效饮……59
地黄膏……59
黄金散……60
绿袍散……60
大效金丝膏……60
赴筵散……60
甘矾散……60
半夏散……60
乳香散……60
丹矾散……60
地黄丸……61
木香槟榔丸……61
夺命散……61
甘露饮……61
如圣散……61
赴筵散……61
犀角散……61
通心饮……61
金花明目丸……62
化毒丹……62
透天一块冰……62
赴筵散……62
玉露饮……62
鸡苏丸……62
赴筵散……62
塌气薰膏……63
神仙导水丸……63
殊验清中汤……63
黄芩汤……63
枳术黄连丸……63
寒水石散……63
白龙丸……63
白草散……64
加味龙石散……64
朱砂散……64
麦门冬丸……64
陀僧散……64
鸡黄散……64
青矾散……64
赴筵散……64
珠粉散……64
黄丹膏……64
黄连散……64
黄连膏……65
螺青散……65
杏仁膏……65
洗心散……65
硼砂散……65
升麻散……65
失笑散……65
白芷散……65
折桂散……65
金粉散……66
泻心散……66
柘根煎……66
铅霜散……66
黄连含汤……66
硫黄散……66
碧玉通神散……66
蟾蜍散……66
过关散……66
加味消毒犀角饮……66

二圣散......67
麝香丸......67
升麻散......67
一捻散......67
硼砂散......67
秘传宁口散......67
秘传梨汁饮......67
秘传清咽散......67
一捻金散......67
白梅散......68
红丸子......68
龙脑散......68
人参安胃散......68
加味归脾汤......68
附子理中汤......68
清热补血汤......68
竹叶石膏汤......68
栀子汤......69
上清丸......69
增损如圣散......69
滋肾养心丸......69
清热消毒散......69
加味清胃散......69
补黄散......69
柳华散......70
犀角地黄汤......70
洗心散......70
口糜散......70
既济丹......70
五福化毒丹......70
化毒丹......70
加味清胃散......70
加味归脾汤......71
泻心汤......71
绛　雪......71
五味散......71
白矾散......71
白绿散......71
盐白梅散......71
雄黄散......71
蟾酥线......71
上清丸......72
升麻六物汤......72
上清丸......72
羽泽散......72
羽泽散......72
降火膏......72
一连散......72
洗心散......72
凉惊丸......72
龙胆泻火汤......72
升麻散......73
移热汤......73
加减泻黄散......73
金丝膏......73
赴筵散......73
口糜散......73
黄连解毒汤......73
二皂散......73
赴晏散......73
黄白散......74
洗香丸......74
人中白散......74
清胃解毒汤......74
消毒饮......74
金花丸......74
蜜柏散......74
绿袍散......74
珍珠散......74
加味阴阳散......75
清金导赤散......75
柳花散......75
水　茶......75
白术甘草散......75
青黛散......75
矾丹散......75
斩关丸......75
大温丸......75
稀涎散......76
桃花散......76
五福化毒丹......76
二阴煎......76
冰玉散......76
冰白散......76
细辛黄柏散......76
加味二陈汤......76
导赤五苓散......77
荜茇散......77
清炎解毒汤......77
绛　雪......77
透天水......77
碧　雪......77
化毒丹......77
一次散......77
清心滋肾汤......78
千金衔化丸......78
珍宝散......78
济急饮......78
效验汤......78
清膈汤......78
紫金丹......78
碧　雪......78
加减凉膈散......78
升葛补中汤......78
辰砂定痛散......79
抽薪散......79
清咽消肿饮......79
止沸汤......79
夜清汤......79
玄参莲枣饮......79
当归黄耆汤......79
榄核散......79
马鸣散......79
当归散......80
泻心汤......80
桃花散......80
滋阴四物汤......80
泻脾汤......80
胆连丸......80
水火散......80
神灵膏......80
败毒散......80
滋阴解毒汤......81
连翘汤......81
调中汤......81
甘露饮......81

柳华散……81
龙硼散……81
加减清胃散……81
朱氏洗心散……81
洗心散……81
洗心散……82
四黄散……82
绿袍散……82
赴筵散……82
清胃散……82
绿袍散……82
清胃理脾汤……82
苓桂理中汤……82
泻心导赤散……82
清热泻脾散……82
加味连理汤……83
姜柏散……83
贝母元参汤……83
桂枝姜苓汤……83
凉膈散……83
八宝散……83
烧盐散……83
青黄散……83
白狮丹……83
绿狮丹……83
驱腐丹……84
黑锡丹……84
赴筵散……84
小灵丹……84
十味导赤散……84
回春凉膈散……84
赴筵散……84
射干鼠粘子汤……84
犀角汤……84
清心理脾汤……85
绛　雪……85
间碧散……85
雪梨膏……85
八宝丹……85
养阴清燥汤……85
黛红散……85
黛黄散……86
加味四物汤……86
参耆安胃散……86
清脾降火汤……86
白玉膏……86
红吹药……86
蓝吹药……86
金花消毒饮……86
蛤蚕散……87
柳青散……87
清凉散毒汤……87
凤衣散……87
吹喉千金不换散……87
丑　药……87
柳仙散……87
加味阴阳散……87
青灵丹……87
柳黄散……87
滋阴消瘰汤……88
猪苓泽泻散……88
清胃散……88
绿袍散……88
大泽汤……88
青黛散……88
清阳膏……88
喉症开关方……89
二神散……89
吹喉散……89
泻黄汤……89
绿袍散……89
青霜散……89
生麦益阴煎……90
清胃散……90
掺舌黑虎散……90
柳青散……90
甘露饮……90
必效丹……90
天花散……90
赴晏散……90
清热如圣散……90
冰梅上清丸……91
青麟丸……91
碧雪保命丹……91
青黛散……91
野蔷薇露……91
清金散……92
滋阴甘露丸……92
五福化毒丹……92
牛黄清胃丸……92
牛黄解毒丸……92
古墨霜……92
导赤丹……93
全生丸……93
栀子金花丸……93
咽喉口齿药……93
黄连丸……93
黄连上清丸……93
黄连上清膏……94
清火凉膈丸……94
梁会大津丹……94
八宝金药墨……94
小儿牛黄散……94
五福化毒丹……95
中白散……95
牛黄上清丸……95
升降败毒丸……95
冰硼散……95
冰硼散……95
冰硼散……96
冰硼散……96
冰硼散……96
青黛冰硼散……96
咽喉丹……96
黄连上清丸……96
清胃丸……96
导赤片……96
冰麝散……97
锡类散……97
新青黛散……97
加味甘桔汤……97
冰片散……97
细辛甘油……97
养阴生肌散……98
釜底抽薪散……98
消炎合剂……98

黄柏散……98
溃疡散……98
青吹散……98
黄吹散……98
导赤丹……98
清胃散……98
清胃消糜散……99
清肺抑火化痰丸……99
漱口药……99
噙化上清丸……99
六神丸……99
增损甘露饮……99
口炎清冲剂……100
沙参麦冬汤……100
三石散……100
妙喉散……100
口疡平……100
釜底抽薪散……101
银翘薄甘汤……101
口疮散……101
牛黄解毒丸……101
导赤丸……101
栀子金花丸……102
珠黄吹喉散……102
三黄导赤散……102
青梅散……102
吹口散……102
青黛散……103
复方青黛散……103
珍珠散……103
银翘导赤散……103
胡连汤……103
赛阴清热汤……104
口疮方……104
导阳归肾汤……104
育阴愈疮汤……105
口腔溃疡散……105
口腔炎喷雾剂……106
小儿导赤片……106
化毒丹……106
龟苓膏……106
青黛散……106
泻热合剂……106
珍黛散……106
珍珠冰硼散……107
健儿清解液……107
爽口托疮膜……107
清胃黄连片……107
清热养阴丸……107

三、口唇干裂……107

甲煎唇脂……107
桃仁膏……108
杏仁散……108
驻颜膏……108
清脾汤……108
金色泻黄饮……108
滋阴地黄丸……108
滋唇饮……109

四、唇　疮……109

白灰散……109
桂心散……109
水银膏……109
石硫黄膏……109
乌蛇散……109
胡粉膏……109
硫黄膏……110
黄连散……110
射干汤……110
大黄涂方……110
五倍子散……110
牛膝灰敷方……110
白蔹膏……110
皂荚涂方……110
顺脾养肌散……110
琅玕散……111
蛇皮灰涂方……111
猪脂涂方……111
海带散……111
二铅散……111
白及膏……111
黄连散……111
泻黄散……111
葵根散……112
青灰散……112
橄榄散……112
逍遥散……112
多效散……112
木舌金丝膏……112
五福化毒丹……112
紫金锭……112
和中清热汤……113
养阴清燥汤……113
立效散……113
乌梅汤……113
白术散……113

五、唇　风……113

乱蜂膏……114
铜粉丸……114
双解通圣散……114
疏风除湿汤……114
清热除湿祛风膏……114
吹口散油膏……114
紫草软膏……114

六、口唇肿痛……115

钱脂膏……115
消毒散……115
清胃散……115
五和汤……115
小柴胡汤……115
松脂散……116
化滞汤……116
清火安胃汤……116
加减小白虎汤……116
清热除湿祛风膏……116

七、唇生肿核……116

甘家松脂膏……116
升麻散……117
独活散……117
升麻饮……117
地黄煎……117
防风汤……117
恶实散……117
黄连散……117

八、茧　唇……118
蟒螬散……118
黄柏散……118
归脾养荣汤……118
生肌散……118
除根搽药……118
柴胡清肝散……118
济阴地黄丸……119
清凉甘露饮……119
胡粉散……119
竹叶石膏汤……119
苋茶散……119
甘露饮……119
四物逍遥散……119
紫归油……119
清热除湿祛风膏……119
九、木　舌……120
大黄散……120
马牙消丸……120
玄参散……120
射干散……120
如圣胜金锭……120
射干汤……121
螵蛸散……121
茱萸膏……121
人参散……121
紫雪散……121
硼砂散……121
鲤鱼贴……121
夺命散……122
川消散……122
绿云散……122
矾飞散……122
夺命丹……122
玄参升麻汤……122
乌犀膏……122
咽喉碧玉散……122
硼砂散……123
百解散……123
木舌金丝膏……123
集成沆瀣丹……123
夺命丹……124
夺命丹……124
飞矾散……124
一字散……124
一捻金散……124
抑火汤……124
清咽利膈散……124
五福化毒丹……124
化毒丹……124
如圣金锭……125
雪消散……125
冰硼散……125
神效吹喉散……125
黄连泻心汤……126
五福化毒丹……126
加味二陈汤……126
乌犀角膏……126
玄犀饮……126
犀黄饮……126
朴消散……126
泻心散……126
乌龙膏……127
泻心汤……127
冰片散……127
消毒犀角饮……127
寒冰散……127
消毒饮……127
九味败毒汤……127
千金消盐散……127
阴阳散……128
蒲灰散……128
十、舌　疮……128
麻仁丸……128
升麻泄热煎……128
麻仁丸……128
栝楼根散……128
天竺饮子……129
五参丸……129
铅丹膏……129
绿云散……129
升麻柴胡汤……129
绿云散……129
玄参升麻汤……129
乌黄散……129
龙脑散……130
珍珠散……130
柏连散……130
清心丹……130
黄连汤……130
珍珠散……130
升柴汤……130
牙疳速效散……130
黄连泻心汤……130
黛红散……131
千金内托散……131
象牙散……131
绛雪丹……131
甘桔汤……131
救舌汤……131
新定加味冰硼散……131
新定加减锡类散……131
新定胆制咽喉药……131
红吹散……132
十一、舌　菌……132
二冬散……132
水澄膏……132
归芍异功汤……132
清溪秘传北庭丹……132
冰硼散……133
黑雪丹……133
挂金散……133
导赤甘露……133
十二、舌　肿……133
大黄散……133
铅霜散……133
牛黄散……133
蟅虫汤……134
椒盐散……134
凉膈散……134
羚羊角散……134
王不留行汤……134
半夏酒……134

黄连汤……135
黄药汤……135
朴消散……135
黑散子……135
消黄散……135
如圣散……135
二圣散……135
蒲黄散膏……135
地黄汤……135
朴消散……135
秘传蒲黄散……136
清热化痰汤……136
霜盐散……136
清热如圣散……136
加味二陈汤……136
济急饮……136
麝香朱砂丸……136
二妙散……136
凉血清脾饮……137
青云散……137
阴阳散……137
清心饮……137
收口八宝散……137
回生散……137
清热如圣散……137

十三、舌　纵……137

巴豆方……138
通天愈风汤……138
缩舌散……138
收舌散……138
神效滋肾丸……138
缩舌散……138

十四、舌　断……138

生舌仙丹……138
接舌金丹……139

十五、重　舌……139

蒲黄散……139
牛黄散……139
半夏酒……139
蛇蜕散……139
桂矾敷方……140
蒲黄散……140
如圣胜金锭……140
牛黄散……140
石膏煎……140
朴麝散……140
黄药汤……141
茱萸膏……141
衣鱼散……141
鹿角散……141
泻黄散……141
地黄膏……141
保生丸……141
乌鱼散……142
青液散……142
绿云散……142
夺命丹……142
玄参升麻汤……142
乌犀膏……142
咽喉碧玉散……142
硼砂散……143
木舌金丝膏……143
集成沆瀣丹……143
夺命丹……143
三物备急丸……143
牛黄散……144
柘根煎……144
秘传宁口散……144
一字散……144
一捻金散……144
青液散……144
抑火汤……144
急喉丹……144
清咽利膈散……144
当归连翘汤……145
五福化毒丹……145
化毒丹……145
皂角散……145
如圣金锭……145
一字散……145
冰硼散……145
神效吹喉散……145
黄连泻心汤……146
紫雪散……146
五福化毒丹……146
加味二陈汤……146
乌犀角膏……146
立消散……146
凉心散……147
清热饮……147
朴消散……147
泻心散……147
泻心汤……147
金　丹……147
消毒犀角饮……147
紫　雪……147
金黄散……147
消毒饮……148
青黛散……148
绛雪丹……148
千金消盐散……148
戌　药……148
紫霞云……148
凉血四神煎……148
蒲灰散……148
东方甲乙丹……148
挂金散……149
清咽利膈汤……149

十六、牙　衄……149

龙骨散……149
白矾散……150
地黄汤……150
当归散……150
黄连散……150
牢牙散……150
骨碎补散……150
当归汤……150
柳枝散……150
神效散……150
竹叶汤……150
异香丹……151
郁金散……151
二妙丸……151
必胜散……151

牢牙石燕子散……151
生肌桃红散……151
当归汤……151
绿袍散……151
五黑散……151
加味四物汤……152
收血双解散……152
固精汤……152
五福化毒丹……152
清胃散……152
楝果裘……152
加味四物汤……152
干葛防风汤……152
干葛清胃汤……152
升麻清胃散……153
麦门冬散……153
二参汤……153
蒺藜汤……153
阖缝丹……153
清胃饮……153
加味地黄汤……153
连翘解毒汤……153
麦冬汤……153
清齿汤……154
固齿擦牙散……154
擦牙散……154
擦牙散……154
调胃承气汤……154
红 袍……154
苍玉潜龙汤……154
竹茹醋……154
羚羊角散……154
条芩藕节汤……155
苍玉潜龙汤……155
牙疳散……155
五福化毒丹……155
冰硼散……155
冰硼散……155
明目固齿方……155

十七、龋 齿……156

定痛散……156
云母水……156
矾石散……156
石黛散……156
附子塞虫孔丸……156
椒 汤……157
升麻揩齿方……157
川升麻揩齿散……157
白矾散……157
白附子散……157
皂荚散……157
皂荚散……157
谷精草散……157
青矾散……157
青黛散……158
虾蟆散……158
独活丸……158
莽草散……158
莨菪子散……158
黄丹散……158
葶苈煎……158
硫黄烙方……158
藜芦丸……159
麝香散……159
升麻散……159
细辛煎……159
乳香定痛散……159
韭叶膏……159
椒盐散……159
玉池散……159
细辛散……160
矾石散……160
附子散……160
细辛散……160
柳枝膏……160
胡桐泪散……160
雄黄膏……160
麝香散……161
二白丸……161
干姜散……161
升麻散……161
立止丸……161
乳香散……161
细辛丸……161
细辛散……161
蜂房汤……161
蜀椒汤……162
麝胆散……162
牛膝散……162
乌头丸……162
去风散……162
吴茱萸丸……162
矾石汤……162
细辛汤……162
独活丸……162
蜀椒汤……163
麝香散……163
牛齿散……163
皂角细辛散……163
细辛散……163
荜茇散……163
荜茇散……163
牢牙散……163
升麻散……163
立应散……164
乳香膏……164
红娘丸……164
拈痛丸……164
香乌丸……164
香盐散……164
蜂房散……164
鹤虱丸……164
牙药麝香散……164
乳香膏……165
雄黄散……165
荜茇散……165
立效丸……165
荜茇散……165
茱萸丸……165
雄黄丸……165
蛀牙散……165
鲫鱼砒方……165
固齿延寿膏……166
乳香丸……166
韭子汤……166

蟾酥膏……166
杀虫丸……166
定痛散……166
藜芦散……166
定疼散……167
虫牙漱方……167
填齿散……167
天仙烟……167
拈痛散……167
樟雄散……167
甘遂牵牛子丸……167
虫牙散……167
擦牙散……167
杀虫散……167
柴胡桃仁汤……167
固牙散……168
金星追涎丹……168

十八、骨槽风……168

丁香散……168
地黄膏……168
胡桐泪散……168
砒霜散……168
地骨皮散……169
乌金散……169
胡桐泪散……169
胡桐泪散……169
草乌头散……169
黄矾散……169
乌龙散……169
乌金散……169
如垩散……170
黄连消毒散……170
生肌散……170
如意汤……170
玉池散……170
乳香荜茇散……170
驱风破毒散……170
清热消痈散……170
珍珠冰片散……171
中和汤……171
清阳散火汤……171
升桔汤……171
清阳散火汤……171
茵陈散……171
推车散……171
清胃散……171
生肌散……172
枣甲生肌散……172
青胃散……172
骨槽风丸……172
骨槽风汤……172
自制离骨丹……172
离骨丹……172
牙疼塞耳丸……172
乳香荜茇散……172
阳和二陈汤……172
阳和化坚汤……173
阳和救绝汤……173

十九、牙　痛……173

神明白膏……173
苍耳汤……173
松节汤……173
藜芦散……174
哭来笑去散……174
芎藭汤……174
含漱汤……174
莽草汤……174
干地黄汤……174
白附子散……174
芎藭散……174
赤　膏……174
漱　汤……175
桃白皮汤……175
矾石散……175
石胆敷方……175
含　汤……175
郁李根汤……175
巴豆丸……175
芎藭散……175
杉叶汤……176
地龙丸……176
地龙汤……176
胡椒丸……176
草乌头丸……176
湿生虫丸……176
川椒散……176
升麻散……176
乌头丸……176
乌头散……177
巴豆丸……177
白矾丸……177
白杨皮散……177
白杨皮散……177
白芥子吹鼻散……177
地骨皮散……177
芎藭散……177
皂荚丸……177
阿魏丸……178
鸡舌香散……178
松脂散……178
细辛散……178
经效蟾酥丸……178
柳豆散……178
柳枝汤……178
柳枝汤……178
胡桐泪散……178
胡桐泪散……179
砒霜丸……179
韭子丸……179
虾蟆散……179
莽草散……179
莽草散……179
啄木舌散……179
蛇蜕皮散……179
插耳皂荚丸……180
槐白皮散……180
蟾酥丸……180
露蜂房散……180
露蜂房散……180
麝香丸……180
麝香丸……180
虾蟆散……180
定愈散……181
乌白丸……181

蝉退散……181
白吊药……181
扫痛丸……181
利膈散……181
地黄散……181
乌头散……182
续骨丸……182
赴筵散……182
槐　茶……182
乌头丸……182
附子汤……182
丁香膏……182
无食子散……183
升麻散……183
白杨醋……183
瓜蒂散……183
地龙散……183
地黄饼……183
地骨皮汤……183
芎藭汤……183
防风汤……184
防风饮……184
吴茱萸散……184
牡蛎散……184
青盐散……184
乳香丸……184
乳香丸……184
乳香散……184
细辛汤……185
细辛汤……185
细辛散……185
柳枝汤……185
荜茇丸……185
草乌头散……185
茯神散……185
铅丹丸……185
槐枝汤……186
槐枝烙方……186
蜀椒汤……186
橘针汤……186
藁本汤……186
藜芦散……186
七香散……186
三枝散……186
比金散……186
无食子散……187
天雄散……187
升麻丸……187
升麻汤……187
巴豆丸……187
白矾汤……187
白虎散……187
戎盐汤……188
地黄丸……188
地骨皮汤……188
芎附汤……188
当归汤……188
皂荚汤……188
附子丸……188
附子汤……188
鸡草汤……188
乳香丸……189
细辛丸……189
荜茇散……189
香芎汤……189
独活酒……189
莽草散……189
莽草散……189
雄黄丸……189
揩齿麝香散……190
蒴藋汤……190
蜂房汤……190
蜀椒汤……190
蜀椒散……190
露蜂房汤……190
乌头汤……190
甘草膏……190
龙脑散……191
地骨皮汤……191
杏仁煮散……191
鸡舌香散……191
细辛汤……191
细辛汤……191
草乌头散……191
揩齿金牙散……191
二圣散……192
牛蒡散……192
藁本散……192
小黄耆丸……192
通顶散……192
乌金散……192
失笑散……192
地黄散……192
沉香散……192
沉香散……193
牢牙散……193
附子膏……193
细辛散……193
荜茇散……193
香乳散……193
香椒散……193
莽草散……193
槐枝膏……193
犀角升麻汤……193
麝香散……194
山蜂酒……194
川芎散……194
羌活散……194
青钱方……194
荜茇散……194
赴筵散……194
姜黄散……194
搐鼻散……195
露蜂房散……195
麝香散……195
麝香一字散……195
灵砂丹……195
神芎散……195
安肾丸……195
九宝散……195
止痛散……196
仙桃散……196
失笑散……196
圣蟾散……196
如神散……196
荆芥散……196

香荚散……196
香椒散……196
祛痛散……196
透关散……197
雄黄定疼膏……197
蝎附散……197
露蜂房散……197
乌头散……197
胜金散……197
逡巡散……197
全蝎散……197
固本散……198
香附散……198
立效散……198
蟾酥膏……198
大牢牙散……198
内补散……198
升麻细辛汤……198
乌石散……198
失笑散……198
立应散……199
全蝎散……199
异香丹……199
芫花散……199
坚牙散……199
青盐散……199
炙皂散……199
香芥散……199
养源散……199
殊圣散……200
胭脂散……200
鹤膝汤……200
牙宣药……200
仙人散……200
升麻散……200
皂子膏……200
清胃散……200
香白芷散……202
白牙散……202
立效散……202
当归龙胆散……202
羌活散……202
牢牙地黄散……202
治虫散……203
刷牙药……203
草豆蔻散……203
独圣散……203
益智木律散……203
蝎梢散……203
安肾丸……203
牢牙散……203
穿牙散……204
开笑散……204
归荆散……204
齐峰川椒散……204
灵脂醋……204
郁金散……204
荆芥汤……204
香椒散……204
温风散……204
蜂房散……205
白芷散……205
立效散……205
细辛散……205
白芷散……205
一字散……205
一捻金散……205
一字救苦散……205
二圣丸……205
二胜散……206
丁香散……206
三圣散……206
土蒺藜散……206
牙药麝香散……206
太和散……206
升麻散……206
升麻散……206
玉池散……207
石燕子散……207
生地黄散……207
白牙药升麻散……207
立胜散……207
立效散……207
血竭散……207
应痛散……207
牢牙如圣散……208
补骨脂散……208
乳香定痛散……208
定痛散……208
细辛散……208
柳枝汤……208
胡桐律散……208
荜茇散……208
荜茇散……208
茯苓散……209
香附子散……209
香附子散……209
追风散……209
独活散……209
独活散……209
穿牙如圣散……209
莽草散……209
雄黄膏……210
槐枝八仙散……210
蒟酱散……210
槟榔散……210
漱毒散……210
藁本散……210
露蜂房散……210
定痛散……210
止疼散……211
辛豆汤……211
赴筵散……211
捉痛散……211
撮肿汤……211
失笑散……211
沧青散……211
救苦散……211
擦牙散……211
立效散……211
神应散……212
刷牙药……212
雄黄散……212
乌金散……212
赤龙丸……212
茴香散……212

盛椹散……212
绿袍散……213
追风散……213
神仙长春散……213
神圣饼子……213
川芎散……213
甘松香散……213
防风散……213
芫花散……213
秘方揩牙散……214
搐鼻方……214
金花明目丸……214
珍珠散……214
神仙救苦散……214
荜茇散……214
蒲黄末散……214
立住散……214
神应膏……214
喝　散……215
麝香刷牙散……215
清香散……215
七宝散……215
化毒膏……215
升麻汤……215
巴豆散……215
白矾散……215
玄胡索散……215
防风散……215
定痛牙散……216
定疼追风散……216
房蜂窠散……216
秦艽散……216
透明雄黄散……216
清风定痛散……216
雄黄散……216
漱牙羌活散……216
露蜂房散……216
附子丸……216
乳蜂散……217
祛痛散……217
川椒散……217
小至宝丸……217
当归汤……217
沉香延龄散……217
驱风散……217
草乌散……217
草乌头散……217
茵陈散……218
雄黄散……218
蜀椒汤……218
蜀椒散……218
僵蚕散……218
露蜂房散……218
千金盐汤……218
长春牢牙散……218
牢牙散……219
离骨散……219
六圣散……219
利骨散……219
七宝散……219
定痛消风散……219
砂糖丸……219
祛风定痛散……219
一笑丸……219
补肝汤……219
赴筵散……220
细辛汤……220
荆芥汤……220
青火金针……220
九宝散……220
固牙散……220
定痛追风散……220
秘传宁口散……220
秘传愈刚散……220
芫花散……220
消风散……221
清胃散……221
温风散……221
千金一笑散……221
坚牙散……221
槐盐散……221
擦牙散……221
擦牙散……221
玄参汤……222
加味归脾汤……222
清热化痰汤……222
一笑膏……222
定痛散……222
消风定痛散……222
加味赴筵散……222
羊骨散……223
牢牙定痛膏……223
青白散……223
固齿丹……223
丁香散……223
大戟散……223
川芎石膏散……223
巴豆丸……223
立效饼子……223
全蝎散……224
荜茇汤……224
荜茇散……224
追毒散……224
椒盐散……224
擦牙散……224
蒺藜散……224
白芷汤……224
细辛汤……224
哭来笑去散……224
塞耳药……225
神仙失笑散……225
济阳逐火汤……225
安肾丸……225
定痛羌活汤……225
经验石膏汤……225
擦牙定痛散……225
定风汤……225
青龙散……226
当归连翘饮……226
泻胃汤……226
蜂窝散……226
擦牙止痛固齿方……226
定痛散……226
固齿明目方……226
胡桐泪汤……226
益胃汤……226

蟾酥丸……227
升麻散……227
白芷散……227
馘鬼散……227
代刀散……227
蜂房汤……227
加味清胃散……227
固齿明目乌发黑发良方……227
保牙散……228
凉膈散……228
救苦丹……228
滋阴清胃固齿丸……228
荜茇散……228
清中散……228
取牙神方……228
擦牙散……228
羊胫灰散……229
梧桐泪散……229
三香散……229
玉女煎……229
冰玉散……230
固齿将军散……231
秘验清胃饮……231
消风散……231
七神散……231
神妙饮……231
神妙散……231
神秘丹……231
清胃汤……231
蠲痛饮……231
干葛防风汤……232
龙胆泻肝汤……232
知柏天地煎……232
柴胡防风汤……232
柴胡清肝饮……232
滋肾饮……232
清胃汤……232
谢传笑去散……232
八味石膏散……232
独活散……233
归参汤……233
升桔汤……233
升麻四物汤……233
连翘汤……233
固齿白玉膏……233
定痛塞耳丹……233
蒺藜汤……233
清胃散……233
清胃散……234
上下两疏汤……234
五灵至圣散……234
牙仙丹……234
安宁饮……234
制火汤……234
治牙仙丹……234
荜芜汤……235
宣扬散……235
破颜丹……235
散风定痛汤……235
升阳清胃汤……235
长春牢牙散……235
清胃散……235
防风升麻汤……235
搽牙固齿仙方……236
吹鼻散……236
玉带膏……236
金银散……236
冰黄散……236
葛根汤……236
疗牙止痛散……236
蚕消散……236
樟冰散……237
刻欢丸……237
一笑散……237
黄芩石膏汤……237
凉膈散……237
灰水膏……237
鸡金散……237
盐烧酒……237
雄姜散……237
擦牙散……238
擦牙散……238
四宝汤……238
失笑散……238
葛根汤……238
滋阴抑火汤……238
羌活细辛汤……238
灵　丹……238
二神散……239
菊　霜……239
牛蒡解肌汤……239
荆防汤……239
离骨散……239
荜茇散……239
牙疼饮……239
擦牙散……240
金丹丸……240
准提膏……240
一漱汤……240
椒石散……240
清胃散……240
清热胃关煎……240
葛根白虎汤……240
玉带膏……240
瓜霜散……241
追风散……241
立效散……241
加味温风汤……241
安肾汤……241
滋阴清胃饮……241
加减清胃饮……241
青盐散……241
滋阴地黄汤……241
玉带仙膏……242
白玉锭……242
清胃散……242
紫砂散……242
擦牙止痛散……242
首乌散……242
清涎散……243
加味如神散……243
细辛散……243
一笑散……243
牙疼药……243
牙痛散……243
竹叶膏……243

青消散……243
离骨丹……243
离骨丹……244
清胃散……244
樟冰散……244
一粒笑……244
牙痛玉带膏……244
四消丸……244
牙痛一笑散……244
消腐散……244
一笑散……245
离中丹……245
秘传牙痛方……245
牙痛立止散……245
立止牙痛即安丹……245
擦牙益笑散……245
青梅丸……245
苦瓜霜……245
金星追涎丹……246
一粒笑……246
薄荷玄明散……246
薄荷连翘方……246
上清丸……246
牙疳散……246
牙疼药……246
牙科灵丹……246
牙痛金鞭散……247
牛黄解毒丸……247
牛黄解毒丸……247
白清胃散……247
咽喉口齿药……247
黄连上清丸……247
擦牙固齿散……248
万灵油……248
牙疼药……248
牙痛一粒丹……248
牛黄上清丸……248
升降败毒丸……248
立止牙疼药……248
立止牙痛散……249
冰硼散……249
冰硼散……249
冰麝上清丸……249
金钗石斛膏……249
健民薄荷油……249
高丽清心丸……249
黄连上清丸……250
黄连清胃丸……250
清胃丸……250
颖曲氏回春膏……250
牛黄清火丸……250
明目固齿方……251
固齿秘方……251
清肺抑火化痰丸……251
清胃止痛漱齿方……251
漱口方……251
漱口方……251
漱口方……251
漱口方……252
漱口方……252
地参菊花汤……252
牙痛散……252
牙疳散……252
牙痛汤……252
牙痛散……253
牙痛一粒丸……253
补肾固齿丸……253
牙痛得效方……253
牙痛药水……253
石膏散……253
白清胃散……254
朱砂莲胶囊……254
齿痛宁……254
齿痛冰硼散……254
齿痛消炎灵冲剂……254
速效牙痛宁酊……254
唇齿清胃丸……254
凉膈丸……255
清热神芎丸……255

二十、牙龈肿痛……255

地骨皮散……255
川椒散……255
龙齿散……255
生地黄散……255
白矾散……256
细辛散……256
槐白皮散……256
地骨皮丸……256
郁李酒……256
骨碎补散……256
柴胡汤……256
黄芩汤……256
升麻地黄散……256
露蜂房散……257
莽草散……257
细辛散……257
石胆散……257
地黄散……257
青龙散……257
清上防风散……257
漱风散……257
漱口沉香散……258
如圣散……258
升麻丸……258
大苍散……258
牙药紫金散……258
雄黄麝香散……258
牢牙散……258
五倍丹……258
皂角散……258
紫金散……259
黄连石膏汤……259
加味清胃散……259
五福化毒丹……259
石膏升麻散……259
清胃饮……259
升麻六物汤……259
百效汤……260
清胃汤……260
清胃汤……260
独枣丹……260
独活散……260
治齿饼子……260
二辛煎……260
祛风抑火汤……260

石母降炎汤……261
茵陈散……261
升麻清胃汤……261
二妙散……261
儿茶散……261
升麻石膏汤……261
葡消散……261
清热白虎饮……261
凉胃汤……261
玉液煎……262
清胃散……262
滋阴煎……262
牙痛玉带膏……262
牙疳散……262
牙科灵丹……262
牙痛全鞭散……262
牛黄上清丸……262
牛黄清胃丸……263
清胃黄连丸……263
牙疳散……263
清胃丸……263
消肿漱口方……263
清胃消肿漱口方……263
漱　药……263
漱　药……264
漱　药……264
漱　药……264
漱　药……264
漱口方……264
牙周合剂……264
牙痛一粒丸……264
牛黄解毒丸……265
栀子金花丸……265
二十一、牙　痈……265
大垂云膏……265
桃红散……266
龙胆泻肝汤……266
拔疔散……266
宣通络痹方……266
千金内托散……266
消痈丹……266
二十二、牙　疳……267
取癖丹……267
柳绿散……267
雄黄膏……267
漱口水……267
三矾散……268
石胆散……268
石胆散……268
石胆散……268
白矾散……268
朱砂散……268
谷精草散……268
角蒿散……268
青黛散……268
青黛散……269
细辛散……269
细辛散……269
砒霜散……269
砒霜散……269
黄矾散……269
棘刺散……269
雄黄散……270
雄黄散……270
揩齿散……270
鹤虱散……270
青黛散……270
五倍子散……270
青黛丸……270
胡桐律散……270
蜗牛散……271
蜗牛散……271
麝香煎……271
黑散子……271
三枝散……271
珠黄散……271
抵圣散……271
皂荚散……272
黄矾散……272
牛酥膏……272
牛膝散……272
升麻细辛散……272
防风散……272
芡实散……272
独活汤……272
漱咽青盐散……273
当归散……273
牢齿膏……273
黄矾散……273
雄黄煎……273
紫金散……273
三灵散……273
白矾煮散……274
芦荟散……274
角蒿升麻散……274
抵圣散……274
胡桐泪散……274
黄芩散……274
蜗牛散……274
蟾灰散……274
黄柏散……275
黄龙散……275
青霞散……275
兰香散……275
小使君子汤……275
如垩散……275
白面丸……275
石辛散……275
红玉铤子……275
信效散……276
麝香散……276
乌神散……276
立效散……276
必胜散……276
蟾酥散……276
麝香散……276
大牢牙散……276
坚牙散……277
麝香散……277
牢牙散……277
神功丸……277
朱粉散……277
玉粉锭儿……277
雄绿散……278

地黄丸……278
黑圣散……278
八仙散……278
止血血竭散……278
柳绿散……278
胆矾散……278
麝香生肌散……278
乌金散……278
细辛散……278
宣牙膏……279
珠粉散……279
牙疳膏……279
立正散……279
碧玉散……279
神功散……279
聚宝黄龙散……279
麝香散……279
麝香散……280
秘传宁口散……280
秘传神应散……280
雄黄解毒散……280
牙疳散……280
血竭散……280
玉锁匙……280
擦牙散……280
如圣散……280
蚕退纸散……281
蚕蜕散……281
走马牙疳敷药方……281
搽牙散……281
珍珠龙脑生肌散……281
桃花散……281
甘露饮……281
白虎合解毒汤……281
雄黄散……282
天马散……282
绿袍散……282
救苦散……282
清胃败毒汤……282
冰玉散……282
神授丹……282
搽牙散……282
青黛散……282
追毒散……283
黄连解毒汤……283
信枣散……283
消疳解毒散……283
消疳散……283
牛黄生肌散……283
升阳清胃汤……283
马鸣散……283
无比散……283
七宝散……284
三白散……284
牙疳速效散……284
走马牙疳散……284
滋阴解毒汤……284
黄龙散……284
珍珠散……284
清胃化毒汤……284
雄黄散……284
擦牙散……284
芜荑消疳汤……285
牙疳散……285
消疳芜荑汤……285
人中白散……285
清毒凉血饮……285
牛黄青黛散……285
加味二妙汤……285
活络流气饮……285
搽牙牛黄青黛散……286
烧白散……286
生肌散……286
生肌散……286
珠荟散……286
珠珀救苦散……286
八宝散……287
金白散……287
椒硼散……287
三仙散……287
金不换……287
夺命紫金丹……287
芦荟丸……287
胆矾散……287
清胃石膏汤……288
圣功丹……288
保元丹……288
独胜丹……288
神功丹……288
加味龙石散……288
水底冰……288
擦牙牛黄青黛散……288
消疳丸……288
绛雪散……289
紫　袍……289
胜金散……289
三解散……289
加味清胃汤……289
走马散……289
绛雪散……289
疳热凉膈散……289
清金散……289
加味清胃散……290
当归散……290
六味加肉桂汤……290
苋枣散……290
辄马丹……290
消疳丹……290
人龙散……290
人龙散……290
牙疳回疳散……290
牙疳散……290
新定加味冰硼散……291
新定加减锡类散……291
牙疳散……291
牙科灵丹……291
小儿牛黄散……291
五疳消积丸……291
珠黄消疳散……291
解热镇静锭……292
红吹散……292
二十三、牙　漏……292
丁香散……292
枸杞汤……292
盐绿散……292

铜青散……293
鲫鱼散……293
麝香散……293
青挺子……293
黄连散……293
黄银散……293
酸浆膏……293
蚕灰散……294
当归散……294
藁本散……294
清胃汤……294
清胃散……294
二十四、牙 宣……294
川升麻散……295
地黄膏……295
当归散……295
谷精草散……295
松节散……295
郁李根散……295
郁李根皮丸……295
枸杞根散……295
胡桐泪散……296
蔓荆子散……296
藜芦散……296
揩牙乌髭地黄散……296
渫牙散……296
细辛散……296
地骨皮汤……296
七香散……297
乌金散……297
皂荚散……297
黑鹤散……297
牛膝散……297
升麻散……297
去风散……297
白杨皮汤……298
白僵蚕散……298
地黄散……298
地黄散……298
芎藭散……298
芎藭散……298
红绵散……298
牢牙散……298
牢齿膏……299
鸡舌香散……299
青黛散……299
青黛散……299
细辛汤……299
细辛散……299
胡粉散……299
茜根散……300
海蛤散……300
黄矾散……300
棘刺散……300
藁本散……300
黄芩散……300
麝香散……300
川升麻散……300
梧桐律散……300
人白膏……301
加减甘露饮……301
甘露散……301
赤荆散……301
烧茄散……301
热牙散……301
驱毒饮……301
荆槐散……301
石胆散……302
白牙药真珠散……302
胡桐律散……302
蜜陀僧散……302
神仙长春散……302
小蓟散……302
麝香白牙散……302
蚺蛇膏……302
乌金散……303
白牙散……303
草龙胆散……303
越涎散……303
麝香散……303
生地黄汤……303
固齿延寿膏……303
蚕蜕散……304
加味甘露饮……304
护齿膏……304
滋阴清胃丸……304
安肾丸……304
玄胡散……304
珍珠散……304
清风凉血饮……305
红 袍……305
清胃散……305
珍珠散……305
羚羊角散……305
清上汤……305
牙科灵丹……305
二十五、牙齿黄黑……306
揩齿散……306
七宝散……306
龙花蕊散……306
地骨皮散……306
朱砂散……306
桑椹散……306
揩齿朱砂散……306
揩齿龙花蕊散……307
寒水石散……307
槐枝散……307
升麻散……307
升麻散……307
升麻散……307
龙花蕊散……307
空青散……308
细辛散……308
钟乳散……308
洗齿白芷散……308
揩齿白石英散……308
白牙散……308
二色漆牙药……308
玉池散……308
仙方地黄散……309
白牙药……309
诃子散……309
七宝散……309
乌金擦牙药……309
白牙散……309
白牙散……309

朱砂散……309
诃子散……310
刷牙药……310
刷牙药……310
藁本散……310
白牙散……310
御前白牙散……310
二十六、牙齿松动……310
固齿茯苓散……310
五灵膏……310
乌头散……311
出牙齿乌头散……311
地骨皮散……311
芎藭散……311
牢牙散……311
捍齿牢牙方……311
铜末散……311
揩齿龙脑散……311
地黄丸……312
香脐散……312
揩齿七圣散……312
麝脐散……312
牢牙乌髭方……312
揩齿散……313
三倍丸……313
乌金散……313
沉香散……313
牢牙散……313
大圣散……313
牛膝散……313
石菖蒲散……314
地黄丸……314
地骨皮散……314
芎藭汤……314
防风汤……314
坚齿散……314
青矾膏……314
细辛散……314
细辛汤……315
细辛散……315
细辛散……315
揩齿牛膝散……315
揩齿白芷散……315
揩齿升麻散……315
揩齿丹砂散……315
揩齿防风散……316
揩齿皂荚散……316
揩齿皂荚散……316
揩齿细辛散……316
揩齿细辛散……316
揩齿细辛散……316
揩齿槐枝散……316
揩齿胡桃灰散……316
黑圣散……317
地黄散……317
大梧桐律散……317
乌金散……317
当归散……317
顶礼散……317
菖蒲散……317
保命延龄丸……318
神仙一井金丸……318
西硼散……318
麝香矾雄散……318
五圣还童散……318
牢牙散……319
皂荚散……319
刷牙沉香散……319
刷牙药……319
牢牙石燕子散……319
五倍子散……319
太和散……319
仙方刷牙药……319
加减牙药麝香散……320
延龄散……320
柳枝散……320
槐白皮散……320
牢牙散……320
遗山牢牙散……320
麝香间玉散……320
乌髭牢牙散……321
妙应散……321
青丝散……321
蒺藜散……321
刷牙药……321
长春散……321
白牙散……321
沉香延龄散……321
青丝散……322
长春绿袍散……322
七宝牢牙散……322
石膏散……322
白牙散……322
地骨皮汤……322
牢牙散……322
牢牙赴筵散……322
受拜齿药……322
祛风牢牙散……323
麝香散……323
乌金散……323
秘传乌须万应散……323
乌发固齿方……323
加味乌须固齿补肾方……323
牢牙定痛膏……323
固齿乌须返老还童丹……323
龙齿散……324
芎归散……324
青盐煎……324
拜受齿药……324
宣风牢牙散……324
乌须固齿补肾方……324
五煎膏……324
擦牙散……324
摄生妙用方……324
滋阴大补丸加鹿茸方……325
牢牙固齿明目散……325
固齿丹……325
固齿散……325
固齿牢牙散……325
擦牙乌须方……325
擦牙石盐散……326
固齿明目方……326
煮料豆药方……326
乌须固齿擦牙散……326
擦牙散……326

擦牙散……326
固齿方……326
牢牙散……326
固齿将军散……327
固齿雄鼠骨散……327
加减调胃承气汤……327
固齿方……327
秘传擦牙散……327
乌须固齿方……327
乌须固齿神妙散……327
雄鼠骨散……327
固齿膏……327
固齿白玉膏……328
固齿擦牙散……328
加味地黄汤……328
固齿方……328
擦牙至宝散……328
擦牙固齿散……328
乌金散……328
固齿散……329
固齿散……329
平时擦牙散……329
集仙固齿丹……329
擦牙散……329
固齿擦牙散……329
擦牙散……329
擦牙散……329
擦牙散……329
擦牙散……330
擦牙散……330
擦牙散……330
秘传雄鼠骨散……330
加味地黄丸……330
乌须固齿还少丹……330
擦牙散……330
擦牙散……330
擦牙关方……330
固齿刷牙散……331
二十七、牙齿脱落……331
牢牙散……331
细辛汤……331
细辛汤……331
雄鼠骨散……331
加味地黄丸……331
仙传生牙丹……332

第二章　耳科疾病

一、耳　鸣……333
栝楼方……333
菖蒲散……333
鱼脑膏……333
生地黄汁散……334
白术汤……334
肉苁蓉丸……334
铁浆酒……334
塞耳丸……334
磁石汤……334
肉苁蓉丸……335
肾沥汤……335
肾沥汤……335
桑螵蛸丸……335
菖蒲散……335
鹿茸丸……335
磁石散……336
磁石散……336
补肾虚磁石丸……336
干地黄散……336
当归膏……336
补肾磁石丸……336
鱼脑膏……336
鱼脑膏……337
茯神散……337
葱涕丸……337
葶苈丸……337
犀角散……337
磁石浸酒……337
牛膝海桐煎丸……338
黄耆丸……338
菩萨散……338
十补丸……338
羊骨饮……338
羊骨补肾汤……339
石斛饮……339
补肾汤……339
羚羊角汤……339
山芋丸……339
木通丸……339
牛膝煎丸……339
石斛丸……340
龙齿散……340
地黄丸……340
芎藭膏……340
肉苁蓉丸……340
补肾鹿茸丸……340
保命丸……341
桂心汤……341
菖蒲丸……341
菖蒲酒……341
磁石散……341
海桐皮丸……341
羊肾羹……341
猪肾羹……342
毗沙门丸……342
黑锡丸……342
地黄汤……342
黄耆丸……343
万灵丸……343
天麻除风丸……343
二宜丹……343
椒目膏……343
太一丹……343
麝香丸……344
神保丹……344
异方黄耆丸……344
柴胡聪耳汤……344
温卫补血汤……344
净液汤……345
苁蓉丸……345
鸣聋散……345
加味宣风散……345
桂星散……345
蒺藜散……345
芎归饮……345
芎芷散……346

清神散……346
诚斋先生如神丸……346
十精丸……346
神圣饼子……347
入药灵砂丸……347
补肾丸……347
木香槟榔丸……347
青盐下气丸……347
巴豆丸……347
巴豆方……347
全蝎丸……348
煨肾散……348
透耳筒……348
通耳丸……348
顺气聪耳汤……348
复聪汤……348
针砂酒……348
独胜丸……348
荆芥散……349
清痰降火汤……349
六圣散……349
通明利气汤……349
清聪丸……349
清聪化痰丸……349
补肾汤……349
当归龙荟丸……349
参耆补气汤……350
八仙长寿丸……350
安神复元汤……350
天麻饼子……350
芎芷散……350
平肝清胃丸……350
疏肝清耳汤……351
清神汤……351
止喧丹……351
开闭丹……351
止鸣丹……351
发阳通阴汤……351
两归汤……351
定喧汤……351
气虚散……352
白芷散……352
调中益气汤……352
聪耳达郁汤……352
聪耳地黄丸……352
蝎梢挺子……352
牛脑丸……352
十全大补汤……352
滋阴安鸣丸……352
摄阴煎……353
龙荟锭……353
龙虎散……353
耳聋左慈丸……353
加味三才封髓丹……353
耳聋左慈丸……353
耳鸣丸……353
耳聋丸……354
黄连上清膏……354
清热降火丸……354
黑桑椹膏……354
金锁玉关丸……354
清风镇逆养阴丸……355
清肝聪耳代茶饮……355
滴耳油……355
二、耳　聋……355
蒺藜子丸……356
巴豆丸……356
菖蒲丸……356
鼠胆方……356
神明白膏……356
栝楼根方……356
羊肾汤……357
菖蒲散……357
天雄鸡子方……357
鱼脑膏……357
千金补肾丸……357
肉苁蓉丸……357
赤　膏……358
矾石膏……358
铁浆酒……358
菖蒲散……358
菖蒲膏……358
黄蜡丸……359
蓖麻丸……359
磁石汤……359
磁石散……359
神明白膏……359
鲁王酒……359
大三五七散……360
丹参膏……360
神明膏……360
莲子草膏……360
菖蒲散……360
菖蒲根丸……361
甘草膏……361
杏仁丸……361
甘菊花丸……361
薯蓣散……361
菖蒲浸酒……361
二胆方……361
大黄丸……361
山茱萸散……362
木通膏……362
水银方……362
地黄丸……362
耳聋烧肾散……362
百合散……362
当归膏……362
肉苁蓉丸……362
羊肾羹……363
羊肾附子丸……363
苁蓉丸……363
补肾磁石丸……363
附子散……363
附子膏……363
松脂膏……364
鱼脑膏……364
鱼脑膏……364
桂心膏……364
烧肾散……364
菖蒲丸……364
菖蒲酒……364
菖蒲散……365
菖蒲散……365
黄耆散……365
羚羊角散……365

羚羊角散……365
葶苈丸……365
蓖麻丸……366
蒲黄膏……366
蜗牛子膏……366
鼠脂方……366
塞耳丸……366
塞耳丸……366
塞耳枫香丸……366
塞耳硫黄散……366
磁石丸……367
磁石酒……367
磁石散……367
磁石散……367
鲫鱼胆膏……367
熟干地黄散……367
薯蓣丸……367
蟹　汁……368
细辛膏……368
干柿粥……368
乌鸡脂粥……368
白鹅膏粥……368
猪肾粥……368
鹿肾粥……368
磁石肾羹……368
鲤鱼脑髓粥……368
木香丸……369
鹿茸丸……369
三仙丸……369
龙胆泻肝汤……369
羌活散……369
干蝎散……370
真珠粉……370
黄耆丸……370
附子散……370
补虚汤……370
大枣丸……370
山芋丸……370
山茱萸丸……370
天雄散……371
木通丸……371
木通丸……371
牙消散……371
内补丸……371
巴豆丸……371
生油方……371
地骨皮散……372
芎藭膏……372
肉苁蓉丸……372
牡荆酒……372
羌活丸……372
补肾石斛丸……372
补肾黄耆汤……372
补肾磁石汤……372
附子散……373
枫香脂丸……373
乳香丸……373
胡麻油……373
食盐丸……373
独活煮散……373
桂心汤……373
桂骨散……374
铁　酒……374
益母草汁……374
桑螵蛸散……374
菖蒲丸……374
菖蒲汤……374
菖蒲酒……374
黄耆丸……374
黄耆丸……375
黄耆汤……375
椒目丸……375
硫黄散……375
雄黄散……375
鹅　膏……375
蓖麻丸……375
塞耳杏仁膏……375
塞耳附子方……376
塞耳桃仁方……376
酽醋方……376
磁石丸……376
磁石酒……376
蜡纸角方……376
熏耳雄黄散……376
麒麟竭丸……376
麝香散……377
大青丸……377
木香散……377
泽泻汤……377
柏子仁汤……377
草还丹……377
独圣散……377
桑螵蛸汤……377
黄耆膏……378
蓝实丸……378
甘草汤……378
红白散……378
人参粥……378
羊肾羹……378
菖蒲羹……378
猪肾羹……379
磁石羊肾粥……379
塞耳丹……379
硼砂散……379
通鸣散……379
麝香散……379
鸡卵膏……379
蚯蚓散……379
一醉膏……379
乌麝汤……380
解仓饮子……380
蜡弹丸……380
木通丸……380
椒目膏……380
蝎梢膏……380
太一丹……380
驴　膏……381
穿珠丸……381
菖蒲散……381
柴胡聪耳汤……381
净液汤……381
复元通气散……381
苁蓉丸……381
犀角饮子……382
鸣聋散……382
地黄丸……382

芎芷散……382
明硫黄膏……382
桂星散……382
益肾散……382
通神散……383
蓖麻子丸……383
安肾丸……383
清神散……383
木香槟榔丸……383
龙脑膏……383
通耳丹……384
麝香黑豆丸……384
牵牛散……384
槟榔神芎丸……384
三仙丸……384
青盐下气丸……384
硼砂丸……384
干枣膏……384
川芎汤……385
龙骨散……385
追风散……385
通气散……385
蓖麻子丸……385
鼠胆丸……385
蔓荆酒……385
磁石汤……385
巴豆方……385
全蝎丸……386
胜金透关散……386
通气散……386
菖蒲丸……386
复元通气散……386
神仙巨胜子丸……386
磁石丸……386
耳　膏……387
透葱散……387
秦艽散……387
透耳筒……387
通耳丸……387
通耳法……387
醋附方……387
六郁汤……387
聪明益气汤……388
归元汤……388
明心汤……388
填精益气汤……388
升阳散火汤……388
蝉翼散……388
复聪汤……388
甘遂散……388
针砂酒……389
独胜丸……389
羽泽散……389
聪耳丸……389
通窍丸……389
复元通气散……389
通气散……389
交感丹……389
聪耳汤……389
耵耳通气散……390
龙胆汤……390
清聪丸……390
清聪化痰丸……390
滋阴地黄汤……390
滋肾通耳汤……390
聪耳四物汤……390
聪耳益气汤……390
磁石丸……391
玄参羚羊角汤……391
通气汤……391
犀角甘菊散……391
通灵丹……391
加减当归龙荟丸……391
通耳方……391
平肝清胃丸……391
补肾养阴汤……392
疏肝清耳汤……392
龟鹿二仙膏……392
凤珠丹……392
聪耳抑火汤……392
通耳神丹……392
启窍汤……392
益水平火汤……392
通耳汤……393
固本耳聪丸……393
蓖麻丸……393
蓖麻丸……393
八味地黄丸……393
气虚散……393
益气汤……393
调中益气汤……393
耳聋神丹……394
消痰降火汤……394
乌子肝丸……394
玄参汤……394
养肝汤……394
清肝散……394
犀角饮子……394
导气通瘀锭……394
参茯五味芍药汤……395
巴豆蒜……395
松脂条……395
细辛丸……395
通气丸……395
通瘀锭……395
磁石引……395
加味地黄丸……395
当归龙荟丸……395
针砂酒……395
酒制通圣散……396
清胆汤……396
滋阴降火汤……396
磁石六味丸……396
加味益气汤……396
舒气释郁汤……396
通气散……396
通肾散……396
救脱汤……396
透窍丹……396
龙胆泻肝汤……397
加味丹栀汤……397
牙疼塞耳丸……397
龙荟锭……397
清肝膏……397
地黄汤……397
柴胡清肝饮……398

千金补肾丸……398
耳聋左慈丸……398
周公百岁酒……398
耳聋左慈丸……398
耳聋故纸丸……398
耳聋鼠胆丹……399
耳聋开窍神效丹……399
鼠胆丹……399
吹耳麝陈散……399
龙胆泻肝汤……399
九制硫黄丸……399
耳聋丸……400
清热降火丸……400
平肝清热代茶饮……400
利窍通耳方……400
利窍聪耳方……400
清风镇逆养阴丸……400
清肝聪耳代茶饮……400
耳聋丸……401
通窍益气汤……401
耳聋通窍丸……401
三、重　听……401
百灵丸……401
掺耳抵圣散……401
磁石羊肾丸……401
聪耳汤……402
聪耳芦荟丸……402
四、耵　聍……402
桂心膏……402
猪脂膏……402
葱液膏……402
灌耳地龙汁……403
矾石膏……403
黄连散……403
平火汤……403
耵耳膏……403
马勃散……403
栀子清肝汤……403
羚羊角汤……403
五、聤　耳……403
车脂膏……404
矾石散……404
菖蒲散……404
雄黄散……404
矾石散……404
肾热汤……404
鱼醋膏……405
矾石散……405
菖蒲膏……405
聤耳出脓水散……405
白蔹散……405
白矾灰散……405
红花散……405
杏仁膏……405
松花散……406
禹余粮丸……406
狼牙散……406
胭脂散……406
磁石散……406
白矾散……406
白矾灰散……406
花胭脂丸……406
黄连散……407
黄矾散……407
密陀僧散……407
雄黄散……407
芍药散……407
香矾散……407
麝香散……407
如圣散……407
二圣散……407
附子丸……407
矾石散……408
矾黄散……408
蚕香散……408
速效散……408
铁　酒……408
矾石散……408
细辛散……408
桂　膏……408
桃仁方……408
通气散……409
菖蒲散……409
黄连散……409
黄矾散……409
竹虫中散……409
矾石散……409
矾脂散……409
夜明砂散……409
塞耳赤石脂散……409
螵蛸散……410
桃红散……410
硼砂散……410
红蓝散……410
硫黄散……410
地黄汤……410
红绵散……410
矾香散……411
油引散……411
绵裹散……411
蓝花散……411
箭蚌散……411
麝香散……411
胚矾散……411
解仓饮子……411
香矾散……411
麝红散……412
香附散……412
立效散……412
胭脂散……412
真龙骨散……412
蔓荆子散……412
龙骨散……412
竹屑散……412
烟脂散……413
立效散……413
没药散……413
白连散……413
乌白丸……413
白龙散……413
抵圣散……413
补肾丸……413
三黄散……414
升气散……414
红绵散……414

香附散……414
解疮散……414
蝎倍散……414
麝香佛手散……414
桃红散……414
金箔散……414
胭脂膏……415
桃红散……415
耳　膏……415
定痛降气汤……415
清肝流气饮……415
干胭脂膏……415
柴胡疏肝散……415
红绵散……415
耳痈散……416
干胭脂散……416
羊矢散……416
玄参贝母汤……416
荆芥散……416
龙骨散……416
交感丹……416
羊角散……416
清心丹……416
滋阴地黄丸……417
吹耳散……417
羽泽散……417
黄龙散……417
舒胆汤……417
解热饮子……417
麝香散……417
当归龙荟丸……417
清黄散……417
红棉散……418
清肾汤……418
黄连散……418
青矾散……418
珍奇散……418
红绵龙骨散……418
犀角饮……418
止鸣丹……418
润胆汤……418
蔓荆散……419
枯矾散……419
聤耳散……419
蔓荆子散……419
苓泽芍药汤……419
蛸矾散……419
千金不换丹……419
三仙散……419
抑肝消毒散……419
鱼牙散……419
红玉散……420
水龙散……420
青黛散……420
聤耳散……420
加减逍遥散……420
鲜荷叶汤……420
四平散……420
白龙散……420
绿绵散……420
翠云散……420
耳脓散……421
吹耳散……421
鱼枕散……421
红绵散……421
吹耳丹……421
蛇矾散……421
聤耳流脓药……421
耳脓独龙丹……421
螵蛸散……421
耳痈散……422
吹耳散……422
耳底八宝油……422
耳底油……422
耳底散……422
吹耳散……422
疮毒化毒散……422
健民薄荷油……423
滴耳油……423
吹耳红棉散……423
耳炎散……423
耳痈散……423
耳聋丸……423
六、耳　衄……423
黑神散……424
止血丹……424
神塞丸……424
填窍止氛汤……424
截流汤……424
柴胡清肝散……424
生地麦冬饮……424
地苓饮……424
香佛手散……425
七、耳　菌……425
定痛降气汤……425
硇砂散……425
化耳蕈方……425
八、耳　痔……425
无价散……426
滴耳油……426
吹耳散……426
黑灵药……426
九、耳　痒……426
清耳膏……426
清神汤……426
收痒丹……426
荆防败毒散……427
救痒丹……427
十、耳　疮……427
大黄散……427
黄马散……427
黄连散……427
白矾散……427
白麻藷皮散……427
吹耳散……428
黄耆汤……428
土马鬃涂方……428
曾青散……428
黍粘子汤……428
蛇床子膏……428
香矾散……428
椒豉散……428
四顺煎……428

黄药散......429
珍奇散......429
清肝抑火汤......429
龙胆芦荟丸......429
粉灰散......429
绿白散......429
加味犀角饮......429
灵宝丹......429
红棉散......429
片连散......430
三黄洗剂......430
耳疖散......430
耳炎药膏......430
红棉散......430
十一、耳内生疮......430
塞耳黄耆丸......430
三妙散......431
栀子清肝散......431
军持露......431
柴胡芍药茯苓汤......431
十二、耳　痛......431
附子丸......431
生犀丸......431
香附膏......432
塞耳散......432
杏仁散......432
菖蒲挺子......432
白盐方......432
消毒膏......432
加味小柴胡汤......432
清炎宁痛汤......432
主聪汤......432
加减八味汤......433
加减八味丸汤......433
补阴制火汤......433
息涕汤......433
益水平火汤......433
蛇退散......433
立效散......433
磁石丸......433
菖附散......434
十三、耳肿痛......434
木香散......434
杏仁膏......434
盐花丸......434
三物散......434
商陆塞耳方......434
楝实塞耳方......434
麝香散......434
龙朱散......435
清耳膏......435
鼠粘子汤......435
敷毒散......435
荆芥连翘汤......435
射干散......435
加味凉膈散......435
主聪汤......435
加味小柴胡汤......435
通气散......436
升桔汤......436
荆防败毒散......436
鼠粘子汤......436
加减镇阴煎......436
龙荟锭......436
十四、百虫入耳......436
车脂膏......436
胡麻枕耳方......437
桃心塞耳方......437
灌耳麝香乳汁......437
麝香膏......437
乌头散......437
生油方......437
牛乳方......437
生姜汁灌耳方......437
立验散......437
鸡血方......438
驴乳灌耳方......438
备急散......438
草乌头方......438
硇砂吹耳方......438
猪膏灌耳方......438
雄黄灌耳方......438
蓝青汁灌耳方......438
鲮鲤甲方......438
灌耳酱汁......438
雄黄油......439
追毒膏......439
黄耆汁......439
清油膏......439
十五、中耳炎......439
耳痈散......439
冰麝散......439
耳赤散......440
珠黛散......440
荆菖启闭散......440

第三章　鼻部疾病

一、鼻　衄......441
栀子柏皮汤......441
黄土汤......441
牡蛎散......442
伏龙肝汤......442
发灰散......442
白芍药散......442
地黄散......442
独圣散......442
黄药散......442
茅花汤......442
生地黄汤......443
生地黄汤......443
地黄丸......443
芍药散......443
伏龙肝汤......443
当归汤......443
伏龙肝汤......444
胶艾散......444
黄土汤......444
黄土汤......444
茯苓补心汤......444
四物粱米汤......444
伏龙肝汤......445
阿胶散......445
鸡子白丸......445

黄土汤……445
止衄散……445
升麻汤……445
石膏饮子……445
贝母散……446
竹茹饮……446
阿胶散……446
刺蓟饮子……446
黄龙汤……446
黄芩散……446
熟干地黄散……446
血余散……446
三汁饮……447
子芩散……447
玉粉散……447
生麦门冬煎……447
立效散……447
地黄散……447
竹茹散……447
伏龙肝散……447
麦门冬饮子……448
远志散……448
赤马通汁……448
吹鼻散……448
吹鼻散……448
吹鼻散……448
吹鼻龙骨散……448
乱发灰散……448
刺蓟散……448
刺蓟散……448
茜根散……449
通神散……449
黄芩散……449
蒲黄散……449
塞鼻散……449
榴花散……449
藕汁饮子……449
麝香散……449
伏龙肝散……449
刺蓟散……450
黄连散……450
蒲黄散……450
升麻散……450
生地黄煎……450
栀子仁散……450
桂心散……450
发灰散……450
凉血地黄汤……450
黄连散……451
贯众散……451
阿胶散……451
剪金散……451
刺蓟散……451
薄荷煎丸……451
龙脑饮子……451
必胜散……452
天竺饮子……452
醍醐酒……452
睡黄散……452
黄芩汤……452
地黄饮……452
生地黄饮……452
地黄饮……452
竹茹汤……453
竹叶芍药汤……453
麦门冬汁……453
吹鼻散……453
阿胶汤……453
二花散……453
千针散……453
比金丸……453
天竺黄散……453
车前散……454
乌沙散……454
玉尘散……454
白药散……454
地金汤……454
地黄散……454
地黄竹茹汤……454
当归散……454
竹茹汤……454
血余散……454
灯心散……455
防己散……455
远志汤……455
克效汤……455
吹鼻散……455
谷楮叶汁……455
鸡苏饮……455
鸡苏散……455
刺蓟汤……455
刺蓟汤……456
法纸散……456
定命散……456
参莲散……456
柳枝散……456
厚朴丸……456
贴背膏……456
独圣汤……456
栗灰散……456
铅丹散……456
桑根白皮丸……457
黄柏饮……457
银粉散……457
葱白汁……457
紫参汤……457
紫参散……457
黑神散……457
蒲黄散……457
蒲槐散……457
蜗牛散……458
麝香散……458
镇心丸……458
玉屑散……458
地黄煎……458
刺蓟散……458
地黄汤……458
黄药散……458
凝波散……458
独圣散……459
黄芩膏……459
柏枝散……459
抵圣散……459
紫参散……459
槐花散……459
柔脾汤……459

人参丸 459
川芎散 459
小伏龙肝散 459
生地黄汤 460
立愈丸 460
地黄汤 460
附子地黄散 460
救暴散 460
棕榈散 460
三黄散 460
山栀子散 460
茜梅丸 460
滑石丸 461
神白散 461
当归地黄汤 461
白及散 461
止衄散 461
加味理中汤 461
桂枝栝楼根汤 462
龙胆丸 462
青苔散 462
鸡苏丸 462
地黄煎丸 462
四味丸 462
莱菔饮 462
寸金散 463
生血地黄百花丸 463
五黄丸 463
麦门冬饮子 463
茯苓补心汤 463
立效散 463
神功散 463
三黄丸 464
门冬清肺饮 464
三黄补血汤 464
人参饮子 464
黄耆芍药汤 465
救脉汤 465
生葛散 465
茜根散 465
犀角地黄汤 465
鸡苏散 465
香墨汁 465
黑神散 466
川芎三黄汤 466
麦门冬散 466
五丹丸 466
当归连翘散 466
鸡苏龙脑散 466
一金散 466
七蒸丸 466
独胜散 467
藕汁饮 467
天地丸 467
麝香散 467
御院麝香散 467
三奇散 467
牛黄散 467
生犀散 467
地黄散 468
黄耆膏子煎丸 468
柏皮汤 468
小蓟汤 468
黄连丸 468
芎附饮 468
郁金散 468
三黄丸 468
益阴散 469
止血立效散 469
搐鼻神效散 469
止衄散 469
龙麝散 469
当归散 469
胡黄连散 469
扁柏散 469
蒲黄饮 469
镇心丸 469
滋血汤 470
桑白皮散 470
犀角地黄汤 470
石粉散 470
龙肝散 470
紫霞丹 470
犀角地黄汤 470
生地芩连汤 470
秘传加减八味汤 471
收血汤 471
益火丹 471
必胜散 471
琥珀散 471
丹金散 471
凉荣汤 471
归血凉荣汤 472
犀角地黄汤 472
麦门冬散 472
扶脾生脉散 472
解郁汤 472
止血立应散 472
全生饮 472
陈槐汤 472
通关止血丸 472
清热滋阴汤 473
清热解毒汤 473
白及散 473
朱砂凉肺丸 473
加减地黄汤 473
吹鼻散 473
四物三黄泻心汤 473
凉血地黄汤 473
四血散 474
补肝养荣汤 474
二宝散 474
榴花散 474
黄芩汤 474
五仙膏 474
当归饮 474
七生汤 474
清衄汤 475
黄金丸 475
生地芩连汤 475
野仙独圣散 475
黄芩茅花汤 475
生地黄汤 475
凉血地黄汤 475
滋阴清火汤 475
犀角解毒汤 476

郁金四物汤……476
羚羊清肺汤……476
紫土散……476
镇阴煎……476
荆芥散……476
清肺饮……476
地黄饮子……476
麦门冬汤……477
凉血抑火汤……477
清宁汤……477
加味地黄汤……477
柏枝饮……477
泻白一物汤……477
家秘归经汤……477
清肝饮……477
清胃汤……477
生地黄饮……477
益肺汤……478
加味生脉散……478
神塞丸……478
冰灰散……478
宁血汤……478
生地黄饮子……478
麦冬饮子……478
止衄汤……478
宁火丹……479
生地冬芩汤……479
救蔑丹……479
茅花汤……479
小乌沉汤……479
茅葛汤……479
茅花四芩汤……479
金沸汤……479
干葛石膏汤……479
门冬饮子……479
升麻清胃汤……480
地黄饮子……480
犀角地黄汤……480
加味地黄汤……480
竹叶石膏汤……480
滋肺饮……480
生地栀子汤……480
茅根汤……480
犀角地黄汤……480
天冬饮子……480
胜金散……480
凉血饮……481
加味举轻古拜散……481
理阴煎……481
黑膏汤……481
发衣散……481
人参莲心散……481
发灰散……481
清肺止血汤……482
加味四君子汤……482
剪红丸……482
仙露汤……482
止衄汤……482
乌梅散……482
加减四物汤……482
洞当饮……482
人中白散……483
沈氏止衄丹……483
青黄散……483
桑耳塞鼻丹……483
独活散……483
五黑散……483
榴灰散……483
平胃敛阴汤……483
清热保金汤……483
四黄煎……484
清血汤……484
花蕊石散……484
厌红温胃饮……484
养营惜红煎……484
麦味地黄丸……484
三七汤……484
荆芥饮……484
生地芩连汤……484
七汁饮……484
凉血地黄汤……485
艾柏饮……485
四红丸……485
加味泻心汤……485
豢龙汤……485
理血膏……485
甘草炮姜汤……485
生熟地黄汤……485
茅根汤……486
柏艾饮……486
补肺益脾饮……486
黄连阿胶栀子汤……486
清上汤……486
生地黄散……486
凉血地黄汤……486
鼻衄丹……486
仙传百草霜丸……486
加味犀角地黄汤……487
复元散……487
保元清降汤……487
保元寒降汤……487
秘红丹……487
寒降汤……487
苍玉潜龙汤……487
仙鹤草膏……488
蚕豆花露……488
滋阴甘露丸……488
八宝治红丹……488
四红丹……488
荷叶丸……488
清肺抑火丸……489
清胃黄连丸……489
羚羊清肺丸……489
梁会大津丹……489
犀角止红丹……489
犀角地黄丸……489
八宝治红丹……490
止血散……490
止血化瘀丹……490
止血秘红丹……490
归芍理中丸……490
四红丹……490
加料荷叶丸……490
高丽清心丸……491
清宁丸……491
清胃丸……491

清热止血法......491
止红汤......491
竹茹浸膏片......491
自拟藕节地黄汤......491
加味玉女煎......492
白芨散......492
三生饮......492

二、鼻　塞......492

香　膏......493
白芷膏......493
皂荚散......493
香　膏......493
细辛膏......493
涂囟膏......493
香　膏......493
槐叶汤......494
灌鼻蒺藜汁......494
干姜散......494
独活散......494
木通丸......494
木通散......494
芎藭散......494
芎藭膏......494
吹鼻通顶散......495
纳鼻甘草丸......495
桂　膏......495
脑泻散......495
通鼻膏......495
羚羊角丸......495
塞鼻甘遂散......495
塞鼻瓜蒂散......495
塞鼻瓜蒂散......496
塞鼻皂荚散......496
摩顶膏......496
木香膏......496
龙脑散......496
白芷膏......496
通顶散......496
人参丸......496
人参汤......496
干姜散......497
山茱萸丸......497
小蓟汤......497
天门冬丸......497
木香膏......497
瓜蒂散......497
芎藭散......497
百部散......497
如神膏......497
苁蓉丸......498
吹鼻皂荚散......498
细辛散......498
茯神散......498
通气膏......498
黄连汁......498
黄耆散......498
铛墨散......498
款冬花丸......499
蜀椒汤......499
丹参膏......499
羊髓膏......499
黄连丸......499
瓜蒂散......499
葱涎膏......499
辛夷膏......499
菊花散......500
清肺膏......500
天门冬丸......500
细辛汤......500
疾藜子散......500
防风汤......500
甘遂丸......500
天麻除风丸......500
辛夷膏......501
赤龙散......501
丽泽通气汤......501
温卫汤......501
温肺汤......501
抑金散......501
芎藭散......501
雄黄丸......502
雄黄散......502
天麻丸......502
增损防风通圣散......502
代赭石汤......502
嗆化苹澄茄丸......502
石膏散......502
上清散......502
通关散......502
葱涎膏......503
川芎散......503
苹澄茄丸......503
天麻丸......503
葫芦酒......503
增损通圣散......503
贴囟通关膏......503
万金膏......503
川芎膏......503
开关散......504
细辛散......504
人参散......504
南木香膏......504
加味丽泽通气散......504
万全膏......504
六圣散......504
通窍汤......504
上清散......505
辛夷散......505
透天丸......505
消风散......505
通气汤......505
苏风汤......505
菊花散......505
川芎膏......505
万金膏......505
桑皮煎......506
黄连清肺饮......506
五味石膏汤......506
桔梗玄参汤......506
鱼脑石散......506
葱白滴鼻液......506
十灵油......506
如意油......506
鼻通丸......506

三、鼻　鼽......507

矾石散......507

甘菊花散……507
杏仁麻黄汤……507
五味子汤……507
甘遂丸……507
甘菊花汤……508
川椒散……508
荜茇饼……508
葱附丸……508
石首鱼脑汤……508
温肺止流丹……508
羊肉天真丸……508
四、鼻　渊……508
麻黄杏仁甘草石膏汤……509
细辛丸……509
细辛膏……510
当归散……510
马兜铃散……510
川芎茶调散……510
通关散……510
芎藭散……510
防风散……511
鸡苏丸……511
细辛膏……511
荆芥散……511
前胡汤……511
细辛膏……511
定风饼子……511
止血散……511
固经散……512
神圣复气汤……512
苍耳散……512
辛夷散……513
南星饮……513
姜附御寒汤……513
川乌散……514
甘桔玄参汤……514
石膏黄芩汤……514
二黄散……514
川芎丸……514
川芎防风散……514
神效宣脑散……514
天萝散……514
防风汤……514
神愈散……515
天竺黄丸……515
黄连通圣散……515
羽泽散……515
辛夷散……515
秘传增补香芷丸……515
脑漏散……515
辛夷散……515
嗅鼻渊方……516
荆芥连翘汤……516
当归汤……516
辛夷丸……516
加味防风汤……516
辛夷散……516
清泥丸敛神汤……516
辛夷荆芥散……516
二丁散……517
苍耳散……517
苏风汤……517
白及丸……517
奇授藿香汤……517
清上抑火汤……517
清金消毒汤……517
取渊汤……517
宣肺散……518
探渊丹……518
神仙一黄散……518
川芎茶调散……518
古拜散……518
黄连防风通圣散……518
奇授藿香丸……518
丽泽通气散……518
宣脑散……518
苓泽姜苏汤……519
加味辛夷散……519
清臭饮……519
补脑丸……519
益气汤……519
补脑散……519
草灵丹……519
星夏汤……519
石髓平渊散……519
清化饮……520
补脑丸……520
桑菊愈风汤……520
通阳圣化汤……520
清肝透顶汤……520
参茸地黄汤……520
清肺饮……520
泻胆汤……520
天生一粒元珠丹……520
万应宝珍膏……521
鱼脑石散……521
鱼腥草液……521
鼻窦灌注液……521
银翘辛夷汤……521
滴鼻灵……522
鱼腥草合剂……522
苍耳子散……522
通窍鼻炎片……522
鼻炎片……522
辛前甘桔汤……522
苍荑滴鼻油……523
利鼻片……523
苈花鼻窦炎片……523
鼻渊丸……523
鼻炎灵丸……523
鼻炎灵片……523
鼻通宁滴剂……524
鼻渊糖浆……524
五、鼻　干……524
神明青膏……524
吹鼻散……524
吹鼻散……524
贴顶散……524
射干散……525
大黄汤……525
茯神汤……525
黄芩知母汤……525
桑白皮散……525
六、鼻　疮……525
矾石汤……525

大黄散……525
马绊绳散……526
前胡散……526
塞鼻瓜蒂散……526
塞鼻雄黄丸……526
滴鼻栀子仁煎……526
黄耆散……526
玄参汤……526
升麻汤……526
乌香散……527
乌犀丸……527
白鲜皮汤……527
地黄煎……527
辛夷膏……527
青金散……527
矾石煎……527
黄柏汤……527
黄柏饮……528
泽泻散……528
清肺饮子……528
清神散……528
青蛤散……528
冰砂丹……528
解䶬汤……528
乌犀散……528
黄连膏……528
泻金散……529
凉膈散……529
雄矾散……529
川芎散……529
黄芩汤……529
化疔漏芦汤……529
黄连膏……529
黄芩贝母汤……529
冰蛤散……530
牛黄清火丸……530
七、鼻　疳……530
麝香散……530
化疳丸……531
桃叶汤……531
杏仁膏……531
椿根汤……531
麝香散……531
二妙散……531
清金散……531
枇杷叶散……531
清金解毒汤……531
通气丹……531
清金散……532
鼻疳散……532
回疳散……532
鼻疳散……532
紫云散……532
回生散……532
神砂散……532
黑灵药……532
八、鼻　痛……533
白芷膏……533
没药散……533
五参散……533
羚羊角汤……533
白芷散……533
杏仁细辛膏……533
脂　膏……533
白鲜汤……534
地黄煎……534
伐毛丹……534
冷香散……534
碧云散……534
九、鼻　炎……534
麻黄汤……534
清肺散……534
辛夷散……535
鼻炎灵……535
当归芍药汤……535
辛芩冲剂……535
通鼻消炎球……535
苍耳散……536
芪桂冲剂……536
白芷黄芩汤……536
露蜂房汤……536
清肺通窍汤……536
固表止嚏汤……537
丝瓜根绿豆汤……537
藿香苍萸汤……537
归芪白芷汤……537
千柏鼻炎片……538
抗敏通窍方……538
千柏鼻炎胶囊……538
防芷鼻炎片……538
苍鹅鼻炎片……538
苍耳子鼻炎胶囊……539
辛芩冲剂……539
辛夷鼻炎丸……539
辛芳鼻炎胶囊……539
复方鼻炎膏……539
胆香鼻炎片……539
康乐鼻炎片……539
鼻渊片……540
鼻炎糖浆……540
鼻咽灵片……540
鼻舒适片……540
鼻咽清毒剂……540
鼻窦炎口服液……540
滴通鼻炎水……540
藿胆鼻炎胶囊……541
十、鼻息肉……541
通草散……541
细辛散……541
通草散……541
羊肺散……542
矾石散……542
细辛散……542
通草散……542
通草散……542
排风散……542
木通丸……543
地胆膏……543
羊踯躅丸……543
真珠散……543
敷鼻白矾膏……543
敷鼻瓜蒂膏……543
敷鼻蚯蚓散……543
白矾散……543
矾石丸……543

胡粉膏……544
排风散……544
雄黄散……544
雄黄散……544
灌鼻藜芦散……544
细辛散……544
辛夷膏……544
吹鼻散……544
甘遂丸……545
白黄散……545
青金散……545
赤龙散……545
黄白散……545
通顶散……545
雄黄散……545
雄黄散……545
郁金散……545
轻黄散……545
吹鼻散……546
消痔散……546
通气辛荑散……546
二丁散……546
消痔散……546
瓜矾散……546
羽泽散……546
羽泽散……546
辛夷散……546
排风散……547
丁香散……547
回香草散……547
辛夷清肺饮……547
茴香草散……548
硇砂散……548
二丁散……548
清金丸……548
消痔散……548
分消汤……548
化息散……548
辛夷膏……548
清肺饮……549
生肌散……549
鼻痔散……549
白矾散……549
硇砂散……549
三妙散……549
四圣散……549
鼻痔丸……549
藕节散……549
二香散……549
辛夷消风散……550
雄黄息肉方……550
加味泻白散……550
黄白散……550
羚羊角散……550
鼻痔丹……550
清肺饮……550
明矾散……550
息肉雾化汤……551
十一、鼻咽癌……551
消癌片……551
养津饮……551
滋阴润燥汤……552
扶正生津汤……552
解毒消症汤……552

第四章　咽喉疾病

一、咽喉肿痛……554
金花硼砂丸……554
射干散……554
大青散……554
升麻丸……555
升麻散……555
升麻散……555
地黄煎……555
射干丸……555
犀角煎……555
杏霜汤……555
半夏汤……555
玄参汤……556
木通汤……556
葛根汤……556
络石射干汤……556
生姜汤……556
地龙散……556
发声散……556
防风立效散……556
鼠粘子散……557
漱口地黄散……557
增损如圣汤……557
冰硼散……557
小硼砂散……557
夺命散……557
救生散……557
碧玉散……557
加减七宝散……557
泻白化毒汤……558
冰硼散……558
救急解毒丸……558
加味龙麝紫金饼……558
清咽宁肺汤……558
吹喉七宝散……558
苔罗散……559
申　药……559
集雪膏……559
消风散火汤……559
加减普济消毒饮……559
柏姜散……559
酸粉液……559
犀角解毒丸……559
加减古方五汁饮……559
青果丸……560
清宁丸……560
喉痹清解汤……560
三七花冲剂……560
口疳吹药……561
小儿咽扁冲剂……561
西黄清醒丸……561
冰梅上清丸……561
冰硼咽喉散……561
利咽灵片……561
灵丹草颗粒……561
青果颗粒……561
板蓝根糖浆……562
龙胆草片……562
珍黄丸……562

咽喉消炎丸......562
复方青果冲剂......562
复方鱼腥草片......562
复方瓜子金颗粒......562
穿心莲片......563
珠黄消痔散......563
桂林西瓜霜......563
银花糖浆......563
清火片......563
清宁丸......563
清降丸......563
清咽片......564
清膈丸......564
清火栀麦片......564
清咽抑火丸......564
清咽润喉丸......564
清热灵颗粒......564
清喉利咽颗粒......565
清感穿心莲片......565
绿袍散......565
喉炎丸......565
喉药散......565
喉痛丸......565
喉痛片......566
喉痛消炎丸......566
蒲公英片......566
双黄连口服液......566
功劳去火片......566
金鸣片......566
银蒲解毒片......566
二、咽　痛......567
半夏汤......567
黄连马通汤......567
马蔺子散......567
马兜铃散......567
犀角丸......568
硼砂散......568
马蔺根汤......568
地骨皮汤......568
厚朴汤......568
川甜消散......568
如圣饮......568
藜芦散......568
保命丹锭子......569
防风散......569
甘桔汤......569
噙化三黄丸......569
清热化痰汤......569
清化丸......569
甘桔清金散......569
升麻防风汤......570
甘桔汤......570
甘桔牛蒡汤......570
清金导赤散......570
少阴甘桔汤......570
清咽丸......570
千金升麻散......570
济生消毒饮......570
加味地黄汤......570
甘桔射干汤......571
黄连清心汤......571
甘露饮......571
玄参汤......571
清胃汤......571
百药煎散......571
壁钱散......571
甘桔汤......571
升麻桔梗汤......571
加味知母散......572
甘桔元射汤......572
甘桔柴芩汤......572
噙化丸......572
凤凰散......572
双清丸......572
引火汤......572
玉锁匙......572
清胃汤......572
紫　雪......573
清咽汤......573
甘草鼠粘汤......573
养金汤......573
雪梨膏......573
本　药......573
加味四物汤......573
清脾降火汤......573
石龙丹......574
柳黄散......574
玄参犀角汤......574
甲乙化土汤......574
东封丹......574
加味四物汤......574
清暑熄风汤......574
冰片散......574
保喉片......574
沙参麦冬汤......575
五味麝香丸......575
补脾升阳清咽汤......575
余甘子喉片......575
养阴清肺颗粒......575
铁笛口服液......576
三、咽喉不利......576
下气丸......576
当归含丸......576
半夏汤......576
含化太阴玄精丸......576
前胡散......576
石菖蒲散......577
龙脑丸......577
朱砂丸......577
含化杏仁丸......577
含化金露丸......577
利膈散......577
犀角地黄汤......577
消石半夏丸......578
龙脑丸......578
四味半夏丸......578
玉液丸......578
真珠丸......578
恶实散......578
射干汤......578
甘草汤......579
龙脑散......579
龙脑鸡苏丸......579
四味汤......579
半夏汤......579
防风散......579

络石汤……579
黄芩射干汤……580
犀角汤……580
羊靥丸……580
玉粉丸……580
甘桔汤……580
犀角散……580
秘方防风散……580
铁刷汤……580
加味化痰丸……581
润喉散……581
薄荷点汤……581
透膈散……581
加味败霉散……581
紫梗半夏汤……581
柏母丸……581
生津润肺丸……581

四、咽喉生疮……582

苦酒汤……582
麻仁丸……582
升麻汤……582
杏仁丸……582
麻仁丸……582
生干地黄散……583
杏仁散……583
黄耆散……583
硼砂散……583
威灵仙丸……583
桃红散……583
升麻丸……583
硼砂散……583
牛黄金露丸……584
龙胆煎……584
半夏汤……584
地黄汤……584
玫瑰丸……584
桔梗汤……584
黄柏汤……584
黄耆汤……585
救命散……585
雄黄散……585
龙脑丸……585
利膈汤……585
如圣汤……585
清神香……586
琥珀犀角膏……586
利膈汤……586
南星散……586
胆矾散……586
草麻散……586
利膈散……586
青金散……587
小硼砂散……587
麦门冬丸……587
当归连翘散……587
牛蒡子丸……587
秘传清咽散……587
吹喉散……587
绿雄散……587
清咽消毒散……588
清肺滋阴散……588
通隘散……588
清火补阴汤……588
加味鼠粘子散……588
滋阴降火汤……588
青白散……588
金锁匙……588
牛黄益金散……589
消肿代刀散……589
解腥丹……589
牛蒡汤……589
通阳散……589
柳华散……589
贝母升麻鳖甲汤……589
喉痹丸……589
金不换……589
八仙散……590
白狮丹……590
穿山甲散……590
秘授甘露饮……590
加味导痰汤……590
千金吹喉散……590
仙露还魂饮……590
万应喉中散……591
青蒲散……591
自制三仙丹……591
吹喉珍珠生肌散……591
子　药……591
真珠牛黄丸……591
引阳潜阴汤……591
碧霞丹……592
元朱丹……592
甘草桔梗射干汤……592
石击散……592
西风暴雨方……592
冰心散……592
新定加味冰硼散……592
新定加减锡类散……592
荡涤水……593
吕雪丹……593

五、喉　风……593

开关散……593
如圣丸……594
解毒雄黄丸……594
瓜蒂散……594
乌头散……594
去毒丸……594
龙胆膏……594
如圣散……594
僵蚕散……595
二灰散……595
石胆散……595
救命散……595
龙脑丸……595
玄参丸……595
异功散……595
雄黄散……595
双解散……595
黄药子散……596
乌龙膏……596
夺命丹……596
通关散……596
黄金散……596
立应丸……596
千两金丸……596
立圣膏……596

立应丸……597
佛手散……597
南星防风散……597
白僵蚕散……597
吐涎散……597
二圣散……597
镇痰丸……597
星姜饮……597
僵蚕丸……598
搐鼻散……598
白矾散……598
如圣散……598
牛黄解毒丸……598
夺命散……598
解毒玉壶丸……598
雄黄散……599
龙火拔毒散……599
牛胆膏……599
仙方夺命丹……599
救生丸……599
吹喉祛风散……599
龙麝丹……599
地龙膏……599
夺命散……600
一字散……600
夺命丹……600
夺命汤……600
帐带散……600
妙安散……600
生姜饮……600
夺命散……600
玉开金钥匙……600
一字散……600
二陈汤……601
十味人参散……601
川桔散……601
牛黄清心丸……601
乌药顺气散……601
甘桔汤……601
冰片散……601
苏子降气汤……601
杏酥膏……602
铁箍散……602
黄连解毒汤……602
雄黄解毒丸……602
一捻金散……602
开关润喉蓬莱雪……602
硼砂散……602
喉闭丸……602
摄生方……603
春风散……603
散毒雄黄丸……603
开关神应散……603
胆矾散……603
蔄槿散……603
郁金散……603
神应散……603
起死回生散……604
少阴甘桔汤……604
神效吹喉散……604
桐油饯……604
返魂浆……604
蓬莱雪……604
二虎丹……604
银锁匙……604
硼砂散……605
入圣散……605
靛花丸……605
牛黄点舌丹……605
救喉汤……605
通天达地散……605
启关散……605
乌龙膏……605
硼砂丹……606
加味甘桔汤……606
冰片散……606
苏前汤……606
赤荆汤……606
银荷汤……606
喉闭饮……606
缠喉散……607
红狮丹……607
神仙枣……607
开关散……607
吹喉药……607
吹喉药……607
搐鼻如圣散……607
地黄散……607
辛乌散……608
消芦散……608
银锁匙……608
紫正散……608
碧玉丹……608
蜡矾丸……608
摩风膏……608
开关散……608
异功散……609
活命神方……609
元明醋……609
孙真人活命神丹……609
顺气利咽汤……609
活命神丹……609
秘传夺命丹……610
梅花点舌丹……610
梅花散……610
追风散……610
神品散……610
通关散……610
僵蚕散……610
疏邪和解汤……610
疏邪荆防散……610
夺命红枣丹……611
七宝漱散……611
绛雪丹……611
犀羚二鲜汤……611
十宝丹……611
红枣散……611
苏子汤……612
六神丸……612
喉风夺命丹……612
七宝散……612
孙真人红枣丹……612
苦酒方……612
半金丹……612
青黄散……612
开关散……613

青风散……613
清露饮……613
紫地汤……613
蒜泥拔毒散……613
西瓜霜……613
青莲散……613
玉屑无忧散……614
家宝丹……614
六神丸……614
仙露梅……614
开关散……614
导痰开关散……614
玄黄散……614
补中益气汤……615
绿云天散……615
鼎足方……615
一气还魂丹……615
元霜锭……615
太乙聚宝丹……615
咽喉夺命丹……615
疏风甘桔汤……615
宣肺化痰汤……616
新方清咽汤……616
吊　药……616
散风药……616
三黄丸……616
玉锁匙……616
防风消毒散……616
铁锁匙……616
银锁匙……616
绿袍散……616
玉匙开关散……617
喉科回春锭……617
青莲散……617
加味冰硼散……617
加减甘桔汤……617
太乙紫金片……617
玉锁匙……617
龙脑破毒散……618
缠喉散……618
胡氏六神丸……618

六、喉　痹……618

白　散……618
桔梗汤……619
牛角散……620
射干汤……620
升麻含丸……620
乌扇膏……621
荆术散……621
如圣丸……621
五香汤……621
青木香汤……621
射干丸……621
射干汤……622
羚羊角豉汤……622
升麻汤……622
桂心散……622
升麻煎……622
乌翣膏……622
桔梗汤……623
母姜酒……623
贴喉膏……623
甘露内消丸……623
通气汤……623
升麻散……623
木通散……623
升麻煎……624
玄参散……624
含化升麻丸……624
射干散……624
川升麻散……624
马蔺根散……624
含化射干丸……624
含化犀角丸……624
铅霜散……625
射干散……625
露蜂房散……625
大青丸……625
川升麻散……625
马牙消散……625
马蔺根散……625
木通散……625
牛黄散……626
升麻丸……626
升麻散……626
升麻散……626
升麻散……626
升麻散……626
龙脑丸……626
龙脑丸……626
龙脑散……627
龙脑散……627
龙脑散……627
生干地黄散……627
白矾散……627
白药丸……627
半夏散……627
地黄煎……627
皂荚煎……628
含咽丸……628
含化升麻丸……628
含化升麻散……628
含化马牙消丸……628
附子散……628
络石散……628
络石散……629
络石煎丸……629
桔梗散……629
铅霜散……629
射干丸……629
射干散……629
射干散……629
射干煎……629
消石散……630
菖蒲丸……630
蛇蜕散……630
蛇蜕皮散……630
喉痹甘桔汤……630
犀角丸……630
犀角散……630
犀角散……630
犀角散……631
犀角散……631
犀角散……631

犀角散……631
犀角散……631
硼砂散……631
龙朱散……631
马牙消散……631
升麻散……632
射干散……632
犀角散……632
鲩鱼胆膏……632
红　雪……632
夺命箸头散……632
会仙救苦丹……633
严氏赤麟散……633
青梅煎……633
破棺丹……633
麦门冬散……633
犀角散……633
旋覆花散……633
龙脑膏……634
玉芝饮……634
如圣丸……634
硼砂散……634
天门冬丸……634
龙胆丸……634
马牙消散……634
牛黄凉膈丸……635
龙脑饮子……635
洗心散……635
凉膈散……635
玉屑无忧散……636
如圣胜金锭……636
如圣胜金锭……636
吹喉散……636
硼砂丸……637
硼砂散……637
天竺饮子……637
辰砂金箔散……637
消毒散……637
龙脑膏……637
珠黄散……638
甘露饮子……638
神圣北庭丸……638
射干煎……639
黑龙煎……639
羚羊角煎……639
犀角丸……639
龙珠丸……639
龙脑丸……639
桔梗半夏汤……639
木通汤……640
射干汤……640
地黄汤……640
黄芩汤……640
人参防己汤……640
射干汤……640
吹喉朴消散……640
大青饮……641
一捻金散……641
二参汤……641
二砂丸……641
七圣散……641
三解汤……641
比金丸……641
比金散……641
天门冬丸……642
木通汤……642
五香饮……642
升麻汤……642
乌头散……642
丹砂酒……642
丹砂散……642
丹砂牛黄丸……642
丹砂玫瑰丸……642
甘露散……643
龙胆膏……643
龙脑丸……643
龙脑丹砂丸……643
生银丸……643
生犀丸……643
立通散……643
竹茹汤……644
伏龙肝散……644
如圣散……644
如圣散……644
知母饮……644
乳香丸……644
金消丸……644
泄热汤……644
胡黄连散……645
茯苓汤……645
胜金散……645
绛雪散……645
绛雪散……645
络石射干汤……645
真珠丸……645
透关散……645
消毒丸……646
通喉散……646
黄芩汤……646
麻黄汤……646
羚羊角汤……646
硼砂丸……646
硼砂散……646
僵蚕散……646
鹤顶丹……647
橘皮汤……647
凝水石散……647
马牙消煎……647
五味子汤……647
玄参散……647
竹皮汤……647
如圣散……647
如神丸……648
沉香汤……648
茯苓散……648
射干汤……648
黄白散……648
黄耆汤……648
干地黄丸……648
赤茯苓汤……648
鸡苏人参汤……649
苦参丸……649
禹余粮汤……649
桔梗汤……649
桔梗汤……649
桃红散……649

凉膈甘露丸......649
通气汤......650
黄芩汤......650
保安膏......650
马蔺汤......650
天竺散......650
木通汤......650
白矾散......650
射干汤......651
麻黄汤......651
羚羊角汤......651
升麻汤......651
升麻汤......651
朴消散......651
苦药子散......651
黄柏汤......651
麻黄汤......651
玉霜膏......652
夺命散......652
射干汤......652
龙石散......652
异功散......652
白药子散......652
小硼砂散......652
吹喉散......652
佛手散......652
金箔散......653
神圣吹喉散......653
硼砂散......653
黄柏散......653
姜附丹......653
金露膏......653
铁粉散......653
绿云散......653
急风散......654
救生散......654
分肢散......654
马鞭草散......654
玉钥匙......654
荆芥汤......654
神效散......654
清神散......654
一字散......655
乌龙膏......655
夺命丹......655
吹喉散......655
铅霜散......655
消毒丸......655
菖蒲大丸......655
千金汤......655
一点雪......656
一捻金......656
一捻金散......656
一字散......656
飞矾丹......656
清平汤......656
马衔汤......656
玉矾汤......656
玉箸消......657
立应散......657
回生散......657
吹喉散......657
青矾散......657
泻心汤......657
追涎散......657
神巴丸......657
酒煮矾......657
消石散......658
宽咽酒......658
碧云散......658
青衿散......658
消毒散......658
帐头散......658
朴消散......658
桔梗汤......658
升麻散......658
玄参升麻汤......659
二圣散......659
牛蒡子汤......659
射干丸......659
射干鼠粘子汤......659
金消丸......659
乌犀膏......659
金花散......660
山豆根丸......660
白药散......660
远志散......660
吹喉散......660
胆矾散......660
通关散......660
当归连翘散......660
白矾散......660
郁金散......661
油　膏......661
独附煎......661
薄荷煎......661
人参清肺散......661
天门冬丸......661
五痹散......661
玉尘散......662
龙脑散......662
龙脑破毒散......662
白龙散......662
青龙散......662
青雪散......662
咽喉碧玉散......662
青硼砂散......663
春冰散......663
祛毒牛黄丸......663
消毒宽喉散......663
救生散......663
硼砂散......663
搐药斩邪散......663
玉屑散......663
金丝散......664
南星饮......664
大硼砂散......664
小箸头散......664
夺命丹......664
如神散......664
吹喉散......664
乳香汤......664
备急散......664
咽喉备急丹......665
玄参升麻汤......665
化毒汤......665

喉痹散……665
桔梗散……665
涤毒散……665
诚斋先生如神丸……665
五拗汤……666
地黄丸……666
人参甘草汤……666
夺命散……666
如圣散……666
胆矾散……666
通气散……667
大三黄丸……667
追风散……667
胜金散……667
巴豆烟……667
玄参甘桔汤……667
白梅丸……667
金锁匙……667
僵蚕散……668
透天一块冰……668
金锁匙……668
神灵丹……668
解毒丸……668
山豆根汤……668
化毒托里散……669
吹喉祛风散……669
山豆根方……669
如圣丸……669
吹喉散……669
吹喉散……669
牙消散……669
圣石散……669
夺命丹……669
帐带散……670
妙安散……670
郁金散……670
金银锁子……670
殊验清中汤……670
金露丸……670
三合汤……670
天萝饼子……670
四味如圣汤……670
返魂散……671
神效破棺散……671
黄芩汤……671
鼠粘子散……671
大附方……671
立马回疗夺命散……671
备急丹……671
钓藤散……671
越涎散……672
天南星丸……672
三黄丸……672
玄　霜……672
夺命丹……672
上清丸……672
八正顺气散……672
八正顺气散……672
参苓顺气散……673
蠲毒流气饮……673
绿云散……673
万金散……673
夺命丹……673
七宝散……673
上清丸……673
升麻散……674
清心利膈汤……674
碧雪散……674
秘传宁口散……674
秘传梨汁饮……674
圣烟筒……674
吹喉散……674
通关饮……674
加味金锁匙……674
射干汤……675
绿袍散……675
疏风解毒汤……675
清咽太平丸……675
甘桔汤……675
滋阴润燥汤……675
清肺化热汤……675
破棺丹……675
金钥匙……676
清咽利膈散……676
立效散……676
佛手散……676
金锁匙……676
清心解毒散……676
蟾酥丸……676
夺命散……676
冰梅丸……677
绿云散……677
皂角散……677
一提金……677
立效散……677
鸡苏饼……677
升麻六物汤……677
如圣金锭……678
金锁匙……678
导痰小胃丹……678
黑金丹……678
甘桔汤……678
赤豆散……679
吹喉散……679
金锁匙……679
春风散……679
姜黄丸……679
清火补阴汤……679
绵球散……679
解毒散……679
羽泽散……679
羽泽散……680
开关散……680
冰梅丸……680
射干鼠粘子汤……680
龙胆泻火汤……680
加味甘桔汤……680
火刺仙丹……680
上清丸……680
加味四物汤……681
吹喉散……681
清凉散……681
噙化丸……681
吹喉散……681
吹喉散……681
驰源散……681

消毒饮……681
滋阴润燥汤……681
巴戟汤……682
清道汤……682
清咽利膈汤……682
小如圣汤……682
升麻连翘汤……682
郁金散……682
降火清喉汤……682
梅　药……682
僵黄丸……682
上宫清化丸……682
开关神应散……683
神仙通隘散……683
射干散……683
清上养中汤……683
清咽抑火汤……683
滋阴清火汤……683
苏厄汤……683
乌龙散……684
玄参解毒汤……684
连翘散……684
凉膈散……684
清咽丸……684
紫证散……684
三仙膏……684
交泰散……684
斩关丸……684
鱼胆破关散……685
独神饮……685
格椤藤饮……685
代匙散……685
冰玉散……685
滋阴八味煎……685
消梨饮……685
加味甘桔汤……685
代针散……685
加味甘桔汤……686
碧玉散……686
加味羌活胜湿汤……686
上清丸……686
乌犀角膏……686
金钥匙……686
咽痛甘桔汤……686
玉雪散……687
透天水……687
一次散……687
立消散……687
祛火通关饮……687
神仙饮……687
加味清咽利膈汤……687
牛蒡汤……687
龙硼丹……687
射干鼠粘汤……687
通神散……688
升麻散……688
牛黄点舌丹……688
升葛补中汤……688
辰砂定痛散……688
清咽消肿饮……688
水梅丸……688
加味降气汤……688
加味凉膈散……688
加味消风散……689
防风通圣三黄丸……689
上清丸……689
桔梗汤……689
两地汤……689
金水汤……689
息炎汤……689
紫白饮……690
补喉汤……690
开关散……690
普济方……690
通天达地散……690
再生丹……690
梅花点舌丹……690
太仓公蜂房散……691
硼砂丹……691
牛蒡汤……691
黄连消毒饮……691
喉痹饮……691
生津丸……691
通关散……691
急喉一匙金……691
柴胡清肝饮……692
赤玉散……692
射干散……692
龙脑散……692
蚕消散……692
桂姜汤……692
吹喉七宝散……692
金锁匙……692
珠黄散……692
加味凉膈散……692
神效散……693
金　丹……693
雪梅丹……693
喉症开关方……693
上清丸……693
太平膏……693
千金散……693
梅砂丸……693
喉痛饮……694
观音救苦神膏……694
回生丸……694
通关散……694
山豆根汤……694
吹喉药……695
二生散……695
西瓜霜……695
搐鼻如圣散……695
霜　梅……695
内府秘授青麟丸……695
治喉散……697
小灵丹……698
玉液上清丸……698
噙化龙脑丸……698
清咽利膈汤……698
升连清胃饮……698
射干汤……698
通喉散……698
清肺化毒汤……698
加味甘桔汤……699
冰片破毒散……699
滋阴八味汤……699

清喉消毒散……699
万应丹……699
青冰散……699
绛　雪……699
真功丹……700
清露饮……700
开关散……700
三黄凉膈散……700
乌云散……700
白玉散……700
导源煎……700
点喉神效方……700
凉膈散……701
解疫清金饮……701
碧雪丹……701
三黄汤……701
山豆根汤……701
顺气利咽汤……701
粘子解毒汤……701
蓝吹药……702
化毒丸……702
十叶散……702
立解咽喉肿塞方……702
生地连翘散……702
冰青散……702
冰硼散……702
瓶中关开神效散……702
射干汤……703
牛黄利喉丸……703
冰硼利喉散……703
冰梅散……703
喉症开关散……703
一炮散……703
青鱼散……703
归源汤……703
加味甘桔汤……704
青芝散……704
三妙散……704
万应喉中散……704
玉钥匙散……704
夺命红枣丹……704
香豉散……704
通关神应散……705
绛雪散……705
水梅丸……705
自制吹鼻通关散……705
吹喉八宝通关散……705
吹喉珠黄猴枣散……705
连砂散……705
仙鲜散……705
开关散……706
加味射干汤……706
胜烟筒……706
熊胆冰黄散……706
青龙白虎汤……706
绿袍散……706
七宝散……706
圣烟筒……706
塞鼻丹……707
化毒丹……707
清气利咽汤……707
咽喉回生丹……707
咽喉通闭散……707
猪胆套药方……707
牛蒡甘桔汤……707
桔梗汤……707
润金饮……707
犀角豆根汤……707
地黄滋阴汤……708
消毒凉膈散……708
引火汤……708
抑火汤……708
荆芥败毒散……708
犀角消毒饮……708
镇阴地黄汤……708
大黄汤……708
牛蒡羚羊散……709
荆防败毒散……709
消毒凉膈散……709
升阳解热汤……709
立马开关饮……709
连翘饮……709
除瘟化毒散……709
纯阳青蛾丹……709
大金丹……709
圣金散……710
冰梅丸……710
清阳柳华散……710
万应吹喉散……710
枯矾散……710
清阳散……710
霹雳锭……710
紫地散……710
外治异功散……710
白填鸭散……711
珠黄散……711
化龙丹……711
牛子解毒汤……711
引脓散……711
代赭旋覆汤……711
单骑溃围散……712
荆防败毒散……712
炼石补天……712
烽烟充斥汤……712
减味普济消毒饮……712
加减黄连解毒汤……712
清嗌黄连解毒汤……712
咀华清喉丹……713
消肿利咽汤……713
敛阴泻肝汤……713
新定胆制咽喉药……713
万应锭……713
牛黄丸……713
血余散……714
虚喉吹药……714
十宝丹……714
太乙吸毒膏……714
刻欢丹……714
消清散……714
化湿清火汤……714
清咽散……714
白虎解毒养阴汤……715
吊　药……715
消痰降火汤……715
消风活血解毒汤……715
滋阴降火汤……715

金锁匙……715
先天青龙散……715
后天青龙散……716
冰梅上清丸……716
三黄散……716
冲和散……716
黄龙散……716
玉钥匙……716
青梅丸……716
乳香散……716
参坎芡实丸……716
喉症通闭散……717
六岁墨……717
六神丸……717
青黛散……717
石钟鸣……717
西瓜霜……717
青果膏……717
金生丸……718
金锁匙……718
咽喉口齿药……718
贴喉异功散……718
消蛾散……718
清火贵金丸……718
清火凉膈丸……719
清咽利膈丸……719
清胃黄连丸……719
清热养阴丹……719
羚羊清肺丸……719
喉症散……719
五宝丹……719
冰麝散……720
疏风清热汤……720
七宝散……720
万应喉症散……720
卫生宝……720
小儿牛黄散……720
牛黄上清丸……721
牛黄噙化丸……721
乌龙散……721
玉锁匙……721
冰硼散……721
冰硼散……721
青果膏……722
咽喉丹……722
珠黄消痈散……722
消炎解毒丸……722
清音丸……722
清音丸……722
羚翘解毒丸……723
琥珀救喉散……723
喉症散……723
喉症散……723
舒喉散……723
上清喉片……723
牛黄消炎丸……723
牛黄清火丸……724
羌活蒲蓝汤……724
清音片……724
黄吹散……724
达原解毒汤……724
疏风清热饮……724
和中化饮热方……725
清热代茶饮……725
噙化上清丸……725
六神丸……725
炎消汤……726
咽喉噙化丹……726
青吹口散……726
疏风清热汤……726
噙化上清片……727
牛黄解毒丸……727
珠黄吹喉散……727
北豆根片……727
金莲花颗粒……727
新清宁片……727
丹栀射郁汤……727
金灯山根汤……728
养阴利咽汤……728
山香园片……728
双梅喉片……729
双黄消炎片……729
四季青片……729
金果饮……729
金喉散……729
金嗓散结丸……729
保喉片……729
喉痛解毒丸……730
舒灵喉片……730
普济回春丸……730
蒲公英片……730
藏青果冲剂……730
七、乳　蛾……730
如圣胜金锭……731
如圣胜金锭……731
白金丸……731
定命散……732
绿云散……732
一字散……732
牛蒡子汤……732
吹喉散……732
如神散……732
咽喉碧玉散……733
神捷散……733
夺命散……733
碧玉散……733
香粉散……733
四圣散……733
仙方夺命丹……733
化毒托里散……734
荒斫鹏……734
吹喉散……734
白丁香丸……734
夺命丹……734
金银锁子……734
破毒丹……734
夺命丹……734
青龙胆……734
万金散……735
加味甘桔汤……735
急喉丹……735
破棺丹……735
清咽利膈散……735
如圣金锭……735
清上丸……735
羽泽散……735

冰梅丸......735
青金锭......736
神效赤金锭......736
山豆根汤......736
乌龙散......736
神效吹喉散......736
返魂浆......736
地黄散......736
二矾散......737
玉雪散......737
清咽利膈汤......737
三参饮......737
牛蒡饮子......737
牛蒡槐花饮......737
利喉饮......737
化蛾丹......737
引火汤......738
收火汤......738
破隘汤......738
救喉汤......738
散蛾汤......738
再生丹......738
片根散......738
吹喉散......739
喉蛾散......739
冰片散......739
提痰药......739
蟾酥丸......739
吹喉七宝散......739
喉闭饮......739
喉蛾煎......739
观音救苦神膏......740
赤金丹......740
神仙枣......740
吹喉药......741
乌龙胆......741
鸡内金散......741
太乙紫金锭......741
清咽利膈汤......741
来泉散......741
严氏赤麟散......742
青冰散......742
捷妙丹......742
开关散......742
异功散......742
千金内托散......742
孙真人活命神丹......742
活命神丹......743
胆贝散......743
活命神方......743
神品散......743
瀛州学士汤......743
冰青散......743
冰青散......743
一炮散......744
青芝散......744
万应喉中散......744
夺命红枣丹......744
独胜散......744
通关散......744
元霜散......745
通关神应散......745
苏子汤......745
纯阳救苦丹......745
六神丸......746
水梅丸......746
自制吹鼻通关散......746
巴　药......746
冰硼散......746
代针散......746
瓜霜散......746
孙真人红枣丹......747
除瘟化毒散......747
清阳膏......747
紫霞云......748
锁匙散......748
猪胆矾......748
皂角散......748
坎宫回生丹......748
牛蒡羚羊散......748
玉锁匙......748
血竭冰硼散......748
纯阳青蛾丹......749
紫砂散......749
西瓜霜......749
青莲散......749
六神丸......749
挂金散......749
霹雳锭......749
飞剑斩黄龙......750
内托散......750
血竭散......750
消风败毒散......750
撒豆成兵方......750
霜塞清笳散......750
青　药......750
十宝丹......751
连附甘桔汤......751
辛凉宣表汤......751
清肝化痰煎......751
舒郁降火汤......751
泻心通圣散......751
泻肝通圣散......752
消风凉血汤......752
消风活血解毒汤......752
十宝丹......752
青梅丸......752
玉匙开关散......752
青莲散......752
甘桔消痰饮......752
清咽散......753
五宝丹......753
石钟鸣......753
西瓜霜......753
金锁匙......753
消蛾散......753
七宝散......753
片连散......754
乌龙散......754
咽喉丹......754
琥珀救喉散......754
舒喉散......754
羌蒡蒲薄汤......754
喉症散......755
冰香散......755
炎消汤......755

咽喉噙化丹 755
解毒消炎丸 755
五味麝香丸 755
清喉咽合剂 755
六应丸 756
八、喉　菌 756
橘叶汤 756
桔连汤 756
百草膏 756
消标散 756
九、喉　瘤 757
益气疏风汤 757
麝香散 757
消瘤碧玉散 757
益气清金汤 757
碧玉散 757
十、喉　疳 757
升桔汤 757
牛黄至宝丹 758
救急汤 758
八宝珍珠散 758
万氏润燥膏 758
佛宝丹 758
五虎粉 758
内补汤 758
回生散 759
勒缰散 759
瑶池露 759
珠黄散 759
三仙丹 759
红　袍 759
虚喉吹药 759
滋阴清火汤 759
十一、喉　疮 760
干地黄汤 760
黄连汤 760
蔷薇根饮 760
荆芥桔梗汤 760
济阴化痰饮 760
碧云散 760
不二饮 760
两宜散 760
十二、喉　痈 761
捣薤膏 761
马牙消散 761
一捻金散 761
天门冬煎 762
防风散 762
盐花散 762
油　膏 762
秘传洞关散 762
珍珠散 762
玉露汤 762
乌龙散 762
清爽化痰汤 762
膏子药 763
珍珠散 763
乌龙胆 763
真功丹 763
千金内托散 763
顺气香砂饮 763
瀛州学士汤 763
黄芩射干汤 763
苏子利喉汤 764
黄连清喉饮 764
万应喉中散 764
凤衣散 764
万应吹喉散 764
青　药 764
玉匙开关散 765
十三、悬　痈 765
干姜散 765
玄参散 765
铅霜散 765
干姜散 765
启关散 766
盐花散 766
射干丸 766
射干散 766
加味托里散 766
加味十全大补汤 766
制甘草法 766
一字散 766
将军散 767
烧盐散 767
还元保真汤 767
滋阴八物汤 767
滋阴九宝饮 767
炙粉草膏 767
神功内托散 767
琥珀蜡矾丸 767
粉草膏 768
冰片散 768
国老膏 768
解毒地黄汤 768
十四、喉　癣 768
百部汤 769
苡仁汤 769
胆矾散 769
广笔鼠粘汤 769
冰苋散 769
化癣神丹 769
白薇汤 769
溉喉汤 770
润喉汤 770
雪梅丸 770
清凉散 770
清溪秘传矾精散 770
太平膏 770
喉癣散 770
凤凰散 771
青灵膏 771
清灵膏 771
绛　雪 771
秘授甘露饮 771
通音煎 771
青灵丹 771
清金润燥汤 772
凤衣散 772
紫　膏 772
卵　药 772
百草膏 772
猪胆矾 772
鬣金丹 772

喉癣吹药……772
加减镇阴煎……772
虚喉吹药……773
知柏地黄汤四物汤合方……773
十五、喉内结核……773
保安散……773
百霜丸……773
噙化丸……773
消毒散……773
十六、黄　喉……774
破壁擒王饮……774
逐贼出壁饮……774
鸡人唱筹方……774
空城却敌散……774
十七、白　喉……774
白矾散……775
八味回阳饮……775
养阴清肺汤……775
甘露饮……776
圣功丹……776
两仪汤……776
两富汤……777
养阴清燥汤……777
清心涤肺汤……777
自制坤方……777
神仙活命汤……777
除瘟化痰汤……777
龙虎二仙汤……778
瓜霜散……778
养正汤……778
神功辟邪散……778
除瘟化毒散……778
白凤饮……778
白凤饮子……778
竹茹石膏汤……779
清化会厌退腐汤……779
冰白散……779
鸡苏吹喉散……779
神仙活命汤……779
人参败毒散……779
开关立效散……779
五积散……780
升阳散火汤……780
六味地黄汤……780
引龙归海散……780
平险如意散……780
甘桔汤……780
甘露饮……780
四物汤……781
艮宫除害丹……781
坎宫回生丹……781
苏子降气汤……781
连翘饮……781
辛夷散……781
附子泻心汤……781
附桂理阴煎……782
参艾饮……782
参桂饮……782
荆防败毒散……782
柴胡饮……782
清咽利膈汤……782
提毒异功散……782
温胃汤……783
镇阴煎……783
青凤散……783
血竭冰硼散……783
三炁降龙丹……783
凤衣散……783
冰硼散……784
铁爪长匙散……784
善后养正汤……784
鸡鸣出关方……784
青龙散……784
毒消滤水饮……784
荡涤饮……784
散毒饮……784
疏毒饮……785
雾散消毒饮……785
一将当关方……785
人参加味汤……785
无定河饮……785
桂附理中汤……785
十八味神药……785
加味清喉煎……786
吹喉凤衣散……786
吹喉瓜霜散……786
吹喉冰硼散……786
忍冬花四君子汤……786
养阴固土饮……786
养阴和中煎……786
除瘟化毒汤……786
喉科通关散……786
滋阴清肺汤……787
十宝丹……787
白虎解毒养阴汤……787
加减滋阴清肺汤……787
金不换……787
养阴清肺汤……787
除瘟化毒汤……787
啜药散……788
石钟鸣……788
贴喉异功散……788
达原败毒散……788
达原解毒汤……788
蟾酥合剂……788
六神丸……789
隆吉散……789
清喉咽合剂……789
十八、骨　鲠……789
艾蒿酒……790
蝼蛄散……790
麻煎丸……790
鸡足散……790
鸡翮散……790
乳香丸……790
鸬鹚散……790
蔷薇根散……790
磁石丸……791
会仙救苦丹……791
鹰灰散……791
玉屑无忧散……791
玉错散……791
鹿屑散……791
升麻汤……791
象牙散……791

二白散……792
马勃丸……792
立竹汤……792
半夏散……792
半夏白芷散……792
百合散……792
如圣散……792
红椹咽方……792
附子丸……792
矾灰散……793
软骨散……793
虎骨散……793
饴糖丸……793
鱼网散……793
鱼鳞散……793
桂香散……793
栗皮丸……793
鸬鹚散……793
笱须散……793
猪膏吞方……794
象牙丸……794
蓖麻丸……794
橘糖丸……794
薤白嚼方……794
鳜胆煎……794
百生方……794
神应丸……794
通气散……794
木炭散……795
化铁丹……795
麻仁散……795
白龙散……795
神效膏……795
神效解毒丸……795
盐梅丸……795
青雪散……795
备急散……796
骨鲠千捶膏……796
磁石丸……796
二圣散……796
神仙化铁丹……796
缩砂散……796
一捻金散……796
金钩钓食丸……796
遇仙丹……797
神仙钓骨丹……797
白衣丸……797
三仙汤……797
化骨丹……797
乌龙丹……797
钓鳌丸……797
砂糖丸……797
蜀仙丹……798
化骨神丹……798
神秘方……798
双砂汤……798
吸针丸……798
钓骨丸……798
生香膏……798
捕更丸……798
鱼胆饮……798
十九、喉　喑……799
猪肤汤……799
麻黄细辛附子汤……799
桂心汤……800
五味子汤……800
橘皮一物汤……800
杏仁煎……800
杏仁丸……800
槟榔汤……800
通音散……801
通声膏……801
五味子散……801
贝母丸……801
生地黄煎……801
半夏散……801
含化菖蒲煎……802
补肺钟乳丸……802
附子散……802
人参散……802
木通丸……802
五味子散……802
杏仁煎……803
石菖蒲丸……803
回声饮子……803
黑丸子……803
豆竹汤……803
二沥汤……803
升麻饮……803
芥子酒……803
杏仁煎……804
桂心汤……804
麻仁饮……804
羚羊角散……804
三味丸……804
地黄煎……804
干姜丸……804
石菖蒲散……804
杏仁煎……805
钟乳汤……805
通声辛甘煎……805
人参汤……805
通关散……805
通声丸……805
桂杏丸……805
菖蒲散……806
龙脑丸……806
诃子汤……806
川芎丸……806
通声丸……806
含化丸……806
三才封髓丹……806
二物汤……807
人参平补汤……807
杏仁煎……807
金花散……807
荆苏汤……807
朱砂丸……808
木通汤……808
发声散……808
发声散……808
牛黄丸……808
顺气丸……808
三奇汤……808
嚼药防已散……808

独行散……808
人参清肺散……809
向胜破笛丸……809
白及散……809
千金汤……809
天花散……809
助桂汤……809
清音丸……809
百合丸……809
竹衣麦冬汤……810
加味固本丸……810
蜜脂煎……810
清音散……810
清心散……810
嘹亮丸……810
朱连散……810
逐血补心汤……810
甘桔牛蒡汤……811
铁笛丸……811
清音噙化丸……811
龙脑膏……811
神水丹……811
转舌膏……811
人参补声饮……811
射干牛蒡汤……811
转舌膏……812
加味甘桔汤……812
冬茯苏贝汤……812
加味元冬汤……812
鸣金汤……812
留线汤……812
凝神饮子……812
油蜜膏……812
清灵膏……812
清脾饮……813
白降雪散……813
养心化毒汤……813
太平膏……813
百合桔梗鸡子汤……813
回音饮……813
杏仁丸……813
复音丸……813
脂蜜膏……813
杏仁膏……814
清肺汤……814
郁金汤……814
通音煎……814
桔干汤……814
加味导痰汤……814
滋水开阴汤……814
金水济生丹……814
清肺膏……814
和肺饮……815
清金化癖汤……815
青果膏……815
铁笛丸……815
清音丸……815
清热养阴丹……815
清音丸……815
清音丸……816
清音丸……816
二子二石汤……816
润喉丸……816
菖蒲复音汤……816
清咽丸……816
二十、喉症通治方……817
无忧散……817
通关散……817
无比散……817
乳香散……817
利咽汤……817
茶柏散……817
胎发散……817
紫袍散……817
加味如圣汤……818
吹喉散……818
碧　丹……818
冰瓜散……818
过夜消……818
吹喉散……818
吹喉散……819
青狮丹……819
六味汤……819
乌龙胆……819
喉煎方……819
回生丹……819
镇惊丸……819
均　药……819
清咽双和饮……820
蓬莱雪……820
噙化丸……820
吹喉八宝丹……820
吹喉八宝丹……820
青霜散……820
梅花蟾酥丸……820
黄吹药……821
立效咽喉散……821
朱氏神效吹药……821
十宝丹……821
玉雪救苦丹……821
银花四君子汤……822
紫正散合地黄散……822
自制乾方……822
吹喉千金不换散……822
未　药……822
加味消黄散……823
青黛散……823
喉症开关方……823
玉枢丹……823
雄胆散……823
追风散……823
玄参救苦膏……823
百灵丸……823
咽喉冰硼散……824
青霜散……824
黄瓜霜……824
回生救苦上清丹……824
牛黄冰连散……824
冰硼散……824
秘药方……824
喉症金丹……825
冰硼散金钥匙方……825
吹喉散……825
吹喉散……825
珠黄散……825

清凉散……825
喉症含化丸……825
加味荆防败毒散……825
活命神丹……826
蛛矾散……826
黑八宝丹……826
解毒汤……826
喉症汤药方……826
三十六种喉散……826
加味珠黄散……827
喉药万应散……827
青吹散……827
二十一、咽　炎……827
内消丸……827
清咽汤……827
冬青糖浆……828
青莲冲剂……828
银黄口服液……828
金果饮……828
咽炎茶……828
咽炎灵……829
清咽解毒汤……829
加味铁叫子如圣汤……829
两石两子汤……830
百蕊片……830
咽炎片……830
咽炎含片……830
复方红根草片……830
润喉丸……830
清咳散……830
清喉散……831
清热镇咳糖浆……831
喉症丸……831
喉康散……831
喉痛灵片……831
藏青果冲剂……831
二十二、扁桃体炎……832
板蓝根干糖浆……832
地麦甘桔汤……832
三根凉膈汤……832
金银败毒散……832
破血消蛾汤……832
清热散结汤……833
冬凌草片……833
冬凌草糖浆……833
抗扁桃腺炎合剂……833
利咽解毒颗粒……833
炎可宁片……834
银黄片……834
蓝花药……834
新雪片……834

眼科篇

第一章　胞睑疾病

一、倒　睫……837
二黄丸……837
决明丸……837
菊花散……838
犀角芎藭散……838
石膏羌活散……838
四圣丸……838
菊花散……838
还睛丹……838
防风饮子……838
还睛紫金丹……839
神效明目汤……839
五退散……839
绿袍散……839
青黛散……839
五退散……839
补肾丸……839
细辛散……840
旬效散……840
无比蔓荆子汤……840
黄耆防风饮子……840
乳香当归散……840
紫金膏……840
点眼金丝膏……841
阿胶丸……841
除湿压热饮……841
密蒙花散……841
明目流气饮……841
守阳碧云膏……841
神效明目汤……841
碧云膏……841
羌活石膏散……842
四退散……842
乳香散……842
起睫膏……842
无上光明丹……842
搐鼻散……843
五灰膏……843
紧皮膏……843
防风饮……843
上痛光明汤……843
乌豆汤……843
胜金膏……843
拨云散……843
地黄丸……844
日精月华丹……844
观音救苦神膏……844
石燕散……845
平肝泻火汤……845
养荣平肝汤……845
健脾胜湿汤……845
光明丹……845
起睫汤……845
二、目　痒……846
乌蛇散……846
羚羊角丸……846
芎羌散……846
乌蛇汤……846
乌蛇汤……846
荆芥散……847
前胡丸……847
葛根汤……847
丹砂散……847
金丝膏……847
驱风一字散……847
还睛散……847
三霜丸……848

藁本乌蛇汤......848
防风一字散......848
菊花煎......848
广大重明汤......848
荆芥散......848
乌蛇汤......848
复目汤......848
三白散......848
当归活血汤......849
除风散......849
消风散......849
光明散......849
三、针　眼......849
大黄散......850
牛黄散......850
玄参散......850
羚羊角散......850
熁毒膏......850
麦门冬汤......850
点眼石胆散......850
石胆散......850
退赤散......851
通精散......851
清脾散......851
芎皮散......851
经效散......851
铁箍散......851
解毒排脓汤......851
解毒散结汤......851
眼敷膏......852
四、眼　丹......852
黄连败毒丸......852
清心流气饮......852
败毒黄连丸......852
草矾膏......852
加减三黄汤......852
清胃降火汤......853
败毒黄连丸......853
五、眼　癣......853
红净药......853
黑癣药......853
黄茧膏......853
黄连膏......853
六、椒　疮......854
驱风一字散......854
清脾凉血汤......854
火疡洗心散......854
解毒活血汤......854
化铁丹眼水......854
黄连西瓜霜眼药水......855
柴木紫青汤......855
七、粟　疮......855
防风散......855
芜蔚散......855
密蒙花散......855
防风汤......855
青葙子丸......856
知母汤......856
细辛汤......856
搜胃散......856
剪霞膏......856
雷岩丸......856
消毒饮......856
退热饮子......857
除风汤......857
泻脾汤......857
败毒散......857
除风汤......857
除风清脾饮......857
清脾凉血汤......857
皂角苦参丸......857
除风解毒汤......858
白术汤......858
散风止痒汤......858
薏仁汤......858
八、眼睑肿硬......858
泻膈散......859
细辛散......859
羚羊角散......859
石决明散......859
大黄桔梗散......859
细辛散......859
黄连丸......859
归芍红花散......859
噙化丸......859
凉膈散......860
焮肿膏......860
铅砂蒸剂......860
缓和剂......860
疏风清热汤......860
九、胞生痰核......860
七仙丹......860
清胃汤......861
清胃散......861
化坚二陈丸......861
加味平胃散......861
化痰膏......861
清胃化痰汤......861
十、眼睑跳动......861
当归活血饮......862
柴芍六君子汤......862
逐瘀化痰汤......862
十一、鸡冠蚬肉......862
抽风汤......863
泻肺汤......863
凉膈清脾饮......863
翠云锭......863
泻脾散......863
清凉丸......863
乌金膏......863
十二、睥翻粘睑......864
五退散......864
白蔹膏......864
细辛汤......864
黄耆汤......864
摩风膏......864
夜光柳红丸......864
白蔹膏......865
细辛汤......865
泻黄散......865
正翻散......865
排风散......865

疏肝清肺汤......865
十三、两睑粘睛......865
羚羊角散......866
乌犀丸......866
排风散......866
当归活血煎......866
犀角丸......866
排风汤......866
铅糖水......866
活血益气汤......866
十四、上胞下垂......867
洗眼汤......867
羚羊角散......867
升麻散......867
枸杞汤......867
黄耆丸......867
加减补中益气汤......868
祛瘀四物汤......868
益气除风汤......868
十五、眼内生疮......868
细辛丸......868
柴胡散......868
黄连散......868
龙脑煎......869
决明散......869
决明子丸......869
栀子汤......869
点眼蕤仁膏......869
蒺藜子丸......869
竹叶泻经汤......869
龙胆丸......870
坠肝丸......870
清和散......870
防风散......870
十六、风赤疮痍......870
蕤仁膏......870
菊花汤......870
犀角汤......871
如圣水......871
坠膈丸......871
天绿散......871
当归芍药饮......871
新加苦参汤......871
十七、睑弦赤烂......871
神明白膏......872
青铜散......872
神明膏......872
竹叶饮子......872
青钱汤......872
洗眼柏皮汤......873
洗眼秦皮汤......873
黄连散......873
腻粉膏......873
碧云膏......873
蕤仁膏......873
白矾煎......873
黄连丸......873
黄连丸......873
明眼金波膏......874
神效驱风散......874
曾青散......874
冬除散......874
青葙子散......874
洗眼三黄汤......874
祛风退热汤......874
蕤仁膏......875
一捻金散......875
四物澄波散......875
点眼黄连膏......875
点眼小黄连膏......875
胜金丸......875
黄连散......875
硇砂煎......875
蕤仁膏......876
整睫散......876
点眼熊胆膏......876
洗眼升麻汤......876
黄连膏......876
二金散......876
炉甘石点眼药......876
一抹膏......876
归黄散......877
泻肝散......877
卷簾散......877
祛风散......877
黄连散......877
碌丹散子......877
二百味花草膏......877
羌活膏......878
广大重明汤......878
还睛紫金丹......878
神效明目汤......878
花草膏......878
姜液膏......878
绿袍散......879
大全宝光散......879
圣草散......879
驱风散......879
密蒙花散......879
拜堂散......879
碧霞散......879
黑神散......879
睛明散......879
定光朱砂膏......880
洗轮散......880
龙脑膏......880
重明散......880
胜金散......880
拨云散......880
万应蝉花散......880
无比蔓荆子汤......881
黄连炉甘石散......881
黄耆防风饮子......881
炉甘石散......881
青金散......881
复明丸......881
追风散......882
秦皮汤......882
红定眼药......882
至圣散......882
石膏散......882
搜风散......882
蕤仁膏......882

秘传点眼光明丹......882
点眼光明丹......883
柴胡饮......883
珍珠散......883
黄耆饮子......883
川芎茶调散......883
小承气汤......883
金钱汤......883
黄耆汤......883
棉裹散......884
碧天丹......884
五胆膏......884
守阳碧云膏......884
神效明目汤......884
桑艾煎......884
绿云散......884
碧云膏......884
点烂弦风药......885
还睛丸......885
涤光散......885
碧云膏......885
光明洗眼方......885
洗红烂眼方......885
女贞膏......885
日精丹......886
阳　丹......886
阴　丹......886
炉甘石散......886
洗刀散......887
柴胡散......887
菊花通圣散......887
黄连散......887
枫　膏......887
光明散......887
点眼仙方......887
翠云锭......887
蝉花无比丸......888
拨光散......888
清明散......888
渗湿清脾散......888
广大重明汤......888
搽药方......888
洗眼红枣儿......888
紫金膏......889
疏风散湿汤......889
消风桑白散......889
黄耆饮......889
泻肝散......889
曾青膏......889
防风饮子......889
清热光明液......889
至宝丹......889
取虫膏......890
天茄青矾散......890
万金膏......890
燥脾丸......890
烂眼煎......890
川连饮......890
治残风烂眼膏......890
碧玉丹......891
眼药丸......891
甘菊汤......891
光明丹......891
焰消散......891
水眼药......891
洗心散......891
炉甘石散......891
一抹膏......891
一扫光......891
除湿消风饮......892
红矾散......892
青粉散......892
除湿汤......892
八宝眼药......892
开光复明丸......892
日月光明散......893
洗眼紫金膏......893
龙脑黄连膏......893
保光清凉散......893
烂弦散......893
养血除风汤......893
祛风除湿汤......893
除风导赤散......894
清热除湿汤......894
炉功眼膏......894
洗眼蚕茧......894

第二章　两眦疾病

一、目涩痛......895
麦门冬散......895
车前子丸......895
菊花散......895
黄牛胆煎......896
羚羊角散......896
犀角散......896
地黄汤......896
羚羊角煎......896
决明子汤......896
麦门冬汤......896
点眼金华水......896
点眼黄连煎......897
车前子汤......897
车前子散......897
菊花散......897
地黄丸......897
七宝散......897
补肝散......897
二制黄连膏......897
艾煎丸......898
牡丹煎丸......898
洗心汤......898
桑白皮汤......898
洗心汤......898
黄连降火汤......898
加味普济消毒饮......898
清盐空心饮......899
菊花延龄膏......899
二、胬肉攀睛......899
追毒挺子......899
贝齿散......899
矾石散......899
羊肝丸......900
升麻散......900
七宝点眼方......900
点眼艾熏散......900

点眼杏仁膏 900
前胡散 901
秦皮散 901
黄连汤 901
猪胆膏 901
蕤仁膏 901
青盐膏 901
贝齿散 901
草龙胆散 901
白龙散 902
神效驱风散 902
乌头煎丸 902
洗眼紫金膏 902
菊花散 902
羚羊角丸 902
决明散 903
填睛育婴丸 903
车前子丸 903
摩顶明目膏 903
胡黄连散 903
前胡汤 903
七宝散 904
大黄丸 904
升麻丸 904
甘草汤 904
拨云散 904
拨云散 904
泻肝汤 905
胡黄连点眼方 905
点眼白矾粉 905
点眼杏仁膏 905
点眼黄连膏 905
点眼蜗牛浆 905
除风汤 905
桔梗汤 905
通明饮 906
菊花汤 906
黄连膏 906
清凉散 906
羚羊角汤 906
犀角丸 906
蕤仁丸 906
鲫鱼贴 906
明目防风丸 907
复明膏 907
填睛丸 907
佛手膏 907
还睛散 907
白蒺藜散 908
春雪膏 908
谷精丸 908
春雪膏 908
南鹏砂散 908
还睛散 908
黄连煮散 909
清肺汤 909
二黄散 909
驱风散 909
定心丸 909
复明膏 909
龙脑金水膏 909
神应回光散 909
乌犀丸 910
拨云退翳丸 910
防风散结汤 910
拨云退翳丸 910
栀子胜奇散 910
消翳复明膏 911
磨障灵光膏 911
扫翳散 911
灵圆丹 912
日精月华光明膏 912
乳香当归散 912
红水眼药 912
佛手膏 912
乳香散 912
拨云膏 913
熊胆膏 913
点眼金丝膏 913
加味导赤散 913
消炉散 913
金花丸 913
泻脾除热饮 914
黄风菊花汤 914
密蒙花散 914
白丁香散 914
拨风云膏 914
明镜膏 914
大明复光散 914
还睛丸 915
家传大明膏 915
升麻子散 915
千金秘授保睛丸 915
日精月华光明膏 916
月华丹 916
光明丹 916
乳香散 916
熊胆膏锭 917
无上光明丹 917
益府秘传拨云龙光散 918
还睛散 918
吹霞散 918
冷风汤 918
栀子胜奇汤 918
泻肺散 918
加减逍遥散 918
舒郁全睛丹 918
五　烹 919
六神开瞽散 919
虎　液 919
拨云散 919
消障救睛散 919
紫金膏 920
石燕丹 920
磨光散 920
丁香颗 920
乌金膏 920
灵光散 920
拨云丹 921
决明散 921
拨云退翳丹 921
柏香丸 921
当归散 921
青龙膏 921
虎液膏 921
茶调散 922

加味导赤饮……922
消炉散……922
五蜕散……922
神效光明眼药……922
拨云丹……922
明目硼消水……923
蒲公英汤……923
明目止痛丸……923
黄连羊肝丸……923
八宝拨云散……923
拨云退翳散……923
羚羊明目丸……924
加减导赤泻白散……924
炉消散……924
红眼药……924
消胬肉汤……924
八宝拨云散……924
消朦片……924
黄连羊肝片……925

三、迎风流泪……925

乳汁煎……925
补肝丸……925
生枸杞子酒……926
鸡舌香丸……926
当风散……926
止冷泪散……926
防风散……926
杏仁膏……926
犀角丸……926
槐枝汤……927
青葙子丸……927
驻景丸……927
春雪膏……927
木贼散……927
温中汤……927
五倍丸……927
石钟乳丸……928
还睛补肝丸……928
兔肝丸……928
菊花散……928
羚羊角散……928
蕤仁膏……928
洗眼玉明散……928
天南星丸……928
五倍丸……929
羌活散……929
羌耆散……929
明目苍术丸……929
兔肝丸……929
细辛丸……929
细辛汤……929
真珠散……930
黄耆丸……930
蝉蜕饼子……930
羌菊丸……930
点眼石胆丸……930
丹砂散……930
白龙散……930
二霜膏……930
雷岩丸……931
防风荆芥散……931
滴金膏……931
磁石丸……931
吹云膏……931
温卫汤……931
甘石散……931
点眼玉屑散……932
天麻丸……932
艾煎丸……932
点眼止泪散……932
蚕沙汤……932
暖肺汤……932
石燕子散……932
川芎丸……932
必效散……933
黄末眼药……933
暖肺散……933
六圣散……933
上青丸……933
密蒙花散……933
黄芩散……933
止泪补肝散……933
苍术止泪散……933
补肝散……934
泻肺汤……934
省味金花丸……934
菊花散……934
六一丸……934
经验洗眼散……934
平肝散……934
收泪散……934
春冰散……934
猪肝枸杞酒……935
镇肝明目方……935
菊花散……935
苍术散……935
开明膏……935
木贼散……935
止泪散……935
立应散……935
当归饮子……935
还睛丸……936
阿胶散……936
泻肝汤……936
楮实散……936
麝香散……936
明目益肾还睛丸……936
家传养肝丸……936
明目羊肝丸……936
加味四物汤……937
胡椒丸……937
明月丸……937
养肝散……937
上清拨云丸……937
清肺饮……937
乌龙丸……937
细辛饮……937
止泪丹……937
乳香川乌丸……938
济肝散……938
椒节丸……938
羌活饮子……938
抑火散……938
固根汤……938
养目汤……938

止泪补肝散......938
菊花散......939
草香散......939
胜金散......939
桑叶煎......939
枣矾膏......939
真人碧雪膏......939
肝胃汤......939
石膏散......939
温洗眼目方......939
上清丸......940
阿胶散......940
泻肺散......940
益阴肾气丸......940
收涩异效散......940
防风汤......940
夏枯草汤......940
四物清肺汤......940
收泪散......940
还阳汤......941
固肝养荣汤......941
清心泻火汤......941
白眼药......941
明目地黄丸......941
明目至宝丹......941
地龙油......941
升阳降火汤......941
肝肾双补丸......942
还素汤......942
当归饮......942
八宝眼药......942
明目地黄丸......942
清心明目羊肝丸......942
明目熊胆膏......943
止泪汤......943
清心泻火汤......943
缩泉汤......943
四、漏睛疮......943
白矾煎......944
玄参丸......944
黄耆散......944
龙脑散......944
防风汤......944
马齿散熨方......944
羚羊角丸......944
白龙散......945
白薇丸......945
治风黄耆汤......945
蜜剂解毒丸......945
没药散......945
阿胶散......945
宝光散......945
五花丸......945
黄耆汤......946
五花丸......946
补漏生肌散......946
泻湿汤......946
解毒丸......946
鹅翎丹......946
人参漏芦散......946
疏风清肝汤......946
乌金膏......947
黄耆散......947
化腐生肌散......947
除湿清火汤......947
黄耆搜风汤......947
通窍排脓汤......947
五、目　眵......947
泽泻丸......948
黄连膏......948
黄柏膏......948
淋洗秦皮汤......948
羚羊角散......948
蕤仁膏......948
坎离丸......948
六、目中息肉......949
点眼食盐膏......949
洗肝干蓝饮......949
车前草汤......949
石膏散......949
决明子丸......949
前胡汤......949
萎蕤汤......950
曾青膏......950
去刺全目丹......950

第三章　白睛疾病

一、暴风客热......951
决明汤......951
竹叶饮子......951
升麻散......952
决明子散......952
黄芩散......952
羚羊角散......952
蕤仁散......952
地骨皮散......952
决明子散......952
青梅煎......953
青葙子丸......953
垂柳枝煎......953
犀角散......953
青葙子丸......953
防风散......953
青金丹......953
汤泡散......954
羚羊角散......954
青金散......954
防风蔓荆丸......954
青金散......954
青梅膏......954
乳香膏......955
菊花汤......955
黄柏膏......955
琥珀煎......955
黑豆汤......955
蕤仁膏......955
蕤仁膏......955
松皮汤......955
大黄汤......956
竹叶汤......956
决明丸......956
决明子汤......956
细辛汤......956

豉心丸……956
白术菊花散……956
点眼熊胆膏……956
大黄汤……957
泻肝大黄汤……957
葛根汤……957
八子丸……957
大黄汤……957
败毒汤……957
楮叶散……958
如胜散……958
卷簾散……958
通顶散……958
一轮雪……958
金线膏……958
黄连散……959
青金散……959
青龙丸……959
救苦汤……959
人参羌活散……959
明眼生熟地黄丸……959
黄连汤……959
泻热黄连汤……960
青金散……960
金莲散……960
金波散……960
清凉膏……960
救苦丸……960
散热饮子……961
地黄丸……961
当归散……961
地黄膏……961
决明散……961
青龙膏……961
佛手散……961
寒水散……961
抽风散……962
泻肺汤……962
冰膏似雪……962
消翳散……962
龙胆草饮……962
细辛汤……962
赴筵散……962
拨云散……962
灵圆丹……963
片脑膏……963
光明汤……963
拨云散翳汤……963
经验洗眼散……963
八宝推云散……963
明目流气饮……963
开光锭子……964
拨云散……964
小料紫金膏……964
岩电丸……964
搜风散……964
秘方洗心散……964
解毒散……964
羽泽散……964
金沙散……965
黄连膏……965
拨云散……965
明目地黄丸……965
开明汤……965
日精丹……965
清凉膏……966
明目紫金膏……966
泻火升阳汤……966
紫金锭……966
太清饮……966
青天膏……966
珍珠散……966
泻肝散……967
二八木丹……967
金光明拨云散……967
洗目神散……967
黄连清心汤……967
冲和汤……967
止疼消肿汤……967
地黄膏……967
泻肺汤……967
泻肺汤……968
泻黄汤……968
泻脾汤……968
散风清火汤……968
清肝明目饮……968
菊花通圣散……968
泻肝散……968
四精膏……968
桑消煎……968
洗眼仙水……969
蕤仁膏……969
西瓜霜……969
洗眼汤……969
清热泻火汤……969
虎液膏……969
消风丹……970
泻肺散……970
黄连清火汤……970
明眸膏……970
泻肺汤……970
明目蒺藜丸……970
黄玉膏……970
清凉散火汤……970
明目硼消水……971
离中丹……971
新制柴连汤……971
八宝眼药……971
鹅毛管眼药……971
马应龙眼药……971
开光复明丸……972
日月光明散……972
仙传玉露丸……972
白敬宇眼药……972
光明眼药水……972
导赤丹……973
拨云散……973
明目蒺藜丸……973
蚕茧眼药……973
黄连膏……973
八宝眼药……973
八宝光明散……974
八宝退云散……974
八宝退云散……974
牛黄上清丸……974
光明眼药……974

杏核眼药......974
拨云散......975
拨云散......975
明目上清丸......975
高丽清心丸......975
清胃丸......975
羚羊明目丸......975
紫金锭......976
鹅毛管眼药......976
导赤片......976
清肺饮......976
胆汁二连膏......976
黄连西瓜霜眼药水......976
蚕茧眼药......977
特灵眼药......977
鹅毛管眼药......977
二、目赤肿痛......977
黄连散......977
洗眼方......977
苦竹沥方......977
黄连煎......978
漏芦汤......978
泻肝汤......978
泻肝汤......978
栀子仁煎......978
洗眼汤......978
退赤汤......978
前胡汤......979
大黄汤......979
秦皮汤......979
蜀脂饮......979
决明汤......979
泽泻汤......979
泻肝汤......979
茴香散......980
清凉膏......980
蕤仁洗汤......980
升麻散......980
决明子散......980
青葙子丸......980
黄芩散......980
羚羊角散......980
蕤仁散......981
洗眼竹叶汤......981
豮猪肝贴眼方......981
玄参散......981
洗眼黄连汤......981
洗眼黄柏汤......981
黄柏汤......981
犀角散......981
大黄散......982
车前子丸......982
车前子散......982
车前饼子......982
升麻散......982
甘菊花丸......982
甘菊花散......982
石决明丸......983
石蜜煎点眼方......983
龙脑散......983
龙脑膏......983
龙脑膏......983
龙脑膏子......983
白矾散......983
地骨皮散......984
地龙粪饼子......984
芒消散......984
竹叶散......984
竹叶煎......984
朱砂煎......984
闭毒散......984
决明子散......984
决明子散......985
防风散......985
防风散......985
杏仁煎......985
杏仁膏......985
沙参散......985
乳汁煎......985
鱼胆贴眼膏......986
泻肝麻仁散......986
柏皮汤......986
栀子散......986
栀子散......986
胡黄连煎......986
茧卤点眼煎......986
点眼膏......986
点眼枸杞煎......987
点眼黄连煎......987
点眼铜绿膏......987
点眼蕤仁膏......987
洗眼秦皮汤......987
洗眼秦皮汤......987
洗眼黄连汤......987
前胡散......987
前胡散......988
秦皮散......988
秦皮散......988
秦皮散......988
黄连散......988
黄连煎......988
黄连煎......988
黄连膏......989
黄耆散......989
羚羊角丸......989
羚羊角散......989
羚羊角散......989
羚羊角散......989
羚羊角散......989
羚羊角散......990
葳蕤散......990
犀角散......990
犀角散......990
槐枝汤......990
槐皮洗眼汤......990
蜜连膏......991
蕤仁散......991
蕤仁散......991
蕤仁膏......991
蕤仁点眼方......991
龙脑膏......991
玄参丸......991
朱砂煎......991
补肝地肤子散......992
珊瑚散......992

贴胁膏……992
洗眼秦皮汤……992
牛黄丸……992
升麻散……992
龙脑散……992
决明散……992
麦门冬散……993
栀子仁散……993
胡黄连散……993
真珠散……993
黄连煎……993
梨汁煎……993
猪胆煎……993
羚羊角散……993
羚羊角散……993
竹叶粥……994
针头丸……994
铜青汤……994
洗肝散……994
草龙胆散……994
大效洗轮散……994
芎羌散……995
羌活丸……995
羚羊角饮子……995
蝉蜕散……995
神效驱风散……995
羚羊角散……995
洗眼汤……996
四生散……996
蔓荆子散……996
胜冰丹……996
消毒麻仁丸……996
还睛丸……997
草龙胆散……997
洗肝散……997
秦皮散……998
密蒙花散……998
镇肝丸……998
羚羊角汤……998
镇心丸……998
大麻仁汤……998
乌梅煎……998
竹叶汤……999
决明子丸……999
芦根汤……999
点眼煎……999
点眼盐绿膏……999
洗肝汤……999
黄连丸……999
填睛育婴丸……1000
大黄汤……1000
大黄膏……1000
马牙消点眼方……1000
车前子散……1000
中黄汤……1000
水龙膏……1000
玉柱膏……1001
甘草汤……1001
甘草汤……1001
半夏汤……1001
地黄膏……1001
地骨皮汤……1001
地骨皮汤……1001
地骨皮散……1001
当归散……1002
决明子丸……1002
防风丸……1002
苍术散……1002
青葙子丸……1002
青葙子散……1002
泻肝饮……1002
泻肝防风汤……1002
栀子汤……1003
点眼龙脑膏……1003
点眼黄连煎……1003
贴眼大黄饼子……1003
洗眼三黄汤……1003
洗眼蕤仁汤……1003
洗肝胆车前子散……1003
前胡汤……1004
前胡汤……1004
神锦散……1004
凉肝散……1004
通顶散……1004
通隔荠苨汤……1004
萎蕤汤……1004
黄芩汤……1004
黄芩汤……1005
黄连丸……1005
黄连汤……1005
黄连汤……1005
黄连散……1005
黄连散……1005
黄连煎……1005
黄连点眼方……1005
黄连点眼方……1006
黄连点眼方……1006
象胆煎……1006
旋覆花汤……1006
羚羊角汤……1006
羚羊角汤……1006
羚羊角饮……1006
寒冰散……1007
犀角膏……1007
大黄汤……1007
大黄膏……1007
大黄膏……1007
山芋散……1007
艾烟丸……1007
甘菊散……1007
甘菊花丸……1008
甘菊花汤……1008
石决明丸……1008
龙脑膏……1008
地黄膏……1008
杏仁汤……1008
还睛汤……1008
沙糖黄连膏……1009
点眼丹砂膏……1009
点眼龙脑煎……1009
点眼金丝膏……1009
点眼黄连煎……1009
点眼雪花丸……1009
香芎丸……1009
香腊膏……1009
洗眼连竹汤……1010

洗眼秦皮汤 1010
秦皮汤 1010
秦皮散 1010
秦皮洗眼方 1010
柴胡汤 1010
铅丹膏 1010
黄连膏 1010
黄连膏 1011
黄柏膏 1011
羚羊角丸 1011
羚羊角汤 1011
羚羊角汤 1011
犀角汤 1011
槐枝汤 1011
蔓荆实丸 1012
蕤仁膏 1012
薄荷散 1012
九子丸 1012
五参散 1012
当归散 1012
决明丸 1012
决明子丸 1012
谷精草散 1013
鱼胆敷眼膏 1013
点眼七宝散 1013
点眼秦皮汤 1013
点眼雄黄散 1013
胜金丸 1013
柴胡汤 1013
黄柏膏 1014
硇砂煎 1014
藁本汤 1014
大黄汤 1014
石决明散 1014
玄参汤 1014
玄参散 1014
玄精石散 1014
半夏汤 1015
决明子丸 1015
防风丸 1015
防风汤 1015
芦根汤 1015
芦根汤 1015
吹鼻散 1015
吹鼻碧玉散 1015
青葙子丸 1016
枳实汤 1016
栀子汤 1016
茵陈蒿散 1016
洗肝前胡汤 1016
秦皮洗眼汤 1016
蔓荆实汤 1016
人参汤 1016
决明子丸 1017
防风汤 1017
明水膏 1017
菊花汤 1017
槟榔汤 1017
人参汤 1017
洗眼秦皮汤 1017
栝楼根汤 1018
菊花散 1018
黄连汤 1018
决明丸 1018
郁金散 1018
点眼黄连散 1018
洗眼防风汤 1018
黄耆汤 1018
清凉包子 1019
搐鼻散 1019
蕤仁丸 1019
芦荟丸 1019
退膜丸 1019
退热人参汤 1019
犀角饮 1019
龙盐膏 1020
芍药汤 1020
点眼蕤仁煎 1020
洗眼石胆散 1020
大黄丸 1020
升麻汤 1020
白华散 1020
朴消膏 1020
决明丸 1020
决明子散 1021
洗眼生地黄汤 1021
铅丹丸 1021
黄芩饮 1021
清肝散 1021
猪肉贴 1021
羊肝生方 1021
当归散 1021
五福化毒丹 1021
泻青丸 1022
百部丸 1022
地黄散 1022
鸡肝散 1022
通顶散 1022
洗肝散 1022
蕤仁膏 1023
羌活散 1023
通顶散 1023
当归散 1023
逼毒七宝散 1023
紫金膏 1023
地黄丸 1023
拨云散 1024
洗肝散 1024
川芎丸 1024
何首乌丸 1024
洗眼明睛散 1024
洗心散 1024
博金散 1024
冬青方 1024
光明散 1024
青黄汤 1024
防风通圣散 1025
胡黄连散 1025
碧霞丹 1025
煮肝散 1026
羚犀汤 1026
光明散 1026
攻毒散 1026
铜青丸 1026
曾青散 1026
蝉花散 1026

糖煎散……1026
栝楼散……1027
糖煎散……1027
立应散……1027
当归连翘汤……1027
铜青膏……1027
芎菊散……1027
玉龙膏……1027
一醉散……1027
视星膏……1028
碧霞丹……1028
归连汤……1028
杏仁汤……1028
沙糖膏……1028
犀角黄连丸……1028
明目细辛汤……1028
缓筋汤……1028
决明子散……1029
杏连散……1029
八珍饮……1029
麦黄汤……1029
花草膏……1029
涤风散……1029
黄连滴眼方……1029
地骨散……1030
羌活散……1030
春雪膏……1030
柴胡散……1030
五黄散……1030
生明丸……1030
生犀丸……1030
生地黄汤……1030
生地黄汤……1030
至明膏……1031
当归立效散……1031
冰池散……1031
香附散……1031
神应散……1031
消毒散……1031
通脑散……1031
菊花散……1031
黄连汤……1032
太清散……1032
黄连煎……1032
上清龙脑散……1032
如圣散……1032
五黄膏……1032
四圣散……1032
没药乳香散……1032
凉顶散……1032
黄连汤……1033
救苦散……1033
碧霞膏……1033
重明散……1033
碧霞丹……1033
既济解毒汤……1033
佛手散……1033
断续膏……1034
小防风汤……1034
草龙胆散……1034
辟尘膏……1034
宣风散……1034
宣毒散……1034
回光丸……1034
黄连膏……1034
秦皮汤……1034
加减四物汤……1035
搐鼻通顶散……1035
全宝金丝膏……1035
决明散……1035
郁金散……1035
秦皮散……1035
清肺汤……1035
羚羊角汤……1035
小通圣散……1036
大决明散……1036
地黄膏……1036
搐鼻药……1036
蔓荆散……1036
敷药瞿麦散……1036
甘露膏……1036
黑神散……1037
四圣膏……1037
珍珠散……1037
春风一醉散……1037
赴晏散……1037
二黄汤……1037
羌活散……1037
法制玄明粉……1037
泻心汤……1037
泻肝饮子……1038
茯苓散……1038
茶调散……1038
泻肝散……1038
洗眼汤……1038
茯苓散……1038
睛明散……1038
金丝膏……1038
杏仁龙胆草泡散……1038
羚羊角散……1039
搐鼻碧云散……1039
止痛散……1039
八宝饮……1039
四顺饮……1039
扫翳散……1039
紫金膏……1040
前胡汤……1040
竹叶汤……1040
芜菁子散……1040
枣连膏……1040
枳实汤……1040
救苦散……1040
雄黄散……1040
大黄汤……1041
车前饼子……1041
升麻汤……1041
好槐枝汤……1041
乳香膏……1041
菊花散……1041
黄连膏……1041
清金散……1041
聚宝散……1042
七宝散……1042
乳香散……1042
春雪膏……1042
密蒙花散……1042

谷精散……1042
镇心丸……1042
银白散……1042
小流气饮……1042
决明子方……1043
荆防汤……1043
养血散火汤……1043
凉血散火汤……1043
春雪膏……1043
点眼光明丹……1043
吹鼻散……1043
疏风汤……1043
小菊花膏丸……1044
白蒺藜散……1044
修肝活血汤……1044
凉膈连翘散……1044
救睛散……1044
小拨云散……1044
加味汤泡散……1044
竹叶汤……1044
羌活除风汤……1045
拨云散……1045
泄肝散……1045
洗心散……1045
酒煎散……1045
清凉散……1045
清金凉肝散……1045
清凉消毒膏……1045
四精膏……1045
乳香散……1045
恶实膏……1046
明目夜光丸……1046
五胆膏……1046
猪鬃散……1046
冬青汤……1046
条风散……1046
明目清凉饮……1046
泻肝散……1046
洗心散……1046
洗肝散……1047
搐鼻散……1047
摩风膏……1047
滋水补肝汤……1047
拨云散……1047
退赤散……1047
秘方顺肝散……1047
秘传郁金散……1047
秘传黄耆丸……1047
地黄粥……1048
点眼地黄膏……1048
决明散……1048
拨云散……1048
拔毒膏……1048
三光膏……1048
密蒙花散……1048
搜风泻火汤……1048
光明洗眼方……1049
消风养血汤……1049
升阳抑火汤……1049
洗眼方……1049
菊花洗心散……1049
猪肝散……1049
黄连泻火汤……1049
六圣散……1049
四明饮……1050
洗肝明目散……1050
清上明目丸……1050
通天散……1050
菊苗粥……1050
土朱膏……1050
加味八正散……1050
地黄膏……1050
住痛解毒丸……1050
退血散……1051
退赤丸……1051
退赤散……1051
黄连膏……1051
黄连膏……1051
清凉膏……1051
散血膏……1051
谷精龙胆散……1051
无上光明丹……1052
龙胆四物汤……1052
洗眼汤……1052
光明丸……1052
祛风清热散……1052
吹鼻散……1053
拔毒膏……1053
清毒拔翳汤……1053
五福化毒丹……1053
鸡子黄连膏……1053
金露散……1053
吹鼻六神散……1053
黄连人参膏……1054
连翘散……1054
点眼药……1054
泻心散……1054
八宝丹……1054
五龙汤……1054
菊连汤……1054
十珍汤……1054
驱风散热饮子……1055
神仙拈痛散……1055
散热消毒饮子……1055
芎归汤……1055
保胎清火汤……1055
调脾清毒饮……1055
疏风汤……1055
一九金丹……1055
玉龙丹……1056
除风汤……1056
七宝散……1056
小补阴丸……1056
苍术散……1057
泻肺汤……1057
除翳扫云散……1057
羌活饮子……1057
抽薪散……1057
革　二……1057
凉肝明目散……1057
胜风汤……1057
全目饮……1058
清目散……1058
还光饮……1058
抑火散……1058
柴荆饮……1058

止沸汤……1058
龙胆饮……1058
蕤仁膏……1058
平肝消毒饮……1059
柴胡泻肝汤……1059
归芎汤……1059
加减双解散……1059
泻肝汤……1059
降火明目丸……1059
胆连丸……1059
噙化玉液丹……1059
五　烹……1059
六神开瞽散……1060
虎　液……1060
祛风清热饮……1060
独圣丸……1060
还睛丸……1060
洗肝散……1060
清风散……1061
清热饮……1061
蝉花散……1061
蒺藜汤……1061
平祟散……1061
时眼仙方……1061
菊花茶调散……1061
金乌汤……1061
冶金煎……1062
清风养血汤……1062
洗肝散……1062
洗肝散……1062
黑参汤……1062
青葙丸……1062
凉膈散……1062
贴　药……1063
火眼煎……1063
鸡肝散……1063
观音救苦神膏……1063
扶桑浴目方……1063
补肝行血汤……1064
济阴清露……1064
浴目方……1064
葱尖薄荷汤……1064
箍眼药……1064
白蒺藜汤……1064
羌柴汤……1064
黄连汤……1064
清火止痛汤……1065
补肝汤……1065
草决明汤……1065
冰芦散……1065
草花膏……1065
加减一阴煎……1065
光明丹……1065
扫红煎……1065
洗眼汤……1065
小柏散……1065
凉明饮……1066
和肝散……1066
清暑汤……1066
人参败毒散……1066
赤头散……1066
泻肝汤……1066
洗心散……1066
洗脾饮……1066
蚕纸丸……1067
镇肝丸……1067
消痰流气饮……1067
蝉花无比散……1067
丹砂散……1067
石胆水……1067
和血蒸剂……1067
神灵散……1067
消肿南星散……1067
黄金露……1067
清凉退赤丹……1068
清心丸……1068
春雪膏……1068
黑虎丹……1068
开障去翳散……1068
吹鼻散……1068
胜金散……1069
绿袍散……1069
三物化坚散……1069
止疼丹……1069
去湿健脾汤……1069
活血解毒汤……1069
消毒饮……1070
加味五黄锭……1070
掀肿膏……1070
清凉散血膏……1070
龙胆泻肝汤……1070
抑肝顺气汤……1070
加减徙薪饮……1070
决明子粥……1070
光明眼药……1070
甘菊汤……1071
神效膏滋眼药……1071
百合五味汤……1071
百合五味姜附汤……1071
清净煎……1071
光明眼药水……1071
清脑黄连膏……1071
蒲公英汤……1071
羌活柴胡散……1072
八宝拨云散……1072
明目膏……1072
三友丸……1072
血翳泻心汤……1072
牛黄上清丸……1072
牛黄解毒丸……1072
瓜子眼药……1072
明目止痛丸……1073
碧云散……1073
八宝拨云散……1073
开光复明丸……1073
光明散……1073
光明燥眼药……1073
冰麝上清丸……1074
克明亮眼药……1074
还睛丸……1074
珍珠拨云散……1074
保光清凉散……1074
清凉散……1074
羚羊明目丸……1074
碧云散……1075
加减黄耆汤……1075

加味甘麦大枣汤……1075
表里双解汤……1075
菊花明目饮……1075
疏风饮……1076
解郁清肝汤……1076
明目延龄丸……1076
明目延龄丸……1076
洗药方……1076
清热明目洗药……1076
清解明目洗药……1077
清上止痛熏目方……1077
清目养阴洗眼方……1077
清肝抑火明目方……1077
清肝明目熏洗方……1077
清肝定痛洗目方……1077
鹅毛管眼药……1077
消炎退翳丸……1078
散风除湿活血汤……1078
牛黄解毒丸……1078
茵陈防已汤……1078
加减化斑汤……1078
八宝眼药……1079
三黄片……1079
小儿明目丸……1079
马应龙八宝眼膏……1079
风火眼药……1079
青麟丸……1080
明目蒺藜丸……1080
珍珠八宝眼药……1080
清凉眼药膏……1080
赛空青眼药……1080
熊胆丸……1081
麝香牛黄丸……1081

三、白睛肿胀……1081

桑白皮散……1081
大黄散……1081
车前子丸……1081
车前子散……1082
桑根白皮散……1082
羚羊角散……1082
大黄丸……1082
大黄散……1082
木通犀角散……1082
羚羊角汤……1082
桑白散……1083
桑白散……1083

四、白睛俱青……1083

消凝大丸子……1083
五灵散……1083
天麻汤……1083
泻肝救肺汤……1084

五、赤脉贯睛……1084

大枣煎……1084
黄连煎……1084
栀子散……1085
真珠散……1085
羚羊角散……1085
犀角散……1085
蕤仁散……1085
蕤仁煎……1085
旋覆花散……1085
洗肝散……1085
芍药汤……1086
点眼真珠散……1086
前胡汤……1086
通明汤……1086
菊花散……1086
黄芩丸……1086
黄芩汤……1086
黄连饮……1087
黄耆汤……1087
羚羊角汤……1087
干蓝汤……1087
羚羊角丸……1087
玄精石散……1087
羌活散……1087
活血煎……1087
犀角饮子……1088
芍药清肝散……1088
羌活胜风汤……1088
通气利中丸……1088
菊花决明散……1088
黄连天花粉丸……1089
加味导赤散……1089
七宝洗心散……1089
九仙散……1089
三黄丸……1089
导赤散……1089
肝连丸……1089
补劳人参丸……1090
补虚人参丸……1090
泻肝散……1090
阳　丹……1090
拨光散……1090
退赤散……1090
加减大黄当归散……1090
导赤散……1091
补虚人参茯苓丸……1091
清肺饮……1091
导赤散……1091
泻肝汤……1091
和血补气饮……1091
泻肺散……1091
活血止疼汤……1091
滋阴降火汤……1091
生熟地黄汤……1092
补心四物汤……1092
退赤散……1092
滋阴降火汤……1092

六、赤丝虬脉……1092

地黄散……1093
苁蓉散……1093
杏子膏……1093
芍药汤……1093
点眼杏仁膏……1093
点眼猪胆膏……1093
点眼蕤仁膏……1093
羚羊角汤……1093
榉皮洗眼方……1094
蕤仁洗眼汤……1094
通肝散……1094
红定眼药……1094
大黄当归散……1094

退热散……1094
清肺汤……1094
通血散……1094
退热汤……1095
润肺饮……1095
清肺活络汤……1095
七、鱼子石榴症……1095
加味修肝散……1095
化积散……1095
抽风汤……1095
八、眼　干……1096
龙烟汤……1096
青金散……1096
龙胆丸……1096
洗明散……1096
芎归明目丸……1096
加味五子明目丸……1096
补阳滋阴汤……1096
滋阴生光散……1097
滋阴明目汤……1097
九、羞　明……1097
细辛散……1097
春雪膏……1097
密蒙花散……1098
填睛丸……1098
剪霞膏……1098
芎辛汤……1098
柴胡散……1099
明目饮……1099
当归补血汤……1099
当归养荣汤……1099
柴胡复生汤……1099
通气利中丸……1100
还睛丸……1100
连翘散……1100
密蒙花散……1100
龙胆草散……1100
千里光汤……1100
清阳散火汤……1101
凉血明目汤……1101
羌活菊花散……1101
菊花散……1101
羞明立胜散……1101
羊肝丸……1101
养目汤……1101
柴荆饮……1101
甘风丹荆汤……1101
明目地黄丸……1102
立效散……1102
还睛补肝丸……1102
草香散……1102
羌菊散……1102
和肝散……1102
密蒙丸……1102
加味附子理中汤……1102
蜜蒙丸……1103
明目地黄丸……1103
明目至宝丹……1103
干眼药……1103
明目地黄丸……1103
清心明目羊肝丸……1103
益火生光汤……1104
避瘟明目清上散……1104
十、天行赤眼……1104
升麻散……1104
栀子仁散……1104
羚羊角散……1105
豮猪胆贴眼方……1105
洗肝柴胡散……1105
菊花散……1105
曾青散……1105
栀子汤……1105
祛毒散……1105
黄连丸……1105
黄连丸……1105
菊花丸……1106
地骨皮汤……1106
洗眼黄连汤……1106
绛雪散……1106
菥蓂子丸……1106
竹叶汤……1106
穿针散……1106
立胜散……1106
菟丝子丸……1107
洗眼黄连散……1107
黄连汤……1107
祛风散……1107
神仙碧霞丹……1107
五行汤……1107
神效七宝膏……1107
春水散……1107
拜堂散……1108
姜连散……1108
加味香苏散……1108
祛毒散……1108
菊芎散……1108
顺肝丸……1108
洗心散……1108
洗眼汤泡散……1108
洗暴赤眼汤……1108
济阴散……1108
光明丹……1109
洗眼散……1109
立效饮……1109
洗心凉血汤……1109
清热消肿汤……1109
神灵膏……1109
黄连养目膏……1109
救苦汤……1109
羊脑王……1110
龙胆水……1110
红浆水……1110
神效五彩散……1110
退赤露……1110
白玉锭……1110
洗眼蚕茧……1111
黄连上清丸……1111
八宝金药墨……1111
解毒汤……1111
麻夏石甘汤……1111
第四章　黑睛疾病
一、翳　障……1113
秦皮汤……1113
秦皮汤……1114

龙骨散……1114
苦竹沥方……1114
干姜散……1114
漏芦汤……1114
羊睛方……1114
洗眼汤……1114
真朱散……1114
漏芦汤……1115
七宝散……1115
矾石散……1115
朱砂散……1115
洗眼汤……1115
瞿麦散……1115
秦皮汤……1115
秦皮汤……1115
鸡距丸……1116
枸杞汁点眼方……1116
羊肝丸……1116
七宝散……1116
白凉散煎……1116
茺蔚子丸……1117
黄凉散……1117
清凉散煎……1117
泻肝汤……1117
枸杞石决明酒……1117
秦皮散……1117
柴胡散……1117
青葙子丸……1117
洗眼栀子汤……1118
摩顶油……1118
甘菊花散……1118
龙脑膏……1118
仙灵脾丸……1118
玄参散……1118
朱砂散……1118
栀子散……1119
洗眼槐枝汤……1119
真珠散……1119
黄连煎……1119
黄连煎……1119
黄耆散……1119
羚羊角散……1119
蕤仁膏……1120
熨眼药饼子……1120
七宝散……1120
车前子散……1120
贝齿散……1120
贝齿煎……1120
乌贼骨散……1120
石胆丸……1120
石胆丸……1121
石胆散……1121
石胆散……1121
石决明丸……1121
石决明散……1121
石决明散……1121
龙脑散……1121
龙脑煎……1122
龙脑煎……1122
龙脑膏……1122
朴消散……1122
朴消散……1122
决明煎……1122
决明子散……1122
鸡子壳散……1123
青盐膏……1123
抵圣散……1123
明目龙脑膏……1123
知母散……1123
珊瑚散……1123
真珠散……1123
真珠散……1123
真珠散……1124
真珠膏……1124
黄芩散……1124
蛇蜕皮散……1124
铜青丸……1124
旋覆花散……1124
羚羊角散……1124
羚羊角散……1124
琥珀散……1125
琥珀散……1125
琥珀煎……1125
曾青散……1125
蕤仁散……1125
蕤仁散……1125
雄黄丸……1125
车前子散……1125
石决明散……1126
龙脑膏……1126
青葙子丸……1126
苦竹叶散……1126
兔肝丸……1126
珊瑚散……1126
真珠膏……1126
黄芩汤……1126
黄芩散……1127
羚羊角散……1127
蕤仁煎……1127
升麻散……1127
羚羊角散……1127
决明子散……1127
远志丸……1127
凉肝散……1127
白龙散……1128
大明散……1128
仙术散……1128
羌活丸……1128
拨云散……1128
通神膏……1128
羚羊角饮子……1128
乌头煎丸……1129
还睛神明酒……1129
拨云散……1129
草龙胆散……1129
洗眼紫金膏……1129
菊花散……1130
密蒙花散……1130
锦鸠丸……1130
蝉花散……1130
蝉花无比散……1130
镇肝丸……1131
老膜散……1131
洗肝散……1131
羚羊角丸……1131
大黄栀子汤……1131

麦门冬丸……1131
连翘汤……1132
洗眼秦皮汤……1132
犀角汤……1132
甘菊花散……1132
干地黄丸……1132
五倍丸……1132
圣饼子……1132
补肝元柏子仁丸……1132
青盐散……1133
青葙子丸……1133
空青丸……1133
梦灵丸……1133
填睛育婴丸……1133
水龙膏……1133
决明子点方……1134
麦门冬散……1134
青葙子丸……1134
黄连点眼方……1134
黄连点眼方……1134
象胆煎……1134
蕤仁膏……1135
芦根汤……1135
点眼猪胆膏……1135
硇砂煎……1135
大青散……1135
前胡汤……1135
圆灵丸……1135
五倍丸……1135
石胆膏……1136
白芷丸……1136
芎辛丸……1136
决明子丸……1136
防风丸……1136
防风丸……1136
羖羊角汤……1136
犀角汤……1137
犀角饮……1137
摩顶青莲膏……1137
七味犀角汤……1137
九味犀角汤……1137
大黄汤……1137
芎藭丸……1137
决明汤……1138
苍术散……1138
还明散……1138
羌活散……1138
芜蔚子丸……1138
点眼雄黄膏……1138
独活丸……1138
前胡犀角汤……1138
黄芩汤……1139
犀角汤……1139
玄参汤……1139
茯蓉散……1139
拨云散……1139
拨云散……1139
点眼石胆丸……1140
点眼雀粪膏……1140
前胡汤……1140
柴胡汤……1140
宿鸠丸……1140
椒黄丸……1140
二明散……1140
八子丸……1140
车前子丸……1141
贝齿散……1141
升麻汤……1141
丹砂散……1141
甘菊汤……1141
白鲜皮汤……1141
地黄丸……1142
决明汤……1142
杏仁膏……1142
还睛汤……1142
羌活丸……1142
青葙子丸……1142
青葙子汤……1142
明目防风丸……1142
点药神效膏……1143
点眼还睛膏……1143
点眼香连膏……1143
复明膏……1143
洗眼通光散……1143
退膜丸……1143
秦皮丸……1144
真珠散……1144
秘金散……1144
桑白皮汤……1144
萎蕤丸……1144
萎蕤丸……1144
萎蕤汤……1144
萎蕤汤……1145
菊花散……1145
营实散……1145
黄芩汤……1145
黄连丸……1145
密蒙花丸……1145
照水丸……1145
精明汤……1146
蕤仁煎……1146
镇心丸……1146
摩顶膏……1146
车前散……1146
抵圣丸……1146
芜蔚子散……1146
退热人参汤……1147
槐芽散……1147
蕤仁丸……1147
车前子丸……1147
龙胆饮……1147
白矾膏……1147
恶实散……1147
蝉壳汤……1147
蕤仁丸……1148
当归散……1148
磨翳膏……1148
指甲散……1148
佛手膏……1148
木鳖膏……1148
蝉退散……1148
八仙丹……1148
决明丸……1149
羌菊散……1149
青玉散……1149
熊胆膏……1149

三龙眼膏……1149
石决明丸……1149
决明丸……1150
羊肝夹子……1150
猪胆膏……1150
地黄丸……1150
洗肝散……1150
穿针散……1150
照水丹……1151
镇肝散……1151
坠翳丸……1151
秘传去翳圣金膏……1151
剪霞膏……1152
川芎石膏汤……1152
白药子散……1152
重明散……1152
雷岩丸……1152
蒺藜丸……1152
柏竹沥膏……1153
通利膏……1153
通关散……1153
车前子丸……1153
明上膏……1153
卷簾散……1153
春雪膏……1154
煮肝散……1154
增明膏……1154
蒲黄散……1154
菩萨膏……1154
四圣丸……1154
珍珠散……1154
茺蔚子丸……1155
照水丹……1155
蝎附散……1155
决明散……1155
春雪膏……1155
木贼散……1155
五退还光丸……1155
太阴玄精石散……1155
立应散……1156
地黄丸……1156
花乳石散……1156
枸杞丸……1156
神妙散……1156
梦灵丸……1156
蝉花丸……1156
石蟹丸……1157
金丝膏……1157
当归汤……1157
点眼药……1157
春雪膏……1157
如神饼子……1157
金水膏……1157
退翳散……1158
熊胆丸……1158
三神汤……1158
圣效散……1158
金线膏……1158
金腺膏……1158
菊花散……1159
清明丹……1159
金丝膏……1159
视星膏……1159
圣饼子……1159
青龙丸……1160
升阳柴胡汤……1160
百点膏……1160
当归龙胆汤……1160
吹云膏……1160
羌活退翳汤……1161
羌活退翳膏……1161
拨云汤……1161
泻阴火丸……1161
退翳膏……1161
搐药麻黄散……1161
消毒救苦散……1161
蛇蜕散……1162
羚羊角散……1162
大仙饮……1162
开明散……1162
仙术饮……1162
立消膏……1162
至宝琥珀锭子……1163
朱僧热翳方……1163
观音丸……1163
远志丸……1163
还睛丸……1163
前麓开翳散……1163
前麓点翳膏……1163
真珠退翳散……1164
盐术散……1164
夏枯草散……1164
海明散……1164
菊花散……1164
楮实散……1164
道人开障散……1164
蝉花散……1164
蝉花无比散……1165
磨光散……1165
光明散……1165
秘传神应眼药……1165
秘传神仙拨云散……1165
神仙退云丸……1166
龙胆膏……1166
加味四物汤……1166
还光散……1166
灵应丸……1166
春雪膏……1166
杞菊丸……1167
通光丸……1167
增明丸……1167
羊肝丸……1167
胭脂膏……1167
蝉青煮肝散……1167
五秀重明丸……1167
加味春雪膏……1168
还睛散……1168
拨云散……1168
夜光散……1168
重明散……1168
五退散……1169
四物龙胆汤……1169
小菊花膏……1169
八仙饮……1169
柿煎散……1169
蟾光膏……1169

玄明散……1170
光明散……1170
五味子丸……1170
车前散……1170
还睛丸……1170
夜光膏……1170
神仙退云丸……1171
神圣复明丸……1171
羚羊角散……1171
四神丸……1172
决明散……1172
乳香丸……1172
羚羊角汤……1172
五福还瞳丹……1172
决明丸……1172
神应膏……1172
八味还睛散……1172
开明丸……1173
五退散……1173
白僵蚕散……1173
决明丸……1173
洗方汤泡散……1173
凉胆丸……1174
搐　药……1174
神效七宝膏……1174
羊肝丸……1174
照水丹……1174
消翳散……1174
黄柏竹沥膏……1174
七宝透睛膏……1174
万圣丹……1175
圣金丹……1175
金丝膏……1175
炉甘石干眼药……1175
透睛膏……1175
铜绿散……1175
鼻搐散……1175
真碓儿眼药……1176
换睛散……1176
菩萨膏……1176
照水丹……1176
龙脑金水膏……1176
还睛丸……1176
春水散……1177
茶调散……1177
神应回光散……1177
蒺藜丸……1177
补劳人参丸……1177
五神散……1177
水照丹……1177
重明散……1177
羊肝散……1178
拨云散……1178
金丝膏……1178
人参补阳汤……1178
万应蝉花散……1178
川芎行经散……1178
羌活胜风汤……1179
除风益损汤……1179
羚羊角散……1179
搐鼻碧云散……1179
退翳膏子……1180
腊茶饮……1180
泻肝汤……1180
乳香膏……1180
还睛丸……1180
白定眼药……1180
九龙散……1181
白末眼药……1181
谷精散……1181
拨云丹……1181
拨云膏……1181
金丝膏……1181
春雪膏……1181
香连膏……1182
神效退翳散……1182
萎蕤丸……1182
紫金膏……1182
拨云散……1182
拨云退翳丸……1182
神圣光生散……1183
黄芩散……1183
洗肝散……1183
白菊花散……1183
蕤仁散……1183
发背膏……1183
拨云膏……1183
水照丹……1183
圣僧丸……1184
退翳散……1184
退翳圣饼子……1184
退翳海螵蛸膏……1184
点眼金丝膏……1184
三花五子丸……1184
加减拨云散……1184
加减拨云散……1185
加减拨云散……1185
拨云散……1185
紫龙丹……1185
秘传开明银海丹……1185
秘传点眼光明丹……1185
点眼光明丹……1185
复明膏……1186
拨云散翳汤……1186
蕤仁膏……1186
加味修肝散……1186
针砂平胃丸……1186
明目菊花散……1186
泻肝散……1186
泻肺散……1187
细辛汤……1187
修肝散……1187
修肝散……1187
洗心散……1187
神清散……1187
破血红花散……1187
桑螵蛸酒调散……1187
通明补肾丸……1187
蝉花散……1188
七宝散……1188
大黄当归散……1188
车前饮……1188
甘菊花汤……1188
加减当归菊连汤……1188
当归蒲梗汤……1188
连翘饮子……1188

拨云散……1188
通草散……1189
黄芩白芷散……1189
密蒙花散……1189
密蒙除昏退翳丸……1189
蝉花散……1189
明目夜光丸……1189
育神夜光丸……1189
猪鬃散……1190
粉丹散……1190
八宝珍珠散……1190
不换金卷云丹……1190
升炼灵光药……1190
光明散子……1191
点翳散……1191
退翳散……1191
桑条煎……1191
落翳神应方……1191
四物三黄汤……1191
加味羊肝丸……1191
大志丸……1191
羌活石膏散……1191
神翳散……1192
蕤仁膏……1192
蝉花散……1192
明目灵脂丸……1192
秘方连翘散……1192
秘方洗肝散……1192
秘方蝉花散……1192
蝉花散……1192
决明散……1193
还睛丸……1193
速效散……1193
通明散……1193
丹砂散……1193
拨云膏……1193
石点膏……1194
复明散……1194
加味明目流气饮……1194
羊肝丸……1194
抑肝化积汤……1194
洗眼方……1194
千金不易万明膏……1194
拨云散……1195
明目地黄丸……1195
退云散……1195
退翳丸……1195
家传大明膏……1196
女贞膏……1196
二妙散……1196
十二将军二圣汤……1196
立灵散……1196
补脑还睛丸……1196
二术散……1196
一九丹……1196
二八丹……1197
三七丹……1197
开明膏……1197
日精月华光明膏……1197
月华丹……1197
玉饼子……1198
石决明散……1198
田螺膏……1198
四六丹……1198
白龙丹……1198
阴　丹……1198
阴阳丹……1198
皂角丸……1199
谷精散……1199
胆归糖煎散……1199
洗刀散……1199
洗眼方……1199
洗眼方……1199
洗眼方……1199
洗瘴散……1199
洗翳散……1199
神消散……1200
退翳丸……1200
消翳复明膏……1200
清凉丹……1200
韩相进灵丹……1200
照水丸……1200
碧霞膏……1200
熊胆膏锭……1200
磨翳丸……1201
羌活防风散……1201
四皮饮……1201
蠲翳散……1201
光明丸……1201
光明散……1201
益府秘传拨云龙光散……1202
家传养肝丸……1202
清毒拔翳汤……1202
拨云散……1202
洗眼方……1202
蝉花散……1202
金露散……1203
明目羊肝丸……1203
拨云散……1203
拨云退翳丸……1203
秘方重明丸……1203
明月丸……1203
龙胆草汤……1203
扫云开光散……1204
补肺散……1204
泻肺汤……1204
复明膏……1204
凉膈散……1204
一子丹……1204
人龙散……1204
此君丹……1204
救苦丹……1204
四顺清凉饮子……1205
还睛散……1205
羚羊角饮子……1205
胎兔丸……1205
退云散……1205
疏风汤……1205
一九金丹……1206
加减地黄丸……1206
羊肝丸……1206
八宝丹……1207
八宝蕤仁膏……1207
天开丹……1207
开膜丹……1207
长春膏……1207

去膜丹……1207
去老膜丹……1207
去翳膜丹……1207
四物龙胆草汤……1208
白龙丹……1208
加减三花五子丸……1208
防风羌活汤……1208
谷精草散……1208
拨云遮翳丸……1208
退翳复明丸……1208
散血丹……1208
紫金锭子……1209
鹏雪膏……1209
碧云膏……1209
磨翳灵光膏……1209
光明丹……1209
羽皇散……1209
清肝去翳丸……1209
退翳汤……1209
点眼药……1209
清肝拨云散……1210
健母丹……1210
益肺汤……1210
磨翳丹……1210
圆明拨云锭子……1210
大黄当归散……1210
谷精散……1210
皂荚丸……1210
酒煎散……1211
菊花散……1211
熊胆膏……1211
去翳散……1211
杏仁膏……1211
十大将军冲翳散……1211
扫雾丹……1211
揭障丹……1212
赛宝丹……1212
猪肝脯……1212
滋肾明目丸……1213
开窍引……1213
引神丹……1213
加味明目地黄丸……1213
菊花煎……1213
赛空青……1213
熏洗汤……1213
归连汤……1214
生黄散……1214
加减四物汤……1214
至宝丹……1214
还睛丸……1214
连矾膏……1214
明目和血饮……1214
明目退翳汤……1215
除翳明目汤……1215
清肝明目消障汤……1215
五　烹……1215
凤麟膏……1215
龙　砂……1215
加味平肝解毒退翳丸……1215
虎　液……1216
清肝解毒退翳汤……1216
化毒汤……1216
神圣光明饼……1216
起异复光丸……1216
加减清毒拨翳汤……1216
还童散……1217
眼药膏……1217
猪肝散……1217
清肝退翳散……1217
清肝消翳丸……1217
四神丸……1217
珍珠散……1218
地黄丸……1218
日精月华丹……1218
远睛补肝丸……1218
蝉花无比丸……1218
胆草散……1219
翳云散……1219
龙胆汤……1219
涩翳七宝丸……1219
涩翳还睛散……1219
散翳还睛散……1219
散翳补肝散……1219
青葙丸……1219
阿魏搐鼻散……1220
五退散……1220
治眼吹鼻散……1220
八宝膏……1220
天赐膏……1220
去翳散……1220
加味羊肝丸……1220
赤金膏……1220
柿精散……1221
定痛明目饮……1221
去星翳丸……1221
仙传延寿丹……1221
四圣丸……1221
猪肝散……1221
鸡肝散……1221
复明散……1221
补肝汤……1222
神仙退云丸……1222
冰芦散……1222
羊肝明目丸……1222
神功散……1222
苡　汤……1222
如神汤……1222
光明丹……1222
猪肝散……1223
猪肝散……1223
清肺散……1223
制痫丸……1223
拨云退翳丹……1223
明目丸……1223
明目散……1223
清暑汤……1224
二神散……1224
人参汤……1224
川乌散……1224
巴菊枸杞丸……1224
四顺清凉散……1224
老膜散……1224
赤眼神效八宝丹……1224
连翘饮……1224
补肺散……1225
补胆散……1225

青龙膏……1225
泻心汤……1225
流气饮……1225
推云散……1225
拨翳汤……1225
神灵丸……1226
通神烟……1226
清霞条……1226
缓和二神丹……1226
鼹鼠丸……1226
加味止痛没药散……1226
复目汤……1226
拨云神应散……1226
化针散……1227
黑虎丹……1227
开障去翳散……1227
云开散……1227
龙衣散……1227
谷精散……1227
十三味拨云散……1228
六味拨云散……1228
补肝抑肺汤……1228
明目蒺藜丸……1228
通乳活血汤……1228
理肺泻心汤……1228
清肝泻火汤……1228
滋阴平肝汤……1228
新订六郁汤……1229
镇肝固胆汤……1229
五蜕散……1229
碧霞丹……1229
消毒拨翳汤……1229
决明散……1229
消障救目汤……1229
决明消翳散……1230
羚羊片散……1230
退翳神方……1230
见天丸……1230
还精地黄丸……1230
血竭香附散……1230
洗心汤……1230
白眼药……1230
明目地黄丸……1231
明目蒺藜丸……1231
神效光明眼药……1231
光明丹……1231
白蒺藜丸……1231
护眉神应散……1231
明目硼消水……1231
磨翳水……1232
拨云丹……1232
磨云散……1232
去翳散……1232
玉翳泻肝散……1232
苏红洗肝散……1232
水眼药……1232
开光复明丸……1233
日月光明散……1233
玉壶冰……1233
光明丸……1233
光明眼药水……1233
拨云散……1233
明目地黄丸……1234
明目蒺藜丸……1234
琥珀还睛丸……1234
开光复明丸……1234
龙脑黄连膏……1234
再造还明丸……1235
光明水眼药……1235
光明燥眼药……1235
还睛退云散……1235
拨云散……1235
拨云退翳散……1235
明目熊胆膏……1235
珍珠拨云散……1236
保目全睛丸……1236
蒺藜丸……1236
育阴退翳汤……1236
退赤散……1236
退翳汤……1236
消疳退翳汤……1237
解毒泻肝汤……1237
解毒清肝汤……1237
抑火清肝退翳汤……1237
明目固齿方……1237
朱砂煎……1237
荸荠退翳散……1237
眼药锭……1237
二、外　障……1238
七宝散子……1238
芜蔚散……1238
紫金膏……1238
明睛散……1238
没药散……1238
细辛丸……1239
黄芩汤……1239
升麻汤……1239
水照丸……1239
炙肝散……1239
除热饮……1240
海螵蛸丸……1240
曾青散……1240
补肝丸……1240
搐　药……1240
复明膏……1240
锭子眼药……1240
至宝金丝膏……1241
朱砂煎……1241
透明丸……1241
石决明散……1241
圣效散……1241
地黄散……1241
七宝膏……1241
山药丸……1242
朱砂煎……1242
泻肝汤……1242
泻肝汤……1242
细辛散……1242
芜蔚散……1242
烂翳散……1242
退翳散……1242
退热饮子……1242
知母饮子……1243
还睛丸……1243
芜蔚丸……1243

秦皮煎……1243
搜风汤……1243
人参汤……1243
马兜铃丸……1243
龙脑煎……1243
补肝丸……1243
泻肝汤……1244
黄耆饮子……1244
摩翳膏……1244
睛明散……1244
拨云退翳丸……1244
拨云退翳丸……1244
碧云散……1245
酒调洗肝散……1245
泻白散……1245
镇心丸……1245
镇肝丸……1245
镇心丸……1245
镇肝丸……1246
鼍龙点眼方……1246
地黄膏……1246
炉甘石散……1246
无上光明丹……1246
七宝丹……1247
玉华丹……1247
金液汤……1247
七宝洗心散……1247
当归散……1247
当归活血汤……1248
决明散……1248
泻脾散……1248
细辛汤……1248
洗心散……1248
退热饮……1248
退翳散……1248
搜风汤……1248
蝉花散……1248
熊胆丸……1249
车前散……1249
白蒺藜散……1249
防风饮……1249
补虚人参丸……1249
坠翳散……1249
拨云散……1249
知母饮……1249
洗肝散……1249
退翳车前散……1250
除热饮……1250
酒调散……1250
暖风汤……1250
镇心丸……1250
泻白汤……1250
石燕丹……1250
六神开瞽散……1250
石燕丹……1251
黄连膏……1251
推云散……1251
琥珀散……1251
推云散……1251
拨云丸……1251
苦薏水……1251
神效水……1252
药肝汤……1252
滋阴退翳汤……1252
外障皂角丸……1252
洗眼紫金膏……1252
瓜子眼药……1252
拨云散……1253
退翳丸……1253
羚羊明目丸……1253
涩化丹……1253
三、偃月障……1253
坠翳丸……1254
通明散……1254
修肝散……1254
补肝散……1254
五胆偃月坠翳丸……1254
还睛散……1254
汤泡散……1254
补肾丸……1254
平肝上清丸……1255
四、混睛障……1255
凉肝散……1255
七宝膏……1255
退翳丸……1255
地黄散……1255
摩障灵光膏……1256
清肺平肝汤……1256
滋阴退翳汤……1256
银花解毒汤……1256
五、聚星障……1256
车前子散……1256
滋阴清热汤……1257
清肝除风汤……1257
六、垂帘障……1257
清凉煎……1257
羚羊角饮子……1257
生地黄散……1258
加味修肝散……1258
天麻退翳散……1258
羚羊饮……1258
化针散……1258
活血除风汤……1258
滋阴清血汤……1259
滋阴清肺肠……1259
加减退赤散……1259
七、花翳白陷……1259
马牙消散……1260
羚羊角散……1260
洗眼汤……1260
水照丸……1260
知母饮子……1260
摩顶膏……1260
加味修肝散……1260
当归补血散……1261
洗肝散……1261
补血当归汤……1261
决明丸……1261
当归补血汤……1261
活血养肝汤……1261
补肾丸……1261
当归元参饮……1262
泻肺清肝汤……1262
清肺平肝汤……1262

清肺养肝汤......1262
新加羚角饮......1262
八、蟹睛症......1262
泻肝补胆防风散......1263
黄芩散......1263
羚羊角散......1263
防风汤......1263
杏仁龙脑膏......1263
木通饮......1263
黄芩羊角汤......1263
补胆丸......1264
还睛丸......1264
泻肝汤......1264
镇肾决明丸......1264
防风泻肝散......1264
磁石丸......1264
泻肝饮......1264
灵光散......1264
推云散......1265
龙胆泻肝丸......1265
清肾汤......1265
乙癸愈蟹饮......1265
九、旋螺突起......1265
泻肝饮子......1265
郁金酒调散......1265
秘方琥珀膏......1266
救睛丸......1266
还睛丸......1266
法制黑豆......1266
泻肝散......1266
救睛丸......1266
泻脑汤......1266
蝉退饮......1266
消炎散......1266
十、目生珠管......1267
贝齿散......1267
铅丹膏......1267
滑石散......1267
十一、黄液上冲......1267
犀角饮......1267
通脾泻胃汤......1267
曾青膏......1268
省味金花丸......1268
通脾泻胃汤......1268
通脾泻胃汤......1268
清热化毒汤......1268
清热消毒饮......1268
十二、角膜炎......1269
固胎泻火汤......1269
活血补气汤......1269
活血破瘀汤......1269
贯众紫草汤......1270
金黄汤......1270
菌毒灵......1270
消朦眼膏......1270

第五章　瞳神疾病

一、视瞻昏渺......1271
黄连洗汤......1271
彭祖丸......1271
彻视散......1272
补肝丸......1272
补肝丸......1272
补肝散......1272
补肝散......1272
补肝芜菁子散......1273
柴胡散......1273
防风补煎......1273
决明丸......1273
补肝丸......1273
泻肝汤......1273
泻肝汤......1273
泻肝汤......1274
青葙子丸......1274
调肝散......1274
葱子粥......1274
镇肝决明丸......1274
黄连太一丸......1274
酸枣仁散......1274
青莲摩顶膏......1274
还睛丸......1275
磁石木香丸......1275
龙脑青葙丸......1275
涂顶油......1275
酸枣仁散......1275
车前子丸......1276
石决明丸......1276
龙脑煎......1276
冬瓜子散......1276
地肤子丸......1276
地肤子散......1276
朱砂丸......1276
决明子丸......1276
决明子散......1277
决明子散......1277
青羊肝散......1277
明目槐子丸......1277
兔肝丸......1277
驻景丸......1277
蓝实丸......1277
蔓菁子丸......1278
蔓菁子散......1278
磁石丸......1278
磁石丸......1278
磁石丸......1278
薯蓣散......1278
神仙凝雪膏......1278
乌鸡肝粥......1279
蔓菁子粥......1279
圣饼子......1279
甘石膏......1279
食　膏......1279
芎藭丸......1279
芎藭散......1279
流气饮......1279
菊睛丸......1280
菩萨散......1280
锦鸠丸......1280
苁蓉丸......1280
夜光育神丸......1280
足精丸......1281
洗肝散......1281
羌活丸......1281

羚羊角丸 1281
五倍丸 1281
升麻汤 1281
石决明丸 1282
圣明散 1282
决明丸 1282
还睛丸 1282
还睛丸 1282
补虚汤 1282
补肾续断丸 1282
补益猪肾丸 1283
附子丸 1283
青葙子丸 1283
苦参丸 1283
柏子仁丸 1283
菟丝子丸 1283
菟丝子丸 1283
菟丝子丸 1284
椒沉丸 1284
磁石丸 1284
青莲膏 1284
升麻散 1284
石决明散 1284
四明丸 1284
决明丸 1284
山芋丸 1285
山芋散 1285
车前门冬丸 1285
艾煎方 1285
生犀饮子 1285
圣饼子 1285
芎藭散 1286
光明散 1286
决明丸 1286
防风汤 1286
防风汤 1286
青葙子散 1286
兔肝丸 1286
夜光丸 1286
夜光丸 1287
空青丸 1287
菊花丸 1287
黄连膏 1287
黄耆汤 1287
黑豆丸 1287
蔓菁散 1287
蝉花散 1288
神效散 1288
通明丸 1288
磁石汤 1288
补肝丸 1288
空青丸 1288
点眼真珠煎 1288
芜菁子粥 1289
兔肝粥 1289
葈耳粥 1289
菟丝子丸 1289
神仙雄黄丸 1289
真珠膏 1289
草还丹 1289
枸杞丸 1289
羊肝丸 1289
四味汤 1290
苁蓉丸 1290
车前子丸 1290
补青丸 1290
菊精丸 1290
五圣还童散 1290
二妙散 1290
补青丸 1291
椒灵丹 1291
三仙丸 1291
六一丸 1291
枸杞煎 1291
黄芩散 1291
车前子丸 1291
交泰丸 1291
柴胡散 1292
八味丸 1292
生地黄煎 1292
青葙子散 1292
鹿茸石斛丸 1292
助阳和血补气汤 1292
归葵汤 1292
疗本滋肾丸 1293
养肝丸 1293
加减驻景丸 1293
张武经大明丸 1293
千金神曲丸 1293
生地黄丸 1293
羊肝丸 1294
羌活散 1294
金丝膏 1294
磁石丸 1294
姜附御寒汤 1294
七仙丹 1294
金髓煎丸 1295
四物五子丸 1295
甘菊花丸 1295
洗眼药 1295
槐子散 1295
五味子丸 1295
四神丸 1295
五乌丸 1296
明目益肾丸 1296
生熟地黄丸 1296
三圣丸 1296
羊胆膏 1296
明睛膏 1296
金光复明散 1297
真料重明散 1297
连翘散 1297
拨云膏 1297
地黄丸 1297
补肝重明丸 1297
菟丝子丸 1298
补肝散 1298
决明益阴丸 1298
拨云退翳丸 1298
退热明目方 1298
槐子丸 1298
空青方 1298
珊瑚膏 1299
芎藭散 1299
参芦汤 1299
青鱼胆方 1299

养肝丸……1299
加味地黄汤……1299
苍术散……1300
补肾明目丸……1300
明目固本丸……1300
驻景丸……1300
四顺凉肝散……1300
三花五子丸……1300
复明膏……1300
驻景丸……1301
乌须羊肝丸……1301
洗眼光明汤……1301
蒸胡麻散……1301
洞见碧霄……1301
苍术丸……1301
秘方匀气散……1301
秘方柴胡汤……1302
明镜膏……1302
还睛丸……1302
抑清明目汤……1302
明目大补汤……1302
明目枕……1302
真人明目丸……1302
熟地黄丸……1303
明目散……1303
枸杞茶……1303
开明膏……1303
炉甘石膏……1303
通明散……1303
凉血明目汤……1304
壮水明目丸……1304
乌须明目丸……1304
明目丸……1304
平肾散……1304
明目益水丸……1304
如意饮……1304
平肝清火汤……1305
补元散……1305
补水宁神汤……1305
柴胡参术汤……1305
葛花解毒饮……1305
光明丹……1305
凉胆丸……1305
清肝拨云散……1305
向荣汤……1306
安脏汤……1306
束睛丹……1306
助肝益脑汤……1306
补瞳神丹……1306
灵应膏……1306
枸杞膏……1306
醉仙汤……1307
生明散……1307
明目枸杞丸……1307
夜光丸……1307
清肝明目散……1307
日精月华丹……1307
明目地黄丸……1307
六黑丸……1308
桂枝丹皮首乌汤……1308
明目散……1308
菊花煎……1308
归龙酒……1308
滋阴补肾地黄丸……1308
菊花粥……1308
明目四神丸……1308
四神丸……1309
八制保瞳丸……1309
苍术汤……1309
补肝丸……1309
宽中散……1309
蒺藜散……1309
矾石散……1309
芦荟丸……1309
明朗丸……1310
桑落酒……1310
乌须明目丸……1310
人参半夏丸……1310
宁心生一散……1310
加味当归活血汤……1310
青羊补肝汤……1310
猪苓散……1311
分昧散……1311
桑麻丸……1311
肝肾双补丸……1311
补水宁神丸……1311
六黑丸……1311
明目地黄丸……1311
眼科保瞳丸……1311
瓜子眼药……1312
碧霞丹……1312
三子地黄汤……1312
补肝四物汤……1312
养心四物汤……1312
滋肾复明汤……1312
明目除湿浴足方……1313
夜明八味汤……1313
加味补阳还五汤……1313
补益蒺藜丸……1313
珍珠明目滴眼液……1313
复方石斛片……1314
二、视物异色……1314
苦参汤……1314
复明散……1314
升清降浊汤……1314
滋肾降浊汤……1315
三、血灌瞳神……1315
生干地黄散……1315
麦门冬散……1315
没药散……1315
真珠散……1315
槐花当归散……1316
人参汤……1316
地黄散……1316
决明汤……1316
麦门冬汤……1316
没药散……1316
点眼真珠散……1316
芎黄散……1317
金丝膏……1317
碧天丸……1317
桔梗丸……1317
车前散……1317
通血丸……1317
坠翳明目丸……1317

摩挲石散……1318
摩翳膏……1318
还睛散……1318
车前饮……1318
当归散……1318
分珠散……1318
阴　丹……1318
胆归糖煎散……1318
宣明丸……1319
润光丸……1319
坠血明目饮……1319
落红散……1319
坠血明目丸……1319
通经散……1319
大通丸……1319
四灵散……1320
大黄当归散……1320
通经散……1320
破血明目汤……1320
四、瞳神干缺……1320
补肾散……1320
镇肝丸……1320
镇肝丸……1321
泻肝汤……1321
五泻汤……1321
五宝丹……1321
补胆汤……1321
清肝散……1321
五、瞳神紧小……1321
细辛散……1322
神效黄耆汤……1322
抑阳酒连散……1322
地芝丸……1322
省风汤……1322
清肾抑阳丸……1323
菊女饮……1323
救瞳汤……1323
桂枝菖蒲汤……1323
四子明目散……1323
益光散……1323
滋阴明目汤……1323
六、瞳神散大……1324
羊肝丸……1324
当归汤……1324
熟干地黄丸……1324
地黄丸……1325
僻巽锭子……1325
熟地黄丸……1325
生熟地黄丸……1325
济阴地黄丸……1325
泻肾汤……1325
调气汤……1325
清痰饮……1326
生犀饮……1326
乌梅山萸汤……1326
肝肾兼补丸……1326
固本明目汤……1326
羊肝猪胆丸……1326
益瞳丸……1326
石斛明目丸……1327
调气四物汤……1327
七、青　盲……1327
神明白膏……1327
丹砂膏……1328
神明白膏……1328
真珠煎……1328
补肝丸……1328
蔓菁子散……1328
补肝散……1329
黄牛肝散……1329
还睛散……1329
斑浮鸠散……1329
牛肝散……1329
明目柏叶丸……1329
明目地肤子散……1329
鱼脑点眼方……1330
柏叶丸……1330
神效决明散……1330
真珠散……1330
真珠煎……1330
调肝细辛散……1330
羊子肝散……1330
菊花散……1330
马齿实拌葱豉粥……1330
决明散……1331
苘实散……1331
狸鸠丸……1331
苁蓉丸……1331
填睛育婴丸……1331
五加皮汤……1332
车前散……1332
升麻汤……1332
乌鸡丸……1332
百合汤……1332
花鸠丸……1332
苍术丸……1332
泽泻汤……1333
空青决明膏……1333
茯神汤……1333
猪肝膏……1333
羚羊角汤……1333
填睛丸……1333
槐芽散……1334
蕤仁丸……1334
牛胆丸……1334
犀角饮……1334
羊肝丸……1334
羊肝丸……1334
还睛散……1335
决明散……1335
神仙退云丸……1335
还睛菩萨水……1335
拨云退翳丸……1335
铁扇子……1336
泉石散……1336
牛黄丸……1336
青玉散……1336
转光丸……1336
夜明丸……1336
仙传珊瑚紫金膏……1336
点眼仙方……1337
益府秘传拨云龙光散……1337
复明丸……1337
镇肝明目羊肝丸……1337

地肤丸……1337
杞菊散……1337
青盲散……1337
珠参散……1338
发疱膏……1338
浮石丸……1338
补阳抑阴汤……1338
光明散……1338
蒺藜丸……1338
明目羊肝丸……1338
八、内　障……1339
补肝散……1339
甘菊花散……1339
石决明丸……1339
朱砂煎……1339
决明散……1340
阳起石丸……1340
还睛散……1340
还睛明目芦荟丸……1340
坠翳丸……1340
坠翳决明散……1340
明目人参丸……1340
空青丸……1341
点眼朱砂煎……1341
通明散……1341
羚羊角散……1341
曾青膏……1341
摩顶膏……1341
决明散……1342
狸鸠丸……1342
滴眼汤……1342
补肾磁石丸……1342
人参汤……1342
苓术丸……1343
七宝汤……1343
石决明丸……1343
四胆丸……1343
决明散……1343
决明车前散……1343
防风汤……1343
花鸠丸……1343
芦荟丸……1344
补肝汤……1344
空青丸……1344
秦皮散……1344
通明汤……1344
菊花丸……1344
猪肝膏……1344
羚羊角汤……1345
堕翳丸……1345
散翳七宝丸……1345
磁石丸……1345
镇肝丸……1345
羊肝丸……1345
还睛丹……1346
羌活散……1346
五退散……1346
羊肝丸……1346
加味滋肾丸……1347
羌活退翳丸……1347
补阳汤……1347
复明散……1347
圆明内障升麻汤……1347
益阴肾气丸……1348
黄芩黄连汤……1348
蔓荆子汤……1348
补肾丸……1348
苍术丸……1348
圆明膏……1349
益气聪明汤……1349
还睛丹……1349
神仙碧霞丹……1350
杞苓丸……1350
圣药丸……1350
夜光丸……1350
夜光丸……1350
海青膏……1351
三仁五子丸……1351
椒红丸……1351
磁石丸……1351
小五退散……1351
加味参附正气散……1351
麦门冬丸……1351
羚羊角散……1352
密蒙花散……1352
七宝丸……1352
决明散……1352
还睛丸……1352
还睛散……1352
还睛散……1352
护睛丸……1353
补肝汤……1353
坠翳丸……1353
坠翳散……1353
除风汤……1353
通明补肾丸……1353
山药丸……1353
补肝散……1353
还睛散……1354
洗肝汤……1354
磁石丸……1354
生犀角丸……1354
三味芦荟丸……1354
止痛散……1354
四物五子丸……1354
枸苓丸……1355
日精月华光明膏……1355
十味还睛丸……1355
补肾明目丸……1355
泻肝散……1355
驻景补肾明目丸……1355
省风汤……1356
三花五子丸……1356
拨云散……1356
搐鼻散……1356
生犀升麻汤……1356
防风散……1356
拨云退翳还睛丸……1356
保肝散……1357
复明散……1357
益本滋肾丸……1357
仙传珊瑚紫金膏……1357
拨翳紫金膏……1357
除昏退翳丸……1357
羊肝丸……1357

镇肝饮……1358
三奇丸……1358
孝感丸……1358
报恩丸……1358
补肝丸……1358
固本丸……1358
石决明散……1358
退气散血饮……1358
菊花补肝散……1359
人参散……1359
去翳膜丸……1359
石膏散……1359
归花汤……1359
当归活血汤……1359
羊肝丸……1359
还睛丸……1360
坠血丸……1360
坠翳丸……1360
拨云散……1360
夜明散……1360
治睛散……1360
试效丸……1360
枸杞菟丝汤……1360
清肝散……1360
羚羊角散……1361
镇肝丸……1361
养胃汤……1361
羚羊补肝散……1361
除风汤……1361
还睛散……1361
补肾磁石丸……1361
石决明散……1362
补肝汤……1362
枣花翳还睛散……1362
洗肝散……1362
浮翳坠翳丸……1362
绿风还睛丸……1362
绿风羚羊饮……1362
滑翳决明丸……1362
滑翳补肝汤……1363
横翳还睛丸……1363
凝翳通明散……1363
羊肝明目丸……1363
明目夜光丸……1363
神效眼药……1363
退翳神方……1364
秘精菟丝丸……1364
清肝补肾羚羊丸……1364
熟地黄丸……1364
夜灵散……1364
内障散……1364
除障复明汤……1364
珠参散……1364
凤麟膏……1364
仙传神效点眼方……1365
加味羊肝丸……1365
羊肝丸……1365
羊脑玉……1365
返睛丸……1366
虎液膏……1366
黄连败毒散……1366
丹霞条……1366
地黄丸……1366
珍珠膏……1366
神功汤……1366
神液丹……1367
通经丸……1367
加味明目地黄丸……1367
归掌地黄丸……1367
金光明目丸……1367
乙癸汤……1367
补肝细辛散……1367
石斛夜光丸……1367
琥珀还睛丹……1368
石斛明目丸……1368
复明片……1368
珍视明滴眼液……1368
九、黑风内障……1369
补肾丸……1369
补肾丸……1369
补肾丸……1369
羚羊角饮子……1369
地黄丸……1369
利水益心丹……1369
泻肝散……1370
泻肝散……1370
十、黄风内障……1370
椒红光明丸……1370
夜光椒红丸……1370
十一、绿风内障……1370
羚羊角丸……1370
羚羊角汤……1371
羚羊角散……1371
葳蕤散……1371
羚羊角饮……1371
羚羊角散……1371
还睛散……1372
半夏羚羊角散……1372
十一味还精丸……1372
羚羊角散……1372
青风还睛散……1372
青风羚羊汤……1372
清痰利水汤……1372
平肝潜阳汤……1372
羚羊角汤……1373
十二、乌风内障……1373
石决明丸……1373
羚羊角散……1373
决明丸……1374
泻肝散……1374
补肝汤……1374
大黄泻肝散……1374
泻肝饮……1374
益肝散……1374
滋肾丸……1374
凉胆丸……1374
羚羊角散……1375
乌风决明丸……1375
乌风补肝散……1375
十三、圆翳内障……1375
羚羊角饮……1375
补肝散……1375
补肾丸……1376

平肝散……1376
补肾丸……1376
二参还睛汤……1376
活瘀四物汤……1376
十四、冰瑕翳障……1376
还睛丸……1376
羚羊角散……1377
通肝散……1377
清凉散……1377
人参汤……1377
清凉散……1377
退翳丸……1377
凉肝散……1377
通肝散……1377
清凉散……1378
冰翳还睛丸……1378
十五、雀　盲……1378
雀盲方……1378
补肝酒……1378
地肤子丸……1378
柏皮散……1379
菥蓂子丸……1379
老柏皮散……1379
还睛丸……1379
还睛丸……1379
抵圣散……1379
天南星散……1379
仙灵脾散……1379
夜明砂散……1380
菊花散……1380
煮肝石决明散……1380
大黄车前子汤……1380
石斛散……1380
石决明丸……1380
防风煮肝散……1380
如圣散……1380
补肝汤……1381
郁金散……1381
泻肝汤……1381
空青散……1381
铅丹丸……1381
煮肝散……1381
蛤粉丸……1381
泻肺饮……1382
槐芽散……1382
威灵散……1382
铜青散……1382
羊肝夹子……1382
羊肝丸……1382
复明散……1383
还明丸……1383
开明饼子……1383
光明散……1383
谷精丸……1383
羊肝丸……1383
煮肝散……1383
雀盲散……1384
夜明散……1384
羚羊角汤……1384
神术散……1384
洗肝汤……1384
决明夜灵散……1384
合明散……1384
决明夜灵散……1384
光明散……1385
合明散……1385
泉石散……1385
威灵仙散……1385
五胆丸……1385
苍蝇散……1385
还睛补肾丸……1385
蝙蝠散……1385
世传苍术散……1386
苍术散……1386
光明夜灵散……1386
雀目方……1386
胡萝卜粥……1386
转光丸……1386
夜明丸……1386
猪肝散……1386
照月饮……1387
四物补肝散……1387
车肝散……1387
羊肝丸……1387
补肝散……1387
蛤粉散……1387
夜明砂散……1387
夜光椒红丸……1387
夜光椒红丸……1388
糯米丸……1388
洗肝散……1388
雀目泻肝汤……1388
五色鸡肝散……1388
羊肝散……1388
羊肝退翳丸……1388
猪肝散……1388
煮肝方……1389
雀目散……1389
谷精夜明散……1389
疳眼兼药……1389
苍术猪肝散……1389
蛤粉散……1389
鸡肝丸……1389
明朗丸……1389
加味补中益气汤……1389
百灵粉……1390
煮肝散……1390
升阳益精汤……1390
清心明目羊肝丸……1390
夜明散……1390
保目全睛丸……1390
蒺藜丸……1391
石斛明目丸……1391
消疳明目汤……1391
红薯粥……1391
十六、云雾移睛……1391
神曲丸……1392
防风蔓荆子丸……1393
升麻散……1393
泻肝汤……1394
退热饮子……1394
摩顶膏……1394
五胆膏……1394
肉苁蓉丸……1394

决明子丸 1394
驻景丸 1394
羚羊角散 1395
熟干地黄丸 1395
明目川椒丸 1395
柏子仁丸 1395
决明丸 1395
决明子丸 1395
羚羊羌活汤 1396
蜀椒丸 1396
熊胆丸 1396
甘露汤 1396
芎藭丸 1396
苁蓉散 1396
还睛散 1396
羌活散 1397
羌菊丸 1397
服椒方 1397
兔肝丸 1397
枸杞丸 1397
点眼白蜜黄连膏 1397
昨叶何草丸 1397
黄柏浆 1398
羚羊角汤 1398
宿鸠丸 1398
煮肝散 1398
蜀椒丸 1398
蕤仁散 1398
摩顶膏 1398
补肝散 1398
椒目丸 1399
椒红丸 1399
无比地黄丸 1399
明眼生熟地黄丸 1399
七仙丹 1399
芎藭丸 1399
遇明丸 1399
天麻丸 1400
白附子散 1400
杞菊六味丸 1400
川芎丸 1400
地黄丸 1401
三花五子丸 1401
还睛补肾丸 1401
补肾丸 1401
猪苓散 1401
搜风散 1401
黑参汤 1401
决明散 1402
秘方猪苓汤 1402
明目壮水丸 1402
加味明目流气饮 1402
明目四物汤 1402
平胃散 1402
石膏二川汤 1402
补肾丸 1402
泻肾汤 1403
猪苓汤 1403
还元明目汤 1403
益智安神汤 1403
明目二陈汤 1403
羚羊散血饮 1403
潜阳活血汤 1404
宁血汤 1404
十七、坠　睛 1404
羌活散 1404
细辛散 1404
菊花散 1404
犀角散 1405
槐子丸 1405
点眼蕤仁煎 1405
洗眼决明汤 1405
犀角散 1405
槐实丸 1405
十八、白内障 1405
九子地黄丸 1406
祛障明目汤 1406
退障眼膏 1406
障翳散 1406

第六章　其他眼病

一、目偏视 1407
牛黄散 1407
独活散 1407
细辛散 1407
五神散 1408
抵圣散 1408
凉膈天门冬汤 1408
菊花散 1408
羚羊角汤 1408
立胜散 1408
排风散 1408
摩风膏 1409
参耆羚角汤 1409
二、视近怯远 1409
川升麻散 1409
猪肝羹 1409
地芝丸 1409
决明散 1410
加味地黄丸 1410
清解散 1410
养火助明汤 1410
鉴远汤 1410
加味定志丸 1410
远志丸 1410
三、视远怯近 1411
加诚地芝丸 1411
全水丸 1411
四、视定反动 1411
钩藤散 1411
大补真元汤 1411
五、目睛疼痛 1412
著蓣散 1412
鼢鼠土膏 1412
生地黄煎 1412
泻肝前胡汤 1412
藁本散 1412
地肤子丸 1412
地骨皮散 1413
羌活散 1413
泻膈散 1413
细辛散 1413
秦皮洗眼汤 1413

通顶抽风散 1413
通隔荠苨散 1413
黄芩散 1413
决明子散 1414
葳蕤散 1414
补肝散 1414
夏枯草散 1414
六神散 1414
黄连丸 1414
酸枣仁丸 1414
决明汤 1415
甘菊花散 1415
二黄汤 1415
甘菊散 1415
光明散 1415
柴胡散 1415
羚羊角汤 1415
密蒙花散 1415
仙灵脾散 1416
地骨皮汤 1416
芎藭汤 1416
防风汤 1416
犀角汤 1416
天麻丸 1416
青葙子丸 1416
细辛散 1416
天麻煎丸 1417
菊花散 1417
洗肝散 1417
拈痛散 1417
白芷散 1417
荆芥散 1417
如圣散 1417
黄连膏 1418
川芎散 1418
乳香散 1418
没药散 1418
羚羊角饮子 1418
马兜铃丸 1418
泻肝散 1418
熁肿膏 1418
塌气熏膏 1418
当归补血汤 1419
当归养荣汤 1419
羌活胜风汤 1419
柴胡复生汤 1420
止痛散 1420
大黄丸 1420
一捻金 1420
二圣散 1420
光明散 1420
开郁汤 1420
泻肝汤 1421
补肝活血散 1421
八物汤 1421
川芎散 1421
川芎散 1421
白术汤 1421
当归补血散 1421
回阳汤 1421
附子猪苓汤 1421
洗心散 1422
透红匀气散 1422
酒调散 1422
解明散 1422
秘方菊花散 1422
秘方蟹黄散 1422
菊花散 1422
清肺散 1422
泻肝散 1422
滋肾明目汤 1423
乳香丸 1423
定痛饮 1423
补心丸 1423
泻肝饮 1423
芎归补血汤 1423
当归饮 1423
全目饮 1423
转治汤 1424
泻壅丹 1424
息氛汤 1424
敛瞳丹 1424
香附散 1424
香莲汤 1424
当归补血汤 1424
柴胡芍药丹皮汤 1424
龙荟丸 1424
桑叶汤 1425
羚羊角汤 1425
龙脑散 1425
拨云丸 1425
泻脾汤 1425
清净膏 1425
清毒散 1425
附子蒸剂 1425
解围煎 1425
止痛乳香丸 1425
疏肝理肺汤 1426
滋阴降火汤 1426
滋阴养目汤 1426
蒲公英汤 1426
磨翳散 1426
夜光柳红丸 1426
六、目珠突出 1427
玄参散 1427
黄连丸 1427
羚羊角散 1427
麦冬芜蔚饮 1427
点眼丹砂膏 1427
桔梗汤 1427
玄丹升麻汤 1427
芍药枣仁柴胡汤 1428
洗肝散 1428
蝉退饮 1428
七、目珠塌陷 1428
补肝饮 1428
柴胡后生汤 1428
姜桂参苓首乌汤 1428
八、鹘眼凝睛 1428
抽风散 1429
泻肝汤 1429
摩风膏 1429
导痰消风散 1429
泻脑汤 1429

九、辘轳转关……1429
泻肝散……1429
通肝散……1430
天麻搜风汤……1430
加味定风珠……1430
十、通　睛……1430
甘菊花散……1430
归睛散……1430
羚羊角散……1430
槐子丸……1431
防风散……1431
煮肝散……1431
牛黄丸……1431
通顶石南散……1431
犀角饮……1431
升阳柴胡汤……1431
补阳汤……1432
牛黄丸……1432
五七犀角饮……1432
僻巽锭子……1432
琥珀膏……1433
牛黄丸……1433
羚羊角散……1433
牛黄膏……1433
石南叶散……1433
菊花丸……1433
镇精丹……1433
固睛明目丸……1433
柏子坚痰丸……1434
阿胶汤……1434
滋肾柔肝汤……1434
十一、失　明……1434
补肝散……1434
千里望散……1435
瓜子散……1435
决明洗眼方……1435
补肝散……1435
补肝散……1435
兔肝散……1435
竹沥泄热汤……1436
决明散……1436
郁金散……1436
芜菁散……1436
钟乳云母散……1436
还睛神明酒……1436
地肤子丸……1436
前胡汤……1436
羚羊角饮……1437
神明椒菊丸……1437
还睛丹……1437
消风散……1437
保神丸……1437
杞菊六味丸……1437
视星膏……1438
洗肝散……1438
洗肝散……1438
消风散……1438
紫金膏……1438
天门冬饮子……1438
秘方苍术汤……1439
益阴地黄丸……1439
仙传紫金膏……1439
天冬饮子……1439
泻肝散……1439
资本润燥汤……1439
仙传桑叶水……1439
七针丹……1440
泻肺散……1440
加味铁落饮……1440
通窍明目汤……1440
逍遥散……1440
理气活血汤……1440
十二、眼科通治方……1441
补肝散……1441
涂顶油……1441
辰砂膏……1441
八減丸……1441
苍术散……1441
地肤子丸……1441
菊花散……1442
如圣散……1442
木贼散……1442
炙肝散……1442
乳香散……1442
黄连丸……1442
神仙眼药……1442
如圣膏……1442
黄连膏……1443
点眼水膏……1443
点眼膏子……1443
洗肝散……1443
菊睛丸……1443
川芎散……1443
卯戌丸……1443
还光丸……1443
还睛膏……1443
还睛膏……1444
鱼胆丸……1444
神子荆芥散……1444
猪肝散……1444
光明散……1444
神仙一点散……1445
秘方紫金膏……1445
丁香复光丸……1445
菩萨散……1445
黄连膏……1445
硕荆散……1445
琥珀金丝膏……1445
黑铅散……1446
七奇汤……1446
还睛丸……1446
鱼胆丸……1446
神圣眼药……1446
洗眼荆芥散……1446
炉甘石散……1446
银青丸……1447
当归散……1447
青金散……1447
洗眼药……1447
金露膏……1447
鱼胆丸……1447
九仙散……1447
金丝膏……1448
龙珠散……1448

圣僧散……1448
还睛丸……1448
遇仙膏……1448
灵光还睛膏……1448
拨云膏……1449
黄连膏……1449
碧霞散……1449
碧霞丹……1449
视星膏……1449
加减拨云散……1449
拨云散……1449
神拨还光丸……1450
生犀复明散……1450
还睛丸……1450
紫金丸……1450
拨云拨翳丸……1450
拨云散……1450
六甲散……1450
提金方……1451
龙连膏……1451
灵宝膏……1451
春雪膏……1451
重明膏……1451
神仙药应丸……1451
揭云散……1451
鱼胆丸……1451
洗眼光明膏……1452
还睛丸……1452
电制膏……1452
宋真宗皇帝勅封续液膏……1452
琼液膏……1452
秘传当归地黄汤……1452
秘传明目补下丸……1452
固本还睛丸……1453
神应八宝丹……1453
光明拨云锭子……1453
灵飞散……1453
光明眼药……1454
二百味花草膏……1454
万金膏……1454
还睛膏……1454
乳连膏……1454
碧玉饼子……1454
秘传珍珠膏……1454
洞然汤……1454
石连光明散……1454
胜金黄连丸……1455
扫霞散……1455
神妙膏……1455
紫金锭子……1455
碧玉散……1455
珍珠散……1456
金丝点眼膏……1456
紫霞膏……1456
搐鼻通关散……1456
普济方……1456
还明散……1456
大决明散……1456
二圣散……1456
胜金膏……1457
龙乳膏……1457
五胆膏……1457
拨云锭子……1457
琥珀膏……1457
明目蒺藜丸……1457
点眼丹砂散……1458
加味地黄丸……1458
七星草散……1458
炉甘石散……1458
泻肺汤……1458
新定开瞽神方……1458
如圣散……1458
点眼万明膏……1459
芍药桂苓胶地汤……1459
加味四君子丸……1459
见天丸……1459
羊肝丸……1459
泻土汤……1459
水眼药……1459
鹅管眼药……1460
六黑丸……1460
神效赛空青……1460
一切目疾丹……1460
紫金锭……1460
绀雪丹……1460
加料羚珀明目丸……1460
光明油……1461
羊肝明目散……1461
眼科八宝散……1461

十三、目外伤……1461

甘草汤……1461
三胆点眼方……1461
生干地黄散……1461
赤芍药散……1462
琥珀散……1462
木通汤……1462
除风散……1462
地黄膏……1462
经效散……1462
压热饮子……1462
除风益损汤……1463
加减地黄丸……1463
当归散……1463
退赤散……1464
酒调散……1464
一绿散……1464
内消散……1464
加味四物汤……1464
清凉膏……1464
速效饮……1464
一紫散……1464
压热饮子……1464
决明散……1465
通血散……1465
八厘散……1465
退翳丸……1465
收珠散……1465
收膜散……1465
还睛汤……1465
明目地黄汤……1466
蕤仁丸……1466
一元丹……1466
夜光露……1466
荆防白菊散……1466
破血汤……1466

四物红花汤 1466
荆防四物汤 1466
理气活血汤 1466

十四、异物入目 1467

乌金丹 1467
猪脂膏 1467
大效洗轮散 1467
龙盐膏 1467
酒调散 1467
补肝丸 1467
糖煎散 1468
通灵散 1468
糖煎散 1468

十五、近视眼 1468

定志丸 1468
补肝元柏子仁丸 1468
补肝丹砂丸 1468
千里光散 1469
菊甘散 1469
万寿地芝丸 1469
补肾丸 1469
增视散 1469
益视颗粒 1469
增光片 1469

中华医方

五官篇

第一章

口齿科疾病

一、口　臭

口臭，是指经口腔呼出的气体有臭味，也包括其他异味，临床上一般可分为生理性和病理性二大类。生理性方面口臭则可由于喝酒、饥饿、吸烟、说话太多，精神紧张也会引起单纯性口臭，而最常见的一个原因是进食特殊食品如大蒜、韭菜、洋葱、咖喱和酒精饮料等，有些人也会经由血液循环到肺呼出难闻的“气味”。病理性口臭一般包括器质性病变和功能性病变，其中胃火为主要病因。胃腑积热，胃肠功能紊乱，消化不良，胃肠出血，便秘，或风火，或湿热上窜，引起胃气上攻，均可致口臭；也可是肾阴不足，虚火上炎所致。另外，全身性疾病如鼻渊、肺痈、咳血、肺痨、消渴、关格（尿毒症），积聚（肝昏迷）等都会出现不同的口臭。

其治疗，常以清热泻火，通便消积，养阴滋肾等为基础。

五香丸

【来源】《备急千金要方》卷六。

【组成】豆蔻　丁香　藿香　零陵香　青木香　白芷　桂心各一两　香附子二两　甘松香　当归各半两　槟榔二枚

【用法】上为末，炼蜜为丸，如大豆大。常含一丸，咽汁，日三夜一。五日口香，十日体香，二七日衣被香，三七日下风人闻香，四七日洗手水落地香，五七日把他手亦香。

【功用】

1.《备急千金要方》：下气去臭，止烦散气。

2.《外台秘要》引《备急千金要方》：止肿痛，散血气。

【主治】口臭。

【宜忌】慎五辛。

【方论】《千金方衍义》：是必辛香调畅其气，使上彻口鼻，外彻周身，其得力尤在槟榔一味，以为秽浊之出路也。

【验案】口臭　《中医药学报》（1998，6：43）：应用五香丸治疗口臭58例，结果：痊愈33例，显效18例，有效5例，无效2例，有效率为96.6%。

甲煎口脂

【来源】《备急千金要方》卷六。

【组成】沉香　甲香　丁香　麝香　檀香　苏合香　熏陆香　零陵香　白胶香　藿香　甘松香　泽兰各六两

【用法】用胡麻油五升。先煎油令熟，乃下白胶香、藿香、甘松、泽兰，少时下火，绵滤，纳瓷瓶中。余八种香捣作末，以蜜和，勿过湿，纳着一小瓷瓶中令满，以绵幕口，作十字络之，以小瓶覆大瓶上，两口相合，密泥泥之，乃掘地埋油瓶，令口与地平，乃聚干牛粪烧之七日七夜，不须急，满十二日烧之弥佳，待冷出之即成，其瓶并须熟泥匀厚一寸晒干，乃可用。一方用糠火烧之。

【主治】唇白无血色及口臭。

甲煎唇脂

【来源】《备急千金要方》卷六。

【组成】甘松香五两　艾纳香　苜蓿香　茅香各一两　藿香三两　零陵香四两

【用法】先以酒一升，水五升，相和作汤，洗香令净，切之；又以酒、水各一升浸一宿，明旦纳于一斗五升乌麻油中，微火煎之，三上三下，去滓，纳上件一口瓶中，令少许不满，然后取：上色沉香三斤，雀头香三两，苏合香三两，白胶香五两，白檀五两，丁香一两，麝香一两，甲香一两。上八味，先酒、水相和作汤，洗香令净，各别捣碎，不用绝细，以蜜二升，酒一升和香，纳上件瓷瓶中令实满，以绵裹瓶口，又以竹篾交横约之，勿令香出。先掘地埋上件油瓶，令口与地平，以香瓶合覆油瓶上，令两口相当。以麻捣泥泥两瓶口际，令牢密，可厚半寸许，用糠壅瓶上，厚五寸，烧之，火欲尽，即加糠，三日三夜，勿令火绝，计糠十二石讫，停三日，令冷出之。别炼蜡八斤，煮数沸，纳紫草十二两，煎之数十沸，取一茎紫草向爪甲上研看，紫草骨白，出之，又以绵滤过，与前煎相和令调，乃纳朱砂粉六两，搅令相得，少冷未凝之间，倾竹筒中，纸裹筒上，麻缠之，待凝冷解之，任意用之，计此可得五十挺。

方中瓶的制法：先以麻捣泥，泥两口好瓷瓶，容一斗以上，各厚半寸，晒令干。

【主治】唇裂口臭。

含香丸

【来源】《备急千金要方》卷六。

【别名】丁香丸（《太平圣惠方》卷三十六）。

【组成】丁香半两　甘草三两　细辛　桂心各一两半　川芎一两

【用法】上为末，炼蜜为丸，如弹子大。临卧时服二丸。

《太平圣惠方》：丸如弹丸，绵裹一丸，含咽津亦得。

【主治】口气臭秽。

芎藭汤

【来源】《千金翼方》卷十七。

【组成】芎藭　白术　山茱萸　防风　羌活　枳实各三两（炙）　麻黄二两半（去节）　薯蓣四两　蒺藜子　生姜各六两（切）　乌喙（炮）　甘草（炙）各二两

方中山茱萸，《外台秘要》作“吴茱萸”。

【用法】上锉。以水九升，煮取二升七合，分三服。

【主治】面上及身体风瘙痒。

芎藭汤

【来源】《外台秘要》卷二十二引《广济方》。

【组成】芎藭三两　当归三两　独活四两　细辛　白芷各四两

【用法】上切。以水五升，煮取二升，去滓，含漱，每日三五次，取愈。

【主治】风齿，口气臭。

芎藭散

【来源】《外台秘要》卷二十二引《删繁方》。

【组成】芎藭八分　白芷七分　甘草五分（炙）　桂心四分　杜衡四分　当归五分

【用法】上为末。每服方寸匕，以酒调下，一日二次。

【主治】心虚寒，口气臭冲人；及虫齿痛。

贝齿散

【来源】《太平圣惠方》卷三十四。

【组成】贝齿　文蛤　海蛤　石决明各一两　光明砂半两　龙脑一分

【用法】上为细散，于乳钵中研，入龙脑令匀。每日早晨及夜卧常用揩齿。
【功用】去口气，益牙齿，揩齿令光白。

升麻散

【来源】《太平圣惠方》卷三十四。
【组成】川升麻三分 吴白蓝 藁本 细辛 沉香 石膏 贝齿 麝香各一分 寒水石一两
【用法】上为细散。研入麝香令匀，每用揩齿。
【功用】揩齿去风，辟口气，令白净。

芎藭散

【来源】《太平圣惠方》卷三十四。
【组成】芎藭一两 当归一两 独活二两 细辛半两 白芷半两
【用法】上为粗散。每用药半两，以水二大盏，煎至一盏，去滓，热含冷吐。
【主治】齿风疼痛，及口臭。

丁香散

【来源】《太平圣惠方》卷三十六。
【组成】丁香二十枚 白矾一两半（烧灰） 香附子三分
【用法】上为末。先以盐揩齿，后用药少许涂之。
【主治】口臭及䘌齿肿痛。

五香丸

【来源】《太平圣惠方》卷三十六
【组成】沉香三分 丁香三分 熏陆香三分 黄连三分（去须） 鬼臼半两（去须） 麝香一分（细研） 木香半两 黄芩半两 羚羊角屑半两 甘草半两（炙微赤，锉） 犀角屑三分 栀子仁半两
【用法】上为末，炼蜜为丸，如梧桐子大。每服十丸，以清浆水送下，一日三四次。
【功用】《圣济总录》：去热毒。
【主治】口气。

升麻散

【来源】《太平圣惠方》卷三十六。
【组成】川升麻三两 甘草半两（炙微赤，锉） 防风三分（去芦头） 藁本半两 细辛一分 白芷半两 芎藭半两 地骨皮一分 丁香三分 露蜂房三分（炙黄） 木香三分 甘松香半两 当归三分 东引柳枝心二两（晒干）
【用法】上为细散。每取一钱，以绵裹含，咽津。
【主治】口气。

升麻散

【来源】《太平圣惠方》卷三十六。
【组成】川升麻一两半 细辛半两 藁本半两 防风半两（去芦头） 芎藭半两 甘草半两（炙微赤，锉）
【用法】上为末。每用少许敷齿龈上。即愈。
【主治】口臭及䘌齿。

含香丸

【来源】《太平圣惠方》卷三十六。
【组成】鸡舌香一两 藿香半两 零陵香三分 甘松香半两 当归半两 桂心半两 木香三分 川芎一两 香附子十个 肉豆蔻五个（去壳） 白槟榔十五个 白芷半两 青桂香半两 丁香一分 麝香一分（细研）
【用法】上为末，入麝香研匀，炼蜜为丸，如楝实大。常含一丸咽津。
【功用】去热毒气，调和脏腑。
【主治】口臭。

细辛散

【来源】《太平圣惠方》卷三十六。
【组成】细辛一两 甘草一两（炙微赤，锉） 桂心一两
【用法】上为细散。每服一钱，以熟水调下，不拘时候。
【主治】口臭。

细辛煎

【来源】方出《太平圣惠方》卷三十六，名见《景岳全书》卷六十。
【组成】细辛
【用法】煎取浓汁，热含冷吐。
【主治】口臭及䘌齿肿痛。

香薷汤

【来源】方出《太平圣惠方》卷三十六，名见《赤水玄珠全集》卷三。
【组成】香薷一斤
【用法】以水一斗，煎取三升，热含冷吐。
【主治】口臭。

黄柏散

【来源】《太平圣惠方》卷八十七。
【组成】黄柏一两（微炙，捣为末） 青黛半两 麝香一钱
【用法】上为末。每取少许掺贴疮上，一日三四次。
【主治】小儿口疮，及齿龈生烂肉，及口臭，虫蚀作孔。

皂荚散

【来源】《圣济总录》卷一二。
【组成】皂荚（去皮，炙）一挺 硇砂（研） 白矾（熬令汁枯） 甘松 细辛（去苗叶）各一分 盐花（研） 槐白皮（锉）各半两
【用法】上为散。先用盐揩齿，后用散一钱，敷患处。
【主治】风疳宣露，口臭。

丁香丸

【来源】《圣济总录》卷一一八。
【组成】丁香半两 甘草三两 细辛 桂心各一两半
【用法】上为末，炼蜜为丸，如弹子大。每服二丸，临卧含化。
【主治】口气臭秽。

七宝散

【来源】《圣济总录》卷一一八。
【组成】钟乳（研） 丹砂（研） 海水沫（研） 白石英（研） 真珠末（研） 麝香（研） 珊瑚（研）各一分
【用法】上为散，再研细。以柳木篦子咬头令软，揾药揩齿。
【主治】口臭。

七香丸

【来源】《圣济总录》卷一一八。
【组成】白豆蔻仁 丁香 藿香 零陵香 青木香 白芷 桂心各一两 香附子二两 甘松香 当归各半两 槟榔二枚 沉香一两
【用法】上为末，炼蜜为丸，如大豆大。常含一丸，咽汁，日三夜一；亦可常含咽汁。服药后，五日口香，十日体香，二七日衣被香，三七日下风人闻香，四七日洗手水落地香，五七日把他人手亦香。
【功用】下气去臭。
【主治】口及身臭。
【宜忌】慎五辛。

升麻散

【来源】《圣济总录》卷一一八。
【组成】升麻二两 防风（去叉）一两 当归（切，焙） 白芷各半两 川芎 藁本（去苗土）各三分 麝香（研）一分 甘草（炙，锉）半两 木香 细辛（去苗叶）各一分
【用法】上为散，研细。每用一钱匕，敷齿根下，甚者绵裹一钱，含化咽津。
【功用】生肌长龈。
【主治】口臭。

升麻散

【来源】《圣济总录》卷一一八。
【组成】升麻一两　地骨皮　细辛（去苗叶）　菖蒲　地柏　射干　沉香　草豆蔻仁各半两　续断一分　寒水石（研）一两
【用法】上为散。食后以指摭药揩齿，良久漱口。
【功用】下胸膈邪气。
【主治】口臭䘌齿。

豆蔻散

【来源】《圣济总录》卷一一八。
【别名】豆蔻丸（《普济方》卷五十八）。
【组成】肉豆蔻（去壳）　红豆蔻（去皮）　草豆蔻（去皮）　白豆蔻（去皮）各半两　细辛（去苗叶）一分　丁香半两　桂（去粗皮）一两　甘草（炙，锉）　人参　赤茯苓（去黑皮）各半两
【用法】上为散。每服一钱匕，熟水调下，一日三次，不拘时候。
【主治】口臭。

含香丸

【来源】《圣济总录》卷一一八。
【组成】零陵香一两　甘松（洗净，焙）二两　沉香（锉）三两　乳香四两（研）　木香五两　草豆蔻仁六两　槟榔（锉）七两　桂（去粗皮）八两　赤茯苓（去黑皮）九两　甘草（炙，锉）十两
【用法】上为末，炼蜜为丸，如小弹子大。临卧及五更初含化一丸。
【功用】下注丹田，能生津液，语言清爽，颜色悦泽，须发乌黑，止小便，明目益智，补虚劳，辟邪恶，除冷气，久服一生无患。
【主治】口臭。

鸡舌香丸

【来源】《圣济总录》卷一一八。
【组成】鸡舌香一两　藿香半两　零陵香一分　甘松香一分　当归（切，焙）　桂（去粗皮）各三分　木香半两　川芎三分　莎草根（去毛）一分　草豆蔻仁半两　槟榔（锉）五枚　白芷半两
【用法】上为末，炼蜜为丸，如鸡头子大。绵裹含化咽津，以愈为度。
【功用】去热毒。
【主治】口臭。

矾石散

【来源】方出《海上方》，名见《圣济总录》卷一一八。
【组成】明矾五钱　麝香一分
【用法】上药相和，搽齿上。
【主治】
1.《海上方》：口气臭。
2.《圣济总录》：䘌齿。

细辛散

【来源】《圣济总录》卷一一八。
【组成】细辛（去苗叶）一分　菖蒲三分　干姜（炮裂）　枣肉（焙干）各半两　鸡舌香一分
【用法】上为散。每用半钱，棉裹如杏仁，含咽津，一日三次。
【主治】口臭，血不止。

草豆蔻丸

【来源】《圣济总录》卷一一八。
【组成】草豆蔻仁　丁香各一两　麝香一分　藿香叶　桂（去粗皮）　零陵香　莎草根（去毛）　木香　白芷　当归（切，焙）　槟榔（锉）各半两
【用法】上为末，炼蜜为丸，如鸡头子大。每含化一丸，咽津液，一日三丸。
【主治】心脾蕴热，随气上熏，发为口臭。

椒桂散

【来源】《圣济总录》卷一一八。
【组成】蜀椒（去目及闭口者，炒去汗）　桂（去粗皮）各一两
【用法】上为散。每用五钱，以水一盏，煎五七

沸，和滓热漱渫。

【主治】口臭。

藁本散

【来源】《圣济总录》卷一一八。

【组成】藁本（去苗土） 川芎各半两 细辛（去苗叶） 桂（去粗皮） 当归（切，焙） 杏仁（汤浸，去皮尖双仁，生用） 雄黄（研）各一分

【用法】上为散。每用一钱匕，敷疮上，每日三次。

【主治】口臭生疮，漏疳虫蚀。

青黛散

【来源】《圣济总录》卷一二一。

【组成】青黛（研） 苦参（锉） 甘草（炙）各一两 雄黄（研） 丹砂（研） 莨菪子（炒） 矾石（烧灰） 藜芦（去芦头） 细辛（去苗叶） 附子（炮裂，去皮脐） 麝香（研）各半两

方中麝香，《普济方》作射干。

【用法】上为散。每用半钱匕，以绵裹贴齿痛处，有涎即吐；疳湿䘌者，每服半钱匕，空腹以井花水调下。

【主治】

1.《圣济总录》：牙齿根挺出及脱落，疳湿攻唇穿破，侵蚀䘌齿。

2.《普济方》：口臭。

揩齿贝齿散

【来源】《圣济总录》卷一二一。

【组成】贝齿（研） 文蛤（研） 石膏（捣末） 凝水石（捣末） 石决明各一两 丹砂（研）半两 龙脑（研）一分 海蛤（研）三分

【用法】上研为散。早晨、临卧以指点药揩齿。

【功用】去口气，益牙齿。

揩齿石膏散

【来源】《圣济总录》卷一二一。

【别名】石膏散（《普济方》卷七十）。

【组成】石膏（研）一两 凝水石（研）二两 丹砂（研）一分 升麻半两 白芷一两 细辛（去苗叶） 藁本（去苗土）各半两 沉香一两（锉）

【用法】上捣罗为散。每日用柳枝咬头令软，点药末揩齿。

【功用】令齿鲜净，去除恶气。

【主治】牙齿黄黑，及口臭。

【加减】去恶气，入麝香少许甚佳。

生香膏

【来源】《三因极一病证方论》卷十六。

【组成】甜瓜子（去壳）

【用法】上为细末，蜜熬少许，调成膏。食后含化；或敷在齿间。一方用香附子炒去毛，为末。每早晚揩少许牙上。

【主治】口气热臭。

异香丹

【来源】《魏氏家藏方》卷九。

【组成】白芷 藿香叶（新者，净洗） 零陵香叶 木香（不见火） 桂花（不见火） 香附子（去毛，净洗） 甘松（净洗） 丁香（不见火） 鸡心槟榔 白豆蔻仁各一两 榆柑干三钱（去核） 当归（去芦头，洗净，酒浸一宿，焙干）半钱

【用法】上为细末，用甘草膏子为丸，如鸡头子大。每服一丸，含化。七日后，口有异香，面色光泽。

【主治】劳心思虑过度，胃中客热上攻，口气，齿衄，时时出血，牙齿浮动或疼痛，不能咀嚼饮食。

黄蕊散

【来源】《魏氏家藏方》卷九。

【组成】黄柏一两（微炒） 青黛半两 麝香一钱（别研）

【用法】上为细末。每取少许掺贴疼处，一日上三四次。

【主治】口臭，虫蚀作孔。

清胃散

【来源】《脾胃论》卷下。

【别名】清胃汤（《疮疡经验全书》卷一）。消胃汤（《不知医必要》卷二）。

【组成】真生地黄　当归身各三分　牡丹皮半钱　黄连（拣净）六分（如黄连不好，更加二分，如夏月倍之。）　升麻一钱

【用法】上为细末，都作一服。以水一盏半，煎至七分，去滓，放冷服之。

【功用】《古今名方》：清胃凉血。

【主治】

1.《脾胃论》：因服补胃热药，阳明经中热盛，而致上下牙痛不可忍，牵引头脑，满面热发大痛。喜寒恶热。

2.《古今名方》：胃有积热，牙痛、口臭，牙龈红肿、溃烂出血，口干舌燥，舌红苔黄，脉滑大而数。

【验案】口臭　《陕西中医》（1995，5：204）：雷氏等用本方并随证加减，每日1剂，水煎服，5剂为1疗程，治疗口臭32例。结果：痊愈31例，好转1例，全部有效。

升麻黄连丸

【来源】《兰室秘藏》卷上。

【组成】白檀二钱　生甘草三钱　生姜（取自然汁）　莲花　青皮　升麻各五钱　黄连（去须）一两　黄芩（去腐，酒洗）二两

【用法】上为极细末，汤浸蒸饼为丸，如弹子大。每服一丸，细嚼，食后白汤送下。

【主治】多食肉，口臭不欲闻，其秽恶气使左右不得近。

芎藭膏

【来源】《济生方》卷五。

【别名】芎芷膏（《世医得效方》卷十七）。

【组成】香白芷　芎藭各等分

【用法】上为细末，炼蜜为丸，如鸡头子大。食后临卧噙化。

本方方名，据剂型当作“芎藭丸”或“芎芷丸”。

【主治】口气热臭。

麝香散

【来源】《仁斋直指方论》卷二十一。

【组成】白矾（煅）　青黛　胡黄连　芦荟各一分　虾蟆（炙焦）半分　麝香一字

【用法】上为末。每服半钱，敷患处。

【主治】疳䘌，龈烂口臭。

丁香丸

【来源】《医方类聚》卷七十七引《济生续方》。

【组成】丁香三钱　甘草一钱（炙）　川芎二钱　白芷半钱（以上不见火）

【用法】上为细末，炼蜜为丸，如弹子大。绵裹一丸，含咽津。

【主治】口臭秽。

沉香散

【来源】《御药院方》卷九。

【别名】沉醉香散（《普济方》卷七十）、沉香白牙散（《丹溪心法附余》卷十二）。

【组成】沉香　麝香各一钱　细辛半两　升麻　藁本　藿香叶　甘松　白芷各二钱半　石膏四两　寒水石二两

【用法】上为细末。揩齿。

【功用】揩齿莹净令白。

【主治】口臭。

益智散

【来源】《世医得效方》卷十七。

【组成】益智（去壳）　甘草

【用法】上为末。干咽下，或沸汤点下。

【主治】心气不足，口臭。

沉香散

【来源】《普济方》卷五十八。

【组成】沉香　升麻　白芷　藁本（去苗土）　细辛（去苗叶）　丁香各半两　寒水石（研）二两

【用法】上为散。每日早取柳枝，咬枝头令软，揾药揩齿，暖水漱，复以绵揩之令净。

【主治】口臭。

揩齿龙骨散

【来源】《普济方》卷七十。

【组成】龙骨　细辛　石膏　藁本　白芷　川芎　升麻各一分　龙葵花　凝水石　盐花（研）各半两

【用法】上为散，以瓷器盛，别用生地黄三斤，以竹刀细切，晒干，入盐花水拌，于铜器中熬令黑色，又取巨胜子五两，炒猪牙皂角三斤，以盐水浸一宿，炙梧桐子半两，牛膝半斤切，捣罗为散，与前散和令匀。每晨、临卧，以指点揩齿上。

【功用】揩齿璧净令白。

【主治】齿垢口臭。

紫金散

【来源】《普济方》卷七十。

【组成】麻骯　地黄　青盐　皂荚　东引桃枝　柳枝　桑枝　马齿各等分

【用法】取盛三升瓦罐一只，将上药分作三处，随一味一重，下于罐内，盖覆新瓦，先穿一小窍，外以纸筋泥固济，候干，炭火烧通赤，候窍子烟出，去火，塞窍子，用冷黄土焙一二宿取出，更用升麻、白芷各一两，与前药一处为末，以新瓦器密收。随时取，不拘旦暮揩齿表里。久用髭鬓黑润，牙齿甚白。

【功用】乌髭鬓，除口气，香洁

【主治】牙病。

地骨皮丸

【来源】《奇效良方》卷六十。

【组成】地骨皮　黄耆　桑白皮　山栀子　马兜铃各等分

【用法】上为细末，甘草膏为丸，如芡实大。每服一丸，食后噙化。

【主治】肺热口臭，口中如胶，舌干发渴，小便多。

竹叶石膏汤

【来源】《医学集成》卷二。

【组成】沙参　麦门冬　半夏　石膏　甘草　竹叶　粳米　生姜

【主治】胃火郁积口臭。

【加减】重者，加香薷。

合香丸

【来源】《古今医统大全》卷六十三。

【组成】鸡舌香　芎藭各一两　藿香　甘松　当归　桂花　桂心　白芷各半两　零陵香　木香各三分　肉豆蔻　白槟榔各五枚　丁香　麝香少许

方中丁香用量原缺。

【用法】上为细末，炼蜜为丸，如芡实大。常含一丸，津咽下。

【功用】去热毒气，调和脏腑。

【主治】口臭。

神芎丸

【来源】《古今医统大全》卷六十三。

【组成】藿香　木香各一钱　当归一钱　升麻二钱　生地黄（酒洗）　生甘草各三钱　黄连（炒）　砂仁各半两

【用法】上为末，蒸饼为丸，如绿豆大。每服一百丸，汤送下。

【主治】食肉多口臭。

香茶饼

【来源】《古今医鉴》卷九。

【组成】孩儿茶四两　桂花一两　南薄荷叶一两　硼砂五钱

【用法】上为末，用甘草煮汁，熬膏作饼。噙化咽下。美味香甜。

【功用】清膈化痰香口。

透体香丸

【来源】《仁术便览》卷四。
【组成】丁香一两半 藿香 陵零香 甘松各二两 白芷 香附 当归 桂心 槟榔 益智各一两 麝香五钱 白豆蔻二两
【用法】上为末，炼蜜为丸，如梧桐子大。每服一丸，噙化。二十日后异香。
【主治】通身炽腻、恶气及口齿气。

当归连翘饮

【来源】《万病回春》卷五。
【组成】当归 生地黄 川芎 连翘 防风 荆芥 白芷 羌活 黄芩 山栀 枳壳 甘草各等分 细辛减半
【用法】上锉一剂。水煎，食远服。
【主治】牙齿病，开口呷风则痛甚者，胃肠中有风邪也；开口则臭不可闻者，胃肠中有积热也。

沉檀香茶饼

【来源】《鲁府禁方》卷四。
【组成】檀香一两五钱（为末） 沉香 芽茶 甘草 孩茶各一钱 百药煎二钱 龙脑（量加）
【用法】上用甘草膏为丸，如豌豆大。每服一丸，噙化；捏作饼亦可，以模印花样亦可。
【功用】香口生津，止痰清热，宁嗽，清头目。

香茶饼

【来源】《鲁府禁方》卷四。
【组成】细辛四两 葛花 沉香 白檀 石膏 硼砂各一两 薄荷二两 孩茶五钱 乌梅五钱 百药煎五钱 白豆蔻一两 片脑一钱
【用法】上为细末，甘草膏为丸。捏饼噙化。
【功用】香口生津，止痰清热，宁嗽，清头目。

洗香丸

【来源】《鲁府禁方》卷四。
【组成】孩儿茶一两一钱三分 上好细茶一两 砂仁一两三钱 白豆蔻三钱三分 沉香七分 片脑二分 麝香五分
【用法】上为细末，甘草膏为丸，如豌豆大。每用一丸，噙化。
【主治】口臭口干，口舌生疮。

透顶香

【来源】《鲁府禁方》卷四。
【组成】片脑一钱 麝香五分 硼砂三钱 薄荷二钱
【用法】上为极细末，熬甘草膏为丸，如梧桐子大，朱砂为衣。每用一丸，噙化。
【主治】口臭。

透体异香丸

【来源】《鲁府禁方》卷四。
【别名】透体气口丸（《寿世保元》卷五）。
【组成】沉香 木香 丁香 藿香 没药 陵零香 甘松 缩砂 丁皮 官桂 白芷 细茶 香附 儿茶 白蔻 槟榔 人参各一两 乳香 檀香 三奈 细辛 益智 当归 川芎 乌药各五钱 麝香 朝脑各二钱 薄荷一两
【用法】先将大粉草半片锉片，水煮汁，去滓，将汁熬成膏，将前药为末，炼蜜共膏，为丸，如芡实大。每服一丸，清晨噙化，用黄酒送下。
【主治】五膈、五噎痞塞，诸虚百损，五劳七伤，体气，口气。
【宜忌】忌生冷，毒物。

噙化上清丸

【来源】《鲁府禁方》卷四。
【组成】五倍子（打碎，去内末净）一斤 水白酒曲二两
【用法】上为细末，合一处令匀，将细茶煎卤，冷和为糊，如烙饼样放瓷盆内，上用瓷拌盖严，放木桶内，上下周围俱铺穰草，口间上用草拍盖住，次日验看发动作热，用棍动仍旧盖住，看盖上有水擦净，如此一日二次，看搅擦水，至二七日尝之，其味凉甜为止，后加薄荷三两，白硼砂二两，

砂仁（焙），甘松（焙），玄明粉各五钱（为末），与前药一处，用梨汁熬膏，捣和为丸。任意噙化。加片脑尤妙。如无梨汁，用柿霜白汤和之亦可。

【功用】香口生津，止痰清热，宁嗽，清头目。

清胃饮

【来源】《简明医彀》卷五。

【组成】黄连　黄芩　栀子　石膏　生地　滑石　连翘各一钱　知母　升麻　葛根　大黄（酒炒）　石斛各八分　甘草五分

【用法】加芦根，水煎服。

【主治】口臭。

【加减】口甜，加枳壳、骨皮，去知母、葛根、石斛。

清气丸

【来源】《丹台玉案》卷三。

【组成】青皮　黄连　黄芩　甘草各五钱　石膏　檀香各一两

【用法】上为末，炼蜜为丸，如弹子大。每服一丸，细嚼，滚汤送下。

【主治】口臭。

加味清胃散

【来源】《证治汇补》卷四。

【组成】《脾胃论》清胃散加芍药　山栀

【主治】脾热口臭。

长春牢牙散

【来源】《张氏医通》卷十五。

【组成】升麻　川芎　细辛　白蒺藜　甘松　丁香　五倍子　皂矾　青盐各半两　诃子肉　没石子各三钱　麝香五分

【用法】上为散。早暮擦牙，次以水漱，吐出，洗髭须。

【功用】乌须发，祛风牙，除口气。

败毒散

【来源】《痘疹定论》卷四。

【组成】生地黄一钱五分　丹皮七分　柴胡七分　桔梗八分　薄荷五分　连翘八分（去心）　牛蒡子八分（炒，研）　黄柏五分（蜜水炒）　天花粉八分　黄芩七分（酒炒）　黑参八分　赤芍五分　金银花八分　甘草三分（生，去皮）

《麻科活人全书》有射干，赤芍，无白芍。

【用法】引加煅石膏一钱，淡竹叶一钱，灯心五十寸，同煎；再用生犀角磨汁，和药同服。

【功用】《麻科活人全书》：清胃利咽。

【主治】疹后口臭、口疮、唇烂，兼咽喉疼痛。

甘露饮

【来源】《痘科金镜赋集解》卷六。

【组成】人参　白茯苓　甘草　生地　麦冬　五味子　知母　花粉　葛根

【主治】喉舌牙疳，痘后牙疳出血，口臭口烂。

【加减】上焦火，加生藕汁、桔梗、山栀；中焦火，加石膏、黄连；下焦火，加黄柏、熟地，去葛根。

石膏解青汤

【来源】《种痘新书》卷十二。

【组成】石膏二钱　生地　牛蒡　石斛各一钱　紫草　金银花　连翘各八分　黄芩　红花　甘草　木通各六分

【用法】水煎与噙，频频渐服。不过二剂，不痒不臭，其热即解，而即愈矣，若舍此失治，则成走马牙疳。

【主治】痘后口臭，牙根发痒出血。

加味连理汤

【来源】《医宗金鉴》卷六十五。

【组成】白术（土炒）二钱　人参　白茯苓　黄连　干姜各一钱　甘草（炙）五分

【用法】水煎，热服。

【主治】口糜，口臭，泄泻。

甘草黄芩汤

【来源】《四圣心源》卷八。
【组成】甘草二钱　黄芩二钱　茯苓三钱　半夏三钱　石膏三钱
【用法】煎半杯，热服。
【主治】湿热熏蒸，口气秽恶者。

香　茶

【来源】《串雅外编》卷三。
【组成】芽茶二两　麝香一分　硼砂五分　儿茶末一两　诃子肉二钱五分。
【用法】共为末，甘草汤为丸、为片任意。
【主治】痰火症，及口臭口干，生疮。

加减甘露饮

【来源】《类证治裁》卷六。
【组成】人参　葛根　藿香　白术　茯苓　甘草　泽泻　木香　滑石　寒水石　石膏
【主治】胸胃郁热之口臭。

清胃散

【来源】《治疹全书》卷下。
【组成】黄连　石膏　升麻　生地　丹皮　连翘　元参　甘草　粳米
【主治】牙痛，牙宣，口臭，口疮。
【加减】出血加侧柏叶。

妇女香身丹

【来源】《全国中药成药处方集》（沈阳方）。
【组成】沉香　大黄　藿香　红花　檀香　青木香　甘松各二钱　细辛一钱　槟榔三钱　香附五钱　甘草　白芷　当归各一两　麝香五分　芎藭八钱　豆蔻五钱　藁本八钱　防风五钱　龙脑三分　公丁香四钱
【用法】上为极细末，炼蜜为丸，一钱重。每服一丸，每日服三次，饭后两小时，白开水送下。
【主治】腋臭狐臊，口臭气秽，白带白浊，恶气熏人。
【宜忌】孕妇勿服。

荔枝粥

【来源】方出《泉州本草》四集，名见《长寿药粥谱》。
【组成】干荔枝5枚（去壳）　梗米或糯米二两
【用法】煮粥食。连服三次愈。酌加山药或莲子同煮更佳。
【功用】《长寿药粥谱》：温阳益气，生津养血。
【主治】
1.《泉州本草》：老人五更泻。
2.《长寿药粥谱》：口臭。
【宜忌】《长寿药粥谱》：素体阴虚火旺者忌服。

二、口　疮

口疮，也称口舌生疮，是指口腔内或舌体发生疮疡。《黄帝内经素问·气交变大论》：“岁金不及，炎火乃行……民病口疮。”《黄帝内经素问·五常政大论篇》：“少阳司天，火气下临，肺气上从……鼻室口疡。”指出口疮的发病与气候有关。晋代王叔和在《脉诀·诊法》中提到：“右关沉实，脾热口甘，洪数则口疮。”提示了口疮与脾热的关系。随后，《诸病源候论》较详细地论述了口疮的病因病机：“手少阴，心之经也，心气通于舌，足太阴，脾之经也，脾气通于口。腑脏热盛，热乘心脾，气冲于口与舌，故令口舌生疮也。”明确了口疮乃热乘心脾所致，成为后世治疗口疮的重要理论依据之一。《太平圣惠方》除列有各种热证口疮外，还增加了“乳石发动口舌生疮”一症，说明当时炼丹成风，服丹不当可引起口疮。《圣济总录·口齿门》提到了“下冷口疮”和“元脏虚冷上攻口疮”，是为阳虚口疮。《济生方·口齿门》：“口疮者，脾气凝滞，风热加之而然。”指出了口疮发生的内外合因。《丹溪心法·口齿》：“口疮，服凉药不愈者，因中焦土虚，且不能食，相火冲上无制。”指出虚火口疮的病机，且不能用凉药治疗。《口齿类要·口疮》：“口疮，上焦实热，中焦虚寒，下焦阴火，各经传变所致。”《医方考·口病方论》：“盖肝主谋虑，胆主决断。劳于谋虑决断，故令气虚。……木能生火，故令舌疮。”认为肝胆病也能引起口疮。《焦氏喉科枕秘·口疮》：“此证因劳碌、食火酒炙煿椒姜之物而起，小儿是肥甘，或胎受毒，或母病食热乳而生。”指出了饮食及胎毒也可发生口疮。

口疮的治疗，始见于《神农本草经》，其谓“香蒲，味甘平，主五脏，心下邪气，口中烂臭。”《诸病源候论》载有治疗口疮的导引法。《备急千金要方》记载治口疮方十余首，多为清热泻火之剂，涉及汤、散等剂型和内服、含服、含漱法、敷粉等使用方法，并指出：“凡患口疮及齿，禁油、面、酒、酱、酸、醋、咸、腻、干枣，瘥后仍慎之。若不久慎，寻手再发，发即难瘥”等食物禁忌，可见当时对口疮病的治疗已有较多经验。《丹溪心法》认为口疮服凉药不愈，是因中焦土虚，且不能食，相火冲上无制者，使用理中汤，甚者加附子或官桂治疗。《口齿类要》一书指出对口疮应按上焦实热、中焦虚寒、下焦阴火等三方面进行论治，且指出：“若概用寒凉，损伤生气，为害匪轻。”《石室秘录·口疮》：“如人口舌生疮，法当用轻轻之品，少少散之，无不立效，如小柴胡汤之方是也。”《杂病源流犀烛》近一步强调治病求本：“是脏腑之病，未尝不应诸口。凡口疮者，皆病之标也，治当推求其本。”

甘草泻心汤

【来源】《伤寒论》。

【组成】甘草四两（炙） 黄芩三两 干姜三两 半夏半升（洗） 大枣十二枚（擘） 黄连一两

【用法】以水一升，煮取六升，去滓，再煎取三升。温服一升，一日三次。

【功用】《方剂学》：益气和胃，消痞止呕。

【主治】

1.《伤寒论》：伤寒中风，医反下之，其人下利日数十行，谷不化，腹中雷鸣。心下痞硬而满，干呕心烦不得安。医见心下痞，谓病不尽，复下之，其痞益甚。此非结热，但以胃中虚，客气上逆，故使硬也。

2.《金匮要略》：狐惑之为病，状如伤寒，默默欲眠，目不得闭，卧起不安。蚀于喉为惑，蚀于阴为狐；不欲饮食，恶闻食臭，其面目乍赤、乍黑、乍白，蚀于上部则声嗄。

3.《方函口诀》：产后口糜，泻。

【验案】

1.口腔糜烂　《浙江中医杂志》（1980，11：515）：陈某某，男，48岁，农民。口舌糜烂已20余天，尿赤，脉洪数，予导赤散2剂无效，大便3日未解，于原方加凉膈散2剂，大便解，口舌糜烂遂愈。半月后复发，症状较前为剧，舌红绛，边有脓疮，尿黄。先后用二冬甘露饮、六味地黄汤加肉桂均无效。出现满唇白腐，舌脓疮增多，不能食咸味，以食冷粥充饥，口内灼热干痛，喜用冷水漱口。于是因思日人《橘窗书影》所载口糜烂治验二则，认为本证属胃中不和所致，用甘草泻心汤。炙甘草12克，干姜5克，半夏、黄芩、党参各9克，川连6克，大枣6枚，2剂。药后口内灼热糜烂减轻，已不须漱水，仍予原方2剂而愈。

2.口腔溃疡　《新中医》（1994，5：28）：用本方治疗口腔溃疡21例。结果：用药3～7天溃疡消失，随访半年无复发为痊愈，共18例，用药7天内溃疡消失，半年内复发1～2次，再次应用本方仍有效为有效，共3例。

黄连汤

【来源】方出《肘后备急方》卷一，名见《外台秘要》卷七引《古今录验》。

【别名】黄连解毒汤（《仁斋直指方论》卷二十）、黄连一物汤（《伤寒图歌活人指掌》卷四）、黄连解毒散（《普济方》卷七十四）、黄连散（《普济方》卷四〇三）、黄连泻心汤（《万病回春》卷五）。

【组成】黄连八两
【用法】以水七升，煮取一升五合，去滓，温服五合，一日三次。
【主治】
1.《肘后备急方》：卒心痛。
2.《仁斋直指方论》：诸热眼，赤肿羞明，冒暑饮酒患眼。
3.《医方类聚》引《经验秘方》：口疮。
4.《普济方》：小儿热毒盛，发疹痘疮，初发早觉者。
5.《万病回春》：心经蕴热。

牛膝酒

【来源】方出《肘后备急方》卷四。名见《医心方》卷十四引《范汪方》。
【别名】牛膝膏（《普济方》卷三〇三）、牛膝汤（《外科大成》卷二）、牛膝酒煎（《医学实在易》卷七）。
【组成】牛膝二斤
【用法】以酒一斗渍，以密封于热灰火中，温令味出。每服五合至一升。量力服之。
【功用】《本草纲目》：壮筋骨，补虚损，除久疟。
【主治】
1.《肘后备急方》：老年久疟不断。卒暴症，腹中有物如石，痛如刺，昼夜啼呼。
2.《备急千金要方》：肠蛊先下赤，后下黄白沫，连年不愈。
3.《普济方》：小儿口疮。金疮因风水肿。
4.《本草纲目》：痿痹。
5.《外科大成》：血结阴内，尿血疼痛。
6.《种福堂公选良方》：男子茎中痛，及妇人血结少腹痛。

大青散

【来源】《普济方》卷二九九引《肘后备急方》。
【组成】黄芩　芍药　羚羊角（屑）　苦竹叶　黄柏　大青　升麻各二两
【用法】上切。以水七升，煎取二升，去滓，纳蜜二合搅，含冷吐，愈。
【主治】口疮。

升麻汤

【来源】《普济方》卷二九九引《肘后备急方》。
【组成】升麻（锉）　黄柏（去粗皮，锉）　大青各一两
【用法】上为粗末。每服五钱，水二盏，煎取一盏，热漱冷吐。
【主治】卒患口疮。

小柏汤

【来源】《医心方》卷二十引《小品方》。
【组成】龙胆三两　黄连二两　子柏四两
【用法】水四升，先煮龙胆、黄连取二升，别渍子柏，令水淹潜，投汤中和，稍含之。
【主治】口疮。

大黄丸

【来源】《医心方》卷二引《经心录》。
【组成】大黄一两　黄芩一两　黄连三两　苦参二两　龙胆二两
【用法】上为末，炼蜜为丸，如梧桐子大。每服五丸，一日三次。
【主治】虚热，食饮不消化，头眩引胸胁，喉中介介，口中烂伤，不嗜食。

口疮汤

【来源】《外台秘要》卷二十二引《古今录验》。
【组成】细辛　甘草　桂心各三两
【用法】上切。以酒一升，煮取六合，含之。
【主治】口疮。

升麻散

【来源】《外台秘要》卷二十二引《古今录验方》。
【组成】升麻六分　黄柏
方中黄柏用量原缺。
【用法】上为末。以绵裹含之。
【主治】口疮。

栀子汤

【来源】方出《外台秘要》卷二十二引《古今录验》，名见《普济方》卷二九九。

【组成】大青四两　山栀子　黄柏各一两　白蜜半升

【用法】上切。以水三升，煎取一升，去滓，下蜜更煎一两沸，含之。取愈止。

【主治】口疮，咽喉中塞痛，食不得入。

黄芩汤

【来源】《外台秘要》卷二十二引《古今录验》。

【组成】黄芩　黄连　甘草（炙）　黄柏各一两

【用法】上切。以水三升，煎取一升，含之，冷吐取愈。

【主治】口疮，喉咽中塞痛，食不得入。

竹茹汤

【来源】《医心方》卷三引《古今录验》。

【组成】生竹茹四两（去上青）　生姜四两　甘草二两　前胡二两　茯苓二两　橘皮一两

【用法】以水六升，煮取二升，分服，半日尽。

【主治】胸中客热，口生疮烂，不得食。

阴疮膏

【来源】《备急千金要方》卷三。

【组成】米粉一酒杯　芍药　黄芩　牡蛎　附子　白芷各十八铢

【用法】上锉，以不中水猪膏一斤煎之，于微火上三下三上，候白芷黄膏成，绞去滓，内白粉和令相得。敷疮上。

【主治】男女阴疮及口疮。

【方论】《千金方衍义》：膏中芍药和血痹寒热，黄芩主恶疮疽蚀，牡蛎治赤白带下，附子破癥坚积聚，白芷疗阴肿寒热，煎用猪脂滋血解毒，和米粉止痛生肌，专借附子透入阴经也。

升麻煎

【来源】《备急千金要方》卷六。

【别名】升麻饮（《圣济总录》卷五十三）、升麻散（《普济方》卷四十二）。

【组成】升麻　玄参　蔷薇根白皮　射干各四两　大青　黄柏各三两　蜜七合

【用法】上锉。以水七升，煮取一升五合，去滓，下蜜更煎两沸，细细含咽之。

【主治】膀胱热不已，口舌生疮，咽肿。

【方论】《千金方衍义》：升麻性升，散风肿诸毒，疗喉痛口疮；玄参治肾虚真阴失守，膀胱之火僭逆，咽喉肿痛；射干疗喉痹，咽痛不得息，散结气；大青泻肝胆湿热，解毒杀虫；得薇根、柏皮共襄厥功；蜂蜜解毒和中，滋润喉舌，留恋诸药性味，含之尤为得宜。

生牛膝漱口煎

【来源】方出《备急千金要方》卷六，名见《外台秘要》卷二十二。

【组成】牛膝　生蘘荷根各三两　黄柏一两

【用法】上锉，以绵裹，酒三升，渍一宿，微火煎一二沸。细细含之。

【主治】口疮不歇。

【方论】《千金方衍义》：口疮不歇，湿热随虚阳渐渍于上，蕴为火毒，入伤有形之血，以故愈而复发。牛膝生用，去恶血，逐火毒，性专下行，能使口疮热毒下降；蘘荷乃芭蕉中之一种色白者，为杀虫神药，取其辛散，故口疮亦得用之；黄柏苦寒降泄。酒渍微煎含之，虽久渍之湿热口疮，必随之而渐化矣。

当归膏

【来源】方出《备急千金要方》卷六，名见《圣济总录》卷一一七。

【组成】当归　射干　升麻各一两　附子半两　白蜜四两

【用法】上锉，以猪脂四两先煎之，令成膏，下著地，勿令大热，纳诸药，微火煎，令附子色黄药成，绞去滓，纳蜜，复上火一两沸，令相得，置器中，令凝。取如杏仁大含之，日四五遍，车取咽之。

【主治】热病口烂，咽喉生疮，水浆不得入。

杏仁丸

【来源】方出《备急千金要方》卷六，名见《太平圣惠方》卷三十六。

【别名】口疮煎（《普济方》卷六十二）、甘连散（《普济方》卷二九九）。

【组成】杏仁二十枚　甘草一寸　黄连六铢

【用法】上为末，合和，绵裹，如杏仁大。含之，勿咽，日三次，夜一次。

【主治】

1.《备急千金要方》：口中疮烂，痛不得食。

2.《普济方》：咽喉及舌生疮烂。

黄连膏

【来源】方出《备急千金要方》卷六，名见《普济方》卷二九九。

【组成】猪膏一斤　白蜜一斤　黄连一两

【用法】三味合煎，搅令相得。每含如半枣大，日四五次，夜二次。

【主治】口疮，咽喉塞不利，口燥。

黄连升麻散

【来源】方出《备急千金要方》卷六，名见《卫生宝鉴》卷十一。

【别名】黄连升麻汤（《医学纲目》卷二十）。

【组成】升麻三十铢　黄连十八铢

《卫生宝鉴》：升麻一两半　黄连七钱半

【用法】上为末。绵裹含，咽汁，亦可去之。

【主治】

1.《备急千金要方》：口热生疮。

2.《卫生宝鉴》：口舌生疮。

【方论】《千金方衍义》：升麻散火，黄连祛湿，专主中上二焦燥渴引饮之病。用绵裹含咽，缓祛浮外寒热，不用汤液荡涤于里，反戕脏腑正气。

蔷薇丸

【来源】《备急千金要方》卷六。

【组成】蔷薇根　黄芩　鼠李根　当归　葛根　白蔹　石龙芮　黄柏　芍药　续断　黄耆各一两　栝楼根二两

《千金翼方》有黄连一两。

【用法】上为末，蜜和为丸，如梧桐子大。每服十丸，一日三服。

【主治】口中疮，身体有热气痱瘰。

蔷薇汤

【来源】方出《备急千金要方》卷六，名见《普济方》卷二九九。

【组成】蔷薇根　黄芩　当归　桔梗　黄耆　白蔹　鼠李根皮　大黄　芍药　续断　黄柏　葛根各一两

【用法】上为末。每服方寸匕，一日二次；亦可用浆水服之。

【主治】口数生疮，连年不愈。

柴胡泽泻汤

【来源】《备急千金要方》卷十四。

【组成】柴胡　泽泻　橘皮（一方用桔梗）　黄芩　枳实　旋覆花　升麻　芒硝各二两　生地黄（切）一升

【用法】上锉。以水一斗，煮取三升，去滓，下芒硝，分三服。

【主治】小肠热胀，口疮。

【方论】《千金方衍义》：以升、柴升散于上，旋、橘开发于中，芩、泽分利于前，枳、消荡涤于后，四通分泄其源，庶免迁延之患。然恐药力过峻，即以地黄保护心包，不使热邪干犯心也。

蒲黄散

【来源】方出《外台秘要》卷二十二引《备急千金要方》，名见《普济方》卷二九九引《海上方》。

【别名】蒲黄一物散（《医方考》卷五）。

【组成】蒲黄

【用法】上为末。敷之。不过三度愈。

【功用】《医方考》：清气凉血。

【主治】

1.《外台秘要》引《备急千金要方》：重舌，舌上生疮，涎出。

2.《普济方》引《海上方》：口疮。

3.《世医得效方》：舌肿满，口不能声。

4.《普济方》：男子阴下湿痒。

【验案】《普济方》：李莫安抚内子，夜半忽不能言，烛之，乃舌下生一舌上戴，急取《外台秘要》检此方，五七敷即愈。

衔化丸

【来源】《丹台玉案》卷三引《备急千金要方》。

【组成】玄明粉　石膏（煅红，黄连煎汁淬，如此九次）玄参各二两　白硼砂　薄荷叶　黄柏各四钱　冰片五分

【用法】上为末，生蜜为丸，如龙眼大。每服一丸，含化。外用珍宝散掺上，即愈。

【主治】上焦实热，口内溃烂，饮食难进。

蔷薇汤

【来源】《千金翼方》卷十一。

【别名】蔷薇饮子（《伤寒总病论》卷三）。

【组成】蔷薇根一升

【用法】以水七升，煮取三升，去滓，含久即吐，定更含，少入咽亦佳，夜未睡以前亦含之，三日不愈，更令含之，愈为度。

【主治】积年口疮。

升麻汤

【来源】《外台秘要》卷二引《深师方》。

【组成】升麻一两　甘草一两（炙）　竹叶（切）五合　麦门冬三分（去心）　牡丹一分　干枣二十枚（擘）

【用法】上切。以水四升，煮取一升半，去滓，分五服含，稍稍咽之。

【主治】伤寒口疮烂者。

【宜忌】忌海藻、菘菜、胡荽等。

黄柏蜜

【来源】《外台秘要》卷二引《深师方》。

【别名】蜜渍柏皮（《世医得效方》卷一）、蜜渍黄柏汁（《伤寒图歌活人指掌》卷四）。

【组成】黄柏（削去上皮，取里好处，薄斜削）

【用法】以崖蜜半斤极消者，以渍柏一宿，唯欲令浓，含其汁，良久吐之，更复如前。如胸中热有疮时，饮三五合尤良。

【主治】

1.《外台秘要》：伤寒热病口疮。

2.《世医得效方》：口疮，舌溃烂。

酪酥煎丸

【来源】《外台秘要》卷三引《深师方》。

【组成】酪酥三合　蜜三合　大青一两

【用法】上三味合煎三沸。稍稍敷口。以愈为度。

【主治】天行热盛，口中生疮。

栀子汤

【来源】《医心方》卷二十引《深师方》。

【组成】黄芩三两　栀子四个　豉三升

【用法】上锉。以水五升，先煮栀子、黄芩，令得三升，绞去滓，乃纳豉，煮令汁浓，绞去滓。平旦服一升，一日三次。

【功用】解散石毒。

【主治】服石，口中伤烂，舌痛。

大黄泄热汤

【来源】《外台秘要》卷十六引《删繁方》。

【别名】泄热汤（《圣济总录》卷九十二）。

【组成】大黄　泽泻　黄芩　栀子仁　芒消各二两　桂心二两　大枣三十枚　石膏八两（碎，绵裹）　甘草一两（炙）

《备急千金要方》有通草。

【用法】上切。以水九升，先取一升水，别渍大黄一宿，以余八升煮诸药，取二升五合，去滓；下大黄，更煮两沸，去大黄滓；下芒消，分为三服。

【主治】心劳热，口中生疮，大便难，闭塞不通，心满痛，小腹热。

【宜忌】忌海藻、生葱、菘菜。

含 煎

【来源】《外台秘要》卷二十二引《广济》。

【组成】升麻　大青　射干各三两　栀子　黄柏各一升　蜜八合　蔷薇白皮五两　苦竹叶一升（切）　生地黄（汁）五合　生玄参汁五合（无汁，用干者二两）

【用法】上切。以水六升，煎取二升，去滓，入生地黄汁、蜜，煎成一升如饧，细细含之。取愈即止。

【主治】口舌生疮。

飞雪汤

【来源】《外台秘要》卷三十八。

【组成】麻黄四两（去节）　石膏二两（碎）　黄芩三两　芒消四两

【用法】上切。以水八升，煮取四升，去滓，纳生鸡子白二枚及芒消，搅令匀，以拭疮上。取疮愈即止。

【主治】体赤热烦闷，口中疮烂，表里如烧，痛不能食。

硼砂散

【来源】《普济方》卷二九九引《海上名方》。

【组成】青黛　石膏　硼砂　脑子

【用法】上为末。抄半钱，临卧敷口内。

【主治】口疮。

地骨皮散

【来源】《丹溪心法附余》卷十二引《应验方》。

【组成】柴胡四钱　地骨皮三钱　薄荷二钱

【用法】上锉，作一服。水一钟半，煎至一钟，去滓，温漱冷吐。

【主治】牙齿虚热，气毒攻冲，龈肉肿痛，口舌生疮。

杏仁丸

【来源】《颅囟经》卷下。

【组成】杏仁（去皮尖）　腻粉各一分

【用法】上为末，唾为丸。每服二丸，空心米饮、茶任下。

【主治】

1.《太平圣惠方》：口舌疮。

2.《幼幼新书》：蛔渴。

赤葵散

【来源】方出《医心方》卷二十五引《拯要方》，名见《圣济总录》卷一八〇。

【组成】赤葵茎（炙）

【用法】上为散。蜜和，含之。

《圣济总录》本方用赤葵茎（焙）半两，为散。每用一字，蜜调涂之。

【主治】小儿口疮。

郁金散

【来源】《太平圣惠方》卷四。

【组成】郁金一两　白附子三分（炮裂）　羌活一两　甘草半两（炙微赤，锉）　黄连一两（去须）　黄芩三分　川大黄一两（锉，微炒）　麦门冬一两半（去心，焙）　川升麻三分

【用法】上为细散。每服一钱，食后以麦门冬汤调下。

【主治】小肠实热，心下急痹，口舌生疮。

【宜忌】忌炙煿、热面。

犀角散

【来源】《太平圣惠方》卷四。

【别名】犀角汤（《圣济总录》卷四十三）。

【组成】犀角屑三分　瞿麦三分　麦门冬一两（去心）　栀子三分　赤茯苓三分　木通三分（锉）　黄连三分（去须）　白茅根三分　甘草半两（炙微赤，锉）　杏仁三分（汤浸，去皮尖双仁，麸炒微黄）

【用法】上为散。每服四钱，以水一中盏，加竹叶二七片，煎至六分，去滓温服，不拘时候。

【主治】小肠实热。心烦，满口生疮，小便赤涩。

大腹皮散

【来源】《太平圣惠方》卷六。
【别名】大腹皮汤（《普济方》卷三十七）。
【组成】大腹皮二两（锉） 柴胡二（一）两（去苗） 诃黎勒皮一两 枳壳一两（麸炒） 川大黄二两（锉碎，微炒） 羚羊角屑三分 川朴消二两 甘草半两（炙微赤，锉）
【用法】上为散。每服三钱，以水一中盏，煎至六分，去滓，食前温服。
【主治】大肠实热，肠胀不通，热气上冲，口内生疮。

羚羊角散

【来源】《太平圣惠方》卷六。
【组成】羚羊角屑三分 青竹茹一两 黄芩三分 栀子仁三分 紫苏茎叶三分 杏仁三分（汤浸，去皮尖双仁，麸炒微黄） 玄参三分 木通三分 赤茯苓三分 川朴消二两 甘草半两（炙微赤，锉） 川大黄一两（锉碎，微炒）
【用法】上为散。每服三钱，以水一中盏，煎至六分，去滓，入生地黄汁一合，更煎一两沸，温服，不拘时候。
【主治】大肠实热，心神烦躁，口内生疮。

升麻散

【来源】《太平圣惠方》卷十一。
【组成】川升麻二两 甘草一两（生锉） 黄芩一两 麦门冬三分（去心） 大青一两 犀角屑三分
【用法】上为散。每服四钱，以水一中盏，加淡竹叶二七片，煎至六分，去滓，不拘时候温服。
【主治】伤寒，口疮烂赤。

升麻煎

【来源】《太平圣惠方》卷十一。
【组成】川升麻一两 大青一两 射干一两 栀子仁一两 黄芩（柏）半两 玄参三分 蔷薇根一两 苦竹叶一两 生地黄汁半升 蜜半斤
【用法】上锉细。都用水三大盏，煎至一大盏，去滓；下蜜、地黄汁搅和，煎如稀粥，入净器中盛，不拘时候，含一茶匙咽津。
【主治】伤寒肺心热，口内生疮，咽喉肿塞。

龙胆散

【来源】《太平圣惠方》卷十一。
【组成】龙胆半两（去芦头） 麦门冬半两（去心，焙） 知母半两 人参半两（去芦头） 甘草一分（生，锉） 柴胡半两（去苗）
【用法】上为细散。每服二钱，磨犀角温水调下，不拘时候。
【主治】伤寒心脾热，唇干舌肿，口内生疮。

龙胆煎

【来源】《太平圣惠方》卷十一。
【别名】龙胆汤（《普济方》卷二九九）。
【组成】龙胆一两（去芦头） 黄连一两（去须） 川升麻一两 槐白皮一两 大青一两 苦竹叶五十片 白蜜十盏
【用法】上锉细，都以水三大盏煎，去滓，取汁一盏，入蜜更煎五七沸，放冷，涂于疮上，一日三四次，有涎即吐之。
【主治】伤寒，上焦烦热，口内生疮不止。

黄连散

【来源】《太平圣惠方》卷十一。
【组成】黄连三分（去须） 黄柏半两（锉） 甘草半两（生，锉） 蔷薇根三分 栀子仁半两
【用法】上为散。每服四钱，以水一中盏，入淡竹叶二十片，煎至五分，去滓温服，不拘时候。
【主治】伤寒上焦壅热，口舌生疮。

黄柏散

【来源】《太平圣惠方》卷十一。
【组成】黄柏三分 黄连三分（去须） 白矾半两（烧令汁尽） 川朴消三分 龙脑一钱（细研）
【用法】上为细散。每服半钱，用新绵薄裹，食后含之。良久，口内有涎唾，即吐之。

【主治】伤寒，心肺热，口内生疮。

黄芩饮子

【来源】《太平圣惠方》卷十一。
【组成】黄芩一两　赤芍药二两　羚羊角屑二两　黄柏二两　大青一两　苦竹叶二两
【用法】上细锉，和匀。每服一两，以水一大盏，煎至六分，去滓，温含冷吐，每日三度用之。
【主治】伤寒，心肺烦热，口疮烂痛。

犀角散

【来源】《太平圣惠方》卷十一。
【组成】犀角屑三分　川升麻半两　麦门冬三分（去心）　黄柏半两（锉）　黄连半两（去须）　玄参三分　甘草半两（生锉）　杏仁三分（汤浸，去皮尖双仁，麸炒微黄）
【用法】上为散。每服四钱，以水一中盏，煎至五分，去滓温服，不拘时候。
【主治】伤寒。心肺壅热，口内生疮，烦躁不得眠卧。

黄连散

【来源】《太平圣惠方》卷十五。
【组成】黄连一两（去须）　川大黄（锉碎，微炒）　大青　川升麻　黄芩　甘草（生，锉）各三分
【用法】上为散。每服五钱，以水一大盏，煎至五分，去滓温服，不拘时候。
【主治】
1.《太平圣惠方》：时气兼口舌生疮。
2.《圣济总录》：伤寒后口舌生疮。

大青散

【来源】《太平圣惠方》卷十八。
【组成】大青一两　沙参一两（去芦头）　川升麻一两　川大黄一两（锉碎，微炒）　黄芩半两　枳壳半两（麸炒微黄，去瓤）　生干地黄三两　川朴消三分
【用法】上为散。每服四钱，以水一中盏，煎至六分，去滓温服，不拘时候。
【主治】热病心脏壅热，口内生疮。

川升麻散

【来源】《太平圣惠方》卷十八。
【组成】川升麻一两　玄参一两　黄连一两（去须）　大青一两　柴胡一两半（去苗）　知母一两　黄芩一两　甘草三分（炙微赤，锉）　地骨皮三分
【用法】上为粗散。每服三钱，以水一中盏，加淡竹叶三七片，煎至六分，去滓温服，不拘时候。
【主治】热病口疮，壮热头痛，心神烦躁。

石胆散

【来源】《太平圣惠方》卷十八。
【组成】石胆半钱　马牙消一两　黄连半两去须　龙脑一钱　黄柏一分锉　角蒿一分
【用法】上为细散，入龙脑、马牙消等，更研令细。每取半钱，用新棉薄裹，含良久，有涎即吐之。
【主治】热病口舌生疮。

石膏煎

【来源】《太平圣惠方》卷十八。
【组成】石膏半斤（切，研）　蜜一中盏　地黄汁一中盏
【用法】以水三大盏，先煮石膏，取一盏，乃纳蜜及地黄汁，复煎取一盏，去滓，每服抄一匙，含咽。
【功用】洗心除热。
【主治】热病口疮，喉中鸣。

龙胆煎

【来源】《太平圣惠方》卷十八。
【组成】龙胆一两（去芦头）　黄连一两（去须）　川升麻一两　槐白皮一两（锉）　大青一两　竹叶二两　蔷薇根二两（锉）

方中大青，《奇效良方》作大黄。

【用法】上锉细，以水五大盏，煎至一大盏，去滓，入蜜三合，慢火煎成膏。涂于疮上，有涎吐之。

【主治】热病，口疮发渴，疼痛不可忍。

酥蜜煎

【来源】《太平圣惠方》卷十八。

【组成】酥三合　蜜三合　大青一合（为末）

【用法】上将大青入酥、蜜中，搅和令匀，慢火煎三两沸，入净器盛。每服一茶匙，含化，不拘时候。

【主治】热病热盛，口舌生疮。

犀角散

【来源】《太平圣惠方》卷十八。

【组成】犀角屑半两　黄连一两去须　川升麻三分　川大黄一两锉碎，微炒　川朴消一两　黄芩一两　麦门冬一两半去心，焙　甘草半两　炙微赤，锉

【用法】上为粗散。每服三钱，以水一中盏，煎至六分，去滓温服，如人行十余里再服。以利为度。

【主治】热病口疮。心神烦躁，大小便壅滞。

蟾酥丸

【来源】方出《太平圣惠方》卷三十四，名见《圣济总录》卷一一七。

【组成】蟾酥一字（汤浸，研）　麝香一字

【用法】上研为丸，如麻子大。每用一丸，以绵裹，于痛处咬之，有涎即吐却。

【主治】

1.《太平圣惠方》：牙疼。

2.《圣济总录》：口疮，积年不愈。

五灵脂含化丸

【来源】《太平圣惠方》卷三十六。

【组成】五灵脂一两　杏仁四十九枚（汤浸，去皮尖双仁）　黄丹半两（炒令紫色）

【用法】上为细散，用生蜜调令得所。每取少许，涂于疮上。有涎即吐之。

【主治】积年口疮。

止痛散

【来源】《太平圣惠方》卷三十六。

【组成】铅霜一分　白矾一分（烧灰）　黄柏一分（末）　麝香一钱

【用法】上为散。每于有疮处贴少许。有涎即吐之。每日三至五次。

【主治】口舌疮。

牛膝散

【来源】方出《太平圣惠方》卷三十六，名见《普济方》卷二九九。

【组成】牛膝三两（去苗）　生蘘荷根二两　刺柏叶一两

方中刺柏叶，《普济方》作“黄柏”。

【用法】上锉细，以绵裹，用酒三升，浸一宿。微火煎三五沸，温含冷吐。

【主治】口疮久不愈。

牛蒡子散

【来源】《太平圣惠方》卷三十六。

【组成】牛蒡子一两（微炒）　甘草一分（炙微赤，锉）

【用法】上为散。每服三钱，以水一中盏，煎至六分，去滓，稍热细细含咽之。

【主治】口疮久不愈。

升麻散

【来源】《太平圣惠方》卷三十六。

【组成】川升麻半两　芎䓖一分　防风半两（去芦头）　鸡肠草三分　大青一分　甘草半两（炙微赤，锉）

【用法】上为细散。先于疮肿处针出恶血，用盐汤煠，后每用此散半钱，于疮上贴之，一日三五次。

【主治】口舌生疮，连颊肿痛。

升麻散

【来源】《太平圣惠方》卷三十六。
【组成】川升麻半两　黄连半两（去须）　羚羊角屑半两　甘草一分（炙微赤，锉）　玄参半两　黄芩半两　麦门冬半两（去心）　知母一分　葛根半两（锉）　川大黄半两（锉碎，微炒）　牛蒡子三分（微炒）　羌活半两　甘菊花半两　防风半两（去芦头）
【用法】上为散。每服三钱，以水一中盏，煎至六分，去滓，不拘时候温服。
【主治】心脾风热积滞，口舌生疮，齿龈内烂，经久不愈。

升麻泄热散

【来源】《太平圣惠方》卷三十六。
【组成】川升麻一两半　射干一两半　黄柏二两（锉）　大青一两　甘草一两（炙微赤，锉）　玄参二两　黄芩一两　犀角屑三分　黄连一两（去须）
【用法】上为粗散。每服四钱，以水一中盏，加苦竹叶三七片，煎至五分，去滓，再加生地黄汁一合，蜜半合，搅令匀，食后温服。
【主治】心脾脏热，口舌生疮破裂，唇謇赤色。

石胆丸

【来源】《太平圣惠方》卷三十六。
【组成】石胆一分　杏仁一分（汤浸，去皮尖双仁，麸炒微黄）　腻粉一分
【用法】上为细散，炼蜜为丸，如鸡头子大。绵裹一丸含。有涎即吐之。
【主治】口舌疮。

石胆丸

【来源】《太平圣惠方》卷三十六。
【组成】石胆三钱　黄柏一分（末）　蟾酥少许
【用法】上为细末，面糊为丸，如皂荚子大。每次一丸，用水化破，以篦子取少许，涂于疮上，日夜三两次。
【主治】口舌疮肿。

石胆丸

【来源】方出《太平圣惠方》卷三十六。名见《普济方》卷二九九。
【组成】石胆一分　雄黄一分　腻粉一分
【用法】上为细末，以蟾酥为丸，如芥子大。临卧时含一丸，吐津。口中热痛勿讶。
【主治】口疮久不愈。

石胆丸

【来源】《太平圣惠方》卷三十六。
【组成】石胆一分　乳香一分　黄丹半分　密陀僧一分
【用法】上为细末，炼蜜为丸，如酸枣大。每服一丸，绵裹含之。
【主治】口疮久不愈。

石胆散

【来源】《太平圣惠方》卷三十六。
【组成】石胆半分　麝香半钱　杏仁一分（汤浸，去皮尖双仁，生研）　腻粉一钱
【用法】上为末。每取少许，掺于疮上。良久吐出涎水愈。
【主治】口疮经久，肿痛赤烂，不能下食。

石胆膏

【来源】《太平圣惠方》卷三十六。
【组成】石胆一分（细研）　蜜陀僧半两（细研）　蜜三两
【用法】上药相和于银器中，慢火熬成膏。每用少许涂疮上，咽津。立效。
【主治】久口疮及内疳疮。

白矾散

【来源】《太平圣惠方》卷三十六。
【组成】白矾一分（烧灰）　黄药末一分　腻粉一

分　麝香一钱

【用法】上为细散。每取一字，掺在疮上，以意加减用之。

【主治】恶口疮久不愈。

玄参散

【来源】《太平圣惠方》卷三十六。

【组成】玄参三分　川升麻三分　独活三分　麦门冬三分（去心）　黄芩三分　黄柏三分　川大黄三分（锉碎，微炒）　栀子仁三分　前胡三分（去芦头）　犀角屑三分　甘草三分（炙微赤，锉）

【用法】上为散。每服五钱，以水一大盏，煎至五分，去滓温服，不拘时候。

【主治】口舌生疮，连齿龈烂痛。

芦荟散

【来源】《太平圣惠方》卷三十六。

【组成】芦荟二分　土盐绿三分　胡粉三分　珍珠末半两　蜗牛壳半两（炒令黄色）　波斯盐绿半两　青黛半两　黄连半两（去须）　麝香一钱（细研）

【用法】上为细散，都研令匀，先用甘草汤漱口洗疮，以帛拭干，然后掺药于上。或以蜜为丸，如鸡头子大，含之，亦得，有涎吐之。

【主治】口舌上疮久不愈。

杏仁丸

【来源】《太平圣惠方》卷三十六。

【组成】杏仁四枚（汤浸，去皮尖双仁，烂研）　腻粉半钱

【用法】上为丸，如皂荚子大，绵裹。每服一丸，含咽津。

【主治】口舌疮。

杏仁丸

【来源】《太平圣惠方》卷三十六。

【组成】杏仁一两（汤浸，去皮尖双仁，生研）　腻粉一分　浮萍草末一分

【用法】上为细末，为丸如樱桃大。每取一丸，绵裹，含咽津。

【主治】口舌生疮。

杏仁丸

【来源】方出《太平圣惠方》卷三十六，名见《普济方》卷二九九。

【组成】杏仁半两（汤浸，去皮尖双仁，生用）　腻粉一钱　石胆一分（细研）

【用法】用蟾酥一钱，以汤浸润，为丸如绿豆大。每净漱口了，含一丸，吐出涎，即愈。

【主治】口疮久不愈及口舌肿痛。

含化丸

【来源】《太平圣惠方》卷三十六。

【组成】黄丹二两　蜜一两

【用法】上药相和，以瓷盏纳盛，坐在水铫子内，慢火煮一炊久，用绵滤过，都入瓷盏内，再煮如面糊，药成即丸，如酸枣子大。每取一丸，绵裹含咽津，日三四次含之。

【主治】口舌生疮，烂痛不愈。

含化丸

【来源】《太平圣惠方》卷三十六。

【组成】白矾　黄丹　附子（生，末）　舍上黑煤各一分

【用法】上为细末，入白蜜拌和如煎，用竹筒盛，饭甑上蒸之，饭熟为度。每取樱桃大，含化立愈。若急要，即于铫子中煎亦得，唇肿者涂之。

【主治】口疮久不愈，及口舌肿痛。

含杏仁丸

【来源】《太平圣惠方》卷三十六。

【组成】杏仁一两（汤浸，去皮尖双仁，生研）　腻粉一分　浮萍草末一分

【用法】上为细末，丸如樱桃大。每取一丸，绵裹，含咽津。

【主治】口舌生疮。

含杏仁丸

【来源】《太平圣惠方》卷三十六。
【组成】杏仁三十个（汤浸，去皮尖双仁） 甘草一分（生用） 黄连一分（去根）
【用法】上为细散。每取如杏仁大，绵裹含之，有涎即吐之，日三服，夜一服，以愈为度。
【主治】口疮疼痛，吃食不得。

含黄柏煎

【来源】《太平圣惠方》卷三十六。
【组成】黄柏一两（锉） 乌豆一升
【用法】上以水二升半，煎至五合，去滓，入寒食饧一两，蜜一两，龙脑少许，更煎稀稠得所。常咽半匙，不拘时候。
【主治】口舌生疮，赤肿疼痛。

含化雌黄丸

【来源】《太平圣惠方》卷三十六。
【组成】雌黄一分（细研） 蟾酥半分
【用法】上药相和，以瓷器盛，于饭甑内蒸一炊，熟久候冷，看得所，丸如粟米大。绵裹一丸，含化咽津。
【主治】口疮，多痰涎，久不愈者。

含化麝香丸

【来源】《太平圣惠方》卷三十六。
【组成】麝香一分（细研入） 杏仁三分（汤浸，去皮尖双仁） 川升麻三分 黄芩三分 浮萍草三分 零陵香三分 甘草三分（生用） 寒水石三分 黄连三分（去须）
【用法】上为末，炼蜜为丸，如弹子大。每取一丸，绵裹含化咽津。
【主治】口舌生疮，赤烂。

角蒿散

【来源】《太平圣惠方》卷三十六。
【组成】角蒿（烧灰）
【用法】每取少许，敷于疮上，有汁咽之。不过一宿愈。
【主治】口生疮久不愈，至咽喉当中者。

青黛散

【来源】方出《太平圣惠方》卷三十六，名见《普济方》卷二九九。
【组成】青黛一钱 细辛一分 黄柏一分（锉） 地骨皮一分 密陀僧一分
【用法】上为细散。每取少许贴于疮上，有涎即吐之。
【主治】口舌生疮。

乳香含化丸

【来源】《太平圣惠方》卷三十六。
【组成】乳香 麝香 白胶香 黄丹 细辛 川升麻 垢腻头发 生干地黄（烧灰） 皂荚（烧灰） 雄黄 青盐各二分 白蜜半两 蜡半两
【用法】上为末，先以油三合，入头发煎令化，用绵滤过，再煎油令热，下黄蜡，次下诸药末，煎令稠可丸，即丸如鸡头子大。每服以绵裹一丸，含化咽津。
【主治】口疮久不愈。

虾蟆散

【来源】《太平圣惠方》卷三十六。
【组成】赤背虾蟆二分（涂酥炙微赤） 地龙三分（微炒） 麝香一钱
【用法】上为细散。每取少许含，有津勿咽之，含药取愈。虾蟆、地龙，端午日者良。
【主治】口舌久生疮，疳疮。

柴胡散

【来源】《太平圣惠方》卷三十六。
【组成】柴胡二两（去苗） 川升麻二两 栀子仁二两 赤芍药二两 木通二两（锉） 黄芩一两半 大青一两半 杏仁一两半（汤浸，去皮尖双仁） 石膏三两

【用法】上为散。每服五钱，以水一大盏，加生姜半分，煎至五分，食后温服。
【主治】腹中虚热，舌本强直，口吻两边痛，舌上有疮，咽食不得。

铅霜散

【来源】《太平圣惠方》卷三十六。
【组成】铅霜一分　龙脑半钱　滑石一分
【用法】上为细散。每用少许贴疮上。有涎即吐却。
【主治】口舌疮。

浮萍丸

【来源】方出《太平圣惠方》卷三十六，名见《普济方》卷二九九。
【组成】浮萍草一分（末）　黄丹一分　麝香一钱（细研）
【用法】上为末，炼蜜为丸，如弹子大。每服一丸，含化。
【主治】口疮久不愈。

浮萍煎膏

【来源】《太平圣惠方》卷三十六。
【组成】浮萍草一两　川升麻一两　黄柏一两　甘草一两（半生用）
【用法】上细锉，和匀，以猪脂一斤，同于银锅中以文火煎至半斤，滤去滓，膏成。每服半匙，含化咽津。
【主治】口舌生疮，久不愈者。

黄丹膏

【来源】方出《太平圣惠方》卷三十六，名见《普济方》卷二九九 。
【组成】黄丹半两　舍上黑煤半两（细研）
【用法】上药入蜜调，用瓷盏盛之，以文武火养，候成膏。涂疮上。
【主治】口舌生疮。

黄芩丸

【来源】方出《太平圣惠方》卷三十六，名见《普济方》卷二九九。
【组成】黄芩一分　五倍子一分　蟾酥半分
【用法】上为末，炼蜜为丸，如鸡头子大。每取一丸含，吐津。以愈为度。
【主治】口舌生疮。

黄柏丸

【来源】《太平圣惠方》卷三十六。
【组成】黄柏一两（末）　蟾酥一分　黄丹一分
【用法】上为末，端午节午时合，用蒸饼和丸，如绿豆大。绵裹一丸，夜后含，有涎即吐之。
【主治】口舌疮，肿痛不止。

硫黄煎

【来源】《太平圣惠方》卷三十六。
【组成】硫黄一分（细研）　麝香一分（细研）　雄黄一分（细研）　朱砂一分（细研）　干姜一分（炮裂，研，罗末）　蜜一两
【用法】上都研令匀，其蜜用水一大盏调，以绢滤过，于汤碗内与诸药相合，入重汤内，慢火煎如稀饧，以瓷器盛之。每至临卧时，以匙抄药在口内，微微咽津。
【主治】口疮久不愈，疼痛不可忍。

蔷薇根散

【来源】《太平圣惠方》卷三十六。
【组成】蔷薇根皮四两　黄柏二两（锉）　川升麻二两　生干地黄五两
【用法】上为散。每服五钱，以水一中盏，煎至五分，去滓，温温含咽。
【主治】口舌疮，攻胸中皆生疮。

蔷薇根散

【来源】《太平圣惠方》卷三十六。
【组成】蔷薇根一两（去泥土）　黄芩三分　地骨

皮三分 桔梗三分（去芦头） 白蔹三分 川大黄三分（锉碎，微炒） 鼠李根白皮三分 赤芍药三分 续断三分 黄柏三分（锉） 黄耆三分（锉） 葛根三分 石龙芮三分 瓜蒌根一两

【用法】上为细散。每服一钱，以米饮调下，一日三四服。

【主治】口数生疮，连年不愈。

雌黄丸

【来源】《太平圣惠方》卷三十六。

【组成】雌黄一分（细研） 蟾酥粉

【用法】上药相和，以瓷器盛，于饭甑内蒸一饮，熟久候冷，看得所，丸如粟米大。绵裹一丸，含咽津。

【主治】口疮。多痰涎，久不愈。

蟾矾散

【来源】方出《太平圣惠方》卷三十六，名见《普济方》卷二九九。

【组成】胆子矾一分 干蟾一分（炙）

【用法】上为末。每取小豆大，掺在疮上，良久，用新汲水五升漱口，水尽为度。

【主治】口舌生疮。

麝香丸

【来源】《太平圣惠方》卷三十六。

【组成】麝香一分（细研入） 杏仁三分（汤浸，去皮尖，双仁） 川升麻三分 黄芩三分 浮萍草三分 零陵香三分 甘草三分（生用） 寒水石三分 黄连三分（去须）

【用法】上为末，炼蜜为丸，如弹子大。每取一丸，绵裹含化，咽津。

【主治】口舌生疮赤烂。

麝香散

【来源】方出《太平圣惠方》卷三十六。名见《普济方》卷二九九。

【组成】人中白 麝香（少许）

【用法】上为细末。敷疮上。

【主治】口吻生白疮。

漱口汤

【来源】《太平圣惠方》卷三十八。

【组成】黄芩三两 川升麻二两 甘草二两（生，锉） 石膏五两 蔷薇根三两（锉）

【用法】上锉。以水五大盏，煎至二大盏，去滓，冷含漱口。良久吐却，日十余度即愈。

【主治】乳石发动。因饮食失度，毒热上攻，口舌生疮。

漱口汤

【来源】《太平圣惠方》卷三十八。

【组成】黄柏一两 龙胆二两（去芦头） 黄连二两（去须） 川升麻三两 苦竹叶一握

【用法】上锉细。以水四大盏，去滓，温含吐，五七口止，每日五七度，以愈为度。

【主治】乳石发动。因饮食失度，毒热上攻，口舌生疮。

生干地黄丸

【来源】《太平圣惠方》卷七十。

【组成】生干地黄一两 羚羊角屑半两 葳蕤半两 白鲜皮半两 黄连三分（去须） 黄耆半两（锉） 麦门冬一两（去心，焙） 玄参半两 地骨皮半两 川大黄一两 甘草半两（炙微赤，锉）

【用法】上为细末，炼蜜为丸，如梧桐子大。每服二十丸，以温水送下，不拘时候。

【主治】妇人客热，面赤头疼，口舌生疮，心胸烦壅，饮食无味。

黄柏散

【来源】《太平圣惠方》卷八十七。

【组成】黄柏一两（微炙，捣为末） 青黛半两 麝香一钱

【用法】上为末。每取少许掺贴疮上，一日三四次。

【主治】小儿口疮，及齿龈生烂肉，及口臭，虫蚀

作孔。

加减四味饮子

【来源】《太平圣惠方》卷八十八。

【别名】清凉饮子（《太平惠民和济局方》卷十）、四顺散（《类证活人书》卷二十）、当归汤（《圣济总录》卷一四三）、四顺饮子（《鸡峰普济方》卷十三）、四顺清凉饮子（《小儿卫生总微论方》卷三）、四顺饮（《易简》）、清凉饮（《仁斋直指方论》卷二十三）、四顺清凉饮（《世医得效方》卷八）、清凉散（《普济方》卷二九五）、四味大黄饮子（《普济方》卷四〇五）、四配清中饮（《疡医大全》卷三十三）。

【组成】当归（孩子体骨多热多惊，则倍于分数用之） 川大黄（先蒸二炊饭久，薄切焙干，或孩子小便赤少，大便多热则倍用） 赤芍药（细锉炒，孩子四肢多热，多惊，大便多泻青黄色，直倍用之） 甘草（孩子热即生用，孩子寒多泻多即炙倍用）

【用法】上件药，平常用即等分，各细锉和匀。每服一分，以水一中盏，煎至五分，去滓，温服半合，每日三四次。

【主治】

1.《太平惠民和济局方》：小儿血脉壅实，腑脏生热，颊赤多渴，五心烦躁，睡卧不宁，四肢惊掣；及因乳哺不时，寒温失度，令儿血气不理，肠胃不调，或温壮连滞，欲成伏热，或壮热不歇，欲发惊痫；又治风热结核，头面疮疖，目赤咽痛，疮疹余毒，一切壅滞。

2.《圣济总录》：痔瘘。

3.《鸡峰普济方》：大便不通，面目身热，口舌生疮，上焦冒闷，时欲得冷，三阳气壅，热并大肠，其脉洪大。

4.《仁斋直指方论》：诸痔热证，大便秘结。

5.《普济方》：风热毒气与血相搏，结成核，生于腋下颈上，遇风寒所折，不消，结成瘰疬，久而溃脓成疮。

桂矾敷方

【来源】方出《太平圣惠方》卷八十九，名见《圣济总录》卷一八〇。

【组成】桂心一分 白矾半两

【用法】上为末。每用少许，干敷舌下，一日三次。

【主治】小儿重舌，及口中生疮、涎出。

升麻散

【来源】《太平圣惠方》卷九十。

【组成】川升麻一分 黄芩一分 藁本一分 甘草一分（生用） 生干地黄二分 五倍子一分 皂荚半两 诃黎勒皮半两 夏枯草半两（以上三味烧灰）

【用法】上为细散。候儿睡时，即干掺于疮上。

【主治】小儿口疮多时，气臭，生虫子。

石胆散

【来源】《太平圣惠方》卷九十。

【组成】石胆半两 蚺蛇胆一分 龙脑一分

【用法】上为细散。每用少许，涂于疮上 一日三次。以愈为度。

【主治】小儿口疮赤烂。

龙胆丸

【来源】《太平圣惠方》卷九十。

【组成】龙胆一分（去芦头） 川大黄一分（锉碎，微炒） 人参半两（去芦头） 栀子仁半两 川朴消半两 茵陈一分 郁李仁半两（汤浸，去皮，微炒）

【用法】上为末，炼蜜为丸，如绿豆大。二岁儿以温水研下三丸。

【主治】

1.《太平圣惠方》：小儿口疮，多睡吐乳。

2.《普济方》：小儿唇疮不合。

铅丹膏

【来源】《太平圣惠方》卷九十。

【组成】铅丹一分 铅霜三分 蛤粉半两 晚蚕蛾半分（微炒） 麝香一分

【用法】上为极细末，用蜜二两熬成膏。每上取膏半钱，涂在口中。
【主治】小儿口疮。

黄连散

【来源】《太平圣惠方》卷九十。
【组成】黄连三分（去须） 大青三分 川升麻三分 桑根白皮半两（锉） 甘草半两（炒微赤，锉）
【用法】上为散。每服一钱，以水一小盏，煎至五分，去滓，放温，量儿大小，分减服之。若与奶母服，即加栀子、黄芩各半两，每服三钱，以水一中盏，煎至六分，去滓，食后温服。
【主治】小儿口疮，心热烦闷。

晚蚕蛾散

【来源】《太平圣惠方》卷九十。
【组成】晚蚕蛾一分（微炒） 麝香半分
【用法】上为细散。每用少许，掺于疮上，一日二次。
【主治】小儿口疮。

雄黄散

【来源】《太平圣惠方》卷九十。
【组成】雄黄一分（细研） 消石一分 蚺蛇胆一分 黄连一分（去须） 石盐一分 苦参一分（锉） 朱砂一分（细研） 鸡屎矾半两 麝香一钱（细研）
【用法】上为细散，都研令匀，日可三五度涂之。
【主治】小儿口疮烂痛，不问赤白，或生腮颔间，或生齿龈上。

红 雪

【来源】《太平圣惠方》卷九十五。
【别名】通中散（原书同卷）、红雪通中散（《太平惠民和济局方》卷六）、红雪煎（《圣济总录》卷一一九）。
【组成】川朴消十斤 羚羊角屑三两 川升麻三两 黄芩三两 枳壳二两（麸炒微黄，去瓤） 赤芍药二两 人参二两（去芦头） 淡竹叶二两 甘草二两（生用） 木香二两 槟榔二两 葛根一两半 大青一两半 桑根白皮一两半 蓝叶一两半 木通一两半 栀子一两半 朱砂一两（细研） 苏枋三两（捶碎） 麝香半两（细研）
【用法】上药除朱砂、麝香外，并锉细，以水二斗五升，煎至九升，去滓，更以绵滤过，再以缓火煎令微沸，下朴消，以柳木篦搅，勿住手，候凝，即下朱砂、麝香等末，搅令匀，倾于新瓷盆中，经宿即成，细研。每服一钱至二钱，以新汲水调下，临时量老少加减服之。
【功用】解酒毒，消宿食，开三焦，利五脏，爽精神，除毒热，破积滞，去脑闷。
【主治】

1.《太平圣惠方》：烦热黄疸，脚气温瘴，眼昏头痛，鼻塞口疮，重舌，喉闭，肠痈。

2.《太平惠民和济局方》：伤寒狂躁，胃烂发斑。

铅霜散

【来源】《普济方》卷二九九引《太平圣惠方》。
【组成】铅白霜（研细） 不拘多少（炙，炒）
【用法】取少许，敷痛处。一两度即愈。
【主治】大人、小儿卒患口疮。

烧肝散

【来源】《博济方》卷一。
【组成】茵陈 犀角 石斛 柴胡（去苗） 白术 芍药各半两 干姜 防风 紫参 白芜荑 桔梗 人参 胡椒 吴茱萸 官桂各一两
【用法】上为末。以羊肝一具（如无，即豮猪肝代之），分作三份，净洗去血脉脂膜，细切，用末五钱，葱白一茎细切，相和，以湿纸三五重裹之，后掘地坑，内以火烧令香熟。每日空心以生姜汤调下。大段冷劳，不过三服见效。
【主治】三十六种风，二十四般冷，五劳七伤，一切痢疾，脾胃久虚，不思饮食，四肢无力，起止甚难，小便赤涩，累年口疮，久医不愈。
【验案】泄痢 《苏沈良方》：庐州刁参军，病泄痢日久，黑瘦如墨，万法不愈，服此一二服，下墨汁遂安。

金花散

【来源】《博济方》卷二。

【组成】黄连半两（炒令稍焦赤色，如年少，即加一分许） 人参半两 枳壳半两（麸炒微黄） 甘草半两（炙微赤） 半夏半两（以姜汁浸一宿，滤出焙干）

【用法】上为末。每服一钱，生姜二片，煎六分，食后临卧温服。

【主治】心腹壅热，熏蒸上焦，致口气生疮，连年不愈。

金花散

【来源】《博济方》卷二。

【组成】绿豆粉四两 雄黄三分 甘草末七钱 朴消五钱 甜消五钱 白豆蔻半两 生脑子半钱 麝香半钱

【用法】上为末，旋滴生蜜少许，研令匀，入瓷器内收贮。每服半钱，用薄荷水调下。

【主治】心肺积热，咽喉不利，口舌生疮，心胸烦闷，痰涎并多；及小儿惊风。

煨肝散

【来源】《博济方》卷三。

【组成】苍术三两 缩砂（去皮） 柴胡（去芦） 厚朴（姜汁炙，去皮） 桔梗各一两 芜荑三分 桂心二分（去皮） 陈皮（去白） 远志（去心） 北紫苑各半两 胡椒一分

【用法】上为末。每服用豮猪肝四两，切作三片，每片用末一大钱许，掺于肝上，入葱白、莳萝、盐等，令有滋味，一重重布了，麸片裹之，塘灰火内煨令通熟，面焦黄色即得，去面取肝，空心服之，其面可二分以来，或细切肝，以散拌和，如作角子，如常煿熟食之亦得。并以薄米饮下之。

【功用】暖胃消食，止泻。

【主治】脾元虚冷，滑泄不止，口内生疮，腹中冷，不思饮食。

【宜忌】忌生冷、毒物等。

巴戟散

【来源】《博济方》卷五。

【组成】紫巴戟一两（穿心者，以陈粟米同炒令黄色） 香白芷半两（锉碎，微炒） 蛮姜末（炒）一钱

【用法】上为细末。每服二钱，用猪石子一对，去筋膜，每石子一个，入末一钱，用湿纸裹，煨熟，趁热去纸，先以口承石子热气，口中有涎即吐出，候冷，即可细细嚼服之。

【主治】元脏虚冷上攻，致生口疮。

紫金霜

【来源】《博济方》卷五。

【别名】紫霜（《幼幼新书》中古本卷三十四）、紫金散（《圣济总录》卷一一七）。

【组成】如两指大黄柏二片（以蜜慢火炙紫色） 诃子一枚（烧过，盏子盖少时） 麝香少许 腻粉少许

【用法】上为末。每服二匙许，掺于舌上。

【主治】口疮。

玉芝饮

【来源】《幼幼新书》卷三十四引《博济方》。

【别名】玉芝散（《圣济总录》卷一八一）。

【组成】甘草（锉作半寸许，擘破，汤浸一日，微炒过） 吴石膏（研如粉）各四两 藿香三分 山栀子六两（去皮，炒令香）

【用法】上为细末。每服二钱，以新汲水调下。

【主治】小儿膈上壅热，唇口生疮，咽喉肿痛。

龙胆丸

【来源】《苏沈良方》卷五。

【组成】草龙胆 白矾（煅）各四两 天南星 半夏各二两半（水浸，切作片，用浆水雪水各半同煮三五沸，焙干，各二两）

【用法】上为末，面糊为丸，如梧桐子大。每服

三十丸，食后、临卧腊茶清送下。面糊须极稀，如浓浆可也。

【功用】解暴热，化涎凉膈，清头目。

【主治】痰壅膈热，头目昏重。岭南瘴毒，才觉意思昏闷。咽喉肿痛，口舌生疮，凡上壅热涎诸证。

绿云散

【来源】《苏沈良方》卷七。

【别名】青黛散（《世医得效方》卷十七）、绿袍散（《万病回春》卷五）。

【组成】黄柏半两　螺丝黛二钱

【用法】上研如碧玉色。临卧，置舌根一字，咽津无妨。迟明愈。凡口疮不可失睡，一夜失睡，口疮顿增。

本方原名绿云膏，与剂型不符，据《简易》引《必用方》（见《医方类聚》）改。

【主治】

1.《苏沈良方》：口疮。

2.《三因极一病证方论》：口疮，臭气，瘀烂，久而不愈。

石南丸

【来源】《太平惠民和济局方》卷五。

【组成】赤芍药　薏苡仁　赤小豆　当归（去芦）　石南叶　牵牛子　麻黄（去根节）　陈皮（去白）　杏仁（去皮尖双仁，炒）　大腹皮（连子用）　川芎各二两　牛膝（去苗）　五加皮各三两　萆薢　独活（去芦）　杜仲（锉，炒）　木瓜各四两

《仁斋直指方论》有川续断二两。

【用法】上为细末，以酒浸蒸饼为丸，如梧桐子大。每服十丸至十五、二十丸，木瓜汤送下。早起、日中、临卧各一服。

【功用】常服补益元气，令人筋骨壮健，耳目聪明。

【主治】风毒脚弱少力，脚重疼痹，脚肿生疮，脚下隐痛，不能踏地，脚膝筋挛，不能屈伸，项背腰脊拘急不快。风毒上攻，头面浮肿，或生细疮，出黄赤汁，或手臂少力，或口舌生疮，牙龈宣烂，齿摇发落，耳中蝉声，头眩气促，心腹胀闷，小便时涩，大便或难。妇人血气。

牛黄凉膈丸

【来源】《太平惠民和济局方》卷六。

【组成】紫石英（研，飞）　麝香（研）　龙脑（研）各五两　牛黄（研）一两一分　寒水石粉（煅）　牙消（枯过，研细）　石膏（研细）各二十两　甘草（监）十两　天南星（牛胆制）七两半

【用法】上为末，炼蜜为丸，每两作三十丸。每服一丸，食后温薄荷、人参汤嚼下；小儿常服半丸，治急惊一丸，并用薄荷水化下。

【主治】《太平惠民和济局方》：风壅痰实，蕴积不散，头痛面赤，心烦潮躁，痰涎壅塞，咽膈不利，精神恍惚，睡卧不安，口干多渴，唇焦咽痛，颔颊赤肿，口舌生疮。

胜冰丹

【来源】《太平惠民和济局方》卷六（续添诸局经验秘方）。

【组成】白药子一两半　山豆根　红内消　黄药子　甘草（炙）　黄连各二两　麝香（研）　龙脑（研）各二钱

【用法】上为末，用建盏盛，于饭上蒸，候冷，次入脑、麝，令匀，炼蜜为丸，如鸡头大。每用一丸，含化。又用津唾于指甲上，磨少许，点赤眼。

【主治】三焦壅盛，上冲头目，赤热疼痛，口舌生疮，咽喉不利，咽热有碍，神思昏闷。

碧　雪

【来源】《太平惠民和济局方》卷六（续添诸局经验秘方）。

【别名】碧雪膏（《万病回春》卷五）、碧雪丹（《济阳纲目》卷二十五）、碧云散（《嵩崖尊生全书》卷六）。

【组成】芒消　青黛　石膏（煅过，研飞）　寒水石（研飞）　朴消　消石　甘草　马牙消各等分

方中消石，《济阳纲目》作“滑石。”

【用法】将甘草煎汤二升去滓，却入诸药再煎，用

柳木篦不住手搅，令消溶得所，却入青黛和匀，倾入砂盆内，候冷，结凝成霜，研为细末。每用少许，含化咽津，不拘时候；如喉闭壅塞不能咽物者，即用小竹筒吹药入喉中，频用神效。

【主治】一切积热，咽喉肿痛，口舌生疮，心中烦躁，咽物妨闷，或喉闭壅塞，水浆不下；天行时疫，发狂昏愦。

玉屑无忧散

【来源】《太平惠民和济局方》卷七。

【别名】大圣夺命玉雪无忧散（《幼幼新书》卷三十四）、无忧散（《鸡峰普济方》卷二十四）、大圣玉屑无忧散（《小儿卫生总微论方》卷十七）、夺命无忧散（《普济方》卷六十引《如宜方》）。

【组成】玄参（去芦） 荆芥穗 滑石（研） 黄连（去毛） 缩砂（去壳） 白茯苓（炒令黄） 贯众（去芦） 甘草（炙） 山豆根各一两 寒水石（研、飞）二两 硼砂二钱

【用法】上为细末。每服一钱，干掺舌上，后以新水咽下，不拘时候。

【功用】《永乐大典》引《小儿保生要方》：大解百药毒，偏润三焦，消五谷，除九虫，赶瘟疫。

【主治】

1.《太平惠民和济局方》：咽喉肿痛，舌颊生疮，风毒壅塞，热盛喉闭；或因误吞硬物，诸骨鲠刺，涎满气急，或至闷乱，不省人事。

2.《永乐大典》引《小儿保生要方》：小儿一切咽喉塞滞，口内疮；心腹胀满，脾积癥块；喉闭，缠喉风，涎生不止，奶癖；误咽叫子、鱼骨、钱、枣核、毒药硬物和吃巴豆、杏仁、石头、铁札、麦糠、棘针、瓷瓦诸般杀人之药；并蛇蝎诸虫咬，气入腹；但是心腹有疾，诸药不能治者；及湿痰风闭。

【宜忌】《医方论》：此治实火，实痰之重剂，若虚火聚于咽喉，闭结不通者，万不可用。

吹喉散

【来源】《太平惠民和济局方》卷七。

【组成】蒲黄一两 盆消八两 青黛一两半

【用法】上药用生薄荷汁一升，将盆消、青黛、蒲黄一处，用瓷罐盛，慢火熬令干，研细。每用一字或半钱，掺于口内，良久出涎，吞之不妨。或喉中肿痛，用筒子入药半钱许，用力吹之。

【主治】三焦大热，口舌生疮，咽喉肿塞，神思昏闷。

五福化毒丹

【来源】《太平惠民和济局方》卷十。

【别名】青黛丸（《世医得效方》卷十一）、化毒丸（《普济方》卷三六四）。

【组成】桔梗（微炒） 玄参（洗，焙）各六两 青黛（研） 牙消（枯） 人参（去芦）各二两 茯苓（去皮）五两 甘草（炒）一两半 银箔八片（为衣） 麝香（研）半钱 金箔八片（为衣）

【用法】上为细末，入研药匀，炼蜜为丸，每两作十二丸。每一岁儿，一丸分四服，用薄荷水送下；及疮疹后余毒上攻口齿，涎血臭气，以生地黄自然汁化一丸，用鸡翎扫在口内；热疳肌肉黄瘦，雀目夜不见物，食后、临卧用陈粟米泔水化下。

【功用】《医方类聚》引《经验良方》：清膈凉血。

【主治】

1.《太平惠民和济局方》：小儿蕴积毒热，惊惕狂躁，颊赤咽干，口舌生疮，夜卧不宁，谵语烦渴，头面身体多生疮疖。

2.《医方类聚》引《经验良方》：䘌鼻疳疮，热疳肌肉黄瘦，雀目夜不见物。

3.《医宗金鉴》：胎敛疮。小儿热极，皮肤火热，红晕成片，游走状如火丹。

辰砂金箔散

【来源】《太平惠民和济局方》卷十。

【组成】辰砂（研飞）七十两 人参（去芦） 茯苓（去皮） 牙消（枯）各三十两 桔梗五十两 蛤粉（研飞）八十两 甘草（炒）二十五两 金箔二百片（入药） 生脑子（研）二两

【用法】大人、小儿咽喉肿痛，口舌生疮，每用少许，掺在患处，咽津；大人膈热，每服一钱，食后、临卧新水调下。

【主治】小儿心膈邪热，神志不宁，惊惕烦渴，恍

惚忪悸，睡卧不安，谵语狂忘，齿龈生疮，咽喉肿痛，口舌生疮，及痰实咳嗽，咽膈不利。

消毒散

【来源】《太平惠民和济局方》卷十。

【别名】消毒饮（《易简》）、三味消毒散（《疮疡经验全书》卷八）、三味消毒饮（《麻科活人全书》卷二）、解毒三贤饮（《疡医大全》卷三十三）、必胜散（《本草纲目》卷十五）。

【组成】牛蒡子（爁）六两　荆芥穗一两　甘草（炙）二两

【用法】上为粗末。每服一钱，用水一盏，煎七分，去滓，食后温服。

【主治】

1.《太平惠民和济局方》：小儿疮疹已出，未能匀透，及毒气壅遏，虽出不快，壮热狂躁，咽膈壅塞，睡卧不安，大便秘涩。及大人小儿上膈壅热，咽喉肿痛，胸膈不利。

2.《活幼心书》：小儿急惊风毒，赤紫丹瘤，咽喉肿痛，九道有血妄行及遍身疮疥。

3.《仁术便览》：口舌生疮，牙根臭烂。

【宜忌】若大便利者，不宜服之。

黄耆散

【来源】《养老奉亲书》。

【组成】黄耆一两　川芎一两　防风一两　甘草一两　白蒺藜一两（略炒，杵去尖，出火毒）　甘菊花三分（不得用新菊）

【用法】上净洗晒干，勿更近火，捣为末。每服二钱，早晨空心、日午、临卧各一服，干咽或米饮调下。暴赤风毒，泪昏涩痛痒等眼疾，只三服，三两日永效；内外障眼，久服方退。

【主治】老人春时，诸般眼疾发动，兼口鼻生疮。

【宜忌】忌房室、毒物、火上食；凡患眼，切不得头上针烙出血及服皂角、牵牛等药，取一时之快，并大损眼。

小金箔丸

【来源】《幼幼新书》卷十九引《灵苑方》。

【组成】金箔五片　朱砂　琥珀　雄黄　硼砂　铅白霜各二钱　白龙脑　生犀末　天竺黄　寒水石（煅过）各三钱　牛黄少许（研）

【用法】上药同入乳钵内，研为细末，用粟米饮为丸，如小豆大。每服五丸，用竹叶熟蜜水送下。

【功用】化痰毒风涎，安魂定魄，镇心神。

【主治】大人、小儿心脏壅毒，咽喉不利，上壅口疮，夜卧不稳，心膈烦躁；惊邪；室女骨蒸热劳。

腻香散

【来源】《普济方》二九九引《旅舍方》。

【组成】黄柏（蜜炙）一钱　腻粉　麝香各少许

【用法】上研匀。贴之，一日三次。

【主治】口舌唇吻等疮。

紫金膏

【来源】《普济方》卷二九九引《护命方》。

【组成】乳糖四两　胆矾八铢（研碎）

【用法】以水一碗半，炼乳糖、胆矾二味成汁，取一碗以来，倾出放冷，以新瓦器收之。以箸挑两三滴，着在痛处疮中内。停待片时吐出热涎，立便安效。

【主治】口疮，连年累月不效，痰涎满口，饮食不快。

腻香散

【来源】《普济方》二九九引《旅舍方》。

【组成】黄柏（蜜炙）一钱　腻粉　麝香各少许

【用法】上研匀。贴之，一日三次。

【主治】口舌唇吻等疮。

黄柏升麻汤

【来源】《伤寒总病论》卷三。

【组成】黄柏　升麻　甘草（生）各半两

【用法】上锉，水一升半，煮半升，入地黄汁一合，煎半升。分二服，细呷之。

【主治】天行口疮。

升麻六物汤

【来源】《类证活人书》卷十九。

【组成】升麻　栀子仁各二两　大青　杏仁（去皮尖）　黄芩各一两半

《医学正传》有甘草。

【用法】上锉，如麻豆大。每服五钱，水一盏半，加葱白三茎，煎至一盏，去滓温服。

【主治】

1.《类证活人书》：妊娠七月伤寒，壮热，赤斑变黑、溺血。

2.《普济方》：口疮赤烂。

大青煎

【来源】《圣济总录》卷三十。

【组成】大青　升麻　射干（去毛）　苦竹叶　山栀子仁各一两　黄柏（去粗皮，蜜炙）半两　玄参（坚者）三分　蔷薇根二两　生地黄汁　白蜜各半斤

【用法】上将八味锉如麻豆大。用水五升，煎至一升，去滓，下蜜、地黄汁，搅匀，再煎如稠饧，以净器盛。每服半匙，含化咽津，不拘时候。

【主治】伤寒后，下冷上热，口舌生疮。

升麻汤

【来源】《圣济总录》卷三十。

【组成】升麻一两　麦门冬（去心，焙）三两　牡丹皮　甘草（炙，锉）各半两

【用法】上为粗末。每服五钱匕，水一盏半，加竹叶三七片，大枣二枚（擘破），煎至八分，去滓，食后温服。

【主治】伤寒口舌疮赤烂。

地黄煎

【来源】《圣济总录》卷三十。

【组成】生地黄汁三合　蜜五合

【用法】上搅匀，慢火煎如稠饧。每服半匙，含化，徐徐咽津，不拘时候。

【主治】伤寒心热，口舌生疮。

芍药汤

【来源】《圣济总录》卷三十。

【组成】芍药　黄芩（去黑心）　羚羊角（镑）　甘草（炙，锉）各一两　大青三分　升麻二两　黄柏（去粗皮，蜜炙）半两

【用法】上为粗末。每服五钱匕，水一盏半，加竹叶三七片，煎至八分，去滓，入蜜半合，更煎一二沸，食后温服。

【主治】伤寒后，心热口疮久不愈。

连翘散

【来源】《圣济总录》卷三十。

【组成】连翘半两　白药子三分　丹参　山栀子仁　柴胡（去苗）各半两　甘草（炙，锉）一分　恶实　黄柏（去粗皮，蜜炙）半两

【用法】上为细散。每服二钱匕，食后用蜜水调下，一日二次。

【主治】伤寒热毒未解，咽喉壅塞，口内生疮。

秦艽汤

【来源】《圣济总录》卷三十。

【组成】秦艽（去苗土）　柴胡（去苗）　大青各一两　升麻　黄芩（去黑心）　甘草（炙，锉）各三分　虎杖半两

【用法】上为粗末，每服五钱匕，水一盏半，加葱白五寸（切），豉一百粒，煎至八分，去滓，食后温服。

【主治】伤寒后，口内生疮，小便赤色，手足烦热。

柴胡汤

【来源】《圣济总录》卷三十。

【组成】柴胡（去苗）一两　升麻　芍药　麦门冬（去心，焙）　甘草　黄芩（去黑心）各三分　知母（焙）　黄连各五钱

方中知母、黄连用量原缺，据《普济方》补。

【用法】上为粗末。每服五钱匕，水一盏半，加生

姜一枣大（拍碎），豉一百粒，葱白五寸，煎至一盏，去滓，食后温服。
【主治】伤寒热病后，乍寒乍热，骨节痛，口舌生疮。

黄连汤

【来源】《圣济总录》卷三十。
【组成】黄连（去须，炒）一两　大黄（锉，炒）　大青　升麻　黄芩（去黑心）　甘草（炙，锉）各三分
【用法】上为粗末。每服五钱匕，水一盏半，煎至八分，去滓，食后温服。
【主治】伤寒后口舌生疮。

黄柏汤

【来源】《圣济总录》卷三十。
【组成】黄柏（去粗皮，蜜炙）　大青　龙胆　玄参（坚者）　生干地黄各半两　升麻一两　射干三分（去毛）
【用法】上为粗末。每服五钱匕，水一盏半，加竹叶三七片，煎至八分，去滓，入蜜一合搅匀，食后含化咽津。
【主治】伤寒后心脏热，舌裂口生疮。

黄柏煎

【来源】《圣济总录》卷三十。
【组成】黄柏一两。
【用法】上为末，入蜜三两和匀，慢火煎如稀饧。每取少许含化，良久吐涎，一日三五次，不拘时候；咽津亦得。胸中似有疮者，即用蜜酒调下二钱匕。
【主治】伤寒后心热，口疮久不愈。

羚羊角汤

【来源】《圣济总录》卷三十。
【组成】羚羊角（镑）　射干（去毛）　麦门冬（去心，焙）　芦根各一两　升麻　芍药各三分　木通（锉）一两半
【用法】上为粗末。每服五钱匕，以水一盏半，煎至八分，去滓，食后温服。
【主治】伤寒热病后，余热上冲，口舌生疮。

犀角汤

【来源】《圣济总录》卷三十。
【组成】犀角（镑）　玄参各一两　胡黄连　甘草（炙，锉）各半两
【用法】上为粗末。每服五钱匕，水一盏半，加竹叶三七片，煎至半盏，去滓，食后温服。
【主治】伤寒后心脏虚热，满口生疮。

蒺藜散

【来源】《圣济总录》卷三十。
【别名】蒺藜子散（《普济方》卷二九九）。
【组成】蒺藜子（炒，去角）　白扁豆（炒）各一两
【用法】上为散。每服一钱匕，如茶点服，不拘时候。
【主治】伤寒后脾胃热壅，唇口常有疮。

地黄煎

【来源】《圣济总录》卷三十二。
【组成】生地黄汁二合　铅丹（炒）一两　猪牙皂荚一挺（去皮，酥炙，为末）　白蜜二两
【用法】上和匀，以瓶子盛，密封头，饭上蒸一时久，去滓收之。每取一匙头，含化咽津。
【主治】伤寒后咽喉不能咽食，口中生疮，积热上攻，涎出不止。

黄芩汤

【来源】《圣济总录》卷三十二。
【组成】黄芩（去黑心）　大青　山栀子仁　甘草（炙，锉）各半两　升麻　麦门冬（去心，焙）各三分
【用法】上为粗末。每服三钱匕，水一盏，加竹叶七片，煎至六分，去滓，食后温服，一日三五次。
【主治】伤寒后毒气上攻，咽喉疮痛，口疮，烦躁

头痛。

犀角汤

【来源】《圣济总录》卷三十三。
【组成】犀角（镑） 龙骨各一两 木香三分 阿胶（炙令燥）一两 升麻半两 桃仁（汤浸，去皮尖双仁）一两
【用法】上为粗末。每服三钱匕，水一盏，煎至六分，去滓温服，晚再服。
【主治】伤寒后唇口生疮，心中懊憹，虫食下部，时或下利。

犀角散

【来源】《圣济总录》卷四十一。
【组成】犀角（镑屑） 决明子 人参各一分 栀子仁 龙胆 白术各半两
【用法】上为细散。每服一钱半匕，食后良久温熟水调下。
【主治】肝元虚损，口内生疮，饮食不进。

郁金散

【来源】《圣济总录》卷四十三。
【组成】郁金一两 白附子（炮）半两 羌活（去芦头）三分 甘草（炙，锉）半两 黄连（去须）一分 黄芩（去黑心）半两 侧柏半两 大黄（锉，炒） 干蝎（去土，炒）各半两
【用法】上为细散。每服二钱匕，食后薄荷熟水调下；生姜蜜汤下亦得。
【主治】小肠实热，心下急痹，口舌生疮。

茯苓汤

【来源】《圣济总录》卷六十七。
【组成】赤茯苓（去黑皮）一两 人参三两
【用法】上为粗末。以水三盏，煎取一盏半，去滓，分三次温服。
【主治】胸胁逆满胀渴，口疮。

地黄汤

【来源】《圣济总录》卷八十六。
【组成】生干地黄（焙） 柴胡（去苗）各一两 石膏二两 栀子仁三分 赤小豆（生）三两 木通（锉）三分
【用法】上为粗末。每服三钱匕，水一盏，加竹叶十四片，同煎取六分，去滓温服，不拘时候。
【主治】心劳实热，口疮心烦，多笑少力，小便不利。

菊花汤

【来源】《圣济总录》卷八十六。
【组成】菊花 升麻 独活（去芦头） 防风（去叉） 知母（焙） 黄芩（去黑心） 玄参 藁本（去苗土） 大黄（锉，炒） 栀子仁 前胡（去芦头） 桔梗 甘草（炙，锉） 麦门冬（去心，焙） 生干地黄（焙）各一两
【用法】上为粗散。每服五钱匕，水一盏半，煎至八分，去滓，食后温服。
【主治】心劳客热，毒气上攻，口中生疮，齿断肉烂。

二物散

【来源】《圣济总录》卷一一七。
【组成】白僵蚕 黄连各等分
【用法】上为末。临卧掺口内。
【主治】口疮。

干蟾散

【来源】《圣济总录》卷一一七。
【组成】干蟾（炙）一枚
【用法】上为散。绵裹半钱匕，含吐津。
【主治】口疮。

大青丸

【来源】《圣济总录》卷一一七。
【组成】大青（去根） 甘草（炙、锉） 枳壳

（去瓤，麸炒） 苦参（锉）各三分 黄连（去须） 生干地黄（焙） 升麻各一两
【用法】上为末，炼蜜为丸，如梧桐子大。每服二十丸，食后热水送下，一日二次。
【主治】心脾中热，口糜生疮，乍发乍退，久不愈。

大黄汤

【来源】《圣济总录》卷一一七。
【组成】大黄（锉）一两 芒消（研） 黄连（去须） 黄柏（炙）各半两
【用法】上为粗末。每服三钱匕，水一盏，煎至六分，去滓，加蜜半匙，酥少许，细呷含咽。
【主治】口糜生疮。

大黄散

【来源】《圣济总录》卷一一七。
【组成】大黄（灰火煨，锉） 甘草（炙，锉） 黄柏（炙，锉）各一两 密陀僧（研） 滑石（研）各一分
【用法】上为散。每服一钱匕，绵裹含。有涎即吐。
【主治】口糜生疮，久不愈。

大黄蜜煎

【来源】《圣济总录》卷一一七。
【组成】大黄一两（切如指头大）
【用法】以蜜煎五七沸，候冷取出。每含一块，咽津。
【主治】口糜生疮。

马牙消散

【来源】《圣济总录》卷一一七。
【组成】马牙消（研末）一两
【用法】上为末。每服一钱匕，含咽津，一日三五次。
【主治】口疮，喉痹，及伤寒病后，咽痛闭塞不通，毒气上冲。

无食子散

【来源】《圣济总录》卷一一七。
【组成】无食子（烧灰，细研）一两
【用法】每取一钱匕，敷舌上，一日三五次。
【主治】口疮。

升麻丸

【来源】《圣济总录》卷一一七。
【组成】升麻 黄连（去须） 黄柏（炙，锉） 杏仁（汤浸，去皮尖双仁）各一两
【用法】上四味，将上三味捣罗为末，次研杏仁如膏，加炼蜜三两，以药末并杏仁膏合和为丸，如弹子大。每服一丸，含化咽津。
【主治】口糜生疮。

升麻饮

【来源】《圣济总录》卷一一七。
【组成】升麻 黄连（去须） 羚羊角（镑） 玄参 黄芩（去黑心） 麦门冬（去心，焙） 葛根（锉） 大黄（锉） 羌活（去芦头） 防风（去叉） 甘菊花各半两 人参三分 甘草（炙，锉） 知母各一分
【用法】上为粗末。每服三钱匕，水一盏，煎至七分，去滓，食后温服。
【主治】口内生疮，齿龈肉烂。

升麻含汁方

【来源】《圣济总录》卷一一七。
【组成】升麻不拘多少
【用法】上一味，含一块咽津。
【主治】口疮。

丹砂膏

【来源】《圣济总录》卷一一七。
【组成】丹砂（研）一分 猪脂 蜜各三两 杏仁（汤浸，去皮尖双仁，研）三十七粒 腻粉 白矾（研） 胡粉各一分 生地黄半两（切，

焙） 麝香（研）一分

【用法】上九味，捣研七味为末，先煎脂、蜜令化，去滓，次下诸药，更煎十余沸，以绵滤去滓，更煎待膏就，瓷盒盛。每用如杏仁大，绵裹含，吐津。

【主治】口疮，积年不愈。

甘草丸

【来源】《圣济总录》卷一一七。

【组成】甘草一寸（炙赤色） 杏仁二十枚（汤浸去皮、尖、双仁，研） 黄连末一分

【用法】上为末，和匀。每服如杏仁大。绵裹含化咽津。

【主治】口糜生疮，痛不得食。

甘草煎

【来源】《圣济总录》卷一一七。

【组成】甘草（炙，为末）半两 猪膏四两 白蜜二两 黄连（去须，为末）一两

【用法】上药先煎脂令沸，去滓，下蜜并药等，慢火熬成煎。每服一匙头，含咽津。以愈为度。

【主治】口疮。

石胆煎

【来源】《圣济总录》卷一一七。

【组成】石胆半钱（烧、研末） 蜜一合 黄柏末一钱匕 蟾酥（研）半钱

【用法】先于铛中慢火煎蜜，次下药末，煎如饧。每含如杏核大。吐津，不得咽。

【主治】口疮疼痛。

生姜煎

【来源】《圣济总录》卷一一七。

【组成】生姜（取汁）一盏 白沙蜜三两

【用法】同煎十余沸，用瓷器盛。时时以热水调一匙头，含咽之。

【主治】口疮疼痛。

生蜜涂方

【来源】《圣济总录》卷一一七。

【组成】蜜（生使）

【用法】上一味，频用涂疮上。

【主治】口疮糜烂。

白芷散

【来源】《圣济总录》卷一一七。

【组成】白芷末一钱，铜绿一钱 白僵蚕四枚 干烟脂半钱

【用法】上为末。每用少许，以鸡翎子扫疮。有涎吐之，不得咽津。

【主治】口舌生疮，久不愈。

白矾煎

【来源】《圣济总录》卷一一七。

【组成】白矾（末） 铅丹（研）各一两 附子（去皮脐，生为末） 屋下火煤各半两

【用法】上为末，入白蜜三两煎为煎，入竹筒盛，饭上炊一次。每用少许含。吐涎出。

【主治】口疮。

玄参丸

【来源】《圣济总录》卷一一七。

【别名】玄门丹（《寿世保元》卷六）。

【组成】玄参 天门冬（去心，焙） 麦门冬（去心，焙）各一两

【用法】上为末，炼蜜为丸，如弹子大。每用一丸，绵裹含化咽津。

【主治】

1.《圣济总录》：口疮。
2.《寿世保元》：虚火口疮，连年不愈。

玄参汤

【来源】《圣济总录》卷一一七。

【组成】玄参 茅根（锉） 羌活（去芦头） 竹茹 木通（锉） 羚羊角（镑） 升麻各半两 黄

连（去须） 人参 苦竹叶 半夏（汤洗去滑）各三分 甘草（锉）一分

【用法】上为粗末。每服三钱匕，水一盏，加生姜三片，煎至六分，去滓，食后温服。

【主治】心肺壅热，口内生疮，胸膈痰逆。

玄参煎

【来源】《圣济总录》卷一一七。

【组成】生玄参汁 生葛汁各三升 银十两 寒水石（捣末） 石膏（捣末） 滑石（捣末） 磁石（煅，醋淬七遍，捣末）各一斤 升麻 羚羊角（镑） 犀角（镑） 甘草（锉）各二两 芒消一斤 牛黄（研为细末）二两

【用法】上十三味，除银、玄参、生葛、芒消、牛黄外，并粗捣筛，以水三斗，煎银、寒水石、石膏、滑石、磁石，取汁二斗，去滓；别以水五盏，煎升麻、羚羊角、犀角、甘草至二盏，去滓，与玄参并生葛汁，一处都和，再煎如稀饧，然后下芒消搅匀，倾入瓷器中盛，却入牛黄末，再搅取匀停，令黄黑色。每取两大匙，入蜜一合和匀，分四服，热汤调下，不拘时候。

【主治】热毒发动，口疮，心烦躁。

芎藭丸

【来源】《圣济总录》卷一一七。

【组成】芎藭二两 白芷 陈橘皮（汤浸，去白，焙） 黄连（去须）各半两

【用法】上为末，炼蜜为丸，如梧桐子大。每服二十丸，甘草汤送下，不拘时候。

【主治】口吻疮。

豆豉散

【来源】《圣济总录》卷一一七。

【组成】豆豉四两（炒）

【用法】上为散。每用绵裹一钱匕含之，每日五七次。

【主治】口疮。

杏仁丸

【来源】《圣济总录》卷一一七。

【组成】杏仁（汤浸，去皮尖双仁）十粒 蛇床子（烧灰） 白芷（烧灰） 腻粉各一分

【用法】上药研杏仁如膏，和三味为丸，如鸡头子大。每细嚼五丸，不得咽津。吐涎出，立效。

【主治】口疮。

杏仁煎

【来源】《圣济总录》卷一一七。

【组成】杏仁（去皮尖双仁，研）二七粒 胡粉（研） 铅丹（研）各一分

【用法】上药用蜜五合调和，用竹筒盛，蒸一炊久，旋含之。吐津不得咽。

【主治】口疮。

杏仁饼子

【来源】《圣济总录》卷一一七。

【组成】杏仁（汤浸，去皮尖双仁）十四枚（别研细） 腻粉一钱

【用法】上药和研匀如膏，为饼如钱眼大，铅丹为衣。先用盐汤漱口，含一饼。涎出即吐。

【主治】口糜生热疮。

吹喉朴消散

【来源】《圣济总录》卷一一七。

【别名】朴消散（《普济方》卷二九九）。

【组成】朴消 消石 胆矾 白矾 芒消（五味皆枯干） 寒水石（烧） 白僵蚕（直者，炒） 甘草（炙，锉） 青黛（研）各等分

【用法】上为细散，和匀。每用少许，掺疮上；遇喉闭，用笔管吹一字在喉中。

【主治】口疮及喉闭。

附子涂脚方

【来源】《圣济总录》卷一一七。

【组成】附子一枚（生，为末）

【用法】上以姜汁和匀，摊脚心。
【主治】口疮。

鸡舌香丸

【来源】《圣济总录》卷一一七。
【组成】鸡舌香（末） 松脂（研）各一分 胡椒（为末）三七粒 细辛（为末）三分
【用法】上用苏木浓煎汁和药，为丸如梧桐子大。每以暖水研一丸，涂疮上。
【主治】久患口疮，不任食物。

柳花散

【来源】《圣济总录》卷一一七。
【组成】黄柏一两 淀花半两
【用法】上为散。临卧干掺。误咽也不妨。
【主治】口疮。

胡粉膏

【来源】《圣济总录》卷一一七。
【组成】胡粉（炒研）
【用法】上以牛酥调如膏。每含如杏仁大，咽津。
【主治】口疮。

荠苨煎

【来源】《圣济总录》卷一一七。
【组成】荠苨三十枚
【用法】上药以薄绵裹，酒煮二十沸许，取出。每含一枚，良久嚼咽之，一日三五次。
【主治】口疮。

神圣膏

【来源】《圣济总录》卷一一七。
【别名】茱萸膏（《普济方》卷二九九）。
【组成】吴茱萸一两
【用法】上为末，用酸醋一大盏，调熬成膏，再入地龙末半两搅匀。每临卧时，先用葱椒汤洗足拭干，用药遍涂两脚底心，或以帛绵系定。次日必减，未减再涂。
【主治】
1.《圣济总录》：下冷口疮。
2.《普济方》：咽喉痛。

扁豆汤

【来源】《圣济总录》卷一一七。
【组成】扁豆（炒） 蒺藜子（炒）各二两
【用法】上为粗末。每服五钱匕，水一盏半，煎至一盏，去滓服，每日三次，不拘时候。
【主治】心脾肠热，口舌干燥生疮。

秦艽散

【来源】《圣济总录》卷一一七。
【组成】秦艽（去苗土） 柴胡（去苗）各一两
【用法】上为散。每服三钱匕，割猪肝三两片，用酒煮之，去肝，取酒调药，温服十服，当愈。
【主治】虚劳口疮久不愈。

柴胡汤

【来源】《圣济总录》卷一一七。
【别名】柴胡地骨皮汤（《宣明论方》卷一）、柴胡地骨散（《赤水玄珠全集》卷三）、柴皮汤（《杏苑生春》卷六）、柴胡地骨皮散（《外科集腋》卷三）。
【组成】柴胡（去苗） 地骨皮各一两
【用法】上为粗末。每服三钱匕，水一盏，煎至六分，去滓，细含咽之。
【主治】
1.《圣济总录》：口糜生疮。
2.《宣明论方》：小肠有热，胀满。
【方论】《绛雪园古方选注》：以柴胡内开腑间结气，外通开阖之机，佐以地骨皮之甘寒，专泻下焦热淫，仍赖柴胡引领清气上升而行阳道，则热解糜平。

黄连膏

【来源】《圣济总录》卷一一七。

【组成】黄连（去须） 升麻 槐白皮 大青 苦竹叶各一两
【用法】上锉细，以水二升，煎至半升，去滓取汁，入龙脑。蜜，搅令匀，煎成膏。涂疮上，一日三次。
【主治】久患口疮。

黄柏散

【来源】《圣济总录》卷一一七。
【别名】黄柏白蚕散（《古今医统大全》卷六十三）、白蚕黄柏散（《景岳全书》卷六十）。
【组成】黄柏（蜜涂炙干，去火毒） 白僵蚕（直者，置新瓦上，下以火煿蚕丝断，出火毒）各等分
【用法】上为细散。掺疮及舌上，吐涎。
【主治】口糜生疮。

黄柏煎

【来源】《圣济总录》卷一一七。
【组成】黄柏（末）一两 乱发（洗去腻）三两 硫黄（研）一分 黄连（末）一两 麻油半斤
【用法】先将油煎发消，然后下黄柏等末，重煎待凝成煎，每含如杏仁大，吐津，不得咽。
【主治】口疮。

铜绿散

【来源】《圣济总录》卷一一七。
【组成】铜绿（研）一钱 铅丹（炒，研）半两 白芷（焙）一分
【用法】上为末。取少许掺舌上。
【主治】口疮，久患不愈。

滑石散

【来源】《圣济总录》卷一一七。
【组成】滑石 胆矾各一两
【用法】上为散。每用一钱匕，以绵裹含，吐津。
【主治】口疮。

楸木汁方

【来源】《圣济总录》卷一一七。
【组成】楸木白汁五合
【用法】每取一匙头，含咽。
【主治】口疮。

槐枝煎

【来源】《圣济总录》卷一一七。
【组成】槐枝（二三月采好者，锉） 桑枝（锉） 柳枝（锉）各一斗（三味以水五斗，隔宿浸，次日入锅文武火煎，约得一斗，去滓，再入铜铛煎至五升入后药） 槐蛀虫一两 细辛（去苗叶）半两 藁木（去苗土）一两 胡桐泪 升麻 莽草各半两 麝香（研）一分
【用法】上将后七味为末，入前药汁内，更煎如饧。临卧净漱口，以药半匙敷痛处，有涎即吐之，临卧再用。
【主治】口疮。

碧玉散

【来源】《圣济总录》卷一一七。
【组成】胆矾半两（锅子内烧通赤，地上出火毒）
【用法】上研细。每取少许，敷疮上，有清涎吐之。
【主治】口疮，诸药不效者。

蔷薇膏

【来源】《圣济总录》卷一一七。
【组成】蔷薇根 郁李根 水杨皮 牛蒡根（并细切）各一斤 苍耳一升 露蜂房（碎劈）三枚 生地黄（切） 升麻 当归（洗切）各一两 地骨皮 白芷 石胆（研）各半两 熟铜粉（研） 麝香（研）各一分
【用法】上十四味，先以前六味细切，水二斗，煎至五升，葛布绞去滓；次入地黄、升麻、当归、地骨皮、白芷再煎至二升，绵滤去滓；慢火又煎成膏，乘热下后三味研药，搅令匀，瓷器盛。每含如弹丸大，吐津。

【主治】风热上攻，口疮多年不愈。

蔷薇根散

【来源】《圣济总录》卷一一七。
【组成】蔷薇根（锉）一握　蜀椒（去目并闭口，炒出汗）四十九粒
【用法】上为散。以浆水二盏，煎五七沸，去滓，热含冷吐。
【主治】口疮。经年发歇，饮食艰难。

蟾酥线

【来源】《圣济总录》卷一一七。
【组成】蟾酥二片　牛黄末一钱匕
【用法】以水半盏，浸化为水，更入牛黄末搅匀，以丝线五十条，就药中浸一宿，阴干。每取一条含，吐津。
【主治】
1.《圣济总录》：口疮。
2.《普济方》：上下腭生疮，不可食者。

蟾酥线

【来源】《圣济总录》卷一一七。
【别名】蟾酥绵（《奇效良方》卷六十）。
【组成】真蟾酥五皂子大　硼砂　龙脑　麝香各一皂子大
【用法】上研极细末。以温汤半盏，化令匀，入绯线半钱，蘸药汁晒干，再蘸再晒，候药汁尽，将线寸截。每用一条，贴于患疮处，有涎即吐，每日三五次，取愈为度。
【主治】口疮久不愈。

蘘荷根汤

【来源】《圣济总录》卷一一七。
【组成】蘘荷根二两
【用法】一味细锉，分为三分。以水二盏，煎三五沸，去滓，热含冷吐。
【主治】口疮。

麝香散

【来源】《圣济总录》卷一一七。
【组成】麝香（研）一字　胡黄连一钱　槟榔（生，锉）一枚
【用法】上为细散。旋敷之。
【主治】口疮。

升麻汤

【来源】《圣济总录》卷一一八。
【组成】升麻一两　大青（去根）三分　射干三分　玄参三两　黄柏（去粗皮）一两　山栀子仁半两　蔷薇根（锉）三两
【用法】上为粗末。每服五钱匕，水二盏，加竹叶七片，煎至一盏，去滓，入蜜少许，地黄汁一合，更煎三五沸，徐徐含咽。
【主治】口舌生疮。

乌犀汤

【来源】《圣济总录》卷一一八。
【别名】犀角汤（《普济方》卷二二九）。
【组成】犀角屑三分　羚羊角屑三分　丹砂（研）三分　黄耆（锉）半两　大黄（锉）一分　升麻半两　生干地黄（焙）一两　射干一分　天门冬（生者，去心，焙）一两　玄参三分　甘草（炙，锉）一两
【用法】上为粗末。每服三钱匕，水一盏，煎至六分，去滓，食后温服。
【主治】口舌生疮。

防风散

【来源】《圣济总录》卷一一八。
【组成】防风（去叉）一两　龙胆一两　生地黄（切，焙）二两　沉香（锉）半两　升麻半两
【用法】上为散。每用二钱匕，加盐少许，沸汤调匀，揩齿含咽便睡。
【主治】口舌生疮。

芦荟散

【来源】《圣济总录》卷一一八。

【组成】芦荟（研）半两 丹砂（研）一分 丁香一分 麝香半分 牛黄（研）半分 蟾酥半两 角蒿灰（研）半两 瓜蒂二十枚 羊蹄花半两 干蜗牛（研）三枚 熊胆（研）一钱 细辛（去苗叶）一分 马牙消（研）三分 白矾灰（研）半分

【用法】上为散。先以头发裹指，于温水内蘸揩之，软帛彪却脓水，取少许药末掺疮上。或轻，可即去蟾酥、芦荟，看病大小，以意加减用之。

【主治】口舌生疮。

郁金散

【来源】《圣济总录》卷一一八。

【组成】郁金半两 白矾（生研）一分 铅霜（研）一分 槟榔（锉）半两

【用法】上为散。每服半钱匕，食后冷熟水调下，一日二次。

【主治】口舌疮。

金粉丸

【来源】《圣济总录》卷一一八。

【组成】绿豆粉半两 荜茇半两

【用法】上为末，糯米粥为丸，如绿豆大。先用冷水漱口后，含化一丸，咽津无妨。

【主治】口舌生疮久不愈。

茯神丸

【来源】《圣济总录》卷一一八。

【组成】茯神（去木）一两 白术一两 旋覆花半两 缩砂蜜（去皮）三分 大黄（微锉）半两 芍药半两 桂（去粗皮）三分 郁李仁（汤浸，去皮）一两 大麻仁（别研）二两 人参半两 枳壳（去瓤，麸炒）三分 诃黎勒（去核）一两 厚朴（去粗皮，生姜汁炙）一两 白槟榔（锉）三分 陈橘皮（汤浸，去白，焙）一两 白鲜皮（锉）半两 地骨白皮（锉）半两

【用法】上为末，炼蜜为丸，如梧桐子大。每服二十丸，渐加至三十丸，空心粥饮送下。

【主治】积年口舌疮，诸方不愈。

晚蚕蛾散

【来源】《圣济总录》卷一一八。

【组成】晚蚕蛾末二钱 干蟾半枚（烧灰，研） 益母草半两 人中白半钱 白矾灰半钱

【用法】上为细散。先以绵缠手指，以温浆水洗去白皮，掺药于疮上，一日三五次。

【主治】口舌生疮，齿动。

密陀僧丸

【来源】《圣济总录》卷一一八。

【别名】蜜陀僧丸（《普济方》卷二九九）。

【组成】密陀僧（研细） 石胆（研细） 白蜜各一两 生地黄一斤（捣绞取汁）

【用法】上药合和令匀，以竹筒盛于饭上蒸，候泣干即住，以饭为丸，如梧桐子大。每含化一丸，有涎即吐出。

【主治】口舌生疮。

密陀僧散

【来源】《圣济总录》卷一一八。

【组成】密陀僧（研） 黄柏（锉） 甘草（炙，锉）各一两 蒲黄 黄药各半两

【用法】上为散。每用一钱匕，敷于疮上。

【主治】口舌生疮。

麝香散

【来源】《圣济总录》卷一一八。

【组成】麝香（研）一分 干虾蟆（烧灰，研）一两 黄蘗（去粗皮、炙、锉）一两 甘草（炙、锉）三分 母丁香一分 甜瓜蒂一分 石胆（研）一分

【用法】上为散。临卧以一钱匕掺舌上，有涎吐出。

【主治】口舌生疮。

白矾散

【来源】《圣济总录》卷一一九。

【组成】白矾（烧灰，研）半两　升麻一两　细辛（去苗叶）一两　丹砂（研）一分　麝香（研）半钱　甘草（炙，锉）一分

【用法】上为散。先以盐浆水洗漱后，用熟水调药，鸡毛涂之，一日三五次。

【主治】风䘌口疮。

牛黄金露丸

【来源】《圣济总录》卷一二三。

【组成】牛黄（研）　龙脑（研）各一钱　人参末二两　甘草（生，为末）半两　丹砂（研，水飞）一两　甜消（研）半两

【用法】上为细末，以软糯米饭为丸，如鸡头子大。每服一丸，含化咽津。

【功用】化涎解躁。

【主治】风热毒气上攻，咽喉、舌颊肿痛生疮，噎闷。

龙胆煎

【来源】《圣济总录》卷一二三。

【组成】龙胆　黄连（去须）　黄柏（去皮，蜜炙）　升麻（去土）　苦竹叶（切）　槐白皮　大青各一两　白蜜半合　酥半合

【用法】上药细锉七味如麻豆大，以水三升半，煮取七合，绞去滓，纳蜜及酥，再煎五六沸。每月服一匙头，含化咽津，一日五六次。

【主治】喉中疮，并口疮。

大青煎

【来源】《圣济总录》卷一二四。

【组成】大青　黄柏（去粗皮，蜜炙）　升麻　射干　蔷薇根各半两　苦竹叶一握（细切）　生地黄半两　玄参一两　白蜜二两　天门冬（去心，焙）半两

【用法】上除蜜外，细锉。用水三升，煎取一升，去滓下蜜，再煎成膏。每服半匙，含化咽津，不拘时候。

【主治】喉中热塞，及舌上腭生疮。

泻脾大青汤

【来源】《圣济总录》卷一二四。

【别名】大青汤（《济生方》卷五）。

【组成】大青　升麻　大黄（锉，炒）各二两　生干地黄（切，焙）三两

【用法】上为粗末。每服二钱匕，以水一盏，煎至七分，去滓温服。利即愈。

【主治】咽喉唇肿，口舌糜烂，口甘面热。

射干膏

【来源】《圣济总录》卷一二四。

【组成】射干　升麻　栀子仁　玄参　小豆卷各一两半　黄柏（去粗皮）二两　赤蜜 地黄汁各三合　大枣（去核）十枚

【用法】除蜜并地黄汁外，上锉细，如麻豆大，以水五升，煎至一升半，去滓，下蜜与地黄汁，慢火煎成膏。细细含化咽津。

【主治】咽干，口疮，牙痈，心肺热盛。

牡蛎散

【来源】《圣济总录》卷一二七。

【组成】牡蛎（黄泥固济，煅取白为度）三两　甘草（炙，锉）一两

【用法】上为散。每服二钱匕，一日三次，空心，点腊茶清调下。并用好皂荚一挺，去皮，分作两截，一截使米醋半盏刷炙，以醋干为度，一截焙干；乌头二枚，内一枚炮，一枚生；炒糯米三十粒，同为末，再用醋半盏，暖动和匀成膏贴之。

【主治】

1.《圣济总录》：瘰疬。

2.《三因极一病证方论》：小儿口疮。

茱萸膏

【来源】《圣济总录》卷一四九。

【组成】茱萸东行根（洗，锉）

【用法】上为末。醋调敷之。

【功用】《赤水玄珠全集》：引热下行。

【主治】

1.《圣济总录》：蠼螋尿疮，汁出疼痛。

2.《赤水玄珠全集》：心脾热，唇口生疮，重舌、木舌。

龙齿散

【来源】《圣济总录》卷一七三。
【组成】龙齿半两　丁香一分　黄连（去须）　胡粉（炒）　赤茯苓（去黑皮）各半两　枳壳（去瓤，麸炒）一分
【用法】上为散。每服半钱匕，食前粥饮调下。或加牛黄一钱亦得。
【主治】小儿疳痢，或口内生疮。
【加减】有鲜血，加芜荑一分。

一捻散

【来源】《圣济总录》卷一八〇。
【组成】青黛　黄柏（去粗皮）　诃黎勒（炮，去核）　密陀僧各等分。
【用法】上为散。取一捻掺舌上；如喉咽内有疮，掺喉中，微微咽津。
【主治】小儿口疮。

大青汤

【来源】《圣济总录》卷一八〇。
【组成】大青三分　黄连（去须）三分
【用法】上为粗末。每服半钱匕，以水半盏，煎至二分，去滓，食后服。
【主治】小儿口疮。

马芹涂方

【来源】《圣济总录》卷一八〇。
【组成】马芹子汁
【用法】先揩唇上血出，涂药，一日三次。
【主治】小儿口疮。

地黄汤

【来源】《圣济总录》卷一八〇。
【组成】生地黄汁　桑根白皮汁各一合
【用法】上入蜜半合，同煎十余沸。每服二分，一日三次。
【主治】小儿口疮。

羊乳饮

【来源】《圣济总录》卷一八〇。
【组成】羊乳五合
【用法】冷点口中。
【主治】小儿口疮赤烂。

乱发拭方

【来源】《圣济总录》卷一八〇。
【组成】父母乱发（净洗）
【用法】上缠桃枝，蘸井华水，以拭口中。
【主治】小儿口疮赤烂。

香白芷散

【来源】《圣济总录》卷一八〇。
【组成】香白芷半两　盐绿一钱　五倍子一分　麝香少许
【用法】上为细散。每用一字，掺疮上。
【主治】小儿口疮。

神验散

【来源】《圣济总录》卷一八〇。
【组成】寒食面五钱　消石七钱
【用法】上为末。每用半钱匕，新水调涂在纸花子上，男左女右，夜晚贴脚心。
【主治】小儿口疮烂臭。

铅丹煎

【来源】《圣济总录》卷一八〇。
【组成】铅丹半两　密陀僧半两　白蜜四两
【用法】先以蜜于铫子内煎令沸，下铅丹，同煎令紫色，次下密陀僧搅令匀成煎，于瓷合盛。每用小豆大，咽津。
【主治】小儿口疮。

黄柏膏

【来源】《圣济总录》卷一八〇。
【组成】黄柏（去粗皮）一分　大豆一合
【用法】上为粗末，以水一盏，煎至二合，去滓，重煎如饧，入少许龙脑研和。涂敷。
【主治】小儿口疮。

蚺蛇胆散

【来源】《圣济总录》卷一八〇。
【组成】蚺蛇胆（研）一分　石胆（研）一分　龙脑一分
【用法】上为细散。每用一字，涂疮上，一日三五次。
【主治】小儿口疮。

蛇蜕拭方

【来源】《圣济总录》卷一八〇。
【组成】蛇蜕
【用法】取蛇蜕，水渍令湿软。拭口内疮。一两度即愈。
【主治】小儿口疮。

寒水石散

【来源】《圣济总录》卷一八〇。
【组成】寒水石一分（烧通赤地上，碗合一宿，出火毒）　白矾（熬令汁枯）一分　铅白霜一分
【用法】上为散。每用少许，掺口疮上，食后临卧用。以愈为度，咽津无妨。
【主治】小儿口疮。

硼砂散

【来源】《圣济总录》卷一八〇。
【组成】蓬砂（研）　砚蝴蝶（研）　密陀僧（研）各半钱
【用法】上用生蜜四两，与药同熬紫色，以新水冰冷，瓷合盛。每用以鸡翎敷之。
【主治】小儿口疮。

栀子仁汤

【来源】《圣济总录》卷一八三。
【组成】栀子仁十个　黄芩（去黑心）　大黄（锉炒）各三两　豉二合
【用法】上为粗末。每服五钱匕，水一盏半，入香豉一合，煎至八分，去滓，食前温服。
【主治】乳石发，体热烦闷，口中疮烂，表里如烧，痛不能食。

香豉汤

【来源】《圣济总录》卷一八三。
【组成】豉半升　葳蕤　甘草（炙，锉）各半两　黄柏（去粗皮，蜜炙，锉）　麦门冬（去心，焙）各一两
【用法】上为粗末。每服五钱匕，水一盏半，煎至八分，去滓温服，一日二次。
【主治】服石后，食少谷气不足，药气积在胃脘，致乳石发动，口中伤烂，舌强而燥，不得食味。

清心丸

【来源】《圣济总录》卷一八五。
【组成】黄柏（去粗皮，锉）一两
【用法】上为末，入龙脑一钱匕，同研匀，炼蜜为丸，如梧桐子大。每服十丸至十五丸，浓煎麦门冬汤送下。
【主治】

1.《圣济总录》：热盛梦泄，心忪恍惚，膈壅舌干。

2.《济阳纲目》：经络中火邪，口疮咽燥。

五味子汤

【来源】《圣济总录》卷一八七。
【组成】五味子　人参　诃黎勒皮（炒）　白术　白茯苓（去黑皮）　桔梗（炒）　枳壳（麸炒，去瓤）　前胡（去苗土）　贝母（去心，炒）　陈橘皮（汤浸去白）　甘草（炙）　半夏（生姜汁和作曲，焙干）各一两　麦门冬（去心，焙）　干姜（炮裂）　桂（去粗皮）各半两

【用法】上为粗末。每服三钱匕，水一盏，加生姜一枣大（切），煎至七分，去滓温服。
【功用】利胸膈，和脾肺气，止嗽思食。
【主治】痰盛，心经虚热，咽喉干焫，舌涩壅闷，口内生疮。

甘露饮子

【来源】《阎氏小儿方论》。
【别名】甘露饮〔《太平惠民和济局方》卷六（绍兴续添方）〕、大甘露饮（《咽喉经验秘传》）。
【组成】生干地黄（焙） 熟干地黄（焙） 天门冬 麦门冬（各去心，焙） 枇杷叶（去毛） 黄芩（去心） 石斛（去苗） 枳壳（麸炒，去瓤） 甘草（锉，炒） 山茵陈叶各等分
【用法】上为粗末。每服二钱，水一盏，煎八分，食后温服；牙齿动摇，牙龈腥热，含漱渫并服。
【功用】

1.《广西中医药》（1985，3：20）：清热利湿，润肺利咽。

2.《上海中医药杂志》（1985，11：27）：滋阴清热，行气利湿。

【主治】

1.《阎氏小儿方论》：心胃热，咽痛，口舌生疮，并疮疹已发未发；又治热气上攻，牙龈肿，牙齿动摇。

2.《太平惠民和济局方》（绍兴续添方）：丈夫、妇人、小儿胃中客热，牙宣口气，牙龈肿烂，时出脓血；目睑垂重，常欲合闭，或即饥烦，不欲饮食，及赤目肿痛，不任凉药，疮肿已发未发；又疗脾胃受湿，瘀热在里；或醉饱房劳，湿热相搏，致生疸病，肢体微肿，胸满气短，小便黄涩；或时身热。

3.《上海中医药杂志》（1985，11：27）：胃脘痛，阴虚盗汗，温热病，咳嗽，消渴，肝郁头痛，衄血，痛经。

【宜忌】《广西中医药》（1985，3：20）：素体阳虚，溃疡日久难愈，肢冷，腰膝酸楚，溲清，舌嫩有齿痕，脉沉细等肾阳不足，阴损反阳，水不济火，虚火上炎之证，不宜用此方。
【方论】

1.《医方集解》：此足阳明少阴药也。烦热多属于虚，二地、二冬、甘草、石斛之甘，治肾胃之虚热，泻而兼补也；茵陈、黄芩之苦寒，折热而去湿；火热上行为患，故又以枳壳、枇杷叶抑而降之也。

2.《医林纂要探源》：熟地黄以滋养肾水；生地黄能升肾水以上交于心；麦冬以清肺宁心；天冬能滋肺金以下生肾水；石斛甘微咸，得水石清虚之气，故能补心安神，清金保肺，去胃中之湿热而布膻中之清化；茵陈去胃中沉郁之湿热；黄芩降肺逆；枳壳破郁积，且能敛阴；枇杷叶酸能补肺敛阴，宁心收散，苦能泄逆气，泻火清金；甘草补中而亦能去热。热盛则水涸，二地以滋之；热盛则金流，二冬以保之；清用黄芩、枇杷叶；去湿用茵陈、枳壳，而皆有悠扬清淑之致。不必大为攻下，此所以为甘露。热莫盛于胃，而诸热皆统于心，心阴不足，则热妄行，石斛补心以除妄热，所谓热淫于内，治以咸寒，佐以苦甘，以酸收之，以苦发之也。

3.《时方歌括》：足阳明胃为燥土，喜润而恶燥，喜降而恶升，故以二冬、二地、石斛，甘草之润以补之；枇杷、枳壳之降以顺之。若用连、柏之苦，则增其燥；若用芪、术之补，则虑其升。即有湿热，用一味黄芩以折之，一味茵陈以渗之，足矣。盖以阳明之治，最重在养津液二字。此方二地、二冬等药，即猪苓汤用阿胶以育阴意也；茵陈、黄芩之折热而去湿，即猪苓汤中用滑、泽之除垢意也。

【验案】

1.口疮 《广西中医药》（1985，3：20）：应用本方加减：干地黄、麦冬各15g，熟地、天冬各12g，黄芩9g，茵陈9g，枇杷叶9g，枳壳6g，石斛10g，黄连6g，桔梗6g，甘草9g，治疗口疮31例。结果：痊愈20例，有效11例。治愈者中用药最短3天，最长7天。

2.胃脘痛 《上海中医药杂志》（1985，11：27）：李某某，男，31岁。上腹部于饭后隐隐灼痛反复发作3年余。症见纳差，口干多饮，大便干结，舌质红，少苔，脉弦细。诊断为慢性胃炎，证属胃阴不足，虚热内扰。用甘露饮去茵陈、枇杷叶，加入金铃子9g，延胡索9g，青木香9g，乌梅6g。连服7剂腹痛消失，食饮好转。后又减理气止痛之品，加入太子参18g，淮山药12g，鸡内金9g，

连服30余剂，症状消失。

3.阴虚盗汗 《上海中医药杂志》（1985，11：27）：魏某某，女，4岁，患儿睡后汗出不止2年，尤以夏天为甚。平素体弱，口干喜饮，纳差，大便干结，小便短急，五心烦热。经用多法治疗无效。唇赤舌红，无苔，脉细数。X线胸透，肺部正常。辨证为阴虚内扰，心液不敛。用甘露饮去茵陈、枇杷叶，余各味减量1/3，再加太子参12g，五味子6g，浮小麦6g。服3剂后好转。后又在此基础上减味，并先后用白芍6g，淮山药9g，生牡蛎12g，连服10余剂，盗汗消失，手足烦热好转，5年未复发。

4.温热病 《上海中医药杂志》（1985，11：27）：某某，男，35岁。因受凉后发烧5天，体温达39.5℃，微恶风寒，伴有头痛，咳嗽，痰少黄稠，口渴唇干，喜冷饮，3天无大便，小便短赤，舌质红，苔薄白，中间微黄，脉滑数，X线胸透，为左侧支气管炎，辨证为外感风热，邪传阳明。用甘露饮去茵陈，枳壳，加石膏30g，大黄9g（后下），银花9g，连翘9g，日服2剂，每日4次。2天后体温下降，大便通畅，头痛减轻，但仍有咳嗽，低烧，周身酸痛，去上方加味之药合麻杏石甘汤及蔓荆子。日服1剂，每日2次，连服5剂，症状消失。

5.口腔溃疡 《甘肃中医》（1992，4：29）：应用本方：生地10g，熟地10g，天冬10g，麦冬10g，石斛10g，茵陈10g，枇杷叶10g，枳壳10g，甘草6g，黄芩10g；食纳差者加山楂10g，神曲10g，生麦芽10g；口腔痛痒加防风10g，蝉蜕10g；大便干燥加瓜蒌仁20g；腹胀便溏加车前子10g，炒白术10g；齿龈出血加旱莲草18g，白茅根30g；治疗口腔溃疡128例。结果：服本方1个疗程，痊愈占68.7%，显效占27.3%；服药2个疗程以上无变化者占3.9%；总有效率为96%。2年内复发率占17.2%。再服本方有效。

到圣散

【来源】方出《阎氏小儿方论》，名见《普济方》卷三六五。

【组成】大天南星（去皮，只取中心，如龙眼大）

【用法】上为细末。用醋调，涂脚心。

【主治】小儿口疮。

五福化毒丹

【来源】《小儿药证直诀》卷下。

【组成】生熟地黄（焙）各五两　元参　天门冬（去心）　麦门冬（去心，焙）各三两　甘草（炙）　甜消各二两　青黛一两半

【用法】上为细末，后研入消、黛，炼蜜为丸，如鸡头子大。每服半丸或一丸，食后水化下。

【功用】《证治准绳·幼科》：凉心膈。

【主治】

1.《小儿药证直诀》：疮疹余毒上攻口齿，躁烦咽干，口舌生疮，及蕴积毒热，惊惕狂躁。

2.《景岳全书》：胎毒，及痘后头面生疮，眼目肿痛。

龙骨散

【来源】《小儿药证直诀》卷下。

【组成】砒霜　蟾酥各一字　粉霜五分　龙骨一钱　定粉一钱五分　龙脑半字

【用法】上先研砒粉极细，次入龙骨再研，次入定粉等同研。每用少许敷之。

【主治】小儿口疮，走马疳。

导赤散

【来源】《小儿药证直诀》卷下。

【别名】导赤汤（《外科证治全书》卷五）。

【组成】生地黄　甘草（生）　木通各等分（一本不用甘草，用黄芩）

【用法】上为末。每服三钱，水一盏，入竹叶同煎至五分，食后温服。

【功用】《方剂学》：清热利水。

【主治】

1.《小儿药证直诀》：心热目内赤，目直视而搐，目连眨而搐；视其睡，口中气温，或合面睡，及上窜咬牙。

2.《太平惠民和济局方》（淳祐新添方）：大人小儿心经内虚，邪热相乘，烦躁闷乱；传流下经，小便赤涩淋涩，脐下满痛。

3.《保婴撮要》：心经有热盗汗，小肠实热生疮，作渴发热，小便秘赤。

【验案】

1.手、足、口综合征　《辽宁中医杂志》（1986，12：35）：用本方为基本方，湿热型加灯心草、板蓝根、重楼、黄芩；热重于湿型加石膏、知母、栀子、连翘、板蓝根、大青叶、重楼、僵蚕；湿重于热型加茯苓、泽泻、苍术、黄柏、板蓝根、重楼、滑石，去生地；治疗手、足、口综合征50例。结果：服药3～6剂，痊愈46例，无效4例，总有效率为92%。

2.口腔炎　《实用中西医结合杂志》（1996，5：286）：用本方加龟甲、阿胶、知母、生石膏、玄参、珍珠粉、凤凰衣、细辛、熟大黄，治疗化疗后口腔炎11例，7天为1个疗程。结果：治愈7例，好转3例。

泻黄散

【来源】《小儿药证直诀》卷下。

【别名】泻脾散（原书同卷）、泻黄汤（《痘疹会通》卷四）。

【组成】藿香叶七钱　山栀子仁一钱　石膏五钱　甘草三两　防风四两（去芦，切，焙）

【用法】上锉，同蜜酒微炒香，为细末。每服一钱至二钱，水一盏，煎至五分，清汁温服，不拘时候。

本方改为丸剂，名“泻黄丸”（《集验良方》卷三）。

【功用】《方剂学》：泻脾胃伏火。

【主治】

1.《小儿药证直诀》：脾热弄舌。

2.《斑论萃英》：脾热目黄，口不能吮乳。

3.《世医得效方》：脾胃壅实，口内生疮，烦闷多渴，颊痛心烦，唇口干燥，壅滞不食。偷针赘等。

【验案】

1.口腔溃疡　《内蒙古中医药》（1993，3：27）：应用本方加味：香薷6～10g，山栀子6～10g，石膏10～15g，防风10～15g，甘草6～10g，茯苓15～20g，苍术10～15g，半夏6～10g，苡仁10～20g，黄芩10～15g，陈皮10～15g，每日1剂，煎药液300ml，分3次口服，治疗口腔溃疡31例。结果：初发8例中治愈7例，无效1例；反复发作者23例中，治愈18例，无效5例；总治愈率为80%。

2.口疮　《天津中医》（1996，5：29）：用本方加味：防风、甘草、黑栀子、藿香、石膏、桔梗、生地、丹皮、双花、连翘、板蓝根、玄参，治疗口疮14例，并随证略作加减。结果：1周内治愈12例，另2例症状减轻，加用冰硼散与六神丸后于10日内痊愈。

3.剥脱性唇炎　《山东中医杂志》（1998，9：405）：用本方加减：生石膏、山栀、藿香、防风、生地黄、玄参、麦冬、甘草为基本方，热盛加连翘、黄芩；痒甚加牛蒡子、僵蚕；便秘加生大黄；颌下淋巴结肿痛者加金银花、桔梗、浙贝母等，外涂黄连膏，治疗剥脱性唇炎29例。结果：全部治愈，其中服药3剂症状消失者17例，占52%；服药5剂症状消失者11例，占37%。

碧　雪

【来源】《中藏经·附录》。

【组成】焰消二两　甘草二两（不炙，生用）　青黛半两　僵蚕半两

【用法】上为细末，取黄牛胆汁和之，令匀，却入胆内，当风吊。如咽喉肿痛，即含化。腊月合过，百日中用。

【主治】口疮，咽喉肿痛。

金露散

【来源】《幼幼新书》卷三十引《吉氏家传》。

【组成】郁金半两　甘草（锉，生）二两　滑石半钱

【用法】上为细末。每服一字，冷麦门冬熟水调下。

【主治】心脏热，口疮目赤，尿如米泔。

麝香散

【来源】《幼幼新书》卷三十四引《庄氏家传》。

【组成】麝香　雄黄　白龙骨　芦荟各一钱　密佗

僧二钱　石胆（生）半两　干蟾一枚（重半两，烧存性）

【用法】上为极细末，先用绵纸缠箸头上，以盐、矾、浆水轻轻洗过，然后贴药。

【主治】小儿唇口臭烂，齿龈宣露。

丹蜜膏

【来源】《幼幼新书》卷三十四引《惠眼观证》。

【别名】丹蜜煎（《古今医统大全》卷六十三）。

【组成】黄丹一分（炒令紫黑色）　蜜一分

【用法】同于饭上蒸两次，以竹篦子搅匀。以手点少许入口。

【主治】小儿口疮。

保生丸

【来源】《幼幼新书》卷三十四引《谭氏殊圣》。

【组成】大黄　黄柏（为末，别研）　宣连各一分半　丁香一钱　麝香一字　金箔五片（以水银结砂子）

【用法】上为细末，枣肉为丸，如皂子大。每服一粒，温水化下。

【主治】小儿心热，客壅伤神，绕口生疮，钓引，重舌，涎流不断，食乳摇头，夜夜啼哭。

青黛散

【来源】《幼幼新书》卷三十四引《刘氏家传》。

【组成】青黛　甘草（生用）　黄连　香白芷　密陀僧（醋烧，别研）各等分

【用法】上为末。每用掺口内。

【主治】小儿口疮。

桐律散

【来源】《幼幼新书》卷三十四引张涣方。

【组成】梧桐律　黄柏（蜜炙）　蛤粉各一分　晚蚕蛾一钱（微炒，上药捣罗为细末，次用后药）　朱砂半两（细研，水飞）　麝香一钱（研）　龙脑半钱（研）

【用法】上研匀。每用少许，掺贴患处。

【主治】口疮。

佛手散

【来源】《鸡峰普济方》卷二十一。

【别名】无忧散。

【组成】龙脑　薄荷　百药煎　硼砂　牙消各二钱　甘草　青黛各四钱　马勃　朴消各半两　桔梗一两　白僵蚕半两（端直，瓦焙）

【用法】上为细末。每用干掺之。一日三五次。

【主治】咽喉肿痛、赤口疮。

金华丹

【来源】《鸡峰普济方》卷二十一。

【组成】真黄丹半两

【用法】铫内炒紫色，入好蜜二两，搅匀，慢火熬，直候紫黑色为度，成膏，收入珀器中，以纸密封。每用皂荚大，含化咽津，一日二次。

【主治】一切口疮及久不愈。

黄柏散

【来源】《鸡峰普济方》卷二十二。

【组成】五倍子半两（末之）　密陀僧　铜青　黄柏各一两（蜜炙）

【用法】上为细末。每用少许，掺患处，咽津。

【主治】上隔壅毒，咽喉肿塞，口舌生疮，痰涎不利；及小儿疮痛，毒气攻口齿。

赴筵散

【来源】《鸡峰普济方》卷二十五。

【组成】五倍子八分　黄柏二钱　蜜陀僧四分　铜青一分

【用法】上为细末，干掺之。

【主治】口疮。

加减甘露饮

【来源】方出《续本事方》卷二，名见《医学纲目》卷二十五。

【组成】熟地黄 生地黄 天门冬（去心） 黄芩 枇杷叶（去毛） 山茵陈 枳壳 金钗石斛 甘草各一两 犀角三钱

【用法】上为末。每服二钱，水一盏，煎至七分，去滓，食后、临卧温服。小儿一服分作两服，更斟酌与之。

【主治】男子、妇人、小儿胃中客热，口臭，牙宣，赤眼，口疮，一切疮疹已散未散者。

乌星散

【来源】方出《续本事方》卷四，名见《普济方》卷二九九。

【组成】草乌一个 南星一个 生姜一块

【用法】上焙干，为末。每用二钱，临睡时用醋调掩子，贴手心脚心。来日便效。

【主治】虚壅上攻，口舌生疮。

槟榔散

【来源】《小儿卫生总微论方》卷十八。

【组成】槟榔 铜绿 贝母各等分

【用法】上为细末。如患干口疮，生蜜调扫之；若患湿口疮，干掺。

【主治】诸口疮。

绿云散

【来源】《小儿卫生总微论方》卷十九。

【组成】螺青 盆消 生蒲黄 生甘草各等分

【用法】上为细末。每服一钱，生姜自然汁调，细细含咽。若已闭塞不通者，用苇筒入药吹入喉中。重舌、木舌，生姜汁调涂患处。肿痛咽颔者，依此用之。

【主治】喉痹，马喉，缠喉，乳鹅，重舌，木舌，一切咽喉之疾。又口疮，舌上生疮。

地黄散

【来源】《普济方》卷二九九引《海上方》。

【组成】黄柏二两 升麻三两 生地黄五两 蔷薇根皮四两（一方用芦根，无蔷薇根皮）

【用法】上锉。以水七升，煮取三升，去滓含之，稍冷吐却，更含至愈。

【主治】口疮。

枯矾散

【来源】《普济方》卷二九九引《海上方》。

【组成】黄连七个 玄胡索七个 飞矾一块（如钱大）

【用法】上为细末。搽口上。

【主治】口疮。

【验案】口腔溃疡 《中医外治杂志》（1997，2：24）：以枯矾散治疗口腔溃疡32例，结果：涂药1日治愈者6人，占19%。涂药2日治愈者19人，占60%。涂药3日以上为有效者4人，占12%。其余3人因治疗中加用其他药或改用其他药治愈未统计在内。

换金散

【来源】方出《孙真人海上方》，名见《普济方》卷二九九。

【组成】黄连 干姜

【用法】口中细嚼，流涎出。

《普济方》本方用干姜二钱、黄连三钱，为末，掺疮上。

【主治】

1.《孙真人海上方》：满口生疮疼痛。

2.《普济方》：毒热口疮，或下虚，邪热不可忍者。

黄连散

【来源】《普济方》卷二九九引《海上方》。

【组成】黄连 胡椒 牙消各等分。

【用法】上为末。冷水漱口，后以此药搽疮上，搽去顽涎便效。

【主治】口疮。

黄连散

【来源】《普济方》卷二九九引《海上方》。

【组成】鹰爪黄连　露蜂房　猪牙皂角各等分
【用法】浓煎，冷灌漱。一云加荆芥尤妙。
【主治】上下腭生疮，不可食。

胡黄连散

【来源】《宣明论方》卷十四。
【组成】胡黄连　槟榔各半两　麝香少许（别研）
【用法】上为细末，研细点之。如口疮，每服半钱，麝香一字，和匀贴之。
【主治】一切新久赤目疼痛，不能坐卧，并大小人口疮。
【宜忌】忌食鱼、猪、油腻物。

赴筵散

【来源】《宣明论方》卷二。
【组成】密陀僧　黄柏　青黛各等分
【用法】上为细末。每用干掺于疮上。不经三二日愈。
【主治】口疮不已者。

神芎丸

【来源】《宣明论方》卷四。
【别名】加减三黄丸（《痘麻绀珠》卷下）、神芎导水丸（《医学纲目》卷四引《痘麻绀珠》）、导水丸（《保命歌括》卷四）。
【组成】大黄　黄芩各二两　牵牛　滑石各四两　黄连　薄荷　川芎各半两
【用法】上为细末，滴水为丸，如小豆大。始用十丸至十五丸，每服加十丸，温水送下，冷水下亦得，一日三次；或炼蜜为丸愈佳，以利为度。若热甚须急下者，便服四五十丸，未利再服，以意消息。三五岁小儿，丸如麻子大。此药至善，常服二三十丸，不利脏腑，但有益无损。
【功用】

1.《宣明论方》：常服保养，除痰饮，消酒食，清头目，利咽膈，宣通结滞，强神健体，耐伤省病，推陈致新。

2.《医学六要·治法汇》：清利三焦，宣通郁结。

【主治】

1.《宣明论方》：一切头目眩晕，风热杂病，闷壅塞，神气不和，及小儿积热，惊风潮搐。

2.《御药院方》：肾水真阴本虚，心火狂阳积甚，以致风热壅滞，头目昏眩，肢体麻痹，皮肤瘙痒，筋脉拘倦，胸膈痞闷；或鼻窒衄衄，口舌生疮，咽嗌不利，牙齿疳蚀；或遍身多生疮疥，或睡语咬牙，惊惕虚汗；或健忘心忪，烦躁多渴；或大小便涩滞，烦热腹满；或酒过积毒；或劳役过度，一切劳损，神狂气乱，心志不宁，口苦咽干，饮食减少，变生风热诸疾，虚羸困倦，或酒病瘦悴；或脾肾阴虚，风热燥郁，色黑齿槁，身瘦耳焦；或热中烦满，饥不欲食；或瘅成消中，善食而瘦，或消渴多饮而数小便。

3.《证治准绳·类方》：湿内甚，目赤肿或白睛黄色。

4.《张氏医通》：水肿内外俱实者。

5.《金匮翼》：梦遗。

【宜忌】

1.《宣明论方》：脏腑滑泄，重寒脉迟，妇人经病，产后血下不止者，及孕妇不宜服。

2.《保命歌括》：非气脉实热甚者，不可轻服，常服宜少不宜多。

铅白霜散

【来源】《宣明论方》卷十五。
【组成】铅白霜二钱　铜绿二钱　白矾一块大许
【用法】上为末。以翎羽扫上疮，以温浆水漱之。
【主治】大小人口疮，牙齿腐蚀，气臭出血。

杏粉膏

【来源】《三因极一病证方论》卷十六。
【组成】杏仁十粒（去皮尖）　轻粉一字
【用法】将杏仁为细末，调匀。临卧敷疮上。少顷吐之，勿咽。
【主治】口疮，以凉药敷之不愈者。

赴筵散

【来源】《三因极一病证方论》卷十六。

【组成】五倍子一两（洗） 黄柏（蜜涂，炙紫色） 滑石各半两
【用法】上为细末。每用半钱许，掺患处。咽津不妨，便可饮食。
【主治】口疮疼痛。

兼金散

【来源】《三因极一病证方论》卷十六。
【组成】细辛 黄连各等分
【用法】上为末。先以熟水揾帛揩净，掺药患处。良久涎出吐之。
【主治】蕴毒上攻，或下虚邪热，口舌生疮。

羚犀汤

【来源】《杨氏家藏方》卷三。
【别名】羚犀散（《普济方》卷一〇三）。
【组成】羚羊角屑 犀角屑 生干地黄 白术 防风（去芦头） 人参（去芦头） 甘草（炙） 山栀子仁 荆芥穗 升麻各等分
【用法】上锉。每服三钱，以水一大盏，加生姜、竹叶各五片，同煎至六分，去滓，空心、食前温服。
【主治】风热上攻，目赤头疼，口舌生疮，小便赤涩。

煨肝散

【来源】《杨氏家藏方》卷七。
【组成】川椒（去目出汗） 茴香（炒） 缩砂仁 丁香 木香 肉豆蔻（面裹煨香）各半两 附子（炮，去皮脐） 白术各一两（上二味，入生姜四两，用醋煮十数沸，焙干）
【用法】上为细末。每服三钱，用别猪肝或羊肝二两，切作片子，批开，掺药末在内，更用好纸三两重裹，慢火煨，候肝熟，取出，细嚼，温酒送下，一日三次，不拘时候。
【主治】脏腑久虚，挟寒滑泄，全不入食，口生白疮。

明上膏

【来源】《杨氏家藏方》卷十一。
【别名】光明膏（《普济方》卷七十八）。
【组成】白沙蜜一斤 黄丹四两 硇砂（别研） 脑子（别研） 乳香（别研） 青盐（别研） 轻粉（别研） 硼砂（别研）各二钱 麝香半钱（别研） 金星石 银星石 井泉石 云母各一两 黄连（去须） 乌贼鱼骨各半两
【用法】上药于净室中用银石器慢火先炒黄丹令紫色；次下蜜，候熬得沫散，其色皆紫；次入腊雪水三升，再熬二十余沸，将其余药碾成末，一处同熬，用箸滴在指甲上，成珠不散为度。以厚皮纸三张铺在筲箕内，倾药在纸上，滤过，用瓶子盛放，在新水内浸三昼夜，浸去火毒，其水日一易之。看病眼轻重，临晚用箸蘸药点大眦头，眼涩时为度。若治内障眼，用生面水和成条，捏作圈子，临睡置眼上，倾药在内。如此用之，一月见效。
【主治】

1.《杨氏家藏方》：远年日近不睹光明，内外障眼，攀睛瘀肉，连睑赤烂，隐涩难开，怕日羞明，推眵有泪，视物茫茫，时见黑花，或睑生风粟，或翳膜侵睛，时发痒疼。

2.《秘传眼科龙木论》：口疮。

赴筵散

【来源】《杨氏家藏方》卷十一。
【组成】细辛 黄柏（炒）各等分（去粗皮，蜜炙）
【用法】上为细末，掺患处。涎出即愈。
【主治】口疮。

贴脐散

【来源】《杨氏家藏方》卷十一。
【别名】贴脐膏（《古今医统大全》卷六十四）。
【组成】吴茱萸（醋炒香熟）半两 干姜（炮）半两 木鳖子五枚（去壳）
【用法】上为细末。每用半钱，冷水调，以纸靥贴脐上。

【主治】元脏气虚，浮阳上攻，口舌生疮。

地黄煎丸

【来源】《杨氏家藏方》卷十九。

【组成】生干地黄（洗，切，焙干） 熟干地黄（洗，切，焙干）各二两 薄荷叶二两半（洗去土） 甘草一两半（切，微炒） 山栀子仁一两半 片白脑子一钱（别研）

《奇效良方》有玄参七钱半。

【用法】上为细末，后入脑子，同研匀，炼蜜为丸，每一两作四十丸。每服一二丸，乳食后、临卧温熟水化下。大人每服五丸至十丸。

【主治】

1.《杨氏家藏方》：小儿血热风壅，大人亦宜服之。

2.《奇效良方》：小儿风壅，上膈热烦，鼻衄口疮，咽喉肿痛，口舌生疮；或血热，五心常热，多渴饮水。

封脐散

【来源】《普济方》卷三六五引《卫生家宝》。

【组成】细辛不拘多少

【用法】上为末。以醋调，涂脐上。

【主治】小儿口疮。

速效散

【来源】《普济方》卷二九九引《大衍方》。

【组成】吴茱萸 赤芍药各等分

【用法】上为粗、细末。每于临卧，先用粗末二大匙，沸汤泡，淋洗腿脚，拭干；以细末二钱，米醋调匀，摊两脚心，用软纸贴定，再以帛子系定，天明再易则愈。

【主治】口疮。

琥珀犀角膏

【来源】《集验背疽方》。

【组成】真琥珀（研） 生犀角屑各一钱 辰砂（研） 茯神（去木皮）各二钱 真脑子（研）二字 人参（去芦） 酸枣仁（去皮，研）各二钱

《赤水玄珠全集》有茯苓，无茯神；《医钞类编》有杏仁，无枣仁。

【用法】上人参、茯神、犀角为细末，入乳钵内，别研药味和匀，用炼蜜搜为膏子，以瓷瓶收贮。俟其疾作，每服一弹子大，以麦门冬（去心）浓煎汤化服，一日连进五服。

【主治】

1.《集验背疽方》：痈疽之疾，初服头药失序，或不曾服内托散，又无药宣得内毒，致令热毒冲心经，咽喉、口舌生疮，甚至生红黑菌。

2.《增注古方新解》：阴火上炎之喉痛。

3.《杂病源流犀烛》：肺与三焦积热，以致悬痈生于上腭，状若紫葡萄，亦发寒热，至口不得开，舌不得伸缩，惟欲仰卧，鼻出红涕；心肝脾三经火热上攻，以致夹疽生喉两旁；心脾壅热，致患木舌，舌肿粗大，渐渐硬塞满口，气不得吐，如木之不和软者。

【验案】咽喉口舌生疮菌 向有一贵人，因疽而生此证，医者以为心脏绝，尽皆设辞退医，愚进此药，一日而安。

清膈丸

【来源】《魏氏家藏方》卷九。

【组成】当归（去芦） 防风（去芦） 羌活各一两 大黄 干葛 川芎各半两 荆芥 薄荷叶各一分 甘草三分（炙） 白芍药一两半

【用法】上为细末，用糕糊为丸，如鸡头子大。每服一二丸，食后临卧细嚼咽下。能饮酒人，醉后临睡化一丸，甚妙。

【功用】驱风凉血。

【主治】膈上壅热，舌焦口疮。

赴筵散

【来源】《儒门事亲》卷十二。

【组成】五倍子 蜜陀僧各等分

【用法】上为细末。先以浆水漱过，干贴。

【主治】口疮。

木通川芎丸

【来源】《普济方》卷四十三引《家藏经验方》。

【组成】木通八钱　川芎三钱半　白术一两七钱　杏仁二两半　桔梗二两　龙脑二钱　薄荷叶十二两　官桂四两　缩砂四钱　附子七钱（生，去皮脐，薄片，蜜炙黄色）

【用法】上为细末，炼蜜为丸，如弹子大。每服半丸，细嚼，温熟水送下，食后服，临卧服亦得。

【功用】祛风避毒。

【主治】上焦热壅，口舌生疮，声嗄眼涩。

烧肝散

【来源】《普济方》卷十九引《家藏经验方》。

【组成】银州柴胡（去芦）　白术　红芍药　牡丹皮　人参（去芦）　苍术各一两　黑附子（炮，去皮脐）　石斛（去浮膜）各半两

【用法】上为末。用豮猪肝，薄批去血水，掺药在上，匀遍，以荷叶裹定，湿纸包之，慢火煨令过熟，空心、食前以米饮调下。

【主治】久年不愈心劳，口疮。

玫瑰蜜

【来源】《经验良方》。

【组成】玫瑰花八十钱　蜜四百钱　沸汤六百钱

【用法】玫瑰花沸汤浸六小时，罐上文火煮减半，绞取汁，加蜜再煮，蒸散水气。含漱。加硼砂或海盐精用之则最有效。

【主治】口舌赤烂，鹅口疮。

麦门冬散

【来源】《医方类聚》卷二六五引《经验良方》。

【组成】桔梗（去芦）　牛蒡子各二两（微炒）　麦门冬（去心）　甘草（生用）各半两

【用法】上锉。每服二钱，水一小盏，煎三分，去滓放温，时时令呷，或顿灌之，儿小乳母无孕者，亦可服。

【主治】小儿疮疹，毒气上攻，咽嗌不下，口舌生疮，不能吮乳。

加味逍遥散

【来源】《疡科心得集·方汇》卷上引《大全》。

【组成】柴胡　白芍　当归　茯苓　白术　甘草　黄芩　半夏　白芷　陈皮　桔梗

【主治】肝郁气滞；或口舌生疮；或耳内作痛；或乳痈、乳痰等。

清胃散

【来源】《脾胃论》卷下。

【别名】清胃汤（《疮疡经验全书》卷一）、消胃汤（《不知医必要》卷二）。

【组成】真生地黄　当归身各三分　牡丹皮半钱　黄连（拣净）六分（如黄连不好，更加二分，如夏月倍之）　升麻一钱

【用法】上为细末，都作一服。以水一盏半，煎至七分，去滓，放冷服之。

【功用】《古今名方》：清胃凉血。

【主治】

1.《脾胃论》：因服补胃热药，阳明经中热盛，而致上下牙痛不可忍，牵引头脑，满面热发大痛。喜寒恶热。

2.《证治准绳·幼科》：胃经有热，饮冷作渴，口舌生疮，或唇口肿痛，焮连头面，或重舌、马牙、吐舌、流涎。

【验案】口腔溃疡　《山东中医杂志》（1995，9：402）：用本方加味，胃热，烦躁不安，口渴多饮者加知母、石膏；便秘者加大黄；火热壅盛，口腔溃疡严重者加金银花、连翘、黄芩；治疗口腔溃疡86例。结果：治愈86例，显效12例，总有效率为98.8%。

地骨皮汤

【来源】《本草纲目》卷三十六引《兰室秘藏》。

【组成】柴胡　地骨皮各三钱

【用法】水煎服。

【主治】膀胱移热于小肠，上为口糜，生疮溃烂，心胃壅热，水谷不下。

黄芩汤

【来源】《济生方》卷一。
【组成】泽泻　栀子仁　黄芩　麦门冬（去心）　木通　生干地黄　黄连（去须）　甘草（炙）各等分
【用法】上锉。每服四钱，水一盏半，加生姜五片，煎至八分，去滓温服，不拘时候。
【主治】

1.《济生方》：心劳实热，口疮，心烦腹满，小便不利。

2.《仁斋直指方论》：心肺蕴热，咽痛膈闷，小便淋浊不利。

升麻散

【来源】《济生方》卷五。
【别名】升麻饮（《医方类聚》卷十二）。
【组成】升麻　赤芍药　人参（洗）　桔梗（去芦）　干葛各一两　甘草（生用）半两
【用法】上锉。每服四钱，水一盏半，加生姜五片，煎至八分，去滓温眼，不拘时候。
【主治】上膈壅塞，口舌生疮，咽喉肿痛。

粉红散

【来源】《济生方》卷五。
【组成】干胭脂一钱　枯矾一两
【用法】上为末。每用一钱，生蜜调如稀糊，扫口疮咽喉内。咽了药，来日大便，退了疮皮为验。
【主治】小儿白口疮，咽喉恶烂声哑。

蛾黄散

【来源】《济生方》卷五。
【组成】黄柏（去皮）　寒水石（烧）各等分
【用法】上为细末。干贴患处。
【主治】口疮，赤白疼痛，唇破；兼治热疮。

碧　雪

【来源】《济生方》卷五。
【别名】碧雪散（《普济方》卷六十引《仁存方》）。
【组成】蒲黄　青黛　硇砂　焰消　甘草各等分
【用法】为细末。每用手指捻，掺于喉中，津咽或呷少冷水送下，频频用之。
【主治】

1.《济生方》：一切壅热，咽喉闭肿不能咽物，口舌生疮，舌根紧强，言语不正，腮项肿痛。

2.《片玉心书》：重腭、重舌、木舌。

独胜散

【来源】《普济方》卷二九九引《简易》。
【组成】缩砂仁不拘多少（一方用壳）
【用法】火煅为末。掺疮处。
【主治】口疮。

升麻散

【来源】《仁斋直指方论》卷二十一。
【别名】升麻煎（《医部全录》卷一五四）、升麻汤（《幼科证治大全》）。
【组成】川升麻　玄参　川芎　生地黄（洗晒）　麦门冬（去心）各半两　大黄　黄连　净黄芩　甘草（焙）各三钱
【用法】上锉。每服三钱，加生姜、大枣煎，食后服。
【主治】心脾有热，口舌破裂生疮。

生地黄膏

【来源】《仁斋直指方论》卷二十一。
【组成】生地黄　蓝青叶各等分
【用法】上入蜜杵细。每服半两，井水煎，食后服。
【主治】口舌疮肿。

青铜散

【来源】方出《仁斋直指方论》卷二十一，名见《普济方》卷二九九。
【组成】黄柏四钱　青黛二钱　铜绿一钱

【用法】上为末。敷之。
【主治】口疮。

萍草丸

【来源】《仁斋直指方论》卷二十一。
【组成】浮萍草（晒） 黄柏（并末） 杏仁 青黛各等分 轻粉少许
【用法】上为末，炼蜜为丸，如皂子大。以绵裹含，有涎吐之。
【主治】口舌疮。

远志散

【来源】《类编朱氏集验方》卷四。
【组成】五倍子半两 远志（去心）半两
【用法】上为粗末，用纱罗隔过。掺少许于舌上。
【主治】口疮。

茱萸散

【来源】《类编朱氏集验方》卷九。
【组成】茱萸（去浮者） 地龙（去土，炙）各等分（炒）
【用法】上为末。米醋入生曲调涂足心。
【主治】口疮及咽痛。

金花散

【来源】《类编朱氏集验方》卷十一。
【组成】雄黄 牙消 郁金 甘草 瓜蒌 干葛
【用法】上为末。每服一字，新汲水、薄荷水调下。
【主治】小儿口疮，潮热，呷疾。

透冰散

【来源】《类编朱氏集验方》卷十一。
【组成】朴硝 龙粉 甘草各一钱
【用法】上为末。干糁入口内。
【主治】胸膈热，口内生疮。

加减薄荷煎丸

【来源】《御药院方》卷一。
【别名】龙脑川芎丸。
【组成】薄荷叶八两 川芎一两 桔梗二两 防风一两 甘草半两 缩砂仁半两 脑子半两 白豆蔻仁一两
【用法】上为细末，炼蜜和，每两分作二十丸，每服一丸，噙化服。
【功用】除风热，消疮疹，通利七窍，爽气清神。
【主治】头目昏眩，口舌生疮，痰涎壅塞，咽喉肿痛。

薄荷煎

【来源】《御药院方》卷一。
【组成】薄荷一斤（取头末二两） 川芎半两（取末二钱） 脑子半钱（研） 甘草半两（取末二分半） 缩砂仁半两（取末二分）
【用法】上药都拌匀，于药末内称出半两为衣，用白沙生蜜五两半和成剂，用明净水于器盒内盛，上面放药吞，夜不歇，每两裁作二十块。每服三块，细嚼噙化亦得。
【功用】除风热、消疮疹。
【主治】头目昏眩，口舌生疮，痰涎壅塞，咽喉肿痛。

玉尘散

【来源】《御药院方》卷九。
【组成】寒水石（烧）三两 马牙消（枯）一钱 铅白霜半钱 南硼砂半两
【用法】上为细末，每用少许干掺口疮上，咽津无妨，不拘时候。
【主治】大人小儿咽喉肿痛，口舌生疮。

白龙散

【来源】《御药院方》卷九。
【组成】西硼砂一钱 铅霜 脑子各一字 寒水石一两（水飞）
【用法】上为细末。每用少许，干掺舌上，咽津，不拘时候。

【主治】大人小儿咽喉肿痛，满口生疮。

柳花散

【来源】《御药院方》卷九。

【组成】玄胡索一两　黄柏（去粗皮）　黄连各半两　青黛二钱（另研）　密陀僧（另研）三钱

【用法】上为细末。每用少许，敷贴口疮上，食后、临卧用。有津即吐。

【主治】口舌生疮。

黑参丸

【来源】《御药院方》卷九。

【组成】黑参　天门冬（去心，焙）　麦门冬（去心，炒）各一两

【用法】上为末，炼蜜为丸，如弹子大。每服一丸，以绵裹，噙化咽津。

【主治】口舌生疮久不愈。

麝香散

【来源】《御药院方》卷九。

【组成】麝香一分　乳香半钱　白龙骨一钱半　定粉二钱半　乌鱼骨（去皮，微炙黄）一钱半　槟榔（生锉）一个　密佗僧半两　寒水石（烧赤）三钱半　黄丹（慢火微炒）一钱

【用法】上为细末。每用少许干上疮处，有津即吐，咽无妨，不拘时候，每日三五次。

【主治】龈颊、口舌生疮。

麝香朱砂丸

【来源】《御药院方》卷九。

【组成】烧寒水石（拣净）一斤　马牙消（生用）七钱　南硼砂二两　铅白霜　龙脑各三钱　麝香二钱　甘草二十两（熬膏）　朱砂一两半（为衣）

【用法】上为极细末，用甘草膏子为丸，如梧桐子大，朱砂为衣。每服一两丸，噙化咽津，不拘时候。

【主治】咽喉肿塞闭痛，或作疮疖，或舌本肿胀，满口生疮，津液难咽。

玉屑散

【来源】《咽喉脉证通论》。

【别名】五马破曹。

【组成】薄荷三两（另研）　官硼三钱五分　雄黄三钱　儿茶一钱　冰片三分

【用法】上为细末，贮瓷瓶内。临用挑少许置舌上，咀含片刻咽下，日用八九次；如锁喉风、口内干枯、牙关紧闭不能咀含者，以无根水灌下。

【功用】开关生津。

【主治】咽喉口舌颈项破烂诸痛。

【宜忌】脾胃虚弱者不宜多用。

夺命丹

【来源】《施圆端效方》引李信之方（见《医方类聚》卷七十五）。

【组成】黄连　井泉石　寒水石（生）　白矾（生）　五倍子（去瓤）　诃子（去核）　铅白霜　黄丹各三钱

【用法】上为细末。每服一钱，冷酒调如稀糊，时时呷之，或干掺亦得。

【主治】危急咽喉，风热毒肿，闭塞涎壅，气不得通，水药不下，以致难救者；及白口疮、恶疮证。

杏仁脯

【来源】《医方类聚》卷七十七引《吴氏集验方》。

【组成】杏仁（汤泡，去皮尖）三五枚

【用法】嚼细，却用轻粉少许，和嚼，移刻，以温汤漱。

【主治】口疮。

黄连汤

【来源】《医方类聚》卷一五七引《施圆端效方》。

【组成】黄连一两半（净）　黄柏（去皮）　黄芩　栀子各一两

【用法】上锉。每服四钱，水一盏半，煎至七分，去滓温服，不拘时候。

【主治】一切积毒伏热，赤目口疮，咽喉糜烂；酒毒烦躁；伤寒蓄热在中，身热狂躁，昏迷不食。

必效散

【来源】《卫生宝鉴》。
【组成】白矾大黄各等分
【用法】上为细末。临卧干贴。沥涎尽，温水漱之。
【主治】口糜。

红芍药散

【来源】《卫生宝鉴》卷十一。
【组成】紫菀　桔梗　红芍药　苍术各等分
【用法】上为末，羊肝四两，劈开掺药三钱，麻扎定，火内烧令香熟。空心食之。大效后，用白汤下。五服安康。
【主治】心病口疮。

胡黄连散

【来源】《卫生宝鉴》卷十一引麻孝卿方。
【组成】胡黄连五分　细辛　宣黄连各三钱　藿香一钱
【用法】上为末。每用半钱，干掺口内，漱千漱吐之。
【主治】口糜。

绿袍散

【来源】《卫生宝鉴》卷十一。
【别名】绿云散（《普济方》卷二九九）。
【组成】黄柏四两　甘草（炙）二两　青黛一两
【用法】上前二味为末，入青黛研匀。每用半钱，干掺口内。
【主治】老幼口疮，多时不效者。
【宜忌】忌醋、酱、盐一二日。

冰柏丸

【来源】《医方大成》卷八引《澹寮方》。
【组成】硼砂（研）　黄柏（晒干）　薄荷叶各等分
【用法】上为末，生蜜为丸，如龙眼大。每服一丸，津液噙化。
【主治】
1.《医方大成》引《澹寮方》：口疮。
2.《灵验良方汇编》：舌疮。
【加减】疮甚者，加脑子（研）。

二圣散

【来源】《医方类散》卷七十七引《澹寮方》。
【别名】川乌散（《普济方》卷二九九引《仁存方》）。
【组成】大川乌　吴茱萸（去枝）各半两
【用法】上为细末，每服用药面各五钱，醋调，涂两脚心，油单隔，片帛系定，临卧用。次日便见效。
【主治】口疮。

水柏丸

【来源】《普济方》卷二九九引《澹寮方》。
【组成】硼砂（疮甚者加脑子研）　黄柏（晒干）　薄荷叶各等分
【用法】上为末，生蜜为丸，如龙眼大。每服一丸，津液噙化。
【主治】口疮。

立效饮

【来源】《活幼心书》卷下。
【组成】净黄连一两　北细辛（去叶）二钱半　玄明粉二钱
【用法】上锉细，或晒或焙，为末，仍用玄明粉乳钵内杵匀。每用一字，干点患处，或以一钱新汲井水调涂疮上。儿小者畏苦，不肯点咽，用蜜水调抹烂处及舌上令其自化。咽痛，茶清调下。
【主治】口内牙根舌上发疮作痛，致语言、饮食不便；咽痛。

地黄膏

【来源】《活幼心书》卷下。

【组成】山栀仁　绿豆粉各一两半　粉草六钱

【用法】上药或晒或焙为末，用生地黄烂杵，取汁一两半，好蜜一两半，以薄瓦器盛，在铜铁铫中水煮成膏，如稀糊相似，候冷停分，入前药末，同在乳钵再杵匀，为丸如芡实大。每以一丸至二丸，麦门冬煎水化下，不拘时候。儿大者每用一丸纳口内含化，或以新汲水调点舌上。

【主治】

1.《活幼心书》：小儿口内舌上，生疮作痛，饮食难进，昼夜烦啼。

2.《保婴易知录》：婴儿胎热，生后旬日之间多虚痰，气急喘满，眼闭，目胞浮肿，神困，呵欠吸吸作声，遍身壮热，小便赤，大便闭，时惊烦者。

黄金散

【来源】《活幼心书》卷下。

【组成】黄柏（去粗皮，用生蜜润透，烈日下晒干，再涂上蜜，凡经十数次为度）　粉草各一两

【用法】上锉末，焙，研为细末。治口疮，用药末干点患处，或用麦门冬熟水调点舌上，令其自化；治豆疮后目生翳膜，汤泡澄清，无时频洗，仍投糖煎散、柿煎散二药。

【主治】口内舌上疮毒，及治痘疮后目生翳膜。

绿袍散

【来源】《活幼心书》卷下。

【组成】薄荷叶（去老梗）　荆芥穗各五钱　青黛　元明粉　硼砂各二钱半　百草煎　甘草各三钱

【用法】上锉，焙干为末，元明粉、硼砂二味在乳钵内细杵，同前药末再杵匀。用一字至半钱，干点舌上令其自化；或新汲水入蜜调，点舌上亦好。

【主治】

1.《活幼心书》：重舌及满口内外疮毒，咽喉不利。

2.《麻科活人全书》：一切口疮腐烂。

大效金丝膏

【来源】《活幼口议》卷二十。

【别名】石胆散（《普济方》卷三六五）。

【组成】黄丹一钱　生蜜一两

【用法】上相和，深瓯盛，甑内蒸令黑为度。每用少许，鸡毛蘸刷口内。

【主治】小儿口疮。

赴筵散

【来源】《杂类名方》卷十九。

【组成】铜绿半两（研）　香白芷一两（末）

【用法】上拌匀，掺舌上，温醋漱。立愈。

【主治】舌上生疮，不能食。

甘矾散

【来源】《云岐子保命集》卷下。

【组成】生甘草一寸　白矾一栗子大

【用法】放口内，含化咽津。

【主治】太阴口疮。

半夏散

【来源】《云岐子保命集》卷下。

【组成】半夏一两（锉）　桂一字　草乌头一字

【用法】上同煎一盏水，作二服。

【主治】少阴口疮，若声绝不出者，是风寒遏绝，阳气不伸也。

乳香散

【来源】《云岐子保命集》卷下。

【组成】乳香　没药各一钱　白矾（飞）半钱　铜绿少许

【用法】上为细末。外掺用。

【主治】赤口疮。

丹矾散

【来源】《普济方》卷二九九引《医方大成》。

【组成】白矾一两（飞至半两）　黄丹一两（炒红色，放下再紫色者为度）

【用法】上为细末。掺疮上。立愈。

【主治】口疮。

地黄丸

【来源】《田氏保婴集》。
【组成】天门冬　麦门冬　玄参各三两　甘草　薄荷叶各一两
【用法】上为细末，熬生地黄汁为丸，如樱桃大。每服一丸，温蜜水化下。
【主治】小儿疮疹，口疮，咽喉肿痛，牙疳臭烂。

木香槟榔丸

【来源】《医方类聚》卷一五三引《经验秘方》。
【组成】木香　沉香（沉水者佳）　槟榔（鸡心者佳）　广茂（炮）　黄连（去须）　青皮（去瓤）　陈皮（汤浸，去白）　巴戟　当归（去芦）　枳壳（去瓤，麦麸炒）各一两　大黄（锦纹者佳）　拣香附子（炒）　黄柏皮（去粗皮）各三两　黑牵牛（头末）四两
【用法】上为细末，滴水为丸，如梧桐子大。每服五十丸，温水送下，一日二次，渐加至一百丸无妨。病上，食前勿服，食后服；病下，食后勿服，食前服。
【功用】流湿润燥，推陈致新，滋阴代阳，散瘀破结，活血通经，解一切酒毒。
【主治】男子妇人呕吐酸水，痰涎不利，头目不清，转筋，小便浑浊，米谷不化，下痢脓血，大便闭涩，风壅积热，口舌生疮，涕唾稠粘，咳嗽咯血，尿血，膨胀满闷，手足痿弱，四肢无力，面色萎黄；酒疸食黄，宿食不消，口舌烦渴，骨蒸肺痿，寒热往来，中暑疟疾，肠风痔瘘，发痛消渴，消风瘾瘕，血块积恶，疮肿炊毒，背疽疔疮；四方人不服水土，伤寒热证；妇人赤白带下，崩漏下血。

夺命散

【来源】《经验秘方》引李知州方（见《医方类聚》卷七十五）。
【组成】紫河车　薄荷叶　象牙末　硼砂　甘草各五钱　好茶少许
【用法】上为细末，蜜丸服。

本方方名，据剂型当作“夺命丸”。

【主治】单双乳蛾，喉闭口疮。

甘露饮

【来源】《普济方》卷二九九引《如宜方》。
【组成】枇杷叶　石斛　甘草（炙）　生地黄　黄芩　麦门冬（去心）各等分
【用法】上锉。水煎，食后服。
【主治】口舌生疮，牙宣心热。

如圣散

【来源】《瑞竹堂经验方》卷四。
【组成】川江子一粒或二粒
【用法】上研烂，不去油，入朱砂或黄丹、赤土少许，剃开小儿囟门，贴在囟上。如四边起粟米泡，便用温水洗去药；恐成疮，便用菖蒲水洗，便安。
【主治】小儿口疮，不能吃乳者。

赴筵散

【来源】《普济方》卷三六五引《保婴方》。
【组成】芝麻花不以多少
【用法】上为末。干掺口内。用五七遍，立愈。
【主治】小儿赤白口疮。

犀角散

【来源】《外科精义》卷下。
【组成】犀角　升麻　桔梗　甘草（炙）各一两　牛蒡子（炒）四两

方中犀角原缺，据《杏苑生春》补。

【用法】上为细末。每服三钱，水一盏，加竹叶五七片，煎至七分，去滓，细细热漱，温即咽之，其滓热扫项肿上。
【主治】口舌生疮，咽喉肿痛，热毒时气。

通心饮

【来源】《世医得效方》卷十一。

【组成】木通（去皮节） 连翘 瞿麦 栀子仁 黄芩 甘草各等分

【用法】上锉散。每服二钱，以水一盏煎，灯心、麦门冬（去心）汤送下。心经有热，每服四钱，以水一盏半，入灯心十茎、滑石末一匕、麦门冬二十粒、桑白皮七寸煎汤，去滓，再入生车前草汁一合，和匀服；心脾蕴热作呕，每服三钱，加灯心、藿香叶煎服；口疮，加地黄、野苎根煎服；旋螺风，先用土牛膝、泽兰煎水外洗，再服上药。

【功用】清心热，利小便，退潮热，分水谷。

【主治】心经有热，唇焦面赤，发热，小便不通；心脾蕴热作呕，潮热乍来乍去，心烦，面赤口干，如疟状；小儿钓气；口疮；旋螺风，赤肿而痛者。

【加减】春，加蝉蜕、防风；夏，加茯苓、车前子；秋，加牛蒡、升麻；冬，加山栀子、连翘；小儿钓气，加钩藤、川楝子，或加白茅根、竹叶。

金花明目丸

【来源】《医学启蒙》卷三。

【组成】川黄连（酒炒） 黄芩（酒炒） 山栀子（连壳捣炒） 黄柏（盐水炒褐色） 山菊花各等分

【用法】上为末，清水滴丸，如绿豆大。每服一百丸，食远汤送下。

【功用】清上焦郁火，明目，消肿止痛。

【主治】头痛，齿痛，口舌生疮。

化毒丹

【来源】《玉机微义》卷五十。

【组成】生熟地黄各五两 天门冬 麦门冬（去心，焙）各三两 玄参二两 甘草（炙） 甜消各二两 青黛一两半

【用法】上为末，入消，炼蜜为丸，如鸡头子大。每服半丸或一丸，水送下。

【主治】

1.《玉机微义》：心胃内热，惊悸。

2.《明医杂著》：胎毒及痘后头面生疮，眼目肿痛，或口舌生疮，口干作渴，大便坚实。

透天一块冰

【来源】《古今医统大全》卷六十五引《医林方》。

【组成】黄连一钱 冰片 硼砂 薄荷叶 槟榔 蒲黄 甘草各四钱 荆芥穗 黄柏各五分 白沙糖半两

【用法】上为细末，炼蜜为丸，如芡实大。每服一丸，噙化。

【主治】一切风热喉痹，口舌生疮，头目不清，痰涎壅盛。

赴筵散

【来源】《医方类聚》卷七十七引《居家必用》。

【组成】铜绿 枯白矾 白芷末 姜黄 芒消各等分

【用法】上为细末。于患处敷上。涎出即愈。

【主治】口疮。

玉露饮

【来源】《普济方》卷一一九引《仁存方》。

【组成】寒水石 石膏 滑石各等分

【用法】上为极细末，入朱砂，如桃花色。每服一钱匕，食后麦门冬汤调下。

【主治】心肺上膈壅热，烦躁口干，生疮，小便赤涩。

鸡苏丸

【来源】《普济方》卷二九九引《德生堂方》。

【组成】薄荷叶一片 甘草四两 桔梗四两 川芎二两

【用法】上为细末，炼蜜为丸，如龙眼大。每次一丸，含化，不拘时候常服。

【主治】上焦有热，头目昏眩，口舌生疮。

赴筵散

【来源】《普济方》卷二九九引《德生堂方》。

【组成】黄柏半斤 青黛四两 白矾二两 朴消

二两
【用法】上为细末。掺上。吐去涎，三上即愈。
【主治】口疮。

塌气橐膏

【来源】《普济方》卷三〇〇引《江阴方》。
【组成】吴茱萸　桂　附子　椒子　干姜　地龙各一分
【用法】上为末，生姜汁调成膏，摊如掌大。贴火桶子。
【主治】下冷上热之人，及跣足履地，口舌生疮，及眼痛日久不愈，服凉药越甚。

神仙导水丸

【来源】《普济方》卷三十九。
【组成】木香　当归　枳壳（炒）　黄芩　黄连　青皮　陈皮　槟榔　香附子各一两　三棱　莪术各半两　大黄　黄柏　牵牛末各三两
【用法】上为末，水糊为丸，如梧桐子大。每服五十丸，温饭饮送下，不拘时候。
【主治】上盛下虚，水火不能升降，大便秘涩，小便不通，赤眼口疮，便红泻血，吐血，泄痢不止，诸积气块，小儿脾疾，妇人经脉不通，男子打扑伤损。

殊验清中汤

【来源】《普济方》卷六十一。
【组成】川升麻半两（锉）
【用法】井水浓煎服。少顷，吐出毒气。
【主治】伤寒头痛，咽喉肿痛，口舌生疮，一切肿毒之疾。

黄芩汤

【来源】《普济方》卷六十三。
【组成】黄芩　荜茇各等分
【用法】上为末。煎汤漱口。
【主治】咽喉肿疼，口疮。

枳术黄连丸

【来源】《普济方》卷二五三。
【组成】枳实　半夏　白术　白茯苓　黄皮　黄连　南星　陈皮　青皮　黄芩（用半）　大黄（用半）各等分
【用法】上为末，糊为丸，如梧桐子大。每服六七十丸，临睡温水送下。
【功用】去痰。
【主治】酒太过，眼热口疮。

寒水石散

【来源】《普济方》卷二五五。
【组成】寒水石　石膏　磁石　滑石各三斤（捣为细末，用水一石，煮至四升四斗，去滓，入后药）　元参一斤（洗，焙，锉）　羚羊角五两　升麻五两　丁香一两　木香半两　甘草八两（以上六味捣为末，入药汁中，再煮取一斗五升，去滓，顷入下二味药）　朴消（精者）二斤　消石二斤（好者，以上二味入前药汁中微火煎，不住手将柳木篦搅，候有七八斤许，投在木盆中半日久，候欲凝，却入下二味）　朱砂二两（细研）　麝香（当门子）一两二钱（乳细，以上二味入前药汁中拌匀，调令全）
【用法】上为末，同研令匀。每服一钱或二钱，冷水调下，大人小儿仔细加减，食后服。
【主治】脚气毒遍内外，壮热不解，口中生疮，狂走毒厉；及解中诸热药毒，邪热，卒黄等；及蛊毒，鬼魅，野道热毒；又治小儿惊痫热病。

白龙丸

【来源】《普济方》卷二九九。
【组成】南硼砂一钱半　缩砂一钱　地栗三十个（去皮）　甘草二钱　寒水石二钱（烧）　白僵蚕（直者）三十个　桂心二钱　白茯苓二钱
【用法】上为细末，水为丸，如小豆大，蛤粉为衣。咽喉中有一切痰痛，用清水半盏，放药在内，用竹箸搅动出，细呷之。
【主治】一切口内诸疮。

白草散

【来源】《普济方》卷二九九。
【组成】甘草五文　白矾十文
【用法】上为细末。含化。
【主治】口舌生疮，或咽喉痛者。

加味龙石散

【来源】《普济方》卷二九九。
【组成】寒水石（烧）四两　朱砂（飞研）二钱　马牙消（枯）一钱　铅白霜半钱　硼砂半钱　脑子二钱半　或加甘草（末）二钱
【用法】上为极细末。每用少许，干掺患处，吐津，误咽了，不妨。
【主治】口舌生疮，时时血出，咽喉肿塞，疼痛妨闷。

朱砂散

【来源】《普济方》卷二九九。
【组成】朴消　寒水石　朱砂　甘草各等分
【用法】上为细末。贴少许。
【主治】口疮。

麦门冬丸

【来源】《普济方》卷二九九。
【组成】五味子　生甘草各一两　麦门冬　青苗（四寸许）四两（焙干）
【用法】上为细末，蜜调涂舌上。或以炼蜜为丸，如鸡头子大，含化亦得。麦门冬，取根一寸许白者，却将水煮灌漱。
【主治】口疮。

陀僧散

【来源】《普济方》卷二九九。
【组成】蒲黄　黄药子各半两　密陀僧　黄柏　甘草各一两多
【用法】上为细末。干贴口疮上。
【主治】口舌疮不愈者。

鸡黄散

【来源】《普济方》卷二九九。
【组成】鸡内金（焙干）　好黄连（焙干）
【用法】上为末。麻油调敷，妙。
【主治】口舌有疮，日有虫食。

青矾散

【来源】《普济方》卷二九九。
【组成】生白矾　铜青各等分
【用法】上为细末。用倒流水调药一字，口内噙；一盏茶时即吐。
【主治】口疮。

赴筵散

【来源】《普济方》卷二九九。
【组成】黄连　黄柏　细辛各等分
【用法】上为细末。搽之。涎出吐去。
【主治】口疮。

珠粉散

【来源】《普济方》卷二九九。
【组成】枯白矾一两　干胭脂一钱半　轻粉半钱　麝香少许
【用法】上为末。油调，掺口疮，或干贴。
【主治】口舌恶疮，及牙疳蚀。

黄丹膏

【来源】《普济方》卷二九九。
【组成】黄丹四两　蜜一两
【用法】上药熬成膏。涂口内。
【主治】口疮。

黄连散

【来源】《普济方》卷二九九。
【别名】黄连朴消饮以（《古今医统大全》卷六十二）。

【组成】黄连　朴消　白矾各半两　薄荷一两
【用法】上为粗米。于腊月用黄牛胆，将药入胆内，风头挂两月取下。如有口疮，旋将药碾细，入于口疮上。去其热涎，即愈。
【主治】口疮。

黄连膏

【来源】《普济方》卷二九九。
【组成】黄连（去须，锉）三两　猪脂一斤　白蜜四两　羊髓（研）二两
【用法】慢火煎猪脂，去滓，入黄连，又煎令黑色，下羊髓，髓化，以绵滤去滓，入蜜更煎数沸成膏，瓷盒盛候冷。每含如枣大，咽津不妨，一日三次。
【主治】口疮，咽喉塞不利，口燥。

螺青散

【来源】《普济方》卷二九九。
【组成】五倍子（去蛀末，拣净）不拘多少　螺儿青十分（五倍子一分）
【主治】口疮。

杏仁膏

【来源】《普济方》卷三〇〇。
【组成】杏仁（细嚼）
【用法】用猪膏调，敷唇上破处。
【主治】唇破裂，口疮。

洗心散

【来源】《普济方》卷三六一。
【组成】荆芥　甘草　防风　羌活　苦梗　黄芩　赤芍药　白芷　大黄　山栀子　山药　川芎　赤茯苓　麻黄各等分
【用法】上为末。每服一钱，灯心、麦门冬煎汤点服。
【主治】小儿变蒸，潮热焦啼，烦躁，口舌生疮，眼赤热痛。

硼砂散

【来源】《普济方》卷三六一。
【组成】硼砂　豆粉　朱砂各等分
【用法】上为末。掺口中。
【主治】小儿变蒸，生口疮。

升麻散

【来源】《普济方》卷三六五。
【组成】升麻　黄连各半两
【用法】上为末。干掺之。
【主治】小儿口疮。

失笑散

【来源】《普济方》卷三六五。
【组成】玄胡索　白僵蚕各三钱　黄连一钱　轻粉（炒）二钱　麝香（炒）一字　铅白霜　硼砂　黄柏各半钱
【用法】上为细末。每用一捻，干贴舌上，出涎再贴。
【主治】口疮，或唇裂破血出；小儿赤白口疮，作热疼。

白芷散

【来源】《普济方》卷三六五。
【组成】香白芷末半两　盐绿一钱　五倍子一分　麝香少许
【用法】上为细末，每用一字，掺疮上。
【主治】小儿口疮。

折桂散

【来源】《普济方》卷三六五。
【组成】梧桐律　黄柏（蜜炙）　蛤粉各一分　晚蚕蛾一钱（微炒）
【用法】上为细末，次用朱砂半两细研水飞、麝香一钱研、龙脑半钱研，共研匀。每用少许，掺贴患处。
【主治】小儿口疮口吻病。

金粉散

【来源】《普济方》卷三六五。
【组成】黄柏　天南星各等分
【用法】上为末，酽醋调涂。小儿无故生口疮，不下乳食，只于脚心涂贴；咳嗽涂顶门。
【主治】小儿口疮，不下乳食，咳嗽。

泻心散

【来源】《普济方》卷三六五。
【组成】黄连　草乌　白姜各等分
【用法】上为末。先用井花水洗去白膜，干掺。

一方加脑子、麝香、硼砂为末，每服一字，温水临卧服之。
【主治】口疮。

柘根煎

【来源】《普济方》卷三六五。
【组成】柘根弓
【用法】以水五升，煮取二升，去滓更煎，取五合。细细敷之，数数为之。
【主治】小儿心热，口内生疮，重舌、鹅口及燕口者。

铅霜散

【来源】《普济方》卷三六五。
【组成】铅白霜　粉霜　马牙消　朱砂各二钱
【用法】上为末。每服少许，罨于口内。
【主治】上焦热，口生白疮，膈中痞气。

黄连含汤

【来源】《普济方》卷三六五。
【组成】黄连　矾石　细辛各二分　藜芦一分（炙）
【用法】上以水三升，煮一合。未疮含满口，冬可暖之。儿大解语，可用含之；儿小，但以绵揾拭疮上。
【主治】小儿口疮，如月蚀状，赤黑似瘤有窍，如有虫，吮之有血。

硫黄散

【来源】《普济方》卷三六五。
【组成】生硫黄
【用法】上为末。用新汲水调贴手心脚心。效即洗去。
【主治】小儿口疮，不能吮乳。

碧玉通神散

【来源】《普济方》卷三六五。
【组成】黄柏（蜜涂炙，取末）半两　青黛一分　脑子少许
【用法】上和匀。候儿睡着，干掺口中，及置舌下咽之。
【主治】口疮。

蟾蜍散

【来源】《普济方》卷三六五。
【组成】蟾蜍一个
【用法】炙令焦，上为散。每用一字，敷疮上。
【主治】小儿口疮。

过关散

【来源】《普济方》卷四〇三。
【组成】山栀子仁　车前子　木通　甘草　瞿麦　赤茯苓　人参　滑石各一分　大黄一钱　萹蓄半两（取嫩枝叶）
【用法】上为末。入灯心草略煎四五沸服。
【功用】通心经。
【主治】婴孩斑疮、水痘，心躁发渴，及小便赤色，口舌生疮。

加味消毒犀角饮

【来源】《袖珍小儿方》卷八。
【组成】牛蒡子三两　荆芥穗五钱　甘草一两　防风（去芦）　川升麻各七钱半　犀角三钱　麦门冬

（去心） 桔梗各五钱
【用法】上锉散。每服二钱，水煎，温服，时时令呷含下。
【主治】毒气壅遏，壮热心烦，疮疹出未匀透，口生疮不能吮乳。

二圣散

【来源】《医方类聚》卷七十七引《澹寮方》。
【组成】吴茱萸（去浮者，炒） 地龙（去土，炒）
【用法】上为细末。每服用药面各五钱，醋调，涂两脚心，油单隔，片帛系定，临卧用，次日便见效。
【主治】老人、虚人口疮。

麝香丸

【来源】《奇效良方》卷六十。
【组成】麝香（细研）一分 升麻 黄芩 杏仁（去皮尖、双仁，炒） 浮萍草 零陵香 寒水石 黄连 甘草（生用）各三分
【用法】上为细末，炼蜜为丸，如弹子大。每服一丸，绵裹含化，咽津。
【主治】口舌生疮赤烂。

升麻散

【来源】《奇效良方》卷六十一。
【组成】升麻 人参 桔梗 赤芍药 干姜 甘草各二钱
【用法】上作一服。水二钟，煎至一钟，食远服。
【主治】上焦蕴热，口舌生疮，咽喉肿痛。

一捻散

【来源】《奇效良方》卷六十四。
【组成】青黛 黄柏 诃子（炮） 密陀僧各等分 枯白矾少许 蒲黄少许
【用法】上每用少许，贴口疮处。
【主治】小儿口疮。

硼砂散

【来源】《奇效良方》卷六十四。
【组成】硼砂 蒲黄 净消 孩儿茶 薄荷 甘草各二钱 青黛一钱 片脑少许
【用法】上为末。每用少许，敷点口中疮处。
【主治】小儿口舌生疮，咽喉不利，重舌马牙。

秘传宁口散

【来源】《松崖医径》卷下。
【组成】蒲黄 竹沥
【用法】上调匀。敷舌下。
【主治】小儿重舌马牙，口舌生疮，咽喉不利。

秘传梨汁饮

【来源】《松崖医径》卷下。
【组成】好消梨
【用法】杵汁，频频饮之；若病人能自嚼咽下亦可，多食妙。
【功用】大解热毒。
【主治】喉痹及喉中热痛，口舌生疮，痈疽发背。
【宜忌】金疮、产妇及诸脱血证勿食。

秘传清咽散

【来源】《松崖医径》卷下。
【组成】荆芥 薄荷 防风 桔梗 山栀 连翘 玄参 大力子 片芩 生甘草
【用法】上切细。用水二盏，煎一盏，去滓服。
【主治】咽疮并口舌生疮。
【加减】热甚，加僵蚕，犀角。

一捻金散

【来源】《婴童百问》卷四。
【组成】雄黄三钱 硼砂一钱 甘草半钱 片脑少许。
【用法】上为细末。干掺患处；或用蜜调涂。
【主治】
1.《婴童百问》：小儿鹅口，口疮。

2.《幼科类萃》：小儿重舌，木舌。

白梅散

【来源】方出《医学正传》卷八，名见《幼科证治大全》。

【组成】盐白梅（烧存性） 红枣（连核烧存性） 铅丹（火飞） 人中白（火飞） 龙脑少许

【用法】上为细末。敷之。

【主治】小儿口疮。

红丸子

【来源】《万氏家抄方》卷五。

【组成】白茯苓　泽泻各一钱　半夏曲二钱　滑石（水飞）一两六钱　大粉草　朱砂各三钱

【用法】上为末，井花水为丸，如豌豆大，朱砂为衣。灯草汤化下。患口疮者，用一丸，同青丸子一丸，芍药、灯心汤化下。

【主治】鹅口疮，口疮。

龙脑散

【来源】《万氏家抄方》卷六。

【组成】辰砂六分　龙脑三分　雄黄六分　青黛　黄连　黄柏各五分　硼砂　玄明粉各七分　人中白（煅）一钱　牛黄三分

【用法】上为极细末。掺之。

【主治】口破烂。

人参安胃散

【来源】《口齿类要》。

【组成】人参　白茯苓各一钱　黄芩二钱　甘草（炙）　陈皮各五分　黄连三分　芍药七分

【用法】水煎服。

【主治】胃经虚热，口舌生疮，喜热饮食。

加味归脾汤

【来源】《口齿类要》。

【组成】归脾汤加柴胡　丹皮　山栀

【用法】水煎服。

【主治】

1.《口齿类要》：思虑动脾火，元气损伤，体倦发热，饮食不思，失血牙痛。

2.《嵩崖尊生全书》：思虑之过，血伤火动，口舌生疮。

附子理中汤

【来源】《口齿类要》。

【组成】茯苓　白芍药各二钱　附子　人参各二钱　白术四钱

【用法】水煎服。

【主治】

1.《口齿类要》：中气不足，虚火上炎，口舌生疮，饮食少思，大便不实，或畏寒恶热，作呕腹痞，四肢冷逆，或呕吐泄泻。

2.《证治准绳·疡医》：疮疡，脾胃虚寒，或误行攻伐，手足厥冷，饮食不入，或肠鸣腹痛，呕逆吐泻。

清热补血汤

【来源】《口齿类要》。

【组成】熟地黄（酒拌）一钱　黄柏　知母　五味子　麦门冬各五分　当归（酒拌）　川芎　芍药各一钱　玄参七分　柴胡　牡丹皮各五分

【用法】水煎服。如不应，用补中益气汤加五味治之。

【主治】口舌生疮，体倦少食，日晡益甚，或目涩热痛。

竹叶石膏汤

【来源】《正体类要》卷下。

【别名】六味竹叶石膏汤（《景岳全书》卷五十七）。

【组成】淡竹叶　石膏（煅）　桔梗　木通　薄荷　甘草各一钱

【用法】加生姜为引，水煎服。

【主治】

1.《正体类要》：胃火盛而作渴者。

2.《症因脉治》：燥火身肿，喘促气急，两胁刺痛，身面浮肿，烦躁不得卧，唇口干燥，小便赤涩。

3.《杂病源流犀烛》：一切痈疽兼烦渴；伤（跌扑闪挫）家作渴，或因胃火上炽。

4.《会约医镜》：胃火口舌生疮，口渴便结；感冒暑热火盛，烦躁恶心。

栀子汤

【来源】《幼科类萃》卷六。

【组成】栀子仁　木通　当归尾　白芷各二钱　防风　甘草各一钱

【用法】上为细末。麦门冬汤送下。

【主治】小儿心脏积热，小便赤肿，口内生疮。

上清丸

【来源】《丹溪心法附余》卷十一。

【组成】百药煎　薄荷（净末）各四两　缩砂仁一两　片脑一钱　玄明粉　甘松　桔梗　诃子　硼砂各五钱　寒水石一两

【用法】上为细末，甘草熬膏为丸，如梧桐子大。每服一丸，噙化；或嚼三五丸，茶汤送下。

【功用】清声润肺，宽膈化痰，爽气宁神。

【主治】口舌生疮，咽喉肿痛，咳嗽烦热。

增损如圣散

【来源】《丹溪心法附余》卷十二。

【组成】桔梗二两　甘草（炙）一两半　防风半两　枳壳（制）二钱半　黄芩一两

【用法】上为末。每服三钱，水煎，食后服。

【主治】上焦热壅，口舌生疮。

滋肾养心丸

【来源】《活人心统》。

【组成】肉苁蓉　家菊花　枸杞子　生地黄　芍药各一两

【用法】上为末，炼蜜为丸，如梧桐子大。每服七十丸，白汤送下。

【主治】心肾气虚，胖弱血少，虚火上炎，口生疮，服凉药久不愈者。

清热消毒散

【来源】《外科枢要》卷四。

【别名】清热消毒饮（《痘疹仁端录》卷十）、黄连消毒饮（《杂病源流犀烛》卷二十六）。

【组成】黄连（炒）　山栀（炒）　连翘　当归各一钱　川芎　芍药　生地黄各一钱半　金银花二钱　甘草一钱

【用法】水煎服。

【主治】

1.《外科枢要》：一切痈疽阳症，肿痛发热作渴。

2.《保婴撮要》：小儿实热口舌生疮，及一切疮疡肿痛，形病俱实者。

加味清胃散

【来源】《校注妇人良方》卷二十四。

【别名】秘本加味清胃散（《麻科活人全书》卷四）、加味清胃汤（《医方一盘珠》卷六）。

【组成】黄连（炒）一钱五分　生地黄　牡丹皮　当归各一钱　升麻二钱　犀角　连翘　甘草

【用法】水煎服。

【主治】

1.《校注妇人良方》：醇酒厚味，唇齿作痛，或齿龈溃烂，或连头面颈项作痛。

2.《女科撮要》：脾胃有热，口内生疮。

3.《赤水玄珠全集》：妊娠吐衄。

4.《嵩崖尊生全书》：牙疼出血口臭。

5.《医方一盘珠》：胃火吐血。

【验案】唇内热　一妇人唇裂内热二年，每作服寒凉之剂，时出血水，益增他症。此胃火伤血，而药伤元气也。余用加味清胃散而愈。

补黄散

【来源】《校注妇人良方》卷二十四。

【组成】人参　白术（炒）各一钱　白芍药（炒黄）　陈皮　甘草（炙）各五分

【用法】加生姜、大枣，水煎服。
【主治】妇人脾胃虚热，口舌生疮，畏冷饮食。

柳华散

【来源】《校注妇人良方》卷二十四。
【别名】柳叶散（《保婴撮要》卷十一）。
【组成】黄柏（炒） 蒲黄 青黛 人中白（煅）各等分
【用法】上为末。敷之。
【主治】热毒口疮。

犀角地黄汤

【来源】《校注妇人良方》卷二十四。
【组成】犀角（镑） 生地黄 白芍药 黄芩（炒） 牡丹皮 黄连（炒）各一钱
【用法】水煎服。
【主治】上焦有热，口舌生疮发热，或血妄行，或吐血，或下血。
【加减】若因怒而患，加柴胡、山栀。

洗心散

【来源】《痘疹心法》卷二十三。
【组成】当归 生地黄 木通 黄连 麻黄 大黄 薄荷叶各等分
【用法】上锉细。水一盏，加灯心为引，煎七分，去滓温服。
【主治】口舌生疮。

口糜散

【来源】《摄生秘剖》卷三。
【组成】薄荷叶六分 川黄柏 青黛（火飞）各四分 白硼砂三分 朱砂（水飞）二分 冰片（另研）一分
【用法】上为细末，用小瓷罐密封收贮。每取少许，着于疮上，良。
【主治】口疮糜烂。
【方论】口疮本于湿热，湿热不去，必至疳蚀。寒可以胜热，苦可以坚肤，故用薄荷、黄柏、青黛、白硼（砂）苦寒之品；乃朱砂者，令其解热毒也；冰片者，令其散热结也。湿热既蠲，而口糜自愈矣。

既济丹

【来源】《摄生众妙方》卷九。
【组成】干姜 黄连各等分
【用法】上为末。搽患处。流涎即愈。
【主治】口疮。

五福化毒丹

【来源】《摄生众妙方》卷十。
【组成】生地黄五两 天门冬二两 玄参三两 甘草一两 硼砂五两 青黛五钱 麦门冬二两
【用法】上为末，炼蜜为丸，如鸡头子大。每服半丸，灯心汤化下。
【主治】小儿惊热，一切胎毒，口舌生疮肿胀，木舌重舌，牙根肿。

化毒丹

【来源】《摄生众妙方》卷十。
【组成】甘草三钱 桔梗五钱 玄参一两 人参三钱 茯苓二钱 薄荷五钱 青黛五钱 牙消一钱
【用法】上为细末，炼蜜为丸。薄荷汤化下。
【主治】小儿一切胎毒，口舌生疮肿胀，木舌、重舌，牙根肿胀。

加味清胃散

【来源】《保婴撮要》卷一。
【别名】加味清胃汤（《痘疹传心录》卷十八）。
【组成】《脾胃论》清胃散加柴胡 山栀
【用法】水煎，子母均宜服。
【主治】

1.《保婴撮要》：小儿脾胃实火作渴，口舌生疮，或唇口肿痛，齿龈溃烂，焮连头面，或恶寒发热，或重舌马牙，吐舌流涎。

2.《痘疹传心录》：因乳母情欲厚味，积热传儿，致小儿膏淋，小便不通。

加味归脾汤

【来源】《保婴撮要》卷三。
【组成】人参　黄耆　茯神（去木）　甘草　白术（炒）各一钱　木香五分　远志（去心）　酸枣仁　龙眼肉　当归　牡丹皮　山栀（炒）各一钱
【用法】水煎服。婴儿为病人，令子母俱服之。
【主治】

1.《保婴撮要》：因乳母郁怒积热，婴儿腹痛发搐者。

2.《证治准绳·幼科》：小儿因乳母忧思郁怒，胸胁作痛，或肝脾经分患疮疡之证，或寒热惊悸无寐，或便血盗汗，口疮不敛。

3.《证治宝鉴》：思虑过甚，脾经血伤火动，口舌生疮，咽喉不利。

4.《叶氏女科证治》：妊娠忧思郁结伤脾，而致吐衄。

5.《外科真诠》：思虑伤脾，心火上炎所致之舌岩。

泻心汤

【来源】《保婴撮要》卷九。
【组成】宣黄连　犀角各等分
【用法】水煎服。
【主治】心经实热，口舌生疮，烦躁发渴。

绛　雪

【来源】《古今医统大全》卷十四。
【组成】龙脑一钱二厘半　硼砂一钱　珍珠三钱
【用法】上研匀。每服一字，掺于舌上，津咽之。
【主治】唇口生疮，声哑。

五味散

【来源】《古今医统大全》卷六十三。
【组成】五味子　滑石（飞）　黄柏（蜜炙）各等分
【用法】上为末。搽疮上。
【主治】口舌疮。

白矾散

【来源】《古今医统大全》卷六十三。
【组成】白矾（枯）　没药　乳香　铜绿各等分
【用法】上为细末。掺之。
【主治】赤口疮。

白绿散

【来源】《古今医统大全》卷六十三。
【组成】白芷　铜绿各等分
【用法】上为细末。掺舌上，以温醋漱之。
【主治】口舌疮，不能食。

盐白梅散

【来源】《古今医统大全》卷六十三引丹溪方。
【别名】盐梅散（《疡科选粹》卷三）。
【组成】盐白梅（烧存性）　明矾（枯）　黄丹（炒）各一钱　人中白（煅）五分　麝香少许（另研）
【用法】上为细末。干掺。
【主治】口疮。
【加减】甚者，加硼砂五分，冰片一分。

雄黄散

【来源】《古今医统大全》卷六十三。
【组成】雄黄　没药　乳香各一钱　轻粉少许
【用法】上为细末掺之。
【主治】白口疮。
【方论】本方原有巴豆霜，恐误也。有人用之，而口皆肿，不能救解，故此减之。

蟾酥线

【来源】《古今医统大全》卷六十三。
【组成】蟾酥
【用法】取时以线乘温染之，晒干。用时剪半寸含之，有涎即吐出。
【主治】口舌生疮烂痛。

上清丸

【来源】《古今医统大全》卷六十五。
【组成】苏州薄荷叶一斤　百药煎半斤　砂仁一两　硼砂二两　冰片二钱　桔梗一两　甘草　玄明粉　诃子各半两
【用法】上为极细末，炼蜜为丸，如芡实大。每服一丸，临睡噙化；或为小丸，茶清送下亦可。
【功用】止嗽、清音、润肺，宽膈化气。
【主治】口舌生疮，咽喉肿痛，咳嗽。

升麻六物汤

【来源】《医学入门》卷四。
【组成】升麻　山栀各一钱半　大青　杏仁　黄芩　玄参各一钱
【用法】加葱三茎，水煎服。
【主治】阳厥应下反汗，致咽痛、口疮、牙肿。

上清丸

【来源】《古今医鉴》卷。
【别名】上清噙化丸（《济阳纲目》卷一〇五）。
【组成】薄荷叶三两　硼砂五钱　天花粉一两　天竺黄五钱　风化消　百药煎　防风　孩儿茶各一两　桔梗七钱　甘草一两
【用法】上为细末，炼蜜为丸，如弹子大。每服一丸，噙口中，徐化下。
【主治】口舌痛，生疮。

羽泽散

【来源】《古今医鉴》卷十六。
【组成】生矾二钱　硼砂一钱
【用法】上为末。蜜调，敷患处。
【主治】口疮。

羽泽散

【来源】《古今医鉴》卷十六。
【组成】生矾　甘草各等分
【用法】上为末。掺口。
【主治】口疮。

降火膏

【来源】《本草纲目》卷三十二引《濒湖集简方》。
【组成】吴茱萸
【用法】上为末。醋调涂脚心。
【主治】口疮口疳。

一连散

【来源】《片玉心书》卷五。
【组成】黄连
【用法】上为末。蜜水调敷。
【主治】小儿满口赤疮。

洗心散

【来源】《片玉心书》卷五。
【组成】白术　甘草　当归　荆芥　生地　大黄　麻黄　赤芍　薄荷叶　生姜
【主治】小儿鹅口及口疮。

凉惊丸

【来源】《幼科指南》卷上。
【组成】川黄连五钱　黄芩五钱　山栀五钱　黄柏二钱　郁金三钱　大黄二钱　胆草三钱　雄黄二钱　辰砂二钱
【用法】上为细末，米糊为丸，如黍米大。用竹叶、灯心汤送下；惊风，薄荷灯心汤送下；丹毒、麻疹，升麻汤送下；衄血，茅花汤送下；口疮，竹叶薄荷汤送下。
【功用】退五脏热，泻肝火，解胎毒。
【主治】小儿急惊，胎热，丹毒，斑疹，衄血，口疮，小便黄，大便秘。

龙胆泻火汤

【来源】《点点经》卷四。
【组成】胆草　升麻　柴胡各二钱　黄柏　山栀　黄芩　青黛　苍耳子　羌活　川芎　白芷各

一钱五分　甘草三分　生石膏三钱（引）

【主治】五阳冲头，肺气猖越天精湖，鼻流臭水，口疮破裂，咽喉肿痛，并齿痛脑崩。

升麻散

【来源】《赤水玄珠全集》卷三。

【组成】升麻一两半　赤芍药　人参　桔梗　葛根　薄荷　防风各一钱　甘草五分

【用法】加生姜一片，水煎，食后服。

【主治】上膈热壅，口舌生疮。

移热汤

【来源】《赤水玄珠全集》卷三。

【组成】五苓散合导赤散

【主治】口糜。

加减泻黄散

【来源】《赤水玄珠全集》卷二十五。

【组成】山栀子一两　防风一两　藿香七钱　石膏五钱　连翘　甘草七钱半　升麻三钱

方中连翘用量原缺。

【用法】上药蜜酒微炒，水煎服。

【主治】心脾热甚口疮。

【加减】小便短涩，加滑石、木通。

金丝膏

【来源】《赤水玄珠全集》卷二十五。

【组成】黄丹一钱　生蜜一两

【用法】和匀，深瓯盛，甑内蒸黑为度。每用少许，刷口内。

【主治】小儿口疮。

赴筵散

【来源】《赤水玄珠全集》卷二十八。

【组成】薄荷　黄柏各等分

【用法】上为末，入青黛少许。掺之。

【主治】口疮。

口糜散

【来源】《医方考》卷五。

【组成】黄柏　黄连各一两　雄黄　没药各二钱　片脑五分

【用法】上为细末。每用分许，着于疮上，良。

【主治】口疮糜烂者。

【方论】口糜本于湿热，湿热不去，必至疳蚀。寒可以胜热，苦可以坚肤，故用黄连、黄柏；雄黄之悍，杀虫而利气；冰脑之窜，杀虫而入膝；没药之苦，散血而愈疮。

黄连解毒汤

【来源】《万病回春》卷二。

【组成】黄连　黄芩　栀子　黄柏　连翘　芍药　柴胡各等分

【用法】上锉一剂。水煎，食前服。

【主治】三焦实火，内外皆热，烦渴，小便赤，口生疮。

二皂散

【来源】《万病回春》卷五。

【组成】大皂角（烧存性）　牙皂（烧存性）　铜绿　胆矾　雄黄　孩儿茶　百草霜　枯矾各等分

【用法】上为细末。先将米泔水漱口，洗口疮，后搽药。

【主治】口舌生疮，牙宣出血。

赴晏散

【来源】《万病回春》卷五。

【别名】赴筵散（《外科正宗》卷四）。

【组成】黄连　黄柏　黄芩　栀子　细辛　干姜各等分

【用法】上为细末。先用米泔水漱口，后搽药于患处，或吐或咽不拘。

【功用】《北京市中药成方选集》：清胃去火，消肿止痛。

【主治】三焦实热，口舌生疮糜烂，痛不可忍者。

黄白散

【来源】《万病回春》卷五。
【组成】黄柏　孩儿茶　枯白矾各等分
【用法】上为细末。凡患人先用陈仓小米熬汤，候冷漱口洁净，次将药末掺患处。不拘三五年诸治不愈者，此药敷三五次即愈。
【主治】口疮及口中疳疮。

洗香丸

【来源】《鲁府禁方》卷四。
【组成】孩儿茶一两一钱三分　上好细茶一两　砂仁一两三钱　白豆蔻三钱三分　沉香七分　片脑二分　麝香五分
【用法】上为细末，甘草膏为丸，如豌豆大。每用一丸，噙化。
【主治】口臭口干，口舌生疮。

人中白散

【来源】《痘疹传心录》卷十五。
【组成】人中白（煅）一两　枯矾二钱　黄柏末五钱　黄连末三钱　冰片一分　蚕蜕纸（火煅）三钱
【用法】上为末。敷之。
【主治】痘后口疮。

清胃解毒汤

【来源】《痘疹传心录》卷十五。
【组成】当归　黄连　生地黄　天花粉　连翘　升麻　牡丹皮　赤芍药
【主治】痘后口龈生疮肿痛。
【加减】火盛，加石膏。

消毒饮

【来源】《痘疹传心录》卷十八。
【组成】当归　川芎　生地　赤芍　连翘　山栀　黄连　甘草
【用法】水煎服。
【主治】热客心脾，熏逼上焦而成口疮，或疳生走马，甚致齿龈黑烂，腮颊穿破。

金花丸

【来源】《证治准绳·类方》卷八。
【别名】栀子金花丸（《医方集解》）、金华丸（《麻科活人全书》卷二）。
【组成】黄连　黄柏　黄芩　栀子　大黄（便秘加之）各等分
【用法】上为末，水为丸。每服三十丸，白汤送下。
【功用】《麻科活人全书》：润肠泻热。
【主治】口疮。

蜜柏散

【来源】《证治准绳·类方》卷八
【组成】黄柏不拘多少（蜜炙灰色）
【用法】上为细末。临卧干掺上。
【主治】口疮。
【宜忌】忌酒、醋浆。

绿袍散

【来源】《东医宝鉴·外形篇》卷二
【组成】黄柏（蜜炙）一两　青黛三钱　片脑二分
【用法】上为末。掺患处，吐出涎即愈。
【功用】《北京市中药成方选集》：清胃热，消肿止痛。
【主治】
1.《东医宝鉴·外形篇》：口疮。
2.《北京市中药成方选集》：口舌生疮，胃热牙疳，口臭糜烂。

珍珠散

【来源】《痘疹全书》卷下。
【组成】珍珠粉　片脑　玄明粉　硼砂　人中白　槐皮各等分
【用法】上为末。先以荆芥汤洗患处，后吹前药末于口内。

【主治】痘后舌上生疮，赤者谓之赤口疮，白者谓鹅口疮。

加味阴阳散

【来源】《寿世保元》卷六。
【组成】黄连　干姜　青黛　孩儿茶各等分
【用法】上为末，每用少许搽患处。
【主治】口舌生疮。

清金导赤散

【来源】《寿世保元》卷六。
【组成】黄连六分　黄芩一钱五分　栀子二钱　木通二钱　泽泻二钱　生地黄四钱　麦门冬三钱　甘草八分
【用法】上锉一剂。加生姜三片，水煎，食后频频服之。
【主治】心肺蕴热，口疮咽痛，膈闷，小便淋浊不利。

柳花散

【来源】《外科正宗》卷四。
【组成】黄柏（净，末）一两　青黛三钱　肉桂一钱　冰片二分
【用法】上为细末，共再研，瓷罐收贮。每用少许，吹之。
【主治】思烦大甚，多醒少睡，虚火发动，口破色淡，斑白点细，甚者陷露龟纹，脉虚不渴。

水　茶

【来源】《外科百效全书》卷二。
【组成】上品细茶（去梗）一斤
【用法】用甘草浓煎取汁，调儿茶末六两，冰片一钱，拌透细茶。次日晒干。
【主治】口舌生疮。

白术甘草散

【来源】《疡科选粹》卷三。
【组成】白术　甘草梢各一钱　人参　赤芍药　木通各五分　生地五分　瓜蒌子十二枚　黄连

方中黄连用量原缺。

【用法】上作一帖。水煎服。
【主治】口疮，舌强多痰。

青黛散

【来源】《疡科选粹》卷三。
【组成】青黛（淘净）五钱　硼砂五分　冰片少许
【用法】上为末。干掺。
【主治】口舌生疮。
【验案】阴道炎　《福建中医药》（1994，5：26）：以本方外用治疗霉菌性阴道炎300例，结果：用药后1～3天症状体征消失者177例，7天前恢复正常者289例，14天以上症状、体征仍在者为无效，共有1例。

矾丹散

【来源】《疡科选粹》卷三。
【组成】枯矾　黄丹（炒）　白梅（烧存性）各一钱　人中白一钱五分　麝香少许（另研）
【用法】上药各为极细末，和匀再研。干掺疮上。
【主治】口疮。
【加减】甚者，加硼砂五分，片脑一分。

斩关丸

【来源】《疡科选粹》卷三。
【组成】薄荷　玄参　硼砂　风化消　石膏　山豆根　桔梗　甘草各二钱　片脑三分
【用法】上为极细末，和匀，生蜜为丸，如芡实大。每用一丸，舌上噙化。
【主治】咽喉肿痛，兼治口舌生疮。

大温丸

【来源】《痰火点雪》卷二。
【组成】大附子（童便煮一炷香）　人参（去芦）三分　桔梗一钱　生地黄一钱　蛤粉五分　玄参七分　升麻四分

方中附子用量原缺。

【用法】上为细末，炼蜜为丸，金箔为衣。薄荷汤送下。

【主治】口舌生疮，服诸凉药不效者。

稀涎散

【来源】《治痘全书》卷十四。

【组成】山豆根　薄荷　熊胆　茶芽

【用法】《痘疹仁端录》：先将薄荷洗口，为末吹。

【主治】

1.《治痘全书》：口疮。

2.《痘疹仁端录》：痘至七八朝，咽喉紧锁疼痛。

3.《丸丹膏散集成》：痘疮靥不收。

桃花散

【来源】《明医指掌》卷八。

【组成】玄胡索一两　黄柏五钱　黄连五钱　青黛二钱　密佗僧二钱

【用法】上为末。用竹管吹入口内。

【主治】口舌生疮，疼痛臭烂。

五福化毒丹

【来源】《明医指掌》卷十。

【组成】玄参三两　桔梗三两　甘草七钱　牙消五钱　青黛一两　人参七钱　茯苓一两半　一方加黄连一两（炒）

【用法】上为末，炼蜜为丸，每丸重一钱，朱砂为衣。薄荷汤下；疮疹后余毒上攻，口齿臭气，生地黄汁化下。

【主治】小儿胎中受热，大小便不利，丹毒疮疡，赤疹赤目，重舌木舌，口疮。

二阴煎

【来源】《景岳全书》卷五十一。

【组成】生地二三钱　麦冬二三钱　枣仁二钱　生甘草一钱　玄参一钱半　黄连一二钱　茯苓一钱半　木通一钱半

【用法】水二钟，加灯草二十根，或竹叶亦可，煎七分，食远服。

【主治】

1.《景岳全书》：水亏火盛，烦躁热渴而怔忡惊悸不宁者；心经有热，水不制火，惊狂失志，多言多笑，或疡疹烦热失血。

2.《会约医镜》：劳伤，心脾火发上炎，口舌生疮。

【加减】如痰胜热甚者，加九制胆星一钱，或天花粉一钱五分。

冰玉散

【来源】《景岳全书》卷五十一。

【组成】生石膏一两　月石七钱　冰片三分　僵蚕一钱

【用法】上为极细末，小瓷瓶盛贮。敷之，吹之。

【主治】牙疳，牙痛，口疮，齿衄，喉痹。

冰白散

【来源】《景岳全书》卷五十一。

【组成】人中白倍用之　冰片少许　铜绿（用醋制者）　杏仁各等分

【用法】上为细末。敷患处。

【主治】口舌糜烂，及走马牙疳等证。

细辛黄柏散

【来源】《景岳全书》卷六十。

【组成】黄柏　细辛各等分

【用法】上为末。敷之，或掺舌上，吐涎水再敷，须旋含之。

【主治】口舌疮。

加味二陈汤

【来源】《济阳纲目》卷一〇五。

【组成】半夏（姜制）一钱三分　茯苓　黄连　青竹茹各一钱　生地黄（酒洗）一钱半　当归（酒洗）　陈皮（去白）各八分　桔梗五分　甘草梢二分

【用法】上锉一剂。加生姜三片，水煎，食后服。
【功用】清火化痰。
【主治】舌下肿结如核，或重舌、木舌及满口生疮。

导赤五苓散

【来源】《济阳纲目》卷一五。
【组成】茯苓　猪苓　泽泻　白术　官桂　生地黄　木通　甘草各等分（一方无桂）
【用法】上锉。水煎服。
【主治】膀胱移热于小肠，膈肠不便，上为口糜。

荜茇散

【来源】《济阳纲目》卷一〇五。
【组成】荜茇一两　厚黄柏一两六钱
【用法】上为末。用米醋煎数沸后调上药，涂患处。涎出吐之，再用白汤漱口。即愈，重者二次。
【主治】满口白烂。

清炎解毒汤

【来源】《简明医彀》卷二。
【组成】牛蒡子三钱　甘草一钱半　犀角　防风　荆芥各一钱
【用法】水煎服。
【主治】长幼内热痰盛，腮肿项核，口舌破烂生疮。

绛　雪

【来源】《简明医彀》卷五。
【组成】软石膏（煅，飞）　玄明粉各二钱　朱砂（飞）　硼砂各一钱　冰片二分
【用法】上研细匀。频掺患处，咽下不妨；喉痛，芦管吹入。
【主治】舌疮，口疮，咽喉肿痛。

透天水

【来源】《简明医彀》卷五。
【组成】黄连　薄荷叶　槟榔　蒲黄　荆芥穗　甘草　黄柏（各为末）各五分　冰片三分　柿霜五钱（无，用白糖）
【用法】炼蜜为丸。噙化，不拘时候。
【主治】一切风热喉痹，口舌生疮，头目不清，痰涎壅盛。

碧　雪

【来源】《简明医彀》卷五。
【组成】蒲黄　青黛（画家用者）　软石膏（煅）　硼砂（明亮者）　甘草各一钱　冰片二分　玄明粉或焰消（淡者）一钱
【用法】各研极细末，入冰片和匀。频掺咽下；如喉闭，芦管吹入。或蜜和为丸。噙化。
【主治】心脾有火，一切热壅，舌疮，舌根紧强，腮颊肿痛，咽肿；及一切积热，喉闭口疮，发热烦闷。

化毒丹

【来源】《简明医彀》卷六。
【组成】玄参　桔梗各一两　茯苓八钱　青黛（画家用者）　甘草各三钱　牙消二钱
【用法】上为末，和黛、消，炼蜜为丸，如弹子大。金、银箔为衣。每服半丸，薄荷泡汤调化，抹儿口内上腭，汤送下。
【主治】热邪蕴积，口舌生疮，遍身瘰赖，游风丹毒，疮疡疥癣，初生一切胎中热毒致病，及痘疹后余毒之患。

一次散

【来源】《虺后方》
【组成】白矾一两（生熟各半）　硼砂三钱
【用法】上为细末，每末一钱，加冰片一厘半。每用少许，以笔筒（芦荻筒更好）吹入患处。双单蛾风，先以箸挑开上牙，按紧舌根，看疮有黄紫泡者，将筷子破开，藏针于内，露针杪一分，用线紧缚，挑破疮泡。待血水尽，用梁上扬尘煎水数碗，吞漱恶水后，复用一次散吹之。
【主治】喉肿痛并口舌生疮。

清心滋肾汤

【来源】《妙一斋医学正印种子篇》。

【组成】当归（酒洗）一钱　白芍（酒炒）八分　橘红一钱　白术一钱　茯苓八分　远志肉（甘草汤制）六分　酸枣仁（炒，研末）一钱　麦冬（去心）一钱二分　元参一钱　枸杞子（研碎）一钱三分　杜仲（盐酒炒）一钱二分

【用法】水二钟，煎八分，空心、临卧间服。

【主治】形貌消瘦，神思困倦，口碎，小便黄赤。

千金衔化丸

【来源】《丹台玉案》卷三。

【组成】玄明粉　石膏（煅红，黄连煎汁淬，如此九次）玄参各二两　白硼砂　薄荷叶　黄柏各四钱　冰片五分

【用法】上为末，生蜜为丸，如龙眼大。每服一丸，含化。外用珍宝散掺上即愈。

【主治】上焦实热，口内溃烂，饮食难进。

珍宝散

【来源】《丹台玉案》卷三。

【组成】珍珠三钱　硼砂　青黛各一钱　冰片五分　黄连　人中白各二钱（煅过）

【用法】上为细末。掺之。

【主治】口内诸疮。

济急饮

【来源】《丹台玉案》卷三。

【组成】紫苏叶

【用法】细嚼，白汤咽下。如此数次即愈。

【主治】飞丝入口，令人口舌生泡。

效验汤

【来源】《丹台玉案》卷三。

【组成】陈皮　麦门冬　桔梗各一钱　玄明粉　木通　黄柏　山栀　连翘　生地各二钱

【用法】水煎，温服。

【主治】口糜。

清膈汤

【来源】《丹台玉案》卷三。

【组成】黄连　黄柏　枳壳　石膏　玄参　大黄各三钱　甘草一钱

【用法】水煎服，不拘时候。

【主治】口疮作痛，上焦实热者。

紫金丹

【来源】《丹台玉案》卷三。

【组成】黄柏　知母　当归　生地　天门冬　麦门冬　玄参　白芍各等分

【用法】上为细末，丸如弹子大。噙化润下。

【主治】下焦阴火炎上，日晡潮热，口内起泡。

碧　雪

【来源】《丹台玉案》卷三。

【组成】芒消　石膏　青黛　寒水石　马牙消各二两（研细末）甘草六两　牛黄三钱

【用法】将甘草煎浓汤去滓，入诸药末，再以柳木条不住手搅令消溶，入青黛和匀，倾砂盆内候冷，结成霜，研为末。每用少许，含化，津咽下。

【主治】积热不行，口舌生疮，心烦喉闭，并痰火之症。

加减凉膈散

【来源】《证治宝鉴》卷十。

【组成】连翘　黄芩　栀子　桔梗　黄连　薄荷　当归　生地　白芍　元参　甘草　枳壳　升麻

【用法】水煎，食后服。

【主治】三焦火盛，上焦实热，口舌生疮。

升葛补中汤

【来源】《外科大成》卷三。

【组成】升麻　葛根　赤芍　人参　桔梗各二钱　甘草一钱　生姜三片

【用法】水二钟，煎八分，食远服。
【主治】咽喉口舌虚火肿痛生疮。

辰砂定痛散

【来源】《外科大成》卷三。
【组成】软石膏（煅）一两　胡黄连（末）二分　辰砂（末）五分　冰片二分
【用法】上为末，收罐内。如口内则掺之，喉内则吹之，每日五七次，咽之。
【主治】
1.《外科大成》：口舌生疮，咽喉肿痛；
2.《医宗金鉴》：鼻疮。

抽薪散

【来源】《外科大成》卷三。
【组成】大附子
【用法】上为末。津调，敷足心内，油纸盖之，绢条扎之。
【主治】口舌生疮，并小儿火眼。

清咽消肿饮

【来源】《尤氏喉科秘书》。
【组成】甘草　元参　前胡　薄荷　大力子　山栀　黄连　煅石膏　连翘　防风　荆芥　桔梗
【用法】水煎服。
【功用】清咽消肿。
【主治】风势上涌，头目不清，咽喉肿痛，口舌生疮。

止沸汤

【来源】《辨证录》卷六。
【组成】熟地三两　麦冬二两　地骨皮一两
【用法】水煎服。
【主治】肾火旺，眼目红肿，口舌尽烂，咽喉微痛，两胁胀满。

夜清汤

【来源】《辨证录》卷六。
【组成】人参　麦冬各一两　甘草一钱　柏子仁　菟丝子各三钱　玄参　麸炒枣仁各五钱　黄连三分
【用法】水煎服。
【主治】人有夜不能寐，口中无津，舌上干燥，或开裂纹，或生疮点。

玄参莲枣饮

【来源】《辨证录》卷八。
【组成】玄参三两　丹皮　炒枣仁各一两　丹参五钱　柏子仁　莲子心各三钱
【用法】水煎服。
【主治】人有过于欢娱，大笑不止，而阳旺火炎，唾干津燥，口舌生疮，渴欲思饮，久则形容枯槁，心头出汗。

当归黄耆汤

【来源】《郑氏家传女科万金方》卷四。
【组成】白芍　厚朴　陈皮　川芎　当归　甘草　生地　黄连　黄柏　柴胡　茯苓
本方名当归黄耆汤，但方中无黄耆，疑脱。
【用法】加生姜三片，水煎服，不拘时候。
【主治】产后乳内热，口舌无皮，大便不实。

榄核散

【来源】《洞天奥旨》卷十二。
【组成】橄榄核一钱　儿茶一钱　冰片五厘　白薇三分　生甘草三分　百部三分
【用法】上各为细末。日日搽之，每日搽五次。数日即愈。
【主治】口疮。

马鸣散

【来源】《张氏医通》卷十五。
【组成】人中白（煅）一钱　蚕退纸（如无，僵蚕代之）　五倍子（生半煅半）　白矾（生半枯半）　硼砂（生半煅半）各五分
【用法】上为散。先以青布蘸水拭净，用鹅翎管吹

口中患处。

【主治】

1.《张氏医通》：口舌生疮，痘后疳烂。

2.《麻症集成》：牙疳，颊穿齿崩。

当归散

【来源】《张氏医通》卷十五。

【组成】当归　赤芍各一钱　川芎五分　大黄三钱　甘草（生）五分

【用法】上为散，加生姜一片，水煎服。

【主治】口舌生疮，牙根毒发，大便秘结。

泻心汤

【来源】《嵩崖尊生全书》卷六。

【组成】当归　白芍　生地　麦冬　犀角　山栀　黄连各一钱　甘草　薄荷各五分

【主治】

1.《嵩崖尊生全书》：舌肿裂。

2.《眼科阐微》：两目赤肿痛，舌上生疮，出血，舌硬疼，大眦赤。此心火上炎也。

桃花散

【来源】《嵩崖尊生全书》卷六。

【组成】黄柏一钱　青黛二钱　肉桂一钱　冰片二分

【用法】上为末。敷之。

【主治】口破色淡，白斑细点，不渴。

滋阴四物汤

【来源】《嵩崖尊生全书》卷六。

【组成】四物汤加黄柏　知母　丹皮　肉桂

【主治】口破色淡，白斑细点，不渴，由思烦多醒少睡，虚火动而发之。

泻脾汤

【来源】《嵩崖尊生全书》卷九。

【组成】白芍　连翘　黄连　薄荷　栀子各一钱　石膏一钱　甘草三分

【主治】

1.《嵩崖尊生全书》：脾热，消谷善饥。

2.《眼科阐微》：口燥烦渴，舌上生疮。

胆连丸

【来源】《眼科阐微》卷三。

【组成】干绿豆粉四两　黄连（细末）四钱

【用法】上二味盛于盅内，用豮猪胆四个，取汁入末内，加麦面和匀为丸，如绿豆大。每日十五丸，盐汤送下；服三日，再不必服。如口疮，噙一丸，一日即愈。

【主治】火眼，口疮。

水火散

【来源】《良朋汇集》卷三。

【组成】黄连二两　干姜一两

【用法】上为细末。搽于疮上。

【主治】

1.《良朋汇集》：口内生疮。

2.《理瀹骈文》：心脾蕴热，口舌糜烂。

神灵膏

【来源】《良朋汇集》卷四。

【组成】绿豆粉四两（炒黄色）　川黄连末一两　麝香　冰片各五分

【用法】上用炼过净蜜四两，共合一处，放净石板上，以铁锤打千锤，收贮瓷器内听用。如点眼，凉水点上；瘙疮，水调搽上；口疮，用绿豆大一粒，含漱咽下。

【主治】口内诸疮，暴发火眼。

败毒散

【来源】《痘疹定论》卷四。

【组成】生地黄一钱五分　丹皮七分　柴胡七分　桔梗八分　薄荷五分　连翘八分（去心）　牛蒡子八分（炒，研）　黄柏五分（蜜水炒）　天花粉八分　黄芩七分（酒炒）　黑参八分　赤芍五

分 金银花八分 甘草三分（生，去皮）

《麻科活人全书》有射干，赤芍，无白芍。

【用法】引加煅石膏一钱，淡竹叶一钱，灯心五十寸，同煎；再用生犀角磨汁，和药同服。

【功用】《麻科活人全书》：清胃利咽。

【主治】疹后口臭、口疮、唇烂，兼咽喉疼痛。

滋阴解毒汤

【来源】《幼科直言》卷一。

【组成】僵蚕 扁豆 山药 桔梗 陈皮 生黄耆 当归 黄连（土炒） 白芍（酒炒） 甘草

【用法】水煎服。

【主治】口疮并牙疳。

连翘汤

【来源】《幼科直言》卷五。

【组成】连翘 僵蚕 陈皮 甘草 桔梗 黄芩 丹皮（或加黄连）

【用法】水煎服。兼服犀角丸。

【主治】小儿内热生口疮，或牙根舌肿者。

调中汤

【来源】《幼科直言》卷五。

【组成】生黄耆 白姜蚕 甘草 当归 白茯苓 炒扁豆 炒白芍 苡仁 连翘

【用法】水煎服。

【主治】小儿病后虚热，生口疮者。

甘露饮

【来源】《灵验良方汇编》卷一。

【组成】枇杷叶（拭去毛） 生地黄 熟地 天冬 黄芩 石斛 山豆根 犀角屑 枳壳各一钱 甘草五分

【用法】水二钟，煎七分，食后服。

【主治】口舌生疮，咽喉肿痛，牙龈肿烂，时出脓血。

柳华散

【来源】《医学心悟》卷三。

【别名】柳花散（原书卷六）。

【组成】真青黛 蒲黄（炒） 黄柏（炒） 人中白各一两 冰片三分 硼砂五钱

【用法】上为细末。吹喉。

【主治】喉疮，并口舌生疮，走马牙疳，咽喉肿痛。

龙硼散

【来源】《麻科活人全书》卷四。

【组成】牡黄牛屎尖（煅） 明矾五分 冰片一分五厘 朴消一钱 硼砂二钱

【用法】上为末。以鹅管盛末，吹患处。

【主治】麻疹后口疮。

加减清胃散

【来源】《麻科活人全书》卷四。

【组成】元参 连翘 生地黄 黄柏 麦冬 木通 白茯苓 天花粉 陈皮 桔梗 甘草

【用法】灯心为引。

【主治】麻后口疮。

朱氏洗心散

【来源】《麻科活人全书》卷四。

【组成】生地黄 枯黄芩 麦冬 归尾 知母 薄荷叶 甘草

【用法】鲜藕节、侧柏叶为引，水煎服。

【主治】心经有热，口舌生疮，白珠等症。

【加减】甚者，加黄连。

洗心散

【来源】《麻科活人全书》卷四引《麻科秘本》。

【组成】当归 生地黄 木通 黄连 大黄 薄荷叶 麻黄茸各等分

【用法】灯心为引，水煎服。

【主治】口舌生疮。

洗心散

【来源】《麻科活人全书》卷四引朱氏方。
【组成】生地黄　枯黄芩　麦冬　归尾　知母　薄荷叶　甘草
【用法】鲜藕节、侧柏叶为引，水煎服。
【主治】心经有热，口舌生疮。
【加减】甚者，加黄连。

四黄散

【来源】《外科全生集》卷四。
【组成】荆芥　山栀　大力　黄连　黄芩　连翘　薄荷　木通　蒲黄各一钱　灯心一撮　甘草四分
【用法】上为细末。擦患处。
【主治】口舌之症。

绿袍散

【来源】《种痘新书》卷九。
【组成】黄芩　黄连各一钱　石膏　寒水石各一钱半　硼砂一钱　甘草五分　青黛六分
【用法】上为末。敷之。
【主治】痘后唇口生疮。

赴筵散

【来源】《种痘新书》卷十二。
【组成】薄荷　黄柏　黄连各等分
【用法】加青黛，为细末。咽痛吹入，口疮敷之。
【主治】口疮。咽痛。

清胃散

【来源】《种痘新书》卷十二。
【组成】石膏一两（煅）　寒水石一两（煅）
【用法】以黄芩、黄柏、栀子、砂仁、知母、花粉、甘草等分，煎水甚浓去滓，将二石煅后，入药水内淬，取起晒干，又入药水内淬、取晒干，又入药水内浸数次，然后用二石研末，加入硼砂四钱。凡疮口敷之即愈。
【主治】一切口疮。

绿袍散

【来源】《种痘新书》卷十二。
【组成】黄芩　黄连　黄柏　甘草　青黛　硼砂
【用法】上为细末。以敷口疮。
【主治】口疮。

清胃理脾汤

【来源】《医宗金鉴》卷四十。
【组成】平胃散加黄连　黄芩　大黄
【主治】醇酒厚味，湿热为病，痞胀哕呕，不食，吞酸，恶心，噫气，更兼大便粘臭，小便赤涩，饮食爱冷，口舌生疮。

苓桂理中汤

【来源】《医宗金鉴》卷四十二。
【组成】理中汤加肉桂　茯苓
【功用】降阳利水。
【主治】火虚上乏，口糜，泄泻。

泻心导赤散

【来源】《医宗金鉴》卷四十二。
【组成】生地　木通　黄连　甘草梢
【用法】滚汤淬服之。
【主治】口疮糜烂，泄泻。吐舌，面红烦渴，尿赤涩。
【加减】本方加灯心为引，水煎服，名“泻心导赤汤”（原书卷五十一）。

清热泻脾散

【来源】《医宗金鉴》卷五十一。
【组成】山栀（炒）　石膏（煅）　黄连（姜炒）　生地　黄芩　赤苓
【用法】引用灯心，水煎服。
【主治】
1.《医宗金鉴》：鹅口，白屑生满口舌。

2.《中医皮肤病学简编》：口炎。

加味连理汤

【来源】《医宗金鉴》卷六十五。
【组成】白术（土炒）二钱　人参　白茯苓　黄连　干姜各一钱　甘草（炙）五分
【用法】水煎，热服。
【主治】口糜，口臭，泄泻。

姜柏散

【来源】《医宗金鉴》卷六十五。
【组成】干姜　黄柏各等分
【用法】各为末，共合一处。干搽口内，温水漱口。
【主治】口糜。

贝母元参汤

【来源】《四圣心源》卷八。
【组成】贝母三钱　元参三钱　甘草二钱　黄芩二钱
【用法】煎半杯，热漱徐咽。
【主治】口疮热肿。
【加减】热甚，加黄连、石膏。

桂枝姜苓汤

【来源】《四圣心源》卷八。
【组成】芍药四钱　桂枝一钱　干姜三钱　甘草二钱　玄参三钱　茯苓三钱
【用法】水煎大半杯，温服。
【主治】脾胃湿寒，胆火上炎，而生口疮者。

凉膈散

【来源】《活人方》卷一。
【组成】连翘四两　生大黄二两　玄明粉二两　生山栀一两　薄荷一两　荆芥穗一两　甘草五钱　桔梗五钱
【用法】上为细末。每服二三钱，午后以白滚汤调下。
【功用】清散上焦有余之火。
【主治】心火刑金，或胃火壅逆，或表里郁滞之风热，头目不清，痰气不利，口舌生疮，牙疼目赤，周身斑疹，二便不调。

八宝散

【来源】《仙拈集》卷二。
【组成】珍珠　冰片　牛黄　象牙　枯矾　枯盐　铜绿　银珠　轻粉　鸡内金各等分　金箔七张
【用法】上为极细末。泔水洗净，敷药。
【主治】大人、小儿口疮牙疳，久不愈者。

烧盐散

【来源】《仙拈集》卷二。
【组成】食盐（烧研）
【用法】以箸蘸，频点硬处，再以盐汤漱口。
【主治】上腭肿硬。

青黄散

【来源】《仙拈集》卷三。
【组成】黄柏（蜜炙赤）五钱　青黛一分
【用法】上为末。频擦患处。
【主治】口疮。

白狮丹

【来源】《喉科指掌》卷一。
【组成】明矾一两　火消三钱　硼砂三钱（各研末，以银罐放炭上，先将明矾入下一层，入火消一层，入矾一层，入硼砂一层，入矾一层，如此入完。煅如馒首样，取出）生蒲黄一钱　甘草一钱　僵蚕五分　鸡内金五分（焙存性）薄荷叶二钱　牙皂五分（炙）　冰片五分
【用法】上为极细末。吹之。
【主治】咽喉口舌等症。

绿狮丹

【来源】《喉科指掌》卷一。

【组成】人中白二钱（煅） 青黛三钱 元明粉一钱 硼砂一钱 儿茶三钱 龙骨一钱（煅） 雄黄一钱 黄柏三钱 瓜消一钱 蚕茧七个（煅用，咬破者佳） 黄连三分

【用法】上为细末，收贮便用。

【主治】咽喉口舌风火。

驱腐丹

【来源】《疡医大全》卷十四引奎光秘方。

【组成】五倍子（去蛀，打碎，炒黑色） 硼砂各二钱

【用法】上为细末。略吹少许，不可过多。

【主治】口糜，鹅口疮。

黑锡丹

【来源】《医部全录》卷一五四。

【别名】二味黑锡丹（《饲鹤亭集方》）、黑铅丹（《成方切用》）。

【组成】黑铅 硫黄各二两

【用法】上将铅熔化，渐入硫黄，候结成片，倾地上出火毒，研至无声为度。

【主治】

1.《医部全录》：口疮。

2.《医方集解》：阴阳不升降，上盛下虚，头目眩晕。

赴筵散

【来源】《同寿录》卷末。

【组成】五倍子 青黛 枯矾 黄柏 硼砂 人中白 褐子灰各等分

【用法】上为细末。先用清米泔漱口，敷药。立效。

【主治】口疮及小儿走马牙疳。

小灵丹

【来源】《杂病源流犀烛》卷二。

【组成】白官硼二钱 朴消三钱 辰砂一钱半 乳香（去油） 没药（去油）各三分

【用法】吹敷俱可。

【功用】《全国中药成药处方集》（沈阳方）：清热解毒，止痛生肌。

【主治】

1.《杂病源流犀烛》：疹后余毒壅遏在咽喉，肿痛，咽物不下，或结一切余毒，牙龈破烂。

2.《全国中药成药处方集》（沈阳方）：牙龈破烂，舌唇焦裂，口疮等症。

十味导赤散

【来源】《杂病源流犀烛》卷六。

【组成】黄连 黄芩 麦冬 半夏 茯苓 赤芍 木通 生地 地骨皮 甘草各五分 姜五片

【主治】心脏实热，口舌生疮、惊悸烦热诸症。

回春凉膈散

【来源】《杂病源流犀烛》卷二十三。

【组成】连翘一钱二分 黄芩 黄连 山栀 桔梗 薄荷 当归 生地 枳壳 赤芍 甘草各七分

【主治】口糜。

赴筵散

【来源】《杂病源流犀烛》卷二十三。

【组成】铜绿 白矾各一钱

【用法】上为末。掺舌上，温醋漱之。

【主治】口疮，臭腐多脓。

射干鼠粘子汤

【来源】《痘麻绀珠》卷十六。

【组成】鼠粘子四钱 荆芥一钱 防风五分 甘草一钱 射干一钱

【用法】水煎服。

【主治】痘疹疮毒未尽，身壮热，大便坚实，或口舌生疮，咽喉肿疼。

犀角汤

【来源】《名家方选》。

【组成】犀角六分　芍药七分　川芎五分　生地黄八分
【用法】水煎服。
【主治】妊娠口中热，生疮者。

清心理脾汤

【来源】《会约医镜》卷四。
【组成】黄连一钱　黄芩一钱半　黄柏　甘草　干葛各一钱　栀子八分　连翘一钱　生地一钱半　大黄（酒炒）二钱　或加升麻八分
【用法】水煎服。
【主治】伤寒实火上炎，口舌糜烂，便燥尿赤，脉洪有力。

绛　雪

【来源】《重楼玉钥》卷上。
【别名】绛雪丹（《急救经验良方》）。
【组成】寒水石二钱　蓬砂一钱　辰砂三钱　大梅片三分　孩儿茶二钱
【用法】上为极细末。每用一字，掺于舌上，津液咽之；或吹患处。
【主治】咽喉肿痛，咽物妨碍，及喉癣，口舌生疮。

间碧散

【来源】《产科发蒙》卷四引鹤陵定方。
【组成】淡竹竿（烧存性）五钱　人中白（瓦上烧，以变白色为度）四钱
【用法】上为极细末。敷舌上，每日五六次。
【主治】妇人产后口舌糜烂。

雪梨膏

【来源】《济众新编》卷七。
【组成】生梨三个（去皮，切片，去核）　胡桃二十一粒（碎）　硼砂一钱五分　生姜五钱
【用法】以水二升，煎半，和蜜二合，煮数沸，频频小小饮下。
【功用】止嗽定喘，消痰开胃。
【主治】老人咽喉疮痛，口疮膈热。

八宝丹

【来源】《古方汇精》卷二。
【组成】西牛黄　明血珀各二分　生珍珠　朱砂　儿茶各一钱二分　人中白二钱（煅）　马勃八分　滴乳石一钱六分
【用法】上药各为细末，和匀，研至无声为度。掺膏上贴之。
【主治】口舌溃烂，并一切疮毒、痈疽、发背，脓溃毒尽，未全完口者。

养阴清燥汤

【来源】《玉钥续编》。
【组成】大生地一钱　大麦冬一钱　川贝母八分　粉丹皮八分　玄参一钱　薄荷叶三分　生甘草五分
【用法】水一钟半，煎至五六分，温服。
【主治】肺肾阴虚，感燥而发，咽痛白腐缠喉，及口舌白疮，口糜唇疮。
【加减】发热者，不必拘泥外感之有无，只照方投之而热自退；鼻塞，音微瘖，气急者，去薄荷，加玉竹二钱，北沙参二钱；舌苔黄色而唇燥者，加真钗斛一钱；肺热咳嗽，加干桑叶三片；大便闭结，三四日未更衣者，加叭哒杏仁（去皮尖，研末）八分，黑芝麻三钱，或火麻仁二钱；时行燥疫，易于传染者，加陈人中黄三分；阴火盛而咽干不润者，加大熟地三钱，天门冬（去心）二钱，女贞子一钱；体质虚弱，两脉浮数无力，或潮热不退者，去生地，重用大熟地，而热自除；白腐已减，尚有些微，滞于咽间不得退净者，亦须重用大熟地至五六钱，其白即除矣；喉白既已退净，可用炒白芍八分，甜百合二钱，以固肺气，淮山药亦可加入。

黛红散

【来源】《续名家方选》。
【组成】青黛　黄连　红花各等分
【用法】上为末。食前涂舌上。

【主治】舌上赤烂，生小疮。

黛黄散

【来源】《续名家方选》。
【组成】黄柏一两　青黛二钱　黄连　白芷各一钱半　赤芍　细茶各一钱　麝香二分五厘
【用法】上为末。敷患处。
【主治】口疮及牙齿根臭烂，或黑色，或疼痛甚者。
【加减】若舌上生疮烂痛者，加酒炒黄芩、干姜、细辛、山栀各一钱，掺患上，噙之则涎出而愈。

加味四物汤

【来源】《喉科紫珍集》卷上。
【组成】当归　白芍各一钱　生地三钱　川芎七分　丹皮八分　柴胡五分
【用法】水二钟，加大枣二枚，水煎服。
【主治】血虚咽喉燥痛，微烦热恶寒，午后尤甚；劳伤火动，口破咽疼，晡热内热，脉数无力；血热口疮，或牙根肿溃，烦躁不宁。
【加减】三阴虚火咽痛者，加黄柏、知母各一钱，桔梗、元参各一钱五分；渴者，加麦冬、花粉各一钱五分。

参耆安胃散

【来源】《喉科紫珍集》卷上。
【组成】党参（焙）　黄耆（炙）各二钱　茯苓一钱　甘草（生）五分（炙）五分　白芍七分
【用法】白水煎，温服。
【主治】服寒凉峻剂，以致损伤脾胃，口舌生疮。

清脾降火汤

【来源】《喉科紫珍集》卷上。
【组成】丹皮　黄芩　白芍　防风　白术　猪苓各一钱　青皮　薄荷　泽泻各七分　当归一钱二分　生地二钱　黄连五分　桔梗　赤茯苓　麦冬（去心）　元参各一钱五分
【用法】上加须葱白二寸，灯心十寸，水煎服。
【主治】

1.《喉科紫珍集》：脾虚火灼，外感风热，咽喉刺痛。

2.《喉科枕秘》：脾经积热，上腭生疮，似粟如珠，或黄或白，口中腥臭，手足怕冷，身体畏寒。

白玉膏

【来源】《喉科紫珍集》卷下。
【组成】乳香　血竭　没药　儿茶　轻粉　白蜡　定粉各五钱
【用法】上为极细末，先用猪油熬去滓，取净油四两，和匀药末，捣千余下，再入人乳，再捣和。涂患处。
【功用】收口。
【主治】口喉诸症溃烂者。

红吹药

【来源】《喉科紫珍集·补遗》。
【组成】熟软石膏五钱　生硬石膏三钱　冰片三分　朱砂二钱

本方为原书三色吹药之第一方。

【用法】上为细末。吹喉。
【主治】口疮，咽喉实火。

蓝吹药

【来源】《喉科紫珍集·补遗》。
【组成】熟软石膏五钱　生硬石膏三钱　冰片三分　青黛三钱

本方为原书“三色吹药”之一。

【用法】上共为细末。吹口疮、咽喉。
【主治】口疮、咽喉实火。

金花消毒饮

【来源】《麻疹阐注》卷二。
【组成】黄连　黄芩　黄柏　大黄
【主治】口糜。

蛤蚕散

【来源】《疡科遗编》卷下。
【组成】蚕茧壳（须未出蛾者） 五倍子各等分
【用法】炙焦为末。吹口角。
【主治】小儿口内腐烂。

柳青散

【来源】《疡科捷径》卷上。
【组成】川连二钱 川柏四钱 梅片一钱 薄荷五钱 淡芩二钱 儿茶四钱 白芷一钱 甘草五分 青黛二钱五分
【用法】上为细末。吹之。
【主治】大人口破。

清凉散毒汤

【来源】《疡科捷径》卷上。
【组成】薄荷 连翘 淡芩 豆豉 赤芍 牛蒡 甘中黄 土贝母 野蔷薇露
【主治】口糜。

凤衣散

【来源】《卫生鸿宝》卷二。
【组成】凤凰衣（即孵鸡蛋壳风衣，微火焙黄） 人中白（即溺桶中白垢，煅） 橄榄核（瓦上焙存性） 孩儿茶各三钱
【用法】上为细末。每药一钱，加冰片五厘，吹搽患处。
【主治】口疮口疳，并乳蛾喉癣，喉疳喉痈，肿痛闭塞。

吹喉千金不换散

【来源】《喉科心法》卷下。
【组成】人中白五钱（煅存性） 细柏末三钱 玄明粉三钱 白硼砂三钱 西瓜霜八钱 明石膏六钱（尿浸三年取出，用黄连二钱煎汤飞三次） 腰雄精三钱 大梅片一钱 上青黛六钱 真熊胆二钱
【用法】上为末和匀，研至无声为度，用瓷瓶收贮，慎勿柄气，至要。用时吹喉中。
【功用】提痰降火，去腐生新。
【主治】咽喉一切诸症，并口内溃烂，牙疳，小儿雪口，牙斑，白糜痘疳。

丑 药

【来源】《咽喉秘集》。
【组成】雄精一钱 梅冰片五分 胆矾二分（火煅）
【用法】上为末。每用少许吹口。
【主治】口内腐烂。
【宜忌】不宜多用。孕妇忌用。

柳仙散

【来源】《囊秘喉书》卷上。
【组成】薄荷一钱 儿茶八分 青黛五分 川连四分 冰片二分五厘
【用法】先取野蔷薇根煎汤漱口，后吹此药。
【主治】口舌碎痛。

加味阴阳散

【来源】《囊秘喉书》卷下。
【别名】赴筵散。
【组成】川连 干姜 生蒲黄各 3 克 儿茶 青黛
【用法】上为末。敷之。
【主治】口舌生疮。

青灵丹

【来源】《囊秘喉书》卷下。
【组成】川柏一钱 青黛 儿茶各六分
【用法】上为细末，加入柳仙散内吹之。
【主治】口碎。

柳黄散

【来源】《囊秘喉书》卷下。
【组成】黄连 黄柏 蒲黄 青黛 硼砂 胡黄

连　芒消各等分　冰片少许

【用法】上为细末。吹之。

【主治】喉痛，口舌生疮，破烂。

滋阴消瘀汤

【来源】《囊秘喉书》卷下。

【组成】当归　生地　沙参　百部各一钱　射干　地骨皮　知母　麦冬　桔梗　炒黄芩各七分　元参　甘草各五分

【用法】水煎服。

【主治】肿毒，口疮，兼治咳嗽声哑。

猪苓泽泻散

【来源】《麻疹备要方论》。

【组成】荆芥　防风　薄荷　连翘　当归　白芍　川芎　白术　白芷　陈皮　桔梗　猪苓　泽泻

【用法】水煎服。

【功用】清心脾之火，兼润大肠。

【主治】麻疹收没后，心脾有热，口舌生疮肿痛，二便结涩。

清胃散

【来源】《治疹全书》卷下。

【组成】黄连　石膏　升麻　生地　丹皮　连翘　元参　甘草　粳米

【主治】牙痛，牙宣，口臭，口疮。

【加减】出血加侧柏叶。

绿袍散

【来源】《治疹全书》卷下。

【组成】薄荷五钱　青黛二钱五分　硼砂二钱五分　儿茶三钱　甘草三钱　黄柏一钱　铜青　冰片各一钱　元明粉　百草煎各二钱半　荆芥五钱

【用法】上为细末。每用一字或二字，点舌上，令其自化，或井花水调点。

【主治】痘疹误服辛热之药，以致热毒蕴结，咽喉肿痛，口舌生疮，赤眼肿痛。

大泽汤

【来源】《医醇剩义》卷四。

【组成】天冬二钱　生地六钱　人参一钱五分　龟版八钱　麦冬一钱五分　茯神二钱　柏仁二钱　蛤粉四钱　丹参二钱　石斛二钱　灯心三尺　藕五大片

【主治】阴液大亏，心火上炽，舌色绛红，边尖破碎，舌有血痕而痛者。

青黛散

【来源】《理瀹骈文》。

【组成】黄连三钱　黄柏（蜜炙）　蒲黄各二钱　青黛　芒消　元明粉　寒水石　儿茶　雄黄　硼砂　五倍子各一钱　漂朱砂　枯矾　铜绿　绿矾（煅）　薄荷　生甘草各五分　牛黄　冰片各三分　麝香一分

【用法】上为末。临用以薄荷汤同姜汁、白蜜调敷颈上。

【主治】口舌、牙齿、咽喉诸症。

【加减】加人中白（人乳煅过）五钱，名“人中白散”。

清阳膏

【来源】《理瀹骈文》。

【组成】薄荷五两　荆穗四两　羌活　防风　连翘　牛蒡子　天花粉　元参　黄芩　黑山栀　大黄　朴消各三两　生地　天冬　麦冬　知母　桑白皮　地骨皮　黄柏　川郁金　甘遂各二两　丹参　苦参　大贝母　黄连　川芎　白芷　天麻　独活　前胡　柴胡　丹皮　赤芍　当归　秦艽　紫苏　香附子　蔓荆子　干葛　升麻　藁本　细辛　桔梗　枳壳　橘红　半夏　胆南星　大青　山豆根　山慈姑　杏仁　桃仁　龙胆草　蒲黄　紫草　苦葶苈　忍冬藤　红芽大戟　芫花　白丑头　生甘草　木通　五倍子　猪苓　泽泻　车前子　瓜蒌仁　皂角　石决明　木鳖仁　蓖麻仁　白芍　生山甲　白僵蚕　蝉蜕　全蝎　犀角片各一两　羚羊角　发团各二两　西红花　白术　官桂　蛇蜕　川乌　白附子

各五钱　飞滑石四两　生姜（连皮）　葱白（连须）　韭白　大蒜头各四两　槐枝（连花角）　柳枝　桑枝（皆连叶）　白菊花（连根叶）　白凤仙草（茎、花、子、叶全用一株）各三斤　苍耳草（全）　益母草（全）　马齿苋（全）　诸葛菜（全）　紫花地丁（全）　芭蕉叶（无蕉用冬桑叶）　竹叶　桃枝（连叶）　芙蓉叶各八两　侧柏叶　九节菖蒲各二两（生姜以下皆取鲜者，夏、秋合方全。药中益母、地丁、蓉叶、凤仙等，如干者一斤用四两，半斤用二两）

【用法】用小磨麻油三十五斤（凡干药一斤用油三斤，鲜药一斤用油一斤多），分两次熬枯，去渣，再并熬，俟油成（油宜老），仍分两次下丹，免火旺走丹（每净油一斤，用炒丹七两收）；再下铅粉（炒一斤）、雄黄、明矾、白硼砂、漂青黛、真轻粉、乳香、没药各一两，生石膏八两，牛膝四两（酒蒸化），俟丹收后，搅至温温，以一滴试之不爆，方取下，再搅千余遍，令匀，愈多愈妙，勿炒珠。头疼贴两太阳穴。连脑疼者，并贴脑后第二椎下两旁风门穴。鼻塞贴鼻梁，并可卷一张塞鼻。咳嗽及内热者，贴喉下（即天突穴）、心口（即膻中穴），或兼贴背后第三骨节（即肺俞也），凡肺病俱如此贴。烦渴者兼贴胸背。赤眼肿痛，用上清散吹鼻取嚏，膏贴两太阳。如毒攻心，作呕不食，贴胸背可护心。患处多者，麻油调药扫之。

【主治】四时感冒，头疼发热，或兼鼻塞咳嗽者；风温、温症，头疼发热不恶寒而口渴者；热病、温疫、温毒，风热上攻，头面腮颊耳前后肿盛，寒热交作，口干舌燥，或兼咽喉痛者；又风热上攻，赤糜、口疮、喉闭、喉风、喉蛾；热实结胸，热毒发斑，热症衄血、吐血、蓄血、便血、尿血，热淋，热毒下注，热秘，脚风，一切脏腑火症，大人中风热症；小儿惊风痰热，内热；妇人热入血室，血结胸，热结血闭；外症痈毒红肿热痛，毒攻心，作呕不食者。

喉症开关方

【来源】《理瀹骈文》。

【组成】薄荷五钱　硼砂一钱半　雄黄三钱　儿茶二钱　冰片五分

【用法】上为末。以井水或蜜调涂颈上。

【功用】开关生津。

【主治】喉症及口舌疮、牙疳。

二神散

【来源】《喉科枕秘》卷二。

【组成】干姜一两　雄黄三钱

【用法】上为极细末，瓷瓶装盛。吹痛处。

【主治】口舌生疮。

吹喉散

【来源】《焦氏喉科枕秘》卷二。

【组成】人中白二钱　硼砂五钱　青黛二钱　五倍子一钱　冰片五分　杉木炭一钱　六一散一钱

【用法】上为极细末。瓷瓶收贮，勿使泄气。吹患处。

【主治】口内一切杂症。

泻黄汤

【来源】《麻症集成》卷四。

【组成】石膏　栀炭　生地　知母　鲜斗　黄芩　花粉　甘草　茵陈

【主治】脾胃伏火，口燥唇干，口疮烦渴，热在肌肉。

绿袍散

【来源】《麻疹集成》卷四。

【组成】铜绿　蚕蜕纸　人中白

【用法】上为散。外敷。

【主治】麻后口疮，余热未透，毒壅上焦心脾之火。

青霜散

【来源】《青囊立效秘方》卷一。

【组成】川柏一钱五分　山豆根一钱　青黛六分　射干一钱　芦荟一钱　真川连一钱（晒，研）　元明粉二钱　月石二钱　苏薄荷叶二钱　僵

蚕一钱五分　细辛一钱　鸡内金一钱　白芷一钱　冰片五分

【用法】上为细末，乳至无声。吹之，亦可掺膏药上贴之。

【主治】一切喉症，口舌诸疮，并因风热而起的颈项浮肿、时毒等病。

生麦益阴煎

【来源】《医门补要》卷中。

【组成】生地炭　麦门炭　北沙参　元参炭　元武版　人中黄　熟石膏　黑料豆

【主治】虚火，口舌牙根破烂。

清胃散

【来源】《喉症指南》卷四。

【组成】石膏四钱（煅）　生地三钱　黄连　连翘　丹皮各二钱　升麻八分

【用法】水煎服。

【主治】阳明实火，牙痛，口疮。

掺舌黑虎散

【来源】《外科传薪集》引泰梅初方。

【组成】麝香一钱　大蜘蛛七个　大蜈蚣七个　大梅片一钱　公母丁香各一钱　穿山甲七个　天蚕七条　全蝎七只　灵磁石一钱半

【主治】舌病。

【加减】火症，加犀黄五分，大濂珠五分。

柳青散

【来源】《青囊秘传》。

【组成】薄荷五分　儿茶八分　黄连四分　青黛三分　冰片一分

【用法】上为细末。先用蔷薇根汤漱口，后吹之。

【主治】口舌破碎。

甘露饮

【来源】《医学摘粹》。

【组成】生地三钱　熟地三钱　天冬三钱　麦冬三钱　石斛三钱　甘草二钱　枳壳二钱　枇杷叶三钱

【用法】水煎大半杯，温服。

【主治】口糜龈烂出血；食亦，善食而瘦。

必效丹

【来源】《内外验方秘传》。

【组成】黄连一钱　黄芩一钱　大黄一钱　栀子一钱　青黛一钱　细辛三分　干姜三分

【用法】上为细末。吹之。

【主治】口舌破烂作疼。

天花散

【来源】《喉科秘诀》卷下。

【组成】花粉一钱　薄荷一钱　干葛一钱　防风一钱　僵蚕一钱　朱砂一钱　老竺黄一钱　黄连一钱　甘草一钱　郁金一钱　硼砂一钱　冰片一分　麝香五厘

【用法】上为细末。薄荷、灯心汤调服；含之亦妙。

【主治】口舌烂，或舌下肿大有核，破出黄痰，既愈而复发者。

赴宴散

【来源】《喉科秘诀》卷下。

【组成】黄连一钱　川黄柏一钱　生硼砂一钱　寒水石一钱（生用）　北细辛五分　青黛五分　胆矾五分（生用）　人中白五分（煅）　生栀子五分　五倍子五分（炒）

【用法】上为末，收贮听用。遇口热吹入含化，吞下无妨。如十分热，含有涎出再含。

【主治】舌痛，口烂，鼻烂。

清热如圣散

【来源】《喉科秘诀》卷下。

【组成】花粉六分　山栀六分　薄荷五分　荆芥五分　黄连八分　甘草五分　连翘一钱　牛蒡八

分　桔梗一钱　柴胡五分　黄芩八分　灯心十节

【用法】水一碗半，煎七分服。

【主治】口舌烂，或舌下肿大有核，破出黄脓，既愈而复发者。

【宜忌】服后忌鱼腥味。

冰梅上清丸

【来源】《中国医学大辞典》。

【组成】冰片一钱　白药煎八两　玄明粉　西砂仁　薄荷　生草粉　白桔梗各一两　诃子肉　月石　柿霜各二两

【用法】上为极细末，炼蜜为丸，每重五分，阴干。每服一丸，临卧时噙化。

【主治】心肝蕴热，口舌生疮，咽喉肿痛，声音不清。

青麟丸

【来源】《中国医学大辞典》。

【别名】二十四制青麟丸（《丸散膏丹集成》）。

【组成】绵纹大黄二十斤

【用法】先用嫩藕汁蒸透，晒干，后用牡丹皮、地骨皮、甘蔗汁、泽泻、薄荷、韭菜、赤茯苓、石斛、黄柏、侧柏、玄参、连翘、木通、当归、知母、车前、猪苓、广皮、生地、贝母、甘草、薏苡仁、青盐，逐味照前法煎汤制，九蒸九晒，晒干，研为细末，再用陈酒泛丸。每服二三钱，熟汤送下。如火毒甚者，俱从小便出，或色深黄，不必疑忌。舌麻（一作糜）口碎，目赤鼻疮，唇肿喉闭，齿痛耳聋头痛，时疫暑热，火郁呛咳，甘桔汤送下，灯芯汤亦可；吐血、齿血、溺血、便血、遗精、淋浊，灯芯汤送下；肺痈、肠痈、痰火昏狂，如醉如痴者，灯芯汤送下；胸闷脘胀，气阻噎膈，肝胃气痛，大小便闭者，香附汤送下；湿热黄疸；瘴气疟疾，水肿臌胀，食积腹痛，大腹皮汤送下；痢疾初起，里急后重不爽，赤痢，焦槐米汤送下，白痢，淡姜汤送下；从高坠下，损伤蓄血于内，不思饮食者，童便送下，苏木汤亦可；妇女经痛，经事不调，产后恶露不尽，瘀血作痛，痰扰头晕，气闷呕恶，发热腹痛便秘者，益母汤送下；妇女赤白带下，骨蒸发热，地骨皮汤送下；小儿惊风，疳臌食积，形瘦内热，薄荷、麦芽（炒）煎汤送下。

方中贝母，《全国中药成药处方集》（上海方）作“川萆薢”。

【功用】去五脏湿热秽毒。

【主治】舌麻（一作糜）口碎，目赤鼻疮，唇肿喉闭，齿痛耳聋头痛，时疫暑热，火郁呛咳；吐血、齿血、溺血、便血、遗精、淋浊；肺痈、肠痈、痰火昏狂，如醉如痴者；胸闷脘胀，气阻噎膈，肝胃气痛，大小便闭者；湿热黄疸，瘴气疟疾，水肿臌胀，食积腹痛，痢疾初起，里急后重不爽；从高坠下，损伤蓄血于内，不思饮食者，妇女经痛，经事不调，产后恶露不尽，瘀血作痛，痰扰头晕，气闷呕恶，发热腹痛便秘者；妇女赤白带下，骨蒸发热；小儿惊风，疳臌食积，形瘦内热。

【宜忌】《全国中药成药处方集》（上海方）：忌刺激性食物。

碧雪保命丹

【来源】《集成良方三百种》卷下。

【组成】青黛　牙消　蒲黄　硼砂　朱砂（飞净）　生甘草末　枯矾各等分　冰片少许

【用法】共研细。吹患处。

【主治】红白口疮及喉症。

青黛散

【来源】《中药成方配本》。

【组成】飞青黛五钱　冰片二钱　生西月石二钱　人中黄四钱　人中白三钱　儿茶四钱　西瓜霜三钱　薄荷五钱

【用法】上为极细末。吹喉，搽口。

【功用】消火消肿。

【主治】咽喉红肿，口舌碎痛。

野蔷薇露

【来源】《中药成方配本》。

【组成】野蔷薇花瓣一斤

【用法】用蒸汽蒸馏法，每斤吊成露三斤。每用四两，隔水温服，小儿酌减；外用漱洗。

【功用】宣郁解热。
【主治】口疮，口糜。

清金散

【来源】《中药成方配本》。
【组成】生石膏九两　青黛一两
【用法】各取净末，和匀，约成散九两七钱。每用一两至二两，绢包，水煎服。
【功用】清肺降火。
【主治】肺胃热盛，咳呛失血，咽痛，口疮。

滋阴甘露丸

【来源】《济南市中药成方选辑》。
【组成】地黄二十两　熟地黄二十两　天冬十二两　枇杷叶十六两　石斛十六两　茵陈六两　黄芩（酒炒）十两　麦冬十二两　枳壳（炒）八两　甘草六两　玄参（蒸）二两
【用法】上药共轧碎或捣烂，晒干后再轧为细粉，炼蜜为丸，每丸重三钱。每服一丸，温开水送服。
【功用】养阴，清热，解毒。
【主治】由于阴虚火盛而引起的齿龈肿烂，吐血衄血，口舌生疮。
【宜忌】忌食辛辣油腻之物。

五福化毒丹

【来源】《北京市中药成方选集》。
【组成】桔梗五十两　生地五十两　赤芍五十两　牛蒡子（炒）五十两　玄参（去芦）六十两　连翘六十两　甘草六十两　芒消五两　青黛二十两　黄连五两
【用法】上为细末，过罗。每八十二两细粉兑犀角（粉）二两。再研细混和均匀，炼蜜为大丸，重一钱。每服一丸，一日三次，温开水送下。三岁以下小儿酌减。
【功用】清热解毒。
【主治】小儿蕴积热毒，多生疮疖，口舌生疮，烦躁不安。

牛黄清胃丸

【来源】《北京市中药成方选集》。
【组成】大黄二十两　菊花三十两　麦冬十两　薄荷十两　生石膏三十两　生栀子二十两　玄参（去芦）二十两　泻叶四十两　黄芩二十两　甘草二十两　桔梗二十两　黄柏二十两　小枳实（炒）二十两　连翘二十两　黑白牵牛（炒）十两
【用法】上为细末，过罗，每六十二两细末兑牛黄八分，冰片一两。再将药研细，混合均匀，炼蜜为丸，重一钱五分，蜡皮封固。每服二丸，温开水送下。
【功用】清肠胃热，导滞通便。
【主治】肺胃实热，口舌生疮，牙龈肿痛，咽膈不利，大便秘结，小便短赤。
【宜忌】孕妇忌服。

牛黄解毒丸

【来源】《北京市中药成方选集》。
【组成】山药五十两　薄荷二十两　大黄二十两　连翘三十两　栀子（炒）十六两　赤苓四十八两　花粉十六两　黄芩二十两　雄黄二十四两　银花五十六两　青皮四十两（共研为细粉，另兑：朱砂十二两　薄荷冰六两　冰片四两　牛黄五钱）
【用法】上为细末，过罗和匀，炼蜜为丸，重一钱，蜡皮封固。每服一丸，一日二次，饭前用白开水送下。
【功用】解瘟毒，降燥火，清热散风。
【主治】伤风头痛，风火牙疼，口舌生疮，呕吐恶心。
【宜忌】孕妇不可服用。

古墨霜

【来源】《北京市中药成方选集》。
【组成】灯心炭四两　柿霜饼十六两　冰片六钱
【用法】上为细末，过罗装瓶，大瓶一钱六分，小瓶八分。用凉开水蘸药少许抹患处。
【功用】清胃热，祛火。

【主治】胃火上攻，口舌生疮，糜烂肿疼。

导赤丹

【来源】《北京市中药成方选集》。

【组成】黄连十五两　生地十五两　大黄十五两　黄芩三十两　甘草三十两　滑石三十两　连翘三十两　栀子（炒）三十两　玄参（去芦）三十两

【用法】上为细末，炼蜜为丸，重一钱。每服一丸，每日二次，以温开水送下；三岁以下小儿酌减。

【功用】清热利尿。

【主治】小儿口舌生疮，暴发火眼，烦躁不安，大便干燥，小便赤黄。

金生丸

【来源】《北京市中药成方选集》。

【组成】大黄六十两　连翘三十两　生石膏三十两　甘草九两　枳实九两　九菖蒲十五两　牛蒡子（炒）十五两　厚朴十五两　金银花十五两　生地十五两　白芍十五两　黄芩十五两　生栀子十五两　天花粉十五两　麦冬十五两　菊花十五两　石决明十五两　蝉蜕十五两　白芷十五两　细辛十五两　玄参十五两　黄连十五两　青黛九两　玄明粉三十两

【用法】上为细末，炼蜜为丸，重八分半，金衣纸包。每服二丸，温开水送下。

【功用】清热解毒，泻肺胃实火。

【主治】肺胃实热，咽喉肿痛，口舌生疮，大便干燥，小便短赤，头痛，牙疼。

栀子金花丸

【来源】《北京市中药成方选集》。

【组成】栀子（炒）二百八十八两　黄柏一百四十四两　黄连十二两　黄芩二百八十八两　天花粉一百四十四两　大黄二百八十八两　知母九十六两

【用法】上为细粉，过罗，用冷开水泛为小丸。每服二钱，日服二次，温开水送下。

【功用】泻热润燥，生津止渴。

【主治】头晕目眩，鼻干出血，牙痛咽肿，口舌生疮。

【宜忌】忌辛辣食物。孕妇忌服。

咽喉口齿药

【来源】《北京市中药成方选集》。

【组成】人中白（煅）二两　硼砂五钱　儿茶五钱　豆根五钱　胡连一两　黄连一两　鸡内金五钱　黄柏五钱　玄明粉五钱

【用法】上为细末。用药少许抹患处。

【功用】清利咽膈，消肿止痛。

【主治】咽喉肿痛，口疮糜烂，牙疳，口臭，齿痛。

【宜忌】忌烟、酒、辛辣、油腻食物。

黄连丸

【来源】《北京市中药成方选集》。

【组成】大黄三十二两　黄连八两　黄柏三十二两　栀子（炒）四十八两　黄芩四十八两　甘草十六两

【用法】上为细末，过罗，冷开水泛为小丸。每服二钱，温开水送下，每日二次。

【功用】清热化湿，利水通便。

【主治】胃肠滞热，湿热黄疸，口舌生疮，胃热牙痛，大便干燥，小便赤涩。

【宜忌】孕妇勿服。

黄连上清丸

【来源】《北京市中药成方选集》。

【组成】黄连八两　大黄二百五十六两　连翘六十四两　薄荷三十二两　防风三十二两　覆花十六两　黄芩六十四两　芥穗六十四两　栀子（炒）六十四两　桔梗六十四两　生石膏三十二两　黄柏三十二两　蔓荆子（炒）六十四两　白芷六十四两　甘草三十二两　川芎三十二两　菊花一百二十八两

【用法】上为细粉，过罗，用冷开水泛小丸；或炼蜜为大丸，重二钱。每服水丸二钱或蜜丸二丸，每日二次，温开水送下。

【功用】

1.《北京市中药成方选集》：清热通便。

2.《全国中药成药处方集》（天津方）：消炎解热，清火散风。

【主治】头目眩晕，暴发火眼，牙齿疼痛，口舌生疮，二便秘结。

【宜忌】孕妇忌服。

黄连上清膏

【来源】《北京市中药成方选集》。

【组成】黄连二两七钱　黄芩十一两　大黄十一两　赤芍十一两　生栀子三两四钱　川芎三两四钱　当归三两四钱　连翘三两四钱　菊花三两四钱　花粉三两四钱　甘草一两八钱　黄柏四两四钱　玄参（去芦）三两四钱　桔梗三两四钱　芥穗三两四钱　薄荷三两四钱　银花四两三钱　生石膏四两三钱

【用法】上药切碎，水煎三次，分次过滤，去滓，取滤液合并，用文火煎熬浓缩至膏状，以不渗纸为度，每两清膏兑炼蜜一两，装瓶重二两。每服三至五钱，温开水冲服。

【功用】清火散风，泻热消肿。

【主治】实火里热，头晕耳鸣，口舌生疮，牙龈肿烂，暴发火眼，大便秘结，小便赤黄。

清火凉膈丸

【来源】《北京市中药成方选集》。

【组成】栀子（炒）六十四两　连翘三十二两　甘草十六两　黄芩九十六两　薄荷三十二两　大黄六十四两　黄连十六两　黄柏六十四两

【用法】上为细末，用冷开水泛为小丸。每服二钱，温开水送下，一日二次。

【功用】清利咽膈，解热除烦。

【主治】积热烦躁，口舌生疮，咽喉肿痛，大便干燥。

梁会大津丹

【来源】《北京市中药成方选集》。

【组成】黄连六两　黄柏六两　黄芩六两　甘草六两　雄黄一两五钱　栀子（炒）六两　大黄九两

【用法】上为细末，炼蜜为丸，重三钱，朱砂为衣。每服一丸，温开水送下。

【功用】清热解毒，消肿止痛。

【主治】肺胃热盛，痈毒肿痛，口舌生疮，鼻干出血，大便燥结，小便赤涩。

【宜忌】孕妇忌服。

八宝金药墨

【来源】《全国中药成药处方集》（神州方）。

【组成】胡连　川连各二钱　梅片三钱　麝香　珍珠各三分　牛黄五分　僵蚕一钱　青黛七分　草霜一钱　礞石二钱　大黄一钱　熊胆五分　灯心灰五分　五倍子　山慈菇　甘草各三钱　玄明粉一钱　硼砂二钱　琥珀一钱半　薄荷叶二钱　荆芥一钱

【用法】上为细末，每料加茶油烟二两，合药粉配广胶，共炼成墨锭，金衣。治时气热眼，用水磨搽；治肠风下血，用薄荷汤磨服；治汤火伤，用水磨搽；治小儿口舌生疮，用薄荷磨服；治肿毒初起，用天南星磨搽；治肿毒溃后不能收口，先煎甘草水洗过，用水磨搽；治牙痛，剪少许衔在患处；治双单蛾，用荆芥汤磨服；治刀斧伤，用水磨搽；如伤口阔大，将墨捣细敷；治咽喉肿痛，用水磨服；治热伤风，鼻塞气紧者，剪少许衔在口内；治口渴心热，用灯心汤磨服；治吐红不止，用水磨并童便和服。

【主治】时气热眼，肠风下血，汤火伤，小儿口舌生疮，肿毒初起，肿毒溃后不能收口，牙痛，双单蛾，刀斧伤，咽喉肿痛，热伤风，口渴心热，吐红不止。

小儿牛黄散

【来源】《全国中药成药处方集》（天津方）。

【组成】大黄一两　浙贝　黄连　花粉　赤芍　甘草　银花　连翘（去心）各五钱　炒二丑四钱　制没药　制乳香各一钱五分

【用法】上为细末，兑入雄黄面二钱五分，牛黄四分五厘，冰片二钱五分，麝香、珍珠各一分五厘。

以上研细和匀，三分重装瓶。周岁每次服半瓶，二、三岁服一瓶，乳汁或糖水调下。

【功用】清热化痰，镇惊解毒。

【主治】肺热痰黄，咽喉肿痛，口疮牙疳，头面生疮，皮肤溃烂，周身发烧。

五福化毒丹

【来源】《全国中药成药处方集》（天津方）。

【组成】生地 连翘（去心） 桔梗 元参（去芦）各二两 赤芍 甘草 黄连各五钱 胆草三钱 青黛五钱 芒消三钱 银花一两 炒牛蒡子二两（上药共为细粉） 犀角粉一钱五分

【用法】上为细末，和匀，炼蜜为丸，一钱重，蜡皮或蜡纸筒封固。一至二岁每次服一丸，周岁以内酌减，白开水化下。

【功用】清实热，解毒。

【主治】小儿热毒实火，口舌生疮，牙根出血，颈颊赤肿，周身常生疮疖，疹后余毒不净。

【宜忌】疹后泻痢忌服。

中白散

【来源】《全国中药成药处方集》（抚顺方）。

【组成】人中白 儿茶 黄柏 青黛各一钱 冰片一分 黄连三分 硼砂一钱

【用法】上为细末。洗净手指，蘸搽腐烂处。

【功用】清热止痛，生肌消炎。

【主治】胃火上灼，口糜舌烂，腐败生臭，疼痛流涎。

【宜忌】忌辛辣，酒类。

牛黄上清丸

【来源】《全国中药成药处方集》（兰州、天津方）。

【组成】黄连八钱 生石膏四两 黄芩二两五钱 薄荷叶一两五钱 莲子心二两 白芷八钱 桔梗八钱 菊花二两 川芎八钱 赤芍八钱 当归二两五钱 黄柏五钱 芥穗八钱 生栀子二两五钱 大黄四两 甘草五钱 连翘（去心）二两五钱

【用法】上为细末，每细末一斤十三两三钱，兑朱砂面六钱，雄黄面六钱，牛黄一钱，冰片五钱。共研细和匀，炼蜜为丸，二钱重，蜡皮及蜡纸筒封固。每服一丸，白开水送下，早、晚各服一次。

【功用】清火散风，润便解热。

【主治】头脑昏晕，暴发火眼，口舌生疮，咽喉肿痛，牙齿疼痛，头面生疮，大便燥结，身热口渴。

【宜忌】孕妇忌服。

升降败毒丸

【来源】《全国中药成药处方集》（沈阳方）。

【组成】野大黄八两 姜黄 蝉退 僵蚕各四两

【用法】上为极细末，炼蜜为丸，二钱重。每服一丸，元酒二钟，调蜜一匙，冷服。病重者，三小时后如法续服。

【功用】清瘟毒，法邪热。

【主治】瘟疫斑疹，时毒发颐，毒火上升，口疮牙痛，咽肿，眼胞赤烂，翳障，花柳毒，腹满胀痛，男淋浊，女带下，小儿胎毒，二便不通等症。

【宜忌】忌发火物。孕妇忌服。

冰硼散

【来源】《全国中药成药处方集》（天津方）。

【组成】生硼砂 玄明粉各一两 冰片一钱五分

【用法】上为细末，和匀，一钱重瓶装。将散少许，擦在痛处；咽喉肿吹于患处，待口涎徐徐流出，一日数次。

【功用】消炎止痛。

【主治】牙齿肿痛，牙缝出血，口舌生疮，咽喉肿痛。

【宜忌】忌烟、酒、辛辣食物。

冰硼散

【来源】《全国中药成药处方集》（南昌方）。

【组成】薄荷三钱 黄芩五钱 川连五钱 甘草五钱四分 元明粉五分 青黛三钱 洋儿茶三钱 西豆根二根 黄柏五钱 硼砂五钱 上梅片一钱

【用法】上为细末。将药粉少许吹敷患处，每日三至四次。

【主治】咽喉肿痛，口舌生疮。
【宜忌】忌食辛辣食物。白喉忌用。

冰硼散

【来源】《全国中药成药处方集》（昆明方）。
【组成】硼砂三两　冰片五钱　僵蚕五钱
【用法】上为末，每包五分，分三次搽用。敷搽患处，或泡水漱口。
【主治】口腔破溃。

冰硼散

【来源】《全国中药成药处方集》（济南方）。
【组成】冰片七钱五分　硼砂七钱五分　生石膏二两　元明粉二两
【用法】上为极细末。每次三五分，吹患处。
【主治】咽喉肿痛，口舌生疮等症。
【宜忌】忌辛辣之物。

冰硼散

【来源】《全国中药成药处方集》（沈阳方）。
【组成】生石膏一两　硼砂七钱　白僵蚕一钱　梅片三分
【用法】上为极细末。每用少许，吹擦皆效，先用冷茶漱口，漱净擦药，每日用五六次。
【功用】清毒化腐。
【主治】口疮舌肿，咽喉糜烂，牙痛齿衄，舌干唇裂。

青黛冰硼散

【来源】《全国中药成药处方集》（福州方）。
【组成】老片　青黛　硼砂（煅）　川连各五分　中白一钱　甘草一钱　煅石膏三钱
【用法】上为散。
【主治】小儿胎火过盛，口中生疮，及大人喉痛。

咽喉丹

【来源】《全国中药成药处方集》（沈阳方）。
【组成】生地　茵陈　黄芩各一两　生石膏　石斛　麦冬各五钱　枳壳　乌犀角　马勃　人中黄　枇杷叶各三钱
【用法】上为极细末，炼蜜为丸，一钱五分重。每服一丸，小儿减半，早、晚食后白开水送下。
【功用】清咽解热，消肿除痰。
【主治】咽喉肿痛，双单乳蛾，咽干音哑，胃热口疮。
【宜忌】忌食五辛、发物。

黄连上清丸

【来源】《全国中药成药处方集》（抚顺方）。
【组成】黄连五两（一方一两半）　薄荷五两　羌活三两　归尾八两　大黄十两　荆芥四两　木贼三两　桔梗四两　菊花　生地各五两　黄柏　防风　黄芩　山栀　连翘各五两　白芷三两　荆子三两　川芎三两　甘草二两
【用法】上为细面，水泛小丸，黄连面为衣。每服二钱，茶水送下。
【功用】清火生津，辛凉解热。
【主治】郁火上灼，头晕目眩，火眼暴发，耳鸣鼻干，口疮唇裂，牙痛龈肿，鼻衄烦热，舌干喜冷，燥渴贪饮。
【宜忌】忌食辛辣。

清胃丸

【来源】《全国中药成药处方集》（吉林方）。
【组成】连翘　栀子　野军　朴消　川芎　黄芩　薄荷　知母　生石膏　升麻　生地　防风　陈皮　甘草各一两　黄连　黄柏各五钱
【用法】上为细末，水泛为小丸，如梧桐子大，贮于瓷罐中。每服二钱，空腹白水送下。
【功用】清胃泻热。
【主治】胃热火盛，牙痛唇焦，口靡舌腐，齿龈溃烂，口流热涎，烦渴喜冷，气息秽臭，头痛目赤，便涩硬结。
【宜忌】忌食辛辣，孕妇勿服。

导赤片

【来源】《中药制剂手册》。

【组成】大黄二百七十两 滑石粉七十二两 茯苓（去皮）七十二两 生地黄一百四十四两 栀子二百一十六两 木通七十二两

【用法】上取大黄为细末，与滑石粉混合；茯苓为粗末，用7倍量25%乙醇按渗漉法提取，并浓缩为稠液约80两；取生地黄、栀子，用煮取法提取二次，滤取药液；取木通加水14倍量煮沸3小时，滤取药液，与生地黄、栀子药液合并，浓缩为稠液约300两；另取淀粉100两，糊精50两，与大黄等细末混合，分次加入茯苓、生地黄等浓缩液，搅拌均匀，分成小块，干燥后为细末，依法压片，每片重0.3克，密封。每服四片，每日二次，以温开水送服。

【主治】由于内热火盛引起的口舌生疮，咽喉肿痛，暴发火眼，两腮肿痛，大便不通，小便赤黄等症。

冰麝散

【来源】《中医喉科学讲义》。

【组成】黄柏 黄连 玄明粉各一钱 鹿角霜五钱 甘草 明矾各五分 炒硼砂二钱五分 冰片四分 麝香一分。

【用法】上为细末。每次少许，吹入患处。

【功用】《古今名方》：清热凉血，消肿止痛。

【主治】

1.《中医喉科学讲义》：风热喉痹，红肿痛甚者。

2.《古今名方》：鹅口疮，咽喉、牙龈、口腔黏膜溃疡肿痛等症。

锡类散

【来源】《赵炳南临床经验集》。

【组成】西瓜霜料二钱 生硼砂二钱 生寒水石三钱 青黛六钱 冰片五分 珍珠（豆腐制）三钱 硇砂（炙）二钱 牛黄八分

【用法】用药少许吹患处。

【功用】清热利咽，消肿止痛。

【验案】

1.口腔溃疡 王某某，男，38岁。1972年6月17日初诊，口腔经常反复发作溃疡14年。近一年来会阴部也出现溃疡。经诊断为“白塞综合征”。用滋阴降火内服汤药，外用锡类散治疗一月余，溃疡完全愈合。随访3个月未再复发。

2.口腔扁平苔癣 王某，女，17岁，1971年9月20日初诊。舌面上起疙瘩5个多月，呈乳白色，如瓜子样大小，疼痛，诊断为口腔内扁平苔癣，用滋补肝肾，健脾利湿剂内服，外用锡类散涂患处。加减治疗3个多月后皮损完全消退。

新青黛散

【来源】《赵炳南临床经验集》。

【组成】青黛六钱 象牙消六钱 朱砂六钱 黄连三钱 黄柏三钱 生玳瑁六分 雄黄三分 牛黄三分 冰片一分 硼砂三分

【用法】上为散。直接外用于口腔疮面上。

【功用】清热解毒，收敛定痛。

【主治】口腔溃疡，扁平苔癣。

加味甘桔汤

【来源】《中医皮肤病学简编》。

【组成】生地15克 元参15克 桔梗9克 枳壳9克 银花31克 连翘31克 丹皮9克 蒲公英31克

【用法】水煎服。

【主治】口炎。

冰片散

【来源】《中医皮肤病学简编》。

【组成】冰片1.5克 煅明矾6克 黄柏6克 小麦面（烧灰）10克

【用法】上为细末。吹入小儿口腔。

【主治】口炎。

细辛甘油

【来源】《中医皮肤病学简编》。

【组成】细辛（研粉末）10～20克

【用法】用水调成糊剂，加甘油10～20毫升（蜂蜜亦可），放置纱布中（约7平方厘米），用绞布密封，贴于脐部三天。
【主治】复发性口腔溃疡。

养阴生肌散

【来源】《中医皮肤病学简编》。
【组成】雄黄 20 克　青黛 20 克　甘草 20 克　冰片 2 克　牛黄 10 克　黄柏 10 克　龙胆草 10 克
【用法】上为末。外用。
【主治】口炎。

釜底抽薪散

【来源】《中医皮肤病学简编》。
【组成】吴茱萸 15 克　胡黄连 9 克　大黄 9 克　生南星 15 克
【用法】上为极细末。外用，一岁以下每次 3 克，一岁以上每次 6 克，用醋调，涂两足心。
【主治】口炎，虚火者。口色淡红，满口白斑微点，轻度溃烂，显露裂纹，夜间潮热，不渴，便溏尿数，舌质红无苔，脉虚。

消炎合剂

【来源】《中医皮肤病学简编》。
【组成】银花 31 克　连翘 31 克　黄芩 9 克　桔梗 9 克　草河车 9 克　紫草 6 克　赤芍 9 克　生地 15 克　元参 15 克　大青叶 31 克　野菊花 31 克　蒲公英 31 克　当归 9 克　大黄 6～9 克
【用法】水煎，内服。
【主治】口炎。

黄柏散

【来源】《中医皮肤病学简编》。
【组成】黄柏 78 克　青黛 6 克　肉桂 3 克　冰片 1 克
【用法】上为细末。外用。
【主治】口炎。

溃疡散

【来源】《中医皮肤病学简编》。
【组成】雄黄 9 克　乳香 15 克　没药 15 克　儿茶 15 克　黄柏 18 克　青黛 15 克　白及 31 克　人工牛黄 6 克　冰片 9 克　硼酸 6 克
【用法】上为细末。外用。
【主治】口炎。

青吹散

【来源】《朱仁康临床经验集》。
【组成】青黛 3 克　薄荷叶末 1 克　黄柏末 2 克　川连末 1.5 克　煅石膏 9 克　煅月石 18 克　冰片 3 克
【用法】先将头四味药研和，逐次加入煅石膏、煅月石，研细，最后加冰片研细，装瓶，勿泄气。用药管吹于患处。
【主治】口疮，舌糜，咽喉病。

黄吹散

【来源】《朱仁康临床经验集》。
【组成】牛黄 0.3 克　月石 30 克　冰片 1.5 克
【用法】先将牛黄入乳钵中研细，加月石研细，最后加冰片研细，装瓶勿泄气。用吹管吹药入内。
【功用】清热利咽。
【主治】咽喉肿痛腐烂，口糜、舌碎。

导赤丹

【来源】《慈禧光绪医方选议》。
【组成】薄荷一钱　麦冬一钱　木通一钱　黄连一钱　生地一钱　桔梗一钱　甘草一钱
【用法】上为细末，炼蜜为丸，重一钱，上朱衣。
【功用】清热利尿。
【主治】心经热盛，或心移热于小肠引起之小便赤涩，尿道灼痛；以及口舌生疮，咽喉肿痛等证。

清胃散

【来源】《慈禧光绪医方选议》。
【组成】人中白三钱　青黛一钱半　白芷一钱半　杭芍一钱半　生石膏二钱　冰片一钱　牛黄五分　麝香一分

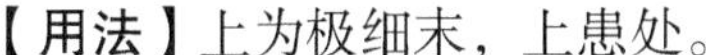

【用法】上为极细末，上患处。

【主治】口糜。

【方论】方中人中白有清热解毒、祛瘀止血之功效，外用可治口舌生疮，咽喉肿痛；牛黄外用亦可清热解毒，治疗口腔疼痛、红肿，此二药加冰片、麝香、青黛，共臻解毒、清火、消肿之目的。白芍和血，白芷祛风，生石膏外用亦治疮痈红肿流脓，内服可清胃火，故方名清胃，亦正本求源之意。

清胃消糜散

【来源】《慈禧光绪医方选议》。

【组成】元明粉一钱　青黛二分　麝香五厘　冰片三分　生蒲黄三分　明乳香三钱　紫花地丁二钱

【用法】上为极细末，过绢罗，敷于患处。取涎即消。

【主治】口糜。

【方论】青黛咸寒，可清热解毒，外用可治疮痈流脓，在本方中与蒲黄配伍，可治疗热盛之出血、衄血；麝香辛温，外用治疗疮疽，可有活血散结防腐之功效；冰片微寒，外用可散热止痛，口齿病常用之；元明粉局部外用，有清热泻火之功。

清肺抑火化痰丸

【来源】《慈禧光绪医方选议》。

【组成】陈皮一两　半夏一两（炙）　前胡一两　熟军六钱　栀子六钱（姜炒）　麦冬六钱　桔梗六钱　枳壳六钱　花粉六钱　海石七钱　杏仁四钱　百部四钱　川连三钱（姜炒）　甘草三钱　蒌仁四钱　黄芩一两二钱五分

【用法】上为细末，炼蜜为丸，如绿豆粒大。每服二钱。

【功用】清肺胃实热。

【主治】咳嗽痰黄，咽喉疼痛，口干舌燥，大便秘结，及口舌生疮，牙齿疼痛者。

漱口药

【来源】《慈禧光绪医方选义》。

【组成】紫荆皮二钱　防风二钱　苏薄荷二钱　食盐三钱　生甘草二钱　生石膏四钱

【用法】水煎，漱口。

【主治】口腔溃烂。

噙化上清丸

【来源】《慈禧光绪医方选议》。

【组成】桔梗　花粉　葛根　百药煎　柿霜　玫瑰　木樨各一两　乌梅肉　前胡　甘草　薄荷　麦冬　杏仁各六钱　硼砂六钱　白檀香二钱　冰糖二斤八两

【用法】上共研极细面，以玫瑰、木樨合水为丸，打为芡实米大。噙化。

【功用】清音化痰，宽畅胸膈。

【主治】咽喉肿痛，口舌生疮。

六神丸

【来源】《古今名方》引雷允上方。

【组成】珍珠粉　犀牛黄　麝香各4.5克　雄黄　蟾酥　冰片各3克

【用法】上药各为细末，用酒化蟾酥，与前药末调匀为丸，如芥子大，百草霜为衣。每服5至10丸，一日2至3次。亦可外用。

【功用】清热解毒，消炎止痛。

【主治】咽喉肿痛或溃疡，白喉，扁桃体炎，口疮，痈疽，疔疮，小儿高热抽搐。现亦试用于喉癌。

【宜忌】孕妇慎用。

【验案】溃疡性口炎　《新中医》（1994，12：41）：用本方治疗小儿急性溃疡性口炎26例。结果：3天后大部分病儿好转，体温有所下降，5天体温降至正常者18例，黏膜充血、水肿好转，溃疡面渐平。其余8例7天后体温全部恢复正常，溃疡面痊愈。

增损甘露饮

【来源】《古今名方》引蔡福养经验方。

【组成】熟地15克　生地12克　麦冬　天冬　枇杷叶各9克　石斛　元参　茵陈各18克　枳壳　甘草各6克

【功用】清虚火，养胃阴。
【主治】复发性口疮（口腔溃疡），唇内口腔多处溃烂，自觉热痛，舌苔黄腻，脉象弦细。

口炎清冲剂

【来源】广州白云山制药总厂。
【组成】天冬　麦冬　玄参　金银花　甘草
【用法】加水煎，浓缩，加蔗糖制为冲剂。每服 20 克，开水冲下，1 日 2 次。

本方改为颗粒剂，名“口炎清颗粒”（《中国药典》2010年版）。

【功用】养阴清热解毒。
【主治】口腔黏膜扁平苔癣，复发性口疮，疮疹性口炎，慢性咽炎，慢性唇炎。
【验案】复发性口疮　《恩施医专学报》（1998，4：56）：用本方治疗复发性口疮 424 例，结果：显效 280 例；有效 119 例；无效 25 例。总有效率为 95%。

沙参麦冬汤

【来源】《陕西中医》（1984，1：16）。
【组成】沙参　麦冬　玉竹　天花粉　扁豆各 6～9g　冬桑叶 6g　甘草 3～6g　大青叶　人中白各 9～12g
【用法】大便燥加大黄 3～6g，热甚加青蒿、野菊花各 9～12g，舌质红少苔者加知母、石斛各 9g，营养不良去大青叶，加太子参 9～12g。水煎服，日服 1 剂。
【主治】小儿口疮。
【验案】小儿口疮　《陕西中医》（1984，1：16）：治疗小儿口疮 34 例，男 24 例，女 10 例；年龄最大者 4 岁 7 个月，最小者 8 个月。发病时间最长 11 天，最短 2 天。门诊 21 例，其中 6 例伴发热。病房 13 例，其中肺炎、扁桃体炎伴口疮 8 例，营养不良伴口疮 1 例，上感 4 例，经用抗生素类治疗后热退，炎症消失，但口疮未愈者。结果：全部治愈。一般服药 2～5 剂，平均服药 3 剂，溃疡面愈合，饮食、二便正常。

三石散

【来源】《中成药研究》（1985，5：45）。
【组成】生石膏 180g　玄明粉 60g　盐知母 60g　生月石 30g　粉甘草 30g
【用法】以上五味，共研细末，过筛备用。发作期每日 2 次，每次 3～6g，米饭调服。静止期，每日 1 次，每次 5g，米饮调服，上药一料用完为 1 疗程。
【主治】复发性口疮。
【验案】复发性口疮　《中成药研究》（1985，5：45）：治疗复发性口疮 38 例。结果：有效者 34 例，愈后继续服药控制症状达一年以上者 30 例。

妙喉散

【来源】《辽宁中医杂志》（1988，3：28）。
【组成】青黛 15g　飞西月石 100g　青果核 100g　炉甘石 100g　人中白 100g　川连 18g　西瓜霜 50g　梅片 9g　飞石膏 250g
【用法】上药共研极细粉末，过 100 目筛后装入小玻璃瓶内，每瓶 4g，密封高压消毒备用。以吹撒或涂敷患处，不辅以内服药。吹撒或涂敷的次数，要视口疮的数目、大小、疼痛程度而定。一般每天 4～5 次，3 天为 1 疗程。若病情危重，可频频吹药。
【主治】口疮。
【验案】口疮《辽宁中医杂志》（1988，3：28）：治疗口疮 50 例，男 28 例，女 22 例；均为成年人，在发病后 1～2 天内就诊。溃疡单发者 14 例，多发者 36 例。结果：吹撒或涂敷 1 个疗程，口疮痊愈为治愈，共 45 例；吹撒或涂敷 1 个疗程后，口疮数目减少或缩小，疼痛减轻，充血好转为有效，共 3 例；吹撒或涂敷 1 个疗程后，口疮数目、疼痛、充血无变化或加重为无效，共 2 例。

口疡平

【来源】《陕西中医》（1991，2：82）。
【组成】青黛　硼砂各 20g　氧化锌粉 10g
【用法】上药共研细末，装瓶高压消毒备用。用时擦去溃疡面渗出液，将药物覆盖于疮面上，每日涂药 3 ～ 4 次。若炎症明显或溃疡易复发时，可配合抗生素和维生素类治疗。

【主治】口腔溃疡。

【验案】口腔溃疡 《陕西中医》(1991，2：82)：以本方治疗口疮 86 例，疗效满意。治疗结果，疼痛消失，溃疡敛平，病人无异常感觉为痊愈，其中单用本药治愈 72 例；合用其他药物治愈 14 例，用药 3 ～ 24 次。

釜底抽薪散

【来源】《新中医》(1991，6：22)。

【组成】吴茱萸 胆星 大黄

【用法】上 3 味药量比例为 4∶1∶2，共研细末。用时将药末与陈醋适量调成糊状，俟患儿晚上熟睡后涂敷于两足心(涌泉)，外加纱布包扎，12 小时后去之，据病情次晚可再用 1 次。用量可据患儿年龄、病势按比例略事增损。

【主治】小儿口疮。

【验案】小儿口疮 《新中医》(1991，6：22)：治疗小儿口疮 260 例。结果：(痊愈：口疮诸证悉除，乳食正常)202 例；好转(口疮、流涎减轻，但未全消)58 例。

银翘薄甘汤

【来源】《安徽中医学院学报》(1993，1：32)。

【组成】金银花 10g 连翘 6g 薄荷 黄连 栀子 甘草各 3g

【用法】每日 1 剂，每剂煎 2 次，共合成 400ml，分数次服。热甚加葛根、黄芩；呕吐加淡竹茹、陈皮；腹泻加党参、炒白术、茯苓；惊啼加钩藤、茯神、蝉蜕；邪热内陷、神昏抽搐加羚羊粉。另用吹喉散吹敷溃疡面。

【主治】小儿口疮。

【验案】小儿口疮 《安徽中医学院学报》(1993，1：32)：治疗小儿口疮 64 例，男 22 例，女 42 例；年龄最小 24 天，最大 6 岁；病程最短 2 天，最长 3 个月。结果：经用药 2 ～ 5 天全部治愈。随访 3 个月，有 6 例复发。

口疮散

【来源】《吉林中医》(1993，4：30)。

【组成】五倍子(炒) 枯矾 冰片各等分

【用法】研成极细末，过 120 目筛后备用。口腔用蒸馏水或淡盐水洗后，敷药，每日 1 ～ 2 次，5 天为 1 疗程。

【主治】小儿口疮。

【验案】小儿口疮 《吉林中医》(1993，4：30)：所治小儿口疮 136 例，男 84 例，女 52 例；年龄 40 天至 14 岁，病程皆在 5 天内。疗效标准：用药 5 天以内，口腔无溃疡，无血性糜烂，无黏膜充血，体温、血常规正常者为治愈，共 121 例，占 89%；口腔溃疡面减少，但仍有少量脓点，理化检查接近正常者为显效，共 12 例，占 8.8%；口腔内溃疡无好转，病情反复发作者为无效，共 3 例，占 2.2%；总有效率为 97.8%。

牛黄解毒丸

【来源】《中国药典》。

【组成】牛黄 5 克 雄黄 50 克 石膏 200 克 冰片 25 克 大黄 200 克 黄芩 150 克 桔梗 100 克 甘草 50 克

【用法】以上八味，除牛黄、冰片外，雄黄水飞或为极细末，其余石膏等五味为细末；将牛黄、冰片研细，与上述粉末配研，过筛，混匀。每 100 克粉末加炼蜜 100 ～ 110 克制成大蜜丸，每丸重 3 克。口服，每次 1 丸，1 日 2 ～ 3 次。

【功用】清热解毒。

【主治】火热内盛，咽喉肿痛，牙龈肿痛，口舌生疮，目赤肿痛。

【宜忌】孕妇忌用。

导赤丸

【来源】《中国药典》。

【组成】连翘 120 克 黄连 60 克 栀子(姜炒) 120 克 木通 60 克 玄参 120 克 天花粉 120 克 赤芍 60 克 大黄 60 克 黄芩 120 克 滑石 120 克

【用法】上为细末，混匀，每 100 克粉末加炼蜜

120至140克，制成大蜜丸，每丸重3克，密闭防潮。口服，每次1丸，1日2次。
【功用】清热泻火，利尿通便。
【主治】口舌生疮，咽喉疼痛，心胸烦热，小便短赤，大便秘结。

栀子金花丸

【来源】《中国药典》。
【组成】栀子116克　黄连4.8克　黄芩192克　黄柏60克　大黄116克　金银花40克　知母40克　天花粉60克
【用法】粉碎成细粉，过筛，混匀，用水泛为丸。每次9克，1日1次。
【功用】清热泻火，凉血解毒。
【主治】肺胃热盛，口舌生疮，牙龈肿痛，目赤眩晕，咽喉肿痛，吐血衄血，大便秘结。
【宜忌】孕妇慎用。

珠黄吹喉散

【来源】《中国药典》。
【组成】珍珠50克　牛黄30克　硼砂（炒）250克　西瓜霜80克　雄黄40克　儿茶100克　黄连100克　黄柏150克　冰片50克
【用法】以上九味，除牛黄、冰片、西瓜霜外，珍珠、雄黄分别水飞或粉碎成极细粉，其余硼砂等四味粉碎成细粉，将牛黄、冰片研细，与上述粉末配研，过筛，混匀即得。外用适量，吹于患处，1日3～5次。
【功用】解毒化腐。
【主治】咽喉、口舌肿痛糜烂。

三黄导赤散

【来源】《山东中医杂志》（1988，2：520）。
【组成】黄芩10g　黄连6g　大黄5g　生石膏15～30g　竹叶9g　生地9g　木通5g　甘草6g
【用法】每日1剂，水煎分3次服。
【主治】小儿急性溃疡性口腔炎。
【用法】溃疡面融合成片者，加金银花15g，蒲公英15g；颌下淋巴结肿大者加夏枯草9g。
【验案】小儿急性溃疡性口腔炎　《山东中医杂志》（1988，2：520）：所治急性溃疡性口腔炎33例。结果：总治愈率为97%，总有效率为100%。服用本方3天治愈26例，5天治愈6例，显效1例。

青梅散

【来源】《浙江中医学院学报》（1989，4：19）。
【组成】青黛　梅片　人中白　硼砂　水浸石膏　黄连　黄柏　大黄　乳香　没药　川芎
【用法】上研磨为极细末（120目），混匀消毒，装瓶备用。吹敷患处，每日4～5次。对有发热、便秘等症者，可用一般清热、通便等药对症治疗。另嘱进食宜凉流汁或半流汁。
【主治】小儿口腔炎。
【验案】小儿口腔炎　《浙江中医学院学报》（1989，4：19）：共治小儿口腔炎1157例，病种包括溃疡性口腔炎、疱疹性口腔炎、疱疹性咽峡炎和鹅口疮；其中男682例，女475例；婴儿组283例，幼儿组586例，学龄前期200例，学龄期88例；病程1天至数月不等。经治后，3/4病人当天一般症状改善，口腔黏膜溃疡面缩小或疱疹减少，白膜减退，2～3天症状消失，口腔黏膜平复；其余1/4病人也大多于2～3天见效，1周内痊愈。疗程多为1～3天，少数为5～7天。

吹口散

【来源】《湖北中医杂志》（1989，5：13）。
【组成】地塞米松（0.75mg）3片　次硝酸铋（0.3g）3片　参三七0.7g　冰硼散1g
【用法】混合研末备用。病人刷牙后用4%苏打水漱口，再用“吹口散”涂抹于患部，1日4次，3天为1个疗程。1个疗程不见明显好转者可加用黄连解毒汤同治。
【主治】口腔溃疡。
【验案】口腔溃疡　《湖北中医杂志》（1989，5：13）：治疗口腔溃疡114例，男60例，女54例；年龄13天～74岁。大多数病人有便秘，全部病人颌下淋巴结肿大，白细胞总数正常，分类计数淋巴细胞增加。结果：显效（用药2～5天后症状消失，溃疡创面愈合）109例；有效（用药 3 天后症状明显好转，溃疡面明显缩小，需加用中药方可获愈）4 例；无效 1 例；显效率为 95.6%。

青黛散

【来源】《四川中医》（1989，11：49）。

【组成】青黛 煅石膏 30g 冰片 10g 黄柏 枯矾各 15g 琥珀粉 3g

【用法】上药共为细末。取适量撒于溃疡面，每日 3～5 次。

【主治】口腔溃疡。

【验案】口腔溃疡 《四川中医》（1989，11：49）：共治口腔溃疡 98 例。结果：临床治愈 85 例，好转 11 例，无效 2 例，总有效率为 97.2%。

复方青黛散

【来源】《新疆中医药》（1992，3：28）。

【组成】青黛 儿茶 黄连 白及各 3g 生甘草 薄荷 煅人中白各 2g 煅硼砂 云南白药各 4g 冰片 1g

【用法】上药除冰片、云南白药外，余 8 味均研细粉，过 140 目筛后，取总量的 20% 与冰片、白药混研，至无冰片亮点后兑入其他细粉混匀，装瓶密封。将药物适量直接撒于溃疡表面，然后用略大于溃疡面的大蒜内薄膜或鸡蛋内膜、米糖纸等复盖于药粉上。

【主治】口腔溃疡。

【验案】口腔溃疡 《新疆中医药》（1992，3：28）：治疗口腔溃疡 600 例，男 288 例，女 312 例；年龄 4 月至 69 岁。结果：全部治愈，治疗时间多在 3～16 天。

珍珠散

【来源】《四川中医》（1989，3：43）。

【组成】珍珠 黄柏 儿茶各 5g 青黛 雄黄各 10g 冰片 1g

【用法】上药研细末，同时以棉签蘸冷茶水，再沾珍珠散涂溃疡面，每日 2～3 次。

【主治】溃疡性口腔炎。

【验案】溃疡性口腔炎 《四川中医》（1989，3：43）：共治溃疡性口腔炎 30 例。结果：治愈 24 例，减轻 4 例，无效 2 例。

银翘导赤散

【来源】《湖南中医杂志》（1989，1：45）。

【组成】银花 10g 连翘 10g 焦山栀 10g 生地 10g 木通 4g 生甘草 2g 淡竹叶 20 片

【用法】每日 1 剂，水煎 2 次，浓煎成 200～300ml 药液，分次频服。

【主治】小儿口腔溃疡。

【用法】口渴甚者加天花粉；咽红肿者加桔梗、山豆根；溲赤短少者加车前子；大便干结者加全瓜蒌。

【验案】小儿口腔溃疡 《湖南中医杂志》（1989，1：45）：治疗小儿口腔溃疡 63 例，男 38 例，女 25 例；年龄 11 天至 6 岁。结果：临床症状消失，血象正常为治愈，共 61 例，占 96.8%；临床症状减轻，血检白细胞及中性均较前减低为好转，共 2 例，占 3.2%。

胡连汤

【来源】《首批国家级名老中医效验秘方精选》。

【组成】胡黄连 12 克 当归 10 克 生甘草 12 克

【用法】水煎服，日一剂，早晚 2 次服。

【功用】推化湿浊。

【主治】口腔糜烂、持续不断或长期反复发作，舌苔厚腻或黄腻，大便不爽等。

【方论】胡黄连苦寒，清热燥湿力强，依消化道长期水肿之病理，取其燥湿力大之特性，用以化湿消肿，则水湿即去。又以其服后有里急腹痛感觉，故辅当归、生甘草权为缓解，则腹痛即减。待肿消水去，疮面即行愈合。

【验案】赵某，男，33 岁。患口腔溃疡 8 年，经常口腔黏膜及舌面多处溃烂，伴有疲乏身重。近来口舌溃疡加重，连续不已，经服多种中西药均无起色。现口疮影响进食，舌面及口腔黏膜多处溃烂，脉沉滑。辨证：寒湿伤脾，积湿滞肠。治法：健脾化湿，推降导滞。处方：苍术 10 克，麻黄 6 克，胡连 10 克，生甘草 10 克，当归 10 克，此药服7剂后，口腔溃疡痊愈。经访，至今未复发。

赛阴清热汤

【来源】《首批国家级名老中医效验秘方精选》。

【组成】生地15克　熟地15克　白芍12克　天冬10克　麦冬10克　黄芩12克　丹皮12克　玄参12克　栀子10克　桔梗12克　山药12克　地骨皮12克　女贞子12克　生甘草12克

【用法】水煎服，日1剂，分2次服。

【功用】滋阴清热。

【主治】复发性口疮，口腔扁平苔藓，干燥综合征，白塞综合征，盘状红斑狼疮属阴虚火旺型者。除局部病损外，常伴有口燥咽干，口渴喜冷饮，头晕目眩，心烦急躁，手足心热，失眠多梦，腰膝酸软，便干尿黄，舌质偏红或舌尖红，舌苔薄黄，脉细弦或细数等症状。

【加减】临证时可选用生龙骨、生牡蛎以加强平肝潜阳收敛之功；知母、黄柏加强滋阴降火之力，并清中下焦之热；或加茯苓、泽泻以增加健脾淡渗利湿之效；加升麻升举清阳并解毒。

【方论】本方由六味地黄汤和甘露饮化裁而成。以生熟地、女贞子、二冬补益胃肾之阴，润肺生津，养血填精，滋阴凉血；黄芩、栀子苦寒清热燥湿，降火除烦；丹皮清肝胆之火，凉血活血；山药补脾益肾；白芍柔肝养血；玄参滋阴降火，解毒散结；桔梗清热利咽，载药上行；地骨皮清热凉血，透除虚热；生甘草清热解毒，调和诸药。

【验案】王某，男，31岁，工人，入院日期1988年2月1日。初诊：自诉3年前夏季，阴部和肛周发痒，以后生殖器处溃烂疼痛，经某医院服维生素B、维生素C等而痊愈。之后，每隔几个月发作一次，且伴有口腔黏膜溃疡，两手背大小形状不同的红斑。曾在我院门诊，诊断为“白塞综合征”，服中药痊愈。3日前又发作，伴有食欲减退，口燥咽干，大便不畅，心烦急躁，失眠多梦，头晕目眩。检查：口腔黏膜有溃疡数个，多0.3厘米×1厘米左右，上覆白色腐物，四周红晕。阴部有0.18厘米×0.8厘米溃疡数个，四周色素沉着。两手背散发10数个大小不同，形态多样的红斑。苔薄黄，舌尖红，脉滑数，证属心脾积热，肝胃火旺，有灼津伤阴之象，拟养阴泄热，保存津液，清肝胃火，利二便，祛脾湿。处方：鲜生地15克，黑玄参12克，金石斛10克，川黄连4.5克，炒黄柏10克，肥知母10克，生石膏20克，丹皮10克，白芍10克，制大黄10克，泽泻10克，生甘草6克，水煎，服日1剂。外用：（1）青吹口散油膏搽唇部。（2）苦参90克，地肤子15克，每日1剂，水煎，外洗生殖器及手背脓点处。二诊：2月8日，口腔黏膜，生殖器溃疡基本愈合，仅唇部尚有点状糜烂，脾热未清。仿前方减其量：鲜生地10克，黑玄参10克，金石斛10克，肥知母10克，黄柏10克，银花10克，连翘15克，黄芩10克，生米仁10克。生甘草3克。外用：青吹口散内搽唇部。又经1周，痊愈出院。后随访2次，愈后未发。

口疮方

【来源】《首批国家级名老中医效验秘方精选·续集》。

【组成】煅炉甘石2克　人中白（煅）1克　青黛2克　冰片0.3克　枯矾0.5克

【用法】上药共为极细末，放瓶中收贮，盖严勿受潮湿。用时将药末搽于患处，一日一次。

【功用】燥湿敛疮，化腐生肌。

【主治】口腔溃疡。

【方论】方中煅甘石有燥湿消肿收敛生肌，青黛清热解毒，二者配合，能增强防腐生肌的功效。人中白降火，散瘀血，治咽喉，口舌生疮；枯矾清热燥湿，解毒杀虫；冰片化湿消风散郁火，清热止痛。诸药配合，燥湿收敛，化腐生肌，清热止痛，促进溃疡愈合。

【验案】李某，女，2岁。患口腔溃疡半月，吮奶困难，口流涎。经服核黄素及搽冰硼散无效，用本方涂搽一次即愈。刘某，62岁，离休干部。患口腔溃疡5～6年，时愈时发，经多次治疗无效，用本方3次即愈。10余年未复发。

导阳归肾汤

【来源】《首批国家级名老中医效验秘方精选·续集》。

【组成】生蒲黄9克（包煎）　大生地9克　败龟版9克　川石斛9克　大麦冬9克　黑玄参9克　炒

黄柏3克　肉桂粉6克（冲）　川黄连9克　生甘草3克

【用法】每日一剂，药物用水浸泡后，文火煎两次，共取汁400毫升，分两次服。

【功用】养阴清火，补肾归阳。

【主治】口腔溃疡，舌疮，狐惑，白塞病，牙痛等。凡属于心营肾阴不足，虚阳无制，浮越于上，表现为上实下虚者，皆为其适应范围。以口舌糜烂碎痛，口干而不欲饮，面部升火，而下肢怕冷，心烦，少寐，脉细少力，或用它法无效者为应用标准。若系肺胃实火所致口舌糜痛，则不适用。

【加减】如气虚者，可加太子参、潞党参等；血虚者，可加当归、白芍等；肝阳旺者，可加龙齿、珍珠母之类；挟有湿热者，可加苍术、薏苡仁、芦根、茅根之类。

【方论】方用生蒲黄、川黄连泻心火，麦门冬、生甘草助之，生地黄、败龟版、黑玄参、川石斛、川黄柏补肾真阴而生血，肉桂藉咸寒滋肾之力，归入肾宅，而安肾阳，以此真阳归原，龙潜大海。本方组织严密，配伍精当，是根据反佐疗法和泻南补北的理论而组成。

【验案】俞某，男，51岁。患口腔扁平苔癣已10多年。近17个月来，左颊黏膜扁平苔癣形成溃疡，约1.5厘米 ×1厘米，疼痛。曾用养阴清热、清热解毒、清肺胃养肝肾和泻火之剂内服外搽，疗效皆不满意。脉细，苔薄。《黄帝内经》云："奇之不去，则偶之，偶之不去，则反佐以取之，所谓寒热温凉，反从其病也。"师其意，用反佐以取之，方从"导阳归肾汤"加减。生蒲黄15克（包），川黄连2克，炒黄柏5克，肉桂粉1克（冲），生地黄15克，黑玄参15克，怀牛膝10克，枸杞子10克，南沙参15克，生甘草2克，鲜芦根30克（去节）。5剂服完后，溃疡面显著缩小，疼痛亦减轻。脉象左部略弦。予原方加大白芍15克，又服5剂，疼痛消失，溃疡愈合。

育阴愈疮汤

【来源】《首批国家级名老中医效验秘方精选·续集》。

【组成】生地20克　天冬10克　麦冬10克　石斛12克　沙参10克　玄参12克　茵陈15克　马勃6克（包煎）　升麻6克　甘草6克

【用法】每日一剂，水煎服，早晚各服一次。另用地骨皮15克，五倍子6克，水煎500毫升，漱口，每日一剂，一日三次。

【功用】育阴生津，清热解毒。

【主治】复发性口腔溃疡，证属阴虚者。

【加减】心火重者，加黄连、知母、淡竹叶、炒山栀；胃火炽热者，加黄芩、生石膏；肾阴亏虚，虚火上炎者加黄柏、知母、泽泻。

【方论】方中生地、天麦冬、石斛、沙参、玄参清热育阴生津；茵陈之用，寓意深妙，其气清芬，性寒味苦，苦能除湿，寒能清热，芬芳透达，以散郁火；马勃合玄参清热解毒，以利咽喉；升麻引热上行，升清解毒；生甘草清热解毒，调和诸药。更用滋阴收敛之药地骨皮，五倍子煎汤漱口，内外兼治，以促溃疡愈合。

【验案】王某某，女，38岁。1995年5月17日就诊。病人口舌生疮，灼热疼痛7年，时轻时重。曾在多家医院诊治，终不见效。今又加重10日，痛连咽喉，饮食难进，自觉口臭，便干溺赤。检查：舌尖及舌右侧边缘各有直径0.5厘米溃疡1处，右颊黏膜有直径0.7厘米溃疡2处。疡面周围红肿，中部凹陷色白。舌质红苔黄稍厚，脉数实。证属心胃二经郁火炽盛，日久伤阴之候。治当清热育阴，散郁止痛之法。药用：川黄连6克，黄芩10克，石膏30克，细生地20克，天麦冬各10克，石斛12克，元参12克，马勃6克（包煎），茵陈15克，升麻6克，生甘草6克，5剂。另用地骨皮15克，五倍子6克，水煎500毫升，漱口，每日1剂。药后口疮已愈，咽痛亦止。随访未见复发。

口腔溃疡散

【来源】《部颁标准》。

【组成】青黛240g　白矾240g　冰片24g

【用法】制成散剂，每瓶装3g，密封。用消毒棉球蘸药擦患处，每日2～3次。

【功用】消溃止痛。

【主治】复发性口腔溃疡，疱疹性口腔溃疡。

口腔炎喷雾剂

【来源】《部颁标准》。
【组成】蜂房 750g 蒲公英 1500g 皂角刺 750g 忍冬藤 1500g
【用法】制成雾剂。口腔喷雾用。每次向口腔挤喷药液适量，1 日 3 ~ 4 次，小儿酌减。
【功用】清热解毒，消炎止痛。
【主治】口腔炎，口腔溃疡，咽喉炎等；对小儿口腔炎症有特效。

小儿导赤片

【来源】《部颁标准》。
【组成】大黄 270g 滑石 72g 地黄 44g 栀子 216g 甘草 72g 关木通 72g 茯苓 72g
【用法】制成片剂，密封，置阴凉干燥处。口服，每次 4 片，1 日 2 次，周岁以内小儿酌减。
【功用】清热利便。
【主治】胃肠积热，口舌生疮，咽喉肿痛，牙根出血，腮颊肿痛，暴发火眼，大便不利，小便赤黄。

化毒丹

【来源】《部颁标准》。
【组成】地黄 80g 芒硝 12g 玄参 80g 桔梗 80g 甘草 20g 金银花 40g 青黛 20g 黄连 20g 连翘 80g 龙胆 12g 牛蒡子（炒）80g 水牛角浓缩粉 12g 赤芍 20g
【用法】制成大蜜丸，每丸重 3g，密封。口服，每次 1 丸，1 日 2 次。
【功用】清热解毒。
【主治】小儿热毒实火，口舌生疮，牙根出血，颈颊赤肿，周身常生疮疖，疹后余毒不净。
【宜忌】疹后泻痢忌服。

龟苓膏

【来源】《部颁标准》。
【组成】龟（去内脏）3g 生地黄 20g 土茯苓 40g 绵茵陈 4g 金银花 4g 甘草 4g 火麻仁 4g
【用法】制成膏剂，每瓶装 300g，密闭，避热。1 次或分次服用，炖热或冰冻食用。
【功用】滋阴润燥，降火除烦，清利湿热，凉血解毒。
【主治】虚火烦躁，口舌生疮，津亏便秘，热淋白浊，赤白带下，皮肤瘙痒，疖肿疮疡。

青黛散

【来源】《部颁标准》。
【组成】青黛 20g 甘草 10g 硼砂（煅）30g 冰片 5g 薄荷 30g 黄连 20g 儿茶 20g 人中白（煅）20g
【用法】制成散剂，密封。先用凉开水或淡盐水洗净口腔，将药少许吹撒患处，1 日 2 ~ 3 次。
【功用】清热解毒，消肿止痛。
【主治】口疮，咽喉肿痛，牙疳出血等症。

泻热合剂

【来源】《部颁标准》。
【组成】大黄 150g 芒硝 150g 连翘 300g 黄芩 75g 甘草 150g 栀子 75g 薄荷 75g 淡竹叶 22.5g
【用法】制成合剂，密封，置阴凉处。口服，每次 10ml，1 日 2 ~ 3 次。
【功用】清热，解毒，通便。
【主治】胸膈烦热，头昏目赤，口舌生疮，咽喉疼痛，小便赤黄，大便秘结。
【宜忌】阳虚便秘者忌用。

珍黛散

【来源】《部颁标准》。
【组成】珍珠 133g 牛黄 36g 青黛 533g 冰片 68g 滑石 230g
【用法】制成散剂，密封，置阴凉干燥处。吹撒涂搽患处，1 日 3 ~ 4 次；症状较重者可加服半瓶，1 日 2 ~ 3 次。
【功用】清热解毒，消炎止痛，生肌收敛。
【主治】口舌生疮，复发性口腔溃疡及疱疹性口腔炎。

珍珠冰硼散

【来源】《部颁标准》。

【组成】珍珠 10g 朱砂 50g 冰片 54g 硼砂（煅）443g 玄明粉 443g

【用法】制成散剂，每瓶装 1.5g，密闭，防潮。外用少许，吹涂患处，1 日 3 次。

【功用】去腐解毒，消炎止痛。

【主治】口舌生疮，齿龈腐烂，肿痛，急慢性咽喉炎。

健儿清解液

【来源】《部颁标准》。

【组成】金银花 110g 菊花 100g 连翘 65g 山楂 50g 苦杏仁 50g 陈皮 2.5g

【用法】制成液剂，密封，置阴凉处。口服，每次 10 ～ 15ml，婴儿每次 4ml，5 岁以内 8ml，6 岁以上酌加，1 日 3 次。

【功用】清热解毒，祛痰止咳，消滞和中。

【主治】口腔糜烂，咳嗽咽痛，食欲不振，脘腹胀满等症。

爽口托疮膜

【来源】《部颁标准》。

【组成】黄柏 100g 冰片 40g 甘草 100g 青黛 5g 白及胶 50g

【用法】制成膜剂，每张 15mm × 10mm × 0.2mm，密闭。取膜贴于疮面，1 日 2 ～ 3 次。

【功用】清湿解热，泻火毒，收敛生肌。

【主治】口疮。

清胃黄连片

【来源】《部颁标准》。

【组成】黄连 40g 石膏 40g 桔梗 40g 甘草 20g 知母 40g 玄参 40g 地黄 40g 牡丹皮 40g 天花粉 40g 连翘 40g 栀子 100g 黄柏 100g 黄芩 100g 赤芍 40g

【用法】制成糖衣片，密封，置阴凉干燥处。口服，每次 8 片，1 日 2 次。

【功用】清胃泻火，解毒消肿。

【主治】口舌生疮，齿龈、咽喉肿痛。

清热养阴丸

【来源】《部颁标准》。

【组成】石膏 60g 栀子（姜炙）60g 黄连 45g 牡丹皮 60g 白芍 60g 地黄 150g 麦冬 75g 玄参 120g 浙贝母 75g 薄荷 45g 山豆根 75g 甘草 45g

【用法】制成大蜜丸，每丸重 6g，密闭，防潮。口服，每次 2 丸，1 日 2 ～ 3 次。

【功用】养阴清热，消肿止痛。

【主治】肺胃积热，火热上攻引起的口舌生疮，牙龈出血，烦躁口渴，咽喉疼痛，肺热咳嗽，失音声哑，头晕耳鸣，大便秘结。

【宜忌】忌食辛辣食物。

三、口唇干裂

口唇干裂，亦称唇裂，是指以口唇干燥、皲裂或脱屑为主要临床表现的病情。多为火热炎上，津液亏少所致。治宜清热泻火，养阴生津。

甲煎唇脂

【来源】《备急千金要方》卷六。

【组成】甘松香五两 艾纳香 苜蓿香 茅香各一两 藿香三两 零陵香四两

【用法】先以酒一升，水五升，相和作汤，洗香令净，切之；又以酒、水各一升浸一宿，明旦纳于一斗五升乌麻油中，微火煎之，三上三下，去滓，纳上件一口瓶中，令少许不满，然后取：上色沉香三斤，雀头香三两，苏合香三两，白胶香五两，白檀五两，丁香一两，麝香一两，甲香一两。上八味，先酒、水相和作汤，洗香令净，各各别捣碎，不用绝细，以蜜二升，酒一升和香，纳上件瓷瓶中令实满，以绵裹瓶口，又以竹篾交横约之，勿令香出。先掘地埋上件油瓶，令口与地平，以香瓶合覆油瓶上，令两口相当。以麻捣泥，泥两瓶口际，令牢密，可厚半寸许，用糠壅瓶上，厚五寸，烧之，火欲尽，即加糠，三日三夜，勿令火绝，计糠十二石讫，停三日，令冷出之。别炼蜡八斤，煮数沸，纳紫草十二两，煎之数十沸，取一茎紫草向爪甲上研看，紫草骨白，出之，又以绵滤过，与前煎相和令调，乃纳朱砂粉六两，搅令相得，少冷未凝之间，倾竹筒中，纸裹筒上，麻缠之，待凝冷解之，任意用之，计此可得五十挺。

瓶的制法：先以麻捣泥，泥两口好瓷瓶，容一斗以上，各厚半寸，晒令干。

【主治】唇裂口臭。

桃仁膏

【来源】方出《备急千金要方》卷六，名见《普济方》卷五十八引《海上方》。

【组成】桃仁

【用法】捣，以猪脂和。敷之。

【主治】

1.《备急千金要方》：冬月唇干拆出血。

2.《证类本草》：产后遍身如粟粒，热如火者。

杏仁散

【来源】《太平圣惠方》卷三十六。

【组成】杏仁一两（汤浸，去皮尖双仁，麸炒微黄） 麦门冬一两（去心） 赤茯苓一两 黄连一两（去根） 栀子仁一两 黄芩一两 地骨皮一两 犀角屑三分 甘草半两（炙微赤，锉） 蔷薇根一两 川大黄一两（锉碎，微炒）

【用法】上为散。每服三钱，以水一中盏，加淡竹叶十四片，煎至六分，去滓，食后温服。

【主治】心胃中客热，唇口干燥，或生疮。

驻颜膏

【来源】《太平圣惠方》卷三十六。

【组成】蜡半两 羊脂半两 甲煎一合 紫草半分锉 朱砂半两细研

【用法】先将蜡于铜锅中微火煎稍溶，入羊脂，煎一沸，次下甲煎、紫草、朱砂等，更煎三两沸，绵滤去滓，以竹筒贮之，候凝，任意使用。

【主治】唇面皴。

清脾汤

【来源】《三因极一病证方论》卷十六。

【组成】黄耆 香白芷 升麻 人参 甘草（炙） 半夏（汤去滑）各等分

【用法】上为散。每服四钱，以水一盏半，加生姜五片、大枣二个、小麦三十粒，煎七分，去滓服，不拘时候。

【主治】

1.《三因极一病证方论》：意思过度，蕴热于脾，口干唇燥，瀋裂无色。

2.《普济方》引《如宜方》：烦渴饮水，小便赤。

金色泻黄饮

【来源】《明医指掌》卷八。

【组成】白芷三钱 升麻二钱 枳壳（炒）二钱 黄芩（炒）二钱 防风（去芦）二钱 半夏二钱 石斛二钱 甘草一钱

【用法】分作二帖。每贴加生姜三片。水煎，食后服。

【主治】脾经风热，口唇燥裂。

滋阴地黄丸

【来源】《外科大成》卷三。

【组成】熟地 山药 山萸 五味子 麦冬 当归 菊花 枸杞 肉苁蓉 巴戟各等分

【用法】上为末，炼蜜为丸，如梧桐子大。每服七八十丸，空心白滚汤下。

【主治】阴虚火燥，唇裂如茧。

滋唇饮

【来源】《外科证治全书》卷二。
【组成】生地黄四钱 鲜石斛三钱 竹茹 石膏（生研） 白芍 当归各二钱（生） 生甘草一钱
【用法】水煎去滓，加白蜜少许和服。
【主治】唇上干燥，渐裂开缝作痛，系脾热者。

四、唇 疮

唇疮，又名唇胗，唇沈、紧唇，出《灵枢经·经脉》："是主血所后病者，狂，疟，温淫，汗出，鼽衄，口歪，唇胗。"《诸病源候论》："脾胃有热，气发于唇，则唇生疮，而重被风邪，寒湿之气搏于疮，则微肿湿烂，或冷或热，乍瘥乍发，积月累年，谓之紧唇。"《圣济总录》："论曰紧唇之候，其本与唇疮同，疮未及瘥，热积在胃，复为风湿所搏，故令口唇发肿，疮紧而痛，湿溃出黄水，久而不愈，谓之紧唇。"病发多由脾胃积热上攻于唇而发，或痒或痛，时流黄水。治宜清解脾胃积热。

白灰散

【来源】方出《备急千金要方》卷六，名见《世医得效方》卷十七。
【别名】白灯散（《普济方》卷三〇四）。
【组成】白布灰
【用法】缠白布作大灯柱如指，安斧刃上，燃柱令刃汗出，拭取敷唇上，一日二三次。故青布亦佳。
【主治】紧唇。

桂心散

【来源】方出《备急千金要方》卷六，名见《圣济总录》卷一一七。
【组成】茯苓 黄芩 甘草 大黄 蔷薇根各三十铢 枳实 杏仁 黄连各二两 桂心半两 栝楼根十八铢
【用法】上为末。每服方寸匕，食前浆水送下，一日二次。
【主治】胃中客热，唇口干燥生疮。
【方论】《千金方衍义》：唇口干燥生疮，脾家湿热显著于外，又须伊尹三黄兼苓、枳、栝楼以清胃热，桂心热因热用，为三黄等药开导湿热，甘草以和寒热诸性，杏仁、薇根口疮之本药也。

水银膏

【来源】《外台秘要》卷二十二引《广济方》。
【组成】水银 熏黄（研） 青矾（研） 苦参各二两（末） 绛绯一方 乱发一鸡子大 细辛二两（末）
【用法】上药以绯裹发，用麻油一斤，蜡二两，先煎苦参、细辛，以绯发消尽，入水银、石药二味（研令尽）及蜡，候膏成，收凝定。以敷病上。取愈为度。
【主治】紧唇。

石硫黄膏

【来源】《外台秘要》卷二十二引《广济方》。
【组成】石硫黄（研） 白矾（烧） 朱砂（研） 水银 麝香 黄柏（末）各一分
【用法】上药和水银，研于瓷钵中，以水银尽，用腊月猪脂和如泥。先拭净，涂之，一日三五次。以愈为度。
【主治】紧唇疮久不愈者。

乌蛇散

【来源】《普济方》卷三六五引《太平圣惠方》。
【组成】乌蛇（烧灰，细研）
【用法】以酥和。敷唇上。频换为效。
【主治】婴孩紧唇，及脾热攻唇疮肿。

胡粉膏

【来源】《太平圣惠方》卷三十六。
【组成】胡粉三分 黄连三分（去须） 甘草一钱

（炙微赤，锉） 麝香一钱（细研）
【用法】上为末，用腊月猪脂，调令得所。每以少许，涂于疮上。
【主治】紧唇疮，疼痛不可忍。

硫黄膏

【来源】《太平圣惠方》卷三十六。
【别名】硫黄散（《普济方》卷三〇〇）。
【组成】硫黄一分（细研） 白矾灰一分（细研） 朱砂一分（细研） 水银一分 麝香一分（细研） 黄柏末一分
【用法】上于瓷钵中研，用腊月猪脂和如泥。先拭唇令净，然后用膏涂之。
【主治】紧唇疮，久不愈。

黄连散

【来源】《太平圣惠方》卷九十。
【组成】黄连半两（去须） 黄柏半两（锉） 甘草半两（生，锉） 寒水石半两 槟榔一分
【用法】上为散。炼蜜调涂于唇上，一日两三度换之。
【主治】小儿紧唇。是五脏热毒气上冲，唇肿反粗。

射干汤

【来源】《圣济总录》卷五十四。
【组成】射干 升麻 枳壳（去瓤，麸炒） 大黄（制，炒）各一两 羚羊角（镑） 柴胡（去苗） 木通（锉） 玄参 甘草（炙）各半两 龙胆 马牙消各一分
【用法】上为粗末。每服三钱匕，水一盏，入竹叶二七片，同煎至七分，去滓，放温食后服。
【主治】中焦热结，唇肿口生疮，咽喉壅塞，舌本强硬，烦躁昏倦。

大黄涂方

【来源】《圣济总录》卷一一八。
【组成】大黄一分
【用法】上为末。每用少许，醋调涂。
【主治】紧唇。

五倍子散

【来源】《圣济总录》卷一一八。
【组成】五倍子（去心中虫） 槐花（择）各等分
【用法】上为细散。每用蜜调敷唇上。如疮口干，以葱涎调涂之。
【主治】口唇生疮。

牛膝灰敷方

【来源】《圣济总录》卷一一八。
【组成】牛膝（切）一分
【用法】烧灰，研为细末。掺敷之。
【功用】紧唇。

白蔹膏

【来源】《圣济总录》卷一一八。
【组成】白蔹一两 白及一两 白蜡三两 黄耆一分 麝香（研）一分 乳香（研）一分 牡丹皮一分 芍药一分 丁香一分 麻油半斤
【用法】上药除油并研药外，并锉细，先用油煎十余沸，即下锉药，候黄耆赤黑色，用绵滤过，慢火煎十余沸，次下诸研药，搅不住手，候凝成膏，于瓷器中盛，下麝香搅令匀。每用少许，涂贴患处，一日三五次。
【主治】唇疮。

皂荚涂方

【来源】《圣济总录》卷一一八。
【组成】皂荚
【用法】上为末。每以少许，水调涂之。
【主治】紧唇。

顺脾养肌散

【来源】《圣济总录》卷一一八。
【别名】顺脾散（原书卷一八一）。

【组成】山芋一两　人参三两　桂（去粗皮）　白芷　甘草（炙，锉）　白术各一两　诃黎勒皮　白茯苓（去黑皮）　黄耆（锉）　木香各半两　肉豆蔻两枚（去皮）
【用法】上为末。每服一钱匕，食前茶点热服。
【主治】紧唇，及小儿唇疮未已，复被风冷所搏，疮口湿肿。

琅玕散

【来源】《圣济总录》卷一一八。
【组成】寒水石（细研成粉）四两　青黛（研）半分　马牙消（细研）一分　蓬砂（细研）一钱　龙脑（细研）一分
【用法】上为极细末。每服一字或半钱，食后、临卧喉咽中干掺。
【主治】脾胃客热，唇肿生疮，饮食妨闷。

蛇皮灰涂方

【来源】《圣济总录》卷一一八。
【组成】蛇皮（烧灰）
【用法】上为细末。生油调，涂疮上。
【主治】紧唇。

猪脂涂方

【来源】《圣济总录》卷一一八。
【组成】腊月猪脂
【用法】每用少许涂之。
【主治】紧唇。

海带散

【来源】《圣济总录》卷一三二。
【组成】海带不拘多少
【用法】上为散。临卧贴。一两宿愈。
【主治】缘唇疮。

二铅散

【来源】《圣济总录》卷一八一。
【组成】铅丹一分　铅霜（研）半分　蛤粉（研）　晚蚕蛾（微炒）各半钱　麝香（研）一钱
【用法】上各为散。用蜜合调敷疮上。
【主治】小儿紧唇疮。

白及膏

【来源】《圣济总录》卷一八一。
【组成】白及　白蔹　白蜡各一两　黄耆（锉）　乳香（研）　牡丹皮　芍药　丁香各一分　麻油二两
【用法】上九味，除油、蜡外，并锉细；先煎麻油令沸，次入前项药，以柳木枝不住手搅，绵滤过去滓，再煎，入蜡，膏成，入银石器中盛，候冷。不拘多少，取敷疮上。
【主治】小儿唇疮。

黄连散

【来源】《圣济总录》卷一八一。
【组成】黄连（去须）　黄柏（去粗皮，锉）　甘草（生，锉）　凝水石（碎）各半两　槟榔（生，锉）一分
【用法】上为散。用蜜调敷唇上，频换为效。
【主治】小儿紧唇，疮肿皮急。

泻黄散

【来源】《小儿药证直诀》卷下。
【别名】泻脾散（原书同卷）、泻黄汤（《痘疹会通》卷四）、泻黄丸（《集验良方》）。
【组成】藿香叶七钱　山栀子仁一钱　石膏五钱　甘草三两　防风四两（去芦，切，焙）
【用法】上锉，同蜜酒微炒香，为细末。每服一钱至二钱，水一盏，煎至五分，清汁温服，不拘时候。
【功用】《方剂学》：泻脾胃伏火。
【主治】

1.《小儿药证直诀》：脾热弄舌。

2.《斑论萃英》：脾热目黄，口不能吮乳。

3.《世医得效方》：脾胃壅实，口内生疮，烦闷多渴，颊痛心烦，唇口干燥，壅滞不食。偷针赘等。

4.《普济方》：小儿身凉，身黄睛黄，痟热口臭，唇焦泻黄沫，脾热口甜，胃热口苦，不吮乳。

【验案】唇疮 《广西中医药》(1984，5：27)：陈某，男，30岁。1981年12月24日就诊。病人在冬至前后，连续食火锅，下唇起疮，肿痛不止，口燥便结，食后腹胀，尿黄如茶色。服炎见宁、核黄素等未效。诊见舌质红，苔薄黄，脉弦数。辨为燥邪引动脾火上冲，治以泻黄润燥。拟泻黄散加麦冬6克，每日一剂。药后大便通畅，唇肿痛减，疮溢黄水，逐渐结痂，一周后痊愈。

葵根散

【来源】《小儿卫生总微论方》卷十八。

【组成】葵根一两（烧灰） 乌蛇半两（烧灰） 黄柏半两（为末） 鳖甲半两（烧灰）

【用法】上为末。每用半钱，猪脂少许，和涂唇上，时时用。

【主治】小儿紧唇。

青灰散

【来源】《三因极一病证方论》卷十六。

【组成】青布（烧灰）

【用法】上为细末。以猪脂调，夜敷，睡。

【主治】唇紧，燥裂生疮，面无颜色。

橄榄散

【来源】《济生方》卷五。

【组成】橄榄不拘多少（烧灰）

【用法】上为细末。以猪油调涂患处。

【主治】唇紧，燥裂生疮。

逍遥散

【来源】《女科万金方》。

【组成】当归 白芍 干葛各二钱 生地 川芎 黄芩各一钱五分 人参 麦冬各九分 柴胡一钱 乌梅肉三个

【用法】分二帖。水煎服。

【主治】妇人胎产因食姜、蒜、胡椒热物过多，血热积于脾胃，气攻上焦，产后发汗，口干作渴，唇裂生疮。

多效散

【来源】《卫生宝鉴》卷十一。

【别名】立效散(《普济方》)。

【组成】诃子肉 五倍子各等分

【用法】上为末。用少许干粘唇上。

【主治】唇紧疼及疮。

木舌金丝膏

【来源】《活幼口议》卷二十。

【组成】吴茱萸（不拘多少）

【用法】上为末。用酽米醋调涂脚心，更以纸贴糊粘敷之。次服连翘饮子，仍以金丝膏刷口内舌上。

【主治】小儿心脾受热，唇口生疮，及幕口（唇舌白）、鹅口（舌白）、重舌（舌下硬）、木舌（舌肿硬）。

五福化毒丹

【来源】《万病回春》卷七。

【组成】犀角 桔梗（去芦） 生地黄（酒洗） 赤茯苓（去皮） 牛蒡子（微炒）各五钱 朴消 连翘 玄参（黑者） 粉草各六钱 青黛二钱（研极细）

【用法】上为末，炼蜜为丸，如龙眼大。每服一丸，薄荷汤化下。

【主治】小儿蕴积热毒，唇口肿破生疮，牙根出血，口臭颊赤，咽干烦躁，或痘疹余毒未解，或头目身体多生疮疖。

【加减】兼有惊，加朱砂为衣。

紫金锭

【来源】《本草纲目拾遗》卷七。

【组成】飞朱砂 红芽大戟 处州山慈菇 千金霜 文蛤（净粉） 草河车各二两 珍珠 琥

珀 明雄黄 冰片 陈金磨各五钱 梅花蕊 西牛黄各一两 川麝香四钱

【用法】上药各为末，乳筛极细，以糯米粉糊为丸，研用。

【主治】唇上生疮。

和中清热汤

【来源】《杂病源流犀烛》卷二十三。

【组成】知母 黄柏 青黛 桔梗 甘草 生地 赤芍 花粉 丹皮

【主治】唇疮，兼大渴引饮，热极者。

【加减】上唇肿生疮，气实者，加酒大黄，气虚者，加酒川连；下唇肿生疮，亦加川连。

养阴清燥汤

【来源】《玉钥续编》。

【组成】大生地一钱 大麦冬一钱 川贝母八分 粉丹皮八分 玄参一钱 薄荷叶三分 生甘草五分

【用法】水一钟半，煎至五六分，温服。

【主治】肺肾阴虚，感燥而发，咽痛白腐缠喉，及口舌白疮，口糜唇疮。

【加减】发热者，不必拘泥外感之有无，只照方投之而热自退；鼻塞，音微瘖，气急者，去薄荷，加玉竹二钱，北沙参二钱；舌苔黄色而唇燥者，加真钗斛一钱；肺热咳嗽，加干桑叶三片；大便闭结，三四日未更衣者，加叭哒杏仁（去皮尖，研末）八分，黑芝麻三钱，或火麻仁二钱；时行燥疫，易于传染者，加陈人中黄三分；阴火盛而咽干不润者，加大熟地三钱，天门冬（去心）二钱，女贞子一钱；体质虚弱，两脉浮数无力，或潮热不退者，去生地，重用大熟地，而热自除；白腐已减，尚有些微，滞于咽间不得退净者，亦须重用大熟地至五六钱，其白即除矣；喉白既已退净，可用炒白芍八分，甜百合二钱，以固肺气，淮山药亦可加入。

立效散

【来源】《喉科紫珍集》卷下。

【组成】诃子肉 文蛤 枯矾各等分

【用法】上为细末。搽贴唇上。

【主治】唇紧疮，喉痛。

乌梅汤

【来源】《外科证治全书》卷二。

【组成】乌梅三枚（酒浸） 黄连一钱二分 干姜一钱 犀角二钱 木香八分 雄黄一钱五分 人参二钱 桃仁泥八分

【用法】水煎，顿服。

【主治】唇疮。虫食肛，上唇生疮，声必哑；虫食脏，下唇生疮，咽必干。皆因腹内生热而食少者，肠胃空虚，三虫求食之故。

白术散

【来源】《外科证治全书》卷二。

【组成】白术三钱（微炒） 云苓二钱 薏苡仁五钱（炒） 鲜石斛四钱 葛根二钱 木瓜五分 生甘草五分

【用法】加石莲肉二十枚，水煎，温服。

【主治】脾家湿热，唇沈湿烂。

五、唇风

唇风，亦称唇槁，是指口唇痒痛的病情。《灵枢经·刺节真邪》：“阳气有余则外热，内热相搏，热于怀炭，外畏绵帛近，不可近身，又不可近席。腠理闭塞，则汗不出，舌焦唇槁。”《外科正宗》首次提出唇风病名：“唇风，阳明胃火上攻，其患下唇发痒作肿，破裂流水。”

本病多因辛辣厚味太过，脾胃湿热内生，复受风邪侵袭，引动湿热之邪循经熏蒸唇口；或脾气虚弱，外感燥热，致脾经血燥，熏灼唇口所发。临床表现可见唇部发痒，灼热疼痛，嘴唇不时瞤动；或自觉唇部干燥，作痒不适，病人常自咬嘴唇以掀去未脱落的鳞屑、痂皮，引起疼痛。治宜疏风祛湿，散热泻火，养血润燥。

乱蜂膏

【来源】方出《备急千金要方》卷六，名见《普济方》卷三。

【组成】乱发　蜂房　六畜毛

【用法】上烧作灰。猪脂和，敷之。

【主治】唇黑肿，痛痒不可忍，亦治沈唇。

铜粉丸

【来源】《外科正宗》卷四。

【组成】铜青五钱　官粉三钱　明矾一钱五分　麝香一分五厘　冰片一分二厘　黄连二两（切片，煎稠膏）　轻粉一钱五分

【用法】上为细末，黄连膏为丸，如芡实大。每用一丸，放碗内，汤泡纸盖，候烊顿热，用上面清水勤洗之。自愈。

【主治】唇风。下唇发痒作肿，破裂流水，不疼难愈。

双解通圣散

【来源】《医宗金鉴》卷六十五。

【组成】防风　荆芥　当归　白芍（酒炒）　连翘（去心）　白术（土炒）　川芎　薄荷　麻黄　栀子各五钱　黄芩　石膏（煅）　桔梗各一两　甘草（生）二两　滑石三两

【用法】上为粗末。每服五钱，水一钟半，煎八分，澄去滓，温服。外以黄连膏抹之。

【功用】疏表清里。

【主治】唇风。初起发痒，色红作肿，日久破裂流水，疼如火燎，又似无皮，如风盛则唇不时瞤动。

疏风除湿汤

【来源】《赵炳南临床经验集》。

【组成】芥穗二至四钱　防风二至四钱　蝉衣一至三钱　生薏米五钱至一两　生枳壳三至五钱　生白术三至五钱　生黄柏三至五钱　车前子五钱　车前草一两　菊花三至五钱

【用法】水煎服。

【主治】血管神经性水肿（唇风），颜面部过敏性皮炎，颜面风肿，过敏性阴囊水肿初期（阴囊风肿）。

【方论】方中芥穗、防风、蝉衣散风消肿；薏米、枳壳、白术健脾利湿消肿；车前子及黄柏清热利湿消肿；菊花清热扬散，载药上行。

【加减】热盛者，可用野菊花；若见阴囊水肿，去菊花，倍用薏米，另加防己，以祛湿消肿。

清热除湿祛风膏

【来源】《慈禧光绪医方选议》。

【组成】黄连二钱　黄柏三钱　小生地三钱　浮萍草三钱　白芷三钱　防风三钱　当归尾三钱　白鲜皮二钱　白及二钱　僵蚕二钱（炒）　梅花片三分（另研，后兑）

【用法】上共为粗滓，水熬，滤去滓，再熬浓汁。搽之。

【功用】清热除湿祛风。

【主治】脾经湿热之唇风、茧唇、唇肿。

吹口散油膏

【来源】《中医喉科学讲义》。

【组成】青吹口散三两　凡士林十两

【用法】先将凡士林烊化，冷却，再将药粉徐徐调入，和匀成膏。搽患处。

【主治】唇风。

紫草软膏

【来源】《中医皮肤病学简编》。

【组成】紫草根 100 克（切碎）

【用法】浸于 450 毫升菜油或麻油中，经 24 小时，

待油液呈紫色，过滤去滓，滤液加凡士林100克，加热至沸点，溶化搅匀，冷却即可。

【主治】剥脱性唇炎。

六、口唇肿痛

口唇肿痛，是指以口唇部肿胀疼痛为主症的病情，可见于唇疮、木唇、唇疔、唇核等，发病多与风、热、湿、毒邪相关。治宜祛风除湿，清热解毒。

钱脂膏

【来源】方出《太平圣惠方》卷三十六，名见《普济方》卷三〇〇。

【组成】大钱四文

【用法】于石上磨。以腊月猪脂磨取汁涂之。不过数遍愈。

【主治】唇黑肿，疼痛不可忍。

消毒散

【来源】《圣济总录》卷一二〇。

【别名】消毒饮（《奇效良方》卷六十二）。

【组成】晚蚕蛾　五倍子　密佗僧各等分

【用法】上为散。每用少许掺贴。

【主治】

1.《圣济总录》：唇口并齿龈有疮肿，疼痛臭气，及一切恶疮。

2.《普济方》引《医方集成》：两唇肿裂。

清胃散

【来源】《脾胃论》卷下。

【别名】清胃汤（《疮疡经验全书》卷一）、消胃汤（《不知医必要》卷二）。

【组成】真生地黄　当归身各三分　牡丹皮半钱　黄连（拣净）六分（如黄连不好，更加二分，如夏月倍之）　升麻一钱

【用法】上为细末，都作一服。以水一盏半，煎至七分，去滓，放冷服之。

【功用】《古今名方》：清胃凉血。

【主治】

1.《脾胃论》：因服补胃热药，阳明经中热盛，而致上下牙痛不可忍，牵引头脑，满面热发大痛。喜寒恶热。

2.《正体类要》：胃经湿热，唇口肿痛。

五和汤

【来源】《活幼心书》卷下。

【组成】当归（酒洗）　赤茯苓（去皮）各半两　甘草（炙）　大黄　枳壳（水浸润去壳，锉片，麦麸炒微黄）各七钱半

【用法】上锉。每服二钱，水一盏，煎七分，不拘时候温服。

【功用】《活幼心书》：宣利脏腑积热，调和荣卫。

【主治】

1.《补要袖珍小儿》：赤游肿。

2.《幼科类萃》：小儿惊丹。

3.《幼科折衷》：风热疮。

4.《诚书》：小儿唇肿紧。

小柴胡汤

【来源】《口齿类要》。

【组成】柴胡一钱　黄连一钱半　半夏　人参各一钱　甘草（炙）五分

【用法】加生姜、大枣，水煎服。

【主治】肝胆经风热侮脾土，唇口肿痛，或寒热往来，或日晡发热，或潮热身热，或怒而发热胁痛，甚者转侧不便，两胁痞满，或泻利咳嗽，或吐酸苦水。

【加减】怒动肝火，牙齿痛，寒热，加山栀、

黄连。

松脂散

【来源】《古今医统大全》卷六十三。
【组成】松脂半两　大黄　白蔹　赤小豆　胡粉各一分
【用法】上为极细末。以鸡子清调涂唇上。
【主治】唇生肿核。

化滞汤

【来源】《诚书》卷六。
【组成】枳壳　瓜蒌仁　香附（制）　陈皮　甘草（炙）　莱菔子　山楂肉　紫苏　厚朴（炒）各等分
【用法】水煎服。
【主治】唇肿。

清火安胃汤

【来源】《辨证录》卷六。
【组成】麦冬一两　石斛三钱　丹参三钱　生地三钱　炒枣仁五钱　竹叶一百片
【用法】水煎服。一剂语言出，再剂红肿消，三剂而胃中之饥渴亦愈矣。
【主治】心包火动，口舌红肿，不能言语，胃中又觉饥渴之甚。

加减小白虎汤

【来源】《医学探骊集》卷四。
【组成】煅石膏四钱　知母三钱　麦门冬三钱　滑石三钱　青黛二钱　甘草三钱
【用法】水煎，温服。外敷冷香散。
【主治】唇肿破裂，内热甚，脉象洪盛者。
【宜忌】素有中寒者忌用。
【方论】此方用石膏为君，佐以知母、麦冬清咽散热，青黛清肝腑之热，滑石清六腑之热，用甘草调和，以缓石膏之性。内热清而唇自如初矣。

清热除湿祛风膏

【来源】《慈禧光绪医方选议》。
【组成】黄连二钱　黄柏三钱　小生地三钱　浮萍草三钱　白芷三钱　防风三钱　当归尾三钱　白鲜皮二钱　白及二钱　僵蚕二钱（炒）　梅花片三分（另研，后兑）
【用法】上共为粗滓，水熬，滤去滓，再熬浓汁。搽之。
【功用】清热除湿祛风。
【主治】脾经湿热之唇风、茧唇、唇肿。

七、唇生肿核

唇生肿核，又名唇核，以唇肿生核，色赤坚硬为临床特征。《太平圣惠方》：“唇上生恶核肿，脾胃风热壅滞。”《圣济总录》：“脾胃有热，风冷相乘，唇肿生核疼痛。”病发多因脾胃内热，风邪相乘，脾经湿热凝聚所致。治宜清热利湿，消肿散结。

甘家松脂膏

【来源】《肘后备急方》卷五。
【别名】松脂膏（《太平圣惠方》卷三十六）。
【组成】松脂　白胶香　薰陆香各一两　当归　蜡各一两半　甘草一两（并切）　猪脂　羊肾脂各半合许　生地黄汁半合
【用法】以松脂等末纳脂膏、地黄汁中，微火煎令黄，下蜡，绞去滓。涂布贴疮。
【功用】嘲脓，不痂无瘢。
【主治】

1.《肘后备急方》：热疮。

2.《普济方》：脾肾热毒，唇上生结核，肿痛。

升麻散

【来源】《太平圣惠方》卷三十六。

【组成】川升麻一两　白蔹三分　玄参三分　木通三分（锉）　羚羊角屑三分　漏芦三分　射干三分　木香三分　犀角屑三分　川大黄一两（锉碎，微炒）　黄耆三分（锉）　枳壳半两（麸炒微黄，去瓤）　甘草半两（炙微赤，锉）　杏仁三分（汤浸，去皮尖双仁，麸炒微黄）

【用法】上为散。每服五钱，以水一大盏，煎至六分，去滓，不拘时候温服。

【主治】风热在脾胃，唇生肿核，结聚不散。

独活散

【来源】《太平圣惠方》卷三十六。

【组成】独活三分　川升麻三分　沉香三分　桑寄生三分　连翘三分　犀角屑三分　汉防己三分　川大黄三分（锉碎，微炒）　甘草半两（炙微赤，锉）

【用法】上为散。每服三钱，以水一中盏，煎至六分，去滓温服，不拘时候。

【主治】

1.《太平圣惠方》：唇上生恶核肿，脾胃风热壅滞。

2.《简明医彀》：唇生恶核，脾胃热壅，唇燥生疮。

升麻饮

【来源】《圣济总录》卷一一八。

【组成】升麻　前胡（去芦头）　犀角（镑）各半两　龙胆　青竹皮　葛根（锉）各一分　薏苡仁　甘草（炙，锉）各半两

【用法】上为粗末。每服五钱匕，水一盏半，煎至八分，去滓，食后服。

【主治】脾胃有热，风冷相乘，唇肿生核疼痛。

地黄煎

【来源】《圣济总录》卷一一八。

【组成】生地黄汁一升　生麦门冬（去心）　生天门冬（去心）　萎蕤各四两　细辛（去苗叶）　甘草（炙）　芎䓖　白术各二两　黄耆　升麻各三两

【用法】上除地黄汁外，并锉细，以绵裹，苦酒浸一宿，取出，更用猪膏三升煎，滤过，下地黄汁，并绵裹者药同煎，以膏鸣、水脉尽为度，去滓盛贮。每以少许，细细含化，缓咽之。

【主治】脾胃风热，唇生核。

防风汤

【来源】《圣济总录》卷一一八。

【组成】防风（去叉）半两　菊花一两　升麻　独活（去芦头）　知母（焙）　黄芩（去黑心）　玄参　藁木（去苗土）　大黄（锉，炒）　栀子（去皮）　前胡（去芦头）　桔梗（锉，炒）　甘草（炙，锉）　麦门冬（去心，焙）　生干地黄（焙）各半两

【用法】上为粗末。每用三钱匕，水一盏，煎至七分，去滓，食后服，一日三次。

【主治】脾胃蕴结热气，复为风冷相搏，唇边生核，结硬疼痛。

恶实散

【来源】《圣济总录》卷一一八。

【组成】恶实（炒）　乌梅（去核）各半两　甘草（炙，锉）一分

【用法】上为散。每服三钱匕，童便一盏，煎至三五沸，和滓乘热含漱，冷吐，一日三次。

【主治】唇肿生核。

黄连散

【来源】《圣济总录》卷一一八。

【组成】黄连（去须）　升麻　龙胆各一两

【用法】上为散。绵裹如弹子大，临卧以新汲水浸过，含化咽津。

【主治】脾胃积热，风冷乘之，唇肿结核。

八、茧唇

茧唇，是指以口唇肿起，皮白皱裂形如蚕茧，溃烂出血为主要表现病情。《疮疡经验全书》："若肿起白皮皱裂如蚕茧，故名曰茧唇也。"《外科正宗》："初起如豆，渐大若蚕茧，突肿坚硬。"

忧虑过度，心阴耗损，心火内炽，移热于脾，郁结于唇；或过食煎炒炙煿，醇酒厚味，脾胃受伤，积热酿痰，痰随火行，留注于唇；或肾阴亏损，相火上炎，火毒蕴结于唇，均可导致本病。大多数发生于下唇的唇红缘部位，少数发生于下唇的外中三分之一交界处。初起以唇部出现可排除机械性、物理性、化学性损伤的无痛性肿块或溃疡为特征，多见于50岁以上男性，与长期吸烟，尤其使用烟嘴及烟斗有关。口唇白斑、疣赘及皲裂等病变长期不愈与本病的发生也有一定关系。治宜清火解毒，通腑泄热，化痰解毒，养阴生津等法。

蛴螬散

【来源】方出《备急千金要方》卷六，名见《普济方》卷三〇〇。

【组成】干蛴螬。

【用法】烧末。和猪脂，临卧敷之。

【主治】沈唇。

黄柏散

【来源】《普济方》卷三〇〇。

【组成】黄柏一两　五倍子二钱　密陀僧少许　甘草少许

【用法】除黄柏外为末，水调匀，敷于黄柏上，火炙三五次，炙尽药末为度。将黄柏薄片，临睡贴之，天明即愈。

【主治】茧唇。

归脾养荣汤

【来源】《疮疡经验全书》卷一。

【组成】当归　川芎　白芍　生地　茯苓　陈皮　甘草　麦冬　升麻　山栀　桔梗　黄耆　白术　防风　黄连　黄柏　知母　牡丹皮　小柴胡

【主治】茧唇久不愈者。

【加减】妇人，加泽兰、香附、玄胡索。

生肌散

【来源】《疮疡经验全书》卷一。

【组成】花蕊石（醋煅）二钱　孩儿茶二钱　鸡内金二钱　飞丹（煅，水飞）一钱　乳香一钱　血竭二钱　红绒灰一钱　黄连一钱

【用法】上为细末。加冰片一分，干掺。

【主治】茧唇烙后。

除根搽药

【来源】《疮疡经验全书》卷一。

【组成】苋菜（阴干烧灰）三钱　铜绿二钱　枯矾二钱　轻粉一钱　雄黄一钱　鸡内金二钱　麝香二分　孩儿茶二钱

【用法】上为细末，麻油调搽，明日再用，甘草汤洗净，再烙如前，以平为度，后用生肌散。

【主治】茧唇久不愈者。金银烙铁烫毕随将药搽之。

柴胡清肝散

【来源】《明医杂著》卷六。

【别名】柴胡清肝饮（《证治汇补》卷四）。

【组成】柴胡　黄芩（炒）各一钱　黄连（炒）　山栀（炒）各七分　当归一钱　川芎六分　生地黄　牡丹皮各一钱　升麻八分　甘草三分

【用法】水煎服。

【主治】

1.《明医杂著》：肝胆二经风热、怒火，颈项肿痛，结核不消，或寒热往来，呕吐痰水；及妇人暴怒，肝火内动，经水妄行，胎气不安。

2.《口齿类要》：肝经怒火，风热传脾，唇肿裂，或患茧唇。

3.《证治汇补》：肝火口酸。

【加减】脾胃弱，去芩、连，加苓、术。

济阴地黄丸

【来源】《证治准绳·类方》卷七。

【别名】济阴丸(《丸散膏丹集成》)。

【组成】五味子 麦门冬 当归 熟地黄 肉苁蓉 山茱萸 干山药 枸杞子 甘菊花 巴戟肉各等分

【用法】上为末，炼蜜为丸，如梧桐子大。每服七八十丸，空心白汤送下。

【主治】足三阴亏损，虚火上炎，致目睛散大，视物不清，昏花涩紧，作痛畏明；或阴虚火燥，唇裂如茧。

清凉甘露饮

【来源】《外科正宗》卷四。

【组成】犀角 银柴胡 茵陈 石斛 枳壳 麦门冬 甘草 生地 黄芩 知母 枇杷叶各一钱

【用法】上以水二钟，加淡竹叶、灯心各二十件，煎八分，食后服。

【主治】茧唇。膏粱所酿，暴怒所结，遂成斯疾，高突坚硬，或损破流血，或虚热生痰，或渴症久作。

胡粉散

【来源】《济阳纲目》卷一〇五。

【组成】松脂 大黄 白敛 赤小豆 胡粉各等分

【用法】上为末。以鸡子清调敷。

【主治】唇生肿核。

竹叶石膏汤

【来源】《诚书》卷六。

【组成】淡竹叶七片 软石膏三钱 大黄（煨）一钱半 陈皮一钱 藿香叶二钱

【用法】加生姜为引，水煎服。

【主治】茧唇。

苋茶散

【来源】《洞天奥旨》卷五。

【组成】苋菜（阴干，烧灰）三钱 铜青二钱 枯矾二钱 轻粉一钱 雄黄一钱 鸡内金二钱 麝香二分 孩儿茶二钱

【用法】上为细末。麻油调搽，明日再用甘草煎汤洗净，再烙，以平为度。后用生肌散。先用烙铁艾火内燃烧通红，烫患处五六次，烫毕随药搽之，不再生，除根。

【主治】唇茧。

甘露饮

【来源】《疡医大全》卷十四。

【组成】犀角 生甘草 生地 银柴胡 枳壳 麦门冬 知母 枇杷叶 黄芩 钗石斛 茵陈各一钱

【用法】用淡竹叶七片，灯心十根为引，水煎服。

【主治】茧唇。

四物逍遥散

【来源】《疡科心得集》卷上。

【组成】柴胡 当归 白芍 茯苓 白术 炙甘草 川芎 生地 生姜 薄荷

【主治】妇人患茧唇，阴血衰少者。

紫归油

【来源】《外科证治全书》卷二。

【组成】紫草 当归各等分

【用法】上药以麻油熬，去滓，出火气。以棉蘸油频频润之。

【主治】七情火动伤血所致的茧唇，唇上起皮小泡，渐肿渐大如蚕茧，或唇下肿如黑枣，燥裂痒痛。

清热除湿祛风膏

【来源】《慈禧光绪医方选议》。

【组成】黄连二钱 黄柏三钱 小生地三钱 浮萍

草三钱　白芷三钱　防风三钱　当归尾三钱　白藓皮二钱　白及二钱　僵蚕二钱（炒）　梅花片三分（另研，后兑）

【用法】上共为粗滓，水熬，滤去滓，再熬浓汁。搽之。

【功用】清热除湿祛风。

【主治】脾经湿热之唇风、茧唇、唇肿。

九、木　舌

木舌，又名死舌，是指以舌体肿胀，木硬满口，不能转动，无疼痛为主要表现的病情。《医学纲目》："木舌者，舌肿粗大，渐渐肿硬满口。"《婴童百问》："舌者，心之候，脾之脉络于舌也，脏腑壅滞，心脾积热，热气上冲，故令舌肿，渐渐肿大，塞满口，是为木舌。"《景岳全书》："忽肿木而硬者，谓之木舌，皆上焦热壅故也。惟宜砭针刺去其血为上策，及内服清胃降火之剂自愈。"病发多由脾胃热壅所致。治宜泻火解毒。

大黄散

【来源】《太平圣惠方》卷三十六。

【组成】川大黄一两（锉碎，微炒）　犀角屑三分　射干三分　川升麻三分　玄参二分　大青三分　络石三分　木通三分（锉）　甘草三分（炙微赤，锉）

【用法】上为散。每服五钱，以水一大盏，煎至三分，去滓温服，不拘时候。

【主治】心脾热毒，生木舌，肿涩妨闷。

马牙消丸

【来源】《太平圣惠方》卷三十六。

【组成】马牙消三分（细研）　铅霜半两（细研）　川大黄半两（锉碎，微炒）　白矾半分（烧灰）　太阴玄精半两　寒水石半两　麝香半两（细研）　甘草一分（炙微赤，锉）

【用法】上为末，入研了药令匀，炼蜜为丸，如小弹子大。常含一丸，咽津。

【主治】木舌热肿，渐大满口。

玄参散

【来源】《太平圣惠方》卷三十六。

【组成】玄参三分　川升麻三分　川大黄三分（锉碎，微炒）　甘草半两（炙微赤，锉）　犀角屑三分

【用法】上为散。每服五钱，以水一大盏，煎至五分，去滓温服，不拘时候。

【主治】心脾壅热，生木舌肿胀。

【方论】《本事方释义》：玄参气味咸苦，入手足少阴；升麻气味辛温，入足阳明；大黄气味苦寒，入足阳明；犀角气味苦酸咸，微寒，入手足厥阴；甘草气味甘平，入足太阴，能缓诸药之性。因心脾气壅痹不宣，非下行不能杀其势，速下犹恐热不尽，故以甘平之品缓其下行之势，则壅热去而无不尽矣。

射干散

【来源】《太平圣惠方》卷三十六。

【组成】射干三分　漏芦三分　川升麻三分　当归半两　桂心半两　川大黄半两（锉碎，微炒）　木通三分（锉）　马蔺子三分（微炒）　甘草三分（炙微赤，锉）

【用法】上为散。每服五钱，以水一大盏，煎至五分，去滓温服，不拘时候。

【主治】热毒攻心脾，致生木舌，肿痛，兼咽喉不利。

如圣胜金锭

【来源】《太平惠民和济局方》卷七（续添诸局经

验秘方)。

【组成】朴消四两 川芎一两 硫黄(细研)一两半 贯众二两 薄荷叶 荆芥穗 嫩茶各半两

【用法】上件为末。绞生葱自然汁搜和为锭。每服先用新汲水,灌漱吐出,次嚼生薄荷五七叶微烂,用药一锭,同嚼极烂,以井水咽下,甚者连进三服即愈;重舌腮肿,先服一锭,次以一锭安患处,其病随药便消;治冒暑伏热,不省人事,用生薄荷水调研一锭,灌下即苏;如行路常含一锭,即无伏热之患;口舌生疮,不能合口并食热物,如上法服讫,用水灌漱,嚼薄荷十叶,如泥吐出,再水灌漱,嚼药一锭,含口内聚涎裹之,觉涎满方吐出,如此服三锭,便能食酒醋;遇食咸酸酢脯、炙煿,喉中生泡,须掐破吐血,方与薄荷数叶,以一锭同嚼,井水吞下;砂淋、热淋,小便出血,同车前草七叶、生姜小块研烂,水调去滓,嚼药一锭,以水送下。此药常常随身备急。小儿只服半锭。

【功用】分阴阳,去风热,化血为涎,化涎为水。

【主治】急喉闭,缠喉风,单双乳蛾,结喉,重舌木舌,腮颔肿痛,不能吞水粥。及冒暑伏热,不省人事,砂淋、热淋,小便出血。

射干汤

【来源】《圣济总录》卷一一九。

【组成】射干 木通(锉) 大黄(锉,炒) 马蔺子各一两半 漏芦(去芦头) 升麻 当归(切,焙) 桂(去粗皮) 甘草(炙)各一两

【用法】上为粗末。每用五钱匕,水一盏半,煎至八分,去滓,分温服,日三夜二。

【主治】木舌肿强,及天行病,丹石发动,一切热毒。

螵蛸散

【来源】《圣济总录》卷一一九。

【组成】桑螵蛸(十二月者,炙黄)

【用法】上为散。每服半钱匕,莱菔汁调下。

【主治】木舌肿强。

茱萸膏

【来源】《圣济总录》卷一四九。

【组成】茱萸东行根(洗,锉)

【用法】上为末。醋调敷之。

【功用】《赤水玄珠全集》:引热下行。

【主治】

1.《圣济总录》:蠷螋尿疮,汁出疼痛。

2.《赤水玄珠全集》:心脾热,唇口生疮,重舌、木舌。

人参散

【来源】《圣济总录》卷一八〇。

【组成】人参一两 白茯苓(去黑皮)二两 甘草(炙)一两 白药子二两 白术一两 槐花 白芷各半两

【用法】上为散。用薄荷汁调如糊,涂舌上,咽下不妨,不拘时候。

【主治】小儿木舌,日渐长大,满塞口中及重舌。

紫雪散

【来源】《圣济总录》卷一八〇。

【组成】紫雪(细研)一分 竹沥

【用法】上二味,每用紫雪一字,竹沥少许调服,一日四五服。

【主治】小儿木舌。

硼砂散

【来源】《圣济总录》卷一八〇。

【组成】蓬砂(研) 甘草(炙)各半两 白芷二钱 白药子二两 蒲黄一两

【用法】上为散。每服半钱匕,三岁以上,每服一钱匕,薄荷煎汤,食后入蜜少许调下。

【主治】小儿木舌长大。

鲤鱼贴

【来源】《圣济总录》卷一八〇。

【组成】鲤鱼一枚(去骨,切肉作片)

【用法】上一味，将鱼肉贴于舌上，以线系定。
【主治】小儿木舌长大。

夺命散

【来源】《幼幼新书》卷九引《茅先生方》。
【组成】铜青　朱砂各二钱　腻粉半钱　蝎尾（去刺）十四个　麝香少许
【用法】上为末。每服一字半钱，用薄荷、腊茶清调下。
【功用】吐下风涎。
【主治】小儿急慢惊风，天钓，脐风，客忤，卒死，撮口，鹅口，木舌，喉痹，胙腮。

川消散

【来源】《幼幼新书》卷五引张涣方。
【别名】川朴消（《证治准绳·幼科》卷三）。
【组成】川朴消半两　紫雪一分　盐半分
【用法】上为细末。每服半钱，入竹沥三两，点白汤调涂舌上。咽津无妨。
【主治】初生木舌。

绿云散

【来源】《小儿卫生总微论方》卷十九。
【组成】螺青　盆消　生蒲黄　生甘草各等分
【用法】上为细末。每服一钱，生姜自然汁调，细细含咽。若已闭塞不通者，用苇筒入药吹入喉中。重舌、木舌，生姜汁调涂患处。肿痛咽颔者，依此用之。
【主治】喉痹，马喉，缠喉，乳鹅，重舌，木舌，一切咽喉之疾。又口疮，舌上生疮。

矾飞散

【来源】《普济方》卷五十九引《海上方》。
【组成】白矾（飞）　百草霜各等分
【用法】上为末。捻糟茄自熟水调，若口噤，挑灌之。
【主治】木舌渐肿大满口，若不急治即塞杀人。

夺命丹

【来源】《杨氏家藏方》卷十一。
【组成】白僵蚕（炒，去丝嘴）　寒水石（煅）　贯众　缩砂仁　紫河车　山豆根　干胭脂　马屁勃各一两　白茯苓（去皮）　乌贼鱼骨　磁石各半两　乌芋一两半　南硼砂一钱　象牙末一钱　甘草一两　飞罗面三两　金星凤尾草一两　麝香一钱（别研）
【用法】上为细末，滴水为丸，一两可作十五丸，蛤粉为衣。每服一丸，用冷水半盏放药内滚动，候沫起，吃水不吃药，细细呷之，不拘时候。
【主治】缠喉风，急喉痹，牙关紧急不能开者，重舌、木舌、单双肉蛾；并误吞竹木、鸡骨、鱼刺。

玄参升麻汤

【来源】《济生方》卷五。
【组成】玄参　赤芍药　升麻　犀角（镑）　桔梗（去芦）　贯众（洗）　黄芩　甘草（炙）各等分
【用法】上锉。每服四钱，水一盏半，加生姜五片，煎至八分，去滓温服，不拘时候。
【主治】

1.《济生方》：心脾壅热，舌上生疮，木舌重舌，舌肿或连颊两边肿痛。

2.《景岳全书》：咽喉肿痛，瘢疹疮疡。

乌犀膏

【来源】《永类钤方》卷十一引《简易方》。
【组成】皂荚二条（捶碎，用水三升，浸一时久，挼汁去滓，入瓦器内熬成膏）　好酒一合　人参一分（为末）　百草霜（研）一钱（同皂角搅，勿令稠）　硇砂　焰消　白梅霜各少许（并研入膏中）
【用法】上拌和。用鹅毛点少许于喉中，以出尽顽涎为度。若木舌，先以粗布蘸水揩舌令软，次用姜汁擦之，然后用药。
【主治】咽喉肿痛，及结喉烂喉，遁虫缠喉，闭喉急喉，飞丝入喉，重舌木舌。

咽喉碧玉散

【来源】《御药院方》卷九。

【别名】碧玉散（《卫生宝鉴》卷十一）、罗青散（《瑞竹堂经验方》卷五）。
【组成】青黛　盆消　蒲黄　甘草末各一两
【用法】上为细末。每用药少许干掺在咽，咽内细细咽津，绵裹噙化亦得。若作丸，砂糖为丸，每两作五十丸。每服一丸，噙化咽津亦得。

本方改为丸剂，名"碧玉丸"（《医方大成》卷七）。

【主治】

1.《御药院方》：心肺积热上攻，咽喉肿痛闭塞，水浆不下，或生喉疖、重舌、木舌肿胀。

2.《瑞竹堂经验方》：咽喉单双乳蛾。

硼砂散

【来源】《御药院方》卷九。
【组成】南玄参　贯众　白茯苓（去皮）　缩砂仁　滑石（研）　荆芥穗　甘草（生用）　山豆根　青黛（研）各半两　硼砂（研）三两　蒲黄　薄荷叶各一两　寒水石（烧过，研）三两半
【用法】上为细末，入研药匀。每服半钱，新汲水调下；或诸舌胀，掺在舌上，咽津无妨，不拘时候。
【主治】心脾风毒热所发，咽喉生疮肿疼痛，或子舌胀，或木舌重舌，胀至肿闷塞，水浆不下。

百解散

【来源】《活幼心书》卷下。
【组成】干葛二两半　升麻　赤芍药各二两　黄芩一两　麻黄七钱半　薄桂（去粗皮）二钱半　甘草一两半

《幼科折衷》无升麻。

【用法】上锉。每服二钱，水一盏，加生姜三片，葱一根，煎七分，不拘时候温服。
【功用】

1.《活幼新书》：和解百病。

2.《幼科折衷》：开通腠理。

【主治】

1.《幼科折衷》：感冒发热，伤寒潮热，脉虚浮数者。温毒发斑，小儿惊瘫，鹤膝风初起。

2.《医部全录》：小儿木舌。

【宜忌】虚慢阴证不宜。
【加减】风热盛，加薄荷同煎。

木舌金丝膏

【来源】《活幼口议》卷二十。
【组成】吴茱萸（不拘多少）
【用法】上为末。用酽米醋调涂脚心，更以纸贴糊粘敷之。次服连翘饮子，仍以金丝膏刷口内舌上。
【主治】小儿心脾受热，唇口生疮，及幕口（唇舌白）、鹅口（舌白）、重舌（舌下硬）、木舌（舌肿硬）。

集成沆瀣丹

【来源】《幼幼集成》卷二。
【别名】沆瀣丸（《麻疹全书》卷三）、沆瀣丹（《观聚方要补》卷十）。
【组成】杭川芎（酒洗）　锦庄黄（酒洗）　实黄芩（酒炒）　厚黄柏各九钱（酒炒）　黑牵牛（炒，取头末）六钱　薄荷叶四钱五分　粉滑石（水飞）六钱　尖槟榔七钱五分（童便洗，晒）　陈枳壳四钱五分（麸炒）　净连翘（除去心膈，取净）　京赤芍（炒）各六钱
【用法】依方炮制，和匀焙燥，研极细末，炼蜜为丸，如芡实大。月内之儿，每服一丸，稍大者二丸，俱用茶汤化服。但觉微有泄泻，则药力行，病即减矣；如不泄再服之，重病每日三服，以愈为度。此方断不峻厉，幸毋疑畏。
【主治】小儿一切胎毒，胎热胎黄，面赤目闭，鹅口疮，重舌木舌，喉闭乳蛾，浑身壮热，小便黄赤，大便闭结，麻疹斑瘰，游风癣疥，流丹隐疹，痰食风热，痄腮面肿，十种火丹。
【宜忌】胎寒胎怯面青白者忌之，乳母切忌油腻。
【方论】盖夫脏气流通者必不郁滞，或受毒于胎前，或感邪于诞后，遂尔中气抑郁，则见以前诸证。方内所用黄芩清上焦之热；黄柏清下焦之热；大黄清中焦之热，又藉其有推陈致新之功，活血除烦之力，能导三焦郁火从魄门而出。犹虑苦寒凝腻，复加槟榔、枳壳之辛散，为行气利痰之佐使。川芎、薄荷引头面风热从高而下趋；连翘解毒除烦；赤芍调营活血；牵牛利水，走气分而舒

郁；滑石清润，抑阳火而扶阴，又能引邪热从小便而出。

夺命丹

【来源】《普济方》卷六十一。

【组成】白僵蚕（炒，去丝用） 寒水石（飞） 山豆根 紫河车 干胭脂 贯众 缩砂仁 马屁勃各一两 地栗沙一两 飞罗面一两 金星凤尾草一两 麝香（另研）半两

【用法】上为末，滴水为丸，每药一两作十五丸，蛤粉为衣。每丸冷水半盏，放药在水中，其药略有水米泡起，不用药，只服水半盏，不拘时候。

【主治】缠喉风，急喉闭，牙关不能开，重舌、木舌、双乳蛾；并误吞竹木、鸡、鱼骨刺。

夺命丹

【来源】《袖珍方》卷三。

【组成】紫河车 密陀僧各半两 砂仁 贯众 僵蚕（直者） 乌鱼骨 茯苓各一钱 麝香少许

【用法】上为细末，面糊为丸，如弹子大。每服一丸，无根水浸二时，频饮。

【主治】咽喉一切肿毒，木舌、双乳蛾、喉痹。

飞矾散

【来源】《奇效良方》卷六十。

【组成】白矾（飞） 白草霜各等分

【用法】上为细末。捻糟茄自然汁调。若口噤，挑灌之。

【主治】木舌，渐肿大满口。

一字散

【来源】《婴童百问》卷四。

【组成】朱砂 冰片各少许

【用法】蜜调，鹅翎刷口内。咽下无妨。

【主治】婴孩重舌、木舌、弄舌。

一捻金散

【来源】《婴童百问》卷四。

【组成】雄黄三钱 硼砂一钱 甘草半钱 片脑少许。

【用法】上为细末。干掺患处；或用蜜调涂。

【主治】

1.《婴童百问》：小儿鹅口、口疮。

2.《幼科类萃》：小儿重舌、木舌。

抑火汤

【来源】《医学集成》卷二。

【组成】黄芩 黄连 炒栀 连翘 大力 荆芥 薄荷 木通 甘草 灯心

【用法】水煎服。外以冰硼散研吹。

【主治】重舌、木舌、紫舌。

清咽利膈散

【来源】《外科理例·附方》。

【别名】清咽利膈汤。

【组成】金银花 防风 荆芥 薄荷 桔梗 黄芩 黄连各一钱半 山栀 连翘各一钱 玄参 大黄（煨） 朴消 牛蒡子 甘草各七分

【用法】水煎服。

【主治】

1.《外科理例》：积热咽喉肿痛，痰涎壅盛，或胸膈不利，烦躁饮冷，大便秘结。

2.《灵验良方汇编》：积热咽喉肿痛，痰涎壅盛；及乳蛾喉痛，重舌、木舌。

五福化毒丹

【来源】《摄生众妙方》卷十。

【组成】生地黄五两 天门冬二两 玄参三两 甘草一两 硼砂五两 青黛五钱 麦门冬二两

【用法】上为末，炼蜜为丸，如鸡头子大。每服半丸，灯心汤化下。

【主治】小儿惊热，一切胎毒，口舌生疮肿胀，木舌、重舌，牙根肿。

化毒丹

【来源】《摄生众妙方》卷十。

【组成】甘草三钱　桔梗五钱　玄参一两　人参三钱　茯苓二钱　薄荷五钱　青黛五钱　牙消一钱

【用法】上为细末，炼蜜为丸。薄荷汤化下。

【主治】小儿一切胎毒，口舌生疮肿胀，木舌、重舌，牙根肿胀。

如圣金锭

【来源】《医学入门》卷七。

【组成】硫黄　川芎　腊茶　薄荷　川乌　消石　生地各等分

【用法】上为末，生葱汁和成锭子。每服一锭，先以凉水灌漱，次嚼薄荷五七叶，却用药同嚼烂，以井花水咽下，甚者连进二服，并含之。

【主治】咽喉急闭，腮颔肿痛，乳蛾结喉，木舌、重舌。

雪消散

【来源】《万病回春》卷七。

【组成】朴消五钱　真紫雪二分　盐半分

【用法】上为末。入竹沥二三点，用白汤调敷。咽津无妨。

【主治】木舌。

冰硼散

【来源】《外科正宗》卷二。

【组成】冰片五分　朱砂六分　玄明粉　硼砂各五钱

【用法】上为极细末。吹搽患上，甚者日搽五六次。

【功用】《中国药典》：清热解毒，消肿止痛。

【主治】

1.《外科正宗》：咽喉口齿新久肿痛，及久嗽痰火咽哑作痛。

2.《外科大成》：舌胀痰包，重舌、木舌。

3.《医宗金鉴》：口疮，白点满口。

4.《药奁启秘》：小儿鹅口白斑，肿连咽喉，及一切喉痛，乳蛾。

【宜忌】《全国中药成药处方集》：忌食辛辣、荤、面等物。

【验案】

1.宫颈糜烂　《中国中药杂志》（1989，9：563）：制备1∶5000高锰酸钾液或1∶1000新洁尔灭液为灌洗液。一般月经后3～5天进行治疗，常规消毒会阴，用窥阴器暴露宫颈，用无菌棉球拭净阴道及宫颈分泌物，继用灌洗液冲洗阴道，据病变程度将一带线尾无菌棉球，视糜烂面大小而蘸取不同量冰硼散置于患处即可，每日换1次，6～7天为1个疗程。治疗子宫颈糜烂171例，均为已婚妇女。结果：痊愈144例，占84.2%；显效17例；好转6例；无效4例。痊愈的144例中用药最少的3次，最多的10次。

2.霉菌性阴道炎　《新中医》（1983，3：封4）：先用念珠外洗方（黑面神、苦参、大飞杨、细叶香薷各3.2kg，地肤子、蛇床子各1.6kg，均用干药。加水煎3次，将煎出液浓缩成10000ml，再加入0.5%石炭酸50ml备用）药液100ml，加开水至1000ml，调温至37℃左右后灌洗阴道，然后在阴道内穹窿部周围上冰硼散约1药匙，每日1次，7天为1个疗程。治疗本病45例，1～3个疗程后痊愈40例，无效5例。

3.小儿秋冬腹泻　《山东中医杂志》（1990，2：53）：用绿豆大棉球，温水沾湿，再沾上冰硼散，然后用筷子粗细的木棍送入肛门内1～2cm处（视患儿大小决定深浅），每次排便后即复用药1次，直至痊愈。治疗小儿秋冬腹泻共82例，结果：治愈75例，好转2例，无效5例，有效率为94%。

4.百日咳　《浙江中医杂志》（1980，10：459）：应用本方，装瓶，每瓶0.3125g。1～3岁，每次服1／4瓶；4～7岁，每次服1/2瓶；8岁以上，每次1瓶；每天2次。治疗百日咳62例。结果：经分别服药3～9天后，47例每天仅轻度咳嗽2～3次；13例症状缓解，咳嗽次数明显减少；2例服药6天以上，症状无改善。

神效吹喉散

【来源】《外科正宗》卷二。

【别名】神效吹口药（《种福堂公选良方》卷三）、吹喉散（《外科传薪集》）。

【组成】薄荷　僵蚕　青黛　朴消　白矾　火

消　黄连　硼砂各五钱

【用法】上为细末，腊月初一日取雄猪胆七八个，倒出胆汁，用小半和上药拌匀，复灌胆壳，以线札头，胆外用青缸纸包裹，将地挖一孔，阔深一尺，上用竹竿悬空横吊，上用板铺以泥密盖，候至立春日取出，挂风处阴干，去胆皮青纸，瓷罐密收，每药一两加冰片三分，同研极细。吹患上。

【主治】缠喉风闭塞，及乳蛾喉痹，重舌、木舌。

黄连泻心汤

【来源】《外科正宗》卷四。

【组成】黄连　山栀　荆芥　黄芩　连翘　木通　薄荷　牛子各一钱　甘草五分

【用法】水二钟，加灯心二十根，煎八分，食后服。

【主治】大人、小儿心火妄动，结成重舌、木舌、紫舌、胀肿坚硬，语言不利。

五福化毒丹

【来源】《明医指掌》卷十。

【组成】玄参三两　桔梗三两　甘草七钱　牙消五钱　青黛一两　人参七钱　茯苓一两半　一方加黄连一两（炒）

【用法】上为末，炼蜜为丸，每丸重一钱，朱砂为衣。薄荷汤下；疮疹后余毒上攻，口齿臭气，生地黄汁化下。

【主治】小儿胎中受热，大小便不利，丹毒疮疡，赤疹赤目，重舌、木舌，口疮。

加味二陈汤

【来源】《济阳纲目》卷一〇五。

【组成】半夏（姜制）一钱三分　茯苓　黄连　青竹茹各一钱　生地黄（酒洗）一钱半　当归（酒洗）　陈皮（去白）各八分　桔梗五分　甘草梢二分

【用法】上锉一剂。加生姜三片，水煎，食后服。

【功用】清火化痰。

【主治】舌下肿结如核，或重舌、木舌及满口生疮。

乌犀角膏

【来源】《济阳纲目》卷一〇六。

【组成】皂荚两条（捶碎，用水三升，浸一时久，滤汁去滓，入瓦器内，熬成膏）　好酒一合　焰消　百草霜　人参各一钱（为末）　硼砂　白霜梅各少许

【用法】上拌和，用鹅翎点少许于喉中，以出尽顽涎为度，却嚼甘草二寸咽汁吞津。若木舌，先以粗布蘸水揩舌冷，次用生姜片擦之，然后用药。

【主治】咽喉肿痛，重舌、木舌。

玄犀饮

【来源】《简明医彀》卷五。

【组成】玄参　升麻　大黄　犀角（若无，用黄连）　生地　黄芩　黄柏各等分　甘草减半

【用法】水煎服。

【主治】心脾热壅，木舌肿胀。

犀黄饮

【来源】《丹台玉案》卷三。

【组成】玄参　犀角　升麻　甘草各二钱　大黄五钱

【用法】水煎，不拘时候服。

【主治】木舌，肿胀满口。

朴消散

【来源】《幼科金针》卷下。

【组成】朴消二分　紫雪二分　白盐少许　冰片一分

【用法】上为细末。井水调敷。

【主治】重舌、木舌。

泻心散

【来源】《幼科金针》卷下。

【组成】犀角五分　川连一分　大黄二钱　山栀一钱　黄芩一钱　连翘一钱　薄荷叶五分　甘草五分

【用法】加灯心为引，水煎服。外以朴消散调敷。
【主治】重舌、木舌。

乌龙膏

【来源】《张氏医通》卷十五。
【组成】皂荚二挺（去皮弦子，捶碎，滚水三升泡一时许，接汁去滓，砂锅内熬成膏，入好酒一合，搅令稠，入下项药） 百草霜 焰消 硼砂 人参（另为极细末）各一钱
【用法】上四味，拌匀，加白霜梅肉一钱，细研，入皂荚膏内。以少许鸡翎点喉中，涌尽顽痰，却嚼甘草二寸，咽汁吞津；若木舌，先用青布蘸水揩之，然后用药。
【主治】一切缠喉急证；木舌。

泻心汤

【来源】《嵩崖尊生全书》卷六。
【组成】黄连 山栀 荆芥 黄芩 连翘 木通 薄荷 牛蒡各一钱 甘草五分
【用法】加灯心，水煎服。另用针在患处刺出血，以冰硼散搽之。
【主治】重舌、木舌、紫舌，胀满坚硬。

冰片散

【来源】《医学心悟》卷四。
【组成】冰片一钱 硼砂五钱 明雄黄二钱 黄柏（蜜炙）三钱 靛花二钱 甘草（炙）三钱 鸡内金（烧存性）一钱 人中白（煅）五钱 川黄连二钱 元明粉二钱 铜青（煅）五分 蒲黄（炒）三钱（一方加牛黄、熊胆、珍珠各一钱，儿茶八分，麝香三分）
【用法】上为极细末。吹患处。
【主治】缠喉风，走马喉风，缠舌喉风，双单乳蛾，喉疔，木舌、重舌、莲花舌，悬痈，兜腮痈，喉疮，牙痈。

消毒犀角饮

【来源】《疡医大全》卷十五。
【组成】鼠粘子（微炒）四钱 荆芥 黄芩 甘草各一钱 防风 犀角各五钱
【用法】水煎服。
【主治】内蕴热邪，咽膈不利，重舌、木舌，一切热毒。

寒冰散

【来源】《保婴易知录》卷下。
【组成】生石膏 冰片少许
【用法】上共研末。敷舌上。如出血，石膏炒焦用。
【主治】小儿木舌。舌尖肿大，塞满口中，硬，不能转动。

消毒饮

【来源】《外科集腋》卷三。
【组成】黄连 连翘 山栀 黄芩 木通 荆芥 薄荷 牛蒡子 犀角 甘草
【主治】重舌、木舌、紫舌，一切热毒。

九味败毒汤

【来源】《外科证治全书》卷三。
【组成】黄连 荆芥 黄芩 连翘 牛蒡子 薄荷叶 木通 山栀各一钱 甘草（生）四分
【用法】加灯心一撮，水煎，去滓温服。
【主治】紫舌胀，一名木舌。心脾壅热，舌肿，色如猪肝，胀塞满口，坚硬疼痛，不能转动，粥药不入。

千金消盐散

【来源】《喉科心法》卷下。
【组成】千金不换丹一两 西瓜蜒蚰消五钱 炒上白食盐二钱
【用法】上为细末，用瓷瓶收贮，勿使受潮，受潮则化水也。须时时敷之。
【主治】重舌、木舌、重腭、牙龈暴肿，咽喉暴肿。
【宜忌】如已溃烂，勿用，恐大痛也。

阴阳散

【来源】《囊秘喉书》卷下。
【组成】川连　干姜　生蒲黄各一钱
【用法】上为末。妇女阴火舌肿，敷之；木舌，先将生姜蘸硼砂擦之，后再敷之。
【主治】妇女阴火舌肿，木舌。

蒲灰散

【来源】《疑难急症简方》。
【组成】蒲黄（炒黑）
【用法】可填可掺，可服。
【功用】清火止血。
【主治】血泄不止，及舌衄，鼻血，重舌、木舌，并下部诸血。

十、舌　疮

舌疮，指舌体表面溃破成疡的病情。《证治准绳》："风热口中干燥，舌裂生疮"，"心脉布舌上，若心火炎上，熏蒸于口，则为口舌生疮；脾脉布舌下，若脾热生痰，热涎相搏，从相火上炎，亦生疮者尤多，二者之病诸寒凉剂皆可治，但有涎者兼取其涎。"《疡医大全》："咽喉有肿兼舌上生疮，此心经受热也。邪热存心日久，则为喉闭，余毒在心，则舌生疮也。"《冯氏锦囊秘录》："昔有人舌上生疮，久融成穴，服凉药不效。此下元虚寒，虚火不降。"舌疮成因治疗，与口舌生疮大致相同。心火炽盛者，治宜清热利尿以导热下行；胃热熏蒸者，治宜清火解毒，泄热通便；气虚挟热者，治宜温养中气为主，即所谓"甘温除热"；血虚燥热者，治宜养血清热；肾阴虚者，治宜滋阴降火；肾阳虚者，治宜温补肾阳，镇摄浮游之火。

麻仁丸

【来源】方出《肘后备急方》卷七，名见《普济方》卷二九九。
【组成】大麻子一升（捣）　黄柏二两（末）
【用法】上以炼蜜为丸。服之。

《普济方》：上为细末，炼蜜为丸，如芡实大。每服一粒，含化。
【主治】连月饮酒，喉咽烂，舌上生疮。

升麻泄热煎

【来源】《外台秘要》卷二十二引《删繁方》。
【别名】升麻煎（《备急千金要方》卷六）。
【组成】升麻三两　射干三两　黄柏（切）一升　苦竹叶（切）五合　大青三两　生芦根　蔷薇根白皮（各切）一升　生玄参汁五合　生地黄汁五合　赤蜜八合

方中黄柏，《备急千金要方》作"柏叶"。
【用法】上切。以水四升，煮七味，取一升，绞去滓，下诸汁、蜜等，候成煎，放冷，以绵取之，封贴舌上含之，细细咽之。以愈为度良。
【主治】舌生疮裂破，唇揭赤。

麻仁丸

【来源】方出《备急千金要方》卷二十五，名见《普济方》卷二五三。
【组成】大麻仁一升　黄芩二两
【用法】上为末，炼蜜为丸。含之。
【主治】连月饮酒，咽喉烂，舌上生疮。

栝楼根散

【来源】《太平圣惠方》卷三十六。
【组成】栝楼根三分　牛黄一分（细研）　白僵蚕半两（微炒）　白藓皮半两　子芩三分　滑石一分　胡黄连三分　川大黄半两（锉碎，微炒）
【用法】上为细散。入牛黄研令匀，每服二钱，煎淡竹叶汤调下，不拘时候。
【主治】风热口中干燥，舌裂生疮。

天竺饮子

【来源】《太平惠民和济局方》卷十。

【别名】天竺散（《永类钤方》卷十一）、天竺黄散（《世医得效方》卷八）。

【组成】天竺黄五钱　川郁金（用皂角水煮，切作片，焙干）　甘草（炙）各二十两　大栀子仁（微炒）　连翘各二十两　雄黄（飞研）五两　瓜蒌根十斤

方中天竺黄原脱，据《世医得效方》补。

【用法】上为细末。每服一大钱，小儿半钱，食后、临卧用新水调服。

【主治】大人、小儿脏腑积热，烦躁多渴，舌颊生疮，咽喉肿痛，面热口干，目赤鼻衄，丹瘤结核，痈疮肿痛；又治伏暑燥热，疮疹余毒，及大便下血，小便赤涩。

五参丸

【来源】《圣济总录》卷一一七。

【组成】玄参　沙参　丹参　苦参　人参　秦艽（去苗土）各一两　干姜（炮）半两　酸枣仁一两

【用法】上为末，炼蜜为丸，如梧桐子大。每服二十丸至三十丸，米饮送下，不拘时候。

【主治】口干，舌上生疮。

铅丹膏

【来源】《圣济总录》卷一一七。

【组成】生地黄汁三合　蜜三合　铅丹一两半　杏仁（去皮尖双仁，别研如面）七十枚

【用法】上药合和一处调匀，银器内煮，用槐枝搅，不得住手，看色紫即成。每次取少许，口内含化，吐津。

【主治】舌上生疮。

绿云散

【来源】《小儿卫生总微论方》卷十九。

【组成】螺青　盆消　生蒲黄　生甘草各等分

【用法】上为细末。每服一钱，生姜自然汁调，细含咽。若已闭塞不通者，用苇筒入药吹入喉中。重舌、木舌，生姜汁调涂患处。肿痛咽颔者，依此用之。

【主治】喉痹，马喉，缠喉，乳鹅，重舌，木舌，一切咽喉之疾。又口疮，舌上生疮。

升麻柴胡汤

【来源】《三因极一病证方论》卷十六。

【组成】柴胡　升麻　芍药　栀子仁　木通各一两　黄芩　大青　杏仁（去皮尖）各三分　石膏（煅）二两

【用法】上锉散。每服四大钱，水一盏，加生姜五片，煎七分，去滓，食后服。

【主治】心脾虚热上攻，舌上生疮，舌本强，颊两边肿痛。

绿云散

【来源】《杨氏家藏方》卷十一。

【组成】铜绿　铅白霜各等分

【用法】上为极细末。每用少许，掺舌上。

【主治】舌上生疮。

玄参升麻汤

【来源】《济生方》卷五。

【组成】玄参　赤芍药　升麻　犀角（镑）　桔梗（去芦）　贯众（洗）　黄芩　甘草（炙）各等分

【用法】上锉。每服四钱，水一盏半，加生姜五片，煎至八分，去滓温服，不拘时候。

【主治】

1.《济生方》：心脾壅热，舌上生疮，木舌重舌，舌肿或连颊两边肿痛。

2.《景岳全书》：咽喉肿痛，瘢疹疮疡。

乌黄散

【来源】《普济方》卷三〇〇引《仁斋直指方论》。

【组成】乌贼骨　蒲黄各等分

【用法】上为末。敷舌上。

【主治】卒肿舌疮。

龙脑散

【来源】《普济方》卷六十二引《仁存方》。
【组成】朴消一两　甘草　龙脑　薄荷各半两
【用法】上为末。咽中生疮，竹筒吹入；口疮，用井花水调漱。
【主治】咽喉肿，颊舌生疮。

珍珠散

【来源】《痘疹正宗》卷下。
【组成】珍珠（生研极细，粗恐伤肠胃）一钱　牛黄五分
【用法】上为极细末。以此散或五分或三分蜜水调下。
【主治】舌疔、喉痈、疳疮入喉，结毒内府，及一切要害之毒。

柏连散

【来源】《幼科发挥》卷二。
【组成】生黄柏　生地黄各等分　白槟榔减半
【用法】上为细末。搽患处。
【主治】心脾有热，舌上生疮。

清心丹

【来源】《赤水玄珠全集》卷二十六。
【组成】黄连（酒炒）三钱　滑石（飞）六钱　甘草　辰砂（飞）各一钱　薄荷六分　犀角屑二钱
【用法】上为末。每服一钱五分，蜜拌薄荷汤送下，夜再服。
【主治】耳出红脓，名曰脓耳；舌上生疮，如杨梅状者。

黄连汤

【来源】《万病回春》卷二。
【组成】黄连　山栀　生地黄　麦门冬（去心）各一钱　当归　芍药各一钱　薄荷　犀角　甘草各五分
【用法】上锉一剂。水煎，食后频服。
【主治】

1.《万病回春》：心火舌上生疮，或舌上肿，燥裂，或舌尖出血，或舌硬。

2.《杂病源流犀烛》：木舌。由心脾热壅，舌肿粗大，渐渐硬塞满口，气不得吐，如木之不和软。

珍珠散

【来源】《痘疹全书》卷下。
【组成】珍珠粉　片脑　玄明粉　硼砂　人中白　槐皮各等分
【用法】上为末。先以荆芥汤洗患处，后吹前药末于口内。
【主治】痘后舌上生疮，赤者谓之赤口疮，白者谓鹅口疮。

升柴汤

【来源】《简明医彀》卷五。
【组成】柴胡　升麻　芍药　栀子　木通　大青　黄芩各七分　石膏钱半
【用法】水煎服。
【主治】心脾虚热上攻，舌疮，舌强，颊肿。
【加减】甚者，加熟附子三分，从治。

牙疳速效散

【来源】《良朋汇集》卷四。
【组成】寒水石（烧红）一两　蒲黄　文蛤各五钱　青黛二钱　冰片一分
【用法】上为细末。敷上。
【主治】小儿牙疳，及舌上生疮。

黄连泻心汤

【来源】《杂病源流犀烛》卷二十三。
【组成】姜黄连　甘草　生地　归尾　赤芍　木通　连翘　防风　荆芥
【主治】舌心疮。

黛红散

【来源】《续名家方选》。
【组成】青黛　黄连　红花各等分
【用法】上为末。食前涂舌上。
【主治】舌上赤烂，生小疮。

千金内托散

【来源】《喉科紫珍集》卷上。
【组成】党参　银花各一钱五分　甘草五分　当归　连翘（去心）　赤芍　花粉　蒌仁　桔梗　白术各一钱　陈皮　防风　川芎　青皮　厚朴　荆芥各七分　黄耆一钱五分
【用法】加灯心二十寸，水二钟，煎七，徐徐咽下。
【主治】乳蛾，喉痈，舌痈。

象牙散

【来源】《疡科遗编》卷下。
【组成】象牙屑一两（炙焦成炭，候冷）
【用法】上为末。吹茧上。即愈。
【主治】舌茧，无论已溃未溃。

绛雪丹

【来源】《卫生鸿宝》卷二引《方氏喉科参指掌》。
【组成】飞消一两（马牙消，用大西瓜上好头藤者一二个，挖去瓤，装满消，悬屋檐下，用瓷盆接其所滴之水，冰凝成雪；冬令其雪凝于瓜皮上者名银粉雪，更佳，其瓜内不尽之消取出，加消，另装入一瓜，如法再取，其消装过四五个瓜者，虽未飞雪亦可用）　朱砂（水飞）一钱　冰片　麝香各二分
【用法】研匀，每用少许吹患处，其凉如雪。
【主治】喉风肿痛，重舌，重腭，牙痈，悬痈，燕口，舌疔，及喉癣，喉疳溃烂者。

甘桔汤

【来源】《喉科枕秘》卷二。
【组成】当归（酒洗）　川芎　薄荷（炒）　黄芩　山栀　连翘　甘草　银花　元参　防风　桔梗　荆芥　大黄（酒浸）
【用法】水二钟，煎服。
【主治】心经积热，舌上生痈，状似杨梅，作事心烦；或因受湿热，七情所伤，靠舌根横起紫红色筋。

救舌汤

【来源】《外科医镜》。
【组成】鲜生地四钱　赤芍钱半　牡丹皮一钱　犀角一钱　连翘一钱　麦冬一钱　黑山栀一钱　木通一钱　川连六分　生甘草八分
【用法】水煎服。
【主治】舌上生痈。
【加减】大便闭实，加大黄。

新定加味冰硼散

【来源】《疡科纲要》。
【组成】漂人中白三两　老月石二两　薄荷尖二钱　梅花冰片五钱　明腰黄一两
【用法】各为细末和匀。外用。
【主治】咽喉痛腐，口疳、舌疮、牙疳、重舌。
【加减】牙疳多血，加蒲黄炭、枣信炭。

新定加减锡类散

【来源】《疡科纲要》。
【组成】漂净人中白二两　西牛黄五钱　老月石二两　鸡爪川连一两　明雄黄一两五钱　真川贝　广郁金各八钱　金余灰（即人指甲，洗净，炒松，弗焦，研细）六钱　上梅片四钱
【用法】各为极细末，和匀。点患处。极效。
【主治】咽喉腐烂，及口疳、牙疳、舌疮。

新定胆制咽喉药

【来源】《疡科纲要》。
【组成】真小川连一两　条子芩五钱　真川柏五钱　白僵蚕（炙燥）三钱　漂人中白二两　老月

石一两　薄荷叶二钱

【用法】各为极细末，和匀，腊月收青鱼胆，带胆汁盛药末，线扎，挂当风处阴干，去胆皮，细研，每一胆，倾去胆汁一半，乃入药末，加指甲炭二钱，明腰黄五钱，西瓜霜一两，蜒蚰制青梅肉五钱，焙燥，研，每药末一两，加上梅片一钱，和匀密收，红肿腐烂者皆效；若但红肿而未腐者，此药一两，可配枯矾二钱吹之。

【主治】风火喉证及口疳舌疮。

红吹散

【来源】《朱仁康临床经验集》。

【组成】朱砂 2.5 克　月石 9 克　元明粉 9 克　乌贼骨 8 克　煅石膏 1.5 克　西瓜霜 3 克　冰片 1.5 克

【用法】以上各药逐次入乳钵内研成细末，装瓶，勿泄气。用吹药管吹入患处。

【功用】祛腐生新，利咽消肿。

【主治】口糜，口疳，舌碎，牙疳，咽喉病。

十一、舌　菌

舌菌，又名舌岩、舌疳，是指生于舌部的肿结，因其形状似菌，故称舌菌。《医宗金鉴》：“舌疳心脾毒火成，如豆如菌痛烂红。”《杂病源流犀烛》：“舌菌属心经，多因气郁而生。舌上如菌状，或如木耳，其色红紫。”

本病多为心脾火毒而致。心开窍于舌，脾开窍于口，由于疲劳过度，或七情郁结，情志之火内发，内伤心脾；或由于过食辛辣炙煿，长期过度烟酒，以致损伤脾胃，又复受外邪侵袭，内外邪毒相搏，蕴结心脾，不得宣泄，郁久化火，火毒循经上攻于舌，经脉阻滞，气血凝聚，集聚而成肿块。初起如豆如菌，头大蒂小，治宜泻心脾二经火毒。若热久阴伤，红烂无皮，朝轻暮重，疼痛不已，治宜养阴清热。

二冬散

【来源】《外科全生集》卷四。

【组成】天冬　麦冬（各去心）　玄参各等分

【用法】上为细末，为丸。含齿舌间，丸化即愈。

本方方名，据剂型当作二冬丸。

【主治】口舌生疳，久患不愈。

水澄膏

【来源】《医宗金鉴》卷六十六。

【组成】朱砂二钱（水飞）　白及　白蔹　五倍子　郁金各一两　雄黄　乳香各五钱

【用法】上为细末，米醋调浓。以厚纸摊贴之。

【主治】舌疳，颔下肿核溃后。

归芍异功汤

【来源】《医宗金鉴》卷六十六。

【别名】归芍异功散（《类证治裁》卷七）。

【组成】人参　白术（土炒）　广陈皮　白芍（酒炒）　当归身各一钱　白茯苓二钱　甘草（炙）五分

【用法】加灯心五十寸，水煎，空心服。

【功用】扶脾，健胃，止泻。

【主治】

1.《医宗金鉴》：舌疳便溏者。

2.《类证治裁》：脾虚便血。

3.《疡科心得集》：痈疡脾胃虚弱，饮食少，血虚作痛。

清溪秘传北庭丹

【来源】《医宗金鉴》卷六十六。

【别名】北庭丹。

【组成】番硇砂　人中白各五分　瓦上青苔　瓦松　溏鸡矢各一钱

【用法】将药装在罐内，将口封严，外用盐泥封固，以炭火煅红，待三炷香为度，候冷开罐，将药取出，入麝香、冰片各一分，共为细末，用磁针刺破舌菌，用丹少许点上，再以蒲黄盖之。

【主治】舌疳。心脾毒火，致生舌疳，初如豆，次如菌，头大蒂小，疼痛红烂舌皮，朝轻暮重。

冰硼散

【来源】《外科证治全书》卷二。

【组成】冰片五分　硼砂五分

【用法】上为细末，瓷瓶密贮。每用少许，搽擦患处；或用衣针点破擦之。

【主治】舌上生核，强硬作痛；及咽喉肿痛。

黑雪丹

【来源】《疡科捷径》卷中。

【组成】冰片一分　食盐五分　干姜五分　玄明粉五分　月石二钱五分　朱砂五分　百草霜二钱五分　蒲黄二钱五分

【用法】上为细末。吹之。

【主治】心脾毒火所致的舌菌。舌间浑如豆粒，泛如莲子，饮食多妨碍，破溃翻花血不止。

挂金散

【来源】《青囊秘传》。

【组成】鸡内金一钱　青黛三分　薄荷四分　白芷四分　蒲黄三分　冰片一分　甘草三分　鹿角炭一钱　挂金灯子二钱

【用法】上为末。吹。

【主治】口痈，舌菌，重舌，喉蛾。

导赤甘露

【来源】《顾氏医径》卷六。

【组成】犀角　木通　知母　石斛　银柴　甘草　黄芩　麦冬

【主治】舌菌。

十二、舌　肿

舌肿，是指以舌体肿大为主症的病情。《诸病源候论》：“心候舌，养于血，劳伤血虚，为热气所乘，又脾之大络出于舌下，若心脾有热，故令舌肿。”《圣济总录》：“论曰伤寒舌肿胀者，病在三阴也，太阴之脉，连舌本散舌下，少阴之脉，循喉咙挟舌本，厥阴之脉，循喉咙之后，又手少阴心之经，其气通于舌，凡此经络为风热所乘，随脉至舌，热气留于血，血气壅涩，故令舌肿胀，诊其脉数急者，是其候也。”多因心脾有热所致。治宜清热泻火，凉血消瘀为基础。

大黄散

【来源】《太平圣惠方》卷十一。

【组成】川大黄一两（锉碎，微炒）　黄连一两（去须）　黄芩三分　川升麻三分　黄药三分　甘草半两（生，锉）

【用法】上为末。每服四钱，以水一中盏，加黑豆三十粒，煎至五分，去滓温服，不拘时候。

【主治】伤寒心脾热，舌肿。

铅霜散

【来源】《太平圣惠方》卷十一。

【组成】铅霜一分（细研）　牛黄一分（细研）　麦门冬一两（去心，焙）　白菊花半两　黄连三分（去须）　甘草半两（炙微赤，锉）

【用法】上为细散，入牛黄、铅霜同研令匀。每服二钱，以淡竹沥二合调下；如无竹沥，磨犀角温水调下亦得，不拘时候。

【主治】伤寒，心脾壅热，舌肿，多吐痰涎。

牛黄散

【来源】《太平圣惠方》卷三十六。

【组成】牛黄三分（细研） 甘草半两（炙微赤，锉） 人参半两（去芦头） 汉防己三分 犀角屑一分 羚羊角屑半两 生干地黄半两 牛蒡子半两（微炒） 桂心半两

【用法】上为细散，入牛黄研令匀。每服三钱，以水一中盏，煎至六分，去滓温服，不拘时候。

【主治】舌肿强。

蟅虫汤

【来源】《太平圣惠方》卷三十六。

【别名】蟅虫散（《圣济总录》卷一一九）。

【组成】蟅虫七枚（微炒） 盐一两半

【用法】上药以水一大盏，同煎五七沸，含冷吐，勿咽，一日三五次愈。

【主治】舌肿满口，不得语。

椒盐散

【来源】《仁斋直指方论》卷二十一。

【别名】如神散（《太平惠民和济局方》卷七续添诸局经验秘方）。

【组成】川椒 白盐 露蜂房（炒）各等分

【用法】上锉细。每服二钱，以井水、葱白煎，热含冷吐。

《兰台轨范》：川椒、露蜂房二味炙灰，为末擦。

【主治】

1.《仁斋直指方论》：齿虫痛。

2.《太平惠民和济局方》（续添诸局经验方）：新久风牙、虫牙，攻疰疼痛，日夜不止，睡卧不安，或牙齿动摇，连颊浮肿。

3.《御药院方》：舌肿强，及龈肿不消。

凉膈散

【来源】《太平惠民和济局方》卷六。

【别名】连翘饮子（《宣明论方》卷六）、连翘消毒散（《外科心法》卷七）。

【组成】川大黄 朴消 甘草（爁）各二十两 山栀子仁 薄荷叶（去梗） 黄芩各十两 连翘二斤半

【用法】上为粗末。每服二钱，小儿半钱，水一盏，加竹叶七片、蜜少许，煎至七分，去滓，食后温服。得利下住服。

【功用】

1.《证治准绳·伤寒》：养阴退阳。

2.《北京市中药成方选集》：清热降火，除烦止渴。

3.《方剂学》：泻火通便，清上泄下。

【主治】《太平惠民和济局方》：大人小儿脏腑积热，烦躁多渴，面热头昏，唇焦咽燥，舌肿喉闭，目赤鼻衄，颔颊结硬，口舌生疮，痰实不利，涕唾稠粘，睡卧不宁，谵语狂妄，肠胃燥涩，便溺秘结，一切风壅。

【宜忌】《北京市中药成方选集》：孕妇勿服。

羚羊角散

【来源】《圣济总录》卷三十。

【组成】羚羊角屑 黄柏（去粗皮，涂蜜炙） 大黄（锉，炒） 甘草（炙）各半两 玄参三分

【用法】上为散。每服一钱匕，食后煎竹叶熟水调下。

【主治】伤寒，心脾风热，舌肿口疮，喉咽肿痛，口吐涎沫。

王不留行汤

【来源】《圣济总录》卷八十六。

【组成】王不留行 桂（去粗皮） 桔梗（炒） 大黄（锉，炒） 当归（切，焙） 甘草（炙，锉）各一两 雷丸 玄胡索 白及 天雄（炮裂，去皮脐） 槟榔（半生半煨熟）各一两半 桑根白皮半两

【用法】上锉，如麻豆大。每服三钱匕，加生姜三片，水一盏，同煎至七分，去滓温服。

【主治】忧愁思虑，过伤心经，舌本肿强。

半夏酒

【来源】《圣济总录》卷一一九。

【组成】半夏十枚

【用法】以苦酒一升，煮取八合，稍稍漱口，热含

冷吐。半夏动人咽喉，以生姜汁解之。

【主治】舌肿满口，气息不通，须臾杀人，急以手指刺破，溃出恶血，亦可用微针决破，次用此药。

黄连汤

【来源】《圣济总录》卷一一九。

【组成】黄连（去须） 大黄（生用）各一两 大青（去根） 升麻 黄药各半两 甘草（炙）三分

【用法】上为粗末。每服五钱匕，水二盏，加黑豆一撮，同煎至一盏，去滓，分温二服。病未退，每服更加芒消末半钱匕，汤成下。以微利为度。

【主治】伤寒舌肿。

黄药汤

【来源】《圣济总录》卷一一九。

【组成】黄药 甘草（炙，锉）各一两

【用法】上为粗末。每服三钱匕，以水一盏，煎至七分，去滓，食后温服。

【主治】舌肿及重舌。

朴消散

【来源】《圣济总录》卷一八一。

【组成】朴消一分 衣中白鱼（炒）三枚 盐少许

【用法】上为细散。每服以指揾少许在舌下。

【主治】小儿咽喉、舌肿胀，咽气不利。

黑散子

【来源】《三因极一病证方论》卷十六。

【别名】百草霜散（《普济方》卷五十九）。

【组成】釜底煤（研细）

【用法】上醋调，敷舌上下，脱去更敷。能先决出血竟，敷之弥佳。

【主治】舌忽然肿破。

消黄散

【来源】《活幼心书》卷下。

【组成】风化朴消 真蒲黄各半两

【用法】蒲黄晒干为末，同朴消乳钵内细杵匀。每用一字至半钱，点揩舌上下。

【主治】风热温气上攻，舌硬肿大不消。

如圣散

【来源】《医方类聚》卷七十七引《经验秘方》。

【组成】川芎 桔梗 薄荷叶 甘草 盆消各等分

【用法】上为细末。每用一钱，干掺。

【主治】舌肿喉痹。

二圣散

【来源】《普济方》卷五十九。

【组成】红芍药 甘草各等分

【用法】上锉。每服三钱，水一盏，煎至七分，去滓温服，仍漱咽之。

【主治】舌根肿，咽喉不利。

蒲黄散膏

【来源】《普济方》卷五十九。

【组成】蒲黄

【用法】上调成膏。敷舌上下，以纸卷蓖麻（碎）烧烟熏之。

【主治】舌肿满，口不能言。

地黄汤

【来源】《普济方》卷三六五。

【组成】黄芩 生地黄各等分（一方加赤芍药，甘草）

【用法】上锉。每服一大钱，水半盏，煎三分，去滓服。

【主治】小儿舌苔黄，出血，舌肿，舌裂，舌生芒刺，舌卷，舌黑，舌赤等诸舌病。

【加减】如舌干燥者，与调胃承气汤、人参白虎汤并服。

朴消散

【来源】《袖珍小儿方》卷七。

【组成】朴消二分　紫雪二分　白盐半分
【用法】上为末。每用五分，以竹沥井水调敷舌上下。
【主治】肿舌。

秘传蒲黄散

【来源】《松崖医径》卷下。
【组成】蒲黄（真者）
【用法】罗净。频刷舌上。
【主治】舌肿大塞口，不通饮食者。

清热化痰汤

【来源】《口齿类要》。
【别名】化痰汤（《症因脉治》卷一）。
【组成】贝母　天花粉　枳实（炒）　桔梗各一钱　黄芩　黄连各一钱二分　玄参　升麻各七分　甘草五分
【用法】水煎服。

本方改为丸剂，名“清热化痰丸”（《证治汇补》卷四）。

【主治】

1.《口齿类要》：上焦有热，痰盛作渴，口舌肿痛。

2.《症因脉治》：内伤齿痛，右关洪滑。

3.《证治汇补》：痰火咽痛。

【方论】《医略六书》：痰火内炽，灼烁咽嗌，故咽物疼痛，谓之咽痛。黄连清火燥湿，治痰之源；枳壳破滞化气，治痰之由；黄芩清热凉膈；元参清热存阴；桔梗利肺气；川贝清痰热；花粉清热消痰；甘草缓中泻火也。俾痰火消化，则咽嗌自清，而无妨碍饮食之虑，何咽痛之不去耶。此清咽利膈之剂，为痰火咽痛之专方。

霜盐散

【来源】《医学入门》卷七。
【组成】百草霜　青盐各等分
【用法】上为末。井水调涂舌上。
【主治】舌忽肿硬塞闷。

清热如圣散

【来源】《万病回春》卷五。
【别名】如圣散（《喉科枕秘》卷二）。
【组成】枳壳五分　天花粉五分　黄连八分　连翘一钱　荆芥　薄荷五分　牛蒡子八分　山栀六分　柴胡四分　甘草三分

方中荆芥用量原缺。

【用法】上锉一剂，加灯草十根，水煎，食后稍冷服。
【主治】舌下肿如核大，取破出黄痰，已愈又复发。
【宜忌】忌鱼腥厚味。

加味二陈汤

【来源】《外科正宗》卷四。
【组成】陈皮　半夏　茯苓　甘草　黄芩各八分　黄连　薄荷各五分
【用法】水二钟，加生姜三片，煎八分，食前服。
【主治】痰饮流注舌下，发肿作痛，针刺已破者。

济急饮

【来源】《丹台玉案》卷三。
【组成】紫苏叶
【用法】细嚼，白汤咽下。如此数次即愈。
【主治】飞丝入口，令人口舌生泡。

麝香朱砂丸

【来源】《医林绳墨大全》卷八。
【组成】雄黄　朱砂各等分　麝香三四厘
【用法】面糊为丸。
【主治】舌根肿。

二妙散

【来源】《绛囊撮要》。
【组成】蒲黄（炒黑）　海螵蛸各等分
【用法】上为细末。涂患处。另用石膏三钱，薄荷五分，煎汤含之。

【主治】舌肿出血。

凉血清脾饮

【来源】《杂病源流犀烛》卷二十三。
【组成】生地　当归　黄芩　白芍　连翘　防风　薄荷　石菖　甘草
【主治】舌头不硬，惟肿痛流血者。
【加减】伤酒，加青黛；伤厚味，加大黄、枳壳、山楂；脾火，加姜黄连。

青云散

【来源】《喉科紫珍集》卷上。
【组成】百草霜　食盐各等分。
【用法】上为末。水调，敷舌上。未破者用之。
【主治】舌硬肿痛。

阴阳散

【来源】《囊秘喉书》卷下。
【组成】川连　干姜　生蒲黄各一钱
【用法】上为末。妇女阴火舌肿，敷之；木舌，先将生姜蘸硼砂擦之，后再敷之。
【主治】妇女阴火舌肿，木舌。

清心饮

【来源】《医醇剩义》卷四。
【组成】黄连五分　蒲黄一钱五分　犀角五分　元参一钱五分　丹参二钱　连翘一钱五分　蒌皮三钱　茯苓二钱　薄荷一钱　竹叶二十张　灯心三尺
【用法】先用生蒲黄三钱，泡汤频漱，再服此方。
【主治】心阳炽盛，舌卷而肿，塞口作痛，难于语言。

收口八宝散

【来源】《理瀹骈文》。
【组成】珍珠　牛黄　冰片　象牙　枯矾　铜绿　银朱　轻粉　枯盐　鸡金　金箔
【用法】泔水洗净，敷药。
【主治】心脾热毒之舌肿。

回生散

【来源】《疑难急症简方》。
【组成】皂矾（置新瓦上煅红，放地候冷）
【用法】上为末。掺舌上。如口噤，须撬开牙关，擦舌上即醒。
【主治】喉痛咽哽，舌忽胀大，渐至如脬，或伸出不能缩者，此名蓌舌。

清热如圣散

【来源】《喉科秘诀》卷下。
【组成】花粉六分　山栀六分　薄荷五分　荆芥五分　黄连八分　甘草五分　连翘一钱　牛蒡八分　桔梗一钱　柴胡五分　黄芩八分　灯心十节
【用法】水一碗半，煎七分服。
【主治】口舌烂，或舌下肿大有核，破出黄脓，既愈而复发者。
【宜忌】服后忌鱼腥味。

十三、舌　纵

舌纵，是指舌体伸长，吐出口外而不收，肿胀多涎，收缩无力的病情。《灵枢·寒热病篇》所谓："舌纵涎下，烦悗，取足少阴。"病发多因心火炽盛，或热病伤阴，或肾阴亏虚，阴虚火炎，致使火热上蒸心之苗窍，而出现舌体肿大。治宜清心泻火，养阴凉血。

巴豆方

【来源】《普济方》卷五十九引《经验良方》。
【组成】巴豆一枚（去油取霜）
【用法】用纸撚捲之，纳入鼻中，其舌即收。
【主治】伤寒后不能转摄，舌出不收者。

通天愈风汤

【来源】《医学纲目》卷十七。
【组成】人参一钱　威灵仙（去芦）半钱　南星（汤泡）　贝母（去心）各一钱　连翘　防风（去芦）各五分　瓜蒌仁十五粒　白术一钱半　桔梗三钱　甘草　荆芥穗各五分　生姜三片
【用法】上以水一钟半，煎至七分，去滓，入荆沥一呷，姜汁些少，半饥时送下清心导痰丸五十丸，每日一次。
【主治】

1.《医学纲目》：舌纵，涎下多唾。

2.《杂病源流犀烛》：肝风。始而口角流涎，渐至口眼歪斜。

缩舌散

【来源】《丹台玉案》卷三。
【组成】冰片二钱　朱砂三钱
【用法】上为细末。猪胆汁调敷。
【主治】舌长过寸。

收舌散

【来源】《石室秘录》卷四。
【组成】黄连三钱　人参三钱　菖蒲一钱　白芍三钱
【用法】先以冰片少许，点之即收；后用本方水煎服，二剂可也。
【主治】阳火盛强，舌吐出不肯收进。

神效滋肾丸

【来源】《嵩崖尊生全书》卷六。
【组成】龟版（炙）四两　知母　黄柏（酒炒）各二两　枸杞　五味各一两　炮姜半两
【用法】上为丸。盐汤送下。
【主治】舌纵流涎，手足软弱，属水亏者。

缩舌散

【来源】《惠直堂方》卷四。
【组成】朱砂
【用法】上为末。敷之。
【主治】产后舌出，及房欲后舌出不收。

十四、舌　断

舌断，多见由外伤所致舌体部分断裂或断落。《伤科补要》：“含刀误割其舌，将断而未落者，用鸡子内软衣袋舌，将止痛生肌散，蜜调敷舌上，频频添换，使患人仰卧，薄粥灌喉，不动其舌，则易愈。”

生舌仙丹

【来源】《石室秘录》卷一。
【组成】人参一两一钱　龙齿末三分　麦冬末一钱　血竭三分　冰片二分　土狗一个　地虱十个
【用法】除人参煎汤外，余药各焙为末，放地上一刻，出火气备用。用时先将参汤含漱半日，然后将药末用舌蘸之使令遍，不可将舌即缩入口中，放在外面半刻，至不能忍时然后缩入。三次则舌伸长矣。
【主治】舌断。

接舌金丹

【来源】《疡医大全》卷十五。

【组成】生地 人参（透明者） 龙齿（透明者）各三钱 象皮一钱 冰片三分 土狗（去头翅）三个 地虱二十个

【用法】上药先将人参各项俱研细，后用土狗、地虱捣烂，入前药末内捣匀，佩身上，三日干，为末，盛在瓶内听用。此药接骨最奇，服下神效，骨断者服一钱即愈。

【功用】接骨。

【主治】舌断，骨断。

十五、重 舌

重舌，又名子舌、重舌风、莲花舌、雀舌等，是指舌下疼痛，肿起一块，色红或紫，形似舌下重生一舌，故名。重舌之名，首见于《黄帝内经》，《灵枢经·终始》指出治疗该病："重舌，刺舌柱以铍针也。"《诸病源候论》重舌候云："舌，心之候也，脾之脉，起于足大指，入连于舌本，心脾有热，热气随脉冲于舌本，血脉胀起变生，如舌之状，在于舌本之下，谓之重舌。"此理论为后世多数医家认同。《景岳全书》提出："重舌、木舌，皆上焦热壅故也。"《疡医大全》认为："心脾有热成重舌"，《外科正宗》也说："重舌，心火妄动发之"。

本病多因过食辛辣炙煿，脾经受热所致。足太阴脾之脉连舌本、散舌下，心在窍为舌。心脾积热，则循经上冲舌本，令舌腹之经脉瘀滞肿胀，故出现重舌之疾。或小儿胎毒内蕴，而肾气未充，肾水无以济心火，毒自上逆，随心经上冲于舌，壅热于舌下筋脉，形如小舌，则为重舌之疾。治宜清泻心脾，解毒消肿。

蒲黄散

【来源】方出《外台秘要》卷二十二引《备急千金要方》，名见《普济方》卷二九九引《海上方》。

【别名】蒲黄一物散（《医方考》卷五）。

【组成】蒲黄

【用法】上为末。敷之。不过三度愈。

【功用】《医方考》：清气凉血。

【主治】

1.《外台秘要》引《备急千金要方》：重舌，舌上生疮，涎出。

2.《普济方》引《海上方》：口疮。

3.《世医得效方》：舌肿满，口不能声。

4.《普济方》：男子阴下湿痒。

【验案】重舌 《普济方》：李莫安抚内子，夜半忽不能言，烛之，乃舌下生一舌上戴，急取《外台秘要》检此方，五七敷即愈。

牛黄散

【来源】《太平圣惠方》卷三十六。

【组成】牛黄一分 龙脑一分 朱砂一分 太阴玄精二两

【用法】上为细散。每次用药半钱，先于重舌上以铍针针破出血，用盐汤漱口，然后掺药于舌下，咽津。

【主治】重舌，口中涎出，水浆不收。

半夏酒

【来源】《太平圣惠方》卷三十六。

【组成】半夏二十枚

【用法】水煮了，炮及热，用好酒一升浸，密封头。良久，取酒乘热含之。冷即吐却，又含热者，以愈为度。

【主治】重舌满口。

蛇蜕散

【来源】方出《太平圣惠方》卷八十五，名见《普济方》卷三六五。
【组成】蛇蜕皮半两（烧灰，研如粉）
【用法】每用半钱，醋调，涂舌下。
【主治】小儿重舌，舌强。

桂矾敷方

【来源】方出《太平圣惠方》卷八十九，名见《圣济总录》卷一八〇。
【组成】桂心一分　白矾半两
【用法】上为末。每用少许，干敷舌下，一日三次。
【主治】小儿重舌，及口中生疮、涎出。

蒲黄散

【来源】《太平圣惠方》卷八十九。
【组成】蒲黄一分　露蜂房一分（微炙）　白鱼一钱
【用法】上为末。每用少许，酒调，敷重舌口中疮上，一日三次。
【主治】小儿重舌，口中生疮涎出。

如圣胜金锭

【来源】《太平惠民和济局方》卷七（续添诸局经验秘方）。
【组成】朴消四两　川芎一两　硫黄（细研）一两半　贯众二两　薄荷叶　荆芥穗　嫩茶各半两
【用法】上件为末。绞生葱自然汁搜和为锭。每服先用新汲水，灌漱吐出，次嚼生薄荷五七叶微烂，用药一锭，同嚼极烂，以井水咽下，甚者连进三服即愈；重舌腮肿，先服一锭，次以一锭安患处，其病随药便消；治冒暑伏热，不省人事，用生薄荷水调研一锭，灌下即苏；如行路常含一锭，即无伏热之患；口舌生疮，不能合口并食热物，如上法服讫，用水灌漱，嚼薄荷十叶，如泥吐出，再水灌漱，嚼药一锭，含口内聚涎裹之，觉涎满方吐出，如此服三锭，便能食酒醋；遇食咸酸酢脯、炙煿，喉中生泡，须掐破吐血，方与薄荷数叶，以一锭同嚼，井水吞下；砂淋、热淋，小便出血，同车前草七叶，生姜小块研烂，水调去滓，嚼药一锭，以水送下。此药常常随身备急。小儿只服半锭。
【功用】分阴阳，去风热，化血为涎，化涎为水。
【主治】急喉闭，缠喉风，单双乳蛾，结喉，重舌，木舌，腮颔肿痛，不能吞水粥。及冒暑伏热，不省人事，砂淋、热淋，小便出血。

牛黄散

【来源】《圣济总录》卷一一九。
【组成】牛黄（研）　人参各半两　大黄（锉，炒）半两　当归（切，焙）一分　白茯苓（去黑皮）三分　甘草（炙）半两　丹砂（研）一分　麝香（研）半两
【用法】上为细散。每服半钱匕，温水调下，食后服。甚者加至一钱匕。
【主治】重舌。

石膏煎

【来源】《圣济总录》卷一一九。
【组成】石膏　凝水石　滑石（并碎）各一斤　郁金（研）　犀角（镑屑）各一两　黄芩（去黑心）五两　山栀子（去皮）二两　升麻三两　黄连（去须）三两　芒消（研）各一斤　马牙消（研）半两
【用法】先以石膏、凝水石、滑石等，用水三斗，入金十两，无金入银十两亦得，先煎金石药汁至一斗五升澄清，次入犀角、郁金草药等，再煎至七升，去滓再煎；先下芒消，煎三二沸，次下马牙消，搅令化，不住手搅，良久，用一新瓦盆盛，一两日凝结。每服一钱匕，用蜜水调下。
【主治】心脾积热，生重舌，及时行阴黄，丹石发动，一切热毒。

朴麝散

【来源】《圣济总录》卷一一九。
【组成】朴消（研）五两　麝香（研）一分　甘草（炙）一分　淡竹叶一握　黄芩（去黑）半两　芦根（锉）一两　山栀子（去皮）一两
【用法】上七味，锉五味如麻豆大，入研者二味，

以新汲水三升，将药入铛中煎约半升，去滓澄清，取瓷瓶一个，倾药汁在内，以物盖定瓶口，用盐泥固济，慢火煅一复时，去火放冷却，将瓶安在水中，无令水至瓶口，浸经一宿，至明日打破瓶子，取药如金色，研为细散。每服半钱匕，冷水调服，绵裹咽津亦得。

【主治】重舌，及天行阴黄，丹石发动，一切热毒。

黄药汤

【来源】《圣济总录》卷一一九。

【组成】黄药　甘草（炙，锉）各一两

【用法】上为粗末。每服三钱匕，以水一盏，煎至七分，去滓，食后温服。

【主治】舌肿及重舌。

茱萸膏

【来源】《圣济总录》卷一四九。

【组成】茱萸东行根（洗，锉）

【用法】上为末。醋调敷之。

【功用】《赤水玄珠全集》：引热下行。

【主治】

1.《圣济总录》：蠼螋尿疮，汁出疼痛。

2.《赤水玄珠全集》：心脾热，唇口生疮，重舌、木舌。

衣鱼散

【来源】《圣济总录》卷一八〇。

【组成】衣鱼

【用法】烧作灰。敷舌上。

【主治】重舌。

鹿角散

【来源】《圣济总录》卷一八〇。

【组成】鹿角末一两

【用法】上为散。每用少许，敷舌上，一日三次。

【主治】小儿重舌，舌强不能收唾。

泻黄散

【来源】《小儿药证直诀》卷下。

【别名】泻脾散（原书同卷）、泻黄汤（《痘疹会通》卷四）。

【组成】藿香叶七钱　山栀子仁一钱　石膏五钱　甘草三两　防风四两（去芦，切，焙）

【用法】上锉，同蜜酒微炒香，为细末。每服一钱至二钱，水一盏，煎至五分，清汁温服，不拘时候。

【功用】《方剂学》：泻脾胃伏火。

【主治】脾热弄舌。

【验案】重舌　《广西中医药》（1984，5：27）：甘某，女，65岁。1981年8月14日就诊。因食煎饼，当晚感受风邪，出现舌中央有数个溃疡面，约花生米样大，舌下血脉胀起，状似小舌（约1厘米×3厘米）色红有触痛，善食易饥，口干烦渴，疲倦烦热，小溲色黄，舌红苔黄中剥，脉细数。证属脾胃伏火，阴虚血结，风热内蕴。治宜清泻脾火，养阴行血，佐以疏风。处方：藿香10克，栀子10克，生石膏30克，银花15克，麦冬10克，山甲6克，防风12克，竹叶6克，甘草6克，每日一剂，水煎服。至8月20日，舌中溃疡基本消失，舌下血脉隐退，触之无疼痛，病已愈。

地黄膏

【来源】《幼幼新书》卷五引《惠眼观证》。

【组成】郁金（皂荚水煮干，切细，焙干用）　豆粉各半两　甘草一分（炙）　马牙消（研）一钱

【用法】上用生地黄汁及蜂蜜对合，入盏内约二分许，熬成膏，和成药。每服两皂子大，香熟水含化；或鹅翎扫涂口内亦得。

【主治】

1.《幼幼新书》引《惠眼观证》：初生儿鹅口、重舌、重腭。

2.《幼科释谜》：婴孩胎受热毒或生下两目不开。

保生丸

【来源】《幼幼新书》卷三十四引《谭氏殊圣》。

【组成】大黄　黄柏（为末，别研）　宣连各一分半　丁香一钱　麝香一字　金箔五片（以水银结砂子）

【用法】上为细末，枣肉为丸，如皂子大。每服一粒，温水化下。

【主治】小儿心热，客壅伤神，绕口生疮，钓引，重舌，涎流不断，食乳摇头，夜夜啼哭。

乌鱼散

【来源】《幼幼新书》卷五引张涣方。

【别名】乌鲗骨散（《小儿卫生总微论方》卷一）。

【组成】乌鲗鱼骨一两（烧灰）　干蜣螂（烧灰）　蒲黄（研）各半两　枯矾一分

方中乌鱼骨，《小儿卫生总微论方》作“乌鲗骨”。

【用法】上为末。每半钱，以鸡子黄调涂。咽津无妨。

【主治】小儿初生重舌。

青液散

【来源】《幼幼新书》卷三十四引《家宝》。

【组成】青黛一钱　脑子少许

【用法】上为末。每用少许敷舌上。

【主治】小儿、婴孺鹅口、重舌及口疮。

绿云散

【来源】《小儿卫生总微论方》卷十九。

【组成】螺青　盆消　生蒲黄　生甘草各等分

【用法】上为细末。每服一钱，生姜自然汁调，细细含咽。若已闭塞不通者，用苇筒入药吹入喉中。重舌、木舌，生姜汁调涂患处。肿痛咽颔者，依此用之。

【主治】喉痹，马喉，缠喉，乳鹅，重舌，木舌，一切咽喉之疾。又口疮，舌上生疮。

夺命丹

【来源】《杨氏家藏方》卷十一。

【组成】白僵蚕（炒，去丝嘴）　寒水石（煅）　贯众　缩砂仁　紫河车　山豆根　干胭脂　马屁勃各一两　白茯苓（去皮）　乌贼鱼骨　磁石各半两　乌芋一两半　南硼砂一钱　象牙末一钱　甘草一两　飞罗面三两　金星凤尾草一两　麝香一钱（别研）

【用法】上为细末，滴水为丸，一两可作十五丸，蛤粉为衣。每服一丸，用冷水半盏放药内滚动，候沫起，吃水不吃药，细细呷之，不拘时候。

【主治】缠喉风，急喉痹，牙关紧急不能开者，重舌、木舌、单双肉蛾；并误吞竹木、鸡骨、鱼刺。

玄参升麻汤

【来源】《济生方》卷五。

【组成】玄参　赤芍药　升麻　犀角（镑）　桔梗（去芦）　贯众（洗）　黄芩　甘草（炙）各等分

【用法】上锉。每服四钱，水一盏半，加生姜五片，煎至八分，去滓温服，不拘时候。

【主治】

1.《济生方》：心脾壅热，舌上生疮，木舌，重舌，舌肿或连颊两边肿痛。

2.《景岳全书》：咽喉肿痛，瘢疹疮疡。

乌犀膏

【来源】《永类钤方》卷十一引《简易方》。

【组成】皂荚二条（捶碎，用水三升，浸一时久，挼汁去滓，入瓦器内熬成膏）　好酒一合　人参一分（为末）　百草霜（研）一钱（同皂角搅，勿令稠）　硇砂　焰消　白梅霜各少许（并研入膏中）

【用法】上拌和。用鹅毛点少许于喉中，以出尽顽涎为度。若木舌，先以粗布蘸水揩舌令软，次用姜汁擦之，然后用药。

【主治】咽喉肿痛，及结喉烂喉，遁虫缠喉，闭喉急喉，飞丝入喉，重舌，木舌。

咽喉碧玉散

【来源】《御药院方》卷九。

【别名】碧玉散（《卫生宝鉴》卷十一）、罗青散（《瑞竹堂经验方》卷五）。

【组成】青黛　盆消　蒲黄　甘草末各一两

【用法】上为细末。每用药少许干掺在咽，咽内细细咽津，绵裹噙化亦得。若作丸，砂糖为丸，每两作五十丸。每服一丸，噙化咽津亦得。

本方改为丸剂，名“碧玉丸”（《医方大成》卷七）。

【主治】

1.《御药院方》：心肺积热上攻，咽喉肿痛闭塞，水浆不下，或生喉疖、重舌、木舌肿胀。

2.《瑞竹堂经验方》：咽喉单双乳蛾。

硼砂散

【来源】《御药院方》卷九。

【组成】南玄参　贯众　白茯苓（去皮）　缩砂仁　滑石（研）　荆芥穗　甘草（生用）　山豆根　青黛（研）各半两　硼砂（研）三两　蒲黄　薄荷叶各一两　寒水石（烧过，研）三两半

【用法】上为细末，入研药匀。每服半钱，新汲水调下；或诸舌胀，掺在舌上，咽津无妨，不拘时候。

【主治】心脾风毒热所发，咽喉生疮肿疼痛，或子舌胀，或木舌重舌，胀至肿闷塞，水浆不下。

木舌金丝膏

【来源】《活幼口议》卷二十。

【组成】吴茱萸（不拘多少）

【用法】上为末。用酽米醋调涂脚心，更以纸贴糊粘敷之。次服连翘饮子，仍以金丝膏刷口内舌上。

【主治】小儿心脾受热，唇口生疮，及幕口（唇舌白）、鹅口（舌白）、重舌（舌下硬）、木舌（舌肿硬）。

集成沆瀣丹

【来源】《幼幼集成》卷二。

【别名】沆瀣丸（《麻疹全书》卷三）、沆瀣丹（《观聚方要补》卷十）。

【组成】杭川芎（酒洗）　锦庄黄（酒洗）　实黄芩（酒炒）　厚黄柏各九钱（酒炒）　黑牵牛（炒，取头末）六钱　薄荷叶四钱五分　粉滑石（水飞）六钱　尖槟榔七钱五分（童便洗，晒）　陈枳壳四钱五分（麸炒）　净连翘（除去心膈，取净）　京赤芍（炒）各六钱

【用法】依方炮制，和匀焙燥，研极细末，炼蜜为丸，如芡实大。月内之儿，每服一丸，稍大者二丸，俱用茶汤化服。但觉微有泄泻，则药力行，病即减矣；如不泄再服之，重病每日三服，以愈为度。此方断不峻厉，幸毋疑畏。

【主治】小儿一切胎毒，胎热胎黄，面赤目闭，鹅口疮，重舌，木舌，喉闭乳蛾，浑身壮热，小便黄赤，大便闭结，麻疹斑瘰，游风癣疥，流丹隐疹，痰食风热，痄腮面肿，十种火丹。

【宜忌】胎寒胎怯面青白者忌之，乳母切忌油腻。

【方论】盖夫脏气流通者必不郁滞，或受毒于胎前，或感邪于诞后，遂尔中气抑郁，则见以前诸证。方内所用黄芩清上焦之热；黄柏清下焦之热；大黄清中焦之热，又藉其有推陈致新之功，活血除烦之力，能导三焦郁火从魄门而出。犹虑苦寒凝腻，复加槟榔、枳壳之辛散，为行气利痰之佐使。川芎、薄荷引头面风热从高而下趋；连翘解毒除烦；赤芍调营活血；牵牛利水，走气分而舒郁；滑石清润，抑阳火而扶阴，又能引邪热从小便而出。

夺命丹

【来源】《普济方》卷六十一。

【组成】白僵蚕（炒，去丝用）　寒水石（飞）　山豆根　紫河车　干胭脂　贯众　缩砂仁　马屁勃各一两　地栗沙一两　飞罗面一两　金星凤尾草一两　麝香（另研）半两

【用法】上为末，滴水为丸，每药一两作十五丸，蛤粉为衣。每丸冷水半盏，放药在水中，其药略有水米泡起，不用药，只服水半盏，不拘时候。

【主治】缠喉风，急喉闭，牙关不能开，重舌、木舌、双乳蛾；并误吞竹木、鸡、鱼骨刺。

三物备急丸

【来源】《普济方》卷三六五。

【别名】三物丸（《普济方》卷三六六）。

【组成】木香（锉，炒）　干姜（炮）　巴豆（去皮心膜）各等分

【用法】上为末，炼蜜为丸如绿豆大。每服五丸，温水送下。大便利为度。
【主治】小儿心脾经为邪所客，重舌肿胀，语声不出，水饮不下；喉痹，水浆不下。

牛黄散

【来源】《普济方》卷三六五。
【组成】牛黄　朱砂　龙脑　铅霜　麝香　玄精石等分
【用法】上为末。刺出血后，用水洗拭之，然后用此药敷之。
【主治】婴儿重腭、重舌，口内肿满多涎，咽喉不利。

柘根煎

【来源】《普济方》卷三六五。
【组成】柘根弓
【用法】以水五升，煮取二升，去滓更煎，取五合。细细敷之，数数为之。
【主治】小儿心热，口内生疮，重舌、鹅口及燕口者。

秘传宁口散

【来源】《松崖医径》卷下。
【组成】蒲黄　竹沥
【用法】上调匀。敷舌下。
【主治】小儿重舌马牙，口舌生疮，咽喉不利。

一字散

【来源】《婴童百问》卷四。
【组成】朱砂　冰片各少许
【用法】蜜调，鹅翎刷口内。咽下无妨。
【主治】婴孩重舌、木舌、弄舌。

一捻金散

【来源】《婴童百问》卷四。
【组成】雄黄三钱　硼砂一钱　甘草半钱　片脑少许。
【用法】上为细末。干掺患处；或用蜜调涂。
【主治】

1.《婴童百问》：小儿鹅口，口疮。

2.《幼科类萃》：小儿重舌，木舌。

青液散

【来源】《婴童百问》卷四。
【组成】青黛一钱　朴消一钱　冰片少许
【用法】上为细末，蜜调。以鹅翎少许敷上。
【主治】婴孩、小儿鹅口，重舌，口疮。

抑火汤

【来源】《医学集成》卷二。
【组成】黄芩　黄连　炒栀　连翘　大力　荆芥　薄荷　木通　甘草　灯心
【用法】水煎服。外以冰硼散研吹。
【主治】重舌，木舌，紫舌。

急喉丹

【来源】《万氏家抄方》卷三。
【组成】山豆根　姜蚕（炒）　蚤休各一两　连翘　玄参　防风　射干各七钱　白芷五钱　冰片三分
【用法】上为极细末，糯米粉糊和成锭，铜绿二钱为衣。水磨服。
【主治】单蛾、双蛾，重舌。

清咽利膈散

【来源】《外科理例·附方》。
【别名】清咽利膈汤。
【组成】金银花　防风　荆芥　薄荷　桔梗　黄芩　黄连各一钱半　山栀　连翘各一钱　玄参　大黄（煨）　朴消　牛蒡子　甘草各七分
【用法】水煎服。
【主治】

1.《外科理例》：积热咽喉肿痛，痰涎壅盛，或胸膈不利，烦躁饮冷，大便秘结。

2.《灵验良方汇编》：积热咽喉肿痛，痰涎壅盛；及乳蛾喉痛，重舌木舌。

当归连翘汤

【来源】《幼科类萃》卷二十五。
【组成】当归尾 连翘 川白芷各三钱 大黄（煨） 甘草各一钱
【用法】上锉。用水一小盏煎，食前服。
【主治】
1.《幼科类萃》：小儿心脾有热，舌下有形如舌而小者，谓之重舌。
2.《万病回春》：重舌，及唇口两旁生疮。

五福化毒丹

【来源】《摄生众妙方》卷十。
【组成】生地黄五两 天门冬二两 玄参三两 甘草一两 硼砂五两 青黛五钱 麦门冬二两
【用法】上为末，炼蜜为丸，如鸡头子大。每服半丸，灯心汤化下。
【主治】小儿惊热，一切胎毒，口舌生疮肿胀，木舌重舌，牙根肿。

化毒丹

【来源】《摄生众妙方》卷十。
【组成】甘草三钱 桔梗五钱 玄参一两 人参三钱 茯苓二钱 薄荷五钱 青黛五钱 牙消一钱
【用法】上为细末，炼蜜为丸。薄荷汤化下。
【主治】小儿一切胎毒，口舌生疮肿胀，木舌，重舌，牙根肿胀。

皂角散

【来源】《古今医统大全》卷六十四。
【组成】皂角四五锭（不蛀者，去皮核，炙令干） 荆芥穗二钱
【用法】上为细末。以米醋调涂肿处。
【主治】重舌，喉痹。

如圣金锭

【来源】《医学入门》卷七。
【组成】硫黄 川芎 腊茶 薄荷 川乌 消石 生地各等分
【用法】上为末，生葱汁和成锭子。每服一锭，先以凉水灌漱，次嚼薄荷五七叶，却用药同嚼烂，以井花水咽下，甚者连进二服，并含之。
【主治】咽喉急闭，腮颔肿痛，乳蛾结喉，木舌，重舌。

一字散

【来源】《证治准绳·幼科》卷一。
【组成】朱砂 硼砂各半钱 龙脑 朴消各一字
【用法】上为极细末。先以针刺去青黄血汁，用盐汤洗拭。再用蜜调药少许，鹅翎蘸刷口内。咽下无妨。
【主治】重舌，重腭，重龈。

冰硼散

【来源】《外科正宗》卷二。
【组成】冰片五分 朱砂六分 玄明粉 硼砂各五钱
【用法】上为极细末。吹搽患上，甚者日搽五六次。
【功用】《中国药典》：清热解毒，消肿止痛。
【主治】
1.《外科正宗》：咽喉口齿新久肿痛，及久嗽痰火咽哑作痛。
2.《外科大成》：舌胀痰包，重舌木舌。
3.《医宗金鉴》：口疮，白点满口。
4.《药奁启秘》：小儿鹅口白斑，肿连咽喉，及一切喉痛，乳蛾。
【宜忌】《全国中药成药处方集》：忌食辛辣、荤、面等物。

神效吹喉散

【来源】《外科正宗》卷二。
【别名】神效吹口药（《种福堂公选良方》卷三）、

吹喉散（《外科传薪集》）。

【组成】薄荷　僵蚕　青黛　朴消　白矾　火消　黄连　硼砂各五钱

【用法】上为细末，腊月初一日取雄猪胆七八个，倒出胆汁，用小半和上药拌匀，复灌胆壳，以线札头，胆外用青缸纸包裹，将地挖一孔，阔深一尺，上用竹竿悬空横吊，上用板铺以泥密盖，候至立春日取出，挂风处阴干，去胆皮青纸，瓷罐密收，每药一两加冰片三分，同研极细。吹患上。

【主治】缠喉风闭塞，及乳蛾喉痹，重舌，木舌。

黄连泻心汤

【来源】《外科正宗》卷四。

【组成】黄连　山栀　荆芥　黄芩　连翘　木通　薄荷　牛子各一钱　甘草五分

【用法】水二钟，加灯心二十根，煎八分，食后服。

【主治】大人、小儿心火妄动，结成重舌、木舌、紫舌，胀肿坚硬，语言不利。

紫雪散

【来源】《外科正宗》卷四。

【别名】紫雪丹（《囊秘喉书》卷下）。

【组成】升麻　寒水石　石膏　犀角　羚羊角各一两　元参二两　沉香　木香各五钱　甘草八钱

【用法】水五碗，同药煎至五碗，滤清，再煎滚，投提净朴消三两六钱，微火慢煎，水气将尽欲凝结之时，倾入碗内，下朱砂、冰片各二钱，金箔一百张，各预研细和匀，碗炖，水内候冷，凝成雪也。大人每用一钱，小儿二分，十岁者五分，徐徐咽之即效。病重者加一钱亦可，或用淡竹叶、灯心汤化服。

【主治】

1.《外科正宗》：小儿赤游丹毒，甚者肚腹膨胀，气急不乳，伤寒热躁发狂，及外科一切蓄毒在内，烦躁口干，恍惚不宁。

2.《医宗金鉴》：重腭，舌疔，及小儿赤游丹失治，毒气入里，腹胀坚硬，声音嘶哑，吮乳不下咽者。

五福化毒丹

【来源】《明医指掌》卷十。

【组成】玄参三两　桔梗三两　甘草七钱　牙消五钱　青黛一两　人参七钱　茯苓一两半　一方加黄连一两（炒）

【用法】上为末，炼蜜为丸，每丸重一钱，朱砂为衣。薄荷汤下；疮疹后余毒上攻，口齿臭气，生地黄汁化下。

【主治】小儿胎中受热，大小便不利，丹毒疮疡，赤疹赤目，重舌，木舌，口疮。

加味二陈汤

【来源】《济阳纲目》卷一〇五。

【组成】半夏（姜制）一钱三分　茯苓　黄连　青竹茹各一钱　生地黄（酒洗）一钱半　当归（酒洗）　陈皮（去白）各八分　桔梗五分　甘草梢二分

【用法】上锉一剂。加生姜三片，水煎，食后服。

【功用】清火化痰。

【主治】舌下肿结如核，或重舌、木舌及满口生疮。

乌犀角膏

【来源】《济阳纲目》卷一〇六。

【组成】皂荚两条（捶碎，用水三升，浸一时久，滤汁去滓，入瓦器内，熬成膏）　好酒一合　焰消　百草霜　人参各一钱（为末）　硼砂　白霜梅各少许

【用法】上拌和，用鹅翎点少许于喉中，以出尽顽涎为度，却嚼甘草二寸咽汁吞津。若木舌，先以粗布蘸水揩舌冷，次用生姜片擦之，然后用药。

【主治】咽喉肿痛，重舌，木舌。

立消散

【来源】《丹台玉案》卷三。

【组成】皂角刺　朴消　黄连　冰片各等分

【用法】上为末。掺患处，再煎黄连汤时时呷之。

【主治】重舌。

凉心散

【来源】《丹台玉案》卷六。
【组成】青黛 硼砂 黄连（人乳拌，晒） 人中白各二钱（煅过） 风化消 黄柏各一钱 冰片二分
【用法】上为极细末。吹入舌上。
【主治】重舌，鹅口及口疳。

清热饮

【来源】《丹台玉案》卷六。
【组成】黄连 生地各一钱 甘草 木通 连翘 石莲子各五分
【用法】上加淡竹叶七片，水煎，时时灌入口中。
【主治】

1.《丹台玉案》：重舌。

2.《医宗金鉴》：心脾积热，舌下近舌根处肿突似舌形。

朴消散

【来源】《幼科金针》卷下。
【组成】朴消二分 紫雪二分 白盐少许 冰片一分
【用法】上为细末。井水调敷。
【主治】重舌，木舌。

泻心散

【来源】《幼科金针》卷下。
【组成】犀角五分 川连一分 大黄二钱 山栀一钱 黄芩一钱 连翘一钱 薄荷叶五分 甘草五分
【用法】加灯心为引，水煎服。外以朴消散调敷。
【主治】重舌，木舌。

泻心汤

【来源】《嵩崖尊生全书》卷六。
【组成】黄连 山栀 荆芥 黄芩 连翘 木通 薄荷 牛蒡各一钱 甘草五分
【用法】加灯心，水煎服。另用针在患处刺出血，以冰硼散搽之。
【主治】重舌，木舌，紫舌，胀满坚硬。

金 丹

【来源】《医碥》卷七。
【组成】枪消一钱八分 蒲黄四分（生） 僵蚕一钱 牙皂一分半 冰片一分
【用法】上为细末。吹入喉。
【功用】消肿去痰。
【主治】

1.《医碥》：咽喉肿。

2.《医钞类编》：重舌。

【宜忌】性迅利，善走内，轻症不宜用。

消毒犀角饮

【来源】《疡医大全》卷十五。
【组成】鼠粘子（微炒）四钱 荆芥 黄芩 甘草各一钱 防风 犀角各五钱
【用法】水煎服。
【主治】内蕴热邪，咽膈不利，重舌，木舌，一切热毒。

紫 雪

【来源】《疡医大全》卷十七引窦太师方。
【组成】青矾（不拘多少，火煅通红，取出放地上出火毒） 硼砂 元明粉 冰片 麝香

方中青矾，《喉科秘钥》作“青盐”。

【用法】上为极细末，放舌下或喉间。
【主治】

1.《疡医大全》引窦太师：咽痛。

2.《喉科秘钥》：重舌、莲花舌。

金黄散

【来源】《杂病源流犀烛》卷二。
【组成】硼砂三钱 雄黄一钱半 朱砂七分
【用法】鲜薄荷打汁调敷。
【主治】疹后重舌，并两颊骨疙瘩。

消毒饮

【来源】《外科集腋》卷三。
【组成】黄连　连翘　山栀　黄芩　木通　荆芥　薄荷　牛蒡子　犀角　甘草
【主治】重舌，木舌，紫舌，一切热毒。

青黛散

【来源】《类证治裁》卷六。
【组成】黄连　黄柏　牙消　青黛　朱砂　雄黄　牛黄　硼砂　冰片
【用法】上为末。掺患处。
【主治】重舌。

绛雪丹

【来源】《卫生鸿宝》卷二引《方氏喉科参指掌》。
【组成】飞消一两（马牙消，用大西瓜上好头藤者一二个，挖去瓤，装满消，悬屋檐下，用瓷盆接其所滴之水，冰凝成雪；冬令其雪凝于瓜皮上者名银粉雪，更佳，其瓜内不尽之消取出，加消，另装入一瓜，如法再取，其消装过四五个瓜者，虽未飞雪亦可用）　朱砂（水飞）一钱　冰片　麝香各二分
【用法】研匀，每用少许吹患处，其凉如雪。
【主治】喉风肿痛，重舌，重腭，牙痈，悬痈，燕口，舌疔，及喉癣，喉疳溃烂者。

千金消盐散

【来源】《喉科心法》卷下。
【组成】千金不换丹一两　西瓜蜒蚰消五钱　炒上白食盐二钱
【用法】上为细末，用瓷瓶收贮，勿使受潮，受潮则化水也。须时时敷之。
【主治】重舌，木舌，重腭，牙龈暴肿，咽喉暴肿。
【宜忌】如已溃烂，勿用，恐大痛也。

戌　药

【来源】《咽喉秘集》。
【组成】硼砂三钱　元明粉二钱　青盐一钱（用火煅红，放在地上，越一日去火毒）
【用法】上为末。擦患处。
【主治】重舌，莲花舌。

紫霞云

【来源】《喉科枕秘》。
【组成】水银一钱　朱砂一钱　铅一钱（熔化，入水银和匀）　雄黄五分　麝香五厘　百草霜二钱
【用法】上为细末，每纸一条，用药五分，加艾卷作条。每日食后熏之，以七条为度，甚者九条即愈。
【主治】乳蛾、重舌，喉疳溃烂者。

凉血四神煎

【来源】《外科医镜》。
【组成】槐花三钱　生地四钱　丹皮二钱　茯苓二钱
【用法】水煎服。
【主治】舌上出血，重舌。

蒲灰散

【来源】《疑难急症简方》。
【组成】蒲黄（炒黑）
【用法】可填可掺，可服。
【功用】清火止血。
【主治】血泄不止，及舌衄，鼻血，重舌，木舌，并下部诸血。

东方甲乙丹

【来源】《千金珍秘方选》。
【别名】青龙丹。
【组成】灯草炭五钱　青黛三钱　犀黄一钱二分　硼砂二钱　珠粉（生研）三分　人中白三钱　冰片五厘　儿茶五分　道地紫雪丹五分　风化消二钱
【用法】上为末，和匀吹入。
【主治】喉症，口疳，重舌。

【加减】如喉症初起，并不腐烂，但形红肿。去犀黄、珠粉，加薄荷五分，蒲黄（生用）三分。

挂金散

【来源】《青囊秘传》。

【组成】鸡内金一钱　青黛三分　薄荷四分　白芷四分　蒲黄三分　冰片一分　甘草三分　鹿角炭一钱　挂金灯子二钱

【用法】上为末。吹。

【主治】口痈，舌菌，重舌，喉蛾。

清咽利膈汤

【来源】《外科选要·补遗方》。

【组成】连翘　黄芩　甘草　桔梗　荆芥　防风　党参各一钱　大黄　朴消各二钱

【用法】水二钟，煎八分，食远服。

【主治】积热，咽喉肿痛，痰涎壅盛；及乳蛾，喉痹，喉痈，重舌，或胸膈不利，烦躁饮冷，大便秘结。

十六、牙　衄

牙衄，又称齿衄、齿间出血、齿出血，是指非外伤之齿缝牙龈反复出血的病情，多见于牙宣、牙疳、龋齿等病的过程中，或是多种全身疾病的局部表现。牙衄属衄血范畴，《黄帝内经》对衄血作过较多论述。如《素问·厥论篇》说："太阳厥逆，僵仆呕血，善衄"，"阳明厥逆，喘咳身热，善惊衄"。《素问·气厥论》说："脾移热于肝，则为惊衄。"此后，《伤寒论》和《金匮要略》对衄血也作过论述。隋代《诸病源候论》第一次明确地论述了本证候的病因病机，说："手阳明之支脉入于齿。头面有风，而阳明脉虚，风挟热乘虚入齿，搏与血，故出血也。"认为本症内因阳明脉虚，外因风热而致。《类编朱氏集验医方》认为齿缝出血，属上实下虚证，治当以滋阴回阳。《证治准绳》对牙衄的病因病机有了进一步的论述，指出："血从齿缝中或齿龈中出谓之齿衄。"病因有风壅、肾虚、胃热等。治疗上亦有不同，风壅者当疏散风热，肾虚者宜滋阴镇阳，胃热者需清泻胃火，其治疗亦要内外治相结合。《景岳全书》对齿衄的论述更为详细，认为齿衄为"手足阳明二经及足少阴肾家之病。"同时还指出齿衄有阳明实热、肾水不足、阴虚有火及下元无火等不同证型，其治疗各有不同，此为论述齿衄证型之最全面者。《医学入门》认为齿衄因"胃与肾虚火上炎也。以牙床属胃，牙齿属肾。"治疗上外用药散涂覆，内服清热凉血、清胃降火之剂。清代，《外科大成》认为牙衄有胃经实热、胃经虚火、肾虚有火、肾虚无火之不同，并根据证型不同，采取不同的治疗发药。

本病可由过食辛辣炙煿，膏粱厚味，或长期酗酒，酒食蕴积生热，火热上炎，循经上越，蒸灼阳明脉络，使脉络受损；或温热病热盛肺胃，致令胃阴伤耗，胃火无制而偏亢，胃经虚火循经上炎，熏灼牙床，可令络伤血出；或由思烦过度，劳欲所伤，肾阴不足，水不制火，虚火上炎，上灼牙龈，则龈肉枯焦，脉络受损则血出；亦可由饮食劳倦，或思虑过度，或过用苦寒，致伤脾阳，脾气虚弱，统摄无权，血不循经，而从牙龈齿缝中渗漏而出。其治疗，当分虚实为要，属实火者治宜清热泻火；属虚火者，又有养阴清胃和滋肾阴降火；属脾气虚衰者治宜益气健脾。

龙骨散

【来源】《太平圣惠方》卷三十四。

【组成】白龙骨一两　生干地黄一两　干姜半两（炮裂，锉）　曲头棘针一分　白矾一分（烧灰）

【用法】上为末。每用半钱，揩敷齿龈下。

【主治】齿龈血出不止。

白矾散

【来源】《太平圣惠方》卷三十四。
【组成】白矾三分（烧灰） 蚺蛇胆一钱
【用法】上为细散。先以布揩齿，令血尽，每用半钱，以湿纸上掺药，于患处贴之。
【主治】
1.《太平圣惠方》：齿根血出。
2.《圣济总录》：痞䘌，龈肿有血出。

地黄汤

【来源】《太平圣惠方》卷三十四。
【别名】生地黄汤（《圣济总录》卷一二一）。
【组成】生地黄三两（切） 柳枝（锉）一合 黑豆二合
【用法】将豆及柳枝炒令黄，以无灰酒二盏沃之，即下地黄，更煎五六沸，去滓，热含冷吐。以愈为度。
【主治】齿龈出血。

当归散

【来源】《太平圣惠方》卷三十四。
【组成】当归 桂心 甘草各半两 白矾一两（烧令汁尽）
【用法】上为粗散，分为三度用。每度以浆水二大盏，煎至一盏，去滓，热含冷吐。
【主治】牙齿缝忽然出血。

黄连散

【来源】《太平圣惠方》卷三十四。
【组成】黄连 白龙骨 马牙消各一两 白矾一分 龙脑一钱
【用法】上为散，研入龙脑令匀。每用半钱，敷齿根下。
【主治】齿缝间出血，吃食不得。

牢牙散

【来源】《圣济总录》卷一二〇。
【组成】皂荚五挺（烧存性，小者用十挺） 附子一枚（生） 乳香（研）半两 麝香（研）少许
【用法】上为散。如常揩齿，良久漱之，频用。
【主治】风疳出血，及牙齿浮动。

骨碎补散

【来源】《圣济总录》卷一二〇
【组成】骨碎补（炒黑色）二两
【用法】上为细散。盥漱后揩齿根下，良久吐之，临卧再用，咽津不妨。
【主治】肾虚气攻，牙齿血出，牙龈痒痛。

当归汤

【来源】《圣济总录》卷一二一。
【组成】当归（焙干）一两 桂（去粗皮） 甘草（炙）各半两 矾石一分（熬枯）
【用法】上为粗末。每用三钱匕，水一盏，煎五七沸，去滓，热漱冷吐，一日两三次，即愈。
【主治】酒后，牙齿血涌出。

柳枝散

【来源】《圣济总录》卷一二一。
【组成】柳枝 桑枝 槐枝各一握（烧灰） 丹砂（研入）一分 皂荚（不蛀者，炙令赤）一分 麝香（研）一钱 小蓟根半两 凝水石（研）二两 生干地黄（焙）半两
【用法】上为细散。揩齿。
【主治】齿龈血出。

神效散

【来源】《圣济总录》卷一二一。
【组成】草乌头 青盐 皂荚各一分
【用法】上药于瓦器内烧灰存性。每用一字，揩牙。
【主治】牙缝出血。

竹叶汤

【来源】《魏氏家藏方》卷九。

【组成】苦竹叶不拘多少
【用法】水煎浓汤，漱之。
【主治】齿衄。

异香丹

【来源】《魏氏家藏方》卷九。
【组成】白芷　藿香叶（新者，净洗）　零陵香叶　木香（不见火）　桂花（不见火）　香附子（去毛，净洗）　甘松（净洗）　丁香（不见火）　鸡心槟榔　白豆蔻仁各一两　榆柑干三钱（去核）　当归（去芦头，洗净，酒浸一宿，焙干）半钱
【用法】上为细末，用甘草膏子为丸，如鸡头子大。每服一丸，含化。七日后，口有异香，面色光泽。
【主治】劳心思虑过度，胃中客热上攻，口气，齿衄，时时出血，牙齿浮动或疼痛，不能咀嚼饮食。

郁金散

【来源】《仁斋直指方论》卷二十一。
【组成】郁金　白芷　细辛各等分
【用法】上为细末。擦牙，仍以竹叶、竹皮浓煎，入盐少许，含咽，或炒盐敷亦可。
【主治】

1.《仁斋直指方论》：齿出血。
2.《奇效良方》：牙齿疼痛。

二妙丸

【来源】《类编朱氏集验方》卷九引何光甫方。
【组成】巴豆（不去壳）　荜澄茄各七枚
【用法】上为细末，绵裹。左齿病纳之左耳，右齿病纳之右耳。
【主治】齿衄。

必胜散

【来源】《济生续方》卷五。
【组成】蒲黄（略炒）　螺儿青各等分
【用法】上为细末。每用少许擦患处，少待，用温盐水漱之。
【主治】齿衄。

牢牙石燕子散

【来源】《御药院方》卷七。
【组成】石燕子十对（火烧醋淬七遍后，再烧一次，去醋气，细研）　青盐（研）　麝香（研）各一钱
【用法】上药各为细末。每用药半钱，以指蘸药刷擦牙龈上，合口少时后，用温酒漱咽，如不欲咽，吐出不用无妨，早晨只用一遍。
【主治】牙齿龈肉不固，及肾弱齿疏，或血出侵蚀。

生肌桃红散

【来源】《御药院方》卷九。
【别名】生鸡桃花散（《普济方》卷六十九）、生肌梅花散（《奇效良方》卷六十二）。
【组成】寒水石粉三两　朱砂（飞）二钱　甘草一字（炒）　脑子一字
【用法】上为细末。每用少许，干掺有窍处。
【主治】齿龈内出血，并有窍眼，时时吐血。

当归汤

【来源】《普济方》卷六十九。
【组成】当归　矾石　桂心　细辛　甘草各一两
【用法】上锉。以浆水五升，煮取三升，含之，每日五六次，夜二三次。无细辛，水煎亦可。
【主治】酒醉，牙齿涌血出；及齿风痛。

绿袍散

【来源】《医学入门》卷四。
【组成】黄柏　薄荷　芒消　青黛各等分
【用法】上为末，入冰片少许。掩上牙床即止。
【主治】齿缝出血。

五黑散

【来源】《点点经》卷二。

【组成】黄连（慎用） 山栀 天冬 麦冬 黄芩（炒黑）各二钱
【用法】上为细末。葱汤化服。
【主治】酒伤脾胃，牙缝流血，不拘身凉身热。

加味四物汤

【来源】《点点经》卷二。
【组成】四物汤加天冬 麦冬 黑蒲黄 香附 杜仲 故纸各一钱半 青盐一钱 甘草四分
【用法】加荷叶、蒲扇叶各二钱，烧灰为引。
【主治】酒毒湿热，染血成瘀，牙缝涌血如泉。

收血双解散

【来源】《点点经》卷二。
【组成】柴胡二钱 苁蓉（去甲）一钱 山栀 天冬 麦冬 黄芩 胆草 羌活 故纸各一钱半 香附 黄柏各一钱 甘草四分
【用法】葱白三茎、荷叶烧灰为引。
【主治】牙缝流血如泉，不拘身热身凉，及衄血不止。

固精汤

【来源】《点点经》卷二。
【组成】淮膝 杜仲 当归 陈皮 黄芩 骨皮 知母 川芎 白芍各一钱半 故纸一钱 红花五分 甘草四分
【用法】棕灰二钱为引。
【主治】血瘀，不拘牙缝，发尖流血。

五福化毒丹

【来源】《万病回春》卷七。
【组成】犀角 桔梗（去芦） 生地黄（酒洗） 赤茯苓（去皮） 牛蒡子（微炒）各五钱 朴消 连翘 玄参（黑者） 粉草各六钱 青黛二钱（研极细）
【用法】上为末，炼蜜为丸，如龙眼大。每服一丸，薄荷汤化下。
【主治】小儿壅积热毒，唇口肿破生疮，牙根出血，口臭颊赤，咽干烦躁，或痘疹余毒未解，或头目身体多生疮疖。
【加减】兼有惊，加朱砂为衣。

清胃散

【来源】《外科正宗》卷四。
【组成】黄芩 黄连 生地 丹皮 升麻 石膏各一钱

《外科证治全书》有生甘草一钱。
【用法】以水二茶钟，煎至八分，食后服。
【主治】胃经有热，牙齿或牙龈作肿，出血不止。

楝果裘

【来源】《外科正宗》卷四。
【组成】楝树果二个
【用法】连肉核捣烂，丝绵包裹，先用温汤漱净瘀血，塞于牙缝内。其血自止。
【主治】阳明胃经实火上攻，血从牙缝流出。

加味四物汤

【来源】《济阳纲目》卷一〇七。
【组成】当归 川芎 芍药 生地黄（酒洗） 牛膝 香附 生甘草 侧柏叶
【用法】上锉。水煎漱口；或服亦可。
【主治】阴虚气郁，牙出鲜血。

干葛防风汤

【来源】《症因脉治》卷二。
【组成】干葛 防风 荆芥 石膏 知母
【主治】外感牙衄，右脉浮数，身热无汗，有表邪者。

干葛清胃汤

【来源】《症因脉治》卷二。
【组成】升麻 生地 丹皮 川连 甘草 干葛 石膏
【主治】外感牙衄，身热有汗，右脉浮数，无表邪者。

升麻清胃散

【来源】《症因脉治》卷二。
【组成】升麻 生地 川连 丹皮 山栀 当归 大黄（酒蒸）
【主治】内伤牙衄，右关洪数，由于肠胃积热者。

麦门冬散

【来源】《诚书》卷七引钱乙方。
【组成】人参 赤茯苓 麦冬 天冬 熟地 白茅根（去皮） 生地各二钱 甘草（炙）一钱
【用法】水煎服。
【主治】

1.《诚书》引钱乙方：胃热口臭，牙根出血。

2.《幼科类萃》：小儿客热胃中，齿龈肿痛，或出鲜血。

二参汤

【来源】《外科大成》卷三。
【组成】人参 玄参各二钱或五七钱
【用法】水煎服。
【主治】

1.《外科大成》：牙衄属虚火者。

2.《医宗金鉴》：胃经虚火，牙龈腐烂，淡血渗漏不已者。

蒺藜汤

【来源】《外科大成》卷三。
【组成】白蒺藜一两
【用法】上为粗末。以水二钟，煎至一钟，入食盐一撮，漱之。
【主治】牙衄及牙痛根肿动摇者。

阖缝丹

【来源】《辨证录》卷三。
【组成】猴姜 人参 北五味 三七根末各一钱 甘草二分
【用法】各为细末，擦牙，含漱即止血。后用六味丸，则不再发。
【主治】齿缝出血。其血之来，如一线之标。

清胃饮

【来源】《嵩崖尊生全书》卷六。
【别名】清胃汤（《医宗金鉴》卷六十五）。
【组成】黄芩 黄连 生地 丹皮 升麻 石膏各一钱
【用法】外以草乌、青盐、皂角入瓦器内烧存性，擦之。

《医宗金鉴》：上以水二钟，煎至八分，食后服；治小儿胎风，乳母服，婴儿亦饮少许。
【主治】

1.《嵩崖尊生全书》：牙缝出血。

2.《医宗金鉴》：胃经实热之牙衄、口臭；小儿胎风，初起皮色红，状如汤泼火烧。

加味地黄汤

【来源】《幼科直言》卷五。
【组成】熟地黄 山药 山萸 丹皮 白茯苓 泽泻 黄柏 车前子
【用法】水煎，空心服。
【主治】小儿齿缝出血日久，服连翘解毒汤而不愈者。

连翘解毒汤

【来源】《幼科直言》卷五。
【组成】玄参 陈皮 甘草 黄连 石膏 薄荷 柴胡 归尾 连翘
【用法】竹叶为引。
【功用】清肺胃火邪。
【主治】小儿因肺胃火盛，或食辛热甜糖，厚味之物，致齿缝出血者。

麦冬汤

【来源】《仙拈集》卷二引苏东坡验方。

【组成】人参八分　茯苓　麦冬各一钱
【用法】水煎，温服。
【主治】齿缝出血成条。

清齿汤

【来源】《仙拈集》卷二。
【组成】薄荷　花粉　连翘　桔梗　玄参　木通　干葛各一钱　甘草五分
【用法】水煎服。
【主治】齿缝出血。

固齿擦牙散

【来源】《疡医大全》卷十六。
【组成】上好食盐（成块者，煅）　骨碎补　生软石膏各四两　新鲜槐花二两（一方有寒水石、没食子）
【用法】捣烂为丸，晒干再磨末。擦牙。
【功用】固齿。
【主治】齿衄。

擦牙散

【来源】《疡医大全》卷十六。
【组成】上好食盐（成块者。煅）　骨碎补　生软石膏各四两　新鲜槐花二两
【用法】捣烂为团，晒干再磨末。擦牙。
【功用】固齿。
【主治】齿衄。

擦牙散

【来源】《医级》卷八。
【组成】大黄四两　旱莲草　杜仲各十两　腌猪骨（煅）　青盐四两
【用法】上为末。每日清晨擦之。久则齿自固。
【主治】齿衄牙宣，动摇不固。

调胃承气汤

【来源】《外科证治全书》卷二。
【组成】大黄三钱（酒制）　元明粉一钱五分　甘草一钱　枳壳一钱五分
【用法】上水煎，去滓，入玄明粉、童便顿服。
【主治】牙衄，阳明壅盛之甚，口渴便秘而衄不止者。

红　袍

【来源】《囊秘喉书·医方》卷上。
【别名】铜绿散。
【组成】铜绿五分　腰黄一钱　冰片七厘五毫
【主治】肾经黑色铁皮疳，及牙宣，如牙龈与口唇内皮烂如云片，或龈中出血，或口碎。

苍玉潜龙汤

【来源】《医醇剩义》卷二。
【组成】生地四钱　龟版六钱　石膏三钱　龙齿三钱　石斛三钱　花粉二钱　丹皮一钱五分　羚羊角一钱五分　沙参四钱　白芍一钱五分　藕节三两　茅根五钱
【用法】同煎汤，代水饮。
【主治】阴虚阳亢，龙雷之火冲激胃经，齿缝出血，牙并不宣，多则血流盈盏，昼夜十余次，面红目赤，烦扰不安。

竹茹醋

【来源】《不知医必要》卷二。
【组成】生竹茹五钱（无生用干须加倍）
【用法】用醋浸一宿，不时含之。
【主治】牙龈出血。

羚羊角散

【来源】《医方简义》卷二。
【组成】羚羊角（镑）二钱　杏仁（光）三钱　米仁三钱　川芎一钱　当归三钱　茯神三钱　枣仁（炒）一钱　夏枯草三钱　甘菊二钱　石膏三钱　川贝母一钱　竹叶二十片
【主治】肝火上升，衄血牙宣。

条芩藕节汤

【来源】《医学探骊集》卷四。
【组成】条黄芩一两　藕节炭一两　栀子四钱　桂枝二钱　芥穗炭六钱
【用法】酒、水各半煎服。
【主治】血络中积有炭气，泽溢于一身，炭气积久成热，不能安于血络，遂由齿根达齿缝，致齿缝沁血，随唾而出，昼夜不止。
【方论】此方以条芩为君，专能清血中之热，以藕节炭、芥穗炭为佐，能去瘀生新，用栀子凉其心肾，桂枝通行经络，加元酒一半煎之，使其身见微汗，则炭气随汗可解矣。

苍玉潜龙汤

【来源】《内科概要》。
【组成】生地　龟版　石膏　石斛　花粉　丹皮　知母
【主治】胃火炽盛，血热上壅，鼻血，连及齿牙而出血者，脉洪大，甚则面红目赤，烦扰不安。

牙疳散

【来源】《北京市中药成方选集》。
【组成】血竭二两　人中白（煅）一两　儿茶二两　青黛一两　生硼砂一两　青果炭二两　冰片三钱
【用法】上为极细粉，过罗。用药少许，擦牙患处。
【功用】清胃热，消肿痛。
【主治】胃热火盛，牙痛牙疳，齿缝出血，牙床肿烂。

五福化毒丹

【来源】《全国中药成药处方集》（天津方）。
【组成】生地　连翘（去心）　桔梗　元参（去芦）各二两　赤芍　甘草　黄连各五钱　胆草三钱　青黛五钱　芒消三钱　银花一两　炒牛蒡子二两（上药共为细粉）　犀角粉一钱五分
【用法】上为细末，和匀，炼蜜为丸，一钱重，蜡皮或蜡纸筒封固。一至二岁每次服一丸，周岁以内酌减，白开水化下。
【功用】清实热，解毒。
【主治】小儿热毒实火，口舌生疮，牙根出血，颈颊赤肿，周身常生疮疖，疹后余毒不净。
【宜忌】疹后泻痢忌服。

冰硼散

【来源】《全国中药成药处方集》（天津方）。
【组成】生硼砂　玄明粉各一两　冰片一钱五分
【用法】上为细末，和匀，一钱重瓶装。将散少许，擦在痛处；咽喉肿吹于患处，待口涎徐徐流出，一日数次。
【功用】消炎止痛。
【主治】牙齿肿痛，牙缝出血，口舌生疮，咽喉肿痛。
【宜忌】忌烟、酒、辛辣食物。

冰硼散

【来源】《全国中药成药处方集》（沈阳方）。
【组成】生石膏一两　硼砂七钱　白僵蚕一钱　梅片三分
【用法】上为极细末。每用少许，吹擦皆效，先用冷茶漱口，漱净擦药，每日用五、六次。
【功用】清毒化腐。
【主治】口疮舌肿，咽喉糜烂，牙痛齿衄，舌干唇裂。

明目固齿方

【来源】《慈禧光绪医方选议》。
【组成】海盐二斤（拣净）
【用法】以百沸汤泡，将盐化开，滤取清汁，入银锅内熬干，研面，装瓷盒内。每早用一钱擦牙，以水漱口，用左右手指互取口内盐津，洗两眼大小眦内，闭目良久，再用水洗面。能洞视千里。
【功用】明目固齿，清火凉血解毒。
【主治】齿龈出血，喉痛，牙痛，目翳。

十七、龋齿

龋齿，亦称蛀齿、蛀牙、虫牙、蚛牙、蛀蚛等，是指牙体被蛀蚀，逐渐毁坏而成龋洞为主要表现的牙病。《史记·扁鹊仓公列传》："齐，中大夫病龋齿。"《诸病源候论》："牙虫是虫食于牙，牙根有孔，虫在其间，亦令牙疼痛。食一牙尽，又度食余牙"，"手阳明之支脉入于齿，足阳明脉有入于颊，遍于齿者。其经虚，风气客之，结搏齿间，与血气相乘，则龈肿。热气加之，脓汁出而臭，侵食齿龈，谓之龋齿，亦曰风龋。"指出龋齿有虫与风所致之别。

本病的发生，多由食物残渣塞于牙缝间隙，或过食甘甜、膏粱厚味，胃腑积热，上冲于口齿之间，湿热相搏，郁久生腐，渐致牙体蛀蚀，形成蛀洞，伤及牙体而痛。如《景岳丛书》："虫痛者，其病不在经而在牙，亦由肥甘湿热，化生牙虫以致蚀损蛀空，牙败而痛。"《辨证录》："不知过食肥甘，则热气在胃，胃火日冲于口齿之间，而湿气乘之，湿热相搏而不散，乃虫生于牙矣。"也有肾虚而牙病者，盖齿为骨之所终，而骨则主于肾。其治疗，清热祛湿为根本，胃腑实热者，治宜清胃泻火，祛湿止痛；肾阴亏虚者，治宜滋阴益肾，降火止痛。

定痛散

【来源】《普济方》卷六十八引《肘后备急方》。

【组成】附子一个（生，去皮脐）

【用法】上为末，熔蜡为丸，如粟米大。每用一丸，绵裹纳蚛孔中。一方为末，用生姜汁调，擦患处，良久，温盐汤盥漱。

【主治】蚛牙疼痛。

云母水

【来源】《备急千金要方》卷二十七。

【组成】上白云母二十斤

【用法】薄擘，以露水八斗作汤，分半洮洗云母，如此再过，又取二斗作汤，纳芒消十斤，以云母木器中渍之，二十日出，绢袋盛，悬屋上，勿使见风日，令燥，以水渍，鹿皮为囊，揉挺之，从旦至中，乃以细绢下筛，滓复揉挺，令得好粉五斗，余者弃之，取粉一斗，纳崖蜜二斤，搅令如粥，纳生竹桶中薄削之，漆固口，埋北垣南岸下，入地六尺，覆土，春夏四十日，秋冬三十日出之，当如泽为成，若洞洞不消者，更埋三十日出之。先取水一合，纳药一合，搅和尽服之，一日三次，水寒温尽自在。服十日，小便当变黄，此先疗劳气风疹也，二十日腹中寒癖消，三十日龋齿除，更新生，四十日不畏风寒，五十日诸病皆愈，颜色日少，长生神仙。

【功用】《医方考》：长生延年。

【主治】劳气风疹，腹中寒癖，龋齿。

矾石散

【来源】《外台秘要》卷二十二引《必效方》。

【组成】矾石（烧令汁尽） 藜芦（炙） 防风 细辛 干姜 白术 椒（汗） 甘草（炙） 蛇床子 附子（炮）各八分

【用法】上为散。每服方寸匕，温酒半升，搅调含之，漱吐勿咽之，一日三次。更以空酒漱去药气，然后吃食，百日齿已落者还生。

【主治】牙齿疼痛，风龋虫食，挺根出，齿已落者。

石黛散

【来源】《外台秘要》卷二十二引《广济方》。

【组成】干虾蟆（烧灰） 石黛 甘皮各等分

【用法】上为末。敷齿上。

【主治】䘌齿。

【主治】疳虫食齿。

附子塞虫孔丸

【来源】《外台秘要》卷二十二引《删繁方》。

【别名】附子丸（《圣济总录》卷一七二）。

【组成】附子一枚（炮）

【用法】上为末，以蜡和之为丸，准齿虫孔大小纳之，取愈止。
【主治】龋齿。

椒 汤

【来源】《外台秘要》卷二十二引《删繁方》。
【组成】蜀椒一两 矾石半两 桂心一两
【用法】上以水三升，煮取一升，去滓含之，漱齿勿咽汁。
【主治】虫齿痛。

升麻揩齿方

【来源】《外台秘要》卷二十二引《养生论》。
【组成】升麻半两 白芷 藁本 细辛 沉香各三分 寒水石六分（研）（一方有石膏 贝齿各三分 麝香一分）
【用法】上为散。每朝杨柳枝咬头软，点取药揩齿，香而光洁。
【主治】痟虫食齿。

川升麻揩齿散

【来源】《太平圣惠方》卷三十四。
【组成】升麻半两 白附子一分（炮裂） 密陀僧一分 露蜂房一分 槐枝灰半两
【用法】上为末，别入生地黄汁一合，拌令匀。每服揩齿。
【主治】牙齿历蠹，齿根黯黑。

白矾散

【来源】《太平圣惠方》卷三十四。
【组成】白矾一分（烧灰） 蟾酥半分 干虾蟆一枚（焚灰） 雄黄半分 麝香半分 熊胆一分
【用法】上为细末。每用半钱，敷牙齿根。
【主治】龋齿龂肿出脓汁。

白附子散

【来源】方出《太平圣惠方》卷三十四，名见《圣济总录》卷一二一。
【组成】白附子（生用） 莽草 细辛 芎藭 高良姜各一分（锉）
【用法】上为细散。以绵裹少许，着龋上，有汁勿咽。
【主治】龋齿疼痛。

皂荚散

【来源】《太平圣惠方》卷三十四。
【组成】皂荚（炙黄焦） 荆芥 胡椒各一两
【用法】上为末。每用三钱，以水一大盏，煎至七分，去滓，热含冷吐。
【主治】齿风蛀，疼痛不可忍。

皂荚散

【来源】《太平圣惠方》卷三十四。
【别名】皂盐散（《圣济总录》卷一一九）。
【组成】皂荚一挺（去皮，炙令赤色） 川升麻 白矾（烧灰） 甘松香 细辛（洗，去苗土）各一分 槐白皮半两 盐花半两
【用法】上为散。以盐揩齿后，用散半钱匀敷之。以愈为度。
【主治】牙齿历蠹暗黑。

谷精草散

【来源】《太平圣惠方》卷三十四。
【组成】谷精草一两（烧灰） 马齿苋半两（干者） 甜瓜蔓苗半两 川升麻半两 白矾一分（烧灰） 干漆一分 猪牙皂荚一两 干虾蟆三两（烧灰）
【用法】上为细散。每用半钱，敷于患处，有涎即吐却，一日三次用之。
【主治】牙齿历蠹。

青矾散

【来源】《太平圣惠方》卷三十四。
【组成】青矾 黄矾 石胆 干地龙（烧灰）各一分

【用法】上为末。以绵裹纳在蛀孔中，每日一度换。得恶血及碎骨出尽为度。
【主治】急疳，虫蚀牙齿彻骨碎。

青黛散

【来源】《太平圣惠方》卷三十四。
【组成】青黛　柑子皮各一两　干蛤蟆一枚（五月五日者，烧灰）
【用法】上为细散。以生地黄汁调，贴龈上，一日换二次。
【主治】齿䘌，日夜疼痛不止。

虾蟆散

【来源】《太平圣惠方》卷三十四。
【组成】干虾蟆一枚（炙焦）　青黛一分（细研）　柑子皮半两　细辛半两　白鸡粪一分（烧灰）　麝香半钱（细研）　干姜一分（炮裂，锉）　芦荟一分（细研）
【用法】上为细散，同研令匀。绵裹如黍米大，纳虫孔中；无虫孔者，以一字敷于患处。有涎即吐却。
【主治】龋齿疼痛。

独活丸

【来源】《太平圣惠方》卷三十四。
【组成】独活　防风（去芦头）　芎藭　细辛　当归　沉香　生干地黄各一两　鸡舌香　零陵香　川升麻　甘草（炙微赤，锉）各半两

方中生干地黄，《圣济总录》作"黄芩"。
【用法】上为末，以蜡化为丸，如豇豆大。绵裹常含一丸，咽津。
【主治】牙齿历蠹，齿根暗黑。

莽草散

【来源】《太平圣惠方》卷三十四。
【组成】莽草一分　猪椒根皮半两
【用法】上锉。以浆水二中盏，煎十余沸，去滓，热含冷吐。
【主治】牙齿虫蚀，蛀孔疼痛，不能食，面肿。

莨菪子散

【来源】《太平圣惠方》卷三十四。
【组成】莨菪子一分（水淘去浮者，微炒）　细辛　鲫鱼（烧灰）　黄连各一分　人粪灰一两　干蛤蟆半两（烧灰）　石胆半两（细研）　甘草半两　麝香半分（细研）
【用法】上为散。每取少许，以绵裹纳蛀孔中，一日换三次，即愈。
【主治】齿䘌作孔，有虫疼痛。

黄丹散

【来源】《太平圣惠方》卷三十四。
【组成】黄丹半两　白矾一两　川升麻一分（末）　细辛一分（末）　麝香一钱（细研）
【用法】先研白矾、黄丹为细末，于生铁铫子内炒如火色，取出，于地上用纸一重衬，以物盖之出火毒，一宿后，入川升麻等三味，为细散。每用半钱，掺于患处。
【主治】牙齿历蠹色黑。

葶苈煎

【来源】《太平圣惠方》卷三十四。
【组成】苦葶苈末　地龙末各一分　麝香半钱（细研）　腊月猪脂三两
【用法】先煎猪脂令化去滓，次入诸药，煎十余沸，于瓷盒中盛。以柳枝点药，于火上炙令热，烙牙齿缝中十余度，一日三五遍。
【主治】齿䘌。

硫黄烙方

【来源】《太平圣惠方》卷三十四。
【组成】硫黄一分
【用法】上以旧铁铧头一个，于炭火中烧令赤，将硫黄着其上，更入少许猪脂相合，熬令沸，以柳枝子棉裹头，揾药，乘热烙齿缝。
【主治】齿䘌生疮。

藜芦丸

【来源】《太平圣惠方》卷三十四

【组成】藜芦一分 川椒半两（去目及闭口者，微炒去汗） 麝香一分（细研） 附子半两（去皮，生用）

【用法】上为末，消黄蜡为丸，如粟米大。每用一丸，纳虫孔中，有津即吐却。

【主治】牙齿蚛痛，日夜不止。

麝香散

【来源】《太平圣惠方》卷三十四。

【组成】麝香 雄黄 白矾（烧灰） 石胆 川升麻各一分

【用法】上为细散。绵裹一字，纳蚛孔中；并以乳汁调少许，涂齿龈烂处。

【主治】

1.《太平圣惠方》：牙齿蚛痛，日夜不止，齿龈烂臭；急疳，口中及齿龈肿，并口鼻有疮。

2.《普济方》：鼻疳。鼻中赤痒，壮热多啼，毛发干焦，肌肤消瘦，鼻下连唇生疮赤烂。

升麻散

【来源】《太平圣惠方》卷三十六。

【组成】川升麻一两半 细辛半两 藁本半两 防风半两（去芦头） 芎藭半两 甘草半两（炙微赤，锉）

【用法】上为末。每用少许敷齿龈上。即愈。

【主治】口臭及䘌齿。

细辛煎

【来源】方出《太平圣惠方》卷三十六，名见《景岳全书》卷六十。

【组成】细辛

【用法】煎取浓汁，热含冷吐。

【主治】口臭及䘌齿肿痛。

乳香定痛散

【来源】《袖珍方》卷二引《太平圣惠方》。

【别名】神圣散。

【组成】乳香 没药 川芎 石膏 雄黄 盆消各等分 脑 麝少许

【用法】上为细末。口噙水，搐鼻内。

【主治】偏正头痛，鼻塞声重，风蛀牙疼。

韭叶膏

【来源】《古今医统大全》卷六十四引《经验方》。

【组成】韭叶（连根洗净）

【用法】上捣烂，同人家门限下及地板上细泥和匀。擦痛处腮上，外用纸贴。一时下有细虫在于泥上，可以除绝病根。

【主治】虫牙痛。

椒盐散

【来源】《仁斋直指方论》卷二十一。

【别名】如神散（《太平惠民和济局方》卷七续添诸局经验秘方）。

【组成】川椒 白盐 露蜂房（炒）各等分

【用法】上锉细。每服二钱，以井水、葱白煎，热含冷吐。

《兰台轨范》：川椒、露蜂房二味炙灰，为末擦。

【主治】

1.《仁斋直指方论》：齿虫痛。

2.《太平惠民和济局方》（续添诸局经验方）：新久风牙、虫牙，攻疰疼痛，日夜不止，睡卧不安，或牙齿动摇，连颊浮肿。

3.《御药院方》：舌肿强，及龈肿不消。

玉池散

【来源】《太平惠民和济局方》卷七（续添诸局经验秘方）。

【组成】当归（去芦） 藁本 地骨皮 防风 白芷 槐花（炒） 川芎 甘草（炙） 升麻 细辛（去苗）各等分

【用法】上为末。每用少许揩牙，痛甚即取二钱，水一盏半，加黑豆半合，生姜三片，煎至一盏，稍温漱口，候冷吐之。

【主治】风蛀牙痛，肿痒动摇，牙龈溃烂，宣露出血，口气等。

细辛散

【来源】《太平惠民和济局方》卷七（续添诸局经验秘方）。

【组成】红椒（去目，炒） 鹤虱 牙皂 荜茇 缩砂（去壳）各半两 荆芥（去梗） 细辛（去苗）各一两 白芷 草乌各二两

【用法】上为细末。每用少许，于痛处擦之。有涎吐出，不得咽。少时，温水漱口，频频擦之。

【功用】疏邪杀虫。

【主治】

1.《太平惠民和济局方》（续添诸局经验秘方）：风蚛牙痛，或牙龈宣烂，牙齿动摇，腮颔浮肿。

2.《医略六书》：虫牙蛀，脉滑者。

【方论】《医略六书》：牙蛀，本厥阴风化之气生虫蚀牙，而齿不坚牢，故齿骨损坏焉。荆芥疏血中之风，细辛散少阴之风，白芷散风燥湿，川椒温中杀虫，牙皂通窍杀虫，鹤虱祛湿杀虫，荜茇暖胃逐虫，砂仁理气开胃也。为散擦牙，使风虫消化，则齿日肃清，而齿骨坚固。

矾石散

【来源】方出《海上方》，名见《圣济总录》卷一一八。

【组成】明矾五钱 麝香一分

【用法】上药相和，搽齿上。

【主治】

1.《海上方》：口气臭。

2.《圣济总录》：䘌齿。

附子散

【来源】《圣济总录》卷一一九。

【组成】附子（炮裂，去皮脐） 升麻 桂（去粗皮） 细辛（去苗叶） 麻黄（去根节） 人参 干姜（炮） 黄芩（去黑心） 甘草（炙，锉） 当归（切，焙）各一分

【用法】上为散。每用少许，贴齿龈上，日三五遍。咽津不妨。

【主治】䘌齿，齿龈紫黑，皴痒臭烂。

细辛散

【来源】《圣济总录》卷一一九。

【组成】细辛（去苗叶） 蟾酥（炙干） 瓜蒂 黄连（去须）各一分

【用法】上为散。每用一钱匕，涂贴齿龈上，一日三五次。

【主治】齿䘌。

柳枝膏

【来源】《圣济总录》卷一一九。

【组成】柳枝（锉）一握 防风（去叉，锉） 细辛（去苗叶，锉） 盐花各一分

【用法】用水三盏，煎至一盏半，去滓更煎成膏，以瓷器收。每用薄纸，剪如柳叶，涂药贴齿上。

【主治】齿历蠹。

胡桐泪散

【来源】《圣济总录》卷一一九。

【组成】胡桐泪一两 丹砂半两 麝香一分

【用法】上为极细散。常用揩齿。

【主治】牙齿历蠹，齿根黯黑。

雄黄膏

【来源】《圣济总录》卷一一九。

【组成】雄黄（别研）半两 牛酥五两 黄蜡 白蜜各一两 丹砂（别研）一分 藁本（去苗土）三分 藜芦（去芦头）一分 杏仁（汤浸去皮尖双仁，焙） 升麻 芎藭 白芷各半两

【用法】上除别研药并蜜蜡外，余细锉，先于铛中以酥煎所锉药，候杏仁赤黑色，滤去滓，下蜜蜡煎一二十沸，候膏成，续下别研药，搅匀住手，候凝成膏，于瓷器中盛。每以少许涂齿病处，或点虫孔中。

【主治】齿䘌，虫蚀牙齿。

麝香散

【来源】《圣济总录》卷一一九。
【组成】麝香一字　定粉一钱　黄蜡半两
【用法】先细研前二味，后熔蜡调之，摊在纸上。每临卧时煎作片子，贴所患齿龈上。
【主治】齿历蠹。

二白丸

【来源】《圣济总录》卷一二〇。
【组成】白僵蚕（炒）　白矾（熬枯）各半两
【用法】上为细末，以腊月猪脂为丸。纳于孔中。
【主治】齿痛蚛孔。

干姜散

【来源】《圣济总录》卷一二〇。
【组成】干姜（炮）　白矾（烧）　蛇床子（微炒）　甘草（炙，锉）　细辛（去苗叶）　蜀椒（去目并闭口，炒出汗）　附子（炮裂，去皮脐）　防风（去叉）各一两　藜芦（去芦头）一分
【用法】上为散。每用一钱匕，热酒调，热漱冷吐，一日三次。
【主治】风疳虫蚀牙齿动摇，挺出隐痛。

升麻散

【来源】《圣济总录》卷一二〇。
【别名】地骨皮散（《普济方》卷六十七引《十便良方》）。
【组成】升麻　当归（切，焙）　防风（去叉）各一两　藁本（去苗土）　甘草（炙，锉）　白芷　细辛一两　芎䓖一两　地骨皮一两　独活一两
　　方中白芷用量原缺。
【用法】上为散。每用五钱，以水二大盏，煎至一盏，去滓，热含冷吐。
【主治】风疳，虫蚀齿痛。

立止丸

【来源】《圣济总录》卷一二〇。
【组成】肥皂荚（去皮子，取肉）　草乌头（不去尖）各一两　乳香（研）一钱
【用法】上为末，薄面糊为丸，如梧桐子大。每用一丸，入蚛孔中，涎出即吐。
【主治】风蛀牙痛。

乳香散

【来源】《圣济总录》卷一二〇。
【别名】金针丸（《本草纲目》卷二十）。
【组成】乳香一分　补骨脂（炒）半两
　　方中补骨脂，《本草纲目》作“骨碎补”。
【用法】上为散。每取少许，揩疼处，有蛀眼，则用软饭和药作挺子，塞蛀孔中。其痛立止。
【主治】牙疼蛀蚛，风虚上攻，连脑疼痛。

细辛丸

【来源】《圣济总录》卷一二〇。
【组成】细辛（去苗叶）　草乌尖　乳香各等分
【用法】上为末，熔黄蜡和捻作细条。临使时，旋于火上丸。塞蚛牙孔中。
【主治】一切风齿疼痛，及蚛牙。

细辛散

【来源】《圣济总录》卷一二〇。
【组成】细辛（去苗叶）　羌活（去芦头）　藁本（去苗土）　当归（切，焙）　附子（炮裂，去皮脐）　牛膝（酒浸，切，焙）　木香　甘草（炙，锉）各半两　矾石（枯）少许　皂荚（入盐烧灰）少许
【用法】上为散。常用揩牙。
【主治】久患风牙，疼痛疳䘌。

蜂房汤

【来源】《圣济总录》卷一二〇。
【组成】蜂房一枚（炙，劈碎）　豉四十九粒　蜀椒（去目并合口者）二七粒
【用法】上以水二盏半，煎十余沸，去滓，热含冷吐。若齿龈肿者尤效。

【主治】牙齿痛有虫。

蜀椒汤

【来源】《圣济总录》卷一二〇。
【组成】蜀椒（去目并闭口者） 桂（去粗皮）各一两 白矾（烧灰）半两
【用法】上为粗末。每用三钱匕，水一盏，煎三五沸，去滓，热含冷吐，以愈为度。
【主治】牙齿虫疼痛。

麝胆散

【来源】《圣济总录》卷一二〇。
【别名】麝香散（《普济方》卷六十八）。
【组成】麝香 石胆各一分
【用法】上为细散。每用一字。掺敷患处，每日三次，以愈为度。
【主治】虫蚀牙齿，片片自落。

牛膝散

【来源】《圣济总录》卷一二一。
【组成】牛膝一两（烧为灰）。
【用法】上为末。以少许着齿间含之。
【功用】解骨槽毒气。
【主治】牙齿风䶩疼痛。

乌头丸

【来源】《圣济总录》卷一二一。
【组成】乌头（炮裂，去皮脐）半两 五灵脂一两
【用法】上为末，以醋一升，煮大枣二十个，醋尽为度，取枣肉和药为丸，如绿豆大。用绵裹一丸，于痛处咬，勿咽津。
【主治】牙齿风䶩疼痛。

去风散

【来源】《圣济总录》卷一二一。
【组成】升麻一两半 白芷 藁本（去苗土） 沉香（锉） 细辛（去苗叶） 丁香各一两 凝水石（研）二两
【用法】上为细散。再研匀，揩齿。
【主治】齿䶩宣露。

吴茱萸丸

【来源】《圣济总录》卷一二一。
【组成】吴茱萸（汤洗，焙干炒） 夜明沙（炒）各一分
【用法】上为末，以蟾酥为丸，如麻子大。绵裹一丸，于痛处咬，勿咽津。以愈为度。
【主治】牙齿风䶩。

矾石汤

【来源】《圣济总录》卷一二一。
【组成】白矾（烧灰） 藜芦（去芦头） 干姜（炮） 白术 蜀椒（去目并闭口者，炒出汗） 附子（去皮脐，生用） 甘草（炙，锉）各半两 防风（去叉） 细辛（去苗叶）各三分 蛇床子一分
【用法】上为粗末。每用三钱匕，清酒一升，煎三五沸，热漱冷吐，一日二三次。
【主治】牙齿风䶩疼痛，虫蚀挺出。

细辛汤

【来源】《圣济总录》卷一二一。
【组成】细辛（去苗叶） 附子（去皮脐，生用）各半两 芎藭一两
【用法】上锉，如麻豆大。每服五钱匕，水二盏，煎十余沸，去滓，热漱冷吐。
【主治】牙齿风䶩肿痛，脓汁不止。

独活丸

【来源】《圣济总录》卷一二一。
【组成】独活（去芦头） 防风（去叉） 黄芩（去黑心） 零陵香 芎藭 细辛（去苗叶） 当归（切，焙）各半两 沉香（锉） 鸡舌香 升麻 甘草（炙，锉）各一两
【用法】上为末，熔蜡为丸，如小豆大。用绵裹一

粒，于痛处含化咽津，消尽即再用。
【主治】齿龋龈肿，脓出疼痛。

蜀椒汤

【来源】《圣济总录》卷一二一。
【组成】蜀椒（去目并闭口者，炒出汗） 芎䓖 细辛（去苗叶） 升麻 莽草 防风（去叉） 黄芩（去黑心）各一分
【用法】上为粗末。每用五钱匕，水二盏，煎三五沸，去滓，热漱冷吐。
【主治】牙齿风龋疼痛。

麝香散

【来源】《圣济总录》卷一二一。
【组成】麝香（研） 硇砂（研）各半钱 细辛（去苗叶） 青黛（研） 升麻各一分
【用法】上为散。先以针拨开风虫处，点药于虫孔中。药行痛即止。
【主治】牙齿风龋疼痛。

牛齿散

【来源】《鸡峰普济方》卷二十一。
【组成】牛齿不拘多少（烧灰）
【用法】上为细末。每用少许擦牙；或煎汤漱之亦佳；冷，吐之。
【主治】牙病。

皂角细辛散

【来源】《鸡峰普济方》卷二十一。
【组成】皂角半斤（去皮弦子，寸锉） 升麻 细辛各一两 盐二两（青盐尤佳，三味同淹二三宿，取出同炒存性） 柳枝（灰） 槐枝（灰，存性）各半两
【用法】上为细末，如常法治之。
【功用】止一切牙疼，兼能乌髭。
【主治】风蛀牙痛。

细辛散

【来源】《普济方》卷六十八引《海上方》。
【组成】细辛 草乌尖 乳香各等分
【用法】上为细末，熔黄蜡为条，用时就火丸，塞孔中，良久效，无孔，即咬于痛处，有涎即吐之。
【主治】蛀牙。

荜茇散

【来源】《普济方》卷六十八引《海上方》。
【别名】当面可。
【组成】良姜 荜茇 白芷 细辛 蜂窠 鹤虱各三钱
【用法】上为细末。以擦之。如牙蛀，用饭一粒药含之。即效。
【主治】风蛀牙疼，不可忍者。

荜茇散

【来源】《普济方》卷六十八引《海上方》。
【组成】鹤虱 良姜 荜茇 草乌各等分。
【用法】上为末，用青盐碾细，逐旋拌匀。每用少许，于疼处擦之。候有涎即吐出，用温水灌漱，即愈。药汁不可咽。
【主治】风蛀牙疼。

牢牙散

【来源】方出《三因极一病证方论》卷十六，名见《医学纲目》卷二十九。
【别名】双枝散（《袖珍方》卷一引《澹寮方》）。
【组成】槐枝 柳枝各长四寸一握（切碎） 皂角（不蚛者）七茎 盐四十文重
【用法】上药同入瓷瓶内，黄泥固济，糠火烧一夜，候冷，取出，为细末。用如常法。
【功用】牢牙，去风冷。
【主治】蚛龋宣露，不问老少。
【验案】齿疼脱落 有石佛庵主年七十余，云祖上多患齿疼脱落，得此方效，数世用之，齿白齐密。

升麻散

【来源】《杨氏家藏方》卷十一。
【组成】升麻 细辛（去叶土） 荜茇 胡椒 川

芎　川椒　甘松（洗去土）　香白芷各等分

【用法】上为细末。每用少许擦患处，良久漱去；若甚者，用沸汤调药二钱，乘热盥漱。涎出立愈。

【主治】风肿牙疼，齿根动摇。

立应散

【来源】《杨氏家藏方》卷十一。

【组成】杨梅根皮（厚者，去粗皮）一两　川芎三钱　麝香少许（别研）

【用法】上为细末，研匀。每用一字，先含温水一口，次用药于两鼻内搐之。涎出痛止为效。

【主治】风虫牙疼。

乳香膏

【来源】《是斋百一选方》卷八。

【组成】光明白矾（枯过）　滴乳香各等分

【用法】上为细末，溶蜡量多少和成膏，旋丸。看蚛牙孔子大小填之。其痛立止。

【主治】蚛牙痛。

红娘丸

【来源】《魏氏家藏方》卷九。

【组成】红娘子　福矾（枯）　全蝎　真石灰各等分

【用法】先将饼药盛于盏内，火上煎，候微沸即投石灰，次投诸药末即为丸，微干。以绵包丸安患处。

【主治】虫牙。

拈痛丸

【来源】《魏氏家藏方》卷九。

【组成】龙骨　乳香　血竭　生附子尖　蝎梢各等分

【用法】上为细末，水为丸。成块塞蛀孔中。

【主治】牙有蛀孔者。

香乌丸

【来源】《魏氏家藏方》卷九。

【组成】透明乳香　川乌头尖各等分。

【用法】上滴水为丸，如梧桐子大。安在蛀牙窍子内。噤定须是食顷，涎多吐出，温水漱口。如无窍子，旋用药末擦敷牙缝，噤定食顷，涎多吐出，温水漱口。如此用药三两次即愈。

【主治】风蛀牙疼不可忍。

香盐散

【来源】《济生方》卷五。

【组成】大香附子（炒令极黑）三两　青盐半两（别研）

【用法】上为细末，和匀。用如常法。

【功用】牢牙，去风冷。

【主治】蛀䘌宣露，一切齿疾。

蜂房散

【来源】方出《仁斋直指方论》卷二十一，名见《普济方》卷六十八。

【组成】直僵蚕　蜂房（炒）各等分　樟脑半分

【用法】上为末。将皂角肉挨浓浆，煮少顷，和作小丸，塞痛孔。

【主治】虫蛀牙痛。

鹤虱丸

【来源】《仁斋直指方论》卷二十一。

【组成】猪牙皂角三钱　川椒一钱半　生明矾　鹤虱各一钱

【用法】上为末，饭为丸，如麻子大。纳于虫牙孔中，有痰吐之。

【主治】虫蚀齿痛。

牙药麝香散

【来源】《御药院方》卷九。

【组成】绿矾（微炒）一两　石胆（炒）二钱　五倍子（去虫中瓤）一两二钱　诃子皮　何首乌　白茯苓（去皮）　白龙骨　甘松（去土）　藿香叶各四钱　缩砂仁八钱　零陵香六钱　百药煎一两二钱　细辛（去苗）二钱　麝香（研）一两

【用法】上为细末，入研者令匀。先用热浆水漱口，每用药少许擦牙含口，少时后用热水漱口，每日早晨用。
【功用】去腐臭。
【主治】牙齿不牢固，一切疳蚀黑牙缝。

乳香膏

【来源】《御药院方》卷九。
【组成】乳香　雄黄　细辛（净）　皂角（炙，存性）各一钱　莽草　麝香各半两
【用法】上为细末，熔黄蜡和成锭子。看虫窍大小，食后或临卧塞在窍内，用少许绵子填盖之。有津即吐，误咽不妨。
【功用】去虫止痛。
【主治】虫蚛，牙齿疼痛。

雄黄散

【来源】《御药院方》卷九。
【组成】川升麻　吴白芷　川芎　生干地黄　猪牙皂角（烧成性）各半两　寒水石（烧通赤）　白茯苓（去皮）各二两　华阴细辛（去叶净）三钱　青盐　麝香各一钱　胡桐律　雄黄末各三钱
【用法】上为细末。每用半字，蘸药擦患处，又煎漱渫吐，咽不妨。
【主治】牙齿动摇脱落，暗黑有虫，时发疼痛，渐至损坏。

荜茇散

【来源】《卫生宝鉴》卷十一。
【组成】荜茇二钱　良姜一钱　草乌（去皮尖）五分
【用法】上为末。每用半字，先含水一口，应痛处鼻内搐上，吐了水，用指粘药，擦牙疼处。立定。
【主治】风蚛牙疼，兼治偏正头疼。

立效丸

【来源】《医方类聚》卷七十三引《经验秘方》。
【组成】真杏仁（烧灰存性）　蜜蜡
【用法】上溶蜡，入杏仁灰末为丸，如绿豆大。纳入蛀牙孔处。
【主治】蛀牙疼。

荜茇散

【来源】《医方类聚》卷七十三引《烟霞圣效方》。
【组成】细辛一钱　荜茇一钱　良姜一钱　草乌头（生）半钱
【用法】上加胡椒一字，同为细末。如牙痛，先刷漱净，次用牙刷蘸药，疼处里外刷。漱毕不语少时。常用。
【主治】风蛀牙疼。

茱萸丸

【来源】《普济方》卷六十七。
【组成】吴茱萸（汤洗，焙干，炒）　夜明沙（炒）各一分
【用法】上为末，以蟾酥为丸，如麻子大。绵裹一丸，于痛处咬，勿咽津。
【主治】牙齿风龋。

雄黄丸

【来源】《普济方》卷三六六。
【组成】雄黄二钱　麝香半钱
【用法】上为末，软饮和为挺子，安在牙内。
【主治】小儿牙齿黑蛀，气息疼痛。

蛀牙散

【来源】《奇效良方》卷六十二。
【组成】白矾（枯）　滴乳香各等分
【用法】上为细末，熔蜡和成膏子，如粟米大。每用一丸，塞于蛀牙孔中。
【主治】蛀牙疼痛。

鲫鱼砒方

【来源】《奇效良方》卷六十二。
【组成】鲫鱼一个

【用法】破开，入信于内，放在地孔中，候鱼身上自然霜，扫，灯心点虫牙，咳嗽自落。
【主治】虫牙痛。

固齿延寿膏

【来源】《扶寿精方》。
【组成】珍珠五钱（绢作小袋盛之，豆腐一方，中开一孔纳珠袋，仍以原腐掩孔，留袋上一线悬锅口上，勿令珠袋落底，恐伤珠原气，桑柴火煮一炷香为度） 雄鼠骨（腊月内雄鼠一只，面作饼，将全鼠包完，外用盐泥复包，阴干，炭火烧红，冷定，破取骨）五钱 秋石二钱 龙骨（制法与鼠骨同）五钱 阳起石 象牙各五钱 鹿角霜五钱 广木香二钱半 沉香二钱 南川芎 怀熟地黄 白芍药 当归 乳香 没药各一钱 青盐一钱半 白芷 大小皂角各五分 破故纸（炒香，忌铁） 细辛（去土，洗净，晒干）三分

方中破故纸用量原缺。
【用法】上为极细末，白蜡五两，俱各作二分。用蜜煎罐一个，先将白蜡化开，次下一分药末，桑柴文火溶开蜡，将药搅匀，外用呈文纸二张，将前药一分散在纸上，用手擦磨药末，在纸上下周围，后将罐内药火化开，搅匀倾在纸上，周围俱用药汁走到，用刀作条。临卧贴在牙上一夜，次早取出，药条皆黑，齿牙渐贴渐固。
【功用】坚固牙齿，驱逐垢腻，益肾生津，壮骨强髓，添精倍力。
【主治】龈宣齿槁，黄黑腐败，风虫作痛，扯颊红肿。

乳香丸

【来源】《古今医统大全》卷六十四。
【组成】乳香一钱（另研） 巴豆三个
【用法】上为末，以黄蜡溶化为丸，如麻子大。每用一丸，塞孔中。
【主治】虫蛀牙疼。

韭子汤

【来源】《古今医统大全》卷六十四。
【组成】韭菜子一撮
【用法】用碗足盛之，以火烧烟，用小竹梗将下截破四开，纸糊密如喇叭样，引烟熏其蛀齿。如下牙蛀者，以韭子煎浓汤漱之。
【主治】虫牙。

蟾酥膏

【来源】《古今医统大全》卷六十四。
【组成】蟾酥少许 巴豆（去油，研如泥） 杏仁（烧）
【用法】上研如泥，以绵裹，如粟米大。如蛀牙，扎入蛀处；如风牙，扎入牙缝中，吐涎尽愈。
【主治】风蛀诸牙疼痛。

杀虫丸

【来源】《古今医鉴》卷九引俞元河方。
【组成】好信不拘多少 黄丹少许
【用法】以黄蜡熔成一块，旋用旋丸，如黄豆大，用白薄丝绵包裹留尾。如右牙疼，则塞右耳；左牙疼，则塞左耳；两边俱痛，则两耳俱塞，必深入耳孔。一夜其虫即死。
【主治】虫牙。

定痛散

【来源】《万病回春》卷五。
【组成】当归 生地黄 细辛 干姜 白芷 连翘 苦参 黄连 花椒 桔梗 乌梅 甘草各等分
【用法】上锉一剂。水煎，先噙漱，后咽下。
【主治】虫牙痛甚。

藜芦散

【来源】《景岳全书》卷六十。
【组成】藜芦（为末）
【用法】上为末。塞牙孔中。勿令咽汁，有涎吐之。
【主治】虫牙疼痛。

定疼散

【来源】《丹台玉案》卷三。

【组成】细茶叶 朴消 白芷 细辛 钟乳石 花椒各一两 冰片 麝香各一分

【用法】上为末。每日早、晚擦之。

【主治】虫牙作痛，不可忍者。

虫牙漱方

【来源】《证治宝鉴》卷十。

【组成】芫花 细辛 川椒 雷丸 鹤虱 蕲艾 小麦 细茶

【用法】煎汤漱口。

【主治】虫牙。

填齿散

【来源】《洞天奥旨》卷十。

【组成】人参一钱 骨碎补一钱 三七末一钱 同川蒺藜二钱 乳香一钱 鼠脊骨末一钱

【用法】上各为末，用黄蜡化开，团成丸，如齿窟大。填入隙，数日即愈；如蜡化，频填自愈。

【主治】齿窟。

天仙烟

【来源】《仙拈集》卷二。

【组成】天仙子（即韭菜子）一撮

【用法】水一大瓷盏，一碗覆水中，置韭子于瓷盏底内，点火烧之，水盆上盖酒漏斗一个，烟从孔出，将痛牙熏之，虫自水中出。

【主治】虫牙。

【宜忌】不可多熏，恐致牙动。

拈痛散

【来源】《仙拈集》卷二。

【组成】樟脑 硼砂 青盐 火消各一钱

【用法】上为末。敷之。

【主治】风火虫牙。

樟雄散

【来源】《医级》卷八。

【组成】樟脑 风化消 雄黄各等分

【用法】上为末。掺擦牙缝。

【主治】虫蛀牙痛。

甘遂牵牛子丸

【来源】《名家方选》。

【组成】甘遂 牵牛子 大黄各等分

【用法】上为末，糊为丸，如梧桐子大。白汤送下。

【主治】上部郁热诸疾，龋齿者。

虫牙散

【来源】《古方汇精》卷二。

【组成】雄黄五钱 荜茇八钱 上冰片八分

【用法】上为末，瓷瓶收贮。牙齿虫蛀作痛用擦之。

【主治】虫牙痛。

擦牙散

【来源】《经验百病内外》。

【组成】生大黄五钱 熟大黄五钱 生石膏五钱 熟石膏五钱 没石子一对 青盐一两

【用法】上为极细末。每早擦之。久久自有功效。

【主治】一切虫牙、火牙。

杀虫散

【来源】《不知医必要》卷二。

【组成】雄黄（拣明净的）六钱

【用法】上为细末。用真芝麻油一钟调匀，口含片时，漱出，再含再漱。数次即愈。

【主治】牙虫痛在一处，无论有脓无脓。

柴胡桃仁汤

【来源】《医学摘粹》。

【组成】柴胡三钱　桃仁三钱　石膏三钱　骨碎补三钱
【用法】水煎半杯，热服，徐咽。
【主治】虫牙。

固牙散

【来源】《经验各种秘方辑要》。
【组成】骨碎补一两　生大黄一两　熟大黄一两　生石膏一两　厚杜仲一两　生明矾五钱　熟枯矾五钱　全当归五钱　食盐一两　青盐一两
【用法】上为细末。每晨用以擦齿及牙根，俟药性到，然后漱口。久擦固齿，至老不脱。
【功用】固齿。
【主治】风火虫牙诸痛。

金星追涎丹

【来源】《喉舌备要》。
【组成】薄荷一两　川椒五钱　细辛一两　樟脑一两
【用法】上为细末，放铜锅内，上以瓷碗一个盖之，文武火炼，取霜用。
【主治】风火牙痛，虫牙。

十八、骨槽风

骨槽风，又名穿腮发、穿腮毒、牙槽风、牙叉、牙叉发等，是指以牙槽骨腐坏，甚或有死骨形成为其特征的病情。《重楼玉钥》："凡骨槽风者，初起牙骨及腮内疼痛，不红不肿，惟连及脸骨者，是骨槽风也。"病发多因三焦与胃二经风火邪毒上灼而成。《医宗金鉴》："骨槽风火三焦胃，耳前腮颊隐隐疼，腐溃筋骨仍硬痛，牙关拘急夹邪风。"治宜散风清热，祛寒解凝，补气血，托内毒。

丁香散

【来源】《太平圣惠方》卷三十四。
【组成】丁香一分　生地黄五两（以竹刀子切，放铜器内炒令黑色）　干虾蟆一分（炙）　莨菪子半两（炒黑）　麝香一钱（细研）
【用法】上为细散。每至夜间，用湿纸片子，上掺药，可齿断患处大小，贴之。有涎即吐，以愈为度。
【主治】齿漏疳，宣露及骨槽风，脓血不止。

地黄膏

【来源】《太平圣惠方》卷三十四。
【组成】生地黄一斤（取汁）　胡桐泪半两（细研）　麝香一分（细研）　白矾半两（烧灰细研）
【用法】先于银器中煎地黄汁，欲凝，下诸药，搅勿住手，膏成，于瓷盒中盛。每用少许，涂齿根下。
【主治】

1.《太平圣惠方》：牙齿宣露，齿根挺出，时出脓血不止。

2.《普济方》：骨槽风痛。

胡桐泪散

【来源】《太平圣惠方》卷三十四。
【组成】胡桐泪一两　槐树根　白蔷薇根　垂柳梢　李树根各五两
【用法】上为粗散。每用半两，以水二大盏，煎至一盏，去滓，热含冷吐。
【主治】骨槽疼痛，龈肿齿疏。

砒霜散

【来源】《太平圣惠方》卷三十四。
【组成】砒霜一钱　麝香　川升麻末　诃黎勒皮末　干虾蟆灰各半钱

【用法】上为细末。以皂荚五挺，水浸，掐取汁，熬成膏，调散子，涂于纸上，剪作片子，贴之。吐下恶涎。

【主治】牙齿风疳，骨槽风及口气。

地骨皮散

【来源】《幼幼新书》卷三十四引《博济方》。

【组成】地骨皮　麦芽各一两　猪牙皂角半两　青盐一合

【用法】上同捣令匀，粗入锅内炒过，再为末。每用先以盐水漱口，再用药末掺擦。

【主治】骨槽风，牙齿宣露，肿痒浮动，疼痛时作，或龈烂生疮。兼治口疮。

乌金散

【来源】《圣济总录》（文瑞楼本）卷一二〇。

【组成】槐白皮（锉）　猪牙皂荚　威灵仙（去土）　生干地黄　酸石榴皮（锉）　何首乌　青盐各一两（以上七味锉细，泥固济，入罐子内，用瓦一片盖口，炭火十斤烧赤，放冷取出，研末）　细辛（去苗叶）　升麻各半两（并捣罗为细末）　麝香一两（别研）

【用法】上为细末，相和令匀。每临卧用水调药半钱，涂在纸上，于牙龈上贴之，贴两三次即愈。如早作齿药用尤妙。

【功用】

1.《圣济总录》：牢牙。

2.《杨氏家藏方》：荣髭鬓。

【主治】骨槽风，牙龈肿痒，及风冷痛，齿宣有血。

胡桐泪散

【来源】《圣济总录》卷一二〇。

【组成】松节一两　细辛半两　胡桐泪一两　蜀椒一分（去目及闭口者，微炒）

【用法】上为散。分五次用，每次以酒二盏，煎十余沸，去滓，热含冷吐。

【主治】骨槽风痛，龈肿齿疏。

胡桐泪散

【来源】《圣济总录》卷一二〇。

【组成】生地黄一斤（取汁）　白矾半两（枯，研）　麝香一分（细研）　胡桐泪半两（细研）

【用法】上为极细末，与生地黄汁相和令匀，于银器中，即以文武火慢慢煎成膏。每用一字，食后、夜卧以药于牙龈上涂之。有津即咽。

【主治】骨槽风痛，龈肿齿疏。

草乌头散

【来源】《圣济总录》卷一二一。

【别名】草乌散（《普济方》卷六十五）。

【组成】草乌头一两（实大者，分作三份，一份烧存性，二份烧黑色为度）　青盐半两　细辛（去苗叶）半两　地龙（去土）一分

【用法】上为散。早、夜如齿药揩牙齿动摇处。

【主治】牙齿动摇疼痛，及骨槽风。

黄矾散

【来源】《圣济总录》卷一二一。

【组成】黄矾（甘锅烧通赤研入）一两　生干地黄（焙）　胡桐泪　升麻各半两　干虾蟆头二枚（炙焦）

【用法】上为散。每用半钱匕，干贴。良久吐津，甘草水漱口。一两服立效。

【主治】齿龈宣露，及骨槽风，小儿急疳，龈肉肿烂。

乌龙散

【来源】《中藏经·附录》卷下。

【组成】不蛀皂角（不得捶破，只剜去皂子，却入和皮尖杏仁一个在皂子处，烧存性）

【用法】上为细末，每一两加青盐一分，令匀。不拘时候，揩牙用。

【主治】骨槽风，牙龈肿。

乌金散

【来源】《鸡峰普济方》卷二十一。

【组成】何首乌　威灵仙　猪牙皂角　川椒各一两　醋石榴　槐白皮　干地黄　细辛各十两　麝香一钱（别研）　青盐一分

【用法】上为细末。每早以指捏少许于牙上，擦齿龈上。出涎良久，漱口。

【主治】骨槽风热，牙龈肿痒；及风冷疼痛，齿痛有血。

如垩散

【来源】《鸡峰普济方》卷二十三。

【组成】香白芷　苓苓香叶　甘草各一两　寒水石三两　草乌头末三钱　石胆　砒霜　铅白霜各一钱　硼砂半钱

【用法】上为细末，密收。每用时先漱净口，用半字轻揩，有涎吐了。

【主治】大人、小儿急慢牙疳，及牙断蚀漏，脓出不止，并骨槽风及牙肿痒闷者。

黄连消毒散

【来源】《东垣试效方》卷三。

【组成】黄连一钱　黄芩五分　黄柏五分　生地黄四分　知母四分　羌活一钱　独活四分　防风四分　藁本五分　当归尾四分　桔梗五分　黄耆二分　人参三分　甘草三分　连翘四分　苏木二分　防己五分　泽泻二分　橘皮二分

【用法】上锉，如麻豆大，都作一服。水三盏，煎至一盏半，去滓，食后温服。

【主治】

1.《东垣试效方》：疮疡。

2.《惠直堂方》：脑疽对口，及一切头上太阳经病，初患三日者；及骨槽风初起。

生肌散

【来源】《普济方》卷六十九。

【组成】枯白矾　白鲜皮　黄柏　白芷各等分

【用法】上为末。先服如意汤毕，上此药。

【主治】骨槽风，走马牙疳及金疮。

如意汤

【来源】《普济方》卷六十九。

【组成】荆芥穗　防风　薄荷叶　白芷　黄柏　黄连　地骨皮　贯众各等分。

【用法】上为粗末。水煎，温漱；外洗金疮。

【主治】骨槽风，走马牙疳，及金疮。

玉池散

【来源】《袖珍方》卷三。

【组成】藁本（去土）升麻　防风（去芦）　细辛　白芷　甘草节　当归　槐花　川芎　独活各等分

【用法】上为细末。每服三钱，加生姜三片，水一盏，煎七分，温漱，服之无妨。

【主治】牙脓血变骨槽风，及骨已出者。

乳香荜茇散

【来源】《医方类聚》卷一九一引《疮科通玄论》

【组成】天麻一钱　防风一钱　草乌一钱　荜茇一钱　细辛一钱　川乌一钱　乳香半钱　红豆一钱　荆芥穗一钱　没药半钱　官桂半钱　当归二钱　川芎二钱　盆消一钱　薄荷二钱　麝香少许

【用法】上为细末。每用一字，或半铜钱许，口噙温水，鼻内搐之。

【主治】牙疼，骨槽风。

驱风破毒散

【来源】《疮疡经验全书》卷一。

【组成】白矾　巴豆（去壳油）　红内硝　草乌尖　薄荷　猪牙皂角各等分

【用法】上为细末。先以鹅毛搅出风痰，再用本药吹之。

【主治】牙槽风。初起生于耳下及项间，隐隐皮肤之内略有小核，渐长如李子状，便觉红肿，或上或下，或左或右，甚则牙关口噤不开。

清热消疳散

【来源】《疮疡经验全书》卷一。

【组成】干葛 升麻 生草 贝母 黄连 黄芩 茯苓 桔梗 川芎 薄荷 防风 荆芥 羌活 青皮 牡丹皮 当归 白芍 生地 鼠粘子

【用法】上以水二钟，加灯心三十茎，煎服。

【主治】牙槽风。

【加减】虚，加人参、白术；年久，加草龙胆；热，加柴胡、前胡。

珍珠冰片散

【来源】《疮疡经验全书》卷二。

【组成】珍珠 红绒末 人中白（煅） 鸡内金（煅存性） 铜青 青靛 黄连 孩儿茶 细牙茶各一钱 枯矾二钱 冰片五分 麝香二分

【用法】上为细末。先用蚌水漱净患处，每掺入之，一昼夜一二十次。

【主治】骨槽风。

中和汤

【来源】《外科正宗》卷四。

【组成】人参 黄耆 白术 白芷 川芎 当归 甘草 桔梗 白芍各一钱 肉桂 麦冬 藿香各五分

【用法】水二钟，加生姜三片，大枣二枚煎，临服入酒一杯，食后服。

【主治】骨槽风。外症已经穿溃，流脓臭秽，疼痛不止者。

清阳散火汤

【来源】《外科正宗》卷四。

【组成】升麻 白芷 黄芩 牛蒡子 连翘 石膏 防风 当归 荆芥 白蒺藜各一钱 甘草五分

【用法】水二钟，煎八分，食后服。

【主治】骨槽风。牙根尽处结肿，连及耳项作痛。

升桔汤

【来源】《外科大成》卷二。

【组成】升麻 桔梗 昆布 连翘 射干 甘草等分

【用法】水煎，食远温服。

【主治】骨槽风，并咽喉、耳内痛。

清阳散火汤

【来源】《外科大成》卷二。

【组成】牛蒡子 防风 荆芥 薄荷 黄芩 龙胆草 黄连 贝母

【用法】水煎，食远温服。

【主治】骨槽风。

茵陈散

【来源】《张氏医通》卷十五。

【组成】茵陈 连翘 荆芥 麻黄 升麻 羌活 薄荷 僵蚕各五钱 细辛二钱半 大黄 牵牛（头末）各一两

【用法】上为散。每服三钱，先以水一盏煎沸，入药搅之，急倾出，食后和滓热服。

【主治】齿龈赤肿疼痛，及骨槽风热。

推车散

【来源】《外科全生集》卷四。

【组成】推车虫（即蜣螂，炙、研细末）一钱 干姜末五分

【用法】上为细末。每吹孔内。内有骨，次日不痛自出。吹过周时无骨出，则知内无多骨也。

【主治】骨槽风生多骨者。

清胃散

【来源】《医宗金鉴》卷六十三。

【组成】姜黄 白芷 细辛 川芎各等分

【用法】上为细末。先以盐汤漱口，再以此散擦牙痛处。内服清阳散火汤。

【主治】骨槽风初起。乃手少阳三焦，足阳明胃二经风火，起于耳前，连及腮颊筋骨隐痛，肿硬难消，热不盛者。

生肌散

【来源】《重楼玉钥》卷上。
【组成】赤石脂一两（水飞数次再用） 乳香一两（去尽油） 没药三钱（去尽油） 轻粉二钱五分 硼砂二钱五分 龙骨一两（火煅红，淬入米醋内，水飞） 孩儿茶二钱五分 大梅片三分
【用法】上为极细末。每于患处略用少许。
【主治】骨槽风溃后，骨已退出；鱼腮风，日久腮穿出脓者。

枣甲生肌散

【来源】《古方汇精》卷二。
【组成】指甲五钱（红枣去核，逐个包甲，长发五钱扎枣） 象皮薄片五钱
【用法】上药瓦上炙，溶成团，存性，为末，加麝香一钱，冰片三分，固贮。
【主治】骨槽风。

青胃散

【来源】《疡科遗编》卷上。
【组成】姜黄 白芷 细辛 川芎各等分
【用法】上为细末。先将盐汤漱口，然后蘸药擦牙。
【主治】骨槽风，坚硬痠木。体虚而寒者。

骨槽风丸

【来源】《春脚集》卷一。
【组成】好肉桂一两 炮姜五钱 麻黄三钱
【用法】上为细末，炼蜜为丸，梧桐子大。每服二三钱，用半夏三钱，白茯苓二钱，甘草一钱，白芥子二钱，生姜三片，水煎汤送服。
【主治】骨槽风。

骨槽风汤

【来源】《春脚集》卷一。
【组成】熟地一两 鹿角胶三钱（石碎，隔水炖化，冲服） 好肉桂一钱 白芥子二钱（炒，研） 甘草一钱 炮姜五分 麻黄五分
【用法】水煎，空心服。
【主治】骨槽风。

自制离骨丹

【来源】《喉科心法》卷下。
【组成】刺猬皮（一张，连刺按新瓦上焙老黄色）
【用法】上为细末。每服三钱，用白糖炒米粉拌食；或用米浆泛丸亦可。
【主治】骨槽风；各种多骨疽，顽骨不出，老脓成管者。

离骨丹

【来源】《喉科心法》卷下。
【组成】刺猬皮一全张（连刺，按新瓦上焙老黄色）
【用法】上为细末。用白糖炒米粉拌食；或用米浆泛丸亦可，每服三钱，自然骨出管退。轻则一张全愈，重则两张必愈矣。
【主治】骨槽风，各种多骨疽，顽骨不出，老脓成管。

牙疼塞耳丸

【来源】《理瀹骈文》。
【组成】川乌底 草乌尖 蜈蚣顶 全蝎梢 雄黄 川椒
【用法】捲纸，蘸醋炙干。塞两耳。
【主治】骨槽风阴症者；亦治耳聋。

乳香荜茇散

【来源】《理瀹骈文》。
【组成】天麻 防风 草乌 荜茇 川芎 细辛 乳香 硼砂 薄荷 麝香
【用法】上为末。口含温水漱，鼻内次之。
【主治】骨槽风，由风、虫牙痛溃烂变成者。

阳和二陈汤

【来源】《外科医镜》。

【组成】半夏三钱（九制） 广橘红三分 白芥子二钱 茯苓二钱 甘草一钱（生） 上猺桂一钱 炮姜五分 净麻黄三分
【用法】水煎服。
【主治】湿痰流注，耳后阴疽，骨槽风，乳疽，及少腹缓疽。
【加减】骨槽风，去白芥子，加僵蚕。

阳和化坚汤

【来源】《外科医镜》。
【组成】鹿角胶五钱 炒僵蚕二钱 白芥子二钱 甘草一钱（生） 上猺桂一钱 炮姜五分 麻黄三分
【用法】酒、水煎服。
【主治】骨槽风。

阳和救绝汤

【来源】《外科医镜》。
【组成】人参三钱 白术三钱 茯苓三钱 制半夏三钱 广橘红三分 僵蚕二钱（炒） 甘草一钱（生） 上猺桂一钱 炮姜五分 净麻黄三分
【用法】水煎服。
【主治】骨槽风误服凉剂，致肌肉坚凝腐臭者。

十九、牙　痛

牙痛，亦称齿痛，是指以牙齿疼痛为主症的病情。如为龋齿、牙痈、牙宣、骨槽风等兼见牙痛者，则当另论。此症早在《黄帝内经》已有论述，《素问·至真要大论》说："少阴在泉，热淫所胜……民病……齿痛。"《灵枢经·经脉》说："大肠手阳明之脉……是动则病齿痛颈肿。"《灵枢经·杂病》说："齿痛，不恶清饮，取足阳明；恶清饮，取手阳明。"

牙痛主要与手足阳明经和肾经有关，可由风火侵袭、胃火上炎、虚火上炎等引起。手、足阳明经脉分别入下齿、上齿，大肠、胃腑积热或风邪外袭经络，郁于阳明而化火，火邪循经上炎而发牙痛；肾主骨，齿为骨之余，肾阴不足，虚火上炎亦可引起牙痛。亦有多食甘酸之物，口齿不洁，垢秽蚀齿而作痛者。其治疗，实火牙痛，属风火者，宜疏风清热，解毒消肿；属胃火者，宜清胃泻热，凉血止痛；属阴虚火旺者，治宜滋阴益肾，降火止痛。

神明白膏

【来源】《肘后备急方》卷八。
【组成】当归 细辛各三两 吴茱萸 芎藭 蜀椒 术 前胡 白芷各一两 附子三十枚
【用法】上切，煎猪脂十斤，炭火煎一沸即下，三上三下，白芷黄膏成，去滓，密贮。看病在内，酒服如弹丸一枚，一日三次；在外，皆摩敷之；目病，如黍米大，纳两眦中，以目向风，无风可扇之；疮、虫齿，亦得敷之。
【主治】中风恶气，头面诸病，青盲，风目，烂眦，鼻塞，耳聋，寒齿痛，痈肿疽痔，金疮癣疥，缓风冷者。

苍耳汤

【来源】《普济方》卷六十六引《肘后备急方》。
【组成】苍耳子一合（根亦佳）
【用法】上锉。以水二盏，煎余沸，入盐少许，去滓，热漱冷吐。
【主治】牙齿疼。

松节汤

【来源】《普济方》卷六十六引《肘后备急方》。
【组成】松节（细锉如麻豆）一合
【用法】以水三盏，煎药二盏许，去滓，漱牙。

【主治】牙齿疼。

藜芦散

【来源】《普济方》卷六十七引《肘后备急方》。
【组成】藜芦（去芦头） 莽草各半两 细辛（去苗叶） 垣衣（东墙上取） 盐各一两 棘刺四十九枚（有钩者）
【用法】上为末，水调成剂，以荞麦面四两，和作饼子裹之，烧令通赤，于醋中蘸，焙干，为散。用柳枝咬头令软，揾散置齿间，良久温水漱，早晨、临卧用之。
【主治】牙痛断宣露，疼痛疳䘌。

哭来笑去散

【来源】《仙拈集》卷二引《集验方》。
【组成】樟脑 川椒（去目）各五钱
【用法】粗碗一只，椒铺底，脑盖面，覆碗一只于上，盐泥封固，火升二炷香，取药为细末。每用一二厘擦牙。
【主治】牙痛。

芎藭汤

【来源】《外台秘要》卷二十二引《古今录验》。
【组成】细辛一两 芎藭二两 附子一两（炮）
【用法】上切。以水六升，煮取二升，去滓，含之少许，冷即吐却，每日三四次。勿咽汁。
【主治】齿中风，疼痛，齲肿。

含漱汤

【来源】《备急千金要方》卷六引《古今录验》。
【组成】独活三两 黄芩 芎藭 细辛 荜茇各二两 当归三两 丁香一两（一方有甘草二两）
【用法】上锉。以水五升，煮取二升半，去滓，含漱之，须臾闷乃吐，更含之。
【主治】齿痛。

莽草汤

【来源】《外台秘要》卷二十二引《古今录验》。
【组成】莽草七叶 蜀椒九个
【用法】上以浆水二升，煮取一升。适寒温含满口，冷即吐之，一日二三次。
【主治】齿痛有孔，不可食饮，面肿。

干地黄汤

【来源】《备急千金要方》卷六，名见《圣济总录》卷一一九。
【别名】牢牙散（《普济方》卷六十五）。
【组成】生地黄 独活各三两
【用法】上锉。以酒一升，渍一宿，以含之。
【主治】齿根动痛。

白附子散

【来源】方出《备急千金要方》卷六，名见《圣济总录》卷一二一。
【组成】白附子 知母 细辛各六铢 芎藭高良姜各十二铢
【用法】上为末。以绵裹少许着齿上，有汁吐出，一日两度含之。
【主治】齲齿及虫痛；口气。

芎藭散

【来源】方出《备急千金要方》卷六，名见《普济方》卷六十五。
【组成】芎藭 细辛 防风 矾石 附子 藜芦 莽草各等分
【用法】上为末。绵裹如弹子大，酒浸，安所患处，含之勿咽，每日三次。刺破极佳。
【主治】齿痛。
【方论】《千金方衍义》：其芎、辛、防风、藜芦、莽草总攻风毒，矾石涤除垢腻，尚恐不逮，乃以附子雄悍之力助之。刺破极佳者，破则热毒得以外泄矣。

赤　膏

【来源】《备急千金要方》卷六。
【别名】丹参膏（《圣济总录》卷一一四）。

【组成】桂心　大黄　白术　细辛　川芎各一两　干姜二两　丹参五两　蜀椒一升　巴豆十枚　大附子二枚
【用法】上锉。以苦酒二升，浸一宿，纳成煎猪肪三斤，火上煎，三上三下，药成，去滓，可服可摩。耳聋者，绵裹纳耳中；齿冷痛则着齿间；诸痛皆摩；若腹中有病，服如枣许大，酒调下。咽喉痛，取枣核大吞之。
【主治】耳聋，齿痛。
【方论】《千金方衍义》：耳聋多缘痰湿闭遏，齿痛良由寒菀热邪，故用桂、附、椒、姜以破少阴之结，芎藭、细辛以散脑户之邪，白术、丹参逐湿和营，大黄、巴豆一开热结，一破寒结，苦酒、猪脂，与前陈醋、鸡膏同意，但鸡走肝而猪达肾，稍有不同，其润窍之用则一。可服可摩，可治久聋，可治齿痛，盖耳与齿总皆属肾也。

漱　汤

【来源】《备急千金要方》卷六。
【组成】腐棘刺二百枚
【用法】以水二升，煮取一升，旋旋含之，日四五度，以愈止。
【主治】齿痛。

桃白皮汤

【来源】方出《外台秘要》卷二十二引《救急方》，名见《圣济总录》卷一一九。
【组成】桃白皮　李白皮　槐白皮各等分
【用法】以酒煮，含之。取定。
【主治】牙疼。

矾石散

【来源】《外台秘要》卷二十二引《必效方》。
【组成】矾石（烧令汁尽）　藜芦（炙）　防风　细辛　干姜　白术　椒（汗）　甘草（炙）　蛇床子　附子（炮）各八分
【用法】上为散。每服方寸匕，温酒半升，搅调含之，漱吐勿咽之，一日三次。更以空酒漱去药气，然后吃食，百日齿已落者还生。
【主治】牙齿疼痛，风龋虫食，挺根出，齿已落者。

石胆敷方

【来源】《外台秘要》卷二十二引《广济方》。
【组成】石胆（研）
【用法】以人乳汁和，以敷痛齿上，或孔中，一日三二次，每以新汲水漱令净。
【功用】止痛生齿。
【主治】齿痛、齿落。

含　汤

【来源】《外台秘要》卷二十二引《广济方》。
【组成】肥松脂三两　皂荚一个（去皮子，炙令黄）　石盐七枚
【用法】上切。以水二升，煮取八合，去滓，温含，冷吐之。
【主治】牙齿疼，虫痛。

郁李根汤

【来源】《外台秘要》卷二十二引《广济方》。
【组成】郁李根五两　芎藭二两　细辛二两　生地黄四两
【用法】以水六升，煮取二升半，去滓。先以盐汤漱口，然后温含之，冷即吐，更含取愈。
【主治】齿牙风，挺出疼痛。

巴豆丸

【来源】《外台秘要》卷二十二引《广济》。
【组成】巴豆十枚（去皮心，熬，研如膏）　大枣二十个（取肉）　细辛一两（末）
【用法】上药相和，研为丸。以绵裹著所疼处咬之，一日三次。如有涕唾，吐却，勿咽入喉中。
【主治】牙疼。

芎藭散

【来源】《外台秘要》卷二十二引《删繁方》。

【组成】芎藭八分　白芷七分　甘草五分（炙）　桂心四分　杜衡四分　当归五分
【用法】上为末。每服方寸匕，以酒调下，一日二次。
【主治】心虚寒，口气臭冲人；及虫齿痛。

杉叶汤

【来源】《外台秘要》卷二十二引《备急方》。
【组成】杉叶三两　芎藭　细辛各二两
【用法】上切。以酒四升，煮取二升半。稍稍含之，取愈，勿咽之。
【主治】风齿肿。

地龙丸

【来源】《太平圣惠方》卷三十三。
【组成】干地龙一分（末）　麝香一分
【用法】上为细末，以黄蜡消汁，为丸如粟米大。每用一丸，纳于蚛孔中。咽津无妨。
【主治】牙疼。

地龙汤

【来源】《太平圣惠方》卷三十三。
【组成】干地龙一分（末）　麝香一分
【用法】上为细末，以黄蜡消汁，为丸如粟米大。每用一丸，纳于蚛孔中。咽津无妨。
【主治】牙疼。

胡椒丸

【来源】《太平圣惠方》卷三十三。
【组成】胡椒末一钱　蟾酥一字（浸过）
【用法】上药同研令相得，丸如麻子大。以绵裹于痛处咬之。有涎即吐却。
【主治】牙痛。

草乌头丸

【来源】《太平圣惠方》卷三十三。
【组成】草乌头半两（炮裂）　踯躅花二钱
【用法】上为末，以黄蜡消汁为丸，如绿豆大。绵裹一丸，于痛处咬之。有涎即吐却。
【主治】牙疼。

湿生虫丸

【来源】《太平圣惠方》卷三十三。
【组成】胡椒十颗　湿生虫一枚　巴豆一枚（去壳）
【用法】上先研胡椒令细，次下巴豆、湿生虫等，研令匀，用软饭和丸，如绿豆大。以绵裹一丸咬之，有涎即吐却。
【主治】
1.《太平圣惠方》：牙痛。
2.《圣济总录》：风齿疼痛。

川椒散

【来源】《太平圣惠方》卷三十四。
【组成】川椒一分　盐一分　露蜂房一分
【用法】上为散。以水一大盏，入葱白三寸，杓破，煎五六沸，去滓，热含冷吐。
【主治】齿疼。

升麻散

【来源】《太平圣惠方》卷三十四。
【组成】川升麻半两　莽草一分　桑寄生一分　地骨皮半两　槐白皮半两（锉）　防风半两（去芦头）　藁本一分　柳枝一握（锉）
【用法】上为散。每服五钱，以水二大盏，加盐末一钱，荆芥五穗，煎至一盏，去滓，热含冷吐，一日三次。
【主治】牙齿疼痛。

乌头丸

【来源】《太平圣惠方》卷三十四。
【组成】川乌头一分（生用）　附子一分（生用）
【用法】上为末，面糊为丸，如小豆大。以绵裹一丸，于痛处咬之。以愈为度。
【主治】牙痛。

乌头散

【来源】《太平圣惠方》卷三十四。
【组成】川乌头半两（炮裂，锉） 独活一两 郁李根白皮四两（锉）
【用法】上为散。每服五钱，以绵裹，用酒一升，浸一宿，煎五七沸，去滓，热含冷吐。
【主治】风齿疼痛。

巴豆丸

【来源】《太平圣惠方》卷三十四。
【组成】巴豆一枚（醋煮令熟，去皮） 硫黄一字 干姜一字 麝香一字
【用法】上为末，消黄蜡为丸，如粟米大。绵裹一丸，纳蚛孔中。
【主治】牙齿虫蚀有蚛孔，疼痛不可忍者。

白矾丸

【来源】《太平圣惠方》卷三十四。
【组成】白矾灰 黄丹各一钱 蝙蝠粪二十粒 巴豆一粒（麸炒微黄）
【用法】上为细末，以软粟米饭为丸，如粟米大，晒干。凡有蛀蚛孔疼痛不可忍者，以一丸于痛处咬之。立安。
【主治】牙齿被虫蚀，有蚛孔疼痛，牙齿根朽烂。

白杨皮散

【来源】《太平圣惠方》卷三十四。
【组成】白杨皮四握 细辛半两 露蜂房半两
【用法】上为散。每用三钱，以水一大盏，浸一宿，煎令三五沸，去滓，热含冷吐。
【主治】齿疼。

白杨皮散

【来源】《太平圣惠方》卷三十四。
【组成】白杨皮一握 地骨皮 苍耳子 川椒一分（去目及闭口者，微炒去汗） 盐半合 生地黄二两 杏仁一分（汤浸，去皮尖双仁） 细辛一两

方中地骨皮、苍耳子用量原缺。
【用法】上为散。每用半两，以水二大盏，煎至一盏，去滓，热含冷吐。
【主治】齿龈疼肿。

白芥子吹鼻散

【来源】《太平圣惠方》卷三十四。
【组成】白芥子 舶上莎罗 芸苔子各一两
【用法】上为细散。每用一字，如患左边疼，即吹右鼻中；如患右边，即吹左鼻中。仍先净洗鼻中，吹药即验。
【主治】牙疼。

地骨皮散

【来源】《太平圣惠方》卷三十四。
【组成】地骨皮一两 独活一两 莽草半两 细辛半两 附子一枚（生用，去皮脐） 杏仁半两（汤浸，去皮尖双仁，麸炒）
【用法】上为粗散。每用半两，以酒二升浸一宿，于铜器中慢火煎之，热含冷吐，勿咽，一日三次。
【主治】牙齿连颊骨相引疼痛。

芎藭散

【来源】《太平圣惠方》卷三十四。
【组成】芎藭一两 当归一两 独活二两 细辛半两 白芷半两
【用法】上为粗散。每用药半两，以水二大盏，煎至一盏，去滓，热含冷吐。
【主治】齿风疼痛，及口臭。

皂荚丸

【来源】《太平圣惠方》卷三十四。
【组成】猪牙皂荚三枚（去皮子） 汉椒七个（去目） 莽草半两
【用法】上为末，以枣肉为丸，如芥子大。每用一丸，纳蛀孔中。有涎即吐却。
【主治】齿风痛，或虫痛不可忍，根下有孔。

阿魏丸

【来源】《太平圣惠方》卷三十四。
【组成】阿魏　臭黄　砒黄各一分　雄黄一分
【用法】上为细散，以端午日粽子为丸，如梧桐子大。如牙疼在右边，即纳左边鼻中，以纸捻子塞之，合口闭气，良久即定。如患蛀牙，纳一丸，有涎即吐去。
【主治】牙疼。

鸡舌香散

【来源】《太平圣惠方》卷三十四。
【组成】鸡舌香半两　细辛半两　附子（生用，去皮脐）　独活各半两　川椒一分（去目及闭口者，微炒去汗）　麝香半分（细研）
【用法】上为末。绵裹如枣核大。含之。有涎即旋旋吐却，含三五次愈。
【主治】牙齿风毒所攻，疼痛不止。

松脂散

【来源】《太平圣惠方》卷三十四。
【别名】松脂汤（《圣济总录》卷一二一）。
【组成】松脂　颗盐各一两　皂荚一条（不蚛者，去皮子，炙令黄色）
【用法】上为散。每用三钱，以水一大盏，煎五七沸，去滓，热含冷吐。
【主治】齿疼及风痛。

细辛散

【来源】《太平圣惠方》卷三十四。
【组成】细辛一两　芎藭一两　当归一两　甘草（炙微赤，锉）一两　独活一两半　荜茇半两　鸡舌香半两
【用法】上为粗散。每用半两，以水二大盏，煎至一盏，去滓，热含冷吐。
【主治】牙齿疼痛。

经效蟾酥丸

【来源】《太平圣惠方》卷三十四。
【别名】蟾酥丸（《普济方》卷六十五引《济生方》）。
【组成】蟾酥一字　生附子角二豆大　巴豆一枚（去皮，研）　麝香少许
【用法】上为末，蒸饼为丸，如黍米大，以新棉裹一丸咬之。有涎即吐却。
【主治】牙疼不可忍。

柳豆散

【来源】《太平圣惠方》卷三十四。
【组成】赤小豆二合（炒熟）　黑豆二合（炒熟）　柳枝一握（锉）　地骨皮一两　柳蠹末半分（合）
【用法】上为散。每用四钱，以水一大盏，煎至七分，去滓，热含冷吐。
【功用】去齿根下热毒。
【主治】齿龈风肿。

柳枝汤

【来源】《太平圣惠方》卷三十四。
【组成】柳枝一握（切）　地骨皮　细辛　防风（去芦头）　杏仁（汤浸，去皮尖双仁）　蔓荆子各一两　盐半两　生地黄一升（切）
【用法】上细锉和匀。每用一两，以水一大盏，酒一盏，同煎至一盏，去滓，热含就于患处良久，倦即吐之，含尽为度，一日二次。
【主治】齿根出露，摇动疼痛。

柳枝汤

【来源】《太平圣惠方》卷三十四。
【组成】垂柳枝　槐白皮　桑白皮　白杨皮各一握。
【用法】上细锉。每用半两，以水一大盏，煎至七分，去滓，入盐一钱，搅令匀，热含冷吐。
【主治】齿龈肿，连耳脑肿疼。

胡桐泪散

【来源】《太平圣惠方》卷三十四。

【组成】胡桐泪一两（烧赤，细研） 石胆一两（细研） 黄矾一两（烧灰，研） 芦荟一两（细研） 光明砂半两（细研） 麝香一分（细研） 川升麻一两 细辛三分 乱发灰一分 当归半两 牛膝半两（去苗） 芎䓖半两

【用法】上为散，入研了药，更研令匀。每用先以甘草汤洗漱令净，后用药敷之，有涎即吐却，一日三次。

【主治】

1.《太平圣惠方》：齿漏疳，龈上生疮肿痛。

2.《御药院方》：足阳明胃经虚，风热所袭，传流齿牙，攻注龈肉，则至肿结妨闷，甚者与龈间津液相搏，化为脓汁。

胡桐泪散

【来源】《太平圣惠方》卷三十四。

【组成】胡桐泪一分 川升麻一分 白矾灰一分 细辛 独活 麝香（细研） 当归 附子（炮裂，去皮脐） 白芷各半分

【用法】上为细散。夜临卧时，先揩齿，漱口令净，用少许贴之。

【功用】牢牙定痛。

【主治】齿痛。

砒霜丸

【来源】《太平圣惠方》卷三十四。

【组成】砒霜半钱 干地龙三钱 巴豆六枚（去壳）

【用法】上为末，以猪胆汁为丸，如麻豆大。绵裹一丸，于病处咬之。有涎即吐。

【主治】牙疼。

韭子丸

【来源】《太平圣惠方》卷三十四。

【组成】韭子一两 乳香一分 臭黄一分 干蝎半两

【用法】上为末，消黄蜡成汁为丸，如弹子大。即以瓷瓶子内，先着灰，烧一丸，用纸盖，以笔管引烟出，熏牙蚛孔处。其虫尽出。或将药瓶于水碗中安着，其虫尽下，扑在水中。

【主治】牙齿有蚛虫，疼痛甚者。

虾蟆散

【来源】《太平圣惠方》卷三十四。

【组成】虾蟆一枚（端午日者，烧灰） 青黛半两（细研） 柑子皮半两（微炙） 干姜半两（末） 麝香一分（细研） 熏黄半两（细研）

【用法】上为细末。每用绵裹，可虫孔大小，纳蚛孔中。以愈为度。

【主治】牙齿蚛痛有虫。

莽草散

【来源】《太平圣惠方》卷三十四。

【组成】莽草一两 细辛一两 枳壳半两（去瓤） 附子一钱（生用，去皮脐） 川椒一分（去目及闭口者，微炒去汗）

【用法】上为末。每用半两，以水二大盏，煎至一盏，去滓，热含冷吐，不得咽之。

【主治】牙痛连颊肿。

莽草散

【来源】《太平圣惠方》卷三十四。

【组成】莽草半两 山椒皮一握

【用法】上为粗散。每用三钱，以酒、水各半盏，煎至五七沸，去滓，热含冷吐。

【主治】牙齿虫蚀，有蛀孔。

啄木舌散

【来源】《太平圣惠方》卷三十四。

【别名】啄木散《本草纲目》卷四十九。

【组成】啄木舌一枚 巴豆一枚

【用法】先捣啄木舌为末，入巴豆同研为散。用猪鬃一茎，点药于牙根下。立愈。

【主治】虫牙疼。

蛇蜕皮散

【来源】《太平圣惠方》卷三十四。

【组成】蛇蜕皮半两（炙黄） 吴茱萸半两（洗三遍） 蚕沙（微炒） 柳枝 槐枝各一分
【用法】上细锉。每服五钱，以水一大盏，煎至七分，净盥漱，稍热含之，冷即吐之。
【主治】齿风，疼痛不可忍。

插耳皂荚丸

【来源】《太平圣惠方》卷三十四。
【别名】皂荚丸《普济方》卷六十五。
【组成】皂荚一挺 豉一合 蒜一头（去皮） 巴豆七枚（去皮，麸炒微黄）
【用法】上为散。每用一字，绵裹如梧桐子大。随病左右纳耳中。
【主治】牙痛。

槐白皮散

【来源】《太平圣惠方》卷三十四。
【组成】槐白皮 地骨皮各一两 松节一两（锉）
【用法】上为散。每用五钱，以浆一中盏，煎五七沸，去滓。热含冷吐。
【主治】齿风，疼痛不止。

蟾酥丸

【来源】方出《太平圣惠方》卷三十四，名见《圣济总录》卷一一七。
【组成】蟾酥一字（汤浸，研） 麝香一字
【用法】上研为丸，如麻子大。每用一丸，以绵裹，于痛处咬之，有涎即吐却。
【主治】

1.《太平圣惠方》：牙疼。
2.《圣济总录》：口疮，积年不愈。

露蜂房散

【来源】《太平圣惠方》卷三十四。
【组成】露蜂房（炙黄） 荆芥 川椒（去目及闭口者，微炒去汗） 地骨皮 松节（锉） 青盐 白矾灰各一分
【用法】上为细散。每用半钱，以绵裹于痛处咬之。有涎即吐却。
【主治】

1.《太平圣惠方》齿风痛。
2.《圣济总录》：牙齿不生。

露蜂房散

【来源】《太平圣惠方》卷三十四。
【组成】露蜂房半两 川椒半两（去目及闭口者，微炒去汗） 白盐一钱
【用法】上为散。每用五钱，以醋浆水二大盏，煎十余沸，去滓，热含冷吐。
【主治】牙齿疼痛。

麝香丸

【来源】《太平圣惠方》卷三十四。
【组成】麝香半钱（细研） 胡椒一分 甘松香一分 雄黄半分（细研）
【用法】上为末，都研令匀，以生蜜为丸，如梧桐子大。每以新绵裹一丸，安在患处咬之。
【主治】牙齿疼痛。

麝香丸

【来源】《太平圣惠方》卷三十四。
【组成】麝香大豆许 巴豆一粒 细辛末半两（钱）
【用法】上为细末，以枣瓤为丸，如粟米大。以新绵裹一丸，于痛处咬之。有涎即吐却。有蚛孔即纳一丸，立止。
【主治】牙疼。

虾蟆散

【来源】《太平圣惠方》卷八十九。
【组成】干虾蟆一枚（烧灰） 青黛（细研） 柑子皮 细辛 白鸡粪 熏黄各一分 麝香半分（细研） 干姜半分（炮裂，锉）

方中熏黄，《普济方》作“雄黄”。

【用法】上为细散。以薄绵裹少许，纳龋齿孔中，每日一次。

【主治】小儿齿痛风䶂，连腮微肿。

定愈散

【来源】《普济方》卷六十五引《太平圣惠方》。
【组成】乳香半两 白矾一两（烧灰） 黄耆（锉）半两 琥珀一两 松脂一两（熬汁尽） 青葙子一两（熬令熟，不得焦） 丹砂半两（研如粉） 麝香三分（好者）
【用法】上为散，更别捣乳香，炼热为汁，入前药中。如有疼痛，虫孔之中干贴之。贴药之时，未得用水。
【主治】牙齿痛。

乌白丸

【来源】《普济方》卷六十六引《太平圣惠方》。
【组成】草乌七个（生用） 矾少许
【用法】上为细末。用少许揩牙痛处。不可吞下喉中。
【主治】牙痛，诸药不效者。

蝉退散

【来源】《古今医统大全》卷六十四引《太平圣惠方》。
【组成】蝉退 蜂房 僵蚕 牛膝 草乌 荆芥 细辛 地松各等分
【用法】上锉。每服二钱，水一钟煎，漱牙，冷则吐出。
【主治】风虫牙痛。

白吊药

【来源】《经验方》卷上。
【组成】水银一两 胆矾五钱 食盐五钱 火消一两 明矾一两
【用法】上为细末，用降药罐一只，将药逐一掺入，微火结胎，火旺则汞走矣，至不嫩不老为度，老者则裂缝汞漏下，嫩者其胎必堕，将罐合于大碗内，盐泥封口，四面灰拥留顶，先以文火，一块炭扇至一炷香完，再加炭一块后扇至第二炷香完，以多炭武火烘逼，烧至第四炷香完，待冷取出。如胎结太嫩，堕于碗内者，可取起研细，再加水银、白矾从新再炼，必得白如霜，形如冰片者为佳。若松绿及淡黄者，其力较薄，用宜多也。研极细末，须收藏石灰缸中，不可受潮，愈陈愈佳。不可入口，不可多用，用时洒于膏上，如有如无之间足矣。
【主治】一切痈疽，大小诸毒，无名肿毒；并治风火牙痛，头痛，喉风，乳蛾，一应实证。
【宜忌】溃者忌用。

扫痛丸

【来源】《普济方》卷六十八引《经验方》。
【组成】川乌半两（炮） 鹤虱一两（焙干） 良姜一两（以青盐炒半两）
【用法】上为末。风牙痛，刀上炒盐，同前药擦；蛀牙痛，白梅肉同前药丸塞之。
【主治】风蚛牙疼，引太阳穴痛。

利膈散

【来源】《博济方》卷二。
【组成】荆芥穗子（青，干净好者） 鼠粘子各一两 甘草三分（炮过） 白丑二两（炒令香熟）
【用法】上为末。每服一钱，入盐点。治风牙痛，以三钱末，入川椒一粒、盐二钱，煎熟，热含，冷吐出。
【主治】上焦风壅，多患咽喉胸膈不利，及风牙痛。

地黄散

【来源】方出《博济方》卷三，名见《圣济总录》卷一二〇。
【组成】生干地黄十二分（好者，细切） 升麻一两（碎） 诃子二枚（研末） 白盐花半分 麻凡（末）四合（取打一遍者） 粟赍饭一大合 朱砂一两（细研，临烧时以沙牛粪汁调之，免飞上）
【用法】上拌匀，于一净沙瓶中盛，密封头，通身遍泥，阴干七八日，待泥干，入炉中坐之，瓶四畔以炭火围之，烧其炭，续续添尽七斤即住，其药以为黑灰，收之，并为细末。每日夜用之揩齿。欲用药时，以生姜一块如杏仁大烂嚼，须臾即吐却滓，以左手指揩三五遍，就湿指点药末，更揩十数遍，含汁不得吐，以两手取津涂髭发，待辛辣定，即细细咽之。若能空心用三遍，饭后更用之，见效即速矣。

【功用】驻颜，益齿，乌发。

【主治】

1.《博济方》：兼治脚风、肠风。

2.《圣济总录》：肾虚齿痛。

乌头散

【来源】《普济方》卷六十八引《博济方》。

【组成】乌头二枚（生者，去皮脐，坐正角炙） 干姜（生用，去皮） 甘草各一枣子大

【用法】上为散。每用半字，含水搐鼻。左疼搐右，右疼搐左，以愈为度。

【主治】风蚛牙痛。

续骨丸

【来源】《苏沈良方》卷九引《灵苑方》。

【别名】神验续骨丸（《遵生八笺》卷十八）、接骨金丹（《伤科汇纂》）。

【组成】腊月猪脂五两 蜡半斤（以上先煎） 铅丹（罗） 自然铜 蜜陀僧各四两（研细） 白矾十二两 麒麟竭 没药 乳香 朱砂各一两（细研）

【用法】新鼎中先熔脂，次下蜡，出鼎于冷处，下蜜陀僧、铅丹、自然铜，暖火再煎，滴入水中不散，出鼎于冷处，下诸药，用柳篦搅匀，泻入瓷瓶内，不停手搅至凝，丸如弹子大。且用颁皮之类衬之，极冷收贮。凡伤折用一丸，入少油火上化开，涂伤痛处，以油单护之。其甚者，以木板夹之，更取一丸，分作小丸，热葱酒送下，痛即止。如药力尽，再觉痛，更一服，痛止即已。骨折者两上便安。牙疼甚者贴之即止。

【主治】骨折，跌打损伤，疼痛，牙疼。

赴筵散

【来源】《太平惠民和济局方》卷七（吴直阁增诸家名方）。

【组成】良姜（去芦） 草乌（去皮） 细辛（去土叶） 荆芥（去梗）各二两

【用法】上为末。每用少许，于痛处擦之。有涎吐出，不得吞咽，良久用温盐汤灌漱，其痛即止。常使揩牙，用腐炭末一半相和。

【功用】止牙宣，辟口气。

【主治】风牙、虫牙攻注疼痛，昼夜不止，痛不可忍，睡卧不安，牙龈宣露，动摇欲脱，或腮颔浮肿，龈烂血出。

槐　茶

【来源】《养老奉亲书》。

【组成】槐叶（嫩者）五斤（蒸令熟，为片，晒干作茶，捣罗为末）

【用法】上每日煎如茶法，服之恒益。

【功用】明目，益气，除邪，利脏腑，顺气，除风。

【主治】老人热风下血，齿疼。

乌头丸

【来源】《圣济总录》卷五十一。

【组成】乌头（炮裂，去皮脐） 石硫黄（研）各一两

【用法】上为末，酒煮面糊为丸，如梧桐子大。每服二十丸，温酒送下。

【主治】厥逆头痛，齿痛。

附子汤

【来源】《圣济总录》卷五十一。

【组成】附子（炮裂，去皮脐） 桂（去粗皮） 五味子 白茯苓（去黑皮） 石膏（煅） 人参 补骨脂（炒）各一两

【用法】上锉，如麻豆大。每服三钱匕，水一盏，煎至七分，去滓温服。

【主治】风寒内着骨髓，上连于脑，头痛齿痛。

丁香膏

【来源】《圣济总录》卷一一九。

【组成】丁香三两（好者，以水三升，煎至半升） 黄蜡三两 麝香一两（别研） 松脂一两（炼） 黄耆（锉）一分 丹砂半两（研如粉） 硫黄一两（研如粉） 铅丹三两 沉香二两（水三升，煎至半升） 细辛三两（去苗叶，水三升，煎至半升）
【用法】上药先以银器中煎丁香、沉香汁；次入细辛汁，煎一半以来；次入松脂又煎；次下诸药末，候药无水气，即入好麻油五两，以柳木篦子搅，不得住手，候膏成，即入银器中盛之。如牙齿疼痛，涂于绢上，可牙齿大小贴之。贴药后，或龈肿出脓血，并是病虫出也。
【主治】牙齿痛。

无食子散

【来源】《圣济总录》卷一一九。
【组成】无食子不拘多少
【用法】上为散。以绵裹一钱，当牙痛处咬之即定，有涎吐之。
【主治】牙齿疼痛。

升麻散

【来源】《圣济总录》卷一一九。
【组成】升麻 当归（切，焙） 防风（去叉）各一两 藁本（去苗土） 甘草（炙） 白芷 细辛（去苗叶） 芎藭各半两 木香一分
【用法】上为散，更于乳钵中研令细。涂贴齿龈；粗者，以水二盏，药五钱匕，煎三五沸，去滓，热漱冷吐。
【功用】生龈肉，去热毒，解外风。
【主治】牙齿疼痛。

白杨醋

【来源】《圣济总录》卷一一九。
【组成】白杨皮一握（细锉）
【用法】上以醋二升，煎十余沸，去滓，热漱即吐。
【主治】牙齿痛。

瓜蒂散

【来源】《圣济总录》卷一一九。
【组成】瓜蒂七枚
【用法】上一味，炒黄，碾散。以麝香相和，新绵裹，病牙处咬之。
【主治】牙齿痛。

地龙散

【来源】《圣济总录》卷一一九。
【组成】地龙（去土） 延胡索 荜茇各等分
【用法】上为散。如左牙疼，用药一字入左耳内；右牙疼，入右耳内。
【主治】牙齿疼痛。

地黄饼

【来源】《圣济总录》卷一一九。
【别名】地黄饼子（《御药院方》卷九）。
【组成】地黄五斤
【用法】上净择去苗后，于甑内蒸，先铺布一重，以土一层密闭令熟，出晒干，如此经三度，以生地黄汁二升洒之，却晒干，然后捣为饼子。含化。
【功用】治齿，生津液，乌髭鬓。
【主治】牙齿痛。

地骨皮汤

【来源】《圣济总录》卷一一九。
【组成】地骨皮一两 细辛（去苗叶）半两 生干地黄（切）一两 戎盐（研）二分
【用法】上为粗末。每用五钱匕，以水二盏，煎三五沸，去滓，热漱冷吐。以愈为度。
【主治】牙齿疼痛，吃物不得。

芎藭汤

【来源】《圣济总录》卷一一九。
【组成】芎藭三分 莽草（去枝）半两 独活（去芦头，锉）一两 防风（去叉）三分 细辛（去苗叶）半两 郁李仁（微炒，去皮）三分 莨菪

子（炒令熟）一分

【用法】上为粗末。每服五钱匕，以酒一升，煎三五沸，去滓，热漱冷吐。

【主治】牙齿疼痛。

防风汤

【来源】《圣济总录》卷一一九。

【别名】防风散《普济方》卷六十五。

【组成】防风（去叉） 当归（切，焙） 芎藭 细辛（去苗叶）各一两 附子（炮裂）半两

【用法】上锉，如麻豆大。每用药五钱匕，以水一盏，加生姜五片，煎十余沸，去滓，热嗽冷吐。

【主治】牙齿疼痛。

防风饮

【来源】《圣济总录》卷一一九。

【组成】防风（去叉） 升麻 桂（去粗皮） 白石脂（研） 当归（切，焙） 槟榔（锉） 桑根白皮（锉，炒） 干木瓜 人参 黄连（去须） 羌活（去芦头） 芎藭（锉） 天雄（炮裂，去皮脐）各二两 黄芩（去黑心）一两 远志（去心）半两

【用法】上为粗末。每服三钱匕，以水一盏，加生姜五片，煎取七分，去滓温服。

【主治】齿痛舌痒，食物不得。

吴茱萸散

【来源】《圣济总录》卷一一九。

【组成】吴茱萸（汤洗，焙，炒） 白芷各等分

【用法】上为散。用沸汤浸药一钱匕，漱疼处。

【主治】牙齿疼。

牡蛎散

【来源】《圣济总录》卷一一九。

【组成】牡蛎（煅，研） 伏龙肝 附子（炮裂，去皮脐） 白矾（煅，研）各半两

【用法】上为散，以酒和如泥。每用一钱，于患处涂贴，吐津。

【主治】牙疼连牙关急，口眼相引，木舌肿强不能转。

青盐散

【来源】《圣济总录》卷一一九。

【组成】青盐（研） 乌头（粗锉）各二两

【用法】上二味，一处入铫子内，文武火炒，候皆紫色即住火，待冷却，入臼中捣罗为散，瓷器中盛。临睡如常揩齿，温水漱口，久病人不过五七遍。

【主治】牙齿疼风肿，时复发歇。

乳香丸

【来源】《圣济总录》卷一一九。

【别名】开笑散《普济方》卷六十五。

【组成】乳香 雄黄 硫黄 砒霜各一分 阿魏 麝香各半分

【用法】上为末，炊饼皮为丸，如鸡头子大。如左边痛，即用药一丸，以薄绵裹，塞左鼻窍内，痛止即去之；右边亦然。

【主治】牙齿痛。

乳香丸

【来源】《圣济总录》卷一一九。

【组成】乳香一块（如豌豆大） 白矾一块（如皂荚子大）

【用法】上药以铁匙先于炭火中熔白矾成汁，次下乳香安心中，急以手就丸乳香在矾内。每次以绵裹疼处牙咬之，有涎即吐却。

【主治】牙齿疼痛。

乳香散

【来源】《圣济总录》卷一一九。

【组成】乳香半钱（研） 蜀椒（轻炒取红，为细末）一钱

【用法】上为散。每用半字或一字，揩贴痛处。良

久，温荆芥汤漱口，立效。
【主治】牙齿痛不可忍。

细辛汤

【来源】《圣济总录》卷一一九。
【组成】细辛（去苗叶） 荜茇各等分
【用法】上为粗末。每用一钱匕，水一盏，煎十数沸，热漱冷吐。
【主治】牙齿痛，久不愈。

细辛汤

【来源】《圣济总录》卷一一九。
【组成】细辛（去苗叶） 苦参各一两
【用法】上锉，如麻豆大。每服五钱匕，以水一盏，煎五七沸，去滓，热漱冷吐。
【主治】牙齿痛。

细辛散

【来源】《圣济总录》卷一一九。
【组成】细辛（去苗叶） 芎䓖 藁本（去苗土） 独活（去芦头）各一两 地骨皮半两 蒺藜子三分
【用法】上为散。绵裹如江豆大，含化咽津，一日换三五次。若患头风鼻塞，先以油涂顶心，以手摩一二百遍，次用散一钱匕，又摩顶心，依前摩数遍，必愈。
【功用】去膈间风热。
【主治】牙齿疼痛，头面浮肿，吃冷热物不得；头风鼻塞。

柳枝汤

【来源】《圣济总录》卷一一九。
【组成】柳枝（切） 槐枝（切） 黑豆各一合 蜀椒（去目并合口，炒出汗）半两 盐细辛（去苗叶） 羌活（去芦头）各一分
【用法】上除椒、盐外，并为粗末。先以水六盏，煎取二盏，去滓，入椒，盐，再煎取一盏，通口漱之，不拘时候，以愈为度。
【主治】齿痛，连牙颔疼。

荜茇丸

【来源】《圣济总录》卷一一九。
【组成】荜茇 胡椒各等分
【用法】上为末，化蜡为丸，如麻子大。每用一丸，内蚛孔中。
【主治】牙齿疼痛。

草乌头散

【来源】《圣济总录》卷一一九。
【组成】草乌头（米泔浸一宿，去皮，切作片，炒）一两 高良姜半两 细辛（去苗叶）半两 荜茇半两 白僵蚕半两 五灵脂半两 乳香一钱
【用法】上为散。每用一字揩牙。合口少时去涎尽，以盐汤漱口。
【主治】
1.《圣济总录》：牙齿疼痛。
2.《古今医统大全》：风牙疼痛。

茯神散

【来源】《圣济总录》卷一一九。
【别名】茯苓散（《普济方》卷六十五）。
【组成】茯神（去木）一分 白茯苓（去黑皮）一分 松脂一分（熬） 青葙子半两（炒令焦） 白矾一两（熬令汁枯） 丹砂一分（研）麝香半两（研） 乳香一分（研）
【用法】上为散。贴于牙齿疼痛处。
【主治】牙齿疼痛。

铅丹丸

【来源】《圣济总录》卷一一九。
【组成】铅丹一两 蜀椒（去目并闭口者，炒）一分 莽草半两 附子（半生半熟）一枚
【用法】上为末，面糊为丸，如芥子大。用绵裹一丸，纳蚛孔中。
【主治】牙齿疼痛。

槐枝汤

【来源】《圣济总录》卷一一九。
【别名】荠草叶散（《普济方》卷六十五）。
【组成】槐枝五握（锉） 升麻 荠草 胡桐泪各一两
【用法】上为粗末，分三服。每服用水三盏，煎三二沸，通口漱渫。
【主治】牙齿疼痛。

槐枝烙方

【来源】《圣济总录》卷一一九。
【组成】槐枝（烧令热）
【用法】上于痛处齿缝中烙之。即愈。
【主治】牙齿疼痛。

蜀椒汤

【来源】《圣济总录》卷一一九。
【组成】蜀椒（去目并闭口，炒出汗） 盐（研） 土蜂房各一分
【用法】上为粗末。每服五钱匕，以水三盏，入葱白三寸拍破，煎十余沸，热漱冷吐，一日三五次。
【主治】牙齿疼痛。

橘针汤

【来源】《圣济总录》卷一一九。
【组成】臭橘针不拘多少
【用法】上锉，如麻豆大。每用一合，水一碗，煎五七沸，热漱牙疼处。
【主治】牙齿疼，久不愈。

藁本汤

【来源】《圣济总录》卷一一九。
【组成】藁本（去苗土） 芎䓖 防风（去叉） 蔓荆实（去皮） 细辛（去苗叶） 羌活（去芦头） 升麻 木通（锉）各三两 杨白皮（细切）二两 露蜂房（炙，劈碎） 狼牙草（切） 荠草（去梗） 盐各半两 大豆（炒令香熟）二合
【用法】上为粗末。每用五钱匕，水一盏，入生地黄汁少许，煎十余沸，去滓，热漱冷吐。
【主治】牙痛。

藜芦散

【来源】《圣济总录》卷一一九。
【组成】藜芦（去芦头）半两 附子（炮裂，去皮脐）一分 麝香一分（研）
【用法】上为散。每用半钱匕，掺于齿上。如牙有虫孔，即以绵裹少许纳之。
【主治】牙齿疼痛。

七香散

【来源】《圣济总录》卷一二〇。
【组成】蔓荆实（去皮） 荆芥穗 地骨皮 防风（去叉） 莎草根（炒，去毛） 白芷各一分 草乌头三枚 麝香（研）少许
【用法】上为散。每用三钱匕，水一盏，煎沸，热含冷吐。
【主治】风虫牙疼及牙宣。

三枝散

【来源】《圣济总录》卷一二〇。
【组成】槐枝 柳枝 桑枝各七两（焙干） 麻秆七两（将一枚取中心者） 晚蚕砂五两 青盐三两半
【用法】上药除蚕砂、青盐外，锉如麻豆大。盐泥固济一罐子，晒干后，入诸药在内，敞口，于地坑子内，四面炭簇，烧令通赤，时用柳枝搅拨转，烧令均匀，烟尽去炭火，用湿纸三五重盖罐口，候冷出药，研为散，瓷盒盛。每日揩齿，日久良。
【主治】肾虚齿痛。

比金散

【来源】《圣济总录》卷一二〇。
【组成】雄黄不拘多少
【用法】上为细末。随左右疼处，以剜耳子送入耳中。

【功用】去风。
【主治】牙疼不止。

无食子散

【来源】《圣济总录》卷一二〇。
【组成】无食子 干马齿苋 莲子草 石榴皮 巨胜子 生地黄 柳皮（取白） 羌活（去芦头） 诃黎勒皮 牛膝（去苗） 生姜皮 生胡桃皮 白芷各一分 青盐半两 皂荚一挺（不虫者，去皮，炙）
【用法】上锉，如麻豆大，瓷瓶子盛，密盖、泥封头，炭火烧令赤，候冷取出，为细散，更以湿纸摊，用盆盖一复时，出火毒。每用柳枝汤漱口毕，揩齿。
【功用】黑髭。
【主治】肾虚齿痛。

天雄散

【来源】《圣济总录》卷一二〇。
【组成】天雄（炮裂，去皮脐） 当归（切，焙） 细辛（去苗叶） 附子（炮裂，去皮脐） 甘草（炙，锉） 干姜（炮） 生地黄（切，焙） 苦参 藜芦（去苗）各半两
【用法】上为细散。揩贴齿痛处，日三五上。勿咽津，每药尽即以水漱。
【主治】肾虚齿痛。

升麻丸

【来源】《圣济总录》卷一二〇。
【组成】升麻 细辛（去苗叶） 防己 羌活（去芦头） 枳壳（去瓤，麸炒）各一两 大黄（锉，微炒） 麻仁（研） 牵牛子（炒，捣取细末） 大腹（煨，锉） 郁李仁（生，去皮）各三两
【用法】上为末，炼蜜为丸，如梧桐子大。每服三十丸，空心，食前温酒送下，一日二次。
【主治】

1.《圣济总录》：风肿牙疼。

2.《御药院方》：阳明经有热攻注，牙齿肿痛。

升麻汤

【来源】《圣济总录》卷一二〇。
【组成】升麻一两 细辛（去苗叶） 甘松（去土） 防风（去叉） 露蜂房（去尘） 甘草（生，锉）各二两 地骨皮（去土）八两 鸡苏叶（去土）四两
【用法】上为粗末。每服三钱匕，水一盏，同煎七分，放温漱，冷吐。
【主治】一切风齿疼痛。

巴豆丸

【来源】《圣济总录》卷一二〇。
【组成】巴豆（去皮心，出油） 胡椒各十粒 高良姜 乌头（生用，去皮） 桂（去粗皮）各一分 麝香少许（别研）
【用法】上为细末，炼蜜为丸，如梧桐子大。以绵裹置于痛处咬之，勿咽津液。
【主治】一切风齿疼痛。

白矾汤

【来源】《圣济总录》卷一二〇。
【组成】白矾（烧令汁尽，研） 干姜（炮）各半两 藜芦（去芦头） 蛇床子各一分 甘草（炙） 细辛（去苗叶）各半两 防风（去叉）半两 蜀椒（去目并闭口，炒出汗）一分
【用法】上为粗捣末。每用二钱匕，以酒一盏调匀，煎三五沸，热漱冷吐。
【主治】齿痛，风肿摇动，发作不时，兼蚛牙。

白虎散

【来源】《圣济总录》卷一二〇。
【组成】砒霜 铅丹各一分
【用法】上二味，先取砒研细，入青葱梢内，轻轻扎定，次入秆草内，如缚粽子样，以草火烧透，取砒如金色一铤子，次取铅丹，同研匀细。每用时以灯心点药一米许，入于耳内，左则左用，右则右用。
【主治】一切风蚛牙痛不可忍者。

戎盐汤

【来源】《圣济总录》卷一二〇。
【组成】戎盐一分　地骨皮一两　细辛（去苗叶）半两　生地黄（切，焙）一两
【用法】上为粗末，每服五钱匕，水一盏，煎十余沸，去滓热渫，每日三次。
【主治】肾虚齿痛。

地黄丸

【来源】《圣济总录》卷一二〇。
【组成】生地黄（切，焙）一两　白茯苓（去黑皮）　防风（去叉）　独活（去芦头）　枸杞子　山芋各半两
【用法】上为细末，炼蜜为丸，如梧桐子大。每服十丸至十五丸，空心煎枣汤送下。
【主治】肾脏虚，食冷热物齿皆痛。

地骨皮汤

【来源】《圣济总录》卷一二〇。
【组成】地骨皮（去土）一两　白杨皮（切）一握　生地黄汁一合　细辛（去苗叶）　蜀椒（去目并闭口者，炒出汗）各一分　杏仁（去皮尖双仁，炒）二十枚　盐（研）二钱　苍耳半两
【用法】上除地黄外，为粗末。每服五钱匕，以水一盏半，入生地黄汁半合，煎至一盏，去滓，热漱冷吐，每日三五次。
【主治】牙齿风痛。

芎附汤

【来源】《圣济总录》卷一二〇。
【组成】芎藭二两　附子（炮裂，去皮脐）一分
【用法】上为粗末。每服二钱匕，水一盏，煎至八分，去滓，热嗽冷吐之。
【主治】齿风疼肿。

当归汤

【来源】《圣济总录》卷一二〇。
【组成】当归　细辛（去苗叶）　桂（去粗皮）　甘草（生用）各半两　矾石（生用）一分
【用法】上为粗末。每用五钱匕，以水二盏，煎十余沸，去滓，热漱冷吐，一日三五次。
【主治】牙齿风痛不止。

皂荚汤

【来源】《圣济总录》卷一二〇。
【组成】皂荚一挺（去皮子，炙令黄黑色，细锉）　露蜂房一个（劈碎）　盐一分
【用法】上锉，分为三帖。每帖以浆水一盏，煎十余沸，去滓热漱。
【主治】诸风齿疼痛。

附子丸

【来源】《圣济总录》卷一二〇。
【组成】附子一两（去皮脐，生用）　胡椒　荜茇　黄蜡各一分
【用法】上将前三味为末，熔蜡为丸，如梧桐子大。每用绵裹一丸，以患牙咬之；如蚛，安在蚛窍内。
【主治】久患牙疼及齿蚛。

附子汤

【来源】《圣济总录》卷一二〇。
【组成】附子（生用）一枚　防风（去叉）一两　细辛（去苗叶）　独活（去芦头）　甘草（炙）各三分　莽草（炒）一分　芎藭半两
【用法】上为粗末。每用五钱匕，以水二盏，煎十余沸，去滓，热漱冷吐，一日三五次。
【主治】牙齿风痛，不得眠睡。

鸡草汤

【来源】《圣济总录》（人卫本）卷一二〇。
【别名】鸡肠草散（原书文瑞楼本）。
【组成】鸡肠草　白矾（碎）　诃黎勒皮　茴香子　旱莲子　晚蚕沙　青盐　茜根　皂荚各一两　麻籸半两

【用法】上除矾并青盐、茴香、蚕沙外，各锉长半寸，用藏瓶一枚，开口入诸药在内，纸筋盐泥固济，以炭火半秤，煅尽火放冷，取出研如粉。早晨、食后、夜卧揩三两于牙上，顷之漱口。
【功用】乌髭鬓，驻颜。
【主治】肾虚齿痛。

乳香丸

【来源】《圣济总录》卷一二〇。
【组成】乳香（研） 胡椒 阿魏各等分
【用法】上为末，煎皂荚子胶为丸，如绿豆大。每用绵裹一丸，安在蚛牙内。吐涎，以愈为度。
【主治】蚛牙疼痛，不可忍者。

细辛丸

【来源】《圣济总录》卷一二〇。
【组成】细辛（去苗叶） 草乌尖 乳香各等分
【用法】上为末，熔黄蜡和捻作细条。临使时，旋于火上丸。塞蚛牙孔中。
【主治】一切风齿疼痛，及蚛牙。

荜茇散

【来源】《圣济总录》卷一二〇。
【组成】荜茇 苦参 防风（去叉） 升麻各一两 藁本（去苗土）一分
【用法】上为散。每用三钱匕，水一盏，煎六七沸，热漱冷吐。
【主治】诸阳气虚，风攻牙齿疼痛，不任寒热，嚼物隐痛。

香芎汤

【来源】《圣济总录》卷一二〇。
【别名】香芎散（《御药院方》卷九）。
【组成】芎藭 羌活（去芦头） 细辛（去苗叶） 防风（去叉） 莽草 郁李仁（去皮，研）各半两
【用法】上为粗末。每用五钱匕，以水一盏半，煎三五沸，热漱冷吐。
【主治】风壅齿痛不可忍，或牙齿动摇，并口内生疮者。

独活酒

【来源】《圣济总录》卷一二〇。
【组成】独活（去芦头） 莽草（切） 细辛（去苗叶） 防风（去叉）各半两 附子一枚（生，去皮脐）
【用法】上锉细，以酒一升半，煎至一升，热漱冷吐。
【主治】风牙齿疼痛。

莽草散

【来源】《圣济总录》卷一二〇。
【组成】莽草 生姜 干漆 猪牙皂荚 胡麻子 生地黄 菟丝子各四两
【用法】上锉，如麻豆大，入藏瓶内，盐泥固济，火煅一日后，入地一尺二寸深埋，三伏时取出，露三夜，不得着日气，研罗为细散。用如齿药法揩牙。
【功用】
1.《圣济总录》：乌髭。
2.《普济方》：延寿。
【主治】肾虚齿痛。

莽草散

【来源】《圣济总录》卷一二〇。
【组成】莽草一两 白芷三分 细辛（去苗叶） 荆芥穗各一两半 芎藭半两 升麻一两
【用法】上为散。揩齿良久，以盐汤漱口。
【主治】风牙疼。

雄黄丸

【来源】《圣济总录》卷一二〇。
【组成】雄黄（研） 丹砂（研） 麝香（研） 桂（去粗皮）各一分 附子（炮裂，去皮脐）一枚 槟榔一枚 鹿茸（酒炙去毛） 干姜（炮） 防风（去叉） 白茯苓（去黑皮） 天南

星（炮） 黄耆（锉） 半夏（洗去滑） 白附子（炮） 白僵蚕（炒）各一分

【用法】上为散，炼蜜为丸，如梧桐子大。每服十丸，空心酒下。

【主治】风齿肿痛。

揩齿麝香散

【来源】《圣济总录》卷一二〇。

【别名】麝香散（《普济方》卷六十九）。

【组成】麝香（研）一分 小豆面（微炒）三两 蜀椒（去目及闭口，炒出汗，为末）一两 青盐（研）一两

【主治】肾虚齿痛。

蒴藋汤

【来源】《圣济总录》卷一二〇。

【组成】蒴藋二两 蜀椒（去目及闭口者，炒出汗）一分 吴茱萸（汤浸，焙）半两 乌贼鱼骨（去甲）一两 桂（去粗皮）半两 桃胶一两

【用法】上为粗末。每用五钱匕，以水一盏，煎十余沸，去滓，更入酒半盏，又煎十余沸，热漱冷吐。

【主治】风齿肿疼，及头面肿痛，口急不开。

蜂房汤

【来源】方出《圣济总录》卷一二〇，名见《绛雪园古方选注》卷下。

【组成】猪牙皂荚（炙，去皮子） 露蜂房（炒） 蜀椒（去目并合口，炒） 细辛（去苗叶）各等分

《绛雪园古方选注》有蛇床子。

【用法】上为散。每服一钱匕，水一盏，煎沸，热含冷吐，不拘时候。

【主治】风蛀牙齿疼痛。

【方论】《绛雪园古方选注》：蜂房汤，风火湿蛀蚛之方也。蜂房、川椒去风而能杀虫，牙皂、细辛去风之功胜，蛇床子去湿之功多。风湿既去，虫自消灭。

蜀椒汤

【来源】《圣济总录》卷一二〇。

【别名】蜀椒散（原书卷一二一）。

【组成】蜀椒（去闭口及目，炒出汗）三十粒 莽草（炙） 细辛（去苗叶） 菖蒲 牛膝（去苗，焙） 枳壳根皮（锉，焙）各半两

【用法】上锉，如麻豆大。以水三盏，煎三五沸，热漱冷吐。

【主治】风齿痛不可忍；及牙齿动摇疼痛。

蜀椒散

【来源】《圣济总录》卷一二〇。

【组成】蜀椒（去目并闭口，炒出汗）半两 猪牙皂荚（去黑皮）一分

【用法】上为散。每用半钱，绵裹置疼处咬之，良久涎出。

【主治】风牙龈肿，疼痛不可忍。

露蜂房汤

【来源】《圣济总录》卷一二〇。

【组成】露蜂房（大者，炙） 矾石（烧灰）各一两

【用法】上为粗末。每用二钱匕，水一中盏。煎十余沸，热渫冷吐。

【主治】牙齿肿痛。

乌头汤

【来源】《圣济总录》卷一二一。

【组成】乌头（炮制，去皮脐） 独活（去芦头） 郁李仁（汤去皮）各半两

【用法】上药锉，如麻豆大。每用五钱匕，好酒一升，绵裹药，于酒中浸一宿，煎十余沸，热漱冷吐。

【主治】牙齿风龋疼痛。

甘草膏

【来源】《圣济总录》卷一二一。

【组成】甘草（生，捣末） 雄黄（研）各半两 泔淀一合 牛屎汁一合 羊肾脂三两（炼过） 青黛（研）半分

【用法】上六味，先于铜器中微火煎三味脂汁五七沸，次下三味药末搅匀，慢火熬成膏。取桃枝如箸大，以绵裹头点药，热烙齿缝中十余遍，一日三次。好肉生即止。

【主治】牙齿挺出，疼痛不可忍。

龙脑散

【来源】《圣济总录》卷一二一。

【组成】龙脑（研）一分 蔓荆实 细辛（去苗叶） 升麻各一两

【用法】上药捣三味为细散，入龙脑拌匀。每用半钱匕，揩牙良久，以温汤漱口。

【主治】牙齿疼痛，龈间出血。

地骨皮汤

【来源】《圣济总录》卷一二一。

【组成】地骨皮 防风（去叉） 盐 细辛（去苗叶） 杏仁（汤去皮尖双仁，炒） 蔓荆实 生干地黄（焙）各一两 白杨皮一握（切）

【用法】上为粗末。每服五钱匕，水一盏半，同煎十余沸，去滓，热漱冷吐。

【主治】牙齿风虫，齿根挺出，动摇疼痛。

杏仁煮散

【来源】《圣济总录》卷一二一。

【组成】杏仁（汤浸，去皮尖双仁） 细辛（去苗叶） 地骨皮各半两 胡椒一分

【用法】上为散。量牙齿患处长短，作绢袋子，盛药逢合，用浆水二盏，煎三五沸，取药袋子，乘热咬之，冷即易去。

【主治】牙齿根挺出，动摇疼痛。

鸡舌香散

【来源】《圣济总录》卷一二一。

【组成】鸡舌香 射干各一两 麝香（细研）一分

【用法】上二味为散，再入麝香拌和令匀。每用少许揩齿良久，以温汤漱口。

【主治】风冷乘于齿间，发歇疼痛，口气宣露。

细辛汤

【来源】《圣济总录》卷一二一。

【组成】细辛一两 白芷 芎䓖 露蜂房各一分

【用法】上为散。以水一碗，煎十余沸去滓。热含冷吐。

【主治】齿不生，及齿风连面疼痛。

细辛汤

【来源】《圣济总录》卷一二一。

【组成】细辛（去苗叶）一两 胡椒一分

【用法】上为粗末。每用三钱匕，浆水一盏，煎五七沸，去滓，热漱冷吐。

【主治】牙齿根挺出摇动，痛不可忍。

草乌头散

【来源】《圣济总录》卷一二一。

【别名】草乌散（《普济方》卷六十五）。

【组成】草乌头一两（实大者，分作三份，一份烧存性，二份烧黑色为度） 青盐半两 细辛（去苗叶）半两 地龙（去土）一分

【用法】上为散。早、夜如齿药揩牙齿动摇处。

【主治】牙齿动摇疼痛，及骨槽风。

揩齿金牙散

【来源】《圣济总录》卷一二一。

【别名】金牙散（《普济方》卷七十）。

【组成】金牙（入瓷瓶内，泥固济，火烧一日，研）五两 蟾酥少许 细辛（去苗叶） 黄芩（去黑心） 白芷各半两 升麻一两

【用法】上为末，用荞麦面四两，新麻油和成片，将前药末裹作团，顿砖上，四畔以炭火烧一饭久，取出候冷，和团再捣罗为末，别研龙脑、麝香各少许，丹砂、雄黄各半两，再同研匀，用瓷合盛。每日点药揩齿上，以暖水漱口。

【功用】久揩黑髭发。
【主治】牙齿疼痛，出血。

二圣散

【来源】《圣济总录》卷一七二。
【组成】威灵仙　白茯苓（去黑皮）各一两
【用法】上为散。每用药一钱匕，水一盏，醋半盏，葱白一握（切），煎至六分，热渫冷吐。
【主治】小儿风蚛牙痛。

牛蒡散

【来源】方出《幼幼新书》卷三十四引《养生必用》。名见《医部全录》卷四一五。
【组成】牛蒡（炒香）一分　乳香一钱
【用法】上为末。入白面少许，温水调涂。
【主治】小儿牙病。

藁本散

【来源】《幼幼新书》卷三十四引张涣方。
【组成】藁本　白附子　川芎　莽草各半两（并为末）　青黛　芦荟各一钱　麝香一字（细研）
【用法】上拌再研匀，每用一字，涂揩患处。
【主治】

1.《幼幼新书》引张涣方：齿卒痛。
2.《小儿卫生总微论方》：风蚛牙痛。

小黄耆丸

【来源】《鸡峰普济方》卷十七。
【组成】熟干地黄　川芎　枳壳　绵黄耆　防风各半两
【用法】上为细末，炼蜜为丸，如梧桐子大。每服三十丸，空心煎皂子仁汤送下。
【主治】风客手阳明之支脉，齿牙疼痛，及大便秘滞，或时便血，久久不已，则成痔疾。

通顶散

【来源】《鸡峰普济方》卷十八。
【组成】干姜　香白芷各半两　蒿角子一钱
【用法】上为细末。每日用半钱许，作三次细细搐入鼻内。揉动两太阳穴，其痛立止。
【主治】偏正头痛不可忍，诸药无效，及赤眼、牙痛。

乌金散

【来源】《鸡峰普济方》卷二十一。
【组成】何首乌　威灵仙　猪牙皂角　川椒各一两　醋石榴　槐白皮　干地黄　细辛各十两　麝香一钱（别研）　青盐一分
【用法】上为细末。每早以指捏少许于牙上，擦齿龈上。出涎良久，漱口。
【主治】骨槽风热，牙龈肿痒；及风冷疼痛，齿痛有血。

失笑散

【来源】《鸡峰普济方》卷二十一。
【组成】川乌头　芎藭　甘草　地骨皮　细辛　白芷　高良姜各等分
【用法】上为细末。每用少许，于痛处擦三二次，涎出，以温水漱。
【主治】牙疼。

地黄散

【来源】《鸡峰普济方》卷二十一。
【组成】干地黄　升麻　青盐　芦荟　防风各等分
【用法】上锉细和匀。每用药一两，以水一大盏，酒一盏，同煎至一盏半，去滓，热含于齿动处良久，倦即吐之，以药含尽为度，一日二次。
【主治】牙浮动，饮冷热痛。

沉香散

【来源】《鸡峰普济方》卷二十一。
【组成】香附子一两　细辛半两　川芎　白芷　白僵蚕（直者，去嘴）　地龙各一分
【用法】上为细末。揩疼处。
【主治】牙风肿痛。

沉香散

【来源】《鸡峰普济方》卷二十一。
【组成】沉香　川升麻　细辛　白芷　地骨皮各一两　黑附子（生用）一分
【用法】上为细末。每用一钱，白汤温温，冷即吐了。
【主治】老人久患冷牙疼不可忍者。

牢牙散

【来源】《鸡峰普济方》卷二十一。
【组成】升麻　细辛　川芎　防风　槐角　生地黄　白芷　木律　青盐（研）皂角灰各一钱　茯苓二钱　寒水石（烧赤，去石，研粉）
方中寒水石用量原缺。
【用法】上为细末。先用温水漱口，每用少许揩牙，有涎吐了，误咽无妨。
【功用】牢牙。
【主治】牙齿一切疼痛不可忍。

附子膏

【来源】《鸡峰普济方》卷二十一。
【组成】生附子（大者）一枚　生乌头一个
【用法】上为细末。以酽醋调成膏，只作一剂涂。
【主治】牙疼，腮亦肿痛。

细辛散

【来源】《鸡峰普济方》卷二十一。
【组成】白僵蚕　升麻（末）各一两　白矾（末）半两
【用法】上为细末。每用半钱，揩牙患处，含口多时吐涎，次用沉香散。
【主治】牙疼。

荜茇散

【来源】《鸡峰普济方》卷二十一。
【组成】良姜（锉，炒）　草乌头（生用）各一两　荜茇一钱
【用法】上为细末。揩牙上，有涎吐了。
【主治】牙疼。

香乳散

【来源】《鸡峰普济方》卷二十一。
【组成】乳香少许　荆芥穗三穗
【用法】上药咬在病牙上。
【主治】牙痛。

香椒散

【来源】《鸡峰普济方》卷二十一。
【组成】川椒　细辛　莨菪子　白芷　海桐子各等分
【用法】上为末。每用三钱，加白矾、槐枝（拍破）各少许，以水一大盏，煎至七分，热漱冷吐，痛时用之。
【主治】牙齿冷疼。

莽草散

【来源】《鸡峰普济方》卷二十一。
【组成】细辛　莽草各半分
【用法】上为细末，入麝香少许。每用一钱半，水一盏，煎至八分，热含冷吐。
【主治】风肿牙疼。

槐枝膏

【来源】《鸡峰普济方》卷二十一。
【别名】三枝膏。
【组成】槐枝　柳枝　桑枝各半斤（半寸锉）
【用法】上以水一斗，煎至三升，滤去滓，慢火熬膏，入后药末：青盐一两（研）、芎（末）、细辛（末）各半两，上同搅匀，以盒子盛。每用少许，搽牙。
【主治】风热上攻，牙齿肿痛。

犀角升麻汤

【来源】《普济本事方》卷五。

【组成】上等犀角一两一分　真川升麻一两　防风　羌活各三两　川芎　白附子　白芷　黄芩各半两　甘草一分

【用法】上为粗末。每服四大钱，水一盏半，煎至八分，去滓，食后、临卧通口服，一日三四次。

【主治】

1.《普济本事方》：鼻额间痛，或麻痹不仁。

2.《妇人大全良方》：阳明经热，风热牙痛，或唇颊肿痛，或手足少阳经风热，连耳作痛。

【验案】鼻额痛　王检正希皋，昔患鼻额间痛，或麻痹不仁，如是者数年，忽一日连口唇、颊车、发际皆痛，不可开口，虽言语饮食亦相妨，左额与颊上常如糊急，手触之则痛，此足阳明经络受风毒，传入经络，血凝滞而不行，故有此证。或以排风、小续命、透冰丹之类与之，皆不效，予制此汤赠之，服数日而愈。

麝香散

【来源】《小儿卫生总微论方》卷十八。

【组成】铜绿半钱　绿豆粉一两　胆矾半钱（火煅）　脑子一字

【用法】上为末，入麝香少许研匀。每服一字，擦贴患处。有涎即吐。

【主治】牙痈肿烂脓血。

山蜂酒

【来源】《普济方》卷六十六引《海上方》。

【组成】蜂窝（大如斗者，烧存性）　麝香少许

【用法】用煮酒调，以绵纸覆盖，勿令药气漏。酒灌漱，冷时吐了，再呷温者含口中，不可咽了。

【主治】牙齿疼痛。

川芎散

【来源】《普济方》卷六十五引《海上方》。

【组成】川芎　白芷　荆芥　羌活　消鼠粘子　升麻各等分

【用法】上同煎，温漱。

【主治】牙齿疼痛。

羌活散

【来源】《普济方》卷六十五引《海上方》。

【组成】胡椒　川椒　川芎（炮）各二钱　荆芥穗　白芷　防风　草乌　羌活　荜茇　露蜂房各半两

【主治】牙疼。

【宜忌】忌食动风物。

青钱方

【来源】《普济方》卷六十六引《海上方》。

【组成】晋矾四两　生姜一斤

【用法】以银器、石器熬黄色，勿令焦，入升麻（一方华阴细辛）半两，同为末，擦之。

【主治】牙疼。

荜茇散

【来源】《普济方》卷六十六引《海上方》。

【组成】木鳖子　荜茇各等分

【用法】上先研木鳖子令细，入荜茇同研。搐鼻。

【功用】去痛。

【主治】牙齿痛。

赴筵散

【来源】《普济方》卷六十六引《海上方》。

【别名】晋矾散。

【组成】老生姜、白矾

【用法】用老生姜切片，安瓦上，用炭火，却将白矾渗姜上候焦，为末。擦疼处。

【主治】牙疼。

姜黄散

【来源】《普济方》卷六十五引《海上方》。

【组成】姜黄（如无，以川芎代）　细辛　白芷各等分

【用法】上为散。擦三两次，盐汤灌漱。

【主治】诸般牙疼不可忍。

【加减】如蛀牙疼，去姜黄，加蝎梢。

【验案】牙疼 胡长文给事之父，牙疼不可忍，面肿。偶无姜黄，检《本草》，川芎亦治牙，遂代之。坐间，便见肿消疼止。后用川芎亦验。

搐鼻散

【来源】《普济方》卷六十五引《海上方》。
【组成】红豆 荜茇 良姜 威灵仙各等分
【用法】上为细末。每用少许，搐入鼻中。
【主治】牙痛，诸药不效者。

露蜂房散

【来源】《普济方》卷六十五引《海上方》。
【组成】露蜂房 道人头 紫菀花 细辛 良姜各半钱
【用法】上为细末。煎汤漱口。
【主治】牙痛。

麝香散

【来源】《普济方》卷六十五引《海上方》。
【组成】全蝎三个 麝香一字 细辛二钱
【用法】上为细末。干搽牙痛处，涎出尽，方用盐汤漱。
【主治】诸般牙疼。

麝香一字散

【来源】《普济方》卷六十六引《海上方》。
【组成】三柰子二钱（用面裹煨熟） 麝香半钱
【用法】上为细末。每用三字，口噙温水，随牙痛处一旁鼻内搐之。漱动水吐去便可。
【主治】一切牙痛。

灵砂丹

【来源】《宣明论方》卷三。
【组成】威灵仙 黑牵牛 何首乌 苍术各半两 香附子六两 川乌头（去尖） 朱砂 没药 乳香各三钱 陈皂角四钱（炙黄，去皮）
【用法】上为末，将皂角打破，用酒二升半，春、夏三日，秋、冬七日，取汁打面糊为丸，如桐子大。每服五丸，如破伤风。煎鳔酒送下；如牙疼赤眼，捶碎研三五丸，鼻嗃之。
【主治】破伤风。一切诸风，牙疼，赤眼。

神芎散

【来源】《宣明论方》卷三。
【别名】神功散《普济方》卷一〇三。
【组成】川芎 郁金各二钱 荆芥穗 薄荷叶 红豆各等分
【用法】上为末，入盆消二钱，研匀。鼻内搐三二剜耳许。力慢即加药，病甚兼夜搐。
【主治】风热上攻，头目眩痛，上壅鼻塞眼昏，并牙齿闷痛。

安肾丸

【来源】《三因极一病证方论》卷十三。
【组成】补骨脂（炒） 葫芦巴（炒） 茴香（炒） 川楝（炒） 续断（炒）各三两 桃仁（麸炒，去皮尖，别研） 杏仁（如上法） 山药（炒，切） 茯苓各二两
【用法】上为末，炼蜜为丸，如梧桐子大。每服五十丸，空心以盐汤送下。
【主治】

1.《三因极一病证方论》：肾虚，腰痛，阳事不举，膝骨痛，耳鸣，口干，面色黧黑，耳轮焦枯。

2.《口齿类要》：肾虚牙疼。

3.《杂病源流犀烛》：囊汗。

九宝散

【来源】《杨氏家藏方》卷十一。
【组成】青盐 细辛（去叶土） 延胡索 高良姜 荜茇 胡椒 麝香（别研） 乳香（别研） 雄黄（别研）各等分
【用法】上为细末，次入别研药令匀。每用少许，微微擦痛处。
【主治】牙痛。

止痛散

【来源】《杨氏家藏方》卷十一。

【组成】大蒜一瓣（去皮生用，细研） 巴豆一粒（去壳，细研） 盐豉七粒（细研）

【用法】上为末，入瓷器内盛之，密封，勿令透气。每用少许擦患处，一日二至三次。

【主治】牙疼。

仙桃散

【来源】《杨氏家藏方》卷十一。

【组成】防风（去芦头） 桃根节 香白芷 细辛（去叶土）各一两 川椒（去目）半两

【用法】上为细末。每用三钱，水七分，煎至五分，热呷满口，候冷吐去；或每日揩牙，温水漱之。

【主治】风牙疼，有脓血并口气。

失笑散

【来源】《杨氏家藏方》卷十一。

【组成】细辛（去土叶） 良姜 香白芷 荜茇各等分

【用法】上为细末。左边牙疼，口含水搐左鼻；右边牙疼，搐右鼻；如擦牙亦得。

【主治】牙疼，不问久新。

圣蟾散

【来源】《杨氏家藏方》卷十一。

【组成】蟾酥（热汤少许化开）

【用法】上用新绵少许，蘸药粟米大，塞痛处。

【主治】风蚛牙疼。

如神散

【来源】《杨氏家藏方》卷十一。

【组成】肥赤马肉三斤或五斤

【用法】每一斤肉入硇砂二两同拌和，以器物盛之，于有日处顿放，候作成蛆，令自干，研为细末，每蛆末一两，入粉霜半两，同研匀。如用时先以针拨动牙根四畔空虚，次用灯心蘸药少许，点于牙根下。良久其牙自动落。

【功用】取虫牙。

荆芥散

【来源】《杨氏家藏方》卷十一。

【组成】荆芥穗 薄荷叶（去土） 细辛（去叶土） 甘草（炙）各等分

【用法】上为细末。每服二钱，茶调下；或用药五钱，水一大碗，煎三五沸，通口慢慢盥漱亦得。

【主治】风蚛牙痛，牙槽浮肿。

香荚散

【来源】《杨氏家藏方》卷十一。

【组成】猪牙皂角 细辛（去叶土） 川乌头（生用，不去皮尖） 升麻 荜茇 香附子各二钱 乳香一钱（别研）

【用法】上为细末，次入乳香研匀。每用一钱，揩贴患处，仍频用。

【主治】牙疼。

香椒散

【来源】《杨氏家藏方》卷十一。

【组成】草乌头（生用） 胡椒 乳香（别研） 蝎梢（不去毒）各等分

【用法】上为末。擦牙痛处。吐涎，立愈。

【主治】牙疼。

祛痛散

【来源】《杨氏家藏方》卷十一。

【组成】细辛（去叶土） 鸡肠草 旱莲子 茴香 白矾 诃子（煅，去核） 晚蚕砂 青盐 皂角 茜根 麻籸各一两

【用法】上锉，入一大瓶内，盐泥厚固济，于瓶口留一窍子出烟，用炭半称煅，候青白烟出去火，候冷取药，细研如粉，揩牙如常法。

【主治】元脏气虚，风热内攻，牙龈浮肿，疼痛发歇。

透关散

【来源】《杨氏家藏方》卷十一。

【组成】蜈蚣头 蝎梢（去毒） 草乌头尖（如麦粒大） 川乌头底（如钱薄）各七枚 胡椒七粒 雄黄七粒（如麦粒大，别研）

【用法】上为细末。用纸捻子蘸醋点药少许，于火上炙干，塞两耳内，闭口少时。

【主治】牙疼。

雄黄定疼膏

【来源】《杨氏家藏方》卷十一。

【组成】大蒜一枚 细辛（去叶土）二钱 猪牙皂角四钱 盆消二钱（别研） 雄黄一钱（别研）

【用法】上为细末，同大蒜一处捣为膏子，丸如梧桐子大。每用一丸，将薄新绵裹药。左边牙疼，放药在左耳内；右边牙疼，放药在右耳内。良久痛止，一丸可治数人。

【主治】牙疼。

蝎附散

【来源】《杨氏家藏方》卷十一。

【组成】附子底 蜈蚣头 川乌头尖各二枚 蝎梢七枚（不去毒）

【用法】上为细末。先用竹杖刺动牙龈，次以纸捻纴药一粟米许，甚者不过二三次。

【主治】

1.《杨氏家藏方》：牙痛不止。

2.《普济方》引澹氏方：风蚛牙痛，肿痒动摇，牙龈溃烂，牙宣出血，口气。

露蜂房散

【来源】《杨氏家藏方》卷十一。

【组成】露蜂房 天仙藤各等分

【用法】上锉。每用二钱，水半盏，煎数沸，去滓漱之。

【主治】牙疼。

乌头散

【来源】《普济方》卷六十六引《杨氏家藏方》。

【组成】川乌头一枚（炮，去皮脐）

【用法】上切片，加生姜七片，青盐少许，煎令浓，用浸齿脚。

【主治】下虚气就上，风毒攻牙，齿宣动，疼痛虚浮。

胜金散

【来源】《传信适用方》卷二。

【组成】老生姜十两（切作如钱薄，摊箕内，令水缩；次用砒霜一钱重，细研，拌姜钱令匀，留少许砒放熔银甘砂锅子内，砒拌生姜于上，按令紧，用新瓦一片盖锅口，烈炭火煅令烟尽，倾于碗内，盏子合定存性，要成黑炭，不可白却） 荜茇二钱 全蝎二钱（去肚内肠屎并毒） 华阴细辛二钱（味辛如椒者） 胡椒二钱

【用法】上四味焙干，姜炭亦为细末，都拌匀。每用手指点少许如黑豆大，揩牙龈上。闭口，候有涎沫即吐去，立效。

【主治】肾热上蒸，牙龈浮肿，牙齿疼痛，或肾元虚冷，牙齿摇动，或赤肿痛，风牙虫牙。

逡巡散

【来源】《传信适用方》卷二引李武仲方。

【组成】高良姜一块（约二寸许） 干全蝎一枚（瓦上焙干）

【用法】上为细末。以手指蘸药于齿患处，须擦令热透。须臾吐得少涎，以盐汤漱口。

【主治】

1.《传信适用方》：新久风牙，疼肿不可忍。

2.《是斋百一选方》：腮颊肿痛。

【验案】风牙 《普济方》：鲍子明，常患风牙，腮颊肿痛不能忍。予以此方授之，出涎数口即愈。

全蝎散

【来源】《普济方》卷六十六引《卫生家宝》。

【组成】蜈蚣一条 全蝎三个 消半两 良姜 乳香一钱 麝香一字

方中良姜用量原缺。

【用法】上为末。每用少许搐鼻。

【主治】一切牙痛。

固本散

【来源】《普济方》卷六十六引《卫生家宝》。
【组成】蝎梢　胡椒各等分
【用法】上为末。擦痛处。
【主治】牙痛。

香附散

【来源】《普济方》卷六十六引《卫生家宝》。
【组成】香附子四两（先以河水洗净，控干用）　生姜三两（洗净，切如谷子大）
【用法】上为末。三宿慢火炒，以干为度，如牙药用之。如牙疼先揩药，良久，却以荆芥汤漱口。
【功用】乌髭益气，去风疾。
【主治】一切牙疼，及无故牙动，牙宣出血。

立效散

【来源】《是斋百一选方》卷八。
【组成】零陵香（净洗，软火炙燥）　荜茇（洗，锉碎，火锨上炒燥）各等分
【用法】上为末。先以炭一块为细末，揩痛处，连牙床并揩净，以药擦痛处。
【主治】牙痛，及老人风牙疼，小儿疳牙、走马牙疳。

蟾酥膏

【来源】《医说》卷四引《类编》。
【组成】蚵蚾汁
【用法】捕蚵蚾大者蚾一个，削竹篦子刮其眉，即有汁粘其上。以汁点痛处。
【主治】疳蚀痈肿，一切齿痛。

大牢牙散

【来源】《魏氏家藏方》卷九。
【组成】白矾（枯）　百药煎（炒）　干姜（洗，泡）　荜茇各一两　草乌头（炒）　川乌头（炒）　地骨皮　缩砂各半两
【用法】上为细末。每日食后及早、晚用以揩牙，少顷以温水或盐汤漱口。
【功用】生齿、固齿，消虫，通肾气。
【主治】齿痛及血出，齿疏肉烂恶气。缠喉风，小儿走马疳。
【宜忌】忌咸、酸、鲜、酱。

内补散

【来源】《魏氏家藏方》卷九。
【组成】皂角（不蛀者，刮去皮子，以炭火烧为灰，略存性）一两　青盐（炒干，别研）　北细辛（去梗叶）各一钱　香附子（炒，去毛，用粗砖擦去粗皮，洗净）二两　舶上茴香二钱（炒）
【用法】上为细末，和调，以密器收贮。每用揩牙。
【功用】补肾去风，牢牙定疼。

升麻细辛汤

【来源】《魏氏家藏方》卷九。
【组成】升麻　荆芥穗　防风（去芦）各半两　细辛一两（去土）
【用法】上为粗末。每服四钱，水一盏半，煎至一盏，去滓热服；漱令冷，吐之。为细末揩齿，良久吐出，温盐汤漱之亦得。
【主治】风牙痛。

乌石散

【来源】《魏氏家藏方》卷九。
【组成】草乌头　升麻各十文　寒水石十文（银锅内煅通红）　细辛十五文　蔓荆子五文
【用法】上为细末。揩牙，少时以温盐汤漱之。
【主治】牙痛。

失笑散

【来源】《魏氏家藏方》卷九。
【组成】荜茇　地龙（去土）　天南星　川乌头　胡椒各等分

【用法】上为细末。先用刷牙，灌漱牙净，用药干敷痛处。
【主治】牙疼。

立应散

【来源】《魏氏家藏方》卷九。
【组成】草乌头一个（拣光净极大者，去皮脐，生用） 香白芷一两
【用法】上为细末。每日二次，擦。如有热涎吐之，少时用温水漱。
【主治】齿痛。

全蝎散

【来源】《魏氏家藏方》卷九引惠斋方。
【组成】脑子 血竭 南硼砂 乳香 全蝎各等分
【用法】上为细末。揩之。
【主治】牙疼。
【宜忌】壮盛人方可用之。

异香丹

【来源】《魏氏家藏方》卷九。
【组成】白芷 藿香叶（新者，净洗） 零陵香叶 木香（不见火） 桂花（不见火） 香附子（去毛，净洗） 甘松（净洗） 丁香（不见火） 鸡心槟榔 白豆蔻仁各一两 榆柑干三钱（去核） 当归（去芦头，洗净，酒浸一宿，焙干）半钱
【用法】上为细末，用甘草膏子为丸，如鸡头子大。每服一丸，含化。七日后，口有异香，面色光泽。
【主治】劳心思虑过度，胃中客热上攻，口气，齿衄，时时出血，牙齿浮动或疼痛，不能咀嚼饮食。

芫花散

【来源】《魏氏家藏方》卷九。
【组成】芫花
【用法】上为末。擦痛处令热。立效。
【主治】牙痛，诸药不效者。

坚牙散

【来源】《魏氏家藏方》卷九。
【组成】升麻 露蜂房（炙） 细辛 高良姜 猪牙皂角 草乌头（炮） 香白芷 木律（炒）各一两 荜茇 胡椒各二两 半夏半两（汤泡七次）
【用法】上为细末。每用半钱，手点揩牙，温汤漱；如痛多者，用姜钱点揩。
【主治】一切风牙，疳牙。

青盐散

【来源】《魏氏家藏方》卷九。
【组成】蝎梢 胡椒各一钱 干姜二钱 青盐一钱（别研）
【用法】上为细末，入瓷盒内。旋旋揾揩齿间，良久，盐汤漱之。
【主治】牙齿疼痛，时时浮动。

炙皂散

【来源】《魏氏家藏方》卷九。
【组成】不蛀皂角一斤（去皮） 生地黄二斤（取汁） 生姜二斤（去皮，取自然汁）
【用法】上以皂角蘸汁，慢火炙尽为度。每日早晨以牙刷刷皂角浓汁出。揩牙旬日后更无一切齿疾。
【主治】风牙痛。

香芥散

【来源】《魏氏家藏方》卷九。
【组成】荆芥穗 香附子（去毛）各等分
【用法】上为粗末。每服五钱，水一碗，煎至半碗，去滓，频频嗽之。
【主治】风牙疼不可忍者。

养源散

【来源】《魏氏家藏方》卷九。
【组成】熟干地黄三两（锉） 破故纸二两 青盐一两（别研）
【用法】先将地黄炒令焦，次入破故纸同炒令爆声

定，却入青盐同炒，碾为细末。临睡揩牙，早晨用亦得。

【主治】牙痛。

殊圣散

【来源】《魏氏家藏方》卷九。

【组成】白矾　胆矾各等分

【用法】上为细末，飞过，入麝香。擦牙。

【主治】牙疼。

胭脂散

【来源】《魏氏家藏方》卷九。

【组成】百药煎　坯子各等分

【用法】上为细末。擦牙，津吐之。

【主治】牙疼。

鹤膝汤

【来源】《魏氏家藏方》卷九。

【组成】鼓椎草（又名鹤膝草）

【用法】水煎，灌漱。

【主治】牙痛。

牙宣药

【来源】《儒门事亲》卷十五。

【别名】牙宣散（《景岳全书》卷六十）。

【组成】荜茇　胡椒　良姜　乳香（另研）　麝香　细辛　青盐　雄黄各等分

【用法】上为细末。先以温浆水刷净，后用药末于痛处擦。追出顽涎，休吐了，漱数十次，痛止。

【主治】牙痛。

【宜忌】忌油腻一二日。

仙人散

【来源】《儒门事亲》卷十五。

【组成】地骨皮二两（酒浸二宿）　青盐一两　黍粘子一两半（炒）　细辛一两（酒浸）

【用法】上为细末，入麝香少许。每用一字，临卧擦牙，茶、酒漱，良久吐出。

【主治】牙痛。

升麻散

【来源】《普济方》卷六十五引《经验良方》。

【组成】升麻　地黄　川芎　地骨皮　槐子　细辛　鬼角　白芷各半两　川椒二钱半

【用法】上为细末。以药少许揩牙。有涎吐出，用盐灌漱。

【主治】牙疼腮肿。

皂子膏

【来源】《普济方》卷六十六引《余居士选奇方》。

【组成】油皂（出皮核）　樟脑　黄丹各等分

【用法】炼蜜为丸。塞在蛀牙中。

【主治】牙疼。

清胃散

【来源】《脾胃论》卷下。

【别名】清胃汤（《疮疡经验全书》卷一）、消胃汤（《不知医必要》卷二）。

【组成】真生地黄　当归身各三分　牡丹皮半钱　黄连（拣净）六分（如黄连不好，更加二分，如夏月倍之）　升麻一钱

【用法】上为细末，都作一服。以水一盏半，煎至七分，去滓，放冷服之。

【功用】《古今名方》：清胃凉血。

【主治】

1.《脾胃论》：因服补胃热药，阳明经中热盛，而致上下牙痛不可忍，牵引头脑，满面热发大痛。喜寒恶热。

2.《疮疡经验全书》：牙宣、牙缝出血。

3.《痘疹金镜录》：痘后牙疳肿痛。

4.《口齿类要》：胃火血燥唇裂，或为茧唇，或牙龈溃烂，或恶寒发热。

5.《正体类要》：胃经湿热，唇口肿痛。

6.《证治准绳·幼科》：胃经有热，饮冷作渴，口舌生疮，或唇口肿痛，焮连头面，或重舌、马牙、吐舌、流涎。

7.《张氏医通》：胃中蕴热，中脘作痛，痛后火气发泄，必作寒热乃止。

8.《血证论》

【方论】

1.《医方考》：升麻能清胃，黄连能泻心，丹皮、生地能凉血，用当归者，所以益阴，使阳不得独亢尔。

2.《古今名医方论》：罗东逸曰：方中以生地凉血为君，佐以牡丹皮，去蒸而疏其滞；以黄连彻热燥湿为臣，和之以当归，辛散而循其经；仍用升麻之辛凉升举，以腾本经之清气，即所谓升清降浊，火郁发之者也。如是而喉咽不清，齿龈肿痛等症，廓然俱清矣。

3.《医方集解》：此足阳明胃药也。黄连泻心火，亦泻脾火；脾为心子，而与胃相表里者也。当归和血，生地、丹皮凉血，以养阴而退阳也。石膏泻阳明之大热，升麻升阳明之清阳；清升热降，则肿消而痛止矣。

4.《张氏医通》：犀角地黄汤专以散瘀为主，故用犀、芍；此则开提胃热，故用升、连。

5.《医略六书》：热郁阳明，胃火炽盛，故牙龈肿痛或腐烂生疳焉。生地滋阴壮水以清火之源，丹皮凉血泻热以宣水之用，黄连清心火，当归养血脉，升麻升清泄热，甘草缓中泻火。胃热过盛加石膏，专泻阳明之腑热也。使热从经散，则胃火得泄而牙龈清润，无肿痛腐烂之虞，何生疳之足虑哉？此升阳清火之剂，为胃火炽盛之专方。

6.《医林纂要探源》：胃热上行于齿，则经病非腑病。胃经气血皆盛，故气热则血随以上行，轻为齿痛、牙宣、腮肿、龈烂，重则亦至吐血、衄血。以胃热伤血伤阴，故以滋阴养血为治，生地、丹皮、当归是也，平阴阳也，此滋阴以配阳，非用水以胜火；苦以泄之，除内热也，黄连泄心肝之热，又石膏之淡亦能去胃腑之热；辛以散之，去经热也，石膏、升麻皆辛以散经热。

7.《血证论》：方治脏毒，义取清火。而升麻一味，以升散为解除之法，使不下迫，且欲转下注之热，使逆挽而上，不复下注。目疾、口舌之风火，亦可借其清火升散以解。升麻与葛根黄芩汤相仿。

8.《医方概要》：此方全藉石膏之平胃热，乃生地、丹皮得力；升麻能升清降浊，黄连泻火降逆，当归导血归经，始阳明之邪火下降而不上升也，吐血、衄血可平矣。

9.《实用方剂学》：牙床为阳明之络环绕，牙齿为少阴气所发泄，故凡牙病之为患，胃与肾二者而已。胃有积热，则肾液被劫。本方以石膏清阳明之热，即以生地滋少阴之液；心为火位之主，胃热缘于心火，取黄连苦寒以直折；胃为血脉之海，胃热血分亦热，取丹皮苦寒以凉血，当归养肝以和血，升麻升清而降热。若便闭者，不妨合承气以下之。

10.《方剂学》：本方证为胃有积热，火气循经上攻所致。足阳明胃经循鼻外入上齿，手阳明大肠经上项贯颊入下齿，胃热炽盛，循经上攻，故牙龈红肿热痛，甚则唇舌腮颊肿痛；胃为多气多血之腑，胃热每致血分亦热，热伤血络，故为牙宣出血；热壅则肉腐，故见牙龈溃烂，口气热臭；口干舌燥，舌红苔黄，脉滑大而数，皆为胃热津伤之证。治宜清胃泻火为主，配合凉血解毒方。方中黄连苦寒泻火为君，以清胃中积热。生地凉血滋阴，丹皮清热凉血，共为臣药。佐以当归，养血和血，以助消肿止痛；然虑其胃中积热郁火，难以直折奏功，故配以升麻，既能清热解毒，善治口舌生疮，又可辛凉散火解毒，并兼作阳明引经使药，引导诸药直达病所。升麻与黄连配伍，有开提胃热之功，达到泻火而无凉遏之弊，散火而无升焰之虞的目的。五药配合，共奏清胃凉血之功。

【实验】抑制疼痛 《中国医药学报》(1998，2：28)：本方单煎与合煎对醋酸所致疼痛有明显的抑制作用，二者间无显著差异。本方有明显促进小鼠小肠推进度，急性毒性实验表明最大耐受量超过人用量 100 倍以上。

【验案】

1.口臭 《陕西中医》(1995，5：204)：用本方随证加减，治疗口臭32例。结果：痊愈31例，好转1例，全部有效。

2.牙周病 《山东中医杂志》(1995，9：402)：用本方(生石膏、黄连、黄芩、生地黄、丹皮、升麻)，便秘者加大黄；湿热者加薏苡仁、车前子；治疗牙周病58例。结果：痊愈37例，显效15例，好转5例。

3.口腔溃疡　《山东中医杂志》（1995，9：402）：用本方加味，胃热，烦躁不安，口渴多饮者加知母、石膏；便秘者加大黄；火热壅盛，口腔溃疡严重者加金银花、连翘、黄芩；治疗口腔溃疡75例。结果：治愈73例，显效12例，总有效率为97.7%。

4.三叉神经痛　《山东中医杂志》（1995，9：403）：用本方每次15粒，治疗三叉神经痛45例；对照组47例，药用卡马西平，均以10天为1个疗程。结果：治疗组治愈12例，有效20例，总有效率为59.57%；对照组治愈5例、有效9例、总有效率为31.91%。两组比较差异显著（$P<0.01$）。

5.鼻衄　《四川中医》（1998，6：23）：以本方加味：逐血下行加牛膝；胃不和者加半夏；血热甚者加地骨皮；阴虚甚者，加元参、麦冬；大便溏者加山药；治疗鼻衄24例。结果；治愈22例，好转2例。随访半年，治愈者无1例复发。

香白芷散

【来源】《普济方》卷六十六引《兰室秘藏》。

【组成】麻黄（去节）一钱半　草豆蔻皮七个　草豆蔻仁七分　黄耆一钱　吴茱萸四分　藁本三分　羌活八分　香白芷四分　当归身半钱　熟地黄半钱　升麻一钱　桂枝三分

【用法】上为细末。先用温水漱洗，以药擦之。

【主治】大寒犯脑，朔风牙疼。

白牙散

【来源】《兰室秘藏》卷中。

【组成】白芷七分　升麻一钱　石膏一钱五分　羊胫骨灰二钱　麝香少许

【用法】上为细末。先以温水漱口，擦之。

【主治】

1.《杏苑生春》：一切牙痛。

2.《医部全录》：牙黄黑色。

【方论】《杏苑生春》：用白芷以疏阳明经风，升麻、石膏以清阳明经热，用羊胫骨补齿虚，麝香辛窜，引诸药以通行关窍。

立效散

【来源】《兰室秘藏》卷中。

【组成】细辛二分　炙甘草三分　升麻七分　防风一钱　草龙胆（酒洗）四钱

【用法】上锉。都作一服，水一盏，煎至七分，去滓，以匙抄在口中，煠痛处，待少时则止。

【主治】牙齿痛不可忍，连及头脑项背，微恶寒饮，大恶热饮。

【方论】《杏苑生春》：阳明湿热壅盛牙疼，法当疏湿清热为主。经云风能胜湿，寒可胜热。故用细辛、防风以胜湿，胆草、升麻以解热，佐甘草和药泻火。

当归龙胆散

【来源】《兰室秘藏》卷中。

【组成】香白芷　当归梢　羊胫骨灰　生地黄各五分　麻黄　草豆蔻皮　草龙胆　升麻　黄连各一钱

【用法】上为细末。以热浆水漱牙外，以粗末熬浆水刷牙。

【主治】寒热牙痛。

羌活散

【来源】《兰室秘藏》卷中。

【别名】细辛散。

【组成】藁本　香白芷　桂枝各三分　苍术　升麻各五分　当归身六分　草豆蔻仁一钱　羌活一钱五分　羊胫骨灰二钱　麻黄（去根节）　防风各三钱　柴胡五钱　细辛少许

【用法】上为细末。先用温水漱口净，擦之。

【主治】客寒犯脑，风寒湿脑痛，项筋急，牙齿动摇，肉龈袒脱疼痛。

牢牙地黄散

【来源】《兰室秘藏》卷中。

【组成】藁本二分　生地黄　熟地黄　羌活　防己　人参各三分　当归身　益智仁各四分　香白芷　黄耆各五分　羊胫骨灰　吴茱萸　黄连　麻

黄各一钱　草豆蔻皮一钱二分　升麻一钱五分
【用法】上为细末。先用温水漱口净，擦之。
【主治】脑寒痛及牙痛。

治虫散

【来源】《兰室秘藏》卷中。
【别名】白芷散。
【组成】桂枝一分　熟地黄二分　藁本　白芷各三分　当归身　益智仁　黄连各四分　羌活五分　吴茱萸八分　草豆蔻　黄耆　升麻各一钱　羊胫骨灰二钱　麻黄（不去节）二钱五分
【用法】上为细末。先用温水漱口，净擦之。
【主治】大寒犯脑，牙齿疼痛，及虫痛，胃经湿热肿痛。

刷牙药

【来源】《兰室秘藏》卷中。
【别名】刷牙散（《普济方》卷六十六）。
【组成】麝香一分　生地黄　酒防己　熟地各二分　当归身　人参各三分　草豆蔻皮五分　升麻一钱　羊胫骨灰　黄连各二钱　白豆蔻三钱　草豆蔻三钱　没食子三个　五倍子一个
【用法】上为极细末。先用温水漱口，擦之妙。
【主治】牙痛。

草豆蔻散

【来源】《兰室秘藏》卷中。
【组成】细辛叶　防风各二分　羊胫骨灰　熟地黄各五分　当归六分　草豆蔻仁　黄连各一钱三分　升麻二钱五分
【用法】上为细末。先用温水漱口，牙痛处擦之。
【主治】寒多热少，牙齿疼痛。

独圣散

【来源】《兰室秘藏》卷中。
【组成】北地蒺藜不拘多少（阴干）
【用法】上为细末。每用刷牙，以热浆水漱牙；外用粗末，熬浆水刷牙。
【主治】一切牙痛风疳。

益智木律散

【来源】《兰室秘藏》卷中。
【组成】木律二分　当归　黄连各四分　羊胫骨灰　益智皮　熟地黄各五分　草豆蔻皮一钱二分　升麻一钱五分
【用法】上为极细末。先用温水漱口净，擦之。
【主治】寒热牙痛。

蝎梢散

【来源】《兰室秘藏》卷中。
【组成】白芷　当归身　柴胡各二分　桂枝　升麻　防风　藁本　黄耆各三分　羌活五分　草豆蔻皮一钱　麻黄（去节）一钱五分　蝎梢少许　羊胫骨灰二钱五分
【用法】上为细末。先用温水漱口净，后擦之。
【主治】大寒风犯脑，牙齿疼痛。

安肾丸

【来源】《济生方》卷五。
【组成】肉苁蓉（酒浸，焙）　石斛（去根）　桃仁（麸炒）　破故纸（炒）　白术　干山药（锉，炒）　白蒺藜（炒去刺）　川乌（炮，去皮脐）　川萆薢　川巴戟（去心）各等分
【用法】上为细末，炼蜜为丸，如梧桐子大。每服七十丸，空心以盐汤送下。
【主治】虚热，牙齿浮肿疼痛。
【方论】《绛雪园古方选注》：肉苁蓉、巴戟、川乌安肾之阳，萆薢坚肾之阴，石斛清肾中浮游之火，桃仁、蒺藜补肝以安相火，白术、山药健脾以镇浊阴。

牢牙散

【来源】《济生方》卷五。
【组成】全蝎七个（去毒）　细辛（洗净）三钱　草乌二个（去皮）　乳香二钱（别研）
【用法】上为细末。每用少许擦患处，须臾以温盐

水盥漱。

【主治】一切齿痛，不问久新。

穿牙散

【来源】《济生方》卷五。

【组成】全蝎七个（去毒） 细辛（洗净）三钱 草乌二个（去皮） 乳香二钱（别研）

【用法】上为细末。每用少许擦患处。须臾以温盐水盥漱。

【主治】一切齿痛，不问久新。

开笑散

【来源】《仁斋直指方论》卷二十一。

【组成】白芷 细辛（净） 良姜 荜茇 川椒 香附 蜂房（炒）各等分

【用法】上为末。擦牙搐鼻。

【主治】风冷齿痛。

归荆散

【来源】《仁斋直指方论》卷二十一。

【组成】当归 荆芥穗 川升麻 川郁金 细辛 白芷 荜茇各等分

【用法】上为末。每用半钱，揩痛处，良久盐汤灌漱。

【主治】齿痛。

齐峰川椒散

【来源】《仁斋直指方论》卷二十一。

【别名】齐峰花椒散（《古今医统大全》卷六十四）。

【组成】红川椒四钱 樟脑 赤小豆 缩仁各二钱 明矾（煅）一钱

【用法】上为末。少许塞敷，咽不妨。

【主治】齿痛。

灵脂醋

【来源】《仁斋直指方论》卷二十一。

【组成】川五灵脂

【用法】以米醋煎汁，含咽。

【主治】恶血齿痛。

郁金散

【来源】《仁斋直指方论》卷二十一。

【组成】郁金 白芷 细辛各等分

【用法】上为细末。擦牙，仍以竹叶、竹皮浓煎，入盐少许，含咽，或炒盐敷亦可。

【主治】

1.《仁斋直指方论》：齿出血。

2.《奇效良方》：牙齿疼痛。

荆芥汤

【来源】《仁斋直指方论》卷二十一。

【组成】荆芥 脑荷 升麻 细辛各等分

【用法】上为末。每服二钱，以沸汤点，漱口含咽，并擦牙。

【主治】风热齿痛。

香椒散

【来源】《仁斋直指方论》卷二十一。

【组成】香附 红川椒（炒） 故纸（炒）各二钱 荜茇一钱

【用法】上为末。和炒盐二钱，擦敷。

【主治】

1.《仁斋直指方论》：冷证齿痛。

2.《普济方》：虫证齿痛。

温风散

【来源】《仁斋直指方论》卷二十一。

【别名】温风汤（《寿世新编》卷下）。

【组成】当归 川芎 细辛 白芷 荜茇 露蜂房（炒） 藁本各等分

【用法】上锉。每服二钱。井水煎服，仍含漱。

【主治】

1.《仁斋直指方论》：风冷齿痛；

2.《寿世新编》：风牙，不甚肿痛，不怕冷热，牙关紧急难开，舌苔淡白，口不作渴，小便清长者。

蜂房散

【来源】方出《仁斋直指方论》卷二十一，名见《普济方》卷六十八。
【组成】直僵蚕　蜂房（炒）各等分　樟脑半分
【用法】上为末。将皂角肉挨浓浆，煮少顷，和作小丸，塞痛孔。
【主治】虫蛀牙痛。

白芷散

【来源】《类编朱氏集验方》卷九。
【组成】白芷　血余　川芎　百草霜　川乌　草乌　雄黄　花桑皮（烧）　朱砂　全蝎　麝香　北细辛　没药　当归各等分
【用法】上为末。每服一钱，空心茶、酒任下。先将此药用醋调如膏，次以皂角炭火烧令烟出，却用皂角点药，搽患处，即安。
【主治】牙疼。

立效散

【来源】《类编朱氏集验方》卷九引王子益方。
【组成】白矾一两　生姜三两（切片，同白矾炒干）　荜茇一两（焙干）各等分
【用法】上入烧盐少许，为末。掺牙痛处。
【主治】牙疼。

细辛散

【来源】《类编朱氏集验方》卷九。
【组成】北细辛　荜茇各二钱　白芷　川芎各三钱　川乌一个　全蝎五个
【用法】上晒干为末。或痛，先用盐水洗净，用少许敷痛处，立效；或有热肿，即入脑子少许，和药擦之，皆效。
【主治】牙疼。

白芷散

【来源】《东垣试效方》卷六。
【别名】白芷汤（《医学入门》卷七）。
【组成】麻黄　草豆蔻各一钱半（不去皮）　黄耆一钱　吴茱萸四分　藁本三分　当归半钱　羌活八分　熟地黄半钱　白芷四分　升麻一钱　桂枝二分半
【用法】上为细末。先以温水漱净，以药擦之。

《医学入门》：或水煎服亦可。
【主治】大寒犯脑，牙齿疼痛。

一字散

【来源】《御药院方》卷九。
【组成】蝎梢　细辛　荜茇　胡椒　高良姜　露蜂房（炒黄）各半两
【用法】上为细末。每用半字，噙温水，随痛左右鼻内搐。更用半钱，搽牙痛处，一字散有津即吐，误咽不妨，不拘时候。
【主治】牙齿疼痛。

一捻金散

【来源】《御药院方》卷九。
【组成】蝎梢二钱　川芎一两　华阴细辛　香白芷各半两
【用法】上为细末。每服少许，以指蘸药擦牙痛处，吐津，误咽不妨，不拘时候。
【主治】牙齿疼痛。

一字救苦散

【来源】《御药院方》卷九。
【组成】香白芷一两　草乌头半两（去皮脐，心白者用、心黑不用）　雄黄一钱半（另研）
【用法】上为极细末，与雄黄拌匀。每服用药末少许，擦于患处，待少时以温水漱。
【主治】牙痛。

二圣丸

【来源】《御药院方》卷九。
【组成】川乌头（生用）半两　苍术（去皮）一两。

【用法】上为细末，醋调面糊为丸，如梧桐子大。每用七丸，食前盐汤送下。
【主治】牙齿动摇疼痛。
【宜忌】忌热物少时。

二胜散

【来源】《御药院方》卷九。
【别名】二圣散（《普济方》卷七十）。
【组成】甜葫芦子（晒干）八两　牛膝（锉）四两
【用法】上为粗散。每服五钱，水一盏半，煎至一盏，去滓。微热漱多时吐之，误咽不妨，食后并临卧日漱三四次。
【主治】齿龈或褪或肿，牙齿动摇疼痛。

丁香散

【来源】《御药院方》卷九。
【别名】二十八宿散（《杂类名方》引《医垒元戎》）。
【组成】丁香　荜茇　蝎梢　大椒各七个
【用法】上为细末。每用少许，以指蘸药擦于牙痛处，有津即吐。
【主治】牙齿疼痛。

三圣散

【来源】《御药院方》卷九。
【组成】细辛一两（锉）　荆芥穗二两（锉）　苍耳茎三两（锉）
【用法】上锉。每用半两，水三盏，煎至一盏半，去滓，热漱冷吐，误咽无妨。以痛止为度。
【主治】牙齿疼痛久不已。

土蒺藜散

【来源】《御药院方》卷九。
【组成】土蒺藜（去角生用）不以多少
【用法】上为粗末。每服五钱，淡浆水半碗，煎七八沸，入盐末一捻，带热时时漱之。
【主治】牙齿疼痛，龈肿动摇。

牙药麝香散

【来源】《御药院方》卷九。
【组成】绿矾（枯）　石燕子（烧通赤，醋淬七返）　生地黄　青黛各半两　青盐二钱　石胆（炒）三钱　五倍子一两二钱　诃子皮　何首乌　龙骨各四钱　白茯苓一两　缩砂仁八钱　甘松四钱　零陵香　藿香叶各六钱　百药煎一两　细辛二钱　龙脑　麝香各二钱半
【用法】上为细末。每用以刷牙蘸药，刷牙齿上，待少时用温水微漱，早晨、食后或临卧日用三两次。
【功用】牢牙齿，止疼痛，养气血，黑髭鬓。

太和散

【来源】《御药院方》卷九。
【组成】梧桐律　生干地黄　白茯苓各半两　华阴细辛　川芎　升麻　香白芷各三钱　麝香半钱　青盐一钱　猪牙皂角（烧存性）二钱
【用法】上为细末，青盐、麝香另研，拌匀。每用药少许，以指蘸药擦牙病处。
【功用】去痟牢牙，定疼止痛。
【主治】牙齿动摇，龈肉浮肿，虫蚛发痛。

升麻散

【来源】《御药院方》卷九。
【组成】升麻　荆芥穗　川穹　细辛（去苗叶土）　防风各半两　露蜂房一钱　椒（去目，微炒）

方中椒用量原缺。

【用法】上为粗末。每用三钱，水一大盏，煎三两沸，去滓，温漱冷吐。
【主治】牙疼。

升麻散

【来源】《御药院方》卷九。
【组成】升麻　香附子　细辛　荠草各等分
【用法】上为细末。每用三钱，水一盏，煎至七分，去滓，热漱冷吐，一日用三四次。

【主治】阳明经受风邪入齿，牵引牙槽，疼痛不止。

玉池散

【来源】《御药院方》卷九。

【组成】寒水石（烧通红，研细）一两　细辛（去苗叶土）　胡椒各半两　荆芥穗二钱半

【用法】上为细末，与寒水石一处再研，令细匀。用软刷牙如常刷牙使用，一日三二次。

【主治】牙齿疼痛不可忍。

石燕子散

【来源】《御药院方》卷九。

【组成】石燕子五对（紧小者，火烧醋淬七遍，研）　茯苓（去皮）五两　寒水石（烧过去火毒，研）半斤　细辛（拣净）　香白芷各一两

【用法】上为细末，入研药匀。每用药半钱，食后或临卧以指蘸药擦牙龈上，合口少时，用温盐汤微漱一两口，存药性，日用一两遍。

【主治】牙齿风冷疼痛，及牙龈不密固。

生地黄散

【来源】《御药院方》卷九。

【组成】生地黄　升麻　川芎　华阴细辛（择净）　露蜂窝（炒焦）　防风各一两　大皂角二钱（去黑皮，炙焦）

【用法】上为粗末。每服三四钱，水一大盏，入荆芥数穗，同煎至八分，去滓，微热漱，冷吐，食后或临卧时漱三二次。

【主治】牙齿疼痛。

白牙药升麻散

【来源】《御药院方》卷九。

【别名】白芷升麻散（《普济方》卷六十九）。

【组成】川芎四钱　升麻　藁本　石膏　白芷各一两　皂角一两（烧存性用）二钱二分　细辛六钱

【用法】上为末，纱罗三度。每用牙刷蘸药少许刷牙，用温水漱之。

【主治】风牙疼痛，及牙龈肿硬不消。

立胜散

【来源】《御药院方》卷九。

【组成】藜芦　猪牙皂角（去皮，炙）　白矾（生）　雄黄（研）各一分　细辛　蝎梢各半钱

【用法】上为末。每用一豆许，噙温水，随患左右鼻内搐。

【功用】宣泄诸阳毒气，行经络郁滞。

【主治】牙齿肿闷疼痛。

立效散

【来源】《御药院方》卷九。

【组成】百草霜（研细）　沧盐（研细）各一钱　麝香（拣去皮毛，另研极细）半钱　乳香（研细）半钱

【用法】上为细末。每用少许，口噙温水，随牙疼一边鼻内搐之，不拘时候。

【主治】牙疼不可忍。

血竭散

【来源】《御药院方》卷九。

【组成】血竭　石胆　乳香　五灵脂　密陀僧各等分

【用法】上药各为极细末，再同研匀。每用一字，指蘸涂贴牙病处，候少时，用温荆芥汤微漱，有津吐去，误咽不妨。

【功用】牢牙定痛。

【主治】牙根疰闷，连槽骨疼痛，久而不愈。

应痛散

【来源】《御药院方》卷九。

【组成】细辛　白芷　升麻各三钱　南硼砂一钱　川芎五钱　铅白霜　龙脑各一钱　麝香半钱

【用法】上为细末。频擦牙痛处，吐津，误咽无妨，不拘时候。

【主治】阳明经有风热攻注，牙齿疼痛。

牢牙如圣散

【来源】《御药院方》卷九。
【别名】牢齿如圣散（《普济方》卷七十）。
【组成】石燕子三对（烧七遍，醋淬） 乳香（另研） 青盐各一两 细辛半两
【用法】上为细末。每用以指蘸药干擦于痛处，良久温荆芥汤漱。
【功用】牢牙齿，止疼痛。

补骨脂散

【来源】《御药院方》卷九。
【组成】补骨脂二两 青盐半两
【用法】上二味，同炒至微爆为度，候冷，取出，为细末。每用少许，以指蘸药，擦于牙齿痛处，有津即吐，误咽无妨。每日丁香散与补骨脂散相间使用。
【功用】调养气血。
【主治】牙齿疼痛久不已。

乳香定痛散

【来源】《御药院方》卷九。
【组成】玄胡索 红豆各二十个 乳香半钱 青黛二钱 盆消半两 麝香一字
【用法】上为细末。每用少许，以指蘸药擦于牙齿痛处，有津即吐，误咽不妨；如痛甚，用药一字，噙温水随疼处鼻内搐。
【主治】牙齿疼痛。

定痛散

【来源】《御药院方》卷九。
【组成】华细辛半两（生） 香白芷一两（生） 川乌头一两（生） 乳香三钱
【用法】上为细末。每用少许，擦牙痛处，有津吐之，咽津无妨。
【主治】牙风疼痛。

细辛散

【来源】《御药院方》卷九。
【组成】荆芥 细辛 露蜂房各等分
【用法】上为粗末。每用三钱，水一大盏，煎至七分，去滓，温漱冷吐。
【主治】牙齿疼痛。

柳枝汤

【来源】《御药院方》卷九。
【组成】羌活 独活 地骨皮 防风（去芦头） 柳枝皮各一两 小椒半两（去目） 苍术八两（拣净，去粗皮）
【用法】上为细末。每用二钱，水一盏，入柳枝，黑豆少许，同煎至七分，去滓，食后热漱冷吐，一日三二次。
【主治】牙根宣露，动摇疼痛。

胡桐律散

【来源】《御药院方》卷九。
【组成】胡桐律二钱半 生地黄 升麻各半两 川芎一两 白芷半两 细辛二钱半 烧寒水石二两（研） 青盐（研） 麝香（研）各半钱
【用法】上为细末。每用少许，擦牙痛处，吐津，误咽不妨，日用五七次。
【功用】牢牙止痛。

荜茇散

【来源】《御药院方》卷九。
【组成】荜茇二钱 蝎梢 良姜各一钱 草乌头尖半钱（生，不去皮）
【用法】上为细末。指蘸擦牙痛处。吐津、误咽不妨。
【主治】牙齿疼痛。

荜茇散

【来源】《御药院方》卷九。
【组成】良姜 胡椒 荜茇 细辛各等分
【用法】上为细末。每用少许，噙温水，随痛处鼻内搐。
【主治】牙齿疼痛。

茯苓散

【来源】《御药院方》卷九。

【组成】白茯苓一两（去皮） 细辛（去苗） 香白芷各一两 寒水石（生用，研）四两

【用法】上为细末。每用少许擦牙痛处，含口良久，吐去津，然后用温水撩之，不拘时候。

【主治】牙齿疼及牙龈肿痛。

香附子散

【来源】《御药院方》卷九。

【组成】绿矾五钱（一半生用，一半锅子内炒令烟出，放冷用） 五倍子 诃子皮各五钱 香白芷三钱 甘松 栗蓬各二钱 枣核灰三钱 螺蟾二钱（青者） 石胆五钱（生铁上试如铜） 香附子四钱 麝香半钱

【用法】上为细末。入麝香拌匀。每日早晨先刷牙洁净，然后用药刷，温水漱口，候少时方吐。

【功用】洁齿牢牙，黑髭鬓，永不患牙痛。

香附子散

【来源】《御药院方》卷九。

【组成】草香附子四两 细辛半两

【用法】上为粗末。每用二钱，以水一盏，煎至八分，去滓，稍热漱冷吐。

【主治】牙齿疼痛，往来不歇。

追风散

【来源】《御药院方》卷九。

【组成】川姜（炮制） 川椒（去目）各等分

【用法】上为细末。每用以指蘸药，随时擦牙痛处，后用盐汤漱之。

【主治】牙齿疼痛不止。

独活散

【来源】《御药院方》卷九。

【别名】独活汤（《医略六书》卷二十一）。

【组成】川芎 独活 羌活 防风各半两 华细辛二钱 荆芥 郓薄荷 生地黄各三钱

【用法】上为粗末。每服三钱，以水一盏，煎至八分，去滓，食后温服，一日三次。

【功用】清头目，发散风热。

【主治】

1.《御药院方》：阳明经不利，邪毒攻注，牙齿龈肉虚浮宣露褪下，动摇发痛；及偏正头痛，渐渐攻注眼目，或发疼痛，视物不明。

2.《口齿类要》：风毒牙痛，或牙龈肿痛。

【方论】《医略六书》：贼风伤经，袭入齿缝而伤风恶风，牙疼走注且吸风痛甚，可知病全在经而脏气未伤焉。独活去少阴伏风，羌活散太阳游风，荆芥疏风理血，防风散风行气，川芎活血行血中之气，生地滋阴壮肾中之水，细辛散浮热，薄荷清口齿。为散水煎，使风邪解散，则经气清和而齿无疼痛之患，何吸风更甚之有？此疏散调营之剂，为齿痛吸风疼甚之专方。

独活散

【来源】《御药院方》卷九。

【组成】独活二两（去土） 华细辛根一两（去土）

【用法】上为粗末。每用五钱，以水二盏，加荆芥一穗，同煎至一盏，去滓，热漱冷吐，不拘时候。

【主治】牙痛不可忍，诸药不效者。

【宜忌】宜先用丁香散擦后，用此药漱三二次。

穿牙如圣散

【来源】《御药院方》卷九。

【组成】石燕子三对（烧七返，醋淬） 乳香（另研） 青盐各一两 细辛半两

【用法】上为细末。每用以指蘸药干擦于痛处，良久温荆芥汤漱。

【功用】牢牙齿，止疼痛。

【主治】牙疼。

荠草散

【来源】《御药院方》卷九。

【组成】莽草 生姜 柳枝皮（取白） 牛膝（去苗） 胡荽子 生干地黄 菟丝子 无食子 桐子

漆　猪牙皂角各六两

【用法】上锉，如麻豆大。入藏瓶，盐泥固，火煅一日后，入地一尺二寸深埋，三伏时取出，露三夜，不得见日气，研罗为细散。每用手指蘸药，于牙上旋擦。

【功用】乌髭鬓，牢牙。

【主治】牙齿痛。

雄黄膏

【来源】《御药院方》卷九。

【组成】雄黄二钱　乳香　没药各一钱　麝香半钱

【用法】上为细末，熔黄蜡为丸。安在虫牙蚀窍中。

【主治】齿痛不已。

槐枝八仙散

【来源】《御药院方》卷九。

【组成】新槐枝（取东引者五握，细锉，对本人秤重）一两半　生干地黄　地骨皮　梧桐律　荠草各一两　细辛（去苗）半两　青盐　乳香各二钱半（另研）

【用法】上除槐枝、乳香、青盐外，同为细末，另外槐枝、乳香、青盐搅匀停，分作八服。每服用水三盏，煎三沸，去滓，带热缓缓漱之，误咽无妨，冷即吐去。痛愈不宜再漱。

【主治】牙齿疼痛。

【宜忌】忌甘甜之物。

蒟酱散

【来源】《御药院方》卷九。

【组成】蒟酱　细辛各半两　大皂角一挺（去皮子，青盐每窍隙满，火烧存性，细研用）

【用法】上为细末。如痛时，用软牙刷蘸药刷痛处。

【主治】牙齿疼痛，发作往来不已。

槟榔散

【来源】《御药院方》卷九。

【组成】槟榔　荆芥穗　饱草　升麻　羌活　藁本　木香　细辛各半两

【用法】上药不见火，为细末。每用半钱，敷在肿痛处，吐津，误咽无妨，不拘时候。

【功用】祛风热，清肿痛。

【主治】牙齿疼痛，连龈下颊俱肿。

漱毒散

【来源】《御药院方》卷九。

【别名】败毒散《丹溪心法附录》卷十二。

【组成】薄荷叶三钱　荆芥穗半两　细辛一钱　地骨皮（去粗皮）一两

【用法】上为粗末。每用七钱，水二盏，煎至一盏半，去滓，食后温漱冷吐。

【主治】风热上攻，牙齿疼痛，久而不愈。

藁本散

【来源】《御药院方》卷九。

【组成】藁本一两　川芎　细辛各半两　胡桐律三钱　白矾灰二钱

【用法】上为细末。每用一指蘸药擦牙病处，吐津，误咽不妨，无时。

【主治】牙齿疼痛。

露蜂房散

【来源】《御药院方》卷九。

【组成】大戟三两　防风半两　露蜂房（炒黄）　细辛各一两

【用法】上为细末。每用五钱，水一大盏，煎至八分，去滓，热漱冷吐，不拘时候。

【主治】牙齿疼痛。

定痛散

【来源】《丹溪心法附余》卷十二引《御药院方》。

【组成】细辛（生）半两　草乌（生）一两　全蝎半两　乳香二钱

【用法】上为末。每用少许，擦牙痛处，引涎吐之，须臾，以盐汤灌漱即止。

【主治】牙风疼痛。

止疼散

【来源】《医方类聚》卷七十三引《吴氏集验方》。
【组成】高良姜（火炙内外熟，去皮）
【用法】上为末。先以荆芥汤漱，后用药擦之。
【主治】牙疼。

辛豆汤

【来源】《医方类聚》卷七十三引《吴氏集验方》。
【组成】草乌　香白芷　细辛　附子皮　块子姜黄　红豆　胡椒　香附子　良姜（薄切，略炒）　荜茇各二钱　全蝎（瓦上焙）一个　蜂房一个　蜈蚣一条
【用法】上为末。入乳香、没药各少许擦，用盐漱吐；妇人以茴香四物汤煎，令温漱吐；蛀牙，以蝎丸药塞孔中。
【主治】牙疼。

赴筵散

【来源】《医方类聚》卷七十三引《吴氏集验方》。
【组成】北细辛半两　荜茇二钱　良姜　草乌　红椒（去目）　硼砂各二钱半　猪牙皂角　白芷各一两
【用法】上为细末。揩牙痛处。涎出便吐，盐汤漱之。
【主治】牙痛不可忍。

捉痛散

【来源】《医方类聚》卷七十三引《吴氏集验方》。
【组成】晋矾四两　生姜一斤（连皮切片）
【用法】上以银石器熬令黄色，不得焦，入升麻一分，北细辛半两，同为末。擦之。
【主治】风蛀牙疼。

撮肿汤

【来源】《医方类聚》卷七十三引《吴氏集验方》。
【组成】北细辛（去土）　独活　鹤虱各等分
【用法】上锉。每服四钱，水一盏，煎至八分，放温漱口。
【主治】牙痛作肿。

失笑散

【来源】《医方类聚》卷七十三引《施圆端效方》。
【组成】干姜　雄黄各等分
【用法】上为细末。口噙水，畜少许鼻中。
【主治】牙疼。

沧青散

【来源】《医方类聚》卷七十三引《施圆端效方》。
【组成】沧盐四钱（炒焦）　青黛半钱　（一方去黛，加雄黄、红豆各半钱）
【用法】上为末。疼边鼻搐少许。
【主治】牙疼甚，不可忍。

救苦散

【来源】《卫生宝鉴》卷十一。
【组成】川乌　草乌　桂花　良姜　红豆　胡椒　荜茇　细辛各半钱　石膏　官桂各三钱
【用法】上为末。先漱净，里外干掺之。出涎立愈。
【主治】一切牙疼及寒风蛀牙疼。

擦牙散

【来源】《普济方》卷六十六引《澹寮方》。
【组成】川乌（草乌亦可）
【用法】用一只切作两边，一边生，一边煨，为末，煅少盐，同擦牙患，流出风涎。
【主治】风热牙疼。

立效散

【来源】方出《医垒元戎》，名见《玉机微义》卷三十。
【组成】小椒　露蜂房　青盐各等分

【用法】上为细末。煎数沸，放温漱口。
【主治】牙疼。

神应散

【来源】《杂类名方》。
【组成】川芎　防风　升麻　细辛　茯苓　白芷　香附子　荜茇　甘松各等分　石膏比以上加三倍
【用法】上为细末。每晚临卧刷净牙，以指蘸搽，热麻漱去。
【功用】牢牙去风。
【主治】牙疼。

刷牙药

【来源】《医方类聚》卷七十二引《王氏集验方》。
【组成】青矾九钱（半生半枯）　细辛（去土）　五倍子（去土）　白茯苓（去土）
【用法】上为细末。五七日刷一次。
【主治】牙疼。

雄黄散

【来源】《普济方》卷六十五引《医方大成》。
【组成】雄黄　细辛（去苗）　青盐（一方有枯矾无青盐）　乳香（别研）　良姜　荜茇　麝香　胡椒
【用法】上为细末。以温浆水刷净后，用药末于痛处擦。追出顽涎，休吐了，漱数十次，痛立止。
【主治】诸牙疼。
【宜忌】忌油腻一二日。

乌金散

【来源】《医方类聚》卷七十三引《经验秘方》。
【组成】栝楼皮（烧存性）
【用法】上为细末。揩之甚妙。
【主治】风蛀牙疼。

赤龙丸

【来源】《经验秘方》引江大丞方（见《医方类聚》卷二十三）。
【组成】荆芥　草乌　破故纸（炒）各二两半　羌活　白芷　乌豆　川牛膝各一两　黑牵牛（炒）　茴香（炒）　紫金皮　川萆薢各半两　川芎七钱半　木瓜三钱　独活一两半
【用法】上为细末，酒糊为丸，如梧桐子大，土朱为衣。每服二十丸，诸般风瘫痪，黑豆汤送下；偏正头风，川芎茶送下；风眼牙痛，薄荷汤送下；气滞腰痛，茴香汤送下；腿脚肿痛，木瓜酒送下；风湿脚气，木瓜酒送下；走注风，防风酒送下；鸡爪风，麝香酒送下；皮肤燥痒，火麻子研酒送下；风疮下疰，赤豆酒送下；破伤风，乳香酒送下；瘰疬，荆芥茶送下；胎前、产后诸风，当归酒送下；痈疽肿痛，生姜酒送下；气血凝滞，生地黄研酒送下；肾经湿痒，飞过盐沸酒送下；筋骨拘挛，松节酒送下；肠风痔漏，槐花酒送下；风痰喘嗽，生姜半夏汤送下；口眼㖞斜，木香、前胡酒送下；诸痫，朱砂、麝香酒送下；小儿惊风，朱砂、薄荷酒送下。
【主治】诸般风瘫，偏正头风，风眼牙痛，气滞腰痛，腿脚肿痛，风湿脚气，走注风，鸡爪风，皮肤燥痒，风疮下疰，破伤风，瘰疬，胎前产后诸风，痈疽肿痛，气血凝滞，肾经湿痒，筋骨拘挛，肠风痔漏，风痰喘嗽，口眼㖞斜，诸痫，小儿惊风。

茴香散

【来源】《医方类聚》卷七十三引《经验秘方》。
【组成】广木香　茶各一两　八角茴香　乳香　人参各半两　川楝子二两半（去皮子）　甘草　知母　小茴香　贝母各一两半　沉香二钱　安息香二钱半
【用法】上为细末。好酒和聚，阴干为末。每服三钱，空心酒下。
【主治】牙痛。

盛椹散

【来源】《医方类聚》卷七十三引《经验秘方》。
【组成】荆芥穗四两　旋覆花　前胡　麻黄（去节）各一两　赤芍药　半夏（汤泡七次）　甘草

（炙）各一两

【用法】上锉。每服四钱，水一盏半，加生姜七片，大枣二枚，煎七分，去滓，漱口，吐一半，咽一半，以此熏漱立愈。

【主治】牙疼致口颊皆肿。

绿袍散

【来源】《医方类聚》卷七十三引《经验秘方》。

【组成】青黛　朴消　脑子少许

【用法】上为末。擦患处。

【主治】风壅牙痛。

追风散

【来源】《瑞竹堂经验方》卷三。

【组成】贯众　鹤虱　荆芥穗各等分

【用法】上锉。每用二钱，加川椒五十粒，用水一碗，煎至七分，去滓热漱，吐去药。立效。

【主治】诸般牙疼。

神仙长春散

【来源】《瑞竹堂经验方》卷三。

【别名】神仙常春散（《普济方》卷七十），长春散（《奇效良方》卷六十二）。

【组成】皂角一斤（去皮弦，虫蛀不用）　食盐四两（二味同烧炼）　香附子四两（净，炒，去毛）　青盐四两（研）　牛蒡子四两（炒）　莲花蕊一两　藿香一两　旱莲草一两　麝香一分（研）　脑子一分（研）（一方无香附子）

【用法】上将皂角锉碎，用小瓦盆二个，上盆底钻小孔三个，下盆装一重皂角，一重食盐，四两都装盆内，相合泥固，炭火煅炼，烟青为度，取出与前药碾细，入麝香、脑子，同为细末。每日早晨、临睡刷牙。

【功用】牢牙，黑髭发，至老不白。

【主治】牙齿动摇疼痛，牙宣。

神圣饼子

【来源】方出《永类钤方》卷十一，名见《普济方》卷四十六。

【组成】玄胡索七枚　青黛二钱　肥牙皂（去皮子）二斤

【用法】上为末，水调，圆成饼子，如杏仁大。令病者仰卧，以水化开，灌入男左女右鼻中，闻见药到喉少酸，令病者坐，却咬定铜钱一个于当门齿上，当见涎出成盆而愈。

【主治】

1.《永类钤方》：头痛不可忍者。

2.《奇效良方》：牙痛，赤眼，脑泻，耳鸣。

川芎散

【来源】《世医得效方》卷十一。

【组成】川芎　白芷　细辛各等分

【用法】上为末。擦二三次，盐汤漱，立止。

【主治】面肿牙疼不可忍。

甘松香散

【来源】《世医得效方》卷十七。

【组成】甘松香　莽草　川乌（去皮，炮）各二钱　北细辛（去叶）二分　硫黄半钱　香附子（炒去毛）二钱

【用法】上为末。以手指蘸少许，揩牙上，后以盐汤灌漱。

【主治】一切牙痛。

防风散

【来源】《世医得效方》卷十七。

【组成】防风　鹤虱各等分

【用法】上锉散。浓煎，噙漱。

【主治】牙疼。

芫花散

【来源】《世医得效方》卷十七。

【组成】陈芫花一握　甘草节五钱

【用法】上锉细，各煎。先用芫花汤噙，唾去；次用甘草水噙，少时效。

【主治】牙疼。

秘方揩牙散

【来源】《世医得效方》卷十七。
【组成】良姜　细辛　大椒　草乌尖
　　《普济方》本方用量：良姜、细辛、大椒、草乌尖各等分。
【用法】上为末。以指蘸少许揩牙上，噙少时，开口流去涎。
【主治】牙疼，遇吃冷热独甚。

搐鼻方

【来源】《世医得效方》卷十七。
【别名】搐鼻药（《古今医统大全》卷六十四）。
【组成】雄黄　没药各一钱　乳香半钱
【用法】上为末。每用少许，如左侧疼，搐入左鼻，又吹入左耳；如右侧疼，搐右鼻，吹入右耳。
【主治】牙疼。

金花明目丸

【来源】《医学启蒙》卷三。
【组成】川黄连（酒炒）　黄芩（酒炒）　山栀子（连壳捣炒）　黄柏（盐水炒褐色）　山菊花各等分
【用法】上为末，清水滴丸，如绿豆大。每服一百丸，食远汤送下。
【功用】清上焦郁火，明目，消肿止痛。
【主治】头痛，齿痛，口舌生疮。

珍珠散

【来源】《医方类聚》卷二十三引《必用全书》。
【组成】米珠一字　桂府　滑石二两　没药半两　乳香半两　马牙盆消一两　麝香　脑子各少许
【用法】上为极细末。每用一字，噙水，鼻中吹之。妇人，童子吹；男子，女儿吹。
【主治】偏正头疼、眼疼、牙疼。

神仙救苦散

【来源】《医方类聚》卷七十三引《医林方》。
【组成】盆消一钱　骷髅石（烧）一钱　没药少许　良姜一钱
【用法】上为细末。临用加乳香少许，噙水，搐鼻。
【主治】头疼牙痛。

荜茇散

【来源】《医方类聚》卷七十三引《烟霞圣效方》。
【组成】细辛一钱　荜茇一钱　良姜一钱　草乌头（生）半钱
【用法】上加胡椒一字，同为细末。如牙痛，先刷漱净，次用牙刷蘸药，疼处里外刷。漱毕不语少时。常用。
【主治】风蛀牙疼。

蒲黄末散

【来源】《普济方》卷六十五引《仁存方》。
【组成】蒲黄末半钱　乳香末　白芷末各半钱　雄黄末一钱
【用法】上和匀。每用一字，以纸蘸药，随左右紧塞耳内，仍以荆芥咬在痛牙上。
【主治】牙疼。

立住散

【来源】《普济方》卷六十五引《德生堂方》。
【组成】荆芥　盐麸子　荜茇各等分
【用法】上锉。每服三钱，水一盏，煎七分，去滓温漱，吐去涎。
【主治】牙疼。

神应膏

【来源】《普济方》卷六十五引《德生堂方》。
【组成】全蝎二十一个　五倍子五钱　土狗六个　地龙二十一条（去土）
【用法】上为细末，葱白二根，烂捣取汁，调成膏。纸花贴太阳左右穴上。
【主治】牙疼。

喝散

【来源】《普济方》卷六十五引《德生堂方》。
【组成】丁香 石膏 川芎各等分
【用法】上为细末。用手指点唾津，蘸药末擦牙，吐去涎再擦。三上即住疼。
【主治】牙疼。

麝香刷牙散

【来源】《医学纲目》卷二十九。
【组成】麝香一分 升麻一钱 黄连二钱 白豆蔻 羊胫骨灰 草豆蔻各三钱半 归身 防己（酒浸） 人参各三分 生地 熟地各二分 没石子三枚 五倍子一个
【用法】上为细末。先用温水漱口，擦之。妙。
【主治】牙齿痛。

清香散

【来源】《普济方》卷四十六。
【组成】川芎 藁本各一两 防风 羌活各二钱 细辛三钱 香白芷一两 甘草半两
【用法】上为细末。食后茶清调服。
【主治】偏正头风并牙痛。

七宝散

【来源】《普济方》卷六十五。
【组成】胆矾钱半 细辛钱半 青矾 砂仁 滑石 川芎 荜茇（如有虫用，无不用） 五倍子一钱
【用法】上为细末。加麝香少许，好江茶与药对半用，早晚擦牙。
【主治】牙疼。

化毒膏

【来源】《普济方》卷六十五。
【组成】葱根一握 出衣粉一两 豆粉一两 头发灰三钱 黄柏五钱
【用法】上为细末，淡醋调膏。贴于肿处，绯帛封之，频频唾湿，勿令干了。
【主治】牙痛腮肿。

升麻汤

【来源】《普济方》卷六十五。
【组成】川芎一钱 升麻七钱半 荜茇半钱 石膏二两 蝎梢五钱 荆芥一钱半
【用法】上为细末。先用浆水漱牙，用药搽后，用水漱之。
【主治】牙痛。

巴豆散

【来源】《普济方》卷六十五。
【组成】巴豆七个（去皮） 雄黄 大椒 荜茇 密陀僧各二钱
【用法】上为细末，饭为丸，作锭子。绵裹塞痛处。

本方方名，据剂型当作“巴豆丸”。

【主治】牙疼。

白矾散

【来源】《普济方》卷六十五。
【组成】屋松 白矾 蜂窝（炒）各等分
【用法】上为粗末。醋煎，热漱冷吐。
【主治】牙疼。

玄胡索散

【来源】《普济方》卷六十五。
【组成】玄胡索一钱 斑蝥三个（去头尾，炒） 白丁香三十个
【用法】上为细末，新汲水调为丸，如小豆大。新绵裹，左疼入左耳，右疼入右耳。
【主治】牙疼。

防风散

【来源】《普济方》卷六十五。
【组成】川乌头 防风（去芦） 白芷各一两 川

芎一两半　草乌头半两　细辛（去苗土）七钱半　苍术二两（去皮实者）
【用法】上先用盐搽，后方用药末搽上。
【主治】牙痛。

定痛牙散

【来源】《普济方》卷六十五。
【组成】防风　荆芥穗各二两　细辛一两　草乌一两　白芷一两　全蝎七钱半　青盐五钱　朴消一两　青黛五钱
【用法】上为细末。每用少许，先以盐汤漱净，后擦患处，再漱。
【主治】牙疼。

定疼追风散

【来源】《普济方》卷六十五。
【组成】全蝎　香白芷　细辛　荆芥　防风　川芎　川椒各一分
【用法】上煎汤灌漱之。
【主治】牙疼。

房蜂窠散

【来源】《普济方》卷六十五。
【组成】房蜂窠　苍耳　椒　茄子蒂各等分
【用法】上为细末。每用二三钱，盐汤调灌漱之。
【主治】牙疼。

秦艽散

【来源】《普济方》卷六十五。
【组成】秦艽　大黄　防风　栀子　薄荷　连翘各等分
【用法】水煎，漱。
【主治】牙肿痛。

透明雄黄散

【来源】《普济方》卷六十五。
【组成】透明雄黄一钱　透明滴乳一钱　去节麻黄半两　紧细香白芷一字
【用法】上药各为细末。用纸紧卷作捻儿，约三寸长，捻一头尖，用津液蘸药在纸尖头上，入耳内。即愈。
【主治】牙疼。

清风定痛散

【来源】《普济方》卷六十五。
【组成】荆芥穗一两　朴消二两　胆矾一钱　罗青二钱半　防风　细辛　白芷　全蝎　升麻　草乌各五钱
【用法】上为细末。每用擦牙。
【主治】牙痛。

雄黄散

【来源】《普济方》卷六十五。
【组成】雄黄　红豆　沧盐
【用法】上为细末。搐一字入鼻中。
【主治】牙疼。

漱牙羌活散

【来源】《普济方》卷六十五。
【别名】羌活散《摄生众妙方》卷九。
【组成】薄荷一钱半　羌活一钱　大黄半钱
【用法】上锉，作一服。用水二盏，煎至一盏，去滓，温漱冷吐，咽亦无妨。
【主治】牙疼。

露蜂房散

【来源】《普济方》卷六十五。
【组成】当归　细辛　川芎　赤芍药　白芷　防风　藁本　升麻　蜂房（炒）各二钱　川椒五粒。
【用法】白水煎。乘热含，冷吐之。
【主治】诸牙疼不可忍者。

附子丸

【来源】《普济方》卷六十六。

【组成】附子半两（生用） 马夜眼一枚（炙令干）
【用法】上为末，以糯米饭为丸，如绿豆大。绵裹一丸，于痛处咬之，有涎吐却。
【主治】牙痛。

乳蜂散

【来源】《普济方》卷六十六。
【组成】露蜂房一枚 乳香三四块
【用法】上锉。同煎漱。
【主治】牙齿疼痛。

祛痛散

【来源】《普济方》卷六十六。
【组成】细辛（去叶土） 鸡肠草 旱莲子
【用法】上为极细末。每服用一字，以鸡毛蘸药扫患处，日用一二次。若小儿走马疳，唇龈蚀烂者，先泡青盐汤净后，用新绵拭干掺药。
【主治】元脏气虚，风热内攻，牙龈浮肿，疼痛发歇。

川椒散

【来源】《普济方》卷六十九。
【组成】露蜂房（去土） 僵蚕（净） 川椒（去子） 茄蒂各等分
【用法】上并烧存性。入盐擦之，去涎即愈。
【主治】牙风肿疼。

小至宝丸

【来源】《普济方》卷六十九。
【组成】荆芥 防风 何首乌 威灵仙 蔓荆子 菖蒲 苦参各三两
【用法】上为细末，炼蜜为丸，如弹子大。每服一丸，细嚼，茶酒送下。
【主治】风牙病。

当归汤

【来源】《普济方》卷六十九。
【组成】当归 矾石 桂心 细辛 甘草各一两
【用法】上锉。以浆水五升，煮取三升，含之，每日五六次，夜二三次。无细辛，水煎亦可。
【主治】酒醉，牙齿涌血出；及齿风痛。

沉香延龄散

【来源】《普济方》卷六十九。
【组成】沉香 川芎 生地黄 藁本 零陵香 砂仁 人参 熟地黄 防风 没石子 荆芥 藿香 片脑 木香 石膏 地骨皮 白蒺藜 桂心 母丁香 檀香 白芷 杜蒺藜（炒，去刺） 石菖蒲各半两 当归 天麻 诃子 细辛 何首乌 枸杞子 青盐 甘松 乳香 龙骨 槐角子 香附子各七钱半 露蜂房一两 荜茇二钱 柳枝四两（炒） 胆矾一钱半 石燕子五个（火煅） 海浮石一两 麝香一钱
【用法】上为细末。早晚擦牙，盐汤漱，然后咽之。
【功用】牢牙，补肾，生津液。
【主治】风牙肾虚。

驱风散

【来源】《普济方》卷六十九。
【组成】细辛 草乌各一两 蝎梢五钱 荆芥穗 防风各一两半 升麻半两 没石子一两
【用法】上为末。擦患处。
【主治】风牙疼。

草乌散

【来源】《普济方》卷六十九。
【组成】草乌四个（紧小如乌背者，不去皮） 全蝎二个 胡椒三十粒
【用法】上为细末。揩牙出涎，即以荆芥汤灌漱。微觉麻，少顷即定。
【主治】牙疼牙疏，风肿牙疼。

草乌头散

【来源】《普济方》卷六十九。

【别名】草乌散（《奇效良方》卷六十二）。
【组成】两头尖七个　草乌头七个　全蝎七个　僵蚕七个（去嘴足）
【用法】上为细末。用指点擦于痛处。涎唾勿咽，然后漱之吐出。
【主治】牙风疼痛。

茵陈散

【来源】《普济方》卷六十九。
【组成】麻黄　荆芥穗　升麻　黄芩　羌活　独活　牡丹皮　薄荷　连翘　茵陈　射干　大黄　僵蚕　半夏各一分　细辛半两　牵牛一两
【用法】上为细末。每服三钱，水一盏，先煎汤热，下药末，搅一搅，急泻出，食后临卧和滓热服。
【主治】

1.《普济方》：牙齿疼痛，外面疼痛不可忍，去骨槽风热。

2.《药奁启秘》：牙关拘紧不利。

雄黄散

【来源】《普济方》卷六十九。
【组成】雄黄　细辛　青盐　石膏　良姜　荜茇　麝香　胡椒各等分
【用法】上为极细末，早、晚擦于牙上，漱三五次，吐了再擦。其痛即止。
【主治】诸般风肿牙疼。

蜀椒汤

【来源】《普济方》卷六十九。
【组成】蜀椒　莽草　雀李根　独活各二两　细辛　芎藭　防风各一两
【用法】上锉。以酒二升半，煮三五沸，去滓，热含冷吐，更含之，勿咽汁。
【主治】头面风，口齿疼痛不可忍。

蜀椒散

【来源】《普济方》卷六十九。
【组成】蒴藋五两　蜀椒一两　吴茱萸　独活　乌贼鱼骨　桃胶各一两　桂心半两　酒一合
【用法】上切。以水二升，煮取八合，投蒴藋汁及酒，更煎取一小升，去滓，就病处含之，一日三次，以愈为度。
【主治】牙疼，及牙龈风肿，口急不开，面目虚肿。

僵蚕散

【来源】《普济方》卷六十九。
【组成】僵蚕　藁本　白芷各等分
【用法】上为细末。每以少许揩牙疼处，用盐水灌漱。
【主治】风壅牙疼。

露蜂房散

【来源】《普济方》卷六十九。
【组成】露蜂房　猪牙皂角　川椒　荆芥　鹤虱　细辛各等分
【用法】上锉。煎一二沸，灌漱。去涎即愈。
【主治】齿风肿痛。

千金盐汤

【来源】《普济方》卷七十。
【组成】川百药煎　雄黄　延胡索各等分
【用法】上为细末。先用烂研生姜揩牙，搜尽涎，漱去，却用此药揩之，咽下亦可。
【主治】牙疼，及牙肿牵连头面。

长春牢牙散

【来源】《普济方》卷七十。
【组成】香附子　白茯苓　砂仁　丁香　川芎　蒺藜　百药煎　五味子　金丝矾　升麻　细辛　青盐　破故纸　檀香　甘松　石膏　胆矾　没石子　诃子　麝香

方中五味子，《奇效良方》作“五倍子”。
【用法】上为细末。早晚刷牙。
【功用】乌髭发，祛风牙。

牢牙散

【来源】《普济方》卷七十。
【组成】荆芥 薄荷叶 草乌头 川芎 细辛 白芷 猪牙皂荚 防风各等分
【用法】上为细末。温水灌漱后，用药少许搽之，再漱。
【功用】牢牙止痛去风。

离骨散

【来源】《普济方》卷七十。
【组成】夜游将军 人言 窑老 丹各少许
【用法】上同研粉红色。搽之。
【功用】取牙。

六圣散

【来源】《普济方》卷一一五。
【组成】川芎 石膏 雄黄 乳香 没药各二钱 盆消半两
【用法】上为细末。噙水搐之。
【主治】牙疼；亦治眼昏冷泪，头风，咽喉鼻塞。

利骨散

【来源】《本草纲目》卷四十引《乾坤秘蕴》。
【组成】白马脑上肉一二斤
【用法】待生蛆，与乌骨白鸡一只食之，取粪阴干，每一钱入硇砂一钱，研匀。用少许擦疼处，片时取之即落。
【功用】利骨取牙。

七宝散

【来源】《袖珍方》卷三。
【组成】茯苓 苍术 细辛 白矾 石膏各三钱 绿矾六钱半（生） 麝香少许
【用法】上为末。每日临卧刷牙，用唾津频频润之。
【主治】牙疼。

定痛消风散

【来源】《袖珍方》卷三。
【组成】全蝎 白芷 细辛 荆芥 川椒 防风
【用法】上为末。擦患处，以盐水漱，吐之。
【主治】牙疼。

砂糖丸

【来源】《袖珍方》卷三。
【组成】矿石灰（未化者）
【用法】上为细末，砂糖为丸，如黄米大，塞入蛀孔。
【主治】牙痛，蛀牙。

祛风定痛散

【来源】《袖珍方》卷三。
【组成】防风 川芎 白蒺藜 石膏 沉香 青盐 白芷 香附子 细辛 没石子 甘松 三柰 薄荷叶 旱莲子各二钱半 胆矾二钱
【用法】上为末。早晨临卧擦牙患处，少时出涎，用盐汤漱吐之。
【主治】牙痛。

一笑丸

【来源】《臞仙活人方》。
【组成】汉椒七粒（为末） 巴豆一粒（研成膏）

方中汉椒用量原脱，据《医宗金鉴》补。

【用法】饭为丸，如蛀孔大。绵裹，安于蛀孔内。

本方原名一笑散，与剂型不符，据《医宗金鉴》改。

【主治】风虫牙疼，痛不可忍。
【验案】牙痛 乐清宰患风虫牙疼，号呼之声，彻于四邻，诸药不效，用一笑丸立愈。

补肝汤

【来源】《医方类聚》卷二一二引《仙传济阴方》。
【组成】肉豆蔻（生） 陈皮半两 白术半两 京介三钱 旋覆花三钱 良姜三钱 茯苓三钱

【用法】上为末。米汤调下。
【主治】脾虚牙疼颊肿。

赴筵散

【来源】《医方类聚》卷二一二引《仙传济阴方》。
【组成】细辛　荜茇　附子皮　川乌皮
【用法】上煎汤噙漱，口满吐之。
【主治】妇人牙疼颊肿，脾虚血弱，气不升降，受暴风热。

细辛汤

【来源】《医方类聚》卷七十三引《御医撮要》。
【组成】细辛半两　大皂角一挺（不蛀者）　川椒　露蜂房　荆芥　独活各半两
【用法】上为粗末。每用一大撮，水一盏，煎至七分。热含冷吐。
【主治】风牙齿疼痛。

荆芥汤

【来源】《医方类聚》卷七十三引《御医撮要》。
【组成】荆芥十穗　川椒七粒　盐一分
【用法】先以盐于铫子中炒，以水三大盏，煎十余沸，热含冷吐。
【主治】牙齿风，疼痛不可忍。
【宜忌】忌猪、鱼、酱、蒜、面、醋。

青火金针

【来源】《奇效良方》卷二十四。
【组成】焰消一两　青黛　川芎　薄荷各一钱
【用法】上为细末。口噙水，用此药些少搐鼻。
【主治】头风牙痛，赤眼，脑泻，耳鸣。

九宝散

【来源】《奇效良方》卷六十二。
【组成】胆矾　细辛各一钱半　青盐　荜茇（如有虫用，无虫不用）　川芎　砂仁　滑石　五倍子各一钱　麝香少许
【用法】上为细末，与好茶对半研匀。早、晚擦牙。
【主治】牙疼。

固牙散

【来源】《奇效良方》卷六十二。
【组成】仙灵脾不拘多少
【用法】上为粗末。煎汤，漱口。
【主治】牙疼。

定痛追风散

【来源】《奇效良方》卷六十二。
【组成】全蝎　白芷　细辛　荆芥　防风　川芎　川椒各一钱
【用法】上锉碎。煎汤热漱，吐去。
【主治】牙疼。

秘传宁口散

【来源】《松崖医径》卷下。
【组成】青黛二钱　硼砂一钱　孩儿茶　薄荷叶各五分　片脑二分（一方有蒲黄、朴硝、生甘草）
【用法】上为细末。以笔尖蘸药，点患处；咽疼用芦管吹入。
【主治】牙痛牙疳，口舌生疮，咽喉肿痛。

秘传愈刚散

【来源】《松崖医径》卷下。
【组成】白芷　光乌　威灵仙　真川椒各等分
【用法】上为细末。擦疼处。须先用防风、荆芥、芫花、苍耳子、白蒺藜、真川椒、小麦各等分，水二盏煎，去滓，含漱疼处，再擦尤捷。
【主治】风虫牙痛。

芫花散

【来源】《古今医统大全》卷六十四引《医方选要》。
【组成】芫花　细辛　川椒　蕲艾　小麦　细茶各等分

【用法】上锉。水一钟，煎七分，温漱口三四次。吐涎出即愈。
【主治】风虫诸牙痛。

消风散

【来源】《医学集成》卷二。
【组成】生地　当归　防风　荆芥　白芷　细辛　蝉蜕　僵蚕　花椒
【用法】外用草乌、僵蚕、蜂房（煅）、牙皂研末搽。
【主治】风牙痛。不甚肿痛，不怕冷热。

清胃散

【来源】《医学集成》卷二。
【组成】生地　当归　丹皮　青皮　防风　细辛　升麻
【主治】阳明胃热齿痛。
【加减】上门牙痛属心火，加黄连、麦冬；下门牙痛属肾火，加黄柏，知母；虎上牙两边痛属胃火，加石膏、花粉；虎下牙两边痛属脾火，加黄芩、白芍；盘上牙左边痛属胆火，加柴胡、胆草；盘下牙左边痛属肝火，加炒栀、胡莲；盘上牙右边痛属大肠火，加枳实、大黄；盘下牙右边痛属肺火，加黄芩、骨皮。

温风散

【来源】《医学集成》卷二。
【组成】当归　川芎　白芷　藁本　羌活　麻黄　附子　细辛　荜茇
【用法】上为散。服一半，含一半。或用干姜、荜茇、细辛煎汤含漱。
【主治】寒牙痛，不甚肿痛，喜饮热汤。

千金一笑散

【来源】《万氏家抄方》卷三。
【组成】巴豆（烧去壳）一粒　胡椒三粒
【用法】同一处捣烂，用薄绵包药，入痛齿处咬定，流涎水勿咽。良久取出，痛即止。
【主治】牙痛不可忍。
【加减】若是虫牙，去胡椒，用花椒。

坚牙散

【来源】《万氏家抄方》卷三。
【组成】骨碎补
【用法】白水洗净，钢刀切片，铜锅内炒，用槐枝不住手搅，少时退火；令冷后又上火炒，微枯黑色又住火；冷后又上火炒至老黑色，取起研末。不时擦牙。
【主治】牙疼齿摇。

槐盐散

【来源】《万氏家抄方》卷三。
【组成】食盐半斤　青盐四两
【用法】先以槐枝一把，锉寸段，以水五碗，煎至一碗，取起，后入二盐在锅内，以前汁陆续入锅煎干，研细末。每日擦牙，甚者，更以五倍子汤漱之。
【主治】食甘过多牙疼。

擦牙散

【来源】《万氏家抄方》卷三。
【组成】麝香三分（为研）　青盐五钱（另研）　猪牙皂角（烧灰）七钱（另研）　细辛　白芷　白茯苓　五倍子　川芎　当归各五钱　三柰　蒺藜各三钱
【用法】上为细末，和匀筛过。每日早、晚净口擦牙，含一时吐之。如要净口，必须盐汤，久则见效。
【主治】牙痛，以及牙齿动摇不坚固。

擦牙散

【来源】《万氏家抄方》卷三。
【组成】石膏一斤　何首乌四两　青盐（去土炒）　旱莲草　食盐（炒）各二两半　没石子二两　花椒一两（炒去汗，去目）
【用法】上为末，和匀。擦牙。

【主治】牙痛。

玄参汤

【来源】《万氏家抄方》卷六。
【组成】川芎　玄参各七分　石膏（煅）一钱　甘草　黄连　防风　黄芩各五分　白芷三分　白芍　牛蒡子各八分
【用法】水煎服。
【主治】痘后齿腮肿痛，流涎。

加味归脾汤

【来源】《口齿类要》。
【组成】归脾汤加柴胡　丹皮　山栀
【用法】水煎服。
【主治】

1.《口齿类要》：思虑动脾火，元气损伤，体倦发热，饮食不思，失血牙痛。

2.《嵩崖尊生全书》：思虑之过，血伤火动，口舌生疮。

清热化痰汤

【来源】《口齿类要》。
【别名】化痰汤（《症因脉治》卷一）。
【组成】贝母　天花粉　枳实（炒）　桔梗各一钱　黄芩　黄连各一钱二分　玄参　升麻各七分　甘草五分
【用法】水煎服。

本方改为丸剂，名“清热化痰丸”（《证治汇补》卷四）。

【主治】

1.《口齿类要》：上焦有热，痰盛作渴，口舌肿痛。

2.《症因脉治》：内伤齿痛，右关洪滑。

3.《证治汇补》：痰火咽痛。

【方论】《医略六书》：痰火内炽，灼烁咽嗌，故咽物疼痛，谓之咽痛。黄连清火燥湿，治痰之源；枳壳破滞化气，治痰之由；黄芩清热凉膈；元参清热存阴；桔梗利肺气；川贝清痰热；花粉清热消痰；甘草缓中泻火也。俾痰火消化，则咽嗌自清，而无妨碍饮食之虑，何咽痛之不去耶。此清咽利膈之剂，为痰火咽痛之专方。

一笑膏

【来源】《扶寿精方》。
【组成】陈艾（捶净）一两　川椒（连子用）　细辛　蜂房各五钱　雄黄（另研）　蝎梢各三钱　防风五钱　槐柳青皮一两
【用法】上锉细，高烧酒二碗，煎一碗，生绢绞去滓，入雄黄末，熬酒成膏，瓷器贮。每用匙挑一豆许，咬患处，勿吞，徐吐去。数次见效。
【主治】风牙虫牙。

定痛散

【来源】《扶寿精方》。
【组成】大黄　细辛　雄黄　甘草各一钱　真麝香一分
【用法】上为细末。擦痛处。
【主治】一切牙痛。

消风定痛散

【来源】《丹溪心法附余》卷十二。
【组成】荆芥四钱　白芷　防风　细辛　金蝎　升麻　川芎各二钱　胆矾二分　朴消　青黛各八分
【用法】上为末。每用一指蘸药搽于牙上，噙半时，有津吐出。
【主治】牙齿疼痛，风热攻注，龈肉肿闷。

加味赴筵散

【来源】《摄生众妙方》卷九。
【组成】良姜　草乌（去黑皮）　荆芥穗　细辛　乳香（另研）　香白芷　真川椒（去目）　僵蚕　猪牙皂角（去弦）各等分
【用法】上为末。每用少许，擦于患处，上下牙咬定。有涎吐出，不得吞咽，良久其痛即减。
【主治】牙痛。

羊骨散

【来源】《摄生众妙方》卷九。
【组成】羊胫骨（烧灰存性）四两　升麻五钱　生地黄五钱　黄连一钱　梧桐木律三钱　龙胆草少许
【用法】上为末，入石膏末五两，擦牙，用水漱；或以寒水石代石膏用亦可。
【主治】肾虚风热牙疼。

牢牙定痛膏

【来源】《摄生众妙方》卷九。
【组成】珍珠　琥珀　龙骨　象齿（不用牙）　定粉各一钱
【用法】上为细末，先将槐、柳枝各半烧灰二升，淋水一碗于小铁锅内，入黄蜡一两，火熬水尽为度，仍将蜡溶开，投前五味药末于内成膏。用厚纸热铁枕上摊成蜡纸，裁作四分阔、四寸长条子，临卧贴于牙上，天明除之。
【功用】止痛牢牙。
【主治】牙痛，牙动。

青白散

【来源】《摄生众妙方》卷九。
【组成】青盐二两　白盐四两　川椒四两（煎汁）
【用法】上以椒汁拌二盐，炒干为末。擦牙。以漱出水洗目，亦无目疾。
【功用】《古今医统大全》：固齿。
【主治】一切牙痛。

固齿丹

【来源】方出《摄生众妙方》卷九，名见《古今医鉴》卷九。
【组成】骨碎补（白水洗净，用铜刀切片，置铜锅内，用槐枝不住手搅炒，住火放冷后，又上火炒微枯黑色，再住火放冷，又上火炒至老黑色，取起）
【用法】上为末。擦牙。
【功用】坚骨固牙，益精髓，祛骨中毒气及止筋骨中疼。
【主治】牙痛齿摇。

丁香散

【来源】《古今医统大全》卷六十四。
【组成】草豆蔻　白芷　细辛　草乌　丁香　蝎梢
【用法】上为末。先用温水漱净，以药擦之。
【主治】寒牙痛。

大戟散

【来源】《古今医统大全》卷六十四。
【组成】大戟三两　露蜂房（炒）　细辛各一两　防风半两
【用法】上锉。每服五钱，水一钟，煎八分，不拘时热漱。
【主治】风火诸牙疼痛。

川芎石膏散

【来源】《古今医统大全》卷六十四。
【组成】川芎　石膏　升麻　细辛　草乌　白芷　防风　羌活
【用法】上为末。擦牙。有涎吐出。
【主治】风牙痛。

巴豆丸

【来源】《古今医统大全》卷六十四。
【别名】巴椒丸（《仙拈集》卷二）。
【组成】巴豆一枚　花椒五十粒（细研）
【用法】上为极细末，饭为丸，如黍米大。绵包塞蛀孔。
【主治】《古今医统大全》：虫牙疼痛，蚛孔空虚。

立效饼子

【来源】《古今医统大全》卷六十四。
【组成】良姜　草乌　川芎　荜茇　胡椒各等分
【用法】上为细末，酒糊为丸，如梧桐子大，捻作饼子。每用一饼，咬在患处。有涎出立愈。

【主治】一切风牙虫牙，疼痛不可忍。

全蝎散

【来源】《古今医统大全》卷六十四。
【组成】全蝎　川椒　防风　荆芥　细辛　独活各等分（一方有白芷，无独活）
【用法】上锉。每服二钱，水钟半，煎一钟，乘热漱之。一方为末，擦。
【主治】风牙、虫牙疼痛。

荜茇汤

【来源】《古今医统大全》卷六十四。
【组成】荜茇　生地黄　当归尾　荆芥穗　白芷　桑白皮（炒）　蜂房（炒）　赤芍药　姜黄　细辛　藁本　甘草各等分
【用法】上为粗末。每用三钱，井水煎，漱。
【主治】齿痛。

荜茇散

【来源】《古今医统大全》卷六十四。
【组成】荜茇　细辛　白芷　荆芥穗　升麻　郁金　当归各等分
【用法】上为细末，瓦盒贮之，紧闭勿令泄气。每用少许，擦痛处，后以荆芥汤漱之。
【主治】牙疼。

追毒散

【来源】《古今医统大全》卷六十四。
【组成】贯众　鹤虱　荆芥　细辛　蜂房各等分
【用法】上为粗末。每用三钱，加川椒五十粒，水一钟，煎七分，乘热漱之。
【主治】诸般牙疼。

椒盐散

【来源】《古今医统大全》卷六十四。
【组成】川椒　荜茇　薄荷　荆芥穗　细辛　朝脑　青盐各等分
【用法】上为末。擦痛牙。

《景岳全书》：或煎汤漱之亦可。
【主治】牙痛，用清凉药不效或反甚者。

擦牙散

【来源】《医便》卷五。
【组成】细辛　石膏　故纸　熟地黄　地骨皮各一两六钱　龙骨二两　防风　旱莲草　青盐　当归　猪牙皂各一两　川椒　白芷各六钱　没石子一对　香附子六钱
【主治】牙床肿痛，因食辛热之物所致。

蒺藜散

【来源】《医学入门》卷七。
【组成】白蒺藜（生）
【用法】上为末。擦牙。或水煎，入盐一捻，带热时时漱之。久则大效。
【功用】固齿。
【主治】风虚牙齿疼痛，龈肿动摇。

白芷汤

【来源】《古今医鉴》卷九。
【别名】白芷散（《济阳纲目》卷一〇七）。
【组成】防风　荆芥　连翘　白芷　薄荷　赤芍　石膏
【用法】上锉。水煎，温服。
【主治】阳明虚热有风，下爿牙疼。

细辛汤

【来源】《古今医鉴》卷九。
【组成】升麻一两　细辛二两　黄连一两　蔓荆子一两半　牛蒡子一两半　荜茇一两半　薄荷五钱　黄柏七钱　知母七钱　防己一两
【用法】上锉。水煎，温服。
【主治】上爿牙疼，属足少阴肾虚热者。

哭来笑去散

【来源】《古今医鉴》卷九引齐双泉方。

【组成】雄黄 乳香 胡椒 麝香 荜茇 良姜 细辛各等分
【用法】上为末。每用少许，吹男左女右鼻中；如牙痛脸肿，用纸捲药末在内作条，蘸香油点着，燎牙痛处，火灭再燃再燎，条烧尽则止。
【主治】牙齿痛，脸肿。

塞耳药

【来源】《古今医鉴》卷九引宋兰皋方。
【组成】壁钱 胡椒末
【用法】用壁钱包胡椒末，如左边痛，塞右耳；右边痛，塞左耳。手掩枕之，侧卧，少时额上微汗即愈。
【主治】牙痛。

神仙失笑散

【来源】《本草纲目》卷九引张三丰方。
【组成】百年陈石灰（为末）四两 蜂蜜三两
【用法】上拌匀，盐泥固济，火煅一日，研末。擦牙。
【主治】风蚛牙痛。

济阳逐火汤

【来源】《点点经》卷一。
【组成】胆草二钱 升麻二钱 柴胡一钱 甘草二钱 生石膏二钱（引）
【用法】水煎服。

此方服后，头痛甚者，切不可畏，火燥则炀，随服必平，须记之。
【主治】头脑作痛，不拘左右；胃火牙痛。

安肾丸

【来源】《赤水玄珠全集》卷三。
【组成】青盐（炒） 补骨脂（盐水炒） 山药 石斛 白茯苓 菟丝子（酒炒） 巴戟（去心） 杜仲（姜汁炒）各一两 肉苁蓉（酒浸） 白蒺藜（炒）各二两
【用法】炼蜜为丸，如梧桐子大。每服七八十丸，空心淡盐汤送下。
【功用】固精补阳。
【主治】肾虚牙齿豁落，隐痛。

定痛羌活汤

【来源】《赤水玄珠全集》卷三。
【组成】羌活 防风 川芎 生地各一钱 升麻一钱二分 细辛 荆芥 独活 薄荷各六分 石膏二钱 甘草五分
【用法】水煎，食后服。
【主治】风热攻注，牙根肿痛。
【加减】恶热饮者，加龙胆草（酒洗）一钱半；恶风作痛，加白豆蔻、黄连各五分；湿热甚者，加黄连一钱，山栀一钱。

经验石膏汤

【来源】《赤水玄珠全集》卷三。
【别名】石膏汤（《疡医大全》卷十六）。
【组成】升麻 知母各一钱 石膏一钱半 大黄（酒蒸）二钱 山栀 薄荷 茯苓 连翘各八分 朴消六分 甘草五分
【用法】水煎，食远服，频频口咽。即愈。
【主治】胃有实热，牙痛或上牙肿痛。

擦牙定痛散

【来源】《赤水玄珠全集》卷三。
【组成】薄荷叶 天花粉 樟脑各等分
【用法】上为末。擦患处。效。
【主治】一切牙痛，风热肿痛。

定风汤

【来源】《医方考》卷五。
【组成】牙皂角（炙）一寸（去皮） 白石膏五钱 朴消一钱 荆芥一钱 葱白三寸
【用法】漱牙。
【主治】风热牙疼，喜寒恶热者。
【方论】内生风热，并于一颊，邪火自实，因致牙疼。故得寒饮则阴阳微和，而痛少可；得热饮则以火济火，而痛益深。是方也，用牙皂、荆芥、葱白之辛温以散其风；用朴消，石膏之咸寒以驱其热。

青龙散

【来源】《医学六要·治法汇》卷八。

【组成】大黄　香附

【用法】各烧存性，入青盐擂匀。擦牙。

【主治】厚味炙煿，酒面过度，积毒上攻，或过服补味暖药致牙痛。

当归连翘饮

【来源】《万病回春》卷五。

【组成】当归　生地黄　川芎　连翘　防风　荆芥　白芷　羌活　黄芩　山栀　枳壳　甘草各等分　细辛减半

【用法】上锉一剂。水煎，食远服。

【主治】牙齿病，开口呷风则痛甚者，胃肠中有风邪也；开口则臭不可闻者，胃肠中有积热也。

泻胃汤

【来源】《万病回春》卷五。

【组成】当归　川芎　赤芍　生地黄　黄连　牡丹皮　栀子　防风　荆芥　薄荷　甘草

【用法】上锉一剂。水煎，食远频服。

【主治】牙痛。

蜂窝散

【来源】《万病回春》卷五。

【组成】马蜂窝　白蒺藜　花椒　艾叶　葱头　荆芥　细辛　白芷各等分

【用法】上锉。醋煎，口噙漱良久，吐出再噙。

【主治】牙痛或肿，风牙、虫牙，牙痛、牙长痛不可忍。

擦牙止痛固齿方

【来源】《万病回春》卷五。

【组成】石膏一斤（煅）　青盐四两　白芷二两　细辛一两

【用法】上为细末。擦牙。

【功用】止痛固齿。

定痛散

【来源】《遵生八笺》卷十八。

【组成】珍珠末三钱　石膏一钱　冰片一分　消石五分　孩儿茶（即乌丁泥）一钱　硼砂五分　朱砂五分

【用法】上为末。擦痛处。立止。

【主治】牙痛。

固齿明目方

【来源】《鲁府禁方》卷二。

【组成】赤芍药　荆芥穗　香白芷　当归尾　防风　青盐

【用法】上用青盐一斤捣碎，以井花水五碗，先煎，洁净为末；然后将咀成片五味药，用水八升煎至四升，用马尾罗内，薄绵一叶滤去滓垢，将青盐入在药水内，用文武火煎干为度。每日早晨洗面时用手指蘸水，湿擦于牙上下周遍，却噙半口水，漱三十六次，吐水在手，洗面眼最效；如觉牙齿微痛，晚亦照前擦之；常行睡卧擦之亦效。如无青盐，白盐飞过者亦可，用水一升，即一茶盏也。又或添细辛五钱尤妙。

【功用】固齿明目。

【主治】牙痛。

胡桐泪汤

【来源】《慈幼新书》卷二。

【组成】白芷　麦冬　当归　生地　花粉　石膏　细辛　升麻　干葛　胡桐泪

【主治】小儿卧时，开口当风，吸入风邪，留连不解，令齿缝酸痛。

益胃汤

【来源】《慈幼新书》卷二。

【组成】当归　茯苓　白术　陈皮　黄耆　甘草　防风　升麻

【主治】齿病，胃气伤者，喜热而恶寒。

蟾酥丸

【来源】《鲁府禁方》卷四。

【组成】麝香　雄黄　蟾酥　草乌　黄蜡　胡椒各一钱

【用法】将蜡化为丸，如绿豆大。牙痛咬蝎涂之。

【主治】蝎子蜇疼痛。

升麻散

【来源】《证治准绳·类方》卷八。

【组成】细辛（倍）　黄柏　知母　防己　黄连　升麻　白芷　蔓荆子　牛蒡子　薄荷

【用法】上为末。薄荷汤调服，及搽牙龈；或煎服亦可。

【主治】上爿牙疼。

白芷散

【来源】《证治准绳·类方》卷八。

【组成】白芷　防风　连翘　石膏（煅）　荆芥　赤芍药　升麻（焙）　薄荷

【用法】上为细末。薄荷汤调服及搽牙龈；或煎服亦可。

【主治】下爿牙疼。

馘鬼散

【来源】《东医宝鉴·外形篇》卷二引李东垣方。

【组成】黄连　胡桐泪　荆芥穗　薄荷　升麻　羊胫骨灰各等分　麝香少许

【用法】上为末。擦牙。

【主治】胃热齿痛。

代刀散

【来源】《杏苑生春》卷六

【组成】草乌头　荜拨各一钱五分　川椒细辛各二钱

【用法】生为末。用少许，揩患牙处内外。其牙自落。

【主治】牙疼。

蜂房汤

【来源】《杏苑生春》卷六。

【组成】露蜂房一钱　川乌　白芷各六分　细辛四分　川椒五分　明矾少许

【用法】上用沸汤半钟泡，去滓。于无风处温漱；滓再泡漱。

【主治】牙齿疼痛不可忍者。

加味清胃散

【来源】《寿世保元》卷六。

【组成】当归尾二钱　生地黄三钱　牡丹皮三钱　升麻四分　黄连六分　防风一钱五分　荆芥一钱　软石膏三钱

【用法】上锉一剂。水煎服。

【主治】

1.《寿世保元》：胃经火盛，致牙齿肿痛，上下牙痛，牵引头脑而热，其齿喜冷恶热者。

2.《麻科活人全书》：胃中蕴热，中脘作痛，痛后火气发泄，必作寒热乃止；及齿龈肿痛出血。

【加减】若牙齦额半边痛者，加防风、羌活、白芷、细辛；若牙龈脱出而出血者，加扁柏叶、黄芩、荆芥、栀子；若虚损人牙痛者，加黄柏、知母、人参、甘草；若满口浮而痛，不能力嚼者，加连翘、元参、芍药；小儿牙疳者，乳母服，加天花粉、元参、白芷；醇酒厚味，唇齿作痛，或牙龈溃烂，连头面颈项作痛者，并加犀角、连翘、甘草；胃气齿痛，加草豆蔻、细辛、防风、羊胫骨灰，去牡丹皮。

固齿明目乌发黑发良方

【来源】《寿世保元》卷六。

【组成】何首乌（黑豆拌蒸一次，牛膝拌蒸一次）四两　旱莲草四两　槐角（黑豆煮汁拌蒸）四

两　怀生地黄（酒拌，砂锅内蒸一日至黑）二两　骨碎补（刮去皮毛，炒七次）一两五钱　青盐二两　没食子（公母成对）二两

【用法】上为细末。每早擦牙，滚水咽干。

【功用】补肾清火，固齿明目，乌须黑发，香口润体。

【主治】肾虚胃火之牙齿疼痛。

保牙散

【来源】《寿世保元》卷六。

【组成】软石膏一两　川乌三钱　草乌三钱　花椒三钱

【用法】上俱生用为末。擦牙漱口。吐之立已。

【主治】风牙肿痛。

凉膈散

【来源】《寿世保元》卷六。

【组成】连翘　栀子各三钱　大黄四钱（酒蒸）　芒消一钱　黄芩三钱　薄荷八分　知母一钱五分　升麻四分　石膏三钱　黄连六分　甘草八分

【用法】上锉一剂。水煎，频服。

【主治】胃有实热，齿痛，或上牙痛尤甚者。

救苦丹

【来源】《寿世保元》卷六。

【组成】蟾酥三分（锉细，乳汁少溶化于器内）　雄黄二分　细辛二分　冰片二分

【用法】上将酥乳调和，细细纳蛀牙孔内，或痛牙龈缝中，痰涎任流出之。

【主治】牙痛，虫蛀不已，诸药不效者。

滋阴清胃固齿丸

【来源】《寿世保元》卷六。

【组成】山药末一两　牡丹皮末一两　黄柏（酒炒，为末）二两　升麻末二两　当归末（酒洗）一两　元参末一两　干葛末一两　黄连（酒炒，为末）一两

【用法】上用知母一两，山楂肉二两，煎浓汤，去滓，净汁煮葛粉为糊，又用籼米饭一盏，研烂，和葛粉同又研匀，调以上八味末为丸，如绿豆大，以水飞过朱砂为衣晒干。每服三钱，食后白汤送下。

【功用】固齿。

【主治】牙痛。

【宜忌】忌一切厚味、姜、蒜、椒辣诸般等物。

荜茇散

【来源】《外科正宗》卷四。

【组成】荜茇　真阿魏各二钱　冰片　麝香各一分

【用法】上为细末。每用半豆许，擦放牙根痛缝中。吐去热涎，温汤漱之，再搽即愈。

【主治】风湿虫牙，作肿疼痛。

【宜忌】如阳明内热作疼，勿用。

清中散

【来源】《外科正宗》卷四。

【组成】当归　黄连　生地　山栀各一钱　牡丹皮六分　升麻八分　甘草五分

【用法】上以水二钟，煎八分，食远服。

【主治】胃经积热，牙齿或牙龈肿痛，或牵引头脑作痛，或面热耳红者。

取牙神方

【来源】《外科百效》卷二。

【别名】取齿丹（《外科全生集》卷四）、取牙鲫鱼霜（《串雅内编》卷三）。

【组成】鲫鱼四五两重者（去肠屎）

【用法】将赤脚信末入鱼腹内，置净处阴干，候起霜刷下听用。每点牙，一咳即出。

【功用】取牙。

擦牙散

【来源】《先醒斋医学广笔记》卷三。

【组成】石膏半斤（火煨熟）　白蒺藜（去刺）四两

【用法】上为极细末。每日擦牙漱口，牙痛时频频

擦之。立愈。

【主治】牙痛。

羊胫灰散

【来源】《明医指掌》卷八。

【别名】羊胫散(《医碥》卷七)。

【组成】地骨皮五钱　羊胫灰五钱　石膏五钱　升麻五钱

【用法】上为末。擦齿上。

【主治】牙齿疼痛难忍。

梧桐泪散

【来源】《明医指掌》卷八。

【组成】梧桐泪五钱　石胆矾五钱　黄矾五钱　芦荟五钱　升麻五钱　血余(煅)三钱　麝香三钱　朱砂二钱五分　细辛二钱五分　当归二钱五分　川芎二钱五分　牛膝二钱五分

【用法】上为末，先以甘草汤漱口，后用药敷之，尝用擦牙效。

【主治】阳明风热攻注齿龈，肿痛烦闷。

三香散

【来源】《景岳全书》卷五十一。

【组成】丁香　川椒(取红)等分　冰片少许

【用法】上为末。敷痛处。

如无川椒，以荜茇代之亦可。

【主治】牙根肿痛。

玉女煎

【来源】《景岳全书》卷五十一。

【组成】生石膏三五钱　熟地三五钱或一两　麦冬二钱　知母　牛膝各一钱半

【用法】水一钟半，煎七分，温服或冷服。

【主治】水亏火盛，六脉浮洪滑大，少阴不足，阳明有余，烦热干渴，头痛牙疼，失血。

【宜忌】大便溏泻者，乃非所宜。

【加减】如火之盛极者，加栀子、地骨皮之属；如多汗、多渴者，加北五味十四粒；如小水不利，或火不能降者，加泽泻一钱五分，或茯苓亦可；如金水俱亏，因精损气者，加人参二三钱尤妙。

【方论】

1.《寒温条辨》：熟地、牛膝补肾水之不足；石膏、知母泻脾土之有余；而金则土之子，水之母也，麦冬甘以补肺，寒以清肺，所谓虚则补其母，实则泻其子也。

2.《医学举要》：阳明、少阴二经，皆是津液所关；阳明实则火炽而津液涸，少阴虚则水亏而津液亦涸。考两经合治之方，仲景猪苓汤养阴而兼利水；景岳玉女煎养阴而兼清火。盖白虎汤治阳明而不及少阴，六味地黄汤治少阴而不及阳明。是方石膏清胃，佐知母以泻肺气，实则泻其子也；熟地滋肾，佐麦冬以清治节，虚则补其母也；牛膝入络通经，能交和中下，尤为八阵中最上之方。

3.《温热经纬》王士雄：陈修园力辟此方之谬，然用治阴虚胃火炽盛之齿痛，颇有捷效。若治温热病，地黄宜生，牛膝宜删。叶氏引用，决不泥守成方。近读《景岳发挥》，果与陈氏之论印合。

4.《血证论》：夫血之总司在于胞室，而胞宫冲脉上属阳明，平人则阳明中宫化汁变血，随冲脉下输胞室。吐血之人，胞宫火动气逆，上合阳明，血随而溢。咳嗽不休，多是冲脉上合阳明，而成此亢逆之证。方用石膏、知母以清阳明之热，用牛膝以折上逆之气，熟地以滋胞宫之阴，使阳明之燥平，冲脉之气息，亢逆之证乃愈矣。景岳制此方，曾未见及于此，修园又加贬斥，而王士雄以为可治阴虚胃火齿痛之证，皆不知此方之关冲脉，有如是之切妙也。麦门冬治冲逆，是降痰之剂；此方治冲逆，是降火之剂。

5.《成方便读》：人之真阴充足，水火均平，决不致有火盛之病。若肺肾真阴不足，不能濡润于胃，胃汁干枯，一受火邪，则燎原之势而为似白虎之证矣。方中熟地、牛膝以滋肾水，麦冬以保肺金，知母上益肺阴，下滋肾水，能治阳明独胜之火，石膏甘寒质重，独入阳明，清胃中有余之热。虽然，理虽如此，而其中熟地一味，若胃火炽盛者，尤宜斟酌用之，即虚火之证，亦宜改用生地为是，在用方者神而明之，变而通之可也。

6.《景岳全书发挥》：既云水亏火盛，竟宜滋阴降火，不必用石膏。少阴不足，是肾虚火亢，当补肾为主。至若阳明有余，乃胃中之实火，当清胃火。病属两途，岂可石膏、熟地并用乎？认病不真，立方悖谬。若真阴亏损而用石膏，害人不浅。

7.《王旭高医书六种》此寓补阴于清火之中。泻黄散用防风，欲其火从上散；此用牛膝欲其火从下达。此方治少阴阴虚、阳明火盛之法。若少阴阳虚，阳明胃实，当用附子泻心汤。

8.《医方概要》：此泻阳明胃火而救肺肾阴虚之方也。生地清阳明血分而滋阴，石膏清阳明气分而泻火，麦冬、知母、牛膝佐其不足。泻有余，而补不足，加减变通，存乎其人。

9.《医方发挥》：本证水亏火盛，故用生石膏甘寒入胃，以清胃火之有余，退热生津而止渴，为胃火牙痛之要药。熟地甘而微温，以滋肾水之不足，滋阴壮水以制火，为补肾滋阴之上品，皆为主药；知母苦寒质润，助石膏清胃热而止烦渴，又能上清肺金而泻火，下润肾而滋阴，有金水相生之意。麦门冬微苦甘寒，协熟地滋肾水而润胃燥，又能上清心火以除烦，中清胃火而生津，有清补并行之功，皆为辅药；牛膝导热引血下行，以降上炎之火，止上溢之火，为佐使药。诸药合用，能清能补，标本兼顾，使胃热得清，肾水得补，则诸证自愈。烦热口渴是热在气分，牙龈衄血是热伤血分，故本方又为气血并治之方。本证为阴亏火盛，只宜降火，不宜升散，故用牛膝而不用升麻。

【验案】

1.三叉神经痛　《新医药学杂志》（1978，6：31）：据本方随证化裁：生石膏、熟地、玄参各15g，麦冬、知母、牛膝各9g，白芷、防风各4.5g，细辛1.5g，治疗6例三叉神经痛，治疗效果满意。

2.上消化道出血　《中医杂志》（1980，7：516）：应用本方合茜草根散加减，兼气虚选用党参、太子参、生脉散等，止血药选加侧柏炭，旱莲草、紫珠草等，治疗本病阴虚型12例。主症为面色潮红，头晕心悸，心烦，夜寐不宁，梦多，手足心热，呕血，量多鲜红，口干欲饮，大便黑或干黑，舌红少苔，脉细数。结果：全部治愈。

3.口疮　《福建中医药》（1983，2：24）：应用本方加味：石膏40g，熟地、麦冬、怀牛膝各15g，知母12g，伴牙龈肿痛加银花、蒲公英各20g；便秘加大黄、芒硝各20g；胃火盛加山栀12g，黄连5g；阴虚明显加北沙参12g、石斛15g；失眠加枣仁12g、夜交藤15g；治疗口疮32例。结果：口疮消失，随访3个月未复发为治愈，共15例；口疮消失后，复发间歇延长，且溃疡面积及个数减少，症状减轻为好转，共10例；口疮仍反复发作，症状不减为无效，共7例。

4.鼻衄　《上海中医药杂志》（1985，6：39）：应用本方加仙鹤草9～15g，生藕节、侧柏叶、茜草根各9～12g，生地、白茅根各15～30g，生大黄6～9g，治疗鼻衄55例。结果：痊愈38例，显效14例，无效3例，总有效率为94.5%。

5.牙痛　《中西医结合杂志》（1989，3：182）：应用本方：生石膏40g，熟地20g，知母10g，麦冬10g，牛膝15g，治疗牙痛102例，其中急性牙髓炎73例、慢性活动性牙髓炎21例，冠周炎8例。结果：治愈（治疗1个疗程，疼痛完全消失，牙龈正常无脓、无出血、体温正常，活动自如，随访1年未复发）68例，占66.7%；好转（治疗1个疗程后治愈，但每月复发1～2次）34例，占33.3%。

6.急性痛风性关节炎　《天津中医学院学报》（1995，1：21）：用本方加味：生石膏、知母、麦冬、熟地、牛膝、银花、丝瓜络、赤芍、丹皮、生草为基本方，并随证加减，每日1剂，水煎服，治疗急性痛风性关节炎33例。结果：显效15例，好转18例。

7.痤疮　《湖南中医杂志》（1998，3：65）：以本方加减：生石膏20g，野菊花、知母、熟地各18g，赤芍、黄芩各15g，牛膝9g，甘草3g，治疗寻常痤疮120例。结果：痊愈43例，显效60例，有效6例，无效11例，总有效率为90.84%；对照组60例用抗生素、四环素治疗，痊愈6例，显效15例，有效22例，无效17例，总有效率为71.66%。

冰玉散

【来源】《景岳全书》卷五十一。

【组成】生石膏一两　月石七钱　冰片三分　僵蚕

一钱
【用法】上为极细末，小瓷瓶盛贮。敷之，吹之。
【主治】牙疳，牙痛，口疮，齿衄，喉痹。

固齿将军散

【来源】《景岳全书》卷五十一。
【组成】锦纹大黄（炒微焦） 杜仲（炒半黑）各十两 青盐四两
【用法】上为末。每日清晨擦漱；火盛者咽之亦可。
【功用】牢牙固齿。
【主治】牙痛牙伤，胃火糜肿。

秘验清胃饮

【来源】《景岳全书》卷五十七。
【组成】石膏 栀子 黄连 黄芩 当归 生地 白芍 苍术各一钱 青皮八分 细辛 藿香 荆芥穗各六分 升麻五分 丹皮 甘草各四分
【用法】水二钟，煎八分，食后缓缓含饮之。
【主治】一切风热湿痰，牙痛床肿，血出动摇。

消风散

【来源】《济阳纲目》卷一〇七。
【组成】白芷 细辛 荆芥 防风 川椒 全蝎
【用法】上为末。擦患处，以盐水漱，吐之。
【主治】牙疼。

七神散

【来源】《简明医彀》卷五。
【组成】龙胆草钱半 黄连 防风各一钱 升麻七分 草豆蔻（建宁者，研）十粒 北细辛（连叶）二分 炙草四分
【用法】水一钟，煎半钟。哈一口含浸患处，少时咽。痛甚，继以姜黄、白芷、川芎、细辛末，椒、盐汤漱，敷患处。
【主治】齿痛。

神妙饮

【来源】《丹台玉案》卷三。
【组成】生地 当归 细辛各一钱五分 骨碎补 防风 赤芍 川芎 槐花各二钱 升麻 知母各一钱
【用法】水煎，温服。
【主治】牙疼不可忍，牵引头面，发热发肿者。

神妙散

【来源】《丹台玉案》卷三。
【组成】当归 生地 母丁香 子丁香 青盐 旱莲草 细辛 没食子 茯神（去皮为末，以桑椹取汁，浸晒九次）各等分
【用法】上为细末，清晨擦牙，即用滚水多漱咽下。未白者，永不白；白者，擦上半载，须发皆黑，齿牙坚牢。
【功用】乌须固齿。
【主治】齿痛。

神秘丹

【来源】《丹台玉案》卷三。
【组成】真川椒 雄黄 蟾酥 麝香 荜茇各等分
【用法】上为极细末，以枣肉拌药为丸，如黍米大。每次一丸，塞于患处。
【主治】牙疼。

清胃汤

【来源】《丹台玉案》卷三。
【组成】石膏（煅熟）三钱 白芷 升麻各一钱 干葛 黄柏各二钱 甘草五分
【用法】水煎，食后服。
【主治】胃中积热或平昔喜酒致齿痛者。

蠲痛饮

【来源】《丹台玉案》卷三。
【组成】甘菊二钱 大黄 石膏（煅）各三钱 竹茹 防风各一钱

【用法】水煎，温服。
【主治】牙齿疼痛、浮动，出血。

干葛防风汤

【来源】《症因脉治》卷一。
【别名】葛根防风汤。
【组成】干葛　防风　石膏　甘草
【主治】阳明外感风热，齿痛，脉右关浮数。

龙胆泻肝汤

【来源】《症因脉治》卷一。
【组成】龙胆草　柴胡　黄芩　川黄连　山栀　知母　麦冬　甘草
【主治】外感齿痛，身发寒热，痛连头目，甚则攻注牙龈，肿痛作脓，属肝经积热者。
【加减】元气虚，加人参；血虚，加当归、白芍药；大便结，加大黄；气结，加青皮。

知柏天地煎

【来源】《症因脉治》卷一。
【组成】黄柏二两　知母二两　天门冬六两　生地黄六两
【用法】同煎三四次，冲玄武胶收膏。
【主治】肾虚阴火，上正门齿痛，或齿豁，或动而长，或浮痒燥黑，时常作痛，尺脉虚大洪数者；阴虚火旺之腰痛，热甚便秘，脉细数躁疾者；肾火上炎之肺热痿软，皮毛干揭，上则喘咳，下则挛拳。

柴胡防风汤

【来源】《症因脉治》卷一。
【组成】柴胡　防风　羌活　川芎　青皮　甘草
【主治】少阳风寒而成之齿痛。

柴胡清肝饮

【来源】《症因脉治》卷一。
【组成】柴胡　白芍药　山栀　黄芩　丹皮　当归　青皮　钩藤　甘草
【主治】肝胆有火而头痛；少阳风热而齿痛。

滋肾饮

【来源】《易氏医案》。
【组成】厚黄柏三钱　青盐一钱　升麻一钱
【用法】上以水五碗，煎汤频频漱之，咽下。
【主治】齿痛。
【验案】齿痛　一人患齿病，每有房劳，齿即俱长，痛不可忍，热汤凉水，俱不得入；凡有恼怒，病亦如之。十年前尚轻，十年后殊甚，每发必三五日，呻吟苦状难述，竟绝欲，服补肾丸，清胃饮俱不效。一日因疾作，七日不饮食，诊其脉，上二部俱得本体，惟二尺洪数有力，愈按愈坚，此肾经火邪太盛也。以滋肾饮饵之，药入口，且嗽且咽，下二盏，随觉丹田热气升上，自咽而出，复进二盏，其痛顿止，齿即可叩，遂愈，永不再作。

清胃汤

【来源】《痘疹仁端录》卷十一。
【组成】当归身（酒洗）　连翘　赤芍　花粉　生地（酒洗）　丹皮　升麻　石膏　黄连
【用法】水煎服。
【主治】胃经有热，牙齿疼痛

谢传笑去散

【来源】《医灯续焰》卷十八。
【组成】乳香　没药　雄黄　胡椒　乌药　两个尖各等分
【用法】上为末。擦牙。初时甚痛，良久涎出便愈。
【主治】牙疼。

八味石膏散

【来源】《证治宝鉴》卷十。
【组成】当归　地黄　荆芥　防风　石膏　升麻　玄参　丹皮

【主治】面肿连齿痛，出血。

独活散

【来源】《证治宝鉴》卷十。
【组成】独活 防风 藁本 蔓荆子 羌活 薄荷 生地 细辛 川芎 甘草
【用法】加生姜，水煎服。
【主治】牙根肿痛，延及两腮。

归参汤

【来源】《诚书》卷七。
【组成】当归 玄参 瓜蒌根 连翘 黄芩 石膏 黄柏（盐酒炒） 山栀各等分
【用法】加灯心，水煎服。
【主治】齿肿痛应首。

升桔汤

【来源】《外科大成》卷三。
【组成】升麻一钱 桔梗一钱五分 昆布二钱 连翘二钱 胆草一钱 射干一钱五分
【用法】用水钟半，煎八分，食远服。外以军持露滴之。
【主治】三阳经风热上扰，耳内肿痛，面肿，牙痛，咽喉痛。

升麻四物汤

【来源】《外科大成》卷三。
【组成】当归 川芎 赤芍 生地 白芷各一钱 黄芩一钱 升麻五钱 蒲公英五钱
【用法】用水碗半，煎八分，食远服。
【主治】血虚牙痛。

连翘汤

【来源】《外科大成》卷三。
【组成】黄芩 黄连 当归 赤芍各一钱五分 连翘一钱 天花粉 玄参各七分 枳壳五分
【用法】水二钟，煎八分，食远服。
【主治】一切牙痛。
【加减】火胜则痛，必牵扯腮颧，加石膏；风胜则肿，加防风；气胜则长，加栀子；气郁则胀，亦加栀子；痰胜则木，加贝母，外以醋漱之，去其痰涎，泻其风热；疳䘌则黑，加使君子肉；虫蚀则蛀，加槟榔，外以五灵脂汤化漱之，以杀其虫。

固齿白玉膏

【来源】《外科大成》卷三。
【组成】龙骨一两 阳起石五钱（姜蚕四十九个，防风、当归、川芎、牙皂、青盐、升麻、白芷、骨皮各五钱，细辛、藁本各三钱，为粗末，长流水于砂锅内，桑柴火熬汁，去滓，再煎汁一碗，将龙骨、阳起石火煅通红淬药汁内七次，焙干为末） 铅粉一两 珍珠三钱 象牙（末）五钱 麝香二钱
【用法】上为末，和匀。黄蜡三两熔化，滤净再化，俟温方入前药和匀，乘热摊纸上，如冷，烧热熨斗，仰放，纸铺斗上摊之。用时先漱口净，剪小条贴齿根上，闭口不语。
【主治】一切牙疼，及齿动摇而不坚固者。

定痛塞耳丹

【来源】《外科大成》卷三。
【组成】细辛 盆消各一钱 雄黄五分 牙皂二个
【用法】上为末，用大蒜一个，杵和为丸，如梧桐子大。每用一丸，绵裹之，如左牙疼塞左耳，右牙痛塞右耳，良久即止。一丸可治数人。
【主治】牙痛。

蒺藜汤

【来源】《外科大成》卷三。
【组成】白蒺藜一两
【用法】上为粗末。以水二钟，煎至一钟，入食盐一撮，漱之。
【主治】牙衄及牙痛根肿动摇者。

清胃散

【来源】《证治汇补》卷四。

【组成】黄连　生地各二分　升麻　丹皮各五分　当归　芍药各三分

【主治】阳明经齿痛。

清胃散

【来源】《证治汇补》卷四。

【组成】生地　丹皮　山栀　知母　玄参　黄芩　石膏　升麻　干葛　甘草

【主治】阳明经齿痛。

上下两疏汤

【来源】《辨证录》卷三。

【组成】茯苓五钱　白术三钱　泽泻二钱　薏仁五钱　防风五分　白芷三分　升麻三分　荆芥二钱　梧桐泪五分　甘草一钱

【用法】水煎服。

【主治】湿热壅于上下之齿，痛甚，口吸凉风则暂止，闭口则复作。

【方论】茯苓、白术、泽泻、薏仁原是上下分水之神药，又得防风、白芷、升麻、荆芥风药以祛风，夫风能散湿，兼能散火，风火即散，则湿邪无党，安能独留于牙齿之间耶！况甘草缓以和之，自不至相杂而相犯也。

五灵至圣散

【来源】《辨证录》卷三。

【组成】五灵脂三钱（研绝细末）　白薇三钱　细辛五分　骨碎补五分（各研为细末）

【用法】先用滚水含漱齿至净，然后用前药末五分，滚水调如稀糊。含漱齿半日，至气急急吐出，如是者三次，痛止而虫亦死矣，断不再发。

【主治】虫牙痛。多食肥甘，齿牙破损而作痛，如行来行去者。

【方论】盖齿痛原因虫也。五灵脂、白薇最杀虫于无形，加入细辛以散火，骨碎补以透骨，引五灵脂、白薇直进于骨内，则虫无可藏，尽行剿杀，虫死而痛自止也。

牙仙丹

【来源】《辨证录》卷三。

【组成】玄参一两　生地一两

【用法】水煎服。

【主治】诸火牙齿痛。

【加减】心包之火，加黄连五分；肝经之火，加炒栀子二钱；胃经之火，加石膏五钱；脾经之火，加知母一钱；肺经之火，加黄芩一钱；肾经之火，加熟地一两，川柏、知母亦可。

【方论】玄参尤能泻浮游之火，生地亦能止无根之焰，二味又泻中有补，故虚实咸宜，实治法之巧而得其要者也。况又能辨各经之火，而加入各经之药，有不取效如神乎！

安宁饮

【来源】《辨证录》卷三。

【组成】玄参　生地　麦冬各五钱　白薇一钱　骨碎补五钱　天门冬三钱

【用法】水煎服。配合五灵至圣散含漱。

【主治】因过食肥甘，热气在胃，胃火日冲于口齿之间，而湿气乘之，湿热相搏而不散，虫生于牙而致齿牙破损而作痛，如行来行去者。

制火汤

【来源】《辨证录》卷三。

【组成】熟地二两　生地一两　玄参五钱　肉桂三分　骨碎补一钱　车前子二钱

【用法】水煎服。二剂即痛止。

【主治】肾火上冲，牙齿疼痛，至夜而甚，呻吟不卧。

治牙仙丹

【来源】《辨证录》卷三。

【组成】玄参一两　生地一两

【用法】水煎服。

【主治】脏腑之火旺上行，牙齿痛甚不可忍，涕泪俱出。

【加减】心包之火，加黄连五分；肝经之火，加炒栀子二钱；胃经之火，加石膏五钱；脾经之火，加知母一钱；肺经之火，加黄芩一钱；肾经之火，加熟地一两。

荜芫汤

【来源】《辨证录》卷三。
【组成】荜茇　芫花各二钱
【用法】水一碗，煎半盏。漱口。
【功用】止痛。
【主治】牙齿痛。

宣扬散

【来源】《辨证录》卷三。
【组成】柴胡五分　白芍五钱　甘草　白芷　干葛　细辛各一钱　青蒿三钱　天花粉三钱　石膏二钱
【用法】水煎服。二剂愈。
【主治】牙齿疼痛。

破颜丹

【来源】《辨证录》卷三。
【组成】丹砂三分　麝香半分　冰片一分　雄黄一钱
【用法】上为细末。将末搽于痛处。口吐涎而痛立止。
【主治】人有多食肥甘，热气在胃，胃火日冲于口齿之间，而湿气乘之，湿热相搏而不散，乃虫生于牙齿，牙破损而作痛，如行来行去者，乃虫痛也。

散风定痛汤

【来源】《辨证录》卷三。
【组成】白芷三分　石膏二钱　升麻三分　梧桐泪一钱　当归三钱　生地五钱　麦冬五钱　干葛一钱　天花粉二钱　细辛一钱
【用法】水煎服。一剂轻，二剂即愈，不必三剂也。
【主治】风闭于阳明、太阳二经，上下齿牙疼痛难忍，闭口少轻，开口更重。

升阳清胃汤

【来源】《冯氏锦囊秘录》卷六。
【组成】升麻六分　煅石膏一钱二分　连翘一钱　生地一钱二分　牛蒡子一钱（研）　丹皮八分　桔梗四分　甘草三分　荆芥四分　薄荷四分
【用法】加灯心，水煎服。
【主治】牙疳，牙痛。

长春牢牙散

【来源】《张氏医通》卷十五。
【组成】升麻　川芎　细辛　白蒺藜　甘松　丁香　五倍子　皂矾　青盐各半两　诃子肉　没石子各三钱　麝香五分
【用法】上为散。早暮擦牙，次以水漱，吐出，洗髭须。
【功用】乌须发，祛风牙，除口气。

清胃散

【来源】《嵩崖尊生全书》卷六。
【别名】清胃饮（《医钞类编》卷十二）。
【组成】丹皮一钱　青皮六分　甘草五分　石膏一钱　生地黄　防风　荆芥各一钱
【主治】胃热牙痛面热。
【加减】上四正牙痛，加黄连八分，麦冬一钱二分；下四正牙痛，加黄柏八分，知母一钱；左上板牙痛，加羌活一钱，胆草八分；左下板牙痛，加柴胡一钱，栀子一钱；右上板牙痛，加大黄一钱，枳壳一钱；右下板牙痛，加黄芩一钱、桔梗一钱；上两边牙痛，加川芎、白芷；下两边牙痛，加白芍、白术；头痛，加藁本；恶心，加厚朴；牙龈烂，用生姜、黄连捣烂贴上。

防风升麻汤

【来源】《良朋汇集》卷三。
【组成】防风　升麻各八分　青皮　生地黄　牡丹皮　当归　细辛各五分

【用法】水二钟，煎至八分，食远温漱口服，滓再煎。
【主治】牙疼。
【加减】上门牙疼属心火，加黄连、麦冬各五分；下门牙疼属肾火，加知母、黄柏各七分；上左边牙疼属胆火，加羌活、龙胆草各八分；下左边牙疼属肝火，加柴胡、栀子各八分；上右边牙疼属大肠火，加大黄、枳壳各八分；下右边牙疼属肺火，加黄芩、桔梗各八分；上两边牙疼属胃火，加川芎、白芷各七分；下两边牙疼属脾火，加白芍、白术各八分。

搽牙固齿仙方

【来源】《良朋汇集》卷三。
【组成】柳枝十斤（晴日采郊外者） 出山黑铅一斤
【用法】先用大铁锅一口，将铅化开成汁，用三四尺长柳枝，三五个人每人一把，在铅汁内搅，柳枝将尽成炭，用漏勺捞起，炭放瓷坛内，盖坛口勿令走气，仍如前搅令成炭，再用铁漏勺捞之，铅不用，有铅渣灰同柳炭研末用。
【功用】坚齿止疼，漱口咽下延年，将来染须，乌黑更亮。
【主治】牙动疼痛。

吹鼻散

【来源】《痘疹一贯》卷六。
【组成】乳香 没药 川芎 雄黄 石膏各二钱 牙消五钱
【用法】上为细散。吹鼻。
【主治】偏正头痛，脑闷，牙疼，咽喉等症。

玉带膏

【来源】《奇方类编》卷上。
【组成】龙骨五钱 栀子仁（生）三钱 黄柏五钱（生） 黄芩五钱（生）
【用法】铜锅内熬汁，煮龙骨至干，取出为末，再用铅粉五钱，麝香三分，并龙骨末共研细末，贮碗内，加黄腊一两，坐滚汤中炖化，拌匀，用连四纸铺火炉盖上，将药刷在纸上，剪成碎条，卧时贴在牙上，次早取出，有黑色可验。
【主治】牙疼。

金银散

【来源】《胎产心法》卷下。
【组成】蒲黄一升 水银一两
【用法】上为细末。用以搽疮。
【功用】杀虫。
【主治】阴户内疮虫。

冰黄散

【来源】《医学心悟》卷四。
【别名】止痛散（《疡医大全》卷十六）。
【组成】牙消三钱 硼砂三钱 明雄黄二钱 冰片一分五厘 麝香五厘
【用法】上为末。每用少许擦牙。
【主治】牙痛。

葛根汤

【来源】《医学心悟》卷六。
【组成】葛根一钱 升麻一钱 甘草五分 赤芍一钱五分
【用法】水煎服。
【主治】牙痛。
【加减】风胜，加荆芥、防风、薄荷；火胜，加连翘、丹皮、生地、蒡子。

疗牙止痛散

【来源】《外科十法》。
【组成】牙消三钱 硼砂三钱 明雄黄二钱 冰片一分五厘 麝香五厘
【用法】上为末。每用少许擦牙。
【主治】牙痛。

蚕消散

【来源】《惠直堂方》卷二。

【组成】焰消一两　官硼五钱　冰片五分　僵蚕一钱
【用法】上为末。掺患处。
【主治】牙疼兼喉痹。

樟冰散

【来源】《惠直堂方》卷二。
【组成】艾五分　川椒七粒（开口者）　樟脑三钱
【用法】上药盛碗内，上用一碗对合扣紧，用纸封固，下以炭火如鸡子大一块炙之，佛香一寸为度，冷定开取升上碗内白霜。取少许纳牙内。霜以白色为妙，若火猛则色红。一方川椒、樟冰、薄荷等分，升如上法亦妙。
【主治】牙痛。

刻欢丸

【来源】《外科全生集》卷四。
【别名】过街笑（原书同卷）、刻欢丹（《重楼玉钥》卷上）。
【组成】蟾酥一钱（酒化透）　五灵脂　麝香各一钱
【用法】上为末，研和为丸，约二百粒，新绸包好，丝线扎，固藏，勿泄香气。每服一丸咬于痛牙。丸化即愈。
【主治】风火牙痛。

一笑散

【来源】《种福堂公选良方》卷三。
【组成】火消一钱　冰片一分　明雄黄一分　玄明粉五分
【用法】上为细末。擦患处。
【主治】牙痛。

黄芩石膏汤

【来源】《四圣心源》卷八。
【组成】黄芩三钱　石膏三钱　生甘草二钱　半夏三钱　升麻二钱　芍药三钱
【用法】水煎半杯，热服，徐咽。
【主治】牙痛龈肿。

凉膈散

【来源】《活人方》卷一。
【组成】连翘四两　生大黄二两　玄明粉二两　生山栀一两　薄荷一两　荆芥穗一两　甘草五钱　桔梗五钱
【用法】上为细末。每服二三钱，午后以白滚汤调下。
【功用】清散上焦有余之火。
【主治】心火刑金，或胃火壅逆，或表里郁滞之风热，头目不清，痰气不利，口舌生疮，牙疼目赤，周身斑疹，二便不调。

灰水膏

【来源】《仙拈集》卷二。
【组成】木炭灰（择净细者）
【用法】冷水调涂牙痛处之脸上。止即去之。
【主治】牙痛。

鸡金散

【来源】《仙拈集》卷二。
【组成】鸡肫皮　青盐各一钱　细辛　川椒各五分
【用法】上为末。擦牙痛处。
【主治】牙疼。

盐烧酒

【来源】《仙拈集》卷二引程氏方。
【组成】烧酒一杯　食盐一钱
【用法】水内顿滚，热含一口，即浸痛处；待温漱口，又含一口，浸漱如前。酒尽愈。
【主治】牙痛。

雄姜散

【来源】《仙拈集》卷二。
【组成】干姜一两　雄黄三钱
【用法】上为末。搽之。

【主治】牙疼。

擦牙散

【来源】《方症会要》卷四。
【组成】青白盐等分
【用法】以川椒熬水，洒入盐内同炒，擦牙上。出涎痛止。
【主治】牙痛。

擦牙散

【来源】《方症会要》卷四。
【组成】旱莲草七斤　嫩槐条三斤　食盐四十两（腌十五日，共入锅炒枯，拣去枝梗再炒，盐黑为度，收贮听用）　香附八两　川大黄八两（各炒黑共末，名香黄散）　骨碎补（要鲜而肉色白者，刮去毛切片，炒至酱色为度，研细听用）　细辛（研末听用）
【用法】上各为细末。每制过炒盐十两，加香黄散二两，骨碎补一两，细辛末六钱，共和匀。每早擦牙龈至热方验，温水漱去。
【主治】牙痛。

四宝汤

【来源】《疡医大全》卷十六。
【组成】当归　生地黄　升麻　赤芍药各三钱
【用法】水二钟，煎一钟，服一半；留一半漱口，吐去。
【主治】牙痛。

失笑散

【来源】《疡医大全》卷十六引江仍度方。
【别名】牙痛失笑散（《全国中药成药处方集》沈阳方）。
【组成】荜茇八分　细辛（净叶）一钱　大冰片二分五厘
【用法】上为极细末。擦牙痛处。伏于桌边流涎，片时见效，便能饮食。
【主治】牙疼。

葛根汤

【来源】《疡医大全》卷十六。
【组成】葛根二钱　赤芍药一钱五分　赤苓五分　甘草五分
【用法】水煎服。
【主治】牙齿疼痛。
【加减】风胜，加荆芥、防风、薄荷；火胜，加连翘、生地、丹皮、牛蒡子。

滋阴抑火汤

【来源】《杂病源流犀烛》卷二十三。
【组成】当归　生地　荆芥　防风　黄柏　知母　丹皮　甘草　灯心　白蒺藜
【主治】牙龈肿痛，头面不肿。
【加减】火甚，加丹参。

羌活细辛汤

【来源】《医级》卷七。
【组成】羌活　细辛　附子　生姜　桂枝　甘草
【主治】寒邪伤营，恶寒肢厥，齿连脑痛，身如被杖。

灵　丹

【来源】《重楼玉钥》卷上。
【组成】防风　北细辛　黄芩　石膏　元参　羌活　荆芥　小生地　连翘　黄柏　甘草　白芷　白菊花　栀仁　川芎　百部　薄荷各二钱五分　真黄连三钱
【用法】上为粗末，置大铜锅内，外用甘草五钱，煎水一大碗，将药拌匀，再取潮脑三两，研碎，分作五七次，洒药上，再以大碗盖住药，又用石膏和灰面、盐水调匀，密糊碗口，不可泄气，煮长香一炷时，方可起下，将上升在碗内的灵丹用竹刀刮下，仍将滓用甘草水拌匀，复洒潮脑于上，如此升取五七次，候药性升尽为度，再以瓷瓶收固。凡牙疼擦上，立止。
【主治】一切牙痛。

二神散

【来源】《喉科紫珍集》。

【组成】绿豆二十一粒 胡椒七粒

【用法】上为末。用豆许，绵裹，置疼处，永绝其患。如疼不可忍，先用火酒漱口，后咬此药。

【主治】一切牙痛。

菊 霜

【来源】《玉钥续编》。

【别名】元女丹。

【组成】防风 羌活 石膏 川芎 川黄连 荆芥 元参 甘草 黄柏 槐角 连翘 黄芩 甘菊花 薄荷 白芷各二钱

【用法】上为细末，另将甘草五钱煎水，入药拌匀，质要干湿相得，放铜勺内，再用潮脑六钱，匀洒药上，净碗盖好，盐泥固封，微火升三炷香，切忌武火，恐其焦灼，升足取碗底白霜，瓷瓶收紧，勿使见风走气，升过药仍可拌甘草水，加潮脑，依法再升一次。每用三五厘擦风处，以涎出为度，擦过三次可保永不再发。

【主治】风火牙痛。

牛蒡解肌汤

【来源】《疡科心得集·方汇》卷上。

【组成】牛蒡子 薄荷 荆芥 连翘 山栀 丹皮 石斛 玄参 夏枯草

方中夏枯草，《喉科家训》作“防风”。

【用法】水煎服。

【主治】

1.《疡科心得集》：头面风热，或颈项痰毒，风热牙痈。

2.《喉科家训》：烂喉丹痧初起，脉紧弦数，恶寒头胀，肤红肌热，咽喉结痹肿腐，遍身斑疹隐隐。

【验案】牙咬痈（智齿冠周炎）《山东中医杂志》（1986，5：16）：初起牙龈肿痛，智齿周围少量溢脓，张口不利，应用本方加清胃汤水煎服，重症加用泻黄散。外治法：用太乙膏加红灵丹外贴。所治86例病人中，多为青壮年，实证较多，且易反复发作，病变部位多在一侧。经治取得较好效果。

荆防汤

【来源】《古今医彻》卷三。

【组成】防风 荆芥 生地 枳壳 葛根各一钱 细辛三分 蔓荆子七分（焙，研） 黄柏五分（酒炒黑）

【用法】水煎服。

【主治】外感风寒，齿痛寒热。

离骨散

【来源】《串雅补》卷四。

【组成】大活鲫鱼一个（去肠）

【用法】上入白玉簪花根三钱、皮消令满，缝好，大碗盖住，令出白霜，扫下收贮。点少许于牙根上，即落。

【功用】点牙。

【主治】患牙。

荜茇散

【来源】《串雅补》卷五。

【组成】荜茇一钱 蟾酥三分 烧盐一钱 川椒二钱

【主治】牙痛。

牙疼饮

【来源】《外科证治全书》卷二。

【组成】石膏四钱（研） 升麻一钱五分 大生地五钱 防风 薄荷叶 荆芥穗 前胡 天麻各二钱 甘草一钱（生）

【用法】水煎，食后热服。

【主治】风火齿痛。

【宜忌】避风。

【加减】牙肿，加金银花、羌活各二钱；牙燥，去升麻，前胡，加玄参一钱五分；牙烂，去前胡、天麻，加木通、栀仁各一钱五分。

擦牙散

【来源】《良方合璧》卷上。
【组成】细辛（头末） 青盐 熟石膏各一两
【用法】上为细末，加灵药一钱和匀。擦齿。

灵药：牙消一两、硼砂五钱、白矾三钱。上为细末，装在银罐内，放在火上烧线香一炷，俟香尽，加熊胆五分。
【主治】牙痛。

金丹丸

【来源】《良方合璧》卷上。
【组成】乳香 麝香 雄黄 朱砂 巴豆 牙皂 沉香 官桂 大黄 川乌 良姜 细辛 硼砂各等分
【用法】上为细末，用小红枣肉为丸，如黄豆大。用时以新棉花包塞鼻内，男左女右。
【主治】一切风邪伤寒，头痛；心中刺痛，绞肠痧痛，赤白带下；水泻痢疾，牙痛等。
【宜忌】孕妇忌服，忌闻。

准提膏

【来源】《华氏医方汇编》卷二。
【组成】囫囵升麻二两 方八（即木鳖子）五钱 囫囵川芎五钱 全当归二两 白芷五钱 羌活五钱
【用法】上药用火麻油一斤煎至药枯，去滓再煎，至滴水成珠，以桑枝搅透，入纬丹（夏天加重）成膏，倾水内浸去火毒。用时加肉桂细末五钱贴之。
【主治】外科一切阴毒，牙疼。

一漱汤

【来源】《喉科心法》卷下。
【组成】川花椒一钱 北细辛一钱 香白芷一钱二分 青防风二钱
【用法】上药用水一茶杯，煎八分，漱之，频含频吐。即止。
【主治】各种牙痛。

椒石散

【来源】《鸡鸣录》。
【组成】川椒 生石膏各一钱 荜茇二钱 青盐八分
【用法】共研细。点疼处。
【主治】风火牙疼。

清胃散

【来源】《治疹全书》卷下。
【组成】黄连 石膏 升麻 生地 丹皮 连翘 元参 甘草 粳米
【主治】牙痛，牙宣，口臭，口疮。
【加减】出血加侧柏叶。

清热胃关煎

【来源】《医醇剩义》卷四。
【组成】生地六钱 龟版八钱 花粉三钱 石斛三钱 薄荷一钱 葛根二钱 连翘一钱五分 桔梗一钱 甘蔗三两
【用法】水煎服。
【主治】齿痛，肾亏而夹有胃火者。

葛根白虎汤

【来源】《医醇剩义》卷四。
【组成】葛根二钱 石膏五钱 花粉三钱 石斛三钱 连翘一钱五分 薄荷一钱 防风一钱 桔梗一钱 淡竹叶二十张 白茅根五钱
【主治】齿痛实症，阳明风火上升。

玉带膏

【来源】《理瀹骈文》。
【组成】黄蜡一两 定粉 龙骨末各五钱 麝香五分 黄芩 黄柏各五钱 桃仁三钱
【用法】黄蜡熔化，入诸药和匀，俟冷取出，熨斗烧热，铺纸用药摊之匀薄，每剪纸条，临卧贴齿龈间，至早取出。
【主治】牙齿动摇不牢而痛者。

瓜霜散

【来源】《时疫白喉捷要》。
【别名】冰瓜雄朱散《疫喉浅论》卷下。
【组成】西瓜霜一两　人中白一钱（火煅）　辰砂二钱　雄精二分　冰片一钱
【用法】上为细末，再乳无声，用瓷瓶紧贮。凡患白喉、喉蛾及一切喉痧等症，急用此药吹入喉内患处，连吹十数次；凡一切红肿喉风之症均可吹之；凡牙疳、牙痈及风火牙痛，牙根肿痛，舌痛诸病，用此散擦敷其上，吐出涎水，再擦再吐。
【主治】白喉，喉蛾及一切喉痧，红肿喉风。牙疳，牙痈及风火牙痛，牙根肿痛。舌痛诸病。
【加减】此药专治白喉，若非白喉，须去雄精一味。

追风散

【来源】《焦氏喉科枕秘》卷二。
【组成】淮乌　川乌　草乌　牛膝　麝各等分
【用法】上为极细末，瓷瓶收好。用时以针刺破吹之。
【主治】牙龈内两边生痈，致舌肿大。

立效散

【来源】《不知医必要》卷二。
【组成】良姜　草乌　细辛　荆芥穗各等分
【用法】上为末。用少许擦牙。有涎则吐之。
【主治】风虫牙痛。

加味温风汤

【来源】《不知医必要》卷二。
【组成】当归　川芎　羌活各一钱五分　蜂房（炙）一钱　细辛四分　荜茇七分　麻黄（去净节）六分　附子（制）一钱
【用法】水煎服一半，口含一半，久之连涎吐出。
【主治】寒邪犯脑，牙连头痛者。

安肾汤

【来源】《不知医必要》卷二。
【组成】熟地四钱　淮山（炒）　枸杞各二钱　茯苓　牛膝（盐水炒）　萸肉各一钱五分
【用法】水煎服。
【主治】虚火牙痛。
【加减】或加肉桂四分，泽泻一钱五分，以引火归位。

滋阴清胃饮

【来源】《不知医必要》卷二。
【组成】生石膏（杵）二钱　熟地四钱　泽泻（盐水炒）一钱五分
【主治】胃火兼阴虚牙痛。

加减清胃饮

【来源】《医门八法》卷三。
【组成】生石膏二钱　栀子二钱　黄芩二钱　全当归三钱（生）　生地二钱　生白芍二钱　丹皮二钱　甘草一钱　川大黄三钱或五钱（酒浸，生用）
【主治】实热牙疼。
【宜忌】愈后忌食蒜。

青盐散

【来源】《青囊立效秘方》。
【组成】青盐一钱　细辛五分　苏薄荷叶六分　川椒三分　洋庄六分　干姜三分　明矾六分　元明粉一钱五分　月石一钱五分　牙皂五分　白芷五分　青黛四分　荜茇三分　川黄柏一钱
【用法】上为极细末，擦之。
【主治】风火牙疼。

滋阴地黄汤

【来源】《外科医镜》。
【组成】大熟地一两　毛姜四钱（即骨碎补）　山药四钱　茯苓三钱　牡丹皮三钱　泽泻三钱　麦冬三钱　北五味一钱　肉桂随宜加用。
【用法】水煎服。
【主治】虚火牙痛。

玉带仙膏

【来源】《青囊全集》卷上。
【别名】玉带膏（《青囊秘传》）。
【组成】龙骨二两　宫粉一两　月石五钱　梅片五钱　元寸五分　黄蜡四两（提净，开水化溶，切勿入火）
【用法】将药味研细，入蜡和匀，竹片开入纸上；如凝，开水熏气使软，再括纸上均匀，剪贴收用，不可泄气。卧时椒衣水漱口，将条贴之。次早取看，毒重者黑，轻者黄如伤口。
【功用】
1.《青囊全集》：拔毒。
2.《青囊秘传》：去风邪，固牙齿。
【主治】
1.《青囊全集》：一切齿痛。
2.《青囊秘传》：火牙痛，疳气，齿摇动不能食物。
【宜忌】水熏透软贴，不可见火。

白玉锭

【来源】《眼科秘书》卷下。
【组成】炉甘石（装入银锅，上盖瓦片，火煅起金花，钳出，浸入童便内，片时去童便，又以黄连煎汁，将石飞一二次，至次日去连水，纸封晒干，再用群药取汁入内）一两　白当归　川芎　蔓荆子　草决明　密蒙花　柴胡　羌活　防风　薄荷　白芷　南苍术　枯芩　木贼　尖槟榔　蝉蜕　芥穗　甘草　白菊花各五分（煎汁，澄一夜，入甘石内，搅数十次，纸糊碗口晒干，为丹头）
【用法】用制过甘石七钱，加生硼砂三钱，冰片七分，真麝香二分，共研细，炼蜜为锭，粘成条，宫粉为衣，装入鹅翎内封固。如时行热眼，或暴发赤肿疼痛，隐涩羞明等症，取药条麦粒大一块，入手内，用骨簪蘸冷水和匀，不稀不稠，点入眼角内，每晚点二三次即愈；如小儿一岁至七岁患眼症，取药一条，入酒钟内，加水少许，新羊毛笔蘸药汁，洗眼内外，一日夜数次，洗完避风；兼治牙疼，取药半条，手心内和开，抹牙上；耳底流脓出血，取药半条，入酒钟内，加清水些须，泡开，灌耳内；蝎蜇、蛇咬、蜂叮、口疮，俱抹患处。

炼蜜法：用新竹截筒，将白蜜装入内，湿豆腐皮封口，再加盐面封固，布裹，麻绳扎紧，煮一昼夜，取出调药。
【主治】时行热眼，或暴发赤肿疼痛、隐涩羞明；兼治牙疼，耳底流脓出血，蝎蜇、蛇咬、蜂叮、口疮。

清胃散

【来源】《喉症指南》卷四。
【组成】石膏四钱（煅）　生地三钱　黄连　连翘　丹皮各二钱　升麻八分
【用法】水煎服。
【主治】阳明实火，牙痛，口疮。

紫砂散

【来源】《急救经验良方》。
【组成】明月石一两　净牙消五钱　紫荆皮五分　飞朱砂五分　大梅片五分　当门子一分（拣净毛）
【用法】上为细末，瓷瓶收固，勿令泄气。遇证吹之。
【主治】一切喉痛，单双蛾子，牙痛。

擦牙止痛散

【来源】《急救经验良方》。
【组成】牙消三钱　硼砂三钱　明雄黄二钱　冰片一分五厘　麝香五厘
【用法】上为极细末。用瓶封固，勿令走气，每用少许擦牙，吐出涎水，漱尽痛止。
【功用】止虫牙痛。

首乌散

【来源】《揣摩有得集》。
【组成】蒸首乌一两　当归五钱　川芎三钱（炒）　生地三钱　防风一钱　土茯苓三钱　土贝母一钱半　连翘一钱　上元桂五分　附子五分　乌梅一钱（去核）

【用法】竹叶、灯心为引，水煎服。
【主治】肾虚牙痛，两腮俱肿，饮食不能下咽。

清涎散

【来源】《外科传薪集》。
【组成】月石一两　元明粉三钱　大梅片三分
【用法】《青囊秘传》：研细，吹口。
【主治】牙痛。

加味如神散

【来源】《寿世新编》。
【组成】元明粉六钱　大梅片一分　硼砂三钱五分　飞朱砂一钱　飞青黛八分　上儿茶五分　苏薄荷一钱　荆芥穗一钱　北细辛五分　麝香三厘　官白芷一钱　生石膏八分
【用法】上为极细末，瓷瓶收贮，塞紧，勿泄气。用时蘸少许擦之，流去热涎自愈。
【主治】风火牙痛，红肿而热，或口气臭秽者。
【宜忌】孕妇忌之。

细辛散

【来源】《寿世新编》。
【组成】荜茇一钱　川椒一钱　薄荷一钱五分　荆芥二钱　细辛一钱五分　樟脑一钱五分　青盐一钱五分
【用法】上为极细末。擦牙。拔出热涎自愈。
【主治】牙痛。

一笑散

【来源】《青囊秘传》。
【组成】玄明粉
【用法】上为末。搽痛处。
【主治】火牙疼。

牙疼药

【来源】《青囊秘传》。
【组成】月石　火消　青盐　洋冰各等分
【用法】上为末。搽之。
【主治】牙疼。

牙痛散

【来源】《青囊秘传》。
【组成】荜茇　石膏
【用法】上为末。掺。
【主治】牙痛。

竹叶膏

【来源】《青囊秘传》。
【组成】生竹叶（去梗净）一斤　生姜四两　净白盐六两
【用法】先将竹叶熬出浓汁，又将姜捣汁，同熬沥净，将盐同熬干。擦牙。
【主治】

1.《青囊秘传》：牙痛。

2.《慈禧光绪医方选议》：皮肤湿热疮疡。

【方论】《慈禧光绪医方选议》：此宫中秘方。竹叶体轻气薄，味甘而淡，性寒，方书谓其凉心缓脾，清痰止渴，属清利之品。古方竹叶石膏汤、导赤散并皆用之。竹叶分鲜竹叶与淡竹叶两种，都能清心除烦，利小便，但鲜竹叶清心热力大，且能凉胃，多用于上焦风热；淡竹叶渗湿泄热为优，实验提示对金黄色葡萄球菌、绿脓杆菌有抑制作用。光绪帝久病知医，留意方药，用此熬膏外敷，当系治皮肤湿热疮疡。用生姜汁同熬，意在辛能散结，助竹叶清热渗湿之力。

青消散

【来源】《青囊秘传》。
【组成】洋樟一两　青黛三钱
【用法】上为末。搽牙。
【主治】牙痛。

离骨丹

【来源】《青囊秘传》。
【组成】紫玉簪根一钱　白砒三分　白硇砂七

分　月石二分　威灵仙三分　草乌一分五厘
【用法】上为末。点牙。
【功用】取齿。

离骨丹

【来源】《青囊秘传》。
【组成】急性子一钱　白砒一分
【用法】上为末。少许点之。
【功用】拔牙。
【宜忌】不可咽下。

清胃散

【来源】《青囊秘传》。
【组成】僵蚕　白芷　细辛　川芎各等分
【用法】上为细末，吹患处。
【主治】风牙作痛。

樟冰散

【来源】《青囊秘传》。
【组成】樟冰一钱　月石三钱　大泥一分　薄荷一钱　僵蚕一钱
【用法】上为末。搽擦痛处。
【主治】牙痛。

一粒笑

【来源】《饲鹤亭集方》。
【别名】牙痛一粒笑（《全国中药成药处方集》杭州方）。
【组成】麝香五分　蟾酥一钱　乳香　没药各三钱
【用法】上为末，蟾酥为丸，如白芥子大。用置患处，待化。如虚火牙痛，兼服知柏八味丸，老人兼服还少丹。
【主治】风火虫牙痛，及牙根浮肿。

牙痛玉带膏

【来源】《饲鹤亭集方》。
【组成】僵蚕四十九条　细辛　藁本各三钱　川芎　防风　升麻　白芷　当归　月石　牙皂　青盐各五钱（煎汁用）　珍珠三钱　龙骨　阳起石　宫粉各一两（研末）　白蜡三两（烊）　冰片二钱　麝香一钱
【用法】为膏。贴于患处，闭口勿语。
【主治】风火牙痛，及虫痛牙根浮肿。

四消丸

【来源】《饲鹤亭集方》。
【组成】牙皂　香附　五灵脂　黑白丑各等分
【用法】为丸服。
【功用】《全国中药成药处方集》（北京方）：消积理气，行水止痛。
【主治】

1.《饲鹤亭集方》：一切气积、血积、食积、痰积致成胸腹满闷，呕吐疼痛。

2.《丸散膏丹集成》：饱闷胀满，呕吐，憎寒壮热。

3.《全国中药成药处方集》（北京方）：气滞停水，胃脘作痛，胸腹胀满，便秘瘀阻，咽喉肿痛，风虫牙痛及风痫。

牙痛一笑散

【来源】《外科方外奇方》卷四。
【组成】火消一钱　玄明粉　生石膏　黄柏各五分　全蝎（茶洗，炙，研）　青盐　月石　雄黄各三分　真蟾酥五分　冰片二分
【用法】上为细末。搽擦。
【主治】牙痛。

消腐散

【来源】《治疗汇要》卷下。
【组成】藁本　槐花　当归　白芷　升麻　防风　生甘草　地骨皮　川芎　细辛　薄荷各一钱
【用法】水煎去滓，温含口中，冷则吐之。
【主治】口内及喉间白腐，并治一切牙痛。
【加减】牙痛重者，加生姜三片，黑豆三十粒，煎服；细辛、升麻或减半用。

一笑散

【来源】《经验奇方》卷上。
【组成】雄黄精四钱　生石膏　朱砂　马牙消各二钱　大梅冰五分
【用法】上药各为细末，和匀再研，储瓷瓶。搐鼻擦牙，各少许。数次即愈。
【主治】风火牙痛。

离中丹

【来源】《医学衷中参西录》下册。
【组成】生石膏二两（细末）　甘草六钱（细末）　朱砂末一钱半
【用法】上和匀。每服一钱，日再服，白水送；热甚者，一次可服一钱半。
【主治】肺病发热，咳吐脓血；暴发眼疾，红肿作痛，头痛齿痛，一切上焦实热之症。
【加减】咳嗽甚，加川贝五钱；咳血多，加三七四钱；大便不实，去石膏一两，加滑石一两，用生山药面五钱至一两熬粥，送服此丹；阴虚作喘，山药粥送服。

秘传牙痛方

【来源】《人己良方》。
【别名】千金一笑散。
【组成】巴豆一粒（去壳，取仁）
【用法】以龙眼肉包好含患处一炷香久取出。其涎水随药而出，吐清涎水便愈。
【主治】牙痛。
【宜忌】切勿咽下，令作呕泄，慎之。

牙痛立止散

【来源】《丁甘仁医案》。
【组成】荜茇一钱　川椒五分　石膏五分　青盐四分
【用法】上为细末。点于痛处。
【功用】立能止痛。
【主治】牙痛。

立止牙痛即安丹

【来源】《吉人集验方》。
【别名】一粒笑。
【组成】蟾酥（酒化烊）二钱　荜茇（研末）一钱　五灵脂（酒飞）二钱　麝香（研末）二分
【用法】上药打匀为丸，如绿豆大，晒干，贮于玻璃瓶内塞好，不令出气。凡一二个牙齿痛者，乃风火牙痛是也，每用此丸一粒，嵌于痛处。待其涎流丸药化尽，其痛立止。
【主治】牙痛。

擦牙益笑散

【来源】《中国医学大辞典》。
【组成】桂圆一斤　食盐四两
【用法】火煅，研细粉，冰片随加。每日早晨擦牙。
【功用】久擦固齿，杀虫。
【主治】心肝肾诸火牙痛。

青梅丸

【来源】《喉舌备要》。
【组成】天南星十二个　半夏二两　白矾一两　甘草一两半　桔梗一两半　陈皮五钱　朴消二两（提过）　青梅子一百个　生盐四两
【用法】先将朴消研末，腌梅两日，等梅汁出后，方将前药末掺匀、晒干，以瓷瓶收贮。遇有鹅喉，及牙痛、喉痛，取梅一个含之。
【主治】鹅喉，及牙痛、喉痛。

苦瓜霜

【来源】《喉舌备要》。
【组成】火消二钱半　青黛五钱　槟榔衣一两（煅黑）
【用法】上为末。先将大苦瓜一个，蒂旁切落一片，纳药于内，挂当风处，俟皮上取白霜取贮听用。
【主治】牙疼。

金星追涎丹

【来源】《喉舌备要》。
【组成】薄荷一两　川椒五钱　细辛一两　樟脑一两
【用法】上为细末，放铜锅内，上以瓷碗一个盖之，文武火炼，取霜用。
【主治】风火牙痛，虫牙。

一粒笑

【来源】《丸散膏丹集成》引徐氏方。
【组成】五灵脂　麝香各一钱　蟾酥二钱
【用法】先将二味研末，蟾酥烊化，作粒如麦子大。每用少许，嵌于患处，痛立止。如虚火牙痛，痛止后，接服知柏八味丸，老人服还少丹。
【主治】一切牙痛浮肿。

薄荷玄明散

【来源】《中医喉科学》。
【组成】薄荷二两　消石二两　没石子二两　冰片七分　玄明粉一两　硼砂一两　青盐二两
【用法】上为极细末。时擦牙齿痛处。
【功用】泻火清热。
【主治】风热牙痛。

薄荷连翘方

【来源】《中医喉科学》引冰玉堂验方。
【组成】金银花 30 克　连翘　生地各 15 克　牛蒡子　知母各 9 克　鲜竹叶 6 克　薄荷　绿豆衣各 3 克
【功用】祛风清热。
【主治】风热牙痛。牙齿作痛，牙龈肿胀，不能咀嚼，腮肿而热，患处得凉则痛减，口渴，舌尖红，苔白干，脉浮数。

上清丸

【来源】《北京市中药成方选集》。
【组成】川芎十六两　连翘九十六两　白芷九十六两　防风三十二两　大黄一百九十二两　菊花九十六两　薄荷十六两　桔梗三十二两　黄柏六十四两　黄芩一百六十两　栀子（炒）三十二两　荆芥十六两
【用法】上为细末，过罗，用冷开水泛为小丸。每服二钱，温开水送下。
【功用】清热散风，消肿止痛。
【主治】肺胃积热，风火牙痛，头目眩晕，大便秘结，小便赤黄。
【宜忌】孕妇忌服。

牙疳散

【来源】《北京市中药成方选集》。
【组成】血竭二两　人中白（煅）一两　儿茶二两　青黛一两　生硼砂一两　青果炭二两　冰片三钱
【用法】上为极细粉，过罗。用药少许，擦牙患处。
【功用】清胃热，消肿痛。
【主治】胃热火盛，牙痛牙疳，齿缝出血，牙床肿烂。

牙疼药

【来源】《北京市中药成方选集》。
【组成】荜茇五钱　蟾酥五钱　川椒（炒）五钱　精盐（炒）五钱
【用法】上为细粉，过罗，用面糊为小丸。用患牙咬之，或裹药棉少许含之。
【功用】散风止痛杀虫。
【主治】胃热受风，风火牙疼，虫吃牙疼，凉热皆痛。

牙科灵丹

【来源】《北京市中药成方选集》。
【组成】麻黄一两　天麻一两　蜂房一两　升麻一两　生石膏一两　防风一两　薄荷一两　柿霜一两　白芷一两　细辛一两　生地一两　甘草一两
【用法】上为细末，过罗，每十二两细粉兑：冰片五钱，蟾酥三分，朱砂一钱五分，牛黄五分，上药混合，均匀研细，炼蜜为丸，重一钱。每服一丸，一日二次，温开水送下。
【功用】清热散风，解毒止疼。
【主治】胃热上攻，风火牙疼、牙宣、牙疳、齿龈肿烂。

牙痛金鞭散

【来源】《北京市中药成方选集》。
【组成】牛黄六分　麝香六分　冰片四钱　明雄黄六钱　珍珠（豆腐炙）二分　硼砂（煅）四钱
【用法】上为极细末，过罗，装瓶重一分五厘。用药少许，擦患处。
【功用】清热消肿，杀虫止痛。
【主治】胃热火盛，牙龈肿硬，牙齿疼痛，虫蛀牙痛。

牛黄解毒丸

【来源】《北京市中药成方选集》。
【组成】防风三钱　赤芍五钱　黄连五钱　黄芩五钱　大黄一两　钩藤五钱　生石膏一两　连翘一两　黄柏五钱　生栀子五钱　金银花一两　麦冬三钱　桔梗四钱　甘草三钱　当归尾五钱
【用法】上为细末，过罗。每八两八钱细末兑牛黄一钱，冰片五钱，雄黄五钱，薄荷冰一钱，朱砂一两，麝香五分。研细，混合均匀，炼蜜为丸，重一钱，蜡皮封固。每服一丸，一日二次，温开水送下。
【功用】清热解毒。
【主治】头晕目赤，咽干咳嗽，风火牙痛，大便秘结。
【宜忌】孕妇忌服。

牛黄解毒丸

【来源】《北京市中药成方选集》。
【组成】山药五十两　薄荷二十两　大黄二十两　连翘三十两　栀子（炒）十六两　赤苓四十八两　花粉十六两　黄芩二十两　雄黄二十四两　银花五十六两　青皮四十两（共研为细粉，另兑：朱砂十二两　薄荷冰六两　冰片四两　牛黄五钱）
【用法】上为细末，过罗和匀，炼蜜为丸，重一钱，蜡皮封固。每服一丸，一日二次，饭前用白开水送下。
【功用】解瘟毒，降燥火，清热散风。
【主治】伤风头痛，风火牙疼，口舌生疮，呕吐恶心。
【宜忌】孕妇不可服用。

白清胃散

【来源】《北京市中药成方选集》。
【组成】生石膏四两　生硼砂一两　玄明粉一两　冰片二钱
【用法】上为细末，过罗。蘸药少许，擦患处。
【功用】清热去火，清肿止痛。
【主治】胃火上升，牙齿疼痛，口舌糜烂，牙缝流血。

咽喉口齿药

【来源】《北京市中药成方选集》。
【组成】人中白（煅）二两　硼砂五钱　儿茶五钱　豆根五钱　胡连一两　黄连一两　鸡内金五钱　黄柏五钱　玄明粉五钱
【用法】上为细末。用药少许抹患处。
【功用】清利咽膈，消肿止痛。
【主治】咽喉肿痛，口疮糜烂，牙疳，口臭，齿痛。
【宜忌】忌烟、酒、辛辣、油腻食物。

黄连上清丸

【来源】《北京市中药成方选集》。
【组成】黄连八两　大黄二百五十六两　连翘六十四两　薄荷三十二两　防风三十二两　复花十六两　黄芩六十四两　芥穗六十四两　栀子（炒）六十四两　桔梗六十四两　生石膏三十二两　黄柏三十二两　蔓荆子（炒）六十四两　白芷六十四两　甘草三十二两　川芎三十二两　菊花一百二十八两
【用法】上为细粉，过罗，用冷开水泛小丸；或炼蜜为大丸，重二钱。每服水丸二钱或蜜丸二丸，每日二次，温开水送下。

【功用】

1.《北京市中药成方选集》：清热通便。

2.《全国中药成药处方集》（天津方）：消炎解热，清火散风。

【主治】头目眩晕，暴发火眼，牙齿疼痛，口舌生疮，二便秘结。

【宜忌】孕妇忌服。

擦牙固齿散

【来源】《北京市中药成方选集》。

【组成】花椒四两　细辛四两　白芷十两　川芎十两　青盐二十两　食盐二十两　生石膏一百六十两

【用法】上为极细末，过罗。用牙刷蘸药少许擦之，日漱二次。

【功用】清胃热，止牙痛。

【主治】胃火牙痛，牙缝出血，恶秽口臭。

万灵油

【来源】《全国中药成药处方集》（禹县方）。

【组成】冰片一钱　麝香二厘　薄荷冰一钱五钱　蕤仁霜三分　潮脑五钱　硼砂一钱　白蜡　香油各一两八钱

【用法】先将油、蜡化开，再加入上六味即成。均抹患处。

【主治】脚气溃烂，风火牙疼，痔疮肿疼，蝎螯蜂刺，薄皮湿烂，干湿疮症，蚊咬伤痒，火眼红肿，风火头疼。

【宜忌】眼内忌用。

牙疼药

【来源】《全国中药成药处方集》（济南方）。

【组成】荜茇四钱　白芷四两　冰片一钱　高良姜　明雄　细辛各四钱　川椒四两

【用法】上为细末。敷痛处，引涎流出。

【主治】牙疼。

牙痛一粒丹

【来源】《全国中药成药处方集》（西安方）。

【组成】蟾酥一钱　五灵脂一钱　薄荷冰五分　麝香一分

【用法】先将蟾酥用陈酒化透，共为末，金箔为衣。每次一粒，含于痛牙处。痛止停用。

【主治】牙痛。

牛黄上清丸

【来源】《全国中药成药处方集》（兰州、天津方）。

【组成】黄连八钱　生石膏四两　黄芩二两五钱　薄荷叶一两五钱　莲子心二两　白芷八钱　桔梗八钱　菊花二两　川芎八钱　赤芍八钱　当归二两五钱　黄柏五钱　芥穗八钱　生栀子二两五钱　大黄四两　甘草五钱　连翘（去心）二两五钱

【用法】上为细末，每细末一斤十三两三钱，兑朱砂面六钱，雄黄面六钱，牛黄一钱，冰片五钱。共研细和匀，炼蜜为丸，二钱重，蜡皮及蜡纸筒封固。每服一丸，白开水送下，早、晚各服一次。

【功用】清火散风，润便解热。

【主治】头脑昏晕，暴发火眼，口舌生疮，咽喉肿痛，牙齿疼痛，头面生疮，大便燥结，身热口渴。

【宜忌】孕妇忌服。

升降败毒丸

【来源】《全国中药成药处方集》（沈阳方）。

【组成】野大黄八两　姜黄　蝉退　僵蚕各四两

【用法】上为极细末，炼蜜为丸，二钱重。每服一丸，元酒二钟，调蜜一匙，冷服。病重者，三小时后如法续服。

【功用】清瘟毒，法邪热。

【主治】瘟疫斑疹，时毒发颐，毒火上升，口疮牙痛，咽肿，眼胞赤烂，翳障，花柳毒，腹满胀痛，男淋浊，女带下，小儿胎毒，二便不通等症。

【宜忌】忌发火物。孕妇忌服。

立止牙疼药

【来源】《全国中药成药处方集》（呼和浩特方）。

【组成】蟾酥　细辛　荜茇　食盐各等分
【用法】用蟾酥糊为小丸。
【主治】牙疼。

立止牙痛散

【来源】《全国中药成药处方集》（南京方）。
【组成】没食子四钱　生石膏四钱　煅硼砂三钱　玄明粉一钱五分　冰片五分　飞朱砂七分
【用法】上为细末，乳至极细。每用少许，擦患处。
【主治】风火牙痛。

冰硼散

【来源】《全国中药成药处方集》（天津方）。
【组成】生硼砂　玄明粉各一两　冰片一钱五分
【用法】上为细末，和匀，一钱重瓶装。将散少许，擦在痛处；咽喉肿吹于患处，待口涎徐徐流出，一日数次。
【功用】消炎止痛。
【主治】牙齿肿痛，牙缝出血，口舌生疮，咽喉肿痛。
【宜忌】忌烟、酒、辛辣食物。

冰硼散

【来源】《全国中药成药处方集》（沈阳方）。
【组成】生石膏一两　硼砂七钱　白僵蚕一钱　梅片三分
【用法】上为极细末。每用少许，吹擦皆效，先用冷茶漱口，漱净擦药，每日用五六次。
【功用】清毒化腐。
【主治】口疮舌肿，咽喉糜烂，牙痛齿衄，舌干唇裂。

冰麝上清丸

【来源】《全国中药成药处方集》（沙市方）。
【组成】儿茶四两　正梅片五分　麝香五厘（此三味研细末）　山豆根五钱　桔梗二钱　诃子二钱　黄连五钱　薄荷三钱　玄参三钱　粉甘草三钱　风化消五钱
【用法】后八味煮去滓，熬成膏，和前三味药末为丸，如芡实大。每用一丸或二丸，含化。
【主治】口舌热毒，目赤肿痛，火牙疼痛，心胃烦热。
【宜忌】体虚非实火者忌服。

金钗石斛膏

【来源】《全国中药成药处方集》（南京方）。
【组成】金钗石斛二斤
【用法】金钗不易出汁，必须多煮，时间宜长，用清水煎煮三次成浓汁，去滓滤清，加白蜜三斤收膏。每服二钱，开水和服。
【功用】滋润清火，养胃平肝。
【主治】因肝火所致之头痛，牙痛，口苦咽干，烦躁失眠等症。

健民薄荷油

【来源】《全国中药成药处方集》（禹县方）。
【组成】薄荷油一两　樟脑二两　香油三两　薄荷冰五钱　黄蜡六钱
【用法】先将油蜡化开，再加上药即成。以上均抹患处；眼疾，抹眼外皮。
【主治】蝎螯蜂刺，汤泼火烧，风火牙疼，聤耳流脓，眼痒眼疼，目干模糊，暴发赤肿。
【宜忌】眼内忌用。

高丽清心丸

【来源】《全国中药成药处方集》（抚顺方）。
【别名】高丽丸（原书）、高力清心丸（《部颁标准》）
【组成】寒水石　生石膏　黄芩　甘草　知母　黄柏　滑石　大黄　山栀各一两　黄连　朱砂　雄黄各五钱　冰片　牛黄各一钱
【用法】上为细末，炼蜜为丸，一钱四分重，蜡皮封。大人每服一丸，水送下。
【功用】消炎缓泻。
【主治】头痛齿痛，齿龈肿痛，唇焦口臭，暴发火眼，结膜肿痛，吐血鼻衄，头热眩晕，便秘尿赤，鼻干耳鸣，以及小儿疹后毒热不净，牙疳。
【宜忌】孕妇忌服。忌食辛辣等物。

黄连上清丸

【来源】《全国中药成药处方集》(抚顺方)。
【组成】黄连五两（一方一两半） 薄荷五两 羌活三两 归尾八两 大黄十两 荆芥四两 木贼三两 桔梗四两 菊花 生地各五两 黄柏 防风 黄芩 山栀 连翘各五两 白芷三两 荆子三两 川芎三两 甘草二两
【用法】上为细面，水泛小丸，黄连面为衣。每服二钱，茶水送下。
【功用】清火生津，辛凉解热。
【主治】郁火上灼，头晕目眩，火眼暴发，耳鸣鼻干，口疮唇裂，牙痛龈肿，鼻衄烦热，舌干喜冷，燥渴贪饮。
【宜忌】忌食辛辣。

黄连清胃丸

【来源】《全国中药成药处方集》(沈阳方)。
【组成】炒山栀 连翘 大黄 黄芩 生石膏 丹皮 薄荷各二两 知母三两 朴消 荆芥 生地 黄连 升麻 防风 当归尾 甘草 白芷 赤芍 玄参 花粉各一两
【用法】上为极细末，朴消煎水泛为小丸。每服二钱，以开水送下。
【功用】泻热解毒，清胃通便。
【主治】口燥舌干，两腮焮肿，牙齿疼痛，齿根溃烂，口流热涎，烦渴饮冷，气息臭秽，头痛目赤，尿涩便结。
【宜忌】忌食五辛荤腥；孕妇忌服。

清胃丸

【来源】《全国中药成药处方集》(吉林方)。
【组成】连翘 栀子 野军 朴消 川芎 黄芩 薄荷 知母 生石膏 升麻 生地 防风 陈皮 甘草各一两 黄连 黄柏各五钱
【用法】上为细末，水泛为小丸，如梧桐子大，贮于瓷罐中。每服二钱，空腹白水送下。
【功用】清胃泻热。
【主治】胃热火盛，牙痛唇焦，口糜舌腐，齿龈溃烂，口流热涎，烦渴喜冷，气息秽臭，头痛目赤，便涩硬结。
【宜忌】忌食辛辣，孕妇勿服。

颖曲氏回春膏

【来源】《全国中药成药处方集》(禹县方)。
【组成】当归 木鳖子各三两 栀子 牙皂 白及 川乌 草乌 乌药 白蔹 连翘各二两五钱 苦参 槐枝各四两 西大黄 乳香（去油） 没药（去油） 血竭 儿茶 明雄 樟脑各一两五钱 麝香一钱 葱白一斤 生姜二斤 香油七斤 广丹三斤八两
【用法】以香油将药煎枯去滓，加丹熬成膏，下乳香、没药、血竭、儿茶、明雄、麝香、樟脑即成。按患处大小贴用，温开水暖软，夏天用水捏成薄片，摊在布上，贴到患处。
【主治】疔毒恶疮，无名肿毒，跌打损伤，冻疮臁疮，牙疼痄腮，脚气狗咬，搭背对口，鼠疮瘰疬，附骨阴疽，手足麻木，胃口腹疼，鹤膝风症，气痞寒积，乳岩乳核，臂腰腿疼。

牛黄清火丸

【来源】《北京市中成药规范》。
【组成】黄芩四十八两 大黄四十八两 山药四十八两 桔梗四十八两 丁香二十四两 雄黄二十四两 牛黄一钱二分 冰片二两六钱 薄荷冰一两八钱
【用法】将药材加工洁净。桔梗、黄芩煮提二次，分别为2.5小时、1.5小时，山药热浸取药液，过滤沉淀，丁香提油，8～16小时，油尽收药液。合并以上药液，过滤沉淀，成压浓缩至比重1.40，温度50℃的稠膏。原粉：大黄，山药16两粉碎为细粉，过一百目孔罗，用牛黄套研均匀加入冰片，薄荷水，混合均匀，过重罗。取原粉及稠膏按比例制丸。取处方内雄黄八两为衣，占全部药材3.2%，每百粒重五钱。日服二次，温开水送下。
【功用】清热、散风、解毒。
【主治】胃肺蕴热，头晕目眩，口鼻生疮，风火牙疼，咽喉疼痛，痄腮红肿，耳鸣肿痛，大便秘结。

【宜忌】忌辛辣厚味。孕妇勿服。

明目固齿方

【来源】《慈禧光绪医方选议》。

【组成】海盐二斤（拣净）

【用法】以百沸汤泡，将盐化开，滤取清汁，入银锅内熬干，研面，装瓷盒内。每早用一钱擦牙，以水漱口，用左右手指互取口内盐津，洗两眼大小眦内，闭目良久，再用水洗面。能洞视千里。

【功用】明目固齿，清火凉血解毒。

【主治】齿龈出血，喉痛，牙痛，目翳。

固齿秘方

【来源】《慈禧光绪医方选议》。

【组成】生大黄一两　熟大黄一两　生石膏一两　熟石膏一两　骨碎补一两　银杜仲一两　青盐一两　食盐一两　明矾五钱　枯矾五钱　当归身五钱

【用法】上为细末。每早起先以此散擦牙根，然后净脸，净毕用冷水漱吐。

【功用】养血补肾，杀虫解毒，固齿。

【主治】胃火牙痛。

清肺抑火化痰丸

【来源】《慈禧光绪医方选议》。

【组成】陈皮一两　半夏一两（炙）　前胡一两　熟军六钱　栀子六钱（姜炒）　麦冬六钱　桔梗六钱　枳壳六钱　花粉六钱　海石七钱　杏仁四钱　百部四钱　川连三钱（姜炒）　甘草三钱　蒌仁四钱　黄芩一两二钱五分

【用法】上为细末，炼蜜为丸，如绿豆粒大。每服二钱。

【功用】清肺胃实热。

【主治】咳嗽痰黄，咽喉疼痛，口干舌燥，大便秘结，及口舌生疮，牙齿疼痛者。

清胃止痛漱齿方

【来源】《慈禧光绪医方选议》。

【组成】薄荷一钱五分　生石膏三钱　旱莲草二钱　骨皮二钱　葛根二钱　生甘草三分

【用法】上药浓煎，去滓，日漱三五次。

【功用】清胃止痛。

【主治】牙病。

【方论】生石膏甘寒清胃火；薄荷清热祛风；甘草解毒；旱莲草凉血止血；葛根发表解肌，并有升阳之作用，可鼓舞胃气上行。此方既可发散，又能生津，尚有引经之功。

漱口方

【来源】《慈禧光绪医方选义》。

【组成】薄荷叶一钱　银花一钱五分　石膏三钱（生）　赤药二钱　青连翘一钱五分　没药一钱　川椒六分　食盐半匙（研）

【用法】水煎，漱之。

【功用】清热解毒，活血通络。

【主治】牙痛。

【方论】本方以清热解毒为主，兼以清胃泻火，活血通络，惟方中加辛温大热之川椒，系属寒热并用。据《药性本草》载，川椒可“除齿痛”，用之当有裨益。

漱口方

【来源】《慈禧光绪医方选义》。

【组成】荆芥穗一钱　薄荷一钱　僵蚕一钱五分　连翘二钱　赤芍药二钱　银花一钱五分　石膏三钱（生研）　食盐一匙

【用法】以水熬透，随时漱之。

【主治】齿痛。

【方论】芥穗辛温，祛风解表，且性轻扬，可祛头面郁滞之风邪；薄荷辛凉，疏解风热，其性凉散，可解上攻之风热，两味一热一寒，相得益彰；石膏大寒，专清胃火；食盐味咸，亦能解毒；僵蚕可祛风散结，《本草纲目》载，可治“风虫齿痛”，是药亦可用之擦牙，以止齿痛。

漱口方

【来源】《慈禧光绪医方选义》。

【组成】生石膏三钱（研） 赤芍一钱五分 僵蚕一钱 连翘一钱五分 金银花一钱 没药一钱 食盐二钱
【用法】水煎，漱口。
【功用】清胃泻火，祛风解毒，活血通络。
【主治】齿痛。

漱口方

【来源】《慈禧光绪医方选义》。
【组成】生蒲黄一钱（包） 石膏三钱（生） 赤芍二钱 银花一钱 川锦纹一钱 川椒一钱 薄荷七分 食盐一钱（研）
【用法】水煎，漱口。
【主治】齿痛。

漱口方

【来源】《慈禧光绪医方选义》。
【组成】金银花二钱 赤芍二钱 薄荷一钱 僵蚕八分 生石膏四钱（炒） 蒲黄一钱（生） 大黄七分 食盐一匙
【用法】水煎，漱口。
【主治】齿痛。

地参菊花汤

【来源】《古今名方》引杨慎修方。
【组成】熟地 玄参 菊花各60克 生石膏10～30克 升麻0.5～5克 蜂蜜60克
【用法】上加水1000毫升，煎成300毫升，徐徐服之。
【功用】补阴，清热，止痛。
【主治】阴虚胃热牙痛。

牙痛散

【来源】《中医杂志》（1957，12：658）。
【组成】防风 羌活 细辛 荜茇 雄黄各3g 冰片6g
【用法】共为散剂，适量搽敷患处。
【主治】牙髓炎、牙根端周围炎。
【验案】牙髓炎、牙根端周围炎 《中医杂志》（1957，12：658）：共收治牙痛者73例，其中牙髓炎37例，除其中2人无效外，其余均获立即止痛或减轻的效果，止痛有效率达94%。牙根端周围炎36例，除3人无效外，其余均获止痛，止痛有效率为92%。总共73例，其有效止痛率为93%。

牙疳散

【来源】《新医药学杂志》（1973，9：28）。
【组成】煅月石12.5g 青黛15g 元明粉12.5g 制石膏15g 冰片10g 黄柏15g
【用法】共研为细末，装瓶备用。先用生理盐水棉球清洁口腔，再根据溃疡面大小使用牙疳散，每次0.5～1g，每日3～4次。
【主治】儿童溃疡性牙龈炎。
【验案】儿童溃疡性牙龈炎 《新医药学杂志》（1973，9：28）：治疗儿童溃疡性牙龈炎143例，年龄1～10岁。结果：治愈112例，占78.3%，好转7例，占4.9%，无效24例，占16.8%。

牙痛汤

【来源】《湖北中医杂志》（1984，5：56）。
【组成】生石膏30g（先下） 生地30g 玄参30g 薄荷6g（后下） 细辛6g 升麻6g 地骨皮15g 谷精草15g 黄连9g 大黄9g（后下） 川牛膝15g
【用法】每日1剂，水煎300ml，早晚2次分服，儿童酌减。
【主治】胃火牙痛。
【加减】伴头痛加菊花9g，蔓荆子9g；痛剧加徐长卿15g，乳香10g，没药10g；憎寒壮热加荆芥10g，防风10g；颊部肿胀或溃烂溢脓加金银花30g，连翘30g，败酱草15g。
【验案】胃火牙痛 《湖北中医杂志》（1984，5：56）：治疗胃火牙痛50例，男36例，女14例，病程3～52天。结果：痊愈（牙痛和齿龈肿胀消失，半年内未复发者为）30例，显效（牙痛基本消失，齿龈肿胀明显消退，3个月以内未复发者）12例，有效（服药期间牙痛暂缓解，停药又复发者）8 例。

牙痛散

【来源】《辽宁中医杂志》(1988，11：23)。
【组成】芒硝 50g　冰片 5g　樟脑 10g
【用法】上药经乳钵研细末过 90 目筛混匀，装瓶密封备用。棉签蘸盐水清理病灶，遇牙石过硬可用光刀刮净后，以棉签蘸药粉涂患处。溃疡面可直接涂药；化脓灶或红肿用三棱针点刺放血排脓后再涂药。
【主治】牙痛。
【验案】牙痛 《辽宁中医杂志》(1988，11：23)：治疗各类牙病 105 例。结果：有效率 90%。

牙痛一粒丸

【来源】《中国药典》。
【组成】蟾酥 240 克　朱砂 50 克　雄黄 60 克　甘草 240 克
【用法】上四味，朱砂、雄黄分别水飞或粉碎成极细末，蟾酥、甘草分别粉碎成细末，将上述粉末配研，过筛，混匀，用水泛成极小丸，干燥即得。每次取一至二丸，填入龋齿洞内或肿痛的齿缝处，外塞一块消毒棉花，防止药丸滑脱，并注意将含药后渗出的唾液吐出，不可咽下。
【功用】镇痛消肿。
【主治】各种风火牙痛，牙龈肿痛和龋齿引起的肿痛。
【验案】急性牙髓炎 《中华急诊医学杂志》(1998,1：72)：应用本方治疗 70 例急性牙髓炎，结果：11 例为优，49 例为良，8 例为可，2 例为差。70 例疼痛缓解后无一例再复发。检查冷热试验均转为阴性。开髓时有轻微疼痛，并发现近药物下方部分牙髓组织出现坏死。

补肾固齿丸

【来源】《中国药典》。
【组成】地黄　丹参等
【用法】上药制成丸剂，每 30 丸重 1g。口服，每次 4g，1 日 2 次。
【功用】补肾固齿，活血解毒。
【主治】肾虚血热型牙周病，牙齿酸软，咀嚼无力，松动移位，牙龈出血。

牙痛得效方

【来源】《首批国家级名老中医效验秘方精选》。
【组成】生地 15 ～ 30 克　淮山药 15 克　杭萸肉 6 克　云苓 10 克　泽泻 10 克　丹皮 12 克　丹参 30 克　骨碎补 15 克　银花 12 克
【用法】每日 1 剂，水煎，早、晚食后服。另外，服药期间应忌烟、酒、辛辣等对口腔有刺激的食物。
【功用】养肾清肾固齿，滋阴降火。
【主治】各种牙痛。症见牙齿隐隐作痛或微痛，牙齿浮动，咬物无力，午后疼痛加重，兼见眩晕耳鸣失眠，咽干舌燥，腰膝酸痛，五心烦热，舌质红嫩，无浊苔，脉细数者。
【加减】兼有外感风热之邪者，重用银花，加连翘、知母、生石膏。

牙痛药水

【来源】《部颁标准》。
【组成】荜茇 250g　高良姜 250g　细辛 250g　丁香 91g　冰片 8g
【用法】制成药水，每瓶装 5ml，密封，置阴凉干燥处。用药棉蘸药水涂于患处。
【功用】止痛杀菌，防蛀。
【主治】风火牙痛，牙龈红肿，虫蛀牙痛及一切神经牙痛。

石膏散

【来源】《部颁标准》。
【组成】石膏 60g　冰片 3g
【用法】制成散剂，每瓶装 3g，密封。取药粉少许，敷患处。
【功用】清热祛火，消肿止痛。
【主治】胃火上升引起的牙齿疼痛，口舌糜烂，牙龈出血。

白清胃散

【来源】《部颁标准》。
【组成】石膏 360g　玄明粉 90g　硼砂 90g　冰片 18g
【用法】制成散剂，每瓶装 3g，密封。吹敷患处，每次少量，1 日数次。
【功用】清热、消肿、止痛。
【主治】胃火上升引起的牙龈疼痛，口舌生疮。

朱砂莲胶囊

【来源】《部颁标准》。
【组成】朱砂莲
【用法】制成胶囊。口服，每次 2 粒，1 日 3～4 次，饭后服用。
【功用】清热解毒，消肿止痛。
【主治】热毒蕴结所致的牙痛、咽喉肿痛，泻痢腹痛，痈疖肿痛。

齿痛宁

【来源】《部颁标准》。
【组成】升麻 30g　川芎 30g　藁本 10g　石膏 30g　白芷 30g　细辛 30g　荜茇 30g　雄黄 30g　乳香 30g　皂角刺 0.5g　地骨皮 30g　高良姜 30g　冰片 30g
【用法】制成粉末，每瓶装 1g，密闭，防潮，外用。取本品少许，撒于龋齿或病牙之牙龈上，每隔 1 小时 1 次，连用 3 次。
【功用】清热解毒，消肿止痛，化腐生肌，收敛止血。
【主治】各种牙痛。
【宜忌】忌食辛辣、刺激性食物。

齿痛冰硼散

【来源】《部颁标准》。
【组成】硼砂 288g　硝石 432g　冰片 18g
【用法】制成散剂，每瓶装 3g，密封。吹敷患处，每次少量，1 日数次。
【功用】散郁火，止牙痛。
【主治】火热内闭引起的牙龈肿痛，口舌生疮。
【宜忌】不可内服，忌食辛辣食物。

齿痛消炎灵冲剂

【来源】《部颁标准》。
【组成】石膏 200g　荆芥 80g　防风 80g　青皮 100g　牡丹皮 100g　地黄 150g　青黛 100g　细辛 60g　白芷 50g　甘草 60g
【用法】制成冲剂，每袋装 20g，密封。开水冲服，每次 20g，1 日 3 次，首次加倍。
【功用】疏风清热，凉血止痛。
【主治】脾胃积热，风热上攻所致的急性齿根尖周炎，智齿冠周炎，牙周炎，牙髓炎等症。
【宜忌】服药期间忌食酒和辛辣之物。

速效牙痛宁酊

【来源】《部颁标准》。
【组成】芫花根 300g　地骨皮 300g
【用法】制成酊剂，密封，置阴凉处。外用适量，涂擦患牙处，或用药棉蘸取药液 1～2 滴塞入龋齿窝内。重症可反复使用。
【功用】活血化瘀，理血止痛。
【主治】风虫牙痛，龋齿性急、慢性牙髓炎，牙本质过敏，楔状缺损。

唇齿清胃丸

【来源】《部颁标准》。
【组成】大黄 100g　黄芩 60g　龙胆 60g　黄柏 60g　栀子 60g　知母 40g　升麻 20g　防风 40g　陈皮 40g　白芷 20g　冰片 2g　薄荷脑 2g　地黄 60g　石膏 40g
【用法】制成大蜜丸，每丸重 9g，密封。口服，每次 1 丸，1 日 1～2 次。
【功用】清胃泻火。
【主治】由胃火引起的牙龈肿痛，口干唇裂，咽喉痛。
【宜忌】孕妇忌服。

凉膈丸

【来源】《部颁标准》。
【组成】大黄 200g 石膏 200g 连翘 100g 黄芩 100g 芒硝 100g 栀子（姜汁制）80g 薄荷 70g 甘草 60g 淡竹叶 30g
【用法】水泛为丸，每 50 丸重 3g，每袋重 6g，密闭，防潮。口服，每次 6g，1 日 1 次。
【功用】消炎解热，消火凉膈。
【主治】上焦热盛，咽喉不利，牙齿疼痛，大便秘结，小便赤黄。
【宜忌】孕妇忌服。

清热神芎丸

【来源】《部颁标准》。
【组成】大黄 200g 川芎 50g 黄连 50g 黄芩 200g 薄荷 50g 滑石 400g 牵牛子（炒）400g
【用法】水泛为丸，每 20 丸重 1g，密闭，防潮。口服，每次 9g，1 日 2 次。
【功用】通便泻火，消肿止痛。
【主治】牙痛，便秘，目赤鼻肿。
【宜忌】忌食辛辣之物。

二十、牙龈肿痛

牙龈肿痛，也叫牙肉肿痛、齿龈风，是指牙齿根部痛并见其周围齿肉肿胀的病情，亦多与牙痛混称。《诸病源候论·牙齿病诸候》“手阳明之支脉入于齿。头面有风，风气流入阳明之脉，与龈间血气相搏，故成肿也。”《太平圣惠方》：“齿龈风，连腮肿痛。”其治疗总以消肿止痛为基础。

地骨皮散

【来源】《丹溪心法附余》卷十二引《应验方》。
【组成】柴胡四钱 地骨皮三钱 薄荷二钱
【用法】上锉，作一服。水一钟半，煎至一钟，去滓，温漱冷吐。
【主治】牙齿虚热，气毒攻冲，龈肉肿痛，口舌生疮。

川椒散

【来源】《太平圣惠方》卷三十四。
【组成】川椒三十粒（去目及闭口者，微炒去汗） 莽草 细辛 菖蒲 牛膝（去苗） 枳壳根皮各半两
【用法】上为散。每用半两，以水二大盏，煎至一盏，去滓，热含冷吐。
【主治】齿龈肿痛不可忍。

龙齿散

【来源】《太平圣惠方》卷三十四。
【组成】龙齿 黄矾 白石脂各二两 桂心一分 芎藭半两 皂荚刺一两（锉，微炒）
【用法】上为末，不津器中盛之。每食后，用少许贴之。有津勿咽。
【主治】牙齿根宣露挺出，烂肉，黑血不止，疼痛摇动，臭气，欲脱落。

生地黄散

【来源】《太平圣惠方》卷三十四。
【别名】地黄膏（《圣济总录》卷一二〇）。
【组成】生地黄汁五合 当归 白芷 细辛 盐花各一分
【用法】上为细散，相和令匀，于银器中煎成膏。临用时以药厚涂于牙龈上，有津即咽之，日三夜二。
【主治】热毒风攻头面，齿龈肿痛不可忍。

白矾散

【来源】《太平圣惠方》卷三十四。

【组成】白矾灰　杏仁二十枚（汤浸去皮尖，研）　蚺蛇胆一钱（分）

【用法】上为细末。先以生布揩齿龈令血出，嗍令血尽，即用散药，掺于湿纸上，可患处贴之，一日二三次。以愈为度。

【主治】齿䘌，断肿有脓血出。

细辛散

【来源】《太平圣惠方》卷三十四。

【组成】细辛半两　露蜂房半两　槐枝二两（锉细）　盐花一两

【用法】上为散。每用五钱，以水一大盏，煎至七分，去滓，热含冷吐。

【主治】齿龈连颔肿疼，频发动无时。

槐白皮散

【来源】《太平圣惠方》卷三十四。

【组成】槐白皮二两　枸杞根　附子（炮裂）　防风（去芦头）　芎䓖各一两　川椒一百粒（去目及闭口者，微炒去汗）

【用法】上为散。每用三钱，以水一大盏，煎至七分，去滓。热含冷吐。

【主治】齿龈风，连腮肿痛。

地骨皮丸

【来源】《圣济总录》卷一二〇。

【组成】地骨皮　白芷　升麻　防风（去叉）　赤芍药各半两　柴胡（去苗）一两　生干地黄（焙）一两半　大黄（锉，炒）　黄芩（去黑心）　枳壳（去瓤，麸炒）　芎䓖　知母（焙）　萎蕤　槟榔（锉）　细辛（去苗叶）　甘菊花　藁本（去苗土）　牵牛子（炒）　马牙消（研）　犀角屑各半两　胡黄连　甘草（炙）各一两

【用法】上为末，炼蜜为丸，如梧桐子大。每服三十丸，食后、夜卧熟水送下。以利为度。

【主治】风袭齿龈，肿痛有血。

郁李酒

【来源】《圣济总录》卷一二〇。

【组成】郁李根　细辛（去苗叶）各一两　椒（去闭口及目，炒出汗）半两　槐白皮　柳白皮各一把

【用法】上除椒外锉细。每用药一两，酒一升半，煎三五沸，去滓，热漱冷吐。

【主治】齿风肿痛，呼吸风冷，其痛愈甚，龈槽肿赤。

骨碎补散

【来源】《圣济总录》卷一二〇

【组成】骨碎补（炒黑色）二两

【用法】上为细散。盥漱后揩齿根下，良久吐之，临卧再用，咽津不妨。

【主治】肾虚气攻，牙齿血出，牙龈痒痛。

柴胡汤

【来源】《圣济总录》卷一二〇。

【组成】柴胡（去苗）一两　枳壳（去瓤，麸炒）　厚朴（去粗皮，生姜汁炙烟尽）各三分　黄连（去须）半两

【用法】上为粗末。每用五钱匕，水二盏，煎至一盏，去滓，食后分二服。

【主治】肾虚，牙齿龈肿，膈上热。

黄芩汤

【来源】《圣济总录》卷一二〇。

【组成】黄芩（去黑心）　甘草　当归（切，焙）　细辛（去苗叶）各一两　蛇床子（炒）　桂心各一两

【用法】上为粗末。每用五钱匕，以酸浆二盏，煎十余沸，去滓，热漱，冷吐。

【主治】齿龈肿痛及虫蚀。

升麻地黄散

【来源】《鸡峰普济方》卷二十一。

【组成】升麻　地黄　地骨皮　青盐　川芎各半两　皂角一挺（烧灰）　细辛减半　槐角子半两（烧）
【用法】上为细末。每用少许，揩擦龈上。有涎吐去，误咽亦无妨。
【主治】风气上攻，牙齿疼痛，龈肿连腮颊紧急者。

露蜂房散

【来源】《普济方》卷六十六引《十便良方》。
【组成】露蜂房不拘多少（煎洗，炙用）
【用法】用火箸签烧过，研碎为末。将药在手心内，用好酒三四滴，调成膏子。又用熟酒一口调药，如左边牙痛，将药于左边处掺蝉；右亦如之。
【主治】热毒风攻头面，齿龈肿痛。

荠草散

【来源】《济生方》卷五。
【组成】荠草　川升麻　柳枝　槐角子　鹤虱　地骨皮　藁本（去芦）　槐白皮
【用法】上锉。每服一两，水一盏，入盐少许，煎至七分，去滓，热含冷吐之，一日三次。
【主治】风壅热气上攻，齿龈浮肿，或连颊车疼痛，或宣露出血。

细辛散

【来源】《类编朱氏集验方》卷九。
【组成】全蝎　白矾　北细辛叶各二钱　麝香少许
【用法】上为细末。掺肿处。仍用荆芥煎汤灌漱。
【主治】牙龈肿痛。

石胆散

【来源】《御药院方》卷九。
【组成】石胆三钱　胡桐律半两　蟾酥半两　轻粉抄一钱（称重半钱）
【用法】上为细末。每用半字，食后、临卧敷贴患处。吐津，误咽不妨。
【主治】齿龈肿痛生疮，或欲成疳，乍愈乍发。

地黄散

【来源】《御药院方》卷九。
【组成】生地黄一两半　防风　细辛　薄荷叶　地骨皮　藁本各一两　当归　茵草叶　荆芥穗各半两
【用法】上为粗末。每用四钱，水一盏半，煎至一盏，去滓，微热漱口，冷即吐之，不拘时候。
【主治】风热攻注阳明，齿痛龈肿，或血出宣露。

青龙散

【来源】《御药院方》卷九。
【组成】青黛三钱　薄荷叶二钱　细辛　盆消　川芎　香白芷各半两
【用法】上为细末。以指蘸药擦齿肿处，吐津，不拘时候。误咽不妨。
【主治】阳明经风热，齿龈肿痛。

清上防风散

【来源】《御药院方》卷九。
【别名】上清防风散（《丹溪心法附余》卷十二）。
【组成】防风　细辛（去苗叶）　薄荷叶各一两　川芎七钱　独活（去芦头）　荆芥穗　天麻　甘草（炙）　白檀　白芷各半两　片脑子一钱（别研）
【用法】上为细末，入脑子再研匀细。每服二钱，淡茶清调匀，稍热嗽冷吐，不拘时候。如觉头昏目痛，牙齿肿闷，用热茶清调三钱，食后服亦得。
【主治】上焦不利，风热攻冲，气血郁滞，牙齿闷痛，龈肉虚肿，鼻塞声重，头昏目眩。

漱风散

【来源】《御药院方》卷九。
【组成】荆芥穗　藁本　细辛　香附子各等分
【用法】上为粗末。每用五钱，水一盏半，煎至一盏，去滓，热漱冷吐，不拘时候。
【主治】牙齿疼痛，龈肿。

漱口沉香散

【来源】《御药院方》卷九。
【别名】沉香散（《奇效良方》卷六十二）。
【组成】香附子八两　沉香　升麻各一两　华细辛半两
【用法】上为细末。每用二钱，水一大盏，同煎至三两沸，去滓，温漱冷吐，误咽不妨，一日三四次，不拘时候。
【主治】牙槽热毒之气冲发，齿龈肿痛或生疮。

如圣散

【来源】《医方类聚》卷七十三引《经验秘方》。
【组成】细辛（去叶土）　鸡肠草　旱莲子　茴香　白矾　诃子（煨，去核）　晚蚕沙　青盐　皂角　茜根　麻糁各一两
【用法】上为粗末，入瓶内，盐泥厚固济，瓶口留一窍，出烟，用炭半秤煅，候青白烟，去火候冷，取药细研如粉。揩牙如常法。
【主治】元脏气虚，风热内攻，牙龈浮肿，疼痛发歇。

升麻丸

【来源】《玉机微义》卷三十。
【组成】细辛　升麻　防已　羌活　牵牛　大黄等分
【用法】上为末，炼蜜为丸，如梧桐子大。每服二十丸，临睡温水送下。
【主治】阳明有热，攻注牙齿肿痛，脉洪大而实。

大苍散

【来源】《普济方》卷六十九。
【组成】苍术（大者）
【用法】切作两片，于中穴一孔，入盐实之，湿纸裹，烧存性，取出研细。以此揩之。去风涎即愈，以盐汤漱口。
【主治】牙床风肿。

牙药紫金散

【来源】《普济方》卷六十九。
【组成】生地黄
【用法】上药不拘多少，入罐口，煅存性，碾为细末。早、晚用少许擦之，温水漱口。
【功用】解风热，散积壅，去口气，止牙宣。
【主治】龈肿，及一切疼痛处。

雄黄麝香散

【来源】《普济方》卷六十九。
【组成】雄黄　铜绿　枯矾　血竭　麝香　轻粉　黄丹　黄连各一钱
【用法】上为细末。每次少许，随病大小敷上。
【主治】牙齿肿烂出血。

牢牙散

【来源】《普济方》卷七十。
【组成】寒水石　生定粉　龙骨　乌鱼骨各等分
【用法】上为细末。不时用少许搽牙，误咽无妨。
【功用】牢牙齿，定疼痛。

五倍丹

【来源】《奇效良方》卷六十二。
【组成】五倍子
【用法】上为细末。以冷水调敷颊外。
【主治】牙肿连喉。
【验案】盗汗　《中国民间疗法》（2003，12：18）：用五倍丹敷脐治疗小儿盗汗 32 例，结果：显效 20 例，有效 8 例，无效 4 例。对有效而未愈的 8 例患儿行第 2 个疗程治疗后，均获显效。

皂角散

【来源】《奇效良方》卷六十二。
【组成】生地黄汁一碗　猪牙皂角数锭
【用法】将猪牙皂角于火上炙令极热，蘸地黄汁，再炙再蘸，令汁尽，为细末。敷壅肉上，即消缩。又用朴消为末，敷壅肉上，消之尤快。

【主治】多食蟹及动风之物，齿间肉壅出。
【验案】龈肿　昔汪承相好食动风之物并嗜蟹而患此症，有道人令用本方而愈。

紫金散

【来源】《奇效良方》卷六十二。
【组成】生大黄不拘多少
【用法】入罐内，煅存性，研为细末。早、晚用少许擦之，温水漱口。
【功用】解风热，疏积壅，去口气，止牙宣，白牙。
【主治】龈肿痛楚。

黄连石膏汤

【来源】方出《明医杂著》卷五，名见《医部全录》卷四一五。
【组成】升麻　川芎　白芍药　半夏（炒）各七分　干葛　生甘草　防风　黄连（酒炒）各五分　石膏（火煅过）　白术各一钱　白芷三分
【用法】每服二钱，水煎服；若能漱药者，则含药漱而吐之。
【主治】小儿阳明之热，齿肿，流涎，腮肿，马牙。
【加减】漱药不用白术、半夏。

加味清胃散

【来源】《校注妇人良方》卷二十四。
【别名】秘本加味清胃散（《麻科活人全书》卷四）、加味清胃汤（《医方一盘珠》卷六）。
【组成】黄连（炒）一钱五分　生地黄　牡丹皮　当归各一钱　升麻二钱　犀角　连翘　甘草
【用法】水煎服。
【主治】
1.《校注妇人良方》：醇酒厚味，唇齿作痛，或齿龈溃烂，或连头面颈项作痛。
2.《女科撮要》：脾胃有热，口内生疮。
3.《赤水玄珠全集》：妊娠吐衄。
4.《嵩崖尊生全书》：牙疼出血口臭。
5.《医方一盘珠》：胃火吐血。
【验案】唇内热　一妇人唇裂内热二年，每作服寒凉之剂，时出血水，益增他症。此胃火伤血，而药伤元气也。余用加味清胃散而愈。

五福化毒丹

【来源】《摄生众妙方》卷十。
【组成】生地黄五两　天门冬二两　玄参三两　甘草一两　硼砂五两　青黛五钱　麦门冬二两
【用法】上为末，炼蜜为丸，如鸡头子大。每服半丸，灯心汤化下。
【主治】小儿惊热，一切胎毒，口舌生疮肿胀，木舌重舌，牙根肿。

石膏升麻散

【来源】《古今医统大全》卷六十四。
【组成】石膏　升麻　地骨皮　羊胫骨灰各等分
《景岳全书》：或加麝香少许更妙。
【用法】上为末。每用少许，频擦牙齿根上。
【主治】足阳明经虚，风热所袭，流传牙齿，攻蛀牙龈，致肿结妨闷，甚者与龈间津液相搏，化为脓汁。

清胃饮

【来源】《古今医统大全》卷六十四。
【组成】当归　生地黄　黄芩　石膏各一钱　升麻五分　白芍药　青皮　黄连各八分　甘草　牡丹皮各四分　栀子仁　苍术各一钱　细辛　藿香　荆芥穗各六分
【用法】上以水二钟，煎至八分，食后缓缓含呷之。
【主治】一切风热湿痰牙痛，床肿，血出，动摇。

升麻六物汤

【来源】《医学入门》卷四。
【组成】升麻　山栀各一钱半　大青　杏仁　黄芩　玄参各一钱
【用法】加葱三茎，水煎服。
【主治】阳厥应下反汗，致咽痛、口疮、牙肿。

百效汤

【来源】《赤水玄珠全集》卷三。
【组成】升麻　葛根　白芷　酒芩　桔梗各一钱　防风　薄荷各五分　石膏三钱　甘草六分　天花粉八分　细辛四分
【用法】加生姜三片，水煎服，食后频频少服之。
【主治】肠胃壅热、风热，牙龈肿痛，颊车皆肿。
【加减】头疼及项颈痛者，加羌活一钱；发寒热者，加柴胡一钱。

清胃汤

【来源】《万病回春》卷五。
【组成】山栀（炒）　连翘（去心）　牡丹皮　条芩各一钱　石膏二匙　生地黄（酒洗）　黄连（炒）各八分　升麻　白芍（煅）　桔梗各七分　藿香五分　甘草二分
【用法】上锉一剂，水煎，食远服。
【主治】阳明大肠与胃二经之火，致牙床肿痛，牙齿动摇，黑烂脱落。

清胃汤

【来源】《慈幼新书》卷二。
【组成】当归　生地　丹皮　升麻　甘草　连翘　黄连
【主治】齿龈肿痛。

独枣丹

【来源】《慈幼新书》卷七。
【组成】干红枣一枚　雄黄（米大）一块（入枣肉内烧存性，研末）
【用法】米泔煎汤，入盐少许，漱口，用本方擦之。
【主治】麻疹后，牙龈溃烂，肉腐出血。

独活散

【来源】《证治准绳·类方》卷八。
【组成】羌活　防风　川芎　独活　石膏　荆芥　升麻　干葛　生地黄　细辛　白芷　赤芍药　黄芩　甘草
【用法】加薄荷，水煎服。
【主治】风毒攻蛀，齿龈肿痛。

治齿饼子

【来源】《墨宝斋集验方》卷上。
【组成】上好荔子一个（去核，碾碎）　椒红　上好雄黄各等分（碾碎）
【用法】三味搅和，作饼子，如桂花饼大。于齿极痛时，先用温汤漱口，即用此饼贴在牙根痛处。开口漏出痰涎即愈。
【主治】牙齿肿痛。

二辛煎

【来源】《景岳全书》卷五十一。
【组成】北细辛三钱　生石膏一两
【用法】用水二碗，煎一碗，乘热频频漱之。
【主治】

1.《景岳全书》：阳明胃火，牙根口舌肿疼不可忍者。

2.《医级》：胃热龈浮，肾热齿蛀，肿胀疼痛。

【方论】《山西中医》（1986，3：29）：方中生石膏、细辛，其味皆辛，妙取石膏之辛寒与细辛之温相配伍，使其方辛而不热，寒而不遏。
【验案】牙痛　《山西中医》（1986，3：29）：吴某某，牙痛十余日，就诊前每日注射青霉素，并间断服用去痛片，痛不得止。察病人牙龈红肿，口干舌渴，舌红苔黄，脉滑数。辨证属胃火牙痛，投二辛煎，生石膏 45 克，细辛 4.5 克，二味药水煎两次，将两次药液混匀，一半漱口，一半分两次服下，每日一剂，漱口后痛止，三剂痊愈。

祛风抑火汤

【来源】《丹台玉案》卷三。
【组成】防风　荆芥　薄荷　白芷各一钱五分　升麻八分　黄芩　黄连各二钱　甘草五分
【用法】加葱头二枚，水煎，食后温服。

【主治】齿缝胀肿作痛。

石母降炎汤

【来源】《辨证录》卷三。
【组成】石膏　茯苓　荆芥（炒黑）各三钱　知母一钱　麦冬一两　玄参一两　甘草一钱　升麻五分　天花粉三钱
【用法】水煎服。四剂全愈。
【主治】胃火独盛，有升无降，牙痛日久，上下牙床尽腐烂，至饮食不能用，日夜呼号。

茵陈散

【来源】《张氏医通》卷十五。
【组成】茵陈　连翘　荆芥　麻黄　升麻　羌活　薄荷　僵蚕各五钱　细辛二钱半　大黄　牵牛（头末）各一两
【用法】上为散。每服三钱，先以水一盏煎沸，入药搅之，急倾出，食后和滓热服。
【主治】齿龈赤肿疼痛，及骨槽风热。

升麻清胃汤

【来源】《伤寒大白》卷二。
【组成】升麻　川连　生地　丹皮　甘草　木通
【功用】清阳明血分之热。
【主治】热在阳明血分，口渴、衄血、发斑，但渴不消水；及膏粱积热，口臭唇焦，牙龈腐烂。

二妙散

【来源】《绛囊撮要》。
【组成】宣州木瓜一两（陈酒拌一宿）　干丝瓜络五钱
【用法】瓦上各炙存性，研末和匀。卧时敷患处，含一夜吐出，即愈。
【主治】虚火牙龈肿痛。

儿茶散

【来源】《杂病源流犀烛》卷二十三。
【组成】儿茶适量　冰片少许
【用法】儿茶为细末，加冰片少许。吹患处。
【主治】牙根肿，极痛，微赤有白泡，舌尖粉碎者。

升麻石膏汤

【来源】《杂病源流犀烛》卷二十三。
【组成】升麻　石膏　防风　荆芥　归尾　赤芍　连翘　桔梗　甘草　薄荷　黄芩　灯心
【主治】牙龈红肿，面颊俱肿，头面尽痛者。
【加减】热甚，加酒大黄。

葡消散

【来源】《医级》卷八。
【组成】葡萄干　焰消
【用法】将葡萄去核，填满焰消，煅之，焰过，取置地上成炭，研末。擦牙，涎出任吐自愈。
【主治】牙龈肿痛，势欲成痈者。

清热白虎饮

【来源】《续名家方选》。
【组成】石膏一钱半　升麻　知母各一钱　大黄　山栀　薄荷　茯苓　连翘各八分　朴消六分　甘草五分
【用法】上水煎，食远服，频频含咽。
【主治】风热攻注，牙根肿痛。

凉胃汤

【来源】《喉科紫珍集》卷下。
【组成】川黄连八分　甘草八分　藿香一钱　丹皮一钱　桔梗七分　升麻七分　连翘一钱　生地黄八分　石膏二匙　黑山栀一钱　白芍药七分　条芩一钱
【用法】水煎，食远服。
【主治】阳明火热上攻，牙龈肿痛，牙疼摇动，黑烂脱落。

玉液煎

【来源】《医醇剩义》卷二。
【组成】石膏五钱 生地五钱 石斛三钱 麦冬二钱 玉竹四钱 葛根二钱 桔梗一钱 薄荷一钱 白茅根八钱 甘蔗汁半杯（冲服）
【主治】胃火炽盛，烦渴引饮，牙龈腐烂，或牙宣出血，面赤发热。

清胃散

【来源】《麻症集成》卷四。
【组成】酒炒黄连 生地 当归 丹皮 石膏 黑栀
【主治】热邪蕴隆于胃，牙根溃烂出血，唇口肿痛。

滋阴煎

【来源】《揣摩有得集》。
【组成】熟地 生地各三钱 丹皮一钱 山萸肉二钱 麦冬一钱半（去心） 知母五分（盐水炒） 黄柏三分（盐水炒）
【用法】竹叶、灯心为引，水煎服。
【功用】滋阴凉血。
【主治】虚热火盛，咳嗽吐沫，牙龈肿痛，饮食不便。

牙痛玉带膏

【来源】《饲鹤亭集方》。
【组成】僵蚕四十九条 细辛 藁本各三钱 川芎 防风 升麻 白芷 当归 月石 牙皂 青盐各五钱（煎汁用） 珍珠三钱 龙骨 阳起石 宫粉各一两（研末） 白蜡三两（烊） 冰片二钱 麝香一钱
【用法】为膏。贴于患处，闭口勿语。
【主治】风火牙痛，及虫痛牙根浮肿。

牙疳散

【来源】《北京市中药成方选集》。
【组成】血竭二两 人中白（煅）一两 儿茶二两 青黛一两 生硼砂一两 青果炭二两 冰片三钱
【用法】上为极细粉，过罗。用药少许，擦牙患处。
【功用】清胃热，消肿痛。
【主治】胃热火盛，牙痛牙疳，齿缝出血，牙床肿烂。

牙科灵丹

【来源】《北京市中药成方选集》。
【组成】麻黄一两 天麻一两 蜂房一两 升麻一两 生石膏一两 防风一两 薄荷一两 柿霜一两 白芷一两 细辛一两 生地一两 甘草一两
【用法】上为细末，过罗，每十二两细粉兑：冰片五钱，蟾酥三分，朱砂一钱五分，牛黄五分，上药混合，均匀研细，炼蜜为丸，重一钱。每服一丸，一日二次，温开水送下。
【功用】清热散风，解毒止疼。
【主治】胃热上攻，风火牙疼、牙宣、牙疳、齿龈肿烂。

牙痛金鞭散

【来源】《北京市中药成方选集》。
【组成】牛黄六分 麝香六分 冰片四钱 明雄黄六钱 珍珠（豆腐炙）二分 硼砂（煅）四钱
【用法】上为极细末，过罗，装瓶重一分五厘。用药少许，擦患处。
【功用】清热消肿，杀虫止痛。
【主治】胃热火盛，牙龈肿硬，牙齿疼痛，虫蛀牙痛。

牛黄上清丸

【来源】《北京市中药成方选集》。
【组成】黄连八两 大黄二百五十六两 连翘六十四两 黄芩六十四两 芥穗六十四两 栀子（炒）六十四两 桔梗六十四两 蔓荆子（炒）六十四两 白芷六十四两 薄荷三十二两 防风三十二两 生石膏三十二两 黄柏三十二两 生草三十二两 川芎三十二两 旋覆花十六两 菊花一百二十八两

【用法】上为细末。每十六两细末兑牛黄五分，冰片三钱，研细，混合均匀后，炼蜜为丸，重二钱，蜡皮封固。每服一至二丸，日服二次，温开水送下。
【功用】泻热消肿，疏风止痛。
【主治】头痛眩晕，目赤耳鸣，口燥舌干，齿龈肿痛，大便燥结。

牛黄清胃丸

【来源】《北京市中药成方选集》。
【组成】大黄二十两 菊花三十两 麦冬十两 薄荷十两 生石膏三十两 生栀子二十两 玄参（去芦）二十两 泻叶四十两 黄芩二十两 甘草二十两 桔梗二十两 黄柏二十两 小枳实（炒）二十两 连翘二十两 黑白牵牛（炒）十两
【用法】上为细末，过罗，每六十二两细末兑牛黄八分，冰片一两。再将药研细，混合均匀，炼蜜为丸，重一钱五分，蜡皮封固。每服二丸，温开水送下。
【功用】清肠胃热，导滞通便。
【主治】肺胃实热，口舌生疮，牙龈肿痛，咽膈不利，大便秘结，小便短赤。
【宜忌】孕妇忌服。

清胃黄连丸

【来源】《北京市中药成方选集》。
【组成】黄连八十两 生地八十两 桔梗八十两 玄参（去芦）八十两 黄柏二百两
【用法】上为细末，过罗，用冷开水泛为小丸，滑石为衣，闯亮。每服二钱，一日二次，温开水送下。
【功用】清胃解热，消肿止痛。
【主治】口燥舌干，咽喉肿痛，齿龈腐烂，鼻衄生疮。
【宜忌】忌辛辣食物。

牙疳散

【来源】《全国中药成药处方集》（南京方）。
【别名】人中白散。
【组成】煅人中白二两（漂净后煅） 方儿茶一两（微炒） 黄柏六钱 煅硼砂六钱 薄荷六钱 飞青黛六钱 川黄连五钱 冰片五分
【用法】上为极细末。每用少许，擦患处，擦前先将患处洗净。
【主治】小儿走马牙疳，口疳，牙龈腐烂臭黑。

清胃丸

【来源】《全国中药成药处方集》（沈阳方）。
【组成】野军二两四钱 黄芩八钱 二丑四钱 胆星二钱 滑石八钱 槟榔三钱 白芷二钱 川芎二钱 木通三钱 芒消三钱
【用法】上为细末，炼蜜为丸，每丸三钱重。每服一丸，茶水送下。
【功用】清胃肠实热，通二便秘结。
【主治】头痛目晕，牙痛龈肿，牙宣齿衄，鼻中衄血，暴发火眼，便秘溺赤，腹满喉痛，口唇焦裂。

消肿漱口方

【来源】《慈禧光绪医方选议》。
【组成】生蒲黄二钱（包） 红花一钱五分 归尾一钱五分 没药二钱 大青盐四钱
【用法】水煎，漱之。
【功用】消肿止痛，活血通经。
【主治】口腔齿龈肿痛。

清胃消肿漱口方

【来源】《慈禧光绪医方选议》。
【组成】生蒲黄一钱（包） 赤芍二钱 红花一钱 连翘一钱 生石膏四钱 生盐二钱
【用法】水煎，漱口。
【功用】活血清热解毒。

漱 药

【来源】《慈禧光绪医方选议》。
【组成】生石膏二钱 薄荷一钱 川椒一钱 紫荆皮二钱 独活二钱 食盐一把

【用法】用水熬，随意漱之。
【主治】牙龈肿痛。
【方论】方中生石膏甘寒，清胃经之火，川椒辛温大热，可温中散寒止痛，两药寒热并用；紫荆皮苦平，活血通络，消肿解毒；独活辛苦微温，祛风胜湿止痛；薄荷辛凉，散在上风热；食盐味咸，清热解毒而顾肾。因之本方配伍颇寓深意，且药性寒热相兼，虚实顾及，可以久用。

漱　药

【来源】《慈禧光绪医方选议》。
【组成】薄荷叶一钱　僵蚕一钱五分　连翘二钱　赤芍三钱　生石膏三钱（研）　没药二钱　丹皮二钱　食盐一匙
【用法】以水熬透，随时漱之。
【功用】清热祛风，解毒泻火。
【主治】口腔糜烂，牙齿肿痛，或咽喉疼痛。

漱　药

【来源】《慈禧光绪医方选议》。
【组成】生石膏三钱（研）　酒芩一钱五分　忍冬一钱　丹皮一钱　苏薄荷六分　川椒五分
【用法】用水熬透，漱之。
【功用】祛风，清热凉血，消肿止痛。
【主治】牙龈肿痛。

漱　药

【来源】《慈禧光绪医方选议》。
【组成】炒僵蚕一钱五分　连翘二钱　乳香二钱　银花一钱五分　炙元胡二钱　石膏四钱（生研）　元明粉一钱
【用法】以水煎透，随时漱口。
【主治】牙龈肿痛。

漱　药

【来源】《慈禧光绪医方选议》。
【组成】梅花点舌丹六粒（研，包）　冰硼散三分（包）　银花三钱　生石膏四钱（研）　生蒲黄一钱（包）　乳香二钱（研）　川椒一钱五分　食盐一钱五分
【用法】水煎，漱口。
【主治】牙龈肿痛。

漱口方

【来源】《慈禧光绪医方选议》。
【组成】生石膏四钱　赤芍二钱　连翘二钱　红花一钱　大青盐二钱　银花二钱
【用法】水煎，漱口。
【功用】清热解毒。
【主治】牙龈肿痛。

牙周合剂

【来源】《浙江中医学院学报》（1993，2：22）。
【组成】牛黄　连翘　甘草　白芷　黄连　栀子　黄芪　黄芩　北细辛　银花　生地　龙胆草　牡丹皮　大黄　红花　生石膏等
【用法】上药除牛黄外经水蒸气蒸馏法和水提醇沉法后加入牛黄而成。成品含药量以药材比量法规定为140g/ml，每日3次，每次20ml，饭后服用。以1瓶168ml为1疗程。
【主治】口腔炎性疾病（冠周炎、牙周肿胀、根尖周炎）。
【验案】口腔炎性疾病《浙江中医学院学报》（1993，2：22）：所治口腔炎性疾病200例，男126例，女74例，年龄最小13岁，最大73岁，平均年龄45岁。病程数天至数月不等，最长者达11个月。结果：显效（服药后次日肿胀疼痛减轻，3天后症状完全消失）84例（占42%）。有效（服168ml后症状后减轻）98例（占49%）。无效（服168ml即3天后症状无明显好转）18例（占9%）；总有效率为91%。

牙痛一粒丸

【来源】《中国药典》。
【组成】蟾酥240克　朱砂50克　雄黄60克　甘草240克
【用法】上四味，朱砂、雄黄分别水飞或粉碎成极

细末，蟾酥、甘草分别粉碎成细末，将上述粉末配研，过筛，混匀，用水泛成极小丸，干燥即得。每次取一至二丸，填入龋齿洞内或肿痛的齿缝处，外塞一块消毒棉花，防止药丸滑脱，并注意将含药后渗出的唾液吐出，不可咽下。

【功用】镇痛消肿。

【主治】各种风火牙痛，牙龈肿痛和龋齿引起的肿痛。

牛黄解毒丸

【来源】《中国药典》。

【组成】牛黄5克　雄黄50克　石膏200克　冰片25克　大黄200克　黄芩150克　桔梗100克　甘草50克

【用法】以上八味，除牛黄、冰片外，雄黄水飞或为极细末，其余石膏等五味为细末；将牛黄、冰片研细，与上述粉末配研，过筛，混匀。每100克粉末加炼蜜100～110克制成大蜜丸，每丸重3克。口服，每次1丸，1日2～3次。

【功用】清热解毒。

【主治】火热内盛，咽喉肿痛，牙龈肿痛，口舌生疮，目赤肿痛。

【宜忌】孕妇忌用。

栀子金花丸

【来源】《中国药典》。

【组成】栀子116克　黄连4.8克　黄芩192克　黄柏60克　大黄116克　金银花40克　知母40克　天花粉60克

【用法】粉碎成细粉，过筛，混匀，用水泛为丸。每次9克，1日1次。

【功用】清热泻火，凉血解毒。

【主治】肺胃热盛，口舌生疮，牙龈肿痛，目赤眩晕，咽喉肿痛，吐血衄血，大便秘结。

【宜忌】孕妇慎用。

二十一、牙　痈

牙痈，又名附牙痈、牙蜞风，牙痈风等，以牙龈痈肿，疼痛溢脓为主要表现的病情。多发生于龋齿周围牙龈，初起牙龈肿胀，坚硬，焮热疼痛，遇冷则痛减，渐渐形成脓肿，并穿溃出脓，脓稠色黄臭秽，脓溃后肿痛减轻，伴有发热，头痛，口渴口苦，舌红苔黄，脉洪数。《诸病源候论》："阳明之支脉入于齿。头面有风，风气流入于阳明之脉，与龈间血气相搏，故成肿。"《圣济总录》："足阳明之脉起于鼻之交頞中……贯颊下入齿缝中，若其经虚风热所袭，传流齿牙，攻于口龈，则致肿痒，甚者与龈间津液相搏，化为浓汁或血宣不已。"《证治准绳·疡医》提出牙痈之别名为附牙痈，并认为其病因病机为阳明胃经热毒所致。至清代，对本病有较全面的认识。如《医宗金鉴》提出"牙痈"这一病名："牙痈胃热肿牙床，寒热坚硬痛难当，破流脓水未收口，误犯寒凉多骨妨"。并对本病设专节论述。

本病或由平素对口腔卫生注意不够，或牙齿保护不当，使牙体被龋蚀，秽毒郁结龈肉及牙根，聚积渐成化脓；或风热邪毒侵入，引动脾胃之积热，使风热与胃火交蒸，循经上冲于牙龈而成牙痈；或平素嗜食辛辣，脾胃蕴热，热毒壅盛于里，积困中焦而化火，火性上炎，火热循经至牙床而腐肉成脓。治宜祛风清热，解毒消肿，托里透脓为主。

大垂云膏

【来源】《太平圣惠方》卷六十三。

【组成】当归　附子（去皮脐，生用）　芎䓖　防风　川升麻　槐子　细辛（去苗）　侧柏叶各一两　桃仁（汤浸，去皮尖双仁）　杏仁（汤浸，去皮尖双仁）　甘草　桑根白皮　白及　黄耆　白僵蚕各一分　垂柳一握（煎了不在吊）　黄丹七

两　雄黄半两　朱砂一分（细研）　硫黄二分（细研）　麝香一钱（细研）　白芷一分　没药一分　麒麟竭一分（细研）　龙脑一分（细研）　黄蜡四两（细研）　油一斤半

【用法】上药除研了药并丹外，细研，先熬油令沸，下锉药，煎候白芷黄赤色，以绵滤过，拭铛令净，再煎，下丹，以柳木蓖搅，候变黑，即下蜡熔尽，滴于水中为珠子不散，即次下诸药末，搅令匀，以瓷盒盛。发背疮，热酒调一钱服，外贴之。余症外贴，虎豹咬着，用甘草水洗后贴之。

【主治】一切恶疮痈肿，发背，疽疮，风肿，肠痈，乳痈，瘰疬，疥癣，发鬓，牙痈，发脑，肾痈，马坠磕破骨损，及一切虫蛇毒物咬伤。

桃红散

【来源】《小儿卫生总微论方》卷十八。

【组成】朱砂一钱（研，水飞）　绿豆粉一两　硼砂半钱　脑　麝各一字

【用法】上为末。每用一字，敷患处；或揩贴之。

【主治】小儿牙痈，肿烂脓血。

龙胆泻肝汤

【来源】《外科全生集》卷四。

【组成】龙胆草　归尾各二钱　银花　花粉　连翘　黄芩各一钱半　丹皮　防风　木通　知母　甘草各一钱

【用法】水煎服。

【功用】马培之注：泻肝火，解毒。

【主治】

1.《外科全生集》：牙痈。

2.《外科证治全书》：肝经湿热，小便赤涩，或囊痈下疳，便毒杨梅。

拔疔散

【来源】《医宗金鉴》卷六十五。

【组成】硇砂　白矾　朱砂　食盐各等分

【用法】用铁锈刀烧红，将白矾、食盐放于刀上煅之。择丁日午时，共研为细末，收之。治牙疔、黑疔，俱用银簪尖挑破，以见血为度，搽拔疔散，再以蟾酥丸噙化，徐徐咽之；治痘疔，急用银钩钩破，去净恶血，随以苦茶漱口，搽拔疔散，再以冰片、硼砂、青黛、黄连、薄荷、荆芥、炒僵蚕，共为细末，吹之。

【功用】化硬搜根。

【主治】牙疔，生于两旁牙缝，肿起一粒，形如粟米，痛连腮项；黑疔，兼麻痒，破流血水，疼痛异常；痘疔，色紫黯黑硬如石，诸证蜂起，难灌脓。

宣通络痹方

【来源】《杂病源流犀烛》卷二十三。

【组成】羚羊角　白僵蚕　川桂枝尖　煨明天麻　炒丹皮　黑山栀　钩藤钩

【用法】水煎服。

【主治】牙痈。

千金内托散

【来源】《喉科枕秘》卷。

【组成】玄参　人参　桔梗　青皮　陈皮　连翘　甘草　川芎　当归　赤芍　蒌仁　花粉　银花　川朴　防风

【用法】加灯心，水煎，食后服。

【主治】牙疔。牙根末痛连腮腭，破则流血，发热恶寒，头痛身强者。

消疳丹

【来源】《外科传薪集》。

【组成】胡连五分　胆矾三分　儿茶五分　铜绿五分　麝香一分　绿矾一钱　滑石一钱　杏仁霜五分　西黄五分　青黛一钱　鸡内金五分　冰片一钱　干蟾炭三分　上芦荟五分　皂矾五分　人中白（煅）一钱　葶苈子五分　雄黄一钱

【用法】上为细末。吹之。

【主治】一切牙痈，臭烂不止。

二十二、牙 疳

牙疳，是指以牙龈溃疡或坏死为特征的病情。《外台秘要》雄黄膏主治："齿中疳疮䘌瘘，虫蚀牙齿及口内之疾。"其齿中疳疮，当为后世之牙疳。又有称风疳、急疳、口齿疳者。《太平圣惠方》："夫风疳者，由脏腑壅滞，久积风热，脾肺不利，心胸痰饮，邪毒之气，冲注上焦，熏蒸牙齿。"《圣济总录》："急疳，谓疳势急暴，其状唇口勿见青白"，"小儿口齿疳者，由脏腑壅热，乳食不调，内有疳虫，上蚀于口齿故也"。不论风疳、急疳或口齿疳，其论述的病因病理、症状均大致相同，实为后世的"牙疳"病。《儒门事亲》明确指出："牙疳者，䘌也。䘌者，牙断腐烂也。"根据病因及其临床特点，又有风热牙疳、青腿牙疳、走马疳或走马牙疳之别。《寿世保元》认为："牙疳者，阳明之热也。小儿齿肿流涎，腮肿走马牙疳等症"。

本病的发生，或嗜食辛辣炙煿肥甘，以致脾胃积热于里，又遇风热邪毒侵袭，引动胃中蕴积之火毒，上攻牙龈，灼伤肌膜，内外邪毒互结，腐熟成脓，致使牙龈红肿溃烂，疼痛出血，而为牙疳之症；或因伤寒时疫等热病，体内火毒蒸炽日久，积热于肾，或小儿先天胎毒，及痘疹后余毒未清，邪毒停滞，肾经热毒上攻，蒸灼齿龈，进侵骨质，致齿龈或颊部结硬，迅速溃烂，热血迸出，齿腐臭发黑脱落，或因病后体弱，湿热时邪，乘虚聚于齿龈或颊部，致死患处结硬，迅速腐烂而成。治宜疏风清热，祛寒化湿，解毒消疳。

取癖丹

【来源】《医方类聚》卷二五五引《新效方》。

【组成】定粉　舶硫黄　密佗僧（煅，醋淬七次）各一两　木香　雷丸（不用红者）　黑牵牛（头末，半生半炒）各半两　轻粉半钱　使君子三钱　大黄四两（醋煮黑，焙干）

【用法】上为末。一岁儿服一钱，三岁儿二钱，临卧米饮调下。或隔日汤泡炊饼为丸，如粟米大，米饮送下。天明取下恶物为验，以粥补之。如下恶物未尽，病未全除者，七日后依前再服，病重者不过三次服。

【主治】小儿疳癖，时发寒热，虚汗焦渴，面色黄瘦，肚大青筋，头面四肢浮肿，生疮口臭，牙疳鼻衄。

【宜忌】忌荤腥一日，忌牛、马、驴、兔等肉并血一百日。

柳绿散

【来源】《医方类聚》卷二五五引《新效方》。

【组成】人中白

【用法】上为末。入铜青，和令如柳色。疮湿则干掺，干则油调。

【主治】牙疳，并口、鼻、耳边疳疮。

雄黄膏

【来源】《外台秘要》卷二十二。

【组成】好牛酥五大两　蜜蜡半两　雄黄一小两（研）　朱砂二分（研）　藁本半大两　藜芦二分　杏仁四分（去皮尖）　芎藭　白芷　鳗鲡鱼　升麻各三分

【用法】以酥中煎诸药、鱼令黄色，去鱼，煎三上三下，入蜡煎，沫尽膏成，收器中，搅勿住手，凝定，以本方即诸药并为末，不去滓甚良。其膏以十二月合，即得一年用，不尔难久停。

【主治】齿中疳疮䘌瘘，虫蚀牙齿及口内之疾。

漱口水

【来源】《幼幼新书》卷二十五引《婴孺方》。

【组成】莨菪子　独活各四分　甘草（炙）五分　川芎　当归各一分　竹叶六分　楮树根二分（即蔓桃根）

【用法】上为末。每服一匕，水八合，煎四合，候温暖，下地黄汁少许，晨夕含并漱口。

【功用】坚牙杀虫生齿。

【主治】牙疳。

三矾散

【来源】《太平圣惠方》卷三十四。
【组成】青矾　黄矾各半两　白矾灰一分　麝香一钱
【用法】上为细末。每用半钱，敷于疮上。有涎即吐却。
【主治】牙齿急疳。

石胆散

【来源】《太平圣惠方》卷三十四。
【组成】石胆半两　鲫鱼一枚（长三寸者，开肚满填盐，烧鱼焦）　雄黄一分
【用法】上为细末。先以泔汤洗口及疮上，用散贴之，每日三五次，夜后漱口后贴之，其疮便愈。
【主治】急疳，唇口赤疮出者。

石胆散

【来源】《太平圣惠方》卷三十四。
【组成】石胆三分（细研）　雄黄　乱发灰　人粪灰各一分　鲫鱼一枚（长三寸者，开肚纳盐，烧为灰）
【用法】上为细散，先以甘草汤洗疮后，即敷此药半钱于疮上，一日三四次。有涎即吐却。
【主治】牙齿急疳疼痛，齿龈生疮。小儿疳，虫蚀儿鼻。

石胆散

【来源】方出《太平圣惠方》卷三十四，名见《普济方》卷六十七。
【组成】牛膝（烧灰）　石胆　麝香各一分
【用法】上为细末。临卧时先漱口，后掺药于牙缝上，不过三两次。
【主治】急疳。

白矾散

【来源】《太平圣惠方》卷三十四。
【组成】白矾三分（烧灰）　蚺蛇胆一钱
【用法】上为细散。先以布揩齿，令血尽，每用半钱，以湿纸上掺药，于患处贴之。
【主治】

1.《太平圣惠方》：齿根血出。

2.《圣济总录》：疳䘌，龈肿有血出。

朱砂散

【来源】《太平圣惠方》卷三十四。
【组成】朱砂半两（细研）　雄黄半两（细研）　干姜一分（炮裂，锉）　晚蚕子纸一张　莨菪子一两（炮令黑黄色）　甘草半两　蜘蛛七枚（干者）　麝香半两　猪脂如鸡子大（炼了者）　麻仁脂七分　犁铧上铁皮（为末）半两
【用法】上药除脂油外，捣罗为末。后用猪脂油等和匀，旋取涂于疮上。一宿即愈。又有内疳者，夜含半枣大，细咽之。
【主治】牙齿风疳，及一切疳虫。
【宜忌】一月不得食醋。

谷精草散

【来源】《太平圣惠方》卷三十四。
【组成】谷精草一分（烧灰）　白矾灰一分　蟾酥一片（炙）　麝香少许
【用法】上为散。每取少许，敷于患处。
【主治】

1.《太平圣惠方》牙齿风疳，齿龈宣露。

2.《圣济总录》：牙齿历蠹。

角蒿散

【来源】《太平圣惠方》卷三十四。
【组成】角蒿　细辛　川升麻各半两　地骨皮　牛膝（去苗）各一分
【用法】上为散。每用半钱，掺于湿纸片上贴之。以愈为度。
【主治】牙齿急疳，出脓血不止。

青黛散

【来源】《太平圣惠方》卷三十四。

【组成】青黛 细辛 棘针（微炒） 当归 香附子 木香 青葙子各半两 菖蒲 干姜（炮裂，锉） 胡桐律 麝香（细研）各一分

【用法】上为细散。每服半钱，以绵裹含，日四五度，夜二度。此无毒，兼宜以温水调一钱服之。

【主治】牙齿风疳，及齿龈朽烂欲尽，根出有虫，疼痛不可忍。

青黛散

【来源】《太平圣惠方》卷三十四。

【别名】青矾散（《圣济总录》卷一七二）。

【组成】青黛二两（细研） 雄黄（细研） 青矾 黄矾 白矾 莨菪子（炒令黑色） 附子（生，去皮脐） 苦参（锉） 甘草（锉） 细辛 藜芦（去芦头）各一两 麝香一分（细研）

【用法】上为末。每取一小豆许，点于齿疳上，有汁勿咽。

《普济方》：若痔病，绵裹纳下部中；若下部有虫，浸甘草、苦参各一两，煎汤，和散半钱，灌之便止。

【主治】

1.《太平圣惠方》：牙齿急疳，蚀颊骨，疼痛不可忍。

2.《普济方》：下部有痔。

细辛散

【来源】《太平圣惠方》卷三十四。

【组成】细辛 川升麻 地骨皮 角蒿各二两 牛膝三两（去苗） 生地黄五两

【用法】上为细灰。每夜临卧敷齿根，或以蜡纸上贴之，至旦即去之。

【主治】齿䘌，齿根腐烂。

细辛散

【来源】《太平圣惠方》卷三十四。

【组成】细辛 莽草（微炙） 曲头棘针 垣衣（烧灰）各一两 盐花一两半 荞麦面三两

【用法】上为末，以酽醋和荞麦面，裹上药，以炭火烧令赤，又以醋淋，更烧，如此三遍止，研令极细。每日将用揩齿，如根动摇，揩不得时，即以棉裹贴齿根上，咽津无妨。用十日后，齿牢，患十年者皆效。

【主治】牙齿疼痛，摇动欲落，疳虫脓血，臭气黑恶，不能食。

砒霜散

【来源】《太平圣惠方》卷三十四。

【组成】砒霜一钱 麝香 川升麻末 诃黎勒皮末 干虾蟆灰各半钱

【用法】上为细末。以皂荚五挺，水浸，掐取汁，熬成膏，调散子，涂于纸上，剪作片子，贴之。吐下恶涎。

【主治】牙齿风疳，骨槽风及口气。

砒霜散

【来源】方出《太平圣惠方》卷三十四，名见《普济方》卷六十七。

【组成】干胆一枚（烧灰） 胡桃十枚（烧灰） 砒霜一分 荞麦面三合（烧灰）

【用法】上为细末。每用一字，于患处掺。

【主治】牙齿风疳，脓血出，根有虫。

黄矾散

【来源】《太平圣惠方》卷三十四。

【组成】黄矾 白矾 青矾（烧令汁尽） 白狗粪灰 莽草 雄黄（细研）各半两 石胆（细研） 莨菪子（炒令黑） 干地龙（微炒） 人粪灰各一分 麝香一钱（细研）

【用法】上为末，都研令匀。先以盐浆水漱口三两度，于上点之，一日三次。有涎勿咽。

【主治】急疳蚀齿龈，唇口坏烂肿痛。

棘刺散

【来源】《太平圣惠方》卷三十四。

【组成】棘刺半两（烧灰） 青葙子三两 当归 干姜（炮裂，锉） 菖蒲 香附子 鸡舌香 细辛 川升麻各一两

【用法】上为细散。每用半钱，以绵裹于患处咬之，咽津。以愈为度。

【主治】齿漏疳，脓血出，齿龈宣露，气臭，不能饮食。

雄黄散

【来源】《太平圣惠方》卷三十四。

【组成】雄黄（细研） 麝香（细研） 熊胆 天雄（生，去皮脐） 细辛 当归 附子（生，去皮脐） 干姜（炮） 苦参（锉） 生干地黄 芦荟 甘草（锉）各一分

【用法】上为细散，同研令匀，以绵裹一钱，安于齿根含之。有汁勿咽。

【主治】牙齿风疳，龈烂齿痛。

雄黄散

【来源】《太平圣惠方》卷三十四。

【组成】雄黄一分 石胆半两 乳发半两（烧灰） 人粪灰一分 麝香一钱 鲫鱼（三寸者，肚内满着盐烧灰）

【用法】上细研为散，先用盐汤漱三五口，后于疮上贴之。有涎即旋旋吐却。

【主治】急疳。齿根、唇颊、腭上疮出渐多。

揩齿散

【来源】《太平圣惠方》卷三十四。

【组成】细辛 白蒺藜（微炒，去刺） 露蜂房（微炙） 川升麻 白矾（一半炒令汗尽，一半生用，研令细） 黄柏（锉）各半两 槐柳枝各三七茎（各用粗者，长二寸，烧勿令过火）

【用法】上为细散，研令匀，分瓷合盛。用时先以热盐水漱口三五度后，取药揩齿。觉微痛即止，有津吐之。

【主治】牙齿风疳，血出疼痛，牙齿虚浮。

鹤虱散

【来源】《太平圣惠方》卷三十四。

【组成】鹤虱 细辛 露蜂房（烧灰）各半两 腻粉 麝香（细研）各一分

【用法】上为散，入研了药令匀。每用半钱，掺湿帛上，于临卧时贴患处。

【主治】牙齿风疳，脓血虫，牙根有虫。

青黛散

【来源】《太平圣惠方》卷三十八。

【组成】青黛半两 蛤蟆一枚（烧灰） 胡桐泪半两 麝香一分 胡黄连半两 芦荟半两

【用法】上为散。每用半钱，敷于患处。

【主治】齿漏疳，出脓水不止。

五倍子散

【来源】《太平圣惠方》卷八十七。

【组成】五倍子三分（末） 黄丹一分（微炒）

【用法】上为末。以绵裹，贴于上，涂之亦得，一日四五次。

【主治】小儿口齿疳，虫䘌。

青黛丸

【来源】《太平圣惠方》卷八十七。

【组成】青黛一分（细研） 朱砂一分（细研） 牛黄一分（细研） 麝香半分（细研） 龙脑半分（细研） 熊胆一分（细研） 胡黄连一分 人中白半分 鸡舌香半分 蝉壳半分（微炒，去足） 芦荟一分（细研） 夜明砂半两（微炒） 瓜蒂一分 蜣螂灰半分 蟾酥半分（研入）

【用法】上为末，都研令匀，用口脂为丸，如绿豆大。以乳汁研破一丸，涂于口内，及滴在鼻中；以桃柳汤洗儿，其疳虫自出。

【主治】小儿口齿疳，生疮臭烂。

胡桐律散

【来源】《太平圣惠方》卷八十七。

【组成】胡桐津一分 麒麟竭一分 白矾灰一分 黄丹一分

【用法】上为细末。每用一字，贴牙齿缝，不拘时候。

【主治】小儿口齿疳，䘌血。

蜗牛散

【来源】《太平圣惠方》卷八十七。
【组成】蜗牛壳二七枚（烧灰） 角蒿一两（烧灰） 麝香末半钱 黄柏末半钱 细辛末半分 石胆一杏仁大
【用法】上为细末。每取少许，贴于患处，每日三次。
【主治】小儿口齿疳疮，蚀口鼻中欲尽。

蜗牛散

【来源】《太平圣惠方》卷八十七。
【组成】蜗牛壳（烧灰） 麝香 白狗粪（烧灰） 人粪灰 蝙蝠（烧灰） 青黛 蟾头（烧灰）各半两
【用法】上为细散。每取少许，吹于鼻中，再以蜜和贴口齿上。
【主治】小儿口齿疳疮，臭烂不愈。

麝香煎

【来源】《太平圣惠方》卷八十七。
【组成】麝香一分 定粉半两 黄柏末半两
【用法】上为细散。以好蜜一两。於瓷器内，先煎五七沸，即入药末相和，更煎三两沸，放冷，于患处贴之，每日四五次。
【主治】小儿疳蚀齿龈，兼颊腮内疮烂。

黑散子

【来源】《博济方》卷三。
【组成】藁本 升麻 皂荚（不蚛者烧灰存性）各半两 石膏一两半
【用法】上为散。卧时以手指蘸揩擦齿上，微漱，存药气。
【功用】牢牙去疳。
【主治】牙疳宣露。

三枝散

【来源】《医方类聚》卷七十一引《神巧万全方》。
【组成】槐枝 柳枝 桑枝各锉寸长
【用法】用水三斗，煮耗留一斗许，其槐、柳、桑枝仍先滤去。却引用升麻、细辛末各二两，胡桐泪二两，青盐（细研入）四两，各同入三枝汁中熬干，于瓷器内收贮。每日如齿药使。
【功用】牢牙，去疳气。

珠黄散

【来源】《中国医学大辞典》引《太平惠民和济局方》。
【组成】珍珠（豆腐制）三钱 西黄一钱
【用法】上为极细末，无声为度，密贮勿泄气。每用少许吹入患处。

《医级》：小儿痰痉，以灯心调服二三分。

【功用】

1.《中国医学大辞典》引《太平惠民和济局方》：化毒去腐，清热生肌。

2.《饲鹤亭集方》：平疳化痰，清咽利膈，止痛。

【主治】

1.《中国医学大辞典》引《太平惠民和济局方》：咽喉肿痛腐烂，牙疳口疳，梅毒上攻，蒂丁腐去，小儿痘痦后余毒未消，口舌破碎。

2.《医级》：风痰火毒，喉痹，及小儿痰搐惊风。

【宜忌】《全国中药成药处方集》（天津方）：忌烟、酒及辛辣食物。
【验案】小儿高热 《新中医》（1982，5：25）：应用本方治疗小儿高热155例，男98例，女57例；年龄最小4个月，最大12岁。结果：感冒99例中治愈65例，占65.6%；好转15例，占15.1%；无效19例，占19.3%。喉炎36例中治愈26例，占72.2%；好转6例，占16.7%；无效4例，占11.1%。肺炎20例中治愈12例，占60%；好转4例，占20%；无效4例，占20%。治愈和好转共计128例，总有效率为82.5%。

抵圣散

【来源】《圣济总录》卷一一八。
【组成】铜绿 胆矾各一钱 蟾酥七片 腻粉两筒子 铅丹半钱 砒霜一钱

【用法】上为末。先以热汤漱口，次贴一字，表里拭之，候涎出尽，别用盐汤漱口。
【主治】口臭，齿疳脱落，漏龈，脓出不止。

皂荚散

【来源】《圣济总录》卷一一九。
【别名】皂角散（《普济方》卷六十七）。
【组成】皂荚（不蛀者）二两　升麻一两（二味入瓶子内，固济，留一孔，烧令烟绝，取出细研）　杏仁（去皮尖双仁，研）一两　凝水石（捣末）二两
【用法】上为末。每用一钱匕，贴患处。
【主治】齿疳风䘌。

黄矾散

【来源】《圣济总录》卷一一九。
【组成】黄矾（烧研）一分　麝香（研）一钱　干蛤壳（烧灰，研）一分　防风（去叉）　独活（去芦头）各一两
【用法】上除别研外，捣罗为散，再和匀。以暖浆水漱口后，用药贴齿根上。有涎即吐出，一日二次。
【主治】疳䘌，齿根宣露。

牛酥膏

【来源】《圣济总录》卷一二〇。
【组成】牛酥半斤　蜡二两　雄黄（研）　丹砂（研）　藜芦（去芦头）　芎䓖　白芷　升麻各半两　鳗鲡鱼一枚　杏仁（汤浸，去皮尖双仁，麸炒）　藁本（去苗土）各一两
【用法】上药先于铛中煎酥令沸，即下鳗鲡鱼煎令黄熟，去鱼，下诸药，候杏仁赤色，以绵滤去滓，安瓷器中，下雄黄、丹砂末，搅之勿住手，至冷成膏。每用少许，涂患处。
【主治】风疳齿䘌，口内诸疾。

牛膝散

【来源】《圣济总录》卷一二〇。
【组成】牛膝（烧灰）　细辛（去苗叶）各一两　丁香三分
【用法】上为散，更令研细。每用一钱匕，贴患处，一日三次。
【主治】齿痒风疳。

升麻细辛散

【来源】《圣济总录》卷一二〇。
【组成】升麻　细辛（去苗叶）　藁本（去苗上）　防风（去叉）　芎䓖　凝水石（研）各一两　甘草（炙，锉）半两
【用法】上为散。取少许贴齿痒处；又取一钱匕，绵裹含化咽津，常令药味相接为佳。
【主治】风疳痒痛，侵蚀龈烂。

防风散

【来源】《圣济总录》卷一二〇。
【组成】防风（去叉）　羌活（去芦头）　槐白皮　黄芩（去黑心）　地骨皮　当归（切，焙）各三分　升麻一两
【用法】上为散。每用三钱匕，水一盏，加盐少许，煎三五沸，热漱冷吐，以愈为度。
【主治】风疳宣露，脓汁臭气。

芡实散

【来源】《圣济总录》卷一二〇。
【组成】鸡头实（干者）　桑条（锉）　槐枝（锉）　盐　猪牙皂荚（锉）各一升　生干地黄（焙）　地骨皮各一斤
【用法】上药盛于新瓦罐中，以碗盖口，纸筋、盐泥固济令密，晒干，炭火烧通赤，候冷取出，捣罗为末，旋入麝香少许。早晨、日午、临卧揩齿，温水漱。
【主治】风疳宣露，出血不止，脱落口臭。

独活汤

【来源】《圣济总录》卷一二〇。
【组成】独活（去芦头）　当归（切，焙）　杏仁

（汤浸，去皮尖双仁，炒） 藁本（去苗土） 生干地黄（焙）各一分 甘草（锉，炙） 细辛（去苗叶）各半两

【用法】上为粗末。每用三钱匕，以水一盏，煎十分沸，热漱冷吐。

【主治】风䘌。

漱咽青盐散

【来源】《圣济总录》卷一二〇。

【组成】青盐 龙骨（生）各四两 湿鸡头一升（以青盐拌一宿，炒令通黑）

【用法】上为散。平日及临卧先漱口令净，以药散如常揩齿，良久，以温酒漱咽。

【功用】牢牙秘精补益。

【主治】牙齿蛀蚛。

当归散

【来源】《圣济总录》卷一二一。

【组成】当归（末） 鲫鱼（洗去腹中物，留鳞，内当归末令满）

【用法】上以纸裹泥固济，烧成黑灰，入烧盐同和，揩牙如常漱之。

【功用】揩牙乌髭。

【主治】髭发黄白及牙䘌出血久不愈。

牢齿膏

【来源】《圣济总录》卷一二一。

【别名】牢牙膏（《普济方》卷六十八）。

【组成】猪脂五两 羊脂二两 野驼脂一两 黄蜡三分半 盐（炒）半两 雄黄（研）一两 莨菪子（炒）一分 丁香二十枚 白芷半两 黄柏（去粗皮，熬） 青木香三分 细辛（去苗叶）一分 蜀椒（去目及闭口，炒出汗） 桂（去粗皮）半分 松节一分 沉香半两 乳香（研）半两 麝香（研）一分 芎䓖三分 藁本（去苗土）三分 当归（锉，焙）半两 升麻三分 莎草根半两 甘草（炙）半两

方中黄柏、蜀椒用量原缺。

【用法】除脂及研药外，为细散，入研药重细研如面，然后取三般脂煎熔入药，匙搅勿住手，待至欲凝即膏成，以瓷器贮之，腊日合妙。当于静处，每取少许敷齿上。

【主治】齿䘌蚀齿，及唇鼻风疼，齿龈宣露。

黄矾散

【来源】《圣济总录》卷一二一。

【组成】黄矾（甘锅烧通赤研入）一两 生干地黄（焙） 胡桐泪 升麻各半两 干虾蟆头二枚（炙焦）

【用法】上为散。每用半钱匕，干贴。良久吐津，甘草水漱口。一两服立效。

【主治】齿龈宣露，及骨槽风，小儿急䘌，龈肉肿烂。

雄黄煎

【来源】《圣济总录》卷一二一。

【组成】雄黄（研） 葶苈（纸上炒为末）各一钱 麝香（研）半钱 芦荟（研）半分

【用法】先以腊月猪脂三两，煎化去滓；次下葶苈末，煎少顷；次下三味研药，搅勿住手，候凝成煎，瓷合盛。先刮齿令净，针出恶血，以绵拭干，涂煎，仍用铁篦子熨烙，日三两度，次用芎䓖、升麻、藁本（去苗土）各半两，独活（去芦头），细辛（去苗叶）各一分捣罗为散，量患处贴之。

【主治】牙齿风龋疼痛，作臭血出脓。

紫金散

【来源】《圣济总录》卷一二一。

【组成】蛇黄二两（煅令通赤，酽醋淬七遍，醋内淘过，控干）

【用法】上为极细末。漱口令净，手蘸药末，轻揩患处，热漱冷吐，频用为妙。

【主治】齿根挺出，牙龈溃烂痒痛，血出不止者。

三灵散

【来源】《圣济总录》卷一七二。

【组成】绿矾（研） 白矾（烧汁尽）各半两 麝

香一钱

【用法】上为细末。每用少许，贴牙龈上，不拘时候。

【主治】小儿牙疳口臭。

白矾煮散

【来源】《圣济总录》卷一七二。

【组成】白矾（烧灰） 防风（去叉） 细辛（去苗叶） 附子（生用） 干姜（炮） 白术 甘草（炙）各半两 蛇床子（微炒）一分 藜芦（去芦头） 椒（去目并开口者，炒出汗）各一分

【用法】上为细散。每用一钱匕。以无灰酒一盏，水半盏，煎十余沸，热含冷吐，一日三次。以愈为度。

【主治】小儿牙齿急疳，虫蚀齿床，及口面肿，开口不得，臭烂疼痛不可忍。

芦荟散

【来源】《圣济总录》卷一七二。

【组成】芦荟半分（研） 麝香（烧） 青矾（烧、研） 白矾（烧、研）各一分 虾蟆（灰）半两

【用法】上为散。先以绵拭龈上恶血出，即贴药半钱匕，一日三次。

【主治】漏疳蚀唇鼻，牙齿臭烂。

角蒿升麻散

【来源】《圣济总录》卷一七二。

【组成】角蒿 细辛（去苗叶） 升麻 地骨皮（锉，焙） 麻黄（去根节，焙） 牛膝（锉）各等分

【用法】上为散。每用少许，敷齿齿；或以水调药，涂在纸上贴尤妙。

【主治】小儿齿疳宣露，脓血不止。

抵圣散

【来源】《圣济总录》卷一七二。

【组成】铜绿一分 蛤粉半两 麝香二钱

【用法】上为散。干贴。口齿臭秽者，用盐水净洗拭干，每日一次贴之，三上必效。贴了药少顷，口角有涎出者，可医；如无涎出者，不可治。

【主治】小儿疳蚀，损口齿，臭秽不可近者。

胡桐泪散

【来源】《圣济总录》卷一七二。

【组成】胡桐泪一两 铜绿一钱 麝香少许

【用法】上药同研令匀。每用药少许，以鸡翎扫之。

【主治】小儿牙疳疮。

黄芩散

【来源】《圣济总录》卷一七二。

【组成】黄芩（去黑心） 升麻 黄连（去须） 大青 虾蟆（烧灰） 角蒿（灰）各一分 黄柏（去粗皮）半两

【用法】上为细散。每用一字匕，贴齿龈上，有涎即吐。如患干湿癣，以口脂和，涂疮上；或腊月猪脂和亦得。

【主治】小儿口齿疳。唇口痒痛，齿龈肿黑，宣露摇动；及干湿癣。

蜗牛散

【来源】《圣济总录》卷一七二。

【组成】蜗牛（干者） 白狗粪灰 虾蟆灰各一分 麝香（研）少许

【用法】上为散。每用一字匕，吹鼻中，并以蜜和涂齿上。

【主治】小儿口齿疳。唇口痒痛，龈肉赤黑色，气息臭秽，牙齿摇动。

蟾灰散

【来源】《圣济总录》卷一七二。

【组成】虾蟆一个（烧灰留性） 青橘皮（汤浸，去白，焙） 甘草（锉） 青黛（研）各一分

【用法】上为散，入麝香少许。或小儿满口臭烂，落下牙齿，用鹅毛扫于疮上。

【主治】小儿齿疳。牙龈腐烂，恶血口臭，牙齿

脱落。

黄柏散

【来源】《圣济总录》卷一七三。
【组成】黄柏根皮（炙，锉） 黄连（去须） 黄芩（去黑心） 升麻（锉）各三分 大青半两 干虾蟆（酥炙）一两
【用法】上为散。以绵裹，贴齿龈上，吐涎。
【主治】小儿疳䘌口疮，齿龈宣露。

黄龙散

【来源】《幼幼新书》卷三十四引《聚宝方》。
【组成】龙实（龙骨中有之，深黄或淡黄，土褐色，紧探人舌者是） 白矾 蜗牛壳 南粉 牛黄各一钱
【用法】上为末。每用少许贴窍子内，时时用之。
【主治】齿龈疳虫，有窍子不合者。

青霞散

【来源】《幼幼新书》卷二十五引《吴氏家传》。
【组成】蛤蟆一两（烧灰） 甘草（炙） 青黛各一分
【用法】上为细末，更入真麝少许。或儿满口有疮臭烂，落下牙齿者，以鸡翎扫上。凡用，先以盐汤漱口了，干拭用。
【主治】小儿口齿疳。

兰香散

【来源】《鸡峰普济方》卷二十一。
【组成】兰香（焙干烧灰）
【用法】上为细末。加麝香少许同研匀，贴宣露处。有涎吐了，误咽无妨。
【主治】大人小儿疳齿宣露。

小使君子汤

【来源】《鸡峰普济方》卷二十三。
【组成】使君子一两 苍术三分 芍药半两 人参 茯苓半两 黄橘皮一分 白芜荑

方中白芜荑用量原缺。

【用法】上为末。每服二钱，空心以米饮调下。
【主治】齿疳。

如垩散

【来源】《鸡峰普济方》卷二十三。
【组成】香白芷 苓苓香叶 甘草各一两 寒水石三两 草乌头末三钱 石胆 砒霜 铅白霜各一钱 硼砂半钱
【用法】上为细末，密收。每用时先漱净口，用半字轻揩，有涎吐了。
【主治】大人、小儿急慢牙疳，及牙断蚀漏，脓出不止，并骨槽风及牙肿痒闷者。

白面丸

【来源】《鸡峰普济方》卷二十四。
【组成】砒霜方寸匕（于熨斗内炒出烟） 黄丹方寸匙 白面一匕
【用法】加麝香一字，同研，入面糊为丸，搓作铤。每有病人，少蘸生油填在痛处，仍挑洗，去牙缝内烂肉，然后用药方效。
【主治】大人小儿疳，虫蚀，牙齿血出，及走马疳。

石辛散

【来源】《普济方》卷六十七引《海上方》。
【组成】寒水石十分 细辛五分 荜茇三文 荆芥三分
【用法】上为末。掺之。
【主治】牙疳急露宣。

红玉铤子

【来源】《宣明论方》卷十五。
【组成】砒霜一块（皂角子大） 黄丹（煅过）少许 鲁土二钱

方中黄丹，鲁土用量原缺，据《普济方》补。

【用法】上为细末，糊饼和作剂子。纴牙。

【主治】一切牙疳。

信效散

【来源】《宣明论方》卷十五。
【组成】信砒一钱　黄丹二钱　千古石灰（如无，但以陈久者，炒研细）四钱　（一方有龙骨，无石灰）
【用法】上为细末，加青盐一分，麝香少许。每上抄二三粒大豆大。先洗漱净，以手指蘸药，捺上下牙齿龈，沥涎勿咽之，须臾漱净。或于蚀处再上少许。每日三四次，以频为妙。
【功用】清利头目，宽膈美食，固齿，宣通阳明气血，解金石一切毒药。
【主治】风热上客阳明之经，牙齿疳蚀，龈宣腐臭出血，色黄气腐，注闷，动摇疼痛，发作有时。

麝香散

【来源】《宣明论方》卷十五。
【别名】信效散（《普济方》卷六十八）。
【组成】上好咸土不拘多少　麝香（真好者）少许
【用法】上药热汤淋取汁，去滓用清汁，银石器中熬干，刮下。再与麝香同研匀，掺于疮上，以纸贴。
【主治】口齿蚀腐出血，龈根宣烂者。

乌神散

【来源】《杨氏家藏方》卷十八。
【组成】鲫鱼一枚（大者，去肠肚）　大枣十个（去核）　胆矾一钱（研细，入在枣内，却将枣入在鱼腹中）　龙骨一钱（别研）　脑子（别研）　麝香（别研）各半钱
【用法】上将前鲫鱼等三味，用纸裹三五重，盐泥固济，头上留一窍子，炭火内煅，青烟出为度，取出，用土罨一宿，去泥，入龙骨等三味一处为极细末。每食后，用温浆水漱口，以药少许敷牙龈患处，一日三次用之。
【主治】小儿牙疳，牙龈肿痛，及退牙后久不生者。

立效散

【来源】《杨氏家藏方》卷十八。
【组成】芦荟（别研）　白矾（枯，研）　枣肉（焙干，为末）　芜荑仁（微炒，为末）　甘草（炙，为末）各一钱　朱砂（别研）　麝香（别研）　乳香（别研）各半钱
【用法】上为末。每用少许，贴牙烂处。
【主治】小儿牙疳齿烂，血出溃臭。

必胜散

【来源】《杨氏家藏方》卷十八。
【组成】蟾酥　轻粉（别研）　定粉　人中白各一钱　麝香一字（别研）
【用法】上为细末。临卧盐汤漱口了，贴药末在患处，用薄纸盖之。
【主治】一切牙疳，齿断蚀烂，口臭出血。

蟾酥散

【来源】《杨氏家藏方》卷十八。
【组成】蟾酥一字　芦荟一字（别研）　黄矾一分（枯过）　草乌头一分（烧灰留性）　胆矾一分（枯过）　五倍子半两（烧灰）
【用法】上为细末，入麝香少许，再研令匀。用绵裹箸头，蘸药少许，点患处。
【主治】小儿牙疳，蚀烂齿断，渐侵唇口。

麝香散

【来源】《普济方》卷六十七引《卫生家宝》。
【组成】麝香一钱　铜绿五钱　白及二钱五分　白敛三钱五分　白矾二钱五分
【用法】上为细末。每用少许，贴牙患处。
【主治】
1.《普济方》引《卫生家宝》：牙疳。
2.《卫生宝鉴》：牙疼。

大牢牙散

【来源】《魏氏家藏方》卷九。

【组成】白矾（枯） 百药煎（炒） 干姜（洗，泡） 荜茇各一两 草乌头（炒） 川乌头（炒） 地骨皮 缩砂各半两
【用法】上为细末。每日食后及早、晚用以揩牙，少顷以温水或盐汤漱口。
【功用】生齿、固齿，消虫，通肾气。
【主治】齿痛及血出，齿疏肉烂恶气。缠喉风，小儿走马疳。
【宜忌】忌咸、酸、鲜、酱。

坚牙散

【来源】《魏氏家藏方》卷九。
【组成】升麻 露蜂房（炙） 细辛 高良姜 猪牙皂角 草乌头（炮） 香白芷 木律（炒）各一两 荜茇 胡椒各二两 半夏半两（汤泡七次）
【用法】上为细末。每用半钱，手点揩牙，温汤漱；如痛多者，用姜钱点揩。
【主治】一切风牙，疳牙。

麝香散

【来源】《医方类聚》卷二五五引《经验良方》。
【别名】九仙膏（《普济方》卷三八一）。
【组成】麝香半钱（研） 雄黄（研） 升麻各二钱半 白矾（枯）半两
【用法】上为末。每用少许，入乳调匀，敷于疮上。仍服芦荟丸等药。
【主治】

1.《医方类聚》引《经验良方》：小儿鼻疳，乳食不调，上焦壅滞，则令疳虫上蚀于鼻，其鼻中赤痒，壮热多啼，皮毛干焦，肌肤瘦削，鼻下连唇生疮赤烂。

2.《普济方》：小儿齿疳，龈鼻及牙齿诸疾。

牢牙散

【来源】《兰室秘藏》卷中。
【组成】羌活一两 草龙胆（酒洗）一两五钱 羊胫骨灰二两 升麻四两
【用法】上为细末，以纱罗子罗骨灰作微尘末，和匀。卧时贴在牙龈上。
【主治】牙龈肉绽有根，牙疳肿痛，牙动摇欲落，牙齿不长，牙黄口臭。

神功丸

【来源】《兰室秘藏》卷中。
【别名】神效丸（《片玉心书》卷五）。
【组成】兰香叶 当归身 藿香（用叶） 木香各一钱 升麻二钱 生地黄（酒洗） 生甘草各三钱 黄连（去须，择净，酒洗） 缩砂仁各五钱
【用法】上为细末，汤浸蒸饼为丸，如绿豆大。每服一百丸，加至二百丸止，食远白汤送下；若治血痢、血崩、肠澼下血等，则空心以米汤送下。
【主治】多食肉人口臭不可近，牙齿疳蚀，牙龈肉将脱，牙齿落血不止；并治血痢及血崩，血下不止，血下褐色或紫色、黑色，及肠澼下血，脉洪大而缓者；及治麻木厥气上冲，逆气上行，妄闻妄见者。
【方论】《绛雪园古方选注》：东垣意在清热，仍以去湿为首务。湿淫所胜，治以黄连、木香，以苦燥之；佐以兰香、藿香，以辛散之。热淫所胜，治以木香、砂仁之苦温；佐以升麻、甘草之甘辛；反佐以清胃散中之当归、生地滋湿之品，引领风燥之药，并去其血分之湿热。

朱粉散

【来源】《济生方》卷五。
【组成】枯白矾一两 干胭脂一钱半 轻粉半钱 麝香少许
【用法】上为末。油调，扫口疮；或干贴。
【主治】白口疮恶及牙疳蚀。

玉粉锭儿

【来源】《医方类聚》卷一九二引《施圆端效方》。
【别名】玉粉锭（《普济方》卷六十七）。
【组成】定粉二钱 信一字
【用法】上为细末，煮白面疙瘩，冷淘了，做为锭子如线，荫干，用黄米许贴疳处，后用麝香散治之。
【主治】牙疳蚀损，宣烂臭恶。

雄绿散

【来源】《医方类聚》卷七十三引《施圆端效方》。
【组成】雄黄　铜绿各半两
【用法】上研匀。荆芥水洗漱渫净，上之。
【主治】恶牙疳蚀腐臭。

地黄丸

【来源】《田氏保婴集》。
【组成】天门冬　麦门冬　玄参各三两　甘草　薄荷叶各一两
【用法】上为细末，熬生地黄汁为丸，如樱桃大。每服一丸，温蜜水化下。
【主治】小儿疮疹，口疮，咽喉肿痛，牙疳臭烂。

黑圣散

【来源】《医方类聚》卷七十三引《经验秘方》。
【组成】鲫鱼一枚大者（去肠肚用）　大枣十枚（去核）　胆矾一钱（研细，入枣内，以枣入鱼腹）　龙骨（另研）一钱　脑子（另研）半钱　麝香（另研）半钱
【用法】上将前鱼纸裹三五重，盐泥固济，头上留一窍，炭火内煅，青烟出为度，取出，用土罨一宿，去泥，以龙骨等三味，同研令极细。食后用温浆水漱口，以少许敷患处牙龈，一日三次用之。
【主治】小儿牙疳，牙龈肿痛，及退牙后，久不生者。

八仙散

【来源】《普济方》卷六十七。
【组成】防风　荆芥　白芷　川芎　细辛　地骨皮　甘草　羌活各等分
【用法】上为粗末。淋洗患处。
【主治】牙疳。

止血血竭散

【来源】《普济方》卷六十七。
【组成】血竭二钱　龙骨二钱半　食盐不拘多少　多年石灰不拘多少
【用法】上为末。贴牙疳。
【主治】牙疳。

柳绿散

【来源】《普济方》卷六十七。
【组成】青黛　蒲黄　雄黄　枯白矾各等分（一方有五倍子无雄黄）
【用法】上为细末。贴患处。
【主治】牙疳。
【加减】慢牙疳，敷此药少加信。

胆矾散

【来源】《普济方》卷六十七。
【组成】生肌散一两　芦甘石三钱　胆矾半钱
【用法】上为末。贴之。
【主治】牙疳。

麝香生肌散

【来源】《普济方》卷六十七。
【组成】麝香　青黛各一钱半　乳香　轻粉各一钱　五色龙骨（重研）一两　苦葫芦瓤一两
【用法】上为细末。临卧先用温水漱口，然后用药。
【主治】牙疳。

乌金散

【来源】《普济方》卷七十。
【组成】茯苓　人参　细辛　麝香各等分
【用法】上为细末。临卧刷牙鬓，至齿不落。
【主治】牙疳；一切风证。

细辛散

【来源】《普济方》卷七十。
【组成】细辛　荠草　曲头棘针　墙衣各一两　盐花一两半　荞麦面三两
【用法】上为细末，以酽醋和荞面裹上件药，以炭

火烧令赤，又以摇揩不得者，即以绵裹贴齿根上，咽津无妨。用后齿牢，患十年者皆效。

【主治】牙齿疼痛，摇动欲落，疳虫衄血，臭气黑恶，不能食。

宣牙膏

【来源】《普济方》卷七十。

【别名】牙宣膏（《万病回春》卷五）。

【组成】龙骨　定粉各二钱半（另研）　麝香一字

【用法】上前二味为细末，后入麝香和匀；用黄蜡一两，瓷盏内销开，入药于内，搅匀，放冷，取出，熨斗烧热，铺纸用药摊之匀薄。每用剪作纸条儿，临卧于齿患处、齿断间，封贴一宿，至次日早晨取出药。每夜用之，如此半月。

【功用】消牙齿肿闷，生断肉，去风邪，牢牙齿。

【主治】疳蚀。牙齿动摇不牢，疼痛不止。

珠粉散

【来源】《普济方》卷二九九。

【组成】枯白矾一两　干胭脂一钱半　轻粉半钱　麝香少许

【用法】上为末。油调，掺口疮，或干贴。

【主治】口舌恶疮，及牙疳蚀。

牙疳膏

【来源】《普济方》卷三八一。

【组成】麝香半两（研细）

【用法】上用无灰酒半升，于银石器中熬，以槐柳枝三五茎不住搅成膏，火须紧慢所得。先以浆水漱口，涂之。

【主治】小儿走马疳，大人牙齿疳。

立正散

【来源】《普济方》卷三八一。

【组成】人中白　枯白矾各一分　铜绿一分　轻粉一分　麝香少许

【用法】上为细末。先洗净疳，然后上药，每日三次二次贴之。

【主治】马疳、牙疳。

碧玉散

【来源】《普济方》卷三八一。

【组成】铜青三钱　麝香一字　轻粉一字

【用法】上为细末。手指捻药末，搽牙，临卧时用药贴在疮上。

【主治】牙疳肿烂。

神功散

【来源】《臞仙活人心方》。

【组成】青黛三钱　铜绿二钱　晋矾二钱　黄柏二钱　藜芦二钱　枯矾二钱　黄连二钱　麝香半钱　轻粉四十九贴　芒消二钱　人言二钱（用红枣十枚，去核，匀分此物入内，于火内煅作灰）

【用法】上各为细末，入粉、麝研烂。随时擦之。

【主治】牙疳，臭烂涎出者。

聚宝黄龙散

【来源】《医部全录》卷四一五引《要诀》。

【组成】龙实（龙骨中有之深黄或淡黄色紧掬人舌者是）　白矾灰　蜗牛壳　南粉　牛黄各一钱

【用法】上为末。每用少许，贴窍子内，时时用之。

【主治】齿龈疳蚀，有窍子不合者。

麝香散

【来源】《医方类聚》卷一九一引彰德梁国英御史家传秘方。

【组成】细腻荞面三两　青盐一两

【用法】水和荞面裹青盐，以文武火烧透断烟，捣罗为细末，入麝香、轻粉少许。温水洗漱洁净，将药于疳口干贴。

【功用】消肿去毒，生肌敛肉。

【主治】牙疳。

【宜忌】忌食诸物肉菜湿面。

麝香散

【来源】《疮疡经验全书》卷七。

【组成】香附一两　铜青五钱　麝香五分

【用法】上为细末。用米泔洗净，疮湿干掺，疮干用油调搽。

【主治】小儿眉疳疮，耳额疮，并牙疳。

秘传宁口散

【来源】《松崖医径》卷下。

【组成】青黛二钱　硼砂一钱　孩儿茶　薄荷叶各五分　片脑二分　（一方有蒲黄、朴硝、生甘草）

【用法】上为细末。以笔尖蘸药，点患处；咽疼用芦管吹入。

【主治】牙痛牙疳，口舌生疮，咽喉肿痛。

秘传神应散

【来源】《松崖医径》卷下。

【组成】蛤蟆一只（小者，背绿眼光者是用）　明矾二钱　小红枣二枚（去核）

【用法】上共捣成膏，作一丸，火煅存性，为细末。笔尖蘸药点患处。

【主治】牙疳。

雄黄解毒散

【来源】《明医杂著》卷六。

【组成】雄黄一两　铜绿二钱五分

【用法】上为末。用米泔水洗净，干掺患处。

【主治】痘疮后牙疳口臭，或走马疳龈颊蚀烂，或肢体成痘疳凹陷不愈。

牙疳散

【来源】《丹溪心法附余》卷二十二。

【组成】珍珠七个　铜青一分　白矾（煅）三钱　千里沉石灰半钱

【用法】上为细末。用米泔水搅口，贴。

【主治】牙疳。

血竭散

【来源】《丹溪心法附余》卷十二。

【别名】五味血竭散（《仁术便览》卷一）。

【组成】寒水石（烧熟，细研）四两　龙骨一两　蒲黄二两　血竭五钱　枯矾一两

【用法】上为末。每用少许，贴在疮口上，纸封。

【主治】

1.《丹溪心法附余》：牙疳并恶疮。

2.《仁术便览》：满口生疮，牙肿，两夹腮内肿，及臊疳疮。

玉锁匙

【来源】《活人心统》卷下。

【组成】僵蚕　硼砂（煅）　冰片少许　白芷各等分

【用法】上为末。每用一指面，指揩牙床上。三次即愈。

【主治】牙疳。

擦牙散

【来源】《古今医统大全》卷九十一。

【组成】白梅（烧存性）　枯矾各一钱　人中白（取夜壶中者佳）

【用法】将人中白煅红，退冷，同研一处极细，先用韭根、茗浓煎汤，以鸡毛洗牙去腐净，见血方可敷药，须遍摩烂者。

【主治】痘毒牙疳腐烂。

如圣散

【来源】《片玉心书》卷五。

【组成】人中白（煅尽烟）一钱　铜绿二分　麝香半分

【用法】上为末。以腊茶浸米泔水洗净血后，搽此药；内服黄柏丸。

【主治】牙疳，状如狐惑，初作气臭，次则牙齿黑，甚则龈肉烂而出血，或上下唇破鼻穿，牙齿落者，气喘痰潮，饮食减少。

蚕退纸散

【来源】《片玉心书》卷五。
【组成】蚕退纸（烧灰）五分 人中白（烧过）五分 红褐片（烧灰）五分 白矾（枣肉包烧，烟尽取用）一分
【用法】上为末。搽之。
【主治】牙疳。

蚕蜕散

【来源】《片玉痘疹》卷十二。
【组成】枯矾二钱 人中白（刮，以火煅令白）二钱 五倍子二钱 蚕退纸（烧灰）二钱
《种痘新书》有蛇床子。
【用法】上为末。先以米泔水洗，后用蛴螬虫翻转，蘸水洗净败血，后以此药敷之。
【主治】痘疹后牙宣，牙龈生疮，时时出血；走马疳。

走马牙疳敷药方

【来源】《医方考》卷六。
【组成】黄连一两 雄黄一钱 胆矾三分 冰片五厘
【用法】上为末。掺之。
【主治】牙疳䘌蚀。
【方论】黄连之苦，能坚厚肌肉；雄、矾之悍，能杀䘌虫；冰片之辛，能利肌腠。

搽牙散

【来源】《仁术便览》卷一。
【组成】无毛小鼠一个（以湿纸七层包之，再以食盐三分，黄泥七分和匀固裹，炭火煅存性，为末） 蒲公英草（切碎，沙锅内加水煮烂去滓，取清汁熬膏，晒干，为末）一两 好青盐一两 没食子一两 南蚯蚓一两
【用法】共为细末。搽牙。
【主治】牙疳。

珍珠龙脑生肌散

【来源】《仁术便览》卷四。
【组成】降真香五钱（用香油滚七次） 儿茶五钱 牙末二钱 枯矾二分 珍珠二分 片脑二分
【用法】上为极细末，瓷罐收，黄蜡封口。用清米泔水洗净拭干，掺上。
【主治】下疳、牙疳、诸色疳疮。

桃花散

【来源】《万病回春》卷七。
【组成】桃花信一块
【用法】桑柴火内烧红，淬入细茶浓卤内，如此七次，去信，将茶卤入雄黄一块，研末入卤内。用鸡翎频扫患处。
【功用】止痛生肌。
【主治】癖气上攻，牙腮腐烂。

甘露饮

【来源】《证治准绳·幼科》卷六。
【组成】麦门冬（去心）一两 天门冬（去心）二两 生地黄四分 熟地黄六分 石斛（去根） 枇杷叶各五分 山茵陈 枳壳 黄芩 犀角屑各六分 甘草一字
【用法】水煎服。
【主治】小儿牙疳。

白虎合解毒汤

【来源】《证治准绳·幼科》卷六。
【别名】白虎解毒汤（《麻科活人全书》卷二）、白虎合黄连解毒汤（《中国医学大辞典》）。
【组成】石膏（研粗末）四钱 知母 天花粉 黄芩 黄连 山栀仁各一钱 生地黄 麦门冬各二钱
【用法】入淡竹叶十片，水二钟煎一钟，更磨入犀角汁，索汤水则与之。
【主治】
1.《证治准绳·幼科》：麻疹出而胃热渴甚者。

2.《中国医学大辞典》：温热及痘疹后余热，欲成牙疳。

雄黄散

【来源】《证治准绳·幼科》卷六。

【组成】雄黄　枯矾各一钱　麝香一分半　人中白五分

【用法】上为末。吹入鼻中。如吹不入，用麻油润使进。

【主治】牙疳。痘后牙齿龈肉溃烂。

天马散

【来源】《痧科正传》。

【组成】蚕退壳（头、二蚕者妙，烧存性）一钱　雄黄一钱　马桶碱（煅）一钱　马蹄壳（烧灰）一钱　冰片一钱　西牛黄一分

【用法】上为细末。敷上。

【主治】口糜，牙疳。

绿袍散

【来源】《东医宝鉴·外形篇》卷二

【组成】黄柏（蜜炙）一两　青黛三钱　片脑二分

【用法】上为末。掺患处，吐出涎即愈。

【功用】《北京市中药成方选集》：清胃热，消肿止痛。

【主治】

1.《东医宝鉴·外形篇》：口疮。

2.《北京市中药成方选集》：口舌生疮，胃热牙疳，口臭糜烂。

救苦散

【来源】《痘疹活幼至宝》。

【组成】人中白（火煅）五分　寒水石（井水飞过）三钱　青黛（飞过）五分　僵蚕一钱五分　冰片一分　牛黄二分

【用法】上为细末。先以苦茶拭过，随搽患处。

【主治】痧后口疮、牙疳。

清胃败毒汤

【来源】《痘疹活幼至宝》卷终。

【别名】清胃败毒散（《种痘新书》卷十一）、清胃散毒汤（《疡医大全》卷三十三）。

【组成】僵蚕　丹皮　甘草　连翘心　生地黄　桑白皮　白茯苓　金银花　黄柏（蜜水炒）

【主治】痧后口疳、牙疳。

【加减】体虚，加白术。

冰玉散

【来源】《景岳全书》卷五十一。

【组成】生石膏一两　月石七钱　冰片三分　僵蚕一钱

【用法】上为极细末，小瓷瓶盛贮。敷之，吹之。

【主治】牙疳，牙痛，口疮，齿衄，喉痹。

神授丹

【来源】《景岳全书》卷六十。

【组成】枯矾七分　白毯灰三分　麝香一分

《疡医大全》有冰片一分。

【用法】上为末。以竹管吹疮上。

【主治】牙疳。

搽牙散

【来源】《景岳全书》卷六十三。

【组成】铜绿　雄黄　五倍子　枯矾　胡黄连　北细辛　乌梅（火煅存性）各等分

【用法】上为末。搽之。

【主治】痘后余毒，攻牙生疳，一日烂进一分。

青黛散

【来源】《济阳纲目》卷一〇七。

【组成】青黛三钱　铜绿　黄矾　黄柏　黄连　藜芦　枯矾　芒消各二钱　人言二钱（用红枣一枚去核，各分入内，以火煅作灰用）　麝香半钱　轻粉四十九贴

【用法】上为细末，后入轻粉、麝香研匀。每用少

许，擦患处。
【主治】牙疳。

追毒散

【来源】《济阳纲目》卷一〇七。
【组成】雄黄　人言　硼砂　轻粉　寒水石　龙骨各等分
【用法】上为细末。疮口贴之。
【主治】一切疳，不问年深日久，及冷疳。

黄连解毒汤

【来源】《救急选方》卷上引《儿科方要》。
【组成】黄连　甘草　玄参各一钱　射干一钱半　贝母　桔梗　连翘各七分　生地八分　犀角（水磨）一钱（药熟入）
【用法】水煎服。
【功用】清血中之热，泻胃中之火。
【主治】小儿牙疳。

信枣散

【来源】《证治宝鉴》卷十。
【组成】大枣（去核）　信石　人中白　铜青末
【用法】上将信石纳入大枣内，烧存性，加人中白、铜青，研末敷。
【主治】牙疳。

消疳解毒散

【来源】《救偏琐言·备用良方》。
【别名】革四（《痧症全书》卷下）、五十二号泰象方（《杂病源流犀烛》卷二十一）。
【组成】薄荷五分　儿茶一钱　冰片一分　人中白三钱　天花粉一钱　甘草五分　青黛（水澄）一钱　黄连五分　牛黄一分　珠子二分　雨前茶五分　白硼一钱
【用法】上为极细末，以无声为度。先以浓茶拭净，方吹。
【主治】痘后牙疳。

消疳散

【来源】《治痧要略》。
【组成】人中白三钱　花粉　硼砂　青黛　儿茶　冰片　真珠各一钱　薄荷　黄连　雨前茶各五分
【用法】上为极细末。先用浓茶拭净，掺患处。
【主治】痧后牙疳。

牛黄生肌散

【来源】《外科大成》卷三。
【组成】牛黄五分　珍珠　琥珀　人中白　胡黄连　乳香　没药各一钱　儿茶二钱　硼砂各五分　冰片三分
【用法】上为末。掺患处。
【功用】牙疳臭烂穿腮。

升阳清胃汤

【来源】《冯氏锦囊秘录》卷六。
【组成】升麻六分　煅石膏一钱二分　连翘一钱　生地一钱二分　牛蒡子一钱（研）　丹皮八分　桔梗四分　甘草三分　荆芥四分　薄荷四分
【用法】加灯心，水煎眼。
【主治】牙疳，牙痛。

马鸣散

【来源】《张氏医通》卷十五。
【组成】人中白（煅）一钱　蚕退纸（如无，僵蚕代之）　五倍子（生半煅半）　白矾（生半枯半）　硼砂（生半煅半）各五分
【用法】上为散。先以青布蘸水拭净，用鹅翎管吹口中患处。
【主治】
1.《张氏医通》：口舌生疮，痘后疳烂。
2.《麻症集成》：牙疳，颊穿齿崩。

无比散

【来源】《张氏医通》卷十五。

【组成】黄牛粪（煅存性） 龙脑（少许）
【用法】上为细末。吹之。
【主治】麻后牙疳腐烂。

七宝散

【来源】《良朋汇集》卷四。
【组成】硼砂 枯矾各一钱 芦荟五分 青黛二分 轻粉二分 雄黄二分 冰片一分
【用法】上为细末。掺牙疳上，或以鸡翅扫敷之。
【主治】一切牙疳。

三白散

【来源】《良朋汇集》卷四。
【组成】红绒髭子（烧灰） 珍珠（煅）各一钱 冰片一分
【用法】上为极细末。先用净米泔水洗，后上药。
【主治】小儿牙疳，红白口疮。

牙疳速效散

【来源】《良朋汇集》卷四。
【组成】寒水石（烧红）一两 蒲黄 文蛤各五钱 青黛二钱 冰片一分
【用法】上为细末。敷上。
【主治】小儿牙疳，及舌上生疮。

走马牙疳散

【来源】《良朋汇集》卷四。
【组成】五倍子大者一个（装入茶叶末，在内外用纸封好，放灰火内煨，黄色为度）
【用法】上为细末。先用米泔水洗漱，后上药。
【主治】小儿牙疳。

滋阴解毒汤

【来源】《幼科直言》卷一。
【组成】僵蚕 扁豆 山药 桔梗 陈皮 生黄耆 当归 黄连（土炒） 白芍（酒炒） 甘草
【用法】水煎服。
【主治】口疮并牙疳。

黄龙散

【来源】《麻科活人全书》卷四。
【组成】牡黄牛屎尖（煅） 冰片一分
方中牡黄牛屎尖用量原缺。
【用法】上为末。以鹅管吹患处。
【主治】牙疳。

珍珠散

【来源】《外科全生集》卷四。
【组成】硼砂 雄精 川连 儿茶 人中白 冰片 薄荷 黄柏各等分 大破珠减半
【用法】上为极细末。以刀点之，吹之立效。
【主治】
1.《外科全生集》：牙疳、牙根红肿。
2.《外科证治全书》：喉痈、喉间红肿疼痛。

清胃化毒汤

【来源】《种痘新书》卷十一。
【组成】石膏三钱 甘草 牛子 连翘 生地 炒芩 槟榔各一钱 使君子肉六分 紫草六分 金银花
方中金银花用量原缺。
【用法】水煎，时含与服。
【主治】麻后牙疳，初牙痒血出或口臭者。

雄黄散

【来源】《种痘新书》卷十一。
【组成】雄黄二钱 黄柏二钱 蛇床子一钱
【用法】上为细末，先以艾叶煎汤洗净患处，然后用此药末敷上。
【主治】牙疳。

擦牙散

【来源】《种痘新书》卷十二。
【组成】铜绿 雄黄 五倍子 枯矾 白褐

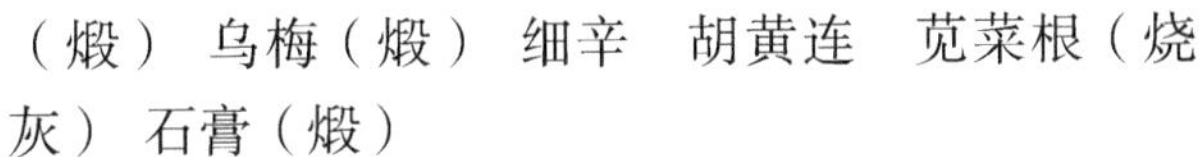

（煅） 乌梅（煅） 细辛 胡黄连 苋菜根（烧灰） 石膏（煅）

【用法】共为细末。清茶洗净，然后敷之。

【主治】痘后牙疳，一日烂一分者。

芜荑消疳汤

【来源】《医宗金鉴》卷四十三。

【组成】雄黄 芜荑 生大黄 芦荟 川黄连 胡黄连 黄芩

【用法】用累攻法：今日攻之，明日又攻之，以肿硬消，黑色变，臭气止为度；若不能食，或隔一日，或隔二三日攻之。攻之后渐能食，不必忌口，任其所食。虽大便溏，仍量其轻重攻之。

【主治】

1.《医宗金鉴》：牙疳。

2.《医碥》：牙槽风溃后肿硬不消，出臭血而不出脓，臭秽难近。

牙疳散

【来源】《医宗金鉴》卷五十二。

【组成】人中白（煅存性） 绿矾（烧红） 五倍子（炒黑）各等分 冰片少许

【用法】上为极细末。先用水拭净牙齿，再以此散敷之。

【主治】牙疳。

【加减】有虫者，加槟榔。

消疳芜荑汤

【来源】《医宗金鉴》卷五十二。

【组成】大黄 芒消 芜荑 芦荟（生） 川连 胡黄连 黄芩 雄黄

【用法】水煎服。

【功用】泻热毒。

【主治】牙疳。毒热攻胃，龈肉赤烂疼痛，口臭血出，牙枯脱落，穿腮蚀唇。

【加减】服后便软及不食者，去大黄、芒消，加石膏、羚羊角。

人中白散

【来源】《医宗金鉴》卷五十九。

【组成】人中白（煅）二钱 雄黄八分 冰片四分 硼砂 青黛 儿茶各一钱

【用法】上为细末。搽敷患处。并内服清毒凉血饮。

【主治】痘后余毒未解，上攻牙齿，致生牙疳。初起口臭龈肿，牙缝出血，尚觉疼痛；甚则色黑腐烂，牙齿脱落，穿腮破颊，牙缝出血。

清毒凉血饮

【来源】《医宗金鉴》卷五十九。

【组成】知母 石膏 生地 黄连 当归 赤芍 大黄 山栀子 丹皮 荆芥 连翘（去心）

【用法】水煎服。外敷人中白散。

【主治】痘后牙疳。初起口臭龈肿，牙缝出血，尚觉疼痛，甚则色黑腐烂，牙齿脱落，穿腮破颊，蚀透鼻唇。

牛黄青黛散

【来源】《医宗金鉴》卷七十。

【组成】牛黄 青黛各五分 硼砂二钱 朱砂 人中白（煅） 龙骨（煅）各一钱 冰片三分

【用法】上为细末。先以甘草汤将口漱净，再上此药。

【主治】牙疳肿腐。

加味二妙汤

【来源】《医宗金鉴》卷七十。

【组成】黄柏（生） 苍术（米泔浸，炒） 牛膝各三钱 槟榔 泽泻 木瓜 乌药各二钱 当归尾一钱五分

【用法】用黑豆四十九粒，生姜三片，水三钟，煎一钟；再煎滓，水二钟半，煎八分服。

【主治】青腿牙疳，两腿起紫黑云片，牙龈腐烂如疳，行步艰难。

活络流气饮

【来源】《医宗金鉴》卷七十。

【别名】和中既济汤。

【组成】苍术　木瓜　羌活　附子（生）　山楂肉　独活　怀牛膝　麻黄各二钱　黄柏　乌药　干姜　槟榔　枳壳（麸炒）各一钱五分　甘草八分　黑豆四十九粒　生姜三片

【用法】水四钟，煎一钟服；滓再煎，水三钟，煎八分服。

【主治】青腿牙疳。

【加减】如牙疳盛，减去干姜、附子，加胡黄连二钱、龙胆草二钱；如牙疳轻而腿疼重，加肉桂二钱；如寒热已退，减去羌活、麻黄，加威灵仙二钱、五加皮二钱。

搽牙牛黄青黛散

【来源】《医宗金鉴》卷七十。

【组成】牛黄　青黛各五分　硼砂二钱　朱砂　人中白（煅）　龙骨（煅）各一钱　冰片三分

【用法】共研细末。先以甘草汤将口漱净，再上此药。

【主治】牙疳肿腐。

烧白散

【来源】《绛囊撮要》。

【组成】大红枣（去核）　人中白

【用法】将人中白填入枣内，烧焦为末，入麝香二厘。搽之。

【主治】牙疳。

生肌散

【来源】《吴氏医方类编》卷一。

【别名】消疳生肌散。

【组成】珍珠五分（煅）　海巴　象牙（煅）　乳香（去油）　没药（去油）　龙骨各一钱（煅）　冰片三分　轻粉三分　真红褐子三分（烧灰存性，或旧织锦亦可）

【用法】上为末。搽数次即愈。

【主治】牙疳因素有癖疾，积热上攻，轻为牙癣，重则牙疳。

生肌散

【来源】《种福堂公选良方》卷四。

【别名】海龙粉。

【组成】龙骨　血竭　红粉霜　乳香　没药　海螵蛸　赤石脂各一分　煅石膏二分

【用法】上为细末。敷上。

【功用】《串雅内编选注》：去腐生肌，防腐止痛。

【主治】

1.《种福堂公选良方》：下疳。

2.《串雅内编选注》：一切痈疽肿毒，疮疡溃久不易收口之症。

【加减】若要去腐肉，每生肌散一两，配入（白）粉霜三分或五分；如治下疳等，每两配入一二分。

【方论】《串雅内编选注》：本方以龙骨、石膏、海螵蛸、赤石脂收湿敛疮，生肌长肉为主。但“腐不尽，不可以言生肌”，所以在生肌群药之中，加入红粉霜去腐，佐以血竭、乳香、没药散瘀止痛。共成去腐生肌、防腐止痛之方。

珠荟散

【来源】《种福堂公选良方》卷四。

【组成】真芦荟五分　龙脑　薄荷叶五分　珍珠四分（研至无声）　真青黛三分　官硼砂二分　大冰片五厘　儿茶五分

【用法】上为极细末，瓷瓶贮好，以蜡塞口，勿令泄气。临用吹患处。

【主治】小儿五疳积，发热，牙疳并花后牙疳。

珠珀救苦散

【来源】《天花精言》卷六。

【组成】石首鱼枕骨一钱（未经盐渍，鲜黄花鱼脑内白石二块，置水内煮一炷香，研为极细末）　京剥牛黄五分　大珍珠五分（将珠下于豆腐内，将豆腐悬于净砂锅内，水煮一炷香，研为极细末）　孩儿茶五分　黄柏末三分　大梅花冰片三分　真青黛五分　象皮五分（烧煅存性）　好硼砂三分　琥珀末五分

【用法】上为极细末。先用小米泔水将疮漱洗干

净，然后敷药，内则服清火散毒之剂，以解其毒，或服泻黄纳谷散，或服赛金化毒散。

【主治】走马牙疳。

八宝散

【来源】《仙拈集》卷二。

【组成】珍珠 冰片 牛黄 象牙 枯矾 枯盐 铜绿 银珠 轻粉 鸡内金各等分 金箔七张

【用法】上为极细末。泔水洗净，敷药。

【主治】大人、小儿口疮牙疳，久不愈者。

金白散

【来源】《仙拈集》卷二。

【组成】鸡内金（焙干）一两 白芷五钱 铜绿一钱 麝香一分

【用法】研。搽。

【主治】牙根臭烂、黑色，有虫。

椒硼散

【来源】《仙拈集》卷二。

【组成】川椒（去白，炒出汗）一钱半 铜青 硼砂各一钱

【用法】上研末。搽患处。

【主治】牙疳。

三仙散

【来源】《仙拈集》卷三。

【组成】枯矾五分 冰片二分 麝香五厘

【用法】上为细末。吹患处。四次即愈。

【主治】牙疳。

金不换

【来源】《观聚方要补》卷七引《喉科指掌》。

【组成】人中白五钱（煅存性） 细柏末三钱 青黛六钱 玄明粉三钱 硼砂三钱 西瓜消八钱 冰片三分

【用法】上为末。吹用。

【主治】火症，痘疳，牙疳，喉间溃烂者。

【加减】烂斑有深潭者，加龙骨、象皮、赤石脂各三钱，同研吹之；喉癣、喉疳，每钱加银粉雪三分（即瓜消之飞出者也）。

夺命紫金丹

【来源】《疡医大全》卷三十四。

【组成】琥珀一钱（甘草水煮一炷香，以青布裹之打碎，再用糯米泔水浸透，将瓷盘盛糯米，琥珀放米上，饭锅上蒸熟为度，将琥珀利刃切片如纸薄，研极细末） 钟乳石二钱五分（甘草水洗，新瓦略焙，用老姜切片，铺银罐内，乳石放姜上，以铁盏盖之，铁丝扎紧，用文武火煅一炷香，冷定开看，取出另研极细） 珍珠（包豆腐内煮一炷香，火不可太大） 冰片（另研） 西牛黄（另研）各一钱 朱砂（研细，水飞）五钱

【用法】上为极细末。每服五厘，加飞罗面（炒过）二分五厘，合计三分为一服，土茯苓汤调下。每一小料，用丹药六分，炒面三钱，分作十二服，土茯苓十两，水煎分十二碗，去滓，每早用汤一碗，入药一服，搅匀服之。不可饮茶汤，多煎土茯苓汤当茶。

【主治】杨梅漏疮，并诸疮毒破烂见骨，经年不收口者，或筋骨疼痛不止，或遍身破烂出血，起皮一层，又起一层，或鹅掌风，赤白癜风，诸般顽癣，或骨烂，牙疳口臭，臁疮恶毒。

【宜忌】忌鹅、鸡、羊肉、房事。

芦荟丸

【来源】《医部全录》卷二七四引河间方。

【组成】芦荟 银柴胡 胡黄连 川黄连 牛蒡子 玄参 桔梗 山栀仁 生石膏 薄荷叶 羚羊角各五分 甘草 升麻各三分

【用法】上为细末，糊为丸，如梧桐子大。每食后白汤送下。

【主治】牙龈出血，及腐烂黑臭者。

胆矾散

【来源】《杂病源流犀烛》卷二十三。

【组成】胡黄连五分　胆矾　儿茶各五厘

【用法】上为末。敷患处。

【主治】牙疳。

清胃石膏汤

【来源】《痘疹会通》卷五。

【组成】金钗石斛一钱五分　桔梗一钱五分　甘草五分　元参一钱　煨石膏一钱五分　黄连四分　炒黄柏三分　牛蒡子一钱　连翘（去心）六分　荆芥三分　生地三钱　花粉八分

【用法】加西河柳二钱，清水煎服。

【主治】小儿麻后，牙疳黑烂。

圣功丹

【来源】《重楼玉钥》卷上。

【组成】硼砂五分　蒲黄一分　人中白二分　马勃一分　儿茶一分　甘草节八厘　僵蚕五厘　冰片五厘　麝香四厘

【用法】上为细末，收固。水漱口净，吹之。数次即愈。

【主治】一切牙疳。

【加减】若疳重，加青黛、黄柏等分。

保元丹

【来源】《重楼玉钥》卷上。

【组成】稻草不拘多少

【用法】密扎成把，候冬日放露天粪缸内，至春分取起，于长流水洗净污秽，置屋上，任日炽雨淋雪压，愈陈愈妙，再将草烧成黑灰，为末，每两加冰片三分，和乳极细。吹患处。

【主治】牙疳久不愈者。

独胜丹

【来源】《重楼玉钥》卷上。

【别名】独胜散（《喉证指南》卷四）。

【组成】白茄蒂不拘多少　冰片少许

【用法】阴干，瓦上炙燥，为细末，加冰片少许，收固。吹患处。

【主治】一切牙疳，穿腮破唇。

神功丹

【来源】《重楼玉钥》卷上。

【组成】人中白二两　黄柏六钱　青黛六钱（水飞）　薄荷叶六钱　儿茶一两　冰片六分

【用法】上为极细末。每日用七八次。用药后涎外流不止者吉，无涎乃毒气内攻，则属不治之症。

【主治】一切牙疳。

加味龙石散

【来源】《济众新编》卷三。

【组成】乳香　没药　麝香　朱砂　石雄黄　寒水石　白矾　龙脑各等分

【用法】上为末。掺之，一日三五次。

【主治】牙疳。

水底冰

【来源】《喉科紫珍集》卷下。

【组成】象后　万年甘　追风散各等分

【用法】上为末。用滚水泡浸药末一时，滤药滓。将冷噙口，频换。

【主治】口舌牙疳，喉中腐烂，臭秽难堪。

擦牙牛黄青黛散

【来源】《医抄类编》卷二十二。

【组成】牛黄　青黛五分　硼砂二钱　朱砂　人中白（煅）　龙骨一钱（煅）　冰片二分

【用法】共研细末。先以甘草汤漱口，再上此药。

【主治】青腿牙疳。

消疳丸

【来源】《集验良方》卷五。

【别名】消疳口丸（《饲鹤亭集方》）。

【组成】山楂四两　陈皮一两　枳实一两（炒）　胡连一两　青黛五钱　芦荟（煅）五钱　人参五钱　使君子肉（煨）一两　青皮（炒）

五钱　莪术（醋炒）五钱　芜荑六钱　神曲（炒）六钱

【用法】上为末，蒸饼为丸，如龙眼核大。每服一丸。

【主治】小儿肚大筋青，身热肉瘦，牙疳口臭。

绛雪散

【来源】《痞疹选要》。

【组成】石膏　枯矾　硼砂　皂荚　文蛤青盐　薄荷　青黛　白盐梅　人中白　雄黄　冰片　血余

【用法】上为末。敷患处。

【主治】牙疳。

紫　袍

【来源】《囊秘喉书》卷下。

【别名】红枣散。

【组成】大红枣（用竹刀破开，去核）　腰黄（研末，填入枣内）

【用法】瓦上炙脆，研末用。

【主治】脾经各色口疳，龈肿腐烂，牙疔。

胜金散

【来源】《麻疹备要方论》。

【组成】青黛　明矾　雄黄　文蛤　皂荚　栀子　血余　冰片

【用法】上为细末，瓷瓶收贮。临用以米泔温洗净后敷之。

【主治】麻疹没后牙疳，口鼻坏烂。

三解散

【来源】《治疹全书》卷下。

【组成】当归　川芎　白芍　生地　防风　荆芥　陈皮　枳壳　黄芩　黄连　连翘　牛蒡

【用法】上为散服。

【主治】疹后口干，变成牙疳者。

加味清胃汤

【来源】《治疹全书》卷下。

【组成】升麻　黄连　丹皮　生地　当归　甘草　桔梗　牛蒡　荆芥　元参

【主治】疹后牙疳红肿者。

走马散

【来源】《治疹全书》卷下。

【组成】白盐梅（烧存性）　白明矾（煅）各三钱　人中白五钱

【用法】上为末。先将细茶煎浓汁，用发帚蘸汁，刷去腐肉，洗见鲜血，将药敷上，令吐毒涎，一日三次；烂至喉中者，用芦管吹入。虽遍口烂破者，敷之皆愈。惟山根发红点者不治。肉已腐者，剪去敷药；牙欲落者，摇去敷药。

【主治】牙疳腐烂至喉中，及牙落穿腮者。

【宜忌】忌油腻厚味、鸡、鹅、鱼腥、辛辣、一切发毒等物。

绛雪散

【来源】《治疹全书》卷下。

【组成】石膏二钱　薄荷　硼砂　血竭各五钱　朱砂三分　明矾二分　冰片二分

【用法】共为末。敷患处。

【主治】牙疳疼痛，口疮舌破，喉痛腮肿，并目赤鼻皶，面风。

疳热凉膈散

【来源】《治疹全书》卷下。

【组成】大黄　黄连　黄芩　石膏　生地　方解石　玄参　连翘　牛蒡　枳壳　薄荷　荆芥穗

【主治】疹后牙疳甚烈者。

清金散

【来源】《治疹全书》卷下。

【组成】青黛　明矾　雄黄　文蛤　山栀　硼砂　皂角　血余　冰片

【用法】上为末。以盐汤洗口净后，敷之。

【主治】疹后口干，变成牙疳。

加味清胃散

【来源】《麻症集成》卷四。

【组成】生地　当归　犀角　连翘　灵脂　升麻　丹皮　川连　甘草　力子　制军　使君子

【主治】麻症热留胃中，余毒上冲，致患牙疳。

当归散

【来源】《麻症集成》卷四。

【组成】油归　尖生（地）　知母　滑石　川贝　黄芩　瓜蒌　大黄　酒芍　甘草

【主治】牙疳便闭，胃中腐烂，内毒上冲。

六味加肉桂汤

【来源】《医门补要》卷中。

【组成】熟地　丹皮　山药　茯苓　泽泻　萸肉　加肉桂少许或加人中黄

【主治】虚火牙疳。

苋枣散

【来源】《急救经验良方》。

【组成】白苋菜梗炭三钱（煅炭）　儿茶二钱　红枣炭一钱五分（每枣一枚剥开，夹黄豆大雄黄一块煅炭）　硼砂二钱　人中白一钱　冰片二分

【用法】上为极细末，用瓶封固收存，勿令走气。每遇牙根烂腐，血肉自落，时时擦之，候满口涎水，用清水漱去。

【主治】牙疳。轻，牙根疼痛；重，连牙皆落。

辄马丹

【来源】《外科传薪集》。

【组成】胡连二钱　川柏二钱　硼砂一分　雄精一钱　川连一钱　儿茶五分　薄荷一钱　人中白（煅）一钱　冰片八分

【用法】共为细末。此症若因热温而起者，当以绿豆饮浓汁频用。

【主治】牙疳作痒。

消疳丹

【来源】《青囊秘传》。

【组成】胡连五分　胆矾三分　儿茶五分　铜绿五分　麝香一分　绿矾一钱　滑石一钱　杏仁霜五分　西黄五分　青黛一钱　鸡内金五分　葶苈子五分　雄黄一钱

【用法】上为细末。吹之。

【主治】一切牙疳，臭烂不止。

人龙散

【来源】《外科方外奇方》卷四。

【组成】戌腹粮（即狗屎中骨头，瓦上煅存性）

【用法】上为末。每一钱加冰片少许，敷之。

【主治】牙疳。

人龙散

【来源】《外科方外奇方》卷四。

【组成】人龙（瓦上焙）

【用法】上为极细末。加青黛、冰片少许和搽。

【主治】牙疳。

牙疳回疳散

【来源】《外科方外奇方》卷四。

【组成】真人中白五分（煅）　陈蚕茧二钱五分（煅存性）　五倍子一钱（打碎，去蛊）　制明矾（法用整五倍子一钱，内装明矾一钱，煅枯，研细末用）　川连末五分　芦荟末五分　犀牛黄三分　青黛五分　冰片四分　蟢子窠十七个（煅存性）

【用法】上为细末。先用河蚌煎汤漱口，用少许吹之。

【主治】牙疳。

牙疳散

【来源】《医学衷中参西录》上册。

【组成】煅甘石二钱　镜面朱砂二分　牛黄五厘　珍珠五厘（煅）

【用法】上为细末。日敷三次。
【主治】牙疳。

新定加味冰硼散

【来源】《疡科纲要》。
【组成】漂人中白三两　老月石二两　薄荷尖二钱　梅花冰片五钱　明腰黄一两
【用法】各为细末和匀。外用。
【主治】咽喉痛腐，口疳、舌疮、牙疳、重舌。
【加减】牙疳多血，加蒲黄炭、枣信炭。

新定加减锡类散

【来源】《疡科纲要》。
【组成】漂净人中白二两　西牛黄五钱　老月石二两　鸡爪川连一两　明雄黄一两五钱　真川贝　广郁金各八钱　金余灰（即人指甲，洗净，炒松，弗焦，研细）六钱　上梅片四钱
【用法】各为极细末，和匀。点患处。极效。
【主治】咽喉腐烂，及口疳、牙疳、舌疮。

牙疳散

【来源】《北京市中药成方选集》。
【组成】血竭二两　人中白（煅）一两　儿茶二两　青黛一两　生硼砂一两　青果炭二两　冰片三钱
【用法】上为极细粉，过罗。用药少许，擦牙患处。
【功用】清胃热，消肿痛。
【主治】胃热火盛，牙痛牙疳，齿缝出血，牙床肿烂。

牙科灵丹

【来源】《北京市中药成方选集》。
【组成】麻黄一两　天麻一两　蜂房一两　升麻一两　生石膏一两　防风一两　薄荷一两　柿霜一两　白芷一两　细辛一两　生地一两　甘草一两
【用法】上为细末，过罗，每十二两细粉兑：冰片五钱，蟾酥三分，朱砂一钱五分，牛黄五分，上药混合，均匀研细，炼蜜为丸，重一钱。每服一丸，一日二次，温开水送下。
【功用】清热散风，解毒止疼。
【主治】胃热上攻，风火牙疼、牙宣、牙疳、齿龈肿烂。

小儿牛黄散

【来源】《全国中药成药处方集》（天津方）。
【组成】大黄一两　浙贝　黄连　花粉　赤芍　甘草　银花　连翘（去心）各五钱　炒二丑四钱　制没药　制乳香各一钱五分
【用法】上为细末，兑入雄黄面二钱五分，牛黄四分五厘，冰片二钱五分，麝香、珍珠各一分五厘。以上研细和匀，三分重装瓶。周岁每次服半瓶，二、三岁服一瓶，乳汁或糖水调下。
【功用】清热化痰，镇惊解毒。
【主治】肺热痰黄，咽喉肿痛，口疮牙疳，头面生疮，皮肤溃烂，周身发烧。

五疳消积丸

【来源】《全国中药成药处方集》（沈阳方）。
【组成】川黄连　芜荑　龙胆草各三钱　炒麦芽　焦山楂　广陈皮　炒神曲各一两
【用法】上为极细末，水泛为小丸。每服二钱，白水送下。
【功用】杀虫消食。
【主治】小儿疳积，面黄肌瘦，牙疳口臭，腹大筋青，食少胀满，虫积腹痛。
【宜忌】忌食生冷、硬物。

珠黄消疳散

【来源】《全国中药成药处方集》（天津方）。
【组成】花粉　青黛　黄连　生硼砂　青叶　薄荷叶　甘草各一两　儿茶二两　牛黄二钱　珍珠一钱　冰片五钱
【用法】上为细末，二分重装瓶。将此散涂擦患处，一日数次。
【功用】清热解毒。
【主治】咽喉肿痛，口臭牙疳，齿龈溃烂，牙缝

出血。
【宜忌】忌烟、酒、辛辣食物。

解热镇静锭

【来源】《全国中药成药处方集》(武汉方)。
【组成】陈京墨二两　儿茶　川黄连　胡黄连各一两　冰片六分　麝香五分　熊胆二钱　西牛黄五分
【用法】取上药混合研细，按净粉量加米粉50%，用适量水煮成糊状，和成为锭，每钱不得少于二十粒。内服每次三至五分，熟汤送下；外用以醋研敷。
【主治】风热痰壅，口眼歪邪，牙疳喉痹，霍乱痖痢，血热便血，臁疮肿毒，及疔毒攻心。
【宜忌】孕妇慎服。

红吹散

【来源】《朱仁康临床经验集》。
【组成】朱砂2.5克　月石9克　元明粉9克　乌贼骨8克　煅石膏1.5克　西瓜霜3克　冰片1.5克
【用法】以上各药逐次入乳钵内研成细末，装瓶，勿泄气。用吹药管吹入患处。
【功用】祛腐生新，利咽消肿。
【主治】口糜，口疳，舌碎，牙疳，咽喉病。

二十三、牙　漏

牙漏，又名齿漏、齿漏疳，临床以齿缝出脓血，经久不愈，甚则齿落为特征。《诸病源候论》："手阳明之支脉，入于齿，风邪客于经脉，流滞齿根，使龂肿脓汁出，愈而更发，谓之齿漏。"《太平圣惠方》："龂肿脓汁出，愈而更发，谓之齿漏疳。"《咽喉经验秘传》："牙漏，即牙槽久不愈，缝中出白脓，极难调治，甚则牙落。"

本病的发生，可由过食肥甘炙熥辛辣之品，脾胃大肠蕴热，胃脉入上齿中，大肠脉入下齿中，牙龈属脾，热毒循经上逆，滞留于牙龈或牙根及颌骨之间，局部气血壅滞，腐熟成脓，邪毒未得及时引流，渐向局部薄弱位置穿透，日久形成瘘管之证；或是原患各种牙病，失治或误治，病势缠绵，正气耗损，再加素体气血两亏，髓失所养，肌败肉腐，引流不畅，余毒不清，形成瘘道。治疗以补虚泻实为要，证属脾胃蕴热者，为实，治宜清热解毒，祛风散火；证属气血不足者，为虚，治宜补益气血，托里排脓。

丁香散

【来源】《太平圣惠方》卷三十四。
【组成】丁香一分　生地黄五两（以竹刀子切，放铜器内炒令黑色）　干虾蟆一分（炙）　莨菪子半两（炒黑）　麝香一钱（细研）
【用法】上为细散。每至夜间，用湿纸片子，上掺药，可齿断患处大小，贴之。有涎即吐，以愈为度。
【主治】齿漏疳，宣露及骨槽风，脓血不止。

枸杞汤

【来源】方出《太平圣惠方》卷三十四，名见《圣济总录》卷一二〇。
【组成】枸杞根　东引槐枝　东引柳枝各三两　黑豆半升（炒热，锉皮）
【用法】上为细末，入于铜铛中，微火炒令黄，下炒了黑豆相和，以水三大盏，煎十余沸后，入酒一升，更煎一两沸，滤取汁，热含冷吐。
【主治】齿风疳，根与肉离，疼痛，吃食不得。

盐绿散

【来源】《太平圣惠方》卷三十四。

【组成】盐绿 麝香（细研） 黄连（去须）各一分 石胆一钱
【用法】上药同于乳钵内细研为散。每用一字，掺于湿纸片子上贴之，日二三度，不过十日即愈；忽患口疮者，绵裹半钱含之。
【主治】齿漏疳，虫蚀齿疼痛，出脓水不绝。或疳齿虫蚀不觉，片片自落，齿痒痛。

铜青散

【来源】《太平圣惠方》卷三十四。
【组成】铜青末两字 谷精草末二钱 砒霜半钱 马齿苋灰二字
【用法】上为细末。临卧时，先以热浆水漱口三五度，后以手指取药少许，揩于齿龈上，便合口，候良久，满口津即吐之；依前漱三五度，又揩药，日夜三五度用之。以愈为度。
【主治】齿漏疳。

鲫鱼散

【来源】《太平圣惠方》卷三十四。
【组成】大鲫鱼一枚 砒霜一分 干地黄末一两
【用法】上件药，先割破鲫鱼腹，去肠，入砒霜及地黄末，以纸裹鱼，入火烧，烟绝取出，去其纸灰，更入白矾灰、麝香各少许，细研为散。每用半钱，掺湿纸片子上，贴患处。
【主治】齿漏疳宣露，脓血出。

麝香散

【来源】《太平圣惠方》卷三十四。
【组成】麝香 青矾（烧赤） 黄矾（烧赤） 白矾（烧灰）各一分 芦荟半两 虾蟆灰半两
【用法】上为细散。先以绵拭龈上恶血出，即用湿纸片子掺药贴。
【主治】齿漏疳。虫蚀齿龈臭烂。
【验案】走马疳 《是斋百一选方》：富次律女年数岁，齿上忽生一黑点，后数日龈烂成走马疳，用前方即愈，自后屡有奇效。

青挺子

【来源】《圣济总录》卷一七二。
【组成】信砒（瓷瓦上炒半熟） 粉霜（瓷瓦上炒半熟） 胆矾（瓷瓦上炒半熟）各一分 铜绿（生） 胡粉 麝香（研） 雌黄（研）各一钱
【用法】上为细末，盐水先漱口，次以米饭掌内搓药成挺子，如针头大。置齿缝中。
【主治】漏疳，口齿破烂生疮。

黄连散

【来源】《圣济总录》卷一七二。
【组成】黄连（去须） 黄药子 马牙消（研）各一两 白矾（烧，研）一分 龙脑一钱（研）
【用法】上为散。每用半钱，贴患处。
【主治】漏疳血出，不得食。

黄银散

【来源】《圣济总录》卷一七二。
【组成】黄连（去须） 蒲黄各一分 生干地黄（焙） 乌头尖（生） 当归（切，焙） 铜绿 细辛（去苗叶）各二钱 莨菪子一分（为末） 水银一钱（用枣瓤五枚，研令星尽，并莨菪子末，和为饼子，焙干）
【用法】上为细散。先净漱口，以手指蘸药，匀敷患处。良久温水漱，频用取效。
【主治】漏疳龈烂，宣露不止，唇龈痒痛，牙齿蚛齲。

酸浆膏

【来源】《圣济总录》卷一七二。
【组成】酸浆草根（生者）一握（细锉，以洗净乱发缠裹成一团。酸浆草成小窠子，结实红色，似栀子，中心有子如樱桃。又名苦蝻也） 皂荚二挺（不蛀者。捶，锉） 附子（去皮脐，生，为末）半两 白矾（研）一钱 麝香一皂子大（研，留在乳钵内）
【用法】先用米醋一碗，入酸浆草根及皂荚两味，慢火煎至半碗，去滓，入附子、白矾末，更熬成膏，取出，候冷，刮入麝香乳钵内，研匀，以瓷盒收贮。病人先用盐汤漱剔牙缝，令净，然后以指蘸药膏揩之；如龈烂，以帛子摊药贴。

【主治】小儿牙疳出血，牙龈臭烂；风牙、走马疳、蛀牙等。

蚕灰散

【来源】《鸡峰普济方》卷二十四。

【组成】蚕子灰二钱　人中白一钱　麝香少许

【用法】上为细末。贴齿龈上，日三遍为妙，涎出吐了。

【主治】温疳齿。

当归散

【来源】《御药院方》卷九。

【组成】当归　牛膝（生）各一两　细辛　丁香　木香各半两

【用法】上为细末。每用指蘸贴于齿龈病处，吐津咽津不妨，不拘时候。

【主治】血气不调，风毒攻注，齿龈肿闷生疮，时有脓血，或成齿漏，久而不愈。

藁本散

【来源】《普济方》卷三八二。

【组成】藁本（去苗）　当归（切，焙）　杏仁（汤浸，去皮尖）各半两

【用法】上为散。每用一字。绵裹，纳虫孔中。看虫孔渐小为效。

【主治】漏疳虫蚀。

清胃汤

【来源】《古今医彻》卷三。

【组成】生地一钱半　石膏二钱　升麻五分　丹皮　防风　枳壳各一钱

【用法】水煎服。

【主治】龈肿溃烂。

【加减】下龈甚者，加芍药、黄芩。

清胃散

【来源】《麻症集成》卷四。

【组成】酒炒黄连　生地　当归　丹皮　石膏　黑栀

【主治】热邪蕴隆于胃，牙根溃烂出血，唇口肿痛。

二十四、牙　宣

牙宣，又称齿龈宣露、齿牙根摇、齿间出血、齿挺、食床等，是指以龈肉萎缩、齿根宣露、牙齿松动、经常渗出血液或脓液为特征的牙科病证。《黄帝内经·素问·诊要经终论》：“少阴终者，面黑齿长而垢。”“齿长而垢”形象地描述了牙宣病牙龈萎缩，牙根宣露及牙垢附着等临床特点，为后人对本病的认识奠定了基础。《诸病源候论》：“齿为骨之所终，髓之所养，经脉虚，风邪乘之，气血不能荣润，故令摇动”，“头面有风冷传入，其脉令口齿间津液化为脓液，血气虚竭，不能荣于齿，故齿根露而挺出。”将本病称为“齿动摇”“齿挺”，并认为病因病机乃经脉虚，风邪侵入及血气虚竭，齿失荣润。《外台秘要》称本病为“食床”，“附齿有黄色物，如烂骨状，名为食床。凡疗齿看有此物，先以钳刀略去之，然后依方用药。”不仅描述了牙石及其破坏作用，而且提出了洁牙这一科学的外治法。宋代，始出现“牙宣”这一病名，如《圣济总录》胡粉散方可治疗“牙宣出血不止”。明代，医家对本病的认识，在前人的基础上，又有所完善和发展。如《医方考》提出从肾论治：“肾虚齿长而动者，滋阴大补丸加鹿茸方治之。”《秘传证治要诀及类方》：“牙宣有二证，有风壅牙宣，有肾虚牙宣。”

本病可由胃火上蒸，精气亏虚，气血不足等原因引起。嗜食膏粱厚味，或饮酒嗜辛，辛热伤胃，脾胃积热，其热循经上行，熏蒸牙龈，伤及龈肉血络，龈肉腐化，久则龈萎根露，牙齿松动；肾主骨，齿为骨之余，肾虚精亏髓少，肾精不得上达，齿失濡养，引起骨质的萎软，兼以阴虚火旺，虚火上炎于龈肉，久则牙齿疏豁动摇，肉萎根露；素体虚弱或久病耗伤，气血不足，牙龈失于濡养而病邪乘虚侵犯龈肉，以致萎缩而成此病。本病治疗，多以清胃泻火，消肿止痛，滋养肾阴，调补气血，祛腐生新等法为基础。

川升麻散

【来源】《太平圣惠方》卷三十四。
【组成】川升麻　白附子（炮裂）各一两
【用法】上为细散。以生地黄汁调，贴在齿根。
【主治】
1.《太平圣惠方》：齿风宣露。
2.《圣济总录》：牙齿不生。

地黄膏

【来源】《太平圣惠方》卷三十四。
【组成】生地黄一斤（取汁）　胡桐泪半两（细研）　麝香一分（细研）　白矾半两（烧灰细研）
【用法】先于银器中煎地黄汁，欲凝，下诸药，搅勿住手，膏成，于瓷盒中盛。每用少许，涂齿根下。
【主治】
1.《太平圣惠方》：牙齿宣露，齿根挺出，时出脓血不止。
2.《普济方》：骨槽风痛。

当归散

【来源】《太平圣惠方》卷三十四。
【组成】当归　细辛　川升麻各半两　防风（去芦头）　藁本　莽草　芎藭各一分　白杨枝一两
【用法】上为散。每用五钱，以水一大盏，煎至七分，去滓，热含冷吐。
【主治】牙齿宣露挺出，齿断肿痛且痒。

谷精草散

【来源】《太平圣惠方》卷三十四。
【组成】谷精草一分（烧灰）　白矾灰一分　蟾酥一片（炙）　麝香少许
【用法】上为散。每取少许，敷于患处。
【主治】
1.《太平圣惠方》牙齿风疳，齿龈宣露。
2.《圣济总录》：牙齿历蠹。

松节散

【来源】《太平圣惠方》卷三十四。
【别名】松节汤（《圣济总录》卷一二一）。
【组成】肥松节一两（锉）　细辛半两　胡桐泪一两　蜀椒一分（去目及闭口者，微炒去汗）
【用法】上为末。分为五次用，每次以酒二盏，煎十余沸，去滓，热含冷吐；余者再煎，含之。
【主治】齿龈疼痛，肿痒宣露。

郁李根散

【来源】《太平圣惠方》卷三十四。
【组成】郁李根一两　川椒一分　柳枝二两（锉）　槐枝二两（锉）　莨菪子半两　蔷薇根二两（锉）
【用法】上为散。每用四钱，以水一大盏，煎至七分，去滓，热含冷吐。
【主治】齿龈肿痛宣露。

郁李根皮丸

【来源】《太平圣惠方》卷三十四。
【组成】郁李根白皮　熟干地黄各二两　防风（去芦头）　独活　青葙子各一两
【用法】上为末，炼蜜为丸，如梧桐子大。每服三十丸，食后以粥饮送下。
【主治】风热所致的齿根宣露挺出。

枸杞根散

【来源】《太平圣惠方》卷三十四。

【组成】枸杞根　槐白皮各二两　胡桐泪　细辛各一两　川椒一分（去目及闭口者，微炒去汗）
【用法】上为散。每用半两，以水二大盏，煎至一盏，去滓，热含冷吐。
【主治】齿龈宣露，脓血口臭。

胡桐泪散

【来源】《太平圣惠方》卷三十四。
【组成】胡桐泪一两　波斯盐绿一分　石胆半两　丁香一两　生干地黄二两
【用法】上为细散。每服一字，涂敷齿根下。
【功用】固齿生肌。
【主治】牙齿根宣露摇动。

蔓荆子散

【来源】《太平圣惠方》卷三十四。
【组成】蔓荆子　生干地黄　地骨皮　角蒿各一两　郁李根皮二两
【用法】上为粗散。每用半两，以水二大盏，煎至一盏，去滓，热含冷吐。
【主治】牙齿根宣露挺出，皆是积热风毒所为者。

藜芦散

【来源】《太平圣惠方》卷三十四。
【组成】藜芦半两（去芦头）　细辛半两　莽草半两　青盐一两　生地黄一两　牛膝一两　曲头棘针四十九枚
【用法】上为末，用荞面搜作饼子，可药末裹之，烧令通赤，于醋中略淬，过滤出后，晒干，研为细散。每用以纸片子，可牙齿患处大小，水中蘸过，掺药末贴之，有涎即吐却，后用热水漱口，一日三四次。
【主治】牙齿宣露，齿根挺出，疼痛痞蠶。

揩牙乌髭地黄散

【来源】《博济方》卷三。
【别名】地黄散（《圣济总录》卷一二一）。
【组成】莽草　生姜（切片，焙干）　筒子漆　乌麻子（如无，胡麻子代之）　地黄　猪牙皂角　菟丝子各四两
【用法】上入瓶内，以黄泥固济，火煅一日后，入地一尺二寸深窨，三伏时取出，合子盛，露三夜，不得着日气，研罗为末。如齿药用之。
【功用】乌发，延寿。
【主治】《圣济总录》：风齿血弱，齿肉萎缩，渐至宣露。

渫牙散

【来源】《博济方》卷三。
【组成】荆芥（去梗）　细辛　莽草　升麻各一两　木律半两
【用法】上同杵为末。每服五钱，水二盏，入槐枝十数茎，盐二钱，同煎令浓。热含冷吐。
【主治】齿牙浮动，宣露疼痛。

细辛散

【来源】《太平惠民和济局方》卷七（续添诸局经验秘方）。
【组成】红椒（去目，炒）　鹤虱　牙皂　荜茇　缩砂（去壳）各半两　荆芥（去梗）　细辛（去苗）各一两　白芷　草乌各二两
【用法】上为细末。每用少许，于痛处擦之。有涎吐出，不得咽。少时，温水漱口，频频擦之。
【功用】疏邪杀虫。
【主治】

1.《太平惠民和济局方》（续添诸局经验秘方）：风蚛牙痛，或牙龈宣烂，牙齿动摇，腮颔浮肿。

2.《医略六书》：虫牙蛀，脉滑者。

【方论】《医略六书》：牙蛀，本厥阴风化之气生虫蚀牙，而齿不坚牢，故齿骨损坏焉。荆芥疏血中之风，细辛散少阴之风，白芷散风燥湿，川椒温中杀虫，牙皂通窍杀虫，鹤虱祛湿杀虫，荜茇暖胃逐虫，砂仁理气开胃也。为散擦牙，使风虫消化，则齿日肃清，而齿骨坚固。

地骨皮汤

【来源】《医方类聚》卷二三四引《王岳产书》。

【组成】地骨皮半两　柳枝半握　细辛半两　防风半两　杏仁半两（去皮尖）　生地黄一两　盐半两　蔓荆子半两

【用法】上锉细，如煮散。每用一两，以水一大盏，酒一盏，同煎取一盏，滤过，热含，就疼处浸良久吐之，含一盏尽为度，每日二次。

【主治】产后血虚，齿龈宣露，摇动疼痛。

七香散

【来源】《圣济总录》卷一二〇。

【组成】蔓荆实（去皮）　荆芥穗　地骨皮　防风（去叉）　莎草根（炒，去毛）　白芷各一分　草乌头三枚　麝香（研）少许

【用法】上为散。每用三钱匕，水一盏，煎沸，热含冷吐。

【主治】风虫牙疼及牙宣。

乌金散

【来源】《圣济总录》（文瑞楼本）卷一二〇。

【组成】槐白皮（锉）　猪牙皂荚　威灵仙（去土）　生干地黄　酸石榴皮（锉）　何首乌　青盐各一两（以上七味锉细，泥固济，入罐子内，用瓦一片盖口，炭火十斤烧赤，放冷取出，研末）　细辛（去苗叶）　升麻各半两（并捣罗为细末）　麝香一两（别研）

【用法】上为细末，相和令匀。每临卧用水调药半钱，涂在纸上，于牙龈上贴之，贴两三次即愈。如早作齿药用尤妙。

【功用】

1.《圣济总录》：牢牙。

2.《杨氏家藏方》：荣髭鬓。

【主治】骨槽风，牙龈肿痒，及风冷痛，齿宣有血。

皂荚散

【来源】《圣济总录》卷一二〇。

【组成】皂荚（去皮，炙）一挺　硇砂（研）　白矾（熬令汁枯）　甘松　细辛（去苗叶）各一分　盐花（研）　槐白皮（锉）各半两

【用法】上为散。先用盐揩齿，后用散一钱，敷患处。

【主治】风疳宣露，口臭。

黑鹤散

【来源】《圣济总录》卷一二〇。

【组成】青盐四两　血余一分　皂荚五分　地骨皮一分　荆芥三十束（去梗）

【用法】上入瓦罐子内，盐泥固济，用炭火煅烟青为度，放冷出药细研。每用半钱，揩齿，良久，温水漱之。

【功用】牢牙，乌髭鬓。

【主治】牙断肿痛，宣露有血。

牛膝散

【来源】《圣济总录》卷一二一。

【组成】牛膝（烧灰）半两　细辛（生用，为末）一分

【用法】上为散，更于乳钵中细研。敷于宣露处，一日三五次。

【主治】齿龈宣露风痒。

升麻散

【来源】《圣济总录》卷一二一。

【组成】升麻一两半　防风（去叉）三分　藁本（去苗土）半两　白芷半两　细辛（去苗叶）一分　地骨皮一分　木香　甘松（去土）　丁香各一分　露蜂房（微炙）三分　沉香一分　柳枝心（切，炒）一面

【用法】上为散。以一钱匕，贴患处齿龈上，咽津。以愈为度。

【主治】牙齿宣露，龈肉腐烂。

去风散

【来源】《圣济总录》卷一二一。

【组成】升麻一两半　白芷　藁本（去苗土）　沉香（锉）　细辛（去苗叶）　丁香各一两　凝水石（研）二两

【用法】上为细散。再研匀，揩齿。
【主治】齿龋宣露。

白杨皮汤

【来源】《圣济总录》卷一二一。
【组成】白杨皮一握　地骨皮一两　防风（去叉）半两　蔓荆实一两　细辛（去苗叶）一两　杏仁（去皮尖双仁，生用）三十枚　生干地黄（焙）二两
【用法】上锉，如麻豆大。每服五钱匕，以水二盏，煎至一盏，去滓，留八合，入酒一盏，更煎三五沸，热冷吐。
【主治】牙齿宣露。

白僵蚕散

【来源】《圣济总录》卷一二一。
【组成】白僵蚕八两（温水洗过，入盐末八两，逐旋入银石器内，趁润炒令黄，去盐不用，捣为细末）　麝香（细研）半两
【用法】上为末。每用少许揩齿，良久以荆芥汤稍热漱口，冷吐去。
【主治】风毒壅滞，齿龈虚肿出血，宣露疼痛。

地黄散

【来源】《圣济总录》卷一二一。
【组成】生干地黄二两　地骨皮一两　升麻三分　牛膝（酒浸，切，焙）一两半　羌活（去芦头）　芎藭　藁本（去土）　细辛（去苗叶）各一两　胡桐泪半两（研）
【用法】上为散。先用温盐汤净漱口，次以药揩之，揩了更不漱，早起、临卧用之。
【主治】口齿宣露，䘌蚀肿痒。

地黄散

【来源】《圣济总录》卷一二一。
【组成】生干地黄二两　细辛（去苗叶）　白芷　皂荚（不中者，去皮子）各一两
【用法】上同入瓶内，以纸泥固济，晒干，用炭火烧令烟尽，取出放冷，研令极细，次加白僵蚕末一分，甘草末二钱，再研令匀。早晨或临卧以少许揩牙龈，良久以温水漱口。
【主治】牙龈宣露，痒疼血出。

芎藭散

【来源】《圣济总录》卷一二一。
【组成】芎藭　胡桐泪　石律　防风（去叉）　白芷　莽草各一两
【用法】上为散。每用半钱匕揩牙，盐汤漱之。
【主治】牙齿浮肿、宣露，鲜血不止。

芎藭散

【来源】《圣济总录》卷一二一。
【组成】芎藭　木香　乳香（研）　丁香各一分　烧盐（研）半两
【用法】上为散。每用少许，敷贴患处，一日三五次。
【主治】齿龈宣露，疳䘌虫蚀。

红绵散

【来源】《圣济总录》卷一二一。
【别名】红棉散（《普济方》卷六十九）。
【组成】柳絮一两　麇角（镑，煮过，焙）半两　海蛤（红者）半两　丹砂（研）半两　紫石英（研）半两　龙脑一两　白石英半两　凝水石（研）一两
《普济方》有麝香、丹参，无麇角、丹砂。
【用法】上为散。每服半钱匕，揩牙良久漱口，不拘时候。
【主治】牙齿宣露疼痛，并齿浮动。

牢牙散

【来源】《圣济总录》卷一二一。
【组成】栝楼根二两（用砂锅子纳甘草，水煮软，取出令干，为末）　白芷半两　鸡舌香七枚　白檀香一两　麝香（研）一分
【用法】上为散。每用半钱匕，揩牙，误咽无妨。

【功用】牢牙。
【主治】牙龈宣露。

牢齿膏

【来源】《圣济总录》卷一二一。
【别名】牢牙膏(《普济方》卷六十八)。
【组成】猪脂五两　羊脂二两　野驼脂一两　黄蜡三分半　盐(炒)半两　雄黄(研)一两　莨菪子(炒)一分　丁香二十枚　白芷半两　黄柏(去粗皮,熬)　青木香三分　细辛(去苗叶)一分　蜀椒(去目及闭口,炒出汗)　桂(去粗皮)半分　松节一分　沉香半两　乳香(研)半两　麝香(研)一分　芎藭三分　藁本(去苗土)三分　当归(锉,焙)半两　升麻三分　莎草根半两　甘草(炙)半两

方中黄柏、蜀椒用量原缺。
【用法】除脂及研药外,为细散,入研药重细研如面,然后取三般脂煎熔入药,匙搅勿住手,待至欲凝即膏成,以瓷器贮之,腊日合妙。当于静处,每取少许敷齿上。
【主治】齿𧏾蚀齿,及唇鼻风疼,齿龈宣露。

鸡舌香散

【来源】《圣济总录》卷一二一。
【组成】鸡舌香　当归(切,焙)　青葙子　干姜(炮裂)　菖蒲　莎草根(去毛)　木香　青黛(研)　胡桐泪(研)各一两　棘刺(烧灰,研)半两
【用法】上为散。每用绵裹半钱匕,含化咽津。更于患处齿龈贴之,亦得。
【主治】牙齿宣露,口臭血出,不能饮食。

青黛散

【来源】《圣济总录》卷一二一。
【组成】青黛(研)　桦皮(烧灰)　蛤蟆(取五月五日者,烧灰,研)各一两
【用法】上为细末。每用少许敷齿宣露处,有津吐之。
【主治】齿龈宣露。

青黛散

【来源】《圣济总录》卷一二一。
【组成】青黛(研)　苦参(锉)　甘草(炙)各一两　雄黄(研)　丹砂(研)　莨菪子(炒)　矾石(烧灰)　藜芦(去芦头)　细辛(去苗叶)　附子(炮裂,去皮脐)　麝香(研)各半两

方中麝香,《普济方》作射干。
【用法】上为散。每用半钱匕,以绵裹贴齿痛处,有涎即吐;𧏾湿䘌者,每服半钱匕,空腹以井花水调下。
【主治】

1.《圣济总录》:牙齿根挺出及脱落,𧏾湿攻唇穿破,侵蚀䘌齿。

2.《普济方》:口臭。

细辛汤

【来源】《圣济总录》卷一二一。
【组成】细辛(去苗叶)三分　升麻　芎藭　荆芥穗　木通(锉)各半两　莽草半两　莎草根(去毛)一两
【用法】上为粗末。每用五钱匕,水一盏,煎至七分,热漱冷吐之,一日三二次。
【主治】风牙肿疼宣露。

细辛散

【来源】《圣济总录》卷一二一。
【组成】细辛(去苗叶)　荆芥(去梗)　莽草　升麻各一两　胡桐泪半两
【用法】上为粗末。每用五钱匕,水二盏,加槐枝十数茎,盐二钱匕,同煎令浓,热漱冷吐。
【主治】牙齿浮动,宣露疼痛。

胡粉散

【来源】《圣济总录》卷一二一。
【组成】胡粉半两　麝香(研)半钱
【用法】上为细散。归卧净揩牙,漱口讫,干贴。
【功用】止血牢牙。
【主治】牙宣出血不止。

茜根散

【来源】《圣济总录》卷一二一。

【组成】茜根　升麻　甘松（去土）　牛膝（锉）　细辛（去苗叶）　羌活（去芦头）　硫黄（研）　槐白皮　皂荚　盐花（研）　地骨皮　芎䓖各一分

【用法】上细锉，同入瓶子内烧，勿令烟尽，取出去火毒后，为散。揩齿。

【主治】齿龈宣露，口臭血出。

海蛤散

【来源】《圣济总录》卷一二一。

【组成】海蛤一枚（烧灰）　硫黄（研）半两　干漆（炒令烟尽，研细）半两

【用法】上药更加麝香少许，细研为散。先用净帛拭患处，以药敷之。有涎吐却。

【主治】牙齿宣露。

黄矾散

【来源】《圣济总录》卷一二一。

【组成】黄矾（甘锅烧通赤研入）一两　生干地黄（焙）　胡桐泪　升麻各半两　干虾蟆头二枚（炙焦）

【用法】上为散。每用半钱匕，干贴。良久吐津，甘草水漱口。一两服立效。

【主治】齿龈宣露，及骨槽风，小儿急疳，龈肉肿烂。

棘刺散

【来源】《圣济总录》卷一二一。

【组成】棘刺（烧灰）　当归（切，焙）　细辛（去苗叶）　菖蒲　莎草根（炒）　鸡舌香各半两　青木香　青黛（研）　胡桐泪（研）　干姜（炮）各一分（一方有青葙子，无细辛）

【用法】上为细散。每用半钱匕，以绵裹含化。有涎吐之；或以绵裹贴齿上。

【主治】牙齿摇动，血出宣露，口臭，不能饮食。

藁本散

【来源】《圣济总录》卷一二一。

【组成】藁本（去苗叶）　升麻　皂荚（不蚛者烧存性）各半两　石膏一两半

【用法】上为散。临卧时以手揩蘸搽齿上，微漱存药气。

【主治】牙齿风龋，龈肿宣露，脓出气臭。

黄芩散

【来源】《圣济总录》卷一七二。

【组成】黄芩（去黑心）　升麻　黄连（去须）　大青　虾蟆（烧灰）　角蒿（灰）各一分　黄柏（去粗皮）半两

【用法】上为细散。每用一字匕，贴齿龈上，有涎即吐。如患干湿癣，以口脂和，涂疮上；或腊月猪脂和亦得。

【主治】小儿口齿疳。唇口痒痛，齿龈肿黑，宣露摇动；及干湿癣。

麝香散

【来源】《幼幼新书》卷三十四引《庄氏家传》。

【组成】麝香　雄黄　白龙骨　芦荟各一钱　密佗僧二钱　石胆（生）半两　干蟾一枚（重半两，烧存性）

【用法】上为极细末，先用绵纸缠箸头上，以盐、矾、浆水轻轻洗过，然后贴药。

【主治】小儿唇口臭烂，齿龈宣露。

川升麻散

【来源】《鸡峰普济方》卷二十一。

【组成】细辛　防风　川芎　白芷　升麻各十两

【用法】上为细末。先用温水漱口，每用少许揩牙，涎口了，误咽无妨。

【主治】口气牙宣。

梧桐律散

【来源】《鸡峰普济方》卷二十一。

【组成】梧桐律半两 细辛 地骨皮 防风各一两 白芷半两 茵草 芎藭各一两
【用法】上为细末。每用半钱揩牙，食久漱，冷即吐之。
【主治】口齿浮动宣露，血不止。

人白膏

【来源】《鸡峰普济方》卷二十四。
【组成】人中白（焙干，研细）
【用法】入麝香少许，同研匀。干贴病处。有涎即吐，误咽无妨。
【主治】小儿牙龈宣露，涎血臭气。

加减甘露饮

【来源】方出《续本事方》卷二，名见《医学纲目》卷二十五。
【组成】熟地黄 生地黄 天门冬（去心） 黄芩 枇杷叶（去毛） 山茵陈 枳壳 金钗石斛 甘草各一两 犀角三钱
【用法】上为末。每服二钱，水一盏，煎至七分，去滓，食后、临卧温服。小儿一服分作两服，更斟酌与之。
【主治】男子、妇人、小儿胃中客热，口臭，牙宣，赤眼，口疮，一切疮疹已散未散者。
【验案】牙宣 《医学纲目》：予族中有一仆，牙宣口臭，牙齿渐至颓落，予与二服，立愈。

甘露散

【来源】《小儿卫生总微论方》卷十八。
【组成】熟干地黄 生干地黄 天门冬（去心） 麦门冬（去心） 枇杷叶（刷去毛，净） 枳壳（麸炒，去瓤） 苦参 石斛（去根） 山茵陈 甘草各等分
【用法】上为末。每服二钱，水一盏，煎至半盏，去滓，食后温服。
【主治】小儿胃热，牙龈宣露出血，口臭，脸肿，赤眼口疮，不欲乳食，肌体烦热及疮疹已未发。

赤荆散

【来源】《魏氏家藏方》卷九。
【组成】赤土 荆芥
【用法】上为细末。揩齿上，以荆芥汤漱之。
【主治】牙宣。

烧茄散

【来源】《魏氏家藏方》卷九。
【组成】糟茄（切片）
【用法】新瓦上烘令干黑色，为末。敷之。
【主治】牙宣。

热牙散

【来源】《兰室秘藏》卷中。
【别名】麝香散。
【组成】熟地黄二分 益智仁二分半 当归身 生地黄 麻黄根 酒汉防己 人参各三分 升麻一钱 草豆蔻 黄连各一钱五分 羊胫骨灰二钱 麝香少许
【用法】上为细末。先用温水漱口，擦牙痛处。
【主治】大热，牙齿瘴露，根肉龈脱血出，齿动欲落，疼痛，妨食物肴，反忤热多。

驱毒饮

【来源】《济生方》卷五。
【别名】驱毒散（《景岳全书》卷六十）。
【组成】屋游（即瓦屋上青苔）不拘多少（洗净）
【用法】上煎汤，澄清，入盐一小撮，放温，频频漱之。
【主治】热毒上攻，宣露血出，齿龈肿痛不可忍者。

荆槐散

【来源】《仁斋直指方论》卷二十一。
【组成】槐花 荆芥穗各等分
【用法】上为末。擦牙；另煎点服。
【主治】牙宣出血，或痛。

石胆散

【来源】《御药院方》卷九。
【组成】胡桐律　黄矾（烧过）　朱砂　升麻各半两　石胆　华细辛（净）　当归（锉）　牛膝（锉）　川芎　棘刺（炒）　地龙（去土，烧）各三钱　乳香　麝香各二钱半　龙脑一字
【用法】上为极细末。每用药少许，早晨、临卧并每食后敷擦牙龈上，吐津，日用五六次。误咽不妨。
【主治】牙齿龈肉退缩虚浮，时有脓汁，或牙齿动摇疼痛。

白牙药真珠散

【来源】《御药院方》卷九。
【组成】真珠一钱半　白檀三钱　石膏二两　乌鱼骨半两　白石英半两　浮石半两　朱砂　香白芷　川芎　川升麻各二钱半
【用法】上为细末。每用少许，以指蘸药擦牙。合口良久，吐津后用温水漱口。
【主治】齿龈宣露、牙黄黑不白。

胡桐律散

【来源】《御药院方》卷九。
【别名】胡桐泪散（《医宗金鉴》卷六十五）。
【组成】胡桐律　川芎　细辛　白芷各半两　生地黄一两　青盐二钱半（研）　寒水石（烧通赤，出火毒）二两
【用法】上为细末。每用涂贴患处，吐津，误咽不妨，无时，日用五七次。
【主治】齿龈肿闷，宣露血出。

蜜陀僧散

【来源】《御药院方》卷九。
【组成】蜜陀僧　雄黄各半两　石胆二钱　麝香一字
【用法】上为细末。每用少许，干贴患处，不拘时候。吐津误咽不妨。
【主治】齿龈宣露，肿闷生疮，或有脓血。

神仙长春散

【来源】《瑞竹堂经验方》卷三。
【别名】神仙常春散（《普济方》卷七十）、长春散（《奇效良方》卷六十二）。
【组成】皂角一斤（去皮弦，虫蛀不用）　食盐四两（二味同烧炼）　香附子四两（净，炒，去毛）　青盐四两（研）　牛蒡子四两（炒）　莲花蕊一两　藿香一两　旱莲草一两　麝香一分（研）　脑子一分（研）（一方无香附子）
【用法】上将皂角锉碎，用小瓦盆二个，上盆底钻小孔三个，下盆装一重皂角，一重食盐，四两都装盆内，相合泥固，炭火煅炼，烟青为度，取出与前药碾细，入麝香、脑子，同为细末。每日早晨、临睡刷牙。
【功用】牢牙，黑髭发，至老不白。
【主治】牙齿动摇疼痛，牙宣。

小蓟散

【来源】《世医得效方》卷十七。
【组成】百草霜　小蓟　香附子（炒，去毛）　真蒲黄各五钱
【用法】上为末。揩牙齿上。立愈。
【主治】牙齿宣露出血。

麝香白牙散

【来源】《普济方》卷六十五引《德生堂方》。
【组成】石膏半斤（炒）　细辛一两　刺蒺藜一两　青盐半两（炒）　三柰子五钱　丁香三钱　甘松三钱　檀香三钱　白芷三钱
【用法】上为细末，入麝香少许，研匀。用手揩，以唾津湿蘸药。加川芎半两，又妙。
【主治】牙痛牙宣口臭。

蚺蛇膏

【来源】《普济方》卷六十九。
【组成】蚺蛇膏　麝香末
【用法】上药相和敷之。
【主治】牙露。

乌金散

【来源】《普济方》卷七十。
【组成】诃子 五倍子 没药 细辛 甘松 零陵香 麝香各一钱 绿矾 白茯苓 百药煎 橡斗儿 青盐 金丝矾各二钱
【用法】上除麝香、绿矾二味，令研其余极细，然后入诸药拌匀。稍热水漱，每日两次，用药半钱刷牙。
【功用】乌髭鬓，牢牙齿。
【主治】肾气不足，齿龈不固，发白间黑。

白牙散

【来源】《普济方》卷七十。
【组成】石膏 细辛 地骨皮 青盐 甘松 藿香 零陵香 白芷 藁本各三钱 磁石末 新砖末 香附子 麝香少许

方中磁石末、新砖末、香附子用量原缺。

【用法】上为末。搽牙。
【主治】牙宣。

草龙胆散

【来源】《普济方》卷三六六。
【组成】草龙胆 钩藤 枳壳 升麻各等分
【用法】水煎，日日灌漱之。
【主治】牙根宣露。

越涎散

【来源】《普济方》卷三六六。
【组成】牙消 白矾（枯） 北细辛各等分
【用法】上为末。揩擦牙上，出涎。
【主治】小儿牙根宣露。

麝香散

【来源】《普济方》卷三六六。
【组成】麝香 雄黄（生） 芦荟 白龙骨各一钱 密佗僧二钱 石胆半两（生） 干蟾一个（重半两者，入瓶烧存性）
【用法】研匀令细。先用绵子缠箸头上，以盐矾浆水轻轻洗过，然后贴药。
【主治】小儿唇口臭烂，齿龈宣露。

生地黄汤

【来源】《陈素庵妇科补解》卷三。
【组成】生地 麦冬 升麻 犀角 秦艽 葛根 知母 生甘草 连翘 花粉 白芍
【主治】妊娠或动怒肝木，或房室过度，相火妄动，或嗜炙煿辛热等物，以致积热聚胃，牙龈肿痛，齿缝出血，名曰牙宣，又曰齿衄。
【方论】上下牙痛固属胃家积热，然亦有肾虚不能制木而频频作痛者。盖齿者骨之余，肾之所主也。心主脉，肾主骨，肺主皮毛，脾主肌肉，肝主筋。肾虚则骨无所附，而阳明燥金挟相火以侮所不胜。上下牙龈浮肿作痛者，或痛而不肿者，兼肾虚也。牙缝出血，名曰牙宣，又名齿衄，主肾虚。如血乱涌不止者，亦属阳明积热也。是方升、犀、秦、葛皆阳明经药，而升、犀解毒凉血，秦、葛升阳散火；麦、地、知母滋阴生水；翘、粉、甘草除热凉肠。阳明之积热自除，血不妄行，而胎元不受伤矣。足阳明喜凉，故咽冷水而痛不止；手阳明喜热，故吞热汤而痛亦不止。

固齿延寿膏

【来源】《扶寿精方》。
【组成】珍珠五钱（绢作小袋盛之，豆腐一方，中开一孔纳珠袋，仍以原腐掩孔，留袋上一线悬锅口上，勿令珠袋落底，恐伤珠原气，桑柴火煮一炷香为度） 雄鼠骨（腊月内雄鼠一只，面作饼，将全鼠包完，外用盐泥复包，阴干，炭火烧红，冷定，破取骨）五钱 秋石二钱 龙骨（制法与鼠骨同）五钱 阳起石 象牙各五钱 鹿角霜五钱 广木香二钱半 沉香二钱 南川芎 怀熟地黄 白芍药 当归 乳香 没药各一钱 青盐一钱半 白芷 大小皂角各五分 破故纸（炒香，忌铁） 细辛（去土，洗净，晒干）三分

方中破故纸用量原缺。

【用法】上为极细末，白蜡五两，俱各作二分。用蜜煎罐一个，先将白蜡化开，次下一分药末，桑

柴文火溶开蜡，将药搅匀，外用呈文纸二张，将前药一分散在纸上，用手擦磨药末，在纸上下周围，后将罐内药火化开，搅匀倾在纸上，周围俱用药汁走到，用刀作条。临卧贴在牙上一夜，次早取出，药条皆黑，齿牙渐贴渐固。

【功用】坚固牙齿，驱逐垢腻，益肾生津，壮骨强髓，添精倍力。

【主治】龈宣齿槁，黄黑腐败，风虫作痛，扯颊红肿。

蚕蜕散

【来源】《片玉痘疹》卷十二。

【组成】枯矾二钱　人中白（刮，以火煅令白）二钱　五倍子二钱　蚕退纸（烧灰）二钱

《种痘新书》有蛇床子。

【用法】上为末。先以米泔水洗，后用蛴螬虫翻转，蘸水洗净败血，后以此药敷之。

【主治】痘疹后牙宣，牙龈生疮，时时出血；走马疳。

加味甘露饮

【来源】《赤水玄珠全集》卷三。

【组成】熟地　生地　天冬　麦冬　枇杷叶（去毛）　黄芩各一两　茵陈　枳壳　石斛　甘草各一两　犀角三钱

【用法】上为粗末。每服三五钱，水煎，食后、临卧温服。

【主治】男、妇、小儿胃经客热，口臭牙宣，赤眼，口疮，一切疼痛，及上焦消渴，喉腥。

护齿膏

【来源】《万病回春》卷五。

【组成】防风　独活　槐枝各等分　当归　川芎　白芷　细辛　藁本（上锉碎。入香油半斤，浸三日，熬焦去滓，入后药）　白蜡　黄蜡各一两　官粉　乳香　没药　龙骨　白石脂　石膏　白芷各五钱（俱为末）　麝香五分（为末）

【用法】上先将二蜡溶化成膏，方下八味药末，搅匀收瓷器内。好皮纸摊贴在宣处。

【主治】牙龈宣露。

滋阴清胃丸

【来源】《万病回春》卷五。

【组成】当归（酒洗）　生地黄（酒洗）　牡丹皮（去骨）　栀子仁（盐水炒）各一两　软石膏（煅，醋淬）二两　黄连（酒炒）　知母　葛粉　防风各七钱　升麻　白芷各五钱　生甘草节四钱

【用法】上为细末，汤泡蒸饼，搅糊为丸，如绿豆大。每服百丸，晚上米汤送下。

【主治】阳明经血热，上下牙床红烂肉缩，齿根露者。

安肾丸

【来源】《杏苑生春》卷六。

【组成】青盐一两（另研）　鹿茸　柏子仁　石斛　川乌　黑附子（炮）　巴戟肉　桂　菟丝子　韭子　肉苁蓉　胡芦巴　杜仲（姜汁拌炒）　远志　石枣（酒蒸去核）　破故纸　赤石脂（煅）　茯苓　茯神　川楝子肉（酒蒸）　苍术　川椒　茴香（酒炒）各五钱

【用法】上为末，用山药末打糊为丸，如梧桐子大。每服八十一丸，空心以盐汤送下。

【主治】

1.《杏苑生春》：肾虚，虚火上炎致牙宣。

2.《证治宝鉴》：肾虚气不归元，咳嗽动引百骸，自觉从脐下逆奔而上者。

玄胡散

【来源】《外科大成》卷三。

【组成】玄胡索（生）

【用法】上为末。用蒺藜汤漱过，以此敷之。

【主治】牙宣。

珍珠散

【来源】《尤氏喉科秘书》。

【组成】龙骨一钱（煅） 珍珠一钱 儿茶五分 海螵蛸一钱 参三七二钱 没药 乳香（去油）各五分 降香节一钱（忌用铁器） 象皮一钱（炙脆） 朱砂五分 冰片一厘
【用法】上为细末。用棉花蘸药塞患处，以指按之勿动，二三次即止。
【主治】牙宣。

清风凉血饮

【来源】《医抄类编》卷十二。
【组成】地黄 石膏 白芍 拣冬 丹皮 栀仁 荆芥 知母 当归 赤苓
【用法】水煎服。
【主治】牙宣。实火上攻，根肉色赤，齿缝内出血。

红 袍

【来源】《囊秘喉书·医方》卷上。
【别名】铜绿散。
【组成】铜绿五分 腰黄一钱 冰片七厘五毫
【主治】肾经黑色铁皮疳，及牙宣，如牙龈与口唇内皮烂如云片，或龈中出血，或口碎。

清胃散

【来源】《治疹全书》卷下。
【组成】黄连 石膏 升麻 生地 丹皮 连翘 元参 甘草 粳米
【主治】牙痛，牙宣，口臭，口疮。
【加减】出血加侧柏叶。

珍珠散

【来源】《理瀹骈文》。
【组成】龙骨（煅）六克 海螵蛸一钱 珍珠三厘 儿茶 朱砂 象皮 乳香 没药 冰片各五分
【用法】上为细末。吹患处；治牙落出血，棉团蘸水蘸药置患处，以指抵实之。
【主治】牙宣、牙落血不止。
【加减】血虚龈痒，加白芷。

羚羊角散

【来源】《医方简义》卷二。
【组成】羚羊角（镑）二钱 杏仁（光）三钱 米仁三钱 川芎一钱 当归三钱 茯神三钱 枣仁（炒）一钱 夏枯草三钱 甘菊二钱 石膏三钱 川贝母一钱 竹叶二十片
【主治】肝火上升，衄血牙宣。

清上汤

【来源】《医方简义》卷三。
【组成】瓜蒌仁（炒）四钱 海石一钱 栀子炭三钱 杏仁（光）三钱 煅石膏二钱 黄芩（炒）一钱 茜草一钱 生牡蛎四钱
【用法】上加青果二枚，竹叶二十片，水煎服。
【主治】六淫侵上，吐咳咯衄，牙宣舌血。
【加减】如因寒者，加苏子二钱；如因暑者，加青蒿一钱，鲜荷一片；如因风者，加生莱菔子一钱，桔梗一钱；如因湿者，加滑石；如因燥者，加生地、麦冬各三钱；如因火者，加犀角、羚羊之类。

牙科灵丹

【来源】《北京市中药成方选集》。
【组成】麻黄一两 天麻一两 蜂房一两 升麻一两 生石膏一两 防风一两 薄荷一两 柿霜一两 白芷一两 细辛一两 生地一两 甘草一两
【用法】上为细末，过罗，每十二两细粉兑：冰片五钱，蟾酥三分，朱砂一钱五分，牛黄五分，上药混合，均匀研细，炼蜜为丸，重一钱。每服一丸，一日二次，温开水送下。
【功用】清热散风，解毒止疼。
【主治】胃热上攻，风火牙疼、牙宣、牙疳、齿龈肿烂。

二十五、牙齿黄黑

牙齿黄黑，是指牙齿表面呈黄或黑色，或是齿缝色黑。《诸病源候论》“齿者，骨之所终，髓之所养。手阳明、足阳明之脉，皆入于齿。风邪冷气，客于经脉，髓虚血弱，不能荣养于骨，枯燥无润，故令齿黄黑也。”治疗多以洁齿类方药外擦洗刷。

揩齿散

【来源】《医方类聚》卷七十一引《千金月令》。
【组成】母丁香一两　蒴叶三分　断蚛皂荚两挺　茜草一两
【用法】上于银铫子中炒令黄，不得过焦，将皂荚去皮子炙令黄，同杵如面。用时先以冷水漱口，着生姜揩，又用盐花揩，然后用药揩。津液多即咽。
【主治】齿病。
【宜忌】忌大蒜。

七宝散

【来源】《太平圣惠方》卷三十四。
【组成】海蛤　琥珀　真珠　白石英　玛瑙　光明砂各一两　麝香一分
【用法】上为散，于乳钵内重研令细。每日取柳枝，打碎一头，点药揩齿。
【功用】令齿白净。

龙花蕊散

【来源】《太平圣惠方》卷三十四。
【组成】龙花蕊二两（出安南者）　川升麻　郁李根（切）　生干地黄　地骨皮　白莲藜　杏仁（汤浸，去皮尖双仁，鼓炒微黄）各一两　细辛半两　龙脑半钱（细研）　麝香半钱（细研）
【用法】上为细散，入研了药令匀。每欲贴时，先以柳枝净揩齿，以新汲水漱口，更以盐花于齿龈内外揩之，有涎即吐却，不要漱口，便取白薄纸剪作片子，阔如薤叶，以水蘸纸，掺药末少许，贴齿龈上，便闭口勿语，有药汁咽之。
【主治】齿黄黑。

地骨皮散

【来源】《太平圣惠方》卷三十四。
【组成】地骨皮一两　郁李仁一两（汤浸，去皮尖，微炒）　生干地黄一两　川升麻一两半　藁本半两　露蜂房半两　杏仁一两（汤浸，去皮尖双仁，麸炒微黄）
【用法】上为细散。每用一钱，以绵裹，常含咽津。
【主治】齿黄黑，枯燥无光泽。

朱砂散

【来源】《太平圣惠方》卷三十四。
【组成】朱砂（细研）　丁香皮　藿香（锉）　茴香（锉）　香附子　甘松　白芷　川升麻　黄丹各一两　白檀香半两（锉）　猪牙皂荚二两　石膏四两　寒水石半两　零陵香半两
【用法】上为散，都研令匀。每日常用揩齿。甚佳。
【功用】令齿白净。

桑椹散

【来源】《太平圣惠方》卷三十四。
【别名】揩齿桑椹散（《圣济总录》卷一二一）、桑椹子散（《普济方》卷七十）。
【组成】干桑椹子　川升麻　皂荚（盐水浸一宿，焙干）　生干地黄　槐白皮各一两
【用法】上细锉，用糯米饭溲为丸，以炭火烧令通赤，候冷，入麝香一分，都研令匀细。每日早晨及夜临卧时先以浆水漱口，后用揩齿。
【功用】揩齿常令光润白净。

揩齿朱砂散

【来源】《太平圣惠方》卷三十四。

【组成】朱砂一两（细研） 海蛤二两（细研） 石膏一两 细辛 川升麻 防风（去头芦）各二两 寒水石三两 芎藭一两 槟榔二两 生干地黄二两半

【用法】上为散，都研令匀。每日早、晚各以暖水漱口三五度，用药揩齿；或以薄纸贴药于齿上，不用漱口。

【功用】令黄黑齿变白净。

揩齿龙花蕊散

【来源】《太平圣惠方》卷三十四。

【别名】龙花蕊散（《普济方》卷七十）。

【组成】龙花蕊一两 寒水石四两 生干地黄二两

【用法】上为细散。常用揩齿。

【功用】揩齿令白净。

寒水石散

【来源】《太平圣惠方》卷三十四。

【组成】寒水石 白石英 石膏各二两 细辛半两 川升麻一两 朱砂半两（细研） 麝香一分（细研） 丁香一分 沉香半两 钟乳一两（细研）

【用法】上为细散，入研了药令匀。每早晨、夜间常用揩齿。

【功用】令齿光白。

槐枝散

【来源】《太平圣惠方》卷三十四。

【组成】槐枝 巨胜子（炒令黑色） 生干地黄各一两 皂荚一挺（长一尺，不蚛者）

【用法】上并锉细，入一新瓷瓶中盛，固济于瓶口上，只留一窍，如钱孔大，然后以文火烧，候瓶内药烟绝为度，便取出，为细散。每用揩齿。甚良。

【功用】去风，令齿白净。

升麻散

【来源】《圣济总录》卷一一九。

【组成】升麻 槐枝灰各半两 白附子（炮） 蜜陀僧（煅） 露蜂房各一分

【用法】上为细散。加地黄汁一合和匀，阴干，每用揩齿。

【主治】牙齿历蠹，齿根黯黑。

升麻散

【来源】《圣济总录》卷一二一。

【组成】升麻 防风（去叉） 细辛（去苗叶）各一分 钟乳（研）一两 凝水石（研）半两 白石英（研） 丹砂（研）各半两 沉香一分（挫） 丁香三分 麝香（研）一分

【用法】上为细散。每用少许揩齿。

【功用】揩齿令白。

【主治】齿黑黄。

升麻散

【来源】《圣济总录》卷一二一。

【组成】升麻三分 白芷 藁本（去苗土） 沉香（锉） 细辛（去苗叶） 丁香各半两 凝水石（研）一两

【用法】上为散，每早晨、临卧时揩齿。

【功用】揩齿令白净。

【主治】齿黑黄。

龙花蕊散

【来源】《圣济总录》卷一二一。

【组成】龙花蕊二两 升麻 黄芩（去黑心） 白蒺藜（炒） 郁李仁根（刮去皮，切） 地柏（炙，切） 地骨皮（锉碎，微炒） 吴蓝（去根）各一两 龙脑（别研）半钱 麝香（别研）半钱

【用法】上药除脑：厨外，捣罗为散，次入脑、麝细研。每欲贴时，先以柳枝揩齿，以新汲水漱口，更以盐花于齿龈内外揩之，有涎唾即吐，不要漱口，便取白薄纸剪作片子，阔如薤叶，以水蘸纸，掺药末少许，贴齿龈上，咽津亦得。

【主治】齿黄黑。

空青散

【来源】《圣济总录》卷一二一。
【组成】空青一分　皂荚（炙，去皮子）一挺　曾青　铜绿　石膏（研）各一分　戎盐半两　丹砂半分　麝香一分
【用法】上药除丹砂、麝香外，为散，用湿纸三五重裹，以黄泥再裹，炭火中烧令通赤，候冷，去泥，入丹砂、麝香，研令细。用柳枝点揩之。
【主治】齿黑黄。

细辛散

【来源】《圣济总录》卷一二一。
【组成】细辛（去苗叶）一分　升麻　藁本（去苗土）　芎藭　防风（去叉）　甘草（炙）各一分　凝水石（研）半两
【用法】上为散。取少许敷齿，更取一钱匕，绵裹含化，咽津无妨。
【主治】风热牙齿黄黑。

钟乳散

【来源】《圣济总录》卷一二一。
【组成】钟乳（研）　海蛤　丹砂（研）　浮石　白石英（研）　真珠（研末）　麝香（研）　珊瑚（研）各一分
【用法】上为细散，再研令匀。用柳枝咬头令软，点药揩齿甚妙。
【功用】令牙齿鲜明润泽。
【主治】牙齿黑黄。

洗齿白芷散

【来源】《圣济总录》卷一二一。
【别名】白芷散（《普济方》卷七十）。
【组成】白芷　白蔹　莎草根（去毛）　白石英（研）　细辛（去苗叶）　芎藭各等分
【用法】上为散。常用揩齿。
【主治】齿黄黑。

揩齿白石英散

【来源】《圣济总录》卷一二一。
【别名】白石英散（《普济方》卷七十）。
【组成】白石英一两　珊瑚　海蛤　琥珀各半两　海水沫　丹砂　钟乳（研）各一分
【用法】上为细散。每用少许揩齿。
【功用】揩齿鲜白。

白牙散

【来源】《兰室秘藏》卷中。
【组成】白芷七分　升麻一钱　石膏一钱五分　羊胫骨灰二钱　麝香少许
【用法】上为细末。先以温水漱口，擦之。
【主治】
1.《杏苑生春》：一切牙痛。
2.《医部全录》：牙黄黑色。
【方论】《杏苑生春》：用白芷以疏阳明经风，升麻、石膏以清阳明经热，用羊胫骨补齿虚，麝香辛窜，引诸药以通行关窍。

二色漆牙药

【来源】《御药院方》卷九。
【组成】五倍子二钱　诃子四钱（以上为末）　黄丹一钱（与上同研。以上是红牙药）　绿矾（生）一钱　铜绿半钱（二味同研令匀细。以上是青牙药）。
【用法】每日早晨洗漱罢，用荆芥杖儿蘸红牙药于牙缝内，上一次后却蘸青牙药于红牙药上，敷后少时，用温浆水微漱一二口即休。
【主治】牙缝疏，及牙莹净黑牙缝。

玉池散

【来源】《御药院方》卷九。
【组成】升麻（去土）　藁本（去土）　甘松（去土）　茵草　香白芷　川芎各一两　华细辛（去苗叶，并土）二两　生干地黄（焙干）二两　地骨皮（拣净）一两　皂角（刮去皮，烧存性）三两　麝香一钱（拣去毛，另研细）　青盐二两
【用法】上为细末，入另研者一处，再研匀细。每日早晚揩牙，如常使用。
【主治】牙齿垢腻不净洁。

仙方地黄散

【来源】《御药院方》卷九。

【组成】猪牙皂角 干生姜 升麻 槐角子 生干地黄 木律 华细辛 旱莲 香白芷 干荷叶各二两 青盐（另研）一两

【用法】上锉，于锅子内烧，有青烟存性为度，用纱罗子重罗，别研青盐末和匀，同入药内。每用少许刷牙，蘸药刷牙，合口少时，有涎即吐，然后用温水漱口，早晨、临卧用。

【功用】令牙齿莹白，涤除腐气，牙齿坚牢，龈槽固密，黑髭鬓。

【主治】牙齿黄色不白。

白牙药

【来源】《御药院方》卷九。

【组成】零陵香 香白芷 青盐 升麻各半两 细辛二钱 麝香（另研）半钱 砂锅（细末） 石膏（细末）各一两

【用法】上除砂锅、石膏、麝香三味外，同为细末，入砂锅等三味，同研匀。每日早晨，以指蘸药擦牙后，用温水漱口。

【主治】牙齿黄黑不莹净。

诃子散

【来源】《御药院方》卷九。

【组成】绿矾二两（研） 铜绿二钱（研，以上二味系青牙药，先上） 五倍子（末）六钱 诃子皮（取末）一两半 黄丹五钱（以上系红牙药，后上）

【用法】上药先用前二味牙缝中上了后，少时再用后三味依前上，封裹少时，用温浆水漱。

【功用】漆牙。

【主治】牙缝黑。

七宝散

【来源】《医方类聚》卷七十二引《居家必用》。

【组成】胆矾三钱 缩砂仁 川芎各二钱半 细辛二钱 滑石 绿矾各一两 麝香少许

【用法】上为细末。先用高茶刷漱，然后用药擦之。

《经验秘方》以石膏代滑石，川芎用三钱，细辛用二钱半。

【功用】坚齿牢牙，去风坂白缝黑。

乌金擦牙药

【来源】《普济方》卷七十。

【组成】百药煎 胆矾 五倍子各等分

【用法】上为细末。擦牙上，用浆水嗽之。

【主治】齿黄黑。

白牙散

【来源】《普济方》卷七十。

【组成】细辛 荜茇 防风 白芷 茯苓 川芎 升麻 甘松 香附子 石膏三倍于上药

【用法】《奇效良方》本方用法：上为细末，研匀。常用揩牙。

【功用】令牙白。

白牙散

【来源】《普济方》卷七十。

【组成】酸枣仁 蘑菇不拘多少（煅过） 麝香少许。

【用法】刷牙。

【功用】令牙白。

朱砂散

【来源】《普济方》卷七十。

【组成】朱砂 海蛤 石膏 细辛 川升麻 防风各二两 寒水石 芎䓖 槟榔 生地黄各三两

【用法】上为散，都令匀。每日早晨、夜临卧时先以暖水漱口三五度，用药揩牙齿，以白纸贴药于龈上便睡，不用漱口，甚效。

【功用】揩齿令白净。

【主治】齿黄黑。

诃子散

【来源】《普济方》卷七十。
【组成】诃子　金丝矾　川芎　细辛　砂仁　人参　胆矾　麝香　江茶各二钱
【用法】上为细末。临卧刷牙揩齿。
【功用】令齿白。

刷牙药

【来源】《普济方》卷七十。
【组成】川芎　滑石　细辛　白蒺藜　藁本　甘松　石膏　茯苓　胆矾　白檀　麝香各半两
【用法】上为极细末。每日刷牙。
【主治】黑牙缝。

刷牙药

【来源】《普济方》卷七十。
【组成】玄蒌　谷精草　松子　白茯苓
【用法】上将玄蒌盛药，盖之，用麻绳缚定，盐泥固济二指厚，用炭火烧红为度，土坑埋冷，取出去泥，用青盐少许研细。早晨刷牙，却将刷牙水吐在盏中，用牙刷刷在头发上，如墨。频刷着牙，黑缝齿如白玉。
【主治】诸牙病。

藁本散

【来源】《普济方》卷七十。
【组成】藁本　沉香　细辛　丁香各半分　凝水石各一两
【用法】上为散。每早晨临卧时揩齿，令白洁。
【主治】齿黄黑。

白牙散

【来源】《袖珍方》卷三。
【组成】石膏四两　香附子一两　白芷　甘松　三柰子　藿香　沉香　零陵香　川芎　细辛各二钱半　防风五钱
【用法】上为末。早晨搽牙，以水漱吐之。
【功用】令牙白。

御前白牙散

【来源】《古今医统大全》卷六十四。
【组成】石膏四两（另研）　香附子一两　白芷七钱半　甘松　三柰　藿香　零陵香　沉香　川芎各三钱半　细辛　防风各半两
【用法】上为末。以温水漱口，次擦之妙。
【功用】白牙。

二十六、牙齿松动

牙齿松动，是指牙齿动摇不牢或欲脱落的状况。除受外力撞击引起者外，多系外来邪气侵犯，牙龈萎缩，或老牙肾气日衰，齿失所养，以造成牙齿松动，甚至脱落。治疗多以疏风散邪，补肾填精为基本。如果已见牙齿松动而用药，可能为时晚矣，特别是中老年人，宜常用牢牙固齿之剂，未病先防，或可事半而功倍。

固齿茯苓散

【来源】《丹溪心法附余》卷十二引《应验方》。
【组成】龙骨　寒水石（烧熟）　升麻　香白芷　茯苓各一两　细辛　青盐各三钱　石膏四两　麝香半钱　石燕子大者半对（火烧醋淬七次）
【用法】上为末。每日早晨以指蘸药擦牙后，用温水漱口吐出。
【功用】牢牙固齿，固密不生疳疾。

五灵膏

【来源】《太平圣惠方》卷三十四。
【组成】五灵脂半两　松脂一两　黄蜡一两　黄丹

一分　蟾酥少许

【用法】上药同于瓷器中以慢火煎成膏，用白熟绢上摊，候冷剪作片子。每夜贴于龈上，吐咽无妨。

【功用】牢牙驻齿。

【主治】牙齿风毒动摇。

乌头散

【来源】《太平圣惠方》卷三十四。

【组成】川乌头一分　巴豆一七枚（去皮）　大硼砂一字　硇砂一字大　蜘蛛一枚（炙干）　腻粉半钱

【用法】上为细散，研入巴豆令匀。每用少许着牙根。一食间牙即自出。

【主治】牙齿动摇，终不牢固者。

出牙齿乌头散

【来源】《太平圣惠方》卷三十四。

【组成】川乌头一分　巴豆一七枚（去皮）　大硼砂一字　硇砂一字　大蜘蛛一枚（炙干）　腻粉半钱

【用法】上为细散，研入巴豆令匀。每用少许著牙根，一食间牙即自出。

【主治】牙齿动摇，终不牢固者。

地骨皮散

【来源】《太平圣惠方》卷三十四。

【组成】地骨皮一两　当归一两　川升麻半两　寒水石半两　桂心半两　芎藭半两　黄药一两　沉香一两　麝香一分（细研）

【用法】上为末。用贴齿根，重者以绵裹，含如弹子大，每日二三丸。

【主治】牙齿动摇，吃食不稳。

芎藭散

【来源】《太平圣惠方》卷三十四。

【组成】芎藭　薏苡仁各二两　细辛　防风（去芦头）　地骨皮　柳枝（锉）各一两

【用法】上为散。每用半两，以水二大盏，煎至一盏，去滓，热含吐之。

【主治】牙齿动摇疼痛。

牢牙散

【来源】《太平圣惠方》卷三十四。

【组成】五倍子　干地龙（微炒）各半两

【用法】上为末。先用生姜揩牙根，后以药末敷之。

【主治】牙齿动摇欲落。

捍齿牢牙方

【来源】《太平圣惠方》卷三十四。

【别名】捍齿膏（《圣济总录》卷一二一）。

【组成】腊月猪脂三两　朱砂一两（细研）　青矾一两　绿矾一两　白矾一两（烧令汁尽）　马牙消一两　防风（去芦头）一两　细辛一两　蜡二两　松脂二两　黄耆二两（炒）　当归一两　麻油三两

【用法】上为末，先煎油令沸，次下猪脂及蜡，次下药末，煎三上三下止。每夜卧时，厚贴于患处。

【主治】齿风动摇。

铜末散

【来源】《太平圣惠方》卷三十四。

【别名】熟铜末散（《御药院方》卷九）。

【组成】熟铜末一两　当归　地骨皮　细辛　防风（去芦头）各一两

【用法】上为末，和铜末同研如粉。以封齿上，日夜三度。三五日后牢定。

【功用】令牙齿牢定。

【主治】牙齿非时脱落。

【宜忌】一月内不得咬着硬物。

揩齿龙脑散

【来源】《太平圣惠方》卷三十四。

【组成】龙脑一分（细研）　寒水石一两　盐花半两　石膏一两（细研）　藁本半两　白芷半两　芎藭半两　川升麻一两　细辛半两　龙花蕊半两

【用法】上为细散，于乳钵中研入龙脑，以瓷器盛，别用生地黄肥好者三斤，以竹刀细切，晒干，入盐花水拌过，于铜器中炒令黑，又取巨胜子三两，炒令黑色，猪牙皂角半斤，以盐水浸一宿，炙黑色，次用胡桐泪半两，牛膝三两，并捣罗为散，入前散中，和搅令匀。每日早晨及临卧揩齿。

【功用】益牙齿。

地黄丸

【来源】方出《太平圣惠方》卷四十一，名见《圣济总录》卷一〇一。

【组成】生地黄三十斤（捣绞取汁） 杏仁三斤（汤浸，去皮尖双仁，点地黄汁研令如稀膏） 胡桃瓤一斤（研如膏） 大麻油一斤 丁香 木香 人参（去芦头） 牛膝（去苗） 白茯苓各三两 栈香 沉香各一两 安息香二两（锉如棋子，水煮烂用之） 没石子 诃黎勒皮各五两 柳枝皮三两（炙令干） 盐花三两 乌麻油一斤（点地黄汁研，以净布捩汁） 白松脂八两（炼成者） 龙脑一分 白蜜一升 酥一升

【用法】上除地黄汁及脂膏蜜外，共为末，然后都合一处，以诸药汁调和如稀膏，于三两口瓷瓶中盛，仍强半不得令满，坐瓶于炉中砖上，四面以火逼之，候瓶中药沸，以柳木篦搅之，时以匙抄，看堪丸乃止，候冷取出，以蜡纸密封头，勿泄药气。食后含一丸，如小弹子大，有津液即咽之，日可三丸，夜卧时含一丸。只十日觉灵，一百日变白为黑。初服药，处净室一月。

【功用】

1.《太平圣惠方》：补血，治气，益颜色，延年。

2.《圣济总录》：荣养髭发，坚齿牙。

【主治】须发早白，牙齿摇动。

【宜忌】慎葱、萝卜、藕、蒜，常宜吃生姜。

香脐散

【来源】《博济方》卷三。

【别名】麝脐散（《圣济总录》卷一二一）。

【组成】香脐十个（无香者，皮子是，切细） 牛膝一斤（去芦，切细） 木律四两 郁李仁二两 秋熟出子黄茄子二个（切细）

【用法】上入铁臼内，捣令相着，握作团，入罐子内，上用瓦子盖口，留一小窍，用盐泥固济，烧令通赤，候烟白色即住，去火，以新土罨一伏时，取出，入麝香一钱，再同研细。每日早晨揩牙痛处，候须臾，温水漱口。临卧更贴少许，咽津亦无妨。

【功用】解骨槽毒气，令齿坚牢。

【主治】牙齿动摇。

揩齿七圣散

【来源】《博济方》卷三。

【组成】白面四两 皂角二挺（不去皮子，锉碎） 诃子一两 盐一两

【用法】上以面裹一处，用槐枝子烧，烟尽为度，次入升麻、细辛各一两，同杵为末。每日早用药揩齿，须臾漱口。

【功用】牢牙益齿。

麝脐散

【来源】《太平惠民和济局方》卷七。

【别名】麝香散（《鸡峰普济方》卷二十一）。

【组成】牛膝（去芦）十斤 木律四十四两 黄茄（细切）二十个 郁李仁二十两 麝香空皮子（细锉）一百个 升麻 细辛（去苗）各十斤

【用法】上五味捣碎，入罐子内，上用瓦子盖口，留一小窍，用盐泥固济，烧令通赤，候烟白色，即住火取出，以新土罨一伏时取出，后入升麻、细辛，为细末。每用少许揩患处，须臾温水漱口，临卧更贴少许，咽津亦无妨。

【功用】常用令牙齿坚牢，解骨槽毒气。

【主治】牙齿动摇，风蚛疼痛，龈肉宣露，涎血臭气。

牢牙乌髭方

【来源】《寿亲养老新书》卷四。

【别名】旱莲散（《本草纲目》）。

【组成】旱莲草二两半（此草有两种，一种是紫菊花，炉火客用之；此一种，再就北人始识之，

《本草》中名鲤肠草，《孙真人千金方》名金陵草，浙人谓之莲子草，其子若小莲蓬故也） 芝麻莘三两（此是压油了麻枯饼是也） 诃子二十个（并锉） 不蚛皂角三挺 月蚕沙二两 青盐三两半 川升麻三两半

【用法】上为末，醋打薄糊为丸，如弹子大，撚作饼子，或焙或晒，以干为度；先用小口瓷瓶罐子，将纸筋泥固济，晒干，入药饼在瓶内，以黄泥塞瓶口，候冷，次日出药。旋取数丸，旋研为末，早晚用如揩牙药，以温汤灌漱。使牙药时，少候片时，方始灌漱。久用功莫大焉。

【功用】牢牙乌髭。

揩齿散

【来源】《医方类聚》卷二三四引《王岳产书》。

【组成】猪牙皂荚半两（烧过） 夜合枝 槐枝 皂荚枝各一尺（烧成灰） 寒水石半两 石膏一两（二味煅过，细研） 升麻半两 芎䓖 甘松 藿香各一分 丁香十个

【用法】上药升麻等后五味锉为末，与上各相合研匀细为散。每日依常法揩齿后用盐汤漱口。

【主治】产后齿脚尚虚，不宜用牙刷刷齿者。

三倍丸

【来源】《圣济总录》卷一〇一。

【组成】丹砂（研）一两 磁石（煅，研）二两 陈曲（炒，研）三两

【用法】上为末，细罗，别以猪肾三只，去脂膜，用浓酒二升熬，肾烂去肾，取酒和药末为丸，如绿豆大。每服二十丸，空心用温酒或熟水送下。

【功用】荣养髭发，固牙齿，补益血气。

乌金散

【来源】《圣济总录》卷一〇一。

【组成】草乌头四两 青盐二两

【用法】上药将青盐为末，同入藏瓶内，用瓦子一片盖，瓦上钻一窍，外用纸筋泥固济，仍留原窍，候干，用火煅，黑烟尽青烟出为度，以新黄土罨一宿，取出为末。逐日未洗面前揩牙，候洗面了方漱，一日三次。

【功用】荣养髭鬓，牢牙。

沉香散

【来源】《圣济总录》卷一二〇。

【组成】沉香一分（锉） 麝香（研）半两 地骨皮一两 当归（切，焙） 升麻 防风（去叉）各半两 芎䓖三分 桂（去粗皮）一分 甘草（炙，锉） 黄柏（去粗皮，蜜炙）各半两 凝水石（研）一两

【用法】上为散。每用一钱匕，敷齿根；或以绵裹，如弹子大，含化咽津。

【主治】风㿗龈肿，牙齿浮动。

牢牙散

【来源】《圣济总录》卷一二〇。

【组成】皂荚五挺（烧存性，小者用十挺） 附子一枚（生） 乳香（研）半两 麝香（研）少许

【用法】上为散。如常揩齿，良久漱之，频用。

【主治】风㿗出血，及牙齿浮动。

大圣散

【来源】《圣济总录》卷一二一。

【组成】皂荚（锉）二挺 诃黎勒皮 盐各一两

【用法】上为末，以面裹成团，用槐枝火烧，烟尽为度；别入升麻、细辛各一两，同研为末。每日早夜擦牙，温水漱口。

【功用】牢牙益齿。

牛膝散

【来源】《圣济总录》卷一二一。

【组成】牛膝（焙干） 生地黄（切） 地骨白皮 马齿苋（焙） 盐（研） 猪牙皂荚（去皮子）各一分 兰香根半两 饋饭（暴干）一两

【用法】上为散。以面裹，炭火烧令烟尽，取出去面，研为细末。每日揩齿。

【功用】涤除腐气，令牙牢坚。

石菖蒲散

【来源】《圣济总录》卷一二一。

【别名】菖蒲散(《普济方》卷六十五)。

【组成】石菖蒲　棘针(烧灰)　细辛(去苗叶)各半两　干姜(炮裂)　鸡舌香各一分

【用法】上为散。以绵裹一钱匕，贴牙龈上。有涎吐之。

【主治】牙齿动摇疼痛，作臭血出。

地黄丸

【来源】《圣济总录》卷一二一。

【组成】生地黄五斤(粗者，取汁)　山芋四两　人参四两　枸杞根三两(粗大者)　白茯苓(去黑皮)四两

【用法】上先煎生地黄汁，余药为末，用好酒一斗，别煎至三升，去滓，入地黄汁同再煎，加白蜜一斤，酥少许，煎候可丸，即丸如小豆大。每服二十丸，酒送下，一日三次，渐加至五次。

【主治】齿动摇。

地骨皮散

【来源】《圣济总录》卷一二一。

【组成】地骨白皮(微炒)一两　当归(切，焙干)三分　升麻半两　桂(去粗皮)一分　甘草(炙黄赤色)半两　芎䓖三分　紫矿(炙)半两　寒水石二两半　莨菪子(炒香熟)半两

【用法】上为散。每用一钱匕，涂齿根下；甚者绵裹如弹子大，日吞三两丸，口中含化亦妙。

【主治】齿动，吃食不稳。

芎䓖汤

【来源】《圣济总录》卷一二一。

【组成】芎䓖(锉)一两半　防风(去叉)一两　薏苡仁一两　细辛(去苗叶)半两

【用法】上为粗末。每服五钱匕，以水三盏，煎一二十沸，去滓，热含冷吐，咽津无妨。

【主治】风冲牙齿摇动。

防风汤

【来源】《圣济总录》卷一二一。

【组成】防风一两　蔓荆子一两　细辛半两　川升麻半两　地骨皮半两　赤茯苓半两　芎䓖一两

【用法】上锉细和匀。每用半两，以水一大盏，酒一盏，同煎至一盏，去滓，热含就于患处，良久冷即吐，含尽为度，每日二次。

【主治】齿根出露，摇动疼痛。

坚齿散

【来源】《圣济总录》卷一二一。

【别名】坚牙散(《古今医统大全》卷六十四引《大典》)。

【组成】熟铜(末细研)二两半　当归(切，焙)三分　地骨皮　细辛(去苗叶)　防风(去叉)各半两

【用法】上各为细末，再同研如粉。齿才落时，热粘齿槽中，贴药齿上，五日即定，一月内不得咬硬物。

【主治】牙齿摇落，复安令着。

青矾膏

【来源】《圣济总录》卷一二一。

【组成】青矾(研)半两　绿矾(研)半两　白矾(研)半两　马牙消(研)一两　丹砂(研)一两一分　防风(去叉)一两　蜡二两　猪脂一斤　黄耆(锉)一两　细辛(去苗叶)一两　当归(切，焙)　麻油各三两　松脂一两

【用法】上为末，先煎脂化去滓，次下油、蜡，然后下诸药，更煎令凝，膏成，于瓷器盒内盛。每用如樱桃大，涂患处。如腊日合，可久停。

【功用】坚齿牢牙。

【主治】齿风动摇，嚼物不稳。

细辛散

【来源】《圣济总录》卷一二一。

【别名】草乌头散(《御药院方》卷九)。

【组成】细辛(去苗叶)一两　草乌头(罐子内烧

存性）一两

【用法】上为细散。每用少许揩牙。出涎。

【功用】《御药院方》辟风邪，能令病牙易落。

【主治】

1.《圣济总录》：牙疼肉烂，血出不止。

2.《御药院方》：牙齿动摇不稳。

细辛汤

【来源】《圣济总录》卷一二一。

【组成】细辛（去苗叶）一两　胡椒一分

【用法】上为粗末。每用三钱匕，浆水一盏，煎五七沸，去滓，热漱冷吐。

【主治】牙齿根挺出摇动，痛不可忍。

细辛散

【来源】《圣济总录》卷一二一。

【别名】草乌头散（《御药院方》卷九）。

【组成】细辛（去苗叶）一两　草乌头（罐子内烧存性）一两

【用法】上为细散。每用少许揩牙。出涎。

【功用】《御药院方》辟风邪，能令病牙易落。

【主治】

1.《圣济总录》：牙疼肉烂，血出不止。

2.《御药院方》：牙齿动摇不稳。

细辛散

【来源】《圣济总录》卷一二一。

【别名】细辛汤（《普济方》卷六十引《十便良方》）。

【组成】细辛二两　柳枝皮四两

【用法】上锉细，炒令黄，纳大豆一升，和柳皮更炒，候爆声绝，于瓷器中盛。用好酒五升浸，经一宿，暖一大盏。热含冷吐，以愈为度。

【主治】牙齿动摇疼痛，齿龈宣露，咬物不得。

揩齿牛膝散

【来源】《圣济总录》卷一二一。

【组成】牛膝（焙干）　生地黄（切）　地骨白皮　马齿苋（焙）　盐（研）　猪牙皂荚（去皮子）各一分　兰香根半两　饋饭（晒干）一两

【用法】上为散，以面包裹，炭火烧令烟尽，取出去面，细研为末。每日揩齿。

【功用】涤除腐气，令牙齿坚牢，齿槽固密，诸疾不生。

揩齿白芷散

【来源】《圣济总录》（人卫本）卷一二一。

【别名】白芷散（原书文瑞楼本）。

【组成】白芷一分　升麻三分　藁本（去苗土）　细辛（去苗叶）　沉香（锉）　丁香　石膏（研）　贝齿（研）　麝香（研）各一分　猪牙皂荚（烧存性）　凝水石（研）一两

【用法】上为细散。早、夜用如常揩齿。

【功用】益牙齿，去恶气。

揩齿升麻散

【来源】《圣济总录》卷一二一。

【别名】升麻散（《普济方》卷七十）。

【组成】升麻　生干地黄　皂荚　干石榴子　柳枝　巨胜各半两

【用法】上锉细，入瓷油瓶中，以盐泥固济，炭火烧通赤，候冷，捣研为散。如常揩齿。

【功用】涤除腐气，令牙齿坚牢，齿槽固密，诸疾不生。

揩齿丹砂散

【来源】《圣济总录》卷一二一。

【别名】丹砂散（《普济方》卷七十）。

【组成】丹砂（研）一两　麝香（研）少许　白檀香半两　丁香皮　藿香叶　茅香　甘松（去土）　白芷　升麻　莎草根（炒，去毛）　铅丹各一两　石膏（末）四两　凝水石（末）一斤　零陵香半两　猪牙皂荚（烧存性）二两

【用法】上为细末。每日如常揩齿。

【功用】涤除腐气，令牙齿坚牢，齿槽固密，诸疾不生。

揩齿防风散

【来源】《圣济总录》卷一二一。

【组成】防风（去叉） 升麻 细辛（去苗叶）各一分 钟乳粉 凝水石（捣） 白石英（捣）各半两 丹砂（研） 沉香（锉） 丁香 麝香（研）各一分

【用法】上研为细散。每日如常揩齿。

【功用】涤除腐气，令牙齿坚牢，齿槽固密，诸疾不生。

揩齿皂荚散

【来源】《圣济总录》卷一二一。

【组成】皂荚二挺（去皮） 空青 曾青 胡桐泪 戎盐（研） 石膏（研） 丹砂（研）各半两 麝香（研）一钱

【用法】上除丹砂、麝香外，共为散，用湿纸三五重裹，更以黄泥外裹，用炭火烧通赤，去火候冷，去泥入丹砂、麝香，同研为散。每日如常揩齿。

【功用】涤除腐气，令牙齿坚牢，齿槽固密，诸疾不生。

揩齿皂荚散

【来源】《圣济总录》卷一二一。

【组成】皂荚（不蚛者） 鸡肠草（烧）各半斤 青盐二两

【用法】上为细散。每日用以揩齿。

【功用】涤除腐气，令牙齿坚牢，齿槽固密，诸疾不生。

揩齿细辛散

【来源】《圣济总录》卷一二一。

【组成】细辛（去苗叶） 升麻 甘松香（去土） 零陵香 藿香叶 当归（切，焙） 铅丹（研） 白芷 地骨皮 凝水石 笋灰 牛膝（切，焙） 麝香（别研）各一分 白檀香（锉）一两

【用法】上研为末，与麝香同研令匀。每用少许揩齿，温水漱之。

【功用】涤除腐气，令牙齿坚牢，齿槽固密，诸疾不生。

揩齿细辛散

【来源】《圣济总录》卷一二一。

【组成】细辛（去苗叶） 藜芦（去芦头，烧）各一两 莽草 曲头棘（烧灰） 东墙衣（炒）各半两 盐花（研）三合 荞麦面（炒）三合

【用法】上为散，取细。每日如常揩齿。

【功用】涤除腐气，令牙齿坚牢，齿槽固密，诸疾不生。

揩齿细辛散

【来源】《圣济总录》卷一二一。

【组成】细辛（去苗叶） 升麻 白芷 藁本（去苗土） 沉香（锉） 丁香 石膏（研）各一分

【用法】上为散。每日用柳枝咬头令软，点药揩齿。

【功用】涤除腐气，令牙齿坚牢，齿槽固密，诸疾不生。

揩齿槐枝散

【来源】《圣济总录》卷一二一。

【别名】槐枝散（《普济方》卷七十）。

【组成】槐枝一两 皂荚二挺 巨胜子（炒） 青盐（研） 生干地黄各一两

【用法】上细锉，入瓷瓶内盛，固济，于瓶口上留孔，如钱大，后以文武火烧，候药性绝为度，取出研为细散。每用揩齿。

【功用】涤除腐气，令牙齿坚牢，齿槽固密，诸疾不生。

揩齿胡桃灰散

【来源】《圣济总录》卷一二一。

【别名】胡桃灰散（《普济方》卷七十）。

【组成】胡桃仁（烧作灰，研） 贝母（去心）各一两

【用法】上为散。每用揩齿。

【功用】令牙齿坚牢，龈槽固密。

黑圣散

【来源】《圣济总录》卷一二一。

【组成】草乌头三两（烧令赤，地上用碗合定，良久取出） 蓬砂（研）半两

【用法】上为细末。每用一钱匕，沸汤点，先渫牙，后用药少许，揩牙齿动摇处，一日三五次。

【主治】牙齿动摇。

地黄散

【来源】《中藏经·附录》引《湘山野录》。

【别名】西岳莲华峰神传齿药（《三因极一病证方论》卷十六）、陈希夷刷牙药（《御药院方》卷九）、西岳华峰方（《古今医统大全》卷六十四）、仙传齿药（《济阳纲目》卷一〇七）。

【组成】猪牙皂角 生姜 升麻 熟地黄 木律 旱莲 槐角子 细辛 荷叶（取心用） 青盐各等分

【用法】上药同烧煅，研末擦牙。

【功用】牢牙，乌髭发。

大梧桐律散

【来源】《鸡峰普济方》卷二十一。

【组成】梧桐律 川芎 白芷各半两 生干地黄 槟榔 细辛各二分 丁香 雄黄各一分

【用法】上为细末，入雄黄再研令匀。每食后并夜卧先用温水漱口，次用药少许擦痛处。

【主治】一切风蚛牙齿动摇疼痛。

乌金散

【来源】《鸡峰普济方》卷二十一。

【组成】晚蚕沙七两（炼净） 麻籽五两（取中者，作末） 青盐三两半（别捣作末）

【用法】上三味拌和，一罐子盛，用盐泥固济，仍于罐上留一小窍子，晒干，以炭火半秤烧煅出烟，微微青烟似绝为度，去火，将罐子于无风处放冷，取药再捣罗为末。每日早晨、午时、临卧揩齿，更不漱口。

【功用】去风，牢牙，乌髭。

当归散

【来源】《鸡峰普济方》卷二十一。

【组成】当归一两 香附子一两二钱 生干地黄 白芷各一两（以上四味锉碎，不犯铁器，炒黑色存性为末） 青盐半两（烧干，入诸药中一处和） 皂角五斤（刮皮去子用） 草乌头二两 生姜五斤（穿地坑烧红，埋在坑内五次，其生姜自干）

【用法】上先将草乌头、生姜皆切作片子，及将皂角刮去黑皮，分作两片，内铺乌头、生姜了，用麻片缚夹定，炭火上用铲炙令通红，于地上用新瓦盆盖，如麸炭状，研细，与前药一处合和。每日两次揩齿如常法，须发白者，一月变黑，遇旦望日用河水洗髭。

【功用】乌髭鬓，牢牙齿。

顶礼散

【来源】《鸡峰普济方》卷二十一。

【组成】生干地黄一两 五倍子 紫菀 苦参 青黛 青盐 黑锡 桑白皮灰各半两 龙脑少许

【用法】先将上五味为细末，次将黑锡于铫子中慢火熔开，用桑白皮灰同锡就铫中研细，不见锡星为度，后将上件药末，更入龙脑少许，合和了，用新瓦合盛。每于食后、临卧先净漱口，用指捏药揩牙，即漱口，必一日两次；临卧时，更不须漱口。

【功用】乌须发，牢牙齿。

菖蒲散

【来源】《鸡峰普济方》卷二十一。

【组成】五倍子四两 石菖蒲二两 青盐一两 生干地黄 苦参各二两 草乌头半两 生姜三两

【用法】上药先将五倍子、乌头、苦参捣为粗末，续入生姜再捣成膏，团作五块子，盛在瓦盒或小沙罐子内，以圆瓦子盖合口，微留一小眼子出黑烟，盐泥固济一指厚，以火煅之，见黑烟将尽去火，以生土盖之，来日出，与前药同研令细。揩牙下。

【主治】齿疾。

保命延龄丸

【来源】《杨氏家藏方》卷九。

【组成】苣胜子（去皮，九蒸九晒） 补骨脂（酒浸一宿，焙） 牛膝（酒浸一宿，焙） 甘菊花 天门冬（去心） 菟丝子（酒浸一宿，湿杵作饼，火焙再杵） 枸杞子 人参（去芦头） 肉苁蓉（酒浸一宿，切，焙） 白茯苓（去皮） 巴戟（去心，生用） 酸枣仁 柏子仁 山药 覆盆子 五味子 楮实 天雄（炮，去皮尖）各一两 肉桂（去粗皮）四两 生干地黄八两（切细，新瓦上炒令干）

【用法】上为细末，春夏用白沙蜜、秋冬用蒸枣肉为剂，加好胡桃十枚（去皮），同药剂于臼内捣为丸，如梧桐子大。每服三十丸，加至五十丸，空心、食前温盐汤送下。

【功用】安神养气，补填骨髓，起弱扶衰，润泽肌肤，聪明耳目。久服黑髭发，牢牙齿，能夜读细书，心力不倦。

神仙一井金丸

【来源】《杨氏家藏方》卷九。

【别名】神仙一井金丹（《普济方》卷二二一）。

【组成】牛膝三两（酒浸一宿，焙） 肉苁蓉三两（酒浸一宿，切，焙） 川椒（炒） 白附子（炮） 附子（炮，去皮脐） 乌药 何首乌（同黑豆半升煮，豆熟为度，去豆不用）各二两 木鳖子（去壳） 萆薢（黑豆半升同煮，豆熟为度，去豆不用） 舶上茴香 防风（去芦头） 白蒺藜（炒，去刺） 覆盆子 绵黄耆（蜜炙） 赤小豆 骨碎补（去毛） 金毛狗脊（去毛） 全蝎（去毒，微炒） 五味子 青矾（火飞，枯尽） 地龙（去土，炒） 天南星（炮） 羌活（去芦头）各一两

【用法】上为细末，酒糊为丸，如梧桐子大。每服五十丸，煎五味子酒送下，空心、食前、日午各一服。

【功用】补益真元，大壮腰脚；久服髭鬓不白，牙齿牢壮，美进饮食，明目聪耳，行步轻快。

【验案】乌发 《普济方》：余在淳安，主簿李渊云乃祖通判公，少服一井金丹，至老发不白。后在都城访杨五立，问先和王晚年发不白所服何药？答曰：某未尝知。遂向老药童叩之，云：先和王常服一井金丹。后卢陵见前柳守赵鼎，六十余年，髭发皆不白，众以为润泽者，仆仔细视之，非是染者，渠云：自然如此。继过豫章，其人作酒官，托邱粒叔献询叩，渠云：大人平生，只服一井金丹，方知此药之妙。

西硼散

【来源】《杨氏家藏方》卷十一。

【组成】草乌头（紧实者）一枚（炮令七分熟） 西硼砂一两

【用法】上为细末。每用少许擦牙。

【主治】牙齿动摇。

麝香矾雄散

【来源】《杨氏家藏方》卷十一。

【组成】胆矾二钱 雄黄二钱 麝香一钱（别研） 龙骨一钱

【用法】上为极细末。每用一字，以鹅毛蘸药扫患处，每日一、二次。若小儿走马疳，唇龈蚀烂者，先泡青盐汤洗净，后用新棉拭干掺药。

【主治】牙齿动摇，齿腭宣露，骨槽风毒，宣蚀溃烂，不能入食者。

五圣还童散

【来源】《杨氏家藏方》卷二十。

【别名】五圣不老散（《普济方》卷四十九引《卫生家宝》）。

【组成】白盐半斤 青盐 黑牵牛 酸石榴皮各二两 硇砂一两半 地龙（去土） 川楝子（去核） 百药煎 香白芷 威灵仙 藿香叶（去土） 细辛（去叶土） 当归（洗，焙） 仙灵脾 乌贼鱼骨 熟干地黄（洗，焙）各一两 胡桃十枚 蛇蜕二条 蝉蜕半两 不蛀皂角三十条

【用法】上药除皂角不锉外，其余药均锉碎，以醋一斗同浸，七日取出，不用诸药，只用皂角并醋。将皂角蘸醋，用桑柴灰火炙，候干再蘸炙，以醋尽为度，焙干，为细末；又入没食子七对，同为

细末，每药一两，加麝香半钱。每日揩牙一二次，遇寅日摘白髭五七根，过数日再看，其摘去处必生黑髭。

【功用】明目，去头风，补水脏，固济牢牙，乌髭鬓。

牢牙散

【来源】《兰室秘藏》卷中。

【组成】羌活一两　草龙胆（酒洗）一两五钱　羊胫骨灰二两　升麻四两

【用法】上为细末，以纱罗子罗骨灰作微尘末，和匀。卧时贴在牙龈上。

【主治】牙龈肉绽有根，牙疳肿痛，牙动摇欲落，牙齿不长，牙黄口臭。

皂荚散

【来源】《仁斋直指方论》卷二十一。

【组成】长肥皂荚二钱　白盐半两

方中皂荚二钱，《医方类聚》作“二挺”。

【用法】上同烧赤，为细末。常擦。

【主治】风齿动摇。

刷牙沉香散

【来源】《御药院方》卷八。

【别名】沉香散（《瑞竹堂经验方》卷三）。

【组成】沉香　白檀　醋石榴皮　诃子皮　青盐（研）　青黛（研）各二钱半　当归　川苦楝（破四片，焙）　细辛（去苗）　香附子各半两　母丁香一钱半　荷叶灰一钱　南乳香（研）一钱　龙脑（研）　麝香（研）各半钱

【用法】上为细末。每用半钱，如常刷牙，温水漱之，早、晚两次用。

【功用】荣养髭发，坚固牙齿。

刷牙药

【来源】《瑞竹堂经验方》卷三。

【组成】香附子（去毛，炒熟）　大黄（火煨）

【用法】上用橡子二十个，纳十八个装满青盐，于沙器内单摆定，用碗盖之，烧存性，与生橡子二个并香附子、大黄同为细末。每日刷牙，掠髭鬓。

【功用】固齿，乌髭须。

牢牙石燕子散

【来源】《御药院方》卷七。

【组成】石燕子十对（火烧醋淬七遍后，再烧一次，去醋气，细研）　青盐（研）　麝香（研）各一钱

【用法】上药各为细末。每用药半钱，以指蘸药刷擦牙龈上，合口少时后，用温酒漱咽，如不欲咽，吐出不用无妨，早晨只用一遍。

【主治】牙齿龈肉不固，及肾弱齿疏，或血出侵蚀。

五倍子散

【来源】《御药院方》卷九。

【组成】川五倍子半两　干川地龙（去土）半两（微炒）

【用法】上为细末。先用生姜揩牙根，后以药末敷之。五日内不得咬硬物，如齿初折落时，热粘齿槽中，贴药齿上，即牢如故。

【主治】牙齿摇及外物所伤，诸药不效，欲落者。

太和散

【来源】《御药院方》卷九。

【组成】梧桐律　生干地黄　白茯苓各半两　华阴细辛　川芎　升麻　香白芷各三钱　麝香半钱　青盐一钱　猪牙皂角（烧存性）二钱

【用法】上为细末，青盐、麝香另研，拌匀。每用药少许，以指蘸药擦牙病处。

【功用】去疳牢牙，定疼止痛。

【主治】牙齿动摇，龈肉浮肿，虫蚛发痛。

仙方刷牙药

【来源】《御药院方》卷九。

【组成】青盐二两半　坚诃子二十个　芝麻粹五两　夏蚕沙七钱　旱莲草一两半　皂角（不蛀者，

去皮）二两

【用法】上同为末，醋浆水和丸，如球子大，晒干，用新瓦罐瓶内盛药，用盐泥固，候干，留一小眼子出烟，置一净砖上，用木炭火烧，烟淡药熟之后即出，旋研如常，刷之。如已白者，百日黑；未白者，半月见效，唯频刷尤妙。

【功用】乌髭鬓，牢牙齿，延年迟老。

加减牙药麝香散

【来源】《御药院方》卷九。

【组成】绿矾（枯）一两　石胆（炒）二钱　五倍子一两二钱　诃子皮　何首乌　龙骨　藿香叶　甘松各四钱　白茯苓（去皮）一两　缩砂仁八钱　零陵香六钱　百药煎一两二钱　细辛二钱　生干地黄　青黛（研）　龙脑（研）　麝香（研）各半两

【用法】上为细末，入研药和匀。每日早晨用牙刷蘸药少许，刷牙齿上，合口少时后，用温水漱口吐之。

【主治】肾气虚弱，牙齿病而不坚固者。

延龄散

【来源】《御药院方》卷九。

【组成】泽乌头　皂角（去皮子）　生地黄各一两（上为粗末，用生姜自然汁和成团子，用槐枝火烧令烟尽，取出于净地上，用碗盖一宿，出火毒，再捣为细末，入后件药）　细辛（取末）　青盐各三钱　石胆　白矾（灰）　麝香各二钱

【用法】上为细末。每用擦牙病处，或用刷牙蘸刷亦得，早晨、食后、临卧日用三次。有津却吐，误咽不妨。

【功用】牢牙齿，定疼痛，固龈肿，益气血，黑髭鬓。

柳枝散

【来源】《御药院方》卷九。

【组成】柳枝　槐枝（各长四寸）一握（切碎）　盐四两　皂角（不蛀者）七挺

【用法】上同入瓷瓶中，黄泥固济，糠火烧一宿后，冷取出，研细。擦牙。

【功用】牢牙去风。

【主治】牙齿诸疾。

槐白皮散

【来源】《御药院方》卷九。

【组成】槐白皮半两　地骨皮　荜茇　五灵脂各半两　蛇床子（微炒）　乳香（另研）各二钱半　麝香半钱（另研）

【用法】上为细末，入研药令匀。每用少许贴牙病处，吐津，误咽不妨；如痛不已，用药末三钱，水一盏煎令沸，和滓热漱冷吐，并不拘时候。

【主治】牙齿动摇，不住寒热，嚼物隐痛，时发时止。

牢牙散

【来源】《卫生宝鉴》卷八。

【别名】牢牙齿散（《普济方》卷七十）。

【组成】羊筒骨灰　升麻各三钱　生地黄　黄连　石膏各一钱　白茯苓　人参各五分　胡桐泪三分

【用法】上为极细末，入麝香少许，研匀。临卧擦牙后以温水漱之。

【主治】牙齿无力，不能嚼物。

遗山牢牙散

【来源】《卫生宝鉴》卷十一。

【别名】牢牙散（《普济方》卷三六六）。

【组成】茯苓　石膏　龙骨各一两　寒水石　白芷各半两　细辛三钱　石燕子一枚（大者；小者用一对）

【用法】上为末。早晨用药刷牙，晚亦如之。

【功用】固齿。

麝香间玉散

【来源】《玉机微义》卷三十引《医垒元戎》。

【组成】酸石榴皮　诃子各二两　升麻　绿矾（枯）　何首乌　青盐　百药煎　五倍子　没石

子各一两半　白茯苓一两　细辛　石胆矾各半两　荷叶灰　白檀　川芎　白芷　甘松　零陵香　茴香　藿香叶　猪牙　皂角灰　木鳖子各二钱　荜拨　青黛各一钱半　麝香一钱　脑子半钱（一方无脑子，加沉香二钱）
【用法】上为末。用药后，茶清漱之。
【主治】牙齿动摇。

乌髭牢牙散

【来源】《医方类聚》卷七十三引《经验秘方》。
【组成】防风　何首乌　生地黄　石榴皮　楮白皮　猪牙皂角　青盐各等分
【用法】上为粗末，以瓜蒌一个，去蒂，入药在内，用蒂掩之，盐泥固济，火煅烟尽为度，碾为细末，入生升麻，北细辛等分，麝香少许，别研和匀。每早灌漱毕，用少许擦牙。待片时药透，温水漱去，便食物，后用冷水浸须，其黑如墨。
【功用】乌髭，牢牙。

妙应散

【来源】《医方类聚》卷八十三引《经验秘方》。
【组成】白茯苓　辽参　细辛（去叶）　香附子（炒，去毛）　白蒺藜（炒，去角）　川芎　缩砂各五钱　龙骨（研）　石膏（煅）　百药煎　白芷各七钱　麝香（少许，研）
【用法】上为细末。临卧、早晨温水刷之。
【功用】牢牙，疏风理气，黑髭发。

青丝散

【来源】《医方类聚》卷七十三引《经验秘方》。
【组成】胆矾三钱　金丝矾　石丝矾　五倍子　缩砂各二钱　川芎　细辛各一钱半
【用法】上为细末，入麝香少许。用温水将软刷牙，然后点药，刷毕，温浆水漱之，每日二次。将余津染髭，令黑润大效。
【功用】牢牙祛风祛疼，乌髭。

蒺藜散

【来源】《瑞竹堂经验方》卷三。
【组成】蒺藜根
【用法】上烧灰。贴患处。动牙即牢。
【主治】打动牙齿。

刷牙药

【来源】《丹溪心法》卷四。
【组成】烧白羊骨灰一两　升麻一两　黄连半钱
【用法】上为末。擦牙。
【功用】固齿。

长春散

【来源】《医方类聚》卷七十二引《居家必用》。
【组成】甘松　诃子　人参　胆矾　金丝矾　青盐（别研，临时旋用）各三钱　细辛五钱　百药煎　川芎各五钱　绿矾（醋烧七次）　白芷　白檀各四钱　酸石榴皮四钱　五倍子一两　茯苓二钱　橡斗子三十个（烧存性）　江茶　麝香少许
【用法】上为细末。夜间临卧，先用青盐、茶末擦牙毕，次用前药末刷牙，每日早晨服不老汤下还童丸，以助药力。
【功用】乌髭须，牢牙齿。

白牙散

【来源】《医方类聚》卷七十二引《居家必用》。
【组成】藁本　升麻　细辛　皂荚（烧灰）　石膏一倍于上药　檀香　麝香
【用法】上为细末。每日早晨刷牙后，搽之。
【功用】牢牙。

沉香延龄散

【来源】《普济方》卷四十九引《德生堂方》。
【组成】沉香（另研）　木香　檀香　香附子　白芷　龙骨（浸水）　甘松　川芎　生地黄　荜茇　升麻　防风　当归　何首乌　藁本　青盐（炒）　人参　石膏　白茯苓　白蒺藜　杜蒺藜　海浮石　藿香　熟地黄　细辛各半两　丁香　荆芥穗　菖蒲　槐角子　白僵蚕　天麻　桂心　露蜂房（炒黑）各三钱半　麝香一钱半　柳枝

一握四两（细锉，炒）
【用法】上为末。每日早、晚先刷净牙，后蘸药，刷五七十遍，多为上。
【功用】乌髭发，牢牙，益精气。

青丝散

【来源】《医学纲目》卷二十九引东垣方。
【组成】香白芷　白茯苓各五钱　母丁香　细辛　当归　川芎　甘草　甘松各三钱　升麻　旱莲草　地骨皮　生地　熟地　青盐　破故纸各二钱　寒水石七钱（煅）　香附米一两（生姜汁浸一宿，炒）　何首乌一两　麝香五分　高茶末
方中高茶末用量原缺，《古今医统大全》作细茶末二钱。
【用法】上为细末。擦牙，刷毕咽药，余津润髭，一月白者顿黑。
【功用】补虚牢牙，黑髭须。
【宜忌】忌食萝卜。

长春绿袍散

【来源】《普济方》卷四十九。
【组成】金丝矾　绿矾　川芎　胆矾（一方用信）　细辛　白茯苓　诃子肉　川百药煎　没石子　酸石榴皮　五倍子　川椒　缩砂仁各一两五钱
【用法】上为细末，加麝香少许。临睡先洗牙净了，再以刷牙蘸刷牙，候津，再蘸药然鬓，次日洗。
【功用】牢牙，黑髭鬓。

七宝牢牙散

【来源】《普济方》卷七十。
【组成】细辛　川芎　砂仁　胆矾　滑石　绿矾各等分　麝香少许（一方不用滑石，以龙骨代之）
【用法】上为极细末。临刷时以茶清调匀。刷罢，用温浆水漱之。
【主治】齿疾。

石膏散

【来源】《普济方》卷七十。
【组成】石膏　细辛　柳根各等分
【用法】上为末，揩牙。
【功用】除腐气，牢牙。

白牙散

【来源】《普济方》卷七十。
【组成】升麻根四两　羌活根　龙胆根　羊颈骨
方中羌活根、龙胆根、羊颈骨用量原缺。
【用法】上为极细末，以纱罗子罗骨灰，作微尘末，和匀。卧时刷牙，先以温水漱口，用少许揩之。
【主治】牙龈绽肉，有牙疳肿痛，牙动欲落，牙齿不长，髭黄口臭。

地骨皮汤

【来源】《普济方》卷七十。
【组成】地骨皮　防风　盐　细辛　蔓荆实　杏仁　独活　青葙子　当归各一两
【用法】上为散。每用半钱，以水二大盏，入盐一钱，煎至一盏，去滓，热含冷吐，一日二次。
【主治】牙齿风虫，齿根挺出，动摇疼痛。

牢牙散

【来源】《普济方》卷七十。
【组成】寒水石　生定粉　龙骨　乌鱼骨各等分
【用法】上为细末。不时用少许揩牙，误咽无妨。
【功用】牢牙齿，定疼痛。

牢牙赴筵散

【来源】《普济方》卷七十。
【组成】香附子　高良姜　盐各三两　细辛一两
【用法】上为末。作齿药常用。
【功用】牢牙。

受拜齿药

【来源】《普济方》卷七十。
【组成】香附子半斤　细辛　盐各二两

【用法】上取香附子新大者，去粗皮，细锉；用生姜一斤研取汁，拌和香附子，浸五七日，取出香附子，不用姜滓汁；后将细辛与香附子、盐用瓦炒存性。逐日揩牙。

【功用】令牙齿坚牢，龈槽固密，诸疾不生。

祛风牢牙散

【来源】《普济方》卷七十。

【组成】防风　川芎　白蒺藜　石膏　沉香　青盐　香白芷　细辛　甘松　三柰　香附子　荆芥穗　升麻　旱莲草　荷叶灰　没石子　胆矾各二钱半

【用法】上为细末。每用搽牙。

【功用】牢牙。

【主治】牙齿脱落。

麝香散

【来源】《普济方》卷七十。

【组成】胆矾　川芎　缩砂　绿矾　龙骨　麝香各等分

【用法】上为细末。先用浆水刷牙净。次用药刷之。馀津掠发鬓。

【功用】牢牙乌发。

乌金散

【来源】《奇效良方》卷六十二。

【组成】芭蕉叶不以多少

【用法】阴干烧灰，研为细末，更加烧盐少许，再研匀。早晚揩牙。用一生，齿无动摇。

【功用】牢牙齿。

秘传乌须万应散

【来源】《松崖医径》卷下。

【组成】没石子四钱　破故纸　细辛　熟地黄（酒洗）各一两半　青盐　地骨皮二两

【用法】上为末。每用一钱，空心擦牙，咽下。

【功用】固齿，乌须。

乌发固齿方

【来源】《扶寿精方》。

【组成】旱莲草一斤（连根，七月取）

【用法】用无灰酒洗净，青盐四两捶碎、腌三宿取出，无油锅中炒，将原汁旋倾入，炒干焦，为末。每晨用一钱，擦牙咽下。用久殊效。

【功用】乌发，固齿。

加味乌须固齿补肾方

【来源】《古今医统大全》卷六十四。

【组成】当归（酒洗）　川芎　熟地黄　川牛膝　枸杞子　香附子　旱莲草　胡桐律　牙皂角　荆芥穗　细辛各三两　青盐六两

【用法】上为细末，用粳米一升半煮饭，将药末拌匀，分作七团，阴干，用桑柴火烧存性，为细末，锉合盛之。早、晚擦牙，药与水咽下。

【功用】固齿却痛。

【主治】老年肾虚，牙齿动摇疼痛。

牢牙定痛膏

【来源】《摄生众妙方》卷九。

【组成】珍珠　琥珀　龙骨　象齿（不用牙）　定粉各一钱

【用法】上为细末，先将槐、柳枝各半烧灰二升，淋水一碗于小铁锅内，入黄蜡一两，火熬水尽为度，仍将蜡溶开，投前五味药末于内成膏。用厚纸热铁枕上摊成蜡纸，裁作四分阔、四寸长条子，临卧贴于牙上，天明除之。

【功用】止痛牢牙。

【主治】牙痛，牙动。

固齿乌须返老还童丹

【来源】《摄生众妙方》卷九。

【组成】川芎细辛　荆芥穗　当归（全用）各二两　青盐四两

【用法】上为细末，用陈仓老米饭八两，将前末同一处捣成饼，每两作一饼，晒干，以灰火烧红，断烟存性，用碗覆在地上冷定，复为细末，用生香附米八两捣头末四两，余不用，将前药共一处搅匀，铅盒盛之。早、晚擦牙良久，用水漱去。

【功用】固齿乌须，返老还童。

龙齿散

【来源】《古今医统大全》卷六十四引《经验方》。

【组成】龙齿（煅存性） 人齿（煅存性）各三钱 人参 枸杞子 破故纸 牛膝 沉香各一两 石燕一升（烟） 旱莲草 青盐各二两 小茴香 升麻 麝香（研）各半两 花椒三钱 当归七钱半 桂枝二钱半

【用法】上为细末。日擦三次，良久漱之。有津咽下亦不妨。

【功用】长牙固齿。

芎归散

【来源】《古今医统大全》卷六十四引《集成》。

【组成】川芎 当归 生地黄 青盐 石膏各一两 细辛半两

【用法】上为末。如常擦牙。

【功用】去风生血，黑发滋肾。

青盐煎

【来源】《古今医统大全》卷六十四。

【组成】嫩槐枝一斤 瓦松一斤 青盐一斤

【用法】上以槐枝、瓦松二味切片，用清水煮半桶至三四碗许，去滓，纳青盐煮干。取起研末，以瓷瓶收置暖处，每日擦牙最效。

【主治】肾不足，齿动欲坠。

拜受齿药

【来源】《古今医统大全》卷六十四。

【组成】香附子（新大者）半斤（去皮毛，锉细，以生姜一斤取汁拌和，浸五七日取出，去姜汁不用） 细辛 盐各二两

【用法】以上瓦器炒存性，为细末。每日擦牙。

【功用】固齿。

宣风牢牙散

【来源】《古今医统大全》卷六十四。

【组成】细辛 青盐各七钱 川芎 当归（酒洗）各一两

【用法】上为末。每用少许，清晨擦牙，满口漱之，连药咽下。先以温水漱口净，然后擦药咽之。

【功用】驻颜补肾，牢牙固齿。

乌须固齿补肾方

【来源】《医学入门》卷七。

【组成】当归 川芎 熟地黄 白芍药 香附米 甘枸杞 川牛膝 荆芥 青盐各三两

【用法】上为细末，用糯米饭一升半，拌匀阴干，竹筒固济，置杂柴火烧成炭存性，研细，铅盒贮之。每早擦牙二次，药与水咽下。

【功用】乌须，固齿，补肾。

五煎膏

【来源】《古今医鉴》卷九。

【组成】旱莲汁 黑桑椹 何首乌 生地黄 白茯苓

【用法】上五味，各自为咀片，煎汁，滤净滓，熬成膏，合一处和匀，置瓷器内封固，埋土七日。每服二三匙，一日三次。

【功用】乌须发，固牙齿，壮筋骨。

擦牙散

【来源】《古今医鉴》卷九。

【组成】细辛 川芎 莲须 香附 生地黄 当归（以上俱烧过存性） 青盐（生用）各等分

【用法】上为细末。清晨擦牙，温水漱咽，日日不可间断。

【功用】乌须固齿。

摄生妙用方

【来源】《本草纲目》卷十六。

【组成】旱莲草（七月取，连根）一斤

【用法】用无灰酒洗净，青盐四两，腌三宿，同汁入油锅中炒（存性），研末。日用擦牙，连津咽之。

【功用】乌须固齿。

滋阴大补丸加鹿茸方

【来源】《医方考》卷五。

【组成】熟地黄二两　川牛膝（去芦）　杜仲（姜炒，去丝）　巴戟天（去心）　山茱萸（去核）　小茴香（略炒）　五味子（炒）　远志（去心）　肉苁蓉　白茯苓　山药各一两　红枣肉（蒸熟）十四两　石菖蒲　枸杞子各五钱　鹿茸（炙酥）

【主治】肾虚，齿长而动者。

【方论】肾主骨，肾虚则髓弱，髓弱则骨枯，骨枯则不能固齿，故令齿长而动。譬之败几焉，几败木枯，则紧窦之寸木摇摇而出，以水泽之，则败几润而寸木固。故治此者，宜滋阴补肾，肾不虚则龈骨润，龈骨润则齿固矣。是方也，熟地、牛膝、杜仲、山萸、五味、枸杞皆味厚之品也，可以滋阴益肾；巴戟、苁蓉、茴香、远志、石菖蒲、山药、茯苓皆甘温之品也，可以温肾生精；乃鹿茸者，取其为血气之属，得阴气之最完，故用之以为补肾填精益髓之品耳；红枣肉者，味甘益脾，故用之以剂丸也。

牢牙固齿明目散

【来源】《万病回春》卷五。

【别名】固齿明目散（《奇方类编》卷上）。

【组成】槐枝叶　柳枝叶各不拘多少

【用法】切碎，水浸三日，熬出浓汁，去条、叶、渣、梗，入青盐二斤、白盐二斤，同汁熬干，研末。擦牙、漱口，吐出；洗眼。

【功用】牢牙固齿，明目。

固齿丹

【来源】《万病回春》卷五。

【组成】生地黄二两　白蒺藜（炒，去刺）二两　香附（炒）四两　青盐一两半　破故纸一两（炒）　没石子（大者）四个

【用法】上为细末。早晨擦牙，津液咽下。

【功用】固齿乌须。

固齿散

【来源】《万病回春》卷五。

【组成】鼠骨一副（将鼠一个，不用毒死，只用打死者，面裹炮熟去肉，将面身等骨，放新瓦上焙干，以黄色为度，研末）　花椒（炒）二两　乳香二两（以竹叶焙）　香附一两（炒）　白蒺藜仁（微炒）一两　青盐一两（面包煨）

【用法】上为末。每日擦牙，咽吐任意。

【功用】固牙齿，乌须发。

固齿牢牙散

【来源】《万病回春》卷五。

【组成】虎骨一两（火煅）　青盐（用嫩槐枝等分，同炒黄色）一两　细辛五钱（末）

【用法】上为散，后匀。擦牙。

【功用】固齿牢牙。

擦牙乌须方

【来源】《万病回春》卷五。

【组成】青盐一两　没石子一钱　细辛二钱　破故纸一两（炒芳香）　地骨皮一两　熟地黄一两（酒浸三日，砂锅焙干为末）　槐角子一两　百药煎一钱

【用法】上俱为细末，共八味。每早擦牙，药咽下，定要一月，莫间一日。一日常擦不拘，白须发每月按日摘去，再生必黑，永不白。又能明目固齿。正月初四、十四、十七日；二月初八、十四、二十一日；三月初八、初十、十一、十三日；四月初二、十六、十八、十九日；五月十六、二十日；六月初四、十七、二十四、二十九日；七月初三、初四、十八、二十八日；八月十五、十九日；九月初二、初四、十五日、二十五日；十月初七、初十、十三、二十二日；十一月初十、十五、十七、三十日；十二月初七、初十、十六、二十日。

【功用】乌须，明目，固齿。

擦牙石盐散

【来源】《万病回春》卷五。
【组成】白软石膏一斤　辽细辛十二两五钱　川升麻二两五钱　川芎一两　白芷三两　馒头（炒成黑炭）半斤　白盐十二两（入炭火煅红半日）
【用法】上为极细末，用绢罗筛过，擦牙甚妙。
【功用】用此药久擦牙，永久坚固，再无牙疰、牙疼之症。

固齿明目方

【来源】《鲁府禁方》卷二。
【组成】赤芍药　荆芥穗　香白芷　当归尾　防风　青盐
【用法】上用青盐一斤捣碎，以井花水五碗，先煎，洁净为末；然后将咀成片五味药，用水八升煎至四升，用马尾罗内，薄绵一叶滤去滓垢，将青盐入在药水内，用文武火煎干为度。每日早晨洗面时用手指蘸水，湿擦于牙上下周遍，却噙半口水，漱三十六次，吐水在手，洗面眼最效；如觉牙齿微痛，晚亦照前擦之；常行睡卧擦之亦效。如无青盐，白盐飞过者亦可，用水一升，即一茶盏也。又或添细辛五钱尤妙。
【功用】固齿明目。
【主治】牙痛。

煮料豆药方

【来源】《增补内经拾遗方论》卷四。
【组成】当归四钱　甘草　川芎　广皮　白术　白芍　丹皮各一钱　杜仲二钱（炒）　牛膝四钱　首乌八钱　菊花一钱　杞子八钱　生地四钱　熟地四钱　黄耆二钱　青盐六钱
【用法】上药同黑豆煮透，晒干。去药服豆。
【功用】乌须黑发，固齿明目。

乌须固齿擦牙散

【来源】《墨宝斋集验方》卷上。
【组成】白茯苓四两（坚白大者）　怀熟地四两（九蒸九晒）　何首乌赤白各一两（酒浸蒸晒）　地骨皮二两五钱　川椒七钱　细辛一两八钱（辽地者佳）　破故纸三两　蒺藜二两三钱　没石子雌雄各一两　青盐一两五钱（另研为末，再和入药）　枸杞子二两五钱（甘州者佳）　旱莲草四两
【用法】上为细末，用瓷罐盛贮。每清晨擦牙，用滚白水咽下；将口内擦药捻须鬓。
【功用】乌须固齿。

擦牙散

【来源】《墨宝斋集验方》卷上。
【组成】骨碎补（净）四两　北细辛二两　白蒺藜四两（炒，碾去刺）
【用法】上为末，用雄鼠一个，去肠、胃、皮，用箬包煅为末，青盐四两。齿动者，擦五次。
【功用】坚齿，永不生虫发痛痒。

擦牙散

【来源】《墨宝斋集验方》卷上。
【组成】槐枝（指大者去叶）三斤（晴明天取）
【用法】用水三大瓢，熬至一大碗，旱莲草不拘多少捣汁一碗，熬至一碗。将青盐碾细十两，食盐十二两，入前二汁内，拌抄至淡老米色，再用猪脚后蹄角子四个，入川椒填满，火煅存性，共为一处，再研细，收贮瓷器内。清晨擦牙后不要言语，少时白滚汤漱下。
【功用】黑发固齿，补肾消风。

固齿方

【来源】《医贯》卷五。
【组成】雄鼠骨　当归　没石子　熟地　榆皮　青盐　细辛各等分
【用法】上为细末，绵纸裹成条，抹牙床上。
【功用】固齿。

牢牙散

【来源】《明医指掌》卷八。
【组成】青盐七钱　细辛七钱　当归（酒洗）一

两 川芎一两

【用法】上为末。每用少许，侵晨擦牙，漱满口，连药咽之。

【功用】驻颜补肾，牢牙固齿。

固齿将军散

【来源】《景岳全书》卷五十一。

【组成】锦纹大黄（炒微焦） 杜仲（炒半黑）各十两 青盐四两

【用法】上为末。每日清晨擦漱；火盛者咽之亦可。

【功用】牢牙固齿。

【主治】牙痛牙伤，胃火糜肿。

固齿雄鼠骨散

【来源】《景岳全书》卷六十。

【组成】雄鼠骨 当归 没石子 熟地 榆皮 青盐 细辛各等分

【用法】上为细末，用绵纸裹条插牙床上缝中。

【主治】肾水不足，牙齿浮动、脱落，或缝中痛而出血，或但动不痛者。固本戒烟。

加减调胃承气汤

【来源】《济阳纲目》卷一〇七。

【组成】大黄 黄连 甘草各等分

【用法】上锉。水调服。

【主治】内伤湿热膏粱，口臭，牙齿动摇欲落，或血出不止。

固齿方

【来源】《济阳纲目》卷一〇七。

【组成】羊胫骨（烧灰存性）二钱 当归 白芷 牙皂角 青盐各一钱

【用法】上为末。擦牙上。

【功用】固齿。

秘传擦牙散

【来源】《济阳纲目》卷一〇七。

【组成】蒲公英三两（连根花，四月间采，阴干） 青盐一两 牛膝三钱

【用法】用千年瓦二个，将前药放在内，用蚯蚓粪固济，掘一地炉，用黑片粪烧，烧存性为度，取出为细末。早晚擦牙，咽之。

【功用】固牙，乌须发，壮筋骨。

乌须固齿方

【来源】《胣后方》。

【组成】地骨皮一两 川芎 白蒺藜各七钱 没石子四钱 香附子三钱（以上五味炒） 青盐一两（用紫土罐瓦火煅，不响为度） 细辛三钱 旱莲草四两（二味炒黄，不犯油气）

【用法】上为细末。每早擦牙咽下。至老不白，亦不落，极效。

【功用】乌须，固齿。

乌须固齿神妙散

【来源】《丹台玉案》卷三。

【组成】当归 生地 母丁香 子丁香 青盐 旱莲草 细辛 没食子 茯神（去皮为末，以桑椹取汁，浸晒九次）各等分

【用法】上为细末。清晨擦牙，即用滚水多漱咽下，未白者永不白，已白者擦上半载即可。

【功用】乌须发，固齿。

雄鼠骨散

【来源】《证治宝鉴》卷五。

【组成】雄鼠骨 当归 熟地 榆皮 没石子 青盐 细辛

【用法】上为散。外敷齿缝。

【主治】肾虚而齿浮动，齿缝中点滴出血，隐隐痛者。

固齿膏

【来源】《诚书》卷七。

【组成】何首乌 生地 牛膝各等分 旱莲草（取汁）

【用法】上药煎百沸，将成膏入食盐，每日取用漱口。
【主治】齿根动摇。

固齿白玉膏

【来源】《外科大成》卷三。
【组成】龙骨一两　阳起石五钱（姜蚕四十九个，防风、当归、川芎、牙皂、青盐、升麻、白芷、骨皮各五钱，细辛、藁本各三钱，为粗末，长流水于砂锅内，桑柴火熬汁，去滓，再煎汁一碗，将龙骨、阳起石火煅通红淬药汁内七次，焙干为末）铅粉一两　珍珠三钱　象牙（末）五钱　麝香二钱
【用法】上为末，和匀。黄蜡三两熔化，滤净再化，俟温方入前药和匀，乘热摊纸上，如冷，烧热熨斗，仰放，纸铺斗上摊之。用时先漱口净，剪小条贴齿根上，闭口不语。
【主治】一切牙疼，及齿动摇而不坚固者。

固齿擦牙散

【来源】《何氏济生论》卷六。
【组成】青盐　寒水石　白蒺藜八两　羊胫骨　地骨皮四两　香附八两　熟地黄四两　生地四两　骨碎补八两　蕲艾茸　石燕　升麻　皂角四两　槐树头　桑树头　杨柳头（清明者）各四十九个

方中青盐、寒水石、羊胫骨、蕲艾茸、石燕、升麻用量原缺。
【用法】上咀碎，瓶装，盐泥固济，金粟火煅研细。每日擦牙。
【功用】固齿。

加味地黄汤

【来源】方出《石室秘录》卷四，名见《疡医大全》卷十六。
【组成】大熟地四钱　山萸肉　山药各二钱　骨碎补三钱　泽泻　牡丹皮　白茯苓各一钱六分
【用法】水煎服。
【主治】牙宣，齿龈出血。

固齿方

【来源】《石室秘录》卷一。
【组成】雄鼠脊骨一副　当归一钱　熟地三钱　细辛一钱　榆树皮三钱　骨碎补三钱　青盐一钱　杜仲二钱
【用法】上为末，用绵纸裹成条，咬在牙床上，以味尽为度。日用一条。
【功用】固齿。
【宜忌】制药不可经铁器，经则不效。

擦牙至宝散

【来源】《冯氏锦囊·杂症》卷六。
【别名】至宝丹（《疡医大全》卷十六引《冯氏秘方》）。
【组成】雄鼠骨一付（其鼠要八两以上者，越大越好，用草纸包七层，再用稻草包紧，黄泥封固，用谷糠火煨熟去肉，拣出全骨，酥油炙黄，研为细末）北细辛一钱五分（洗净土，晒）破故纸五钱（青盐水炒）香白芷三钱（青盐水炒）白石膏五钱（青盐水炒）全当归五钱（酒炒）怀生地三钱（酒炒）绿升麻二分（焙）没石子雌雄一对（酒煮，火烘）真沉香一钱五分　骨碎补五钱（去毛净，蜜水炒）旱莲草五钱（酒炒）
【用法】上为细末，同鼠骨末合在一起拌匀，用银盒或铅盒盛之。每日擦牙漱咽，久而不断。
【功用】牙齿动摇者，仍可坚固；不动者，永保不动；甚至少年有去牙一二，在三年以内者，竟可复生。

擦牙固齿散

【来源】《冯氏锦囊·杂症》卷六。
【组成】生软石膏五钱　骨碎补六钱（去毛，蜜水拌，微火焙）青盐六钱　槐花五钱　寒水石五钱　没食子五钱（酒煮，火烘）
【用法】为细末。每日擦牙。
【功用】固齿。

乌金散

【来源】《张氏医通》卷十五。

【组成】生姜半斤（捣取自然汁，留滓待用） 生地黄一斤（酒浸一宿，捣汁，留滓待用） 大皂荚（不蛀者）十挺（刮去黑皮，将前二汁和蘸皂荚，文火炙干，再蘸再炙，汁尽为度）
【用法】上将皂荚同地黄滓，入瓷罐内，煅存性，为末。牙齿初摇，用药擦龈。须发黄赤，以铁器盛药末三钱，汤调，过三日，将药汁蘸擦须发，临卧时用之，次早即黑，三夜一次。其黑如漆，不伤须发。
【功用】牢牙乌发。
【主治】牙齿动摇，须发黄赤。

固齿散

【来源】《外科全生集》卷四。
【组成】鼠头骨 鼠牙 盐
【用法】上药同煅存性，研细。擦动牙。
【主治】齿牙动摇。

固齿散

【来源】《医宗金鉴》卷八十八。
【组成】骨碎补 牡鼠骨（煅灰）
【用法】上为细末，瓷罐收贮。时时擦牙。
【主治】齿动。

平时擦牙散

【来源】《绛囊撮要》。
【组成】青竹一根 食盐
【用法】青竹逐节留节，一头截断，将食盐装实，湿纸塞口。每段用湿粗纸二层裹好，放灶中。煮饭后火灰中煨透，取出去纸及竹灰，将净盐研细，再装入新竹中，如法再煨。共三次。出火气，研细。每朝擦牙。
【功用】永无牙病，至老坚固。

集仙固齿丹

【来源】《种福堂公选良方》卷四。
【组成】五倍三分 龙骨二分 甘草三分 蔗皮灰五分 人中白五分 黄柏末三分 青黛一分 枯矾一分 冰片一分 薄荷三分 儿茶三分 黄牛粪尖一个（炙存性）
【用法】上为细末。吹之。
【功用】固齿。

擦牙散

【来源】《仙拈集》卷二。
【组成】生石膏 生明矾各等分
【用法】研细末。用微热蘸指擦。甚妙。洗齿必于晚间，漱齿必于饭后，无病常擦最妙。
【功用】去痛固齿。

固齿擦牙散

【来源】《疡医大全》卷十六。
【组成】上好食盐（成块者，煅） 骨碎补 生软石膏各四两 新鲜槐花二两（一方有寒水石、没食子）
【用法】捣烂为丸，晒干再磨末。擦牙。
【功用】固齿。
【主治】齿衄。

擦牙散

【来源】《疡医大全》卷十六。
【组成】藿香 北细辛 沉香 白芷 青盐 广木香 破故纸各三钱 石膏（煅）一斤
【用法】上为细末。早、晚擦牙。
【功用】固齿。

擦牙散

【来源】《疡医大全》卷十六。
【组成】香附一斤（去毛，用青盐四两煮干，炒黄色） 馒首四两（煅） 生石膏 熟石膏各八两 三柰 甘松各二两
【用法】上为细末。擦牙。
【功用】固齿。

擦牙散

【来源】《疡医大全》卷十六。

【组成】青果（煅存性）四两　旱莲草一斤（青盐四两，用浅水浸煮晒干）
【用法】上为细末。擦牙。
【功用】固齿。

擦牙散

【来源】《疡医大全》卷十六。
【组成】腊肉骨（煅灰）　石膏（煅）　扁柏叶（焙）　香附　枯白矾　青盐各等分
【用法】上为细末，擦牙。
【功用】固齿。

擦牙散

【来源】《疡医大全》卷十六。
【组成】干槐枝（端午向东南方取嫩枝，风干）　鲜槐枝（嫩者）　白芷　皂角刺　猴姜（去皮，捣碎）　青盐各等分
【用法】先将盐入锅内，水一盏化开，入药焙黑色，磨细。擦牙。
【功用】固齿。

擦牙散

【来源】《疡医大全》卷十六。
【组成】熟地（酒浸）　破故纸　青盐　地骨皮　槐角各一两　软石膏　百药煎　侧柏叶　腊肉骨（煅）各五钱　香附　细辛各二钱　没食子一钱
【用法】上为细末。擦牙。
【功用】固齿。

秘传雄鼠骨散

【来源】《本草纲目拾遗》卷六。
【组成】雄鼠骨一具　香附　白芷　川芎　桑叶（晒干）　地骨皮　川椒　蒲公英　青盐　川槿皮　旱莲草
【用法】生打活雄鼠一个，剥去皮杂，用盐水浸一时，炭火上炙，肉自脱落，取骨炙燥，入众药内，为末，擦牙，百日复出。
【功用】固齿。
【主治】牙落。

加味地黄丸

【来源】《会约医镜》卷七。
【组成】熟地八两　山药四两　枣皮（酒蒸）　茯苓各四两　泽泻一两　丹皮一两半　枸杞三两（酒蒸）　菟丝子（淘去泥沙，酒蒸）四两　补骨脂（盐炒）二两　骨碎补三两
【用法】炼蜜为丸。每服七八钱，空心盐汤送下。
【主治】真阴不足，以致齿疏动摇，壮年脱落者。
【加减】如命门火衰，真阳不足者，加肉桂三两，附子四两，或安肾丸亦妙。

乌须固齿还少丹

【来源】《采艾编翼》卷二。
【组成】川芎一两　当归一两　白茯苓一两　旱莲二两　牙皂五钱　白芷五钱　黄柏五钱　青盐二两
【用法】上为末，入砂罐内封固，炭火煅烟尽出，取为细末，瓷罐收贮。擦牙。
【功用】乌须，固齿。

擦牙散

【来源】《续回生集》卷上。
【组成】生石膏二两　侧柏叶五钱　熟石膏二两　杜仲五钱　小茴五钱　青盐二两　蛇床子一两（微炒）　明矾一两　花椒五钱
【用法】上为细末。每早擦牙，以凉水漱之。
【功用】永不落牙。

擦牙散

【来源】《医方易简》卷五。
【组成】川大黄（煅成灰）
【用法】上为细末。早、晚擦之。
【功用】固齿。

擦牙关方

【来源】《喉舌备要秘旨》。
【组成】大黄五钱　甘松　香附（去毛，酒

制） 白芷 生石膏各五钱 川椒 绿豆各四十九粒 细辛三钱 青果核十八棵（煅） 淮盐八两（火煅过，绢筛用） 牙灰三两（飞，晒干）

【用法】上为细末，过绢筛，罐贮。每日清晨以之擦牙。不但永无齿疾，且可白如冠玉。

【功用】固齿，兼去口中气味。

固齿刷牙散

【来源】《慈禧光绪医方选议》。

【组成】青盐 川椒 旱莲草各二两 枯白矾一两 白盐四两

【用法】上以旱莲草、川椒水煎去滓，得汁一茶钟，拌盐、矾内，炒干，研极细面。擦牙漱口。

【主治】肝肾阴虚，头发早白及牙齿松动。

【方论】方中旱莲草滋补肾阴，所含鞣质且有收敛止血作用；白矾酸涩收敛，抗菌燥湿解毒；川椒杀虫止痛。

二十七、牙齿脱落

牙齿脱落，是指各种原因导致的牙齿脱落，除老年外，或许可以再生。《诸病源候论·牙齿病诸候》："齿牙皆是骨之所终，髓之所养，手阳明、足阳明之脉，并入于齿。若血气充实，则骨髓强盛，其齿损落，犹能更生；若血气虚耗，风冷乘之，致令齿或龋或龈落者，不能复生。"《太平圣惠方》"夫牙齿脱落者，由肾气虚弱，骨髓衰损，不能荣润也。"治疗可以益肾壮骨为基础。

牢牙散

【来源】《太平圣惠方》卷三十四。

【组成】颗盐 白矾各半两

【用法】上都炒令干，为末。每以槐枝点药敷齿上，有涎即吐之。

【主治】牙齿脱落。

细辛汤

【来源】《圣济总录》卷一二一。

【组成】细辛一两 白芷 芎藭 露蜂房各一分

【用法】上为散。以水一碗，煎十余沸去滓。热含冷吐。

【主治】齿不生，及齿风连面疼痛。

细辛汤

【来源】《圣济总录》卷一二一。

【组成】细辛（去苗叶） 羌活（去芦头）各一两

【用法】上为粗末。每用五钱匕，清酒一盏煎十余沸，去滓，热漱冷吐。

【主治】牙齿脱落疼痛。

雄鼠骨散

【来源】《古今医统大全》卷六十四。

【组成】雄鼠骨（生打活雄鼠一只，剥去皮，去肚内物件，用盐水浸一时，炭火上炙，肉自脱，取骨，然后炙燥，入众药内，同研为末） 香附子 白芷 川芎 桑叶 地骨皮 川椒 蒲公英 青盐 川槿皮 旱莲草各二钱

【用法】上为细末。擦齿。百日复出。

【功用】长牙固齿，牙落重生。

加味地黄丸

【来源】《洞天奥旨》卷十。

【组成】熟地五钱 山药三钱 山茱萸二钱 茯苓二钱 骨碎补二钱 补骨脂二钱 丹皮二钱 当归五钱 麦冬三钱 泽泻一钱五分

【用法】水煎服。

【主治】齿窟疮，因伤损于齿牙，其齿堕落而成窟。

【加减】气虚甚者，加人参五钱。

仙传生牙丹

【来源】《仙拈集》卷二。

【组成】鼠骨四两（人乳浸一日，阴干为末） 柏子仁（去油） 枸杞 山萸（酒蒸） 血余（少壮者佳，皂角水洗净，入罐，煅成灰） 鹿角霜各八两 远志（甘草水泡，去骨） 菖蒲 灵砂（人乳煮过）各四两

【用法】上为末，鹿角胶四两为丸，如梧桐子大。每服百丸，子时酒送下。

【功用】牙落重生。

第二章 耳科疾病

一、耳 鸣

耳鸣，亦称耳中鸣，是指耳中有鸣叫之音。《楚辞·九叹·远逝》中载有“舟航而济湘兮，耳聊啾而戃慌”，称耳鸣为“聊啾”。耳鸣之名，最早见于《黄帝内经》，如《素问·六元正纪大论篇》云：“木郁发之，……甚者耳鸣眩转”，《素问·口问篇》：“耳者，宗脉之所聚也。故胃中空则宗脉虚，虚则下溜，脉有所竭者，故耳鸣。”并从耳与脏腑经络的关系论述耳鸣的病因病机。《诸病源候论》专立“耳鸣候”，把耳鸣的病因分为风邪外袭、劳伤气血等，指出耳鸣的发病机制是“风邪乘虚，随脉入耳，与气相击”，还提出“耳鸣不止，则变成聋”。《医学入门》强调耳鸣为“耳聋之渐”，《张氏医通》搜集前贤之说将耳鸣分为高年肾虚、饮酒过度、血虚有火、中气虚弱、肝胆气实、阳气实热、肾虚火动、阴血不足、肾阳亏虚等证型，分别采取不同方法治疗。

耳鸣之症，可以虚实分之。实者或因风邪外袭，侵及耳窍；或因肝气郁结上逆，阻塞清窍；或因肝郁化火上扰清窍；或痰郁化火上壅，阻塞气道，均可致鸣。虚者或因肾精亏虚，髓海不足；或是脾胃虚弱，气血化生不足，不能上奉于耳而致。其治疗，宜取疏风散邪，清肝泄热，化痰通窍，补肾益精，益气升阳等法。

栝楼方

【来源】方出《肘后备急方》卷六，名见《普济方》卷五十三。

【组成】栝楼根

【用法】上药削令可入耳，以腊月猪脂（一方用鹄膏）煎三沸出，塞耳，每日一次。三七日即愈。

【主治】耳卒得风，觉耳中恍恍者。

菖蒲散

【来源】《医心方》卷二十五引《产经》。

【别名】菖乌散（《幼幼新书》卷三十三引《婴孺方》）。

【组成】菖蒲　乌头（炮）各四分

【用法】上为散。以绵裹，纳耳中，日二易。

【主治】

1.《医心方》引《产经》：小儿耳自鸣，日夜不止。

2.《普济方》：风聋积久。

鱼脑膏

【来源】《外台秘要》卷二十二引《古今录验》。

【组成】生雄鲤鱼脑八分　当归六铢　菖蒲六铢　细辛六铢　白芷六铢　附子六铢

【用法】上锉。以鱼脑合煎，三沸三下之，膏香为成，滤去滓，冷。以一枣核大纳耳中，以绵塞之。

【主治】风聋年久，耳中鸣。

生地黄汁散

【来源】方出《备急千金要方》卷六，名见《普济方》卷五十四。

【组成】生地黄汁二升　生天门冬汁　白蜜各三升　羊肾一具（炙）　白术　麦曲各一斤　甘草　干姜　地骨皮各八两　桂心　杜仲　黄耆各四两　当归五味子各三两

【用法】上为末，纳盆中。取煎三物汁和研，微火上暖盆取热，更研，日晒干，常研，令离盆。每服方寸匕，酒下，每日一次。

【主治】肾气虚寒，腰脊苦痛，阴阳微弱，耳鸣焦枯。

白术汤

【来源】方出《备急千金要方》卷六，名见《普济方》卷五十四。

【组成】羊肾一具（治如食法）　白术五两　生姜六两　玄参四两　泽泻二两　芍药　茯苓各三两　淡竹叶（切）二升　生地黄（切）一升

【用法】上锉。以水二升，煮羊肾、竹叶，取一斗，去滓澄之；下药煮取三升，分三服。不已，三日更服一剂。

【主治】肾热，面黑目白，肾气内伤，耳鸣吼闹，短气，四肢疼痛，腰背相引，小便黄赤。

肉苁蓉丸

【来源】方出《备急千金要方》卷六，名见《圣济总录》卷一一四。

【别名】补肾丸（《三因极一病证方论》卷十六）、羊肾丸（《世医得效方》卷十）。

【组成】山茱萸　干姜　巴戟天　芍药　泽泻　桂心　菟丝子　黄耆　干地黄　远志　蛇床子　石斛　当归　细辛　苁蓉　牡丹　人参　甘草　附子各二两　菖蒲一两　羊肾二枚　防风一两半　茯苓三两

【用法】上为末，炼蜜为丸，如梧桐子大。每服十五丸，加至三四十丸。食后服，一日三次。

【功用】补肾，利九窍。

【主治】

1.《备急千金要方》：劳聋、气聋、风聋、虚聋、毒聋、久聋、耳鸣属肾虚者。

2.《三因极一病证方论》：肾虚耳聋，或劳顿伤气，中风虚损，肾气升而不降，致耳内虚鸣。

铁浆酒

【来源】方出《备急千金要方》卷六，名见《太平圣惠方》卷三十六。

【别名】柘根酒（《普济方》卷五十四）。

【组成】故铁二十斤（烧赤，水五斗浸三宿，去铁澄清）　柘根三十斤（水一石煮取五斗，去滓澄清）　菖蒲（切）五斗（水一石煮取五斗，去滓澄清）

【用法】上药用米二石，并曲二斗，酿如常法，候酒熟即开，用磁石（吸铁者）三斤为末，纳酒中浸三宿。日夜饮之，常取小小醉而眠，取闻人语乃止药。

【主治】肾寒耳聋鸣，汁出，或一二十年不愈。

塞耳丸

【来源】《外台秘要》卷二十二引《广济方》。

【组成】巴豆二枚（去皮，熬）　桃仁（去皮，熬）二枚　松脂大豆许

【用法】上药捣，作二丸。绵裹塞耳中。

【主治】耳鸣。

磁石汤

【来源】《外台秘要》卷十六引《删繁方》。

【组成】磁石五两（碎，绵裹）　茯苓　大青　人参　白术　菖蒲　芍药各三两　竹叶（切）一升　赤石脂二两（绵裹）

【用法】上切。以水九升，煮取二升五合，去滓，分为三服。

【主治】心劳热。心主窍，窍主耳，耳枯焦而鸣，不能听远。

【宜忌】忌羊肉、饧、酢物、桃李、雀肉等。

肉苁蓉丸

【来源】《太平圣惠方》卷七。

【组成】肉苁蓉二两（酒浸一宿，去皴皮，炙令干） 菟丝子一两（酒浸三日，晒干，别捣为末） 熟干地黄一两 黄耆一两（锉） 巴戟一两 防风三分（去芦头） 鹿角胶二两（捣碎，炒令黄燥） 五味子一两 菖蒲一两 山茱萸一两 牛膝一两（去苗） 附子一两（炮裂，去皮脐） 泽泻一两 干姜半两（炮裂，锉）

【用法】上为末，炼蜜为丸，如梧桐子大。每服三十丸，空心以温酒送下。晚食前再服，渐加至五十丸。

【主治】肾脏风虚，耳内常鸣。

肾沥汤

【来源】《太平圣惠方》卷七。

【组成】磁石二两（捣碎，水淘去赤汁，以帛包之） 巴戟一两 附子一两（炮裂，去皮脐） 沉香半两 石斛半两（去根，锉） 人参半两（去芦头） 肉桂一两（去皴皮） 白茯苓半两 牛膝三分（去苗） 黄耆半两（锉） 五味子半两 桑螵蛸半两（微炒） 泽泻半两 防风半两（去芦头） 熟干地黄一两 山茱萸三分

【用法】上为粗散。每服五钱，以水一大盏，用羊肾一对（切去脂膜），加生姜半分，与磁石包子同煎至五分，去滓，空心及晚食前温服。

【主治】肾脏风虚，两耳常鸣。

肾沥汤

【来源】《太平圣惠方》卷七。

【组成】附子一两（炮裂，去皮脐） 桂心三分 熟干地黄三分 人参三分（去芦头） 山茱萸三分 磁石二两（捣碎，水淘去赤汁，以帛包之） 肉苁蓉二两（酒浸一宿，去皴皮，炙令干）

【用法】上为粗散。每服五钱，以水一大盏，用羊肾一对（切去脂膜），加生姜半分、薤白三茎，与磁石包子同煎至五分，去滓，空心及晚食前温服。

【主治】肾脏风虚，两耳常鸣。

桑螵蛸丸

【来源】《太平圣惠方》卷七。

【组成】桑螵蛸三分（微炒） 菖蒲三分 山茱萸三分 磁石二两（烧，醋淬七遍，捣碎，细研，水飞过） 肉苁蓉一两（酒浸一宿，刮去皴皮，炙令干） 附子一两（炮裂，去皮脐） 续断三分 五味子三分 薯蓣一两 萆薢一两 沉香一两 茴香子一两

【用法】上为末，炼蜜为丸，如梧桐子大。每服三十丸，空心及晚食前，以温酒送下。

【主治】肾脏风虚耳鸣，腰脊强直，小便数滑。

菖蒲散

【来源】《太平圣惠方》卷七。

【组成】菖蒲一两 远志三分（去心） 附子一两（炮裂，去皮脐） 桂心一两 防风三分（去芦头） 人参三分（去芦头） 山茱萸三分 杜仲三分（去粗皮，炙微黄，锉） 熟干地黄一两 天麻三分 石斛三分（去根，锉） 沉香一两 黄耆三分（锉） 磁石二两（捣碎，水淘，去赤汁，以帛包之）

【用法】上为粗散。每服五钱，以水一大盏，入磁石包子同煎至六分，去滓，食前温服。

【主治】肾脏风虚，耳中常鸣，或如风雨声。

鹿茸丸

【来源】《太平圣惠方》卷七。

【组成】鹿茸一两（去毛，涂酥炙微黄） 磁石二两（烧，醋淬七遍，捣碎细研，水飞过） 天雄一两半（炮裂，去皮脐） 肉苁蓉一两（酒浸一宿，刮去皴皮，炙令干） 桂心一两半 巴戟一两 五味子一两 石斛一两（去根，锉） 菖蒲一两

【用法】上为末，炼蜜为丸，如梧桐子大。每服三十丸，食前以温酒送下。

【主治】肾脏风虚，耳内恒鸣，腰脚疼痛。

磁石散

【来源】《太平圣惠方》卷七。

【组成】磁石二两（捣碎，水淘去赤汁） 五味子三分 羚羊角屑三分 熟干地黄一两 黄耆三分（锉） 玄参三分 丹参三分 麦门冬一两（去心） 白茯苓三分 泽泻三分 桂心三分 枳实三分（麸炒微黄）

【用法】上为粗散。每服四钱，水一中盏，加生姜半分，煎至六分，去滓，食前温服之。

【主治】肾气不足，胸中少气，目常茫茫，小腹胀疼，腰背急痛，阳气衰弱，两耳虚鸣，心烦咽干，饮食无味。

磁石散

【来源】《太平圣惠方》卷二十六。

【组成】磁石二两（去心，捣碎，水淘去赤汁） 赤茯苓一两 木通一两（锉） 人参一两（去芦头） 羚羊角屑一两 赤石脂一两 菖蒲一两 远志一两（去心） 麦门冬一两半（去心，焙）

【用法】上为粗散。每服四钱，以水一中盏，入竹叶二七片，煎至六分，去滓，食前温服。

【主治】心劳热。心气通于肾，开窍在耳，若心病则耳枯燥而鸣，则不能远听。

补肾虚磁石丸

【来源】《太平圣惠方》卷三十。

【组成】磁石一两（烧令赤，以醋淬七遍，捣碎，水飞过） 鹿茸一两半（去毛，涂酥炙微黄） 人参一两（去芦头） 黄耆一两（锉） 白茯苓一两 远志三分（去心） 附子三分（炮裂，去皮脐） 牡蛎三分（烧为粉） 牛膝一两（去苗） 楮实子一两半（水淘去浮者，焙干） 防风三分（去芦头） 肉苁蓉三分（酒浸一宿，刮去皴皮，炙干） 五味子半两 薯蓣三分 巴戟二分 石斛一两（去根，锉） 桂心三分 熟干地黄二两

【用法】上为末，炼蜜为丸，如梧桐子大。每服三十丸，空心及晚食前以温酒送下。

【主治】虚劳肾脏乏弱，耳聋，或常闻钟磬风雨之声。

干地黄散

【来源】《太平圣惠方》卷三十六。

【组成】熟干地黄一两 防风一两（去芦头） 桑耳三分（微炒） 枳壳三分（麸炒，微黄，去瓤） 杏仁三分（汤浸，去皮尖双仁，麸炒微黄） 黄连一分（去须） 木通三分（锉） 黄耆三分（锉） 槟榔三分 茯神三分 甘草三分（炙微赤，锉）

【用法】上为粗散。每服三钱，以水一中盏，加生姜半分，煎至五分，去滓，食前温服。

【主治】耳中蝉鸣。

当归膏

【来源】方出《太平圣惠方》卷三十六，名见《普济方》卷五十四。

【组成】当归半两 细辛 芎藭 防风（去芦头） 附子（生用） 白芷各半两

【用法】上为末，以雄鲤鱼脑一斤，合煎三上三下，膏香，去滓。以绵裹枣核大，塞耳中。

【主治】耳鸣兼聋。

补肾磁石丸

【来源】《太平圣惠方》卷三十六。

【组成】磁石二两（烧令赤，以醋淬七遍，捣碎研，水飞过） 鹿茸二两（去毛，涂酥炙微黄） 附子一两半（炮裂，去皮脐） 菟丝子二两（酒浸三日，晒干，别捣为末） 牡蛎粉一两半 楮实子二两（水淘去赤汁，炒令干浮者） 肉苁蓉一两半（酒浸一宿，刮去皱皮，炙干） 五味子一两 薯蓣一两半 巴戟一两

【用法】上为末，炼蜜为丸，如梧桐子大。每服三十丸；空心以温酒送下，晚食前再服。

【主治】劳聋肾虚，或耳中常闻钟磬风雨之声。

鱼脑膏

【来源】《太平圣惠方》卷三十六。

【组成】生鲤鱼脑三两 当归半两（捣为末） 细辛半两 白芷半两（捣为末） 附子半两（去皮脐，为末） 羊肾脂三两

【用法】上件药，将鱼脑及羊肾脂合煎诸药三上三下，膏成，滤去滓，令冷，即丸如枣核大。以绵裹塞鼻中，每日一易，以愈为度。

【主治】耳聋年久，耳中常鸣。

鱼脑膏

【来源】方出《太平圣惠方》卷三十六，名见《圣济总录》卷一一四。

【组成】当归半两 细辛 芎藭 防风（去芦头） 附子（生用） 白芷各半两

【用法】上为末。以雄鲤鱼脑一斤，合煎三上三下，膏香，去滓。以绵裹枣核大，塞耳中。

【主治】耳鸣兼聋。

茯神散

【来源】《太平圣惠方》卷三十六。

【组成】茯神一两 羌活半两 蔓荆子半两 薏苡仁半两 黄耆半两（锉） 防风半两（去芦头） 菖蒲半两 麦门冬一两（去心，焙） 五味子半两 甘草一分（炙微赤，锉）

【用法】上为粗散。每服三钱，以水一中盏，加生姜半分，煎至五分，去滓，食后温服。

【主治】上焦风热，耳忽聋鸣，四肢满急，昏闷不利。

葱涕丸

【来源】《太平圣惠方》卷三十六。

【组成】葱涕半合 木通半两（锉） 细辛半两 桂心半两 菖蒲三分 附子半两（去皮脐，生用） 当归半两 甘草一分（生用） 独活一两 白矾一两（烧灰）

【用法】上为末，以鹅脂并葱涕为丸，如枣核大。绵裹一丸，纳耳中，一日三次。

【主治】耳鸣，或因水入耳。

葶苈丸

【来源】《太平圣惠方》卷三十六。

【别名】葶苈膏（《圣济总录》卷一一四）。

【组成】甜葶苈一两（长流水洗净，微火熬，捣为末） 山杏仁半两（汤浸，去皮） 盐花二钱

【用法】上为末，更入腊月猪脂一钱，和研如泥，硬软得所，丸如枣核大。每次绵裹一丸，纳耳中，二日一换。初安药，三二日耳痛，出恶脓水，四体不安，勿惧之。

《圣济总录》：上捣研极烂，入猪膏中，以银器盛，慢火煎成膏，倾入瓷盒中。以绵裹枣核大，塞耳中。

【主治】

1.《太平圣惠方》：耳中常有声哄哄声者。

2.《圣济总录》：耳聋。

【宜忌】一百日内，慎一切毒、鱼、肉、生冷、滑腻等。

犀角散

【来源】《太平圣惠方》卷三十六。

【别名】犀角汤（《圣济总录》卷十二）。

【组成】犀角屑半两 甘菊花半两 前胡半两（去芦头） 枳壳半两（麸炒微黄，去瓤） 菖蒲半两 麦门冬一两（去心） 泽泻半两 羌活半两 木通半两（锉） 生干地黄半两 甘草一分（炙微赤，锉）

【用法】上为散。每服三钱，以水一中盏，煎至五分，去滓，食后服。

【主治】风毒壅热，胸心痰滞，两耳虚鸣，头重目眩。

磁石浸酒

【来源】《太平圣惠方》卷三十六。

【别名】磁石酒（《杨氏家藏方》卷二十）。

【组成】磁石五两（捣碎，水淘去赤汁） 山茱萸一两 木通一两 防风一两（去芦头） 薯蓣一两 菖蒲二两 远志一两（去心） 天雄一两（炮裂，去皮脐） 蔓荆子一两 甘菊花一两 芎藭一两 细辛一两 肉桂一两（去皱皮） 熟干地黄三

两　干姜一两（炮裂，锉）　白茯苓一两

【用法】细锉，拌和，用生绢袋盛，以酒二斗，浸经七日后，每日任性饮之，以愈为度。

【主治】风虚，耳中憦憦闹，便聋不闻人语声。

牛膝海桐煎丸

【来源】《博济方》卷一。

【组成】牛膝半斤　海桐皮半斤（二味细锉，杵为末，用好酒五升于铜石器内熬成膏）　附子二两（炮，去皮脐）　赤箭一两　川乌头二两（炮，去皮脐）　川苦楝二两　五加皮一两　虎脑骨四两（涂酥，炙令黄色）　大黄二两半　桃仁二两（去皮尖，麸炒黄色）　赤芍药一两　肉桂一两（去皮）　当归一两　麻黄一两（去根节）　地龙一两（去土，微炒）　川芎二两　木香　独活　没药（研）　乳香（研）　防风（去芦）　骨碎补　麒麟竭　舶上茴香　沉香　干蝎　天南星（生用）各一两　硇砂半两（研，飞过）　麝香半两（研）

【用法】上为末，再研令匀细后，入前膏内和匀为丸，如梧桐子大。每服十丸，空心温酒或盐汤送下。

【功用】大壮筋骨，补元气。

【主治】肾脏风并肾俞气，时有上攻耳目头面背膊，及流注手臂腰脚，筋络顽麻疼痛，或时无力，耳作蝉鸣，以至重听。

【宜忌】忌生冷、油腻、毒物。

黄耆丸

【来源】《太平惠民和济局方》卷五。

【组成】黄耆　杜蒺藜（炒，去刺）　川楝子　茴香（炒）　川乌（炮，去皮脐）　赤小豆　地龙（去土，炒）　防风（去芦叉）各一两　乌药二两

【用法】上为细末，酒煮面糊为丸，如梧桐子大。每服十五丸，空心以温酒送下，盐汤亦得，妇人醋汤送下。

【主治】

1.《太平惠民和济局方》：丈夫肾脏风虚，上攻头面虚浮，耳内蝉声，头目昏眩，项背拘急；下注腰脚，脚膝生疮，行步艰难，脚下隐疼，不能踏地，筋脉拘挛，不得屈伸，四肢少力，百节酸疼，腰腿冷痛，小便滑数；及瘫缓风痹，遍身顽麻；妇人血风，肢体痒痛，脚膝缓弱，起坐艰难。

2.《圣济总录》：刺风，气血内虚，风寒蕴滞，寒热相搏，遍身如针刺；肾脏风攻注腰脚生疮，或虚肿热痛，行步不得。

菩萨散

【来源】《太平惠民和济局方》卷七。

【组成】白蒺藜（炒）　防风（锉，炒）　苍术（米泔浸一宿，去皮，锉，炒）各二两　荆芥穗一两半　甘草（炙）一两

【用法】上为末。每服一大钱，入盐少许，沸汤或酒调下，不拘时候。

【主治】男子、妇人风气攻注，两目昏暗，眵泪羞明，睑皆肿痒，或时赤痛，耳鸣头眩。

十补丸

【来源】《圣济总录》卷三十七。

【组成】巴戟（去心）　肉苁蓉（酒浸，切，焙）　白术（米泔浸一宿，切，焙）　五加皮（锉）　石斛（去根）各一两　鹿茸（去毛，酥炙）半两　人参　菟丝子（酒浸一宿，别捣）　柏子仁（研）　菊花各三分

【用法】上为末，炼蜜为丸，如梧桐子大。每服二十丸，空心、临卧温酒送下；盐汤亦得。

【功用】补元气。

【主治】瘴气虚弱，面色萎黄，不思饮食，或困或省，心腹胀满，痞气耳鸣。

羊骨饮

【来源】《圣济总录》卷五十一。

【组成】羊脊骨一具（捶碎）　磁石二两半（碎）　白术一两半　黄耆　干姜（炮）　白茯苓（去黑皮）　桂（去皮）各半两

【用法】上药除羊骨外，锉如麻豆大。先以水五升，煮骨取二升，去骨纳药，煎取一升，去滓，空腹分温三服。

【主治】肾虚寒，耳鸣多唾。

羊骨补肾汤

【来源】《圣济总录》卷五十一。

【组成】羊胫骨五两（炙黄，锉） 磁石（火煅，醋淬二七遍） 白术各二两 黄耆（锉） 干姜（炮） 白茯苓（去黑皮）各一两 桂（去粗皮）三分

【用法】上为粗末。每服五钱匕，水一盏半，煎至一盏，去滓，分温二服，空腹，夜卧各一服。

【主治】肾虚寒，耳鸣好睡，日渐痿损。

石斛饮

【来源】《圣济总录》卷五十二。

【组成】石斛（去根） 当归（切，焙） 人参 肉苁蓉（酒浸一宿，切，焙） 附子（炮裂，去皮脐） 芎藭 桂（去粗皮）各半两 白茯苓（去黑皮） 熟干地黄（焙） 白术（米泔浸一宿，锉，炒令黄） 桑螵蛸（切破，炙黄） 磁石（火煅醋淬二七遍）各一两 羊肾一对（批去筋膜，炙令黄）

【用法】上锉，如麻豆大。每服三钱匕，水一盏，煎至七分，去滓温服，不拘时候。

【主治】肾气虚损，骨痿体瘦无力，两耳嘈嘈鸣，甚即成聋，短气不足。

补肾汤

【来源】《圣济总录》卷五十二。

【组成】黄耆（炙，锉）一两半 人参 白茯苓（去黑皮） 独活（去芦头） 芎藭 当归（切，焙） 芍药 白术（锉，炒） 蒺藜子（炒去角） 附子（炮裂，去皮脐） 泽泻各一两 蜀椒（去目及合口者，炒出汗）二两

【用法】上锉，如麻豆大。每服五钱匕，以水二盏，先煎羊肾一只至一盏半，入药煎取八分，去滓空心顿服。

【主治】肾脏虚损，耳作蝉鸣，腹痛腰疼。

羚羊角汤

【来源】《圣济总录》卷五十二。

【别名】羊角汤（《普济方》卷三十一）。

【组成】羚羊角（镑） 鹿茸（去毛，酒浸，炙）各三两 五加皮（锉） 茯神（去木）各二两 酸枣仁（炒） 枳实（去瓤，麸炒） 熟干地黄（焙）各一两半

【用法】上为粗末。每服三钱匕，先以水三盏，煮羊肾一只，取汁至一盏半，去肾下药，再煎至一盏，去滓，空心温服。

【主治】肾脏风虚，脏气不足，腰疼耳鸣，肢体不随，烦倦无力。

山芋丸

【来源】《圣济总录》卷一一四。

【组成】山芋 熟干地黄（切，焙） 磁石（煅，醋淬七遍） 菊花（微炒） 黄耆（锉） 茯神（去木） 木通（锉）各一两 升麻 独活（去芦头）各三分

【用法】上为末，炼蜜为丸，如梧桐子大。每服二十丸，米饮送下；渐加至三十丸。

【主治】耳聋，耳鸣。

木通丸

【来源】《圣济总录》卷一一四。

【组成】木通（锉） 细辛（去苗叶） 桂（去粗皮） 菖蒲 当归（切，焙） 甘草（炙，锉） 独活（去芦头）各半两 附子（炮裂，去皮脐） 礜石（研如粉）各一分

【用法】上为末，旋以葱汁为丸，如枣核大。绵裹塞耳中。

【主治】耳鸣耳聋。

牛膝煎丸

【来源】《圣济总录》卷一一四。

【组成】牛膝（去苗） 海桐皮各半斤（各捣末，用好酒五升，于银器内熬成膏） 茴香子（炒） 当归（切，焙） 赤箭 五加皮（锉） 赤芍药 桂（去粗皮） 麻黄（去根节） 地龙（炒） 木香 独活（去芦头） 没药（研） 乳香（研） 防风（去叉） 骨碎补 麒麟竭 沉香

（锉） 干蝎（炒，去土） 天南星（生用）各一两 附子（炮裂，去皮脐） 乌头（炮裂，去皮脐） 楝实 芎藭各二两 麝香（研）半两 虎脑骨四两（酥炙）

【用法】上二十六味，捣研二十四味为末，入前膏内，和捣为丸，如梧桐子大。每服十丸至十五丸，空心温酒或盐汤送下。

【主治】肾气虚弱，风邪干之，上攻于耳，常作蝉鸣，以至重听。

石斛丸

【来源】《圣济总录》卷一一四。

【组成】石斛（去根） 黄耆（锉） 鹿茸（去毛，酒浸一宿，酥炙） 地骨皮 附子（炮裂，去皮脐）各一两 菟丝子（酒浸，别捣） 山茱萸各一两一分 远志（去心） 熟干地黄（焙） 菖蒲（米泔浸一宿，锉，焙） 防风（去叉）各三分 桂（去粗皮）半两 玄参一两

【用法】上药将十二味捣罗为末，入菟丝子末再罗，炼蜜为丸，如梧桐子大。每服三十丸，空心温酒送下。以愈为度。

【主治】肾虚耳内作声，或如蝉噪，或如风水声，诊其左手尺脉微而细，右手关脉洪而大。

【加减】妊娠人去桂、附，加蜀椒三分，丹参半两。

龙齿散

【来源】《圣济总录》卷一一四。

【组成】龙齿 人参 远志（去心） 白茯苓（去黑皮） 麦门冬（去心，焙）各半两 丹砂（研） 铁粉（研末，飞） 龙脑（研） 牛黄（研） 麝香（研）各一分

【用法】上为散，再同研匀细。每服半钱匕，食后，夜卧温熟水调下，一日三次。

【主治】肾虚，热毒乘虚攻耳，致耳内常鸣如蝉声。

地黄丸

【来源】《圣济总录》卷一一四。

【组成】熟干地黄（焙）三分 黄耆（锉，焙） 山茱萸 桑根白皮各二两 黄连（去须） 羚羊角（屑） 桂（去粗皮） 当归（切，焙） 代赭各一两 芎藭 天雄（炮裂，去皮脐）各一两半

【用法】上为末，炼蜜为丸，如梧桐子大。每服三十丸，空心温酒送下。

【主治】肾虚耳鸣。

芎藭膏

【来源】《圣济总录》卷一一四。

【组成】芎藭 当归 细辛（去苗叶） 白芷各一分

【用法】上为细末，以雄鱼脑六合，和于银器中，煎成膏，去滓，倾入盒中澄凝。以枣核大，绵裹塞耳中。

【主治】耳鸣，耳聋。

肉苁蓉丸

【来源】《圣济总录》卷一一四。

【组成】肉苁蓉（酒浸，切，焙） 石斛（去根） 白术 五味子 桂（去粗皮） 巴戟天（去心） 防风（去叉） 人参各二两 白茯苓（去黑皮） 泽泻 山茱萸各三两 熟干地黄（焙） 磁石（煅，醋淬七遍）各四两

【用法】上为末，炼蜜为丸，如梧桐子大。每服三十丸，空心，食前温酒送下。

【主治】男子患耳内虚鸣，腰肾疼痛，髀膝风冷，食饮无味。

补肾鹿茸丸

【来源】《圣济总录》卷一一四。

【组成】鹿茸（去毛，酒浸一宿，酥炙） 磁石（煅，醋淬七遍） 枳实（去瓤，麸炒）各二两 附子（炮裂，去皮脐） 山芋 牡蛎（熬） 肉苁蓉（酒浸，切，焙）各一两半 五味子 巴戟天（去心）各一两 楮实（炒，别捣末）三两

【用法】上十味，将九味为末，入楮实末再捣令匀，炼蜜为丸，如梧桐子大。每服二十丸至三十

丸，空心浸牛膝酒下。

【主治】肾劳虚后，耳常闻钟磬风雨之声。

保命丸

【来源】《圣济总录》卷一一四。

【组成】熟干地黄（焙） 肉苁蓉（酒浸，切，焙） 桂（去粗皮） 丁香 附子（炮裂，去皮脐） 菟丝子（酒浸，别捣） 人参各一两 白豆蔻（去皮） 木香 槟榔（锉） 甘草（炙）各半两 鹿茸（去毛，酒浸一宿，酥炙） 白茯苓（去黑皮） 蒺藜子（炒去角）各三分

【用法】上将十三味为末，再加菟丝子末，炼白蜜为丸，如梧桐子大。每服十五丸，空心、食前温酒送下。渐加丸数。

【主治】耳内虚鸣。

桂心汤

【来源】《圣济总录》卷一一四。

【别名】磁石散（《济生方》卷五）。

【组成】桂（去粗皮） 羌活（去芦头） 黄耆（锉）各一分 防风（去叉）半两 芍药 人参 木通（锉）各一分半 磁石（煅，醋淬七遍）二两

【用法】上为粗末。每服三钱匕，水三盏，先煮羊肾一只，去肾取汁一盏，然后下药，煎至七分，去滓温服。

【主治】肾气不足，耳聋，耳中虚鸣。

菖蒲丸

【来源】《圣济总录》卷一一四。

【组成】菖蒲 独活（去芦头） 矾石（熬令汁枯）各一两 木通（锉） 细辛（去苗叶） 桂（去粗皮）各三分 附子（炮裂，去皮脐）一分 当归（切，焙） 甘草（炙）各半两

【用法】上为末，旋以葱汁，同白鹅膏为丸，如枣核大。以绵裹纳耳中，一日三易。

【主治】耳鸣，并水入耳。

菖蒲酒

【来源】《圣济总录》卷一一四。

【别名】菖蒲浸酒。

【组成】菖蒲（米泔浸一宿，锉，焙）三分 木通 磁石（捣碎，绵裹） 桂（去粗皮）各半两 防风（去叉） 羌活（去芦头）各一两

【用法】上锉，如麻豆大。以酒一斗渍，寒七日，暑三日。每日空腹饮三二盏，以愈为度。

【主治】

1.《圣济总录》：耳聋。

2.《普济方》引《朱氏家藏方》：耳鸣。

磁石散

【来源】《圣济总录》卷一一四。

【组成】磁石（煅，醋淬七遍） 熟干地黄（焙） 菖蒲（米泔浸一宿，锉，焙） 牡丹皮 白术各一两 附子（炮裂，去皮脐） 人参 白茯苓（去黑皮） 芎藭 大黄（锉，炒） 牡荆子（微炒） 桂（去粗皮） 当归（切，焙）桑螵蛸（切破，炙）各半两 羊肾一对（薄切，去筋膜，炙干）

【用法】上为散。每服一钱匕，温酒调下，一日三次，加至二钱匕，不拘时候。

【主治】肾气虚弱，气奔两耳作声，甚则成聋。

海桐皮丸

【来源】《圣济总录》卷一八六。

【组成】海桐皮（锉） 楝实（锉、炒） 木香 石斛（去根） 茴香子 牛膝（寸截，酒浸一宿，焙干）各一两 槟榔（煨，锉）一两 芎藭一分

【用法】上为末，炼蜜为丸，如梧桐子大。每服二十丸至三十丸，空心温酒或盐汤送下。

【功用】久服壮筋骨，驻颜，利胸膈，调脾胃，补益。

【主治】下脏风虚，耳内蝉声。

羊肾羹

【来源】《圣济总录》卷一九〇。

【组成】羊肾（去筋膜，细切）一对　生山芋（去皮）四两　葱白一握（擘碎）　生姜（细切）一分
【用法】作羹如常法。空腹食。
【主治】耳聋耳鸣。

猪肾羹

【来源】《圣济总录》卷一九〇。
【组成】猪肾（去筋膜，细切）一对　陈橘皮（洗，切）半分　蜀椒（去目并合口，炒出汗）三十粒
【用法】用五味汁作羹，空腹食。
【主治】耳聋、耳鸣，如风水声。

毗沙门丸

【来源】《鸡峰普济方》卷七。
【组成】熟干地黄二分　阿胶一分　黄耆五味子　天门冬　山药各二分　柏子仁　茯神　百部　丹参　远志　人参　麦门冬各一分　防风二分
【用法】上为细末，炼蜜为丸，如樱桃大。每服一丸，水八分，煎至五分，临卧和滓热服。
【主治】诸虚热，头昏眩运，耳鸣作声，口干微嗽，手足烦热，忪悸不安。

黑锡丸

【来源】《普济本事方》卷二。
【组成】黑铅　硫黄各三两（谓如硫黄与黑铅各用三两，即以黑铅约八两，铫内熔化，去滓直净，尽倾净地上，再于铫内熔，以皮纸五重，撮四角如箱模样，倾黑铅在内，揉取细者于绢上罗过，大抵即损绢，须连纸放地上，令稍温，纸焦易之，下者居上，将粗铅再熔、再揉再罗，取细者尽为度，称重三两，即以好硫黄三两，研细拌铅砂令匀，于铫内用铁匙不住搅，须文武火不紧不慢，俟相乳入，倾在净砖上）　葫芦巴（微炒）　破故纸（炒香）　川楝肉（去核，微炒）　肉豆蔻各一两　巴戟（去心）　木香　沉香各半两
【用法】上将砂子研细，余药末研匀入碾，自朝至暮，以黑光色为度，酒糊为丸，如梧桐子大，阴干，布袋内伴令光莹。急用枣汤吞一二百丸，但是一切冷疾，盐酒、盐汤空心吞下三四十丸；妇人艾醋汤下。
【功用】调治荣卫，升降阴阳，安和五脏，洒陈六腑，补损益虚，回阳返阴。
【主治】丈夫元脏虚冷，真阳不固，三焦不和，上热下冷，夜梦交合，觉来盗汗，面无精光，肌体燥涩，耳内虚鸣，腰背疼痛，心气虚乏，精神不宁，饮食无味，日渐瘦悴，膀胱久冷，夜多小便；妇人月事愆期，血海久冷，恶露不止，赤白带下；及阴毒伤寒，面青舌卷，阴缩难言，四肢厥冷，不省人事。
【方论】《本事方释义》：黑铅气味甘寒入足少阴，硫黄气味辛热入右肾命门，舶上茴香气味辛温入肝肾，附子气味辛咸大热入心肾，葫芦巴气味辛温入肾，破故纸气味辛温入脾肾，川楝子性味苦微寒入手足厥阴，肉豆蔻气味辛温入脾，巴戟气味甘温入肝肾，木香气味辛温入手足太阴，沉香气味辛温入肾。此方主治元阳虚脱，痰逆厥冷，非重镇之药，佐以辛热之剂不能直达下焦，挽回真阳于无何有之乡，乃水火既济神妙之方也。

地黄汤

【来源】《普济本事方》卷五。
【组成】生干地黄二两半　桑白皮（洗净，蜜炙黄）一两　磁石（捣碎，水淘二三十次，去尽赤汁为度）二两　枳壳（去瓤，细切，麸炒黄）　羌活（去芦）　防风（去叉股）　黄芩（去皮）　木通（去粗皮）　甘草（炙）各半两
【用法】上为粗末。每服四钱，水一盏半，煎至七分，去滓，一日二三次，不拘时候。
【主治】

1.《普济本事方》：男子二十岁，因疮毒后肾经热，右耳听事不真，每心中不快则觉转重，虚鸣疼痛。

2.《医方类聚》引《经验良方》：耳内出脓。

【方论】《本事方释义》：生干地黄气味甘寒微苦，入手足少阴；桑白皮气味苦辛平，入手太阴；磁石气味辛温，入足少阴；枳壳气味苦寒，入足太阴；羌活气味苦辛甘平，入足太阳；防风气味辛甘微温，入足太阳；黄芩气味苦寒，入足少阳、

阳明；木通气味苦平，入手太阳，能泄丙丁之火；甘草气味甘平，入足太阴。此因男子少壮发疮毒后，肾经留热，右耳听事不真，心中常怏怏不快，转觉重虚，耳鸣或疼痛，故以重镇之药，苦降之品，佐以辛散升腾，则升降和平，病自减矣。

黄耆丸

【来源】《普济本事方》卷五。

【组成】黄耆一两（独茎者，去芦，蜜炙） 白蒺藜（炒，瓦擦，扬去细碎刺） 羌活（去芦）各半两 黑附子一个（大者，炮，去皮脐） 羯羊肾一对（焙干）

【用法】上为细末，酒糊为丸，如梧桐子大。每服三四十丸，空心、晚食前以煨葱盐汤送下。

【主治】

1.《普济本事方》：肾虚耳鸣，夜间睡着如打战鼓，觉耳内风吹，更四肢抽掣痛。

2.《医略六书》：肾虚风袭，耳痒耳鸣，脉浮细者。

【方论】

1.《医略六书》：肾虚风动，真阳之气不振，故听户不静，耳痒耳鸣焉。黄耆补气以下通于肾，附子补火以上通于耳，羌活散肾脏之风，蒺藜祛肝脏之风，羊肾以补肾脏也。再用盐汤以润下，温酒以通行，使肾脏阳气内充，则虚风自释，而听户肃清，耳痒耳鸣无不并退矣。此补肾祛风之剂，为虚风耳痒耳鸣之专方。

2.《本事方释义》：以酒糊丸，葱盐汤送，取其先升后降也。夜睡耳鸣如闻打战鼓，四肢掣痛，由乎肾虚，下不收摄，以上升之药引虚阳下降，再以咸辛温血肉之味补其下，则虚阳不致再升。古人有云，精不足者补之以味也。

万灵丸

【来源】《宣明论方》卷三。

【组成】赤芍药 五灵脂 防风 草乌头二两（炮） 黄耆 细辛 海桐皮 山茵陈 骨碎朴 地龙各八钱 黑狗脊二两 牛膝 何首乌 蔓荆子 白附子 川乌头 巨胜子各八钱 仙术一两 芫花三钱（炒） 黑牵牛半两 青皮二钱 御米子二钱（炒）

【用法】上为末，酒面糊为丸，如梧桐子大。每服十丸至二十丸，空心、食前温酒送下。

【主治】肾脏一切耳鸣、腰疼、筋骨痛。

天麻除风丸

【来源】《杨氏家藏方》卷二。

【组成】天麻（去苗） 防风（去芦头） 细辛（去叶土） 藁本（去土） 川芎 香白芷 干山药 黄耆（蜜炙） 蝎梢（略炒，去毒） 当归（洗，焙）各一两 甘草八钱（炙） 白附子半两（炮）

【用法】上为细末，炼蜜为丸，每一两作一十丸。每服一丸，食后茶、酒任下。

【功用】疏风顺气，清利头目。

【主治】一切风气上壅，头昏目涩，鼻塞耳鸣，项背拘急，肢体倦怠。

二宜丹

【来源】《杨氏家藏方》卷九。

【组成】磁石（四面坚者，火煅，酒淬七遍，汤洗，焙干，研如粉）二两 辰砂（水飞）一两

【用法】上药研匀，糯米粉糊为丸，如鸡头子大，阴干。每服一丸，空心、食前人参汤送下。

【主治】水火不足，耳内虚鸣，健忘怔松，头目眩晕。

椒目膏

【来源】《杨氏家藏方》卷二十。

【组成】椒目一分 石菖蒲一分 巴豆（连皮研）一枚

【用法】上为细末，以蜡搜为锭子。塞耳内，一日一易。

【主治】耳内如风雨声或如钟声，及暴聋者。

太一丹

【来源】《传信适用方》卷上。

【组成】川芎 川乌（去皮尖） 草乌（去皮尖） 白芷 白附子 黑附子（去皮脐） 细辛

（去叶，洗） 半夏（洗） 天南星（洗） 天麻等分

【用法】上并生为细末。如药二十两，即入白面二十两，同拌匀，滴水为丸，如弹子大，日中晒干。每服一粒，茶、酒任嚼下；荆芥、薄荷茶亦得。如伤风、伤寒，头目昏疼，用生葱白一茎同嚼，热茶清送下，不拘时候。

【功用】消风化痰，清头目，利胸膈。

【主治】诸风及瘫痪偏风，手足顽麻，肢节缓弱，骨肉疼痛；并治头风；偏正头痛，项颈拘急，头旋目晕，呕吐痰水，或耳鸣耳聋，风痰上盛；及伤风、伤寒，头疼不可忍者。

麝香丸

【来源】《普济方》卷五十四引《卫生宝鉴》。

【别名】麝香散（《奇效良方》卷五十八）、通灵丸（《仙拈集》卷二引《集验》）。

【组成】麝香半钱（分） 全蝎十四个 猫儿薄荷十四叶（裹麝香、全蝎，瓦上焙干）

【用法】上为细末，滴水铲作挺子，塞耳内极妙。

【主治】耳内虚鸣。

神保丹

【来源】《魏氏家藏方》卷一。

【组成】川芎 天南星（汤泡七次） 甘松香 白芷 藿香叶（洗去土） 香附子（去毛，炒） 牛膝（去芦，酒浸） 桔梗（炒） 防风（去芦） 茴香（淘去沙，炒） 羌活 藁本 麻黄（去节） 当归（去芦，酒浸）各一两 草乌头 大川乌各一两半（并生，去皮尖） 甘草四两（生） 荆芥穗二两 石膏半斤（生）

【用法】上为细末，糯米糊为丸，每以三钱半重作一丸。每丸分作四服，头风，薄荷酒嚼下；喉闭，生姜、薄荷酒送下；妇人血风久瘫，豆淋酒（用黑豆炒熟，以酒投之，去豆，只用酒）送下；伤骨，乳香酒送下；脚上生疮，木瓜酒送下；耳内虚鸣，煨猪肾酒送下；眼肿，菊花酒化下。小儿每丸分作八服。瘫风，先服顺气散，后服此药，瘫风三五日者，服之甚效尤捷。

【主治】左瘫右痪，或一手顽痹，一足不仁，或半身不遂，口㖞，喉肿，及脚上生疮，耳内虚鸣，眼肿。

异方黄耆丸

【来源】《魏氏家藏方》卷八。

【组成】黄耆（蜜炙） 舶上茴香（炒） 川乌头（生，去皮脐） 川苦楝 乌药 沙苑 白蒺藜 赤小豆（比余药如增尤妙） 防风（去芦） 川椒（去目合口，炒出汗） 地龙（去土） 川狼毒 海桐皮 威灵仙 陈皮（去白）各等分

【用法】上为细末，酒煮面糊为丸，如梧桐子大。每服五七十丸，茶、酒任下，早、晚食前各一服。

【主治】肾脏风上攻头目，面虚肿，两耳常鸣，或如风雨流注，脚膝痒痛，注破生疮，脚心隐痛，行履艰难，腿膝腰胯冷疼，四肢无力，小便滑数。

柴胡聪耳汤

【来源】《兰室秘藏》卷上。

【组成】连翘四钱 柴胡三钱 炙甘草 当归身 人参各一钱 水蛭五分（炒，别研） 麝香少许（别研） 虻虫三个（去足，炒，别研）

【用法】上除三味别研外，加生姜三片，水二大盏，煎至一盏，去滓，再下三味，上火煎一二沸，食远稍热服。

【主治】耳中干结，耳鸣耳聋。

温卫补血汤

【来源】《兰室秘藏》卷中。

【别名】温胃补血汤（《医学正传》卷七）。

【组成】生地黄 白术 藿香 黄柏各一分 牡丹皮 苍术 王瓜根 橘皮 吴茱萸各二分 当归身二分半 柴胡 人参 熟甘草 地骨皮各三分 升麻四分 生甘草五分 黄耆一钱二分 丁香一个 桃仁三个 葵花七朵

【用法】上锉，作一服。用水二大盏，煎至一盏，去滓，食前热服。

【主治】耳鸣，鼻不闻香臭，口不知谷味，气不

快，四肢困倦，行步欹侧，发脱落，食不下，膝冷，阴汗，带下，喉中介介，不得卧，口舌益干，太息，头不可以回顾，项筋紧，脊强痛，头旋眼黑，头痛欠嚏。

净液汤

【来源】《兰室秘藏》卷下。
【别名】连翘防风汤。
【组成】桂枝二分　连翘　生地黄　桔梗　升麻　甘草各五分　当归梢七分　麻黄　草豆蔻仁　羌活　防风　柴胡　苍术各一钱　酒黄芩二钱　红花少许
【用法】上锉，如麻豆大，都作一服。水二盏，煎至一盏，去滓，食后热服。
【主治】皮肤痒，腋下疮，背上疮，耳聋耳鸣。

苁蓉丸

【来源】《济生方》卷五。
【组成】肉苁蓉（酒浸，切片，焙）　山茱萸（去核）　石龙芮　石菖蒲　菟丝子（淘净，酒浸，蒸，焙）　川羌活（去芦）　鹿茸（燎去毛，切片，酒浸，蒸）　磁石（火炼、醋淬七次，水飞）　石斛（去根）　附子（炮，去皮脐）各一两　全蝎（去毒）二七个　麝香一字（旋入）
【用法】上为细末，炼蜜为丸，如梧桐子大。每服七十丸，加至一百丸，空心盐酒、盐汤任下。
【主治】肾虚耳聋，或风邪入于经络，耳内虚鸣。

鸣聋散

【来源】《济生方》卷八。
【别名】鸣耳散（《证治要诀类方》卷三）。
【组成】磁石一块如豆大　穿山甲（烧存性，为末）一字
【用法】上用新绵子裹，塞于所患耳内，口中衔小生铁，觉耳内如风声即住。
【主治】

1.《济生方》：耳中如潮声、蝉声或暴聋。
2.《济阳纲目》：耳聋久不闻者。

加味宣风散

【来源】《仁斋直指方论》卷二十一。
【组成】鸡心槟榔三个　橘皮　桃仁（浸，去皮，焙）　白芷　枳壳（制）各半两　牵牛二两（半炒半生）
【用法】上为末。每服二钱，食前蜜汤调下。
【功用】通利肾脏风气。
【主治】耳病。

桂星散

【来源】《仁斋直指方论》卷二十一。
【别名】桂香散（《医学入门》卷七）、桂辛散（《张氏医通》卷十五）、桂花散（《杂病源流犀烛》崇文书局刻本卷二十三）。
【组成】辣桂　川芎　当归　细辛　净石菖蒲　白蒺藜（炒，杵去刺）　木通　木香　麻黄（去节）　甘草　大南星（煨裂）　白芷梢各四钱
【用法】上为碎。每服三钱，水一盏半，加葱白二片，紫苏五叶，生姜五片，水煎，食后服。晚少食，临卧加些全蝎服。
【主治】耳聋、耳鸣、头痛。

蒺藜散

【来源】《仁斋直指方论》卷十九。
【组成】蒺藜（杵去刺）　草乌头（水浸三日，逐日换水，去皮，晒）各半两　白芷　白附（生）　苍术（炒）　荆芥穗各二钱半
【用法】上为末，米糊为丸，如梧桐子大。每服三十丸，上则茶清，下则盐酒送服。
【主治】喇风。上攻耳鸣目眩，下注阴湿疮痒。

芎归饮

【来源】《仁斋直指方论》卷二十一。
【别名】芎归汤（《普济方》卷五十四）。
【组成】川芎　当归　华阴细辛各半两　辣桂　石菖蒲　白芷各三钱
【用法】上锉细。每服三钱，加紫苏、生姜、大枣，水煎服。
【主治】耳鸣。

【加减】如虚冷甚者，酌量加生附子。

芎芷散

【来源】《仁斋直指方论》卷二十一。

【别名】芷芎散(《世医得效方》卷十)。

【组成】白芷　石菖蒲(炒)　苍术　陈皮　细辛　厚朴(制)　半夏(制)　辣桂　木通　紫苏茎叶　甘草(炙)各一分　川芎二分

【用法】上为散。每服三钱，加生姜五片，葱白二片，水煎，食后、临卧服。

【主治】

1.《仁斋直指方论》：风入耳虚鸣。

2.《明医指掌》：风邪入于头脑作疼痛。

3.《杂病源流犀烛》：暴聋。

清神散

【来源】《类编朱氏集验方》卷九。

【组成】干菊花　白僵蚕(炒去丝嘴)各一两　荆芥穗　羌活　木通　川芎　防风各半两　木香二钱　甘草　石菖蒲各三钱

《医灯续焰》无木香，有香附；《医略六书》无木香，有羚角。

【用法】上为末。每服三钱，食后、临卧服，茶清调下。

【主治】

1.《类编朱氏集验方》：气壅于上，头目不清，耳常重听。

2.《医略六书》：耳聋作痛，脉浮数者。

【方论】《医略六书》：风热内攻，听户闭塞，聪明之气不行，故暴聋作痛焉。羌活疏散，行气于听户；嘉蚕轻扬，行气于经络；防风散风调气；荆芥散风和血；羚羊角清肝火，兼肃肺气；甘菊花解郁热，并益金水；川芎行血中之气以聪耳；菖蒲通耳中之窍以听声；木通降心火利小火；甘草缓中州和胃气也。为散煎服，使风热得解，则清阳上奉而诸窍皆聪，安有暴聋作痛之患乎？此散风清热之剂，为暴聋作痛之专方。

诚斋先生如神丸

【来源】《医方类聚》卷一九六引《王氏集验方》。

【组成】槟榔　枳壳(炒)　皂荚　大黄(生熟)　牵牛(生熟)各一两

【用法】上为细末，滴水为丸，如梧桐子大。每服五十丸，病大者加至一百丸。头风脑疼，川芎、薄荷煎汤送下；耳内蝉鸣，腮颊赤肿，荆芥穗煎汤送下；牙龈焮肿，牙齿疼痛不可忍者，细辛煎汤送下一百丸；咽喉肿痛，桔梗、甘草煎汤送下；遍身瘾疹瘙痒，皮肤丹毒，赤瘤焮肿，或瘙之成疮，川升麻煎汤送下；心胸满闷疼痛，痰实结塞，枳实、半夏煎汤送下；两胁肋疼痛，牵引背脊俱疼，牡丹皮煎汤送下；癥瘕积聚，痃癖气块疼痛，莪术、甘草煎汤送下；赤白下痢，里急后重，小腹疼痛，甘草煎汤送下，服至一百丸；如无里急后重，只服五十丸；肠风痔漏，肛门疼痛，皂角子捶破，煎汤送下；腰疼重滞，不可转侧，脚膝疼痛，官桂、牛膝煎汤送下一百丸；头面、手足、腹肚浮肿胀满，桑根白皮煎汤送下；上气喘急，日夜不得眠卧，甜亭苈子隔纸炒过，煎汤送下；胎死腹中，及已产，胞衣不下，桂心煎汤，入麝香少许，无灰酒半盏，同送下；打破伤损疼，血在内，四肢并腹肚疼痛，红花、当归煎酒一盏送下；宿食不消，呕吐，噫气吞酸，丁香煎汤送下；大人小儿诸般虫痛，月初头先食烧肉数块，次以苦楝根、使君子煎汤送下；妇人月事不通，腹肚疼痛，赤芍药煎汤送下；卒患心气疼痛，良姜煎汤送下；腹肚鼓胀、不思饮食，日渐瘦损，炒陈萝卜子煎汤送下；误食牛马肉毒，阿魏煎汤送下；面毒酒毒，遍身发热，干葛煎汤送下。

【主治】一切疾证。

【宜忌】孕妇勿服。

十精丸

【来源】《医方类聚》卷一五三引《经验秘方》。

【组成】官桂(木之精)　川椒(火之精。去目炒)　吴茱萸(土之精)　肉苁蓉(水之精。酒浸三日，焙)　柏子仁(树之精。洗，晒干)　菟丝子(金之精。酒浸，焙干)　白胶香(松之精)　菊花(日月精。晒干)　枸杞子(火之精。温酒浸，净晒)　生熟地黄(地之精。酒浸晒干)各等分

【用法】上为细末，酒糊为丸。每服十五丸至三十

丸，温酒、盐汤任下；妇人醋汤服。
【功用】解毒。
【主治】酒食黄；风疾上壅下注，耳内虚鸣。

神圣饼子

【来源】方出《永类钤方》卷十一，名见《普济方》卷四十六。
【组成】玄胡索七枚　青黛二钱　肥牙皂（去皮子）二斤
【用法】上为末，水调，圆成饼子，如杏仁大。令病者仰卧，以水化开，灌入男左女右鼻中，闻见药到喉少酸，令病者坐，却咬定铜钱一个于当门齿上，当见涎出成盆而愈。
【主治】
1.《永类钤方》：头痛不可忍者。
2.《奇效良方》：牙痛，赤眼，脑泻，耳鸣。

入药灵砂丸

【来源】《世医得效方》卷七。
【组成】当归（酒洗）　鹿茸（去毛，盐、酒炙）　黄耆（盐水炙）　沉香（镑）　北五味（炒）　远志肉　酸枣仁（炒）　吴茱萸（去枝）茴香（炒）　破故纸（炒）　牡蛎（煅）　熟地黄（蒸）　人参（去芦）　龙骨（煅）　附子（炮）　巴戟各一两（净）　灵砂二两（研）
【用法】上为末，酒糊为丸。每服五十粒至七十粒，空心温酒、盐任下。
【主治】诸虚，白浊，耳鸣。

补肾丸

【来源】《丹溪心法》卷三。
【别名】八味肾气丸（《东医宝鉴·杂病篇》）。
【组成】熟地　菟丝子（酒浸）各八两　归身三两半　苁蓉（酒浸）五两　黄柏（酒炒）　知母（酒浸）各一两　故纸（酒炒）五钱　山萸肉三钱半
【用法】上为末，酒糊为丸，如梧桐子大。每服五十丸。
【功用】《东医宝鉴·杂病篇》：补肾滋阴。
【主治】
1.《丹溪心法》：虚劳。
2.《东医宝鉴·外形篇》：阴虚火动，耳鸣。

木香槟榔丸

【来源】《御药院方》卷三。
【别名】槟榔木香丸（《赤水玄珠全集》卷九）。
【组成】木香　槟榔　枳壳（麸炒）　杏仁（去皮尖，麸炒）　青皮（去白）各一两　半夏曲　皂角（去皮，酥炙）　郁李仁（去皮）各二两

《医学纲目》引本方有神曲，无半夏曲。
【用法】上为细末，别用皂角四两，用浆水一碗搓揉熬膏，更入熟蜜少许为丸，如梧桐子大。每服五十丸，食后温生姜汤送下。
【功用】疏导三焦，宽利胸膈，破痰逐饮，快气消食，通润大肠。
【主治】
1.《古今医统大全》：痞癖。
2.《明医指掌》：气实人耳聋或鸣者。

青盐下气丸

【来源】《普济方》卷五十四引《仁存方》。
【组成】茴香（炒）　木香　荜澄茄各等分
【用法】上为末，外以青盐为末，加糯米糊为丸，如梧桐子大。每服三四十丸，盐汤送下。
【主治】肾气虚，气上冲，耳鸣耳聋。

巴豆丸

【来源】《普济方》卷五十四。
【组成】巴豆二枚（去皮，熬）　桃仁（去皮，熬）二枚　松脂大豆许
【用法】上药捣为二丸。绵裹塞耳中。
【主治】耳鸣。

巴豆方

【来源】《普济方》卷五十四。

【组成】巴豆　菖蒲　松脂各等分
【用法】上以蜡熔为筒子，纳耳中，日一易之。
【主治】肾气虚，耳内如风水鸣，或如钟磬声，卒患耳聋。

全蝎丸

【来源】《普济方》卷五十四。
【组成】全蝎　川椒　巴豆（去皮）　菖蒲　松脂各等分
【用法】上为细末，熔蜡和丸。筒子塞耳中，一日一易。
【主治】肾气虚，耳中如风水鸣，或如钟磬声，卒暴聋。

煨肾散

【来源】《袖珍方》卷三。
【组成】杜仲（去粗皮，姜汁制炒）　茴香各五铢（炒）　沉香一铢　巴戟一两（去心）（一方无巴戟）
【用法】每早用猪肾子一个，切，入药末二钱，青盐少许，纸裹浸湿，炮令熟，和药嚼咽下，一日进一服。
【主治】肾气虚攻耳，耳有如蝉声、水声。

透耳筒

【来源】《奇效良方》卷五十八。
【组成】椒目　巴豆　菖蒲　松脂各一钱（一方无松脂）
【用法】上为末，摊令薄，卷作筒子。塞耳内，一日一易。
【主治】肾虚耳聋，耳中如风水声，或如钟鼓声。

通耳丸

【来源】《奇效良方》卷五十八。
【组成】穿山甲（用大片，以蛤粉炒赤色，去粉）　蝎梢七个　麝香少许
【用法】上为细末，以蜡入麻油一滴为丸。绵裹塞耳内。
【主治】卒聋及肾虚耳鸣，耳内作风水声、钟声。

顺气聪耳汤

【来源】《观聚方要补》卷七引《医学统旨》。
【组成】枳壳　柴胡各二钱　乌药　木通　青皮　川芎　石菖蒲各一钱　甘草五分
【用法】上锉，水煎服。
【功用】聪耳。
【主治】因恼怒而耳鸣。

复聪汤

【来源】《丹溪心法附余》卷十二引姚方伯方。
【别名】复聪散（《仁术便览》卷一）。
【组成】半夏（制）　陈皮（去白）　白茯苓（去皮）　甘草（炙）　萹蓄　木通　瞿麦　黄柏（去粗皮，炒褐色）各一钱
【用法】上用水二茶钟，加生姜三片，煎至一茶钟，空心、临卧各一服。
【主治】痰火上攻，耳聋耳鸣。

针砂酒

【来源】《古今医鉴》卷九。
【组成】针砂一两　穿山甲末一钱
【用法】两味同拌，养一昼夜，播出山甲，以酒一碗，将针砂浸三四日，噙酒口内，外用磁石一块，绵裹塞耳。
【主治】耳鸣耳聋。
【宜忌】忌怒戒色。
【加减】原书用本方配合加减龙荟丸以治怒动胆火所致耳聋。

独胜丸

【来源】《古今医鉴》卷九。
【组成】黄柏八两（人乳拌匀，酒浸晒干，再用盐水炒褐色，去皮）
【用法】上为末，水糊为丸，如梧桐子大。每服一百丸，空心盐汤送下。
【主治】耳鸣，耳聋。

荆芥散

【来源】《赤水玄珠全集》卷三。
【组成】防风 荆芥 升麻 甘菊 木通 黄芩（炒） 羌活 甘草 蔓荆子
【用法】水煎服。
【主治】风热上壅，耳闭塞或耳鸣及出脓。

清痰降火汤

【来源】《仁术便览》卷一。
【组成】半夏（姜制）一钱半 橘红 茯苓各一钱二分 甘草五分 黄芩（酒炒）二钱 山栀 枳壳（炒） 桔梗 柴胡 菖蒲 木通
【用法】上加生姜三片，水煎服。
【主治】痰火上升耳鸣。

六圣散

【来源】《万病回春》卷五。
【别名】赤火金针。
【组成】乳香 没药 川芎 雄黄 白芷各二钱 盆消半两
【用法】上为细末。用时口噙凉水，以药搐鼻。
【主治】赤眼，头风，耳鸣，鼻塞，脑不宁，牙痛及蜈蚣、蛇、蝎所伤。

通明利气汤

【来源】《万病回春》卷五。
【别名】通明利气丸（《仁术便览》卷一）。
【组成】苍术（盐水炒） 白术（瓦焙） 香附（童便炒） 生地黄（姜汁炒） 槟榔各一钱 抚芎八分 陈皮（盐水浸炒）一钱 贝母三钱 黄连（酒浸，猪胆汁炒） 黄芩（同上制）各一钱 黄柏（酒炒） 栀子仁（炒） 玄参（酒洗）各一钱 木香 甘草（炙）各五分
【用法】上锉作二剂。加生姜，水煎，入竹沥同服。
【主治】虚火上升，痰气郁于耳中，或闭或鸣；或痰火炽盛，忧郁痞满，咽喉不利，烦躁不宁。

清聪丸

【来源】《万病回春》卷五。
【组成】橘皮（盐水洗，去白）一两半 赤茯苓（去皮） 半夏（姜制）一两 青皮（醋炒） 柴胡梢 酒黄芩 玄参 蔓荆子 桔梗 全蝎（去毒） 菖蒲 黄连（酒炒）各一两五钱 生甘草五钱
【用法】上为细末，酒糊为丸，如绿豆大。每服一百二十丸，临卧茶清送下。
【主治】耳鸣及壅闭，至于聋者。

清聪化痰丸

【来源】《万病回春》卷五。
【组成】橘红（盐水洗，去白） 赤茯苓（去皮） 蔓荆子各一两 枯芩（酒炒）八钱 黄连（酒炒） 白芍（酒浸，煨） 生地黄（酒洗） 柴胡 半夏（姜汁炒）各七分 人参六钱 青皮（醋炒）五钱 生甘草四钱
【用法】上为细末，葱汤浸蒸饼为丸，如绿豆大。每服百丸，晚用生姜汤、茶清任意送下。
【主治】饮食厚味，夹怒气以动肝胃之火，而致耳聋耳鸣，壅闭不闻声音。

补肾汤

【来源】《增补内经拾遗》卷四。
【组成】人参 白茯苓 白术 五味子 川芎各一钱 甘草（炙） 黄耆（炙） 熟地各八分
【用法】用水二钟，加红枣二枚，煎八分空心服。
【主治】肾虚耳鸣。

当归龙荟丸

【来源】《证治准绳·幼科》卷三。
【组成】当归 龙胆草 柴胡各一两 青黛 胆星 大黄 芦荟各五钱 麝香五分 栀子 酒黄芩 酒黄连 黄柏各一两 木香二钱五分
【用法】上为末，炼蜜为丸，如小豆大。每服二十丸，生姜汤送下。
【功用】常服宣通血气，调顺阴阳。

【主治】小儿肝胆风热，耳中鸣，出青脓，名曰震耳，大便秘，小便黄。

参耆补气汤

【来源】《杏苑生春》卷六。
【组成】黄耆　茯苓　人参各一钱　石菖蒲　黄柏（酒制）　甘草（炙）各五分　知母　白术　当归　橘皮各八分　升麻　柴胡各四分
【用法】上锉。水煎八分，食远热服。
【主治】气虚耳鸣。
【加减】精血少，加熟地黄一钱。

八仙长寿丸

【来源】《寿世保元》卷四。
【组成】大怀生地黄（酒拌，入砂锅内蒸一日黑，掐断，慢火焙干）八两　山茱萸（酒拌蒸，去核）四两　白茯神（去皮木筋膜）　牡丹皮（去骨）各三两　辽五味子（去梗）二两　麦门冬（水润，去心）二两　干山药　益智仁（去壳，盐水炒）各二两
【用法】上为细末，炼蜜为丸，如梧桐子大。空心温酒调下；或炒盐汤调服；夏、秋滚汤调服。
【主治】年高之人阴虚，筋骨柔弱无力，面无光泽或暗淡，食少痰多，或喘或咳，或便溺数涩，阳痿，足膝无力；肾气久虚，形体瘦弱无力，憔悴盗汗，发热作渴；虚火牙齿痛浮、耳聩及肾虚耳鸣。
【宜忌】忌铁器。
【加减】腰痛，加木瓜、续断、鹿茸、当归；消渴，加五味子、麦门冬各二两；老人下元冷，胞转不得小便，膨急切痛，四五日困笃欲死者，用泽泻，去益智；诸淋沥，数起不通，倍茯苓，用泽泻，去益智；夜多小便，加益智一两，减茯苓一半。治耳聩及肾虚耳鸣，另用全蝎四十九枚，炒微黄色，为末，每服三钱，酒调送下，早晨空心服。

安神复元汤

【来源】《寿世保元》卷六。
【组成】黄耆（蜜炙）一钱五分　人参一钱五分　当归（酒洗）一钱五分　柴胡一钱　升麻五分　黄连（酒炒）一钱　黄芩（酒炒）一钱　黄柏（酒炒）三钱　知母一钱　防风一钱　蔓荆子七分　麦门冬一钱　茯神一钱　酸枣（炒）一钱五分　川芎一钱　甘草五分　甘枸杞子一钱五分
【用法】上锉一剂，加龙眼肉三枚，水煎服。
【主治】思虑烦心而神散，精脱于下，真阴不上泥丸，而气不聚，耳鸣、耳重听，及耳内痒。

天麻饼子

【来源】《外科正宗》卷四。
【别名】天麻饼（《疡科捷径》卷下）。
【组成】天麻　草乌（汤泡，去皮）　川芎　细辛　苍术　甘草　川乌（汤泡，去皮）　薄荷　甘松　防风　白芷　白附子（去皮）各五钱　雄黄　全蝎各三钱
【用法】上为细末，寒食面打糊捣稠，捻作饼子，如寒豆大，每服二三十饼，食后细嚼，葱头汤送下；属火热痰痛者，茶汤送下。甚者日进二服。
【主治】因风火湿痰上攻及杨梅疮毒所致头痛；兼治头目昏眩，项背拘急，肢体烦痛，肌肉蠕动，耳哨蝉鸣，鼻塞多嚏，皮肤顽麻，瘙痒瘾疹；又治妇人头风作痛，眉棱骨疼，牙齿肿痛，痰逆恶心。
【宜忌】忌诸般发物。

芎芷散

【来源】《济阳纲目》卷一〇三。
【组成】川芎二钱　白芷　石菖蒲各一钱半　苍术（糸泔水浸，炒）　陈皮　细辛　防风　半夏（姜汤泡）各八分　木通　紫苏茎叶各一钱　甘草四分
【用法】上锉，加生姜三片，葱二根，水煎，食后服。
【主治】风入耳虚鸣。

平肝清胃丸

【来源】《简明医彀》。

【组成】枯芩 黄连 白芍（俱酒炒） 生地（酒洗） 柴胡 半夏各七钱 人参五钱 青皮（醋炒）五钱 赤茯苓 蔓荆各一两 甘草二钱
【用法】上为末，葱汤浸蒸饼为丸，如绿豆大。每服百丸，空腹姜、茶汤送下。
【主治】饮食厚味，挟怒气以动肝胃之火，耳聋耳鸣者。

疏肝清耳汤

【来源】《简明医彀》卷五。
【组成】黄连 黄芩 栀子 当归 青皮 胆星各一钱 香附 龙胆草 玄参各七分 青黛 木香各五分 焦姜三分
【用法】上锉。加生姜三片，水煎服。
【主治】左耳鸣聋，恚怒气郁，肝火炎灼。

清神汤

【来源】《证治宝鉴》卷十。
【组成】全蝎 荆芥 防风 木通 甘草 菊花 川芎 羌活 菖蒲 木香 僵蚕
【主治】风邪入耳，气壅耳鸣、耳痒，眼中流火，内热甚而脉洪大者。

止喧丹

【来源】《石室秘录》卷四。
【组成】白芍三两 柴胡三钱 栀子三钱 熟地三两 山茱萸三两 麦冬一两 白芥子三钱
【用法】水煎服。服一月即愈。
【功用】补肾平肝。
【主治】肾水耗尽，又加怒气伤肝，耳中闻蚂蚁战斗之声音。

开闭丹

【来源】《辨证录》卷三。
【组成】黄耆一两 当归五钱 肉桂 甘草各五分 菖蒲 远志 柴胡 香附各一钱 天花粉二钱
【用法】水煎服。
【主治】耳痛之后虽愈而耳鸣如故，以手按其耳则其鸣少息，证属阳虚气闭者。

止鸣丹

【来源】《辨证录》卷三。
【组成】白芍五钱 柴胡二钱 炒栀子三钱 生地三钱 麦冬三钱 菖蒲五分 茯苓三钱 半夏五分
【用法】水煎服。
【主治】少阳胆气不舒，而风邪乘之，火不得散，双耳忽然肿痛，内流清水，久则变为脓血，身发寒热，耳内如沸汤之响，或如蝉鸣。

发阳通阴汤

【来源】《辨证录》卷三。
【组成】人参二钱 茯苓三钱 白术二钱 黄耆三钱 肉桂五分 熟地五钱 当归二钱 白芍三钱 柴胡一钱 甘草五分 白芥子二钱 荆芥（炒黑）一钱
【用法】水煎服。
【主治】阳虚气闭耳鸣。耳痛虽愈，耳鸣如故，用祛风散火药，耳鸣更甚，以手按耳，则耳鸣稍息者。

两归汤

【来源】《辨证录》卷三。
【组成】麦冬一两 黄连二钱 生枣仁五钱 熟地一两 丹参三钱 茯神三钱
【用法】水煎服。二剂而鸣止，四剂不再发。
【主治】耳鸣。人有平居无事，忽然耳闻风雨之声，或如鼓角之响。
【方论】此方凉心之剂也。心既清凉，则肾不畏心热，而乐与来归，原不必两相引而始合也。况方中全是益心滋肾之品，不特心无过燥之虞，而且肾有滋润之乐，自不啻如夫妇同心，有鱼水之欢，而无乖离之戚也，又何至喧阗于一室哉。

定喧汤

【来源】《辨证录》卷三。

【组成】玄参三两　生地一两　贝母二钱

【用法】水煎服。

【主治】肾不交心，心火亢极，忽然耳闻风雨之声，或如鼓角之响。

气虚散

【来源】《嵩崖尊生全书》卷六。

【别名】参蒲散。

【组成】石菖蒲　人参　甘草各一钱　当归　木通　骨碎补各二钱

【用法】水煎服；外用牙皂、石菖蒲末塞鼻。

【主治】气虚耳鸣、耳聋。

白芷散

【来源】《嵩崖尊生全书》卷六。

【组成】白芷　菖蒲　苍术　陈皮　细辛　厚朴　半夏　官桂　木通　苏梗叶　炙草各一分　川芎二分

【用法】加生姜、葱，水煎服。

【主治】虚火妄动，耳鸣。

调中益气汤

【来源】《嵩崖尊生全书》卷六。

【组成】黄耆一钱　人参　苍术　陈皮各五分　升麻　炙甘草　柴胡　黄柏　木香各三分　当归　白术　白芍各五分

【主治】病后耳鸣耳聋。

聪耳达郁汤

【来源】《重订通俗伤寒论》。

【组成】冬桑叶　夏枯草　鲜竹茹　焦山栀　碧玉散　鲜生地各二钱　女贞子三钱　生甘草四分　鲜石菖蒲汁四匙（冲）

【功用】清肃余热。

【主治】黄耳伤寒。火清毒解，尚觉耳鸣时闭者。

聪耳地黄丸

【来源】《吴氏医方汇编》卷一。

【组成】六味地黄丸加远志　石菖蒲　牛膝各一两　杏仁八钱

【用法】上为蜜丸，如梧桐子大，每服五十丸，以酒送下。

【主治】耳病。

蝎梢挺子

【来源】《杂病源流犀烛》卷二十三。

【组成】川山甲一大片（以蛤粉炒赤）　蝎梢七个　麝香少许

【用法】上共为末，以麻油化蜡和作挺子。棉裹塞之。

【主治】耳卒鸣，且失聪。

牛脑丸

【来源】《医级》卷八。

【组成】熟地四两　杞子　萸肉　山药各二两　鹿胶　菟丝子各两半　龙齿一两　牛脑一个（蒸）　黄耆二两

【用法】上为末，先将前地黄和牛脑捣烂，入末为丸。每服六七十丸，空心白汤送下。

【主治】脑鸣眩晕，髓枯精涸。

十全大补汤

【来源】《会约医镜》卷六。

【组成】人参（或以淮山药炒黄三钱代之）　白术钱半　茯苓　炙甘草各一钱　当归一二钱　抚芎一钱　白芍（酒炒）一钱　熟地二钱　黄耆（蜜炙）二钱　肉桂钱半　石菖蒲（炒）六分

【用法】加生姜、大枣为引。

【主治】气血两虚，耳鸣耳闭。

滋阴安鸣丸

【来源】《外科集腋》卷二。

【组成】生地（水煮）四两　远志（甘草汤泡，焙）　石菖蒲（焙）各八钱　生白芍　菟丝子（炒）　茯神各二两　益智仁（盐水拌炒）五钱　枣仁（炒）三两　归身（酒炒）一两　干姜

炭（江西者）三钱
【用法】共研末，为蜜丸。
【主治】耳鸣。

摄阴煎

【来源】《外科证治全书》卷二。
【组成】活磁石一两　地黄　首乌　龟版　鳖甲各五钱　山茱萸肉　白芍　山药各二钱　五味子一钱五分
【用法】水煎二次，去滓，食前温服。如为丸，则将方内磁石减半，龟、鳖、首乌各减二钱，依方合十剂，水为丸，每服五六钱，清晨淡盐汤送下。
【主治】高年元阴虚损，气机上逆，以致耳鸣。

龙荟锭

【来源】《理瀹骈文》。
【组成】柴胡　龙胆草　黄芩　青皮　胆星　芦荟　黄连　青黛　大黄　木通　菖蒲　皂角 细辛各一两　全蝎三个　陈小粉（炒黑）五两
【用法】上为末，以青鱼胆汁一杯，和姜汁、竹沥为锭，临用醋磨敷耳一周。
【主治】耳鸣耳聋，并治耳痛及一切肝火。
【加减】有脓日久不干者，加枯矾、雄黄、轻粉、海螵蛸末。

龙虎散

【来源】《医方简义》卷三。
【组成】煅龙骨二两　琥珀一两　玄武板四两　生鳖甲二两　桂枝一两　煅磁石（醋淬一次）一两　赤芍药一两　远志肉五钱　枣仁（炒）一两　左牡蛎四两　石菖蒲四钱
【用法】上为细末。每服三钱，姜汤调下。
【功用】《全国中药成药处方集》：补心益肾，养血安神。
【主治】

1.《医方简义》：寒厥肢冷。

2.《全国中药成药处方集》：骨蒸劳热，血液不足，耳鸣目昏，头晕心烦，怔忡不安。

耳聋左慈丸

【来源】《饲鹤亭集方》。
【别名】耳鸣丸《全国中药成药处方集》（南京方）、柴磁地黄丸《全国中药成药处方集》（武汉方）。
【组成】熟地四两　山萸肉（炙）二两　茯苓一两五钱　山药二两　丹皮一两五钱　泽泻一两五钱　磁石三两　柴胡一两一钱
【用法】炼蜜为丸。每服三钱，淡盐汤送下。
【功用】《北京市中药成方选集》：滋阴清热，益气平肝。
【主治】肾水不足，虚火上升，头眩目晕，耳聋耳鸣。

加味三才封髓丹

【来源】方出《柳选四家医案》，名见《中医症状鉴别诊断学》。
【组成】天冬　生地　党参　黄柏　炙草　砂仁　龙胆草　山栀　柴胡
【主治】肝经湿热下流阴器，疏泄失常，封藏不固，以致遗精、早泄，胫酸，耳鸣，口苦，心烦，尿黄，便干，苔黄，脉浮大弦数者。

耳聋左慈丸

【来源】《重订广温热论》卷二。
【组成】熟地黄八两　山萸肉　淮山药各四两　丹皮　建泽泻　浙茯苓各三两　煅磁石二两　石菖蒲一两半　北五味五钱
【用法】炼蜜为丸。每服三钱，淡盐汤送下。
【功用】《中药成方配本》：补肝肾，通耳窍。
【主治】

1.《重订广温热论》：肾虚精脱，耳鸣耳聋。

2.《全国中药成药处方集》（杭州方）：肝肾阴亏，虚火上炎，头眩目赤，视物昏花，口舌干燥。

耳鸣丸

【来源】《北京市中药成方选集》。
【组成】大黄八两　山茱萸（制）八两　茯苓八

两　泽泻八两　黄连十两　龙胆草十两　黄柏十两　栀子（炒）十两　黄芩十两　当归十两　龟版（炙）十两　熟地十两　山药十两　五味子（炙）二两　芦荟二两　磁石（煅）二两　木香三两　青黛五两

【用法】上为细末，每一百三十六两细末兑麝香五钱，混合均匀研细，用冷开水泛为小丸，每十六两用朱砂、赭石各半共三两五钱为衣闯亮。每服二钱，温开水送下。

【功用】滋阴清热。

【主治】肾水不足，肝热上升，耳鸣重听，大便秘结，小便赤黄。

【宜忌】《全国中药成药处方集》（北京方）：忌辛辣、动火食物。孕妇忌服。

耳聋丸

【来源】《北京市中药成方选集》。

【组成】龙胆草一两　大黄一两　黄芩一两　生地一两　醋柴胡一两　泽泻一两　木通一两　当归一两　车前子（炒）一两　黄柏六钱　甘草六钱　生栀子六钱　芦荟五钱　木香三钱

【用法】上为细末，用冷开水泛为小丸，每十六两用青黛一两、滑石粉二两五钱为衣，闯亮。每服二钱，温开水送下。

【功用】清肝热，泄火通便。

【主治】肝胆火盛，头晕目眩，耳鸣耳聋，大便秘结，小便涩赤。

【宜忌】孕妇忌服。

黄连上清膏

【来源】《北京市中药成方选集》。

【组成】黄连二两七钱　黄芩十一两　大黄十一两　赤芍十一两　生栀子三两四钱　川芎三两四钱　当归三两四钱　连翘三两四钱　菊花三两四钱　花粉三两四钱　甘草一两八钱　黄柏四两四钱　玄参（去芦）三两四钱　桔梗三两四钱　芥穗三两四钱　薄荷三两四钱　银花四两三钱　生石膏四两三钱

【用法】上药切碎，水煎三次，分次过滤，去滓，取滤液合并，用文火煎熬浓缩至膏状，以不渗纸为度，每两清膏兑炼蜜一两，装瓶重二两。每服三至五钱，温开水冲服。

【功用】清火散风，泻热消肿。

【主治】实火里热，头晕耳鸣，口舌生疮，牙龈肿烂，暴发火眼，大便秘结，小便赤黄。

清热降火丸

【来源】《北京市中药成方选集》引刘河间方。

【组成】龙胆草一两　菊花一两　芦荟五钱　小生地五钱　黄连五钱　知母五钱　生石决明五钱　柴胡五钱　生栀子四钱　黄芩四钱　泽泻四钱　大黄二两　儿茶二两　木通八钱

【用法】上为细粉，用冷开水泛为小丸。每服二钱，温开水送下。

【功用】镇肝清热。

【主治】肝热上升，耳鸣耳聋，头眩目赤，大便秘结，小便赤黄。

【宜忌】孕妇忌服。

黑桑椹膏

【来源】《北京市中药成方选集》。

【组成】黑桑椹一百六十两

【用法】将桑椹水煎三次，分次过滤去滓，滤液合并，用文火煎熬，浓缩至膏状，以不渗纸为度，每两膏汁兑炼蜜一两成膏，瓶装二两。每服三至五钱，开水冲下，一日二次。

【功用】滋补肝肾，聪耳明目。

【主治】肾虚肝旺，目暗耳鸣，津液枯燥，少年鬓白。

金锁玉关丸

【来源】《全国中药成药处方集》（昆明方）。

【组成】芡实　龙骨　莲须各三两　龟版八两　炙远志三两　淮山药六两　茯苓三两　锁阳八两　牡蛎三两　砂仁二两　黄柏（盐炒）　知母各三两　五味　菖蒲　石莲子各一两

【用法】上为末，炼蜜为丸。每服一丸，水丸每服二钱半，用开水，早、晚各服一次。

【主治】梦遗滑精，虚烦耳鸣。

【宜忌】感冒忌服。

清风镇逆养阴丸

【来源】《慈禧光绪医方选议》。
【组成】生地黄二两　归身一两五钱（酒洗）　抚芎一两　生白芍一两五钱　醋柴胡八钱　黄芩一两（酒炒）　石菖蒲五钱　制半夏一两五钱　煅磁石二两（另研极细，水飞）　云神二两　建曲一两五钱（炒）　甘杞子一两　黑栀八钱
【用法】上研极细面，炼蜜为丸，朱砂为衣，如绿豆大。每服三钱，临卧淡盐汤送下。
【功用】养阴平肝潜阳。
【主治】头晕目眩，眼目昏糊，耳鸣耳聋，及神志不安，失眠心悸。

清肝聪耳代茶饮

【来源】《慈禧光绪医方选议》。
【组成】菊花二钱　石菖蒲一钱五分　远志八分　生杭芍三钱
【用法】水煎，代茶饮。
【功用】清肝聪耳。
【主治】耳病。
【方论】方中菊花、杭芍清肝；石菖蒲、远志芳香开窍，安神定志。

滴耳油

【来源】《部颁标准》。
【组成】核桃油 600g　黄柏 45g　五倍子 45g　薄荷油 4.5g　冰片 75g
【用法】制成油剂，每瓶装 3g，避光，密封。滴耳用，先搽净脓水，1 次 2 ～ 3 滴，每日 3 ～ 5 次。
【功用】清热解毒，消肿止痛。
【主治】肝经湿热上攻，耳鸣耳聋，耳内生疮，肿痛刺痒，破流脓水，久不收敛。

二、耳　聋

耳聋，指不同程度的听力减退，甚至失听。“聋”字最早出现在殷商时代的甲骨文中，春秋时代，老子的《道德经》有“五音令人聋”的记载，《左传》：“耳不听五声为聋”，则为耳聋的最早定义。至于《黄帝内经》，更有多篇论及耳聋。如《五藏生成篇》：“徇蒙招尤，目冥耳聋，下实上虚，过在足少阳、厥阴，甚则入肝”，《藏气法时论篇》：“肝病者，两胁下痛引少腹，令人善怒，虚则目䀮䀮无所见，耳无所闻，善恐，如人将捕之，取其经，厥阴与少阳，气逆，则头痛耳聋不聪颊肿”，《气交变大论篇》：“岁火太过，炎暑流行，金肺受邪。民病疟，少气咳喘，血溢血泄注下，嗌燥耳聋，中热肩背热，上应荧惑星”，《至真要大论篇》：“少阴司天，客胜则鼽嚏颈项强，肩背瞀热，头痛少气，发热，耳聋目瞑，甚则胕肿血溢，疮疡咳喘。”论述内容全面而丰富。《伤寒论》中也有较多相关论述，如“未持脉时，病人手叉自冒心，师因教试令咳而不咳者，此必两耳聋无闻也。所以然者，以重发汗，虚故如此。”指出伤寒发汗过多可以导致耳聋，又如“少阳中风而耳无闻，邪在半表半里也”，治疗不可吐下，当以小柴胡汤和解。《小品方》列举风聋、劳聋、干聋、虚聋、聤聋等五聋分类。《诸病源候论》列有虚劳耳聋候、耳聋候、耳风聋候、劳重聋候、久聋候、耳聋风肿候、产后耳聋候等独立章节，对耳聋的病因病机进行专门论述，同时还专门论述了妇人及小儿耳聋。唐以后多种方书和临床医书都收载有治疗耳聋的方剂，如《备急千金要方》13首，《外台秘要》5首，《太平圣惠方》58首，《圣济总录》69首，《普济方》18首。可见治疗耳聋的方剂随着时间的推移而不断增加，据粗略统计，专治耳聋的方剂至今已有近300首。

虽然文献对耳聋病情论述丰富，方剂众多，

但简而言之，又可以虚实相别。实者多由风热侵袭，肝火上扰，痰火郁结或气滞血瘀；虚者多因肾精亏损或气血亏虚。风热侵袭者多突然起病，病程较短，多伴有外感症状，舌稍红，苔薄白或薄黄，脉浮数；肝火上扰者发病多与情志抑郁或恼怒有关，常伴有耳鸣，口苦咽干，面红目赤，尿黄便干，胸胁胀痛，头痛等；痰火郁结者耳中胀闷，头重如裹，常伴有耳鸣、胸闷或脘满，咳嗽痰多，口苦或淡而无味，舌红，苔黄腻，脉滑数；气滞血瘀者可无明显的全身症状，可见舌质黯红或有瘀点瘀斑，脉见弦细；肾精亏损者一般病程较长，常伴有腰膝酸软，头晕眼花，发脱齿摇，夜尿频多，潮热盗汗，或畏寒肢冷；气血亏虚者起病或病情加重多与劳累有关，病程较长，常伴有面色无华、倦怠乏力、少气懒言等症状。

风热侵袭者，治宜疏风清热，散邪通窍；肝火上扰者，治宜清肝泻火，开郁通窍；痰火郁结者，治宜化痰清热，散结通窍；气滞血瘀者，治宜活血化瘀，行气通窍；肾精亏损者，治宜补肾填精；气血亏虚者，治宜健脾益气，升阳通窍。

蒺藜子丸

【来源】方出《肘后备急方》卷一，名见《圣济总录》卷一〇〇。

【别名】蒺藜丸（《仙拈集》卷二）。

【组成】蒺藜子

【用法】蜜为丸，如胡豆大。每服二丸，一日三次。

【功用】《仙拈集》：延年益寿。

【主治】

1.《肘后备急方》：卒中五尸，腹痛胀急、不得气息，上冲心胸，旁攻两胁，或磥块踊起，或挛引腰脊。

2.《仙拈集》：耳聋。

巴豆丸

【来源】《肘后备急方》卷六。

【组成】巴豆一枚（去心皮）　斑蝥一枚（去翅足）

【用法】上药治下筛。绵裹塞耳中。

本方方名，据剂型当作“巴豆散”。

【主治】耳聋。

菖蒲丸

【来源】方出《肘后备急方》卷六，名见《圣济总录》卷一一四。

【别名】磁石丸（《普济方》卷五十三）。

【组成】磁石　菖蒲　通草　熏陆香　杏仁　蓖麻　松脂各等分

【用法】上为末，以蜡及鹅脂和硬为丸，稍长，用钗子穿心为孔，先去耳塞，然后纳于药，一日二次。初着痒及作声，月余总愈。

【主治】耳聋。

鼠胆方

【来源】方出《肘后备急方》卷六，名见《圣济总录》卷一一四。

【组成】鼠胆

【用法】上取汁滴入耳内。不过三次愈。或令人侧卧，沥一胆尽，须臾胆汁从下边出，初出益聋，半日顷乃愈。

【主治】耳卒聋，或三十年老聋。

神明白膏

【来源】《肘后备急方》卷八。

【组成】当归　细辛各三两　吴茱萸　芎藭　蜀椒　术　前胡　白芷各一两　附子三十枚

【用法】上切，煎猪脂十斤，炭火煎一沸即下，三上三下，白芷黄膏成，去滓，密贮。看病在内，酒服如弹丸一枚，一日三次；在外，皆摩敷之；目病，如黍米大，纳两眦中，以目向风，无风可扇之；疮、虫齿，亦得敷之。

【主治】中风恶气，头面诸病，青盲，风目，烂眦，鼻塞，耳聋，寒齿痛，痈肿疽痔，金疮癣疥，缓风冷者。

栝楼根方

【来源】方出《证类本草》卷八引《肘后备急方》，

名见《普济方》卷五十四。
【组成】栝楼根三十斤
【用法】上细切，以水煮，用酿酒如常法。久久服之。甚良。
【主治】二三年聋耳。

羊肾汤

【来源】《外台秘要》卷十七引《经心录》。
【组成】羊肾一具 芎䓖一两 茯苓二两 人参三两 附子一两（炮） 桂心二两 牡丹皮一两 磁石二两 当归二两 干地黄三两 大枣五枚（擘） 牡荆子一两（碎）
【用法】上切。以水一斗七升，煮药、肾取一斗，去肾，煮取四升，分四服，昼三夜一。
【主治】肾气不足，耳无所闻。
【宜忌】忌猪肉、冷水、生葱、胡荽、芜荑、酢物。

菖蒲散

【来源】《医心方》卷二十五引《产经》。
【别名】菖乌散（《幼幼新书》卷三十三引《婴孺方》）。
【组成】菖蒲 乌头（炮）各四分
【用法】上为散。以绵裹，纳耳中，日二易。
【主治】

1.《医心方》引《产经》：小儿耳自鸣，日夜不止。

2.《普济方》：风聋积久。

天雄鸡子方

【来源】方出《外台秘要》卷二十二引《古今录验》，名见《普济方》卷五十四。
【组成】天雄一分 鸡子一枚 附子一枚
【用法】上为末，取鸡子开一孔，取黄和药，却纳鸡子中，封合其头，还令鸡覆之。药成，以绵裹，塞所聋耳中，取愈为度。
【主治】久聋。

鱼脑膏

【来源】《外台秘要》卷二十二引《古今录验》。
【组成】生雄鲤鱼脑八分 当归六铢 菖蒲六铢 细辛六铢 白芷六铢 附子六铢
【用法】上锉。以鱼脑合煎，三沸三下之，膏香为成，滤去滓，冷。以一枣核大纳耳中，以绵塞之。
【主治】风聋年久，耳中鸣。

千金补肾丸

【来源】方出《备急千金要方》卷六，名见《寿世保元》卷六。
【组成】山茱萸 干姜 巴戟天 芍药 泽泻 桂心 菟丝子 黄耆 干地黄 远志 蛇床子 石斛 当归 细辛 苁蓉 牡丹 人参 甘草 附子各二两 菖蒲一两 羊肾二枚 防风一两半 茯苓三两
【用法】上为末，炼蜜为丸，如梧桐子大。食后服十五丸，一日三次。加至三四十丸。
【功用】补肾。
【主治】肾虚劳聋、气聋、风聋、虚聋、毒聋、久聋、耳鸣。

肉苁蓉丸

【来源】方出《备急千金要方》卷六，名见《圣济总录》卷一一四。
【别名】补肾丸（《三因极一病证方论》卷十六）、羊肾丸（《世医得效方》卷十）。
【组成】山茱萸 干姜 巴戟天 芍药 泽泻 桂心 菟丝子 黄耆 干地黄 远志 蛇床子 石斛 当归 细辛 苁蓉 牡丹 人参 甘草 附子各二两 菖蒲一两 羊肾二枚 防风一两半 茯苓三两
【用法】上为末，炼蜜为丸，如梧桐子大。每服十五丸，加至三四十丸。食后服，一日三次。
【功用】补肾，利九窍。
【主治】

1.《备急千金要方》：劳聋、气聋、风聋、虚聋、毒聋、久聋、耳鸣属肾虚者。

2.《三因极一病证方论》：肾虚耳聋，或劳顿伤气，中风虚损，肾气升而不降，致耳内虚鸣。

【方论】

1.《医方考》：味之甘者，可以补虚，亦可以却劳。人参、黄耆、羊肾、山萸、干地、菟丝、巴戟、苁蓉、泽泻、芍药、当归、茯苓、甘草，均味甘之品也，能疗虚聋、劳聋。味之辛者，可以驱风，亦可以顺气，防风、细辛，菖蒲、远志、丹皮、石斛，均味辛之品也，能疗气聋、风聋。性之毒者，可以开结毒，亦可以疗久痹，蛇床、桂心、附子、干姜，均之辛温微毒之品也，能疗毒聋、久聋。

2.《千金方衍义》：诸聋总不出肾虚而为湿热痰火所袭，故专温补利窍，则诸聋悉宜。其防风一味，昔人所谓鸟在高巅，惟射以取之也。

赤　膏

【来源】《备急千金要方》卷六。

【别名】丹参膏（《圣济总录》卷一一四）。

【组成】桂心　大黄　白术　细辛　川芎各一两　干姜二两　丹参五两　蜀椒一升　巴豆十枚　大附子二枚

【用法】上锉。以苦酒二升，浸一宿，纳成煎猪肪三斤，火上煎，三上三下，药成，去滓，可服可摩。耳聋者，绵裹纳耳中；齿冷痛则着齿间；诸痛皆摩；若腹中有病，服如枣许大，酒调下。咽喉痛，取枣核大吞之。

【主治】耳聋，齿痛。

【方论】《千金方衍义》：耳聋多缘痰湿闭遏，齿痛良由寒菀热邪，故用桂、附、椒、姜以破少阴之结，芎藭、细辛以散脑户之邪，白术、丹参逐湿和营，大黄、巴豆一开热结，一破寒结，苦酒、猪脂，与前陈醋、鸡膏同意，但鸡走肝而猪达肾，稍有不同，其润窍之用则一。可服可摩，可治久聋，可治齿痛，盖耳与齿总皆属肾也。

矾石膏

【来源】方出《备急千金要方》卷六，名见《普济方》卷五十三。

【组成】矾石　甘草　菖蒲　当归　细辛　防风　芎藭　白芷　乌贼骨　附子　皂荚各半两　巴豆十四枚

【用法】上切。三升酢渍一宿，以不中水鸡膏九合，煎三上三下，以巴豆黄，膏成去滓，纳雄黄末。搅调取枣核大，沥于耳内，绵塞之，一日换三次。

【主治】耳聋。

铁浆酒

【来源】方出《备急千金要方》卷六，名见《太平圣惠方》卷三十六。

【别名】柘根酒（《普济方》卷五十四）。

【组成】故铁二十斤（烧赤，水五斗浸三宿，去铁澄清）　柘根三十斤（水一石煮取五斗，去滓澄清）　菖蒲（切）五斗（水一石煮取五斗，去滓澄清）

【用法】上药用米二石，并曲二斗，酿如常法，候酒熟即开，用磁石（吸铁者）三斤为末，纳酒中浸三宿。日夜饮之，常取小小醉而眠，取闻人语乃止药。

【主治】肾寒耳聋鸣，汁出，或一二十年不愈。

菖蒲散

【来源】方出《备急千金要方》卷六，名见《圣济总录》卷一一四。

【组成】石菖蒲　白蔹　牡丹　山茱萸　牛膝　木瓜根各二两　磁石四两

【用法】上药治下筛，绵裹，塞耳中，一日一易。服大三五七散佳。

【主治】劳聋积久。

菖蒲膏

【来源】方出《备急千金要方》卷六，名见《普济方》卷五十四。

【组成】细辛　菖蒲各六铢　杏仁　曲末各十铢

【用法】上和捣为丸，干即着少猪脂，如枣核大。绵裹纳耳中，一日一易；小愈，二日一易，夜去旦塞之。

【主治】卒耳聋。

黄蜡丸

【来源】方出《备急千金要方》卷六，名见《普济方》卷一五三。

【组成】熏陆香　萆麻　松脂　蜡　乱发灰　石盐各等分

【用法】上为末，为丸。绵裹塞耳，时易之，愈止。

【主治】耳聋。

蓖麻丸

【来源】方出《备急千金要方》卷六，名见《圣济总录》卷一一四。

【别名】萆麻膏（《小儿卫生总微论方》卷十八）。

【组成】蓖麻一百颗（去皮）　大枣十五枚（去皮核）

【用法】上熟捣，丸如杏仁大。纳耳中。二十日愈。

【主治】耳聋。

磁石汤

【来源】方出《备急千金要方》卷六，名见《普济方》卷五十五。

【组成】磁石　白术　牡蛎各五两　甘草一两　生麦门冬六两　生地黄汁一升　芍药四两　葱白一升　大枣十五枚

【用法】上锉，以水九升，煮取三升，分三服。

【主治】肾热，背急挛痛，耳脓血出，或生肉塞之，不闻人声。

【方论】《千金方衍义》：肾开窍于耳，肾热则风生于下，风生则激于上，故欲治肾热，先须镇摄真精，所以首推磁石，《本经》专主耳聋；佐以牡蛎，兼地黄、门冬，则滋益精气；芍药收敛营血；白术、甘草杜风实脾；葱白散邪通阳；大枣助诸经，补身中不足也。

磁石散

【来源】方出《备急千金要方》卷六，名见《普济方》卷五十三。

【组成】磁石四两　天门冬　地骨皮　生姜各三两　山茱萸　茯苓　菖蒲　芎䓖　枳实　白芷　橘皮　甘草　土瓜根　牡荆子各二两　竹沥二升

【用法】上锉。以水八升，煮减半，纳沥，煮取二升五合，分三服，五日一剂。

【主治】耳聋。

神明白膏

【来源】《备急千金要方》卷七。

【别名】白膏（《普济方》卷三一五）。

【组成】吴茱萸　蜀椒　芎䓖　白术　白芷　前胡各一升　附子三十枚　桂心　当归　细辛各二两

【用法】上锉，醇苦酒于铜中淹浸诸药一宿，以成煎猪膏十斤，炭火上煎三沸，三上三下，白芷色黄为候。病在腹内，温酒服如弹丸一枚，一日三次；目痛，取如黍米纳两眦中，以目向风，无风可以扇扇之；诸疮、痔、龋齿、耳鼻百病，皆以膏敷；病在皮肤，炙手摩病上，一日三次。

【功用】《普济方》：清头风。

【主治】中风恶气，头面诸病，青盲，风目，烂眦，管翳，耳聋，鼻塞，龋齿，齿根挺痛，及痈、痔、疮、癣、疥等。

鲁王酒

【来源】《备急千金要方》卷八。

【别名】鲁公酒（《千金翼方》卷十六）。

【组成】茵芋　乌头　踯躅各三十铢　天雄　防己　石斛各二十四铢　细辛　柏子仁　牛膝　甘草　通草　桂心　山茱萸　秦艽　黄芩（胡洽作黄耆）茵陈　附子　瞿麦　杜仲　泽泻　王不留行（胡洽作天门冬，《千金翼方》作王荪）　石南　防风　远志　干地黄各十八铢

方中甘草，《千金翼方》作干姜。

【用法】上锉，以酒四斗，渍之十日。每服一合，加至四五合，以知为度。

【主治】风眩心乱，耳聋，目暗泪出，鼻不闻香臭，口烂生疮，风齿瘰疬，喉下生疮，烦热，厥逆上气，胸胁肩胛痛，手不上头，不自带衣，腰脊不能俯仰，脚痠不仁，难以久立；八风十二痹，

五缓六急，半身不遂，四肢偏枯，筋挛不可屈伸；贼风咽喉闭塞，哽哽不利，或如锥刀所刺，行人皮肤中，无有常处，久久不治，入人五脏，或在心下，或在膏肓，游走四肢，偏有冷处，如风所吹，久寒积聚，风湿五劳七伤，虚损百病。

大三五七散

【来源】《备急千金要方》卷十三。

【别名】天雄散（《太平圣惠方》卷二十二）、三五七散（《圣济总录》卷五十一）。

【组成】天雄　细辛各三两　山茱萸　干姜各五两　薯蓣　防风各七两

【用法】上药治下筛。每服五分匕，清酒送下，一日二次。不知稍加。

【主治】

1.《备急千金要方》：头风眩，口喎目斜，耳聋。

2.《千金翼方》：面骨痛，风眩痛。

3.《医方类聚》引《济生方》：阳虚风寒入脑，头痛目眩，如在舟车之上，耳内蝉鸣，或如风雨之声应，风寒湿痹，脚气缓弱。

4.《普济方》：产后风。

丹参膏

【来源】《千金翼方》卷十六。

【别名】丹参煎（《圣济总录》卷三十二）。

【组成】丹参　蒴藋根各四两　秦艽三两　羌活　蜀椒（汗，去目闭口者）　牛膝　乌头（去皮）　连翘　白术各二两　踯躅　菊花　莽草各一两

【用法】上切，以苦酒五升，麻油七升合煎，苦酒尽，去滓，用猪脂煎成膏。凡风冷者用酒服；热毒单服；齿痛绵沾嚼之；在腹内服之；在外摩之；缓风不遂，湿痹不仁，偏枯拘屈，口面喎斜，耳聋齿痛，风颈肿痹，脑中风痛，石痈，结核瘰疬，坚肿未溃，敷之取消；及赤白瘾疹，诸肿无头作痈疽者，摩之令消；风结核在耳后，风水游肿，疼痛翕翕，针之黄汁出，时行温气，服之如枣大一枚。小儿以意减之。

【主治】伤寒时行，贼风恶气在外，肢节痛挛，不得屈伸，项颈咽喉痹塞噤闭，入腹则心急腹胀，胸中呕逆，缓风不遂，湿痹不仁，偏枯拘屈，口面喎斜，耳聋齿痛，风颈肿痹，脑中风痛，石痈，结核瘰疬，坚肿未溃，赤白瘾疹，诸肿无头作痈疽者，风结核在耳后，风水游肿疼痛翕翕。

神明膏

【来源】《医方类聚》卷一九五引《千金月令》。

【组成】蜀椒三升　吴茱萸一升　前胡　芎藭　白芷　白术各一两　当归　细辛各二两　附子三十枚

【用法】上以三年大酢渍一宿，以猪脂肪十斤，煎之三上三下，候白芷黄色成。每服如弹丸一枚，诸风皆摩，肿毒诸疮只涂。

【主治】一切疾风赤痒，耳聋疮肿。

【宜忌】勿令入耳目。

莲子草膏

【来源】《近效方》引婆罗门方（见《外台秘要》卷三十一）。

【组成】莲子草汁三升　生巨胜油一升　生乳一升　甘草一大两（末）

【用法】上于锅中煎之，缓火熬令鱼眼沸，数搅之勿住手，看上沫尽，清澄滤，不津垍器中贮之；另用青莲蕊六分，龙脑花三分，郁金香二分，并为末，先煎诸药三分减一，次下汁及油等，膏成。每欲点，即仰卧垂头床下，一孔中各点如小豆，许久乃起，有唾唾却，勿咽之。起讫，即啜少热汤饮，点经一年，白发尽黑，秃处并出。

【功用】生发黑发，坚齿延年。

【主治】一切风，耳聋眼暗。

菖蒲散

【来源】《外台秘要》卷二十二引《备急方》。

【别名】附子丸（《圣济总录》卷一一四）、菖蒲丸（《三因极一病证方论》卷十六）。

【组成】菖蒲二两　附子二两（炮）

【用法】上为末。以苦酒为丸，如枣核大。绵裹，卧即塞耳中，夜一易之。十日有黄水出便愈。

【主治】

1.《外台秘要》引《备急方》：耳聋。

2.《普济方》：卒痛不闻。

菖蒲根丸

【来源】《外台秘要》卷二十二引《备急方》。

【组成】菖蒲根一寸　巴豆一粒（去皮心）

【用法】上为末，分作七丸，绵裹，卧即塞耳中，夜易之。十日立愈，黄汁出立愈。

【主治】耳聋。

甘草膏

【来源】《幼幼新书》卷三十三引《婴孺方》。

【组成】甘草　黄芩　黄连　芎䓖　白芷　藁本　当归各三两　附子一两

【用法】上取猪脂四斤煎为膏，纳药煎三沸，至白芷黄，去滓。用枣大涂耳，敷鸡骨粉。

【主治】小儿耳聋、聤耳脓血出。

杏仁丸

【来源】《医心方》卷五引《效验方》。

【组成】杏仁十分　桂二分

【用法】上为丸，如鼠屎大。绵裹塞耳中，一日三次。

【主治】耳聋。

甘菊花丸

【来源】《太平圣惠方》卷二十二。

【组成】甘菊花三分　人参三分（去芦头）　当归三分　防风半两（去芦头）　秦艽半两（去苗）　山茱萸半两　白鲜皮半两　黄耆半两（锉）　汉防己半两　桂心半两　白术半两　白蒺藜半两（微炒，去刺）　生干地黄半两　独活半两　薯蓣半两　芎䓖半两　细辛半两　苍耳子半两

【用法】上为末，炼蜜为丸，如梧桐子大。每服二十丸，以温酒送下，不拘时候。

【主治】头面风，皮肤痹痒，肢节疼痛，头目不利，项强耳聋。

薯蓣散

【来源】《太平圣惠方》卷二十二。

【组成】薯蓣一两　防风一两（去芦头）　细辛半两　山茱萸半两　川升麻半两　甘菊花半两　蔓荆子半两　藁本半两

【用法】上为细散。每服二钱，以温酒调下，不拘时候。

【主治】头面风，目眩耳聋。

菖蒲浸酒

【来源】《太平圣惠方》卷三十。

【组成】菖蒲三两　木通二两（锉）　磁石五两（捣碎，水淘去赤汁）　防风二两（去芦头）　桂心二两　牛膝二两（去苗）

【用法】上锉细，用生绢袋盛，以酒一斗，入药浸七日后，每日食前暖一小盏服之。

【主治】虚劳耳聋。

二胆方

【来源】方出《太平圣惠方》卷三十六，名见《普济方》卷五十四。

【组成】熊胆一分　鼠胆二枚（十二月收者）

【用法】上水为丸，如绿豆大。滴入耳中，日一二度，愈。

【主治】耳久聋。

大黄丸

【来源】《太平圣惠方》卷三十六。

【组成】川大黄半两（锉碎，微炒）　栀子仁半两　黄耆半两（锉）　川升麻半两　川朴消半两　黄连半两（去须）　生干地黄半两　玄参半两　磁石一两（烧醋淬七遍，捣碎，细研，水飞过）

【用法】上为末，炼蜜为丸，如梧桐子大。每服三十丸，食后以温水送下。以利为度。

【主治】风热毒气攻耳，暴聋，由肾气实热所致。

山茱萸散

【来源】《太平圣惠方》卷三十六。

【组成】山茱萸一两　薯蓣一两　菖蒲一两　土瓜根一两　甘菊花一两　木通一两（锉）　防风一两（去芦头）　赤茯苓一两　天雄一两半（炮裂，去皮脐）　牛膝一两（去心）　沉香一两　甘草半两（炙微赤，锉）　远志一两（去心）　生干地黄一两　蔓荆子一两

【用法】上为散。每服五钱，以水一大盏，加生姜半分，同煎至五分，去滓，食前温服。

【主治】风虚耳聋，头脑旋闷，四肢不利。

木通膏

【来源】方出《太平圣惠方》卷三十六，名见《普济方》卷五十三。

【组成】鹅毛翎根筒七茎　灯心七茎　木通一两　地龙二条

【用法】上相和，烧为灰，细研。每用半钱匕，以生油调，倾入耳中，便用绵子塞耳，且侧卧良久，如此三度。

【主治】耳聋。

水银方

【来源】方出《太平圣惠方》卷三十六，名见《圣济总录》卷一一四。

【组成】水银一分　地龙（湿者）一条

【用法】上药以葱一茎（去尖头），将水银、蚯蚓纳管中，即系却头，勿令倾出，候地龙化为水，乃收之。每取少许，滴入耳中。

【主治】久聋。

地黄丸

【来源】方出《太平圣惠方》卷三十六，名见《圣济总录》卷一一四。

【别名】地黄散（《普济方》卷五十三）。

【组成】生地黄一两半　杏仁七枚（汤浸，去皮尖，令黑）　巴豆二枚（去皮心，炒令紫色）　印成盐一两颗　头发一鸡子大（烧灰）

【用法】上熟捣，炼蜡为丸，如枣核大。以针穿透药丸，纳耳中，每日二三次换之。

【主治】耳聋。

耳聋烧肾散

【来源】《太平圣惠方》卷三十六。

【组成】磁石一两（烧醋淬七遍，细研，水飞过）　附子一两（炮裂，去皮脐）　巴戟一两　川椒一两（去目及闭口者，微炒去汗）

【用法】上为细散。每服用猪肾一只（去筋膜，细切），葱白、薤白各一分（细切），入散药一钱，盐花一字，和搅令匀，以十重湿纸裹，于塘灰火内烧熟，空腹细嚼，酒解薄粥下之。十日效。

【主治】耳聋。

百合散

【来源】方出《太平圣惠方》卷三十六，名见《圣济总录》卷一一五。

【组成】干百合二合

【用法】上为细散。每服一钱，食后温水调下，一日三次。

【主治】耳聋疼痛。

当归膏

【来源】方出《太平圣惠方》卷三十六，名见《普济方》卷五十四。

【组成】当归半两　细辛　芎藭　防风（去芦头）　附子（生用）　白芷各半两

【用法】上为末，以雄鲤鱼脑一斤，合煎三上三下，膏香，去滓。以绵裹枣核大，塞耳中。

【主治】耳鸣兼聋。

肉苁蓉丸

【来源】《太平圣惠方》卷三十六。

【组成】肉苁蓉一两（酒浸一宿，刮去皱皮，炙干）　菖蒲一两　磁石一两（烧令赤，醋淬七遍，捣碎研，水飞过）　附子一两（炮裂，去皮脐）　巴戟一两　菟丝子一两（酒浸三日，晒干，

捣为末） 鹿茸一两（去毛，涂酥，炙微黄） 石斛一两（去根，锉） 桂心一两半 桑螵蛸半两（微炒） 杜仲一两（去皴皮，炙微黄，锉） 牡蛎粉一两 补骨脂一两（微炒） 熟干地黄一两半

【用法】上为末，炼蜜为丸，如梧桐子大。每服三十丸，空心以温酒送下，晚食前再服。

【主治】劳聋，肾气虚损，腰脚无力，面黑体瘦，小便滑数。

羊肾羹

【来源】《太平圣惠方》卷三十六。

【组成】黄耆半两（锉） 羊肾一只（去脂膜，切） 杜仲半两（去粗皮，炙微黄，锉） 磁石五两（捣碎，水淘去赤汁，绵裹悬煎，不得到锅底） 肉苁蓉一两（酒浸一宿，刮去皱皮，炙干）

【用法】以水三大盏，先煮磁石，取汁二大盏；去磁石，下黄耆等，文煎，取一盏半；去滓，入羊肾、粳米一合，葱白、生姜、椒、盐、醋一如作羹法。空心服之，磁石重重用之无妨。

【主治】风虚耳聋。

羊肾附子丸

【来源】《太平圣惠方》卷三十六。

【组成】附子一两半（炮裂，去皮脐） 磁石一两（烧令赤，醋淬七遍，捣碎研，水飞过） 牛膝一两（去苗） 菟丝子一两（酒浸三日，晒干，别捣为末） 肉苁蓉一两（酒浸一宿，刮去皱皮，炙干） 远志一两（去心）

【用法】上为末。用羊肾五对，去脂膜，细切烂研，入酒三升，于银铛中，微火煎如膏，入药末为丸，如梧桐子大。每服三十丸，空心及晚食前以温酒送下，盐汤送下亦得。

【主治】劳聋。

苁蓉丸

【来源】《太平圣惠方》卷三十六。

【组成】肉苁蓉二两（汤浸一宿，刮去皱皮，炙干） 山茱萸二分 石斛三分（去根，锉） 磁石二两（烧，醋淬七遍，捣碎，细研，水飞过） 石龙芮三分 杜仲三分（去粗皮，炙微黄，锉） 附子三分（炮裂，去皮脐） 菟丝子三分（酒浸三日，晒干，别捣为末） 巴戟三分 鹿茸一两（去毛，涂酥炙微黄） 熟干地黄一两 菖蒲三分 天麻三分 干蝎三分（微炒）

【用法】上为末，炼蜜为丸，如梧桐子大。每服三十丸，空心酒送下。

【主治】风虚耳聋，由肾脏不足，风邪入于经络，致四肢羸瘦，腰背强直，耳无所闻。

补肾磁石丸

【来源】《太平圣惠方》卷三十六。

【组成】磁石二两（烧令赤，以醋淬七遍，捣碎研，水飞过） 鹿茸二两（去毛，涂酥炙微黄） 附子一两半（炮裂，去皮脐） 菟丝子二两（酒浸三日，晒干，别捣为末） 牡蛎粉一两半 楮实子二两（水淘去赤汁，炒令干浮者） 肉苁蓉一两半（酒浸一宿，刮去皱皮，炙干） 五味子一两 薯蓣一两半 巴戟一两

【用法】上为末，炼蜜为丸，如梧桐子大。每服三十丸；空心以温酒送下，晚食前再服。

【主治】劳聋肾虚，或耳中常闻钟磬风雨之声。

附子散

【来源】方出《太平圣惠方》卷三十六，名见《普济方》卷五十三。

【组成】附子一两（炮裂，去皮脐） 桂心一两 五味子一两 木香一两 桃仁一两（汤浸，去皮尖双仁，麸炒微黄） 白蒺藜一两（微炒，去刺）

【用法】上为细散。每服二钱，空心以暖酒调下，夜临卧时再服。

【主治】风虚耳聋，头脑旋闷，四肢不利。

附子膏

【来源】方出《太平圣惠方》卷三十六，名见《普济方》卷五十三。

【组成】附子一分（炮裂，去皮脐） 甜瓜子一分 杏仁一分（汤浸，去皮尖双仁）

【用法】上和捣令熟，绵裹如枣核大，塞耳中，每日一换。

【主治】耳聋。

松脂膏

【来源】方出《太平圣惠方》卷三十六，名见《普济方》卷五十三。

【组成】松脂三分　巴豆一分（去皮心）　大麻子仁三分　熏陆香三分　食盐三分

《普济方》有蜡。

【用法】上药和捣如膏，丸如枣核大。纳于耳中，一日换一次。

【主治】耳聋。

鱼脑膏

【来源】《太平圣惠方》卷三十六。

【组成】生鲤鱼脑三两　当归半两（捣为末）　细辛半两　白芷半两（捣为末）　附子半两（去皮脐，为末）　羊肾脂三两

【用法】上件药，将鱼脑及羊肾脂合煎诸药三上三下，膏成，滤去滓，令冷，即丸如枣核大。以绵裹塞鼻中，每日一易，以愈为度。

【主治】耳聋年久，耳中常鸣。

鱼脑膏

【来源】方出《太平圣惠方》卷三十六，名见《圣济总录》卷一一四。

【组成】当归半两　细辛　芎藭　防风（去芦头）　附子（生用）　白芷各半两

【用法】上为末。以雄鲤鱼脑一斤，合煎三上三下，膏香，去滓。以绵裹枣核大，塞耳中。

【主治】耳鸣兼聋。

桂心膏

【来源】方出《太平圣惠方》卷三十六，名见《圣济总录》卷一一四。

【组成】鸡脂五两（炼成下）　桂心半两　野葛半两

【用法】上为粗散，以鸡脂熬三二十沸，去滓成膏。每用笔管纳入少许膏，炙令管热，侧卧滴入耳中。

【主治】

1.《太平圣惠方》：久耳聋。

2.《圣济总录》：耵聍。

烧肾散

【来源】《太平圣惠方》卷三十六。

【组成】磁石一两（烧，醋淬七遍，细研，水飞过）　附子一两（炮裂，去皮脐）　巴戟天一两　川椒一两（去目及闭口者，微炒出汗）

【用法】上为细散。用猪肾一具（去筋膜，细切）、葱白、薤白各一分（细切），入散药一钱，盐花一字，和搅令匀，以十重湿纸裹，于煻灰火内烧熟，空腹细嚼，酒解薄粥下之。十日效。

【主治】

1.《太平圣惠方》：耳聋。

2.《圣济总录》：肾脏虚风，上攻头面，耳内生疮，及腰脚重痛。

菖蒲丸

【来源】方出《太平圣惠方》卷三十六，名见《圣济总录》卷一一四。

【别名】羊肾丸（《类编朱氏集验方》卷九）。

【组成】菖蒲三分　羊肾一对（以酒一升，煮酒尽为度，薄切，晒干）　葱子三分（微炒）　皂荚一挺（去黑皮，涂酥炙微焦，去子）　川椒三十二枚（去目及闭口者，微炒去汗）

【用法】上为末，炼蜜为丸，如梧桐子大。每服三十丸，空心以温酒送下。

【主治】

1.《圣济总录》：肾虚耳聋。

2.《普济方》：重听，耳卒痛，及聋塞不闻声。

菖蒲酒

【来源】《太平圣惠方》卷三十六。

【组成】菖蒲三分　木通三分（锉）　磁石二两

（捣碎，水淘去赤汁） 防风三分（去芦头） 桂心三分

【用法】上锉细。以酒一斗，用绵裹，浸七日后，每日空心暖饮一盏，晚再饮之。

【主治】耳虚聋及鸣。

菖蒲散

【来源】《太平圣惠方》卷三十六。

【组成】菖蒲一两 菟丝子一两（酒浸三日，晒干，别捣为末） 附子一两（炮裂，去皮脐） 桂心一两 车前子半两 肉苁蓉一两（酒浸一宿，刮去皱皮，炙干）

《普济方》有山茱萸一两。

【用法】上为细散。每服一钱，空心及晚食前以温酒调下。

【主治】劳聋，肾气虚损，耳无所闻。

菖蒲散

【来源】《太平圣惠方》卷三十六。

【组成】菖蒲半两 山茱萸半两 土瓜根半两 牡丹皮半两 牛膝半两（去苗） 附子半两（炮裂，去皮脐） 蓖麻子半两（去心） 磁石一两（烧令赤，醋淬七遍，捣）

【用法】上为细散。每用半钱，用绵裹塞耳中。一日一易。

【主治】劳聋。

黄耆散

【来源】《太平圣惠方》卷三十六。

【组成】黄耆一两（锉） 当归二两（锉，微炒） 桂心二两 芎藭二两 杏仁二两（汤浸，去皮尖双仁，麸炒微黄） 白术二两 石菖蒲一两 蔓荆子一两 白鲜皮二两 白芍药二两

【用法】上为粗散。每服五钱，以水一大盏，纳羊肾一只，去脂膜，切开，入生姜一分，同煎至六分，去滓，空心温服。

【主治】风虚耳聋啾啾。

羚羊角散

【来源】《太平圣惠方》卷三十六。

【组成】羚羊角屑一两 白术三分 防风三分（去芦头） 黄耆三分（锉） 玄参三分 泽泻三分 赤茯苓三分 赤芍药三分 甘草一分（炙微赤，锉）

【用法】上为散。每服四钱，以水一中盏，加生地黄一两、竹叶二七片，同煎至六分，去滓，食后温服。

【主治】肾气实，上焦风热壅滞，耳暴聋头重。

羚羊角散

【来源】《太平圣惠方》卷三十六。

【组成】羚羊角屑一两 沙参三分 防风三分（去芦头） 木通三分（锉） 旋覆花半两 泽泻三分 前胡三分（去芦头） 菖蒲半两 牵牛子一两半（微炒）

【用法】上为粗散。每服三钱，以水一中盏，加生姜半分，煎至五分，去滓，食后温服。

【功用】利肾气，退热。

【主治】耳聋，不闻言语。

葶苈丸

【来源】《太平圣惠方》卷三十六。

【别名】葶苈膏（《圣济总录》卷一一四）。

【组成】甜葶苈一两（长流水洗净，微火熬，捣为末） 山杏仁半两（汤浸，去皮） 盐花二钱

【用法】上为末，更入腊月猪脂一钱，和研如泥，硬软得所，丸如枣核大。每次绵裹一丸，纳耳中，二日一换。初安药，三二日耳痛，出恶脓水，四体不安，勿惧之。

《圣济总录》本方用法：上捣研极烂，入猪膏中，以银器盛，慢火煎成膏，倾入瓷盒中。以绵裹枣核大，塞耳中。

【主治】

1.《太平圣惠方》：耳中常有声哄哄声者。

2.《圣济总录》：耳聋。

【宜忌】一百日内，慎一切毒、鱼、肉、生冷、滑腻等。

蓖麻丸

【来源】《太平圣惠方》卷三十六。

【组成】蓖麻子半两（去皮） 杏仁半两（汤浸，去皮尖） 桃仁半两（汤浸，去皮尖） 巴豆一两（二枚，去皮心） 食盐半两 附子一分（去皮脐，生用） 熏陆香二分 磁石一两 菖蒲一两 蜡四两 木通半两（锉）

【用法】上先捣菖蒲、食盐、磁石、木通、熏陆香、附子等，为末；次捣蓖麻子、杏仁、桃仁、巴豆四味，纳蜡同捣，丸如枣核大。用塞耳中，一日四五度，抽出重捻之，三日一易。以愈为度。

【主治】耳聋，三十年无所闻。

蒲黄膏

【来源】方出《太平圣惠方》卷三十六，名见《卫生宝鉴》卷十。

【组成】细辛一分 蒲黄一分 杏仁三分（汤浸，去皮尖双仁） 曲末三分（微炒）

【用法】上为末，研杏仁如膏，和匀，捻如枣核大。绵裹塞耳中，一日一易，以愈为度。

【主治】耳卒聋。

蜗牛子膏

【来源】方出《太平圣惠方》卷三十六，名见《普济方》卷五十三。

【别名】蜗牛膏（《本草纲目》卷四十二）。

【组成】蜗牛子一分 石胆一分 钟乳一分

【用法】上为细末，用一瓷瓶盛之，以炭火烧令通赤，候冷取出，研入龙脑少许。每用油调药少许，滴入耳中。

【主治】耳聋。

鼠脂方

【来源】《太平圣惠方》卷三十六。

【组成】鼠脂半合 青盐一钱 地龙一条（系头捻取汁）

【用法】上以鼠脂、地龙汁调青盐，温过绵蘸之，即侧卧，捻滴耳中。

【主治】久聋，二三十年不愈者。

塞耳丸

【来源】《太平圣惠方》卷三十六。

【别名】松脂膏（《普济方》卷五十三）。

【组成】松脂半两 杏仁一分（去皮尖） 巴豆半分（去皮膜） 椒目末半两 葱汁半合

【用法】上药捣烂如膏，拈如枣核大。绵裹塞耳中。

【主治】耳聋。

塞耳丸

【来源】《太平圣惠方》卷三十六。

【别名】桃仁膏（《普济方》卷五十四）。

【组成】桃仁一分（汤浸，去皮） 松脂一分 椒目末半分 巴豆七枚（去皮心）

【用法】上药捣炼膏，拈为枣核大，绵裹一丸塞耳中，三日一易之。

【主治】耳聋。

塞耳枫香丸

【来源】《太平圣惠方》卷三十六。

【别名】枫香丸（《普济方》卷五十四）。

【组成】枫香一两 巴豆七枚（去皮心，微炒） 松脂三两半 黄蜡半两 婆律膏半两 胡桃仁半两

【用法】上药先捣枫香、巴豆，后下松脂，又捣，次销蜡下之，捣令稠和，后下婆律膏、胡桃仁，熟捣如泥，膏成，为丸如枣核大。以绵裹纳耳中，一日三两次。有汁出尽即愈。

【主治】耳聋，二十年不愈。

塞耳硫黄散

【来源】方出《太平圣惠方》卷三十六，名见《普济方》卷五十四。

【组成】雄黄一分 硫黄一分

【用法】上为末，以绵裹纳耳中。以愈为度。

【主治】耳聋。

磁石丸

【来源】《太平圣惠方》卷三十六。

【组成】磁石一两 菖蒲半两 木通半两（锉） 熏陆香半两 杏仁半两（去皮尖，生用） 松脂半两

【用法】上为末，用黄蜡溶和为丸，如莲子大，长半寸已来，可入耳门。以细钗子穿透，塞耳中。

【主治】耳聋多时不愈。

磁石酒

【来源】方出《太平圣惠方》卷三十六，名见《普济方》卷五十四。

【组成】故铁三十斤

【用法】以水七斗，渍经三宿，取汁，入曲三十斤，米五斗，如常造酒法，候熟，取磁石一斤，渍酒中三宿，饮酒取醉。后以磁石安在耳上，放好覆头卧，醒去磁石，即愈。

【主治】久聋。

磁石散

【来源】《太平圣惠方》卷三十六。

【组成】磁石二两（捣碎，水淘去赤汁） 防风三分（去芦头） 羌活三分 黄耆一两（锉） 白芍药一两 木通三分（锉） 桂心半两 人参一两（去芦头）

【用法】上为粗散。每服四钱，以水一大盏，入羊肾一对，切去脂膜，同煎至四分，去滓，食前温服。

【主治】风虚耳聋。

磁石散

【来源】方出《太平圣惠方》卷三十六，名见《普济方》卷五十四。

【组成】磁石一两（捣碎，水淘去赤汁） 木通一两（锉） 防风一两（去芦头） 枳壳三分（麸炒微黄，去瓤） 桑根白皮一两（锉） 生干地黄一两

【用法】上为散。每服五钱，水一大盏，煎至五分，去滓，空腹服。

【主治】暴热耳聋，心膈壅闷。

鲫鱼胆膏

【来源】方出《太平圣惠方》卷三十六，名见《圣济总录》卷一一四。

【组成】鲫鱼胆一枚 乌驴脂少许 生油半两

【用法】上三味和匀，纳于葱管中七日，滴于耳内，愈。

【主治】耳聋。

熟干地黄散

【来源】《太平圣惠方》卷三十六。

【组成】熟干地黄一两半 磁石一两（捣碎，水淘去赤汁） 桂心一两半 附子半两（炮裂，去皮脐） 人参一两（去芦头） 牡荆子一两 当归一两（锉，微炒） 牡丹皮半两 白茯苓一两 芎藭半两

【用法】上为散。每服先以水一大盏半，入羊肾一对（去脂膜，切），煎至一盏，去肾，入药五钱，加大枣三枚，生姜半分，同煎至五分，去滓，食前温服。

【主治】劳聋。肾气不足，耳无所闻。

薯蓣丸

【来源】《太平圣惠方》卷三十六。

【组成】薯蓣一两 熟干地黄一两 附子一两（炮裂，去皮脐） 桂心一两 天门冬一两半（去心，焙） 石斛一两（去根，锉） 人参一两（去芦头） 肉苁蓉一两（酒浸一宿，刮去皱皮，炙干） 远志半两（去心） 鹿茸一两（去毛，涂酥，炙微黄） 钟乳粉二两 白茯苓一分 菟丝子一两（酒浸三日，晒干，锉，捣） 磁石一两（烧令赤，醋淬七遍，捣碎，细研，水飞过）

方中白茯苓用量原缺，据《普济方》补。

【用法】上为末，入研了药令匀，炼蜜为丸，如梧桐子大。每服三十丸，空心以温酒送下，晚食前再服。

【主治】劳聋。脏腑久虚，肾气不足，肌体羸瘦，

腰脚无力。

蟹　汁

【来源】方出《太平圣惠方》卷三十六，名见《普济方》卷五十三。
【组成】生螃蟹一个
【用法】捣碎绞取汁。滴耳中。
【主治】耳聋。

细辛膏

【来源】《太平圣惠方》卷八十九。
【组成】细辛　防风（去芦头）　川大黄（锉，微炒）　黄芩各一分　川椒半两（去目）　蜡半两
【用法】上锉细。用清麻油三合，煎药紫色，滤过，下蜡，候消为膏。每用大豆许，点于耳中，一日三次。
【主治】小儿耳聋，或因脑热，或因水入，或因吹着者。

干柿粥

【来源】《太平圣惠方》卷九十七。
【组成】干柿三枚（细切）　粳米三合
【用法】于豉汁中煮粥。空腹食之。
【主治】耳聋及鼻不闻香臭。

乌鸡脂粥

【来源】《太平圣惠方》卷九十七。
【组成】乌鸡脂一两　粳米三合
【用法】相和煮粥。入五味调和，空腹食之。乌鸡脂和酒饮亦佳。
【主治】耳聋久不愈。

白鹅膏粥

【来源】《太平圣惠方》卷九十七。
【组成】白鹅脂二两　粳米三合
【用法】上药和煮粥。调和以五味、葱、豉，空腹食之。
【主治】五脏气壅，耳聋。

猪肾粥

【来源】《太平圣惠方》卷九十七。
【别名】猪腰子粥（《医便》）。
【组成】豮猪肾一对（去脂膜，细切）　葱白二茎（去须，切）　人参一分（去芦头，末）　防风一分（去芦头，末）　粳米二合　薤白七茎（去须，切）
【用法】上先将药末并米、葱、薤白着水下锅中煮，候粥临熟，拨开中心，下肾，莫搅动，慢火更煮良久，入五味。空腹食之。
【主治】肾脏气惫，耳聋。

鹿肾粥

【来源】《太平圣惠方》卷九十七。
【别名】鹿肾羹（《饮膳正要》卷二）、鹿肾糜（《古今医统大全》卷六十二）。
【组成】鹿肾一对（去脂膜，切）　粳米二合
【用法】上于豉汁中相合，煮作粥，入五味如法调和，空腹食之；作羹及入酒，并得食之。
【主治】肾气损虚，耳聋。

磁石肾羹

【来源】《太平圣惠方》卷九十七。
【别名】磁石猪肾羹（《养老奉亲书》）。
【组成】磁石一斤（捣碎，水淘去赤汁，绵裹）　猪肾一对（去脂膜，细切）
【用法】以水五升煮磁石，取二升，去磁石，投肾，调和以葱、豉、姜、椒作羹。空腹食之，作粥及入酒并得。磁石常用煎之。
【功用】养肾脏，强骨气。
【主治】久患耳聋。

鲤鱼脑髓粥

【来源】《太平圣惠方》卷九十七。
【别名】鲤脑粥（《古今医统大全》卷八十七）。
【组成】鲤鱼脑髓二两　粳米三合

【用法】煮粥，以五味调和，空腹食之。
【主治】耳聋久不愈。

木香丸

【来源】《普济方》卷五十三引《太平圣惠方》。
【组成】香附子一两（炒去毛） 苍术一两（泔水浸，焙干） 木贼二两 川乌半两（炮，去皮尖） 木香三钱（临用药入，使不见火）
【用法】上为细末，用葱六两，研同前药和匀，渍一宿，来日炒干，再为细末，作二份，一份用酒糊为丸，如梧桐子大。每服三十丸；用留下一份药末，每用一钱，麝香酒调，吞下丸子药服之。
【主治】远年近日耳重。

鹿茸丸

【来源】《医方类聚》卷七十八引《神巧万全方》。
【组成】鹿茸一两半（去毛，涂酥炙黄） 覆盆子 菟丝子 穿心巴戟 山药 肉苁蓉（酒浸一宿，去皴皮，炙） 大附子（炮）各一两 磁石一两半（火烧，醋淬，细研，水飞） 防风 芎䓖 五味子 菖蒲各三分
【用法】上为末，炼蜜为丸，如梧桐子大。每服三十丸，空心温酒送下，晚食前再服。
【功用】补益虚损。
【主治】耳聋。

三仙丸

【来源】《普济方》卷二二三引《杨氏家藏方》。
【别名】长寿丸（原书同卷）、三仙丹（《太平惠民和济局方》卷五淳祐新添方）、三圣丸（《普济方》卷一二〇）。
【组成】茴香三两（炒，香） 川乌头一两（去皮尖，锉如骰子，用盐半两炒黄，去盐） 苍术二两（米泔浸一宿，用竹刀刮去黑皮，切碎，用葱白一握，炒黄去葱）
【用法】上各为细末，酒和为丸，如梧桐子大。每服五十丸，空心、食前盐汤送下，一日二次。
【功用】补实下经，理脾健胃，顺气搜风，驻颜活血，增筋力，乌髭须。
【主治】

1.《普济方》引《杨氏家藏方》：耳聋并眼暗。

2.《太平惠民和济局方》（淳祐新添方）：肾经虚寒，元气损弱，神衰力怯。

【宜忌】忌猪、羊血。

龙胆泻肝汤

【来源】《医方集解》引《太平惠民和济局方》。
【别名】泻肝汤（《类证治裁》卷四）、龙胆泻肝丸（《北京市中药成方选集》）。
【组成】龙胆草（酒炒） 黄芩（炒） 栀子（酒炒） 泽泻 木通 车前子 当归（酒洗） 生地黄（酒炒） 柴胡 甘草（生用）
【功用】《方剂学》：泻肝胆实火，清下焦湿热。
【主治】

1.《医方集解》引《太平惠民和济局方》：肝胆经实火、湿热，胁痛耳聋，胆溢口苦，筋痿阴汗，阴肿阴痛，白浊溲血。

2.《疡科心得集》：鱼口下疳，囊痈。

3.《中风斠诠》：阴湿热痒，疮疡溲血，脉弦劲者。

【验案】渗出性中耳炎 《浙江中医学院学报》（1995，1：30）：用本方治疗渗出性中耳炎44例。兼风热者加金银花、连翘、板蓝根；湿甚者加佩兰、石菖蒲、陈皮；痒甚加白鲜皮、蛇床子；病久加丹参、丹皮、桃仁；虚证明显加黄芪、党参、白术、陈皮。2周为1个疗程。结果：显效36例，好转5例，一般服药5天后症状明显减轻。

羌活散

【来源】《养老奉亲书》。
【组成】羌活 枳壳（麸炒，去瓤） 半夏（汤浸七遍） 甘草（炙） 大腹子（洗） 防风 桑白皮各等分
【用法】上为粗末。每服二钱，水一盏，加生姜，煎至七分，温服，早晨、日午时、临卧各一服。
【主治】老人肾脏风所致耳聋眼暗，头项腰背疼痛，浑身疮癣。

干蝎散

【来源】方出《证类本草》卷二十二引《杜壬方》，名见《三因极一病证方论》卷十六。

【别名】姜蝎散（《医方类聚》卷七十八引《瑞竹堂经验方》）。

【组成】蝎（至小者）四十九枚　生姜（如蝎大）四十九片

【用法】上二物，铜器内炒生姜至干为度，为末，都作一服。初夜温酒调下；至二更尽量饮酒，至醉不妨。次日耳中如笙簧即效。

【主治】耳聋，因肾虚所致。

真珠粉

【来源】方出《证类本草》卷二十，名见《普济方》卷五十三。

【组成】真珠

【用法】绵裹，塞耳中。

【主治】耳聋。

黄耆丸

【来源】《圣济总录》卷十三。

【组成】黄耆（锉）　防风（去叉）　麦门冬（去心，焙）　羌活（去芦头）各二两　五加皮一两半　甘草（炙，锉）　升麻　苦参　白鲜皮　菊花　枳壳（去瓤，麸炒）　黄连（去须，炒）　车前子各一两　葶苈（隔纸炒）半两

【用法】上为末，炼蜜为丸，如梧桐子大。每服二十丸，空心食前以温酒送下，加至三十丸。

【主治】热毒风上攻，头旋目眩，耳聋心烦，手足痛痹，皮肤瘙痒。

附子散

【来源】《圣济总录》卷十六。

【组成】附子（炮裂，去皮脐）　干姜（炮）　细辛（去苗叶）　防风（去叉）各一两　山茱萸一两　山芋一两半

【用法】上为细散。每服一钱匕，空心温酒调下。

【主治】风眩目疼耳聋。

补虚汤

【来源】《圣济总录》卷一〇二。

【组成】赤芍药一分　木香半两　黄连（去须）半分

【用法】上为粗末。每服三钱匕，水一盏，煎至六分，去滓温服。

【主治】肝肾虚目暗，兼治耳聋。

大枣丸

【来源】《圣济总录》卷一一四。

【组成】大枣十五枚（去核）　蓖麻子一百粒（去皮）

【用法】上药，烂捣，捻如枣核。塞耳中，二十日效。

【主治】耳聋。

山芋丸

【来源】《圣济总录》卷一一四。

【组成】山芋　熟干地黄（切，焙）　磁石（煅，醋淬七遍）　菊花（微炒）　黄耆（锉）　茯神（去木）　木通（锉）各一两　升麻　独活（去芦头）各三分

【用法】上为末，炼蜜为丸，如梧桐子大。每服二十丸，米饮送下；渐加至三十丸。

【主治】耳聋，耳鸣。

山茱萸丸

【来源】《圣济总录》卷一一四。

【组成】山茱萸　干姜（炮）　巴豆（去皮壳，炒，别研）各一两

【用法】上三味，先捣前二味为丸，入巴豆，同研令匀，绞葱汁和丸，如枣核大。绵裹塞耳中。食顷，干，即易新药塞之。凡如此五日，当小愈；十日闻人声，愈即止。

《太平圣惠方》卷三十六治“耳久聋”方用“吴茱萸半两（生用），巴豆二枚（去皮心），干姜一分（炮裂），上件药，捣细罗为散，以葱涕和，绵裹枣核大，纳耳中食顷，干即去之，更

和湿者纳之，如此五日，当觉病去，八九日便闻人语声。常以发塞耳，避风”。据此，本方中山茱萸，疑为“吴茱萸”之讹。

【主治】久聋。

【宜忌】常以发塞耳孔，避风。

天雄散

【来源】《圣济总录》卷一一四。

【组成】天雄（炮裂，去皮脐）三两　细辛（去苗叶）三两　山茱萸五两　干姜（炮）二两　山芋七两

【用法】上为散。每服一钱匕，空心温酒调下，一日二次。

【主治】风聋，头目痛。

木通丸

【来源】《圣济总录》卷一一四。

【组成】木通（锉）　细辛（去苗叶）　桂（去粗皮）　菖蒲　当归（切，焙）　甘草（炙，锉）　独活（去芦头）各半两　附子（炮裂，去皮脐）　礜石（研如粉）各一分

【用法】上为末，旋以葱汁为丸，如枣核大。绵裹塞耳中。

【主治】耳鸣耳聋。

木通丸

【来源】《圣济总录》卷一一四。

【组成】木通（锉）　菖蒲　磁石（煅，醋淬七遍，研）　熏陆香（研）　杏仁（汤浸，去双仁皮尖，炒，研）　巴豆（去皮壳，炒，研）　蜡各半两　附子（炮裂，去皮脐）一分

【用法】上药除研外，捣罗为末，次将诸药入鹅膏，同捣可丸，捻如枣核大。绵裹塞耳中，每日换一次。

【主治】久聋不瘥。

牙消散

【来源】《圣济总录》卷一一四。

【组成】马牙消半两　龙脑半钱匕　蕤仁（去皮）半分

【用法】上为散，入黄蜡二钱熔和。绵裹一枣核大，塞耳中。

【主治】耳聋。

内补丸

【来源】《圣济总录》卷一一四。

【组成】熟干地黄（焙）　附子（炮裂，去皮脐）　桂（去粗皮）　肉苁蓉（酒浸一宿，切，焙）　鹿茸（去毛，酒浸一宿，酥炙）　人参各一两　山芋一两半　柴胡（去苗）三分　胡黄连一分　远志（去心）半两　细辛（去苗叶）半两　白茯苓（去黑皮）一分　钟乳（鹅管者）二两（以甘草水煮三日，研三日）

【用法】上除研药，余为细末，再研匀，炼蜜为丸，如梧桐子大。每服二十丸，空心温酒送下。

【主治】肾虚劳聋。

巴豆丸

【来源】《圣济总录》卷一一四。

【别名】通灵丸（《外科精义》卷下）

【组成】巴豆十粒（去皮心，炒）　松脂半两

【用法】上药捣烂，撚如枣核。塞耳中。汗出即愈。

【主治】

1.《圣济总录》：耳聋。

2.《普济方》：耳聋鼻塞，不闻音声香臭者。

生油方

【来源】《圣济总录》卷一一四。

【组成】生油一合

【用法】上一味，滴入耳中，日三五次。候其塞出即愈。

原书卷一一五所载此方用生油三合，将油少少灌入耳中。若入腹者，空腹服酢酪一升，不出更服。仍以面和烧饼，乘热薄耳门，须臾即出。

【主治】耳聋；蚰蜒入耳。

地骨皮散

【来源】方出《圣济总录》卷一一四，名见《普济方》卷五十五。

【组成】地骨皮半两　五倍子一分

【用法】上为细末。每用少许，掺入耳中。

【主治】耳聋，流脓水不止。

芎藭膏

【来源】《圣济总录》卷一一四。

【组成】芎藭　当归　细辛（去苗叶）　白芷各一分

【用法】上为细末，以雄鱼脑六合，和于银器中，煎成膏，去滓，倾入盒中澄凝。以枣核大，绵裹塞耳中。

【主治】耳鸣，耳聋。

肉苁蓉丸

【来源】《圣济总录》卷一一四。

【组成】肉苁蓉（酒浸一宿，切，焙）　菟丝子（酒浸，别捣）　白茯苓（去黑皮）　山芋　人参　熟干地黄（切，焙）　桂（去粗皮）　防风（去叉）　芍药（锉）　黄耆（锉）各半两　羊肾一对（薄批去筋膜，炙干）　附子（炮裂，去皮脐）　羌活（去芦头）　泽泻（锉）各一分

【用法】上为末，炼蜜为丸，如梧桐子大。每服三十丸，空心温酒送下。

【主治】肾虚耳聋。

牡荆酒

【来源】《圣济总录》卷一一四。

【组成】牡荆子（微炒）一升

【用法】上以酒二升浸，寒七日，暑三日，去滓。任性饮之。虽久聋亦愈。

【主治】耳聋。

羌活丸

【来源】《圣济总录》卷一一四。

【组成】羌活（去芦头）　玄参　木通（锉）　乌头（炮裂，去皮脐）　防风（去叉）各一分

【用法】上为末，熔蜡和，拈如枣核。塞耳中，日一易。

【主治】耳聋。

补肾石斛丸

【来源】《圣济总录》卷一一四。

【组成】石斛（去根）　附子（炮裂，去皮脐）　肉苁蓉（酒浸一宿，切，焙）　山茱萸（洗，微炒）　菟丝子（酒浸一宿，别捣）　桂（去粗皮）　泽泻　巴豆（去皮心膜，炒黄色，研如泥，纸裹压去油）　当归（切，焙）　蛇床子（炒）　白茯苓（去黑皮）　干姜（炮）　菖蒲（米泔浸一宿，锉，焙）　熟干地黄（焙）　芍药　细辛（去苗叶）　远志（去心）　黄耆（细锉）各一两　防风（去叉）三分

【用法】除菟丝子外，上为细末，再入菟丝子末重罗，炼蜜为丸，如梧桐子大。每服十五丸，温酒送下，一日三次。

【主治】劳聋久，耳中溃溃。

补肾黄耆汤

【来源】《圣济总录》卷一一四。

【组成】黄耆（锉）　人参　紫菀（去土）　甘草（炙，锉）　防风（去叉）　当归（切，焙）　麦门冬（去心，焙）　五味子各一两　干姜（炮）　桂（去粗皮）各二两　芎藭一两半

【用法】上为粗末。每服五钱匕，先以水三盏，煮羊肾一只至一盏半，去肾下药，加葱白三寸（切），大枣三枚（劈破），煎至八分，去滓，空心、食前温服。

【主治】肾虚耳数鸣而聋。

补肾磁石汤

【来源】《圣济总录》卷一一四。

【组成】磁石二两（醋淬七遍）　山茱萸（洗，炒）　菖蒲（米泔浸一宿，锉，焙）　芎藭　牡荆子　茯神（去木）　白芷　枳壳（去瓤，麸炒

黄） 甘草（炙，锉） 陈橘皮（汤浸去白，焙）各一两 地骨皮（去土） 天门冬（去心）各一两半

【用法】上为粗末。每服三钱匕，水一盏半，加生姜半分（切）、竹沥二合，同煎至七分，去滓温服，一日三次。

【主治】劳聋，耳中溃溃然。

附子散

【来源】《圣济总录》卷一一四。

【组成】附子（炮裂，去皮脐） 磁石（煅，醋淬七遍） 龙骨 菖蒲 藁本（去苗土）各一分

【用法】上为散。以绵裹一钱匕，塞耳中。

【主治】耳聋。

枫香脂丸

【来源】《圣济总录》卷一一四。

【组成】枫香脂半钱 巴豆七粒（去皮心）

【用法】上同研相入，撚为丸，如枣核大。绵裹塞耳中。

【主治】耳聋。

乳香丸

【来源】《圣济总录》卷一一四。

【组成】乳香 杏仁（汤浸，去皮尖双仁，炒） 蓖麻子（去皮） 附子（炮裂，去皮脐） 磁石（煅，醋淬七遍） 木通（锉） 桃仁（汤浸，去皮尖双仁，炒）各半两 巴豆（去皮心，炒）一分 菖蒲 松脂各三分

【用法】上先将磁石、木通、菖蒲、附子为末，其余为膏，入末同捣一二百杵，然如枣核大，中心通一孔子。每次以绵裹塞耳中，一日三换。轻者三日，重者十日愈。

【主治】耳聋。

胡麻油

【来源】《圣济总录》卷一一四。

【别名】胡麻油膏（《普济方》卷五十三）。

【组成】胡麻油一合 木香（醋浸一宿，焙，杵末）半两

【用法】上药于银器内微火煎三五沸，绵滤去滓。旋滴耳中。以愈为度。

【主治】耳聋。

食盐丸

【来源】《圣济总录》卷一一四。

【别名】羊粪膏（《普济方》卷五十三）。

【组成】食盐 杏仁（去皮尖双仁，炒）各一分

【用法】上药烂捣，以纯乌羊屎新湿者和丸，如枣核大。塞耳中，勿令风入，干即易之，至七日、二七日，耳中有声渐入，即以苇管长二寸纳耳中，四畔以面封之，勿令气出，以薄面饼子裹筒头上。以艾炷灸三壮，耳内即有干黑脓出，须挑却。还依前法，一日两度，以后常用乱发塞之。

【主治】耳聋。

独活煮散

【来源】《圣济总录》卷一一四。

【别名】独活散（《普济方》卷五十三）。

【组成】独活（去芦头）一两

【用法】上为散。每服二钱匕，以水、酒各半盏，煎至七分，去滓，空心服。时用水浸椒，煮令热，以布裹熨之。

【主治】风聋。

桂心汤

【来源】《圣济总录》卷一一四。

【别名】磁石散（《济生方》卷五）。

【组成】桂（去粗皮） 羌活（去芦头） 黄耆（锉）各一分 防风（去叉）半两 芍药 人参 木通（锉）各一分半 磁石（煅，醋淬七遍）二两

【用法】上为粗末。每服三钱匕，水三盏，先煮羊肾一只，去肾取汁一盏，然后下药，煎至七分，去滓温服。

【主治】肾气不足，耳聋，耳中虚鸣。

桂骨散

【来源】《圣济总录》卷一一四。

【组成】桂（去粗皮） 鱼骨各一两

【用法】上为散。掺入耳中。

【主治】耳聋有脓。

铁 酒

【来源】《圣济总录》卷一一四。

【别名】铁液酒（《普济方》卷三六四）。

【组成】铁五两 酒一升

【用法】烧铁令赤，投酒中，去铁饮之；仍以磁石塞耳中。

【主治】

1.《圣济总录》：耳聋。

2.《普济方》：大人及小儿十岁以上耳聋、脓耳及耳后生疳疮。

益母草汁

【来源】《圣济总录》卷一一四。

【组成】益母草一握（洗）

【用法】上研取汁。少灌耳中。

【主治】耳聋。

桑螵蛸散

【来源】《圣济总录》卷一一四。

【组成】桑螵蛸（切破，炙） 附子（炮裂，去皮脐） 人参 白茯苓（去黑皮） 当归（切，焙） 桂（去粗皮）各半两 熟干地黄（焙） 牡丹皮 白术（锉，炒）各一两 羊肾一对（薄切，去筋膜，炙干）

【用法】上为散。每服一钱匕，加至二钱匕，空心、食前温酒调下，一日三次。

【主治】肾气虚弱，气奔两耳，鸣甚成聋。

菖蒲丸

【来源】《圣济总录》卷一一四。

【组成】菖蒲一寸 巴豆一粒（去皮心，炒） 蜡一分

【用法】上捣烂，捻作七丸，每一丸中穿一孔子，以绵裹塞耳中，每日一易。

【主治】耳聋。

菖蒲汤

【来源】《圣济总录》卷一一四。

【组成】菖蒲（米泔浸一宿，切）四两 木通（锉）三两 瞿麦二两（用穗） 杏仁（去皮尖双仁，炒）三两 白术（锉碎，炒）三两 独活（去芦头）四两 山芋三两 甘草（炙，锉）二两 附子（炮裂，去皮脐）二两 桂（去粗皮）三两 茯神（去木）二两 人参三两 石膏二两 前胡（去芦头）三两 磁石（火烧醋淬七遍）二两

【用法】上锉，如麻豆大。每服三钱匕，以水一盏半，加竹叶七片，生姜一枣大（切），葱白一寸，同煎至七分，去滓温服。

【主治】风聋。

菖蒲酒

【来源】《圣济总录》卷一一四。

【别名】菖蒲浸酒。

【组成】菖蒲（米泔浸一宿，锉，焙）三分 木通 磁石（捣碎，绵裹） 桂（去粗皮）各半两 防风（去叉） 羌活（去芦头）各一两

【用法】上锉，如麻豆大。以酒一斗渍，寒七日，暑三日。每日空腹饮三二盏，以愈为度。

【主治】

1.《圣济总录》：耳聋。

2.《普济方》引《朱氏家藏方》：耳鸣。

黄耆丸

【来源】《圣济总录》卷一一四。

【组成】黄耆（锉） 栀子仁（炒） 犀角（镑） 木通（锉，炒） 升麻 人参 玄参 木香 干蓝 黄芩（去黑心） 芍药（锉）各一两

【用法】上为末，炼蜜为丸，如梧桐子大。每服二十丸，食后煎枸杞根汤送下。加至三十丸。

【主治】耳聋。

黄耆丸

【来源】《圣济总录》卷一一四。
【组成】黄耆（锉） 升麻 栀子仁 犀角（镑） 玄参 木香 黄芩（去黑心） 芒消各一两半 干姜（炮） 芍药 人参各一两 大黄（锉，炒）二两
【用法】上为末，炼蜜为丸，如梧桐子大。每服二十丸至三十丸，食后良久煎枸杞根汤送下。
【主治】耳聋出脓。

黄耆汤

【来源】《圣济总录》卷一一四。
【别名】菖蒲汤（原书卷一一五）。
【组成】黄耆（锉）一两半 附子（炮裂，去皮脐） 菖蒲（米泔浸一宿，切）各一两 木通（锉）二两 磁石（火烧醋淬十七遍）三两 五味子 防风（去叉） 玄参 人参 杜仲（去粗皮，锉，炒） 白茯苓（去黑皮） 熟干地黄（焙）各一两一分
【用法】上为粗末。每服三钱匕，以水一盏半，入生姜三片，大枣一枚（擘），同煎至七分，去滓，空心温服，日三次。
【主治】风聋，飕飕如风雨钟磬声，或时出清水，或有脓汁；五聋鸣闹，不闻人声，出黄水；耳内生疮。

椒目丸

【来源】《圣济总录》卷一一四。
【组成】椒目四十九粒 巴豆二粒（和皮用）
【用法】上为细末，饭为丸，如枣核大。绵裹，夜后塞在聋耳内。
【主治】耳聋。

硫黄散

【来源】《圣济总录》卷一一四。
【组成】石硫黄 雌黄各一分
【用法】上为细末。每次一钱匕，以绵裹塞耳中，数日即闻人语声。
【功用】塞耳治聋。
【主治】劳聋经久。

雄黄散

【来源】《圣济总录》卷一一四。
【组成】雄黄半两（研） 丹砂三分（研） 丁香一分 桂（去粗皮）一分 干蝎（去足炒）半两 乌蛇（酒炙用肉）半两 硫黄一分（研） 天麻 人参各半两 天南星（炮）三分 山芋一分 麝香三分（研） 槟榔三枚（煨锉） 木香一分 白附子（炮）一分 麻黄（去根节）半两
【用法】上为散，再罗令匀。每服二钱匕，温酒调服。
【主治】风聋。

鹅 膏

【来源】《圣济总录》卷一一四。
【组成】鹅膏一合
【用法】以少许滴耳中。
【主治】耳聋。

蓖麻丸

【来源】《圣济总录》卷一一四。
【别名】大通膏（《杨氏家藏方》卷二十）、蓖麻子丸（《普济方》卷五十三）、萆麻丸（《证治准绳·类方》卷八）。
【组成】蓖麻子（去皮）半两 乳香 食盐 巴豆（去皮，炒）各一分 松脂 蜡杏仁（汤浸，去皮尖双仁，炒）各半两
【用法】上捣烂如膏。捻如枣核，塞耳中，三日一易。
【主治】耳聋。

塞耳杏仁膏

【来源】《圣济总录》卷一一四。
【别名】杏仁膏、蓖麻丸（《普济方》卷五十三）。

【组成】杏仁（去皮尖双仁，别研） 萞麻子（去皮，别研）各一两 食盐（别研）二分 乳香（别研）一分 巴豆（去皮心，别研）一分 附子（炮裂，去皮脐）一分 桃仁（去皮尖双仁，别研）一两 磁石（火烧醋淬一七遍）一两 木通（锉）半两 蜡二两 菖蒲一两

【用法】上除别研外，捣罗为末，后入别研者相和，捣丸，捻如枣核大。绵裹塞耳中，一日四五次。

【主治】风聋久不愈者。

塞耳附子方

【来源】《圣济总录》卷一一四。

【组成】附子一枚（生，去皮）

【用法】上以醋渍三两宿，令润透里，削一头尖，纳耳中，灸上二七壮，令气透耳中。即愈。

【主治】耳聋，牙关急。

塞耳桃仁方

【来源】《圣济总录》卷一一四。

【组成】桃人（汤浸，去皮尖双仁，炒）一分

【用法】上捣烂，捻如枣核，以赤楮皮裹。塞耳中。

【主治】耳聋。

酽醋方

【来源】《圣济总录》卷一一四。

【组成】酽醋二合

【用法】上一味，温，灌耳中，以帛塞定。半日许必有物出，即愈。

【主治】耳聋。

磁石丸

【来源】《圣济总录》卷一一四。

【组成】磁石（煅，醋淬七遍，研）半两 菖蒲 狼牙 杏人（汤浸，去双仁皮尖，炒，研） 木通（锉） 食盐（研） 熏陆香（研） 松脂（研） 巴豆（去皮壳，炒，研） 蜡（熔入药捣） 生地黄（洗，研）各四两

【用法】前三味为末，次同研者药捣三二百杵，可丸即丸，如枣核大。绵裹塞耳中，一日一次。

【主治】久聋。

磁石酒

【来源】《圣济总录》卷一一四。

【组成】磁石（捣碎，绵裹）半两 木通 菖蒲（米泔浸一二日，切，焙）各半斤

【用法】上锉，以绢囊盛，用酒一斗浸，寒七日，暑三日。每饮三合，一日二次。

【主治】耳聋、耳鸣，常如风水声。

蜡纸角方

【来源】《圣济总录》卷一一四。

【组成】蜡纸一张

【用法】上剪为四片。每一片，于箸上紧卷，抽却箸，以蜡纸卷子安耳中，燃之，待火欲至耳，急除去，当有恶物出在残纸上，日一角之。角了以蜡塞定。

【主治】耳聋。

熏耳雄黄散

【来源】《圣济总录》卷一一四。

【组成】雄黄 防风（去叉） 菖蒲 礜石 乌头（去皮脐） 椒（去目并闭口，炒出汗）各一分 大枣核十枚

【用法】上为散，以香炉中安艾一弹子大，次著黄柏末半钱匕于艾上，复以药二钱匕著艾上，火燃向耳熏之。

【主治】耳聋。

麒麟竭丸

【来源】《圣济总录》卷一一四。

【别名】消石膏（《医方类聚》卷七十八引《御医撮要》）。

【组成】麒麟竭（研） 铅丹各二两半（研） 消石（研） 巴豆（去壳）各一分（研）

【用法】上同研匀，蜜丸如枣核大。新绵裹，纳耳中，有脓出即拭去，别用新绵裹再纳，以愈为度。
【主治】耳久聋。
【宜忌】避风。

麝香散

【来源】《圣济总录》卷一一四。
【组成】麝香　细辛（去苗叶）　干姜（炮）　莙荙根（洗净，焙）各一分
【用法】上为散。患左耳，吸入右鼻，患右耳吸入左鼻，不拘时候。
【主治】耳聋。

大青丸

【来源】《圣济总录》卷一一五。
【组成】大青　大黄（锉，炒）　栀子（去皮）　黄耆（锉）　升麻　黄连（去须）各一两　朴消二两
【用法】上为末，炼蜜为丸，如梧桐子大。每服三十丸，空心温水送下。
【主治】脑热，脑脂流下，塞耳成聋。

木香散

【来源】《圣济总录》卷一一五。
【组成】木香
【用法】上为细散。用葱黄心截了尖，沾鹅脂在上，蘸木香散，深纳耳中，觉痛止。待一时辰，方取出，日三五上。
【主治】耳风疼痛，久聋不通。

泽泻汤

【来源】《圣济总录》卷一一五。
【组成】泽泻一两半　熟干地黄（焙）二两　五味子　丹参　玄参　防风（去叉）　桂（去粗皮）　人参　当归（切，焙）各一两半　白茯苓（去黑皮）　石斛（去根）　地骨皮各二两　磁石（煅、醋淬七遍）三两　牛膝（去苗，酒浸，切，焙）　甘草（炙）　黄耆（锉）　菖蒲（米泔浸一宿，锉，焙）各一两半
【用法】上为粗末。每服三钱匕，先以水三盏，煮羊肾一只，取汁至一盏，去羊肾下药，加生姜一枣大（拍碎），大枣三枚（去核），同煎七分，去滓，食前温服。
【主治】肾间有水，耳聋经年不愈。

柏子仁汤

【来源】《圣济总录》卷一一五。
【组成】柏子仁（酒浸一宿，晒干）　桂（去粗皮）　人参　白术（米泔浸一宿，锉，炒）　干姜（炮）　甘草（炙）　防风（去叉）　山芋　陈橘皮（汤浸，去白，焙）　芎䓖　芍药　黄耆　磁石（煅，醋淬七次）　乌头（炮裂，去皮脐）　白茯苓（去黑皮）各一两半
【用法】上锉。每服三钱匕，先以水三盏，煮羊肾一只，取汁一盏，去羊肾，下药，加生姜一枣大（拍碎），同煎至七分，去滓，食前温服。
【功用】补不足。
【主治】肾间有水，使人耳聋。

草还丹

【来源】《圣济总录》卷一一五。
【组成】乌头（去皮脐）　黑豆各四两　盐一两
【用法】上用瓷瓶盛，坐水中，慢火煮令乌头透，取出细切，与黑豆同焙，为末，煮面糊为丸，如梧桐子大。每服十五丸至二十丸，空心温酒送下。
【主治】失饥冒暑，及风热忧愁，使耳暴聋，或一耳塞，因咽气而开，咽已复塞，令人烦闷。

独圣散

【来源】《圣济总录》卷一一五。
【组成】灵磁石（有窍子如针眼者）
【用法】上为细散。每服一钱匕，冷水调下。
【主治】汗后耳聋。

桑螵蛸汤

【来源】《圣济总录》卷一一五。
【组成】桑螵蛸（炙）十枚　牡丹皮半两　白术

（米泔浸一宿，锉，炒） 白茯苓（去黑皮） 当归（切，焙） 桂（去粗皮） 牡荆子（炒） 磁石（煅，醋淬七遍） 附子（炮裂，去皮脐） 菖蒲（米泔浸一宿，锉，焙） 熟干地黄（焙）各一两 大黄（锉，炒） 细辛（去苗叶） 芎藭各半两

【用法】上锉。每服三钱匕，先以水三盏，煮猪肾一只，取汁一盏，去肾下药，煎至七分，去滓，食前温服。

【主治】虚损耳聋。

黄耆膏

【来源】《圣济总录》卷一一五。

【组成】黄耆（锉） 升麻 大黄（生锉） 芍药各一分 细辛（去苗叶）半两

【用法】上为末，以清麻油五合调匀，慢火煎取二合，稀稠得所，以瓷盒盛。每用少许，滴耳中，日三次。

【主治】耳内窒塞，如有物点。

蓝实丸

【来源】《圣济总录》卷一一五。

【组成】蓝实 茯神（去木） 防风（去叉）各一两一分 黄连（去须）一两半 人参半两 菖蒲 远志（去心）各三分

【用法】上为末，炼蜜为丸，如梧桐子大。每服二十丸，空心温水送下。

【主治】时行，心气夺，耳聋。

甘草汤

【来源】《圣济总录》卷一二四。

【组成】甘草（炙）半两 磁石（煅，醋淬三遍）二两 玄参 防风（去叉）各一两半 五味子 牡丹皮 桂（去粗皮）各一两 黑豆半合 附子（炮裂，去皮脐）半两

【用法】上为粗末。每服五钱匕，水一盏半，加生姜半分（拍碎），煎至一盏，去滓，食后服，一日二次。

【主治】咽干，涕唾如胶；或肾气不足，心中悒悒，目视䀮䀮，少气耳聋；消渴黄疸，一身悉痒，骨中疼痛，小肠拘急。

红白散

【来源】《圣济总录》卷一八一。

【别名】红绵散（《普济本事方》卷五）。

【组成】白矾（熬令汁枯） 染胭脂各等分

【用法】上为细末。先以绵杖子缠去脓，用药半钱匕掺之。三两次即愈。

【主治】小儿耳聋，脓出久不愈者。

人参粥

【来源】《圣济总录》卷一九〇。

【组成】人参（为末）一合 防风（去叉，为末）一分 磁石（捣碎，绵裹）二两 猪肾（去筋膜，细切）一对

【用法】上药先将磁石于银器中，以水一斗，煮取三升，入猪肾及粳米五合，如常法煮粥，候熟入前二味，更煮数沸，空腹服。

【主治】耳聋，耳虚鸣。

羊肾羹

【来源】《圣济总录》卷一九〇。

【组成】羊肾（去筋膜，细切）一对 生山芋（去皮）四两 葱白一握（擘碎） 生姜（细切）一分

【用法】作羹如常法。空腹食。

【主治】耳聋耳鸣。

菖蒲羹

【来源】《圣济总录》卷一九〇。

【组成】菖蒲（米泔浸一宿，锉，焙）二两 猪肾（去筋膜，细切）一对 葱白一握（擘碎） 米（淘）三合

【用法】上药先以水三升半煮菖蒲，取汁二升半，去滓，入猪肾、葱白、米及五味作羹，如常法。空腹服。

【主治】耳聋，耳鸣如风水声。

猪肾羹

【来源】《圣济总录》卷一九〇。
【组成】猪肾（去筋膜，细切）一对　陈橘皮（洗，切）半分　蜀椒（去目并合口，炒出汗）三十粒
【用法】用五味汁作羹，空腹食。
【主治】耳聋、耳鸣，如风水声。

磁石羊肾粥

【来源】《圣济总录》卷一九〇。
【组成】磁石半斤（捣碎，淘三遍，绵裹，置器中）　羊肾一对（去脂膜，研烂）米三合
【用法】用水五升，先煮磁石，取汁二升，去磁石，下羊肾及米煮粥，临熟入酒一合，调和如常法。空腹服。
【功用】养肾脏，强骨气，益精髓，除烦热。
【主治】耳聋。

塞耳丹

【来源】《普济方》卷五十四引《圣济总录》。
【别名】塞耳丸（《济生方》卷八）。
【组成】石菖蒲一寸　巴豆一枚（去皮）　全蝎一枚（去毒）

《青囊秘传》有麝香一字。
【用法】上为细末，葱涎打和为丸，如枣核大。绵裹，纳耳中。
【主治】耳聋，气道壅塞，两耳聋聩；耳卒疼痛不能忍。

硼砂散

【来源】《幼幼新书》卷三十三引《惠眼观证》。
【组成】硼砂　硇砂　马牙消　白矾各等分
【用法】铫子内炒过，细研，入轻粉重研匀。临卧以鹅翎管子吹一字以上入耳。
【主治】风热上攻，耳聋，或因聤耳，干后塞却所致者。

通鸣散

【来源】《幼幼新书》卷三十三引张涣方。
【组成】菖蒲（一寸九节者）　远志（去心）各一两　柴胡（去苗）　麦门冬（去心）　防风各半两　细辛　甜葶苈各一分（上为细末）　磁石一分（捣碎，水淘去赤汁，研）　杏仁二十七粒（汤浸，去皮尖，研）
【用法】上为末。每服半钱，乳食后煎葱白汤调下，一日二次。
【主治】小儿耳聋病。

麝香散

【来源】《幼幼新书》卷三十三引郑愈方。
【组成】麝香（少许）　矾（煅）一钱　五倍子二钱
【用法】上为末。拈纸点耳中。
【主治】沉耳。

鸡卵膏

【来源】《鸡峰普济方》卷十八。
【组成】鸡子一个　小虾蟆一个　巴豆二个（去皮）
【用法】上用鸡子于头旁打一眼子，纳入小虾蟆（以麻缠脚）、巴豆，蜡纸封合，炮鸡子，候熟研细，点入耳中。
【主治】耳聋。

蚯蚓散

【来源】《鸡峰普济方》卷十八。
【组成】蚯蚓（去土）　川芎各等分
【用法】上为细末。每服二钱，食后、临卧茶清调下。
【主治】耳聋。

一醉膏

【来源】《扁鹊心书·神方》。
【组成】麻黄一斤
【用法】以水五升，熬一升，去滓熬膏。每服一钱七分，临卧热酒下。有汗即效。
【主治】耳聋。

乌麝汤

【来源】《小儿卫生总微论方》卷十八。
【组成】大川乌头一个（重二钱以上者，以猪脂油煎令裂，不得削了面上块子，只刮去皮，尽切碎，杵罗为末） 通草半两（薄切片，片片相似，以糯米粉作稀糊，拌匀焙干，杵罗为末）
【用法】加麝香末少许，研匀。每服一钱，水一小盏，加薄荷二叶，大枣一个，煎数沸，放温服；或只以温酒调服。
【主治】风邪恶入耳，令儿耳聋。

解仓饮子

【来源】《三因极一病证方论》卷十六。
【别名】解热饮子（《赤水玄珠全集》卷三引《卫生宝鉴》）。
【组成】赤芍药 白芍药各半两 当归 炙甘草 大黄（蒸） 木鳖子（去壳）各一两
【用法】上为散。每服四钱，水煎，食后、临卧服。
【主治】气虚热壅，或失饥冒暑，风热上壅，耳内聋闭彻痛，脓血流出。

蜡弹丸

【来源】《三因极一病证方论》卷十六。
【组成】白茯苓二两 山药（炒）三两 杏仁（去皮尖，炒）一两半 黄蜡二两
【用法】上以前三味为末，研匀，熔蜡为丸，如弹子大。盐汤嚼下。
【主治】

1.《三因极一病证方论》：耳虚聋。
2.《普济方》：肾虚耳聋。
3.《证治准绳·类方》：肺虚，耳虚聋。

【方论】《准绳·类方》：山药、茯苓、杏仁皆入于太阳，山药大补阴气，惟杏仁利气，乃补中有通也。

木通丸

【来源】《杨氏家藏方》卷二十。
【组成】磁石三两（煅赤，醋淬九次） 石菖蒲 远志（去心） 破故纸（炒）各一两 木通半两 麝香一钱（别研）
【用法】上为细末，用葱白汁煮面糊为丸，如梧桐子大。每服三十丸至四十丸，食前煎通草汤送下。
【主治】耳聋。

椒目膏

【来源】《杨氏家藏方》卷二十。
【组成】椒目一分 石菖蒲一分 巴豆（连皮研）一枚
【用法】上为细末，以蜡搜为锭子。塞耳内，一日一易。
【主治】耳内如风雨声或如钟声，及暴聋者。

蝎梢膏

【来源】《杨氏家藏方》卷二十。
【组成】蝎梢七枚（焙） 淡豆豉二十一粒（拣大者，焙） 巴豆七粒（去心膜、油）
【用法】上先研蝎梢、豆豉令细，别研巴豆成膏，和前二味同研匀，捏作小枣核状。用葱白小头取孔，入药一粒在内，用薄绵裹定，临卧时塞耳中，来日取出，未通再用，以通为度。
【主治】远年近日耳聋。

太一丹

【来源】《传信适用方》卷上。
【组成】川芎 川乌（去皮尖） 草乌（去皮尖） 白芷 白附子 黑附子（去皮脐） 细辛（去叶，洗） 半夏（洗） 天南星（洗） 天麻等分
【用法】上并生为细末。如药二十两，即入白面二十两，同拌匀，滴水为丸，如弹子大，日中晒干。每服一粒，茶、酒任嚼下；荆芥、薄荷茶亦得。如伤风、伤寒，头目昏疼，用生葱白一茎同嚼，热茶清送下，不拘时候。
【功用】消风化痰，清头目，利胸膈。
【主治】诸风及瘫痪偏风，手足顽麻，肢节缓弱，骨肉疼痛；并治头风；偏正头痛，项颈拘急，头

旋目晕，呕吐痰水，或耳鸣耳聋，风痰上盛；及伤风、伤寒，头疼不可忍者。

驴膏

【来源】方出《医说》卷四，名见《类编朱氏集验方》卷九。
【组成】驴生脂
【用法】上药和生姜熟捣，绵裹塞耳。
【主治】积年耳聋。

穿珠丸

【来源】《魏氏家藏方》卷九。
【组成】石菖蒲（节密者，去毛）五钱　麝香半钱
【用法】上为细末，熔黄腊半两，和为块。每用小石莲大，中间以大针穿窍，夜间安两耳内，日间取出。
【主治】上壅耳聋。

菖蒲散

【来源】《普济方》卷五十三引《经验良方》。
【组成】石菖蒲十两（一寸九节者）　苍术五两（生者治净）
【用法】上药锉成块子，置于瓶内。用米泔浸七日取出，去苍术不用，只将菖蒲于甑上蒸三两时，取出焙干，捣为细末。每服二钱，粳米饮调下。一日三服，或将蒸熟者，作指面大块子，食后置口中，时时嚼动，咽津亦可。
【主治】耳聋。

柴胡聪耳汤

【来源】《兰室秘藏》卷上。
【组成】连翘四钱　柴胡三钱　炙甘草　当归身　人参各一钱　水蛭五分（炒，别研）　麝香少许（别研）　虻虫三个（去足，炒，别研）
【用法】上除三味别研外，加生姜三片，水二大盏，煎至一盏，去滓，再下三味，上火煎一二沸，食远稍热服。
【主治】耳中干结，耳鸣耳聋。

净液汤

【来源】《兰室秘藏》卷下。
【别名】连翘防风汤。
【组成】桂枝二分　连翘　生地黄　桔梗　升麻　甘草各五分　当归梢七分　麻黄　草豆蔻仁　羌活　防风　柴胡　苍术各一钱　酒黄芩二钱　红花少许
【用法】上锉，如麻豆大，都作一服。水二盏，煎至一盏，去滓，食后热服。
【主治】皮肤痒，腋下疮，背上疮，耳聋耳鸣。

复元通气散

【来源】《活法机要》。
【别名】复元通圣散（《医学入门》卷八）、复原通气散（《仁术便览》卷一）。
【组成】青皮　陈皮各四两　甘草三两（生熟各半）　川山甲（炮）　栝楼根各二两
【用法】上为细末。热酒调下。
【功用】《卫生宝鉴》：活血止痛，内消疮肿，通一切气。
【主治】

1.《活法机要》：诸气涩耳聋，腹痈，便痈，疮疽无头。

2.《医宗金鉴》：乳痈。

【加减】原书治上证，加金银花一两，连翘一两。

苁蓉丸

【来源】《济生方》卷五。
【组成】肉苁蓉（酒浸，切片，焙）　山茱萸（去核）　石龙芮　石菖蒲　菟丝子（淘净，酒浸，蒸，焙）　川羌活（去芦）　鹿茸（燎去毛，切片，酒浸，蒸）　磁石（火炼、醋淬七次，水飞）　石斛（去根）　附子（炮，去皮脐）各一两　全蝎（去毒）二七个　麝香一字（旋入）
【用法】上为细末，炼蜜为丸，如梧桐子大。每服七十丸，加至一百丸，空心盐酒、盐汤任下。
【主治】肾虚耳聋，或风邪入于经络，耳内虚鸣。

犀角饮子

【来源】《济生方》卷五。

【组成】犀角（镑） 菖蒲 木通 元参 赤芍药 赤小豆（炒） 甘菊花（去枝梗）各一两 甘草（炙）半两

【用法】上锉。每服四钱，水一盏半，姜五片，煎至八分，去滓温服，不拘时候。

【主治】风热上壅，耳内聋闭，焮肿掣痛，脓血流出。

鸣聋散

【来源】《济生方》卷八。

【别名】鸣耳散（《证治要诀类方》卷三）。

【组成】磁石一块如豆大 穿山甲（烧存性，为末）一字

【用法】上用新绵子裹，塞于所患耳内，口中衔小生铁，觉耳内如风声即住。

【主治】

1.《济生方》：耳中如潮声、蝉声或暴聋。

2.《济阳纲目》：耳聋久不闻者。

地黄丸

【来源】《仁斋直指方论》卷二十一。

【别名】补骨脂丸（《医学入门》卷七）。

【组成】大熟地黄（洗，焙） 当归 川芎 辣桂 菟丝子（酒浸三日，晒干，捣末） 大川椒（出汗） 故纸（炒） 白蒺藜（炒，杵去刺） 葫芦巴（炒） 杜仲（姜制，炒去丝） 白芷 石菖蒲各一分 磁石（火烧醋淬七次，研细，水飞）一分半

《古今医统大全》有芍药三钱。

【用法】上为细末，炼蜜为丸，如梧桐子大。每服五十丸，以葱白温酒空心送下，晚饭前再服。

【主治】劳损耳聋。

芎芷散

【来源】《仁斋直指方论》卷二十一。

【别名】芷芎散（《世医得效方》卷十）。

【组成】白芷 石菖蒲（炒） 苍术 陈皮 细辛 厚朴（制） 半夏（制） 辣桂 木通 紫苏茎叶 甘草（炙）各一分 川芎二分

【用法】上为散。每服三钱，加生姜五片，葱白二片，水煎，食后、临卧服。

【主治】

1.《仁斋直指方论》：风入耳虚鸣。

2.《明医指掌》：风邪入于头脑作疼痛。

3.《杂病源流犀烛》：暴聋。

明硫黄膏

【来源】方出《仁斋直指方论》卷二十一，名见《普济方》卷五十三。

【组成】明硫黄 雄黄（各研细） 远志（去心） 皂角肉各等分

【用法】上为细末，葱白捣粘，入麝香少许，绵包入耳。

【主治】耳聋。

桂星散

【来源】《仁斋直指方论》卷二十一。

【别名】桂香散（《医学入门》卷七）、桂辛散（《张氏医通》卷十五）、桂花散（《杂病源流犀烛》崇文书局刻本卷二十三）。

【组成】辣桂 川芎 当归 细辛 净石菖蒲 白蒺藜（炒，杵去刺） 木通 木香 麻黄（去节） 甘草 大南星（煨裂） 白芷梢各四钱

【用法】上为碎。每服三钱，水一盏半，加葱白二片，紫苏五叶，生姜五片，水煎，食后服。晚少食，临卧加些全蝎服。

【主治】耳聋、耳鸣、头痛。

益肾散

【来源】《仁斋直指方论》卷二十一。

【别名】益智散（《丹溪心法》卷四）、益肾膏（《普济方》卷五十三）。

【组成】磁石（火烧醋淬七次，研细，水飞） 巴戟 大川椒（开口者）各一两 沉香 石菖蒲各半两

【用法】上为细末。每服二钱，用猪肾一只，细切，和以葱白、少盐并药，湿纸十重裹，煨令香熟，空心嚼，以酒送下。

【主治】肾虚耳聋。

通神散

【来源】《仁斋直指方论》卷二十一。

【组成】全蝎一枚　土狗二枚　中地龙二条　雄黄　明矾（半生半煅）各半钱　麝香一字

《张氏医通》无土狗，有蜣螂三枚。

【用法】上为细末，葱白引药入耳，闭气面壁坐一时。三日一次。

【主治】耳聋。

蓖麻子丸

【来源】方出《仁斋直指方论》卷二十一，名见《普济方》卷五十四。

【别名】萆麻子丸（《证治准绳·类方》卷八）。

【组成】蓖麻子二个（一个去油用）　远志（去心）　乳香　磁石（火烧，醋淬七次，研细，水飞）各二钱　皂角（煨，取肉）半铤　生地龙（中者）一条　全蝎二个（焙）

【用法】上为细末，入蜡捣丸。柱入耳。

【主治】久聋。

安肾丸

【来源】《类编朱氏集验方》卷九。

【组成】大安肾丸半斤　磁石一两（醋煅）　石菖蒲　羌活各一两

组成中大安肾丸，原作"安肾丸"，据《普济方》改。

【用法】上为末，为丸如梧桐子大。每服四五十丸，以盐汤、温酒任下。

【主治】虚弱耳聋。

清神散

【来源】《类编朱氏集验方》卷九。

【组成】干菊花　白僵蚕（炒去丝嘴）各一两　荆芥穗　羌活　木通　川芎　防风各半两　木香二钱　甘草　石菖蒲各三钱

《医灯续焰》无木香，有香附；《医略六书》无木香，有羚角。

【用法】上为末。每服三钱，食后、临卧服，茶清调下。

【主治】

1.《类编朱氏集验方》：气壅于上，头目不清，耳常重听。

2.《医略六书》：耳聋作痛，脉浮数者。

【方论】《医略六书》：风热内攻，听户闭塞，聪明之气不行，故暴聋作痛焉。羌活疏散，行气于听户；嘉蚕轻扬，行气于经络；防风散风调气；荆芥散风和血；羚羊角清肝火，兼肃肺气；甘菊花解郁热，并益金水；川芎行血中之气以聪耳；菖蒲通耳中之窍以听声；木通降心火利小火；甘草缓中州和胃气也。为散煎服，使风热得解，则清阳上奉而诸窍皆聪，安有暴聋作痛之患乎？此散风清热之剂，为暴聋作痛之专方。

木香槟榔丸

【来源】《御药院方》卷三。

【别名】槟榔木香丸（《赤水玄珠全集》卷九）。

【组成】木香　槟榔　枳壳（麸炒）　杏仁（去皮尖，麸炒）　青皮（去白）各一两　半夏曲　皂角（去皮，酥炙）　郁李仁（去皮）各二两

《医学纲目》引本方有神曲，无半夏曲。

【用法】上为细末，别用皂角四两，用浆水一碗搓揉熬膏，更入熟蜜少许为丸，如梧桐子大。每服五十丸，食后温生姜汤送下。

【功用】疏导三焦，宽利胸膈，破痰逐饮，快气消食，通润大肠。

【主治】

1.《太平惠民和济局方》（新添诸局经验秘方）：一切气。

2.《古今医统大全》：痞癖。

3.《明医指掌》：气实人耳聋或鸣者。

龙脑膏

【来源】《卫生宝鉴》卷十。

【组成】龙脑一钱二分（研） 椒目半两 杏仁二钱半（浸，去皮尖双仁）
【用法】上为末，研杏仁膏，和如枣核大。绵裹塞耳中，一日换二次。
【主治】卒聋。

通耳丹

【来源】《卫生宝鉴》卷十。
【别名】通神丹《医学纲目》。
【组成】安息香 桑白皮 阿魏各一两半 朱砂半钱

《外科精义》有桑螵蛸，无桑白皮。

【用法】上为末，将巴豆七个、蓖麻仁七个、大蒜七个研烂，与药末和匀为丸，如枣核大。每用一丸，绵裹塞耳中，如觉微痛即取出。
【主治】耳聋。

麝香黑豆丸

【来源】《医方类聚》卷七十八引《澹寮方》。
【组成】黑豆一升 石菖蒲二两（去须，锉） 韭菜二束
【用法】上用韭一束，同蒲、豆煮烂，去蒲勿用，只以豆、韭或余汁，及取生韭一束，共捣研作膏，入麝香少许，丸如梧桐子大，或入少面糊就捻作饼子。用橘叶盛，晒干，仍以原盛橘叶煎汤嚼吃，每服二十个。
【主治】耳聋。

牵牛散

【来源】《永类钤方》卷二十一。
【组成】牵牛（生，为末）
【用法】三岁每服一钱，空心青皮汤下；结胸伤寒，白糖调下；耳聋阴肿，用猪腰子半个，薄批，糁药一大钱，重令遍，仍以少盐擦之，湿纸煨熟，空心腹。风疹遍身，薄荷蜜汤下，大便利立效；阴疝核肿，糊为丸，如小豆大。每服三十丸，茴香汤送下。
【主治】小儿膀胱实热，腹胀，小便赤涩，水气流肿，结胸伤寒，心腹硬痛，疳气攻肾耳聋，风疹，阴疝核肿。

槟榔神芎丸

【来源】方出《丹溪心法》卷四，名见《医学纲目》卷二十九。
【组成】神芎丸加槟榔
【主治】耳聋有湿痰者。

三仙丸

【来源】《普济方》卷二一九引《仁存方》。
【别名】八仙丹（《奇效良方》卷二十一）。
【组成】首乌一两 苍术二两（米泔浸一宿用） 茴香一两 香附子二两 椒一两（炒） 川楝子肉一两 牡蛎一两（煅） 白姜一两（炒）
【用法】上为末，为丸如梧桐子大。每服三十丸，用盐汤送下，空心服；小肠气，用霹雳酒送下。
【功用】调荣卫，壮元阳。
【主治】耳聋，目暗；妇人脾血疾。

青盐下气丸

【来源】《普济方》卷五十四引《仁存方》。
【组成】茴香（炒） 木香 荜澄茄各等分
【用法】上为末，外以青盐为末，加糯米糊为丸，如梧桐子大。每服三四十丸，盐汤送下。
【主治】肾气虚，气上冲，耳鸣耳聋。

硼砂丸

【来源】《普济方》卷五十三引《德生堂方》。
【组成】硼砂 信石 巴豆（去壳） 红娘子各等分
【用法】上为细末，蒸饭为丸，如豌豆大。用新绵裹一丸，塞入耳内，夜塞日去之。
【主治】耳聋。

干枣膏

【来源】《普济方》卷五十三。
【组成】干枣 松脂 巴豆十粒（去壳，生用）

方中干枣、松脂用量原缺。

【用法】上同捣。绵裹塞耳中。以愈为度。

【主治】耳聋。

川芎汤

【来源】《普济方》卷五十三。

【组成】川芎半两 蚯蚓半两（不出土）

【用法】上为末。每服二三钱，煎麦门冬汤临卧服。后埋低头伏睡，三夜三服，立效。

【主治】耳聋气闭。

龙骨散

【来源】《普济方》卷五十三。

【组成】龙骨 杏仁各等分

【用法】每日点半杏仁许入耳中。

【主治】耳聋无问年月者。

追风散

【来源】《普济方》卷五十三。

【组成】藜芦 雄黄 川芎 白芷 石菖蒲 全蝎 藿香 薄荷 鹅不食草（无鹅草加龙脑少许） 苦丁香各等分 麝香少许

【用法】上为细末。吹鼻中。仍服顺气散即通。

【主治】耳聋闭塞不通。

通气散

【来源】《普济方》卷五十三。

【组成】茴香 木香 全蝎 陈皮 玄胡各一钱 穿山甲（炮）二钱 羌活 僵蚕 川芎各半钱 蝉蜕半钱 菖蒲一钱 甘草一钱半

【用法】上为细末。每服三钱，温酒调下。

【主治】耳聋，气闭不通。

蓖麻子丸

【来源】《普济方》卷五十三。

【组成】蓖麻仁五合 杏仁 菖蒲 磁石 桃仁 石盐 通草各三钱（分） 巴豆一分 附子二分（钱） 熏陆香 松脂各十分 蜡八分

【用法】上先捣草、石令为细末，后入松脂、蜡，合捣，令可丸，即丸如枣核大。绵裹塞耳，一日四五度，出之转捻，不过三四日易之。

【主治】耳聋。

鼠胆丸

【来源】《普济方》卷五十三。

【组成】曾青一钱 龙脑半钱 凌霄花三钱 鼠胆一个

【用法】上为细末，用一字吹入耳内；后用鼠胆滴汁入耳内，随即用绵子塞内。从晚塞到晨鸡报晓，取绵子，耳内鸣，效。

【主治】远年近日耳聋不闻人声。

蔓荆酒

【来源】《普济方》卷五十三。

【组成】蔓荆子（微炒）一升

【用法】上以酒二升浸，寒七日，暑三日，去滓，任性饮之。

【主治】耳聋。

磁石汤

【来源】《普济方》卷五十三。

【组成】磁石十二两（碎，绵裹） 石上菖蒲四两 通草三两 瞿麦二两 山茱萸三两 白术三两 独活四两 芎藭二两 薯蓣二两 甘草三两（炙） 附子三两（炮） 桂心三两 生姜五两 杏仁二两（去皮尖，熬碎） 茯神二两 人参 前胡各三两 葱白（切）一升 竹叶一握 石膏二两（碎，绵裹）

【用法】上切。以水一斗四升，煮取一升半，去滓，分三服。宜向暮服之令尽，慎如常法。

【主治】耳聋及风气、脚气。

巴豆方

【来源】《普济方》卷五十四。

【组成】巴豆 菖蒲 松脂各等分

【用法】上以蜡熔为筒子，纳耳中，日一易之。

【主治】肾气虚，耳内如风水鸣，或如钟磬声，卒患耳聋。

全蝎丸

【来源】《普济方》卷五十四。

【组成】全蝎　川椒　巴豆（去皮）　菖蒲　松脂各等分

【用法】上为细末，熔蜡和丸。筒子塞耳中，一日一易。

【主治】肾气虚，耳中如风水鸣，或如钟磬声，卒暴聋。

胜金透关散

【来源】《普济方》卷五十四引《卫生家宝》。

【组成】川乌头一个（炮，去皮脐，一方草乌用尖）　华阴细辛各二钱　胆矾半钱　活鼠一个（系定，热汤浸死，破喉开，取胆，真红色者是）

【用法】上为末，用鼠胆调和匀，再焙令干，研细，却入麝香半字，用鹅毛管吹入耳中；吹时口含茶清，候少时。十日内见效。

【主治】多年久患耳聋不可治者。

通气散

【来源】《普济方》卷五十四。

【别名】通圣散（《景岳全书》卷六十）。

【组成】穿山甲（炮）　蝼蛄各五两　麝香一钱

【用法】上以葱涎和捣，塞耳中；或为细末，每用少许，以葱管盛药放耳中。同时以追风散搐鼻。

【主治】久聋，诸药不效。

菖蒲丸

【来源】《普济方》卷五十四。

【组成】石菖蒲　蓖麻子仁　附子（炮）各等分

【用法】上为末，葱涎为丸，如杏仁大。绵裹塞耳中，一日二次。

【主治】卒聋不闻及痛。

复元通气散

【来源】《普济方》卷一八二。

【组成】柴胡（去白）　桂（去粗皮）　桃仁（去皮尖双仁，麸炒黄）　木香　吴茱萸　干姜（炮）　细辛（去毛叶）　桔梗（锉）　赤茯苓（去黑皮）　芎藭各三分　大黄（锉，炒）二两

【用法】上为末，炼蜜为丸，如梧桐子大。每服十丸，食前以温酒送下。渐加至二十丸。

本方方名，据剂型，当作“复元通气丸”。

【功用】和血。内消疮肿。

【主治】诸气涩闭，耳聋头痛，腹皮痈疮无头，一切刺痛、痈肿。

神仙巨胜子丸

【来源】《普济方》卷二二四。

【别名】益寿丹。

【组成】黄精　木通　当归　黄耆　莲子　广木香　枸杞子　肉苁蓉（酒浸）　熟地黄（酒浸）　何首乌　人参　破故纸（酒浸）　柏子仁　巴戟（酒浸，去皮）　山茱萸　巨胜子（煎，去皮，燥干）　干山药　菟丝子（酒浸）　杜仲（酒浸）　酸枣仁　五味子（酒浸）各二两　天雄一对　石菖蒲（酒浸）　楮实子　甘菊花　牛膝（酒浸三日）　小茴香（炒）各一两　川乌头（炮）　白茯苓　覆盆子　远志（去心，酒浸，焙）　天门冬（酒浸，去皮）各一两

【用法】上为细末，春、夏炼蜜为丸，秋、冬枣肉为丸，如梧桐子大。每服三十丸，空心温酒送下，每日二次。服至一月，真气完成；至五十日，头白再黑；百日，颜如童子。

【功用】除百病，补真气，乌发，驻颜，耐寒，种子，延年益寿。

【主治】耳聋眼暗，诸病。

【加减】如无天雄，可以附子代之。

磁石丸

【来源】《普济方》卷二三四。

【组成】磁石二两（烧令赤，以醋淬七次，捣碎，研，水飞过）　鹿茸一两五钱（去毛，涂酥炙微

黄） 人参（去芦头） 黄耆（锉） 白茯苓各一两 远志（去心） 附子（炮裂，去皮脐） 牡蛎各三分（烧为粉） 牛膝一两（去苗） 防风三分（去芦头） 楮实子一两五钱（水淘，去浮者，焙干） 五味子五钱 薯蓣 巴戟各三分 石斛一两（去根，锉） 桂心二分 熟干地黄一两 肉苁蓉三分（酒浸一宿，刮去粗皮，炙干）

【用法】上为末，炼蜜为丸，如梧桐子大。每服三十丸，空心及晚食前以温酒送下。

【功用】补肾虚。

【主治】虚劳，肾脏乏弱，耳聋或常闻钟磬风雨之声。

耳膏

【来源】《医方类聚》卷七十八引《御医撮要》。

【组成】乳香 蓖麻子 通草各二分 附子一分 磁石一两 巴豆六分 杏仁 桃仁各三分 松脂 蜡蜜各一两 菖蒲三分

【用法】上件合煎。每以枣核大，绵裹塞耳内，旦换。

【主治】耳聋，耳内外肿出脓。

透葱散

【来源】《医方类聚》卷七十八引《澹寮方》。

【组成】全蝎一枚（去嘴毒，用生薄荷叶裹，火上炙，为细末）（一方有地龙，如此制用）

【用法】上以药末入在畦间葱叶内，及以线缚其上葱叶口，候一宿，摘葱叶归，擘破，溜其汁，入所聋耳中。

【主治】耳聋。

秦艽散

【来源】《疮疡经验全书》卷七。

【组成】秦艽 川椒 人参 茯苓 牡蛎 细辛 麻黄 瓜蒌 干姜 白附子 白术 桔梗 桂心 独活 当归 黄芩 柴胡 牛膝 天雄 石南 杜仲 莽草 乌头 甘草 川芎 防风

【用法】酒浸服之。

【主治】手足痠痛，皮肤一身尽痛，眉毛脱落，耳聋湿痒。

透耳筒

【来源】《奇效良方》卷五十八。

【组成】椒目 巴豆 菖蒲 松脂各一钱（一方无松脂）

【用法】上为末，摊令薄，卷作筒子。塞耳内，一日一易。

【主治】肾虚耳聋，耳中如风水声，或如钟鼓声。

通耳丸

【来源】《奇效良方》卷五十八。

【组成】穿山甲（用大片，以蛤粉炒赤色，去粉） 蝎梢七个 麝香少许

【用法】上为细末，以蜡入麻油一滴为丸。绵裹塞耳内。

【主治】卒聋及肾虚耳鸣，耳内作风水声、钟声。

通耳法

【来源】《奇效良方》卷五十八。

【别名】通耳散（《景岳全书》卷六十）。

【组成】磁石（用紧者）如豆大一块 穿山甲（烧存性，为末）一字

【用法】上用新绵包裹，塞所患耳内，口中衔少许生铁，觉耳中如风雨声即愈。

【主治】耳聋日久，不闻声响。

醋附方

【来源】《奇效良方》卷五十八。

【组成】附子

【用法】将附子以醇醋煮一宿，削如枣核，以棉裹塞耳中。

【主治】耳聋，疼痛。

六郁汤

【来源】《医学集成》卷一。

【组成】香附 苍术 川芎 炒栀 神曲 半夏

【主治】气闭耳聋。

聪明益气汤

【来源】《医学集成》卷一。
【组成】黄耆　人参　焦术　当归　橘红　升麻　柴胡　防风　石菖蒲　荆芥　荞草
【用法】水煎服。
【主治】肾虚久病耳聋者。

归元汤

【来源】《医学集成》卷二。
【组成】熟地二两　附子八钱　当归　人参　焦术　故纸　苡仁各五钱　芡实　山药　杜仲各三钱　炮姜二钱　防风一钱
【主治】老年耳聋。

明心汤

【来源】《医学集成》卷二。
【组成】沙参　黄耆　蔓荆各三钱　麸炒芍药　黄柏各二钱　升麻一钱半　炙草一钱
【主治】少年耳聋。

填精益气汤

【来源】《医学集成》卷二。
【组成】熟地二两　枸杞　菟丝　焦术　苁蓉各四钱　杜仲　故纸　当归　洋参　北耆各三钱　菖蒲　炙草各一钱　桂元　大枣
【主治】病后耳聋。
【加减】火衰，加桂、附，或启窍丹。

升阳散火汤

【来源】《陈素庵妇科补解》卷三。
【组成】荆芥　焦栀　防风　甘草　细辛　白芍　生地　当归　麦冬　川芎　柴胡　黄芩　泽泻　茯苓
【功用】清相火，除浮热，滋阴血，养胎元。
【主治】妊娠肾水虚不能制火，手少阳三焦、足少阳胆两经之火妄行于头面及耳内外，以致卒然耳聋者。
【方论】是方升阳散火为主，阳升则火自降，火降则金水二脏俱安，而耳自能司听矣。荆、防、细、芎升阳于上；泽、甘、栀、芩降火于下；归、芍、麦、地养血滋阴；柴、芩和肝，使少阳之伏火得疏而邪热不致妄行。火郁则发之，方不专治耳聋，而善于治耳聋也。

蝉翼散

【来源】《陈素庵妇科补解》卷三。
【组成】蝉翼蝉蜕（去头足只取两翼）二十枚　细辛五分　当归一钱二分　白芍（生）一钱　大生地二钱　茯神　远志　麦冬各一钱　马兜铃五分　玄参一钱　猪胆一枚　川芎一钱
【主治】妊娠耳聋。
【方论】蝉以翼鸣，其声在两翼而出，细辛入耳窍，故以二味为君；四物养血，神、志、麦、元清心除热安胎为臣；马兜铃清空象肺，猪胆苦寒为佐、使也。

复聪汤

【来源】《丹溪心法附余》卷十二引姚方伯方。
【别名】复聪散（《仁术便览》卷一）。
【组成】半夏（制）　陈皮（去白）　白茯苓（去皮）　甘草（炙）　萹蓄　木通　瞿麦　黄柏（去粗皮，炒褐色）各一钱
【用法】上用水二茶钟，加生姜三片，煎至一茶钟，空心、临卧各一服。
【主治】痰火上攻，耳聋耳鸣。

甘遂散

【来源】《东医宝鉴·外形篇》卷二引《医学入门》。
【组成】甘遂末　葱汁
【用法】和丸。绵裹塞耳中，口含甘草汤。两药须各两处修制妙。
【主治】耳聋。

针砂酒

【来源】《古今医鉴》卷九。

【组成】针砂一两　穿山甲末一钱

【用法】两味同拌，养一昼夜，播出山甲，以酒一碗，将针砂浸三四日，噙酒口内，外用磁石一块，绵裹塞耳。

【主治】耳鸣耳聋。

【宜忌】忌怒戒色。

【加减】原书用本方配合加减龙荟丸以治怒动胆火所致耳聋。

独胜丸

【来源】《古今医鉴》卷九。

【组成】黄柏八两（人乳拌匀，酒浸晒干，再用盐水炒褐色，去皮）

【用法】上为末，水糊为丸，如梧桐子大。每服一百丸，空心盐汤送下。

【主治】耳鸣，耳聋。

羽泽散

【来源】《古今医鉴》卷十六。

【组成】枯矾末

【用法】吹耳。

【主治】耳聋疼痛或出水。

聪耳丸

【来源】《本草纲目》卷十三引《龚氏经验方》

【组成】细辛

【用法】上为末，溶黄蜡为丸，如鼠屎大。绵裹一丸塞之。

【主治】诸般耳聋。

【宜忌】戒怒气。

通窍丸

【来源】《片玉心书》卷五。

【组成】磁石一钱（为末）　麝香五厘

【用法】上为丸，如枣核大。绵裹纳耳中，又以锈铁一块，热酒泡过，含口中。须臾气即通。

《古今医鉴》：磁石锉如枣大，头尖，揉麝香少许于磁石尖上，塞两耳孔，口中含生铁一块，候一时，两耳气透，飒飒有声为度，勤用三五次即愈。

【主治】气闭耳暴聋。

复元通气散

【来源】《赤水玄珠全集》卷三。

【组成】青皮　陈皮（去白）各四两　甘草三寸半（炙）　连翘一两

【用法】上为末，热酒调下。

【功用】止痛消肿。

【主治】诸气涩耳聋，腹痈，便痈，疮疽无头。

通气散

【来源】《赤水玄珠全集》卷三。

【组成】木通　木香　枳壳　菖蒲各五钱　川芎　柴胡　陈皮各二钱　白芷　羌活　僵蚕（炒）　全蝎　蝉蜕各二钱　甘草一钱半　川山甲（炮）三钱

《济阳纲目》有延胡索，无柴胡。

【用法】上为末。每服三钱，酒调下。

【主治】气闭耳聋。

交感丹

【来源】《赤水玄珠全集》卷二十六。

【组成】香附子（童便浸透，炒）三钱　茯神　黄连各二钱　桂心一钱　甘菊花一钱

【用法】上为末。每服一钱五分，灯心汤调下。

【主治】耳中痞臭；或怒气上逆，上下不得宣通，遂成聋聩。

聪耳汤

【来源】《仁术便览》卷一。

【组成】柴胡　石膏　知母　黄芩　生地　川芎　南星　黄柏　桔梗　甘草　芍药　枳壳　前胡

【用法】上加生姜三片，水煎服。
【主治】耳聋失聪。

耵耳通气散

【来源】《医学六要·治法汇》卷八。
【组成】郁李仁　芍药　人参　大黄　山萸　官桂　槟榔三枚　牡丹皮　细辛　木香　炙甘草
　　方中除槟榔外，余药用量原缺。
【用法】上为末。每服一钱，空心温酒下。
【主治】耳聋。

龙胆汤

【来源】《万病回春》卷五。
【组成】黄连　黄芩　栀子　当归　陈皮　胆星各一钱　龙胆草　香附各八分　玄参七分　青黛　木香各五分　干姜（炒黑）二分
【用法】上锉一剂，生姜三片，水煎至七分，加玄明粉三分，痰盛加至五分，食后服。如作丸药，加芦荟五分、麝香二分为末，神曲糊为丸，如梧桐子大。每服五十丸，淡姜汤送下。
【主治】忿怒动胆火，致左耳聋者。

清聪丸

【来源】《万病回春》卷五。
【组成】橘皮（盐水洗，去白）一两半　赤茯苓（去皮）　半夏（姜制）一两　青皮（醋炒）　柴胡梢　酒黄芩　玄参　蔓荆子　桔梗　全蝎（去毒）　菖蒲　黄连（酒炒）各一两五钱　生甘草五钱
【用法】上为细末，酒糊为丸，如绿豆大。每服一百二十丸，临卧茶清送下。
【主治】耳鸣及壅闭，至于聋者。

清聪化痰丸

【来源】《万病回春》卷五。
【组成】橘红（盐水洗，去白）　赤茯苓（去皮）　蔓荆子各一两　枯芩（酒炒）八钱　黄连（酒炒）　白芍（酒浸，煨）　生地黄（酒洗）　柴胡　半夏（姜汁炒）各七分　人参六钱　青皮（醋炒）五钱　生甘草四钱
【用法】上为细末，葱汤浸蒸饼为丸，如绿豆大。每服百丸，晚用生姜汤、茶清任意送下。
【主治】饮食厚味，夹怒气以动肝胃之火，而致耳聋耳鸣，壅闭不闻声音。

滋阴地黄汤

【来源】《万病回春》卷五。
【组成】山药　山茱萸（去核）　当归（酒炒）　白芍（煨）　川芎各八分　牡丹皮　远志（去心）　白茯苓　黄柏（酒炒）　石菖蒲　知母（酒炒）　泽泻各六分　熟地黄一钱六分
【用法】上锉一剂。水煎，空心服。如作丸，用炼蜜为丸，如梧桐子大。每服百丸，空心盐汤送下，酒亦可。
【主治】色欲动相火，右耳聋，及大病后耳聋。

滋肾通耳汤

【来源】《万病回春》卷五。
【别名】滋肾通耳丸(《杂病源流犀烛》卷二十三)。
【组成】黄柏　黄芩　知母（各酒炒）　生地黄　白芍　当归　川芎　柴胡　白芷　香附各等分
【用法】上锉一剂。水煎，温服。
【主治】肾虚耳聋而鸣。
【加减】胸膈不快，加青皮，枳壳少许。

聪耳四物汤

【来源】《鲁府禁方》卷三。
【组成】当归（酒洗）　川芎　赤芍　生地黄各一钱　石菖蒲　酸枣仁（炒）　白芷　木通　枳壳（麸炒）　青皮（去瓤）　荆芥　薄荷　藁本各七分　甘草二分
【用法】上锉。水煎，食后服。
【主治】耳闭。

聪耳益气汤

【来源】《增补内经拾遗》卷四。

【组成】人参　白术　白茯苓　甘草　黄耆　当归　防风　荆芥　橘皮　升麻　柴胡　石菖蒲

【用法】上锉，作一服。水二钟，煎八分。空心温服。

【功用】益气聪耳。

【主治】精脱耳聋。

磁石丸

【来源】《证治准绳·类方》卷八。

【组成】磁石（火煅，醋淬七次）　防风　羌活　黄耆（盐水浸，焙）　木通（去皮）　白芍药　桂心（不见火）各一两　人参半两

【用法】上为末，用羊肾一对（去脂膜）捣烂，打酒糊为丸，如梧桐子大。每服五十丸，空心温酒、盐汤送下。

【主治】耳聋，风虚。

玄参羚羊角汤

【来源】《杏苑生春》卷六。

【组成】玄参　五加皮　生地黄　赤茯苓各一钱　羚羊角　黄芩各八分　石菖蒲　麦门冬　通草各五分　甘草（炙）四分

【用法】上锉。加生姜五片，水煎八分，食远热服。

【主治】肾脏邪热，心下烦闷，耳听无声。

通气汤

【来源】《杏苑生春》卷六。

【组成】柴胡一钱　石菖蒲　知母　黄柏（酒浸）　白芷各七分　防风　羌活各六分　乌药七分　枳壳　甘草各五分　干生姜三分　全蝎（炒）三枚

【用法】上锉。水煎至八分，食前热服。

【主治】风气上壅，耳聋，或气定而聪者。

犀角甘菊散

【来源】《杏苑生春》卷六。

【组成】犀角　甘菊花　前胡　枳壳　菖蒲　泽泻　羌活　生地黄　麦门冬　木通各七分　甘草（炙）四分

【用法】上锉。水煎八分，食远热服。

【主治】风毒热壅，心胸疾滞，两耳虚聋，头痛目眩。

通灵丹

【来源】《寿世保元》卷六。

【组成】安息香一钱五分　桑螵蛸一钱五分　阿魏一钱五分　朱砂五分　蓖麻子仁七个　巴豆仁七个　独蒜七个

【用法】上为细末，入二仁与蒜同研为丸，如枣核大。每用一丸，绵裹入耳内，觉微痛即去。

【主治】耳聋。

加减当归龙荟丸

【来源】《济阳纲目》卷一〇三

【组成】当归（酒洗）　龙胆草（酒洗）　栀子仁（炒）　黄芩　青皮各一两　大黄（酒蒸）　芦荟　柴胡各五钱　木香二钱半　牛胆南星三钱　麝香五分

【用法】上为细末，神曲煮糊为丸，如绿豆大。每服二十丸，生姜汤送下，一日三次。一七后用针砂酒以通其气。方用针砂一两，穿山甲一钱拌针砂，养一昼夜，去山甲，将针砂用酒一碗浸三四日，含酒口内，外用磁石一块，绵裹塞耳中即通。

【功用】聪耳泻火。

【主治】耳病。

【宜忌】戒暴怒、色欲。

通耳方

【来源】《济阳纲目》卷一〇三。

【组成】白矾一两（飞过）

【用法】上为末。用竹筒吹入耳中。

【主治】耳聋，并耳聋作哑。

平肝清胃丸

【来源】《简明医彀》。

【组成】枯芩　黄连　白芍（俱酒炒）　生地（酒洗）　柴胡　半夏各七钱　人参五钱　青皮（醋炒）五钱　赤茯苓　蔓荆各一两　甘草二钱
【用法】上为末，熔汤浸蒸饼为丸，如绿豆大。每服百丸，空腹姜、茶汤送下。
【主治】饮食厚味，挟怒气以动肝胃之火，耳聋耳鸣者。

补肾养阴汤

【来源】《简明医彀》卷五。
【组成】黄柏（酒炒）　知母（酒炒）　山药　山茱萸　牡丹皮　泽泻　白芍　白茯苓　石菖蒲　远志　当归　川芎各八分　熟地一钱五分
【用法】上锉。水煎，空心温服。
【主治】右耳鸣聋，属肾不足，命门火衰。

疏肝清耳汤

【来源】《简明医彀》卷五。
【组成】黄连　黄芩　栀子　当归　青皮　胆星各一钱　香附　龙胆草　玄参各七分　青黛　木香各五分　焦姜三分
【用法】上锉。加生姜三片，水煎服。
【主治】左耳鸣聋，恚怒气郁，肝火炎灼。

龟鹿二仙膏

【来源】《证治宝鉴》卷三。
【组成】龟版胶　鹿角胶
【用法】合煎。
【主治】耳聋属精脱者。

凤珠丹

【来源】《外科大成》卷三。
【组成】鸡蛋一个　巴豆一粒（去心膜）
【用法】鸡蛋上开一孔，入巴豆于内，用双层纸封之，与鸡抱之，以鸡出为度。取蛋清滴耳内，一日二次。
【主治】耳聋。

聪耳抑火汤

【来源】《何氏济生论》卷六。
【组成】黄芩　柴胡　当归　香附　花粉各八分　木通　薄荷　枳壳各四分　贝母　菖蒲　甘草各六分　防风　桔梗各七分　黄连四分
【用法】水煎服。
【主治】痰火上升，耳窍闭塞不通者。

通耳神丹

【来源】《石室秘录》卷四。
【组成】鼠胆一枚（觅一大鼠先以竹笼养之，后以纸为匣子，引其藏身，内用果品，令其自食；久之忽然用棒捶击死，立时取胆，干者可用，用水调化，俱入药末中）　龙齿一分　冰片一分　麝香一分　朱砂一分　乳香半分　潮脑半分
【用法】上各为极细末，以人乳为丸，如绿豆大，外用丝绵裹之，不可太大。临用塞入耳之深处，至不可受而止。塞三日取出，即耳聪不再聋，不必三丸。
【主治】耳聋。

启窍汤

【来源】《辨证录》卷三。
【别名】启窍丹（《疡医大全》卷十三）。
【组成】熟地二两　山茱萸一两　麦冬一两　远志三钱　五味子二钱　石菖蒲一钱　炒枣仁三钱　茯神三钱　柏子仁三钱
【用法】水煎服。一连四服，而耳中必然作响，此欲开聋之兆也，再照前方服十剂。而外用龙骨一分，雄鼠胆汁一枚，麝香一厘，冰片三厘，研极细末为丸，分作三丸，绵裹塞之，不可取出，一昼夜即通矣。耳通后，仍用前汤再服。一月后再用大剂六味丸以为善后，否则不能久聪也。
【主治】大病之后或年老人，肾水内闭而气塞，双耳聋闭，雷霆喧呼之声，终不相闻，而耳内不痛。

益水平火汤

【来源】《辨证录》卷三。

【组成】熟地一两　生地一两　麦冬一两　玄参一两　菖蒲一钱
【用法】水煎服。一剂而痛止，二剂而响息，三剂而痊愈、耳不再聋。
【主治】肾水不足，肾火上冲，耳中如针触而生痛，耳聋。
【方论】前四味乃补水之药，又能于水中泻火，且不损伤肾气，则肾火自降；菖蒲引肾气而上通，火得路而上达，又何有阻抑之虞乎！此方治已聋者尚有奇功，矧治未聋之耳，有不取效者哉！

通耳汤

【来源】《辨证录》卷三。
【组成】熟地三两　麦冬一两　炒枣仁　茯神　玄参各五钱　菖蒲一钱　柏子仁　炒黑荆芥各三钱
【用法】水煎服。十剂自通。
【主治】大病之后，或年老人，肾水内闭而气塞，双耳聋闭，雷霆喧呼之声，终不相闻，而耳内不痛。

固本耳聪丸

【来源】《冯氏锦囊·杂症》卷六。
【组成】熟地四两（焙）　柏子仁（焙，去油）　人参一两（焙）　石菖蒲五钱（蜜酒拌，焙）　远志肉一两（甘草制，焙）　五味子七钱　白茯神一两（人乳拌，炒）　山药二两（炒黄）

方中柏子仁用量原缺。

【用法】上为末，蜜为丸。每服三钱，早晚食前、食远白汤送下。
【主治】心肾不足，诸虚耳聋。

蓖麻丸

【来源】《张氏医通》卷十五。
【组成】蓖麻仁二十一粒　皂角（煨，取肉）五分　地龙大者二条　全蝎二个　远志肉　磁石（锻，飞）　乳香各二钱　麝香少许
【用法】上为末，熔黄蜡为丸。塞耳中。
【主治】久聋。

蓖麻丸

【来源】《张氏医通》卷十五。
【组成】蓖麻仁二十一粒　皂角（煨，取肉）五分　地龙（大者）二条　全蝎二个　远志肉　磁石（煅，飞）　乳香各二钱　麝香少许
【用法】上为末，熔黄蜡为丸。塞耳中。
【主治】久聋。

八味地黄丸

【来源】《嵩崖尊生全书》卷六。
【组成】丹皮　茯苓　泽泻各三两　山萸　山药各四两　熟地黄八两　川附　桂心各二两　全蝎（炒黄色）三钱
【用法】上为末，炼蜜为丸。每服百丸。三服效。
【主治】肾虚耳聋。
【加减】相火盛，去桂、附，加知母、黄柏各二两，远志、菖蒲各二两。

气虚散

【来源】《嵩崖尊生全书》卷六。
【别名】参蒲散。
【组成】石菖蒲　人参　甘草各一钱　当归　木通　骨碎补各二钱
【用法】水煎服；外用牙皂、石菖蒲末塞鼻。
【主治】气虚耳鸣、耳聋。

益气汤

【来源】《嵩崖尊生全书》卷六。
【组成】茴香　木香　全蝎　玄胡　陈皮　石菖蒲各一钱　羌活　僵蚕　川芎　蝉蜕各五分　穿山甲一钱　甘草一钱五分
【用法】酒煎服。
【主治】因大气得之，气闭耳聋者。

调中益气汤

【来源】《嵩崖尊生全书》卷六。
【组成】黄耆一钱　人参　苍术　陈皮各五分　升

麻　炙甘草　柴胡　黄柏　木香各三分　当归　白术　白芍各五分

【主治】病后耳鸣耳聋。

耳聋神丹

【来源】《重订通俗伤寒论》。

【组成】鼠脑一个　青龙齿　朱砂　梅冰　净乳香　麝香各一分　樟脑半分

【用法】上为细末，用鼠脑为丸，如梧桐子大。以丝绵包裹，纳入耳中。

【主治】伤寒温热症愈后耳聋。

消痰降火汤

【来源】《顾松园医镜》卷十四。

【组成】贝母　瓜蒌霜　花粉　茯苓　苏子　橘红　枳壳　连翘　黄芩

【功用】消痰利气降火。

【主治】痰火上升而聋者。

【加减】原书治上证，加竹沥、梨汁，甚则加黄连。

乌子肝丸

【来源】《奇方类编》卷上。

【别名】乌羊肝丸（《种福堂公选良方》卷三）。

【组成】黑羊肝一副（竹刀切片，摆瓷盆内，外用羊胆汁涂于肝上，晒干又涂，涂了又晒，约涂二三百胆汁为佳，即少亦须涂百个，晒极干）　当归四两　生地十两（六两蒸熟，四两酒洗）　白芍（酒炒）四两　川芎四两　何首乌四两（九蒸）　盆子四两（炒）　旱莲草四两（酒蒸）　山萸四两（酒蒸）　白茯苓四两　少壮血余灰四两

【用法】上为末，再用大熟地十二两，酒煮烂，捣入前药，炼蜜为丸，如梧桐子大。每服一百丸，早、晚白汤送下。

【功用】乌须黑发，聪耳明目。

【宜忌】诸药不可犯铁器。

玄参汤

【来源】《幼科直言》卷五。

【组成】玄参　黄芩　麦冬　白茯苓　丹皮　桔梗　陈皮　甘草　连翘　薄荷　柴胡　当归

【用法】水煎服。兼服犀角丸。

【主治】肝肺火盛，耳中作痒，以致挖伤耳聋者。

养肝汤

【来源】《幼科直言》卷五。

【组成】沙参　石菖蒲　蝉蜕　当归　茯神　生地　枣仁　柴胡　陈皮　甘草

【用法】水煎服。

【主治】小儿受惊吓，伤其心肝，或闭肾气，致耳聋者。

清肝散

【来源】《幼科直言》卷五。

【组成】柴胡　薄荷　陈皮　甘草　当归　车前子　白茯苓　桔梗

【用法】水煎服。

【主治】小儿耳聋。

犀角饮子

【来源】《医略六书》卷二十一。

【组成】犀角一钱半　元参一钱半　木通一钱半　赤芍一钱半　甘菊三钱（去蒂）　赤小豆一钱半　甘草五分　生姜一片　石菖蒲三钱（根）

【用法】水煎去滓，温服。

【主治】热结耳聋，脉数者。

【方论】热结于中，清阳不能敷布，闭遏营气，故耳聋无闻焉。犀角清心胃之火，元参清浮游之火，赤芍利营散结，甘草泻火缓中，木通降心火以通热闭，甘菊解热郁以益金水，赤小豆渗营中湿热，石菖蒲开热结窍门。稍佐生姜发散，俾热结顿开，则营气通运，而清阳振发，耳聋无不聪矣。此清热开结之剂，为热结耳聋之专方。

导气通瘀锭

【来源】《医宗金鉴》卷八十八。

【组成】不去油巴豆一个　斑蝥三个　麝香少许

【用法】以葱涎、蜂蜜和，捻如麦粒形，丝棉裹，置耳中，响声如雷，勿得惊惧，待二十一日，耳中有脓水流出，方可去锭。
【主治】耳聋。

参茯五味芍药汤

【来源】《四圣心源》卷八。
【组成】茯苓三钱　半夏三钱　甘草二钱　人参三钱　橘皮三钱　五味一钱　芍药三钱
【用法】水煎大半杯，温服。
【主治】耳渐重听。

巴豆蒜

【来源】《仙拈集》卷二。
【组成】大蒜一瓣　巴豆一粒（去皮膜，慢火炮极热）
【用法】将大蒜中挖一孔，纳入巴豆，用新绵包定，塞耳中。三次效。
【主治】耳聋。

松脂条

【来源】《仙拈集》卷二。
【组成】巴豆　菖蒲　松脂　黄蜡
【用法】上为末，和调。纳耳中，抽之。
【主治】耳聋。

细辛丸

【来源】《仙拈集》卷二。
【组成】细辛　石菖蒲　木通各一分　麝香一厘
【用法】上为末。棉裹塞耳中。即愈。
【主治】耳闭。

通气丸

【来源】《仙拈集》卷二。
【组成】甘草　甘遂各五分　麝香一分
【用法】上为末。入葱管内，塞耳中。
【主治】气闭耳聋。

通瘀锭

【来源】《仙拈集》卷二。
【组成】巴豆一个　斑蝥三个　麝香　冰片各少许
【用法】上为末，以葱汁蜂蜜和捻如麦粒形。以新绵裹，置耳中。响声如雷，勿得惊恐，待二十一日方可去锭。
【主治】耳聋。

磁石引

【来源】《仙拈集》卷二。
【组成】上好新铁片三块
【用法】咬于口内，用磁石塞于两耳，静坐，其耳忽鸣而通，有顷刻通者，有坐数日通者。
【主治】耳聋。

加味地黄丸

【来源】《疡医大全》卷十三。
【组成】六味地黄汤加枸杞子　当归身　麦门冬各三两　甘菊花　白芍药各二两　柴胡五钱　北五味三钱
【用法】炼蜜为丸，每早服三钱，淡盐汤送下。
【主治】耳聋。

当归龙荟丸

【来源】《杂病源流犀烛》卷二十三。
【组成】当归　龙胆草　芦荟　甘草　甘菊花　黄芩　荆芥　生地　赤芍
【主治】耳病左聋。
【加减】有痰，加姜制半夏。

针砂酒

【来源】《杂病源流犀烛》卷二十三。
【组成】针砂三钱
【用法】铜铫内炒红，以陈酒一杯，将针砂淬入，待温，砂亦澄下，饮酒。
【主治】肾热耳聋。

酒制通圣散

【来源】《杂病源流犀烛》卷二十三。
【组成】防风通圣散
【用法】诸药俱用酒炒，倍入酒煨大黄，再用酒炒三次。水煎，食后服。
【主治】左右耳俱聋，属足阳明之炎。其原起于醇酒厚味。

清胆汤

【来源】《杂病源流犀烛》卷二十三。
【组成】青蒿叶　青菊叶　薄荷梗　连翘　苦丁茶　鲜荷叶汁
【主治】因大声喊叫，右耳失聪。以外触惊气，内应肝胆，胆脉络耳，震动其火风之威，至郁而阻窍成聋者。
【宜忌】忌食腥浊。

滋阴降火汤

【来源】《杂病源流犀烛》卷二十三。
【组成】生地　当归　黄柏　知母　川芎　赤芍　薄荷　菖蒲　生姜
【主治】右耳聋。
【加减】风，加防风，痰，加胆星；火盛，加元参。

磁石六味丸

【来源】《杂病源流犀烛》卷二十三。
【别名】磁石地黄丸（《饲鹤亭集方》）。
【组成】磁石　熟地　山药　山萸　丹皮　茯苓　泽泻
【用法】为丸服。
【主治】老年耳聋。

加味益气汤

【来源】《会约医镜》卷六。
【组成】人参（无参者，以淮山药三钱代之，或以时下生条参三钱代之）　当归　甘草（炙）各一钱　白术一钱半　陈皮八分　川芎六分　黄耆（蜜炙）二钱　升麻（蜜炒）　柴胡（酒炒）各三分　石菖蒲六分
【用法】生姜、大枣为引，水煎服。
【主治】劳苦太过，气虚耳聋，或耳鸣眩运，倦怠。

舒气释郁汤

【来源】《会约医镜》卷六。
【组成】香附　枳壳　川芎　陈皮各一钱　木香三四分　当归钱半　苏梗五分　柴胡（酒炒）八分　薄荷四分
【用法】生姜五分为引。
【主治】肝胆恚怒，气逆耳闭。

通气散

【来源】《医林改错》卷上。
【组成】柴胡一两　香附一两　川芎五钱
【用法】上为末。每服三钱，开水调下，早、晚各一次。
【主治】耳聋，不闻雷声。

通肾散

【来源】《医钞类编》卷十一。
【组成】茴香　木通　全蝎　元胡索　陈皮　石菖蒲各一钱　羌活　僵蚕　川芎　蝉蜕各五分　山甲二钱　甘草一钱半
【用法】上为末。每服三钱，酒调下。
【主治】气闭不通，耳聋。

救脱汤

【来源】《类证治裁》卷二。
【组成】人参三两　附子一钱　黄耆三两　熟地　麦冬各一两　五味子一钱
【主治】精脱耳聋。

透窍丹

【来源】《春脚集》卷二。

【组成】龙骨 真麝香 冰片

【用法】上为极细末，用雄鼠胆汁一枚，合作三丸。用绵裹塞耳内，不可取出，一夜即能通音。

【主治】聋。

龙胆泻肝汤

【来源】《验方新编》卷十一。

【组成】龙胆草（酒炒） 归尾各一钱半 黄芩（酒炒） 泽泻 木通 车前子 生地（酒炒） 生甘草各一钱

【用法】水煎服。

【主治】肝胆经实火、湿热，胁痛、耳聋。

加味丹栀汤

【来源】《医醇剩义》卷二。

【组成】丹皮二钱 山栀一钱五分 赤芍一钱 龙胆草一钱 夏枯草一钱五分 当归一钱五分 生地四钱 柴胡一钱 木通一钱 车前二钱

【用法】加灯心三尺，水煎服。

【主治】肝胆火盛，胁痛耳聋，口苦筋瘦，阴痛，或淋浊溺血。

牙疼塞耳丸

【来源】《理瀹骈文》。

【组成】川乌底 草乌尖 蜈蚣顶 全蝎梢 雄黄 川椒

【用法】捲纸，蘸醋炙干。塞两耳。

【主治】骨槽风阴症者；亦治耳聋。

龙荟锭

【来源】《理瀹骈文》。

【组成】柴胡 龙胆草 黄芩 青皮 胆星 芦荟 黄连 青黛 大黄 木通 菖蒲 皂角 细辛各一两 全蝎三个 陈小粉（炒黑）五两

【用法】上为末，以青鱼胆汁一杯，和姜汁、竹沥为锭，临用醋磨敷耳一周。

【主治】耳鸣耳聋，并治耳痛及一切肝火。

【加减】有脓日久不干者，加枯矾、雄黄、轻粉、海螵蛸末。

清肝膏

【来源】《理瀹骈文》。

【组成】鳖甲一个（用小磨麻油三斤，浸熬听用） 柴胡四两 黄连 龙胆草各三两 元参 生地 川芎 当归 白芍 郁金 丹皮 地骨皮 羌活 防风 胆南星各二两 薄荷 黄芩 麦冬 知母 贝母 黄柏 荆芥穗 天麻 秦艽 蒲黄 枳壳 连翘 半夏 花粉 黑山栀 香附 赤芍 前胡 橘红 青皮 瓜蒌仁 桃仁 胡黄连 延胡 灵脂（炒） 莪术（煨） 三棱（煨） 甘遂 大戟 红花 茜草（即五爪龙） 牛膝 续断 车前子 木通 皂角 细辛 蓖麻仁 木鳖仁 大黄 芒消 羚羊角 犀角 山甲 全蝎 牡蛎 忍冬藤 甘草 石决明各一两 吴萸 官桂 蝉蜕各五钱 生姜 葱白 大蒜头各二两 韭白四两 槐枝 柳枝 桑枝 冬青枝 枸杞根各八两 凤仙（全株） 益母草 白菊花 干桑叶 蓉叶各四两 侧柏叶二两 菖蒲 木瓜各一两 花椒 白芥子 乌梅各五钱

【用法】以上两料共用油二十四斤分熬，丹收。再入煅青礞石四两，明雄黄、漂青黛各二两，芦荟、青木香各一两，牛胶四两（酒蒸化），俟丹收后，搅至温温，以一滴试之不爆，方取下。再搅千余遍，令匀，愈多愈妙，勿炒珠。量部位大小摊贴。头眼病贴两太阳，耳病夹耳门贴。内症上贴胸口，并两胁、背心（肝俞）、脐上、脐下，余贴患处。加锭子，醋磨敷。

【主治】肝经血虚有怒火，或头晕头痛，眼花目赤，耳鸣耳聋，耳前后痛，面青口酸，寒热往来，多惊不睡，善怒，吐血，胸中痞塞，胁肋乳旁痛，大腹作痛，少腹作痛，阴肿阴疼，小儿发搐，肝疳。外症颈上生核。

地黄汤

【来源】《不知医必要》卷二。

【组成】熟地四钱 淮山药（炒） 杞子 茯苓各二钱 萸肉一钱五分 丝饼三钱

【主治】肾虚耳聋。

【加减】肾有火邪，去杞子、丝饼，加泽泻一钱五分，黄芩、知母各一钱。

柴胡清肝饮

【来源】《不知医必要》。

【组成】柴胡　白芍（酒炒）各一钱五分　黑栀　连翘　黄芩各一钱　甘草七分

【主治】怒动肝火而耳闭。

千金补肾丸

【来源】《饲鹤亭集方》。

【组成】党参膏八两　熟地　山药　杜仲　当归各三两　茯苓　萸肉　枸杞子　菟丝子　淡苁蓉各四两

【用法】上为末，将党参膏炼为丸。每服三钱，空心淡盐汤送下；温酒亦可。

【主治】精气不足，肾水亏乏，肝火上乘，耳聋鸣响。

耳聋左慈丸

【来源】《饲鹤亭集方》。

【别名】耳鸣丸《全国中药成药处方集》(南京方)、柴磁地黄丸《全国中药成药处方集》(武汉方)。

【组成】熟地四两　山萸肉（炙）二两　茯苓一两五钱　山药二两　丹皮一两五钱　泽泻一两五钱　磁石三两　柴胡一两一钱

【用法】炼蜜为丸。每服三钱，淡盐汤送下。

【功用】《北京市中药成方选集》：滋阴清热，益气平肝。

【主治】肾水不足，虚火上升，头眩目晕，耳聋耳鸣。

周公百岁酒

【来源】《饲鹤亭集方》。

【组成】党参　于术　麦冬　萸肉　甘枸杞　陈皮　川芎　防风　龟版胶各一两　黄耆二两　生地　熟地　当归各一两二钱　茯神三两　北五味　羌活各八钱　桂心六钱　大红枣　冰糖各二斤

【用法】上用滴花烧酒二十斤泡入大坛，密封口，重汤煮三炷香，取起安置静室七日，以出火气。每日早、晚随量斟饮。

《续名医类案》有茯苓一两，无冰糖。

【功用】

1.《饲鹤亭集方》：调和气血，舒畅经脉，平补三阴。

2.《续名医类案》：治聋明目，黑发驻颜。

【验案】酒劳　《续名医类案》：梁抚军之弟灌云广文素嗜饮，中年后已成酒劳，每日啜粥不过一勺，颜色憔悴，骨立如柴，医家望而却走。余录此方寄之，灌云素不饮烧酒，乃以绍酒代之。日饮数杯，以次递加。半月后眠食渐进，一月后遂复元。此余回福州相见，则清健反胜十年前，而豪饮如故，盖常服此酒，日约三斤，已五年矣。

耳聋左慈丸

【来源】《重订广温热论》卷二。

【组成】熟地黄八两　山萸肉　淮山药各四两　丹皮　建泽泻　浙茯苓各三两　煅磁石二两　石菖蒲一两半　北五味五钱

【用法】炼蜜为丸。每服三钱，淡盐汤送下。

【功用】《中药成方配本》：补肝肾，通耳窍。

【主治】

1.《重订广温热论》：肾虚精脱，耳鸣耳聋。

2.《全国中药成药处方集》（杭州方）：肝肾阴亏，虚火上炎，头眩目赤，视物昏花，口舌干燥。

【验案】耳鸣耳聋　《中医药临床杂志》(2007，3：280)：用耳聋左慈丸加减，治疗耳鸣耳聋86例，平均治疗时间43天。结果：治愈62例（占72.1%），好转22例（占25.5%），无效2例（占2.32%），总有效率为97.6%。

耳聋故纸丸

【来源】《吉人集验方》。

【组成】破故纸十两

【用法】先用米泔水浸一夜，晒干；再用黄柏二钱煎水浸一夜，晒干；再用食盐二钱加水浸一夜，晒干；再用黑脂麻一斤，烧酒二斤，童便一斤，共煮干，取出再晒干炒香，取出故纸研末，不用脂麻，以陈米醋为丸，如绿豆大。每服二钱，食后用杜仲（炒去丝）一钱，知母一钱煎汤送下。

【主治】肾虚耳聋。

耳聋鼠胆丹

【来源】《吉人集验方》。

【组成】活鼠一只（破腹取胆，真红色者是也） 川乌头一个（水泡去皮） 北细辛二钱 胆矾一钱五分

【用法】上为极细末，以鼠胆和匀，焙干研细，入麝香一分，口含茶满口吹入耳中，日吹二次。十日见功。

【主治】耳久聋不愈。

耳聋开窍神效丹

【来源】《吉人集验方》。

【组成】真灵磁石（小豆大）一粒 川山甲（烧研）二分

【用法】用棉裹塞入耳中，口含生铁一块，耳中如风雨声即通。

【主治】耳聋。

鼠胆丹

【来源】《吉人集验方》。

【组成】鼠胆一个 川乌头一个（水泡去皮） 北细辛二钱 胆矾一钱半

【用法】上为极细末，以鼠胆和匀，焙干研细，入麝香一分。口含茶满口，吹入耳中，每日二次，十日见功。

【主治】耳久聋不愈。

吹耳麝陈散

【来源】《药奁启秘》。

【组成】陈皮（煅存性） 麝香一分

【用法】研末和匀。吹入耳中。

【主治】耳聋，流水不止，或耳中流脓。

龙胆泻肝汤

【来源】《温热经解》。

【组成】龙胆草一钱半 酒芩一钱 泽泻一钱 生地六钱 北柴胡三分 车前子一钱 青皮七分 黑山栀一钱 甘草一钱

【主治】火邪伤人，耳聋目瞑者。

九制硫黄丸

【来源】《内外科百病验方大全》。

【组成】硫黄

【用法】用老白豆腐，每硫黄一斤，豆腐一斤（或黑豆煮亦可），将硫黄研末，用砂净锅，以竹篱夹锅底，篱上盖豆腐一层，铺硫黄一层，迭迭铺好，入水煮至豆腐黑黄为度，用清水漂净腐渣，再煮三次；二制用大生萝卜挖空，一硫二卜，将硫黄末入内盖紧，缚好，慢火煮至萝卜黑烂为度，清水漂净，复煮二次，或萝卜切片拌亦可；三制将紫背鲜浮萍洗净，一硫三萍，拌硫黄末，煮至硫、萍烂为度，但煮根须叶最多，清水漂净，或打烂取汁，拌煮亦可；四制用新绿豆拣淘洗净，一硫二豆，以取末拌，煮至豆烂为度，清水漂净；五制用石菖蒲，洗净，切小段，拌硫黄末，入水煮烂为度，取汁拌煮更妙；六制松柏叶各半，洗净，去枝用叶，剪碎拌硫黄，煮至叶烂为度，清水漂净；七制或藕或梨，或藕、梨各半，切片，同硫黄煮至藕、梨烂为度；八制肥壮猪大肠，洗净气味，将硫黄末研细漂净，装入大肠，两头扎紧，勿令走漏，煮至大肠熟烂为度，用清水漂过液，澄出阴干；九制地黄二两，全归、天冬、麦冬各一两，川芎、陈皮、枸杞、杜仲、茯苓、炙草、前胡、防风、泽泻、蛇床子、五加皮各五钱，每硫黄一斤，用药一料，照硫黄递加，用清水煎浓，将硫末投入，煎至药汁干，起出阴干，用糯米煮粥，拌为丸，如绿豆大，阴干，用瓷瓶收贮。每早用盐汤送服：一日用三分，第二日用四分，三日用六分，四日八分，五日一钱，每日递加，至二钱为度。如恐服久发毒，病愈则止，自无妨碍。

【功用】补先天本元，健脾胃，壮筋骨。

【主治】耳聋眼花，齿落发白，阳痿。
【宜忌】忌一切牲畜血及细辛。

耳聋丸

【来源】《北京市中药成方选集》。
【组成】龙胆草一两　大黄一两　黄芩一两　生地一两　醋柴胡一两　泽泻一两　木通一两　当归一两　车前子（炒）一两　黄柏六钱　甘草六钱　生栀子六钱　芦荟五钱　木香三钱
【用法】上为细末，用冷开水泛为小丸，每十六两用青黛一两、滑石粉二两五钱为衣，闯亮。每服二钱，温开水送下。
【功用】清肝热，泄火通便。
【主治】肝胆火盛，头晕目眩，耳鸣耳聋，大便秘结，小便涩赤。
【宜忌】孕妇忌服。

清热降火丸

【来源】《北京市中药成方选集》引刘河间方。
【组成】龙胆草一两　菊花一两　芦荟五钱　小生地五钱　黄连五钱　知母五钱　生石决明五钱　柴胡五钱　生栀子四钱　黄芩四钱　泽泻四钱　大黄二两　儿茶二两　木通八钱
【用法】上为细粉，用冷开水泛为小丸。每服二钱，温开水送下。
【功用】镇肝清热。
【主治】肝热上升，耳鸣耳聋，头眩目赤，大便秘结，小便赤黄。
【宜忌】孕妇忌服。

平肝清热代茶饮

【来源】《慈禧光绪医方选议》。
【组成】龙胆草六分　醋柴胡六分　川芎六分　甘菊一钱　次生地一钱
【用法】水煎代茶饮。
【主治】肝热上蒸，右耳堵闷。

利窍通耳方

【来源】《慈禧光绪医方选议》。
【组成】木通一钱　全蝎五分（去毒）　胭脂边二分　麝香五厘
【用法】上为细末。用蜡团成细卷，用棉包裹寸许，纳于耳中。
【主治】耳聋耳闭。
【方论】方中麝香芳香通窍，木通通九窍，全蝎有毒，可疗疮疡肿毒。胭脂亦芳香通窍，合用之当具利窍通耳之功。

利窍聪耳方

【来源】《慈禧光绪医方选议》。
【组成】穿山甲二钱（生）　蝉蜕二钱（去足）　石菖蒲二钱　木笔花二钱　蓖麻仁一钱五分（去净油）　干蝎四个（去毒）　鲤鱼胆三钱（后兑）　麝香一钱（后兑）
【用法】上为极细末，兑鲤鱼胆，麝香合匀，用黄蜡溶化，晾温，老嫩合宜，做成药捻，约一寸有余，外有黄绢裹之，纳于耳中，以通窍道。
【主治】耳聋耳闭。
【方论】方中山甲活血通络，全蝎、蝉蜕祛风止痛，麝香、石菖蒲芳香开窍，鲤鱼胆清热去火，蓖麻仁润燥而通便，木笔花解毒清热兼平肝。

清风镇逆养阴丸

【来源】《慈禧光绪医方选议》。
【组成】生地黄二两　归身一两五钱（酒洗）　抚芎一两　生白芍一两五钱　醋柴胡八钱　黄芩一两（酒炒）　石菖蒲五钱　制半夏一两五钱　煅磁石二两（另研极细，水飞）　云神二两　建曲一两五钱（炒）　甘杞子一两　黑栀八钱
【用法】上研极细面，炼蜜为丸，朱砂为衣，如绿豆大。每服三钱，临卧淡盐汤送下。
【功用】养阴平肝潜阳。
【主治】头晕目眩，眼目昏糊，耳鸣耳聋，及神志不安，失眠心悸。

清肝聪耳代茶饮

【来源】《慈禧光绪医方选议》。
【组成】菊花二钱　石菖蒲一钱五分　远志八

分　生杭芍三钱

【用法】水煎，代茶饮。

【功用】清肝聪耳。

【主治】耳病。

【方论】方中菊花、杭芍清肝；石菖蒲、远志芳香开窍，安神定志。

耳聋丸

【来源】《青囊秘传》。

【组成】巴豆两粒　全虫二个　麝香二厘　石菖蒲二寸

【用法】蒜汁为丸，莲子大，丝绵裹好。右聋塞左耳，左聋塞右耳，两耳俱聋者，次第塞之，一日一易。

【主治】耳聋。

通窍益气汤

【来源】《江苏中医杂志》(1986，7：21)。

【组成】蔓荆子　软柴胡　大川芎各10g　粉葛根　黄芪　丹参各30g　桃仁泥　红花　赤芍各10g　青葱管5支

【用法】每日1剂，水煎服。

【主治】突发性耳聋。

【验案】突发性耳聋　《江苏中医杂志》(1986，7：21)：治疗突发性耳聋34例，男14例，女20例；年龄最小22岁，最大52岁，其中30～45岁占80%；病程最短2天，最长2年。结果：治疗1周症状消失者15例，2周症状消失者12例，1个月症状消失者4例；症状减轻者2例；无效1例。

耳聋通窍丸

【来源】《部颁标准》。

【组成】龙胆100g　黄柏100g　大黄100g　栀子(姜制)100g　石菖蒲80g　当归50g　芦荟50g　黄芩50g　黄连50g　磁石(煅)50g　木香30g　路路通30g

【用法】水泛为丸，每袋装5g，密闭，防潮。口服，1次5g，每日1次，小儿减半。

【功用】清热泻火，利湿通便。

【主治】肝胆火盛，头眩目胀，耳聋耳鸣，耳内流脓，大便干燥，小便赤黄。

【宜忌】孕妇忌服。

三、重　听

重听，是指因听力下降而致听音不真或错听的病情。病发多因火热上扰，肝风妄动。治宜清热泻火，平肝熄风。

百灵丸

【来源】《圣济总录》卷一一五。

【组成】芫花(醋浸，炒干)　蒺藜子(炒去角)　地龙(炒)　茴香子(炒)　地丁各一分

【用法】上为末，以醋和蜜炼熟为丸，如梧桐子大。每服五丸，空心、临卧温盐酒送下。

【主治】耳重。

掺耳抵圣散

【来源】《圣济总录》卷一一五。

【组成】瓜蒂　麝香(研)　地龙　地丁各半两

【用法】上为散。每以少许掺耳内。

【主治】耳重。

磁石羊肾丸

【来源】《类编朱氏集验方》卷九。

【组成】磁石末二两(火煅七次，醋淬，用葱子一合，木通三两，用水同煎一昼夜，去葱子、木通)　川椒(去目)　石枣(去核)　防风　白

术　茯苓　北细辛　山药　川芎　远志肉　大川乌（炮）　木香　当归　菟丝子（酒浸，炒）　黄耆　鹿茸（酒浸一宿，炙）各一两　肉桂六钱半　熟地黄（九蒸）二两　石菖蒲一两半

【用法】上为末，用羊肾两对（去皮膜），以酒煮烂，和诸药末细研，以所煮羊肾酒搅糊为丸，如梧桐子大。每服百十丸，空心温酒、盐汤任下。与清神散相间服。

【主治】风虚不爽，时有重听，或有风痹之状。

【宜忌】忌牛肉、鸡鸭子。

聪耳汤

【来源】《古今医鉴》卷九。

【组成】当归（酒洗）一钱　白芍（酒炒）一钱　川芎一钱　生地黄（酒洗）一钱　知母（酒炒）一钱　陈皮一钱　乌药一线　白芷一钱　防风（酒洗）一钱　羌活（酒洗）一钱　独活（酒洗）一钱　细辛七分　薄荷一钱　蔓荆子一钱　藁本（酒洗）一钱　黄柏（酒炒）一钱

【用法】上作一剂。水煎，食后服。用药后头低睡一时。

【主治】耳重听。

聪耳芦荟丸

【来源】《外科正宗》卷四。

【组成】芦荟　大黄（蒸熟）　青黛　柴胡各五钱　龙胆　当归　山栀　青皮　黄芩各一两　木香二钱　南星三钱　麝香五分

【用法】上为末，神曲糊为丸，如绿豆大。每服二十一丸，食后姜汤送下，一日三次。

【主治】肝胆有火，耳内蝉鸣，渐至重听，不闻声息者。

四、耵　聍

耵聍，亦称，是指耳内分泌物干结停聚甚至堵塞耳道之症。《灵枢经·厥病》："若有干耵聍，耳无闻矣。"指出干耵聍的主症是耳聋。《诸病源候论》指出："耳耵聍者，耳里津液所结聚所成，人耳皆有之。轻者不能为患，若加以风热乘之……塞耳，亦令耳暴聋。"《仁斋直指方论》："人耳间有津液，轻则不能为害，若风热搏之……谓之耵耳。"病发多由风热乘虚入耳，少阳相火上郁，湿热内结所致。治宜清肝利胆化湿。

桂心膏

【来源】方出《太平圣惠方》卷三十六，名见《圣济总录》卷一一四。

【组成】鸡脂五两（炼成下）　桂心半两　野葛半两

【用法】上为粗散，以鸡脂熬三二十沸，去滓成膏。每用笔管纳入少许膏，炙令管热，侧卧滴入耳中。

【主治】

1.《太平圣惠方》：久耳聋。

2.《圣济总录》：耵聍。

猪脂膏

【来源】方出《太平圣惠方》卷三十六，名见《圣济总录》卷一一五。

【组成】生猪脂一合　釜下墨半两（研）

【用法】上和调如膏，捏如枣核大。绵裹一丸，塞耳中，令濡润后即挑之。

【主治】耵聍塞耳，聋，强坚挑不可得出者。

葱液膏

【来源】方出《太平圣惠方》卷三十六，名见《圣济总录》卷一一五。

【别名】葱涎膏（《奇效良方》卷五十八）。

【组成】葱汁三分　细辛一分　附子一分（炮裂，去皮脐）

【用法】上捣细辛、附子为末，以葱汁调令稀。灌入耳中。即出。
【主治】耵聍塞耳聋，强坚挑不可得出者。

灌耳地龙汁

【来源】方出《太平圣惠方》卷三十六，名见《圣济总录》卷一一五。
【组成】地龙（湿者）五七条
【用法】捣取汁。数数灌之。轻挑自出。
【主治】耵聍塞耳聋，强坚挑不可得出者。

矾石膏

【来源】《圣济总录》卷一一五。
【组成】矾石（熬令汁尽）三分　附子（炮裂，去皮脐）一两　菖蒲半两　杏仁（汤浸，去皮尖双仁，炒黄）三两（别研）　蓖麻仁二两半（别研）　松脂　烟脂各三分
【用法】上药捣研令匀，和如膏，以绵裹枣核大，塞耳中，常令相续。以愈为度。
【主治】耵聍。

黄连散

【来源】《圣济总录》卷一一五。
【别名】附子散。
【组成】黄连（去根须）半两　附子（炮裂，去皮脐）一分
【用法】上为散。每以少许掺入耳中。
【主治】耵聍塞耳聋，坚强不得出。

平火汤

【来源】《慈幼新书》卷二。
【组成】熟地　生地　麦冬　玄参　菖蒲
【主治】小儿耳中干耵，无脓无水，痛如针刺，久则焚槁成聋。

耵耳膏

【来源】《杏苑生春》卷六。
【组成】生猪脂（去膜）　生地黄　釜下墨各等分
【用法】上为细末。以葱汁和捏如枣核，薄绵裹塞耳。
【主治】风气闭之，津液结聚成核所致的耵耳。

马勃散

【来源】《杂病源流犀烛》卷二十三。
【组成】马勃　薄荷　桔梗　连翘　杏仁　通草
【主治】耵耳。

栀子清肝汤

【来源】《杂病源流犀烛》卷二十三。
【组成】山栀　菖蒲　柴胡　当归　黄芩　黄连　丹皮　甘草　牛蒡子
【用法】先以生猪脂、地龙、百草霜为末，和葱汁，捏如枣核大，棉包塞耳几日，待软挑出，后服此药。
【主治】耵耳。因风热搏于耳中津液，结硬成块，壅塞耳窍，气脉不通，致疼痛不止，耳聋。

羚羊角汤

【来源】《杂病源流犀烛》卷二十三。
【组成】羚羊角　薄荷梗　连翘　丹皮　牛蒡子　桑叶
【功用】辛凉清解上焦。
【主治】少阳相火上郁，头重，耳耵胀。

五、聤　耳

聤耳，亦称脓耳，是指耳窍中流脓的病症。《诸病源候论》：“劳伤血气，热乘虚也，入于其经，邪随血气至耳，热气聚，则生脓汁，故谓之聤耳。”《丹溪心法》：“热气乘虚随脉入耳，聚热

不散，浓汁出，为之脓耳。”

聤耳属急性者，多由外感风火湿热而成，亦有因污水灌耳及挖耳损伤等诱发，初起瘙痒，或有充塞压迫的感觉；继而暴肿，疼痛剧烈，如锥刺，鸡啄，直到耳窍流脓，疼痛稍有减轻。伴有怕冷，发热，纳呆，便秘，溲赤，苔黄腻，脉弦数等症状；属慢性者，多由肝肾阴虚，虚火上亢，或患传染病后余毒未尽所致，初起耳内肿胀，疼痛，久之则溃脓稀薄，青白或黑臭，伴有低热，眩晕，耳鸣，听力减退，苔薄黄，舌质红，脉细数等症状。病程长达数年至数十年，久不收口，或愈后反复发作。其治疗，急性者治宜清肝化湿；慢性者治宜补肾养阴。

车脂膏

【来源】方出《肘后备急方》卷六，名见《普济方》卷五十五。

【组成】车辖脂

【用法】塞耳中，脓血出尽愈。

【主治】

1.《肘后备急方》：聤耳出脓血。

2.《医心方》引《小品方》：百虫入耳。

矾石散

【来源】方出《肘后备急方》卷六，名见《普济方》卷五十四引《备急千金要方》。

【组成】矾石（烧）

【用法】上为细末。每以苇管吹少许入耳中，每日三四次；或以绵裹如枣核大，塞耳中。

【主治】

1.《肘后备急方》：耳卒肿，出脓水。

2.《普济方》引《备急千金要方》：耳聋不愈，有积虫。

菖蒲散

【来源】《医心方》卷五引《古今录验》。

【组成】椒二两　当归二两　姜二两　菖蒲二两　附子二两

【用法】上药治下筛，绵裹，塞耳孔，时时易之。

【主治】耳中痛，脓血出。

雄黄散

【来源】《外台秘要》卷三十五引《古今录验》。

【组成】白麻稭（取皮）一合　花燕脂十颗　雄黄少许

方中雄黄原缺，据《普济方》补。

【用法】上研细，敷耳中令满。一两度愈。

【主治】小儿聤耳有疮及恶肉。

矾石散

【来源】方出《备急千金要方》卷六，名见《普济方》卷五十五。

【组成】矾石　乌贼骨　黄连　赤石脂各等分

【用法】上为末。以绵裹如枣核，纳耳中，每日三次。

【主治】聤耳出脓汁。

肾热汤

【来源】方出《备急千金要方》卷六，名见《医方考》卷五。

【组成】磁石　白术　牡蛎各五两　甘草一两　生麦门冬六两　生地黄汁一升　芍药四两　葱白一升　大枣十五枚

【用法】上锉。以水九升，煮取三升，分三服。

【功用】《医方论》：清寒重镇，敛阴退火，健脾和胃。

【主治】肾热，背急挛痛，耳出脓血，或生核塞之，不闻人声。

【方论】

1.《医方考》：耳者，肾之窍，故肾热则令人病耳，生脓出血，不闻人声也。是方也，磁石能引肺金之气下降于肾，肾得母气，自然清肃，而热日愈；生地汁、麦门冬、白芍药，所以滋肾阴而泻肾热；乃葱白者，所以引肾气上通于耳也；牡蛎咸寒，能软坚而破结气，得葱白引之入耳，则能开听户而消脓血；乃白术、甘草、大枣者，健脾之品也，所以培万物之母，益土气而制肾邪尔!

2.《医方集解》：此足少阴药也。磁石体重辛咸，色黑补肾祛热，通耳明目，故以为君；牡蛎咸寒，软痰破结，生地大寒，泻火滋肾，麦冬、甘草补肺清金，白芍酸寒，平肝和血，皆能生水而制火，退热而敛阴；白术、甘草、大枣，补脾之品，益土气正以制肾邪也。数者皆固本之药，使精气充足，邪热自退，耳窍自通。加葱白者，以引肾气上通于耳也。

鱼醋膏

【来源】方出《备急千金要方》卷六，名见《圣济总录》卷一一四。

【组成】鲤鱼肠一具（切） 醋三合

【用法】上捣如膏。帛裹纳耳中。两食顷当闷痛，有白虫着药，去之，更入新者，虫尽乃止。药择去虫，还可用。

【主治】耳聋有脓不瘥，有虫。

矾石散

【来源】《外台秘要》卷二十二引《广济方》。

【组成】吴白矾八分（烧汁尽） 麻勃一分 青木香二分 松脂四分

【用法】上为末。先消松脂，后入药末。每用取如枣核大，净拭以塞耳。

【功用】通耳。

【主治】耳出脓水。

菖蒲膏

【来源】《外台秘要》卷二十二引《广济方》。

【别名】菖蒲散（《圣济总录》卷一一五）。

【组成】菖蒲一两 狼毒 附子（炮） 磁石（烧） 矾石（熬汁尽）各一两

【用法】上为末。以羊髓和如膏，取枣核大塞耳中，以愈为度。

【主治】聤耳。痒，有脓不止。

聤耳出脓水散

【来源】《外台秘要》卷二十二引《集验良方》。

【组成】矾石 乌贼鱼骨 黄连 龙骨

【用法】上为末。以枣核许绵裹塞耳中，一日二次。

【主治】聤耳脓水不断者。

白蔹散

【来源】方出《太平圣惠方》卷三十六，名见《圣济总录》卷一一五。

【组成】白蔹 黄连（去须） 龙骨 乌贼鱼骨 赤石脂各一分

【用法】上为细散。每用一钱，绵裹塞耳中。

【主治】聤耳，出脓血不止。

白矾灰散

【来源】方出《太平圣惠方》卷三十六，名见《普济方》卷五十五。

【组成】白矾灰一分 白龙脑三分 乌贼鱼骨一分 蒲黄半两

【用法】上为细散。每以半钱，绵裹塞耳，日三易之。

【主治】聤耳出脓水，久不绝。

红花散

【来源】方出《太平圣惠方》卷三十六，名见《圣济总录》卷一一五。

【组成】红花一分 白矾一两（烧灰）

【用法】上为细末。每用少许纳耳中。

【主治】聤耳，累年脓水不绝，臭秽。

杏仁膏

【来源】方出《太平圣惠方》卷三十六，名见《普济方》卷五十四。

【组成】杏仁半两（汤浸，去皮尖双仁，炒令黑色）

【用法】上捣如膏。绵裹枣核大，塞耳中。

【主治】聤耳疼痛，兼有水出。

松花散

【来源】方出《太平圣惠方》卷三十六，名见《卫生宝鉴》卷十。
【别名】白矾散（《普济方》卷五十五）。
【组成】白矾半两（烧灰） 麻勃一分 木香一分 松脂一分 花胭脂一分
【用法】上为末。每用时，先以绵子净拭脓后，满耳填药。
【主治】聤耳脓水不绝。

禹余粮丸

【来源】《太平圣惠方》卷三十六。
【别名】禹余粮散（《圣济总录》卷一一四）、附子散（《普济方》卷五十五）、禹粮丸（《赤水玄珠全集》卷二十六）。
【组成】禹余粮一分（烧，醋淬七遍） 乌贼鱼骨一分 龙骨一分 釜底墨一分 伏龙肝一分 附子一枚（去皮脐，生用）
【用法】上为末，以绵裹如皂荚子大，纳耳中，日再易之。如不愈者，内有虫也。
【主治】
1.《太平圣惠方》：聤耳，有脓水塞耳。
2.《圣济总录》：耳聋有脓。

狼牙散

【来源】方出《太平圣惠方》卷三十六，名见《圣济总录》卷一一五。
【组成】狼牙一分 白蔹一分 竹蛀屑一分
【用法】上为细末。每用少许，纳于耳中。
【主治】聤耳，有脓水塞耳。

胭脂散

【来源】《太平圣惠方》卷三十六。
【组成】胭脂 白矾（烧灰） 麻勃 竹蛀屑各一分 麝香一字
【用法】上为细末。每用少许，纴在所患耳中。
【主治】聤耳。

磁石散

【来源】方出《太平圣惠方》卷三十六，名见《普济方》卷五十五。
【组成】磁石一分（烧令赤，醋淬七遍，研） 龙骨一分 白矾灰一分
【用法】上为散，以生地黄汁和，捻如枣核大。绵裹一丸塞耳中，一日三次易之。
【主治】聤耳。通耳脓水出，日夜不止。

白矾散

【来源】《太平圣惠方》卷八十九。
【别名】龙黄散（《医学纲目》卷三十九引汤氏方）、白龙散（《普济方》卷五十三引《经验良方》）。
【组成】白矾灰半两 龙骨末半两 黄丹半两（微炒） 麝香一分
【用法】上为细末。先用绵杖子展却耳中脓水，用散半字，分为两处，掺在耳内，一日三次。
【主治】小儿聤耳，汁出不止。
【宜忌】勿令风入。

白矾灰散

【来源】《太平圣惠方》卷八十九。
【组成】白矾 灰黄柏（锉） 乌贼鱼骨 龙骨各半两
【用法】上为细散。以绵缠柳杖，展去脓血尽，干掺药末于耳内，一日二三次。
【主治】小儿聤耳有脓血，疼痛不止。

花胭脂丸

【来源】《太平圣惠方》卷八十九。
【组成】花胭脂 白龙骨 白矾灰 白石脂各半两
【用法】上为末，枣瓤为丸，如枣核大。以绵裹一丸入耳中，一日换三次。

本方原名“花胭脂散”，与剂型不符，据《幼幼新书》改。
【主治】小儿聤耳，恒出脓水，久不止者。

黄连散

【来源】《太平圣惠方》卷八十九。
【组成】黄连（去须） 白蔹 赤石脂 龙骨 乌贼鱼骨各半两
【用法】上为散。以绵裹如枣核大，塞耳中，湿即更易之。
【主治】小儿聤耳久不愈。

黄矾散

【来源】《太平圣惠方》卷八十九。
【组成】黄矾半两 乌贼鱼骨一分 黄连一分（去须）
【用法】上为末，绵裹如枣核大，塞耳中，一日三次。
【主治】小儿聤耳出脓水。

密陀僧散

【来源】《太平圣惠方》卷八十九。
【别名】蜜陀僧散（《普济方》卷三六四）。
【组成】密陀僧 白矾灰 夜明砂（微炒）各一分
【用法】上为细末。用少许干贴，一日三次。
【主治】小儿聤耳。

雄黄散

【来源】《太平圣惠方》卷八十九。
【组成】雄黄半两（细研） 黄芩末一分 曾青一分（细研）
【用法】上药细研令匀。以绵裹豇豆大，塞耳中，日再换之。
【主治】小儿聤耳，汁出，外边生恶疮息肉。

芍药散

【来源】《普济方》卷五十四引《太平圣惠方》。
【组成】赤芍药 白芍药 川芎 当归 甘草 大黄 木鳖子各半两
【用法】上锉散。每服四钱，食后、临卧水煎服。
【主治】热壅生风，耳内痛与头相连，脓血流出。

香矾散

【来源】《普济方》卷三六〇引《太平圣惠方》。
【组成】枯矾半两 龙骨一钱 黄丹一钱 麝香少许（研）
【用法】上为细末。每用干掺之。
【主治】小儿断脐之后不干，及脓出耳中。

麝香散

【来源】方出《证类本草》卷二十引《经验方》，名见《三因极一病证方论》卷十六。
【组成】桑螵蛸一个（慢火炙及八分熟，存性） 麝香一字
【用法】上为末。每用半字掺耳内。如有脓，先用绵包子拈去，次后掺药末入在耳内。
【主治】
1.《证类本草》引《经验方》：底耳。
2.《三因极一病证方论》：聤耳，耳内脓出。

如圣散

【来源】《博济方》卷三。
【组成】箭竿内蛀末（如有虫子，一处同研，令细）三钱 麝香一钱（研） 腻粉一钱
【用法】上为细末。每用先以绵杖子捱净，然后可三剜耳子深送，以棉塞定，如觉刺扎，即是恶物也，要出去棉，侧耳令流出。肿痛甚者，三服愈。
【主治】水入耳内，脓出疼痛，日夜不止。

二圣散

【来源】《圣济总录》卷一一四。
【组成】白附子（炮） 羌活（去芦头）各一两
【用法】上为细末。用猪、羊肾各一只，切开，每只入药末半钱，不得着盐，湿纸裹煨熟，五更初以温酒嚼下，续吃粥压。
【主治】耳内出脓水。

附子丸

【来源】《圣济总录》卷一一四。

【组成】附子（炮裂，去皮脐） 菖蒲（米泔浸一宿，锉，焙） 矾石（熬令汁枯） 蓖麻子仁（研） 松脂（研）各一两 杏仁（去皮尖双仁，炒）二两 染烟脂半两
【用法】上为末，熔黄蜡和拈如枣核大。针穿一孔子令透，塞耳中，每日一换。
【主治】耳聋出脓疼痛。

矾石散

【来源】方出《圣济总录》卷一一四，名见《普济方》卷五十五。
【组成】矾石（熬令汁枯）一两 铅丹（炒）一钱
【用法】上为末。每用半字，掺入耳中。
【主治】耳聋，有脓水不止。

矾黄散

【来源】《圣济总录》卷一一四。
【组成】矾石（晋州者，熬令汁枯）半两 雄黄（好者）一分
【用法】上为极细末。每用手指甲挑半字，先以绵杖子拭耳内令干，却滴生麻油一二点入耳内，仍以绵杖子粘药末在耳内，不拘久近，只一二度愈。
【主治】耳内脓水，疼痛不止。

蚕香散

【来源】《圣济总录》卷一一四。
【组成】蚕纸（已出者，烧灰） 乌贼鱼骨（去甲） 染胭脂各一钱 麝香（研）半钱
【用法】上为散。满塞耳中不动，候自落。未愈，再用。
【主治】耳脓久不愈。

速效散

【来源】《圣济总录》卷一一四。
【组成】地龙一条（盛在白葱管内，当门挂阴干）
【用法】上一味，同麝香少许，研为细散。渗在耳中。
【主治】耳聋脓出，久不愈。

铁 酒

【来源】《圣济总录》卷一一四。
【别名】铁液酒（《普济方》卷三六四）。
【组成】铁五两 酒一升
【用法】烧铁令赤，投酒中，去铁饮之；仍以磁石塞耳中。
【主治】

1.《圣济总录》：耳聋。

2.《普济方》：大人及小儿十岁以上耳聋，脓耳及耳后生疳疮。

矾石散

【来源】《圣济总录》卷一一五。
【组成】矾石（烧令汁尽，研） 食盐（研）各一分
【用法】上各为细散。先以纸撚子拭去脓汁令干，次以盐掺之，次又以矾石掺之，一日二次。
【主治】聤耳出脓汁。

细辛散

【来源】《圣济总录》卷一一五。
【组成】细辛（去苗，锉） 附子（炮裂，去皮脐）各一分
【用法】上为散。以葱汁和一钱匕，绵裹塞耳中。
【主治】聤耳，耳中痛，脓血出。

桂 膏

【来源】《圣济总录》卷一一五。
【别名】塞耳桂膏（《普济方》卷五十五）。
【组成】桂（去粗皮）半两
【用法】上为末，以鱼膏和。拈如枣核大，塞耳中。
【主治】聤耳，耳中痛，脓血出。

桃仁方

【来源】《圣济总录》卷一一五。
【组成】桃仁（汤浸，去皮尖双仁，炒）

【用法】上药捣如泥，拈如枣核大，谷叶裹，塞耳中；或以故绯帛裹亦佳。
【主治】聤耳，出脓血。

通气散

【来源】《圣济总录》卷一一五。
【组成】郁李仁（去皮，研）半两　木香一分　槟榔（锉）三枚　大黄（锉）一两　芍药半两　细辛（去苗叶）一分　人参半两　山芋　桂（去粗皮）各一两　甘草（炙，锉）　牡丹皮各一分
【用法】上除郁李仁别研外，并为散，和匀。每服一钱匕，空心温酒调下。
【主治】聤耳。

菖蒲散

【来源】《圣济总录》卷一一五。
【组成】菖蒲（锉，焙）　桂（去粗皮）　野葛各等分
【用法】上为散，以雀脑髓和，绵裹，如枣核大。先灸耳中宛宛者七壮，后用药塞耳中，一日一易。
【主治】聤耳。

黄连散

【来源】《圣济总录》卷一一五。
【组成】黄连（去须）半两　瓠子（干者）一分
【用法】上为散。以少许掺耳中。
【主治】聤耳出脓水。

黄矾散

【来源】《圣济总录》卷一一五。
【组成】黄矾半两
【用法】纳瓶中，火烧令汁尽，细研为散。绵裹一钱匕，塞耳中。
【主治】

1.《圣济总录》：聤耳。

2.《普济方》：耳卒肿出脓。

竹虫中散

【来源】《圣济总录》卷一八一。
【组成】竹蚛粪一两　白矾（熬令枯）半两　雄黄二钱　麝香一字
【用法】上为细末。先用绵裹杖子拭干耳中，次以药少许掺之。
【主治】小儿聤耳出脓汁，疼痛不可忍者。

矾石散

【来源】《圣济总录》卷一八一。
【组成】白矾（熬令汁枯）　龙骨　铅丹（炒）各半两　麝香　竹蚛（末）各一分
【用法】上为细末。先用绵杖子拭干耳内，以药少许掺之。
【主治】小儿聤耳，汁出不止。

矾脂散

【来源】《圣济总录》卷一八一。
【组成】白矾（熬令汁枯）　松脂　木香　花烟脂各一分
【用法】上为散。每用绵拭脓后，满耳填药。
【主治】聤耳，脓水不绝。

夜明砂散

【来源】《圣济总录》卷一八一。
【组成】夜明砂二钱　麝香一字
【用法】上为极细末。先以绵杖子拭去脓；用药半钱匕，掺入耳中。
【主治】小儿聤耳。

塞耳赤石脂散

【来源】《圣济总录》卷一八一。
【组成】赤石脂　白矾（熬令汁枯）　黄连（去须）　乌贼鱼骨（去甲）各一分（一方无赤石脂，有龙骨）
【用法】上为散。每取少许，绵裹，塞耳中。大人可用一钱匕。

【主治】小儿聤耳脓血。

螵蛸散

【来源】《圣济总录》卷一八一。

【组成】桑螵蛸（须桑上者，微炙，为末）

【用法】入麝香少许，同研。先用物拭净脓，然后掺药。

【主治】小儿聤耳出脓。

桃红散

【来源】方出《阎氏小儿方论》，名见《小儿卫生总微论方》卷十八。

【别名】红绵散（《是斋百一选方》卷十）、红玉散（《田氏保婴集》）、桃花散（《丹溪心法》卷四）、红白散、通云散（《普济方》卷三六四）。

【组成】白矾（火飞）一钱　麝香一字　坯子胭脂一钱

【用法】上为末。每用少许，先用绵裹杖子搌脓尽，掺之。

【主治】小儿脓耳。

硼砂散

【来源】《幼幼新书》卷三十三引《惠眼观证》。

【组成】硼砂　硇砂　马牙消　白矾各等分

【用法】铫子内炒过，细研，入轻粉重研匀。临卧以鹅翎管子吹一字以上入耳。

【主治】风热上攻，耳聋，或因聤耳，干后塞却所致者。

红蓝散

【来源】《幼幼新书》卷三十三引张涣方。

【别名】红蓝花散（《证治准绳·幼科》卷九）。

【组成】红蓝花（洗，焙干）　黄柏（锉）各一两　乌鱼骨　黄芩各半两（上为细末）　雄黄（水磨细研）半两　麝香一分（细研）

【用法】上药都拌匀。以绵缠温药，塞耳中，日再换。

【主治】小儿聤耳久不愈。

硫黄散

【来源】《鸡峰普济方》卷二十四。

【组成】硫黄（研如粉）

【用法】上药频频掺在耳中。

【主治】小儿聤耳。

地黄汤

【来源】《普济本事方》卷五。

【组成】生干地黄二两半　桑白皮（洗净，蜜炙黄）一两　磁石（捣碎，水淘二三十次，去尽赤汁为度）二两　枳壳（去瓤，细切，麸炒黄）　羌活（去芦）　防风（去叉股）　黄芩（去皮）　木通（去粗皮）　甘草（炙）各半两

【用法】上为粗末。每服四钱，水一盏半，煎至七分，去滓，一日二三次，不拘时候。

【主治】

1.《普济本事方》：男子二十岁，因疮毒后肾经热，右耳听事不真，每心中不快则觉转重，虚鸣疼痛。

2.《医方类聚》引《经验良方》：耳内出脓。

【方论】《本事方释义》：生干地黄气味甘寒微苦，入手足少阴；桑白皮气味苦辛平，入手太阴；磁石气味辛温，入足少阴；枳壳气味苦寒，入足太阴；羌活气味苦辛甘平，入足太阳；防风气味辛甘微温，入足太阳；黄芩气味苦寒，入足少阳、阳明；木通气味苦平，入手太阳，能泄丙丁之火；甘草气味甘平，入足太阴。此因男子少壮发疮毒后，肾经留热，右耳听事不真，心中常快快不快，转觉重虚，耳鸣或疼痛，故以重镇之药，苦降之品，佐以辛散升腾，则升降和平，病自减矣。

红绵散

【来源】《小儿卫生总微论方》卷十八。

【组成】信砒一钱　坯子胭脂三钱　麝香一字

【用法】上为末，以柳絮滚和匀。每用黄米少许，掺入耳中。如绕耳生疮，脓汁不愈者，以此敷疮上，纸片封之。

【主治】小儿聤耳，内生疮，或有脓汁。

矾香散

【来源】《小儿卫生总微论方》卷十八。
【组成】白矾一两（烧灰） 蛇床子一分（为末）
【用法】上药相和，入麝香末五分，同研细。每用一字，掺入病耳。
【主治】小儿聤耳内生疮，或有脓汁。

油引散

【来源】《小儿卫生总微论方》卷十八。
【组成】石燕子雌雄一对（用砖垒一地炉，木炭火煅白色为末） 虢丹（飞）各等分 腻粉 麝香各少许（量入）
【用法】上为末，同研匀。先以绵然子搌耳中脓汁尽时侧卧，掺药一字许，入耳中，以好油一滴引下。
【主治】小儿聤耳内生疮，或有脓汁。

绵裹散

【来源】《小儿卫生总微论方》卷十八。
【组成】桂心一分 青羊屎一分（炒令转色）
【用法】上为末。每用一字，绵裹塞耳中。
【主治】小儿聤耳，内生疮或有脓汁。

蓝花散

【来源】《小儿卫生总微论方》卷十八。
【组成】红蓝花一两（洗，焙干） 黄柏一两（锉） 乌鱼骨半两 黄芩半两（以上为末） 雄黄半两（研，水飞） 麝香一分（研）
【用法】上拌匀。每用少许，以新绵子缠捻子揾药塞耳中，一日二易。
【主治】小儿聤耳内生疮，或有脓汁。

箭蚛散

【来源】《小儿卫生总微论方》卷十八。
【组成】竹箭内蛀虫粪屑二钱 坯子胭脂二钱 凌霄花（干者）二钱 海螵蛸二钱 麝香一字（研，后入）
【用法】上为细末。每用时，先以绵拈子搌耳中脓尽，乃以纸拈蘸药入耳中，一日三次。
【主治】小儿聤耳内生疮，或有脓汁。

麝香散

【来源】《小儿卫生总微论方》卷十八。
【组成】蜘蛛一个 坯子胭脂 麝香半字

方中坯子胭脂用量原缺。

【用法】晒干，上为细末。每用半斡耳许，以鹅毛管吹入耳。
【主治】小儿聤耳，内生疮，或有脓汁。

胚矾散

【来源】《普济方》卷五十五引《海上方》。
【组成】白矾胚 乌贼骨各一钱 麝香少许
【用法】上为末。吹入耳内，次用绵杖缴脓汁。
【主治】耳中脓出。

解仓饮子

【来源】《三因极一病证方论》卷十六。
【别名】解热饮子（《赤水玄珠全集》卷三引《卫生宝鉴》）。
【组成】赤芍药 白芍药各半两 当归 炙甘草 大黄（蒸） 木鳖子（去壳）各一两
【用法】上为散。每服四钱，水煎，食后、临卧服。
【主治】气虚热壅，或失饥冒暑，风热上壅，耳内聋闭彻痛，脓血流出。

香矾散

【来源】《杨氏家藏方》卷十二。
【组成】白矾 胆矾 红花各一钱 麝香少许 蛇蜕一条（烧留性）
【用法】上为细末。用药少许，先以新绵缠细筷头搌令脓干，然后用斡耳挑药入耳中。明日用斡耳子斡去昨日药，再用前法。以愈为度。
【主治】久患聤耳，风毒冷疮，时发痒痛。

麝红散

【来源】《杨氏家藏方》卷十二。
【组成】蝎梢七枚（去毒，烧干取末） 坯子燕脂半钱（别研） 乳香一字（别研） 麝香半钱（别研）
【用法】上药并研令匀。每用以斡耳子挑少许入耳中，每日夜三四次。
【功用】定疼痛。
【主治】脓耳。

香附散

【来源】《普济方》卷五十五引《经验良方》。
【组成】香附子（去毛）
【用法】上为末。以棉杖送于耳中，或干掺。立效。
【主治】

1.《普济方》引《经验良方》：脓耳。
2.《证治准绳·杂方》：聤耳。

立效散

【来源】《医方类聚》卷七十八引《济生方》。
【组成】真陈橘皮（灯上烧黑，为末）一钱 麝香少许（别研）
【用法】上药和匀。每用少许，先用绵蘸耳内，脓净上药。
【主治】聤耳、底耳，有脓不止。

胭脂散

【来源】《医方类聚》卷七十八引《济生方》。
【组成】胭脂 白矾（火上熬干）各等分
【用法】上为细末。每用少许，以绵杖子蘸药，纴在所患耳中。
【主治】聤耳。

真龙骨散

【来源】方出《仁斋直指方论》卷二十一，名见《普济方》卷五十五。
【组成】真龙骨 白矾（煅） 赤小豆 黄丹（煅） 乌贼骨各一两（分） 胭脂半两（分）
【用法】上为细末。掺耳。
【主治】脓耳。

蔓荆子散

【来源】《仁斋直指方论》卷二十一。
【别名】蔓荆子汤（《证治准绳·幼科》卷三）。
【组成】川升麻 木通 赤芍药 桑白皮（炒） 麦门冬（去心） 生地黄 前胡 甘菊 赤茯苓 蔓荆子 甘草（炙）各等分
【用法】上锉散。每服三钱，加生姜、红枣煎，食后、临卧服。
【主治】内热，耳出脓汁。

龙骨散

【来源】《仁斋直指小儿方论》卷四。
【别名】明矾散（《世医得效方》卷十二）。
【组成】明矾（煅） 龙骨（研）各三钱 黄丹（煅）二钱 胭脂一钱 麝少许

《绛囊撮要》有五倍子一钱。

【用法】上为细末。先以绵杖捻去水，次以鹅毛管吹药入耳。
【主治】小儿肾经气实，其热上冲于耳，遂使津液壅滞为稠脓、为清汁者；或因沐浴，水入耳中，水湿停留，搏于血气，酝酿成热，致令耳脓者。
【加减】加海螵蛸末亦好。

竹屑散

【来源】《类编朱氏集验方》卷十一。
【别名】竹蛀散（《普济方》卷三六四）。
【组成】蛀竹屑 坯子 麝香 白矾（煅）一钱

方中蛀竹屑、坯子、麝香用量原缺。《普济方》本方用苦竹蛀末二钱，枯白矾二钱，干胭脂半钱，麝香一字。

【用法】上为末。吹入耳内。未用药时，先将绵子缴了脓汁方用。
【主治】小儿聤耳出脓汁。

烟脂散

【来源】《医方类聚》卷七十八引《济生续方》。
【组成】烟脂　白矾（火上熬干）各等分
【用法】上为细末。每用少许，以绵杖子醮药，纴在所患耳中。
【主治】聤耳。

立效散

【来源】《走马疳急方》。
【组成】羽涅灰（即枯矾）　片胚子（即干胭脂）各等分　即麝香少许
【用法】前二味研细后，加后一味，研匀用。吹之。
【主治】耳内生疳肿胀，脓血臭秽。

没药散

【来源】《医方类聚》卷七十八引《施圆端效方》。
【组成】海浮石一两　没药一钱　麝香一钱
【用法】上为细末。每用半字，吹耳中。
【主治】底耳。

白连散

【来源】《卫生宝鉴》卷十。
【组成】白矾（枯）　乌贼鱼骨　黄连　龙骨各一两
【用法】上为末。以绵裹枣核大塞耳中，一日换三次。

《青囊秘传》：外用。

【主治】

1.《卫生宝鉴》：聤耳，出脓汁。
2.《青囊秘传》：浸淫疮。

乌白丸

【来源】《活幼心书》卷下。
【组成】绵川乌（汤浸润，略炮，去皮脐）　草乌（略炮，去皮）　川白芷　苍术（如上制）各一两
【用法】上药锉，焙，为末，用生葱汁合面糊丸，如绿豆大。慢火焙干，晴晒亦好。每服三十丸至五十丸，或七十丸，食后、临卧用温清茶送下。

取葱汁法：用生葱不去根、叶，入水同捣烂取汁。

【主治】五六岁以上小儿，头风苦痛，或一边作痛，及聤耳。

白龙散

【来源】《外科精义》卷下。
【组成】寒水石四两（烧半白，研）　乌贼鱼骨（研）　滑石（研）各一两　硼砂三钱　轻粉一钱
【用法】上为细末。每用干掺。耳中痛者，油调如糊，滴于耳中。
【功用】生肌止痛。
【主治】

1.《外科精义》：耳中卒然大痛。
2.《青囊秘传》：聤耳。

抵圣散

【来源】《外科精义》卷下。
【组成】白矾灰一两　乌鱼骨三钱　乳香二钱　干胭脂　轻粉各一钱　麝香五分
【用法】上为细末。或掺或纴，以膏贴之，如有耳脓者，用一字纴耳中。
【主治】耳中脓，经年不愈，驴涎马汗攻焮，疮疡，骨疽，疳瘘等疮。

补肾丸

【来源】《世医得效方》卷十六。
【组成】巴戟（去心）　山药　破故纸（炒）　茴香　牡丹皮各半两　肉苁蓉一两（洗）　枸杞子一两　青盐一分（后入）
【用法】上为末，炼蜜为丸，如梧桐子大。每服三十丸，空心盐汤送下。
【主治】

1.《世医得效方》：圆翳内障。
2.《医学入门》：头眩耳鸣，起坐生花，视物不真。
3.《外科理例》：耳内出脓，痛痒者；兼疗

齿痛。

4.《张氏医通》：肾虚眼目无光。

【验案】脓耳 《外科理例》：一人耳内出脓，或痛或痒，服聪耳益气汤不应，服防风通圣散愈甚，予用补肾丸而愈。

三黄散

【来源】《普济方》卷五十五。

【组成】雄黄 硫黄 雌黄各等分

【用法】上为细末。吹耳内。

【主治】耳内流脓。

升气散

【来源】《普济方》卷五十五。

【组成】川芎 白芷 香附 紫苏叶 陈皮 菖蒲 当归 防风 甘草各等分

【用法】上为细末。每服五钱，加生姜、葱，水煎，食后服。

【主治】气不升降，九窍闭塞，耳痛肿聋，耵聍底耳脓出。

红绵散

【来源】《普济方》卷五十五。

【别名】红散。

【组成】枯矾二钱 胭脂半钱 炉甘石（研）二钱 麝香少许

【用法】上为细末。用棉子缠缴耳中，令脓汁尽，别用绵子蘸药入耳；或干吹少许亦可。

【主治】聤耳出脓及黄汁。

香附散

【来源】《普济方》卷五十五。

【组成】香附子末三钱 干胭脂一钱 密陀僧一钱 轻粉少许

【用法】上为细末。每用少许，吹入耳中。

【主治】耳内有脓水不干。

解疮散

【来源】《普济方》卷五十五。

【组成】赤芍药 白芍药各半两 木鳖子仁 当归 甘草 大黄汁各一两 黄芩 防风各二钱半

【用法】上为末。每服五钱，水煎，食后临卧服。

【主治】气虚热壅，或失饥冒暑，风热上壅，耳内闭痛，脓血流出。

蝎倍散

【来源】《普济方》卷五十五。

【组成】五倍子一两（炒） 全蝎三钱（烧存性） 白矾（枯）一钱

【用法】上为末，入麝香少许。吹入耳中。

【主治】聤耳，脓出不止。

麝香佛手散

【来源】《普济方》卷五十五。

【别名】佛牙散（《本草纲目》卷五十二）。

【组成】人牙（煅过存性出火气） 麝香少许

【用法】上为细末。吹耳内少许。即干。小儿痘疮出现面靥，酒调一字服之，即出。

【主治】五般耳出脓血水，及小儿豆疮出现面靥者。

桃红散

【来源】《普济方》卷二九〇。

【组成】朱砂 乳香 干胭脂各一两 水银 麝香各半两

【用法】上先研朱砂细后，入水银再研，无银星为度，后入次药，同研极细。宜用帛子先搌净耳内脓，吹药在耳。

【功用】敛疮生肌。

【主治】耳中脓疮，及一切恶疮，口不合者。

金箔散

【来源】《袖珍小儿方》卷七。

【组成】白矾 胭脂各半两 金箔七片

【用法】上为细末。每用半字，掺在耳内，一日三次。
【主治】聤耳脓水。

胭脂膏

【来源】《袖珍小儿方》卷七。
【组成】胭脂　龙骨　白矾　白石脂各等分
【用法】上为末，枣肉为丸，如枣核大。以绵裹一丸，入耳，每日换三次。
【主治】小儿聤耳，常出脓水不止。

桃红散

【来源】《证治要诀类方》卷三。
【组成】干胭脂　白矾各等分
【用法】上为末。将鹅翎管蘸药少许吹入耳内。
【主治】聤耳。

耳　膏

【来源】《医方类聚》卷七十八引《御医撮要》。
【组成】乳香　蓖麻子　通草各二分　附子一分　磁石一两　巴豆六分　杏仁　桃仁各三分　松脂　蜡蜜各一两　菖蒲三分
【用法】上件合煎。每以枣核大，绵裹塞耳内，旦换。
【主治】耳聋，耳内外肿出脓。

定痛降气汤

【来源】《疮疡经验全书》卷一。
【组成】紫苏　厚朴　陈皮　甘草　半夏　前胡　川芎　防风　芍药　白芷　当归　黄柏　知母　乳香　小柴胡
【用法】加生姜三片，大枣一个，煎服，不拘时候。先用清肝流气饮，后用本方。
【主治】耳风毒受在心肾，气不流行，壅在心经，生耳痔、耳蕈、耳痈、耳塞、耳烂。

清肝流气饮

【来源】《疮疡经验全书》卷一。
【组成】枳壳　桔梗　黄芩　前胡　羌活　青皮　小柴胡　薄荷　生地　乌药　甘草　防风　川芎　白芷　石膏　赤芍
【用法】水煎服。
【主治】耳风毒。

干胭脂膏

【来源】《婴童百问》卷四。
【组成】干胭脂　白龙骨　白矾（煅）　白石脂（研）各等分。
【用法】上为末，用枣肉为丸，如枣核大。以绵一丸，纳耳中，日三换之。
【主治】小儿聤耳，常出脓水不止。

柴胡疏肝散

【来源】《证治准绳·类方》卷四引《统旨》。
【别名】柴胡舒肝散（《验方新编》卷五）、柴胡疏肝汤（《不知医必要》卷二）。
【组成】柴胡　陈皮（醋炒）各二钱　川芎　芍药　枳壳（麸炒）各一钱半　甘草（炙）五分　香附一钱半
【用法】上作一服。水二钟，煎八分，食前服。
【功用】《杂病证治新义》：疏肝理气。
【主治】

1.《证治准绳·类方》引《统旨》：胁痛。

2.《景岳全书》：胁肋疼痛，寒热往来。

3.《医钞类编》：肝实胁痛，不得转侧，喜太息。

4.《内科概要》：胁痛，因怒气郁者，痛而胀闷，不得俯仰，脉弦。

【验案】中耳炎　《四川中医》（1989，4：23）：一病人，自觉耳内胀闷堵塞，听力下降。西医诊断为“非化脓性中耳炎”。检查：耳鼓膜轻度充血并呈内陷。证属：肝气郁结，气血凝滞。治用本方加陈皮、僵蚕各 12 克，菖蒲 6 克。服药 5 剂，耳闭塞明显减轻，继服上方 19 剂，听力恢复，余症消除。

红绵散

【来源】《丹溪心法附余》卷十二。

【别名】红棉散（《医门八法》卷三）。
【组成】海螵蛸　枯矾各一钱　麝香一字　干胭脂五分
【用法】上为末。用管吹入耳中。
【主治】聤耳有脓及黄水。

耳疳散

【来源】《摄生众妙方》卷九。
【组成】白矾（枯）五分　麝香五厘　胭脂　胚二分半　陈皮（烧灰）五分
【用法】先用绵杖子缠去脓，另用别绵杖子送药入耳口。
【主治】小儿、大人耳疳出脓及黄水。

干胭脂散

【来源】《古今医统大全》卷六十二。
【组成】干胭脂　枯矾各等分
【用法】上为末。先用绵杖子缠去脓，别以净绵杖引药入耳。
【主治】聤耳。

羊矢散

【来源】《古今医统大全》卷六十二。
【组成】羊矢一个（焙）　干胭脂少许
【用法】上为末。用竹筒轻吹入耳内，每日三次。
【主治】耳内臭烂。

玄参贝母汤

【来源】《古今医鉴》卷九引陈白野方。
【组成】防风　天花粉　贝母　黄柏（盐水炒）　白茯苓　玄参　蔓荆子　白芷　天麻各一钱　生甘草五分　半夏一钱（泡）
【用法】上锉一剂。加生姜三片，水煎，食后温服。
【主治】肾火上炎，痰火耳热出汁作痒。

荆芥散

【来源】《赤水玄珠全集》卷三。
【组成】防风　荆芥　升麻　甘菊　木通　黄芩（炒）　羌活　甘草　蔓荆子
【用法】水煎服。
【主治】风热上壅，耳闭塞或耳鸣及出脓。

龙骨散

【来源】《赤水玄珠全集》卷二十六。
【组成】枯矾　龙骨　胭脂胚各一钱　麝香少许

《幼幼集成》有铅丹二钱。
【用法】上为细末。先以棉裹杖子拭去耳中脓，再吹一字入耳中，一日二次。
【主治】小儿诸脓耳。
【加减】加海螵蛸一钱尤妙。

交感丹

【来源】《赤水玄珠全集》卷二十六。
【组成】香附子（童便浸透，炒）三钱　茯神　黄连各二钱　桂心一钱　甘菊花一钱
【用法】上为末。每服一钱五分，灯心汤调下。
【主治】耳中疳臭；或怒气上逆，上下不得宣通，遂成聋聩。

羊角散

【来源】《赤水玄珠全集》卷二十六。
【组成】山羊角（烧存性，为末）
【用法】每吹二三分入内，一日二次。
【主治】耳内脓汁不干。

清心丹

【来源】《赤水玄珠全集》卷二十六。
【组成】黄连（酒炒）三钱　滑石（飞）六钱　甘草　辰砂（飞）各一钱　薄荷六分　犀角屑二钱
【用法】上为末。每服一钱五分，蜜拌薄荷汤送下，夜再服。
【主治】耳出红脓，名曰脓耳；舌上生疮，如杨梅状者。

滋阴地黄丸

【来源】《赤水玄珠全集》卷二十六。

【组成】熟地黄一两　白茯苓四钱　山茱萸五钱　甘菊四钱　牡丹皮四钱　何首乌（黑豆蒸三次）　黄柏各四钱

【用法】上为细末，炼蜜为丸，如梧桐子大。每服三五十丸。

【主治】小儿肾阴不足，耳虚鸣，脓汁不干。

吹耳散

【来源】《万病回春》卷五。

【组成】干胭脂　海螵蛸　龙骨　枯矾　冰片　密陀僧（煅）　胆矾　青黛　硼砂　黄连　赤石脂减半　麝香少许

【用法】上为细末。先用绵纸条拭干脓水后，吹入末药。

【主治】两耳出脓。

羽泽散

【来源】《万病回春》卷七。

【组成】枯矾少许

【用法】上为细末。吹入耳中。

【主治】耳中出脓，或痛或疼，或出水。

黄龙散

【来源】《万病回春》卷七。

【组成】枯矾　龙骨（煨）　黄丹（水飞）　胭脂（烧灰）　麝香（少许）　海螵蛸（煨）

【用法】上为细末。先将纸条拭干脓水，后以药掺入。

【主治】小儿困沐浴，水入耳中，水湿停留，搏于血气，酝酿成脓耳。

【宜忌】勿令入风。

舒胆汤

【来源】《慈幼新书》卷二。

【组成】当归　白芍　玄参　花粉　炒栀　柴胡　石菖蒲

【用法】水煎服。

【主治】胆气不舒，风邪乘袭，少火被郁，两耳肿痛，内流清水，久则变为脓血，身发寒热，耳内如沸汤之响，此风火燥干胆汁之候。

解热饮子

【来源】《证治准绳·类方》卷八。

【别名】解热饮（《证治宝鉴》卷十）、解仓饮（《中国医学大辞典》）。

【组成】赤芍药　白芍药各半两　当归　川芎　炙甘草　大黄（蒸）　木鳖子（去壳）各一两

【用法】上为散。每服四钱，水一盏，煎至七分，食后、临卧服。

【主治】气虚热壅，耳内聋闭彻痛，脓血流出。

麝香散

【来源】《证治准绳·类方》卷八。

【组成】麝香少　黄丹多

【用法】研匀入耳。

【主治】聤耳。

当归龙荟丸

【来源】《证治准绳·幼科》卷三。

【组成】当归　龙胆草　柴胡各一两　青黛　胆星　大黄　芦荟各五钱　麝香五分　栀子　酒黄芩　酒黄连　黄柏各一两　木香二钱五分

【用法】上为末，炼蜜为丸，如小豆大。每服二十丸，生姜汤送下。

【功用】常服宣通血气，调顺阴阳。

【主治】小儿肝胆风热，耳中鸣，出青脓，名曰震耳，大便秘，小便黄。

清黄散

【来源】《证治准绳·幼科》卷三。

【组成】防风　滑石（飞）五钱　甘草（炙）一钱　栀子（酒炒）三钱　藿香　酒黄连各二钱

【用法】上为末。白汤调二钱，食后服。

【主治】聤耳。内有风热，外为水湿所干，酿久而成，耳出黄脓。

红棉散

【来源】《寿世保元》卷六。
【别名】通耳红棉散（《全国中药成药处方集》兰州方）。
【组成】枯白矾五分　干胭脂粉二分半　麝香少许　片脑一分　熟炉甘石五分（一方以蛀竹粉易矾甘石）
【用法】上为末，先以棉杖子搌干脓水，另将鹅翎管子送药入耳底。
【功用】《全国中药成药处方集》：止痒，止痛。
【主治】
1.《寿世保元》：聤耳生脓并黄水。
2.《全国中药成药处方集》耳聋，流脓，疼痛，红肿，流黄水。

清肾汤

【来源】《寿世保元》卷八。
【组成】防风　天花粉　贝母　黄柏（盐水炒）　白茯苓　玄参　白芷　蔓荆子　天麻　半夏（泡）各五分　生甘草二分半
【用法】上加生姜三片，水煎服。
【主治】小儿肾火挟痰上炎，耳热出汁作痒。

黄连散

【来源】《疡科选粹》。
【组成】白矾七分五厘　黄连五分　冰片半分
【用法】上为末，绵裹纳耳中。
【主治】耳脓经年不愈。

青矾散

【来源】《疡科选粹》卷三。
【组成】枯矾一钱　龙骨二分　黄丹二分　麝香三厘
【用法】上为末。干掺。
【主治】脓耳及小儿断脐不干。

珍奇散

【来源】《丹台玉案》卷六。
【组成】珍珠　芦甘石（煅）　紫草茸各三钱　麝香　枯矾各二分
【用法】上为细末。吹入耳内。
【主治】耳疮并耳内流脓。

红绵龙骨散

【来源】《幼科金针》卷下。
【组成】枯矾五分　龙骨五分　麝香五分　红绵灰三分（如无红绵，即用干胭脂灰）
【用法】上为末。先用绵球搅去脓秽，以药吹之。
【主治】耳溃。

犀角饮

【来源】《诚书》卷七。
【组成】菖蒲　犀角　赤小豆　赤芍药　木通　玄参　甘菊花各一钱　甘草（炙）五分
【用法】上加生姜，水煎服。
【主治】风热上壅，耳门闭外肿痛，脓水流出。

止鸣丹

【来源】《辨证录》卷三。
【组成】白芍五钱　柴胡二钱　炒栀子三钱　生地三钱　麦冬三钱　菖蒲五分　茯苓三钱　半夏五分
【用法】水煎服。
【主治】少阳胆气不舒，而风邪乘之，火不得散，双耳忽然肿痛，内流清水，久则变为脓血，身发寒热，耳内如沸汤之响，或如蝉鸣。

润胆汤

【来源】《辨证录》卷三。
【组成】白芍一两　当归一两　柴胡一钱　炒栀子二钱　玄参一两　天花粉三钱　菖蒲八分
【用法】水煎服。
【主治】少阳胆气不舒，风邪乘之，火不得散，双耳忽然肿痛，内流清水，久创变为脓血，身发寒热，耳内如沸汤之响，或如蝉鸣。

蔓荆散

【来源】《李氏医鉴》卷二。
【组成】蔓荆子　麦冬　桑白皮　甘草　升麻　木通　菊花　赤茯苓　前胡　赤芍
【用法】为散服。
【主治】风热壅塞，气滞不通，因热聚脓，耳出腥脓。

枯矾散

【来源】《灵验良方汇编》卷一。
【组成】枯矾　龙骨各二钱　黄丹一钱半　麝香一分　干胭脂七分
【用法】上为细末。先以棉签拭去脓，后以鹅毛管盛药放入耳中。如无干胭脂，只用上四味亦可。
【主治】聤耳流脓。

聤耳散

【来源】《外科全生集》卷四。
【组成】鲜鳇鱼脑中枕骨（煅）
【用法】上研末，每两加冰片一钱，研匀。用时拭干脓水，取少许吹入耳内。吹三四次立愈。
【主治】耳内有脓作痛。

蔓荆子散

【来源】《幼幼集成》卷四。
【组成】蔓荆子　粉干葛　赤芍药　信前胡　桑白皮　淮木通　怀生地　杭麦冬　赤茯苓各一钱　绿升麻　小甘草各五分
【用法】加灯心十茎，水煎服。
【主治】小儿肾气上冲，灌为聤耳。

苓泽芍药汤

【来源】《四圣心源》卷八。
【组成】茯苓三钱　泽泻三钱　半夏三钱　杏仁三钱　柴胡三钱　芍药三钱
【用法】水煎半杯，热服。
【主治】耳流黄水。

蛸矾散

【来源】《仙拈集》卷二。
【组成】海螵蛸　枯矾各一钱　麝香一分　干胭脂五分
【用法】上为末。吹耳内。
【主治】耳出脓水。

千金不换丹

【来源】《疡医大全》卷十三。
【组成】水龙骨一钱　硼砂五分
【用法】上为末。吹入耳窍内，以棉塞之。二次除根。
【主治】聤耳。

三仙散

【来源】《杂病源流犀烛》卷二十三。
【组成】胆汁炒黄柏　酒炒红花　冰片少许
【用法】上为末。吹耳。
【主治】肝风郁滞，耳内生疮有脓者。

抑肝消毒散

【来源】《杂病源流犀烛》卷二十三。
【组成】山栀　柴胡　黄芩　连翘　防风　荆芥　甘草　赤芍　归尾　灯心　金银花
【主治】肝风郁滞，耳内生疮有脓者。
【加减】渴，加天花粉。

鱼牙散

【来源】《杂病源流犀烛》卷二十三。
【组成】江鱼牙（煅）
【用法】上为末。和冰、麝少许吹入。
【主治】小儿胎风。初生风吹入耳，以致生肿出脓。

红玉散

【来源】《医级·杂医类方》卷八。
【组成】枯矾　黄丹各五分　水龙骨（即船底老油灰）一钱（煅，研）　海螵蛸
方中海螵蛸用量原缺。
【用法】上为细末。以棉挺子搅尽耳内脓水，用药一字，掺灌耳中，每日二次。勿令风入。
【主治】聤耳流脓。

水龙散

【来源】《医级》卷八。
【组成】枯矾　黄丹各五分　麝香一分　水龙骨一钱（即船底老油灰，煅，研）
【用法】上为细末。以棉挺子搅尽耳内脓水，用药一字，掺灌耳中，一日二次。
【主治】肾热上冲，耳内生脓肿痛；或因浴水入耳，留湿生脓，名聤耳。
【宜忌】耳内勿令风入。

青黛散

【来源】《外科集腋》卷二。
【组成】青黛　薄荷　木鳖子（煅，去皮）　冰片
《外科传薪集》本方用量各等分。
【用法】上为末。掺入耳中。
【主治】脓耳肿痛初起。

聤耳散

【来源】《疡科遗编》卷下。
【组成】石首鱼枕骨二两（炙）　胭脂一钱（炙）　冰片三钱
【用法】共研匀细。吹耳内。
【主治】小儿聤耳流脓。

加减逍遥散

【来源】《证因方论集要》卷四。
【组成】当归　白芍（炒）　茯苓　柴胡　甘草（炙）　荷叶　木耳　贝母　香附　石菖蒲
【主治】厥阴肝经风热，变为聤耳。

鲜荷叶汤

【来源】《类证治裁》卷六。
【组成】鲜荷叶　青菊叶　夏枯草　黄芩　山栀　苦丁茶　蔓荆子　连翘
【用法】水煎服。
【主治】因暑邪闭窍致左耳聤痛者。

四平散

【来源】《良方合璧》卷下。
【组成】黄柏　血丹　胆矾　烟胶（在牛圈内买带黑色者）各等分
【用法】上为极细末。先剃头发，后用麻油调和末药敷上，三四次即愈；疮干者，用湿药；疮湿者，用干药。
【主治】鬎鬁头并耳内脓水。

白龙散

【来源】《不知医必要》卷二。
【组成】枯矾四分　龙骨一钱五分
【用法】上为末。先用绵杖搅净脓水，然后将药少许吹入，一日二三次。
【主治】耳有脓水不干。

绿绵散

【来源】《青囊立效秘方》卷一。
【组成】扫盆一钱五分　净黄升一钱五分　生石膏三钱　青黛六分　芦荟一钱五分　四六（即冰片）一分
【用法】乳至无声。先搞净耳内脓液，然后吹药。
【主治】耳内流脓淋漓，焮肿作痛。

翠云散

【来源】《外科传薪集》。
【组成】熟石膏五钱　牛黄一钱　铜绿一钱
【用法】上为细末。用葱管一根（约一寸半长），

一头置菜油中，然后再蘸此药置耳中，每日换二次。

【主治】小儿耳中漏脓。

耳脓散

【来源】《青囊秘传》。

【组成】水龙骨（煅）一钱　海螵蛸一钱　飞青黛一钱　枯矾三分　五倍子（炒黄）一钱　煅黄鱼齿五分　细薄荷五分　梅片三分　川雅连三分　蛀竹屑三分　石榴花瓣（炙脆）一钱

【用法】上为极细末。

【主治】耳痈脓水不止。

吹耳散

【来源】《青囊秘传》。

【组成】功劳叶（烧炭）　枳壳（烧炭）　梅片少许

【用法】上为细末。

【主治】耳脓。

鱼枕散

【来源】《青囊秘传》。

【组成】江鱼枕骨（煅）一两　寸香一分

【用法】上为末。吹之。

【主治】耳津脓水。

红绵散

【来源】《外科方外奇方》卷四。

【组成】缎龙骨　枯矾各三钱　海螵蛸　胭脂各一钱（烧灰）　飞丹二钱　冰片三分

【用法】上为细末。先以绵纸搅去脓，后吹之。

【主治】慢性单纯性中耳炎《上海中医药杂志》（1966，1：4）：先用棉花卷成约1寸长的棉条，粗细如灯草，一端浸以甘油或普通的食油少许，再粘红棉散粉末少许，然后将粘有药末的一端塞入耳道深部，根据耳内脓液的多少，可每天换药1～3次。初诊时，先用棉签蘸双氧水清洗耳道内的浓液，然后上药，以后可不必清洗。治疗慢性单纯性中耳炎32例。结果：痊愈者22例，耳道仍有少许浓液者5例，无效5例。在痊愈的22例中，有3例鼓膜穿孔者，其鼓膜亦已愈合。

吹耳丹

【来源】《内外验方秘传》。

【组成】青黛一钱　川连末一钱　芦荟一钱　陈升药一钱　轻粉二钱　青果炭一钱　海浮石二钱　雄黄五分　白矾五分　夜明砂一钱　桑螵蛸五分　甘石五分　西牛黄三分

【用法】研至无声。

【主治】耳内出脓水。

蛇矾散

【来源】《千金珍秘方选》。

【组成】明矾半斤　蛇壳一条

【用法】将明矾放在铜勺内烧烊，将竹箸子在中间搅一孔，用蛇壳一条捏一团，入矾孔内，同烧枯，研末。吹之。

【主治】耳内出脓。

聤耳流脓药

【来源】《疡科纲要》卷下。

【组成】龙骨　枯矾各三钱　黄丹二钱　元寸二分

【用法】上各为细末。先以核桃肉打油滴入，绵花卷净，后入本药，再滴核桃油二滴。

【主治】聤耳流脓。

耳脓独龙丹

【来源】《吉人集验方》。

【组成】生川乌（去皮脐）

【用法】上为细末，吹入耳中。数次即愈。

【主治】耳中脓血常流不息。

螵蛸散

【来源】《药奁启秘》。

【组成】海螵蛸　朱砂　梅片各等分

【用法】上为末。吹入；或香油调敷耳外。

【主治】湿热诸疮，耳内出脓，耳痒。

耳疳散

【来源】《丸散膏丹集成》引刘河间方。

【组成】麝香五厘　枯明矾二钱

【用法】上为极细末，将药棉卷净耳孔，掺入少许。

原方有胭脂，近因失真，故已不用。麝香嫌贵，可用冰片，加煅五倍子更妙。并为外科药。

【主治】耳流脓水。

吹耳散

【来源】《中药成方配本》。

【组成】胭脂炭二钱　广皮炭一钱　龙衣三钱（炒炭）　冰片三分　枯矾五分

【用法】上研细末，冰片另研和入，约成散四钱。吹耳，或用麻油调滴耳内。

【功用】清热收敛。

【主治】耳流脓水。

耳底八宝油

【来源】《北京市中药成方选集》。

【组成】核桃仁十二两　香油四两　蝈蝈五个　牛胆一钱

【用法】用香油炸核桃仁，加入蝈蝈、牛胆炸枯，过滤去净滓，候凉再兑麝香一分，冰片一钱，研细混合均匀，装瓶重一钱。每日上一二次，沾净脓水后，滴入一二滴。

【功用】消肿止痛。

【主治】耳内流脓水不止，或肿痛流血。

耳底油

【来源】《全国中药成药处方集》（北京方）。

【别名】治耳油（《全国中药成药处方集》沈阳方）。

【组成】核桃仁油二钱（炼）　冰片二分　麝香一分

【用法】先将冰片、麝香研极细，与核桃油和匀。先将耳内脓水洗净擦干，再行滴入二三滴。

【功用】

1.《全国中药成药处方集》（北京方）：消炎止痛。

2.《全国中药成药处方集》（天津方）：除湿解毒。

【主治】耳内生疮，流脓流水，肿痛作痒。

【宜忌】《全国中药成药处方集》（沈阳方）：忌辛腥食物。

耳底散

【来源】《全国中药成药处方集》（南昌方）。

【别名】耳底白龙散（原书吉林方）

【组成】枯矾三钱四分　黄丹三钱四分　青花龙骨三钱四分　麝香七厘

【用法】上为细末，先用温开水蘸药棉，将耳中脓水洗净，再将药末用鸭毛或棉条蘸入耳内或吹入耳内。

【功用】《全国中药成药处方集》（吉林方）：解毒止痒，杀菌消炎。

【主治】

1.《全国中药成药处方集》（南昌方）：耳内肿痛流脓水。

2.《全国中药成药处方集》（吉林方）：耳膜炎，疼痛难禁。

吹耳散

【来源】《全国中药成药处方集》（南京方）。

【别名】耳痛散。

【组成】陈皮灰二两　胭脂灰二钱　冰片五分

【用法】上药以陈皮、胭脂煅灰存性，各取净末，再加冰片共为极细末。先用棉花将耳内脓水搅净后，再取药少量干掺；或用油调为稀薄液体，滴入耳内。

【主治】内耳生脓，肿痛流水。

疮毒化毒散

【来源】《全国中药成药处方集》（沈阳方）。

【组成】乳香　没药　赤芍　花粉　川军　元连　甘草　绿豆面　白芷各三钱　贝母六钱　冰片五分　雄黄八分

【用法】上为极细末，后兑冰片、雄黄，再共为细末调匀，贮瓷瓶内。周岁小儿每服一分至五分，周岁以上者，每服五分至一钱，白开水送下。

【功用】解毒活血，透达经络壅塞，退热消肿，宣通气血凝滞。

【主治】痈毒热疖，焮肿痛疼；小儿胎毒，头疮秃疮；斑疹余毒，流脓流水；项肿腮肿，溃破流脓；耳疮耳底流脓水；各种血毒流脓；风火毒，血风疮。

健民薄荷油

【来源】《全国中药成药处方集》（禹县方）。

【组成】薄荷油一两　樟脑二两　香油三两　薄荷冰五钱　黄蜡六钱

【用法】先将油蜡化开，再加上药即成。以上均抹患处；眼疾，抹眼外皮。

【主治】蝎螫蜂刺，汤泼火烧，风火牙疼，聤耳流脓，眼痒眼疼，目干模糊，暴发赤肿。

【宜忌】眼内忌用。

滴耳油

【来源】《全国中药成药处方集》（北京方）。

【组成】胡桃仁油二钱　冰片二分　麝香一分

【用法】将冰片、麝香研极细与胡桃仁油搅匀，装瓶。先将耳内脓水拭净，每用二三滴，滴入耳内。

【功用】消炎止痛。

【主治】耳内生疮，流脓流水，肿痛作痒。

吹耳红棉散

【来源】《上海市中药成药制剂规范》。

【组成】胭脂（炒炭）三钱　龙衣（炒炭）一钱　麝香一分五厘　陈皮（炒炭）二钱　枯矾二钱　冰片一分

【用法】上为极细末，先用药棉卷净耳孔，然后将药粉掺入少许，每日二三次。

【功用】排毒消肿，燥湿止痛。

【主治】内耳肿痛，流水流脓。

【宜忌】本品专供外用，不可入口。

耳炎散

【来源】《中药知识手册》。

【组成】猪胆膏　枯矾　黄连粉　樟脑

【用法】上为散，以棉裹塞耳孔内。

【功用】清火解毒，收敛燥湿。

【主治】耳内肿痛，流出脓水。

耳疳散

【来源】《中医外伤科学》。

【组成】五倍子　黄连　黄丹　枯矾　龙骨　海螵蛸各等分

【用法】上药加麝香、冰片少许，共为细末。将药粉吹入耳窍内，每日二至三次。在第二次吹药时，用棉签将药卷净。

【功用】解毒收敛。

【主治】慢性耳脓。

耳聋丸

【来源】《部颁标准》。

【组成】龙胆 500g　黄芩 500g　地黄 500g　泽泻 500g　关木通 500g　栀子 500g　当归 500g　九节菖蒲 500g　甘草 500g　羚羊角 25g

【用法】制成丸剂。口服，1 次 1 丸，1 日 2 次。

【功用】清肝泻火，利湿通窍。

【主治】上焦湿热，头晕头痛，耳聋耳鸣，耳内流脓。

六、耳　衄

耳衄，是指耳内出血之症。《证治准绳·杂病》“耳中出血，以龙骨吹入即止。”《冯氏锦囊秘录》：“耳中出血，少阴火动所致。”《血证论》：“其有血从耳出者，则以足少阳胆脉，绕耳前后，手少阳三焦之脉入耳，相火旺，挟肝气上逆，及小肠相火内动，因得挟血妄行，或因瘟疫躁怒，火气横行，肆走空窍，衄出于耳。”治宜平肝清火，或养阴清热，凉血止血。

黑神散

【来源】《圣济总录》卷七十。

【组成】白刺猬皮（烧灰存性）半两　人中白半钱

【用法】上为细散。每用少许，搐在鼻中。

【主治】鼻中及耳皆出血不止。

止血丹

【来源】方出《本草纲目》卷十九引《简便方》，名见《青囊秘传》。

【组成】蒲黄（炒黑）

【用法】上为末，掺患处。

《青囊秘传》：口服。

【主治】

1.《本草纲目》引《简便方》：耳中出血。

2.《药奁启秘》：血出不止。

神塞丸

【来源】《外科大成》卷三。

【组成】麝香一分　沉香三分　白矾一钱　糯米五十粒

【用法】上为末，糊为丸，如梧桐子大。薄绵裹之，如左耳出血，塞右鼻，右耳出血，塞左鼻；如左鼻出血，塞右耳，右鼻出血，塞左耳；两耳出血，塞两鼻，两鼻出血，塞两耳。

【主治】耳内出血及鼻衄。

填窍止氛汤

【来源】《辨证录》卷三。

【组成】麦冬一两　熟地二两　菖蒲一钱

【用法】水煎服。

【主治】耳中出血，涓涓不绝，流三日不止而人死。

【方论】方中用熟地以填补肾经之水，麦冬以息心包之焰，二经之火息，而耳窍不闭，则有孔可钻，虽暂止血，未必不仍然越出也。故用菖蒲引二味直透于耳中，又引耳中之火，而仍返于心包，火归而耳之窍闭矣。如此用药之神，真有不可思议之妙。

截流汤

【来源】《辨证录》卷三。

【组成】熟地二两　生地　麦冬各一两　三七根末三钱　菖蒲一钱

【用法】水煎服。

【主治】肾虚耳中出血，涓涓不绝。

柴胡清肝散

【来源】《医略六书》卷二十一。

【组成】柴胡五钱　黄芩一两半（炒）　人参一钱　生地五钱　当归一两　赤芍一两　连翘三两　甘草五钱　山栀一两半（炒）

【用法】上为散。每服五钱，水煎，去滓，微温服。

【功用】调血清火。

【主治】肝火伤营，耳衄，脉弦数者。

【方论】山栀清肝，能降曲屈之火；黄芩清肺，善涤胸中之热；归、芍调营气以降血；参、草扶元气以缓肝；柴胡疏肝解热；连翘清心泻热；生地凉血以止耳衄。此调血清火之剂，为肝火伤营耳衄之专方。

生地麦冬饮

【来源】《医宗金鉴》卷六十五。

【组成】生地黄　麦冬各五钱（去心）

【用法】水二钟；煎八分，食后服。

【主治】胃热耳衄，肾脉虚数者。

地芩饮

【来源】《外科证治全书》卷二。

【组成】生地黄一两　黄芩二钱（酒炒）

【用法】上加青荷叶五钱，水煎去滓，微温服。

【主治】肝肾火升，耳窍中时流鲜血。

香佛手散

【来源】《疑难急证简方》卷二。

【组成】人牙（煅过，存性，出火毒） 麝香少许（各研匀）

【用法】上为末。吹耳内。若痘疮倒靥者服之即出。

【主治】耳出血诸症。及痘疮倒靥。

七、耳　菌

耳菌，以发生在耳部肿物，形状如菌，易溃烂出血，耳流脓，耳疼痛，甚则出现眩晕，面瘫等为主要症状。《外科证治全书》："耳菌形如蘑菇，头大蒂小。"《疡科心得集》："耳菌，耳口中发一小粒，形红无皮，宛如菌状，不作脓，亦不寒热，但耳塞不通，缠绵不已，令人全聋。"治宜散结消肿。

定痛降气汤

【来源】《疮疡经验全书》卷一。

【组成】紫苏　厚朴　陈皮　甘草　半夏　前胡　川芎　防风　芍药　白芷　当归　黄柏　知母　乳香　小柴胡

【用法】加生姜三片，大枣一个，煎服，不拘时候。先用清肝流气饮，后用本方。

【主治】耳风毒受在心肾，气不流行，壅在心经，生耳痔、耳蕈、耳痈、耳塞、耳烂。

硇砂散

【来源】《外科正宗》卷四。

【组成】硇砂一钱　轻粉三分　冰片五厘　雄黄三分

【用法】上为末。用草桔咬毛蘸药勤点痔上，日用五六次，自然渐化为水而愈。

【功用】《全国中药成药处方集》：消毒，化坚，散肿。

【主治】

1.《外科正宗》：鼻生息肉，初起如瘤子，渐大下垂，名为鼻痔。

2.《医宗金鉴》：由肝经怒火，肾经相火，胃经积火凝结而成的耳痔，耳蕈、耳挺，微肿闷痛，色红皮破，痛引脑巅。

化耳蕈方

【来源】《易简方便医书》卷二。

【组成】雄黄一钱　轻粉八分　硇砂三钱　冰片五厘

【用法】上为细末。用草笔点上，化为水，每日点五七次不等。

【主治】耳蕈。

八、耳　疳

耳疳，是指耳内漫肿伴流黑色臭脓之症，多由湿热内蕴和肝火上扰所致。《证治准绳》："耳疳生疮臭秽，乃足少阴、手少阳二经风热上壅而成。"《医宗金鉴》："耳疳时出黑臭脓，青震白缠黄色聤，胃湿相兼肝经热，红风偏肝血热成。"治宜清热利湿。

无价散

【来源】《痘疹金镜录》卷上。
【组成】烟沥　枯矾　柏末　飞丹各等分
【用法】上为末。香油调。
【主治】面上生疮、疳疮、肥疮、耳疳。

滴耳油

【来源】《医宗金鉴》卷六十五。
【组成】核桃仁（研烂，取油）一钱
【用法】兑冰片二分。每用少许，滴入耳内。
【功用】消肿生肌。
【主治】耳疳出脓。

吹耳散

【来源】《外科矮薪集》。
【组成】水龙骨（煅）一钱　海螵蛸一钱　飞青黛一钱　枯矾三分　五倍子（麸炒黄，一钱）　黄鱼齿（煅）五分　细薄荷五分　梅片三分　川雅连三分　蛀竹屑三分　石榴花瓣（炙脆）一钱
【用法】上为细末。
【主治】耳疳脓水不止。

黑灵药

【来源】《千金珍秘方选》。
【组成】青果核（煅存性）七钱　冰片三分
【用法】上为极细末。
【主治】耳疳、鼻疳、疳疮不收口者。

九、耳　痒

耳痒，是指耳中作痒，甚则奇痒难忍或伴耳胀闷感，流水出脓的病情。《世医得效方》："有人耳痒一日一作，可畏，直挑剔出血稍愈，此乃肾脏虚，致浮毒上攻。"《古今医鉴》："耳热出汁作痒，乃痰也，肾火上炎也。"《石室秘录》："有耳中作痒，以禾刺之，尚不足以安其痒，必以铁刀刺其底，铮铮有声，始则快然，否则痒极欲死。此肝肾之火，结于耳中。"治宜祛风解毒，清热化痰，滋补肝肾。

清耳膏

【来源】《医方类聚》卷七十八引《吴氏集验方》。
【组成】附子尖（生）　石菖蒲　蝉蜕（生，去土）各等分
【用法】上为末。耳痛，麻油调入；耳痒，生姜汁调成锭子，以红绵裹定，入耳中，药干便换。
【主治】耳内或痒或痛。

清神汤

【来源】《证治宝鉴》卷十。
【组成】全蝎　荆芥　防风　木通　甘草　菊花　川芎　羌活　菖蒲　木香　僵蚕
【主治】风邪入耳，气壅耳鸣、耳痒，眼中流火，内热甚而脉洪大者。

收痒丹

【来源】《石室秘录》卷四。
【组成】龙骨一钱　皂角刺一条（烧灰存性）　冰片三分　雄鼠胆一枚
【用法】先将前药为末，后以鼠胆水调匀，而后以人乳再调，如厚糊一般。将此药尽抹入耳孔内，必然痒不可挡。必须人执其两手，痒定而自愈矣。愈后常服六味丸。
【主治】肾肝之火，结于耳中，耳中作痒，以禾刺之，尚不足以安其痒，自欲以刀刺其底，始快然，否则痒极欲死。

荆防败毒散

【来源】《医略六书》卷二十一。
【组成】荆芥一两半　防风一两半　桔梗八钱　枳壳一两半（炒）　茯苓一两半　大力子三两（炒）　蝉衣一两半　橘红一两半　甘草八钱
【用法】上为散。每服三钱，水煎，去滓温服。取汗。
【功用】散风清膈。
【主治】风毒内攻，清肃之气不行，故耳窍被扰，耳内作痒，脉浮数者。
【方论】荆芥散血分之风；防风散气分之风；桔梗清利咽膈以清耳窍；枳壳破滞化气以平逆气；茯苓清治节，甘草和中气，大力子疏风解热，广橘红利气除痰，净蝉衣轻扬解散，善蜕皮肤，肃清耳窍，耳痒有不退者乎。

救痒丹

【来源】《疡医大全》卷十三。
【组成】龙骨一钱　冰片三分　皂角刺一条（烧灰存性）
【用法】上为细末，用雄鼠胆一枚，水调匀，加人乳再调如厚糊，尽抹入耳孔内。
【主治】耳痒。

十、耳　疮

耳疮，是指生于外耳道或耳内的疮疡，临床以局部弥漫性红肿、溃疡、渗液等为特征。《太平圣惠方》："疮生于两耳，时差时发，亦有浓汁，如此，是风湿搏于血气所生。"病发多由肝胆气机不畅，郁而上扰耳窍，或为素体脾肾虚弱，邪毒滞留所致。治宜清泻肝胆，健脾利湿。

大黄散

【来源】方出《太平圣惠方》卷三十六，名见《圣济总录》卷一一五。
【组成】川大黄半两　黄连末一分　龙骨末一分
【用法】上为末。每用少许，绵裹纳耳中。
【主治】耳有恶疮。

黄马散

【来源】方出《太平圣惠方》卷三十六，名见《普济方》卷五十五。
【组成】马齿苋一两（干者）　黄柏半两（锉）
【用法】上为末。每取少许，绵裹纳耳中。
【主治】耳有恶疮。

黄连散

【来源】方出《太平圣惠方》卷三十六，名见《圣济总录》卷一一五。
【组成】黄连半两　白矾二分（烧令汁尽）
【用法】上为末。每取少许，绵裹纳耳中。
【主治】

1.《太平圣惠方》：耳有恶疮。
2.《圣济总录》：耳痛有脓。

白矾散

【来源】《太平圣惠方》卷八十九。
【组成】白矾一两（烧灰）　蛇床子一两
【用法】上为细散。干掺于疮上。立效。
【主治】小儿耳疮及头疮，口边肥疮，㾈疮。

白麻藍皮散

【来源】《太平圣惠方》卷八十九。
【组成】白麻藍皮一两　花胭脂半两
【用法】上为末。满填耳孔中。注一两度愈。
【主治】小儿通耳。

吹耳散

【来源】《经验方》卷上。

【组成】生龙骨一钱　大梅片二分　寸香二分　枯白矾二分　广皮一个（煅存性，须重二钱以上者）

【用法】上为细末。香油调敷。湿烂臭秽者，燥药吹入。

【主治】耳内红肿痛痒。

黄耆汤

【来源】《圣济总录》卷一一四。

【别名】菖蒲汤（原书卷一一五）。

【组成】黄耆（锉）一两半　附子（炮裂，去皮脐）　菖蒲（米泔浸一宿，切）各一两　木通（锉）二两　磁石（火烧醋淬十七遍）三两　五味子　防风（去叉）　玄参　人参　杜仲（去粗皮，锉，炒）　白茯苓（去黑皮）　熟干地黄（焙）各一两一分

【用法】上为粗末。每服三钱匕，以水一盏半，入生姜三片，大枣一枚（擘），同煎至七分，去滓，空心温服，日三次。

【主治】风聋，飕飕如风雨钟磬声，或时出清水，或有脓汁；五聋鸣闹，不闻人声，出黄水；耳内生疮。

土马鬃涂方

【来源】《圣济总录》卷一一五。

【别名】井苔散（原书一三二）。

【组成】土马鬃　井中苔各等分

【用法】上为末。以灯盏内油调涂之。

【主治】耳疮。

曾青散

【来源】《普济方》卷五十五引《海上方》。

【组成】雄黄三分　曾青半分　黄芩一分

【用法】上为细末。每用小许纳耳中，有汁出，即以绵子捻干用之。

【主治】耳有恶疮。

黍粘子汤

【来源】《兰室秘藏》卷下。

【组成】昆布　苏木　生甘草　蒲黄　草龙胆各一分　黍粘子　连翘　生地黄　当归梢　黄芩　炙甘草　黄连各二分　柴胡　黄耆各三分　桔梗三钱　桃仁三个　红花少许

【用法】上锉如麻豆大，都作一服。水二盏煎至一盏，去滓稍热，食后服。

【主治】耳痛生疮。

【宜忌】忌寒药利大便。

蛇床子膏

【来源】《普济方》卷五十五。

【组成】蛇床子　枯白矾　五倍子　海桐皮　舶上硫黄　海螵蛸　雄黄少许　雌黄少许　松香　枣儿（烧灰存性）各等分（一方无雌黄）

【用法】上为细末。用轻粉、清油调，敷疮上。

【主治】耳生疮湿痒。

香矾散

【来源】《普济方》卷三六四。

【组成】白矾一两（烧灰）　蛇床子一钱　麝香一钱（研）

【用法】上为末，拌匀。每用一分，掺疮上。

【主治】小儿耳疮。

椒豉散

【来源】《普济方》卷三六四。

【组成】豆豉三两（炒黑焦）　生椒三两（去目）

【用法】上为末。以津调，看多少敷之。

【主治】小儿耳疮。

四顺煎

【来源】《医学集成》卷二。

【组成】当归　赤芍　羌活　防风　连翘　炒栀　大黄　甘草　灯心

【主治】寒火冲耳。

黄药散

【来源】《片玉心书》卷五。
【别名】黄柏散（《幼幼集成》卷四）。
【组成】黄柏　白枯矾　海螵蛸　滑石　龙骨各等分
【用法】上为末。湿用干搽，干用猪油调敷。
【主治】耳珠前后生疮，浸淫不愈者。

珍奇散

【来源】《丹台玉案》卷六。
【组成】珍珠　芦甘石（煅）　紫草茸各三钱　麝香　枯矾各二分
【用法】上为细末。吹入耳内。
【主治】耳疮并耳内流脓。

清肝抑火汤

【来源】《丹台玉案》卷六。
【组成】石菖蒲　川连各三钱　龙胆草　山栀仁　柴胡　当归各一钱五分　龙眼肉五枚
【用法】水煎，空心服。
【主治】耳疮。

龙胆芦荟丸

【来源】《审视瑶函》卷四。
【组成】芦荟　胡黄连（炒）　龙胆草各一两　川芎　芜荑各六钱　当归身　白芍药各一两半　木香八钱　甘草（炙）五钱
【用法】上为细末，炼蜜为丸。每服匀作十丸，用白滚汤化下。
【主治】三焦及肝胆二经积染风热，以致目生云翳，或结瘰疬，耳内生疮，发寒作痛，或虚火内烧，肌体羸瘦，发热作渴，饮食少进，肚腹不调，皮干，腹膨胀，口内有疮，牙龈溃烂，或牙齿蚀落，腮颊腐烂，下部生疮者。
【方论】是方以白芍药和血补脾胃，当归养血脉为君；芦荟去疳清热，胡黄连疗骨蒸劳热为臣；龙胆草治诸目疾，芜荑杀疳虫，逐五内邪气，川芎提清气上升为佐；木香调气，甘草和诸药为使。

粉灰散

【来源】《洞天奥旨》卷十二。
【组成】轻粉一钱　枣子（烧灰）一钱　蚯蚓粪（火焙干）五钱　生甘草五分
【用法】上药各为末。油调搽。
【主治】小儿耳烂生疮。

绿白散

【来源】《洞天奥旨》卷十二。
【组成】石绿一钱　白芷一钱　黄柏一钱
【用法】上为末。先以甘草水洗疮，拭净敷之，一日即愈。
【主治】鼻疳，肾疳，头疮，耳疮。

加味犀角饮

【来源】《杂病源流犀烛》卷二十三。
【组成】犀角　木通　当归　甘菊　赤芍　元参各二钱　川芎　薄荷　甘草　蔓荆子各五分
【主治】风热耳病。

灵宝丹

【来源】《疡科捷径》卷上。
【组成】茅术一两五钱　辰砂三两　麝香二钱五分　甘草一两　麻黄一两　丁香三钱　天麻一两　大黄一两　月石五钱　雄黄一两五钱　冰片五分　沉香三钱　蟾酥四钱五分
【用法】上为细末，烧酒泛为丸，辰砂为衣，如芥子大。每服二十丸，甘菊汤送下。
【主治】耳根毒。

红棉散

【来源】《北京市中药成方选集》。
【组成】枯矾面十六两　棉胭脂二张　冰片五钱
【用法】将胭脂泡水，染枯矾晾干，加冰片和匀，共研细粉，过箩，装瓶重一钱，先以药棉蘸净脓水，再涂患处。
【功用】收湿拔干，消肿解毒。

【主治】耳疮，耳底肿痛，破流脓水，浸淫不已。

片连散

【来源】《全国中药成药处方集》（沈阳方）。
【组成】白矾七分五厘　黄连五分　冰片一分
【用法】上为极细末。用棉纸裹药面，纳耳中。
【功用】清热祛湿，消毒止痛。
【主治】耳中流脓，经年不愈，耳底耳疮。

三黄洗剂

【来源】《外伤科学》。
【组成】大黄　黄柏　黄芩　苦参各等量
【用法】上为细末。10～15克加入蒸馏水100毫升、医用石碳酸1毫升，摇匀，以棉签蘸搽，每日多次。
【功用】

1.《外伤科学》：清热止痒，保护收敛。

2.《中医耳鼻喉科学》：解毒除湿。

【主治】

1.《外伤科学》：各种急性无渗出性皮炎，单纯性皮肤瘙痒。

2.《中医症状鉴别诊断学》：风热湿毒耳痒。

3.《中医耳鼻喉科学》：旋耳疮。患处红肿焮痛，瘙痒，出水者。

4.《中医外科学》：急性皮肤病、疖病等有红肿焮痒，渗液者。

耳疖散

【来源】《中医皮肤病学简编》。
【组成】老生姜5克　雄黄5克
【用法】将老生姜挖一洞，然后装进雄黄粉末，再用挖出的生姜封紧洞口，放在陈瓦上，用炭火慢慢焙干，约七八小时成金黄色，研粉，过八十洞筛子，将粉装瓶备用。用75%酒精清洁外耳道，3%双氧水清除干痂，用棉签涂药入外耳道，每天一次。
【主治】耳疖。

耳炎药膏

【来源】《部颁标准》。
【组成】猪胆膏50g　盐酸小檗碱1g　冰片5g　樟脑1.5g　枯矾50g
【用法】制成膏剂。涂抹患处。
【功用】消炎，止痛。
【主治】外耳道炎，耳部湿疹。
【宜忌】外用药，切勿入口。

红棉散

【来源】《部颁标准》。
【组成】炉甘石（煅）450g　胭脂粉225g　枯矾45g　冰片6g
【用法】制成散剂。洗净脓水，吹撒患处。
【功用】除湿止痒，消肿定痛。
【主治】耳内生疮，破流脓水，痛痒浸淫。
【宜忌】外用药，切勿入口。

十一、耳内生疮

耳内生疮，泛指红肿疮疡，甚者流出脓液的耳部疾患。《疡医准绳·卷三》：“或问耳中生毒何如？曰：耳中所患不同，皆由足少阴、手少阴二经风热上壅而然。其证有五：曰停耳，亦曰耳湿，常出黄脓；有耳风毒，常出红脓；有缠耳，常出白脓；有耳痔生疮臭秽；有震耳，耳内虚鸣，常出清脓。”

塞耳黄耆丸

【来源】《圣济总录》卷一一五。
【组成】黄耆（锉）一两　芍药半两　当归（切，

焙）半两　干姜（炮）半两　蜀椒（去目并闭口）一分

【用法】上为末，入生地黄三两（切），和杵令匀。以枣核大，薄绵裹，塞耳中，日夜易之。

【主治】诸虫入耳，耳肿不闻语声，有脓血。

三妙散

【来源】《仙拈集》卷三引《全幼》。

【组成】蛇床子　黄连各一钱　轻粉一分

【用法】上为末。吹入耳内。

【主治】耳内湿疮。

栀子清肝散

【来源】《保婴撮要》卷十三。

【别名】栀子柴胡散（《保婴撮要》卷十三）、柴胡栀子散（《保婴撮要》卷十五）、柴胡栀子饮（《幼科发挥》卷四）、栀子清肝汤（《医学入门》卷八）。

【组成】柴胡　栀子（炒）　牡丹皮　茯苓　川芎　芍药（炒）　当归　牛蒡子（炒）各七分　甘草二分

【用法】水煎，子母同服。

【主治】小儿三焦及足少阳经风热，耳内生疮作痒，或出水疼痛，或发热。

军持露

【来源】《外科大成》卷三。

【组成】熊胆一分许　冰片少许

【用法】凉水五至七茶匙化开，滴入耳内，其冷如冰，其痛立止。少时倾出，三二次痊愈。

【主治】耳内痛引脑项。

柴胡芍药茯苓汤

【来源】《四圣心源》卷八。

【组成】芍药三钱　柴胡二钱　茯苓三钱半夏三钱　甘草二钱　桔梗三钱

【用法】煎半杯，热服。

【主治】耳内热肿疼痛。

【加减】热盛，加黄芩；脓成，加丹皮、桃仁。

十二、耳　痛

耳痛，是指自觉耳内疼痛之症。多由肝胆二经风热上扰，或风邪挟湿上侵，或肾经虚火上炎所致。治宜疏风清热，泻火解毒，滋阴降火。

附子丸

【来源】《太平圣惠方》卷三十六。

【组成】附子一枚（去皮脐，生用）　菖蒲一分　麝香一钱　杏仁一分（汤浸，去皮尖）　白矾一分（烧灰）　蓖麻子三十粒（去皮）

【用法】上先以附子、菖蒲、白矾为末，次以杏仁、蓖麻为膏，加入麝香相和为丸，如枣核大，以蜡裹。大针穿透，插于耳中，每日一换。

【功用】拔风毒。

【主治】耳疼痛。

生犀丸

【来源】《圣济总录》卷一一五。

【组成】犀角（镑屑）　牛黄（研）各一分　防风（去叉）半两　白附子（炮）　乌蛇（酒浸，去皮骨，炙）　天南星　干姜（炮）　丹砂（研）　没药（研）　半夏（汤洗二十四遍）　龙脑（研）　乳香（研）　桂（去粗皮）各一分　当归（锉，焙）半两　麝香（研）半两

【用法】上为细末，炼蜜为丸，如梧桐子大。每服二十丸，空心酒下。

【主治】耳中策策疼痛。

香附膏

【来源】《圣济总录》卷一一五。
【组成】附子二枚（去皮脐，生用） 菖蒲 矾石（烧枯） 杏仁（汤浸，去皮尖双仁，炒）各半两 麝香（研）二钱 蓖麻子六十粒（去皮）
【用法】上先将附子、菖蒲、矾石为细末，次将蓖麻、杏仁为膏，次研麝香，同拌匀，丸如枣核大，以蜡裹，用大针穿透，塞于耳中，每日。
【主治】耳中疼痛。

塞耳散

【来源】《圣济总录》卷一一五。
【组成】菖蒲 附子（炮裂，去皮脐）各一分
【用法】上为细散，麻油调，绵裹如枣核大，塞耳中。
【主治】耳卒痛，不能忍。

杏仁散

【来源】《济生方》卷五。
【别名】杏仁膏（《灵验良方汇编》卷一）。
【组成】杏仁一钱（炒令焦）
【用法】上为末。葱涎搜和，捏如枣核大，绵裹，塞耳中。
【主治】耳卒痛或有水出。

菖蒲挺子

【来源】《卫生宝鉴》卷十。
【别名】菖蒲锭子、菖蒲散（《外科精义》卷下）。
【组成】菖蒲一两 附子半两（炮，去皮脐）
【用法】上为末。每用少许，油调滴耳中。
【主治】耳中痛。

白盐方

【来源】《普济方》卷五十三。
【组成】盐五升
【用法】甑上蒸热，以耳枕之，冷即换。或用软布裹熨之患处。
【主治】卒得风疾，耳中恍恍卒痛。

消毒膏

【来源】《普济方》卷五十四。
【组成】防风 大黄 栀子仁 黄芩 黄连（另为末） 杏仁 石菖蒲 当归 白芷各三钱 脑麝一钱（另研）
【用法】上为粗末，用好猪脂一斤，切碎，炼去滓，取净油，同前药慢火煎，候白芷黄色为度。去滓净，再下黄连、脑、麝末，搅匀，密器收贮，每用少许。
【主治】诸般耳疾，疼痛不可忍者。

加味小柴胡汤

【来源】《保婴撮要》卷十三。
【别名】柴胡栀子散（《景岳全书》卷五十六）。
【组成】柴胡一钱五分 人参五分 黄芩七分 半夏五分 甘草（炒）三分 山栀 牡丹皮
【用法】上作二三服。加生姜、大枣，水煎服。
【主治】

1.《保婴撮要》：肝胆经部分一切疮疡，发热潮热，或饮食少思，或身热恶寒，颈项强直，胸胁作痛。

2.《校注妇人良方》：肝胆风热，耳前后肿痛，或结核焮痛，或寒热晡热，或经候不调。

3.《济阴纲目》：肝经下部肿胀，小便不利，或寒热往来，或晡热，或胸胁作痛。

清炎宁痛汤

【来源】《简明医彀》卷五。
【组成】黄连 黄芩（酒炒） 连翘 玄参 蔓荆子 当归 白芍 山栀 防风 川芎 柴胡各等分
【用法】水煎服。
【主治】耳痛。

主聪汤

【来源】《诫书》卷七。

【组成】川芎 枸杞子 丹皮 生地 当归 龙胆草 黄柏 甘草 沙苑蒺藜 知母 白芍药 连翘
【用法】加龙眼，水煎服。
【主治】血虚气闭，耳胀囟痛，若虫咬或流脓。
【加减】齿痛，加石膏；鼻痛，加栀子。

加减八味汤

【来源】《辨证录》卷三。
【组成】熟地一两 山茱萸五钱 丹皮五钱 泽泻二钱 茯苓三钱 山药五钱 麦冬五钱 北五味一钱 肉桂二钱
【用法】水煎服。
【主治】肾中水火两虚，耳中作痛，或痒发不已，或流臭水，作于交感之后，以凉物投入则快甚者。

加减八味丸汤

【来源】《辨证录》卷三。
【组成】熟地一两 山茱萸五钱 丹皮五钱 泽泻二钱 茯苓三钱 山药五钱 麦冬五钱 北五味一钱 肉桂二钱
【用法】水煎服。
【主治】男子肾火虚弱，一交接妇女，则耳中作痛，或痒发不已，或流臭水，以凉物投入则快者。

补阴制火汤

【来源】《辨证录》卷三。
【组成】熟地二两 山茱萸 芡实各一两 肉桂一钱
【用法】水煎服，十剂全愈。
【主治】肾火不足，不交感而两耳无恙，一交接妇女，耳中作痛，或痒发不已，或流臭水，以凉物投之则快甚。

息涕汤

【来源】《辨证录》卷三。
【组成】熟地二两 山茱萸一两 麦冬五钱 北五味十粒 菖蒲一钱 远志五分 丹参三钱
【用法】水煎服。
【主治】肾水之耗，耳中如针之触而生痛者，并无水生，只有声沸。

益水平火汤

【来源】《辨证录》卷三。
【组成】熟地一两 生地一两 麦冬一两 玄参一两 菖蒲一钱
【用法】水煎服。一剂而痛止，二剂而响息，三剂而痊愈、耳不再聋。
【主治】肾水不足，肾火上冲，耳中如针触而生痛，耳聋。
【方论】前四味乃补水之药，又能于水中泻火，且不损伤肾气，则肾火自降；菖蒲引肾气而上通，火得路而上达，又何有阻抑之虞乎！此方治已聋者尚有奇功，矧治未聋之耳，有不取效者哉！

蛇退散

【来源】《仙拈集》卷二。
【组成】蛇蜕
【用法】焙末。吹入耳中。
【主治】耳大痛，或流血，或干痛。

立效散

【来源】《疡医大全》卷十三。
【组成】蛇退（火烧存性）（一方加冰片）
【用法】上为末。鹅管吹入耳内。
【主治】耳内忽作大痛，如有虫在内奔走，殊痛，或出血，或出水，或干痛，不可忍者。

磁石丸

【来源】《霉疮证治》卷下。
【组成】萆麻仁二十一粒 皂荚（猪牙物）五分 地龙（大者）二条 全蝎二个 远志 磁石（煅，水飞） 乳香各二钱 元寸一分
【用法】上为末，熔黄蜡为丸。塞耳中。
【主治】耳中肿痛，属实者。

菖附散

【来源】《幼科释谜》卷六。

【组成】炮附子　菖蒲各等分

【用法】上为末。绵裹塞耳。

【主治】小儿耳疼痛。

十三、耳肿痛

耳肿痛，是指耳部肿胀或伴疼痛之症。多因肝胆风火或肾虚火旺，火邪上攻而然。治宜疏风散热，理气舒肝，滋阴降火。

木香散

【来源】《太平圣惠方》卷三十六。

【组成】木香一两　汉防己一两　赤芍药一两　玄参一两　白蔹一两　川大黄一两　川芒消一两　黄芩一两　紫葛一两　赤小豆三分

【用法】上为细散。以榆白皮捣取汁，和少许涂之，更用帛子涂药，贴肿处。取消为度。

【主治】两耳肿。

杏仁膏

【来源】方出《太平圣惠方》卷三十六，名见《圣济总录》卷一一五。

【组成】杏仁半两（汤浸，去皮，微炒）

【用法】上捣如膏。拈如枣核大，乱发缠裹，塞于耳内，一日换二次。

【主治】耳卒肿。

盐花丸

【来源】方出《太平圣惠方》卷三十六，名见《圣济总录》卷一一五。

【组成】甜葶苈一两（长流水洗净，微火熬，捣令细）　山杏仁半两（汤浸，去皮）　盐花二钱

【用法】上为细末，更入腊月猪脂一钱，和捣如泥，看硬软得所，丸如枣核大。每用一丸，绵裹，纳耳中，二日一换。初安药三二日，耳痛，出恶水，四体不安，勿惧之。

【主治】两耳肿痛，或耳中常有哄哄者。

三物散

【来源】《圣济总录》卷一一五。

【组成】赤小豆　大黄各半两　木鳖子仁一两

【用法】上各为末，再同研匀。每用少许，以生油旋调，涂耳肿处。

【主治】耳肿热痛及暴觉肿者。

商陆塞耳方

【来源】《圣济总录》卷一一五。

【组成】商陆（生者，洗）

【用法】上以刀子削如枣核。纳耳中，日二易之。

【主治】耳肿。

楝实塞耳方

【来源】《圣济总录》卷一一五。

【组成】楝实五合

【用法】上药烂捣。每用绵裹，如枣核大，塞耳中。

【主治】耳卒肿。

麝香散

【来源】《鸡峰普济方》卷十八。

【组成】尿咸　麝香各少许

【用法】上为细末。干掺耳中，其痛即减，脓亦可。

【主治】耳疼不止。

龙朱散

【来源】《小儿卫生总微论方》卷十八。

【组成】龙脑一字（研） 朱砂一钱（研，水飞） 竹箭杆内蛀虫粪三钱（研） 坯子胭脂半钱（研） 麝香一字（研）

【用法】上为细末，以斡耳子挑药入病耳中，如有脓水者，先以新绵捻子缠之净尽，方倾入药，每夜临卧时一次。

【主治】小儿耳内肿，及生疮出脓汁，或只痒痛虚鸣，应耳中一切诸病。

清耳膏

【来源】《医方类聚》卷七十八引《吴氏集验方》。

【组成】附子尖（生） 石菖蒲 蝉蜕（生，去土）各等分

【用法】上为末。耳痛，麻油调入；耳痒，生姜汁调成锭子，以红绵裹定，入耳中，药干便换。

【主治】耳内或痒或痛。

鼠粘子汤

【来源】《古今医鉴》卷九。

【组成】连翘 黄连（酒炒） 玄参 桔梗 栀子（炒） 生甘草 牛蒡子（炒） 龙胆草（炒） 板兰根（即靛子）

【用法】上锉。水煎，食后服，随饮酒一二盏。

【主治】耳内生肿如樱桃，痛极。

【加减】感脑，加香附子一钱。

敷毒散

【来源】《片玉心书》卷五。

【组成】绿豆粉不拘多少

【用法】上为细末。以淡醋调敷肿处，干则易之。内服消毒饮。

【主治】热毒所作，耳旁赤肿。

荆芥连翘汤

【来源】《万病回春》卷五。

【组成】荆芥 连翘 防风 当归 川芎 白芍 柴胡 枳壳 黄芩 山栀 白芷 桔梗各等分 甘草减半

【用法】上锉一剂。水煎，食后服。

【主治】肾经风热，两耳肿痛者。

射干散

【来源】《寿世保元》卷六引吴绍源方。

【组成】升麻 桔梗 射干 昆布 连翘 甘草

【用法】上锉。水煎，热服。汗出立愈。

【主治】耳肿作痛，牙关紧急，乍寒乍热，饮食不下；面肿牙痛，咽喉痛。

加味凉膈散

【来源】《济阳纲目》卷一〇三。

【组成】大黄（酒炒） 黄芩（酒浸） 防风 荆芥 羌活 朴消 甘草各二钱 连翘四钱 栀子仁 薄荷各一钱

【用法】上为末。加竹叶，水煎服。

【主治】风热壅盛，耳肿痛。

主聪汤

【来源】《诚书》卷七。

【组成】川芎 枸杞子 丹皮 生地 当归 龙胆草 黄柏 甘草 沙苑蒺藜 知母 白芍药 连翘

【用法】加龙眼，水煎服。

【主治】血虚气闭，耳胀囟痛，若虫咬或流脓。

【加减】齿痛，加石膏；鼻痛，加栀子。

加味小柴胡汤

【来源】《诚书》卷十五。

【组成】柴胡二钱 黄芩（炒）一钱 人参 半夏各七分 甘草（炙）五分 山栀（炒） 甘草各三分

【用法】加生姜、大枣，水煎服。

【主治】肝胆风热，耳边肿痛，结核寒热。

通气散

【来源】《诚书》卷七。

【组成】茴香　石菖蒲　人参　延胡索　陈皮　木香各一钱　羌活　僵蚕　川芎　蝉蜕各五钱　穿山甲二钱　甘草一钱半

【用法】上为末。酒调服。

【主治】暴怒气闭，耳部肿胀。

升桔汤

【来源】《外科大成》卷三。

【组成】升麻一钱　桔梗一钱五分　昆布二钱　连翘二钱　胆草一钱　射干一钱五分

【用法】用水钟半，煎八分，食远服。外以军持露滴之。

【主治】三阳经风热上扰，耳内肿痛，面肿，牙痛，咽喉疳。

荆防败毒散

【来源】《杂病源流犀烛》卷二十三。

【组成】荆芥　粉草　连翘　川芎　羌活　独活　五加皮各七分　角刺　穿山甲（炒）　归尾　防风　苍术　酒防己　地骨皮各一钱　白鲜皮　金银花各一钱三分　土茯苓一两

【用法】水煎，加酒，食后服。

【主治】耳后忽然肿痛，兼发寒热表证者，及杨梅疮初发者。

鼠粘子汤

【来源】《古今医彻》卷一。

【组成】牛蒡子（焙，研）　枳壳　甘草（炙）　柴胡　连翘　黄芩　桔梗各一钱　薄荷叶二钱

【用法】水煎服。

【主治】少阳为邪，发热，耳前后肿。

加减镇阴煎

【来源】《外科真诠》卷上。

【组成】熟地三钱　淮膝一钱　泽泻一钱　云苓二钱　白七厘三钱　牛子一钱　银花一钱 甘草五分

【用法】外用虎耳草汁调枯矾少许点之。

【主治】耳痈。肾经虚火上炎，耳内疼痛，耳外红肿者。

龙荟锭

【来源】《理瀹骈文》。

【组成】柴胡　龙胆草　黄芩　青皮　胆星　芦荟　黄连　青黛　大黄　木通　菖蒲　皂角 细辛各一两　全蝎三个　陈小粉（炒黑）五两

【用法】上为末，以青鱼胆汁一杯，和姜汁、竹沥为锭，临用醋磨敷耳一周。

【主治】耳鸣耳聋，并治耳痛及一切肝火。

【加减】有脓日久不干者，加枯矾、雄黄、轻粉、海螵蛸末。

十四、百虫入耳

百虫入耳，是指各种微小昆虫钻入耳道之中。《外科正宗》："百虫入耳，乃偶然误入之。如蝇、纹细虫入耳，以麻油数点滴入窍中，虫亦自死取出。"

车脂膏

【来源】方出《肘后备急方》卷六，名见《普济方》卷五十五。

【组成】车辖脂

【用法】塞耳中，脓血出尽愈。

【主治】

1.《肘后备急方》：聤耳出脓血。

2.《医心方》引《小品方》：百虫入耳。

胡麻枕耳方

【来源】方出《肘后备急方》卷六，名见《圣济总录》卷一八一。
【组成】熬胡麻
【用法】以葛囊贮，枕之。虫闻香则自出。
【主治】蚰蜒入耳。

桃心塞耳方

【来源】方出《肘后备急方》卷六，名见《圣济总录》卷一八一。
【组成】桃叶
【用法】塞两耳。立出。

《圣济总录》：先以桃叶塞耳中，其虫必出。如不出，以胡麻子炒令香，以葛袋盛枕头，耳中虫自出。
【主治】百虫入耳。

灌耳麝香乳汁

【来源】《太平圣惠方》卷三十六。
【别名】灌耳麝香驴乳汁（《圣济总录》卷一一五）。
【组成】麝香三分（细研） 绿矾半两（细研） 米醋少许 驴乳汁二合
【用法】调和为汁。使一蛤蒲子，取药倾在所入耳内，一碗茶久，侧耳倾出，化为水，唯存脚子在为验。
【主治】蚰蜒入耳。

麝香膏

【来源】《太平圣惠方》卷三十六。
【组成】麝香半钱 阿魏半钱 麒麟竭一字 白及一字 干漆一字 腻粉一钱 硇砂半钱 石胆一字 生铁屑一字
【用法】上为细末。以猪胆汁、生姜汁、葱白汁等各少许，相和令稀稠得所。每用少许，点入耳中。其虫化为水，立验。
【主治】蚰蜒入耳。

乌头散

【来源】方出《博济方》卷三，名见《圣济总录》卷一一五。
【组成】川乌头三枚 木鳖子七枚（去壳） 白矾五文 白丁香一撮 夜明沙一文 乌鸡粪三两 黄丹三文 猪牙皂荚一挺（炙） 小儿衣带一条（如无，鼻内血三二滴，亦得）
【用法】上为散。每服一字，酽醋调，灌入耳内，少时虫尽出。
【主治】蚰蜒入耳。

生油方

【来源】《圣济总录》卷一一四。
【组成】生油一合
【用法】上一味，滴入耳中，日三五次。候其塞出即愈。

原书卷一一五所载此方用生油三合，将油少少灌入耳中。若入腹者，空腹服酢酪一升，不出更服。仍以面和烧饼，乘热薄耳门，须臾即出。
【主治】耳聋；蚰蜒入耳。

牛乳方

【来源】《圣济总录》卷一一五。
【组成】牛乳一盏
【用法】上药少少灌入耳内，即出。若入腹者，饮一二升，当化为黄水出，未出更饮。
【主治】蚰蜒入耳。

生姜汁灌耳方

【来源】《圣济总录》卷一一五。
【组成】生姜汁一合
【用法】少少灌入耳中。立出。
【主治】百虫入耳。

立验散

【来源】《圣济总录》卷一一五。
【组成】芎藭 天南星（炮） 白芷 夜明沙

（炒） 猪牙皂荚（炙）各三分 白丁香 百部 藜芦各四钱 草乌头半两 海金沙一分 砒霜（别研） 荜茇各二钱

【用法】上为散，与砒霜合和研匀，临时更用铅丹调色匀，瓷合收。如蚰蜒入耳，取少许，用醋一两滴调化，以细翎毛蘸药，入耳窍，微吹令药气行立出，药不得多，多即化蚰蜒成水不出。如蝎螫，先点少醋在螫处，渗药半字许，擦令热。

【主治】蚰蜒入耳，蝎螫。

鸡血方

【来源】《圣济总录》卷一一五。

【组成】鸡心血

【用法】上用生油和，滴入耳内。蚰蜒即出。

【主治】蚰蜒入耳。

驴乳灌耳方

【来源】《圣济总录》卷一一五。

【组成】驴乳三合

【用法】上一味，侧灌入耳中。其虫从左耳入，即右耳出。

【主治】蚰蜒入耳。

备急散

【来源】《圣济总录》卷一一五。

【组成】芫青 斑蝥（并去头足，米炒）各二十一枚 金星石 银星石（并研）各一钱 柳絮矾二钱 狼毒一钱 青黛半分

【用法】上为散。每用一字，水少许调和，入耳立出。

【主治】蚰蜒百虫入耳。

草乌头方

【来源】《圣济总录》卷一一五。

【组成】草乌头尖 矾石各等分

【用法】上为末，用醋调灌耳中。立出。

【主治】百虫入耳。

硇砂吹耳方

【来源】《圣济总录》卷一一五。

【组成】硇砂（研） 胆矾（研）各一分

【用法】上为细末。用鸡翎管子吹一字许入耳。虫化为水。

【主治】蚰蜒入耳。

猪膏灌耳方

【来源】《圣济总录》卷一一五。

【组成】猪膏二合 青钱十四文

【用法】上二味，以钱纳猪膏中煎之，去钱。以猪膏少少灌入耳中。

【主治】百虫入耳。

雄黄灌耳方

【来源】《圣济总录》卷一一五。

【组成】雄黄 绿矾 矾石 半夏各一分

【用法】上为末，以醋调一字，灌入耳中。

【主治】蚰蜒入耳及蜈蚣诸虫入耳。

蓝青汁灌耳方

【来源】《圣济总录》卷一一五。

【组成】板蓝叶一握

【用法】上研，取汁。少少灌入耳中。

【功用】百虫入耳。

鲮鲤甲方

【来源】《圣济总录》卷一一五。

【组成】鲮鲤甲一两（烧灰）

【用法】以水调，滤过，滴入耳中，即出。

【主治】蚁入耳。

灌耳酱汁

【来源】《圣济总录》卷一一五。

【组成】酱汁一二合

【用法】灌耳中即出。

【主治】蚁入耳。

雄黄油

【来源】《圣济总录》卷一八一。
【组成】雄黄一分
【用法】上研细，以麻油调抹耳中。
【主治】小儿飞虫入耳。

追毒膏

【来源】《普济方》卷五十五。
【组成】白矾　雄黄各半两
【用法】上为细末，以香油调和成膏。每用一皂子大，塞耳中，虫出即止。
【主治】百虫入耳不出。

黄耆汁

【来源】《普济方》卷五十五。
【组成】黄耆四分　干姜二分　蜀椒一分
【用法】上为末。以生地黄捣取汁和，用绵裹枣核大，塞耳中，日三夜一。以愈止。
【主治】虫入耳肿，不闻人语声，有脓出。

清油膏

【来源】《普济方》卷五十五。
【组成】清油一斤　大蜈蚣三对（入油内浸经年者妙）
【用法】上加脑麝，每用少许点耳中。
【主治】蚰蜒百虫入耳，痛不可忍。

十五、中耳炎

中耳炎，是指中耳黏膜的化脓性炎症，有急性和慢性之别。相当于中医聤耳、耳疳等范畴。治宜疏风清热，健脾渗湿，解毒排脓。

耳疳散

【来源】《江苏中医》（1963，8：封三）。
【组成】五倍子（焙，存性）　枯矾　胡黄连　煅龙骨各等分　冰片（或麝香）少许
【用法】上药共研极细粉末。用时先将耳道内、外的分泌物用双氧水充分清洗，并拭干水液，以棉筋纸捻蘸药塞入耳内，日换 3 ～ 5 次。
【主治】慢性化脓性中耳炎。
【验案】慢性化脓性中耳炎　《江苏中医》（1963，8：封三）：治疗慢性化脓性中耳炎 40 例，儿童多于成人，男性多于女性，年龄最小 6 个月。结果：经 4 ～ 9 日治愈 26 例。一般最少者 2 日，最多者 10 日以上可治愈。

冰麝散

【来源】《中医药学报》（1986，1：31）。
【组成】冰片 2.5g　麝香 0.5g　樟丹 10g　龙骨 15g　黄连 10g　牡蛎 10g
【用法】上药共研极细末。先将患耳之脓液清拭干净，把有少许药粉的喷雾器之喷头对准外耳道口，轻喷 2 ～ 3 次，使雾状药粉通过鼓膜穿孔，均匀地附在中耳腔内。下次上药时，也将患耳之脓液及残药渣拭净后，再如法继续吹药。
【主治】化脓性中耳炎。
【验案】化脓性中耳炎　《中医药学报》（1986，1：31）：治疗化脓性中耳炎 324 例，其中男 150 例，女 174 例；年龄 2 ～ 70 岁；病程 2 天至 40 年不等；急性化脓性中耳炎 176 只耳，占 48.4%，慢性化脓性中耳炎（单纯型）188 只，占 51.6%。结果：凡全身症状消失，流脓停止者为痊愈，共 136 只耳（77.3%）；全身症状消失，耳脓明显减少，听力明显好转者为 32 只（18.2%）；用药前后无明显变化者为无效，共 8 只（4.5%）；总有效率为

95.5%。

耳赤散

【来源】《沈阳药学院院报》(1990，3：217)。

【组成】轻粉0.5g 麝香0.5g 银朱5.0g 冰片0.5g

【用法】将上4味药分研成细粉，过120目细筛，混合均匀即成，装入瓶中密封备用。用药前以3%双氧水清洗外耳道，拭干后，将本方均匀地喷布于鼓膜穿孔处，量勿过多，以免影响引流。

【主治】慢性化脓性中耳炎。

【验案】慢性化脓性中耳炎 《沈阳药学院院报》(1990，3：217)：治疗慢性化脓性中耳炎1490例，计1653只耳，观察时间4个月至3年。结果：治愈430例，明显好转10例，好转30例，无效20例。

珠黛散

【来源】《中国中西医结合杂志》(1992，11：682)。

【组成】珍珠6g 硼砂300g 寒水石50g 青黛6g 冰片20g

【用法】上药经炮制后，先将硼砂、寒水石、青黛研细粉，过120目筛，珍珠另研细粉兑入前药，再加冰片共研即成。先用3%双氧水将患耳清洗干净，然后用直径2～3mm的细管将米粒大小的珠黛散吹入患耳中，小儿用量酌减。每日3次，直至患耳中无分泌物后停用。

【主治】化脓性中耳炎。

【验案】化脓性中耳炎 《中国中西医结合杂志》(1992，11：682)：治疗化脓性中耳炎185例，男111例，女74例。结果：急性脓耳82例，痊愈54例，好转26例，无效2例，总有效率为97.6%；慢性脓耳103例，显效53例，好转44例，无效6例，总有效率为94.1%。

荆菖启闭散

【来源】《陕西中医》(1993，2：59)。

【组成】荆芥 菖蒲 路路通各12g 木香 柴胡 香附各10g 升麻 川芎各6g 甘草3g

【用法】每日1剂，煎服(小儿量酌减)。

【主治】急性卡他性中耳炎。

【加减】风寒加防风、桂枝各10g；风热去升麻、柴胡，加薄荷、菊花各10g；鼻塞流涕加苍耳子、辛夷花各10g；耳痛加乳香、没药各6g；耳鸣加蝉衣12g；鼓膜积液加杏仁、苡仁各12g。

【验案】急性卡他性中耳炎 《陕西中医》(1993，2：59)：治疗急性卡他性中耳炎38例，男22例，女16例；年龄2.5～56岁；病程半天至5周。结果：用药在6剂以内，症状、体征全部消失者为痊愈，共29例；部分减轻或消失者为有效，共7例；症状和体征无变化者为无效，共2例；总有效率为94.74%。

第三章

鼻部疾病

一、鼻　衄

鼻衄，亦称衄、衄血，是指血液从鼻孔流出的病情。《黄帝内经灵枢经·百病始生》："阳络伤则血外溢，血外溢则衄血"。《金匮要略·惊悸吐衄下血胸满瘀血病脉证治》："心气不足，吐血、衄血，泻心汤主之"。张景岳在《景岳全书》中提出因热而致的鼻衄多在阳明经，治以清降为主，除因火致衄外，"阴虚者为尤多"，"阴虚之证当专以补阴为主"。唐容川在《血证论》中较详细地分析了肺火壅盛，阳明热盛，肾经虚火等导致鼻衄的辨证及治疗，对失血之证有独到的见解，提出了血证治气的止血大法。如"即可知太阳之热，不得发越于外者，必逼而为鼻衄也"，"阳明，主阖秋冬阴气，本应收敛，若有燥火伤其脉络，热气浮越，失其主阖之令，逼血上行，循经脉而出于鼻"，"又有肾经虚火，浮游上行，干督脉经而衄血者"，"治血者必调气，舍肝肺而何所从事哉"。

鼻衄成因可分为虚实两类，实者多因肺、胃、肝之火热，火性上炎，循经上蒸于鼻，脉络受损而为衄；虚者多为肝肾阴虚，虚火上越，灼伤脉络而致衄；或是脾气虚弱，气不摄血而为衄。其治疗，总以清热泻火，益气育阴，凉血散瘀等为基础。

栀子柏皮汤

【来源】《伤寒论》。

【别名】柏皮汤（《鸡峰普济方》卷十）、柏皮散（《永乐大典》卷一〇三三引《全婴方》）。

【组成】肥栀子十五个（劈）　甘草一两（炙）　黄柏二两

【用法】上以水四升，煮取一升半，去滓。分二次温服。

《鸡峰普济方》本方用法：为粗末。每服五钱，水二盏，煎至一盏，去滓温服。

【主治】

1.《伤寒论》：伤寒，身黄发热者。

2.《鸡峰普济方》：衄血，或从口出，或从鼻出，暴出而色鲜，衄至一二斗，闷绝者。

黄土汤

【来源】《金匮要略》卷中。

【别名】伏龙肝汤（《三因极一病证方论》卷九）、伏龙肝散（《脉因证治》卷上）、黄土散（《何氏济生论》卷二）。

【组成】甘草　干地黄　白术　附子（炮）　阿胶　黄芩各三两　灶中黄土半斤

【用法】上七味，以水八升，煮取三升，分温二服。
【主治】《金匮要略》：下血，先便后血，此为远血；亦主吐血，衄血。

牡蛎散

【来源】方出《肘后备急方》卷二，名见《圣济总录》卷七十。
【别名】石膏牡蛎丸（《杂病源流犀烛》卷十七）。
【组成】左顾牡蛎十分　石膏五分
【用法】上为末。每服方寸匕，一日三四次，酒调下；亦可蜜丸，如梧桐子大，服之。
【主治】
1.《肘后备急方》：大病愈后，小劳便鼻衄。
2.《圣济总录》：大衄，口耳鼻俱出血。

伏龙肝汤

【来源】方出《肘后备急方》卷三，名见《普济方》卷一〇一。
【别名】伏龙肝散（《普济方》卷二五四）、优龙肝饮（《济阳纲目》卷六十）、伏龙散（《外科大成》卷三）。
【组成】釜下土五升。
【用法】上药治下筛。以冷水八升和之，取汁尽服之。口已噤者，强开以竹筒灌之，使得下入便愈。
【主治】
1.《肘后备急方》：中风，心烦恍惚，腹中痛满，或时绝而复苏者。
2.《备急千金要方》：中毒，蛊毒。
3.《太平圣惠方》：风痱，卒不能语，手足不能自收。
4.《济阳纲目》：衄血。
5.《外科大成》：血崩。

发灰散

【来源】《普济方》卷三十九引《肘后备急方》。
【组成】乱发一两（洗净，烧灰）
【用法】上为细末。每服三钱，食前温水调服，一日三次。以通利为度。
【主治】大小便不通，及便血，五淋，小儿惊痫；吹鼻治鼻衄。

白芍药散

【来源】《普济方》卷一八九引《肘后备急方》。
【组成】白芍药一两　犀角末一分
【用法】上为末。每服一钱，新汲水下。以血止为度。
【主治】咯血，衄血。

地黄散

【来源】《普济方》卷一八九引《肘后备急方》。
【组成】干地黄　龙脑薄荷各等分
【用法】上为细末。冷水调下。
【主治】鼻衄，及膈上盛热。

独圣散

【来源】《普济方》卷一八九引《肘后备急方》。
【组成】糯米（微炒黄）
【用法】上为末。每服二钱，新汲水调下。
【主治】鼻衄不止。

黄药散

【来源】《普济方》卷一八九引《肘后备急方》。
【组成】黄药子一两
【用法】上为散。每服三钱，煎阿胶汤调下，良久以新汲水调生面一匙投之。
【主治】鼻衄不止。

茅花汤

【来源】《外台秘要》卷二引《小品方》。
【别名】茅根汤（《伤寒大白》卷二）、茅花散（《不居集》上集卷十四）。
【组成】茅花一大把（若无茅花，取茅根代之）
【用法】以水八升，煮取三升，分三服。即愈。
【主治】
1.《外台秘要》引《小品方》：伤寒鼻衄

不止。

2.《普济方》引《太平圣惠方》：热毒吐血。

3.《古今医统大全》：血痢、黑痢。

【方论】《伤寒大白》：茅性清凉，根能凉血止烦，花苗专凉上焦之血，故治衄。

生地黄汤

【来源】《备急千金要方》卷六。

【别名】地黄汤（《圣济总录》卷一四四）、生干地黄散（《普济方》卷三一九）

【组成】生地黄八两 黄芩一两 阿胶二两 柏叶一把 甘草二两

【用法】上锉。以水七升，煮取三升，去滓纳胶，煎取二升半，分三服。

【主治】

1.《备急千金要方》：衄血。

2.《圣济总录》：因坠堕内损，大小便下血，经久不尽；打扑损伤肺气，或咳嗽有血，或吐血。

生地黄汤

【来源】方出《备急千金要方》卷六，名见《普济方》卷一八八。

【组成】地黄汁五合

【用法】煮取四合，空腹服之，且服粳米饮。

【主治】

1.《备急千金要方》：鼻衄。

2.《圣济总录》：妇人月水连绵不绝。

3.《普济方》小儿热病，烦渴头痛，壮热不止。

【宜忌】忌酒、炙肉。

【验案】《类编朱氏集验方》：予在汝州时，因出验尸，有保正赵温，不诣尸所，问之即云：衄血已数斗，昏困欲绝。予使人扶腋以来，鼻血如檐溜，平日所记治衄数方，旋合药治之，血势皆冲出。予谓治血者莫如地黄。试遣人四散寻生地黄，得十余斤，不暇取汁，因使之生吃，渐及三四斤，又以其滓塞鼻，须臾血定。又癸未岁，予妇吐血，有医者教取生地黄自然汁煮饮之，日服数升，三日而愈。有一婢，病经血半年不通，见釜中饮汁，以为弃去可惜，辄饮数杯，随即通利。地黄活血，其功如此。地黄但用新布拭净捣汁，勿用水洗。

地黄丸

【来源】方出《备急千金要方》卷六，名见《普济方》卷一八九。

【组成】干地黄 栀子 甘草各等分

【用法】上为末。每服方寸匕，酒送下，一日三次。鼻有风热者，以葱涕为丸，如梧桐子大，每服五丸。

【主治】鼻出血不止。

【加减】鼻疼者，加豉一合。

芍药散

【来源】方出《备急千金要方》卷六，名见《鸡峰普济方》卷十。

【别名】芍药竹茹汤《普济方》（卷一九〇）。

【组成】生竹皮一升 芍药二两 芎藭 当归 桂心 甘草各一两 黄芩二两

【用法】上锉。以水一斗，煮竹皮，减三升，下药，煎取二升，分三次服。

【主治】脏气虚，膈气伤，吐血，衄血，溺血，或起惊悸。

伏龙肝汤

【来源】方出《备急千金要方》卷六，名见《圣济总录》卷七十。

【别名】伏龙肝散（《鸡峰普济方》卷十）。

【组成】伏龙肝 细辛（去苗叶）各半两 芎藭一分 桂（去粗皮） 白芷 干姜（炮） 芍药 甘草（炙，锉） 吴茱萸（汤浸一宿，与大豆同炒，去豆）各一两

【用法】上为粗末。每服三钱匕，酒一盏，煎至七分，入生地黄汁一合，更煎一二沸，去滓温服，一日三次。

【主治】鼻衄。

当归汤

【来源】《备急千金要方》卷十二。

【组成】当归　干姜　芍药　阿胶各二两　黄芩三两

【用法】上锉。以水六升，煮取二升，分三次服。

【主治】

1.《备急千金要方》：衄血吐血。

2.《普济方》：引《太平圣惠方》：衄血吐血不止，心胸疼痛。

【方论】《千金方衍义》：阿胶主心腹内崩，归、芍归诸经之血，干姜、黄芩以和标本之寒热也。

伏龙肝汤

【来源】方出《备急千金要方》卷十二，名见《千金翼方》卷十八。

【别名】伏龙肝散（《妇人大全良方》卷七）。

【组成】伏龙肝（如鸡子）一枚　生竹茹一升　芍药　当归　黄芩　芎藭　甘草各二两　生地黄一斤

《千金翼方》有桂心。

【用法】上锉。以水一斗三升，先煮竹茹，减三升，下药，取三升，分三服。

【主治】五脏热结，吐血、衄血。

胶艾散

【来源】方出《备急千金要方》卷十二，名见《普济方》卷一九〇。

【组成】艾叶一升　阿胶如手掌大　竹茹一升　干姜二两　（一方无竹茹，加干姜成七两）

【用法】上锉。以水三升，煮取一升，去滓，纳马通汁半升，煮取一升，顿服之。

【主治】上焦热，膈伤，吐血、衄血或下血，连日不止。

【方论】《千金方衍义》：吐衄日久，亡脱已多，非姜、艾、阿胶温补之剂，不能助马通搜逐之功；竹茹一味，专散膈上浮热也。血虚发热，而脉脱无阳，不但竹茹禁用，必加干姜方得固脱之力。

黄土汤

【来源】《备急千金要方》卷十二。

【别名】干地黄汤（《普济方》卷一八八）。

【组成】伏龙肝（鸡子大）二枚　桂心　干姜　当归　芍药　白芷　甘草　阿胶　芎藭各一两　细辛半两　生地黄二两　吴茱萸二升

【用法】上锉。以酒七升，水三升，合煮取三升半，去滓，纳胶，煮取三升，分三服。

【主治】吐血，衄血。

【方论】《千金方衍义》:《金匮要略》黄土汤治先便后血，《备急千金要方》取治内衄，于本方中除去附子、黄芩，参入姜、桂、萸、辛，佐伏龙肝以散结，芎藭、芍药佐胶、地以和营，以无附子之雄烈，且有地黄之滋血，故无藉于黄芩也。

黄土汤

【来源】《备急千金要方》卷十二。

【组成】伏龙肝半升　甘草　白术　阿胶　干姜　黄芩各三两

【用法】上锉。以水一斗，煮取三升，去滓下胶，分三服。

【主治】卒吐血及衄血。

茯苓补心汤

【来源】《备急千金要方》卷十三。

【组成】茯苓四两　桂心二两　大枣二十个　紫石英一两　甘草二两　人参一两　赤小豆十四枚　麦门冬三两

【用法】上锉。以水七升，煮取二升半，分三服。

【主治】心气不足，善悲愁恚怒，衄血，面黄烦闷，五心热，或独语不觉，喉咽痛，舌本强，冷涎出；善忘，恐走不定；妇人崩中，面色赤。

【方论】《千金方衍义》：人参、茯苓补手少阴气分；石英、桂心补手少阴血分；甘草、大枣乃参、苓之匡佐；麦门冬、赤小豆乃英、桂之报使，并开泄心包旺气，以疗喉舌诸疾；石英兼行足厥阴，而主妇人崩中，以其能温经散结也。

四物粱米汤

【来源】《备急千金要方》卷十五。

【别名】粱米汤（《圣济总录》卷一七九）、四味粱米汤（《圣济总录》卷一九〇）。

【组成】梁米 稻米 黍米各三升 蜡（如弹丸大）

【用法】以水五升，煮粱米三沸，去滓；复以汁煮稻米三沸，去滓；复以汁煮黍米三沸，去滓；以蜡纳汁中和之，蜡消取以饮之。

【主治】

1.《备急千金要方》：小儿泄注。

2.《医方考》：心劳吐衄，久服寒凉之剂，因坏脾胃。

伏龙肝汤

【来源】《千金翼方》卷十八。

【组成】伏龙肝半升 干地黄 干姜 牛膝各二两 阿胶（炙） 甘草（炙）各三两

【用法】上锉。以水一斗，煮取三升，去滓，纳胶，分三服。

【主治】吐血，衄血。

阿胶散

【来源】《千金翼方》卷十八。

【组成】阿胶（炙） 龙骨 当归 细辛 桂心各一两 蒲黄五合 乱发三两（烧灰）

【用法】上为散。食前服方寸匕，每日三次。三服愈。亦可蜜丸酒服。

【主治】衄血不止。

鸡子白丸

【来源】方出《外台秘要》卷三引《深师方》，名见《太平圣惠方》卷三十七。

【别名】鸡弹白丸（《古今医统大全》卷四十二）。

【组成】好松烟墨（捣之） 鸡子白

【用法】上以鸡子白为丸，如梧桐子大。每服十丸，水送下。

1.《太平圣惠方》：用鸡子白三个，好香墨二两。

2.《肘后方·附方》引《外台秘要》：每服一二十丸，用生地黄汁送下，如人行五里再服。

【主治】

1.《外台秘要》引《深师方》：天行毒病鼻衄是热毒，血下数升者。

2.《太平圣惠方》：吐血衄血。

黄土汤

【来源】《外台秘要》卷三引《深师方》。

【组成】当归 甘草（炙） 芍药 黄芩 芎䓖各三两 桂心一两 生地黄一斤 釜下焦黄土（如鸡子大）一枚（碎，绵裹） 青竹皮五两

【用法】上切。以水一斗三升，煮竹皮，减三升，去滓，纳诸药，煮取三升，分四服。

【功用】去五脏热结。

【主治】鼻衄或吐血。

【宜忌】忌海藻、菘菜、生葱。

止衄散

【来源】《元和纪用经》。

【组成】绵黄耆一两半 赤茯苓 赤白芍药各七钱半 当归 炙阿胶 熟干地黄各五钱

【用法】上切，炒干，研末。黄耆煎汤调方寸匕，未定加二匕。不过三服。服药后勿令卧。

【主治】衄血。

升麻汤

【来源】《幼幼新书》卷三十引《婴孺方》。

【组成】升麻八分 淡竹 青皮 羚羊角各五分 芍药六分 生地黄七分 甘草四分

【用法】以水三升，煮一升，一岁儿分三次服。

【主治】小儿热病，鼻衄或唾血。

石膏饮子

【来源】《太平圣惠方》卷十六。

【组成】石膏二两（捣碎） 甘草半两（炙微赤，锉） 赤芍药一两 黄芩一两 柴胡一两（去苗） 桂心半两 生地黄三两 竹茹二两

【用法】上锉细和匀。每服半两，先以水一大盏半，浸伏龙肝二两，澄取清一大盏，煎至五分，去滓温服．不拘时候。

【主治】时气鼻衄，烦躁不止，头痛气逆。

贝母散

【来源】《太平圣惠方》卷十八。

【组成】贝母一两（煨微黄色） 刺蓟一两 蒲黄一两

【用法】上为细散。每服一钱，以新汲水调下，不拘时候。

【主治】热病鼻衄不止。

竹茹饮

【来源】《太平圣惠方》卷十八。

【别名】竹茹散（《鸡峰普济方》卷五）。

【组成】青竹茹一两 子芩一两 蒲黄二钱 伏龙肝二钱（末） 生藕汁二合

【用法】上药，先以水一大盏半，煎竹茹、子芩至一盏，去滓，下蒲黄等三味，搅令匀，分为三服，不拘时候。

【主治】热病吐血，兼鼻衄不止。

阿胶散

【来源】《太平圣惠方》卷十八。

【组成】阿胶三分（捣碎，炒令黄燥） 伏龙肝三分 黄芩三分 葱白（连须）三茎 豉一合 地骨皮三分

【用法】上锉细。以水一大盏半，煎至一盏，去滓，加生地黄汁二合，搅令匀，分三次温服，不拘时候。

【主治】热病，阳毒伤肺，鼻衄不止。

刺蓟饮子

【来源】《太平圣惠方》卷十八。

【别名】刺蓟散（原书卷三十七）。

【组成】刺蓟一两 生地黄一两 鸡苏半两 生姜半两 赤茯苓半两 青竹茹一分 生麦门冬一两（去心）

【用法】上锉细。以水二大盏，煎至一盏半，去滓，分温三服，不拘时候。

【主治】热病，头痛壮热，鼻衄吐血，心中紧硬，遍身疼痛，四肢烦闷。

黄龙汤

【来源】《太平圣惠方》卷十八。

【组成】伏龙肝半两 当归三分（锉，微炒） 甘草三分（炙微赤，锉） 赤芍药三分 黄芩三分 川朴消三分 川升麻三分 生干地黄一两半

【用法】上为粗散。每服五钱，以水一大盏，入竹茹一分，煎至五分，去滓，不拘时候温服。

【功用】去五脏热气。

【主治】热病鼻衄。

黄芩散

【来源】《太平圣惠方》卷十八。

【别名】黄芩汤（《圣济总录》卷二十九）。

【组成】黄芩一两 川大黄一两（锉碎，微炒） 栀子仁半两 刺蓟一两 蒲黄半两

【用法】上为散。每服四钱，以水一中盏，煎至六分，去滓温服，不拘时候。

【主治】热病，鼻衄不止。

熟干地黄散

【来源】《太平圣惠方》卷十八。

【组成】熟干地黄三分 白芍药三分 黄耆一两半（锉） 阿胶半两（捣碎，炒令黄燥） 当归半两（锉，微炒） 人参三分（去芦头） 天竺黄三分

【用法】上为细散。每服二钱，以黄耆汤调下，不拘时候。

【主治】热病，鼻衄出多，面无颜色，昏闷虚困。

血余散

【来源】方出《太平圣惠方》卷三十五，名见《圣济总录》卷一二四。

【组成】乱发（烧灰）

【用法】上为细末。每服一钱，粥饮调下。

《仁斋直指方论》：衄者，更以少许吹入鼻。

【主治】

1.《太平圣惠方》：食中发咽不下。

2.《仁斋直指方论》：吐血、衄血。

3.《济阴纲目》：产后小便出血。
4.《青囊秘传》：崩漏下血不止。

三汁饮

【来源】方出《太平圣惠方》卷三十七，名见《普济方》卷一八九。
【组成】刺蓟汁二合　生地黄汁一合　生姜汁半合
【用法】上药调和令匀，徐徐饮之；仍将滓塞鼻中。
【主治】鼻中出血不绝，心闷欲绝。

子芩散

【来源】《太平圣惠方》卷三十七。
【组成】子芩一两　蒲黄三分　伏龙肝三分　青竹茹三分
【用法】上为散。每服三钱，以水一中盏，煎至六分，去滓，入生藕汁一合，搅令匀，温服。
【主治】鼻衄不止。

玉粉散

【来源】方出《太平圣惠方》卷三十七，名见《圣济总录》卷七十。
【组成】石膏一两（细研）　牡蛎一两（烧为粉）
【用法】上为细散。以新汲水调如稀面糊，候血滴间断时，便点三五滴于鼻中，仍以新汲水调两钱服之。
【主治】鼻衄日夜不止，头痛心烦。

生麦门冬煎

【来源】《太平圣惠方》卷三十七。
【组成】生麦门冬汁三合　生地黄汁三合　生藕汁三合　生姜汁少许　白药一两
【用法】上捣罗白药为末；以前四般汁更入熟水二合，同煎三五沸，用白药末搅令匀。分温二服，不拘时候。
【主治】鼻衄不止，心神烦闷。

立效散

【来源】方出《太平圣惠方》卷三十七，名见《普济方》卷一八九。
【别名】龙骨散（《普济方》卷一八九）。
【组成】龙骨一两
【用法】上为散。以水一大盏，煎至半盏，温温尽服之。
【主治】
1.《太平圣惠方》：鼻衄。
2.《普济方》：咯吐血不止。

地黄散

【来源】《太平圣惠方》卷三十七。
【组成】生干地黄半两　赤芍药三分　柏叶一两　阿胶半两（杵碎，炒令黄燥）　当归半两　赤茯苓三分
【用法】上为细散。每服二钱，煎黄耆汤调下。
【主治】鼻衄日夜不止，面无颜色，昏闷。

竹茹散

【来源】《太平圣惠方》卷三十七。
【组成】青竹茹一两　白芍药一两　芎藭一两　桂心一两　生干地黄三两　当归一两　甘草半两（炙微赤，锉）
《普济方》引本方有川芎、桂心，无白术、人参。
【用法】上为散。每服三钱，以水一中盏，煎至六分，去滓温服，不拘时候。
【主治】内损或劳伤所致吐血、衄血。

伏龙肝散

【来源】《太平圣惠方》卷三十七。
【组成】伏龙肝三两　当归二两　赤芍药二两　黄芩二两　犀角屑一两　生干地黄三两　刺蓟一两
【用法】上为散。每服五钱，以水一大盏，入青竹茹一鸡子大，煎至五分，去滓，温温服之。
【主治】五脏热结，鼻衄，心胸烦闷。

麦门冬饮子

【来源】《太平圣惠方》卷三十七。
【组成】生麦门冬汁五合　生刺蓟汁五合　生地黄汁五合
【用法】上药汁相合，于银锅中略暖过。每服一小盏，调伏龙肝末一钱服之。
【主治】吐血、衄血，至一斗不止。

远志散

【来源】《太平圣惠方》卷三十七。
【组成】远志半两（去心）　白芍药三分　桂心一分　天门冬半两（去心）　麦门冬半两（去心）　阿胶半两（捣碎，炒令黄燥）　当归半两　没药一两　藕节半两　甘草半两（炙微赤，锉）　川大黄半两（锉碎，微炒）　生干地黄一两　柴胡一两（去苗）　桃仁一分（汤浸，去皮尖双仁，麸炒微黄）
【用法】上为散。每服三钱，以水一中盏，煎至五分，去滓温服，不拘时候。
【主治】大衄不止。

赤马通汁

【来源】《太平圣惠方》卷三十七。
【组成】赤马通七块（以水一盏绞汁）　阿胶三分（捣碎，炒令黄燥）
【用法】以马通汁调阿胶，令稀稠得所，少少滴入鼻中，须臾即止。
【主治】鼻衄久不止，身面俱黄。

吹鼻散

【来源】《太平圣惠方》卷三十七。
【组成】釜底墨
【用法】上为细末。以少许吹鼻中。
【主治】鼻卒衄。

吹鼻散

【来源】《太平圣惠方》卷三十七。
【组成】麻鞋艾不限多少（烧为灰）
【用法】上为细末。以少许吹入鼻中。
【主治】鼻衄不止，心闷欲绝。

吹鼻散

【来源】《太平圣惠方》卷三十七。
【组成】绯帛灰三钱　乱发灰二钱
【用法】上为细末。少少吹入鼻中。
【主治】鼻衄久不止。

吹鼻龙骨散

【来源】《太平圣惠方》卷三十七。
【组成】龙骨半两　乱发一鸡子大（烧为灰）
【用法】上为末。以少许吹入鼻中。
【主治】鼻衄不止，眩冒欲死。

乱发灰散

【来源】《太平圣惠方》卷三十七。
【组成】乱发灰一分　桂心半两　干姜一分（炮裂）
【用法】上为细散。每服二钱，先食浆水粥，后以温浆水调下。
【主治】鼻衄久不止，令人目眩心烦。

刺蓟散

【来源】《太平圣惠方》卷三十七。
【别名】刺蓟汤（《普济方》卷一八九）。
【组成】刺蓟　苦参　黄连（去须）　栀子仁　生干地黄　川大黄（锉碎，微炒）　侧柏叶各一两
【用法】上为散。每服五钱，以水一大盏，入青竹茹半鸡子大，煎至五分，去滓，频频温服。
【主治】鼻衄出血，经日不止。

刺蓟散

【来源】《太平圣惠方》卷三十七。
【组成】刺蓟二两　竹茹二两　蒲黄一两　艾叶一两　乱发灰一两　白药一两

【用法】上为散。每服三钱，以水一中盏，煎至六分，去滓，入地黄汁一合，搅令匀，不拘时候。
【主治】鼻久衄不止。

茜根散

【来源】《太平圣惠方》卷三十七
【组成】茜根草　黄芩　侧柏叶　阿胶（杵碎，炒令黄燥）　甘草（锉，生用）各一两
【用法】上为粗散。每服三钱，以水一中盏，入生地黄半两，煎至六分，去滓，温服之。
【主治】鼻衄，终日不止，心神烦闷。

通神散

【来源】方出《太平圣惠方》卷三十七，名见《圣济总录》卷七十。
【别名】伏龙肝散（《普济方》卷一八八）。
【组成】乱发灰半两　伏龙肝一两各等分
【用法】上为细末，每服三钱，以新汲水调下。
【主治】鼻衄日夜不止，面无颜色，昏闷。

黄芩散

【来源】《太平圣惠方》卷三十七。
【别名】黄芩饮（《经验广集》卷一）。
【组成】黄芩一两（去心中黑腐）
【用法】上为细散。每服三钱，以水一中盏，煎至六分，和滓温服，不拘时候。
【主治】

1.《太平圣惠方》：心脏积热，吐血衄血，或发或止。

2.《经验广集》：盛夏时有大热症，头大如斗，身热如火者。

蒲黄散

【来源】方出《太平圣惠方》卷三十七，名见《普济方》卷一九〇。
【组成】蒲黄二两　石榴花一两（末）
【用法】上为散。每服一钱，以新汲水调下。
【主治】鼻衄经久不止。

塞鼻散

【来源】《太平圣惠方》卷三十七。
【组成】猬皮一枚
【用法】上烧为灰，细研。每用半钱，绵裹纳鼻中，数易之，乃愈。
【主治】鼻衄。

榴花散

【来源】方出《太平圣惠方》卷三十七，名见《圣济总录》卷七十。
【组成】人中白一分　石榴花半两　故绵灰半两
【用法】上为细末，入麝香一钱更研令匀。每用少许，吹入鼻中。
【主治】鼻衄久不止，诸药无效者。

藕汁饮子

【来源】《太平圣惠方》卷三十七。
【组成】生藕汁三合　生地黄汁三合　牛蒡根汁二合　生蜜一匙
【用法】上药汁调和令匀。每服一小盏，细细饮之。
【主治】吐血，衄血。

麝香散

【来源】方出《太平圣惠方》卷三十七，名见《普济方》卷三一九。
【组成】人中白一分　石榴花一两　故绵灰一两　麝香半两
【用法】上为细散。每取少许吹鼻中。
【主治】鼻衄久不止，诸药无效者；或妇人鼻衄，出血数升，不知人事。

伏龙肝散

【来源】方出《太平圣惠方》卷七十，名见《普济方》卷三一九。
【组成】生地黄汁六合　刺蓟汁六合　生麦门冬汁六合　伏龙肝（末）

【用法】上件药，暖三味汁，调下伏龙肝末一钱。

【主治】妇人鼻衄。

刺蓟散

【来源】《太平圣惠方》卷七十。

【组成】刺蓟二两　桑耳一两　艾叶一两（微炒）　生干地黄二两　蒲黄一两半　乱发灰一两

【用法】上为粗散。每服三钱，以水一中盏，入淡竹茹一分，煎至六分，去滓温服，不拘时候。

【主治】妇人鼻衄，流血不止。

黄连散

【来源】《太平圣惠方》卷七十。

【组成】黄连一两（去须）　犀角屑一两　刺蓟二两　鸡苏叶二两　生干地黄一两

【用法】上为散。每服四钱，以水一中盏，煎至六分，去滓温服，不拘时候。

【主治】妇人鼻衄不止，心神烦躁。

蒲黄散

【来源】方出《太平圣惠方》卷七十，名见《普济方》卷三一九。

【组成】鹿角胶二两（捣碎，炒令黄燥）　艾叶一两（微炒）　续断一两　蒲黄一两

【用法】上为细散。每服二钱，煮竹茹粥饮调下，不拘时候。

【主治】妇人鼻衄，出血数升，不知人事。

升麻散

【来源】《太平圣惠方》卷八十九。

【组成】川升麻半两　羚羊角屑　甘草（炙微赤，锉）　黄芩　赤芍药各一分

【用法】上为粗散。每服一钱，以水一小盏，加淡竹叶七片，煎至五分，去滓，再加地黄汁半合，更煎一两沸。不拘时候，量儿大小，分减温服。

【主治】小儿鼻衄，或唾血。

生地黄煎

【来源】《太平圣惠方》卷八十九。

【组成】生地黄半斤（取汁）　刺蓟半斤（取汁）　杏仁一两（汤浸，去皮尖双仁，麸炒黄，别研）　阿胶半两（捣研，炒令黄燥，为末）　蜜一合

【用法】上药都入银锅中，以慢火熬为膏。每服一钱，用新汲水调下，不拘时候。

【主治】小儿鼻衄不止。

栀子仁散

【来源】《太平圣惠方》卷八十九。

【组成】栀子仁一两　槐花半两（微炒）

【用法】上为细散。每服半钱，用温水调下，不拘时候。

【主治】小儿卒热，毒气攻脑，鼻衄。

桂心散

【来源】《太平圣惠方》卷八十九。

【组成】桂心一分　乱发灰一分　干姜半分（炮裂，锉）

【用法】上为散。每服半钱，以冷水调下，不拘时候。

【主治】小儿鼻衄，心闷。

发灰散

【来源】《普济方》卷三二一引《太平圣惠方》。

【组成】乱发灰

【用法】上用二钱，以米醋二合，汤少许调服；井花水调服亦可。疮疖之毒，以空心温酒调服。鼻衄，吹鼻内。

【主治】妇人小便尿血，或先尿而后血，或先血而后尿；饮食忍小便，或走马房劳，致胞转脐下，急痛不通；肺疽。心衄、内崩，吐血一两口，或舌出血如针孔；久痢不安，下血成片；鼻衄。

凉血地黄汤

【来源】《袖珍方》卷三引《经验方》。

【别名】凉血地黄散（《普济方》卷一八九）。
【组成】生地黄　赤芍药　当归　川芎各等分
【用法】上锉。水二盏，煎至一盏，去滓，食后温服。
【主治】荣中有热及肺壅鼻衄生疮，一切丹毒。
【加减】鼻衄，加蒲黄、黄芩；丹毒，加防风。

黄连散

【来源】《袖珍方》卷三引《经验方》。
【组成】黄连　黄芩　柏叶　甘草各等分　豆豉二十粒。
【用法】上锉。每服一两，水二盏，煎至一盏，去滓，食后口服。
【主治】大人、小儿热气盛，热乘于血，血随气散溢于鼻，致患鼻衄。

贯众散

【来源】方出《证类本草》卷十引《本草图经》，名见《赤水玄珠全集》卷九。
【组成】贯众根
【用法】上为末。每服一钱匕，水调下。
【功用】止鼻血。

阿胶散

【来源】《普济方》卷一八九引《指南方》。
【组成】黄耆　白术　桔梗　甘草　山药　阿胶各等分
【用法】上为粗末。每服五钱，水二盏，煎取一盏，去滓服。
【主治】阴虚衄血。

剪金散

【来源】《普济方》卷一八九引《指南方》。
【别名】煎金汤（《全生指迷方》卷二）、剪金汤（《鸡峰普济方》卷十）。
【组成】剪金花连茎叶不拘多少（阴干用）
【用法】浓煎汁服。
【主治】鼻衄。

刺蓟散

【来源】《苏沈良方》卷七。
【别名】刺蓟汤（《圣济总录》卷七十）。
【组成】大蓟根一两　相思子半两
【用法】每服一钱，水一盏，煎七分，去滓，放冷服。
【主治】鼻衄。
【验案】鼻衄　王朝散女子，大衄一日，已昏不识人，举家发哭，用药皆无效。人有传此方，一服乃止。

薄荷煎丸

【来源】《太平惠民和济局方》卷一。
【组成】龙脑薄荷（取叶）十斤　防风（去苗）川芎各三十两　桔梗五十两　缩砂仁五两　甘草（炙）四十两
【用法】上为末，炼蜜为丸，每两作三十丸。每服一丸，细嚼茶、酒任下。
【功用】消风热，化痰涎，利咽膈，清头目。
【主治】遍身麻痹，百节痠疼，头昏目眩，鼻塞脑痛，语言声重，项背拘急，皮肤瘙痒，或生隐疹，及肺热喉腥，脾热口甜，胆热口苦；又治鼻衄唾血，大小便出血，及伤风。

龙脑饮子

【来源】《太平惠民和济局方》卷六。
【别名】龙脑饮（《中国医学大辞典》）。
【组成】缩砂仁　瓜蒌根各三两　藿香叶二两四钱　石膏四两　甘草（蜜炒）十六两　大栀子仁（微炒）十二两
【用法】上为末。每服一钱至二钱，用新水入蜜调下。又治伤寒余毒，潮热虚汗，用药二钱，水一盏，加竹叶五六片，煎至七分，食后温服。
【主治】大人、小儿蕴积邪热，咽喉肿痛，赤眼口疮，心烦鼻衄，咽干多渴，睡卧不宁，及痰热咳嗽，中暑烦躁，一切风壅。或伤寒余毒，潮热虚汗。

必胜散

【来源】《太平惠民和济局方》卷八。

【组成】熟干地黄　小蓟（并根用）　人参　蒲黄（微炒）　当归（去芦）　川芎　乌梅（去核）各一两

【用法】上为粗散。每服五钱，水一盏半，煎至七分，去滓温服，不拘时候。

【主治】

1.《太平惠民和济局方》：男子妇人血妄流溢，吐血、衄血、呕血、咯血。

2.《普济方》：妇人下血过多，致发虚热。

天竺饮子

【来源】《太平惠民和济局方》卷十。

【别名】天竺散（《永类钤方》卷十一）、天竺黄散（《世医得效方》卷八）。

【组成】天竺黄五钱　川郁金（用皂角水煮，切作片，焙干）　甘草（炙）各二十两　大栀子仁（微炒）　连翘各二十两　雄黄（飞研）五两　瓜蒌根十斤

方中天竺黄原脱，据《世医得效方》补。

【用法】上为细末。每服一大钱，小儿半钱，食后、临卧用新水调服。

【主治】大人、小儿脏腑积热，烦躁多渴，舌颊生疮，咽喉肿痛，面热口干，目赤鼻衄，丹瘤结核，痈疮肿痛；又治伏暑燥热，疮疹余毒，及大便下血，小便赤涩。

醍醐酒

【来源】《养老奉亲书》。

【组成】萝卜自然汁半盏

【用法】以热酒半盏，相和令匀，再用汤温过服之。

【主治】鼻衄。

睡黄散

【来源】《传家秘宝》卷三。

【组成】黍粘子一两半（微炒）　雄黄半两　马牙消半两　甘草半两　牛黄少许

【用法】上为细末。每服二钱，用猪胆汁与新汲水调下。病人相次便睡，微有汗出。如时气舌胀，咽喉肿及热极者，如前法斟酌多少服之。

【主治】鼻衄。

黄芩汤

【来源】《伤寒总病论》卷三。

【别名】黄芩一物汤（《仁斋直指方论》卷十六）、黄芩丸（《证治准绳·幼科》卷三）。

【组成】黄芩四两

【用法】上锉。加水三升，煮一升半，温饮一盏。

【主治】

1.《伤寒总病论》：鼻衄或吐血下血，及妇人漏下血不止。

2.《仁斋直指方论》：血淋热痛。

地黄饮

【来源】《圣济总录》卷十六。

【组成】生地黄（肥嫩者）半斤

【用法】上捣取自然汁。每服半盏，煎令沸服之。未效再服。

【主治】

1.《圣济总录》：产后血晕，心闷气绝。

2.《赤水玄珠全集》：衄血，吐血，经闭。

生地黄饮

【来源】《圣济总录》卷二十九。

【别名】地黄饮（原书卷四十七）。

【组成】生地黄汁　生藕汁　生姜汁　生蜜各二合

【用法】上药和匀，分作三服。每服微煎，食后、临卧服。

【主治】时疾壮热，头痛，鼻衄不止；胃气盛实，壅涩不宣，蕴积为热，口干烦渴。

地黄饮

【来源】《圣济总录》卷二十九。

【组成】生地黄汁二合　蜜二合

【用法】上搅匀，顿服。
【主治】伤寒鼻衄。

竹茹汤

【来源】《圣济总录》卷六十八。
【组成】青竹茹（锉）一升 芍药二两 芎䓖 当归（切，焙） 桂（去粗皮） 甘草（炙，锉）各三两 黄芩（去黑心）三分
【用法】上为粗末。每服三钱匕，水一盏，煎至八分，去滓温服，不拘时候。
【主治】吐血、溺血、衄血。

竹叶芍药汤

【来源】《圣济总录》卷六十八。
【别名】竹叶芍药散（《普济方》卷一八八）。
【组成】竹叶六合 赤芍药 甘草（炙，锉）各一两 阿胶（炙燥）三两 当归（切，焙）一两半
【用法】上为粗末。每服五钱匕，水一盏半，煎至八分，去滓，食后温服，一日二次。
【主治】吐血衄血，大小便出血。

麦门冬汁

【来源】《圣济总录》卷六十九。
【组成】生麦门冬汁 生地黄汁 生藕汁 冷熟水各一盏 白药一两为末。
【用法】上药和匀。每服二盏，略煎沸温服，不拘时候。
【主治】呕血，吐血及鼻衄血。

吹鼻散

【来源】《圣济总录》卷六十九。
【组成】人中白
【用法】上药瓦上焙干，研为细末。每以少许，吹入鼻中。立愈。
【主治】血汗，鼻衄不断。

阿胶汤

【来源】《圣济总录》卷六十九。
【组成】阿胶（炒令燥，捣末）一两 蒲黄半两
【用法】上和匀。每服二钱匕，水一盏，煎至六分，入生地黄汁一合，更煎一二沸，温服，不拘时候。
【主治】舌上出血不止，及鼻久衄不止。

二花散

【来源】《圣济总录》卷七十。
【组成】酸石榴花一分 黄蜀葵花一钱
【用法】上为散。每服一钱匕，水一盏，煎至六分，不拘时候温服。
【主治】鼻衄不止。

千针散

【来源】《圣济总录》卷七十。
【组成】刺蓟 木贼各一分 白面一钱
【用法】上为散。每服一钱匕，研青蒿心七枚，新水调下，并二服。
【主治】鼻衄不止。

比金丸

【来源】《圣济总录》卷七十。
【组成】郁金（雪中煮令透，切，曝干）一两 紫石英 白石英 白茯苓（去黑皮） 水银各一分 黑铅半分（与水银同结沙子） 甘草（生，锉）一分 龙脑（研）半钱
【用法】上八味，除沙子外，捣研为末。用黄牛胆汁为丸，如弹子大。每服一丸，煎甘草汤放冷磨下。
【主治】邪热上攻，鼻衄烦闷。

天竺黄散

【来源】《圣济总录》卷七十。
【组成】天竺黄 芎䓖各一分 防己半两
【用法】上为散。每服一钱匕，新汲水调下；肺损吐血，用药二钱匕，生面一钱匕，水调下，并食后服。
【主治】鼻衄不止，肺损吐血。

车前散

【来源】《圣济总录》卷七十。
【组成】车前子末　牛耳中垢各等分
【用法】上二味，和成挺子。塞鼻中。
【主治】鼻衄不止，欲死。

乌沙散

【来源】《圣济总录》卷七十。
【组成】细烟香墨二两
【用法】上为细散。每服一钱匕，腊茶清调下。
【主治】鼻衄。

玉尘散

【来源】《圣济总录》卷七十。
【组成】白面　箬叶灰各三钱
【用法】上为细末，分为二服。食后井华水调下。
【主治】肺壅鼻衄。

白药散

【来源】《圣济总录》卷七十。
【组成】白药二两半　生地黄汁三合　生藕汁一合　生姜汁少许
【用法】上四味，捣白药为末。先煎三物汁令沸，每以半盏，入熟水一合，白药末二钱匕，搅匀，食后温饮之。
【主治】衄血，汗血。

地金汤

【来源】《圣济总录》卷七十。
【组成】生干地黄（焙）　生干藕节各二两
【用法】上锉细，如麻豆大。每服三钱匕，水一盏，煎至六分，去滓，食后、临卧温服。
【主治】鼻衄。

地黄散

【来源】《圣济总录》卷七十。
【组成】生干地黄（焙）　阿胶（炙令燥）各三两　蒲黄二两
【用法】上为散。每服二钱匕，温糯米饮调下，不拘时候。
【主治】衄血，血汗不止。

地黄竹茹汤

【来源】《圣济总录》卷七十。
【组成】生地黄（切，焙）一斤　青竹茹五两　黄芩（去黑心）　当归（焙）　甘草（炙）　芍药　芎䓖各三两　桂（去粗皮）一两　釜月下焦黄土一块如鸡子大。
【用法】上锉，如麻豆大。每服五钱匕，水一盏半，煎至八分，去滓温服。
【功用】消热结。
【主治】衄血，血汗。

当归散

【来源】《圣济总录》卷七十。
【组成】当归（切，焙）
【用法】上为散。每服一钱匕，米饮调下。
【主治】鼻衄不止。

竹茹汤

【来源】《圣济总录》卷七十。
【组成】生竹茹　生地黄（切，焙）　黄芩（去黑心）各二两　蒲黄　芍药　麦门冬（去心皮）各一两
【用法】上为粗末。每服五钱匕，水一盏半，煎至八分，去滓，食后温服，一日三次。
【主治】热盛所致衄血、汗血。

血余散

【来源】《圣济总录》卷七十。
【组成】乱发灰一钱　人中白半两　麝香半钱
【用法】上为细末。每用一小豆许，吹入鼻中。
【主治】鼻衄久不止。

灯心散

【来源】《圣济总录》卷七十。
【组成】灯心（焙）一两
【用法】上为散，入丹砂一钱研。每服二钱匕，以米饮调下。
【主治】鼻衄不止。

防己散

【来源】《圣济总录》卷七十。
【组成】防己（生用）三两
【用法】上为细散。每服二钱匕，新汲水调下；老人、小儿酒调一钱匕服。更用热汤调少许，搐鼻。
【主治】鼻衄。

远志汤

【来源】《圣济总录》卷七十。
【组成】远志（去心） 天门冬（去心，焙） 麦门冬（去心，焙） 阿胶（炙燥） 当归（切，焙） 藕节（洗净） 甘草（炙） 大黄（锉，炒） 川芎各半两 桂（去粗皮） 没药（研） 麻黄（去节） 桃核仁（汤浸，去皮尖，炒令黄色）各一分 牡丹皮三分 柴胡（去苗）一两
【用法】上为粗末。每服三钱匕，以水一盏，煎至七分，去滓、空心温服。
【主治】大衄不止。

克效汤

【来源】《圣济总录》卷七十。
【组成】甘草（炙，锉） 桑耳（焙）各三分 枳壳（去瓤，麸炒） 大黄（锉，炒）半两 麦门冬（去心，焙） 槐实（炒）各一两半 白芷 鸡苏叶 百合 黄耆（锉） 白前 连翘 槟榔（锉）各一两 姜黄二两
【用法】上为粗末。每服五钱匕，水一盏半，加生姜三片，同煎至八分，去滓温服。
【主治】鼻衄。

吹鼻散

【来源】《圣济总录》卷七十。
【组成】茅花十茎 乱发一小团
【用法】上烧为末，研匀。每以少许吹鼻内。
【主治】鼻衄血不止。

谷楮叶汁

【来源】《圣济总录》卷七十。
【组成】谷楮叶五七把
【用法】上捣捩取汁，日饮一二盏。四五剂愈。
【主治】鼻久衄积年，或夜卧流血，常达数升，众疗不愈者。

鸡苏饮

【来源】《圣济总录》卷七十。
【组成】鸡苏 白茯苓（去黑皮） 射干各一两半 白芷 桔梗 天门冬（去心，焙） 当归（切，焙） 大黄（锉，炒） 甘草（炙）各一两 桂（去粗皮）半两
【用法】上锉。每服二钱匕，以水一盏，加生姜三片，煎取六分，去滓，空腹温服。
【主治】衄血不止。

鸡苏散

【来源】《圣济总录》卷七十。
【组成】鸡苏三两 防风（去叉）一两
【用法】上为散。每服二钱匕，温水调下。更以鸡苏叶于新水内揉软，纳鼻窍，血即止。
【主治】鼻衄不止。

刺蓟汤

【来源】《圣济总录》卷七十。
【组成】刺蓟 黄芩（去黑心） 大黄（锉，炒）赤芍药各三两 蒲黄二两 侧柏叶四两 生干地黄（焙） 甘草（炙，锉）各五两
【用法】上为粗末。每服三钱匕，水一盏，煎至七分，去滓温服。逐急以新汲水调下。

【主治】鼻衄不止。

刺蓟汤

【来源】《圣济总录》卷七十。
【组成】刺蓟　鸡苏叶各二两　黄连（去须）　犀角（镑）　生干地黄各一两
【用法】上为粗末。每服五钱匕，水一盏半，煎至八分，去滓温服，不拘时候。
【主治】热气上行，衄血，汗血。

法纸散

【来源】《圣济总录》卷七十。
【组成】纸
【用法】病人衄血时，以纸接血，候滴满纸，于灯上烧作灰，每一张作一服。新汲水调下。
【主治】鼻衄血不止。
【宜忌】不得令病人知。

定命散

【来源】《圣济总录》卷七十。
【组成】丹砂　水银　麝香各一分
【用法】上为细末。分为二服，用新汲水调下。
【主治】血汗，鼻衄不止。

参莲散

【来源】《圣济总录》卷七十。
【组成】人参一钱　莲子心一分
【用法】上为散。每服一钱匕，新水调下。
【主治】鼻衄不止。

柳枝散

【来源】《圣济总录》卷七十。
【组成】寒食杨柳枝（门傍插者）一两　人参一分
【用法】上为散。每服一钱匕，新水调下，并二服。
【主治】鼻衄不止。

厚朴丸

【来源】《圣济总录》卷七十。
【组成】厚朴（去粗皮）　瓦砾（并砂姜）　粪堆土瓜苗心各等分
【用法】上为末，炼蜜为丸，如鸡头子大。每服三丸，葱一握细切，面一匙，盐半钱同炒黄，沸汤点下。
【主治】鼻衄不止。

贴背膏

【来源】《圣济总录》卷七十。
【组成】京三棱（大者）一枚
【用法】上以湿纸裹，于慢火中煨熟，乘热为细末，醋煮面糊调。贴背第三椎上。
【主治】鼻衄。

独圣汤

【来源】《圣济总录》卷七十。
【组成】黄芩（去黑心）五两
【用法】上锉细，如麻豆大。每服七钱匕，以水二盏，煎至一盏，去滓温服。
【主治】血妄行，或衄或衊。

栗灰散

【来源】《圣济总录》卷七十。
【组成】生栗（宣州大者）七枚
【用法】上逐一微刮破皮，连皮烧存性，碗盖候冷，入麝香少许同研。每服二钱匕，温水调下。
【主治】鼻衄不止。

铅丹散

【来源】《圣济总录》卷七十。
【组成】铅丹不拘多少
【用法】上为细末。每服二钱匕，发时以新汲水调下。
【主治】鼻久衄。

桑根白皮丸

【来源】《圣济总录》卷七十。
【组成】桑根白皮（炙，锉） 山栀子（去皮壳） 黄芩（去黑心） 甘草（炙，锉） 羌活（去芦头） 防风（去叉） 当归（切，焙） 诃黎勒（煨，去核） 胡黄连各一分 地骨皮 人参 白茯苓（去皮） 柴胡（去芦头）各半两
【用法】上为末，炼蜜为丸，如梧桐子大。每服二十丸，空心食前温酒送下。
【主治】鼻衄久不止。

黄柏饮

【来源】《圣济总录》卷七十。
【组成】黄柏（去粗皮） 葛根（锉） 黄芩（去黑心）各一两半 鸡苏一两 凝水石二两 生竹茹半两
【用法】上为粗末。每服三钱匕，水一盏，加生地黄半分（切），煎至七分，去滓，食后、临卧温服。
【主治】鼻衄汗血。

银粉散

【来源】《圣济总录》卷七十（文瑞楼本）。
【组成】定州白瓷器
【用法】上为细散。每搐一挖耳许入鼻中。
【主治】鼻衄久不止。

葱白汁

【来源】《圣济总录》卷七十。
【组成】葱白一握
【用法】上捣绞取汁，投酒少许，点三二滴入鼻。
【主治】鼻衄血。

紫参汤

【来源】《圣济总录》卷七十。
【组成】紫参 蒲黄 生地黄各二两 黄芩（去黑心） 赤茯苓（去黑皮） 赤芍药 当归（切，焙）各一两 甘草（炙）一两半
【用法】上锉，如麻豆大。每服三钱匕，水一盏，入阿胶二片，炙令燥，同煎至七分，去滓温服，不拘时候。
【主治】鼻衄不止。

紫参散

【来源】《圣济总录》卷七十。
【组成】紫参 黄芩（去黑心）各一分 郁金 甘草（炙）各半分
【用法】上为散。每服三钱匕，以生地黄汁一合，白蜜一匙，水一盏，同煎沸，微温调下，一日三次。
【主治】衄血、汗血，久不止。

黑神散

【来源】《圣济总录》卷七十。
【组成】白刺猬皮（烧灰存性）半两 人中白半钱
【用法】上为细散。每用少许，搐在鼻中。
【主治】鼻中及耳皆出血不止。

蒲黄散

【来源】《圣济总录》卷七十。
【组成】蒲黄 柏子仁（研） 当归（切，焙） 阿胶（炙燥） 棕榈（烧存性，研） 乱发灰（研）各一钱
【用法】上为散。每服二钱匕，生藕节自然汁调下；如肺损吐血，地黄自然汁调下；肠风下血，用樗根皮煎汤调下；妇人带下，艾汤调下。
【主治】鼻衄，肺损吐血，肠风下血，妇人带下。

蒲槐散

【来源】《圣济总录》卷七十。
【组成】蒲黄 槐花各半两 防己 人参各一分
【用法】上为散。每服一钱匕，食后新汲水调下。
【主治】鼻衄不止。

蜗牛散

【来源】《圣济总录》卷七十。
【组成】蜗牛（焨干）一分　乌贼鱼骨半钱
【用法】上为散。每用一字，用时先含水一口，再以药搐鼻。
【主治】血热冲肺，鼻衄不止。

麝香散

【来源】《圣济总录》卷七十。
【组成】麝香二钱　滑石末　人中白各半两
【用法】上为散。每服二钱匕。热酒调下。
【主治】鼻衄不止。

镇心丸

【来源】《圣济总录》卷九十八。
【组成】黄芩（去黑心）　大黄各一两（炙熟）　荆芥穗　鸡苏（去梗）　甘草（炙）　芍药　山栀子各二两
【用法】上为末，水煮面糊为丸，如梧桐子大。每服三十丸，温熟水送下，不拘时候。
【功用】镇保心气，宁养神志，宣畅气血，解诸邪壅。
【主治】黄疸鼻衄，小水淋痛，目赤暴肿，或作飞血证。

玉屑散

【来源】《圣济总录》卷一七九。
【组成】寒水石（研）　马牙消（研）各一分　贝母（去心）　知母各一分半　荷叶一两（水煮七沸，焙干）
【用法】上为细散。每服半钱匕，食后蜜水调下。
【主治】小儿中热积惊，及时疾后鼻衄。

地黄煎

【来源】《圣济总录》卷一七九。
【组成】生地黄汁　刺蓟汁各二盏　杏仁（汤浸，去皮尖及双仁，麸炒黄，研）一两　阿胶（炙令燥，碾为末）半两
【用法】上同入银器中，慢火熬为煎。每服一钱匕，新汲水化下，不拘时候。
【主治】小儿鼻衄。

刺蓟散

【来源】《圣济总录》卷一七九。
【组成】刺蓟（焙）　蒲黄各半两　乱发（烧灰）一分
【用法】上为细散。每服半钱匕，以新汲水调下，不拘时候。
【主治】小儿鼻衄不止。

地黄汤

【来源】《医学纲目》卷三十七引《婴孩妙诀》。
【别名】地黄散（《保婴撮要》卷四）
【组成】生地　赤芍药　当归　川芎各等分
【用法】上锉。水煎，去滓服。
【主治】小儿荣中热及肺痈，鼻衄生疮，一切丹毒。
【加减】如鼻衄，临熟加生蒲黄少许；生疮，加黄耆等分；丹毒，加防风等分。

黄药散

【来源】《幼幼新书》卷三十引《吉氏家传》。
【组成】黄药
【用法】上为细末。每服半钱或一钱，井水调下。
【主治】小儿鼻衄不止。

凝波散

【来源】《幼幼新书》卷三十引《谭氏殊圣》。
【组成】寒水石　贝母　知母（为末）各一分半　马牙消（川消亦得）各一分　荷叶一两（水一升煮五七沸，焙）
【用法】上为末。每服半钱，蜜水调下。
【主治】小儿三焦积热壅滞，鼻衄啼哭，颜色青黄，发时莽躁。

独圣散

【来源】《永乐大典》卷一〇三三引《王氏手集》。
【组成】赤芍药
【用法】上为末。食后藕汁入蜜少许调下；桔梗煎汤调下亦得。
【主治】小儿吐血、嗽血，及衄血、下血。

黄芩膏

【来源】《永乐大典》卷一〇三三引《王氏手集》。
【组成】黄芩
【用法】上为末，炼蜜为丸，如鸡头大。三岁每服一丸，以浓盐汤送下。
【主治】小儿衄血、吐血、下血。

柏枝散

【来源】《幼幼新书》引《王氏手集》（见《永乐大典》卷一〇三三）。
【别名】柏枝饮（《幼科类萃》卷二十三）。
【组成】柏枝（干者） 藕节（干者）各等分
【用法】上为末。三岁儿每用半大盏，以藕汁入蜜，沸汤调下。
【主治】小儿衄血、吐血。

抵圣散

【来源】《幼幼新书》卷三十引张涣方。
【组成】盆消（研） 乱头发（烧灰，研） 红兰花（取末）各一分
【用法】上为细末。以绵缠，揾药塞鼻中。
【主治】小儿不以疾病，鼻衄不止。

紫参散

【来源】《幼幼新书》卷三十引张涣方。
【组成】紫参 生干地黄 山栀子各一两 刺蓟 乱发（各烧灰）一分 蒲黄 伏龙肝（各细研）一分
【用法】上件都拌匀。每服半钱至一钱，煎竹茹汤调下。
【主治】小儿内有郁热，口中吐血，鼻中衄血。

槐花散

【来源】《幼幼新书》卷三十引张涣方。
【组成】槐花一两（炒） 蒲黄半两 川面姜一分
【用法】上为细末。每服半钱，新水调下。
【主治】衄血。

柔脾汤

【来源】《妇人大全良方》卷七引《养生必用》。
【组成】甘草 白芍药 黄耆各一两 熟地黄三两
《鸡峰普济方》有桂一两。
【用法】上为末。每服四钱，水、酒各一盏，煎至七分，去滓，取六分清汁，食前温服。
【主治】妇人虚劳吐血、衄血、下白，汗出。

人参丸

【来源】《鸡峰普济方》卷十。
【组成】人参 生蒲黄各半两 甘草（生）一分 麦门冬二分
【用法】上为细末，炼蜜为丸，如酸枣大。每服一丸，温水化下；含化亦佳。
【主治】鼻血。
【宜忌】忌热面、炙煿等物。

川芎散

【来源】《鸡峰普济方》卷十。
【组成】川芎一两 甘草一分
【用法】上为细末。每服半钱，水煎，乘热不拘时候服。
【主治】男子、妇人、小儿鼻血。

小伏龙肝散

【来源】《鸡峰普济方》卷十。
【组成】伏龙肝 赤芍药 当归 黄耆 犀角屑 刺蓟各一两 生地黄三两
【用法】上为粗末。每服五钱，水二盏，竹茹一鸡

子大，煎至一盏，去滓温服。

【主治】五脏经热，鼻衄，心胸烦闷。

生地黄汤

【来源】《鸡峰普济方》卷十。

【组成】生干地黄半两　赤芍药　赤茯苓各三分　柏叶一两　阿胶　当归各半两

【用法】上为细末。煎黄耆汤调下二钱；及搐向鼻内，先含水一口，闭目搐入，然后吐出水即止。

【主治】鼻衄，面无颜色者。

立愈丸

【来源】《鸡峰普济方》卷十。

【组成】朱砂　硼砂　牙消各一钱

【用法】上为细末，醋煮面糊为丸，如麻子大。遇衄时，先用新汲水洗两脚心净，次用蒜二片研如泥贴在脚心上，次一药丸贴在蒜上，却以纸裹定，立地抬头三次。立止。

【主治】鼻衄不止。

地黄汤

【来源】《鸡峰普济方》卷十。

【组成】生干地黄一两一分　芍药　牡丹皮各四分　玄参三分

【用法】上为粗末。每服二钱，水一盏，煎至六分，去滓，食后、临卧温服。

【主治】衄血。

【加减】伏热者，以犀角代玄参。

附子地黄散

【来源】《鸡峰普济方》卷十。

【组成】附子　干姜　桂　黄耆　龙骨　乌鱼骨　白术　牡蛎　生干地黄各二两　白芍药一两

【用法】上为细末。每服二钱，空心米饮调下。

【主治】虚劳吐血、下血、衄血、崩血、漏血。

救暴散

【来源】《鸡峰普济方》卷十。

【组成】真明净乳香一块（皂子大）

【用法】上用倒流水于砚瓦中，以墨同研，约半盏，碎尽香为度。顿服。

【主治】鼻血。

棕榈散

【来源】《鸡峰普济方》卷十。

【组成】棕榈　荆蓟　桦皮　龙骨各等分

【用法】上为细末。每服二钱，米饮调下。

【主治】鼻衄不止已久。

三黄散

【来源】《普济本事方》卷五。

【组成】大黄一两（湿纸裹，甑上蒸）　黄连半两（去须）　黄芩（去皮）半两

【用法】上为细末。每服二钱，新水调下；蜜水亦得。

【主治】

1.《普济本事方》：衄血无时。

2.《小儿卫生总微论方》：小儿伤寒发黄。

【方论】《本事方释义》：大黄气味苦寒，入足阳明、太阴；黄连气味苦寒，入手少阴、太阳；黄芩气味苦寒，入手太阴、阳明。此阳气上逆，血热妄行，非大苦寒之药，不能使阳气下行，乃正治之方也。

山栀子散

【来源】《普济本事方》卷五。

【组成】山栀子不拘多少（烧存性）

【用法】上为末。搐入鼻中。

【主治】衄血。

【验案】衄血　蔡子渥传云：同官无锡监酒赵无疵，其兄衄血甚，已死，入殓血尚未止，偶一道人过门，闻其家哭，询问其由，道人云：是曾服丹或烧炼药，予有药用之，即于囊间出此药半钱匕，吹入鼻中立止，良久得活。并传此方。

茜梅丸

【来源】《普济本事方》卷五。

【组成】茜草根　艾叶各一两　乌梅肉（焙干）半两

【用法】上为细末，炼蜜为丸，如梧桐子大。每服三十丸，乌梅汤送下。

【功用】《古今名方》：凉血，行血，止血。

【主治】衄血无时。

【方论】《本事方释义》：茜草根气味苦寒平微涩，入手足厥阴；艾叶气味苦微温，入足太阴少阴厥阴；乌梅肉气味酸平，入足厥阴；血热妄行而衄血无时，乃阳胜阴也，厥阳上逆无制，以苦辛酸泄之，则阳气下行，而病自缓矣。

【验案】衄血　鞠运若茂之尝苦此疾，予授此方。令服后愈。

滑石丸

【来源】《普济本事方》卷八。

【组成】滑石（末）不拘多少

【用法】米饮糊为丸，如梧桐子大。每服十丸，微嚼破，新汲水送下，立止。只用药末一大钱，饭少许同嚼下亦得。

【主治】伤寒衄血。

神白散

【来源】《小儿卫生总微论方》卷十五。

【组成】槐花半两（微炒）　蛤粉一两

【用法】上为细末。每服半钱或一钱，煎柳枝汤调下。

【主治】小儿血妄行，诸吐衄便溺等。

当归地黄汤

【来源】《宣明论方》卷九。

【组成】当归　芍药　川芎　白术　染槐子　黄药子各半两　生地黄　甘草　茯苓（去皮）　黄芩　白龙骨各一两

【用法】上为末。每服三钱，水一盏，煎至七分，去滓，食前温服。

【主治】嗽血、衄血、大小便血；或妇人经候不调，月水过多，喘嗽者。

白及散

【来源】《三因极一病证方论》卷九。

【别名】白及膏（《类编朱氏集验方》卷十）。

【组成】白及不拘多少

【用法】上为末。冷水调，用纸花贴鼻窍中。一法用黄胶，烫令软，贴鼻窍中。

【主治】鼻衄。

止衄散

【来源】《三因极一病证方论》卷九。

【组成】黄耆六钱　赤茯苓　白芍药各三钱　当归　生干地黄　阿胶（炙）各三钱

【用法】上为细末。每服二钱匕，煎黄耆汤调下。未知，再作。

【主治】

1.《三因极一病证方论》：气郁发衄。

2.《类编朱氏集验方》：气虚发衄。

3.《医方考》：饥困劳役，动其虚火，致衄不止者。

【方论】

1.《医方考》：饥困劳役而动其火，其人本虚可知矣。虚火可补，故用黄耆、当归、阿胶甘温之品以补之；然赤茯苓能导丙丁之火从小水而下行，白芍药能收阴气，生地黄能凉血热，三物者，去血中之热，自是冲和，与芩、连苦寒之剂殊别。实火宜用连、芩，虚火则惟此类为宜也。

2.《血证论》：生地凉血，当归和血，白芍降血，阿胶秉阿水潜行地中之性，能潜伏血脉，此最易见者也。妙在黄耆运气摄血，则血不外泄；赤苓渗水利气，则引血下行。但黄耆一味，气虚者得之，则鼓动充满，而血得所统矣；设气实者得之，以水济水，以涂附涂，益气横决，愈逼血妄行矣。此用方者，所以贵有加减。

加味理中汤

【来源】《三因极一病证方论》卷九。

【组成】人参　白术　甘草（炙）　干姜（炮）　干葛　川芎各等分

【用法】上锉散。每服四钱，水一盏，煎七分，去滓温服。

【主治】饮酒过多，及啖炙煿热食动血，发为鼻衄。

桂枝栝楼根汤

【来源】《三因极一病证方论》卷九。

【别名】桂枝瓜蒌汤（《普济方》卷一三四）。

【组成】桂心　白芍药　栝楼根　甘草（炙）　川芎各等分

【用法】上为散。每服四大钱，水一盏半，加生姜三片，大枣一枚，煎至七分，去滓服。

【主治】伤风汗下不解，郁于经络，随气涌泄，衄出清血，或清气道闭，流入胃管，吐出清血，遇寒泣之，色必瘀黑者。

【加减】头痛，加石膏。

龙胆丸

【来源】《永乐大典》卷一〇三三引《全婴方》。

【组成】黄连　龙胆草各等分

【用法】上为末，糊为丸，如小豆大。三岁二十丸，或作散子，以浓盐水送下。

【主治】小儿衄血不止。

青苔散

【来源】《永乐大典》卷一〇三三引《全婴方》。

【组成】船底青苔

【用法】晒干为末。三岁一钱，藕节汁入蜜少许调下；淋沥，木通汤调下。

【主治】小儿鼻衄，吐血；亦治淋沥，小便不通。

鸡苏丸

【来源】《杨氏家藏方》卷三。

【组成】鸡苏叶半斤　荆芥穗一两　防风（去芦头）一两　黄耆（生用）　生干地黄　桔梗（去芦头，炒）各半两　甘草（炙）　川芎　甘菊花各一分　脑子半钱（别研）

【用法】上为细末，炼蜜为丸，每一两作十丸。每服一丸，麦门冬（去心）煎汤嚼下。

【主治】

1.《杨氏家藏方》：虚热上壅，头目不清，面赤咽干，痰嗽烦渴。

2.《云岐子保命集》：虚热，昏冒倦怠，下虚上壅，嗽血衄血。

3.《嵩崖尊生全书》：怒气吐血，唇青面黑。

地黄煎丸

【来源】《杨氏家藏方》卷十九。

【组成】生干地黄（洗，切，焙干）　熟干地黄（洗，切，焙干）各二两　薄荷叶二两半（洗去土）　甘草一两半（切，微炒）　山栀子仁一两半　片白脑子一钱（别研）

《奇效良方》有玄参七钱半。

【用法】上为细末，后入脑子，同研匀，炼蜜为丸，每一两作四十丸。每服一二丸，乳食后、临卧温熟水化下。大人每服五丸至十丸。

【主治】

1.《杨氏家藏方》：小儿血热风壅，大人亦宜服之。

2.《奇效良方》：小儿风壅，上膈热烦，鼻衄口疮，咽喉肿痛，口舌生疮；或血热，五心常热，多渴饮水。

四味丸

【来源】《杨氏家藏方》卷二十。

【别名】四生丸（《普济方》卷一八八引《十便良方》）。

【组成】荷叶　艾叶　柏叶　生地黄各等分

【用法】捣烂为丸，如鸡子大。每服一丸，水三盏，煎至一盏，去滓温服，不拘时候。

【功用】《饲鹤亭集方》：补阴凉血，散瘀理气。

【主治】

1.《杨氏家藏方》：吐血。

2.《普济方》：阳乘于阴，血热妄行，呕血、吐血、衄血。

3.《饲鹤亭集方》：便血。

莱菔饮

【来源】《杨氏家藏方》卷二十。

【别名】萝卜饮（《仁斋直指方论》卷二十六）。
【组成】萝卜
【用法】捣取自然汁一盏，入盐一钱调匀，顿服。
【主治】
1.《杨氏家藏方》：鼻衄不止。
2.《仁斋直指方论》：诸热吐血、衄血。

寸金散

【来源】《普济方》卷一八九引《卫生家宝》。
【组成】石州黄药子半两　土马鬃（墙上有者是）　甘草（生）各一分
【用法】上为细末。每服二钱，新汲水调下。未止再服。立止。
【主治】鼻衄不止。

生血地黄百花丸

【来源】《普济方》卷一九○引《卫生家宝》。
【组成】生地黄十斤（洗，臼中捣取汁）　生姜半斤　藕四斤（捣取汁）　白沙蜜四两　无灰酒一升（上五味，用银器或砂锅内熬取二碗许，渐成膏，一半瓷器收之，一半入干山药末三两，再熬一二十沸，次入后药）　川当归（焙）　熟地黄（焙）　肉苁蓉（酒浸，焙）　破故纸　阿胶（麸炒）　黄耆（蜜炙）　石斛（去根，焙）　覆盆子　白茯苓　远志（取皮）　麦门冬（去心，焙）　枸杞子各二两
【用法】上为末，入山药膏子为丸，如梧桐子大。每服五十丸，空心食前用温酒调地黄膏子送下，每日三次。
【主治】诸虚不足，下血、咯血、衄血、肠澼、内痔，虚劳寒热，肌肉枯瘦。

五黄丸

【来源】《洁古家珍》。
【组成】大黄五钱　芒消三钱　甘草一钱　生地黄三钱　栀子一钱　黄芩一钱　黄连一钱半
【用法】上为细末，炼蜜为丸，如梧桐子大。温水送下。
【主治】衄血不止，大便结燥者。

麦门冬饮子

【来源】《云岐子保命集》卷下。
【别名】门冬饮子（《洁古家珍》）、麦冬饮（《赤水玄珠全集》卷九引《济生方》）、麦门冬饮（《重订严氏济生方》）、麦地煎（《仙拈集》卷二）、二神汤（《疡医大全》卷十二）。
【组成】麦门冬　生地黄各等分
【用法】上锉。每服一两，煎服。
【主治】衄血不止。

茯苓补心汤

【来源】《易简方论》。
【组成】原书参苏饮三两　局方四物汤一两半
《易简方论》参苏饮：前胡、人参、紫苏叶、茯苓各三分、桔梗、干葛各半两，半夏（汤）、陈皮、枳壳（炒）、甘草（炙）各半两。
《太平惠民和济局方》四物汤：白芍药、川当归、熟地黄、川芎各等分。
【用法】上锉。每服四钱，水一盏半，加生姜七片，枣子一个，煎至六分，去滓，不拘时候服。
【主治】男子、妇人虚劳发热，或五心烦热，并治吐血、衄血、便血并妇人下血过多致虚热者。
【加减】感冒风寒，头目昏重，鼻流清涕，加川芎半两煎服；疝气初发，必先憎寒壮热，甚者呕逆恶心，加木香半两服之，两日寒热必退；或阴癞尚肿，牵引作楚，再于此药，每服加灯心二十茎煎，下青木香。

立效散

【来源】《普济方》卷一八八引《十便良方》。
【组成】伏龙肝二两
【用法】新汲水一大盏，淘取汁，入蜜一匙，搅匀服之。
【主治】吐血、鼻衄不止。

神功散

【来源】《魏氏家藏方》卷九。

【组成】白及

【用法】上为细末。以雪水调令稀稠得所，涂遍鼻上，频用雪块熨药上；无雪则只用冷水扫，并用掠头子于发际处紧系。妇人无掠头子，用头发相接亦得。

【主治】鼻衄。

三黄丸

【来源】《儒门事亲》卷十二。

【组成】大黄　黄芩　黄柏各等分

【用法】上为末，水为丸。每服三十丸，水送下。

【主治】

1.《儒门事亲》：男子、妇人咯血、衄血、嗽血、咳脓血。

2.《良朋汇集》：杨梅疮。

门冬清肺饮

【来源】《内外伤辨惑论》卷中。

【别名】麦门冬饮子（《卫生宝鉴》人卫本卷十）、门冬饮子（《卫生宝鉴》拔粹本）、麦冬清肺饮（《杏苑生春》卷三）。

【组成】紫菀茸一钱五分　黄耆　白芍药　甘草各一钱　人参（去芦）　麦门冬各五分　当归身三分　五味子三个

【用法】上锉，分作二服。每服水二盏，煎至一盏，去滓，食后温服。

【主治】

1.《内外伤辨惑论》：脾胃虚弱，气促气弱，精神短少，衄血吐血。

2.《证治汇补》：劳伤气虚，火旺咳嗽。

【方论】

1.《杏苑生春》：方中人参、黄耆补中益气为君；紫菀、麦冬、五味泄火清肺金为臣；白芍、归身救阴血为使。

2.《张氏医通》：此生脉、保元合用，以滋金化源，其紫菀佐黄耆而兼调营卫，深得清肺之旨。其余芍药酸收，当归辛散，且走血而不走气，颇所非宜，不若竟用生脉、保元清肺最妥。先哲有保元、生脉合用，气力从足膝涌出，以黄耆实胃，五味敛津，皆下焦之专药耳。

三黄补血汤

【来源】《兰室秘藏》卷上。

【组成】牡丹皮　黄耆　升麻各一钱　当归　柴胡各一钱五分　熟地黄　川芎各二钱　生地黄三钱　白芍药五钱

《医略六书》无升麻、柴胡。

【用法】上锉如麻豆大。每服五钱，水二大盏，煎至一大盏，去滓，食前稍热服。

【主治】

1.《兰室秘藏》：吐血、衄血，六脉俱大，按之空虚，心动善惊，面赤，上热者。

2.《医略六书》：衄血不止，脉软数者。

【方论】

1.《兰室秘藏》：此气盛多而亡血，以甘寒镇坠之剂，大泻其气，以坠其浮；以甘辛温微苦，峻补其血。

2.《医方集解》：二地补血，丹皮凉血，黄耆补气，升、柴升阳，气旺则能生血，阳生则阴自长矣。

3.《医略六书》：血气两虚，虚阳迫肺，不能摄血，而从鼻上溢，故衄血久不止焉。黄耆补肺气以摄血，白芍敛肺阴以止衄，生地滋阴凉血，熟地滋肾补阴，当归养血归经，丹皮凉血止血也。俾血气完复，则虚阳自敛，而肺气清宁焉，有衄久不止之患乎？

人参饮子

【来源】《兰室秘藏》卷中。

【别名】人参饮（《嵩崖尊生全书》卷八）。

【组成】麦门冬二分　人参（去芦）　当归身各三分　黄耆　白芍药　甘草各一钱　五味子五个

【用法】上为粗末，都作一服。用水二盏，煎至一盏，去滓，稍热服。

【主治】

1.《兰室秘藏》：脾胃虚弱，气促气弱，精神短少，衄血吐血。

2.《证因方论集要》：暑月衄血。

【方论】《证因方论集要》：《内经》云：必先岁气，无伐天和。故时当暑月则肺金受克，令人乏气之时也，理宜清金益气。清金故用麦冬、五味；益气故用参、耆、甘草；白芍之酸所以收其阴；当归之辛所以养其血；此亦虚火可补之剂也。

黄耆芍药汤

【来源】《兰室秘藏》卷中。

【组成】黄耆三两　甘草（炙）二两　升麻　葛根　白芍药各一两　羌活半两

【用法】上锉。每服三钱，水煎，温服。

【主治】

1.《兰室秘藏》：衄血多岁，面黄，眼涩多眵，手麻。

2.《济阳纲目》：湿，身重，卧起不能。

救脉汤

【来源】《兰室秘藏》卷中。

【别名】人参救肺散（原书同卷）、救肺饮（《脉因证治》卷上）、人参救肺汤（《医学纲目》卷十七）、救脉散（《古今医统大全》卷四十二）。

【组成】甘草　苏木　陈皮各五分　升麻　柴胡　苍术各一钱　当归梢　熟地黄　白芍药　黄耆　人参各二钱

【用法】上为粗末，都作一服。水二大盏，煎至一盏，去滓，稍温食前服。

【主治】吐血、衄血。

生葛散

【来源】《普济方》卷一八九引《济生方》。

【组成】生葛根　小蓟根各半斤

【用法】上洗净，捣取汁。每服一盏，烫温服，不拘时候。

【主治】鼻衄不止。

茜根散

【来源】《医方类聚》卷八十五引《济生方》。

【别名】茜根汤（《笔花医镜》卷二）。

【组成】茜根　黄芩　阿胶（蛤粉炒）　侧柏叶　生地黄各一两　甘草（炙）半两

【用法】上锉。每服四钱，水一盏半，加生姜三片，煎至八分，去滓温服，不拘时候。

《丹台玉案》本方用法：加童便半酒杯，温服。

【主治】

1.《医方类聚》引《济生方》：鼻衄终日不止，心神烦闷。

2.《丹台玉案》：吐血衄血，错经妄行，并妇人月信不止。

3.《证因方论集要》：阴虚衄血。

【方论】《证因方论集要》：肾阴虚则阳偏胜，故载血上行而致衄。是方也，阿胶能补虚，黄芩能养阴，甘草能缓急，茜根、侧柏、生地则皆去血中之热，能生阴于火亢之时者也。

犀角地黄汤

【来源】《证治准绳·疡医》卷二引《济生方》。

【组成】犀角（镑末）　生地黄　赤芍药　牡丹皮各一钱半　升麻　黄芩（炒）各一钱

【用法】水煎熟，入犀角末服。

【主治】胃火血热妄行，吐衄或大便下血者。

鸡苏散

【来源】《济生方》卷二。

【别名】生料鸡苏散（《医学纲目》卷十七）。

【组成】鸡苏叶　黄耆（去芦）　生地黄（洗）　阿胶（蛤粉炒）　白茅根各一两　桔梗（去芦）　麦门冬（去心）　蒲黄（炒）　贝母（去心）　甘草（炙）各半两

《世医得效方》有桑白皮半两，大枣一枚。

【用法】上锉。每服四钱，水一盏半，加生姜五片，煎至七分，去滓温服，不拘时候。

【主治】

1.《济生方》：伤劳肺经，唾内有血，咽喉不利。

2.《医学纲目》引《玄珠》：肺金受相火所制，鼻衄血。

香墨汁

【来源】《济生方》卷四。

【组成】香墨　葱汁
【用法】以葱汁磨墨，滴少许于鼻中。即止。
【主治】鼻衄不止。

黑神散

【来源】《古今医统大全》卷四十二引《简易》。
【组成】百草霜不拘多少（村居者佳）
【用法】上为细末。每服二钱，糯米煎汤下；喜凉水者，新汲水调服；如衄血者，少许吹鼻；皮破出血者、灸疮出血，掺之即止。
【主治】一切吐血，及伤酒食醉饱，低头掬损，吐血致多，并血热妄行口鼻出血，但声未失者。

川芎三黄汤

【来源】《仁斋直指方论》卷二十一。
【别名】川芎三黄汤（《产科发蒙》卷一）。
【组成】大黄（湿纸裹蒸）　川芎　黄连（净）　黄芩各等分
【用法】上为末。每服二钱，食后井水调服。
【主治】实热衄血。

麦门冬散

【来源】《仁斋直指方论》卷二十一。
【组成】生地黄　生麦门冬各三钱　生姜一钱　白药　蒲黄各二钱　白蜜一合
【用法】上为细末。以井水二大碗，煎七分，分二次服。
【主治】鼻衄。

五丹丸

【来源】《仁斋直指方论》卷二十六。
【组成】来复丹　黑锡丹　震灵丹　金液丹各一贴　养正丹二贴
【用法】上为细末，米糊为丸，如梧桐子大。每服三十丸，生料理中汤加木香空心送下；或沸汤调苏合香丸下。
【主治】虚极而壅，气不归元，衄血，喘嗽痰作。

当归连翘散

【来源】《女科万金方》
【组成】当归　连翘　大黄　山栀　芍药　金银花
一方加生姜五片，水煎服。方中金银花，《普济方》作“鹭鸶藤”。
【用法】《普济方》：上为粗末。每服二钱，酒一盏半，煎至六分，去滓，食后温服，一日三次。
【主治】
1.《女科万金方》：一切风热痈疮，大小便结滞喉舌之症。
2.《普济方》：脑疽、发背、诸恶疮，咽颊不利，舌肿喉闭，鼻衄出血，咳嗽痰实。

鸡苏龙脑散

【来源】《女科万金方》。
【组成】紫苏　人参　麦冬　阿胶　蒲黄　黄耆　甘草　柴胡　木通　薄荷　地骨皮
【用法】食前服。
【主治】男妇鼻衄、吐血。

一金散

【来源】《类编朱氏集验方》卷七。
【组成】大蒜
【用法】上为末。左鼻贴左脚心，右鼻贴右脚心，两鼻贴两脚心。
【主治】鼻衄，出血过多，昏冒欲死。

七蒸丸

【来源】《类编朱氏集验方》卷七。
【组成】鹿茸七两　酸枣仁半两（去壳）　石莲肉半两（去心）　白茯苓一两　菟丝子一两（净洗）　肉苁蓉一两　益智仁一两（去壳）　北茴香半两（青盐拌匀）
【用法】上将鹿茸切片，分作七份，以碗七只，各蒸一份；以好酒一升，每处用药一份，同浸一宿，连碗排饭上蒸，饭熟取出为度，和匀焙干，为末，以山药十两，煮糊为丸，如梧桐子大，朱砂为衣。每服五十丸至一百丸，枣汤送下。

【主治】鼻衄。

独胜散

【来源】《类编朱氏集验方》卷七引广西计议何清方。
【别名】独圣散（《普济方》卷一八九）。
【组成】镜面草（又名螺汨草）
【用法】水洗擂烂，入酒、滤去滓，取汁服。
【主治】鼻衄。

藕汁饮

【来源】《类编朱氏集验方》卷七。
【组成】生藕汁　生地黄汁　大蓟汁各三合　生蜜半匙
【用法】将药汁调和合匀。每服一小盏，细细冷呷之，不拘时候。
【主治】吐血、衄血不止。

天地丸

【来源】《医方类聚》卷一五〇引《济生续方》。
【别名】辟谷丹（《万氏家抄方》卷三）。
【组成】天门冬（去心）二两　熟地黄（九蒸，曝）一两
【用法】上为细末，炼蜜为丸，如梧桐子大。每服百丸，用熟水、人参汤任下，不拘时候。

《万氏家抄方》本方用法：炼蜜为丸，如弹子大，每服三丸，温酒或汤下，日进三服。

本方原名天地煎，与剂型不符，据《证治准绳·类方》改。

【主治】

1.《医方类聚》引《济生续方》：心血燥少，口干咽燥，心烦喜冷，怔忡恍惚，小便黄赤，或生疮疡。

2.《万氏家抄方》：咳血。

3.《济阳纲目》：吐衄，诸药不止。

麝香散

【来源】《御药院方》卷八。
【组成】白矾（枯过，别研）　白龙骨（粘舌者，另研）各半两　麝香（另研）半字
【用法】上为细末。每用一字。先令冷水洗净，拭去鼻内血涕，然后吹药于鼻中；或以软纸湿过，蘸药鼻内尤妙。
【主治】鼻衄不止。

御院麝香散

【来源】《医学纲目》卷十七。
【组成】白矾（枯过，另研）　白龙骨（粘舌者，另研）各半两　麝香（另研）半字
【用法】上为末。每用一字，先将冷水洗净鼻内血涕，然后吹药于鼻中；或以湿纸蘸药塞鼻，尤妙。
【主治】鼻衄不止。

三奇散

【来源】《医方类聚》卷八十五引《施圆端效方》。
【组成】乱发灰一钱　人中白半钱　麝香一字
【用法】上为细末。鼻内搐少许。
【主治】衄血不止。

牛黄散

【来源】《医方类聚》卷一五七引《施圆端效方》。
【组成】川大黄　郁金各一两

本方名牛黄散，但方中无牛黄，疑误。

【用法】上为细末。每服二钱，鸡子清汁调下。加减服之。
【主治】一切热毒黄疸，衄血发斑，口咽疮烂，吐血便血，时气发狂，神昏不省。

生犀散

【来源】《医方类聚》卷一五七引《施圆端效方》。
【组成】升麻二两　郁金半两　大黄　甘草各一两
【用法】上为细末。每服三钱，水一盏半，煎至七分，和滓温服，不拘时候。
【主治】一切积毒伏热，吐血衄血，呕咳咯血，伤寒杂病下血。

地黄散

【来源】《卫生宝鉴》卷十。
【别名】地黄饮（《丹溪心法附余》卷十一）、地黄膏（《不知医必要》卷二）。
【组成】生地黄　熟地黄　枸杞子　地骨皮各等分
【用法】上焙干为末。每服二钱，蜜汤调下，一日三次，不拘时候。
【主治】衄血往来久不愈。

黄耆膏子煎丸

【来源】《医垒元戎》。
【组成】人参　白术各一两半　柴胡　黄芩各一两　白芷　知母　甘草（炙）各半两　鳖甲一个（半手指大，酥炙）
【用法】上为细末，黄耆膏子（上用黄耆半斤，为粗末，水二斗，熬一斗，去滓，再熬，令不住搅成膏，至半斤，入白蜜一两，饧一两，再熬令蜜、饧熟，得膏十两，放冷）为丸如梧桐子大。每服三五十丸，空心以百沸汤送下。
【功用】除烦解劳，去肺热。
【主治】

1.《医垒元戎》：上焦热，咳衄，心热惊悸；脾胃热，口甘，吐血；肝胆热，泣出口苦；肾热，神志不定；上而酒毒，膈热消渴，下而血滞，五淋血崩。

2.《医学纲目》：气虚，呼吸少气，懒言语，无力动作，目无睛光，面色皏白。

柏皮汤

【来源】《医垒元戎》卷四。
【组成】生地黄　甘草　黄柏　白芍药各一两
【用法】上锉。用醇酒三升，渍之一宿，以铜器盛，米饮下蒸一炊时久，渍汁半升，食后服。
【主治】衄血、吐血、呕血等失血虚损，形气不理，羸瘦不能食，心忪少气，燥渴发热。

小蓟汤

【来源】《医方类聚》卷八十五引《王氏集验方》。
【组成】小蓟（去梗）
【用法】水煎服。
【主治】衄血。

黄连丸

【来源】《医方类聚》卷八十五引《王氏集验方》。
【组成】生干地黄　胡黄连
【用法】上为末，猪胆汁为丸，如梧桐子大。每服五十丸，食后、睡时茅花煎汤送下。
【主治】吐血、衄血。

芎附饮

【来源】《丹溪心法》卷二。
【别名】芎香散（《普济方》卷四十四引《鲍氏方》）、莎芎散（《医学入门》卷七）、芎附散（《赤水玄珠全集》卷九）。
【组成】川芎二两　香附四两
【用法】上为末。每服二钱，茶汤调下。
【功用】《赤水玄珠全集》：调气止血。
【主治】

1.《丹溪心法》：衄血。

2.《普济方》引《鲍氏方》：男子气厥头痛，妇女气盛头疼及产后头痛。

3.《赤水玄珠全集》：吐血不归经。

【方论】《医学入门》：香附开郁行气，使邪火散于经络；川芎和血通肝，使血归于肝脏。血归火散，其血立止。

郁金散

【来源】方出《丹溪心法》卷二，名见《李氏医鉴》卷八。
【组成】郁金末
【用法】加姜汁、童便服。
【主治】呕血，衄血。

三黄丸

【来源】《脉因证治》卷上。
【组成】大黄半两　芒消　地黄二钱　连芩　栀各

一钱

方中芒消用量原缺。

【用法】炼蜜为丸服。

【主治】衄血不止，大便结燥者。

益阴散

【来源】《脉因证治》卷上。

【组成】黄柏　黄连　黄芩（以蜜水浸，炙干）　白芍　人参　白术　干姜各三钱　甘草（炙）六钱　雨前茶一两二钱

【用法】香油釜炒红，为末。每服三四钱，红米饮下。

【主治】阳浮阴弱，咯血，衄血。

止血立效散

【来源】《普济方》卷一三四引《德生堂方》。

【组成】生地黄　熟地黄　枸杞　地骨皮各半两　白芍药　当归各一两

【用法】上为末。每服三钱，冷酒半盏调服。

【主治】鼻口出血不止。

搐鼻神效散

【来源】《普济方》卷一三四引《德生堂方》。

【组成】真胆矾不拘多少

【用法】上为细末。苇管吹入鼻。

【功用】止血。

止衄散

【来源】《普济方》卷一八九。

【组成】黄耆六钱　赤茯苓　白芍药　当归　生地黄　阿胶　甘草各二两　柏叶一把

【用法】上为末。每服二钱，煎黄耆汤送下。

【主治】气虚发衄。

龙麝散

【来源】《普济方》卷一八九。

【组成】伏龙肝半两　麝香一钱　羊腔炭皮（拍碎，炒令通赤）一两

【用法】上为细末，每服二钱，冷水调下，或研小蓟汁调下亦得。

【主治】鼻衄。

当归散

【来源】《普济方》卷一八九。

【组成】当归　干姜　芍药　阿胶各二两　黄芩三两

【用法】上为散。每服二钱，以生地黄汁调下。

【主治】衄血、吐血不止，心胸疼痛。

胡黄连散

【来源】《普济方》卷一八九。

【组成】生地黄　胡黄连各等分

【用法】上为末，用猪胆汁为丸，如梧桐子大。每服五十丸，临卧煎茅花汤下。

【主治】吐血，衄血。

扁柏散

【来源】《普济方》卷一八九。

【组成】沿街草　栀子叶　地竹　扁柏各等分

【用法】先将蒜、姜，水研一浅钟饮之，令睡，随后将四件，用水二碗，煎至一浅碗服。

【主治】男子衄血。

蒲黄饮

【来源】《普济方》卷一八九。

【组成】糯米（炒）　蒲黄　青黛　白面各一两

【用法】上为末。每服五钱，水调下。

【主治】吐血，鼻衄不止。

镇心丸

【来源】《普济方》卷二一五。

【组成】川大黄　车前子　乱发灰

【用法】上为细末。每服二钱，食前葱汤调下。

【功用】镇保心气，宁养神志，宣畅气血，解诸

邪壅。

【主治】黄疸鼻衄，小水淋痛，目赤暴肿，或作飞血证。

滋血汤

【来源】《普济方》卷二三一。

【组成】甘草（炙） 白芍药 黄耆各一两 熟地黄三两 蒲黄二两（炒）

【用法】上为末。每服四钱，水酒各一盏，同煎至一盏，去滓，取六分清汁，食前温服，日进三服。

【主治】虚劳吐血、衄血。

桑白皮散

【来源】《普济方》卷三一九。

【组成】桑白皮三分 枳壳 木通 生干地黄 子芩 白芍 甘草

【用法】上为粗散。每服三钱，重水盏半，煎至七分，去滓，食后温服。

【主治】心胸积气作痹，引两胁痛，昏闷不收，音声不清，虚热上壅，作鼻衄者。

犀角地黄汤

【来源】《普济方》卷三六九。

【组成】赤芍药三分 生姜 地黄二两 牡丹皮一两 犀角一两（如无，升麻代）

【用法】上锉。每服一钱，水半盏，煎三分，去滓，加减服。

【功用】消化瘀血。

【主治】小儿伤寒及温病，应发汗而不解，内有瘀血者；及鼻衄，吐血不尽，内余瘀血，大便黑者；兼治疮疹出得太盛。

石粉散

【来源】《普济方》卷三八九。

【组成】寒水石（煅） 牡蛎（煅）各等分

【用法】上为末。三岁半钱，冷水调下，连进二服。

【主治】小儿衄血，日夜不止，头痛心烦。

龙肝散

【来源】《普济方》卷三八九。

【组成】灶心土（经十年以上者）

【用法】上为末。醋调涂肿处。鼻衄，入蜜水调下；肠风下血，米汤调下；婴儿夜啼，钩藤汤调下；脐中疮湿久不愈，干用；火瘅，屋漏水调涂，冷水亦可；赤游肿行于身，上至心即死，鸡子白调涂。

《古今医统大全》：每服二钱，新汲水调下，频服。

【主治】

1.《普济方》：小儿壅肿，鼻衄下血，夜啼脐湿，火丹赤游肿，汤火熟油疮等。

2.《古今医统大全》：热甚吐血。

紫霞丹

【来源】《证治要诀类方》卷四引杨氏方。

【组成】硫黄 针砂各四两 五倍子二两

【用法】上用砂锅水煮一时，放冷，先拣去五倍子，次淘，去针砂，次将硫黄以皮纸于灰上渗干，团作一块，用荷叶裹，安地上，大火炼，候药红即去火，经宿，研极细，饭膏为丸。如皂子大，阴干。白汤送下。

【主治】鼻衄。

犀角地黄汤

【来源】《伤寒全生集》卷二。

【组成】犀角 生地 芍药 丹皮 当归 川芎

【用法】京墨入汤调服。

【主治】热盛衄血，及漱水不欲咽。

【加减】若活血，加桃仁、红花；若止血，加黄连、山栀；止衄，加黄芩、茅花；破瘀血，加桃仁、大黄。

生地芩连汤

【来源】《伤寒六书》卷六。

【别名】生地黄连汤（《赤水玄珠全集》卷十八）。

【组成】黄芩 山栀 桔梗 甘草 生地黄 黄

连 柴胡 川芎 芍药 犀角（如无，以升麻代之）

【用法】水二钟，加大枣二枚，煎至八分，临服入茅根捣汁，磨京墨调饮，如无茅根以藕捣汁亦可。

【主治】鼻衄成流，久不止者；或热毒入深，吐血不止者。

秘传加减八味汤

【来源】《松崖医径》卷下。

【组成】当归 生地黄 赤芍药 阿胶珠 牡丹皮 黄连 黄芩 山栀 人参 甘草 犀角 京墨

【用法】上细切。用水二盏，茅根一握捣烂，加大枣二枚，煎，去滓，磨京墨、犀角调服。

【主治】衄、唾、呕、吐血。

【加减】痰中带血，加知母；血疙瘩，加红花、桃仁、炒干姜。

收血汤

【来源】《医学集成》卷二。

【组成】二地 当归 黄耆各一两 焦术 炮姜 侧柏（炒） 山漆各三分

【主治】鼻衄属虚火，饮热恶冷者。

益火丹

【来源】《医学集成》卷二。

【组成】人参 焦术 熟地 当归 炮姜 附子 泽泻 牛膝 炙草

【主治】鼻衄。属虚火，饮热恶冷者。

必胜散

【来源】《陈素庵妇科补解》卷三。

【组成】芎 归 芍 生地 熟地 阿胶 前胡 甘草 天冬 麦冬 陈皮 黄耆 白术 茯苓 刺蓟 马勃 醉芩

【功用】清热凉血，养血安胎。

【主治】妊娠吐血衄血者，皆由平日忧思惊恐伤于肝脾，结于经络，久则气逆以致经血妄行，口出曰吐，鼻出曰衄。心胸烦满，甚或喘急，胎气上逼则难治。

【方论】古人云：胎前见血，十不活一，此甚言经血之不可伤也。夫血以养胎，胎藉血长，一有渗漏，胎元必伤，妄行过甚，孕妇有损，吐衄，从口鼻而出血，热极矣。清热凉血，胎或可安。芎、归、胶、芍、二冬、二地所以清血分之热，可养血固胎；醉芩、刺蓟、马勃专除血中之伏火；黄耆、术、苓、陈、甘补阳以生阴之道。微嫌川芎辛散上行，宜慎之。

琥珀散

【来源】《陈素庵妇科补解》卷五。

【组成】归须 天虫 百草霜 荆芥 朱砂 陈皮 甘草 人参 黄耆 川芎 琥珀（研极细，临服调入） 牡蛎 伏龙肝

【主治】产后气消血败，营卫不和，散于诸经，不能自还，令口鼻黑气起及鼻衄。

【方论】是方用参、耆、陈、甘以补气；归、芎以补血；百草霜、伏龙肝以止血；僵蚕、荆芥以清风热；朱砂、琥珀以宁心，且琥珀通膀胱，能引虚热下行，以止鼻衄之源；牡蛎盐咸性涩，可以补水清热。

【加减】产后七日外，加生地。

丹金散

【来源】《凡溪心法附余》卷十一。

【组成】土马鬃（即墙上旧草） 甘草各二钱 黄药子半两

【用法】上为末。每服二钱，新汲水调下，不止再服。

【主治】鼻衄不止。

凉荣汤

【来源】《观聚方要补》卷五引《诸证辨疑》。

【组成】生地黄 川归尾 扁柏叶 蒲黄 白芍药 甘草 麦门冬 知母 黄柏各等分

【用法】水煎服。

【主治】吐衄诸血。

归血凉荣汤

【来源】《活人心统》卷下。
【组成】丹皮　地黄　芍药（炒）　麦冬（去心）　蒲黄　甘草　黄芩（炒）　茅根
【用法】水二钟，煎七分服；滓再煎服。
【主治】吐血、衄血、咯血、郁血。

犀角地黄汤

【来源】《摄生众妙方》卷九。
【组成】犀角一两　生地黄　熟地黄　牡丹皮　白芍药　蒲黄　栀子　郁金　生末水（即童便）　黄柏　黄芩各五钱
【用法】上锉，分作五服。水二钟，煎至一盏，温服。
【主治】鼻血不止。

麦门冬散

【来源】《古今医统大全》卷四十二。
【组成】麦门冬（去心）　生地黄各一钱　白芍药　蒲黄各二钱
【用法】水二盏，加生姜五片，煎八分，食后温服。
【主治】鼻衄。

扶脾生脉散

【来源】《医学入门》卷七。
【别名】黄耆补血汤。
【组成】人参　当归　白芍各一钱　紫菀　黄耆各二钱　麦门冬　五味　甘草各五分
【用法】水煎，食后温服。
【主治】衄血，吐血不止，脾胃虚弱，气喘，精神短少。

解郁汤

【来源】《医学入门》卷七。
【组成】柴胡　黄连　黄芩　黄耆　地骨皮　生地　熟地　白芍各等分
【用法】水煎服。
【主治】衄血。

止血立应散

【来源】《古今医鉴》卷七引王双湖方。
【组成】大黄（酒浸）五钱　青黛一钱　槐花（炒）一钱　血余五钱（煅存性）
【用法】上为末。每服三钱，用栀子、丹皮各二钱，煎汤调，食后服。
【主治】吐衄不止。
【加减】有热，汤内加地骨皮三钱。

全生饮

【来源】《古今医鉴》卷七。
【组成】藕汁（磨墨）一寸　梨汁　茅根汁　韭汁　生地黄汁各一两　刺刺菜汁　萝卜汁　白蜜　竹沥　生姜汁　童便各半盏
【用法】上合一处，频频冷服。
【主治】吐血、衄血、嗽血、咯血、唾血。

陈槐汤

【来源】《古今医鉴》卷七。
【组成】当归（头、尾）二钱　川芎二钱　赤芍药二钱　黄芩二钱　槐花二钱　陈皮二钱　侧柏叶（蜜炒）二钱　乌药二钱　山栀子七个　藕节三分　细茶三钱
【用法】用水二钟，煎一钟，热服，不拘时候。
【主治】吐血、衄血不止。

通关止血丸

【来源】《古今医鉴》卷七。
【组成】枯白矾一钱　沉香三分　半夏四个　糯米十四粒　麝香一分
【用法】上为末，面糊为丸，如豌豆大。每用二丸，塞左右两耳，即服陈槐汤。
【主治】鼻衄。

清热滋阴汤

【来源】《古今医鉴》卷七。
【组成】当归（酒洗）三分　川芎（酒洗）七分　生地（酒洗）二钱　黄柏（酒炒）三分　知母（酒炒）五分　陈皮（酒洗）三分　白术（炒）五分　麦门冬一钱五分　牡丹皮一钱　赤芍药七分　玄参一钱　山栀（炒黑）一钱半　甘草五分
【用法】上锉一剂。水煎，温服。
【主治】吐血、衄血、便血、溺血。
【加减】身热，加地骨皮一钱，柴胡五分，子芩一钱；吐、衄血，加炒干姜七分，柏叶、茜根、大小蓟各一钱；大便血，加炒槐花、地榆、百草霜各一钱；溺血，加炒黑山栀子、车前子、小蓟、黄连各八分。上四种血病俱用阿胶珠五分，姜汁、韭汁、童便同服。

清热解毒汤

【来源】《古今医鉴》卷七。
【组成】升麻二两　干葛五钱　赤芍药五钱　生地黄一两　牡丹皮五钱　黄连五钱　黄柏八钱　黄芩五钱　桔梗五钱　栀子五钱　甘草五钱　连翘五钱
【用法】上锉。每剂一两，以水二钟，煎一钟，温服。
【主治】吐血，衄血。

白及散

【来源】《仙拈集》卷二引《云岐子保命集》。
【组成】白及
【用法】上为末。童便调服。
【主治】衄血；兼治呕血伤肺。

朱砂凉肺丸

【来源】《育婴家秘》卷二。
【组成】黄芩　黄连　山栀子　连翘　桔梗　甘草　人参各等分　薄荷叶减半　朱砂（水飞为衣）
【用法】上为细末，炼蜜为丸，如芡实大。麦冬汤送下。
【功用】泄心肺之火。
【主治】肺热症搐，鼻衄不止。

加减地黄汤

【来源】《片玉心书》卷五。
【组成】生地　黄芩　栀子仁　赤芍　郁金
【用法】茅花为引，水煎，入车前草自然汁，细细服之。
【主治】小儿五脏积热所致鼻衄。

吹鼻散

【来源】《片玉心书》卷五。
【组成】山栀仁　乱头发（烧灰）
【用法】共为末。吹入鼻中。内服加减地黄汤，外用本方吹鼻。
【主治】五脏积热所致之鼻衄。

四物三黄泻心汤

【来源】《保命歌括》卷八。
【组成】四物汤加黄芩　黄连　大黄（俱用酒制）
【用法】水煎服。
【主治】

1.《保命歌括》：暴吐血。

2.《医宗金鉴》：热盛吐衄。

凉血地黄汤

【来源】《片玉痘疹》卷十二。
【组成】黄连　生地　玄参　归尾　甘草　山栀仁
【用法】《外科正宗》本方用黄连、当归梢、生地黄、山栀子、玄参、甘草各等分。水二钟，煎八分，量病上下服之。
【主治】

1.《片玉痘疹》：痘收靥后毒入于里，迫血妄行，致衄血、吐血、便血、溺血。

2.《外科正宗》：血箭。血痣内热甚而迫血妄行，出血如飞者。

【加减】鼻血，加片芩、茅花；吐血，加知母、石膏、童便、香附；尿血，加木通、滑石；便血，加秦艽、槐子、荆芥穗；血不止，加炒蒲黄、藕节、侧柏叶。

四血散

【来源】《赤水玄珠全集》卷九。
【组成】益元散加当归　井泉石
【用法】米汤调下。
【主治】衄血、吐血、便血。
【加减】淋者，加栀子；茎中痛，加蒲黄；水泻，加车前子。

补肝养荣汤

【来源】《赤水玄珠全集》卷十六。
【别名】补肝益荣汤（《济阳纲目》卷七十一）。
【组成】当归　川芎各二钱　芍药　熟地黄　陈皮各一钱半　甘菊花一钱　甘草五分
【用法】水煎，食前服。
【主治】

1.《赤水玄珠全集》：吐衄崩漏，肝家不能收摄荣气，使诸血失道妄行，致生血虚眩晕。

2.《杂症会心录》：亡血血虚，眩晕心烦，如坐舟车，举头欲倒。

【加减】若肾气不降者，去菊花，入前补肾汤。

二宝散

【来源】《赤水玄珠全集》卷二十八。
【组成】犀角　玳瑁
【用法】二味磨汁，顿服。

《张氏医通》本方用生玳瑁、犀角各等分，为散。入猪心血少许，紫草汤调服。

【主治】

1.《赤水玄珠全集》：痘紫色，发热鼻衄，小便如血，口渴，乱语。

2.《张氏医通》：痘顶色白，肉红肿而痘反不肿，或黑陷不起。

榴花散

【来源】《医方考》卷三。
【组成】百叶榴花
【用法】晒干，为末。吹入鼻中。
【主治】衄不止者。
【方论】榴花之红，有使入血；榴花之涩，可使止血。一夫当关，此药近之。

黄芩汤

【来源】《万病回春》卷二。
【组成】黄芩　山栀　桔梗　芍药　桑白皮　麦门冬　荆芥　薄荷　连翘各一钱　甘草三分
【用法】上锉一剂。水煎，食后服。
【主治】肺火咳嗽，吐血、痰血、鼻血，咽喉肿痛干燥生疮，或鼻孔干燥生疮，或鼻肿痛，右寸脉洪数。

五仙膏

【来源】《万病回春》卷三。
【组成】大黄　肥皂角　生姜半斤　生葱半斤　大蒜半斤
【用法】上共捣烂，用水煎，取出汁去滓，再煎汁熬成膏，黑色为度，摊绢帛上。先用针刺患处，后贴膏药。
【主治】一切痞块、积气、癖疾，肚大青筋，气喘上壅，或发热咳嗽，吐血衄血。

当归饮

【来源】《万病回春》卷三。
【组成】当归一钱二分　芍药一钱　川芎五分　生地黄一钱　牡丹皮一钱　黄连（酒炒）七分　麦门冬（去心）二钱　地骨皮七分　酒黄芩七分　炒栀子六分　柴胡六分　生甘草三分
【用法】上锉一剂。水煎，食远热服。
【主治】劳心生热，鼻少见血，五心烦热。

七生汤

【来源】《万病回春》卷四。
【别名】七生饮（《理瀹骈文》）。
【组成】生地黄　生荷叶　生藕汁　生韭叶　生茅

根各一两　生姜五钱

方中生藕汁，《理瀹骈文》作生藕节。

【用法】俱捣自然汁一碗。磨京墨与汁同服。

【主治】血向口鼻中出如泉涌，诸药止之不效者。

清衄汤

【来源】《万病回春》卷四。

【组成】当归　芍药　生地　香附（炒）　黄芩各一钱　栀子（炒）一钱　黄连七分　赤芍　桔梗各五分　生甘草　柏叶七枚　藕节五个

方中甘草用量原缺。

【用法】上锉作一剂。水煎，入童便共服。

【主治】衄血。

黄金丸

【来源】《万病回春》卷七。

【组成】黄芩不拘多少

【用法】上为末，炼蜜为丸，如鸡头实大。三岁儿每服一丸，盐汤代下。

【主治】小儿吐血、衄血、下血。

生地芩连汤

【来源】《鲁府禁方》卷一。

【组成】生地黄　黄芩　黄连　犀角　茅根　甘草　人参　桔梗　山栀　当归

【用法】加生姜、大枣，水煎，临服入捣韭汁墨磨一匙，调之温服。

【主治】鼻衄成流不止者；或热毒入营，吐血不止者。

野仙独圣散

【来源】《证治准绳·幼科》卷四。

【组成】扁柏　玄参　地榆　血见愁　生地黄　木通　芍药　当归身　甘草　干姜

【功用】清心。

【主治】小儿未痘之前，身热自汗，口中咯血或鼻衄或溺血，不数日而痘随形焉，谓之藕池踏水，心官失守，致血妄行。

黄芩茅花汤

【来源】《杏苑生春》卷五。

【组成】黄芩　茅花各二钱　白芍药一钱五分　甘草一钱

【用法】上锉。用水浓煎，常服。

【主治】上膈极热而衄者。

生地黄汤

【来源】《寿世保元》卷四。

【组成】生地黄三钱　川芎一钱　枯芩一钱　桔梗一钱　栀子一钱　蒲黄一钱　阿胶（炒）一钱　侧柏三钱　牡丹皮一钱　茅根三钱　甘草三分　白芍一钱

【用法】上锉一剂。水煎，温服。

【主治】衄血。

凉血地黄汤

【来源】《寿世保元》卷四。

【组成】犀角（乳汁磨，临服入药内；或锉末煎）四分　生地黄（酒洗）一钱　牡丹皮二钱　赤芍七分　黄连（酒炒）一钱　黄芩（酒炒）一钱　黄柏（酒炒）五分　知母一钱　玄参一钱　天门冬（去心）一钱　扁柏叶三钱　茅根二钱

【用法】上锉。水煎，入十汁饮同服。

【主治】虚火妄动，血热妄行，吐血、衄血、溺血、便血。

【加减】吐血成块，加大黄一钱，桃仁十个（去皮尖，研如泥）；衄血，加栀子、沙参、玄参；溺血，加木瓜、牛膝、条芩、荆穗、地榆，倍知、柏；便血，加黄连、槐花、地榆、荆穗、乌梅；善酒者，加葛根、天花粉。

滋阴清火汤

【来源】《寿世保元》卷四。

【组成】当归二钱　川芎五分　赤芍七分　生地黄一钱五分　黄柏（乳汁炒）一钱　知母（生）一钱　麦门冬（去心）一钱　牡丹皮一钱　玄参一

钱　犀角一钱　山栀仁（炒黑）一钱　阿胶（炒）五分　甘草三分

【用法】上锉一剂。水煎，入十汁饮同服。

【主治】吐血衄血。

【加减】如不思食，加白术（去芦）一钱。

犀角解毒汤

【来源】《寿世保元》卷八。

【组成】真犀角一钱（如无，升麻代之）　生地黄五分　牡丹皮一钱　赤芍一钱　黄连　枯黄芩　黄柏　栀子

方中黄连，枯黄芩，黄柏，栀子用量原缺。

【用法】上锉。水煎服。

【主治】麻疹已出，大便下血，或小便下血，吐血，衄血；或二便闭涩，疮疹稠密，热浊赤痛。

【加减】如吐血、衄血，加炒山栀子，童便和服。

郁金四物汤

【来源】《观聚方要补》卷五引《医汇》。

【组成】当归（酒洗）一钱　生地一钱二分　白芍药八分　川芎六分　韭汁一酒盏　郁金二枚（磨水）　姜汁一酒杯　童便一酒杯

【用法】上药将前四味用水二钟，煎至一钟，入后四味温服。

【主治】吐血、衄血、唾血、大便下血，及一切失血。

羚羊清肺汤

【来源】《外科正宗》卷四。

【别名】羚羊清肺散（《外科大成》卷三）。

【组成】羚羊角（镑）　黄连　银柴胡　玄参　石膏　川芎　当归身　白芍　生地　蒲黄　地骨皮　山栀各一钱　芦荟　甘草各五分　藕节三个　白茅根四两（捣汁，用水一碗，和绞去滓）

【用法】上用茅根汁一大碗，煎至七分，入童便一杯，食后服。

【主治】鼻中无故出血不止，及寻常吐血、咳血者。

紫土散

【来源】《外科正宗》卷四。

【组成】倾银紫土新罐

【用法】上为细末。以火酒调敷囟门上。其血自止。

【主治】鼻中无辜出血不止。

镇阴煎

【来源】《景岳全书》卷五十一。

【组成】熟地一二两　牛膝二钱　炙甘草一钱　泽泻一钱半　肉桂一二钱　制附子五七分或一二三钱

【用法】上用水二钟，速煎服；格阳喉痹，冷服。

【主治】阴虚于下，格阳于上，真阳失守，则血随而溢，以致大吐大衄，六脉细脱，手足厥冷，危在倾刻，血不能止者。

【加减】兼呕恶者，加干姜，炒黄芩一二钱；如气脱懒言，脉弱极者，宜速加人参，随宜用之。

荆芥散

【来源】《济阳纲目》卷五十九。

【组成】荆芥（烧灰，置地上出火毒）

【用法】上为末。每服三钱，陈米汤调下。

【主治】酒色伤心肺，口鼻俱出血。

清肺饮

【来源】《济阳纲目》卷六十。

【组成】五味子十粒　麦冬　人参　当归身　生地黄各五分（酒洗）　黄耆一钱

【用法】上锉，作一服。水煎，食后温服。先以三棱针于气冲上点刺出血，更服此药尤妙。

【主治】衄血久不愈。

地黄饮子

【来源】《简明医彀》卷三。

【组成】生地　熟地　枸杞子　地骨皮　黄芩　天门冬　芍药　黄耆　甘草各等分

【用法】上锉。每服七钱，水二钟，煎八分，去滓，空腹服。
【主治】血热所致吐血、衄血、下血、溺血。
【加减】如脉微、身凉、恶风者，加桂二分。

麦门冬汤

【来源】《简明医彀》卷三。
【组成】麦冬　天门冬　远志　当归　白芍药　生地黄　人参　黄耆　牡丹皮　阿胶　藕节　炙草各一钱
【用法】上作一服。用水二钟，加生姜一片，煎一钟，不拘时服。
【主治】思虑伤心，吐血衄血。

凉血抑火汤

【来源】《丹台玉案》卷四。
【组成】当归　赤芍各二钱　大黄三钱　黄芩　黄连　丹皮　生地　川芎各一钱五分
【用法】加灯心三十茎。临服加藕汁半杯。
【主治】吐血、衄血初起，气盛上逆，不能下降归经。

清宁汤

【来源】《丹台玉案》卷六。
【组成】当归　连翘　石膏　黄连各一钱　生地　麦门冬　玄参各七分　甘草二分
【用法】上加浮小麦一钱，水煎服。
【主治】汗出太多，鼻血不止。

加味地黄汤

【来源】《幼科金针》卷上。
【组成】熟地　山药　萸肉　丹皮　泽泻　茯苓　黄芩　藕节　黑山栀　归身
【用法】加灯心十根，水煎服。
【主治】小儿血热妄行，鼻衄者。

柏枝饮

【来源】《幼科折衷》卷上。
【组成】干柏枝　干藕节（一方加白芍、犀角汁同服）
【用法】上为末。入蜜，沸汤调服。
【主治】久嗽气逆，面目浮肿，吐血衄血。

泻白一物汤

【来源】《症因脉治》卷二。
【组成】泻白散加黄芩
【主治】肺火上炎，内伤衄血。

家秘归经汤

【来源】《症因脉治》卷二。
【组成】当归　白芍药　黄芩　黄柏　丹皮　生地　甘草
【用法】水煎，加磨犀角汁冲服。
【主治】内伤吐衄，阴虚火动，血随火升，错经妄越所致者。
【加减】大便结者，加大黄同煎。

清肝饮

【来源】《症因脉治》卷二。
【组成】当归　川芎　生地　柴胡　黄芩　白芍药　丹皮　山栀　青皮
【主治】肝火攻冲，内伤衄血。

清胃汤

【来源】《症因脉治》卷二。
【组成】升麻　黄连　生地　山栀　甘草　干葛　石膏　犀角
【用法】加酒大黄，水煎服。
【主治】脾胃积热之衄血，右关脉数。

生地黄饮

【来源】《诚书》卷七。
【组成】生地　熟地　地骨皮　枸杞子各一钱
【用法】上为末。蜜汤调下。
【主治】衄血。

益肺汤

【来源】《诚书》卷七。

【组成】牡丹皮　桑白皮（蜜炙）　荆芥穗（炒）　紫菀　当归　枇杷叶（洗净，蜜炙）　白芍药　藕节　玄参　丹参　甘草　橘红

【用法】水煎服。

【主治】衄血不止。

加味生脉散

【来源】《外科大成》卷三。

【组成】麦冬五钱　人参二钱　五味子一钱　姜炭三分

【用法】水二钟，煎八分，食远服。亦可代茶。

【主治】鼻衄。

神塞丸

【来源】《外科大成》卷三。

【组成】麝香一分　沉香三分　白矾一钱　糯米五十粒

【用法】上为末，糊为丸，如梧桐子大。薄绵裹之，如左耳出血，塞右鼻，右耳出血，塞左鼻；如左鼻出血，塞右耳，右鼻出血，塞左耳；两耳出血，塞两鼻，两鼻出血，塞两耳。

【主治】耳内出血及鼻衄。

冰灰散

【来源】《何氏济生论》卷二。

【别名】冰炭散（《嵩崖尊生全书》卷六）。

【组成】山栀仁　香白芷等分

【用法】上为细末。吹少许于鼻中。

【主治】鼻衄不止。

宁血汤

【来源】《石室秘录》卷一。

【组成】当归七钱　芍药三钱　熟地五钱　生地三钱　丹皮一钱　地骨皮五钱　沙参三钱　白芥子一钱　甘草一钱　炒枣仁一钱

【用法】水煎服。

【主治】血燥乃血热之故，往往鼻中衄血，心烦不寐，不能安枕，怔忡。

【加减】加荆芥五分，血动者最宜服之。

生地黄饮子

【来源】《证治汇补》卷二。

【组成】生地　熟地　天门冬　麦门冬　黄耆　甘草　银柴胡　黄芩　地骨皮　白芍药

【用法】水煎服。

【功用】《医略六书》：扶元退热。

【主治】

1.《证治汇补》：虚热血证。

2.《医略六书》：气虚血热，潮热，吐衄，脉弦数者。

麦冬饮子

【来源】《证治汇补》卷二。

【组成】麦冬　黄耆　当归　生地　人参　五味子　阿胶

【用法】水煎服。

【主治】肺虚内热血证。

【加减】夹痰，加贝母。

【方论】《医略六书》：肺虚热迫，迫动血络，而血不归经，故咳血衄血不止焉。生地滋阴凉血以止血，麦冬润肺清心以降热，黄耆补气摄血，人参扶元固经，阿胶滋阴益血，当归养血归经，合五味敛热安肺而咳血衄血无不止矣。

止衄汤

【来源】《辨证录》卷三。

【组成】生地一两　麦冬三两　玄参二两

【用法】水煎服。

【功用】补水制火。

【主治】鼻中流血，经年经月而不止者。

【方论】麦冬直治其肺金之匮乏，生地、玄参以解其肾中遏抑之火，火退而气自顺，血自归经矣。倘畏此方之重而减轻，则火势炎炎，未易止遏，不能取效也。

宁火丹

【来源】《辨证录》卷五。
【组成】玄参一两　甘草一钱　生地三钱　青蒿五钱
【用法】水煎服。
【主治】春月伤风脉浮，发热口渴，鼻燥衄血。
【方论】玄参、生地以解其胃中之炎热，泻之中仍是补之味；青蒿同甘草用之，尤善解胃热之邪，使火从下行而不上行也，且青蒿更能平肝经之火。脉浮者，风象也，肝火既平，则木自安，而风何动哉！

生地冬芩汤

【来源】《辨证录》卷六。
【组成】麦冬　生地各二两　黄芩三钱
【用法】水煎服。
【主治】心热之极，火刑肺金，鼻中出黑血不止。

救衊丹

【来源】《辨证录》卷六。
【组成】黄连二钱　丹皮三钱　茯神二钱　麦冬五钱　玄参一两　生枣仁三钱　生地三钱　柏子仁一钱
【用法】水煎服。
【主治】心热之极，火刑肺金，鼻中出黑血不止，名曰衄衊。

茅花汤

【来源】《嵩崖尊生全书》卷六。
【组成】茅花一钱　辛夷五分　当归　生地各三钱　白芍二钱　木通六分　荆穗（酒炒黑存性）一钱
【用法】服后仰卧。立止。
【主治】鼻出血不止。

小乌沉汤

【来源】《嵩崖尊生全书》卷八。
【组成】乌药一钱　甘草一分　香附二钱
【用法】调下黑豆三十粒。
　　《一见知医》本方用法：煎汤服。
【主治】癫病鼻血不止。

茅葛汤

【来源】《嵩崖尊生全书》卷八。
【组成】茅花三钱　干葛三钱
【主治】鼻血，饮酒多者。

茅花四苓汤

【来源】《嵩崖尊生全书》卷八。
【组成】茅花三钱　猪苓　泽泻　苍术　茯苓各一钱五分
【主治】冒暑致鼻血者。

金沸汤

【来源】《嵩崖尊生全书》卷八。
【组成】旋覆花　前胡各七分　荆芥穗（炒焦）甘草各一钱　半夏　赤芍各五钱　茅花二钱
【主治】伤风膈热致衄。

干葛石膏汤

【来源】《伤寒大白》卷二。
【组成】干葛　石膏　知母　甘草　丹皮　生地　黄芩
【主治】外感衄血。

门冬饮子

【来源】《伤寒大白》卷二。
【组成】麦门冬　地骨皮　知母　石膏　生地　丹皮　白芍药
【主治】鼻血。
【加减】阳明表证，加升麻、干葛、荆芥、黄芩；里热便结，加当归、大黄。

升麻清胃汤

【来源】《伤寒大白》卷二。
【组成】升麻　川连　生地　丹皮　甘草　木通
【功用】清阳明血分之热。
【主治】热在阳明血分，口渴、衄血、发斑，但渴不消水；及膏粱积热，口臭唇焦，牙龈腐烂。

地黄饮子

【来源】《伤寒大白》卷二。
【组成】生地　丹皮　天门冬　黄芩　地骨皮　白芍
【主治】肝肾精竭，血燥劳瘵，及血分有火之鼻衄。
【加减】若尺脉大，加黄柏、知母。

犀角地黄汤

【来源】《伤寒大白》卷二。
【组成】生犀角　山栀　白芍药　荆芥　牡丹皮　赤芍药　生地　黄芩
【用法】水煎服。
【主治】衄及咳血、吐血。
【加减】加黄芩、荆芥，则血凉不上升；若大便实者，加当归、酒蒸大黄，其血立即归经。

加味地黄汤

【来源】《幼科直言》卷丑。
【组成】熟地黄　山萸肉　山药　丹皮　泽泻　白茯苓　麦冬　蒺藜　黄柏（炒）　车前子
【用法】水煎服。
【主治】小儿肺肾不交，鼻常流血，身体干瘦，毛发不润，心慌气弱。

竹叶石膏汤

【来源】《幼科直言》卷五。
【组成】煅石膏　连翘　黄芩　花粉　甘草梢　薄荷　柴胡
【用法】竹叶五片为引。
【主治】肺热鼻流紫血者。

滋肺饮

【来源】《幼科直言》卷五。
【组成】山药　苡仁　茯苓　白蔔豆（炒）　桑皮　丹皮　归尾　甘草梢　百合
【用法】柿蒂三枚为引。
【主治】脾肺虚弱，虚火上炎，鼻常流血水者。

生地栀子汤

【来源】《麻科活人全书》卷三。
【组成】生地黄　栀子　葛根　薄荷叶
【用法】加灯心为引，水煎服。
【主治】心火上冲，衄血。

茅根汤

【来源】《麻科活人全书》卷三。
【组成】茅根　当归　生地黄　山栀仁　枯黄芩
【用法】水煎，加百草霜入药中服。
【主治】衄血。

犀角地黄汤

【来源】《麻科活人全书》卷三。
【组成】犀角　升麻　生地黄　木通　桔梗　京芍　甘草
【用法】水煎服。
【主治】失血、衄血、便血、尿血。

天冬饮子

【来源】《不居集》上集卷十四。
【组成】五味子五个　甘草　白芍　黄耆　人参各一钱　当归　麦冬各八分　紫菀一钱五分
【用法】上作二服。水煎，食前服。
【主治】脾胃虚弱，气促气弱，精神短少，衄血吐血。

胜金散

【来源】《外科全生集》卷四。

【组成】人参 三七
【用法】研极细末，涂患处；湿者干掺。
《青囊秘传》本方用法：调服。
【功用】消肿息痛。
【主治】
1.《外科全生集》：溃烂并刀斧伤。
2.《青囊秘传》：吐衄。

凉血饮

【来源】《种痘新书》卷十二。
【组成】花粉（酒炒） 麦冬（去心） 天冬（去心，酒蒸） 甘草 桔梗（酒洗） 当归各五分 白芍（酒炒） 黄芩（酒炒） 丹皮（蜜炒） 知母各四两
【用法】加生姜一片，水煎，加发灰一钱调服。
【主治】鼻衄血。

加味举轻古拜散

【来源】《医略六书》卷二十六。
【组成】荆芥一两（炒黑） 生地五两 黄芩一两 当归二两 白芍一两（炒） 丹皮一两 茜草二两 枳壳六钱（炒黑） 甘草六钱
【用法】上为散。每服三钱，茅根汤送下。
【主治】鼻衄，脉浮数者。
【方论】风热伤于营分，致蕴热内迫，而血动于经，故衄血而身热不解，天癸不调焉。黑荆芥疏风理血，生地壮水凉血，黄芩清热止血，白芍敛阴和血，当归养血益营，丹皮平相火凉血，枳壳泻滞气以降下，茜草化滞血以止衄，生草泻火以缓其中，茅根以凉之，俾风热外解，则经气清和，而营血自固，鼻衄无不止，身热无不解，何天癸不渐调哉。

理阴煎

【来源】《医略六书》卷二十六。
【组成】熟地五钱 当归三钱（醋炒） 炮姜五分（盐水炒） 肉桂五分（盐水炒）
【用法】水煎，去滓温服。
【主治】女子鼻衄，阳虚血走，脉细数者。
【方论】阳虚之人，脉络空虚而荣血散溢，故血得上出于鼻，天癸不能下行焉。熟地补阴以吸经血之上溢，当归养血以归营血之乱行；肉桂盐水炒以统摄其血，炮姜盐水炒以止涩其血也。水煎，温服，使血暖阳回，则阳能统血而血不外走，何有衄血之患，天癸无不渐来矣。

黑膏汤

【来源】《医略六书》卷二十六。
【组成】生地一两 淡豆豉三钱（盐水炒） 河柳三钱（砂糖炒）
【用法】水煎，去滓温服。
【主治】伤温鼻衄，脉浮数者。
【方论】温邪内发，营阴暗伤，故鼻衄不止，天癸适来适断焉。淡豆豉发少阴之汗；河柳散营分之邪；生地壮水制热以止血衄也。水煎，温服，使邪热外解，则营血内和而血室宁静，经脉蓄泄有权，何有衄血不止，天癸适断之患乎。

发衣散

【来源】《医宗金鉴》卷五十五。
【组成】头发（取壮实人者）
【用法】将头发放在阴阳瓦上煅成灰，放在地上，去火性，为细末。吹入鼻中。
【主治】衄血。

人参莲心散

【来源】《金匮翼》卷二。
【组成】人参一钱 莲子心一分
【用法】上为末。每服二钱，空心用水送下。以愈为度。
【主治】鼻衄。

发灰散

【来源】《金匮翼》卷二。
【组成】发灰一钱 人中白（炙，研）五分 麝香（研）一分
【用法】取少许吹鼻中。

【主治】鼻衄。

清肺止血汤

【来源】《医方一盘珠》卷三。
【组成】丹皮　生地黄（瓦炙干）　桑皮（炒黑）　桔梗三钱　赤芍　归尾　荆芥（炒黑）　牛子各一钱　丝茅根五钱
【用法】京墨、童便调服。
【主治】鼻衄。

加味四君子汤

【来源】《幼幼集成》卷三。
【组成】人参　漂白术　白云苓各一钱　粉甘草八分　芽桔梗一钱　大麦冬二钱　黑栀仁一钱　片黄芩一钱五分
【用法】加灯心十茎、竹叶七片，水煎，热服。
【主治】脾热传肺，虚火上炎，血从鼻出。

剪红丸

【来源】《活人方》卷二。
【组成】生地八两　白芍四两　茜草四两　扁柏二两五钱　牛膝二两五钱　熟大黄一两
【用法】炼蜜为丸。每服三钱，白汤送下，不拘时候。
【主治】脏腑不和，龙火陡发，冲于肺则衄衄痰红；乘于心，烦躁咯血；附于肝则气逆吐血；伤阳络则牙宣、鼻衄、呕血、咳嗽；伤阴络则便红、溺血，上下血症，初发其势汹涌者。

仙露汤

【来源】《四圣心源》卷四。
【组成】麦冬三钱　五味一钱　贝母二钱　半夏三钱　柏叶三钱　甘草二钱　芍药三钱　杏仁三钱
【用法】煎大半杯，温服。
【主治】火泄金刑之衄血。
【加减】若上热非盛，而衄证时作，则全因中下湿寒，当加干姜、茯苓温燥之药；若大衄之后，气泄阳亡，厥逆寒冷，宜加参、耆、姜、附以续微阳，清润之药切不可用。
【方论】气伤血沸，宜清金敛肺，以回逆流，而必并降胃气，降胃必用半夏，近世误以血证为阴虚，半夏性燥，不宜血家，非通人之论也。

止衄汤

【来源】《仙拈集》卷二。
【组成】人乳　童便　好酒各等分
【用法】碗盛，重汤煮，热饮之。
【主治】衄血。

乌梅散

【来源】《仙拈集》卷二。
【组成】胎发（烧存性）　乌梅（焙）一个
【用法】上为末。吹鼻。
【主治】鼻衄。

加减四物汤

【来源】《医部全录》卷二七四。
【组成】生地　当归　白芍　山栀　牡丹皮　贝母　知母　黄柏　陈皮　白术　甘草　元参　麦门冬各等分
【用法】水煎服。
【主治】一切失血。
【加减】如身热，加地骨皮、子芩；呕吐血，加知母、石膏，以泻胃火；衄咳血，加茅根、黄芩，以泻肺火；唾咯血，加栀、柏及肉桂少许，以泻肾火；吐衄不止，加炒黑干姜、柏叶、茜根、大小蓟；便血不止，加槐花、地榆、百草霜；溺血不止，倍山栀，加车前子、小蓟、黄连，俱炒焦；诸失血久，加升麻、阿胶、人参，入童便、姜汁、韭汁。

洞当饮

【来源】《产论》。
【组成】柴胡　黄芩　黄连　茯苓　半夏　生姜　青皮各五分　甘草一分　芍药一钱
【用法】以水二合半，煮取一合半服。

【主治】吐血、衄血，或卒然胸痛。

人中白散

【来源】《杂病源流犀烛》卷十七。
【组成】人中白（新瓦上焙干）
【用法】入麝香少许，温酒调服。
【主治】衄血，至五七日不止者。

沈氏止衄丹

【来源】《杂病源流犀烛》卷十七。
【别名】止衄丹（《中国医学大辞典·补遗》）。
【组成】香附二两　川芎一两　黑山栀　黄芩各五钱
【用法】上为末。每服二钱，以开水调下。
【主治】火热上升而衄极甚，或不止者。

青黄散

【来源】《杂病源流犀烛》卷十七。
【组成】青黛　蒲黄各一钱
【用法】新汲水服之。
【主治】衄血。

桑耳塞鼻丹

【来源】《杂病源流犀烛》卷十七。
【组成】桑耳
【用法】上药炒焦，捣末。衄发时，以杏仁大塞鼻中。
【主治】衄血。

独活散

【来源】《杂病源流犀烛》卷二十。
【组成】独活　升麻　川断　地黄各五钱　桂皮一钱
【用法】上为末。每服二钱，白汤调下，一日二次。
【主治】忽吐衄下血，甚而九窍皆血。

五黑散

【来源】《医级》卷八。
【组成】白术五钱　生地五钱　荆芥一钱　蒲黄　栀子各一钱半
【用法】上各炒成炭。水煎，和童便一杯服。
【功用】补正兼清，消瘀止血。
【主治】吐血、衄血及下血不止。
【加减】或加旱莲草、藕节。

榴灰散

【来源】《医级》卷八。
【组成】石榴一个
【用法】烧灰存性，为末。衄者，吹鼻；下血者，内服。
【主治】血泄窍滑，鼻衄或下血。

平胃敛阴汤

【来源】《会约医镜》卷四。
【组成】扁豆（炒，研）三钱　甘草一钱　麦冬一钱　牛膝一钱　白术八分　山药一钱半　葛根一钱　三七七分　白芍一钱　五味子（微炒，捣碎）三四分　当归一钱
【用法】加百草霜、发余、蒲黄（炒黑）各三分，药调服。
【主治】胃气上冲，脾不统血，致鼻衄而血多者。
【加减】如胃热，加石膏三五钱。

清热保金汤

【来源】《会约医镜》卷九。
【组成】生地二钱　熟地三钱　麦冬一钱半　白芍一钱半　百合二钱　元参二钱　桔梗一钱　茯苓一钱五分　甘草一钱　沙参二钱
【用法】水煎服。
【主治】阴虚火炎，咳嗽吐衄，烦渴多热，脉与症俱有火。
【宜忌】此方不宜多服，适可而止。
【加减】如盗汗，加地骨皮一二钱；血来，加阿胶二钱，童便一杯；血虚热盛，加青蒿二钱；多汗

不宁，加枣仁一钱半；干咳便燥，加天冬二钱；如火载血上行者，去甘草，加炒栀子一钱半。

四黄煎

【来源】《产科发蒙》卷一。
【组成】黄连　黄芩　大黄　地黄各等分
【用法】水煎服。
【主治】妊娠鼻衄。

清血汤

【来源】《产科发蒙》卷一。
【组成】牡丹皮　当归　川芎　芍药　地黄　山栀子　蒲黄（炒）　阿胶　黄连　百合　麦门冬　甘草
【用法】水煎，温服。
【主治】吐血，鼻衄，咳血。
【加减】若血势猛者，加鼹鼠（烧灰存性）。

花蕊石散

【来源】《续名家方选》。
【组成】花蕊石（煅）三钱　辰砂　黄连　甘草各八分　龙脑三分
【用法】上为末，白汤送下。
【主治】衄血、吐血及打扑出血，血气逆上甚者。

厌红温胃饮

【来源】《古方汇精》卷一。
【组成】百草霜二钱
【用法】上为细末，糯米汤调下；鼻血，舌上及齿缝出血吹掺即止。
【主治】一切血症。凡伤酒食饱，低头掬损，吐血不止，甚至妄行，口鼻俱出，但声未失者；并鼻血，舌上及齿缝出血。

养营惜红煎

【来源】《古方汇精》卷三。
【组成】归尾三钱　川芎一钱五分　荆芥穗一钱（炒黑）　血余灰五分
【用法】水煎成，入陈京墨酒磨汁半小杯，童便一小杯，和温服。
【主治】产后鼻中流血不止。

麦味地黄丸

【来源】《疡科心得集·方汇》补遗。
【组成】麦冬　生地　茯苓　五味子　郁金　白芍　乌药　丹皮　泽泻　萸肉　山药　归身
【用法】上为末，炼蜜为丸。每服五钱。
【主治】肾阴不足，火烁肺金，喘咳劳热，或有鼻衄，鼻渊。

三七汤

【来源】《外科集腋》卷二。
【组成】生地　当归　川芎　玄参　黄芩　三七根　荆芥炭　甘草
【主治】鼻衄。

荆芥饮

【来源】《医钞类编》卷七。
【组成】荆芥　茅花各一钱　当归　生地各三钱　白芍二钱　辛夷五分　木通五分
【用法】水煎服。服后仰卧片时立止。
【主治】鼻衄不止。

生地芩连汤

【来源】《疡科捷径》卷上。
【组成】生地　连翘　柴胡　桔梗　知母　淡芩　川连　川芎　黑栀　生草　犀角　赤芍　大枣　茅根汁　藕汁　金墨
【主治】鼻衄不止。

七汁饮

【来源】《类证治裁》卷二。
【组成】韭汁　藕汁　鲜荷叶汁　京墨汁　侧柏叶汁　生地汁　童便各一杯

【用法】和匀服。
【主治】衄血。

凉血地黄汤

【来源】年氏《集验良方》卷三。
【组成】犀角　赤芍　丹皮　玄参　扁柏叶　天门冬　黄连（酒炒）　黄芩（酒炒）　黄柏　知母　茅根各一钱
【主治】火盛血热妄行，吐血、衄血，倾盆盈碗。
【加减】成块吐者，加大黄、桃仁。

艾柏饮

【来源】《验方新编》卷一。
【组成】艾叶　柏子仁（去净油）　山萸肉　丹皮各一钱半　大生地三钱　白莲肉（去心）　真山药各二钱　泽泻一钱　生荷叶一张（干者不效）
【用法】水煎服。
【主治】鼻血不止，无论虚实至重者。

四红丸

【来源】《医方易简》卷二。
【组成】蒲黄　泽泻　阿胶　当归各等分
【用法】上为末，炼蜜为丸。每服三钱，如血崩不止，用陈棕炭、莲蓬壳灰，水煎服，或棉花子灰，黄酒冲服；有黑血块者，以旧马尾罗底三个（烧灰），筱面二合，黄酒冲服。
【主治】妇人血崩，并失血、便血、衄血。

加味泻心汤

【来源】《医醇剩义》卷二。
【组成】黄连五分　犀角五分　蒲黄一钱　天冬二钱　丹参二钱　元参一钱五分　连翘二钱　茯苓二钱　甘草五分　淡竹叶二十张　灯心三尺
【主治】心火炽盛，五中烦躁，面红目赤，口燥唇裂，甚则衄血吐血。

豢龙汤

【来源】《医醇剩义》卷二。
【组成】羚羊角一钱五分　牡蛎四钱　石斛三钱　麦冬一钱五分（青黛少许拌）　南沙参四钱　川贝二钱（去心研）　夏枯草一钱五分　丹皮一钱五分　黑荆芥一钱　薄荷炭一钱　茜草根二钱　牛膝二钱　茅根五钱　藕五大片
【主治】鼻衄。

理血膏

【来源】《理瀹骈文》。
【组成】党参　丹参　黄耆　生地　熟地　当归　川芎　白芍　赤芍　白术　天冬　麦冬　柏子仁　枣仁　远志　五味　丹皮　地骨皮　龟版　鳖甲　柏叶　知母　贝母　半夏　橘红　胆星　羌活　防风　连翘　荆穗　炒白芷　桔梗　柴胡　苍术　香附　郁金　延胡　灵脂　蒲黄　苏木　桃仁　红花　艾叶　茜根　官桂　大黄　玄明粉　厚朴　枳实　花粉　续断　栀子　炒黄柏　黄芩　黄连　木通　车前子　地榆炭　姜炭　降香　乳香　没药　苏子　甘草　发灰　百草霜各一两
【用法】油熬丹收，牛胶二两搅匀。又另用姜、葱、韭、蒜、槐、柳、桃、桑枝、凤仙全株约各半斤，油熬丹收，薄荷油二钱搅。两膏合并摊贴。
【主治】衄、吐、溺、便血，一切气郁、血积诸症。

甘草炮姜汤

【来源】《不知医必要》卷二。
【组成】炮姜一钱五分　炙草二钱　北味一钱
【用法】水煎服。
【主治】大吐大衄，外有寒冷之状者。

生熟地黄汤

【来源】《不知医必要》卷二。
【组成】熟地　生地各三钱　天冬　麦冬（去心）　贝母（杵）　茯神各一钱五分　茜根一钱　甘草六分
【用法】水煎服。
【主治】酒色劳伤，痰中有血丝；鼻衄。

【加减】如有火，加黄柏，知母。

茅根汤

【来源】《不知医必要》卷二。
【组成】白茅根一两　侧柏(炒成炭)二钱
【用法】水煎服。
【主治】鼻血。

柏艾饮

【来源】《不知医必要》卷二。
【组成】生地三钱　淮山药二钱　莲仁(去心)二钱　柏子仁(去净油)　丹皮　萸肉各一钱五分　泽泻(盐水炒)一钱　生荷叶一张(干者不效)
【用法】水煎，去滓，加生艾叶捣汁半酒杯冲服。
【主治】鼻衄。

补肺益脾饮

【来源】《医门补要》卷中。
【组成】党参　玉竹　山药　白术　百合　黄耆　淮牛膝　当归
【用法】大枣为引。
【主治】虚火鼻衄。

黄连阿胶栀子汤

【来源】《医方简义》卷二。
【组成】黄连八分　阿胶(蛤粉炒)一钱半　焦栀子三钱　竹叶二十片
【主治】温邪咯血鼻血。

清上汤

【来源】《医方简义》卷三。
【组成】瓜蒌仁(炒)四钱　海石一钱　栀子炭三钱　杏仁(光)三钱　煅石膏二钱　黄芩(炒)一钱　茜草一钱　生牡蛎四钱
【用法】上加青果二枚，竹叶二十片，水煎服。
【主治】六淫侵上，吐咳咯衄，牙宣舌血。

【加减】如因寒者，加苏子二钱；如因暑者，加青蒿一钱，鲜荷一片；如因风者，加生莱菔子一钱，桔梗一钱；如因湿者，加滑石；如因燥者，加生地、麦冬各三钱；如因火者，加犀角、羚羊之类。

生地黄散

【来源】《血证论》卷七。
【组成】生地五钱　川芎钱半　黄芩三钱　侧柏叶三钱　桔梗二钱　栀子二钱　蒲黄三钱　阿胶二钱　白茅根三钱　丹皮三钱　白芍三钱　甘草钱　半童便一杯　莱菔汁一杯
【主治】吐血，衄血。
【方论】此方以治肝为主，以肝主血故也。而亦兼用心肺之药者，以心主火，治火必先治心；肺主气，降气必先清肺。为凉血止血之通剂，方义虽浅而易效。

凉血地黄汤

【来源】《青囊全集》卷上。
【组成】小生地黄五钱　牡丹一钱五分　生栀子一钱五分　黄芩一钱　归尾一钱五分　丹参二钱　槐花三钱　生地榆一钱　辛夷一钱
【用法】童便或白马尿兑服。
【主治】血分有热，鼻血不止，吐血，下血，腹痛。

鼻衄丹

【来源】《青囊秘传》。
【组成】龙骨　蒲黄各一钱　茅针花五分　梅片二分
【用法】上共为细末。吹于鼻中。
【主治】鼻衄。

仙传百草霜丸

【来源】《急救经验良方》。
【组成】百草霜三两　陈墨二两　姜黄一两　桑叶二两　三七一两　连翘一两　灯心炭一两
【用法】上药各为细末，糯米粥取汁为丸，如粟米大。每服一钱，白温水送下。

【主治】一切吐血，鼻血，及七窍流血，失血怪证。

加味犀角地黄汤

【来源】《医学探骊集》卷四。
【组成】犀牛角二钱　生地黄五钱　丹皮二钱　白芍三钱　滑石四钱　酒黄芩五钱　炒栀子四钱　竹叶一钱　木通三钱
【用法】水煎，温服，再以复元散闻之。
【主治】鼻衄。
【方论】犀角地黄汤已是寒凉之品，又加栀子清上焦之热，酒芩清血中之热，滑石清六腑之热，木通、竹叶引诸热从小便出，热去血不妄行，而鼻衄自止矣。

复元散

【来源】《医学探骊集》卷四。
【组成】万年灰一两　象皮四分　冰片三分　麝香一分
【用法】上为极细末，瓷瓶盛之备用。先服加味犀角地黄汤一二剂，再以本方闻之。
【主治】鼻衄。

保元清降汤

【来源】《医学衷中参西录》上册。
【组成】野台参五钱　生赭石八钱（轧细）　生芡实六钱　生山药六钱　生杭芍六钱　牛蒡子（炒，捣）二钱　甘草一钱半
【主治】吐衄证，其人下元虚损，中气衰惫，冲气、胃气因虚上逆，其脉弦而硬急，转似有力者。

保元寒降汤

【来源】《医学衷中参西录》下册。
【组成】生赭石一两（轧细）　野台参五钱　生地黄一两　知母八钱　净萸肉八钱　生龙骨六钱（捣细）　生牡蛎六钱（捣细）　生杭芍四钱　广三七（细末）三钱（捣，分两次）
【用法】上除三七外，水煎，用头煎、二煎药汤送服三七末。
【主治】吐衄证，血脱气亦随脱，喘促咳逆，心中烦热，其脉上盛下虚者。

秘红丹

【来源】《医学衷中参西录》上册。
【组成】川大黄细末一钱　油肉桂细末一钱　生赭石细末六钱
【用法】将大黄、肉桂末和匀，用赭石末煎汤送下。
【主治】肝郁多怒，胃郁气逆，致吐血、衄血，及吐衄之证屡服他药不效者；无论因凉因热，服之皆有捷效。
【加减】身体壮实而暴得吐血者，大黄、肉桂细末各一钱半，将生赭石末六钱与之和匀，分三次服，白开水送下，约一点半钟服一次。
【方论】平肝之药，以桂为最要，而单用之则失于热；降胃止血之药，以大黄为最要，胃气不上逆，血即不逆行也，而单用之又失于寒；若二药并用，则寒热相济，性归和平，降胃平肝，兼顾无遗。况俗传方，原有用此二药为散，治吐血者，用于此证当有捷效。而再以重坠之药辅之，则力专下行，其效当更捷也。
【验案】经行吐衄　《山东中医杂志》（1987，6：20）：应用本方，每日1剂，分早晚2次服。治疗经行吐衄37例，最小17岁，最大42岁；单纯吐血者3例，单纯鼻衄者21例，吐衄并见者13例。结果：均全部治愈。

寒降汤

【来源】《医学衷中参西录》上册。
【组成】生赭石（轧细）六钱　清半夏三钱　蒌仁（炒捣）四钱　生杭芍四钱　竹茹三钱　牛蒡子（炒捣）三钱　粉甘草一钱半
【主治】吐血、衄血，脉洪滑而长，或上入鱼际，此因热而胃气不降也。

苍玉潜龙汤

【来源】《内科概要》。

【组成】生地　龟版　石膏　石斛　花粉　丹皮　知母

【主治】胃火炽盛，血热上壅，鼻血，连及齿牙而出血者，脉洪大，甚则面红目赤，烦扰不安。

仙鹤草膏

【来源】《中药成方配本》。

【组成】鲜仙鹤草一百斤

【用法】鲜仙鹤草一百斤（如无鲜者，用干者三十斤），同枣子三斤，一次煎汁，煼一宿，次日取出，榨净去滓，滤清，加白蜜十斤，炼透，滤过收膏，约成膏七斤。每日三次，每次三钱，开水冲服。

【功用】止血。

【主治】吐血、咯血、衄血。

蚕豆花露

【来源】《中药成方配本》。

【组成】蚕豆花一斤

【用法】用蒸气蒸馏法，鲜者每斤吊成露二斤，干者每斤吊成露四斤。每用四两，隔水温服。

【功用】清热止血。

【主治】鼻血，吐血。

滋阴甘露丸

【来源】《济南市中药成方选辑》。

【组成】地黄二十两　熟地黄二十两　天冬十二两　枇杷叶十六两　石斛十六两　茵陈六两　黄芩（酒炒）十两　麦冬十二两　枳壳（炒）八两　甘草六两　玄参（蒸）二两

【用法】上药共轧碎或捣烂，晒干后再轧为细粉，炼蜜为丸，每丸重三钱。每服一丸，温开水送服。

【功用】养阴，清热，解毒。

【主治】由于阴虚火盛而引起的齿龈肿烂，吐血衄血，口舌生疮。

【宜忌】忌食辛辣油腻之物。

八宝治红丹

【来源】《北京市中药成方选集》。

【组成】荷叶一百六十两　石斛四十八两　大小蓟三十二两　香墨三十二两　甘草三十二两　白芍三十二两　丹皮六十四两　藕节六十四两　侧柏炭六十四两　黄芩六十四两　百合六十四两　栀子（炒焦）六十四两　橘皮六十四两　棕榈炭十六两　贝母二十四两　生地四十两　竹茹四十两

【用法】上为细末，过罗，炼蜜为丸，重三钱。每服一丸，日服二次，温开水送下。

【功用】清热平肝，润肺止血。

【主治】急怒肝旺，肺热火盛，吐血衄血，痰中带血。

四红丹

【来源】《北京市中药成方选集》。

【组成】当归炭十六两　蒲黄炭十六两　大黄炭十六两　槐花炭十六两　阿胶珠十六两

【用法】上为细末，炼蜜为丸，重三钱。每服一丸，一日二次，温开水送下。

【功用】清热止血，引血归经。

【主治】肺热急怒，吐血衄血，便血溺血，妇女崩漏下血。

荷叶丸

【来源】《北京市中药成方选集》。

【组成】荷叶（酒蒸一半、炒炭一半）一百六十两（每荷叶十六两用黄酒八两，蒸炒相同）　藕节三十二两　大小蓟（炒炭）四十八两　知母三十二两　黄芩炭三十二两　生地（煅炭）四十八两　棕榈炭四十八两　栀子（炒焦）三十二两　香墨四两　白茅根（炒炭）四十八两　玄参（去芦）四十八两　白芍三十二两　当归（炒炭）十六两

【用法】上为细末，炼蜜为丸，重二钱。每服二丸，温开水送下，一日二次。

【功用】清热凉血，化瘀止血。

【主治】咳嗽吐血，痰中带血，咯血、衄血、溺血。

清肺抑火丸

【来源】《北京市中药成方选集》。

【组成】黄芩二百二十四两　栀子（生）一百二十八两　知母九十六两　贝母一百四十四两　黄柏六十四两　桔梗一百二十八两　苦参九十六两　前胡六十四两　天花粉一百二十八两　大黄一百九十二两

【用法】上为细末，过罗，用冷开水泛为小丸，滑石为衣，闯亮。每服二钱，温开水送下。

【功用】清热通便，止咳化痰。

【主治】

1.《北京市中药成方选集》：肺热咳嗽，咽喉疼痛，口干舌燥，大便秘结。

2.《全国中药成药处方集》：肺胃实热，鼻衄吐血。

清胃黄连丸

【来源】《北京市中药成方选集》。

【组成】黄连八十两　生地八十两　桔梗八十两　玄参（去芦）八十两　黄柏二百两

【用法】上为细末，过罗，用冷开水泛为小丸，滑石为衣，闯亮。每服二钱，一日二次，温开水送下。

【功用】清胃解热，消肿止痛。

【主治】口燥舌干，咽喉肿痛，齿龈腐烂，鼻衄生疮。

【宜忌】忌辛辣食物。

羚羊清肺丸

【来源】《北京市中药成方选集》。

【组成】羚羊（另兑）一钱二分　浙贝八钱　花粉一两　银花一两　小生地一两　黄芩五钱　桔梗一两　玄参（去芦）一两　丹皮五钱　薄荷五钱　石斛二两　天冬五钱　陈皮六钱　大青叶五钱　板兰根五钱　杏仁（去皮，炒）五钱　桑皮五钱　前胡五钱　金果榄五钱　甘草三钱　熟军五钱　枇杷叶（去毛）一两　栀子（炒）一两　麦冬五钱

【用法】上为细粉，炼蜜为丸，每丸重二钱，蜡皮封固。每服二丸，温开水送下。

【功用】清肺热，止咳嗽，利咽膈。

【主治】肺热咳嗽，咽喉肿痛，鼻衄咳血，舌干口燥。

梁会大津丹

【来源】《北京市中药成方选集》。

【组成】黄连六两　黄柏六两　黄芩六两　甘草六两　雄黄一两五钱　栀子（炒）六两　大黄九两

【用法】上为细末，炼蜜为丸，重三钱，朱砂为衣。每服一丸，温开水送下。

【功用】清热解毒，消肿止痛。

【主治】肺胃热盛，痈毒肿痛，口舌生疮，鼻干出血，大便燥结，小便赤涩。

【宜忌】孕妇忌服。

犀角止红丹

【来源】《北京市中药成方选集》。

【组成】鲜荷叶三十六两　当归十六两　川芎十六两　白芍十六两　生地十六两　大黄炭二两　川牛膝一两。

【用法】上为细末，过罗另兑：三七面二两，朱砂面一两，犀角面三钱，混合均匀，炼蜜为丸，重二钱，蜡皮封固。每服二丸，温开水送下，一日二次。

【主治】气怒肺热，伤损经络，吐血衄血，痰中带血。

犀角地黄丸

【来源】《北京市中药成方选集》。

【组成】生地五钱　白芍五钱　丹皮一两　侧柏炭一两　荷叶炭二两　白茅根一两　栀子炭二两　大黄炭二两

【用法】上为细末，每十两细粉兑犀角粉五钱，混合均匀，炼蜜为丸，重二钱，蜡皮封固。每服一丸至二丸，温开水送下，一日二次。

【功用】清热凉血。

【主治】肺胃积热，肝经火旺，咳嗽吐血，鼻孔衄血，烦躁心跳。

八宝治红丹

【来源】《全国中药成药处方集》(天津方)。
【组成】铁树叶二斤　鲜荷叶十斤　侧柏叶四斤　大蓟二斤　生地炭　荷叶炭各四斤　棕榈炭一斤　橘络二斤八两　石斛三斤　甘草二斤　广陈皮　丹皮各四斤　生地二斤八两　浙贝母一斤八两　黄芩百合各四斤　木通　香墨各二斤
【用法】上为细末，炼蜜为丸，三钱重，蜡皮或蜡纸筒封固。每次服一丸，白开水送下。
【功用】清热，化瘀，止血。
【主治】吐血，咯血，衄血，唾血，痰中带血，胸中积血，两肋刺疼，阴虚咳嗽。

止血散

【来源】《全国中药成药处方集》(大同方)。
【组成】莲蓬壳　黄绢　血余　百草霜　棕榈皮各一两
【用法】将各药烧存性，为极细末。每服三钱，白水送服。
【主治】吐血，衄血，血崩，及一切出血。

止血化瘀丹

【来源】《全国中药成药处方集》(沈阳方)。
【组成】生地五钱　黄连　三七　降香　赤芍　大黄各三钱　红花二钱　当归五钱　丹皮三钱　黄芩　蒲黄　郁金　甘草　阿胶各二钱
【用法】上为极细末，炼蜜为丸，每丸二钱重。每服一丸，白开水送下。
【功用】止血，清热，化痰。
【主治】吐血，衄血，咯血，咳血，痰中带血，便血，尿血，及一切由气火刺激而生之血证。
【宜忌】忌一切羊膻动火之食物，孕妇忌服。

止血秘红丹

【来源】《全国中药成药处方集》(沈阳方)。
【组成】盔沉一两　生赭石二两　大黄一两　生铁末三两　肉桂五钱　旱三七一两
【用法】上为极细末，用白蜡四两，核桃肉(去皮，捣碎)二两，熔化成汁，合药为小丸。每服二钱，白开水送下。
【功用】镇逆止血。
【主治】肝逆吐血，胃逆吐血，痰中带血，胁痛咯血，大口咳血，咳吐血丝，血色紫黑，鼻衄喷血，伤力吐血，心悸喘促，崩中下血。
【宜忌】忌食辛辣腥物及鸡肉等；忌怒气。

归芍理中丸

【来源】《全国中药成药处方集》(昆明方)。
【组成】潞党参五两　漂于术四两　炮姜三两　炙草二两　当归五两　炒杭芍三两
【用法】上为末，炼蜜为丸。每服一丸，开水送下。
【功用】安胎，止盗汗。
【主治】吐血，鼻衄，肠红。
【宜忌】忌生冷。

四红丹

【来源】《全国中药成药处方集》(济南方)。
【组成】当归(生、炭各半)　地榆炭　大黄(生、炭各半)　槐花炭(存性)各十斤
【用法】上为细末，炼蜜为丸，重三钱。每服一丸，白开水送下。
【主治】吐血，衄血，便血。
【宜忌】忌辛辣等有刺激性之食物。

加料荷叶丸

【来源】《全国中药成药处方集》(大同方)。
【组成】荷叶炭三斤半　当归二两四钱　白芍一两六钱　川芎五钱　生地十二两　赤芍一两六钱　梅片四两五钱　犀角　羚羊各四钱五分　旱三七四两五钱
【用法】上为细末，炼蜜为丸，二钱重，金箔十六开为衣，蜡皮封固。每服二丸，常服者一丸，白水送下。
【主治】吐血衄血，痰中带血。

高丽清心丸

【来源】《全国中药成药处方集》(抚顺方)。

【别名】高丽丸(原书)、高力清心丸(《部颁标准》)。

【组成】寒水石 生石膏 黄芩 甘草 知母 黄柏 滑石 大黄 山栀各一两 黄连 朱砂 雄黄各五钱 冰片 牛黄各一钱

【用法】上为细末，炼蜜为丸，一钱四分重，蜡皮封。大人每服一丸，水送下。

【功用】消炎缓泻。

【主治】头痛齿痛，齿龈肿痛，唇焦口臭，暴发火眼，结膜肿痛，吐血鼻衄，头热眩晕，便秘尿赤，鼻干耳鸣，以及小儿疹后毒热不净，牙疳。

【宜忌】孕妇忌服。忌食辛辣等物。

清宁丸

【来源】《全国中药成药处方集》(昆明方)。

【组成】大黄十斤 柏叶三斤 荷叶五十个 车前草六斤 藕汁三斤

【用法】水为丸。每服一钱半，幼童减半，开水送下。

【主治】大小便不利，吐血，鼻出血。

【宜忌】体弱失血症忌服。

清胃丸

【来源】《全国中药成药处方集》(沈阳方)。

【组成】野军二两四钱 黄芩八钱 二丑四钱 胆星二钱 滑石八钱 槟榔三钱 白芷二钱 川芎二钱 木通三钱 芒消三钱

【用法】上为细末，炼蜜为丸，每丸三钱重。每服一丸，茶水送下。

【功用】清胃肠实热，通二便秘结。

【主治】头痛目晕，牙痛龈肿，牙宣齿衄，鼻中衄血，暴发火眼，便秘溺赤，腹满喉痛，口唇焦裂。

清热止血法

【来源】《谦斋医学讲稿》。

【别名】清热凉血汤(《古今名方》)。

【组成】生地 赤芍 丹皮 黑山栀 黄芩 黄连 银花炭 侧柏叶 山茶花 藕节 茅花 茜草 仙鹤草

【功用】清热，凉血，止血。

【主治】心、肺、肝、胃有热所引起的一般吐血，衄血。

止红汤

【来源】《沈绍九医话》。

【组成】梨子一个 鲜藕四两 荷叶半张 茅根一两 大枣三个 柿饼一个

【用法】水煎服。

【功用】《古今名方》：凉血止血。

【主治】

1.《沈绍九医话》：吐血。
2.《古今名方》：衄血。

竹茹浸膏片

【来源】《中药制剂汇编》。

【组成】竹茹外皮 1 千克

【用法】取上药加入 12 倍量水，以 100℃温浸 3 小时，滤取药液另存；残渣再加 10 倍水，同法提取 2 小时，滤取液与前液合并；浓缩至生药量 2∶1 时，加 95% 乙醇 1.5 倍量沉淀杂质，静置 4～8 小时，取上清液过滤，沉淀用 60% 乙醇洗 2～3 次，将可溶性成分洗出，洗液与滤液合并，回收乙醇，放冷，再过滤一次，浓缩成浓膏，测定其含量，按规定的浸膏量，加辅料适量，压制成片，每片内含总抽出物 100 毫克，即得。每服 1～3 片。

【功用】凉血除热。

【主治】血热引起之吐血，衄血及崩中，还可用于胃热呕吐及呃逆。

自拟藕节地黄汤

【来源】《古今名方》引《郑侨医案选》。

【组成】生藕节 30 克 生地黄 玄参各 15 克 麦冬 12 克 甘草 3 克

【功用】养阴清热，凉血止血。

【主治】热伤阳络衄血证。

【加减】若属湿热病久，阴亏热邪盛者，加白芍、丹皮、炒黄芩、黑栀子；久病已阴亏，孤阳独炽者，加龙骨、牡蛎、大蓟、小蓟。

加味玉女煎

【来源】《上海中医药杂志》（1985，6：39）。

【组成】生石膏 30～60g（先煎） 肥知母 9～15g 麦门冬 9～15g 细生地 15～30g 怀牛膝 9～12g 生藕节 9～12g 白茅根 15～30g 侧柏叶 9～12g 仙鹤草 9～15g 茜草根 9～12g 生大黄 6～9g

【用法】上方煎后，药液凉饮。

【主治】鼻衄。

【验案】鼻衄 《上海中医药杂志》（1985，6：39）：治疗鼻衄 55 例，男 41 例，女 14 例；年龄 10～66 岁；病程最长 2 年，最短 7 天。结果：治愈（服药 3～5 剂衄止，症状消失，继服 5～7 剂后随访半年未发）38 例；有效（服药 5～7 剂衄止，症状改善，但愈后又间隙见少量鼻衄）14 例；无效（服药 7 剂血未止）3 例。

白芨散

【来源】《实用中西医结合杂志》（1991，8：487）。

【组成】白及

【用法】上药焙干研末，过 160 目罗筛后装入棕色瓶中。使用时将粉末撒布于凡士林纱条或纱球表面后填塞鼻腔。每次用白及粉 4～5g。

【主治】鼻衄。

【验案】鼻衄 《实用中西医结合杂志》（1991，8：487）：治疗鼻衄 30 例，男 21 例，女 9 例；年龄 6 岁至 73 岁，平均 49.5 岁。结果：第 1 次填塞痊愈（拔除鼻腔填塞物后无继续出血，鼻黏膜恢复正常）27 例，第 2 次 3 例。

三生饮

【来源】《云南中医杂志》（1992，1：18）。

【组成】生地 20g 生桑皮 20g 生侧柏叶 15g 降香 6g 桔梗 10g 炒枣仁 10g 麦冬 10g 甘草 6g

【用法】每日 1 剂，水煎服。

【主治】鼻衄。

【加减】胃热炽盛加黄连 6g，肝火上亢加炒梅子 10g，阴虚火旺加地骨皮 10g。

【验案】鼻衄 《云南中医杂志》（1992，1：18）：所治鼻衄 56 例中，男 36 例，女 20 例；年龄 5～70 岁；病程 3～30 天。痊愈（鼻衄停止，兼症消失，半年未复发）50 例；显效（鼻衄停止，兼症基本消失，半年内偶有鼻衄，但程度较轻）3 例；有效（治疗期间鼻衄次数及量均明显减少，兼症有所改善）2 例；无效 1 例；总有效率 98.2%。

二、鼻　塞

鼻塞，又称鼻窒、齆、齆鼻，是指鼻息不畅甚至闭塞不通的病情。鼻窒一名，首见于《黄帝内经》，《素问·五常政大论》：“大暑以行，咳嚏，鼽，衄，鼻窒。”《诸病源候论》：“若风冷伤于脏腑，而邪气乘于太阴之经，其气蕴积于鼻者，则津液壅塞，鼻气不宣调，故不知香臭，而为齆也。”至于外伤于风寒邪气，兼见鼻塞者，则当另论，故《证治准绳》提出：“其平素原无鼻塞旧证，一时偶感风寒，而致窒塞声重，或流清涕者，自作风寒治。”鼻塞以寒证为多，但也不乏热证者，《古今医鉴》：“鼻塞不闻香臭，或但遇寒月多塞，或略感风寒便塞，不时举发者，世俗皆以为肺寒，而用表解通利辛温之药不效，殊不知此是肺经多有火邪，郁甚则喜多热，而恶见寒，故遇寒便塞，遇感便发。”就提出除用解表通利辛散之药外，还应从肺火论治。

本病的发生，可由于患鼻疾日久，治疗不彻底，或病后余热不清，肺经蕴热，外受风热、寒邪之袭，肺失宣发，病邪郁阻肺经，上蒸鼻窍而为病；或由于伤风鼻塞治疗不彻底，病后失调，损伤脾肺，或因饥饱劳倦，脾失健运，加之肺气不足，卫表不固，外邪侵袭，肺失清肃之功，以致邪毒滞留鼻窍；或脾胃虚弱，运化不健，失去升清降浊之职，湿浊滞留鼻窍而致鼻室塞不通；或是体质虚弱，正不胜邪，外邪侵犯鼻窍，久留不去，阻塞于鼻窍脉络，气血流通不畅致鼻室塞不通。治宜补脾益肺，行气通窍为主。

香　膏

【来源】《外台秘要》卷二十二引《小品方》。

【组成】白芷　当归　川芎　细辛　辛夷　通草　桂心　薰草各三分

【用法】上锉，以苦酒渍一宿，以猪膏一升煎，以白芷色黄成膏，滤去滓。取少许点鼻中，或绵裹纳鼻中。以愈止。

【主治】鼻中窒塞。

白芷膏

【来源】《刘涓子鬼遗方》卷五。

【组成】白芷　通草　蕤核各一分　熏草二铢　羊髓八铢　当归一分

【用法】上锉。以清酒炼羊髓三过，煎，膏成绞去滓。用小豆大纳鼻中，一日三次。

【功用】利鼻。

【主治】鼻中塞。

皂荚散

【来源】《外台秘要》卷二十二引《古今录验》。

【别名】塞鼻菖蒲散（《太平圣惠方》卷三十七）、菖蒲散（《圣济总录》卷一一六）、皂角散（《普济方》卷五十六）。

【组成】皂荚（去皮子，炙）　菖蒲各等分

【用法】上为末。暮卧之时，以绵裹塞鼻中甚良。

【主治】鼻窒塞，不得喘息。

香　膏

【来源】《外台秘要》卷二十二引《古今录验》。

【别名】纳鼻膏药方（《太平圣惠方》卷三十七）、合膏（《普济方》卷五十六引《太平圣惠方》）。

【组成】当归　川芎　青木香　细辛　通草　蕤核仁　白芷各二分

【用法】上切，以羊髓微火煎，白芷色黄成膏，去滓。以小豆许纳鼻中，每日二次。以愈为度。

【主治】鼻中不通利，窒塞者。

细辛膏

【来源】《外台秘要》卷三十五引《古今录验》。

【组成】细辛　通草各一分　辛夷仁一分半　杏仁二分（去皮）

【用法】上切，以羊髓三合，猪脂三合，缓火煎之，膏成绞去滓。取一米粒许大，以纳鼻孔中，频易愈。

【主治】小儿鼻塞不通。

涂囟膏

【来源】方出《备急千金要方》卷五，名见《太平圣惠方》卷三十七。

【别名】杏仁膏（《圣济总录》卷一一六）、通鼻散（《普济方》卷五十七）。

【组成】杏仁半两　蜀椒　附子　细辛各六铢

【用法】上锉。以醋五合，渍药一宿，明旦以猪脂五合煎令附子色黄，膏成，去滓，待冷以涂絮。导鼻孔中，一日二次，兼摩顶上。

【主治】小儿鼻塞不通，涕出。

【方论】《千金方衍义》：杏仁下气，蜀椒温中，附子逐湿，细辛去风，皆利窍之品；其用醋者，藉以引领诸药入于肝经，且遏椒、附之性，缓行不骤也。

香　膏

【来源】《备急千金要方》卷六。

【别名】当归膏（《圣济总录》卷一一六）。

【组成】当归　薰草　通草　细辛　蕤仁各十八铢　川芎　白芷各半两　羊髓四两（猪脂亦得）

【用法】上锉，以微火合煎，三上三下，白芷色黄膏成，去滓。取如小豆大纳鼻中，一日二次。

【主治】鼻不利。

【加减】先患热后鼻中生赤烂疮者，去当归、细辛，加黄芩、栀子。

槐叶汤

【来源】方出《备急千金要方》卷六，名见《圣济总录》卷一一六。

【组成】槐叶五升　葱白（切）一升　豉一合

【用法】上以水五升，煮取三升，分温三服。

【主治】

1.《备急千金要方》：鼻窒，气息不通。

2.《千金方衍义》：鼻塞有时略通。

【方论】《千金方衍义》：方中以槐叶清解蕴热，葱、豉解散风毒也。

灌鼻蒺藜汁

【来源】方出《备急千金要方》卷六，名见《太平圣惠方》卷三十七。

【组成】蒺藜一把（取当道车碾过者捣）

【用法】以水三升，煎取熟，先仰卧，使人满口含饭，取一合汁灌鼻中，不通再灌之。大嚏，必出一二个息肉，似赤蛹虫，即愈。

【主治】鼻塞，多年不闻香臭，清水出不止。

干姜散

【来源】《医心方》卷五引《效验方》。

【组成】干姜二分　桂心一分

【用法】上药治下筛。取如大豆许，以绵裹，塞鼻中。觉鼻中热便去之。

【主治】鼻中不利。

独活散

【来源】《太平圣惠方》卷六。

【组成】独活一两　蔓荆子半两　人参一两（去芦头）　黄芩三分　玄参三分　秦艽三分（去苗）　沙参三分（去芦头）　枳壳三分（麸炒微黄，去瓤）　羚羊角屑三分　白鲜皮三分　防风三分（去芦头）　甘菊花三分

【用法】上为细散。每服一钱，以温浆水调下，不拘时候。

【主治】肺脏风毒，鼻塞，面痒生疮。

木通丸

【来源】方出《太平圣惠方》卷三十七，名见《普济方》卷五十六。

【组成】木通（锉）　细辛　附子（炮裂，去皮脐）各一两

【用法】上为末，炼蜜为丸，如枣核大。每夜临卧纳一丸于鼻中。

【主治】

1.《太平圣惠方》：鼻塞，气息不通。

2.《普济方》：鼻有息肉及鼻齆。

木通散

【来源】《太平圣惠方》卷三十七。

【别名】防风汤（《圣济总录》卷一一六）。

【组成】木通一两（锉）　防风半两（去芦头）　栀子仁半两　川升麻一两　石膏二两　麻黄三分（去根节）　桂心半两

【用法】上为散。每服三钱，以水一中盏，煎至六分，去滓，每于食后温服。

【主治】鼻塞不闻香臭。

芎藭散

【来源】《太平圣惠方》卷三十七。

【组成】芎藭　槟榔　人参（去芦头）　赤茯苓　白术　麻黄（去根节）　肉桂（去皱皮）　郁李仁（汤浸，去皮尖，微炒）　杏仁（汤浸，去皮尖双仁，麸炒微黄）　甘草（炙微赤，锉）各一两

【用法】上为散。每服三钱，以水一中盏，加生姜半分，煎至七分，去滓，每于食后温服。

【主治】外伤风冷，鼻塞，气息不通，壅闷。

芎藭膏

【来源】《太平圣惠方》卷三十七。

【组成】芎藭　吴茱萸　细辛　川椒　干姜（炮裂）　皂荚各三分

【用法】上为细末，以醋浸一宿，猪脂六两，同于银锅中煎五七沸，滤去滓，倾入瓷盒中。每取枣核大，绵裹纳鼻中。

【主治】

1.《太平圣惠方》：鼻塞多痛。

2.《圣济总录》：鼻塞多清涕。

吹鼻通顶散

【来源】《太平圣惠方》卷三十七。

【别名】通顶散（《圣济总录》卷一一六）。

【组成】滑石一分　瓜蒂七个（为末）　麝香半钱　胡黄连一分（末）　蟾酥半钱

【用法】上为细末，每用少许，吹入鼻中。

【主治】鼻塞，不闻香臭。

纳鼻甘草丸

【来源】《太平圣惠方》卷三十七。

【别名】细辛丸、甘草丸（《普济方》卷五十六）。

【组成】甘草（生用）　木通（锉）　细辛　附子（生用）各一分

【用法】上为末，以白雄犬胆为丸，如枣核大。以绵裹一团，纳鼻中，每日换二次。

《普济方》：一方用羊胆汁为丸。

【主治】

1.《太平圣惠方》：痈鼻梁起，疼痛胀闷。

2.《普济方》：齆鼻，不闻香臭。

桂　膏

【来源】《太平圣惠方》卷三十七。

【别名】塞鼻桂膏（《普济方》卷五十七）。

【组成】桂心　细辛　干姜（炮裂，锉）　川椒（去目及闭口者，微炒去汗）各半两　皂荚一分

【用法】上为末，以青羊脂和成膏。每用如枣核大，绵裹塞鼻中。

【主治】鼻塞，恒有清涕。

脑泻散

【来源】《太平圣惠方》卷三十七。

【组成】苦葫芦子一两

【用法】以童子小便一中盏浸之，夏一日，冬七日。取汁少许，滴入鼻中。

【主治】鼻塞眼昏，头疼胸闷。

通鼻膏

【来源】《太平圣惠方》卷三十七。

【别名】辛夷膏（《普济方》卷五十六）。

【组成】白芷半两　川芎半两　木通半两　当归三分　细辛三分　莽草三分　辛夷一两

【用法】上锉细，以猪脂一斤，煎令白芷色黄，绵滤去滓，盛于不津器中。候冷，绵裹枣核大，纳鼻中，日换三次。

【主治】鼻窒塞，香臭不闻，妨闷疼痛。

羚羊角丸

【来源】《太平圣惠方》卷三十七。

【组成】羚羊角屑一两　连翘　汉防己　麦门冬（去心，焙）　薯蓣　槟榔　茯神各二分　白鲜皮　人参（去芦头）　羌活　细辛　白芷　当归　黄耆（锉）　防风（去芦头）　旋覆花　枳壳（麸炒微黄，去瓤）各半两

【用法】上为末，炼蜜为丸，如梧桐子大。每服三十丸，食后温水送下。

【主治】鼻痈。窒塞不通气息。

塞鼻甘遂散

【来源】《太平圣惠方》卷三十七。

【组成】甘遂　细辛　附子（炮裂，去皮脐）　木通（锉）各一分

【用法】上为细散。每用半钱，以绵裹塞入鼻中。当有清水出，病重者或下三二升，当以卧时安药，若微痛则忍之。

【主治】鼻塞不闻香臭。

【宜忌】勿触风冷。

塞鼻瓜蒂散

【来源】方出《太平圣惠方》卷三十七，名见《圣

济总录》卷一一六。
【组成】瓜蒂
【用法】上为末。绵裹，塞鼻中。
【主治】鼻塞。

塞鼻瓜蒂散

【来源】《太平圣惠方》卷三十七。
【组成】瓜蒂一分　藜芦一分
【用法】上为细散。每服半钱，用狗胆汁和，绵裹，塞于鼻中，一日三次。
【主治】鼻塞不闻香臭。

塞鼻皂荚散

【来源】《太平圣惠方》卷三十七。
【别名】皂荚散（《圣济总录》卷一一六）。
【组成】皂荚　细辛　辛夷　川椒（去目及闭口者，微炒去汗）　附子（炮裂，去皮脐）各一分
【用法】上为散。每取半钱，用棉裹，塞鼻中；以少许吹之亦得。
【主治】塞鼻不通。

摩顶膏

【来源】《太平圣惠方》卷八十二。
【组成】羊髓三两　当归三分（锉，微炒）　细辛三分　白芷三分　木通三分　野猪脂三两
【用法】上锉，先下脂、髓于锅中，入诸药以慢火煎，候白芷色焦黄药成，以绵滤去滓，以瓷合盛令凝。每用少许，涂顶门上摩之，兼以少许入鼻内。
【主治】小儿鼻塞脑闷，吃奶不得。

木香膏

【来源】《太平圣惠方》卷八十九。
【组成】木香半两　零陵香半两　细辛三分
【用法】上为末，用醍醐三分，与药相和，入铫子内，慢火煎令极香，绞去滓，收瓷合中。取少许涂头上及鼻中，一日三四次。
【主治】小儿鼻塞不通，吃乳不得。

龙脑散

【来源】《太平圣惠方》卷八十九。
【组成】龙脑半钱（细研）　瓜蒂十四枚　赤小豆三十粒　黄连二大茎（去须）
【用法】上为散，入龙脑研令匀。每夜临卧时，以绿豆大吹入鼻中。每用有少许清水出为效。
【主治】小儿鼻痈，不闻香臭。

白芷膏

【来源】《太平圣惠方》卷八十九。
【组成】白芷　细辛　木通　当归各半两
【用法】上锉细，以羊髓四两，与药同入铫子内，慢火上熬，候白芷赤黄色，膏成，绞去滓，贮于瓷器内。敷儿囟上及鼻中，一日三四次。
【主治】小儿囟气虚肿，鼻塞不通。

通顶散

【来源】《圣济总录》卷十六。
【组成】马牙消（研细）半两　地黄汁一合
【用法】上药于铜器中用慢火煎令干硬，取出研细。每挑少许入鼻搐上。吐痰即愈。
【主治】鼻塞及风痰头痛。

人参丸

【来源】《圣济总录》卷一一六。
【组成】人参　防风（去叉）　细辛（去苗叶）　黄耆（锉）　沙参　木通（锉）　甘菊花（微炒）各半两
【用法】上为末，炼蜜为丸，如梧桐子大。每服十丸，温水送下，一日二次。
【主治】肺风上攻，鼻塞不通。

人参汤

【来源】《圣济总录》卷一一六。
【组成】人参　白茯苓（去黑皮）　黄芩（去黑心）　麻黄（去根节）　陈橘皮（汤浸，去白，炒）　蜀椒（去目及闭口者，炒出汗）　羌活（去

芦头）各半两

【用法】上为粗末。每服三钱匕，水一盏半，煎至七分，去滓，食后温服。

【主治】肺风上攻，鼻塞不通。

干姜散

【来源】《圣济总录》卷一一六。

【组成】干姜（炮）半两

【用法】上为散。以少许吹入鼻中。

【主治】齆鼻。

山茱萸丸

【来源】《圣济总录》卷一一六。

【组成】山茱萸　菊花　大黄（锉，炒）各一两一分　独活（去芦头）三分　甘草（炙，锉）　防风（去叉）　蔓荆实（去白皮）各一两　秦艽（去苗土）一两半　栀子（去皮，炒）一两　附子（炮裂，去皮脐）三分　朴消三两三分

【用法】上为末，炼蜜为丸，如梧桐子大。每服二十丸，空心温水送下。

【主治】齆鼻。

【加减】妊娠人，去附子，加细辛半分。

小蓟汤

【来源】《圣济总录》卷一一六。

【组成】小蓟一把（净洗）

【用法】上锉细。水二盏，煎至八分，去滓温服。

【主治】鼻窒塞，气息不通。

天门冬丸

【来源】《圣济总录》卷一一六。

【组成】天门冬（去心，焙）　白茯苓（去黑皮）各五两　人参　枳实（去瓤，麸炒）甘草（炙）各三两　槟榔（锉）二两

【用法】上为末，炼蜜为丸，如梧桐子大。每服二十丸，食后浆水送下，一日二次；暑月以牛乳送下。

【主治】鼻塞，不闻香臭。

木香膏

【来源】《圣济总录》卷一一六。

【组成】木香　细辛（去苗叶）　当归（切，焙）　芎藭　木通　蕤仁（研）　白芷各半两

【用法】上细锉，纳银石器中，入羊髓微火煎，候白芷色黄膏成，去滓澄凝。每取小豆大，纳鼻中，一日二次。以愈为度。

【主治】鼻中窒塞，气不通利。

瓜蒂散

【来源】《圣济总录》卷一一六。

【组成】瓜蒂二十七枚

【用法】上为散。以少许吹入鼻中。

【主治】鼻窒塞，气息不通。

芎藭散

【来源】《圣济总录》卷一一六。

【组成】芎藭　辛夷各一两　细辛（去苗叶）三分　木通（锉）半两

【用法】上为散。每用少许绵裹塞鼻中，湿即易之。五七日愈。

【主治】鼻塞不闻香臭。

百部散

【来源】《圣济总录》卷一一六。

【组成】百部二两　款冬花　贝母（去心）　白薇各一两

【用法】上为散。每服一钱匕，米饮调下。

【主治】肺实，鼻塞不闻香臭。

如神膏

【来源】《圣济总录》卷一一六。

【组成】蓖麻子（去壳）　杏仁（去皮尖）　印子盐　芎藭　防风（去叉）　松脂各一分　蜡半两　油一升

【用法】先入油于银器中，次将诸药作粗散，入油中，微火上煎成膏，滤去滓，瓷器盛。每用约大

小贴之，每日一换。

【主治】鼻塞，不闻香臭。

苁蓉丸

【来源】《圣济总录》卷一一六。

【组成】肉苁蓉（酒浸一宿，切，焙） 石钟乳（研成粉） 五味子 菟丝子（酒浸，别捣） 蛇床子（炒） 山芋各一两 泽泻 石斛（去根） 甘菊花 细辛（去苗叶） 续断 鹿茸（去毛，酒浸，炙） 防风（去叉） 秦艽（去苗土） 黄耆（锉） 干姜（炮） 柏子仁（别研）各三分

【用法】上药除别研外，为末，同和匀，炼蜜为丸，如梧桐子大。每服二十丸，空心温酒送下，一日二次。不饮酒，枣汤送下。服药三日后，灸百会三七壮，即贴如神膏。

【主治】头眩鼻塞，不知香臭。

吹鼻皂荚散

【来源】《圣济总录》卷一一六。

【组成】皂荚一挺（炙，刮去皮子）

【用法】上为散。以一字匕，吹入鼻。即愈。

【主治】齆鼻。

细辛散

【来源】《圣济总录》卷一一六。

【组成】细辛（去苗叶） 甘草（炙） 木通（锉） 附子（炮裂，去皮脐）各一分

【用法】上为散。以羊胆汁和如枣核大，塞鼻中。

【主治】齆鼻不闻香臭。

茯神散

【来源】《圣济总录》卷一一六。

【组成】茯神（去木）一两半 山芋 人参各二两 赤茯苓（去黑皮） 防风（去叉） 防己各一两半 蜀椒（去目并合口者，炒出汗）一两 山茱萸一两半 甘菊花 桂（去粗皮） 细辛（去苗叶） 川芎 贯众 白术（米泔浸一宿，锉碎，炒）各一两一分 干姜（炮）一两 甘草（炙）一两半

【用法】上为散。每服二钱匕，空心温酒调下，一日二次。

【主治】肺气壅塞，鼻齆不闻香臭。

通气膏

【来源】《圣济总录》卷一一六。

【组成】木通 当归（切，焙） 川芎 蕤仁 桂（去粗皮）各半两 细辛（去苗叶） 白芷各三分

【用法】上锉细，与羊髓三两，同于银石器中微火煎，候白芷黄色，去滓澄凝。每取小豆大一块，塞鼻中，每日二次。

【主治】鼻中不利，窒塞不闻香臭。

黄连汁

【来源】《圣济总录》卷一一六。

【组成】黄连（去须）二两 蒺藜苗二握

【用法】上锉细，用水二升，煎至一升，取一合，灌鼻中。不过再灌，大嚔即愈。

【主治】鼻塞多年，清水出不止。

黄耆散

【来源】《圣济总录》卷一一六。

【组成】黄耆（锉） 人参 防风（去叉） 防己 生干地黄（焙） 桔梗（炒） 芍药 黄芩（去黑心） 泽泻 石南叶 紫菀（去苗土） 桂（去粗皮） 甘草（炙） 牛膝（酒浸一宿，切，焙） 白术（米泔浸一宿，锉） 赤茯苓（去黑皮）各三两

【用法】上为散。每服一钱匕，温酒调下。如要丸，炼蜜丸，如梧桐子大。每服三十丸，亦温酒下。四时服食。

【功用】顺肺气。

【主治】齆鼻。

铛墨散

【来源】《圣济总录》卷一一六。

【组成】铛墨半两
【用法】上为散。每服二钱匕，温水送下。
【主治】鼻窒塞，气息不通。

款冬花丸

【来源】《圣济总录》卷一一六。
【组成】款冬花　槟榔（锉）　百合　麦门冬（去心，焙）　桔梗（炒）　天门冬（去心，焙）　地骨皮　羚羊角（镑）　贝母（去心）　山栀子仁　大黄（锉，炒）　黄芩（去黑心）　防风（去叉）　杏仁（去皮尖双仁，炒）　郁李仁（去皮，炒）各二两　人参　山芋　柴胡（去苗）各一两半　百部　甘草（炙）　苦参各一两　桑根白皮（锉）　旋覆花各四两　牛黄（研）　木香各半两　蛤蚧一对（全者，酥炙）
【用法】上为末，炼蜜为丸，如梧桐子大。每服二十丸至三十丸，食后温浆水送下。
【主治】鼻塞不闻香臭。

蜀椒汤

【来源】《圣济总录》卷一一六。
【组成】蜀椒（去目及闭口者，炒出汗）半两　干姜（炮）一分　附子（炮裂，去皮脐）半两　桂（去粗皮）一分　山芋三分　细辛（去苗叶）半两　石斛（去根）一分　山茱萸半两　杏仁五十粒（去皮尖双仁，炒，研）　麻黄（去根节）　白附子（炮）　甘草（炙）各半两
【用法】上锉，如麻豆大。每服二钱匕，水一盏，煎至七分，去滓，空心温服。
【主治】鼻塞，气息不通。

丹参膏

【来源】《圣济总录》卷一八〇。
【组成】丹参　细辛（去苗叶）　芎䓖　当归（锉，焙）　桂（去粗皮）　防风（去叉）各一两　蜀椒（去目并闭口者，炒出汗）　干姜（炮）各半两
【用法】上锉，如麻豆大，猪脂五两，羊髓五两，与药相和，入铫子内，慢火熬，候药黄色，取下绞去滓，贮瓷器中。每以大豆许纳鼻中，一日三次。
【主治】小儿鼻塞不通利。

羊髓膏

【来源】《圣济总录》卷一八〇。
【组成】羊髓　熏陆香各三两
【用法】上于铫子中，慢火熬成膏，去滓入瓷器中盛贮。以膏摩背。候鼻通为效。
【主治】小儿鼻塞不通。

黄连丸

【来源】《圣济总录》卷一八〇。
【组成】黄连（去须）一两一分　艾叶（炒）　升麻各三分　防风（去叉）半两　朴消二两　大黄（锉，炒）三分
【用法】上为细末，炼蜜为丸，如绿豆大。每服三五丸，食后临卧以温水送下。
【主治】小儿齆鼻。

瓜蒂散

【来源】《全生指迷方》卷二。
【组成】瓜蒂　细辛（去苗）　藜芦（去苗）各等分
【用法】上为细末。每用半字许，纳鼻中。以气通为度。
【主治】风湿鼻窒塞，气不通。

葱涎膏

【来源】《幼幼新书》卷三十三引《吉氏家传方》。
【组成】葱叶　猪牙皂角（为末，去皮）各七条
【用法】上烂研，用皂角末成膏。贴在囟门上。
【主治】婴儿初生三五日，鼻塞气急，饮乳之时啼叫不止。

辛夷膏

【来源】《幼幼新书》卷三十三引张涣方。
【组成】辛夷叶一两（洗，焙干）　细辛　木

通　香白芷　木香各半两（上为细末）　杏仁一分（汤浸，去皮尖，研）

【用法】上用羊髓、猪脂各二两，同诸药相和于石器中，慢火熬成膏，赤黄色，放冷。入脑、麝各一钱，拌匀。每用少许涂鼻中，若乳下婴儿，奶母吹着儿囟，鼻塞者，囟上涂。

【主治】

1.《幼幼新书》引张涣方：小儿鼻塞病。

2.《御药院方》：小儿鼻生息肉，窒塞不通，有时疼痛。

菊花散

【来源】《幼幼新书》卷三十三引张涣方。

【组成】甘菊　防风各一两　细辛　桂心各半两　甘草一分

【用法】上为末。每服半钱，入乳香少许，乳后荆芥汤调下。

【主治】鼻塞多涕。

清肺膏

【来源】《幼幼新书》卷三十三引张涣方。

【组成】瓜蒂半两　附子一枚（炮，去皮脐）　赤小豆　细辛　甘草各一分

【用法】上为细末，入龙脑一钱研匀，炼蜜为丸，绵裹纳鼻中。

【主治】

1.《幼幼新书》引张涣方：齆鼻。

2.《小儿卫生总微论方》：齆鼻不闻香臭，出气不快。或生息肉。

天门冬丸

【来源】《鸡峰普济方》卷二十五。

【组成】天门冬一两　防风　茯神各三分　川芎　白芷　人参各半两

【用法】上为细末，炼蜜为丸，如梧桐子大。每服二十丸，食后、临卧熟水送下。

【主治】鼻塞。

细辛汤

【来源】《普济本事方》卷二。

【组成】细辛（去叶）　半夏曲　茯苓（去皮）　桔梗（炒）各四钱　桂枝（去皮，不见火）三钱　甘草二钱（炙）

【用法】上为粗末。每服四钱，水二盏，加生姜四片，蜜半匙，煎至七分，温服，一日三次。

【主治】肺虚实不调，鼻塞多涕，咽中有涎而喘，项强筋急或痛。

蒺藜子散

【来源】《小儿卫生总微论方》卷十八。

【组成】蒺藜子半掬

【用法】上为细末，以水一小盏，煎至减半。令病人仰卧，满含饭一口，以药汁灌鼻中。不过再即嚏而气出。

【主治】鼻塞不闻香臭，水出不止。

防风汤

【来源】《宣明论方》卷一。

【组成】黄芩　人参　甘草（炙）　麦门冬（去心）各一两　川芎一两　防风（去芦）一两半

《医学六要·治法汇》有黄连，无黄芩。《嵩崖尊生全书》有沙参，无人参。

【用法】上为末。每服二钱，沸汤点之，食后服，一日三次。

【主治】鼻渊脑热，渗下浊涕不止，久而不已，必成衄血之疾。

甘遂丸

【来源】《普济方》卷五十六引《海上方》。

【组成】甘遂　通草　细辛　附子各等分

【用法】上为末。以白雄犬胆和为丸，如枣核大。绵裹纳鼻中。辛热涕出，四五次愈。

【主治】鼻齆，及鼻塞不闻香臭，亦治息肉。

天麻除风丸

【来源】《杨氏家藏方》卷二。

【组成】天麻（去苗） 防风（去芦头） 细辛（去叶土） 藁本（去土） 川芎 香白芷 干山药 黄耆（蜜炙） 蝎梢（略炒，去毒） 当归（洗，焙）各一两 甘草八钱（炙） 白附子半两（炮）
【用法】上为细末，炼蜜为丸，每一两作一十丸。每服一丸，食后茶、酒任下。
【功用】疏风顺气，清利头目。
【主治】一切风气上壅，头昏目涩，鼻塞耳鸣，项背拘急，肢体倦怠。

辛夷膏

【来源】《杨氏家藏方》卷二十。
【组成】辛夷 川芎 香白芷 茵草 通草各一钱 当归（洗焙） 细辛（去叶土） 肉桂（去粗皮）各半钱
【用法】上锉细，以酒浸渍一宿，酒不须多，次日以猪、羊髓及猪脂少许煎成油，入前件酒浸药，同煎令变色，却用绵滤去滓，盛瓷器内，每用一米许，滴入鼻内。
【主治】脑户受寒，浓涕结聚，关窍壅闭。

赤龙散

【来源】《医方类聚》卷七十九引《经验良方》。
【组成】龙脑半钱（研） 瓜蒂十四枚 黄连三大茎 赤小豆三十粒
【用法】上为细末。临卧以绿豆许，吹入鼻中。水出愈。
【主治】鼻齆。

丽泽通气汤

【来源】《兰室秘藏》卷上。
【别名】丽泽通气散（《医学六要》卷八）
【组成】黄耆四钱 苍术 羌活 独活 防风 升麻 葛根各三钱 炙甘草二钱 麻黄（不去节，冬月加） 川椒 白芷各一钱
【用法】上锉。每服五钱，加生姜三片，大枣二枚，葱白三寸，同煎至一盏，去滓，食远温服。
【主治】鼻不闻香臭。
【宜忌】忌一切冷物，及风寒凉处坐卧行立。

温卫汤

【来源】《兰室秘藏》卷上。
【组成】陈皮 青皮 黄连 木香各三分 人参 甘草（炙） 白芷 防风 黄柏 泽泻各五分 黄耆 苍术 升麻 知母 柴胡 羌活各一钱 当归身一钱五分
【用法】上作一服。水二盏，煎至一盏，去滓，食远服之。
【主治】鼻塞不闻香臭，目中流火，气寒血热，冷泪多，脐下冷，阴汗，足痿弱者。

温肺汤

【来源】《兰室秘藏》卷上。
【别名】温肺散（《景岳全书》卷六十）。
【组成】丁香二分 防风 炙甘草 葛根 羌活各一钱 升麻 黄耆各二钱 麻黄（不去节）四钱
【用法】上为粗末，水二盏，葱白三根，煎至一盏，去滓。食后服。
【主治】鼻不闻香臭，眼多眵泪。

抑金散

【来源】《简易方》引利伯善方（见《医方类聚》卷七十九）。
【组成】细辛 白芷 防风 羌活 川归 半夏 川芎 桔梗 陈皮 茯苓各等分
【用法】上锉。每服二钱，加薄荷，生姜，水煎服。
【主治】肺热，鼻塞，涕浊。

芎藭散

【来源】《仁斋直指方论》卷二十一。
【组成】芎藭 槟榔 麻黄（去节） 肉桂 防己 木通 细辛 白芷 石菖蒲各一分 木香 川椒 甘草（焙）各半分
《证治宝鉴》有葛根，无甘草。
【用法】上锉。每服三钱，加生姜、紫苏煎服。

【主治】鼻塞齆。

雄黄丸

【来源】《仁斋直指方论》卷二十一。
【组成】瓜蒂　明矾　华阴细辛各一钱　雄黄半钱
【用法】上为末，以雄犬胆汁和丸。绵包塞鼻。
【主治】鼻齆。

雄黄散

【来源】《仁斋直指方论》卷二十一。
【组成】雄黄半钱　瓜蒂二个　绿矾一钱　麝少许
【用法】上为细末。搐些入鼻。

本方原名雄黄丸，与剂型不符，据《世医得效方》改。

【主治】鼻齆，息肉。

天麻丸

【来源】《御药院方》卷一。
【组成】龙脑薄荷叶一两　荆芥穗（去子）　天麻　甘草（炙）各二两半　川芎　羌活　白芷　马牙消　玄参各一两半　川乌头二分半（炮制，去皮脐）
【用法】上为细末，炼蜜为丸，如鸡头子大。每服一丸至二丸，食后细嚼，茶清送下。
【功用】凉膈明目。
【主治】肺脏风热，鼻塞不通，头昏脑闷。

增损防风通圣散

【来源】《御药院方》卷一。
【别名】通圣散（《古今医统大全》卷六十二）。
【组成】黍粘子　桔梗　桑白皮　紫菀茸各半两　荆芥穗三两　甘草二两（各生用）
【用法】上为粗末，防风通圣散各一半和匀。每服八钱，水一盏半，加生姜五片，同煎至七分，去滓，食后温服。
【主治】肺气不和，鼻塞不利。

代赭石汤

【来源】《御药院方》卷四。
【组成】代赭石（打碎）三两　陈皮一两　桃仁（炒）　桂　吴茱萸（盐炒）各半两
【用法】上各锉碎。每服二两，水三大盏，加生姜三分，同煎至一盏，去滓，食前温服，一日一服。
【主治】逆气上冲，鼻息滞塞不通。

噙化荜澄茄丸

【来源】《御药院方》卷八。
【组成】荜澄茄半两　薄荷叶三钱　荆芥穗一钱半
【用法】上为细末，糖霜蜜和为丸，如樱桃大。每次一丸，时时噙化咽津。
【主治】鼻塞不通。

石膏散

【来源】《御药院方》卷十。
【组成】石膏（水飞）三钱　龙脑一钱（另研）
【用法】上为细末。每用少许，鼻内搐之。
【主治】脑热鼻塞，头目昏重。

上清散

【来源】《卫生宝鉴》卷十。
【组成】川芎　薄荷　荆芥穗各半两　盆消　石膏　桔梗各一两
【用法】上为末。每服一字，口噙水，搐鼻内。
【主治】上热，鼻壅塞，头目不得清和。
【加减】加龙脑三分，尤妙。

通关散

【来源】《活幼口议》卷二十。
【组成】香附子（炒）三分　川芎七分　荆芥四分　白僵蚕（炒）三分　细辛茎二分　猪牙皂角一分

《育婴家秘》有荷叶（汉阳忠信堂本作“薄荷叶”）

【用法】上为末。取生葱白去须，捣调药，涂囟门上。

【主治】婴儿囟门被母鼻息吹着，以致鼻塞，不能食乳。

葱涎膏

【来源】《世医得效方》卷十一。

【组成】牙皂　草乌

【用法】上用葱涎捣成膏。贴囟上。

【主治】婴儿初生，肺壅鼻塞，乳食不下。

川芎散

【来源】《古今医统大全》卷六十二引《医林方》。

【别名】川芎饮（《不知医必要》卷二）。

【组成】川芎　藁本　细辛　白芷　羌活　炙甘草各一两　苍术（米泔浸）五两

【用法】上锉咀。每服三钱，水一盏，加生姜三片，葱白三寸煎服。

【主治】风寒鼻塞。

荜澄茄丸

【来源】《普济方》卷五十六引《御药院方》。

【别名】澄茄丸（《医学入门》卷七）。

【组成】荜澄茄半两　薄荷叶三钱　荆芥穗一钱半

【用法】上为细末，糖霜蜜和丸，如樱桃大。每服一丸，时时噙化咽津。

【主治】鼻塞不通。

天麻丸

【来源】《本草纲目》卷十二引《普济方》。

【组成】天麻半两　芎藭二两

【用法】上为末，炼蜜为丸，如芡实大。每食后嚼一丸，茶、酒任下。

【功用】消风化痰，清利头目，宽胸利膈。

【主治】心忪烦闷，头运欲倒，项急，肩背拘倦，神昏多睡，肢节烦痛，皮肤瘙痒，偏正头痛，鼻齆，面目虚浮。

葫芦酒

【来源】《奇效良方》卷五十九。

【组成】苦葫芦子（碎，以醇酒半升浸之，春三、夏一、秋五、冬七日）

【用法】上少少纳鼻中。

【主治】鼻塞眼昏，疼痛脑闷。

增损通圣散

【来源】《奇效良方》卷五十九。

【组成】鼠粘子　桔梗　桑皮　紫菀各一钱半　荆芥穗二钱　甘草（生用）一钱

【用法】用水二钟，加生姜五片，煎一钟，食后服。

【主治】肺气不和，鼻塞不利。

贴囟通关膏

【来源】《奇效良方》卷六十四。

【组成】荆芥一两　香附子（炒）　白僵蚕各七钱半　猪牙皂角二钱半　川芎一两七钱半　细辛五钱

【用法】上为细末，用葱白研烂，入前药末研匀，捻作饼。贴囟门上。

【主治】小儿被乳母鼻息吹着儿囟，令儿鼻塞不能吮乳。

万金膏

【来源】《幼科类萃》卷二十六。

【组成】羌活　川芎　细辛　石菖蒲　木通　麻黄各一钱　龙脑　麝香各半钱

【用法】上为极细末，炼白蜜为丸，如梧桐子大。用新绵包一丸，塞鼻孔中，男左女右。

【主治】小儿齆鼻。

川芎膏

【来源】《幼科类萃》卷二十六。

【组成】川芎　细辛　藁本　川白芷　甘草（炙）各三钱　杏仁（去皮尖）七个　龙脑半钱　麝香

半钱

【用法】上为极细末，炼蜜为丸，如梧桐子大。用灯心煎汤，研化服。如体弱者，用新绵包一丸，塞鼻孔中，男左女右。

本方方名，据剂型当作“川芎丸”。

【主治】小儿鼻塞。

开关散

【来源】《幼科类萃》卷二十六。

【组成】香附子（炒，去皮） 川芎（去土） 荆芥穗 僵蚕（去嘴丝） 细辛叶 猪牙皂角各等分

方中诸药用量原缺，据《慈幼新书》补。

【用法】上为细末。入生葱白捣成膏，用红帛盛，夜睡贴囟门。

【主治】鼻塞。

细辛散

【来源】《幼科类萃》卷二十六。

【组成】细辛 防风 川芎 前胡 人参 甘草各一钱

【用法】上为极细末。用乳香煎汤调化服。

【主治】

1.《幼科类萃》：小儿气塞多涕。

2.《片玉心书》：肺为风寒所袭，而津液不收，则为鼻涕。

人参散

【来源】《古今医统大全》卷六十二。

【组成】人参 白茯苓 陈皮 黄芩 麻黄 羌活 川椒（去目及合口者，炒出汗）各半两

【用法】上锉。每服五钱，水一盏半，煎七分，食后温服。

【主治】肺气不通，鼻塞上壅。

南木香膏

【来源】《古今医统大全》卷六十二。

【组成】南木香 川当归 川芎 通草 细辛 蕤仁（去壳） 白芷各等分

【用法】上锉，和羊髓熬白芷色黄，去滓为丸，如豆大。每用一粒，塞鼻内。立通。

【主治】鼻塞不利。

加味丽泽通气散

【来源】《片玉心书》卷五。

【组成】羌活 独活 苍术 防风 升麻 荆芥穗 葛根 甘草（炙） 细辛 麻黄 白芷 川芎 木通

【用法】加生姜三片，大枣二枚，葱二寸，水煎，食后服。

【主治】肺受风寒，久而不散，则肺气壅闭而鼻塞，脓涕结聚而不开，使不闻香臭，则成鼻齆。

万全膏

【来源】《育婴家秘》。

【组成】羌活 川芎 细辛 石菖蒲 木通 麻黄各一钱 脑 麝各一字

【用法】上为末，炼蜜为丸，如芡实大。每服一丸，灯心汤化下；或用一丸，棉包塞鼻中。

【主治】齆鼻。

六圣散

【来源】《万病回春》卷五。

【别名】赤火金针。

【组成】乳香 没药 川芎 雄黄 白芷各二钱 盆消半两

【用法】上为细末。用时口噙凉水，以药搐鼻。

【主治】赤眼，头风，耳鸣，鼻塞，脑不宁，牙痛及蜈蚣、蛇、蝎所伤。

通窍汤

【来源】《万病回春》卷五。

【组成】防风 羌活 藁本 升麻 干葛 川芎 苍术 白芷各一钱 麻黄 川椒 细辛 甘草各三分

【用法】上锉一剂。加生姜三片，葱白三根，水煎，热服。

【主治】

1.《万病回春》：鼻不闻香臭者，肺经有风热也。

2.《古今医鉴》：感冒风寒，鼻塞声重，流涕。

【加减】肺有邪火，加黄芩一钱。

上清散

【来源】《杏苑生春》卷六。

【组成】薄荷一钱五分　荆芥　防风　山栀仁各一钱五分　甘草（生）五分　黄芩　桔梗各八分　连翘一钱

【用法】上锉。水煎八分，食前热服。

【主治】风热伤肺，鼻塞清涕。

辛夷散

【来源】《济阳纲目》卷七十。

【组成】辛夷　南星　苍耳　黄芩（酒炒）　川芎各一钱

【用法】上锉，水煎服。

【主治】头风鼻塞。

透天丸

【来源】《济阳纲目》卷一〇四。

【组成】雄黄　龙脑叶　石菖蒲各二两　片脑二钱

【用法】上药为细末，入片脑同研，炼蜜为丸，如鸡头子大。绢帛包裹，系作纽子，入鼻孔即效。

【主治】鼻孔壅塞，不闻香臭，久不愈者。

消风散

【来源】《幼科金针》卷上。

【组成】防风　荆芥　羌活　蝉蜕　川芎　藿香　陈皮　甘草　桔梗　僵蚕

【用法】上为末。茶调服。

【主治】小儿生下三朝五日，忽然鼻塞勿乳，不能开口呼吸。

通气汤

【来源】《医灯续焰》卷十八。

【组成】羌活　独活　苍术　防风　升麻　葛根各六分　白芷　甘草　川椒各二分

【用法】加生姜、大枣、葱白，水煎服。

【主治】鼻塞不闻香臭。

【加减】冬月，加麻黄二分。

苏风汤

【来源】《诚书》卷七。

【组成】紫苏　枳壳　小柴胡　陈皮　甘草　葛根　天花粉　麦冬　贝母　桔梗

【用法】加生姜，水煎服。

【主治】鼻塞、鼾。鼻渊。

菊花散

【来源】《诚书》卷七。

【组成】甘菊　防风　前胡各五钱　细辛　桂心各二钱半　甘草

方中甘草用量原缺。

【用法】上为末。临服加麝香少许，荆芥汤下。

【主治】鼻塞多涕。

川芎膏

【来源】《冯氏锦囊·杂证》卷三。

【组成】川芎　细辛　藁本　川白芷　麻黄　甘草　杏仁　龙脑　麝香（少许）羌活

【用法】上为末，炼蜜为丸，如梧桐子大。用新绵裹一丸，塞鼻孔中，男左女右。

本方方名，据剂型当作“川芎丸”。

【主治】婴孩鼻塞。

万金膏

【来源】《幼幼集成》卷四。

【组成】川羌活　正川芎　北细辛　淮木通　净麻黄　石菖蒲各一钱

【用法】上为末。每次一钱，以蜜和匀，姜汤化服。
【主治】小儿风热侵肺，鼻齆不闻香臭。

桑皮煎

【来源】《仙拈集》卷二。
【组成】桑白皮（炒）八钱
【用法】上水煎，早、晚温服。
【主治】鼻不闻香臭。
【宜忌】忌椒辛鱼腥。

黄连清肺饮

【来源】《类证治裁》卷六。
【组成】黄连　山栀　豆豉
【功用】清解。
【主治】鼻塞属肺火盛者。

五味石膏汤

【来源】《医学摘粹·杂症要法》。
【组成】五味一钱　石膏三钱　杏仁三钱　半夏三钱　元参三钱　茯苓三钱　桔梗三钱　生姜三钱
【用法】水煎大半杯，热服。
【主治】肺热鼻塞，浊涕粘黄。
【加减】胃寒，加干姜。

桔梗玄参汤

【来源】《医学摘粹》卷三。
【组成】桔梗三钱　玄参三钱　杏仁三钱　橘皮三钱　半夏三钱　茯苓三钱　甘草二钱　生姜三钱
【用法】水煎大半杯，热服。
【主治】肺气郁升，鼻塞涕多者。

鱼脑石散

【来源】《中医耳鼻喉科学》。
【组成】鱼脑石粉 9 克　冰片 0.9 克　辛夷花 6 克　细辛 3 克
【用法】上为细末。吹鼻。
【主治】鼻窒、鼻槁、鼻渊。

葱白滴鼻液

【来源】《中医耳鼻喉科学》。
【组成】葱白
【用法】葱白取汁过滤，用生理盐水配成 40% 溶液。滴鼻。
【功用】辛散风邪通窍。
【主治】外邪而致的鼻内肌膜红肿，鼻塞流涕。

十灵油

【来源】《部颁标准》。
【组成】冬绿油 650g　茴香油 5g　桉油 25g　玫瑰油 10g　薄荷 300g　樟脑 10g
【用法】制成油剂。外用，局部涂擦。
【功用】驱风、局部刺激药。
【主治】伤风，鼻塞，局部冻伤。

如意油

【来源】《部颁标准》。
【组成】乳香 500g　防已 380g　细辛 380g　甘草 500g　杏仁 750g　荆芥 500g　桂枝 500g　木香 380g　香附 500g　大黄 500g　薄荷油 5000g　冰片 1500g　丁香罗勒油 75g　广藿香油 8g
【用法】制成油剂。外用，涂擦患处。
【功用】驱风，兴奋。
【主治】伤风鼻塞，局部冻伤。

鼻通丸

【来源】《部颁标准》。
【组成】苍耳子（炒）187.5g　辛夷 62.5g　白芷 125g　鹅不食草 62.5g　薄荷 187.5g　黄芩 187.5g　甘草 62.5g
【用法】制成丸剂。口服，1 次 1 丸，1 日 2 次。
【功用】清风热，通鼻窍。
【主治】外感风热或风寒化热，鼻塞流涕，头痛流泪，慢性鼻炎。

三、鼻 鼽

鼻鼽，又名鼽嚏、鼽鼻、鼽水，是指以突然或反复发作的鼻痒，喷嚏频频，清涕如水，鼻塞等为特征的病情。《黄帝内经·素问·脉解篇》："所谓客孙脉，则头痛、鼻鼽、腹肿者，阳明并于上，上者则孙络太阴也，故头痛、鼻鼽、腹肿也。"《素问·气交变大论》："岁木不及……咳而鼽"，"岁金不及，……民病肩背瞀重，鼽嚏。"后世医家，根据《内经》之论，大多将其称为鼽、鼻鼽、鼻流清涕等。《证治准绳》释其曰："鼻鼽，谓鼻流清涕也。"

本病的发生，多因禀质特异，脏腑虚损，卫气不固，腠理疏松，风寒乘虚而入，犯及鼻窍，邪正相搏，肺气不得通调，津液停聚，鼻窍壅塞，遂致喷嚏流清涕。肺气的充实有赖于脾气的输布，而气之根在肾，故本病的表现在肺，但病理变化与脾肾亦有一定关系。其治疗，宜以温补肺脏为主，兼之健脾益肾。

矾石散

【来源】方出《备急千金要方》卷六。名见《普济方》卷五十六。

【别名】矾石藜芦散（《张氏医通》卷十五）。

【组成】矾石六铢　藜芦六铢　瓜蒂二七枚　附子十一铢

【用法】上药各为末，合和。以小竹管吹药如小豆许于鼻孔中，以绵絮塞鼻中，每日二次。以愈为度。

【主治】鼽鼻。鼻中息肉不得息。

甘菊花散

【来源】《太平圣惠方》卷八十九。

【别名】防风汤（《圣济总录》卷一八〇）、甘菊花汤（《圣济总录》卷一八〇）、菊花散（《幼幼新书》卷三十三引）。

【组成】甘菊花　白术　防风（去芦头）　人参（去芦头）　细辛　白茯苓　甘草（炙微赤，锉）各一分

【用法】上为粗散。每服一钱，以水一小盏，入生姜少许，煎至五分，去滓温服，不拘时候。

【主治】小儿脑户伤于风冷，鼻内多涕，精神昏闷。

杏仁麻黄汤

【来源】《圣济总录》卷四十九。

【组成】杏仁（汤浸，去皮尖双仁，炒）一两　麻黄（去根节，先煮，掠去沫）半两　甘草（炙，锉）　五味子（炒）各一两

【用法】上为粗末。每服三钱匕，水一盏，加生姜一枣大（拍碎），煎至七分，去滓温服。

【主治】肺冷多涕。

五味子汤

【来源】《圣济总录》卷一一六。

【组成】五味子　山芋各一两　半夏（汤洗去滑）三分　鹿茸（酒浸一宿，酥炙）　白术（米泔浸一宿，锉，炒）各一分　附子（炮裂，去皮脐）　牛膝（酒浸，切，焙）　甘草（炙，锉）　槟榔（锉）　熟干地黄（焙）　干姜（炮裂）各半两　白豆蔻（去皮）　木香　丁香各一分　白茯苓（去黑皮）三分

【用法】上为粗末。每服二钱匕，水一盏，煎至七分，去滓，空心温服。

【主治】鼻出清涕。

甘遂丸

【来源】《圣济总录》卷一一六。

【组成】甘遂一两　细辛（去苗叶）一两半　附子（炮裂，去皮脐）　木通（锉）各一两一分　干姜（炮裂）　吴茱萸（汤浸，焙干，炒）　桂（去粗皮）各一两

【用法】上为末。炼蜜为丸，如枣核大。以绵裹纳鼻中。仰卧即涕出，日三易之，以愈为度。

【主治】鼻多清涕。

【宜忌】避风。

甘菊花汤

【来源】《圣济总录》卷一六七。
【别名】菊花汤（原书卷一八〇）。
【组成】甘菊花一两　甘草（炙）一分　防风（去叉）半两　山茱萸七枚
【用法】上为粗末。每服一钱匕，水一盏，煎至六分，去滓，分温三服，早晨、日午、晚后各一服。
【主治】小儿鼻多涕，是脑门为风冷所乘。

川椒散

【来源】《仁斋直指方论》卷二十一。
【组成】大红开口川椒（微炒，盖出汗）　诃子（煨，取肉）　川白姜（生者）　辣桂　川芎　细辛　净白术各等分
【用法】上为末。每服二钱，温酒调下。
【主治】风冷随气乘于鼻脑，津液不能自收，流涕。

荜茇饼

【来源】《医学入门》卷七。
【组成】荜茇　香附　大蒜
【用法】上杵作饼，纱衬炙热，贴囟门，上用熨斗火熨透。其涕自止。
【主治】鼻流清涕。

葱附丸

【来源】《赤水玄珠全集》卷三。
【组成】川附子（去皮，生用）一枚　细辛半两
【用法】上以葱汁打糊为丸，如梧桐子大。每服十四丸，姜苏汤送下。
【主治】肺寒脑冷，鼻流清涕。

石首鱼脑汤

【来源】《慈幼新书》卷二。
【组成】诃子　甘草各一钱　荆芥　细辛　人参各五分　桔梗二钱　石首鱼脑骨五钱（煅存性，为末）
【用法】将上药煎好，去滓，入石首鱼脑骨末，再煎一二沸服。
【主治】肺气虚寒，鼻流不臭清涕，经年不愈。

温肺止流丹

【来源】《辨证录》卷三。
【组成】诃子一钱　甘草一钱　桔梗三钱　石首鱼脑骨五钱（煅存性，为末）　荆芥五分　细辛五分　人参五分
【用法】水煎服。
【主治】肺气虚寒，鼻流清涕，经年不愈。
【验案】过敏性鼻炎（《新中医》，1995，2：49）以本方治疗过敏性鼻炎110例，结果：痊愈37例，显效55例，好转16例，无效2例。

羊肉天真丸

【来源】《顾氏医径》卷六。
【组成】精羊肉　人参　苁蓉　山药　当归　黄耆　白术　天冬
【主治】虚者鼻鼽，时流清涕。

四、鼻　渊

鼻渊，又名脑漏、脑崩、脑泻等，是指以鼻流浊涕，量多不止，常伴有头痛、鼻塞、嗅觉减退等症状为特征的病情。《黄帝内经·素问·气厥论》："胆移热于脑，则辛頞鼻渊。鼻渊者，浊涕下不止也。"《诸病源候论》论小儿鼻病时提出"肺主气而通于鼻，而气为阳，诸阳之气，上荣

头面，若气虚受风冷，风冷客于头脑，即其气不和，令气停滞，搏于津液，脓涕结聚，即不闻香臭。”认为由于肺气虚寒，再受风寒之气的侵袭，使肺气不和，导致鼻流脓涕，不闻香臭。《圣济总录》指出：“夫脑为髓海，藏于至阴，故藏而不泻，今胆移邪热上入于脑，则阴气不固，而藏者泻矣，故脑液下渗于鼻，其证浊涕出不已，若水之有渊源也。”《景岳全书》进一步分析病因病机，认为：“此证多因酒醴肥甘或久用热物，或火由寒郁，以致湿热上熏，津汁溶溢而下，离经腐败，有作臭者，有大臭不堪闻者”，治疗当“清阴火而兼以滋阴，久之自宁，此即高者抑之之法”。《医宗金鉴》：“此证内因胆经之热，移于脑髓，外因风寒凝郁，火邪而成。”

本病的发生，多为外感风热或风寒，邪气从口鼻而入，上侵犯肺，久郁化热，肺热壅盛，清肃失降，邪热循经蒸灼鼻窦而为病；或平素嗜酒厚味，湿热蕴积，或因情志不遂，胆失疏泄，气郁化火，或因肺热壅盛，内传肝胆，均可使胆火循经上犯鼻窦而为病；或平素嗜食肥甘厚味，湿热内生，郁困脾胃，复受外邪侵袭，湿热之邪内犯脾胃，脾胃为湿热所困，运化失健，清气不升，浊阴不降，湿热邪毒循经上蒸，停聚窦内，蒸灼鼻窦肌膜而为病。治疗宜疏风散邪，化浊通窍为基础。

麻黄杏仁甘草石膏汤

【来源】《伤寒论》。

【别名】麻黄杏子甘草石膏汤（原书）、麻黄杏仁汤（《普济方》卷三六九）、麻黄杏子草膏汤（《赤水玄珠全集》卷二十九）、麻杏甘石汤（《张氏医通》卷十六）、四物甘草汤（《千金方衍义》卷九）、麻杏石甘汤（《医宗金鉴》卷五十九）。

【组成】麻黄四两（去节） 杏仁五十个（去皮尖） 甘草二两（炙） 石膏半斤（碎，绵裹）

【用法】上以水七升煮麻黄，减二升，去上沫，纳诸药，煮取二升，去滓，温服一升。

【功用】

1.《伤寒论讲义》：清宣肺热。

2.《方剂学》：辛凉宣泄，清肺平喘。

【主治】《伤寒论》：伤寒发汗后，汗出而喘，无大热者。

【宜忌】《古今名医方论》：脉浮弱、沉紧、沉细，恶寒恶风，汗出而不渴者，禁用。

【验案】

1.鼻渊 《福建中医药》（1965，2：32）：柳某，男，36岁，干部，1963年2月14日诊。病人鼻塞不通已三年，浊涕由喉呛出，而气窒仍然。检查鼻孔有黄色脓样分泌物阻塞，经冲洗后发现黏膜充血，鼻周围、额窦、筛窦均有压痛。西医诊断为慢性副鼻窦炎。服磺胺噻唑片及点青霉素溶液无效。就诊时诉：鼻塞头痛，头昏脑胀，鼻塞不通，常有黄脓样鼻涕流出，嗅觉减退，饮食无味，肢疲乏力，脉右寸浮数，断是肺移热于脑，成为脑漏。处方：麻黄二钱，杏仁三钱，生石膏六钱，甘草二钱，地龙干三钱。连服七剂，头昏脑胀消失，鼻孔通畅，嗅觉恢复，病告痊愈。

2.鼻窦炎 《山东中医杂志》（1989，6：18）：应用本方加减：麻黄6g，杏仁10g，生石膏30g，甘草6g，辛荑15g，苡仁20～30g，桂枝6g，葛根10～15g，赤芍15g，桔梗10g，陈皮10g。水煎服，每日1剂。治疗鼻窦炎30例，男16例，女14例；年龄10～46岁，病史15天至12年。结果：痊愈（临床症状消除，五官科检查鼻腔中、下鼻道或嗅裂处分泌物消失，局部无红肿或鼻窦摄片炎症消失）24例，占80%；显效（临床症状基本消除，五官科检查鼻腔中、下鼻道或嗅裂处脓性分泌物减少，局部仍红肿，无压痛或叩击痛，或鼻窦摄片炎性改变不大）4例，占13.3%；无效2例。

细辛丸

【来源】方出《备急千金要方》卷六，名见《圣济总录》卷一一六。

【别名】芎藭丸、通草膏（《世医得效方》卷十）、通草丸（《证治准绳·类方》卷八）。

【组成】通草 辛夷各半两 细辛 甘遂（一作甘草） 桂心 芎藭 附子各一两

【用法】上为末，蜜为丸，如大麻子大，稍加微觉小痛，捣姜为丸即愈，用白狗胆汁和之更佳。绵裹纳鼻中，密封塞，勿令气泄。

【主治】鼻塞脑冷，流清涕。

细辛膏

【来源】方出《备急千金要方》卷六，名见《三因极一病证方论》卷十六。

【组成】细辛　蜀椒　干姜　芎䓖　吴茱萸　附子各十八铢　桂心一两　皂荚屑半两　猪膏一升

【用法】上锉，以棉裹，苦酒渍一宿，取猪膏煎，以附子色黄为度，去滓。绵裹纳鼻孔中，并摩鼻上。涕出不止，灸鼻两孔与柱齐七壮。

【主治】

1.《备急千金要方》：鼻塞，常有清涕出。

2.《三因极一病证方论》：脑冷，清涕出不已。

当归散

【来源】《太平圣惠方》卷六。

【别名】当归汤（《圣济总录》卷十三）、当归人参汤（《圣济总录》卷四十九）。

【组成】当归半两（锉，微炒）　人参三分（去芦头）　桂心三分　干姜半两（炮裂，锉）　白术半两　白茯苓半两　甘草半两（炙微赤，锉）　芎䓖半两　陈橘皮一两（汤浸，去白瓤，焙）　细辛半两　白芍药半两

【用法】上为散。每服三钱，以水一中盏，加生姜半分，大枣三枚，煎至六分，去滓稍热服，不拘时候。

【主治】肺脏伤风冷，鼻中多涕，四肢疼痛，不思饮食。

马兜铃散

【来源】《医方类聚》卷十引《简要济众方》。

【别名】马兜铃汤（《圣济总录》卷五十）、五味子汤（《圣济总录》卷四十八）。

【组成】马兜铃一两　麻黄一两（去节）　五味子一两　甘草一两（炙令黄色）

【用法】上为散。每服二钱，水一中盏，加沙糖少许，同煎至六分，食后、临卧温服。

【主治】

1.《医方类聚》引《简要济众方》：肺脏虚实不调或痰滞咳嗽，颊红虚烦。

2.《外科大成》：鼻渊。

川芎茶调散

【来源】《太平惠民和济局方》卷二（吴直阁增诸方家名方）。

【别名】茶调散（《世医得效方》卷十）、茶调汤（《医方类聚》卷八十二引《经验良方》）、川芎茶调饮（《不居集》下集卷二）。

【组成】薄荷叶（不见火）八两　川芎　荆芥（去梗）各四两　香附子（炒）八两（别本作细辛去芦一两）　防风（去芦）一两半　白芷　羌活　甘草各二两

【用法】上为细末。每服二钱，食后茶清调下。

【功用】清头目。

【主治】

1.《太平惠民和济局方》：丈夫、妇人诸风上攻，头目昏重，偏正头疼，鼻塞声重；伤风壮热，肢体烦疼，肌肉蠕动，膈热痰盛；妇人血风攻注，太阳穴疼。

2.《普济方》引《如宜方》：肾气虚，脑髓不固，鼻渊。

通关散

【来源】《圣济总录》卷十五。

【组成】原蚕蛾（瓦上炒令黄）　白附子（炮）　苦参　益智（去皮）　蒺藜子（炒去角）　干薄荷各一两

【用法】上为散。每服二钱匕，温酒调下，每日三次。

【主治】脑风。鼻息不通，不闻香臭，或鼻流清涕，多嚏，肩项拘急，头目昏痛，风府怯寒。

芎䓖散

【来源】《圣济总录》卷一一六。

【组成】芎䓖　莎草根（炒）各二两　石膏（研，水飞）一两　龙脑（研）一分

【用法】上为散。每服二钱匕，食后荆芥、腊茶清调下。
【主治】脑热，鼻渊多涕。

防风散

【来源】《圣济总录》卷一一六。
【组成】防风（去叉）一两半 黄芩（去黑心） 人参 甘草（炙，锉） 芎藭 天门冬（去心，焙）各一两
【用法】上为散。每服二钱匕，食后沸汤调下，一日三次。
【主治】脑热鼻渊，下浊涕不止。

鸡苏丸

【来源】《圣济总录》卷一一六。
【组成】鸡苏叶（干者） 麦门冬（去心，焙） 桑根白皮（锉） 川芎 黄耆（炙，锉） 甘草（炙，锉）各一两 生干地黄（切，焙）二两
【用法】上为末，炼蜜为丸，如梧桐子大。每服二十丸，食后、临卧人参汤送下。
【主治】脑热肺壅，鼻渊多涕。

细辛膏

【来源】《圣济总录》卷一一六。
【组成】细辛（去苗叶） 蜀椒（去目及闭口者，炒，出汗） 桂（去粗皮） 芎藭 吴茱萸（汤洗，焙，炒）各三分 皂荚（炙，刮去皮并子）半两 附子（炮裂，去皮脐）二两
【用法】上为细末。以醋浸一宿，入猪脂，银器中微火煎，候附子色黄，去滓，倾入盒中澄凝。以棉裹少许，纳鼻中，兼以摩顶上。
【主治】鼻多清涕。

荆芥散

【来源】《圣济总录》卷一一六。
【组成】荆芥穗 藿香叶各一两 川芎 莎草根（炒去毛）各二两 石膏（研如粉）一两半 龙脑（研）一钱
【用法】上为散。每服二钱匕，食后荆芥汤调下。
【主治】肺壅脑热，鼻渊不止。

前胡汤

【来源】《圣济总录》卷一一六。
【组成】前胡（去芦头） 木通（锉） 石膏各二两 黄芩（去黑心） 甘草（炙，锉）各一两半 大黄（锉，炒）一两
【用法】上为粗末。每服三钱匕，水一盏，入葱白一寸，豉二十粒，生姜一枣大（切），煎至七分，去滓温服，不拘时候。
【主治】鼻渊。脑热，鼻塞多涕。

细辛膏

【来源】《圣济总录》卷一六七。
【组成】细辛（去苗叶）半两
【用法】上用油一合，同煎令黑色，去滓，下蜡少许，煎化停凝。每日三次，薄涂囟上。
【主治】脑门为风冷所客，小儿鼻多涕。

定风饼子

【来源】《普济本事方》卷一。
【组成】天麻 川乌（去皮尖） 南星 半夏 川姜 川芎 白茯苓 甘草各等分（并生）
【用法】上为细末，生姜汁为丸，如龙眼大，作饼子，生朱为衣。每服一饼，细嚼，热生姜汤送下，不拘时候。
【功用】常服解五邪伤寒，辟雾露瘴气，爽慧神志，诸风不生。
【主治】风客阳经，邪伤腠理，背膂强直，口眼㖞斜，体热恶寒；痰厥头痛，肉瞤筋惕，辛頞鼻渊；及酒饮过多，呕吐涎沫，头目眩晕，如坐车船。

止血散

【来源】《魏氏家藏方》卷九。
【组成】千叶石榴花
【用法】上为细末。吹鼻中。
【主治】鼻中脓血，非衄血者。

固经散

【来源】《魏氏家藏方》卷九。

【组成】夜明螺（亦名蜓蜉，螺壳大扁者，火煅存性，研细末）二钱　降真末半钱

【用法】上药同和，临用时入脑、麝各少许，以纸捻点药入鼻。每次用纸捻一条，每日三次。间服金沸草散。

【主治】鼻涕脓血。

神圣复气汤

【来源】《兰室秘藏》卷上。

【组成】干姜（炮）　黑附子（炮）各三分　防风　人参　郁李仁（另研）各五分　当归身六分（酒洗）　半夏（汤洗）　升麻各七分　藁本　甘草各八分　柴胡　羌活各一钱　白葵花五朵（去心，剪碎）

【用法】上作一服。水五大盏，煎至二盏，入黄耆一钱、橘红五分、草豆蔻仁（面裹煨熟，去皮）一钱，同煎至一盏，再入下项药：黄柏三分（酒浸）、黄连三分（酒浸）、枳壳三分、生地黄三分（酒洗），此四味预一日另用新水浸；又以华细辛二分，川芎细末三分，蔓荆子三分，作一处，浸此三味并黄柏等；煎正药作一大盏，不去滓，入此所浸之药，再上火同煎至一大盏，去滓，空心热服，于月生月满时食，隔三五日一服，如病急，不拘时候。

【主治】复气乘冬足太阳寒水、足少阴肾水之旺，子能令母实，手太阴肺实反来克土，火木受邪，腰背胸膈闭塞疼痛，善嚏，口中涎，目中泣，鼻中流浊涕不止，或如息肉，不闻香臭，咳嗽痰沫，上热如火，下寒如冰，头作阵痛，目中溜火，视物䀮䀮，耳聋耳鸣，头并口鼻大恶风寒，喜日晴暖，夜卧不安，常觉痰塞，咽膈不通，口不知味，两胁缩急而痛，牙齿动摇不能嚼物，脐腹之间及尻臀足膝不时寒冷，前阴冷而多汗，行步欹侧，起居艰难，麻木风痹，小便数，气短喘喝，少气不足以息，遗失无度；及妇人白带，阴户中大痛牵心，面色黧黑；男子控睾，痛引心腹，或面色如赭，食少，大小便不调，烦心霍乱，逆气里急，腹不能努。或肠鸣，脐下筋急，肩髀大痛，此皆寒水来复火土之雠也；又治啮颊啮唇舌、舌根强硬等证。大抵肾元与膀胱经中有寒，气不足者，并宜服之。

【宜忌】宜食肉，不助经络中火邪也，忌肉汤。

苍耳散

【来源】《济生方》卷五。

【别名】芷荑散（《医学入门》卷七）、芷辛散（《绛雪园古方选注》卷下）、辛夷散（《仙拈集》卷二）、苍耳草散（《仁术便览》卷一）、苍耳子散（《良方集腋》卷上）、苍耳丸（《医便》卷三）。

【组成】辛夷仁半两　苍耳子二钱半　香白芷一两　薄荷叶半钱

【用法】上晒干，为细末。每服二钱，食后用葱、茶清调下。

【主治】鼻渊，鼻流浊涕不止。

【方论】

1.《医方考》：鼻流浊涕不止者，名曰鼻渊。乃风热在脑，伤其脑气，脑气不固，而液自渗泄也。此方四件皆辛凉之品，辛可以驱风，凉可以散热。其气轻清，可使透于巅顶，巅顶气清，则脑液自固，鼻渊可得而治矣。

2.《医方集解》：此手太阴、足阳明药也。凡头面之疾，皆由清阳不升，浊阴逆上所致。白芷主手足阳明，上行头面，通窍表汗，除湿散风；辛夷通九窍，散风热，能助胃中清阳上行头脑；苍耳疏风散湿，上通脑顶，外达皮肤；薄荷泄肺疏肝，清利头目；葱白升阳通气；茶清苦寒下行，使清升浊降，风热散而脑液自固矣。

3.《绛雪园古方选注》：按《灵枢》云：手太阴开窍于鼻，而手阳明之脉挟鼻上行，故以白芷入手阳明，疗风去腐；辛夷入手太阴，消涕止渊，然二者性皆外通九窍，升清气于表之功居多。故王好古曰：白芷与辛夷同用，则能入里托散鼻中之病矣。苍耳仁善通顶脑，去鼻中恶肉死肌；薄荷叶气味俱薄，能清至高之风热。合而言之，风火在上，非辛散不能愈也。再按，经言胆移热于脑，则为鼻渊，是胆热为病之本矣。余谓前方与黄芩、鲜生地、天麦冬同用，以清胆热，亦治本之理欤！

4.《成方便读》：鼻流浊涕不止,时时下流，

乃热灼在脑，而液下渗为涕也。经有云：胆移热于脑，则为鼻渊，胆火最易上升，而其经又络于脑也。脑病虽悉由热致，但清者既化而为浊，病在上焦，不得不用辛香上达之品，以解散之。若徒以苦寒清降之品服之，不特浊不能化，即上热亦不能遽除。故以白芷辛温香燥入阳明而疏邪胜湿者为君，阳明之脉络于脑而挟于鼻，白芷又治头面之疾也。薄荷散风热于上焦，辛夷宣浊邪于清窍，苍耳之疏风散热，能上通脑顶，外达皮肤，所以成其升散之力。引以葱茶调服，葱可升清阳而上达，茶乃引热势以下行，其浊自降耳。然此方总嫌其升散之药多，苦降之药少，不如用霍香叶净末，猪胆汁泛丸服之愈为妙也。

5.《医方概要》：此方亦可作汤，乃入肝入肺，轻清上浮，散风清热。助以青葱之辛通，茶叶之苦降，能化脑中之浮风，浮热，而鼻管得清，则鼻流浊涕之病可除矣。

6.《汤头歌诀详解》：鼻渊俗名脑漏，是因为风热之邪郁结日久，上扰清窍，以致清阳不升，浊阴逆而袭踞所致。苍耳子能上通脑顶，治一切风气，最善治头痛、鼻渊。白芷上行头面，通窍祛风，能治头目鼻齿诸痛，又能排脓止浊涕。辛夷通九窍，兼散风热。薄荷发散风热，清利头目。葱白升阳通气，茶能清火降浊。热清浊降，风热得散，则鼻渊自可好转或向愈。

7.《历代名医良方注释》：此方清轻上达，芳香透利，义取冲动，故用辛荑为独多，不求外发，故用薄荷为独少。用薄荷以佐苍耳，上达之力更优；用白芷以佐辛荑，透利之功更大。肺开窍于鼻，肺主气，此方即能通肺气，又可达巅顶，故《准绳》用治鼻渊。予往岁著温鼠疫问题之解决，治燥病上犯脑海，似有太素清燥救汤，尚是清润、清疏、清散、清泄，而非清通。此方则清轻而兼辛通矣。

辛夷散

【来源】《济生方》卷五。

【组成】辛夷仁　细辛（洗去土叶）　藁本（去芦）　升麻　川芎　木通　防风（去芦）　羌活（去芦）　甘草（炙）　白芷各等分

《世医得效方》有苍耳子。

【用法】上为细末。每服二钱，食后茶清调服。

【主治】肺虚，风寒湿热之气加之，鼻内壅塞，涕出不已，或气息不通，或不闻香臭。

南星饮

【来源】《仁斋直指方论》卷二十一。

【组成】大天南星。

【用法】切成片，用沸汤荡两次，焙干。每服二钱，用枣七个，甘草少许同煎，食后服。三四服后，其硬物自出，脑气流转，髓涕自收，仍以大蒜、荜茇末杵作饼，用纱衬炙热，贴囟前，熨斗火熨透，或香附、荜茇末入鼻。

【主治】风邪入脑，宿冷不消，鼻内结硬物，窒塞，脑气不宣，遂流髓涕。

姜附御寒汤

【来源】《东垣试效方》卷二。

【组成】干姜（炮）一钱二分　半夏（汤洗）五分　柴胡（去苗）一钱　防风（去芦）半钱　羌活一钱　藁本（去土）八分　人参（去芦）半钱　白葵花五朵（去心萼）　甘草（炙）八分　升麻七分　郁李仁（汤浸，去皮尖）半钱　当归身六分（酒制）　桃仁半钱（汤浸，去皮尖，与郁李仁研如泥，入正药）　黑附子（炮，去皮脐）四钱

【用法】上锉，都作一服。水五大盏，煎至三盏，入黄耆一钱，橘皮五分，草豆蔻一钱，再煎至二盏，再入酒制黄柏三分，酒制黄连三分，枳壳三分，酒地黄二分（此四味锉碎，预一日先用新水多半盏浸一宿），蔓荆子二分（亦预先一日用新水各另浸），将前正药去滓，入此三味，再上火同煎至一盏，去滓，空心热服之，待少时以美膳压之。

【主治】中气不足，遇冬天寒气客于脾胃之间，相引两胁缩急而痛，善嚏，鼻中流浊涕不止，不闻香臭，咳嗽脑痛，上热如火，下寒如冰，头时作阵痛，或暴痛，两目中流火，视物䀮䀮然，或耳鸣耳聋，喜晴明，恶阴寒，夜不得安卧，胸中痰涎，膈咽不通，饮食失味，口中沃沃，牙齿动摇，不能嚼物，腰脐间及尻臀膝足胻冷，阴汗自出，行步失力，风痹麻木，小便数，气短喘喝，少气不足以息，卒遗矢无度。妇人白带，阴户中大痛，

上牵心而痛，黧黑失色；男子控睾而痛，牵心腹阴阴而痛，面如赭色，食少，大小便不调，烦心，霍乱，逆气，里急，而腹皮白或黑，下气腹中腹鸣，膝下筋急，及腰背肩胛大痛，此阴盛阳虚之证也。

【宜忌】忌肉汤，宜食肉。

川乌散

【来源】《世医得效方》卷十。

【组成】防风　白附子　北细辛　白茯苓　川乌　菖蒲　干姜　香白芷　川芎　甘草节各等分

【用法】上为末。每服三钱，嚼生葱，食后白汤调下。

【主治】脑泻。

甘桔玄参汤

【来源】《医学启蒙》卷四。

【组成】甘草　桔梗　玄参　黄芩　贝母　天花粉　枳壳　生地各等分

【用法】水煎服。

【主治】鼻渊。

石膏黄芩汤

【来源】《医学启蒙》卷四。

【组成】石膏　黄芩　甘草　桑白皮　荆芥　鸡苏　桔梗各等分

【用法】水煎服。

【主治】鼻渊。

二黄散

【来源】《普济方》卷五十七。

【组成】硫黄　黄丹（炒）　白芷各等分

【用法】上为末。以少许吹鼻中，三五次即愈。

【主治】鼻病，流臭水气，脑冷漏下。

川芎丸

【来源】《普济方》卷五十七。

【组成】草乌（生用）半两（去皮尖）　苍术（生）一两　川芎（生用）二两

【用法】上为细末，面糊为丸，如梧桐子大。每服十丸，食后茶清送下。

【主治】脑泻臭秽。

【宜忌】服药后，忌一时久热食。

川芎防风散

【来源】《普济方》卷五十七。

【组成】川芎　防风　羌活　干姜　荆芥各一两　甘草　甘松各三钱　白芷半两

【用法】上为末。食后酒服；不能饮酒，茶清汤服。

【主治】积气脑泻。

神效宣脑散

【来源】《普济方》卷五十七。

【组成】川郁金　川芎　青黛（水飞）　薄荷　小黄米各三分

【用法】上为细末。每服少许，冷水噙之。取黄水鼻中下。

【主治】鼻渊。

天萝散

【来源】方出《医学正传》卷五，名见《外科大成》卷三。

【组成】丝瓜藤（近根）三五寸许（烧存性）

【用法】上为细末。酒调服之。

《外科大成》本方用法：每服二三钱，黄酒调服。

【主治】鼻渊。鼻中时流臭黄水，甚者脑亦时痛，俗名控脑砂。

防风汤

【来源】《医学集成》卷二。

【组成】防风　人参　黄耆　当归　生地　白芍　黄芩　黄连　黄柏　知母　麦冬　白及　百合　甘草

【用法】加丝瓜近根三五尺，煅存性，和酒冲药服。
【主治】脑漏。鼻流臭脓，时时脑痛。

神愈散

【来源】《古今医统大全》卷六十二。
【组成】细辛　白芷　防风　羌活　当归　半夏　川芎　桔梗　陈皮　茯苓各等分
【用法】上锉。加薄荷三钱、生姜，水煎服。
【主治】

1.《古今医统大全》：肺热，鼻流浊涕，窒塞不通。

2.《寿世保元》：鼻不闻香臭。

天竺黄丸

【来源】《古今医鉴》卷九。
【组成】当归　川芎　白芷　人参　茯苓　麦门冬　防风　荆芥　薄荷　苍耳子　香附子　蔓荆子　秦艽　甘草各二两　天竺黄三钱
【用法】上为细末，炼蜜为丸，如梧桐子大。每服三四十丸，米汤送下。
【主治】鼻渊。

黄连通圣散

【来源】《古今医鉴》卷九。
【组成】防风通圣散加黄连　薄荷
【用法】水煎，热服。
【主治】脑漏。胆移热于脑，则辛頞鼻渊。

羽泽散

【来源】《古今医鉴》卷十六。
【组成】枯矾　血余灰各等分
【用法】上为末，青鱼胆拌成饼，阴干，研细，吹鼻中。
【主治】脑漏、鼻流脓涕。

辛夷散

【来源】《片玉心书》卷五。
【组成】辛夷仁五钱　苍耳子（炒）二钱半　香白芷一钱　薄荷叶五分　雅黄连一钱
【用法】上晒干为末。每服一钱，葱汤调下。
【主治】小儿胆移热于脑而成鼻渊，又名脑崩，流下唾涕，极其腥臭。

秘传增补香芷丸

【来源】《点点经》卷四。
【组成】香白芷四两（焙干）
【用法】上为细末，用牙猪脑髓四个，银簪拨去血筋，入瓷碗盛之，放在饭甑内蒸七日，露七夜，令脑髓蒸熟，同上药为丸，如梧桐子大。每服五钱，煮葱白十七根汤送下，一日三次。
【主治】头被火久注，脑髓受伤，作痛不休，服药不退，鼻流臭水不堪闻，恐成脑崩。
【宜忌】忌房事。

脑漏散

【来源】《赤水玄珠全集》卷三。
【组成】川芎　荆芥　防风　干姜　白芷　甘松各一两　羌活　甘草各半两
【用法】上为末。每服二钱，食后以茶清送下。
【主治】鼻流清浊涕，积年不愈。

辛夷散

【来源】《医方考》卷五。
【别名】辛夷汤（《医方一盘珠》卷二）。
【组成】辛夷　川芎　防风　木通（去节）　细辛（洗去土）　藁本　升麻　白芷　甘草各等分
【用法】上为末。每服三钱，茶清调下。
【主治】

1.《医方考》：鼻生息肉，气息不通，香臭莫辨。

2.《惠直堂方》：脑漏。

嗅鼻渊方

【来源】《仁术便览》卷一。

【组成】辛荑仁五分　苍耳子三分　白芷一钱　薄荷叶五分　川芎五分　木通三分　羌活五分　黄连（酒炒）三分　黄芩（酒炒）三分　荆芥穗三分　防风五分　甘草三分　栀子三分　连翘三分　白术五分　滑石五分　石膏三分　当归五分　赤芍三分　酒大黄五分　沉香二分　皂角一分

【用法】加葱白一根，生姜一片，水煎服。

【主治】鼻渊。

荆芥连翘汤

【来源】《万病回春》卷五。

【组成】荆芥　柴胡　川芎　当归　生地黄　芍药　白芷　防风　薄荷　山栀　黄芩　桔梗　连翘各等分　甘草减半

【用法】上锉散。水煎，食远服。

【主治】胆移热于脑之鼻渊。

当归汤

【来源】《慈幼新书》卷二。

【组成】当归五钱　元参三钱　辛夷一钱　炒栀八分　贝母五分　柴胡三分

【主治】小儿鼻渊，由风入胆中，移热于脑，涕浓而臭，属实热证者。

辛夷丸

【来源】《证治准绳·类方》卷八。

【组成】南星　半夏（各姜制）　苍术（米泔浸）　黄芩（酒炒）　辛夷　川芎　黄柏（炒焦）　滑石　牡蛎（煅）各等分

【用法】上为末，糊为丸。薄荷汤送下。

【主治】头风，鼻涕白色稠粘。

加味防风汤

【来源】《寿世保元》卷六。

【组成】防风一钱　片芩（酒炒）一钱五分　人参　白及各一钱　麦门冬（去心）二钱　生甘草五分　知母一钱　炒白芍一钱　怀生地（酒洗）一钱　黄柏（酒炒）一钱　黄耆一钱　黄连（酒炒）一钱　当归头　百合各一钱

【用法】上锉。水煎，食远温服。

【主治】因元阳亏损，外寒内热，致鼻流涕，久而不愈，甚则有滴下腥臭之恶，而成脑漏者。

辛夷散

【来源】《寿世保元》卷六。

【组成】辛夷花一钱　黄耆一钱　人参一钱五分　当归一钱　白芍二钱　川芎一钱　白芷一钱　细辛八分　黄芩（酒炒）一钱　甘草六分

【用法】上锉一剂。加灯心三十根，水煎，食远服。

【主治】脑漏，鼻中流出臭脓水。

清泥丸敛神汤

【来源】《寿世保元》卷六。

【组成】人参　防风　麦门冬（去心）　当归头　枯芩（酒炒）　川芎　黄连（酒炒）各一钱　蔓荆子八分　升麻三分　生甘草二分　明天麻　制半夏各七分

【用法】上锉。水煎，食远服。

【主治】鼻渊头眩。

【加减】脑漏者，加苍耳子二钱，黄耆一钱。

辛夷荆芥散

【来源】《明医指掌》卷八。

【组成】辛夷一钱　荆芥八分　黄芩（酒炒）八分　神曲（炒）七分　南星（姜制）　半夏八分（姜制）　苍术（米泔浸，炒）八分　白芷八分

【用法】上锉一剂。水二盏，煎至八分，食后温服。

【主治】

1.《明医指掌》：鼻渊不止。

2.《杂病源流犀烛》：好饮热炽，风邪相乘，而风与热交结不散，涕泪涎唾下不止。

二丁散

【来源】《济阳纲目》卷一〇四。

【组成】苦丁香　赤小豆　丁香各十四个

【用法】慢火焙干，为末，入脑子少许。口内先含水，次将小竹管吹药入鼻中，如半盏茶时尽为度。候头疼时取下。

【主治】

1.《济阳纲目》：鼻痔。

2.《医部全录》：鼻不闻香臭，脑漏流涕。

苍耳散

【来源】《证治宝鉴》卷十。

【组成】苍耳　薄荷　白芷　细辛　南星　半夏　酒芩　荆芥

【主治】鼻渊，鼻流清涕而臭。

苏风汤

【来源】《诚书》卷七。

【组成】紫苏　枳壳　小柴胡　陈皮　甘草　葛根　天花粉　麦冬　贝母　桔梗

【用法】加生姜，水煎服。

【主治】鼻塞、鼾。鼻渊。

白及丸

【来源】《外科大成》卷三。

【组成】白及末

【用法】酒糊为丸。每服三钱，黄酒送下。半月愈。

【主治】鼻渊。

奇授藿香汤

【来源】《外科大成》卷三。

【组成】藿香连梗叶九钱

【用法】水一碗，煎七分，加公猪胆汁一枚和匀，食后服。重者不过三服即愈，或以藿香为末，猪胆汁熬膏为丸。每服二钱，食远白汤送下。

【主治】鼻渊致虚，眩晕不已。

清上抑火汤

【来源】《何氏济生论》卷三。

【组成】蔓荆子五分　荆芥穗五分　薄荷五分　熟石膏一钱　白芷六分　生地一钱　半夏五分　当归七分　甘草三分　藁本八分　旋覆花五分　明天麻八分　川芎五钱　防风六分　细辛三分

【用法】上加生姜三片，水煎服。

【主治】偏正头痛，脑漏鼻渊。

清金消毒汤

【来源】《石室秘录》卷一。

【别名】清金消毒饮（《医门八法》卷三）

【组成】元参　麦冬各九钱　生甘草三钱　金银花一两　当归七钱

【用法】水煎服。

【主治】

1.《石室秘录》：肺痈。

2.《医门八法》：鼻渊。肺金有热，鼻流涕而多稠浊。

【方论】数品中麦冬为清肺火之品，余入脾、入肝、入心之药。入肝则平木，而不必肺金用力以制之，则肺金得养；入脾则脾土能生肺金，而肺金又得养；入心经则心火不凌肺金，而肺经又得养矣。

取渊汤

【来源】《辨证录》卷三。

【组成】辛夷二钱　当归一两　柴胡一钱　炒栀子三钱　玄参一两　贝母一钱

【用法】水煎服。一剂涕减，再剂涕又减，三剂病痊愈。

【主治】鼻渊。

【方论】辛夷最能入胆，引当归以补脑之气，引玄参以解脑之火；加柴胡、栀子以舒胆中之郁热，则胆不来助火，而自受补气之益也。然不去止鼻中之涕者，清脑中之火、益脑中之气，正所以止之也。盖鼻中原无涕，遏抑上游出涕之源，何必截下流之水乎！

宣肺散

【来源】《辨证录》卷三。
【组成】柴胡　黄芩　紫菀各二钱　白芍一两　当归　麦冬各五钱　茯苓　白芥子各三钱　甘草　款冬花各一钱　紫苏一钱　辛夷五分
【用法】水煎服。
【主治】鼻渊。

探渊丹

【来源】《辨证录》卷三。
【组成】辛夷一钱　当归五钱　麦冬二两　茯苓三钱　黄芩二钱　白芍一两　天花粉三钱　生地五钱　桔梗二钱
【用法】水煎服。
【主治】鼻渊。涕流黄浊，如脓如髓，腥臭不堪闻者。

神仙一黄散

【来源】《冯氏锦囊·杂症》。
【组成】硫黄　黄丹（炒）　川白芷各等分
【用法】上为细末。用少许吹鼻中。十余次即止。
【功用】温补其精血。
【主治】小儿脑冷，鼻孔中出浆水，日久不愈，气息甚恶者。

川芎茶调散

【来源】《医学心悟》卷四。
【组成】川芎（酒拌）　荆芥　白芷　桔梗（炒）　甘草　黄芩（酒炒）　川贝母（去心）各一两　黑山栀二两
【用法】上为细末。每服二钱，食后陈松萝细茶调下，一日三次。
【功用】通窍清热。
【主治】鼻渊，鼻中常出浊涕，源源不断。

古拜散

【来源】《医学心悟》卷五。
【组成】荆芥穗
【用法】上为末。每服三钱，生姜汤调下。

《医学心悟》：有火者，用陈茶调下。

【主治】

1.《医学心悟》：产后受风，筋脉引急，或发搐搦，或昏愦不省人事，或发热恶寒，头痛身痛。

2.《疡医大全》：鼻渊。

黄连防风通圣散

【来源】《医宗金鉴》卷三十九。
【组成】防风通圣散加黄连
【主治】鼻渊，久病热郁深者。

奇授藿香丸

【来源】《医宗金鉴》卷六十五。
【别名】清肝保脑丸、藿胆丸（《中医方剂临床手册》）。
【组成】藿香连枝叶八两
【用法】上为细末，雄猪胆汁为丸，如梧桐子大。每服五钱，食后苍耳子汤送下，或黄酒送下。
【主治】鼻渊，浊涕淋漓。

丽泽通气散

【来源】《幼幼集成》卷四。
【组成】川羌活　川独活　漂白术　北防风　绿升麻　荆芥穗　粉干葛　香白芷　正川芎　淮木通各一钱　净麻黄　北细辛　炙甘草各五分
【用法】加生姜三片，大枣三枚，水煎，食后服。
【主治】小儿鼻塞、鼻涕、鼻痈。

宣脑散

【来源】《医碥》卷七。
【组成】川郁金　川芎　青黛　薄荷　小黄米各二分
【用法】上为细末。每用少许，口噙冷水，搐鼻中。
【主治】鼻病。

苓泽姜苏汤

【来源】《四圣心源》卷八。
【组成】茯苓三钱 泽泻三钱 生姜三钱 杏仁三钱 甘草二钱 橘皮三钱 紫苏三钱
【用法】水煎半杯，热服。
【主治】鼻渊。

加味辛夷散

【来源】《仙拈集》卷二。
【组成】辛夷 黄耆 人参 当归 白芍 川芎 白芷 细辛 黄芩各一钱 甘草六分
【用法】灯心三十根，水煎，食远服。
【主治】鼻中流出臭脓，名曰脑漏。

清臭饮

【来源】《仙拈集》卷二。
【组成】赤芍 黄芩 藁本 生地 黄连 石菖蒲 远志各等分 甘草三分
【用法】水煎服。
【主治】鼻中臭气。

补脑丸

【来源】《杂症会心录》卷下。
【组成】人参一两 麦冬二两（去心） 茯苓一两五钱（人乳拌蒸） 熟地二两 萸肉一两（蒸） 黄耆二两（蜜炙） 枸杞子二两（酒蒸） 菟丝子二两（酒蒸） 鹿茸一两五钱（酥炙） 五味子一两（蜜水拌，焙） 牛脑一具（蒸熟，捣入）
【用法】上为末，炼蜜为丸，如梧桐子大。每服四钱。
【主治】鼻渊久不愈。

益气汤

【来源】《杂症会心录》卷下。
【组成】黄耆一钱五分（蜜水炒） 人参一钱 白术一钱（炒） 当归一钱 麦冬一钱 炙甘草五分 藿香一钱 五味子十粒
【用法】加生姜、大枣，水煎服。
【主治】鼻痛过于解散，其始流清涕者，继成浊涕，渐而腥秽黄赤间杂，皆由渗开脑户，日积月累而致尪羸。
【加减】虚寒，少入细辛；内热，监以山栀。

补脑散

【来源】《医部全录》卷一五二。
【组成】天雄（炮） 辛夷仁 苍耳茸各等分
【用法】上为末。每服二钱，饭后酒调下。
【主治】鼻渊，阳虚脑寒者。

草灵丹

【来源】《集验良方》卷一。
【别名】天然透邪丹（《增广大生要旨》）。
【组成】鹅儿不食草（一名地胡椒。采取阴干，晒燥，研末收贮）
【用法】治鼻渊，鼻窍中时流黄色浊涕，用鲜草塞鼻；治鼻渊久而不愈，鼻中淋沥腥秽血水，头眩虚晕而痛者，用鲜草塞鼻数次，内服补中益气汤；鼻红，用嫩草头阴干，研细末，薄浆为丸，如梧桐子大，黑山栀极细末为衣，塞鼻；眼目生翳，取末搐鼻塞耳；头风疼痛，用鲜草塞鼻；感受风寒暑热，以致头痛胀闷，鼻窍不通，胸膈不舒，用末搐鼻。
【主治】鼻渊，鼻红，眼目生翳，头风疼痛，风寒暑热，头痛胀闷，鼻窍不通，胸膈不舒。

星夏汤

【来源】《杂病源流犀烛》卷二十三。
【组成】南星 半夏 苍术 神曲 细辛 白芷 甘草 黄芩（酒炒） 黄连（酒炒）
【主治】鼻渊。鼻痈久不愈，结成息肉，如枣核塞于鼻中，气塞不通。

石髓平渊散

【来源】《医级》卷八。

【组成】僵蚕（去嘴）一钱　石髓（黄鱼头中石，醋煅五七次）

【用法】上为末，吹入鼻中。外另取丝瓜近根藤数条。烧存性，研末。每服一钱，白汤送下。

【主治】肝胆风热郁脑成渊，时时流臭黄水，久则如漏，头脑苦痛者。

清化饮

【来源】《会约医镜》卷六。

【组成】白芍　麦冬各二钱　丹皮　茯苓　黄芩　生地各二三钱　白蒺藜三五钱　石斛一钱　苍耳二三钱（炒）

【主治】湿热上蒸，津汁溶溢而下，离经腐散，致鼻流臭涕。

补脑丸

【来源】《古今医彻》卷三。

【组成】人参　麦门冬（去心）　茯苓　杜仲（盐水炒）　肉苁蓉（酒净）　山药（饭上蒸，切）　熟地黄　山茱肉各二两　黄耆（蜜水炒）　枸杞子　菟丝子各三两　鹿茸（酒浆微炙，切片）　五味子各一两

【用法】上为末，另捣苁蓉、枸杞、熟地、麦冬，略添炼蜜为丸，如梧桐子大。每服四钱，白滚汤送下。

【主治】鼻渊久不愈。

桑菊愈风汤

【来源】《医醇剩义》卷二。

【组成】桑叶三钱　杭菊三钱　蔓荆子一钱半　当归一钱半　桔梗一钱　枳壳一钱　川贝二钱　杏仁三钱　川芎八分

【用法】加黑芝麻一撮，煎服。

【主治】风邪伤脑，鼻窍不通，时流清涕。

通阳圣化汤

【来源】《医醇剩义》卷二。

【组成】当归二钱　川芎一钱　香附二钱　白术一钱五分　羌活一钱　白芷五分（酒蒸）　辛荑一钱（切）　天麻六分　红枣五枚　姜三片

【主治】寒伤脑漏，鼻窍不通，时流浊涕。

清肝透顶汤

【来源】《医醇剩义》卷二。

【组成】羚羊角一钱五分　夏枯草二钱　石决明八钱　丹皮一钱五分　元参一钱　桔梗一钱　蝉衣一钱五分　桑叶二钱　薄荷一钱　陈橄榄二枚

【主治】脑漏。阳邪外烁，肝火内燔，鼻窍半通，时流黄水。

参茸地黄汤

【来源】《外科医镜》。

【组成】怀熟地一两　山萸肉四钱　山药四钱　白茯苓三钱　丹皮三钱　泽泻三钱　人参二钱　鹿茸二钱（或用鹿角胶亦可）

【用法】水煎服。

【主治】鼻渊脑漏，日久不止者。

清肺饮

【来源】《医门补要》卷中。

【组成】生地　生石膏　麦冬　知母　栀子　黄芩　苍耳子　丹皮　川芎

【用法】上以猪胆汁为引。

【主治】鼻渊。

泻胆汤

【来源】《内外验方秘传》。

【组成】胆草一钱　胡黄连一钱　芦荟一钱　丹皮二钱　当归二钱　麦冬二钱　知母二钱　山栀二钱　黄耆一钱　苍耳子二钱　柴胡八分

【用法】猪胆汁一个为引，水煎服。

【主治】鼻渊，鼻中时流臭涕。

天生一粒元珠丹

【来源】《千金珍秘方选》。

【组成】菜脑子约一钱（在收过油菜子后干枯的菜根上头，剥出一粒，其色黑者即是）
【用法】上为末。热酒冲服。
【主治】脑漏。

万应宝珍膏

【来源】《中国医学大辞典》。
【别名】内伤膏药、万应内伤膏、万应太乙膏、万应红毛膏（《全国中药成药处方集》南京方）。
【组成】生地黄　茅术　枳壳　五加皮　莪术　桃仁　山柰　当归　川乌　陈皮　乌药　三棱　川军　何首乌　草乌　柴胡　防风　刘寄奴　牙皂　川芎　官桂　羌活　威灵仙　赤芍药　天南星　香附　荆芥　白芷　海风藤　藁本　川续断　高良姜　独活　麻黄（去节）　甘松　连翘各三钱
【用法】用麻油四斤，入药煎枯，滤去滓，下净血余二两溶化，再下伟丹三十两，熬成膏，再下肉桂、麝香（后下）各一钱，附子片、木香各二钱，冰片、洋樟、茴香、乳香、没药、阿魏、细辛各三钱，共研细末，搅入膏内，退火摊匀。五劳七伤，筋骨疼痛，负重伤力，腰膝酸软，贴两膏肓穴及两肾俞穴；左瘫右痪，手足麻木，挛急偏枯，满肩疼痛，贴两肩井穴、两曲池穴、两手腕穴、两膝眼穴；心胃气痛，肚腹饱胀，贴膻中穴及中脘穴；鼻塞脑漏，偏正头风，贴太阳穴及风门穴；冷哮咳嗽，痰鸣气急，贴肺俞穴及膻中穴；遗精、滑精、淋浊，贴丹田穴及俞门穴；月经不调，赤白带下，贴关元穴及尾闾穴；满身走气，闪挫疼痛，贴章门穴；寒湿脚气，鹤膝酸软，贴膝眼穴；小肠疝气，偏坠木子，贴气海穴；脾虚泄泻，久泻痢疾，受寒腹痛，贴腹脐穴；一切跌打损伤，风湿积聚，瘰疬流注，各贴患处。
【功用】《全国中药成药处方集》（南京方）：舒筋活络，消肿止痛。
【主治】五劳七伤，筋骨疼痛，左瘫右痪，手足麻木，心胃气痛，肚腹饱胀，鼻塞脑漏，偏正头风，冷哮咳嗽，痰鸣气急；月经不调，赤白带下；寒湿脚气，鹤膝酸软；小肠疝气偏坠木子；脾虚泄泻，久泻痢疾；跌打损伤，瘰疬流注。

鱼脑石散

【来源】《中医耳鼻喉科学》。
【组成】鱼脑石粉 9 克　冰片 0.9 克　辛夷花 6 克　细辛 3 克
【用法】上为细末。吹鼻。
【主治】鼻室、鼻槁、鼻渊。

鱼腥草液

【来源】《中医耳鼻喉科学》。
【组成】鱼腥草
【用法】将鱼腥草干品切碎，置蒸馏器内加水过药面，加热蒸馏，以每 3 毫升相当原干药 1 克计算，收集第一次蒸馏液，再行蒸馏，以每 1 毫升相当于原干药 3 克计算，收集第二次蒸馏液，每 100 毫升加入 0.8 克氯化钠使溶解，再加入适量吐温 -80，使溶液澄清，用 IG 重焙玻璃漏斗过滤，滤液灌装，以流通蒸气灭菌 30 分钟，备用。注入鼻窦。
【主治】鼻渊。

鼻窦灌注液

【来源】《中医耳鼻喉科学》。
【组成】辛夷花 30 克　白芷 30 克　黄耆 60 克　薄荷 30 克　羊藿叶 30 克　野菊花 30 克　桂枝 30 克　当归 30 克　栀子 30 克
【用法】鼻窦内积脓经冲洗并排清积液后，将本方灌入 2 ～ 3 毫升。
【功用】辛温祛风，消炎解毒，调和气血，培补正气。
【主治】鼻渊，上颌窦炎。

银翘辛夷汤

【来源】《中医内科临床治疗学》。
【组成】银花 9 克　连翘 12 克　辛夷 3 克　山栀 3 克　黄芩 3 克　桑叶 3 克　荆芥 6 克　薄荷 3 克　桔梗 6 克　生甘草 3 克　丝瓜藤 10 克
【用法】水煎服。
【主治】鼻窦炎。

滴鼻灵

【来源】《中医耳鼻喉科学》。
【组成】鹅不食草 650g　辛夷花 150 克
【用法】水煎二次，药液混和，浓缩成 1.5L，加盐酸麻黄素粉 3.75g，葡萄糖粉 15g，过滤消毒，瓶装备用。滴入鼻中。
【主治】鼻渊。

鱼腥草合剂

【来源】《中国中西医结合杂志》(1992，9：570)。
【组成】鱼腥草 9kg　桔梗 0.6kg　甘草 0.25kg
【用法】上药加水煮沸 2 次，每次 30 分钟，滤液过 120 目筛，合并 2 次滤液，浓缩至 12 000ml，加入防腐剂，静置分装，流动蒸气消毒备用。口服 20～30ml，每日 3 次，小儿减半。
【主治】鼻渊。
【验案】鼻渊　《中国中西医结合杂志》(1992，9：570)：治疗鼻渊 400 例，治疗组男 220 例，女 180 例；年龄 6 岁至 66 岁，病程 3 个月至 16 年。对照组 200 例中，男 112 例，女 88 例；年龄 16 至 58 岁；病程 3 个月至 12 年。结果：根据疗效标准（痊愈：自觉症状明显好转，鼻腔脓性分泌物消失，通气改善；好转：自觉症状减轻，鼻腔脓性分泌物减少，通气改善；无效自觉症状及鼻腔检查无变化）判定，鱼腥草合剂组 400 例，痊愈 378 例，好转 20 例，无效 2 例，有效率 99.5%。藿胆丸对照组治愈 98 例，好转 62 例，无效 40 例，有效率 80%。两组有效率比较有著差异（$P < 0.01$）。

苍耳子散

【来源】《浙江中医学院学报》(1993，6：19)。
【组成】苍耳子 10g　辛荑 6g　白芷 6g　鱼腥草 20g　蚤休 10g　黄芩 6g　甘草 6g
【用法】每日 1 剂，水煎分 2 次服。
【主治】鼻渊。
【加减】鼻塞头痛甚者，加川芎、薄荷、细辛；咽干口苦者，加生地、焦山栀；内热便秘者，加全瓜蒌；脓涕带血，加白茅根、藕节；病久肺脾气虚，神疲纳少，加白术、淮山药。
【验案】鼻渊　《浙江中医学院学报》(1993，6：19)：以本方治疗鼻渊 106 例，男 38 例，女 68 例；年龄最小 3 岁，最大 79 岁，平均 32 岁；病程最短 1 周，最长 10 年。约半数病人有反复发作史，少数病人伴有鼻息肉或中甲息肉样变。结果：106 例中除 4 例效果不明显外，余均获较好疗效（脓涕明显减少或无脓涕鼻塞改善或无鼻塞，头痛止。局检：鼻黏膜充血或减轻，鼻甲肿胀消退，鼻中道或裂处无脓性分泌物，前组副鼻窦区无压痛，全身症状消失），总有效率为 96%，治愈率为 90%。服药时间最短 5 天，最长 2 个月，多数病人服药 5～15 天。

通窍鼻炎片

【来源】《中国药典》。
【组成】苍耳子（炒）120g　防风 90g　黄芪 150g　白芷 90g　辛夷 90g　白术（炒）90g　薄荷 30g
【用法】上药制成 600 片糖衣片。口服，1 次 5～7 片，1 日 3 次。
【功用】散风消炎，宣通鼻窍。
【主治】鼻渊，鼻塞，流涕，前额头痛；鼻炎，鼻窦炎及过敏性鼻炎。

鼻炎片

【来源】《中国药典》。
【组成】苍耳子　辛夷　防风　连翘　野菊花　五味子　桔梗　白芷　知母　荆芥　甘草等
【用法】上药制成片剂。口服，1 次 3～4 片，1 日 3 次。
【功用】祛风宣肺，清热解毒。
【主治】急慢性鼻渊。

辛前甘桔汤

【来源】《首批国家级名老中医效验秘方精选·续集》。
【组成】辛荑花 6 克　青防风 6 克　嫩前胡 9 克　天花粉 9 克　薏苡仁 12 克　白桔梗 4.5 克　生甘草 3 克

【用法】每日1剂，水煎，早晚服。
【功用】疏风清热，通窍排脓。
【主治】鼻窦炎，症见鼻中常流浊涕，久则但流黄浊之物，如脓如髓，腥臭难闻，及嗅觉减退等。
【方论】方中辛荑入肺经，善散风宣肺而通鼻窍，配以防风加强祛风之力，无论风寒、风热均可适用。前胡辛苦微寒，降气化痰开泄通窍，配桔梗，一开一降，祛痰排脓辛开苦泄。苡仁甘淡渗湿，有清肺排脓健脾之功，又能生津润燥，合花粉可增强消肿排脓作用而不伤正。生甘草泻火解毒，调和诸药，与桔梗相配即为桔梗汤，长于祛痰利咽，兼治鼻、咽之疾患。全方药性平和，通调兼施，宜于慢性病者长服。
【加减】气虚明显者加黄芪、白术，与原方中之防风相配，即成"前胡玉屏汤"，使之补而不滞；鼻塞重者，可加细辛、藿香；分泌物清稀，可加杏仁、浙贝母；分泌物黄稠可加瓜蒌皮、冬瓜皮；黏膜水肿甚者，可加茯苓、泽泻；黏膜红肿者可加赤芍、丹皮。此外，还可同时配合外治法。吾家传之"鼻渊散"，适用于鼻渊常流黄粘浊涕，腥臭难闻。方由辛荑花30克、薄荷叶6克，飞滑石9克，月石（风化）9克组成。共研细末，过筛后用。吹搐鼻内每日2～3次。方中辛荑、薄荷辛通肺气，滑石渗湿收涩，月石化浊祛腐，合用之有清热化湿、通利鼻窍的作用。

苍荑滴鼻油

【来源】《部颁标准》。
【组成】苍耳子200g　白芷100g　辛夷油6ml　冰片4g　薄荷油4.5ml
【用法】制成油剂。滴鼻用，或以棉球蘸药油塞入鼻腔，1次2～3滴，1日数次。
【功用】通鼻窍，散风邪。
【主治】用于鼻渊，鼻塞流涕。
【宜忌】忌吸入气管中。

利鼻片

【来源】《部颁标准》。
【组成】黄芩100g　苍耳子150g　辛夷100g　薄荷75g　白芷100g　细辛25g　蒲公英500g
【用法】制成片剂。口服，1次4片，1日2次。
【功用】清热解毒，祛风开窍。
【主治】鼻渊，鼻塞流涕。

荔花鼻窦炎片

【来源】《部颁标准》。
【组成】角花胡颓子5000g　薜荔5000g
【用法】制成片剂。口服，1次5片，1日3次，饭后服。
【功用】祛风利湿，消炎解毒。
【主治】急、慢性鼻窦炎。

鼻渊丸

【来源】《部颁标准》。
【组成】苍耳子672g　辛夷126g　金银花42g　茜草42g　野菊花42g
【用法】制成丸剂。口服，1次12粒，1日3次。
【功用】祛风宣肺，清热解毒，通窍止痛。
【主治】鼻塞鼻渊，通气不畅，流涕黄浊，嗅觉不灵，头痛，眉棱骨痛。

鼻炎灵丸

【来源】《部颁标准》。
【组成】苍耳子（微炒）200g　辛夷150g　白芷30g　细辛30g　黄芩30g　薄荷40g　川贝母40g　淡豆豉40g
【用法】制成丸剂。口服，1次6g，1日3次。
【功用】祛风清热，消肿通窍。
【主治】鼻渊、鼻塞、鼻流浊涕等急、慢性鼻炎。

鼻炎灵片

【来源】《部颁标准》。
【组成】苍耳子（炒黄）200g　辛夷150g　白芷30g　细辛30g　黄芩30g　川贝母40g　淡豆豉40g　薄荷脑3.2g
【用法】制成片剂。1次2～4片，饭后温开水送服，1日3次，2周为1疗程。
【功用】透窍消肿，祛风退热。

【主治】慢性鼻窦炎、鼻炎及鼻塞头痛，浊涕臭气，嗅觉失灵等。

【宜忌】服药期间，忌辛辣食物。

鼻通宁滴剂

【来源】《部颁标准》。

【组成】鹅不食草 500g　辛夷 125g

【用法】制成滴剂。滴鼻，1 次 1～2 滴，1 日 2～3 次。

【功用】通窍开塞，消炎散毒。

【主治】慢性鼻窦炎，感冒鼻塞，对鼻息肉有辅助治疗作用。

鼻渊糖浆

【来源】《部颁标准》。

【组成】苍耳子 1664g　辛夷 312g　野菊花 104g　金银花 104g　茜草 104g

【用法】制成糖浆。口服，1 次 15ml，1 日 3 次；小儿酌减。

【功用】祛风宣肺，清热解毒，通窍止痛。

【主治】鼻塞鼻渊，通气不畅，流涕黄浊，嗅觉不灵，头痛，眉棱骨痛。

五、鼻　干

鼻干，又称鼻燥，是指鼻腔干燥之症。《黄帝内经·素问·热论》："伤寒……二日，阳明受之，阳明主肉，其脉使鼻络于目，故身热目疼而鼻干，不得卧也。"《金匮要略》："酒黄疸者，或无热，靖言了了，腹满欲吐，鼻燥。"《诸病源候论》说："凡五脏之火，肺热则鼻干"。病发多为火热伤津，鼻窍失养。治宜清热泻火，养阴润燥。

神明青膏

【来源】《备急千金要方》卷七。

【组成】蜀椒五合　皂荚　黄芩　石南　黄连　雄黄　桂心　藜芦各三铢　白术　川芎　大黄各七铢　乌头　莽草　续断各五铢　泽泻七铢　半夏　当归各十二铢　干地黄十一铢　萎蕤　细辛各十铢　附子　桔梗各二铢　干姜六铢　人参五铢　戎盐杏子大一枚

【用法】上锉，以苦酒一斗渍之。羊髓一斤，为东南三隅灶，纳诸药，炊以苇薪。作三聚新好土，药沸即下，置土聚上，三沸三下讫，药成，以新布绞去滓。病在外，火炙摩之；在内，温酒服如枣核，一日三次，稍稍益，以知为度；鼻中干，灌之并摩服。

【主治】鼻中干。

吹鼻散

【来源】《太平圣惠方》卷三十七。

【组成】龙脑半钱　马牙消一钱　瓜蒂十四个（为末）

【用法】上为细末。每用一豆大，吹入鼻中。

【主治】鼻干无涕。

吹鼻散

【来源】《太平圣惠方》卷八十九。

【组成】蚺蛇胆一分　蟾酥一小豆大　滑（消）石一分

【用法】上为细末。每取少许，吹入鼻中。

【主治】小儿脑热无涕。

贴顶散

【来源】《太平圣惠方》卷八十九。

【组成】地胆草半两　芒消一两　地龙粪半两　黄柏一分（锉）

【用法】上为细末。以猪胆汁和，捏作饼子两枚，更互贴于囟门上。

【主治】小儿脑热鼻干。

射干散

【来源】《太平圣惠方》卷八十九。
【组成】射干半两 川升麻半两 麦门冬半两（去心，焙） 黄连（去须） 犀角屑 子芩 甘草（炙微赤，锉）各一分 柴胡半两（去苗）
【用法】上为粗散。每服一钱，以水一小盏，煎至五分，去滓温服，不拘时候。
【主治】小儿肺心壅热，鼻干无涕，咽喉不利，少欲乳食。

大黄汤

【来源】《圣济总录》卷一八〇。
【组成】大黄（锉，炒） 柴胡（去苗） 防风（去叉） 甘草（炙）各一分
【用法】上为粗末。每服一钱匕，水七分，煎至三分，去滓温服，食后、临卧各一服。
【主治】小儿脑热，鼻干无涕。

茯神汤

【来源】《圣济总录》卷一八〇。
【组成】茯神（去木） 栝楼根 麦门冬（去心）各一两 黄耆（锉）一两半 生干地黄（洗，焙）三两 酸枣仁（炒）半两 羌活（去芦头） 葛根（锉） 羚羊角（镑）各一分
【用法】上为粗末。每服一钱匕，水七分，浸药良久，煎至四分，去滓温服，一日三次，食后良久。
【主治】小儿脑热，鼻干无涕。

黄芩知母汤

【来源】《医学集成》卷二。
【组成】黄芩 二母 桑皮 天冬 杏仁 花粉 炒栀 桔梗 甘草
【主治】鼻中干燥。

桑白皮散

【来源】《医钞类编》卷十二。
【组成】桑皮 木通 大黄（炒）各二两 升麻一两半 炙草一两 石膏 葛根各三两
【用法】上为散。每服三钱，水煎服。外以冰片、马牙消、瓜蒂等分为末，吹鼻。
【主治】鼻干无涕。

六、鼻　疮

鼻疮，是指疮疡生长于鼻的病情。临床以鼻前庭皮肤红肿，疼痛或干痒、结痂、鼻毛脱落为主要症状。《太平圣惠方》：“若脏腑不调，阴阳否塞，气血壅滞，荣卫不通，则上焦生邪热之气，伏留不散，上攻于鼻，故令鼻中生疮也。”《圣济总录》：“其证干燥而痛，甚则成疮也”。《医宗金鉴》：“鼻疮，此证生于鼻窍内，初觉干燥疼痛，状如粟粒，甚则鼻外色红微肿，痛似火炙。由肺经壅热，上攻鼻窍，聚而不散，致成此疮。”《杂病源流犀烛》：“鼻内生疮者，由脾胃蕴热，移于肺也。”

本病多因风热客于肺经，或经常流涕刺激鼻及其周围皮肤所致。治宜清肺泻热，疏风散邪，健脾渗湿等法为基础。

矾石汤

【来源】方出《外台秘要》卷二十二引《必效方》，名见《圣济总录》卷一一六。
【组成】矾石一两 生地黄三两 苦参一两
【用法】上切。以水八合，煮取三合，以绵滤之。微微点鼻中，每日三五度，愈止。
【主治】鼻内热气生疮，有脓臭，并有虫。

大黄散

【来源】方出《太平圣惠方》卷三十七，名见《普济方》卷四十七。
【组成】川大黄一分（生用） 黄连一分（去

须） 麝香一钱（细研）
【用法】上为细散。研入麝香令匀，以生油旋调，涂于鼻中。
【主治】肺壅，鼻中生疮，肿痛。

马绊绳散

【来源】方出《太平圣惠方》卷三十七，名见《圣济总录》卷一一六。
【组成】故马绊绳一条（烧存性）
【用法】上为细末。以少许掺敷疮上。
【主治】鼻中生疮。

前胡散

【来源】《太平圣惠方》卷三十七。
【别名】前胡汤（《圣济总录》卷一一六）。
【组成】前胡（去芦头） 木通（锉） 大青 青竹茹 麦门冬（去心）各三分 川升麻一两 玄参一两 黄柏半两（锉） 川芒消一两
【用法】上为散。每服三钱，以水一中盏，煎至六分，去滓，每于食后温服。
【主治】鼻中生疮，咽喉闭塞，及干呕头痛。

塞鼻瓜蒂散

【来源】方出《太平圣惠方》卷三十七，名见《普济方》卷三十六。
【组成】瓜蒂半两 细辛一分
【用法】上为细散，以绵裹豇豆大，塞鼻中。须臾通矣。
【主治】鼻痈气息不通。

塞鼻雄黄丸

【来源】《太平圣惠方》卷三十七。
【组成】雄黄半两 甘草一分（炙微赤，锉） 附子一分（炮裂，去皮脐） 细辛一分
【用法】上为末，用狗胆和丸，如枣核大。以绵裹一丸，纳鼻中。移时恶物出三二升，愈。
《普济方》用羊胆汁和丸。
【主治】
1.《太平圣惠方》：鼻痈。
2.《普济方》：齆鼻。

滴鼻栀子仁煎

【来源】《太平圣惠方》卷三十七。
【别名】栀子膏（《圣济总录》卷四十九）。
【组成】栀子仁 苦参 木通（锉）各一两
【用法】上锉细，以好酒四两，煎令香，去滓，倾于瓷盒中。旋以少许，滴入鼻中。
【主治】风热，鼻内生疮。

黄耆散

【来源】《养老奉亲书》。
【组成】黄耆一两 川芎一两 防风一两 甘草一两 白蒺藜一两（略炒，杵去尖，出火毒） 甘菊花三分（不得用新菊）
【用法】上净洗晒干，勿更近火，捣为末。每服二钱，早晨空心、日午、临卧各一服，干咽或米饮调下。暴赤风毒，泪昏涩痛痒等眼疾，只三服，三两日永效；内外障眼，久服方退。
【主治】老人春时，诸般眼疾发动，兼口鼻生疮。
【宜忌】忌房室、毒物、火上食；凡患眼，切不得头上针烙出血及服皂角、牵牛等药，取一时之快，并大损眼。

玄参汤

【来源】《圣济总录》卷五十。
【组成】玄参 紫苏叶 木通（锉）各三分 枳壳（去瓤，麸炒） 防风（去叉）各半两 麦门冬（去心，炒）一两一分 羚羊角（镑）一分半 生干地黄三两
【用法】上为粗末。每服三钱匕，水一盏，煎至七分，去滓，食后温服，一日二次。
【主治】肺风热，鼻内生疮，烦闷胁满。

升麻汤

【来源】《圣济总录》卷一一六。
【组成】升麻 桔梗（炒） 黄芩（去黑心） 犀角（细镑） 贝母（微炮，去心） 龙胆各半两 甘

草（炙）一分

【用法】上为粗末。每服三钱匕，以水一盏，煎至七分，去滓温服，不拘时候，一日三次。

【主治】鼻干痒生疮，干呕不下饮食。

乌香散

【来源】《圣济总录》卷一一六。

【组成】草乌头（烧灰） 麝香（研）各等分

【用法】上为细末。以少许贴疮上。

【主治】鼻疳疮，侵蚀鼻柱。

乌犀丸

【来源】《圣济总录》卷一一六。

【组成】乌犀（细镑）一两 羚羊角（细镑）一两 胡黄连半两 贝母（微炒，去心）半两 知母（焙）三分 麦门冬（去心，焙）三分 天门冬（去心，焙）半两 甘草（炙）一分 黄芩（去黑心）一分 人参半两 牛黄一两（别研） 丹砂半两（别研） 柴胡（去苗）一两

【用法】上药除别研外，捣罗为末，入别研药，更同细罗，炼蜜为丸，如梧桐子大。每服二十丸，空心温酒送下。

【主治】鼻中生疮。

白鲜皮汤

【来源】《圣济总录》卷一一六。

【组成】白鲜皮 玄参 葛根（锉） 白前 大黄（锉碎，微炒）各二两 知母（焙） 鳖甲（醋浸，炙，去裙襴） 秦艽（去苗土）各一两半

【用法】上为粗末。每服三钱匕，以水一盏，入童便少许，同煎至七分，去滓温服，如人行四五里再服。

【主治】肺风虚热气胀，鼻中生疮，喘息促急，时复寒热。

地黄煎

【来源】《圣济总录》卷一一六。

【组成】生地黄汁一合 苦参（锉）一两 酥三合 盐花二钱（后入） 生姜汁一合

【用法】先以地黄、生姜汁浸苦参一宿，以酥和于铜石器中，煎九上九下，候汁入酥尽，去滓，倾入盒中。每以少许，滴于疮上。

【主治】鼻生疮，痒痛不止。诸风热疮。

辛夷膏

【来源】《圣济总录》卷一一六。

【组成】辛夷一分 白芷三钱 藁本（去苗土） 甘草 当归各半两

【用法】上锉细，以清酒二盏，羊髓十两，银器内微火煎五七沸，倾入盒中澄凝。每取豆大许，纳鼻中，日夜各一次。

【主治】肺热鼻塞多涕，鼻中生疮。

青金散

【来源】《圣济总录》卷一一六。

【组成】铜青 白矾（生研）各等分

【用法】上为散。每用少许敷疮上，小儿亦可用。

【主治】疳虫蚀鼻生疮，及鼻涕淹渍。

矾石煎

【来源】《圣济总录》卷一一六。

【组成】矾石一两（熬枯） 苦参 生地黄（洗令净，研，绞取汁）三合

方中苦参用量原缺。

【用法】上三味，粗捣二味为末，以生地汁并水二盏，煎至三合，绵滤去滓。少少滴鼻中，三五度愈。

【主治】鼻中热气生疮，有脓臭，兼有虫。

黄柏汤

【来源】《圣济总录》卷一一六。

【组成】黄柏（去粗皮）二两

【用法】上锉细，以新汲水浸二日，绞取浓汁一盏，煎一沸，温服。

【主治】疳热，虫蚀鼻生疮。

黄柏饮

【来源】《圣济总录》卷一一六。
【组成】黄柏二两（去粗皮）
【用法】上以冷水浸一两日，绞取浓汁一盏服之。
【主治】鼻中热气生疮，有脓臭兼有虫。

泽泻散

【来源】《幼幼新书》卷二十五引《家宝》。
【组成】川泽泻　川郁金（生）　山栀仁（炒）　甘草（炙）各一分
【用法】上为末。每服婴孩一字，二三岁半钱，五七岁一钱，甘草汤调下，日二次。再用青金散敷。
【主治】

1.《幼幼新书》引《家宝》：小儿肺积，鼻内生疮及鼻下赤烂。

2.《医宗金鉴》：小儿风热客于肺经，而致鼻䘌疮，鼻下两旁色紫斑烂，脓汁浸淫，痒而不痛。

清肺饮子

【来源】《袖珍方》卷四引《汤氏方》
【组成】桑白皮　地骨皮　黄芩　生干地黄各等分
【用法】上锉。水煎，食后服。
【功用】凉膈。
【主治】匿鼻。

清神散

【来源】《古今医统大全》卷八十八。
【组成】人参　白术　茯苓　甘草　防风　桔梗　细辛　天花粉各等分
【用法】上咀散。入薄荷少许煎服，不拘时候。
【主治】肺热鼻塞生疮，不闻香臭。

青蛤散

【来源】《外科大成》卷三。
【组成】蛤粉（煅）一两　石膏（煅）一两　轻粉五钱　黄柏（生）五钱　青黛三钱
【用法】上为末。先用香油调成块，次加凉水调稀，将疮洗净，薄涂患处。
【主治】

1.《外科大成》：黄水湿热等疮。

2.《医宗金鉴》：小儿鼻䘌疮。

冰砂丹

【来源】《石室秘录》卷四。
【组成】硼砂一分　冰片一分
【用法】上为末。以人乳调之，轻轻点在红线中间。
【主治】鼻中生红线一条，少动之则痛如死。

解齆汤

【来源】《石室秘录》卷四。
【别名】解郁汤（《疡医大全》卷十二）。
【组成】黄芩三钱　甘草三钱　桔梗五钱　紫菀二钱　百部一钱　天门冬五钱　麦冬三钱　苏叶一钱　天花粉三钱
【用法】水煎服。四剂可消。
【功用】清其肺中之邪，去其鼻间之火。
【主治】

1.《石室秘录》：肺金之火热壅于鼻而不得泄，鼻大如拳，疼痛欲死。

2.《疡医大全》：鼻疮。

乌犀散

【来源】《嵩崖尊生全书》卷六。
【组成】犀角　羚羊角　牛黄（各另入）　天冬　贝母　胡连　麦冬　知母　黄芩　甘草
【主治】鼻生疮。

黄连膏

【来源】《医宗金鉴》卷五。
【组成】黄连三钱　当归尾五钱　生地一两　黄柏二钱　姜黄三钱
【用法】用香油十二两将药煤枯，捞去滓，下黄蜡四两溶化尽，用夏布将油滤净，倾入瓷碗内，以柳枝不时搅之，候凝为度。

【功用】

1.《医宗金鉴》：润诸燥疮。

2.《中药成方配本》：清火解毒。

【主治】

1.《医宗金鉴》：鼻疮；及汤火伤痛止生肤时。

2.《青囊全集》：疔疮作燥。

3.《中药成方配本》：一切皮肤湿疹，红肿热疮，水火烫伤，乳头碎痛等症。

4.《妇产科学》：老年性阴道炎。

泻金散

【来源】《医宗金鉴》卷七十六。

【组成】犀角（镑） 牛蒡子（炒，研） 红花 生地 桔梗 赤芍 紫苏 甘草（生）各一钱

【用法】水煎服。

【主治】火珠疔，生于鼻孔内，阗塞喷火，面赤眼红，鼻内疼痛。

凉膈散

【来源】《杂病源流犀烛》卷二十三。

【组成】桔梗 黄芩 防风 荆芥 花粉 山楂 枳壳 赤芍 甘草

【用法】外以辛夷末入冰片、麝香少许，绵裹塞之。

【主治】脾胃蕴热移于肺致鼻内生疮。

【加减】久而有根，略感风寒，鼻塞便发，加川芎、白芷、荆芥。

雄矾散

【来源】《医级》卷八。

【组成】雄黄五分 瓜蒂二个 明矾 绿矾各一钱 细辛五分 麝香一分

【用法】上为末。绵裹塞鼻。数日自平。

【主治】鼻痈、鼻息及鼻内生疮。

川芎散

【来源】《医钞类编》卷十二。

【组成】川芎 当归 槟榔 肉桂 麻黄（去节） 防己 木通 石菖蒲 细辛 白芷各一钱 木香 川椒 炙草各五分

【用法】每三钱，加苏叶、生姜，水煎服。

【主治】鼻痈。

黄芩汤

【来源】《外科真诠》卷上。

【组成】黄芩一钱 白芍一钱 洋参一钱 麦冬一钱五分 川贝一钱 桑皮一钱五分 连翘一钱五分 桔梗一钱 薄荷七分 甘草五分

【主治】鼻疽。

化疔漏芦汤

【来源】《外科医镜》。

【组成】漏芦钱半 白蔹一钱 黄芩一钱 连翘一钱 犀角一钱 赤芍一钱 桔梗一钱 甘草八分（生）

【用法】水煎服。

【主治】鼻内生疔。

黄连膏

【来源】《外科传薪集》。

【组成】黄连五钱 黄柏五钱 姜黄三钱 归尾三钱 白芷三钱 丹皮三钱 赤芍三钱 生地一两 合欢皮一两 大黄一钱 黄芩三钱 秦艽三钱 紫草一两 白鲜皮五钱

【用法】上药用麻油二十两，煤枯，捞去渣，下黄白蜡各二两，溶化收膏，入瓷瓶内，以油纸摊。贴患处。

【主治】多年臁疮湿毒，鼻疮结毒。

黄芩贝母汤

【来源】《医学摘粹》卷三。

【组成】黄芩二钱 柴胡 玄参 桔梗 杏仁 芍药 贝母（去心）各三钱 五味一钱

【用法】煎半杯，热服。

【主治】鼻孔发热生疮。

冰蛤散

【来源】《全国中药成药处方集》（吉林方）。

【组成】龙骨一两　蛤粉一两　梅片五分

【用法】将龙骨、蛤粉先研为细面，然后再入梅片研均。干敷或用香油调敷于患处。

【功用】燥湿解毒。

【主治】湿热流窜，皮肤糜烂。及鼻生粟米疮，儿童鼻疮，黄水疮，秃疮，脚气。

【宜忌】忌食辛辣、酒等物。

牛黄清火丸

【来源】《北京市中成药规范》。

【组成】黄芩四十八两　大黄四十八两　山药四十八两　桔梗四十八两　丁香二十四两　雄黄二十四两　牛黄一钱二分　冰片二两六钱　薄荷冰一两八钱

【用法】将药材加工洁净。桔梗、黄芩煮提二次，分别为2.5小时、1.5小时，山药热浸取药液，过滤沉淀，丁香提油，8～16小时，油尽收药液。合并以上药液，过滤沉淀，成压浓缩至比重1.40，温度50℃的稠膏。原粉：大黄，山药16两粉碎为细粉，过一百目孔罗，用牛黄套研均匀加入冰片、薄荷水，混合均匀，过重罗。取原粉及稠膏按比例制丸。取处方内雄黄八两为衣，占全部药材3.2%，每百粒重五钱。日服二次，温开水送下。

【功用】清热、散风、解毒。

【主治】胃肺蕴热，头晕目眩，口鼻生疮，风火牙疼，咽喉疼痛，痄腮红肿，耳鸣肿痛，大便秘结。

【宜忌】忌辛辣厚味。孕妇勿服。

七、鼻　疳

鼻疳，又称疳虫蚀鼻、月食疮、气疳、淫沥疮等。临床以鼻前庭及其附近皮肤灼热、瘙痒、糜烂、渗液、结痂为主要表现。《诸病源候论》最早论述本病，始称赤鼻、疳鼻、月食疮，并初步论述了症状特点和病因病机，谓之“鼻下两边赤，发时微有疮而痒是也。亦名赤鼻，亦名疳鼻。”《太平圣惠方》：“鼻中赤痒，壮热多啼，皮毛干焦，肌肤消瘦，咳嗽上气，下痢无恒，鼻下连唇，生疮赤烂，故名鼻疳也。”《仁斋直指方论》描述其病状时指出：“鼻下两旁赤痒疮湿，是为鼻疳，其疮不痛，汁所流处，随即成疮。”《万病回春》：“鼻下两旁疮湿痒烂，是名鼻匿。其疮不痛，但所流处即又成疮。”《洞天奥旨》对其临床特点有详细的描述，其曰：“鼻内生疮，痒时难忍，欲嚏而不能，欲忍而不得，言语糊涂，声音闭塞，此鼻疳也。”

本病的发生，可由肺经素有蕴热，又因起居不慎，复受风热邪毒侵袭；或因鼻前孔附近皮肤受损伤，或鼻疾脓涕经常浸渍，邪毒乘机侵袭，外邪引动肺热，风助热势，上灼鼻窍，熏蒸肌肤而为病；或饮食不节，脾胃失和，运化失调，以致湿浊内停，郁而化热，湿热循经上犯，熏蒸鼻之肌肤而发；小儿因脾胃气弱，肌肤娇嫩，易积食化热，积热上攻，熏灼肌肤而致病，故尤为多见。其治疗，多从肺经风热、肺热、湿热立论，采用疏风泻肺，清热解毒，燥湿和中等法。

麝香散

【来源】《太平圣惠方》卷三十四。

【组成】麝香　雄黄　白矾（烧灰）　石胆　川升麻各一分

【用法】上为细散。绵裹一字，纳蚛孔中；并以乳汁调少许，涂齿龈烂处。

【主治】

1.《太平圣惠方》：牙齿蚛痛，日夜不止，齿龈烂臭；急疳，口中及齿龈肿，并口鼻有疮。

2.《普济方》：鼻疳。鼻中赤痒，壮热多啼，毛发干焦，肌肤消瘦，鼻下连唇生疮赤烂。

化疳丸

【来源】《太平圣惠方》卷八十七。

【组成】虾蟆灰半两　青黛半两（细研）　谷精草灰一分　牛黄一分（细研）　木香一分　丁香一分　熊胆半分（研入）　芦荟一分（细研）　朱砂半两（细研，以水飞过）　麝香一分（细研）　犀角屑一分　腻粉半分（研入）　羚羊角屑一分　砒黄半分（细研）　槟榔一分　胡黄连一分

【用法】上为末，研入牛黄等，炼蜜为丸，如粟米大。每一岁一丸，以粥饮送下，一日三次。

【主治】小儿脑疳久不愈，肌体黄瘦，头面干枯，眼鼻生疮，壮热多渴。

桃叶汤

【来源】方出《证类本草》卷二十三引《伤寒类要》，名见《普济方》卷三八一引《经验良方》。

【组成】桃叶三两

【用法】杵，和水五升，煮十沸，取汁。日五六遍淋之。后烧雄鼠粪二枚服。

【主治】

1.《证类本草》引《伤寒类要》：小儿伤寒、时气。

2.《普济方》引《经验良方》：鼻疳疮。

杏仁膏

【来源】《圣济总录》卷一一六。

【组成】杏仁（去皮尖）不拘多少

【用法】研如膏。以乳汁和，涂疮上。

【主治】鼻中疳疮。

椿根汤

【来源】《圣济总录》卷一一六。

【组成】椿根（切）一升（去皮）　盐半合　葱白（切）半升　豉半升　椒（去目及闭口者，炒出汗）一合

【用法】上以醋及清泔各三升，煎十数沸，去滓，约及一升，分作三服。有恶物下即效。

【主治】疳虫蚀人口鼻。

麝香散

【来源】《圣济总录》卷一三二。

【组成】麝香　草乌头（烧灰）各等分

【用法】上为细末。贴之。

【主治】鼻疳疮，侵蚀鼻柱。

二妙散

【来源】《仙拈集》卷三引《普济方》。

【组成】蛇床子一两　轻粉三钱

【用法】上为末。香油调搽。

【主治】鼻疳久不愈。

清金散

【来源】《古今医统大全》卷九十。

【组成】铜青　白矾各一钱

【用法】上为末，敷患处。

【主治】

1.《古今医统大全》：鼻下烂疮。

2.《本草纲目》：口鼻疳疮。

枇杷叶散

【来源】《证治准绳·幼科》卷八。

【组成】枇杷叶（去毛，阴干）一两　山栀子半两　百部　槟榔各二钱半

【用法】上为细末。每服三钱，儿小者二钱，更小一钱，白汤调下。

【主治】鼻疳赤烂。

清金解毒汤

【来源】《痘疹仁端录》卷七。

【组成】知母　黄芩　石膏　桔梗　甘草　天冬　兜铃　木通　山栀

【用法】水煎服。

【主治】口鼻生疳。

通气丹

【来源】《洞天奥旨》卷十二。

【组成】儿茶三钱　苏叶一钱　雄黄一钱　轻粉五分　冰片一分　锅脐烟五分　细辛三分

【用法】上各为细末。吹入鼻孔中，一日三次。数日即愈。

【主治】鼻疳。鼻内生疮，痒时难忍，欲忍而不能，言语糊涂，声音闭塞。

清金散

【来源】《医宗金鉴》卷五十二。

【组成】生栀子　黄芩　枇杷叶（蜜炙）　生地黄　花粉　连翘（去心）　麦冬（去心）　薄荷　元参　生甘草　桔梗

【用法】引用灯心，水煎服。

【功用】清金化毒。

【主治】鼻疳。疳热攻肺，鼻塞赤痒痛，浸淫溃烂，下连唇际成疮，咳嗽气促，毛发焦枯，热盛者。

鼻疳散

【来源】《医宗金鉴》卷五十二。

【组成】青黛一钱　麝香少许　熊胆五分

【用法】上为细末。干者用猪脊髓调贴，湿者干上。

【主治】鼻疳。

回疳散

【来源】《仙拈集》卷二。

【组成】鹿角（煅）　白矾（枯）各一两　头发五钱（烧存性）

【用法】上为末。先用花椒汤洗净，掺药于疳上。三四次即愈。如疮不收口，瓦松烧存性，为末，搽即收。

【主治】疳烂通鼻孔。

鼻疳散

【来源】《仙拈集》卷二。

【组成】乳香　没药　孩儿茶　鸡膍胵（焙黄）各一钱

【用法】上为末。搽患处。

【主治】鼻额诸疳。

紫云散

【来源】《喉科紫珍集》卷上。

【组成】水银　铅（熔入水银内和匀）　朱砂各一钱　麝香二分　雄黄五分　百草霜二钱

【用法】上为末。每纸拈一条，用药五分，加艾卷作七条。每用一条，食后烧烟熏口鼻，以七条为度。肉不生满，加至九条。

【主治】口鼻喉疳。

回生散

【来源】《喉科紫珍集》卷下。

【组成】生白丑一两　熟白丑一两　桔梗五钱　五加皮二两　甘草五钱　熟白鲜皮二两　生白鲜皮二两　连翘二两　花粉一两　银花一两　苏薄荷二两　皂角子一两（炒）　山栀一两　山豆根二两　土茯苓四两（一方有玄参）

【用法】灯心为引，上药或酒煮，或煎服。

【主治】一切口鼻喉疳。

神砂散

【来源】《外科真诠》卷上。

【组成】神砂五分　胡连二钱　儿茶一钱　明雄一钱　轻粉五分　上片二分

【用法】上为细末。

【主治】鼻疳。

【加减】如臭，加百草霜五分。

黑灵药

【来源】《千金珍秘方选》。

【组成】青果核（煅存性）七钱　冰片三分

【用法】上为极细末。

【主治】耳疳、鼻疳、疳疮不收口者。

八、鼻 痛

鼻痛，是指鼻孔中疼痛之症。《诸病源候论》：“肺气通于鼻。风邪随气入于鼻内，搏于血气，邪正相击，气道不宣，故鼻痛。”《医学入门》：“鼻痛，因风邪入鼻，与正气相搏，鼻道不通，故痛。”病发多因醇酒厚味，湿热内蕴，外感风寒，邪挟肺中痰火上蒸而致。治宜疏表化湿，清降痰火。

白芷膏

【来源】《太平圣惠方》卷三十七。

【组成】白芷 川芎 木通 当归 辛夷各半两 细辛三分 莽草三分

【用法】上锉细。以不中水猪脂一升，煎五七沸，候白芷色焦黄，滤去滓，瓷盒中盛。每以枣核大，绵裹纳鼻中，一日三次。

【主治】鼻痛。

没药散

【来源】《太平圣惠方》卷三十七。

【组成】没药 干蝎（微炒） 天南星（炮裂） 雄黄（细研） 当归（锉，微炒） 朱砂（细研） 牛黄（细研） 胡黄连 麝香（细研） 丁香 甘草（炙微赤，锉） 桂心各一分 白芷半两 乌蛇一两（酒浸，去皮骨，炙令微黄） 白附子半两（炮裂，去皮脐）

【用法】上为细散。每服一钱，食后以温酒调下。

【主治】风冷搏于肺脏，上攻于鼻，则令鼻痛。

五参散

【来源】《圣济总录》一一六。

【组成】人参 沙参 丹参 玄参 苦参 山芋 茯神（去木）各一两半 独活（去芦头） 细辛（去苗叶） 麻黄（去根节） 木通（锉） 羚羊角（镑） 防风（去叉） 白鲜皮各一两一分 山茱萸 甘菊花 芎䓖各一两

【用法】上为散。每服三钱匕，米饮调下，早、晚各一。

【主治】风热壅塞，鼻干痛，脑闷头重，不知香臭。

羚羊角汤

【来源】《圣济总录》卷一一六。

【组成】羚羊角（镑） 桂（去粗皮） 白茯苓（去黑皮） 细辛（去苗叶） 杏仁（去皮尖双仁，炒，研） 麻黄（去根节） 防风（去叉） 防己 麦门冬（去心，焙）各一两

【用法】上为粗末。每服三钱匕，以水一盏，煎至七分，去滓温服。

【主治】肺风。面色干白，鼻燥塞痛。

白芷散

【来源】方出《仁斋直指方论》卷二十一，名见《普济方》卷五十七。

【组成】杏仁（水浸，去皮，焙） 细辛 白芷各一钱 全蝎两个（焙）

【用法】上为末。麻油调敷。

【主治】鼻痛。

杏仁细辛膏

【来源】方出《仁斋直指方论》卷二十一，名见《古今医统大全》卷六十二。

【组成】杏仁（水浸，去皮，焙） 细辛 白芷各一钱 全蝎两个（焙）

【用法】上为末，麻油调敷。

【主治】鼻痛。

脂 膏

【来源】《奇效良方》卷五十九。

【组成】牛脂（或羊脂、雁鸭脂亦可）如指头大

【用法】上纳鼻中，以鼻吸取脂入。须臾脂消，则物随脂俱出。

【主治】卒食物从鼻中缩入脑中，介介痛不出。

白鲜汤

【来源】《嵩崖尊生全书》卷六。

【组成】白鲜皮　麦冬　茯苓　杏仁　细辛　白芷各七分　桑白皮　石膏各一钱

【用法】用黑豆水煎服。

【主治】鼻干痛。

地黄煎

【来源】《医略六书》卷二十一。

【组成】生地一斤（擂绞净汁）　麦冬八两（擂绞净汁）　川芎一两（擂绞净汁）　生姜一两（擂绞净汁）

【用法】盐花少许，煎膏噙化。

【功用】壮水散滞。

【主治】阴虚血滞鼻痛，脉虚微数者。

【方论】阴虚血滞，清肃之令不行，无以分布营气以上荣于鼻，故鼻准作痛特甚。生地滋阴以大壮其水，川芎活血以上荣于鼻，麦冬之凉润能清心火，佐川芎以除肺燥，生姜之温行善开肺气，率地黄以止鼻痛也。绞汁取其味之清，煎膏得其力之醇，盐花润下，噙而化之，俾阴精上奉，则血滞顿行，而肺燥自润，安有鼻准作痛特甚之患乎。

伐毛丹

【来源】《串雅内编》卷四。

【组成】乳香（灯草拌炒）　硇砂各一两

【用法】上为末，饭为丸，如梧桐子大。每服十丸，空心、临卧滚水送下。自然退落。

【主治】鼻毛粗长异常，痛不可忍。

冷香散

【来源】《医学探骊集》卷四。

【组成】炉甘石二两　秋石二两　上梅花片八分　麝香二分

【用法】上为极细末，瓷器盛之。闻之。

【主治】内有七情之伤，触动无根之火，鼻孔肿痛。

碧云散

【来源】《慈禧光绪医方选议》。

【组成】南薄荷一钱　菊花一钱　川芎一钱　白芷一钱　鹅不食草三分　青黛三分　冰片二分

【用法】上研细末，过重罗。闻鼻少许。

【主治】上焦风热久蕴，鼻孔燥痛，觉有气味，或见涕有黑丝。

九、鼻　炎

鼻炎，是指鼻腔中的一些区域受到刺激而产生之炎症，可分为急、慢性两种，属中医“鼻渊”“伤风鼻塞”范畴。病发多因气候多变，寒热不调，或生活起居失慎，过度疲劳，致使正气虚弱，肺卫不固，风邪乘虚侵袭而致病。治宜辛散解表，宣肺通窍为主。

麻黄汤

【来源】《圣济总录》卷四十九。

【组成】麻黄（去根节，先煮，掠去沫，焙）一两　前胡（去芦头）　白前（去苗）各三分　桑根白皮（锉，炒）一两　甘草（炙）半两　紫菀（去土）一两　杏仁（汤浸，去皮尖双仁，炒）三分

【用法】上为粗末。每服三钱匕，以水一盏，加葱白三茎，煎至七分，去滓，食后温服，每日三次。

【主治】肺感风冷多涕。

清肺散

【来源】《证治汇补》卷四。

【组成】桑白皮　枯黄芩各一钱（酒炒）　生甘草

三分　辛夷花一钱　苦桔梗一钱　凤凰壳一个（煅，临吃调）

【用法】上以水二钟，加灯心十二茎，煎服。

【主治】鼻中作痒，清晨打嚏，至午方住，明日亦然。

【方论】《医略六书》：热郁肺窍，肺气不得宣通而失降下之令，与热相搏，故鼻痒多嚏焉。黄芩清肺热以降下，辛夷散肺热以肃金，桔梗清肺之体，桑皮清肺之用，生甘草缓中和胃气，凤凰壳清肺肃气化也。为散，灯心汤下，以降心火，俾心火下潜，则肺金清肃而降下有权，呼吸如其常度，安有鼻痒多嚏之患乎？此清金达热之剂，为鼻痒多嚏之专方。

辛夷散

【来源】《名家方选》。

【组成】辛夷　大黄　川芎各二钱　荆芥　防风各三钱　甘草二钱

【用法】上为细末。温酒送下。

【功用】《古今名方》：清热祛风，通鼻窍，止头痛。

【主治】

1.《名家方选》：诸毒气攻上部者。

2.《古今名方》：过敏性鼻炎，慢性鼻炎，副鼻窦炎。

鼻炎灵

【来源】《古今名方》。

【组成】苍耳子（捣）　白芷　辛夷各 60 克　冰片粉 6 克　薄荷霜 5 克　芝麻油 500 毫升　液状石腊 1000 毫升

【用法】将前三味与芝麻油同放锅内，浸泡 24 小时，加热，待炸成黑黄色捞出，再下余三味药，搅匀，冷却后过滤，分装眼药水瓶内。用时仰头滴鼻，每次滴 1 ～ 2 滴，1 日 1 ～ 2 次。

【主治】慢性鼻炎、萎缩性鼻炎、过敏性鼻炎、鼻息肉等。症见鼻黏膜充血，或干燥萎缩，鼻塞流涕，嗅觉失灵等。

当归芍药汤

【来源】《中医耳鼻喉科学》。

【组成】当归　白术　赤芍　茯苓　泽泻　黄芩　辛夷花　白菊花　干地龙　甘草　薄荷　川芎

【功用】调和气血，行滞化瘀。

【主治】慢性鼻炎，鼻甲肿实色暗，呈桑椹样，鼻塞无歇，涕多或黄稠或粘白，嗅觉迟钝，语言不畅，咳嗽多痰，耳鸣不聪，舌质红或有瘀点，脉弦细。

【加减】头痛者，加白芷、藁本；咳嗽痰多者，加桔梗、杏仁。

辛芩冲剂

【来源】《上海中医药杂志》（1984，7：20）。

【组成】细辛　黄芩　荆芥　防风　白芷　苍耳子　石菖蒲　桂枝　黄芪　白术

【用法】上药制成冲剂，每次 30g，每日 3 次，儿童用量酌减。20 天为 1 疗程。

【主治】过敏性鼻炎。

【实验】《中成药研究》（1985，6：19）：将本方加蒸馏水煎煮，过滤，汤液经浓缩制得药物浓度 150g / 100ml。同时口服灌胃给药，动物 100g 体重给药 1ml，每天 1 次，连用 5 天，进行抗过敏实验。结果表明：本方对被动反应和主动过敏反应均有较强的抑制作用，对变态反应的几个具体环节如肥大细胞脱颗粒、过敏介质直接对效应器官的作用也显示出较明显的抑制作用，从而从药理学的角度证实了本方对于治疗过敏性鼻炎确有一定疗效。

【验案】过敏性鼻炎　《上海中医药杂志》（1984，7：20）：治疗过敏性鼻炎 367 例，有性别记载的 301 例中，男 194 例，女 107 例；年龄最小 5 岁半，最大 81 岁；病程短者 1 个月，长者达 50 年之久。结果：显效（化验指标恢复正常，症状全部缓解，鼻黏膜水肿好转，色泽好转）84 例（22.9%）；有效（2 个以上症状消失，发病次数减少，程度减轻）210 例（57.2%）；无效（各项目无改变）73 例（19.9%）；总有效率 80.1%。

通鼻消炎球

【来源】《四川中医》（1988，1：43）。

【组成】鹅不食草 30g　辛夷花　苍耳子各 15g　白芷　黄芩各 10g　5%酒精适量

【用法】上药制备成药球。用时塞入鼻腔，每次 1～2 小时，早晚各 1 次。10 天为 1 个疗程。双侧病人交替使用。

【主治】鼻炎。

【验案】鼻炎　《四川中医》(1988，1：43)：以本方治疗鼻炎 138 例。结果：总有效率为 92.5%。

苍耳散

【来源】《新中医》(1989，4：32)。

【组成】苍耳子 15g　白芷　桔梗　川芎　防风各 12～15g　甘草　细辛各 6g　辛夷 12g　黄芩　连翘各 15～20g（依年龄剂量作适当加减）

【用法】水煎服，每日 1 剂，2 次分服。

【主治】慢性化脓性鼻窦炎。

【验案】慢性化脓性鼻窦炎　《新中医》(1989，4：32)：治疗慢性化脓性鼻窦炎 116 例，男 54 例，女 62 例。有鼻脓性分泌物者 98 例，头痛、头重者 77 例。结果：随访资料齐全的 46 例中，头痛头重消失者 22 例次，减轻者 12 例次；脓性分泌物消失者 5 例次，减少者 22 例次；鼻通气明显改善者 23 例次。

芪桂冲剂

【来源】《中西医结合杂志》(1989，5：291)。

【组成】黄芪　桂枝　五味子　乌梅　辛夷　白芍各 3g　细辛 1g

【用法】上药可制成 1 袋冲剂。每次服 1 包，1 日 2～3 次。

【主治】常年性鼻炎。

【验案】常年性鼻炎　《中西医结合杂志》(1989，5：291)：治疗常年性鼻炎 61 例，男性 28 例，女性 33 例；年龄 31.9±14.3 岁；病程 7.8±8.2 年。服药 1 周为 1 个疗程，服药期间均不服其他药物。结果：以服药后喷嚏是否明显减少作为判断疗效的标准。结果：服药前平均每个病人的喷嚏数为 22.2±30.4 次/日，服药 1 周后为 9.0±8.7 次/日，前后相比有显著差别（$t=8.05$，$P<0.01$）。以服药后喷嚏数至少比服药前减少一半为有效，61 例中有效者 37 例（60.7%）。按寒热虚实辨证，本冲剂对各证疗效无显著差异。

白芷黄芩汤

【来源】《实用中西医结合杂志》(1990，5：284)。

【组成】白芷　黄芩各 30～60g

【用法】水煎，早晚分服，每日 1 剂。

【主治】额窦炎。

【验案】额窦炎　《实用中西医结合杂志》(1990，5：284)：治疗额窦炎 72 例，男 49 例，女 23 例；年龄 16～64 岁，平均 29.5 岁；病程 3 天至 6 年；单侧 45 例，双侧 27 例。治愈以症状消失，窦底壁无压痛为痊愈。结果：服 3 剂而愈者 18 例，6 剂而愈者 31 例，9 剂而愈者 10 例。服药期间血压升高者 4 例。

露蜂房汤

【来源】《云南中医杂志》(1990，6：6)。

【组成】露蜂房　辛夷花　苍耳子　白芷　黄芩　红花　丹参　川芎　石菖蒲　路路通各 10g　银花　冬瓜仁各 15g　薄荷 6g（后下）　生苡仁 20g

【用法】每日 1 剂，水煎 2 次，饭后服，7 剂为 1 疗程。

【主治】鼻渊。

【验案】鼻渊　《云南中医杂志》(1990，6：6)：治疗鼻渊 89 例，男 47 例，女 42 例；年龄最大 71 岁，最小 7 岁；病程最长 21 年，最短 2 天。结果：显效（自觉鼻道通畅，脓涕消失，无头昏、头痛）37 例；好转（鼻塞减轻，脓涕减少，头痛改善）40 例；无效（服药 2 个疗程后，诸症未见减轻）12 例。

清肺通窍汤

【来源】《四川中医》(1990，7：48)。

【组成】桑白皮 30g　地骨皮　黄芩　苍耳子各 20g　白芷　川芎　败酱草各 15g　辛夷花 3g　桔梗　薄荷　甘草各 10g

【用法】水煎服，每日 1 剂。

【主治】鼻窦炎。

【加减】头痛甚加细辛、葛根；鼻塞重加皂刺、菖蒲；涕中带血加白茅根、焦栀子；头昏、失眠加夜交藤、远志；胸闷，纳呆加苍术、白蔻；自汗、易感冒加黄芪、白术、防风；咳嗽痰多加杏仁、前胡；便秘加酒大黄。

【验案】鼻窦炎 《四川中医》（1990，7：48）：治疗鼻窦炎33例，男16例，女17例；年龄17～44岁；病程5个月至9年。结果：经10～24剂治疗，症状消失，半年内未复发者29例；症状减轻或消失，半年内复发者4例。

固表止嚏汤

【来源】《云南中医学院学报》（1992，1：6）。

【组成】生黄芪20g 白术 防风各15g 柴胡 苍耳子 五味子 防己 黄芩 乌梅各10g 生甘草 炙麻黄各6g

【用法】每周用4剂，水煎服。停用其他药。

【主治】变态反应性鼻炎。

【验案】变态反应性鼻炎 《云南中医学院学报》（1992，1：6）：所治变态反应性鼻炎87例中，男41例，女46例；年龄12～68岁；病程最长28年，最短半年。按疗效标准（以鼻痒、鼻流清涕、喷嚏、鼻塞、鼻黏膜色泽、鼻黏膜水肿等6项指标记分。与治前相同，每项记3分；减轻记2分；明显减轻记1分；消失记0分。治疗后各项得分总计在0～6分为显效，7～12分为有效，13～18分为无效）判定。结果：显效69例，有效16例，无效2例，总有效率为97.7%。

丝瓜根绿豆汤

【来源】《中国中西医结合杂志》（1992，12：757）。

【组成】丝瓜根30～50g（鲜品加倍） 绿豆60～100g 冰糖适量

【用法】先将丝瓜根和绿豆加冷水煮沸，再煎0.5小时，取丝瓜根弃之，然后在绿豆汤内加冰糖适量，使其溶解，服汤食豆，每日1剂，早晚2次分服。严重病例亦可早晚各服1剂，连服1个月为1个疗程。儿童酌减。

【主治】慢性鼻炎。

【验案】慢性鼻炎 《中国中西医结合杂志》（1992，12：757）：治疗慢性鼻炎270例，男性155例，女性115例；年龄8～65岁；病程1～25年；所有病例都有不同程度的鼻塞、多涕、头痛等症状；其中慢性鼻炎124例，慢性副鼻窦炎51例，慢性鼻炎合并慢性副鼻窦炎95例。结果：慢性鼻炎痊愈99例，好转20例，无效5例，痊愈率79.8%，总有效率96%；慢性副鼻窦炎痊愈35例，好转8例，无效8例，痊愈率68.6%，总有效率84.3%；慢性鼻炎合并慢性副鼻窦炎痊愈55例，好转28例，无效12例，痊愈率58%，总有效率87.5%。三者比较，以慢性鼻炎疗效最佳。

藿香苍荑汤

【来源】《山东中医杂志》（1993，4：50）。

【组成】藿香6～12g 苍耳子6～18g 辛荑花6～15g 白芷6～12g 茜草6～12g 金银花10～30g 连翘10～20g 生草3～10g

【用法】水煎服，每日1剂。

【主治】鼻窦炎。

【验案】鼻窦炎 《山东中医杂志》（1993，4：50）：治疗鼻窦炎40例。效果满意。

归芪白芷汤

【来源】《陕西中医》（1993，5：205）。

【组成】当归 黄芪 白花蛇舌草各30g 白芷18g 桂枝 川芎 苍术 半夏 陈皮 赤芍各15g 黄芩12g 僵蚕 苍耳子各10g 蜈蚣1条（研冲）

【用法】水煎服，每日1剂。症状消失后，用上方制散，每次5g，每日2次，连服10～15天。

【主治】慢性鼻窦炎。

【加减】外感风寒加羌活15g，桂枝量增至30g；脾肺两虚型加炒白术、党参各15g。

【验案】慢性鼻窦炎 《陕西中医》（1993，5：205）：治疗慢性鼻窦炎60例，男性35例，女性25例；年龄14～65岁；病程半年至8年；主要表现为头痛、头昏、鼻塞流涕，病灶处压痛（+）；全部经鼻窦摄片或穿刺证实；中医辨证有外感风寒型25例，寒郁化热型5例，肺脾两虚型

30例。结果：服药不超过20天，症状消失，体征转阴，1年内无复发为痊愈，共45例；服药20天以上，症状体征消失，但在1年内有轻度复发为好转，共10例；服药20天以上，症状和体征无明显改善为无效，共5例；总有效率为91.67%。服药时间最长35天，最短7天，平均18天。

千柏鼻炎片

【来源】《中国药典》。

【组成】千里光2424g　卷柏404g　羌活16g　决明子242g　麻黄81g　川芎8g　白芷8g

【用法】上药将羌活、川芎、白芷粉碎成细粉，其余千里光等四味加水煎煮二次，合并煎液，滤过，浓缩成稠膏，加入上述细粉，混匀，干燥，压制成1000片，包糖衣即得。口服，一次3～4片，1日3次。

【功用】清热解毒，活血祛风。

【主治】急慢性鼻炎，鼻窦炎，咽炎。

抗敏通窍方

【来源】《首批国家级名老中医效验秘方精选·续集》。

【组成】乌梅9克　防风9克　甘草5克　细辛3克　白芷6克　川芎6克　苍耳子9克　辛夷6克

【用法】每日1剂，水煎2次，混匀后分2次温服。

【功用】疏风通窍。

【主治】小儿过敏性鼻炎。

【方论】《本经》云："乌梅……去青黑痣、恶肉"，有报告对鼻息肉治疗有效。现代药理研究发现，乌梅有良好的脱敏、抑菌作用。苍耳子、辛夷、细辛善通鼻窍；防风、白芷祛风止痛，消胀排脓；川芎活血行气，祛风止痛；生甘草泻火解毒，和缓调中。

【加减】如咽红肿痛者，加牛蒡子、僵蚕、玄参、青黛；如咳喘气急者，加炙苏子、葶苈子、黄芩、地龙；如流涕黄浊者，加鱼腥草、黄芩、桃仁、红花；如缓解期病人，加红花、桃仁、当归、白芍、熟地。

【验案】田某，女，4岁。1994年8月8日初诊。患儿自去年12月服脊髓灰质炎糖丸后反复咳嗽已8个月，中西医治疗效果不显，现咳嗽夜间和晨起较多，流涕喷嚏，寐不酣，有鼻鼾声，纳呆，大便干，1～2日一行，汗多。检查发现，患儿咽红肿，扁桃体Ⅱ度，鼻黏膜较肿，有涕后流，心肺（－），颈部颌下淋巴结肿大、无压痛，苔薄白。此乃肺气久束，清窍壅塞。治拟通窍利咽，镇咳敛肺。投以抗敏通窍汤加玄参、青黛、天竺子、五味子、制川军。服药4剂后咳嗽有减。再续7剂巩固治疗，药后咳嗽明显减轻。续以原方加减敛肺补脾，患儿服药20天而愈。

千柏鼻炎胶囊

【来源】《部颁标准》。

【组成】千里光4848g　羌活32g　卷柏808g　川芎16g　草决明484g　白芷16g　麻黄162g

【用法】制成胶囊。口服，1次2粒，1日3次，15天为1个疗程。症状减轻后，减量维持或遵医嘱。

【功用】清热解毒，活血祛风。

【主治】急慢性鼻炎，过敏性鼻炎，鼻窦炎及咽炎等症。

防芷鼻炎片

【来源】《部颁标准》。

【组成】苍耳子364g　野菊花145g　鹅不食草218g　白芷109g　防风109g　墨旱莲218g　白芍145g　胆南星70g　甘草73g　蒺藜218g

【用法】以上十味，除胆南星粉碎成细粉外，其余苍耳子等九味药加水煎煮二次，合并煎液，滤过，滤液浓缩成稠膏，加入胆南星细粉及辅料适量，混匀，制成颗粒，干燥，压制成1000片，包糖衣，密封贮藏。口服，1次5片，1日3次，饭后服用。

【功用】清热消炎，祛风通窍。

【主治】慢性鼻炎引起的喷嚏、鼻塞、头痛、过敏性鼻炎、慢性鼻窦炎。

【宜忌】胃溃疡病病人慎用。

苍鹅鼻炎片

【来源】《部颁标准》。

【组成】苍耳子 黄芩 广藿香 鹅不食草 白芷 荆芥 菊花 野菊花 猪胆膏 马来酸氯苯那敏 鱼腥草素钠 薄荷油
【用法】制成片剂。密封。每片相当于原药材4.35g。口服，1次3～4片，1日3次，饭后服。
【功用】清热解毒，疏风通窍。
【主治】风热蕴毒而致的过敏性鼻炎，慢性单纯性鼻炎及鼻窦炎引起的头痛、鼻塞、流涕等。

苍耳子鼻炎胶囊

【来源】《部颁标准》。
【组成】苍耳子浸膏粉180g 石膏浸膏粉1.76g 白芷浸膏粉62.1g 冰片30g 辛夷花浸膏粉72.2g 黄芩浸膏粉25.3g
【用法】制成胶囊。口服，1次2粒，1日3次。
【功用】疏风，清肺热，通鼻窍，止头痛。
【主治】风热型鼻疾，包括急、慢性鼻炎，鼻窦炎，过敏性鼻炎。
【宜忌】宜饭后服用，胃肠虚寒者慎用。

辛芩冲剂

【来源】《部颁标准》。
【组成】细辛100g 黄芩100g 荆芥100g 防风100g 白芷100g 苍耳子100g 黄芪100g 白术100g 桂枝100g 石菖蒲100g
【用法】制成冲剂。开水冲服，1次20g，1日3次。20天为1个疗程。
【功用】益气固表，祛风通窍。
【主治】过敏性鼻炎。

辛夷鼻炎丸

【来源】《部颁标准》。
【组成】辛夷63g 薄荷650g 紫苏叶475g 甘草323g 广藿香650g 苍耳子1667g 鹅不食草313g 板蓝根975g 山白芷650g 防风470g 鱼腥草225g 菊花650g 三叉苦650g
【用法】制成丸剂。口服，1次3g，1日3次。
【功用】祛风清热，消炎解毒。
【主治】鼻炎（包括过敏性鼻炎，慢性鼻炎等）、神经性头痛，感冒流涕，鼻塞不通。

辛芳鼻炎胶囊

【来源】《部颁标准》。
【组成】辛夷15g 白芷10g 黄芩10g 柴胡10g 川芎10g 桔梗10g 薄荷10g 菊花10g 荆芥穗10g 枳壳（炒）10g 防风10g 细辛5g 蔓荆子（炒）10g 龙胆5g 水牛角浓缩粉50g
【用法】制成胶囊。口服，1次6粒，1日2～3次；小儿酌减，半月为1个疗程。
【功用】发表散风，清热解毒，宣肺通窍。
【主治】慢性鼻炎，鼻窦炎。
【宜忌】孕妇慎服。

复方鼻炎膏

【来源】《部颁标准》。
【组成】穿心莲浓缩液150g 鹅不食草浓缩液25g 盐酸麻黄碱5g 盐酸苯海拉明1.5g 薄荷油10ml 桉油10ml
【用法】制成软膏剂。将软膏尖端插入鼻腔挤入油膏，1日3次，或遵医嘱。
【功用】消炎，通窍。
【主治】过敏性鼻炎，急、慢性鼻炎及鼻窦炎。

胆香鼻炎片

【来源】《部颁标准》。
【组成】猪胆汁膏15g 广藿香560g 白芷560g 苍耳子450g 鹅不食草375g 荆芥250g 金银花250g 野菊花250g 薄荷脑1.5g
【用法】制成片剂。口服，1次4片，1日3次。
【功用】消炎解热，祛风散寒，通窍止痛。
【主治】慢性单纯性鼻炎、过敏性鼻炎、急慢性副鼻窦炎。

康乐鼻炎片

【来源】《部颁标准》。
【组成】苍耳子750g 辛夷80g 白芷330g 麻黄

250g　穿心莲 750g　黄芩 330g　防风 415g　广藿香 500g　牡丹皮 500g　薄荷脑 2g　马来酸氯苯那敏 0.66g

【用法】制成片剂。口服，1 次 4 片，1 日 3 次。

【功用】疏风清热，活血祛瘀，祛湿通窍。

【主治】外感风邪、胆经郁热、脾胃湿热而致的伤风鼻塞、鼻窒、鼻鼽、鼻渊（急、慢性鼻炎，过敏性鼻炎，鼻窦炎）。

【宜忌】个别病人服药后有轻度嗜睡现象。

鼻渊片

【来源】《部颁标准》。

【组成】苍耳子 672g　辛夷 126g　金银花 42g　茜草 42g　野菊花 42g

【功用】清热毒，通鼻窍。

【主治】慢性鼻炎及鼻窦炎。

鼻炎糖浆

【来源】《部颁标准》。

【组成】黄芩 156g　白芷 156g　麻黄 72g　苍耳子 156g　辛夷 156g　鹅不食草 156g　薄荷 73g

【用法】制成糖浆。口服，1 次 20ml，1 日 3 次。

【功用】清热解毒，消肿通窍。

【主治】急慢性鼻炎。

鼻咽灵片

【来源】《部颁标准》。

【组成】山豆根 203g　茯苓 102g　天花粉 102g　蛇泡簕 203g　麦冬 102g　半枝莲 203g　玄参 203g　石上柏 407g　党参 162g　白花蛇舌草 203g

【用法】制成糖衣片，密封。口服，每次 5 片，1 日 3 次。

【功用】清热解毒，软坚散结，益气养阴。

【主治】胸膈风热，痰火郁结，热毒上攻，耗气伤津之证。其症状常见口干，咽痛，咽喉干燥灼热，声嘶头痛，鼻塞，流脓涕或涕中带血。

【宜忌】忌食辛辣等刺激性食物及油炸食物。

鼻舒适片

【来源】《部颁标准》。

【组成】苍耳子 364g　野菊花 145g　鹅不食草 218g　白芷 109g　防风 109g　墨旱莲 218g　白芍 145g　胆南星 70g　甘草 73g　蒺藜 218g　扑尔敏 0.3g

【用法】制成片剂。口服，1 次 4～5 片，1 日 3 次。

【功用】清热消炎，通窍。

【主治】慢性鼻炎引起的喷嚏、流涕、鼻塞、头痛，过敏性鼻炎，慢性鼻窦炎。

【宜忌】胃溃疡病人宜饭后服用。用药期间不宜驾驶车辆、管理机器及高空作业等。

鼻咽清毒剂

【来源】《部颁标准》。

【组成】野菊花 390g　苍耳子 390g 重楼 390g　蛇泡簕 390g　两面针 195g　夏枯草 195g　龙胆 117g　党参 117g

【用法】制成颗粒剂。口服，1 次 20g，1 日 2 次，30 天为 1 个疗程。

【功用】清热解毒，消炎散结。

【主治】鼻咽部慢性炎症，咽喉肿痛以及鼻咽癌放射治疗后分泌物增多。

鼻窦炎口服液

【来源】《部颁标准》。

【组成】辛夷 148g　荆芥 148g　薄荷 148g　桔梗 148g　柴胡 126g　苍耳子 126g　白芷 126g　川芎 126g　黄芩 112g　栀子 112g　茯苓 186g　川木通 126g　黄芪 304g　龙胆草 34g

【用法】制成口服液剂。口服，1 次 10ml，1 日 3 次。20 日为 1 个疗程。

【功用】通利鼻窍。

【主治】鼻塞不通，流黄稠涕，急慢性鼻炎，副鼻窦炎等。

滴通鼻炎水

【来源】《部颁标准》。

【组成】蒲公英 120 克　细辛 5 克　黄芩 60 克　麻

黄 50 克　苍耳子 50 克　石菖蒲 60 克　白芷 25 克　辛荑 25 克

【用法】以上八味，白芷、苍耳子、细辛、石菖蒲、辛荑、麻黄用水蒸气蒸馏，收集馏出液约 200 毫升备用，药渣与蒲公英、黄芩加水煎煮二次，每次 1.5 小时，合并煎液，滤过，滤液浓缩至稠膏状，加乙醇四倍量，搅匀，静置过夜；取上清液回收乙醇，加入白芷等蒸馏液、吐温 -80、甘油、对羟基苯甲酸乙酯（先用少量乙醇溶解）适量，调 pH6 ～ 7，加水至 1000 毫升，滤过，分装，即得。外用滴鼻，1 次 2 ～ 3 滴，一日 3 ～ 4 次。

【功用】祛风清热，宣肺通窍。

【主治】伤风鼻塞，鼻窒（慢性鼻炎），鼻鼽（过敏性鼻炎）、鼻渊（鼻窦炎）等病。

藿胆鼻炎胶囊

【来源】《部颁标准》。

【组成】苍耳子提取物 76g　广藿香油 26.7ml　精制猪胆干膏 65g

【用法】制成胶囊。口服，1 次 2 粒，1 日 3 次。

【功用】清风热，通鼻窍。

【主治】慢性鼻炎，慢性副鼻窦炎及过敏性鼻炎。

十、鼻息肉

鼻息肉，又称鼻痔、鼻瘜肉、鼻塞肉、鼻赘、鼻肿肉蝼蛄、鼻肿肉块等，是指鼻内生有肉样赘生物的病情，其或状若荔肉，或如石榴子，光滑柔软，色淡半透明，带蒂可活动。《黄帝内经灵枢经・邪气脏腑病形》最早提出了鼻息肉之名，其曰："肺脉……微急为肺寒热，怠惰，咳唾血，引腰背胸，若鼻息肉不通。"《诸病源候论》首次将"鼻息肉"作为病名，并设有"鼻息肉候"专论，论述了本病的病因病理。明《外科正宗》名谓鼻痔，并记载有鼻息肉摘除术。"取鼻痔秘法：先用回香草散连吹二次，次用细铜箸二根，箸头钻一小孔，用丝线穿孔内，二箸相离五分许，以二箸头直入鼻痔根上，将箸线绞紧，向下一拔，其痔自然拔落；置水中观其大小，预用胎发烧灰同象牙末等分吹鼻内，其血自止。戒口不发。"

本病的发生，或由于病人嗜食肥甘厚腻之品，致使湿热内生，上蒸肺胃；或因鼻渊、鼻鼽等病缠绵不愈，鼻窍长期受风湿、热邪之侵袭，致使肺经蕴热，肺气不得宣畅，湿热邪浊壅结积聚鼻窍，留伏不散，凝滞而结成；或由肺气虚寒，卫表不固，腠理疏松，外受风寒异气的侵袭，肺气虚寒则鼻塞不利，寒湿凝聚鼻窍，日久则形成息肉。其治疗多从治湿入手，常取清肺宣气，泻湿散结等法。

通草散

【来源】《医心方》卷二十五引《产经》。

【组成】通草一两　细辛一两

【用法】上为末。展绵如枣核，取药如小豆，着绵头纳鼻中，一日二次。

【主治】少小鼻息肉。

细辛散

【来源】《医心方》卷五引《古今录验》。

【组成】姜四分　细辛五分　皂荚二分　椒四分　附子二分

【用法】上药治下筛。以棉裹如杏仁大，着鼻孔中，每日一次，五日浊脓尽。

【主治】齆鼻有息肉，及中风有浊浓汁出。

通草散

【来源】《外台秘要》卷二十二引《古今录验》。

【组成】通草　细辛　蕤仁　雄黄（研）　皂荚（去皮子）各一分　白矾二分（烧）　礜石三分

（泥裹，烧半日，研） 藜芦三分（炙） 地胆三分（熬） 瓜蒂三分 巴豆十枚（去皮） 蔄茹三分 地榆三分

【用法】上为末。以细辛、白芷煎汤，和散敷息肉上，又以胶清和涂之，取愈。

【主治】鼻中息肉。

羊肺散

【来源】《备急千金要方》卷六。

【组成】羊肺一具（干之） 白术四两 苁蓉 通草 干姜 芎藭各二两

【用法】上为末。每服五分匕，加至方寸匕，食后以米饮送下。

《三因极一病证方论》本方用法：为细末，以水量打稀稠得所，灌肺中煮熟，研细，焙干为末。食后米饮服一二钱。

【主治】

1.《备急千金要方》：鼻中瘜肉，鼻梁起。

2.《三因极一病证方论》：肺虚壅塞，鼻生瘜肉，不闻香臭。

【方论】《千金方衍义》：鼻梁高起，湿热上攻肺经之验，故首推羊肺之同气相干，以引通草泄热，干姜散结，川芎祛风，生术燥湿，苁蓉之咸引之下泄也。

矾石散

【来源】方出《备急千金要方》卷六。名见《普济方》卷五十六。

【别名】矾石藜芦散（《张氏医通》卷十五）。

【组成】矾石六铢 藜芦六铢 瓜蒂二七枚 附子十一铢

【用法】上药各为末，合和。以小竹管吹药如小豆许于鼻孔中，以绵絮塞鼻中，每日二次。以愈为度。

【主治】齆鼻。鼻中息肉不得息。

细辛散

【来源】方出《备急千金要方》卷六，名见《圣济总录》卷一一六。

【别名】瓜丁散（《普济方》卷五十六）。

【组成】瓜丁 细辛各等分

【用法】上为末，以棉裹如豆大许。塞鼻中，须臾即通。

【主治】齆鼻有息肉，不闻香臭。

通草散

【来源】方出《备急千金要方》卷六，名见《三因极一病证方论》卷十六。

【别名】通草膏（《济生方》卷八）、通草丸（《医学入门》卷七）、通气丸（《仙拈集》卷二）。

【组成】通草 细辛 附子各等分

方中通草，《三因极一病证方论》作“木通”。《普济方》有辛夷一钱。

【用法】上为末。以蜜和，绵裹少许，纳鼻中。

【主治】

1.《备急千金要方》：鼻艾。

2.《三因极一病证方论》鼻齆，气息不通，不闻香臭，并有息肉。

【方论】《千金方衍义》：鼻齆，必有息肉阻碍，气道不得贯通之故，故以散结通气为主。方用通草开通关窍，细辛解散结邪，附子流行经络，立方最捷。

通草散

【来源】《备急千金要方》卷六。

【组成】通草半两 矾石一两 真朱一两（一方有桂心、细辛各一两）

【用法】上为末。拈绵如枣核，取药如小豆，著绵头，纳鼻中，一日三次。

【主治】鼻中息肉，不通利。

【方论】《千金方衍义》：消鼻中息肉，矾石最捷；佐以真珠消管，通草透窍；加桂、辛尤为得力。

排风散

【来源】《医方类聚》卷六引《五脏六腑图》。

【组成】人参八分 玄参七分 防风八分 沙参五分 天雄八分 薯药十分 丹参七分 苦参八分 秦胶七分 山茱萸五分

【用法】上为末。空腹以防风汤送下三钱。
【主治】肺有病，鼻塞不通，不闻香臭，鼻中有息肉，或生疮，皮肤搔痒，恶疮疥癣，上气咳嗽，涕唾脓血。

木通丸

【来源】方出《太平圣惠方》卷三十七，名见《普济方》卷五十六。
【组成】木通（锉） 细辛 附子（炮裂，去皮脐）各一两
【用法】上为末，炼蜜为丸，如枣核大。每夜临卧纳一丸于鼻中。
【主治】
1.《太平圣惠方》：鼻塞，气息不通。
2.《普济方》：鼻有息肉及鼻齆。

地胆膏

【来源】方出《太平圣惠方》卷三十七，名见《圣济总录》卷一一六。
【组成】生地胆十枚 细辛半分（末） 白芷半分（末）
【用法】上以地胆压取汁，和药末，以涂于息肉之上。取消为度。
【主治】鼻中息肉肿大，气息闭塞不通。

羊踯躅丸

【来源】《太平圣惠方》卷三十七。
【组成】羊踯躅花半两 白矾半两（烧令汁尽） 矾石半两（细研） 肉苁蓉一分
【用法】上为细末。以青羊脂和，绵裹如枣核大。纳鼻中，日夜换四五次。
【主治】鼻中生息肉，不通利。

真珠散

【来源】《太平圣惠方》卷三十七。
【组成】真珠 白矾（烧为灰） 桂心 细辛各一两 木通半两（锉）
【用法】上为细散。每用半钱，绵裹纳鼻中，日三易之。
【主治】鼻中息肉，不通利。

敷鼻白矾膏

【来源】《太平圣惠方》卷三十七。
【组成】白矾一两（烧灰）
【用法】上为末，以羊脂旋和少许，敷着息肉上。
【主治】鼻中息肉，不闻香臭。

敷鼻瓜蒂膏

【来源】《太平圣惠方》卷三十七。
【别名】瓜蒂膏（《普济方》卷五十六）。
【组成】陈瓜蒂一分
【用法】上为末。以羊脂和少许，敷息肉上，一日三次。
【主治】鼻中息肉。

敷鼻蚯蚓散

【来源】《太平圣惠方》卷三十七。
【别名】地龙散（《圣济总录》卷一一六）、蚯蚓散（《普济方》卷五十六）。
【组成】白颈蚯蚓一条（韭园内者） 猪牙 皂荚一挺
【用法】上纳于瓷瓶中，烧熟，研细。先洗鼻内令净，以蜜涂之，敷药少许在内，令清水下尽。
【主治】鼻中息肉。

白矾散

【来源】《圣济总录》卷七十。
【组成】白矾（烧令汁尽）半两
【用法】上为细散。以少许吹鼻中。
【主治】
1.《圣济总录》：鼻久衄。
2.《不知医必要》：鼻生息肉。

矾石丸

【来源】《圣济总录》卷一一六。

【组成】矾石（熬令汁枯）四两　木通（锉）　细辛（去苗叶）各半两　丹砂（研）一分
【用法】上为末，面糊为丸，如小豆大。每用一丸，绵裹纳鼻中，一日一易，取下息肉则止。
【主治】鼻生息肉。

胡粉膏

【来源】《圣济总录》卷一一六。
【组成】胡粉（炒）　白矾（烧令汁尽）各等分
【用法】上为末，用青羊脂和成膏。以少许涂敷息肉上。
【主治】鼻中息肉不通。

排风散

【来源】《圣济总录》卷一一六。
【组成】防风（去叉）　秦艽（去苗土）　山芋　吴茱萸（汤浸，焙炒）　天雄（炮裂，去皮脐）各一两　羌活（去芦头）半两
【用法】上为散。每服二钱匕，空心温酒调下。
【主治】鼻塞不通，不闻香臭，或生息肉，生疮。

雄黄散

【来源】《圣济总录》卷一一六。
【组成】雄黄（研）　细辛（去苗叶）　木通（锉）　苏仁（研）　皂荚（炙，刮去皮并子）各一分　白矾（煅过）半两　礜石（黄泥包煅过）半两　黎芦（炙）　地胆瓜蒂　地榆（洗去泥土）　蔄茹各三分　巴豆十粒（去皮壳，炒黄）
【用法】上为散。煎细辛、白芷汤和，涂敷息肉上；以胶清和涂之亦得。取愈为度。
【主治】鼻中息肉。

雄黄散

【来源】《圣济总录》卷一一六。
【组成】雄黄五两（置沙锅中以醋煮三复时取出薄醋洗过，夜露晓收三度，细研如粉）
【用法】每服二钱匕，温水调下，日再。不出半月息肉自出。
【主治】鼻中息肉。

灌鼻藜芦散

【来源】《圣济总录》卷一一六。
【组成】藜芦（微炙）一分　矾石（烧枯）一分　瓜蒂二十七枚　附子（炮裂，去皮脐）半两
【用法】上为散。以酒调半钱，内小竹筒中，灌入鼻孔，以绵塞之。每日易三次。
【主治】鼻生息肉，不得息。

细辛散

【来源】《圣济总录》卷一八〇。
【组成】细辛（去苗叶）　木通（锉）各一两
【用法】上为细散。以绵缠裹大豆许，纳鼻中，一日二次。
【主治】小儿鼻塞生肉。

辛夷膏

【来源】《幼幼新书》卷三十三引张涣方。
【组成】辛夷叶一两（洗，焙干）　细辛　木通　香白芷　木香各半两（上为细末）　杏仁一分（汤浸，去皮尖，研）
【用法】上用羊髓、猪脂各二两，同诸药相和于石器中，慢火熬成膏，赤黄色，放冷。入脑、麝各一钱，拌匀。每用少许涂鼻中，若乳下婴儿，奶母吹着儿囟，鼻塞者，囟上涂。
【主治】

1.《幼幼新书》引张涣方：小儿鼻塞病。

2.《御药院方》：小儿鼻生息肉，窒塞不通，有时疼痛。

吹鼻散

【来源】方出《续本事方》卷五，名见《普济方》卷五十六。
【组成】苦丁香（即瓜蒂）十四个　赤小豆　丁香各十四个
【用法】上药慢火焙干为末，入脑子少许。口内先含水，次将小竹管吹药入鼻中，半盏茶末多入尽

为度，候头疼痛时取下。

【主治】

1.《续本事方》：鼻痔。

2.《普济方》：鼻中息肉，及黄疸或暴得黄疾。

甘遂丸

【来源】《普济方》卷五十六引《海上方》。

【组成】甘遂　通草　细辛　附子各等分

【用法】上为末。以白雄犬胆和为丸，如枣核大。绵裹纳鼻中。辛热涕出，四五次愈。

【主治】鼻齆，及鼻塞不闻香臭，亦治息肉。

白黄散

【来源】《古今医统大全》卷六十二引《易简》。

【组成】白矾　雄黄　细辛　瓜蒂各一钱

【用法】上为细末。以雄犬胆汁为剂，如枣核。塞鼻中。

【主治】鼻齆，息肉，鼻痔。

青金散

【来源】《儒门事亲》卷十二。

【组成】芒消半钱　青黛半钱　乳香　没药各少许

【用法】上为细末。鼻内搐之。

【主治】

1.《儒门事亲》：目暴赤肿痛不能开者。

2.《普济方》：鼻息肉，闭塞疼痛。

赤龙散

【来源】方出《儒门事亲》卷十五，名见《普济方》卷五十六。

【组成】赤龙爪　苦丁香各三十个　苦葫芦子不拘多少　麝香少许

【用法】上为末。用纸撚子点药末用之。

【主治】鼻中肉蝼蛄。

黄白散

【来源】《医方大成》卷八引《简易》。

【组成】雄黄　白矾　细辛　瓜丁各等分

【用法】上为细末。搐于鼻中。

【主治】鼻齆，息肉，鼻痔。

通顶散

【来源】《仁斋直指方论》卷二十一。

【组成】瓜蒂　藜芦各一分　皂角肉半分　麝少许

【用法】上为末。吹些入鼻。

【主治】

1.《仁斋直指方论》：鼻齆。

2.《奇效良方》：风热眼疼，肿胀作楚。

雄黄散

【来源】《仁斋直指方论》卷二十一。

【组成】雄黄半钱　瓜蒂二个　绿矾一钱　麝少许

【用法】上为细末。搐些入鼻。

本方原名雄黄丸，与剂型不符，据《世医得效方》改。

【主治】鼻齆，息肉。

雄黄散

【来源】《类编朱氏集验方》卷七。

【组成】雄黄　北细辛　麝香

【用法】上为末。搐入鼻中。

【主治】鼻痔。

郁金散

【来源】《类编朱氏集验方》卷九。

【组成】郁金　猪牙皂角各一两

【用法】上用水同浸一宿，火煮透，郁金烂为度。去皂角，留郁金焙干，次用北细辛半两同为末，入麝香、硇砂各一钱或半钱拌匀，炼蜜为丸，如茶子大。食后以茶送下。

【主治】鼻中息肉。

轻黄散

【来源】《卫生宝鉴》卷十。

【组成】轻粉一钱　雄黄半两　杏仁一钱（汤浸之，去皮尖并双仁）　麝香少许
【用法】上于乳钵内先研杏仁如泥，余药同研细匀，瓷合盖定。每有病人，不问深浅，夜卧用骨箸或竹箸，点如粳米大在鼻中息肉上，隔一日，夜卧点一次。半月有效。
【主治】
1.《卫生宝鉴》：鼻中息肉。
2.《明医指掌》：鼻臭。

吹鼻散

【来源】《普济方》卷一九二。
【组成】瓜蒂　丁香各七个　小豆七粒
【用法】上为末。纳豆许于鼻中。少时黄水出，愈。
【主治】身面四肢浮肿，有虫，鼻中息肉，阴黄，黄疸及暴急黄。

消痔散

【来源】《疮疡经验全书》卷三。
【组成】密陀僧一钱　信一钱五分　白矾一钱
【用法】陀僧、矾四边，信居其中，放在新瓦上煅，烟尽为度，入地下过夜，出火毒，取出，加麝香二分，为末。吹入鼻孔内。时用手指揉鼻，上下三百度，其药味渐入痔，易化水矣。外用搜湿面团塞鼻孔，使药味上行，每日三四次点之。
【主治】鼻痔。

通气辛荑散

【来源】《疮疡经验全书》卷七。
【组成】藁本　羌活　防风　薄荷　白芍　辛荑　升麻　甘草　川芎　当归　生地　黄芩　连翘　桔梗　白芷　黄连　麦冬　柴胡　山栀仁
【用法】水二钟，加生姜一片煎服。
【主治】鼻痔。
【宜忌】戒酒，绝欲，除烦恼忧愁。

二丁散

【来源】《奇效良方》卷五十九。
【组成】苦丁香　丁香　粟米　赤小豆各七粒　石膏少许
【用法】上为细末。以竹筒吹入鼻中。
【主治】鼻中息肉，鼻不闻香臭，或偏头风。

消痔散

【来源】《医学集成》卷二。
【组成】辛夷　丹皮各一两　白芷　枳实　桔梗各一两　炒栀五钱
【用法】上为末。莱菔汤送下。
【主治】鼻中生痔。

瓜矾散

【来源】《医学入门》卷七。
【别名】瓜蒂甘遂丸（《明医指掌》卷八）
【组成】瓜蒂四钱　甘遂一钱　白矾（枯）　螺壳（煅）　草乌尖各五分
【用法】上为末，用真麻油调令软硬得所，旋丸如鼻孔大。每日一次，以药入鼻内，令达痔肉上。其痔化为水，肉皆烂下即愈。
【主治】鼻痔。

羽泽散

【来源】《古今医鉴》卷十六。
【组成】枯矾末
【用法】上药用绵裹塞鼻中，数日自消。
【主治】肺气盛之齆鼻塞肉。

羽泽散

【来源】《古今医鉴》卷十六。
【组成】枯矾　硇砂少许
方中枯矾用量原缺。
【用法】上为末。吹鼻。
【主治】鼻中肉赘，臭不可近，痛不可摇。

辛夷散

【来源】《医方考》卷五。

【别名】辛夷汤（《医方一盘珠》卷二）。
【组成】辛夷 川芎 防风 木通（去节） 细辛（洗去土） 藁本 升麻 白芷 甘草各等分
【用法】上为末。每服三钱，茶清调下。
【主治】

1.《医方考》：鼻生息肉，气息不通，香臭莫辨。

2.《惠直堂方》：脑漏。

【方论】

1.《医方考》：鼻者，气之窍，气清则鼻清，气热则鼻塞，热盛则塞盛，此息肉之所以生也。故治之宜清其气。是方也，辛夷、细辛、川芎、防风、藁本、升麻、白芷，皆轻清辛香之品也，可以清气，可以去热，可以疏邪，可以利窍；乃木通之性，可使通中，甘草之缓，可使泻热。

2.《医方集解》：此手太阴足阳明药也。燥火内焚，风寒外束，血气壅滞，故鼻生息肉而窍窒不通也。辛夷、升麻、白芷辛温轻浮，能引胃中清气上行头脑，防风、藁本辛温雄壮，亦能上入巅顶，胜湿祛风，细辛散热破结，通精气而利九窍，川芎补肝润燥，散诸郁而助清阳，此皆利窍升清，散热除湿之药，木通通中，茶清寒苦，以下行泻火，甘草和中，又以缓其辛散也。

【宜忌】《医方论》：辛散太过，疏风散寒则宜之，非泻火门中之法。

排风散

【来源】《遵生八笺》卷五。
【组成】人参三钱 丹参五分 防风三钱 天雄三钱（炮） 秦艽三钱 山茱萸三钱 沙参二钱 虎骨（酥炙）五钱 山药五钱 天麻六钱 羌活三钱
【用法】上为末。食前米饮调服三钱。为丸亦可。
【主治】皮肤疮癣疥癞，气满咳嗽，涕唾稠粘；肺有病，不闻香臭，鼻生息肉，或生疮疥，皮肤燥痒，气盛咳逆，唾吐脓血。

丁香散

【来源】《外科启玄》卷十二。
【组成】苦丁香七个 杜矾五分 轻粉五分
【用法】上为末。将息肉针破，用此药末点搽。
【主治】鼻息肉。

回香草散

【来源】《外科正宗》卷四。
【组成】回香草 高良姜各等分。
【用法】晒干为末。用此先吹鼻痔上两次。片时许，随后方行取法，其痔自然易脱。
【主治】鼻痔。

辛夷清肺饮

【来源】《外科正宗》卷四
【别名】辛夷清肺散（《观聚方要补》卷七）、辛夷清肺汤（《喉症指南》卷四）。
【组成】辛夷六分 黄芩 山栀 麦门冬 百合 石膏 知母各一钱 甘草五分 枇杷叶三片（去毛） 升麻三分
【用法】水二钟，煎八分，食后服。
【主治】肺热鼻内息肉，初如榴子，日后渐大，闭塞孔窍，气不宣通。
【验案】伴有鼻息肉的鼻窦炎 《耳鼻咽喉科临床》（1994，4：561）：加藤昌志以根据临床症状、鼻镜检查和 X 线片诊断为伴有鼻息肉的慢性鼻窦炎，但不宜手术，或病人拒绝手术，或在手术前几个月的 45 例病人（男性 18 例，女性 27 例）为研究对象，病人的平均年龄 57.5 ± 15.5 岁。对上述病人给予辛夷清肺汤，7.5g/d，1 日 3 次，治疗 12 周。对治疗前后病人的自觉症状、鼻息肉及其他体征、X 线检查结果四项进行评价。并根据田中的辨证标准进行虚实辨证。结果：全部病人治疗后自觉症状和鼻息肉都明显改善（$P < 0.01$），其他体征和 X 线检查结果虽有所改善，但无统计学意义。虚证组治疗后仅自觉症状明显改善（$P < 0.01$），其他三项没有明显变化。实证与虚实中间证组治疗后自觉症状、鼻息肉及其他体征均较治疗前明显改善（$P < 0.01$），但 X 线检查的结果基本没有变化。实证与虚实中间证组治疗后鼻息肉及其他体征都比虚证组明显改善（$P < 0.05$）。由此认为，辛夷清肺汤对于缓解慢性鼻窦炎的自觉症状和缩小鼻息肉有效。而且，根据虚实辨证用药，可提高对

鼻息肉和其他体征的治疗效果。

茴香草散

【来源】《外科正宗》卷四。
【组成】茴香草　高良姜（晒干）各等分
【用法】上为末。先吹鼻痔上二次，片时许，随后方行取法，其痔自然易脱。取鼻痔秘法：先用茴香草散，连吹二次，次用细铜箸二根，箸头钻一小孔，用丝线穿孔内，二箸相离五分许，以二箸头直入鼻痔根上，将箸线绞紧，向下一拔，其痔自然拔落，置水中观其大小。预用胎发烧灰同象牙末等分，吹鼻内，其血自止。戒口不发。
【主治】鼻痔。

硇砂散

【来源】《外科正宗》卷四。
【组成】硇砂一钱　轻粉三分　冰片五厘　雄黄三分
【用法】上为末。用草桔咬毛蘸药勤点痔上，日用五六次，自然渐化为水而愈。
【功用】《全国中药成药处方集》：消毒，化坚，散肿。
【主治】《外科正宗》：鼻生息肉，初起如瘤子，渐大下垂，名为鼻痔。《医宗金鉴》：由肝经怒火，肾经相火，胃经积火凝结而成的耳痔，耳蕈、耳挺，微肿闷痛，色红皮破，痛引脑巅。

二丁散

【来源】《济阳纲目》卷一〇四。
【组成】苦丁香　赤小豆　丁香各十四个
【用法】慢火焙干，为末，入脑子少许。口内先含水，次将小竹管吹药入鼻中，如半盏茶时尽为度。候头疼时取下。
【主治】
1.《济阳纲目》：鼻痔。
2.《医部全录》：鼻不闻香臭，脑漏流涕。

清金丸

【来源】《证治宝鉴》卷十。
【组成】麦冬　防风　皂角刺　大黄　土木鳖　杏仁（上六味入酒炒少许，等分同研，饭上蒸一拨）　人参　黄耆　黄芩　黄连（四味同蒸）
【用法】上为末，粥糊为丸。每服九十丸一更时白汤送下。
【主治】鼻齆、息肉（一名鼻痔）。
【宜忌】忌生姜、蒜、椒等辛辣之品。

消痔散

【来源】《外科大成》卷三。
【组成】硇砂一钱　轻粉　雄黄各三分　冰片五分
【用法】上为细末。用草梗咬毛蘸药，点痔上，每日五七次。渐化为水。
【主治】鼻痔。

分消汤

【来源】《洞天奥旨》卷十。
【组成】黄芩一钱　炙草一钱　青黛二钱　桔梗三钱　天花粉二钱　麦冬二钱　天冬二钱　连翘三钱　苦丁香五分
【用法】水煎服。
【主治】鼻息肉、鼻痔。

化息散

【来源】《洞天奥旨》卷十五。
【组成】雄黄五分　枯矾五分　苦丁香三钱（鲜的取汁）（一方加轻粉、细辛，犬胆调）
【用法】上为末。调稀，搽在患处。
【主治】鼻息肉、鼻痔。

辛夷膏

【来源】《嵩崖尊生全书》卷六。
【组成】羌活　防风　苍术　茯苓　猪苓　泽泻　茵陈　甘草　桑白　地骨
【用法】内服。
【主治】鼻内肉赘臭痛。

清肺饮

【来源】《嵩崖尊生全书》卷六。
【组成】辛夷六分　黄芩　山栀　麦冬　百合　石膏　知母各一钱　甘草五分　枇杷叶三片　升麻三分
【用法】内服。
【主治】鼻内肉赘臭痛。

生肌散

【来源】《良朋汇集》卷五。
【组成】桑木灰七钱　石灰五钱
【用法】用水煎，洗患处。
【功用】去毒化腐生肌。
【主治】疔角，疮疡，核瘤，鼻痔，鼠疮。杨梅结毒成癞点、猴子。

鼻痔散

【来源】方出《奇方类编》卷上，名见《仙拈集》卷二。
【组成】辛夷（去毛）四两　桑白皮四两　栀子一两　枳实二两　桔梗二两　白芷二两
【用法】上共为末。每服二钱，淡萝卜汤送下。
【主治】鼻痔。

白矾散

【来源】《医学心悟》卷四。
【组成】白矾（煅枯）二钱　硇砂五分
【用法】上为细末。每用少许，点鼻。
【主治】鼻痔。

硇砂散

【来源】《医学心悟》卷六。
【组成】硇砂五分　白矾（煅枯）五钱
【用法】上为细末。每用少许，点鼻痔上即消。
【主治】鼻痔。鼻生息肉，起于湿热者。

三妙散

【来源】《仙拈集》卷二。
【组成】轻粉二钱　白矾五钱　杏仁七粒（去皮）
【用法】上为末。吹鼻中。
【主治】鼻痔。

四圣散

【来源】《仙拈集》卷二。
【组成】生白矾一两　蓖麻子七粒　乌梅五个　麝香少许
【用法】上为末，丝绵裹，塞鼻内。息肉自消。
【主治】鼻痔。

鼻痔丸

【来源】《仙拈集》卷二。
【组成】瓜蒂（炒）甘遂（炒）各四钱　枯矾　松香（为衣）各五分
【用法】香油调硬些为丸。每用一丸，入鼻内点痔，一日一次。
【主治】鼻痔。

藕节散

【来源】方出《串雅内编》卷四，名见《青囊秘传》
【别名】生节散（《青囊秘传》）。
【组成】藕节
【用法】藕节有须处，烧灰存性，为末。吹患处。
【主治】
1.《串雅内编》鼻中肉坠。
2.《青囊秘传》：耳鼻毒及血症。

二香散

【来源】《医部全录》卷一五二。
【组成】赤龙爪　苦丁香各二十个　苦葫芦子一撮　麝香少许
【用法】上为末。用纸捻子蘸药末点之。
【主治】鼻中肉蝼蛄。

辛夷消风散

【来源】《杂病源流犀烛》卷七。

【组成】辛夷　黄芩　薄荷　甘菊　川芎　桔梗　防风　荆芥　甘草　生地　赤芍

【主治】肺经感受风寒，久而凝入脑户，太阳湿热，又为蒸郁，涕泪涎唾下不止；肺气不清，风热郁滞，息肉结如瘤子，渐至下垂，孔窍闭塞，气不得通。

雄黄息肉方

【来源】《医级》卷八。

【组成】轻粉　雄黄　杏仁（去皮尖研）　细辛各等分　麝香少许

【用法】上为末，先将杏仁研烂，后入诸末研匀，瓷盆收贮。患此者不拘远近，于卧时用箸头醮末点息肉上，日点一次，半月自效。酒渣鼻，亦可用津沫调搽。

【主治】鼻中息肉，鼻大如杯。

加味泻白散

【来源】《外科证治全书》卷二。

【组成】桑白皮（生）　地骨皮各三钱　生甘草八分　桔梗　辛夷各二钱　黄芩　陈皮　木通各一钱五分

一方加山栀仁（生研）一钱。

【用法】水煎，食远服。

【主治】鼻痔。生鼻孔内，如肉赘下垂，色紫微硬，撑塞鼻孔，气息不通，香臭莫辨，或臭不可近，痛不可摇。

黄白散

【来源】《外科证治全书》卷二。

【组成】轻粉　杏仁（去皮尖）　白矾　雄黄各一钱　麝香少许

【用法】上药用乳钵先研杏仁如泥，后入雄、矾、麝香为极细末，瓷器收贮。病人于卧时用筋头蘸米粒许，点息肉上，每日一次。半月效。

【主治】厚味拥湿热蒸于肺门，致患鼻痔，生鼻孔内，如肉赘下垂，色紫微硬，撑塞鼻孔，气息不通，香臭莫辨；或臭不可近，痛不可摇。

羚羊角散

【来源】《医门补要》卷中。

【组成】知母　生石膏　栀子　羚羊角　元参　麦冬　苍耳子　黄芩

【主治】鼻痔。

鼻痔丹

【来源】《青囊秘传》。

【组成】瓜蒂四钱　甘遂一钱　螺壳炭　草乌炭各五分　（一方有枯矾五分）

【用法】上共为细末，麻油调作丸，如鼻孔大。每日以药塞鼻。

【功用】使痔化为水。

【主治】鼻痔。

清肺饮

【来源】《外科十三方考》

【组成】瓜蒌仁（去油）　桔梗　黄连　生地　二冬　陈皮各七分　黄芩　栀子　连翘　赤芍　前胡　半夏　川芎　茯苓　猪苓　木通　花粉　白芷各五分

【用法】灯心为引。于七月七日收甜瓜蒂阴干，临用时以一分研末，再用白矾少许，棉裹塞鼻。

【主治】鼻息肉。

明矾散

【来源】《中医耳鼻喉科学》。

【组成】明矾 30 克　甘遂 3 克　白降丹 0.6 克　雄黄 1.5 克

【用法】上为细末。用水或香油调合，放于棉片上，敷于息肉根部或表面，1 日 1 次，7～14 次为 1 个疗程；或于息肉摘除后一星期敷药，可减少复发。

【功用】腐蚀收敛。

【主治】鼻息肉。

息肉雾化汤

【来源】《首批国家级名老中医效验秘方精选·续集》。

【组成】苍术 10 克　白芷 10 克　石榴皮 10 克　乌梅 10 克

【用法】蒸气吸入法：用厚纸做一漏斗，然后将药煎煮沸后，将纸漏斗的大小口罩在煎药器的上口，尚达不漏气，漏斗小口的直径 4cm 大小，靠紧鼻孔部，闭口用鼻呼吸，将蒸气从鼻腔吸入，每次蒸吸半小时，每剂每日吸两次，连蒸吸 1 ～ 2 个月，将会达到预期的疗效。注意事项：①对较大的息肉，而通气极差者，疗效欠佳，需手术。②息肉摘除后，1 周开始蒸用，保持鼻腔通气，可减少或控制复发。③贵在持之以恒，病人每次蒸用后，自觉鼻腔舒适，通气改善，20 天后息肉明显缩小。④蒸气过热时离远些，以免烫伤。

【功用】燥湿收敛。

【主治】鼻息肉。

【方论】鼻息肉是因湿浊氤氲上蒸清窍所致，苍术味苦辛，性温燥，辛香发散，是祛湿的重要药物，不论是治内湿外湿，均可采用，治外湿以苍术为最佳。而白芷“其气芳香，能通九窍”，借助石榴皮、乌梅酸敛收湿，对息肉血管起到硬化作用，使息肉无血供应，营养中断，控制其生长。合而用之，燥湿收敛，以使湿祛症除，共奏其效。

【验案】杨某，男，41 岁。鼻塞多年，乞灵收缩药以求退，但近来两月，收缩失其效用，子夜更甚，涕不多，嗅觉迟钝，查见左中鼻甲息肉样变肥大，充盈鼻腔，嗅裂消失，右侧脓性分泌物很多，舌质红，舌苔薄，脉弦。用麻杏石甘汤：麻黄 3 克，杏仁 10 克，石膏 30 克，甘草 3 克，菖蒲 3 克，干地龙 10 克，辛夷 6 克，白芷 6 克，鱼腥草 10 克，5 剂。外用息肉雾化汤，取蒸气吸入。5 日后复诊，鼻塞稍有改善，有涕出，鼻甲稍感缩小，鼻道稍见宽畅，治取内外两途，内则麻杏石甘汤处理鼻渊，外用蒸气吸入，收敛燥湿，已初见成效，自然以踪进为是。连进 20 剂。三诊时，鼻道通畅许多，嗅觉在有无之中，鼻甲肥大得到收缩，则求者已应，所欲者又得矣。去内服药，单用外治，治 50 余日，鼻塞消除，嗅觉基本恢复正常。

十一、鼻咽癌

鼻咽癌，是指发生于鼻咽黏膜的恶性肿瘤。临床常见鼻涕中带血，单侧或双侧鼻塞，耳鸣、听力下降，头痛，颈部淋巴结肿大。相当于中医上石疽、鼻渊、真头痛等。治疗宜以行气活血，祛痰散结，泻火解毒等为基础。

消癌片

【来源】《肿瘤的诊断与防治》。

【组成】红升丹　琥珀　山药　白及各 300 克　三七 620 克　牛黄 180 克　黄连　黄芩　黄柏各 150 克　陈皮　贝母　郁金　蕲蛇各 60 克　犀角　桑椹　金银花　黄耆　甘草各 90 克

【用法】制成片剂，每片 0.5 克。每服 1 片，1 日 2 ～ 3 次，饭后服。1 个月为 1 个疗程，4 ～ 6 月为 1 个治疗期，每疗程后停药 1 周左右。

【功用】活血凉血，解毒消癌。

【主治】舌癌、鼻咽癌、脑癌、食道癌、胃癌、骨肉瘤、乳腺癌、宫颈癌等。

【宜忌】服药期间，忌食蒜、葱、浓茶、鲤鱼等。

【加减】如气虚，加用四君子汤；血虚，加用四物汤；气血俱虚者，二方合用。

养津饮

【来源】《古今名方》引广州市中医院肿瘤科方。

【组成】雪梨干　芦根各 30 克　花粉　玄参　茅苊各 15 克　麦冬　生地　桔梗各 9 克　杭菊花 12 克

【功用】养阴生津，润肺止渴。

【主治】鼻咽癌放疗后反应，症见口干，舌燥，恶心，胃纳下降；白细胞降低，口咽部黏膜充血水肿，糜烂及唾液腺受到损害而引起的咽喉干燥疼痛等。

【加减】咽痛、口腔糜烂者，加板蓝根、金丝草；口干不欲饮，舌苔白腻，加佩兰、金丝草。

滋阴润燥汤

【来源】《古今名方》。

【组成】生地　枸杞子各 15 克　麦冬　沙参　山楂肉各 12 克　阿胶 10 克　人参 3 克　甘草 6 克

【功用】益气养阴，生津润燥。

【主治】鼻咽癌等肿瘤病人作放射治疗后，出现口干咽燥，津枯肤燥等症。

【加减】若出血，加白茅根，仙鹤草；气虚，加黄耆，山药；血虚，加当归身，制首乌，白芍；欲呕，加竹茹，陈皮。

扶正生津汤

【来源】《中西医结合杂志》（1985，2：83）。

【组成】麦冬　天冬各 12g　沙参 10g　元参 9g　生地 10g　白茅根 12g　玉竹　银花各 9g　白花蛇舌草 30g　白毛藤 20 ～ 30g　党参 12g　茯苓　白术各 10g　甘草 3g　丹参 12 ～ 15g

【用法】放疗期间，每日 1 剂，每剂煎 3 次，代茶饮用；放疗结束后，再服 60 ～ 90 剂，以后每年服 150 剂左右，坚持治疗 2 ～ 3 年或更长。

【主治】鼻咽癌。

【验案】鼻咽癌《中西医结合杂志》（1985，2：83）：治疗鼻咽癌 150 例，均经临床及病理确诊，多数于放射治疗同时，少数在放疗中或后期进行中西医结合治疗。其中男性 118 例，女性 32 例；年龄 13 ～ 65 岁，其中 31 ～ 50 岁 116 例，占 77.3%。结果：（1）疗效与病期早晚的关系：病期越早，疗效与预后越佳，病期越晚，疗效与预后越差。（2）疗效与服药疗程长短的关系：本组病例 70%是自放疗开始即配合服中药，有的是放疗过程中出现副反应，才要求用中西医结合治疗，少数病例是放疗结束后才接受中医治疗。服药量最少 100 剂，最多 1200 剂，生存 3 年以上病例在 400 剂以上。凡生存 10 年以上者，大都是开始放疗就配合扶正生津汤治疗，同时也是坚持服药较长的病例。（3）扶正生津汤配合放疗与单纯放疗组主要反应的比较：对扶正组及单纯放疗组，各选择 30 例进行对照，观察几种放疗副反应，结果表明放疗加扶正生津汤组其副反应比单纯放疗组发生例数少，程度也轻。（4）扶正生津汤配合放疗与单纯放疗主要几种远期后遗症的比较：临床实践发现鼻咽癌放疗后的远期后遗症，如脑脊髓损伤、颞颌关节功能障碍、照射野软组织萎缩或硬化等，中西医结合治疗组比同期报道的单纯连续放疗组发生率明显降低，单纯放疗组发生率分别为 3.2%、19.2%、41.3%；中西医结合的扶正生津汤组分别为 2%、3.3%、15%。

解毒消症汤

【来源】《首批国家级名老中医效验秘方精选·续集》。

【组成】沙参 12 克　玉竹 12 克　旋覆花 10 克　代赭石 30 克　昆布 15 克　海藻 15 克　三棱 15 克　莪术 15 克　炙鳖甲 15 克　夏枯草 80 克　白花蛇舌草 80 克　白茅根 50 克

【用法】每日 1 剂，水煎 2 次，早晚分服。或增大剂量，水煎久熬滤渣取汁 1000 毫升，加蜂蜜适量熬和，分 2 日频频饮服。治疗期间禁食各种鸡、牛、羊、狗肉、猪蹄、鲤鱼、鲇鱼、黄颡鱼、虾、蟹、辣椒、葱、蒜等一切发疮动火之物，禁酒及房事。

【功用】润燥活血，解毒消症。

【主治】鼻咽癌，食道癌等各种类型的肿瘤。

【加减】若伴气虚者，加人参、西洋参、黄芪、党参；脾虚湿盛者，加白茯苓、生薏仁、砂仁；出血者，加炒蒲黄、仙鹤草、生地榆；热毒炽盛者，加金银花、蒲公英、紫花地丁、天葵子、野菊花；痰盛者，加半夏、紫菀；便秘者，加生大黄等。并用单方白鹅血或白鸭血热服，均具有一定疗效。

【验案】黄某某，男，49 岁，农民。1970 年 4 月 5 日初诊。吞咽困难，不能进食进行加剧半年余，经某医院鼻咽镜检查，病理活检确诊为鼻咽癌。病人家属已为他准备后事。病人头晕头痛，视物模糊，复视，鼻塞，鼻衄，流浊涕，带有鲜红色血液，伴耳鸣、耳聋，口苦咽干，心烦不宁，大便干结，小便黄赤。全身肌肉消瘦，流汁饮食只能点滴而进。舌苔黄厚、舌质红，脉弦滑。诊断：

石上疽（鼻咽癌）。证系热毒炽盛，阴虚津亏。治宜清热解毒，滋阴生津润燥，佐以软坚散结。处方：南沙参24克，玉竹24克，昆布15克，海藻15克，炙鳖甲15克，煨三棱15克，煨莪术15克，赤芍15克，白芍15克，夏枯草200克，白花蛇舌草200克，天葵子19克，蒲公英18克，紫花地丁18克，山豆根18克，野菊花18克，白茅根100克，丹皮10克，全蝎3克。每日1剂，以水4000毫升，滤去渣，加蜂蜜100克熬和，分2日6次服。另用单方：白鹅血热服，或白鸭血亦可。7天1次。用法：一人将白鹅两翅及两腿紧握，另一人将鹅颈宰断后令病人口含鹅颈，饮其热血。临床经验证明，虽饮食吞咽困难，饮白鹅血无碍。服药期间禁一切温辛动火之物。6月10日二诊：服上药2个月余，饮白鹅血5次，白鸭血3次。症状渐改善，饮食尚通畅，舌苔薄、质红，脉细数。继服上方2日1剂。9月2日三诊：经过5个多月的治疗，病灶已消失，饮食正常，体力恢复，已能从事一般劳动。嘱其用上药间断性治疗，一年后复查，鼻咽部呈慢性炎性改变，并于第二年其妻生一女孩。

第四章

咽喉疾病

一、咽喉肿痛

咽喉肿痛，是指以咽喉部红肿疼痛、吞咽不适为特征的病情，可能为多种疾病的一个症状。《诸病源候论》：“喉咽者，脾胃之候，气所上下。脾胃有热，热气上冲，则喉咽肿痛。夫生肿痛者，皆挟热则为之。若风毒结于喉间，其热盛则肿塞不通，而水浆不入，便能杀人。”《太平圣惠方》“伤寒毒气上攻，咽喉痛，心烦躁热，胸膈滞闷，大小便难。”

咽接食管，通于胃；喉接气管，通于肺。如外感风热之邪熏灼肺系，或肺、胃二经郁热上壅，则致咽喉肿痛，属实热证；如肾阴不能上润咽喉，虚火上炎，亦可致咽喉肿痛，属阴虚证。其治疗，实者治宜清热利咽，消肿止痛；虚证治宜滋阴降火，养阴清热。

金花硼砂丸

【来源】《太平圣惠方》卷十。

【别名】硼砂丸（《普济方》卷一三四）。

【组成】硼砂　马牙消　郁金　苦胡芦子　川大黄（锉碎，微炒）　鼠粘子（微炒）　白矾灰　黄药　栀子仁　甘草（生用）　黄芩各半两

【用法】上为末，炼蜜并沙糖为丸，如鸡头实大。每服一丸，用绵裹，含化咽津。以愈为度。

【主治】伤寒，舌坚强硬，黑色，咽喉闭塞肿痛。

射干散

【来源】《太平圣惠方》卷十。

【组成】射干　枳壳（麸炒微黄，去瓤）　川升麻　马牙消　木通（锉）　川大黄（锉碎，微炒）　玄参各一两　犀角屑三分　甘草半两（生用）

【用法】上为粗散。每服四钱，以水一中盏，煎至六分，去滓温服，不拘时候。

【主治】伤寒毒气攻咽喉痛，心烦燥热，胸膈滞闷，大小便难。

大青散

【来源】《太平圣惠方》卷十五。

【组成】大青　黄芩　川升麻　麦门冬（去心，焙）　栀子仁　甘草（炙微赤，锉）各一两

【用法】上为粗散。每服四钱，以水一中盏，加竹叶六七片，煎至六分，去滓温服，不拘时候。

【主治】时气，咽痛口疮，烦躁头重。

升麻丸

【来源】《太平圣惠方》卷十五。

【组成】川升麻　玄参　射干　百合　马蔺根　甘草（炙微赤，锉）各一分　马牙消半两

【用法】上为末，用牛蒡根捣汁为丸，如樱桃大。常含一丸，咽津。

【主治】时气热毒上攻，咽喉疼痛闭塞。

升麻散

【来源】《太平圣惠方》卷十五。

【组成】川升麻　木通　射干　赤芍药　羚羊角屑　马蔺根　甘草（炙微赤，锉）　杏仁（汤浸，去皮尖双仁，麸炒微黄）各一两

【用法】上为散。每服五钱，以水一大盏，煎至五分，去滓，不拘时候温服。

【主治】时气热毒攻咽喉，肿塞不通。

升麻散

【来源】《太平圣惠方》卷十八。

【组成】川升麻一两　羚羊角屑半两　白药一两　玄参三分　麦门冬一两半（去心焙）　前胡一两（去芦头）　石膏一两　甘草半两（炙微赤，锉）　川朴消二两

【用法】上为粗散。每服五钱，以水一大盏，加竹茹一分，煎至五分，去滓，不拘时候温服。

【主治】热病，咽喉肿塞，连舌根疼痛，及干呕头疼，不下食。

地黄煎

【来源】《太平圣惠方》卷十八。

【组成】生地黄汁半升　牛蒡根汁三合　蜜三合　黄丹一两　杏仁二两（汤浸，去皮尖双仁，细研）　铅霜一分（研）　太阴玄精半两（研）

【用法】上合和令匀，入银器内重汤煮，用槐枝子不住手搅，看色紫即倾入瓷盒中盛。每服小弹子大，含咽津，不拘时候。

【主治】热病，热毒攻咽喉肿痛，连舌根痛。

射干丸

【来源】《太平圣惠方》卷十八。

【组成】射干一两　川升麻一两　硼砂半两（研）　甘草半两（炙微赤，锉）　豉心二合（微炒）　杏仁半两（汤浸，去皮尖双仁，麸炒微黄，细研）

【用法】上为末，入研了药令匀，炼蜜为丸，如小弹子大。每服含一丸，咽津。

【主治】热病，脾肺壅热，咽喉肿塞，连舌根痛。

犀角煎

【来源】《太平圣惠方》卷十八。

【组成】犀角屑一两　川升麻一两　川大黄一两（锉碎，微炒）　马牙消半两　黄柏半两（锉）　黄药一两

【用法】上为散。以水四大盏，煎至一大盏，去滓，入蜜三合相和，煎一两沸，放温，徐徐含咽。

【主治】热病。咽喉赤肿，口内生疮，不能下食。

杏霜汤

【来源】《太平惠民和济局方》卷十。

【组成】粟米（炒）一斗六升　甘草（炒）十斤半　盐（炒）十六斤　杏仁（去皮尖，麸炒，别研）十斤

【用法】上为末。每服一钱，沸汤点下，不拘时候。

【功用】调肺气，利胸膈，常服悦泽颜色，光润皮肤。

【主治】

1.《太平惠民和济局方》：咳嗽痰逆。

2.《医方类聚》引《御医撮要》：肺感寒邪，胸膈不利，咽喉肿痛。

半夏汤

【来源】《圣济总录》卷二十四。

【组成】半夏（汤洗七遍，炒干）一两　桂（去粗皮）半两　甘草（炙）一分　槟榔（锉）三分　陈橘皮（汤浸，去白，焙）　枳壳（去瓤，

麸炒）各半两

【用法】上为粗末。每服五钱匕，用水一盏半，加生姜一分（拍碎），同煎至八分，去滓，食后温服。

【主治】伤寒后上气，咽喉不利，胸膈多痰，气逆。

玄参汤

【来源】《圣济总录》卷三十。

【组成】玄参（坚者）一两　羚羊角（镑）　升麻　射干各三分　芍药　木通（锉）各半两

【用法】上为粗末。每服五钱匕，水一盏半，入生姜半分拍碎，同煎至八分，去滓，食后温服。

【主治】伤寒咽喉痛，壅塞不通，口苦。

木通汤

【来源】《圣济总录》卷三十二。

【组成】木通（锉）　羚羊角（镑）　芍药　络石各一两　升麻二两　射干一两半　杏仁（汤浸，去皮尖双仁）半两

【用法】上为粗末。每服三钱匕，水一盏，加竹叶七片，煎至六分，去滓，食后温服，一日三次。

【主治】热病，喉中闭塞疼痛。

葛根汤

【来源】《圣济总录》卷三十二。

【组成】葛根（锉）　青竹茹各一两　仓粳米一合

【用法】上为粗末。每服三钱匕，以水一盏，入生姜一枣大（拍碎），煎至六分，去滓，食后温服，一日三次。

【主治】伤寒后，咽喉疼痛。

络石射干汤

【来源】《圣济总录》卷一二二。

【组成】络石三分　射干一两半　芍药　升麻各一两一分　露蜂房（炙）　蒺藜子（炒去角）各一两

【用法】上为粗末。每服三钱匕，水一盏，煎至六分，去滓，入马牙消一钱匕，搅匀，食后临卧温服。细细含咽亦得。

【主治】咽喉肿痛，咽物不得。

生姜汤

【来源】《圣济总录》卷一八一。

【组成】生姜二两（切）　升麻二两（锉）　射干二两（锉）　陈橘皮一两（汤浸，去白）

【用法】上锉，如麻豆大。每服三钱匕，水一盏，煎至七分，去滓温服。

【主治】小儿咽喉肿痛，毒气热极，咽塞不利。

地龙散

【来源】《幼幼新书》卷三十四引丁时发方。

【组成】郁金（皂角水煮干）　甘草（炙）　白僵蚕　地龙各一两　蝎　牙消各一分

【用法】上为细末。每服一钱，薄荷汤调下，儿小半钱。

【主治】小儿风热，咽喉肿痛。

发声散

【来源】《赤水玄珠全集》卷三引《三因极一病证方论》。

【组成】瓜蒌一枚　白僵蚕（微炒）五分　桔梗七钱半　甘草（炒）三钱

【用法】上为细末。少许干掺。

【主治】咽痛烦闷，咽物即痛，不宜寒凉药过泄之者。

【加减】咽喉肿痛，左右有红，或只一边红紫，长大，水米难下，用此一钱，朴消一钱，和匀掺喉中，咽津；如喉中生赤肿，或有小白头疮，用前散一钱匕，白矾（细研）五分，干掺。

防风立效散

【来源】《类编朱氏集验方》卷九。

【组成】柴胡　升麻　牛蒡子（炒）　全蝎　石膏（生用）　干葛　赤芍药　甘草各一两　北防风　郁金　薄荷叶　半夏（泡）　赤茯苓　北细辛　川芎　羌活各半两　桔梗　荆芥各二两

【用法】上为粗末。每服四大钱，水一盏半，葱头一个，煎至一盏，食后卧时温服，滓合煎服。候发散后，又相间服《太平惠民和济局方》解毒雄黄丸。
【主治】咽喉病。
【宜忌】忌酒、毒物。

鼠粘子散

【来源】《御药院方》卷九。
【组成】鼠粘子　马牙硝　寒水石（生）各一两　大黄（生）半两
【用法】上为细末。每服三钱，蜜水一盏调匀，和滓服，不拘时候。
【主治】时行热毒攻发咽喉及颈外肿痛。

漱口地黄散

【来源】《御药院方》卷九。
【组成】黄芩八两　甘草（生）二两半　荆芥穗一两　薄荷叶一两
本方名漱口地黄散，但方中无地黄，疑脱。
【用法】上为细末。每用二钱，水一盏，入薄荷少许，煎三两沸，去滓，热漱冷吐，不拘时候。
【主治】脾热、风热上攻，咽喉肿痛生疮，闭塞不通，或舌胀。

增损如圣汤

【来源】《御药院方》卷九。
【别名】增损如圣散（《普济方》卷六十四）。
【组成】桔梗二两　甘草（微炒）一两五钱　防风半两　枳壳（汤浸，去瓤）二钱半
【用法】上为细末。每服三钱，水一大盏，煎至七分，去滓。入酥如枣大，搅匀，食后温服。
【主治】心肺风热，攻冲会厌，语声不出，咽喉妨闷肿痛。

冰硼散

【来源】《咽喉脉证通论》。
【组成】冰片一钱　硼砂一钱　山豆根二钱
【用法】吹患处。
【主治】喉症。

小硼砂散

【来源】《医方类聚》卷七十五引《施圆端效方》。
【组成】硼砂　马消石各三钱　桔梗　甘草　薄荷各一两
【用法】上为细末。干掺咽中。
【主治】咽喉肿，疮生疼痛。

夺命散

【来源】《普济方》卷六十。
【组成】胆矾　牙消　甘草　青黛各一钱
【用法】上为末。每用少许，用筒儿吹在喉中。
【主治】咽喉痛。

救生散

【来源】《普济方》卷六十二。
【别名】如圣散。
【组成】山豆根一两　北大黄　川升麻　朴消（生）各半两
【用法】上为末。炼蜜为丸，如皂子大。每一粒以薄绵包，少痛，便含咽液。
【主治】时疾头面肿，咽喉肿塞，气息难通。

碧玉散

【来源】《普济方》卷六十三。
【组成】僵蚕　青黛各一两　蒲黄　盆消　甘草各二两　薄荷三两
【用法】上为末。每用少许吹咽喉内。咽之无妨，频用妙。
【主治】咽喉肿痛。

加减七宝散

【来源】《医学集成》卷二。
【组成】火消三钱　硼砂　礞石　明雄各一钱　全蝎一钱　枯矾　冰片各一分

【用法】上为细末。吹喉。
【主治】喉证，红肿痰盛，属阳证者。

泻白化毒汤

【来源】《痘疹全书》卷下。
【组成】桔梗　石膏（煅，研）　地骨皮　天花粉　甘草
【用法】白水煎，加竹沥服。
【主治】痘疮咽喉肿痛或生疮，有声而不清者。

冰硼散

【来源】《外科正宗》卷二。
【组成】冰片五分　朱砂六分　玄明粉　硼砂各五钱
【用法】上为极细末。吹搽患上，甚者日搽五六次。
【功用】《中国药典》：清热解毒，消肿止痛。
【主治】

1.《外科正宗》：咽喉口齿新久肿痛，及久嗽痰火咽哑作痛。

2.《外科大成》：舌胀痰包，重舌木舌。

3.《医宗金鉴》：口疮，白点满口。

4.《药奁启秘》：小儿鹅口白斑，肿连咽喉，及一切喉痛，乳蛾。

【宜忌】《全国中药成药处方集》：忌食辛辣、荤、面等物。
【实验】促进黏膜溃疡愈合的作用　《中药药理与临床》（1995，1：8）：冰硼散对豚鼠实验性口腔黏膜溃疡可明显促进黏膜溃疡的愈合，并有一定抗菌、抗炎和镇痛作用。
【验案】霉菌性阴道炎　《新疆中医药》（2001，4：21）：用冰硼散治疗霉菌性阴道炎 298 例，结果：治愈 247 人，好转 29 人，无效 23 人，总有效率 92.9%。

救急解毒丸

【来源】《伤暑全书》卷下。
【组成】甘草二两　桔梗二两　荆芥一两　防风一两　连翘一两　酒芩一两　酒连一两　薄荷一两　升麻一两　酒大黄一两　僵蚕五钱　蒲黄五钱　青黛五钱　盆消五钱　射干五钱
【用法】上为极细末，以乌梅汤调柿霜为丸，如龙眼大。噙化；煎汤亦可。
【主治】时行疫气，咽喉肿痛，项筋粗大，舌强声哑，鼻塞气闷，水浆难进。兼治头面浮肿，疙瘩坚硬，浸淫湿疮，耳内流脓，眼弦赤肿，口内糜烂。

加味龙麝紫金饼

【来源】《证治宝鉴》卷十。
【组成】生地　玄参　琥珀　犀角（生，镑）　羚羊角（镑）　薄荷　桔梗　升麻　凝水石（煅）　连翘　人参　牙消（另研）　赤茯苓各五钱　川芎　朱砂（水飞）各一两　诃子（去核）　牛黄　冰片　青黛各四钱　石膏三钱　麝香少许　金箔百张（为衣）

本方方名，据剂型，当作“加味龙麝紫金丸。”

【主治】上焦风热，咽喉肿痛，口舌生疮，肺经不清，声音不利，痰涎壅盛。

清咽宁肺汤

【来源】《眼科阐微》卷三。
【组成】桔梗二钱　山栀（炒）　黄芩　桑白皮　甘草　前胡　知母　贝母各一钱　陈皮　半夏各八分
【用法】水煎，食后服。
【主治】咽喉不清，火气上炎。

吹喉七宝散

【来源】《医宗金鉴》卷四十三。
【别名】七宝散（《医家四要》卷三）。
【组成】火消　牙皂　全蝎　雄黄　硼砂　白矾　胆矾
【用法】上为细末。吹患处。
【主治】咽喉肿痛，单双乳蛾，喉痹，缠喉。

苔罗散

【来源】《喉科指掌》卷一。

【组成】蔗渣五分 黄柏三分 乳香（去油） 没药（去油）各三分 硼砂三分 大红绒五分 绿罗五分 青苔三分（井口者佳） 人中白一钱 青黛三分 龙骨三分 松萝茶三分 薄荷叶五分 冰片三分

【用法】共研极细末。吹之。

【主治】烟筒误伤咽喉，以至肿痛溃烂。

【加减】生肌，加赤石脂、白蜡。

申 药

【来源】《咽喉秘集》。

【组成】元明粉一两 雄精一钱

【功用】去痰消肿。

【宜忌】孕妇及虚弱人，病势沉重者，皆不可用。

集雪膏

【来源】《治疹全书》卷下。

【组成】生地 玄参 丹皮 杏仁 桔梗 贝母 百部 知母 橘红 薄荷 麦冬 鳖甲（醋炒） 桑白皮 石菖蒲各一两

【用法】上药水熬三次，去滓，再熬至三碗，入炼蜜慢火熬成膏，埋地出火毒收贮。每服数匙，津液化下，不拘时候。

【主治】疹后火邪克金，咽喉肿痛，痰涎咳嗽，口渴发热，欲成疹怯者。

消风散火汤

【来源】《医醇剩义》卷二。

【组成】天冬一钱五分 麦冬一钱五分 元参二钱 茯苓二钱 桔梗一钱 柴胡一钱 薄荷一钱 蝉衣一钱 桑叶一钱 连翘一钱五分 牛蒡子三钱 蒌皮二钱 竹叶十片 黑芝麻三钱

【主治】风火上升，面红目赤，口燥咽疼。

加减普济消毒饮

【来源】《医门八法》卷三。

【组成】生当归五钱 生地黄五钱 生黄芩三钱 马屁勃一钱 板兰根三钱 南薄荷三钱 生栀子三钱 川大黄五钱 天花粉三钱 怀牛膝三钱（孕妇勿用） 元明粉三钱（冲服，孕妇勿用）

【主治】咽喉肿痛，其肿在咽喉两旁，色多红紫，伴见烦躁发渴，大便秘结，舌生黄苔等实热症。

柏姜散

【来源】《喉证指南》卷四。

【组成】黄柏二钱 干姜八分

【用法】合焙成炭（存性），研极细末。吹之。

【主治】喉证，阴虚火盛。

酸粉液

【来源】《喉科家训》卷一。

【组成】元明粉五钱 西月石四钱 制牙皂二钱

【用法】共为细末。以酸醋一两和匀，外用。

【功用】退炎，消肿，除痰。

【主治】咽头、喉头各种肿痛，痰多。

犀角解毒丸

【来源】《北京市中药成方选集》。

【组成】犀角（另兑）一钱 金银花一两 荆芥穗五钱 赤芍一两 黄连五钱 花粉五钱 大黄五钱 当归五钱 连翘一两 防风五钱 白芷八钱 生地一两栀子（炒）八钱 桔梗五钱 玄参（去芦）五钱 滑石五钱 黄芩一两 甘草五钱 雄黄一两 牛蒡子（炒）五钱

【用法】上为细末，炼蜜为丸，重二钱。每服二丸，温开水送下。小儿减半，三岁以下酌减。

【功用】清热解毒。

【主治】毒热火盛，面赤项肿，咽喉疼痛，疹后余毒。

加减古方五汁饮

【来源】《慈禧光绪医方选议》。

【组成】蜜柑二个（去皮子） 鲜藕四两（去皮节） 荸荠二十个（去皮） 青果二十个（去

核） 生姜一薄片（去皮）

【用法】共捣如泥，用布拧汁，随时饮之。

【主治】咽肿目赤，烦渴咳嗽，纳呆欲呕。

青果丸

【来源】《中国药典》。

【组成】西青果 288g 麻黄 96g 苦杏仁（去皮炒）168g 石膏 48g 甘草 62.4g 紫苏子（炒）360g 紫苏叶 144g 半夏（制）576g 浙贝母 144g 桑白皮（蜜制）192g 白果仁 480g 黄芩 192g 款冬花 144g 冰片 17.2g

【用法】制成大蜜丸，每丸重 3g，密闭。口服，每次 2 丸，1 日 2 次。

本方制成合剂，名“止嗽青果合剂”。

【功用】宣肺化痰，止咳定喘。

【主治】风寒束肺引起的咳嗽痰盛，胸膈满闷，气促作喘，口燥咽干。

清宁丸

【来源】《中国药典》。

【组成】大黄 600g 绿豆 25g 车前草 25g 白术（炒）25g 黑豆 25g 半夏（制）25g 香附（醋制）25g 桑叶 25g 桃枝 5g 牛乳 50g 厚朴（姜制）25g 麦芽 25g 陈皮 25g 侧柏叶 25g

【用法】上药制成丸剂，每丸重 9g。口服，每次 1 丸，1 日 1～2 次。

【功用】清热泻火，通便。

【主治】咽喉肿痛，口舌生疮，头晕耳鸣，目赤牙痛，腹中胀满，大便秘结。

【宜忌】孕妇忌服。

喉疳清解汤

【来源】《首批国家级名老中医效验秘方精选·续集》。

【组成】赤芍 9 克 丹皮 9 克 泽泻 9 克 黄芩 9 克 元参 9 克 白芍 9 克 桔梗 4.5 克 射干 3～6 克

【用法】每日一剂，水煎服。可配合使用含漱药（银花 12 克，西月石 6 克，土牛膝根 30 克，薄荷 4.5 克，生甘草 4.5 克）煎汤含漱多次。

【功用】清热化湿，扶脾平肝。

【主治】因脾滞湿困，胃火亢盛所致咽喉部溃疡，症见咽喉疼痛，咽后壁焮红溃疡，舌红苔腻。

【加减】如证见脾虚湿重者，去元参，加薏苡仁、山药、白术、黄芪等，以利湿健脾；如胃火炽盛者，加山栀、知母、挂金灯、牛蒡子等泻火利咽；如湿热兼盛，加碧玉散包煎，以清热渗湿。

【验案】王某，女，59 岁，咽部屡发溃疡已有 2 年。素有关节炎、胆囊炎史。口苦腰酸，小便频数、刺痛，舌有芒刺、苔腻，脉缓。证属肝旺热渴，肾阴不足，兼夹湿热互阻。治予清热淡渗，益阴利咽。处方：赤芍、白芍、丹皮、泽泻、淡黄芩、元参、焦山栀、桑寄生、碧玉散（包煎）各 9 克，生薏苡仁、挂金灯、淡竹叶各 12 克，白桔梗 4.5 克，射干 3 克，二十一剂。二诊：两周来咽部片状腐蚀好转，溃疡面缩小，扁桃体下方尚有轻度微白膜未脱净，有时黎明间自觉面热汗出，大便通畅，小便频数，刺痛已消。舌苔薄净，脉象缓和。再予泄肝益阴，清化余热，处方：赤芍、白芍、丹皮、元参、天花粉、焦山栀、桑寄生、挂金灯各 9 克，白桔梗 4.5 克，生甘草 2.4 克，十四剂。三诊：咽部溃疡愈合已有一周，近微又复起，左扁桃体根部凹窝下有线条形之痕，有形如豆粒之浅小溃疡，但无假膜，舌色红苔薄黄，脉缓。近日睡眠欠佳，肝经余热复升，再予清化益阴。处方：赤芍、白芍、丹皮、黄芩、焦山栀、元参、天花粉各 9 克，射干、白桔梗各 4.5 克，挂金灯 12 克，甘中黄 3 克，淡竹叶 15 克，七剂。药后仅留小浅溃疡，症情稳定，出院带方：元参、花粉各 9 克，桔梗 3 克，淡竹叶 12 克，生甘草 1.5 克，代茶饮。

三七花冲剂

【来源】《部颁标准》。

【组成】三七花 1000g

【用法】制成冲剂，每袋（块）重 13g，密封。开水冲服，每次 1 袋（块），1 日 3 次。

【功用】清热平肝，利咽。

【主治】肝阳偏亢，风热痰盛引起的咽喉肿痛，头晕目眩，耳鸣，高血压等症。

口疳吹药

【来源】《部颁标准》。

【组成】青黛 150g 冰片 75g 黄连 50g 甘草 50g 玄明粉 50g 儿茶 50g 硼砂（煅）150g 人中白 150g 僵蚕 150g 山豆根 150g 薄荷 150g

【用法】制成散剂，密闭，防潮贮藏。外用，每次用少许，吹喉、搽口。

【功用】清火消肿。

【主治】咽喉红肿，口舌肿痛，风火牙疳。

小儿咽扁冲剂

【来源】《部颁标准》。

【组成】金银花 350g 射干 200g 金果榄 250g 桔梗 250g 玄参 250g 麦冬 250g 牛黄 1g 冰片 0.5g

【用法】制成冲剂，每袋装 8g，密封。开水冲服，1 岁至 2 岁每次 4g，1 日 2 次，3 岁至 5 岁每次 4g，1 日 3 次，6 岁至 14 岁每次 8g，1 日 2～3 次。

【功用】清热利咽，解毒止痛。

【主治】肺实热引起的咽喉肿痛，口舌糜烂，咳嗽痰盛，咽炎喉炎，扁桃体炎。

西黄清醒丸

【来源】《部颁标准》。

【组成】藏青果 150g 黄芩 450g 金果榄 150g 栀子 150g 防己 300g 槟榔 150g 木香 150g 甘草 300g 薄荷冰 60g 冰片 45g

【用法】制成大蜜丸，每丸重 6g，密封，置阴凉干燥处。口服，每次 2 丸，1 日 2 次。

【功用】清利咽喉，解热除烦。

【主治】肺胃蕴热引起的口苦舌燥，咽喉肿痛，烦躁不安，气滞胸满，头晕耳鸣。

【宜忌】忌食辛辣厚味。

冰梅上清丸

【来源】《部颁标准》。

【组成】冰片 8g 乌梅肉 96g 儿茶 600g 桔梗 184g 诃子 123g 山豆根 30g 浆粉 120g 硼砂 100g 芒硝 20g 甘草 82g 薄荷 80g

【用法】水泛为丸，每 30 丸重 1g，密封，置阴凉处。口服，每次 3g；噙化，每次 1g；小儿减半。

【功用】清热退火。

【主治】上焦积热，喉肿疼痛，鼻干口苦，口舌生疮。

【宜忌】阴虚火旺者忌用。

冰硼咽喉散

【来源】《部颁标准》。

【组成】冰片 36g 硼砂（炒）36g 玄明粉 480g 青黛 480g 生石膏 480g

【用法】制成散剂，每瓶装 1.5g，密闭，防潮。外用，取少量，吹敷患处，1 日 3～4 次。

【功用】清热解毒，消肿止痛。

【主治】咽喉、齿龈肿痛，口舌生疮。

利咽灵片

【来源】《部颁标准》。

【组成】穿山甲（制）300g 土鳖虫 300g 僵蚕 1200g 牡蛎（煅）600g 玄参 600g

【用法】制成糖衣片，密封。口服，每次 3～4 片，1 日 3 次。

【功用】活血通络，益阴散结，利咽止痛。

【主治】咽喉干痛，异物感，发痒灼热等症。用于慢性咽喉炎，尤以干燥型疗效最佳。

灵丹草颗粒

【来源】《部颁标准》。

【组成】臭灵丹 5000g

【用法】制成颗粒，每袋装 3g，密封。开水冲服，每次 3～6g，1 日 3～4 次，或遵医嘱。

【功用】清热疏风，解毒利咽，止咳祛痰。

【主治】风热邪毒，咽喉肿痛，肺热咳嗽，急性咽炎，扁桃体炎，上呼吸道感染见上述证候者。

青果颗粒

【来源】《部颁标准》。

【组成】青果浸膏 100g
【用法】制成冲剂，没袋装 20g，密闭，防潮，避热。开水冲服，每次 10～20g，1 日 2 次。
【功用】清热，利咽，生津。
【主治】咽喉肿痛，口渴。

板蓝根糖浆

【来源】《部颁标准》。
【组成】板蓝根 700g
【用法】制成糖浆，密封，置阴凉处。口服，每次 15ml，1 日 3 次。

本方制成片剂，名“板蓝根片”；制成茶剂，名“板蓝根茶”。
【功用】清热解毒，凉血利咽，消肿。
【主治】扁桃腺炎，腮腺炎，咽喉肿痛，防治传染性肝炎、小儿麻疹等。

龙胆草片

【来源】《部颁标准》。
【组成】龙胆 300g
【用法】制成糖衣片，每片重 0.26g，密封。口服，每次 4 片，1 日 3 次。
【功用】清热燥湿，泻肝胆火。
【主治】湿热黄疸，阴肿阴痒，带下，强中，湿疹瘙痒，目赤，耳聋，胁痛，口苦，惊风抽搐。

珍黄丸

【来源】《部颁标准》。
【组成】珍珠 40g　牛黄 160g　三七 320g　黄芩提取物 200g　冰片 10g　猪胆汁 200g　薄荷油 20g
【用法】制成胶囊，每粒装 0.2g，密封。口服，每次 2 丸，1 日 3 次。外用，取药粉用米醋或冷开水调成糊状，敷患处。
【功用】清热解毒，消肿止痛。
【主治】咽喉肿痛，疮疡热疖。
【宜忌】患处破烂、出脓者不可外敷。

咽喉消炎丸

【来源】《部颁标准》。
【组成】牛黄 105g　蟾酥（制）84g　穿心莲总内酯 70g　七叶莲 480g　珍珠 126g　冰片 168g　雄黄 84g　百草霜 84g
【用法】制成小水丸，每 100 丸重 0.3g，密封，置阴凉处。口服，每次 5～10 丸，1 日 3～4 次，口含徐徐咽下，小儿按年龄酌减或遵医嘱。
【功用】清热解毒，消肿止痛。
【主治】咽喉肿痛（食道炎、咽喉炎、急慢性扁桃腺炎）。
【宜忌】忌酒和辛辣食物。

复方青果冲剂

【来源】《部颁标准》。
【组成】胖大海 5g　青果 120g　金果榄 20g　麦冬 60g　玄参 60g　诃子 60g　甘草 20g
【用法】制成冲剂，每袋装 10g（相当总药材约 11g），密封。开水冲服，每次 10g，1 日 2～3 次。
【功用】清热利咽。
【主治】口干舌燥，声哑失音，咽喉肿痛。

复方鱼腥草片

【来源】《部颁标准》。
【组成】鱼腥草 490g　黄芩 126g　板蓝根 126g　连翘 49g　金银花 49g
【用法】制成糖衣片，每片相当于原药材 1g，密封。口服，每次 4～6 片，1 日 3 次。
【功用】清热解毒。
【主治】外感风热引起的咽喉疼痛，扁桃腺炎。

复方瓜子金颗粒

【来源】《部颁标准》。
【组成】瓜子金 90g　大青叶 210g　野菊花 120g　海金沙 150g　白花蛇舌草 150g　紫花地丁 120g
【用法】制成颗粒，每袋装 10g（相当原生药 14g）或 20g(相当原生药 28g)，密封，防潮。开水冲服，每次 20g，1 日 3 次，儿童酌减。
【功用】利咽清热，散结止痛，祛痰止咳。
【主治】风热性急性咽炎，痰热性的慢性咽炎急性发作及其他上呼吸道感染。

穿心莲片

【来源】《部颁标准》。
【组成】穿心莲 500g 买麻藤 500g
【用法】制成素片或糖衣片，每片重 0.5g 或 0.25g，密封。口服，大片每次 1 ～ 2 片，小片每次 2 ～ 4 片，1 日 2 ～ 3 次。
【功用】清热利咽，止咳化痰。
【主治】风热感冒，咽喉肿痛，支气管炎，扁桃腺炎。

珠黄消疳散

【来源】《部颁标准》。
【组成】儿茶 240g 天花粉 120g 青黛 120g 黄连 120g 硼砂 120g 大青叶 120g 薄荷 120g 甘草 120g 冰片 60g 牛黄 24g 珍珠 12g
【用法】制成散剂，每瓶装 0.6g，密闭，防潮。外用吹喉或涂擦患处，1 日数次。
【功用】清热解毒。
【主治】咽喉肿痛，口臭牙疳，齿龈溃烂，牙缝出血。
【宜忌】忌烟酒，辛辣物。

桂林西瓜霜

【来源】《部颁标准》。
【组成】西瓜霜 硼砂（煅） 黄柏 黄连 山豆根 射干 浙贝母 青黛 冰片 无患子果（炭） 大黄 黄芩 甘草 薄荷脑
【用法】制成霜剂，每瓶装 1g，2g，2.5g，3g 等 4 种规格。外用，喷、吹或敷于患处，每次适量；重症者兼服，每次 1 ～ 2g，1 日 3 次。

本方制成胶囊，名“桂林西瓜霜胶囊”。
【功用】清热解毒，消肿止痛。
【主治】咽喉肿痛，口舌生疮，牙龈肿痛或出血，乳蛾口疮，小儿鹅口疮及轻度烫火伤与创伤出血；急、慢性咽喉炎，扁桃体炎，口腔炎，口腔溃疡。

银花糖浆

【来源】《部颁标准》。
【组成】金银花 75g 忍冬藤 175g
【用法】制成糖浆，密封，避光，置阴凉处。口服，每次 15 ～ 30ml，1 日 2 ～ 4 次。小儿酌减。
【功用】清热解毒。
【主治】发热口渴，咽喉肿痛，热疖疮疡，小儿热毒。

清火片

【来源】《部颁标准》。
【组成】大青叶 400g 大黄 100g 石膏 50g 薄荷脑 0.65g
【用法】制成糖衣片，密封。口服，每次 6 片，1 日 2 次。
【功用】清热泻火，通便。
【主治】咽喉肿痛，牙痛，头目眩晕，口鼻生疮，风火目赤，大便不通。
【宜忌】无实热者及孕妇慎用。

清宁丸

【来源】《部颁标准》。
【组成】大黄 600g 绿豆 25g 车前草 25g 白术（炒）25g 黑豆 25g 半夏（制）25g 香附（醋制）25g 桑叶 25g 桃枝 5g 牛乳 50g 厚朴（姜制）25g 麦芽 25g 陈皮 25g 侧柏叶 25g
【用法】上药制成丸剂，每丸重 9g。口服，每次 1 丸，1 日 1 ～ 2 次。
【功用】清热泻火，通便。
【主治】咽喉肿痛，口舌生疮，头晕耳鸣，目赤牙痛，腹中胀满，大便秘结。
【宜忌】孕妇忌服。

清降丸

【来源】《部颁标准》。
【别名】清降片。
【组成】蚕砂 大黄 玄参 皂角子 赤芍 麦冬 连翘 板蓝根 地黄 金银花 白茅根 牡

丹皮　青黛　川贝母　薄荷　甘草

【用法】制成大蜜丸或小蜜丸，大蜜丸每丸重3g，小蜜丸每付2.2g，密封，置阴凉干燥处。口服，3～5岁每次服1丸（付），1日2次，3岁以内小儿酌减。

本方制成片剂，名“清降片”。

【功用】清热解毒，利咽止痛。

【主治】肺胃蕴热证所致的咽喉肿痛，发热烦躁，大便秘结。小儿急性咽炎、急性扁桃体炎见以上证候者。

清咽片

【来源】《部颁标准》。

【组成】桔梗200g　硼砂40g　寒水石200g　青黛40g　冰片6g　薄荷脑20g　诃子（去核）200g　甘草100g　甘草霜20g

【用法】制成糖衣片，密封，置阴凉干燥处。口服，每次4～6片，1日2次。

【功用】清凉解热，生津止渴。

【主治】咽喉肿痛，声嘶音哑，口干舌燥，咽下不利。

【宜忌】忌食辛辣物。

清膈丸

【来源】《部颁标准》。

【组成】金银花60g　连翘60g　玄参60g　射干60g　山豆根60g　黄连30g　熟大黄30g　龙胆60g　石膏30g　玄明粉60g　桔梗60g　麦冬60g　薄荷30g　地黄45g　硼砂30g　甘草15g　水牛角浓缩粉6g　牛黄2.4g　冰片6g

【用法】制成大蜜丸，每丸重9g，密封。口服，每次1丸，1日2次。

【功用】清热利咽，消肿止痛。

【主治】内蕴毒热引起的口渴咽干，咽喉肿痛，水浆难下，声哑失音，面赤腮肿，大便燥结。

【宜忌】孕妇忌服。

清火栀麦片

【来源】《部颁标准》。

【组成】穿心莲800g　栀子100g　麦冬100g

【用法】制成糖衣片，密封。口服，每次2片，1日2次。

本方制成胶囊，名“清火栀麦胶囊”。

【功用】清热解毒，凉血消肿。

【主治】咽喉肿痛，发热，牙痛，目赤。

清咽抑火丸

【来源】《部颁标准》。

【组成】山豆根100g　连翘75g　桔梗50g　栀子50g　黄芩50g　大黄50g　玄参50g　牛蒡子（炒）50g　芒硝50g　知母50g　防风50g　薄荷37.5g　黄柏25g　甘草25g

【用法】制成大蜜丸，每丸重9g，密封。口服，每次1丸，1日2～3次。

【功用】清热散风，解毒消肿，清利咽喉。

【主治】咽喉肿痛，肺炎咳嗽。

清咽润喉丸

【来源】《部颁标准》。

【组成】射干30g　山豆根30g　桔梗30g　僵蚕（麸炒）15g　栀子（姜炙）15g　牡丹皮30g　青果30g　金果榄15g　麦冬45g　玄参45g　知母50g　地黄45g　白芍60g　浙贝母30g　甘草60g　冰片6g　水牛角浓缩粉3g

【用法】制成大蜜丸，每丸重3g，密闭，防潮。温开水送服或含化，每次2丸，1日2次。

【功用】清热利咽，消肿止痛。

【主治】风热内壅，肺胃热盛，胸膈不利，口渴心烦，咳嗽痰多，咽喉肿痛，失音声哑。

【宜忌】忌食辛辣食物。

清热灵颗粒

【来源】《部颁标准》。

【组成】黄芩250g　连翘250g　大青叶250g　甘草50g

【用法】制成颗粒剂，每袋装7g或15g，密封。用开水冲服，周岁以内小儿每次5g，1岁至6岁每次10g，1日3次，7岁以上每次15g，1日3～4次。

【功用】清热解毒。
【主治】感冒发热，咽喉肿痛等症。

清喉利咽颗粒

【来源】《部颁标准》。
【组成】黄芩 西青果 桔梗 竹茹 胖大海 橘红 枳壳 桑叶 香附（醋制） 紫苏子 紫苏梗 沉香 薄荷脑
【用法】制成颗粒剂，每袋装10g，密封。开水冲服，每次10g，1日2～3次。
【功用】清热利咽、宽胸润喉。
【主治】风热外束，痰火上攻，咽喉肿痛，喉核红肿疼痛，咽干口渴，急性咽炎，扁桃体炎及慢性咽炎急性发作见上述证候者。

清感穿心莲片

【来源】《部颁标准》。
【组成】穿心莲500g 买麻藤500g
【用法】制成素片或糖衣片，每片重0.5g或0.25g，密封。口服，大片每次1～2片，小片每次2～4片，1日2～3次。
【功用】清热利咽，止咳化痰。
【主治】风热感冒，咽喉肿痛，支气管炎，扁桃腺炎。

绿袍散

【来源】《部颁标准》。
【组成】青黛150g 黄柏150g 山豆根80g 薄荷80g 黄连30g 儿茶（炒）50g 人中白（煅）50g 硼砂（炒）50g 冰片50g
【用法】制成散剂，每瓶装1.5g，密封。外用，洗净患处，用少许吹搽，1日2～3次。
【功用】清热消肿，化腐解毒。
【主治】唇舌腐烂，咽喉红肿。

喉炎丸

【来源】《部颁标准》。
【组成】鹏砂（煅） 黄连 蟾酥 熊胆 水牛角浓缩粉 牛黄 冰片 珍珠 五倍子 细辛 麝香
【用法】制成包衣微丸，每100丸重0.3g，密闭，防潮。口服，每次10丸，小儿1岁每次1丸，2岁每次2丸，3岁每次3～4丸，4～8岁每次5～6丸，9～15岁每次7～9丸，1日2～3次。外用，凡疮疖疔毒初起，红肿热痛未破溃者，可取10余粒，用冷开水或醋调化，涂敷红肿四周，日涂数次直至肿退。
【功用】清热解毒，消肿止痛。
【主治】咽喉肿痛，单双乳蛾，痈疽疮疖肿毒。
【宜忌】孕妇勿服。疮肿已溃者切勿敷用。

喉药散

【来源】《部颁标准》。
【组成】人中白（水漂）72.3g 儿茶11.7g 青黛5.9g 寒水石11.7g 硼砂（煅制）11.7g 山柰11.7g 射干11.7g 黄连31.3g 钟乳石11.7g 朱砂35.2g 冰片11.7g 麝香2g 牛黄2g 甘草11.7g
【用法】制成散剂，每瓶装1g,1.5g,3g等3种规格，密封，防潮，避热。口服，每次0.2g，小儿减半。外用，吹喷于患处。
【功用】清咽利喉，消肿定痛。
【主治】咽喉肿痛，口舌生疮，牙龈溃烂，乳蛾，小儿热盛惊风。
【宜忌】忌食辛辣热物。

喉痛丸

【来源】《部颁标准》。
【组成】大黄480g 绿豆4g 橘红40g 琥珀4g 人参10g 钟乳石（制）3g 柳枝4g 绿茶80g 青果浸膏4g 玄明粉15g 寒水石3g 水牛角浓缩粉4.35g 羚羊角2.175g 蜂蜜4g 五倍子160g 牛黄4g 沉香20g 朱砂3g 硼砂5g
【用法】制成浓缩水丸，每丸重0.6g，密闭，防潮。含服，每次1丸，1日3～5次。
【功用】清音化痰，退热止嗽。
【主治】咽喉肿痛，肺热咳嗽，口干舌燥，大便不通。

喉痛片

【来源】《部颁标准》。
【组成】乌梅 500g　鹅不食草 125g　甘草 125g　儿茶 1.56g　山豆根 125g　玄参 62.5g　薄荷脑 2.5g
【用法】制成片剂，密封。含服，每次 1 片，1 日 3～4 片。
【功用】解毒消炎，凉喉生津。
【主治】咽喉、口、鼻腔红痛。

喉痛消炎丸

【来源】《部颁标准》。
【组成】牛黄 15g　青黛 10g　珍珠 15g　蟾酥 10g　冰片 10g　百草霜 15g　雄黄 10g
【用法】水泛为丸，每 100 丸重 0.3g，密封。含服，每次 5～10 丸。
【功用】清热解毒，消炎止痛。
【主治】咽喉肿痛，疔疮蛾喉，痈疖肿毒，口舌生疮。
【宜忌】孕妇慎用。

蒲公英片

【来源】《部颁标准》。
【组成】蒲公英
【用法】制成糖衣片，每片含干浸膏 0.3g，密封。口服，1 次 3～5 片，每日 4 次，重症者可酌情加大用量。

本方制成冲剂，名“蒲公英冲剂”。

【功用】清热解毒。
【主治】咽喉肿痛（急性扁桃体炎）疮疖，乳痈发热，也可用于热淋。

双黄连口服液

【来源】《新药转正标准》。
【组成】金银花　黄芩　连翘等
【用法】制成口服液。口服，每次 20ml，1 日 3 次，小儿酌减或遵医嘱。

本方制成注射液，名“双黄连注射液”。

【功用】辛凉解表，清热解毒。
【主治】外感风热引起的发热、咳嗽、咽痛。小儿酌减或遵医嘱。

功劳去火片

【来源】《新药转正标准》。
【组成】功劳木　黄柏　黄芩　栀子
【用法】制成片剂。口服，每次 5 片，1 日 3 次。
【功用】清热解毒。
【主治】实热火毒型急性咽炎、急性胆囊炎、急性肠炎。
【宜忌】本品仅适用于实热火毒、三焦热盛之证，虚寒者慎用，虚寒重症者禁用。

金鸣片

【来源】《新药转正标准》。
【组成】地黄　硼砂（煅）　玄参　牛黄　麦冬　冰片　丹参　薄荷脑　乌梅　珍珠粉　玄明粉
【用法】制成片剂。含化，每次 1～2 片，1 日 3～4 次。
【功用】清热生津，开音利咽。
【主治】慢性咽炎，慢性喉炎，咽喉肿痛，声哑失音，用声过度后的咽干、咽痒、发声费力、起声困难等症。

银蒲解毒片

【来源】《新药转正标准》。
【组成】金银花　蒲公英　野菊花　紫花地丁　夏枯草
【用法】制成片剂。口服，每次 4～5 片，1 日 3～4 次，小儿酌减。
【功用】清热解毒。
【主治】风热型急性咽喉炎，症见咽痛充血，咽干或具灼热感，舌苔薄黄等；湿热型肾盂肾炎，症见尿频短急，灼热疼痛，头身疼痛，小腹坠胀，肾区叩击痛等。

二、咽 痛

咽痛，是指以咽喉疼痛为主症的病情，与咽喉肿痛的不同之处在于喉间仅痛而无肿胀，但也常混称，可能为咽喉或某些全身疾病常伴之症状之一。治疗总以止痛为基础。

半夏汤

【来源】《伤寒论》。

【别名】半夏桂枝甘草汤（《类证活人书》卷十七）、半夏桂甘汤（《仁斋直指方论》卷二十一）。

【组成】半夏（洗） 桂枝（去皮） 甘草（炙）各等分

【用法】以水一升，煎七沸，纳散两方寸匕，更煮三沸，下火令小冷，少少咽之。

【功用】《伤寒论讲义》：散寒通阳，涤痰开结。

【主治】

1.《伤寒论》：少阴病，咽中痛。

2.《类证活人书》：伏气之病，谓非时有暴寒中人，伏气于少阴经，始不觉病，旬日乃发，脉微弱，法先咽痛，似伤寒，非喉痹之病，次必下利者。

3.《伤寒来苏集》：少阴病，咽中痛，恶寒呕逆。

4.《伤寒经注》：少阴病，为寒邪所客，痰涎壅塞，其人但咽痛而无燥渴、心烦、咽疮、不眠诸热证。

【方论】

1.《绛雪园古方选注》：少阴之邪，逆于经脉，不得由枢而出，用半夏入阴散郁热，桂枝、甘草达肌表，则少阴之邪，由经脉而出肌表，悉从太阳开发，半夏治咽痛，可无劫液之虞。

2.《伤寒经注》：方中半夏辛温涤痰，桂枝辛热散寒，甘草甘平缓痛。

【验案】

1.咽痛 《广东中医》（1962，7：36）：郑某某，女。身体素弱，有痰嗽宿疾，因娶媳期届，心力俱劳，引起恶寒、发热、头痛等症，咽喉疼痛尤剧，卧床不起，吞咽困难，脉象两寸浮缓，咽部颜色不变。治以《伤寒论》半夏汤原方，嘱徐徐咽下，服二剂；寒热、痰嗽、咽痛等顿消，继以扶正而愈。

2.慢性咽炎 《浙江中医学院学报》（1996，1：26）：葵氏用本方加味治疗慢性咽炎100例。药用：半夏、桂枝、生甘草、桔梗、厚朴、川贝母、茯苓、陈皮、枳壳，咽痛明显加金银花、板蓝根；阴虚明显加玄参、麦冬。10天为1个疗程。结果：用药2个疗程后治愈70例，有效24例，总有效率94%。

黄连马通汤

【来源】《外台秘要》卷六引《深师方》。

【组成】小豆一升 黄连一两（去毛） 马通汁三升 吴茱萸一两

【用法】上四味，以马通汁煮取一升服。尽服不愈，复作有效。

【主治】天行毒病，或下不止，咽痛。

【宜忌】忌猪肉、冷水。

马蔺子散

【来源】《太平圣惠方》卷十。

【组成】马蔺子半两（微炒） 地骨皮半两 川升麻半两 黄芩半两 马牙消二两 犀角屑半两 甘草半两（生用） 大青半两 苦竹叶二两（锉）

【用法】上为散。以水二大盏，煎至一盏，滤去滓，入蜜二合，同熬令调，取一茶匙含咽津，不拘时候。

【主治】伤寒毒气攻咽喉，窄窒痛疼不可忍。

马兜铃散

【来源】《太平圣惠方》卷三十五。

【组成】马兜铃一两 黄耆一两（锉） 甘草半两（生用，锉） 玄参一两 杏仁半两（汤浸，去皮尖双仁，麸炒微黄） 络石一两

【用法】上为粗散。每服三钱，以水一中盏，煎至六分，去滓温服，不拘时候。
【主治】咽喉疼痛，喘息急闷。

犀角丸

【来源】《太平圣惠方》卷三十五。
【组成】犀角屑　川升麻一两　川大黄一两（锉碎，微炒）　黄芩半两　玄参一两　人参一两（去芦头）　黄耆半两（锉）　甘草半两（生锉）　蓝叶半两　桔梗半两（去芦头）　杏仁一两（汤浸，去皮尖双仁，麸炒微黄，别研入）
【用法】上为散，炼蜜为丸，如梧桐子大。每服二十丸，食后以温水送下。
【主治】风热上攻，咽喉干痛，如欲生疮，心胸壅闷。

硼砂散

【来源】《伤寒总病论》卷三。
【组成】硼砂　僵蚕　牙消　白矾　甘草　雄黄各一分　硇砂半分　草乌头尖四个
【用法】上为细末。每服一钱，米饮调，细细呷之。
【主治】喉咽痛塞。

马蔺根汤

【来源】《圣济总录》卷三十。
【组成】马蔺根　升麻各一两　瞿麦　射干各三分　犀角屑　木通（锉）各半两　玄参一两
【用法】上为粗末。每服三钱匕，水一盏，煎至七分，去滓，食后温服，一日二次。
【主治】伤寒喉咽闭塞，连舌肿疼，小便赤涩。

地骨皮汤

【来源】《圣济总录》卷一二二。
【组成】地骨皮　黄耆（锉）　桔梗（锉，炒）　山栀子仁　竹茹　犀角（镑）各半两　甘草（炙，锉）一分
【用法】上为粗末。每服三钱匕，水一盏，加生姜一枣大（拍碎），煎至五分，去滓，食后温服，一日三次。
【主治】心脾壅积，咽喉痛，舌上结热。

厚朴汤

【来源】《圣济总录》卷一二四。
【组成】厚朴（去粗皮，生姜汁炙）　赤茯苓（去黑皮）各一两半　陈橘皮（汤浸，去白，焙）人参各一两
【用法】上为粗末。每服五钱匕，水一盏半，加生姜半分（拍破），煎至一盏，去滓，分二次温服。
【主治】咽喉干痛，心腹满闷，不能饮食。

川甜消散

【来源】《鸡峰普济方》卷二十一。
【组成】川甜消　重楼金线草　板兰根　白茯苓　蒲黄　紫河车　百药煎　贯众各半两　莲子心　白僵蚕　楂子　土马棕　马屁勃　螺青各一分　甘草一两　龙脑少许
【用法】上为细末。如咽壅肿，缠喉风，干掺，咽津，不拘时候。
【主治】咽喉不测之疾。

如圣饮

【来源】《易简方论》。
【组成】生甘草　桔梗各等分
【用法】水煎服。
【主治】小儿咽喉疼痛。

藜芦散

【来源】《类编朱氏集验方》卷九。
【组成】藜芦　白矾（火煅）各三钱　猪牙皂角三条（蜜炙）　雄黄一钱　粉草　北薄荷各二钱
【用法】上为细末。干服少许。如喉闭塞，用竹管子吹入。即愈。
【主治】咽喉病。

保命丹锭子

【来源】《咽喉脉证通论》。
【别名】保命丹（《治疗汇要》卷下）。
【组成】麝香（拣去毛皮，干研）三钱　辰砂（明透者，水飞净）三钱　冰片（梅花大块）一钱　珍珠（研细末）一钱　琥珀一钱　山豆根一两（熬汁另用）　文蛤（洗净，煅）一两　山慈姑（洗去毛皮，净焙）二两　雄黄（鲜明大块，研净）三钱　千金子（白者，去油）一两　红毛大戟（浙江紫大戟为上，北方绵大戟不堪用。去芦根，洗净，焙干为末）一两五钱
【用法】上为末，以糯米粥和山豆根汁打糊为锭，每重一钱。病轻者一锭，重者连服二锭，磨服。
【功用】解诸毒。
【主治】咽喉、口齿新久肿痛。

防风散

【来源】《世医得效方》卷十七。
【组成】防风（去芦）一两　羌活　黄药子　白药子（蜜炙）　僵蚕（炒）　硼砂　大黄（纸裹，煨令香熟）　荆芥　细辛　川芎　红内消　郁金　山豆根　甘草各五钱　牙消三钱　薄荷叶半斤
【用法】上为末。研薄荷汁同蜜少许调药。虚者少用，实者多用。
【主治】咽喉疼痛。

甘桔汤

【来源】《普济方》卷三八四引《钱氏方》。
【别名】甘桔散（《证治准绳·幼科》卷九）。
【组成】桔梗一两（末，浸一宿，焙干用）　甘草二两（炒）
【用法】上为细末。每服二三钱，水一盏，加阿胶半片（炮过），煎五分，食后温服。
【主治】

1.《普济方》引《钱氏方》：上焦热，咽痛。

2.《医学纲目》：嗽脓血。

噙化三黄丸

【来源】《袖珍方》卷三。
【组成】山豆根一两　硼砂二钱　龙脑少许　麝香少许
【用法】上为末，青鱼胆汁为丸，如绿豆大。每服三五丸，噙化咽津。
【主治】咽喉痛。

清热化痰汤

【来源】《口齿类要》。
【别名】化痰汤（《症因脉治》卷一）。
【组成】贝母　天花粉　枳实（炒）　桔梗各一钱　黄芩　黄连各一钱二分　玄参　升麻各七分　甘草五分
【用法】水煎服。

本方改为丸剂，名“清热化痰丸”（《证治汇补》卷四）。

【主治】

1.《口齿类要》：上焦有热，痰盛作渴，口舌肿痛。

2.《症因脉治》：内伤齿痛，右关洪滑。

3.《证治汇补》：痰火咽痛。

【方论】《医略六书》：痰火内炽，灼烁咽嗌，故咽物疼痛，谓之咽痛。黄连清火燥湿，治痰之源；枳壳破滞化气，治痰之由；黄芩清热凉膈；元参清热存阴；桔梗利肺气；川贝清痰热；花粉清热消痰；甘草缓中泻火也。俾痰火消化，则咽嗌自清，而无妨碍饮食之虑，何咽痛之不去耶。此清咽利膈之剂，为痰火咽痛之专方。

清化丸

【来源】《丹溪心法附余》卷五。
【组成】灯笼草（炒）
【用法】上为末，蒸饼为丸。或为细末，醋调敷咽喉。与青金丸同用。
【主治】热嗽及咽痛。

甘桔清金散

【来源】《痘疹心法》卷二十二。
【组成】桔梗一两　甘草五钱　牛蒡子（炒）七钱　连翘（去心）五钱　诃子皮五钱

【用法】上为细末。每服一钱，加薄荷叶少许，同煎服。

【主治】

1.《痘疹心法》：肺热，声不清响者。

2.《景岳全书》：肺热咽痛。

升麻防风汤

【来源】《保婴撮要》卷十三。

【组成】升麻　防风　黄柏（炒）　茯苓　芍药（炒）　陈皮各五分　连翘　当归各七分

【用法】上每次二钱，水煎服。

【主治】胃经实热，咽痛，口燥，腮痈等。

甘桔汤

【来源】《外科启玄》卷十二。

【别名】大甘桔汤（《古方汇精》卷二）。

【组成】桔梗八分　甘草一钱半　射干　牛蒡子（炒）各六分　防风　玄参各四分

方中防风、玄参用量原缺，据《古方汇精》补。

【用法】上锉。水煎服。

【主治】

1.《外科启玄》：咽痛。

2.《古方汇精》：痰壅声哑。

甘桔牛蒡汤

【来源】《疹科正传》。

【组成】粘子　甘草　桔梗　玄参　连翘　黄芩　麦冬

【主治】咽痛失音。

清金导赤散

【来源】《寿世保元》卷六。

【组成】黄连六分　黄芩一钱五分　栀子二钱　木通二钱　泽泻二钱　生地黄四钱　麦门冬三钱　甘草八分

【用法】上锉一剂。加生姜三片，水煎，食后频频服之。

【主治】心肺蕴热，口疮咽痛，膈闷，小便淋浊不利。

少阴甘桔汤

【来源】《外科正宗》卷二。

【组成】桔梗二钱　甘草一钱　陈皮　川芎　黄芩　柴胡　玄参各六分　羌活　升麻各四分

【用法】水二钟，加葱白一根，煎八分，不拘时服。

【主治】

1.《外科正宗》：少阴咽痛，头眩，脉沉细而身犹热者。

2.《喉证指南》：慢喉风，午后作痛、作渴。

清咽丸

【来源】《丹台玉案》卷三。

【组成】薄荷叶五两　犀角一两五钱　川芎八钱　防风一两　桔梗二两　真柿霜一两五钱

【用法】上为细末，炼蜜为丸，如龙眼大。噙化。

【主治】肺火作嗽，咽喉痛甚。

千金升麻散

【来源】《诚书》卷六。

【组成】升麻　射干　姜各三钱　橘皮一钱（一方加大黄）

【用法】水煎服。

【主治】热毒喉痛、咽塞。

济生消毒饮

【来源】《医林绳墨大全》卷八。

【组成】郁金　巴豆　雄黄　黄蜡

【用法】上为丸。每服七丸。

【主治】时行咽痛。

加味地黄汤

【来源】《辨证录》卷五。

【组成】熟地　茯苓各五钱　山茱萸　泽泻　丹皮

各二钱　山药　麦冬各五钱　北五味一钱　肉桂五分

【用法】水煎服。一剂咽痛除，二剂下利止，三剂胸不满，心亦不烦。

【功用】补水济心，补金生肾。

【主治】春月伤风后阴虚，肾水不能上济于心，虚火上越，致下利，咽痛，胸满心烦。

【方论】夫既是肾阴之虚，用地黄汤以滋水，加麦冬、五味以益肾之化源是矣，何加入肉桂以补命门之火，非仍是治少阴之寒邪乎？不知水非火不生，用肉桂数分，不过助火之衰，而非祛寒之盛。且大肠自利，得壮火而泻，得少火而止，虽地黄汤内减熟地之多，增茯苓、泽泻之少，亦足以利水而固肠，然无命门之火以相通，则奏功不速，故特加肉桂于水中而补火也。

甘桔射干汤

【来源】《嵩崖尊生全书》卷六。

【组成】桔梗二钱　甘草　射干　连翘　豆根　牛蒡　玄参　荆芥　防风各一钱

【用法】加竹叶，水煎服。

【主治】咽痛不肿。

黄连清心汤

【来源】《医学传灯》卷上。

【组成】当归　白芍　生地　麦冬　山栀　连翘　甘草　薄荷

【主治】暴热外侵，目赤，喉痛，胸满气喘者。

甘露饮

【来源】《伤寒大白》卷一。

【组成】知母　麦冬　连翘　薄荷　桔梗　黄芩　玄参　滑石　石膏　甘草

【主治】三阳热毒上冲之咽喉痛。

玄参汤

【来源】《伤寒大白》卷一。

【组成】玄参　山栀　麦冬　天花粉　桔梗　知母　薄荷　甘草　黄芩

【功用】清肺润燥。

【主治】实火咽痛。

【加减】阳明有热，加升麻、石膏，即合玄参升麻汤；少阳有热，加柴胡、胆星；外冒风邪，加防风、荆芥。

清胃汤

【来源】《伤寒大白》卷一。

【组成】升麻　生地　丹皮　山栀　甘草　黄连

【功用】清胃。

【主治】阳明有热，咽喉作痛，咽物即痛。

百药煎散

【来源】《医学心悟》卷三。

【组成】百药煎五钱　硼砂一钱五分　甘草二钱

【用法】上为末。每服一钱，米饮调，食后细细咽之。

【主治】咽痛。

壁钱散

【来源】《外科全生集》卷四。

【组成】壁蟢窠七个（内有子者）　老壁蟢二个（以发扎好）　白矾七分（熔化）

【用法】将扎好之壁蟢入熔矾中粘足，灯火炙透，为末。吹喉。

【主治】热症喉痛。

甘桔汤

【来源】《种痘新书》卷十一。

【组成】桔梗　甘草　牛子　连翘　玄参　黄芩　山豆根

【用法】水煎，噙。

【主治】喉痛。

升麻桔梗汤

【来源】《叶氏女科证治》卷二。

【组成】升麻　桔梗　甘草各五分　防风　玄参各一钱
【用法】水煎，服二剂。
【主治】妊娠咽中胃有痰涎，风寒攻上而咽痛者。

加味知母散

【来源】《叶氏女科证治》卷二。
【组成】黄耆　赤茯苓各一钱　子芩　麦冬（去心）　知母（炒）　甘草　山栀仁（炒）各五分
【用法】加竹沥为引，水煎服。
【主治】妊娠燥渴，咽间作痛。

甘桔元射汤

【来源】《四圣悬枢》卷三。
【组成】甘草二钱　桔梗二钱　元参一钱　射干一钱
【用法】流水煎半杯，热服。
【主治】少阴咽痛者。

甘桔柴芩汤

【来源】《四圣悬枢》卷三。
【组成】甘草一钱（生）　桔梗二钱　柴胡一钱　黄芩一钱
【用法】流水煎半杯，温服。
【主治】咽痛。
【加减】风盛咽燥，加生地、白芍。

噙化丸

【来源】《仙拈集》卷二。
【组成】山豆根一两　硼砂二钱　冰片　麝香各少许
【用法】上为末，用青鱼胆为丸，如弹子大。每服三五丸，噙化咽下。
【主治】喉痛。

凤凰散

【来源】《喉科指掌》卷一。
【组成】凤蜕（即抱鸡蛋壳。烧存性）　儿茶　胆南星　橄榄核（烧存性）各等分
【用法】上为细末，每二钱加冰片三分。吹喉。
【主治】喉痛、喉癣、口疳。
【加减】虚者不加冰片。

双清丸

【来源】《疡医大全》卷十七。
【组成】苏薄荷　杏仁　桔梗　砂仁　甘草　玄参
【用法】上为极细末，炼蜜为丸，如芡实大。不时噙化。
【主治】伤寒病愈后喉中干痛。

引火汤

【来源】《疡医大全》卷十七。
【组成】熟地　元参各一两　白茯苓五钱　白芥子二钱　山茱萸　山药各四钱　北五味二钱　肉桂一钱
【用法】水煎服。
【主治】咽痛。

玉锁匙

【来源】《疡医大全》卷十七。
【别名】开关玉锁匙（《咽喉经验秘传》）。
【组成】巴豆
【用法】压油于纸上，拈成条子，点灯灭火，以烟熏入鼻中。一时鼻若流涕，其关即开。
【主治】
1.《疡医大全》：咽痛。
2.《咽喉经验秘传》：牙关紧闭。

清胃汤

【来源】《疡医大全》卷十七。
【组成】生地二钱　升麻　连翘　牡丹皮　黄连
【用法】水煎服。
【主治】咽痛。

紫　雪

【来源】《疡医大全》卷十七引窦太师方。
【组成】青矾（不拘多少，火煅通红，取出放地上出火毒）　硼砂　元明粉　冰片　麝香
方中青矾，《喉科秘钥》作“青盐”。
【用法】上为极细末，放舌下或喉间。
【主治】
1.《疡医大全》引窦太师：咽痛。
2.《喉科秘钥》：重舌、莲花舌。

清咽汤

【来源】《杂病源流犀烛》卷二。
【组成】升麻　元参　射干　连翘　山栀　黄芩　石膏　归尾　麦冬　生地　薄荷　大黄　金银花　甘草节
【主治】疹后热毒在胃，攻冲喉哑疼痛，日夜饮水不止。

甘草鼠粘汤

【来源】《杂病源流犀烛》卷二十四。
【组成】炒甘草二两　桔梗（米泔浸一夜，炒）一两　鼠粘根二两
【用法】上为末。每服二钱，水一钟半，加阿胶一钱煎服。
【主治】肺热，咽喉痛。

养金汤

【来源】《杂病源流犀烛》卷二十四。
【组成】生地　阿胶　杏仁　知母　沙参　麦冬　桑皮　蜜
【用法】水煎服。
【主治】喉燥痛，水涸火炎，肺金受克。
【宜忌】忌辛热收涩。

雪梨膏

【来源】《济众新编》卷七。
【组成】生梨三个（去皮，切片，去核）　胡桃二十一粒（碎）　硼砂一钱五分　生姜五钱
【用法】以水二升，煎半，和蜜二合，煮数沸，频频小小饮下。
【功用】止嗽定喘，消痰开胃。
【主治】老人咽喉疮痛，口疮膈热。

本　药

【来源】《喉科紫疹集》卷下。
【组成】川乌一钱　草乌一钱（焙）　淮乌一钱（焙）　乌头一钱（焙）　龙骨一钱（煅）　象牙一钱（焙）　青黛一钱　血竭五分　梅片五分　银花生五分，炙五分　硼砂一钱　珍珠五分　乳香五分　没药五分　青鱼胆五分　麝香三分　儿茶一钱
【用法】上为细末，小罐密收。凡遇喉中诸症，用此先吹，下刀后，用秘药吹之。
【主治】一切喉症疼痛者。

加味四物汤

【来源】《喉科紫珍集》卷上。
【组成】当归　白芍各一钱　生地三钱　川芎七分　丹皮八分　柴胡五分
【用法】水二钟，加大枣二枚，水煎服。
【主治】血虚咽喉燥痛，微烦热恶寒，午后尤甚；劳伤火动，口破咽疼，晡热内热，脉数无力；血热口疮，或牙根肿溃，烦躁不宁。
【加减】三阴虚火咽痛者，加黄柏、知母各一钱，桔梗、元参各一钱五分；渴者，加麦冬、花粉各一钱五分。

清脾降火汤

【来源】《喉科紫珍集》卷上。
【组成】丹皮　黄芩　白芍　防风　白术　猪苓各一钱　青皮　薄荷　泽泻各七分　当归一钱二分　生地二钱　黄连五分　桔梗　赤茯苓　麦冬（去心）　元参各一钱五分
【用法】上加须葱白二寸，灯心十寸，水煎服。
【主治】
1.《喉科紫珍集》：脾虚火灼，外感风热，咽

喉刺痛。

2.《喉科枕秘》：脾经积热，上腭生疮，似粟如珠，或黄或白，口中腥臭，手足怕冷，身体畏寒。

石龙丹

【来源】《囊秘喉书》。

【组成】太阴元精石　龙胆草　川柏　知母（盐水炒）　元参　川贝母　丹皮　金银花　淡竹叶　朱灯心　冬瓜子　生苡米

【用法】上药各为细末。吹喉，煎服亦可。惟元精石有商酌，分量随症定。

【主治】阴火上炽，形寒里热，咽嗌微痛。

柳黄散

【来源】《囊秘喉书》卷下。

【组成】黄连　黄柏　蒲黄　青黛　硼砂　胡黄连　芒消各等分　冰片少许

【用法】上为细末。吹之。

【主治】喉痛，口舌生疮，破烂。

玄参犀角汤

【来源】《治疹全书》卷下。

【组成】玄参　犀角　连翘　花粉　丹皮　鲜生地

【主治】疹后，及暮加喉痛而咳。

甲乙化土汤

【来源】《血证论》卷七。

【组成】白芍五钱　甘草三钱

【用法】水煎服。

【主治】出血后，脾阴虚，脉数身热，咽痛声哑等。

东封丹

【来源】《喉科种福》卷四。

【组成】皂角末　燕巢泥　千步土（即门限下土）　秽桶下土

【用法】葱白捣汁，和烧酒调各药，敷喉外肿处。

【主治】风火喉，痛而微痒，色鲜红，有表证者。

加味四物汤

【来源】《喉科家训》卷二。

【组成】蒸熟地　杭白芍　西归身　真川芎　生甘草　黑元参　剖麦冬　白桔梗　制香附

【用法】水煎服。

【主治】阴虚液少，午后咽痛喉燥，舌干无苔，一切贫血症经久不愈。

清暑熄风汤

【来源】《喉科家训》卷二。

【组成】元参　麦冬　石膏　丹皮　薄荷　桑叶　川贝　鲜地　银花　六一散

【用法】水煎服。

【主治】热病风暑，发热汗出，口渴心烦，不恶寒反恶热，咽喉红痛或白腐肿甚，脉来洪大，舌黄或燥，乃三焦相火升腾上窍，阳明热甚之症。

【加减】如发疹，加荷叶、牛蒡；发斑，加栀子、绿豆衣；谵语昏狂，加紫雪丹；热极生风，加羚羊、钩藤；呕逆，加竹茹、橘络；角弓反张，牙关紧闭，去石膏、六一，加犀角、羚羊、钩藤、连翘、竹叶。

冰片散

【来源】《全国中药成药处方集》（呼和浩特方）。

【组成】石膏二两　冰片三分

【用法】上为细末。

【主治】口齿咽喉痛。

保喉片

【来源】《中药制剂手册》。

【组成】连翘二十两　甘草三十两　麦门冬十两　党参二十两　百部一钱　元参二十两　乌梅二十两　黄耆十两　云故纸二十两　诃子肉十两　僵蚕十两　桔梗二十两　天花粉十两　蟾酥二钱五分　冰片五钱　薄荷油一两　薄荷脑三

钱　白糖一百九十两

【用法】取桔梗、天花粉共为细粉，取部分细粉与蟾酥共为细粉，再将其余细粉陆续配研。取连翘至僵蚕等十一味，用煮法提取二次，浓缩稠膏约四十两。取桔梗等细粉与连翘等浓缩膏搅匀，加入白糖，共为细粉，制粒压片。每服一至二片，含化，一日三至四次。

【功用】生津止咳，润肺利咽，滋阴消炎。

【主治】阴虚肺热，咽痛喉炎，声音嘶哑，咽干咳嗽。

【宜忌】孕妇忌服。

沙参麦冬汤

【来源】《中国中西医结合杂志》(1994，1：51)。

【组成】沙参　麦冬　玉竹　元参　黄连　黄柏　知母　花粉　桔梗各10克　甘草5克

【用法】每日1剂，水煎，分早晚2次服。10剂为1个疗程。

【功用】清火润燥，利咽散结。

【主治】慢性咽炎。

【加减】咽干口渴者，加石斛、生地；大便干结者，加大黄、芒硝；虚火上炎，加肉桂；咽痛甚，加射干、马勃；痰涎壅盛，加鹅不食草（或肺风草）、百部、黄药子；风热外感，加大青叶、车前草或银花、连翘、薄荷。

五味麝香丸

【来源】《中国药典》。

【组成】麝香10克　诃子（去核）300克　黑草乌300克　木香100克　藏菖蒲60克

【用法】上药除麝香外，其余四味粉碎成细粉。将麝香研细，再与上述粉末配研，过筛，混匀，用安息香的饱和水溶液泛丸，晾干即得。每次2～3丸，睡前服或含化，1日1次，极量5丸。

【功用】消炎，止痛，祛风。

【主治】扁桃体炎，咽峡炎，流行性感冒。炭疽病，风湿性关节炎，神经痛，胃痛，牙痛。

【宜忌】宜密封，防潮。本品有毒，慎用，孕妇忌服。

补脾升阳清咽汤

【来源】《首批国家级名老中医效验秘方精选·续集》。

【组成】太子参（党参）10克　白术6克　茯苓10克　陈皮10克　甘草3克　白扁豆10克　山药12克　升麻3克　桔梗6克

【用法】每日1剂，水煎2次服。

【功用】补脾益气升阳。

【主治】慢性咽炎，属脾虚阴火证。

【加减】心火亢盛者，加竹叶、茅根、灯心草、生地等；脾虚湿盛者，加藿香、佩兰、苍术、神曲、麦芽等；脾虚痰盛者，加大贝母或川贝母、天竺黄、苏子等；兼肺阴虚者，加熟地、沙参、百合、玄参、二至丸；伴气郁者，加苏梗、佛手、枳壳等；伴见瘀滞者，加当归尾、泽兰叶、桃仁、红花、功劳叶等。

【验案】何某某，女，44岁。病人咽部不适已多年，1年前急性发作后至今未愈。表现为咽部及鼻咽腔干燥疼痛，伴有烧灼感、火辣感、异物感。近来难咽干食，频频清嗓，舌苔薄白舌嫩、边有齿痕，脉细弦。处方：党参10克，茯苓10克，山药10克，白扁豆10克，白术6克，桔梗6克，佛手6克，升麻3克，甘草3克。7剂，水煎内服。复诊时，诸证明显好转，后在原方的基础上稍加增损，共服35剂而愈。

余甘子喉片

【来源】《部颁标准》。

【组成】余甘子1600g　冰片0.5g　薄荷脑1g

【用法】制成片剂，密封。含服，每隔2小时1～2片，1日6～8次。

【功用】清热润燥，利咽止痛。

【主治】燥热伤津引起的咽喉干燥疼痛。

养阴清肺颗粒

【来源】《部颁标准》。

【组成】地黄450g　麦冬270g　玄参360g　川贝母180g　白芍180g　牡丹皮180g　薄荷112.5g　甘草90g

【用法】制成冲剂，每袋装 15g，密封。口服，每次 15g，1 日 2 次。

本方制成膏剂，名“养阴清肺膏”；制成糖浆，名“养阴清肺糖浆”；制成口服液，名“养阴清肺口服液”。

【功用】养阴清热，润肺止咳。

【主治】阴虚肺热，津液不升引起的咳嗽少痰，久嗽音哑，口干舌燥，咽喉肿痛，乳蛾喉痹。

【宜忌】孕妇忌服。

铁笛口服液

【来源】《新药转正标准》。

【组成】麦冬　玄参　瓜蒌皮　诃子肉　青果　凤凰衣　桔梗　浙贝母　茯苓　甘草等

【用法】制成口服液。口服，每次 10ml，1 日 2 次，小儿酌减。

【功用】润肺利咽，生津止渴。

【主治】阴虚肺热津亏引起的咽干声哑，咽喉疼痛，口渴烦躁等症。

【宜忌】忌食辛辣食物。

三、咽喉不利

咽喉不利，是指咽喉不适，或干，或痛，或有异物感，为多种咽喉疾患之常见症状之一。《诸病源候论》：“腑脏冷热不调，气上下哽涩，结搏于喉间，吞吐不利，或塞或痛，故言喉咽不利。”“伤寒病过经而不愈，脉反沉迟，手足厥逆者，此为下部脉不至，阴阳隔绝，邪客于足少阴之络。毒气上熏，故咽喉不利，或痛而生疮。”

病发或由肝郁气滞，痰浊壅塞肺系；或由肺胃伏火，感受外邪，致肺气壅塞，气机不利；或由肝肾阴虚，咽喉失养等所致。治宜理气祛痰，疏肝解郁，疏风清热，养阴利咽。

下气丸

【来源】《外台秘要》卷二十三引《范汪方》。

【组成】射干　附子（炮）　人参　杏仁各一分

【用法】上药合捣下筛，炼蜜为丸，如梧桐子大。含一丸，咽汁，日三夜一。

【主治】咽喉不利。

【宜忌】忌猪肉、冷水。

当归含丸

【来源】《外台秘要》卷二十三引《范汪方》。

【组成】当归末二两　杏仁一两

【用法】上为散，炼蜜为丸，如梧桐子大。含口中二丸，渐渐咽汁，日三夜再。

【主治】口中、咽喉不利。

半夏汤

【来源】《幼幼新书》卷三十四引《婴孺方》。

【组成】半夏八个　棘刺（西者）半升　麦门冬半两　人参　甘草（炙）各一两

【用法】上切。水三升，煮一升，稍稍服。

【主治】咽喉不利乳。

含化太阴玄精丸

【来源】《太平圣惠方》卷十五。

【别名】太阴玄精丸（《普济方》卷一四九）。

【组成】太阴玄精（细研）　川升麻　玄参　射干　寒水石（细研）　甘草（炙微赤，锉）各半两　马牙消一两（细研）

【用法】上为末，都研令匀，炼蜜为丸，如小弹子大。常含一丸咽津。

【主治】时气热毒攻咽喉。

前胡散

【来源】《太平圣惠方》卷十五。

【组成】前胡一两（去芦头） 天门冬半两（去心） 川升麻一两 赤茯苓三分 桔梗半两（去芦头） 络石半两 射干半两 犀角屑半两 赤芍药半两 杏仁三分（汤浸去皮尖双仁，麸炒微黄） 甘草半两（炙微赤，锉） 枳壳半两（麸炒微黄，去瓤）

【用法】上为散。每服五钱，以水一大盏，煎至五分，去滓温服，不拘时候。

【主治】时气，热毒上攻，咽喉不利。

石菖蒲散

【来源】《太平圣惠方》卷二十。

【别名】菖蒲散（《普济方》卷一〇四）。

【组成】石菖蒲半两 钟乳粉半两 五味子半两 桂心一两 细辛半两 诃黎勒皮一两 杏仁一两（汤浸，去皮尖双仁，麸炒微黄） 干姜半两（炮裂，锉） 陈橘皮半两（汤浸，去白瓤，焙）

【用法】上为细散，入钟乳粉，都研令匀。每服一钱，以温酒调下，不拘时候。

【主治】风冷伤肺失声，咽喉不利。

龙脑丸

【来源】《太平圣惠方》卷三十五。

【组成】龙脑一钱（细研） 牛黄一钱（细研） 朱砂半两（细研，水飞过） 赤茯苓一两 羚羊角屑半两 犀角屑半两 麦门冬一两半（去心，焙）

《普济方》有人参一两。

【用法】上为末，入研了药令匀，炼蜜为丸，如梧桐子大。每服十丸，不拘时候，以温水送下。

【功用】通津液，利咽喉。

【主治】脾肺壅热，咽喉不利。

朱砂丸

【来源】《太平圣惠方》卷三十五。

【组成】朱砂一两（细研，水飞过） 川升麻一两 雄黄一两（细研） 杏仁一两（汤浸，去皮尖双仁，麸炒微黄） 鬼臼二两 甘草一两（炙微赤，锉） 射干一两 麝香半两（细研）

【用法】上为末，入研了药令匀，炼蜜为丸，如梧桐子大。每服五丸至七丸，以粥饮送下。不拘时候。

【主治】尸咽喉，痒痛不利。

含化杏仁丸

【来源】《太平圣惠方》卷三十五。

【组成】杏仁一两（汤浸，去皮尖双仁，麸炒微黄） 射干二两 人参一两（去芦头） 附子半两（炮裂，去皮脐） 桂心半两

【用法】上为末，炼蜜为丸，如鸡头子大。以新绵裹一丸，含化咽津，以利为度。

【主治】风冷伤肺，上焦壅滞，气道痞塞，咽喉不利。

含化金露丸

【来源】《太平圣惠方》卷三十五。

【组成】朱砂一钱 白矾一分（生用） 甘草半两（捣罗为末） 铅霜一钱 麝香一钱 太阴玄精一分 蛇蜕皮三条（全者，去头，以皂荚水浸一伏时，滤出，晒令干，炒令焦黄色）

【用法】上为末，炼蜜为丸、如皂荚子大。每用一丸，于食后及夜卧时用薄绵裹含化咽津。

【主治】风热毒气，上攻喉中，咽喉痒痛。

利膈散

【来源】《博济方》卷二。

【组成】荆芥穗子（青，干净好者） 鼠粘子各一两 甘草三分（炮过） 白丑二两（炒令香熟）

【用法】上为末。每服一钱，入盐点。治风牙痛，以三钱末，入川椒一粒、盐二钱，煎熟，热含，冷吐出。

【主治】上焦风壅，多患咽喉胸膈不利，及风牙痛。

犀角地黄汤

【来源】《圣济总录》四十一。

【组成】犀角（镑屑）一两一分 熟干地黄（洗，切，焙）三两 羌活（去芦头） 独活（去芦

头） 赤箭 石菖蒲 芎藭 藁本（洗，焙） 没药（研） 威灵仙（洗焙） 黄耆（锉） 乌药（锉） 甘草（炙，锉） 木香 当归（切，焙） 蝉蜕（洗，焙） 防风（去叉）各一两 大黄（锉，炒） 郁李仁（去皮，研）各一两

【用法】上为粗末。每服三钱匕，水一盏，加薄荷五叶，煎至七分，去滓温服，一日三次。

【主治】肝脏壅实，风热客搏经络，动于心肺，上膈痰壅，喉嗌干燥不利，四肢淫泺，或秘或壅。

【加减】如肠有热，入地黄汁少许；大肠秘涩，加芒消一钱匕。

消石半夏丸

【来源】《圣济总录》卷五十。

【组成】消石 半夏（汤洗七遍去滑，焙）各半两

【用法】上药先捣半夏为末，次入消石，同研令细，再入白面一两，三味拌匀，更罗过，滴水为丸，如绿豆大。每服二十粒，生姜汤送下。

【功用】化痰。

【主治】肺热，胸中痰实，咽喉不利。

龙脑丸

【来源】《圣济总录》卷六十四。

【组成】龙脑（研）三钱 丹砂（研）一两 白矾（熬令汁枯）半两 半夏（汤洗七遍去滑，阴干为末）三两

【用法】上为末，生姜自然汁煮面糊为丸，如豌豆大，每服十五丸，食后、临卧温水送下。

【主治】膈痰结实，咽喉不利。

四味半夏丸

【来源】《圣济总录》卷六十四。

【组成】半夏（生用）四两 白矾（生用）三两 牵牛子（生捣取粉）二两 粉霜（研）半两

【用法】上药各为末，合研令匀，生姜自然汁煮面糊为丸，如梧桐子大，以丹砂为衣。每服七丸至十丸，食后、临卧温生姜汤送下。

【功用】宽利胸膈

【主治】膈痰结实，咽喉不利。

玉液丸

【来源】《圣济总录》卷一二二。

【组成】百药煎一两 麝香（研） 朴消各半钱 丹砂二钱（研） 龙脑（研） 甘草末各一钱

【用法】上药各为末，再同研匀细，以水浸蒸饼心为丸，如梧桐子大，更用丹砂为衣，阴干。含化一丸。

【主治】毒气壅寒，咽喉不利，颊颔连肿。

真珠丸

【来源】《圣济总录》卷一二二。

【组成】真珠（研如粉）半两 甘草（生末）一两一分 龙脑（研）三钱 硼砂（研）半两 凝水石六两（煅令赤，候冷，以纸裹，埋地坑内一宿，出火毒，研取四两） 马牙消二两（用腻粉半两于纸内同拌匀裹定，安在一新砖上，以火煅烟尽，放冷入在瓷合子内埋地坑，入地可一尺深，候一宿研半两）

【用法】上为末，糯米粥为丸，如鸡头大。每服一丸，食后、临卧含化咽津。

【主治】心肺客热，虚烦多痰，咽喉不利。

恶实散

【来源】《圣济总录》卷一二三。

【组成】牛蒡子（微炒） 荆芥穗各一两 甘草（炙）半两

【用法】上为末。每服二钱，食后夜卧汤点服。当缓取效。

【功用】疏风壅涎唾。

【主治】咽膈不利。

射干汤

【来源】《圣济总录》卷一二三。

【组成】射干 升麻各三分 桔梗（锉，炒）一两 玄参 木通（锉）各三分 甘草（炙，锉）半两

【用法】上为粗末。每服三钱匕，水一盏，入竹叶七片，煎至六分，去滓，食后温服。

【主治】咽喉生谷贼，咽物妨闷。
【加减】如要通利，加大黄一两，以利为度。

甘草汤

【来源】《圣济总录》卷一二四。
【组成】甘草（炙）半两 磁石（煅，醋淬三遍）二两 玄参 防风（去叉）各一两半 五味子 牡丹皮 桂（去粗皮）各一两 黑豆半合 附子（炮裂，去皮脐）半两
【用法】上为粗末。每服五钱匕，水一盏半，加生姜半分（拍碎），煎至一盏，去滓，食后服，一日二次。
【主治】咽干，涕唾如胶；或肾气不足，心中悒悒，目视䀮䀮，少气耳聋；消渴，黄疸，一身悉痒，骨中疼痛，小肠拘急。

龙脑散

【来源】《圣济总录》卷一二四。
【组成】龙脑（研）一钱 鸡苏（去梗，焙干） 荆芥穗一两半 白豆蔻（去皮）一分 甘草（炙，锉）一两
【用法】上为细散。每用半钱匕，温水调下。合时且各自贮之，临用旋合和，气味尤全。
【主治】喉热干燥，津液不足。

龙脑鸡苏丸

【来源】《圣济总录》卷一二四。
【组成】龙脑（研）一分 鸡苏 甘草（炙） 乌梅（用肉） 紫苏叶各一两 麦门冬（去心，焙） 白梅（用肉） 人参各半两 天门冬（去心，焙）半分 麝香（研） 甜消（研）各一钱
【用法】上为末，再同研匀，炼沙糖为丸，如鸡头子大。每服一丸，食后人参汤嚼下。
【主治】上膈虚热，咽干。

四味汤

【来源】《圣济总录》卷一二四。
【组成】半夏（生姜汁浸一宿，汤洗，切，焙） 厚朴（去粗皮，生姜汁炙） 陈橘皮（汤浸，去白，焙）各一两 赤茯苓（去黑皮）二两
【用法】上为粗末。每服三钱匕，水一盏，加生姜一枣大（拍碎），煎至六分，去滓，食后温服。
【主治】咽喉中如有物，咽吐不利。

半夏汤

【来源】《圣济总录》卷一二四。
【组成】半夏（汤洗七遍，切，焙）一两 人参 甘草（炙，锉） 栝楼根（锉） 桂（去粗皮）各三分 石膏一两一分 小麦一两半 赤小豆一分 吴茱萸（汤洗，焙干）一两半
【用法】上锉，如麻豆大。每服五钱匕，水一盏半，加生姜三片，大枣二个（擘破），同煎至八分，去滓温服。
【主治】咽喉中如有物妨闷。

防风散

【来源】《圣济总录》卷一二四。
【组成】防风（去叉） 人参 白术 独活（去芦头） 草豆蔻（去皮）各三分 天麻 芎藭 白芷 赤茯苓（去黑皮）各一两 细辛（去苗叶） 高良姜 青橘皮（汤浸，去白，焙） 甘草（炙）各半两 京三棱（炮，锉）一两半 厚朴（去粗皮，生姜汁炙）三钱
【用法】上为散。每服三钱匕，温酒调下，枣汤亦得，一日三次，不拘时候。
【主治】咽喉中如有物，妨闷噎塞，胸膈痰滞。

络石汤

【来源】《圣济总录》卷一二四。
【组成】络石 紫菀（去苗土）各半两 升麻 射干各三分 桔梗（炒） 木通（锉） 赤茯苓（去黑皮）各一两
【用法】上为粗末。每服五钱匕，水一盏半，煎至八分，去滓，食后温服。
【主治】咽喉中如有物噎塞。
【加减】如要通利，即汤成加芒消末一钱匕，搅匀服之。

黄芩射干汤

【来源】《圣济总录》卷一二四。

【组成】黄芩（去黑心） 射干各一两 枳实（去瓤，麸炒） 半夏（汤洗七遍，去滑，焙） 甘草（炙，锉）各三分 升麻一两半 桂（去粗皮）一两一分

【用法】上为粗散。每服五钱匕，水一盏半，入生姜五片，同煎至八分，去滓温服，每日三次。

【主治】咽喉如有物噎塞。

犀角汤

【来源】《圣济总录》卷一二四。

【组成】犀角（镑） 玄参 枳实（去瓤，麸炒） 人参 木通（锉） 麦门冬（去心，焙） 射干 马兜铃 防风（去叉） 防己各三分 升麻一两 桃仁（汤浸，去皮尖双仁，炒） 甘草（炙，锉） 马牙消（别研）各三分

【用法】上为粗末。每服三钱匕，以水一盏，煎至五分，去滓，入马牙消少许，再煎沸，临卧、食后温服，一日二次。

【主治】咽喉不利，肺脏风热，涕唾稠粘。

羊靥丸

【来源】《圣济总录》卷一二五。

【组成】羊靥二七枚（炙黄，切） 人参一两半 昆布（洗去咸，炙干）三两 木通（锉） 海藻（洗去咸，炙干）各一两 海蛤（研） 杏仁（汤浸去皮尖，双仁炒） 恶实（微炒）各二两

【用法】上为末，炼蜜为丸，如梧桐子大。每服十五丸至二十丸，米饮送下，每日二次。

【主治】咽喉不利，颈项渐粗，将成瘿瘤。

玉粉丸

【来源】《玉机微义》卷二十七引《三因极一病证方论》。

【组成】半夏（洗）五钱 草乌一字（炒） 桂一字

【用法】上为末，生姜自然汁浸蒸饼为丸，如鸡头子大。每服大人一丸，至夜含化。多年不愈亦有效。

【主治】寒痰壅结，咽喉不利，语声不出。

甘桔汤

【来源】《御药院方》卷九。

【组成】桔梗 杏仁（汤浸，去皮尖，麸炒）各二两 甘草（炙）一两

【用法】上锉。每服五钱，水一盏半，煎至一盏，去滓，微温时时服。

【功用】下一切气。

【主治】胸中结气，咽喉不利。

犀角散

【来源】《御药院方》卷九。

【组成】大黄二两 荆芥穗一两半 甘草一两 薄荷半两

本方名犀角散，但方中无犀角，疑脱。

【用法】上为粗末。每用四钱，水一大盏，煎三沸，去滓，温调青雪散三钱，食后细细服。

【功用】利咽膈，下痰。

秘方防风散

【来源】《普济方》卷六十四。

【组成】防风（去芦）一两 白药三两（黑牵牛半两同炒，香熟为度，去牵牛一半）

【用法】上为细末。每服一钱匕，食后以茶酒任下。

【主治】风热上壅，咽喉不利。

铁刷汤

【来源】《普济方》卷二〇四。

【组成】半夏四两 生姜四两（与半夏同捣饼） 诃子（炮，去核取肉）半两 草豆蔻（去皮取仁）半两 甘草半两

【用法】上为末。每服一钱，水一盏，加生姜二片，盐一捻，煎至七分，去滓热服。

【功用】益脾胃，化痰涎。

【主治】胸膈滞气，咽喉不利，不能下食。

加味化痰丸

【来源】《明医杂著》卷四。
【组成】半夏（汤泡七次，姜汁水拌渗透） 橘红（盐水洗）各三两 桔梗 海蛤粉（另研） 瓜蒌仁（另研）各一两 香附米（淡盐水炒） 枳壳（麸炒） 连翘 枯黄芩（炒）各五钱 贝母（去心，炒）各一两 诃子皮 枯矾各二钱五分
【用法】上为末，炼蜜、姜汁为丸，如黍米大。每服四五十丸，淡姜汤送下。
【主治】痰满胸膈，咽喉不利。
【宜忌】不可过服，恐伤上焦元气。

润喉散

【来源】《丹溪治法心要》卷六。
【组成】桔梗二钱半 粉草一钱 紫河车四钱 香附子三钱 百药煎一钱半
【用法】上为细末。敷口内。
【主治】气郁夜热，咽干哽塞。

薄荷点汤

【来源】《摄生众妙方》卷六。
【组成】薄荷叶十两 瓜蒌根一两（生用） 荆芥穗（生用）四两 甘草五两一分（生用） 砂仁三两（生用）
【用法】上为细末。每四两药末入霜梅末一两，研匀，以瓷器贮。每服一钱，清茶点吃。
【主治】风壅咽喉不利，痰实烦渴，困倦头昏，或发潮热，及一切风痰疮疥。

透膈散

【来源】《杏苑生春》卷四。
【组成】橘红一钱 茯苓八分 半夏八分 桔梗八分 黄芩四分 木香四分 甘草（炙）三分 瓜蒌仁七分 杏仁六分 砂仁七枚 枳实五分 生姜五分
【用法】上锉。水煎熟服，不拘时候。
【主治】被物噎塞，致喉间如碍，水饮难下，痰涎壅上。

加味败霉散

【来源】《医林绳墨大全》卷八。
【组成】黄芩 半夏 桔梗 薄荷 人参 独活 柴胡 羌活 枳壳 茯苓 甘草 川芎 前胡各一钱
【用法】加生姜三片，水煎服。
【主治】咽喉风燥，干枯如毛刺，吞咽有碍。
【加减】痰甚，加石膏。

紫梗半夏汤

【来源】《医林绳墨》卷八。
【组成】紫苏 桔梗 半夏 甘草
【用法】水煎服。
【主治】暴感风寒，则咽喉紧缩妨碍。

柏母丸

【来源】《囊秘喉书》卷下。
【组成】贝母六钱 川柏（蜜炙）一两 冰片一钱
【用法】上为末，炼蜜为丸，如青豆大。每服一丸。
【主治】痰火郁结，咽喉不利。

生津润肺丸

【来源】《喉科秘诀》卷上。
【组成】硼砂三钱（生、煅各半） 寒水石二钱 山豆根二钱 五味子一钱 甘草二钱 枯芩二钱 乌梅一钱 薄荷三钱 上冰片二分
【用法】上为细末，炼蜜为丸，如龙眼大。含化咽下。
【功用】生津降火。
【主治】虚热喉，初起其势不急，微微缓缓，咽津觉得干燥，吞气些碍，无鹅无肿，满喉或红或紫。
【宜忌】不宜针、吊、吹药。

四、咽喉生疮

咽喉生疮，系指疮痈生于咽喉，咽喉肿痛色赤，疼痛难咽。《诸病源候论·咽喉心胸病诸候》“咽喉者，脾胃之候也。由脾胃热，其气上冲喉咽，所以生疮。”“上实下虚，热气内盛，熏于咽喉，故生疮也。”《太平圣惠方》记载了治疗咽喉内生疮的诸多方剂，如黄散方、大清丸方等。《丹溪心法》卷四：“咽喉生疮痛，是虚热血虚，多属虚火游行无制，客于咽喉也。”

苦酒汤

【来源】《伤寒论》。

【别名】鸡子汤（《外台秘要》卷二十三引《古今录验》）、鸡子法（《圣济总录》卷一二三）、鸡壳苦酒汤（《医学入门》卷四）、半夏苦酒汤（《类聚方》）。

【组成】半夏（洗，破如枣核）十四枚　鸡子一枚（去黄，纳上苦酒着鸡子壳中）

【用法】上二味，纳半夏着苦酒中，以鸡子壳置刀环中，安火上，令三沸，去滓，少少含咽之，不愈，更作三剂。

【主治】少阴病，咽中伤生疮，不能语言，声不出者。

【方论】

1.《注解伤寒论》：辛以散之，半夏之辛，以发声音；甘以缓之，鸡子之甘，以缓咽痛；酸以收之，苦酒之酸，以敛咽疮。

2.《金镜内台方议》：少阴客热所暴，则伤于经络干涩，使咽中生疮，不能言，声不出。故用苦酒为君，酸以敛疮；半夏为臣，辛以散结；鸡子为使，以缓咽痛而润其燥也。

3.《绛雪园古方选注》：治少阴水亏，不能上济君火，而咽生疮声不出者。疮者，疳也。半夏之辛滑，佐以鸡子清之甘润，有利窍通声之功，无燥津涸液之虑。然半夏之功能，全赖苦酒摄入阴分，劫涎敛疮，即阴火沸腾，亦可因苦酒而降矣，故以名其汤。

麻仁丸

【来源】方出《肘后备急方》卷七，名见《普济方》卷二九九。

【组成】大麻子一升（捣）　黄柏二两（末）

【用法】上以炼蜜为丸。服之。

《普济方》用法：上为细末，炼蜜为丸，如芡实大。每服一粒，含化。

【主治】连月饮酒，喉咽烂，舌上生疮。

升麻汤

【来源】《外台秘要》卷二十三引《古今录验》。

【组成】甘草一两（炙）　升麻　石膏（碎）　牡丹皮各一两

【用法】上切。以水七升，煮取三升，每服七合，一日三次。

【主治】咽喉生疮。

【宜忌】忌海藻、菘菜。

杏仁丸

【来源】方出《备急千金要方》卷六，名见《太平圣惠方》卷三十六。

【别名】口疮煎（《普济方》卷六十二）、甘连散（《普济方》卷二九九）。

【组成】杏仁二十枚　甘草一寸　黄连六铢

【用法】上为末，合和，绵裹，如杏仁大。含之，勿咽，日三次，夜一次。

【主治】

1.《备急千金要方》：口中疮烂，痛不得食。

2.《普济方》：咽喉及舌生疮烂。

麻仁丸

【来源】方出《备急千金要方》卷二十五，名见《普济方》卷二五三。

【组成】大麻仁一升　黄芩二两

【用法】上为末，炼蜜为丸。含之。

【主治】连月饮酒，咽喉烂，舌上生疮。

生干地黄散

【来源】《太平圣惠方》卷三十五。
【别名】干地黄散(《普济方》卷六十二)。
【组成】生干地黄一两半　鸡苏苗一两　赤茯苓一两　麦门冬一两半（去心，焙）玄参一两　甘草半两（生，锉）
【用法】上为粗散。每服三钱，以水一中盏，加竹茹一分，煎至六分，去滓温服，不拘时候。
【主治】咽喉内生疮唾血，不下食。

杏仁散

【来源】方出《太平圣惠方》卷三十五，名见《圣济总录》卷一二三。
【组成】桂心三两　杏仁二两（汤浸，去皮尖双仁，麸炒微黄）　芜荑仁一两
【用法】上为末。以绵裹，如杏仁大，含咽津，消尽更服。
【主治】尸咽。喉内痛，欲失声者。

黄耆散

【来源】《太平圣惠方》卷三十五。
【组成】黄耆半两（锉）　甘草半两（生锉）　栀子仁半两　黄芩三分　玄参一两　赤茯苓半两　槟榔半两　川升麻三分　紫菀半两（洗去苗土）　麦门冬一两（去心，焙）　牛蒡子半两
【用法】上为粗散。每服二钱，以水一中盏，煎至六分，去滓温服，不拘时候。
【主治】咽喉内生疮疼痛。

硼砂散

【来源】《袖珍方》卷三引《太平圣惠方》。
【组成】硼砂　僵蚕　百药煎　川芎各三钱　山豆根　盆消　薄荷　紫河车各半两　青黛一钱
【用法】上为末。每用半钱，小儿一字，吹掺咽中，水调亦可。
【主治】咽喉疮肿，闭塞不通。

威灵仙丸

【来源】《普济方》卷三十二引《博济方》。
【组成】威灵仙（去土）　藿香叶　自然铜（煅赤，醋淬）　附子（炮裂，去皮脐）　狗脊（去毛）　萆薢　漏芦（去芦）　肉苁蓉（酒浸，去皱皮，焙）　骨碎补（去毛）　牛膝（去芦，酒浸一宿，焙）　木鳖子（去壳）　防风（去芦）　地龙（去土，炒）各等分
【用法】上为细末，酒浸煮面糊为丸，如梧桐子大。每服十五丸，加至二十丸，荆芥汤送下；木瓜酒亦得。
【主治】肝肾气虚，风邪攻注，筋骨拘急，机关不利，上攻口齿咽喉臭烂生疮，浮肿，头面虚肿；下疰脚膝少力，筋骨热疼。

桃红散

【来源】《普济方》卷六十二引《博济方》。
【组成】金箔十片　银箔十片　丹砂（研）　马牙消（研）　甘草（炙，捣末）各一两　铅白霜（研，少许）　凝水石四两　太阴玄精石二两（二味捣碎，入一盒子内，煅令通赤，取出黄土内埋一宿）
【用法】上为末。每服一字，甘草水调下。如要丸，以稀糯粥为丸，如豌豆大，含化咽津。
【主治】喉中生疮肿，赤紫色者，咽嗌痛，咽物有妨。

升麻丸

【来源】《圣济总录》卷三十二。
【组成】升麻　苦药子　铅丹（炒）　大黄（生用）各半两
【用法】上为末。炼蜜为丸，如弹子大。每服一丸，绵裹咽津，化尽再服之。
【主治】伤寒后喉内生疮，及喉肿塞，毒热上冲。

硼砂散

【来源】《圣济总录》卷一二二。
【组成】蓬砂（研）　甘草（锉）各一分　马牙

消　人参各半两

【用法】上为细散。每服半钱匕，含化咽津，不拘时候。

【主治】咽喉紧肿疼痛；咽喉生疮，腥臭疼痛。

牛黄金露丸

【来源】《圣济总录》卷一二三。

【组成】牛黄（研）　龙脑（研）各一钱　人参末二两　甘草（生，为末）半两　丹砂（研，水飞）一两　甜消（研）半两

【用法】上为细末，以软糯米饭为丸，如鸡头子大。每服一丸，含化咽津。

【功用】化涎解躁。

【主治】风热毒气上攻，咽喉、舌颊肿痛生疮，噎闷。

龙胆煎

【来源】《圣济总录》卷一二三。

【组成】龙胆　黄连（去须）　黄柏（去皮，蜜炙）　升麻（去土）　苦竹叶（切）　槐白皮　大青各一两　白蜜半合　酥半合

【用法】上药细锉七味如麻豆大，以水三升半，煮取七合，绞去滓，纳蜜及酥，再煎五六沸。每月服一匙头，含化咽津，一日五六次。

【主治】喉中疮，并口疮。

半夏汤

【来源】《圣济总录》卷一二三。

【组成】半夏（汤浸去滑七遍）二两　射干　干姜（炮）　紫菀（去苗土）　桂（去粗皮）　当归（切，焙）　陈橘皮（汤浸，去白，焙）　独活（去芦头）各一两

【用法】上为粗末。每服五钱匕，水一盏半，煎至一盏，去滓温服。

【主治】咽喉生疮，嗽唾如鲠，语声不出。

【加减】病久者，加大黄一两半；初秋夏月暴雨冷，及天行暴热，喜怒伏于内，宜加生姜二两，干姜、茱萸、枳实各一两。

地黄汤

【来源】《圣济总录》卷一二三。

【组成】生地黄（细切）二两半　竹茹　玄参　鸡苏苗各一两　赤茯苓（去黑皮）　升麻　麦门冬（去心，焙）各一两半

【用法】上除地黄外，为粗末，入地黄拌匀。每服三钱匕，水一盏，煎至五分，去滓，食后、临卧温服；如不能多服，细细含咽。

【主治】咽喉中生疮，唾血不下食。

玫瑰丸

【来源】《圣济总录》卷一二三。

【组成】五倍子　红雪（研）各一两　马勃　升麻　矾蝴蝶（研）　硼砂（研）各半两　丹砂（研）　麝香（研）　龙脑（研）各一分　甘草（生用）三分

【用法】上为细末，糯米饭为丸，如鸡头子大。每服一丸，含化，不拘时候。

【功用】化涎，生津，去毒。

【主治】上焦有热，咽喉生疮，赤根白头，痰唾稠浊，口中腥臭。

桔梗汤

【来源】《圣济总录》卷一二三。

【组成】桔梗（锉，炒）　甘草（生）　恶实（微炒）各一两

【用法】上为粗末。每服三钱匕，水一盏，加竹叶（原书卷一二四入竹茹一弹丸大）十片，煎至六分，去滓温服，不拘时候。

【主治】咽喉内生疮疼痛；咽喉干痛，吐咽不利。

黄柏汤

【来源】《圣济总录》卷一二三。

【组成】黄柏（去粗皮，炙）半两　升麻　木通（锉）各一两　竹茹三分　麦门冬（去心焙）一两半　玄参一两　前胡（去芦头）　大青各三分

【用法】上为粗末。每服三钱匕，水一盏，煎至七分，去滓，入芒消末一钱，搅令匀，温服。

如鼻中有疮，以地黄汁少许滴鼻中，一日三五次，不拘时候。
【主治】咽喉闭塞生疮，及干呕、头痛、食不下。
【加减】要通利，加芒消；不欲利，去之。

黄耆汤

【来源】《圣济总录》卷一二三。
【组成】黄耆（炙，锉） 甘草（炙） 麦门冬（去心，焙） 山栀子仁各半两 黄芩（去黑心） 人参 赤茯苓（去黑皮） 槟榔（煨，锉） 贝母（去心，麸炒） 紫菀（去苗）各一分
【用法】上为粗末。每服二钱匕，水一盏，煎至六分，去滓，食后温服，日三次。
【主治】咽喉疼痛生疮。

救命散

【来源】《圣济总录》卷一二三。
【组成】大黄（锉，炒） 黄连（去须） 白僵蚕（直者，炒） 甘草（生）各半两 腻粉三钱匕 五倍子一分
【用法】上为细散。每服一字，大人以竹筒子吸之，小儿以竹筒子吹之。如余毒攻心肺，咽有疮，用孩儿奶汁，调药一字，以鸡翎探之，呕者生，不呕者死。
【主治】脾胃热毒上攻心肺，喉咽有疮，并缠喉风。

雄黄散

【来源】《圣济总录》卷一三二。
【组成】雄黄 蜜陀僧各一钱 腻粉三钱匕 麝香一字
【用法】上研细。如未破用白梅汤调涂；已破挹去脓汁干贴。
【主治】咽漏疮。初生结喉上如痈肿，破后有眼子。

龙脑丸

【来源】《圣济总录》卷一八一。
【组成】龙脑（研）半钱 白矾（铫子内炼沸泣尽汁为度，研） 玄明粉一钱 蝉壳三十枚（去足，炒，研末） 牛黄（研）半字 蛇蜕皮一条（长二尺，铁器上 焦，研为末）
【用法】上药再一处研细，加沙糖少许为丸，如梧桐子大。冷水化破一丸服之。
【主治】小儿风热，咽喉肿塞生疮，摇头烦闷及虫咬心痛。

利膈汤

【来源】《普济本事方》卷四引都君予方。
【别名】利膈散（《古今医统大全》卷二十一）。
【组成】鸡苏叶 荆芥穗 桔梗（炒） 防风（去杈股） 牛蒡子（隔纸炒） 甘草各一两（炙） 人参半两（去芦）
【用法】上为细末。每服一钱，沸汤点服。
【功用】轻清解散。
【主治】

1.《普济本事方》：虚烦上盛，脾肺有热，咽喉生疮。

2.《郑氏家传女科万金方》：腹痛脐中出脓，失护进风，角弓反张。

【加减】如咽痛口疮甚者，加僵蚕一两。
【方论】《医方集解》：此手太阴、少阴药也。咽痛咽疮，由于火郁，桔梗、甘草，甘桔汤也，辛苦散寒，甘平除热，为清膈利咽之要药；加薄荷、荆芥、防风以散火除风；加牛蒡子以润肠解毒，火者元气之贼，正气虚则邪火炽，故又加人参以补虚退热。

如圣汤

【来源】《普济方》卷六十引《旅舍》。
【别名】如圣麦门冬散（《杨氏家藏方》卷十九）、如圣饮子（《瘢论萃英》）、如圣饮（《治痘全书》卷十四）。
【组成】桔梗一两 甘草（生）一两 牛蒡子（炒）一两 麦门冬半两
【用法】上为细末。沸汤调下，细细服。入竹叶煎，尤妙。
【功用】治痰祛热，利咽喉。

【主治】咽中有疮，咽物不下，及咳嗽咯血，肺痿痰唾气促，并小儿疮疹毒，攻咽喉肿痛。

清神香

【来源】《医事启源》。

【组成】辰砂一钱　沉香三钱　百草霜三钱

【用法】上为末，和匀，分为七贴。剪纸幅一寸，长八寸，铺药末，捻为七条子，树之香炉中，点火条头，卷纸作筒如笋状以覆之，令烟不散，其尖上穿一小孔。病人含冷水就孔嗅之，全七日而止。

【主治】疮毒头痛及咽喉破烂，瘰疬、眼疾，服药无效者。

琥珀犀角膏

【来源】《集验背疽方》。

【组成】真琥珀（研）　生犀角屑各一钱　辰砂（研）　茯神（去木皮）各二钱　真脑子（研）二字　人参（去芦）　酸枣仁（去皮，研）各二钱

《赤水玄珠全集》有茯苓，无茯神；《医钞类编》有杏仁，无枣仁。

【用法】上人参、茯神、犀角为细末，入乳钵内，别研药味和匀，用炼蜜搜为膏子，以瓷瓶收贮。俟其疾作，每服一弹子大，以麦门冬（去心）浓煎汤化服，一日连进五服。

【主治】

1.《集验背疽方》：痈疽之疾，初服头药失序，或不曾服内托散，又无药宣得内毒，致令热毒冲心经，咽喉、口舌生疮，甚至生红黑菌。

2.《增注古方新解》：阴火上炎之喉痛。

3.《杂病源流犀烛》：肺与三焦积热，以致悬痈生于上腭，状若紫葡萄，亦发寒热，至口不得开，舌不得伸缩，惟欲仰卧，鼻出红涕；心肝脾三经火热上攻，以致夹疽生喉两旁；心脾壅热，致患木舌，舌肿粗大，渐渐硬塞满口，气不得吐，如木之不和软者。

【验案】咽喉口舌生疮菌　向有一贵人，因疽而生此证，医者以为心脏绝，尽皆设辞退医，愚进此药，一日而安。

利膈汤

【来源】《济生方》卷五。

【组成】防风　鸡苏叶　桔梗　牛蒡子　荆芥穗各一两　川升麻　人参　甘草（炙）各半两

【用法】上锉。每服四钱，水一盏半，加生姜五片，煎至八分，去滓温服，不拘时候。

【主治】上膈壅热，口苦咽干，痰唾稠粘，心烦喜冷，咽喉生疮疼痛，一切上壅之证。

南星散

【来源】《类编朱氏集验方》卷九。

【组成】绛矾（煅）　牙硝（飞过）　南星　薄荷

【用法】上各量多少，为细末，水湿手点药，重掺肿处，须用力掺之，至痛无害，然后服药。

【主治】

1.《类编朱氏集验方》：咽喉肿。

2.《普济方》：咽喉生疮。

胆矾散

【来源】《类编朱氏集验方》卷九。

【组成】胆矾一钱（飞过）　硇砂二钱

【用法】上为细末。点疮肿处。立穿，穿则合疮口药。

【主治】咽喉疮。

草麻散

【来源】《类编朱氏集验方》卷九。

【组成】草麻子七粒　焰消半钱

【用法】上为细末，研成膏，每用少许，冷水灌，漱去之。

【功用】合疮口。

【主治】喉疮，用针讫。

利膈散

【来源】《御药院方》卷九。

【组成】黑牵牛（炒）　甘草（炒）各四两　防风一两　牛蒡子（炒）八两

【用法】上药各慢火炒令熟，与防风同为细末。每服二钱，沸汤一大盏点药，澄清服，不拘时候。
【主治】咽喉诸疾，肿痛生疮。

青金散

【来源】《御药院方》卷九。
【组成】南硼砂一两（另研） 薄荷二两 甘草七钱半（炒） 百药煎三钱 马牙消（枯，另研） 青黛（另研）各半两 紫河车二钱半 白僵蚕（直者，去头，微炒，取末）一钱半 脑子半钱（另研）
【用法】上除研药外，同为细末，入研药再研匀细。每用少许，时时干掺舌上，细细咽津。
【主治】心肺客热上攻，咽喉肿痛生疮，舌本强硬，妨闷不利。

小硼砂散

【来源】《医方类聚》卷七十五引《施圆端效方》。
【组成】硼砂 马消石各三钱 桔梗 甘草 薄荷各一两
【用法】上为细末。干掺咽中。
【主治】咽喉肿，疮生疼痛。

麦门冬丸

【来源】《普济方》卷六十二。
【组成】麦门冬一两 黄连半两
【用法】上为末，炼蜜为丸，如梧桐子大。每服三十丸，食前门冬汤送下。
【主治】虚热上攻，脾肺有热，咽喉生疮。

当归连翘散

【来源】《疮疡经验全书》卷一。
【别名】连翘当归散（《喉科枕秘》卷一）。
【组成】当归 连翘 前胡 甘草 枳壳 桔梗 黄芩 玄参 生地黄 鼠粘子 天花粉 白芍药
【用法】水二钟，加灯心，水煎服。
【主治】锁喉疮，心经毒气，小肠风邪，发于听会之端，注于悬壅之侧，初生如瘰疬，不能饮食，闭塞难通，渐次肿破化脓。

牛蒡子丸

【来源】《奇效良方》卷六十一。
【组成】牛蒡子一两（微炒） 川升麻 黄药子 干浮萍草 玄参 甘草（生用）各半两
【用法】上为细末，炼蜜为丸，如小弹子大。常含一丸，咽津。
【主治】咽喉内热毒所攻，生疮肿痛。

秘传清咽散

【来源】《松崖医径》卷下。
【组成】荆芥 薄荷 防风 桔梗 山栀 连翘 玄参 大力子 片芩 生甘草
【用法】上切细。用水二盏，煎一盏，去滓服。
【主治】咽疮并口舌生疮。
【加减】热甚，加僵蚕，犀角。

吹喉散

【来源】《万氏家抄方》卷三。
【组成】黄柏（蜜炙）三钱 硼砂（煅过）二钱半 孩儿茶一钱 朱砂八分 寒水石七分 冰片一分
【用法】上为极细末。先用大黄、防风、羌活、薄荷、黄柏煎汤漱过，再吹入。
【主治】喉疮生脓不收口者。
【加减】有虫者，加雄黄一钱。

绿雄散

【来源】《万氏家抄方》卷三。
【组成】雄黄七分 绿矾三分 硼砂（煅）五分
【用法】上为极细末。吹入。如热痰甚，用生硼砂。
【主治】喉疮毒盛，或有虫者。

清咽消毒散

【来源】《外科发挥》卷六。
【组成】荆黄败毒散加黄芩　黄连　朴消　大黄
【主治】咽喉生疮肿痛，痰涎壅盛，或口舌生疮，大便秘结。

清肺滋阴散

【来源】《古今医鉴》卷七引杜次泉方。
【组成】川芎（酒洗）一钱　白芍（炒）一钱半　生地黄二钱　白术（炒）一钱　陈皮一钱　白茯苓八分　黄柏（蜜炒）一钱　知母一钱　贝母（去心）一钱　紫菀八分　五味子六分　款冬花八分　麦门冬一钱　地骨皮一钱　黄连（炒）五分　远志（甘草汤泡）八分　酸枣仁（炒）六分　甘草四分
【用法】上锉一剂。加生姜一片，竹沥三匙，水煎服。
【主治】酒色太过，斫丧真阴，阴火上升，肺金受侮，以致唾痰稠浊，咳嗽咽疮。
【加减】心下怔忡，夜卧不寐，加人参八分；心烦躁乱，加枳实六分，竹茹六分；如痰涎壅盛，加瓜蒌仁六分，天花粉一钱；如咽喉有疮，用通嗌散吹之。

通隘散

【来源】《古今医鉴》卷九。
【别名】通嗌散（《金匮翼》卷五）。
【组成】白硼砂二钱　孩儿茶一钱　蒲黄六分　青黛一钱　牙消六分　枯矾六分　片脑二分　黄连五分（末）　滑石一钱　寒水石一钱　黄柏五分
【用法】上为末。以苇筒装药少许，吹入喉中。

《金匮翼》：上为细末，炼化白砂糖为丸，如芡实大。卧时舌压一丸，自化入喉。
【主治】喉痛生疮声哑。

清火补阴汤

【来源】《古今医鉴》卷九。
【组成】当归一钱　川芎一钱　白芍一钱二分　熟地黄一钱二分　黄柏一钱（童便炒）　知母一钱（生用）　天花粉一钱　甘草一钱
【用法】上锉一剂。加玄参三钱水煎，入竹沥，温服。
【功用】降火补虚。
【主治】虚火上升，喉痛，并喉生疮，喉闭热毒。

加味鼠粘子散

【来源】《证治准绳·幼科》卷五。
【组成】桔梗　射干　山豆根　防风　干葛　陈皮　荆芥　连翘
【用法】水煎，细细呷之。
【主治】小儿咽中有疮作呕。

滋阴降火汤

【来源】《寿世保元》卷六。
【组成】当归一钱　川芎一钱　白芍一钱二分　川黄柏（蜜水炒）一钱　生知母一钱　怀熟地黄一钱五分　天花粉一钱　生甘草一钱　玄参二钱　桔梗（去芦）三钱
【用法】上锉一剂。水煎，入竹沥一盏，温服。
【功用】降火滋阴。
【主治】虚火上升，喉内生疮。

青白散

【来源】《外科百效》卷二。
【组成】胆矾　白矾（生研）　青黛　冰片各一钱
【用法】上药入猪胆内阴干，临时取用。但先以醋浸霜梅洗之，洗后以药搽上，含口中，痰涌出后用煎硼砂散。
【主治】斗底风，咽喉下生红黄疮。

金锁匙

【来源】《外科百效》卷二。
【组成】川乌（去皮）一钱　淮地（去皮）四钱　薄荷叶一钱
【用法】上为末。每服一钱，食后淡茶调下。
【功用】疏风消肿。

【主治】咽生疮，或满，或红，或白。
【宜忌】忌冷水；如麻，只服生姜汁解。

牛黄益金散

【来源】《景岳全书》卷六十。
【组成】黄柏（为末，用蜜丸，炙数次，以熟为度，另研为极细末） 白僵蚕（净） 白硼砂各钱半 牛黄三分（加冰片半分方妙）
【用法】上为末，用蜜调如稀糊，涂敷患处；或为丸如龙眼大，含化咽之。
【主治】虚火炎上伤肺，咽喉生疮破烂。

消肿代刀散

【来源】《尤氏喉科秘书》。
【组成】火消（将皮纸数层包好，放在烟巨上烘，以去咸气，换纸再烘，研极细末） 薄荷 硼砂 大冰片 牙皂少许
【用法】上为细末，瓷瓶收存。难破喉疮用此药吹之，咳嗽一声即破。
【主治】喉疮不破者。

解腥丹

【来源】《辨证录》卷三。
【组成】甘草二钱 桔梗二钱 麦冬五钱 桑白皮三钱 枯芩一钱 天门冬三钱 生地三钱 贝母五分 丹皮三钱
【用法】水煎服。连服二剂而痛止，再服四剂而臭除。
【功用】补肺以凉肺，补心以凉心，补胃以清胃。
【主治】生长膏粱，素耽饮酒，劳心过度，心火太盛，移热于肺，胃火助之，致咽喉臭痛。

牛蒡汤

【来源】《嵩崖尊生全书》卷六。
【组成】牛蒡子一钱 升麻 黄药子 玄参 浮萍 桔梗 甘草 天花粉
【主治】
1.《嵩崖尊生全书》：喉中生疮。
2.《杂病源流犀烛》：喉痹。

通阳散

【来源】《嵩崖尊生全书》卷六。
【组成】硼砂二分 儿茶 青黛 滑石 寒水石各一分 蒲黄 枯矾 黄连 黄柏各五厘 香母二厘
【用法】上为末。吹喉。
【主治】喉中生疮。

柳华散

【来源】《医学心悟》卷三。
【别名】柳花散（原书卷六）。
【组成】真青黛 蒲黄（炒） 黄柏（炒） 人中白各一两 冰片三分 硼砂五钱
【用法】上为细末。吹喉。
【主治】喉疮，并口舌生疮，走马牙疳，咽喉肿痛。

贝母升麻鳖甲汤

【来源】《四圣心源》卷八。
【组成】贝母三钱 升麻三钱 丹皮三钱 元参三钱 鳖甲三钱
【用法】煎半杯，热漱徐服。
【主治】喉疮脓成者。

喉疳丸

【来源】《仙拈集》卷二。
【组成】槐花三钱 牛膝 孩儿茶 黄连各一钱
【用法】上为末，为丸如绿豆大。每服三丸，夏，西瓜水送下；冬，梨汁送下。
【主治】喉烂。

金不换

【来源】《观聚方要补》卷七引《喉科指掌》。
【组成】人中白五钱（煅存性） 细柏末三钱 青黛六钱 玄明粉三钱 硼砂三钱 西瓜消八

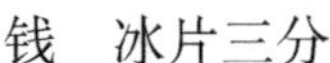

钱　冰片三分

【用法】上为末。吹用。

【主治】火症，痘疳，牙疳，喉间溃烂者。

【加减】烂斑有深潭者，加龙骨、象皮、赤石脂各三钱，同研吹之；喉癣、喉疳，每钱加银粉雪三分（即瓜消之飞出者也）。

八仙散

【来源】《喉科指掌》卷一。

【组成】人中白一两（煅存性用）　生大黄一两二钱　生石膏五钱　元参六钱（盐水炒）　黄芩一两四钱（酒炒）　玄明粉七钱　僵蚕末三钱　瓜硝八钱　轻粉一钱

【用法】上为细末，用炼蜜为锭。每服二钱，放舌上，津化咽下，连连不断，则烂斑自去矣。

【主治】咽喉溃烂。

白狮丹

【来源】《喉科指掌》卷一。

【组成】明矾一两　火消三钱　硼砂三钱（各研末，以银罐放炭上，先将明矾入下一层，入火消一层，入矾一层，入硼砂一层，入矾一层，如此入完。煅如馒首样，取出）　生蒲黄一钱　甘草一钱　僵蚕五分　鸡内金五分（焙存性）　薄荷叶二钱　牙皂五分（炙）　冰片五分

【用法】上为极细末。吹之。

【主治】咽喉口舌等症。

穿山甲散

【来源】《疡医大全》卷十七。

【组成】白霜梅（烧存性）一个　枯矾一钱　穿山甲（炒）　雄黄各五分

【用法】共为细末。吹喉中。立效。

【主治】《疡医大全》引盛锡朋：咽喉内生疮，鼻孔俱烂，名天白蚁疮。

秘授甘露饮

【来源】《重楼玉钥》卷上。

【组成】童便

【用法】取童便半酒坛，要坛口大者，先用铁丝作四股络子，悬饭碗一个于坛内，约离童便三寸许，再用铅打成帽笠式，倒置坛口上，四围用盐泥封固，外加皮纸数层糊密，勿令泄气，再用砖搭成炉式，将坛放上，用桑柴文武火炼烧一炷香，去火候温，再将铅笠轻轻取起，勿令泥灰落下，则坛中所悬碗内自有清香童便露一碗。取出另倾茶碗内，与病者服下，每日早、晚共服二钟。取童便，须择无病无疮疖者五六人，每早烹好松萝茶一大壶，令各童饮下，俟便出时，去头去尾不用，取中间者，以坛盛之。

【功用】《喉证指南》：降阴火。

【主治】真阴亏竭，火炎灼肺，虚损失血，内热发为咽疮，喉癣。

加味导痰汤

【来源】《产科发蒙》卷四。

【组成】陈皮　枳实　半夏　茯苓　南星　甘草　竹沥一大蛤壳　白芥子

【用法】水煎，入竹沥更温服。

【主治】产后咽喉生疮，舌上有白苔，久不愈，属痰饮者。

千金吹喉散

【来源】《慈航集》卷下。

【组成】白僵蚕三钱（去头足，烘）　人中黄三钱　犀牛黄三分　硼砂二钱　青黛二钱（水飞）　人中白三钱（煅透）　冰片六分　儿茶三钱

【用法】上药各为细末，预为合就，瓷瓶收好，以备急用。吹之。

【主治】烂喉。

仙露还魂饮

【来源】《喉科紫珍集》卷下。

【组成】白茯苓　黄耆　川黄连　赤芍药　甘草　当归　川芎　防风　陈广皮　金银花　瓜蒌　苍术　白术　黄柏　人参各等分

【用法】水煎服。

【主治】咽喉一切阴疮。

万应喉中散

【来源】《集验良方》卷一。

【组成】上犀黄一钱（透甲者真） 滴乳石五钱（研净末） 真珍珠一钱（大者无油为妙） 劈辰砂一钱（漂净，末） 灯草灰三钱（陈者更佳） 儿茶五钱 大梅片一钱 香白芷二钱（生晒，研净末） 片黄柏三钱（生晒，研净末） 苏薄荷七钱（生晒，研净末） 甘草三钱（生晒，研净末） 背黛三钱（去石灰，净末）上血竭三钱

【用法】上药各为细末，照药称准分两，和匀，再研极细无声，瓷瓶贮好，勿令泄气。用时吹喉。

【主治】喉痹，缠喉风，双单乳蛾，喉痈，喉疮，阴虚咽痛。

【宜忌】戒口为要。

青蒲散

【来源】《卫生鸿宝》卷二。

【组成】硼砂 蒲黄 黄柏 人中白（煅白如盐） 青黛（水飞净） 儿茶各一钱 薄荷（龙脑者） 玄明粉 僵蚕 马勃各一分 麝香 冰片各二分

【用法】上为极细末。芦管吹数次愈。

【主治】

1.《卫生鸿宝》：走马牙疳，烂嘴，咽喉疼痛，舌胀龈臭，牙床溃烂。

2.《顾氏医径》：咽疮热毒。

自制三仙丹

【来源】《喉科心法》卷下。

【组成】水银 明白矾（研） 火消（研）各等分

【用法】先将消、矾末，研匀，入铁锅内，杵三小坛，再将水银分置坛中，上覆大碗，周围合缝处，以棉皮纸捻粗条，用浆水浸湿，紧周围缝口，上用沙泥盖好，总之不令泄气，碗底上再压小秤锤，然后用炭火烧三炷香，先文后武，不可太旺，恐绿烟腾起，即无用矣。

【功用】去腐生新。

【主治】咽喉腐烂，烂肉未清，脓水未净者。

吹喉珍珠生肌散

【来源】《喉科心法》卷下。

【组成】好龙骨三钱 真象皮三钱 赤石脂三钱 真珍珠一钱

【用法】上为极细末，至无声为度，收贮听用。

用此丹，加入吹喉千金不换散，自然生肌长肉，平口收功。应加多少，量烂斑之大小深浅为定。如烂斑深大，则生肌散六分、千金散四分；如兼拔毒收功，千金散七，生肌散三。

【功用】生肌长肉，平口收功。

【主治】一切喉症，腐去孔深，及不生新肌等症。

【宜忌】此散不能独用，只能镶用，吹此散专主生肌，而无拔毒之功也。

子　药

【来源】《咽喉秘集》。

【组成】明朱砂六分 硼砂五钱 梅冰片五分 元胡粉（制）五钱

【用法】上为末。吹喉。

【功用】生新去腐。

【主治】喉中溃烂。

真珠牛黄丸

【来源】《痧喉汇言》。

【组成】珍珠八分 硼砂四分 辰砂六分 人中白八分 青黛四分 冰片一分 儿茶四分 琥珀八分 牛黄二分

【用法】上为极细末。吹之。

【主治】咽喉臭烂不收口。

引阳潜阴汤

【来源】《外科医镜》。

【组成】熟地一两（海石粉捣） 金石斛三钱 北沙参三钱 麦冬三钱 生白芍三钱 龟版五钱 山药五钱 白茯苓三钱

【用法】水煎服。

【主治】阴虚咽疮，脉弦数，尺部独大者。

碧霞丹

【来源】《饲鹤亭集方》。

【组成】飞青黛　硼砂　人中白（煅）　元明粉　儿茶　薄荷叶　川连　山豆根　天虫　马勃　胆星　金果榄各五钱　大梅片一钱五分

【用法】共研至无声，瓷瓶密收。吹点。

【主治】风火上郁，咽喉糜痛及牙痛。

元朱丹

【来源】《增订治疗汇要》卷下。

【组成】硼砂　元明粉各五钱（制）　朱砂六分　梅片五分

【用法】上为细末。吹之。

【功用】长肌肉，生新去腐。

【主治】喉中溃烂。

甘草桔梗射干汤

【来源】《医学摘粹》。

【组成】甘草二钱（生）　桔梗三钱　半夏三钱　射干三钱

【用法】水煎半杯，热漱，徐服。

【主治】咽喉肿痛生疮。

石击散

【来源】《喉科种福》卷四。

【组成】白矾　巴豆

【用法】共烧灰。吹喉中。

【主治】喉疮日久不愈。

西风暴雨方

【来源】《喉科种福》卷四。

【组成】天冬三钱（酒浸）　玉竹四钱　麦冬二钱　泽泻一钱　生地五钱（酒浸）　防风一钱　磁石半钱　荆芥二钱　黄耆一钱半（生用）　当归一钱　白芍三钱　木通二钱　栀子三钱（生研）　苍术二钱　茯苓三钱　前仁三钱　雄黄一钱半（泡服）

【功用】杀虫，解湿热之毒。

【用法】先以酽醋一碗，将报木桐根一握、煮鸡蛋一个，入热醋内，令病者张口吸其酸气，引出其虫，虫不尽，则以硫黄、砒霜、艾叶研末，纸卷烧燃熏鼻，虫即死，而痒止矣。方中磁石，以虎骨易之更妙，虎骨磨服。

【主治】脾湿积热，郁蒸于喉所致的虫喉症，久而喉烂生虫，且痒且痛。

【方论】方以玉竹、二冬作天气；以酒洗生地作地气；以泽泻交阴阳之气而成雨；以防风、荆芥偕磁石而发西风；以苍术偕栀子、木通、车前利湿而清郁热；以生耆偕当归、白芍生肌敛疮口，清脾热，而令东风不动；以雄黄一味解毒杀虫。

冰心散

【来源】《喉科种福》卷五。

【组成】冰片三分　黄柏五分　白矾七分　灯草一钱（烧存性）

【用法】上为末。吹。

【主治】少阴水亏，不能上济君火，致阴火沸腾，咽喉生疮，声音不出。

新定加味冰硼散

【来源】《疡科纲要》。

【组成】漂人中白三两　老月石二两　薄荷尖二钱　梅花冰片五钱　明腰黄一两

【用法】各为细末和匀。外用。

【主治】咽喉痛腐，口疳、舌疮、牙疳、重舌。

【加减】牙疳多血，加蒲黄炭、枣信炭。

新定加减锡类散

【来源】《疡科纲要》。

【组成】漂净人中白二两　西牛黄五钱　老月石二两　鸡爪川连一两　明雄黄一两五钱　真川贝　广郁金各八钱　金余灰（即人指甲，洗净，炒松，弗焦，研细）六钱　上梅片四钱

【用法】各为极细末，和匀。点患处。极效。

【主治】咽喉腐烂，及口疳、牙疳、舌疮。

荡涤水

【来源】《喉科家训》卷一。

【组成】香白芷二钱三分　三奈片二钱　广藿香三钱　地骨皮三钱　二宝花四钱　北细辛三钱　荆芥穗二钱　川柏片三钱　青防风三钱　生甘草二钱　苦参片三钱

【用法】上药放吊锅内蒸水用之。

【功用】辟秽解毒。

【主治】一切咽喉腐烂，臭秽不堪。

吕雪丹

【来源】《温氏经验方》。

【组成】冰片六厘　硼砂一钱

【用法】用萝卜一个，同煮熟，入冷水内一夜，水底沉结如冰者佳，取出，加青黛一分，为极细末，收瓶内。用时吹患处。

【主治】孕妇咽喉破烂疼痛。

五、喉　风

喉风，又名急喉风、缠喉风、走马喉风、锁喉风、紧喉风、酒毒喉风、阴虚喉风、肺寒喉风、劳碌喉风、紫色喉风、淡红喉风、白色喉风。有广义与狭义之分。广义“喉风”泛指咽喉与口齿唇舌疾病，狭义“喉风”则指以咽喉肿痛为主症的疾病。隋唐之前的文献未见“喉风”病名，但在论述各种急性咽喉疾病时，有类似于喉风症状的描述。《黄帝内经》中有“嗌痛”、“嗌肿”、“嗌塞”、“喉嗌中鸣”等病症的记载，此当与后世喉风相似。宋以后医著中始有“缠喉风”、“马喉风”、“缠喉”、“喉风”等病名出现。《太平惠民和剂局方》记载用雄黄解毒丸治疗：“缠喉风及急喉痹，卒然倒仆，失音不语，或牙关紧急，不省人事”，《圣济总录》用去毒丸治疗：“一切喉风闭塞，咽喉诸疾”。《三因极一病证方论》用玉屑无忧散治疗“缠喉风，咽喉肿痛，语声不出，咽物有碍，或风涎壅滞”，用解毒雄黄丸治疗“缠喉风及急喉痹，卒然倒扑，失音不语，或牙关紧急，不省人事，或上膈壅热，痰涎不利，咽喉肿痛”。《普济方》用夺命散治疗“急喉风”，《外科正宗》提出：“甚者风痰上壅，咽门闭塞，少顷汤水不入，声音不出，此为喉闭，紧喉风是也。”《景岳全书》提出：“锁喉风证，时人以咽喉肿痛，饮食难入，或痰气壅塞不通者，皆称为锁喉风。”虽然名目繁多，但其症情相似，所以《喉科心法》指出：“考古称喉症，总其名曰喉风”，“此阳证之中最急最恶者也。突然而起，暴发暴肿，转肿转大，满喉红丝缠绕，疼痛异常，声音不能出，汤水不能入，痰涎壅塞肿闭，势如绳索绞喉，故名缠喉风，又名走马喉风。”

本病病机多为风热熏蒸，痰火壅喉或风寒袭肺，痰浊困聚咽喉，终致阻塞气道而成。其治疗，常以泄热解毒，祛痰开窍和祛风散寒，化痰消肿为基础。

开关散

【来源】《普济方》卷六十引《博济方》。

【组成】消石六两　铅丹四两　白矾　砒霜各半两

【用法】上为细末，用瓷罐子一个，先入消石二两铺底，次下砒霜，又入消石二两，方下白矾，更入消石二两，方下铅丹，后用圆瓦一片盖口，干净地上，用方砖一片衬药罐子，以炭火五斤煅令通赤，罐子固济，熔成水，以炭条子搅令彻底匀，方去火放冷于地上，经宿，打罐子取药，研如粉。用箸头蘸冷水惹药，深点咽喉内，渐渐咽津。至甚者不过三两度点。

【主治】走马缠喉风及喉痹。

如圣丸

【来源】《普济方》卷六十引《博济方》。
【组成】大黄末一分　蜗牛二七枚　白矾末　陈白梅皮　马勃各一分
【用法】上于五月五日午时，用白梅皮，蜗牛同研，和丸如楝实大。如病人开口不得，即以水磨，用竹管子吹下入喉中，立愈；如轻者，以绵裹含化一丸。
【主治】缠喉风及喉痹。

解毒雄黄丸

【来源】《太平惠民和济局方》卷八。
【别名】雄黄解毒丸（《丹溪心法》卷四）、金粟丹（《普济方》卷一六三引《经验良方》）、雄黄丸（《急救仙方》卷二）、雄金丸（《普济方》卷六十）、雄黄救命丹（《普济方》卷一一六）、益漓雄黄丸（《嵩崖尊生全书》卷六）。
【组成】郁金　雄黄（研飞）各一分　巴豆（去皮，出油）十四个
【用法】上为末，醋煮面糊为丸，如绿豆大。每服七丸，小儿服二丸或三丸，用热茶清送下。吐出顽涎，立便苏省，未吐再服。如至死者，心头犹热，灌药不下，即刀、尺、铁匙斡开口灌之，吐泻些小无妨。
【功用】

1.《太平惠民和济局方》解毒。

2.《普济方》：去积下热。

【主治】

1.《太平惠民和济局方》：缠喉风及急喉痹，卒然倒仆，失音不语，或牙关紧急，不省人事；上膈壅热，痰涎不利，咽喉肿痛，赤眼痈肿，一切毒热；小儿喉咙赤肿及惊热痰涎壅塞。

2.《普济方》：中风卒然倒仆，牙关紧急，不省人事；哮呴。

瓜蒂散

【来源】方出《证类本草》卷二十七引《经验后方》，名见《奇效良方》卷六十一。
【组成】瓜蒂不限多少
【用法】上为细末。壮年一字，十五以下、老怯半字，早晨井花水下。一食顷，含沙糖一块，良久涎如水出，涎尽食粥一两日。如吐多困甚，即咽麝香汤一盏，即止矣，麝细研，温水调下。此药不太吐逆，只出涎水。
【主治】大人、小儿久患风痫，缠喉风，暇嗽，遍身风疹，急中涎潮。
【验案】昔天平尚书觉昏眩，即服之，取涎有效。

乌头散

【来源】《圣济总录》卷一二二。
【组成】乌头尖（生）　胆矾各一分
【用法】上为散。每以一字，酒少许调服。良久即愈。如口噤，即于鼻内吹一字，立效。
【主治】缠喉风，喉痹。

去毒丸

【来源】《圣济总录》卷一二二。
【组成】青绿（信州者，煅微赤）　胡粉各等分
【用法】上为末，醋煮面糊为丸，如皂子大。每服一丸，薄荷暖酒磨化下；如口不开，用白僵蚕末一字，吹入鼻内。口即开，吐下毒，立止。
【主治】一切喉风闭塞，咽喉诸疾。

龙胆膏

【来源】《圣济总录》卷一二二。
【组成】龙胆一两　胆矾（研）　乳香（研）各一分
【用法】上药捣研令匀，炼沙糖为丸，如豌豆大。每服一丸，绵裹含化咽津，未愈再服。
【主治】咽喉肿痛，及缠喉风，粥饮难下者。

如圣散

【来源】《圣济总录》卷一二二。
【组成】白僵蚕不拘多少（直者，新瓦上炒）
【用法】上为末，用生姜自然汁为丸，如鸡头子大。含化。急者生姜汁调药末一大钱，以竹筒子灌入喉中。

【主治】缠喉风，一切喉痹危急。

僵蚕散

【来源】《圣济总录》卷一二二。
【别名】开关散（《御药院方》卷九）。
【组成】白僵蚕三枚 枯矾一分
【用法】上为散。每服一钱匕，生姜，蜜水调下，细呷。
【主治】缠喉风，一切喉痹急危。

二灰散

【来源】《圣济总录》卷一二三。
【组成】灯心（烧灰） 炭上白灰 白僵蚕（直者，炒）各等分
【用法】上锉散。每服一钱七，生姜、蜜水调下。
【主治】缠喉风及狗咽。

石胆散

【来源】《圣济总录》卷一二三。
【组成】石胆一钱半（烧，研） 白芷一钱（为末）
【用法】上药再研匀细。每服半钱匕，温浆水调下。取出涎后转一两行愈。
【主治】缠喉风及狗咽。

救命散

【来源】《圣济总录》卷一二三。
【组成】大黄（锉，炒） 黄连（去须） 白僵蚕（直者，炒） 甘草（生）各半两 腻粉三钱匕 五倍子一分
【用法】上为细散。每服一字，大人以竹筒子吸之，小儿以竹筒子吹之。如余毒攻心肺，咽有疮，用孩儿奶汁，调药一字，以鸡翎探之，呕者生，不呕者死。
【主治】脾胃热毒上攻心肺，喉咽有疮，并缠喉风。

龙脑丸

【来源】《圣济总录》卷一二四。
【组成】龙脑一分 丹砂一钱 芒消半两 麝香半钱
【用法】上为细末，用鲤鱼胆汁为丸，如绿豆大。鼻两孔各纳一丸。良久，牙关开，涎出愈。
【主治】缠喉风。

玄参丸

【来源】《圣济总录》卷一二四。
【组成】玄参 白僵蚕 白矾（生用）各一分 甘草（生用）半分
【用法】上为细散，用鲤鱼胆汁为丸，如赤小豆大。每服十丸，食后温生姜汤送下，一日三次。
【主治】缠喉风。

异功散

【来源】《幼幼新书》卷三十四引《张氏家传》。
【组成】盆消一两 甘草（炙）六钱 诃子肉 白僵蚕 贯众 马勃 蛇蜕（点油醋，慢火炒黄）各半两 硼砂 玄精石各一两
【用法】上为细末。每服一字，以芦管吹喉内；缠喉风，每服半钱，以磨刀水调下；寻常置舌根下。
【主治】缠喉风，痄腮，喉闭，及咽喉一切患。

雄黄散

【来源】《鸡峰普济方》卷二十一。
【组成】蜈蚣一个（去足并去头为末） 雄黄一钱（研）
【用法】上为细末。每用一字或半钱，冷水调，鸡翅扫在喉中。
【主治】缠喉诸风，及满口牙齿血烂者。

双解散

【来源】《世医得效方》卷十七。
【组成】升麻葛根汤 消风散 加玄参 黄芩 薄荷
【用法】水煎服。
【主治】喉病虚热。

黄药子散

【来源】《扁鹊心书·神方》。
【组成】黄药子一两
【用法】上为细末。每服一钱，白汤下。吐出顽痰即愈。
【主治】缠喉风，颐颔肿，及胸膈有痰，汤米不下者。

乌龙膏

【来源】《杨氏家藏方》卷十一。
【组成】皂角七挺（捶碎，用水五升，挼汁，滤去滓） 草乌头（锉碎） 天南星（锉碎） 大黄（锉碎）各一两
【用法】上药并入皂角水内，煮至二升，滤去滓不用，再熬成膏子，入新瓷器内盛，候微凝，入朴消末一两，搅匀候冷，入白僵蚕末一两，如前收之。如患喉痹，每服半匙头，以甘草汤或茶清化下，不拘时候。灌入口内立愈。如药干，以好酒少许润之。
【主治】喉痹，缠喉风。

夺命丹

【来源】《杨氏家藏方》卷十一。
【组成】白僵蚕（炒，去丝嘴） 寒水石（煅） 贯众 缩砂仁 紫河车 山豆根 干胭脂 马屁勃各一两 白茯苓（去皮） 乌贼鱼骨 磁石各半两 乌芋一两半 南硼砂一钱 象牙末一钱 甘草一两 飞罗面三两 金星凤尾草一两 麝香一钱（别研）
【用法】上为细末，滴水为丸，一两可作十五丸，蛤粉为衣。每服一丸，用冷水半盏放药内滚动，候沫起，吃水不吃药，细细呷之，不拘时候。
【主治】缠喉风，急喉痹，牙关紧急不能开者，重舌、木舌、单双肉蛾；并误吞竹木、鸡骨、鱼刺。

通关散

【来源】《传信适用方》卷二。
【组成】盆消 甘草 蒲黄 白僵蚕 青黛各等分（并生用）
【用法】上为细末。每用一字，干掺在舌上，咽津。
【主治】一切咽喉危急症。

黄金散

【来源】《传信适用方》卷二。
【组成】大黄 郁金 天南星 宣连 蝎各半两 巴豆（别研）二钱半
【用法】上除巴豆，余为末，入和匀，壮者一钱，老少者半钱，生姜蜜水调下。
【主治】喉闭肿腮，涎结成核，走马缠喉，诸风欲死者。
【宜忌】此药有毒，须量人气血虚实加减服；凡服此药，以泻为度。

立应丸

【来源】《普济方》卷六十引《十便良方》。
【组成】南星一个（刮去皮。一方炮，地埋一夜出火毒） 白僵蚕七个
【用法】上挖南星心空作孔子，入蚕于内，湿纸裹，文武火煨熟取出，等分为末，粥饮为丸，如梧桐子大。如不丸，只用绵裹药末吞之亦便。如开口不得，揩齿上亦妙。
【主治】缠喉风，急喉闭。

千两金丸

【来源】《是斋百一选方》卷十。
【别名】铜青丸（《普济方》卷六十）。
【组成】蚵蚾草（嫩者）半两 铜青二钱 大黄 猪牙皂角各半两
【用法】上为细末，以白梅肥润者，取肉烂研，一处捣匀，每两作十五丸。每用以新绵裹，口中含化，咽津有顽涎吐出。若病得两日后，难开。
【主治】缠喉风，不问阳闭、阴闭，如急病内外肿塞，辄至不救者。

立圣膏

【来源】《是斋百一选方》卷十。

【组成】巴豆　齐州半夏各三七粒

【用法】将半夏轻捶，每粒分作四片，巴豆剥去心膜，于银铜石器内，用米醋三碗，文武火熬尽醋为度，用清醋微洗过，研为膏子。每患缠喉风，或喉闭，或痫疾，用一斡耳，以生姜自然汁一茶脚化下。甚者，灌药少时，自然吐出恶涎如鱼冻相似，立愈。

【主治】缠喉风，喉闭，痫疾。

立应丸

【来源】《是斋百一选方》卷十。

【组成】白僵蚕　白矾各等分

【用法】上为末，炼蜜为丸。含化。

【主治】缠喉风，急喉痹。

佛手散

【来源】《是斋百一选方》卷十。

【组成】盆消一两（研）　白僵蚕半两（去丝）　青黛一钱（研）　甘草二钱半（生）

【用法】上为细末。以少许掺喉中，如闭甚，以竹管吹入，寻常咽喉间不快亦可用。

【主治】缠喉风。

南星防风散

【来源】《是斋百一选方》卷十引丘永兴方。

【组成】当归二钱（焙干）　天麻三钱（生用）　白僵蚕（焙干）　南星（汤洗净，捣细，姜汁制，焙干）　防风（生用，不见铁器）各半两　猪牙皂角（去黑皮，焙干）三条

【用法】上为末。每服二钱，水一盏，姜钱三片，入荆芥少许，同煎至七分，食后温服，一日三次。

【主治】风壅腮颔肿，内生结核，缠喉风等。

【宜忌】忌发风毒物。

【加减】如肿不散者，加透明雄黄三钱，同前药一道为末，煎服。

白僵蚕散

【来源】《魏氏家藏方》卷九。

【组成】白僵蚕（直好，白色者）一两（新瓦上炭火略炒微黄色）　天南星（白者）一两（炮裂，刮去粗皮，锉）（一方只用白僵蚕）

【用法】上为细末。每服一字，用生姜自然汁少许调药末，以熟水投之呷下，吐出涎痰即快，不拘时候。

【主治】缠喉风并急喉闭喉肿痛者。

吐涎散

【来源】方出《经验良方》引《吴氏集验方》，名见《医方类聚》卷七十五。

【组成】鹤虱二钱半　酒一盏　醋少许

【用法】同煎至半盏，吞下。吐出毒涎安。

【主治】喉风，吞药不得，不能饮食。

二圣散

【来源】《医方类聚》卷七十四引《济生方》。

【别名】白矾散（《奇效良方》卷六十一）、二仙散（《医学入门》卷七）。

【组成】鸭嘴胆矾二钱　白僵蚕（去丝嘴）半两

【用法】上为细末。每服少许，吹入喉中。

【主治】缠喉风，急喉痹，牙关紧急，痰涎壅塞者。

镇痰丸

【来源】《仁斋直指小儿方论》卷二。

【别名】镇心丸（《普济方》卷三七四）。

【组成】北矾（火煅拈，水飞过）　直僵蚕（米醋浸，焙）各一分　天南星（切片，浓皂角水浸一宿，焙）二分

【用法】上为末，稀糕糊丸，如麻子大。每服五丸，姜汤送下，喉风，用皂角水研开灌下。

【主治】诸风顽痰，喉风缠痹。

星姜饮

【来源】《仁斋直指方论》卷八。

【别名】姜橘饮（《古今医统大全》卷四十六）。

【组成】南星（略炮）半两　生姜四钱　橘皮三钱

【用法】上锉。每服三钱，加紫苏五叶，水煎服。
【主治】风邪风毒，缠喉不语。

僵蚕丸

【来源】《仁斋直指方论》卷二十一。
【组成】白僵蚕（炒） 明白矾（生）
【用法】上为末，以白梅肉为丸，如皂子大。每服一丸，薄绵包入喉。少顷涎水出而愈。
【主治】
1.《仁斋直指方论》：喉风。
2.《杂病源流犀烛》：痰盛急喉闭。

搐鼻散

【来源】方出《类编朱氏集验方》卷九，名见《医方类聚》卷七十四引《吴氏集验方》。
【组成】白矾 铜青各等分
【用法】上为末。每用一字，吹入鼻中。
【主治】缠喉风。

白矾散

【来源】《医方类聚》卷七十四引《济生续方》。
【别名】帐带散、通关散（《本草纲目》卷十一）、扫涎立效丹（《白喉全生集》）。
【组成】白矾三钱 巴豆三枚（去壳，分作六瓣）
【用法】上将白矾及巴豆于铫内慢火熬化为水，候干，去巴取矾，研为细末。每用少许，以芦管吹入喉中。
【主治】
1.《医方类聚》引《济生续方》：缠喉风，急喉闭。
2.《白喉全生集》：白喉，风涎壅盛急症。

如圣散

【来源】《御药院方》卷九。
【别名】备急如圣散（《卫生宝鉴》卷十一）。
【组成】雄黄（细研） 藜芦（厚，去皮用心，并生用） 白矾（飞） 猪牙皂角（去皮，炙黄）各等分
【用法】上为细末。每用一豆大，各鼻内搐之。
【主治】时气缠喉风，渐入咽塞，水谷不下，牙关紧，不省人事。

牛黄解毒丸

【来源】《咽喉脉证通论》。
【组成】牛黄五分 青黛一两（飞净） 冰片五分 雄黄五钱 儿茶三钱 官硼五钱 薄荷三两（另研） 胆星四两
【用法】上为细末，生蜜为丸，如芡实大。每噙一丸，待其自化咽下。一日夜须噙四丸，小儿减半。
【主治】一切喉风痹闭，咳嗽喘急，痰涎壅塞，胸膈迷闷，并口舌等症。

夺命散

【来源】《普济方》卷六十一引《卫生宝鉴》。
【组成】胆矾一两（别研） 白僵蚕一两（为末） 乌龙尾一两（别研） 天南星半两（为末）
【用法】上和匀。每用一二字，以鸡羽湿点药扫喉中，涎出，再点药入喉。候涎化为黄水出，方用温水漱口。
【主治】喉风。

解毒玉壶丸

【来源】《普济方》卷六十一引《卫生宝鉴》。
【组成】白茯苓 贯众 硼砂（别研） 马屁勃二钱 紫河车（水煮） 山豆根 乌鱼骨 金星凤尾草 山药 白术 白僵蚕 密陀僧各四钱 大甘草一钱 寒水石三钱 坯子胭脂一钱 乳香四钱（别研） 麝香半钱（别研） 象牙末一钱
【用法】上各炒焙为末，内乳香、麝香、胭脂、硼砂各研，入众药末中拌，用薄面糊为丸，如弹子大，再用煅过软石膏，研作末为衣，阴干。服时将药一丸，水一盏，浸一茶时，磨药数遍饮之，余药留再服。一药医数人之疾。
【主治】喉风喉闭，及误吞针钱竹刺物，及诸恶毒物。

雄黄散

【来源】《世医得效方》卷十七。
【组成】巴豆七粒（三生四熟，生者去壳生研，熟者去壳灯上烧存性） 干桑黄茹二片 雄黄一块（皂角子大，透明者，细研） 郁金一枚（蝉肚者，研为末）
【用法】上再研匀。每服半字，茶清少许下。如口噤咽塞，用小竹管纳药，吹入喉中，须臾吐利即效。
【主治】缠喉风，喉闭，先两日胸膈气紧，吸气短促，忽然咽喉肿痛，手足厥，气闭不通，顷刻不治。

龙火拔毒散

【来源】《脉因证治》卷下。
【组成】阳起石（煅） 伏龙肝各三钱
【用法】新水扫之。
【主治】缠喉急症。

牛胆膏

【来源】《普济方》卷六十引《仁存方》。
【组成】青黛一钱（研） 僵蚕半两（去丝） 朴消一两（研） 甘草二钱半（生）
【用法】上为末，用腊月黄牛胆，安药在内，当风挂百日，再入研麝香少许。每服半钱，或调服，或研碎吹入喉中。
【主治】锁喉风。

仙方夺命丹

【来源】《普济方》卷六十引《德生堂方》。
【组成】白茯苓 密陀僧（炒黄色） 紫河车各一两 白僵蚕（直者） 贯众（净） 缩砂仁 甘草节各一两 乌鱼骨（去皮）二钱半 麝香一字
【用法】上为细末，却入麝香研匀，同蒸饼，包白面蒸熟四两，和药，汲新井水为丸，如豌豆大，蛤粉为衣，放干十年不坏。每服一丸，用瓦器研碎，新水半盏，浸一茶时化开，用匙挑药，徐滴入喉中。勿急用，取药尽为度。
【主治】缠喉风，木舌胀，双单乳蛾，喉闭，或误吞鸡鱼骨刺，竹木签刺，一切咽喉急证。

救生丸

【来源】《普济方》卷六十一引《经效济世方》。
【组成】蚵蚾草（又名皱面草）
【用法】上为细末，用生蜜为丸，如弹子大。噙化一二丸，即愈。如无新者，只用干者为末，以生蜜为丸，不必成弹子，但如弹子大一块。
【主治】缠喉风。

吹喉祛风散

【来源】《仙传外科集验方》。
【组成】胆矾（鸭嘴者，炒） 脑子一字 碧雪 白僵蚕（炒去丝） 苦丁香（即甜瓜蒂，不用多） 灯草（米糊浆炒）
【用法】上为细末。每用少许，吹入喉中，未成者速散，已成者即破立愈。重者吹入鼻中。如痰多，急用生艾尾叶，米醋同擂取汁噙之，灌漱去痰。
【主治】咽喉中生疮，肿痛，缠喉风闭，单蛾双蛾结喉，急喉风，飞丝入喉，重舌，木舌。
【加减】若病不退，加雄黄、猪牙皂角（去皮，炙黄）、焰消、藜芦。

龙麝丹

【来源】《普济方》卷六十。
【组成】白矾（飞过） 雄蛇蜕一两（火煅过用） 硼砂半两（研） 麝香半两（另研）
【用法】上研匀，用牛蒡子自然汁为饼子，如钱大，以红绵包，噙化，如牛蒡子汁稀，入糊少许。
【主治】缠喉风。

地龙膏

【来源】《普济方》卷六十。
【组成】活地龙（白颈者）五条 白梅肉二个 朴消二钱
【用法】上同研成膏，挑入喉中，含化。
【主治】缠喉风。

夺命散

【来源】《普济方》卷六十。
【组成】枯白矾　南硼砂　猪牙皂角（皮弦拣去）各等分
【用法】上为细末。吹喉中。痰出即愈。
【主治】急喉风。

一字散

【来源】《普济方》卷六十一。
【组成】白僵蚕一两　荆芥半两　紫河车三钱　五灵脂一分　甘草半两　干柏叶二钱　薄荷三钱
【用法】上为细末。每服一字，吹入喉中。
【主治】喉风。

夺命丹

【来源】《普济方》卷六十一。
【组成】白僵蚕（炒，去丝用）　寒水石（飞）　山豆根　紫河车　干胭脂　贯众　缩砂仁　马屁勃各一两　地栗沙一两　飞罗面一两　金星凤尾草一两　麝香（另研）半两
【用法】上为末，滴水为丸，每药一两作十五丸，蛤粉为衣。每丸冷水半盏，放药在水中，其药略有水米泡起，不用药，只服水半盏，不拘时候。
【主治】缠喉风，急喉闭，牙关不能开，重舌、木舌、双乳蛾；并误吞竹木、鸡、鱼骨刺。

夺命汤

【来源】《普济方》卷六十一。
【组成】皂角三寸（去黑皮并子）　甘草二寸
【用法】同打碎。用水一盏，煎至半盏，去滓，入蜜少许，再煎三五沸，放温服，连进二服。且吃白粥一日。
【主治】喉风
【宜忌】忌油面、酒、鱼腥、炙煿诸热毒物一百日。

帐带散

【来源】《普济方》卷六十一。
【组成】生白矾
【用法】上为细末。每服二钱，冷水调下。
【主治】急喉闭，并喉风

妙安散

【来源】《普济方》卷六十一。
【组成】巴豆两粒
【用法】纸紧角，可通得入鼻，用刀子切断两头壳子，将针穿作孔子，纳鼻中，久即愈。一方，用绵裹纳鼻中，喉通即取出。一方用七粒，灯上烧存性，绵裹含一粒即止。如痹已死，有余气者，绵裹纳两鼻孔，约至眉间，专把余绵，良久大喘勿怪，吐则拔去之。
【主治】喉闭，缠喉风及走马咽痹。

生姜饮

【来源】《普济方》卷三六六。
【组成】南星（略炮）半两　生姜四钱　橘皮五钱
【用法】上锉。每服三钱，加紫苏五叶，水煎服。
【主治】风邪风毒，缠喉不语。

夺命散

【来源】《袖珍方》卷三。
【组成】白矾（枯）　僵蚕（炒去丝）　硼砂　皂角（末）各等分
【用法】上为末。少许吹喉中。痰出愈。
【主治】急喉风。

玉开金钥匙

【来源】《臞仙活人方》卷下。
【组成】尖草乌二钱　淮乌三钱　麝香一分
【用法】上为细末。每服用钱一字多，冷水一点调吞下。
【主治】缠喉风，咽喉闭塞，水浆不下。
【宜忌】忌热汤一时。

一字散

【来源】《疮疡经验全书》卷一。

【别名】玉钥匙。
【组成】明矾一两 巴豆仁二十一粒
【用法】将明矾火上熬滚，随下巴豆仁，即取出待冷，研末。干吹。
【主治】弄舌，喉风，哑不能言。

二陈汤

【来源】《疮疡经验全书》卷一。
【组成】陈皮 半夏 茯苓 甘草 玄参 升麻 桔梗 天花粉 牛蒡子（研） 连翘 当归 生地黄 赤芍药 黄连 白术 黄芩 青皮 紫苏梗 山栀仁
【主治】弄舌喉风，哑不能言，舌出，常将手拿者。

十味人参散

【来源】《疮疡经验全书》卷一。
【组成】人参 茯苓 甘草 当归 桔梗 紫苏 羌活 白附子 天花粉 黄芩
【用法】加生姜、大枣，水煎服。
【主治】弄舌喉风，哑不能言。

川桔散

【来源】《疮疡经验全书》卷一。
【组成】川芎 防风 桔梗 鼠粘子 山栀仁 白芷 玄参 枳壳 黄芩 天花粉 乌药 甘草 陈皮
【用法】连须葱一根，灯心七寸，同煎至七分，食后服。
【主治】热毒在于心经，致患呛食喉风，咽喉燥而无痰。

牛黄清心丸

【来源】《疮疡经验全书》卷一。
【组成】牛胆南星一两 麝香五分 珍珠五分 冰片五分 黄连末二钱 防风末一钱 荆芥末一钱 五倍末一钱 桔梗末一钱 玄参一钱 茯神一钱 当归一钱 雄黄二钱 轻粉三分 天竺黄一钱 犀角末一钱
【用法】上为细末，和匀，甘草膏为丸，如龙眼大，辰砂为衣，日中晒干。入瓷瓶中塞紧，瓶口勿令出气。每服一丸，用薄荷汤磨服。
【功用】《医宗金鉴》：开关解热。
【主治】

1.《疮疡经验全书》弄舌喉风。

2.《医宗金鉴》：锁喉毒。初生于耳前听会穴，形如瘰疬，渐攻咽喉，肿塞疼痛，妨碍饮食。

乌药顺气散

【来源】《疮疡经验全书》卷一。
【组成】乌药 沉香 人参 枳壳 陈皮 甘草
【用法】水煎服。
【主治】弄舌喉风，哑不能言，常将手拿者。

甘桔汤

【来源】《疮疡经验全书》卷一。
【组成】甘草二钱（生） 桔梗二钱 花粉一钱 鼠粘子一钱 连翘 山栀仁一钱 生黄连一钱 生地黄一钱
【功用】疏风。
【主治】弄舌喉风。

冰片散

【来源】《疮疡经验全书》卷一。
【组成】冰片一钱 硼砂五钱 雄黄二钱 蜜炙柏（细末）二钱 钞三张（煅灰） 鹿角霜一两 枯矾一钱 甘草末一钱 靛花二钱 黄连末二钱 玄明粉二钱 鸡内金（烧存性）一钱
【用法】上为细末。吹之。
【主治】弄舌喉风。
【加减】口中气臭，加人中白（煅）三钱，铜青（煅）不宜过五分。

苏子降气汤

【来源】《疮疡经验全书》卷一。

【组成】苏子　前胡　厚朴　甘草　陈皮　半夏　黄耆　人参　五加皮　干姜　肉桂　桔梗　当归　羌活　麦冬　连翘

【主治】缠喉风，热毒积于脾家，病人愈后口中实，腹中绞痛者。

杏酥膏

【来源】《疮疡经验全书》卷一。

【组成】甘草三钱　朱砂二钱　桔梗二钱　硼砂一钱　麝香少许　白芍二钱　杏仁三钱（去皮尖）

【用法】上为末，炼蜜为丸。噙化。

【主治】弄舌喉风。

铁箍散

【来源】《疮疡经验全书》卷一。

【组成】多年陈小粉（炒黑）四两　五倍子末一两　龟版一两（火煅存性）

【用法】上为细末。醋、蜜调敷颈项，常用余醋润之，以助药力。

【主治】弄舌喉风。

黄连解毒汤

【来源】《疮疡经验全书》卷一。

【组成】黄连　鼠粘子　桔梗　天花粉　连翘　当归　生地黄　白芍药　牡丹皮　青皮　枳壳　前胡　小柴胡　干葛　玄参　金银花

【主治】弄舌喉风。

雄黄解毒丸

【来源】《疮疡经验全书》卷一。

【别名】雄黄化毒丸（《疡医大全》卷十七）。

【组成】雄黄（水飞）　郁金　甘草节各一两　巴豆仁三十五粒　绿豆粉一两

【用法】上为末，醋糊为丸，如豆大。每服七丸，茶清送下。吐出痰涎立醒；未吐再服七丸，如人假死，心尚热者，研末灌之。

【主治】弄舌喉风。

一捻金散

【来源】《医方类聚》卷七十四引《澹寮方》。

【组成】郁金三钱　藜芦二钱　巴豆一钱（炒）

【用法】上为末。喉肿及食刺，热茶点一钱；骨鲠，干咽；喉风，薄荷茶下。

【主治】喉肿，喉风，食刺，骨鲠。

开关润喉蓬莱雪

【来源】《奇效良方》卷六十一。

【组成】片脑　麝香各一字　硼砂　明乳香　没药各三钱　全蝎（去毒）　防风（去叉）　百药煎　朴消　薄荷叶　粉草各半两

【用法】上为细末。每用少许，以匙挑干掺咽间及疮上；如在关下，掺舌下，旋旋咽下。仍用薄荷、桔梗、甘草煎水噙漱，或以薄荷研自然汁调成膏，噙化亦妙。

【功用】开关润喉。

【主治】干喉风。

硼砂散

【来源】《奇效良方》卷六十一。

【组成】硼砂半两　朴消一两　片脑三钱　朱砂一钱　雄黄半钱　麝香少许

【用法】上为细末。以竹筒纳药，吹入喉中。

【主治】喉风。

喉闭丸

【来源】《摄生秘剖》卷三。

【别名】巴霜顶（《串雅内编》卷三）。

【组成】雄黄一钱　郁金五钱　巴豆七粒一钱　冰片少许　麝香少许

【用法】上为末，醋糊为丸，如麻子大。每服五分，茶清送下。如口燥喉塞，用竹管纳药入喉中，须臾吐痰立解，未吐再服。

【主治】缠喉风喉闭，先胸膈气紧，蓦然咽喉肿痛，手足厥冷，气不能通，顷刻不活。

【方论】雄黄能破结气，巴豆能下稠痰，郁金能散恶血，冰、麝能透关窍，尽此四者，闭则通矣。

摄生方

【来源】《古今医统大全》卷七十六。
【组成】铜青半两　石绿三钱
【用法】上为末，水调生面糊为丸，如芡实大。每服一丸，新汲水磨下。
【主治】哑瘴。

春风散

【来源】《古今医鉴》卷九。
【组成】僵蚕　黄连（俱锉）　朴消　白矾　青黛各五钱

《理瀹骈文》无青黛，有薄荷；朴消作“火消”。
【用法】腊月初一，取猪胆五六个，将上药装入胆内，缚定，用青纸裹，将地掘一方坑，长阔一尺，上用竹竿横吊，以胆悬定于内，候至立春日取出，置当风处吹干，去皮，以药研末，密收吹喉。
【主治】咽喉肿痛，缠喉风闭塞。

散毒雄黄丸

【来源】《医学六要·治法汇》卷八。
【组成】雄黄（研，飞）　郁金各一两　巴豆（去皮）十四枚
【用法】上为末，醋糊为丸，如绿豆大。每服七丸，茶清送下。吐出顽痰立苏，未吐再服。如至死者心头上尚热，即以刀尺铁匙斡开口灌之下咽，无有不活。如小儿急惊用二至三丸，量大小加减。一法用醋磨灌服，吐痰尤速。
【主治】缠喉风及急喉闭，卒然倒仆，牙关紧急，不省人事。

开关神应散

【来源】《万病回春》卷五。
【组成】蜈蚣（焙，存性）二钱　胆矾　全蝎（去毒，焙，存性）　僵蚕（去丝嘴）各一钱　蝉退（焙，存性）一钱　蟾酥三钱　穿山甲（麸炒）三钱　川乌尖一钱　乳香五分
【用法】上为末。每服一钱半或三钱，小儿每服一分或七厘，同葱头捣烂，和酒、药送下。出汗为度。如口不能开，灌服。
【主治】一切喉风。
【宜忌】忌猪、羊、鸡、鱼、油、面、诸般热毒等物三七日。

胆矾散

【来源】《痘疹传心录》卷十五。
【组成】雄鹅胆二个　黄柏末五分　百草霜五分　青鱼胆（枯矾收）五个　刺毛窠一两（烧存性。内有虫者）
【用法】上为末。吹喉。
【主治】喉癣，喉风。

葛槿散

【来源】《痘疹传心录》卷十五。
【组成】牙皂五钱　紫葛一两　白槿花一两　龟版灰三钱　明矾二钱　硼砂二钱
【用法】上为末。吹喉。
【主治】急慢喉风，咽喉肿痛。

郁金散

【来源】《杏苑生春》卷六。
【组成】巴豆七粒（三生四熟，火烧存性）　雄黄皂子大　郁金一枚
【用法】上药各为末，和匀。每服半字，茶两呷调下。如口噤，用竹筒纳药在内，吹入喉中，须臾吐利为度。
【主治】缠喉风，喉闭。

神应散

【来源】《寿世保元》卷六。
【组成】雄黄　枯矾　藜芦（生用）　牙皂（炙黄）各等分
【用法】上为末。每用豆大一粒，吹鼻内。
【功用】吐痰。
【主治】时气缠喉，入喉肿塞，水谷不下，牙关紧闭，不省人事。

起死回生散

【来源】《寿世保元》卷六。

【组成】蜈蚣三钱（炮存性） 胆矾一钱 全蝎三钱（炒存性） 蝉退一钱（焙存性） 僵蚕（去丝嘴，炒）一钱 穿山甲（麸炒）三钱 蟾酥一钱 乳香五分 川乌一钱

【用法】上为细末。每服一钱五分或二钱。小儿每服一分或六七厘，用葱头捣烂和药，酒送下。出汗为度；如口不开，灌服。

【主治】喉风。

【宜忌】忌猪、羊油、鸡、面七日。

少阴甘桔汤

【来源】《外科正宗》卷二。

【组成】桔梗二钱 甘草一钱 陈皮 川芎 黄芩 柴胡 玄参各六分 羌活 升麻各四分

【用法】水二钟，加葱白一根，煎八分，不拘时服。

【主治】

1.《外科正宗》：少阴咽痛，头眩，脉沉细而身犹热者。

2.《喉证指南》：慢喉风，午后作痛、作渴。

神效吹喉散

【来源】《外科正宗》卷二。

【别名】神效吹口药（《种福堂公选良方》卷三）、吹喉散（《外科传薪集》）。

【组成】薄荷 僵蚕 青黛 朴消 白矾 火消 黄连 硼砂各五钱

【用法】上为细末，腊月初一日取雄猪胆七八个，倒出胆汁，用小半和上药拌匀，复灌胆壳，以线札头，胆外用青缸纸包裹，将地挖一孔，阔深一尺，上用竹竿悬空横吊，上用板铺以泥密盖，候至立春日取出，挂风处阴干，去胆皮青纸，瓷罐密收，每药一两加冰片三分，同研极细。吹患上。

【主治】缠喉风闭塞，及乳蛾喉痹，重舌木舌。

桐油饯

【来源】《外科正宗》卷二。

【组成】桐油三四匙

【用法】先用温汤半碗，加入桐油三四匙搂匀。用硬鸡翎蘸油探入喉中，连探四五次，其痰壅出，再探再吐，以人苏醒声高为度。后服清咽利膈之药。

【功用】探吐顽痰。

【主治】喉风、喉闭。其症先两目紧闭，胸膈气急，呼吸短促，蓦然咽喉肿痛，手足厥冷，气闭不通，顷刻不治。

返魂浆

【来源】《外科百效全书》卷二引龚应颐方。

【组成】土牛膝（红肿节者佳）

【用法】上洗净捣烂，入浓糯米泔三茶匙，同取出汁来，再将茶子仁捣烂，入妇人乳二茶匙，同取出汁来调和。右喉风灌左鼻；左喉风灌右鼻；双蛾风两鼻俱灌，三五次毕竟，吐痰而愈。或单用土牛膝与奶乳同汁，灌鼻亦妙。

【主治】喉风，不拘双单蛾风，及诸证临危者。

【宜忌】切忌热毒物。

蓬莱雪

【来源】《外科百效全书》卷二。

【组成】硼砂一钱 雄黄 芒消各二分 熊胆 儿茶各一分 枯矾一分半

【用法】上为末，火上焙干，再研再焙干，入片脑二分。吹入喉中。内用防风通圣散加麝香一分，调入服之，以利为度。

【主治】喉风。

二虎丹

【来源】《外科百效》卷二。

【组成】川郁金一钱 巴豆肉一钱

【用法】一半生用，一半用猪油熬成炭，俱研为末。吹喉。

【主治】喉风。

银锁匙

【来源】《外科百效》卷二。

【组成】天花粉　薄荷叶各二两
【用法】上为末。每服二钱，食后井花水调下；热甚西瓜汁调下。
【主治】喉风，心烦口烧作渴。

硼砂散

【来源】《外科百效》卷二。
【组成】脑子五厘　硼砂　牙消各一钱　熊胆　麝香各一分
【用法】上为末。或吹，或薄荷煎水吞下。
【主治】单双缠喉风，咽喉满塞。

入圣散

【来源】《疡科选粹》卷三。
【组成】鸡内金（炒存性）　飞矾　青黛各一钱　蟾酥　壁钱（炒存性）各五分
【用法】上为极细末。吹入立愈。不能开口者，吹鼻入。
【主治】喉风。

靛花丸

【来源】《景岳全书》卷六十。
【组成】靛花　薄荷叶（苏州者）各等分
【用法】上为细末，炼蜜为丸，如弹子大。每服一丸，临睡噙化。
【主治】缠喉风，声不出。

牛黄点舌丹

【来源】《外科大成》卷三。
【组成】牛黄五分　熊胆五分　蟾酥三分　犀角三分　羚羊角三分　珍珠三分　冰片五分　麝香三分　沉香五分　辰砂　雄黄　硼砂　血竭　乳香　没药　葶苈各一钱
【用法】上各为细末，和匀，乳汁为丸，如绿豆大，金箔为衣。每用一丸，呷舌下噙化，徐徐咽之。化尽口内麻，以冷水漱口咽之，则患处出汗。
【主治】喉风喉痹，痰火壅盛，并大头瘟及痈毒。

救喉汤

【来源】《辨证录》卷三。
【组成】射干一钱　山豆根二钱　玄参一两　麦冬五钱　甘草一钱　天花粉三钱
【用法】水煎服。
【主治】咽喉忽肿大作痛，吐痰如涌，口渴求水，下喉少快，已而又热呼水，咽喉长成双蛾，既大且赤，其形宛如鸡冠，即俗称为缠喉风。
【方论】玄参为君，实足以泻心肾君相之火；况佐之豆根、射干、天花粉之属，以祛邪而消痰，则火自归经，而咽喉之间，关门肃清矣。

通天达地散

【来源】《冯氏锦囊·杂症》卷六。
【组成】白矾（细末）五分　乌鸡子一个
【用法】二味调匀，灌喉中。
【主治】缠喉风。

启关散

【来源】《洞天奥旨》卷十六。
【组成】胆矾一分　牛黄一分　皂角（烧灰，末）一分　冰片一分　麝香三厘
【用法】上为极细末，和匀。吹入喉中。必大吐痰而快，可用汤药矣。
【主治】缠喉风。双喉蛾大作痛，药不能下喉者。

乌龙膏

【来源】《张氏医通》卷十五。
【组成】皂荚二挺（去皮弦子，捶碎，滚水三升泡一时许，挼汁去滓，砂锅内熬成膏，入好酒一合，搅令稠，入下项药）　百草霜　焰消　硼砂　人参（另为极细末）各一钱
【用法】上四味，拌匀，加白霜梅肉一钱，细研，入皂荚膏内。以少许鸡翎点喉中，涌尽顽痰，却嚼甘草二寸，咽汁吞津；若木舌，先用青布蘸水揩之，然后用药。
【主治】一切缠喉急证；木舌。

硼砂丹

【来源】《张氏医通》卷十五。
【组成】硼砂（生研） 白矾（生研）各一钱 西牛黄 人爪甲（焙脆，研）各一分
【用法】上为极细末，以烂白霜梅肉三钱研糊作丸，分作四丸。噙化。
【功用】涌顽痰。
【主治】缠喉风，风热喉痹。

加味甘桔汤

【来源】《医学心悟》卷四。
【组成】甘草（炙）三钱 桔梗 荆芥 牛蒡子（炒） 贝母各一钱五分 薄荷三分
【用法】水煎服。
【主治】

1.《医学心悟》：喉痹，君相二火冲击，咽喉痹痛；缠喉风，咽喉肿痛胀塞，红丝缠绕，口吐涎沫，食物难入，甚则肿达于外，头如蛇缠；走马喉风，又名飞疡，喉舌之间，暴发暴肿，转肿转大；缠舌喉风，硬舌根而两旁烂；悬痈，脾经蕴热所致，生于上腭，形如紫李；虾蟆瘟，颏下漫肿无头；大头天行，头面尽肿。

2.《外科证治全书》：口菌，由火盛血热气滞而生，多生在牙龈肉上，隆起形如菌，或如木耳，紫黑色。

3.《证因方论集要》：风火郁热初起之咳嗽。

【方论】《证因方论集要》：方中荆芥、薄荷消风，牛蒡、土贝散热，甘、桔清火，治风热咳嗽最稳。
【加减】若内热甚，或饮食到口即吐，加黄连一钱；若口渴，唇焦舌燥，便闭溺赤，更加黄柏、黄芩、山栀、黄连；若有肿处，加金银花五钱。

冰片散

【来源】《医学心悟》卷四。
【组成】冰片一钱 硼砂五钱 明雄黄二钱 黄柏（蜜炙）三钱 靛花二钱 甘草（炙）三钱 鸡内金（烧存性）一钱 人中白（煅）五钱 川黄连二钱 元明粉二钱 铜青（煅）五分 蒲黄（炒）三钱（一方加牛黄、熊胆、珍珠各一钱，儿茶八分，麝香三分）
【用法】上为极细末。吹患处。
【主治】缠喉风，走马喉风，缠舌喉风，双单乳蛾，喉疔，木舌、重舌、莲花舌，悬痈，兜腮痈，喉疮，牙痈。

苏前汤

【来源】《外科全生集》卷四。
【组成】苏子 前胡 赤芍各二钱 甘草 桔梗各一钱 玄参 连翘 浙贝母各一钱半
【用法】水煎服。
【主治】缠喉风，并一切喉症。

赤荆汤

【来源】《外科全生集》卷四。
【组成】川连 甘草各一钱 苏梗 牛蒡 玄参 赤芍 荆芥 连翘 黄芩 花粉 射干 防风各一钱五分
【用法】水煎服。
【主治】缠喉风，并一切喉证。

银荷汤

【来源】《外科全生集》卷四。
【组成】连翘 黄芩 防风 荆芥 麝香各一钱 银花一钱半 薄荷八分 黄连 甘草各五分
【用法】水煎服。
【主治】缠喉风及一切喉证。

喉闭饮

【来源】《仙拈集》卷二。
【组成】巴豆七粒（三生，四炒存性） 雄黄 郁金一个

方中雄黄用量原缺。

【用法】上为末，每服半匙，茶调细呷。如口噤咽塞，以竹筒吹药入喉中，须臾吐利即醒。
【主治】缠喉风，单双蛾。

缠喉散

【来源】《仙拈集》卷二。
【组成】白僵蚕（研细末） 生姜汁少许
【用法】和水灌下。
【主治】缠喉风。

红狮丹

【来源】《喉科指掌》卷一。
【组成】鹅不食草三分 北细辛六分 硼砂一钱五分 麝香一分 飞滑石二钱 朱砂一钱 通草一分 鸡内金五分（焙存性） 壁钱五分（炒存性） 青黛一钱 枯矾五分 冰片三分
【用法】上为细末。吹用。亦可吹鼻，作通关之用。
【功用】祛风消痰，清热败毒，消肿。
【主治】喉病，风症初起。
【加减】风痰不重，去细辛、鹅不食草，加青黛。

神仙枣

【来源】《喉科指掌》卷一。
【组成】江子霜 白细辛 牙皂 蟾酥 真当门麝香各等分
【用法】上为极细末，用枣一个去核，并将枣肉稍去之，只留薄肉一层作卷筒，将药填内约一分许，两头留孔通气。用时塞鼻孔中（男左女右），俟嚏则取出，后再塞入一伏时去之。若痰多上壅者，用米饮灌之。
【主治】一切喉风、喉蛾。

开关散

【来源】《喉科指掌》卷二。
【组成】皂角刺一钱 细辛五分 冰片二分
【用法】上为细末。吹入鼻内；再针颊车左右两穴，点艾数壮。牙关可开。
【主治】缠喉风，因肺感时邪，风痰上壅，阴阳闭结，内外不通如蛇缠，颈下壅塞，甚者角弓反张，牙箝紧闭。

吹喉药

【来源】《串雅内编》卷一。
【组成】白矾三钱 巴豆五粒（去壳）
【用法】用铁杓将矾化开，投豆在内，俟矾干，取出巴豆，将矾收贮。遇喉痛者，以芦管吹之。
【主治】急缠喉风，乳蛾，喉痹。

吹喉药

【来源】《疡医大全》卷十七。
【组成】硼砂二钱五分 雄黄三钱 儿茶一钱 冰片三分 苏薄荷三两（另研）
【用法】和匀密贮，不可泄气。用芦管吹入少许，或用茶匙挑入舌上噙一刻咽下，每日八、九次。若锁喉风口内干枯者，以井水调灌。
【功用】开关生津。
【主治】喉风。
【宜忌】若脾泄胃弱者，不宜多用。

搐鼻如圣散

【来源】《成方切用》卷三。
【组成】皂角（去皮弦，炙） 白矾 雄黄 藜芦
【用法】上为末。搐鼻。
【主治】缠喉急痹，牙关紧闭。

地黄散

【来源】《重楼玉钥》卷上。
【别名】内消散。
【组成】小生地二钱 京赤芍八分 苏薄荷六分 牡丹皮八分 牙桔梗八分 生甘草六分 净茜草（又名地苏木）一钱
【用法】上以灯心二十节，红内消一钱（即茜草藤，五月五日采取，阴干）为引，开水泡药蒸服。每次须与紫正散合用勿离。
【主治】喉风。
【加减】孕妇，去丹皮，加四物汤；热盛者，加连翘、犀角；头痛闭塞，加开关散；烦渴，加银锁匙；潮热者，加柴胡、黄芩；咳嗽，加麦冬、知母；大便秘结，小便赤涩者，加木通；数日不大

便者，加元明粉；热壅肺闭致气喘促者，加麻黄五分，先滚去沫，再入药内同蒸；痰稠，加贝母；阴虚者，合四物汤。

辛乌散

【来源】《重楼玉钥》卷上。
【别名】角药。
【组成】赤芍梢一两　草乌一两　桔梗五钱　荆芥穗五钱　甘草五钱　柴胡三钱　赤小豆六钱　连翘五钱　细辛五钱　紫荆皮一两　皂角五钱　小生地五钱

《卫生鸿宝》有茜草根、石菖蒲。

【用法】上药置日中晒燥，为细末，收入瓷瓶，勿令走气。临用以冷水调，噙口内；凡颈项及口外红肿，即以角药敷之；亦可用角药作洗药，以荆芥同煎水频频洗之，洗后仍调角药敷上。
【功用】取风痰。
【主治】喉风。
【宜忌】诸药不宜见火。
【加减】痰涎极盛，加摩风膏浓汁四五匙；悬痈风，加南星末少许。

消芦散

【来源】《重楼玉钥》卷上。
【组成】茜草一两　金毛狗脊五钱　唐蜜根一两（即紫荆皮根）　芦根二两（去皮）
【用法】上用米醋同药贮小罐内，以厚纸封口极固，放水中煮好，口上开一小孔如箸头大，对肿处熏；若一时未破，加巴豆七粒去壳同入煮，再熏。若破后不能速于收功，吹生肌散。
【主治】喉风。因病人畏刀，以此熏破。

银锁匙

【来源】《重楼玉钥》卷上。
【组成】天花粉八分　玄参一钱
【功用】止烦渴，退口烧。
【主治】喉风。

紫正散

【来源】《重楼玉钥》卷上。
【组成】紫荆皮二钱　荆芥穗八分　北防风八分　北细辛四分（去茆）
【用法】宜蒸不宜煎。
【主治】喉风初起，恶寒发热，头痛，大便秘结，小便赤涩。

碧玉丹

【来源】《重楼玉钥》卷上。
【组成】胆矾三钱　白僵蚕六钱（炒去丝嘴，拣直者佳）
【用法】上为细末，加麝香一分。每用少许，吹咽喉中。
【主治】喉风急闭。

蜡矾丸

【来源】《重楼玉钥》卷上。
【组成】黄蜡一两　枯矾五钱　乳香一钱五分（去尽油）　没药一钱五分（去尽油）
【用法】后三味共为细末，即用黄蜡为丸。每服二钱，开水送下。
【主治】喉风穿腮出脓者。

摩风膏

【来源】《重楼玉钥》卷上。
【组成】川乌头（即大川附子之尖）一个　灯心灰五分
【用法】以乳钵底磨汁入辛乌散用。
【主治】喉风。

开关散

【来源】《慈航集》卷下。
【组成】白僵蚕二钱（烘）　全蝎二钱（洗去尾勾）　牙消二钱　硼砂二钱　胆矾三钱　薄荷叶一钱　牙皂二钱　冰片三分
【用法】上各为细末，瓷瓶收好，不可走其药性。

遇咽喉急症，吹入。吐出风涎，即愈。

【主治】喉闭、喉风、喉痹、双单蛾、喉瘟。

异功散

【来源】《中国医学大辞典》引《疫痧草》。

【别名】拔疔散、咽喉异功散（《疡科纲要》卷下）、贴喉异功散（《中药成方配本》）。

【组成】斑猫（去翅足，糯米炒黄，去米）四钱　血竭　没药　乳香　金蝎　玄参各六分　麝香三分

《疡科纲要》有冰片。

【用法】共为细末，瓷瓶收藏，封口，切勿走气。用寻常膏药一张，取此散如黄豆大，贴项间；患左贴左，患右贴右，患中贴中。三四时起泡，用银针挑破即愈。凡阴证起泡更速。

【功用】《中药成方配本》：吊泡拔毒。

【主治】烂喉风，喉闭，双单喉蛾。

活命神方

【来源】《古方汇精》卷二。

【组成】当门子　新江子仁（去油）　真大泥冰片　麻黄各一钱　细辛　山豆根各五分　真西牛黄六分　月石末　老姜汁（澄粉）各三分

【用法】各取净末。遇症用芦管吹之。

【主治】喉风喉痹，单蛾双蛾。

【宜忌】阴虚喉痛者不可用。

元明醋

【来源】《喉科紫珍集》卷上。

【组成】元明粉

【用法】和好醋，灌入喉中，鹅毛探搅。痰出即愈。

【主治】连珠喉风，喉痰壅塞。

孙真人活命神丹

【来源】《喉科紫珍集》卷上。

【组成】麝香一钱　月石（净末）三分　冰片一钱　山豆根（净末）五分　蟾酥（不见火，晒干，净末）一钱　老生姜（取汁澄粉）三分　新江子仁（去净油）一钱　大干地龙（去泥）二条

【用法】上为极细末。合匀，瓷瓶收贮，蜡口封固。临时用小红枣一枚，去蒂去核，取核只开近蒂半截，免走药性，入药黄豆大，将枣开蒂孔一头，塞入鼻中，令病人闭口目。避风少顷，即能得涎嚏或出脓，以银花甘草汤漱之，喉中便觉通快，俟鼻内热时，即将药枣拿去。病甚者，再换药枣一枚。凡左蛾塞左，右蛾塞右，双蛾左右先后塞之，唯喉风喉痹，男左女右塞之。

【主治】喉风，喉痹，双单喉蛾。

【宜忌】阴虚喉痛、虚人、孕妇忌用。

顺气利咽汤

【来源】《喉科紫珍集》卷上。

【别名】顺气利膈汤（《焦氏喉科枕秘》卷一）。

【组成】川芎　枳壳　乌药　白芷　陈皮各七分　桔梗　栀子　花粉各一钱　防风　黄芩各八分　粘子　元参各一钱二分　甘草五分

【用法】加连须葱一小枝，灯心二十寸，水二钟，煎七分，合后服。

【主治】

1.《喉科紫珍集》：痰壅气促，喉风肿胀，呛食难进，初宜服之。

2.《焦氏喉科枕秘》：风热积心，喉中干燥作疼，无痰涎而气喘者。

活命神丹

【来源】《喉科紫珍集》卷上。

【组成】真正当门子麝香一钱　月石（净末）三分　真正大泥冰片头　山豆根（净末）五分　真道地蟾蜍（不见火，晒，研，净末）一钱　老生姜（取汁澄粉）三分　新江子仁（去净油）一钱　大干地龙（去泥）二条

【用法】上药照方拣选道地，逐一研极细末，秤准，制，合匀，瓷瓶收贮，蜡口封固。临时用小红枣一枚，去蒂去核，入药黄豆大。但取核，只开近蒂半截，免走药性。将枣开蒂孔一头，塞入鼻中，令病人闭口目，避风，少顷即能得涎嚏，或出脓，以银花、甘草汤漱之，喉中便觉通快。

俟鼻内热时，即将药枣拿去。病甚者，再换药枣一枚，无不立效。凡左蛾塞左，右蛾塞右，双蛾，左右先后塞之。唯喉风喉痹，男左女右塞之。
【主治】喉风喉痹，双单喉蛾。
【宜忌】虚人、孕妇及阴虚喉痛不可用。

秘传夺命丹

【来源】《喉科紫珍集》卷上。
【组成】枯矾　直僵蚕（炒，去丝）　硼砂　皂角末各等分
【用法】上为细末。每用少许，吹入喉中，有痰吐出。
【主治】急喉风，痰涎壅塞。

梅花点舌丹

【来源】《喉科紫珍集》卷下。
【组成】朱砂一钱　明雄一钱　梅片五分　牛黄一分　琥珀五分　苦葶苈五分　龙胆草二钱　乳香一钱　没药一钱　硼砂五分　沉香三分　血竭二分　蟾酥三分　苦参五分
【用法】上为细末，人乳为丸，金箔为衣。每服一丸，与病人压舌底。
【主治】咽喉口舌诸症。
【宜忌】孕妇忌用。

梅花散

【来源】《喉科紫珍集·补遗》。
【组成】梅花片　大黄　川连　半夏各等分
【用法】将黄、夏、连三味为细末，用鸡子清调敷足底心，男左女右，另将梅片整块安置敷药中间。喉患有痰即吐，无痰亦自愈矣。但梅片切不可同研，亦不可研细，慎之。
【主治】喉症火气甚。

追风散

【来源】《喉科紫珍集》卷下。
【组成】淮乌　川乌　牛膝　麝香　草乌　良姜　细辛各等分
【用法】上为细末。吹患处。
【主治】舌喉风，喉下、腮颔肿痛，舌硬卷高，牙关紧急，手反，兼寒热往来，发热恶寒者。

神品散

【来源】《喉科紫珍集》卷下。
【组成】白矾五钱　牙皂五钱　黄连（新瓦上炙干）五钱
【用法】上为细末。吹于喉内，有痰任流。
【主治】喉风、喉蛾及一切喉闭。

通关散

【来源】《喉科紫珍集》卷下。
【组成】牙皂一两（瓦上焙存性）　川芎五钱
【用法】上为细末。吹入鼻中，或喉口等症，脓成胀痛而畏刀针者，候熟用此吹鼻，其脓自出。
【主治】一切喉风，口噤不开，痰逆不知人事，或喉症已成脓，怕刀针者。

僵蚕散

【来源】《古今医彻》卷三。
【组成】僵蚕二钱（汤净）　半夏　防风　前胡　荆芥　桔梗　葛根　枳壳　玄参　薄荷各一钱　大力子一钱半（焙）　甘草三分　生姜一片
【用法】水煎服。
【主治】喉风。

疏邪和解汤

【来源】《疡科捷径》卷上。
【组成】柴胡　连翘　苏梗　桔梗　制蚕　土贝　牛蒡　枳壳　生草　马勃　芥子　钩钩
【用法】水煎服。
【主治】缠颈风痰。

疏邪荆防散

【来源】《疡科捷径》卷中。
【组成】荆芥　象山贝母　牛蒡子　桔梗　甘

草 防风 前胡 杏仁 马勃 莱菔汁
【用法】水煎服。
【主治】紧喉风，缠喉肿痛，咽喉风火留滞壅塞，痰声如拽锯。

夺命红枣丹

【来源】《拔萃良方》卷一。
【组成】当门麝一钱 梅花片一钱 杜蟾酥一钱（不见火，晒，研净末） 巴豆霜一钱（去油净） 月石三分（净末） 山豆根五分（净末） 老姜粉三分（用汁澄粉，晒干，净末）
【用法】上药照方拣选道地，研细称准，合匀，收贮瓷瓶。临用时，用小红枣一个，切蒂去核，外皮幸勿损伤，入药黄豆大许，将枣摘蒂一头塞入鼻孔，即闭口目避风，稍顷得嚏，喉渐通快，如出脓以银花、甘草漱之，病甚者，再换一枣。凡治喉症，男左女右，若左蛾塞左，右蛾塞右，双蛾更换塞之。塞药必得一周时拔出为妙，否则误事，慎之。
【主治】喉风痹，双单乳蛾。
【宜忌】忌鲜发、鱼、荤、青菜、辛辣等物。愈后忌七日为要。阴虚孕妇忌用。

七宝漱散

【来源】《卫生鸿宝》卷二。
【组成】紫荆皮四钱 荆芥穗 薄荷叶各三钱 僵蚕（炒） 苦桔梗 防风各二钱 甘草（生）钱半
【用法】晒干，忌火，为末。煎数沸，去滓，满口细细漱服。
【主治】缠喉风、锁喉风、喉蛾、喉珠、悬雍风等证，初起肿痛，恶风发热。
【方论】方省庵曰：血结气壅，乃为喉风。君以荆皮，解血结也；臣以荆、防、蚕、薄，散风壅也；佐甘草以解毒，桔梗以载药上行。漱而服之者，欲使绾结之邪，尽从上散也。
【加减】兼伤寒，身疼骨节疼者，加羌活、苏叶；红紫肿痛甚者，加生地汁；舌苔垢，不大便者，加大黄；痰涎壅盛者，兼噙辛乌散。

绛雪丹

【来源】《卫生鸿宝》卷二引《方氏喉科参指掌》。
【组成】飞消一两（马牙消，用大西瓜上好头藤者一二个，挖去瓤，装满消，悬屋檐下，用瓷盆接其所滴之水，冰凝成雪；冬令其雪凝于瓜皮上者名银粉雪，更佳，其瓜内不尽之消取出，加消，另装入一瓜，如法再取，其消装过四五个瓜者，虽未飞雪亦可用） 朱砂（水飞）一钱 冰片 麝香各二分
【用法】研匀，每用少许吹患处，其凉如雪。
【主治】喉风肿痛，重舌，重腭，牙痈，悬痈，燕口，舌疔，及喉癣，喉疳溃烂者。

犀羚二鲜汤

【来源】《华氏医方汇编》卷四。
【组成】羚羊角 犀角 鲜沙参 鲜生地 连翘 黑山栀 甘中黄 人中白 马勃 大贝母 金银花 陈金汁 元参 生石膏 川黄连
【用法】水煎服。
【主治】痧点虽透而喉烂极盛，脉弦大。

十宝丹

【来源】《良方汇录》卷下。
【组成】梅矾（取青梅圆大而脆者，用刀切下圆盖，去核，将明矾末捺实在内，仍以盖覆上，竹钉签好，过一宿，用炭火煅之，去梅灰，只用其矾，白如腻粉，味极平酸） 薄荷（用青鱼胆汁收之，去筋梗）各一两 僵蚕（洗净折断，无筋连者，去头足，瓦上炙脆） 冰片（另研）各四钱 孩儿茶二两 牛黄一钱 血竭 珍珠 琥珀各三钱 生甘草五钱
【用法】上为极细末，瓷瓶收贮。
【主治】缠喉风，塞喉风一切急症及口喉诸病。
【加减】如寻常口喉症，去牛黄、珍珠、琥珀。

红枣散

【来源】《验方新编》卷一。
【组成】红枣四两（去核，烧枯） 明雄七钱五

分（勿经火） 枯矾 真犀牛黄 牙色梅花 冰片 铜绿（煅） 真麝香各一分

【用法】上为细末，收入瓷瓶，勿令出气。用时以红纸卷管吹入喉中，仰卧少时，吐出浓痰以多为妙；若烂喉痧，吹入过夜即安。

【主治】喉风，烂喉痧。

苏子汤

【来源】《验方新编》卷一引林屋山人方。

【组成】苏子 前胡 赤芍各二钱 桔梗 甘草各一钱 玄参 连翘 浙贝各一钱五分

【用法】水煎服。

【主治】风火锁喉、缠喉、乳蛾。

六神丸

【来源】《喉科心法》卷下引雷允上方。

【组成】关西黄一钱五分 上辰砂一钱五分（须镜面劈砂） 杜蟾酥一分五厘（烧酒化） 粗珍珠一分五厘 当门子一分五厘 百草霜五分

【用法】上为细末，米浆为丸，如芥菜子大，以百草霜为衣，瓷瓶收贮，勿使泄气。每服五丸、七丸、十丸不等，视病势轻重服之；茶汤不能进者，每用十丸，以开水化开，徐徐咽下。重者再进一服。

【主治】时邪疠毒，烂喉丹痧，喉风喉痈，双单乳蛾；疔疮对口，痈疽发背，肠痈腹疽，乳痈乳岩，一切无名肿毒；小儿痰急惊风，肺风痰喘，危在顷刻。

喉风夺命丹

【来源】《囊秘喉书·附录》。

【组成】真西黄 珍珠 当门子各一钱 辰砂四钱 枪消一两五钱 月石五钱 僵蚕一钱 雄精二钱 人中黄一钱

【用法】上各为细末，瓷瓶收储，勿泄气。如遇急喉风，痰声漉漉，呼吸气促者，急吹此丹二三管。痰即随药而下，顷刻而愈。

【主治】急喉风，痰涌气逆。

七宝散

【来源】《理瀹骈文》。

【组成】山豆根 牙消 胆矾 白矾 鸡肫皮 辰砂 冰片各等分

【用法】上为末。喉缠。

【主治】喉闭，喉缠，悬痈下垂。

孙真人红枣丹

【来源】《理瀹骈文》。

【组成】巴豆霜 杜蟾酥 当门麝 冰片各一钱 山豆根五分 硼砂 老姜粉各二分

【用法】红枣去蒂装药。塞鼻，即闭口目，避风，嚏出浓血后，银花、甘草煎浓汤漱之，治喉蛾，塞蛾一边；喉风，男左女右，周时方可拔出。

【主治】喉风，喉痹，双单乳蛾。

【宜忌】虚火及阴毒证忌用。

苦酒方

【来源】《喉科枕秘》卷二。

【组成】黄耆三两 白芍药二两 桂枝一两六钱

【用法】上为末。每服三钱，醋三合煎，频服。

【主治】阴毒喉风，自汗咽疼，脉沉细，属少阴证者。

半金丹

【来源】《痧喉汇言》。

【组成】巴豆七粒（去壳，三生四熟） 明雄黄皂子大许 蝉肚郁金一枚

【用法】上为极细末。每服二分，茶调下。

【主治】缠喉风，急喉痹，牙关紧急，痰涎壅盛。

青黄散

【来源】《梅氏验方新编》卷一。

【组成】青鱼胆一钱 黄瓜霜一钱 梅花冰片一分

【用法】上为极细末。用瓷瓶收贮，勿令泄气。吹时俟喉中流吐痰涎即愈。

制青鱼胆法：冬月取大青鱼胆，每个入糯米

数粒在内，勿将胆中苦水倾出，挂在背阴处风干，听用。制黄瓜霜法：拣老黄瓜，用竹刀将瓜蒂切下，挖去瓜子、瓜瓤，用皮消贮满瓜内，仍将瓜蒂盖上拴好，挂在有风无日处，待霜结瓜外，扫下听用。倘瓜烂无霜，将消倒出，仍可换瓜重制，每制必须多备几条，恐防瓜烂。

【主治】喉风，喉闭，一切喉疮、喉毒。

开关散

【来源】《喉证指南》卷四。

【组成】番木鳖二片（去壳） 好黄酒半杯

【用法】用粗碗磨浓汁。将病人扶坐靠端，以鸡翎蘸汁涂于两牙龈尽后处，渐开，再涂天花板并舌根下，即开涎出，以微温水漱净。

【主治】牙关紧闭。

【宜忌】木鳖烂肉，药汁切勿沾喉。

青风散

【来源】《喉证指南》卷四。

【组成】青果炭三钱（烧存性） 川贝 黄柏 儿茶 薄荷叶各一钱 冰片八分 凤凰衣五分

【用法】上药各为极细末，再入乳钵内研匀，收贮瓷瓶封固。用时取少许吹患处。

【主治】白喉及喉风，一切热证。

清露饮

【来源】《喉证指南》卷四。

【组成】天冬（去心） 麦冬（去心） 生地 熟地（九制） 黄芩 枇杷叶（蜜炙） 鲜石斛 陈枳壳（麸炒） 茵陈蒿 甘草各等分

【用法】水煎，食后服。

【主治】慢喉风，脉虚大，面赤，咽干不渴。

紫地汤

【来源】《喉证指南》卷四。

【组成】紫荆皮 小生地各二钱 净茜草一钱（又名地苏木） 荆芥穗 防风 京赤芍 牡丹皮 芽桔梗各八分 苏薄荷叶 生甘草各六分 北细辛四分（去茆） 灯心二十节 茜草藤一钱

【用法】开水泡药蒸服。证轻者一日二次，证重者一日三次。

【主治】喉风。

【加减】孕妇，去丹皮，加四物汤；热甚，加连翘、犀角；头痛、潮热，加柴胡、黄芩；咳嗽，加麦冬、知母；大便秘结，小便赤涩，加木通；数日不大便者，加元明粉；热壅肺闭，气息喘促，加麻黄五分，先滚去浮沫，再入药内合蒸；痰稠者，加川贝；阴虚，合四物汤。

蒜泥拔毒散

【来源】《喉证指南》卷四。

【组成】老蒜二瓣（捣如泥）

【用法】上用梧桐子大许，敷经渠穴，以皮纸包裹微系。阅五六时启视，即起水泡，用银针刺破，揩尽毒水。

【主治】急喉证。

西瓜霜

【来源】《经验方》卷下。

【组成】秋季老西瓜一个

【用法】切开一片作盖，挖去内肉，取蜒蚰一大碗入瓜中，再入元明粉盛满，仍将切下之盖盖上，用竹钉钉上，夏布袋装之，挂于有风无雨处，下接瓷盆，以接滴下之水，此水能成白霜，候干透，研细末。临用时，加冰片少许。

【主治】喉风、乳蛾。

青莲散

【来源】《经验方》卷下。

【组成】薄荷 天虫（炒） 火消 青黛 黄连 硼砂 净朴消 白矾各五钱

【用法】上为细末。于腊月取雄猪胆七个，将胆汁入碗内和药拌匀，再灌入胆壳中，以线扎胆口，外用纸包，再掘地坑，深、阔一尺，用竹竿横放药胆间，悬于竹竿上，地坑四面悬空，上铺板，盖泥，不可漏气，至立春日取出，挂通风处阴干，去纸，研细。每药一两，加入大梅片三分，和匀。

【主治】喉风、乳蛾、咽喉诸症，及口内诸火。

玉屑无忧散

【来源】《专治麻痧初编》卷四。

【组成】净硼砂一两五钱　煅过寒水石五钱　净盆消三钱　飞青黛三钱　苏薄荷叶五钱　蒲黄末五钱　川黄连二钱　贯众末（生晒）二钱　玄参二钱　白云苓二钱　滑石二钱（飞）　荆芥穗二钱　山豆根二钱　带壳缩砂仁二钱　生甘草二钱

【用法】上为细末。每服半钱，干掺舌上，以清水咽下。

【功用】除三尸，祛八邪，辟瘟疫，疗烦渴。

【主治】缠喉风，咽喉肿痛，语声不出，咽物有碍；或风涎壅滞，口舌生疮；大人酒癥，小儿奶癖；或误吞骨屑梗塞不下，或子舌胀，重舌，木舌，肿胀闭塞，水浆不下。

家宝丹

【来源】《外科传薪集》。

【组成】薄荷头二钱　枪消二钱　灯心灰二分　雄精五分　大梅片三分

【用法】上为细末。吹喉。

【主治】喉风。

六神丸

【来源】《青囊秘传》。

【组成】乳香一钱　没药一钱　熊胆一钱　鲤鱼胆三个　硇砂一钱　狗宝一钱　元寸五分　白丁香四十九粒　蜈蚣　黄占各三钱　头胎男乳一合　腰黄一钱　扫盆一钱　真西黄一钱　白粉霜三钱　杜酥二钱　乌金石一钱

【用法】上药各取净末，以鲤鱼胆、黄占溶化为丸。每服十丸，开水化下。重者再进一服。

【主治】时邪温毒，烂喉丹痧，喉风，喉痈，双单乳蛾；疔疮，对口，痈疽，发背，肠痈，腹疽，乳痈，乳岩，一切无名肿毒；小儿急慢惊风，危在顷刻。

仙露梅

【来源】《外科方外奇方》卷三。

【组成】大青梅子三斤　青盐四两　食盐二两　活蜗牛四十个（杵烂）

【用法】共拌匀，隔一夜以后日晒夜收，盐尽为度。瓷器收贮。每取肉少许含咽。

【主治】咽喉大症垂危者。

开关散

【来源】《医略传真》。

【组成】川芎（研）五钱　牙皂（焙）一两　麝香一分

【用法】上各为细末和匀，瓷瓶收贮，勿令泄气。用时以少许吹鼻。

【功用】取嚏。

【主治】喉风，积热在中，风痰鼓动，骤然上涌，才觉胸膈不利，旋即紧痛，咽塞项肿，汤饮难入，势极险暴。

导痰开关散

【来源】《治疔汇要》卷下。

【组成】牙皂一两（去皮弦，炙）　僵蚕五钱　白矾五钱　杜牛膝根汁一两（五六月间取根叶打汁，晒干，研末，用瓶固藏）

【用法】上为细末。如遇喉证，连吹数管，吐出稠痰，重者吹数次；若中风痰升，调服一钱许，令吐痰涎，然后续进它药；醋调可敷外肿。

【主治】喉症风痰，中风痰升。

玄黄散

【来源】《喉科种福》卷四。

【组成】玄参三钱　黄耆钱半　羌活一钱　独活一钱　防风二钱　前胡一钱　柴胡一钱　白芍一钱　陈皮一钱　白芷一钱　牛子一钱　桔梗二钱　茯苓二钱　甘草八分

【用法】内服。并吹绿云天散，敷鼎足方。

【主治】脚跟喉风初起，证从脚跟发起，直至喉间，或一年一发，或半年一发，其病日行一穴者。

补中益气汤

【来源】《喉科种福》卷四。
【组成】牛蒡子一钱半　元参三钱　蜜耆三钱　白术一钱半（蜜炒）　广陈皮一钱半　当归一钱半　甘草一钱　麦冬三钱半　苦桔梗一钱　红枣一枚　生姜三片　柴胡二钱（酒炒）　升麻八分（酒炒）
【用法】水煎服。
【主治】慢喉风，平素体虚，更兼暴怒，或过食五辛而生，或忧思太过而成。其发缓，其色淡，其肿微，咽干，舌滑而白，大便自利，脉细而微，唇如矾色，午前痛者。

绿云天散

【来源】《喉科种福》卷四。
【组成】硼砂六分　冰片一分　绿矾三分（煅）　玄明粉五分　麝香五厘
【用法】吹喉，内服玄黄散，敷鼎足方。
【主治】脚跟喉风。
【宜忌】忌热物、怒气。

鼎足方

【来源】《喉科种福》卷四。
【组成】生姜　白矾各一两半
【用法】上为末。醋调，敷两足心。
【主治】脚跟喉风。

一气还魂丹

【来源】《千金珍秘方选》引徐洄溪方。
【组成】真犀黄五钱　风化瓜霜四钱　飞青黛（青鱼胆收干）三钱　硇砂五钱　人中白三钱　道地紫雪丹五分　真熊胆三钱　冰片一分五厘　灯心炭四分　珠粉一钱
【用法】上药各为细末，另包听用。吹喉。
【主治】喉症。
【加减】风火，加薄荷末四分；阴虚，加黄柏末；喉风急闭，加指甲灰五分，壁钱炭（在砖瓦上者佳，木上者不可用）二分。

元霜锭

【来源】《千金珍秘方选》。
【组成】牙皂（煨，切片，研）二百四十荚　玄胡索（生晒，研）三两　青黛六分　当门子一钱
【用法】上为极细末，将冷水拌打成锭，每重三分。以冷水磨服。吐出顽痰即愈。
【主治】喉风急闭，痰如潮涌，命在顷刻。

太乙聚宝丹

【来源】《千金珍秘方选》。
【组成】薄荷二分　儿茶四分　青黛二分　明雄黄二分　人中白一钱五分　黄柏二分
【用法】上为细末。吹之。
【主治】喉症，阴虚者更妙。

咽喉夺命丹

【来源】《千金珍秘方选》。
【组成】珍珠二钱　金果榄二钱　真京墨（研）六分　川郁金二钱　犀角六分　飞辰砂二钱　赤金箔六分　煅中白五分　梅片五分　上血竭二钱　天竺黄二钱　上沉香二钱　苦甘草三钱　人指甲（炙脆）六分　川贝母三钱　真熊胆六分　上血珀六分　玳瑁（炙脆）七分　甜葶苈二钱　当门子三分
【用法】上为细末，用麻黄、钩藤、薄荷、陈皮各一两煎胶，用元米饮一勺，打和捣匀为丸，每丸重一钱，辰砂为衣，用蜡壳收置。极重喉症含之立效。
【主治】咽喉险症。

疏风甘桔汤

【来源】《包氏喉证家宝》。
【组成】生甘草　桔梗　归尾　花粉　山栀　甘葛　元参　荆芥　川芎　连翘　人参　枳壳　茯苓　陈皮　防风　黄连
【用法】水煎服。
【主治】弄舌喉风。不言，舌常吐出，将手弄舌。

宣肺化痰汤

【来源】《喉科家训》卷二。
【组成】牛蒡 连翘 防风 薄荷 生草 竹沥 荆芥 杏仁 蒌仁 玄参 枳壳
【用法】水煎服。
【主治】锁喉缠喉，痰涎上升，呼吸短促，形寒烦热，骨节胀闷，脉弦紧数，舌黄尖绛。

新方清咽汤

【来源】《喉科家训》卷二。
【组成】乌元参 女贞子 大生地 剖麦冬 潼木通 粉丹皮 枣杞子 生首乌 大连翘 生甘草 南薄荷
【用法】水煎服。
【主治】劳碌喉风。肝肾两虚，发于扁桃腺内，黏膜红点，根白不肿，常有血腥之气。

吊 药

【来源】《喉科秘诀》卷上。
【组成】鹅腿草（即剪刀铰根） 山大黄（即水推沙根） 野南星（即石蒜头）
【用法】上药共磨水吞下。
【功用】吐膈中痰。
【主治】喉风，喉痹肿痛。

散风药

【来源】《喉科秘诀》卷上。
【组成】全蝎六分（洗净，去头足，童便制） 草乌一钱（去芦，制） 薄荷一钱五分
【用法】上为极细末，和入千金皮消散一钱，冰片一分，麝香五厘。先吹此药，针后封针口。
【主治】喉风。

三黄丸

【来源】《喉科秘诀》卷下。
【组成】大黄 黄芩 黄连 山豆根各等分
【用法】加入冰片少许，共为细末，和熟，青鱼胆为丸，如绿豆大。每服三五丸。
【主治】喉风。

玉锁匙

【来源】《喉科秘诀》卷下。
【组成】珍珠二分 朴消三分 儿茶二分 冰片五厘 僵蚕三分 牙皂三分
【用法】上为细末。吹喉三四次。立效。
【主治】喉风。

防风消毒散

【来源】《喉科秘诀》卷下。
【组成】防风七分 枯芩一钱 薄荷五分 羌活五分 升麻五分 天花粉一钱 桔梗一钱 半夏五分 川芎五分 荆芥五分 甘草三分
【用法】水煎服。
【主治】喉风。

铁锁匙

【来源】《喉科秘诀》卷下。
【组成】牙皂角一条 精巴豆仁二三粒 麝香少许
【用法】牙皂角入精巴豆仁，黄泥封固，煅存性，入麝香，为末。薄荷汤送下。
【主治】噤喉风。

银锁匙

【来源】《喉科秘诀》卷下。
【组成】老竺黄五分 白矾三分 硼砂一钱 麝香五钱 牙皂角一分 冰片五厘
【用法】上为细末。吹喉。
【主治】喉风。

绿袍散

【来源】《喉科秘诀》卷下。
【组成】青黛 川黄柏 煅人中白 寒水石 明白矾各等分
【用法】水煎服。

【主治】喉风。

玉匙开关散

【来源】《药奁启秘》。
【组成】牙皂一钱　明矾一钱（入蜒蚰二条拌匀，阴干）　火消一钱半　腰黄三分　硼砂一钱半　僵蚕一钱　山豆根一钱　冰片三分
【用法】上为细末。吹入。
【主治】喉风、喉痈、乳蛾。
【加减】痰多者，加胆矾；热甚者，加朴消；夏令潮湿，加龙骨；腐烂者，加轻粉。

喉科回春锭

【来源】《药奁启秘》。
【组成】牙皂（煨，切片，研）一百四十荚　延胡索（生晒，研）三两　青黛一钱二分　麝香一钱
【用法】上为极细末，和匀，用大麦粉煮成浆，杵拌打成锭。每块重三分，亮干，收入瓷瓶，勿令泄气。每服一块，重症加服，用冷水磨汁，将冷开水冲下，或用萝卜汁冲下更妙。如遇牙关紧闭，即从鼻孔灌入，即开。
【主治】喉风急闭，痰如潮涌，命在顷刻者；并治喉痧、烂喉、单双乳蛾诸险症，斑痧症不能发出者；兼治小儿惊风。

青莲散

【来源】《经目屡验良方》。
【组成】山豆根　儿茶　胡连各一钱　川黄连三分　冰片一分　青鱼胆二钱
【用法】上为极细末。收固听用，吹之。
【主治】一切喉风，生蛾等症。

加味冰硼散

【来源】《外科十三方考》。
【组成】熊胆三分　儿茶五分　血竭　乳香　没药　硼砂　寒水石各五钱　青黛六钱　冰片一钱
【用法】上为末。吹入喉中，使其尽量流出涎水，约七日后出脓，即愈。

喉风治法，内服中九丸，兼服加减甘桔汤及败毒散。若外面红肿者，以麻凉膏敷之，再吹加味冰硼散。
【主治】喉风，外面红肿者。

加减甘桔汤

【来源】《外科十三方考》。
【组成】桔梗　元参　白芷　防风　赤芍　川芎　前胡　独活　连翘　荆芥　甘草各五分　丑牛　豆根　黄芩　射干　生地各五钱
【用法】竹叶七片为引，水煎，食后服。

内服中九丸，兼服加减甘桔汤及败毒散，若外面红肿者，以麻凉膏敷之，再吹加味冰硼散。
【主治】喉风。喉咙肿痛，痛不可忍，一发如雷，水米不能下咽，生死危在顷刻，亦有延至六七日者。

太乙紫金片

【来源】《全国中药成药处方集》（杭州方）。
【组成】茅慈菇　五倍子（捶破，拣去虫土，刮净毛）各二两　千金子霜一两　红毛大戟一两五钱　麝香三钱　梅冰片三钱　苏合油一两
【用法】上各取净粉，加糯米糊捶成薄片，洒金（或用京墨），切而用之。每服三至八分，小儿酌减，凉开水化服。
【功用】芳香通窍，辟秽解毒。
【主治】霍乱痧胀，山岚瘴气，中暑昏厥，水土不服，喉风中毒，中风诸痫，小儿急惊风，以及暑湿瘟疫，秽浊熏蒸，神识昏乱危急诸症。

玉锁匙

【来源】《全国中药成药处方集》（沈阳方）。
【组成】马牙消三钱　硼砂三钱（用新炼银罐，先硼后消，层层间炼，如升枯矾之状，松脆为妙）　冰片六分　僵蚕（炒研）五分　雄黄五分
【用法】上为极细末，收贮瓷瓶内。用少许，吹患处。痰涎即出。
【功用】清热消肿，解毒，利咽喉。
【主治】乳蛾喉痹，缠喉风症，痰壅口噤，痧疹毒

盛，咽喉肿痛，甚则糜烂。

龙脑破毒散

【来源】《全国中药成药处方集》（哈尔滨方）。
【组成】僵蚕八分（微炒，去嘴） 青黛八分 甘草八分 生蒲黄五分 马勃三分 冰片二分 麝香一分 西瓜霜四钱
【用法】上为极细末，绢罗筛过，玻璃瓶封藏。纸筒或苇管吹喉。
【功用】止痛，消肿，去腐。
【主治】喉症。
【宜忌】忌食腥、辣。白喉忌用。

缠喉散

【来源】《全国中药成药处方集》（大同方）。
【组成】巴豆霜三钱 上辰砂一钱 明雄二钱 倒退虫七个
【用法】共为细末，每包一分。每服一分，开水化服。量儿酌减。
【主治】缠喉风。

胡氏六神丸

【来源】《部颁标准》。
【组成】牛黄 5g 冰片 5g 朱砂 10g 薄荷 5g 麝香 7g 熊胆 5g 板蓝根 5g 雄黄 20g 甘草 5g 金银花 5g 蟾酥 8g
【用法】制成小水丸，每 100 丸重 0.26g，密闭，防潮。口服，咽喉痛口内含化，成人 1 次 10～15 丸，5 岁 1 次 5 丸，婴儿 1 次 1～2 丸，每日 2 次。
【功用】消肿解毒，止痛退热，镇惊安神。
【主治】喉风喉痹、喉痛、双单乳蛾等咽喉诸症，疔毒、痈疮、小儿急热惊风及一般红肿热痛等症。

六、喉 痹

喉痹，痹者，闭也，是指以咽部肿胀疼痛、闭塞不适等为主的咽部病情。《黄帝内经·素问·阴阳别论》：“一阴一阳结，谓之喉痹。”《素问·至真要大论》：“岁太阴在泉，草乃早荣，湿淫所胜，则埃昏岩谷，黄反见黑，至阴之交。民病饮积，心痛，耳聋，浑浑焞焞，嗌肿喉痹。”《诸病源候论》论述了喉痹的症状和发病机理：“喉痹者，喉里肿塞痹痛，水浆不得入也。人阴阳之气出于肺，循喉咙而上下也。风毒客于喉间，气结蕴积而生热，故喉肿塞而痹痛。”后世文献也有阐述，如《脉因证治》：“夫手少阴君火心主之脉，手少阳相火三焦之脉，二火皆主脉，并络于喉，气热则内结，结甚则肿胀，肿胀甚则痹甚，痹甚不通而死矣。”《卫生宝鉴》：“心脾客热，热毒攻冲，咽喉赤肿疼痛，或成喉痹。”《景岳全书》：“喉痹一证，……盖火有真假，凡实火可清者，即真火证也。虚火不宜清者，即水亏证也。且复有阴盛格阳者，即真寒证也。”

本病常有两种表现：一为风热喉痹，多为肺脾胃脏腑功能失调，风热邪毒侵犯，热毒循经上壅，以致气血瘀滞，脉络痹阻而发病，以咽部红肿，疼痛灼热，干燥痒渴，伴微恶风寒，发热，咳嗽，脉浮数，舌苔薄白或淡黄为要点；一为虚火喉痹，多因脏腑虚损，耗伤阴分，虚火上炎于咽喉而致，或因风热喉痹，风热乳蛾失治误治，令阴液耗损，虚火上炎而成，以长期咽喉干燥，痒痛不适，疼痛不明显，咽内异物感，干咳少痰，五心烦热，唇红颧赤，舌质红，苔少，脉细数为要点。其治疗，风热喉痹以疏风解表，清热解毒，宣肺祛痰利咽为主；虚火喉痹以滋养肺肾之阴为主。

白 散

【来源】《伤寒论》。
【组成】桔梗三分 巴豆一分（去皮心，熬黑，研

如脂） 贝母三分

【用法】上为散，纳巴豆，更于臼中杵之。以白饮和服，强人半钱匕，羸者减之。病在膈上必吐，在膈下必利。不利，进热粥一杯；利过不止，进冷粥一杯。

【功用】

1.《伤寒论讲义》（二版）：除痰开结，攻寒逐水。

2.《中医大辞典·方剂分册》：涌吐实痰，泻下寒积。

【主治】

1.《伤寒论》：寒实结胸，无热证者。

2.《伤寒论今释》：喉痹。

【宜忌】《外台秘要》：忌猪肉、芦笋等。

【加减】假令汗出已，腹中痛，与白芍三两如上法。

【验案】咽痛 《伤寒论今释》引《成绩录》：巽屋之家人，卒然咽痛，自申及酉，四肢厥冷，口不能言，如存如亡（按：犹言气息仅属耳），众医以为必死，举家颇骚扰。及戌时，迎先生请治，脉微欲绝，一身尽冷，呼吸不绝如缕，急取桔梗白散二钱，调白汤灌之，下利五六行，咽痛始减，厥复气爽。乃与五物桂枝桔梗加大黄汤（桂枝、地黄、黄芩、桔梗、石膏、大黄），须臾大下黑血，咽痛尽除，数日而平复。

桔梗汤

【来源】《伤寒论》。

【别名】甘草桔梗汤（《医方类聚》卷五十四引《通真子伤寒括要》）、如圣汤（《幼幼新书》卷三十四引《养生必用》）、散毒汤（《圣济总录》卷一二二）、国老汤（《普济方》卷二十七引《十便良方》）、甘草汤（《医级》卷八）、桔梗甘草汤（《经方实验录》卷下）、二味桔梗汤（《中国医学大辞典》）。

【组成】桔梗一两 甘草二两

【用法】以水三升，煮取一升，去滓，温分再服。

【功用】

1.《兰室秘藏》：快咽喉，宽利胸膈。

2.《医方类聚》引《吴氏集验方》：解野葛毒。

3.《医宗金鉴》：解肺毒，排脓肿。

4.《中医方剂临床手册》：宣肺祛痰，利咽。

【主治】

1.《伤寒论》：少阴病二三日，咽痛不瘥者。

2.《幼幼新书》引《养生必用》：喉痹舌颊肿，咽喉有疮。

3.《太平惠民和济局方》：风热毒气上攻咽喉，肿塞妨闷。

4.《证类本草》引《杜壬方》：口舌生疮，嗽有脓血。

5.《圣济总录》：肺气上喘。

6.《兰室秘藏》：小儿斑已出。

7.《医方类聚》引《吴氏集验方》：野葛毒。

8.《金镜内台方议》：肺痿。

9.《外科发挥》：肺气壅热，胸膈不利，痰涎壅盛。

10.《内科摘要》：心脏发咳，咳而喉中如梗状。

11.《古今医统大全》：痘疹咽喉疼痛生疮。

12.《医宗金鉴》：咳而胸满，振寒脉数，咽干不渴，时出浊唾腥臭，久久吐脓如米粥之肺痈；及血痹。

【方论】

1.《金镜内台方议》：用桔梗为君，桔梗能浮而治上焦，利肺痿，为众药之舟楫也；以甘草为臣佐，合而治之，其气自下也。

2.《伤寒大白》：以桔梗开发肺气，同甘草泻出肺中伏火。因此，悟得欲清肺中邪结，必要开肺清肺，二味同用，则肺中之邪始出。

3.《医宗金鉴》：肺痈今已溃后，虚邪也，故以桔梗之苦，甘草之甘，解肺毒排痈脓也，此治已成肺痈，轻而不死者之法也。

4.《本草纲目·草部》：治肺痈唾脓，用桔梗、甘草，取其苦辛清肺，甘温泻火，又能排脓血，补内漏也。其治少阴证二三日咽痛，亦用桔梗、甘草，取其苦辛散寒，甘平除热，合而用之，能调寒热也。后人易名甘桔汤，通治咽喉口舌诸药。

5.《金匮要略论注》：此乃肺痈已成，所谓热过于荣，吸而不出，邪热结于肺之荣分。故以苦梗下其结热，开提肺气；生甘草以清热解毒。此亦开痹之法，故又注曰再服则吐脓血也。

6.《金匮玉函经二注》：肺痈由热结而成，其浊唾腥臭，因热瘀而致，故咳而胸满，是肺不利也；振寒，阴郁于里也；咽干不渴，阻滞津液也。彼邪热搏聚，固结难散之势，用桔梗开之以散其毒，甘草解之以消其毒，庶几可图，无使滋蔓。即至久久吐脓之时，亦仍可用此汤者，一以桔梗可开之使下行，亦可托之俾吐出；一以甘草可以长血肉，更可以益金母也。

7.《金匮要略心典》：此病为风热所壅，故以苦梗开之；热聚则成毒，故以甘草解之。而甘倍于苦，其力似乎太缓，意者痈脓已成，正伤毒溃之时，有非峻剂所可排击者，故药不嫌轻耳。

8.《医林纂要探源》：此方所治，皆在肺部，咽喉之间，以其为火邪，皆内热已盛而上逆，而外淫又遏之，故皆用桔梗也。甘草益胃气而输之肺，生用能散火解郁。桔梗苦能泄肺火而下之，辛能泻肺邪而发之，然苦胜于辛其用多主于降逆气而清肺，以其性轻虚上浮，专入肺部及膈上，咽喉之疾多用桔梗，如此方是也。今人每谓桔梗载药上升，为舟楫之用，则是桔梗只为引经上行之药，而没其降热祛邪之功矣，不亦谬乎？如此方只甘草、桔梗二味，生甘草自能上升入肺，何劳桔梗之载？而此方若无桔梗，则甘草又岂独能有治咽痛、喉痹、肺痈、干咳之功乎？

9.《医门棒喝·伤寒论本旨》：少阴伏热内发，循经上灼而咽痛，虽不合用辛温开泄，亦不可用凉药以遏其外出之势。故用甘草甘平和中，导邪外达；如不瘥，更加桔梗上通其气。盖火邪不得外出故痛，通其气，使火外达，则痛自止矣。

10.《血证论》：桔梗以开达肺气，凡咽痛、肺痈排脓，皆生用之，而必君以甘草，以土生金，助其开达之势。

11.《金匮要略方义》：本方所治者，为肺痈已成之证。肺痈成脓，乃由风热郁肺，蕴热成痈，败腐为脓。治宜祛痰排脓，清热解毒。方中桔梗辛开宣肺，苦降祛痰，利咽排脓；生甘草解毒清热。二药合方，用于肺痈脓已成者，以助浊唾脓痰之排除，且兼有解毒利咽之效。桔梗除排脓外，又善治咽痛，与甘草合用，其效益佳，故《伤寒论》以此治咽痛。

【验案】

1.肺痈　《内科摘要》：武选汪用之，饮食起居失宜，咳嗽吐痰，用化痰发散之药。时仲夏，脉洪数而无力，胸满面赤，吐痰腥臭，汗出不止，余曰：水泛为痰之证，而用前剂，是谓重亡津液，得非肺痈乎？不信，仍服前药。翌日，果吐脓，脉数，左三右寸为甚。始信，用桔梗汤一剂，脓数顿止，再剂全止，面色顿白，仍于忧惶，余曰：此症面白脉涩，不治自愈。又用前药一剂，佐以六味丸治之而愈。

2.放射性食管炎　《北京中医》（1996，6：16）：用桔梗汤治疗因肿瘤放射治疗引起的食管炎128例，服药时间10～20天，结果：治愈87例，好转30例，无效11例，总有效率91.4%。

3.喑哑　《甘肃中医》（2003，6：15）：用桔梗甘草汤加芦根、荆芥，治疗慢性喉症喑哑57例，结果：显效38例，有效15例，无效4例，总有效率93%。

牛角散

【来源】《普济方》卷六十一引《肘后备急方》。
【组成】沙牛角（烧，刮取灰）
【用法】上为细散。每服枣许大，酒调下；水调亦可。
【主治】喉痹。肿塞欲死者。

射干汤

【来源】《普济方》卷六十一引《肘后备急方》。
【组成】射干（锉细）
【用法】每服五钱匕，以水一盏半，煎至八分，去滓，入蜜少许，旋旋服。
【主治】喉痹。

升麻含丸

【来源】《医心方》卷五引《僧深方》。
【组成】生射干汁六合　当归一两　升麻一两　甘草三分
【用法】上三味为末，以射干汁丸之，绵裹如弹丸。含，稍咽其汁，日三夜一。

【功用】消热下气。
【主治】咽喉卒肿痛，咽唾不得。

乌扇膏

【来源】《外台秘要》卷二引《集验方》。
【别名】乌扇丸（《伤寒图歌活人指掌》卷五）。
【组成】生乌扇一斤（切） 猪脂一斤
【用法】上药合煎去滓，取如半鸡子，薄绵裹之，纳口中，稍稍咽之。
【主治】伤寒热病，喉中痛，闭塞不通。
【宜忌】忌酒、蒜。

荆术散

【来源】《永类钤方》卷二十引《集验方》。
【别名】冲和散。
【组成】荆芥穗 赤芍各一两 制苍术二两 甘草半两（炒）
【用法】上为细末。每服一二钱。伤风伤寒，壮热咳嗽，鼻塞声重，生姜、葱白汤送下；伤风潮热，或变蒸发热，薄荷汤送下；风热伤肺，鼻涕气粗，紫苏汤送下；暴卒急惊风热，宜疏风散调下；久病后急慢惊热，宜保婴全蝎散调下；发汗，去节麻黄汤调下；盗汗、自汗，牡蛎、浮麦汤调下；丹毒风热，煎四顺饮汤调下；眼暴赤热肿，煎羌活、黄芩、生地黄汤调下；口舌腮项热肿生疮，煎防风牛蒡子汤调下；咽喉肿痛，重舌，煎升麻、枳壳、大黄、防风、薄荷汤调下。
【功用】疏风顺气。
【主治】小儿一切热证，伤风伤寒，壮热咳嗽，鼻塞声重；伤风潮热，或变蒸发热；风热伤肺，鼻涕气粗；急慢惊风；自汗，盗汗；丹毒风热，眼暴赤热肿，口舌腮项热肿生疮，咽喉肿痛，重舌。

如圣丸

【来源】《证治准绳·疡医》卷二引《梅师方》。
【组成】樟脑（另研） 牛黄（另研） 桔梗 甘草（生用）各一钱
【用法】上为细末，炼蜜为丸，每两作二十丸。每服一丸，噙化。
【主治】风热毒气上攻咽喉，痛痹肿塞妨闷，及肺痈喘嗽唾脓血，胸满振寒，咽干不渴，时出浊沫，气臭腥秽，久久咯脓状如米粥。

五香汤

【来源】《外台秘要》卷二十三引《古今录验》。
【别名】五香散（《太平圣惠方》卷三十五）。
【组成】沉香二两 熏陆香一两 麝香二分（研，汤成下） 青木香二两 鸡舌香二两
【用法】以水五升，煮取一升半，去滓，分三服。
【主治】

1.《外台秘要》引《古今录验》：诸恶气，喉肿结核。

2.《医心方》引《古今录验》：恶核肿毒入腹。

3.《太平圣惠方》：一切毒肿，疼痛不止。

4.《卫生宝鉴》：毒气入腹，烦闷气不通者。

【宜忌】《卫生宝鉴》：热渴昏冒，口燥咽干，大便硬，小便涩者，皆莫与服之。

青木香汤

【来源】《外台秘要》卷三引《古今录验》。
【组成】青木香二两 黄连一两（去毛） 白头翁二两
【用法】上切。以水五升，煮取一升半。分温三服。小儿若服之，一服一合。
【主治】春夏忽喉咽痛而肿，兼下痢。
【宜忌】忌猪肉、冷水。

射干丸

【来源】《外台秘要》卷二十三引《古今录验》。
【组成】射干二两 豉三合 川芎 杏仁（去尖皮）各一两 犀角一两（屑） 升麻二两 甘草一两（炙）
【用法】上药治下筛，炼蜜为丸。含之，稍稍咽津，每日五六次。
【主治】喉痹塞。
【宜忌】忌海藻、菘菜。

射干汤

【来源】《外台秘要》卷二十三引《古今录验》。

【组成】当归二两　升麻一两　白芷三两　射干　甘草（炙）　犀角（屑）　杏仁（去尖皮）各一两

【用法】上切，以水八升，煮取一升半，分服。

【主治】

1.《外台秘要》引《古今录验》：喉痹，闭不通利而痛，不得饮食者。

2.《医林绳墨大全》：呕吐咯伤，或因食恶物及谷芒刺涩，风热与气血相搏，而致咽喉肿痛者。

【宜忌】忌海藻、菘菜。

羚羊角豉汤

【来源】《外台秘要》卷二十三引《古今录验》。

【组成】豉一升半　犀角屑一两　羚羊角屑一两　芍药三两　升麻四两　杏仁一两（去皮尖）　栀子七枚　甘草（炙）一两

【用法】上切。以水七升，煮取一升半，去滓，分三次服。

【主治】喉痛肿结，毒气冲心胸。

【宜忌】忌海藻、菘菜。

升麻汤

【来源】《备急千金要方》卷五。

【组成】升麻　生姜　射干各二两　橘皮一两

【用法】上锉。以水六升，煮取二升，去滓，分三次服。

【主治】小儿喉痛，若毒气盛便咽塞；大人咽喉不利。

【方论】《千金方衍义》：升麻引射干上行散结，姜、橘开提痰气。

桂心散

【来源】方出《备急千金要方》卷五，名见《外台秘要》卷九引《广济方》。

【别名】桂杏丸（《圣济总录》卷六十六）。

【组成】桂心　杏仁各半两

【用法】上为末。以绵裹如枣大，含咽汁。

【功用】《普济方》：温润肺气。

【主治】

1.《备急千金要方》：小儿喉痹。

2.《外台秘要》引《广济方》：咽喉干燥，咳嗽，语无声音。

3.《圣济总录》：上气，心中烦闷。

4.《普济方》引《全婴方》：嗽血。

5.《普济方》：伤风冷气不通。

【宜忌】

1.《外台秘要》引《广济方》：忌生葱、油腻。

2.《普济方》引《全婴方》：疮痘声哑不可用。

【方论】《千金方衍义》：桂心导龙火，杏仁下结气，从治之法也。

升麻煎

【来源】《备急千金要方》卷六。

【别名】升麻饮（《圣济总录》卷五十三）、升麻散（《普济方》卷四十二）。

【组成】升麻　玄参　蔷薇根白皮　射干各四两　大青　黄柏各三两　蜜七合

【用法】上锉。以水七升，煮取一升五合，去滓，下蜜更煎两沸，细细含咽之。

【主治】膀胱热不已，口舌生疮，咽肿。

【方论】《千金方衍义》：升麻性升，散风肿诸毒，疗喉痛口疮；玄参治肾虚真阴失守，膀胱之火僭逆，咽喉肿痛；射干疗喉痹，咽痛不得息，散结气；大青泻肝胆湿热，解毒杀虫；得薇根、柏皮共襄厥功；蜂蜜解毒和中，滋润喉舌，留恋诸药性味，含之尤为得宜。

乌翣膏

【来源】《备急千金要方》卷六。

【别名】射干膏（《圣济总录》卷一二二）。

【组成】生乌翣十两　升麻三两　羚羊角二两　蔷薇根（切）一升　艾叶六株（生者尤佳）　芍药二两　通草二两　生地黄（切）五合　猪脂二斤

【用法】上锉，绵裹，苦酒一升淹浸一宿，纳猪脂中微火煎，取苦酒尽，膏不鸣为度，去滓。薄绵裹膏似大杏仁，纳喉中，细细吞之。
【主治】脾热，喉肿塞。

桔梗汤

【来源】方出《备急千金要方》卷六，名见《圣济总录》卷一二三。
【组成】桔梗二两
【用法】以水三升，煮取一升，顿服之。
【主治】
1.《备急千金要方》：喉痹及毒气。
2.《圣济总录》：喉痹肿盛，语声不出。

母姜酒

【来源】《备急千金要方》卷八。
【别名】生姜膏（《太平圣惠方》三十五）。
【组成】母姜汁二升　酥　牛髓　油各一升　桂心　秦椒各一两　防风二两半　川芎　独活各一两六株
【用法】上药桂心以下为末，纳姜汁中煎，取相淹濡，下髓酥油等令调，微火，三上三下煎之。平旦温清酒一升，下膏二合，即细细吞之，日三夜一。
【主治】
1.《备急千金要方》：咽门者，肝胆之候，若脏热，咽门则闭而气塞；若腑寒，咽门则破而声嘶。
2.《太平圣惠方》：咽喉肿痛，声嘶不出。

贴喉膏

【来源】《外台秘要》卷二引《深师方》。
【组成】蜜一升　甘草四两　猪膏半斤
【用法】微火煎甘草、猪膏令数沸，去滓，乃纳蜜，温令销。相得如枣大，含化稍稍咽之。
【主治】
1.《外台秘要》引《深师方》：伤寒舌强喉痛。
2.《圣济总录》：伤寒后咽喉痛，舌强，余热上攻。
【宜忌】忌海藻、菘菜。

甘露内消丸

【来源】《丹溪心法附余》卷十引《应验方》。
【组成】薄荷叶一两　川芎二钱　桔梗（去芦头）三钱　甘草一钱　人参　诃子各半钱
【用法】上为细末，炼蜜为丸，如皂角子大，朱砂为衣。每服一丸，噙化下，不拘时候。
【主治】咽喉肿痛不利，咽干痛，上焦壅滞，口舌生疮。

通气汤

【来源】《丹溪心法附余》卷十引《应验方》。
【组成】牵牛（头末）一两（半生半熟）　鼠粘子二钱半　防风一钱七分半　枳壳一钱二分半（炒）　甘草一钱二分半（生用）
【用法】上为细末。每服三钱，沸汤点服。
【主治】喉痹疼痛，闭塞不通气，水浆不下，痰涎壅盛。

升麻散

【来源】《太平圣惠方》卷五。
【组成】川升麻一两　射干一两　羚羊角屑半两　木通半两（锉）　赤芍药半两　络石三分　甘草半两（炙微赤，锉）　川大黄一两（锉碎，微炙）　川芒消一两　黄芩三分
【用法】上为散。每服三钱，以水一中盏，加生地黄一分，煎至六分，去滓，不拘时候温服。
【主治】脾实热，喉中肿痛，热塞不通。

木通散

【来源】《太平圣惠方》卷十。
【组成】木通一两（锉）　羚羊角屑一两　川升麻一两　射干一两　赤芍药半两　芦根二两（锉）　甘草一两（生用）
【用法】上为粗散。每服五钱，以水一大盏，煎至五分，去滓，不拘时候温服。

【主治】伤寒，咽喉闭塞不通，小便赤涩。

升麻煎

【来源】《太平圣惠方》卷十一。

【组成】川升麻一两　大青一两　射干一两　栀子仁一两　黄芩（柏）半两　玄参三分　蔷薇根一两　苦竹叶一两　生地黄汁半升　蜜半斤

【用法】上锉细。都用水三大盏，煎至一大盏，去滓；下蜜、地黄汁搅和，煎如稀粥，入净器中盛，不拘时候，含一茶匙咽津。

【主治】伤寒肺心热，口内生疮，咽喉肿塞。

玄参散

【来源】《太平圣惠方》卷十五。

【组成】玄参　射干　川升麻　百合　前胡（去芦头）白蒺藜（微炒，去刺）犀角屑　枳壳（麸炒微黄，去瓤）甘草（炙微赤，锉）杏仁（汤浸，去皮尖双仁，麸炒微黄）桔梗（去芦头）木通（锉）麦门冬（去心）各三分

【用法】上为散。每服五钱，以水一大盏，煎至五分，去滓温服，不拘时候。

【主治】时气热毒上攻咽喉，噎塞肿痛。

含化升麻丸

【来源】《太平圣惠方》卷十五。

【组成】川升麻　玄参　射干　百合　马蔺根　甘草（炙微赤，锉）各一分　马牙消半两

【用法】上为末，用牛蒡根捣汁为丸，如樱桃大。常含一丸咽津。

【主治】时气热毒上攻，咽喉疼痛，闭塞。

射干散

【来源】《太平圣惠方》卷十五。

【组成】射干　川升麻　麦门冬（去心）甘草（炙微赤，锉）犀角屑各三分　马蔺根半两

【用法】上为散。每服三钱，以水一中盏，煎至六分，去滓温服，不拘时候。

【主治】时气热毒上攻，咽喉疼痛。

川升麻散

【来源】《太平圣惠方》卷十八。

【组成】川升麻一两　羚羊角屑半两　白药一两　玄参三分　麦门冬一两半（去心，焙）前胡一两（去芦头）石膏一两　甘草半两（炙微赤，锉）川朴消二两

【用法】上为粗散。每服五钱，以水一大盏，加竹茹一分，煎至五分，去滓温服，不拘时候。

【主治】热病，咽喉肿塞，连舌根疼痛，及干呕头疼，不下食。

马蔺根散

【来源】《太平圣惠方》卷十八。

【组成】马蔺根一两　川升麻一两　川大黄三分（生用）射干三分　犀角屑半两　木通半两（锉）玄参一两　棘针半两　甘草半两（炙微赤，锉）

【用法】上为散。每服五钱，以水一大盏，煎至五分，去滓温服，不拘时候。

【主治】热病，咽喉闭塞，连舌肿疼。

含化射干丸

【来源】《太平圣惠方》卷十八。

【组成】射干一两　川升麻一两　硼砂半两（研）甘草半两（炙微赤，锉）豉心二合（微炒）杏仁半两（汤浸，去皮尖双仁，麸炒微黄，细研）

【用法】上为末，入研了药令匀，炼蜜为丸，如小弹子大。每含一丸咽津。

【主治】热病，脾肺壅热，咽喉肿塞，痛连舌根。

含化犀角丸

【来源】《太平圣惠方》卷十八。

【组成】犀角屑半两　射干三分　黄药半两　子芩半两　郁金半两　川大黄半两（锉碎，微炒）天门冬一两（去心，焙）玄参半两　川升麻半两　络石叶三分　甘草半两（炙微赤，锉）马牙消一两

【用法】上为末，入马牙消研令匀，炼蜜为丸，如小弹子大。常含一丸咽津，不拘时候。
【主治】热病，心脾虚热，肺气暴壅，咽中肿痛，口舌干燥，咽津有妨，不下饮食。

铅霜散

【来源】《太平圣惠方》卷十八。
【组成】铅霜一分（研） 川升麻半两 黄药半两 硼砂一分（研） 地龙半两（微炒） 马牙消一分（研） 寒水石半两（研） 蛇蜕皮半两（烧为灰） 牛黄半两（研） 太阴玄精半两（研） 甘草半两（炙微赤，锉）
【用法】上为细散，入研了药令匀。每服一钱，以新汲水调下，不拘时候。
【主治】热病，咽喉肿痛不利。

射干散

【来源】《太平圣惠方》卷十八。
【组成】射干一两 川升麻一两 络石叶一两 前胡一两（去芦头） 百合一两 枳壳一两（麸炒微黄，去瓤） 黄药一两 甘草半两（炙微赤，锉） 杏仁半两（汤浸，去皮尖双仁，麸炒微黄）
【用法】上为粗散。每服五钱，以水一大盏，加生姜半分，煎至五分，去滓温服，不拘时候。
【主治】热病，胸中烦闷，咽喉肿痛，噎塞不通。

露蜂房散

【来源】《太平圣惠方》卷十八。
【组成】露蜂房半两（微炙） 甘草半两（炙微赤，锉） 射干半两 川升麻半两 川朴消半两 玄参半两
【用法】上为粗散。每服三钱，以水一中盏，煎至五分，去滓温服，不拘时候。
【主治】热病，喉中热毒，闭塞肿痛。

大青丸

【来源】《太平圣惠方》卷三十五。
【组成】大青一两 黄芩半两 蚤休半两 黄药半两（锉） 黄连半两（去须） 蔷薇根皮一两（锉） 川升麻半两 栝楼根半两 知母半两 石青半两（细研） 马牙消一两
【用法】上为末，炼蜜为丸，如酸枣大。绵裹一丸，含咽津。
【主治】咽喉肿痛，上焦实热，口舌生疮。

川升麻散

【来源】《太平圣惠方》卷三十五。
【组成】川升麻半两 络石一两 当归半两 射干半两 犀角屑半两 甘草半两（炙微赤，锉） 杏仁半两（汤浸，去皮尖双仁，麸炒微黄） 木通半两（锉）
【用法】上为散。每服四钱，以水一中盏，煎至六分，去滓温服。不拘时候。
【主治】咽喉闭塞不痛，疼痛，饮食不得。

马牙消散

【来源】《太平圣惠方》卷三十五。
【组成】马牙消 消石 硼砂各半两
【用法】上药以瓷瓶子纳盛，用盐泥固济，候干，以慢火煅成汁，良久，取出候冷，于地坑子内，先以甘草水晒，后用纸三重裹药，以土盖之三宿，出火毒后取出，细研为散。每服半钱，用蓖子抄纳咽中，咽津，更以竹管吹入喉中。
【主治】喉痹气欲绝。

马蔺根散

【来源】《太平圣惠方》卷三十五。
【组成】马蔺根二两 川升麻一两 射干一两半 屑角屑二两 玄参二两半 木通一两（锉） 蘧麦一两 甘草半两（生，锉）
【用法】上为粗散。每服三钱，以水一中盏，煎至六分，去滓温服，不拘时候。
【主治】咽喉卒肿痛，热毒在胸膈。

木通散

【来源】《太平圣惠方》卷三十五。

【组成】木通二两（锉） 赤茯苓二两 羚羊角屑一两半 川升麻一两半 马蔺根一两 川大黄一两半（锉碎，微炒） 川芒消二两 前胡二两（去芦头） 桑根白皮二两（锉）

【用法】上为粗散。每服三钱，以水一中盏，煎至六分，去滓，不拘时候温服。

【主治】喉痹，心胸气闷，咽喉妨塞不通。

牛黄散

【来源】《太平圣惠方》卷三十五。

【组成】牛黄一两（微炒） 龙脑一分（细研） 真珠末三分 金箔五十片 铅霜一分 犀角末三分 太阴玄精三两（烧熟）

【用法】上为细末。每服一钱，以新汲水半盏调下，一日五七次；若干含半钱，咽津亦可。

【主治】咽喉风毒，肿塞疼痛。

升麻丸

【来源】《太平圣惠方》卷三十五。

【组成】川升麻半两 马蔺子一分 白矾一分 马牙消一分 玄参一分

【用法】上为末，炼蜜为丸，如楝子大。用薄绵裹，常含一丸，咽津。

【主治】咽喉闭塞，津液不通。

升麻散

【来源】《太平圣惠方》卷三十五。

【组成】川升麻半两 络石一两 当归半两 射干半两 犀角屑半两 甘草半两（炙微赤，锉） 杏仁半两（汤浸，去皮尖双仁，麸炒微黄） 木通半两（锉）

【用法】上为散。每服四钱，以水一中盏，以至六分，去滓，不拘时候，温服之。

【主治】咽喉闭塞不通，疼痛，饮食不得。

升麻散

【来源】《太平圣惠方》卷三十五。

【组成】川升麻一两 马蔺子二两

【用法】上为细散。每服一钱，以蜜水调下。

【主治】喉痹，肿热痛闷。

升麻散

【来源】《太平圣惠方》卷三十五。

【组成】川升麻一两半 射干一两 白矾半两（烧灰，细研） 络石一两 甘草三分（生锉） 白药三分 黄药一两 天竺黄二两（细研） 犀角屑三分 白龙脑三分（细研） 马牙消一两（细研）

【用法】上为细散，入前件药令匀，于瓷盒中盛。每服一钱，以绵裹，含化咽律。

【主治】咽喉热毒上攻，干燥疼痛。

升麻散

【来源】《太平圣惠方》卷三十五。

【组成】川升麻一两 防风半两（去芦头） 黄耆半两（锉） 甘草半两（炙微赤，锉） 细辛一分 黄芩三分 杏仁三分（汤浸，去皮尖双仁，麸炒微黄） 羚羊角屑半两 羌活半两

【用法】上为粗散。每服三钱，以水一中盏，煎至六分，去滓，不拘时候，温温即灌之。

【主治】咽喉闭塞，疼痛口噤。

龙脑丸

【来源】《太平圣惠方》卷三十五。

【组成】龙脑一分 白芍一两（捣罗为末）

【用法】上为末，炼蜜为丸，如鸡头子大。常含一丸，咽津。

【主治】咽喉肿痛。

龙脑丸

【来源】《太平圣惠方》卷三十五。

【组成】龙脑半两 朱砂半两 牛黄半两 硇砂半两 麝香一钱 马牙消一分

【用法】上为细末，用大羊胆一枚，取汁为丸，如梧桐子大，铺于纸上令干，收于瓷器中。如病人，将一丸擘为两片，安在两边鼻内。良久，吐出恶物即愈。

【主治】咽喉风毒，及急喉闭肿痛，汤饮不得下。

龙脑散

【来源】《太平圣惠方》卷三十五。

【组成】龙脑一分　石膏二两（细研，水飞）　滑石半两　朱砂一分　硼砂一分

【用法】上为细散。每服半钱，不拘时候，以新汲水调下。绵裹含咽津亦得。

【主治】咽喉闭塞疼痛。

龙脑散

【来源】《太平圣惠方》卷三十五。

【组成】龙脑一分（细研）　朱砂三分（细研）　犀角屑三分　真珠末半两（研）　白药二分　马牙消一两（细研）　黄耆半两（锉）　甘草半两（生，锉）

【用法】上为细散，都研令匀。每服二钱，不拘时候，以新汲水调下。

【主治】咽喉内卒肿痛。

龙脑散

【来源】《太平圣惠方》卷三十五。

【组成】白龙脑（细研）　牛黄（细研）　犀角屑　羚羊角屑　马牙消（细研）　玄参　沉香　朱砂（细研）　甘草（炙微赤，锉）各一分　川升麻半两　硼砂一钱（细研）

【用法】上为粗散。每服三钱，以水一中盏，加竹叶七片，煎至六分，去滓，入马牙消一钱，搅令匀，细细含咽。

【主治】马喉痹，颊肿咽痛。

生干地黄散

【来源】《太平圣惠方》卷三十五。

【组成】生干地黄一两半　鸡苏苗三分　赤茯苓三分　射干三分　犀角屑三分　麦门冬一两半（去心，焙）　玄参一两　甘草半两（炙微赤，锉）

【用法】上为粗散。每服三钱，以水一中盏，加竹叶二七片，煎至六分，去滓温服，不拘时候。

【主治】脾肺壅毒，咽喉不利，肿痛烦热。

白矾散

【来源】《太平圣惠方》卷三十五。

【组成】白矾半两　硇砂半两　马牙消半两

【用法】上药于瓷盒子内盛，用盐泥固济，候干，以炭火煅令通赤，取出细研。用纸两重匀摊，置于湿地上，以物盖之一宿，出火毒后，再细研为散。每服半钱，纳竹管中，吹入喉内，须臾即通。如是咽门肿，只以篦子抄药，点于肿处，咽津即愈。

【主治】喉痹气闷。

白药丸

【来源】《太平圣惠方》卷三十五。

【组成】白药　黄药　玄参　射干　甘草　桔梗（去芦头）各半两

【用法】上为末，炼砂糖为丸，如弹子大。以绵裹一丸，常含咽津。

【主治】

1.《太平圣惠方》：咽喉中生疮肿痛。
2.《圣济总录》：咳嗽。

半夏散

【来源】《太平圣惠方》卷三十五。

【组成】半夏一两（汤洗七遍去滑）　玄参一两　川升麻一两半　犀角屑一两　黑豆皮一两　牛蒡子一两（微炒）　甘草一两（炙微赤，锉）　木香半两　枳壳半两（麸炒微黄，去瓤）

【用法】上为粗散。每服三钱，以水一中盏，加生姜半分，煎至六分，去滓，温温灌之，不拘时候。

【主治】心脾风热，咽喉闭塞，口噤。

地黄煎

【来源】《太平圣惠方》卷三十五。

【组成】生地黄一斤（研取汁）　白蜜五两　马牙消三两（细研）

【用法】先将地黄汁及蜜入于石锅内，慢火熬成

膏，去火，次下马牙消，搅令匀，用瓷盒盛。每服抄一杏核大，含咽津；冷水调下亦得。不拘时候。

【功用】祛热毒，利胸膈。

【主治】咽喉肿痛。

皂荚煎

【来源】《太平圣惠方》卷三十五。

【组成】皂荚七个（不蛀者） 四字古钱二十文 荨麻根一大握 天剑根一握（洗净） 白蔺刺根一大握 消石一两（细研） 白盐一两 硼砂一两（细研）

【用法】上先将皂荚捶碎，以水二升，浸一宿，熟挼滤过，以煎诸草根及古钱，至一升，滤去滓，却下消石等末，煎待汁稍稠，便入饧一两，更煎，候如稀饧，放冷。以箸头及鸡翎，频频点于咽门肿处

【主治】咽喉闭塞肿闷。

含咽丸

【来源】《太平圣惠方》卷三十五。

【组成】黄药 白药 栝楼根 牛蒡子 马勃各一两 玄参一两半 砂糖半两 蜜三两

【用法】上药前六味为末，熬蜜并糖和丸，如弹丸大。含一丸咽津，不拘时候。

【主治】咽喉疼痛。

含化升麻丸

【来源】《太平圣惠方》卷三十五。

【组成】川升麻一分 川大黄一分（锉，微炒） 玄参一分 甘草半两（炙微赤，锉） 射干一分 马牙消三分 杏仁半两（汤浸，去皮尖双仁，麸炒微黄）

【用法】上为末，炼蜜为丸，如杏核大。每服以绵裹一丸咽津，一日五六次。

【主治】热毒在肺脾，上焦壅滞，咽喉肿痛，心神烦闷。

含化升麻散

【来源】《太平圣惠方》卷三十五。

【组成】川升麻一两半 射干一两 白矾半两（烧灰，细研） 络石一两 甘草三分（生，锉） 白药三分 黄药一两 天竹黄二两（细研） 犀角屑三分 白龙脑三分（细研） 马牙消一两（细研）

【用法】上为细散，入瓷盒盛贮。每用一钱，以绵裹含化咽津。

【主治】热毒上攻，咽喉干燥疼痛。

含化马牙消丸

【来源】《太平圣惠方》卷三十五。

【别名】马牙消丸（《普济方》卷六十三）。

【组成】马牙消三分（细研） 犀角屑一分 川升麻半两 甘草一分（炙微赤，锉） 真珠末一分 黄药一分 硼砂一分（细研） 牛黄半两（细研）

【用法】上为末，入研了药令匀，炼蜜为丸，如鸡头实大。每服一丸，含化咽津。

【主治】咽喉风毒肿痛，烦热不止，四肢不利。

附子散

【来源】《太平圣惠方》卷三十五。

【组成】附子一颗（炮裂，去皮脐，切四分，涂蜜炙令微黄） 马蔺子一两 牛蒡子一两

【用法】上为细散。每服一钱，以温水调下，一日四五次。

【主治】咽喉闭塞。

络石散

【来源】《太平圣惠方》卷三十五。

【别名】络石汤、络石叶饮（《圣济总录》卷一二二）。

【组成】络石一两半 木通二两 川升麻 射干一两 犀角屑一两 玄参一两 栀子仁半两 桔梗一两半（去芦头） 赤芍药一两 马牙消二两

【用法】上为散。每服三钱，以水一中盏，入青竹茹一分，煎至六分，温服，不拘时候。

【主治】咽喉肿痛，热毒气在于胸心，及一切风热。

络石散

【来源】《太平圣惠方》卷三十五。

【组成】络石半两　细辛一分　玄参半两　黄药三分　甘草半两（生，锉）　赤芍药半两　川大黄三分（锉碎，微炒）

【用法】上为散。每服三钱，以水一中盏，入竹叶二七片，煎至六分，去滓温服，不拘时候。

【主治】咽喉卒肿痛。

络石煎丸

【来源】《太平圣惠方》卷三十五。

【组成】络石半两　射干半两　川大黄一分　木通一分（锉）　白药　川升麻半两　牛蒡子一分　玄参一分　甘草半两　白蜜二两　白蒺藜一分　马牙消一分　黄药一分　地黄汁半斤

【用法】上除药汁外，捣罗为末，先以地黄汁及蜜，于银锅中，以慢火煎成膏，后入诸药末，相和令匀为丸，如小弹子大。用绵裹一丸，含咽津。

【主治】咽喉干燥热疼。

桔梗散

【来源】《太平圣惠方》卷三十五。

【组成】桔梗一两（去芦头）　犀角屑一两　羚羊角屑一两　赤芍药一两　川升麻二两　栀子仁一两　杏仁一两（汤浸，去皮尖双仁，麸炒微黄）　甘草一两（炙微赤，锉）

【用法】上为粗散。每服四钱，以水一中盏，煎至六分，去滓温服，不拘时候。

【主治】咽喉肿痛，结毒气冲其心胸。

铅霜散

【来源】《太平圣惠方》卷三十五。

【组成】铅霜一分（细研）　磁药一两（细研）　马牙消一两（细研）　龙脑一分（细研）　羚羊角屑二分　黄耆一两（锉）　黄芩二两　甘草三分（炙微赤，锉）

【用法】上为细散。每服一钱，以冷水调下，不拘时候。

【主治】风热上攻胸膈，咽喉肿痛，心神烦热。

射干丸

【来源】《太平圣惠方》卷三十五。

【组成】射干半两　山柑皮半两　山豆根二分　黄药一分　川升麻半两　消石一分　甘草一分（炙微赤，锉）

【用法】上为末，炼饧为丸，如樱桃大。绵裹一丸，含化咽津，不拘时候。

【主治】咽喉生谷贼肿痛。

射干散

【来源】《太平圣惠方》卷三十五。

【组成】射干一两　赤芍药一两　川升麻二两　杏仁一两半（汤浸，去皮尖双仁，麸炒微黄）　牛蒡子一两　枫香一两　葛根二两（锉）　麻黄一两（去根节）　甘草二两（炙微赤，锉）

【用法】上为粗散。每服三钱，以水一中盏，煎至六分，去滓温服，不拘时候。

【主治】风毒攻咽喉，肿痛，水浆不下。

射干散

【来源】《太平圣惠方》卷三十五。

【组成】射干二两　川升麻一两　羚羊角屑半两　木香半两（锉）　赤芍药半两　络石一两　川大黄一两（锉碎，微炒）

【用法】上为粗散。每服三钱，以水一中盏，入生地黄一分，煎至六分，去滓温服，如人行五七里，再服，以利为度。

【主治】脾肺壅热，咽喉疼痛，胸膈壅滞，心烦颊赤，四肢不利。

射干煎

【来源】《太平圣惠方》卷三十五。

【组成】射干一两　川升麻一两　犀角屑一两　当

归一两　杏仁一两（汤浸，去皮尖双仁，麸炒微黄）　甘草半两（炙微赤，锉）

【用法】上为末。以猪脂半斤，微火煎三上三下，去滓，入白蜜四两，搅令匀，以瓷盒盛，每取杏子大，绵裹含咽津。以利为度。

【主治】咽喉风热不利，疼痛，咽干舌涩。

消石散

【来源】《太平圣惠方》卷三十五。

【组成】消石　白矾　砒霜各半两

【用法】上为细末，于瓷盒中盛，盐泥固济，候干，炭火中烧令通赤，取出，向地中三日，出火毒，研细如粉。咽喉肿闭处，点少许便破。

【主治】喉痹。热毒气盛，痛肿不已。

菖蒲丸

【来源】《太平圣惠方》卷三十五。

【组成】菖蒲二两　孔公孽一分（细研）　木通二两（锉）　皂荚一挺（长一尺者，去黑皮，涂酥炙令焦黄，去子）

【用法】上为末，炼蜜为丸，如梧桐子大。每服二十丸，渐加至三十丸，煎鬼箭羽汤送下，不拘时候。

【主治】咽喉肿痛，语声不出。

蛇蜕散

【来源】方出《太平圣惠方》卷三十五，名见《圣济总录》卷一二二。

【组成】蛇蜕皮一条（烧令烟尽）　马勃一分

【用法】上为细散。以绵裹一钱，含咽津。

【主治】咽喉肿痛，咽物不得。

蛇蜕皮散

【来源】《太平圣惠方》卷三十五。

【别名】蛇蜕散（《圣济总录》卷一二三）。

【组成】蛇蜕皮一分　白梅肉一分（微炒）　牛蒡子半两　甘草一分（生用）

【用法】上为细散。每用绵裹一钱，汤浸少时，含咽津。

【主治】咽喉闭不通。

喉痹甘桔汤

【来源】方出《太平圣惠方》卷三十五，名见《中国医学大辞典》。

【组成】桔梗一两（去芦头）　甘草一两（生用）

【用法】上为散，以水二大盏，煎至一大盏，去滓，分为二服。服后有脓出即消。

【主治】喉痹作痛，饮食不下。

犀角丸

【来源】《太平圣惠方》卷三十五。

【组成】犀角屑半两　羚羊角屑半两　川升麻半两　生干地黄半两　黄耆半两（锉）　甘草半两（炙微赤，锉）　马兜铃根半两　马牙消一两

【用法】上为末，炼蜜为丸，如楝实大。每次一丸，以薄棉裹，含咽津，一日四五次。

【主治】咽喉闭塞不通。

犀角散

【来源】《太平圣惠方》卷三十五。

【组成】犀角屑一两　射干一两半　马蔺根一两　枳壳一两（麸炒微黄，去瓤）　马牙消一两半　甘草一两（生用）

【用法】上为散。每服三钱，以水一中盏，加竹叶二七片，煎至六分，去滓，稍温含咽，不拘时候。

【主治】喉痹气隔，胸滞咽肿。

犀角散

【来源】《太平圣惠方》卷三十五。

【组成】犀角屑一两　川升麻一两　木通三两（锉）　射干一两　前胡一两半（去芦头）　川大黄一分（锉碎，微炒）

【用法】上为粗散。每服二钱，以水一中盏，加竹叶二七片，煎至六分，去滓，更入朴消末一钱，搅令匀，温服，不拘时候。

【主治】咽喉毒气所攻，气息不利，心胸烦闷。

犀角散

【来源】《太平圣惠方》卷三十五。
【别名】犀角汤(《圣济总录》卷一二二)。
【组成】犀角屑一两 射干二两 赤芍药一两 杏仁二两(汤浸,去皮尖双仁,麸炒微黄) 羚羊角屑一两 甘草三两(炙微赤,锉) 栀子仁半两 川升麻一两半 汉防己二两
【用法】上为粗散。每服三钱,以水一大盏,加豉半合,同煎至五分,去滓温服,不拘时候。
【主治】咽喉肿痛。皆因热在于肺脾,邪毒壅滞,心胸不利。

犀角散

【来源】《太平圣惠方》卷三十五。
【组成】犀角屑一两 沉香一两 木香半两 马牙消一两 鸡舌香一两 熏陆香半两 川升麻三分 射干三分 甘草半两(生锉) 黄芩半两 麝香一分(细研)
【用法】上为粗散。每服二钱,以水一中盏,加竹叶二七片,煎至六分,去滓温服,不拘时候。
【主治】咽喉毒气结塞疼痛,不下汤水。

犀角散

【来源】《太平圣惠方》卷三十五。
【组成】犀角屑三分 马牙消一两 白矾一分 川升麻三分 甘草半两(生锉) 桔梗半两(去芦头) 细辛一分 石膏一两 前胡三分(去芦头)
【用法】上为粗散。每服三钱,以水一中盏,煎至六分,去滓温服,不拘时候。
【主治】咽喉疼痛。四肢寒热,痰涎壅滞,烦躁头痛。

犀角散

【来源】《太平圣惠方》卷三十五。
【别名】犀角汤(《圣济总录》卷一二二)。
【组成】犀角屑半两 射干三分 桔梗三分(去芦头) 马蔺根三分(锉) 甘草半两(炙微赤,锉) 川升麻半两
【用法】上为粗散。每服三钱,以水一中盏,加竹叶七片,煎至六分,去滓,入马牙消一钱,搅令匀,细细含咽。
【主治】马喉痹。颊面肿满。

犀角散

【来源】《太平圣惠方》卷三十五。
【组成】犀角屑一两 玄参三分 黄耆一两(锉) 黄芩三分 络石三分 败酱三分 白蔹三分 川大黄一两(锉碎,微炒) 甘草半两(炙微赤,锉)
【用法】上为粗散。每服三钱,以水一中盏,煎至六分,去滓,入川朴消一钱,搅令匀,不拘时候温服。
【主治】咽喉中生痈疮,肿痛。

硼砂散

【来源】《太平圣惠方》卷三十五。
【组成】硼砂半两 马牙消半两 滑石半两 寒水石半两 龙脑半钱 白矾三钱
【用法】上为极细末。每服半钱,以新汲水调下,不拘时候。
【主治】悬壅肿痛。

龙朱散

【来源】方出《太平圣惠方》卷五十三,名见《普济方》卷一七九。
【组成】马牙消半斤 川芒消四两 寒水石四两 石膏三两
【用法】以水五升,浸三日,用银器中煎至水尽,后入寒水石及石膏,候凝硬,阴干,别入龙脑半两、朱砂一两,同研为末。每服一钱,不拘时候,以蜜水调下。
【主治】心肺热渴,面赤口干;兼治喉痹肿痛。

马牙消散

【来源】《太平圣惠方》卷八十九。
【组成】马牙消 马勃 牛黄(细研) 川大黄

（锉，微炒） 甘草（炙微赤，锉）各一分

【用法】上为细散。每服半钱，以新汲水调下，不拘时候。

【主治】小儿喉痹疼痛，水浆不入。

升麻散

【来源】《太平圣惠方》卷八十九。

【别名】升麻汤（《普济方》卷三六六）。

【组成】川升麻 木通（锉） 川大黄（锉，微炒） 络石叶 犀角屑 甘草（炙微赤，锉）各一分 石膏三分 川朴消三分

【用法】上为粗散。每服一钱，以水一小盏，煎至五分，去滓，不拘时候，量儿大小，以意加减，温服。

【主治】小儿咽喉壅塞，疼痛。

射干散

【来源】《太平圣惠方》卷八十九。

【组成】射干 川升麻 百合 木通（锉） 桔梗（去芦头） 甘草（炙微赤，锉）各一分 马牙消半两

【用法】上为粗散。每服一钱，以水一小盏，煎至五分，去滓温服，不拘时候。

【主治】小儿脾肺壅热，咽喉肿痛痹。

犀角散

【来源】《太平圣惠方》卷八十九。

【别名】犀角汤（《圣济总录》卷一八〇）。

【组成】犀角屑 桔梗（去芦头） 络石叶 栀子仁 川升麻 甘草（炙微赤，锉）各一分 马牙消半两 射干半两

【用法】上为粗散。每服一钱，以水一小盏，煎至五分，去滓温服，不拘时候。

【主治】小儿喉痹。肿塞不通，壮热烦闷。

鲩鱼胆膏

【来源】《太平圣惠方》卷八十九。

【组成】鲩鱼胆二枚 灶底土一分（研）

【用法】上药相和，调涂咽喉上，干即易之。

【主治】小儿咽喉痹肿，乳食难下。

红雪

【来源】《太平圣惠方》卷九十五。

【别名】通中散（原书同卷）、红雪通中散（《太平惠民和济局方》卷六）、红雪煎（《圣济总录》卷一一九）。

【组成】川朴消十斤 羚羊角屑三两 川升麻三两 黄芩三两 枳壳二两（麸炒微黄，去瓤） 赤芍药二两 人参二两（去芦头） 淡竹叶二两 甘草二两（生用） 木香二两 槟榔二两 葛根一两半 大青一两半 桑根白皮一两半 蓝叶一两半 木通一两半 栀子一两半 朱砂一两（细研） 苏枋三两（捶碎） 麝香半两（细研）

【用法】上药除朱砂、麝香外，并锉细，以水二斗五升，煎至九升，去滓，更以绵滤过，再以缓火煎令微沸，下朴消，以柳木篦搅，勿住手，候凝，即下朱砂、麝香等末，搅令匀，倾于新瓷盆中，经宿即成，细研。每服一钱至二钱，以新汲水调下，临时量老少加减服之。

【功用】解酒毒，消宿食，开三焦，利五脏，爽精神，除毒热，破积滞，去脑闷。

【主治】

1.《太平圣惠方》：烦热黄疸，脚气温瘴，眼昏头痛，鼻塞口疮，重舌，喉闭，肠痈。

2.《太平惠民和济局方》：伤寒狂躁，胃烂发斑。

夺命箸头散

【来源】《袖珍方》卷三引《太平圣惠方》。

【组成】真胆矾 草乌各四钱 绿矾六钱 雄黄（一方加白矾二钱）

方中雄黄用量原缺。

【用法】上为细末。一箸头，点上咽喉，急吐涎沫，立应。次以大黄、甘草等分，俱为粗末，每次三服，水一盏半，煎至一盏去滓，化乳香一粒，温服，涤去热毒，恐为再发。

【主治】急喉闭，咽喉肿痛堵塞，气不得通，欲死者。

会仙救苦丹

【来源】《普济方》卷六十二引《太平圣惠方》。
【组成】拣甘草 寒水石（烧） 乌鱼骨 白僵蚕各一两 缩砂仁（炒） 白茯苓 贯众各半两 麝香少许 南硼砂 象牙（末）各一钱
【用法】上为细末，重罗，面糊为丸，如鸡头子大，用朱砂为衣。每服一丸，噙化咽津。
【主治】咽喉闭塞不通，有妨咽物。骨鲠。

严氏赤麟散

【来源】《重楼玉钥》卷上。
【别名】赤麟散（《喉证指南》卷四），赤麟丹（《经验方》卷下）。
【组成】真血竭五钱 巴豆七粒（去壳） 明矾一两
【用法】上药打碎，同入新砂锅，炼至矾枯为度。每两加大梅片三分、硼砂三钱，共为极细末收固。用时以冷茶漱口，吹患处。
【主治】一切喉痹，缠喉，双单蛾，咽喉恶证。
【宜忌】喉癣、咽疮虚证勿用。

青梅煎

【来源】《古今医统大全》卷六十五引《经验方》。
【组成】青梅二十个（五月初一用盐十两腌至初五，取梅汁和药） 白芷 羌活 防风 桔梗各二两 明矾三两 猪牙皂角三十条
【用法】上为细末，以梅汁拌和匀，用瓷罐收贮。用时以薄绵裹之，噙在口内，咽津液徐徐下，痰出为愈。
【主治】喉痹。

破棺丹

【来源】《本草纲目》卷十一引《经验方》。
【别名】破关丹（《外科理例·附方》）。
【组成】蓬砂 白梅各等分
【用法】捣为丸，如芡实大。每噙化一丸。
【主治】咽喉肿痛。

麦门冬散

【来源】《博济方》卷二。
【别名】麦门冬饮（《普济方》卷四十三）。
【组成】麦门冬（去心）半两 桔梗 半夏各一分 贝母 升麻各半两 蔓荆子一分 甘草半两 前胡 防风 款冬花 桑白皮各半两 杏仁一分 白术一分 五味子一分（用新者） 赤芍药半两 菊花一分
【用法】上药各洗择令净，焙，杵罗为末。每服二钱，水七分盏，加生姜一片，同煎至三分，去滓温服，食后、夜卧各进一服。
【主治】三焦不利，心肺多壅，痰涎并积，口舌干燥，咽嗌肿疼，肌体黄瘁，气血不调。

犀角散

【来源】《博济方》卷二。
【组成】鼠粘子一两（入铫子内，以文武火隔纸炒令香为度） 甘草一分 荆芥半两

本方名犀角散，但方中无犀角，疑脱。

【用法】上为细末。每服一钱，以水五分一盏，煎令沸，去滓温服。
【功用】大利胸膈。
【主治】上焦壅热，咽膈肿痛不利。

旋覆花散

【来源】《博济方》卷三。
【别名】菊花散（《圣济总录》卷十五）、旋覆花汤（《圣济总录》卷十七）。
【组成】菊花 旋覆花 桑白皮各三分 石膏一两一分 甘草半两 地骨皮一两 杜蒺藜一两（去刺）
【用法】上为末。每服一钱，水一盏，煎至七分，食后温服。
【功用】清头目，利胸膈，化痰涎，解上焦风壅。
【主治】

1.《博济方》：咽喉热疼，唾如胶粘；头风。

2.《圣济总录》：头面风，目眩头痛，痰涎壅滞，心膈烦满。

龙脑膏

【来源】《博济方》卷四。

【组成】龙脑半钱　白矾一分（铫子内炼过，煎却矾汁，泣干为度）　蝉壳三十个（去足，研末，炒）　牛黄（研）半字　蛇退皮一条（长二尺，铁器上煿焦为度，除下黑者，生者再煿焦，研为末）　元明粉一钱

【用法】上一处烂研，加沙糖少许为丸，如梧桐子大。每服一丸，冷水化下。

【主治】小儿风热，咽喉肿痛，塞闷生疮，搔头躁闷，及虫咬心痛。

玉芝饮

【来源】《幼幼新书》卷三十四引《博济方》。

【别名】玉芝散（《圣济总录》卷一八一）。

【组成】甘草（锉作半寸许，擘破，汤浸一日，微炒过）　吴石膏（研如粉）各四两　藿香三分　山栀子六两（去皮，炒令香）

【用法】上为细末。每服二钱，以新汲水调下。

【主治】小儿膈上壅热，唇口生疮，咽喉肿痛。

如圣丸

【来源】《普济方》卷六十引《博济方》。

【组成】大黄末一分　蜗牛二七枚　白矾末　陈白梅皮　马勃各一分

【用法】上于五月五日午时，用白梅皮，蜗牛同研，和丸如楝实大。如病人开口不得，即以水磨，用竹管子吹下入喉中，立愈；如轻者，以绵裹含化一丸。

【主治】缠喉风及喉痹。

硼砂散

【来源】《普济方》卷六十二引《博济方》。

【别名】真圣散。

【组成】硼砂（研）　胆矾（研）各一分　马牙消（研）半两　龙脑一钱　铅白霜三钱

【用法】上研细。每以箸头点于悬痈子两边，如开口不得，以笔管吹之。

【主治】咽喉闭塞。

天门冬丸

【来源】《普济方》卷六十三引《博济方》。

【别名】硼砂丸。

【组成】天门冬（去心，焙）　玄参（焙）　恶实（炒）各一两　甘草（炙，锉）一两半　人参　硼砂（研）　龙脑（研）各一分

【用法】上五味为末，与别研二味拌匀，炼蜜为丸，如皂子大。每服一丸，食后、临卧淡生姜汤嚼下。

【主治】上膈壅实，咽喉肿痛。

龙胆丸

【来源】《苏沈良方》卷五。

【组成】草龙胆　白矾（煅）各四两　天南星　半夏各二两半（水浸，切作片，用浆水雪水各半同煮三五沸，焙干，各二两）

【用法】上为末，面糊为九，如梧桐子大。每服三十丸，食后、临卧腊茶清送下。面糊须极稀，如浓浆可也。

【功用】解暴热，化涎凉膈，清头目。

【主治】痰壅膈热，头目昏重。岭南瘴毒，才觉意思昏闷。咽喉肿痛，口舌生疮，凡上壅热涎诸证。

马牙消散

【来源】《医方类聚》卷七十四引《神巧万全方》。

【组成】马牙消　消石　硼砂　山豆根各半两　甘草一分（炙，上二味别为末）（一法入真龙脑一分）

【用法】上药前三味，以瓷盒内盛，用盐泥固，候干，以慢火断成汁，良久，取出候冷，于地坑内，先以甘草水洒，后用纸三重裹药，以土盖之三宿，出火毒后取出，细研为散，却入后二味末和匀。每服半钱，以蓖子抄纳咽中咽津；甚者，以竹管吹入喉中。

【主治】喉痹气欲绝。

牛黄凉膈丸

【来源】《太平惠民和济局方》卷六。

【组成】紫石英（研，飞） 麝香（研） 龙脑（研）各五两 牛黄（研）一两一分 寒水石粉（煅） 牙消（枯过，研细） 石膏（研细）各二十两 甘草（监）十两 天南星（牛胆制）七两半

【用法】上为末，炼蜜为丸，每两作三十丸。每服一丸，食后温薄荷、人参汤嚼下；小儿常服半丸，治急惊一丸，并用薄荷水化下。

【主治】风壅痰实，蕴积不散，头痛面赤，心烦潮躁，痰涎壅塞，咽膈不利，精神恍惚，睡卧不安，口干多渴，唇焦咽痛，颔颊赤肿，口舌生疮。

龙脑饮子

【来源】《太平惠民和济局方》卷六。

【别名】龙脑饮（《中国医学大辞典》）。

【组成】缩砂仁 瓜蒌根各三两 藿香叶二两四钱 石膏四两 甘草（蜜炒）十六两 大栀子仁（微炒）十二两

【用法】上为末。每服一钱至二钱，用新水入蜜调下。又治伤寒余毒，潮热虚汗，用药二钱，水一盏，加竹叶五六片，煎至七分，食后温服。

【主治】大人、小儿蕴积邪热，咽喉肿痛，赤眼口疮，心烦鼻衄，咽干多渴，睡卧不宁，及痰热咳嗽，中暑烦躁，一切风壅。或伤寒余毒，潮热虚汗。

洗心散

【来源】《太平惠民和济局方》卷六。

【别名】七宝洗心散（《医方类聚》卷一二五引《简易》）。

【组成】白术一两半 麻黄（和节） 当归（去苗洗） 荆芥穗 芍药 甘草（爁） 大黄（面裹，煨，去面，切，焙）各六两

【用法】上为细末。每服二钱，水一盏，入生姜、薄荷各少许，同煎至七分，温服；如小儿麸豆疮疹欲发，先狂语多渴，及惊风积热，可服一钱，并临卧服；如大人五脏壅实，欲要溏转，加至四五钱，乘热服之。

【主治】风壅壮热，头目昏痛，肩背拘急，肢节烦疼，热气上冲，口苦唇焦，咽喉肿痛，痰涎壅滞，涕唾稠粘，心神烦躁，眼涩睛疼；及寒壅不调，鼻塞身重，咽干多渴，五心烦热，小便赤涩，大便秘滞，并宜服之。

凉膈散

【来源】《太平惠民和济局方》卷六。

【别名】连翘饮子（《宣明论方》卷六）、连翘消毒散（《外科心法》卷七）。

【组成】川大黄 朴消 甘草（爁）各二十两 山栀子仁 薄荷叶（去梗） 黄芩各十两 连翘二斤半

【用法】上为粗末。每服二钱，小儿半钱，水一盏，加竹叶七片、蜜少许，煎至七分，去滓，食后温服。得利下住服。

【功用】

1.《证治准绳·伤寒》：养阴退阳。

2.《北京市中药成方选集》：清热降火，除烦止渴。

3.《方剂学》：泻火通便，清上泄下。

【主治】大人小儿脏腑积热，烦躁多渴，面热头昏，唇焦咽燥，舌肿喉闭，目赤鼻衄，颔颊结硬，口舌生疮，痰实不利，涕唾稠粘，睡卧不宁，谵语狂妄，肠胃燥涩，便溺秘结，一切风壅。

【宜忌】《北京市中药成方选集》：孕妇勿服。

【验案】小儿疱疹性咽炎 《浙江中医学院学报》（1996，3：37）：张氏等用本方：蝉衣、薄荷、鲜芦根、牛蒡子、连翘、玄参、焦山栀、生大黄、板蓝根、生甘草、射干为基础，汗出不多者加荆芥；高热甚者加生石膏；高热惊厥者加钩藤或制僵蚕；大便干结而体质偏弱者去大黄，加炒枳壳，决明子，每日1剂，水煎服，3天为1个疗程。治疗小儿疱疹性咽炎28例。对照组静脉应用病毒唑，3天为1个疗程，共观察2个疗程。结果：治疗组总有效率96.4%，对照组总有效率为84.2%。两组比较差异显著（$P < 0.05$）。治疗组在发热、拒食方面与对照组无显著差异，而在烦躁、咽痛、疱疹、便秘等方面明显优于对照组。

玉屑无忧散

【来源】《太平惠民和济局方》卷七。

【别名】大圣夺命玉雪无忧散（《幼幼新书》卷三十四）、无忧散（《鸡峰普济方》卷二十四）、大圣玉屑无忧散（《小儿卫生总微论方》卷十七）、夺命无忧散（《普济方》卷六十引《如宜方》）。

【组成】玄参（去芦） 荆芥穗 滑石（研） 黄连（去毛） 缩砂（去壳） 白茯苓（炒令黄） 贯众（去芦） 甘草（炙） 山豆根各一两 寒水石（研、飞）二两 硼砂二钱

【用法】上为细末。每服一钱，干掺舌上，后以新水咽下，不拘时候。

【功用】《永乐大典》引《小儿保生要方》：大解百药毒，偏润三焦，消五谷，除九虫，赶瘟疫。

【主治】

1.《太平惠民和济局方》：咽喉肿痛，舌颊生疮，风毒壅塞，热盛喉闭；或因误吞硬物，诸骨鲠刺，涎满气急，或至闷乱，不省人事。

2.《永乐大典》引《小儿保生要方》：小儿一切咽喉塞滞，口内疮；心腹胀满，脾积癥块；喉闭，缠喉风，涎生不止，奶癖；误咽叫子、鱼骨、钱、枣核、毒药硬物和吃巴豆、杏仁、石头、铁札、麦糠、棘针、瓷瓦诸般杀人之药；并蛇蝎诸虫咬，气入腹；但是心腹有疾，诸药不能治者；及湿痰风闭。

【宜忌】《医方论》：此治实火，实痰之重剂，若虚火聚于咽喉，闭结不通者，万不可用。

如圣胜金锭

【来源】《太平惠民和济局方》卷七（宝庆新增方）。

【别名】如圣胜金锭子（《玉机微义》卷二十七）。

【组成】硫黄（细研） 川芎 腊茶 薄荷（去枝梗） 川乌（炮） 消石（研） 生地黄各二两

【用法】上为细末，绞生葱自然汁搜和为锭。每服先用新汲水灌漱吐出，次嚼生薄荷五七叶微烂，用药一锭同嚼极烂，以井水咽下，甚者连进三服即愈；重舌腮肿，先服一锭，次以一锭安患处，其病随药便消；治冒暑伏热，不省人事，用生薄荷水调研一锭，灌下即苏；如行路常含一锭，即无伏热之患；口舌生疮，不能合口及食热物，如上法服讫，用水灌漱，嚼薄荷十叶，如泥吐出，再水灌漱，嚼药一锭含口内聚涎裹之，觉涎满方吐出，如此服三锭，便能食酒醋；遇食咸、酸、酢脯、炙煿，喉中生泡，须掐破吐血，方与薄荷数叶，以一锭同嚼，井水吞下；砂淋、热淋，小便出血，同车前草七叶，生姜小块研烂，水调去滓，嚼药一锭，以水送下。此药常常随身备急。小儿只服半锭。

【功用】分阴阳，去风热，化血为涎，化涎为水。

【主治】急喉闭，缠喉风，飞疡，单双乳蛾，结喉，重舌木舌，腮颔肿痛，不能吞水粥。及冒暑伏热，不省人事，砂淋、热淋，小便出血。

如圣胜金锭

【来源】《太平惠民和济局方》卷七（续添诸局经验秘方）。

【组成】朴消四两 川芎一两 硫黄（细研）一两半 贯众二两 薄荷叶 荆芥穗 嫩茶各半两

【用法】上件为末。绞生葱自然汁搜和为锭。每服先用新汲水，灌漱吐出，次嚼生薄荷五七叶微烂，用药一锭，同嚼极烂，以井水咽下，甚者连进三服即愈；重舌腮肿，先服一锭，次以一锭安患处，其病随药便消；治冒暑伏热，不省人事，用生薄荷水调研一锭，灌下即苏；如行路常含一锭，即无伏热之患；口舌生疮，不能合口并食热物，如上法服讫，用水灌漱，嚼薄荷十叶，如泥吐出，再水灌漱，嚼药一锭，含口内聚涎裹之，觉涎满方吐出，如此服三锭，便能食酒醋；遇食咸酸酢脯、炙煿，喉中生泡，须掐破吐血，方与薄荷数叶，以一锭同嚼，井水吞下；砂淋、热淋，小便出血，同车前草七叶、生姜小块研烂，水调去滓，嚼药一锭，以水送下。此药常常随身备急。小儿只服半锭。

【功用】分阴阳，去风热，化血为涎，化涎为水。

【主治】急喉闭，缠喉风，单双乳蛾，结喉，重舌木舌，腮颔肿痛，不能吞水粥。及冒暑伏热，不省人事，砂淋、热淋，小便出血。

吹喉散

【来源】《太平惠民和济局方》卷七。

【组成】蒲黄一两　盆消八两　青黛一两半

【用法】上药用生薄荷汁一升，将盆消、青黛、蒲黄一处，用瓷罐盛，慢火熬令干，研细。每用一字或半钱，掺于口内，良久出涎，吞之不妨。或喉中肿痛，用筒子入药半钱许，用力吹之。

【主治】三焦大热，口舌生疮，咽喉肿塞，神思昏闷。

硼砂丸

【来源】《太平惠民和济局方》卷七。

【组成】麝香一两（研）　鹏砂（研）　甘草（浸汁，熬膏）各十两　牙消（枯，研）二两　梅花脑（别研）三分　寒水石（烧通赤红）五十两

【用法】上为末，用甘草膏子和搜为丸。每两作四百丸。每服一丸，含化咽津。

【功用】化痰利膈，生津止渴。

【主治】风壅膈热，咽喉肿痛，舌颊生疮，口干烦渴。

硼砂散

【来源】《太平惠民和济局方》卷七（淳祐新添方）。

【组成】山药（生）六斤　脑子（研）七两　牙消（生）二十四两　麝香（研）四两　甘草　硼砂（研）各二十两

【用法】上为细末。每服半钱，如茶点服。

【主治】卒患喉痹，闭塞不通，肿痛生疮，语声不快，风壅痰毒，鼻衄出血。

天竺饮子

【来源】《太平惠民和济局方》卷十。

【别名】天竺散（《永类钤方》卷十一）、天竺黄散（《世医得效方》卷八）。

【组成】天竺黄五钱　川郁金（用皂角水煮，切作片，焙干）　甘草（炙）各二十两　大栀子仁（微炒）　连翘各二十两　雄黄（飞研）五两　瓜蒌根十斤

方中天竺黄原脱，据《世医得效方》补。

【用法】上为细末。每服一大钱，小儿半钱，食后、临卧用新水调服。

【主治】大人、小儿脏腑积热，烦躁多渴，舌颊生疮，咽喉肿痛，面热口干，目赤鼻衄，丹瘤结核，痈疮肿痛；又治伏暑燥热，疮疹余毒，及大便下血，小便赤涩。

辰砂金箔散

【来源】《太平惠民和济局方》卷十。

【组成】辰砂（研飞）七十两　人参（去芦）　茯苓（去皮）　牙消（枯）各三十两　桔梗五十两　蛤粉（研飞）八十两　甘草（炒）二十五两　金箔二百片（入药）　生脑子（研）二两

【用法】大人、小儿咽喉肿痛，口舌生疮，每用少许，掺在患处，咽津；大人膈热，每服一钱，食后、临卧新水调下。

【主治】小儿心膈邪热，神志不宁，惊惕烦渴，恍惚忪悸，睡卧不安，谵语狂忘，齿龈生疮，咽喉肿痛，口舌生疮，及痰实咳嗽，咽膈不利。

消毒散

【来源】《太平惠民和济局方》卷十。

【别名】消毒饮（《易简》）、三味消毒散（《疮疡经验全书》卷八）、三味消毒饮（《麻科活人全书》卷二）、解毒三贤饮（《疡医大全》卷三十三）、必胜散（《本草纲目》卷十五）。

【组成】牛蒡子（爁）六两　荆芥穗一两　甘草（炙）二两

【用法】上为粗末。每服一钱，用水一盏，煎七分，去滓，食后温服。

【主治】

1.《太平惠民和济局方》：小儿疮疹已出，未能匀透，及毒气壅遏，虽出不快，壮热狂躁，咽膈壅塞，睡卧不安，大便秘涩。及大人小儿上膈壅热，咽喉肿痛，胸膈不利。

2.《活幼心书》：小儿急惊风毒，赤紫丹瘤，咽喉肿痛，九道有血妄行及遍身疮疥。

3.《仁术便览》：口舌生疮，牙根臭烂。

【宜忌】若大便利者，不宜服之。

龙脑膏

【来源】《医部全录》卷一六二引《太平惠民和济

局方》。

【组成】缩砂五粒　薄荷叶一斤　甘草三两　防风　川芎　桔梗各二两　焰消一两　片脑一钱　白豆蔻三十粒

【用法】上为末，炼蜜为丸，如弹子大。噙化咽下。

【主治】喉痹肿痛。

珠黄散

【来源】《中国医学大辞典》引《太平惠民和济局方》。

【组成】珍珠（豆腐制）三钱　西黄一钱

【用法】上为极细末，无声为度，密贮勿泄气。每用少许吹入患处。

《医级》：小儿痰痉，以灯心调服二三分。

【功用】

1.《中国医学大辞典》引《太平惠民和济局方》：化毒去腐，清热生肌。

2.《饲鹤亭集方》：平疳化痰，清咽利膈，止痛。

【主治】

1.《中国医学大辞典》引《太平惠民和济局方》：咽喉肿痛腐烂，牙疳口疳，梅毒上攻，蒂丁腐去，小儿痘痞后余毒未消，口舌破碎。

2.《医级》：风痰火毒，喉痹，及小儿痰搐惊风。

【宜忌】《全国中药成药处方集》（天津方）：忌烟、酒及辛辣食物。

【验案】

1.小儿高热　《新中医》（1982，5：25）：应用本方：珍珠层粉、人造牛黄各等量，和匀，6个月以下每次1／3g，6个月～1岁每次0.5g，1～2岁每次1g，3～4岁每次1.5g，4～6岁每次2g，6岁以上每次3g，1日3次，开水冲服。治疗小儿高热155例，男98例，女57例；年龄最小4个月，最大12岁。疗效标准：治愈：发热全退，症状完全消失，恢复健康；好转：发热降低1.0～1.5℃，2～3个月内未复发高热，症状减轻；无效：发热不退，或略退而复升高，症状未减。结果：99例感冒治愈65例，占65.6 %；好转15例，占15.1%；无效19例，占19.3%。36例喉炎，治愈26例，占72.2%；好转6例，占16.7%；无效4例，占11.1%。20例肺炎，治愈12例，占60%；好转4例，占20%；无效4例，占20%。治愈和好转共计128例，总有效率为82.5%。

2.口疮　《中国现代应用药学杂志》（2001，5：409）：用珠黄散制成糊剂外涂创面，治疗复发性口疮83例。结果：显效35例，有效45例，无效3例，总有效率96.39%。

甘露饮子

【来源】《阎氏小儿方论》。

【别名】甘露饮《太平惠民和济局方》卷六（绍兴续添方）、大甘露饮（《咽喉经验秘传》）。

【组成】生干地黄（焙）　熟干地黄（焙）　天门冬　麦门冬（各去心，焙）　枇杷叶（去毛）　黄芩（去心）　石斛（去苗）　枳壳（麸炒，去瓤）　甘草（锉，炒）　山茵陈叶各等分

【用法】上为粗末。每服二钱，水一盏，煎八分，食后温服；牙齿动摇，牙龈腥热，含漱渫并服。

【功用】

1.《广西中医药》（1985，3：20）：清热利湿，润肺利咽。

2.《上海中医药杂志》（1985，11：27）：滋阴清热，行气利湿。

【主治】心胃热，咽痛，口舌生疮，并疮疹已发未发；又治热气上攻，牙龈肿，牙齿动摇。

【宜忌】《广西中医药》（1985，3：20）：素体阳虚，溃疡日久难愈，肢冷，腰膝酸楚，溲清，舌嫩有齿痕，脉沉细等肾阳不足，阴损反阳，水不济火，虚火上炎之证，不宜用此方。

神圣北庭丸

【来源】《妇人大全良方》卷七引《灵苑方》。

【组成】北庭（去砂石，研）　没药　木香　当归各一分　芫花　莪术各半两　巴豆（去皮膜心）四十粒

【用法】上先研北亭、没药、巴豆如粉，用好米醋三升同煮为稀膏，然后将余四味为细末，入于膏内搜合成块，用新瓦盒盛之，丸如绿豆大。每服只五丸，临时加减丸数，用酒、醋各半盏煎数沸，

通口服。不得嚼破，仍须吃尽酒、醋，立愈。或男子血气，亦依前方服食；如急喉闭者，男左女右，以一丸鼻中嗅之立愈。
【主治】妇人积年血气，攻刺心腹疼痛不可忍者，及多方医疗未愈；或治男子血气；急喉闭者。

射干煎

【来源】《伤寒总病论》卷三。
【组成】生射干　猪脂各半斤
【用法】合煎令射干色微焦，去滓。取一枣大，绵裹，含，稍稍咽之。
【主治】伤寒喉中痛，闭塞不通。

黑龙煎

【来源】《伤寒总病论》卷三。
【别名】黑龙膏（《本草纲目》卷三十五）。
【组成】人参半两　甘草一两　无灰酒一升　不蚛皂角四十条
【用法】水三斗，浸皂角一宿，净铛内煎令水减半，次下人参、甘草细切，又同煎三分耗二，布绞去滓，下酒，更入釜煤一匕半，搅煎如饧稀，入瓷盒内，埋地中一宿。若用时取一丸如鸡头子大，盏中以温酒一呷化之；先以水漱口，以鹅毛点药入喉中扫之，有恶涎或自出，或下腹，可二三次，引药方歇，良久，令吐，候恶物出尽了，令吃少许水浸蒸饼及软饭粥压之。次含甘草一寸咽汁。如木舌难下药，以匙按舌，用药扫喉中。
【主治】咽喉肿痛九种疾：急喉闭、缠喉风、结喉、烂喉、重舌、木舌、遁虫、蚰喋、飞丝入喉。
【宜忌】忌炙煿、胡饼、猪肉、淹藏等物。
【验案】急喉闭　元祐五年，自春至夏秋，蕲、黄二郡人患急喉闭，十死八九，速者半日、一日而死，黄州潘推官昌言亲族中亦死数口，后得黑龙膏救治活者数十人。

羚羊角煎

【来源】《圣济总录》卷十三。
【组成】羚羊角（镑）　菊花各半两　玄参　牛膝（去苗，切，焙）　防风（去叉）　紫参各一分
【用法】上为末，以栝楼汁一升，酒半升，并前药煎成稀煎，瓷合盛。每服一匙头，酒调下，日夜四五服。
【主治】热毒风攻头面，唇口肿痛，咽喉肿塞，或目涩痛。

犀角丸

【来源】《圣济总录》卷十三。
【组成】犀角（镑）　黄芩（去黑心）　栀子仁　吴蓝各一两　升麻　黄耆（锉）　防风（去叉）　甘草（炙）各一两半　大黄（锉，炒）三两
【用法】上为末，炼蜜为丸，如梧桐子大。每服三十丸，早、晚食后米饮送下。
【主治】热毒风攻头面，咽嗌肿痛。

龙珠丸

【来源】《圣济总录》卷十六。
【别名】龙珠丹（《奇效良方》卷二十四）。
【组成】长蚯蚓不拘多少
【用法】上五月五日取，以龙脑、麝香相和研匀，为丸如麻子大。每用以生姜汁涂鼻中，逐边各纳一丸，立愈。
【主治】头痛目运，及喉痹缠喉风等。

龙脑丸

【来源】《圣济总录》卷十六。
【组成】龙脑（研）　丹砂（研）　马牙消（研）各一分　麝香（研）半钱
【用法】上药再同研令匀细，于碟内盛，用羊胆滴汁入药中，旋和成丸，如黑豆大，以净合盛。每用一粒，以芦管吹入鼻中，以手小指送近上，两鼻皆如此。去枕仰卧少时，候药溶入脑，涎唾从喉内出，其病立愈。
【主治】头痛头眩眼花，及喉痹缠喉风等。

桔梗半夏汤

【来源】《圣济总录》卷二十五。
【组成】桔梗（锉，炒）　半夏（姜汁制，切，

焙） 陈橘皮（汤浸，去白，焙）各一两

【用法】上为粗末。每服四钱匕，水一盏，加生姜三片，同煎至七分，去滓热服。

【功用】顺气消痞。

【主治】

1.《圣济总录》：伤寒冷热不和，心腹痞满，时发疼痛。

2.《玉机微义》：胸膈痰涎不利，气逆呕哕；痰气不降，咽肿欲成喉痹者。

木通汤

【来源】《圣济总录》卷三十。

【组成】木通（锉） 络石（碎）各一两 升麻半两 射干半分 犀角屑半两 玄参 桔梗（炒）各三分 山栀子仁半两 芍药三分 青竹茹半两 朴消一两

【用法】上为粗末。每服三钱匕，水一盏，煎至七分，去滓，食后温服。

【主治】伤寒热病，热毒气聚于心胸，咽喉闭塞，连舌根肿痛。

射干汤

【来源】《圣济总录》卷三十。

【组成】射干 木通（锉） 升麻各一两 桔梗 玄参 黄芩（去黑心） 甘草（炙，锉）各三分

【用法】上为粗末。每服五钱匕，水一盏半，煎至八分，去滓，食后温服。

【主治】伤寒咽喉闭塞，痛，咳嗽多腥气。

地黄汤

【来源】《圣济总录》卷三十二。

【组成】生地黄二两（切） 甘草（炙，锉） 大黄各半两 升麻三分 车前子一两

【用法】上为粗末。每服五钱匕，水一盏半，煎至八分，去滓，下朴消末一钱匕，搅匀。食后温服，每日三次。先针舌下两边出血。

【主治】伤寒后，心脾虚热，舌根肿塞，喉痹。

黄芩汤

【来源】《圣济总录》卷三十二。

【组成】黄芩（去黑心） 大青 山栀子仁 甘草（炙，锉）各半两 升麻 麦门冬（去心，焙）各三分

【用法】上为粗末。每服三钱匕，水一盏，加竹叶七片，煎至六分，去滓，食后温服，一日三五次。

【主治】伤寒后毒气上攻，咽喉疮痛，口疮，烦躁头痛。

人参防己汤

【来源】《圣济总录》卷五十。

【组成】人参半两 防己一分 羌活（去芦头） 川芎 槟榔（锉） 连翘 天麻 玄参 防风（去叉） 犀角（镑） 木香各半两 恶实（微炒） 甘草（炙）各一两

方中防己，《普济方》用一两。

【用法】上为粗末。每服三钱匕，水一盏，加生姜三片，葱白一寸，煎至六分，不拘时候，去滓温服。

【主治】肺脏壅热，咽喉肿痛，头目昏重，烦满引饮，客热痰毒，大小便秘涩。

射干汤

【来源】《圣济总录》卷五十四。

【组成】射干 升麻 枳壳（去瓤，麸炒） 大黄（制，炒）各一两 羚羊角（镑） 柴胡（去苗） 木通（锉） 玄参 甘草（炙）各半两 龙胆 马牙消各一分

【用法】上为粗末。每服三钱匕，水一盏，入竹叶二七片，同煎至七分，去滓，放温食后服。

【主治】中焦热结，唇肿口生疮，咽喉壅塞，舌本强硬，烦躁昏倦。

吹喉朴消散

【来源】《圣济总录》卷一一七。

【别名】朴消散（《普济方》卷二九九）。

【组成】朴消 消石 胆矾 白矾 芒消（五味皆

枯干） 寒水石（烧） 白僵蚕（直者，炒） 甘草（炙，锉） 青黛（研）各等分

【用法】上为细散，和匀。每用少许，掺疮上；遇喉闭，用笔管吹一字在喉中。

【主治】口疮及喉闭。

大青饮

【来源】《圣济总录》卷一一八。

【组成】大青（去根）一两 吴蓝（去根）半两 石膏（研）一两 芍药一两

【用法】上为粗末。每服三钱匕，以水一盏，加葱白、盐豉各少许，煎至六分，去滓，临卧温服。

【主治】伤寒后，口生疮，咽喉肿塞。

一捻金散

【来源】《圣济总录》卷一二二。

【组成】恶实（炒） 马牙消（研） 矾蝴蝶（研）各一分 甘草（炙，锉）半两

【用法】上为散。每掺一字于舌上。

【主治】风热咽喉肿痛，饮食妨闷。

二参汤

【来源】《圣济总录》卷一二二

【组成】玄参 柴参 白药 大黄（锉，炒） 山栀子（去皮） 地骨皮（洗，焙） 甘草（炙，锉） 柴胡（去苗） 桑根白皮（锉，炒） 防风（去叉）各一两

【用法】上为粗末。每服三钱匕，水一盏，煎至七分，食后去滓温服。

【主治】心肺蕴热，咽喉闭塞不通。

二砂丸

【来源】《圣济总录》卷一二二。

【组成】沙参 丹砂（研） 硇砂（研） 人参 玄参 丹参等分

【用法】上为末，炼蜜为丸，如鸡头子大。食后、临卧含一丸化之。

【主治】喉痹，咽塞热痛。

七圣散

【来源】《圣济总录》卷一二二。

【组成】白矾二钱 马牙消五钱 消石一两 铅丹三钱 硇砂一钱 蛇蜕半条 巴豆两枚（去壳）

【用法】上七味，先研白矾、牙消、硇砂三味，入罐子内，次入消石，次掺铅丹于上面，只用平瓦一小片盖，以慢火烧成汁，便用竹片子夹蛇蜕，搅五七度，又入巴豆，更搅五七度，取出候冷，研为散。如小可咽喉肿痛，咽津妨碍及口疮，只干掺一字；或大段喉痹及马喉痹，或腮颐生瘀肉，侵咽喉，即干掺半钱，安稳仰卧，其喉痈肿处自破。

【主治】马喉痹，咽颊肿痛，吐气不快。

三解汤

【来源】《圣济总录》卷一二二。

【组成】甘草（炙，锉）一分 荆芥穗半两 恶实（隔纸炒香）一两

【用法】上为粗末。每服三钱匕，水一盏，煎至七分，去滓温服。

【主治】脾肺壅热，咽膈肿疼不利。

比金丸

【来源】《圣济总录》卷一二二。

【组成】铅白霜半两 青黛一两 甘草半两

【用法】上为末，醋糊为丸，如鸡头子大。含化咽津，痰出立效。

【主治】喉痹。

比金散

【来源】《圣济总录》卷一二二。

【组成】白僵蚕（直，用生者） 蛇蜕皮（烧灰）各等分

【用法】上为细散。每用半钱匕，掺咽内，咽津无妨，不拘时候。

【主治】咽喉闭塞不通。

天门冬丸

【来源】《圣济总录》卷一二二。

【组成】天门冬（去心，焙） 玄参 恶实（炒）各一两 百药煎 紫苏叶各半两 甘草（炙，锉）一两半 人参 硼砂（研） 龙脑（研）各一分

【用法】上为细末，炼蜜为丸，如皂子大。每服一丸，食后、临卧细嚼，温熟水送下。

【主治】马喉痹，咽喉肿痛，唇焦舌干，腮颊连肿。

木通汤

【来源】《圣济总录》卷一二二。

【组成】木通（锉）一两 赤茯苓（去黑皮） 桑根白皮（锉） 射干 百合各三分 大腹三枚

【用法】上为粗末。每服三钱匕，水一盏，煎至六分，去滓，下朴消一钱匕，搅匀，食后温服，良久再服。

【主治】咽喉肿痛，胸满心下坚，妨闷刺痛，坐卧不安。

五香饮

【来源】《圣济总录》卷一二二。

【别名】五香汤（《宣明论方》卷十五）。

【组成】沉香 木香 鸡舌香 熏陆香各一两 麝香三分（研） 连翘二两

【用法】上药除五香各捣研为末外，粗捣筛。每服三钱匕，水一盏半，煎至一盏，去滓，入五香末一钱半匕，再煎至八分，不拘时候温服。

【主治】

1.《圣济总录》：咽喉肿痛。

2.《宣明论方》：一切恶疮瘰疬结核，无首尾及诸疮肿。

升麻汤

【来源】《圣济总录》卷一二二。

【组成】升麻（锉挫） 木通各一两 射干 络石 羚羊角（镑）各三分 芍药 淡竹叶（洗） 杏仁（汤浸，去皮尖双仁，炒）各半两

【用法】上八味，除竹叶外，为粗末。每服三钱匕，水一盏，加竹叶七片，煎至六分，去滓温服，一日三次。

【主治】喉中痛，闭塞不通。

乌头散

【来源】《圣济总录》卷一二二。

【组成】乌头尖（生） 胆矾各一分

【用法】上为散。每以一字，酒少许调服。良久即愈。如口噤，即于鼻内吹一字，立效。

【主治】缠喉风，喉痹。

丹砂酒

【来源】《圣济总录》卷一二二。

【组成】丹砂（研） 桂（去粗皮） 绛矾各一钱

【用法】上为末，以绵裹，用好酒少许，浸良久。含饮。即愈。

【主治】急喉痹；狗咽，喉中忽觉结塞。

丹砂散

【来源】《圣济总录》卷一二二。

【组成】丹砂一分（研，水飞） 芒消一两半（研）

【用法】上为末。每用一字，时时吹入喉中。

【主治】喉咽肿痛，咽物妨闷。

丹砂牛黄丸

【来源】《圣济总录》卷一二二。

【组成】丹砂（研） 硼砂（研）各半两 生甘草末一分 牛黄（研） 矾蝴蝶（研） 龙脑（研）各三钱 印子盐二十粒（细研） 凝水石（烧赤，出火毒，研）半两

【用法】上八味，将七味同研令匀，用甘草末熬煎为丸，如鸡头子大。每服一丸，食后含化咽津。

【功用】解脏腑诸毒，化涎。

【主治】咽喉肿痛。

丹砂玫瑰丸

【来源】《圣济总录》卷一二二。

【组成】丹砂二两（研） 人参 硼砂（研） 半夏（为末，生姜汁作饼，晒干） 雄黄（研）各半两 麦门冬（去心，焙）一两半 甘草（生，锉） 乌梅肉各一两 赤茯苓（去黑皮） 白梅肉各三分 麝香（研） 龙脑（研） 紫雪各一分

【用法】上为末，以乳糖为丸，如鸡头子大，金箔为衣。每服一丸，食后、临卧紫苏煎水嚼下；含化咽津亦得。

【主治】脾胃有热，风毒相乘，上攻咽喉肿痛。

甘露散

【来源】《圣济总录》卷一二二。

【组成】白僵蚕（炒） 天南星各等分

【用法】上为细散。每服一钱匕，生姜、薄荷汤调下。

【主治】咽喉肿痛。

龙胆膏

【来源】《圣济总录》卷一二二。

【组成】龙胆一两 胆矾（研） 乳香（研）各一分

【用法】上药捣研令匀，炼沙糖为丸，如豌豆大。每服一丸，绵裹含化咽津，未愈再服。

【主治】咽喉肿痛，及缠喉风，粥饮难下者。

龙脑丸

【来源】《圣济总录》卷一二二。

【组成】龙脑（研） 升麻 甘草 马牙消（研）各一分 玄明粉（研）三分 麝香（研） 石膏（碎） 大黄（锉） 黄耆（锉）各一分 生地黄二两（绞取汁）

【用法】上药除地黄汁外，捣罗为末，以地黄汁和，如干，更入炼蜜少许，为丸如小弹子大。用绵裹，含化咽津，一日四五次，不拘时候。

【主治】咽喉连颊颔肿，日数深远，咽津液热，发渴疼痛。

龙脑丹砂丸

【来源】《圣济总录》卷一二二。

【别名】含化龙脑丸（《医方类聚》卷七十五引《御医撮要》）。

【组成】龙脑（研）一钱 丹砂（研）半两 人参 白茯苓（去黑皮）各一两 羚羊角（镑） 犀角（镑） 甘草（炙，锉） 升麻 恶实（炒）各半两 麦门冬（去心，焙）一两半 马牙消（研） 黄药各一分

【用法】上为末和匀，炼蜜为丸，如鸡头子大。每服一丸，食后、临卧含化咽津。

【主治】咽喉肿痛，连舌颊、牙根赤肿，心烦，咽干多渴，眠睡不稳。

生银丸

【来源】《圣济总录》卷一二二。

【组成】人参半两 丹砂（研） 铅霜（研） 蔺脂 朴消（研） 升麻各一分 蓬砂（研）三钱 龙脑（研）一钱

【用法】上为末，和匀，炼蜜为丸，如皂子大。每服一丸，含化咽津。

【主治】口干咽肿，喉颊胀痛。

生犀丸

【来源】《圣济总录》卷一二二。

【组成】犀角（镑） 枳实（去瓤，麸炒） 射干 海藻（洗去盐，焙） 升麻各一两 白附子（炮）半两 百合 胡黄连 蒺藜子（炒）各三分 杏仁（汤浸，去皮尖双仁，研）三分

【用法】上为末，炼蜜为丸，如弹子大。每服一丸，绵裹咽津，不拘时候。

【主治】马喉痹。脾肺不利，热毒攻冲，发于咽喉，热冲喉间，连颊肿，数出气，烦满。

立通散

【来源】《圣济总录》卷一二二。

【组成】蚰蜒（阴干）二七条 矾石（半生半烧）一分 白梅肉（炒燥）二七枚

【用法】上为散。每用半钱匕，吹入喉内；或水调下。得吐立通。

【主治】咽喉闭塞不通。

竹茹汤

【来源】《圣济总录》卷一二二。

【组成】竹茹　桂（去粗皮）　甘草（炙，锉）各一分　桔梗（锉，炒）　犀角（镑）　黄耆（锉）　栝楼根各半两

【用法】上为粗末。每服三钱匕，水一盏，煎至六分，去滓，食后温服，每日三次。

【主治】喉中肿痛。

伏龙肝散

【来源】《圣济总录》卷一二二。

【组成】伏龙肝半两　白矾（煅过）　白僵蚕（直者，炒）　甘草（生）各一分

【用法】上为散。每服一钱匕，如茶点服。吐出涎立效。未吐更进一服。

【主治】喉痹。

如圣散

【来源】《圣济总录》卷一二二。

【组成】白僵蚕（直者，炒）　天南星（炮）各半两

【用法】上为散。每服一字，以生姜自然汁调下，如咽喉大段不通，即以小竹筒灌之。涎出后，用生姜一片，略炙，含化咽津。

【主治】喉痹。

如圣散

【来源】《圣济总录》卷一二二。

【别名】宽咽救生散（《普济方》卷六十一引《仁存方》）、僵蚕散（《普济方》卷六十三）。

【组成】白僵蚕不拘多少（直者，新瓦上炒）

【用法】上为末，用生姜自然汁为丸，如鸡头子大。含化。急者生姜汁调药末一大钱，以竹筒子灌入喉中。

本方改为丸剂，名“如圣丸”、“如神丸”（见《普济方》卷六十一引《仁存方》）。

【主治】缠喉风，一切喉痹危急。

【验案】喉痹《普济方》：葛彦恢提举阁中，曾患喉痹，五八主簿，用此治之即安。

知母饮

【来源】《圣济总录》卷一二二。

【组成】知母　麦门冬（去心，焙）　山栀子仁　人参各半两　黄芩（去黑心）　赤茯苓（去黑皮）各一分　甘草（炙，锉）三分　天门冬（去心，焙）一两

【用法】上为粗末。每服三钱匕，水一盏，煎至六分，去滓温服。病甚者倍之。

【主治】咽喉肿痛。

乳香丸

【来源】《圣济总录》卷一二二。

【组成】乳香（研）　石亭脂（研）　阿魏　密陀僧　安息香各一分　砒霜（研）半分　麝香（研）半两

【用法】上药除安息香外，共为末，酒煮安息香为丸，如绿豆大。每服五丸，茶清送下，空心服。良久以热茶投令吐，更欲服，只用姜汤。

【主治】咽喉肿痛，喉痹及咽喉诸疾。

金消丸

【来源】《圣济总录》卷一二二。

【组成】郁金（锉）　马牙消（研）　甘草（锉）　山栀子（去皮）　栝楼根各二两　大黄（锉）　玄参　白矾（研）　硼砂（研）各一分

【用法】上为末，炼蜜为丸，如鸡头子大。每用一丸，绵裹，含化咽津。

【主治】咽喉痹痛，不能喘息，水浆不得入。

泄热汤

【来源】《圣济总录》卷一二二。

【组成】大黄（炮）　甘草（炙）各一两　芒消（研）　防风（去叉）各半两

【用法】上为粗末。每服三钱匕，水一盏，煎至八分，去滓温服，不拘时候。

【主治】咽喉闭塞不通。

胡黄连散

【来源】《圣济总录》卷一二二。
【组成】胡黄连一分 升麻半两 铅霜（研）一分
【用法】上除铅霜外，捣罗为散，再同和匀。每服半钱匕，绵裹含化咽津，一日三五度，不拘时候。
【主治】咽喉中壅塞如核，连颊肿痛。

茯苓汤

【来源】《圣济总录》卷一二二。
【组成】赤茯苓（去黑皮） 前胡（去芦头）二两 生干地黄 人参 桂（去粗皮） 芍药 甘草（炙，锉）各一两 麦门冬（去心，焙）三两
【用法】上为粗末。每服三钱匕，水一盏，加大枣二个（擘），煎至六分，去滓温服，一日三次，不拘时候。
【主治】
1.《圣济总录》：喉咽闭塞不利。
2.《普济方》：虚劳少气，咽喉不利，唾如稠胶。

胜金散

【来源】《圣济总录》卷一二二。
【组成】戎盐一两 青黛半钱
【用法】上同研匀。每服半钱匕或一字，用小竹筒吹入喉咽，咽津。
【主治】咽喉卒肿，喉痹。

绛雪散

【来源】《圣济总录》卷一二二。
【组成】木通（锉） 桔梗（锉，炒） 槟榔各二两 枳壳（去瓤，麸炒） 犀角（镑）各一两半 柴胡（去苗） 升麻 木香 赤茯苓（去黑皮）各二两 桑根白皮（锉） 山栀子仁各四两 桂（去粗皮） 人参各二两 苏枋木五两 朴消（研）一斤 丹砂（研）一两 麝香（研）一分 诃黎勒（去核）五枚
【用法】上除朴消、丹砂、麝香外，各锉细，以水二斗，于银器内慢火熬至七升，以生绢滤去滓，再煎至五升，下朴消，以柳木篦搅，勿住手，候稍凝，即去火，倾入盆中，将丹砂、麝香末拌令匀，瓷器盛之，勿令透气。每服一钱或二钱，食后临卧，以冷蜜汤调下。
【主治】热结喉间，连颊肿不消，心膈烦满。

绛雪散

【来源】《圣济总录》卷一二二。
【别名】代针散（《御药院方》卷九）、绛雪丹（《华佗神医秘传》卷三）。
【组成】硇砂（研） 白矾（研）各一钱 消石（研）四两 铅丹（研）半两 马牙消（研）一分 巴豆（去皮）六枚
【用法】上将五味入罐子内烧，候有火焰，乃入巴豆，良久又入蛇蜕皮一条取出，煅熟。放冷研末。每用少许，吹入喉中。腊月合尤佳。
【主治】咽喉肿痛，气息难通。

络石射干汤

【来源】《圣济总录》卷一二二。
【组成】络石三分 射干一两半 芍药 升麻各一两一分 露蜂房（炙） 蒺藜子（炒去角）各一两
【用法】上为粗末。每服三钱匕，水一盏，煎至六分，去滓，入马牙消一钱匕，搅匀，食后临卧温服。细细含咽亦得。
【主治】咽喉肿痛，咽物不得。

真珠丸

【来源】《圣济总录》卷一二二。
【组成】真珠末一钱匕 太阴玄精石（煅赤，研末）四两 不灰木（用牛粪烧赤，取末）四两
【用法】上为细末，用糯米粥为丸，如鸡头子大。每服一丸，食后用生地汁、粟米泔研化下，一日二次。
【主治】手足心烦热壅闷，咽喉肿痛。

透关散

【来源】《圣济总录》卷一二二。

【别名】搐鼻透关散（《金匮翼》卷五）。
【组成】雄黄（研） 猪牙皂荚（蜜炙，去皮） 藜芦各一分
【用法】上为细散。每用一字，分弹入两鼻中。关透涎出，愈。
【主治】男子、妇人喉痹口噤，牙关紧。

消毒丸

【来源】《圣济总录》卷一二二。
【组成】五倍子 马牙消各一两 甘草三分（生，锉） 蓬砂 白矾（熬令汁枯） 升麻 马勃各半两 丹砂（研） 麝香（研） 龙脑（研）各一分
【用法】上为末，糯米饭为丸，如鸡头子大。每服一丸，含化，不拘时候。
【功用】化涎生津。
【主治】脾胃毒热上攻，咽喉肿痛。

通喉散

【来源】《圣济总录》卷一二二。
【别名】如圣散（《普济方》卷六十三引《卫生家宝》）。
【组成】黄连（去须） 矾石 猪牙皂荚（去皮子）各等分
【用法】上于瓦器内煅过，成细散。每用一字匕，甚者半钱匕，吹在喉中。取出涎愈。
【主治】风热上攻，咽喉肿痛。

黄芩汤

【来源】《圣济总录》卷一二二。
【组成】黄芩（去黑心）一两半 升麻一两 木通（锉）一两 芍药一两 枳实（去瓤，麸炒）一两半 柴胡（去苗）一两 羚羊角（镑）一两 石膏（碎）二两 杏仁（汤浸，去皮尖双仁，炒）一两
【用法】上为粗末。每服三钱匕，以水一盏，煎至五分，去滓温服。
【主治】风热客于肺经，上搏咽喉，气壅肿痛，语声不出。
【加减】热毒大盛，加大黄一两。

麻黄汤

【来源】《圣济总录》卷一二二。
【组成】麻黄（去根节） 干姜（炮）各二两 细辛（去苗叶）一两半 五味子（炒）一两 桂（去粗皮）半两 半夏（汤洗七遍）一分
【用法】上为粗末。每服三钱匕，用水一盏，煎至七分，去滓，食后温服，每日三次。
【主治】风热客于脾肺经，喉间肿痛，语不出。

羚羊角汤

【来源】《圣济总录》卷一二二。
【组成】羚羊角（镑）一两 射干 络石（碎） 大黄（锉） 升麻各三分 木通（锉） 芍药各一两半 生地黄（切，焙）二两
【用法】上为粗末。每服五钱匕，以水一盏半，煎至八分，去滓，下芒消末一钱匕，搅匀温服。得利即愈。
【主治】脾热，喉中肿痛，热塞不通。

硼砂丸

【来源】《圣济总录》卷一二二。
【组成】蓬砂 马牙消各一分 丹砂半分 斑猫二枚（去头翅足，炒）
【用法】上为末，以生姜自然汁煮面糊为丸，如梧桐子大，腊茶为衣。每服二丸，腊茶送下。
【主治】咽喉肿痛，及走马喉痹。

硼砂散

【来源】《圣济总录》卷一二二。
【组成】蓬砂（研） 甘草（锉）各一分 马牙消 人参各半两
【用法】上为细散。每服半钱匕，含化咽津，不拘时候。
【主治】咽喉紧肿疼痛；咽喉生疮，腥臭疼痛。

僵蚕散

【来源】《圣济总录》卷一二二。

【别名】开关散（《御药院方》卷九）。
【组成】白僵蚕三枚　枯矾一分
【用法】上为散。每服一钱匕，生姜，蜜水调下，细呷。
【主治】缠喉风，一切喉痹急危。

鹤顶丹

【来源】《圣济总录》卷一二二。
【组成】甜消四两（炒）
【用法】上为细末，先掘地作坑子，揩净，入甜消在内一时辰，出火毒，取出加熟甘草末半两，麝香、生龙脑各一钱，硼砂二钱半，马牙消一两，丹砂一钱半共为细末，水为丸，如鸡头子大。每服一丸，含化咽津。小儿只作散，每服半钱匕，新汲水调下。
【主治】喉咽肿痛。

橘皮汤

【来源】《圣济总录》卷一二二。
【组成】陈橘皮（汤浸，去白，焙）　青竹茹　生地黄（切，焙）　黄芩（去黑心）　山栀子仁各三两　桂（去粗皮）一两　白术三两　芒消（研，汤成下）　赤茯苓（去黑皮）二两
【用法】上药除芒消外，为粗末。每服三钱匕，以水一盏，加生姜半分（拍碎），大枣二枚（擘破），煎至五分，去滓，下芒消末一钱匕，搅匀，食后温服，一日三次。
【主治】马喉痹。势如奔马，肿痛烦满，数数吐气。

凝水石散

【来源】《圣济总录》卷一二二。
【组成】凝水石　甜消各半两（并用无油瓷合盛，火煅通赤，合于地上出火毒一宿）　白僵蚕（麸炒黄，如粉）一两
【用法】上为细散。每取少许掺咽喉中。病甚，每服二钱匕，温水调下。若紧急，只于鼻中吸入。
【主治】马喉痹，即缠喉风。卒然喉痹，急如奔马，喉颊俱肿。

马牙消煎

【来源】《圣济总录》卷一二三。
【组成】马牙消　木通（锉）　升麻　瞿麦穗　犀角屑　马蔺子各一两半　射干　玄参各一两
【用法】上锉细，以水五盏，煎一盏半，去滓，下白蜜二两，再煎成煎。每服一匙头，含化咽津。
【主治】狗咽。气塞肿痛，气欲绝者。

五味子汤

【来源】《圣济总录》卷一二三。
【组成】五味子（炒）一两半　干姜（炮）　麦门冬（去心，焙）　桂（去粗皮）各一两　桑根白皮（锉，炒）三两　粳米（炒）一合
【用法】上为粗末。每服三钱匕，水一盏，煎至五分，去滓温服，一日三次，不拘时候。
【主治】咽喉中生谷贼，结肿疼痛，妨害饮食。

玄参散

【来源】《圣济总录》卷一二三。
【组成】玄参　杏仁（汤浸，去皮尖双仁，炒）　甘草（炙）　赤茯苓（去黑皮）　白术　桔梗（炒）　人参各半两
【用法】上为散。每服二钱匕，热汤调下，一日三五次。
【主治】狗咽气塞。

竹皮汤

【来源】《圣济总录》卷一二三。
【组成】竹皮　甘草（炙）各一两　人参　赤茯苓（去黑皮）　麻黄（去根节，先煎，掠去沫，焙）　桂（去粗皮）　五味子　木通（锉）各三分
【用法】上为粗末。每服三钱匕，水一盏，加生姜半分（拍破），煎至六分，去滓温服，一日三次，不拘时候。
【主治】喉中如有物噎塞，声气不出。

如圣散

【来源】《圣济总录》卷一二三。

【组成】赤芍药一两　防风（去叉）三分　天麻半两

【用法】上为散。每服一钱匕，冷茶调下，不拘时候。

【主治】狗咽，及咽喉紧急。

如神丸

【来源】《圣济总录》卷一二三。

【组成】蜗牛二七枚　白矾（末）　马勃（末）　陈白梅肉　大黄（末）各一分

【用法】上于端午日午时同研为丸，如苦楝子大。每遇患开口不得者，取一丸，以水磨，用竹管子吹下，入喉中即愈；轻可只以绵裹含化一丸。

【主治】喉中忽然结塞不通。

沉香汤

【来源】《圣济总录》卷一二三。

【组成】沉香（锉）　木香　射干　防风（去叉）　升麻　甘草（炙）　当归（切，焙）　黄芩（去黑心）　熏陆香　藿香叶　鸡舌香各一两　独活（去芦头）三两　麻黄（去根节，先煎，掠去沫，焙）三分　大黄（锉，生用）二两

【用法】上为粗末。每服三钱匕，水一盏，煎至六分，去滓，食后温服，一日三次。

【主治】咽喉肿痛不得语，卒中风毒，入于喉间，舌强，头面身体疼痛，咽喉闭塞，气欲绝者。

茯苓散

【来源】《圣济总录》卷一二三。

【组成】赤茯苓（去黑皮）　贯众　缩砂仁　甘草（炙）各一两

【用法】上为细散。每用一钱匕，掺喉中，以水送下。

【主治】喉中生谷贼，结肿疼痛，饮食妨闷。

射干汤

【来源】《圣济总录》卷一二三。

【组成】射干半两　升麻　大黄（锉，生用）　恶实（生用）各一两　马蔺子（炒）半两　木通（锉）三分

【用法】上为粗末。每服三钱匕，水一盏，竹叶七片，煎至七分，去滓，下马牙消半钱匕，搅令匀，细细温服，不拘时候。

【主治】喉痛，咽嗌肿塞，及心肺热极，吐纳不利。

黄白散

【来源】《圣济总录》卷一二三。

【组成】芒消（研）一两半　硫黄（研）一两

【用法】先将芒消于铫子内熬令沸，澄清，下硫黄末于铫子内，搅令焰出绝，倾在新碗内，放冷，为细末。每服半钱匕，新汲水调下。

【主治】狗咽。喉中忽觉结塞不通，如喉痹状。

黄耆汤

【来源】《圣济总录》卷一二三。

【组成】黄耆（锉）二两　人参一两　桂（去粗皮）半两　甘草（炙）一两　赤茯苓（去黑皮）一两半

【用法】上为粗末。每服三钱匕，水一盏，加生姜半分（拍破），大枣二枚（擘），煎至五分，去滓，空腹食前各一服。

【主治】咽喉中肿痒，微嗽声不出。

干地黄丸

【来源】《圣济总录》卷一二四。

【组成】生干地黄（焙）一两　人参三分　赤苓（去黑皮）三分　天门冬（去心，焙）一两

【用法】上为末，炼蜜为丸，如梧桐子大。每服十丸，米饮送下，一日三次。

【主治】咽喉干痛，不能食。

赤茯苓汤

【来源】《圣济总录》卷一二四。

【组成】赤茯苓（去黑皮）　木通（锉）各一两　升麻　羚羊角（镑）　前胡（去芦头）各三

分 马蔺根（锉） 桑根白皮（锉）各一两 大黄（锉，炒）一两

【用法】上为粗散。每服五钱匕，以水二盏，煎至一盏，去滓，入芒消一钱匕，食后分温二服，晚再服。

【主治】喉痹肿塞不通。

鸡苏人参汤

【来源】《圣济总录》卷一二四。

【组成】鸡苏叶 恶实（炒） 玄参 甘草（炙，锉）各一两 防风（去叉） 人参 天门冬（去心，焙）各半两

【用法】上为粗末。每服三钱匕，水一盏，加梨二片，同煎至六分，去滓，食后温服。

【主治】上焦有热，津液燥少，喉咽干痛。

苦参丸

【来源】《圣济总录》卷一二四。

【组成】苦参一分 白矾（烧枯）半两 山栀仁一两 木通（锉） 杏仁（汤浸，去皮尖双仁，炒）各半两 甘菊花三分 大黄（生，锉）一两 防风（去叉）半两 射干 玄参 甘草（炙，锉） 恶实（炒） 白药各一分 马勃二分

【用法】上为末，炼蜜为丸，如酸枣大。每服绵裹一丸，夜后含化，咽津。

【主治】咽喉肿痛，语声不出，痰唾稠浊。

【加减】如喉不闭者，去白矾。

禹余粮汤

【来源】《圣济总录》卷一二四。

【组成】禹余粮（煅，醋淬） 大麻仁各二两 干姜（炮）一两 黄连（去须）半两 白术一两 枣十枚（焙，取肉） 桑根白皮（锉）二两

【用法】上为粗末。每服三钱匕，水一盏，煎至五分，去滓，食后温服，每日三次。

【主治】喉痹，若胃中虚，有饥状，少气不足以息，四逆泄注，腹胀喜噫，食则欲呕，泄癖溏下，口干，四肢重，好怒，不欲闻人声，诊其脉，右手关上阴阳俱虚者，脾胃虚也。

桔梗汤

【来源】《圣济总录》卷一二四。

【组成】桔梗（炒）二两 半夏（汤洗七遍，切，焙）一两 人参 甘草（炙，锉）各半两

【用法】上为粗末。每服三钱匕，水一大盏，加生姜五片，同煎至六分，去滓，食后、临卧温服。

【主治】

1.《圣济总录》：咽喉中如有物妨闷。
2.《御药院方》：咽喉疼痛。

桔梗汤

【来源】《圣济总录》卷一二四。

【组成】桔梗（炒） 半夏（汤洗去滑十遍，焙）各等分

【用法】上锉，如麻豆大。每服五钱匕，水二盏，加生姜七片，同煎至七分，去滓温服。

【主治】风热搏于咽喉，如有物妨闷。

桃红散

【来源】《圣济总录》卷一二四。

【别名】绛雪散（《杨氏家藏方》卷十一）、绛雪（《古今医统大全》卷六十四）。

【组成】龙脑（研）一钱 丹砂（研）半两 硼砂（研）一钱 马牙消（研）半钱 寒水石（煅，研如粉）半两

【用法】上为细末。每用一字，掺咽喉中，咽津。

【主治】咽喉痛。

凉膈甘露丸

【来源】《圣济总录》卷一二四。

【组成】蓬砂（研）半两 丹砂（研）一分 龙脑（研）一字 甘草（炙）一两半（为末） 百药煎（椎碎，焙干，研）一两

【用法】上为末，糯米粥清为丸，如梧桐子大。每服一丸，含化，不拘时候。

【主治】咽喉痛，多痰。

通气汤

【来源】《圣济总录》卷一二四。

【组成】犀角（镑）半两　射干　桔梗（炒）　马蔺（切）各三分　甘草（炙，锉）半两

【用法】上为粗末。每服三钱匕，以水一盏，入竹叶七片，煎至七分，去滓，下马牙消一钱匕，搅匀，细细温呷。

【主治】喉痹。咽喉气膈，胸满，咽肿生脓。

黄芩汤

【来源】《圣济总录》卷一二四。

【组成】黄芩（去黑心）　升麻　射干　木通（锉）各三分　甘草（炙，锉）　犀角（镑）各半两

【用法】上为粗末。每服五钱匕，以水二盏，煎至一盏，去滓，下芒消一钱匕，细细温呷。

【主治】喉痹，胸满，噎塞不通。

保安膏

【来源】《圣济总录》卷一三〇。

【组成】当归（切，焙）　附子（去皮脐）　川芎　防风（去叉）　白蔹　升麻　细辛（去苗叶）　侧柏　萆薢各一两　桃仁（去皮）　甘草　桑根白皮　垂柳枝　白芨　黄耆　白芷　白僵蚕各半两　铅丹（研）五两　雄黄（研）　麝香（研）　硫黄（研）各半两　杏仁（去皮）三分　丹砂（研）一分

【用法】上锉，以麻油二斤，于新瓷器内浸药一宿，次日纳铛中，文武火炼，候稀稠得所，以绵滤去滓，入雄黄、铅丹、丹砂、麝香、硫黄等物再煎，须臾息火，别入黄蜡四两，候药凝稍过，倾入热瓷器内盛之，勿令尘污。发背，酒调两匙，每日两服，外贴，二日一换；瘰疬瘘疮、疽疮、风肿、干癣、奶癣、肾癣、发鬓、发脑、发牙、蛇虫咬，皆贴之；折伤筋骨，酒服半匙；箭入骨，贴之自出；喉闭，含之即通；难产并胎死腹中，并酒化下半两；血气冲心，生姜自然汁加小便同煎，温酒化下一匙；但诸恶疮，数年不痊者，以盐汤先洗，然后贴之。

【主治】一切疮肿。发背，瘰疬，瘘疮，疽疮，风肿，干癣，奶癣，肾癣，发鬓，发脑，发牙，蛇虫咬，折伤筋骨，箭入骨，喉闭，难产并胎死腹中，血气冲心，及诸恶疮，数年不痊者。

马蔺汤

【来源】《圣济总录》卷一八〇。

【组成】马蔺子（炒）　升麻各一分

【用法】上为粗末。每服一钱匕，水半盏，煎至三分，去滓，下白蜜少许，搅匀，分温二服。如无马蔺子，即用根少许，入水捣，绞取汁，细呷。

【主治】小儿喉痹。

天竺散

【来源】《圣济总录》卷一八〇。

【组成】天竺黄　马牙消　甘草（炙）各半两　蛤粉（白者）二两　丹砂（研）一分

【用法】上为细散。每服半钱匕，取新汲水揉薄荷相和，入龙脑少许，食后、临卧汤化服之。

【主治】小儿喉痹，上焦积热壅毒。

木通汤

【来源】《圣济总录》卷一八〇。

【组成】木通（锉）一两　升麻一分　大黄（锉，炒）一分　麻黄（去根节）一分　犀角（镑）一分　石膏（碎）半两　甘草（炙）一分

【用法】上为粗末。每服二钱匕，水一盏，煎至七分，去滓，下朴消末一钱匕搅匀，再煎一二沸，分二次温服，早食后、临卧各一次。

【主治】小儿脾肺蕴热，血气结塞，致患喉痹。

白矾散

【来源】《圣济总录》卷一八〇。

【组成】白矾（煅，焙，研）一两　消石（研）　雄黄（研）各一分　苦参（末）半两

【用法】上为细散。每服半钱匕，冷水调下，并三服。

【主治】小儿走马喉痹。

射干汤

【来源】《圣济总录》卷一八〇。

【组成】射干 升麻 百合 木通（锉） 桔梗（炒） 甘草（炙）各一分

【用法】上为粗末。每用一钱匕，以水七分，煎至四分，去滓，下马牙消末半钱匕，搅匀，食后细细温呷。

【主治】小儿喉痹，咽喉旁肿如痄子，身体壮热。

麻黄汤

【来源】《圣济总录》卷一八〇。

【组成】麻黄（去根节）半两 桂（去粗皮）一分 射干一分 杏仁（汤浸，去皮尖双仁，炒）一分

【用法】上为粗末。每服一钱匕，以水七分，煎至四分，去滓，食后分二次温服。

【主治】小儿喉痹，咽喉傍肿，喉中噎塞。

羚羊角汤

【来源】《圣济总录》卷一八〇。

【组成】羚羊角（镑屑）一分 升麻三分 射干 陈橘皮（汤浸，去白，焙）各一分 白药半两

【用法】上为粗末。每服一钱匕，以水七分，煎至四分，去滓，分三次温服。早晨、日午、夜卧各一服。

【主治】小儿喉痹痛，咽塞不利。

升麻汤

【来源】《圣济总录》卷一八一。

【组成】升麻 射干 大黄（锉，炒）各半两

【用法】上为粗末。每服一钱匕，水一盏，煎至四分，去滓，分温二服，早晨、日午各一次。

【主治】小儿咽喉肿痛，壮热躁渴不止。

升麻汤

【来源】《圣济总录》卷一八一。

【组成】升麻 木通（锉） 大黄（生） 麻黄（去根节）各一分 犀角（镑） 石膏（碎） 甘草（生，锉）各半两 朴消（研）一两

【用法】上为粗末。每服二钱匕，水一盏，煎至七分，去滓，量大小分减服。

【主治】小儿喉痹，血气结塞。

【宜忌】慎勿刺破。

朴消散

【来源】《圣济总录》卷一八一。

【组成】朴消一分 衣中白鱼（炒）三枚 盐少许

【用法】上为细散。每服以指少许在舌下。

【主治】小儿咽喉、舌肿胀，咽气不利。

苦药子散

【来源】《圣济总录》卷一八一。

【组成】苦药子 白僵蚕各等分

【用法】上为细散。每服半钱匕，白矾水调下。

【主治】小儿咽喉肿痛。

黄柏汤

【来源】《圣济总录》卷一八一。

【组成】黄柏（去粗皮，蜜炙） 甘草（炙）各一分

【用法】上为粗末。每次一钱匕，以水半盏，煎至三四分，去滓温服，不拘时候。

【主治】小儿咽喉肿胀，咽气不利。

麻黄汤

【来源】《圣济总录》卷一八一。

【组成】麻黄（去根节，煎，去沫，焙干） 桑根白皮（锉） 桂（去粗皮）各半两 大黄（生） 射干 杏仁（汤浸，去皮尖双仁）各一分

【用法】上为粗末。每服一钱匕，以水半盏，煎至三四分，去滓温服，不拘时候。

【主治】小儿咽喉肿热，肺胀气急，喉中似有物塞。

玉霜膏

【来源】《中藏经》卷下。
【组成】朴消二斤　牙消半斤　硼砂四两　矾石三两
【用法】上为末，火熔成汁，筑一地坑子，令实，倾入盆，覆一夕，取杵为末，入龙脑二两研匀。每服一钱，新汲水半盏合生蜜调下。小儿量与服。
【主治】一切热毒喉闭。

夺命散

【来源】《幼幼新书》卷三十四引《吉氏家传》。
【组成】朴消　白矾　天南星各半两
【用法】上为末。小儿每服半钱，水一盏，同煎二分；大人水一盏，药三钱，煎七分，作一服。
【主治】喉闭。

射干汤

【来源】《幼幼新书》卷三十四引张涣方。
【组成】射干　川升麻各一两　马牙消　马勃各半两
【用法】上为细末。每服一钱，水一盏，煎至五分，去滓放温，食后带热服。
【主治】小儿风热上搏于咽喉之间，血气相搏而结肿，乳食不下。

龙石散

【来源】《幼幼新书》卷三十四引《张氏家传》。
【组成】寒水石（烧一日）一斤　生脑子一钱　朱砂（飞）一两
【用法】上为细末。每用少许擦患处，咽津。儿疮疹攻口齿，先用化毒丹，次用此药擦之。
【主治】上膈壅热。咽喉肿塞疼痛，口舌生疮。

异功散

【来源】《幼幼新书》卷三十四引《张氏家传》。
【组成】盆消一两　甘草（炙）六钱　诃子肉　白僵蚕　贯众　马勃　蛇蜕（点油醋，慢火炒黄）各半两　硼砂　玄精石各一两
【用法】上为细末。每服一字，以芦管吹喉内；缠喉风，每服半钱，以磨刀水调下；寻常置舌根下。
【主治】缠喉风，痄腮，喉闭，及咽喉一切患。

白药子散

【来源】《鸡峰普济方》卷五。
【组成】川升麻　白药　前胡　石膏各一两　羚羊角屑　甘草（炙）半两　玄参三分　麦门冬一两半　川朴消二两
【用法】上为粗末。每服五钱，水一盏，加竹茹一分，煎至五分，去滓温服，不拘时候。
【主治】热病咽喉肿塞连舌根疼痛，及干呕头疼不下食。

小硼砂散

【来源】《鸡峰普济方》卷二十一。
【组成】硼砂　马牙消各一两　白矾二钱　龙脑少许
【用法】上药研匀，使腊月鲫鱼胆汁和之，却填入皮内阴干，取出为细末。吹一字入喉中，然鲫鱼亦不必须腊月，但非暑月皆可合。
【主治】咽喉肿痛，及喉闭气不通垂困者。

吹喉散

【来源】《鸡峰普济方》卷二十一。
【组成】铜绿　胆矾　白僵蚕　朴消各等分
【用法】上为细末。吹在喉中。
【主治】咽喉闭塞。

佛手散

【来源】《鸡峰普济方》卷二十一。
【别名】无忧散。
【组成】龙脑　薄荷　百药煎　硼砂　牙消各二钱　甘草　青黛各四钱　马勃　朴消各半两　桔梗一两　白僵蚕半两（端直，瓦焙）
【用法】上为细末。每用干掺之。一日三五次。
【主治】咽喉肿痛、赤口疮。

金箔散

【来源】《鸡峰普济方》卷二十一。

【组成】第一炉：密陀僧　黄丹各一两　水银三铢　金箔两叶（先以盐泥固济炉子，着金箔一叶子于炉下，细研前药令极细，着在炉中，以金箔一叶盖上，以大火一煅，通赤为度，钤出良久，放冷。煅用炭三斤以来）

第二炉：代赭半两　白矾　硇砂各三铢　消石一两半（明净者）　蛇蜕三铢（着在炉底。前件药依前法以大火一煅，通赤为度，钤出良久，放冷）

【用法】上两炉煅者药，于乳钵内滚研令匀。以笔筒盛少许吹在咽喉处，时饷再吹，沥涎梗物自出。

【主治】喉闭、缠喉风，诸梗物，及一切喉痛。

神圣吹喉散

【来源】《鸡峰普济方》卷二十一。

【组成】螺儿青　白僵蚕　焰消　甘草各二两

【用法】上为细末，用腊月内牛胆一个，取出汁，同药拌匀，却盛在胆内，于透风处阴一百日外，取出研细。每以一字或半钱，用筒子吹在喉内。

【主治】走马喉闭，及喉闭肿痛。

硼砂散

【来源】《鸡峰普济方》卷二十一。

【组成】硼砂　枯矾　蛇皮　皂角刺（火烧）各半两

【用法】上为细末。每用少许吹入喉中。血出是效。

【主治】喉闭不通者。

黄柏散

【来源】《鸡峰普济方》卷二十二。

【组成】五倍子半两（末之）　密陀僧　铜青　黄柏各一两（蜜炙）

【用法】上为细末。每用少许，掺患处，咽津。

【主治】上隔壅毒，咽喉肿塞，口舌生疮，痰涎不利；及小儿疮痛，毒气攻口齿。

姜附丹

【来源】《扁鹊心书·神方》。

【组成】生姜（切片）五两　川附子（炮，切片，童便浸，再加姜汁炒干）五两

【用法】上为末。每服四钱，水一盏，煎七分，和滓服。

【功用】补虚助阳，消阴。

【主治】伤寒阴证，痈疽发背，心胸作痛，心腹痞闷，喉痹，颐项肿，汤水不下；及虚劳发热，咳嗽吐血，男妇骨蒸劳热，小儿急慢惊风，痘疹缩陷，黑泡水泡，斑；脾劳面黄肌瘦，肾劳面白骨弱；两目昏翳，内障，脾疟，久痢，水泻，米谷不化；又能解利两感伤寒，天行瘟疫，山岚瘴气，及不时感冒。

金露膏

【来源】《小儿卫生总微论方》卷十九。

【组成】寒水石（煅通赤）四两（研）　雄黄一两（研，水飞）　硼砂二钱（研）　甘草末四钱　脑子一字（研）

【用法】上拌匀，炼蜜为丸，如梧桐子大。食后含化一丸。

【主治】小儿咽喉肿痛塞闷。

铁粉散

【来源】《小儿卫生总微论方》卷十九。

【组成】铁华粉一分　硼砂一分　白矾半两（生）

【用法】上为末。每服半钱，冷水调下，连二三服。

【主治】小儿喉痹肿闷。

绿云散

【来源】《小儿卫生总微论方》卷十九。

【组成】螺青　盆消　生蒲黄　生甘草各等分

【用法】上为细末。每服一钱，生姜自然汁调，细细含咽。若已闭塞不通者，用苇筒入药吹入喉中。重舌、木舌，生姜汁调涂患处。肿痛咽颔者，依此用之。

【主治】喉痹，马喉，缠喉，乳鹅，重舌，木舌，一切咽喉之疾。又口疮，舌上生疮。

急风散

【来源】《洪氏集验方》卷五。

【组成】青胆矾（成片好者）

【用法】每用少许，研细。新水调少许咽之。吐痰为妙。大人亦治。

【主治】小儿喉闭，咽痛。

救生散

【来源】《洪氏集验方》卷五。

【组成】白僵蚕半两（去丝，锉，略炒） 甘草（生）一钱

【用法】上各为末，和匀。每服一钱匕，以生姜汁调药令稠，灌下，便急以温茶清冲下。

【主治】产前产后急喉闭。

分肢散

【来源】《宣明论方》卷十四。

【组成】巴豆半两（不出油） 川大黄一两 朴消半两

【用法】大黄为末，后入巴豆霜、朴消，一处细研，用油贴起。每服半钱，热茶下，吐下顽涎立愈。如小儿胸喉惊钓等，先服龙脑地黄膏一服，次服此药一字，茶送下；上吐下泻，以吐利得快为效。大人半钱，小儿一字。看虚实加减，只是一两服见效，不宜频服。如吐泻不定，以葱白汤立止。

【主治】小儿卒风，大人口眼㖞斜，风涎裹心，惊痫天吊，走马喉闭，急惊，一切风热。

马鞭草散

【来源】《三因极一病证方论》卷十六。

【组成】马鞭草根

【用法】上捣自然汁。每服咽一合许。一法用马衔铁汁服，亦妙。

【主治】马喉痹，洪肿连颊，吐气数者。

玉钥匙

【来源】《三因极一病证方论》卷十六。

【别名】玉匙散（《脉因证治》卷四）、玉锁匙（《痘疹活幼至宝》卷终）。

【组成】焰消一两半 硼砂半两 脑子一字 白僵蚕一分

【用法】上为末，研匀。以竹管吹半钱许入喉中。立愈。

【主治】风热喉痹，及缠喉风。

荆芥汤

【来源】《三因极一病证方论》卷十六。

【别名】甘桔汤（《易简方论》）、三神汤（《医方类聚》卷七十四引《济生方》）、荆芥散（《医方类聚》卷七十四引《澹寮方》）。

【组成】荆芥穗半两 桔梗二两 甘草一两

【用法】上为散。每服四钱，水一盏，加生姜三片，煎至六分，去滓温服。

【主治】风热壅肺，咽喉肿痛，语声不出，喉中如有物哽，咽之则痛甚。

神效散

【来源】《三因极一病证方论》卷十六。

【组成】荆芥穗（别为末） 蓖麻（生，去皮，别研）各等分 （一方用朴消，不用荆芥）

【用法】上入生蜜少许为丸，如皂子大。以绵裹含化，急则嚼化。

本方方名，据剂型，当作“神效丸”。

【主治】喉闭热肿，语声不出。

清神散

【来源】《杨氏家藏方》卷三。

【组成】龙脑 薄荷叶 荆芥穗各二两 甘草一两（炙） 川芎 牛蒡子（炒）各一两

【用法】上为细末。每服二钱，食后沸汤调下。

本方原名“清神汤”，与剂型不符，据《普济方》改。

【主治】风壅热盛，咽膈不利。

一字散

【来源】《杨氏家藏方》卷十一。

【别名】如圣散（《仙传外科集验方》）。

【组成】雄黄一分（别研） 蝎梢七枚 猪牙皂角七挺 白矾（生，研）一钱 藜芦一钱

【用法】上为细末。每用一字，吹入鼻中。即时吐出顽涎。

【主治】

1.《杨氏家藏方》：喉痹，气塞不通欲死者。

2.《普济方》：咽喉作痛，乳蛾等。

乌龙膏

【来源】《杨氏家藏方》卷十一。

【组成】皂角七挺（捶碎，用水五升，挼汁，滤去滓） 草乌头（锉碎） 天南星（锉碎） 大黄（锉碎）各一两

【用法】上药并入皂角水内，煮至二升，滤去滓不用，再熬成膏子，入新瓷器内盛，候微凝，入朴消末一两，搅匀候冷，入白僵蚕末一两，如前收之。如患喉痹，每服半匙头，以甘草汤或茶清化下，不拘时候。灌入口内立愈。如药干，以好酒少许润之。

【主治】喉痹，缠喉风。

夺命丹

【来源】《杨氏家藏方》卷十一。

【组成】白僵蚕（炒，去丝嘴） 寒水石（煅） 贯众 缩砂仁 紫河车 山豆根 干胭脂 马屁勃各一两 白茯苓（去皮） 乌贼鱼骨 磁石各半两 乌芋一两半 南硼砂一钱 象牙末一钱 甘草一两 飞罗面三两 金星凤尾草一两 麝香一钱（别研）

【用法】上为细末，滴水为丸，一两可作十五丸，蛤粉为衣。每服一丸，用冷水半盏放药内滚动，候沫起，吃水不吃药，细细呷之，不拘时候。

【主治】缠喉风，急喉痹，牙关紧急不能开者，重舌、木舌、单双肉蛾；并误吞竹木、鸡骨、鱼刺。

吹喉散

【来源】《杨氏家藏方》卷十一。

【组成】朴消四两（别研） 甘草末一两（生）

【用法】上为细末。每用半钱，干掺口中；如肿甚者，用竹筒子吹入喉内。

【主治】咽喉肿痛。

铅霜散

【来源】《杨氏家藏方》卷十一。

【组成】南硼砂 柿霜 糖霜 铅白霜各等分

【用法】上为细末。每服半钱，食后逐旋掺咽下。

【功用】清凉咽膈。

【主治】咽喉肿痛。

消毒丸

【来源】《杨氏家藏方》卷十一。

【组成】白僵蚕（炒去丝嘴） 牛蒡子（微炒）各等分

【用法】上为细末，炼蜜为丸，每一两作十五丸。每服一丸，食后含化。

【主治】喉痹口疮，腮颊肿痛。

菖蒲大丸

【来源】《杨氏家藏方》卷十一。

【组成】水菖蒲 白术各一两 防风（去芦头） 川芎各一两半 甘草（炙） 桔梗（去芦头，微炒）各二两 木通半两 杏仁半两（汤浸，去皮尖，细研，以竹纸裹压，去油取霜） 肉桂（去粗皮）二钱半 缩砂仁二钱半 薄荷叶（去土，取末）十两

【用法】上为细末，次入杏霜、薄荷叶研匀，炼蜜为丸，每一两作十丸。每服一丸，食后含化咽津。

【功用】清上焦，发音声。

【主治】风热壅盛，咽嗌肿痛，语音嘶嗄，咽物艰难。

千金汤

【来源】《普济方》卷六十三引《杨氏家藏方》。

【组成】陈皮　升麻各半两　射干一两
【用法】上锉。每服三钱，水一盏，加生姜五片，煎七分，去滓温服，不拘时候。
【主治】咽喉肿痛。

一点雪

【来源】《传信适用方》卷二引陶赞仲方。
【组成】焰消三两（研细如粉）　白矾（熔飞过称）一两
【用法】上二味，拌匀。以一钱掺口中。口噤不开者，用半钱入于小竹筒内，吹在鼻中；如口内血出，即用新水漱之。
【主治】喉闭、喉肿。
【宜忌】忌热面。

一捻金

【来源】《传信适用方》卷二。
【别名】一捻金散（《普济方》卷六十）。
【组成】铜绿　黄柏　香白芷各等分
【用法】上为极细末，入麝香少许。每一字以笔管吹入喉中。
【主治】咽喉肿痛。

一捻金散

【来源】《传信适用方》卷二引何仲颜方。
【组成】全蝎（微炒）　郁金　白僵蚕（去丝头，炒）　甘草（炙）各半两　地龙八钱
【用法】上为细末。每服少许，干掺舌根。
【主治】喉闭欲死，及咽喉痛。

一字散

【来源】《医方类聚》卷七十四引《易简》。
【组成】白矾一两（火上溶开，入巴豆肉十个，以矾沸定为度，去巴豆）
【用法】研矾为末。每用一字，新汲水调下。觉喉痛甚，服之末效者，更服。吐泻即愈。如牙噤，用指甲挑入喉中，或以竹管吹。
【主治】喉闭。

飞矾丹

【来源】《是斋百一选方》卷五引张承祖方。
【组成】飞过枯矾二两（北矾、绛矾尤佳，如无只用通明南矾）　半夏（生姜制一宿）　天南星（切作片子，用皂角挪，水浸一宿，来日就铫子熬，以水尽为度）　白僵蚕一两（半两生用，半两米醋浸一宿）
【用法】上为细末，姜汁糊为丸，如梧桐子大；水丸亦可。每服十五丸至二十丸，生姜汤送下；喉闭，用薄荷两叶，以新汲水浸少时，嚼薄荷吞药，用水送下；如咽不得，即用十五丸捣细，用皂角水调灌下；小儿急慢惊风，牙关紧急不可开者，亦用皂角水调涂牙龈上，入咽即活。
【功用】化痰。
【主治】喉闭，小儿急慢惊风，牙关紧急。

清平汤

【来源】《女科百问》卷上。
【组成】人参　半夏　麦门冬　芍药　白术　甘草　当归　茯苓　柴胡各等分
【用法】上锉。每服二钱，以水一盏半，加烧生姜一块（切破），薄荷少许，同煎至七分，去滓热服，不拘时候。
【主治】妇人血虚口燥，咽干喜饮。

马衔汤

【来源】《魏氏家藏方》卷九。
【组成】马衔铁一具
【用法】水三盏，煎至一盏，温服。
【主治】马喉闭。喉闭深肿连颊，吐气。

玉矾汤

【来源】《魏氏家藏方》卷九。
【组成】白矾（研化）
【用法】以竹筒盛，猛灌之。
【主治】喉闭，不通水谷。

玉箸消

【来源】《魏氏家藏方》卷九。
【组成】硇砂少许　白矾皂子大　马牙消一分　消石四两　黄丹五钱　巴豆六粒　蛇蜕一条（全者）
【用法】上药用瓷锅子，依次第逐旋下，药下到巴豆时，须逐个咬破下，候火蝴蝶尽，方再下一个，如此六次。然后旋下蛇蜕方成，候冷，罐子自破，药作块。每用一字，以竹筒子吹入喉中；如些小咽喉不利，只含化少许。
【主治】喉闭。

立应散

【来源】《魏氏家藏方》卷九。
【组成】大硼砂半铢
【用法】上为细末。用笔管吹入喉中。
【主治】咽喉肿痛，语声不出者。

回生散

【来源】《魏氏家藏方》卷九。
【组成】鸭嘴胆矾（别研）　草乌头（不去皮）各等分
【用法】上为细末，和调。遇喉闭吞咽不下，以芦管吹一字入鼻中，先含水一口，药入咽中，即时涎出。若觉涎少，复用川大黄三块如骰子大，水一盏，煎至七分，入朴消一钱，再煎一沸，令温服，搐鼻了，咽喉即开。
【主治】喉闭危急之疾。

吹喉散

【来源】《魏氏家藏方》卷九。
【组成】硼砂　龙脑　青黛各一钱　马牙消　白矾　生胆矾各一钱半　消石三钱　白僵蚕二十一个（别研）
【用法】上各为细末，拌和。每用笔管抄少许，吹在咽喉内。
【主治】大人、小儿喉闭肿塞，不下水浆。

青矾散

【来源】《魏氏家藏方》卷九。
【组成】白僵蚕　白矾　铜绿（螺青亦得）各半两　甘草一钱（炙）
【用法】上件同于铁铫内煎，令白矾枯为末。每服一钱，生姜汁调下。涎出立愈。如口不开即灌之。
【主治】喉闭。

泻心汤

【来源】《魏氏家藏方》卷九。
【组成】人参（去芦）　黄连　干姜（炮，洗）　黄芩　甘草（炙）各等分
【用法】上为细末。每服三钱，水一盏半，生姜十片，煎至七分，去滓温服。
【主治】积热喉闭，舌肿口疮。

追涎散

【来源】《魏氏家藏方》卷九。
【组成】石绿　腊茶各等分
【用法】用薄荷酒调下，灌入喉中。吐涎即止。
【主治】喉闭。

神巴丸

【来源】《魏氏家藏方》卷九。
【组成】巴豆二粒（去壳）　乌梅肉一个（白梅亦可）
【用法】上为丸，如绿豆大。每服三丸，置口中；如牙关紧闭者，用少许揩牙即开。
【主治】喉闭。

酒煮矾

【来源】《魏氏家藏方》卷九。
【组成】白矾（明亮有墙壁者）五七两或十两
【用法】上为细末。砂石器内以无灰酒煮至紫黑色为度，入砂合内收，与面油膏相似。每用半匙许含化。候取出痰即消。此药煮时须慢火煎熬，热时须搅稀放冷，如稍健硬，即又添酒煮，直至紫

色为度。

【主治】喉闭，咽喉肿痛。

消石散

【来源】《魏氏家藏方》卷九。

【组成】消石　蒲黄　青黛　甘草（炙）各等分

【用法】上为细末。干掺口中，津咽下。

【主治】积热喉闭，舌肿口疮。

宽咽酒

【来源】《魏氏家藏方》卷九。

【组成】酒一盏　皂角半条

【用法】将皂角就酒揉挼，浓汁出，急煎一沸，淘温与服。立便冲破，吐出水及血痰。如口噤吞咽不得，即以麻油揉挼皂角汁灌。

【主治】喉闭，逡巡不救。

碧云散

【来源】《魏氏家藏方》卷九。

【别名】碧雪散（《证治要诀类方》卷三）

【组成】明净白矾（为末，瓦上熔成汁）一钱　巴豆（去壳）一粒

【用法】入巴豆在矾内，候矾干为度，细研，分作四服。每服一字，以竹管吹入咽中。涎出为效。

【主治】喉闭。

青衿散

【来源】《儒门事亲》卷十二。

【组成】益元散加薄荷　青黛

【用法】生蜜为丸，如弹子大。噙化。

本方方名，据剂型，当作青衿丸。

【主治】咽喉肿痛。

消毒散

【来源】《儒门事亲》卷十二。

【组成】当归　荆芥　甘草各等分

【用法】上为末。每服三五钱，水煎，去滓，热漱之。

【主治】喉肿。

帐头散

【来源】《普济方》卷六十一引《经验良方》。

【组成】白矾不拘多少

【用法】入于青帐或蓝帐角中方便去处。遇有此证，嚼帐矾汁吞之。如无帐，或青蓝布帛片，将少矾在内，水湿其片，嚼汁吞之；如无矾，或得青蓝衣帛，水湿嚼汁吞之亦可。

【主治】急喉闭中夜不能言。

朴消散

【来源】《普济方》卷六十一引《选奇方》。

【组成】朴消（研细）　黄丹（飞过，研细）

【用法】上相拌和深粉红色。遇病用芦管或笔管，以半钱许吹入喉中即破，吐涎而愈。甚者不过两次。

【主治】喉痹。

桔梗汤

【来源】《兰室秘藏》卷中。

【组成】当归身　马勃各一分　白僵蚕　黄芩各三分　麻黄五分（不去节）　桔梗　甘草各一钱　桂枝少许

【用法】上为粗末，作一服。水二大盏，煎至一盏，去滓，食后稍热服之。

【主治】咽肿微觉痛，声破。

升麻散

【来源】《济生方》卷五。

【别名】升麻饮（《医方类聚》卷十二）。

【组成】升麻　赤芍药　人参（洗）　桔梗（去芦）　干葛各一两　甘草（生用）半两

【用法】上锉。每服四钱，水一盏半，加生姜五片，煎至八分，去滓温眼，不拘时候。

【主治】上膈壅塞，口舌生疮，咽喉肿痛。

玄参升麻汤

【来源】《济生方》卷五。
【组成】玄参 赤芍药 升麻 犀角（镑） 桔梗（去芦） 贯众（洗） 黄芩 甘草（炙）各等分
【用法】上锉。每服四钱，水一盏半，加生姜五片，煎至八分，去滓温服，不拘时候。
【主治】

1.《济生方》：心脾壅热，舌上生疮，木舌重舌，舌肿或连颊两边肿痛。

2.《景岳全书》：咽喉肿痛，瘢疹疮疡。

二圣散

【来源】《医方类聚》卷七十四引《济生方》。
【别名】白矾散（《奇效良方》卷六十一）、二仙散（《医学入门》卷七）。
【组成】鸭嘴胆矾二钱 白僵蚕（去丝嘴）半两
【用法】上为细末。每服少许，吹入喉中。
【主治】缠喉风，急喉痹，牙关紧急，痰涎壅塞者。

牛蒡子汤

【来源】《医方类聚》卷七十四引《济生方》。
【别名】牛蒡子散（《玉机微义》卷二十七引《澹寮方》）、牛蒡子饮（《医学六要·治法汇》卷八）。
【组成】牛蒡子 玄参 升麻 桔梗（去芦） 犀角 木通（去节） 黄芩 甘草各等分
【用法】上锉。每服四钱，水一盏半，加生姜三片，煎至八分，去滓温服，不拘时候。
【主治】

1.《医方类聚》引《济生方》：风热上壅，咽喉窒塞，或痛，或不利，或生疮疡，或状如肉脔，疼痛妨闷。

2.《玉机微义》引《澹寮方》：乳蛾。

3.《医学入门》：咽喉肿痛，牙关紧急，或生疮痈，或愈后复攻胸胁，气促身热，不能坐卧。

4.《杏苑生春》：缠喉风痰壅，牙关紧急，汤水难下。

射干丸

【来源】《普济方》卷六十二引《济生方》。
【组成】射干（麸炒黄） 杏仁（麸炒黄） 玄参（一方作人参） 附子（炮，去皮脐） 桂心（不见火）各等分
【用法】上为细末，炼蜜为丸，如鸡头大。每服一丸，以新绵裹，噙咽。
【主治】肿塞咽门不能咽。

射干鼠粘子汤

【来源】《小儿痘疹方论》。
【别名】射干汤（《世医得效方》卷十一）、射干鼠粘子散（《袖珍小儿方》卷八）。
【组成】鼠粘子四两（炒，杵） 甘草（炙） 升麻 射干各一两
【用法】上为粗散。每服三钱，水一大盏，煎至六分，去滓，徐徐温服。
【主治】小儿痘疮余毒所致壮热，大便坚实，或口舌生疮，咽喉肿痛。

金消丸

【来源】《东医宝鉴·外形篇》卷二引《简易方》。
【组成】黄柏 荆芥 射干 黄芩各等分
【用法】上为末，炼蜜为丸，如樱桃大。每用一丸，含化。
【主治】咽喉肿痛。

乌犀膏

【来源】《永类钤方》卷十一引《简易方》。
【组成】皂荚二条（捶碎，用水三升，浸一时久，挼汁去滓，入瓦器内熬成膏） 好酒一合 人参一分（为末） 百草霜（研）一钱（同皂角搅，勿令稠） 硇砂 焰消 白梅霜各少许（并研入膏中）
【用法】上拌和。用鹅毛点少许于喉中，以出尽顽涎为度。若木舌，先以粗布蘸水揩舌令软，次用姜汁擦之，然后用药。
【主治】咽喉肿痛，及结喉烂喉，遁虫缠喉，闭喉急喉，飞丝入喉，重舌木舌。

金花散

【来源】《仁斋直指方论》卷八。
【组成】槐花（新瓦上炒香熟）
【用法】三更后，床上仰卧，随意食之。
【主治】失音，亦治喉痹。热证通用。

山豆根丸

【来源】《仁斋直指方论》卷二十一。
【组成】山豆根一两　北大黄　川升麻　朴消（生）各半两
【用法】上为末，炼蜜为丸，如皂子大。每一丸以薄绵包，少痛便含，咽液。
【主治】积热，咽喉闭塞肿痛。

白药散

【来源】《仁斋直指方论》卷二十一。
【组成】白药　朴消
【用法】上为末。以小管吹入喉。
【功用】散血消痰。
【主治】喉中热塞肿痛。

远志散

【来源】《仁斋直指方论》卷二十一。
【组成】远志（去心，取肉）
【用法】上为细末，以管子擀开口，吹药入喉。策令头低，涎出而愈。
【主治】喉闭。

吹喉散

【来源】《仁斋直指方论》卷二十一。
【组成】诃子一两（醋浸一宿，去核晒干）　黄芩（酒浸一宿晒干）　胆矾一钱　明矾一钱半　牛蒡子　甘草（生）　薄荷各五钱（一方有百药煎）

方中黄芩用量原缺。

【用法】上为末。先用好生姜擦舌上，每用药一钱，芦管吹入喉中，吐出涎痰，便用热茶吃下，再吹第二次，便用热粥，三次再吹，用热茶或热粥乘热食之，加朴消末少许；如口舌生疮，用药吹之，口中刮去痰涎为妙。
【主治】咽喉肿痛，急慢喉闭，悬痈，乳蛾，咽物不下。

胆矾散

【来源】《仁斋直指方论》卷二十一。
【组成】鸭嘴胆矾半钱　全蝎二个
【用法】上为末。以鸡翎蘸药，入喉中，须臾破开声出；次用生青荷研细，井水调下，候吐出毒涎即愈，未吐再服。
【主治】酒面热甚，咽喉肿结闭塞。

通关散

【来源】《仁斋直指方论》卷二十一。
【组成】白矾（枯）　直僵蚕（炒）　南星（生）　藜芦各一钱　全蝎（焙）二个
【用法】上为末。以小管挑一字，吹入鼻中，吐痰喉通。
【主治】

1.《仁斋直指方论》：喉风喉痹。

2.《秘传证治要诀类方》：伤冷热，鼻暴塞，流涕多者。

当归连翘散

【来源】《女科万金方》
【组成】当归　连翘　大黄　山栀　芍药　金银花

方中金银花，《普济方》作“鹭鸶藤”。

【用法】《普济方》：上为粗末。每服二钱，酒一盏半，煎至六分，去滓，食后温服，一日三次。一方加生姜五片，水煎服。
【主治】

1.《女科万金方》：一切风热痈疮，大小便结滞喉舌之症。

2.《普济方》：脑疽、发背、诸恶疮，咽频不利，舌肿喉闭，鼻衄出血，咳嗽痰实。

白矾散

【来源】《类编朱氏集验方》卷九。

【别名】矾消散（《普济方》卷六十）。
【组成】白矾半两（飞过） 朴消一钱（飞过）
【用法】上为末。铜箸点肿处，再点疮，如疮软，则用药点穿，硬则用针。
【主治】

1.《类编朱氏集验方》：软疮。

2.《普济方》：急喉痹，缠喉风，兼主重舌，咽喉肿塞。

郁金散

【来源】《类编朱氏集验方》卷九。
【组成】郁金二枚 白僵蚕 鸭舌 胆矾各半两 全蝎二个 山豆根二钱半 猪牙皂角五皮 雄黄一钱 巴豆二七粒（七粒同矾火煅用，七粒去油生用）
【用法】上为细末。每服半钱，新汲井花水如茶脚多，调令稀稠得所，时复咽下。如口禁，以巴豆油纸捻成条子，烧烟搐鼻，自然口开。却以酸黄子醋调，用鹅毛拂患处，痰涎出为度。如觉不快，更进无害。
【主治】咽喉至重者。

油膏

【来源】《类编朱氏集验方》卷九。
【组成】生麻油半斤（挼皂角十锭，生绢滤去滓）
【用法】灌服。即时疮穿，脓血吐去而愈。
【主治】咽喉生痈，药不下，及喉闭。

独附煎

【来源】《类编朱氏集验方》卷九。
【别名】独附散（《普济方》卷六十一）。
【组成】附子一支（切成片）
【用法】蜜炙黄，咽甘味送下。
【主治】

1.《类编朱氏集验方》：脐寒咽闭，六脉微弱。

2.《普济方》：喉痹。

薄荷煎

【来源】《御药院方》卷一。
【组成】薄荷一斤（取头末二两） 川芎半两（取末二钱） 脑子半钱（研） 甘草半两（取末二分半） 缩砂仁半两（取末二分）
【用法】上药都拌匀，于药末内称出半两为衣，用白沙生蜜五两半和成剂，用明净水于器盒内盛，上面放药吞，夜不歇，每两裁作二十块。每服三块，细嚼噙化亦得。
【功用】除风热、消疮疹。
【主治】头目昏眩，口舌生疮，痰涎壅塞，咽喉肿痛。

人参清肺散

【来源】《御药院方》卷九。
【组成】人参（去芦头） 甘草（生） 山栀子 盆消各一两 薄荷叶 黄芩（净） 川大黄（生）各一两半 连翘三两 黄连五钱（去须） 白附子七钱（去皮）
【用法】上为粗末。每服五钱，水一盏半，煎至一盏，去滓，食后温服。
【主治】脾肺不利，风热攻冲，咽喉肿痛，咽物妨闷。

天门冬丸

【来源】《御药院方》卷九。
【组成】天门冬（慢火炙） 玄参（汤洗，焙干） 牛蒡子（炒）各一两 百药煎 紫苏叶各半两 甘草（炙） 人参各一两半
【用法】上为细末，炼蜜为丸，如皂子大。每服一丸，食后噙化咽津。
【功用】解化痰毒。
【主治】上膈郁热，咽喉肿痛，唇焦舌干，腮颊生疮。

五痹散

【来源】《御药院方》卷九。
【组成】白僵蚕（直者去头，微炒） 大黄（生）各一两

【用法】上为细末。每服五钱，生姜自然汁三分，温蜜水七分调匀，细细服。

【主治】咽喉肿闭不通。

玉尘散

【来源】《御药院方》卷九。

【组成】寒水石（烧）三两　马牙消（枯）一钱　铅白霜半钱　南硼砂半两

【用法】上为细末，每用少许干掺口疮上，咽津无妨，不拘时候。

【主治】大人小儿咽喉肿痛，口舌生疮。

龙脑散

【来源】《御药院方》卷九。

【组成】硼砂　脑子　朱砂各一分　滑石（细末）半两　石膏（水飞）二两　甘草（生取末，炒）半钱

【用法】上为细末。每服半钱，用新汲水调下；或干掺，咽津亦得。

【主治】咽喉肿痛。因风热在于脾肺，邪毒蕴滞，胸膈不利，故发疼痛及急喉痹，闭塞肿痛，粥饮难咽。

龙脑破毒散

【来源】《御药院方》卷九。

【组成】盆消（研细）四两　白僵蚕（微炒，去嘴，为末）八钱　甘草（生，为末）八钱　青黛八钱　马勃（末）三钱　蒲黄半两　脑子一钱　麝香一钱

【用法】上为细末，用瓷合子收。如有病证，每用药一钱，用新汲水少半盏调匀，细细呷咽。若是诸般舌胀，用药半钱，以指蘸药，擦在舌上下，咽津如是。小儿一钱作四五服，亦如前法用，并不拘时候。

【主治】急慢喉痹，咽喉肿塞不通。

白龙散

【来源】《御药院方》卷九。

【组成】西硼砂一钱　铅霜　脑子各一字　寒水石一两（水飞）

【用法】上为细末。每用少许，干掺舌上，咽津，不拘时候。

【主治】大人小儿咽喉肿痛，满口生疮。

青龙散

【来源】《御药院方》卷九。

【组成】石膏八两　朴消　甘草（生）各一两　青黛半两

【用法】上为细末。每服二三钱，煎薄荷汤调匀，热嗽冷吐，不拘时候。误咽不妨。

【主治】咽喉肿痛妨闷。

青雪散

【来源】《御药院方》卷九。

【组成】盆消二两　白僵蚕（去头，炒黄色，取末）一钱半　牙消三钱　甘草（生，取末）一钱半　青黛二钱

【用法】上为细末。每用二钱，用井花水半盏调药，细细呷服；或少许频干掺，咽津亦得。

【主治】鱼骨鲠咽喉内不出，并急慢喉痹。

咽喉碧玉散

【来源】《御药院方》卷九。

【别名】碧玉散（《卫生宝鉴》卷十一）、罗青散（《瑞竹堂经验方》卷五）。

【组成】青黛　盆消　蒲黄　甘草末各一两

【用法】上为细末。每用药少许干掺在咽，咽内细细咽津，绵裹噙化亦得。若作丸，砂糖为丸，每两作五十丸。每服一丸，噙化咽津亦得。

本方改为丸剂，名“碧玉丸”（见《医方大成》卷七）。

【主治】

1.《御药院方》：心肺积热上攻，咽喉肿痛闭塞，水浆不下，或生喉疖、重舌、木舌肿胀。

2.《瑞竹堂经验方》：咽喉单双乳蛾。

青硼砂散

【来源】《御药院方》卷九。

【组成】防风（去芦头） 白茯苓（去皮） 五倍子（去瓤） 牙消各四钱 甘草二两半 薄荷叶四两 白矾 紫河车各四钱

【用法】上为细末。每用半钱，掺于患处。如咽喉疼痛，用蜜水调半钱，温服。

【主治】咽喉赤肿，疼痛不消，有妨饮食。

春冰散

【来源】《御药院方》卷九。

【组成】大黄（生）一两 盆消二两 薄荷 甘草（微炒）各三两

【用法】上为细末。每服二钱，食后新水一盏调服，入蜜少许亦可。

【主治】脾肺积热，咽喉赤肿疼痛。

祛毒牛黄丸

【来源】《御药院方》卷九。

【组成】牛黄（研）二钱半 人参一两 南琥珀 犀角屑（取极细末） 桔梗 生干地黄（沉水研）各半两 雄黄（飞）二两 川升麻 南玄参各三钱 蛤粉（水飞）四两 南硼砂半两 朱砂（飞研）七钱 铅白霜一钱 脑子三钱 金箔（为衣） 寒水石（烧赤，去火毒）三两（研）

【用法】上为细末，炼蜜为丸，如小弹子大。金箔为衣，用瓷器内收。每服一丸，浓煎薄荷汤温化下，或新汲水化服亦得，食后一日二三次，更或含化咽津亦得。

【主治】大人小儿咽喉肿痛，舌本强硬，或满口生疮，涎潮喘急，胸膈不利，饮食难进。

消毒宽喉散

【来源】《御药院方》卷九。

【组成】寒水石（生）四两 马牙消 朴消各六钱 青黛半两

【用法】上为极细末。每服二钱，浓煎薄荷汤点匀，热漱咽喉内，冷吐，误咽不妨，不拘时候，日用三五次。

【主治】急慢喉痹，咽喉闭塞，或舌本强硬，满口生疮。

救生散

【来源】《御药院方》卷九。

【组成】雄黄（另研） 藜芦 猪牙皂角（生，去皮尖） 白矾（生用，另研）各二钱

【用法】上除研药外，为细末，入研药同研匀细。每用一字，搐两鼻内。出黄水为效。

【主治】咽喉闭塞，气息难通。

硼砂散

【来源】《御药院方》卷九。

【组成】南玄参 贯众 白茯苓（去皮） 缩砂仁 滑石（研） 荆芥穗 甘草（生用） 山豆根 青黛（研）各半两 硼砂（研）三两 蒲黄 薄荷叶各一两 寒水石（烧过，研）三两半

【用法】上为细末，入研药匀。每服半钱，新汲水调下；或诸舌胀，掺在舌上，咽津无妨，不拘时候。

【主治】心脾风毒热所发，咽喉生疮肿疼痛，或子舌胀，或木舌重舌，胀至肿闷塞，水浆不下。

搐药斩邪散

【来源】《御药院方》卷九。

【组成】藜芦七钱（去苗） 川芎半两 细辛二钱半（去苗叶） 草乌头尖十个

【用法】上为细末。每用少许，鼻内搐之。

【主治】喉中肿痛不消，及痰盛气不宣通。

玉屑散

【来源】《咽喉脉证通论》。

【别名】五马破曹。

【组成】薄荷三两（另研） 官硼三钱五分 雄黄三钱 儿茶一钱 冰片三分

【用法】上为细末，贮瓷瓶内。临用挑少许置舌上，咀含片刻咽下，日用八九次；如锁喉风、口

内干枯、牙关紧闭不能咀含者，以无根水灌下。
【功用】开关生津。
【主治】咽喉口舌颈项破烂诸痛。
【宜忌】脾胃虚弱者不宜多用。

金丝散

【来源】《医方类聚》卷七十五引《吴氏集验方》。
【组成】川大黄半两（生） 全蝎半两（怀干，不见火） 南星半两（炮） 川郁金半两 巴豆一钱（去壳，不出油）
【用法】上为末。毒壮者，每服小钱重；弱者，每服半钱；小儿每服一字，生姜蜜水调下。
【主治】咽喉急患，至重者。

南星饮

【来源】《医方类聚》卷七十五引《吴氏集验方》。
【组成】半夏七枚（每个作四片） 大皂角一寸（去黑皮） 南星半个 生姜拇指大一块 甘草三寸
【用法】上用水一碗，煎取一茶盏，候冷服。
【主治】痰涎，咽喉不通。

大硼砂散

【来源】《医方类聚》卷七十五引《施圆端效方》。
【组成】硼砂 茯苓 甘草各半两 马牙消 盆消 朴消 薄荷叶各一两 僵蚕二两 蛇退皮一条
【用法】上为细末。腊月牛胆汁和成膏，瓤在胆内，高悬阴干。每用一钱，绵裹咽津。
【主治】喉闭，咽肿疮痛，水米难下。

小箸头散

【来源】《医方类聚》卷七十五引《施圆端效方》。
【组成】生白矾
【用法】上为细末。箸头点咽喉内。吐涎妙。
【主治】急咽喉肿闭。

夺命丹

【来源】《施圆端效方》引李信之方（见《医方类聚》卷七十五）。
【组成】黄连 井泉石 寒水石（生） 白矾（生） 五倍子（去瓤） 诃子（去核） 铅白霜 黄丹各三钱
【用法】上为细末。每服一钱，冷酒调如稀糊，时时呷之，或干掺亦得。
【主治】危急咽喉，风热毒肿，闭塞涎壅，气不得通，水药不下，以致难救者；及白口疮、恶疮证。

如神散

【来源】《医方类聚》卷七十五引《施圆端效方》。
【组成】白僵蚕（炒） 白矾（生） 藜芦 玄参（去皮弦，炒） 雄黄各二钱 乳香一字
【用法】上为细末。每用一字，分两鼻内搐之，口含水，及舌下搽。嚏出涎，立效。
【主治】咽喉一切急患不得开。

吹喉散

【来源】《医方类聚》卷七十五引《施圆端效方》。
【组成】青黛一两 盆消二两 僵蚕（炒） 甘草各半两
【用法】上为细末。吹咽喉中。频用大效。
【主治】咽喉肿痛。

乳香汤

【来源】《施圆端效方》引于四嫂方（见《医方类聚》卷一七九）。
【组成】大黄 甘草各一两 乳香一字
【用法】上将前二味为粗末。每服四钱，水一盏半，煎至六分，去滓，化乳香温服，不拘时候。
【主治】时疫疙瘩，喉咽肿痛。

备急散

【来源】《医方类聚》卷七十五引《施圆端效方》。
【组成】盆消四两 紫河车 青黛各半两 蒲黄一

两　甘草二两　薄荷二两半　僵蚕三钱（炒）

【用法】上为细末，入消研匀。吹半钱许咽喉中，或掺不住吹、掺妙。

【主治】咽喉肿痛，生疮涎堵，水米难下。

咽喉备急丹

【来源】《卫生宝鉴》。

【组成】青黛三两　芒消二两　白僵蚕一两　甘草四两

【用法】上为细末，用腊月内牛胆汁儿有黄者盛药其中，荫四十九日，多时为妙。

【主治】喉闭。

玄参升麻汤

【来源】《卫生宝鉴》卷八。

【组成】升麻　黄连各五分　黄芩（炒）四分　连翘　桔梗各三分　鼠粘子　玄参　甘草　白僵蚕各二分　防风一分

【用法】上锉，作一服。水二盏，煎至七分，去滓，稍热噙漱，时时咽之。

【主治】

1.《卫生宝鉴》：中风后咽喉中妨闷，会厌后肿，舌赤，早晨语言快利，午后微涩。

2.《绛雪园古方选注》：喉痹。

【方论】《绛雪园古方选注》：咽喉诸证，历考汤方，皆辛散咸软，去风痰，解热毒，每用噙化咽津法，急于治标而缓于治本，即喉痹之急证亦然。牛蒡散时行风热，消咽喉壅肿；升麻散至高之风，解火郁之喉肿；白僵蚕得清化之气，散浊结之痰；玄参清上焦氤氲之热，连翘散结热消壅肿，防风泻肺经之风邪，芩、连清上中之热毒，甘、桔载引诸药上行清道。

化毒汤

【来源】《活幼心书》卷下。

【组成】桔梗（锉，炒）半两　薄荷叶　荆芥穗　甘草各二钱半　山豆根（取净皮）一钱半　牙消　硼砂　朴消　雄黄　朱砂各二钱

【用法】上前五味焙，为末；后五味入乳钵细杵，同前药末一处再杵匀。每用一字至半钱，干点舌上化下，或以温汤浓调，少与含咽亦可。

【主治】风热上攻，咽喉肿痛，饮食不便。

喉痹散

【来源】《杂类名方》。

【组成】僵蚕一两　大黄二两

【用法】上为末，生姜汁为丸，如弹子大。井花水调蜜送下。

【主治】大头病及喉痹。

桔梗散

【来源】《云岐子保命集》卷中。

【别名】桔梗汤（《此事难知》）、甘桔汤（《古今医统大全》卷六十五引《拔粹》）、甘草汤（《医钞类编》卷十二）。

【组成】薄荷　黄芩 甘草 山栀子各一钱　桔梗半两　连翘二钱

【用法】上锉。每服五钱或七钱，称半两水加竹叶煎服。

【主治】

1.《云岐子保命集》：热在上焦，积于胸中，身热脉洪，无汗多渴者。

2.《玉机微义》：热肿喉痹。

【加减】大便秘结，加大黄半钱。

涤毒散

【来源】《云岐子保命集》卷上。

【组成】甘草半两　芒消九分　大黄一两（酒浸）　当归

方中当归用量原缺。

【用法】上锉。每服五钱，水二盏，先煮甘草、当归至一盏，后入大黄，取六分，去滓，入消，煎一二沸，温服。以利为度，未利再服。

【主治】时气疙瘩，五发疮疡，喉闭雷头。

诚斋先生如神丸

【来源】《医方类聚》卷一九六引《王氏集验方》。

【组成】槟榔　枳壳（炒）　皂荚　大黄（生熟）　牵牛（生熟）各一两

【用法】上为细末，滴水为丸，如梧桐子大。每服五十丸，病大者加至一百丸。头风脑疼，川芎、薄荷煎汤送下；耳内蝉鸣，腮颊赤肿，荆芥穗煎汤送下；牙龈焮肿，牙齿疼痛不可忍者，细辛煎汤送下一百丸；咽喉肿痛，桔梗、甘草煎汤送下；遍身瘾疹瘙痒，皮肤丹毒，赤瘤焮肿，或瘙之成疮，川升麻煎汤送下；心胸满闷疼痛，痰实结寒，枳实、半夏煎汤送下；两胁肋疼痛，牵引背脊俱疼，牡丹皮煎汤送下；癥瘕积聚，痃癖气块疼痛，莪术、甘草煎汤送下；赤白下痢，里急后重，小腹疼痛，甘草煎汤送下，服至一百丸；如无里急后重，只服五十丸；肠风痔漏，肛门疼痛，皂角子捶破，煎汤送下；腰疼重滞，不可转侧，脚膝疼痛，官桂、牛膝煎汤送下一百丸；头面、手足、腹肚浮肿胀满，桑根白皮煎汤送下；上气喘急，日夜不得眠卧，甜亭苈子隔纸炒过，煎汤送下；胎死腹中，及已产胞衣不下，桂心煎汤，入麝香少许，无灰酒半盏，同送下；打破伤损疼，血在内，四肢并腹肚疼痛，红花、当归煎酒一盏送下；宿食不消，呕吐，噫气吞酸，丁香煎汤送下；大人小儿诸般虫痛，月初头先食烧肉数块，次以苦楝根、使君子煎汤送下；妇人月事不通，腹肚疼痛，赤芍药煎汤送下；卒患心气疼痛，良姜煎汤送下；腹肚鼓胀、不思饮食，日渐瘦损，炒陈萝卜子煎汤送下；误食牛马肉毒，阿魏煎汤送下；面毒酒毒，遍身发热，干葛煎汤送下。

【主治】一切疾证。

【宜忌】孕妇勿服。

五拗汤

【来源】《医方大成》卷二引《澹寮方》。

【别名】五拗散（《普济方》卷一三四）。

【组成】麻黄（不去节）　杏仁（不去皮尖）　甘草（生用）　荆芥（不去梗）　桔梗各等分（一方去桔梗，荆芥，用半夏、枳实）

【用法】上锉。加生姜三片，水煎，温服。

【主治】感寒咳嗽，肺气喘急；或感寒而语声不出，或至咽喉肿痛者。

【加减】咽喉痛甚者，煎熟后加朴消少许。

地黄丸

【来源】《田氏保婴集》。

【组成】天门冬　麦门冬　玄参各三两　甘草　薄荷叶各一两

【用法】上为细末，熬生地黄汁为丸，如樱桃大。每服一丸，温蜜水化下。

【主治】小儿疮疹，口疮，咽喉肿痛，牙疳臭烂。

人参甘草汤

【来源】《医方类聚》卷七十五引《经验秘方》。

【组成】甘草一两（去皮）　桔梗五钱　人参二钱半　黄耆二钱

【用法】上锉。每服三钱，加生姜三片，水一盏半，煎至一盏，去滓，临卧极热细呷。

【主治】咽喉肿痛。

夺命散

【来源】《经验秘方》引李知州方（见《医方类聚》卷七十五）。

【组成】紫河车　薄荷叶　象牙末　硼砂　甘草各五钱　好茶少许

【用法】上为细末，蜜丸服。

本方方名，据剂型当作“夺命丸”。

【主治】单双乳蛾，喉闭口疮。

如圣散

【来源】《医方类聚》卷七十七引《经验秘方》。

【组成】川芎　桔梗　薄荷叶　甘草　盆消各等分

【用法】上为细末。每用一钱，干掺。

【主治】舌肿喉痹。

胆矾散

【来源】《医方类聚》卷七十五引《经验秘方》。

【组成】鸭嘴胆矾　米醋

【用法】将鸭嘴胆矾研末，用箸头卷少绵子，先于米醋中蘸湿，次蘸药末，令人擘患人口开，将箸头药点入喉中肿处，其脓血即时吐出；如不能开口者，用生姜一块如栗子大，剜一小孔，入巴豆肉一粒于内，以小油小半盏，安砂盆中，将姜磨尽，灌姜油于喉，即时吐出脓血，其效尤速。

【主治】喉闭，脓血胀塞喉中，语声不得，命在须臾。

通气散

【来源】《外科精义》卷下。

【别名】通圣散（《古今医统大全》卷八十一）。

【组成】玄胡一两五钱　猪牙皂角　川芎各一两　藜芦五钱　羊踯躅花二钱五分

方中玄胡，《外科枢要》作玄参，《古今医统大全》作玄明粉。

【用法】上为细末。用纸捻蘸少许入鼻内。取嚏为效。

【主治】时气头面赤肿，或咽喉闭塞不通；亦预防时气传染。

大三黄丸

【来源】《世医得效方》卷八。

【组成】大柏皮　黄连　山豆根　黄芩各四钱　滑石二钱　黄药二钱　硼砂二钱　脑子　麝香　甘草各一钱　百草霜四钱

【用法】上为末，新汲井华水为丸，如小指头大。每服一丸，入口噙化，旋旋咽下。

【主治】上焦壅热，咽喉肿闭，心膈烦躁，小便赤涩，口舌生疮，目赤睛疼，燥渴心烦，齿痛。

追风散

【来源】《世医得效方》卷十七。

【组成】黄丹　朴消　猪牙皂角（烧灰）　缩砂壳（灰）各五钱

【用法】上为末。每服少许，以鹅毛蘸入口中舌上下及肿处，用温水灌漱。如喉间毒已破，疮口痛者，用猪脑髓蒸熟，淡姜醋蘸吃。如病将愈身体痛，于药内加川秦艽同煎。

【主治】咽喉结肿。

胜金散

【来源】《世医得效方》卷十七。

【组成】郁金三两　大朱砂　南雄黄（其色胜如朱砂者妙）各五钱　麝香　干胭脂　绿豆粉各二钱半　白矾（半生半枯）　光粉各五钱

【用法】上为末。薄荷汁同研少许调服。

【主治】咽喉肿痛，气急。

【加减】有孕者，不可用麝；若痰盛者，如煎药内所用不应，于中略加胆矾少许，或吐无妨。

巴豆烟

【来源】《东医宝鉴·外形篇》卷二引《丹溪心法》。

【组成】巴豆肉（以纸压取油）

【用法】用压油之纸作撚子，点灯吹灭，以烟熏鼻中一时。口鼻流涎，其关自开。

【主治】喉闭危急，宜开关者。

玄参甘桔汤

【来源】《医学启蒙》卷四。

【组成】玄参　甘草　桔梗　薄荷　连翘　牛蒡子　天花粉　远志　密陀僧各等分

【用法】水煎服。

【主治】热肿喉痹。

白梅丸

【来源】《普济方》卷六十引《仁存方》。

【组成】白梅二十五个（取肉）　白矾一钱　甘草（末）　生蓖麻四十九粒（去皮）

方中甘草用量原缺。

【用法】上为细末，为丸如鸡头子大。以绵裹之，含化。

【主治】喉闭及肿痛。

金锁匙

【来源】《普济方》卷六十引《仁存方》。

【组成】雄黄末半钱　巴豆一粒（去油）

【用法】上作一服，生姜自然汁调，灌下，或吐或下皆愈。一方细研，每遇急患不可针药者，用酒瓶装灰，坐瓶嘴下，装火一炷焚之，候咽起，将瓶嘴入一边鼻中，用纸覆瓶口熏之。

【主治】咽喉肿塞。

僵蚕散

【来源】《普济方》卷六十引《仁存方》。

【别名】三白散。

【组成】僵蚕一条　马勃拳大者（瓦上揩成末）　白矾（皂子大，生）　天南星一个（炮）

【用法】上为末。大人每服一钱，小儿每服半钱，生姜自然汁调下。

【主治】喉闭。

透天一块冰

【来源】《古今医统大全》卷六十五引《医林方》。

【组成】黄连一钱　冰片　硼砂　薄荷叶 槟榔　蒲黄　甘草各四钱　荆芥穗　黄柏各五分　白沙糖半两

【用法】上为细末，炼蜜为丸，如芡实大。每服一丸，噙化。

【主治】一切风热喉痹，口舌生疮，头目不清，痰涎壅盛。

金锁匙

【来源】《普济方》卷六十引《医学切问》。

【组成】猪牙皂角（去皮，煨）　大黄　草乌　郁金　南星各四钱　巴豆五个（去心，不去油）

【用法】上为末。生姜自然汁调半钱许，以鹅毛拂入喉中；已死者，用竹管吹入，须臾醒，然后用药半钱，姜汁调吃，吐泻为验。

【主治】卒中，喉痹，口噤，咽喉肿痛，木舌重舌。

神灵丹

【来源】《普济方》卷二五六引《医学切问》。

【组成】杏仁四十九枚　半夏四十九枚　巴豆四十九枚　防风（去芦）　滑石　草乌头（炮）　雄黄　木香　朱砂　百草霜各二钱

【用法】上为末，醋糊为丸，如绿豆大，朱砂为衣。每服十五丸，量深浅加减服之。喉痹，甘草桔梗汤送下；食牛肉毒，温水送下；泄泻，陈皮汤送下；五淋，灯心汤送下；白痢，干姜汤送下；赤痢，甘草汤送下；解一切毒，甘草汤送下；痈瘟疮毒，气血不消，生姜、升麻汤送下；疥癞疮毒，白蒺藜、甘草升麻汤送下；追取劳虫，空心桑白皮汤送下；脾积，三棱、蓬术煎汤送下；痰嗽，生姜汤送下；酒食所伤，随物送下；脚气，槟榔煎汤送下；血痢，乌梅煎汤送下；打扑损伤，瘀血在内，童子小便送下；十种水气，四肢浮肿，大戟汤送下；一切疟疾，桃柳稍叶七片煎汤送下；大便秘结，麻子仁汤送下。

【主治】喉痹，食牛肉毒，泄泻，五淋，赤白痢，血痢，一切毒，痈瘟疮毒疥癞，劳虫，脾积，痰嗽，酒食所伤，脚气，打扑损伤，瘀血在内，十种水气，四肢浮肿，一切疟疾，大便秘结。

解毒丸

【来源】《普济方》卷二七二引《德生堂方》。

【组成】贯众　茯苓　黄药子　蓝根　干姜　地黄　雄大豆　甘草　滑石　缩砂仁　阴地厥　薄荷各二两　土马鬃　绿豆粉　益智仁　寒水石　山豆根　紫河车　马屁勃　草龙胆　白僵蚕（炒）　百药煎　大黄各一两

【用法】上各焙干为末，用蜜拌蒸饼为丸，如小弹子大，用银箔为衣。每一丸细嚼，新水送下。小儿一丸分作四服，熬薄荷汤令冷磨下。

【主治】一切诸毒疮痍，咽喉肿痛。

山豆根汤

【来源】《仙传外科集验方》。

【组成】山豆根　凌霄根　栀子　淡竹叶　艾叶　灯草

【用法】上锉。吃酒者，用酒煎，不饮酒者，水煎亦可。灌漱去痰，噙之咽下即愈。

【功用】解毒生肌。

【主治】咽喉肿闭疼痛。

【宜忌】孕妇不可服。若诸喉生疮者，好了吃此药五六服，绝根好矣。

化毒托里散

【来源】《仙传外科集验方》。
【组成】玄参　木通　大黄（生用）　淡竹叶　栀子　生地黄　灯草各等分
【用法】上锉。水煎，温服。
【主治】咽喉风热上攻急闭，腮颊肿痛；并双蛾、单蛾、结喉、重舌、木舌。

吹喉祛风散

【来源】《仙传外科集验方》。
【组成】胆矾（鸭嘴者，炒）　脑子一字　碧雪　白僵蚕（炒去丝）　苦丁香（即甜瓜蒂，不用多）　灯草（米糊浆炒）
【用法】上为细末。每用少许，吹入喉中，未成者速散，已成者即破立愈。重者吹入鼻中。如痰多，急用生艾尾叶，米醋同擂取汁噙之，灌漱去痰。
【主治】咽喉中生疮，肿痛，缠喉风闭，单蛾双蛾结喉，急喉风，飞丝入喉，重舌，木舌。
【加减】若病不退，加雄黄、猪牙皂角（去皮，炙黄）、焰消、藜芦。

山豆根方

【来源】《普济方》卷六十。
【别名】山豆根汤（《奇效良方》卷六十一）。
【组成】山豆根　射干　升麻各等分
【用法】上锉。用井水二盏，同煎至一盏去滓，通口时时呷之。
【主治】咽喉热闭。

如圣丸

【来源】《普济方》卷六十。
【组成】僵蚕　南星　马屁勃各等分
【用法】上为细末，用盐梅生姜汁为丸，如弹子大。噙化。
【主治】九种咽喉。

吹喉散

【来源】《普济方》卷六十。
【组成】白矾半两　半夏　巴豆各七个
【用法】上熔白矾，锉半夏、巴豆在汁中，候干研细。吹入喉中。
【主治】喉痹肿硬，水浆不下。

吹喉散

【来源】《普济方》卷六十。
【组成】明矾二两　胆矾五钱
【用法】上为极细末。吹患处。
【主治】喉痹，乳蛾，喉风。

牙消散

【来源】《普济方》卷六十一。
【组成】白僵蚕（生，去丝嘴）二钱　马牙消二钱
【用法】上为末。每服半钱，生姜汁调下，不拘时候。
【主治】喉痹，及喉咽肿痛闭塞。

圣石散

【来源】《普济方》卷六十一。
【组成】络石草二两
【用法】上药用水一升半，煎取一盏，去滓。细细吃，须臾即通。
【主治】喉痹咽喉痛，喘息不通，须臾欲绝者。

夺命丹

【来源】《普济方》卷六十一。
【组成】白僵蚕（炒，去丝用）　寒水石（飞）　山豆根　紫河车　干胭脂　贯众　缩砂仁　马屁勃各一两　地栗沙一两　飞罗面一两　金星凤尾草一两　麝香（另研）半两
【用法】上为末，滴水为丸，每药一两作十五丸，蛤粉为衣。每丸冷水半盏，放药在水中，其药略有水米泡起，不用药，只服水半盏，不拘时候。
【主治】缠喉风，急喉闭，牙关不能开，重舌、木

舌、双乳蛾；并误吞竹木、鸡、鱼骨刺。

帐带散

【来源】《普济方》卷六十一。
【组成】生白矾
【用法】上为细末。每服二钱，冷水调下。
【主治】急喉闭，并喉风。

妙安散

【来源】《普济方》卷六十一。
【组成】巴豆两粒
【用法】纸紧角，可通得入鼻，用刀子切断两头壳子，将针穿作孔子，纳鼻中，久即愈。一方，用绵裹纳鼻中，喉通即取出。一方用七粒，灯上烧存性，绵裹含一粒即止。如痹已死，有余气者，绵裹纳两鼻孔，约至眉间，专把余绵，良久大喘勿怪，吐则拔去之。
【主治】喉闭，缠喉风及走马咽痹。

郁金散

【来源】《普济方》卷六十一。
【组成】郁金　天南星　宣连　蝎各半两　巴豆（别研）二分半
【用法】上除巴豆，余为末，和匀。每服壮者一钱，老少者半钱，生姜，蜜水调下。此药乃微有毒，须量人虚实加减服，凡服此药以泻为度。
【主治】喉闭，腮肿涎结成核，走马缠喉诸风欲死者。

金银锁子

【来源】《普济方》卷六十一。
【组成】白矾一斤　江子肉二十四个
【用法】用铜器将白矾熬数沸，再熬江子，以纸碾江子碎为度，出江子，将白矾出火毒，取矾黄色者捣为末；治咽喉乳蛾白色者，另捣为末。治一切毒物，以水调敷；中风者，水调服之；如牙噤，指甲挑入喉中，或竹筒吹入。
【主治】乳蛾，喉闭，中风牙噤。

殊验清中汤

【来源】《普济方》卷六十一。
【组成】川升麻半两（锉）
【用法】井水浓煎服。少顷，吐出毒气。
【主治】伤寒头痛，咽喉肿痛，口舌生疮，一切肿毒之疾。

金露丸

【来源】《普济方》卷六十二。
【组成】朱砂一钱　白矾一分（生用）　甘草半两（捣罗为末）　铅霜一钱　麝香一钱　太阴玄精一分　蛇蜕皮三条（全者，去头；以皂荚水浸一复时，晒干，炒黄）
【用法】上为末，炼蜜为丸，如皂荚子大。每服一丸，食后及夜卧时用薄绵裹，含化咽津。
【主治】尸咽喉。风热毒气上攻，咽中痒痛。

三合汤

【来源】《普济方》卷六十三。
【组成】升麻　桔梗（去芦）　甘草各半两
【用法】上锉。每服三钱，水一盏，煎至七分，食后服之。
【主治】喉痛。

天萝饼子

【来源】《普济方》卷六十三。
【组成】僵蚕一钱　防风三钱　天萝子一合　陈白梅（大者）七个（小者十个）　胆矾少许　酸米醋少许
【用法】上为末，制成饼子，如钱大，外用棉裹。终日含之，吐出痰涎令尽，自愈。如吞得时，吞些药不妨。
【主治】咽喉肿痛。

四味如圣汤

【来源】《普济方》卷六十三。
【组成】桔梗　枳壳　麦门冬　甘草各等分。

【用法】上锉。每服三钱，水一盏半，煎至八分，去滓温服。
【主治】咽喉肿痛。
【加减】加荆芥、防风各一钱尤妙。

返魂散

【来源】《普济方》卷六十三。
【组成】消石　牵牛各一两　半夏三分　僵蚕（去头丝）　天南星各一两
【用法】上为细末。以旧笔管盛一钱，吹在痛处，停候片刻，吐出涎后，喘息已通，即便停药；若气未通，肿处未消未破，更进吹一钱半，待气通即住，若未通，加药吹之，以气通为度。若喉中喘息已通，更服下方。

麻黄　荆芥穗　羌活　牡丹皮（去心）　射干　僵蚕（去丝）　连翘　消石各一分　大黄　牵牛各半两　半夏三铢

上为细末，用白面大小相滚，熟水为丸，如梧桐子大。每服五十丸，食后煎葱汤送下；若作散，每服三钱，水一盏三分，煎一二沸，食后合滓服；若服时吐逆，即浓煎去滓，服一、二盏，以通取转为度。
【主治】喉咙肿痛，饮食不下，喘息不通，头项俱肿，命欲临死者。
【宜忌】量病势大小，使药轻吹，吹重则人闷绝。

神效破棺散

【来源】《普济方》卷六十三。
【组成】胆矾　铜绿　白僵蚕　马牙消各等分
【用法】上为末。每用一字，竹筒吹入喉中；如走马喉闭，牙关紧急，不省人事，用铁物斡开口，以冷水调一字灌之。
【主治】咽喉疮毒肿痛。

黄芩汤

【来源】《普济方》卷六十三。
【组成】黄芩　荜茇各等分
【用法】上为末。煎汤漱口。
【主治】咽喉肿疼，口疮。

鼠粘子散

【来源】《普济方》卷六十三。
【组成】鼠粘子一两（铫子内以文武火隔纸炒令香为度）　甘草一分　荆芥半两
【用法】上为细末。每服一钱，水三分一盏，煎令沸，去滓温服。
【功用】大调胸膈。
【主治】上焦壅热，咽膈肿疼不利。

大附方

【来源】《普济方》卷六十四。
【组成】大附子一枚（炮令裂，削去皮。乌头亦得）
【用法】上切如豆。每含一块，咽汁。一方蜜涂炙坼，含之咽汁，甜尽更涂蜜炙，准前含咽之。
【主治】咽喉肿痛极盛，语声不出者，及喉痹毒气，咽门闭不能咽。
【宜忌】忌猪肉、冷水。

立马回疔夺命散

【来源】《普济方》卷二七四。
【组成】牡蛎　当归　牛蒡子　白僵蚕各五钱　大黄一两
【用法】每服五钱，用青石磨刀水、酒各一盏煎，去滓，连进二服。
【主治】疔疮，咽喉乳蛾肿痛，喉痹。

备急丹

【来源】《普济方》卷三六六。
【组成】青黛三两　芒消二两　白僵蚕一两　甘草四两
【用法】上为细末，用腊月牛胆有黄者，盛药其中，阴四十九日，多时为妙。腮肿喉闭，用皂角子研碎，以竹筒子吹入咽喉内。
【主治】咽喉肿疼。

钩藤散

【来源】《普济方》卷三六六。

【组成】钩藤　玄参　升麻　黄芩　赤茯苓　苦梗　甘草　山栀子各等分

【用法】上为末，炼蜜为丸，如皂角子大。每用以灯心、淡竹叶、薄荷煎汤化服。或研细雄黄调下。

本方方名，据剂型，当作“钩藤丸”。

【主治】风热喉痹。

越涎散

【来源】《普济方》卷三六六。

【组成】鸭嘴胆矾　乌梅一个（大者，去皮，用巴豆三粒，去壳，入纸裹煨，去巴豆用）

【用法】上为末。用黄秋串根煎吞，醋调少许，点入口内，令含咽，少顷必吐出痰。

【主治】小儿风热喉痹。

天南星丸

【来源】《普济方》卷三七八。

【组成】天南星四两（汤浸，去皮脐）　齐州半夏二两

【用法】上焙干，以生薄荷叶五升，捣取自然汁一大碗浸药，焙，直候汁尽，捣罗为末，炼蜜为丸，如梧桐子大。每服五丸至十丸，生姜、薄荷汤吞下。小儿丸如黍米大，每服七丸至十丸，惊风，金钱薄荷汤送下；心脏壅热，荆芥、薄荷汤吞下，食后临卧服。

【主治】男子妇女上膈痰壅，头目昏眩，咽喉肿痛；小儿惊痫潮热，一切涎积。

三黄丸

【来源】《袖珍方》卷三。

【别名】噙化三黄丸（《奇效良方》卷四十八）。

【组成】大黄　黄芩　黄连各二两半　黄药子　白药子各一两半　山豆根　黄柏　苦参各一两　硼砂二两　京墨三钱　麝香少许　片脑一钱半

【用法】上为末，猪胆调，摊甑内蒸药三次后，入片、麝、硼为丸，如豆大。噙化一丸，后食。

【主治】喉痹。

【加减】冬，加知母。

玄　霜

【来源】《袖珍方》卷三。

【组成】薄荷梗（烧存性）四两　硼砂　盆消　胆矾各二钱

【用法】上为末，以油二三点入水上，调点患处。

【主治】喉痹。

夺命丹

【来源】《袖珍方》卷三。

【组成】紫河车　密陀僧各半两　砂仁　贯众　僵蚕（直者）　乌鱼骨　茯苓各一钱　麝香少许

【用法】上为细末，面糊为丸，如弹子大。每服一丸，无根水浸二时，频饮。

【主治】咽喉一切肿毒，木舌、双乳蛾、喉痹。

上清丸

【来源】《摄生众妙方》卷四引《乾坤生意》。

【组成】薄荷（取头末）四两　川百药煎（黑饼者）四两　桔梗一两　寒水石（生用）一两五钱　砂仁（头末）三钱　甘松二钱　玄明粉二钱五分

【用法】以甘草膏为丸。口噙化。甚妙。

【功用】清上焦之热。

八正顺气散

【来源】《疮疡经验全书》卷一。

【别名】八正顺气汤（《喉科枕秘》卷二）。

【组成】厚朴　砂仁　半夏　陈皮　茯苓　青皮　桔梗　芍药　枳壳　木香　玄参　鼠粘子　山栀仁

【用法】上锉。水二钟，加生姜三片，煎服。

【主治】因食煎煿油腻等物，及饮酒太过而行房事，毒气不能流行，聚结于喉根，至患喉肿。

八正顺气散

【来源】《疮疡经验全书》卷一。

【别名】八正顺气汤（《喉科紫珍集》卷下）。

【组成】陈皮 砂仁 枳壳 桔梗 甘草 当归 川芎 人参 鼠粘子 白芍药 玄参
【用法】水二钟，煎八分，后服玉枢丹。
【主治】外感寒邪，内伤热物，或大寒后便入热汤洗，将寒气逼入脾经，冷气阻于中脘，邪气热客于心热，致生喉闭者。

参苓顺气散

【来源】《疮疡经验全书》卷一。
【组成】人参 茯苓 乌药 苍术 紫苏 白术 粉草 陈皮 枳壳 玄参 桔梗 鼠粘子 山栀仁 天花粉
【主治】喉闭。聚毒塞于喉间，痰涎稠实，发寒热者。

蠲毒流气饮

【来源】《疮疡经验全书》卷一。
【组成】白芷 防风 陈皮 连翘 人参 香附 川芎 当归 玄参 天花粉 枳壳 甘草 桔梗 小柴胡 鼠粘子 山栀仁
【用法】急服四七气汤二三帖，次用冰片散，后服蠲毒流气饮。
【主治】伤寒喉闭。伤寒遗毒不散，热毒入于心经脾经，致八九日后喉闭。

绿云散

【来源】《伤寒全生集》卷四。
【组成】青黛一钱 硼砂五分 寒水石一钱 紫车前一钱 消石一钱 山豆根一钱 元明粉一钱 冰片一分
【用法】上为细末。竹管吹喉中入至病处。
【主治】咽喉肿痛。

万金散

【来源】方出《本草纲目》卷五十引《邵氏经验方》，名见《绛囊撮要》。
【组成】猪胆五六个 黄连 青黛 薄荷 僵蚕 白矾 朴消各五钱
【用法】腊月初一日取胆，将药装入胆内，青纸包固，挖地方、深各一尺，以竹棒横悬此胆在内，盖好，候至立春日取出，待风吹干，去胆皮青纸，研末蜜收。每日吹少许。
【主治】乳蛾，喉闭。

夺命丹

【来源】《奇效良方》卷五十四。
【别名】蟾蜍丸（《外科理例》）、飞龙夺命丹（《保婴撮要》卷十八）。
【组成】蟾酥（干者，酒化） 轻粉各半钱 白矾（枯） 寒水石 铜绿 乳香 没药 麝香各一钱 朱砂三钱 蜗牛二十个（另研）
【用法】上为细末，将蜗牛别碾烂，入药末同捣匀为丸，如绿豆大，如丸不就，入酒糊些少。每服一丸，生葱白三五寸，病者自嚼烂，吐于手心，男左女右，包丸药在内，热酒和葱送下，如重车行五七里，汗出为效，重者再服一二丸。
【主治】

1.《奇效良方》：诸般肿毒，疔癖恶疮。
2.《口齿类要》：喉闭。

七宝散

【来源】《奇效良方》卷六十一。
【别名】七宝吹喉散（《喉科秘诀》卷下）。
【组成】僵蚕（直者）十个 硼砂 雄黄 全蝎十个（头尾全者，去毒） 明矾 猪牙皂角一挺（去皮弦）各一钱 胆矾半钱
【用法】上为细末。每用一字，吹入喉中。
【主治】喉闭及缠喉风。

上清丸

【来源】《奇效良方》卷六十一。
【组成】薄荷一斤 川芎 防风各二两 桔梗五两 砂仁半两 甘草四两
【用法】上为细末，炼蜜为丸，如皂角子大。每服一丸，不拘时候噙化。
【主治】咽喉肿痛，痰涎壅盛。

升麻散

【来源】《奇效良方》卷六十一。
【组成】升麻　人参　桔梗　赤芍药　干姜　甘草各二钱
【用法】上作一服。水二钟，煎至一钟，食远服。
【主治】上焦蕴热，口舌生疮，咽喉肿痛。

清心利膈汤

【来源】《奇效良方》卷六十一。
【别名】清心利嗌汤（《简明医彀》卷五）。
【组成】防风　荆芥　薄荷　桔梗　黄芩　黄连各一钱半　山栀　连翘各一钱　玄参　大黄　朴消　牛蒡子　甘草各七分
【用法】用水二钟，煎至一钟，食远服。
【主治】咽喉肿痛，痰涎壅盛。

碧雪散

【来源】《奇效良方》卷六十一。
【别名】碧云散（《济阳纲目》卷一〇六）。
【组成】灯芯灰二钱　硼砂一钱
【用法】上为细末。每用少许，吹入喉中，有涎吐出。
【主治】咽喉闭壅，一时不能言语，痰涎壅盛。

秘传宁口散

【来源】《松崖医径》卷下。
【组成】青黛二钱　硼砂一钱　孩儿茶　薄荷叶各五分　片脑二分　（一方有蒲黄、朴硝、生甘草）
【用法】上为细末。以笔尖蘸药，点患处；咽疼用芦管吹入。
【主治】牙痛牙疳，口舌生疮，咽喉肿痛。

秘传梨汁饮

【来源】《松崖医径》卷下。
【组成】好消梨
【用法】杵汁，频频饮之；若病人能自嚼咽下亦可，多食妙。
【功用】大解热毒。
【主治】喉痹及喉中热痛，口舌生疮，痈疽发背。
【宜忌】金疮、产妇及诸脱血证勿食。

圣烟筒

【来源】《医学正传》卷五。
【组成】蓖麻子
【用法】上取肉捶碎，纸卷作筒。烧烟吸之。
【主治】喉痹。

吹喉散

【来源】《医学正传》卷五。
【组成】胆矾五钱（别用青鱼胆一个，以矾研细入胆内，阴干）　巴豆七粒（去壳）　朴消二钱五分（另研）　铜青一钱　轻粉五分　青黛些少（另研）
【用法】上将胆矾同巴豆肉于铜铫内飞过，去巴豆，合朴消以下四味，再加麝香少许研匀。每用一字，吹入喉中。吐出痰血，立愈。
【主治】咽喉一切肿痛。

通关饮

【来源】《医学正传》卷五引东垣方。
【别名】通关散（《寿世保元》卷六）。
【组成】人参　白术　茯苓各一钱　炙甘草一钱五分　桔梗（去芦）二钱　防风（去芦）七分　荆芥五分　薄荷五分　干姜（炮）五分
【用法】上细切。以水二盏，煎至七分，作一服，徐徐与之。
【主治】喉痹肿痛，不能语言者。
【加减】或加附子（炮）五分。

加味金锁匙

【来源】《医学集成》卷二。
【组成】火消三钱　硼砂二钱　冰片八厘　雄黄六分　姜蚕四分　寒水石一钱　人中白　灯草灰各三分
【用法】上为细末。吹喉。

【主治】阳证喉痹，六脉洪数。

射干汤

【来源】《医学集成》卷二。
【组成】射干 豆根 连翘 大力 玄参 荆芥 防风 桔梗 甘草 竹心
【主治】喉症实证，痛而不肿。

绿袍散

【来源】《医学集成》卷二。
【组成】樟脑五钱 薄荷三钱（研细入宝罐内，碗覆罐上，湿纸封固，微火升起刮下） 黄柏（末）一两 人中白五分 青黛少许
【用法】吹喉。
【主治】虚火上炎，喉痹舌痛诸证。

疏风解毒汤

【来源】《医学集成》卷二。
【组成】荆芥 大力 贝母 射干 豆根 薄荷 银花 桔梗 甘草 灯竹心
【用法】水煎服。外吹加味金锁匙。
【主治】阴证喉痹，六脉洪数。
【加减】阴虚，加生地、元参；心火，加黄连；胃火，加石膏；便结，加大黄。

清咽太平丸

【来源】《万氏家抄方》卷二。
【组成】薄荷叶一两 川芎二两 桔梗三两 甘草二两 防风二两 柿霜二两 犀角二两（用人乳浸，焙干为末）
【用法】上为细末，炼蜜为丸，如樱桃大。含化，不拘时候。
【主治】

1.《万氏家抄方》：咽喉肿痛，流热涎。

2.《医方集解》：膈上有火，早间咯血，两颊常赤，咽喉不清。

【方论】《医方集解》：此手太阴药也。薄荷辛香升浮，消风散热；防风血药之使，泻肺搜肝；川芎血中气药，升清散瘀；柿霜生津润肺；犀角凉心清肝；甘草缓炎上之火势，桔梗载诸药而上浮，又甘桔相合，为清咽利膈之上剂也。

甘桔汤

【来源】《万氏家抄方》卷六。
【组成】桔梗 甘草 防风 牛蒡子 玄参 升麻 射干
【用法】水煎服。
【主治】瘄后咽喉肿痛。
【加减】热甚，加黄芩；小便黄涩，加木通、天花粉、薄荷。

滋阴润燥汤

【来源】《万氏家抄方》卷六。
【组成】山栀 黄芩 连翘 荆芥 薄荷 桔梗 花粉 前胡 当归 木通 鼠粘子
【用法】水煎服。
【主治】痘疹误服热药，咽喉肿痛，口舌生疮，眼赤肿痛。

清肺化热汤

【来源】《陈素庵妇科补解》卷三。
【组成】荆芥 玄参 桔梗 甘草 射干 连翘 犀角 生地 白芍 薄荷 大力子
【功用】清君相火，滋肺金而生肾水，利咽凉膈，清热解毒。
【主治】妊娠喉痹喉风。
【方论】补按：是方急治标，缓治本。标者，心肾二火，本者，胎也。荆、薄去头面咽嗌风热；花、射、大力清热解毒；甘、桔治咽喉，开郁利膈；犀、连、地、芍凉血滋阴。君相二火平则咽喉肃清，饮食可下，而水谷之精气能化血而养胎矣。
【加减】血虚，加阿胶、知母、川贝母；热甚伏火，大便闭，加大黄、元明粉、天花粉。

破棺丹

【来源】《口齿类要》。

【别名】通关散（原书同卷）、破棺散（《良朋汇集》卷三）、破管散（《沈氏经验方》）。
【组成】青盐　白矾　硇砂各等分
【用法】上为末。吹患处。有痰吐出。
【主治】
1.《口齿类要》：咽喉肿痛，水谷不下。
2.《良朋汇集》：乳蛾闭塞，缠喉。

金钥匙

【来源】《外科发挥》卷六。
【别名】金锁匙（《外科正宗》卷二）。
【组成】焰消一两五钱　硼砂五钱　脑子一字　白僵蚕一钱　雄黄二钱
【用法】上药各为细末，和匀。以竹管吹患处，痰涎即出。如痰虽出，咽喉仍不消，急针患处，去恶血。
【主治】喉闭，缠喉风，痰涎壅塞盛者，水浆难下。
【加减】本方加枯矾、劈炒，名“红药”（见《理瀹骈文》）。

清咽利膈散

【来源】《外科理例·附方》。
【别名】清咽利膈汤。
【组成】金银花　防风　荆芥　薄荷　桔梗　黄芩　黄连各一钱半　山栀　连翘各一钱　玄参　大黄（煨）　朴消　牛蒡子　甘草各七分
【用法】水煎服。
【主治】
1.《外科理例》：积热咽喉肿痛，痰涎壅盛，或胸膈不利，烦躁饮冷，大便秘结。
2.《灵验良方汇编》：积热咽喉肿痛，痰涎壅盛；及乳蛾喉痛，重舌木舌。

立效散

【来源】《幼科类萃》卷二十五。
【组成】硼砂　龙脑　雄黄　朴消各半钱
【用法】上为极细末。干掺。
【主治】小儿咽喉痹痛，不能吞咽。

佛手散

【来源】《丹溪心法附余》卷十。
【组成】薄荷二两　盆消一两　甘草七钱　桔梗五钱　蒲黄五钱　青黛三钱
【用法】上为细末。每用少许，干掺，又用竹管吹咽喉内噙化，时时用之。
【主治】咽喉肿痛生疮，风热喉痹肿塞。

金锁匙

【来源】《活人心统》卷三。
【组成】鸡内金（烧灰存性）　冰片
【用法】研。吹之。
【主治】咽喉作痛，风热肿痹。

清心解毒散

【来源】《活人心统》卷三。
【组成】荆芥穗　山栀子　黄连　黄芩各八分　升麻　玄参　羌活　牛蒡子　天花粉各六分　半夏　干葛　生甘草各五分　薄荷七分　防风一分　连翘四分
【用法】煎八分，食远服。
【主治】口热，咽喉肿痛。
【加减】喉风喉痹，加射干六分，竹青二钱，枳壳一钱，姜一片，灯心五十根。

蟾酥丸

【来源】《活人心统》卷三。
【组成】癞虾蟆一个（用油单纸搌住后半截，候眼角张上用油单纸取蟾酥，急去下水活之）　草乌一两（研末）　猪牙皂（研末）各等分
【用法】蟾酥为丸，如小豆大。研末，点患处。
【主治】喉风、喉痈、双鹅，喉痹等。

夺命散

【来源】《本草纲目》卷十七引《便民方》。
【组成】紫蝴蝶根一钱　黄芩　生甘草　桔梗各五分

【用法】上为末。水调顿服。
【主治】喉痹不通，浆水不入。

冰梅丸

【来源】《摄生众妙方》卷九。
【组成】大南星二十五个（鲜者，切片） 大半夏五十个（切片，鲜者最佳） 皂角四两（去弦净数） 白矾四两 盐四两 桔梗二两 防风四两 朴消四两

《喉科紫珍集》无大半夏，有山豆根四两。

【用法】拣七分熟大梅子一百个，先将消、盐水浸一周时，然后将各药碾碎入水拌匀，方将梅子置于水中，其水过梅子三指为度，浸七日取出晒干，又入水中，浸透晒干，俟药水干为度，方将梅子入瓷器密封之，如霜衣起愈妙。要用时，薄棉裹之，噙在口内，令津液徐徐咽下，痰出即愈。
【主治】

1.《摄生众妙方》：十八种喉痹。

2.《全国中药成药处方集》：风热上攻，咽喉肿痛，痰涎壅盛，喉风喉癣，喉痹乳蛾，咽喉百病。

【方论】《串雅内编选注》：多种喉痹，症见痰涎壅盛，咽喉气急不通，应先开关窍，使痰涎吐出，喉松气通之后，可以继进相应方药。方中南星、半夏辛烈开窍，散风除痰，皆可鲜用，取其峻而行速，以开关通塞；皂角、白矾二药配伍名稀涎散，功能涌吐风痰；防风祛风止痉，桔梗开音利咽，并有载药上行之力。消和盐水浸梅子以增强生津液，润喉咙，消肿痛的作用。用时棉裹口含徐徐咽津，使药力集中发挥于咽喉，以收消肿止痛，化痰开音的功效。

绿云散

【来源】《古今医统大全》卷二十五。
【组成】青黛 硼砂 山豆根 消石 冰片 紫河车 玄明粉各等分
【用法】上为末。吹入喉。
【主治】疫病，咽喉肿痛。

皂角散

【来源】《古今医统大全》卷六十四。
【组成】皂角四五锭（不蛀者，去皮核，炙令干） 荆芥穗二钱
【用法】上为细末。以米醋调涂肿处。
【主治】重舌，喉痹。

一提金

【来源】《古今医统大全》卷六十五。
【组成】老黄瓜（去子，用好皮消填满，阴干）一条
【用法】上为末。每用少许，吹入喉内，即愈。
【主治】咽喉肿痛。

立效散

【来源】《古今医统大全》卷六十五。
【组成】白矾（为末） 净朴消（为末）各五分
【用法】土牛膝根洗净，捣汁半盏，入二味和匀。咽漱吐出，有物即随汁出，二三次愈。
【功用】开喉。
【主治】喉痹，卒不能言，水浆不入。

鸡苏饼

【来源】《医便》卷五。
【别名】鸡苏饼子（《鲁府禁方》卷四）。
【组成】鸡苏薄荷（净叶）三两 紫苏叶五钱 白葛粉一两 乌梅肉二两五钱（另研如泥） 檀香二钱 硼砂五钱 柿霜四两 白冰糖八两
【用法】上为极细末，加片脑一分五厘，再研和匀，入炼蜜得中，印成樱桃大饼子。每服一丸噙化，不拘时候。
【功用】清上焦，润咽膈，生津液，化痰降火，止嗽，醒酒，解酒毒。

升麻六物汤

【来源】《医学入门》卷四。
【组成】升麻 山栀各一钱半 大青 杏仁 黄

芩　玄参各一钱

【用法】加葱三茎，水煎服。

【主治】阳厥应下反汗，致咽痛、口疮、牙肿。

如圣金锭

【来源】《医学入门》卷七。

【组成】硫黄　川芎　腊茶　薄荷　川乌　消石　生地各等分

【用法】上为末，生葱汁和成锭子。每服一锭，先以凉水灌漱，次嚼薄荷五七叶，却用药同嚼烂，以井花水咽下，甚者连进二服，并含之。

【主治】咽喉急闭，腮颔肿痛，乳蛾结喉，木舌重舌。

金锁匙

【来源】《医学入门》卷七。

【别名】金钥匙（《明医指掌》卷八）。

【组成】朴消一两　雄黄五钱　大黄一钱

【用法】上为末。吹入喉中。

【主治】一切风热咽喉闭塞。

导痰小胃丹

【来源】《古今医鉴》卷四。

【别名】竹沥化痰丸（《万病回春》卷二）。

【组成】天南星　半夏（二味用白矾、皂荚、姜汁水煮透熟）各二两半　陈皮　枳实（二味用白矾、皂荚水泡半日，去白矾，晒干，炒）各一两　白术（炒）一两　苍术（米泔、白矾、皂荚水浸一宿，去黑皮，晒干，炒）一两　桃仁　杏仁（二味同白矾、皂荚水泡，去皮尖）各一两　红花（酒蒸）一两　大戟（长流水煮一时，晒干）一两　白芥子（炒）一两　芫花（醋拌一宿，炒黑）一两　甘遂（面裹煨）一两　黄柏（炒褐色）一两　大黄（酒蒸，纸裹煨，焙干，再以酒炒）一两半

【用法】上为细末，姜汁、竹沥煮蒸饼糊为丸，如绿豆大。每服二三十丸；极甚者五七十丸。量虚实加减，再不可太多，恐损胃气也。痰饮，卧时白汤下，一日一次；中风不语，瘫痪初起，每服三十五丸，浓姜汤送下；风头痛，多是湿痰上攻，每服二十一丸，临卧姜汤送下；眩晕多属痰火，每服二十五丸，食后姜汤送下，然后二陈汤、四物汤加柴胡、黄芩、苍术、白芷，倍川芎，热多，加知母、石膏；痰痞积块，每服三十丸，临卧白汤送下，一日一次；哮吼，乃痰火在膈上，每服二十五丸，临睡姜汤送下，每服一次；喉痹肿痛，食后白汤送下。

【功用】上取胸膈之顽痰，下利胃肠之坚结。

【主治】中风，眩晕，喉痹，头风，哮吼等症。

黑金丹

【来源】《古今医鉴》卷四引云莱弟方。

【组成】黄连　黄芩　黄柏　山栀子　连翘　石膏　泽泻　赤芍药　大黄　枳壳　薄荷　牡丹皮　玄参　桔梗　防风　赤茯苓　荆芥各等分

【用法】上大合一剂，水八碗，煎七碗，去滓，入芒消一斤于内化开，澄去泥水，将药入锅内煎至干，须慢火铲起，入新罐内，上用新灯盏一个盖住，入水于盏内，火煅，候干，水三盏为度，取出放地上，去火毒，研为细末，入甘草末五钱搅匀。每服二钱，茶清送下。

【主治】上焦邪热，咽喉肿痛，及牙齿疼痛；伤寒误补，大潮大热，声哑不出，胸膈作痛，鼻衄吐红；痰壅火盛，癫狂谵语，一切实热之证。

甘桔汤

【来源】《古今医鉴》卷九。

【组成】甘草　防风　荆芥　薄荷　黄芩各一钱　桔梗三钱　加玄参一钱

【用法】上锉一剂。水煎，食后频频噙咽。

【主治】喉闭。

【加减】咳逆，加陈皮；咳嗽，加知母、贝母；咳发渴，加五味子；唾脓血，加紫菀；肺痿，加阿胶；面目肿，加茯苓；呕，加半夏、生姜；少气，加人参、麦门冬；肤痛，加黄耆；目赤，加栀子、黄连；咽痛，加鼠粘子、竹茹；声哑，加半夏、桂枝；疫毒头痛，肿，加鼠粘子、大黄、芒消；胸膈不利，加枳壳；心胸痞，加枳实；不得卧，加栀子；发斑，加防风，荆芥；酒毒，加干

姜、陈皮之类。

赤豆散

【来源】《古今医鉴》卷九。
【组成】赤小豆
【用法】上为细末。醋调敷肿处。恐毒气入喉，难治。
【主治】喉痹，喉肿。

吹喉散

【来源】《古今医鉴》卷九。
【组成】壁钱（烧存性） 枯白矾 发灰各等分
【用法】上为末。吹喉。
【主治】喉痹。

金锁匙

【来源】《古今医鉴》卷九。
【组成】朱砂三分三厘 硼砂一分二厘 枯矾一分六厘 雄胆一分 焰消一分 片脑一分 麝香少许
【用法】上为细末。竹筒吹入喉中。
【主治】咽喉疾患。

春风散

【来源】《古今医鉴》卷九。
【组成】僵蚕 黄连（俱锉） 朴消 白矾 青黛各五钱

《理瀹骈文》无青黛，有薄荷；朴消作“火消”。

【用法】腊月初一，取猪胆五六个，将上药装入胆内，缚定，用青纸裹，将地掘一方坑，长阔一尺，上用竹竿横吊，以胆悬定于内，候至立春日取出，置当风处吹干，去皮，以药研末，密收吹喉。
【主治】咽喉肿痛，缠喉风闭塞。

姜黄丸

【来源】《古今医鉴》卷九。
【别名】二味消毒丸（《杏苑生春》卷三）。
【组成】僵蚕一两 大黄二两
【用法】上为末，姜汁为丸，如弹子大。每服一丸，井水入蜜少许研，徐徐食后呷服。
【主治】头面肿大疼痛并喉理。

清火补阴汤

【来源】《古今医鉴》卷九。
【组成】当归一钱 川芎一钱 白芍一钱二分 熟地黄一钱二分 黄柏一钱（童便炒） 知母一钱（生用） 天花粉一钱 甘草一钱
【用法】上锉一剂。加玄参三钱水煎，入竹沥，温服。
【功用】降火补虚。
【主治】虚火上升，喉痛，并喉生疮，喉闭热毒。

绵球散

【来源】《古今医鉴》卷九引王伯泉方。
【组成】草乌一个（重一钱） 胡椒 荜茇 红豆 细辛 牙皂各一钱（生）
【用法】上为末，用乌梅去核，撚作饼，包药末在内，仍以药末掺之，以绵裹，缚箸头上，先用鹅翎管，削针刺破，将绵球蘸淡醋缴喉中患处，去痰为度；如牙关不开，先用开关散搐鼻，嚏涕即开。
【主治】喉闭。

解毒散

【来源】《古今医鉴》卷十五。
【组成】雄黄三钱 白硼砂三钱（入铜杓内，微火炒） 胆矾六钱（打碎，先炒白色，再炒紫色）
【用法】上为细末。治疮，或将烧酒，或吐津抹湿疮上，将末药着指磨上；治眼，用津抹湿眼胞，将药抹之；喉闭，吹喉中。
【主治】诸疮肿毒，并喉闭、赤眼暴发疼痛。

羽泽散

【来源】《古今医鉴》卷十六。

【组成】生矾　银珠少许

方中生矾用量原缺。

【用法】上为末。吹喉。

【主治】咽喉肿痛，水浆不下。

羽泽散

【来源】《古今医鉴》卷十六。

【组成】枯矾　雄黄各等分

【用法】上为末。吹喉。

【主治】咽喉肿痛，水浆不下。

开关散

【来源】方出《本草纲目》卷二十九，名见《济阳纲目》卷一。

【组成】乌梅肉

【用法】揩擦牙龈，涎出即开。

【主治】中风、惊痫、喉痹、痰厥僵仆，牙关紧闭者。

冰梅丸

【来源】《本草纲目》卷二十九。

【组成】青梅二十枚（盐十二两五日，取梅汁）明矾三两　桔梗　白芷　防风各二两　猪牙皂角三十条

【用法】上为细末，拌汁，和梅入瓶收之。每用一枚，噙咽津液。

【主治】喉痹乳蛾；及中风痰厥，牙关不开，用此擦之。

射干鼠粘子汤

【来源】《片玉痘疹》卷十三。

【组成】射干　牛蒡子　桔梗　甘草

【用法】水煎服。

【主治】小儿疹见形，咽喉肿痛者。

龙胆泻火汤

【来源】《点点经》卷四。

【组成】胆草　升麻　柴胡各二钱　黄柏　山栀　黄芩　青黛　苍耳子　羌活　川芎　白芷各一钱五分　甘草三分　生石膏三钱（引）

【主治】五阳冲头，肺气猖越天精湖，鼻流臭水，口疮破裂，咽喉肿痛，并齿痛脑崩。

加味甘桔汤

【来源】《保命歌括》卷六。

【组成】桔梗　甘草　升麻　连翘　防风　牛蒡子　黄芩（酒炒）各一钱

【用法】水煎，加薄荷三叶，煎八分，食后细细呷之。

【主治】大毒流行，咽痛喉痹。

火刺仙丹

【来源】方出《医方考》卷五，名见《急救经验良方》。

【组成】巴豆油

【用法】用巴豆油涂纸上，捻成条子，以火点着，才烟起即吹灭之。令病人张口，带火刺于喉间，俄顷吐出紫血，即时气宽能言，及啖粥饮。

【主治】一切喉痹、缠喉，命在顷刻。

【方论】《急救经验良方》：咽喉一证，最为危险，顷刻肿闭，水米难下，虽用针刺吹药，恐一时难泻热毒，惟用巴油火刺，可救急危，因热则宣通，故以火治之，火气热处，使巴豆油可到，以火散结，以巴油泻邪热，以烟吐出痰涎，此诚一举三善之捷法也。病轻可即愈矣，证重亦可，容再服诸药。

上清丸

【来源】《仁术便览》卷一。

【组成】玄参五钱　乌梅三个　薄荷叶一斤　川芎　防风各二两　桔梗五钱　砂仁五钱　甘草四两（一方加硼砂五钱）

【用法】上为末，炼蜜为丸。噙化。

【主治】咽喉肿痛，痰涎壅盛、堵塞。

加味四物汤

【来源】《万病回春》卷五。
【组成】当归 川芎 黄柏（盐水浸） 知母（去毛） 天花粉各一钱 熟地 白芍各一钱二分 桔梗 甘草各三钱
【用法】上锉一剂。水煎，入竹沥一钟同服。
【功用】降火。
【主治】虚火上升，喉痛，并生喉疮、喉痹。

吹喉散

【来源】《万病回春》卷五。
【组成】胆矾 白矾 朴消 片脑 山豆根 辰砂 鸡内金（焙燥）
【用法】上为极细末。用鹅毛管吹药入喉。
【主治】一切咽喉肿痛，并喉舌垂下肿痛者。

清凉散

【来源】《万病回春》卷五。
【组成】山栀 连翘 黄芩 防风 枳壳 黄连 当归 生地 甘草各等分 桔梗 薄荷减半 白芷减半（或不用亦可）
【用法】上锉一剂。如灯心一团，细茶一撮，水煎，磨山豆根调服。
【主治】一切实火咽喉肿痛。
【加减】咽喉干燥，加人参、麦门冬，天花粉，去白芷；咽喉发热，加柴胡；咽喉肿痛，加牛蒡子、玄参，去白芷；痰火盛，加射干、瓜蒌、竹沥，去白芷；咽喉生疮，加牛蒡子、玄参，去白芷；极热大便实，加大黄，去桔梗；虚火泛上，咽喉生疮，喉不清者，加黄柏、知母，去白芷。

噙化丸

【来源】《万病回春》卷五。
【组成】拣参五钱 怀生地一两 生甘草二两 白桔梗三钱 山豆根八钱 片脑三分 南薄荷叶
【用法】上为细末，炼蜜为丸，如龙眼大。每服一丸，分三次服，临卧时噙入口中，津液渐渐化下。
【主治】咽喉肿痛，或声不清，或声哑，咽喉干燥，或生疮者。

吹喉散

【来源】《鲁府禁方》卷二。
【组成】腊八日猪胆一二个 枯矾五钱 茄柴灰五钱
【用法】共入胆袋满，阴干，为细末。吹少许。
【主治】咽喉肿痛。

吹喉散

【来源】《鲁府禁方》卷二。
【组成】牙消一两半 硼砂五钱 雄黄 僵蚕各二钱 冰片二分
【用法】上为末。每用少许吹患处。
【主治】咽喉肿痛。

驰源散

【来源】《痘疹传心录》卷十五。
【组成】猪荷草 旱莲草 雪里青 水萍
【用法】上药取汁，再磨山豆根和服。
【主治】咽喉肿痛。

消毒饮

【来源】《痘疹传心录》卷十五。
【组成】防风 元参 连翘 牛蒡子 荆芥 桔梗 知母 山栀仁 甘草
【主治】咽喉肿痛，上膈热甚。

滋阴润燥汤

【来源】《痘疹传心录》卷十五。
【组成】山栀仁 黄连 连翘 荆芥 薄荷 赤芍药 生地黄 当归 木通 天花粉 鼠粘子
【用法】《痘疹金镜录》：用水一钟，煎五分，温服。
【主治】误服辛热之药，致热冲咽喉肿痛，口舌生疮，目赤肿痛。

巴戟汤

【来源】《慈幼新书》卷二。
【组成】熟地　茯苓　巴戟　麦冬　五味子
【主治】先天虚弱，少阴之火上升，咽喉肿痛。

清道汤

【来源】《慈幼新书》卷二。
【组成】花粉　元参　柴胡　芍药　甘草　麻黄　桔梗　山豆根
【主治】太阴少阳之火为风寒壅遏，关隘不通，留连发肿，痰涎稠粘，疼痛难堪。

清咽利膈汤

【来源】《证治准绳·幼科》卷三。
【组成】元参　升麻　桔梗（炒）　甘草（炒）　茯苓　黄连（炒）　黄芩（炒）　牛蒡子（炒，杵）　防风　芍药（炒）各等分
【用法】每服一二钱，水煎服。
【主治】心脾蕴热，咽喉腮舌肿痛。

小如圣汤

【来源】《杏苑生春》卷六。
【组成】甘草　防风各一钱　枳壳七分　桔梗一钱五分
【用法】上锉。水煎熟，滤清，入酥少许，食后热服。
【主治】风热上冲，会厌语声不出，咽喉妨闷肿痛。

升麻连翘汤

【来源】《杏苑生春》卷六。
【组成】升麻　桔梗　甘草　连翘　鼠粘子　防风　黄芩（酒制）各一钱
【用法】上锉。水二钟，煎八分。食后徐徐服。
【主治】时疫热毒喉痹。

郁金散

【来源】《杏苑生春》卷六。
【组成】巴豆七粒（三生四熟，火烧存性）　雄黄皂子大　郁金一枚
【用法】上药各为末，和匀。每服半字，茶两呷调下。如口噤，用竹筒纳药在内，吹入喉中，须臾吐利为度。
【主治】缠喉风，喉闭。

降火清喉汤

【来源】《杏苑生春》卷六。
【组成】薄荷　黄芩各七分　桔梗　黄柏（酒炒）　知母　生地黄各一钱　贝母（炒）六分　山栀仁（炒）六分　甘草四分
【用法】上锉。水煎，食远温服。
【主治】虚火炎上喉疼，吞吐如碍。

梅　药

【来源】《杏苑生春》卷六。
【组成】黄药　大黄　风化消各等分
【用法】用陈霜白梅（去核）杵烂如膏，入药为丸，如芡实大。时时噙咽即愈。
【主治】喉痛不妨咽物，咽物则微痛。

僵黄丸

【来源】《东医宝鉴·杂病篇》卷七引易老方。
【别名】内府仙方（《喉科紫珍集》卷下）。
【组成】白僵蚕一两　大黄二两
【用法】上为末，生姜汁为丸，如弹子大。每服一丸，井水研下。
【主治】大头病及喉闭。

上宫清化丸

【来源】《寿世保元》卷六。
【组成】黄连（去毛）六钱　桔梗（去芦）六钱　山豆根四钱　粉草四钱　薄荷叶一钱　白硼砂六分
【用法】上为细末，炼蜜为丸，如芡实大。时常噙化。
【主治】喉痹。积热上攻，痰涎壅塞，喉痛声哑，

肿痛难禁。

开关神应散

【来源】《寿世保元》卷六。

【组成】盆消（研细）四钱　白僵蚕（微炒，去嘴）八分　青黛八分　蒲黄五分　麝香一分　甘草八分　马勃三分　片脑一分

【用法】上各为细末，称足，同研极匀，瓷瓶收贮。如有病症，每用药一钱五分，以新汲水小半盏调和，细细呷咽。如是喉痹，即破，出血便愈；如不是喉痹，自然消散。若是诸般舌胀，用药半钱，以指蘸药擦在舌上，下咽津唾；如是小儿，一钱作为四五服，亦如前法用，并不拘时候。

【主治】急慢喉痹，肿塞不通。

神仙通隘散

【来源】《寿世保元》卷六引贾兰峰方。

【组成】白硼砂二钱　孩儿茶一钱　蒲黄六分　青黛一钱　牙消六分　枯矾六分　白滑石一钱　片脑二分　黄连末五分　黄柏末五分

《齐氏医案》无“白滑石”，有“潮脑”二分。

【用法】上为细末。吹喉中。

【主治】咽喉肿痛，生疮声哑，危急之甚，及虚劳声嘶喉痛。

射干散

【来源】《寿世保元》卷六引吴绍源方。

【组成】升麻　桔梗　射干　昆布　连翘　甘草

【用法】上锉。水煎，热服。汗出立愈。

【主治】耳肿作痛，牙关紧急，乍寒乍热，饮食不下；面肿牙痛，咽喉痛。

清上养中汤

【来源】《寿世保元》卷六。

【组成】小甘草　桔梗各二钱　玄参　当归　黄芩各一钱　陈皮（去白）　白术（去芦）　白茯苓（去皮）　麦门冬（去心）　连翘各八分　人参　防风　金银花各八分

【用法】上锉一剂。水煎，食远频服。

【主治】咽喉肿痛，属素虚弱者，或服凉药过多而作泻者。

【加减】有痰，加贝母。

清咽抑火汤

【来源】《寿世保元》卷六。

【组成】连翘一钱五分　片芩一钱　栀子一钱　薄荷七分　防风一钱　桔梗二钱　朴消一钱　黄连一钱　黄柏五分　知母一钱　玄参一钱　牛蒡子一钱　大黄一钱　甘草五分

【用法】上锉一剂，水煎，频频热服。

【主治】咽喉肿痛，痰涎壅盛，初起或壮盛人，上焦有实热者。

【加减】曾生过杨梅疮者，加防风、山豆根二两。

滋阴清火汤

【来源】《寿世保元》卷六。

【组成】怀熟地黄一钱五分　山茱萸（酒蒸去核）一钱　白茯苓（去皮）一钱　山药一钱　泽泻一钱　桔梗二钱　玄参一钱　牡丹皮一钱　黄柏（蜜水炒）一钱　天门冬（去心）一钱　麦门冬（去心）一钱　甘草一钱

【用法】上锉一剂。水煎温服。外用硼砂一味，噙化咽下。

【功用】降痰消毒。

【主治】喉痹肿痛，声哑不出，饮食不下，阴虚，相火上炎，咳嗽痰喘，潮热虚劳。

苏厄汤

【来源】《寿世保元》卷八。

【组成】桔梗二钱　山豆根一钱　牛蒡子一钱　荆芥穗八分　玄参八分　升麻三分　防风八分　生甘草一钱　竹叶五片

【用法】水煎频服，外用硼砂一味，噙化咽下。

【功用】降痰消肿。

【主治】小儿喉痹。

乌龙散

【来源】《外科正宗》卷二。
【组成】猪牙皂角七条（去皮弦）
【用法】上为粗末。水一钟，煎五分，加人乳三匙，冷服。即时非吐即泻。
【功用】开关利膈。
【主治】咽喉肿痛，痰涎壅盛，喉风，喉痈，乳蛾。
【宜忌】惟缠喉风、牙关紧闭者不可与，恐痰上出而口不开，壅塞无路；久病咽痛者忌用。

玄参解毒汤

【来源】《外科正宗》卷二。
【组成】玄参　山栀　甘草　黄芩　桔梗　葛根　生地　荆芥各一钱
【用法】水二钟，加淡竹叶、灯心各二十件，煎八分，食后服。
【主治】咽喉肿痛，已经吐下，饮食不利，及余肿不消。

连翘散

【来源】《外科正宗》卷二。
【组成】连翘　葛根　黄芩　赤芍　山栀　桔梗　升麻　麦门冬　牛蒡子　甘草　木通各八分
【用法】水二钟，加竹叶二十片，煎至八分，食远服。
【主治】积饮停痰，蕴热膈上，以致咽喉肿痛，胸膈不利，咳吐痰涎，舌干口燥，无表里症相兼者。

凉膈散

【来源】《外科正宗》卷二。
【组成】防风　荆芥　桔梗　山栀　玄参　石膏　薄荷　黄连　天花粉　牛蒡子　贝母　大黄各等分
【用法】水二钟，前八分服，不拘时候。
【主治】咽喉肿痛，痰涎壅盛，膈间有火，大便秘涩。

清咽丸

【来源】《外科百效》卷二。
【组成】薄荷　桔梗　柿霜　甘草各四两　硼砂　儿茶各三钱　冰片二分
【用法】上为末，炼蜜为丸，如弹子大。噙化，不拘时候。
【主治】喉痛。

紫证散

【来源】《外科百效》卷二。
【组成】紫金皮（去皮）三两　荆芥五钱　防风一两　北辛二钱　薄荷五钱　宅舍五钱
【用法】上为末。每服二钱，荆芥汤调下。
【主治】咽喉疮。

三仙膏

【来源】《疡科选粹》卷三。
【组成】马兰菊　车前草　五爪龙草各等分
【用法】上捣取汁。徐徐饮之。
【主治】咽喉肿痛。

交泰散

【来源】《疡科选粹》卷三。
【组成】大南星
【用法】以酽醋磨涂涌泉穴。
【主治】咽喉肿痛。

斩关丸

【来源】《疡科选粹》卷三。
【组成】薄荷　玄参　硼砂　风化消　石膏　山豆根　桔梗　甘草各二钱　片脑三分
【用法】上为极细末，和匀，生蜜为丸，如芡实大。每用一丸，舌上噙化。
【主治】咽喉肿痛，兼治口舌生疮。

鱼胆破关散

【来源】《疡科选粹》卷三。

【组成】绿矾五钱（预取青鱼胆一个，研矾装入，悬待阴干） 朴消二钱五分（另研） 铜绿一钱 轻粉五分 青黛少许

【用法】上以胆矾同巴豆在铜铫内飞过，去巴豆不用，合朴消等四末，入麝香少许。每用二三分吹入。吐血立愈。

【主治】咽喉肿痛。

独神饮

【来源】《疡科选粹》卷三。

【组成】青艾叶

【用法】取汁，灌入喉中，立愈。

【主治】咽喉肿痛。

格楞藤饮

【来源】《疡科选粹》卷三。

【组成】格楞藤不拘多少

【用法】上捣汁。频呷，吐出恶涎立效。

【主治】咽喉肿痛。

代匙散

【来源】《景岳全书》卷五十一。

【组成】月石 石膏各一钱 脑荷五分 胆矾五分 粉草三分 僵蚕（炒）五分 冰片一分

【用法】上为细末。用竹管频吹喉中。加牛黄五分更佳。

【主治】喉痹。

冰玉散

【来源】《景岳全书》卷五十一。

【组成】生石膏一两 月石七钱 冰片三分 僵蚕一钱

【用法】上为极细末，小瓷瓶盛贮。敷之，吹之。

【主治】牙疳，牙痛，口疮，齿衄，喉痹。

滋阴八味煎

【来源】《景岳全书》卷五十一。

【别名】知柏地黄汤（《医宗金鉴》卷五十三）、滋阴八味汤（《证因方论集要》卷四）、知柏六味汤（《家庭治病新书》）。

【组成】山药四两 丹皮三两 白茯苓三两 山茱萸肉四两 泽泻三两 黄柏（盐水炒）三两 熟地黄八两（蒸捣） 知母（盐水炒）三两

【用法】水煎服。

【主治】

1.《景岳全书》：阴虚火盛，下焦湿热等证。

2.《医宗金鉴》：肾虚火来烁金而喘急者。

3.《证因方论集要》：阴虚火动，骨痿髓枯，喉痹而尺脉旺者。

消梨饮

【来源】《景岳全书》卷六十。

【组成】消梨汁

【用法】频频饮之；或将梨削浸凉水中，频频饮之。

【功用】大解热毒。

【主治】喉痹。

加味甘桔汤

【来源】《景岳全书》卷六十三。

【组成】桔梗八分 甘草一钱二分 牛蒡子 射干各六分 防风 玄参各四分

【用法】水一钟煎服。或加生姜一片。

【主治】咽喉肿痛。

【加减】热甚者，加黄芩，去防风。

代针散

【来源】《济阳纲目》卷一〇六。

【组成】硇砂少许（为君） 白矾皂角子大（为臣） 牙皂七分 消石四两 黄丹五钱 巴豆六个

【用法】上为末，吹喉中。

【主治】咽喉肿痛，气息难通。

加味甘桔汤

【来源】《济阳纲目》卷一〇六。
【组成】桔梗三钱　甘草　防风　荆芥　薄荷　黄芩　元参各一钱
【用法】上锉。水煎，食后频频噙咽。
【主治】喉痹。
【加减】咳逆，加陈皮；咳嗽，加知母、贝母；发渴，加五味子；唾脓血，加紫菀；肺痿，加阿胶；面目肿，加茯苓；呕，加半夏、生姜；少气，加人参、麦门冬；肤痛，加黄耆；目赤，加栀子、黄连；咽痛，加鼠粘子、竹茹；声哑，加半夏、桂枝；疫毒，头痛肿，加鼠粘子、大黄、芒消；胸膈不利，加枳壳；心胸痞，加枳实；不得卧，加栀子；发斑，加荆芥、防风；酒毒，加干葛、陈皮之类。

碧玉散

【来源】《济阳纲目》卷一〇六。
【组成】朴消（明净者）一两　雄黄（明亮者）二钱　青黛　甘草各一钱　薄荷一钱半
【用法】上为末，和匀，瓷器内盛贮。临病，量多少取出，用竹筒吹入喉中，轻者立效；重者用真珠草（即五爪龙）取其根捣汁，入米醋少许，入碧玉散，漱出痰涎，自解；牙关紧者，用地白根（即马蓝头）取根洗净，捣汁，入米醋少许，滴鼻孔中，牙关自开，如痰壅咽喉干涸，以此汁探之。
【主治】喉痹。痰涎壅盛。

加味羌活胜湿汤

【来源】《济阳纲目》卷一〇〇。
【组成】羌活　独活各一钱　防风　藁本　蔓荆子　川芎　黄芩　桔梗　甘草各五分
【用法】上锉。水煎，食后服。
【主治】咽痛，颊肿，面赤，脉洪大者。

上清丸

【来源】《济阳纲目》卷一〇六。
【组成】南薄荷四两　桔梗　甘草各一两半　白豆蔻一两　片脑一钱
【用法】上为末，炼蜜为丸。噙化。
【功用】清上，利咽喉。
【主治】喉痹。
【加减】加孩儿茶一两，效尤速。

乌犀角膏

【来源】《济阳纲目》卷一〇六。
【组成】皂荚两条（捶碎，用水三升，浸一时久，滤汁去滓，入瓦器内，熬成膏）好酒一合　焰消　百草霜　人参各一钱（为末）　硼砂　白霜梅各少许
【用法】上拌和，用鹅翎点少许于喉中，以出尽顽涎为度，却嚼甘草二寸咽汁吞津。若木舌，先以粗布蘸水揩舌冷，次用生姜片擦之，然后用药。
【主治】咽喉肿痛，重舌，木舌。

金钥匙

【来源】《济阳纲目》卷一〇六。
【组成】朱砂三分二厘　硼砂一分二厘　枯矾　胆矾各一分六厘　熊胆　焰消　片脑各一分　麝香少许
【用法】上为细末。竹筒吹入喉中。
【主治】喉闭喉风，痰涎壅塞。

咽痛甘桔汤

【来源】《简明医彀》卷二。
【组成】桔梗四钱　甘草三钱　荆芥一钱半　玄参一钱
【用法】水煎服，卧床慢咽。
【主治】喉痹，缠喉风，多感于酒腥辛辣厚味，七情痰火，发则通连颈项，头面肿胀；伤寒少阴咽痛及阴证下虚痛。
【加减】详脉证属热，渐加牛蒡、连翘、天粉、僵蚕、射干、山根、薄荷、芩、连、栀、柏、防风、升麻、生地、当归择用；大便秘，加大黄；小便涩，加木通。

玉雪散

【来源】《简明医彀》卷五。
【组成】僵蚕（坚亮者，洗）一钱　山豆根（广西者，取皮研）五分　雄黄（飞）　玄明粉（如无，用焰消淡者）　硼砂（明亮者）各三分
【用法】上为极细末，入冰片二分拌匀。先以箸捺下舌，芦管吹入患处，闭口一时。口噤，吹入鼻。
【主治】咽喉肿痛，单双乳蛾一十八证。
【加减】加薄荷、甘、桔，研末，蜜丸，噙亦佳。

透天水

【来源】《简明医彀》卷五。
【组成】黄连　薄荷叶　槟榔　蒲黄　荆芥穗　甘草　黄柏（各为末）各五分　冰片三分　柿霜五钱（无，用白糖）
【用法】炼蜜为丸。噙化，不拘时候。
【主治】一切风热喉痹，口舌生疮，头目不清，痰涎壅盛。

一次散

【来源】《虺后方》
【组成】白矾一两（生熟各半）　硼砂三钱
【用法】上为细末，每末一钱，加冰片一厘半。每用少许，以笔筒（芦荻筒更好）吹入患处。双单蛾风，先以箸挑开上牙，按紧舌根，看疮有黄紫泡者，将筷子破开，藏针于内，露针杪一分，用线紧缚，挑破疮泡。待血水尽，用梁上扬尘煎水数碗，吞漱恶水后，复用一次散吹之。
【主治】喉肿痛并口舌生疮。

立消散

【来源】《丹台玉案》卷三。
【组成】白硼砂　灯心灰（以灯心塞入罐内固济，煅之罐红为度）　风化消　黄柏　青黛　冰片各等分
【用法】上为极细末。以芦管吹入喉中。
【主治】喉痹。

祛火通关饮

【来源】《丹台玉案》卷三。
【组成】黄连　玄参　山豆根　桔梗　牛蒡子　枳实各二钱　大黄　玄明粉　瓜蒌仁各三钱
【用法】加生姜二片，水煎，温服。
【主治】喉痹不通，饮食不下。

神仙饮

【来源】《丹台玉案》卷三。
【组成】黄耆　人参　白术　知母　附子各一钱　当归　柴胡　玄参各一钱五分
【用法】水煎，温服。
【主治】阴经喉痹，服凉药反痛者。

加味清咽利膈汤

【来源】《幼科金针》卷下。
【组成】连翘一钱　川连一钱　元参一钱　金银花一钱　黄芩一钱　桔梗一钱　甘草一钱　青防风一钱　牛蒡一钱　荆芥一钱　朴消二钱　薄荷头一钱　山栀一钱　大黄一钱
【用法】水煎服。
【主治】喉痹。

牛蒡汤

【来源】《痘疹仁端录》。
【组成】玄参　知母　石膏　连翘　升麻　麻黄　牛蒡　淡竹叶
【主治】咽痛。

龙硼丹

【来源】《痘疹仁端录》卷七。
【组成】硼砂　青黛　山豆根各五分　冰片五厘
【用法】上为末。吹喉。
【主治】痘后咽喉肿痛。

射干鼠粘汤

【来源】《痘疹仁端录》卷十。

【组成】生地　白芍　玄参　牛蒡　射干　山豆根

【主治】痘后咽痛。

通神散

【来源】《证治宝鉴》卷十。

【组成】白僵蚕七个（焙干，研末）

【用法】生姜汁半盏调服。立吐出风痰，又用七个，依法再吐尽，仍用大黄如指大，纸裹煨熟，含津咽下。食填，再用大黄，若口闭紧，用蚕煎汁，以竹管灌鼻中，男左女右。

【主治】

1.《证治宝鉴》：风痰喉痹。

2.《证治汇补》：中风，痰涎壅塞。

升麻散

【来源】《诚书》卷六。

【组成】川升麻　木通　络石叶（炒）　大黄　甘草（炙）　犀角各一分　川朴消　石膏各三分

【用法】上为末。水煎服。

【主治】咽喉肿塞。

牛黄点舌丹

【来源】《外科大成》卷三。

【组成】牛黄五分　熊胆五分　蟾酥三分　犀角三分　羚羊角三分　珍珠三分　冰片五分　麝香三分　沉香五分　辰砂　雄黄　硼砂　血竭　乳香　没药　葶苈各一钱

【用法】上各为细末，和匀，乳汁为丸，如绿豆大，金箔为衣。每用一丸，呷舌下噙化，徐徐咽之。化尽口内麻，以冷水漱口咽之，则患处出汗。

【主治】喉风喉痹，痰火壅盛，并大头瘟及痈毒。

升葛补中汤

【来源】《外科大成》卷三。

【组成】升麻　葛根　赤芍　人参　桔梗各二钱　甘草一钱　生姜三片

【用法】水二钟，煎八分，食远服。

【主治】咽喉口舌虚火肿痛生疮。

辰砂定痛散

【来源】《外科大成》卷三。

【组成】软石膏（煅）一两　胡黄连（末）二分　辰砂（末）五分　冰片二分

【用法】上为末，收罐内。如口内则掺之，喉内则吹之，每日五七次，咽之。

【主治】

1.《外科大成》：口舌生疮，咽喉肿痛；

2.《医宗金鉴》：鼻疮。

清咽消肿饮

【来源】《尤氏喉科秘书》。

【组成】甘草　元参　前胡　薄荷　大力子　山栀　黄连　煅石膏　连翘　防风　荆芥　桔梗

【用法】水煎服。

【功用】清咽消肿。

【主治】风势上涌，头目不清，咽喉肿痛，口舌生疮。

水梅丸

【来源】《医林绳墨大全》卷八。

【组成】南星　半夏　白硼　白盐　桔梗　防风　厚朴　芒消　甘草各半分

【用法】用乌梅三个（水淹过不酸），入药内，共为丸服。

【主治】暴感风寒，咽喉紧缩妨碍。

加味降气汤

【来源】《医林绳墨大全》卷八。

【组成】当归　川芎　木香　三棱　莪术　桔梗　黄芩　甘草

【用法】水煎服。

【主治】喉痹失音。

加味凉膈散

【来源】《医林绳墨大全》卷八。

【组成】黄连　荆芥　石膏　山栀　连翘　黄

芩 防风 枳壳 当归 生地 甘草 桔梗各等分 薄荷 白芷

【用法】细茶为引，水煎服；或为细末，调服亦可。

【主治】实火蕴热积毒，二便闭塞，风痰上壅，将发喉痹，胸膈不利，脉弦而数。

加味消风散

【来源】《医林绳墨大全》卷八。

【组成】薄荷 玄参 全蝎 升麻 荆芥 紫苏 干葛 赤芍 桔梗 甘草

【用法】水煎服。

【主治】咽喉肿痛，因于呕吐咯伤，或因食恶物及谷芒刺涩，风热与气血相搏者。

防风通圣三黄丸

【来源】《医林绳墨大全》卷八。

【组成】防风 白芍 滑石 川芎 芒消 大黄 栀子 桔梗 荆芥 石膏 麻黄 连翘 当归 薄荷 甘草 白术

【用法】上为末，泛为丸。噙化。

【主治】实火蕴热积毒，二便闭塞，风痰上壅，将发喉痹，胸膈不利，脉弦而数。

【加减】若泄，去芒消。

上清丸

【来源】《石室秘录》卷三。

【组成】薄荷一两 柴胡一两 蔓荆子五钱 白芷五钱 苏叶二两 陈皮一两 半夏一两 甘草一两 桔梗三两 黄芩二两 麦冬 天门冬各三两

【用法】上各为末，水为丸。每服三钱，饱食后服。

【主治】强弱之人，感中风邪，上焦有风火者。

桔梗汤

【来源】《证治汇补》卷四。

【组成】牛蒡 玄参 升麻 桔梗 犀角 黄芩 木通 甘草

《医略六书》有荆芥穗，无升麻。

【功用】《医略六书》：疏热开结。

【主治】

1.《证治汇补》：咽喉诸病。

2.《杂病证治》：风火结痰，喉痹疼肿，咽物妨碍。

【方论】《医略六书》：风火结痰，其喉为痹，故咽物妨碍，咽喉肿痛焉。牛蒡子疏风解热，乃喉痹要药；乌犀角清胃凉心，能善解热毒；桔梗清利咽喉之痛；玄参清降上浮之火；荆芥散热退肿；黄芩清肺凉膈；小木通降心火以热从溺泄；生甘草泻火毒能和药缓中。煎令微温，俾火化风消，则结痰自开而咽喉肃清，喉痹无不退矣。此疏热开结之剂，为喉痹疼肿之专方。

两地汤

【来源】《辨证录》卷三。

【组成】熟地 生地 玄参各一两 肉桂三分 黄连 天花粉各三钱

【用法】水煎服。下喉即愈，不必二剂。

【主治】喉痹。喉忽肿大而作痛，吐痰如涌，口渴求水，下喉少快，已而又热，呼水，咽喉长成双蛾，既大且赤，其形宛如鸡冠。

金水汤

【来源】《辨证录》卷三。

【组成】熟地 山茱萸各一两 天门冬 地骨皮 丹皮各三钱 沙参五钱

【用法】水煎服。

【主治】全不生水，肾阴涸竭，咽喉干燥，久而疼痛。

息炎汤

【来源】《辨证录》卷三。

【组成】黄连 甘草 黄芩各一钱 麦冬五钱 天冬 生地 玄参各三钱 紫菀 天花粉 石膏各二钱 竹叶三十片 陈皮三分

【用法】水煎服。

【主治】生长膏粱，素耽饮酒，劳心过度，心火太盛，移热于肺，致咽喉臭痛。

紫白饮

【来源】《辨证录》卷三。
【组成】紫苏 茯苓各三钱 半夏一钱 陈皮五分 甘草一钱 白术二钱
【用法】水煎服。
【主治】感寒而致的咽喉肿痛，食不得下，身发寒热，头疼且重，大便不通。

补喉汤

【来源】《辨证录》卷五。
【组成】熟地二两 山茱萸 茯苓各一两 肉桂一钱 牛膝二钱
【用法】水煎服。
【主治】

1.《辨证录》：春月伤风二三日，咽中痛甚，乃下热虚火，逼寒上行所致。

2.《医学集成》：阴证喉痹，六脉沉迟。

【方论】熟地、山茱滋阴之圣药，加入肉桂、牛膝则引火归原，自易易矣；况茯苓去湿以利小便，则水流而火亦下行，何至上逼而成痛哉。

开关散

【来源】《李氏医鉴》卷二。
【组成】蜂房灰 白僵蚕各等分
【用法】上为末。吹入喉内；或用乳香五分煎服。
【主治】喉痹肿痛。

普济方

【来源】《李氏医鉴》卷二。
【组成】白丁香三十个（乃雄雀屎，凡用研细，甘草水浸一宿，焙干用）
【用法】以砂糖和作三丸。以一丸绵裹含咽。即时遂愈，甚者不过三丸。
【主治】咽塞生疮，喉痹，乳蛾。

通天达地散

【来源】《冯氏锦囊·杂症》卷六。
【组成】连翘 防风 贝母 荆芥 玄参 枳壳 甘草 白芥子 赤芍 天花粉 桔梗 牛蒡子 黄芩 射干
【用法】加灯心，水煎服。

《会约医镜》本方用量各等分；用法：外用木鳖子磨醋噙喉中，引去其痰，不可咽下，太酸，少掺清水亦可；随服煎药，后用吹药。

【主治】

1.《冯氏锦囊秘录》：诸喉病，痄腮肿毒。

2.《会约医镜》：喉痹肿痛。

再生丹

【来源】《洞天奥旨》卷十。
【组成】桔梗一分 硼砂一分 山豆根一分 生甘草一分 牛黄一分 荆芥一分
【用法】上为极细末。用鹅翎插药五厘吹入蛾处，一日六次。痰涎出尽即愈。
【主治】双蛾、单蛾初起久患，喉痹。

梅花点舌丹

【来源】《洞天奥旨》卷十四。
【别名】梅花丸子《全国中药成药处方集》（抚顺方）、梅花点舌丸（《中国药典》）。
【组成】朱砂二钱 雄黄二钱 白硼二钱 血竭二钱 乳香（去油）一钱 没药（去油）二钱 蟾酥（人乳浸）一钱 牛黄一钱 苦葶苈二钱 冰片一钱 沉香一钱 麝香六分 珍珠六分（上白者佳） 熊胆六分
【用法】上为细末，将人乳浸透蟾酥，研入诸药调匀为丸，如梧桐子大，金箔为衣。凡遇疮毒，用药一丸，压舌根底含化，随津咽下，药尽用酒葱白随量饮之，盖被卧之，出汗为度。

《全国中药成药处方集》：外可用陈醋调敷患处。

【功用】《全国中药成药处方集》（抚顺方）：解毒，消肿，镇痛。

【主治】

1.《洞天奥旨》：诸般无名肿毒，十三种红丝等疔，喉痹。

2.《全国中药成药处方集》（抚顺方）：无名肿毒，疔毒恶疮，外科热毒初起之时，发热恶冷，红肿疼痛，呕吐恶心，烦闷搅闹，起线走黄，喉蛾喉痹，肿闭不通，实火牙痛，口舌诸疮，龈腐起疳，小儿惊风，发热抽搐。

【宜忌】

1.《洞天奥旨》：忌发物三七日更妙。

2.《全国中药成药处方集》：阴性疮疽，慢惊风症，阴虚白喉等均忌用，孕妇勿服。

太仓公蜂房散

【来源】《洞天奥旨》卷十六。

【组成】露蜂房（烧灰）一分　冰片二厘　白僵蚕一条　乳香二分

【用法】上为细末。吹喉。

【主治】喉痹肿痛。

硼砂丹

【来源】《张氏医通》卷十五。

【组成】硼砂（生研）　白矾（生研）各一钱　西牛黄　人爪甲（焙脆，研）各一分

【用法】上为极细末，以烂白霜梅肉三钱研糊作丸，分作四丸。噙化。

【功用】涌顽痰。

【主治】缠喉风，风热喉痹。

牛蒡汤

【来源】《嵩崖尊生全书》卷六。

【组成】牛蒡子一钱　升麻　黄药子　玄参　浮萍　桔梗　甘草　天花粉

【主治】

1.《嵩崖尊生全书》：喉中生疮。

2.《杂病源流犀烛》：喉痹。

黄连消毒饮

【来源】《嵩崖尊生全书》卷六。

【组成】柴胡　黄连　黄芩　连翘　防风　荆芥　羌活　川芎　白芷　桔梗（倍）　枳壳　牛蒡　射干　甘草　大黄各等分

【主治】喉痹，连头项肿。

喉痹饮

【来源】《嵩崖尊生全书》卷六。

【组成】桔梗　玄参　牛蒡　贝母　荆芥　薄荷　僵蚕　甘草　前胡　忍冬花　花粉　灯心

【主治】喉痹。

生津丸

【来源】《嵩崖尊生全书》卷十一。

【组成】乌梅　薄荷叶　硼砂　柿霜　白砂糖

【用法】蜜丸。噙化。

【功用】《全国中药成药处方集》（沈阳方）：生津止渴敛汗。

【主治】

1.《嵩崖尊生全书》：暑天发渴。

2.《全国中药成药处方集》（沈阳方）：胸中烦热，唇燥舌干，咽喉肿痛，口渴自汗。

通关散

【来源】《良朋汇集》卷一。

【别名】通窍烟（《惠直堂方》卷二）。

【组成】巴豆（去壳）

【用法】上以纸包捶油，去豆不用，将纸捻成条，送入鼻内，或烧烟熏入鼻内。

《惠直堂方》：亦可将烟熏入口内，霎时流痰涎即开，或吐出瘀血立愈。

【主治】

1.《良朋汇集》：中风痰厥，昏迷卒倒，不省人事。

2.《惠直堂方》：喉痹，牙关紧急。

【加减】加牙皂末尤良。

急喉一匙金

【来源】《良朋汇集》卷三。

【组成】山豆根皮
【用法】醋浸。每服一匙，咽下。痰退立消。
【主治】咽喉肿痛。

柴胡清肝饮

【来源】《伤寒大白》卷一。
【组成】柴胡　黄芩　山栀　青皮　荆芥　甘草
【主治】少阳之火，恒结喉旁，而为喉痹。

赤玉散

【来源】《奇方类编》卷上。
【组成】冰片二分　硼砂五分　朱砂三分　儿茶一钱　赤石脂七分　寒水石二钱　珍珠三分　煅龙骨一钱　枯矾三分
【用法】上为末。入瓷器收贮，将竹管吹少许于痛处，一日二次。
【主治】咽喉肿痛，双单乳蛾。

射干散

【来源】《麻科活人全书》卷四。
【组成】射干　玄参各一钱半　牛蒡子一钱　升麻八分　桔梗　甘草各一钱
【用法】水煎服。
【主治】咽喉肿痛。

龙脑散

【来源】《惠直堂方》卷二。
【组成】薄荷　山豆根各五钱　青黛（飞净）三钱　硼砂一钱五分　儿茶一钱
【用法】上为细末。每一钱加冰片一分，吹之。立消。
【主治】喉痹。

蚕消散

【来源】《惠直堂方》卷二。
【组成】焰消一两　官硼五钱　冰片五分　僵蚕一钱
【用法】上为末。掺患处。
【主治】牙疼兼喉痹。

桂姜汤

【来源】《外科全生集》卷四。
【别名】姜桂汤（《仙拈集》卷二）。
【组成】肉桂　炮姜　甘草各五分
【用法】上药各为极细末，滚水冲掉，将碗顿于滚水内，再掉，慢以咽下。但先以鹅毛蘸桐油，入喉捲痰，痰出服药更效。
【主治】喉痛顷刻而起，前无毫恙者，此虚寒阴火之症；并治喉痹一切危急之症。

吹喉七宝散

【来源】《医宗金鉴》卷四十三。
【别名】七宝散（《医家四要》卷三）。
【组成】火消　牙皂　全蝎　雄黄　硼砂　白矾　胆矾
【用法】上为细末。吹患处。
【主治】咽喉肿痛，单双乳蛾，喉痹，缠喉。

金锁匙

【来源】《绛囊撮要》。
【组成】巴豆
【用法】巴豆压油于纸上。即取纸拈成条子，点旺吹灭，以烟气熏入鼻中。一时口鼻流涎，牙关自开。
【主治】牙关紧闭，不能进药者。

珠黄散

【来源】《绛囊撮要》。
【组成】西牛黄五分　冰片五钱　真珠六钱　煨石膏五两
【用法】上为极细末，盛瓷瓶内，勿令泄气。用时吹入。
【主治】口疳，喉痛。

加味凉膈散

【来源】《叶氏女科证治》卷二。

【组成】黄芩一钱 连翘（去心）一钱五分 山栀仁（炒） 薄荷 桔梗各八分 竹叶十片 牛蒡子一钱 甘草五分
【用法】水煎服。
【主治】妊娠口痛，口舌无疮，及咽喉肿痛。

神效散

【来源】《金匮翼》卷五。
【组成】猪牙皂角 霜梅
【用法】上为末。噙之。
【主治】喉痹，语声不出。

金丹

【来源】《医碥》卷七。
【组成】枪消一钱八分 蒲黄四分（生） 僵蚕一钱 牙皂一分半 冰片一分
【用法】上为细末。吹入喉。
【功用】消肿去痰。
【主治】
1.《医碥》：咽喉肿。
2.《医钞类编》：重舌。
【宜忌】性迅利，善走内，轻症不宜用。

雪梅丹

【来源】《医碥》卷七。
【组成】大青梅 明矾
【用法】将大青梅破开去核，将明矾入内，竹签钉住，武火煅尽，梅勿用，只用白矾（轻白如腻粉）。吹喉。
【功用】出涎清痰。
【主治】咽喉诸肿。

喉症开关方

【来源】《种福堂公选良方》卷三。
【组成】牙皂 巴豆
【用法】上为末，米汤调，刷纸上晒干，作捻子。用时将捻子点火，以烟熏鼻孔。立能开口，鼻流涕涎。
【主治】十八种喉闭。

上清丸

【来源】《活人方》卷一。
【组成】薄荷叶四两 粉甘草一两 官硼砂五钱 嫩桔梗一两
【用法】上为极细末，炼蜜为大丸。分为数份，不拘时，噙化口中。
【主治】火刑金燥，热极生风，痰凝喘嗽，口燥舌干，咽喉肿痛，鼻息不利，上焦一切浮火之症。

太平膏

【来源】《活人方》卷二。
【组成】紫菀茸四两 款冬花三两 杏仁霜三两 知母二两 川贝母二两 茜根二两 薄荷末二两 百药煎一两 粉草一两 海粉一两（飞净） 诃子肉五钱 嫩儿茶五钱
【用法】上为极细末，炼白蜜搅和。不拘时噙化。
【主治】男妇壮火炎上，消烁肺金，气失清化，致干咳烦嗽，痰红，咯血、呕血、吐血，咽痛喉哑，喉癣、喉痹，梅核、肺痿者。
【方论】此药散结热以止痛，生津液以润枯燥，顺气清痰以治咳嗽，便于噙化而无伐胃伤脾之患。

千金散

【来源】《仙拈集》卷二。
【组成】黄瓜一根（开头去瓤） 火消 生白矾各一两
【用法】上为末，装瓜内，悬风檐下，待干，出白霜刮下，研细，收入瓷瓶。次之最验。
【主治】单双蛾喉闭。

梅砂丸

【来源】《仙拈集》卷二。
【组成】霜梅肉一个 硼砂少许
【用法】将砂纳梅，含口中。酸水下，毒自解。或为丸如龙眼大，口中噙化更妙。
【主治】咽喉肿痛。

喉痛饮

【来源】《仙拈集》卷二。

【组成】甘草　贝母　黄芩　黄连　薄荷　川芎各一钱　桔梗三钱　玄参二钱

【用法】水煎服。

【主治】喉肿痛。

观音救苦神膏

【来源】《仙拈集》卷四。

【别名】观音救苦膏（《验方新编》卷十一）、观音大士救苦神膏（《春脚集》卷四）、大士膏（《外科方外奇方》卷二）。

【组成】大黄　甘遂　蓖麻子各二两　当归一两半　木鳖子　三棱　生地各一两　川乌　黄柏　大戟　巴豆　肉桂　麻黄　皂角　白芷　羌活　枳实各八钱　香附　芫花　天花粉　桃仁　厚朴　杏仁　槟榔　细辛　全蝎　五倍子　川山甲　独活　玄参　防风各七钱　黄连　蛇蜕各五钱　蜈蚣十条

《验方新编》有草乌、莪术。

【用法】香油六斤，入药末五日，煎，去滓，再煎至滴水成珠，加密陀僧四两，飞丹二斤四两，熬至不老不嫩收贮，埋地下出火毒三日，随病摊贴；或作丸如豆大，每服七粒，滚水送下。偏正头风，各贴患处或捲条塞鼻；眼科赤肿，将耳上用针刺出血贴上；障膜倒睫，各贴患处；咽喉单双蛾，喉闭，各贴患处，将膏含化；头面虚肿，风火牙疼，贴患处；九种心胃肚腹疼痛，各贴患处，甚者作丸，滚汤送下；中风，箸撬开口，作丸，滚水吞服；疟疾，俱贴脐上，甚者作丸，热酒送下；痢疾，贴胃口，不愈，红痢用龙眼连壳核，七枚，打碎煎汤，送丸服，白痢，荔枝连壳核七枚打碎煎汤送丸服，赤白痢兼用；劳瘵有虫，贴夹脊、尾闾、肚脐，饮甘草汤；咳嗽吐痰，贴前后心；臌胀，贴脐下、丹田，服丸；噎膈，贴胃口，服丸；痰火哮喘，贴前后心，服丸；大小便闭，贴肚脐，服丸；伤寒，葱汤服丸，一汗而愈；六七日不大便者，服丸；妇女赤白带下，贴丹田；难产，胞衣不下，作丸，热酒服；血块痞积，贴痞上，若壮健者作丸服；小儿惊风，作条塞鼻，作丸服；疳症，贴脐；肿毒恶疮，贴患处，服丸；臁疮十年不愈，摊贴，每日洗换，十日痊愈；痔漏，内痔，捲条纳入，外痔，贴；便血肠风，梦遗白浊，俱贴脐；吐血鼻血，贴两脚心，俱饮甘草汤。

【主治】偏正头风，眼科赤肿，障膜倒睫，咽喉单双蛾，喉闭，头面虚肿，风火牙疼，九种心胃肚腹疼痛，中风，疟疾，痢疾，劳瘵，咳嗽吐痰，臌胀，噎膈，痰火哮喘，大小便闭，伤寒，六七日不大便，妇人赤白带下，难产，胞衣不下，血块痞积，小儿惊风，疳症，肿毒恶疮，臁疮十年不愈，痔漏，便血肠风，梦遗，白浊，吐血，鼻血。

【宜忌】

1.《仙拈集》：咳嗽吐痰，禁吞服。

2.《验方新编》：孕妇忌用。

回生丸

【来源】《方症会要》卷一。

【组成】熟地四两　山药三两　知母　丹皮各一两五钱　枸杞　茯神　泽泻　黄柏　山萸　杜仲各二两

【主治】肺嗽，喉痹，潮热盗汗，梦遗。

通关散

【来源】《喉科指掌》卷一。

【组成】细辛一钱　猪牙皂三钱　藜芦二钱　白矾末一钱

【用法】上为细末。以滚水或淡姜汤冲调，灌喉间。

【主治】咽喉急症。

山豆根汤

【来源】《医林纂要探源》卷十。

【组成】山豆根二分　射干二分　猪牙皂角二分　杏仁（去皮尖）十粒

【用法】煎浓汁含漱，稍稍咽之。

【主治】喉痹。

【方论】山豆根降泻心火，主治喉痛；射干去君相二火，散血消肿，除痰结核；猪牙皂辛咸，行肝木之郁，散心火之结，荡除秽浊，破肿消坚，涌吐痰涎，通关利窍；杏仁降逆气，破坚，润心肺。

吹喉药

【来源】《串雅内编》卷一。
【组成】白矾三钱　巴豆五粒（去壳）
【用法】用铁杓将矾化开，投豆在内，俟矾干，取出巴豆，将矾收贮。遇喉痛者，以芦管吹之。
【主治】急缠喉风，乳蛾，喉痹。

二生散

【来源】《疡医大全》卷十七。
【组成】生明矾　生雄黄各等分
【用法】上为极细末。喉闭吹入，吐出毒水，日三次；疮毒醋调，或凉水调服。
【主治】喉闭，并吹乳、痈疽、恶疮。

西瓜霜

【来源】《疡医大全》卷十七。
【别名】咽喉独圣散（《疡科纲要》卷下）。
【组成】西瓜一个
【用法】用大黄泥钵一个，将西瓜一个照钵大小松松装入钵内，将瓜切盖，以皮消装满瓜内，仍以瓜盖盖，竹签扦定，再以一样大的黄泥钵一个合上，外用皮纸条和泥将缝封固，放阴处过数日，钵外即吐白霜，以鹅毛扫下收好，仍将钵存阴处，再吐再扫，以钵外无霜为度。收好。每用少许吹之。
【功用】《全国中药成药处方集》（吉林方）：止痛、防腐、消肿。
【主治】

1.《疡医大全》：咽喉、口齿、双蛾喉痹，命在须臾。

2.《王氏医存》：喉疼、火眼、火疮、肿毒、口烂、牙疼、外痔等一切热患。

【宜忌】《全国中药成药处方集》（吉林方）：忌食辛辣食物；白喉忌用。

搐鼻如圣散

【来源】《成方切用》卷三。
【组成】皂角（去皮弦，炙）　白矾　雄黄　藜芦
【用法】上为末。搐鼻。
【主治】缠喉急痹，牙关紧闭。

霜　梅

【来源】《同寿录》卷尾。
【组成】牙皂（去弦净）四两　食盐一两　桔梗二两　天南星二十五枚　大半夏三十五粒　甘草一两　朴消四两　防风四两　白矾四两　半熟大梅一百个（五月五日采）
【用法】先将盐、消二味同梅拌匀，过一日夜候水浸透，再将各药研细，入内同拌，取起晒干，又浸，以药水收干为度，晒干起霜衣白者佳，收贮封固。凡遇咽喉肿痛，用丝棉裹一枚，含口内，有酸水吞下，即有痰涎涌出，候痰净口内有清水，去梅即愈。
【主治】咽喉肿痛。

内府秘授青麟丸

【来源】《同寿录》卷一。
【组成】锦纹大黄十斤或百斤（先以淘米泔水浸半日，切片，晒干，再入无灰酒浸三日，取出晾大半干，用后药逐次蒸晒。第一次用侧柏叶垫甑底，将大黄入甑，蒸檀条香一炷，取起晒干，以后每次俱用侧柏叶垫底，起甑去叶不用；第二次用绿豆熬浓汁，将大黄拌透，蒸一炷香，取起晒干；第三次用大麦熬汁，照前拌透，蒸一炷香，取起晒干；第四次用黑料豆熬汁，照前拌透，蒸一炷香，取起晒干；第五次用槐条叶熬汁拌蒸，晒干，每蒸以香为度；第六次用桑叶熬汁拌蒸，晒干如前；第七次用桃叶熬汁拌蒸，晒干如前；第八次用车前草熬汁拌蒸，晒干如前；第九次用厚朴煎汁拌蒸，晒干如前；第十次用陈皮熬汁拌蒸，晒干如前；第十一次用半夏熬汁拌蒸，晒干如前；第十二次用白术熬汁拌蒸，晒干如前；第十三次用香附熬汁拌蒸，晒干如前；第十四次用黄芩熬汁拌蒸，晒干如前；第十五次用无灰酒拌透患蒸

三炷香，取起晒干。）

【用法】以上如法蒸晒，制就为极细末，每末一斤，入黄牛乳二两，藕汁二两，梨汁二两，姜汁二两，童便二两（须取无病而清白者，并无葱蒜腥秽之气方可用，如无，以炼蜜二两代之），蜜六两，和匀捣药为丸，如梧桐子大。每服二钱，小儿一钱，照引送下。汤引：头脑虽疼，身不发热，口舌作渴，系火痰，薄荷汤送下；头疼牵连两眉棱，系痰火，用姜皮、灯草汤送下；头左边疼，柴胡汤送下；头右边疼，桑白皮汤送下；两太阳疼，白芷、石膏各二钱煎汤送下；头顶疼，藁本三钱、升麻一钱煎汤送下；头时作眩晕，此痰火，灯草汤送下；眼初起疼痛异常，先服羌活、甘菊花、香白芷各一钱二分，川芎一钱，生大黄三钱，枳壳、陈皮各八分，赤芍七分，甘草四分，红花三分，葱头二根，水二碗，煎至一碗，热服，次日再服丸药，菊花汤送下；害眼久不愈，归身、菊花各一钱煎汤送下；眼目劳碌即疼，内见黑花，龙眼七枚（去壳核）煎汤送下；鼻上生红疮、红点，乃心火上炎灼肺，桑皮、灯草煎汤送下，多服乃效；鼻孔生疮，枇杷叶三钱煎汤送下；耳暴聋，灯草汤送下；耳内作痒，灯草汤送下；耳鸣，乃心肾不足，痰火上升，淡盐汤送下；口舌生疮，乃胃火上升，竹叶、灯心汤送下（冬月去竹叶）；口唇肿硬生疮，用生甘草梢煎汤送下；舌肿胀满口，心经火盛，茯苓、灯心汤送下；咽喉肿痛，津唾难咽，桔梗、甘草煎汤调化下；乳蛾或单或双，俱牛膝汤送下；牙齿疼痛，石膏、升麻各三钱煎汤送下；年老牙齿常痛，虚火也，灯草汤送下；吐血，用红花一钱、童便半酒杯，入红花汤送下；嗽血，麦冬汤送下；齿缝出血，甘草梢煎汤送下；鼻血出不止，灯心汤送下；吐紫血块，蓄血也，红花三钱，归尾一钱，童便送下；从高坠下，跌伤蓄血，不思饮食，苏木五钱煎汤，入童便半杯，酒半杯送下，每服五钱；溺血，人或身体壮实，平日喜饮食炙燥之物，灯心汤送下；溺血，人年老体弱，乃膀胱蓄热，肾水不足，宜早服六味地黄丸，晚服此药，淡盐汤送下，以愈为度；凡膏粱之人，自奉太谨，又诸烦劳，心肾不交，溺血盆中，少刻如鱼虾、如絮石，用牛膝一两，水二碗，煎至一碗，服此药三钱；管中作痛，溺血者，用麦冬（去心）三钱煎汤送下；大便粪前下血，用当归、生地、芍药、川芎各一钱煎汤送下；大便粪后下血，用槐花、地榆各一钱煎汤送下；大便或痢纯血，带紫者，红花汤送下，纯鲜血者，当归汤送下；遗精，淡盐汤送下；白浊，灯心汤送下；淋症，灯心汤送下；淋症兼痛者，海金沙三钱滤清服；胸膈有痰火，灯心姜汁汤送下；胃脘作痛，饮食减少，生姜汤送下；胸口作嘈，姜皮汤送下；胸口作酸，生姜汤送下；胸中时痛时止，口吐酸水，用橘饼半个切碎，冲汤送下；胸膈饱满，生姜汁汤送下；伤寒发热出汗后，倘有余热未清，白滚汤送下；伤寒后，胸膈不开，百药不效，用多年陈香橼一个捶碎，长流水二碗，煎至一碗，去滓，露一夜，炖热送下；黄疸，眼目皮肤俱黄如金者，茵陈三钱煎汤送下；伤风咳嗽，汗热俱清，仍然咳嗽不止者，用姜冲汤送下；久嗽服诸药不效，兼有痰，用陈皮、姜皮各一钱煎汤送下；久嗽无痰干咳者，用麦冬煎汤送下；咳嗽吐黄痰，生姜冲汤送下；咳嗽吐白痰，紫苏煎汤送下；久嗽声哑者，用诃子、麦冬各一钱同煎汤送下；发热久不退，柴胡煎汤送下；烦渴饮水不休，灯心汤送下，缫丝汤更佳；痢疾初起，或单红者，用槟榔、红花煎汤送下，单白者，生姜汤送下；痢疾红白相间者，茯苓、灯心汤送下；久痢不止，炙甘草汤送下；噤口痢，余食俱不下者，陈老米煎汤化下；翻胃，煨姜冲汤下；呕吐，煨姜汤送下；干呕，生姜、灯心汤送下；吐痰涎，姜汁冲汤送下；背心时常作疼，又作冷者，即伏天亦怕冷，乃五脏所系之处多有停痰，用煨姜煎汤送下；肥胖人素常善饮，无病忽然昏沉，如醉如痴，或蹲地下不能起，眼中生黑，乃痰也，用生姜汤送下；凡人眼眶下边忽然如煤色，乃痰也，生姜汁冲汤送下；噎膈，用生姜汤送下，至五十者，仙方莫治，此丸可救，用四物汤送下；中暑，姜皮、灯心同煎汤送下；中热，香薷煎汤送下；暑泻，香薷煎汤送下；寒伏暑霍乱，羌活煎汤送下；暑伏寒霍乱，姜皮冲汤送下；阴阳不和霍乱，生姜汤送下；惊悸怔忡，石菖蒲煎汤送下；不寐，酸枣仁煎汤送下；心神不安，夜梦颠倒，用茯苓、远志肉同煎汤送下；老年痰火，夜不能寐；气急，用真广陈皮三钱，磨木香五分冲汤送下；遍身时常作痒，累块如红云相似，乃风热也，久则成大麻风，菊花三钱煎汤送下；盗汗，用浮麦汤送下；自汗，用龙眼汤送下；哮吼，用大腹皮汤送下；伤酒，用葛根汤送下；眼目歪斜，出言无绪，詈骂不堪，顷刻又好，乃心胸经络有痰，遇肝火熏蒸，痰入心窍，故昏沉狂言，少刻心火下降，仍是清明，用茯苓三钱煎汤送下，多服乃愈；癫狂，用灯心汤送下；咳嗽吐痰，腥臭如脓血相似，胸中作痛，肺痈也，薏苡一合煎汤送下；小肠痈，腹中作痛，脐间出脓水，小便短少，灯心汤送下；大肠痈，肛门坠痛，每登厕无粪出，只出红白水，如痢疾一般，用槐花煎汤送下；湿痰流注，初起生姜汤送下，有脓忌服；水肿，赤芍、麦冬煎汤送下，久病发肿忌服；蛊胀，大腹皮煎汤送下；左瘫右痪，秦艽二钱，生姜一钱送下；小便不通，灯心汤送下；年老大便燥结，当归三钱煎汤送下；船上久坐生火，松萝茶服；遍身筋骨疼痛，四肢无力，不能举动，痛彻骨髓，反侧艰难，用木通一两，水二碗，煎至一碗，每服四钱，木通汤送下，三服即愈；妇女经水不调，四物汤送下；骨蒸发热，地骨皮煎汤送下；潮热盗汗，浮麦煎汤送下；胸膈不宽，香附三钱煎汤送下；胃脘作痛，生姜汤送下；胸膈有痰涎，生姜汤送下；常常嗳气，不思饮食，闷闷不乐，乃忧郁也，香附五钱，生姜三片煎汤送下；行经腹痛，色紫，苏木三钱煎汤，入姜汁三匙送下；行经发热，遍身作痛，益母草五钱煎汤送下；行经作渴，麦冬三钱煎汤送下；赤带，灯心汤送下；白带，生姜汤送下；手足心发热，益母草五钱煎汤送下；孕妇小便不通，灯心汤送下；孕妇遍身发肿，大腹皮煎汤送下。产后恶露不尽，腹中作痛，益母草五钱煎汤，入童便三匙送下，或加苏木三钱同益母草煎汤亦可；产后头眩目暗，用四物汤送下；产后大便不通，肛门壅肿，当归三钱，红花一钱煎汤送下；产后小便不利，木通汤送下；乳汁不通，王不留行煎汤送下；产后胸膈不开，益母草三钱，香附三钱同煎汤送下；产后呕吐不止，藿香煎汤送下；产后发热，四物汤加益母草三钱送下；小儿初生啼声未出，急将口内污血拭净，用甘草五分冲汤，调丸药七厘灌下，能去一切胎毒。凡小儿后症，俱用此丸药加辰砂、麝香少许，另裹蜡丸：胎惊，用薄荷煎汤磨服；胎黄，用茵陈煎汤送下；胎热，用灯草汤送下；吐乳，用生姜汤送下；睡卧不安，梦中啼哭，用钩藤三分，薄荷三分同煎汤送下；小儿身上如红云相似，外以朴消、大黄等分，为极细末，用鸡子清调敷，内服此丸，用灯心汤送下；小儿痢疾诸症，俱照前款用引下；疳疾有五样，心疳，舌红发热体瘦，小便短少，如吃辛辣之物，面赤，用赤茯苓一钱，灯心五分同煎汤送下；肝疳，面青体瘦，目黄性急，发热不止，小便黄赤，喜食酸物，用银柴胡汤送下；脾疳，面黄体瘦，大便泄泻，唇口生疮，喜食甜物，或吃泥土，或饮食无厌，好睡，用炙甘草一钱，辉枣一枚同煎汤送下；肺疳，面白肌瘦，小便如米汤，鼻流清涕，周身毛发直竖，用桑白皮汤送下；肾疳，面黑体瘦，头发直竖，小便多热不退，喜食咸物，用黑料豆煮汤送下；呕吐，用生姜汤送下；伤风热退后作渴，薄荷汤送下；小儿虫积，楝树皮三钱煎汤送下；痧后久嗽不止，枇杷叶（去毛）汤；痧后发热不止，银柴胡三钱送下；夏月中暑，香薷煎汤送下；霍乱，藿香汤送下；小便不通，灯心汤送下；大便燥结，用蜜三匙冲汤下；疟疾，槟榔一钱，苏叶一钱煎汤送下；暑泻，灯心汤送下，寒泻忌服；角弓反张，天麻一钱煎汤送下；急惊风，钩藤一钱，薄荷一钱同煎汤送下；慢惊风，人参三分，钩藤一钱煎汤送下；喘症，灯心汤送下；黄疸，灯心汤送下；重舌，灯心汤送下；天吼，薄荷、钩藤煎汤送下；痫症，灯心汤送下；久雨乍晴，蹲地玩耍，湿气入于阴中，肌肤肿痛，苍术煎汤送下；鼻血不止，茅根绞汁冲汤下。以上大人每服二钱，小儿每服一钱，月内小儿每服五分。

【主治】头痛，眩晕，鼻疮，耳聋，耳痒，口舌生疮，咽喉肿痛，牙痛，吐衄便溺诸血，跌伤蓄血，白浊，淋症，胃痛，嘈杂，发热久不退，痢疾，翻胃，呕吐，中暑，霍乱，伤酒，便秘，痹证；妇女月经不调，骨蒸发热，潮热盗汗，行经发热，赤白带，孕妇小便不通，遍身发肿，产后大便不通，小便不利，呕吐，发热；小儿初生胎惊，胎黄，胎热，吐乳，痢疾，便结，阴肿，鼻血。

治喉散

【来源】《同寿录》卷二。

【组成】冰片三分　僵蚕五分　硼砂二钱五分　芒

消七钱五分

【用法】上为末。用苇管吹喉内患处。

【主治】喉证。

小灵丹

【来源】《杂病源流犀烛》卷二。

【组成】白官硼二钱　朴消三钱　辰砂一钱半　乳香（去油）　没药（去油）各三分

【用法】吹敷俱可。

【功用】《全国中药成药处方集》（沈阳方）：清热解毒，止痛生肌。

【主治】

1.《杂病源流犀烛》：疹后余毒壅遏在咽喉，肿痛，咽物不下，或结一切余毒，牙齿破烂。

2.《全国中药成药处方集》（沈阳方），牙齿破烂，舌唇焦裂，口疮等症。

玉液上清丸

【来源】《杂病源流犀烛》卷二十四。

【组成】苏州薄荷叶十四两　柿霜五两　桔梗四两半　甘草三两半　川芎二两八钱　川百药煎五钱　防风一两六钱　砂仁四钱半　福建青黛三钱　冰片　元明粉　白硼砂各二钱

【用法】上为细末，炼蜜为丸，如鸡头子大。每服一丸，噙化，不拘时候。

【功用】生津液，化痰涎。

【主治】风痰上壅，头目不清，咽喉肿痛，口舌生疮。

【验案】喉痹　昔宋神宗患喉痹，服此药一丸，立愈。

噙化龙脑丸

【来源】《杂病源流犀烛》卷二十四。

【组成】冰片　射干各二分半　钟乳粉　升麻　牙消　黄耆各一钱　大黄　甘草各五分　生地五钱

【用法】上为蜜丸服。

【主治】喉肿。

清咽利膈汤

【来源】《外科选要·补遗方》。

【组成】连翘　黄芩　甘草　桔梗　荆芥　防风　党参各一钱　大黄　朴消各二钱

【用法】水二钟，煎八分，食远服。

【主治】积热，咽喉肿痛，痰涎壅盛；及乳蛾，喉痹，喉痈，重舌，或胸膈不利，烦躁饮冷，大便秘结。

升连清胃饮

【来源】《医级》卷七。

【组成】丹皮　山栀　生地　甘草　升麻　黄连

【主治】肝脾积热，外兼风热，咽痛喉痹。

射干汤

【来源】《医级》卷八。

【组成】射干　豆根　玄参　犀角　银花（或加甘草、桔梗）

【主治】内火喉痹，赤肿成痈。

通喉散

【来源】《名家方选并续集》。

【组成】黎实（连茎叶）二十钱　盐梅肉二个（连核）　昆布四方五、六寸许

【用法】上三味，各黑霜为细末，吹咽中。

【主治】咽喉肿痛，或喉痹食难通，或骨鲠后疼痛甚者。

清肺化毒汤

【来源】《会约医镜》卷四。

【组成】甘草一钱半　桔梗　苦参　大黄各二钱　黄连一钱半　黄柏一钱　连翘（去心）　知母各一钱半　麦冬一钱二分　牛蒡子一钱　荆芥八分　白芷一钱　山豆根一钱

【用法】水煎服。

【主治】阳毒喉肿，或疮痈脓血，便结脉实。

【加减】如大便实，加芒消一二钱，或加升麻

八分。

加味甘桔汤

【来源】《会约医镜》卷七。

【组成】甘草一钱半　桔梗一钱半　元参一钱　赤药　生地　防风各一钱　荆芥七分　薄荷七分　山豆根　连翘　黄芩各一钱　北细辛三分　羌活六分　独活七分　白芷八分

【用法】水煎服。

【主治】喉肿痛。

【加减】肝胆火，加白芍、栀子、胆草；胃火，加石膏三钱；若大便秘结者，加大黄、芒消；毒甚而烂者，加牛蒡子，金银花。

冰片破毒散

【来源】《会约医镜》卷七。

【组成】朴消四钱　僵蚕（微炒，去嘴）八钱　甘草八钱　青黛六钱　马屁勃三钱　蒲黄五钱　麝香一钱　冰片二钱

【用法】上为细末，瓷坛密收。每服一钱，清水调咽。

【主治】急慢喉痹，肿塞切痛。

滋阴八味汤

【来源】《会约医镜》卷七。

【组成】山药　枣皮各二钱　黄柏（盐水炒）　知母（盐水炒）各一钱半　熟地四钱　茯苓　丹皮　泽泻各一钱半　麦冬（去心）一钱半

【用法】水煎服。

【主治】阴虚火盛，喉颈肿痛，左尺脉弱，及喉痹者；或喉生疮而烂，久不愈，亦属阴虚者。

清喉消毒散

【来源】《咽喉经验秘传》。

【组成】金银花　甘草　玄参　薄荷　黄连　牛蒡子　山栀　连翘　防风　荆芥

【用法】上加灯心三十根，取水二碗，煎至八九分，食后服。

【主治】喉症，咽喉雍肿疼痛者。

万应丹

【来源】《重楼玉钥》卷上。

【组成】建青黛（水飞去渣，晒干）五钱　鸡肫皮（洗，炙干）一钱　牛胆消三钱　山栀仁（拣净仁，炒黑，碾细末）三钱　黄连末三钱　生黄芩三钱　真熊胆一钱　人中白（取经霜雪多年者，火煅三次）五钱　大红绒灰一钱　西牛黄一钱　雄黄一钱　青梅干（煅，存性）五钱（临时加才妙）　硼砂三钱　枯矾二钱　儿茶三钱　铜青二钱　珍珠一分

【用法】上为极细末，和匀。加真麝香五分，大梅片七分，再研和匀，入瓷罐内，以乌金纸塞紧口。每用少许吹患处，日夜徐徐吹之，流出痰涎渐愈。如有腐臭，急用蚌水洗净，或用猪牙草、扁柏子和捣，加水去滓洗净，再以前药去青梅干，加滴乳香（去油）二钱，吹用。

制青梅法：大青梅一斤，去核，略捣碎，入白矾、食盐各五钱，拌和，再加蜒蝤不拘多少，层层间之。一日夜取梅晒干，收尽汁再晒干，煅灰存性，临用加入。制胆消法：冬月约入朴消在黑牛胆内，挂在风前一百二十日，去皮用消。

【主治】咽喉口舌肿闭，并穿腮腐臭延烂。

青冰散

【来源】《重楼玉钥》卷上。

【组成】胆矾二钱　硼砂二钱

【用法】上为末，取青鱼胆一个，将药末入胆内，阴干去皮，再研极细，加冰片二分，收固。每遇喉闭、双单蛾等症，以男左女右吹入鼻中。

【主治】喉闭，双单蛾。

绛　雪

【来源】《重楼玉钥》卷上。

【别名】绛雪丹（《急救经验良方》）。

【组成】寒水石二钱　蓬砂一钱　辰砂三钱　大梅片三分　孩儿茶二钱

【用法】上为极细末。每用一字，掺于舌上，津液

咽之；或吹患处。

【主治】咽喉肿痛，咽物妨碍，及喉癣，口舌生疮。

真功丹

【来源】《重楼玉钥》卷上。

【组成】大冰片一分　真熊胆一钱（阴干，临用乳细末）　芦甘石一钱（用羌活煎汤煅七次，飞去脚，晒干用）　硼砂一钱　牙消二分

【用法】上为极细末，吹患处。

【主治】

1.《重楼玉钥》：孕妇患喉症者。

2.《温氏经验良方》：一切喉痈。

【加减】毒肿渐平，去牙消。

清露饮

【来源】《重楼玉钥》卷上。

【组成】天冬一钱（去心）　麦冬一钱（去心）　生地一钱　熟地二钱　钗斛八分　桔梗八分　枳壳八分（麸炒）　甘草六分

【用法】上加枇杷叶一片（蜜炙，刷去毛），以水二钟，煎八分，食后服。

【主治】咽干塞疼，脉虚大者。

开关散

【来源】《慈航集》卷下。

【组成】白僵蚕二钱（烘）　全蝎二钱（洗去尾勾）　牙消二钱　硼砂二钱　胆矾三钱　薄荷叶一钱　牙皂二钱　冰片三分

【用法】上各为细末，瓷瓶收好，不可走其药性。遇咽喉急症，吹入。吐出风涎，即愈。

【主治】喉闭、喉风、喉痹、双单蛾、喉瘟。

三黄凉膈散

【来源】《喉科紫珍集》卷上。

【别名】三黄汤（《喉科枕秘》）。

【组成】黄连四分　甘草五分　川芎七分　黄柏　黄芩　栀子　赤芍　薄荷各一钱　青皮八分　陈皮　花粉　射干各一钱　银花　当归各一钱五分　元参二钱

【用法】加灯心二十寸，竹叶十片，水煎服。

【主治】咽喉一切诸症，初起黄红，甚至紫黑，壅肿疼痛，恶寒发热。

【加减】口干便闭，加大黄三钱；虚人虚火，不必加大黄。

乌云散

【来源】《喉科紫珍集》卷上。

【组成】巴豆（去壳）

【用法】以纸包巴豆肉，外用笔管扞出油在纸上，即用纸作撚条点灯，吹灭，以烟熏入鼻中，一霎时，口鼻流涎，牙噤即开。

【主治】喉症口噤，牙关紧闭。

白玉散

【来源】《喉科紫珍集》卷上。

【组成】白矾一两　巴豆仁二十一粒

【用法】先将矾入铫，慢火熔化，随入巴豆仁于内，候干，去巴豆，用矾为末。每用少许，吹入喉中。

【主治】急喉痹、缠喉风，牙关紧闭，不省人事。

导源煎

【来源】《喉科紫珍集》卷上。

【组成】党参　白术各一钱五分　桔梗二钱　防风七分　荆芥　薄荷　干姜（炮）各五分（或加蜜附子五分）

【用法】水二钟，煎七分，候凉饮之，徐徐咽下。

【主治】喉痹肿痛不能言者。

点喉神效方

【来源】《喉科紫珍集》卷上。

【组成】井华水四碗　剔牙松叶一握　人中白三钱

【用法】用井华水，入剔牙松叶，煎至三碗，用人中白研细，每碗入一钱调匀。能饮者饮之；不能饮者，取匙渐滴患处。立愈。不论喉间何毒已未

成者，点之即效。

【主治】喉间肿痛，或溃烂出血，大发寒热。

凉膈散

【来源】《喉科紫珍集》卷上。

【组成】当归 川芎 赤芍 防风 荆芥 玄参 栀子（炒） 黄连 石膏 花粉 连翘 桔梗 薄荷各等分

【用法】水煎服。

【主治】

1.《喉科紫珍集》：咽喉肿痛，汤水难下，痰涎壅塞。

2.《焦氏喉科枕秘》：缠舌喉风，下颏俱肿，口噤，舌捲肿大，上有筋如蚯蚓之状，生黄刺白苔。

【加减】风甚，加银花、粘子；痰甚，加贝母、蒌仁。

解疫清金饮

【来源】《喉科紫珍集》卷上。

【组成】苏薄荷 牛子 苏桔红 丹皮各一钱 桔梗 赤芍 大贝各一钱五分 花粉一钱二分 甘草八分

【用法】投三数剂，兼用吹散可愈。

【主治】风火客感时行喉症。

碧雪丹

【来源】《喉科紫珍集》卷上。

【组成】白萝卜苗（无苗时用鲜萝卜一斤代之）四两 荸荠苗（无苗时用鲜荸荠一斤代之）五两 鲜土牛膝根五两（干者用七两，又名天名精） 鲜银花叶四两（干者用六两。上用囊盛之，入长流水浸一宿，取起，带水磨搅匀，澄清取粉，每粉一两为一料，配入后料） 远志（去心）八分（甘草水泡） 丹皮 人中黄 人中白各一钱 桔梗三钱 僵蚕（甘草水泡，去水上浮油） 硼砂 真川贝 马勃各五分 珍珠四分 西牛黄五厘 冰片三厘

【用法】远志、丹皮、桔梗、僵蚕四味，用文火焙，其余八味各生研极细末，无声为度，并入前粉和匀。吹患处；或用土牛膝鲜者一两，和人乳汁半酒杯，捣汁，加当门麝三厘，和药为丸，如绿豆大，舌下含。

【主治】一切风痹蛾癣，时行诸症。

【加减】已经溃烂者，珍珠倍之，加琥珀四分，真紫金藤八分，俱要研极细。

三黄汤

【来源】《喉科紫珍集》卷下。

【组成】川连 甘草 川芎 黄柏 黄芩 栀子 赤芍 薄荷各等分

【用法】灯心、竹叶为引，水煎，食后凉服。

【功用】泻火。

【主治】咽喉诸症，初起黄红，甚至紫黑，壅肿疼痛，恶寒发热。

山豆根汤

【来源】《喉科紫珍集》卷下。

【组成】山豆根一钱 桔梗一钱 连翘一钱 甘草五分 元参一钱 薄荷五分 射干一钱 陈皮一钱（去白） 麦冬一钱

【用法】灯心三十寸为引。煎七分服。

【主治】饮酒太过，上焦火燥，致生喉痹。

顺气利咽汤

【来源】《喉科紫珍集》卷下。

【组成】枳壳 花粉 黄芩 乌药 陈皮各等分

【用法】引用葱白一茎，灯心一团，水二钟，煎七分，温服。

【主治】喉干燥疼痛，涎多气喘，风热积心，毒入肺中，呛食。

粘子解毒汤

【来源】《喉科紫珍集》卷下。

【组成】粘子 花粉 甘草 连翘 生地 升麻 白术 防风 桔梗 黄芩 川连 青皮 栀子 元参各等分

【用法】水二钟，煎七分，食后服。
【主治】酒药喉痹。

蓝吹药

【来源】《喉科紫珍集·补遗》。
【组成】熟软石膏五钱　生硬石膏三钱　冰片三分　青黛三钱
本方为原书“三色吹药”之一。
【用法】上共为细末。吹口疮、咽喉。
【主治】口疮、咽喉实火。

化毒丸

【来源】《古方汇精》卷一。
【组成】直僵蚕一两（炒，为末）　川大黄二两（酒拌晒，为末）
【用法】生姜汁和蜜水为丸，如弹子大，每丸重一钱五分。每服一丸，真菊花叶五钱，捣汁冲汤调服。
【主治】天行瘟疫，及喉痹，颈面暴肿。

十叶散

【来源】《古方汇精》卷二。
【组成】芙蓉叶　荷叶　蕉叶　菊叶　银花叶　紫苏叶　柳叶　槐叶　冬桑叶　无名精叶各等分
【用法】各应时采鲜者，风干为末，和匀，瓷瓶收贮。猝遇喉症，外用芦管吹之，内用甘草、桔梗汤或开水调下，每服七分。如遇无名火毒，焮肿红赤，取井花水，调敷患处。
【主治】喉症，无名火毒，焮肿红赤。

立解咽喉肿塞方

【来源】《古方汇精》卷二。
【组成】夏枯草花十斤　水梨肉一百斤
【用法】同煮膏，贮瓮中，埋地下，一年后取出。含少许即消。
【主治】咽喉肿塞。

生地连翘散

【来源】《喉科紫珍集》卷上。
【组成】当归　生地　玄参各一钱五分　连翘（去心）二钱　前胡　枳壳　黄芩各八分　甘草　桔梗　粘子　花粉　白芍各一钱
【用法】加灯心二十寸，水煎服。
【主治】心脾火热，痰塞气闭，风痹壅肿诸症。

冰青散

【来源】《疡科心得集·家用膏丹丸散方》。
【别名】碧丹。
【组成】川连　儿茶　青黛　灯心灰各三分　西黄二分　冰片三分　人中白（煅）五分
【用法】吹患处。
【主治】口糜疳腐，及烂头喉蛾、喉痹、喉疳、喉癣。
【加减】证重者，加珍珠；如痧痘后牙龈出血，或成走马疳毒，加糠青（当作铜青）、五倍子、白芷末。

冰硼散

【来源】《疡科心得集·家用膏丹丸散方》。
【别名】金丹。
【组成】硼砂二钱　风化霜二钱　僵蚕（炙）三钱　薄荷叶一钱　生矾一钱　冰片五分　滴乳石三钱　人中白（煅）三钱
【用法】上为极细末，瓷瓶收贮。吹患处。
【主治】喉间肿痛，或蛾痈。

瓶中关开神效散

【来源】《齐氏医案》卷四。
【组成】盆硝　僵蚕（去蛹，微炒）　青黛各八分　甘草二分　蒲黄五分　马勃三分　麝香　洋片各一分
【用法】上药各为细末，称足和匀，瓷瓶收贮，如遇急慢喉痹，咽痛肿塞不通，即用前药一钱，以新汲水半盏调匀，细细呷咽。果是喉痹，即破出紫血而愈，不是喉痹，亦立消散。若是诸般舌胀，用药五分，以指蘸药擦在舌上下，咽唾，小儿只

用二三分，亦如前法用，并不拘时候。

【主治】急慢喉痹，咽痛，肿塞不通，舌胀。

射干汤

【来源】《古今医彻》卷三。

【组成】射干一钱 防风 荆芥 桔梗 薄荷各一钱 大力子一钱半（焙，研） 广皮八分 甘草三分

【用法】加灯心一握，生姜一片，水煎服。

【主治】喉痹。

【加减】火甚，加玄参、天花粉；肺虚，加川贝母、茯苓。

牛黄利喉丸

【来源】《瘟疫条辨摘略》。

【组成】牛黄五分 寒水石五钱 硼砂三钱 大黄五钱 白秋石五钱 小生地五钱 薄荷叶五钱 儿茶五钱 牙皂一钱 赤石脂五钱 西瓜霜五钱 生白蜜一两五钱

【用法】上为极细末，须用生蜜共捣透，和润不粘为丸，每丸重二分（惟生蜜易于粘手，留细末三钱为衣）。如吹药后，因药轻病重无效，危在倾刻，即以此丸含于口中，不可嚼烂，亦勿整吞，宜含化苦水，徐徐咽下，立时见功。

【主治】咽喉肿痛险证。

冰硼利喉散

【来源】《瘟疫条辨摘要》。

【组成】人中白五钱（煅） 王瓜消五钱 枯白矾三钱 青黛六钱（炒） 元明粉三钱 薄荷叶四钱 白僵蚕五钱 川黄连五钱 硼砂三钱 大冰片二钱

【用法】上为极细末，瓷瓶收贮，不可泄气。临用以三五厘吹之，一日三五次。

【主治】咽喉肿痛。

冰梅散

【来源】《外科集腋》卷三。

【组成】青盐 朴消 小猪牙皂（去弦） 白矾 甘草各四两 桔梗二两 青梅一百个 鲜南星（切） 鲜半夏各三十五枚

【用法】先用青盐、朴消浸梅三日，去核，将余药研入，晒干。噙化。

【主治】咽喉肿痛。

喉症开关散

【来源】《外科集腋》卷三。

【组成】牙皂 巴豆各等分

【用法】上为末，米汤调刷纸上晒干作拈子，以火点着烟熏鼻孔。立即开口。

【主治】喉痹。

一炮散

【来源】《疡科遗编》卷下。

【组成】真犀黄七分 雄精一钱 冰片七分 皮消一钱五分（炒，研）

【用法】先将消炒燥，同雄精研细，方入犀黄、冰片，共研极匀，瓷瓶密贮，勿使出气。临用吹入喉间。

【主治】单乳蛾并及喉风、喉痹，饮食不下，命在危急。

青鱼散

【来源】《疡科遗编》卷下。

【组成】胆矾二钱 明矾二钱 冰片五分 雄精一钱半 山豆根三钱

【用法】先将二矾研细，装入青鱼胆中，悬檐下阴干，取出与诸药同研细，收贮瓷瓶，勿令出气。以此药吹之。

【主治】风火喉痛。

归源汤

【来源】《外科证治全书》卷二。

【组成】大附子（生者）一枚（去皮脐，切作大片，用白蜜涂，炙令透老黄色为度）

【用法】上收贮。临用取如栖一粒，口含，咽津。

【主治】格阳喉痹，顷刻暴痛。

加味甘桔汤

【来源】《外科真诠》卷上。

【组成】生地一钱　元参一钱　枳壳一钱　桔梗一钱　牛子一钱　丹皮一钱五分　防风一钱　连翘一钱　山甲二片　银花一钱　公英三钱　甘草五分

【用法】水煎内服。外敷洪宝膏，溃后用乌云散盖膏。

【主治】结喉痈，生于项前结喉之上，肿甚则堵塞咽喉，汤水不下。

青芝散

【来源】《集验良方·续补》。

【组成】上川连八分　广青黛一钱二分　梅花冰片二分　白硼砂一钱二分　西瓜霜二钱　橄榄核三钱　丝瓜叶二钱

【用法】上药照法制度，各研净末，称准分量，和匀同研极细无声为度，瓷瓶收贮。临用时约半匙许吹上。慎勿吹多。

【功用】提出痰涎。

【主治】咽喉风火，时邪急症，并双单乳蛾。

三妙散

【来源】《集验良方》卷一。

【组成】生明矾三钱　冰片五分　白茄子梗根（瓦上煅炭存性）一两

【用法】上为细末。瓷瓶收贮。

【主治】一切咽喉疼痛，并烂喉痧症。

万应喉中散

【来源】《集验良方》卷一。

【组成】上犀黄一钱（透甲者真）　滴乳石五钱（研净末）　真珍珠一钱（大者无油为妙）　劈辰砂一钱（漂净，末）　灯草灰三钱（陈者更佳）　儿茶五钱　大梅片一钱　香白芷二钱（生晒，研净末）　片黄柏三钱（生晒，研净末）　苏薄荷七钱（生晒，研净末）　甘草三钱（生晒，研净末）　青黛三钱（去石灰，净末）上血竭三钱

【用法】上药各为细末，照药称准分两，和匀，再研极细无声，瓷瓶贮好，勿令泄气。用时吹喉。

【主治】喉痹，缠喉风，双单乳蛾，喉痈，喉疮，阴虚咽痛。

【宜忌】戒口为要。

玉钥匙散

【来源】《良方集腋》卷上。

【组成】僵蚕一钱五分（炒，研极细）　冰片六分　牙消三钱　硼砂三钱

【用法】用新顷银罐，先硼后消，屑屑间炼，如枯矾之状，松脆为贵，置冷地出净火气，研细末，再加僵蚕、冰片，以极细无声为度。

【主治】咽喉肿痛。

【宜忌】宜置瓷瓶勿令泄气。

【加减】如咽喉腐烂者，加西黄、廉珠、劈砂各三分，研细并入。

夺命红枣丹

【来源】《拔萃良方》卷一。

【组成】当门麝一钱　梅花片一钱　杜蟾酥一钱（不见火，晒，研净末）　巴豆霜一钱（去油净）　月石三分（净末）　山豆根五分（净末）　老姜粉三分（用汁澄粉，晒干，净末）

【用法】上药照方拣选道地，研细称准，合匀，收贮瓷瓶。临用时，用小红枣一个，切蒂去核，外皮幸勿损伤，入药黄豆大许，将枣摘蒂一头塞入鼻孔，即闭口目避风，稍顷得嚏，喉渐通快，如出脓以银花、甘草漱之，病甚者，再换一枣。凡治喉症，男左女右，若左蛾塞左，右蛾塞右，双蛾更换塞之。塞药必得一周时拔出为妙，否则误事，慎之。

【主治】喉风痹，双单乳蛾。

【宜忌】忌鲜发、鱼、荤、青菜、辛辣等物。愈后忌七日为要。阴虚孕妇忌用。

香豉散

【来源】《华氏医方汇编》。

【组成】香豉 牛蒡 荆芥 桔梗 连翘 黑栀 马勃 大贝母 甘中黄
【用法】水煎服。
【主治】津液不足，邪火内伏所致痧隐脉郁，喉腐舌干。

通关神应散

【来源】《卫生鸿宝》卷二。
【组成】山慈姑 硼砂 海巴（煅） 川连（入姜汁内煨熟） 珍珠（煅） 明矾（煅） 冰片 辰砂（水飞） 红铁皮（即铁锈，以有锈之铁煅，醋淬，刮下）各等分
【用法】上为细末，瓶贮。每用三五厘，以鹅毛管吹于患处。重者，三五次取效。
【主治】一切咽喉肿痛，乳蛾，喉痹，缠喉风。

绛雪散

【来源】《喉科心法》。
【组成】硼砂二钱 生石膏一钱 熟石膏一钱半 牙消一钱 朱砂一钱 冰片五分（或加制姜虫一钱 蒲黄粉一钱）
【用法】上为极细末。吹患处。
【主治】阳症喉痹重症，红肿俱甚者。

水梅丸

【来源】《喉科心法》卷下。
【组成】大青梅二十个 猪牙皂三十条 桔梗二两 防风二两 净食盐十二两 块明矾三两 白芷二两
【用法】上为细末，拌匀，和青梅装入瓷瓶，愈陈愈佳。痰厥口噤，用此擦牙；喉风乳蛾，每用一丸，含，咽津液。吐出恶涎立愈。
【主治】中风痰厥，牙关不开。并喉痹乳蛾。

自制吹鼻通关散

【来源】《喉科心法》卷下。
【组成】猪牙皂角一两（打碎） 丝瓜子一两二钱 北细辛三钱 干蟾酥五分
【用法】先将牙皂、丝瓜子用新瓦文火炙干存性。共为细末，再加上好大梅片六分，杵匀。瓷瓶收贮吹鼻用。
【功用】吹鼻连连得嚏，喉闭能开，喉蛾能消，牙紧亦松。
【主治】双单乳蛾，喉闭牙紧，各种气闭。

吹喉八宝通关散

【来源】《喉科心法》卷下。
【组成】瓜制枪消一两二钱 明雄精八钱 白玄明粉二钱 明硼砂三钱 直僵蚕三钱 真珍珠三钱 真熊胆三钱 大梅片一钱五分
【用法】上为细末，研至无声为度，用瓷瓶收贮，勿令泄气受潮，受潮则化水，化水则无用矣。用时吹喉中。
【功用】开关通窍，提痰，去腐，消肿。
【主治】咽喉闭塞，痰声如锯，喉间一切诸症，危在顷刻者。

吹喉珠黄猴枣散

【来源】《喉科心法》卷下。
【组成】瓜制枪消五钱 真猴枣一钱 关犀黄一钱 真熊胆二钱 大梅片八分 真珍珠三钱
【用法】共为细末，瓷瓶收贮，勿使受潮泄气，受潮则化水，慎之！用时吹喉中。
【功用】消肿消痰，开关去腐。
【主治】咽喉紧闭，痰延上涌。

连砂散

【来源】《囊秘喉书》。
【别名】散云丹。
【组成】薄荷 牙消各二钱 硼砂一钱 蒲黄五分 川连四分 朱砂二分 冰片三分
【用法】上为散。吹喉。
【主治】风热喉症。

仙鲜散

【来源】《囊秘喉书》卷上。

【组成】煅食盐六分 蒲黄四分 灯草灰三分 滴乳石三分 青黛二分 儿茶五分 冰片一分

【用法】如碎腐，加牛黄、珍珠、琥珀、龙骨；如虚腐，加人参末、制甘石；如吹药即痛，去煅食盐。

【主治】虚火喉癣。

开关散

【来源】《囊秘喉书》卷下。

【组成】牙皂一钱 僵蚕八分

【用法】上为末。吹之。

【主治】牙喉关闭。

加味射干汤

【来源】《囊秘喉书》卷下。

【组成】射干 生地各一钱 桔梗 连翘 黄芩 贝母 元参 甘草各七分 荆芥五分 牛蒡七分

【用法】水煎服。

【主治】喉痹肿痛。

胜烟筒

【来源】《囊秘喉书》卷下。

【组成】蓖麻子仁二粒 巴豆肉二粒 麝香少许

【用法】上为末，火纸卷。烧，熏吸鼻中。牙关立开。

【主治】喉闭不通。

熊胆冰黄散

【来源】《囊秘喉书》卷下。

【组成】胡黄连 儿茶 硼砂各三钱 熊胆 牛黄各七分 冰片三分

【用法】上为末。吹喉中痛处。

【主治】喉痹肿痛。

青龙白虎汤

【来源】《王氏医案》卷二。

【组成】橄榄 生芦菔

【用法】水煎服。

【功用】消经络留滞之痰，解膏粱鱼面之毒，杜春季喉恙。

【方论】此予自制方也。橄榄色青，清足厥阴内寄之火风，而靖其上腾之焰；芦菔色白，化手太阴外来之燥热，而肃其下行之气，合而为剂，消经络留滞之痰，解膏粱鱼面之毒，用以代茶，则龙驯虎伏，脏腑清和，岂但喉病之可免耶！且二味处处皆有，人人可服，物异功优，任久无弊，实能弥未形之患，勿以平淡而忽诸。

绿袍散

【来源】《治疹全书》卷下。

【组成】薄荷五钱 青黛二钱五分 硼砂二钱五分 儿茶三钱 甘草三钱 黄柏一钱 铜青 冰片各一钱 元明粉 百草煎各二钱半 荆芥五钱

【用法】上为细末。每用一字或二字，点舌上，令其自化，或井花水调点。

【主治】痘疹误服辛热之药，以致热毒蕴结，咽喉肿痛，口舌生疮，赤眼肿痛。

七宝散

【来源】《理瀹骈文》。

【组成】山豆根 牙消 胆矾 白矾 鸡肫皮 辰砂 冰片各等分

【用法】上为末。喉缠。

【主治】喉闭，喉缠，悬痈下垂。

圣烟筒

【来源】《理瀹骈文》。

【组成】巴豆

【用法】巴豆肉烧烟熏鼻；或巴豆压油于纸上，卷皂角末烧熏鼻；或用热烟刺入喉内，吐恶涎及血即醒；或巴豆仁捣烂，棉裹塞鼻；或巴豆、明矾熬，去豆取矾吹鼻，并点喉蛾。

【主治】一切风痰喉痹。

塞鼻丹

【来源】《理瀹骈文》。
【组成】薄荷 细辛 巴霜 冰片末各等分
【用法】上研末。棉裹塞鼻。一时头顶冰凉，咽喉即开。愈后鼻疮并无害，以银花甘草水洗之。
【主治】喉痹、喉蛾溃烂，水浆不入。

化毒丹

【来源】《喉科枕秘》。
【组成】防风 连翘 桔梗 荆芥穗 当归（酒洗）各一两 甘草 赤芍 山栀 黄芩 元参 薄荷 山豆根 犀角 羚羊角各五分
【用法】上为极细末，炼蜜为丸。灯心、竹叶汤送下。
【主治】咽喉肿毒疼痛。

清气利咽汤

【来源】《喉科枕秘》卷二。
【组成】生荷叶 生柏叶 生地黄
【用法】水煎，入童便半酒杯，温服。
【主治】蕴热上壅，咽喉肿痛者。

咽喉回生丹

【来源】《梅氏验方新编》卷一。
【组成】皂矾（放新瓦上煅红，取放地下候冷去火气）
【用法】上为细末。撬开牙关，以指头蘸矾末擦其舌上即醒。
【主治】霎舌。喉痛咽哽，舌忽胀大渐至如脬，或舌伸出不能缩入。

咽喉通闭散

【来源】《梅氏验方新编》卷一。
【组成】青盐一钱 白矾一钱 硼砂一钱 玄明粉一钱
【用法】上为细末。吹之。吐尽痰涎即愈。
【功用】消肿止痛。
【主治】咽喉肿痛，滴水不下。

猪胆套药方

【来源】《梅氏验方新编》卷一。
【组成】猪胆五六枚 黄连 青黛 薄荷 僵蚕 白矾 风化消各五钱
【用法】上药装入猪胆内，青纸包之，将地掘一孔，方深一尺，用竹横悬，将青纸包胆挂在竿上，以物盖定，俟立春日取出待风吹，去胆皮、青纸，取药，共研极细末。如有喉痛，以此日夜吹之。再加冰片少许更妙。
【主治】咽喉肿痛。

牛蒡甘桔汤

【来源】《麻症集成》卷三。
【组成】桔梗 牛蒡 连翘 射干 甘草 黑栀 京参 山豆根 酒炒黄连 酒炒黄芩
【主治】毒火上升，火郁在肺，咽喉肿痛，不饮食。

桔梗汤

【来源】《麻症集成》卷四。
【组成】川贝 桑皮 瓜蒌 玄参 当归 桔梗 竹叶 甘草 枳壳 杏仁 百合
【主治】上焦风壅热毒，喉痹热肿。

润金饮

【来源】《麻症集成》卷四。
【组成】川贝 尖生 黄芩 黑栀 力子 甘草 麦冬 知母 花粉 连翘
【主治】肺胃火热，口渴，咽痛。

犀角豆根汤

【来源】《麻症集成》卷四。
【组成】犀角 元参 麦冬 力子 木通 豆根 桔梗 枯芩 连翘 甘草
【用法】水煎服。

【主治】麻症。上焦火盛，咽喉肿痛。

地黄滋阴汤

【来源】《不知医必要》卷二。
【组成】熟地五钱　茯苓三钱　麦冬（去心）　萸肉各二钱　牛膝（盐水炒）一钱五分　北味七分
【主治】咽喉肿痛，日轻夜重，痰声如锯者。

消毒凉膈散

【来源】《不知医必要》卷二。
【组成】黄芩　黑栀各一钱五分　连翘二钱　牛蒡子一钱五分　薄荷七分　甘草一钱
【主治】咽喉初起肿痛。

引火汤

【来源】《外科医镜》。
【组成】怀熟地三两　山萸肉一两　麦冬五钱（去心）　北五味二钱　上猺桂二钱（或嫌味辣，改用附子亦可）　淮牛膝三钱　车前子三钱
【用法】水煎，冷服。倘证纯系虚寒，而无假阳之候，不必冷服，恐促亡阳。
【主治】阴火喉痹。

抑火汤

【来源】《外科医镜》。
【组成】熟地一两　山萸肉五钱　麦冬五钱　北五味二钱　山药五钱　茯苓五钱　紫石英三钱　上猺桂一钱
【用法】水煎服。
【主治】阴火喉痹。

荆芥败毒散

【来源】《外科医镜》。
【组成】荆芥一钱半　防风一钱半　桔梗一钱半　赤芍一钱半　牛蒡子二钱　金银花二钱　浙贝母二钱　连翘二钱　薄荷一钱　生甘草八分　青果一个
【用法】水煎服。
【主治】时毒喉痛，斑疹腮肿，风痰咳嗽，头痛发热。
【加减】如病势甚者，加羚羊角一钱半，万年青一叶；腮肿，加马屁勃一钱；咳嗽，加杏仁三钱；痰多，加橘红一钱。

犀角消毒饮

【来源】《外科医镜》。
【组成】牛蒡子二钱　银花二钱　连翘二钱　栀子二钱　荆芥一钱半　赤芍一钱半　僵蚕一钱半　生甘草八分　犀角一钱　柴胡一钱　万年青一叶
【用法】水煎服。
【主治】喉痛，丹疹，并项肿如虾蟆瘟者。
【加减】如大便闭结，加生大黄四钱。

镇阴地黄汤

【来源】《外科医镜》。
【组成】大熟地一两　山萸肉四钱　山药四钱　茯苓三钱　丹皮三钱　泽泻三钱　淡附子一钱　上肉桂一钱　怀牛膝三钱　牡蛎三钱（煅）
【用法】水煎，冷服。
【主治】阴火喉痹。

大黄汤

【来源】《医方简义》卷四。
【组成】生锦纹大黄八钱　生石膏三钱　银花四钱　栝楼子六钱　桔梗二钱　焦栀子三钱　牛蒡子（炒）三钱　苏子二钱　连翘二钱　射干八分（即乌扇）
【用法】加竹沥一盏，姜汁三匙，青果二枚（打取汁），冲入，徐徐呷下。得吐出胶痰数碗，痰出便通，可转危为安。
【功用】通便泄热。
【主治】喉症，火毒太甚，壮热痰盛，胸痞便秘，咽痛水浆不入，危在旦夕者。

牛蒡羚羊散

【来源】《医方简义》卷四。
【组成】羚羊角（镑）二钱　蝉衣一钱　牛蒡子（炒）三钱　桔梗　防风　薄荷各一钱五分　生甘草　射干各八分　草河车二钱
【用法】加竹叶二十片、青果二枚，水煎服。
【主治】风火伤及肺胃，喉症咽痛，或生单蛾、双蛾。
【宜忌】忌食酸冷之物。
【加减】如痰如拽锯者，加瓜蒌仁八钱。

荆防败毒散

【来源】《医方简义》卷四。
【组成】荆芥　防风　薄荷　桔梗各一钱五分　元参　牛蒡子（炒）各三钱　人中黄　象贝母　射干　黄芩（炒）各一钱
【用法】加竹叶二十片，青果两个，水煎服。
【主治】时毒。风邪上干肺胃，致咽喉肿痛，两颐发肿，身有寒热。
【宜忌】忌食生冷等物，恐阻肺气，变幻莫测也。

消毒凉膈散

【来源】《医家四要》卷三。
【组成】防风　荆芥　牛蒡子　连翘　栀子　黄芩　芒消　大黄　薄荷　甘草
【主治】喉痹，咽喉肿痛。

升阳解热汤

【来源】《喉证指南》卷四。
【组成】芽桔梗　荆芥　红柴胡　防风　川贝母各一钱六分　薄荷　连翘（去心）　射干　牛蒡子（炒）　前胡　僵蚕各一钱　升麻八分　蝉蜕五个　生姜一片
【用法】水煎。食远服。
【主治】咽喉风热初起。

立马开关饮

【来源】《喉证指南》卷四。
【组成】生鸡子一枚（去壳，倾入碗内，不搅）　生白矾五六分或一钱（研极细末，挑入鸡子黄内，勿搅）
【用法】将病者扶起正坐，囫囵灌下。立效。
【主治】喉闭肿痛，汤水不下诸急证。

连翘饮

【来源】《喉证指南》卷四。
【组成】连翘　葛根　牛蒡子　玄参　黄芩　桔梗各二钱　赤芍　栀仁　淡竹叶　甘草　木通各一钱　升麻六分
【用法】水煎服。
【主治】肺胃邪热，咽喉疼痛。

除瘟化毒散

【来源】《揣摩有得集》。
【组成】葛粉三钱　酒芩一钱半　生地一钱半　土茯苓五钱　贝母一钱半（去心）　射干一钱半　连翘一钱　归尾一钱半　降香一钱　赤芍一钱　人中黄一钱　牛子一钱　莲子心一钱　生草一钱　霜桑叶一钱
【用法】水煎服。
【主治】一切咽喉肿痛，不论有蛾无蛾。

纯阳青蛾丹

【来源】《急救经验良方》。
【组成】青鱼胆不拘多少
【用法】上药以生石膏和匀，须干湿得宜，阴干为末，每两加梅片一钱，共研匀，瓷瓶收固。遇证吹之，立即开关。陈者更妙，勿泄药气。
【主治】双单乳蛾，喉闭。

大金丹

【来源】《外科传薪集》。
【组成】朱砂三钱　雄精一钱　硼砂一钱　川连三钱　西黄一分　甘草一钱　枯矾三分　黄精三钱　淡秋石一钱　制熟附一钱半
【用法】上为细末。吹患处。

【主治】虚火上升，咽喉疼痛。

圣金散

【来源】《外科传薪集》。
【组成】淡秋石三钱　淡黄芩一钱半　川雅连五分　滴乳香一钱　真西黄一分　灯心炭五厘　薄荷头三分　大梅片三分
【用法】上为细末。吹之。
【主治】咽喉红肿痛，微碎，痰涎喉痹。

冰梅丸

【来源】《外科传薪集》。
【组成】大青时梅二十个　大梅片一钱　川雅连一钱　西瓜霜二钱　硼砂一钱半　水飞青黛一钱　细薄荷一钱半　苦甘草一钱　荆芥穗二钱　象贝（去心）四钱　制僵蚕四钱　淡黄芩（盐水炒）一钱半　上雄精三钱　制半夏三钱
【用法】上药各为细末，将大青梅去核，纳以明矾，放瓦上煅至矾枯，去矾，将梅肉捣烂，和上药末为丸，如龙眼核大，以瓷瓶收贮。临证用一丸，放舌上化下。
【主治】咽喉风痰紧闭，不能言语，红肿疼痛。

清阳柳华散

【来源】《外科传薪集》。
【组成】黄柏一两　青黛一两　月石一两　人中白（煅）一两
【用法】上为末。吹患处。
【主治】咽喉红肿。

万应吹喉散

【来源】《青囊秘传》。
【组成】牛黄一钱　珍珠一钱　灯草炭三钱　梅片一钱　黄柏三钱　甘草三钱　血竭三钱　乳香五分　朱砂一钱　儿茶五钱　白芷二钱　薄荷七钱　青黛三钱
【用法】上为细末，和匀。吹患处。
【主治】喉痹、喉风、乳蛾、喉痈，阴虚咽痛。

枯矾散

【来源】《青囊秘传》。
【组成】枯矾一钱　制僵蚕一钱　硼砂三分　薄荷三分　大梅片一分　雄精一钱　胆矾一分　山豆根二分　苦甘草一分
【用法】上为散，加麝香少许。吹之。
【功用】开痰闭。
【主治】一切风火喉症。

清阳散

【来源】《青囊秘传》。
【组成】月石二钱　飞朱砂二分　梅片五厘
【用法】吹口。
【主治】

1.《青囊秘传》：喉症红肿者。
2.《外科传薪集》：咽喉肿痛、胀痛者。

霹雳锭

【来源】《外科方外奇方》卷三。
【组成】牙皂一百四十个（火煨）　延胡索二两（生晒，研）　飞青黛六分　麝香一钱
【用法】上为细末，水和成锭，每重二三分，晒干收贮，勿令泄气。如遇牙关紧闭，即从鼻孔灌入，药下即开。每服一锭，重者加服小锭，磨汁冲服。
【主治】喉风，喉痹风，双单乳蛾，斑痧，小儿惊风。

紫地散

【来源】《医学摘粹》卷一。
【组成】紫荆皮三钱　芥穗二钱　防风二钱　北细辛一钱　小生地三钱　芍药二钱　丹皮二钱　苦桔梗二钱　生甘草二钱　灯心二十节
【用法】水煎服。
【主治】温证，咽喉肿痛，口燥心烦，内阴亏而火炽者。

外治异功散

【来源】《经验各种秘方辑要》。

【别名】外贴异功散（《喉痧症治概要》）。
【组成】斑蝥四钱　真血竭五分　制乳香五分（去油）　制没药五分（去油）　上麝香三厘　全蝎五分　大元参五分　上梅片三厘。
【用法】斑蝥去头翅足，糯米拌炒黄后，去糯米。除血竭外，合诸药共研细末，另研血竭拌匀，瓷瓶收储，勿令泄气。凡遇喉证肿痛，取此散少许，置小张膏药上，左肿贴左，右肿贴右，左右俱肿俱均贴在结喉旁边软处，阅五六时即起水泡，揭去膏药，用银针挑破，揩净毒水，勿使伤口见风。
【功用】消肿止痛。
【主治】喉症肿痛。
【宜忌】孕妇忌用。

此法从外拔出内毒，药虽峻厉，用法甚妥，真救急之良方也。惟方中有斑蝥、全蝎俱是极毒之药，万不可误入口中。即所去拌炒之糯米，亦必以砖石同包沉在大河底内，免致误食伤生。储药之瓶及纸包上必须随装随写不可入口字样，以防误毒。

白填鸭散

【来源】《经验各种秘方辑要》。
【组成】纯白公鸭一只
【用法】自霜降日起每日用麸面和蜗牛、地龙、柿霜、瓜蒌霜、古钱（醋煅，为末）各等分（计麸面七成药三成），捏成小丸，卯、酉时各填十二个，关闭笼内，不使多走。所遗之粪，另以一器收好。至小雪日交节之时宰，取喉颈骨连喉管及肺（宰时以刀刺腹，勿割其喉，忌见水）置瓦上焙干为炭存性；另以一月内所遗鸭粪用清水漂去其垢，澄去其土，至冷为度，带水研至极细，澄定，沥去水，置瓦上焙干为炭存性，与前炭置一处，共研细末，加蜗牛（焙黄）四十九个，用旧寿州烟斗口门七个（用凸起处一圈，余勿用），洗净烟渍，火上微烘二物，同研极细，再与两炭合研拌匀，瓷瓶封固，置低潮处以去火气。临用时加入冰片、硼砂、人指甲（煅黄）、人中白、鸭嘴胆矾五种细末各少许（计炭七成药三成），频频吹之。虽已闭之喉，犹能开通一线，即以蜜水冲少许服亦良。
【主治】喉闭。

珠黄散

【来源】《经验各种秘方辑要》。
【组成】西黄　灯心灰各五厘　象牙屑（焙）　真珠（豆腐煮过）各二分　人指甲（男用女，女用男）一分　大梅片三厘　薄荷叶　人中白　人中黄　硼砂各一分　青黛（飞净）三分　壁钱三十个（竹叶夹，炙存性）
【用法】上为细末，吹患处。
【主治】烂喉痧及喉痹、喉肿。

化龙丹

【来源】《喉科种福》卷四。
【组成】鲤鱼胆　伏龙肝
【用法】共和。涂咽外。
【主治】急喉痹，颈项肿痛，面赤口红，头痛身疼，气促痰鸣，牙关紧闭，语言不出，汤水不下。

牛子解毒汤

【来源】《喉科种福》卷四。
【组成】牛子　连翘　栀子　元参　生地　黄芩　黄连　青皮　桔梗　防风　花粉　葛根　升麻　白术　甘草各等分。
【用法】水煎服。
【主治】酒伤喉闭。酒毒蒸于心脾，面赤、目睛上视，喉肿色黄。

引脓散

【来源】《喉科种福》卷四。
【组成】炭姜一钱　官桂一钱　甘草节一钱　血竭一钱　红曲米粉一钱
【用法】上为末。热醋调敷肿上。
【主治】喉闭。肝肺火盛，风寒相搏，咽喉肿痛，面赤腮肿，项外浸肿，甚则喉中有块如拳，汤水难入，猝然如哑，暴发寒热。

代赭旋覆汤

【来源】《喉科种福》卷四。

【组成】代赭石三钱　法夏一钱　元参五钱　甘草六钱　旋覆花三钱　生姜三片　红枣三枚
【主治】酒伤喉闭。

单骑溃围散

【来源】《喉科种福》卷四。
【组成】皂角末
【用法】醋调，厚敷肿处。
【主治】急喉痹。

荆防败毒散

【来源】《喉科种福》卷四。
【组成】荆芥　防风　柴胡　前胡　皂角刺三个　羌活　独活　川芎　薄荷　生姜一片　桔梗　枳壳　茯苓　甘草　苏叶三分
【主治】喉闭初起。因肝肺火盛，复受风寒，寒气客于会厌，致咽喉肿痛，面赤腮肿，项外漫肿，甚则喉中有块如拳，汤水难入，猝然如哑，暴发寒热。

炼石补天

【来源】《喉科种福》卷四。
【组成】制乳香一钱　赤石脂三钱　制没药一钱　北细辛一分　人中白二钱　白马粪二钱　象皮一钱　人中黄二钱　血竭二钱　上冰片一分　朱砂一钱
【用法】上为末。吹之。
【主治】咽痛微嗽，口烧而不渴，足心如烙，阴燥，喉久烂者。
【宜忌】杨梅毒喉禁用。
【加减】痒，加荆芥一钱。

烽烟充斥汤

【来源】《喉科种福》卷四。
【组成】玉竹四钱　石膏三钱　猪苓二钱　泽泻二钱　枳壳二钱　桔梗一钱半
【用法】上以鸡子白泡服。
【主治】咽痛下利，并见胸满、心烦、肤燥、恶热、不眠诸证。
【方论】方以苓、泽止泻，枳、桔开提疏壅，石膏、玉竹解烦，鸡子白润燥。

减味普济消毒饮

【来源】《白喉证治通考》。
【组成】连翘一两　薄荷三钱　马勃四钱　牛蒡子六钱　芥穗三钱　僵蚕（直者）五钱　元参一两　银花一两　板兰根五钱　苦桔梗一两　生甘草五钱
【用法】上为粗末。每服六钱，重者八钱，以鲜苇根汤煎，去滓服。
【主治】湿毒咽痛喉肿。

加减黄连解毒汤

【来源】《医学探骊集》卷四。
【组成】元参三钱　生地黄四钱　黄芩三钱　山栀子三钱　黄连二钱　煅石膏四钱　川大黄六钱　芒消二钱　木通三钱　甘草二钱
【用法】水煎，温服。

并以锋针刺尺泽出血，泄其上焦之热。
【主治】结热触动相火，客于咽隘，咽喉肿痛，日复一日，水浆不能下咽，初起经刺少商出血及服药而肿仍不消。脉洪而数者。
【方论】此方用黄连、黄芩清其上焦之热，栀子、石膏清其中焦之热，木通清其下焦之热，元参、生地清热养阴，甘草和药调中，大黄、芒消将其结热推荡而去，釜底抽薪。

清嗌黄连解毒汤

【来源】《医学探骊集》卷四。
【组成】黄连二钱　山栀子四钱　澎大海三个　黄芩四钱　山豆根三钱　木通片三钱　射干三钱　黄柏三钱　甘草二钱
【用法】水煎，温服。先取少商二穴，以锋针刺二三分，出血。内服本方。
【功用】散热消肿。
【主治】咽喉初起红肿作痛，脉微数者。
【方论】以黄连为君，清上焦之热；佐黄芩清血中之热，栀子清中焦之热，黄柏、木通清下焦之热；大海、射干、豆根清咽散肿；甘草调和诸药。服之庶可热散肿消矣。

咀华清喉丹

【来源】《医学衷中参西录》上册。
【组成】大生地黄（切片）一两　硼砂（研细）一钱半
【用法】将生地黄一片，裹硼砂少许，徐徐嚼细咽之，半日许宜将药服完。
【主治】咽喉肿疼。
【方论】生地黄之性能滋阴清火，无论虚热、实热，服之皆宜；硼砂能润肺，清热化痰，消肿止疼，二药并用，功力甚大。而又必细细嚼服者，因其病在上，煎汤顿服，恐其力下趋，而病转不愈，且细细嚼咽，则药之津液常清润患处也。

消肿利咽汤

【来源】《医学衷中参西录》中册。
【组成】天花粉一两　连翘四钱　金银花四钱　丹参三钱　射干三钱　玄参三钱　乳香二钱　没药二钱　炙山甲一钱半　薄荷叶一钱半
【用法】煎汤服。
【主治】咽喉肿痛。
【加减】脉象洪实者，加生石膏一两；小便不利者，加滑石六钱；大便不通者，加大黄三钱。

敛阴泻肝汤

【来源】《医学衷中参西录》下册。
【组成】生杭芍一两半　天花粉一两　射干四钱　浙贝母四钱（捣碎）　酸石榴一个（连皮捣泥）
【用法】上同煎汤一钟半。分两次温服下。
【功用】酸敛止汗，凉润复液，宣通利咽。
【主治】咽痹。

新定胆制咽喉药

【来源】《疡科纲要》。
【组成】真小川连一两　条子芩五钱　真川柏五钱　白僵蚕（炙燥）三钱　漂人中白二两　老月石一两　薄荷叶二钱
【用法】各为极细末，和匀，腊月收青鱼胆，带胆汁盛药末，线扎，挂当风处阴干，去胆皮，细研，每一胆，倾去胆汁一半，乃入药末，加指甲炭二钱，明腰黄五钱，西瓜霜一两，蜒蚰制青梅肉五钱，焙燥，研，每药末一两，加上梅片一钱，和匀密收，红肿腐烂者皆效；若但红肿而未腐者，此药一两，可配枯矾二钱吹之。
【主治】风火喉证及口疳舌疮。

万应锭

【来源】《疡科纲要》卷下。
【别名】金老鼠屎。
【组成】陈胆星　生锦纹　天竺黄　红芽大戟　千金子霜（去净油）　生玄胡索　象贝母　川黄连　仙半夏　明天麻　建神曲各三两　毛慈姑　陈京墨各四两　胡黄连二两　麒麟竭　净腰黄　真熊胆各一两五钱　麝香　大梅片各三钱
【用法】上各为极细末，糯米饮杵为锭，不拘大小。临用磨服，大人四五分至一钱，小儿减之，随证酌量；肿疡亦可磨敷。
【功用】清热解毒，消食导滞，活血行气。
【主治】小儿停痰积热，发热不退，大便不爽；温热病胃肠实热，斑疹丹痧，暑湿痰热，赤白滞下，实热便闭；妇女血热瘀垢，月事不调；疡科瘰疬，痰核，时毒发颐，痄腮温毒，实热咽喉肿烂，乳蛾喉疳，喉痹喉癣，牙疳舌疳，口糜重舌，暑天热疖。
【宜忌】妊身勿服。

牛黄丸

【来源】《疡科纲要》卷下。
【组成】上品陈胆南星十两　天竺黄四两　川古勇黄连　广郁金　五倍子　乌芋粉各三两　象山贝母六两　关西牛黄五钱　透明腰黄二两
【用法】上药各为极细末，以好黄酒化陈胆星，杵和为丸，如大豆大，辰砂为衣。密收勿透空气，弗用石灰同藏。每服三五七丸，细嚼缓咽下。

【主治】风热痰壅，痄腮发颐，时毒，痰核瘰疬及咽喉肿痛腐烂，肺痈，胃痈，咯吐脓血。

血余散

【来源】《疡科纲要》卷下。

【组成】真血余炭一钱　真坎炁一条（漂净，焙炭，研）　血珀五分　腰黄二钱　花龙骨二钱　上梅片四分

【用法】上药各为细末，和匀。吹之。

【主治】阴虚喉癣。

虚喉吹药

【来源】《疡科纲要》卷下。

【组成】儿茶三钱　川贝三钱　牡蛎粉（漂净）八钱　西血珀六钱　漂人中白五钱　蒲黄炭三钱　西牛黄二钱　梅冰片六分　麝香三分

【用法】上为极细末，和匀密贮。

【主治】阴虚火炎，喉痹、喉疳、喉癣。

十宝丹

【来源】《喉科家训》卷一。

【组成】薄荷末一两　生甘草五钱　孩儿茶二两　滴乳石四钱　真琥珀三钱　雪梅丹一两　上冰片四钱　真血竭三钱　明珍珠三钱　犀牛黄一钱

【用法】上为极细末。吹患处。

【主治】一切口舌白腐或肿痛，及喉蛾、痈、痹，喉内腐溃等。

太乙吸毒膏

【来源】《喉科家训》卷一。

【组成】炮山甲九钱　金银花一两　生大黄九钱　全当归四钱五分　上广皮四钱五分　天花粉三钱　赤芍三钱　大生地四钱五分　薄荷叶三钱　青防风三钱　香白芷三钱　大贝母三钱　制乳香三钱　制没药一钱五分　甘草节三钱　皂角刺六钱

【用法】麻油熬，黄丹收。随症摊贴。

【主治】痧后留滞热毒，咽喉发炎肿胀，痈疽发背。

刻欢丹

【来源】《喉科家训》卷一。

【组成】真关黄一分　元寸香一分　三梅片一分　闹羊花三分　真蟾酥一分五厘　猪牙皂三分　北细辛二分　灯草灰一钱　真金箔十张　真川芎一分

【用法】上为极细末，瓷瓶收贮。遇急症吹鼻取嚏。

【主治】一切咽喉急症，痰厥气闭，及时行痧胀，诸般急证。

消清散

【来源】《喉科家训》卷一。

【组成】马牙消一钱八分　真蒲黄四分　制僵蚕一分　制牙皂一分三厘　梅片一分

【用法】先研马牙消、蒲黄，次下僵蚕、牙皂，共研如鹅黄之色，再入冰片，为极细末。吹喉。

【功用】消肿毒，祛风痰，退炎热。

【主治】一切咽喉红肿作痛。

化湿清火汤

【来源】《喉科家训》卷二。

【组成】薄荷　连翘　川贝　元参　云苓　银花　苡仁　焦栀　淡竹　荷叶　六一散

【用法】水煎服。

【主治】湿热风火，上熏喉窍，咽痛身热，微汗烦渴，脉来浮缓或细数，舌苔黄腻，小便短赤。

清咽散

【来源】《喉科家训》卷二。

【组成】甘草　桔梗　荆芥　防风　牛蒡　枳壳　薄荷　前胡

【用法】水煎服。

【主治】一切咽喉肿痛，或红或白，形寒恶热，头疼身痛，汗少不得宣达，风痰壅塞，汤饮难咽。

【加减】郁热痰多，加川贝、蒌仁；食滞不快，加神曲、谷芽；呃逆，加橘络、竹茹；便泻，加葛根、荷叶；血热，加丹皮、栀子；热甚，加黄芩、黄连；火毒，加银花、连翘；便秘，加青宁、明粉；溺赤，加赤苓、木通；胸下痞闷，加川朴；咳嗽，加杏仁、杷叶；秽浊，加佩兰、去甘草；痉厥动风，加羚羊、钩藤。

白虎解毒养阴汤

【来源】《古今名方》引《喉科秘传十二方》。

【组成】石膏24克　知母　浙贝母　板蓝根　山豆根各9克　紫花地丁　金银花　生地　玄参各18克　连翘　麦冬各15克　白芍　丹皮各12克　薄荷　甘草各6克　鲜橄榄10枚

【功用】清热解毒，养阴利咽。

【主治】白喉、喉痧（猩红热）、喉炎及一切喉痹、乳娥。

【加减】若心气不足，加人参、玉竹各9克；心中烦躁，加黄连6克、灯心草2克；呛咳不止，加牛蒡子、马兜铃各9克；鼻衄，加白茅根24克；目赤肿痛，加桑叶或赤芍9克；脘腹胀，加麦芽9克，枳壳6克；大便结，加大黄9克；小便热或痛，加木通9克，鲜车前草1株，或黄柏6克。

吊　药

【来源】《喉科秘诀》卷上。

【组成】鹅腿草（即剪刀铰根）　山大黄（即水推沙根）　野南星（即石蒜头）

【用法】上药共磨水吞下。

【功用】吐膈中痰。

【主治】喉风，喉痹肿痛。

消痰降火汤

【来源】《喉科秘诀》卷上。

【组成】花粉二钱　玄参二钱　白芍一钱　枯芩一钱　桔梗一钱　甘草五分　山豆根五分　半夏五分　白茯苓一钱　知母一钱　桑皮一钱　黄连五分

【用法】水二碗，煎七分，空心服。

【主治】痰热喉症。

消风活血解毒汤

【来源】《喉科秘诀》卷上。

【组成】鲜生地一钱　银花五分　干葛五分　防风五分　荆芥五分　升麻三分　连翘一钱　枳实八分　归尾五分　赤芍一钱　桔梗一钱　山豆根五分　黄芩一钱　栀子四分　苦参根五分

【用法】水二碗，煎八分，不拘时候服，要温服、多服。

【主治】痰热喉。喉痛痰涎，略憎寒壮热，生双单鹅。

滋阴降火汤

【来源】《喉科秘诀》卷上。

【组成】生地　元参　天冬各二钱　白芍一钱　麦冬二钱　盐柏一钱　桔梗一钱　枯芩一钱　栀子七分　甘草三分　知母一钱　山豆根五分　丹皮一钱　泽泻一钱　薄荷五分（自汗不用）

【用法】水二碗，煎八分，空心服。

【主治】虚热喉。肾水枯竭，命门相火煎急，肾阴不能降，虚火冲喉，微微碍痛，不恶寒，独怕热。

金锁匙

【来源】《喉科秘诀》卷下。

【组成】雄黄一钱五分　牛黄三分　白矾二分　朴消一钱五分　僵蚕三分　硼砂三分　老竺黄一钱五分　珍珠五分　麝香三分　牙皂角二分　乳香二分　血竭一分

【用法】上为细末。吹喉。

【主治】喉症。

先天青龙散

【来源】《丁甘仁家传珍方选》。

【组成】灯草炭　粉儿茶各五钱　梅片　紫雪丹各一钱　薄荷　蒲黄各五钱　风化消五钱　硼砂二钱　青黛　人中白各三钱

【用法】上为极细末。吹于患处，一日三次。
【主治】咽喉初起，肿红焮痛，并不腐烂。

后天青龙散

【来源】《丁甘仁家传珍方选》。
【组成】先天青龙散去薄荷、蒲黄，加珍珠、西黄各二分
【用法】上为极细末。吹于患处，一日三次。
【主治】一切红肿喉症，口疳腐烂。

冰梅上清丸

【来源】《中国医学大辞典》。
【组成】冰片一钱　白药煎八两　玄明粉　西砂仁　薄荷　生草粉　白桔梗各一两　诃子肉　月石　柿霜各二两
【用法】上为极细末，炼蜜为丸，每重五分，阴干。每服一丸，临卧时噙化。
【主治】心肝蕴热，口舌生疮，咽喉肿痛，声音不清。

三黄散

【来源】《喉舌备要》。
【组成】大黄一两　黄柏五钱　生甘草五钱　羌活三钱　陈皮二钱　栀子三钱　地骨皮二钱　青黛二钱
【用法】上为末。调白酒，外敷患处。
【主治】一切咽喉所患属阳症者。

冲和散

【来源】《喉舌备要》。
【组成】荆皮一两　独活五钱　赤芍五钱　白芷三钱　南星一钱半　半夏一钱半　南木香二钱　菖蒲二钱
【用法】上为细末。调白酒敷。
【主治】咽喉病属阴证者。

黄龙散

【来源】《喉舌备要秘旨》。
【组成】草乌二两　姜黄二两　南星一两　赤芍一两　肉桂五钱（去皮）
【用法】上为末。调黄酒敷患处。
【主治】喉舌阴症。

玉钥匙

【来源】《喉痧症治概要》。
【组成】西瓜霜五钱　西月石五钱　飞朱砂六分　僵蚕五分　冰片五分
【用法】上为极细末。吹患处。
【功用】退炎消肿。
【主治】一切喉症，肿痛白腐。
【宜忌】阴虚白喉忌用。

青梅丸

【来源】《喉舌备要》。
【组成】天南星十二个　半夏二两　白矾一两　甘草一两半　桔梗一两半　陈皮五钱　朴消二两（提过）　青梅子一百个　生盐四两
【用法】先将朴消研末，腌梅两日，等梅汁出后，方将前药末掺匀、晒干，以瓷瓶收贮。遇有鹅喉，及牙痛、喉痛，取梅一个含之。
【主治】鹅喉，及牙痛、喉痛。

乳香散

【来源】《汉药神效方》。
【组成】诃子　乳香　莎草　紫檀各等分
【用法】上加梅干肉三分之一，为细末。包布中含之，待津液满口中则吐出之；内饮亦佳。
【主治】喉痹，喉风。

参坎芡实丸

【来源】《顾氏医径》卷六。
【组成】人参　坎气　茯苓　黑莲　五味　芡实　山药
【用法】为丸服。
【主治】劳伤阳升咽痛。

喉症通闭散

【来源】《集成良方三百种》。
【组成】青盐一钱 白矾一钱 硼砂五分
【用法】上为细末。吹之，痛止闭开。
【主治】咽喉肿痛，点水不下。

六岁墨

【来源】《外科十三方考》。
【组成】山慈菇一两 千金子一两 大戟一两 文蛤二两（去虫） 麝香一分 川乌二两 草乌二两
【用法】上为细末，以糯米煮糊捣匀，用模型铸为一钱重墨状条块，阴干备用。每服一锭，病重者可连服二锭。通利之后，用温粥补之。凡疔疮肿毒、口眼歪斜、牙关紧急等症，俱用温酒磨服；其他一切疮毒，皆用醋磨搽。

太岁墨即太乙紫金锭之变方，以二乌、朱砂、雄黄，化和平为峻险，专作外用，不重内服，反不若紫金锭之安全稳妥。故在用本品处，皆代以紫金锭，其收效颇能如理想也。
【功用】解毒止痛。
【主治】疔疮肿毒，口眼歪斜，牙关紧急；及山岚瘴气，死牛、死马、河豚中毒，砒毒，咽喉肿痛。

六神丸

【来源】《中药成方配本》。
【组成】西牛黄一钱五分 珠粉一钱五分 麝香一钱五分 蟾酥二钱 飞腰黄二钱 飞朱砂一钱五分
【用法】各取净末，用高粱酒一两化蟾酥为丸，如芥子大，百草霜三分为衣，每一百丸约干重一分。每服七丸至十丸，食后开水吞服，一日二次。小儿酌减。
【功用】消肿解毒。
【主治】咽喉肿痛，痈疽疮疖。
【宜忌】孕妇忌服。

青黛散

【来源】《中药成方配本》。
【组成】飞青黛五钱 冰片二钱 生西月石二钱 人中黄四钱 人中白三钱 儿茶四钱 西瓜霜三钱 薄荷五钱
【用法】上为极细末。吹喉，搽口。
【功用】消火消肿。
【主治】咽喉红肿，口舌碎痛。

石钟鸣

【来源】《北京市中药成方选集》。
【组成】西瓜霜三两 人中白（煅）六钱 雄黄六钱 朱砂一两二钱 犀角一钱 牛黄一钱 珍珠（炙）一钱 冰片三钱 麝香五分
【用法】上为细末，过罗，每瓶装一分。每用一分，吹入喉内。
【功用】清热，消肿，止痛。
【主治】咽喉肿痛，喉痹，白喉，单双乳蛾，糜烂流涎，食水难咽。

西瓜霜

【来源】《北京市中药成方选集》。
【组成】西瓜霜二十两 冰片六钱
【用法】上为细末。每用一分，吹入喉内。

西瓜霜制法：将大西瓜一个，切成两半放入瓦罐内盛之。每十斤西瓜放入火消一斤、芒消一斤，将口封固，挂于透风处，候其霜自行吐出，用刷扫下，再吐再扫，以罐外无霜为度。
【功用】消肿止痛。
【主治】咽喉肿痛，乳蛾喉痹。
【宜忌】

1.《北京市中药成方选集》：忌辛辣食物。

2.《全国中药成药处方集》（北京方）：忌酒、肉、油、面。

青果膏

【来源】《北京市中药成方选集》。
【组成】鲜青果一百六十两 胖大海四两 锦灯笼二两 山豆根一两 天花粉四两 麦冬四两 诃子肉四两
【用法】上切。水煎三次，分次过滤后去滓，滤液合并，用文火熬煎，浓缩至膏状，以不渗纸为度，每两膏汁兑蜜一两。每服三至五钱，温开水调化送下，一日二次。
【功用】清咽止渴。
【主治】咽喉肿痛，失音声哑，口燥舌干。
【宜忌】忌辛辣动火之物。

金生丸

【来源】《北京市中药成方选集》。
【组成】大黄六十两　连翘三十两　生石膏三十两　甘草九两　枳实九两　九菖蒲十五两　牛蒡子（炒）十五两　厚朴十五两　金银花十五两　生地十五两　白芍十五两　黄芩十五两　生栀子十五两　天花粉十五两　麦冬十五两　菊花十五两　石决明十五两　蝉蜕十五两　白芷十五两　细辛十五两　玄参十五两　黄连十五两　青黛九两　玄明粉三十两
【用法】上为细末，炼蜜为丸，重八分半，金衣纸包。每服二丸，温开水送下。
【功用】清热解毒，泻肺胃实火。
【主治】肺胃实热，咽喉肿痛，口舌生疮，大便干燥，小便短赤，头痛，牙疼。

金锁匙

【来源】《北京市中药成方选集》。
【组成】雄黄五钱　硼砂（锻）五钱　硇砂（炙）二钱　僵蚕（炒）二钱　火消一两五钱　冰片五分
【用法】上为极细末，过罗装瓶，每瓶重二分。将此药面用竹管吹入喉内。
【功用】消肿止痛。
【主治】咽喉红肿，单双乳蛾，风热喉痹。
【宜忌】忌辛辣食物。

咽喉口齿药

【来源】《北京市中药成方选集》。
【组成】人中白（煅）二两　硼砂五钱　儿茶五钱　豆根五钱　胡连一两　黄连一两　鸡内金五钱　黄柏五钱　玄明粉五钱
【用法】上为细末。用药少许抹患处。
【功用】清利咽膈，消肿止痛。
【主治】咽喉肿痛，口疮糜烂，牙疳，口臭，齿痛。
【宜忌】忌烟、酒、辛辣、油腻食物。

贴喉异功散

【来源】《北京市中药成方选集》。
【组成】斑蝥四钱　血竭六分　乳香（炙）六分　没药（炙）六分　玄参（去芦）六分　全蝎六分　牛黄三分　麝香三分　冰片三分
【用法】上为细末，瓶装。将药面撒在拔毒膏中间，贴腮下痛处，起泡掀下，将泡挑破。
【功用】消肿止痛。
【主治】咽喉肿痛，喉痹喉风，白喉乳蛾。

消蛾散

【来源】《北京市中药成方选集》。
【组成】薄荷二十两　青黛二十两　僵蚕二十两　白矾二十两　皮消二十两　黄连二十两
【用法】上为粗末，用猪胆汁二百个浸透晒干，共研为细末。每十六两细粉，兑冰片四钱，共研混合均匀。每用一二分，吹入喉内，一日三四次。
【功用】清火利咽，消肿止痛。
【主治】咽喉肿痛，单双乳蛾，口噤难开，汤水不下。
【宜忌】忌食辛辣食物。

清火贵金丸

【来源】《北京市中药成方选集》。
【组成】大黄八十两　白芷八十两　玄参（去芦）八十两　桔梗八十两　金银花八十两　菊花八十两
【用法】上为细末，炼蜜为丸，每丸重二钱五分。每服一丸，每日二次，温开水送下。
【功用】清热散风，止痛。
【主治】肺胃实热，头痛目眩，咽喉肿痛，大便秘结。

清火凉膈丸

【来源】《北京市中药成方选集》。

【组成】栀子（炒）六十四两　连翘三十二两　甘草十六两　黄芩九十六两　薄荷三十二两　大黄六十四两　黄连十六两　黄柏六十四两

【用法】上为细末，用冷开水泛为小丸。每服二钱，温开水送下，一日二次。

【功用】清利咽膈，解热除烦。

【主治】积热烦躁，口舌生疮，咽喉肿痛，大便干燥。

清咽利膈丸

【来源】《北京市中药成方选集》。

【组成】连翘三十二两　黄芩三十二两　生栀子三十二两　薄荷三十二两　防风三十二两　玄参（去芦）三十二两　天花粉三十二两　射干三十二两　荆芥穗三十二两　牛蒡子（炒）三十二两　桔梗六十四两　熟军八两　甘草四十八两

【用法】上为细末，过罗，用冷开水泛为小丸。每服二钱，一日二次，温开水送下。

【功用】清热利咽，消肿止痛。

【主治】心胃热盛，胸膈不利，咽喉肿痛，口苦舌干，大便秘结，小便赤黄。

清胃黄连丸

【来源】《北京市中药成方选集》。

【组成】黄连八十两　生地八十两　桔梗八十两　玄参（去芦）八十两　黄柏二百两

【用法】上为细末，过罗，用冷开水泛为小丸，滑石为衣，闯亮。每服二钱，一日二次，温开水送下。

【功用】清胃解热，消肿止痛。

【主治】口燥舌干，咽喉肿痛，齿龈腐烂，鼻衄生疮。

【宜忌】忌辛辣食物。

清热养阴丹

【来源】《北京市中药成方选集》。

【组成】大生地一两　麦冬五钱　玄参（去芦）八钱　薄荷三钱　贝母五钱　白芍四钱　丹皮四钱　黄连三钱　栀子（炒）四钱　生石膏四钱　山豆根五钱　甘草三钱

【用法】上为细粉，炼蜜为丸，重二钱。每服二丸，每日二次，温开水送下。

【功用】清热养阴，消肿止痛。

【主治】肺胃积热，咽喉肿痛，音失声哑，口渴舌干。

羚羊清肺丸

【来源】《北京市中药成方选集》。

【组成】羚羊（另兑）一钱二分　浙贝八钱　花粉一两　银花一两　小生地一两　黄芩五钱　桔梗一两　玄参（去芦）一两　丹皮五钱　薄荷五钱　石斛二两　天冬五钱　陈皮六钱　大青叶五钱　板兰根五钱　杏仁（去皮，炒）五钱　桑皮五钱　前胡五钱　金果榄五钱　甘草三钱　熟军五钱　枇杷叶（去毛）一两　栀子（炒）一两　麦冬五钱

【用法】上为细粉，炼蜜为丸，每丸重二钱，蜡皮封固。每服二丸，温开水送下。

【功用】清肺热，止咳嗽，利咽膈。

【主治】肺热咳嗽，咽喉肿痛，鼻衄咳血，舌干口燥。

喉症散

【来源】《北京市中药成方选集》。

【组成】朱砂一钱　雄黄二钱　金果榄一两　人指甲（滑石烫）二钱　黄连一钱　冰片五钱　西瓜霜三钱　生硼砂一钱　熊胆一钱　玄明粉五钱

【用法】上为极细末，装瓶，重二分。每用少许，吹入患处。

【功用】消肿止痛。

【主治】咽喉红肿，喉痹喉痛，起白成蛾，水浆难下。

【宜忌】忌烟、酒、辛辣、油腻。

五宝丹

【来源】《中医喉科学讲义》。

【组成】熟石膏五钱　腰黄一钱　胆矾五分　硼砂五钱（炒）　冰片四分
【用法】上为极细末，用吹药器喷入。
【主治】喉痹，喉痛，喉风，乳蛾。

冰麝散

【来源】《中医喉科学讲义》。
【组成】黄柏　黄连　玄明粉各一钱　鹿角霜五钱　甘草　明矾各五分　炒硼砂二钱五分　冰片四分　麝香一分。
【用法】上为细末。每次少许，吹入患处。
【功用】《古今名方》：清热凉血，消肿止痛。
【主治】

1.《中医喉科学讲义》：风热喉痹，红肿痛甚者。

2.《古今名方》：鹅口疮，咽喉、牙龈、口腔黏膜溃疡肿痛等症。

疏风清热汤

【来源】《中医喉科学讲义》。
【组成】荆芥　防风　牛蒡子　甘草　银花　连翘　桑白皮　赤芍　桔梗　黄芩　花粉　玄参　浙贝
【用法】水煎服。
【主治】喉痹初起，咽喉部干燥灼热，微红、微肿、微痛，或仅起红点，吞咽感觉不利，以后红肿逐渐加重，疼痛也相应增剧。

七宝散

【来源】《全国中药成药处方集》（沈阳方）。
【组成】牛黄一分　梅片一钱　琥珀三钱　大连珠四粒　台麝香五厘　生石膏二钱　熊胆仁二分
【用法】上为极细末。外用，每用一分，吹喉内；内服，白开水送下，每服二分。
【功用】清热消肿，通关利窍。
【主治】双单乳蛾，咽喉肿痛，缠喉白喉，痧喉烂喉，一切喉痹，内火上炎者。

万应喉症散

【来源】《全国中药成药处方集》（杭州方）。
【组成】西瓜霜一两　飞辰砂二钱　犀角尖二钱　西牛黄一两　明腰黄二钱　人中白二钱　珍珠粉二钱　梅冰片五分　麝香五分
【用法】上为细末。先用凉茶漱净口，每用少许，吹于患处。
【功用】清热化痰，消肿止痛。
【主治】积热上冲，咽喉肿痛，喉痹喉风，双单乳蛾初起。

卫生宝

【来源】《全国中药成药处方集》（抚顺方）。
【组成】天竺黄　钩藤　千金霜各三钱半　琥珀一钱二分　麝香三分　僵蚕三钱半　重楼八钱四分　雄黄二钱半　牛黄八分　茅慈姑七钱一分　朱砂二钱半　文蛤一两一钱　江珠一钱半　大戟一两　红人参一钱半
【用法】上为细末，炼蜜为丸，七分或三分重。每服一丸，小儿服一小丸，白水送下。

本方改为散剂，名“卫生散”（见原书沈阳方）。

【功用】消炎退热，镇静解毒。
【主治】急痫高热，神昏痉搐项强，角弓反张，嗜眠昏睡；猩红热，斑疹伤寒，座疹壮热烦渴，神昏谵语，狂躁干渴；急性胃肠炎，吐泻，并治疹后肠炎，毒泻毒痢；疔毒恶疮，毒火内攻，乍寒乍热，搅乱昏迷；咽喉肿痛，咽下困难。
【宜忌】孕妇忌服。四肢厥冷，体温低降之霍乱（虎列拉）、白喉禁用。

小儿牛黄散

【来源】《全国中药成药处方集》（天津方）。
【组成】大黄一两　浙贝　黄连　花粉　赤芍　甘草　银花　连翘（去心）各五钱　炒二丑四钱　制没药　制乳香各一钱五分
【用法】上为细末，兑入雄黄面二钱五分，牛黄四分五厘，冰片二钱五分，麝香、珍珠各一分五厘。以上研细和匀，三分重装瓶。周岁每次服半瓶，

二、三岁服一瓶，乳汁或糖水调下。

【功用】清热化痰，镇惊解毒。

【主治】肺热痰黄，咽喉肿痛，口疮牙疳，头面生疮，皮肤溃烂，周身发烧。

牛黄上清丸

【来源】《全国中药成药处方集》（兰州、天津方）。

【组成】黄连八钱　生石膏四两　黄芩二两五钱　薄荷叶一两五钱　莲子心二两　白芷八钱　桔梗八钱　菊花二两　川芎八钱　赤芍八钱　当归二两五钱　黄柏五钱　芥穗八钱　生栀子二两五钱　大黄四两　甘草五钱　连翘（去心）二两五钱

【用法】上为细末，每细末一斤十三两三钱，兑朱砂面六钱，雄黄面六钱，牛黄一钱，冰片五钱。共研细和匀，炼蜜为丸，二钱重，蜡皮及蜡纸筒封固。每服一丸，白开水送下，早、晚各服一次。

【功用】清火散风，润便解热。

【主治】头脑昏晕，暴发火眼，口舌生疮，咽喉肿痛，牙齿疼痛，头面生疮，大便燥结，身热口渴。

【宜忌】孕妇忌服。

牛黄噙化丸

【来源】《全国中药成药处方集》（天津方）。

【组成】黄连五钱　金果榄二钱　生硼砂三钱　柿霜　绿豆粉各一两一五钱（共为细粉兑入：牛黄一钱　麝香三分　朱砂面四钱　雄黄面六钱　冰片二钱）

【用法】上为细末，和匀，炼蜜为丸，五分重，蜡皮或蜡纸筒封固。每次一丸，含口中噙化，缓缓咽下。

【功用】清热、解毒、止痛。

【主治】咽喉肿痛，口燥咽干，痰涎不出，咳嗽声哑。

【宜忌】忌辛辣食物。孕妇忌服。

乌龙散

【来源】《全国中药成药处方集》（沈阳方）。

【别名】乌龙锭。

【组成】牛黄五分　台麝四分　冰片钱半　千金霜　文蛤　毛慈姑　灯草炭各八钱　大戟五钱　朱砂钱半　安息香半具

【用法】上为极细面。满一年小儿服一分，三岁者每服二分，成人每服六分。

【功用】清热镇痛消肿。

【主治】恶寒发热，咽喉肿痛，单双乳蛾，小儿瘾疹瘢痧，毒热不解，老人痰火郁结；时行瘟疫，疔毒恶疮。

【宜忌】忌腥辣食物，孕妇忌服；反甘草。

玉锁匙

【来源】《全国中药成药处方集》（沈阳方）。

【组成】马牙消三钱　硼砂三钱（用新炼银罐，先硼后消，层层间炼，如升枯矾之状，松脆为妙）　冰片六分　僵蚕（炒研）五分　雄黄五分

【用法】上为极细末，收贮瓷瓶内。用少许，吹患处。痰涎即出。

【功用】清热消肿，解毒，利咽喉。

【主治】乳蛾喉痹，缠喉风症，痰壅口噤，痧疹毒盛，咽喉肿痛，甚则糜烂。

冰硼散

【来源】《全国中药成药处方集》（南昌方）。

【组成】薄荷三钱　黄芩五钱　川连五钱　甘草五钱四分　元明粉五分　青黛三钱　洋儿茶三钱　西豆根二根　黄柏五钱　硼砂五钱　上梅片一钱

【用法】上为细末。将药粉少许吹敷患处，每日三至四次。

【主治】咽喉肿痛，口舌生疮。

【宜忌】忌食辛辣食物。白喉忌用。

冰硼散

【来源】《全国中药成药处方集》（济南方）。

【组成】冰片七钱五分　硼砂七钱五分　生石膏二两　元明粉二两

【用法】上为极细末。每次三五分，吹患处。

【主治】咽喉肿痛，口舌生疮等症。

【宜忌】忌辛辣之物。

青果膏

【来源】《全国中药成药处方集》(上海方)。
【别名】橄榄膏。
【组成】鲜橄榄一千六百两
【用法】将鲜橄榄煎汁一次，去核，再煎一次榨净。将两次所煎药汁澄清过滤，蒸发成浓汁，加冰糖二十五斤收膏，成膏四百八十两。每次半羹匙，开水化服。
【功用】《中药制剂手册》：清咽、止渴、化痰。
【主治】

1.《全国中药成药处方集》（上海方）：咽喉痛。

2.《中药制剂手册》：口燥舌干，咳嗽有痰，心烦胸满。

咽喉丹

【来源】《全国中药成药处方集》(沈阳方)。
【组成】生地　茵陈　黄芩各一两　生石膏　石斛　麦冬各五钱　枳壳　乌犀角　马勃　人中黄　枇杷叶各三钱
【用法】上为极细末，炼蜜为丸，一钱五分重。每服一丸，小儿减半，早、晚食后白开水送下。
【功用】清咽解热，消肿除痰。
【主治】咽喉肿痛，双单乳蛾，咽干音哑，胃热口疮。
【宜忌】忌食五辛、发物。

珠黄消疳散

【来源】《全国中药成药处方集》(天津方)。
【组成】花粉　青黛　黄连　生硼砂　青叶　薄荷叶　甘草各一两　儿茶二两　牛黄二钱　珍珠一钱　冰片五钱
【用法】上为细末，二分重装瓶。将此散涂擦患处，一日数次。
【功用】清热解毒。
【主治】咽喉肿痛，口臭牙疳，齿龈溃烂，牙缝出血。

【宜忌】忌烟、酒、辛辣食物。

消炎解毒丸

【来源】《全国中药成药处方集》(沙市方)。
【组成】玄参一两　桔梗　粉甘草　赤芍　僵蚕各五钱　薄荷　竹叶各三钱　板兰根　黄芩　山豆根各五钱　连翘一两　杭菊花四钱　天花粉五钱　二花一两
【用法】上为细末，炼蜜为丸。成人每服三钱，温开水送下，一日二次。小儿、老人酌减。
【主治】温毒咽喉肿痛，耳前耳后肿，风热上壅，头面肿大及湿热痈疮。

清音丸

【来源】《全国中药成药处方集》(天津方)。
【组成】元参（去芦）　桔梗　山豆根　胖大海　薄荷叶　生硼砂　金果榄　射干　黄连各一两　诃子肉二两　银花一两五钱　麦冬一两五钱　黄芩　生栀子　净金灯　川贝　甘草各五钱
【用法】上为细粉，炼蜜为丸，每丸一钱重。蜡皮或蜡纸筒封固。每次一丸，含在口中，缓缓咽下，每天含二三丸。
【功用】清凉解热，生津止渴。
【主治】咽喉肿痛，音哑声嘶，口干舌燥，咽下不利。
【宜忌】忌辛辣食物。

清音丸

【来源】《全国中药成药处方集》(沈阳方)。
【组成】鲜地黄五钱　乌梅肉十五枚　天门冬六钱　黄芩四钱　诃子肉三钱　麦门冬六钱　鲜荷叶　京知母各五钱　柿霜五钱　粉甘草六钱　红梨汁一两　羊乳二两　甘蔗汁一两
【用法】上为极细末，羊乳、梨汁熬成膏，少加炼蜜为丸，每丸五分重。每服一丸，放口内噙化。
【功用】清咽。
【主治】咽喉、口腔疾患。肺热火盛，咽头发炎，口燥咽干，支气管炎，声音嘶哑，咳嗽音哑。
【宜忌】忌五辛、油腻、酸、盐、刺激食物。

羚翘解毒丸

【来源】《全国中药成药处方集》(沈阳方)。

【组成】薄荷　连翘　芥穗　银花　豆豉　苦梗各一两二钱　牛蒡子八钱　生甘草　竹叶各四钱　血羚羊八分　暹罗角八分

【用法】上为极细面，炼蜜为丸，每丸重二钱，蜡皮封固。每服一丸，白开水送下。

【功用】清瘟解毒退热，清透疹毒，镇惊解热。

【主治】咽喉肿痛，四时感冒，麻疹。

【宜忌】忌食腥辣酸类。

琥珀救喉散

【来源】《全国中药成药处方集》(沈阳方)。

【组成】血琥珀二钱　牛黄　熊胆各二分　梅片三分　珍珠二分　儿茶一分半

【用法】上为极细末。内服每用一分，白开水送下。外用苇管吹一分。

【功用】化瘀消肿，消炎镇痛。

【主治】乳蛾，喉风，喉痹，咽喉肿痛，瘟毒结喉。

【宜忌】忌食鱼肉、辛辣之物。

喉症散

【来源】《全国中药成药处方集》(南京方)。

【组成】煅硼砂三钱　西牛黄五分　西瓜霜二钱　梅片五分　煅方儿茶二钱　金果榄五分　焙象牙屑二钱　白僵蚕二钱　煅人中白二钱(须先漂净，后煅)

【用法】上药各为末，西黄、冰片后加，乳至极细为度，密藏。每用少许，吹搽患处。

【主治】风火喉症，口舌咽喉发炎。

喉症散

【来源】《全国中药成药处方集》(济南方)。

【组成】西瓜霜二两　硼砂一两　僵蚕三钱　朱砂五钱　姜半夏一两　雄黄一两　枯矾二两　牛黄三钱　玄明粉一两　珍珠三钱　冰片二钱

【用法】将硼砂、僵蚕、半夏、雄黄共为细末，再将其他药兑入，为极细末，装瓶。吹患处。

【主治】咽喉肿痛，腐烂色白，呼吸窒塞。

【宜忌】忌烟、酒及辛辣食物。

舒喉散

【来源】《全国中药成药处方集》(天津方)。

【组成】琥珀三钱　牛黄三厘　朱砂　儿茶各一分　麝香　熊胆　生硼砂各三厘　冰片五钱

【用法】上为细末，和匀，一分五厘装瓶。每次一瓶，重者加倍，吹患处，重者每日三次，轻者二次。

【功用】解热，活血，止痛。

【主治】咽喉肿痛，乳蛾喉痹，口舌生疮，溃烂不已。

【宜忌】忌烟、酒、辛辣食物。

上清喉片

【来源】《中药制剂手册》。

【组成】儿茶七百二十两　薄荷一百四十四两　硼砂七十二两　槟榔七十二两　甘草三十六两　乌梅三十六两　冰片三十六两　诃子或山豆根七两二钱

【用法】各药单放，先将冰片研为细末，再取乌梅、诃子，用少量水煎透，去核取肉连汁与薄荷拌匀同碾，晒干或低温干燥，再与儿茶、槟榔、甘草共轧细末，另取淀粉二百两，与上项细末和匀，喷洒适量乙醇，搅拌成软材，过16～18目筛网，制成颗粒，压片，每片重0.4克。每服六片，温开水或清茶送下，一日三次。

【功用】清热，消炎，利咽喉。

【主治】咽喉肿痛，声音嘶哑，口干唇燥。

【宜忌】忌辛辣刺激及生冷食物。

牛黄消炎丸

【来源】《中药制剂手册》。

【组成】牛黄五两　蟾酥三两　雄黄十两　珍珠母十两　青黛四两　天花粉十两　大黄十两

【用法】上药各为细末，和匀，用大曲酒(60°)或白酒泛为小丸，每两约五千粒，凉干或低温干燥，用百草霜细末二两七钱为衣，再加入麻油一两打光。每服十丸，一日三次，温开水送下。小儿酌减。

【功用】清热、消肿、解毒。

【主治】热毒引起的咽喉肿痛、痈疮、疔疮、热疖及一切无名肿毒。

【宜忌】孕妇忌服。

牛黄清火丸

【来源】《北京市中成药规范》。

【组成】黄芩四十八两　大黄四十八两　山药四十八两　桔梗四十八两　丁香二十四两　雄黄二十四两　牛黄一钱二分　冰片二两六钱　薄荷冰一两八钱

【用法】将药材加工洁净。桔梗、黄芩煮提二次，分别为 2.5 小时、1.5 小时，山药热浸取药液，过滤沉淀，丁香提油，8 ～ 16 小时，油尽收药液。合并以上药液，过滤沉淀，成压浓缩至比重 1.40，温度（50℃）的稠膏。原粉：大黄，山药 16 两粉碎为细粉，过一百目孔罗，用牛黄套研均匀加入冰片，薄荷水，混合均匀，过重罗。取原粉及稠膏按比例制丸。取处方内雄黄八两为衣，占全部药材 3.2%，每百粒重五钱。日服二次，温开水送下。

【功用】清热、散风、解毒。

【主治】胃肺蕴热，头晕目眩，口鼻生疮，风火牙疼，咽喉疼痛，痄腮红肿，耳鸣肿痛，大便秘结。

【宜忌】忌辛辣厚味。孕妇勿服。

羌活蒲蓝汤

【来源】《辨证施治》。

【组成】羌活三至五钱　蒲公英　板蓝根各五钱至一两

【用法】水煎服。

【主治】感冒风热，咽喉肿痛。

清音片

【来源】《常用中成药》

【组成】橄榄干九十六两　寒水石　桔梗　大青叶各六十四两　甘草三十二两　飞月石五两　薄荷脑一两二钱　冰片一钱

【用法】上为片剂。每日三次，每次二片，含化或吞服。

【功用】清热，利咽，开音。

【主治】咽喉肿痛，音哑声嘶，咽下不利。

黄吹散

【来源】《朱仁康临床经验集》。

【组成】牛黄 0.3 克　月石 30 克　冰片 1.5 克

【用法】先将牛黄入乳钵中研细，加月石研细，最后加冰片研细，装瓶勿泄气。用吹管吹药入内。

【功用】清热利咽。

【主治】咽喉肿痛腐烂，口糜、舌碎。

达原解毒汤

【来源】《言庚孚医疗经验集》。

【组成】鲜生地 15 克　玄参　白芷各 12 克　麦冬　浙贝母　金银花　牛蒡子　山豆根　花槟榔各 10 克　射干　丹皮　厚朴　甘草　草果仁各 6 克　土牛膝 30 克

【用法】水煎服，每日一剂。

【功用】

1.《言庚孚医疗经验集》：疏风透达，清热瘴毒，豁痰开窍。

2.《古今名方》：清热解毒，滋阴凉血。

【主治】

1.《言庚孚医疗经验集》：急性喉炎，山岚瘴气，居伏膜原，蕴集肺胃，火动痰生，上蒸咽喉者。

2.《古今名方》：时疫白喉，表邪已去，恶寒已除者。

【验案】急性喉炎　吴某某，男，16 岁，学生。咽壁红而肿胀，面青唇紫，呼吸急促，身热，脉弦数，舌红苔黄。诊断为“急性喉炎”（声音嘶哑）。治疗方法，外治刮痧及药贴，内服“达原解毒汤”，一周后痊愈。

疏风清热饮

【来源】《言庚孚医疗经验集》。

【组成】荆芥 金银花 赤芍 防风 玄参 连翘壳 浙贝母 桔梗 天花粉 淡黄芩 牛蒡子 桑白皮各10克 甘草3克

【功用】辛凉透表，清热利咽。

【主治】风热喉痹。咽喉微肿，干燥微痛，吞咽或咳嗽疼痛加剧，有时伴有微发热，头痛，声嘶，口干唇赤，舌苔薄白或微黄。

【加减】如大便秘结，加玄明粉、大黄。

和中化饮热方

【来源】《慈禧光绪医方选议》。

【组成】茯苓四钱 焦于术二钱 广皮一钱五分 麸炒谷芽三钱 姜连八分（研） 炙香附二钱 壳砂八分（研） 麸炒神曲二钱 党参二钱 生甘草八分

【用法】引用藿梗四分，鲜青果七个（研）。

【功用】和中化饮热。

【主治】饮食减少，胸满痰多，吞酸作呕，虚寒胃痛；肺胃有热，咽喉肿痛。

【方论】本方为异功散、香砂六君子汤之变方。方中芳香化湿、苦温燥湿之药甚多，加入黄连、青果及消食之味，则燥湿运脾、行气和胃之中，又具清热之力。

清热代茶饮

【来源】《慈禧光绪医方选议》。

【组成】鲜青果二十个（去核） 鲜芦根四支（切碎）

【用法】水煎代茶。

【功用】清热利咽。

【主治】咽喉肿痛。

【方论】鲜青果功能清肺利咽，去火化痰，用治肺胃热盛所致的咽喉肿痛，痰涎壅塞等症。芦根能清肺热而祛痰排脓，又清胃热而生津止呕，二药合用，清解肺胃之热功专力大。

噙化上清丸

【来源】《慈禧光绪医方选议》。

【组成】桔梗 花粉 葛根 百药煎 柿霜 玫瑰 木樨各一两 乌梅肉 前胡 甘草 薄荷 麦冬 杏仁各六钱 硼砂六钱 白檀香二钱 冰糖二斤八两

【用法】上共研极细面，以玫瑰、木樨合水为丸，打为芡实米大。噙化。

【功用】清音化痰，宽畅胸膈。

【主治】咽喉肿痛，口舌生疮。

六神丸

【来源】《古今名方》引雷允上方。

【组成】珍珠粉 犀牛黄 麝香各4.5克 雄黄 蟾酥 冰片各3克

【用法】上药各为细末，用酒化蟾酥，与前药末调匀为丸，如芥子大，百草霜为衣。每服5至10丸，一日2至3次。亦可外用。

【功用】清热解毒，消炎止痛。

【主治】咽喉肿痛或溃疡，白喉，扁桃体炎，口疮，痈疽，疔疮，小儿高热抽搐。现亦试用于喉癌。

【宜忌】孕妇慎用。

【验案】

1.龋齿疼痛 《陕西中医函授》（1983，4：4）：取六神丸5粒，包于少许脱脂棉中（棉愈少疗效愈好），填塞龋洞之中，多于1～2分钟止痛。对牙颈龋和磨牙的颊面龋等不能填塞者，可用六神丸一瓶，碾碎成粉，溶于1毫升冷开水中，等药粉完全溶解后，取脱脂棉少许，蘸药液使达饱和，然后外贴患处。治疗120余例，收到迅速止痛的效果。

2.缠腰火丹 《中医杂志》（1983，12：72）：张某，女，80岁。左臀部疱疹糜烂连片，两腿自踝至膝水肿，按之没指，形体瘦削，语声低微，翻身不得，阵阵剧痛，舌质暗红，苔薄微黄，脉象沉细无力。素有痰喘宿疾，心力衰弱，高年正虚，治节无权。拟六神丸于少进饮食后每服5丸，一日三次，如能受药则渐加至10丸。另将六神丸以适量开水融化后涂抹患处。服药当夜疼痛减轻，3日后疮面渐渐收水。内外共用6支（每支30粒）后，疱疹收没愈合。

3.牙周炎 《贵阳中医学院学报》（1994，3：25）：邓氏等用六神丸半粒或1粒，置于牙周袋内，若伴有全身不适者加口服六神丸，每次10粒，每日3次，治疗急性牙周炎25例。用并与25例用灭滴灵等西药抗生素治疗者对照。结果：治疗组特效9例，显效11例，好转4例，总有效率96%；对照组分别为5例、9例、8例、64%。

4.溃疡性口炎　《新中医》（1994，12：41）：用本方治疗小儿急性溃疡性口炎26例，结果：3天后大部分病儿好转，体温有所下降，5天体温降至正常者18例，占发热人数的28.2%，黏膜充血、水肿好转，溃疡面渐平。其余8例7天后体温全部恢复正常，溃疡面痊愈。

5.肺癌并发带状疱疹　《中国中西医结合杂志》（1995，7：503）：张氏用六神丸口服合并外用治疗肺癌并发带状疱疹12例。结果：12例全部治愈，止痛时间1～3天，7例用药1次疼痛明显减轻。

6.寻常疣　《内蒙古中医药》（1996，4：31）：以本方研碎，将寻常疣刮破表皮至出血，洒药面于疣上，治疗寻常疣68例，结果：全部治愈。其中1次治愈54例，2次治愈11例，3次治愈3例，1例1年后复发，用同法再治愈。

7.牙痛　《四川中医》（1997，3：51）：何氏用六神丸外敷治疗牙痛53例。治疗方法：取六神丸5～6粒，置于调羹中，加入冷茶或凉水2ml，研碎药丸，用棉签粘药汁直接涂敷疼痛红肿处，1～2小时1次，疼痛缓解后可1日擦3～4次，也可用小棉球浸药汁后直接贴敷痛处。结果：痊愈（经治疗，24小时内疼痛完全停止，红肿消退者）38例；好转（48小时疼痛基本停止，不影响工作休息，红肿减轻，但嚼食物时仍疼痛）12例；无效（敷药时疼痛稍减，但疼痛始终不能缓解，影响工作和休息者）3例。总有效率为94%。

炎消汤

【来源】《古今名方》引易玉泉方。

【组成】阳白孢（又名炎见消）　白牛膝各15克　地榆12克　算盘子树兜（野南瓜兜）18克

【功用】清热解毒，消肿止痛。

【主治】风湿喉痹，乳蛾，喉风等急性咽喉炎症。

咽喉噙化丹

【来源】《古今名方》引易玉泉家传方。

【组成】生地　熟地　白茯苓各15克　天冬　麦冬　西瓜霜　硼砂　法夏　乌梅肉各12克　人参　冰片　食盐各6克　黄柏　知母　薄荷　诃子肉（煨）各9克

【用法】将以上植物药类先为细末，过细绢罗筛后，再下西瓜霜、硼砂、冰片、食盐，合研为极细末，将药末摊开，先喷食醋（约3份），再炼蜜（约7份）为丸，如龙眼大。用时含入口中，慢慢噙化。

【功用】滋阴润燥，降火利咽。

【主治】虚火喉痹，虚火乳蛾。

青吹口散

【来源】《中医外科学讲义》。

【组成】煅石膏三钱　煅人中白三钱　青黛一钱　薄荷五分　黄柏七分　川连五分　煅月石六钱　三梅一钱

【用法】将煅石膏、煅人中白、青黛各研细末，和匀，再用水飞三四次，研至无声为度，晒干，再研细后，再将其余五味各研细后和匀，用瓶装，封固不出气。洗漱净口腔，用药管吹敷患处。

【功用】消炎止痛，清热解毒。

【主治】口、舌、咽喉碎痛之疳疮。

【加减】本方加凡士林改为油膏剂，名“青吹口散油膏”。

疏风清热汤

【来源】《中医耳鼻喉科学》。

【组成】荆芥　防风　牛蒡子　甘草　金银花　连翘　桑白皮　赤芍　桔梗　黄芩　天花粉　玄参　浙贝母

【用法】水煎服。

【功用】疏风清热，解毒利咽。

【主治】风热喉痹。咽部干燥灼热，微痛，吞咽感觉不利，其后疼痛逐渐加重，有异物阻塞感。

噙化上清片

【来源】《河南省药品标准》。
【组成】甘草 10 克　石膏 10 克　硼砂 5 克　薄荷粉 400 克　薄荷油 5 克　白糖 1040 克
【用法】取硼砂，石膏混匀，制成细粉，与薄荷粉混匀，甘草用 1∶100 氨水 10 倍量渗漉，漉液浓缩液至 4ml，细粉与白糖混匀，再与甘草浓缩混匀，用 50% 乙醇制粒，烘干，加 1% 硬脂酸镁和薄荷油拌匀压片，片重 0.5 克。每次噙化一片。
【功用】清热散风。
【主治】上焦风热，咽喉肿痛，口燥舌干，头目不清，口渴心烦，咽干声哑。

牛黄解毒丸

【来源】《中国药典》。
【组成】牛黄 5 克　雄黄 50 克　石膏 200 克　冰片 25 克　大黄 200 克　黄芩 150 克　桔梗 100 克　甘草 50 克
【用法】以上八味，除牛黄、冰片外，雄黄水飞或为极细末，其余石膏等五味为细末；将牛黄、冰片研细，与上述粉末配研，过筛，混匀。每 100 克粉末加炼蜜 100～110 克制成大蜜丸，每丸重 3 克。口服一次一丸，一日二至三次。
【功用】清热解毒。
【主治】火热内盛，咽喉肿痛，牙龈肿痛，口舌生疮，目赤肿痛。
【宜忌】孕妇忌用。

珠黄吹喉散

【来源】《中国药典》。
【组成】珍珠 50 克　牛黄 30 克　硼砂（炒）250 克　西瓜霜 80 克　雄黄 40 克　儿茶 100 克　黄连 100 克　黄柏 150 克　冰片 50 克
【用法】以上九味，除牛黄、冰片、西瓜霜外，珍珠、雄黄分别水飞或粉碎成极细粉，其余硼砂等四味粉碎成细粉，将牛黄、冰片研细，与上述粉末配研，过筛，混匀即得。外用适量，吹于患处，一日三至五次。
【功用】解毒化腐。
【主治】咽喉、口舌肿痛糜烂。

北豆根片

【来源】《中国药典》。
【组成】北豆根
【用法】上药制成片剂，每片 15mg。口服，1 次 4 片，1 日 3 次。
【功用】清热解毒，止咳，祛痰。
【主治】咽喉肿痛，扁桃体炎，慢性支气管炎。

金莲花颗粒

【来源】《中国药典》。
【组成】金莲花
【用法】制成颗粒剂。开水冲服，1 次 1 袋（8g），每日 2～3 次，小儿酌减。

本方制成片剂，名“金莲花片”；制成口服液，名“金莲花口服液”。
【功用】清热解毒。
【主治】上呼吸道感染，咽炎，扁桃体炎。

新清宁片

【来源】《中国药典》。
【组成】大黄
【用法】上药制成糖衣片。口服，1 次 3～5 片，每日 3 次，必要时可适当增量，学龄前儿童酌减或遵医嘱。
【功用】清热解毒，活血化瘀，缓下。
【主治】内结实热，喉肿，牙痛，目赤，便秘，下痢，感染性炎症，发烧等症。

丹栀射郁汤

【来源】《首批国家级名老中医效验秘方精选》。
【组成】牡丹花瓣 10 克　栀子花 10 克　射干 10 克　郁金 10 克　连翘 10 克　七叶一枝花 12 克　甘草 6 克　枇杷叶 12 克　陈萝卜缨 12 克
【用法】上方用冷水浸泡后煎服，煎时以水量淹没全药为度，细火煎煮二次，首煎 30 分钟，二煎 15 分钟，取汁为 300 毫升，分两次服用。
【功用】通经络，活血脉，行水理气。

【主治】急性喉痹。

【方论】此方以丹皮、栀子为主，重在入心包与三焦，但需用红色牡丹花瓣与栀子花。如一时无着，可用丹皮与栀子。取射干、郁金为辅，主在散结开郁，射干取金黄色长杆者为佳，郁金则需用川郁金；连翘、七叶一枝花为佐，连翘入心，长於清热败毒，七叶一枝花入肝，但以去脓、解毒为优；甘草、枇杷叶、陈萝卜缨为使，甘草和中，调和诸药；枇杷叶走阳明入太阴，止呕下气，定咳消痰；陈萝卜缨，经特殊炮制后亦能下气消痰。数者配合，可起散肿解结，清理食道之作用。

【验案】侯某，男，40岁，颐和园保卫处干部。于1989年4月5日就诊。病人主诉,4日晚5点左右，咽有疼痛及堵闷感，咽物困难。晚10点急诊治疗，确诊为上感，给予抗生素治疗。按医嘱服用。至5日晨，咽部疼痛及堵闷感加剧，家属用鸡蛋冲汤，病人不得下咽。上午9点来此就诊，除述有以上症状，尚有恶寒，脉象两寸均大，舌苔黏厚。诊查咽部不见病变，及查至关下，会厌部红肿，间有水肿，即诊为急性会厌炎，乃出丹栀射郁汤。因恶寒加豆豉；炎症重，故加金莲花、金果榄、藏青果。同时命其单位做好抢救准备，以防突变。次日清晨大见好转，遂加马勃、通草，服二剂后即告痊愈，三日后检查症状全部消失，经随访至今未见反复。

金灯山根汤

【来源】《首批国家级名老中医效验秘方精选》。

【组成】挂金灯4.5～9.0克　山豆根4.5～6.0克　嫩射干3.0～4.5克　牛蒡子4.5～9.0克　白桔梗3.0～4.5克　生甘草1.5～3.0克

【用法】以清水600毫升，浸泡20分钟后煎，每剂煎2次，共取汁约300毫升，待药稍凉后分2次服用，以饭后1～2小时缓缓咽下为宜。

【功用】疏风化痰，清热解毒，消肿利咽。

【主治】急性喉痹、乳蛾、喉痛、喉风、咽喉肿痛（咽部各种急件感染）。

【方论】本方以挂金灯、山豆根为主药，两者皆性味苦寒，挂金灯亦名锦灯笼，善清肺胃之热，为消喉肿，止喉痛之要药；山豆根对咽喉红肿疼痛亦具良好的清热解毒、利咽消肿作用；再辅以牛蒡子、射干疏风散热，化痰利咽；桔梗宣肺利咽，为手太阴之引经药，咽喉系肺胃上口，藉其升扬之力，可引药力至病所而奏速效；配甘草调和诸药，亦起甘缓利咽止痛作用，符合《内经》“病生于咽喉，治之以甘药”的原则。

【加减】若遇畏寒发热，脉浮数，表邪重者，加荆芥、薄荷、蝉衣；痰涎多、苔浊腻者，酌加僵蚕、瓜蒌皮、地枯萝；身发高热，邪热炽盛者，酌加川连、黄芩、山栀、银花；口干舌红，苔少或剥，属阴虚火旺者，酌加生地、元参、麦冬；大便干涩不爽者，酌加瓜蒌仁、火麻仁、芦根；肝经火旺者，酌加冬桑叶、白菊花、生白芍等；咽喉红肿甚者，酌加赤芍、丹皮；热毒久蕴，脓成未溃者，酌加皂角刺、芙蓉花；惟见舌苔粘腻，痰多中满者，甘草以少用或不用为宜；便溏者，射干、牛蒡子不宜多用。

养阴利咽汤

【来源】《首批国家级名老中医效验秘方精选》。

【组成】大白芍9克　川百合10克　南北沙参各10克　天花粉9克　白桔梗4.5克　生甘草2.5克　嫩射干4.5克

【用法】水煎服，日一剂。

【功用】滋养肺胃，清热利咽。

【主治】阴虚喉痹（慢性咽喉炎）。

【加减】如喉头无痰而音哑者，加玉蝴蝶、凤凰衣、藏青果润肺开音；头晕目眩者，加鲁豆衣、嫩钩藤、杭菊花以平肝益阴；两目红丝缠绕者，加粉丹皮、杭菊花凉肝明目；失眠者，酌加炙远志、淮小麦、合欢花、忘忧草养心安神；胸闷者，加广郁金、麸炒枳壳、野蔷薇花理气解郁开胸；痰粘喉头，加川贝粉、地枯萝、以清化痰热；纳少、腹痛者，加广木香、土炒白术、台乌药理气健脾和中；肾虚遗尿者，加益智仁、制首乌、山萸肉益肾养阴；大便干燥者，选加瓜蒌仁、制首乌、桑堪子滋阴润肠通便；咽部嫩红、赤脉纹粗面色红者，加粉丹皮、赤芍清热凉血。

山香园片

【来源】《部颁标准》。

【别名】喉特灵片。
【组成】山香园叶 100g。
【用法】制成片剂，密封。口服，1 次 2 ～ 3 片，每日 3 ～ 4 次，小儿酌减。
本方制成颗粒剂，名“山香圆颗粒”。
【功用】清热解毒，利咽消肿。
【主治】喉痹，乳蛾，咽喉肿痛等症。

双梅喉片

【来源】《部颁标准》。
【组成】岗梅 250g　水杨梅根 250g　薄荷油 10ml
【用法】制成片剂，密封。含服，1 次 2 ～ 3 片，每日 4 ～ 6 次。
【功用】清热解毒，生津止渴。
【主治】风热咽喉肿痛。

双黄消炎片

【来源】《部颁标准》。
【组成】三颗针 450g　黄芩 150g
【用法】制成片剂，每片重 0.4g，密封。口服，1 次 3 片，每日 3 次。
【功用】消炎。
【主治】咽喉痛，腹泻，痢疾，慢性痢疾。

四季青片

【来源】《部颁标准》。
【组成】四季青
【用法】制成糖衣片，密封。口服，1 次 5 片，每日 3 次。
【功用】清热消毒，凉血止血。
【主治】咽喉肿痛，腹痛泻滞，下痢脓血，肛门灼热，小便淋沥涩痛，短赤灼热。

金果饮

【来源】《部颁标准》。
【组成】地黄 120g　玄参 90g　西青果 30g　蝉蜕 45g　麦冬 90g　胖大海 30g　南沙参 90g　太子参 90g　陈皮 60g　薄荷油适量
【用法】制成合剂，密封。口服，1 次 15ml，每日 3 次，或遵医嘱。
【用法】养阴生津，清热利咽，润肺开音。
【主治】急慢性咽喉炎（喉痹），也可用于放疗引起的咽干不适。

金喉散

【来源】《部颁标准》。
【组成】岗梅 2000g　薄荷油 2g　金牛草 2000g
【用法】制成散剂，每瓶装 2g，密封，置阴凉处，干燥。含服或用水送服，1 次 2g，每日 2 ～ 3 次，或遵医嘱。小儿用量酌减。
【功用】清热解毒，生津化痰，活血消肿止痛。
【主治】声音嘶哑，急慢性咽喉炎及喉炎引起的声带充血、声带水肿、喉痛等喉症。

金嗓散结丸

【来源】《部颁标准》。
【组成】马勃 25g　莪术（醋炒）50g　金银花 125g　桃仁（去皮）50g　玄参 125g　三棱（醋炒）50g　红花　50g　丹参 75g　板蓝根 125g　麦冬 100g　浙贝母 75g　泽泻 75g　鸡内金（炒）50g　蝉蜕 75g　木蝴蝶 75g　蒲公英 125g
【用法】制成水蜜丸或大蜜丸，水蜜丸每 10 丸重 1g，大蜜丸每丸重 9g，密闭，防潮。口服，水蜜丸 1 次 60 ～ 120 丸，大蜜丸 1 次 1 ～ 2 丸，每日 2 次。
【功用】清热解毒，活血化瘀，利湿化痰。
【主治】热毒蓄结、气滞血瘀而形成的慢喉瘖（声带小结、声带息肉、声带黏膜增厚）及由此而引起的声音嘶哑等症。

保喉片

【来源】《部颁标准》。
【组成】连翘 52g　木蝴蝶 52g　乌梅 52g　诃子（去核）26g　桔梗 52g　天花粉 26g　甘草 78g　薄荷油 2.6g　蟾酥 0.65g　麦冬 2.6g　党参 52g　玄参 52g　僵蚕 26g　黄芪 26g　百部 30g　冰片 1.3g

【用法】制成片剂，密封。含服，每隔1小时含服2～3片。
【功用】滋阴降火，润燥生津。
【主治】阴虚喉痹，喉干疼痛，声音嘶哑，乳蛾等。

喉痛解毒丸

【来源】《部颁标准》。
【组成】牛黄45g　冰片30g　雄黄30g　蟾酥30g　青黛30g　山豆根60g　百草霜45g
【用法】水泛为丸，每10丸重0.03g，密封。含服，1次5～10丸，每日3次，小儿酌减。
【功用】清热解毒，消炎止痛。
【主治】喉痹乳蛾，疔疖肿毒以及口舌生疮。
【宜忌】孕妇慎服。

舒灵喉片

【来源】《部颁标准》。
【组成】黄芩　乌梅　五倍子（制）　甘草　南沙参　冰片　诃子　薄荷油
【用法】制成片剂，每片重0.7g，密封。含服，每隔2小时1～2片，每日6～8次。
【功用】清热解毒，润燥生津。
【主治】急、慢性咽炎，喉炎，以及用嗓过度引起的咽喉疼痛，声音嘶哑等。

普济回春丸

【来源】《部颁标准》。
【组成】黄连3g　牛蒡子（炒）80g　黄芩10g　僵蚕（麸炒）80g　陈皮20g　板蓝根160g　甘草20g　桔梗20g　连翘80g　马勃80g　玄参20g　薄荷80g　朱砂24g　柴胡80g　升麻80g
【用法】制成蜜丸，每丸重3g，密闭，防潮。口服，周岁小儿1次半丸，2岁以上1次1丸，每日2次。
【功用】清热解毒，散风泻火。
【主治】小儿风热疫毒，发热头痛，头面红肿，咽喉肿痛，痄腮，颜面丹毒。
【宜忌】忌食油腻。

蒲公英片

【来源】《部颁标准》。
【组成】蒲公英
【用法】制成糖衣片，每片含干浸膏0.3g，密封。口服，1次3～5片，每日4次，重症者可酌情加大用量。
【功用】清热解毒。
【主治】咽喉肿痛（急性扁桃体炎）疮疖，乳痈发热，也可用于热淋。

藏青果冲剂

【来源】《部颁标准》。
【组成】西青果500g
【用法】制成颗粒剂，每袋或每块重15g（相当于原药材5g），密封。开水冲服，1次15g，每日3次。

本方制成片剂，名“藏青果喉片”。
【功用】清热，利咽，生津。
【主治】急、慢性咽炎、喉炎，慢性扁桃体炎。

七、乳　蛾

乳蛾，又名喉蛾，是指以咽痛或有异物不适感，咽喉部一侧或两侧的喉核红肿胀大，形如蚕蛾，或表面呈黄白色脓点为主要特征的咽部疾病。《三因极一病证方论》首先出现了“蛾聚”的病名，《太平惠民和剂局方》提到单蛾、双蛾，其所载如圣胜金锭治疗“急喉闭，缠喉风，飞疡，单双乳蛾，结喉”，《小儿卫生总微论方》明确提出乳蛾之名，其绿云散治疗“喉痹，马喉，缠喉，乳鹅，重舌，木舌，一切咽喉之疾”。《儒门事亲》明确指出：“热气上行，结薄于喉之两傍，近外肿作，以其形似，是谓乳蛾。一为单，二为双也。”《医学正传》：“其会厌之两旁肿者，俗谓之双乳蛾，易治；会厌之一遍肿者，俗谓之单乳蛾，难治。古方通谓之喉痹，皆相火之所冲逆耳。”《景岳全书》对症状的描述更为细致：“盖肿于咽之两旁者为双蛾，肿于一边者为单蛾，此其形必圆突如珠，乃痈疖之类于喉间。”根据其咽之两旁“圆突如珠”的描述，非常类似于喉核肿胀。至清代，喉科有了较快的发展，喉科方面的著作颇多，医家们对喉蛾的研究和治疗总结了不少经验。《喉科指掌》将乳蛾单列一门进行论述，并将乳蛾分为双乳蛾、单乳蛾、烂乳蛾、风寒蛾、白色乳蛾、石蛾、伏寒乳蛾等，对各种乳蛾的治疗均以六味汤为主方进行加减。《重楼玉钥续篇》将乳蛾重证称为“连珠乳蛾”。《咽喉脉证通论》对乳蛾这一病名的由来做出了解释，并提出“烂头乳蛾”的概念，“其状或左或右，或红或白，形如乳头，故名乳蛾。……前后皆肿，白腐作烂，曰烂头乳蛾”。

喉蛾之发，多为外受风热毒邪，内因肺胃有热，内外邪毒交结，循经上攻咽喉，邪毒搏结于喉核，脉络闭阻，肌膜受灼，煎炼津液而成。治疗总以疏风清热，泻火解毒，利咽消肿，滋阴润燥为原则。

如圣胜金锭

【来源】《太平惠民和济局方》卷七（宝庆新增方）。

【别名】如圣胜金锭子（《玉机微义》卷二十七）。

【组成】硫黄（细研） 川芎 腊茶 薄荷（去枝梗） 川乌（炮） 消石（研） 生地黄各二两

【用法】上为细末，绞生葱自然汁搜和为锭。每服先用新汲水灌漱吐出，次嚼生薄荷五七叶微烂，用药一锭同嚼极烂，以井水咽下，甚者连进三服即愈；重舌腮肿，先服一锭，次以一锭安患处，其病随药便消；治冒暑伏热，不省人事，用生薄荷水调研一锭，灌下即苏；如行路常含一锭，即无伏热之患；口舌生疮，不能合口及食热物，如上法服讫，用水灌漱，嚼薄荷十叶，如泥吐出，再水灌漱，嚼药一锭含口内聚涎裹之，觉涎满方吐出，如此服三锭，便能食酒醋；遇食咸、酸、酢脯、炙煿，喉中生泡，须掐破吐血，方与薄荷数叶，以一锭同嚼，井水吞下；砂淋、热淋，小便出血，同车前草七叶、生姜小块研烂，水调去滓，嚼药一锭，以水送下。此药常常随身备急。小儿只服半锭。

【功用】分阴阳，去风热，化血为涎，化涎为水。

【主治】急喉闭，缠喉风，飞疡，单双乳蛾，结喉，重舌木舌，腮颔肿痛，不能吞水粥。及冒暑伏热，不省人事，砂淋、热淋，小便出血。

如圣胜金锭

【来源】《太平惠民和济局方》卷七（续添诸局经验秘方）。

【组成】朴消四两 川芎一两 硫黄（细研）一两半 贯众二两 薄荷叶 荆芥穗 嫩茶各半两

【用法】上件为末。绞生葱自然汁搜和为锭。每服先用新汲水，灌漱吐出，次嚼生薄荷五七叶微烂，用药一锭，同嚼极烂，以井水咽下，甚者连进三服即愈；重舌腮肿，先服一锭，次以一锭安患处，其病随药便消；治冒暑伏热，不省人事，用生薄荷水调研一锭，灌下即苏；如行路常含一锭，即无伏热之患；口舌生疮，不能合口并食热物，如上法服讫，用水灌漱，嚼薄荷十叶，如泥吐出，再水灌漱，嚼药一锭，含口内聚涎裹之，觉涎满方吐出，如此服三锭，便能食酒醋；遇食咸酸酢脯、炙煿，喉中生泡，须掐破吐血，方与薄荷数叶，以一锭同嚼，井水吞下；砂淋、热淋，小便出血，同车前草七叶、生姜小块研烂，水调去滓，嚼药一锭，以水送下。此药常常随身备急。小儿只服半锭。

【功用】分阴阳，去风热，化血为涎，化涎为水。

【主治】急喉闭，缠喉风，单双乳蛾，结喉，重舌木舌，腮颔肿痛，不能吞水粥。及冒暑伏热，不省人事，砂淋、热淋，小便出血。

白金丸

【来源】《医方考》卷五引《普济本事方》。

【组成】白矾三两 郁金七两（须四川蝉腹者为真）

【用法】上为末，米糊为丸。每服五十丸，水送下。
【主治】
1.《医方考》引《普济本事方》：忧郁日久，痰涎阻塞包络、心窍所致癫狂证。
2.《普济方》：一切痫病，久不愈。
3.《外科全生集·新增马氏试验秘方》：喉风乳蛾。
【宜忌】《北京市中药成方选集》：忌辛辣食物。

定命散

【来源】《小儿卫生总微论方》卷十九。
【组成】川大黄（锉，炒） 黄连（去须） 白僵蚕（直者，炒去丝嘴） 甘草（生）各半两 五倍子一分 腻粉五筒子
【用法】上为细末。每用一字，竹笔筒子吹喉中。如毒气攻心肺，喉中生疮，咽饮不得者，以孩儿乳汁调药一字，鸡羽蘸之，深探入喉中，得吐者活，不吐者死。
【主治】小儿缠喉乳蛾等病。

绿云散

【来源】《小儿卫生总微论方》卷十九。
【组成】螺青 盆消 生蒲黄 生甘草各等分
【用法】上为细末。每服一钱，生姜自然汁调，细细含咽。若已闭塞不通者，用苇筒入药吹入喉中。重舌、木舌，生姜汁调涂患处。肿痛咽颔者，依此用之。
【主治】喉痹，马喉，缠喉，乳鹅，重舌，木舌，一切咽喉之疾。又口疮，舌上生疮。

一字散

【来源】《杨氏家藏方》卷十一。
【别名】如圣散（《仙传外科集验方》）。
【组成】雄黄一分（别研） 蝎梢七枚 猪牙皂角七挺 白矾（生，研）一钱 藜芦一钱
【用法】上为细末。每用一字，吹入鼻中。即时吐出顽涎。
【主治】
1.《杨氏家藏方》：喉痹，气塞不通欲死者。
2.《普济方》：咽喉作痛，乳蛾等。

牛蒡子汤

【来源】《医方类聚》卷七十四引《济生方》。
【别名】牛蒡子散（《玉机微义》卷二十七引《澹寮方》）、牛蒡子饮（《医学六要·治法汇》卷八）。
【组成】牛蒡子 玄参 升麻 桔梗（去芦） 犀角 木通（去节） 黄芩 甘草各等分
【用法】上锉。每服四钱，水一盏半，加生姜三片，煎至八分，去滓温服，不拘时候。
【主治】
1.《医方类聚》引《济生方》：风热上壅，咽喉窒塞，或痛，或不利，或生疮疡，或状如肉脔，疼痛妨闷。
2.《玉机微义》引《澹寮方》：乳蛾。
3.《医学入门》：咽喉肿痛，牙关紧急，或生疮痈，或愈后复攻胸胁，气促身热，不能坐卧。
4.《杏苑生春》：缠喉风痰壅，牙关紧急，汤水难下。

吹喉散

【来源】《仁斋直指方论》卷二十一。
【组成】诃子一两（醋浸一宿，去核晒干） 黄芩（酒浸一宿晒干） 胆矾一钱 明矾一钱半 牛蒡子 甘草（生） 薄荷各五钱（一方有百药煎）
方中黄芩用量原缺。
【用法】上为末。先用好生姜擦舌上，每用药一钱，芦管吹入喉中，吐出涎痰，便用热茶吃下，再吹第二次，便用热粥，三次再吹，用热茶或热粥乘热食之，加朴消末少许；如口舌生疮，用药吹之，口中刮去痰涎为妙。
【主治】咽喉肿痛，急慢喉闭，悬痈，乳蛾，咽物不下。

如神散

【来源】《类编朱氏集验方》卷九引张太医方。
【组成】胆矾（纯绿者，研细如粉）
【用法】上用酸黄醋一呷调咽下，自服不得者灌之。即时吐下稠粘痰涎，便愈。吐不止者，可少

以冷水解之。

【主治】咽喉病，深在咽下，针刀不能及者。

咽喉碧玉散

【来源】《御药院方》卷九。

【别名】碧玉散（《卫生宝鉴》卷十一）、罗青散（《瑞竹堂经验方》卷五）。

【组成】青黛　盆消　蒲黄　甘草末各一两

【用法】上为细末。每用药少许干掺在咽，咽内细细咽津，绵裹噙化亦得。若作丸，砂糖为丸，每两作五十丸。每服一丸，噙化咽津亦得。

本方改为丸剂，名“碧玉丸”（《医方大成》卷七）。

【主治】

1.《御药院方》：心肺积热上攻，咽喉肿痛闭塞，水浆不下，或生喉疖、重舌、木舌肿胀。

2.《瑞竹堂经验方》：咽喉单双乳蛾。

神捷散

【来源】《医方类聚》卷七十五引《吴氏集验方》。

【组成】鸭嘴胆矾　明矾　铜青　轻粉（并为细末）各一字

【用法】上以江茶半钱，逐旋和，以新汲水调，呷咽。

【主治】咽喉紧闭作疼，乳蛾。

夺命散

【来源】《经验秘方》引李知州方（见《医方类聚》卷七十五）。

【组成】紫河车　薄荷叶　象牙末　硼砂　甘草各五钱　好茶少许

【用法】上为细末，蜜丸服。

本方方名，据剂型当作“夺命丸”。

【主治】单双乳蛾，喉闭口疮。

碧玉散

【来源】《医方类聚》卷七十五引《经验秘方》。

【组成】腊月黑犍牛胆一枚　马牙盆消　白矾各等分

【用法】上研细，装胆内，挂房檐背阴处阴干，取出研细。以苇筒吹患处。

【主治】双单乳蛾，咽喉极肿，气不能出，水不能下。

香粉散

【来源】《瑞竹堂经验方》卷五。

【别名】粉香散（《医学纲目》卷十五）。

【组成】白矾三钱　巴豆二粒（去皮）　轻粉少许　麝香少许（研）

【用法】上于铁器内飞白矾，至沸，入巴豆在上，矾枯，去巴豆不用，只用三味，为细末，和合吹喉。

【主治】乳蛾。

四圣散

【来源】《普济方》卷六十引《德生堂方》。

【组成】荆芥穗　牛蒡子（炒，碾细）　紫河车各三钱　大黄六钱（半）

【用法】上药治下筛。每服五钱，水一盏，煎八分，食后临卧时，先漱后咽。

【主治】咽喉口齿，喉闭，乳蛾。

【加减】大实者，大黄再加用。

仙方夺命丹

【来源】《普济方》卷六十引《德生堂方》。

【组成】白茯苓　密陀僧（炒黄色）　紫河车各一两　白僵蚕（直者）　贯众（净）　缩砂仁　甘草节各一两　乌鱼骨（去皮）二钱半　麝香一字

【用法】上为细末，却入麝香研匀，同蒸饼，包白面蒸熟四两，和药，汲新井水为丸，如豌豆大，蛤粉为衣，放干十年不坏。每服一丸，用瓦器研碎，新水半盏，浸一茶时化开，用匙挑药，徐滴入喉中。勿急用，取药尽为度。

【主治】缠喉风，木舌胀，双单乳蛾，喉闭，或误吞鸡鱼骨刺，竹木签刺，一切咽喉急证。

化毒托里散

【来源】《仙传外科集验方》。
【组成】玄参　木通　大黄（生用）　淡竹叶　栀子　生地黄　灯草各等分
【用法】上锉。水煎，温服。
【主治】咽喉风热上攻急闭，腮颊肿痛；并双蛾、单蛾、结喉、重舌、木舌。

荒斫鹏

【来源】《普济方》卷六十。
【组成】白僵蚕（去丝嘴）三条（姜汁浸，炙黄色）　防风（鼠尾者，去叉）二钱　明矾三钱（研）
【用法】上为细末。吹入喉内。
【主治】乳蛾，及风热上攻，咽喉肿痛。

吹喉散

【来源】《普济方》卷六十。
【组成】明矾二两　胆矾五钱
【用法】上为极细末。吹患处。
【主治】喉痹，乳蛾，喉风。

白丁香丸

【来源】《普济方》卷六十一。
【组成】白丁香二十个（家雀屎是也）
【用法】以沙糖如胡桃大一块，同滚研，分作三丸。每一丸，用薄绵子裹，令含在口内。即时遂愈，甚不过两粒也。
【主治】咽喉双雕及单雕。

夺命丹

【来源】《普济方》卷六十一。
【组成】白僵蚕（炒，去丝用）　寒水石（飞）　山豆根　紫河车　干胭脂　贯众　缩砂仁　马屁勃各一两　地栗沙一两　飞罗面一两　金星凤尾草一两　麝香（另研）半两
【用法】上为末，滴水为丸，每药一两作十五丸，蛤粉为衣。每丸冷水半盏，放药在水中，其药略有水米泡起，不用药，只服水半盏，不拘时候。
【主治】缠喉风，急喉闭，牙关不能开，重舌、木舌，双乳蛾；并误吞竹木、鸡、鱼骨刺。

金银锁子

【来源】《普济方》卷六十一。
【组成】白矾一斤　江子肉二十四个
【用法】用铜器将白矾熬数沸，再熬江子，以纸碾江子碎为度，出江子，将白矾出火毒，取矾黄色者捣为末；治咽喉乳蛾白色者，另捣为末。治一切毒物，以水调敷；中风者，水调服之；如牙噤，指甲挑入喉中，或竹筒吹入。
【主治】乳蛾，喉闭，中风牙噤。

破毒丹

【来源】《普济方》卷六十一。
【组成】巴豆一枚
【用法】上用纸裹，火内炮令擘破声为度，去纸，揭起头皮些子。左雕于右鼻内着，右雕于左鼻内着，双雕则着两个。得时饷，破脓血下也。
【主治】单双雕。

夺命丹

【来源】《袖珍方》卷三。
【组成】紫河车　密陀僧各半两　砂仁　贯众　僵蚕（直者）　乌鱼骨　茯苓各一钱　麝香少许
【用法】上为细末，面糊为丸，如弹子大。每服一丸，无根水浸二时，频饮。
【主治】咽喉一切肿毒，木舌，双乳蛾，喉痹。

青龙胆

【来源】《臞仙活人方》。
【别名】吹喉散（《增补内经拾遗》卷四）。
【组成】好鸭嘴胆矾　青鱼胆
【用法】用好鸭嘴胆矾盛于青鱼胆内，阴干为末。吹入喉中。
【主治】咽喉闭塞肿痛，双单乳蛾。

万金散

【来源】方出《本草纲目》卷五十引《邵氏经验方》，名见《绛囊撮要》。
【组成】猪胆五六个　黄连　青黛　薄荷　僵蚕　白矾　朴消各五钱
【用法】腊月初一日取胆，将药装入胆内，青纸包固，挖地方、深各一尺，以竹棒横悬此胆在内，盖好，候至立春日取出，待风吹干，去胆皮青纸，研末蜜收。每日吹少许。
【主治】乳蛾，喉闭。

加味甘桔汤

【来源】《医学集成》卷二。
【组成】荆芥　贝母　大力　薄荷　细辛　桔梗　甘草
【用法】水煎服。外用人指甲煅，研，吹上即破。
【主治】乳蛾，喉生大白泡。
【加减】热甚，加芩、连；肿甚，加银花。

急喉丹

【来源】《万氏家抄方》卷三。
【组成】山豆根　姜蚕（炒）　蚤休各一两　连翘　玄参　防风　射干各七钱　白芷五钱　冰片三分
【用法】上为极细末，糯米粉糊和成锭，铜绿二钱为衣。水磨服。
【主治】单蛾、双蛾、重舌。

破棺丹

【来源】《口齿类要》。
【别名】通关散（原书同卷）、破棺散（《良朋汇集》卷三）、破管散（《沈氏经验方》）。
【组成】青盐　白矾　硇砂各等分
【用法】上为末。吹患处。有痰吐出。
【主治】

1.《口齿类要》：咽喉肿痛，水谷不下。
2.《良朋汇集》：乳蛾闭塞，缠喉。

清咽利膈散

【来源】《外科理例·附方》。
【别名】清咽利膈汤。
【组成】金银花　防风　荆芥　薄荷　桔梗　黄芩　黄连各一钱半　山栀　连翘各一钱　玄参　大黄（煨）　朴消　牛蒡子　甘草各七分
【用法】水煎服。
【主治】

1.《外科理例》：积热咽喉肿痛，痰涎壅盛，或胸膈不利，烦躁饮冷，大便秘结。
2.《灵验良方汇编》：积热咽喉肿痛，痰涎壅盛；及乳蛾喉痛，重舌木舌。

如圣金锭

【来源】《医学入门》卷七。
【组成】硫黄　川芎　腊茶　薄荷　川乌　消石　生地各等分
【用法】上为末，生葱汁和成锭子。每服一锭，先以凉水灌漱，次嚼薄荷五七叶，却用药同嚼烂，以井花水咽下，甚者连进二服，并含之。
【主治】咽喉急闭，腮颔肿痛，乳蛾结喉，木舌重舌。

清上丸

【来源】《古今医鉴》卷九。
【组成】熊胆一钱　雄黄五分　硼砂一钱　薄荷叶五钱　青盐五分　胆矾少许
【用法】上为细末，炼化白砂糖为丸，如鸡头子大。卧时舌压一丸，自化入喉。
【主治】喉中热毒，肿痛、喉闭、乳蛾。

羽泽散

【来源】《古今医鉴》卷十六。
【组成】枯矾　白僵蚕（炒）各等分
【用法】上为末。吹喉。
【主治】乳蛾。

冰梅丸

【来源】《本草纲目》卷二十九。
【组成】青梅二十枚（盐十二两五日，取梅

汁） 明矾三两 桔梗 白芷 防风各二两 猪牙皂角三十条

【用法】上为细末，拌汁，和梅入瓶收之。每用一枚，噙咽津液。

【主治】喉痹乳蛾；及中风痰厥，牙关不开，用此擦之。

青金锭

【来源】《遵生八笺》卷十八。

【组成】玄胡索三钱 麝香一分 青黛六厘 牙皂十四枚（火煨）

【用法】上为极细末，清水调做锭，重五分，阴干听用。将此药一锭，取井花水凉水磨化，用棉纸蘸药汁滴入鼻孔进喉内。痰响，取出风痰，一刻得生。

【主治】男女中风痰厥，牙关紧闭，不得开口，难以进药，并双鹅喉闭，不能言，及小儿惊风，痰迷不省。

神效赤金锭

【来源】《遵生八笺》卷十八。

【组成】焰消八两 黄丹一两 白矾一两 雄黄五分 朱砂三分

【用法】上为细末，陆续投于铁锅内熬成膏，用茶匙挑在板上，成条用之。一切无名肿毒，恶疮初起，水磨涂之；眼目昏花，赤肿火眼，点眼两角即效；乳蛾喉闭，口中含化五分；蛇蝎伤涂之，立止疼痛；黄水疮、漆疮、绞肠痧、急心痛，点眼角即愈。

【主治】一切无名肿毒、恶疮初起，眼目昏花，赤肿火眼，乳蛾喉闭，蛇蝎伤，黄水疮，漆疮，绞肠痧，急心痛。

山豆根汤

【来源】《慈幼新书》卷二。

【组成】射干 麦冬 花粉 甘草 玄参 山豆根

【主治】肉蛾。太阳少阴之火，为风寒壅遏，关隘不通，留连咽喉发肿，痰涎稠浊，疼痛难堪。

乌龙散

【来源】《外科正宗》卷二。

【组成】猪牙皂角七条（去皮弦）

【用法】上为粗末。水一钟，煎五分，加人乳三匙，冷服。即时非吐即泻。

【功用】开关利膈。

【主治】咽喉肿痛，痰涎壅盛，喉风，喉痈，乳蛾。

【宜忌】惟缠喉风、牙关紧闭者不可与，恐痰上出而口不开，壅塞无路；久病咽痛者忌用。

神效吹喉散

【来源】《外科正宗》卷二。

【别名】神效吹口药（《种福堂公选良方》卷三）、吹喉散（《外科传薪集》）。

【组成】薄荷 僵蚕 青黛 朴消 白矾 火消 黄连 硼砂各五钱

【用法】上为细末，腊月初一日取雄猪胆七八个，倒出胆汁，用小半和上药拌匀，复灌胆壳，以线札头，胆外用青缸纸包裹，将地挖一孔，阔深一尺，上用竹竿悬空横吊，上用板铺以泥密盖，候至立春日取出，挂风处阴干，去胆皮青纸，瓷罐密收，每药一两加冰片三分，同研极细。吹患上。

【主治】缠喉风闭塞，及乳蛾喉痹，重舌木舌。

返魂浆

【来源】《外科百效全书》卷二引龚应颐方。

【组成】土牛膝（红肿节者佳）

【用法】上洗净捣烂，入浓糯米泔三茶匙，同取出汁来，再将茶子仁捣烂，入妇人乳二茶匙，同取出汁来调和。右喉风灌左鼻；左喉风灌右鼻；双蛾风两鼻俱灌，三五次毕竟，吐痰而愈。或单用土牛膝与奶乳同汁，灌鼻亦妙。

【主治】喉风不拘，双单蛾风，及诸证临危者。

【宜忌】切忌热毒物。

地黄散

【来源】《外科百效》卷二。

【组成】红内消（去根）二钱　仙女乔（根药不拘）　赤芍　牡丹皮　黄连五钱　土生地黄汁
【用法】上为末。每服二钱，热茶水调下。
【主治】咽喉单双鹅疯。

二矾散

【来源】《济阳纲目》卷一〇六。
【组成】雄黄　郁金各五钱　白矾（生用）二钱半　胆矾五分
【用法】上为细末。以竹管吹入喉中。
【主治】咽喉乳蛾。

玉雪散

【来源】《简明医彀》卷五。
【组成】僵蚕（坚亮者，洗）一钱　山豆根（广西者，取皮研）五分　雄黄（飞）　玄明粉（如无，用焰消淡者）　硼砂（明亮者）各三分
【用法】上为极细末，入冰片二分拌匀。先以箸捺下舌，芦管吹入患处，闭口一时。口噤，吹入鼻。
【主治】咽喉肿痛，单双乳蛾一十八证。
【加减】加薄荷、甘、桔，研末，蜜丸，噙亦佳。

清咽利膈汤

【来源】《幼科金针》卷下。
【组成】前胡　防风　荆芥　连翘　大力子　山豆根　元参　山栀　桔梗　甘草
【用法】加灯心二十根，水煎服。
【主治】小儿乳蛾。

三参饮

【来源】《证治宝鉴》卷十。
【组成】沙参　人参　玄参　知母　黄耆　当归　黄柏（酒炒）　金银花　白芍　天冬　麦冬（去心）各一钱　北五味十二粒　生甘草五分
【用法】水煎，食后服。

原书治上证，先服清咽抑火汤、牛蒡饮子、牛蒡槐花饮之类，继以本方调理。
【主治】双乳蛾。

牛蒡饮子

【来源】《证治宝鉴》卷十。
【组成】牛蒡一钱　木通八分　片芩九分　玄参八分　升麻八分　山豆根五分　桔梗八分　甘草五分　犀角末　薄荷七分

方中犀角末用量原缺。
【用法】水煎，分二次服。
【主治】双乳蛾，心火壅盛者。

牛蒡槐花饮

【来源】《证治宝鉴》卷十。
【组成】牛蒡　槐花（炒）　僵蚕（炒）各二钱　黄连一钱五分　黄芩　桔梗　陈皮　连翘　紫苏各一钱　玄参二钱　甘草三分
【用法】水煎服。
【主治】双乳蛾之心火壅盛者。

利喉饮

【来源】《诚书》卷六。
【组成】贝母　夏枯草　前胡　防风　苏子（炒，研）　瓜蒂霜　枳壳　丹参　陈皮各等分
【用法】加芦根，水煎服。
【主治】头痛，双蛾。

化蛾丹

【来源】《石室秘录》卷六。
【组成】熟地一两　山萸肉一两　附子一钱　车前子二钱　麦冬一两　北五味二钱
【用法】水煎服。
【功用】补阴虚，引火归源。
【主治】阴蛾。乃肾水亏乏，火不能藏于下，乃飞越于上，而喉中关狭，火不得直泄，乃结成蛾，似蛾而非蛾也，早晨痛轻，下午痛重，至黄昏而痛更甚，汤热则快，得凉则加，其症之重者，滴水不能下喉。
【方论】此方大补肾水，不治蛾之痛。壮水则火息，引火则痛消。

引火汤

【来源】《辨证录》卷三。
【别名】增补引火汤（《外科医镜》）。
【组成】熟地三两　巴戟天一两　茯苓五钱　麦冬一两　北五味二钱
【用法】水煎服。
【主治】

1.《辨证录》：阴蛾。少阴肾火上炎，咽喉肿痛，日轻夜重，喉间亦长成蛾，宛如阳症，但不甚痛，而咽喉之际，自觉有一线干燥之至，饮水咽之稍快，至水入腹，而腹又不安，吐涎如水甚多。

2.《洞天奥旨》：阴症双蛾、单蛾，喉痹。

【方论】方用熟地为君，大补其肾水；麦冬、五味为佐，重滋其肺金；又加入巴戟之温，则水火既济；更增茯苓之前导，则水火同趋，而共安于肾宫。

收火汤

【来源】《辨证录》卷三。
【组成】熟地三两　山茱萸一两　茯苓五钱　肉桂三钱
【用法】水煎，冷服。
【功用】大补肾水，引火归脏。
【主治】少阴肾火上炎咽喉之阴蛾。咽喉肿痛，日轻夜重，喉间亦长成蛾，自觉一线干燥之至，饮水咽之少快，至水入腹，而腹又不安，吐涎如水甚多，将涎投入清水中，即时散化为水，亦有勺水不能下咽者。

破隘汤

【来源】《辨证录》卷三。
【组成】桔梗三钱　甘草二钱　柴胡一钱　白芍五钱　玄参三钱　麻黄一钱　天花粉三钱　山豆根一钱
【用法】水煎服。一剂而咽喉宽，再剂而双蛾尽消矣。
【主治】感冒风寒，阳火壅阻于咽喉，一时咽喉肿痛，其势甚急，变成双蛾者，其症痰涎稠浊，口渴呼饮，疼痛难当，甚则勺水不能入喉。
【方论】方中散太阳之邪者居其二，散各经之邪者居其五，尤加意于散肺之邪者，由近以散远也。

救喉汤

【来源】《辨证录》卷三。
【组成】射干一钱　山豆根二钱　玄参一两　麦冬五钱　甘草一钱　天花粉三钱
【用法】水煎服。
【主治】咽喉忽肿大作痛，吐痰如涌，口渴求水，下喉少快，已而又热呼水，咽喉长成双蛾，既大且赤，其形宛如鸡冠，即俗称为缠喉风。
【方论】玄参为君，实足以泻心肾君相之火；况佐之豆根、射干、天花粉之属，以祛邪而消痰，则火自归经，而咽喉之间，关门肃清矣。

散蛾汤

【来源】《辨证录》卷三。
【组成】射干　枳壳　苏叶　当归各一钱　甘草二钱　桔梗三钱　天花粉三钱　山豆根八分　麻黄五分
【用法】水煎服，一剂即愈。
【主治】感冒风寒，阳火壅阻于咽喉，一时咽喉肿痛，其势甚急，变成双蛾。其症痰涎稠浊，口渴呼饮，疼痛难当，甚则勺水不能入喉。

再生丹

【来源】《洞天奥旨》卷十。
【组成】桔梗一分　硼砂一分　山豆根一分　生甘草一分　牛黄一分　荆芥一分
【用法】上为极细末。用鹅翎插药五厘吹入蛾处，一日六次。痰涎出尽即愈。
【主治】双蛾、单蛾初起久患，喉痹。

片根散

【来源】《洞天奥旨》卷十六。
【组成】冰片二分　雄黄一钱　山豆根一钱　儿茶一钱　青硼五分　枯矾五分

【用法】上为细末。吹之。
【主治】喉闭，乳蛾。

吹喉散

【来源】《奇方类编》卷上。
【组成】冰片二分　僵蚕五厘　硼砂二钱五分　牙消七钱五分
【用法】上为末。用苇管吹喉内患处。
【主治】喉蛾。

喉蛾散

【来源】方出《奇方类编》卷上，名见《绛囊撮要》。
【组成】墙上喜蛛窠（以箸夹住，烧存性）
【用法】上为末。加冰片少许，吹入喉。即愈。
【主治】双、单蛾。

冰片散

【来源】《医学心悟》卷四。
【组成】冰片一钱　硼砂五钱　明雄黄二钱　黄柏（蜜炙）三钱　靛花二钱　甘草（炙）三钱　鸡内金（烧存性）一钱　人中白（煅）五钱　川黄连二钱　元明粉二钱　铜青（煅）五分　蒲黄（炒）三钱（一方加牛黄、熊胆、珍珠各一钱，儿茶八分，麝香三分）
【用法】上为极细末。吹患处。
【主治】缠喉风，走马喉风，缠舌喉风，双单乳蛾，喉疔，木舌、重舌、莲花舌，悬痈，兜腮痈，喉疮，牙痈。

提痰药

【来源】《惠直堂方》卷二。
【组成】白矾三钱（瓷器盛水少许化开）　巴豆仁三粒
【用法】上将巴豆分作六块，投入矾内，用罐盛煅，矾枯取起，去豆研细密贮。每用一二分，醋水调匀，鹅毛蘸扫喉内。其痰自出，然后用药吹之。
【主治】双单喉蛾。

蟾酥丸

【来源】《惠直堂方》卷二。
【组成】蟾酥二钱（人乳化）　雄黄一两　人指甲不拘多少（焙，研）　麝香二分
【用法】上为极细末，入蟾酥内，和匀成丸，如粟米大。噙化一丸。恐口舌麻木，用人乳化开，鸡翎扫患处更妙。如治疮毒，量症大小，多则五六丸，酒煎葱白二寸送下。外用葱汤调敷。
【主治】双单蛾。

吹喉七宝散

【来源】《医宗金鉴》卷四十三。
【别名】七宝散（《医家四要》卷三）。
【组成】火消　牙皂　全蝎　雄黄　硼砂　白矾　胆矾
【用法】上为细末。吹患处。
【主治】咽喉肿痛，单双乳蛾，喉痹，缠喉。

喉闭饮

【来源】《仙拈集》卷二。
【组成】巴豆七粒（三生，四炒存性）　雄黄　郁金一个

方中雄黄用量原缺。

【用法】上为末，每服半匙，茶调细呷。如口噤咽塞，以竹筒吹药入喉中，须臾吐利即醒。
【主治】缠喉风，单双蛾。

喉蛾煎

【来源】《仙拈集》卷二。
【组成】石膏（煅）　菊花　杏仁各五钱　麦冬一两　苦参四钱
【用法】水三碗，煎一碗半，加蜜一盏，缓服。即开。
【主治】单、双蛾并喉闭。

观音救苦神膏

【来源】《仙拈集》卷四。

【别名】观音救苦膏（《验方新编》卷十一）、观音大士救苦神膏（《春脚集》卷四）、大士膏（《外科方外奇方》卷二）。

【组成】大黄　甘遂　蓖麻子各二两　当归一两半　木鳖子　三棱　生地各一两　川乌　黄柏　大戟　巴豆　肉桂　麻黄　皂角　白芷　羌活　枳实各八钱　香附　芫花　天花粉　桃仁　厚朴　杏仁　槟榔　细辛　全蝎　五倍子　川山甲　独活　玄参　防风各七钱　黄连　蛇蜕各五钱　蜈蚣十条

《验方新编》有草乌、莪术。

【用法】香油六斤，入药末五日，煎，去滓，再煎至滴水成珠，加密陀僧四两，飞丹二斤四两，熬至不老不嫩收贮，埋地下出火毒三日，随病摊贴；或作丸如豆大，每服七粒，滚水送下。偏正头风，各贴患处或作条塞鼻；眼科赤肿，将耳上用针刺出血贴上；障膜倒睫，各贴患处；咽喉单双蛾，喉闭，各贴患处，将膏含化；头面虚肿，风火牙疼，贴患处；九种心胃肚腹疼痛，各贴患处，甚者作丸，滚汤送下；中风，箸撬开口，作丸，滚水吞服；疟疾，俱贴脐上，甚者作丸，热酒送下；痢疾，贴胃口，不愈，红痢用龙眼连壳核，七枚，打碎煎汤，送丸服，白痢荔枝连壳核七枚打碎煎汤送丸服，赤白痢兼用；劳瘵有虫，贴夹脊、尾闾、肚脐，饮甘草汤；咳嗽吐痰，贴前后心；臌胀，贴脐下、丹田，服丸；噎膈，贴胃口，服丸；痰火哮喘，贴前后心，服丸；大小便闭，贴肚脐，服丸；伤寒，葱汤服丸，一汗而愈；六七日不大便者，服丸；妇女赤白带下，贴丹田；难产，胞衣不下，作丸，热酒服；血块痞积，贴痞上，若壮健者作丸服；小儿惊风，作条塞鼻，作丸服；疳症，贴脐；肿毒恶疮，贴患处，服丸；臁疮十年不愈，摊贴，每日洗换，十日全愈；痔漏，内痔，捲条纳入，外痔，贴；便血肠风，梦遗白浊，俱贴脐；吐血鼻血，贴两脚心，俱饮甘草汤。

【主治】偏正头风，眼科赤肿，障膜倒睫，咽喉单双蛾，喉闭，头面虚肿，风火牙疼，九种心胃肚腹疼痛，中风，疟疾，痢疾，劳瘵，咳嗽吐痰，臌胀，噎膈，痰火哮喘，大小便闭，伤寒，六七日不大便，妇人赤白带下，难产，胞衣不下，血块痞积，小儿惊风，疳症，肿毒恶疮，臁疮十年不愈，痔漏，便血肠风，梦遗，白浊，吐血，鼻血。

【宜忌】

1.《仙拈集》：咳嗽吐痰，禁吞服。

2.《验方新编》：孕妇忌用。

赤金丹

【来源】《仙拈集》卷四。

【组成】苍术二两　雄黄　木香各一两　炙草　朱砂　血竭　乳香　没药　沉香各五钱　麝香　冰片各一钱　大金箔三十张（为衣）

【用法】上为末，炼蜜为丸，如绿豆大，外用金箔为衣，阴干，瓷器收贮，置高燥处，恐致霉湿。大人空心服五丸，小儿三丸。服后盖暖睡一时。伤寒感冒，葱白汤送下；胸膈膨胀，陈皮汤送下；乳蛾，井花水送下；肿毒，升麻大黄汤送下；小便不通，竹叶汤送下；大便不通，火麻仁、大黄汤送下；疟疾，杏仁汤送下；赤痢，甘草汤送下；白痢、泄泻，姜汤送下；赤白痢，乌梅汤送下；头痛，川芎汤送下；霍乱，藿香汤送下；惊风，薄荷汤送下；胃气痛，艾醋汤送下；经水不调，丹参汤送下；小儿不能服药，研碎抹乳上食少半丸。

【主治】伤寒感冒，胸膈膨胀，乳蛾，肿毒，大小便不通，疟疾，泄泻，赤白痢，头痛，霍乱，小儿惊风，胃气痛，妇女经水不调。

【宜忌】忌生冷荤腥。

神仙枣

【来源】《喉科指掌》卷一。

【组成】江子霜　白细辛　牙皂　蟾酥　真当门　麝香各等分

【用法】上为极细末，用枣一个去核，并将枣肉稍去之，只留薄肉一层作卷筒，将药填内约一分许，两头留孔通气。用时塞鼻孔中（男左女右），俟嚏则取出，后再塞入一伏时去之。若痰多上壅者，用米饮灌之。

【主治】一切喉风、喉蛾。

吹喉药

【来源】《串雅内编》卷一。
【组成】白矾三钱 巴豆五粒（去壳）
【用法】用铁杓将矾化开，投豆在内，俟矾干，取出巴豆，将矾收贮。遇喉痛者，以芦管吹之。
【主治】急缠喉风，乳蛾，喉痹。

乌龙胆

【来源】《串雅外编》卷三。
【组成】明矾末（盛猪胆中，风干，研末）
【用法】每吹一钱。取涎立效。
【主治】一切喉症，喉蛾，喉痈。

鸡内金散

【来源】《医部全录》卷一六二引丹溪方。
【组成】腊月鸡内金（阴干，为细末）一钱 绿豆粉三钱
【用法】上用生蜜和作三丸，噙化。
【主治】喉闭单双蛾。

太乙紫金锭

【来源】《文堂集验方》卷一。
【组成】山慈姑（洗去毛皮，切片，焙，研细末）三两 五倍子（捶破，拣净，研细）二两 麝香（拣净毛皮）三钱 千金子（去壳取仁，色白者，研碎，用纸数十层，夹去油，数易，成霜）一两 红芽大戟（去芦根，洗净，晒干，研细末）一两 朱砂（水飞净）一两二钱 雄黄（水飞净）三钱 山豆根（晒干，研）六钱
【用法】各药先期制就，宜端午、七夕或上吉日，净室修合。将各药秤准，入大乳钵中，再研数百转，方入石臼中，加糯米粉糊如汤团厚者，调和燥湿得中，用木杵捣一千二三百下，至光润为度。每锭三五分至一钱不拘。一切饮食药毒蛊毒，及吃死牛马六畜等肉，恶菌河豚之类，人误食之，胀闷昏倒，急用温汤磨服，得吐利即解；山岚瘴气，途行触秽，即时呕吐，憎寒壮热者，用凉水磨服一钱，轻者五分；途行少许噙嚼，则邪不侵；中风卒倒，用生姜汤磨服；痈疽发背，一切无名肿毒，用无灰酒磨服，外用米醋磨涂患处，中留一孔，日夜数次，已溃只涂勿服；一切咽喉风闭，双蛾单蛾，汤水不进，无药可救者，用冷薄荷汤磨服，或口中噙化，立时即通；风火牙痛，用少许含化痛处；中热中暑，温井水磨服，或吐或泻，生姜汤磨服；一切水泻急痛，霍乱绞肠痧，赤白暑痢，用姜汤磨服；男妇急中癫邪，唱叫奔走，用石菖蒲煎汤磨服；一切毒虫恶蛇，疯犬咬伤，随即发肿，昏闷喊叫，命在须臾，用酒磨灌下，并涂患处，再吃葱汤一碗，盖被出汗，立苏；小儿急慢惊风，一切寒暑痰病，用薄荷汤磨服；膨胀噎膈，用麦芽汤磨服；妇女经水不通，红花汤磨服；暑疟邪疟，临发时，取东流水煎桃柳枝汤磨服；遇天行疫症传染者，用桃根煎汤，磨浓，抹入鼻孔，次服少许，任入病家，再不沾染，时常佩带，能祛诸邪。大人每服一钱，虚弱者减半。小儿未及周岁者，半分一分，一二岁者，每服二三分。或吐或利即效。势重者，连进二服。
【主治】山岚瘴气，呕吐霍乱，中风卒倒，中暑中热，乳蛾喉闭，痈疽发背，妇人经闭，小儿惊风。
【宜忌】孕妇忌服；忌甜物、甘草一二日。

清咽利膈汤

【来源】《外科选要·补遗方》。
【组成】连翘 黄芩 甘草 桔梗 荆芥 防风 党参各一钱 大黄 朴消各二钱
【用法】水二钟，煎八分，食远服。
【主治】积热，咽喉肿痛，痰涎壅盛；及乳蛾，喉痹，喉痈，重舌，或胸膈不利，烦躁饮冷，大便秘结。

来泉散

【来源】《回生集》卷上。
【组成】雄黄一钱 鸡内金三个（焙脆存性） 生白矾一钱
【用法】上为细末，入瓶收贮听用。令病人先用凉水漱口，将药用竹管吹至喉中，即吐涎水碗许，其痛立止。
【主治】乳蛾。

严氏赤麟散

【来源】《重楼玉钥》卷上。

【别名】赤麟散（《喉证指南》卷四）、赤麟丹（《经验方》卷下）。

【组成】真血竭五钱　巴豆七粒（去壳）　明矾一两

【用法】上药打碎，同入新砂锅，炼至矾枯为度。每两加大梅片三分、硼砂三钱，共为极细末收固。用时以冷茶漱口，吹患处。

【主治】一切喉痹，缠喉，双单蛾，咽喉恶证。

【宜忌】喉癣、咽疮虚证勿用。

青冰散

【来源】《重楼玉钥》卷上。

【组成】胆矾二钱　硼砂二钱

【用法】上为末，取青鱼胆一个，将药末入胆内，阴干去皮，再研极细，加冰片二分，收固。每遇喉闭、双单蛾等症，以男左女右吹入鼻中。

【主治】喉闭，双单蛾。

捷妙丹

【来源】《重楼玉钥》卷上。

【组成】牙皂角一两（切碎）　丝瓜子一两二钱

【用法】上二味，用新瓦文火炙干为细末，加冰片少许收固。每吹入鼻中，打喷一二次即消，在左吹右，在右吹左；双蛾者，左右并吹。

【主治】双单蛾风。

开关散

【来源】《慈航集》卷下。

【组成】白僵蚕二钱（烘）　全蝎二钱（洗去尾勾）　牙消二钱　硼砂二钱　胆矾三钱　薄荷叶一钱　牙皂二钱　冰片三分

【用法】上各为细末，瓷瓶收好，不可走其药性。遇咽喉急症，吹入。吐出风涎，即愈。

【主治】喉闭、喉风、喉痹、双单蛾、喉瘟。

异功散

【来源】《中国医学大辞典》引《疫痧草》。

【别名】拔疔散、咽喉异功散（《疡科纲要》卷下）、贴喉异功散（《中药成方配本》）。

【组成】斑猫（去翅足，糯米炒黄，去米）四钱　血竭　没药　乳香　金蝎　玄参各六分　麝香三分

《疡科纲要》有冰片。

【用法】共为细末，瓷瓶收藏，封口，切勿走气。用寻常膏药一张，取此散如黄豆大，贴项间；患左贴左，患右贴右，患中贴中。三四时起泡，用银针挑破即愈。凡阴证起泡更速。

【功用】《中药成方配本》：吊泡拔毒。

【主治】烂喉风，喉闭，双单喉蛾。

千金内托散

【来源】《喉科紫珍集》卷上。

【组成】党参　银花各一钱五分　甘草五分　当归　连翘（去心）　赤芍　花粉　蒌仁　桔梗　白术各一钱　陈皮　防风　川芎　青皮　厚朴　荆芥各七分　黄耆一钱五分

【用法】加灯心二十寸，水二钟，煎七，徐徐咽下。

【主治】乳蛾，喉痈，舌痈。

孙真人活命神丹

【来源】《喉科紫珍集》卷上。

【组成】麝香一钱　月石（净末）三分　冰片一钱　山豆根（净末）五分　蟾酥（不见火，晒干，净末）一钱　老生姜（取汁澄粉）三分　新江子仁（去净油）一钱　大干地龙（去泥）二条

【用法】上为极细末。合匀，瓷瓶收贮，蜡口封固。临时用小红枣一枚，去蒂去核，取核只开近蒂半截，免走药性，入药黄豆大，将枣开蒂孔一头，塞入鼻中，令病人闭口目。避风少顷，即能得涎嚏或出脓，以银花甘草汤漱之，喉中便觉通快，俟鼻内热时，即将药枣拿去。病甚者，再换药枣一枚。凡左蛾塞左，右蛾塞右，双蛾左右先后塞之，唯喉风喉痹，男左女右塞之。

【主治】喉风，喉痹，双单喉蛾。
【宜忌】阴虚喉痛、虚人、孕妇忌用。

活命神丹

【来源】《喉科紫珍集》卷上。
【组成】真正当门子麝香一钱　月石（净末）三分　真正大泥冰片头　山豆根（净末）五分　真道地蟾蜍（不见火，晒，研，净末）一钱　老生姜（取汁澄粉）三分　新江子仁（去净油）一钱　大干地龙（去泥）二条
【用法】上药照方拣选道地，逐一研极细末，秤准，制，合匀，瓷瓶收贮，蜡口封固。临时用小红枣一枚，去蒂去核，入药黄豆大。但取核，只开近蒂半截，免走药性。将枣开蒂孔一头，塞入鼻中，令病人闭口目，避风，少顷即能得涎嚏，或出脓，以银花、甘草汤漱之，喉中便觉通快。俟鼻内热时，即将药枣拿去。病甚者，再换药枣一枚，无不立效。凡左蛾塞左，右蛾塞右，双蛾，左右先后塞之。唯喉风喉痹，男左女右塞之。
【主治】喉风喉痹，双单喉蛾。
【宜忌】虚人、孕妇及阴虚喉痛不可用。

胆贝散

【来源】《古方汇精》卷二。
【组成】川贝母　生石膏各三钱　花粉七分　芒消八分
【用法】上药各为细末，用雄猪胆一枚，调匀风干，研细末。吹喉。
【主治】咽喉乳蛾，一切喉症。

活命神方

【来源】《古方汇精》卷二。
【组成】当门子　新江子仁（去油）　真大泥冰片　麻黄各一钱　细辛　山豆根各五分　真西牛黄六分　月石末　老姜汁（澄粉）各三分
【用法】各取净末。遇症用芦管吹之。
【主治】喉风喉痹，单蛾双蛾。
【宜忌】阴虚喉痛者不可用。

神品散

【来源】《喉科紫珍集》卷下。
【组成】白矾五钱　牙皂五钱　黄连（新瓦上炙干）五钱
【用法】上为细末。吹于喉内，有痰任流。
【主治】喉风、喉蛾及一切喉闭。

瀛州学士汤

【来源】《喉科紫珍集》卷下。
【组成】赤芍药　防风　川山甲　黑山栀　没药　乳香　川黄连　升麻　川贝母　苏薄荷　木通　白芷　皂角刺　甘草　天花粉　当归　川芎　陈皮各等分
【用法】灯心、淡竹叶为引，水二钟，煎七分服。
【主治】喉痈喉蛾诸症，红肿不消，疼痛难忍；及梅乳诸核，死蛾，一切痄腮，颏痈疮毒，阴疮疳疮，未成脓者。
【加减】诸疮痈肿、梅核、死蛾，初服必加大黄，如老人加三钱，壮盛者加四五钱，空心服之，利五六次，有痰则痰从下行，有热则清退，有毒即溃，任其自止；后剂去木通、山甲，加桔梗、粘子。

冰青散

【来源】《疡科心得集·家用膏丹丸散方》。
【别名】碧丹。
【组成】川连　儿茶　青黛　灯心灰各三分　西黄二分　冰片三分　人中白（煅）五分
【用法】吹患处。
【主治】口糜疳腐，及烂头喉蛾、喉痹、喉疳、喉癣。
【加减】证重者，加珍珠；如痧痘后牙龈出血，或成走马疳毒，加糠青（当作铜青）、五倍子、白芷末。

冰青散

【来源】《外科集腋》卷三。
【组成】儿茶（煅）三钱　甘草一分　青黛　灯草

灰　滴乳石　珍珠　牛黄　朱砂　黄柏（用荆芥、甘草煎浓汁浸，炙，不可过焦）　人中白（煅）各二分　冰片三分　川连四分

【用法】上为末。吹之。

【功用】去腐肉。

【主治】口疳口糜及烂喉蛾。

【加减】痧痘后口疳，加白芷、铜青、五倍。

一炮散

【来源】《疡科遗编》卷下。

【组成】真犀黄七分　雄精一钱　冰片七分　皮消一钱五分（炒，研）

【用法】先将消炒燥，同雄精研细，方入犀黄、冰片，共研极匀，瓷瓶密贮，勿使出气。临用吹入喉间。

【主治】单乳蛾并及喉风、喉痹，饮食不下，命在危急。

青芝散

【来源】《集验良方·续补》。

【组成】上川连八分　广青黛一钱二分　梅花冰片二分　白硼砂一钱二分　西瓜霜二钱　橄榄核三钱　丝瓜叶二钱

【用法】上药照法制度，各研净末，称准分量，和匀同研极细无声为度，瓷瓶收贮。临用时约半匙许吹上。慎勿吹多。

【功用】提出痰涎。

【主治】咽喉风火，时邪急症，并双单乳蛾。

万应喉中散

【来源】《集验良方》卷一。

【组成】上犀黄一钱（透甲者真）　滴乳石五钱（研净末）　真珍珠一钱（大者无油为妙）　劈辰砂一钱（漂净，末）　灯草灰三钱（陈者更佳）　儿茶五钱　大梅片一钱　香白芷二钱（生晒，研净末）　片黄柏三钱（生晒，研净末）　苏薄荷七钱（生晒，研净末）　甘草三钱（生晒，研净末）　背黛三钱（去石灰，净末）　上血竭三钱

【用法】上药各为细末，照药称准分两，和匀，再研极细无声，瓷瓶贮好，勿令泄气。用时吹喉。

【主治】喉痹，缠喉风，双单乳蛾，喉痈，喉疮，阴虚咽痛。

【宜忌】戒口为要。

夺命红枣丹

【来源】《拔萃良方》卷一。

【组成】当门麝一钱　梅花片一钱　杜蟾酥一钱（不见火，晒，研净末）　巴豆霜一钱（去油净）　月石三分（净末）　山豆根五分（净末）　老姜粉三分（用汁澄粉，晒干，净末）

【用法】上药照方拣选道地，研细称准，合匀，收贮瓷瓶。临用时，用小红枣一个，切蒂去核，外皮幸勿损伤，入药黄豆大许，将枣摘蒂一头塞入鼻孔，即闭口目避风，稍顷得嚏，喉渐通快，如出脓以银花、甘草漱之，病甚者，再换一枣。凡治喉症，男左女右，若左蛾塞左，右蛾塞右，双蛾更换塞之。塞药必得一周时拔出为妙，否则误事，慎之。

【主治】喉风痹，双单乳蛾。

【宜忌】忌鲜发、鱼、荤、青菜、辛辣等物。愈后忌七日为要。阴虚孕妇忌用。

独胜散

【来源】《集验良方》卷一。

【组成】土牛膝　臭花娘根（粗者）各一两许

【用法】勿经水，勿犯铁器，折断，捣自然汁，加米醋少许，蘸鸡翅毛上，频搅喉中，取出毒涎，以通其气，然后吹入应用之药。

【主治】烂喉痧，缠喉风，锁喉，双乳蛾。

通关散

【来源】年氏《集验良方》卷四。

【组成】硼砂一钱　胆矾二钱

【用法】上为末，入青鱼胆内阴干，加山豆根一钱，研细，瓷器收贮。外吹患处。流涎即愈。

【主治】乳蛾，及喉内一切热毒。

元霜散

【来源】《卫生鸿宝》卷二。

【别名】万金散。

【组成】薄荷叶　僵蚕　青黛（飞净）　朴消　白矾　川连　硼砂各五钱

【用法】上为细末，腊月初取雄猪胆五六枚，倒出汁小半；和药拌匀，灌入胆内，以线扎头，用纸包裹，将地掘阔深一尺，以竹杆横吊药胆，上用板铺，以土密盖，立春日取出，挂在风口阴干，去胆壳瓶贮。每两加牛黄、冰片各三分，研细，吹喉。

【主治】喉蛾痹闭，并口舌诸症。

通关神应散

【来源】《卫生鸿宝》卷二。

【组成】山慈姑　硼砂　海巴（煅）　川连（入姜汁内煨熟）　珍珠（煅）　明矾（煅）　冰片　辰砂（水飞）　红铁皮（即铁锈，以有锈之铁煅，醋淬，刮下）各等分

【用法】上为细末，瓶贮。每用三五厘，以鹅毛管吹于患处。重者，三五次取效。

【主治】一切咽喉肿痛，乳蛾，喉痹，缠喉风。

苏子汤

【来源】《验方新编》卷一引林屋山人方。

【组成】苏子　前胡　赤芍各二钱　桔梗　甘草各一钱　玄参　连翘　浙贝各一钱五分

【用法】水煎服。

【主治】风火锁喉、缠喉、乳蛾。

纯阳救苦丹

【来源】《春脚集》卷三。

【组成】藿香一两　菖蒲一两　砂仁五钱（粒）　苍术一两　栀子八钱（炒）　远志八钱　半夏一两（京）　木香五钱　青木香五钱　腹皮一两　紫苏五钱　神曲五钱　柴胡八钱　白矾一两　玉金五钱　茯神二两　陈皮一两　当归二两（全）　川芎五钱　木通八钱　木瓜二两　厚朴五钱　香附八钱　黄芩一两　麦冬二两　羌活五钱　独活五钱　青黛五钱　枳壳五钱　杏仁一两（去皮尖）　川连五钱　雄黄五钱　生地二两　防风一两　桔梗八钱　苦梗八钱　泽泻八钱　甘草五钱　黄柏五钱

【用法】上为极细末，炼蜜为丸，每丸重二钱，朱砂为衣。大人病重者，每服不过四丸，病轻者二丸，小儿十岁以外者一丸，十岁以内者半丸，周岁内外者，用一丸，烧黄土水泡开，灌饮十分之三四。妇女胎前，用当归汤送下；产后，用红花汤送下，或桃仁为引亦可；催生，佛手三钱煎汤送下；妇女临产不下，用酥龟板汤送下；便血，用阿胶汤送下；胎漏，用阿胶汤送下；妇人不能生育，用当归汤送下；红白崩症，红症用白狗尾花汤送下，白症用红狗尾花汤送下；妇女行经腹痛，用艾叶汤送下；癥瘕，用红花茨菇根汤送下；妇女干血痨症，用真红花汤送下；血虚，用当归红花汤送下；幼童幼女，风续天花，痘疹等症，用姜葱汤，加朱砂送下，痘疹不出，用三川柳汤送下；小儿急慢惊风，食积胃热，脾虚等症，用烧黄土浸水化服；疯癫因痰，用蜜佗僧为引；若邪魔，用肥皂子一枚，烧灰同朱砂送下；疯疾，加生麝香一二厘送下；瘟疫，用雄黄五分送下；寒嗽，用姜汁为引；喘嗽，用杏仁七个（去皮尖）煎汤送下；劳嗽，用老米汤送下；久嗽，用杏仁七个，红枣三个，为引；伤寒，用防风紫苏汤送下；内热，用竹茹为引；心口闷，用砂仁汤送下；头疼，用荷叶汤送下；腰疼，用杜仲汤送下；腿痛，用木瓜牛膝汤送下；遗尿，用覆盆子煎汤送下；尿粪结尿，用盘龙草（愈旧愈佳）煎汤送下；结粪，用麻酱搅水送下；膈症，用开元钱（醋酥）煎汤送下，此钱用荸荠切片同嚼下；吐血痢疾，姜葱汤送下；疮疾瘰疬疥癣，无名肿毒，用菊花连翘汤送下；疟疾，姜葱汤送下，或贴十一节腰骨上，愈热愈速好；劳伤黄病蛊症，用姜葱汤，加地骨皮、瞿麦送下；偏正头疼，用药为饼烤热，贴两太阳穴即愈；各种胃气疼痛，用豆蔻一枚，杵碎，烧酒浸兑，生姜汁送下；小肠疝气攻心疼痛，用川楝七个煎汤送下，若气卵，用茴香汤送下，如暴得，用川连砂仁汤送下。余症俱用烧黄土浸水送下。

【主治】妇女临产不下，便血，胎漏，不孕，红

白崩症，行经腹痛，癥瘕，干血痨；小儿风续天花，痘疹，小儿急慢惊风，食积胃热，脾虚等症；疯癫因痰，邪魔，疯疾，瘟疫，咳嗽，伤寒内热，心口闷，头痛，腰疼，腿痛，遗尿，结尿，结粪，膈症，吐血，痢疾，疮疾，瘰疬，疥癣，无名肿毒，疟疾，劳伤黄病，蛊症，各种胃气疼痛，小肠疝气攻心疼痛，以及夏令受暑，山岚瘴气，自汗盗汗，翻胃呕吐，单双乳蛾喉闭，食积，水积，酒积，怔忡，中湿，肿胀，腹痛，脱肛，牙疼耳聋，暴发火眼，寸白虫，破伤风，溺河轻生，手足冷痛，疯狗咬伤。

六神丸

【来源】《喉科心法》卷下引雷允上方。

【组成】关西黄一钱五分　上辰砂一钱五分（须镜面劈砂）　杜蟾酥一分五厘（烧酒化）　粗珍珠一分五厘　当门子一分五厘　百草霜五分

【用法】上为细末，米浆为丸，如芥菜子大，以百草霜为衣，瓷瓶收贮，勿使泄气。每服五丸、七丸、十丸不等，视病势轻重服之；茶汤不能进者，每用十丸，以开水化开，徐徐咽下。重者再进一服。

【主治】时邪疠毒，烂喉丹痧，喉风喉痈，双单乳蛾；疔疮对口，痈疽发背，肠痈腹疽，乳痈乳岩，一切无名肿毒；小儿痰急惊风，肺风痰喘，危在顷刻。

水梅丸

【来源】《喉科心法》卷下。

【组成】大青梅二十个　猪牙皂三十条　桔梗二两　防风二两　净食盐十二两　块明矾三两　白芷二两

【用法】上为细末，拌匀，和青梅装入瓷瓶，愈陈愈佳。痰厥口噤，用此擦牙；喉风乳蛾，每用一丸，含，咽津液。吐出恶涎立愈。

【主治】中风痰厥，牙关不开。并喉痹乳蛾。

自制吹鼻通关散

【来源】《喉科心法》卷下。

【组成】猪牙皂角一两（打碎）　丝瓜子一两二钱　北细辛三钱　干蟾酥五分

【用法】先将牙皂、丝瓜子用新瓦文火炙干存性。共为细末，再加上好大梅片六分，杵匀。瓷瓶收贮吹鼻用。

【功用】吹鼻连连得嚏，喉闭能开，喉蛾能消，牙紧亦松。

【主治】双单乳蛾，喉闭牙紧，各种气闭。

巳　药

【来源】《咽喉秘集》。

【组成】梅花冰片二分半　雄精二钱　焰消一两五钱

【用法】上为末。吹喉。

巳药之性与申药同，论其功更速。如痛重者，先用巳药，后用申药吹之。

【主治】单双蛾初起一二日。

【宜忌】未溃可用，已溃不可用。孕妇忌用。

冰硼散

【来源】《囊秘喉书》。

【组成】冰片一分五厘　硼砂三钱五分　制僵蚕三分　牙消二钱五分　蒲黄七分　制胆矾五分

【用法】上为细末。吹之。

【主治】急喉风，双单乳蛾，喉痈，牙关紧闭。

代针散

【来源】《囊秘喉书》卷上。

【组成】胆星三分　指甲二三寸　冰片五厘　朱砂少许

【用法】将指甲用双红纸卷好，灯上烧炭存性，为末，入辰砂、冰片、胆星研和。吹入喉中。少顷即出脓血自愈。

【主治】乳蛾成脓不穿。

瓜霜散

【来源】《时疫白喉捷要》。

【别名】冰瓜雄朱散（《疫喉浅论》卷下）。

【组成】西瓜霜一两　人中白一钱（火煅）　辰砂二钱　雄精二分　冰片一钱

【用法】上为细末，再乳无声，用瓷瓶紧贮。凡患白喉、喉蛾及一切喉痧等症，急用此药吹入喉内患处，连吹十数次；凡一切红肿喉风之症均可吹之；凡牙疳、牙痈及风火牙痛，牙根肿痛，舌痛诸病，用此散擦敷其上，吐出涎水，再擦再吐。

【主治】白喉，喉蛾及一切喉痧，红肿喉风。牙疳，牙痈及风火牙痛，牙根肿痛。舌痛诸病。

【加减】此药专治白喉，若非白喉，须去雄精一味。

孙真人红枣丹

【来源】《理瀹骈文》。

【组成】巴豆霜　杜蟾酥　当门麝　冰片各一钱　山豆根五分　硼砂　老姜粉各二分

【用法】红枣去蒂装药。塞鼻，即闭口目，避风，嚏出浓血后，银花、甘草煎浓汤漱之，治喉蛾，塞蛾一边；喉风，男左女右，周时方可拔出。

【主治】喉风，喉痹，双单乳蛾。

【宜忌】虚火及阴毒证忌用。

除瘟化毒散

【来源】《时疫白喉捷要》。

【别名】除瘟化毒汤（《喉证指南》卷四）。

【组成】粉葛二钱　黄芩二钱　生地三钱　栀仁二钱　僵蚕二钱（炒）　浙贝三钱　豆根二钱　木通二钱　蝉退一钱　甘草五分　冬桑叶二钱

《喉症指南》引本方用川贝，不用浙贝。

【用法】《验方新编》：水煎服，生青果三个为引（如无生青果，或干橄榄亦可）。

【主治】白喉初起，及单蛾双蛾，喉痛。

清阳膏

【来源】《理瀹骈文》。

【组成】薄荷五两　荆穗四两　羌活　防风　连翘　牛蒡子　天花粉　元参　黄芩　黑山栀　大黄　朴消各三两　生地　天冬　麦冬　知母　桑白皮　地骨皮　黄柏　川郁金　甘遂各二两　丹参　苦参　大贝母　黄连　川芎　白芷　天麻　独活　前胡　柴胡　丹皮　赤芍　当归　秦艽　紫苏　香附子　蔓荆子　干葛　升麻　藁本　细辛　桔梗　枳壳　橘红　半夏　胆南星　大青　山豆根　山慈姑　杏仁　桃仁　龙胆草　蒲黄　紫草　苦葶苈　忍冬藤　红芽大戟　芫花　白丑头　生甘草　木通　五倍子　猪苓　泽泻　车前子　瓜蒌仁　皂角　石决明　木鳖仁　蓖麻仁　白芍　生山甲　白僵蚕　蝉蜕　全蝎　犀角片各一两　羚羊角　发团各二两　西红花　白术　官桂　蛇蜕　川乌　白附子各五钱　飞滑石四两　生姜（连皮）　葱白（连须）　韭白　大蒜头各四两　槐枝（连花角）　柳枝　桑枝（皆连叶）　白菊花（连根叶）　白凤仙草（茎、花、子、叶全用一株）各三斤　苍耳草（全）　益母草（全）　马齿苋（全）　诸葛菜（全）　紫花地丁（全）　芭蕉叶（无蕉用冬桑叶）　竹叶　桃枝（连叶）　芙蓉叶各八两　侧柏叶　九节菖蒲各二两（生姜以下皆取鲜者，夏、秋合方全。药中益母、地丁、蓉叶、凤仙等，如干者一斤用四两，半斤用二两）

【用法】用小磨麻油三十五斤（凡干药一斤用油三斤，鲜药一斤用油一斤多），分两次熬枯，去渣，再并熬，俟油成（油宜老），仍分两次下丹，免火旺走丹（每净油一斤，用炒丹七两收）；再下铅粉（炒一斤）、雄黄、明矾、白硼砂、漂青黛、真轻粉、乳香、没药各一两，生石膏八两，牛膝四两（酒蒸化），俟丹收后，搅至温温，以一滴试之不爆，方取下，再搅千余遍，令匀，愈多愈妙，勿炒珠。头疼贴两太阳穴。连脑疼者，并贴脑后第二椎下两旁风门穴。鼻塞贴鼻梁，并可卷一张塞鼻。咳嗽及内热者，贴喉下（即天突穴）、心口（即膻中穴），或兼贴背后第三骨节（即肺俞也），凡肺病俱如此贴。烦渴者兼贴胸背。赤眼肿痛，用上清散吹鼻取嚏，膏贴两太阳。如毒攻心，作呕不食，贴胸背可护心。患处多者，麻油调药扫之。

【主治】四时感冒，头疼发热，或兼鼻塞咳嗽者；风温、温症，头疼发热不恶寒而口渴者；热病、温疫、温毒，风热上攻，头面腮颊耳前后肿盛，寒热交作，口干舌燥，或兼咽喉痛者；又风热上攻，赤糜、口疮、喉闭、喉风、喉蛾；热实结胸，热毒发斑，热症衄血、吐血、蓄血、便血、尿血，热淋，热毒下注，热秘，脚风，一切脏腑火症，大人中风热症；小儿惊风痰热，内热；妇人热入血室，血结胸，热结血闭；外症痈毒红肿热痛，毒攻心，作呕不食者。

紫霞云

【来源】《喉科枕秘》。

【组成】水银一钱　朱砂一钱　铅一钱（熔化，入水银和匀）　雄黄五分　麝香五厘　百草霜二钱

【用法】上为细末，每纸一条，用药五分，加艾卷作条。每日食后熏之，以七条为度，甚者九条即愈。

【主治】乳蛾、重舌、喉疳溃烂者。

锁匙散

【来源】《喉科秘钥》卷上。

【组成】梅片二分五厘　焰消一两五钱（要枪消，煅乃佳）

【用法】上为细末。吹之。

【主治】喉证，双乳蛾。

猪胆矾

【来源】《梅氏验方新编》卷一。

【组成】雄猪胆一个（腊月八日取）

【用法】上装入白矾末，阴干，为末；次年腊月八日再取猪胆，入前猪胆末，如此三四次。每用一二分吹之。

【主治】单乳蛾、喉癣、喉痈肿痛，吞咽不下，命在须臾者。

【宜忌】虚火喉症忌用。

皂角散

【来源】《不知医必要》卷二。

【组成】皂角（拣新的，虫未蛀者）

【用法】上为细末，好醋调匀，以鹅毛蘸药入喉搅动，以出其痰；另用此药醋研开涂喉外，干则随换。或用真桐油一分，蘸药卷搅喉内，则痰随油吐亦佳，煎甘草水饮，可解油气。愈后宜服加味甘桔汤。

【主治】双单喉蛾。

坎宫回生丹

【来源】《白喉全生集》。

【组成】真血竭一钱　细辛一分　真雄精二钱　牙皂二分　大梅片四分　硼砂一钱　真麝香六分　郁金一钱　生附片一钱（蜜炙极焦枯）

【用法】除梅片、麝外，共为极细末，过绢筛，合片、麝再乳精细，瓷瓶收贮，蜡封固瓶口，勿使泄气。临时每次以三厘，以掺艮宫除害丹一厘，用铜风鼓吹入白处。含噙片时，使毒气随风涎吐出，便立刻回生。

【主治】寒证白喉及乳蛾、喉风。

牛蒡羚羊散

【来源】《医方简义》卷四。

【组成】羚羊角（镑）二钱　蝉衣一钱　牛蒡子（炒）三钱　桔梗　防风　薄荷各一钱五分　生甘草　射干各八分　草河车二钱

【用法】加竹叶二十片、青果二枚，水煎服。

【主治】风火伤及肺胃，喉症咽痛，或生单蛾、双蛾。

【宜忌】忌食酸冷之物。

【加减】如痰如拽锯者，加瓜蒌仁八钱。

玉锁匙

【来源】《验方续编》卷下。

【组成】明矾一两

【用法】银罐内溶化，即下巴豆二十一粒，候矾枯取起，放在地上，越宿，次早去巴豆，用矾研末。每用少许吹患处。

【主治】双乳蛾。

【宜忌】孕妇忌之。

血竭冰硼散

【来源】《喉症指南》卷四。

【组成】净硼砂一两　真血竭（磨指甲上，经透指甲者为真，有腥气者，是海母血，勿用）　真儿茶　甘草各三钱（去皮）　明雄黄二钱（鲜红大块者良，有臭气者勿用）　玄胡粉钱半　直僵蚕　大梅片各一钱　上麝香四分

【用法】上药各为极细末。称准，入乳钵内合研，再入血竭末拌匀。

【主治】时疫白喉，及紧喉、缠喉、蛾风、火喉等证。

【宜忌】孕妇慎之。

【加减】孕妇，去麝香，加冰片。

纯阳青蛾丹

【来源】《急救经验良方》。

【组成】青鱼胆不拘多少

【用法】上药以生石膏和匀，须干湿得宜，阴干为末，每两加梅片一钱，共研匀，瓷瓶收固。遇证吹之，立即开关。陈者更妙，勿泄药气。

【主治】双单乳蛾，喉闭。

紫砂散

【来源】《急救经验良方》。

【组成】明月石一两　净牙消五钱　紫荆皮五分　飞朱砂五分　大梅片五分　当门子一分（拣净毛）

【用法】上为细末，瓷瓶收固，勿令泄气。遇证吹之。

【主治】一切喉痛，单双蛾子，牙痛。

西瓜霜

【来源】《经验方》卷下。

【组成】秋季老西瓜一个

【用法】切开一片作盖，挖去内肉，取蜒蚰一大碗入瓜中，再入元明粉盛满，仍将切下之盖盖上，用竹钉钉上，夏布袋装之，挂于有风无雨处，下接瓷盆，以接滴下之水，此水能成白霜，候干透，研细末。临用时，加冰片少许。

【主治】喉风、乳蛾。

青莲散

【来源】《经验方》卷下。

【组成】薄荷　天虫（炒）　火消　青黛　黄连　硼砂　净朴消　白矾各五钱

【用法】上为细末。于腊月取雄猪胆七个，将胆汁入碗内和药拌匀，再灌入胆壳中，以线扎胆口，外用纸包，再掘地坑，深、阔一尺，用竹竿横放药胆间，悬于竹竿上，地坑四面悬空，上铺板，盖泥，不可漏气，至立春日取出，挂通风处阴干，去纸，研细。每药一两，加入大梅片三分，和匀。

【主治】喉风、乳蛾、咽喉诸症，及口内诸火。

六神丸

【来源】《青囊秘传》。

【组成】乳香一钱　没药一钱　熊胆一钱　鲤鱼胆三个　硇砂一钱　狗宝一钱　元寸五分　白丁香四十九粒　蜈蚣　黄占各三钱　头胎男乳一合　腰黄一钱　扫盆一钱　真西黄一钱　白粉霜三钱　杜酥二钱　乌金石一钱

【用法】上药各取净末，以鲤鱼胆、黄占溶化为丸。每服十丸，开水化下。重者再进一服。

【主治】时邪温毒，烂喉丹痧，喉风，喉痈，双单乳蛾；疔疮，对口，痈疽，发背，肠痈，腹疽，乳痈，乳岩，一切无名肿毒；小儿急慢惊风，危在顷刻。

挂金散

【来源】《青囊秘传》。

【组成】鸡内金一钱　青黛三分　薄荷四分　白芷四分　蒲黄三分　冰片一分　甘草三分　鹿角炭一钱　挂金灯子二钱

【用法】上为末。吹。

【主治】口痈，舌菌，重舌，喉蛾。

霹雳锭

【来源】《外科方外奇方》卷三。

【组成】牙皂一百四十个（火煨）　延胡索二两（生晒，研）　飞青黛六分　麝香一钱

【用法】上为细末，水和成锭，每重二三分，晒干收贮，勿令泄气。如遇牙关紧闭，即从鼻孔灌入，药下即开。每服一锭，重者加服小锭，磨汁冲服。

【主治】喉风，喉痹风，双单乳蛾，斑痧，小儿惊风。

飞剑斩黄龙

【来源】《喉科种福》卷四。

【组成】指甲　灯草　壁虱（即臭虫）

【用法】将灯草数茎缠指甲，就火熏灼，俟黄燥研细，更用火逼，臭虫十个一并捣入，为末。吹患处。数次蛾即溃破，呕吐脓痰碗许。

【主治】久患蛾子，屡治屡发者。

内托散

【来源】《喉科种福》卷四。

【组成】生黄耆三钱　白芍药钱半　苏细党四钱　当归钱半　金银花一钱　天花粉一钱　北防风一钱　川芎八分　荆芥穗一钱　生甘草一钱　牛蒡子一钱　陈皮八分　苦桔梗二钱　皂角刺二个　白术一钱（蜜炒）　连翘一钱

【功用】托里透脓。

【主治】乳蛾，蛾顶上现白点，是蛾将成脓，其痛必倍。

血竭散

【来源】《喉科种福》卷四。

【组成】血竭二钱　熊胆五分　麝香二厘

【用法】上为末。甘草汤送下。

【主治】小儿乳蛾，将成脓，欲溃不溃，阻塞气隧。

消风败毒散

【来源】《喉科种福》卷四。

【组成】白茯苓二钱　荆芥三钱　防风一钱半　白僵蚕三钱（酒炒）　苏薄荷一钱半　厚朴一钱　藿香一钱　全蝉蜕二钱（去土）　苦桔梗二钱　羌活一钱半　独活一钱半　前胡一钱半　紫苏叶八分　柴胡二钱　枳壳一钱　玄参三钱　皂角刺三个　甘草一钱　生姜三片

【主治】乳蛾。初起寒热壮盛，头痛背痛，面赤目赤，喉红口红，或牙关紧闭，颈外肿者。

撒豆成兵方

【来源】《喉科种福》卷四。

【组成】巴豆一粒，葱白一个

【用法】捣烂，塞鼻孔。或用醋调巴豆末灌鼻中。

【主治】乳蛾。

霜塞清笳散

【来源】《喉科种福》卷四。

【组成】血竭二两　儿茶一两　朱砂三钱　薄荷三钱　雄黄五钱　硼砂五钱　荆芥三钱　细辛五分　麝香一分　冰片一钱

【用法】共乳细末，瓷瓶固封储用。吹喉。

【主治】一切风火实证乳蛾。

【宜忌】孕妇与妇女热入血室及一切虚寒喉痛皆不可用。

青　药

【来源】《包氏喉证家宝》。

【组成】制矾三分　百草霜五厘　灯草灰五厘　粉草末二分　薄荷二分　冰片五厘

【用法】每制矾三分，先配百草霜五厘研细，入灯草灰五厘再研，配成瓦灰色，后加粉草末二分，薄荷二分再研细，入冰片五厘。此药须用时配合，多日则无效，阴雨只可用一日。

制矾法：生明矾研极细末，入倾银罐内，先放大半罐且止，将罐入炉火内，用桴炭火煅熔，以铜箸搅无矾块为度，乃将枪消研细末，投入矾内约十分之五，次将白硼砂研，投入矾内亦十分之五。少倾再投矾末，逐渐投下，候矾尽化，照前投消、硼少许，如此逐层渐渐投尽，直待矾凉，启罐口如馒头样，方架起炭火烧至矾枯，用新瓦一片盖罐上一点钟，取起，将牛黄少许研末，用水五六匙调和，匀洒矾上，将罐仍入火内烘干，取起，连罐覆净。地上，先用纸衬地，方合罐，罐上覆以碗，过七日夜取起，收贮听用。须轻松无竖纹者佳。煅时火候宜初起缓，亦不可太缓，恐矾僵则不熔化矣，化后用文武火。如矾未化尽即下消、硼，必不能熔，而坚实有竖纹矣。其罐择未倾银者用，必先放火上烘热，亦不可放炭火上使温气入罐。取百草霜法：须取其近锅底者，若锅底心及锅口者，俱不用。先轻轻刮去上面一层，轻取中一层用之，着底者亦不用。

【功用】消痰清热，解毒祛风。

【主治】一切喉舌蛾痈。

【加减】如吹喉证，欲其出痰，加僵蚕、皂角末各三四厘。

十宝丹

【来源】《喉科家训》卷一。

【组成】薄荷末一两　生甘草五钱　孩儿茶二两　滴乳石四钱　真琥珀三钱　雪梅丹一两　上冰片四钱　真血竭三钱　明珍珠三钱　犀牛黄一钱

【用法】上为极细末。吹患处。

【主治】一切口舌白腐或肿痛，及喉蛾、痈、痹，喉内腐溃等。

连附甘桔汤

【来源】《喉科家训》卷二。

【组成】细川连　制香附　苦桔梗　淡条芩　上广皮　焦枳壳　京元参　生甘草

【用法】水煎服。

【功用】清火利气化痰。

【主治】死蛾核，因胃中有实火，膈上有稠痰，或气郁火生，核硬色白，但肿不痛者。

辛凉宣表汤

【来源】《喉科家训》卷二。

【组成】荆芥　防风　桑叶　薄荷　象贝　绿豆衣　山栀　连翘　生草　桔梗　淡竹

【用法】水煎服。

【主治】风热上壅，喉蛾痈痹，寒微热甚，头痛而眩，或汗多，或咳嗽，或目赤，或涕黄，舌白带黄，脉浮数。

【加减】痰滞，加枳壳、橘红；目赤，加杭菊、蒺藜；咳嗽，加杏仁、川贝；神昏痉厥，加钩藤、羚羊角。

清肝化痰煎

【来源】《喉科家训》卷二。

【组成】大生地　粉丹皮　京川贝　牛蒡子　玉桔梗　剖麦冬　潼木通　苏薄荷　生甘草　灯心

【用法】水煎服。先用甘桔、荆、薄、防风、冬、地、贝母、木通服之，后用此方。

【主治】石蛾，但肿不痛。乃胎生本原不足，肝火、老痰结成恶血，凡遇辛苦或受风热即发。

【宜忌】忌用刀针。

【加减】初起形寒恶热，加荆芥、防风。

舒郁降火汤

【来源】《喉科家训》卷二。

【组成】制香附　大连翘　广陈皮　淡条芩　川黄柏　川黄连　天花粉　生甘草

【用法】水煎服。

【主治】怒气伤肝，兼之火郁痰滞所致小儿双单乳蛾。

泻心通圣散

【来源】《喉科秘诀》卷上。

【组成】黄连一钱　犀角五分　栀子五分　桔梗八分　甘草三分　枳壳五分　黄芩一钱　升麻四分　葛根五分　生地五分　白芍五分　石膏钱半　大黄生一钱熟一钱　芒消一钱五分　归尾五分　麻黄五分　生姜一片

【用法】水二碗，煎八分，空心服。令泻为度，若不泻，再进一服。

【主治】积热喉初起，多有夜睡觉咽津碍气，牙关强而不开，鼻气觉有些烧，痰涎壅粘，壮热多，憎寒少，生发顶蛾、双单蛾。

泻肝通圣散

【来源】《喉科秘诀》卷上。

【组成】归尾四分　黄芩七分　僵蚕五分　大黄生二钱熟二钱　赤芍五分　桔梗一钱　甘草五分　石膏二钱　芒消一钱　枳壳七分　黄柏七分　升麻三分　葛根四分　防风四分　荆芥四分　胆草四分　生姜一片

【用法】水一碗，煎七分，空心温服。令泻为度，不泻再进。

【主治】风热喉证初起，牙关强闭，头面则肿，咽津则碍，憎寒壮热，生发顶蛾、双单蛾。

消风凉血汤

【来源】《喉科秘诀》卷上。

【组成】白芍七分　黄芩一钱五分　鲜生地二钱　桔梗一钱　荆芥五分　防风六分　栀子五分　僵蚕四分　黄柏七分　黄连三分　甘草三分　归尾五分　花粉六分 银花五分　山豆根五分　升麻三分　薄荷三分

【用法】加生姜一片，水二碗，煎七分，空心服。先服泻肝通圣散，泻后再用此方。

【主治】风热喉蛾，初起牙关强闭，头面侧肿，咽津则碍，憎寒壮热。

消风活血解毒汤

【来源】《喉科秘诀》卷上。

【组成】鲜生地一钱　银花五分　干葛五分　防风五分　荆芥五分　升麻三分　连翘一钱　枳实八分　归尾五分　赤芍一钱　桔梗一钱　山豆根五分　黄芩一钱　栀子四分　苦参根五分

【用法】水二碗，煎八分，不拘时候服，要温服、多服。

【主治】痰热喉。喉痛痰涎，略憎寒壮热，生双单鹅。

十宝丹

【来源】《古今名方》引《喉科秘传十二方》。

【组成】朱砂　冰片　煅壁虎（微火煅）各3克　硼砂1.5克　川黄连2.1克（切碎，晒干，勿见火）　凤凰衣（微火焙）　熊胆各1克　麝香0.3克　青黛4.5克

【用法】上药各为细末，再加入熊胆、麝香、冰片研至无声，密贮固封。用时吹喉，每日三至五次。

【功用】清热解毒，利咽喉。

【主治】白喉，喉痧（猩红热），喉炎，喉痹，乳蛾。

青梅丸

【来源】《喉舌备要》。

【组成】天南星十二个　半夏二两　白矾一两　甘草一两半　桔梗一两半　陈皮五钱　朴消二两（提过）　青梅子一百个　生盐四两

【用法】先将朴消研末，腌梅两日，等梅汁出后，方将前药末掺匀、晒干，以瓷瓶收贮。遇有鹅喉，及牙痛、喉痛，取梅一个含之。

【主治】鹅喉，及牙痛、喉痛。

玉匙开关散

【来源】《药奁启秘》。

【组成】牙皂一钱　明矾一钱（入蜓蚰二条拌匀，阴干）　火消一钱半　腰黄三分　硼砂一钱半　僵蚕一钱　山豆根一钱　冰片三分

【用法】上为细末。吹入。

【主治】喉风、喉痈、乳蛾。

【加减】痰多者，加胆矾；热甚者，加朴消；夏令潮湿，加龙骨；腐烂者，加轻粉。

青莲散

【来源】《经目屡验良方》。

【组成】山豆根　儿茶　胡连各一钱　川黄连三分　冰片一分　青鱼胆二钱

【用法】上为极细末。收固听用，吹之。

【主治】一切喉风，生蛾等症。

甘桔消痰饮

【来源】《外科十三方考》卷下。

【组成】桔梗 豆根各一钱 栀子 连翘 防风 薄荷 甘草各五分 黄连七分 大力子一钱 赤芍 白芷 川芎各五分 玄参 麦冬各七分 淡竹叶五分

【用法】水煎服。

【主治】暗门闩症。此病生于喉咙小舌之上，左右各有一个肉球，塞住喉咙，致水米不下，眼多有眵，形如烂冬瓜状。

清咽散

【来源】《中医验方汇编》。

【组成】薄荷三钱 川贝母四钱 荆芥穗二钱 僵蚕四钱（炒） 犀角五分 射干二钱 大黄五钱 穿山甲二钱（炒） 皂角刺二钱 生地二钱 黄芩三钱 元参二钱 知母二钱

【用法】水煎服。并吹红狮散。

【主治】咽喉红白，单双乳蛾。

五宝丹

【来源】《中医喉科学讲义》。

【组成】熟石膏五钱 腰黄一钱 胆矾五分 硼砂五钱（炒） 冰片四分

【用法】上为极细末，用吹药器喷入。

【主治】喉痹，喉痛，喉风，乳蛾。

石钟鸣

【来源】《北京市中药成方选集》。

【组成】西瓜霜三两 人中白（煅）六钱 雄黄六钱 朱砂一两二钱 犀角一钱 牛黄一钱 珍珠（炙）一钱 冰片三钱 麝香五分

【用法】上为细末，过罗，每瓶装一分。每用一分，吹入喉内。

【功用】清热，消肿，止痛。

【主治】咽喉肿痛，喉痹，白喉，单双乳蛾，糜烂流涎，食水难咽。

西瓜霜

【来源】《北京市中药成方选集》。

【组成】西瓜霜二十两 冰片六钱

【用法】上为细末。每用一分，吹入喉内。

西瓜霜制法：将大西瓜一个，切成两半放入瓦罐内盛之。每十斤西瓜放入火消一斤、芒硝一斤，将口封固，挂于透风处，候其霜自行吐出，用刷扫下，再吐再扫，以罐外无霜为度。

【功用】消肿止痛。

【主治】咽喉肿痛，乳蛾喉痹。

【宜忌】

1.《北京市中药成方选集》：忌辛辣食物。

2.《全国中药成药处方集》（北京方）：忌酒、肉、油、面。

金锁匙

【来源】《北京市中药成方选集》。

【组成】雄黄五钱 硼砂（锻）五钱 硇砂（炙）二钱 僵蚕（炒）二钱 火消一两五钱 冰片五分

【用法】上为极细末，过罗装瓶，每瓶重二分。将此药面用竹管吹入喉内。

【功用】消肿止痛。

【主治】咽喉红肿，单双乳蛾，风热喉痹。

【宜忌】忌辛辣食物。

消蛾散

【来源】《北京市中药成方选集》。

【组成】薄荷二十两 青黛二十两 僵蚕二十两 白矾二十两 皮消二十两 黄连二十两

【用法】上为粗末，用猪胆汁二百个浸透晒干，共研为细末。每十六两细粉，兑冰片四钱，共研混合均匀。每用一二分，吹入喉内，一日三四次。

【功用】清火利咽，消肿止痛。

【主治】咽喉肿痛，单双乳蛾，口噤难开，汤水不下。

【宜忌】忌食辛辣食物。

七宝散

【来源】《全国中药成药处方集》（沈阳方）。

【组成】牛黄一分 梅片一钱 琥珀三钱 大连珠

四粒　台麝香五厘　生石膏二钱　熊胆仁二分
【用法】上为极细末。外用，每用一分，吹喉内；内服，白开水送下，每服二分。
【功用】清热消肿，通关利窍。
【主治】双单乳蛾，咽喉肿痛，缠喉白喉，痧喉烂喉，一切喉痹，内火上炎者。

片连散

【来源】《全国中药成药处方集》(沈阳方)。
【组成】白矾七分五厘　黄连五分　冰片一分
【用法】上为极细末。用棉纸裹药面，纳耳中。
【功用】清热祛湿，消毒止痛。
【主治】耳中流脓，经年不愈，耳底耳疮。

乌龙散

【来源】《全国中药成药处方集》(沈阳方)。
【别名】乌龙锭。
【组成】牛黄五分　台麝四分　冰片钱半　千金霜　文蛤　毛慈姑　灯草炭各八钱　大戟五钱　朱砂钱半　安息香半具
【用法】上为极细面。满一年小儿服一分，三岁者每服二分，成人每服六分。
【功用】清热镇痛消肿。
【主治】恶寒发热，咽喉肿痛，单双乳蛾，小儿瘾疹瘢痧，毒热不解，老人痰火郁结；时行瘟疫，疔毒恶疮。
【宜忌】忌腥辣食物，孕妇忌服；反甘草。

咽喉丹

【来源】《全国中药成药处方集》(沈阳方)。
【组成】生地　茵陈　黄芩各一两　生石膏　石斛　麦冬各五钱　枳壳　乌犀角　马勃　人中黄　枇杷叶各三钱
【用法】上为极细末，炼蜜为丸，一钱五分重。每服一丸，小儿减半，早、晚食后白开水送下。
【功用】清咽解热，消肿除痰。
【主治】咽喉肿痛，双单乳蛾，咽干音哑，胃热口疮。
【宜忌】忌食五辛、发物。

琥珀救喉散

【来源】《全国中药成药处方集》(沈阳方)。
【组成】血琥珀二钱　牛黄　熊胆各二分　梅片三分　珍珠二分　儿茶一分半
【用法】上为极细末。内服每用一分，白开水送下。外用苇管吹一分。
【功用】化瘀消肿，消炎镇痛。
【主治】乳蛾，喉风，喉痹，咽喉肿痛，瘟毒结喉。
【宜忌】忌食鱼肉、辛辣之物。

舒喉散

【来源】《全国中药成药处方集》(天津方)。
【组成】琥珀三钱　牛黄三厘　朱砂　儿茶各一分　麝香　熊胆　生硼砂各三厘　冰片五钱
【用法】上为细末，和匀，一分五厘装瓶。每次一瓶，重者加倍，吹患处，重者每日三次，轻者二次。
【功用】解热，活血，止痛。
【主治】咽喉肿痛，乳蛾喉痹，口舌生疮，溃烂不已。
【宜忌】忌烟、酒、辛辣食物。

羌蒡蒲薄汤

【来源】《中医方剂临床手册》。
【组成】羌活三至五钱　牛蒡子三钱　蒲公英五钱至一两　薄荷叶一至二钱
【用法】日服一剂，水煎，煮沸三至五分钟即可，分二至三次服。
【功用】解表，清热解毒。
【主治】外感发热，如流行性感冒、上呼吸道感染、扁桃体炎、腮腺炎等。
【加减】咳嗽等肺气不宣明显时，加桔梗、杏仁、前胡；咽喉肿痛严重者，加板蓝根、射干、马勃；胸闷、胃呆、泛恶、舌苔厚腻等湿浊中阻者，加厚朴、半夏、枳壳、六曲。
【方论】本方的配伍特点是辛温与辛凉同用，有较强的发散外邪作用；蒲公英的清热解毒与牛蒡子的清宣肺气相配伍后，还有宣肺清热的作用。

喉症散

【来源】《中医方剂临床手册》。

【组成】青黛 生石膏 象牙屑 人中白 玄明粉 青果炭 天花粉 西月石 炉甘石 冰片

【用法】上为散。外搽患处。

【功用】消火解毒，生肌化腐。

【主治】咽喉红肿，乳蛾，口腔腐碎，牙龈肿胀。

冰香散

【来源】《古今名方》引易玉泉家传方。

【组成】苦瓜霜 硼砂各20克 朱砂（水下） 冰片 胆矾 雄黄精 人中黄各5克 麝香 制僵蚕各3克

【用法】上为极细末。以喉枪或三用吹粉器吹布患处。

【功用】泄热消肿，祛腐止痛。

【主治】风热乳蛾（急性扁桃体炎）。

炎消汤

【来源】《古今名方》引易玉泉方。

【组成】阳白孢（又名炎见消） 白牛膝各15克 地榆12克 算盘子树兜（野南瓜兜）18克

【功用】清热解毒，消肿止痛。

【主治】风湿喉痹，乳蛾，喉风等急性咽喉炎症。

咽喉噙化丹

【来源】《古今名方》引易玉泉家传方。

【组成】生地 熟地 白茯苓各15克 天冬 麦冬 西瓜霜 硼砂 法夏 乌梅肉各12克 人参 冰片 食盐各6克 黄柏 知母 薄荷 诃子肉（煨）各9克

【用法】将以上植物药类先为细末，过细绢罗筛后，再下西瓜霜、硼砂、冰片、食盐，合研为极细末，将药末摊开，先喷食醋（约3份），再炼蜜（约7份）为丸，如龙眼大。用时含入口中，慢慢噙化。

【功用】滋阴润燥，降火利咽。

【主治】虚火喉痹，虚火乳蛾。

解毒消炎丸

【来源】《山东省药品标准》。

【组成】丁香450克 雄黄200克 蟾酥200克 朱砂150克

【用法】上为细末，蟾酥粉碎过80目筛，加70%乙醇适量，待其胀透，加入朱砂、雄黄末搅拌均匀，45℃干燥后，粉碎成细粉，过筛，再加入丁香细粉混匀，过筛。用60%～70%乙醇泛为细小水丸，45℃以下干燥，另取百草霜适量上衣，外包虫胶、玉米朊即得，每50粒重1克。饭后服，每次4～6粒，1日3次；儿童每次2～3粒，婴儿每次1粒，外用适量，用冷开水或醋烊化后敷患处。

【功用】解毒，消肿，止痛。

【主治】痈、疖、疔疮，毒虫咬伤，乳蛾，喉风，喉痛，一般咽喉红肿疼痛。

五味麝香丸

【来源】《中国药典》。

【组成】麝香10克 诃子（去核）300克 黑草乌300克 木香100克 藏菖蒲60克

【用法】上药除麝香外，其余四味粉碎成细粉。将麝香研细，再与上述粉末配研，过筛，混匀，用安息香的饱和水溶液泛丸，晾干即得。每次二至三丸，睡前服或含化，一日一次，极量五丸。

【功用】消炎，止痛，祛风。

【主治】扁桃体炎，咽峡炎，流行性感冒。炭疽病，风湿性关节炎，神经痛，胃痛，牙痛。

【宜忌】宜密封，防潮。本品有毒，慎用，孕妇忌服。

清喉咽合剂

【来源】《中国药典》。

【组成】地黄180克 麦冬160克 玄参260克 连翘315克 黄芩315克

【用法】以上五味，粉碎成粗粉，以渗漉法，用57%乙醇作溶剂，浸渍24小时后，以每分钟约1毫升的速度缓缓渗漉，收集漉液约6000毫升减压回收乙醇，并浓缩至约1400毫升，取出，加水

800毫升，煮沸30分钟，放置48小时，滤过，滤渣用少量水洗涤一次，洗液并入滤液中，减压浓缩至约1000毫升，加苯甲酸钠3克，搅匀，放置24小时，滤过，加水使成1000毫升，搅匀，即得。口服，第一次20毫升，以后每次10～15毫升，一日4次，小儿酌减。

【功用】养阴，清咽，解毒。

【主治】局限性的咽白喉，轻度中毒型白喉，急性扁桃体炎，咽峡炎。

六应丸

【来源】《中国药典》。

【组成】丁香　蟾酥　冰片等

【用法】上药制成丸剂，每5丸重19mg。饭后服，每次10g，儿童每次5丸，婴儿每次2丸，1日3次。外用，以冷开水或醋调敷患处。

【功用】解毒，消炎，退肿，止痛。

【主治】乳蛾，疖痈疮疡，咽喉炎以及虫咬等。

八、喉　菌

喉菌，是指喉内生物有如菌样为主要特征的病情。病发多由于火毒、痰浊、瘀热困结喉部，以致局部出现肿块，表面凹凸不平，声音嘶哑，甚则失声，可伴有咳嗽、咯痰带血、口气恶臭、颈部恶核、吞咽梗阻等症状。《咽喉脉证通论》："此症因食膏粱炙煿，厚味过多，热毒积于心脾二经，上蒸于喉，结成如菌，面厚色紫，软如猪肺，或微痛，或木而不痛，梗塞喉间，饮食有碍。"对喉菌的病因及症状都有了较全面的描述。郑承湘有《喉菌发明》专著论述。治疗以清肺泻热，泻火解毒，行气活血，化痰散结为基本。

橘叶汤

【来源】《奇效良方》卷六十一。

【组成】臭橘叶

【用法】煎汤连服。

【主治】咽喉间生肉，层层相叠，渐渐肿起，不痛，多日乃有窍子，臭气自出，遂退饮食。

桔连汤

【来源】《回生集》卷上。

【组成】苦桔梗　川黄连（倍加）　枳实（炒）　前胡　连翘（去心）　陈皮　防风　制半夏　柴胡　南星　白附子　牛蒡子（炒，研）　玄参　赤芍　莪术（煨）　甘草各等分

【用法】水煎服。用绵裹箸头，蘸食盐点肉上，一日五六次，自消，再服本方。

【主治】喉中忽生肉如桃如云，层层而起。

百草膏

【来源】《囊秘喉书》卷下。

【组成】薄荷八分　玉丹五分　川贝一钱　灯草灰五厘　柿霜八分　甘草一分五厘　天花粉一钱　冰片二分　百草霜一分

【用法】上为末，用白蜜调膏。频咽噙之。若症重，兼服煎剂，并用吹丹。

【主治】喉癣及喉菌。

【宜忌】如治喉刺，玉丹、薄荷忌用；如见劳病已重，津竭火炎之候，亦不宜用。

消标散

【来源】《囊秘喉书》卷下。

【组成】牙消一分　硼砂五分　蒲黄　蜒蚰梅　腰黄各三分　青黛二分　冰片　麝香各五厘　乌梅肉四分（炙存性）

【用法】此药渐点，并内服滋阴之剂，静养自愈。

【主治】喉症过服苦寒，以致喉间结一柱肉，或横生，或直下，喉中稍疼，名为喉标。

九、喉 瘤

喉瘤，是指发生在咽部或喉咽部的质稍软或有蒂肿物，状如乳头或桑葚，色白或淡红，发病缓慢，常觉咽喉异物感，继而声音改变，甚则出现喘鸣及呼吸困难等症状。《疮疡经验全书》："喉瘤生于喉间两旁，或单或双，形如原眼大，血丝相裹如瘤，故名之。此病肺经受热，多语损气，或怒中高喊，或诵读太急，或多饮烧酽酒，或多啖炙煿物，犯之即痛。"治宜清肺祛痰，疏肝解郁，祛瘀散结等法。

益气疏风汤

【来源】《疮疡经验全书》卷一。
【组成】升麻 甘草 当归 川芎 生地 白芍 桔梗 天花粉 黄芩 麦冬 前胡 青皮 干葛 紫苏 连翘 防风
【用法】水煎服。
【主治】肺经受热，多语损气，喉瘤生于喉间两旁，或单或双，形如圆眼大，血丝相裹如瘤。

麝香散

【来源】《医学心悟》卷四。
【组成】真麝香二钱 冰片三分 黄连一钱
【用法】共为末。一日夜吹五六次。
【主治】肺经蕴热，致生喉瘤。生于喉旁，形如圆眼，血丝相裹。

消瘤碧玉散

【来源】《医宗金鉴》卷六十六。
【组成】硼砂三钱 冰片 胆矾各三分
【用法】上为细末。用时以箸头蘸药点患处。
【功用】开结通喉，搜热。
【主治】喉瘤。

益气清金汤

【来源】《医宗金鉴》卷六十六。
【别名】益气左金汤（《外科证治全书》卷二）。
【组成】苦桔梗三钱 黄芩二钱 浙贝母（去心，研） 麦冬（去心） 牛蒡子各一钱五分（炒研） 人参 白茯苓 陈皮 生栀子（研） 薄荷 甘草各一钱（生） 紫苏五分
【用法】加竹叶三十片，水三钟，煎一钟，食远服，滓再煎服。
【主治】喉瘤。

碧玉散

【来源】《外科证治全书》卷二。
【组成】硼砂三钱 胆矾 冰片各三分
【用法】上为细末。用时以箸头蘸点患处。
【主治】喉瘤。形如圆眼核大，红丝相裹，或单或双，生于喉旁，亦有顶大蒂小者，属肝胆郁怒郁热而成。

十、喉 疳

喉疳，是指疳生于咽喉的病情。《焦氏喉科枕秘》："此症受风热，或食炙煿受毒而起。老者难愈，少者易痊。"病发多由外受风热，热灼肺阴，咽喉失养而发；或是胃经蕴热，或过食膏粱厚味，火热上攻咽喉所致。治宜滋阴降火，清热解毒。

升桔汤

【来源】《外科大成》卷三。
【组成】升麻一钱 桔梗一钱五分 昆布二钱 连翘二钱 胆草一钱 射干一钱五分
【用法】用水钟半，煎八分，食远服。外以军持露

滴之。
【主治】三阳经风热上扰，耳内肿痛，面肿，牙痛，咽喉疳。

牛黄至宝丹

【来源】《洞天奥旨》卷十二。
【组成】牛黄一分　胆矾二分　皂角末一分　麝香三厘　冰片一分　儿茶五分　百草霜一钱
【用法】上为末，和匀。每用五厘，吹入喉中。必大吐痰而愈。后用煎剂漱喉汤。
【主治】阳火喉疳。

救急汤

【来源】《洞天奥旨》卷十二。
【组成】青黛二钱　山草根二钱　玄参五钱　麦冬五钱　甘草一钱　天花粉二钱　生地五钱
【用法】水煎服。
【主治】喉疳，阴阳二火所致者。

八宝珍珠散

【来源】《医宗金鉴》卷六十六。
【组成】儿茶　川连末　川贝母（去心，研）　青黛各一钱五分　红褐（烧灰存性）　官粉　黄柏末　鱼脑石（微煅）　琥珀末各一钱　人中白（煅）二钱　硼砂八分　冰片六分　京牛黄　珍珠（豆腐内煮半炷香时取出，研末）各五分　麝香三分
【用法】上药各为极细末，共兑一处，再研匀。以细笔管吹入喉内烂肉处。
【主治】喉疳腐烂。

万氏润燥膏

【来源】《医宗金鉴》卷六十六。
【组成】猪脂一斤（切碎，炼油，去滓）　白蜜一斤（炼）
【用法】搅匀候凝。挑服二匙，每日三五次。
【功用】降火清金。
【主治】阴虚喉疳，失音，大便干。

佛宝丹

【来源】《喉科指掌》卷一。
【别名】赛珍散。
【组成】佛头石青五分　人中白一钱（煨）　龙骨三分（煅）　珍珠三分（包豆腐内煮）　牛黄三分　黄鱼牙三钱（煅）　珊瑚二分　朱砂三分　人中黄三分　芦荟三分（煅）　儿茶三分（煅）　硼砂三分（煅）　寒水石三分（煅）
【用法】上为极细末。吹之。
【主治】咽喉结毒，喉疳破烂等。
【加减】毒重，加雄黄二分；烂甚，加白蜡二分，象皮二分，冰片二分。

五虎粉

【来源】《疡医大全》卷七。
【组成】白矾（飞过）　焰消（用雄猪胆三个，取汁拌，晒干，同矾研合）各二两　雄黄八钱五分　朱砂一两（同雄黄研细合一处）　水银一两五钱
【用法】用小铁锅安定，先将消矾末堆锅底中心，用手指捺一窝，再将朱、雄末倾放消、矾窝中，又以手指捺一窝，再将水银倾放朱、雄窝中，上用瓷器平口碗一只盖定，外以盐泥周围封固，放炭火上，先文后武，升三炷香火，则药上升矣，离火冷定，去泥开看如沉香色为佳，研细，瓷瓶密贮。每用时，先将疮顶上以乳汁或米汤点湿，掺药于上，过一二时辰再掺一次。即散。
【主治】发背、疔疮、恶疮、喉疳，起钉拔箭。

内补汤

【来源】《喉科紫珍集》卷下。
【组成】黄柏　黄连　当归　赤芍　银花　连翘　黄芩　花粉　苏薄荷　川芎　防风　陈皮　茯苓　栀子　瓜蒌　元参　青皮　桔梗　黄耆各等分（一方有款冬花、栀子）
【主治】喉口疳疮。

回生散

【来源】《喉科紫珍集》卷下。
【组成】生白丑一两　熟白丑一两　桔梗五钱　五加皮二两　甘草五钱　熟白鲜皮二两　生白鲜皮二两　连翘二两　花粉一两　银花一两　苏薄荷二两　皂角子一两（炒）　山栀一两　山豆根二两　土茯苓四两（一方有玄参）
【用法】灯心为引，上药或酒煮，或煎服。
【主治】一切口鼻喉疳。

勒缰散

【来源】《喉科紫珍集》卷下。
【组成】生白丑　熟白丑　生黑丑　五加皮　白鲜皮各等分　土茯苓四两　猪油四两
【用法】上为细末，土茯苓、猪油共入罐用水煨烂，取汁调前药末服之，三五日见效。凡人少壮者多服尤可，凡老弱者一二服则止，不宜多服，服五日用内补汤。每服一二剂再补之。
【主治】一切口鼻喉疳，左右阴疮。

瑶池露

【来源】《喉科紫珍集》卷下。
【组成】白芷　山奈　藿香　防风　细辛　荆芥　甘草　银花　黄柏　地骨皮　苦参各等分
【用法】煎汤，温温噙漱。
【主治】喉疳。咽中腐烂，臭秽难闻。

珠黄散

【来源】《疡科心得集·家用膏丹丸散方》。
【组成】西黄一分　大朱砂一钱　珍珠三分　上滴乳石一钱　月石一分五厘　寸香三分　雄精一钱　儿茶一钱　大梅片二分　人中白（煅）一钱五分
【用法】先将珠研极细，后入余药，俱研极细，瓷瓶收贮，勿令泄气。
【主治】烂喉疳，肿腐，汤水难入者；并远年烂喉结毒，腐去蒂丁；及幼孩口疳、口糜。

三仙丹

【来源】《外科真诠》卷上。
【组成】轻粉一钱　朱砂三分　上片二分
【用法】上为细末。吹喉中。
【主治】结毒喉疳腐烂。

红　袍

【来源】《囊秘喉书·医方》卷上。
【别名】铜绿散。
【组成】铜绿五分　腰黄一钱　冰片七厘五毫
【主治】肾经黑色铁皮疳，及牙宣，如牙龈与口唇内皮烂如云片，或龈中出血，或口碎。

虚喉吹药

【来源】《疡科纲要》卷下。
【组成】儿茶三钱　川贝三钱　牡蛎粉（漂净）八钱　西血珀六钱　漂人中白五钱　蒲黄炭三钱　西牛黄二钱　梅冰片六分　麝香三分
【用法】上为极细末，和匀密贮。
【主治】阴虚火炎，喉痹、喉疳、喉癣。

滋阴清火汤

【来源】《喉科家训》卷二。
【组成】大生地　粉丹皮　焦山栀　乌元参　奎白芍　女贞子　玉桔梗　南薄荷　云茯苓　生甘草
【用法】水煎服。
【主治】喉疳。因肾虚火旺，升腾上窍，上腭及扁桃腺内外黏膜红白细点，平坦无刺，声不哑，不咳嗽，两尺脉虚者。
【加减】尺脉旺，加知母、黄柏（俱宜盐水炒）；男加龟版，女加鳖甲。

十一、喉疮

喉疮，是指生于喉间的疮疡。《医学心悟》：“喉疮，少阴肾经阴火上冲也，其上腭生疮脾热也；舌上生疮心热也。”《外科证治全书》：“喉瘘，一名喉疮。喉间生肉，层层相迭，渐渐肿起不前，有窍出臭气，废饮食。”治宜清热解毒，消肿散结。

干地黄汤

【来源】《圣济总录》卷三十。

【组成】生干地黄（焙）二两　青竹茹　鸡苏　赤茯苓（去黑皮）各一两　麦门冬（去心，焙）一两半　玄参三分

【用法】上为粗末。每服五钱匕，水一盏半，煎至八分，去滓，食后温服，一日二次。

【主治】伤寒心脾虚热，喉中有疮，连舌根肿，涕唾，不下食。

黄连汤

【来源】《圣济总录》卷一二三。

【组成】黄连（去须）半分　豉半合　薤白（切）四茎　猪胆半个

【用法】上先以童便八合煎黄连、豉、薤白，取四合，去滓，下猪胆，煎至三合，空腹顿服，每隔日依法再服。

【主治】喉中生疮，久患积劳，不下食，日渐羸瘦。

蔷薇根饮

【来源】《圣济总录》卷一二三。

【别名】蔷薇根散（《鸡峰普济方》卷二十一）。

【组成】蔷薇根皮一两　升麻三分　生干地黄　黄柏各半两　铅白霜（研）一钱

【用法】上为末，入铅霜研匀。每服二钱匕，水一盏，入蜜半匙，煎至七分，稍通口，热漱咽嗌，冷即吐之，及时用药末掺疮上。

【主治】喉咽生疮，连舌颊痛不可忍者。

荆芥桔梗汤

【来源】《小儿卫生总微论方》卷十九。

【组成】荆芥穗　桔梗（去芦）　甘草（生）　牛蒡子（炒）各等分

【用法】上为细末。每用一钱，水一小盏，煎至六分，去滓温服。

【主治】小儿喉中生疮。

济阴化痰饮

【来源】《喉科紫珍集》卷上。

【组成】小生地三钱　银花　玄参各一钱五分　广皮七分　远志　柴胡各八分　桔梗一钱二分　川贝一钱　赤苓二钱　甘草六分

【用法】水煎服。投五七剂，兼用吹散可愈。

【功用】济阴化痰。

【主治】阴虚火灼，忧思郁虑，致成喉证。

碧云散

【来源】《疫喉浅论》卷下。

【组成】西牛黄三分　冰片二分　硼砂二钱　甘草五分　黄连一钱　黄柏一钱　青黛一钱　青鱼胆二个（晒干，如无鱼胆，以青果核灰代之）

【用法】上为极细末。吹患处。

【主治】疫喉腐烂甚，红紫痛甚者。

不二饮

【来源】《青囊秘传》。

【组成】西丁一钱　靛花五分

【用法】上为末。凉水调服。

【主治】结毒咽烂。

两宜散

【来源】《喉舌备要》。

【组成】荆芥　独活　赤芍　白芷　菖蒲各等分

【用法】上为末，用黄酒调敷患处；若疮面上有血泡，不可用菖蒲，恐破疮皮，宜先用四味敷之，后用菖蒲末敷于面上，覆过四围，而以薄纸隔截之；凡敷末药，须温热方能令药气透入，若干再换湿者敷之；如四围黑晕不退，疮口俱无色者，其人必服凉药太过，不可骤用黄龙散，恐黄龙散药力过峻，敷上更加苦痛，以其肌肉未死故也，可于本方内加肉桂、当归以换起死血，血一浮面即除去二味，只用本方治之；若痛不止，可取酒泡乳香、没药，以瓦器盛放火上，俟熔化，乘热倾入药内，调匀涂之，痛立止。若疮口有突肉箭起，宜以本方加南星、用姜汁和酒调涂而落，此因胃着风故也，或有近热之证，可合洪宝丹，以葱汁清茶同调敷；若遇阴寒之证，可合黄龙散调好酒敷之。

【主治】喉症半阴半阳，冷热不明者。

十二、喉痈

喉痈，是指生于咽喉及其邻近部位的痈肿。由于发病部位不同，因而名称各异。生于喉关者称喉关痈；生于喉底者称里喉痈；生于颌下者称为颌下痈；生于会厌者称为会厌痈。《黄帝内经》称为“猛疽”。如《灵枢经·痈疽》：“痈发于嗌中，名曰猛疽，猛疽不治，化为脓，脓不泻，塞咽，半日死。”《素问·至真要大论》：“岁太阳在泉，寒淫所盛，则凝肃惨慄。民病少腹控睾，引腰脊，上冲心痛，血见，嗌痛颌肿”，“嗌痛颌肿”可谓是对颌下痈最早的症状描述。《伤寒论》所记载“咽中伤，生疮”，也属喉痈的范畴。“喉痈”一名，最早见于《诸病源候论·喉痈候》，认为本病“六腑不和，血气不调，风邪客于喉间，为寒所折，气壅而不散，故结而成痈。”明代《证治准绳·疡医》称颌下痈为夹疽：“夹疽属少阴心经、足太阴脾经、足厥阴肝经火热毒上攻而然”，“溃内者难治，虚火上升，痰壅，饮食不进者死”。不仅从经络的联系上说明了本病的病因，并且指出了其预后的凶险性。

本病多因风热邪毒侵袭，引动脾胃积热，上循咽喉，遂致内外热毒搏结，蒸灼肌膜，肉腐成脓。临床以咽喉疼痛逐渐加剧，吞咽、语言困难，患处红肿，局部高突为特征。初起邪在表，治宜疏风清热，解毒消肿。若里热壅盛，酝酿成脓，治宜清热解毒，利膈消肿。若痈肿脓已成，宜清热解毒，活血排脓。

捣薤膏

【来源】方出《太平圣惠方》卷三十五，名见《圣济总录》卷一二二。

【组成】薤一把

【用法】上捣熬。乘热以熨肿上，冷复易之。以醋和涂亦佳。

【主治】咽喉卒生痈肿，食饮不通。

马牙消散

【来源】《圣济总录》卷一一七。

【组成】马牙消（研末）一两

【用法】上为末。每服一钱匕，含咽津，一日三五次。

【主治】口疮，喉痈，及伤寒病后，咽痛闭塞不通，毒气上冲。

一捻金散

【来源】《圣济总录》卷一二三。

【组成】雄黄（研） 藜芦 猪牙皂荚（去皮并子）各一分

【用法】上为散。先含水一口，用药一米许，搐鼻内，即吐去水。

【主治】尸咽及走马喉闭，或咽内生痈。

天门冬煎

【来源】《圣济总录》卷一二三。

【组成】生天门冬汁二升　人参一两　生麦门冬汁一升　生姜汁一升　生地黄汁一升　桂（去粗皮）一两　赤苓（去黑皮）三两　甘草（炙）三分　牛黄（研）半两　半夏（汤洗七遍，曝干）一两

【用法】上药除四味汁外，余六味为末，先以天门冬、麦门冬汁煎减半；次入生姜汁，又煎减半；次又入地黄汁，并余六味末，同煎汁欲尽，即入白蜜一斤，酥四两，同煎成煎，以瓷盒盛。每服一匙，以温水调下，不拘时候。以愈为度。

【主治】喉痈，咽嗌不利。

防风散

【来源】《圣济总录》卷一二三。

【组成】防风（去叉）一两　白附子三分　地骨皮半两　真麝香（研）三分　丹砂（研）　腻粉（研）　白术　马牙消（研）　桂（去粗皮）各一分　赤茯苓（去黑皮）一两

【用法】上为散。每服半钱匕，温酒调下。

【主治】喉痈，及咽喉垂倒。

盐花散

【来源】《圣济总录》卷一二三。

【别名】盐矾散、玉珍散（《普济方》卷六十引《经验良方》）。

【组成】盐花　白矾（烧令汁尽）各一两

【用法】上为细末。以箸头点在痈上。

【主治】喉痈，及悬痈。

油　膏

【来源】《类编朱氏集验方》卷九。

【组成】生麻油半斤（挼皂角十锭，生绢滤去滓）

【用法】灌服。即时疮穿，脓血吐去而愈。

【主治】咽喉生痈，药不下，及喉闭。

秘传洞关散

【来源】《松崖医径》卷下。

【组成】珍珠五分　牛黄　片脑　麝香各三分　朱砂一钱

【用法】上为细末。用少许，吹入喉中。

【主治】喉痈。

珍珠散

【来源】《痘疹正宗》卷下。

【组成】珍珠（生研极细，粗恐伤肠胃）一钱　牛黄五分

【用法】上为极细末。以此散或五分或三分蜜水调下。

【主治】舌疔、喉痈、痘疮入喉，结毒内府，及一切要害之毒。

玉露汤

【来源】《慈幼新书》卷二。

【组成】陈茶叶　川黄连　荆芥穗　薄荷　甘草

【主治】初生喉肿。

乌龙散

【来源】《外科正宗》卷二。

【组成】猪牙皂角七条（去皮弦）

【用法】上为粗末。水一钟，煎五分，加人乳三匙，冷服。即时非吐即泻。

【功用】开关利膈。

【主治】咽喉肿痛，痰涎壅盛，喉风，喉痈，乳蛾。

【宜忌】惟缠喉风、牙关紧闭者不可与，恐痰上出而口不开，壅塞无路；久病咽痛者忌用。

清爽化痰汤

【来源】《丹台玉案》卷三。

【组成】玄参　桔梗　甘草各一钱　生地二钱　诃子肉八分　麦门冬　橘红　百部各一钱五分

【用法】上加灯心三十茎，水煎服，不拘时候。

【主治】喉音不清。

膏子药

【来源】《尤氏喉科秘书》。
【别名】蜜调药（原书）、膏滋药（《疡医大全》卷十七）、胶子蜜调药（《杂病源流犀烛》卷二十四）。
【组成】薄荷　玉丹　川贝母　灯草灰　甘草　冰片　百草霜
【用法】先将玉丹、百草霜研和匀后，入灯草灰再研，入薄荷、甘草、贝母，研极细，方入冰片，再研和。白蜜调服，频频咽之。症重，兼服煎药及用吹药。
【主治】喉痈、喉癣、喉菌。

珍珠散

【来源】《外科全生集》卷四。
【组成】硼砂　雄精　川连　儿茶　人中白　冰片　薄荷　黄柏各等分　大破珠减半
【用法】上为极细末。以刀点之，吹之立效。
【主治】

1.《外科全生集》：牙疳、牙根红肿。
2.《外科证治全书》，喉痈、喉间红肿疼痛。

乌龙胆

【来源】《串雅外编》卷三。
【组成】明矾末（盛猪胆中，风干，研末）
【用法】每吹一钱。取涎立效。
【主治】一切喉症，喉蛾，喉痈。

真功丹

【来源】《重楼玉钥》卷上。
【组成】大冰片一分　真熊胆一钱（阴干，临用乳细末）　芦甘石一钱（用羌活煎汤煅七次，飞去脚，晒干用）　硼砂一钱　牙消二分
【用法】上为极细末，吹患处。
【主治】

1.《重楼玉钥》：孕妇患喉症者。
2.《温氏经验良方》：一切喉痈。

【加减】毒肿渐平，去牙消。

千金内托散

【来源】《喉科紫珍集》卷上。
【组成】党参　银花各一钱五分　甘草五分　当归　连翘（去心）　赤芍　花粉　蒌仁　桔梗　白术各一钱　陈皮　防风　川芎　青皮　厚朴　荆芥各七分　黄耆一钱五分
【用法】加灯心二十寸，水二钟，煎七，徐徐咽下。
【主治】乳蛾，喉痈，舌痈。

顺气香砂饮

【来源】《喉科紫珍集》卷下。
【组成】元参　山栀　粘子　木香　枳壳　赤芍　青皮　桔梗　茯苓　半夏　陈皮　砂仁　厚朴各等分
【用法】加生姜三片，水煎服。
【主治】喉肿。脾家积热，或因醉饱行房，致使气不流通，结肿于喉者。

瀛州学士汤

【来源】《喉科紫珍集》卷下。
【组成】赤芍药　防风　川山甲　黑山栀　没药　乳香　川黄连　升麻　川贝母　苏薄荷　木通　白芷　皂角刺　甘草　天花粉　当归　川芎　陈皮各等分
【用法】灯心、淡竹叶为引，水二钟，煎七分服。
【主治】喉痈喉蛾诸症，红肿不消，疼痛难忍；及梅乳诸核，死蛾，一切痄腮，颏痈疮毒，阴疮疳疮，未成脓者。
【加减】诸疮痈肿、梅核、死蛾，初服必加大黄，如老人加三钱，壮盛者加四五钱，空心服之，利五六次，有痰则痰从下行，有热则清退，有毒即溃，任其自止；后剂去木通、山甲，加桔梗、粘子。

黄芩射干汤

【来源】《医钞类编》卷十二。
【组成】黄芩　射干

【用法】水煎服。
【主治】肺胃两经热毒所致喉中腥臭。

苏子利喉汤

【来源】《外科证治全书》卷二。
【组成】苏子　前胡　赤芍各二钱　甘草　桔梗各一钱　玄参　连翘　浙贝各一钱五分
【用法】水煎，温服。宜先服苏子利喉汤一剂，接后服黄连清喉饮，外吹珍珠散即愈。
【主治】喉痈，喉间红肿疼痛，无别形状。

黄连清喉饮

【来源】《外科证治全书》卷二。
【组成】川连一钱　桔梗　牛蒡子（炒）　玄参　赤芍　荆芥各一钱五分　甘草一钱　连翘　黄芩　天花粉　射干　防风各一钱五分
【用法】水煎，热服。

此方治喉痈实火证也。但喉病实火者少，虚火者多，不可轻试。若寒，必先投苏子利喉汤一、二剂，不应，且有口干便秘烦热之证，方可用之。
【主治】喉痈。喉间红肿疼痛。

万应喉中散

【来源】《集验良方》卷一。
【组成】上犀黄一钱（透甲者真）　滴乳石五钱（研净末）　真珍珠一钱（大者无油为妙）　劈辰砂一钱（漂净，末）　灯草灰三钱（陈者更佳）　儿茶五钱　大梅片一钱　香白芷二钱（生晒，研净末）　片黄柏三钱（生晒，研净末）　苏薄荷七钱（生晒，研净末）　甘草三钱（生晒，研净末）　背黛三钱（去石灰，净末）上血竭三钱
【用法】上药各为细末，照药称准分两，和匀，再研极细无声，瓷瓶贮好，勿令泄气。用时吹喉。
【主治】喉痹，缠喉风，双单乳蛾，喉痈，喉疮，阴虚咽痛。
【宜忌】戒口为要。

凤衣散

【来源】《卫生鸿宝》卷二。
【组成】凤凰衣（即孵鸡蛋壳风衣，微火焙黄）　人中白（即溺桶中白垢，煅）　橄榄核（瓦上焙存性）　孩儿茶各三钱
【用法】上为细末。每药一钱，加冰片五厘，吹搽患处。
【主治】口疮口疳，并乳蛾喉癣，喉疳喉痈，肿痛闭塞。

万应吹喉散

【来源】《经验奇方》卷上。
【组成】上犀黄一钱　滴乳石　儿茶各五钱　黄连　川郁金各四钱　上血竭　青黛　真硼砂　生甘草各三钱　灯草灰　白芷　黄柏　薄荷各二钱　大梅冰　珍珠　辰砂各一钱
【用法】上药各为细末，按件称准和匀，再研极细，瓷瓶收藏，勿令泄气。遇症连吹数次。
【主治】喉痈、喉痹、喉痧、缠喉风、双单乳蛾，阴虚咽喉痛。
【宜忌】忌食发气诸物一百二十日。

青　药

【来源】《包氏喉证家宝》。
【组成】制矾三分　百草霜五厘　灯草灰五厘　粉草末二分　薄荷二分　冰片五厘
【用法】每制矾三分，先配百草霜五厘研细，入灯草灰五厘再研，配成瓦灰色，后加粉草末二分，薄荷二分再研细，入冰片五厘。此药须用时配合，多日则无效，阴雨只可用一日。

制矾法：生明矾研极细末，入倾银罐内，先放大半罐且止，将罐入炉火内，用桴炭火煅熔，以铜箸搅无矾块为度，乃将枪消研细末，投入矾内约十分之五，次将白硼砂研，投入矾内亦十分之五。少顷再投矾末，逐渐投下，候矾尽化，照前投消、硼少许，如此逐层渐渐投尽，直待矾凉，启罐口如馒头样，方架起炭火烧至矾枯，用新瓦一片盖罐上一点钟，取起，将牛黄少许研末，用水五六匙调和，匀洒矾上，将罐仍入火内

烘干，取起，连罐覆净。地上，先用纸衬地，方合罐，罐上覆以碗，过七日夜取起，收贮听用。须轻松无竖纹者佳。煅时火候宜初起缓，亦不可太缓，恐矾僵则不熔化矣，化后用文武火。如矾未化尽即下消、硼，必不能熔，而坚实有竖纹矣。其罐择未倾银者用，必先放火上烘热，亦不可放炭火上使温气入罐。取百草霜法：须取其近锅底者，若锅底心及锅口者，俱不用。先轻轻刮去上面一层，轻取中一层用之，着底者亦不用。

【功用】消痰清热，解毒祛风。

【主治】一切喉舌蛾痈。

【加减】如吹喉证，欲其出痰，加僵蚕、皂角末各三四厘。

玉匙开关散

【来源】《药奁启秘》。

【组成】牙皂一钱　明矾一钱（入蜒蚰二条拌匀，阴干）　火消一钱半　腰黄三分　硼砂一钱半　僵蚕一钱　山豆根一钱　冰片三分

【用法】上为细末。吹入。

【主治】喉风、喉痈、乳蛾。

【加减】痰多者，加胆矾；热甚者，加朴消；夏令潮湿，加龙骨；腐烂者，加轻粉。

十三、悬　痈

悬痈，亦作悬雍、上腭痈、上腭悬痈，是指生于上腭形如紫李的肿物。《备急千金要方》：“悬痈，咽热，暴肿。”《证治准绳》：“上腭生疽，状如紫葡萄何如？曰：是名悬痈，属手太阴、手厥阴心包络。令人寒热大作，舌不能伸缩，口不能开阖，惟欲仰面而卧，鼻中时出红涕，属手足少阴经，及三焦积热所致。”病发多因风热内结，胃火上升所致，实即乳蛾。治宜泻火解毒，消肿止痛。

悬痈又指骑马痈。

干姜散

【来源】方出《备急千金要方》卷六，名见《三因极一病证方论》卷十六。

【组成】干姜　半夏各等分

【用法】上为末。以少许着舌上。

【主治】悬痈，咽热，暴肿。

玄参散

【来源】《太平圣惠方》卷三十五。

【组成】玄参一两　川升麻半两　射干半两　川大黄半两（锉碎，微炒）　甘草一分（炙微赤，锉）

【用法】上为粗散。每服三钱，以水一中盏，煎至六分，去滓，放温，时时含咽。

【主治】悬壅肿痛，不下饮食。

【方论】《本事方释义》：玄参气味咸苦，入手足少阴；升麻气味辛温，入足阳明；射干气味苦平，入手足厥阴；大黄气味苦寒，入足阳明；甘草气味甘平，入足太阴。治悬痈痛咽阻不能下食者，以苦降之品，少佐辛温，再少使以甘平，则上逆之热缓缓下行，病自减矣。

铅霜散

【来源】《太平圣惠方》卷三十五。

【组成】铅霜一分　甘草一分（半生半熟，捣罗为末）

【用法】上为散。每服半钱，以绵裹含，咽津。

【主治】悬壅肿胀疼痛。

干姜散

【来源】《圣济总录》卷一二三。

【组成】干姜（炮裂）　半夏（汤洗七遍）各一分

【用法】上为散。盐豉和涂患处。

【主治】悬痈肿，生息肉。

启关散

【来源】《圣济总录》卷一二三。
【组成】恶实（炒） 甘草（生）各一两
【用法】上为散。每服二钱匕，水一盏，煎六分，旋含之，良久咽下。
【主治】风热客搏上焦，悬壅肿痛。

盐花散

【来源】《圣济总录》卷一二三。
【别名】盐矾散、玉珍散（《普济方》卷六十引《经验良方》）。
【组成】盐花 白矾（烧令汁尽）各一两
【用法】上为细末。以箸头点在痈上。
【主治】喉痈，及悬痈。

射干丸

【来源】《奇效良方》卷六十一。
【组成】射干 甘草（炙） 杏仁（汤浸，去皮尖及双仁，麸炒微黄）各半两 木鳖子 川升麻 川大黄（微炒）各一分
【用法】上为细末，炼蜜为丸，如小弹子大。常含一丸，咽津。
【主治】悬痈肿痛，咽喉不利。

射干散

【来源】《奇效良方》卷六十一。
【组成】射干 天竺黄（研） 马牙消（研）各一两 犀角屑 玄参 川升麻 白矾 白药 黄药 甘草（炙）各半两
【用法】上为细末，研匀，炼蜜为丸，如小弹子大。以绵裹一丸，含咽津，不拘时候。
【主治】悬痈肿痛，咽喉不利，胸中烦热。

加味托里散

【来源】《外科经验方》。
【组成】人参 黄耆（盐水拌，炒） 当归（酒拌） 川芎 麦门冬（去心） 知母（酒拌，炒） 黄柏（酒拌，炒） 芍药（炒） 金银花 柴胡 甘草（水一钟，浸透，以慢火炙）各一钱
【用法】上作一剂，用水二钟，煎八分，食前服。
【主治】悬痈不消不溃。

加味十全大补汤

【来源】《外科经验方》。
【组成】人参 黄耆（盐水拌炒） 白术（炒） 茯苓 熟地黄（酒拌，中满减半） 当归（酒拌） 川芎 芍药（炒）各一钱 肉桂 麦门冬（去心） 五味子（捣，炒） 甘草（炒）各五分
【用法】上作一剂。用水二钟，煎一钟，食前服。
【主治】悬痈溃而不敛，或发热，饮食少思。
【加减】茎肿，加青皮；热，加黄芩、柴胡；日晡热，加柴胡、地骨皮；小便赤，加酒制知母、黄柏；小便涩，加车前子、山栀子，俱妙。

制甘草法

【来源】《古今医统大全》卷八十一。
【别名】制甘草汤（《景岳全书》卷六十四）。
【组成】大甘草一两（切作三节）
【用法】用涧流水一盏浸透，慢火炙干，仍投前水浸透，又炙又浸，水尽为度，为细末。以无灰酒一碗，煎七分，去滓，空心服。
【主治】

1.《古今医统大全》：悬痈肿痛，或发热，不问肿溃。

2.《景岳全书》：痈疽。

一字散

【来源】《古今医统大全》卷九十。
【组成】朱砂 硼砂各五分 冰片少许
【用法】上为细末。先以针用绵缠裹，惟留针锋如粟米许，刺泡出黄赤血汁，用盐汤洗，后刷药，以蜜调药少许，鹅翎刷入口内。咽下无妨。一刺不消，次日再刺，不过数次，自消尽。
【主治】小儿初生悬痈。

将军散

【来源】《古今医鉴》卷八。
【组成】大黄（煨） 贝母 白芷 甘草节各等分
【用法】上为末。酒调，空心服。
【主治】悬痈。
【加减】虚弱者，加当归一半。

烧盐散

【来源】《证治准绳·类方》卷八。
【组成】烧盐 枯矾各等分
【用法】上为细末，和匀。以箸头点之。每日点三五次。
【主治】

1.《证治准绳·类方》：喉中悬痈垂长，咽中妨闷。

2.《医宗金鉴》：心、肾经与三焦经积热而成悬痈，形若紫葡萄，舌难伸缩，口难开合，鼻中时出红涕，令人寒热大作，日久肿硬，下垂不溃。

还元保真汤

【来源】《外科正宗》卷三。
【组成】当归 川芎 白芍 熟地 白术 茯苓 人参 黄耆各一钱 牡丹皮 枸杞子各八分 甘草（炙） 熟附子各五分 肉桂 泽泻各三分
【用法】水二钟，加煨姜三片，大枣二个，煎八分，食前服。
【主治】悬痈已溃，疮口开张，脓水淋漓，不能收敛者。

滋阴八物汤

【来源】《外科正宗》卷三。
【组成】川芎 当归 赤芍 生地 牡丹皮 天花粉 甘草各一钱 泽泻五分
【用法】上加水二钟，灯心二十根，煎八分，食前服。
【主治】悬痈初起，状如莲子，红赤渐肿，悠悠作痛者。
【加减】便秘者，加大黄一钱（蜜炒）。

滋阴九宝饮

【来源】《外科正宗》卷三。
【组成】川芎 当归 白芍 生地 黄连 天花粉 知母 黄柏 大黄（蜜水拌炒）二钱
【用法】上以水二钟，煎八分，空心服。
【主治】悬痈。厚味膏粱，蕴热结肿，小水涩滞，大便秘结，内热口干，烦渴饮冷，六脉沉实有力者。

炙粉草膏

【来源】《外科正宗》卷九。
【别名】大粉草膏（《疡医大全》卷二十三）、炙粉甘草膏（《寿世新编》卷中）。
【组成】大粉草（用长流水浸透，炭火上焙干，再浸再炙，如此三度，切片）三两 当归身三两
【用法】上用水三碗，慢火煎至稠膏，去滓再煎，稠厚为度。每日三钱，无灰好热酒一大杯化膏，空心服之。未成者即消，已成者即溃，既溃者即敛。
【主治】悬痈已成服药不得内消者。

神功内托散

【来源】《丹台玉案》卷六。
【组成】人参 白术各二钱 白芍 当归 附子 陈皮 穿山甲 木香各一钱二分 川芎 枳壳 皂角刺 黄耆各一钱
【用法】上加生姜三片，水煎八分，食前服。
【主治】悬痈，日久不溃，高硬肿痛不可当者。

琥珀蜡矾丸

【来源】《丹台玉案》卷六。
【组成】明矾一两五钱 黄蜡一两二钱 琥珀 朱砂 雄黄各二钱 乳香一钱 蜂蜜三钱（临用）
【用法】上为细末，将蜡熔化，再将末药并蜜搅匀，为丸如绿豆大，朱砂为衣。每服三十丸，白

滚汤送下，病重，早晚日进二次。

【功用】护心膜，散毒止痛。

【主治】悬痈并一切痈疽、发背已成未成之际，恐毒不能出，必致内攻者。

粉草膏

【来源】《嵩崖尊生全书》卷十三。

【组成】粉草四两（长流水浸，炭火炙干，再浸，再炙三次） 当归四两

【用法】慢火熬至稠膏，去滓，再煎大稠为度。每服三钱，空心热酒化下。

【主治】悬痈已成不能消。

冰片散

【来源】《医学心悟》卷四。

【组成】冰片一钱 硼砂五钱 明雄黄二钱 黄柏（蜜炙）三钱 靛花二钱 甘草（炙）三钱 鸡内金（烧存性）一钱 人中白（煅）五钱 川黄连二钱 元明粉二钱 铜青（煅）五分 蒲黄（炒）三钱（一方加牛黄、熊胆、珍珠各一钱，儿茶八分，麝香三分）

【用法】上为极细末。吹患处。

【主治】缠喉风，走马喉风，缠舌喉风，双单乳蛾，喉疔，木舌、重舌、莲花舌，悬痈，兜腮痈，喉疮，牙痈。

国老膏

【来源】《疡科捷径》卷中。

【组成】当归三两 甘草三两

【用法】上药用桑柴文武火煎头、二、三汁，去滓，再煎成膏。每服三四钱，清晨以无灰酒冲下。

【主治】悬痈。

解毒地黄汤

【来源】《外科医镜》。

【组成】鲜生地四钱 赤芍一钱半 丹皮一钱 犀角一钱 黄芩一钱 黄柏一钱 栀子一钱 川连六分 甘草八分（生）

【用法】水煎服。

【主治】上腭悬痈。

十四、喉 癣

喉癣，又名尸咽、喉中生疮、喉疮、天白蚁、肺花疮、久病失音、喉哑失音、痰火喉痛、喉癣喑等，是指咽喉生疮溃腐、其形似苔癣的病情。《诸病源候论》："尸咽者，谓腹内尸虫，上食人咽喉生疮，其状或痒或痛，如甘䘌之候。"明确指出本病的发病原因及症状表现。《太平圣惠方》："夫尸咽者，谓人腹内尸虫上蚀于喉咽，生疮也。此皆阴阳不和。脾肺壅滞。风热毒气，在于脏腑，不能宣通，故令尸虫动作，上蚀咽中，或痒或痛，如䘌之候者是也。"《景岳全书》："喉癣证，凡阴虚劳损之人，多有此病。其证则满喉生疮，红痛久不能愈，此实水亏虚火证也。"《杂病源流犀烛》："喉癣，肺热也，喉间生血丝，如哥窑纹，如秋海棠叶背纹，干燥而痒，阻碍饮食"，"喉疮层层如叠不痛，日久有窍出臭气，废饮食"。《辨证录》："人有生喉癣于咽门之间，以致喉咙疼痛者，其症必先作痒，面红耳热而不可忍，其后则咽唾之时，时觉干燥，必再加咽唾而后快，久则成形而作痛，变为杨梅汁红瘰，或痛或痒，而为癣矣。"《医宗金鉴》："此证一曰天白蚁，咽喉干燥，初觉时痒，次生苔藓，色暗木红，燥裂疼痛，时吐臭涎，妨碍饮食。"《疡医大全》："咽喉内生疮，鼻孔俱烂，此名天白蚁疮，此症方书不载，多有不识，常作喉风医，最为误事。"并指出"喉癣即肺花疮"。《冯氏锦囊秘录》："阴虚咳嗽，久之喉中痛者，必有疮，名曰肺花疮。"

本病多系素体阴虚，或劳损伤阴，肾阴亏

耗，水火不济，虚火上炎，肺金受损，津液被灼，或瘵虫感染，气阴两虚，瘵虫乘势隐匿或啮蚀咽喉所致。临床可见咽喉痒痛，干燥不适，声音嘶哑，咳吐痰血，肌膜溃烂，边如鼠咬，腐衣叠生，形如苔癣，缠绵难愈。治疗可取滋阴降火，养血润燥，益气生津，兼杀瘵虫等法。

百部汤

【来源】《慈幼新书》卷二。

【组成】白薇　紫菀　百部　玄参　麦冬　甘草　五味子　大力子　白芥子

【用法】水煎服。

【主治】喉癣，由风火郁滞喉间，蒸湿生虫，或痛或痒，干燥枯涸，甚则面红耳热而不可忍。

苡仁汤

【来源】《慈幼新书》卷二。

【组成】熟地　麦冬　苡仁　山萸　桑皮　贝母　生地　甘草

【用法】更入肉桂数分。服二剂，不再发。

【主治】喉癣。风火郁滞喉间，蒸湿生虫，或疼或痒，干燥枯涸，甚至面红耳热而不可忍。

胆矾散

【来源】《痘疹传心录》卷十五。

【组成】雄鹅胆二个　黄柏末五分　百草霜五分　青鱼胆（枯矾收）五个　刺毛窠一两（烧存性。内有虫者）

【用法】上为末。吹喉。

【主治】喉癣，喉风。

广笔鼠粘汤

【来源】方出《先醒斋医学广笔记》卷三，名见《医宗金鉴》卷六十六。

【别名】广笔牛子汤（《喉科种福》卷五）。

【组成】贝母（去心）三钱　鼠粘子（酒炒，研）二钱　玄参二钱五分　射干二钱（不辣者是）　甘草二钱五分　栝楼根二钱　怀生地三钱　白僵蚕一钱（略炒，研）　连翘二钱　竹叶二十片

【用法】水二钟，煎八分，饥时服。

《医宗金鉴》：服汤同时，未溃吹矾精散，已溃吹清凉散。

【主治】

1.《先醒斋医学广笔记》：喉癣内热。

2.《医宗金鉴》：咽嗌干燥，初觉时痒，次生苔癣，色暗木红，燥裂疼痛，时吐臭涎，妨碍饮食。

3.《医碥》：胃火上炎灼肺，喉间生红丝如哥窑纹，又如秋海棠叶背，干燥而痒，久则烂开，有小孔如蚁蛀，名天白蚁。

4.《喉科种福》：喉内红色，暗而不鲜，于暗红色中，现出白色，疼痛而痒。

【宜忌】《医宗金鉴》：病人清心寡欲，戒厚味发物。

冰苋散

【来源】《外科大成》卷三。

【组成】冰片　苋菜根（煅灰）　薄荷　黄柏各一钱　月石　儿茶各一钱五分　人中白　山豆根　胡黄连各二钱　枯矾　青黛　龙骨　乌梅肉各五分

【用法】上药各为末，和匀。吹用。

【主治】喉癣。

【加减】杨梅喉癣，加轻粉一钱，柿霜一钱，白砒五厘（枣内去核煨熟用）。

化癣神丹

【来源】《辨证录》卷三。

【组成】玄参一两　麦冬一两　五味子一钱　白薇一钱　鼠粘子一钱　百部三钱　甘草一钱　紫菀二钱　白芥子二钱

【用法】水煎服。

【功用】补肾水，益肺气，杀虫。

【主治】咽门生喉癣，喉咙疼痛。

白薇汤

【来源】《辨证录》卷三。

【组成】白薇二钱　麦冬三钱　款冬花　桔梗各三

分　百部二分　贝母五分　生地三钱　甘草三分

【用法】水煎汤，漱口服，日服一剂。服十日虫死。后用溉喉汤三十剂。

【主治】喉癣。喉咙必先作痒，面红耳热不可忍，其后咽唾之时，时觉干燥，必再加咽唾而后快，久而作痛，变为杨梅红瘰，或痛或痒。

溉喉汤

【来源】《辨证录》卷三。

【组成】熟地二两　麦冬一两　甘草一钱　白薇五分

【用法】水煎服。先用白薇汤十剂杀其虫，后用本汤三十剂。

【功用】补肾水，益肺气，滋其化源。

【主治】喉癣。生于咽门之间，以致喉咙疼痛。其症必先作痒，面红耳热而不可忍，其后则咽唾之时，时觉干燥，必再加咽唾而后快，久则成形而作痛，变为杨梅之红瘰，或痛或痒而为癣。

润喉汤

【来源】《洞天奥旨》卷十六。

【组成】熟地一两　山萸四钱　麦冬一两　生地三钱　桑白皮三钱　甘草一钱　贝母一钱　薏仁五钱

【用法】水煎服。先服化癣神丹六剂后，续服本方。

【主治】喉生癣疮，先痒后痛。

【加减】久则加肉桂一钱。

雪梅丸

【来源】《外科全生集》卷四。

【组成】冰片　犀黄各一分　胆矾　雄精　硼砂　山豆根　儿茶各八分　白梅二枚

【用法】共打为丸。均含十日。

《喉科家训》：上共研细末，另用盐梅三个，打融入药，和匀为丸，如龙眼大。临卧纳口过夜。

【主治】喉癣。

清凉散

【来源】《医宗金鉴》卷六十六。

【组成】硼砂三钱　人中白二钱（煅）　黄连末一钱　南薄荷六分　冰片五分　青黛四分

【用法】上为极细末。吹入喉癣腐处。

【主治】喉癣腐裂疼痛。

清溪秘传矾精散

【来源】《医宗金鉴》卷六十六。

【别名】矾精散。

【组成】白矾（不拘多少，研末，用方砖一块，以火烧红，洒水于砖上，将矾末布于砖上，以磁盘复盖，四面灰拥一日夜，矾飞盘上，扫下用）二钱　白霜梅（去核）二个　真明雄黄　穿山甲（炙）各一钱

【用法】上为细末。以细笔管吹入喉内。

【主治】喉癣。因过食炙煿、药酒、五辛等物，热积于胃，胃火熏肺，致咽嗌干燥，初觉时痒，次生苔藓，色暗木红，未溃，燥裂疼痛，时吐臭涎，妨碍饮食。

太平膏

【来源】《活人方》卷二。

【组成】紫菀茸四两　款冬花三两　杏仁霜三两　知母二两　川贝母二两　茜根二两　薄荷末二两　百药煎一两　粉草一两　海粉一两（飞净）　诃子肉五钱　嫩儿茶五钱

【用法】上为极细末，炼白蜜搅和。不拘时噙化。

【主治】男妇壮火炎上，消烁肺金，气失清化，致干咳烦嗽，痰红，咯血、呕血、吐血，咽痛喉哑，喉癣、喉痹，梅核、肺痿者。

【方论】此药散结热以止痛，生津液以润枯燥，顺气清痰以治咳嗽，便于噙化而无伐胃伤脾之患。

喉癣散

【来源】《仙拈集》卷二。

【组成】头胎黄牛屎

【用法】以新瓦洗净，盖屎周围，用火煅烟尽存

性，取出研末。将芦管徐徐吸入。自愈。

【主治】喉癣。

凤凰散

【来源】《喉科指掌》卷一。

【组成】凤蜕（即抱鸡蛋壳。烧存性） 儿茶 胆南星 橄榄核（烧存性）各等分

【用法】上为细末，每二钱加冰片三分。吹喉。

【主治】喉痛、喉癣、口疳。

【加减】虚者不加冰片。

青灵膏

【来源】《杂病源流犀烛》卷二十四。

【组成】薄荷三钱 贝母一钱 百草霜 甘草各六分 冰片三分 玉丹二钱 元丹八分

【用法】上为细末，炼蜜为丸。噙化。

【主治】喉癣。

清灵膏

【来源】《重楼玉钥》。

【组成】薄荷三钱 贝母一钱 甘草六分 百草霜六分 冰片三分 玉丹二钱 玄丹八分

【用法】上为细末，蜜调，噙化，随津唾咽下。

【主治】喉癣。

绛 雪

【来源】《重楼玉钥》卷上。

【别名】绛雪丹（《急救经验良方》）。

【组成】寒水石二钱 蓬砂一钱 辰砂三钱 大梅片三分 孩儿茶二钱

【用法】上为极细末。每用一字，掺于舌上，津液咽之；或吹患处。

【主治】咽喉肿痛，咽物妨碍，及喉癣，口舌生疮。

秘授甘露饮

【来源】《重楼玉钥》卷上。

【组成】童便

【用法】取童便半酒坛，要坛口大者，先用铁丝作四股络子，悬饭碗一个于坛内，约离童便三寸许，再用铅打成帽笠式，倒置坛口上，四围用盐泥封固，外加皮纸数层糊密，勿令泄气，再用砖搭成炉式，将坛放上，用桑柴文武火炼烧一炷香，去火候温，再将铅笠轻轻取起，勿令泥灰落下，则坛中所悬碗内自有清香童便露一碗。取出另倾茶碗内，与病者服下，每日早、晚共服二钟。取童便，须择无病无疮疖者五六人，每早烹好松萝茶一大壶，令各童饮下，俟便出时，去头去尾不用，取中间者，以坛盛之。

【功用】《喉证指南》：降阴火。

【主治】真阴亏竭，火炎灼肺，虚损失血，内热发为咽疮，喉癣。

通音煎

【来源】《笔花医镜》卷一。

【组成】白蜜一斤 川贝二两 款冬花二两 胡桃肉十二两（去皮，研烂）

【用法】上将川贝、款冬为末，四味和匀，饭上蒸熟。开水送服。

本方改为丸剂，名“通音丸”（见《青囊秘传》）。

【主治】

1.《笔花医镜》：音哑。

2.《集验良方拔萃》：喉癣。

青灵丹

【来源】《外科证治全书》卷二。

【组成】牛黄 冰片各一分 胆矾三分 雄精 硼砂 儿茶 山豆根各八分

【用法】上为细末，用白梅三枚去核，共捣作十丸。分十日噙服。

【主治】虚火上炎之喉癣，喉间生红丝，如戈窑纹，又如秋海棠叶背，不闭不肿，气出如常，干燥而痒，饮食不遂。

【宜忌】宜清心戒欲，忌盐、酱及助火之物。

清金润燥汤

【来源】《疡科捷径》卷中。
【组成】元参　连翘　生地黄　甘草　僵蚕　天花粉　牛蒡子　贝母　射干　灯心
【主治】喉癣。

凤衣散

【来源】《卫生鸿宝》卷二。
【组成】凤凰衣（即孵鸡蛋壳风衣，微火焙黄）　人中白（即溺桶中白垢，煅）　橄榄核（瓦上焙存性）　孩儿茶各三钱
【用法】上为细末。每药一钱，加冰片五厘，吹搽患处。
【主治】口疮口疳，并乳蛾喉癣，喉疳喉痈，肿痛闭塞。

紫　膏

【来源】《卫生鸿宝》卷二。
【组成】旱莲草三斤　麦冬八两　阿胶四两　白蜜二斤
【用法】先熬旱莲取汁，次熬麦冬去渣，下蜜再熬，投阿胶化匀。每服一二匙，白沸汤化下。
【主治】内虚咽痛，或变喉癣。

卯　药

【来源】《咽喉秘集》。
【组成】梅冰片一钱　雄精二钱　靛花一钱　元明粉二钱　硼砂五钱　粉甘草一钱　川黄连二钱　人中白三钱（煅存性）　铜青五钱（煅）　黄柏二钱（蜜制）　鸡内金一钱　钞纸二张（煅存性）　枯矾一钱　鹿角霜一两
【用法】上为末。吹喉。
【功用】解毒退肿，生肌去腐。
【主治】阴虚喉癣。

百草膏

【来源】《囊秘喉书》卷下。
【组成】薄荷八分　玉丹五分　川贝一钱　灯草灰五厘　柿霜八分　甘草一分五厘　天花粉一钱　冰片二分　百草霜一分
【用法】上为末，用白蜜调膏。频咽噙之。若症重，兼服煎剂，并用吹丹。
【主治】喉癣及喉菌。
【宜忌】如治喉刺，玉丹、薄荷忌用；如见劳病已重，津竭火炎之候，亦不宜用。

猪胆矾

【来源】《梅氏验方新编》卷一。
【组成】雄猪胆一个（腊月八日取）
【用法】上装入白矾末，阴干，为末；次年腊月八日再取猪胆，入前猪胆末，如此三四次。每用一二分吹之。
【主治】单乳蛾、喉癣、喉痈肿痛，吞咽不下，命在须臾者。
【宜忌】虚火喉症忌用。

簋金丹

【来源】《饲鹤亭集方》。
【组成】鹅管石　硼砂（煅）各三钱　雄精　炒天虫各二钱　人指甲（煅）五钱　冰片七分
【用法】上为极细末，密收。吹点。
【主治】喉癣。阴虚火炽而成者，兼疗虚寒喉痹，天白蚁。

喉癣吹药

【来源】《外科方外奇方》卷三。
【组成】哺胎鸡蛋壳一钱（连衣烧存性）　儿茶五分　橄榄核五分　犀牛黄五分　廉珠五分　人乳粉五分（银瓢制）　明雄黄五分　真梅片三分（樟冰片不可误用）
【用法】上为极细末。吹患处。
【主治】喉癣。

加减镇阴煎

【来源】《喉科种福》卷五。

【组成】附片六钱 牛膝一钱半 黑铅五钱 洋参一钱 炙草一钱半 熟地三四钱。
【主治】虚阳上浮而致喉中形如松子鱼鳞，喉内不阻塞者。

虚喉吹药

【来源】《疡科纲要》卷下。
【组成】儿茶三钱 川贝三钱 牡蛎粉（漂净）八钱 西血珀六钱 漂人中白五钱 蒲黄炭三钱 西牛黄二钱 梅冰片六分 麝香三分
【用法】上为极细末，和匀密贮。
【主治】阴虚火炎，喉痹、喉疳、喉癣。

知柏地黄汤四物汤合方

【来源】《中医喉科学讲义》。
【组成】熟地黄八钱 怀山药四钱 山萸肉四钱 白茯苓三钱 丹皮三钱 泽泻三钱 知母三钱 黄柏二钱 川芎一钱半 当归三钱 白芍三钱
【用法】水煎服。
【功用】滋阴降火。
【主治】房欲过度，肾阴亏损所致喉癣，虚烦不寐，火升烘热，口干咽燥，形体苍瘦，六脉细数者。

十五、喉内结核

喉内结核，亦称喉中痰核，是指生于喉部的肿块结核。《万病回春》：“咽喉结核，肿块如桃，坚硬疼痛，颈项不回转，四腋下或有块硬如石。”病发多由痰浊凝聚而成，如《赤水玄珠全集》即谓之：“痰核在咽。”治宜化痰散结为主，

保安散

【来源】《普济方》卷六十。
【组成】石胆 硇砂
【用法】上为细末。每用竹筒吹之，或以箸头蘸之。
【主治】喉内结核不消。

百霜丸

【来源】《普济方》卷六十四。
【别名】百灵丸（《奇效良方》卷六十一）。
【组成】釜底百草霜不拘多少
【用法】上为细末，炼蜜为丸，如龙眼大。每服一丸，新汲水化开灌下。甚者，不过三丸即愈。
【主治】咽喉中结块核，不通水食，危困欲死。

噙化丸

【来源】《赤水玄珠全集》卷三引丹溪方。
【组成】瓜蒌仁 青黛 杏仁 海蛤粉 桔梗 连翘 风化消
【用法】上为末，姜汁炼蜜为丸。噙化。
【主治】痰核在咽。

消毒散

【来源】《万病回春》卷五。
【别名】消解散（《东医宝鉴·杂病篇》卷八）。
【组成】南星（姜制） 半夏（姜制） 陈皮 枳实 桔梗 柴胡 前胡 黄连 连翘 赤芍 防风 独活 白附子 苏子 莪术 蔓荆子 木通 甘草
【用法】上锉一剂。加生姜二片，灯草一团，水煎服。
【主治】咽喉结核，肿块如桃，坚硬疼痛，颈项不回转，四腋下或有块硬如石。

十六、黄 喉

黄喉，是指口中喉间出现黄条、黄块的病情。《喉科种福》记有阴虚黄喉和瘟疫黄喉。多由感受时行疫疠之邪，或素体阴虚，或久病导致肝肾阴虚，虚火上灼咽喉所致。治宜清热解毒，滋阴降火。

破壁擒王饮

【来源】《喉科种福》卷三。

【组成】大黄四两 黄芩五钱 连翘四钱 防风三钱 黄连二两 莪术三钱 栀子五钱 荆芥三钱 黄柏五钱 槟榔三钱 薄荷二钱 桔梗一钱 前仁五钱 甘草一钱

【主治】瘟疫黄喉。

【方论】破壁擒王一方，为专治黄疫喉之专剂而最峻者。以三黄攻毒；以荆、防、薄、翘解散其党；以莪术、槟榔作先锋，领猛将健卒直捣巢穴；以山栀泻三焦之热，桔梗载其上浮，车前引其下行，三路合兵，俾无隙漏；以甘草调和诸将，协力同心，以成大功。

【验案】黄疫喉 邑庠生某故弟，蔚南肄业师也。一日，弟过其馆，以喉初起微痛，令诊视，曰：得毋黄疫喉乎？曰：然。以破壁擒王饮与之，大黄、黄连各四两，三服不下，弟邀余同往视之，服大黄、黄连各六两，始下而愈。弟又治一老妇，年七十，骨瘦如柴，染疫黄喉，亦投本方，大黄、黄连各重至六两始痊。

逐贼出壁饮

【来源】《喉科种福》卷三。

【组成】大黄四两 防风二钱 栀子五钱 玄参八钱 赤芍四钱 黄连二两 荆芥四钱 甘草二钱 花粉三钱 薄荷二钱 连翘五钱 前仁五钱 灯心一扎 银花三钱

【用法】水煎服。

【主治】瘟疫黄喉。

鸡人唱筹方

【来源】《喉科种福》卷五。

【组成】溏鸡矢 人中白一钱 冰片二厘 制乳香一钱 制没药五分

【用法】点喉内。

【主治】久病痨瘵之人，阴虚于下，阳浮于上，水不济火，相火妄动，致生阴虚黄喉，满口皆黄，其黄如淡金，平净无垢，口无涎丝，外显潮热。

空城却敌散

【来源】《喉科种福》卷五。

【组成】白马粪一两 人中白六钱 硼砂三钱 薄荷四分 北细辛二分 荆芥尾一钱 四六片二分

【用法】上为细末。吹喉。

【主治】阴虚黄喉。

十七、白 喉

白喉，又称白缠喉，是指症见喉间色白如腐的病情。白喉之名，出现较晚，其病情属早期喉风、喉痹范畴。《重楼玉钥》：“喉间起白如腐证，其害甚速，此证甚多，唯小儿尤胜，且多传染”，“白喉乃由热毒蕴结肺胃二经，复由肠寒，下焦凝滞，胃气不能下行，而上灼于肺，咽喉一线三地，上当其行，终日蒸腾，无有休息，以致肿且滞，溃见闭矣”。病发多由温疫疠气或疫毒燥热时邪引起。素体肺肾阴虚加之干燥气候，如秋冬久晴不雨，则邪易从口鼻而入，直犯肺胃，酿成阴虚阳热之病情。《重楼玉钥》还提到“多服辛热之物，感能而发”的饮食因素。治宜辛凉宣肃，养阴清肺主。

白矾散

【来源】《医方类聚》卷七十四引《济生续方》。

【别名】帐带散、通关散（《本草纲目》卷十一）、扫涎立效丹（《白喉全生集》）。

【组成】白矾三钱　巴豆三枚（去壳，分作六瓣）

【用法】上将白矾及巴豆于铫内慢火熬化为水，候干，去巴取矾，研为细末。每用少许，以芦管吹入喉中。

【主治】

1.《医方类聚》引《济生续方》：缠喉风，急喉闭。

2.《白喉全生集》：白喉，风涎壅盛急症。

八味回阳饮

【来源】《会约医镜》卷三。

【别名】回阳饮（《喉科种福》卷五）。

【组成】人参（无者，以蜜炒黄耆一两代之）　附子二三钱　干姜（炒）二三钱　当归身三钱（如泄泻者，或血热动血者，去之）　熟地数钱或一二两　甘草（炙）一钱　白术三四钱　黄耆（蜜炒）三钱

【用法】水煎，温服。

【主治】

1.《会约医镜》：伤寒脉虚将绝，阴阳将脱。

2.《喉科种福》：白喉，其痛甚，其无白色处，色紫红，脉沉紧者。

【方论】《喉科种福》：此方阴盛格阳于上之证，宜回阳饮，热药凉用。按其用姜、附、归、地也，回阳于肾以温中；其用参、耆、术、草也，暖气于肺以达外。服后如发战下利，则加倍再服，惟归、地不可再加，以归、地为阴药故也。

【加减】如泄泻者，加乌梅二个；虚火上浮者，加茯苓二钱，麦冬一钱；如肝滞而胁胀痛者，加肉桂一钱半。

养阴清肺汤

【来源】《重楼玉钥》卷上。

【别名】养阴清肺膏（《全国中药成药处方集》北京方）、养阴清肺糖浆（《中药制剂手册》）。

【组成】大生地二钱　麦冬一钱二分　生甘草五分　玄参一钱半　贝母八分（去心）　丹皮八分　薄荷五分　炒白芍八分

【功用】

1.《重楼玉钥》：养阴清肺，兼辛凉而散。

2.《北京市中药成方选集》：清热润肺。

3.《中国药典》：养阴润燥，清肺利咽。

【主治】

1.《重楼玉钥》：喉间起白如腐，即所谓白缠喉也。初起发热，或不发热，鼻干唇燥，或咳或不咳，鼻通者轻，鼻塞者重，音声清亮，气息调匀易治。

2.《方剂学》：白喉。喉间起白如腐，不易拔去，咽喉肿痛，初起发热，或不发热，鼻干唇燥，或咳或不咳，呼吸有声，似喘非喘。

【宜忌】如有内热及发热，不必投表药，照方服去，其热自除。

【加减】质虚，加大熟地，或生熟地并用；热甚，加连翘，去白芍；燥甚，加天冬、茯苓。

【方论】

1.《重楼玉钥》：喉间起白如腐一证，其害甚速。缘此症发于肺肾，凡本质不足者，或遇燥气流行，或多食辛热之物，感触而发。初起者发热，或不发热，鼻干唇燥，或咳或不咳，鼻通者轻，鼻塞者重，音声清亮气息调匀易治，若音哑气急即属不治。经治之法，不外肺肾，总要养阴清肺，兼辛凉而散为主。

2.《历代名医良方注释》：阴虚白喉，多由肺肾阴虚，复感疫毒，津液被灼，热毒熏蒸于咽喉所致。方中生地、玄参、麦冬清热解毒，养肺肾之阴。白芍助生地、玄参养阴清肺而润燥；丹皮助生地、玄参凉血解毒，而消痈肿。佐以贝母润肺止咳、清热化痰；薄荷宣肺利咽；使以生甘草泻火解毒，调和诸药。诸药合用，具有养阴清肺解毒的作用。

3.《古今名方发微》：此证发于肺肾本质不足者，或遇燥气流行，或多服辛热之物，感触而发。治当标本兼顾，养阴润肺与清热解毒并施，方用生地、玄参滋肾阴，并可凉血解毒。《本草纲目》说：肾水受伤，孤阳无根，发为火病，法

宜壮水以制火，故玄参与生地同用；另以麦冬、白芍助生地、玄参养阴清热润燥，且麦冬长于养阴润肺；四药相伍，肺肾同治；又用丹皮清血中之伏火，助玄参凉血解毒消肿，浙贝清热解毒化痰，薄荷宣肺利咽，甘草泻火解毒，且能调和诸药。

【实验】

1.对免疫功能的影响　《湖南中医学院学报》（2001，2：16）：实验提示：养阴清肺糖浆能明显提高免疫低下小鼠血清溶血素抗体含量和碳粒廓清指数，具有增强机体免疫功能作用。

2.抗炎作用　《中药材》（2006，3：279）：实验表明：养阴清肺糖浆可降低烟雾所致的支气管炎症程度，并具有较好的提高机体抗氧化损伤的作用。

【验案】

1.喉痹　《冉雪峰医案》：魏某，女。患喉痹，咽喉肿痛，滴水不入，药不得下，病来较暴，俨已封喉，唇口色乌，眼面俱肿，气痰铲铲，筑筑然若将窒息，病势颇危，某医院拒不收治，求诊于余。予曰：热毒太炽，肿毒太剧，但非必死证。因喉闭药物难下，先以雷氏六神丸置舌上，以温水少许润之，至第二日茶水勉下，乃投养阴清肺汤，原方薄荷减半，生地加倍，越七日诸病消失，气平神清如常人。

2.白喉　《福建中医药》（1959，12：516）：采用养阴清肺汤加减：生地30g，玄参、麦冬各24g，丹皮、白芍、蒲公英、板蓝根各12g，银花、连翘、百合、川贝、薄荷、甘草各9g，煎成90ml，分次频服，另加吹喉散吹喉，治疗白喉213例。结果：服药后多数于第2天退热，白膜消退最快者为2天，最迟者12天，平均为5.5天；杆菌培养转阴最快2天，最慢12天，平均6.4天；213例中，痊愈192例，死亡21例。

3.急性扁桃体炎　《中华医学杂志》（1962，3：169）：用本方加减，大生地24g，白芍12g，玄参24g，浙贝12g，甘草6g，麦冬12g，薄荷3g，丹皮12g为基本方；大便秘结者加玄明粉9g；小便短黄者加车前子6g；口干者加天花粉9g；治疗急性扁桃体炎50例。结果：治愈45例，好转3例，无效2例。在有效病例中，轻者服药1剂，重者4剂，多半服药2剂即可获效。服药过程中未发现不良反应。

4.口腔溃疡　《医学理论与实践》（2001，11：1137）：用养阴清肺汤治疗口腔溃疡30例，结果：痊愈20例，显效8例，有效2例。

5.儿科肺系疾病　《四川中医》（2002，8：58）：用养阴清肺汤治疗儿科肺系疾病40例，对照组予罗红霉素及急支糖浆治疗35例。结果：治疗组治愈30例，好转10例，总有效率100%；对照组35例中，治愈8例，好转15例，无效12例，总有效率65.7%。两组总有效率经统计学处理有显著性差异（$P<0.005$）。治疗组治愈时间平均为4.1±1.3天，对照组治愈时间平均为7.6±1.5天。

6.慢性咽炎　《实用中医药杂志》（2002，12：119）：用养阴清肺汤治疗慢性咽炎100例，结果：显效81例，占81%；有效19例，占19%；总有效率为100%。

甘露饮

【来源】《玉钥续编》。

【组成】大熟地三钱　大生地二钱　玉竹三钱　大麦冬（去心）二钱　天门冬（去心）一钱　马料豆二钱　炙甘草四分

【用法】井水二钟，文火煎服。

是方得人参更妙。

【主治】喉白，咽干不润，咳嗽，唇燥舌干。

圣功丹

【来源】《玉钥续编》。

【组成】青果炭一钱　凤凰衣一钱　儿茶一钱　川贝母（去心）一钱　黄柏八分　薄荷叶八分　冰片五厘

【用法】上药各为细末，绢罗筛过，再为和匀，加入冰片同研收固，勿使泄气。每吹少许。

【主治】咽痛白腐糜烂，口舌白疮，口糜，唇疮，舌烂，舌根白疮。

【加减】腐烂重者，加人中白二钱。

两仪汤

【来源】《玉钥续编》。

【组成】人参　大熟地
【用法】长流水煎服，或加麦冬亦可。
【主治】咽喉白腐，打呛，音哑，气喘。

两富汤

【来源】《玉钥续编》。
【组成】大熟地一两　大麦冬一两
【用法】取长流水与井水各半煎浓，徐徐服之。
【功用】金水相生。
【主治】白腐音哑。

养阴清燥汤

【来源】《玉钥续编》。
【组成】大生地一钱　大麦冬一钱　川贝母八分　粉丹皮八分　玄参一钱　薄荷叶三分　生甘草五分
【用法】水一钟半，煎至五六分，温服。
【主治】肺肾阴虚，感燥而发，咽痛白腐缠喉，及口舌白疮，口糜唇疮。
【加减】发热者，不必拘泥外感之有无，只照方投之而热自退；鼻塞，音微瘖，气急者，去薄荷，加玉竹二钱，北沙参二钱；舌苔黄色而唇燥者，加真钗斛一钱；肺热咳嗽，加干桑叶三片；大便闭结，三四日未更衣者，加叭哒杏仁（去皮尖，研末）八分，黑芝麻三钱，或火麻仁二钱；时行燥疫，易于传染者，加陈人中黄三分；阴火盛而咽干不润者，加大熟地三钱，天门冬（去心）二钱，女贞子一钱；体质虚弱，两脉浮数无力，或潮热不退者，去生地，重用大熟地，而热自除；白腐已减，尚有些微，滞于咽间不得退净者，亦须重用大熟地至五六钱，其白即除矣；喉白既已退净，可用炒白芍八分，甜百合二钱，以固肺气，淮山药亦可加入。

清心涤肺汤

【来源】《瘟疫条辨摘要》。
【组成】生地三钱　浙贝二钱　黄柏二钱　麦冬三钱（去心）　花粉二钱　知母二钱　天冬二钱　黄芩二钱　僵蚕二钱（炒）　甘草五分
【用法】水煎服。
【主治】白喉。
【加减】体气素虚者，加条参，或加生玉竹。

自制坤方

【来源】《喉科心法》卷下。
【组成】大生地八钱　湖丹皮二钱　大麦冬六钱（去心）　香犀角六分　大白芍三钱（酒炒）　苏薄荷八分　鲜石斛六钱（铁皮者佳）　煅中黄三钱　京元参六钱　净银花三钱　川贝母三钱（去心）　陈海蛰一两（漂淡）
【用法】用鲜梨汁为引。甚则日服两剂。
【主治】喉间各症，肿势渐消，起白如腐而干，或灰黑色。
【加减】如胸闷舌腻，去大生地，换鲜生地，加减悉同乾方。

神仙活命汤

【来源】《喉科心法》卷下。
【组成】龙胆草二钱　京元参八钱　马兜铃三钱（蜜炙）　板蓝根三钱　生石膏五钱　炒白芍三钱　川黄柏一钱五分　生甘草一钱　大生地一两（当用鲜者）　全瓜蒌三钱　生栀子二钱
【用法】《白喉治法抉微》：重者日服三剂，俟病稍减，仍服养阴清肺汤。
【主治】

1.《喉科心法》：白喉。

2.《白喉治法抉微》：白喉初起，极疼且闭，饮水即呛，眼红声哑，白点立见，口出臭气者；或已延误二三日，症已危急；或误服表药，现出败象，非轻剂所能挽回者。

【宜忌】此汤太苦寒，非极重之症以及误服禁忌之药渐见败象者不可轻用。

除瘟化痰汤

【来源】《喉科心法》卷下。
【组成】粉葛根二钱　金银花二钱　枇杷叶一钱五分（去毛，蜜炙）　竹叶一钱　大生地二钱（当用鲜者）　冬桑叶二钱　小木通八分　川贝母二

钱　生甘草八分　薄荷五分

【功用】除瘟化痰。

【主治】白喉。

龙虎二仙汤

【来源】《时疫白喉捷要》。

【别名】龙虎二仙丹（《喉证指南》卷四）。

【组成】龙胆草二钱　大生地一两　生石膏一两　川黄连三钱　真犀角八钱　黑栀仁三钱　板蓝根四钱　鼠粘子四钱　知母四钱　僵蚕五钱　木通四钱　元参四钱　甘草一钱　黄芩五钱　马勃四钱（用绢包煎）　大青叶五钱

【用法】粳米二合为引，日服三四剂。

【主治】白喉极险者。

瓜霜散

【来源】《时疫白喉捷要》。

【别名】冰瓜雄朱散（《疫喉浅论》卷下）。

【组成】西瓜霜一两　人中白一钱（火煅）　辰砂二钱　雄精二分　冰片一钱

【用法】上为细末，再乳无声，用瓷瓶紧贮。凡患白喉、喉蛾及一切喉痧等症，急用此药吹入喉内患处，连吹十数次；凡一切红肿喉风之症均可吹之；凡牙疳、牙痈及风火牙痛，牙根肿痛，舌痛诸病，用此散擦敷其上，吐出涎水，再擦再吐。

【主治】白喉，喉蛾及一切喉痧，红肿喉风。牙疳，牙痈及风火牙痛，牙根肿痛。舌痛诸病。

【加减】此药专治白喉，若非白喉，须去雄精一味。

养正汤

【来源】《时疫白喉捷要》。

【组成】生玉竹五钱　淮山药四钱（炒）　云茯苓三钱　熟地黄四钱　大生地三钱　酒白芍二钱　天花粉二钱　麦门冬二钱（去心）　首乌四钱（制）　女贞子三钱

《喉科家训》有西归身、生甘草。

【用法】水煎服。

【主治】白喉。

【宜忌】彻尽余毒，再服养阴之剂。

神功辟邪散

【来源】《时疫白喉捷要》。

【组成】粉葛二钱　生地四钱　木通二钱　连翘二钱　僵蚕三钱　浙贝三钱　黄芩二钱　牛子二钱　麦冬三钱（去心）　银花二钱　蝉蜕一钱　马勃二钱（绢包煎）

【用法】生青果三个为引。

【主治】白喉重者。

除瘟化毒散

【来源】《时疫白喉捷要》。

【别名】除瘟化毒汤（《喉证指南》卷四）。

【组成】粉葛二钱　黄芩二钱　生地三钱　栀仁二钱　僵蚕二钱（炒）　浙贝三钱　豆根二钱　木通二钱　蝉退一钱　甘草五分　冬桑叶二钱

《喉症指南》引本方用川贝，不用浙贝。

【用法】《验方新编》：水煎服，生青果三个为引（如无生青果，或干橄榄亦可）。

【主治】白喉初起，及单蛾双蛾，喉痛。

白凤饮

【来源】《中国医学大辞典》引《疫喉浅论》。

【组成】乌嘴白鸭一只（取头颈骨连喉管嗓嗉，不刺破，不落水）　玄参四钱　生地黄五钱　蜗牛二个　地龙二条　古文钱四枚　白盐梅三个　枇杷叶三钱（绢包）

【用法】用新取急流河水三大碗，扬三百六十五遍，炊以芦薪，煎至八分，去油，临饮时，每一钟加柿霜一钱，和匀，缓缓饮之。

【主治】疫喉白腐，会厌溃烂，口出臭气。

【加减】春加蚕食桑叶（孔多者）三钱，夏加荷花蒂（连须）七个，秋加荸荠苗梢（寸许长者）九枝，冬加青果汁一小酒杯（冲服，或用青果五枚，去两头尖，捣烂入煎亦可）。

白凤饮子

【来源】《疫喉浅论·新补会厌论》。

【别名】白凤饮（《中国医学大辞典》）。

【组成】乌嘴白雄鸭（取头颈骨连喉管，以及嗓嗉，均莫刺破，不落水） 玄参四钱 生地五钱 蜗牛二个 地龙二条 古文钱四枚 白盐梅三个 枇杷叶三钱（绢包）

【用法】春，加蚕食过桑叶（孔多者）三钱；夏，加荷花蒂（连须）七个；秋，加荸荠苗梢九枝（各寸许）；冬，加青果汁一小酒杯（冲服），或青果五枚（去两头尖，捣烂入煎）亦可。上药共和一处，用新取急流河水三大碗，扬三百六十五遍，炊以芦薪，煎至八分，去油。临饮时，每一钟加柿霜一钱，和匀，缓缓饮之。

【主治】疫喉白腐，会厌腐溃，口出臭气。

竹茹石膏汤

【来源】《疫喉浅论·新补会厌论》。

【别名】青龙白虎汤。

【组成】鲜竹茹三钱 软石膏五钱

【用法】用井、河水各半煎，温服。

【主治】疫喉白腐，壮热如烙，烦渴引饮。

清化会厌退腐汤

【来源】《疫喉浅论》卷上。

【组成】香银花五钱 连翘三钱 人中黄一钱五分 元参三钱 赤芍二钱 生地四钱 丹皮三钱 麦冬二钱 桃仁三钱 红花二钱 薄荷一钱 大贝母三钱 板蓝根三钱 芦根二两（去节）

【用法】上以长流水煎，日二服，夜一服。

【功用】清化会厌之腐。

【主治】疫喉白腐，会厌腐溃。

【加减】谵语神昏，加犀角；壮热烦渴，可与竹茹石膏汤相间服之；胸次饱满，加枳壳、山楂、神曲、麦芽以消之；小便不通，加泽泻、车前子、灯心、莲子心以导之；大便秘结，加清宁丸、元明粉以行之，重则加大黄。

冰白散

【来源】《疫喉浅论》卷下。

【组成】梅花冰片五分 人中白五钱 粉儿茶五钱 粉甘草一钱 玄明粉五分 鸡内金（要不落水者，瓦上焙干）五钱

【用法】上为细末。吹之。

【主治】疫喉腐烂忒甚。

鸡苏吹喉散

【来源】《疫喉浅论》卷下。

【组成】鸡苏薄荷五分 白僵蚕五分 硼砂一钱 马牙消一钱 马勃三分 冰片一分

【用法】上为细末。吹喉。如烂甚者，合冰白散；痛甚者，合碧云散。

【功用】止痛，去腐，生新。

【主治】疫喉初起，肿痛腐烂，或白或黄者。

神仙活命汤

【来源】《梅氏验方新编》卷一。

【别名】神仙活命饮（《喉证指南》卷四）。

【组成】龙胆草一钱 金银花二钱 黄芩三钱 生地四钱 土茯苓五钱 生石膏三钱 木通二钱 马勃三钱（绢包煎） 车前子二钱 浙贝母三钱 蝉蜕一钱 僵蚕三钱

【用法】上用生青果三个，水煎服，急喉险症，须每日三四剂，少则不效。

【主治】白喉重者，风热喉痛，或红或肿。

人参败毒散

【来源】《白喉全生集》。

【组成】洋参（或用条参） 防风（去芦） 白芷 浙贝（去心）各二钱 桔梗 银花 僵蚕（姜汁炒） 鼠粘各三钱 荆芥 人中黄各一钱 蝉蜕七只（去头翅足） 皂角刺三针（煨）

【用法】水煎服。

【主治】白喉热证尚轻，热邪尚在表，白见于外关，或薄或小，淡红微肿略痛，声音响亮，牙关饮食稍碍，口干，头闷目胀，舌苔与小便微黄。

开关立效散

【来源】《白喉全生集》。

【组成】真雄精一钱 细辛一分 真牛黄一钱 牙

皂二分　真麝香四分　薄荷六分（去梗）　大梅片五分

【用法】除片、麝、牛黄外，共为极细末，过绢筛，合片、麝、牛黄再乳精细，瓷瓶收贮，蜡封固瓶口，勿使泄气。临时以三四厘吹两腮内，或以少许吹鼻孔。

【功用】开窍。

【主治】一切白喉牙关紧闭，汤水难入者。

五积散

【来源】《白喉全生集》。

【组成】苍术　白芷　法夏（姜汁炒）　桔梗　川芎各二钱　银花　僵蚕各一钱五分（姜汁炒）　厚朴（姜汁炒）　枳壳　粉草各一钱　煨姜三片

【用法】水煎服。

【主治】白喉寒证，白见于关内，成点成块，或满喉俱白，色如凝膏，喉内淡红微肿，时痛时止，头项强痛，身重，恶寒发热，咳嗽结胸，声低痰壅，舌苔必白而厚，不思饮食，目眩倦卧，或手足冷逆，欲吐腹痛。

升阳散火汤

【来源】《白喉全生集》。

【组成】柴胡（去芦）　连翘　僵蚕（姜汁炒）　防风（去芦）各二钱　桔梗　鼠粘子各三钱　蝉蜕七只（去头翅足）　山豆根　射干　薄荷　荆芥　人中黄各一钱　皂角刺三针（煨）

【用法】水煎服。

【主治】白喉初起，热邪尚在表，白见于外关，或薄或小，淡红微肿，略痛，声音响亮，牙关饮食稍碍，口干，头闷目胀，舌苔与小便微黄。

六味地黄汤

【来源】《白喉全生集》。

【组成】熟地五钱　淮药八钱（炒）　僵蚕一钱五分（姜汁炒）　云苓三钱　丹皮（去骨）　泽泻（盐水炒）　麦冬（去心）　炙草各一钱　桂圆三粒

【用法】水煎服。

【主治】白喉愈后，阴虚有热者。

引龙归海散

【来源】《白喉全生集》。

【组成】制附片四钱　吴萸三钱

【用法】上为细末。白酒调作二饼，贴两足心涌泉穴；若天气寒，用火微烘。

【主治】寒性白喉急证。

平险如意散

【来源】《白喉全生集》。

【组成】赤小豆四钱　大黄四钱　芙蓉叶四钱　文蛤三钱　四季葱三根　鼠粘三钱　燕子窝泥五钱

【用法】上为细末。将四季葱捣汁，以陈茶水、白酒各半调和，炒微热，敷颈项。

【功用】拔毒外出，消肿止痛。

【主治】白喉，内外俱肿急者。

甘桔汤

【来源】《白喉全生集》。

【组成】甘草三钱　桔梗四钱　银花一钱五分　麦冬（去心）　僵蚕（姜汁炒）　鼠粘各二钱　冬桑叶三钱

【用法】水煎服。

【主治】白喉虚热证。白见于关内，外色稍不润，喉内红肿，下午痛甚，口干不渴，舌苔虽黄而滑，小便略赤而长，饮食稍碍，心烦不眠。

甘露饮

【来源】《白喉全生集》。

【组成】生地黄四钱　熟地　麦冬（去心）各三钱　僵蚕二钱（姜汁炒）　银花　天冬各一钱五分　石斛　枳壳　粉草各一钱

【用法】水煎服。

【主治】白喉虚热症。白见于关内外，色稍不润，喉内红肿，下午痛甚，口干不渴，舌苔虽黄而滑，小便略赤而长，饮食稍碍，心烦不眠。

四物汤

【来源】《白喉全生集》。

【组成】生地黄三钱 僵蚕（姜汁炒） 川芎各二钱 白芍 银花各一钱五分 当归 粉草各一钱 青果一粒

【用法】水煎服。

【主治】白喉虚热，虚阳上浮，白见于关内外，色稍不润，喉内红肿，下午痛甚，口干不渴，舌苔虽黄而滑，小便略赤而长，饮食稍碍，心烦不眠。

艮宫除害丹

【来源】《白喉全生集》。

【组成】真珍珠三钱（放水豆腐上蒸三尺香久） 地虱婆（放银锅内微火焙焦）二厘 真玛瑙三钱（入砂坛内火煅七尺香久） 手指甲（瓦焙焦）五分 真珊瑚三钱（入砂坛内火煅七尺香久） 马勃三厘 真琥珀三钱 蚯蚓（瓦焙枯）六分 真辰砂三钱（水飞） 蚕茧七只（烧灰存性） 真麝香五分 大梅片六分

【用法】上为极细末，过绢筛，再研精细，瓷瓶收贮，蜡封固瓶口，勿使泄气。辨寒热症临时对用。

【主治】一切白喉证。

坎宫回生丹

【来源】《白喉全生集》。

【组成】真血竭一钱 细辛一分 真雄精二钱 牙皂二分 大梅片四分 硼砂一钱 真麝香六分 郁金一钱 生附片一钱（蜜炙极焦枯）

【用法】除梅片、麝外，共为极细末，过绢筛，合片、麝再乳精细，瓷瓶收贮，蜡封固瓶口，勿使泄气。临时每次以三厘，以掺艮宫除害丹一厘，用铜风鼓吹入白处。含噙片时，使毒气随风涎吐出，便立刻回生。

【主治】寒证白喉及乳蛾、喉风。

苏子降气汤

【来源】《白喉全生集》。

【组成】当归 前胡 法夏（姜汁炒，捣碎）各二钱 茯苓 僵蚕各三钱 陈皮 水竹茹 厚朴（姜汁炒） 苏子 粉草各一钱 蝉蜕九只（去头翅足） 肉桂五分（去皮，蒸兑） 生姜三片

【用法】水煎服。

【主治】白喉寒热错杂，脉见下虚上实。

连翘饮

【来源】《白喉全生集》。

【组成】连翘 桔梗 牛蒡各三钱 僵蚕（姜汁炒） 银花各二钱 黄芩 人中黄各一钱 粉葛 赤芍各一钱五分 薄荷八分 皂刺三针

【用法】水煎服。

【主治】白喉热证尚轻，热邪尚在表者，初起白见于外关，或薄或小，淡红微肿，略痛，声音响亮，牙关饮食稍碍，口干头闷目胀，舌苔与小便微黄。

辛夷散

【来源】《白喉全生集》。

【组成】辛夷二粒 桔梗 防风（去芦） 茯苓 僵蚕各三钱 前胡一钱五分 法夏（姜汁炒） 蝉退九只（去头翅足） 白芷 川芎各二钱 黄粟芽八分 薄荷五分 陈茶五钱 苍耳四分 木通 陈皮 粉草各一钱 生姜一片

【用法】水煎服。

【主治】白喉。

【方论】此方辛夷一派，皆驱风开窍以宣发于上，合二陈、生姜除痰去湿，以调和脾胃于中，陈茶能清头面之热，木通能平心肺之火，以降于下，黄粟芽尤解燥热之瘴气。

【加减】头面浮肿，去白芷，加白附；结胸痰鸣气促，去白芷，加旋覆花；小便赤涩，加茵陈、瞿麦、萹蓄；鼻孔出血或吐血，加白茅根、藕节、侧柏叶炭。

附子泻心汤

【来源】《白喉全生集》。

【组成】大黄四钱（酒炒） 黄连六分制 附片三钱 僵蚕（姜汁炒） 桔梗 银花各二钱 黄芩一钱五分 生姜三片

【用法】水煎服。
【主治】白喉。邪热既盛，真阳复虚，欲下之而恐亡阳，欲不下而邪复炽者。

附桂理阴煎

【来源】《白喉全生集》。
【组成】熟地四钱　僵蚕二钱　制附片三钱　炮姜（炒）　银花各一钱五分　当归　炙草各一钱　肉桂八分（去粗皮，蒸兑）
【用法】水煎服。
【主治】上假热下真寒证。白见于喉内，色明润成块，甚或凹下，不红不肿，不甚疼痛，饮食稍碍，舌胎滑白，二便如常，或自溏泄，或寒热往来，两颧作红，嘴唇燥裂。

参艾饮

【来源】《白喉全生集》。
【组成】条参四钱　前胡　法夏（姜汁炒）　僵蚕（姜汁炒）　桔梗各二钱　银花三钱　陈皮　枳壳　粉草各一钱　艾叶三片
【用法】水煎服。
【主治】白喉寒证初起。寒邪在表，见白于关内或关外，色必明润而平，满喉淡红，微肿略痛，头痛，恶寒发热，饮食如常，舌苔白，二便和。

参桂饮

【来源】《白喉全生集》。
【组成】条参五钱　银花　法夏（姜汁炒）　僵蚕（姜汁炒）各二钱　肉桂五分（去皮）　陈皮　砂仁（姜汁炒）　粉草各一钱　生姜三片
【用法】水煎服。
【主治】白喉寒证渐重。白见于关内，成点成块，或满喉俱白，色如凝膏，喉内淡红微肿，时痛时止，头项强痛，身重，恶寒发热，咳嗽结胸，声低痰壅，舌苔白而厚，不思饮食，目眩，倦卧，或手足冷逆欲吐，腹痛。

荆防败毒散

【来源】《白喉全生集》。
【组成】防风三钱（去芦）　柴胡（去芦）　僵蚕（姜汁炒）　法夏（姜汁炒）　桔梗　前胡　独活各二钱　荆芥　羌活　银花各一钱五分　枳壳　粉草各一钱　生姜三片
【用法】水煎服。
【主治】白喉初起，白见于关内或关外，色必明润而平，满喉淡红微肿略痛，头痛，恶寒发热，饮食如常，舌苔白，二便和，寒邪尚在表者。

柴胡饮

【来源】《白喉全生集》。
【组成】柴胡（去芦）　羌活　法夏（姜汁炒）　僵蚕各二钱（姜汁炒）　桔梗　银花各五分　蝉退七只（去头足翅）　厚朴五分（姜汁炒）　陈皮　粉草各一钱　生姜三片
【用法】水煎服。
【主治】白喉寒证初起，满喉淡红，微肿略痛，头痛，恶寒发热，饮食如常，舌苔白，二便和。

清咽利膈汤

【来源】《白喉全生集》。
【组成】芒消　银花　牛蒡子各三钱　大黄六钱（酒炒）　黄连八分　枳实　连翘　栀子　薄荷各一钱五分　僵蚕（姜汁炒）二钱　厚朴一钱　生石膏三钱　人中黄二钱
【用法】水煎服。
【主治】白喉。热势渐重，白见于关内，外色必干焦或黄而凸，厚而多，牙关紧闭，满喉红肿，疼痛异常，痰涎壅甚，饮食难咽，语言不爽，舌苔深黄，甚或焦黑芒刺，口渴口臭，便闭便涩，目赤心烦，身轻恶热。

提毒异功散

【来源】《白喉全生集》。
【组成】真血竭六分　斑蝥四钱　大梅片三分　制乳香六分（去净油）　全蝎六分　麝香三分　制没药六分（去净油）　元参六分
【用法】上除梅、麝外，先将斑蝥去头翅足，糯米拌炒，以米色微黄为度，炒后去米不用，后与上药共研细末，过绢筛，再合梅、麝乳细，瓷瓶收贮。用时将膏药摊开，放散于膏药中心，贴颈项，须对喉内肿处，喉左肿，贴左侧；右肿，贴右侧；左右肿，贴两侧。阅五六时，揭去膏药，贴处必起水泡，用针刺破，揩净毒水。

【功用】消肿止痛。

【主治】白喉急症。

温胃汤

【来源】《白喉全生集》。

【组成】条参五钱　银花　法夏（姜汁炒）　僵蚕（姜汁炒）各三钱　炮姜（炒）　白芍各一钱半　制附片三钱　陈皮　粉草各一钱

【用法】水煎服。

【主治】白喉，寒邪入里，白见于关内，成点成块，或满喉俱白，色如凝膏，喉内淡红微肿，时痛时止，舌苔白厚，不思饮食，目眩倦卧，或手足逆冷，腹痛欲吐。

镇阴煎

【来源】《白喉全生集》。

【组成】熟地黄四钱　泽泻　怀牛膝各五分（盐水炒）　制附片三钱　僵蚕二钱　银花一钱五分　肉桂四分（去粗皮）　炙甘草一钱　煨姜一片

【用法】水煎服。

【主治】白喉虚寒证。白见于关内，色明润成块，甚或凹下，不红不肿，不甚疼痛，饮食稍碍，舌苔白滑，二便如常，或自溏泄，间或寒热往来，两颧作红，嘴唇燥裂。

青风散

【来源】《喉证指南》卷四。

【组成】青果炭三钱（烧存性）　川贝　黄柏　儿茶　薄荷叶各一钱　冰片八分　凤凰衣五分

【用法】上药各为极细末，再入乳钵内研匀，收贮瓷瓶封固。用时取少许吹患处。

【主治】白喉及喉风，一切热证。

血竭冰硼散

【来源】《喉症指南》卷四。

【组成】净硼砂一两　真血竭（磨指甲上，经透指甲者为真，有腥气者，是海母血，勿用）　真儿茶　甘草各三钱（去皮）　明雄黄二钱（鲜红大块者良，有臭气者勿用）　玄胡粉钱半　直僵蚕　大梅片各一钱　上麝香四分

【用法】上药各为极细末。称准，入乳钵内合研，再入血竭末拌匀。

【主治】时疫白喉，及紧喉、缠喉、蛾风、火喉等证。

【宜忌】孕妇慎之。

【加减】孕妇，去麝香，加冰片。

三炁降龙丹

【来源】《白喉条辨》。

【组成】西洋参　生石膏　海浮石　牡蛎（生用）　阿胶（或用燕窝）　白芍药　生地黄　败龟版　珍珠母　麦门冬（去心）　犀角

【用法】以旋覆花、荆竹茹先煎代水煎药，服时冲入荆竹沥、鲜莱菔汁。

【主治】太阴燥火炽盛，白喉初起，咽燥无痰，七八日后忽痰声漉漉，甚则喘促心烦。

【方论】三炁降龙丹，导龙归海之药也。龟版、牡蛎、珍珠母得至静之精，介以潜阳，故名三炁；冬、地、西洋参专保肺液；阿胶、白芍兼导龙雷；石膏直清燥火，坠一切热痰；犀角通利喉咙，载诸药以下行；旋覆、竹茹用以代水，使重而不滞，尤能疏通经隧。

【加减】如痰涎壅盛，药不得下，加入白苏子另煎冲入，待药得下即撤去，甚则微滴生姜汁数点为引。

【验案】白喉　余长女曾病此，咽干音哑，喘促心烦，痰声漉漉如潮，大便泄，张氏所列不治之候已居其八，竟以此方日服三剂获效。一剂而大便止，喘促稍安，再剂而痰声如失。

风衣散

【来源】《经验各种秘方辑要》。

【组成】青果炭二钱　黄柏一钱　川贝母一钱（去心）　冰片五分　儿茶一钱　薄荷叶一钱　凤凰衣五分（即初生小鸡蛋壳内衣）
【用法】上药各为细末，再入乳钵内和匀，加冰片乳细。吹喉。
【主治】白喉。

冰硼散

【来源】《经验各种秘方辑要》。
【组成】冰片三分　硼砂一钱　胆矾五分　灯心灰一钱五分
【用法】上为细末。每用少许吹入喉中。
【功用】吐痰涎，出毒气。
【主治】白喉。

铁爪长匙散

【来源】《经验各种秘方辑要》。
【组成】木工用旧铁钻头上锈（须乘转动极热时刮下，否则不灵）一厘　药珠二厘　壮男指甲炭三厘　郁金二分　雄黄二分　硼砂三厘
【用法】前三味同研，后三味同研，临用时拌匀，为极细末。吹之。
【主治】白喉肿闭极危者。

善后养正汤

【来源】《经验各种秘方辑要》。
【组成】生玉竹五钱　生地黄三钱　熟地黄四钱　花粉二钱　怀山药四钱　茯苓三钱　制首乌四钱　麦门冬二钱（去心）　白芍二钱　女贞子三钱　当归三钱　炙甘草一钱
【用法】白喉愈后隔一二日即服此方，每日一剂。
【功用】固本而清余毒。
【主治】白喉初愈。

鸡鸣出关方

【来源】《喉科种福》卷三。
【组成】大雄鸡（劈破背脊）
【用法】置雄黄、灯心于鸡内，喷醋、烧酒于上，敷胸膛上，以一炷香久为度。不及一炷香久则毒未拔动，过久则毒反入内。毒重则灯心色黑，臭不可闻。
【功用】拔毒。
【主治】白喉病，白垢不退。

青龙散

【来源】《喉科种福》卷三。
【组成】青黛　伏龙肝（即灶心土）
【用法】上为末。泉水调涂孕妇肚脐、关元穴，以胎气清爽安稳为度。
【主治】孕妇瘟疫白喉危急者。

毒消滤水饮

【来源】《喉科种福》卷三。
【组成】犀角八钱　黄芩四钱　栀子四钱　僵蚕五钱（酒炒）　青黛五钱　黄连三钱　木通四钱　生大黄一两（泡服）　知母四钱　牛子四钱　芒消四钱　龙胆草三钱　全蝉四钱（去土）　生石膏一两
【主治】瘟疫白喉，病已入里，证极危险者。
【宜忌】方中芒消孕妇忌服。
【加减】大便不闭，去芒消，加甘草一钱，大黄煎服。

荡涤饮

【来源】《喉科种福》卷三。
【组成】生地五钱　麦冬三钱　知母一钱　僵蚕一钱（酒炒）　黄芩一钱　浙贝二钱　花粉二钱　天冬二钱　黄柏一钱　甘草一钱　玉竹六钱　云苓三钱
【主治】瘟疫白喉初起。

散毒饮

【来源】《喉科种福》卷三。
【组成】青黛四钱　知母二钱　苦桔梗二钱　白僵蚕四钱（酒炒）　黄芩二钱　牛子二钱　浙贝母一钱　全蝉蜕三钱（去土）　甘草一钱
【用法】水煎服。日三四剂，以白垢退净为度。

【主治】小儿白喉服药后，白垢不唯不退，且白小者反大，稀者反密，淡者薄者反浓反厚，小便短赤，病将入里。

疏毒饮

【来源】《喉科种福》卷三。

【组成】犀角三钱　子芩二钱　青黛四钱　白僵蚕三钱（酒炒）　知母二钱　连翘二钱　前仁二钱　全蝉蜕三钱（去土）　通草二钱　黄栀二钱　牛子二钱　熟大黄六钱

【用法】水煎服。

【主治】瘟疫白喉初起，服败毒散而白垢不退，且加长，小便短涩而黄，大便或结，或自利黑水，是毒已入心、小肠、肺、大肠。

雾散消毒饮

【来源】《喉科种福》卷三。

【组成】马勃二钱　防风一钱　陈皮一钱　白僵蚕四钱（酒炒）　贝母一钱　桔梗二钱　荆芥一钱　全蝉蜕（去土）三钱　银花一钱　连翘一钱　甘草一钱　薄荷八分　牛蒡子一钱

【用法】一日服二三贴。又以燕垒丹加葱敷颈上，用推针法，务令毒从上散，不使下趋深入。若白垢已见，最宜守方，须服至白垢退尽为度。

【主治】瘟疫白喉初起，恶寒发热，头痛背胀，遍体骨节疼痛，精神怠倦，初病未入里者。

一将当关方

【来源】《喉科种福》卷五。

【组成】生附子一枚（切片，滚水泡三次，咸味尽，以蜜焙炙）

【用法】含口中，咽其汁，味尽又易之。小儿酌减。

【主治】中寒白喉，无恶寒发热等症，喉内起白皮，随落随长者。

人参加味汤

【来源】《喉科种福》卷五。

【组成】洋参　姜汁　淡竹叶

【主治】孕妇虚寒白喉，痰涎阻塞喉咙，声如拽锯者。

无定河饮

【来源】《喉科种福》卷五。

【组成】黄耆五钱　法夏钱半　生附子四钱（炮，去皮脐）　熟附子四钱　炙草钱半

【主治】寒痹白喉，有白骨横于喉间，疼痛异常，恶寒不渴，嗜卧懒言，舌滑而冷，清涎成流，二便不利。

【方论】以生附子驱阴散寒；熟附子助阳温经；黄耆助胸中之阳；白术助脾中之阳，接引真阳，令其上达；又开以半夏之辛，缓以甘草之甘，即骨腐痛定而大便溏矣。

桂附理中汤

【来源】《喉科种福》卷五。

【组成】苏党参八钱　白术五钱　附片六钱　干姜三钱　油桂一钱半（去粗皮，研，炮）

【主治】中寒白喉，无恶寒发热，喉内起白皮，随落随长。

【验案】慢性盆腔炎　《河北中医》(2007，7：625)：用桂附理中汤加茯苓，治疗慢性盆腔炎45例，治疗30日，结果：治愈17例，显效18例，有效5例，无效5例，总有效率90%。

十八味神药

【来源】《白喉证治通考》。

【组成】川连五分　白鲜皮五分　黄芩二钱（酒炒）　地丁二钱　当归二钱　草河车二钱　山栀一钱半　生龟版三钱　木通一钱　生甘草二钱　川芎一钱半　连翘二钱　乳香五分（去油）　银花一钱半　皂角刺一钱五分　知母二钱（盐水炒）

【主治】白喉。

【加减】结毒，加土茯苓，鲜首乌；火证烂喉，加生石膏，大黄各四钱。

加味清喉煎

【来源】《喉科家训》卷二。
【组成】润元参　大生地　粉丹皮　荆芥穗　玉桔梗　焦山栀　天花粉　牛蒡子　生甘草　南薄荷　青防风
【用法】水煎服。
【主治】虚烂喉风。本原不足，虚火上炎，喉间白斑，痛烂连扁桃腺及内外黏膜，视之下肿，六脉细数。
【加减】尺脉旺，去荆、防，加知母、黄柏。

吹喉凤衣散

【来源】《喉科家训》卷三。
【组成】青果炭二钱　川黄柏一钱　川尖贝一钱　孩儿茶一钱　三梅片五分　薄荷叶一钱　凤凰衣五分
【用法】上为细末。吹之。
【主治】白喉有外邪夹杂者。

吹喉瓜霜散

【来源】《喉科家训》卷三。
【组成】西瓜霜二钱　上辰砂四分　上冰片二分　煅中白二钱　明雄精二厘
【用法】上为极细末。吹之。
【主治】白喉有外邪夹杂者。

吹喉冰硼散

【来源】《喉科家训》卷三。
【组成】梅花冰片三分　真西硼砂一钱　真胆矾五分　精烧灯心灰一钱五分
【用法】上为极细末。吹之。
【主治】白喉有外邪夹杂者。

忍冬花四君子汤

【来源】《喉科家训》卷三。
【别名】银花四君汤、银花四君子汤。
【组成】潞党参　制于术　生首乌　忍冬花　生甘草
【功用】培土清毒。
【主治】白喉善后脾胃虚，余毒未清者。

养阴固土饮

【来源】《喉科家训》卷三。
【组成】广藿香　阳春砂　酒生地　肥麦冬　奎白芍　川尖贝　焦麦芽　生甘草
【用法】流水煎服。
【主治】白喉，服药后吐泻者。

养阴和中煎

【来源】《喉科家训》卷三。
【组成】润玄参　花提冬　湖丹皮　大生地　炒麦芽　南薄荷　广藿香　缩砂仁
【用法】水煎服。
【主治】白喉病，未服药而呕泻者。

除瘟化毒汤

【来源】《喉科家训》卷三。
【组成】粉葛根　忍冬花　霜桑叶　薄荷叶　生甘草　川尖贝　小生地　童木通　枇杷叶　淡竹叶
【功用】清解肺胃。
【主治】白喉初起，肺胃受邪，伏热未发，形寒发热，汗少心烦，咽喉红痛，脉来浮数，舌苔底绛薄白。
【加减】大便闭，加瓜蒌仁二钱，郁李仁二钱；胸下胀闷，加焦栀壳一钱五分，炒麦芽二钱；小便短赤，加车前子三钱，灯芯一钱。

喉科通关散

【来源】《喉科家训》卷三。
【组成】皂角炭　真川芎　灯草灰　三梅片　真金箔　原寸
【用法】上为极细末。用少许吹鼻中。
【主治】白喉口噤。

滋阴清肺汤

【来源】《喉科家训》卷四。

【组成】鲜生地 鲜金钗 京元参 剖麦冬 霜桑叶 川尖贝 湖丹皮 生甘草 枇杷叶 甜梨汁

【用法】水煎服。

【主治】疫疬喉症，转机之后，肺胃余热未清，肾阴不足，舌绛而干，喉虽清爽，燥痒无津，脉仍数者。

【验案】白喉 《丁氏医案》：叶女。白喉四天，咽喉左右两关烂腐，蒂丁亦去其半，身热不壮，舌质淡红，中后薄黄，脉象濡数。四日之中，粒米未入。此乃疫疠之邪，熏蒸肺胃，心肝之火内烦，用滋阴清肺汤加川连、通草一剂，咽喉腐烂渐脱，反觉焮痛，此腐烂虽去，新肉未生，仍用原方加花粉，鲜石斛，因未大便，加生川军三钱开水泡，绞汁冲服，得大便甚畅，胃热下行，白喉随愈。

十宝丹

【来源】《古今名方》引《喉科秘传十二方》。

【组成】朱砂 冰片 煅壁虎（微火煅）各3克 硼砂1.5克 川黄连2.1克（切碎，晒干，勿见火） 凤凰衣（微火焙） 熊胆各1克 麝香0.3克 青黛4.5克

【用法】上药各为细末，再加入熊胆、麝香、冰片研至无声，密贮固封。用时吹喉，每日三至五次。

【功用】清热解毒，利咽喉。

【主治】白喉，喉痧（猩红热），喉炎，喉痹，乳娥。

白虎解毒养阴汤

【来源】《古今名方》引《喉科秘传十二方》。

【组成】石膏24克 知母 浙贝母 板蓝根 山豆根各9克 紫花地丁 金银花 生地 玄参各18克 连翘 麦冬各15克 白芍 丹皮各12克 薄荷 甘草各6克 鲜橄榄10枚

【功用】清热解毒，养阴利咽。

【主治】白喉、喉痧（猩红热）、喉炎及一切喉痹、乳娥。

【加减】若心气不足，加人参、玉竹各9克；心中烦躁，加黄连6克，灯心草2克；呛咳不止，加牛蒡子、马兜铃各9克；鼻衄，加白茅根24克；目赤肿痛，加桑叶或赤芍9克；脘腹胀，加麦芽9克，枳壳6克；大便结，加大黄9克；小便热或痛，加木通9克，鲜车前草1株，或黄柏6克。

加减滋阴清肺汤

【来源】《喉痧症治概要》。

【组成】鲜生地六钱 细木通八分 薄荷叶八分 金银花三钱 京玄参三钱 川雅连五分 冬桑叶三钱 连翘壳三钱 鲜石斛四钱 甘中黄八分 大贝母三钱 鲜竹叶三十张 活芦根一两（去节）

【主治】疫喉白喉，内外腐烂，身热苔黄，或舌质红绛，不可发表之症。

【加减】如便秘，加生川军三钱，开水泡，绞汁冲服。

金不换

【来源】《喉痧症治概要》。

【组成】西瓜霜五钱 西月石五钱 飞朱砂六分 僵蚕五分 冰片五分 人中白三钱 青黛三钱 西黄三钱 珠粉三钱

【用法】上为极细末，吹之。

【功用】生长肌肉。

【主治】疫喉。

养阴清肺汤

【来源】《医学碎金录》引聂云台方。

【组成】黄芩 黄连 银花 连翘 石膏 人中黄 生地 玄参 白芍 浙贝 木通 桑叶 薄荷 鲜芦根

【主治】咽白喉。

除瘟化毒汤

【来源】《中医喉科学讲义》。

【别名】桑葛汤。

【组成】桑叶四钱　葛根一钱　薄荷三钱　川贝母四钱　甘草二钱　木通三钱　竹叶三钱　银花四钱　瓜蒌皮四钱　土牛膝根六钱

【用法】水煎服。以上系成人用量，小儿酌减。

【功用】疏表，清热，解毒。

【主治】风热型白喉。

【加减】大便闭结者，加郁李仁四钱；胸下胀满者，加枳实、炒麦芽各三钱；小便短者，加车前、灯心各三钱。

啜药散

【来源】《中医喉科学讲义》。

【组成】川贝母三钱　竹蜂十只　黄柏三钱　甘草一钱　王瓜霜五分　人中白五分　土牛膝根三钱

【用法】上为极细末后，加牛黄末一钱，冰片末五分，同研匀，用樽装妥封固。临证时，每二小时用滚水一汤匙调药散一分，慢慢啜服。

【功用】泄热解毒。

【主治】白喉。病人平素强壮，兼感风热，喉间溃白或红肿，痛楚难当，牙肉腐烂，口臭，舌焦，面赤，唇裂，发热较高，口渴，脉象洪数者。

石钟鸣

【来源】《北京市中药成方选集》。

【组成】西瓜霜三两　人中白（煅）六钱　雄黄六钱　朱砂一两二钱　犀角一钱　牛黄一钱　珍珠（炙）一钱　冰片三钱　麝香五分

【用法】上为细末，过罗，每瓶装一分。每用一分，吹入喉内。

【功用】清热，消肿，止痛。

【主治】咽喉肿痛，喉痹，白喉，单双乳蛾，糜烂流涎，食水难咽。

贴喉异功散

【来源】《北京市中药成方选集》。

【组成】斑蝥四钱　血竭六分　乳香（炙）六分　没药（炙）六分　玄参（去芦）六分　全蝎六分　牛黄三分　麝香三分　冰片三分

【用法】上为细末，瓶装。将药面撒在拔毒膏中间，贴腮下痛处，起泡掀下，将泡挑破。

【功用】消肿止痛。

【主治】咽喉肿痛，喉痹喉风，白喉乳蛾。

达原败毒散

【来源】《言庚孚医疗经验集》。

【组成】杭白芍 15 克　花槟榔　羌活　独活　北柴胡　信前胡　苦桔梗　云茯苓各 10 克　川厚朴　牡丹皮　炒枳壳　薄荷叶　草果仁　粉甘草各 6 克　川芎 3 克　土牛膝 30 克

【功用】清热疏表，祛湿解毒。

【主治】时疫白喉，湿邪挟表，邪客膜原，症见白喉初起恶寒发热，头痛，骨节酸痛，口腔白膜初起，舌苔腻，脉浮数。

达原解毒汤

【来源】《言庚孚医疗经验集》。

【组成】鲜生地 15 克　玄参　白芷各 12 克　麦冬　浙贝母　金银花　牛蒡子　山豆根　花槟榔各 10 克　射干　丹皮　厚朴　甘草　草果仁各 6 克　土牛膝 30 克

【用法】水煎服，每日一剂。

【功用】

1.《言庚孚医疗经验集》：疏风透达，清热瘴毒，豁痰开窍。

2.《古今名方》：清热解毒，滋阴凉血。

【主治】

1.《言庚孚医疗经验集》：急性喉炎，山岚瘴气，居伏膜原，蕴集肺胃，火动痰生，上蒸咽喉者。

2.《古今名方》：时疫白喉，表邪已去，恶寒已除者。

【验案】急性喉炎　吴某某，男，16 岁，学生。咽壁红而肿胀，面青唇紫，呼吸急促，身热，脉弦数，舌红苔黄。诊断为“急性喉炎”（声音嘶哑）。治疗方法，外治刮痧及药贴，内服“达原解毒汤”，一周后痊愈。

蟾酥合剂

【来源】《中医外伤科学》。

【组成】酒化蟾酥　腰黄　铜绿　炒绿矾　轻粉　乳香　没药　枯矾　干蜗牛各3克　麝香　血竭　朱砂　煅炉甘石　煅寒水石　硼砂　灯草灰各1.5克

【用法】上药各研细末，和匀。蟾酥另以烧酒化开为糊，徐徐和入药末，混合研匀，晒干，研成极细末，收贮听用。在红肿初起时，用上药（亦可用煅石膏为赋形剂，成为30%～50%蟾酥合剂）以烧酒调涂患处，外敷贴太乙膏，至红肿消失，腐肉与健康组织起一裂缝时，改用10%蟾酥合剂（即上药一份，煅石膏九份），至腐肉脱落阶段，再改用5%蟾酥合剂（即上药一份，煅石膏九份，煅炉甘石五份，海螵蛸五份），亦可用吹药器将药喷入口腔，咽喉患处。

【功用】驱毒，消肿，化腐。

【主治】疔疮，白喉，走马牙疳。

六神丸

【来源】《古今名方》引雷允上方。

【组成】珍珠粉　犀牛黄　麝香各4.5克　雄黄　蟾酥　冰片各3克

【用法】上药各为细末，用酒化蟾酥，与前药末调匀为丸，如芥子大，百草霜为衣。每服5至10丸，一日二至三次。亦可外用。

【功用】清热解毒，消炎止痛。

【主治】咽喉肿痛或溃疡，白喉，扁桃体炎，口疮，痈疽，疔疮，小儿高热抽搐。现亦试用于喉癌。

【宜忌】孕妇慎用。

隆吉散

【来源】《古今名方》引《言庚孚家传秘方》。

【组成】硼砂12克　麝香3克　乳香　雄黄　熊胆　血竭　没药　儿茶各6克　牛黄　山豆根　鸭嘴壳　山慈姑各10克　冰片15克　黄柏12克（猪胆汁炒）　花蜘蛛10个

【用法】将乳香、没药、儿茶去净油，黄柏、山慈姑去粗皮，鸭嘴壳、山豆根切片，皆用文火焙枯研末。用蜡线将花蜘蛛缠住，放铜瓢内，再以明矾60克研末，堆放蜘蛛上，用瓷碗盖住，置火上慢慢煅之，溶化成块稍枯，移至地上待冷取用。如无花蜘蛛，采用子壁钱亦可，以上各药，分别精制细末，再则称准每味分量，重新混合，加工研匀过筛，装瓶收贮密闭。愈陈愈好，百年不多，吹于咽喉患处。配合口服方，疗效更佳。

【功用】凉血解毒，消肿止痛，利咽喉。

【主治】白喉，咽喉肿痛。

清喉咽合剂

【来源】《中国药典》。

【组成】地黄180克　麦冬160克　玄参260克　连翘315克　黄芩315克

【用法】以上五味，粉碎成粗粉，以渗漉法，用57%乙醇作溶剂，浸渍24小时后，以每分钟约1毫升的速度缓缓渗漉，收集漉液约6000毫升减压回收乙醇，并浓缩至约1400毫升，取出，加水800毫升，煮沸30分钟，放置48小时，滤过，滤渣用少量水洗涤一次，洗液并入滤液中，减压浓缩至约1000毫升，加苯甲酸钠3克，搅匀，放置24小时，滤过，加水使成1000毫升，搅匀，即得。口服，第一次20毫升，以后每次10～15毫升，一日4次，小儿酌减。

【功用】养阴，清咽，解毒。

【主治】局限性的咽白喉，轻度中毒型白喉，急性扁桃体炎，咽峡炎。

十八、骨　鲠

骨鲠，又名骨梗、鲠喉、骨哽，是指进食时骨刺梗于咽喉或误吞诸物梗阻于咽喉的病情。《肘后备急方》载有“治卒诸杂物鲠不下方”，其治疗方法有以药物促使异物下咽和以工具取出。所用工具是用绳系住经嚼柔的薤白，手持绳端，令病人吞下薤白致骨梗处，然后用绳把薤白拉出，异物则随之而出，这是中医早期的食道异物取出术。《诸病源候论》载有“谷贼”一证，指出：“谷贼者，禾里有短穗而强涩者是也。误作米而食之，则令喉里肿结不通。”说明当时已认识到咽喉异物可引起咽喉肿塞不通的严重后果。

本病多因进食时疏忽、仓促，不慎吞入大骨块或尖锐骨刺，或误吞针、钉、扣等异物。在不具备进行异物取出术条件时，可暂时使用内治法治疗，多以软坚解毒为主。

艾蒿酒

【来源】方出《外台秘要》卷八引《肘后备急方》，名见《圣济总录》卷一二四。

【组成】生艾蒿数升。

【用法】水、酒共一斗，煮取三四升，稍稍饮之。

【主治】食诸肉骨哽。

蝼蛄散

【来源】方出《外台秘要》卷八引《深师方》，名见《圣济总录》卷一二四。

【组成】蝼蛄脑

【用法】一物吞即下；刺不出者，以涂刺疮上。

【主治】诸骨鲠及刺不出。

麻煎丸

【来源】《普济方》卷六十四引《海上名方》。

【组成】蓖麻子仁　百药煎

【用法】蓖麻子仁研烂，入百药煎，成剂即止，为丸如弹子大，青黛为衣，井花水磨下半丸，咽之即下。

【主治】骨并鱼刺，梗在喉中。

鸡足散

【来源】方出《太平圣惠方》卷三十五，名见《圣济总录》卷一二四。

【组成】鸡足一对

【用法】烧灰细研，以温水调服。

《圣济总录》：上为散，每服一钱匕，酒调下。

【主治】

1.《太平圣惠方》：食诸肉骨梗。

2.《圣济总录》：诸鱼骨梗在喉中。

鸡翮散

【来源】方出《太平圣惠方》卷三十五，名见《圣济总录》卷一二四。

【组成】白雄鸡左右翮大毛各一茎

【用法】烧灰，为细末。以水调服之。

《圣济总录》：每服一钱，米饮调下。

【主治】食诸肉骨鲠。

乳香丸

【来源】《太平圣惠方》卷三十五。

【组成】乳香半分　硇砂一分　琥珀半两　松脂半两

【用法】上为末，化黄蜡为丸，如鸡头子大。常含一丸，咽津。以愈为度。

【主治】咽喉生谷贼。

鸬鹚散

【来源】方出《太平圣惠方》卷三十五，名见《普济方》卷六十四。

【组成】鸬鹚粪

【用法】水调，涂咽喉外。即出。

【主治】鱼骨鲠在喉中，众法不去者。

蔷薇根散

【来源】方出《太平圣惠方》卷三十五，名见《圣济总录》卷一二四。

【别名】蔷薇散（《普济方》卷六十四）。

【组成】蔷薇根

【用法】上为细散。每服一钱，以水调下。

【主治】

1.《太平圣惠方》：诸鱼骨鲠在喉中，诸法不去者。

2.《圣济总录》：折箭刺入膜囊不出，及鼠瘘。

磁石丸

【来源】《太平圣惠方》卷一二四。

【组成】磁石（煅，醋淬，研） 陈橘皮（汤浸，去白，焙） 白矾灰 恶实（炒） 浆水脚（多年者。晒干，炒紫色）各一分

【用法】上为散，别用浆水脚为丸，如芡实大。每含一丸，咽津。

【主治】骨鲠在喉中不出。

会仙救苦丹

【来源】《普济方》卷六十二引《太平圣惠方》。

【组成】拣甘草 寒水石（烧） 乌鱼骨 白僵蚕各一两 缩砂仁（炒） 白茯苓 贯众各半两 麝香少许 南硼砂 象牙（末）各一钱

【用法】上为细末，重罗，面糊为丸，如鸡头子大，用朱砂为衣。每服一丸，噙化咽津。

【主治】咽喉闭塞不通，有妨咽物。骨鲠。

鹰灰散

【来源】《普济方》卷六十四引《太平圣惠方》。

【组成】鹰粪（烧灰）

【用法】上为细散。每服一钱匕，水调下。

【主治】食肉鲠。

玉屑无忧散

【来源】《太平惠民和济局方》卷七。

【组成】玄参（去芦） 荆芥穗 滑石（研） 黄连（去毛） 缩砂（去壳） 白茯苓（炒令黄） 贯众（去芦） 甘草（炙） 山豆根各一两 寒水石（研、飞）二两 硼砂二钱

【用法】上为细末。每服一钱，干掺舌上，后以新水咽下，不拘时候。

【功用】《永乐大典》引《小儿保生要方》：大解百药毒，偏润三焦，消五谷，除九虫，赶瘟疫。

【主治】咽喉肿痛，舌颊生疮，风毒壅塞，热盛喉闭；或因误吞硬物，诸骨鲠刺，涎满气急，或至闷乱，不省人事。

【宜忌】《医方论》：此治实火，实痰之重剂，若虚火聚于咽喉，闭结不通者，万不可用。

玉错散

【来源】《幼幼新书》卷三十九引《灵苑方》。

【组成】蓖麻一两（去壳） 寒水石（细研如粉）

【用法】蓖麻研如膏，旋入石末同研，但旋添入石末得干成粉即止，不拘分两也。有被鲠者，只取一捻致舌根深处，以冷水咽之，其鲠物自然不见，可用竹木片于舌深处用药试之，立验。

【主治】大人小儿一切骨鲠或竹木签刺喉中不下。

鹿屑散

【来源】方出《证类本草》卷十七引《斗门方》，名见《普济方》卷六十四。

【组成】鹿角

【用法】上为末，含津咽下；或掺舌上，咽津。

【主治】骨梗。

升麻汤

【来源】《圣济总录》卷一二三。

【组成】升麻 木通（锉） 黄柏（去粗皮，涂蜜炙） 玄参 麦门冬（去心，焙）各一两 竹茹 前胡（去芦头） 大青各三分 芒消（别研，汤成下）

【用法】上九味，除芒消外，为粗末。每服三钱匕，水一盏，煎至六分，去滓，下芒消末半钱匕，搅令匀，食后温服，一日三次。

【主治】咽喉生谷贼，咽物妨闷。

象牙散

【来源】《圣济总录》卷一二三。

【组成】象牙末一分 甘草（大者）一寸 滑石半分 绿豆粉二两 郁金（小者）半块 乳香（研） 硼砂（研） 麝香（研）各半分

【用法】上为散。每服半钱匕，新汲水调下。
【主治】咽喉中生谷贼，如鲠状，不上不下，疼痛妨闷。

二白散

【来源】《圣济总录》卷一二四。
【组成】白芷　白蔹各一份
【用法】上为散。每服一钱匕，水调下。
【主治】诸鲠。

马勃丸

【来源】《圣济总录》卷一二四。
【组成】马勃　白矾灰　恶实（炒）　陈橘皮（汤浸，去白，焙）各半两　（一方无陈橘皮）
【用法】上为末，浆水为丸，如樱桃大。含化咽津。
【主治】骨鲠在喉中不出。

立竹汤

【来源】《圣济总录》卷一二四。
【组成】立死竹（从地高二尺以上刮去皮，细劈如算子）三七茎
【用法】用水二盏，煎七分，去滓顿服。
【主治】诸鱼骨鲠在喉中。

半夏散

【来源】《圣济总录》卷一二四。
【组成】半夏（汤洗七遍）　白蔹各二两
【用法】上为散。每服半钱匕，酒调下，一日三次。半夏戟人喉，以生姜汁解之。
【主治】铁棘竹木，诸鲠在喉中不下，及刺在肉中拆不出，箭镞毒药在内不出。

半夏白芷散

【来源】《圣济总录》卷一二四。
【组成】半夏（汤洗七遍）白芷各半两
【用法】上为散。每服一钱匕，水调下。即呕出。
【主治】诸鲠。

百合散

【来源】《圣济总录》卷一二四。
【组成】百合五两
【用法】上为散。用蜜水调涂帛上，匝项系之，甚者不过三五上。
【主治】诸鱼骨鲠在喉中。

如圣散

【来源】《圣济总录》卷一二四。
【组成】栝楼（用瓤）二枚　杏仁（去皮尖双仁，炒）一两半　甘草（炙）三分　皂荚（炙）一寸（与甘草同为末）
【用法】上药先研栝楼、杏仁烂，次以甘草皂荚末，和为饼子，铛中煿令干，重捣为细末。每服一钱匕，腊茶一钱匕，调下黄腊少许，水一盏，同煎七分，热服亦得，未效再服。
【主治】咽物误置喉中不出。

红椹咽方

【来源】《圣济总录》卷一二四。
【组成】椹子（红者）不拘多少
【用法】上一味，卧时细嚼，先以咽津，后尽咽滓，用新水吞下。如无新者，只欲红，阴干为末用之。
【主治】诸骨鲠在喉不出。

附子丸

【来源】《圣济总录》卷一二四。
【组成】附子一枚（炮裂，去皮脐）　桂（去粗皮）　细辛（去苗叶）　陈橘皮（汤浸，去白，焙）　消石　青橘皮（汤浸，去白，焙）各一分
【用法】上为末，炼蜜为丸，如小皂子大。每含一丸咽津；如两盏茶久未应，即用桂末煎汤助之，其骨立出。
【主治】骨鲠在喉中。

矾灰散

【来源】《圣济总录》卷一二四。
【组成】白矾灰 乌贼鱼骨（去甲） 桂（去粗皮） 陈橘皮（汤浸，去白，焙） 浆水脚（多年者，晒干，炒紫色）各一分
【用法】上捣研，同炒黑色，候冷，为细散。每服一钱匕，温酒调下，仍益酒令醉；又以绵裹一钱匕，含咽，盖覆纳鼻，嚏喷即出。
【主治】骨鲠在喉中不出。

软骨散

【来源】《圣济总录》卷一二四。
【组成】赤茯苓（去黑皮） 陈橘皮（汤浸，去白，焙）各半两 甘草（炙，锉） 缩砂仁各一分
【用法】上为散。每用二钱匕，先掺口中，次用新水一盏咽下。
【主治】喉咽诸鲠。

虎骨散

【来源】《圣济总录》卷一二四。
【组成】虎骨
【用法】上为细散。每服一钱匕，水调下。狸骨亦得。
【主治】诸兽骨鲠。

饴糖丸

【来源】《圣济总录》卷一二四。
【组成】饴糖不拘多少
【用法】上一味为丸，如鸡子黄大。吞之。又渐作大丸，再吞即效。
【主治】诸鱼骨鲠在喉中。

鱼网散

【来源】《圣济总录》卷一二四。
【组成】捕鱼网一片（烧灰）
【用法】上为细末。每服一钱匕，新水调下。
【主治】诸鱼骨鲠在喉中。

鱼鳞散

【来源】《圣济总录》卷一二四。
【组成】鲤鱼皮鳞不拘多少
【用法】上一味，烧灰研细。每服二钱匕，新汲水调下。未出更服。
【主治】诸鱼骨骾在喉中。

桂香散

【来源】《圣济总录》卷一二四。
【组成】桂（去粗皮）半两 陈橘皮（汤浸，去白，焙）一分
【用法】上为散。每服一钱匕，绵裹含咽。十次，其骨软渐消。
【主治】鹅、鸭及鸡骨，鲠在喉中。

栗皮丸

【来源】《圣济总录》卷一二四。
【组成】栗子肉上皮半两（为末） 乳香（研） 鲇鱼肝各一分
【用法】上同研为丸，如梧桐子大。看骨远近，绵裹一丸，水润，外留绵线吞之，即钩出。
【主治】诸骨鲠在喉不出。

鸬鹚散

【来源】《圣济总录》卷一二四。
【组成】鸬鹚毛翅十片
【用法】上烧灰为细末。每服一钱匕，浓煎橘皮汤调下；或以绵裹含咽，即下。
【主治】诸鱼骨鲠在喉中。

笱须散

【来源】《圣济总录》卷一二四。
【组成】笱须（已捕鱼者）
【用法】烧成性，为细末。每服一钱匕，粥饮调下。
【主治】鱼骨鲠在喉中。

猪膏吞方

【来源】《圣济总录》卷一二四。
【组成】猪膏
【用法】上一味，如杏核大，吞服；未下，再吞。
【主治】诸骨鲠在喉中。

象牙丸

【来源】《圣济总录》卷一二四。
【组成】象牙屑　乌贼鱼骨（去甲）　陈橘皮（汤浸，去白，焙）各一分
《普济方》有砂糖。
【用法】上为末，用寒食稠饧为丸，如鸡头实大。含化咽津。
【主治】骨鲠在喉中不出。

蓖麻丸

【来源】《圣济总录》卷一二四。
【组成】蓖麻仁　红曲各等分
【用法】上研细，用沙糖和丸，如皂子大。以绵裹含之。痰出立效。
【主治】一切鲠。

橘糖丸

【来源】《圣济总录》卷一二四。
【组成】陈橘皮（汤浸，去白，焙）半两　乌贼鱼骨（去甲）　沙糖各一分
【用法】上为末，炼蜜为丸，如皂角子大。绵裹含咽。
【主治】骨鲠在喉中不出。

薤白嚼方

【来源】《圣济总录》卷一二四。
【组成】薤白
【用法】上嚼令柔，取粗线系之，持线一端，吞薤到鲠处，引之随出。
【主治】诸鱼骨鲠在喉中。

鳜胆煎

【来源】《圣济总录》卷一二四。
【别名】鳜鱼酒（《鸡峰普济方》卷二十四）。
【组成】鳜鱼胆（唯腊月收者最佳）
【用法】腊月取，挂于北檐下阴干。每有鱼鲠，即取一皂子许，以酒一合煎化呷。若得逆便吐，骨随涎出；未吐，更饮温酒，以吐为度；又未出，更煎一服，无不出者。此药应是鲠在脏腑中，日久疼痛，黄瘦甚者，服之皆出。若卒无鳜鱼，蠡鱼、鲩鱼、鲫鱼亦可。
【主治】一切骨鲠或竹木刺喉中不下。

百生方

【来源】《中藏经》卷下。
【组成】茯苓（去皮）　贯众　甘草各等分
【用法】上为末。每服一钱，米饮调下。
【主治】百物入咽喉，鲠欲死者。

神应丸

【来源】《幼幼新书》卷三十九引《庄氏家传》。
【组成】朱砂三钱（精研）　半夏大者三枚（以浆水煮过，研）　石脑油（真者须小，但斟量稀稠抹和得朱砂、半夏二味为度，切勿令稀，旋旋滴少许在乳钵内，研拌二味药）
【用法】上同入乳钵内研令匀腻，丸如豌豆大。每服三丸，空心并食前以酒吞下，每日三次，不过一二日或三四日内自然随大便下来。不取转，不搜觉，但趁逐钱下来。
【主治】小儿误吞钱。

通气散

【来源】《幼幼新书》卷三十九引张涣方。
【组成】象牙（烧）　鹅羽（烧）各一钱　磁石皂子大（烧）
【用法】上为细末。每服半钱，新汲水调下。
【主治】误吞铜钱物及钩绳之类，哽于咽喉。

木炭散

【来源】《鸡峰普济方》卷二十四。
【组成】木炭（坚炭亦可用）
【用法】上为细末。每服二钱，米饮调下。
【主治】诸哽。

化铁丹

【来源】《鸡峰普济方》卷二十五。
【组成】管仲　赤茯苓各半两　道人头一分
【用法】上为细末。每服一钱，新水调下；如是已吞下，更用鸡子清调药，即随大便下。
【主治】误吞物在喉中不下者。

麻仁散

【来源】《三因极一病证方论》卷十六。
【组成】脂麻（炒）不以多少
【用法】上为末，白汤点服。
【主治】谷贼尸咽。此因误吞谷芒，咽喉中痒，抢刺痒痛。

白龙散

【来源】《杨氏家藏方》卷二十。
【组成】柑子皮　白梅　象牙屑各等分
【用法】上为细散。每用一钱，绵裹含化。
【主治】鱼骨鲠。

神效膏

【来源】《杨氏家藏方》卷二十。
【组成】马鞭草　地松（一名皱面草）各一小握（不用根）
【用法】上入陈白梅肉一枚，白矾一大拇指面许，研令极细，取一弹子大，以绵裹作一球子，缀钗头上，其余药即将无灰酒一碗，绞取药汁，细细呷之令尽，如不能饮，亦强呷数口，然后纳绵球子于喉间，旋旋咽其药汁，其骨鲠渐软，当自下去，不然即吐出。
【主治】诸般骨鲠。

神效解毒丸

【来源】《世医得效方》卷十。
【别名】神仙解毒丸（《普济方》卷二五一引《经验良方》）。
【组成】青靛花六两　大黄　山豆根各四两　朴消一钱　黄药子二两半　白药二两半　自然铜四两　贯众　山栀子　宣连　楮实子　山茨菇各二两半　白滑石一斤十二两　铅光石　芭蕉自然汁

方中芭蕉自然汁用量原缺。

【用法】上为末，糯米糊和药一千杵，阴干，一料可作一千丸，却用铅光石打光。诸般骨鲠，每服一丸，井水磨下，作势一吞即下；颌腮焮肿，咽喉飞疡，清油调水磨化服；酒毒肠风下血，薄荷汤送下；赤眼肿痛，井水送下；金蚕蛊毒，黄连水送下；蛇、犬、蜂螫、蜈蚣毒，用水磨涂伤处；误吞竹木棘刺，井水送下；诸般恶毒，用新汲水送下。收藏年深，愈见神效。
【主治】诸般骨哽；颌腮焮肿、咽喉飞疡；酒毒肠风下血；赤眼肿痛；金蚕蛊毒；蛇、犬、蜂螫、蜈蚣毒；误吞竹木棘刺；诸般恶毒。

盐梅丸

【来源】《类编朱氏集验方》卷十五。
【组成】古文铜钱十数枚　白梅十个（盐淹过宿即烂）
【用法】每服一丸，如绿豆大，清晨取流水吞下，即吐出。
【主治】误吞铁钱，及骨鲠之类。

青雪散

【来源】《御药院方》卷九。
【组成】盆消二两　白僵蚕（去头，炒黄色，取末）一钱半　牙消三钱　甘草（生，取末）一钱半　青黛二钱
【用法】上为细末。每用二钱，用井花水半盏调药，细细呷服；或少许频干掺，咽津亦得。
【主治】鱼骨鲠咽喉内不出，并急慢喉痹。

备急散

【来源】《活幼心书》卷下。
【组成】五倍子末一两　先春茶末半两
【用法】上为末。每抄一钱，温汤半盏调化，少与咽下，不拘时候。依此法服饵，不过三五次即效。如骨出或刺破处血来多者，硼砂末六钱，水煎消毒饮调服。血止痛住，肿退食进。
【主治】小儿诸般骨更，致咽喉肿痛。

骨鲠千捶膏

【来源】《医方类聚》卷七十五引《经验秘方》。
【组成】寒食面四两（隔年者妙）　大乌梅四十九个　陈米醋量药用
【用法】先以乌梅净肉置器中醋浸，次取仁去皮研烂，焙干为细末，和梅肉与仁同浸一宿令透，却入寒食面一处为丸，如橄榄状，待半干，横穿一窍，以线悬透风处，勿令上白花。用时仍以米醋微浸，系患处。立愈。
【主治】骨鲠咽喉。

磁石丸

【来源】《永乐大典》卷一〇三六引《方便集》。
【组成】磁石二钱（细研，重筛）　龙骨二钱（煅三五次，醋淬，细研之）
【用法】上为末，和匀，熔黄蜡为丸，如小指大。煎楮实汤送下。
【主治】骨鲠针铁等。

二圣散

【来源】《普济方》卷六十四。
【组成】楮子（五月五日采，晒干）　白茯苓各等分
【用法】上为末。每服一大钱，小儿半钱，煎乳香汤调下，温服。
【主治】鱼鸡骨刺在喉中不下。

神仙化铁丹

【来源】《普济方》卷六十四。
【别名】圣化仙丹。
【组成】香白芷（大块不蛀者）三两　贯仲（拣净，末）一两　木兰花（树生者）一两　京墨（好者）一钱　金星石　银星石各半两　山豆根（去梗）一两　水仙根（干者）一两　木香半两　乌芋（即荸荠，干者）一两　象牙屑　玳瑁屑　犀角屑各三两　墨煤（净者）一两
【用法】上为细末，以头面雪水糊为丸，如龙眼大，朱砂为衣，悬当风处阴干。每用一丸，含化。
【主治】一切骨鲠。

缩砂散

【来源】《普济方》卷六十四。
【组成】缩砂仁　甘草　贯众各等分
【用法】上为粗末。如一切鲠，以绵裹少许含之，旋旋咽津，久则随痰出。
【主治】骨鲠。
【验案】滁州蒋教授，因食鲤鱼玉蝉羹为鱼肋所鲠。凡治鲠药，如象牙屑之属，用之者不效，或令服此药，连进三剂，至夜一咯而出，因戏云：此管仲之力也。

一捻金散

【来源】《医方类聚》卷七十四引《澹寮方》。
【组成】郁金三钱　藜芦二钱　巴豆一钱（炒）
【用法】上为末。喉肿及食刺，热茶点一钱；骨鲠，干咽；喉风，薄荷茶下。
【主治】喉肿，喉风，食刺，骨鲠。

金钩钓食丸

【来源】《丹溪心法附余》卷二十四。
【组成】威灵仙根不拘多少
【用法】以好米醋浸一二日，晒干，为末，醋糊为丸，如梧桐子大。每服一丸或二丸，半茶半汤送下。如要吐，转用砂糖铜青为末，半匙滴油一二点，同茶汤调服，即吐出原物。如药性来迟，令患人两手伏地，用清水一盆，以鹅翎口中搅探，即吐出于盆内。
【主治】诸梗。

遇仙丹

【来源】《摄生众妙方》卷一。
【别名】牛郎串（《串雅内编》卷三）。
【组成】白牵牛（头末）四两（半炒半生） 白槟榔一两 茵陈 莪术（醋煮）各五钱 三棱（醋煮） 牙皂（炙，去皮）各五钱
【用法】上为末，醋糊为丸，如绿豆大。五更时用冷茶送下三钱。天明可看去后之物，此药有积去积，有虫去虫。数服行后，随以温粥啖之。
【功用】涤饮攻积。
【主治】邪热上攻，痰涎壅滞，翻胃吐食，十膈五噎，齁呛，酒积，虫疾，血积，气块，诸般痞疾，热疮肿疼，或大小便不利，妇人女子面色萎黄，鬼产，食吞铜铁银物等症。
【宜忌】服后忌食他物。孕妇勿服。

神仙钓骨丹

【来源】《古今医鉴》卷十六引徐通府方。
【组成】朱砂一钱 丁香一钱 血竭五钱 磁石五钱 龙骨五钱
《济阳纲目》有砂仁。
【用法】上为末，黄蜡三钱为丸，朱砂为衣。每服一丸，香油煎，好醋吞下；如要吐，用矮荷（即红内消）煎好醋吃，后用浓茶任服。如无矮荷，用桐油代之。其骨自随药带下或吐出。
【主治】骨鲠。

白衣丸

【来源】《万病回春》卷八。
【组成】乌贼鱼骨 白茯苓 砂仁 山豆根 甘草 僵蚕各五钱 贯众一两五钱 硼砂 麝香 珍珠 象牙 脑子各少许
【用法】上为细末，飞罗白面打糊为丸，如梧桐子大，用蚌粉为衣，阴干。每用二丸，冷水浸化，频频咽服。又将一丸口噙化尤妙。
【主治】男、妇、小儿误吞麦芒、针刺、铜钱、杂鱼等骨梗在喉中，及喉闭肿痛，死在须臾。

三仙汤

【来源】《疡科选粹》卷七。
【组成】缩砂 威灵仙各一钱五分
【用法】上用无根水二钟，入砂糖半碗，煎一钟。噙在口中慢慢呷下。四五次即出。
【主治】咽喉骨鲠。

化骨丹

【来源】《疡科选粹》卷七。
【组成】山楂树根（向下者） 玉簪花根
【用法】同捣汁。用竹管直灌入喉中。不可着牙，着牙即化。
【主治】咽喉骨鲠。

乌龙丹

【来源】《疡科选粹》卷七。
【组成】乌梅肉 五倍子（取净） 或加硼砂
【用法】共打成膏为丸，如龙眼大。含之。
【主治】诸骨梗，垂危者。

钓鳌丸

【来源】《疡科选粹》卷七。
【组成】威灵仙根不拘多少
【用法】用酽醋浸二日，晒干为末，醋糊为丸，如梧桐子大。每服一丸或二丸，半茶半汤送下。如觉要吐，用砂糖、铜青为末，共半匙，滴油一二点，以茶汤调服，即可吐出原物；如药性来迟，令病人两手伏地，用清水一盆，鹅翎搅乱即吐出。
【主治】骨梗咽喉，不能吞吐，势急者。

砂糖丸

【来源】《疡科选粹》卷七。
【组成】砂糖 白炭灰 紫苏叶 滑石各等分
【用法】上为末，为丸如芡实大。含口中，以唾津咽下。骨即下。
【主治】鱼骨鲠。

蜀仙丹

【来源】《疡科选粹》卷七。

【组成】穿山甲一钱　金毛狗脊一钱　硇砂　血竭各五钱　磁石　自然铜　青礞石　龙骨各一钱

【用法】上为细末，黄蜡为丸，如梧桐子大，朱砂为衣。先吃冷茶二碗，后以茶送下二丸，即时吐出，如迟以鹅翎搅之。

【主治】骨鲠。

化骨神丹

【来源】《丹台玉案》卷三。

【组成】楮实子一两（为末）　霜梅肉三两

【用法】上为丸，如弹子大。噙化咽下。

【主治】骨鲠。

神秘方

【来源】《丹台玉案》卷三。

【组成】千年矮（即平地木）不拘多少

【用法】上捣碎，酒煎，尽醉，服之即愈。

【主治】诸骨鲠。

双砂汤

【来源】《外科全生集》卷四。

【组成】缩砂　草果　威灵仙各等分

【用法】加砂糖少许，清水煎服。

【功用】化骨为涎。

【主治】骨鲠。

吸针丸

【来源】《种福堂公选良方》卷三。

【组成】透活磁石

【用法】用透活磁石生研，将黄蜡和捻如针。凉水送下。裹针从大便出。

【主治】误吞针。

钓骨丸

【来源】《串雅外编》卷二。

【组成】栗子肉上皮半两（为末）　鲇鱼肝一个　乳香二钱五分

【用法】上捣为丸，如梧桐子大。视骨梗远近，以线系绵裹一丸，水润吞下，提线钓骨出之。

【主治】骨梗咽喉。

生香膏

【来源】《医部全录》卷四一五引《类要方》。

【组成】黄柏半钱　螺青二钱

【用法】上为细末。每服一字，或半钱掺患处。

【主治】诸物梗喉。

捕更丸

【来源】《外科证治全书》卷二。

【组成】麻绳

【用法】寻多年悬挂麻绳，上有灰尘堆积者，连绳解来，用新瓦盛之，炭火煅枯存性，研末，洋糖为丸，如芡实大。每用一丸，含在口中化下。不十丸，其梗物不出即消，虽梗死之人，但有微气，服之必治。

【主治】诸骨梗喉。

鱼胆饮

【来源】《中国医学大辞典》。

【组成】鳜鱼胆不拘多少（取冬天者，悬挂阴干）草鱼、鲫鱼胆亦可代用。

【用法】每用一个，大者半个亦可，清水煎，温温服下。少时呕吐，骨即随出；如尚未吐，再服温酒，以吐为度（酒随量饮）；若再未出，再饮鱼胆，服之无不出者。

【主治】诸骨、竹、木哽喉；或骨在腹内，日久刺疼黄瘦者。

十九、喉 喑

喉喑，又称瘖、声嘶、喑哑、失声、失音等，或据病程不同而称暴喑、久喑等，是指发音失调或音声不出的病情。《黄帝内经·素问·宣明五气篇》："邪入于阳则狂，邪入于阴则痹，搏阳则为巅疾，搏阴则为瘖"，《气交变大论篇》："岁火不及，寒乃大行，长政不用，物荣而下，凝惨而甚，则阳气不化，乃折荣美，上应辰星，民病胸中痛……心痛暴瘖，胸腹大，胁下与腰背相引而痛"。文中所言"瘖"、"暴瘖"，即为喉喑之谓。《诸病源候论》："中冷声嘶者，风冷伤于肺之所为也。肺主气，五脏同受气于肺，而五脏有五声，皆禀气而通之。气为阳，若温暖则阳气和宣，其声通畅。风冷为阴，阴邪搏于阳气，使气道不调流，所以声嘶也。" 禀承《黄帝内经》阴邪搏于阳气而致"瘖"，进一步指出："喉咙者，气之所以上下也。会厌者，音声之户；舌者，声之机；唇者，声之扇。风寒客于会厌之间，故卒然无音。皆由风邪所伤，故谓风失音不语"，"有暴寒气客于喉厌，喉厌得寒，即不能发声，故卒然失音也。"盖喉咙上通天气，下接肺窍。又声由气发，气由肺所主，故喉喑系由发音功能障碍或声带病变所引起，声出于喉，关于脏，根在肺。《医宗金鉴》："凡万物中空有窍者，皆能鸣矣，故肺象之主声也。凡发声必由喉出，故为声音之路也。"

本病论治，首要辨外感与内伤。外感致病，邪从外致，治以解表为先，不必治喑；内伤致喑，治宜以滋肾润肺为主。《景岳全书》："喑哑之病，当知虚实。实者，其病在标，因窍闭而喑也；虚者，其病在本，因内夺而喑也。窍闭者，有风寒之闭，外感证也；有火邪之闭，热乘肺也；有气逆之闭，肝滞强也。"《医学纲目》："一曰喉喑，乃劳嗽失音之类是也。"

猪肤汤

【来源】《伤寒论》。

【组成】猪肤一斤

【用法】上以水一斗，煮取五升，去滓，加白蜜一升，白粉五合，熬香，和令相得。分六次温服。

【功用】

1.《兰台轨范》：引少阴之虚火下达。

2.《医原》：甘咸润纳。

【主治】

1.《伤寒论》：少阴病，下利咽痛，胸满心烦。

2.《天津中医》：失音。

【验案】失音 《天津中医》(1986，5：40)：病人，男，12岁。1978年秋季觉咽部干燥不适，有时疼痛干咳，以后逐渐声音低沉，甚至嘶哑，诊断为"慢性喉炎"，经中西药物屡治无效，声音嘶哑由间歇性转为持续性，乃于1979年10月来我院门诊。形体消瘦，五心烦热，咽干口燥，舌红无苔，脉来细数，失音已达四月，拟猪肤汤长服：猪肤半斤（刮净肥肉），白蜜半斤，米粉四两，先将鲜肉皮置锅中，加水适量，文火煮沸，使肉皮完全溶化为度，然后再加入白蜜煮沸，最后调入米粉，煮成糊状，收贮于瓷罐中。一日三次，每次一匙，开水冲服。逾半年而愈。

麻黄细辛附子汤

【来源】《伤寒论》。

【别名】麻黄附子细辛汤（《注解伤寒论》卷六）、附子细辛汤（《三因极一病证方论》卷四）。

【组成】麻黄二两（去节） 细辛二两 附子一枚（炮去皮，破八片）

【用法】上以水一斗，先煮麻黄，减二升，去上沫，纳诸药，煮取三升，去滓，温服一升，每日三次。

【功用】

1.《伤寒论讲义》：温经解表。

2.《方剂学》：助阳解表。

【主治】

1.《伤寒论》：少阴病，始得之，反发热，脉沉者。

2.《张氏医通》：水肿喘咳。大寒犯肾，暴哑不能出，咽痛异常，卒然而起，或欲咳而不能咳，或无痰，或清痰上溢，脉弦紧，或数疾无伦。

【验案】暴喑 《江苏中医杂志》(1982，2：37)：邹某某，男，30岁。常易感冒，该次患伤风鼻塞流涕，咳嗽音哑已有20余天，经中西药治疗，病情未见改善。余诊之，其脉沉细无力，舌质淡而胖嫩，苔薄白。视其面色惨淡忧郁，身穿厚衣，头戴风雪帽，声音嘶哑。细询之，常易感冒，微热则自汗畏风，四肢不温，喜蒙被而卧，脉证合参，诊为少阴伤寒，寒客会厌。拟助阳解表，宣肺散寒，仿麻黄附子细辛汤加味。麻黄4克，附子6克，细辛4克，桔梗6克，水煎服。病人服上方一剂，觉声嘶减轻，二剂而畏风除，声音已恢复正常。

桂心汤

【来源】方出《肘后备急方》卷一，名见《外台秘要》卷七引《集验方》。

【别名】桂汤(《备急千金要方》卷八)、紫桂汤、桂心散(《圣济总录》卷七)。

【组成】桂心八两

【用法】水四升，服取一升，分三服。

【主治】

1.《肘后备急方》：卒心痛。

2.《备急千金要方》：卒失音。

3.《圣济总录》：小儿客忤。

【宜忌】

1.《外台秘要》：忌生葱。

2.《普济方》：阳证伤寒失音者不可用。

五味子汤

【来源】方出《肘后备急方》卷三，名见《圣济总录》卷三十二。

【组成】甘草一两　桂二两　五味子二两　杏仁三十枚　生姜八两(切)

【用法】以水七升，煮取二升，分二次服。

【主治】

1.《肘后备急方》：卒中冷，声嘶哑者。

2.《圣济总录》：伤寒后外邪客于肺，卒失音。

橘皮一物汤

【来源】方出《肘后备急方》卷三，名见《仁斋直指方论》卷五。

【别名】橘皮汤(《普济方》卷六十四)。

【组成】橘皮五两

【用法】水三升，煮取一升，去滓顿服。

【主治】

1.《肘后备急方》：卒失声，声噎不出。

2.《仁斋直指方论》：诸气攻刺，及感受风寒暑湿，初症通用。又凡酒食所伤，中脘痞塞妨闷，呕吐吞酸。

杏仁煎

【来源】《外台秘要》卷九引《古今录验》。

【别名】杏仁桑皮汤(《杂病源流犀烛》卷二十四)。

【组成】杏仁一升(去皮尖两仁，熬)　通草四两　紫菀　五味子各三两　贝母四两　桑白皮五两　蜜一升　沙糖一升　生姜(汁)一升

【用法】上切，以水九升，煮五味，取三升，去滓，纳杏仁脂、姜汁、蜜、糖和搅，微火上煎取四升，初服三合，日二次，夜一次，稍稍加之。

【主治】忽暴咳，失声语不出。

【宜忌】忌蒜、面、炙肉。

杏仁丸

【来源】方出《备急千金要方》卷六，名见《圣济总录》卷一二三。

【组成】桂心六铢　杏仁十八铢

【用法】上为末，炼蜜为丸，如杏仁大。含之，细细咽汁，日夜勿绝。

【主治】

1.《备急千金要方》：哑塞咳嗽。

2.《普济方》：咽喉痒痛，失音不语。

槟榔汤

【来源】《备急千金要方》卷十三。

【组成】槟榔四枚(极大者)　槟榔八枚(小者)

【用法】上锉，以小儿尿二升半，煮减一升，去滓，分三服。频与五剂永定。
【功用】破胸背恶气。
【主治】音声塞闭。
【方论】《千金方衍义》：气病声音塞闭，故专取大腹槟榔以破恶气；兼小者，以散滞血，而声自通矣。

通音散

【来源】方出《备急千金要方》卷十七，名见《圣济总录》卷六十六。
【组成】防风　独活　川芎　秦椒　干姜　黄耆各四十二铢　天雄　麻黄　五味子　山茱萸　甘草各三十六铢　秦艽　桂心　薯蓣　杜仲　人参　细辛　防己各三十铢　紫菀　甘菊花各二十四铢　贯众二枚　附子七分
【用法】上为细末。以酒服方寸匕，一日二次。
【主治】肺虚冷，声嘶伤，语言用力，战掉缓弱，虚瘠，风入肺。

通声膏

【来源】《备急千金要方》卷十八。
【别名】通声煎（《圣济总录》卷六十六）。
【组成】五味子　通草　款冬花各三两　人参　细辛　桂心　青竹皮　菖蒲各二两　酥五升　枣膏三升　白蜜二升　杏仁　姜汁各一升
【用法】上锉，以水五升，微火煎，三上三下，去滓，纳姜汁、枣膏、酥、蜜，煎令调和。酒服枣大二丸。
【主治】

1.《备急千金要方》：暴嗽失声，语不出。

2.《奇效良方》：咳嗽气促，胸中满闷，语声不出。

3.《证治宝鉴》：喑由久病肺虚、风邪传肺及久嗽所致者。

【方论】《千金方衍义》：肺脏方中酥蜜膏专滋肺胃之燥以化其气，此方专滋脾肺之津以通其声。方中五味、人参滋肺之气，款冬、竹茹清肺之燥，桂心、细辛搜肺之邪，通草、菖蒲利肺之窍，杏仁、酥、蜜、姜汁、枣膏滋培津气而通其声。

五味子散

【来源】《太平圣惠方》卷六。
【组成】五味子半两　桂心一两　附子一两（炮裂，去皮脐）　款冬花半两　桔梗半两（去芦头）　紫苏茎叶一两　干姜半两（炮裂，锉）
【用法】上为散。每服三钱，以水一中盏，加大枣三枚，煎至六分，去滓，不拘时候稍热服。
【主治】肺伤风冷，背寒，语声嘶不出，咳嗽气急。

贝母丸

【来源】《太平圣惠方》卷六。
【组成】贝母半两（煨令微黄）　细辛三分　桂心一两　菖蒲三分　甘草一分（炙微赤，锉）　百合（半两）　紫菀三分（洗，去苗土）　杏仁半两（汤浸，去皮尖双仁，麸炒微黄）　陈橘皮一两（汤浸，去白瓤，焙）
【用法】上为末，炼蜜为丸，如弹子大。每服一丸，以绵裹，含咽津，不拘时候。
【主治】肺脏伤风冷，喘促咳嗽，言语声嘶，咽喉不利。

生地黄煎

【来源】《太平圣惠方》卷六。
【组成】生地黄汁一升　生姜汁二合　生麦门冬汁半升　牛酥五两　白蜜半斤　枣肉三十枚（研）　桂心一两　贝母一两（煨令微黄）　细辛一两　杏仁一两（汤浸，去皮尖双仁，麸炒微黄，研如膏）　菖蒲一两　皂荚子仁一两（微炒）
【用法】先将前六味相和于银锅中，慢火熬令稀稠得所；后药捣细罗为散，入前地黄煎中，搅令匀，取一茶匙，含化咽津，不拘时候。
【主治】肺脏气壅，外伤风冷，语声嘶不出，咽喉干痛。

半夏散

【来源】《太平圣惠方》卷六。
【组成】半夏半两（汤洗七遍去滑）　细辛三

分　桔梗半两（去芦头）　杏仁三分（汤浸，去皮尖双仁，麸炒微黄）　陈橘皮一两（汤浸，去白瓤，焙）　麻黄三分（去根节）　桂心二两　前胡半两（去芦头）　枳壳半两（麸炒微黄，去瓤）　紫菀半两（洗去苗土）　桑根白皮半两（锉）　贝母半两（煨令微黄）　柴胡半两（去苗）　甘草一分（炙微赤，锉）　木通半两（锉）　诃黎勒皮半两

【用法】上为散。每服四钱，以水一中盏，加生姜半分，大枣三个，煎至六分，去滓稍热服，不拘时候。

【主治】肺脏外伤风冷，声嘶言不能出，胸膈气滞。

【宜忌】忌生冷、热面。

含化菖蒲煎

【来源】《太平圣惠方》卷六。

【别名】菖蒲煎（《普济方》卷二十八）。

【组成】菖蒲一两（末）　桂心二两　生姜半两（绞取汁）　白蜜十二两

【用法】上先以水一大盏，煎菖蒲、桂心取五分，次入姜汁，白蜜炼成膏。取一茶匙含化咽津，不拘时候。

【功用】温肺顺气通声。

【主治】风冷伤肺，声音嘶哑。

补肺钟乳丸

【来源】《太平圣惠方》卷六。

【别名】钟乳丹（《鸡峰普济方》卷十一）。

【组成】钟乳粉一两　麦门冬三分（去心，焙）　桂心一两　五味子一两　桑根白皮半两（锉）　白石英一两（细研，水飞过）　人参一两（去芦头）　干姜半两（炮裂，锉）　陈橘皮一两（汤浸去白瓤，焙）　薯蓣三分　白茯苓三分

【用法】上为末，用枣肉为丸，如梧桐子大。每服三十丸，以粥饮调下，不拘时候。

【主治】

1.《太平圣惠方》：肺脏气虚，失声，胸中痛，喘急鸣。

2.《鸡峰普济方》：肺虚咳嗽，咯唾脓血。

附子散

【来源】《太平圣惠方》卷六。

【组成】附子一两（炮裂，去皮脐）　麻黄一两（去根节）　杏仁一两（汤浸，去皮尖双仁，麸炒微黄）　甘草一分（炙微赤，锉）　赤茯苓三分　菖蒲半两　肉桂一两（去皴皮）　陈橘皮一两（汤浸，去白瓤，焙）

【用法】上为散。每服三钱，以水一中盏，加生姜半分、大枣三枚，煎至六分，去滓稍热服，不拘时候。

【主治】肺脏伤风冷，声嘶不出，或吃食后虚喘。

人参散

【来源】《太平圣惠方》卷二十。

【组成】人参一两（去芦头）　五味子半两　桂心三分　杏仁半两（汤浸，去皮尖双仁，麸炒微黄）　细辛三分　石菖蒲三分　附子三分（炮裂，去皮脐）　诃黎勒皮半两　甘草一分（炙微赤，锉）

【用法】上为散。每服三钱，以水一中盏，加生姜半分，大枣三枚，煎至六分，去滓，不拘时候，稍热服。

【主治】风冷失声，肺寒少气。

木通丸

【来源】《太平圣惠方》卷二十。

【组成】木通一两（锉）　附子一两（炮裂，去皮脐）　干姜一两（炮裂，锉）　赤茯苓一两　防风一两（去芦头）　桂心二两　细辛一两　麻黄一两半（去根节）　杏仁一两（汤浸，去皮尖双仁，麸炒微黄）

【用法】上为末，炼蜜为丸，如小豆大。每服二十丸，以温酒送下，不拘时候。

【主治】风失声，声噎不出。

五味子散

【来源】《太平圣惠方》卷二十。

【组成】五味子一两　白石英一两　钟乳一两　款

冬花半两　陈橘皮三分（汤浸，去白瓤，焙）　桂心一两　赤茯苓一两　麦门冬半两（去心）　紫菀半两（洗去苗土）　紫苏子一两（微炒）　杏仁一两（汤浸，去皮尖双仁，麸炒微黄）　人参一两（去芦头）

【用法】上为散。每服三钱，以水一中盏，加生姜半分，大枣三枚，煎至六分，去滓，不拘时候稍热服。

【主治】风冷入肺，咳逆短气，语无音声，舌干而渴。

杏仁煎

【来源】《太平圣惠方》卷二十。

【组成】杏仁二两（汤浸，去皮尖双仁，研如膏）　紫菀一两（洗去苗土）　五味子一两　贝母一两（煨令微黄）　细辛一两　桂心二两

【用法】上为细散，以水一大盏，加生姜汁一合，饴糖二两，蜜二合，下杏仁膏，慢火熬成煎。每服一茶匙，以热酒调下，不拘时候。

【主治】风冷失声，语音不出。

石菖蒲丸

【来源】《医方类聚》卷十引《简要济众方》。

【组成】石菖蒲一两　桂心一两

【用法】上为末，炼蜜为丸，如皂子大。每服一丸，含化。

【主治】肺寒不能发声。兼治心疼。

回声饮子

【来源】《养老奉亲书》。

【组成】皂角一挺（刮去黑皮并子）　萝卜三个（切作片）

【用法】以水二碗，同煎至半碗以下服之。不过三服便语，吃却萝卜更妙。

【主治】失音。

黑丸子

【来源】《普济方》卷三九四引《灵苑方》。

【组成】山茵陈　蜀升麻　常山各半两　芒消半分　麻黄（去节根）一两　官桂（去粗皮）一分　附子一个（烧黑留心）

【用法】上为极细末，旋抄一大钱，入杏仁二粒（去皮尖，灯烧黑存性），巴豆二粒（压去油），寒食面糊为丸，如麻子大；大人丸如绿豆大。每服五丸，吐不止，茅根竹叶汤送下；热攻泻血，蜜炒生姜汤送下；若吐血、眼眦出血者，生油、冷酒送下；伤寒手脚心冷，冷茶清送下；失音，竹沥酒送下。

【功用】退热，定吐逆兼除食伤。

豆竹汤

【来源】方出《证类本草》卷二十五引孟诜方，名见《圣济总录》卷三十二。

【组成】生大豆一升　青竹箅子四十九枚（长四寸，阔一分）

【用法】和水煮熟。日夜二服。

【主治】

1.《证类本草》引孟诜方：卒失音。
2.《圣济总录》：伤寒失音不语。

二沥汤

【来源】《圣济总录》卷三十二。

【组成】竹沥　梨汁　荆沥各二合　陈酱汁半合

【用法】上药搅令匀，以绵滤过，分温四服，空心、日晚各一服。

【主治】伤寒失音不语。

升麻饮

【来源】《圣济总录》卷三十二。

【组成】升麻一两　桂（去粗皮）三分　木通（锉）二两　防风（去叉）一两半

【用法】上为粗末。每服五钱匕，水一盏半，煎至一盏，去滓，加竹沥半合，搅令匀，空心温服。

【主治】伤寒失音不语，神志昏冒。

芥子酒

【来源】《圣济总录》卷三十二。

【组成】白芥子五合（研碎）
【用法】上药同酒煮令半熟，带热包裹，熨项颈周遭，冷则易之。
【主治】伤寒后，肺中风冷，失音不语。

杏仁煎

【来源】《圣济总录》卷三十二。
【组成】杏仁（汤浸，去皮尖双仁，研）二两　木通（锉）　贝母（去心）　紫菀（去苗土）　五味子　桑根白皮（切）　百合各一两　生姜汁半两　沙糖四两　蜜四两
【用法】上药除杏仁、姜汁、糖、蜜外，细锉，用水五盏，煎至三盏，去滓，下杏仁膏、姜汁、糖、蜜等相和，微火再煎如稀饧，以净器盛。每服半匙，水一盏煎开，温服，不拘时候。
【主治】伤寒后忽暴嗽失音，语不出。

桂心汤

【来源】《圣济总录》卷三十二。
【组成】桂（去粗皮）二两　菖蒲一两（去须）
【用法】上为粗末。每服三钱匕，用水一盏，煎至七分，去滓温服，不拘时候。衣覆取汗。未退再服。
【主治】伤寒邪气伤肺，失音不语。

麻仁饮

【来源】《圣济总录》卷三十二。
【组成】大麻仁半升　羚羊角屑二两
【用法】上为粗末。每服五钱匕，酒、水各一盏，共煎至一盏，去滓温服，每日二次。
【主治】伤寒卒失音，牙关紧急。

羚羊角散

【来源】《圣济总录》卷三十二。
【组成】羚羊角屑一两　麻黄（去根节）　石膏各半两　防风（去叉）　麦门冬（去心，焙）　黄芩（去黑心）　干葛（锉）　升麻各三两
【用法】上为粗散。每服五钱匕，以水一盏半，煎至一盏，去滓，食后温服，每日三次。
【主治】伤寒失音，不知人，口眼不正，舌强。

三味丸

【来源】《圣济总录》卷四十八。
【别名】出声散（《普济方》卷二十六）。
【组成】桔梗一两（切，用蜜拌，于饭上蒸三日）　诃黎勒（去核）四个（二个炮，二个生用，趁热捣）　甘草一两（半生半炙）
【用法】上为末，每服二钱匕，用马勃同砂糖少许拌和为丸。含化咽津。
【主治】肺虚声音不出。

地黄煎

【来源】《圣济总录》卷四十八。
【组成】生地黄汁五两　蜜　生姜汁各三合　沙糖一两半　升麻（细锉，绵裹同煎）　杏仁（去皮尖双仁，研成膏）各二两　人参（为末）三两
【用法】上先将六味于铜器中微火煎，频搅，以地黄等汁尽为度，乃去升麻，下人参末搅匀，候冷，收置瓷盒中密盖。每服一枣大，含化，日夜各三次。
【主治】肺虚声嘶气乏。

干姜丸

【来源】《圣济总录》卷五十四。
【组成】干姜（炮）　白术　附子（炮裂，去皮脐）　胡椒　桂（去粗皮）　五味子各三分　甘草（炙，锉）半两　陈橘皮（汤浸，去白，焙）　麻黄（去根节）各一两
【用法】上为末，炼蜜为丸，如梧桐子大。每服二十丸至三十丸，温酒送下。
【主治】上焦虚寒，气短，语声不出。

石菖蒲散

【来源】《圣济总录》卷六十六。
【组成】菖蒲（锉，石上者）　五味子（炒）　陈橘皮（汤浸，去白，焙）　细辛（去苗叶）　紫菀

（去苗土） 干姜（炮裂）各半两 诃黎勒（炮，去核） 杏仁（汤浸，去皮尖双仁，麸炒微黄）各一两

【用法】上为细散。每服一钱匕，食后以温酒调下。

【主治】风冷伤肺，声嘶不出。

杏仁煎

【来源】《圣济总录》卷六十六。

【组成】杏仁（去皮尖双仁，炒）一升（研） 紫菀（去苗土） 五味子 贝母（去心）各一两 生姜汁 饴糖各一升 木通四两 桑根白皮五两

【用法】上药先将五味锉，分作三剂，每剂以水四盏，煎取一盏半，去滓，入研杏仁、姜汁、饴糖各三分之一，更煎成煎。每服一匙，含化。

【主治】咳嗽失声，语不出。

钟乳汤

【来源】《圣济总录》卷六十六。

【组成】钟乳粉 白石英（研） 麻黄（去根节） 五味子（炒） 桂（去粗皮） 赤茯苓（去黑皮） 紫苏子 杏仁（汤浸，去皮尖双仁，麸炒微黄） 人参各一两 麦门冬（去心，焙） 款冬花各半两

【用法】上先以十味为粗末，次入钟乳粉，再研匀。每服三钱匕，以水一盏，加生姜半分（切），大枣三枚（劈破），同煎至七分，去滓稍热服，不拘时候。

【主治】风冷搏肺，气塞不通，声嘶不出。

通声辛甘煎

【来源】《圣济总录》卷六十六。

【别名】通声膏（《鸡峰普济方》卷十一）。

【组成】酥（真者） 蜜 饴糖 生姜（取自然汁） 百部（取自然汁） 枣（炊，去皮核，研） 杏仁（汤浸，去皮尖双仁，研）各一升 柑皮五枚（为末）

【用法】上以微火煎，不住搅，约一炊久，取药汁减半止。每服一匙头，酒调细细咽之，日二夜一。

【主治】肺虚，为风寒所伤，语声嘶嗄，气息喘急，上气咳嗽。

人参汤

【来源】《圣济总录》卷一七五。

【组成】人参 甘草（炙） 黄明胶（炙燥）各一分 杏仁（汤浸，去皮尖双仁，炒） 麻黄（去根节） 贝母（去心）各半两

【用法】上为粗末。每服一钱匕，水七分，加糯米少许，同煎至四分，去滓温服，不拘时候。

【主治】小儿肺经感寒，语声不出。

通关散

【来源】《普济方》卷九十二引《全生指迷方》。

【组成】白僵蚕（炒）半两 羌活一分 麝香半钱

【用法】上为末。每服二钱，先以姜汁少许调匀，以沸汤浸，放温服之；又以真菖蒲末，时时放舌根下。

【主治】风邪客于脾经，上入关机，失音不能言；或关格不通，精神昏愦失忘。

通声丸

【来源】《鸡峰普济方》卷十一。

【组成】桂末 杏仁各等分

【用法】上为细末，炼蜜为丸，如樱桃大。每服一丸，新绵裹含化，稍稍咽津，不拘时候。

【功用】温肺顺气，通畅音声。

【主治】肺伤风冷，气不通流，咳嗽失声，语音不出。

桂杏丸

【来源】《鸡峰普济方》卷十八。

【组成】款冬花半两 马兜铃一分 杏仁一两 苦葶苈半两 桂心一钱

【用法】上为细末，蒸枣肉为丸，如梧桐子大。每服二十丸，临卧温水送下。

【主治】肺胃气不调，上膈痰滞，喘满气促，语声不出。

菖蒲散

【来源】《小儿卫生总微论方》卷十五。
【组成】菖蒲　桂心　远志（去心，甘草水煮）各一分
【用法】上为细末。每服一钱，水一钟，煮至五分，温服，不拘时候。
【主治】感风寒客于哑门，卒不能语。

龙脑丸

【来源】《宣明论方》卷四。
【组成】龙脑　朱砂　硼砂　牛黄各等分
【用法】上为末，溶黄蜡为丸，如米粒大。每服三五丸，炙甘草、人参汤送下，不拘时候。
【主治】大小人一切蕴结热毒气不散，及失音、瘾疹。

诃子汤

【来源】《宣明论方》卷二。
【别名】诃子甘桔汤（《古今医统大全》卷四十六引《医林方》）、诃子清音汤（《古今医鉴》卷二）。
【组成】诃子四个（半炮半生）　桔梗一两（半炙半生）　甘草二寸（半炙半生）
【用法】上为细末。每服二钱，用童子小便一盏，同水一盏，煎至五七沸，温服。
【主治】失音不能言语。
【方论】

1.《证治准绳·类方》：桔梗通利肺气，诃子泄肺导气，童便降火甚速。

2.《医方集解》：诃子敛肺清痰、散逆破结，桔梗利肺气，甘草和元气，童便降火润肺。

川芎丸

【来源】《杨氏家藏方》卷十一。
【组成】石菖蒲半两　桔梗（去芦头）　荆芥穗　薄荷叶（去土）　川芎　牛蒡子（炒）各一两　甘草（炙）半两
【用法】上为细末，炼蜜为丸，每一两作十五丸。每服一丸，食后、盐卧含化。
【主治】咽喉不利，音声不出，及风热上壅，面赤鼻塞，不闻香臭。

通声丸

【来源】《杨氏家藏方》卷十一。
【组成】石菖蒲　肉桂（去粗皮）　杏仁（去皮尖，炒）　干姜（炮）　木通各等分

《普济方》有青橘皮、甘草，无木通。

【用法】上为细末，炼蜜为丸，每一两，作十丸。食后、临卧每服一丸，含化咽津。
【主治】寒邪客搏肺经，咽嗌窒塞，语声不出，咳嗽；及忧思恚怒，气道闭涩，噎塞不通，胸满气短。

含化丸

【来源】《妇人大全良方》卷五。
【组成】蛤蚧一双（去口足，炙）　诃子（去核）　阿胶（粉炒）　麦门冬（去心）　北细辛　甘草　生干地黄各半两
【用法】上为细末。炼蜜为丸，如鸡头子大。食后含化一丸。
【主治】肺间邪气，胸中积血作痛，失音。

三才封髓丹

【来源】《医学发明》卷七。
【组成】天门冬（去心）　熟地黄　人参（去芦）各半两　黄柏三两　缩砂仁一两半　甘草七钱半（炙）
【用法】上为细末，水糊为丸，如梧桐子大。空心服五十丸，用苁蓉半两，切作片子，酒一大盏，浸一宿，次日煎三四沸，去滓，送下前丸。
【功用】

1.《医学发明》：降心火，益肾水。

2.《卫生宝鉴》：滋阴养血，润补下燥。

【主治】

1.《症因脉治》：肾虚舌音不清。肾经咳嗽，真阴涸竭。

2.《医方论》：梦遗走泄。

【方论】

1.《医门法律》：此于三才丸方内加黄柏、砂仁、甘草。以黄柏入肾滋阴，以砂仁入脾行滞，而以甘草少变天冬、黄柏之苦，俾合人参建立中气。

2.《医方集解》：此手足太阴少阴药也。天冬以补肺生水，人参以补脾益气，熟地以补肾滋阴。以药有天、地、人之名，而补亦在上、中、下之分，使天地位育，参赞居中，故曰三才也。

3.《医方论》：此方治龙雷之火不安，梦遗走泄则可，若肾气久虚，精宫不固者，岂得再用苦寒！断宜补肾纳气之法为是。

4.《历代名医良方注释》：查此方为清补清之方。天冬熟地人参，为三才汤；黄柏砂仁甘草，为封髓丹。今既以两方合为一方，故既以两方之名合而标名。肾生精，精生髓，频频泄泄，精竭髓枯，龙相飞越，一团邪火。火越炽，则阴愈伤，阴愈伤，则火愈炽，生理病理，各走其反。此方若以除热，除热即所以救阴，润以育阴，育阴即以所维阳。设徒清其热，而热未必能除；独润其阴，而阴未必能滋。盖病理既两两依附互根，故方制两两萃合共济。甘寒得苦寒，则育阴之力更强；苦寒得甘寒，则除热之功更宏。此为进一步地概括复方，即进一步地综合治疗，此惟阴伤为宜。阴未伤，则滋腻反嫌滞气，惟热炽为宜。热未炽，则苦寒反嫌贼阳，凡诸利弊，端赖推求，且过滋久成脱证，过苦能惹炎证，深层义蕴，尤当着眼。此方滋力、补力、清力均强，用之得当，功效倍于他方。

【验案】遗精 《陕西中医》(1995，2：57)：李氏用本方加减治疗遗精32例。药用：生地、熟地、党参、天冬、沙苑子、芡实、炒杜仲、煅龙牡、黄柏、砂仁、甘草，久病肝肾阴虚者加首乌、女贞子、白芍；口苦、小便热赤者加猪苓、萆薢；少腹及阴部作胀者，加赤芍、川楝子，每日1剂，水煎服，连服14天为1个疗程。结果：痊愈27例，好转3例，总有效率为94%。

二物汤

【来源】《仁斋直指方论》卷八。

【组成】薄桂三钱 石菖蒲一钱

【用法】上锉。新水煎，细呷。

【主治】风寒邪气，留滞失音。

人参平补汤

【来源】《仁斋直指方论》卷八。

【别名】滋肾汤(《万病回春》卷五)。

【组成】人参 川芎 当归 熟地黄（洗，晒） 白芍药 白茯苓 菟丝子（酒浸烂，研细） 北五味子 杜仲（去粗皮，锉，姜汁制，炒去丝） 巴戟（酒浸，去心，晒） 橘红 半夏曲各半两 牛膝（酒浸，焙） 白术 补骨脂（炒） 葫芦巴（炒） 益智仁 甘草（炙）各二钱半 石菖蒲一钱半

【用法】上锉细。每服三钱，加生姜五片，大枣二枚，食前煎吞山药丸十七粒。五更头肾气开，不得咳唾，言语默然，再进上药。

【主治】肾虚声不出。

杏仁煎

【来源】《仁斋直指方论》卷八。

【组成】杏仁（水浸，去皮，研膏） 冬蜜 沙糖 姜汁各一盏 桑白皮（去赤，炒） 木通 贝母（去心）各一两半 北五味子 紫菀茸各一两 石菖蒲半两 款冬花蕊

【用法】上药后六味锉，以水五升煎半，去滓，入杏、姜、糖、蜜，夹和，微火煎，取一升半。每服三合，两日夜服之。

【主治】咳嗽暴重，声音不出。

金花散

【来源】《仁斋直指方论》卷八。

【组成】槐花（新瓦上炒香熟）

【用法】三更后，床上仰卧，随意食之。

【主治】失音，亦治喉痹。

【宜忌】热证通用。

荆苏汤

【来源】《仁斋直指方论》卷八。

【别名】荆芥汤（《古今医统大全》卷四十六）。
【组成】荆芥　苏叶　木通　橘红　当归　桂　石菖蒲各等分
【用法】上锉。每服四钱，水煎服。
【主治】失音。

朱砂丸

【来源】《仁斋直指方论》卷二十六。
【组成】朱砂（为细末）
【用法】以雄猪心生血为丸，如麻子大，晒干。每服七丸，菖蒲汤煎汤送下；枣汤亦可。
【主治】打扑惊忤，血入心窍，不能语言。

木通汤

【来源】《仁斋直指小儿方论》卷二。
【组成】木通　石菖蒲　防风　北梗　桑螵蛸　全蝎　直僵蚕　甘草（并炒）各一分　南星（略炮）半两

《仁斋直指方论》有羌活，无北梗。
【用法】上锉散。每服三字，加紫苏三叶、生姜三片，煎熟与之。
【主治】小儿诸风失音。
【加减】大便不通，更加枳壳、杏仁。

发声散

【来源】《御药院方》卷九。
【组成】瓜蒌皮（细锉，慢火炒赤黄）　白僵蚕（去头，微炒黄）　甘草（锉，炒黄色）各等分。
【用法】上为极细末。每服一二钱，用温酒调下，或浓生姜汤调服。更用半钱绵裹，含化咽津亦得。不拘时候，每日两三次。
【主治】咽喉语声不出。

发声散

【来源】《御药院方》卷九。
【组成】升麻　桔梗　川芎　桑白皮各一两　甘草　羌活　马兜铃各半两
【用法】上为细末。每服一钱，水一盏，入竹茹、薄荷同煎至六分，去滓，食后温服。
【主治】语声不出，胸满短气，涎嗽喘闷，咽喉噎塞。

牛黄丸

【来源】《医方类聚》卷二十一引《管见大全良方》。
【组成】牛黄一钱　麝香半钱　辰砂（以上并研）　南星（炮）　白附子（炮）各半两　蝎梢一分
【用法】上为细末，姜汁煮糊为丸，如梧桐子大。每服十丸，不拘时候，淡姜汤送下。
【主治】失音不语。

顺气丸

【来源】《医方类聚》卷七十五引《施圆端效方》。
【组成】杏仁（去皮尖，炒）　拣桂各半两
【用法】上为细末，炼蜜为丸，如弹子大。含化一丸。
【主治】咽膈痞痛，失音，不语如哑。

三奇汤

【来源】《卫生宝鉴》卷十一。
【组成】桔梗三两（蜜拌甑蒸）　甘草二两（半生半炒）　诃子大者四个（去核，两个炮，两个生）
【用法】上为末。每服十钱匕，入砂糖一小块，水五盏，煎至三盏，时时细呷，一日服尽，其声速出。
【主治】感寒语声不出。

嚼药防己散

【来源】《世医得效方》卷五。
【别名】防己散（《普济方》卷一五九）。
【组成】薄荷　百药煎　枯矾　防己　甘草
【用法】上锉散。入口细嚼，旋旋咽下。
【主治】热嗽失声。

独行散

【来源】《世医得效方》卷十三。

【组成】槐花（炒香熟）
【用法】二更后床上仰卧，随意服。
【主治】失音，咯血。

人参清肺散

【来源】《丹溪心法》卷二。
【组成】人参一钱半　陈皮一钱半　半夏一钱　桔梗一钱　麦门冬半钱　五味子十个　茯苓一钱　甘草半钱　桑白皮一钱　知母一钱　地骨皮一钱　枳壳一钱　贝母一钱半　杏仁一钱　款冬花七分　黄连一钱
【用法】加生姜三片，水煎服。
【主治】痰嗽咽干，声不出。

向胜破笛丸

【来源】《古今医统大全》卷四十六引《医林》。
【别名】响圣破笛丸（《仁斋直指方论·附遗》卷八）、响声破笛丸（《万病回春》卷五）、铁笛丸（《景岳全书》卷六十）。
【组成】连翘　桔梗　甘草各二两半　薄荷叶四两　诃子（煨）　砂仁　大黄（酒蒸）各一两　川芎一两半　百药煎二两
【用法】上为细末，鸡子清为丸，如弹子大。每服一丸，临卧噙化。
【主治】讴歌动火，失音不语。

白及散

【来源】《普济方》卷六十四。
【组成】白及二十枚（研为末）
【用法】用猪肺一个，生姜数片，煮熟，切成片子，点尽白及末，食之。
【主治】语声不出。

千金汤

【来源】《普济方》卷三六六。
【组成】桂心
【用法】上锉。每服一钱，水半钟，煎三分，去滓，不拘时候服。或为末，着舌上即语。又竹沥饮之，并愈。
【主治】小儿失音不语。

天花散

【来源】《普济方》卷四〇三。
【组成】天花粉　桔梗　白茯苓（去皮）　诃子肉　石菖蒲　甘草（炙）各等分

方中诸药用量原缺，据《医学正传》补。

【用法】上为末。水调在碗内，用小竹七茎，小荆七茎，缚作一束，点火在碗内煎，临卧服。

小荆，《医学正传》作“黄荆”；《证治准绳·幼科》作“小荆芥”。

【主治】痘后失音。

助桂汤

【来源】《医方类聚》卷二一六引《仙传济阴方》。
【组成】好真苏子二两　杏仁三十个　诃子三个　百药煎二两
【用法】上用热酒调下。
【主治】妇人气虚，肺感风邪，久失音者。

清音丸

【来源】《证治准绳·类方》卷二引《医学统旨》。
【组成】桔梗　诃子各一两　甘草五钱　硼砂　青黛各三钱　冰片三分
【用法】上为细末，炼蜜为丸，如龙眼大。每服一丸，噙化。
【功用】《医学六要》：化痰止咳，清金降火。
【主治】

1.《证治准绳·类方》引《医学统旨》：咳嗽。

2.《全国中药成药处方集》（西安方）：咽喉肿痛，咳嗽失音。

百合丸

【来源】《古今医统大全》卷四十六。
【组成】百合　百药煎　杏仁（去皮尖）　诃子　薏苡仁各等分

【用法】上为末，鸡子清为丸，如弹子大。临卧噙化一丸。

【主治】

1.《古今医统大全》：失声不语。

2.《景岳全书》：肺燥失声不语。

竹衣麦冬汤

【来源】《古今医统大全》卷四十六。

【别名】竹衣麦门冬汤（《景岳全书》卷六十）。

【组成】竹衣一钱（用金竹鲜者，劈开揭取竹内衣膜。竹取沥） 竹茹一丸（弹子大，即将取衣竹割取青皮是也） 竹沥（即将取衣、茹金竹依制法取之） 麦门冬（去心）二钱 甘草五分 陈皮（去白）五分 白茯苓 桔梗各一钱 杏仁七粒（去皮尖，研）

【用法】上锉。水一盏半，加竹叶七片，煎七分，入竹沥一杯，和匀温服。

【主治】一切痰嗽痨瘵声哑。

加味固本丸

【来源】《医学入门》卷七。

【组成】天麦二门冬 诃子 阿胶 知母各五钱 生地 熟地 当归 茯苓 黄柏各一两 人参三钱 乌梅十五个 人乳 牛乳 梨汁各一碗

【用法】上为末，炼蜜为丸，如黄豆大。每服八九丸，诃子煎汤或萝卜煎汤送下。

【主治】男妇声音不清。

蜜脂煎

【来源】《医学入门》卷七。

【组成】猪脂二斤（熬，去滓） 白蜜一斤

【用法】再炼少顷，滤净，入瓷器内，俟成膏。每服一匙，不拘时候。

【功用】常服润肺。

【主治】暴失音声嘶。

清音散

【来源】《古今医鉴》卷九。

【组成】诃子三钱（半生半泡熟） 木通二钱（半生半泡熟） 桔梗（生用） 甘草三钱（半生半炙）

方中桔梗用量原缺。

【用法】上锉。水煎，用生地黄捣烂，入药服之。

【主治】声音不清。

清心散

【来源】《赤水玄珠全集》卷一。

【组成】青黛 硼砂 薄荷各二钱 牛黄 冰片各三分

【用法】上为末。先以蜜水洗舌，后以生姜汁擦舌，将药末蜜水调稀，搽舌本上。

【主治】

1.《医学六要·治法汇》：舌强不语。

2.《景岳全书》：风痰不开。

嘹亮丸

【来源】《万病回春》卷五。

【组成】人乳四两 白蜜四两 梨汁四两 香椿芽汁四两（如无，用淡香椿为末）

【用法】上药共一处和匀，重汤煮熟。白滚水送下，不拘时候。

【主治】久失音，声哑。

朱连散

【来源】《慈幼新书》卷七。

【组成】雄黄 朱砂 黄连 乳香各半分 冰片 麝香各一厘

【用法】取金眼虾蟆胆汁调和，塞口内。或痰或粪，略出少许即苏。

【主治】小儿惊风退后，声哑不能言。

逐血补心汤

【来源】《证治准绳·女科》卷五。

【组成】红花 赤芍药 生地黄 桔梗 苏叶 前胡 茯苓 防风 牛胆南星 黄连 粉葛各二钱 当归三钱 薄荷 人参 升麻各一钱五分 半夏二钱五分 甘草一钱

【用法】上为散，分作二服。每服水一钟半，生姜三片，煎至七分，空心服，滓再煎服。

【主治】

1.《证治准绳·女科》：产后失音不语。

2.《济阴纲目》：产后心肺二窍为血所侵，又感伤风，故失音不语。

【方论】《医略六书》：产后中风，痰热内滞，故心气闭塞，而心窍闭塞，令人不语焉。生地壮水以交心，黄连清热以燥湿，赤芍泻血滞，当归养心血，防风疏风邪之外袭，人参助心气之内虚，胆星豁痰以益肝胆，菖蒲开窍以通神明，生姜散痰涎，甘草和胃气也。水煎温服，使风邪外解，则痰热内消，而心窍自通，神机鼓舞，何不语之有哉。

甘桔牛蒡汤

【来源】《痧科正传》。

【组成】粘子　甘草　桔梗　玄参　连翘　黄芩　麦冬

【主治】咽痛失音。

铁笛丸

【来源】《寿世保元》卷六。

【组成】当归（酒洗）一两　怀熟地黄一两　怀生地黄一两　天门冬（去心，盐炒）五钱　黄柏（蜜炒）一两　知母五钱　麦门冬（去心，盐炒）五钱　玄参三钱　白茯苓（去皮）一两　诃子五钱　阿胶（炒）五钱　人乳一碗　牛乳一碗　乌梅肉十五个　甜梨汁一碗

【用法】上为细末，炼蜜为丸，如黄豆大。每服八九十丸，诃子汤送下；萝卜汤亦可。

【主治】声嘶失音。

清音噙化丸

【来源】《外科正宗》卷二。

【别名】清音汤（《嵩崖尊生全书》卷六）。

【组成】诃子　真阿胶　天门冬（盐水拌炒）　知母各五钱　麦门冬（去心）　白茯苓　黄柏（蜜炙）　当归　生地　熟地各一两　人参三钱　乌梅肉十五个　人乳牛乳　梨汁各一碗（共熬稠膏）

【用法】上为细末，和膏，炼蜜为丸，如鸡头子大。每用一丸，仰卧噙化，日用三丸。如改作小丸，每服一钱，诃子煎汤或萝卜汤送下，亦取效。

【主治】肺气受伤，声音嘶哑，或久嗽咳伤声哑。

龙脑膏

【来源】《简明医彀》卷四。

【组成】薄荷叶四两　甘草　桔梗　连翘各二两半　百药煎二两（如无，用五倍子）　川芎一两半　诃子（皮）　砂仁　大黄（酒蒸熟）各一两

【用法】上为末，鸡子清和。临睡噙化。

【主治】讴歌叫伤及痰火等诸般失音。

神水丹

【来源】《丹台玉案》卷三。

【组成】天花粉　玄参各三钱　青黛　地骨皮各二钱　冰片四分　牛黄一钱　知母　川贝母各六钱

【用法】上为末，以藕汁熬膏为丸，如弹子大。噙化润下。

【主治】失音。

转舌膏

【来源】《症因脉治》卷一。

【组成】连翘　石菖蒲　山栀　黄芩　桔梗　防风　犀角　玄明粉　甘草　柿霜　酒大黄

【主治】外感表解里热，舌音不清，语言不出。

人参补声饮

【来源】《痘疹仁端录》卷十。

【组成】人参　阿胶　牛蒡　杏仁　麦冬　石菖蒲　粘米

【主治】痘后音哑。

射干牛蒡汤

【来源】《痘疹仁端录》卷十。

【别名】射干鼠粘子汤（《麻科活人全书》卷四）。

【组成】射干　山豆根各一钱二分　牛蒡　紫草　紫菀各一钱　桔梗　木通　石膏各八分　升麻　蝉退各九分　甘草五分
【主治】痘后声哑。

转舌膏

【来源】《证治宝鉴》卷一。
【组成】连翘　芒消　大黄　黄芩　薄荷甘草　犀角　川芎石菖蒲　远志　柿霜　防风　桔梗

《医碥》有炒栀子。

【用法】《医碥》：连翘、远志、薄荷、柿霜各一两，石菖蒲六钱，栀子（炒）、防风、桔梗、黄芩（酒炒）、玄明粉、甘草、酒大黄各五钱，犀角、川芎各三钱。为末，炼蜜为丸，如弹子大，朱砂五钱为衣，食后临卧服一丸，薄荷汤嚼下。
【主治】

1.《证治宝鉴》：风热客心经，致舌喑不语。
2.《医碥》：中风内热，失音不语。

加味甘桔汤

【来源】《医林绳墨大全》卷八。
【组成】甘草　桔梗　诃子　木通
【用法】水煎，入生地汁少许服。
【主治】风寒失音。

冬茯苏贝汤

【来源】《辨证录》卷十。
【组成】苏叶三钱　麦冬二两　贝母三钱　茯苓五钱
【用法】水煎服。
【主治】口渴之极，快饮凉水，水抑肺气而不升，忽然瘖哑，不能出声。

加味元冬汤

【来源】《辨证录》卷十。
【组成】元参一两　丹参三钱　麦冬一两　北五味子一钱
【用法】水煎服。
【主治】心火克肺，口渴，舌上无津，两唇开裂，喉中干燥，遂致失音。

鸣金汤

【来源】《辨证录》卷十。
【组成】黄连三钱　麦冬五钱　玄参五钱　生地五钱　桔梗三钱　甘草二钱　天花粉二钱
【用法】水煎服。一剂声出，二剂声响，不必三剂。
【功用】泻心火之有余，滋肺金之不足。
【主治】失音。心火太旺，销烁肺金，口渴之甚，舌上无津，两唇开裂，喉中干燥，遂至失音。

留线汤

【来源】《辨证录》卷十。
【组成】熟地五钱　款冬花一钱　山茱萸二钱　麦冬五钱　地骨皮五钱　贝母　苏子各一钱　山药　芡实各三钱　百部三分
【用法】水煎服。
【主治】肾水涸，劳损弱怯，喘嗽不宁，渐渐喑哑，气息低沉。

凝神饮子

【来源】《郑氏家传女科万金方》卷五。
【组成】八珍汤加黄耆　五味子　半夏
【主治】妇人口忽失音而哑。

油蜜膏

【来源】《嵩崖尊生全书》卷六。
【组成】公猪油一斤　蜜一斤
【用法】公猪油炼去滓，入蜜再炼，冷成膏。不时挑服一茶匙。
【主治】失音。

清灵膏

【来源】《嵩崖尊生全书》卷六。
【组成】公猪油一斤

【用法】炼去滓，入蜜一斤，再炼令成膏。不时挑服一茶匙。
【主治】失音。

清脾饮

【来源】《种痘新书》卷十二。
【组成】麻黄一钱五分　麦冬一钱　知母　花粉　荆芥　桔梗各一钱　诃子　菖蒲各八分　玄参五分
【用法】上加竹沥、生姜汁为引，水煎服。
【主治】咽干声哑。

白降雪散

【来源】《医宗金鉴》卷六十六。
【别名】白降雪丹（《疡医大全》卷十七）。
【组成】石膏（煅）一钱五分　硼砂一钱　焰消　胆矾各五分　元明粉三分　冰片二分
【用法】上为极细末。以笔管吹入喉内。
【主治】喉风肿痛，声音难出。

养心化毒汤

【来源】《幼幼集成》卷六。
【组成】大当归　怀生地　大麦冬　绿升麻　天花粉　川黄柏　漂苍术　荆芥穗
【用法】生姜一片为引，水煎服。
【主治】咽中无疮而暴哑。

太平膏

【来源】《活人方》卷二。
【组成】紫菀茸四两　款冬花三两　杏仁霜三两　知母二两　川贝母二两　茜根二两　薄荷末二两　百药煎一两　粉草一两　海粉一两（飞净）　诃子肉五钱　嫩儿茶五钱
【用法】上为极细末，炼白蜜搅和。不拘时噙化。
【主治】男妇壮火炎上，消烁肺金，气失清化，致干咳烦嗽，痰红，咯血、呕血、吐血，咽痛喉哑，喉癣、喉痹，梅核、肺痿者。
【方论】此药散结热以止痛，生津液以润枯燥，顺气清痰以治咳嗽，便于噙化而无伐胃伤脾之患。

百合桔梗鸡子汤

【来源】《四圣心源》卷九。
【组成】百合三钱　桔梗二钱　五味一钱　鸡子白一枚
【用法】煎半杯，去滓，入鸡子清，热服。
【主治】失声，音哑。

回音饮

【来源】《仙拈集》卷二。
【组成】甘草　桔梗　乌梅　乌药各等分
【用法】水煎服。
【主治】声音哑。

杏仁丸

【来源】《仙拈集》卷二。
【组成】杏仁一升（泡，去皮尖）　酥油一两
【用法】炼蜜为丸，如梧桐子大。每服十五丸，米汤送下。
【主治】失音。

复音丸

【来源】《仙拈集》卷二。
【组成】硼砂一两　玄明粉　胆星　诃子肉各一钱　百药煎三个　冰片三分
【用法】上为细末，外用大乌梅肉一两，捣如泥，为丸如龙眼核大。每用一丸，噙化。
【主治】哑喉。

脂蜜膏

【来源】《仙拈集》卷二。
【组成】猪脂一斤
【用法】上入锅先炼成油，捞去滓，入白蜜一斤再炼一时，滤入瓷罐内收，冷定成膏封固。不时挑服一匙，滚水送下。

【功用】润肺肠，解燥结。

【主治】失音。

杏仁膏

【来源】《杂病源流犀烛》卷一。

【组成】杏仁三两　姜汁　沙糖　白蜜各一两五钱　桑皮　木通各一两二钱五　紫菀　五味各一两

【用法】将后四味先熬三炷香，去滓，入前四味，炼成膏。含化。

【主治】咳嗽失音。

清肺汤

【来源】《杂病源流犀烛》卷一。

【组成】五味子　五倍子　黄芩　甘草各等分

【主治】久咳失音。

郁金汤

【来源】《杂病源流犀烛》卷二十四。

【组成】郁金　生地　知母　阿胶　牛蒡子　杏仁　童便　桔梗　沙参　蝉蜕

【主治】寒包热而声哑者。

通音煎

【来源】《笔花医镜》卷一。

【组成】白蜜一斤　川贝二两　款冬花二两　胡桃肉十二两（去皮，研烂）

【用法】上将川贝、款冬为末，四味和匀，饭上蒸熟。开水送服。

本方改为丸剂，名“通音丸”（《青囊秘传》）。

【主治】

1.《笔花医镜》：音哑。

2.《集验良方拔萃》：喉癣。

桔干汤

【来源】《类证治裁》卷二。

【组成】荆芥　防风　连翘　桔梗　牛蒡　射干　玄参　山豆根　竹叶　甘草

【主治】痰热客肺，喘急上气，致失音者。

加味导痰汤

【来源】《喉科心法》。

【组成】陈皮（去白）　茯苓　枳壳（炒）　真胆星　杏仁（去皮尖，炒，研）　桔梗各二钱　桑白皮一钱半　法夏四钱　甘草一钱半（或加石膏、知母、瓜蒌霜、老姜汁）

【主治】咽喉痛失音，起于四五日，肥人痰多体实者。

滋水开阴汤

【来源】《囊秘喉书》卷下。

【组成】沙参二钱　知母　贝母各一钱　甘草　石菖蒲各三分　苏子　陈皮　升麻各七分　诃子肉五分　生姜一片　红枣二枚

【用法】水煎服。

【主治】未成痨瘵，遽然声哑，有痰嗽者。

金水济生丹

【来源】《医醇剩义》卷三。

【组成】天冬一钱五分　麦冬一钱五分　生地五钱（切）　人参一钱　沙参四钱　龟版八钱　玉竹三钱　石斛三钱　茜草根二钱　蒌皮三钱　山药三钱　贝母二钱　杏仁三钱　淡竹叶十张　鸡子清一个　藕三两（煎汤代水）

【主治】肺脾虚之甚者，火升体羸，咳嗽失血，咽破失音。此为碎金不鸣，症极危险。

清肺膏

【来源】《理瀹骈文》。

【组成】党参　陈皮　贝母　半夏　桔梗　茯苓　桑白皮　知母　枳壳　杏仁　款冬　麦冬　地骨皮　黄芩　生地各一两　黄连（炒）　木通　五味　苏子　诃子肉　菖蒲　甘草　生姜各五钱　枇杷叶　百合各四两

【用法】油熬丹收，入阿胶八钱，搅，贴胸。
【主治】肺病并失音者。

和肺饮

【来源】《医方简义》卷四。
【组成】活水芦根（即苇茎）五钱　百合五钱　生地五钱　桔梗一钱五分　生甘草五分　青果二枚
【主治】失音症，由实火上刑肺金者。

清金化癖汤

【来源】《喉科家训》卷二。
【组成】润元参　剖麦冬　白苏子　东白薇　生甘草　炙紫菀　牛蒡子　白芥子　蒸百部
【用法】水煎服。
【主治】虚火上炎，肺金太旺，咽喉燥痒，红丝点粒缠绕，饮食阻碍，微痛，久则喉哑失音。

青果膏

【来源】《北京市中药成方选集》。
【组成】鲜青果一百六十两　胖大海四两　锦灯笼二两　山豆根一两　天花粉四两　麦冬四两　诃子肉四两
【用法】上切。水煎三次，分次过滤后去滓，滤液合并，用文火熬煎，浓缩至膏状，以不渗纸为度，每两膏汁兑蜜一两。每服三至五钱，温开水调化送下，一日二次。
【功用】清咽止渴。
【主治】咽喉肿痛，失音声哑，口燥舌干。
【宜忌】忌辛辣动火之物。

铁笛丸

【来源】《北京市中药成方选集》。
【组成】诃子肉十两　茯苓十两　桔梗二十两　青果四两　麦冬十两　贝母二十两　凤凰衣一两　瓜蒌皮十两　甘草二十两　玄参（去芦）十两
【用法】上为细末，炼蜜为丸，重一钱。每服二丸，温开水送下；或噙化，每日三次。
【功用】润肺利咽。
【主治】肺热咽干，失音声哑。
【宜忌】忌辛辣食物。

清音丸

【来源】《北京市中药成方选集》。
【组成】诃子肉十两　川贝母二十两　甘草二十两　百药煎二十两　乌梅肉十两　花粉十两　葛根二十两　茯苓十两
【用法】上为细粉，炼蜜为丸，每丸重五分。每服二丸，每日三次，温开水送下，或噙化。
【功用】清热利咽，生津止渴。
【主治】肺热火盛，咽喉不利，舌干口燥，失音声哑。
【宜忌】忌食辛辣食物。

清热养阴丹

【来源】《北京市中药成方选集》。
【组成】大生地一两　麦冬五钱　玄参（去芦）八钱　薄荷三钱　贝母五钱　白芍四钱　丹皮四钱　黄连三钱　栀子（炒）四钱　生石膏四钱　山豆根五钱　甘草三钱
【用法】上为细粉，炼蜜为丸，重二钱。每服二丸，每日二次，温开水送下。
【功用】清热养阴，消肿止痛。
【主治】肺胃积热，咽喉肿痛，音失声哑，口渴舌干。

清音丸

【来源】《全国中药成药处方集》（天津方）。
【组成】元参（去芦）　桔梗　山豆根　胖大海　薄荷叶　生硼砂　金果榄　射干　黄连各一两　诃子肉二两　银花一两五钱　麦冬一两五钱　黄芩　生栀子　净金灯　川贝　甘草各五钱
【用法】上为细粉，炼蜜为丸，每丸一钱重。蜡皮或蜡纸筒封固。每次一丸，含在口中，缓缓咽下，每天含二三丸。
【功用】清凉解热，生津止渴。
【主治】咽喉肿痛，音哑声嘶，口干舌燥，咽下不利。

【宜忌】忌辛辣食物。

清音丸

【来源】《全国中药成药处方集》（兰州方）。

【组成】桔梗一两　寒水石一两　苏薄荷一两　诃子一两　粉甘草一两　青黛二钱　硼砂二钱　冰片三分　乌梅一两

【用法】上为细末，炼蜜为丸，每丸一钱重。随时将药噙在口中溶化，缓缓下咽。每天可服三五丸。

【功用】清凉解热，生津止渴。

【主治】由肺热、胃热而致口干舌燥，喉咙不清，声哑失音。

【宜忌】服药期间，不要吸烟饮酒。忌刺激性食物。

清音丸

【来源】《全国中药成药处方集》（沈阳方）。

【组成】鲜地黄五钱　乌梅肉十五枚　天门冬六钱　黄芩四钱　诃子肉三钱　麦门冬六钱　鲜荷叶　京知母各五钱　柿霜五钱　粉甘草六钱　红梨汁一两　羊乳二两　甘蔗汁一两

【用法】上为极细末，羊乳、梨汁熬成膏，少加炼蜜为丸，每丸五分重。每服一丸，放口内噙化。

【功用】清咽。

【主治】咽喉、口腔疾患。肺热火盛，咽头发炎，口燥咽干，支气管炎，声音嘶嗄，咳嗽音哑。

【宜忌】忌五辛、油腻、酸、盐、刺激食物。

二子二石汤

【来源】《中医症状鉴别诊断学》。

【组成】月中　海浮石　胖大海　诃子

【用法】水煎服。

【功用】除痰化瘀，消肿散结。

【主治】血瘀痰聚，声音嘶哑，痰浊凝聚为主，可见声带息肉。

润喉丸

【来源】《中医耳鼻喉科学》。

【组成】甘草粉 300 克　硼砂 15 克　食盐 15 克　玄明粉 30 克　酸梅 750 克（去核）

【用法】共研为细末，以荸荠粉 250 克为糊制丸，每丸重 3 克。含服。

【主治】慢喉喑。语调嘶哑，日久不愈，喉部微痛不适，干焮，喉痒，干咳痰少。

菖蒲复音汤

【来源】《贵阳中医学院学报》（1990，3：57）。

【组成】石菖蒲　藿香　桔梗　射干　银花　玄参　板蓝根　甘草

【用法】水煎服。

【主治】失音。

【验案】失音　《贵阳中医学院学报》（1990，3：57）：治疗失音 160 例，男 98 例，女 62 例；年龄最大 91 岁，最小 11 岁；病程最长 2 个月，最短 4 天。结果：治愈（症状体征消失，嗓音恢复正常）116 例；好转（症状体征消失，嗓音恢复较慢）30 例；无效（症状体征消失不稳定，嗓音无明显改善）14 例。

清咽丸

【来源】《中国药典》。

【组成】桔梗 100g　寒水石 100g　薄荷 100g　诃子（去核）100g　甘草 100g　乌梅（去核）100g　青黛 20g　硼砂（煅）20g　冰片 20g

【用法】上药制成丸剂，每丸重 6g。口服或含化，1 次 1 丸，每日 2～3 次。

【功用】清热利咽。

【主治】声哑失音。

【宜忌】忌食烟、酒、辛辣之物。

二十、喉症通治方

喉症通治方，是指可以治疗各种咽喉疾病的方剂。喉症多种多样，但总以不适与疼痛为常见，治疗常用清热解毒，利咽止痛为基本。

无忧散

【来源】《鸡峰普济方》卷二十一。

【组成】重楼金线草　甜消　板兰根　茯苓　蒲黄　紫河车　百药煎　贯众　莲子心　白僵蚕　小豆子　山豆根　土马鬃　马屁勃　螺儿青各一分　甘草四分　龙脑少许

【用法】上为细末。每服一二钱，食后蜜水调下；亦可以蜜为丸，含化。

【主治】热毒上冲，咽喉百疾。

通关散

【来源】《小儿卫生总微论方》卷十九。

【组成】枯白矾　雄黄（水飞）　藜芦（微炒）　白僵蚕（去丝嘴）　猪牙皂角（去皮弦）各等分

【用法】上为细末。每用一字，搐鼻；病重者以苇筒吹入喉中。涎出或血出立愈。

【主治】咽喉一切诸病。

无比散

【来源】《洁古家珍》。

【组成】青黛　白僵蚕　甘草　马牙消　板蓝根　紫河车　薄荷　桔梗各等分

【用法】上为细末。干掺。炼蜜为丸，噙化亦可。

【主治】咽喉诸恙。

乳香散

【来源】《类编朱氏集验方》卷九引张太医方。

【组成】乳香　青黛　朴消　硼砂　粉草　雄黄各等分

【用法】上为细末。每服一字，干咽下。

【主治】咽喉病。

利咽汤

【来源】《普济方》卷六十。

【组成】桔梗　枳壳　牛蒡子　荆芥　甘草　升麻　玄参　大黄　紫苏　人参各等分

【用法】上锉。每服五钱，水二盏，煎服。

【主治】咽喉诸疾。

茶柏散

【来源】《万氏家抄方》卷三。

【组成】细茶（清明前者佳）　黄柏　薄荷叶各三钱（苏州者）　硼砂（煅）二钱

【用法】上为极细末，取净末和匀，加冰片三分。吹入。

【主治】诸般喉症。

胎发散

【来源】《万氏家抄方》卷三。

【组成】胎发（煅灰存性）一钱　硼砂（煅过）七分　胆矾三分

【用法】上为极细末。以棉花裹箸头，沾米醋，拈药末点疮上过宿；次日用射干磨米醋漱过，再点，如此点过二三次。疮愈后，尚未除根，常以逼麝叶捣汁漱之，以茶柏散吹之。或用黄花地丁煎汤，或用金星草捣汁，或用吉祥草根捣汁漱俱可。

【主治】诸般喉症。

紫袍散

【来源】《遵生八笺》卷十八。

【别名】绿云散（《验方新编》卷二）。

【组成】石青　青黛　朱砂　白硼砂各一钱　山豆根二钱　人中白（煅）　胆矾　玄明粉各五分　冰片二分

【用法】上为细末，入罐塞口。急用二三厘入咽喉即愈。

【主治】咽喉十八种病证。

【宜忌】《验方新编》：虚证忌服。

加味如圣汤

【来源】《济阳纲目》卷一〇六。

【组成】桔梗三钱　甘草一钱半　黄芩　黄连　薄荷　天花粉　元参各一钱

【用法】水煎，频频咽之。滓再煎服。

【主治】咽喉一切病证。

【加减】如风热壅盛，欲结毒溃脓，加射干、连翘各一钱，牛蒡子八分，羌活、防风各七分；大便秘，加大黄二钱；口燥咽干，加生地黄、知母各一钱；阴虚火动声哑，加黄柏、蜜炙知母、麦冬各一钱，五味子二十粒。

吹喉散

【来源】《尤氏喉科秘书》。

【组成】梅矾三钱　薄荷二钱　儿茶一钱五分　乳石一钱五分（煅，水飞）　甘草　火消　硼砂各一钱　冰片三分

【用法】上为极细末。瓷器收贮，勿可出气。用时吹喉中。

【主治】喉症。

碧　丹

【来源】《尤氏喉科秘书》。

【组成】玉丹三分　百草霜半匙（研细）　灯草灰（如瓦灰色）一厘　甘草末三匙　薄荷末二分（研极细）　好冰片半分（多加尤妙）

《杂病源流犀烛》有牙皂少许。

【用法】再研匀，入小瓷罐，塞紧口，勿令出气。频频吹喉。

制玉丹法：生明矾打碎如指大，倾入银罐内，炭火煅，以筷刺入罐底，搅之无块为度；次将上好牙消，打碎投下，约十分之三，再将硼砂打碎投下，亦十分之三，再将生矾逐渐投下，候其烊尽，照前投消、硼少许，如是逐层投完，待至铺起，罐内发高如馒头样止，方架炭火烧至干枯。然后用洁净瓦一大片，覆罐上，一时取去，将牛黄少许为末，用水四五匙，调匀，滴丹上，将罐仍入内，火烘干，即取起，连罐覆洁净地上，用纸衬地上，再将碗覆之，过七日，收储听用。轻松无坚纹者佳。如有坚纹，不堪用，或留作蜜调药中用。煅时火候，初宜缓火，然亦不可过缓，恐致矾僵，不易溶化，后必坚实，中间及后，须用武火，又如矾未溶化，即投消、硼，必不尽溶，势必坚实，罐须煨透，不令爆碎，倾过银者不用。此丹必多制，愈久愈妙。

【功用】《杂病源流犀烛》：消痰清热，祛风解毒，开喉痹，出痰涎。

【主治】喉症。单双鹅、连珠鹅、喉痈、喉癣、喉菌初起、缠喉风、牙齩、牙疔毒、舌痈、紫舌胀、木舌重舌初起、上颚痈、颈痈、面痈、托腮。

【宜忌】此药须临时配合，若五六日即无用，如遇阴雨天，一日即无用。

【加减】症凶者，冰片多于甘草；将愈，甘草多于冰片。

冰瓜散

【来源】《惠直堂方》卷二。

【组成】八月半后西瓜　青皮（不见日色，阴干为末）

【用法】每用一钱，加冰片少许，吹入喉中。

【主治】喉症。

过夜消

【来源】《仙拈集》卷二。

【组成】冰片　牛黄各一分　硼砂八分　雄黄八分　孩儿茶八分　山豆根二钱　胆矾三分　陈霜梅（去核）三个

【用法】上为末，次将霜梅捣烂，入药和匀为丸，如龙眼大。临卧含口中，过夜即消。

【主治】一切喉证。

吹喉散

【来源】《仙拈集》卷二。

【组成】冰片　朱砂　珍珠　枯矾各三分　硼砂五分　孩儿茶　龙骨（煅）各一钱　寒水石二钱

【用法】上为细末，瓷器收贮。将竹筒吹少许于痛

处，每日二次。

【主治】咽喉诸症。

吹喉散

【来源】《经验广集》卷二。

【组成】大黑枣一个（去核，装入下药） 五倍子一个（去虫，研） 象贝一个（去心，研）

【用法】用泥裹，煨存性，共研极细末，加薄荷末少许、冰片少许，贮瓷瓶内。临用吹患处。任其呕出痰涎，数次即愈。

【主治】咽喉十八症。

青狮丹

【来源】《喉科指掌》卷一。

【组成】黄芩一钱五分 黄连一钱五分 黑栀子一钱五分 青黛二钱五分 鸡内金五分（焙，存性） 硼砂一钱五分 人中白一钱五分（煅） 雄黄一钱五分 冰片五分 乌梅一钱（煅） 枯矾一钱 瓜消一钱五分 胆南星一钱（焙） 熊胆一钱（竹箬炙） 龙骨一钱（煅） 金果榄一钱

【用法】上为细末。吹之。

【主治】一切口舌咽喉等症。

六味汤

【来源】《喉科指掌》卷二。

【组成】荆芥穗三钱 薄荷三钱（要二刀香者妙） 炒僵蚕二钱 桔梗二钱 生粉草二钱 防风二钱

【用法】上为末，煎数滚去滓，温好，连连漱下，不可大口一气吃完。如煎不得法，服不得法，则难见效。倘要紧之时，用白滚水泡之亦可。

【主治】喉科七十二症。

乌龙胆

【来源】《串雅外编》卷三。

【组成】明矾末（盛猪胆中，风干，研末）

【用法】每吹一钱。取涎立效。

【主治】一切喉症，喉蛾，喉痈。

喉煎方

【来源】《咽喉经验秘传》。

【组成】牛蒡子一钱五分（炒，研） 前胡一钱 连翘一钱（炒） 山栀八分（炒黑） 栝楼根二钱 玄参二钱 桔梗一钱 甘草六分 薄荷八分 （先本有银花）

【主治】一切喉症。

【加减】发寒热，加柴胡；头痛，加煅石膏；口渴，加麦冬、知母；胸膈饱闷，加枳壳；郁热，加芍药、贝母。

回生丹

【来源】《重楼玉钥》卷上。

【别名】冰硼散（原书同卷）、吹喉回生丹（《喉科枕秘》）。

【组成】大梅片六厘 麝香四厘 硼砂一钱 提牙消三分（用萝卜同煮透，再滤入清水内，露一夜，沉结成马牙者佳）

【用法】上为细末，以洁净为妙，入瓷瓶封固。临用挑少许，吹患处。

【主治】一切喉证。

【加减】开关后，次日并体虚头晕者，去麝香（名品雪丹）；毒肿渐平，并用刀破后者，再去牙消（麝、消双去者，名吕雪丹），加青黛（名青雪丹）。

镇惊丸

【来源】《重楼玉钥》卷上。

【别名】四神丸。

【组成】山药四两 桔梗二两 栀炭二两 甘草一两

【用法】上为细末，米糊为丸，如莲子大。朱砂为衣。每服一丸，薄荷、灯心汤送下。

【主治】喉症已平。

【加减】上气者，加广陈皮一两。

均 药

【来源】《喉科紫珍集》卷上。

【组成】栀子（炒）七钱　薄荷叶　连翘　赤小豆各一两　升麻五钱　鸡内金（炙黄）一钱五分
【用法】上为细末。吹患处。
【主治】咽喉诸症，下刀针后，不消不溃坚硬者。

清咽双和饮

【来源】《喉科紫珍集》卷上。
【组成】桔梗　银花各一钱五分　当归一钱　赤芍一钱二分　生地　元参　赤苓各二钱　荆芥　丹皮各八分　真川贝　甘草各五分　甘葛　前胡各七分
【用法】加灯心一分，地浆水煎服。
【主治】一切喉症初起。

蓬莱雪

【来源】《喉科紫珍集》卷上。
【组成】黄芩（生）　黄连（生）　栀子（炒黑，各研细末）　雄黄　硼砂　牛胆消各三钱　鸡内金　人中白　枯矾各一钱　制青梅（煅存性）　青黛各五分　（上为细末，入后七味）　牛黄　麝香各三分　铜青　熊胆　珍珠　冰片各五片　儿茶八分
【用法】上共研匀，收贮。每遇喉症，以少许吹于患处，一日夜十余次。徐徐流出痰涎，渐愈。如有腐烂臭秽，用猪牙皂、扁柏叶同捣，和水去滓，灌漱令净。

制青梅法：大青梅一斤（去核），入白矾、食盐各五钱，拌匀，再以蜒蚰虫不拘多少，层层间之，一日夜取梅，晒干，以汁尽为度，煅存性用。
【主治】咽喉七十二症。

噙化丸

【来源】《喉症紫珍集》卷上。
【组成】牛黄二钱　新江子仁（去净油）四十九粒　制半夏八分　雄黄五钱　陈胆星五钱　硼砂二钱　郁金六钱　川连六钱
【用法】上为末，以好醋糊丸，如小梧桐子大。每服一丸，甘草汤送下。口内噙化更妙。
【主治】诸般喉症。
【宜忌】虚火及孕妇忌用。

吹喉八宝丹

【来源】《喉科紫珍集》卷下。
【组成】大梅片五钱　月石二钱　辰砂一钱　人中白二钱（煅）　石膏二钱　儿茶二钱　苏薄荷二钱　青黛一钱（用红者加西牛黄五分、琥珀五分，减青黛）
【用法】上为细末。吹患处。
【主治】咽喉一切表里等症。

吹喉八宝丹

【来源】《喉科紫珍集》卷下。
【组成】生石膏二钱　软石膏二钱　海螵蛸一钱五分（烧）　元明粉一钱五分　珍珠半分　冰片一分　雄黄一钱　王瓜消一钱五分
【用法】上为末。吹喉。
【主治】喉科七十二症。

青霜散

【来源】《喉科紫珍集》卷下。
【组成】鸡内金（炙）一钱　胆矾一钱　白矾一钱　山豆根一钱　朴消一钱　辰砂一钱　片脑三分
【用法】上为细末。吹之。
【主治】咽喉诸症，舌肿痛。

梅花蟾酥丸

【来源】《喉科紫珍集》卷下。
【组成】蟾酥五分　梅片三分　辰砂二钱　明矾二钱　细辛二钱　青鱼胆三钱　白芷一钱　牙皂一钱　僵蚕二钱
【用法】上为细末，入人乳为丸，如绿豆大，金箔为衣。每服一丸，含化。待关开气顺自愈。
【主治】咽喉七十二症。

黄吹药

【来源】《喉科紫珍集》卷下。

【组成】明雄三钱 软石膏五钱 硬石膏五钱 泥片三分

本方为原书“三色吹药”内容之一。

【用法】共为细末，吹之。

【主治】喉症。

立效咽喉散

【来源】《喉科紫珍集》补遗。

【组成】火消一两五钱 明雄黄二钱 硼砂五钱 僵蚕三钱 冰片三分 山豆根五钱 鸡内金二钱

【用法】上为细末，用瓷瓶贮。临时关开，吹患处。

【主治】一切喉证。

朱氏神效吹药

【来源】《喉科紫珍集·补遗》。

【组成】青皮 知母 白癣皮 陈皮 云茯苓 蒺藜 川槿皮 地骨皮 白术 甘菊 角刺 厚朴 麦门冬 麻黄 干葛 三奈各等分（上药共浸水内，春浸五日，夏浸三日，秋浸七日，冬浸十日，去滓煎干，后入以下诸药） 儿茶一钱五分 血竭二钱五分 螵蛸五钱（煨） 没药二钱（炙） 硼砂一两 石蟹五分 石燕一钱六分 玄明粉三钱五分 金精石二钱五分（醋煅） 银精石二钱五分（醋煅） 铜青五钱 青礞石一钱五分 桑皮灰三钱 朱砂三钱 磁石一两（醋煅） 龙骨三钱（煅） 轻粉三钱 熊胆三钱（炙） 明雄黄五钱（水飞） 胆矾一两 飞丹五钱 制甘石六钱 乳香一钱五分（炙）

【用法】上为细末，入前膏内搅匀候干，贮瓷瓶中应用。

【主治】咽喉七十二种，一切表里等证。

十宝丹

【来源】《类证治裁》卷六。

【组成】梅矾（取大青梅切下圆盖，去核，将矾研细入梅，复用圆盖以竹钉钉好，炭火煅之，去梅取矾，轻白如腻粉，味极平酸，收贮听用） 薄荷 儿茶各一两 甘草五钱 乳石三钱 血竭 珍珠 琥珀各二钱 冰片三分

【主治】一切喉口症。

玉雪救苦丹

【来源】《良方合璧》卷上。

【组成】水安息 廉珠粉 真血珀 鹅管钟乳各三钱 真西黄 梅片脑 当门子各三分 苏合油二两 制川朴 寒水石 川黄连（水炒）各一两 白螺蛳壳一钱 柴胡 淡豆豉 赤茯苓 辰砂片（水飞） 茅术 前胡 广藿香 大豆黄卷 防风 生白术 荆芥穗 白茯苓皮 秦艽 粗桂枝 生大黄 石膏（另研） 天花粉 江枳壳 麻黄（去节） 生甘草 苦桔梗 牛蒡子 土贝母 江枳实 赤芍药 大麦仁 小青皮 车前子 制半曲 连翘 六神曲 建神曲 广陈皮 木通 广木香 尖槟榔各八钱 大腹绒一两六钱（煎汤用）

【用法】除香料细药八味及腹绒外，其粗药用阴阳水浸拌一宿，明日晒干，共为极细末，后入细药，再同研和匀，乃将麝香、西牛黄、苏合油、水安息，外加六神曲四两，大腹绒汤打浆共捣和，加入炼白蜜一斤，糊为丸，每丸湿重一钱五分，晒干重一钱，再入石灰坛内矿燥，然后用蜡丸封固。每服一丸，用开水化药徐徐灌之，立刻回生，再进一丸即愈；或用荷叶三钱煎汤化服亦可；小儿闷痘，细叶菖蒲打汁开水冲化，服半丸；小儿时痧发不出，用西河柳五钱，煎汤化服一丸，如未透再进一丸，凡痧痘轻半丸，重一二丸；小儿急惊风，身热呕乳，惊悸抽搐，便青，用钩藤钩一钱，煎数沸去滓，量儿大小，化服半丸或一丸，作四次服之；月内赤子胎惊不乳，用药一丸，分作四块之一，研极细末，安在乳头上，与儿吃乳同下之；痰厥不省人事，用陈胆星五分，开水化服一丸；肝气厥逆，不省人事，用生石决明二两，煎汤化服一丸；伤寒时行温疫，寒热头痛，胸闷体疲，一二候，身热不解，神昏谵语，开水化服一丸，如身热不尽，再进一丸；痈疽发背，脑疽

疔毒，一切无名肿毒，外用牛膝一两，捣汁调药半丸敷之，又用开水，或生甘草三钱，煎汤化服，大症一丸，轻者半丸，未成即消，已成即溃。

【主治】咽喉一切诸证，及烂喉丹痧，痰涎壅塞，口噤身热，命在倾刻者；并治小儿闷痘急惊及大人痰厥伤寒时行。

银花四君子汤

【来源】《验方新编》卷一。

【组成】台党参五钱　生首乌四钱　怀山药四钱　甘草一钱　金银花二钱　冬桑叶二钱　云茯苓三钱

【主治】各种喉症。

【加减】如白喉兼微黄，左边甚者，加黄连、牛子、羚羊角；喉肿，加马勃、金银花、蝉蜕；红肿，加赤芍、豆根；口苦，加黄芩；口渴，加生石膏、天花粉；痰多，加浙贝母、川贝母、茯苓；涎甚，加僵蚕；头痛，加粉葛、菊花；大便秘结，加生大黄，如再不大便，再加玄明粉三四分，加入药碗内冲服。

紫正散合地黄散

【来源】《春脚集》卷一。

【组成】荆芥穗八分　北防风八分　北细辛四分（去茆）　京赤芍八分　牡丹皮八分　紫荆皮二钱　小生地二钱　苏薄荷六分　牙桔梗八分　生甘草六分　净茜草一钱

【用法】引加红内消一钱（即茜草藤，五月五日采取，阴干），灯心二十寸。每日一次，用开水泡药蒸服。

【主治】咽喉诸症。

【加减】孕妇，去丹皮，加四物汤；热盛者，加连翘、犀角；头痛闭塞，加开关散；烦渴，加银锁匙；潮热，加柴胡、黄芩；咳嗽，加麦冬、知母；大便秘结，小便赤涩，加木通；数日不大便，加元明粉；热壅肺闭，致气喘促，加麻黄五分（先滚去沫，再入药内同蒸）；痰稠，加贝母；阴虚，加四物汤。

自制乾方

【来源】《喉科心法》卷下。

【组成】香犀角六分（磨冲，入煎则用一钱，绵包，先入煎）　淡海藻三钱　鲜生地五钱　西秦艽一钱五分　赤芍药二钱（酒炒）　嫩钩三钱（迟入）　京元参四钱　陈海蛰一两（漂淡）　净银花三钱　人中黄三钱（煅成性）　川贝母三钱（去心）　飞滑石四钱

【用法】用鲜梨汁三两，分冲为引。轻则日服一剂；重则日服二剂。毒邪渐解，接服坤方。

【主治】喉口各症，不论肿溃。

【加减】如怕风表症甚者，加羚羊角、苏薄荷；热甚者，加石膏、知母；胸膈不通，加炒枳壳、炒莱菔子；热痰壅盛，加炒僵蚕、鲜竹沥；便结，加瓜硝金汁，或清宁丸；小便不通，加车前草，或灯草；结毒加土茯苓；酒毒加枳椇子；孕妇减香犀角、飞滑石、赤芍换白芍，加鲜石斛；如痰热内蒙，犀角亦可用。

吹喉千金不换散

【来源】《喉科心法》卷下。

【组成】人中白五钱（煅存性）　细柏末三钱　玄明粉三钱　白硼砂三钱　西瓜霜八钱　明石膏六钱（尿浸三年取出，用黄连二钱煎汤飞三次）　腰雄精三钱　大梅片一钱　上青黛六钱　真熊胆二钱

【用法】上为末和匀，研至无声为度，用瓷瓶收贮，慎勿柄气，至要。用时吹喉中。

【功用】提痰降火，去腐生新。

【主治】咽喉一切诸症，并口内溃烂，牙疳，小儿雪口，牙斑，白糜痘疳。

未　药

【来源】《咽喉秘集》。

【组成】雄精二钱　朴消五钱　硼砂二钱

【用法】上为末。如喉咙紧闭，不能吹药，用此药吹入鼻内，其口即开，开后或点，或刺，或消肿，用巳、申之药，如腐烂用子药。

【主治】一切喉症。

加味消黄散

【来源】《囊秘喉书》卷上。
【别名】禁药。
【组成】牙消二钱　蒲黄五分　冰片一分五厘　僵蚕一分（制）　牙皂一分二厘（制）　白芷一分
【主治】一切喉症。
【加减】痰甚，加蜒蚰梅。

青黛散

【来源】《理瀹骈文》。
【组成】黄连三钱　黄柏（蜜炙）　蒲黄各二钱　青黛　芒消　元明粉　寒水石　儿茶　雄黄　硼砂　五倍子各一钱　漂朱砂　枯矾　铜绿　绿矾（煅）　薄荷　生甘草各五分　牛黄　冰片各三分　麝香一分
【用法】上为末。临用以薄荷汤同姜汁、白蜜调敷颈上。
【主治】口舌、牙齿、咽喉诸症。
【加减】加人中白（人乳煅过）五钱，名“人中白散”。

喉症开关方

【来源】《理瀹骈文》。
【组成】薄荷五钱　硼砂一钱半　雄黄三钱　儿茶二钱　冰片五分
【用法】上为末。以井水或蜜调涂颈上。
【功用】开关生津。
【主治】喉症及口舌疮、牙疳。

玉枢丹

【来源】《喉科秘钥》卷上。
【组成】明矾一两（入罐内桴炭上溶化）　枪消　硼砂各三钱
【用法】将枪消、硼砂入溶化之明矾内，和匀如指头大，逐层溶完，待罐口铺的如馒头样，方用武火炼干枯，用净瓦覆罐口一时，取起研细，用牛黄少许，冰片六匙，水调滴丹上，仍上罐口烘干听用。
【主治】一切喉证。

雄胆散

【来源】《焦氏喉科枕秘》卷二。
【组成】黄芩三钱（生用）　黄连三钱（生用）　栀仁三钱（炒黑）　制梅干五钱（煅存性）　青黛五钱　雄黄一钱　硼砂三钱　鸡内金一钱（不见水）　人中白五钱　枯矾一钱
【用法】上药依法制度，为极细末，入冰片六分，麝香三分，再匀每药末五钱，加西黄二分，铜青五分，熊胆五分，珍珠五分，儿茶八分，共为极细末，以瓷瓶封收紧密。每用少许，吹入患上，一日夜吹十余次，徐徐咽下。流出痰涎渐愈。
【主治】喉科七十二症。
【加减】如有腐臭。急用蚌水漱净，或用猪皂、草乌、柏子和捣，加水去渣，灌净，吹之。

追风散

【来源】《痧喉证治汇言》。
【组成】川乌　麝香　细辛　良姜　草乌各等分
【用法】上为细末。吹患处。
【主治】咽喉一切诸症。

玄参救苦膏

【来源】《梅氏验方新编》卷一。
【组成】大玄参五两　甜桔梗三两　净梅片八分　枇杷肉五两（如无此，以浙贝母一两五钱代之）　生甘草一钱
【用法】上为末，或煎膏，或为丸均可。大人重者五钱，轻者四钱，小儿减半。
【主治】一切咽喉急症之体气虚弱者。

百灵丸

【来源】《梅氏验方新编》卷一。
【组成】猪牙皂一两　真麝香一钱　梅花冰片一钱　射干片一两五钱　炒牛蒡子一两五钱　大玄参三两　苦桔梗二两　净滑石八两　净雄黄二钱　生甘草一两

【用法】上为末，用好醋及冰糖汁炼为丸，如高粱子大。每服一钱，小儿七分。
【主治】一切咽喉急症。
【宜忌】虚弱者忌用。

咽喉冰硼散

【来源】《梅氏验方新编》卷一。
【别名】冰硼散、金钥匙（《外科方外奇方》卷三）。
【组成】薄荷　硼砂各一钱　人中白　川连各八分　青黛　玄明粉各六分　陈胆星五分　山豆根八分　冰片五分
【用法】上为极细末。吹喉。
【主治】一切咽喉各症。

青霜散

【来源】《青囊立效秘方》卷一。
【组成】川柏一钱五分　山豆根一钱　青黛六分　射干一钱　芦荟一钱　真川连一钱（晒，研）　元明粉二钱　月石二钱　苏薄荷叶二钱　僵蚕一钱五分　细辛一钱　鸡内金一钱　白芷一钱　冰片五分
【用法】上为细末，乳至无声。吹之，亦可掺膏药上贴之。
【主治】一切喉症，口舌诸疮，并因风热而起的颈项浮肿、时毒等病。

黄瓜霜

【来源】《急救经验良方》。
【组成】焰消八成　白矾二成
【用法】将大黄瓜瓤取出，纳消、矾于内，悬风处，俟霜出刮下，加冰片少许，为细末。用时吹患处。
【主治】喉证。
【宜忌】吹药时不可又服别药。

回生救苦上清丹

【来源】《经验方》卷下。
【组成】白僵蚕（焙存性）一钱　生硝尖　煅硝尖　白硼砂各五分　明矾　熟矾各二分　海螵蛸三分　冰片一分
【用法】上为极细末，瓷瓶收贮。每用少许吹上。吐出痰涎即愈。
【主治】咽喉十八种急症。

牛黄冰连散

【来源】《外科传薪集》。
【组成】牛黄一分　黄连二钱　冰片一分
【用法】上为末。吹口舌。
【主治】咽喉各症。

冰硼散

【来源】《青囊秘传》。
【组成】月石三钱　梅片一分　西黄一分　僵蚕一钱　青黛三分
【用法】上为末。吹之。
【主治】一切喉症，及口内诸症。

秘药方

【来源】《青囊秘传》。
【别名】秘药饼。
【组成】黄连　黄芩　黄柏　栀子　黄耆　薄荷　防风　荆芥　连翘　细辛　白芷　玄参　川芎　羌活　独活　山奈　槟榔　厚朴　苦参　甘草　木通　半夏　川乌　草乌　苍术　麻黄　赤芍　升麻　大黄　僵蚕　川牛膝　桔梗　射干　干葛　皂刺　车前　桑皮　五加皮　牛蒡子　麦冬　杏仁　地骨皮　山豆根　生地　归尾　花粉　生南星　银花　参三七　川槿皮各一两　鲜车前草　骨牌草　金星草　五爪龙草　土牛膝草　紫背天葵草　地丁草各四两
【用法】用新缸一只，清水浸之，日晒夜露四十九日，如遇风雨阴晦之日，用盖盖之，晒露须补足日期。取起滤去滓，铜锅煎之，槐柳枝搅之，煎稠如糊，再加下药：明雄黄五钱，青礞石（童便煅七次）、乳香（去油）、没药（炙）、熊胆（焙）、龙骨（煅）、玄明粉、血竭、石燕（醋煅七次）、

海螵蛸（纸包，焙）、炉甘石（童便煅七次）、青黛各五分，枯矾、儿茶各一钱，轻粉、黄丹（水飞）各三分，月石七分，桑枝炭三钱。上为细末，入前膏内和匀，做成小饼，如指头大，晒露七日夜，放地上，以瓦盆盖之，一日翻一次，七日取起，置透风处阴干，收藏瓦罐内，三个月方可用之。用时为极细末，每饼二分，加后七味：冰片、珍珠、珊瑚（水飞）各四分，麝香二分，牛黄二分，轻粉一厘，月石二分，为细末，和匀，密收小瓶，封口勿令泄气。每以铜吹筒取药少许，吹患上。预为修合，陈者愈佳。

【主治】咽喉诸症。

喉症金丹

【来源】《青囊秘传》。

【组成】硼砂二钱　风化霜（制风化霜法：将嫩黄瓜一条，挖去瓤，以银消研细纳入，挂于檐下透风处，三日后，瓜皮自有白霜透出，拭下，以瓷器收贮待用）二钱　僵蚕（炙）三钱　薄荷一钱　明矾（入巴豆二枚煅，去巴豆用）一钱　大泥五分　滴水石三钱　人中白（煅）三钱

【用法】上为末。吹之。

【主治】喉症。

冰硼散金钥匙方

【来源】《外科方外奇方》卷三。

【组成】火消一钱五分　白月石五分　冰片三厘

【用法】上为细末。吹之。

【主治】咽喉诸症，双单乳蛾。

吹喉散

【来源】《外科方外奇方》卷三。

【组成】青黛　龙脑薄荷各八分　飞净雄黄三分　粉口儿茶五分　大梅片一分　月石三分　珍珠三分　犀黄一分五厘

【用法】上为极细末，罐贮勿泄气。吹之。

【主治】咽喉十八症。

吹喉散

【来源】《外科方外奇方》卷三。

【组成】珍珠末二钱　青黛三钱　犀黄一钱　月石三钱　麝香二分五厘　儿茶二钱　梅片三钱　血竭三钱　熊胆三钱　山豆根八钱　去油乳香三钱　没药三钱

【用法】上为细末。吹喉中。

【主治】咽喉十八症。

珠黄散

【来源】《外科方外奇方》卷三。

【组成】珍珠　犀牛黄各一分　青鱼胆一钱（真者，阴干）　大冰片　麝香各一分

【用法】上为细末，不可泄气。吹之。

【主治】咽喉十八症。

清凉散

【来源】《外科方外奇方》卷三。

【组成】宋半夏末一钱　龙脑薄荷尖末一钱　桔梗末一钱　生大黄末一钱　漂芒消一钱　漂月石一钱　珠母粉二钱　青黛一钱　冰片三分　雄精　炒天虫末　射干末各一钱　山豆根末一钱　元参末一钱　粉草末一钱　枯矾一钱　青果核十个（煅存性）　威灵仙末一钱　九制胆星一钱

【用法】上为末。吹喉。

【主治】咽喉十八症。

喉症含化丸

【来源】《内科验方秘传》。

【组成】胆矾二钱　牙皂一钱　月石二钱　明矾一钱　海浮石三钱　杏仁三钱　朴消一钱　蒌仁三钱　郁金二钱　雄黄一钱　乌梅一钱　僵蚕二钱

【用法】上为末，炼蜜为丸，如芡实大。每含一丸。吐出痰水自松。

【主治】风痰裹塞，喉中痰鸣气粗。

加味荆防败毒散

【来源】《治疔汇要》卷下。

【组成】荆芥　防风　牛蒡子　连翘　胆星　独活　前胡　枳壳　苏子　瓜蒌　杏仁　生地黄　黄芩　黄柏　黑山栀　元参　灯心二十茎（需原枝）

【用法】长流水煎，和保命丹同服。

【主治】一切喉证，脉洪大，六七至者。

【加减】如大便不行，去荆芥、防风，加枳实、青皮、大黄。

活命神丹

【来源】《千金珍秘方选》。

【组成】当门子一钱　冰片一钱　蟾酥一钱　巴豆（去油）一钱　硼砂三分　山豆根五分　老姜粉（绞汁晒干）一钱

【用法】上药各为极细末，拌匀，瓶贮，勿令泄气。临用时用红枣一枚去核，取药如黄豆大一粒，嵌入枣内，塞鼻，男左女右，令病者闭口目，避风片时，即能得嚏，喉中即松；如有黄水滴出喉，以金银花、甘草泡汤漱口。病甚者再换一粒，无不神效。

【主治】一切喉症。

【宜忌】阴虚者忌用。

蛛矾散

【来源】《千金珍秘方选》。

【组成】明矾一两（在铜勺内烧烊，将竹箸在中间搅一孔）　大蜘蛛一只（小者二三只亦可，纳入矾内，烧存性）

【用法】上为末。吹之。再服白毛夏枯草汤更效。

【主治】一切喉症，大能起死回生。

黑八宝丹

【来源】《千金珍秘方选》。

【组成】川黄连八分　梅片八分　人中白一钱　马勃一钱　西瓜霜二钱　麝香一分　橄榄炭二钱　硼砂五分　雄鼠粪一钱　广尖五分　灯草炭五分

【用法】上为细末，瓷瓶收贮。吹之。

【主治】一切喉症。

解毒汤

【来源】《包氏喉证家宝》。

【组成】元参　木通　淡竹叶　生地　生山栀各等分　灯草心二十根

【用法】水煎，将好时加入生大黄四钱、朴消二钱（水泡去滓），滚二三沸，温服；或将朴消冲服更妙。

【主治】咽喉三十六证。

【加减】如挟风痰热毒攻心，言语狂妄，加三黄，并研朱砂、珍珠末服。

喉症汤药方

【来源】《吉人集验方》。

【组成】大生地五钱　黑玄参四钱　白芍药（炒）二钱　象贝母二钱　粉丹皮二钱　破麦冬三钱　薄荷（后下）一钱二分　生甘草一钱　射干一钱　板蓝根二钱　粉前胡一钱　桔梗一钱　蝉衣五分

【用法】水煎服。

【主治】喉症。

【加减】咽喉肿胀，加煅石膏三钱；胸闷，加焦楂二钱，神曲三钱；口渴，加天冬三钱，马兜铃三钱；溺黄赤短，加小木通一钱，知母三钱，泽泻一钱五分，车前子三钱；身热舌黄，加金银花三钱，连翘一钱五分；便结，加大黄三钱，元明粉（冲）二钱；如唇焦舌黑，口出臭气，谵语神昏者，加犀角（磨，冲服）一钱，龙胆草二钱。如遇症重照各症见象加重可也。

三十六种喉散

【来源】《喉舌备要》。

【组成】山豆根一钱半　粉甘草一钱半　川连一钱半　薄荷一钱半　寒水石二钱（飞）　儿茶一钱半　人中白二钱　白僵蚕二钱半　白莲花三钱　白硼砂二钱（飞）　青黛二钱（飞）　大梅片一钱半　川麝香二分　珍珠一钱（飞）

【用法】上为极细末如尘，罐贮勿泄气，听用。

【主治】喉症。

加味珠黄散

【来源】《喉痧症治概要》。
【组成】珠粉七分　西黄五分　琥珀七分　西瓜霜一钱
【用法】上为细末。吹喉部。
【功用】消肿止痛，化毒生肌。
【主治】喉症。

喉药万应散

【来源】《集成良方三百种》。
【组成】钟乳三分　鸡内金三分　僵蚕三分　硼砂三分　川连三分　粉甘草三分　川贝三分　冰片一分　薄荷三分　人中白三分　胆星三分　雄黄五分　青黛五分　牛蒡子五分　胆矾五分　儿茶一钱　朱砂三分　生石膏三分　珍珠三分　琥珀三分
【用法】上为细末。吹喉。奇效。
【主治】一切喉症。

青吹散

【来源】《朱仁康临床经验集》。
【组成】青黛 3 克　薄荷叶末 1 克　黄柏末 2 克　川连末 15 克　煅石膏 9 克　煅月石 18 克　冰片 3 克
【用法】先将头四味药研和，逐次加入煅石膏、煅月石，研细，最后加冰片研细，装瓶，勿泄气。用药管吹于患处。
【主治】口疮，舌糜，咽喉病。

二十一、咽　炎

咽炎，是由细菌引起的咽部黏膜、黏膜下组织和淋巴组织的炎症，常为上呼吸道感染的一部分，可分为急性咽喉炎和慢性咽喉炎两种。相当于中医咽喉肿痛、咽喉不利等范畴。多因气候骤变，起居不慎，冷热失调，肺卫不固，外邪乘虚入侵，从口鼻直袭咽喉，内伤于肺，相搏不去，壅结咽喉而为病。其治疗，先宜辛凉疏散，宣肺利咽，清热解毒，祛腐消肿；如已成慢性，则当用养阴降火，扶阳温肾，补血润燥等法。

内消丸

【来源】《古今名方》引敕兆丰家传方。
【组成】寒水石　钟乳石各 12 克　红粉片（汞）24 克　冰片 0.6 克　琥珀　珍珠　水粉（即铅粉）各 6 克　朱砂 3 克
【用法】上为极细末，用面糊为丸，如梧桐子大。每日用十丸，配土茯苓 120 克，共煎成汤剂，分次服；七天为一疗程，药后如见咽喉干痛等热象者，可停药二至三天再服，连服二至三疗程，以治愈为止。
【功用】解毒除秽。
【主治】梅毒下疳内陷而引起的子宫颈糜烂，咽喉、鼻孔灼热，红肿溃烂，久治不愈；慢性子宫颈炎，慢性鼻窦炎，慢性咽喉炎。
【宜忌】本方内有烈性药，必须与土茯苓同煎，溶化吃水，切勿用水吞丸，以防汞中毒。

清咽汤

【来源】《临证医案医方》。
【组成】蒲公英 24 克　牛蒡子 12 克　大青叶 15 克　山豆根 15 克　马勃 6 克　郁金 9 克　炒枳壳 9 克　桔梗 9 克　元参 24 克　石斛 15 克　麦冬 15 克　化橘红 9 克　甘草 3 克
【用法】每日一付，水煎后去滓，再将药汁浓缩为 100 毫升，加入蜂蜜 20 克，分两次温服。
【功用】清热、理气、生津。
【主治】慢性咽炎。咽痛，咽干、咽紧堵闷，咽部有异物感。

冬青糖浆

【来源】《新医药杂志》(1972，1：39)。
【组成】冬青(四季青)
【用法】取冬青水煎2次，浓缩3～4小时，每毫升相当于2克干生药，加入2倍量之95%乙醇，充分搅拌混合，静置约48～72小时，回收乙醇，使成2克/毫升，然后加入等量的糖浆及矫味剂、防腐剂即成。每次20～30毫升，每日三次。
【功用】抗菌消炎。
【主治】流行性感冒，上呼吸道感染，肺炎，咽喉炎，慢性支气管炎。

青莲冲剂

【来源】《上海中医药杂志》(1986，10：23)。
【组成】女贞子　墨旱莲　大青叶　玄参　延胡索　木蝴蝶
【用法】上药制成冲剂，每包30g(含赋型剂)。每日2次，每次1包，7天为1个疗程，最长不超过2个疗程。
【主治】慢性咽炎。
【验案】慢性咽炎　《上海中医药杂志》(1986，10：23)：治疗慢性咽炎122例，男86例，女36例；年龄11岁至62岁；病程1年至30年。结果：显效(症状全部缓解，理化检查正常)41例(33.6%)，有效(两个以上症状缓解，理化检查指标下降)54例(44.3%)，无效(症情无改变)27例(22.1%)，总有效率77.9%。

银黄口服液

【来源】《山东中医杂志》(1989，1：19)。
【组成】金银花　黄芩
【用法】上药制成口服液，每次服10ml，1日3次，5日为1个疗程，小儿减半。高热病人每次服20ml，1日4次。
【主治】急性咽喉病。
【验案】

1.急性咽喉病　《山东中医杂志》(1989，1：19)：治疗急性咽喉病138例中，男84例，女54例；年龄4～26岁以上；属急性咽炎者43例，急性扁桃体炎者95例。结果：临床治愈(服药3天，体温降至正常，临床症状及体征全部消失)90例；显效(服药3天，体温明显下降，临床主要症状及体征明显改善或消失，或服药5天后，体温恢复正常，临床症状及体征消失)23例；有效(服药3天，临床症状部分好转及改善，体温下降但仍未正常者，或用药5天体温仍未恢复正常，但临床主要症状及体征部分消失或减轻)19例；无效6例；总有效率为95.65%。

2.烧烫伤　《中成药》(1995，12：50)：用银黄口服液浸泡好的无菌纱布外敷，治疗烧烫伤感染病人56例。结果：治愈51例，好转2例，无效3例，总有效率为94.6%。其中一周内治愈17例，10天治愈8例，两周治愈13例，20天治愈7例，25天治愈4例，28天以上治愈2例，

金果饮

【来源】《中成药研究》(1990，2：20)。
【组成】生地　玄参　胖大海
【用法】上药制成糖浆剂，每次服15ml，每日3次，以4周为1个疗程。
【主治】慢性咽喉炎。
【验案】慢性咽喉炎　《中成药研究》(1990，2：20)：治疗慢性咽喉炎共371例，其中男210例，女161例；年龄在20岁以上居多数，共341例，占91.9%。结果：痊愈(症状全部消失，检查基本正常)39例，显效(症状明显减轻，局部检查明显好转)155例，有效(症状缓解或者有不同程度的好转)164例；无效(症状或体检无改善)13例；显效率为52.3%，总有效率为96.5%。

咽炎茶

【来源】《中药材》(1991，5：47)。
【组成】玄参30g　南沙参30g　生地30g　麦冬60g　石斛30g　黄芩60g　浙贝30g　枳壳30g　薄荷15g　六曲60g　甘草30g
【用法】上药制成34块。将各药饮片粉碎成粗粉，用2.5%羧甲基纤维素钠为粘合剂，制成软材后，用茶剂模型制成茶剂，每块重12g。每次1～2块，用沸水冲泡代茶饮，冲泡2.4杯后即可将药渣弃

去，每日2次。12～18天1个疗程，用药1个疗程。

【主治】喉痹（慢性咽炎）。

【验案】喉痹（慢性咽炎）《中药材》(1991，5：47)：治疗喉痹100例，男72例，女28例；年龄20～30岁36例，40～45岁52例，60～70岁12例；职业为干部22例，农民30例，工人21例，驾驶员13例，教师11例，其他3例。病程1～3个月31例，4～6个月22例，1～2年27例，3～4年16例，5～6年4例。用药天数最短3天见效，最长18天见效，一般12～18天见效。少数病例反复发作，但坚持用本品治疗1～3个月而痊愈，随访1～3年未复发。对照组服六应丸，每日2次，每次服10粒，温开水送服，1个疗程12～18天，用药1个疗程。结果：治疗组痊愈及显效率为60%，有效率为100%；对照组治愈及显效率为18%，有效率为60%。两组治疗结果有显著差异（$P<0.01$）。

咽炎灵

【来源】《实用中西医结合杂志》(1993，6：375)。

【组成】法半夏10～12g　川厚朴10～12g　茯苓15～30g　柴胡6～12g　陈皮10～15g　金银花20～30g　连翘10～12g　川贝母10～15g　枳壳10～12g

【用法】上药加水400ml浸泡半小时后，水煎浓缩取汁40ml，经口腔雾化吸入，每日1剂，10天为1疗程。

【主治】慢性咽炎。

【验案】慢性咽炎《实用中西医结合杂志》(1993，6：375)：治疗慢性咽炎42例，男15例，女27例；年龄最大56岁，最小21岁；病程最长8年，最短为1年。结果：治愈（症状消失，咽部无异常体征）30例，好转（症状减轻）11例，无效（1个疗程后，症状无变化，咽部病变无任何改善）1例，总有效率为97.6%。

清咽解毒汤

【来源】《首批国家级名老中医效验秘方精选》。

【组成】生地30克　元参24克　麦冬30克　黄芩15克　板蓝根45克　白芍15克　丹皮15克　蝉衣15克　薄荷6克　甘草6克　山豆根15克　桔梗9克　牛蒡子15克　浙贝15克

【用法】每日1剂，水煎2次分服，病重者可日服2剂。急性扁桃体炎、咽炎等一般1～3剂即愈。小儿或年老体弱者酌减剂量。

【功用】养阴清热，泻火解毒，消肿止痛。

【主治】急性咽炎、扁桃体炎。

【加减】若素体阴虚，起病急骤者，多属虚火上炎，可加肉桂2～3克以引火归元；若脾胃素虚，不耐寒凉者，亦可稍佐肉桂或干姜。

【验案】高某，女，3岁。1990年2月3日诊。高热3天，体温持续在38.5～39.5℃，咽痛，口渴，进食时哭闹，睡眠不安，舌红苔黄而干，脉细数。咽部充血，双侧扁桃体Ⅱ肿大无化脓，曾服用感冒清、板蓝根冲剂、麦迪霉素、螺旋霉素等不效。遂改用清咽解毒汤，每日1剂，水煎分2次服，1剂热退，3剂余症悉除。

加味铁叫子如圣汤

【来源】《首批国家级名老中医效验秘方精选·续集》。

【组成】生地黄6克　熟地黄6克　生诃子5克　煨诃子5克　生甘草2克　炙甘草2克　生桔梗5克　炒桔梗5克　北沙参12克　马勃粉10克　木蝴蝶10克　当归6克　赤芍10克　蝉衣6克

【用法】每日一剂，水煎二次分服，徐徐咽下。

【功用】滋养气阴，通络开音。

【主治】慢性咽喉炎属“金破不鸣”之失音症。

【验案】李某某，女，39岁。1978年5月初诊。自诉声音嘶哑曾去某医院检查，诊为“声带小结”。经西药抗菌、激素并配合理疗两个疗程，失音恢复慢。现症咽干，咽部异物感，声音嘶哑，烦热，口臭，头昏少寐已3个月余，但饮食尚可，二便如常，舌质红苔黄少津，脉细滑。证属肺肾气阴不足，虚热扰窍所致的“金破不鸣”之失音证。用加味铁叫子如圣汤。嘱以药液慢咽，服药6剂证减音出，12剂声带小结消除而音复。

两石两子汤

【来源】《首批国家级名老中医效验秘方精选·续集》。

【组成】西月石1克　海浮石10克　安南子10克　诃子10克　桔梗6克　炙枇杷叶12克　甘草6克

【用法】每日一剂，水煎二次，早晚分服，徐徐咽下，可连服14日，往后服两日，停1日以巩固疗效。

【功用】清咽化痰。

【主治】慢性喉炎，声音嘶哑。

【加减】若因多语伤气而得者，可加玉竹、沙参，以养肺气；若呛咳，可加甜杏仁、蚕蚀后之桑叶络；或胸闷而痛，可加木蝴蝶；若显肺阴虚之象，可加天冬；若肾气不充，而有出血现象者，可加血余炭；若赘肉仍不除，可加山豆根，山慈菇。

百蕊片

【来源】《部颁标准》。

【组成】百蕊草

【用法】制成糖衣片，每片0.4g，密封。口服，每次4片，1日3次。

本方制成胶囊，名"百蕊胶囊"。

【功用】清热消炎，止咳化痰。

【主治】急、慢性咽喉炎，气管炎，鼻炎，感冒发热，肺炎等。

咽炎片

【来源】《部颁标准》。

【组成】玄参120g　百部（制）90g　天冬90g　牡丹皮90g　麦冬90g　款冬花（制）90g　木蝴蝶30g　地黄90g　板蓝根150g　青果90g　蝉蜕30g　薄荷油0.3g

【用法】制成糖衣片，每片重0.25g，密封。口服，每次5片，1日3次。

【功用】养阴润肺，清热解毒，清利咽喉，镇咳止痒。

【主治】慢性咽炎引起的咽干，咽痒，刺激性咳嗽等症。

咽炎含片

【来源】《部颁标准》。

【组成】金银花120g　菊花72g　野菊花72g　射干100g　黄芩100g　关木通100g　麦冬1000g　天冬100g　桔梗80g　忍冬藤120g　甘草80g　薄荷脑0.132g

【用法】制成片剂，每片相当于原生药2.6g，密封，防潮。含服，每次1片，1日10～12次。

【功用】清热解毒，消炎止痛。

【主治】急、慢性咽炎。

复方红根草片

【来源】《部颁标准》。

【组成】红根草210g　鱼腥草120g　金银花60g　野菊花90g　穿心莲90g

【用法】制成糖衣片，每片含干膏0.12g，密封。口服，每次4片，1日3～4次。

【功用】清热解毒。

【主治】急性咽喉炎，扁桃体炎，肠炎，痢疾等。

润喉丸

【来源】《部颁标准》。

【组成】甘草393g　乌梅（去核）550g　蝉蜕26g　玄明粉26g　食盐26g　马蹄粉210g　薄荷脑4g

【用法】制成包衣蜜丸，每丸重0.5g，密封。含服，每次1～2丸，1日数次。

【功用】润喉生津，开音止痛，疏风清热。

【主治】急、慢性咽炎及喉炎所致的疼痛，亦用于喉痒咳嗽，声音嘶哑等症的辅助治疗。

清咳散

【来源】《部颁标准》。

【组成】蟾酥32.5g　薄荷脑60g　冰片60g　白矾30g　桔梗干膏100g　甘草干膏100g　盐酸溴己新10g　百部干膏100g　珍珠层粉835g

【用法】制成散剂，每瓶装3g，密闭，置阴凉干燥处。喷敷患处，每次0.05～0.1g，1日2～3次。

【功用】清热解毒，化痰镇咳。
【主治】痰热阻肺而致的急、慢性咽喉炎，伤呼吸炎症引起的痰多咳嗽。
【宜忌】孕妇禁用。

清喉散

【来源】《部颁标准》。
【组成】人工牛黄 75g 麝香 3g 青黛 450g 白矾 30g 薄荷脑 60g 甘草干膏粉 100g 冰片 60g 蟾酥 32g 桔梗干膏粉 300g 珍珠层粉 963g
【用法】制成散剂，每瓶装 1.8g，密封。喷敷患处，每次 0.05 ～ 0.1g，1 日 2 ～ 3 次。
【功用】清热解毒，消炎止痛。
【主治】急慢性咽喉炎，扁桃体炎，口腔溃疡，冠周炎等。
【宜忌】孕妇禁用。

清热镇咳糖浆

【来源】《部颁标准》。
【组成】葶苈子 52g 矮地茶 52g 鱼腥草 88g 荆芥 70g 知母 52g 前胡 70g 板栗壳 88g 浮海石 88g
【用法】制成糖浆剂，密封，置阴凉处。口服，每次 15 ～ 20ml，1 日 3 次。
【功用】镇咳祛痰。
【主治】感冒咽炎，肺热咳嗽。

喉症丸

【来源】《部颁标准》。
【组成】板蓝根 420g 牛黄 30g 冰片 14g 猪胆汁 400g 玄明粉 20g 青黛 12g 雄黄 46g 硼砂 20g 蟾酥（酒制）40g 百草霜 16g
【用法】制成小丸，每 224 丸重 1g，密闭，防潮。含化，3 岁至 10 岁每次 3 丸，成人每次 5 ～ 10 丸，1 日 2 次。外用，疮疖初起，红肿热痛未破者，将丸用凉开水化开涂于红肿处，日涂数次。
【功用】清热解毒，消肿止痛。
【主治】咽炎、喉炎、扁桃腺炎及一般疮疖。
【宜忌】孕妇忌服，疮已溃破者不可外敷。

喉康散

【来源】《部颁标准》。
【组成】冰片 37.5g 珍珠层粉 87.5g 生晒参 62.5g 硼砂（煅）200g 玄明粉 250g 薄荷脑 62.5g 天花粉 250g 穿心莲叶 62.5g 青黛 125g 甘草 62.5g
【用法】制成散剂，密封。喷射给药，咽喉疾患喷咽喉部，口腔溃疡喷患处，每次适量，1 日 2 ～ 3 次。
【功用】清热解毒，消炎止痛。
【主治】各种咽喉疾患，如急性、慢性咽炎，喉炎，扁桃腺炎，口腔溃疡等。

喉痛灵片

【来源】《部颁标准》。
【组成】水牛角浓缩粉 50g 野菊花 375g 荆芥穗 375g 南板蓝根 750g
【用法】制成糖衣片，密封。口服，每次 4 ～ 6 片，1 日 3 ～ 4 次。

本方制成冲剂，名“喉痛灵冲剂”。

【功用】清热解毒。
【主治】咽喉炎，急性化脓性扁桃体炎，感冒发热，上呼吸道炎，疔疮等。

藏青果冲剂

【来源】《部颁标准》。
【组成】西青果 500g
【用法】制成颗粒剂，每袋或每块重 15g（相当于原药材 5g），密封。开水冲服，每次 15g，1 日 3 次。

本方制成片剂，名“藏青果喉片”。

【功用】清热，利咽，生津。
【主治】急、慢性咽炎、喉炎，慢性扁桃体炎。

二十二、扁桃体炎

扁桃体炎有急性和慢性之分。急性扁桃体炎是腭扁桃体的急性非特异性炎症。常伴有程度不等和范围不一的急性咽炎，慢性扁桃体炎多继发于急性扁桃体炎，也可发生于某些急性传染病如猩红热、白喉、麻疹、流行性感冒之后。相当于中医咽喉肿痛、喉风、乳蛾范畴，治宜清热解毒，消肿散结等法。

板蓝根干糖浆

【来源】《中药制剂手册》。

【组成】板蓝根一百六十两　淀粉三十五两二钱　糖粉三十八两四钱　菠萝香精油四钱七分

【用法】上将板蓝根粉碎，用热浸法提取二次，浓缩为稠膏。取淀粉置搅拌机内，加入放冷后的板蓝根稠膏，随加随搅，将糖分三次加入，再将菠萝香精油用适量酒精稀释，喷洒入内，拌匀，然后制粒，塑料袋封装。每袋装十克，成人每服半包，儿童减半，温开水冲下，每四小时服一次。

【功用】清热解毒，凉血消肿，预防麻疹。

【主治】扁桃腺炎，流行性腮腺炎。

地麦甘桔汤

【来源】《广西中医药》（1982，6：28）。

【组成】生地 30g　麦冬 12g　甘草 5g　桔梗 10g

【用法】每日 1 ～ 2 剂，水煎分 2 次服。

【主治】扁桃体炎。

【验案】扁桃体炎　《广西中医药》（1982，6：28）：以本方治疗扁桃体炎 50 例，男 38 例，女 12 例，年龄 9 ～ 40 岁，全部病例均见扁桃体肿大。结果：治愈 45 例，3 例转用西药，2 例疗效不明。

三根凉膈汤

【来源】《湖北中医杂志》（1989，6：25）。

【组成】芦根 10g　板蓝根 10g　山豆根 10g　生地 10g　连翘 10g　黄芩 8g　栀子 8g　玄参 15g　大黄（后下）5g　薄荷 5g　竹叶 5g　生甘草 5g

【用法】日服 1 剂，水煎分 2 ～ 3 次服。

【主治】急性扁桃腺炎。

【验案】急性扁桃腺炎　《湖北中医杂志》（1989，6：25）：以本方治疗急性扁桃腺炎 35 例，男 20 例，女 15 例；年龄 6 ～ 19 岁；病程 1 ～ 3 天；体温 37 ～ 38.5℃者 10 例，38.6 ～ 39.5℃者 10 例，40℃以上者 15 例；扁桃腺 Ⅰ° 肿大充血者 20 例，Ⅱ° 肿大充血者 10 例，Ⅲ° 肿大充血者 5 例；扁桃腺隐窝有脓性分泌物者 25 例；白细胞总数 18×10^9 / L 者 19 例，15×10^9 / L 者 10 例，12×10^9 / L 者 6 例。结果：体温、血象均恢复正常，症状消失为临床治愈，共 30 例；体温、血象、体征恢复正常，但扁桃腺仍肥大者为显效，共 5 例。

金银败毒散

【来源】《中医函授通讯》（1992，3：49）。

【组成】金银花 30 ～ 60g　花粉 20 ～ 30g　皂角刺 15 ～ 30g　丹参 15 ～ 20g　浙贝　归尾各 10g　乳香　没药　炮山甲　防风各 5 ～ 10g　白芷　生甘草各 3 ～ 10g　桔梗 5 ～ 10g

【用法】上药用冷水泡 30 分钟，然后加水超过药面 1 横指，急火快煎 2 次，每次取药液 200ml，混合，分 4 次温服。

【主治】急性扁桃体炎。

【验案】急性扁桃体炎　《中医函授通讯》（1992，3：49）：以本方治疗急性扁桃体炎 98 例，男 55 例，女 43 例；年龄 21 ～ 35 岁。结果：服药 3 天，脓点及自觉症状均消失为痊愈，共 96 例；脓点消失，自觉症状基本消失为显效，共 2 例；总有效率达 100%。

破血消蛾汤

【来源】《浙江中医杂志》（1993，2：69）。

【组成】三棱　莪术　地鳖虫　桔梗　土贝母　生甘草各 10g　丹参　玄参各 30g　天花粉 30g

【用法】每日 1 剂，15 日为 1 疗程。

【主治】顽固性扁桃体肿大。

【加减】瘀久热毒明显者，加牛蒡子 15g，山豆根 20g；瘀久化热伤阴者，加生地 20g，重用玄参至 50g；便干，加制大黄 10g；合并淋巴结肿大，加白头翁 30g，夏枯草 15g；易感冒，加黄芪 20g，僵蚕 10g。

【验案】顽固性扁桃体肿大《浙江中医杂志》（1993，2：69）：治疗顽固性扁桃体肿大 41 例，男 29 例，女 12 例；年龄最小者 11 岁，最大者 37 岁；病程最短者 6 个月，最长者 7 年。结果：经 1 ～ 3 个疗程治疗后，痊愈（扁桃体肿大消除，恢复正常，症状消失）31 例；好转（扁桃体肿大较前明显缩小，症状减轻）10 例；总有效率为 100%。

清热散结汤

【来源】《首批国家级名老中医效验秘方精选·续集》。

【组成】蒲公英 30 克　紫地丁 30 克　金银花 30 克　板蓝根 15 克　山甲片 15 克　玄参 20 克　浙贝母 30 克　生牡蛎 30 克　王不留行 12 克　夏枯草 30 克

【用法】每日一剂，水煎二次，分二次温服。

【功用】清热解毒，化痰散结。

【主治】急性腮腺炎、急性扁桃体炎、淋巴结肿大、急性乳腺炎等。

【加减】淋巴结肿大压痛，去金银花、王不留行，加连翘、莪术，并配合外治法：蜈蚣 5 条，冰片 1.5 克，将蜈蚣研末，合冰片调醋外敷；扁桃体肿大，去紫丁、山甲、牡蛎，加马勃、荆芥、僵蚕、连翘；急性腮腺炎，加僵蚕 10 克，蜈蚣 3 条，外治方同前；急性乳腺炎初期，去板蓝根，加瓜蒌、橘叶、漏芦、皂刺、石膏，配合外治方：蛇蜕 6 克，芒硝 120 克。先将蛇蜕用香油炸黄（注意勿使焦黑），外敷局部；再将芒硝用纱布包外敷，芒硝热后换之；如病发于头咽者，加僵蚕、连翘、马勃；发于乳房者，加橘叶、石膏。

【验案】钱某，男，11 岁。因扁桃体肿大 4 年余，于 1995 年 6 月 19 日就诊。平素两扁桃体肿大Ⅲ度，但无所苦，近日感冒后扁桃体红肿热痛，咽食痛甚，发热不退，纳食可，大便调，尿黄赤，舌红苔薄黄，脉滑数。辨证：痰热壅结于咽：治以疏风清热散结。处方：蒲公英 30 克，金银花 30 克，板蓝根 15 克，玄参 20 克，浙贝母 30 克，马勃 12 克，夏枯草 20 克，荆芥 12 克，王不留行 12 克，水煎，日服一剂。三剂后热退肿消。上方加僵蚕 10 克，水煎服。10 余剂后，诸症消失，两扁桃体Ⅰ度肿大。

冬凌草片

【来源】《部颁标准》。

【组成】冬凌草

【用法】制成片剂。口服，1 次 2 ～ 5 片，1 日 3 次。

【功用】清热消肿。

【主治】急慢性扁桃体炎、咽炎、喉炎、口腔炎，试用于抗癌。

冬凌草糖浆

【来源】《部颁标准》。

【组成】冬凌草 1000g

【用法】制成糖浆。口服，一次 10 ～ 20ml，一日 2 次。

【功用】清热解毒。

【主治】慢性扁桃体炎，咽炎，喉炎，口腔炎。

抗扁桃腺炎合剂

【来源】《部颁标准》。

【组成】板蓝根 200g　山豆根 100g　连翘 300g　青果 200g　黄芩 200g　大黄 50g　玄参 300g　麦冬 200g

【用法】制成合剂。口服，1 次 25ml，1 日 3 次。

【功用】泻热解毒，清利咽喉。

【主治】急性扁桃腺炎，咽喉炎。

利咽解毒颗粒

【来源】《部颁标准》。

【组成】板蓝根 30g　金银花 30g　连翘 10g　薄荷 10g　牛蒡子（炒）10g　山楂（焦）30g　桔梗 10g　大青叶 30g　僵蚕 10g　玄参 30g　黄芩

15g　地黄 20g　天花粉 20g　大黄 10g　川贝母 15g　麦冬 30g

【用法】制成颗粒。口服，1 次 20g，1 日 3 ～ 4 次。

【功用】清肺利咽，解毒退热。

【主治】急慢性扁桃腺炎、咽喉肿痛，口疮痄腮症。

【宜忌】禁食辛辣及过咸食物。

炎可宁片

【来源】《部颁标准》。

【组成】黄柏 413.8g　大黄 82.8g　黄芩 310.3g　板蓝根 310.3g　黄连 20.7g

【用法】制成片剂。口服，1 次 3 ～ 4 片，1 日 3 次。

【功用】清热泻火，消炎止痢。

【主治】急性扁桃腺炎，细菌性肺炎，急性结膜炎，中耳炎，疖痈瘰疬，急性乳腺炎，肠炎，细菌性痢疾及急性尿道感染。

【宜忌】孕妇忌服。

银黄片

【来源】《部颁标准》。

【组成】金银花提取物 100g　黄芩提取物 40g

【用法】制成片剂。口服，1 次 2 ～ 4 片，1 日 4 次。

【功用】清热，解毒，消炎。

【主治】急慢性扁桃体炎，急慢性咽喉炎，上呼吸道感染。

蓝花药

【来源】《部颁标准》。

【组成】硼砂 100g　冰片 45g　青黛 60g　玄明粉 60g　滑石粉 50g　琥珀 50g　枯矾 20g　石膏 150g　儿茶 30g　胡黄连 30g

【用法】制成丸剂。口服，1 岁以内每次服 10 粒，2 ～ 4 岁每次服 25 粒，5 ～ 10 岁每次服 30 粒，10 岁以上每次服 50 粒，1 日 2 ～ 3 次。

【功用】清热解毒，消疳。

【主治】急慢性扁桃腺炎，齿龈红肿，咽喉疼痛，小儿疳症。

新雪片

【来源】《部颁标准》。

【组成】磁石 86g　石膏 43g　滑石 43g　寒水石 43g　硝石 86g　芒硝 86g　栀子 22g　竹叶卷心 220g　广升麻 43g　穿心莲 220g　珍珠层粉 9g　沉香 13g　冰片 2.3g　人工牛黄 9g

【用法】制成片剂。口服，小片 1 次 4 片，大片 1 次 2 片，1 日 3 次。

【功用】消炎解热。

【主治】各种热性病之发热，如扁桃体炎、上呼吸道炎、咽炎、气管炎、感冒引起的高热，以及温热病之烦热不解。

中华医方

眼科篇

第一章

胞睑疾病

一、倒　睫

倒睫，又称倒睫拳挛、拳毛倒睫，是指睫毛倒向眼球，刺激眼球的病情。《外台秘要》：“眼有倒睫毛，或折在睑中，聚生刺人白睛，唯觉痒闷，渐赤膜起，连上下睑，多赤生疮。”《秘传眼科龙木论》：“皆因肝家受热，膈内风虚，眼多泪出，或痒或疼，乍好乍恶，以手揩摩，致令睫毛倒拳，刺隐瞳人，碜涩睛上，白膜遮满。”《银海精微》：“拳毛倒睫者，此脾与肺二经之得风热也，肺为五脏之华盖，主一身之皮毛，肺虚损则皮聚而毛落也；脾家多壅湿热，致令上胞常肿，大抵肝家受热不时泪出，痛痒羞明怕日，赤涩难开，常以手摩引，致令上下胞睑皮渐长，眼渐紧，故睫毛番倒里面，刺眼碍涩瞳仁，渐生翳膜。”

本病的发生，多因眼部痒疼，以手搔抓；或是外来刺激甚至伤损，均会改变睫毛方向，使睫毛倒生。自觉眼中异物感、流泪、羞明、眼睑痉挛等。治宜疏风止痒，清热消肿。

二黄丸

【来源】《圣济总录》卷一一〇。

【组成】黄连（去须）一两半　大黄（锉，炒）一两　细辛（去苗叶）　龙脑各半两

【用法】上为末，炼蜜为丸，如梧桐子大。每服二十丸，食后、临卧温熟水送下，每日二次。小儿量减。

【主治】倒睫拳挛，目眦赤烂。

决明丸

【来源】《圣济总录》卷一一〇。

【别名】退膜丸（《普济方》卷八十）。

【组成】决明子（微炒）　车前子　山栀子仁　枸杞子　熊胆汁（干者亦得）各半两　黄连（去须）　牵牛子（炒熟）　甘草（炙，锉）各三分　牛胆汁半合　猪胆汁五枚

【用法】上为末，三味胆汁和丸，如梧桐子大。随胆汁多少，以丸得为度，如硬，入炼蜜少许。每服三十丸，食后温热水下。

【主治】

1.《圣济总录》：倒睫拳挛，隐磨瞳仁。

2.《普济方》：阳气炎上，血脉贯冲，目赤肿痛，睑眦生疮，暴生钉翳，渐染睛轮，视物羞涩，紧急难开。

菊花散

【来源】《圣济总录》卷一一〇。
【组成】菊花　羚羊角（镑）　蔓荆实各三分　玄参半两　防风（去叉）　芍药各一两半　子芩一两
【用法】上为散。每服二钱匕，水一盏，煎至六分，不去滓，入马牙消末一字，打匀，食后、临卧温服。
【主治】目渐致倒睫，隐涩疼痛。

犀角芎藭散

【来源】《圣济总录》卷一一〇。
【别名】羚羊角散（《普济方》卷七十七）。
【组成】犀角（镑）　芎藭　羚羊角（镑）　木香　槟榔（煨，锉）　茯神（去木）　山芋　前胡（去芦头）　牛膝（去苗）　桂（去粗皮）　枳壳（去瓤，麸炒）　大黄（锉，炒）各等分
【用法】上为散。每服三钱匕，空心、食前温酒调下。
【主治】眼睑紧急，倒睫拳挛。

石膏羌活散

【来源】《宣明论方》卷十四。
【组成】羌活　密蒙花　木贼　香白芷　细辛　干萝卜　菜子　麻子　川芎　苍术　甘菊花　荆芥穗　黄芩　石膏　藁本　甘草各等分
【用法】上为末。每服一钱至二钱，食后临卧用蜜水一盏调下，或茶清，或淘米第二遍泔亦得，一日三次。服至十日渐明，服至二十日大验。
【主治】久患双目不睹光明，远年近日内外气障，风昏暗，拳毛倒睫，一切眼疾。
【方论】羌活治脑热头风，密蒙花治羞明怕日，木贼退翳障，香白芷清利头目，细辛、萝卜菜子二味起倒睫，麻子起拳毛，川芎治头风，苍术明目暖水脏，甘菊花、荆芥穗治目中生疮，黄芩、石膏二味洗心退热，藁本治偏正头痛，甘草解诸药毒。

四圣丸

【来源】《传信适用方》卷二。
【组成】川黎椒（去合口者并黑子，不须去白，自罗不下，于土铫内熬令得所，铺纸一张于地上，顿椒出火毒）　干熟地黄　枸杞子　荆芥穗各等分
【用法】上为细末，炼白沙蜜为丸，如梧桐子大。每服十丸至二十丸，空心盐汤送下。
【主治】远年近日，风赤翳膜，攀睛倒睫等眼疾。

菊花散

【来源】《魏氏家藏方》卷九。
【组成】菊花一斤十二两（去梗）　荆芥穗　旋覆花（去梗）各十四两　甘草四两（炙）　决明子（炒）　木贼　苍术各十一两（米泔浸一宿，去粗皮，炒）　枸杞子六两
【用法】上为细末。每服一钱半，食后清米泔水或薄荷蜜汤调下。
【主治】男子、妇人风毒气毒，翳膜遮障，羞明怕日，倒睫多泪，缘眶赤烂，及妇人血风攻疰，暴赤眼肿痛，一切眼疾，小儿肤疮热毒入眼生翳膜。

还睛丹

【来源】《普济方》卷八十五引《经验良方》。
【组成】羌活　白芷　干菜子　细辛　苍术　川芎　火麻子　防风　藁本　当归　栀子仁　黄连　桔梗　甘草　菊花　薄荷　连翘　石膏　密蒙花　川椒　枸杞　天麻　荆芥穗　乌药　木贼　黄芩各一两半
【用法】上为末，炼蜜为丸，如弹子大。每服二丸，嚼细，食后温酒化下。
【主治】远年近日，久患双目不见光明，内外气障，拳毛倒睫，一切眼疾。

防风饮子

【来源】《兰室秘藏》卷上。
【组成】细辛　蔓荆子各三分　葛根　防风各五分　当归身七分半　炙甘草　黄连　人参各一钱
　　《原机启微》有黄耆，无黄连。
【用法】上锉，如麻豆大，都作一服。水二盏，煎至一盏，食远服。避风寒。
【功用】《医方集解》：去内热火邪。

【主治】

1.《兰室秘藏》：倒睫拳毛。

2.《医钞类编》：白眼痛。

【方论】《医方集解》：此足太阴、阳明药也。参、甘以补其气，归身以濡其血，黄连以清其火，防、葛以散风热，细辛入少阴而润肾，蔓荆走头面而升阳。

还睛紫金丹

【来源】《兰室秘藏》卷上。

【组成】白沙蜜二十两　甘石十两（烧七遍，碎，连水浸拌之）　黄丹六两（水飞）　拣连三两（小便浸，碎为末）　南乳香　当归各三钱　乌鱼骨二钱　硇砂（小盏内放于瓶口上熏干）　麝香各一钱　白丁香（直者）五分　轻粉一字

【用法】上将白沙蜜于沙石器内，慢火去沫，下甘石，次下丹，以柳枝搅，次下余药，以粘手为度，为丸如鸡头大。每用一丸，温水化开洗。治目眶岁久赤烂，当以三棱针刺目眶外，以泻湿热；如眼生倒睫拳毛，法当去其热内火邪，眼皮缓则毛立出，翳膜亦退，用手法攀出，内睑向外，以针刺之出血。

【主治】目眶岁久赤烂。眼生倒睫拳毛，两目紧盖，内伏火热而攻阴气。

神效明目汤

【来源】《兰室秘藏》卷上。

【别名】防风明目汤（《医林纂要探源》）。

【组成】细辛二分　蔓荆子五分　防风一钱　葛根一钱五分　甘草二钱。

一方加黄耆一钱。

【用法】上锉，作一服。水二盏，煎至一盏，去滓，稍热临卧服。

【主治】眼棱紧急，致倒睫拳毛，及上下睑皆赤烂，睛疼昏暗，昼则冷泪常流，夜则眼涩难开。

五退散

【来源】《仁斋直指方论》卷二十。

【组成】蝉退二钱　猪退四钱　蚕蜕三钱　穿山甲（炙焦）五钱　防风二两（去芦）　荆芥一两半　石决明　川乌（炮，去皮脐）　草决明（炒）各五钱　甘草三钱　蛇蜕（醋煮，竹筒盛，焙干）一钱五分

【用法】上为末。每服二钱，盐汤送下。

【主治】倒睫拳毛。

绿袍散

【来源】《医方类聚》卷七十引《施圆端效方》。

【组成】蝎尾二十五个（去毒用）　铜绿　青盐各二钱　轻粉一字

【用法】上为细末。每用一钱，浆水一盏调洗，一日三次。

【主治】风毒，眼连眶赤烂，拳毛倒睫。

青黛散

【来源】《瑞竹堂经验方》卷三。

【组成】猬刺　束棘针（枣树上黄直棘针）　香白芷　青黛（研）各等分

【用法】上为细末。左眼倒睫，口噙水左鼻内搐之；右眼倒睫，右鼻搐之。

【主治】眼倒睫。

五退散

【来源】《世医得效方》卷十六。

【组成】蝉退（洗）　蛇退（醋煮）　荆芥　猪蹄退一分（微炒）　穿山甲（烧存性）　川乌（炮，去皮）　粉草各半两　蚕退二钱半

方中蝉退、蛇退、荆芥用量原缺。

【用法】上为末。每服二钱，盐汤调下。

【主治】脾受风热，倒睫拳毛，泪出涓涓，翳膜渐生，乍愈乍发，多年不安，眼皮渐急，睫倒难开，如刺刺样痛，瞳仁不安；或脾受风毒，风牵睑出，上下睑俱赤，而或翻出一睑在外。

补肾丸

【来源】《秘传眼科龙木论》卷四。

【组成】五味子　人参　泽泻　干山药　车前

子　茯苓　细辛　黄芩各一两　干地黄三分

【用法】上为末，炼蜜为丸，如梧桐子大。每服十丸，空心茶清送下。

【主治】倒睫拳毛外障。

细辛散

【来源】《秘传眼科龙木论》卷四。

【别名】细辛汤（《普济方》）。

【组成】细辛　防风　知母　茺蔚子各二两　黑参　桔梗　大黄　羚羊角各一两

【用法】上为末。每服一钱，以水一盏，煎至五分，去滓，食后温服。

【主治】倒睫拳毛外障。

旬效散

【来源】《普济方》卷八十四引《德生堂方》。

【组成】雀脑　川芎　金钗石斛（净）　木贼（去节）各二钱　人蛔虫（略阴干）

【用法】上为细末。用苇管吹入左右鼻中。

【主治】眼倒睫拳毛。

无比蔓荆子汤

【来源】《原机启微》卷下。

【组成】黄耆　人参各一钱　黄连　柴胡各七分　蔓荆子　当归　葛根　防风各五分　生草一钱　细辛叶三分

【用法】作一服，水二盏，煎至一盏，去滓稍热服。

【主治】眼棱紧急，以致倒睫拳毛，损睛生翳，及上下睑眦赤烂，羞涩难开，眵泪稠粘。

【方论】肺气虚，黄耆、人参实之，为君；心受邪，黄连除之，肝受邪，柴胡除之，小肠受邪，蔓荆子除之，为臣；当归和血，葛根解除为佐；防风疗风散滞，生甘草大泻热火，细辛利九窍，用叶者，取其升上之意为使也。

黄耆防风饮子

【来源】《原机启微》卷下。

【组成】蔓荆子　黄芩各半钱　炙甘草　黄耆　防风各一钱　葛根一钱半　细辛二分

【用法】水二盏，煎至一盏，去滓，大热服。

【主治】眼棱紧急，以致倒睫卷毛，损睛生翳，及上下睑眦赤烂羞涩难开，眵泪稠粘。

【方论】方以蔓荆子、细辛为君，除手太阳、手少阴之邪，肝为二经之母，子母平安，此实则泻其子也；以甘草、葛根为臣，治足太阴、足阳明之弱，肺为二经之子，母薄子单，此虚则补其母也；黄耆实皮毛，防风散滞气，用之以为佐；黄芩疗湿热，去目中赤肿，为之使也。

乳香当归散

【来源】《普济方》卷七十九。

【组成】凤凰台　当归　薄荷　荆芥穗　藁本　谷精草　石膏（煅）　没药（研）　菟丝（淘去沙，酒蒸）　白葛根　蔓荆子　苦丁香　汉防己　川芎　赤小豆　乳香（研）　百节菖蒲（去毛，炒）　香白芷　自然铜（火煅，醋淬七次，研）　火龙爪　郁金各一钱　雄黄（研）　定风子　细辛各一钱半

【用法】上为细末。早晨、午时、临卧鼻内搐之。

【主治】内障伤风寒，攀睛瘀肉多年，眼中倒睫拳毛。

紫金膏

【来源】《普济方》卷八十。

【组成】炉甘石（好者，同火煅酥，研细无声，将黄连、当归身挑头童便浓煎汤滤净，飞，淘去沙石，焙干，粗者再研再淘；一法只用杨梨，亦名蓧采叶，浓煎汤滤净飞淘，焙干）一两　黄丹一两（水飞，细研）　乳香　硇砂　雄黄　没药　白丁香（真者）　当归　轻粉　麝香（八味修制了，各为末，逐味用）各一钱　脑子三钱　蜜四两

【用法】大建盏内熬蜜沸，入黄丹，以柳木篦子急手搅匀，约熬三两沸，却入炉甘石，复搅匀，下乳香，入硇砂，又下雄黄，次下白丁香，再入没药，又下当归，再入轻粉，方下脑子、麝香，依次第下药，用文武火各熬三二沸，须急用篦子不住手搅匀，候熬成膏，不粘手为度。每用鸡头大

一块，沸汤化开，浸汤半盏以下，乘热食后熏洗之。

【主治】男子、妇人目疾，远年近日，翳膜遮障，攀睛胬肉，拳毛倒睫，黑花烂眩，羞明冷泪，及赤眼肿痛。

点眼金丝膏

【来源】《奇效良方》卷五十七。

【组成】硇砂（研） 晋矾（研） 青盐（研）各一钱 乳香（好者，细研） 片脑（研）各二钱 当归（锉，净洗） 黄丹（研）各半两 黄连一两

【用法】上用好蜜四两，除片脑外和七味，纳入青笙竹筒内，油单纸裹筒口五七重，紧系定，入汤瓶中，文武火煮一周时，取出劈破，新绵滤去药滓，方下片脑和匀，瓷瓶收贮，再用油单纸五七重封系瓶口，埋露地内去火毒，候半月取出。每用一粟米大点眼。

【主治】男子、妇人目疾远年近日，翳膜遮睛，攀睛胬肉，拳毛倒睫，黑花烂弦，迎风羞明冷泪，及赤眼肿痛。

阿胶丸

【来源】《银海精微》卷上。

【组成】阿胶（蛤粉炒） 鼠粘子（炒） 甘草 糯米（炒）各一两 马兜铃 款冬花 紫菀 桔梗

方中马兜铃、款冬花、紫菀、桔梗用量原缺。

【用法】上为末，炼蜜为丸，如弹子大。食后细嚼，薄荷汤送下。

【主治】拳毛倒睫。

除湿压热饮

【来源】《银海精微》卷上。

【组成】细辛 苍术各一两 防风 知母 茺蔚子各一两半 桔梗二两 大黄 黄芩 栀子仁 朴消

方中大黄、黄芩、栀子仁、朴消剂量原缺。

【用法】水煎服。

【主治】拳毛倒睫。

密蒙花散

【来源】《银海精微》卷上。

【组成】密蒙花 羌活 菊花 石决明 木贼 黄柏 白蒺藜 黄芩 蔓荆子 青葙子 枸杞子

【用法】每服三钱，茶送下，水煎亦可。

【主治】拳毛倒睫。

明目流气饮

【来源】《扶寿精方》。

【组成】当归（酒浸） 地黄（酒浸） 川芎 芍药 甘菊花 草龙胆（酒浸） 决明子（炒） 防风 防己 香附（童便浸） 甘草

【用法】上锉，水一钟半，煎八分，上半日服。

【主治】

1.《扶寿精方》：目疾久者。

2.《眼科阐微》：倒睫赤烂，时行暴赤。

【加减】如有翳，加密蒙花、木贼。

守阳碧云膏

【来源】《古今医统大全》卷六十一。

【组成】铅粉 铜绿各一两 乳香 没药各一钱 冰片一分

【用法】上为细末，大黄熬膏作锭子，晒干，以井水磨下，新笔涂眼四围。

【主治】倒睫及肿烂弦风。

【宜忌】不得入目。

神效明目汤

【来源】《古今医统大全》卷六十一。

【组成】干葛 黄连 黄芩各五分 蔓荆子 防风 甘草各四分 细辛三分

【用法】水一盏半，葱一根，煎七分，临卧稍热服。

【主治】眼棱紧急，拳毛倒捷，两睑赤烂，疼痛昏涩，夜则难开，眵泪满眼。

碧云膏

【来源】《古今医统大全》卷六十一。

【组成】铅粉　铜绿各一两　乳香　没药各一钱　冰片一分

【用法】上为细末，大黄熬膏作锭子用，晒干。用时以井水磨下，新笔涂眼四周，不得入目。

【主治】倒睫及肿烂弦风。

羌活石膏散

【来源】《医学入门》卷七。

【组成】羌活　石膏　黄芩　藁本　蜜蒙花　木贼　白芷　萝卜子　细辛　麻仁　川芎　苍术　菊花　荆芥　甘草各等分

【用法】上为末。每服二钱，蜜汤调服，一日三次；或加当归、枸杞、山栀、连翘、柴胡、薄荷、防风、天麻、桔梗各等分，为丸服。

【主治】远年近日内外翳障，风热昏暗，拳毛倒睫，一切眼疾，及头风。

【方论】羌活治热脑头风，石膏、黄芩洗心退热，藁本治偏头痛，蜜蒙花治羞明，木贼退翳障，白芷清头目，萝卜子、细辛起倒睫，麻仁起拳毛，川芎治头风，苍术开郁行气，菊花明目去风，荆芥治目中生疮，甘草和药。

四退散

【来源】《证治准绳·类方》卷七。

【组成】蝉退　蛇退（醋煮）　猪蹄退（炒）　蚕退　荆芥各二钱半　川乌（炮）　穿山甲（烧）　粉草各半两。

又方加防风、石决明、草决明各五钱。

【用法】上为末。每服一钱，淡盐汤调下。

【主治】倒睫卷毛。

乳香散

【来源】《证治准绳·类方》卷七。

【组成】防风　荆芥　川芎　白芷　细辛　藁本　羌活　白菊花　石菖蒲　天麻　蔓荆子　瓜蒂　赤小豆　汉防已　菟丝子　谷精草　自然铜（制）　郁金　当归　石膏（煅）　乳香　没药　雄黄　蛇蜕（炒焦）　蝉蜕（炒焦）　穿山甲（烧）　鸡子蜕（烧）　脑荷各五分　麝香　片脑各半分

【用法】上为细末。每用少许，吹鼻中。

【主治】内外障眼，攀睛瘀肉，倒睫拳毛，翳膜遮睛，一切目疾。

起睫膏

【来源】《证治准绳·类方》卷七。

【组成】木鳖子（去壳）一钱　自然铜五分（制）

【用法】上捣烂，为条子。搐鼻；又以石燕末，入片脑少许，研水调敷眼弦上。

【主治】《审视瑶函》：倒睫拳毛。

无上光明丹

【来源】《墨宝斋集验方》卷上。

【组成】鹰爪黄连一两五钱（毛多者为上，连毛洗去泥土净，先用铁杵杵碎，借铁气令细毛入水不浮上，磨，并粗渣俱为细末，取净末）一两　玄明粉（上白净者）一两六钱（若倒毛流泪烂皮，火赤风眼，外加五钱）　苏薄荷（金钱者佳）春分至秋分用四分，秋分至春分用六分

【用法】上为极细末，将大号铜锅入好清水二碗半，要二人各持两指阔薄竹一片，待药一滚，即以竹片不住手搅四围及锅底，如火沸起，药水粘锅，两旁二人各盛清水半盏，忙用竹片挑水将粘定药水洗下，沸起又洗下。若火气太盛，将锅提起一旁，待洗药水净，再安火上缓缓煮成稠酱样取起，将大好细瓷盘盛之，日中晒极干，其色真黄者为上，重研筛为细末，小口瓷罐盛之，塞紧罐口，莫令透风，若透风便潮，久则成水矣。此药最是难煮，若不细心洗铲，倘药粘定锅底及两旁，即成焦黑，晒干时便成绿色，药定不灵，付之无用。上好真青胆矾（去下面粗脚净）一两，朱砂（光明有墙壁者）一钱五分，黄丹（上好者，用水飞过），共为极细末，另收一罐。凡用时草药二股，石药一股，调药用尖样瓷杯洗净，放药一分许，入井水几点，以净指调令稠，再加水调稀，然后多下水，浸过三四分，调匀，纸盖少顷，药水或绿色，将新羊毛小笔或鸡鹅翎轻轻取上面清水洗搽，不论遍数，一干又搽。如烂皮流泪，火赤风眼，悬毛倒刺，只洗皮外，不必放药水入眼

内，洗半尽即愈。若悬毛倒刺，每日洗十数次，久之眼皮绉缩，其毛向外矣。若翳膜外障，胬肉攀睛，重者石药多加重些，洗眼时将眼角少睁开些，令药水入内，一觉痛即将手巾放在热水内浸透熏洗之，药气乘热而散，其痛自止。去膜、去翳、去攀睛，时常搽看，倘去十分之七，前药即住，不复洗。另用复明药缓缓洗之，翳膜渐去自然复明，若一时求净，用药太急，定至伤目。

【主治】眼睑烂皮流泪，火赤风眼，悬毛倒刺，翳膜外障，胬肉攀睛。

【宜忌】洗药时，最忌酒与豆腐；清晨饿肚不可搽及；有孕妇不可洗，洗之伤婴儿眼目。

搐鼻散

【来源】《丹台玉案》卷三。

【组成】木鳖子一个（去壳）

【用法】为末。绵裹塞鼻，左塞右，右塞左，其拳毛各分上下。

【主治】拳毛倒睫。

五灰膏

【来源】《审视瑶函》卷四。

【组成】荞麦（烧灰）一升（淋水） 石灰（风化者佳）二两 青桑柴（烧灰）一升（各淋水一碗，同风化灰共熬干为末，听用） 白砒三钱（煅，研末） 白明矾一两（煅烟尽为度，研末）

【用法】上为末，以水十碗，熬末至一碗，方入风化石灰搅匀。用新笔扫眼弦睫上。数次，毛即落，勿入眼内。

【主治】倒睫拳毛。

紧皮膏

【来源】《审视瑶函》卷四。

【组成】石燕一对（煅末） 石榴皮 五倍子各三钱 黄连 明矾各一钱 刮铜绿五分 真阿胶 鱼胶 水胶各三钱

【用法】上除胶，六味为末，用水三五碗，入大铜杓内文火煎熬，以槐、柳枝不住手搅为浓糊，将成膏，方入冰、麝各三分，研细搅匀，用瓷器内收贮。将新笔涂上下眼皮，每日三五次，干而复涂。毛自出矣，凉天可行此法，三日见效，轻者三十日全出，重者五十日向外矣。

【主治】倒睫拳毛症。

防风饮

【来源】《眼科全书》卷五。

【组成】人参 当归 黄耆 甘草各八分 防风 黄柏各五分 蔓荆子 细辛各三分

【用法】水煎，食后温服。

【主治】拳毛倒睫外障。

【宜忌】须避风忌口。

上痛光明汤

【来源】《眼科全书》卷六。

【组成】青葙子 密蒙花 龙胆草 甘菊花 地骨皮 一寸金 金鸡舌 天荞麦 藤鸡辰

【用法】水煎，食后服。

【主治】拳毛倒睫。

乌豆汤

【来源】《眼科全书》卷六。

【组成】乌豆 黄连 甘草 密蒙花 大黄 朴消

【用法】用顺取东流水煎服。

【主治】拳毛倒睫。

胜金膏

【来源】《眼科全书》卷六。

【组成】阿胶（明者）三五片 冰片半分 麝香半分

【用法】将阿胶用水煎浓成膏，候冷下片、麝，取起，以罐盛之。每用时，用手蘸膏抹倒睫睑上。

【主治】拳毛倒睫。

拨云散

【来源】《良朋汇集》卷三。

【组成】羊脑炉甘石八两（拣没石性的，用砂茶吊一个，将炉甘石上火一煅，用水飞去细粉，粗滓不用，晒干听用）川黄连　羌活　连翘　黄芩各五钱（水三大碗，煎一碗，又水二碗，煎半碗，二次放一处；又将飞过炉甘石烧红，倒在童便内，如次三淬，第四次烧红方淬于煎药内，再勿见火；如有湿，待其自干听用）硼砂三两（生用）海螵蛸二两（煮去盐性）石决明（煅）一两　乳香（去油）没药（去油）瓜儿血竭各五钱　熊胆三钱　麝香三分　冰片一钱

【用法】上共乳无声方好，瓷罐内秘收。点时用骨簪蘸凉水，点大眼角。

【主治】老年目昏，攀睛胬肉，拳毛倒睫，迎风流泪。

地黄丸

【来源】《良朋汇集》卷五。

【组成】熟地　蒺藜各五钱　川芎　人参各三钱　当归一两

【用法】上为末，炼蜜为丸。茶送下。

【主治】拳毛倒睫。

日精月华丹

【来源】《惠直堂方》卷二。

【组成】炉甘石四两（轻松不夹石，如羊脑者佳。用三黄汤煅淬五次，如粉净末，用一两三钱）黄丹（飞去土）九钱七分　川连一两（去毛，切，童便浸一宿，晒干，取头末三钱四分）归身（水洗，晒干）七分四厘　朱砂（飞）五分月石五分　白丁香（壮直者为雄。水飞去砂）三分四厘　轻粉（真）三分四厘　海螵蛸（去皮，水泡去咸味，晒干，取净末）三分四厘　硇砂（重汤取碗沿浮白）三分四厘　熊胆一钱（箬炙，勿焦）乳香（炙）没药（炙）麝香　片脑各一分七厘　珍珠　琥珀各五分

【用法】上各碾千万如尘，加蜜四两，滚数沸去沫，煎熟，绢滤净三两，入碗重汤文武火熬，柳条不住手搅，至紫色滴水如珠，捻丸不粘手，牵蜜有丝，是其候也。即离火渐入丹石搅匀为丸。如蜜老，不必晒，蜜嫩放箸上晒干。金箔为衣，如绿豆大。井水少许化，加米饮，软鸭毛蘸点。

【主治】一切星障胬肉，瞳神昏花，拳毛倒生等症。

观音救苦神膏

【来源】《仙拈集》卷四。

【别名】观音救苦膏（《验方新编》卷十一）、观音大士救苦神膏（《春脚集》卷四）、大士膏（《外科方外奇方》卷二）。

【组成】大黄　甘遂　蓖麻子各二两　当归一两半　木鳖子　三棱　生地各一两　川乌　黄柏　大戟　巴豆　肉桂　麻黄　皂角　白芷　羌活　枳实各八钱　香附　芫花　天花粉　桃仁　厚朴　杏仁　槟榔　细辛　全蝎　五倍子　川山甲　独活　玄参　防风各七钱　黄连　蛇蜕各五钱　蜈蚣十条

《验方新编》有草乌、莪术。

【用法】香油六斤，入药末五日，煎，去滓，再煎至滴水成珠，加密陀僧四两，飞丹二斤四两，熬至不老不嫩收贮，埋地下出火毒三日，随病摊贴；或作丸如豆大，每服七粒，滚水送下。偏正头风，各贴患处或捲条塞鼻；眼科赤肿，将耳上用针刺出血贴上；障膜倒睫，各贴患处；咽喉单双蛾，喉闭，各贴患处，将膏含化；头面虚肿，风火牙疼，贴患处；九种心胃肚腹疼痛，各贴患处，甚者作丸，滚汤送下；中风，箸撬开口，作丸，滚水吞服；疟疾，俱贴脐上，甚者作丸，热酒送下；痢疾，贴胃口，不愈，红痢用龙眼连壳核，七枚，打碎煎汤，送丸服，白痢荔枝连壳核七枚打碎煎汤送丸服，赤白痢兼用；劳瘵有虫，贴夹脊、尾闾、肚脐，饮甘草汤；咳嗽吐痰，贴前后心；臌胀，贴脐下、丹田，服丸；噎膈，贴胃口，服丸；痰火哮喘，贴前后心，服丸；大小便闭，贴肚脐，服丸；伤寒，葱汤服丸，一汗而愈；六七日不大便者，服丸；妇女赤白带下，贴丹田；难产，胞衣不下，作丸，热酒服；血块痞积，贴痞上，若壮健者作丸服；小儿惊风，作条塞鼻，作丸服；疳症，贴脐；肿毒恶疮，贴患处，服丸；臁疮十年不愈，摊贴，每日洗换，十日全愈；痔漏，内痔，捲条纳入，外痔，贴；便血肠风，梦遗白浊，俱贴脐；吐血鼻血，贴两脚心，俱饮甘草汤。

【主治】偏正头风，眼科赤肿，障膜倒睫，咽喉

单双蛾，喉闭，头面虚肿，风火牙疼，九种心胃肚腹疼痛，中风，疟疾，痢疾，劳瘵，咳嗽吐痰，臌胀，噎膈，痰火哮喘，大小便闭，伤寒，六七日不大便，妇人赤白带下，难产，胞衣不下，血块痞积，小儿惊风，疳症，肿毒恶疮，臁疮十年不愈，痔漏，便血肠风，梦遗，白浊，吐血，鼻血。

【宜忌】

1.《仙拈集》：咳嗽吐痰，禁吞服。

2.《验方新编》：孕妇忌用。

石燕散

【来源】《医级》卷八。

【组成】石燕一对（圆大者为雄，长小者为雌） 麝香少许

【用法】将石燕以灯心汤磨下，入麝香搅匀，钳去拳毛，然后点眼角中，洗用茶清。

【主治】目疾损弦，拳毛倒睫。

平肝泻火汤

【来源】《眼科临症笔记》。

【组成】生地四钱 栀子三钱 寸冬三钱 柴胡二钱 青皮二钱 木通二钱 黄芩三钱 胡黄连三钱 银花三钱 滑石三钱 枳壳三钱 甘草一钱 车前子三钱（外包）

【用法】水煎服。

【主治】两眼赤酸，怕日羞明，上下眼皮弦紧皮松，倒睫卷毛，刺激眼球，发生白膜，热泪常流。

养荣平肝汤

【来源】《眼科临症笔记》。

【组成】当归四钱 川芎二钱 白芍三钱 茺蔚子三钱 桑皮三钱 枳壳二钱（炒） 寸冬三钱 贝母三钱 石斛三钱 菊花二钱 夏枯草三钱 甘草一钱 羚羊角五分

【用法】水煎服。

【主治】倒睫卷毛症（眼睑内翻倒睫）。两眼赤酸，怕日羞明，上下眼皮弦紧皮松，倒睫卷毛，刺激眼球，发生白膜，热泪常流。

健脾胜湿汤

【来源】《眼科临症笔记》。

【组成】当归四钱 黄耆八钱 地肤子三钱（炒） 茵陈三钱 黄柏三钱 蒺藜三钱（炒） 蔓荆子三钱 防风二钱 生石膏六钱 大贝三钱 苍术三钱（炒） 白芷二钱 五加皮三钱 甘草一钱

【用法】水煎服。

【主治】倒睫拳毛症（眼睑内翻倒睫）。两眼赤酸，怕日羞明，上下眼皮弦紧皮松，倒睫拳毛刺激眼球，发生白膜，热泪常流。

【验案】倒睫拳毛 余江尹某某，女，素患目疾，不避风沙，不忌酸辣，久则酸涩流泪，睫毛即倒，一九五八年来我院就诊。按其脉，他脉皆平，惟太阴细数。此是脾蕴湿热，上冲于脑，以致倒睫，刺激目珠，而生翳膜。先将攒竹、鱼腰略刺，内服健脾胜湿汤，七剂而轻；又加细辛二钱，川芎三钱，连服十余剂而痊愈。

光明丹

【来源】《疑难急症简方》卷一引赵占一方。

【组成】浮水甘石（煅，研，用川连、川柏、条芩、木鳖子等分煎浓汁去滓，入甘石晒干，取净粉）三钱 老港濂珠一钱 煅石蟹一钱 煅石燕一钱 海螵蛸二钱 镜面朱砂三分 头梅三分

【主治】远近红白翳障，迎风流泪，睫毛倒入，蟹珠凸出，视物昏花。

起睫汤

【来源】《张皆春眼科证治》。

【组成】白术9克 茯苓6克 甘草3克 当归 白芍各9克 蔓荆子 防风各3克

【功用】培土生金，养血舒筋，少佐除风。

【主治】倒睫拳毛。

【方论】方中白术、茯苓、甘草健脾以培土生金。当归、白芍养血以舒筋，白芍配甘草敛阴和营，缓解挛急。蔓荆子、防风疏散风邪，且无伤阴之弊，并能助白芍、甘草解散挛急。

【验案】倒睫生翳 邢某某，男，72岁。初诊：二

目下胞睫毛倒入年余，刺痛流泪，羞明难睁，右目视物不真。检查：双目下胞皮宽弦紧，睫毛倒入，右重左轻，右目白睛红赤，青睛下方生翳，此为倒睫生翳。治以起睫汤加黄芩、木贼各6克，服药6剂。复诊：皮宽稍轻，倒睫部分已起。右目白睛有少量赤丝，云翳渐退。又服上方6剂。三诊：左目下睑稍有宽纵，还有数根倒睫没起；右目睫毛仍大部倒入，白睛稍赤，云翳甚微。以前方去黄芩、木贼又服24剂。二年后，因他事来本院，左目倒睫已愈，右目还有数根没起。嘱其用生姜3片、红糖1撮，浸水喝，每日一次。

二、目　痒

目痒，亦称眼痒，是指眼睑边、眼眦内发痒，甚至连及睛珠，痒极难忍的病情。《太平圣惠方》："夫目痒急者，是风气客于睑眦之间，与血气津液相搏，使眦痒泪出，目眦恒赤涩。"病发多由风、火、湿、热、血虚等引起。治宜疏风清热，除湿养血为主。

乌蛇散

【来源】《太平圣惠方》卷三十二。

【组成】乌蛇二两（酒浸，去皮骨，炙令黄）　藁本　防风（去芦头）　赤芍药　羌活各一两　芎䓖　细辛半两　甘菊花半两　枳壳半两（麸炒微黄，去瓤）

方中芎䓖用量原缺。

【用法】上为细散。每服二钱，以温水调下，不拘时候。

【主治】风热眼赤痒急，日夜不止。

羚羊角丸

【来源】《太平圣惠方》卷三十二。

【组成】羚羊角屑一两半　枸杞子一两半　菟丝子一两半（酒浸三宿，晒干，为末）　赤茯苓　细辛　地肤子　桂心　独活　秦艽（去苗）　蓝实　芎䓖　威蕤各一两　车前子一两　甘草半两（炙微赤，锉）　防风一两（去芦头）

【用法】上为末，炼蜜为丸，如梧桐子大。每服三十丸，空心以粥饮送下，晚食前再服。

【主治】肝风气，上热下冷，眼睑瞳仁痒急，揉之不止。

芎羌散

【来源】《博济方》卷三。

【组成】荆芥穗（炒）　牛蒡子（炒）　木贼　苍术（生用）各等分

本方名芎羌散，但方中无川芎、羌活，疑脱。

【用法】上为末。每服二钱，煎荆芥汤点腊茶调下，空心、日午、临卧各一次。

【功用】退翳膜，洗睛轮。

【主治】男女血风毒眼，昏涩赤烂；丈夫肾脏风毒气，眼痒肿疼。

乌蛇汤

【来源】《圣济总录》卷一〇七。

【组成】乌蛇（酒浸，去皮骨，炙）　藁本（去苗土）　防风（去叉）　芍药　羌活（去芦头）各一两　芎䓖一两半　细辛（去苗叶）半两

【用法】上为末。每服五钱匕，水一盏半，煎取一盏，去滓，食后、临卧温服。

【主治】

1.《圣济总录》：眼风热赤痒。

2.《眼科龙木论》：外障。

乌蛇汤

【来源】《圣济总录》卷一〇七。

【组成】乌蛇（酒浸，去皮骨，炙） 赤芍药 枳壳（去瓤，麸炒） 黄耆（锉）各一两半 地骨白皮一两

【用法】上为末。每服五钱匕，水一盏半，煎至八分，下无灰酒一合，更煎令沸，空腹温服。服后眼中微觉痛，即是酒气所攻，宜取葛根煎汤服。

【主治】眼痒急，似赤不赤。

荆芥散

【来源】《圣济总录》卷一〇七。

【组成】荆芥穗 当归（切，焙） 赤芍药各一两半 黄连（去须）一两

【用法】上为散。每服二钱匕，水一盏半，煎至一盏，滤去滓，热洗泪出为度。

【主治】肝气壅滞，热毒不得宣通，目急痒痛。

前胡丸

【来源】《圣济总录》卷一〇七。

【别名】补胆丸（《普济方》卷七十七引《龙木论》）。

【组成】前胡（去芦头） 人参 马兜铃 赤茯苓（去黑皮）各一两半 桔梗（炒） 细辛（去苗叶） 柴胡（去苗） 玄参各一两

【用法】上为细末，炼蜜为丸，如梧桐子大。每服三十丸，米汤送下。

本方改为汤剂，名“补胆汤”（《银海精微》卷上）。

【功用】补胆。

【主治】眼痒难任。

葛根汤

【来源】《圣济总录》卷一〇七。

【组成】葛根（锉） 木通（锉） 桑根白皮 地骨白皮各一两半 白鲜皮一两

【用法】上为粗末。每服五钱匕，以水一盏半，煎至一盏，去滓，食后临卧温服。

【主治】眼痒睑急。

丹砂散

【来源】《圣济总录》卷一一一。

【组成】丹砂（研如粉） 贝齿（烧灰）各二两 干姜（炮）半两 衣内白鱼四十枚（焙令干）

【用法】上药于净乳钵中，为极细末，以熟帛三度罗过。点时仰卧，令人以小指甲点少许。

【主治】虚热目赤生肤翳，眦痒风泪；白翳。

金丝膏

【来源】《鸡峰普济方》卷二十一。

【组成】脑子 牛黄 硼砂各一字 青盐 麝香各半字（并研如粉细）

【用法】上为细末，用孩儿乳汁并乳香少许，沙糖少许，三味先研匀细，次入余药，调和，当以金银竹柱点。

【主治】眼目热痒。

驱风一字散

【来源】《世医得效方》卷十八。

【组成】川乌半两（炮，去皮尖） 羌活 防风各一分 川芎 荆芥各三钱

方中川芎、荆芥用量原缺，据《普济方》补。

【用法】上为末。每服二钱，食后薄荷汤调下。

【主治】

1.《世医得效方》：清净腑先受风热，眼痒极甚，瞳子连眦头皆痒，不能收睑。

2.《普济方》：眼痛痒，翳膜。

还睛散

【来源】《秘传眼科龙木论》卷五。

【组成】防风 车前子 黑参 石决明 五味子 细辛各一两 知母五钱

【用法】上为末。每服一钱，食后米汤调下。切宜镰洗出瘀血，火针针阳白、太阳二穴，后服本方。

【主治】眼痒极难忍外障，初患之时，忽然痒极难忍，此乃肝脏有风，胆家壅热冲上所使。

三霜丸

【来源】《银海精微》卷上。
【组成】姜粉　枯矾　白硼砂
【用法】上为末，口津液调和如粟米大。要用时将一丸放于大眦内。
【主治】目疾，痒极难忍者。

藁本乌蛇汤

【来源】《银海精微》卷上。
【组成】藁本　乌蛇　防风　羌活　白芍药　川芎　细辛
【用法】上浸酒；煎服亦可。
【主治】眼内风痒。

防风一字散

【来源】《医学入门》卷七。
【组成】川乌五钱　川芎　荆芥各三钱　羌活　防风各二钱半
【用法】上为末。每服二钱，薄荷煎汤送下。
【主治】胆受风热，瞳仁连眦头痒极，不能收睑。

菊花煎

【来源】《眼科阐微》卷二。
【组成】菊花　菖蒲　白矾（生用）
【用法】上药煎汤，浸夏青绢搽之。
【主治】目中有翳，目痒或闷。

广大重明汤

【来源】《疡医大全》卷十一。
【组成】防风　北细辛　甘草　龙胆草　菊花各等分
【用法】水煎，乘热洗。
【主治】眼痒。

荆芥散

【来源】《异授眼科》。
【组成】荆芥　蔓荆子　白菊　白芍　香附　苍术（炒）　草决明（炒）　甘草各等分
【用法】上为细末。每服一钱，黑豆汤送下。另点虎液膏。
【主治】肝经风邪，致目遇风作痒。

乌蛇汤

【来源】《眼科锦囊》。
【组成】乌蛇　麻黄　连翘　杜松木　甘草
【用法】水煎服。
【主治】眼风痒。

复目汤

【来源】《外科证治全书》卷一。
【组成】当归二钱　赤芍二钱　大熟地五钱（或用生地）　黄芩一钱五分（酒炒）　薄荷二钱　甘菊二钱　甘草五分　川芎一钱
【用法】上水煎，食后、卧时稍热服。
【主治】目病。目痒肿痛，翳膜，目珠夜痛，目中赤脉，及肝虚泪多等。
【加减】目痒，加蝉退、防风各一钱五分；目肿，加羌活、木通各一钱；目痛，加酒连五分、山栀仁一钱；目生翳膜，加木贼、刺蒺藜各二钱，柴胡一钱或八分；伤酒，加葛根二三钱；目珠夜痛，加夏枯草、香附各二钱；目中赤脉，加密蒙花二钱；白眼上红不退，加桑白皮三钱；两瞳痛，去川芎，加泽泻一钱五分，盐炒黄柏一钱；肝虚泪多，加鲜首乌五七钱或一两；红肿而不羞明者，加山萸肉、杜仲各二钱；肿痛、两眼如桃，合而为一、痛不可忍者，先用防风通圣散下之，然后服此方加连翘、蔓荆子各一钱五分。

三白散

【来源】《眼科临症笔记》。
【组成】白矾三钱　硼砂二钱　冰片五分
【用法】上为细末。秋梨一个去皮核，捣涂之。
【主治】炎性睑肿，暴发赤痒。

当归活血汤

【来源】《眼科临症笔记》。
【组成】当归四钱　川芎二钱　白鲜皮二钱　银花三钱　白芍三钱　蒺藜三钱（炒）　防风二钱　大贝三钱　荆芥穗二钱（炒）　白芷三钱　青皮二钱　甘草一钱　地肤子三钱
【用法】水煎服。
【主治】眼睑瘙痒，犹如虫行，不红不疼，痒无定时，两眼胞带黑暗色，视力稍减。
【验案】贾某某，男。素日身体衰弱，头晕耳鸣，忽觉两目痒极难当，针药罔效。经余诊治：六脉短涩，惟少阴为甚，面带黑色，精神恍惚，此阴阳将脱之证。以本方加黄耆一两，党参八钱，枣仁三钱，连服四剂，痒虽愈而黑色不退。隔数日又痒，再服前方无效。后闻此人不数日而亡。书之以为后车之戒。

除风散

【来源】《眼科临证笔记》。
【组成】白矾三钱　川椒一钱　艾叶二钱　青盐一钱
【用法】水煎，熏洗。
【主治】炎性睑肿，眼睑暴发赤痒，肿胀如杯。
【加减】痒甚，加蛇床子。
【验案】

1.炎性睑肿　韩某某，男，工人。忽然眼胞肿胀，赤疼流泪，按其脉，左关弦数，右关细数，视其目，眼胞肿胀坚硬，气轮之上起红泡，热泪长流。此乃脾经湿热，肝火旺盛所致。用尖刀从小眦穿至大眦之边，微出血，外以除风散洗罨，内服消毒饮，二剂而轻。

2.白内障术后并发症　《广西中医学院学报》（2003，3：10）：用除风益损汤治疗白内障术后并发症36例，对照组予常规西药治疗34例。结果：治疗组治愈26例，好转9例，无效1例；对照组治愈8例，好转20例，无效6例。治疗组优于对照组，而且治疗起效时间治疗组少于对照组。

消风散

【来源】《眼科临症笔记》。
【组成】蛇床子三钱　苦参二钱　枯矾一钱　艾叶七个　川椒五分　荆芥一钱半　薄荷一钱
【用法】水煎洗。凡初期患此症者，先刺三阳络、素髎、内庭等穴；内服当归活血汤。如其不愈，再用本方洗之最妥。
【主治】目痒如虫行症。

光明散

【来源】《青囊秘传》。
【组成】川连三钱　黄柏三钱　黄芩三钱　炉甘石（水飞）三钱　梅片二分　辰砂三分　荸荠粉二钱
【用法】先以三黄浸，煮汁，入后药研至无声，澄清晒干，为细末。白蜜调点。
【主治】一切目疾。
【加减】眼湿痒，加胆矾。

三、针　眼

针眼，俗称偷针、土疡等，是指发生在眼睑的小疖肿，局部红肿疼痛起硬结，形状似麦粒，易于溃脓的急性外障眼病。《医宗金鉴》："针眼眼睫豆粒形，轻者洗消脓不成，甚则赤痛脓针愈，破后风侵浮肿生。"病发多因过食辛辣煎焯，以致脾胃积热，复因风热毒邪侵犯，结聚于胞睑；或风热毒邪上攻胞睑，灼烁津液酿脓；或素体虚弱，热毒蕴伏而反复发作。初起胞睑微痒痛、红肿，于近睑缘处形成局限性硬结，形如麦粒，推之不移，按之疼痛，或伴恶寒发热头痛等全身症状。治宜疏风清热，泻火解毒。

大黄散

【来源】《太平圣惠方》卷三十二。
【组成】川大黄（锉碎，微炒） 黄连（去须） 蓝叶 川朴消各一两 川升麻 决明子（微炒） 黄芩 栀子仁各三分 甘草半两（炙微赤，锉）
《普济方》引本方无决明子，有甘菊花一两五钱，升麻、黄芩、栀子仁各用三两。
【用法】上为粗散。每服三钱，以水一中盏，煎至六分，去滓，每于食后及夜临卧温服。
【主治】风热毒气，忽冲眼睑，生如米豆，名曰针眼，或白睛似水泡，疼痛，不可睡卧。
【宜忌】忌炙煿、油腻、面、生果。

牛黄散

【来源】《太平圣惠方》卷三十二。
【组成】牛黄一分（细研） 黄连（去须）一两 玄参一两 犀角屑一两 柴胡一两（去苗） 川升麻 决明子 郁金 栀子仁各一两
【用法】上为细散，入牛黄研匀。每服一钱，食后以竹叶汤调下，夜临卧再服之。
【主治】针眼，睑内生皰如豆大，隐睛，肿痛。

玄参散

【来源】《太平圣惠方》卷三十二。
【组成】玄参一两 甘菊花三分 防风一两（去芦头） 羚羊角屑三分 蔓荆子三分 赤芍药三分 马牙消一两 子芩一两 甘草半两（炙微赤，锉）
【用法】上为粗散。每服三钱，以水一中盏，煎至六分，去滓，每于食后温服，临卧再服之。
【主治】针眼赤肿，心躁，风热壅滞，眼开即涩痛。

羚羊角散

【来源】《太平圣惠方》卷三十二。
【组成】羚羊角屑三分 茯神一两 防风一两（去芦头） 麦门冬一两半（去心，焙） 地骨皮一两 枳实二分（麸炒微黄） 蕤仁三分 甘草半两（炙微赤，锉）
【用法】上为粗散。每服三钱，以水一中盏，煎至六分，去滓，入地黄汁半合，更煎一沸，食后温服。
【主治】肝膈虚热，生针眼肿赤。

熁毒膏

【来源】《太平圣惠方》卷三十二。
【组成】川大黄三两 木香一两 玄参二两 白蔹二两 射干二两 川芒消二两
【用法】上为散，以鸡子白调为膏。贴熁眼睑上，干即易之。
【主治】针眼，磣涩肿痛。

麦门冬汤

【来源】《圣济总录》卷一一三。
【组成】麦门冬（去心，焙） 旋覆花 木通（锉） 大青各一两半 茯神（去木） 黄连（去须）各一两
【用法】上为粗末。每服五钱匕，水一盏半，煎至七分，去滓，加生地黄汁半合，芒消末半钱匕，更煎三二沸，食后、临卧温服。
【主治】目内眦成泡，三五日间生脓汁者。

点眼石胆散

【来源】《圣济总录》卷一一三。
【组成】石胆（研如粉）一分 黄连（去须，捣） 黄柏（去粗皮，捣）各三分 蕤仁（去皮，研） 铜青（研） 芒消各半两
【用法】上为末，更入乳钵中，重研令极细匀。每取如黍米大，点目眦头。
【主治】针眼暴肿，痛不得开。

石胆散

【来源】《普济方》卷八十三。
【组成】石胆（研如粉）一分 黄连（去须，捣） 黄柏（去粗皮，捣）各三分 茯神（去皮，研） 铜青（研） 芒消各半两

【用法】上为末，更入乳中冲，重研令极细匀。每取如黍米大，点目眦头。
【主治】针眼。暴肿痛不得开。

退赤散

【来源】《银海精微》卷上。
【组成】黄芩 黄连 白芷 当归 赤芍药 栀子 桑白皮 木通 桔梗 连翘
【用法】水煎，食后服。
【主治】睑生偷针，因阳明胃经之热毒上充于眼目所致者。

通精散

【来源】《银海精微》卷上。
【组成】防风 川芎 当归 赤芍药 大黄 芒消 蒺藜 石膏 黄芩 甘草 桔梗 牙消 黄连 羌活 滑石 荆芥
【用法】加姜三片，煎，食后服。
【主治】睑生偷针。

清脾散

【来源】《审视瑶函》卷四。
【组成】薄荷叶 升麻 甘草（减半） 山栀仁（炒） 赤芍药 枳壳 黄芩 广陈皮 藿香叶 石膏 防风各等分
【用法】上为细末。每服二钱五分，水煎服。
【主治】脾家燥热瘀滞，眼上生毒，名为土疳眼，俗称偷针。

芎皮散

【来源】《外科大成》卷三。
【组成】川芎 青皮（减半）
【用法】上为末。每服二钱，煎细茶、菊花汤调下。外以枯矾末、鸡子清调敷。睡者用南星末同生地黄捣膏贴太阳穴而肿自消。
【主治】针眼。

经效散

【来源】《良朋汇集》卷五。
【组成】黄芩 当归 芍药各三钱 大黄二钱 犀角 粉草 白芷 柴胡
【用法】上锉。水煎服。
【主治】偷针撞刺，昧目飞尘。

铁箍散

【来源】《眼科菁华录》卷上。
【组成】经霜芙蓉叶 赤小豆 生石膏各四钱
【用法】抽出硬梗，为极细末。白蜜调敷；绍酒或银花露亦可。
【主治】偷针胞肿，诸般无名目肿。

解毒排脓汤

【来源】《张皆春眼科证治》。
【组成】银花 12 克 连翘 6 克 天花粉 9 克 白芷 3 克 薏苡仁 赤芍各 9 克 甘草 3 克
【功用】清热解毒，消肿排脓。
【主治】土疡（亦叫土疳、针眼、眼疮）后期脓成，肿核局限，顶部变软或露出黄白色脓头。
【加减】若病人禀赋虚弱，病势不重，当去花粉、连翘，加黄耆补气，当归补血以扶其正，避免疖肿连续发生。
【方论】方中银花、连翘清热解毒，消肿散结，意在清除余邪使疖肿更加局限；天花粉、白芷、薏苡仁消肿排脓，薏苡仁且能补中，配甘草，意在邪去而不伤正。

解毒散结汤

【来源】《张皆春眼科证治》。
【组成】银花 15 克 黄芩 连翘各 9 克 蒲公英 12 克 天花粉 9 克 赤芍 12 克 薄荷 4.5 克
【功用】清热解毒，消肿散结，活血散瘀。
【主治】土疡（亦叫土疳、针眼、眼疮）中期，胞睑红肿硬结，或肿连颧额，疮形坚硬，疼痛拒按者。
【加减】若肿核结于眦部胞睑，当加炒栀子 6 克以清心热；白睛红赤肿胀者，再加桑皮9克，泻肺利水以除白睛之赤肿。

【方论】方中银花、蒲公英、连翘清热解毒，连翘散结之力颇著；天花粉，黄芩清热泻火，二者合用不湿不燥，泻火之力尤专；赤芍活血凉血以散瘀；薄荷辛凉疏表以除风。

眼敷膏

【来源】《新药转正标准》。

【组成】五倍子　黄芩　冰片

【用法】制成软膏。外用，取适量涂敷于外眼病变部位，每日3次。

【功用】清热解毒，消肿止痛，化瘀散结，除湿收敛。

【主治】针眼（即金葡菌、链球菌等感染的麦粒肿）。

四、眼　丹

眼丹，是指以眼睑红肿高起、质硬拒按，边界清楚，鲜红如涂丹的一种眼病。《外科启玄》："凡眼胞属脾胃，谓之肉轮，如赤肿甚，不作脓，为之眼丹。"病发多由针眼或胞睑皮肤外伤，感受风毒外邪，兼脾胃积热，内外合邪，上攻胞睑所致。症见上胞或下胞突然红肿赤痛，且发展到整个胞睑而不能睁眼，皮色红或紫红，痛而拒按，白睛高度水肿，伴寒热头痛，全身不适；后期肿胀而酿脓。治宜清热解毒，祛风消肿。

黄连败毒丸

【来源】《疮疡经验全书》卷一。

【组成】黄连二两　甘草二两　连翘一两　防风一两五钱　羌活一两　细辛一两　薄荷五钱　黄芩一两（酒炒）　甘菊花一两

【用法】上为细末，炼蜜为丸，如梧桐子大。每服五十丸，食后以白汤送下。

【主治】眼丹。

清心流气饮

【来源】《疮疡经验全书》卷一。

【组成】茯苓　防风　甘草　紫苏　羌活　独活　川芎　青皮　薄荷　黄芩　柴胡　荆芥　赤芍　麦冬　连翘　蔓荆子　石膏

【用法】水煎服。

【主治】上下眼丹。

败毒黄连丸

【来源】《外科大成》卷三。

【组成】黄连　连翘　羌活各二两　菊花二两　防风一两五钱　细辛　甘草各一两

【用法】上为末，炼蜜为丸，如梧桐子大。每服五十丸，茶水送下。

【主治】脾胃二经风热所致之上下眼丹初起，眼胞红热肿痛。

草矾膏

【来源】《外科大成》卷三。

【组成】粉草二两　皂矾五钱

【用法】水煎浓汁，滤净滓，再煎浓，加冰片。以鸡翎蘸膏频扫肿处。

【主治】眼丹。

加减三黄汤

【来源】《洞天奥旨》卷十三。

【组成】石膏三钱　黄芩一钱　黄连一钱　黄柏一钱　炒栀子一钱五分　柴胡一钱　夏枯草五

钱　天花粉二钱　赤芍三钱

【用法】水煎服。

【主治】眼丹胞。胃火沸腾，上炽于目，肉轮上生胞，红肿而作脓者。

清胃降火汤

【来源】《眼科阐微》卷三。

【组成】防风　薄荷　赤芍　黄连　山栀各八分　石膏（煅）一钱五分　黄柏　黄芩各八分　甘草三分

【用法】水煎，食后热服。

【主治】眼皮红肿。

败毒黄连丸

【来源】《异授眼科》。

【组成】黄连　甘草　连翘　羌活各一两

【用法】上为末，炼蜜为丸，如梧桐子大。每服五十丸，白汤送下。

【主治】眼丹。

五、眼　癣

眼癣，是指眼眶红赤，痒痛难忍而久不愈的病证。《银海指南》："脾湿则多眼癣眼菌"，"风郁化火，刑于脾肺，两目云翳，迎风流泪，复生眼癣。"病发多因脾经湿热，复感风邪，风湿相搏而致。治宜清热祛风，除湿止痒。

红净药

【来源】《银海指南》卷三。

【组成】红枣　绿矾　杏仁　胆矾少减　白果肉

【用法】将红枣去核，嵌满绿矾，湿粗纸包裹，火内烧红透为度，勿令焦枯，取出，以杏仁等共打和研匀，阴干。临用时加黄柏、白芷、菊叶泡水同炖，取水洗净。

【主治】燥热眼癣。

黑癣药

【来源】《银海指南》卷三。

【组成】青葱　杏仁　松香

【用法】松香、杏仁等分研，大管青葱将二味装满，入陈菜油内浸透，烧，研细。临用麻油调，或凤凰油调。

【主治】湿毒眼癣，满面脓窠。

黄茧膏

【来源】《千金珍秘方选》。

【组成】黄茧子一个　胆矾五分　川连一分

【用法】黄茧子剪去一头，纳入胆矾、川连，将人乳灌满，饭上蒸，倘茧子小，不妨匀二三个一齐蒸用。临卧擦眼皮上三四次。

【主治】眼癣。

黄连膏

【来源】《疡科纲要》卷下。

【组成】川古勇连　川柏皮　元参各四两　大生地　生龟版各六两　当归（全）三两

【用法】用麻油五斤，文火先煎生地、龟板二十分钟，再入诸药，煎枯漉净滓，再上缓火入黄蜡二十两化匀，密封候用。

【主治】眼癣，漏眼疮，鼻䘌，唇疳，乳癣，乳疳，脐疮，脐漏，及肛疡诸痔，茎疳阴蚀。

【方论】此膏所治诸症，皆在柔嫩肌肉，既不能用拔毒薄贴，如掺提毒化腐之药，则倍增其痛，且致加剧。故制是方清热解毒，亦能去腐生新，但必须时常洗涤挹干毒水，用之始有速效。

六、椒　疮

椒疮，是指胞睑内面密集丛生红色细小颗粒，状若椒粒的病情。《张氏医通》："椒疮生于睥内，累累如椒，红而坚者是也。有则砂擦难开，多泪而痛。"《证治准绳》："胞睑内面生颗粒，色红而粗糙，疙瘩不平，状若花椒，故名椒疮。"病发多因脾胃积热，复感风热邪毒，内热与外邪相结，壅阻于胞睑，以致脉络受阻，气血失和而成。症见眼部不适，或微有痒涩感，生眵流泪，睑内两眦有少量细小颗粒，色红而硬，继则红赤加重，颗粒增多，甚至胞睑肿硬，重坠难开。治宜清热除湿，疏风活血为主。

驱风一字散

【来源】《世医得效方》。

【组成】川乌 15g（炮，去皮尖）　羌活　防风各 7.5g　川芎　荆芥各 9g

【用法】上药为末。每服 6g，食后薄荷汤调下。

【主治】眼痒极甚，瞳子连眦头皆痒，不能收睑。

【验案】巨乳头状结膜炎　《中国中医眼科杂志》（1992，1：49）：应用本方加减：川芎、防风、羌活各 6g，川乌 9g（先煎），荆芥穗 12g；痒重加藁本、乌梢蛇；分泌物多，加银花、菊花、栀子；每隔日 1 剂，5 剂为 1 个疗程，可服 3 个疗程。全部停戴角膜接触镜，局部点 0.25%氯霉素眼药水。治疗巨乳头状结膜炎 22 例，男 8 例，女 14 例；年龄 18～38 岁；病程 3～19 个月。结果：治疗组，显效 14 例，有效 1 例；对照组，显效 1 例，有效 5 例，无效 1 例。两组出现疗效天数有显著差异（$P < 0.01$）。《山东中医杂志》（1989，5：50）：应用本方加减：炮川乌、川芎、荆芥穗、羌活、防风、薄荷。水煎，1 煎口服，2 煎先熏后洗。治疗春季结膜炎 34 例。结果：显效 22 例，占 64.7%；好转 12 例，占 35.3%；总有效率 100%。

清脾凉血汤

【来源】《医宗金鉴》卷六十五。

【组成】荆芥　防风　赤芍　黑参　陈皮　蝉蜕　苍术（炒）　白鲜皮各一钱　连翘（去心）　生大黄（酒洗）各一钱五分　厚朴（姜炒）　甘草（生）各五分

【用法】上加竹叶三十片，水煎，食远服。

【主治】脾胃血热，致患椒疮、粟疮，生眼胞之内，椒疮则赤坚而难消，粟疮则黄软而易散。

火疡洗心散

【来源】《眼科菁华录》卷上。

【组成】知母　元参　防风　当归　白芍　黄芩　黄连　桔梗　荆芥　黄柏

【主治】脾眦气轮，初如椒疮榴子，或圆或长，状如红豆者。

解毒活血汤

【来源】《张皆春眼科证治》。

【组成】银花 9 克　连翘 6 克　赤芍　牡丹皮　酒黄芩　天花粉各 9 克　荆芥　防风　枳壳各 3 克

【功用】清热解毒，活瘀除风。

【主治】椒疮。因脾胃积热，外受风热毒邪，结于胞睑，络脉不畅，气血瘀滞而致。睑内发生细小颗粒，色红而坚，状如花椒。

【方论】方中银花、连翘清热解毒散结；酒黄芩、天花粉清除胃中积热；赤芍，牡丹皮活血凉血，祛瘀通络；枳壳行脾胃之气。

【加减】热邪偏盛，血滞较重，胞睑肿硬者，可加酒大黄 6 克以清胃火，加红花 3 克以活血通络。

化铁丹眼水

【来源】《中医眼科学讲义》。

【组成】雄鸡化骨（在肚内，红色圆形，形似苦胆，但非苦胆）3 个　乌梅 3 个　杏仁 7 个　川椒 6 克　砂仁 3 克（打）　风化消 9 克　古铜钱 1 文　新绣花针 3 支

【用法】将上药放在瓷瓶内，以蒸馏水 0.5 千克浸泡，将瓶口用蜡封，浸七日，以铁化为标志，经

二次过滤消毒后使用。每日滴眼三次。

【主治】椒疮。

黄连西瓜霜眼药水

【来源】《简明中医眼科学》。

【组成】硫酸黄连素0.5克 西瓜霜（或皮消）5克 月石（即硼砂）0.2克 硝苯汞0.002克 蒸馏水100毫升

【用法】配制成眼药水，每日滴眼3次。

【功用】清热解毒，散风明目。

【主治】急性结膜炎、沙眼等。

柴木紫青汤

【来源】《江苏中医》（1989，1：18）。

【组成】柴胡 木通 紫草 大青叶 白菊花 川芎 赤芍 荆芥各10g 薄荷 甘草各6g 石膏30g 大黄10g

【用法】水煎服。

【主治】流行性出血性结膜炎。

七、粟 疮

粟疮，是指眼睑皮肉上下有肉如粟粒，多泪出涩痛，积久翳膜昏暗的病情。《张氏医通》："粟疮亦生在睥，但色黄软而易散。"病发多因脾胃湿热，复感风邪，风邪与湿热相搏，壅阻于胞睑而发病。治宜疏风清热，祛瘀消肿为主。

防风散

【来源】《太平圣惠方》卷三十二。

【组成】防风（去芦头） 犀角屑 羚羊角屑 川大黄（锉碎，微炒）各二两 前胡（去芦头） 黄芩 玄参 地骨皮各二两 甘草半两（炙微赤，锉）

【用法】上为散。每服四钱，以水一中盏半，煎至五分，去滓，食后温服。

【主治】睑生风粟，及生珠管。

茺蔚散

【来源】《太平圣惠方》卷三十二。

【组成】茺蔚子 防风（去芦头） 羚羊角屑 川大黄（锉碎，微炒） 黄芩 杏仁（去皮尖双仁，麸炒微黄） 车前子 赤茯苓各一两

【用法】上为散。每服四钱，以水一中盏，煎至六分，去滓，入川芒消半分，搅匀，食后温服。

【主治】眼生风粟疼痛，时有泪出。

密蒙花散

【来源】《太平惠民和济局方》卷七。

【别名】蒙花散（《治痘全书》卷十四）。

【组成】密蒙花（净） 石决明（用盐同东流水煮一伏时滤出，研粉） 木贼 杜蒺藜（炒去尖） 羌活（去芦） 菊花（去土）各等分

【用法】上为细末。每服一钱，腊条清调下。

【主治】风气攻注，两眼昏暗，眵泪羞明，睑生风粟，隐涩难开，或痒或痛，渐生翳膜，视物不明，及患偏头疼，牵引两眼，渐觉细小，昏涩隐痛，并暴赤肿痛。

防风汤

【来源】《圣济总录》卷一一〇。

【组成】防风（去叉）二两 犀角（镑） 知母 黄芩（去黑心） 玄参各一两 桔梗（锉，炒） 羚羊角（镑）各一两半 大黄（炒）半两

【用法】上为粗末。每服一钱匕，水一盏，煎至五分，食后去滓温服，一日二次。

【主治】眼睑生风粟。

青葙子丸

【来源】《圣济总录》卷一一〇。

【组成】青葙子二两半　犀角（镑）　白茯苓（去黑皮）　羌活（去芦头）　槐子　桑根白皮（锉）各一两半　麻黄（去根节）一两一分　羚羊角（镑）三两　大黄（炒）一两

【用法】上为末，炼蜜为丸，如梧桐子大。每服三十丸，食前粥饮送下，一日三次。

【主治】目睑生风粟。

知母汤

【来源】《圣济总录》卷一一〇。

【组成】知母　茺蔚子　人参　白茯苓（去黑皮）　大黄（锉，炒）　五味子　黄芩（去黑心）各一两　车前子一两半　芒消半两

【用法】上为粗末。每服一钱匕，水一盏，煎至五分，去滓，食后温服。

【功用】除热。

【主治】眼生风粟。

细辛汤

【来源】《圣济总录》卷一一〇。

【组成】细辛（去苗叶）　玄参　五味子　人参　白茯苓（去黑皮）　防风（去叉）　车前子各一两

【用法】上为粗末。每服五钱匕，水一盏半，煎至七分，去滓，食后、临卧温服。

【主治】眼生风粟，疼痛，时有泪。

搜胃散

【来源】《幼幼新书》卷三十三引《龙木论》。

【组成】大黄　桔梗　元参　防风　车前子　细辛　芒消　黄芩各二两

【用法】上为末。每服一钱，用水一盏，煎至五分。食后温服。

【主治】小儿眼睑生赘外障，此眼初患时，因脾胃壅毒冲眼，睑眦生肉，小如麻米，后渐长大，摩隐瞳人，赤涩泪出。

剪霞膏

【来源】《普济方》卷七十二引《海上方》。

【组成】黄连（去芦，研为末）　炉甘石（火煅，用童便淬数十次，以酥为度，研如粉）各一两　雄黄（研如粉）　白丁香（研如粉）　海螵蛸（研）　当归（研为末）　麝香（研）　乳香（研）各一钱　轻粉一合　黄丹二钱（磁器内炒黄色）

【用法】上先用蜜四两，熬三四沸，下炉甘石，再熬，不住手搅令匀；候冷，下黄丹再熬，下黄连、白丁香、雄黄，再搅匀；下当归、海螵蛸，再煎三五沸，下轻粉、麝香、乳香，再搅令匀，以笋皮收之。每用如皂角子大一块，汤化开热洗；一方用皮消一两，安童便内，却将烧红炉甘石，放在皮消、童便内浸；一方炉甘石，加铜绿一两，土粉一两三钱，枯白矾、乳香各三钱，硼砂二钱，同为末，炼蜜为膏。每用皂角子大，水化频洗。

【主治】肾水枯乏，肝气不足，上攻眼目，昏涩眵泪羞明，及风毒眼睑赤生粟，隐涩疼痛，心经受热暴赤痛，妇人血风注眼，久患烂沿，翳膜遮睛，拳毛倒睫。

雷岩丸

【来源】《宣明论方》卷十四。

【组成】肉苁蓉一两　牛膝一两　巴戟一两（酒浸一宿，去皮心）　菊花二两　黑附子（青盐二钱，以河水三升同煮水尽为度，去皮脐）一两　枸杞子二两　川椒三两（去目）

【用法】上为末，原浸药酒煮面糊为丸，如梧桐子大。每服十丸，空心酒送下。

【功用】久服大补肾脏，添目力。

【主治】肾水不能溉济于肝，肝经不足，风邪内乘，上攻眼目，泪出，羞明怕日，多见黑花，生障，翳膜遮睛，睑生风粟，或痒或痛，隐涩难开；及久患偏正头痛，牵引两目，渐觉细小，视物不明者。

消毒饮

【来源】《世医得效方》卷十六。

【别名】加味荆黄汤（《医学入门》卷七）。

【组成】大黄半两（煨） 牛蒡子一分（炒） 甘草一分 荆芥半两
【用法】上锉散。每服三钱，水一盏半煎，食后温服。
【主治】肝壅瘀血，两睑上下初生如粟米大，渐渐大如米粒，或赤或白，不甚疼痛，坚硬者。

退热饮子

【来源】《秘传眼科龙木论》卷四。
【组成】茺蔚子 知母 大黄 茯苓 五味子 人参 芒消各一两 车前子一两半
【用法】上为末。每服一钱，以水一盏，煎至五分，食后去滓温服。
【主治】睑生风粟外障。
【宜忌】先宜三五度镰洗出血，再服本方。

除风汤

【来源】《秘传眼科龙木论》卷四。
【组成】防风二两 犀角 大黄 知母 黄芩 黑参各一两 桔梗 羚羊角各一两半
【用法】上为末。每服一钱，以水一盏，散一钱，煎至五分，去滓，空心温服。
【主治】睑生风粟外障，眼睑皮肉上下有肉如粟粒相似，唯多泪出涩痛，如米隐一般；积久年深，翳膜昏暗，渐渐加重。

泻脾汤

【来源】《银海精微》卷上。
【组成】人参 黄芩 大黄 桔梗 白茯苓 芒消 茺蔚子各二两 白芍药一两 黑参两半 细辛 白芷各一两
【用法】每服四五钱，水煎服。
【主治】下睑生风粟，如杨梅之状，因脾得邪热，血滞不行所致。

败毒散

【来源】《眼科全书》卷四。
【组成】大黄 荆芥 牛蒡子 蔓荆子 甘草
【用法】水煎服。
【主治】积血年久，脾胃壅热，睑生风粟外障。胞睑风粟，如麻如米，甚如杨梅之状，摩擦瞳仁，黑睛有翳，久久渐昏，流泪不止。
【宜忌】忌食动风、动血之物。

除风汤

【来源】《眼科全书》卷四。
【组成】羚羊角 山犀角 防风 知母 黄芩 玄参 荆芥 桔梗 大黄 朴消 黄连
【用法】上为末。水煎服。
【主治】睑生风粟外障。

除风清脾饮

【来源】《审视瑶函》卷四。
【组成】广陈皮 连翘 防风 知母 元明粉 黄芩 玄参 黄连 荆芥穗 大黄 桔梗 生地各等分
【用法】上锉。白水二钟，煎至八分，去滓，食远服。
【主治】

1.《审视瑶函》：粟疮症。

2.《医宗金鉴》：脾经风热，睑生风粟椒疮，泪多难睁，沙涩摩睛疼痛，粟疮如粟，其形黄软；及脾经湿热，椒疮如椒，其形红硬。

清脾凉血汤

【来源】《医宗金鉴》卷六十五。
【组成】荆芥 防风 赤芍 黑参 陈皮 蝉蜕 苍术（炒） 白鲜皮各一钱 连翘（去心） 生大黄（酒洗）各一钱五分 厚朴（姜炒） 甘草（生）各五分
【用法】上加竹叶三十片，水煎，食远服。
【主治】脾胃血热，致患椒疮、粟疮，生眼胞之内，椒疮则赤坚而难消，粟疮则黄软而易散。

皂角苦参丸

【来源】《医宗金鉴》卷七十三。
【组成】苦参一斤 荆芥十二两 白芷 大风子

肉 防风各六两 大皂角 川芎 当归 何首乌（生） 大胡麻 枸杞子 牛蒡子（炒） 威灵仙 全蝎 白附子 蒺藜（炒，去刺） 独活 川牛膝各五两 草乌（汤泡，去皮） 苍术（米泔水浸，炒） 连翘（去心） 天麻 蔓荆子 羌风 青风藤 甘草 杜仲（酥炙）各三两 白花蛇（切片，酥油炙黄） 缩砂仁（炒）各二两 人参一两

【用法】上为细末，醋打老米糊为丸，如梧桐子大。每服三四十丸，饮食前后温酒送下。

【主治】粟疮作痒，年久肤如蛇皮者。

【宜忌】避风，忌口。

除风解毒汤

【来源】《眼科临证笔记》。

【组成】二花一两 公英八钱 生地一两 归尾四钱 赤芍三钱 防风三钱 石膏八钱 连翘四钱 牛蒡子三钱（炒） 薄荷三钱 菊花四钱 黄芩三钱 甘草一钱

【用法】水煎服。外涂三白散。

【主治】风赤疮痍症（沙眼胞性湿疹）。初起赤疼，眵多流泪，隐涩羞明，睑肿而痒，重则眼睑内生粟疮。

【验案】风赤疮痍症 董某某，男。外感风邪，忽觉头痛目赤，晨起眵多粘连，六脉皆数，关脉略带浮大，两目赤肿，热泪不止。此乃脾经风火上冲于脑。先刺合谷、上星、睛明、太阳，以泻其热；再用三白散涂之，内服除风解毒汤，四剂后，泪止肿消。

白术汤

【来源】《张皆春眼科证治》。

【组成】白术 茯苓各9克 橘络 甘草各3克 荆芥1.5克

【功用】健脾除湿，疏风散邪。

【主治】粟疮。脾虚有湿，外受风邪，症状轻微，颗粒稀少，形体瘦弱者。

【方论】方中白术、茯苓、甘草健脾除湿。橘络理气健脾，通络脉以除胞睑之湿滞。荆芥疏散风邪。五味合用，具有健脾除湿，疏风散邪之功。

散风止痒汤

【来源】《张皆春眼科证治》。

【组成】麻黄3克 薏苡仁6克 茅根15克 红花3克 川乌头1.5克

【功用】疏散风寒，清热利湿，止痒。

【主治】脾胃湿热积于胞睑，外被寒风所束，目内奇痒，颗粒扁平而大，排列致密者。

【方论】方中麻黄疏散风寒力猛，且有利湿之功，本病感受风寒较重，非麻黄不能驱散。薏苡仁、茅根能除脾胃湿热之邪，红花通经络以行血滞，川乌头既能散在表之邪，又能驱络脉之寒凝，且能止痒。麻黄配苡米、茅根，祛湿之中且有清热之意；麻黄配乌头，散风之中且有祛寒之功。

薏仁汤

【来源】《张皆春眼科证治》。

【组成】薏苡仁12克 茯苓9克 炒枳壳3克 酒黄芩9克 荆芥 防风各1.5克

【功用】清热、除湿、祛风。

【主治】脾胃湿热上攻，风邪外袭，眼目沙涩痛痒，羞明流泪，胞睑肿胀，颗粒稠密者。

【方论】方中薏苡仁、茯苓除湿而无伤阴助火之弊；酒黄芩清热燥湿，炒枳壳行气破滞，配薏苡仁，茯苓以除结聚之湿邪，且不伤正；荆芥、防风疏散风邪，防风且有胜湿之功。

八、眼睑肿硬

眼睑肿硬，是指睑胞肿胀质硬的病情。《圣济总录》："论曰眼睑肿硬者，内因肝肺积热，上冲于目，外为风邪所搏，风热留结于睑，血气不得宣流，故令肿硬。"治宜疏风散热，清泻肝火。

泻膈散

【来源】《太平圣惠方》卷三十二。

【组成】麦门冬（去心） 川大黄（锉碎，微炒） 川芒消各一两 茺蔚子 车前子 黄芩各一两半

【用法】上为散。每服三钱，以水一中盏，煎至六分，去滓，每于食后温服。

【主治】眼睑肿硬，隐睛疼痛，视物不得。

细辛散

【来源】《太平圣惠方》卷三十二。

【组成】细辛半两 人参（去芦头） 赤茯苓 车前子 藁本 赤芍药 川大黄（锉碎，微炒） 玄参各一两 甘草一分（炙微赤，锉）

【用法】上为散。每服二钱，食后竹叶汤调下。

【主治】眼睑肿硬，刺痛不开。

羚羊角散

【来源】《太平圣惠方》卷三十二。

【组成】羚羊角屑 防风（去芦头） 羌活 人参（去芦头） 赤茯苓 川升麻 川大黄（锉碎，微炒） 玄参 黄芩 车前子各一两 细辛半两 栀子仁半两

【用法】上为散。每服四钱，以水一中盏，煎至六分，去滓，食后温服。

【主治】眼风热毒气上攻，两睑肿硬如桃李，目开不得。

石决明散

【来源】《圣济总录》卷一一〇。

【组成】石决明（刮洗） 车前子 白茯苓（去黑皮） 五味子 人参 细辛（去苗叶）各一两 知母（焙）二两

【用法】上为散。每服三钱匕，食后、临卧米饮调下，一日三次。

【主治】眼睑肿硬。

大黄桔梗散

【来源】《圣济总录》卷一一〇。

【组成】大黄（锉，炒）一两炒 桔梗（锉，炒） 黄芩（去黑心） 玄参 羚羊角（镑） 人参 白茯苓（去黑皮）各一两

【用法】上为散。每服一钱半匕，至二钱匕，食后、临卧米饮调下，一日三次。

【主治】眼睑肿硬刺痛。

细辛散

【来源】《圣济总录》卷一一〇。

【组成】细辛（去苗叶）半两 人参 白茯苓（去黑皮） 五味子各一两 芎䓖 藁本（去苗土）各一两半

【用法】上为散。每服三钱匕，水一盏二分，煎至七分，早、晚食前和滓温服。

【主治】目睑硬刺痛肿赤。

黄连丸

【来源】《圣济总录》卷一〇六。

【组成】黄连（去须）一两半 防风（去叉）一两 恶实（炒）二两

【用法】上焙过为末，炼蜜为丸，如梧桐子大。每服三十丸，食后以温水送下，临卧再服。

【主治】肝脏壅热，上冲眼目，睑肉风肿。

归芍红花散

【来源】《审视瑶函》卷四。

【组成】当归 大黄 栀子仁 黄芩 红花（以上俱酒洗，微炒） 赤芍药 甘草 白芷 防风 生地黄 连翘各等分

【用法】上为末。每服三钱，水煎，食远服。

【主治】眼胞肿硬，内生疙瘩。

噙化丸

【来源】《眼科阐微》卷三。

【组成】当归 川芎 木贼 天麻 干菊花 白蒺藜 黄连 藁本 羌活 独活 青葙子 楮实子 荆芥 苍术 甘草 夜明砂各等分

【用法】上为末，炼蜜为丸，如指顶大。噙化，

早、晚各一次。

【主治】眼胞肿硬，疼痛难忍。

凉膈散

【来源】《医宗金鉴》卷七十八。

【组成】芒消　大黄　车前子各一钱　黑参一钱半　黄芩　知母　栀子（炒）　茺蔚子各一钱

【用法】上为粗末。以水二盏，煎至一盏，食后温服。

【主治】膈中积热，肝经风毒上冲于目，而致睑硬睛疼，初患之时，时觉疼胀，久则睑胞肿硬，眼珠疼痛。

焮肿膏

【来源】《医宗金鉴》卷七十八。

【组成】腻粉少许　黄蜡　代赭石（研）各五钱　细磁末　黄柏（细末）　麻油各一两

【用法】上为极细末，于铜杓内入油蜡同煎为膏。涂患处。

【主治】睑硬睛疼，初觉之时，时感疼胀，久则睑胞肿硬，睛珠疼痛，此缘膈中积热，肝经风毒上冲于目。

铅砂蒸剂

【来源】《眼科锦囊》卷四。

【组成】铅白砂四钱　玫瑰露十二钱　烧酒六钱

【用法】上药煎沸，乘温熏蒸眼目。

【主治】睑浮肿。

缓和剂

【来源】《眼科锦囊》卷四。

【组成】蜀葵根五钱　亚麻仁四钱　小麦蒸饼（干者）十钱

【用法】上为末，混和，温汤为糊，摊纸上。贴于顽固之部。

【主治】硬睑硬睛。

疏风清热汤

【来源】《张皆春眼科证治》。

【组成】薄荷 3 克　银花 15 克　赤芍 9 克　茅根 15 克　天花粉 9 克　枳壳 3 克

【用法】水煎服。

【功用】疏风清热，活血通络。

【主治】眼疮初起，胞睑微肿稍痒，渐变肿硬者。

【方论】方中薄荷辛凉疏表；银花辛凉，清热解毒；天花粉清胃热，生津液，且能消肿散结；茅根导湿热下行，无伤阴之弊；赤芍凉血行血，疏通络脉；枳壳行气以助赤芍行血之力。

【加减】若风热偏盛，胞睑漫肿，身兼寒热者，加牛蒡子 6 克。

九、胞生痰核

胞生痰核，是指胞睑内生硬结如核的病情。《医宗金鉴》："眼胞痰核湿气郁，核结如枣如豆形，皮里肉外推之动，皮色如常硬不疼。"病发多因恣食炙煿，脾胃蕴热生痰，痰热相结，阻滞经络，致气血受阻，郁结于睑内，逐渐隐起而发。表现为胞睑内隐起硬结，扪之很小，外观不显。渐长大后，可见睑内有局限性隆起，但皮色不变。此硬结扪之可活动而不与睑皮肤粘连，生长缓慢，有的长到一定程度则静止，也不溃破。治宜化痰散结，清热祛湿为主。

七仙丹

【来源】《眼科应验良方》。

【组成】防风　蝉蜕　银花　归尾　胆矾　红花　薄荷各等分

【用法】水煎洗。
【主治】眼圈边生包。

清胃汤

【来源】《审视瑶函》卷四。
【组成】山栀仁（炒黑） 枳壳 苏子各六分 石膏（煅） 川黄连（炒） 陈皮 连翘 归尾 荆芥穗 黄芩 防风各八分 甘草（生）三分
【用法】上锉一剂。以白水二钟，煎至一钟，去滓热服。
【主治】脾生痰核，眼胞红硬。

清胃散

【来源】《医宗金鉴》卷七十八。
【组成】车前子 石膏 大黄 柴胡 桔梗 黑参 黄芩 防风各一钱
【用法】上为粗末。以水二盏，煎至一盏，去滓，食后温服。
【主治】小儿生赘。固脾胃积热上壅，赘生眼胞之内，初起如麻子，久则渐长如豆，隐摩瞳仁，赤涩泪出。

化坚二陈丸

【来源】《医宗金鉴》卷六十五。
【组成】陈皮 半夏（制）各一钱 白僵蚕二两（炒） 白茯苓一两五钱 甘草三钱（生） 川黄连三钱
【用法】上为细末，荷叶熬汤为丸，如梧桐子大。每服二钱，白滚水送下。
【主治】痰核结于上下眼胞皮里肉外，其形大者如枣，小者如豆，推之移动，皮色如常，硬肿不疼，由湿痰气郁而成。

加味平胃散

【来源】《外科真诠》卷上。
【组成】苍术一钱 厚朴一钱 陈皮六分 甘草六分 茯苓二钱 姜夏一钱 香附一钱 荷叶一钱二分
【主治】眼胞痰核。由湿痰气郁而成，结于上下眼胞，皮里肉外，其形大者如枣，小者如豆，推之移动，皮色如常，硬肿不疼。

化痰膏

【来源】《眼科临症笔记》。
【组成】生半夏三钱 生胆星三钱
【用法】上为细末。干醋调涂。
【主治】眼胞内痰核。

清胃化痰汤

【来源】《眼科临症笔记》。
【组成】桃仁泥五钱 当归四钱 苏子三钱 半夏四钱 胆星三钱 陈皮三钱 黄芩三钱 大黄四钱 石膏六钱 芥穗二钱 连翘三钱 防风三钱 生地四钱 枳壳二钱 甘草一钱
【用法】水煎服。
【功用】化痰清胃。
【主治】眼胞痰核。脾胃蕴热与痰湿互结，阻塞脉络，痰火上攻，凝结眼睑之内而生核，上下无定，大小不等。初期如米易治，久如杏仁则难疗，妨碍视力，只痒不疼。

十、眼睑跳动

眼睑跳动，亦称眼胞振跳、目眴、睥轮振跳等，俗称眼皮跳，是指眼皮不自主振跳瞤动。《证治准绳》："谓目睥不待人之开合，而自牵拽振跳也。乃气分之病，属肝脾二经络牵振之患。人皆呼为风，殊不知血虚而气不顺，非纯风也。"《目经大成》："此症谓目睑不待人之开合，而自牵拽振跳也。盖足太阴厥阴营卫不调，不调则郁，久郁生风，久风变热而致。”治宜益肝养血，息风止痉。

当归活血饮

【来源】《审视瑶函》卷四。

【组成】苍术（制） 当归身 川芎 苏薄荷 黄耆 熟地黄 防风 川羌活 甘草（减半） 白芍药各等分

【用法】上锉剂。水二钟，煎至八分，去滓，食后服。

【主治】肝脾血虚而气不和顺，睥轮振跳，即目睥不待人之开合，而自率拽振跳。

柴芍六君子汤

【来源】《医宗金鉴》卷五十一。

【组成】人参 白术（土炒） 茯苓 陈皮 半夏（姜制） 甘草（炙） 柴胡 白芍（炒） 钓藤钩

【用法】加生姜、大枣，水煎服。

【主治】慢惊。脾虚肝旺，风痰盛者。

【验案】

1.眼睑瞤动 《湖南中医学院学报》（1989，4：209）：瞿某，男，8岁。双目上眼睑不自主跳动，时作眨眼状，历时3个月。发作较剧时1分钟达20余次，父母劝阻不能罢，打骂不能止，苦于不能自制。伴见色萎形瘦，纳差，神疲懒动，咳嗽吐痰，舌淡红，苔白微腻，脉虚。证属土虚木贼，肝风内动之候。治当健脾化痰，柔肝止风。予柴芍六君子汤加天麻6克，僵蚕5克。服药2剂，眼睑跳动即现好转，精神稍佳，仍纳差，守原方加鸡内金6克，又4剂。服后精神振，胃纳增，眼睑跳动恢复正常。

2.慢惊风 《湖南中医学院学报》（1989，4：209）：欧某，女，18个月。阵发性抽搐2月余。始则10日半月1次，最近日发2～3次，多方诊治，疗效不好。惊风发作则手呈鸡爪，目上视，面呈青色，不省人事。须臾自止。症见面色苍白，头发稀疏而直立，纳呆，舌淡，指纹浅红。证属脾虚血少，木失滋荣，肝风内动。方以柴芍六君子汤加僵蚕3克，天麻6克，全蝎2克。服上方2剂惊风止，4剂胃纳增，后去虫药，守原方复进3剂，追访至年底，惊风未再发，神态颇佳。

逐瘀化痰汤

【来源】《眼科临证笔记》。

【组成】桃仁泥四钱 粉丹皮三钱 当归三钱 川芎二钱 半夏三钱 胆星三钱 青礞石二钱 天竺黄五分 大白三钱 陈皮一钱半 甘草一钱

【用法】水煎服。

【主治】胞轮跳动症。两眼不赤不疼，跳动不安，常觉心乱，目胀头晕。

十一、鸡冠蚬肉

鸡冠蚬肉，是指睑内长出紫色瘀肉，形如鸡冠，或如蚬肉，亦有如菌状者，头大蒂小。初生时形小，掩于胞睑内；久则渐渐长大变硬，甚至坚硬如石，垂出于胞睑外，闭目亦不收，甚者掩盖眼珠，睑翻流泪。《龙树菩萨眼论》：“此眼初患之时，皆因脾胃积热，肝脏受风，渐渐入眼，致生翳膜如鸡冠蚬肉，其肉或青或赤。此疾宜令钩割镰洗熨烙。然后宜服抽风汤。”《疡医大全》：“眼胞菌毒，乃脾经蕴热凝结而成也。其患眼胞内生出如菌，头大蒂小，渐长垂出，甚者眼翻流泪，亦致昏蒙。”《外科心法要诀》：“此证生于上下眼胞睫边，初如菌形，头大蒂小，黄亮水疱，亦有头小蒂大者，渐长垂出，坚凝不痛；有缠绵经年不愈者，以致目病。盖眼胞属脾，其经素有湿热，思郁气结而成。”治宜清热解毒，利湿化瘀为根本。

抽风汤

【来源】《秘传眼科龙木论》卷四。
【别名】抽风散（《普济方》卷七十九）。
【组成】防风二两　大黄　细辛　桔梗各一两　黑参　黄芩　芒消　车前子各一两半
【用法】上为末。每服一钱，以水一盏，煎至五分，去滓，食后温服。
【主治】鸡冠蚬肉外障。

泻肺汤

【来源】《银海精微》卷上。
【组成】桑白皮一两（去外皮）　地骨皮一两（去骨）　甘草七钱　黄芩一两　桔梗一两
【用法】上为末。每服三四钱，水煎，食后服。
【主治】肺经得脾热，白仁变生鸡冠蚬肉。

凉膈清脾饮

【来源】《外科正宗》卷四。
【组成】防风　荆芥　黄芩　石膏　山栀　薄荷　赤芍　连翘　生地各一钱　甘草五分
【用法】先用软绵纸蘸水荫之眼胞上，少顷用左手大指甲佃于患眼，右手以披针尖头齐根切下，随用翠云锭磨浓涂之，后以水二钟，灯心二十根，煎八分，食后服。
【主治】

1.《外科正宗》：脾经蕴热凝结而成眼胞菌毒，头大蒂小，渐长垂出，甚则眼翻流泪，昏蒙。

2.《疡科心得集·方汇》：痈疡热甚。

【宜忌】忌海腥、煎炒、椒、姜、火酒。

翠云锭

【来源】《外科正宗》卷四。
【别名】翠云锭子（《医宗金鉴》卷六十五）。
【组成】杭粉五两　铜绿末一两　轻粉一钱
【用法】上为极细末。用黄连一两，同川米百粒，水一碗，煎一半，再熬折去二分，和药作锭，阴干。临时用清水少许，净砚上磨浓，鸡羽蘸搽，用针割后涂之。箍搽更效。
【功用】《医钞类编》：疏脓长肌解毒。
【主治】

1.《外科正宗》：眼胞菌毒，烂弦风眼，或暴赤肿痛者。

2.《医钞类编》：一切菌毒痈疽。

泻脾散

【来源】《眼科全书》卷四。
【组成】归须　赤芍　石膏　黄柏　黄连　草决明　苍术　枳壳　柴胡　香附　大黄　朴消
【用法】水煎一二沸，再加消、黄同煎，半饥服。
【主治】鸡冠蚬肉外障。

清凉丸

【来源】《医宗金鉴》卷六十五。
【组成】当归尾　石菖蒲　赤芍药各二钱　川黄连（生）　地肤子　杏仁（生）各一钱　羌活五分　胆矾二分
【用法】上为粗末，以大红绸包之，如樱桃大。甜滚水浸泡，乘热蘸洗，勿见尘土。
【主治】眼胞菌毒初起。脾经素有湿热，思郁气结而生者。

乌金膏

【来源】《疡医大全》卷十。
【组成】晋矾（即明矾）一两　米醋（自造红香者佳）一碗半
【用法】共入铜锅内，文武火熬干；如湿，翻调焙干，取出去火气，研细末。用时不拘多少，再研至无声，入生蜜调匀，盛瓷罐内。涂点患处，久闭。或五日、七日，上下胞俱肿，方可歇药数日，其红肿尽消，观轻重再点。如漏睛脓出，用膏和匀，作条晒干，量穴深浅，插入化去瘀肉白管，则新肉自生，而脓自止矣。
【主治】诸般外障风痒，血缕癍疮，胬肉扳睛，鸡冠蚬肉，漏睛疮。

十二、睥翻粘睑

睥翻粘睑，又名风牵睑出，风牵出睑、皮翻粘睑、皮翻症等，是指眼睑外翻，睥翻转贴在外睑之上，如舌舐唇之状，常伴眼部干涩，睑不能闭合，甚至黑睛生翳。《杂病源流犀烛》："风牵睑出，由脾受风毒，侵及于目，故上下睑俱赤，或翻出一睑在外，若久而睑内俱赤，则不治。"病发多由胃经积热，肝风内盛，风痰湿热瘀滞睑络而成。治宜祛风清热，除湿化痰散瘀。

五退散

【来源】《世医得效方》卷十六。

【组成】蝉退（洗） 蛇退（醋煮） 荆芥 猪蹄退一分（微炒） 穿山甲（烧存性） 川乌（炮，去皮） 粉草各半两 蚕退二钱半

方中蝉退、蛇退、荆芥用量原缺。

【用法】上为末。每服二钱，盐汤调下。

【主治】脾受风热，倒睫拳毛，泪出涓涓，翳膜渐生，乍愈乍发，多年不安，眼皮渐急，睫倒难开，如刺刺样痛，瞳仁不安；或脾受风毒，风牵睑出，上下睑俱赤，而或翻出一睑在外。

白蔹膏

【来源】《秘传眼科龙木论》卷四。

【组成】白蔹 白及 白芷各一两 突厥子两半

【用法】上为细末，用牛酥五两煎为膏。早晨涂在眼睛内；夜半涂亦得。

【主治】风牵睑出外障。

细辛汤

【来源】《秘传眼科龙木论》卷四。

【组成】细辛 人参 茯苓 车前子 五味子 黑参 防风 地骨皮各一两半

【用法】上为末。每散一钱，以水一盏，煎至五分，去滓，食后温服。

【主治】眼胞肉胶凝外障。脾胃积热，脑内风冲入眼胞，睑有肉初时小如麻米，年多渐长大如桃李之状，摩隐瞳人为翳。

黄耆汤

【来源】《秘传眼科龙木论》卷四。

【组成】黄耆 茺蔚子各二两 防风一两半 地骨皮 茯苓 川大黄 人参 黄芩各一两 甘草五钱

【用法】上为末。每服一钱，以水一盏，煎至五分，去滓，食后温服。先宜镰洗散去瘀血，熨烙三五度，然后服黄耆汤，煎摩风膏摩之，睑内涂白蔹膏即愈。

【主治】风牵睑出外障。初患之时，乍好乍恶，发歇无时，多因泪流不止，盖因胃气受风，肝膈积热，壅毒在睑，皆致使眼皮翻出。

摩风膏

【来源】《秘传眼科龙木论》卷四。

【组成】黄耆 细辛 当归 杏仁各一两 白芷一两半 防风 松脂 黄蜡各一两 小麻油四两

【用法】上为末，煎成膏。涂之。

《审视瑶函》本方用法：先将蜡、油溶化，前药共为细末，慢火熬膏搅入，退其火性。贴太阳穴。

【主治】

1.《秘传眼科龙木论》：风牵睑出外障。

2.《普济方》：鹘眼凝睛外障。

夜光柳红丸

【来源】《银海精微》卷上。

【组成】人参 川芎 荆芥 白芷 川乌（火煨） 南星 石膏各二两 石决明 草乌（去火温炮，少用） 藁本 雄黄 细辛 当归 蒲黄 苍术（浸炒） 防风 薄荷 藿香 全蝎各二两 何首乌一两 羌活三两 甘松二两

【用法】上为末，炼蜜为丸。每服三十丸，茶清送下。

本方制成散剂，名“夜光柳红散”（《审视瑶函》卷六）。

【主治】风邪伤胞睑，致风牵出睑不收。

白蔹膏

【来源】《眼科全书》卷四。

【组成】白蔹　白及　白芷　白蔹皮　石决明　牛蒡子各等分

【用法】上为末，用牛脂熬，将末入内，同熬成膏。早、晚以膏搽于睑胞。屡用有效。

【主治】风牵出睑外障。

细辛汤

【来源】《眼科全书》卷四。

【组成】细辛　防风　人参　白茯苓　车前子　五味子　玄参各一两　地骨皮　黄芩　泽泻各一两半　甘草五分

【用法】水煎，食后服。

【主治】胞肉胶凝外障。胞肉积久，坚硬厚实。

泻黄散

【来源】《医宗金鉴》卷六十五。

【组成】石膏（煅）五钱　栀子仁（生）一两　甘草（生）三两　防风（酒拌，微炒香）二两　豨莶草（酒蒸，晒干）四两

【用法】上为细末。每服壮人二钱，弱人一钱，小儿六七分，白滚水送下。

【主治】皮翻证。眼皮外翻，状如舌舐唇，因胃经血壅气滞，胞肿睫紧所致者。

正翻散

【来源】《卫生鸿宝》卷二。

【组成】石膏五钱（煅）　栀子（生）一两　甘草（生）三钱　防风二两（酒拌，炒）　豨莶草四两（酒润，晒干）

【用法】上为细末。壮人每服二钱，弱人一钱，小儿六七分，白滚水调下。

【主治】眼皮外翻，如舌舐唇之状。

排风散

【来源】《眼科临症笔记》。

【组成】天麻三钱　当归四钱　赤芍三钱　茵陈三钱　苦参三钱　银花三钱　胆草三钱　大黄三钱　防风三钱　羌活三钱　白芷二钱　全蝎一钱半　甘草一钱　地肤子三钱

【用法】水煎服。

【主治】皮翻粘睑症。两眼赤痒，略疼流泪，眼皮上下反粘，亦无云翳，只觉昏蒙。

疏肝清肺汤

【来源】《眼科临症笔记》。

【组成】当归四钱　川芎　赤芍各三钱　生地八钱　黄芩　栀子各三钱　川贝二钱　知母三钱　寸冬三钱　花粉三钱　银花五钱　桑皮三钱　桔梗三钱　甘草梢一钱

【用法】水煎服。小儿酌减。

【主治】皮翻粘睑症。两眼赤痒，略疼流泪，眼皮上下反粘，亦无云翳，只觉昏蒙。

十三、两睑粘睛

两睑粘睛，又称烂弦风，赤瞎，是指眼睑或痒或痛，眵多曲赤，睑中有疮的病情。《杂病源流犀烛》：“两睑粘睛，即烂弦风也，由风沿眼系上，膈有积热，或饮食时挟怒气而成，久则眼沿因脓渍而肿。甚则中生细虫，年久不愈而多痒是也，当去虫以绝根。亦有小儿初生，即两目赤而眶烂，至三四岁不愈者。”治宜清热疏风。

羚羊角散

【来源】《圣济总录》卷一〇七。

【组成】羚羊角（镑） 青木香 槟榔（煨，锉） 茯神（去木） 山芋（生用） 前胡（去芦头） 牛膝（去苗，切，焙） 桂（去粗皮） 芎䓖 犀角（镑） 大黄（锉，炒） 枳壳（去瓤，麸炒）各一两

【用法】上为细散。每服三钱匕，空心、食前温酒调服，每日三次。

【主治】久患眼疾，睑紧难开，视物不真。

乌犀丸

【来源】《秘传眼科龙木论》卷三。

【别名】角丸（《普济方》卷八十二）。

【组成】乌犀 茯苓 芍药 细辛 黑参 人参各一两 干山药 羌活各二两

【用法】上为末，炼蜜为丸，如梧桐子大。每服十丸，空心茶送下。

【主治】

1.《秘传眼科龙木论》：两睑粘睛外障。此眼初患之时，或痒或痛，年多风赤，睑中有疮。

2.《普济方》：外障兼胬肉。

排风散

【来源】《秘传眼科龙木论》卷三。

【组成】天麻 桔梗 防风各三两 乌蛇 五味子 细辛 芍药 干蝎各二两

【用法】上为末。空心、食后米饮汤调下一钱。先宜钩割、熨烙，后服本方。

【主治】

1.《秘传眼科龙木论》：两睑粘睛外障。

2.《医宗金鉴》：风牵㖞僻，睑皮痒赤，时时口眼相牵而动。

当归活血煎

【来源】《银海精微》卷上。

【组成】当归 黄耆 没药 川芎（血气旺者勿用） 苍术 荆芥 薄荷 熟地黄 羌活 菊花 麻黄各等分

【用法】上为末，炼蜜为丸，如弹子大。每食后细嚼一丸，清茶送下，日进三次。

本方方名，据剂型，当作“当归活血丸”。

【主治】风冷久积，两睑粘眼。

犀角丸

【来源】《眼科全书》卷四。

【组成】犀角 桑螵蛸 白菊花 赤芍 玄参 人参 山药 羌活各二两

【用法】上为细末，炼蜜为丸，如梧桐子大。每服三十丸，滚汤送下。

【主治】两睑粘睛。脾胃虚弱，风冷邪气聚于睑，致胞睑风赤湿烂，肝膈虚热，眵粘四眦，夜睡上下胞睑胶凝粘紫，血滞不散，久则渐生翳膜。

排风汤

【来源】《眼科全书》卷六。

【组成】天麻 桔梗 防风 赤芍 五味子 陈皮 升麻 桑白皮

【用法】水煎，食后服。

【主治】两睑粘睛。

铅糖水

【来源】《眼科锦囊》卷四。

【组成】铅糖一分 净水八钱

【用法】上搅匀。点眼目，每日三次。

【主治】两睑粘睛及膜证。

活血益气汤

【来源】《眼科临症笔记》。

【组成】黄耆八钱 党参五钱 当归四钱 川芎二钱 白芍三钱 白术三钱（炒） 柴胡二钱 枸杞三钱 荆子三钱 升麻三钱 荆皮一钱半 甘草一钱

【用法】水煎服。

【主治】皮急紧小症（睑裂变小）之初期。两眼微红，不疼不痒，抽涩昏酸而无强视力。

【验案】皮急紧小症　余乡马某某，女，20岁。劳动忘餐，时常两目搐昏，初觉两小眦赤烂，有时不治而愈，以后眼渐渐皮急紧小。按其脉，厥阴沉细，太阴虚弱，是知肝血不足，脾胃不健，脂肪缺乏，以致两目干涩紧小，视物昏蒙。即将强间、三阳络、少泽略刺，内服活血益气汤，十余剂而大轻。待脾健气盛，再服活血除风汤三剂，紧小之弊徐徐而愈。

十四、上胞下垂

上胞下垂，又名睢目、侵风、睑废、睥倦、胞垂、眼睑垂缓、睑皮垂缓等，是指上眼睑无力而下垂之病情。《诸病源候论》："目，是腑脏血气之精华，肝之外候，然则五脏六腑之血气，皆上荣于目也。若血气虚，则肤腠开而受风，风客于睑肤之间，所以其皮缓纵，垂覆于目，则不能开，世呼为睢目，亦名侵风。"病发多因脾虚气弱，升举无力，或因肤腠开疏，风邪客于胞睑；也有因禀赋不足，命门火衰，脾阳不足，胞睑失于温养；或是胞睑外伤，营卫失和，胞睑失养所致。其特点是单眼或双眼上胞下垂，轻者半掩黑睛与瞳神，重者上胞覆盖黑睛，欲睁不起。双侧上睑下垂者，常需仰视，抬眉，皱额以助睁眼瞻视，严重者，可见吞咽困难，视一为二，卧床不起，病情危重。治宜补脾益气，祛风通络为主。

洗眼汤

【来源】《太平圣惠方》卷三十二。

【别名】竹叶汤（《圣济总录》卷一一〇）。

【组成】苦竹叶　黄连（去须）　黄柏　栀子仁各一两　蕤仁半两（汤浸，去赤皮）

【用法】上锉细。以水三大盏，煎至一盏半，去滓，澄清，温温洗眼，每日五七次。

【主治】眼热毒，睑肿垂遮睛。

羚羊角散

【来源】《太平圣惠方》卷三十二。

【组成】羚羊角屑　黄连（去须）　木通（锉）　赤芍药　防风（去芦头）　黄芩　甘草（炙微赤，锉）各三分　葳蕤二两　栀子仁半两　麦门冬一两半（去心，焙）　石膏二两

【用法】上为粗散。每服三钱，以水一中盏，加竹叶二七片，煎至六分，去滓，食后温服。

【主治】眼睑垂肿，口干，心躁，头痛。

【宜忌】忌炙煿、油腻、热酒面、毒鱼肉。

升麻散

【来源】《圣济总录》卷一一〇。

【组成】升麻　山茱萸各三分　甘菊花　细辛（去苗叶）各半两　蔓荆实（去白皮）　山芋　防风（去叉）各一两

【用法】上为散。每服三钱匕，温酒调下。

【主治】风邪客于睑肤，其皮垂缓，下覆睛轮，眼闭难开。

枸杞汤

【来源】《圣济总录》卷一一〇。

【组成】枸杞子（炒）半两　赤芍药　山芋　升麻各一两半　蒺藜子（炒）　茯神（去木）各二两　防风（去叉）一两

【用法】上为粗末。每服五钱匕，以水一盏半，煎取七分，加生地黄汁一合，去滓温服，临卧再服。

【主治】风邪客于睑肤，令眼睑垂缓，甚则眼闭难开。

黄耆丸

【来源】《圣济总录》卷一一〇。

【组成】黄耆（锉）　蒺藜子（炒，去角）　独活（去芦头）　柴胡（去苗）　生干地黄（焙）　甘草

（炙） 栀子仁 苦参 白术 白花蛇（酒浸，去皮骨，炙）各一两 防风（去叉） 菊花 茯神（去木） 山芋 秦艽（去苗土）各三分 天门冬（去心，焙） 枳壳（去瓤，麸炒） 白槟榔（锉）各一两半

【用法】上为末，炼蜜为丸，如梧桐子大。每服三十丸，空心以温酒送下。

【主治】血气不足，肤睑下复睛轮，垂缓难开，又名睢目。

加减补中益气汤

【来源】《程松崖眼科》。

【组成】黄芩二钱 柴胡三分 陈皮八分 茯苓二钱 升麻三分 枸杞一钱 川芎八分 炙甘草五分 白术一钱 归身一钱

【主治】气虚，眼胞下坠，视物不明，目无红肿疼痛者。

祛瘀四物汤

【来源】《张皆春眼科证治》。

【组成】酒生地 归尾 赤芍各9克 川芎3克 益母草6克 刘寄奴9克 红花1.5克

【用法】水煎服。

【主治】上胞下垂。

【方论】方中用四物汤，意在补血调血；而用归尾、赤芍，不用白芍、归身，是为增强其活血之力；益母草活血通经，有祛瘀生新之效，刘寄奴主跌仆损伤，有破血行瘀之功。

益气除风汤

【来源】《张皆春眼科证治》。

【组成】黄耆12克 白术 当归 白芍各9克 防风 僵蚕各6克

【功用】补中益气，养血除风。

【主治】气虚受风之上胞下垂。起病较急，忽然上胞下垂，痒如虫行，头痛，目眩。

十五、眼内生疮

眼内生疮，亦称目内生疮，是指疮疡生于眼目之内的病情。《圣济总录》："论曰目内生疮者，以脾脏毒热，熏蒸于上，郁而不散，遂令睑内疮生，其初患时，或痒或痛，发歇无常，或多眵泪。间如丹砂色，于是渐有翳膜，龙木论谓不宜点药针灸，惟宜服泻脾清膈之剂，盖荡涤本源，当如是也。"

细辛丸

【来源】《太平圣惠方》卷三十二。

【组成】细辛半两 黄连半两（去须） 蕤仁二两（汤浸，去赤皮） 芦荟半两 桑根白皮一两（锉） 甜葶苈一两（隔纸炒令紫色） 龙脑一钱（细研）

【用法】上为末，加龙脑同研令匀，炼蜜为丸，如梧桐子大。每服二十丸，以温浆水送下。

【主治】眼赤生疮。

柴胡散

【来源】《太平圣惠方》卷三十二。

【组成】柴胡（去苗） 川升麻 黄芩 黄连（去须） 栀子仁 车前子 决明子 防风（去芦头） 羚羊角屑 马牙消 甘草（炙微赤，锉） 玄参各一两

【用法】上为散。每服三钱，以水一中盏，煎至六分，去滓，食后温服。

【主治】肝脏风热，眼中生疮肿痛。

黄连散

【来源】《太平圣惠方》卷三十二。

【组成】黄连一两半（去须） 赤芍药 蕤仁（汤浸，去赤皮） 木通（锉） 决明子 栀子仁 黄芩 甘草（炙微赤，锉）各一两

【用法】上为散。每服三钱，以水一中盏，入竹叶二七片，煎至六分，去滓，每于食后温服。

【主治】

1.《太平圣惠方》：肝热冲眼生疮。

2.《普济方》：小儿肝热冲眼，缘目生疮。

龙脑煎

【来源】《太平圣惠方》卷八十九。

【组成】龙脑半分 川芒消一分 腻粉半分 蜜三两 黄丹一分

【用法】上药同入竹筒内，以重汤煮一日，以绵滤过，于瓷瓶内盛。点眼，每日三四次。

【主治】小儿风热，致目生疮赤痛。

决明散

【来源】《圣济总录》卷一一〇。

【组成】石决明（刮洗净）二两（研） 麦门冬（去心，焙） 菊花各一两 白附子（炮）半两 枸杞子 沉香（锉） 秦皮（去粗皮，锉） 巴戟天（去心） 桂（去粗皮） 牛膝（酒浸，切，焙） 栀子仁 羌活（去芦头）各三分

【用法】上为散。每服三钱匕，空心菊花汤调下，临卧再服。

【主治】眼内生疮，烂赤，痒，畏风。

决明子丸

【来源】《圣济总录》卷一一〇。

【组成】决明子（微炒） 菊花 秦皮（去粗皮，锉） 黄连（去须）各一两 车前子 地骨皮各一两半 羚羊角屑 黄芩（去黑心） 萎蕤 山栀子（去皮） 生干地黄（焙） 秦艽（去苗土）各一两 青葙子 白茯苓（去黑皮）各一两半 升麻一两

【用法】上为末，炼蜜为丸，如梧桐子大。每服三十丸，食后以温水送下，临卧再服。

【主治】肝肺热毒，气攻两眼，生疮赤痛。

栀子汤

【来源】《圣济总录》卷一一〇。

【组成】栀子仁半两 犀角屑一两 木通（锉） 黄芩（去黑心）各半两 大黄（锉，炒） 瞿麦穗各一两 黄连（去须）三分 车前子一两

【用法】上为粗末。每服五钱匕，水一盏半，入竹叶七片，煎至八分，去滓，投芒消半钱匕，食后温服，临卧再服。

【主治】肝心热毒，目生疮及磣痛。

点眼蕤仁膏

【来源】《圣济总录》卷一一〇。

【组成】蕤仁（去皮，研如膏）半两 青盐（末）一钱 龙脑少许

【用法】上为末，用乳汁少许调和如膏。每以麻子大点眼，每日三五次。

【主治】风热，目赤生疮。

蒺藜子丸

【来源】《圣济总录》卷一一〇。

【组成】蒺藜子（炒，去角）一两 兔粪（喂黑豆后收者）二两（焙） 蝉蜕（去土，炒） 蛇蜕（炙） 木贼（以盒盛之，略烧存性，为末） 决明子（微炒）各一两

【用法】上为末，用淡豆豉一两，白面一匙，先烂研豉，入水和面煮糊为丸，如梧桐子大。每服十丸，加至二十丸，早、晚食后用淡竹叶汤送下。

【主治】眼内有疮，但睛不损者。

竹叶泻经汤

【来源】《原机启微》卷下。

【别名】竹叶泻肝汤（《古今医统大全》卷六十一）、竹叶泻肝散（《眼科全书》卷五）。

【组成】柴胡 栀子 羌活 升麻 炙草各五分 赤芍药 草决明 茯苓 车前子各四分 黄芩六分 黄连 大黄各五分 青竹叶十片 泽泻四分

【用法】上作一服。水二盏，煎至一盏，食后稍热服。

【主治】眼目隐涩，稍觉目蚝躁，视物微昏，内眦开窍如针，目痛，按之浸浸脓出。

【方论】上方，逆攻者也。先以行足厥阴肝、足太阳膀胱之药为君，柴胡、羌活是也；二经生意，皆总于脾胃，以调足太阴、足阳明之药为臣，升麻、甘草是也；肝经多血，以通顺血脉，除肝邪之药，膀胱经多湿，以利小便，除膀胱湿之药为佐，赤芍药、草决明、泽泻、茯苓、车前子是也；总破其积热者，必攻必开、必利必除之药为使，栀子、黄芩、黄连、大黄、竹叶是也。

龙胆丸

【来源】《证治准绳·类方》卷七。

【组成】苦参　龙胆草　牛旁子各等分

【用法】上为末，炼蜜为丸，如梧桐子大。每服二十丸，食后米泔送下。

【主治】眼两胞粘睛，赤烂成疮。

坠肝丸

【来源】《眼科全书》卷四。

【组成】五味子　石决明　车前子　知母　泽泻　山药各一两　防风一两五钱　龙胆草　青葙子　柴胡　黄芩　草决明　白芍　蔓荆子

【用法】上为末，炼蜜为丸，如梧桐子大。每服三四十丸，清茶送下。

【主治】胞肉生疮外障。

清和散

【来源】《眼科全书》卷四。

【组成】连翘　防风　荆芥　薄荷　苦参　玄参　升麻　秦艽　瓜蒌根

【用法】上加灯心，水煎，食后服。

【主治】胞肉生疮外障。

防风散

【来源】《医钞类编》卷十一。

【组成】防风　荆芥　黄芩　石膏　栀仁　薄荷　赤芍　连翘　生地黄　甘草

【用法】水煎服。

【主治】眼泡内生毒如菌。

十六、风赤疮痍

风赤疮痍，是指胞睑皮肤红赤如朱，兼见水泡、脓泡，甚至局部溃烂的病情。《秘传眼科龙木论》："风赤生于脾脏家，疮生面睑似朱砂，乌珠洁净未为事，两年还有翳来遮。"《世医得效方》："眼两睑似朱砂涂而生疮，黑珠端然无所染，此因风热生脾脏，若经久不治，则生翳膜。"病发多因脾胃蕴积湿热，复受风邪，风湿热三邪结于胞睑；或心经伏火，外受风邪，风火上冲胞睑所致。治宜清热解毒，泻火除湿为主。

蕤仁膏

【来源】《太平圣惠方》卷三十二。

【组成】蕤仁一两（去赤皮，研如泥）　白龙脑一钱（细研）　腻粉一分　黄连一分（去须，捣末）　胡粉一钱（细研）　紫贝一钱（烧灰，细研）　牛酥一两

【用法】上于银石器中先溶酥，即下蕤仁等，搅散煎数沸，以绵滤去滓，入龙脑和匀，于密器中盛。每以铜箸头取如麻子大，点于目大小眦中，一日二三次。

【主治】眼眦睑风赤，两角生疮，肿烂痒痛。

菊花汤

【来源】《圣济总录》卷一〇五。

【组成】菊花　升麻　黄连（去须）　防风（去叉）　木通（锉）　白茯苓（去黑皮）　萎蕤　地骨皮各一两
【用法】上为粗散。每服五钱匕，以水一盏半，加竹叶十片，煎至八分，滤去滓，空心、日午、临卧温服。
【主治】风毒气攻，眼生疮烂痛。

犀角汤

【来源】《圣济总录》卷一一〇。
【别名】犀角散《普济方》卷八十三。
【组成】犀角屑　黄连（去须）　大黄（锉，炒令香）　甘草（炙，锉）　青竹茹各一两　秦皮（去粗皮，锉）半两
【用法】上为粗末。每服三钱匕，水一盏，煎至六分，去滓，投芒消半钱匕，食后温服，临卧再服。
【主治】风热上攻，目睑生疮，疼痛不止。

如圣水

【来源】《杨氏家藏方》卷十一。
【组成】干艾叶（烧灰，炒）半钱　黄连（去须，捣细末，炒）半钱
【用法】上药入新瓷器内，用无油沸汤浸，稀稠得所，新水内沉令极冷，入青古老钱一文，浸二时辰。每临睡仰卧，用古老钱蘸药点眼。候口中觉味苦即验。
【主治】眼赤肿痛生疮。

坠膈丸

【来源】《秘传眼科龙木论》卷五。
【组成】五味子　干山药　知母　泽泻　车前子　石决明各一两　防风一两半
【用法】上为末，炼蜜为丸，如梧桐子大。每服十丸，空心茶送下。
【主治】风赤疮痍外障。眼初患之时，或即痒痛，作时发歇不定，或出多泪，遂合睑肉疮出，四眦如朱砂色相似，然后渐生膜翳，障闭瞳仁。

天绿散

【来源】《杂病源流犀烛》卷二。
【组成】铜绿一两（研极细末）　天茄（黑透熟，打汁）
【用法】量末调稀糊于黑碗内，上用黑碗盖之，盐泥封固，文火煨二炷香取出，丸如绿豆大，或用散。每五厘入乳汁小半酒杯，再研如茶汤，以鸡翎蘸敷二三次即愈。
【主治】疹后余毒壅遏在眼，疱烂如癣，或小儿木耳等疮。

当归芍药饮

【来源】《眼科临症笔记》。
【组成】当归五钱　赤芍三钱　生地四钱　防风三钱　黄芩三钱　栀子三钱　牛蒡子三钱（炒）　连翘三钱　大黄四钱　白芷三钱　红花三钱　甘草一钱
【用法】水煎服。
【主治】风赤疮痍症（沙眼胞性湿疹）。

新加苦参汤

【来源】《张皆春眼科证治》。
【组成】苦参 15 克　川黄连 3 克　薏苡仁 9 克　银花 15 克　赤芍 9 克　荆芥 9 克　防风 3 克
【用法】水煎服。
【主治】风赤疮痍。

十七、睑弦赤烂

睑弦赤烂，又称眼弦赤烂、风弦赤烂、迎风赤烂、风眼等，是指胞睑边缘赤肿湿烂伴刺痒灼痛的病情。《诸病源候论》："此由冒触风日，风热之气伤于目，而眦睑皆赤烂，见风弥甚，世亦

云风眼。”《银海精微》：“因脾土蕴积湿热，脾土衰不能化湿，故湿热之气相攻，传发于胞睑之间，致使羞明泪出，含在胞睑之内，此泪热毒，以致眼弦赤烂。”病发多因脾胃蕴热，复受风邪，风热合邪，结于睑弦；或脾胃湿热，外受风邪，风湿热三邪攻于睑弦；或风邪引动心火上炎，灼伤睑眦所致。常自觉睑弦眦部痒、痛、灼热不适，症见睑弦红赤，溃烂或脱层，睫毛成束或脱落或稀疏，甚则成秃睫。治疗以疏风清热为主，兼以除湿或泻火或养血润燥。

神明白膏

【来源】《肘后备急方》卷八。

【组成】当归　细辛各三两　吴茱萸　川芎　蜀椒　白术　前胡　白芷各一两　附子三十枚

【用法】上切，煎猪脂十斤，炭火煎一沸即下，三上三下，白芷黄膏成，去滓，密贮。看病在内，酒服如弹丸一枚，一日三次；在外，皆摩敷之；目病，如黍米大，纳两眦中，以目向风，无风可扇之；疮、虫齿，亦得敷之。

【主治】中风恶气，头面诸病，青盲，风目，烂眦，鼻塞，耳聋，寒齿痛，痈肿疽痔，金疮癣疥，缓风冷者。

青铜散

【来源】《医心方》卷二十五引《产经》。

【别名】青钱散(《幼幼新书》卷三十三引《婴孺方》)。

【组成】大铜钱一百文

【用法】以好酒三升煎钱，令干爆，刮取屑，下筛。稍以纳眼眦。

【主治】小儿伤风，眦间赤烂痒，经年不愈。

神明膏

【来源】《医心方》卷五引《古今录验》。

【组成】蜀椒一升半　吴茱萸半升　白术五合　川芎五合　当归五合　附子十五枚（去皮）　白芷五合　桂一两　苦酒二升半　猪肪五升

【用法】上锉，渍著苦酒中一宿，明旦纳药膏中微火上煎之，三上三下，留定之，冷乃上也，候色黄膏成，以绵合布绞去滓，密封。若腹痛，每服半枣大一个，温酒送下，一日三次；皮肤肿痛，向火摩数百过，一日三次，稍定即止。

【主治】目风烂，赤眵，眦恒湿；风冻疮，目烂赤泡。

竹叶饮子

【来源】《外台秘要》卷二十一引《近效方》。

【组成】竹叶一握　干葛三两　地骨白皮　荠苨各五两　甘草三两（炙）

【用法】上切。以水二大升，煎取半升，去滓，纳车前子三两，分三次食后服，一日令尽。不过三剂，眼中疼痛歇，次得点药，亦须敷药，抽热毒风，不然恐寻经脉入眼，热深入亦难愈也。又取羊肝一具，或猪肝亦得，猪肉精处亦堪取三斤，皆须破作手许大片，厚薄亦如手掌，候其疼处，或从眼后连耳上头，或有从眉向上入头掣痛者，火急新汲水中渍，令极冷，贴其疼痛脉上及所患部分，候肝或肉稍暖彻，则易之，须臾间，其肝、肉等并熟如煮来者，岂不是热毒之候出也，此即损眼之祸，又恐三辰齐忌之月无肉，以大豆还作四五替如肝、肉法，更互熨之，其疼痛忽连鼻中酸辛者，并是难愈之候，亦急觅吴蓝茎叶，捣如泥敷痛处，亦有愈者，十得三四。凡是此患，不宜久忍，痛若深入于眼中，渐成痼疾。

【主治】肝膈实热，肾藏已虚而致热风暴赤，睑烂生疮，或碜或疼，或痒或痛，久患虚热，远视不明，喻若隔绢看花，或服石乳发动，冷热泪出，白睛赤红肿胀，泪裹眼珠。

青钱汤

【来源】《太平圣惠方》卷三十二。

【组成】青钱三十文　盐半合

【用法】上件药相合，以纸裹，又着盐泥裹，于猛火中烧一复时，取出，剥去泥，以汤二大盏，搅滤去滓，取热淋洗，冷即重暖用之。

【主治】目眦烂作疮。

洗眼柏皮汤

【来源】《太平圣惠方》卷三十二。

【组成】柏白皮　黄柏　蕤仁各一两　黄连三分（去须）　苦竹叶二握

【用法】上锉细。以水三升，煎取二升，去滓，稍热淋洗，冷即重暖用之。

【主治】眼赤烂，痒痛不止。

洗眼秦皮汤

【来源】《太平圣惠方》卷三十二。

【别名】秦皮汤洗眼方（《太平圣惠方》卷三十二）、秦皮散、秦皮洗眼汤（《普济方》卷七十七）。

【组成】秦皮一两　蕤仁一两　甘草一两半　细辛一两　栀子仁一两　苦竹叶二握　印成盐一分

【用法】上为散。以水三升，煎取一升，去滓，稍热洗目，不拘次数，冷即重暖用之。

【主治】眼赤烂及眼痒急赤涩。

黄连散

【来源】方出《太平圣惠方》卷三十二，名见《普济方》卷七十三。

【组成】黄连一两（去须，捣为末）　古字钱二七文　龙脑半钱　杏仁二七枚（汤浸，去皮尖双仁，细研）　蚌粉一两（细研）　蜜一两　不食井花水一大盏

【用法】上浸三七日，每日搅一遍，日足点之。

【主治】赤眼久患不愈，赤烂，时痒肿痛，视物不得。

腻粉膏

【来源】《太平圣惠方》卷三十二。

【组成】腻粉一两

【用法】以口脂调如膏。每日于大眦上点三五度。

【主治】眼赤烂，开不得。

碧云膏

【来源】《太平圣惠方》卷三十二。

【组成】腊月猪脂五两（炮，去滓）　铜绿一两（细研）　腻粉半两

【用法】将药盛油瓷瓶内，以篦子搅令匀后，冷凝结为膏。每用先以热盐浆水洗眼后，涂一大豆许于赤烂处，一日三次。

【主治】眼赤烂。

蕤仁膏

【来源】《太平圣惠方》卷三十二。

【组成】蕤仁半两（去赤皮）　石胆一钱　腻粉半两　黄蜡半两

【用法】上除蜡外，一处细研如粉，后以蜡入油少许，煎如面脂，纳药中搅为膏。每取豆大，点目中。

【主治】眼风热赤烂。

白矾煎

【来源】《太平圣惠方》卷八十九。

【组成】白矾一分（烧为灰）　黄连半两（去须）　青钱十文　防风三分（去芦头）　朴消三分　地黄汁一合　白蜜三分

【用法】上为细散。用绵裹，纳一青竹筒中，入地黄汁及蜜，以绢油罩盖紧，系筒口。于炊饭内蒸之，候饭熟即泻出。以绵滤过，取少许涂之，一日三四次。

【主治】小儿缘目及眦烂作疮肿痛。

黄连丸

【来源】《太平圣惠方》卷八十九。

【组成】黄连一两（去须）　防风（去芦头）　龙胆（去芦头）　川大黄（锉，微炒）　细辛各半两

【用法】上为末，炼蜜为丸，如绿豆大。每服七丸，以温水送下，一日三次。

【主治】小儿胎赤眦烂。

黄连丸

【来源】《太平圣惠方》卷八十九。

【组成】黄连半两（去须）　川大黄（锉，微炒）　细辛　龙胆（去芦头）　防风（去芦头）　玄

参各一分

【用法】上为末，炼蜜为丸，如绿豆大。每服五丸，以熟水送下，每日三次。

【主治】小儿缘目及眦烂作疮。

明眼金波膏

【来源】《博济方》卷三。

【别名】金波膏（《圣济总录》卷一〇五）。

【组成】宣连四两　蕤仁半两　杏仁四十九粒　金州柏三两（连、柏二味捶碎，以水二碗浸一宿，于器内熬取半碗，滤过）

【用法】上先将杏仁去尖双仁，以蕤仁于口内退皮，同杏仁研如粉，入前药汁内同熬，及一大盏，更滤过，入好蜜及药九分，入麝香一钱、白矾一字（飞过）、硇砂一字、空青三钱（如无，只以生青代之，略捶碎）、龙脑二钱（以绢袋子盛），在药内又熬及一半许，于冷水内滴，直候药在水上不散即成，用小瓶子一个，封闭令密，于饭甑上蒸三度，逐度于井内拔过，及冷为妙，瓷银器内收贮。点之如常法。

【功用】去瘀肉，洗翳膜。

【主治】《圣济总录》：睑眦赤烂，迎风泪出，或痒或痛。

神效驱风散

【来源】《证类本草》卷十三引《博济方》。

【别名】祛风散（《圣济总录》人卫本卷一〇六）、驱风散（《圣济总录》文瑞楼本卷一〇六）、神妙驱风散（《洪氏集验方》卷三）。

【组成】五倍子一两　蔓荆子一两半

【用法】上为末。每服二钱，水二盏，铜石器内煎及一盏，澄滓，热淋洗，留滓二服，又依前煎淋洗。

【功用】明眼目，去涩痒。

【主治】风毒上攻，眼肿痒涩，痛不可忍者，或上下睑眦赤烂，浮翳瘀肉侵睛。

曾青散

【来源】《太平惠民和济局方》卷七（续添诸局经验秘方）。

【组成】曾青四两　蔓荆子（去皮）二两　防风（去苗）　白姜（炮）各一两

【用法】上为细末。每用少许，搐入鼻中。

【主治】一切风热毒气上攻，两眼多生眵泪，怕日羞明，隐涩难开，眼烂赤肿，或痒或痛；及时行暴赤眼，睛昏涩痛。

冬除散

【来源】《圣济总录》卷五十四。

【别名】冬阴散（《普济方》卷四十三）。

【组成】栾华五两　莎草根（炒，去毛）三两　丹砂（研）　消石（研）　石决明各二两　石膏（碎）　白芍药　夏枯草　黄连（去须）各一两

【用法】上为散。于早、晚食前用沙糖水调下一钱匕，稍增至二钱匕。以知为度。

【主治】中焦热结，目睑赤烂。

青葙子散

【来源】《圣济总录》卷一〇二。

【组成】青葙子一两　黄连（去须）　郁金　栀子仁　射干　芎藭　防风（去叉）　地骨皮各三分　甘草（炙）一两

【用法】上为散。每服一钱匕，食后、临卧煎防风汤调下，一日三次。

【主治】眼胎赤烂，日夜涩痛，畏日怕风，久医不愈。

洗眼三黄汤

【来源】《圣济总录》卷一〇三。

【别名】栀子汤（《圣济总录》卷一〇五）。

【组成】黄柏（去粗皮）　黄连（去须）各一两半　栀子仁七枚

【用法】上锉，如麻豆大。以淡浆水二升，煎取六合，去滓，微温，少少洗眼。

【主治】眼痛赤微肿，眦烂多眵。

祛风退热汤

【来源】《圣济总录》卷一〇三。

【组成】防风（去叉） 当归（锉，焙干，去土） 芍药 甘草（炙） 人参各一两 山栀子仁半两 大黄半两（炙） 柴胡（去苗）一两

【用法】上为粗末。每服三钱匕，水一盏，煎至七分，去滓温服，不拘时候。

【主治】目脉暴赤，邪热攻睑，膜隐肿瘀成疮，眦烂，乍瘥乍发。

蕤仁膏

【来源】《圣济总录》卷一〇三。

【组成】蕤仁（去皮，研）一两 胡粉（研）一钱 黄连（去须，为末）一两 龙脑（研）一钱 腻粉（研）一钱 贝齿（烧研）一分 真牛乳三两

【用法】上各研匀，先于银石器内熔乳讫，然后下蕤仁等药末，搅令匀，煎数沸熟，以绵滤去滓，用密器盛。每取一麻子大，点大眼眦内，一日二次，以知为止。

【主治】目碜涩，迎风泪出，眦睑赤烂生疮，痒痛不已。

一捻金散

【来源】《圣济总录》卷一〇五。

【组成】朴消半两

【用法】上为细末。调水点之。

【主治】风赤障眼，四边烂肉，冷泪常出不止。

四物澄波散

【来源】《圣济总录》卷一〇五。

【组成】胆矾（走水，洗去沙土）四钱 干姜（炮裂）半两 滑石（研） 秦皮（去粗皮）各一两

【用法】上为散。每用半钱匕，以沸汤浸，澄清洗之。

【主治】眼连睑赤烂，涩痛羞明。

点眼黄连膏

【来源】《圣济总录》卷一〇五。

【组成】黄连（去须，椎碎）半两 马牙消（研）一钱

【用法】将黄连用水浸，于日内晒令色浓，以绵滤过，后下消末于黄连汁中，依前日内晒干，为细末。每以一豆许，水调，点注目眦。

【主治】积年风热毒气不散，目眦赤烂碜痛。

点眼小黄连膏

【来源】《圣济总录》卷一〇五。

【组成】黄连（去须，捣末） 芦荟（研）各一两 龙脑（别研）半钱

【用法】先将黄连、芦荟末以新绵裹，用水二盏，于银器中以重火煮取汁，三分减二，即绵滤去药，入龙脑，以瓷瓶子内收。每日点眼三两次。

【主治】风毒赤烂，不以年月久近，发歇频并，视物泪出不止。

胜金丸

【来源】《圣济总录》卷一〇五。

【组成】铜绿 白矾各等分

【用法】上二味以炭火烧令烟尽为度，细研如粉，用沙糖为丸，如豌豆大，于南粉末内滚过。每用二丸，热汤半盏浸化洗眼，如冷更暖，洗三五次。

【主治】风毒眼痒痛，连睑赤烂并暴赤眼。

黄连散

【来源】《圣济总录》卷一〇五。

【组成】黄连（去须） 雄黄（研）各一两半 细辛（去苗叶） 黄柏（去粗皮）各三分 干姜一分

【用法】上为散，研令至细，以密器盛。每取二黍米许，点两目眦，一日二次。

【主治】目赤眦烂生疮，冲风泪出。

硇砂煎

【来源】《圣济总录》卷一〇五。

【组成】硇砂半分（研） 石决明（为末） 盐绿（研） 乌贼鱼骨（为末） 马牙消（研） 石蟹（为末） 龙脑（研） 曾青（研） 消石（研）各一分

【用法】上药以腊月水两碗，浸二七日，每日搅一度，候日满，以绵滤去滓，用银石器盛。日点三两度。

【主治】眼赤风泪，烂痒翳膜。

蕤仁膏

【来源】《圣济总录》卷一〇五。

【组成】蕤仁二七枚（去皮） 杏仁十枚（去皮尖双仁） 腻粉一钱匕 龙脑半钱

【用法】上同研令极细，入好酥少许，再研成膏。每临卧先以温浆水洗眼，拭干后用药，如面油涂之。

【主治】风眼，两睑赤烂。

整睫散

【来源】《圣济总录》卷一〇五。

【组成】白善土 胆矾各半钱匕（均生用）

【用法】上为散。沸汤浸，洗眼睑，不要洗入眼里。

【主治】睑烂风眼疾。

点眼熊胆膏

【来源】《圣济总录》卷一〇七。

【组成】古铜钱二十一文（完用） 甘菊花四两 黄连（去须） 郁金 黄柏（去粗皮，蜜炙）各二两 铅丹 太阴玄精石 井泉石 龙骨 不灰木 芫荑（去皮） 代赭各半两 滑石 乌贼鱼骨（去坚处）各一两 蕤仁（去壳）半两 硼砂 麒麟竭 没药 青盐 铜青各半两 马牙消 乳香各一分 硇砂一钱半 麝香 龙脑各一钱 熊胆一分 雄雀粪七粒 腻粉二钱

【用法】前五味，菊花揉碎，黄连以下三物细锉，用水二升，入铜钱，同于银石器中慢火熬至一升，新布滤去滓；铅丹以下十味，细研成粉，入蜜六两，并前药汁和匀，银器内重汤煮六时辰，再以新绵绞滤去滓；硼砂以下十三味，并细研罗过，再研如面，入前膏内，再用重汤煮如稀饧。如要丸，即丸如梧桐子大。每用一丸，水化，以铜箸点两眦。久患瘀睑烂诸疾，点此无不愈者。暴赤目风痒，只点三两次即愈；有人瘀肉满眼，用此亦消尽，明如未病时。

【主治】久患瘀肉，睑烂诸疾，及暴赤目风痒。

洗眼升麻汤

【来源】《圣济总录》卷一〇八。

【组成】升麻三分 秦皮（去粗皮，锉） 黄连（去须） 萎蕤各一两

【用法】上为粗末，作三次用。每次以水一升，煎取半升，绵滤去滓，洗眼。

【主治】时气病后，毒气攻目赤烂。

黄连膏

【来源】《圣济总录》卷一八一。

【组成】黄连（去须）三分 大铜钱七文 白矾（烧灰）一分

【用法】以水并白蜜各三合，用铜器盛，于饭上炊一次，绵滤去滓，贮瓷盒内。点眼。

【主治】小儿眼烂眦痒痛泪出，不能视物，风伤则痛。

二金散

【来源】《幼幼新书》卷三十三引张涣方。

【组成】黄连 黄柏各一钱

【用法】上为末。奶汁浸一宿，焙，绵裹，荆芥汤浸，乘热洗。

【主治】眼睑赤烂。

炉甘石点眼药

【来源】《鸡峰普济方》卷二十一。

【组成】炉甘石四两（烧过，水飞） 黄连末二钱 硼砂一钱 青盐 乳香各半钱 黄丹三钱 轻粉 硇砂少许 麝香少许（并研如粉）

【用法】上为细末。柱子点之。

【主治】大小眦破痒痛。

一抹膏

【来源】《本草纲目》卷三十九引《陈氏经验方》。

【组成】蚕沙

【用法】用真麻油浸二三宿，研细。以篦子涂患处。

【功用】去风收湿。

【主治】烂弦风眼。

【验案】烂弦风眼 《本草纲目》：时珍家一婢，病此（烂弦风眼）十余年，试用之（一抹膏），二三次顿瘳。其功亦在去风收湿也。

归黄散

【来源】《普济方》卷七十三引《海上方》。

【组成】当归 生地黄 轻粉 黄连 赤芍药各少许 杏仁三枚（去皮尖）

【用法】上锉。用绢袋裹，用水一盏，煎热熏眼；却以别物裹药，闭眼熨之。

【主治】目赤烂。

泻肝散

【来源】《普济方》卷八十六引《海上方》。

【组成】大黄 黑牵牛各二两 白芷一两

【用法】上为细末。每服二钱，空心临卧温酒调下。

【主治】眼赤，眶睑赤烂。

卷簾散

【来源】《杨氏家藏方》卷十一。

【组成】炉甘石四两（碎） 黄连七钱（捶碎，水一碗煮数沸，去滓） 朴消半两（研细）先将炉甘石末入甘锅内，歇口煅令外有霞彩为度。次入黄连、朴消，水中浸，飞过，候干。又入黄丹半钱，水飞过，候干，次入：青盐 胆矾 铜青各半钱 硇砂（别研） 腻粉（别研） 白丁香（别研） 乳香（别研） 铅白霜各一字 黄连末半两 白矾二钱（半生半飞过）

【用法】上各为细末，同前件药合和匀。每日少许点眼。

【主治】久新病眼，昏涩难开，翳膜瘀肉，连睑赤烂，常多冷泪，或暴发赤眼肿痛。

【宜忌】《审视瑶函》：目宜久闭为妙。

祛风散

【来源】《杨氏家藏方》卷十一。

【组成】干姜一两（洗净） 铜绿一钱

【用法】上为细末。每用一字，于铜盂内以沸汤浸，澄清洗眼，渐渐闪开眼，放药入眼内，连睑通洗，直至药冷住，闭眼少时方开，洗之半月，赤烂自除。如冷，再烫令热，更洗一次。

【主治】风眼连睑赤烂，隐涩疼痛。

黄连散

【来源】《杨氏家藏方》卷十一。

【组成】乳香一钱半（别研） 黄连（去须）一两 荆芥一百穗 灯心一百茎

【用法】上锉。每用三钱，水二盏，煎至一盏，滤去滓，热洗。

【主治】

1.《杨氏家藏方》眼睑赤烂。

2.《普济方》引《永类钤方》：肝受风热，睑眦赤烂。

碌丹散子

【来源】《普济方》卷七十三引《卫生家宝》。

【组成】黄丹 白矾 胆矾各半钱（一处煅过） 白鳝二钱 铜青二钱

【用法】上为细末。每服半钱，沸汤泡洗。

【主治】一切赤烂睑风眼。

二百味花草膏

【来源】《医说》卷四引《癸志》。

【别名】二百花草膏（《一草亭目科全书》）。

【组成】羯羊胆（去其中脂）

【用法】上药满填好蜜，拌匀蒸之，候干即入瓶，研细为膏，以匙抄少许入口。

【主治】烂缘血风。病目两睑间赤湿流泪，或痛或痒，昼不能视物，夜不可近灯光。

【方论】

1.《医方考》：内热则睑赤，肝热则出泣，微热则痒，热盛则痛，或痛或痒，皆火之故也。气热则神浊昏冒，故令昼不能视物；阳胜者恶火，故令不可近灯光，此《经》所谓天明则日月不明，邪害空窍也。羯羊胆，苦物也，足以胜热；蜜，润物也，足以济火。然曰入口，不曰入眼，则固服食之剂耳！用之者，使频频噙之，药力相继为良。

2.《医方集解》：此足少阳、厥阴药也。羊胆苦寒，益胆泻热；蜂蜜甘润，补中缓肝，曰二百味花草膏者，以羊食百草，蜂采百花也。

【验案】烂缘血风　福州人病目，两睑间赤湿流泪，或痛或痒，昼不能视物，夜不可近灯光，兀兀痴坐。其友赵谦子春语之曰：是为烂缘血风，我有一药，正治此疾，名曰二百味花草膏。病者惊曰：用药品如是，世上方书所未有，岂易遽办？君直相戏耳！赵曰：我适间有药，当以与君。明日携一钱匕至，坚凝成膏，使以匙抄少许入口，一日泪止，二日肿消，三日痛定，豁然而愈。

羌活膏

【来源】《魏氏家藏方》卷九。

【组成】羌活　芙蓉叶　黑豆面　黄皮根子各等分

【用法】上为细末。生水调，用青皂纱贴之。

【主治】烂眶风眼。

广大重明汤

【来源】《兰室秘藏》卷上。

【组成】龙胆草　防风　生甘草　细辛各一钱

【用法】上锉如咀，纳甘草不锉，只作一锭。先以水一大碗半，煎龙胆一味，至一半，再入余三味，煎至少半碗，滤其滓，用清汁带热洗，以重汤坐令热，日用五七次。但洗毕，合眼一时。

【主治】两目睑赤烂，热肿疼痛，及眼睑痒痛，抓之至破，眼弦生疮，目多眵泪，隐涩难开；胬肉泛长而痒。

还睛紫金丹

【来源】《兰室秘藏》卷上。

【组成】白沙蜜二十两　甘石十两（烧七遍，碎，连水浸拌之）　黄丹六两（水飞）　拣连三两（小便浸，碎为末）　南乳香　当归各三钱　乌鱼骨二钱　硇砂（小盏内放于瓶口上熏干）　麝香各一钱　白丁香（直者）五分　轻粉一字

【用法】上将白沙蜜于沙石器内，慢火去沫，下甘石，次下丹，以柳枝搅，次下余药，以粘手为度，为丸如鸡头大。每用一丸，温水化开洗。

治目眶岁久赤烂，当以三棱针刺目眶外，以泻湿热；如眼生倒睫拳毛，法当去其热内火邪，眼皮缓则毛立出，翳膜亦退，用手法攀出，内睑向外，以针刺之出血。

【主治】目眶岁久赤烂。眼生倒睫拳毛，两目紧盖，内伏火热而攻阴气。

神效明目汤

【来源】《兰室秘藏》卷上。

【别名】防风明目汤（《医林纂要探源》卷十）。

【组成】细辛二分　蔓荆子五分　防风一钱　葛根一钱五分　甘草二钱（一方加黄耆一钱）

【用法】上锉，作一服。水二盏，煎至一盏，去滓，稍热临卧服。

【主治】眼棱紧急，致倒睫拳毛，及上下睑皆赤烂，睛疼昏暗，昼则冷泪常流，夜则眼涩难开。

花草膏

【来源】《仁斋直指方论》卷二十。

【组成】羯羊胆一枚（饭上蒸熟）

【用法】上药以冬蜜研和，入朱砂末少许，频研成膏。食后、临卧匙抄少许含咽，亦可点目。

【主治】

1.《仁斋直指方论》：患眼肿痛涩痒，昏泪羞明。

2.《医学入门》：火眼烂弦，风眼痛痒羞明，及眼胞皮肉有似胶凝，肿如桃李，时出热泪。

姜液膏

【来源】《仁斋直指方论》卷二十。

【组成】生姜母一块

【用法】用银簪插入即拔出，点眼头尾。

【主治】眼风痒，冷泪，烂眩有虫。

绿袍散

【来源】《医方类聚》卷七十引《施圆端效方》。
【组成】蝎尾二十五个（去毒用） 铜绿 青盐各二钱 轻粉一字
【用法】上为细末。每用一钱，浆水一盏调洗，一日三次。
【主治】风毒，眼连眶赤烂，拳毛倒睫。

大全宝光散

【来源】《瑞竹堂经验方》卷三。
【组成】黄连半斤（去须） 当归二两 蕤仁一两六钱（去皮油） 生白矾二两二钱 甘草二两三分 杏仁二两四钱（去皮尖） 龙胆草四两八分 干姜二两四分 赤芍药三两三钱
【用法】上用骨刀子锉细，如秫米大，不捣。每用二钱，水一大盏，煎数沸，去滓，热洗。
【功用】除昏退翳，止泪，截赤定痛。
【主治】远年近日风弦烂眼。

圣草散

【来源】《世医得效方》卷十六。
【组成】覆盆子叶不以多少
【用法】上洗净，研自然汁，以皂纱帛蒙在眼上，以笔蘸药汁于上下眼眶。当有细虫出于纱上，或研细著药于纱上便睡亦可。若治青盲眼暗，可捣取自然汁澄，阴干，入饮男子乳化开，点入目中，即仰卧，更入少许脑子尤好，三四日间视物如年少。
【主治】烂眩风，虫痒，及青盲眼暗不见物，冷泪浸淫不止。

驱风散

【来源】《世医得效方》卷十六。
【组成】防风（去芦） 龙胆草各五钱 铜青三钱 五倍子二钱 淡竹叶一握（去根）
【用法】上为末。每服半钱，热汤一合泡，停冷澄清，洗眼。
【主治】烂眩风赤浮翳，努肉攀睛，涩痒眵泪。

密蒙花散

【来源】《世医得效方》卷十六。
【组成】羚羊角一两（水煮，锉，炒干） 人参一两 密蒙花二两 覆盆子 蛴螬（醋浸）各一两 茺蔚子 决明子各半两 地肤子 甘草 枸杞子各一两 菊花 槐花各半两

方中决明子，《普济方》作“菥蓂子”。
【用法】上为末。每服二钱，食后用饭饮调下。
【主治】十六般内障，多年昏暗，及近日不明，泪出眩烂。

拜堂散

【来源】《医方类聚》卷六十七引《修月鲁般经》。
【组成】铜青二钱 五倍子 黄连各半两
【用法】上为极细末。贴于烂皮上。立效。
【主治】烂风眼。

碧霞散

【来源】《医方类聚》卷七十引《烟霞圣效方》。
【组成】青黛一两 铜绿三钱 硇砂一钱
【用法】上为细末。每服半钱，滚水调，临卧洗之。
【主治】连眶赤烂，退翳。

黑神散

【来源】《急救仙方》卷三。
【组成】白术 茯苓 甘草 茴香 桂心 延胡索 生地黄 川芎 芍药 蒲黄 木香 白芷 当归
【用法】上为细末。每服二钱，食后酒调下。
【功用】散血行风。
【主治】妇人血风烂弦，或因产后月水不调，血冲瞳神，痛不可忍。
【宜忌】孕妇莫服。

睛明散

【来源】《秘传眼科龙木论》卷七。

【组成】黄连（去须） 当归（去芦，洗） 赤芍药 滑石（细研）各五两

【用法】上为细末，研滑石拌匀。每用半钱，沸汤点，澄清去滓，热洗。

【功用】退翳膜。

【主治】外障风毒上攻，眼疼赤肿，或睑眦痒烂，时多热泪昏涩。

【宜忌】忌一切腌藏、鱼酢、酒、面等毒物。

定光朱砂膏

【来源】《眼科龙木集》。

【组成】滑石（水飞） 砂蜜各五钱 朱砂 片脑

【用法】上为极细末，炼蜜作膏。每用铜箸点大小眦内。

【主治】心虚而小眦赤者。

洗轮散

【来源】《普济方》卷七十三引《仁存方》。

【组成】黄连十文 槐花少许

【用法】上为细末。入轻粉十文拌匀，以生男儿乳汁和之，用小盏盛于甑上蒸，候饭蒸熟，取帛裹药，于眼上拭三两次即效；干拭之，屡验。

【主治】烂睑眼。

龙脑膏

【来源】《普济方》卷八十六引《仁存方》。

【组成】龙脑（研）一钱 杏仁（去皮，用纸罩去油）二钱半

【用法】上共成细膏，用饭泔、乳汁调匀，瓷器中盛。每以铜箸点少许入眦头，一日二三次。

【主治】眼赤，眶睑赤烂。

重明散

【来源】《普济方》卷七十八引《经效济世方》。

【组成】黄鹰条一钱（研细） 白丁香一钱（研细） 乳香一钱（研细） 炉甘石一分（烧赤） 白矾一钱（飞过） 麝香少许

【用法】上为细末。每次以灯芯少点入眼眦内。

【主治】两眼生翳膜，连眼眶赤烂，久不效者，及一时赤眼。

胜金散

【来源】《普济方》卷七十三引《德生堂方》。

【组成】铜青二钱 炉甘石（浸三五次，烧红，童便浸妙） 青盐一钱 金脚蜈蚣一条 全蝎七个（去毒） 轻粉半钱 麝香少许

方中炉甘石用量原缺。

【用法】上为末。每用少许，温水调敷眼，一日三次。三日即愈。

【主治】赤眼烂弦，痒痛流泪。

拨云散

【来源】《普济方》卷七十八引《德生堂方》。

【组成】白蒺藜 防风 羌活 川芎 荆芥 甘菊花 蝉蜕各二两

【用法】上为细末。每服二钱，食后桑白皮熬水下。

【主治】风毒翳障，及赤烂眩者。

万应蝉花散

【来源】《原机启微》卷下。

【组成】蝉蜕（去土）半两 蛇蜕（炙）三钱 川芎 防风 羌活 炙甘草 当归 白茯苓各一两 赤芍药三两 苍术四两 石决明（东流水煮一伏时，研极细）一两半

【用法】上为细末。每服二钱，食后临卧时浓米泔调下；热茶清亦得。

【功用】《审视瑶函》：祛风退翳明目。

【主治】

1.《原机启微》：上焦有热邪，目久痛，白睛微变青色，黑睛稍带白色，黑白之间赤环如带，谓之抱轮红，视物不明，昏如雾露，中睛白，高低不平，其色如死，甚不光泽，口干舌苦，眵多羞涩；亦治奇经客邪之病。

2.《审视瑶函》：大人小儿，远年近日，一切风眼气眼，攻注昏眼，睑生风粟，或痛或痒，渐生翳膜，或久患头风牵搐，两目渐渐细小，眼眶

赤烂。

【方论】上方制之复者也，奇之不去则偶之，是为重方也。今用蝉蜕又用蛇蜕者，取其重蜕之义以除翳，为君也；川芎、防风、羌活，皆能清利头目，为臣也；甘草、苍术通主脾胃，又脾胃多气多血，故用赤芍药补气，当归补血，为佐也；石决明镇坠肾水，益精还阴，白茯苓分阴阳上下，为使也。

无比蔓荆子汤

【来源】《原机启微》卷下。

【组成】黄耆　人参各一钱　黄连　柴胡各七分　蔓荆子　当归　葛根　防风各五分　生草一钱　细辛叶三分

【用法】作一服，水二盏，煎至一盏，去滓稍热服。

【主治】眼棱紧急，以致倒睫拳毛，损睛生翳，及上下睑眦赤烂，羞涩难开，眵泪稠粘。

【方论】肺气虚，黄耆、人参实之，为君；心受邪，黄连除之，肝受邪，柴胡除之，小肠受邪，蔓荆子除之，为臣；当归和血，葛根解除为佐；防风疗风散滞，生甘草大泻热火，细辛利九窍，用叶者，取其升上之意为使也。

黄连炉甘石散

【来源】《原机启微》卷下。

【别名】黄连甘石散（《古今医统大全》卷六十一）。

【组成】炉甘石一斤　黄连四两　龙脑量入

【用法】先以炉甘石置巨火中，煅通红为度；另以黄连用水一碗，瓷器盛贮，纳黄连于水内，却以通红炉甘石淬七次，就以所贮瓷器置日中晒干，然后用黄连研为细末；欲用时以一二两再研极细，旋量入龙脑。每用少许，井花水调如稠糊，临睡以箸头蘸敷破烂处；不破烂者，点眼内眦，锐眦尤佳。

【主治】眼眶破烂，畏日羞明。

【宜忌】不宜使入眼内。

【方论】方以炉甘石收湿除烂为君，黄连苦寒为佐，龙脑去热毒为使。诸目病者俱可用，病宜者治病，不宜者无害也。

【加减】奇经客邪之病，量加朴消泡汤滴眼瘀肉黄赤脂上。

黄耆防风饮子

【来源】《原机启微》卷下。

【组成】蔓荆子　黄芩各半钱　炙甘草　黄耆　防风各一钱　葛根一钱半　细辛二分

【用法】水二盏，煎至一盏，去滓，大热服。

【主治】眼棱紧急，以致倒睫卷毛，损睛生翳，及上下睑眦赤烂羞涩难开，眵泪稠粘。

【方论】方以蔓荆子、细辛为君，除手太阳、手少阴之邪，肝为二经之母，子母平安，此实则泻其子也；以甘草、葛根为臣，治足太阴、足阳明之弱，肺为二经之子，母薄子单，此虚则补其母也；黄耆实皮毛，防风散滞气，用之以为佐；黄芩疗湿热，去目中赤肿，为之使也。

炉甘石散

【来源】《医学纲目》卷十三。

【组成】炉甘石不拘多少（先用童便煅七次，次用黄连浓煎汁煅七次，次用谷雨前茶浓煎煅七次，又并三汁余者一次，再煅三次，然后安放地上一宿，出火气）

炉甘石煅时，须用好紫霄炭极大者凿一穴，以安炉甘石。

【用法】上为极细末，入冰片、麝香，点上。

【主治】烂风眼。

青金散

【来源】《普济方》卷七十三。

【组成】铜青　滑石　蚌粉各等分　轻粉少许

【用法】上为末。桑叶煎，少加青盐，泡洗。

【主治】烂眩风眼，赤肿热痒。

【加减】去胬肉翳膜，少加真白矾。

复明丸

【来源】《普济方》卷七十三。

【组成】炉甘石半两（童便淬七次） 铜绿一两（水飞） 乳香三钱 白土子一两三钱（水飞） 枯矾三钱
【用法】上除乳香外，另为细末，生蜜为丸服。
【主治】眼赤烂肿痒。

追风散

【来源】《普济方》卷七十三。
【组成】川乌 防风 细辛 甘草（炙） 川芎 白芷 荆芥 苍术各一两 草乌半两 薄荷 全蝎
方中薄荷、全蝎用量原缺。
【用法】上为末。食前清茶或酒调下。
【功用】去翳。
【主治】头风注眼，目赤烂。

秦皮汤

【来源】《普济方》卷七十四。
【组成】秦皮 蕤仁（去皮） 黄连（去须） 山栀子各半两 黄柏一两 大枣五枚（去核）
【用法】上为粗末。以水四升，煎取二升，去滓，微暖数洗之，冷则重暖，余滓再煎洗。
【主治】眼暴赤，积年睑烂不愈，涩痛，睛上有白膜。

红定眼药

【来源】《普济方》卷七十七。
【组成】珍珠（水飞） 枇杷叶各四钱 李子树胶 可铁刺（无，以红粉代之） 没药各二钱 血竭一钱 咱甫兰一钱 红石扁豆一钱（回回地面红石，如扁豆者） 炼酥铜（入火，醋炒酥）八钱 红珊瑚四钱（水飞过，研细末为用）
【用法】上为细末，鸡子清为锭。以女儿乳汁调匀，磨药汁，无时点之。
【功用】去血丝，定痒。
【主治】目飞血赤脉，赤烂及暴发眼。

至圣散

【来源】《普济方》卷三六三。
【组成】黄连五个（水洗） 干铜绿半两（研） 生白矾半两（研） 腻粉一钱 麝香一钱（研） 乳香一钱（研）
【用法】上将黄连捣为末，罗过，冲入其余五味拌匀。每用少许，汤泡澄下，乘热洗之。
【主治】小儿眼赤烂。

石膏散

【来源】《永乐大典》卷一一四一二引《黄帝七十二证眼论》。
【组成】石膏一两（生） 川乌半两（炮，去皮脐） 山茵陈半两 僵蚕半两 甘草半两 防风半两 川芎半两 白芷半两
【用法】上为末。每服二钱，食后茶调下。
【主治】一切风毒气眼，烂弦风，头风疼，冷泪睛疼。

搜风散

【来源】《程松崖眼科》
【组成】防风六分 荆芥六分 蕤仁八分 刺蒺藜一钱 菊花一钱 蝉蜕六分 甘草四分 谷精草六分 赤芍八分 车前子一钱
【用法】上加生姜一薄片，煎汤内服，外点蕤仁膏。
【主治】眼弦作痒及烂者。

蕤仁膏

【来源】《程松崖眼科》。
【组成】蕤仁（水浸，去皮）一两
【用法】上研烂，用水两碗，煮至一酒杯，滤去滓，炖热，再下研就极细真铜绿、胆矾各五分，搅匀。以鸭毛翎蘸点眼皮之下，内服搜风散。
【主治】眼弦作痒及烂者。

秘传点眼光明丹

【来源】《松崖医径》卷下。
【组成】黄连半斤（煎汁滤净） 炉甘石一斤（用紫罐盛，煅三炷香时，入黄连汁内，七浸七晒，随时听用） 炉甘石（制过）一两 麝香 硼砂各一分 片脑二分 枯白矾五厘

【用法】上为极细末。用骨簪沾水蘸药，点眼内，闭目。

【主治】一切风热上壅，两目赤肿涩痛，风弦烂眼，及内外翳障。

【加减】风眼，加五倍子（火煅存性）一分。

点眼光明丹

【来源】《医学正传》卷五。

【别名】开明银海丹（《卫生鸿宝》卷二）、光明丹（《古今医统大全》卷六十一）。

【组成】白炉甘石一两 （以黄连五钱煎浓汁，滤去滓，用炭火煅炉甘石通红，淬黄连汁内，如此者七次，研） 辰砂一钱 硼砂二钱 轻粉五分 片脑三分（多至五分） 麝香一分

【用法】上各为极细末，一处和匀，再研一二日无声，银瓶盛贮，密封口不可令泄气。点眼。极妙。

【主治】一切风热上壅，两目赤肿涩痛，风弦烂眼，及内外翳障。

【加减】如赤眼肿痛，加乳香、没药各五分；内外翳障，加珍珠五分、鸭嘴胆矾二分、熊胆二分；烂弦风眼，加铜青五分、飞丹五分。

柴胡饮

【来源】《医学集成》卷二。

【组成】柴胡 生地 赤芍 羌活 防风 荆芥 桔梗 甘草

【用法】水煎服。

【主治】烂弦风眼。

【加减】烂甚，加薄荷、硝黄。

珍珠散

【来源】《万氏家抄方》卷三下。

【组成】炉甘石不拘多少（炭火中煅，先用黄连煎汁淬过，焙干） 冰片适量

【用法】用当归、黄连、芍药、生地、薄荷、荆芥、防风、蔓荆子、甘草各等分煎汁，将炉甘石浸一昼夜，焙干，研，入小瓶内，水浸，使出火毒，然后再乳极细，次加冰片，亦乳极细，相和点之。

【主治】烂眩赤眼。

黄耆饮子

【来源】《秘传眼科龙木论》卷五。

【组成】黄耆三两，车前子 细辛 黄芩 五味子各一两 防风一两半

【用法】上为末。以水一盏，散一钱，煎至五分，食后去滓温服。

【主治】小儿胎风赤烂外障。

川芎茶调散

【来源】《银海精微》卷上。

【组成】川芎 防风 羌活 甘草 石决明 木贼 石膏 炒荆芥 菊花 薄荷叶各一两

【用法】上为末。每服二三钱，食后茶送下。

【主治】一切热泪，眼弦湿烂。

小承气汤

【来源】《银海精微》卷上。

【组成】大黄 薄荷 杏仁 蝉蜕 甘草 羌活 天麻 当归 赤芍药 防风

【用法】水煎服。

【主治】小儿胎风赤烂，小儿眼生翳。

金钱汤

【来源】《银海精微》卷上。

【组成】古钱（即老铜钱生锈者）七个 黄连（研末）二钱 白梅干五个（梅自落者为白梅）

【用法】用老酒二小盏，于瓷罐内煎至半盏。至夜时冷可洗用，一日二次。不过三四次即愈。

【主治】眼弦赤烂。因脾土蕴积湿热，不能化湿，湿热之气相攻，传发于胞睑之间，致使羞明泪出，含在睑胞之内，致使眼弦赤烂。春夏烂者用本方。

黄耆汤

【来源】《银海精微》卷上。

【组成】黄耆　车前子　细辛　黄芩　五味子　苍术　黄连各一两
【用法】水煎服。
【主治】小儿两睑时常赤烂。

棉裹散

【来源】《银海精微》卷上。
【组成】当归　黄连各一钱　铜青七分　枯矾四分　朴消
方中朴消用量原缺。
【用法】上为细末，用细绢包棉缚紧，每一个约龙眼核大。要用时将一个用白汤半盏泡洗，一日二次。
【主治】眼湿泪烂弦。

碧天丹

【来源】《银海精微》卷下。
【组成】铜青五钱　明矾四钱　五倍子一钱　白墡土一钱　海螵蛸一钱　薄荷叶五分
【用法】上为末，用老姜汁搅和为丸，如圆眼核大。要用时，将一丸淡姜汤一盏泡散，洗眼弦，次日再洗。依此洗三四次即愈。
【主治】远年近日烂弦风眼。

五胆膏

【来源】《摄生秘剖》卷四。
【组成】熊胆　鲭胆　鲤胆　猪胆　羊胆　川蜜各等分
【用法】上将胆、蜜入银铫或铜铫中，微火熬成膏，取起用瓷盒藏之，出火毒。点眼。
【主治】一切火热赤眼，流泪烂弦，怕热羞明，或痛或痒。
【方论】五胆之苦足以胜热，川蜜之润足以济火。且胆者甲木之精也，蜜者百花之精也，皆有荣润乙窍之妙焉。

守阳碧云膏

【来源】《古今医统大全》卷六十一。
【组成】铅粉　铜绿各一两　乳香　没药各一钱　冰片一分
【用法】上为细末，大黄熬膏作锭子，晒干，以井水磨下，新笔涂眼四围。
【主治】倒睫及肿烂弦风。
【宜忌】不得入目。

神效明目汤

【来源】《古今医统大全》卷六十一。
【组成】干葛　黄连　黄芩各五分　蔓荆子　防风　甘草各四分　细辛三分
【用法】水一盏半，葱一根，煎七分，临卧稍热服。
【主治】眼棱紧急，拳毛倒捷，两睑赤烂，疼痛昏涩，夜则难开，眵泪满眼。

桑艾煎

【来源】《古今医统大全》卷六十一。
【组成】大桑叶十个　大艾叶十个　黄连三钱　倍子二钱　朴消二钱
【用法】上锉。用水一大盏煎，去滓，加铜绿末三四分搅匀，以绵蘸温水洗。
【主治】一切火眼，热眼烂弦，及风眼。
【加减】如非烂弦，减去铜绿。

绿云散

【来源】《古今医统大全》卷六十一。
【组成】坯子四两（以乳汁调涂碗内四周，上以皮纸瞒围，中取一孔，以艾叶搓作筋箸子大条，燃烟熏入碗内，久之其药于黄色为度，又调又熏如此三次毕，取下）　铜绿四钱五分　冰片五分
【用法】上为极细末，瓷罐收密，勿泄气。每服三分，蜜水调搽烂弦上。不过二次全愈。
【主治】烂眩风眼。

碧云膏

【来源】《古今医统大全》卷六十一。
【组成】铅粉　铜绿各一两　乳香　没药各一

钱　冰片一分

【用法】上为细末，大黄熬膏作锭子用，晒干。用时以井水磨下，新笔涂眼四周，不得入目。

【主治】倒睫及肿烂弦风。

点烂弦风药

【来源】方出《医学入门》卷七，名见《东医宝鉴·外形篇》卷一。

【组成】薄荷　荆芥　细辛

【用法】上为末，如烧香状烧之，以碗涂蜜少许于内，覆烟上，取烟尽后，以瓷罐收之。凡眼见风热多泪者，皆可点之。

【主治】烂弦眼。

还睛丸

【来源】《古今医鉴》卷九。

【组成】拣人参一两半　天门冬（泡，去心）三两　麦门冬（泡，去心）三两　生地黄（酒洗）三两　熟地黄一两（酒蒸）　当归（酒洗）一两　川芎七钱　白茯苓（去皮）一两　山药一两（蒸）　菟丝子（酒饮烂捣饼，焙干）一两　甘枸杞一两半　肉苁蓉（酒浸）一两半　川牛膝（去芦）一两半　川杜仲（酒炒）一两半　石斛一两半　五味子七钱　川黄连七钱　川黄柏一两（酒炒）　知母二两（酒炒）　杏仁（泡，去皮）一两半　枳壳（面炒）一两　防风八钱（去芦）　菊花（酒洗）一两　青葙子一两　草决明一两　白蒺藜（炒）一两　羚羊角一两（镑）　乌犀角八钱　甘草七钱（炙）

【用法】上为细末，炼蜜为丸，如梧桐子大。每服三五十丸，空心盐汤送下。

【功用】

1.《古今医鉴》：降火升水，夜能读细字。

2.《全国中药成药处方集》（沈阳方）：养血安神，搜风明目。

【主治】远年近日一切目疾，内外翳障，攀睛弩肉，烂眩风眼，及老年虚弱，目昏多眵，迎风冷泪，视物昏花，久成内障。

涤光散

【来源】《古今医鉴》卷九。

【组成】枯白矾五分　铜青三分

【用法】上为末。水和药，瓷器盛，重汤煮三五沸。隔纸蘸洗，一日三五次。

【主治】目疾，屡服寒凉药不愈，两眼蒸热，如火之熏，赤而不痛，满目红丝，血脉贯睛，瞀闷昏暗，羞明畏日；或上睑赤烂，或冒风沙而内外眦皆破。

碧云膏

【来源】《本草纲目》卷五十引张三丰方。

【组成】羯羊胆（腊月取）十余枚

【用法】上以蜜装满，纸套笼住，悬檐下，待霜出扫下。点之。

【主治】烂弦风，赤眼流泪，不可近光，及一切暴赤目疾。

光明洗眼方

【来源】《医方考》卷五。

【组成】古青钱十文　黄连一钱　杏仁七枚（去皮）　艾叶三片

【用法】用水一钟，煎去其半，澄清一宿，次日频频洗之。

【主治】风热眼眶红烂者。

【方论】铜性清肃，可以胜热明目；黄连苦燥，可以泻热坚肤；艾叶辛温，可使驱风胜湿；杏仁辛润，可使利气泽皮。

洗红烂眼方

【来源】《仁术便览》卷一。

【组成】当归　黄连　杏仁　铜绿　皮消　净碱各等分

【用法】上药水泡，青布蘸洗。

【主治】红烂眼。

女贞膏

【来源】《遵生八笺》卷八。

【组成】黄连　黄芩　黄柏　黄耆　连翘　薄荷　山栀　山豆根各三两　冬青叶一篮（清水洗净）　菊花　千里光花　密蒙花

【用法】用长流水，煎浓汁，去滓再熬，下白蜜少许成膏。另用炉甘石（三黄煅过，为细末，以水飞五七次，净末）一两，大朱砂、熊胆、血竭各五厘，乳香、没药各一分，真珠、琥珀、牛黄、冰片、麝香各一分，硼砂三分，石斛一钱（蜜煅），胡黄连一钱五分，白丁香一分，共为细末，投入膏内搅匀，入罐，塞口。每用银簪脚挑药些少，点眼两眦，一日三次。

【主治】远近烂眩，风翳障眼。

日精丹

【来源】《证治准绳·类方》卷七。

【组成】黄连二两　黄柏三两　龙胆草　防风　大黄　赤芍药　黄芩　当归　栀子各五钱　白菊花　脑荷各二钱（又方，可加鸡柏树根，不拘多少上浸药水，煅淬炉甘石，收贮诸法悉同阳丹。）炉甘石一两　朱砂　硼砂各二钱　麝香三分　白矾（生）一分

【用法】上为极细末。每末一钱，加片脑一分，研细罗过，点眼。

【主治】一切火热赤眼，烂弦风等稍轻者。

【加减】如有翳膜，配和月华丹对匀点之。

阳　丹

【来源】《证治准绳·类方》卷七。

【组成】黄连　黄柏各一两　大黄　麻黄　川芎　白芷　黄芩　防风　龙胆草各五钱　细辛　千里光　脑荷　当归　连翘　羌活　荆芥　木贼各一钱半　栀子　白菊花　生地黄　赤芍药　苦参各三钱　苍术（一方有鸡柏树根不拘多少。上药以井水洗净，锉碎，以井水浸于铜器内，春三、夏二、秋四、冬五日，晒，常将手挪出药味，晒出药力，熟绢滤净，留清汁一碗以飞药，留浊汁三碗以淬药，却用熔铜锅子一个，装打碎甘石一斤在内，新瓦盖上，松炭固济，烧令透极红色钳出，少时淬入药汁内爆淬三次，就将留下清汁飞细，令千万余下，澄清去浊，晒干，再研令无声为度，细绢重罗过，瓷器收贮听用）炉甘石一钱　麝香三厘　片脑一分

【用法】上为细末，次入片脑再研，熟绢罗过，磁器收贮。点眼；如有翳膜，配合阴丹、一九、二八、三七、四六等丹。

【主治】诸般外障，赤脉贯睛，怕日羞明，沙涩难开，胞弦赤烂，星翳覆瞳。

阴　丹

【来源】《证治准绳·类方》卷七。

【组成】炉甘石一两　铜青一钱九分　硇砂六分二厘半　没药二分　青盐三分七厘半　乳香三分七厘半　熊胆一分二厘半　密陀僧二分半（以上八味，用黄连五钱、龙胆草二钱半煎汁滤净，将前药和一处，入汁研细嫩，晒干，再研极细用之）白丁香　海螵蛸　白矾（生）　轻粉各一分七厘半　硼砂二分半　雄黄　牙消　黄丹　血竭　朱砂各一分二厘半　铅白霜　粉霜　鹰条　胆矾各七厘半（一方有黄连六分二厘，胡连、脑荷、细辛、姜粉、草乌各一分二厘半；一方有石蟹、贝齿、玄明粉、真珠、琥珀各二分）

【用法】上药各为细末，依方称合，和匀，研令无声至千万余下，瓷器收贮听用。如有翳膜，配合阳丹、一九、二八、三七、四六等丹点眼。

【主治】翳膜遮睛，血灌瞳仁，拳毛胬肉，烂弦风眼。

【方论】黄连、胡连、脑荷、细辛、姜粉、草乌等六味并无去翳之功，不用更妙，恐有碍眼作痛害眼之祸也。石蟹、贝齿、玄明粉、真珠、琥珀等五味或多或少，皆可增入，以有磨翳消膜之功，不可或缺也。

炉甘石散

【来源】《证治准绳·类方》卷七。

【组成】炉甘石一钱　片脑一分　黄连二分半

【用法】上制甘石二两，以黄柏一两，黄连五钱，煎浓汁滤净，投入甘石内，晒干，以汁投晒尽为度，依方秤合和匀，研为细末，乳汁和调匀。用鸭毛刷烂处。

【功用】疗湿热，平风烂，住痛，明目去翳，退赤

除风。

【主治】一切外障，白睛伤破，烂弦风眼。

洗刀散

【来源】《证治准绳·类方》卷七。

【组成】防风 连翘 羌活 独活 草决明 蔓荆子 木贼 玄参各一两 当归 荆芥 滑石 薄荷 麻黄 白术 赤芍药 大黄各五钱 黄芩 川芎 栀子 桔梗 石膏 芒消 蝉蜕 白菊花 蒺藜各四钱 甘草 细辛各三钱

【用法】加生姜同煎，食后服。再用清凉洗眼之药。

【主治】风热弦烂，眼目赤肿，内外障翳，羞明怕日，倒睫出泪，两睑赤烂，红筋瘀血。

柴胡散

【来源】《证治准绳·类方》卷七。

【别名】柴胡引子（《张氏医通》卷十五）。

【组成】柴胡 羌活 防风 赤芍药 桔梗 荆芥 生地黄 甘草

【用法】水煎服。

【主治】因风而眼眶涩烂。

菊花通圣散

【来源】《证治准绳·类方》卷七。

【组成】白菊花一两半 滑石三两 石膏 黄芩 甘草 桔梗 牙消 黄连 羌活各一两 防风 川芎 当归 赤芍药 大黄 薄荷 连翘 麻黄 白蒺藜 芒消各半两 荆芥 白术 山栀子各二钱半

【用法】上锉。每服三钱，水一盏半，加生姜三片，同煎七分，食后服。

【主治】两睑溃烂，或生风粟。

黄连散

【来源】《证治准绳·类方》卷七。

【组成】黄连 防风 荆芥 赤芍药 五倍子 蔓荆子 覆盆子根（即甜勾根）

【用法】上煎沸，入盐少许，滤净，又入轻粉末少许和匀，洗眼。

【主治】眼烂眩风。

枫 膏

【来源】《东医宝鉴·外形篇》卷一。

【组成】枫叶

【用法】多取浓煎汁，去滓，熬成膏。取以点眼。

【主治】烂弦赤肿流泪。

光明散

【来源】《寿世保元》卷六。

【组成】炉甘石（用上好的）四两 珍珠四钱

【用法】上药用竹纸包定，将新倾银紫泥罐为饼，包石珠在内为丸，外用熊胆一钱，硼砂二钱，火消三钱，研末为衣，再用紫泥罐包裹，晒干，用炭灰煅炼，以七根线香为度，炼四炷香，用童便淬之；浸黑色为妙，又炼一根半香，以好醋淬之；再炼一根半香，歇火听用。前炼过末药一钱，加熊胆一分、火消一分，为极细末。点眼。

【主治】两目翳障，烂弦风热，昏矇色眼。

点眼仙方

【来源】《寿世保元》卷六引马伏所方。

【组成】蕤仁三钱（去皮，将竹纸研去油方入药，用笔筒卷纸，将药铺纸上，重层卷研） 珍珠二分五厘（生用，绵纸包，打碎研） 琥珀二分（生用，纸包，打碎研烂） 熊胆一分五厘（生，研碎） 牛黄一分（生用） 麝香半分（生用） 片脑一分五厘（生用） 蜂蜜三钱五分（用慢火煨化，滤去滓）

【用法】上先称眼药罐，次加蜜，称后入药，搅以上药八味，调匀点眼。

【主治】远年近日烂弦风眼，翳障青盲，肿痛百病。

翠云锭

【来源】《外科正宗》卷四。

【别名】翠云锭子（《医宗金鉴》卷六十五）。
【组成】杭粉五两　铜绿末一两　轻粉一钱
【用法】上为极细末。用黄连一两，同川米百粒，水一碗，煎一半，再熬折去二分，和药作锭，阴干。临时用清水少许，净砚上磨浓，鸡羽蘸搽，用针割后涂之。箍搽更效。
【功用】《医钞类编》：疏脓长肌解毒。
【主治】

1.《外科正宗》：眼胞菌毒，烂弦风眼，或暴赤肿痛者。

2.《医钞类编》：一切菌毒痈疽。

蝉花无比丸

【来源】《明医指掌》卷八。
【别名】蝉花丸（《嵩崖尊生全书》卷六）、无比丸（《杂病源流犀烛》卷二十二）。
【组成】茯苓（去皮）四两　炙甘草四两　防风（去芦）四两　石决明二两　川芎二两　羌活（去芦）二两　当归二两（酒洗）　赤芍药二两　蒺藜（炒）一两　蝉退二两　苍术（米泔浸，晒干，炒）二两　蛇退一两
【用法】上为末，炼蜜为丸，如梧桐子大。每服三十丸，白汤送下。
【功用】明目退翳。
【主治】《杂病源流犀烛》：眼赤烂。

拨光散

【来源】《济阳纲目》卷一〇一。
【组成】枯白矾五分　铜青三分
【用法】上为末。水和药，瓷器盛，重汤煮三五沸，隔纸醮洗，一日三五次。
【主治】目疾，累服凉药不愈，两目蒸热有如火熏，赤而不痛，红丝血脉满目贯睛，瞀闷昏暗，羞明畏日；或上下眼皮赤烂；或冒风沙，而内外眦皆破。

清明散

【来源】《济阳纲目》卷一〇一。
【组成】皂矾不拘多少（瓦器盛，于三伏内晒之至白色，须晒十余日方好）　黄连末十分之一
【用法】每用少许，水和，隔纸洗眼。立时见效。
【主治】暴发烂弦风眼。

渗湿清脾散

【来源】《简明医彀》卷五。
【组成】石膏一钱　苍术　白芷　白芍　黄芩　黄连　栀子　羌活　防风　枳壳各八分　荆芥　甘草各五分　滑石（水飞）三钱
【用法】水煎，调入滑石末，食远服。
【主治】脾胃湿热，上下眼眶常赤烂者。

广大重明汤

【来源】《审视瑶函》卷三。
【组成】防风　川花椒　龙胆草　甘草　细辛各等分
【用法】上锉如麻豆大，纳甘草不锉，只作一挺。先以水一大碗半，煎龙胆草一味，干一半，再入余三味，煎小半碗，去滓。用清汁带热洗，以重汤炖令极热，日用五七次，洗毕，合眼须臾，痒亦减矣。
【主治】两目睑赤烂热肿痛，并梢赤，及眼睑痒极，抓至破烂，眼楞生疮痂，目多眵痛，隐涩难开。

搽药方

【来源】《审视瑶函》卷四。
【组成】血竭　乳香　没药　轻粉　陀僧各等分
【用法】上研为细末。压之疮处。
【主治】眼皮外满睑生疮，溃烂疼痛。

洗眼红枣儿

【来源】《审视瑶函》卷六。
【别名】洗眼枣儿药（《何氏济生论》）。
【组成】皮消一斤　上好红枣儿一斤　黄连末三分
【用法】皮消滚水泡化，澄清去滓，红枣儿去核，入消汁内浸一日，取出晒干，又浸，如此数次，以汁尽为度；将枣儿一个，装黄连末三分，小者

二分，将枣仍旧合之，勿令泄气。用时取枣一个，投白滚汤泡之，不时洗眼。

【主治】烂弦风眼，不论年久。

紫金膏

【来源】《审视瑶函》卷六。

【组成】虢丹（水飞过）

【用法】蜜多水少，文武火熬，以器盛之。点眼。

【主治】眦帷赤烂。

疏风散湿汤

【来源】《审视瑶函》卷六。

【组成】赤芍药　黄连　防风各五分　铜绿（另入）　川花椒　归尾各一钱　轻粉一分（另入）　羌活　五倍子各三分　荆芥六分　胆矾　明矾各三厘

【用法】水三钟，煎至一半，去滓，外加铜绿泡化，后入轻粉搅匀，汤脚用绵纸滤过澄清。用手蘸洗目烂湿处。

【主治】眼眶涩烂，因风而作。

消风桑白散

【来源】《眼科全书》卷四。

【组成】桑白皮　防风　荆芥　前胡　升麻　僵蚕　蔓荆子　川芎　蝉退　羌活　薄荷

【用法】水煎，食后服。

【主治】胞睑风赤湿烂，两睑粘睛。

黄耆饮

【来源】《眼科全书》卷五。

【组成】黄耆　车前子　细辛　黄芩　五味子

【用法】白水煎，乳母食后服。

【主治】胎风赤烂外障。

泻肝散

【来源】《眼科全书》卷六。

【组成】郁李仁　荆芥　甘草　栀子

【用法】水煎，食后服。

【主治】大小眦赤肿痛，生肉翳者。

曾青膏

【来源】《眼科全书》卷六。

【组成】铜绿　百药煎各等分

【用法】上入锅内煅，研为末，用蜜调成膏。临卧以少许抹在眼眩上，以薄纸贴之，来日即效。

【主治】烂眩风。

防风饮子

【来源】《张氏医通》卷十五。

【别名】防风饮（《中国医学大辞典》）。

【组成】蔓荆子　黄耆（生）　黄连各一钱半　甘草（炙）　防风　葛根各一钱　细辛三分

【用法】水煎，食远热服。

【主治】倒睫拳毛，眦睑赤烂。

【加减】虚人，加人参一钱，当归七分。

清热光明液

【来源】《眼科阐微》卷二。

【组成】秋白大梨一枚　黄连末三钱　冰片三分　硼砂（煅）六分

【用法】将梨去皮，截上少许作盖，将核去净，入黄连末，仍用梨盖之，四围竹钉钉住，入碗内，重汤煮烂，浐汁，铜勺内熬，不必太老，冷定，加冰片、硼砂，搅匀，骨簪点之。眼甚肿烂，热气炙人，不敢用点洗者，用此立效。

【主治】痰盛，眼肿烂。

至宝丹

【来源】《眼科阐微》卷三。

【组成】当归　生地　白芍各五钱　栀子　黄连　薄荷　白菊花各一钱五分　防风　白芷　荆芥　黄芩　连翘各二钱　细辛一钱（上用砂锅水煎，去滓，再熬汁一茶钟，入蜜五钱，熬成膏，调后细药为锭子，或为小丸子）　炉甘石一两（煅红，入黄连水淬，飞过）　冰片　熊胆各三分　琥

珀（生研） 象牙（煅） 珍珠 乳香 没药（去油）各四分 真麝香一分五厘

【用法】先将后八味共为细末，后入炉甘石同研极细，用前膏调成小丸子。点时将药一粒，净水在手掌和匀，用银簪或骨簪点药两眼角。暴发过三日，点一次即好。风火烂眼等症，点三晚即愈，云翳点好为度。

【主治】风火流泪、红烂、云翳、肿胀、疼痛。

取虫膏

【来源】《眼科阐微》卷三。

【组成】覆盆子叶不拘多少

【用法】上为末。水调成膏，摊纱绢上，贴眼。片时其虫即出。

【主治】烂眼有虫，其痒不可当。

天茄青矾散

【来源】《良朋汇集》卷三。

【组成】天茄子（不论青黑，连花带尖采来，晒干，平封） 黑矾

【用法】上为细末。用纸包，三分一包。连包放茶钟内，包上用钱一文压住，将滚水冲入半钟，待少时，药水出，用中指洗眼。

【主治】老眼昏花，初发火眼，痘后风烂，红边久不愈者。

万金膏

【来源】《灵验良方汇编》卷一。

【组成】文蛤 黄连（去毛，净） 防风 荆芥穗各五钱 苦参四钱 铜绿五分（一方有当归、川芎各四钱）

【用法】上为极细末，用薄荷煎汤作丸，如弹子大。临用时，以热水化开，趁热洗眼，一日三次。

【主治】烂弦风赤眼。

燥脾丸

【来源】《医略六书》卷二十一。

【组成】羌活一两半 防风一两半 苍术一两半（制） 半夏一两半（制） 白芷一两半 陈皮一两半 柴胡八钱 升麻八钱 甘草五钱

【用法】上为末，滚水糊为丸。每服三钱，米饮送下。

【主治】风湿伤脾，两胞弦烂，脉浮缓者。

【方论】风湿伤脾，清阳下陷，不能敷化精微，故湿渍两胞，眼弦湿烂。羌活散风胜湿，苍、半燥湿强脾，白芷散阳明之邪，陈皮利太阴之滞，柴胡升少阳清气，升麻升阳明清气，甘草缓中州以和胃气也。使脾胃调和，则清阳上举，而风湿两除，眼胞眩烂无不愈矣。此散风燥湿之剂，为风湿伤脾弦烂之专方。

烂眼煎

【来源】《仙拈集》卷二。

【组成】胆矾 防风 独活 僵蚕 桑皮各一钱

【用法】上药用水一碗，放锅内，用纸盖好，蒸一炷香久，取出露一宿。洗之。

【主治】赤红烂眼。

川连饮

【来源】方出《疡医大全》卷十，名见《中国医学大辞典》。

【组成】川连 地骨皮 白矾各一钱 鲜槐条五段 铜青五分 川椒七粒

【用法】用水一大碗，煎滚取起，少冷又煎，如此三次，去滓入瓷罐收贮，埋土内七日，取出。用鸡翎扫眼角。

【主治】痘风眼。

【宜忌】忌风十四日。

治残风烂眼膏

【来源】《疡医大全》卷十一。

【组成】皮消 潮脑 苏薄荷叶（不研） 明矾各三钱

【用法】将薄荷叠放数层于碗内，余药为细末铺上，以小碗盖之，用面糊口，将碗置炭火上升一炷香，放地上冷透开看，将碗内升药刮下，如前再升再刮，以黄色不用为度，加麝香、冰片数厘，

蜜调成膏点；或将膏加炉甘石少许，以人乳浸黄连取汁调点亦妙。

【主治】烂弦风眼。

碧玉丹

【来源】《疡医大全》卷十一。

【组成】黄连　杏仁霜　秦皮　苏薄荷各一两　铜青三钱　明矾一钱五分　川椒五分　官粉一钱

【用法】上为细末，用乌梅肉五钱，入井水少许浸烂，加白果肉三两同捣如泥，和前药末为丸，龙眼核大。每用一丸，入凉水五六匙浸化，任点洗。

【主治】一切火眼并痘风，赤烂弦风，拳毛倒睫，泪涩难开。

眼药丸

【来源】《本草纲目拾遗》卷八引《周氏家宝》。

【组成】马料豆一升（炒）　炒蝉蜕四两（酒洗，去头足）　木贼草四两（去节）　菟丝子一斤（炒）　甘菊花四两（晒干）　白蒺藜一斤

【用法】上各为末，水泛为丸。每服二三钱，晚服，滚汤送下；如若年高，桂圆汤送下。

【主治】痘风烂眼。

甘菊汤

【来源】《杂病源流犀烛》卷二十二。

【组成】决明子　甘菊　当归　川芎　赤芍　甘草　防风　荆芥　蔓荆子

【主治】目赤烂。

光明丹

【来源】《会约医镜》卷六。

【组成】炉甘石（制）一两　朱砂一钱　硼砂二钱　轻粉五分　乳香（制）五分　没药（制）五分　胆矾三分　铜绿五分　冰片三分　麝香一分　黄丹五分

【用法】上为极细末，瓷瓶收用。点眼。

【主治】风热目赤肿痛，烂弦风眼及内外翳障。

焰消散

【来源】《续名家方选》。

【组成】焰消　石膏　樟脑各等分

【用法】上研极细末。和水涂眼四周，若倒睫，则用镊子拔除睫毛后涂之。

【主治】烂弦倒睫。

水眼药

【来源】《银海指南》卷三。

【组成】硼砂　枯矾各等分

【用法】上为细末。白蜂蜜为君，拌匀炖透。不时搽抹。

【主治】眼睑沿烂。

洗心散

【来源】《异授眼科》。

【组成】赤芍　甘草　荆芥　生地黄　木通　黄连　薄荷　当归

【用法】水煎，食后服。

【主治】肝热传于心经，积热上攻，眼弦涩，睛疼，热盛风多。

炉甘石散

【来源】《医抄类编》卷十一。

【组成】炉甘石三两　车前草一斤（捣汁）

【用法】火煅甘石淬之，以干为度，澄研晒干。临用加冰片少许。

【主治】烂沿风眼。

一抹膏

【来源】《经验方汇抄》。

【组成】原蚕沙（瓦上炙干，为末）　雄黄少许

【用法】上为极细末。麻油调敷。

【主治】烂弦风眼。

一扫光

【来源】《眼科临症笔记》。

【组成】炉甘石五钱（为末，乳汁和，涂贴碗底内。再以艾叶一团点着，将碗覆盖艾火，下透孔，以艾火烧完为度） 艾叶灰三分 梅片三分
【用法】上为末。香油和抹。即愈。
【主治】两眼周围赤烂，惟小眦为甚，疼轻痒重，羞明流泪，常结成黄色痂，将睫毛胶粘成束，迎风为甚。
【宜忌】避风，忌辣。

除湿消风饮

【来源】《眼科临症笔记》。
【组成】当归四钱 川芎二钱 赤芍三钱 黄柏三钱 栀子三钱 胡黄连三钱 茵陈三钱 葳蕤仁三钱 苍术二钱（炒） 防风二钱 白芷二钱 土茯苓三钱 薄荷二钱 泽泻三钱 草决明三钱 甘草一钱
【用法】水煎服。
【主治】迎风赤烂症（溃疡性睑缘炎）。
【验案】迎风赤烂症 李氏，女。因操劳过度，内伤肝肾，外感风沙，两目常常赤烂生黄痂，隐涩羞明，屡用桑叶熏洗，不能痊愈，按其脉，太阴细数而厥阴弦数，是知脾经有湿，肝经有火，而不正之风上攻于目，发生赤烂，迎风则甚。先将太渊、睛明、肝俞等穴略刺，外敷一扫光，内服除湿消风饮，五六剂而大轻，又将上星、丝竹空、攒竹轮刺，按前方再加地肤子三钱，乌梅三个，苦参二钱，七剂而赤烂全消。

红矾散

【来源】《千金珍秘方选》。
【组成】大红枣（去核）五枚 明矾
【用法】将明矾纳入枣内，瓦上煅存性，研末。开水泡，炖热，时时润之。
【主治】烂眼弦，眼癣。

青粉散

【来源】《千金珍秘方选》。
【组成】大黑枣（去核）一枚 糠青（炭上炙，以烟尽为度）一钱 延胡五钱
【用法】上为极细末。以人乳拌敷。
【主治】眼癣、烂眼弦。
【加减】倘远年者，不能即效，再加胆矾五分，同研，楮树汁同人乳调敷。

除湿汤

【来源】《眼科纂要》卷上。
【组成】连翘 滑石 车前 枳壳 黄芩 川连 木通 粉甘草 陈皮 白茯苓 荆芥 防风
【用法】水煎服。
【主治】风弦赤烂外障，脾胃湿热甚者。

八宝眼药

【来源】《北京市中药成方选集》。
【组成】炉甘石（煅）十七两 梅片三两 硼砂四钱 珠子（炙）二分 牛黄二分 琥珀三钱 麝香二分
【用法】上为极细末，过罗成粉剂，装瓶，每瓶重三分。锭剂另加炼老蜜，制成圆柱形长条。用玻璃针沾药少许，点于大眼角内，每日点四五次。
【功用】明目退翳，消肿止痒。
【主治】新久眼疾，眼角刺痒，红肿溃烂，迎风流泪。

开光复明丸

【来源】《北京市中药成方选集》。
【组成】石决明（生）一两五钱 菊花二两 黄连一两 草红花一两 桃仁（去皮）一两 当归尾一两 黄芩一两 胆草一两 石燕一两 大黄（酒炒）一两 白蒺藜（盐炒）四两 朱砂二钱 琥珀二钱 猪苦胆五个
【用法】朱砂、琥珀除外，共为细末，过罗；再兑入朱砂、琥珀，炼蜜为丸，重一钱五分。每服二丸，一日二次，温开水送下。
【功用】清热散风，明目退翳。
【主治】云翳气蒙，暴发火眼，迎风流泪，怕日羞明，眼边赤烂，红肿刺痒。

日月光明散

【来源】《北京市中药成方选集》。
【组成】熊胆五分 硇砂（炙）九分 琥珀五分 珍珠（炙）三钱 玛瑙五分 冰片二两 牛黄二钱五分 麝香五分 轻粉一钱五分 没药（炙）三分 朱砂三钱 青盐五分 枯矾二分 海螵蛸（去壳）五分 元明粉四两 胆矾二两 甘石面（煅）二十五两 硼砂三钱
【用法】上为极细末，过罗，装瓶，每瓶重三分。用玻璃针沾药粉少许，点于大眼角内。每日用三次，点后稍息。
【功用】拨云退翳，明目消肿。
【主治】暴发火眼，两目红肿，云翳遮睛，怕日羞明，眼边赤烂。

洗眼紫金膏

【来源】《北京市中药成方选集》。
【组成】炉甘石（煅）四两 硼砂（煅）二钱 没药（炙）一钱 章丹四两 朱砂二钱 海螵蛸（去硬壳）二钱 乳香（炙）一钱 硇砂（炙）六分 冰片六分 麝香六分
【用法】上为极细末，炼老蜜为饼，重三分。每用二个，温开水溶化洗之。
【功用】清热消肿，退翳。
【主治】暴发火眼，外障云翳，眼睑赤烂。

龙脑黄连膏

【来源】《全国中药成药处方集》（杭州方）。
【别名】光明眼药。
【组成】梅冰片二钱五分 淡硇砂一钱
【用法】上为细末，用黄连膏四两调匀。每日早、晚点入眼角。
【主治】肝热上升，目红难开，畏光羞明，热痛多泪，睛沿赤烂，障翳遮睛。
【宜忌】忌葱、酒、大蒜发物。

保光清凉散

【来源】《全国中药成药处方集》（禹县方）。
【组成】炉甘石二两五钱 珍珠一分 硼砂四两五钱 青盐一钱五分 玄明粉二钱 朱砂五分 麝香一分 冰片二两五钱 黄丹一钱
【用法】上为细末。轻者每日二次，重者三次，点眼。
【主治】风火烂眼，暴发赤肿，眼疼眼痒，畏光羞明。
【宜忌】血亏症及孕妇忌用。

烂弦散

【来源】《全国中药成药处方集》（禹县方）。
【组成】炉甘石一两 黄连一钱 黄柏一钱 蔓荆子一钱 菊花一钱
【用法】将上药熬水冲甘石，澄清，干后以艾叶七十个熏之，装瓶内。香油调搽，抹眼患处。
【主治】烂弦风，红眼眶。
【宜忌】翳障眼忌用。

养血除风汤

【来源】《张皆春眼科证治》。
【组成】当归 9 克 酒白芍 天花粉各 6 克 荆芥 1.5 克 甘草 3 克
【主治】睑弦赤烂，干涩而痒，睫毛根部有皮屑附着者。
【方论】方中当归补血而润燥；白芍养血而敛阴；天花粉清热生津而润燥；荆芥疏风解热而退赤，且能引诸药以达肌表，润泽皮毛；甘草补中而益脾胃，配芍药酸甘化阴，敛阴和营。诸药奏效，风邪得除，阴血充沛，津液得生，胞睑得养，睑弦自润，病自除也。

祛风除湿汤

【来源】《张皆春眼科证治》。
【组成】焦白术 9 克 茯苓 6 克 炒薏仁 9 克 甘草 1.5 克 荆芥 3 克
【用法】水煎服。
【主治】睑弦赤烂。
【方论】方中焦白术、茯苓、炒薏仁、甘草健脾除湿，炒薏仁且有消肿排脓，清除粘着之物的功能；

荆芥疏散风邪，脾健湿得行，风除痒自止，湿除风去，病可自愈。

除风导赤散

【来源】《张皆春眼科证治》。

【组成】茅根 9 克　木通 1.5 克　地肤子 3 克　荆芥 1.5 克　甘草 3 克

【功用】清心胃，除湿热，祛风止痒。

【主治】眦帷赤烂（眦部睑缘炎）。以两眦部睑弦及皮肤溃烂为特征，往往浸渍两眦引起血轮发红，自觉发痒微痛。

【方论】茅根清心胃，导湿热下行；木通清心利小肠，兼通血脉；地肤子除风清热，且能祛风止痒；荆芥疏风散邪，且有退赤之功；甘草清心益脾，又能缓急止痛。

清热除湿汤

【来源】《张皆春眼科证治》。

【组成】茯苓 6 克　薏苡仁 9 克　甘草 1.5 克　酒黄芩 12 克　蔓荆子 6 克　茅根 15 克　荆芥 3 克

【功用】清热除湿，疏风散邪。

【主治】睑弦赤烂。湿热偏盛，痛痒相兼，糜烂色红，或有黄痂堆积者。

【方论】方中黄芩清中、上二焦之邪热，且能燥湿；茯苓、薏苡仁、甘草健脾除湿；茅根清胃，利水湿，导热下行；蔓荆子、荆芥疏风解热，祛湿。诸药合用，共有清热除湿、疏散风邪之功。

炉功眼膏

【来源】《中药制剂汇编》卷三。

【组成】炉甘石　十大功劳

【用法】十大功劳根茎 50 克，加水 500 毫升，煎成浓汁，去滓后加炉甘石粉成为浓糊状，干燥成散剂；然后取此散剂 30 克，加凡士林 60 克，羊毛脂 10 克，调匀成眼膏。涂于眼缘，一日二次。

【功用】收敛消炎。

【主治】各种睑缘炎。

洗眼蚕茧

【来源】《天津市固有成方统一配本》。

【组成】黄连三钱　菊花三钱　金银花三钱　当归尾三钱　防风三钱　红花二钱　荆芥穗二钱　胆矾二钱　蕤仁二钱　蝉蜕二钱　蜀椒五分　冰片二分

【用法】冰片单包，将黄连等十一味共轧为粗末，将冰片置乳钵内研细，再与黄连等粗末陆续配研和匀过罗。分装：先用白纸包成鸡心形，再用丝棉包严，用绳扎紧。将药用新针刺数孔，以开水一杯浸药，乘热先熏，后用药棉蘸药水擦洗。洗眼器皿要保持清洁。

【功用】散风清热，明目退翳。

【主治】暴发火眼，眼边赤烂，眼睑肿痛，迎风流血，羞明畏光，视物昏蒙，目眦涩痒。

第二章

两眦疾病

一、目涩痛

目涩痛，是指眼目干涩疼痛的病情。《太平圣惠方》："夫脏腑之精华，上注于目，精气化为液泪，若悲哀内动，液道开而注下，其液枯竭则目涩痛也。"《圣济总录》："论曰诸脉皆属于目，目者，血之腑，故人卧则血归于肝，肝受血而能视。血气和调，则上助于目力而能瞻视，若肝脏有热，血脉壅燥，则津液不能荣润，故目中干痛而碜涩也。"眼眦赤涩，即以目内眦、目外眦红、涩疼痛为主要临床表现的一类疾病。《古今医统大全》"心经积热，目眦赤涩痛泪。"《证治汇补》："目不因火则不痛。……赤脉贯目涩痛明，心火自盛也。"病发多因阴血虚少，心肝热盛，灼伤津液，目睛失养而成。治宜清热泻火，滋阴养血为基础。

麦门冬散

【来源】《太平圣惠方》卷十。

【组成】麦门冬（去心） 羚羊角屑 防风（去芦头）各一两 赤茯苓三分 决明子一两 赤芍药半两 甘草一两（炙微赤，锉） 蕤仁半两 地骨皮半两

【用法】上为散。每服五钱，以水一大盏，煎至五分，去滓温服，不拘时候。

【主治】伤寒热毒气攻眼昏暗，及有热泪，睑下涩痛，渐渐至重。

车前子丸

【来源】《太平圣惠方》卷三十二。

【组成】车前子半两 决明子半两（微炒） 栀子仁半两 黄连三分（去须） 牵牛子一两（炒令熟） 枸杞子半两 甘草三分（炙微赤，锉） 熊胆半两 牛胆汁一合 猪胆五枚（取汁）

【用法】上药除胆外，捣罗为末，以三味胆汁中熬，可丸即丸，如梧桐子大。每服十丸，食后以温水送下。

【主治】肝中久热，目常涩痛。

菊花散

【来源】《太平圣惠方》卷三十二。

【组成】甘菊花 防风（去芦头） 决明子 栀子仁 黄芩 车前子 川升麻 玄参 地骨皮 柴胡（去苗） 麦门冬（去心） 生干地黄 甘草（炙微赤，锉） 羚羊角屑各一两

【用法】上为散。每服三钱，以水一中盏，加淡竹叶二七片，煎至六分，去滓，食后温服。

【主治】肝心壅热，眼涩痛。
【宜忌】忌炙煿、油腻、热面、生果。

黄牛胆煎

【来源】《太平圣惠方》卷三十二。
【组成】黄牛胆汁半合　鲤鱼胆汁半合　猪胆汁半合　羊胆汁半合　熊胆一分　胡黄连一分（捣末）　黄连一分（去须，为末）　秦皮一分（捣末）　白蜜三两
【用法】上将黄连、秦皮、胡黄连等末，入白蜜并胆汁拌和，入瓷瓶子内，以油单封头牢系，坐饭甑中蒸，以饭熟为度，用新绵滤过。每以铜箸取如麻子大，点眦头，日二三度。
【主治】眼涩痛。

羚羊角散

【来源】《太平圣惠方》卷三十二。
【组成】羚羊角屑　赤芍药　蕤仁（汤浸，去赤皮）　赤茯苓　甘草（炙微赤，锉）　地骨皮　麦门冬（去心，焙干）各一两
【用法】上为散。每服三钱，以水一中盏，煎至六分，去滓，食后温服。
【主治】眼目涩痛，渐渐昏暗。

犀角散

【来源】《太平圣惠方》卷八十九。
【组成】犀角屑　羚羊角屑　防风（去芦头）　玄参　黄芩　黄耆（锉）各一分　柴胡半两（去苗）　川大黄半两（锉，微炒）　马牙消半两
【用法】上为粗散。每服一钱，以水一小盏，煎至五分，去滓温服，一日三四次。
【主治】小儿赤眼疼痛，缘目生疮，涩痛难开，及有热泪。

地黄汤

【来源】《普济方》卷八十一引《护命》。
【组成】防风　羌活　黄芩　黄连　地黄　当归　人参　茯苓各等分
【用法】上为粗末。每服五钱，水一盏半，煎至一盏，食后温服。
【主治】眼昏涩，因病发而久不愈者。

羚羊角煎

【来源】《圣济总录》卷十三。
【组成】羚羊角（镑）　菊花各半两　玄参　牛膝（去苗，切，焙）　防风（去叉）　紫参各一分
【用法】上为末，以栝楼汁一升，酒半升，并前药煎成稀煎，瓷合盛。每服一匙头，酒调下，日夜四五服。
【主治】热毒风攻头面，唇口肿痛，咽喉肿塞，或目涩痛。

决明子汤

【来源】《圣济总录》卷一〇二。
【组成】决明子（炒）　柴胡（去苗）　黄连（去须）　防风（去叉）　升麻　苦竹叶各三分　甘草（炙，锉）　菊花各半两　细辛（去苗叶）一分
【用法】上为粗末。每服五钱匕，水一盏半，煎至八分，去滓，食后温服。
【主治】肝脏实热，目眦生赤肉涩痛。

麦门冬汤

【来源】《圣济总录》卷一〇六。
【别名】木通汤（原书卷一一〇）。
【组成】麦门冬（去心，焙）　旋覆花　木通（锉）　黄芩（去黑心）　茯神（去木）各一两　大黄（锉，炒）三分
【用法】上为粗末。每服五钱匕，水一盏半，煎至六分，去滓，投地黄汁一合，更煎三两沸，放温，加芒消半钱匕，食后、临卧服。
【主治】目睛如针刺疼痛，目系急，碜涩疼痛；倒睫拳挛，多生眵泪。

点眼金华水

【来源】《圣济总录》卷一〇六。
【组成】黄连末一分　杏仁七枚（去皮尖双仁，细

研） 硇砂一块（豌豆大，研） 乳香一块（黑豆大，研） 铜绿一字（煅过） 腻粉一钱匕（研） 青古老钱三文（与诸药同浸） 龙脑半钱匕（研） 滑石半钱匕（研） 艾灰半钱匕（研）

【用法】上除青古老钱外，为细末，与古老钱入在绵子内，用井花水浸三七日后。点目眦头。

【主治】肝脏有热，血脉壅滞，津液不荣，目中干涩磣痛。

点眼黄连煎

【来源】《圣济总录》卷一〇六。

【组成】黄连（去须）半两

【用法】上锉，如麻豆，分作二分，一分瓷器内炒紫色，一分生用，同和；别以木炭灰二钱匕，与黄连同用沸汤半盏浸良久，以细熟绢滤过取汁，瓷器盛，就冷水内，沉令极冷。点眼中。或更细研少龙脑相和，尤佳。

【主治】肝热目赤，干涩磣痛。

车前子汤

【来源】《圣济总录》卷一〇七。

【组成】车前子 决明子（微炒） 青葙子 黄连（去须） 防风（去叉） 菊花 甘草（炙）各一两 芎藭 萎蕤各一两半

【用法】上为粗末。每服五钱匕，水一盏半，煎至七分，去滓，食后、临卧温服。

【主治】肝热，目干涩昏痛。

车前子散

【来源】《圣济总录》卷一〇八。

【组成】车前子 黄连（宣州者，去须）各一两

【用法】上为散。每服三钱匕，食后温酒调下，临卧再服。

【主治】目受风热，昏暗干涩，隐痛。

菊花散

【来源】《圣济总录》卷一一〇。

【组成】菊花 羚羊角（镑） 蔓荆实各三分 玄参半两 防风（去叉） 芍药各一两半 子芩一两

【用法】上为散。每服二钱匕，水一盏，煎至六分，不去滓，入马牙消末一字，打匀，食后、临卧温服。

【主治】目渐致倒睫，隐涩疼痛。

地黄丸

【来源】《鸡峰普济方》卷二十一。

【组成】熟地黄 牛膝各四两 干山药 覆盆子 枸杞子各二两半

【用法】上为末，炼蜜为丸，如梧桐子大。每服三五十丸，早晨空心酒送下。

【主治】眼昏涩。

七宝散

【来源】《御药院方》卷十。

【组成】南炉甘石一斤（用木炭火烧令熟，为细末） 黄连二两（去须，拣净，锉碎，用水一大碗，煎三五沸，绢滤去滓）

【用法】将黄连水和于炉甘石末内，用纸糊三两重，坐于灰池内，渗令干，次用枯白矾一钱，同研为细末。每点一黄米大于大眦头，渐加至一绿豆许。每日只点一箸。

【主治】目不明，昏涩难开。

补肝散

【来源】《秘传眼科龙木论》卷五。

【组成】人参 茯苓 五味子 芎藭 藁本各一两 茺蔚子 细辛各一两半

【用法】上为末。每日一钱，空心米汤调下。

【主治】心脏伏毒，热气壅在膈中。初患之时，微有头痛目眩，眼系常急，夜卧涩痛，泪出难开，时时如针刺，外障相似。

二制黄连膏

【来源】《万氏家抄方》卷三。

【组成】鸡爪黄连不拘多少（切碎，洗净）

【用法】先将姜一大块切作两片，挖空，将黄连入姜内，以绵缚之，湿纸包，略煨少时，纸焦为度，以红枣去核，将黄连盛入枣内，少加矾末，亦以湿纸包，仍入慢火煨熟，待矾化，取出黄连，浸乳内点之。
【主治】风热眼眦粘涩等眼疾。

艾煎丸

【来源】《银海精微》卷上。
【组成】好艾叶（醋蒸，焙干） 薄荷 当归 地骨皮 晚蚕沙 糯米 秦艽 黄柏 桔梗 绵黄耆
【用法】上为末，炼蜜为丸。每服十五丸，食后桑白皮汤送下，或薄荷汤送下。
【功用】去肺与大肠经天廓之邪热。
【主治】眵泪粘浓出而不绝。

牡丹煎丸

【来源】《葆光道人眼科龙木集》。
【组成】延胡索 砂仁各半两 赤芍药 牡丹皮各一两 山茱萸 干姜各半两（炮） 龙骨（细研） 熟地黄（酒浸） 槟榔 羌活各三两 五味子 人参 白芷 当归（酒浸） 干山药 肉桂（去皮） 白茯苓 白术 藁本 附子（炮去皮脐） 木香 牛膝（酒浸） 荜茇各一两（水泡） 石斛三两（酒浸）
【用法】上为细末。炼蜜为丸，如梧桐子大。每服二十丸。空心温酒或醋汤送下，一日三次。
【主治】目病积年不愈，目数赤点者。
【宜忌】孕妇不可服。

洗心汤

【来源】《丹台玉案》卷三。
【组成】白术 当归 大黄 赤芍 荆芥 甘草 薄荷各一钱五分
【用法】水煎，空心服。
【主治】心经积热，邪气上攻，眼涩睛痛。

桑白皮汤

【来源】《审视瑶函》卷三。
【组成】桑白皮一钱半 泽泻 黑元参各八分 甘草二分半 麦门冬（去心） 黄芩花 旋覆花各一钱 菊花五分 地骨皮 桔梗 白茯苓各七分

《医宗金鉴》桑白皮汤，治白眼痛，不红不肿，沙涩疼痛，多生红丝赤脉，无地骨皮。
【用法】上为末。用白水二钟，煎至八分。去滓，温服。
【主治】眼白涩症，不肿不赤，昏蒙涩痛。

洗心汤

【来源】《审视瑶函》卷六。
【组成】黄连 生地黄各一钱半 木通 炒栀仁各一钱 甘草三分 当归尾 菊花各一钱二分
【用法】上锉散。白水二钟，煎至八分，去滓温服。
【主治】心经积热，四眦赤涩。
【宜忌】发于秋者宜服。

黄连降火汤

【来源】《费伯雄医案》。
【组成】川连（酒炒）八分 生军三钱 玄明粉二钱 连翘二钱 山栀三钱 赤芍二钱 谷精珠三钱 菊花二钱 夏枯穗三钱 桑皮叶各二钱 丹皮二钱 玄参二钱 竹叶三十张 灯心尺许 黑荆一钱 芦根一两 白蔻仁一粒
【主治】眼大角红，为实火，肿痛，眵泪多。

加味普济消毒饮

【来源】《眼科临症笔记》。
【组成】黄芩三钱（酒炒） 黄连一钱半 陈皮五分 玄参二钱 连翘二钱 板兰根二钱 马勃二钱 薄荷一钱 牛蒡子二钱（炒） 升麻一钱 柴胡一钱 大贝母二钱 银花二钱 僵蚕一钱（炒） 桔梗二钱 甘草五分
【用法】水煎服。
【主治】痘后两眼赤胀，热泪常流，怕日羞明，风

轮周围起点点白膜，头不疼。

清盐空心饮

【来源】《眼科临症笔记》。
【组成】大青盐一两
【用法】用开水溶化，露宿一夜，空腹服下。
【主治】大眦赤症（眦角性结膜炎）。两目大眦俱红，眼胞微胀，热泪常流，稍觉疼痒。

菊花延龄膏

【来源】《慈禧光绪医方选议》。
【组成】鲜菊花瓣
【用法】用水熬透，去滓再熬浓汁，少兑炼蜜收膏。每服三四钱，白开水送下。
【功用】益寿。
【主治】目皮艰涩。

二、胬肉攀睛

胬肉攀睛，是指筋膜努起如肉由眦角横贯白睛的病情。《银海精微》："脾胃热毒，脾受肝邪，多是七情郁结之人。或夜思寻，家筵无歇，或饮酒乐欲，致使三焦壅热；或肥壮之人，血滞于大眦。胬肉发端之时多痒，因乎擦摩，胬肉渐渐生侵黑睛。日积月累者为实，乍发乍痛者为虚。"《古今医统大全》："此因心肺二经火邪冲目，至有内眦肉息，渐起攀睛，久而不退，必定失明。"《杂病源流犀烛》："胬肉攀睛，必眼先赤烂多年，时痒时痛，两眦头努出筋膜，心气不宁，忧虑不已，遂成攀睛。或由用力作劳而得，或由风热冲肝而成，或由心经实热，必大眦赤，红肉堆起，或由心经虚热，必小眦赤，红丝血胀。"

本病的发生，或因心肺两经风热壅盛，火性炎上；或恣嗜五辛酒浆，脾胃壅滞湿热，上蒸于目；或过度劳欲，耗损心阴，暗夺肾精，水不制火，以致虚火上炎，导致脉络瘀滞，血壅于眼，均可致筋膜努出而渐趋攀睛。临床表现睑裂部位的白睛上起膜，渐渐变厚，有血丝相伴，红赤高起，而成胬肉，胬肉多呈三角形，自眦角开始，横向白睛，渐向黑睛攀侵，宽大部分称体部，攀向黑睛的尖端称为头部，每可侵及黑睛中央，障漫黑睛则视而不见。如涩痒不著，胬肉头平而不高起，体亦菲薄如蝇翅，色白或淡红，多发展缓慢，或始终停止在黑睛边缘部，不影响视力。其治疗，可取祛风清热，泻火通腑，滋阴降火诸法参变。

追毒挺子

【来源】《医方类聚》卷一九二引《新效方》。
【别名】追毒锭子（《疮疡经验全书》卷九）。
【组成】甘遂　续随子　大戟　五倍子各二两　麝香三钱　山茨菇三钱
【用法】上为末，糯米粥杵成挺子。纴努肉根下。努内即脱。
【功用】蚀努肉。
【主治】努肉坚硬不痛者。

贝齿散

【来源】方出《备急千金要方》卷六，名见《普济方》卷八十二。
【组成】贝齿七枚（烧末）　真珠各等分
【用法】上为细末。以注翳肉上，一日三次。
【主治】目中生息肉、肤翳，稍长，欲满目闭瞳子，及生珠管；亦治目中眯不出。

矾石散

【来源】《千金翼方》卷十一。
【组成】矾石（上上白者）
【用法】上为末。每用如黍米大，纳于翳上及胬肉上，即令泪出，以绵拭之，令得恶汁尽，一日一次。其病逐恶汁出尽，日日渐自薄，便愈。

【主治】目翳及胬肉。

羊肝丸

【来源】《本草图经》引《传信方》（见《证类本草》卷七）。

【别名】秘传羊肝丸［《太平惠民和济局方》卷七（续添诸局经验秘方）］、黄连羊肝丸（《原机启微》卷下）。

【组成】黄连末一大两　白羊子肝一具（去膜）

【用法】上同于砂盆内研令极细，为丸如梧桐子大。每食二七枚，以暖浆水送下。连作五剂愈。

【功用】《明医指掌》：补肝明目。

【主治】

1.《本草图经》引《传信方》：诸眼目疾，及障翳青盲。

2.《太平惠民和济局方》（续添诸局经验秘方）：丈夫、妇人肝经不足，风毒上攻，眼目昏暗泪出，羞明怕日，隐涩难开，或痒或痛；远年日近内外障眼，攀睛胬肉，针刮不能治。

3.《保婴撮要》：痘疮入目不能开。

4.《医学入门》：拳毛倒睫。

【宜忌】禁食猪肉及冷水。

【方论】

1.《医方考》：眼者，肝之窍，肝木自实则病眼，邪害空窍也。越人云：实则泻其子。故用黄连以泻心；能泻其心，则子食气于母，而肝弗实矣，目也岂不莹然而明乎？然必剂以羊肝者，取其为血气之属，同类相从，用之补肝，非若草木之性，偏一而失冲和也。

2.《医方集解》：用羊肝引黄连等药入肝，解肝中诸郁，盖肝主目，肝郁解则目之玄府通利而明矣。黄连之类解热郁也。

3.《本事方释义》：黄连气味苦寒，入手少阴，白羊肝气味苦寒，入足厥阴，此治目疾之方，因操持谋虑，用心太过，厥阳上升，肝阴必致内耗，每每伤目者多。故一味泻心火，兼以血肉之养肝，宜其效验之捷耳。

【验案】内障　崔承元为内障所苦，丧明逾年，依此方合服，不数月眼复明，因传此方于世。

升麻散

【来源】《医方类聚》卷六引《五脏六腑图》。

【组成】升麻八分　栀子十分　决明子十分　苦瓠五分　车前子十分　黄芩八分　茺蔚子八分　干姜十分　龙胆五分

【用法】上为散，每服方寸匕，暖浆水调下，一日二次。

【主治】肝有病，昏昏饶睡，眼膜膜视物不明，飞蝇上下，胬肉漫睛，或生晕映，冷泪下，两角赤痒。

七宝点眼方

【来源】《太平圣惠方》卷三十二。

【组成】水精半两（捣细，研，水飞过）　真珠半两（细研，水尽过）　石决明三分（捣细，研，水飞过）　琥珀一两（细研）　贝齿半两（烧）　龙脑一钱（细研）　珊瑚一分（细研）

【用法】上为细末，瓷盒内盛。每用时以铜箸取如黍米大，日三两度，及夜临卧时点之。

【主治】眼生胬肉。

点眼艾熏散

【来源】方出《太平圣惠方》卷三十二，名见《圣济总录》卷一〇九。

【组成】蕤仁一分（汤浸，去赤皮）　腻粉半钱　黄牛酥一分　熟艾如鸡子大

【用法】上药前三味于乳钵内为细末，稀稠得所，令药着在乳钵底，然后取艾烧令烟出，却将乳钵合烟上熏之，候艾烟出尽，以槐木槌细研，令烟气相入。每用时，取少许，点眼大眦头。极效。

【主治】眼中胬肉。

点眼杏仁膏

【来源】《太平圣惠方》卷三十二。

【别名】杏仁膏（《普济方》卷八十四）。

【组成】杏仁一分（去皮尖）　腻粉半钱

【用法】上合研如膏。每取少许点浮膜。不过四五度愈。

【主治】

1.《太平圣惠方》：丹石毒冲目赤痒，及生浮膜。

2.《圣济总录》：目生胬肉，或痒或痛，息肉渐长，侵覆瞳仁。

前胡散

【来源】《太平圣惠方》卷三十二。

【组成】前胡（去芦头） 防风（去芦头） 独活 玄参 栀子仁 车前子 黄芩 甘菊花 甘草（炙微赤，锉） 桔梗（去芦头） 地肤子各一两 细辛一两半

【用法】上为粗散。每服三钱，以水一中盏，煎至六分，去滓，每于食后温服。

【主治】肝脏壅热，风毒所攻，眼赤肿痛，生胬肉侵睛。

【宜忌】忌炙煿，热面。

秦皮散

【来源】《太平圣惠方》卷三十二。

【组成】秦皮三两 防风（去芦头） 黄连（去须） 甘草（炙微赤，锉）各一两半

【用法】上为粗散。每服三钱，以水一中盏，加淡竹叶二七片，煎至六分，去滓，食后温服。

【主治】眼赤肿痛有翳，胬肉，多泪难开。

黄连汤

【来源】方出《太平圣惠方》卷三十二，名见《普济方》卷八十二。

【组成】黄连二两（去须，捶碎） 淡竹叶五十片

【用法】以水三大盏，加大枣五枚，煎至一盏半，去滓，食后分温四服。

【主治】眼生赤脉胬肉，急痛不开，如芥子在眼。

猪胆膏

【来源】《太平圣惠方》卷三十二。

【组成】豮猪胆一枚（取汁） 川朴消半分 腻粉一钱 龙脑一字

【用法】上为细末，与猪胆相和，经一宿。每用一小豆大点之。

【主治】眼中有疮及胬肉，日夜不开，疼痛。

蕤仁膏

【来源】《太平圣惠方》卷三十二。

【组成】蕤仁一两（去赤皮，研如膏） 腻粉 胡粉 青盐各一分

【用法】上都入乳钵内，研令极细。每用粳米，点于胬肉上。点时切宜避风。

【主治】眼生胬肉，赤脉贯瞳仁。

青盐膏

【来源】《太平圣惠方》卷三十三。

【组成】青盐一分 轻粉半两 蕤仁三分（汤浸，去赤皮） 硼砂一分（以浆水化净，拭青铜照子，涂硼砂水在上，却穿地作坑子，可容照子悬面向下，上以物盖，如此七日满，取出之，当有青绿，刮取细研） 雄鸡粪一分 乌贼鱼骨半分 贝齿一分（烧灰） 龙脑一分

方中硼砂，《普济方》卷八十作硇砂。

【用法】上为极细末，以牛酥调如硬膏。每用丸如黍米大，点安翳上，合目便卧，候药化尽，以盐汤洗之。

【主治】眼生肤翳，及赤脉胬肉。

贝齿散

【来源】《普济方》卷八十四引《太平圣惠方》。

【别名】点眼贝齿散（《圣济总录》卷一〇九）。

【组成】贝齿（烧，研）一分 铅丹（再研）一分

【用法】上为极细末。内瓷盒中盛。每以铜箸点眼少许。

【主治】风毒，卒生胬肉欲满，及生浮翳珠管。

草龙胆散

【来源】《袖珍方》卷三引《太平圣惠方》。

【组成】龙胆草（洗，去头） 菊花（去梗） 木贼（洗净，去节） 草决明（微炒） 甘草（炙）各

二两　香附子（炒，去毛）　川芎（不见火）各四两

【用法】上为细末。每服二钱，用麦门冬熟水，入砂糖少许同调，食后服；或米泔调下亦得。

【主治】上焦受于风热，气毒攻冲眼目暴赤，碜涩羞明，肿痛多眵，迎风有泪，翳膜攀睛，胬肉隐痛。

白龙散

【来源】《证类本草》卷三引《经验方》。

【组成】马牙消（光净者）

【用法】用厚纸裹令按实，按在怀内着肉处养一百二十日，取出，研如粉，入少龙脑，同研细。每用药末两米许，点目中。

【功用】退翳明目。

【主治】

1.《证类本草》引《经验方》：不计年岁深远，眼内生翳膜，渐渐昏暗，远视不明，但瞳人不破散者。

2.《普济方》：目生胬肉，或痒或痛不可忍。

神效驱风散

【来源】《证类本草》卷十三引《博济方》。

【别名】祛风散（《圣济总录》人卫本卷一〇六）、驱风散（《圣济总录》文瑞楼本卷一〇六）、神妙驱风散（《洪氏集验方》卷三）。

【组成】五倍子一两　蔓荆子一两半

【用法】上为末。每服二钱，水二盏，铜石器内煎及一盏，澄滓，热淋洗，留滓二服，又依前煎淋洗。

【功用】明眼目，去涩痒。

【主治】风毒上攻，眼肿痒涩，痛不可忍者，或上下睑眦赤烂，浮翳瘀肉侵睛。

乌头煎丸

【来源】《苏沈良方》卷二。

【组成】黑豆二两（小者）　川乌头一两（去皮）　青橘皮半两（去白，同乌头、黑豆为末，以水一升三合浸一宿，缓火煎成膏子）　甘菊花一两　牛膝　枸杞　川芎　荆芥穗　羌活　地龙（去土）　白蒺藜（去角）　当归　干薄荷各半两

【用法】将前青皮膏为丸，如梧桐子大。每服二十丸，空心茶、酒任下；蜜汤亦得。

【主治】风毒气攻眼，久成内外障，痛楚，胬肉赤脉。

洗眼紫金膏

【来源】《太平惠民和济局方》卷七（续添诸局经验秘方）。

【别名】洗眼金丝膏（《审视瑶函》卷三）。

【组成】朱砂（别研）　乳香（别研）　硼砂（别研）　赤芍药　当归（洗，焙）各一分　雄黄（研，飞）二钱　麝香（别研）半钱　黄连（去须）半两

【用法】上为细末，入研药拌匀，再擂，炼蜜搜和为丸，如皂荚子大。每次用一丸，安净盏内，以沸汤泡开，于无风处洗，药冷闭目少时，候三二时，再煨令热，依前洗，一贴可洗三五次。

【主治】远年近日翳膜遮障，攀睛胬肉，昏暗泪多，瞻视不明，或风气攻注，睑生风粟，或连眶赤烂，怕日羞明，隐涩难开，并能治之。

【宜忌】不得犯铜铁器内洗；如暴赤眼肿者，不可洗之。

菊花散

【来源】《太平惠民和济局方》卷七（吴直阁增诸家名方）。

【组成】白蒺藜（炒去尖）　蝉蜕（去头足翅）　羌活（去苗，不见火）　木贼草（去根节）各三两　菊花（去梗）六两

【用法】上为细末。每服二钱，食后、临卧茶清调下。

【功用】明利头目，洗肝去风。

【主治】肝气风毒，眼目赤肿，昏暗羞明，隐涩难开，攀睛瘀肉，或痒或痛，渐生翳膜，暴赤肿痛。

【宜忌】忌发风、腌藏、炙煿物。

羚羊角丸

【来源】《幼幼新书》卷二十五引《灵苑方》。

【组成】羚羊角（镑屑，日晒干脆，为末）　甘草

（生） 白何首乌 瓦松（以纱绢内洗去土）各一两 生干地黄（洗） 郁金（炮过，地上去火气）各二两

【用法】上锉细，晒干，为细末，炼蜜为丸，如梧桐子大。每服十五丸，食后、临卧用浓煎淡竹叶、黑豆汤冷送下。小儿丸如绿豆大，每服七至十丸。

【主治】肝肺壅热，眼生胬肉、赤脉，涩痛，及赤眼障翳，睛疼痒羞明；小儿风疳烁眼。

决明散

【来源】《圣济总录》卷一〇九。

【组成】决明子（炒） 车前子 青葙子各半两 萎蕤 黄连（去须） 芎藭 甘草（炙，锉） 羚羊角（镑） 枳壳（去瓤，麸炒）各一两

【用法】上为细散。每服三钱匕，食后温浆水调下，临卧再服。

【主治】

1.《圣济总录》：眼生胬肉侵睛，及赘肉生疮，晕膜赤。

2.《丸散膏丹集成》：心经虚火，目小眦红丝胬肉，色淡红。

填睛育婴丸

【来源】《圣济总录》卷一〇二。

【组成】石决明一枚（洗刷） 阳起石（饭上炊五度） 白芷 白茯苓（去黑皮） 桂（去粗皮） 防风（去叉） 杏仁（去皮尖双仁，炒） 陈橘皮（浸，去白，焙） 栀子花 肉苁蓉（酒浸，去皴皮，焙） 生姜（切，焙） 甘草（炙，锉） 厚朴（拌生姜，炒令烟尽） 磁石末（饭上炊五度） 人参各二两 青葙子 蕤仁（水浸）各三两 升麻（锉） 熟干地黄（焙）各八两 龙脑一分 车前子 黄柏（去黑皮） 槐子 麦门冬（去心，焙） 黄连（去须） 乳香各四两 乌贼鱼骨（去甲） 黄芩（去黑心） 苦参各一两

【用法】上为末，炼蜜为丸，如梧桐子大。每服六丸，空心白汤送下，食后更服十丸，渐加二十丸。

【主治】肝肾气虚，风毒上攻，两眼赤痒肿痛昏涩，迎风多泪，及有胬肉，或头风内外障，青盲，攀睛翳膜。

车前子丸

【来源】《圣济总录》卷一〇三。

【组成】车前子 人参 决明子（微炒） 黄连（去须） 黄芩（去黑心） 大黄（锉，炒） 细辛（去苗叶）各一两 甘草（炙，锉）半两

【用法】上细锉，焙过为末，炼蜜为丸，如梧桐子大。每服三十丸，食后温浆水送下，临卧再服。

【主治】肝肾风热，目赤肿磣痛，生努肉。

摩顶明目膏

【来源】《圣济总录》卷一〇五。

【组成】生麻油二升 真酥五两 车前叶 淡竹叶（洗，锉）各半两 吴蓝 大青 黄连（去须） 山栀子仁 黄芩（去黑心） 甘草（炙） 麦门冬（去心） 槐白皮 柳白皮 马齿苋实（研） 生犀角（镑） 马牙消（别研） 朴消（别研）各一分 盐花（研）半两

【用法】上药除消、盐、油、酥外，锉细，绵裹入通油瓷瓶中，绵罩口，重汤煮三复时，接去滓，更新绵滤过，置生铁器中。每日饭后及卧时用药滴头顶心，以生铁熨斗摩顶一二千下。

【功用】祛目中热毒。

【主治】风热冲目，赤脉胬肉，昏障痛涩。

胡黄连散

【来源】《圣济总录》卷一〇六。

【组成】胡黄连 菊花各二两 黄芩（去黑心） 大黄（锉） 井泉石各一两

【用法】上为散。每服二钱匕，用猪子肝二两，竹刀细锉，以新汲水三合，搅和滤取汁调下。小儿每服一钱匕。

【主治】目风睑眦暴肿，日渐长大，如梅李核，或胬肉疼痛，或小儿疳障。

前胡汤

【来源】《圣济总录》卷一〇六。

【组成】前胡（去芦头） 旋覆花各二两 桔梗（锉，炒） 犀角（镑） 羌活（去芦头） 杏仁（去皮尖双仁，炒黄） 玄参 生干地黄（焙） 半夏（为末，生姜汁制作饼，悬干） 黄芩（去黑心） 甘草（炙，锉） 防风（去叉）各一两

【用法】上为粗末。每服五钱匕，水一盏半，生姜一分（拍碎），煎至八分，去滓，食后温服。

【主治】风毒上攻，眼目赤涩，或胬肉侵睛，头旋心闷。

七宝散

【来源】《圣济总录》卷一〇九。

【组成】珍珠末一分（研） 石决明三分 琥珀三分（研） 龙脑一分（研） 熊胆一分（研） 水精半两（研） 贝齿半两

【用法】上为细散，再研匀。每夜卧时点眼眦中。

【主治】眼生胬肉侵睛，外障虽已钩割熨烙亦宜点。

大黄丸

【来源】《圣济总录》卷一〇九。

【组成】大黄（锉，炒） 黄芩（去黑心）各二两 人参 地骨皮（洗去土，焙） 决明子（微炒） 防风（去叉） 石胆 地肤子 黄连（去须） 甘草（炙，锉） 车前子各一两 兔肝三具（洗，切，炙干） 萤火虫一百枚（去翼，焙干）

【用法】上为细末，用鲤鱼胆拌为剂，更捣令匀为丸，如梧桐子大。每服二十丸，食后温水送下，临卧再服。

【主治】眼风热，生赤脉胬肉。

升麻丸

【来源】《圣济总录》卷一〇九。

【组成】升麻 黄芩（去黑心） 车前子 决明子（微炒） 茺蔚子 玄参 龙胆 防风（去叉） 生干地黄（焙） 山栀子仁 甘草（炙，锉） 地肤子各一两

【用法】上为细末，炼蜜为丸，如梧桐子大。每服二十丸，食后温浆水送下，临卧再服。加至三十丸。

【主治】热毒，目中胬肉生疮翳。

甘草汤

【来源】《圣济总录》卷一〇九。

【组成】甘草（炙，锉） 防风（去叉） 羚羊角（镑） 羌活（去芦头） 生干地黄（焙） 细辛（去苗叶） 菊花 玄参 杏仁（去皮尖双仁，炒令黄） 地肤子 栀子仁 青葙子 当归（切，焙） 决明子 蜀椒（去目并合口，炒出汗）各一两

【用法】上为粗末。每服五钱匕，水一盏半，煎至一盏，去滓，食后温服。

【主治】风毒攻眼，渐生胬肉，磣涩疼痛。

拨云散

【来源】《圣济总录》卷一〇九。

【组成】蔓荆实三升（煮一遍，炒一遍） 茼实（炒） 羌活（去芦头） 蒺藜子（炒去角）青葙子 恶实（炒）各一两 防风（去叉） 菊花 旋覆花 甘草（炙）各二两 谷精草 石决明 地骨皮 蝉壳 木通（锉） 牡砺（烧）各四两 淡竹叶 乌贼鱼骨（去甲） 白花蛇（酒浸，去骨，炙） 木贼 龙胆 细辛（去苗叶） 密蒙花各三两 苍术（去皮，米泔浸一宿，切，焙）半两

【用法】上为散。每服二钱匕，丈夫用生椒汤调下，妇人用茶调下；小儿疳眼雀目，每服一钱匕，生米泔调下。

【主治】一切风毒，眼见黑花，攀睛翳晕，瘀肉侵暗。

【加减】肾脏风毒眼，加胡桃仁四两。

拨云散

【来源】《圣济总录》卷一〇九。

【组成】楮实（微炒）一两 荆芥穗半两 甘草（炙，锉）一分

【用法】上为细散。每服二钱匕，食后、临卧腊茶调下。

【主治】一切眼内外翳膜遮障，碜涩疼痛，羞明怕日，胬肉攀睛，及冷热泪。

泻肝汤

【来源】《圣济总录》卷一〇九。

【组成】升麻 蕤仁（去皮） 车前子 前胡（去芦头） 秦皮（去粗皮） 细辛（去苗叶） 决明子（微炒） 山栀子仁 黄芩（去黑心） 苦竹叶各二两 甘菊花（择）一两半

【用法】上为粗末。每服五钱匕，以水一盏半，煎至一盏，去滓，投芒消末半钱匕，放温。食后、临卧再服。

【主治】目赤痛，生胬肉满急。

【加减】如腹脏利，即去芒消。

胡黄连点眼方

【来源】《圣济总录》卷一〇九。

【组成】胡黄连（去须，锉如豆大）一两 蜜陀僧（研）半两 蜜四两（重汤煮）

【用法】上先将黄连于蜜内浸一宿，次日入蜜陀僧末和匀，用白瓷碗盛，却用黑豆一斗于锅内，以水煮候热，却将药碗放在豆上，勿令豆汁入内，候豆熟为度，取出用绵滤过，入龙脑半钱匕，以银石器盛。三日后点眼，不拘时候。

【主治】肝肺热盛，目赤生胬肉。

点眼白矾粉

【来源】《圣济总录》卷一〇九。

【组成】白矾（色明净者）

【用法】上研如粉。每点如黍米大于翳上。即泪出，以新绵拭之，其病逐泪出。

【主治】目热，息肉淫肤，赤白膜。

点眼杏仁膏

【来源】《圣济总录》卷一〇九。

【别名】杏仁膏（《普济方》卷八十四）。

【组成】杏仁（汤浸，去皮尖双仁，研如膏）半两 黄连（去须，锉）半两 青盐半两 腻粉一钱匕

【用法】先以水一盏半，煎杏仁、黄连至半盏，滤去滓，入盐及腻粉，更煎五七沸，入盒中盛候冷。每日点三次。

【主治】目生胬肉，风翳障。

点眼黄连膏

【来源】《圣济总录》卷一〇九。

【别名】黄连膏（《普济方》卷八十二）。

【组成】黄连（去须） 黄柏（去粗皮，蜜炙） 升麻 蕤仁（去皮）各一两 细辛（去苗叶）三分 石胆末半钱（研极细） 龙脑（研细）一两 蜜一两

【用法】上除龙脑、石胆外，为粗末，以水二升，煎至一升，滤去滓，两遍澄清，次下白蜜一两，煎令稀稠得所，后入石胆、龙脑搅匀，纳瓷盒中蜜封。每点如黍米大。

【主治】风赤眼胬肉痒痛。

点眼蜗牛浆

【来源】《圣济总录》卷一〇九。

【组成】生蜗牛一枚

【用法】上药去其掩，纳丹砂末于口中，火上炙沸，以绵注取汁，敷眦中。

【主治】息肉淫肤，赤白膜。

除风汤

【来源】《圣济总录》卷一〇九。

【别名】防风汤。

【组成】防风（去叉） 黄耆（锉） 茺蔚子各二两 桔梗 五味子 细辛（去苗叶） 大黄（锉，炒）各一两

方中黄耆，《医宗金鉴》作“黄连”。

【用法】上为粗末。每服二钱匕，水一盏，煎至七分，去滓，食后温服，一日二次。

【主治】眼生胬肉侵睛，及外障已钩割熨烙者。

桔梗汤

【来源】《圣济总录》卷一〇九。

【组成】桔梗（去芦头） 大黄（锉，炒） 细辛（去苗叶） 黄芩（去黑心） 玄参 芒消（炼过者）各一两 防风（去叉） 车前子各一两半
【用法】上为粗末。每服三钱匕，水一盏，煎至六分，食后、临卧温服。
【主治】目生鸡冠蚬肉。

通明饮

【来源】《圣济总录》卷一〇九。
【组成】羚羊角（镑） 地骨皮（锉） 山栀子仁 柴胡（去苗）各一两 蔓荆实 芍药 蕤仁各三分 枳壳（去瓤，麸炒）半两
【用法】上为粗末。每服三钱匕，水一盏，煎至七分，去滓食后温服，一日二次。
【主治】眼生胬肉。

菊花汤

【来源】《圣济总录》卷一〇九。
【组成】菊花 茯神（去木） 防风（去叉） 玄参 升麻（锉） 石膏（碎） 芎藭（锉） 葛根（锉）各一两 大黄（锉，炒）一两半
【用法】上为粗散。每服五钱匕，以水一盏半，煎至七分，去滓，食后放温服，临卧再服。
【主治】息肉淫肤，初发睑眦，渐渐胀起，攀系白睛。

黄连膏

【来源】《圣济总录》卷一〇九。
【组成】黄连（去须，捣）二两 竹叶二握（净洗，切） 枣一两（焙干，为末）
【用法】先将竹叶以水三盏煎至一盏半，去竹叶，下黄连、枣末，入白蜜半合，煎至一盏，绵滤去滓，重煎如稀饧，纳瓷瓶中。每以箸点目眦头，日夜三五次。
【主治】肝脏壅热，目中生胬肉，冲贯黑睛，赤痛不可上。

清凉散

【来源】《圣济总录》卷一〇九。
【组成】真珠 琥珀 丹砂各一两 龙脑半两
【用法】上药各研细末，再和研匀，以不津器盛。点如常法。
【主治】眼生胬肉，钩割后点用。

羚羊角汤

【来源】《圣济总录》卷一〇九。
【别名】羚羊角散（《普济方》卷八十四）。
【组成】羚羊角（镑） 黄芩（去黑心） 柴胡（去苗） 升麻各三分 甘草（生锉）一两
【用法】上为粗末。每服五钱匕，以水一盏半，煎至一盏，去滓，食后服，每日二次。
【主治】心肺风热，冲目生胬肉。

犀角丸

【来源】《圣济总录》卷一〇九。
【组成】犀角（镑）一两 人参一两半 白茯（去黑皮） 芍药 羌活（去芦头）一两半 细辛（去苗叶） 玄参各一两 山芋二两
【用法】上为细末，炼蜜为丸，如梧桐子大。每服二十丸，空心米饮送下，临卧再服。
【主治】胬肉粘睛，热痛。

蕤仁丸

【来源】《圣济总录》卷一〇九。
【组成】蕤仁三两 芍药 防风（去叉）各三分 茺蔚子 青葙子 黄芩（去腐） 黄连（去须） 石决明各一两一分 枳壳（去瓤，麸炒） 桂（去粗皮）各一两
【用法】上为细末，枣肉和丸，如梧桐子大。每服二十丸至三十丸，食前黄耆汤送下，一日二次。
【主治】眼生胬肉。

鲫鱼贴

【来源】《圣济总录》卷一〇九。
【组成】鲫鱼（鲜者）
【用法】上一味，去皮骨，取肉一片，中央开一窍，正贴眼上，一日三五次易之。

【主治】目生胬肉，涩痛。

明目防风丸

【来源】《圣济总录》卷一一一。

【组成】防风（去叉） 决明子 枳壳（去瓤，麸炒） 黄连（去须） 槐子 赤茯苓（去黑皮） 甘菊花各一两半 细辛（去苗叶） 黄芩（去黑心）各一两 生干地黄（焙） 车前子各二两半

【用法】上为末，炼蜜为丸，如梧桐子大。每服十五丸，食后米饮送下，一日二次。觉愈即止。

【主治】热风上冲头面，及因食酒面炙煿等物，眼生膜者，或努肉昏暗。

复明膏

【来源】《圣济总录》卷一一一。

【组成】马牙消（研）一两半 酸浆草（干者）五两

【用法】上于六月六日入童便浸，于日中晒之，夜或阴雨覆之，晴即露之，小便耗即旋添，至七月初去酸浆草，只空晒小便，令干，收之，别以新盆盖药，埋净地深可五寸，至来年夏至前二日收之，其霜飞上盆子盖，以乌鸡毛扫取。病人以一米粒大按于大眦头。避风。

【主治】目障翳，胬肉昏暗。

填睛丸

【来源】《圣济总录》卷一一二。

【组成】石决明一枚（净洗，别捣） 白阳起石（饭上蒸五度，研） 磁石（饭上蒸五度，研） 陈橘皮（汤浸，去白，焙） 栀子花 肉苁蓉（去皴皮，切，焙） 黑石（饭上蒸五度，研） 人参 生姜（切，焙） 厚朴（去粗皮，生姜汁炙，锉） 苦参 白芷 黄芩（去黑心） 甘草（炙，锉） 白茯苓（去黑皮） 桂（去粗皮） 防风（去叉） 杏仁（去皮尖双仁，炒，研）各二两 升麻 生干地黄（焙）各八两 龙脑（研）一分 黄连（去须） 麦门冬（去心，焙） 槐子（炒） 黄柏（去粗皮） 车前子 乳香（研）各四两 蕤仁 青葙子各三两 乌贼鱼骨（去甲并咸味）一两

【用法】上为末，炼蜜为丸，如梧桐子大。每服六丸，空心米饮送下，服讫即食，食后更服十丸，渐加至二十丸，食后即加，食前不加，食后仍以牛乳煎汤下。

【主治】青盲及内外障，或因幼小泪出，或因久视伤明，或因热病愈后，两目俱灰，或因打损，即有胬肉复睛，或吃石药热发，两目作疮，或伤烟火，两目眇视，或两目畏日，远视不辨青赤，或两眦烂疮。

【宜忌】二年勿食五辛、热面、陈物，一年勿食羊头肝肚、驴马兔肉、毒鱼。

佛手膏

【来源】《中藏经》卷八。

【组成】乳香（真者，研）半字 硇砂半字（研） 麝香一字（研） 当归半钱（锉细） 黄连一钱（去须称，锉细） 白矾半字（飞过，研细） 白砂蜜四两（须白砂者佳） 青盐一字（光明者，研）

【用法】上除蜜，先将上七味于乳钵内研烂，同蜜一处拌匀，入新竹筒内，用油纸两三重，以线系扎定口，勿致水入，放净锅内，添水煮竹筒，自早至午时，破竹筒，倾药；以新绵或重绢滤过，入药于瓷瓶内牢封，埋地坑内，经宿取出。用铜柱点，每点了，合眼少顷，复以温净水洗之。翳膜嫩者，是近年生者，当五七次随药退下；翳老者，频点旬日，退下即效；胬肉瘀肉，不过两三日，随药以铜柱刮落，胬肉自然绽断。

【主治】眼生翳膜并胬肉，赤脉攀睛，翳晕，冷热泪下，及眼眶赤烂。

还睛散

【来源】《幼幼新书》（古籍本）卷三十三引《张氏家传》。

【别名】治眼还睛散（原书人卫本）。

【组成】蔓菁子半升（煮、蒸、炒各一次） 萞麻子 旋覆花 菊花各八铢 羌活 防风 甘草（炙） 沙苑蒺藜（炒） 青葙子（炒） 黍粘子（炒）各四铢 谷精草 石决明 蝉壳 地

骨皮　木通草　牡蛎　乌鱼骨　淡竹叶　木贼草　龙胆　细辛　密蒙花各十六铢　白花蛇半两　苍术三十二铢（米泔浸，去粗皮）

【用法】上为末，除蔓菁子单捣细，拌和为散。每服二钱匕，丈夫生椒汤或茶汤下；妇人并小儿雀目米泔调下，食后服。

【主治】风气、银花攀睛，努丝瘀肉，翳膜侵睛，小儿雀目。

【宜忌】忌瓜、鱼、酱、酒。

【加减】肾脏风攻眼，加桃仁（炒）四两。

白蒺藜散

【来源】《三因极一病证方论》。

【组成】白蒺藜（炒，去角）　防风　甘草（生）　僵蚕（去丝嘴）各一两（直者）　南星一两半（黑豆二合，青盐半两，水煮透，取出焙，不用盐豆）　甘菊花三两（生）

【用法】上为末。每服二钱，食后煎甘草汤送下。

【主治】肾脏风毒上攻，眼目赤肿，热泪昏涩，胬肉攀睛。

春雪膏

【来源】《杨氏家藏方》卷十一。

【组成】蕤仁二钱（去皮，细研）　脑子一钱（别研）　杏仁十四个（去皮尖）　朴消（别研）　硼砂（别研）各半钱

【用法】上将蕤仁、杏仁研细，次入诸药研匀成膏子。每用一粟米许点之。

【主治】风毒气攻冲眼目，翳膜遮障，隐涩难开，或发肿痛，攀睛胬肉。

谷精丸

【来源】《普济方》卷八十三引《卫生家宝》。

【组成】谷精草三两（为末）　羊肝一具（薄切作片子，三指大，用谷精草以水二大碗同煮）

【用法】上和黑豆不拘多少，时嚼吃；如恐人不肯吃时，煮出乘热入臼内，捣成丸，如绿豆大。每服三十丸，食后茶清送下。小儿酌减。

【主治】大人、小儿雀目攀睛。

春雪膏

【来源】《永乐大典》卷一一四一三引《野夫多效方》。

【组成】好净蜜一斤　川黄连四两（于砂锅内加甜水三碗，慢火熬至一半，绢滤滓）　猪胆三个（取汁）　生姜四两（切细烂研，取汁）　轻粉一钱　南硼砂一钱　梅花脑子半钱　麝香半钱　蕤仁十个（去皮净，钵研如泥用）　斑蝥　芫青　红娘子各五个（肥大者，去头翅足，焙，研极细）

【用法】前四味，慢火熬一顿饭久，看稀稠得所，取下火来，候冷，入轻粉、蕤仁等五味研，再入斑蝥、红娘子等三味，同研千百遍，瓷盒内收。每用竹杖子或骨柱子点粟米大，夜卧用。

【主治】眼内翳膜遮障，瘀肉攀睛涩痛。

南鹏砂散

【来源】《仁斋直指方论》卷二十。

【组成】南鹏砂（黄色）　脑子少许（研细）

【用法】上以灯草蘸点其上；玄参、麦门冬煎汤，调洗心散服。

《证治准绳·类方》用南硼砂一钱、片脑一分，为细末，点眼，用玄参、麦门冬、生地黄煎汤调洗心散末服。

【主治】

1.《仁斋直指方论》：目生胬肉淤突。

2.《证治准绳·类方》：痘疮入眼，生翳膜。

还睛散

【来源】《卫生宝鉴》卷十。

【组成】龙胆草　川芎　草决明　石决明　楮实　荆芥穗　野菊花　甘草（炙）　野麻子　白茯苓　川椒（炒，去目）　仙灵脾　白蒺藜　木贼　茵陈蒿各半两

【用法】上为末。每服二钱，食后茶清调下，一日三次。

【主治】眼翳膜，昏涩泪出，瘀肉攀睛。

【宜忌】忌杂鱼、肉及荞面热物。

黄连煮散

【来源】《医方类聚》卷六十九引《王氏集验方》。
【组成】马牙消五两　黄连五两（细锉，煮汁，入马牙消，晒干，又添黄连汁，又晒，又添，汁尽为度）
【用法】上候消干为末。每用银箸醮药于目眦内点之。
【主治】瘀血瘀肉侵睛。
【加减】瘀肉甚者，加白丁香少许。

清肺汤

【来源】《永类钤方》卷十一。
【组成】大黄　当归　木通（去节）　赤芍　桑白皮（炙）　茵陈　地骨皮　干葛　麻黄（去根）　粉草（炙）　杏仁（去皮尖，炒）　知母（炒）各等分
【用法】上锉。每服三钱，水煎，食后服。
【主治】肺气壅盛，白云赤肿，胬肉侵睛，多泪。

二黄散

【来源】《世医得效方》卷十六。
【组成】黄芩　大黄　防风　薄荷各半两
【用法】上锉散。每服三钱，水一盏半，蜜少许煎，食后、临卧温服。
【主治】胬肉攀睛。

驱风散

【来源】《世医得效方》卷十六。
【组成】防风（去芦）　龙胆草各五钱　铜青三钱　五倍子二钱　淡竹叶一握（去根）
【用法】上为末。每服半钱，热汤一合泡，停冷澄清，洗眼。
【主治】烂眩风赤浮翳，努肉攀睛，涩痒眵泪。

定心丸

【来源】《世医得效方》卷十六。
【别名】定志丸（《眼科菁华》卷上）。
【组成】石菖蒲　甘菊　枸杞子各半两　辰砂二钱　远志一分（去心）　麦门冬一两（去心）
【用法】上为末，炼蜜为丸，如梧桐子大。每服三十丸，食后熟水送下。
【主治】胬肉攀睛，或先赤烂多年，肝经为风热所冲而成，或痒或痛，或起筋膜，心气不宁，忧思不已。

复明膏

【来源】《永乐大典》卷一一四一三引《烟霞圣效》。
【组成】黄连（去须土）　防风（去芦头）　黄丹（水飞）各一两　诃子一对（去核用皮）　白丁香二两（水飞）　柳桃枝四两（锉碎）　蜜一斤（用旧葱同煎，去滓）
【用法】上先将黄连等五味，用水四升，砂锅内熬至水欲药平，绵滤过，同蜜再熬数沸，后下黄丹滴水不散，土内埋一二日，去其火毒。点眼。
【主治】远年近日云翳瘀肉攀睛，一切眼病。

龙脑金水膏

【来源】《医方类聚》卷六十九引《必用全书》。
【组成】蕤仁十个（纸裹，研去油，如霜极细）　朱砂二钱（光明者，另研极细）　硇砂一钱（光净者，另研极细）　干胭脂一钱（好者，研为细末）　龙脑一钱（片子者，另研极细）　麝香半钱（真者，另研极细）
【用法】上药各为极细末，用好蜜六两，重罗或重纱滤过，将六味药乳钵中同研，渐渐下蜜四两，匀，用瓷器封合，用度点眼。
【功用】驱风凉血，明目通神。
【主治】风热上壅，赤目翳障，两眼筋膜胬肉攀睛，迎风多泪，视物昏花，倒睫拳毛，热泪不止。

神应回光散

【来源】《急救仙方》卷三。
【组成】木贼　白芷　甘草　青箱子　楮实子　草决明　羌活　石决明　川乌（炮）　白蒺藜　蝉蜕各等分
【用法】上为末。每服一钱，食后茶汤调下；酒调

亦可。

【主治】障翳赤眼，胬肉攀睛。

乌犀丸

【来源】《秘传眼科龙木论》卷三。

【别名】角丸（《普济方》卷八十二）。

【组成】乌犀　茯苓　芍药　细辛　黑参　人参各一两　干山药　羌活各二两

【用法】上为末，炼蜜为丸，如梧桐子大。每服十丸，空心茶送下。

【主治】

1.《秘传眼科龙木论》：两睑粘睛外障。此眼初患之时，或痒或痛，年多风赤，睑中有疮。

2.《普济方》：外障兼胬肉。

拨云退翳丸

【来源】《普济方》卷八十三引《德生堂方》。

【组成】川芎　当归各一两半　楮实子　薄荷各半两　黄连　蝉壳各五钱　瓜蒌根六银　蔓荆子六钱　甘菊花　密蒙花各一两　荆芥穗　蛇蜕皮（甘草汤炙）各三钱　地骨皮一两　白蒺藜一两半（炒）　川椒一两半（去目）

【用法】上为细末，炼蜜为丸，如梧桐子大，每一两作十丸。每服一丸，食后、临卧茶清送下。

【主治】一切眼疾，内障青盲，瘀肉攀睛，视物不明。

防风散结汤

【来源】《原机启微》卷下。

【别名】防风散结散（《医钞类编》卷十一）。

【组成】防风　羌活　白芍药　归尾各五分　红花　苏木各少许　茯苓　苍术　独活　前胡　黄芩各五分　炙草　防己各六分

【用法】上作一服。水二盏，煎至一盏，用手法除病后热服，滓再煎。

【主治】目上下睫隐起肉疣。

【加减】病在上睫者，加黄连、柴胡，以其手少阴、足厥阴受邪也；病在下睫者，加藁本、蔓荆子，以其手太阳受邪也。

【方论】以防风、羌活升发阳气为君；白芍药、当归尾、红花、苏木破凝行血为臣；茯苓泻邪气，苍术去上湿，前胡利五脏，独活除风邪，黄芩疗热滋化为佐；甘草和诸药，防已行十二经为使。

拨云退翳丸

【来源】《原机启微》卷下。

【别名】拨云丸（《全国中药成药处方集》上海方）、拨云退翳丹（《全国中药成药处方集》沈阳方）。

【组成】川芎一两五钱　菊花一两　蔓荆子二两　蝉蜕一两　蛇蜕（炙）三钱　密蒙花二两　薄荷叶半两　木贼草（去节）二两　荆芥穗一两　黄连　楮桃仁各半两　地骨皮一两　天花粉六钱　炙草三钱　川椒皮七钱　当归　白蒺藜（去刺，炒）各一两五钱

《全国中药成药处方集》（上海方）有羌活、桃仁，无楮桃仁，《全国中药成药处方集》（沈阳方）“拨云退翳丹”少楮桃仁、川椒皮。

【用法】上为细末，炼蜜成剂，每两作八丸。每服一丸，食后、临睡细嚼，茶清送下。

【功用】《中国药典》：散风明目，消障退翳。

【主治】

1.《原机启微》：阳跷受邪，内眦即生赤脉缕缕，根生瘀肉，瘀肉生黄赤脂，脂横侵黑睛，渐蚀神水，锐眦亦然。俗名攀睛。

2.《中国药典》：目翳外障，视物不清，隐痛流泪。

【方论】《难经》曰：阳跷脉者，起于跟中，循外踝上行入风池，风池者，脑户也。故以川芎治风入脑，以菊花治四肢游风，一疗其上，一平其下为君；蔓荆子除手太阴之邪，蝉蜕、蛇蜕、木贼草、蜜蒙花除郁为臣；薄荷叶、荆芥穗、白蒺藜诸疗风者，清其上也，楮桃仁、地骨皮诸通小便者，利其下也，为佐；黄连除胃中热，天花粉除肠中热，甘草和协百药，川椒皮利五脏明目，诸所病处血亦病，故复以当归和血为使也。

栀子胜奇散

【来源】《原机启微》卷下。

【组成】蛇蜕　草决明　川芎　荆芥穗　蒺藜（炒）　谷精草　菊花　防风　羌活　密蒙花　甘草（炙）　蔓荆子　木贼草　山栀子　黄芩各等分

方中“蛇蜕”，《审视瑶函》作“蝉蜕”。

【用法】上为细末。每服二钱，食后、临睡热茶清调下。

【主治】阳跷受邪，内眦生赤脉缕缕，根生瘀肉，瘀肉生黄赤脂，脂横侵黑睛，渐蚀神水，锐眦亦然，俗名攀睛者，并有眵泪，羞涩难开。

【方论】以蝉蜕之咸寒，草决明之咸苦，为味薄者通，通者，通其经络也；川芎、荆芥穗之辛温，白蒺藜、谷精草之苦辛温，菊花之苦甘平，防风之甘辛为臣，为气辛者发热，发热者，升其阳也；羌活之苦甘温，密蒙花之甘微寒，甘草之甘平，蔓荆子之辛微寒为佐，为气薄者发泄，发泄者，清利其诸关节也；以木贼草之甘微苦，山栀子、黄芩之微苦寒为使，为厚味者泄，泄者，攻其壅滞有余也。

【验案】翼状胬肉　《山东中医杂志》（2005，9：551）：应用角膜缘干细胞移植配合栀子胜奇散治疗翼状胬肉65例（68眼），随访时间1～3年，平均（2.0±0.6）年。结果：治愈62例，3例（3眼）术后12～24月复发。

消翳复明膏

【来源】《原机启微》卷下。

【组成】黄丹（水飞）四两　青盐一两（另研）　白沙蜜一斤　诃子八个（去核取末）　海螵蛸三钱（取末。蜜熬数沸，净纸搭去蜡面，却下黄丹，用棍搅匀，旋下余药，将至紫色取出）　黄连十两　蕤仁半两　木贼草一两　龙胆草二两　杏仁七十五个（去皮尖）

【用法】上药黄连等五味入瓷器内，以水一斗浸之，春、秋五日、夏三日、冬十日，入锅内，文武火熬至小半斤，滤去滓，重汤炖成膏子，却入前药熬之，搅成紫色，入龙脑一钱。每用少许，点眼，药干，净水化开用。

【主治】阳跷受邪，内眦即生赤脉缕缕，根生瘀肉，瘀肉生黄赤脂，脂横侵黑睛，渐蚀神水，锐眦亦然。

【方论】上方以黄连为君，以疗邪热也；蕤仁、杏仁、龙胆草为臣，为除赤痛，润烦躁，解热毒也；黄丹、青盐、龙脑、白沙蜜为佐，为收湿烂，益肾气，疗赤肿，和百药也；诃子、海螵蛸、木贼草为使，消障磨翳也。

磨障灵光膏

【来源】《原机启微》卷下。

【组成】黄连（锉如豆大）一两（童便浸一宿，晒，为末）　黄丹（水飞）三两　当归（取细末）二钱　麝香（另研）　乳香（另研）各五分　轻粉（另研）　硇砂（另研末）　白丁香（取末）　海螵蛸（取末）各一钱　龙脑少许（末）　芦甘石六两（另以黄连一两锉，置水中，烧芦甘石通红淬七次）

【用法】先用好白沙蜜十两，或银器、砂锅内熬五七沸，以净纸搭去蜡面，除黄丹外，下余药，用柳木搅匀，次下黄丹，再搅，慢火徐徐搅至紫色，却将乳香、麝香、轻粉、硇砂和匀，入上药内，以不粘手为度。急丸如皂角大，以纸裹之。每用一丸，新汲水化开，旋入龙脑少许，时时点翳上。

【主治】攀睛。阳跷受邪，内眦即生赤脉缕缕，根生瘀肉，瘀肉生黄赤脂，脂横浸黑睛，渐蚀神水，锐眦亦然。

【方论】本方以黄连去邪热，主明目，为君；以黄丹除热除毒，芦甘石疗湿收散为臣；以当归和血脉，麝香、乳香诸香通气，轻粉杀疮，为佐；以硇砂之能消，海螵蛸之磨翳，白丁香之主病不移，龙脑之除赤脉，去外障为使也。

扫翳散

【来源】《普济方》卷七十一。

【组成】防风　羌活　川芎　甘草　蒺藜　决明子各半两　柴胡　玄参各二两　白芷　荆芥　瞿麦　木贼　木通　赤芍　栀子　生地　天花粉　夏枯草　薄荷　谷精草各一两　五灵脂　甘菊花　蝉蜕　白皮　大黄各七钱半

【用法】上锉。每服四钱，水一盏半，煎至八分，去滓，食后服。

【主治】眼赤肿痛，瘀肉攀睛，视物茫茫；及时行红眼暴发者。

灵圆丹

【来源】《普济方》卷七十八。

【组成】甘菊花　川芎　白附子　柴胡　远志（去心）　羌活　独活　青葙子　仙灵脾（酥炙）　石膏　防风　全蝎　青皮　陈皮　荆芥　楮实　木贼（去节）　甘草　黄芩各一两　苍术（米泔浸，焙）四两

【用法】上为末，水浸蒸饼为丸，如弹子大。每服一粒，食后细嚼，荆芥汤或茶清送下，一日三次。

【主治】男子、妇人攀睛翳膜，痒涩羞明，赤筋碧晕，内外障瘀肉。风热赤眼。

【宜忌】忌酒面。

日精月华光明膏

【来源】《普济方》卷七十九。

【组成】好琥珀一钱半（别研）　马牙消（飞过）二钱半　铜绿一钱半　真胆矾一钱半（别研）　硼砂一钱半（别研）　没药四两（别研）　乳香三钱（别研）　青盐一钱半　朱砂一钱半　轻粉一钱（别研）　麝香半钱（别研）　片脑半钱（别研）　防风一钱　天花粉半钱（前药各研，候后药成膏却下）　黄连四钱（研）　当归一两（研）　诃子一对（去核，研）　石决明二两（去瓤，细研）　石膏一两半（碾，用腊八水或雪浸三日）　大鹅梨二十个（捶碎，用布扭去滓）　猪胰二具（用草夹细，去筋膜）　炉甘石四两（童便浸，淬烧五次）　黄丹一两（用腊八雪浸三日）

【用法】上先用黄连五味浸三日，却用大砂锅一口，纳药水，再添满七分，熬，重绵滤过，至四五碗，却将大鹅梨、猪胰二味入内，又熬至三碗，再用滤过。再入锅，下炉甘石、黄丹，同熬至二碗，又滤过，却下马牙消等十二味，不住手用槐柳条搅匀，候成膏，如前滤净，入瓶内，却入麝香、片脑等三味，十分搅匀。用油纸重封，无令水入，放冷水浸三日，然后旋取膏入瓶内。以铜箸点眼。

【主治】一切内障，翳膜遮睛，及攀睛胬肉，无问年久日深，或一目两目俱患，但能见人影者。

乳香当归散

【来源】《普济方》卷七十九。

【组成】凤凰台　当归　薄荷　荆芥穗　藁本　谷精草　石膏（煅）　没药（研）　菟丝（淘去沙，酒蒸）　白葛根　蔓荆子　苦丁香　汉防己　川芎　赤小豆　乳香（研）　百节　菖蒲（去毛，炒）　香白芷　自然铜（火煅，醋淬七次，研）　火龙爪　郁金各一钱　雄黄（研）　定风子　细辛各一钱半

【用法】上为细末。早晨、午时、临卧鼻内搐之。

【主治】内障伤风寒，攀睛瘀肉多年，眼中倒睫拳毛。

红水眼药

【来源】《普济方》卷八十二。

【组成】胡椒　荜茇　干姜　回回黑　诃子皮　银朱各五钱　海螵蛸　牡丹皮　丁香各四钱　芦荟　硼砂各一钱

【用法】上为细末。每用少许点眼。

【功用】止泪，去瘀肉。

【主治】息肉淫肤。睑眦息肉，胀起攀丝白睛，隐涩妨闷。

佛手膏

【来源】《普济方》卷八十二。

【组成】硼砂

【用法】用硼砂放在盒子内一日，纸封定，至午刻取出硼砂，以冷水浮洗过，研为粉，以筋头点入眼中。浮膜立退。凡点时，先将温水洗眼，然后点，又洗再点，不过三四次立验。

【主治】眼内瘀肉，浮膜侵睛。

乳香散

【来源】《普济方》卷八十二引《神效方》。

【组成】黄丹一两二钱（水飞过，沥干）　白矾一两（银器内盛汁）　乳香　没药各一钱　鹰条一钱半　血竭二分　麝香少许　轻粉三分　粉霜二分

【用法】上先将白矾于银器内化成汁，次入黄丹

末，以银牌搅匀，更入乳香、没药，慢火不住搅，令枯干为粉，候冷研极细，熟绢罗过后，入鹰条、血竭、麝香、轻粉、粉霜，研极匀如粉，再以熟绢罗过，以末点之。

【主治】攀睛瘀肉。

拨云膏

【来源】《袖珍方》卷三。

【组成】炉甘石　黄丹各一两　川乌七钱半　犀角　乳香　没药　硇砂　轻粉各一钱　铜绿　鹰条各一钱二分半　青盐　血竭　片脑各半钱　麝香　蕤仁各七钱半　当归二钱半　黄连一两五钱　蜜一斤

【用法】上药各为细末，用白沙蜜十五两，慢熬，初沸下黄丹，二沸下炉甘石，三沸下诸药末，不粘手为度，用瓷盏纳。热水泡开，热点，不拘时候。

【主治】

1.《袖珍方》：眼生云翳。

2.《丹溪心法附余》：攀睛瘀肉。

熊胆膏

【来源】《永乐大典》卷一一四一二引《卫生十全方》。

【组成】羯羊胆一枚（大者）　白沙蜜半两　杏仁七枚（去皮尖双仁，研）　黄连（去须，捶碎）三寸　南硼砂半钱（别研）　乳香少许（别研）　轻粉少许

【用法】先将胆汁并蜜倾在瓷盏内，次入黄连、杏仁浸一宿，绵滤过，次下余药，用纸两三重紧封口。掘地坑五寸，入药盏坐定，盖之三十日，取出点之。

【主治】翳膜遮障，昏涩隐痛；及风毒上攻，胬肉侵睛，或暴赤肿痛。

点眼金丝膏

【来源】《奇效良方》卷五十七。

【组成】硇砂（研）　晋矾（研）　青盐（研）各一钱　乳香（好者，细研）　片脑（研）各二钱　当归（锉，净洗）　黄丹（研）各半两　黄连一两

【用法】上用好蜜四两，除片脑外和七味，纳入青笙竹筒内，油单纸裹筒口五七重，紧系定，入汤瓶中，文武火煮一周时，取出劈破，新绵滤去药滓，方下片脑和匀，瓷瓶收贮，再用油单纸五七重封系瓶口，埋露地内去火毒，候半月取出。每用一粟米大点眼。

【主治】男子、妇人目疾远年近日，翳膜遮睛，攀睛胬肉，拳毛倒睫，黑花烂弦，迎风羞明冷泪，及赤眼肿痛。

加味导赤散

【来源】《程松崖先生眼科》。

【组成】生地一钱五分（切片）　木通八分　红花四分　赤芍八分　防风六分　荆芥六分　蝉蜕八分　甘草四分　归尾八分

【用法】生姜一薄片为引。外点消炉散。

【主治】胬肉攀睛，眼大角长肉一块及黑珠。

【加减】痛者，加黄芩八分（酒炒）；痒者，加蕤仁八分，刺蒺藜八分。

消炉散

【来源】《程松崖先生眼科》。

【组成】制过甘石（浮水炉甘石不拘多少，煅红童便淬七次，焙干，研极细末，水飞三次。再用羌活、防风、蔓荆子、川芎、白芷、川连、黄芩、菊花各等分煎浓汁，将甘石末拌透，晒干听用）一钱　火消三分　顶上四六冰片一分

【用法】擂匀点睛。内服加味导赤散。

【主治】胬肉攀睛。眼大角长肉一块及黑珠。

金花丸

【来源】《银海精微》卷上。

【组成】黄连　黄柏各四两　黄芩　人参各二两　桔梗三两半　半夏二两　栀子仁二两

【用法】上为末，炼蜜为丸，如梧桐子大。每服五十丸，茶送下。

【主治】胬肉攀睛。

泻脾除热饮

【来源】《银海精微》卷上。
【组成】黄耆　防风　茺蔚子　桔梗　大黄　黄芩　黄连　车前子　芒消各一两
【用法】每服六钱，水煎服。
【主治】胬肉攀睛。

黄风菊花汤

【来源】《银海精微》卷下。
【组成】防风　黄连　桑白皮　赤茯苓　瞿麦　车前子　栀子　大黄　黄芩　细辛　桔梗　连翘
【用法】水煎，半饥温服。
【主治】初起胬肉攀睛。

密蒙花散

【来源】《银海精微》卷下。
【组成】蒙花　威灵仙　草决明　羌活　黑附子　大黄　石膏　川椒（炒）　木贼　甘草　蝉蜕　独活　楮实子　川芎　荆芥　车前子　防风　菊花　黄连　苍术
【用法】加灯心，煎服。
【主治】久患内外障翳，羞明怕日，迎风流泪，肿痛难开，胬肉攀睛，风热气障。

白丁香散

【来源】《疠疡机要》卷下。
【组成】白丁香　贝母
【用法】上为末。入乳汁调，点眼内。
【主治】疠风，眼中生胬肉。

拨风云膏

【来源】《医学入门》卷七。
【组成】硇砂　硼砂　珍珠　琥珀（火煅）　珊瑚　玛瑙　砗磲各三钱（火煅）　熊胆　石燕（火煅醋淬）三个　自然铜　乳香　没药　当归各二钱　轻粉　青盐　胆矾　铜青　血竭　海螵蛸　麝香　黄连　黄芩　黄柏　白丁香　石蟹　牛黄各二两　炉甘石半斤　黄丹四两

方中熊胆明量原缺。

【用法】上药各为末，用蜜一斤绢滤，入水二盏于铜锅内，熬至滴水成珠，方入黄丹搅匀，次入诸药和匀，捏成锭子，油纸摊放地上，盆覆出汗为度，次日用笋箬包裹收之。用时以井水或梨汁化开，银簪点入，将目紧闭仰卧，切不可走泪，使药随泪出无效。但有攀睛云翳，空心点眼，每日点三次，点三日，歇三日，看障翳俱尽，方研冰片三厘，和膏半分，再点一次，光即复矣。
【主治】攀睛云翳，火眼，胬肉攀睛，眼绊红丝。
【宜忌】忌牛、羊、鱼、肉、葱、蒜、韭、房事及酒。
【加减】如火眼，加冰片；胬肉攀睛，眼绊红丝，加蕤仁、熊胆，与药等分，亦用水化开前药，将冰片等药研加之。

明镜膏

【来源】《东医宝鉴·外形篇》卷一引《医鉴》。
【组成】黄丹（水飞）一两　官粉　乳香　硇砂各五分　硼砂　铜绿各三分　没药二分
【用法】上为末，炼蜜，入水少些，调药令匀，烧艾叶熏之，以香油少许调匀。点眼。
【主治】眼目昏花，胬肉，云翳，肿痛。

大明复光散

【来源】《古今医鉴》卷上。
【组成】当归尾（酒洗）　生地黄（酒浸）　黄柏（酒炒）　黄连　黄芩　柴胡　白茯苓　枳壳　羌活　防风　荆芥　石膏（煅）　甘菊花　蝉蜕　车前子（炒）　蜜蒙花　白蒺藜（炒）　木贼（童便浸，焙）　青葙子（炒）　羚羊角　石决明（煅）　甘草
【用法】上锉。每服一两，食后温服。
【主治】眦赤生眵，胬肉浸睛，羞明流泪，视物不清。
【加减】大眦赤者，乃心经实热，加龙胆草、赤芍、白术，减车前、荆芥；小眦赤者，乃心经虚热，加白茯苓、黄耆、朱砂，去青葙子、石决明；赤而不痛，乃肝经实热，加柴胡、陈皮、白术，

减荆芥；赤而昏者，乃肝之虚也，加苍术、楮实子，减蒺藜；羞明怕日，乃脾之实，加密蒙花，减柴胡；视物不真，乃脾之虚，加苍术、细辛，减防风、木贼；眵多结硬，乃肺之实，加桑白皮、茅根、白术，减蝉蜕、石膏；眵虚不结，乃肺虚，加阿胶、陈皮，减归尾；迎风出泪，乃肾虚，加熟地黄、石斛，减生地黄、菊花；白珠鲜红常痛，加山栀子、乳香、没药、防风、黄芩，减青葙子、蒺藜；胬肉侵睛，加大黄、牵牛、牛蒡子、减石膏、枳壳；白膜侵睛，加蒺藜、木贼、连翘、车前子、荆芥。

还睛丸

【来源】《古今医鉴》卷九。

【组成】拣人参一两半　天门冬（泡，去心）三两　麦门冬（泡，去心）三两　生地黄（酒洗）三两　熟地黄一两（酒蒸）　当归（酒洗）一两　川芎七钱　白茯苓（去皮）一两　山药一两（蒸）　菟丝子（酒饮烂捣饼，焙干）一两　甘枸杞一两半　肉苁蓉（酒浸）一两半　川牛膝（去芦）一两半　川杜仲（酒炒）一两半　石斛一两半　五味子七钱　川黄连七钱　川黄柏一两（酒炒）　知母二两（酒炒）　杏仁（泡，去皮）一两半　枳壳（面炒）一两　防风八钱（去芦）　菊花（酒洗）一两　青葙子一两　草决明一两　白蒺藜（炒）一两　羚羊角一两（镑）　乌犀角八钱　甘草七钱（炙）

【用法】上为细末，炼蜜为丸，如梧桐子大。每服三五十丸，空心盐汤送下。

【功用】

1.《古今医鉴》：降火升水，夜能读细字。

2.《全国中药成药处方集》（沈阳方）：养血安神，搜风明目。

【主治】远年近日一切目疾，内外翳障，攀睛胬肉，烂眩风眼，及老年虚弱，目昏多眵，迎风冷泪，视物昏花，久成内障。

家传大明膏

【来源】《万病回春》卷五。

【组成】大黄　苍术　柴胡　龙胆草　藁本　细辛　赤芍　菊花（倍）　红花　黄柏　黄芩　连翘　栀子　荆芥　防风　木贼　黄连　蒺藜　薄荷　羌活　独活　麻黄　川芎　白芷　天麻　蔓荆子　玄参　苦参　归尾　木通　生地黄　桑白皮　车前子　枳壳　皮消　甘草

【用法】上锉十大帖，用童便五碗煎熟，用炉甘石一斤，入炭火烧红，淬入药中十次，研烂去粗滓，将药入水铜盆内，重汤煮干成饼，晒干研千余下，每两入焰消八钱，黄丹五分，又研千余下，收入瓷罐内。点眼。

【主治】翳膜攀睛，烂弦，赤障，胬肉，血灌瞳人，迎风流泪，怕日羞明，视物昏花，疼痛不止。

【加减】如胬肉、云翳、昏朦、烂弦、风眼，入冰片少许。

升麻子散

【来源】《遵生八笺》卷三。

【组成】升麻　黄芩各八分　山栀七分　黄连七分　决明子　车前子各一钱　干姜七分　龙胆草　茺蔚子各五分

一方加苦瓠五分，去黄连、龙胆草。

【用法】上为末。每服二三钱，空心、白汤下。

【主治】肝病目赤，眼中生胬肉晕膜，视物不明。

千金秘授保睛丸

【来源】《遵生八笺》卷十八。

【组成】羚羊角　天竺黄　天门冬（去心）　柴胡　细辛　菴蕳子　远志（去心）　黄耆　木通（炒）　知母　款冬花（炒）　侧柏叶（焙）　夏枯草（炒）　甘草（炒）　百部（去蒂，炒）　木香各二两五钱　乌犀　白珠　海蛤（煅）　鹿茸（酒浸，焙）　人参　琥珀　石膏　秦皮　地肤子　井泉石　车前子　龙胆草　草决明　防风　泽泻　玄参　牛蒡子　白蒺藜（去刺，炒）　砂仁　旋覆花　威灵仙　蔓荆子　枳实　木贼（酒浸，炒）　秦艽　诃子　葶苈子　蕤仁（去油）　牛膝（酒浸）　山冬青子各二两　陈皮　菖蒲　当归　苍术（酒浸，麸炒）　菟丝子　菊花　川芎　石斛　巴戟（去心，炒）　肉苁蓉（酒浸，洗）　五味子　黄连　苍耳子　香附子　连

翘　谷精草　桔梗　黄芩（酒炒）　牡荆各三两　茯苓（去筋）　芍药（酒浸一宿）　扁豆　细茶　石决明（煅）各四两　云母石一两六钱　沉香一两　生地　熟地　黄柏（盐汤炒）　山药各八两　薏苡仁　酸枣仁各五钱　仙灵脾　麻黄　蒲黄　青葙子　豆蔻各一两五钱　山茱萸　枸杞（酒焙）　密蒙花各六两　麦门冬五两（去心）

【用法】上为末，炼蜜为丸，每丸一钱五分，外用辰砂为衣。去障翳，米泔水温服；睛暗青盲，当归汤送下；气障赤肿，木香汤送下；血虚昏暗以下七十二症，俱薄荷汤送下；小儿痘子入眼，谷精草汤送下。

【功用】补肾治肝，去风散血，顺气除昏，升降水火，袪内外障。

【主治】远年近日，风眼羞明，白底生翳疼痛，黑花蟹睛珠破，胬肉攀睛赤肿，倒睫拳毛，眩烂痒涩，打伤；小儿痘疹入眼，迎风冷热泪下。

日精月华光明膏

【来源】《证治准绳·类方》卷七。

【组成】炉甘石　黄丹各八两　绿豆粉（炒黑）四两　黄连一两　当归　朱砂　硼砂　玄明粉　决明粉各二钱　轻粉　白矾（生）　白丁香　海螵蛸　自然铜　硇砂各一钱　熊胆　乳香　没药　鹰条　雄黄　青盐　胆矾　铜青　牙消　山猪胆各二分半　麝香五分　片脑一钱　樟脑半钱（又方有贝子煅、贝齿、石燕、石蟹、水晶、真珠、玛瑙、琥珀、珊瑚各一钱，若加此九味，要去绿豆粉不用，有豆粉即半真半伪。上各制为细末，依方称合和匀，碾至千万余下，熟绢罗过，入后膏子成剂）鸡柏根一斤　黄连半斤　龙胆草　黄柏　生地黄　苦参各二两　大黄　黄芩　栀子　赤芍药　防风　菊花　玄参　当归各一两　羌活　木贼　蒺藜　连翘　蔓荆子　细辛　川芎　白芷各五钱　夜明砂　蛇蜕　蝉蜕各二钱半　冬蜜半斤（又方福建地有后十一味草药在内，用之效速，他处无此草药，不用亦效：苦花子、地薄荷、地西瓜、田茶菊、七层楼、千里光、铁梗子、地园荽、地胡椒、蛇不见、水杨梅根皮各生采各一握，捣烂另煎取浓汁，入前药同煎成膏）

【用法】上锉，入井水于铜器内浸三宿，慢火煎熬浓汁，滤去滓，以滓再煎再滤，慢火煎熬，槐、柳、桑枝搅，熬如饴糖，入蜜和匀。更入羯羊胆、雄猪胆各二枚和匀，瓷碗顿放，汤瓶口上蒸成膏，复滤净，滴沉水中成珠，可丸为度。待数日出火毒，再溶化，入诸药末和匀，杵丸为锭，阴干，用金银箔为衣。每以少许，井水化开，鸭毛蘸点眼，又以热汤泡化洗眼。

【主治】翳膜胬肉，诸般眼疾。

月华丹

【来源】《证治准绳·类方》卷七。

【组成】炉甘石一两　朱砂　硼砂各二钱　白丁香　珍珠　珊瑚　琥珀　水晶　玛瑙　石蟹　贝齿　硇砂各二分　乳香　没药　轻粉　青盐　玄明粉　胆矾　海螵蛸　蚺蛇胆　黄丹　山猪胆　白矾（生）　雄黄　熊胆　牛黄各一分　麝香三分

【用法】上药各另修制净，合和匀，为末，瓷器收贮。如临用时，每末一钱，加梅花片脑一分，研匀罗过。点眼。

【主治】诸般翳膜，胬肉，一切眼目病稍重者。

【加减】如翳膜重厚者，加硇砂少许；如翳膜薄轻者，对和日精丹。

光明丹

【来源】《证治准绳·类方》卷七。

【别名】光明散（《经验奇方》卷上）。

【组成】制炉甘石三钱　朱砂　硇砂各一钱　麝香一分　片脑三分

《济阳纲目》有轻粉五分，无冰片。

【用法】上药各为细末。点眼。

【主治】

1.《证治准绳·类方》：一切眼目翳膜、胬肉、烂弦、赤眼、眊瞧、紧涩、羞明恶日。

2.《经验奇方》：时眼红肿，疼痛多眵，流泪羞明。

乳香散

【来源】《证治准绳·类方》卷七。

【组成】防风　荆芥　川芎　白芷　细辛　藁本　羌活　白菊花　石菖蒲　天麻　蔓荆子　瓜蒂　赤小豆　汉防己　菟丝子　谷精草　自然铜（制）　郁金　当归　石膏（煅）　乳香　没药　雄黄　蛇蜕（炒焦）　蝉蜕（炒焦）　穿山甲（烧）　鸡子蜕（烧）　脑荷各五分　麝香　片脑各半分

【用法】上为细末。每用少许，吹鼻中。

【主治】内外障眼，攀睛瘀肉，倒睫拳毛，翳膜遮睛，一切目疾。

熊胆膏锭

【来源】《证治准绳·类方》卷七。

【组成】炉甘石六两　黄丹三两　黄连一两　当归　朱砂　硼砂各二钱　白丁香　海螵蛸　白矾（生）　轻粉各一钱　乳香　没药　熊胆　麝香各五分　片脑一钱（除脑、麝外，余各另制细末，称，合和匀，入黄连末、当归末，水调匀，绵绢滤净去滓，入末碾至千万余下，晒干，入麝香碾极嫩罗过，次入片脑碾匀，复罗，却入后膏成剂）　黄连半斤　龙胆草　防风　当归　生地黄各二两　诃子八枚（去核，研末）　蕤仁二钱半　鹅梨四个（取汁）　猪胰子两个（用稻草挪洗，去膏膜，干净无油为度，再用布包捣烂入药）　冬蜜二两（另熬干酥为度）

【用法】黄连以下九味，洗净锉碎，以井水浸于铜器内或瓷器内，春五、夏二、秋三、冬七日，滤去滓，以滓复煎三四次，取尽药力，以熟密绢开绵纸在上滤过，澄清，去砂土，慢火煎熬，槐、桑、柳枝各四十九条，长一尺，搅不住手，互换搅尽枝条，待如饴糖相类，入蜜和匀，瓷碗盛，放汤瓶口上，蒸顿成膏，复滤净，滴入水中沉下成珠，可丸为度，待数日出火毒，再熔化，入末和匀，杵为丸锭，阴干，金银箔为衣。每以少许，井水化开，鸭毛蘸点眼，又以热汤泡化洗眼。当以棱针刺目眶外，以泻湿热，如倒睫拳毛，乃内睑眼皮紧，当攀出内睑向外，以棱针刺出血，以泻伏火，使眼皮缓则毛立出，翳膜亦退。

【主治】风热上攻，眼目昏花，眵多矇泪，眊矂紧涩，痒极难忍，胬肉攀睛，沙涩难开，翳膜覆瞳，目眶岁久赤烂，俗呼为赤瞎；一切眼疾。

无上光明丹

【来源】《墨宝斋集验方》卷上。

【组成】鹰爪黄连一两五钱（毛多者为上，连毛洗去泥土净，先用铁杵杵碎，借铁气令细毛入水不浮上，磨，并粗渣俱为细末，取净末）一两　玄明粉（上白净者）一两六钱（若倒毛流泪烂皮，火赤风眼，外加五钱）　苏薄荷（金钱者佳）春分至秋分用四分，秋分至春分用六分

【用法】上为极细末，将大号铜锅入好清水二碗半，要二人各持两指阔薄竹一片，待药一滚，即以竹片不住手搅四围及锅底，如火沸起，药水粘锅，两旁二人各盛清水半盏，忙用竹片挑水将粘定药水洗下，沸起又洗下。若火气太盛，将锅提起一旁，待洗药水净，再安火上缓缓煮成稠酱样取起，将大好细瓷盘盛之，日中晒极干，其色真黄者为上，重研筛为细末，小口瓷罐盛之，塞紧罐口，莫令透风，若透风便潮，久则成水矣。此药最是难煮，若不细心洗铲，倘药粘定锅底及两旁，即成焦黑，晒干时便成绿色，药定不灵，付之无用。上好真青胆矾（去下面粗脚净）一两，朱砂（光明有墙壁者）一钱五分，黄丹（上好者，用水飞过），共为极细末，另收一罐。凡用时草药二股，石药一股，调药用尖样瓷杯洗净，放药一分许，入井水几点，以净指调令稠，再加水调稀，然后多下水，浸过三四分，调匀，纸盖少顷，药水或绿色，将新羊毛小笔或鸡鹅翎轻轻取上面清水洗搽，不论遍数，一干又搽。如烂皮流泪，火赤风眼，悬毛倒刺，只洗皮外，不必放药水入眼内，洗半尽即愈。若悬毛倒刺，每日洗十数次，久之眼皮绉缩，其毛向外矣。若翳膜外障，胬肉攀睛，重者石药多加重些，洗眼时将眼角少睁开些，令药水入内，一觉痛即将手巾放在热水内浸透熏洗之，药气乘热而散，其痛自止。去膜、去翳、去攀睛，时常搽看，倘去十分之七，前药即住，不复洗。另用复明药缓缓洗之，翳膜渐去自然复明，若一时求净，用药太急，定至伤目。

【主治】眼睑烂皮流泪，火赤风眼，悬毛倒刺，翳膜外障，胬肉攀睛。

【宜忌】洗药时，最忌酒与豆腐；清晨饿肚不可搽及；有孕妇不可洗，洗之伤婴儿眼目。

益府秘传拨云龙光散

【来源】《寿世保元》卷六。

【组成】蕤仁（五两，去粗壳取仁，用温水浸，去嫩皮膜尖心，用上好白竹纸包裹，捶去油以尽为度）五钱　牛黄二分五厘　白磁砂五分（即好白细瓷器四五钱重，用头酸醋一碗，将瓷器以砂罐盛，放炭火内烧红，先投入醋内，以七次为度。又用童便一碗，烧红，投内以七次为度。又将醋、童便合一碗，又烧红投入以七次为度。先将瓷研炼，以水澄清，用中间阴干）　好珍珠（八九分，将雄鸡一只，以珠入鸡肚内过一宿，然后杀鸡取珠，用豆腐蒸过用）五分　硼砂二钱五分　琥珀五分　真熊胆（三分，以瓷瓦盛，放火上煨去水）二分五厘　硇砂（三四分，将冷水一碗，以水煮干为度）一分　当门子一分　白丁香一分　海螵蛸（水煮过六七次）二分　冰片一分　人龙（用男人孩子口内吐出食虫，即用银簪破开，河水洗刮令净，阴干）二分

【用法】上药精制细研。任意点眼。

【主治】诸般翳障，攀睛胬肉，内障青盲。

还睛散

【来源】《审视瑶函》卷三。

【组成】龙胆草（酒洗，炒）　川芎　甘草　草决明　川花椒（去目，炒）　菊花　木贼　石决明（煅）　野麻子　荆芥　茯苓　楮实子　白蒺藜（杵，去刺）各等分

【用法】上为细末。每服二钱，食后茶清调下，一日三次。

【主治】眼生翳膜，昏涩泪出，瘀血胬肉攀睛。

【宜忌】忌一切鸡鱼厚味及荞麦面。

吹霞散

【来源】《审视瑶函》卷三。

【组成】白丁香一钱　白及　白牵牛各三钱

【用法】上药研细腻无声，放舌上试过，无滓方收贮。每日点三次。重者不出一月痊愈；轻者朝点暮好。

【主治】胬肉攀睛，星翳外障。

冷风汤

【来源】《眼科全书》卷四。

【组成】防风　黄耆　茺蔚子　桔梗　五味子　细辛　大黄

【用法】水煎，食后服。

【主治】胬肉攀睛，乍发乍起。

栀子胜奇汤

【来源】《眼科全书》卷四。

【组成】栀子　石膏　草决明　防风　荆芥　木贼　蒺藜　蝉蜕　羌活　黄芩　蔓荆子　谷精草　菊花　甘草　密蒙花

【用法】上为细末。每服二钱，临卧时热茶调下。

【主治】脾胃热毒，心肺二经火邪冲目，致患胬肉攀睛，久而不退者。

泻肺散

【来源】《眼科全书》卷六。

【组成】桑白　葶苈子　玄参　旋覆花　地骨皮　桔梗　知母　黄柏　黄芩　菊花　朴消

【用法】水煎，食后服。

【主治】大小眦赤肿痛，生肉翳者。

加减逍遥散

【来源】《辨证录》卷三。

【组成】白芍　当归各一两　甘草　白蒺藜　蕤仁各一钱　陈皮五分　茯苓三钱　甘菊三钱　柴胡　半夏各三分

【用法】水煎服。

【主治】目痛日久，终年累岁，而红赤不除，致生胬肉攀睛，拳毛倒睫者。

舒郁全睛丹

【来源】《石室秘录》卷四。

【别名】舒郁全睛汤（《疡医大全》卷十）。

【组成】白芍四钱　柴胡一钱　炒枝子三钱　甘草一钱　白芥子三钱　茯苓三钱　陈皮一钱　白术

三钱

【用法】水煎服。

【功用】舒肝胆之气，泻其火与痰。

【主治】肝胆之火所致眼内长肉，如线香粗，触出眼外。

五　烹

【来源】《眼科阐微》卷四。

【组成】龙砂（制，入阳城罐内封固，桑柴火煅红，一炷香毕，取出，冷成腻粉）一两六钱　朱砂一钱五分

【用法】共研极细。饭后点大眼角，不可近黑珠，每日点十余次。须兑虎液、龙砂、冰片合用。

【主治】目赤肿痛痾痒；云膜胬肉，赤白翳障。

六神开瞽散

【来源】《眼科阐微》卷四。

【组成】五烹一两　入冰片七分　龙砂一两　入冰片一钱　虎液一两　入冰片一钱三分

【用法】凡目赤肿痛痾痒，俱系内症、重者，虎液为主，用七分；龙砂为辅，用三分；五烹为佐，用二分。如内症轻者，五烹为主，用五分；虎液为辅，用三分；龙砂为佐，用二分。凡云膜胬肉、赤白翳障，俱系外障、重者，龙砂为主，用七分；虎液为辅，用三分；五烹为佐，用二分。饭后，点大眼角，不可近黑珠，每日点十余次。

【主治】目睛赤肿痛痒，云膜胬肉，赤白翳障。

虎　液

【来源】《眼科阐微》卷四。

【组成】龙砂（制，入阳城罐内封固，桑柴火煅红，一炷香毕，取出，冷成腻粉）二两　紫苏　薄荷　防风　荆芥　羌活　连翘　蕲艾

【用法】上药后七味，用水五碗煎浓汁，滤去渣，再用水二碗，煎至一碗，去渣，共入一处，澄去沙泥，将甘石二两，共入铜锅内，入汁之时，以不见甘石为度，每次煅干，如此数次，汁尽为度；再以生姜汁煮三次，煅干，不必红，恐伤药性；入朱砂五分，听用。饭后点大眼角，不可近黑珠，每日点十余次。

甘石制法：甘石打碎如豆，入铜锅内，用白童便浸出二指，桑柴煮干，取起，再浸再煮，如此七次，尝苦咸味方止。如淡再煮。每次要焙干，取起听用。原书用本方，须兑五烹、龙砂、冰片合用。

【主治】目赤肿痛痾痒；云膜胬肉，赤白翳障。

拨云散

【来源】《良朋汇集》卷三。

【组成】羊脑炉甘石八两（拣没石性的，用砂茶吊一个，将炉甘石上火一煅，用水飞去细粉，粗滓不用，晒干听用）川黄连　羌活　连翘　黄芩各五钱（水三大碗，煎一碗，又水二碗，煎半碗，二次放一处；又将飞过炉甘石烧红，倒在童便内，如次三淬，第四次烧红方淬于煎药内，再勿见火；如有湿，待其自干听用）　硼砂三两（生用）　海螵蛸二两（煮去盐性）　石决明（煅）一两　乳香（去油）　没药（去油）　瓜儿血竭各五钱　熊胆三钱　麝香三分　冰片一钱

【用法】上共乳无声方好，瓷罐内秘收。点时用骨簪蘸凉水，点大眼角。

【主治】老年目昏，攀睛胬肉，拳毛倒睫，迎风流泪。

消障救睛散

【来源】《绛雪园古方选注》。

【组成】石蟹一钱五分（生研）　羚羊角一钱（镑）　草决明一钱　连翘一钱五分　白蒺藜一钱　龙胆草五分（酒炒灰）　甘菊八分　木贼草五分　汉防己一钱　茺蔚子一钱

【用法】水二钟，煎八分，食远服。

【功用】消胬。

【主治】白睛胬肉，状若鱼胞浮鳔。

【方论】方中石蟹为君，味咸性大寒而燥，去湿热，消胬肉，如鼓应桴，堪称仙品。佐以羚羊角之精灵，息肝风，散恶血；草决明疗青盲，去白膜；连翘泻客热，散结气，专泄大小眦之热；酒炒龙胆退湿热之翳；白蒺藜散风破血；木贼、防己疗风胜湿；甘菊化风；茺蔚行血，诸药皆入肝

经，仍能上行于肺。用之屡验，故敢质诸当世。

紫金膏

【来源】《医宗金鉴》卷七十八。

【组成】炉甘石（入大银罐内，盐泥封固，用炭火煅一炷香，以罐通红为度，取起为末，用黄连水飞过，再入黄芩、黄连、黄柏汤内，将汤煮干，以甘石如松花色）四两　黄丹（入锅内，炒黑色，用草试之，草灼提起，如此三次，研极细末，水飞）四两　硼砂（研细，飞过）三钱　朱砂（研细，飞过）　轻粉五分　青盐（水洗去泥）五分　珍珠三钱　白丁香（乳汁化开，去滓）五分　没药五分　乳香五分　海螵蛸（去皮，研细）二钱　枯矾五分　硇砂五分　当归（研细）五分　川芎（研细）五分　黄连（研细）五分　甘草（研细）五分　麝香五分　冰片五分

【用法】如法炮制，各研极细无声，用好白蜜十五两，入锅内熬去沫，只用白蜜十两，先下炉甘石搅匀，次下黄丹搅匀，再下诸药，不住手搅匀，如紫金色，不粘手为度。外用。

【主治】胬肉攀睛。

石燕丹

【来源】《医方一盘珠》卷十。

【组成】甘草四两　川连一两　木贼　归身　防风　羌活　麻黄各五钱

【用法】水二碗，童便一碗，同煎去滓。甘石（炭火煅红，淬六七次，候干为度，水飞，晒干听用），外加硼砂（铜勺煮干）一钱，石燕（火煅，醋淬七次，水飞过）一钱，琥珀（锉末）一钱半，朱砂（水飞）一钱半，白丁香，上冰片，上麝香各一分半，共研如尘，点眼。

【主治】外障诸翳，胬肉攀睛。

【加减】加熊胆三分尤妙。

磨光散

【来源】《种福堂公选良方》卷三。

【组成】野荸荠粉（洗净去皮，石臼中捣烂，密绢绞汁，如做藕粉法，再用清井水飞，晒干）　芦甘石（用黄连、黄柏、黄芩、甘菊、薄荷煎水煅，再用童便煅一次，将药水飞，晒干）　珍珠（入豆腐内煮过，研细水飞）

【用法】每荸荠干粉一两，配制过甘石五钱，珠末三钱，各将瓷瓶收贮。临用渐渐配合，加入冰片少许点之。

【功用】《本草纲目拾遗》：去目星胬肉翳障。

【主治】

1.《种福堂公选良方》：风眼。

2.《本草纲目拾遗》：目星胬肉。

丁香颗

【来源】《仙拈集》卷二。

【组成】白丁香不拘多少

【用法】以乳汁点之。点少许。不可多。

【主治】目中胬肉，瞳神障蔽，面生雀斑、酒刺。

乌金膏

【来源】《疡医大全》卷十。

【组成】晋矾（即明矾）一两　米醋（自造红香者佳）一碗半

【用法】共入铜锅内，文武火熬干；如湿，翻调焙干，取出去火气，研细末。用时不拘多少，再研至无声，入生蜜调匀，盛瓷罐内。涂点患处，久闭。或五日、七日，上下胞俱肿，方可歇药数日，其红肿尽消，观轻重再点。如漏睛脓出，用膏和匀，作条晒干，量穴深浅，插入化去瘀肉白管，则新肉自生，而脓自止矣。

【主治】诸般外障风痒，血缕癍疮，胬肉攀睛，鸡冠蚬肉，漏睛疮。

灵光散

【来源】《疡医大全》卷十一。

【组成】炉甘石（煅）一两　灵药一钱（重者或二三钱）

【用法】上为极细末。调点患处少许，将目久闭，候痛止药性散尽可拨去，用绢拭去令净，以热水洗之。

【主治】外障癍疮，攀睛胬肉，蚬肉蟹睛。

拨云丹

【来源】《杂病源流犀烛》卷二十二。
【组成】蔓荆子　木贼草　密蒙花　川芎各二钱　白蒺藜　当归各二钱半　甘菊二钱　薄荷五分　黄连　蝉蜕　楮实　花粉各六分　地骨皮八分　川椒七分　甘草四分
【用法】上为末。空心水下。
【主治】胬肉。

决明散

【来源】《医级》卷八。
【组成】石决明（取九孔者，煅，研，水飞净）一钱　冰片一分
【用法】上为细末。点眼角中。
【主治】赤胬攀睛。

拨云退翳丹

【来源】《银海指南》卷三。
【组成】水银一两二钱　青铅二两　硼砂一两六钱　火消一两二钱　明矾一两二钱　皂矾一两防风　草决明　木贼　威灵仙　龙胆草　荆芥各二钱半　归尾五钱
【用法】前六味中，先将水银熔化，入铅搅匀，倾出研细，然后每味各研和匀；次将后七味，用水五盏，煎至三盏，去滓，再煎至将干，下煎六味末结胎，盐泥固济，以三炷香为度，先文后武，取掇至地上出火气，于上刮取，其色要淡黄色为佳；每升药五分，配上好煅过炉甘石一钱，冰片、朱砂、雄黄、珍珠各二分，白丁香（飞过）、硇砂各一分，元明粉五厘，共研极细，瓷瓶收贮待用。点眼。
【主治】一切星障胬肉，顽翳老膜，诸般实症；并治瞽目。

柏香丸

【来源】《银海指南》卷三。
【组成】侧柏叶（同大黄拌蒸数次）　香附（制）
【用法】水法丸。每服二钱。
【主治】胬肉攀睛，或眼生血瘤。

当归散

【来源】《异授眼科》。
【组成】当归　白芷　羌活　甘草　栀子　牛蒡（炒）
【用法】上为末。滚水调服。
【主治】血眼，目有赤筋攀睛，服三黄汤不退者。

青龙膏

【来源】《异授眼科》。
【组成】上好羊脑炉甘石八两（打如莲子大，一分重为则。用新铜罐盛入童便，浸四十九日，滤去宿童便，更入新童便煮一柱香久，咬咸酸味，不必再煮，又不可煮老，研为细末，用缸片一大块，将药放在上，用硬炭火煅一柱香久，甘石渐渐转如松花色，细心谨慎取起，总称匀分作四份。取一份，用晚蚕沙三升，炒为灰，滚水淋灰汁大半钟，亦煮三次，候干）
【用法】上为细末，另用瓷罐收贮。点眼。治内障、胬肉攀睛、赤白翳膜烂眩者，须兑虎液、羊脑玉，冰片合用；治年久云翳遮睛，有血根攀睛者，先用本方兑羊脑玉点眼，直点至翳开之后，再用本方兑虎液、羊脑玉、凤麟、冰片、珍珠、琥珀合用。
【主治】胬肉攀眼，赤白翳膜烂眩；或年久云翳遮睛，不能行路，但见人影，如白衣人行，有血根攀睛者。

虎液膏

【来源】《异授眼科》。
【组成】上好羊脑炉甘石八两（打如莲子大，一分重为则。用新铜罐盛入童便，浸四十九日，滤去宿童便，再入新童便煮一柱香久，咬咸酸味，不必再煮；又不可煮老。研为细末，用缸片一大块，将药放在上，用硬炭火煅，一柱香久，甘石渐渐转如松花色，谨慎取起）
【用法】上药取一份，用姜汁煮三次，候干，细研筛过，另用磁罐盛之，不可出气。外用点眼。治

内障迎风冷泪，怕日羞明，昏花者，须兑羊脑玉、凤麟、冰片合用；治胬肉攀睛，赤白翳膜烂弦者，须兑羊脑玉、青龙、冰片合用；治时行火眼，须兑羊脑玉、朱砂合用；治年久云翳遮睛，有血根攀睛者，先用青龙、羊脑玉点眼，直点至翳开之后，再用本方兑羊脑玉、凤麟、冰片、珍珠，琥珀合用。

【主治】内障迎风冷泪，怕日羞明，昏花；或胬肉攀睛，赤白翳烂弦；及时行火眼，或年久云翳遮睛，不能行路，但见人影，如白衣人行，有血根攀睛者。

茶调散

【来源】《异授眼科》。

【组成】防风　羌活　柴胡　甘草　当归　黄芩　生地　川芎　天花粉各等分

【用法】上为末。砂糖水、茶调下。

【主治】胬肉攀睛，红障壅上者。

加味导赤饮

【来源】《眼科临症笔记》。

【组成】当归尾四钱　赤芍三钱　葛根四钱　寸冬三钱　连翘三钱　生地四钱　龙胆草三钱　石膏六钱　神曲三钱（炒）　麦芽三钱（炒）　大白三钱　木通二钱　大黄三钱　甘草一钱

【用法】水煎服。

【主治】心肺二经风热壅盛，经络淤滞，或风尘刺激，烈日曝晒，致胬肉攀睛症，从大眦生一道胬肉，侵蚀瞳孔，不时痛痒，热泪常流，视物昏蒙。

消炉散

【来源】《眼科临症笔记》。

【组成】煅甘石五钱（水飞）　大消五钱　硇砂三分　梅片三分

【用法】上为极细末。每晚点一次。先刺睛明一穴，外点消炉散。

【主治】胬肉攀睛。

五蜕散

【来源】《理瀹骈文》。

【组成】指甲一分　炮山甲　蝉蜕各五厘　蛇蜕分半　哺退鸡蛋壳白皮二分

【用法】人乳炒研。每用三厘，含水，吹不患一边鼻。一方吹后，再以锡作眼镜合之。三次，血丝翳障皆落。或加鹅不食草、蝟皮（炒）各三分，桔梗四分，麝三厘。

【主治】远年攀睛翳障。

神效光明眼药

【来源】《饲鹤亭集方》。

【组成】麝香三分　冰片一钱五分　制甘石一两　地粟粉五钱

【用法】上为细末。用时点入眼角内。

【功用】消肿止痛。

【主治】云翳山障，胬肉攀睛，迎风流泪，昏花气蒙，风火烂眼，并治七十二种目疾。

拨云丹

【来源】《经验秘方类钞》卷上。

【组成】真珠子八钱（要未经穿眼用过者，敲碎，研细，水飞净）　廉珠一钱（豆腐内煁一次，研极细无声为度）　炉甘石一两（煅，水飞净）　真西黄一钱（研极细，另入）　片脑五分（研细，另入）　辰砂三钱（研极细，水飞）　麝香五分（研细，另入）　硼砂一钱（研极细，另入）　真熊胆一钱（另入）　水晶三钱（敲碎，研极细，水飞）　真血珀三钱（水飞）　灵玛璃三钱（敲碎，研极细，水飞）　玄明粉二钱（另入）　生石蟹五钱（研极细，水飞）

【用法】上药俱不可见火，凡研总以极细无声为度，其另入者，研细不必水飞，连前之水飞过者，各药一总倾入瓷钵内，共研和匀，再用极细绢筛筛过，盛瓷瓶内。用时将药末少许，以冷滚水调和点之，每日点两次。

【主治】眼中膜障，胬肉，翳星。

明目硼消水

【来源】《医学衷中参西录》上册。

【组成】硼砂五钱　芒消三钱（消中若不明亮，用水化开，澄去其中泥土）

【用法】上药和凉水多半钟，研至融化。用点眼上，一日约点三十次。若陈目病一日点十余次。冬日须将药碗置热水中，候温点之。

【主治】眼疾暴发红肿疼痛，或眦多胬肉，或渐生云翳，及因有火而眼即发干昏花者。

蒲公英汤

【来源】《医学衷中参西录》上册。

【组成】鲜蒲公英四两（根叶茎花皆用，花开残者去之，如无鲜者可用干者二两代之）

【用法】煎汤两大碗，温服一碗，余一碗乘热熏洗。

【主治】眼疾肿疼，或胬肉遮睛，或赤脉络目，或目睛胀疼，或目疼连脑，或羞明多泪，一切虚火实热之证。

【加减】目疼连脑者，宜用鲜蒲公英二两，加怀牛膝一两煎汤饮之。

明目止痛丸

【来源】《北京市中药成方选集》。

【组成】血竭四十八两　大黄二百一十四两　芒消一百五十两（化水）　石决明一百五十两　没药（炙）六十四两　赤芍六十四两

【用法】上为细末，用方内芒消开水溶化，泛为小丸。每十六两丸药用滑石细粉四两为衣，闯亮。每服二钱五分，一日二次，温开水送下。

【功用】清肝泻火，明目止痛。

【主治】肝旺血热，二目红赤，血灌瞳仁，胬肉遮睛，撞伤疼痛。

黄连羊肝丸

【来源】《北京市中药成方选集》。

【组成】黄连二十两　石决明（生）四十两　密蒙花四十两　青皮（炒）四十两　黄柏二十两　草决明（炒）四十两　柴胡四十两　木贼草四十两　胡黄连四十两　鲜羊肝一百六十两（煮熟连汤泡制）　黄芩四十两　夜明砂四十两　茺蔚子四十两　龙胆草二十两

【用法】上为粗末，将煮熟羊肝串入，晒干或烘干，研为细粉过罗，炼蜜为丸，重三钱。每服一丸，每日二次，温开水送下。

【功用】清肝热明目。

【主治】肝虚火盛，两目昏暗，羞明怕光，胬肉攀睛。

【宜忌】忌辛辣食物。

八宝拨云散

【来源】《全国中药成药处方集》（南京方）。

【组成】珍珠粉三分（水飞）　玛瑙五分（水飞）　珊瑚五分（水飞）　琥珀五分（水飞）　硇砂七分　煅熊胆五分　麝香三分　冰片五分　制甘石三钱（水飞）　煅西月石一钱五分　飞朱砂五分　杜荠粉二钱（以鲜荸荠捣碎，滤取细汁，澄淀成粉晒干，用净粉）

【用法】各取净粉，先分别乳细，再共合乳至极细无声为度，愈细愈佳，分装二分重一瓶，用玻璃瓶装，以白蜡封口密藏。以点眼棒蘸凉开水点眼角。

【主治】目赤肿痛，胬翳攀睛。

拨云退翳散

【来源】《全国中药成药处方集》（禹县方）。

【别名】拨云散（原书济南方）。

【组成】硼砂二两　朱砂五分　海螵蛸三钱　炉甘石一两　麝香一分　云胆矾二分　青盐四分　冰片八钱　珍珠一分　玄明粉六分　煅硇砂一两五钱

【用法】上为极细末。点入眼内，轻者每日二次，重者三次。

【主治】气蒙云翳，胬肉攀睛，蓝白雾气，各种云翳。

【宜忌】孕妇忌用。

羚羊明目丸

【来源】《全国中药成药处方集》（沈阳方）。

【组成】羚羊角一两　白菊花二两　川芎一两　车前一两　防风六钱　羌活五钱　薄荷五钱　赤芍一两　大黄五钱　朴消五钱　血竭二钱　没药三钱　丹皮三钱　红花五钱

【用法】上为极细面，炼蜜为丸，每丸七分重。每服一丸，食前白开水送下。

【功用】清热明目，活血止痛。

【主治】外障眼病，胬肉布睛，目赤肿痛，暴发火眼，云翳障目。

【宜忌】忌辛辣等食物。

加减导赤泻白散

【来源】《张皆春眼科证治》。

【组成】生地9克　木通　瞿麦各6克　桑皮9克　桔梗6克　酒黄芩　赤芍各9克　归尾6克　蝉蜕3克

【主治】心肺火盛，胬肉攀睛。胬肉肥厚，色赤，头嫩白而尖厚，壅塞刺痛，结眵粘稠者。

【加减】若胬肉黄厚者，加薏苡仁9克以除脾经湿热；若胬肉赤紫者，加郁金6克以解心中郁火。

【方论】方中生地、木通、瞿麦清心泻火，木通且能导湿热下行兼通血脉，瞿麦又能利小肠，导湿热更兼破瘀退翳；桑皮泻肺利水，能除白睛之赤肿；桔梗宣肺散结，能祛肺中之滞气；酒黄芩除上、中二焦之湿热；赤芍活血凉血以退赤；归尾活血通络以引血下行；蝉蜕轻浮宣散以退翳。

炉消散

【来源】《中药制剂汇编》卷六。

【组成】羌活七两二钱　黄芩七两二钱　菊花七两二钱　蔓荆子七两二钱　川芎四两八钱　白芷四两八钱

【用法】上药用纱布包煎，混合两次滤液，浓缩成稠状；另以炉甘石十二两、火消一两九钱二分、冰片二钱四分分别研细，再混入煎剂内调匀即得。每次挑药如米粒大小，涂于胬肉或睑球粘着之患处，闭目半小时即可洗去，一日一二次。

【功用】破血散瘀。

【主治】睑球粘着，翼状胬肉。

【宜忌】不要涂在黑眼珠上。

红眼药

【来源】《中医眼科学》。

【组成】朱砂　生月石　制炉甘石　海螵蛸　冰片

【主治】胬肉攀睛。

消胬肉汤

【来源】《浙江中医杂志》（1993，3：105）。

【组成】赤芍30g　生地黄12g　玄参　丹皮　银花　板蓝根　龙胆草　夏枯草各10g　甘草6g

【用法】每日1剂，水煎服。7天为1疗程，连服2～3疗程。

【主治】翼状胬肉。

【验案】翼状胬肉　《浙江中医杂志》（1993，3：105）：治疗翼状胬肉39例，男25例，女14例；年龄16～35岁者11人，36～55岁者22人，56岁以上者6人；病程最长者3年，最短者2个月。结果：治愈（翼状胬肉全部消退）18例；好转（由进行型转为静止型，1年以上无进展）17例；无效（胬肉组织继续增生）4例；总有效率为89.7%。

八宝拨云散

【来源】《部颁标准》。

【组成】冰片50g　麝香5g　珍珠1.5g　熊胆5g　牛黄1.5g　海螵蛸15g　琥珀25g　朱砂25g　蕤仁10g　硇砂100g　炉甘石（制）50g

【用法】制成散剂，每瓶0.7g，密闭，防潮。取本品少许，用冷开水或乳汁调匀，用玻璃棒蘸药，涂入眼内，静息片刻，1日3次。

【功用】清热散瘀，消云退翳。

【主治】胬肉攀睛，云翳湿痒。

【宜忌】忌食刺激性食物。用时不要过量。

消朦片

【来源】《部颁标准》。

【组成】珍珠层粉　葡萄酸锌

【用法】制成片剂，每片重0.5g，密封。口服，每次3片，1日3次。

【功用】明目退翳，镇静安神。

【主治】角膜斑翳，白斑，白内障及神经衰弱。

黄连羊肝片

【来源】《部颁标准》。

【组成】石决明80g　蒺藜64g　龙胆40g　茺蔚子40g　鲜羊肝320g　柴胡80g　黄连40g　胡黄连80g　黄芩80g　黄柏40g　决明子80g　夜明砂80g　青皮40g　密蒙花40g　木贼40g

【用法】制成片剂，每片重0.6g，密封。口服，每次4片，1日2次。

【功用】消炎明目，止痛。

【主治】肝火旺盛，眼目昏暗，羞明怕光，胬肉攀睛，迎风流泪。

【宜忌】忌食辛辣。

三、迎风流泪

迎风流泪，亦称迎风洒泪，是指清稀泪液经常外溢而目无赤痛的病情，并有冷泪、热泪之说。《圣济总录》："五脏六腑，皆有津液，肝开窍于目，其液为泪，肝气既虚，风邪乘之，则液不能制，故常泪出，冲风则甚也。"《银海精微》："肝之虚也，是亦脑冷，迎风泪遂出，拭却还生，夏月即少，冬月即多，后若经二三年间，不以冬夏皆有。此疾乃泪通于肝，肝属木，目乃肝之外候，为肝虚风动则泪流，故迎风泪出。"《证治准绳》："不论何时何风，见则冷泪交流。若赤烂障翳者，非也。乃水木二家，血液不足，阴邪之患。与热泪带火者不同。久而失治，则有内障视眇等阴证生焉。与无时冷泪又不同。此为窍虚，因邪引邪之患。无时冷泪则内虚，胆肾自伤之患也"，"目不赤不痛，苦无别病，只是时常流出冷泪，甚则视而昏眇也。非比迎风冷泪，因虚引邪，病尚轻者。盖精液伤耗，肝胆气弱膏涩，肾水不足，幽隐之病已甚。久而失治，则有内障青盲视瞻昏眇之患"。

本病的发生，或因肝血不足，泪窍不密；或肝肾两虚，不能约束其液；或气血不足，风邪外引；或椒疮邪毒侵入泪窍，导致泪窍道不畅，泪不下渗而外溢，均可致目泪常流。其治疗，虚者以补肝肾，益气血为主；实者以疏风散邪为主。

乳汁煎

【来源】《外台秘要》卷二十一引《集验方》。

【别名】点眼乳汁煎（《圣济总录》卷一〇七）。

【组成】黄连三分　蕤仁二分　干姜四分

【用法】上为散，以乳汁一升渍药一宿，明旦于微火上煎得三合，绵绞去滓。取如米，纳眦中。

【主治】

1.《外台秘要》引《集验方》：目中风寒泪出，眦赤痒。

2.《奇效良方》：风泪涩痒。

补肝丸

【来源】《备急千金要方》卷六。

【别名】兔肝丸（《圣济总录》卷一〇八）。

【组成】兔肝二具　柏子仁　干地黄　茯苓　细辛　蕤仁　枸杞子各一两六铢　防风　芎藭　薯蓣各一两　车前子二合　五味子十八铢　甘草半两　菟丝子一合

【用法】上为末，炼蜜为丸，如梧桐子大。每服二十丸，酒送下，一日二次。加至四十丸。

【主治】肝痹所损，眼暗䀮䀮不明，寒则泪出。

【方论】《千金方衍义》：于前补肝丸中除去青葙、桂心、葶苈、杏仁、茺蔚、黄芩、地肤、泽泻、决明、门冬十味，添入山药、柏仁、芎藭、甘草。

较前补肝丸用法稍平而补肝之功最稳。盖晾晾不明，肝肾精血不充、兔肝有同气相感之力，细辛、防风开发经络之滞，则诸药方得上注于目也。

生枸杞子酒

【来源】《外台秘要》卷十六引《延年秘录》。
【别名】枸杞酒（《医心方》卷二十六引《大清经》）、枸杞子酒（《附广肘后方》卷四）。
【组成】枸杞子二升
【用法】以上清酒二升搦碎，更添酒浸七日，漉去滓，任情饮之。
【功用】补虚，长肌肉，益颜色，肥健人。
【主治】《证治准绳·类方》：肝虚当风流泪。

鸡舌香丸

【来源】《外台秘要》卷二十一引《深师方》。
【组成】鸡舌香二铢　黄连六铢　干姜一铢　蕤仁一百枚　矾石二铢（熬）
【用法】上为末，以枣膏为丸，如鸡距大。以注眼眦。
【主治】目风泪出。
【宜忌】忌食猪肉。

当风散

【来源】《医方类聚》卷六十五引《龙树菩萨眼论》。
【组成】龙脑　雄黄并少许　面干姜（暖水净，捣）　细辛　玄明粉　马牙消（烧）各等分
【用法】上药各修事，细绢罗过，后入乳钵中，研极细。每用时以手拨开眼敷之，又以扇子搧之，频用。
【主治】眼病冲风泪出。

止冷泪散

【来源】《太平圣惠方》卷三十二。
【组成】雄黄　曾青　白矾（烧灰）　细辛（为末）　干姜（烧灰）各一分　龙脑一钱
【用法】上为末。每至夜卧时，取少许，点在眼大眦头，至来日早朝，用热水洗眼。
【主治】风泪。

防风散

【来源】《太平圣惠方》卷三十二。
【别名】防风饮（《圣济总录》卷一〇七）。
【组成】防风（去芦头）　黄芩　葳蕤　黄连（去须）　甘草（炙微赤，锉）各一两　栀子仁三分
【用法】上为细散。每服一钱，食后煎竹叶汤调下。
【主治】

1.《太平圣惠方》：眼冲风多泪。

2.《圣济总录》：目偏视。

【宜忌】忌油腻、热酒、湿面。

杏仁膏

【来源】《太平圣惠方》卷三十二。
【组成】杏仁四十九枚（汤浸，去皮尖，细研，以绢袋盛，饭甑中蒸，乘热绞取脂）　铜青一大豆许　胡粉一大豆许　干姜末一大豆许　青盐一大豆许
【用法】上为末，以杏仁脂调如膏，贮瓷盒中。每以铜箸，取如麻子大，点目眦中，一日二三次。
【主治】眼风泪。

犀角丸

【来源】《太平圣惠方》卷三十二。
【组成】犀角屑半两　玄参三分　苦参三分　丹参半两　沙参半两（去芦头）　甘菊花三分　旋覆花半两　车前子一两　槟榔三分　牵牛子一两半（微炒）　杏仁一两（汤浸，去皮尖双仁，麸炒微黄）　川大黄一两（锉碎，微炒）　前胡三分（去芦头）　黄柏根皮一两（微炒）　知母半两　白鲜皮三分　槐子一两（微炒）　赤芍药一两　芎䓖三分
【用法】上为末，炼蜜为丸，如梧桐子大。每服二十丸，食后煎淡竹叶汤送下。
【主治】肝脏壅毒，眼目昏暗，热泪出不止。

槐枝汤

【来源】《太平圣惠方》卷三十二。

【组成】槐枝一大握 柳枝（青嫩如小指大）一大握（长三寸，切） 青钱三十文 青盐半分 生朴消一分 醋淡得所浆水三升

【用法】上于铜器中，以慢火煎，不得令火急，常微沸如鱼眼，又别以槐柳枝如箸长十数茎，以线缠，用搅药两头俱使看色变，复换新者，待浆水色如绿苔，减半，即澄滤，于瓷器中盛。候微温洗眼，不限时节用之。

【主治】眼风赤磣涩，生赤脉，及膜热泪出不止。

【宜忌】避风。

青葙子丸

【来源】《太平圣惠方》卷三十三。

【组成】青葙子 甜瓜子仁 菟丝子（酒浸三日，晒干，别杵为末） 白蒺藜（微炒去刺） 面曲（炒令微黄） 乌梅肉（微炒） 桂心 蔓菁子 决明子 牡荆子 茺蔚子 枸杞子 萤火虫（微炒，去翅足） 地肤子 柏子仁各一两 川大黄一两（锉碎，微炒） 蕤仁二两（汤浸，去赤皮） 细辛二两

【用法】上为末，炼蜜为丸，如梧桐子大。每服二十丸，以温酒送下，不拘时候。

【主治】肝风多泪，眼目昏暗。

驻景丸

【来源】《太平圣惠方》卷三十三。

【组成】菟丝子五两（酒浸三日，晒干，别捣为末） 车前子一两 熟干地黄三两

【用法】上为末，炼蜜为丸，如梧桐子大。每服三十丸，空心以温酒送下，晚食前再服。

【功用】《太平惠民和济局方》：久服补肝肾，增目力。

【主治】

1.《太平圣惠方》：肝肾俱虚，眼常昏暗。

2.《太平惠民和济局方》：肝肾俱虚，眼常昏暗，多见黑花，或生障翳，视物不明，迎风流泪。

春雪膏

【来源】《太平惠民和济局方》类七（淳祐新添方）。

【别名】蕤仁春雪膏（《原机启微》卷下）、春雪眼药膏（《吉人集验方》）。

【组成】脑子二钱半（研） 蕤仁（去皮壳，压去油）二两

《医方一盘珠》有熊胆，无脑子。

【用法】用生蜜六钱，将蕤仁、脑子同和。每用铜箸或金银钗股，大小眦时复少许点之，治连眶赤烂，以油纸涂药贴。

【主治】肝经不足，内受风热，上攻眼目，昏暗痒痛，隐涩难开，昏眩赤肿，怕日羞明，不能远视，迎风流泪，多见黑花。

木贼散

【来源】《养老奉亲书》。

【组成】木耳一两（烧为黑灰） 木贼一两（为末）

【用法】上为末。每用二钱，以清米泔煎煮，放温调下，食后、临卧各一服。

【主治】眼有冷泪。

温中汤

【来源】《圣济总录》卷十三。

【组成】当归（切，焙） 白术各二两 人参 附子（炮裂，去皮脐） 干姜（炮） 甘草（炙） 蜀椒（去目及闭口者，炒出汗） 桂（去粗皮）各一两

【用法】上锉，如麻豆大。每服四钱匕，以水一盏半，煎取八分，去滓，温服，一日二次。

【主治】风邪所伤，肌瘦汗泄，寒中泣出。

五倍丸

【来源】《圣济总录》卷一〇二。

【组成】紫巴戟（去心）一两 枸杞子二两 菊花三两 旋覆花四两 蕤仁五两（汤浸去皮，别研细）

【用法】上为末，用陈粟米粥为丸，如梧桐子大。每服二十丸，临卧好茶送下。冷泪多、赤目、翳

膜昏暗，可一两服效。气晕不睹物，可半剂。

【主治】肝肾久虚，眼目昏暗，冷泪多，赤目，生翳膜气晕，不睹物。

石钟乳丸

【来源】《圣济总录》卷一〇二。

【组成】石钟乳（研） 磁石（煅，醋淬七遍，捣研为粉，水飞） 鹿茸（酒浸，炙去毛） 石斛（去根） 细辛（去苗叶） 白茯苓（去黑皮） 云母粉（研） 远志（去心）各一两

【用法】上为末，炼蜜为丸，如梧桐子大。每服二十丸，空心酒送下。渐加至三十丸。

【主治】肾脏虚，风热冲目，昏暗多泪。

还睛补肝丸

【来源】《圣济总录》卷一〇二。

【组成】白术 细辛（去苗叶） 当归（切，焙） 决明子（微炒） 芎藭 白茯苓（去黑皮） 羌活（去芦头） 五味子 人参 菊花 防风（去叉） 地骨皮 苦参 玄参 甘草（炙，锉） 车前子（微炒） 桂（去粗皮） 黄芩（去黑心） 青葙子各等分

【用法】上为末，炼蜜为丸，如梧桐子大。每服三十丸，加至四十丸，米饮送下，不拘时候。

【主治】肝虚两目昏暗，冲风泪下。

兔肝丸

【来源】《圣济总录》卷一〇二。

【组成】兔肝（慢火炙干）二具 柏子仁 熟干地黄（焙） 防风（去叉）各一两 五味子 车前子 细辛（去苗叶） 菟丝子（酒浸一宿，别捣为末）各半两 芎藭 枸杞子 山芋各一两

【用法】上为末。炼蜜为丸，如梧桐子大。每服二十丸，渐加至三十丸，空心酒送下，一日二次。

【主治】肝肾虚，目黑暗不明，冷泪时出。

菊花散

【来源】《圣济总录》卷一〇二。

【组成】菊花半两 牛蒡子半两（炒） 甘草半两（炙微赤，锉）

【用法】上为末。每服二钱匕，温水调下。

【主治】肝虚，风毒气眼目昏，多泪涩痛。

羚羊角散

【来源】《圣济总录》卷一〇二。

【组成】羚羊角（镑） 羌活（去芦头） 玄参 车前子 黄芩（去黑心） 栝楼 山栀子（去皮）各半两 胡黄连 菊花各三分 细辛（去苗叶）一分

【用法】上为散。每服二钱匕，食后竹叶熟水调下。

【主治】肝脏实热，眼目昏暗，时多热泪。

蕤仁膏

【来源】《圣济总录》卷一〇三。

【组成】蕤仁（去皮，研）一两 胡粉（研）一钱 黄连（去须，为末）一两 龙脑（研）一钱 腻粉（研）一钱 贝齿（烧研）一分 真牛乳三两

【用法】上各研匀，先于银石器内熔乳讫，然后下蕤仁等药末，搅令匀，煎数沸熟，以绵滤去滓，用密器盛。每取一麻子大，点大眼眦内，一日二次，以知为止。

【主治】目磣涩，迎风泪出，眦睑赤烂生疮，痒痛不已。

洗眼玉明散

【来源】《圣济总录》卷一〇六。

【组成】秦艽（刮，锉作片子，温水中浴四十九遍，捣二千杵） 白滑石（打碎） 青盐（二味同研如粉）各等分

【用法】上为末。每用一字，热汤浸，放温洗眼，切避风少时。

【主治】眼多泪，磣痛。

天南星丸

【来源】《圣济总录》卷一〇七。

【组成】天南星（炮）半两　井泉石（研）　豉（炒）　甘草（炙，锉）各二两　石决明（洗）三分
【用法】上为末，以猪肝细切，拌和捣匀为丸，如梧桐子大。每服二十丸，食后良久黄连汤送下，临卧再服。
【主治】目虚冷风泪。

五倍丸

【来源】《圣济总录》卷一〇七。
【组成】巴戟天（米泔浸一宿，焙）一两　干枸杞子（生用）二两　旋覆花（生用）三两　菊花（生用）四两　蜀椒（去目及闭口，醋二升，慢火煮令醋尽为度，焙）五两
【用法】上为末，炼蜜为丸，如梧桐子大。每服二十丸至三十丸，空心温酒或青盐汤送下。
【功用】去翳明目。
【主治】风毒攻眼，内外障。冷泪。

羌活散

【来源】《圣济总录》卷一〇七。
【组成】羌活（去芦头）二两　木香　艾叶（焙）　桂（去粗皮）　山芋　升麻　胡黄连各一两　白附子（炮）　山茱萸　牛膝（酒浸，切，焙）各三分
【用法】上为散。每服二钱匕，空心盐汤调下，午时用麦门冬熟水调下。
【主治】目风冷泪，久不愈。

羌耆散

【来源】《圣济总录》卷一〇七。
【别名】羌活散（《普济方》卷七十六）。
【组成】羌活（去芦头）　黄耆（炙，锉）各一两　甘草一两（半生半熟，锉）　白蒺藜三两（水浸，暴干，去角）　芎藭（锉）半两
【用法】上为散。每服二钱匕，盐汤调下。
【主治】心、肝脏风热，攻眼泪出。

明目苍术丸

【来源】《圣济总录》卷一〇七。
【组成】苍术（去黑皮）　白蒺藜　木贼各二两　旋覆花五两　楮实半升　蔓菁子一升　大豆二合
【用法】上为末，炼蜜为丸，如弹子大。每服一丸，烂嚼，冷熟水送下，不拘时候。
【主治】目风眼寒等疾。

兔肝丸

【来源】《圣济总录》卷一〇七。
【组成】兔肝二具（炙干，腊月收）　防风（去叉）　黄连（去须）　地骨皮　麦门冬（去心，焙）　决明子（微炒）各一两半　茯神（去木）　苦参（锉）　秦皮（去粗皮）　大黄（锉，炒）　甘菊花各一两　车前子二两半　龙齿（捣，研）二两　枳壳（去瓤，麸炒）半两
【用法】上为末。炼蜜为丸，如梧桐子大。每服三十丸，食后温浆水送下。
【主治】肝肾风虚目昏，久视无力，涓涓泪下；兼头风目碜痛。

细辛丸

【来源】《圣济总录》卷一〇七。
【组成】细辛（去苗叶）二两　五味子　熟干地黄（焙）各一两半　人参　白茯苓（去黑皮）　地骨皮　山芋　防风（去叉）各一两
【用法】上为末，炼蜜为丸，如梧桐子大。每服二十丸，空心盐汤送下，一日二次。
【主治】

1.《圣济总录》：目冲风泪出。
2.《普济方》：外障。

细辛汤

【来源】《圣济总录》卷一〇七。
【组成】细辛（去苗叶）半两　五味子　防风（去叉）　桔梗（炒）　茺蔚子　玄参各一两
【用法】上为粗末。每服三钱匕，水一盏，煎至七

分，去滓，空心温服。

【主治】目风眼寒，及昏肿多泪。

真珠散

【来源】《圣济总录》卷一〇七。

【组成】真珠末　丹砂（研）各三分　贝齿五枚（灰火中烧，为末）　干姜末一分

【用法】上为细末，用熟绢帛罗三遍。每仰卧点少许，敷眼中，合眼少时。

【主治】肝虚，目风泪出。

黄耆丸

【来源】《圣济总录》卷一〇七。

【组成】黄耆（锉）　蒺藜子（炒，去刺）　防风（去叉）　柴胡（去苗土）　白术　山芋　甘菊花　茯神（去木）　甘草（炙，锉）　秦艽（去苗土）各三分　山栀子仁　枳壳（去瓤，麸炒）　羌活　黄连（去须）各半两

【用法】上为末，炼蜜为丸，如梧桐子大。每服三十丸，茶送下。

【主治】风攻头目，多泪昏涩，身体痹，皮肤风痒。

蝉蜕饼子

【来源】《圣济总录》卷一〇七。

【组成】蝉蜕（洗，焙）　木贼（新者）　甘菊花各一两　芎藭　荆芥穗各二两　甘草（炙，锉）半两　苍术（米泔浸，切，焙）三两

【用法】上为末，炼蜜为丸，捏成饼子，如钱大。每服一饼，食后良久细嚼腊茶下，一日三次。

【功用】去翳晕。

【主治】目风冷泪。

羌菊丸

【来源】《圣济总录》卷一〇九。

【组成】羌活（去芦头）　菊花（焙）各一两　白茯苓（去黑皮）　蒺藜子（炒，捣去角）　枳壳（去瓤，麸炒）　附子（炮裂，去皮脐）　肉苁蓉（酒浸，切，焙）　黄耆（锉）各三分　沉香（锉）　兔肝（炙）　萆薢各半两

【用法】上为末，炼蜜为丸，如梧桐子大。每服三十丸，空心食前薄荷盐汤送下。

【主治】肾毒风攻冲，眼生黑花，风泪不止。

点眼石胆丸

【来源】《圣济总录》卷一〇九。

【组成】石胆（研）　铜青（研）　硇砂（去石，研）　干姜（炮）　龙脑（研）　戎盐（研）各一分　石决明（七孔者，刮，洗，焙，捣末）　乌贼鱼骨（去甲）　秦皮（去粗皮）　细辛（去苗叶）　鸡舌香各半两　决明子（炒）三分　黄连（去须）一两

【用法】上为末，合和重研，炼蜜为丸，如麻子大。临卧纳大眦头各一丸。

【主治】眼赤风泪出，痒烂久积，生翳息肉。

丹砂散

【来源】《圣济总录》卷一一一。

【组成】丹砂（研如粉）　贝齿（烧灰）各二两　干姜（炮）半两　衣内白鱼四十枚（焙令干）

【用法】上药于净乳钵中，为极细末，以熟帛三度罗过。点时仰卧，令人以小指甲点少许。

【主治】虚热目赤生肤翳，眦痒风泪；白翳。

白龙散

【来源】《中藏经·附录》卷七。

【组成】白善粉一两　铜绿一钱（别研入）

【用法】上同再研匀。每用半钱，百沸汤化开，以手指洗眼；或滴水为丸，如鸡头子大服亦得。

【主治】风毒赤烂，眼眶倒睫，冷热泪不止。

二霜膏

【来源】《续本事方》卷四。

【组成】南硼砂一钱　蕤仁十四粒（出油）　姜霜末半钱　脑子少许

【用法】上为细末，用糖半两，研匀为膏。铜箸

点之。

【主治】冷泪眼。

雷岩丸

【来源】《宣明论方》卷十四。

【组成】肉苁蓉一两　牛膝一两　巴戟一两（酒浸一宿，去皮心）　菊花二两　黑附子（青盐二钱，以河水三升同煮水尽为度，去皮脐）一两　枸杞子二两　川椒三两（去目）

【用法】上为末，原浸药酒煮面糊为丸，如梧桐子大。每服十丸，空心酒送下。

【功用】久服大补肾脏，添目力。

【主治】肾水不能溉济于肝，肝经不足，风邪内乘，上攻眼目，泪出，羞明怕日，多见黑花，生障，翳膜遮睛，睑生风粟，或痒或痛，隐涩难开；及久患偏正头痛，牵引两目，渐觉细小，视物不明者。

防风荆芥散

【来源】《杨氏家藏方》卷十一。

【组成】当归（洗，焙）　川乌头（炮，去皮尖）　羌活（去芦头）　防风（去芦头）　栝楼根　荆芥穗　木贼（去节）各一两　甘草半两（炙）　乌贼鱼骨一两半

【用法】上为细末。每服三钱，食后茶清调下。

【主治】风毒攻注眼目，常多昏暗，冷泪不止。

滴金膏

【来源】《杨氏家藏方》卷十一。

【组成】乌鸡胆汁

【用法】临卧点眼中。

【主治】眼迎风冷泪不止。

磁石丸

【来源】《普济方》卷七十二引《卫生家宝》。

【组成】磁石一两（煅，醋淬）　菖蒲　川乌（焙，去皮尖）　巴戟　黄耆　苁蓉　玄参各等分

【用法】上为细末，炼蜜为丸，如梧桐子大。每服二十丸，盐酒、盐汤送下，空心服。

【功用】补肝肾虚，上止冷泪，散黑花。

吹云膏

【来源】《兰室秘藏》卷上。

【组成】细辛一分　升麻　蕤仁各三分　青皮　连翘　防风各四分　柴胡五分　生甘草　当归身各六分　荆芥穗一钱（微取浓汁）　生地黄一钱五分　拣黄连三钱

【用法】上锉。除连翘外，用澄清净水二碗，先熬余药至半碗，入连翘同熬至一大盏许，去滓，入银石器内，文武火熬至滴水成珠，不散为度，加熟蜜少许，熬匀。点之。

【主治】

1.《兰室秘藏》：目中泪下，及迎风寒泣，羞明怕日，常欲闭目，喜在暗室，塞其户牖，翳膜岁久遮睛。

2.《东垣试效方》：视物睛困无力，隐涩难开，睡觉多眵。

温卫汤

【来源】《兰室秘藏》卷上。

【组成】陈皮　青皮　黄连　木香各三分　人参　甘草（炙）　白芷　防风　黄柏　泽泻各五分　黄耆　苍术　升麻　知母　柴胡　羌活各一钱　当归身一钱五分

【用法】上作一服。水二盏，煎至一盏，去滓，食远服之。

【主治】鼻塞不闻香臭，目中流火，气寒血热，冷泪多，脐下冷，阴汗，足痿弱者。

甘石散

【来源】《仁斋直指方论》卷二十。

【组成】绿炉甘石　乌贼骨各等分

【用法】上为细末，入脑少许。点目眦，泪自收。二药燥，脑和之。

【主治】眼风，流泪不止。

点眼玉屑散

【来源】《医方类聚》卷七十引《经验秘方》。
【组成】好净朴消二斗
【用法】上用河水二桶，用萝卜二个切作如指厚大片，同下釜内，滚七分，取出萝卜不用，将消脚盆内盛顿，冷定，将清水澄去，次日消定，另纸袋用针遍刺窍，装消在内，悬于通风处，至三月后化开，若白雪，细绢罗过点之。不通道路者，点两个月后明如初。修制依十一月、十二月盛寒之时。
【功用】去冷泪，截赤定痛，截恶眼。

天麻丸

【来源】《永类钤方》卷十一。
【组成】天麻（酒浸） 枸杞子（酒浸，蒸） 巴戟（泡，去心） 苁蓉（酒浸） 白术（煨） 黑牵牛（炒） 破故纸（炒） 白蒺藜（炒） 当归（酒洗）各一两 菟丝子（酒蒸） 白茯苓各二两 枸杞根 菊花各一两 青盐半两（别研） 川乌 草乌各一两 雄黑小乌豆半升

方中枸杞根，原作“枸杞子”，据《普济方》改。
【用法】先以前十四味为末，以三乌用水先煮一日，烂为度，焙干作末，同前末酒糊为丸，如梧桐子大。空心盐汤送下。
【主治】肝肾俱虚，眼昏或生黑花，乱飞如蝇虫翅羽，长流冷泪。
【加减】虚寒，加附子。

艾煎丸

【来源】《眼科龙木论》。
【组成】艾叶（醋炒） 肉苁蓉 川牛膝（酒浸） 甘草 桑叶（向东者用） 山药 牛膝（炒） 当归各等分
【用法】上为极细末，炼蜜为丸，如梧桐子大。每服十丸，茶清调下。
【主治】迎风有泪。

点眼止泪散

【来源】《眼科龙木论》卷五。
【组成】雄黄五钱 曾青一两 龙脑 白矾灰 细辛 干姜灰各等分
【用法】上为细末如粉面。每至夜后点在眼内。立效。
【主治】冲风泪出外障。

蚕沙汤

【来源】《眼科龙木论》卷五。
【组成】蚕沙四两（炒） 巴戟（去皮） 川楝肉 马蔺花各二两（去梗）
【用法】上为细末，每服二钱，无灰酒调下，不拘时候。
【主治】迎风有泪。

暖肺汤

【来源】《眼科龙木论》卷五。
【组成】茺蔚子 细辛 五味子 干地黄各一两半 藁本一两半 知母 黄芩 芎藭各一两
【用法】上为末。每用一钱，以水一盏，煎至五分，去滓，食后温服。
【主治】冲风泪出外障。

石燕子散

【来源】《眼科龙木论》卷十。
【别名】石燕散（《济阳纲目》卷一〇一）。
【组成】石燕子一双（煅，醋淬十次） 玳瑁 羚羊角各一两 犀角五钱
【用法】上为末。食后用好酒、薄荷汤或茶清调下。
【主治】迎风有泪。

川芎丸

【来源】《普济方》卷七十五。
【组成】川芎二两 防风 菊花 羌活 天麻 甘草各一两 荆芥穗四两

【用法】上为细末，炼蜜为丸，如弹子大。细嚼，茶清送下。
【主治】风毒上攻头目，两眼黑花，怕风多泪。

必效散

【来源】《普济方》卷七十六。
【组成】苍术　木贼（去节）各二两　青盐一钱　川椒一两（童便浸一宿）
【用法】上为末。每服一大钱，空心以温酒或沸汤调下。
【主治】冷泪不止。

黄末眼药

【来源】《普济方》卷七十六。
【组成】诃子五钱（去核）　姜黄一两　干姜五钱　荜茇　黄连各一钱二分　青盐一钱　朵揉牙一两二钱（为末，水飞）
【用法】上用生葡萄汁浸，日晒为末。每用少许点之。
【主治】风眼冷泪赤烂。

暖肺散

【来源】《普济方》卷七十六。
【组成】茺蔚子　细辛　五味子各二两　防风　藁本各一两半　知母　黄芩　芎藭各一两
【用法】上为末。每用一钱，以水一盏，煎至五分，去滓，食后温服。
【主治】冲风泪出外障。

六圣散

【来源】《普济方》卷一一五。
【组成】川芎　石膏　雄黄　乳香　没药各二钱　盆消半两
【用法】上为细末。噙水搐之。
【主治】牙疼；亦治眼昏冷泪，头风，咽喉鼻塞。

上青丸

【来源】《袖珍方》卷三。
【别名】上清丸（《丹溪心法附余》卷十二）。
【组成】羚羊角　犀角各一两　牛黄五钱　黄连　厚朴各一两　黄芩　川芎　羌活　蝉蜕　白芷各五钱　菊花　大黄　防风　草决明　地肤子　滑石各一钱　生地黄七钱　熟地黄七钱　牵牛八钱半
【用法】上为末，炼蜜为丸。每服三五十丸，临卧、食后茶清送下。
【主治】风热上壅，眼目昏花，迎风冷泪，羞明赤烂。

密蒙花散

【来源】《奇效良方》卷五十七。
【组成】密蒙花　甘菊花　杜蒺藜　石决明　木贼（去节）　白芍药　甘草各等分
【用法】上为细末。每服一钱，茶清调下，服半月后加至二钱。
【主治】冷泪昏暗。

黄芩散

【来源】《医学集成》卷二。
【组成】黄芩　川芎　白芷　防风　蒺藜　木贼　蝉蜕　僵蚕　蔓荆　香附　甘草　夏枯草
【主治】风热泪淋。

止泪补肝散

【来源】《银海精微》卷上。
【组成】蒺藜　当归　熟地黄　白芍药　川芎　木贼　防风　夏枯草各等分
【用法】上为末。每服二三钱，茶清送下。
【主治】肝虚，迎风泪出不止。
【加减】血虚者，去夏枯草。

苍术止泪散

【来源】《银海精微》卷上。

【组成】木贼　香附子　白芷　石膏　菊花　荆芥　白蒺藜　薄荷　当归　白芍药　川芎　蝉蜕　夏枯草

【用法】上为末。每服三钱，食后茶清下；冬日，酒下。

【主治】迎风泪出。

补肝散

【来源】《银海精微》卷上。

【组成】当归　熟地黄　川芎　赤芍药　防风　木贼各等分

【用法】水煎服。

【主治】

1.《银海精微》：冷泪。

2.《医学集成》：冲风泪出不痛属虚者。

泻肺汤

【来源】《银海精微》卷上。

【组成】地骨皮　大黄　芒消　桔梗　甘草各一两

【用法】每服五钱，水煎服。

【主治】眼白仁常泪，红壅热胗，泪出而不绝者。

省味金花丸

【来源】《银海精微》卷上。

【组成】川黄柏二两　黄芩　知母　桔梗　连翘各一两　地骨皮　薄荷各五钱

【用法】上炼蜜为丸。每服五十丸，桑白皮汤送下或薄荷汤送下。

【主治】肺实热，眼白仁常泪，红壅热胗，泪出而不绝者。

菊花散

【来源】《银海精微》卷上。

【组成】菊花　川芎　木贼　香附子　夏枯草　羌活各一两　草乌一钱　防风　甘草　荆芥　白芷各五钱

【用法】上为末。每服三钱，茶下；水煎服亦可。

【主治】热泪。

六一丸

【来源】《银海精微》卷下。

【组成】蛤粉　黄连　木贼　香附米

【用法】上为末，面糊为丸。茶送下。

【主治】热泪。

经验洗眼散

【来源】《银海精微》卷下。

【组成】大黄　山栀子　防风　薄荷　川芎　羌活　甘草各等分

【用法】用水煎，熏洗。

【主治】时眼、热泪。

平肝散

【来源】《古今医统大全》卷六十一。

【组成】川芎　当归　赤芍药　防风　荆芥　柴胡　羌活　蝉退　菊花　蔓荆子　白芷各五分　生地黄　胆草各八分　夏枯草一钱　甘草三分

【用法】水二盏，煎一盏，去滓，加酒一杯同服。

【主治】迎风冷泪。

收泪散

【来源】《古今医统大全》卷六十一。

【组成】绿芦甘石一钱　海螵蛸五分　冰片少许

【用法】上为极细末。点大眦角。

【主治】风泪不止。

【方论】二药以燥，片脑辛散之。

春冰散

【来源】《古今医统大全》卷六十一。

【组成】枯矾　青盐各三钱　黄丹（水飞）二钱　雄黄二分　冰片三分　盆消（锅内煅白）一两

【用法】上为极细末。点眼。

【功用】除瘀热。

【主治】风眼。

猪肝枸杞酒

【来源】《古今医统大全》卷六十一。

【组成】甘州枸杞子（肥者）二升（捣碎，绢袋盛之，纳一斗酒中浸，封固密三七日后，每朝夕饮之，任情勿醉） 猪肝（炙熟，薄切，以花椒、盐、酱蘸食之）

【用法】用上枸杞酒咽猪肝，只饮二三杯，勿醉。

【主治】肝虚迎风有泪。

镇肝明目方

【来源】《古今医统大全》卷六十一。

【组成】枯牛胆（腊月取用） 黑豆不拘多少

【用法】将黑豆入胆内，经百日后取用。每服三七粒，食后以酒送下。

【主治】肝虚，当风泪下。

菊花散

【来源】《葆光道人眼科龙木集》。

【组成】菊花 川芎 细辛 白芷 白术各等分

【用法】上为细末，炼蜜为丸，如梧桐子大。每服三十丸，食后白滚水送下。

本方方名，据剂型，当作“菊花丸”。

【主治】老人冷泪不止。

苍术散

【来源】方出《古今医鉴》卷九，名见《东医宝鉴·外形篇》卷一。

【组成】木贼 苍术 白蒺藜 防风 羌活 川芎 甘草各等分

【用法】上为末。每服二钱，食后温米泔调下。

【主治】肝风实热，眼出冷泪不止。

开明膏

【来源】《证治准绳·类方》卷七。

【组成】黄丹二两 青盐五钱 海螵蛸（飞） 朱砂 硼砂各一钱半 诃子二枚（去核，研末） 冬蜜四两（熬一大沸，去末，取净者） 槐枝 柳枝各四十九条

【用法】将蜜炼沸，滤过，瓷器盛放汤瓶口上；入甘石、黄丹、诃子，蒸熬紫色，重汤顿成膏；槐、柳枝一顺搅，不住手，互换搅，令条尽滴水中不散为度；再又滤净，入后膏和剂：黄连（研末，罗过细）二两 槐、柳枝各五钱。上入水二大碗，熬一碗；滤去滓，以净汁再熬，稀稠得所；入蜜药和匀，瓷器盛顿汤瓶口上，重汤成膏；放在地上数日出火毒，次入前药末搅匀。点眼。

【主治】眼目昏花，视物不明；或生云翳、白膜，内外障眼，风赤冷泪，一切眼疾。

木贼散

【来源】《证治准绳·类方》卷七。

【组成】木贼 苍术 蒺藜 防风 羌活 川芎 甘草

【用法】水煎服。

【主治】眼出冷泪。

止泪散

【来源】《证治准绳·类方》卷七。

【组成】炉甘石一钱 海螵蛸三分 片脑五厘

【用法】上为细末。点眼大眦头。泪自收。

【主治】风眼流泪不止。

立应散

【来源】《证治准绳·类方》卷七。

【组成】橡斗子一个 甘草三钱

【用法】上为细末。每服二钱，熟水调下。

【主治】冷泪。

当归饮子

【来源】《证治准绳·类方》卷七。

【组成】当归 大黄 柴胡 人参 黄芩 甘草 芍药各一两 滑石半两

【用法】上锉细。每服三钱至五钱，水一盏，加生姜三片，同煎七分，去滓温服。

【主治】目泪不止。

还睛丸

【来源】《证治准绳·类方》卷七。
【组成】川乌　地黄　白术　茯苓　石决明　杏仁　川芎　菟丝子各三两　当归　防风　荆芥　蔓荆子各半两
【用法】上为末，猪胆汁为丸，如梧桐子大。每服三十丸，麦门冬汤送下。
【主治】眼状青色，大小眦头涩痛，频频下泪，口苦少饮食；兼治黑花翳。

阿胶散

【来源】《证治准绳·类方》卷七。
【组成】阿胶　马兜铃各一两半　紫菀　款冬花各一两　甘草半两　白蒺藜二钱半（炒）　糯米一两
【用法】上锉。每服二钱，水一盏半，煎八分，温服，不拘时候。
【主治】肝经受风冷，目有冷泪，流而不结者。

泻肝汤

【来源】《证治准绳·类方》卷七。
【组成】桑白皮一两　地骨皮二两　甘草五钱（炒）
【用法】上锉。每服三钱，白水煎，食后服。
【主治】脾肝受热，目热泪生粪者。

楮实散

【来源】《证治准绳·类方》卷七。
【组成】楮实子（去白膜，炒）　夏枯草　甘草各半两　香附子（炒）　夏桑叶各一两
【用法】上为细末。熟水调服，不拘时候。
【主治】冷泪。

麝香散

【来源】《证治准绳·类方》卷七。
【组成】香附子　川椒目各等分　苍术　麝香各少许
【用法】上为细末。吹鼻中。
【主治】眼冷泪不止。

明目益肾还睛丸

【来源】《墨宝斋集验方》。
【别名】明目益肾丸（《何氏济生论》卷六）。
【组成】当归身四两（酒洗）　天门冬二两（去心）　麦门冬二两（去心）　知母八两（盐汤炒）　白芍药一两（醋炒）　生地黄二两（酒洗）　怀山药二两（炒）　陈皮二两（洗）　川杜仲二两（酒炒）　川牛膝二两（酒洗）　甘菊花二两　黄耆三两（酒炒）　百部二两（洗）　川黄柏四两（盐水炒）
【用法】上为末，炼蜜为丸，如梧桐子大。每服一百丸，早、晚白汤吞下。
【功用】明目益肾。
【主治】《奇方类编》：中年肾虚不足，少年酒色过伤，致两目昏花，视物泪下如雨。

家传养肝丸

【来源】《寿世保元》卷六。
【组成】羚羊角（镑，另研）五钱　生地黄（酒浸）　熟地黄（酒浸）　肉苁蓉（酒洗）　甘枸杞子　防风（去芦）　草决明（炒）　菊花　羌活　当归（酒洗）　沙苑蒺藜（炒）各一两　楮实子（炒）五钱　羊子肝（小肝叶，煮，焙干，为末）
【用法】上为细末，炼蜜为丸，如梧桐子大。每服五十丸，加至七十丸至百丸，早，盐汤下，午，茶下，临卧，酒下，不饮酒人当归汤送下。
【功用】补肝血，益肾气。
【主治】肝肾不足，目失荣养，视力减弱昏花，二目艰涩，大眥赤色，迎风流泪，或翳膜不散。

明目羊肝丸

【来源】《景岳全书》卷六十。
【别名】羊肝丸（《眼科全书》卷六）。
【组成】黄连三两　家菊花　龙胆草　石决明（煅）　人参　当归　熟地　枸杞　麦冬　牛膝　青盐　黄柏　柴胡　防风　羌活各八钱　肉

桂四钱　羯羊肝一具（烙干为末）
【用法】上为末，炼蜜为丸，如梧桐子大。每服三四十丸，温汤送下。
【主治】肝虚风热，冷泪赤涩，内外障眼。

加味四物汤

【来源】《济阳纲目》卷一〇一。
【组成】当归　川芎　赤芍药　熟地（砂仁炒）　木贼　防风各等分
【用法】上锉。水煎服。
【主治】眼出冷泪属虚者。

胡椒丸

【来源】《济阳纲目》卷一〇一。
【组成】胡椒
【用法】上为末，黄蜡熔化为丸，如绿豆大。每服五七丸，食后茶清送下。
【主治】老人冷泪不止。

明月丸

【来源】《简明医彀》卷五。
【组成】生地（酒浸）　熟地（酒蒸）　黄柏（盐炒）　知母（盐炒）　牛膝（酒浸）　枸杞各二两　蒺藜　羌活　防风　石斛　枳壳　菊花各一两
【用法】上为末，炼蜜为丸。每服一百丸，空心盐酒或盐汤送下，临睡白汤送下。
【功用】生精补阴血，益肾养肝，退翳止泪，除涩明目。

养肝散

【来源】《简明医彀》卷五。
【组成】夏枯草七两　香附子三两
【用法】上药用童便浸透，晒干为末。每服三钱，茶调下。
【主治】肝虚目痛，冷泪不止，畏明。

上清拔云丸

【来源】《丹台玉案》卷三。
【组成】羚羊角　犀角各二两　牛黄八钱　川黄连（酒炒）　黄芩（酒炒）　川芎　白芷　当归各一两五钱　菊花　大黄（煨）　防风　草决明　羌活　生地　滑石　地肤子　蝉蜕各一两
【用法】上为末，炼蜜为丸。每服三钱，临卧服。
【主治】风热眼目昏花，迎风流泪，羞明怕日。

清肺饮

【来源】《丹台玉案》卷三。
【组成】粉草　细辛各一钱　川乌五分　荆芥　木贼草　僵蚕　旋覆花　黄芩各八分
【用法】水煎，温服。
【主治】冲风泪出。

乌龙丸

【来源】《一草亭目科全书》。
【组成】生地黄　熟地黄　川花椒（闭口者勿用）各等分
【用法】上为末，炼蜜为丸，如梧桐子大。每服五十丸，空心盐米汤吞下。
【功用】聪耳明目，精神如壮。
【主治】目昏多泪。

细辛饮

【来源】《眼科全书》卷五。
【组成】细辛　防风　茺蔚子　藁本　知母　黄芩　川芎　五味子　熟地　白茯苓　地骨皮　菊花　木贼各一两
【用法】上为末。每服二钱，清茶调下。
【主治】充风泪出外障。肺脏久冷，大眦有孔，名为泪堂，此泪虽久，泪则冷，眼愈昏暗。

止泪丹

【来源】《眼科全书》卷六。
【组成】甘石一钱　硼砂五分　铜绿分半　麝香八

厘　冰片一分

【用法】上为极细末，听用。点眼。

【功用】止泪。

乳香川乌丸

【来源】《眼科全书》卷六。

【组成】乳香一分　川乌（去皮）七个　白矾一分　白酒曲一块

【用法】上为末，用雄猪胆汁为丸，如粟米大。每用一丸，夜卧时放于大眦。

【功用】止泪。

【主治】一切冷泪。

济肝散

【来源】《眼科全书》卷六。

【组成】羌活　细辛　菊花　蒺藜

【用法】上研末。麦冬煎汤调下。

【主治】眼泪常出。

椒苄丸

【来源】《审视瑶函》卷六。

【别名】椒地丸（《中国医学大辞典》）。

【组成】熟地黄（切，焙干）　川椒（去目及闭口者，微炒）　生地黄（切，焙干）各等分

【用法】上为细末，炼蜜为丸，如梧桐子大。每服五十丸，空心盐米饮送下。

【主治】目昏多泪。

【验案】目昏多泪　《审视瑶函》：江陵傅氏，家贫，鬻纸为业，好接待游士。一日，有客方巾布袍，邀傅饮，傅目昏多泪，客教以此方，服不一月，目能夜视物，享年八九十，聪明不衰。

羌活饮子

【来源】《医宗说约》卷三。

【组成】羌活　防风　赤芍　白芷　川芎　甘草　陈皮　枳壳　柴胡　干葛

【用法】水煎，乘热先熏眼目，徐服下。

【主治】肝经风热，目暴肿痛，眼梢烂，迎风出泪，怕日。

【加减】内热，加山栀、黄芩；肝火攻，加龙胆、连翘，酒蒸大黄一钱许。

抑火散

【来源】《辨证录》卷三。

【组成】熟地　麦冬各一两　北五味　肉桂各一钱　巴戟天　葳蕤各五钱

【用法】水煎服。

【主治】阴火上冲，两目红肿，泪出而不热，羞明而不甚，日出而痛轻，日入而痛重。

固根汤

【来源】《辨证录》卷三。

【组成】葳蕤一两　当归五钱　白芍五钱　熟地一两　麦冬五钱　甘菊三钱　菖蒲三分　柴胡五分

【用法】水煎服。连服四剂，即不畏风，再服四剂，见风不流泪矣，再服十剂痊愈。

【主治】少年时丧元阳，又加时眼，不守色戒，伤损大眦，眦孔不闭，风寒透入其孔，内气即虚，外邪难杜，以致目痛后迎风流泪，至夜则目暗不明，一见灯光两目干涩。

【方论】盖葳蕤最善止泪，加之当归、白芍以补肝，熟地以滋肾，益之麦冬以补心，佐之甘菊、菖蒲、柴胡以舒其风火，而引诸经之药以塞其泪窍。此固其根本而末症自愈也。

养目汤

【来源】《辨证录》卷三。

【组成】当归　熟地　葳蕤　白芍各五钱　山茱　茯苓　麦冬　白术　丹皮　枸杞各三钱　巴戟天二钱　柴胡三分

【用法】水煎服。

【主治】目痛，迎风流泪，至夜则目暗不明，一见灯光，两目干涩。

止泪补肝散

【来源】《张氏医通》卷十五。

【组成】白蒺藜（炒，去刺） 当归 熟地黄各二两 川芎 白芍 木贼 防风 羌活各一两 香附（童便制）二两

【用法】上为散。每服三钱，加生姜三片，红枣一枚，水煎，去滓热服。

【主治】肝虚，迎西北风流泪不止。

【加减】肥人，加夏枯草一两；瘦人，加桂枝一两。

菊花散

【来源】《张氏医通》卷十五。

【组成】苍术（半斤，同皂荚三挺砂锅内河水煮一日，去皂荚，将苍术刮去皮，切片，盐水炒净）三两 木贼（去节） 草决明 荆芥 旋覆花 甘草（炙） 菊花（去蒂）各半两

【用法】上为散。每服二钱，空心、临卧浓茶调下。

【主治】见风流泪，见东南风则甚，渐生翳膜。

【加减】有翳者，加蛇蜕一钱，蝉蜕三钱。

草香散

【来源】《惠直堂方》卷二。

【组成】夏枯草四两 香附子四两 甘草八钱

【用法】上为末。每服一钱五分，清汤送下。

【主治】目疾，至夜则甚，或点苦寒反重者，及肝虚冷泪，怕日羞明。

胜金散

【来源】《惠直堂方》卷二。

【组成】夏枯草 香附（末） 夏桑叶各等分

【用法】上为末。每服三钱，麦冬汤调下。

【主治】眼流冷泪，乌珠痛及羞明怕日。

桑叶煎

【来源】《仙拈集》卷二。

【组成】桑叶（霜后取）

【用法】上煎水，洗眼。

【主治】迎风流泪，并眼目赤肿翳障、疼痛诸疾。

枣矾膏

【来源】《医林纂要探源》卷十。

【组成】大红枣一枚（去核，用红者，欲其入心行血分） 胆矾三分（嵌枣肉中）

【用法】小蚌壳盛，饭上蒸熟，捣烂为膏。用绢袱包，带汁，时时揩目。

【主治】目昏多泪。

真人碧雪膏

【来源】《疡医大全》卷十一。

【组成】羯羊胆十数个

【用法】腊月内三辰日，取羯羊胆十数个，将蜜装胆内，绵纸虚笼，吊簷下一七日，鸡翎扫下胆上霜，瓷瓶密贮，以骨簪挑点眼角内。

【主治】男妇冷泪常流，并暴赤眼。

肝胃汤

【来源】方出《临证指南医案》卷八，名见《杂病源流犀烛》卷二十二。

【组成】嫩黄耆三钱 当归一钱半 白芍一钱半 茯神三钱 煨姜一钱 南枣一枚

【功用】调补肝胃。

【主治】右目多泪，眦胀，心嘈杂，阳明空虚，肝阳上扰使然。

石膏散

【来源】《续名家方选》。

【组成】滑石三铢 丹一铢 光明朱一铢 石膏三铢

【用法】上为极细末。点眼。

【主治】眼中多泪。

温洗眼目方

【来源】《续名家方选》。

【组成】干姜 肉桂各等分 白矾（减半）

【用法】盛绛囊，渍热汤。淋眼中，日数次。

【主治】冷泪眼。

上清丸

【来源】《异授眼科》。

【组成】羚羊角（镑）一两　犀角（镑）一两　牛黄五钱　琥珀三钱　厚朴（姜汁炒）一两　黄芩（酒炒）一两　川芎五钱　白芷五钱　菊花八钱　防风八钱　羌活八钱　草决明一两　生地七钱　熟地七钱　防己八钱　黑牵牛八钱　蝉蜕（去头足）七钱　地肤子（炒）一两　滑石一两

【用法】上为末，炼蜜为丸，如梧桐子大。每服五十丸，食后服。并用虎液膏点眼。

【主治】风热上攻，目有昏花，迎风流泪，怕日羞明。

阿胶散

【来源】《异授眼科》。

【组成】白茯苓二钱　白术二钱　川芎二钱　阿胶（炒成珠）二钱　当归一钱

【用法】加生姜三片，大枣二枚，水煎服，不拘时候。

【主治】目有翳而多泪不凝结者。

泻肺散

【来源】《异授眼科》。

【组成】桑皮　茯苓　黄芩（炒）

【用法】上为细末。每服二钱，灯心汤送下。

【主治】眼目年深月久，赤脉贯睛，泪出如倾者。

益阴肾气丸

【来源】《异授眼科》。

【组成】泽泻　茯神　生地　丹皮　山药　当归　柴胡　熟地　人参　山萸肉　五味子　远志各五钱　石菖蒲四钱

【用法】上为末，炼蜜为丸。每服五十丸，空心盐汤送下，一日三次。

【主治】肾阴心阳两虚，目昏不痛，日日出暴泪。

收涩异效散

【来源】《眼科锦囊》卷四。

【组成】干姜　枯矾　硼砂各等分

【用法】上为细末，米醋调和，敷大眦。

【主治】热眼风痒殊甚，流泪汪汪不止。

防风汤

【来源】《治疹全书》卷下。

【组成】防风　荆芥　蔓荆子　川芎　白芷　黄芩　木贼　羌活　金银花

【主治】风泪初起。疹正潮时，冷风入眼，或扇风入眼，或冷水洗眼，致余毒留于锐眦，蕴结不散，迎风流泪，遇夏暂愈，逢冬益甚，久之则四季常流，遂成终身风泪。

夏枯草汤

【来源】《治疹全书》卷下。

【组成】夏枯草　防风　荆芥　苍术　甘菊　川芎　蔓荆子　白芷

【主治】疹正潮时，冷风入眼或扇风入眼，或冷水洗眼，致余毒留于锐眦，蕴结不散，迎风流泪，遇夏暂愈，逢冬益甚，久之则四季常流，遂成终身风泪久病者。

四物清肺汤

【来源】《眼科临症笔记》。

【组成】大熟地五钱　当归尾三钱　川芎二钱　赤芍三钱　栀子三钱　银花三钱　胡黄连三钱　石决明四钱　槐实三钱　甘草一钱　冬虫草五分

【用法】水煎服。

【主治】迎风流热泪。

收泪散

【来源】《眼科临症笔记》。

【组成】煅甘石三钱（水飞）　海螵蛸五分　煅龙骨三分　荸荠粉一钱　硼砂五分　蕤仁七分（去油）　梅片三分

【用法】上为细末。点眼。

【主治】迎风热泪症。

还阳汤

【来源】《眼科临症笔记》。
【组成】川椒三钱　桂子七个　艾叶七个
【用法】煎水熏。
【主治】迎风冷泪症，两目不疼不红，或微红，自觉羞明怕风，迎风冷泪不止，但在室内却如无病。

固肝养荣汤

【来源】《眼科临症笔记》。
【组成】大熟地五钱　当归三钱　人参二钱　川芎二钱　枸杞三钱　肉苁蓉四钱　菟丝子三钱　巴戟三钱　蒺藜三钱（炒）　石斛三钱　菊花二钱　夏枯草三钱　云苓三钱　甘草一钱
【用法】水煎服。
【主治】无时冷热泪症（泪道阻塞）。两目搐昏，不疼不肿，视力不健，或冷或热，时常流泪。

清心泻火汤

【来源】《眼科临症笔记》。
【组成】生地五钱　寸冬三钱　枳壳三钱　栀子三钱　连翘三钱　石膏六钱　桔梗三钱　赤芍三钱　菊花三钱　银花三钱　胆草三钱　黄连二钱　甘草一钱
【用法】上加灯心为引，水煎服。
【主治】两目大眦俱红，眼胞微胀，热泪常流，稍觉疼痒。

白眼药

【来源】《青囊秘传》。
【组成】月石一两　荸荠粉三钱　梅片五分　麝香五厘
【用法】上药先以净月石为极细末，以荠粉飞净，再研，以后梅片、麝香和入。
【主治】一切老眼糊涂，迎风流泪，外内翳障。

明目地黄丸

【来源】《饲鹤亭集方》。
【组成】六味丸一料　甘菊三两　杞子二两　石决明　白蒺藜

方中石决明、白蒺藜用量原缺。

【用法】上蜜丸五分，水法六分。每服三四钱，淡盐汤送下。
【主治】男女肝肾两亏，风邪外乘，热气上攻，畏日羞明，瞳神散大，视物不清，迎风流泪，内生翳障，及时眼之后，久不还元，一切目疾。

明目至宝丹

【来源】《经验各种秘方辑要》。
【组成】上羊脑浮水甘石一斤（打碎，如莲子大，用童便浸四十九日，去童便晒干燥，研极细末，用大缸爿一块，煅一炷香时取起，再用清水飞过，晒干听用）羌活三钱　防风三钱　白菊花四钱　金银花四钱　谷精珠四钱　川连三钱　黄芩三钱　全当归三钱　白蒺藜四钱　蔓荆子二钱　川芎三钱　白芷二钱　生甘草二钱　玄明粉一钱五分（制过）　制丹石五分（枯过）　东丹一钱（漂过）　琏珠一钱（绢包豆腐煮过）　犀黄二分　头梅冰片五分
【用法】上将生甘草前十四味煎浓汁滤过，将制过甘石拌湿，铜锅煮燥，研细过筛，约用五钱，再入后药，共为极细末，用小口瓷瓶收藏，勿令泄气。无论内风外风，用药少许，每日点眼角二三次，数日见效。
【主治】赤眼羞明，迎风流泪，目眵目糊，上障作痛。

地龙油

【来源】《医学探骊集》卷六。
【组成】干地龙三钱　香油五钱
【用法】将地龙入香油内，微火炸之，俟油生烟，稍停，盛清油于器中，每日以此油点之。
【主治】小儿痘疹后，或大人病后，因出屋太早，而致迎风流泪，及泪孔生瘘。

升阳降火汤

【来源】《眼科金镜》卷二。

【组成】山栀　玄参　知母　黄柏各二钱半　菊花　木贼草　荆芥　天冬　防风各二钱　生地三钱　细辛八分

【主治】肝虚水亏，挟火上升，迎风流热泪。

【方论】黄柏、知母降肾火，火退金清则水生，故曰滋阴；天冬、玄参治氤氲之气，无根之火；栀子、生地凉血清心；菊花、细辛、荆芥、防风升阳舒经。阴旺火退，肝木清，则热泪自愈。

肝肾双补丸

【来源】《眼科金镜》卷二。

【组成】当归　川芎　杭萸肉　巴戟　茯苓　石斛　防风　细辛　川姜　甘草　枸杞

【主治】肝肾两虚，真阴不足，冷泪无时长流，瞻视昏眇。

【方论】血生于心，藏于肝，统于脾，当归、川芎养血益肝之圣药，枸杞子补肝滋肾，巴戟天、石斛益精血，茯苓补脾土，防风、细辛味辛散升发阳气，以干姜温中暖肾。使真阴足，肝木调，泪液不外溢，精华自盛，天真保守，肝肾不伤，故名之曰双补丸。

还素汤

【来源】《内科概要》。

【组成】荆芥　菊花　蝉衣　桑叶　青葙子　谷精珠　薄荷　夏枯草

【主治】目赤，恶风，流泪羞明，不能开视，甚且作痛，脉浮数。

当归饮

【来源】《眼科菁华录》卷上。

【组成】当归　白芍　人参　甘草　滑石　柴胡　黄芩　川锦纹　生薑

【用法】水煎服。

【主治】热泪为患。

八宝眼药

【来源】《北京市中药成方选集》。

【组成】炉甘石（煅）十七两　梅片三两　硼砂四钱　珠子（炙）二分　牛黄二分　琥珀三钱　麝香二分

【用法】上为极细末，过罗成粉剂，装瓶，每瓶重三分。锭剂另加炼老蜜，制成圆柱形长条。用玻璃针沾药少许，点于大眼角内，每日点四五次。

【功用】明目退翳，消肿止痒。

【主治】新久眼疾，眼角刺痒，红肿溃烂，迎风流泪。

【验案】新生儿脐窝溃疡　《中成药》(1995，1：50)：吴氏应用八宝眼药治疗新生儿脐窝溃疡10例。治疗方法：将八宝眼药（矿甘石、冰片、琥珀、珍珠、麝香、朱砂、硼砂、熊胆）粉末敷于脐窝溃疡处，然后用纱布轻轻裹好。每日换1次。结果：第1天到第2天换药时，小儿脐窝不再流水。第2天到第3天换药时，脐窝周围红肿消失，开始结痂。结痂后不再用药，待痂壳脱落，脐窝愈合长好。

明目地黄丸

【来源】《北京市中药成方选集》。

【组成】生地二百八十八两　熟地二百八十八两　枳壳（炒）七十二两　防风七十二两　牛膝五十四两　杏仁（去皮，炒）三十六两　石斛二十四两　黄柏四十八两　知母四十八两　菊花七十二两　丹皮三十六两

【用法】上为细末，炼蜜为丸，重三钱。每服一丸，一日二次，温开水送下。

【功用】滋阴清热，平肝明目。

【主治】阴虚肝热，风火上攻，目涩多泪，云翳遮睛，昏花不明。

清心明目羊肝丸

【来源】《北京市中药成方选集》。

【组成】熟军三十二两　菊花三十二两　琥珀三十二两　生石决明三十二两　泽泻三十二两　白蒺藜（炒）三十二两　夜明砂三十二两　胆草三十二两　车前子（炒）三十二两　蝉退三十二两　芒消三十二两　川芎四两　桑叶四两　薄荷四两　防风四两　当归四两　黄芩四

两 木贼四两 茯苓四两 蒙花四两 黄柏四两 知母四两 熟地四两 枸杞子四两 甘草四两 黄连十两 人参（去芦）十两 鲜羊肝三百二十两（煮熟连汤制）

【用法】上为粗末，将煮熟羊肝串入，晒干或烘干，为细粉，用芒消化水，泛为小丸，每十六两用滑石细粉四两为衣，闯亮。每服二钱，一日二次，温开水送下。

【功用】清热散风，明目止痛。

【主治】肝虚火盛，两目昏暗，羞明怕光，迎风流泪，夜盲内障。

【宜忌】忌服辛辣食物。

明目熊胆膏

【来源】《全国中药成药处方集》（兰州方）。

【组成】黄连四两 苦参二两 菊花二两 归尾五钱 红花一两 荷叶一两 熊胆一钱半 冰片一两 白蜂蜜一两五钱

【用法】熬膏，熊胆、冰片另兑。竹箸或骨簪蘸凉水和药少许，点眼角。

【功用】明目去翳。

【主治】新久眼疾，云矇障翳，迎风流泪，红肿痛痒，眼睑肿痛，眼边溃烂。

【宜忌】忌刺激性食物。

止泪汤

【来源】《张皆春眼科证治》。

【组成】菊花 酒黄芩各 9 克 决明子 6 克 细辛 1.5 克 车前子 薏苡仁各 9 克

【功用】清泻肝胆。

【主治】肝胆火盛，流泪粘浊，泪有热感者。

【加减】若兼风邪，可加桑叶 9 克，疏散风热。

【方论】方中菊花、酒黄芩、决明子清泻肝胆而明目，决明子且有止泪之功；细辛通泪窍，使泪道畅通；车前子、薏苡仁清热利湿，导湿热下行。

清心泻火汤

【来源】《张皆春眼科证治》。

【组成】川黄连 6 克 生地 12 克 木通 3 克 银花 18 克 蒲公英 15 克 天花粉 连翘 赤芍各 9 克

【功用】清热泻火，解毒散结。

【主治】大眦泪症毒盛期。目眦红肿，或肿连鼻梁，疼痛拒按，按之坚硬者。

【方论】方中黄连、生地、木通清心泻火，银花、蒲公英清热解毒；天花粉、连翘解毒散结，消散壅肿；赤芍散瘀通经，凉血消肿。

缩泉汤

【来源】《张春皆眼科证治》。

【组成】熟地 枸杞子各 12 克 山萸肉 酒白芍各 9 克 五味子 3 克 巴戟天 9 克 细辛 1.5 克 车前子 9 克

【用法】水煎服。

【功用】补肝肾，固泪泉，助肾阳，温寒水。

【主治】肝肾不足，泪泉不固，不时泪下；肾阳不足，流泪清冷。

【加减】兼风邪，加防风 3 克。

【方论】方中熟地、山萸肉、酒白芍、五味子滋补肝肾，以固泉敛液；巴戟天、枸杞子温补肾阳，以化寒水；细辛通泪窍，以疏泪液环流之道；车前子利水湿，以引水液下行。

四、漏睛疮

漏睛疮，大眦漏症是指大眦睛明穴下方突发赤肿硬高起疼痛，继之溃破出脓为特征的眼病。《医宗金鉴》：“此证生于目大眦，由肝热风湿病发于太阳膀胱经睛明穴。其穴之处，系藏泪之所。初起如豆如枣，红肿疼痛，疮势虽小，根源甚深。溃破出粘白脓者顺，生青黑脓或如膏者险。”病发多由心经蕴热，或心脾热毒壅盛，循经上攻目内眦，经络阻塞，结聚成疮；或素有漏睛，热毒内蕴，复为风邪所袭，引动内火，风热搏结内眦而成；或肾阴不足，虚火上炎，或气血不足，邪气留恋，则可反复发作。起病较急，可见大眦睛明穴下方皮肤红肿高起，肿核隆起渐大，焮痛拒按，重者连及患侧鼻梁及面颊皆现红肿，胞睑亦红肿难开，或兼寒热头痛，泪道不通，部分病人耳前及颌下可触及肿核，并有压痛。脓成则疮形局限，溃后脓汁流出，红肿消退。亦常见疮口难收，脓汁常流而成漏者。治宜疏风清热，解毒消肿，托里排脓。

白矾煎

【来源】《太平圣惠方》卷三十三。

【组成】白矾三分（烧灰） 黄柏（末）三分 黄连（末）一分 雄黄一分 熊胆一钱 朱砂一分

【用法】上为细末。以水二大盏，调令匀，纳瓷瓶中，以重汤煮一日，药成待冷，用绵滤过。每以铜箸取少许，点眦头。

【主治】眼脓漏久不止。

玄参丸

【来源】《太平圣惠方》卷三十三。

【组成】玄参 决明子 黄耆（锉） 黄连（去须） 青葙子 露蜂房（微炒） 漏芦 羚羊角屑各一两 蕤仁一两半（汤浸，去赤皮） 珍珠粉 雄黄（细研） 朱砂（细研）各半两

【用法】上为末，入研了药，一时研令匀，炼蜜为丸，如梧桐子大。每服二十丸，食后以温浆水送下，临卧再服之。

【主治】眼脓漏，眦头赤痒，日夜出脓水不止。

黄耆散

【来源】《太平圣惠方》卷三十三。

【组成】黄耆（锉） 防风（去芦头） 子芩 川大黄（锉碎，微炒）各二两 地骨皮 远志（去心） 人参（去芦头） 赤茯苓 漏芦各一两

【用法】上为粗散。每服三钱，以水一中盏，煎至六分，去滓，食后温服，临卧再服。

【主治】眼脓漏不止。

【宜忌】忌炙煿、油腻、毒滑鱼肉。

龙脑散

【来源】《圣济总录》卷一一〇。

【组成】龙脑（研） 马牙消各半钱 绿豆粉一钱

【用法】上为极细末。用灯心粘药点眼，一日四五次。

【主治】睛漏疮，目大眦出脓汁，有窍。

防风汤

【来源】《圣济总录》卷一一〇。

【组成】防风（去叉）二两 地骨皮 远志（去心） 人参 黄耆（锉） 白茯苓（去黑皮）各一两 知母 大黄（锉碎，炒）各二两

【用法】上为粗末。每服一钱匕，水一盏，煎至五分，去滓，食后、临卧温服。

【主治】眼漏睛脓出。

马齿散熨方

【来源】《圣济总录》卷一一〇。

【组成】马齿子半合 人苋子半合

【用法】上为末，入银石器中，于饭甑上蒸。以绵裹熨眼大眦头，泪孔有脓水出处。凡熨眼时，须药热熨透睛，三五十度，脓水自绝。

【主治】眼漏，睛有脓出，经年不绝。

羚羊角丸

【来源】《圣济总录》卷一一〇。

【组成】羚羊角（镑） 柏皮（去粗皮，炙） 防风（去叉）各一两半 玄参 芎藭 荆芥穗 黄连（去须） 槐子 甘菊花 防己 石决明 蕤仁（去皮） 蔓荆子 车前子 秦艽（去苗土）各一两 大黄（锉，炒） 升麻 麦门冬（去心） 前胡（去芦头） 人参 白槟榔（煨）各一两半 栀子仁 生干地黄（焙） 阳起石（研） 真珠末（研） 龙脑（捣研） 蔷薇根（锉）各一两 枸

杞子一两半

【用法】上为末，炼蜜为丸，如梧桐子大。每服三十丸，晚食后熟水送下。

【主治】风毒上攻目轮，眼烂肉疮翳生，眼睛肉臭。

白龙散

【来源】《圣济总录》卷一三二。

【组成】龙脑 马牙消各半钱 绿豆粉一钱

【用法】上为极细末。用灯心蘸药点之，一日四五次。

【主治】睛漏疮，目大眦出脓汁，有孔子。

白薇丸

【来源】《世医得效方》卷十六。

【组成】白薇半两 防风 白蒺藜（去角，炒） 石榴皮 羌活各三钱

【用法】上为末，米粉糊为丸，如梧桐子大。每服二十丸，白汤送下。

【主治】漏睛脓出。心气不宁，风热停留在睑中，眦头结聚生疮，流出脓汁，或如涎水，粘睛上下，不痛，仍无翳膜。

治风黄耆汤

【来源】《秘传眼科龙木论》卷四。

【别名】防风汤（《普济方》卷八十四）。

【组成】黄耆一两半 防风 远志 地骨皮 人参 茯苓 大黄各一两 知母二两

《眼科全书》有熟地黄、麦门冬。

【用法】上为末。每服一钱，以水一盏，煎至五分，去滓温服。

【主治】漏睛脓出外障。初患之时，微有头旋昏闷，四体如劳，五脏多积风气壅毒，致令疮出于眼中，或流清涎，虽然不痛，渐加昏暗。

蜜剂解毒丸

【来源】《原机启微》卷下。

【组成】石蜜（炼）一斤 山栀十两（末） 大黄五两（末） 杏仁（去皮尖）二两（另研）

【用法】炼蜜为丸，如梧桐子大。每服三十丸，加至百丸，茶汤送下。

【主治】眼目隐涩，稍觉眊矂，视物微昏，内眦开窍如针，目痛，按之漫漫脓出。

【方论】本方以杏仁甘润治燥为君，以燥为热之原也；山栀微苦寒，治烦为臣，以烦为热所产也；石蜜甘平，温安五脏为佐，为其解毒除邪也；大黄苦寒，性走不守，泻诸实热为使，为攻其积，不令其重叠不解也。

没药散

【来源】《银海精微》卷上。

【组成】没药 大黄（蒸，少用） 朴消

【用法】上为末。每服三钱，以酒调下，茶亦可。

【主治】漏眼脓血。五脏多积风热壅毒，攻充于黑睛黄仁，生出毒疮，灌溉水轮控血，溃烂流脓。

阿胶散

【来源】《银海精微》卷上。

【组成】阿胶一两（蛤粉炒） 鼠粘子（炒）一两 甘草五钱 糯米一两 马兜铃 款冬花 紫菀各一两

【用法】上为末。每服六钱，水煎服。

【主治】肺虚受心火之邪所克，金得心火而衰，眵泪粘浓出而不绝。

宝光散

【来源】《葆光道人眼科龙木集》。

【组成】大黄 龙胆 赤芍药 川芎 白芷 牛蒡子 防风 防己 黄芩 当归 甘草 栀子 生地黄 细辛 羌活 荆芥各等分

【用法】上锉。用水一钟半，煎至一钟，去滓，食后温服。

【主治】小儿五脏冷热相攻，致目中漏睛脓出者。

五花丸

【来源】《证治准绳·类方》卷七。

【组成】金沸草四两 巴戟三两 川椒皮 枸杞

子　白菊花各二两

【用法】上为末，炼蜜为丸，如梧桐子大。每服二十丸，空心盐、酒送下。

【主治】漏睛脓出，目停风热在胞中，结聚脓汁，和泪相杂，常流涎水。

黄耆汤

【来源】《审视瑶函》。

【组成】黄耆　麦门冬（去心）　白茯苓　防风　人参　地骨皮　漏芦　知母　远志（去心）　熟地黄各等分

【用法】上锉一剂。白水二钟，煎至八分，去滓热服。

【主治】阴漏症。眼脓漏不止。

五花丸

【来源】《审视瑶函》卷四。

【组成】金沸草二两　砂仁（炒）　川椒皮各七钱　甘草（炙）四钱　白菊花　黄柏（酒制）　枸杞子各一两半　巴戟八钱

【用法】上为细末，炼蜜为丸，如梧桐子大。每服二十丸，空心或盐汤，或温酒送下。

【主治】漏睛脓出，目停风热在胞中，结聚脓汁，和泪相杂，常流涎水，久而不治，至乌珠坠落。

补漏生肌散

【来源】《审视瑶函》卷四。

【组成】枯矾　轻粉　血竭　乳香各等分

【用法】上共研极细腻。对漏处吹点，外用盐花、明矾少许，煎水洗之。

【主治】目疾，阳漏。日间流水，色黄赤者。

泻湿汤

【来源】《审视瑶函》卷四。

【组成】车前子　黄芩　木通　陈皮各一钱　淡竹叶二十片　茯苓　枳壳　栀仁（炒黑）　荆芥穗　苍术各八分　甘草三分

【用法】上锉一剂。白水二钟，煎至八分，去滓热服。

【主治】目小眦漏，时流血水，其色鲜红，乃病由心络而来，下焦火横行之疾。

解毒丸

【来源】《外科大成》卷三。

【组成】杏仁（去皮尖）二两（另研）　栀子十两　大黄五两

【用法】上为末，炼石蜜一斤为丸，如梧桐子大。每服二三钱，茶汤送下。

【主治】漏睛出脓。

鹅翎丹

【来源】《何氏济生论》卷六。

【组成】粉炉甘石三两（用川黄连二两，龙胆草二两煎汁，甘石煅赤淬内，以酥为度，研极细如飞尘，仍入煎汁内，晒干）　官硼砂二钱　新珠子一钱　片脑五分　琥珀五分　熊胆五分

【用法】研至无声，即入前汁内，搓成如线细条，晾干，以鹅翎管贮。用时以一条夹眼角内，自化泌入，一条可治数人。

【主治】各种目疾，眼漏。

人参漏芦散

【来源】《张氏医通》卷十五。

【组成】黄耆三两　防风一两半　大黄（酒浸）　人参　远志（甘草汤泡，去骨）　当归尾（一作地骨皮）　赤茯苓各二两　黄芩　漏芦各一两

【用法】上为散。每服四五钱，水煎，食后服。

【主治】眼漏，脓水不止。

疏风清肝汤

【来源】《医宗金鉴》卷六十五。

【组成】当归尾　赤芍　荆芥穗　防风　川芎　菊花　生栀　薄荷各一钱　柴胡　连翘（去心）各一钱五分　金银花二钱　甘草（生）五分

【用法】加灯心五十寸，水煎，食后服。

【主治】漏睛疮。

乌金膏

【来源】《疡医大全》卷十。

【组成】晋矾（即明矾）一两　米醋（自造红香者佳）一碗半

【用法】共入铜锅内，文武火熬干；如湿，翻调焙干，取出去火气，研细末。用时不拘多少，再研至无声，入生蜜调匀，盛瓷罐内。涂点患处，久闭。或五日、七日，上下胞俱肿，方可歇药数日，其红肿尽消，观轻重再点。如漏睛脓出，用膏和匀，作条晒干，量穴深浅，插入化去瘀肉白管，则新肉自生，而脓自止矣。

【主治】诸般外障风痒，血缕癍疮，胬肉扳睛，鸡冠蚬肉，漏睛疮。

黄耆散

【来源】《杂病源流犀烛》卷二十二。

【组成】黄耆　黄芩　煨大黄　防风各一钱　地骨皮　酒远志　人参　赤苓　漏芦各五分

【用法】水煎，食后服。

【主治】漏睛。因患疮出脓血后，大眦头常出脓涎。

化腐生肌散

【来源】《眼科临证笔记》。

【组成】煅甘石五钱　轻粉二分　血竭二钱　制乳香二钱　制没药二钱　梅片三分　麝香一分　珍珠二分

【用法】上为极细末。点眼大眦内。

【主治】急性泪囊炎初期，肿胀赤痒，大眦清黄液常流。

除湿清火汤

【来源】《眼科临症笔记》。

【组成】当归六钱　赤芍三钱　黄芩三钱　栀子三钱　苍术三钱（炒）　茵陈三钱　夏枯草三钱　胡黄连三钱　地肤子三钱　连翘三钱　甘草一钱

【用法】田三七五分为末，上药煎水冲服。外用化腐生肌散。

【主治】阴阳漏症（泪囊炎），肿胀赤痒，大眦清黄液常流。

黄耆搜风汤

【来源】《眼科临证笔记》。

【组成】黄耆一两　当归四钱　川芎二钱　党参三钱　白术四钱　荆芥二钱　防风三钱　云苓三钱　白芷二钱　升麻三钱　炙甘草一钱

【用法】水煎服。

【主治】泪囊炎初期，清泪时流，昏痒羞明。

通窍排脓汤

【来源】《张皆春眼科证治》。

【组成】细辛 1.5 克　薏苡仁 9 克　白芷 3 克　天花粉 6 克　黄耆　茯苓各 9 克　甘草 3 克

【功用】扶正祛邪，通窍排脓。

【主治】大眦漏症溃后，肿核已消，肤色如常，按压眦部，或流脓液，或浊水外溢者。

【加减】若脓水清稀，或浊泪外溢者，是气血两伤之候，应加当归 12 克以养血、加党参 9 克以补气。

【方论】本方是清心排脓汤去生地、木通，加细辛、黄耆而成。因患眦漏已久，眦部已不肿不红，证情转虚，故去生地、木通清热之品。加黄耆补气健中，且助薏苡仁、白芷、天花粉托里排脓。加细辛者，是借其开散走窜之力，使泪窍畅通、排尽里蓄之脓。

五、目　眵

目眵䁾，是指眼泪流出停留眦角的黄色非透明结滞物，亦即俗称的眼屎。《诸病源候论》："夫目，上液之道；腑脏有热，气熏于肝，冲发于目眦睑，使液道热涩，滞结成眵䁾也"。病发多因肝火上炎所致。治宜泻肝胆火热。

泽泻丸

【来源】《圣济总录》卷一一三。
【组成】泽泻　茺蔚子　菟丝子（酒浸，别捣）　石斛（去根）　地肤子　五味子　生干地黄（焙）各一两　山芋一两半　细辛（去苗叶）半两
【用法】上为末，炼蜜为丸，如梧桐子大。每服二十丸，空心以温热水送下，临卧再服。
【主治】脏腑挟热，冲发于目，津液结滞而成眵䁾。

黄连膏

【来源】《圣济总录》卷一一三。
【组成】黄连（去须，为末）　蕤仁（研）各三分　干姜（为末）　腻粉各一分
【用法】除腻粉外，以牛乳三合，渍之一宿，明旦于微火上煎取一合，去滓，取清汁，入腻粉搅和。每用铜箸点如黍米许安眦头，一日三次。
【主治】目多眵䁾。

黄柏膏

【来源】《圣济总录》卷一一三。
【组成】黄柏（去粗皮，锉）一两　蕤仁半两　大枣（青州者）三枚（擘）
【用法】上以水三升同纳瓷器内，慢火煎至一升，去滓，去清汁，再以净瓷瓶子收，每用铜箸点眼，一日三五次。
【主治】风热冲目，多生眵䁾。

淋洗秦皮汤

【来源】《圣济总录》卷一一三。
【别名】秦皮汤（《普济方》卷八十五）。
【组成】秦皮（去粗皮）　柴胡（去苗）　黄柏（去粗皮）　黄连（去须）　蛇衔各二两　苦竹叶二握　细辛（去苗叶）一两
【用法】上为末，拌匀。每用二两，以水六盏，煎取三盏，去滓热淋，冷即再暖。
【主治】目生眵䁾。

羚羊角散

【来源】《圣济总录》卷一一三。
【组成】羚羊角（镑）二两　犀角（镑）一两　防风（去叉）　牛膝（去苗）　羌活（去芦头）　桑根白皮（锉）　五味子　生干地黄（焙）　白蒺藜（炒，去角）　芍药各三分
【用法】上为散。每服二钱匕，以水一盏，煎至六分，不去滓，食后临卧温服。
【主治】风热攻肝，上熏于目，结成眵䁾。

蕤仁膏

【来源】《圣济总录》卷一一三。
【组成】蕤仁（研）　马蹄决明（捣末）　黄连（去须，捣末）各一两　黄柏（去粗皮，捣末）三分
【用法】上各为细末，用白蜜清者二升和匀，入铜器中，以油单密封，于饭上蒸之，饭熟为度，取出以绵绞去滓，入轻粉二钱，龙脑末一分搅和，再入铜器中，以蜡封口。旋取如麻子大，点眦头，一日二次。
【主治】目生眵䁾。

坎离丸

【来源】《异授眼科》。
【组成】白术（土炒）　细辛　川芎　草决明（炒）　羌活　当归　五味　防风　官桂　菊花　元参　白茯苓　地骨皮　青葙子　车前子（炒）　甘草　人参　苦参　黄芩各等分
【用法】上为末，炼蜜为丸。每服四十丸，米汤送下。
【主治】目有眵泪如脓，赤肿而昏，证属心肾两虚，龙虎交困。

六、目中息肉

目中息肉，是指生长在结膜或者巩膜之上的赘生物。《太平圣惠方》：“夫肝开窍于目，肝气虚，热毒气则乘虚上冲于目，故赤疼痛。或生赤翳、白膜、息肉及为疮也。”《普济方》：“夫脾肺有热，蕴积不散，传播肝经，流注血脉，上冲于目，发生睑眦，息肉胀起，攀丝白睛，隐涩妨闷，故谓之息肉淫肤。”病发多因风热或肝热上冲于目所致。临床常见眼痒、眼痛、息肉胀起，甚或侵睛轮，大则复瞳仁。治宜祛风散热，凉血散结为主。

点眼食盐膏

【来源】方出《备急千金要方》卷六，名见《圣济总录》卷一〇九。

【别名】石盐膏（《普济方》卷八十二）。

【组成】驴脂　石盐（末）

《圣济总录》本方用食盐一分、驴脂一两。

【用法】上和合，令调。注目两眦头，每日白天三次夜一次。愈。

【主治】目中息肉。

洗肝干蓝饮

【来源】《外台秘要》卷二十一引《删繁方》。

【别名】洗肝干蓝煎（《备急千金要方》卷六）。

【组成】干蓝（切）　车前子　苦竹叶（切）各三升　秦皮三两　细辛　决明子　蕤仁　山栀子　升麻　芍药各三两

【用法】上切。以水二斗，煮干兰，取一斗，去滓，取清八升煮药，取一升，下芒消三两沸，去滓，分再服。

【主治】肝热不止，冲眼，为眦赤脉、息肉，闭痛不开，但热势彭彭不歇，及目睛黄。

【宜忌】忌生菜。

车前草汤

【来源】《外台秘要》卷二十一引《删繁方》。

【组成】车前草（切）半升　干蓝五合　淡竹叶三两

【用法】上切。以水三升，煮取二升，绵滤去滓，用上好盐半刀圭（一刀圭者，准丸如两大豆大）纳汤中，搅令调，取冷，细细用洗眼。

【主治】眼热眦赤，生赤脉息肉，急痛，目不得开，如芒在眼磣痛。

石膏散

【来源】《圣济总录》卷一〇二。

【组成】石膏（碎）　菊花各二两　牛黄（研）　枳壳（去瓤，麸炒）　独活（去芦头）　柴胡（去苗）　白附子（炮）　大黄（锉，炒）　漏芦（去芦头）各一两　木香　干蝎（炒）　槟榔各半两

【用法】上为散。每服二钱匕，薄荷汤调下。

【主治】肝脏实热，目痛如刺，渐生淫肤息肉。

决明子丸

【来源】《圣济总录》卷一〇二。

【组成】决明子　车前子　苦参　黄连（去须）　黄芩（去黑心）　大黄各一两半　菥蓂子　人参各一两

【用法】上为末，炼蜜为丸，如梧桐子大。每服二十丸，食后以淡姜水送下，临卧再服。

【主治】肝实，目生赤脉息肉，磣痛。

前胡汤

【来源】《圣济总录》卷一〇九。

【组成】前胡（去芦头）　决明子（炒）　黄连（去须）　芍药　大黄（锉，炒）　升麻各二两　山栀子仁　枳壳（去瓤，麸炒）各一两

【用法】上为粗末。每服五钱匕，水一盏半，加苦竹叶十片，煎至一盏，去滓，下芒消末一钱匕，食后临卧温服。

【主治】眼赤膜不见物，或生息肉。

萎蕤汤

【来源】《圣济总录》卷一〇九。

【组成】萎蕤　升麻　黄连（去须）各一两半　秦皮（去粗皮）三分　地骨皮　山栀子仁　甘草（炙，锉）各一两

【用法】上为粗末，每服五钱匕，水一盏半，煎至一盏，去滓，投芒消末一钱匕，食后、临卧温服。

【主治】眼生息肉淫肤。

曾青膏

【来源】《幼幼新书》卷三十三引《龙木论》。

【组成】曾青一两　龙脑　乳头香　朱砂　琥珀　真珠各半两

【用法】上为末，水三盏，银器内熬一盏，入蜜半两熬膏。临睡点之。

【主治】小儿疣目。睑中生赘外障，此眼初患时，皆因脾胃壅毒上冲入眼睑眦之中，致令生肉，初时小如麻米，后三五年间渐长大，摩隐瞳仁，赤涩泪出。

去刺全目丹

【来源】《石室秘录》卷四。

【组成】冰片一分　黄连一分　硼砂半分　甘草一分

【用法】上为细末，无声为度。用人乳调少许，点肉尖上，觉眼珠火炮出，一时收入而愈。

【主治】眼内长肉二条，长一寸，如线香之粗，触出于眼外，此乃肝胆之火，长此异肉。

第三章

白睛疾病

一、暴风客热

暴风客热，是指白睛突然红肿热痛，甚则可致黑睛生翳的一种急性外障眼病。《秘传眼科龙木论》："此眼初患之时，忽然白睛胀起，都覆乌睛和瞳人，或痒或痛，泪出难开。此是暴风客热，久在肺脏，上冲肝膈，致令眼内浮胀白睛，不辨人物。"《古今医统大全》："暴风客热，此因三焦积热，久则攻目，忽然白睛红肿，壅护乌睛，痛痒不一，泪出难开。"《银海精微》："暴风客热，与暴露赤眼同也。暴露者，肝心二经病也，故赤而痛，致黑睛生翳。暴风客热者，肝、肺二经病，故白仁生虚翳四围壅绕，朝伏黑暗，凹入白仁，红翳壅起，痛涩难开。故分暴露与暴风有别之症。"《审视瑶函》："暴风客热忽然猖，睥胀头疼泪似汤，寒热往来多鼻塞，目中沙涩痛难当。此症非天行赤热，尔我感染，并寒热似疟，病发则目痛，以及肿胀如杯，久积退迟之比也。乃素养不清，燥急劳苦，客感风热，卒然而发也。有肿胀，乃风热夹攻，火在血分之故，治亦易退。"

本病的发生，多因内有肝肺积热，外受风热之邪，火热炎上，由目窍而发。多骤然发病，白睛忽然红赤肿胀，甚者若鱼脬，有覆盖黑睛之势。自觉痒痛，热泪如汤，或眵多粘睛。全身症多兼有恶寒发热，头痛鼻塞，口渴，溲赤便秘等。治宜疏风解表，清热为主。

决明汤

【来源】《外台秘要》卷二十一引《广济方》。

【别名】决明子汤（《圣济总录》卷一〇八）。

【组成】决明子　升麻　枳实（炙）　柴胡　黄芩　芍药各一两　栀子十四枚　竹叶一升　车前草四升　甘草一两（炙）

【用法】上切。以水九升，煮取二升五合，去滓，纳芒消，分三次温服。

【主治】客热冲眼，赤痛泪出。

【宜忌】忌海藻，菘菜。

竹叶饮子

【来源】《外台秘要》卷二十一引《近效方》。

【组成】竹叶一握　干葛三两　地骨白皮　茅莅各五两　甘草三两（炙）

【用法】上切。以水二大升，煎取半升，去滓，纳车前子三两，分三次食后服，一日令尽。不过三剂，眼中疼痛歇，次得点药，亦须敷药，抽热毒风，不然恐寻经脉入眼，热深入亦难愈也。又取羊肝一具，或猪肝亦得，猪肉精处亦堪取三斤，皆须破作手许大片，厚薄亦如手掌，候其疼处，或从眼后连耳上头，或有从眉向上入头掣痛者，火急新汲水中渍，令极冷，贴其疼痛脉上及所患部分，候肝或肉稍暖彻，则易之，须臾间，其肝、肉等并熟如煮来者，岂不是热毒之候出也，此即损眼之祸，又恐三辰齐忌之月无肉，以大豆还作四五替如肝、肉法，更互熨之，其疼痛忽连鼻中酸辛者，并是难愈之候，亦急觅吴蓝茎叶，捣如泥敷痛处，亦有愈者，十得三四。凡是此患，不宜久忍，痛若深入于眼中，渐成痼疾。

【主治】肝膈实热，肾藏已虚而致热风暴赤，睑烂生疮，或碜或疼，或痒或痛，久患虚热，远视不明，喻若隔绢看花，或服石乳发动，冷热泪出，白睛赤红肿胀，泪裹眼珠。

升麻散

【来源】《太平圣惠方》卷十。

【组成】川升麻一两　黄芩一两　黄连三分（去须）　青葙子三分　甘草三分（炙微赤，锉）　川芒消二两

【用法】上为粗散。每服五钱，以水一大盏，煎至五分，去滓，不拘时候温服。

【主治】伤寒热毒攻眼，生翳。

决明子散

【来源】《太平圣惠方》卷十。

【组成】决明子　川升麻　黄柏（锉）　秦皮　川芒消各一两　蕤仁半两　黄连一两半（去须）　甘草半两（炙微赤，锉）

【用法】上为散。每服五钱，以水一中盏，煎至五分，去滓，不拘时候温服。

【主治】伤寒热毒气攻眼，生赤脉白翳，涩痛不可忍。

黄芩散

【来源】《太平圣惠方》卷十。

【组成】黄芩　黄连（去须）　决明子　玄参　柴胡（去苗）各一两

【用法】上为散。每服五钱，以水一大盏，入竹叶三七片，煎至五分，去滓温服，不拘时候。

【主治】伤寒热毒气攻眼，翳膜赤痛。

羚羊角散

【来源】《太平圣惠方》卷十。

【组成】羚羊角屑一两　栀子仁半两　决明子一两　芎䓖一两　羌活一两　石膏一两　柴胡一两（去苗）　黄芩一两　人参一两（去芦头）　川大黄一两（锉碎，微炒）

【用法】上为散。每服五钱，以水一大盏，加竹叶三七片，煎至五分，去滓温服，不拘时候。

【主治】伤寒热毒攻眼，赤涩昏暗疼痛。

蕤仁散

【来源】《太平圣惠方》卷十。

【组成】蕤仁　漏芦　黄芩　犀角屑　连翘　川升麻　甘草（炙微赤，锉）　川大黄（锉碎，微炒）各一两　栀子仁半两　枳实半两（麸炒微黄）

【用法】上为散。每服五钱，以水一大盏，加竹叶三七片，煎至五分，去滓温服，不拘时候。

【主治】伤寒热毒攻眼，障翳赤肿。

地骨皮散

【来源】《太平圣惠方》卷十六。

【组成】地骨皮　防风（去芦头）　赤芍药　葛根（锉）　羚羊角屑　川大黄（锉碎，微炒）各一两

【用法】上为散。每服五钱，以水一大盏，加豉五十粒，葱白一茎，煎至五分，去滓，食后温服。

【主治】时气热毒攻眼疼痛，心中躁闷。

决明子散

【来源】《太平圣惠方》卷三十二。

【组成】决明子　川升麻　枳壳（麸炒微黄，去瓤）　柴胡（去苗）　栀子仁　车前子各一两　细辛　防风（去芦头）　黄连（去须）各三分　甘草半两（炙微赤，锉）

【用法】上为粗散。每服三钱，以水一中盏，煎至六分，去滓，食后温服。

【主治】客热冲眼，赤多泪出，生疮。

【宜忌】忌炙煿热酒面。

青梅煎

【来源】《太平圣惠方》卷三十二。

【组成】青梅二十枚（洗令净，拍碎，三月三日取上好者） 古文钱四十九文 白盐花一两 川朴消二两 马牙消半两

【用法】以浆水二大盏，纳入新瓷瓶中盛，密密封头，埋净地。一月后取出可用。每点少许，一日三五度。

【主治】眼风赤痛。

青葙子丸

【来源】《太平圣惠方》卷三十二。

【组成】青葙子一两 决明子一两 黄连一两（去须） 人参一两（去芦头） 苦参一两（锉） 防风三两（去芦头） 地骨皮一两 白鲜皮一两 川升麻一两 玄参一两 车前子一两 川大黄一两（锉碎，微炒） 枳壳一两（麸炒微黄，去瓤） 栀子仁一两 秦艽一两（去苗） 茯神一两 龙胆三分（去芦头） 黄芩一两

【用法】上为末，炼蜜为丸，如梧桐子大。每服二十丸，食后以温浆水送下。

【主治】眼风赤，昏暗，泪出。

垂柳枝煎

【来源】《太平圣惠方》卷三十二。

【组成】垂柳枝（长二寸）七茎 桃枝（长二寸）七茎 枸杞枝（长二寸）七茎 马牙消一分（细研） 桑枝（长二寸）七茎 竹叶四十九片 黄连半两（去须） 决明子半两 龙脑半钱（细研）

【用法】上除消及龙脑外，以浆水二大盏，于铜器中煎至一半，去滓，重以绵滤令净，入消及龙脑，搅令匀，更煎令稠。每以铜箸头取如小豆许，点目中，每日三五次。

【主治】风赤眼。

犀角散

【来源】《太平圣惠方》卷三十二。

【组成】犀角屑三分 栀子仁一两 木通一两（锉） 子芩三分 川大黄一两（锉碎，微炒） 瞿麦三分 车前子一两 黄连三分（去须） 川芒消一两

【用法】上为散。每服三钱，以水一中盏，加竹叶二七片，煎至六分，去滓，食后温服。

【主治】暴赤眼，肿涩疼痛。

青葙子丸

【来源】《太平圣惠方》卷三十三。

【组成】青葙子 决明子 甜葶苈（隔纸炒令紫色） 车前子 细辛 五味子各半两 麦门冬（去心，焙）一两 生干地黄 枸杞子 茺蔚子 防风（去芦头） 泽泻 地肤子 桂心 菟丝子（酒浸三日，晒干，别捣为末）各半两 兔肝一具（炙干）

【用法】上为末，炼蜜为丸，如梧桐子大。每服二十丸，食后以粥饮送下。

【主治】风热壅滞，眼不得见日，泪出，䀮䀮不见物。

防风散

【来源】《博济方》卷三。

【别名】菊花防风散（《圣济总录》卷一〇四）。

【组成】菊花 防风 甘草 威灵仙 黄连 牛蒡子各三分

【用法】上为末。每服一钱，风眼，葱汤送下；赤眼，新汲水调下，一日二次。

【主治】

1.《博济方》：风毒眼，暴赤眼。

2.《圣济总录》：时气病后，余毒不尽上攻，目赤涩痛，或生障翳。

青金丹

【来源】《博济方》卷三。

【别名】青金丸（《圣济总录》卷一一一）。

【组成】真铜青　蕤仁（以水浸，去皮尖，与铜青一处浸二宿，去水，烂研）　生犀（净水磨，纸上飞过）　真珠母（以水磨，控干）各一两　生龙脑（细研）半钱　海螵蛸（水飞过）半钱　白丁香（以水研，飞过，去滓，控干）半钱

【用法】上药各为末，将铜青与蕤仁同杀研如糊，次入白丁香研，次入下三味，后又杀研令匀细，用细香墨浓研汁，于净器中相度和熟为度，丸如绿豆大。每丸用儿孩子乳汁化点之，余者且以纸盖，如点时干，再入乳汁化之。未用者，常以生脑子养在瓷器中存贮。

【主治】丈夫、女人一切风毒上攻，眼目赤肿昏涩，时发痒疼；或缘眶赤烂，冷泪频多；及气毒上攻，外障翳膜，赤筋瘀肉；小可暴赤眼肿痛。

汤泡散

【来源】《太平惠民和济局方》卷七（续添诸局经验秘方）。

【别名】金莲子散（《普济方》卷八十六引《医方集成》）。

【组成】赤芍药　当归（洗，焙）　黄连（去须）各等分

【用法】上为细末。每用二钱，极滚汤泡，乘热熏洗，冷即再温洗，每日洗三五次，以愈为度。

【主治】肝经不足，受客热风壅上攻，眼目赤涩，睛疼睑烂，怕日羞明，夜卧多泪，时行暴赤，两太阳穴疼，头旋昏眩，视物不明，渐生翳膜。

【宜忌】忌腌藏、毒物。

羚羊角散

【来源】《太平惠民和济局方》卷七。

【组成】羚羊角（镑）　黄芩　升麻　甘草（炙）　车前子各十两　栀子仁　草龙胆各五两　决明子二十两

【用法】上为末。每服一钱，食后温热水调下，每日三次。小儿可服半钱。

【主治】大人、小儿一切风热毒，上攻眼目，暴发赤肿，或生疮疼痛，隐涩羞明。

青金散

【来源】《普济方》卷七十四引《旅舍方》。

【组成】黄连（去须）　艾叶（烧黑灰）各二两

【用法】上为细末。每用五钱，汤浸澄清，用新绵滤过，乘热洗眼。

【主治】暴赤眼，涩痛难开，兼治目始赤，涩痛热肿，热泪不止。

【宜忌】目中有疮，即不可用。

防风蔓荆丸

【来源】《圣济总录》卷一〇四。

【组成】防风（去叉）二两半　蔓荆实（去皮）　羚羊角（镑）　玄参　山栀子仁各一两半　萎蕤　大麻仁（研）　芍药　朴消（研）各三两　黄连（去须）　枳壳（去瓤，麸炒）各一两　菊花三分　麦门冬（去心，焙）二两

【用法】上为末，炼蜜和丸，如梧桐子大。每服二十丸，稍加至三十丸，食后临卧温浆水送下。

【主治】风热目赤，昏涩磣痛。

青金散

【来源】《圣济总录》卷一〇四。

【别名】清金散（《普济方》卷七十四）。

【组成】仙灵脾（取叶用）　恶实（略炒）　木通（锉）　黄芩（去黑心）　藁本（去土）　晚蚕砂　甘草（炙）各一两

【用法】上为散。每服二钱匕，食后用砂糖水调下。

【主治】暴赤眼，隐涩疼痛，眵泪不止。

青梅膏

【来源】《圣济总录》卷一〇四。

【组成】青梅七枚（擘碎）　古字钱七文　盐花一分　黄连（去须）一两

【用法】上为粗末，以水三升，煎取一升，滤去滓，如稀膏。入新瓶子内一处盛，系勿令泄气，埋七日取出，每日三次点目眦。

【主治】暴赤眼，涩痛。

乳香膏

【来源】《圣济总录》卷一〇四。
【组成】甘草　黄连（去须）各半两（宣州者）　黄柏（去粗皮）三分
【用法】上为粗末，以水二盏，煎至七分，绵滤去滓，后入腻粉少许、黄明乳香皂子大二块，研匀，点之。
【主治】暴赤眼。

菊花汤

【来源】《圣济总录》卷一〇四。
【组成】甘菊花一两　大黄（锉，炒）半两　茯神（去木）　玄参　淡竹叶　升麻　犀角（镑）　决明子　黄芩（去黑心）　黄连（去须）各三分
【用法】上为粗散。每服三钱匕，水一盏，煎至六分，去滓，食后温服。
【主治】热毒上冲，眼赤疼痛。

黄柏膏

【来源】《圣济总录》卷一〇四。
【别名】黄金膏（《圣济总录》卷一一一）。
【组成】黄柏（去粗皮，为末）　蛇蜕（微炒，细研为末）各一两
【用法】上用醋浆水三盏，于铜器内煎一盏，稀稠似乳，绵滤待冷，瓷盒盛，点眼大眦。
【主治】眼暴赤涩痛。眼翳。

琥珀煎

【来源】《圣济总录》卷一〇四。
【组成】乳香末二钱　蕤仁（研）半两　滑石　铅丹各二两　木鳖子（去壳）十枚　黄连末　秦皮各一两　柳枝　槐枝（并新青者）各十枚（每枝长一寸半）　白蜜　黄芩（去黑心）各四两
【用法】上将槐、柳枝、秦皮、黄芩、滑石等为粗末，以水三碗，同煎至二碗，去滓，其余乳香、蕤仁、铅丹、木鳖子四味与蜜同熬，如琥珀色，却共前项药汁并黄连，同煎至一碗半，用熟绢滤去滓，入瓷器内密封，系垂在井底一夜，出火毒。每用铜箸点，以目涩为度。熬、点不得犯铁器。
【主治】风毒冲目，肿赤痒痛。

黑豆汤

【来源】《圣济总录》卷一〇四。
【组成】黑豆二合（生用）　羌活（去芦头）　恶根实（去茎，洗，锉，焙）
【用法】上为粗末。每服五钱匕，水一盏半，煎至七分，去滓，入乳糖一钱匕，食后、临卧温服。
【主治】目风赤热痛。

蕤仁膏

【来源】《圣济总录》卷一〇四。
【组成】蕤仁（去皮，研）　铅丹（重罗）各半两　井盐（研）一分　石胆（研）半钱　黄连（去须，捣碎，细罗）一两　龙脑（研）　麝香（研）各半钱　蜜五两
【用法】上除龙、麝、蜜外，先将蕤仁等重研如粉，以水一升，入蜜五两，同煎令稀稠得所，新绵滤去滓，入龙、麝末，调合令匀，瓷器盛。每以铜箸点少许。
【主治】眼暴赤痛，膜障瞳人。

蕤仁膏

【来源】《圣济总录》卷一〇四。
【组成】蕤仁（去皮，研）　胡黄连（末）各一分　鸡子一枚（去黄留清）
【用法】上以绵裹，纳鸡清中，浸一宿。揾眼，一日数次，后则洗之。
【主治】眼暴赤热毒。

松皮汤

【来源】《圣济总录》卷一〇五。
【组成】老松白皮（去粗皮）　白鲜皮　甘菊花（择）　荆芥穗　细辛（去苗叶）　蔓荆实　防风（去叉）　荷叶蒂　玄参　苦参　桑根白皮各一两　雄黑豆二升
【用法】上药除豆并荆实外，锉细，同以水三斗，

煎至一斗五升，去滓，投朴消一两半，搅，热洗头，余滓重煎，亦入朴消，如此洗三次。

【主治】风热久目赤，脑中积热。

大黄汤

【来源】《圣济总录》卷一〇六。

【组成】大黄（锉，炒）四两　麻黄（去根节）二两　旋覆花二两　甘草（炙，锉）一两　山栀子仁二两

【用法】上为粗末。每服五钱匕，以水一盏半，煎取八分，去滓，入朴消末半钱匕，食后服，临卧再服。

【主治】眼风肿热痛。

竹叶汤

【来源】《圣济总录》卷一〇六。

【组成】苦竹叶（切）一升　柴胡（去苗）二两　蛇衔二两　黄连（去须）　芒消（研）　细辛（去苗叶）各一两

【用法】上锉，如麻豆大。每服五钱匕，水二盏，煎至一盏，去滓，食后温服。

【主治】目暴肿痛。

决明丸

【来源】《圣济总录》卷一〇六。

【组成】石决明　车前子　黄连（去须）各二两

【用法】上为末，炼蜜为丸，如梧桐子大。每服十五丸，食后以米饮送下，一日二次。

【主治】目暴肿疼痛。

决明子汤

【来源】《圣济总录》卷一〇六。

【组成】决明子一升　石膏（研）四两　升麻四两　山栀子仁（肥者）一升　地肤子　茺蔚子各一升　苦竹叶（切）二升　干蓝叶（切）一升　芒消二两　车前草汁一升二合　冬瓜子（为末）三升

【用法】以水三斗，煎竹叶取七升二合，去滓，纳诸药，煮取四升，分为四服，每服相去可两食间，再服为度。

【主治】目暴赤，毒痛欲生翳。

细辛汤

【来源】《圣济总录》卷一〇六。

【组成】细辛（去苗叶）　蕤仁　戎盐各一两　决明子二两

【用法】上锉，如麻豆大。以地骨皮汁一升半，更以蜜一升半，合煎取一升半，滤去滓，洗之。

【主治】目暴肿痛。

豉心丸

【来源】《圣济总录》卷一〇六。

【组成】豉心二两　黄连（去须）三两

【用法】上为细末，炼蜜为丸，如梧桐子大。每服三十丸，食后温水送下。

【主治】热风目肿。

白术菊花散

【来源】《圣济总录》卷一〇七。

【组成】白术（米泔浸一宿，去皮，切，焙）一斤　菊花（焙）半两　荆芥穗四两　威灵仙（去土）　薄荷（焙）各二两　木贼（去节，焙）　黄连（去须）　黄芩（去黑心）　黄耆（锉，焙）　细辛（去苗叶）　仙灵脾　羌活（去芦头）　独活（去芦头）各一两半

【用法】上为散。每服二钱匕，食后、夜卧米饮调下；熟水亦得。

【主治】风热眼。

点眼熊胆膏

【来源】《圣济总录》卷一〇七。

【组成】古铜钱二十一文（完用）　甘菊花四两　黄连（去须）　郁金　黄柏（去粗皮，蜜炙）各二两　铅丹　太阴玄精石　井泉石　龙骨　不灰木　芫荑（去皮）　代赭各半两　滑石　乌贼鱼骨（去坚处）各一两　蕤仁（去壳）半两　硼

砂　麒麟竭　没药　青盐　铜青各半两　马牙消　乳香各一分　硇砂一钱半　麝香　龙脑各一钱　熊胆一分　雄雀粪七粒　腻粉二钱

【用法】前五味，菊花揉碎，黄连以下三物细锉，用水二升，入铜钱，同于银石器中慢火熬至一升，新布滤去滓；铅丹以下十味，细研成粉，入蜜六两，并前药汁和匀，银器内重汤煮六时辰，再以新绵绞滤去滓；硼砂以下十三味，并细研罗过，再研如面，入前膏内，再用重汤煮如稀饧。如要丸，即丸如梧桐子大。每用一丸，水化，以铜箸点两眦。久患瘀睑烂诸疾，点此无不愈者。暴赤目风痒，只点三两次即愈；有人瘀肉满眼，用此亦消尽，明如未病时。

【主治】久患瘀肉，睑烂诸疾，及暴赤目风痒。

大黄汤

【来源】《圣济总录》卷一〇八。

【组成】大黄（锉，炒）二两　枳壳（去瓤，麸炒）　黄芩（去黑心）　菊花　栀子仁各一两

【用法】上为粗末。每服五钱匕，水一盏半，煎取八分，去滓，食后温服。得利即止。

【主治】时气病后，风毒眼热痛。

泻肝大黄汤

【来源】《圣济总录》卷一〇八。

【组成】大黄（锉，炒）　黄芩（去黑心）　决明子（炒）　山栀子仁　桑根白皮（锉）　前胡（去芦头）　甘草（锉，炙）　羚羊角（镑）　枳壳（去瓤，麸炒）各二两　黄连（去须）　大青　细辛（去苗叶）各半两

【用法】上为粗末。每服五钱匕，水一盏半，煎至八分，去滓，食后临卧温服。

【主治】风热眼，兼丹石发动，目赤痛。

葛根汤

【来源】《圣济总录》卷一〇八。

【组成】葛根三分（锉）　地骨皮一两　荠苨（生者，切，焙）一两　车前子三分　甘草（炙）半两

【用法】上为粗末。每服五钱匕，以水一盏半，入竹叶十片，煎至八分，去滓，食后临卧温服。

【主治】时气病后，客热暴躁，目赤涩痛，冷泪壮热。

八子丸

【来源】《圣济总录》卷一一一。

【组成】青葙子　决明子（炒）　葶苈子（炒）　车前子　五味子　枸杞子　地肤子　茺蔚子　麦门冬（去心，焙）　生干地黄（洗，焙）　细辛（去苗叶）　肉桂（去粗皮）　赤茯苓（去黑皮）　泽泻　防风（去叉）　黄芩（去黑心）各一两

【用法】上为末，炼蜜为丸，如梧桐子大。每服二十丸至三十丸，茶清送下，温米饮亦得，一日三次。

【功用】《全国中药成药处方集》（沈阳方）：祛风热，补肝肾，疏气血。

【主治】

1.《圣济总录》：风毒热眼，翳膜侵遮，不计久新，及一切内外障眼。

2.《全国中药成药处方集》（沈阳方）：风火赤眼，翳膜遮睛，内外两障，暴发赤痛，干涩昏花。

【宜忌】《全国中药成药处方集》（沈阳方）：忌食葱、蒜、辣物。

大黄汤

【来源】《圣济总录》卷一一三。

【组成】大黄（锉，炒）　枳壳（去瓤，麸炒）　芍药各三两　山栀子仁　黄芩（去黑心）各二两

【用法】上为粗末。每服五钱匕，水一盏半，煎至七分，去滓，食后、临卧服。

【主治】眼暴热痛，眦头肿起。

败毒汤

【来源】《圣济总录》卷一八一。

【组成】大黄（锉碎，麸炒）　甜消（别研）　甘草（炙，锉）各二两　陈橘皮（去白，焙）三两

【用法】上为粗末。每服一钱匕，水七分，入薄荷

三叶，煎至四分，去滓，食后服。无薄荷，入乳香亦得。

【主治】小儿风热眼赤痛。

楮叶散

【来源】《普济本事方》卷五。

【别名】羌活散（《普济方》卷七十一引《龙木论》）、楮英散（《医方类聚》卷六十七引《简易方》）。

【组成】羌活（去芦） 川芎（洗） 旋覆花（去梗，净） 防风（去乂股）各半两 甘草（炙） 苍术（泔浸一夕，去皮，晒干，不见火） 楮叶（自采不生楮子者） 桑叶（并八月采，阴干）各一两 甘菊花 楮实 蝉退（去头足） 木贼各一分

【用法】上为末。每服二钱，茶清调下，早晚食后、临卧各一服。

【主治】暴赤眼。

【宜忌】忌湿面及酒。诸药合时不得焙及犯铁器。

【方论】《本事方释义》：方中羌活气味辛甘平，入足太阳；川芎气味辛温，入肝胆；旋覆花气味咸温，入手太阴阳明；防风气味辛甘微温，入足太阳；甘草气味甘平，入足太阴，通行十二经络，能缓诸药之性；苍术气味辛温，入足太阴；楮叶气味甘凉，入足厥阴；桑叶气味辛甘凉，入手太阴、足厥阴；甘菊花气味辛凉，入手太阴；楮实气味甘温，入足少阴、厥阴；蝉退气味咸甘寒，入足少阳、厥阴；木贼草气味甘苦微温，入足少阳、厥阴。此亦因肝胆上逆，头目疼痛，将欲降之，必先升之，故虽有咸苦之品而辛散之药居多，且以清茶送药也。

如胜散

【来源】《杨氏家藏方》卷十一。

【组成】白矾（生）二钱半（研） 川乌头（去皮）二钱半（瓦上焙） 黄连（去须）二钱

【用法】上为细末，入白面半钱和匀，取生姜、薄荷汁调作餍子。贴太阳穴。

【主治】暴赤眼，昏涩羞明痒痛。

卷簾散

【来源】《杨氏家藏方》卷十一。

【组成】炉甘石四两（碎） 黄连七钱（捶碎，水一碗煮数沸，去滓） 朴消半两（研细。先将炉甘石末入甘锅内，㕁口煅令外有霞彩为度。次入黄连、朴消，水中浸，飞过，候干。又入） 黄丹半钱（水飞过，候干） 青盐 胆矾 铜青各半钱 硇砂（别研） 腻粉（别研） 白丁香（别研） 乳香（别研） 铅白霜各一字 黄连末半两 白矾二钱（半生半飞过）

【用法】上各为细末，同前件药合和匀。每日少许点眼。

【主治】久新病眼，昏涩难开，翳膜瘀肉，连睑赤烂，常多冷泪，或暴发赤眼肿痛。

【宜忌】《审视瑶函》：目宜久闭为妙。

通顶散

【来源】《杨氏家藏方》卷十一。

【组成】川芎 细辛（去叶土） 香白芷 藿香叶（去土）各七钱 踯躅花 谷精草各半两

【用法】上为细末。每用先含新汲水一口，然后挑少许搐在鼻内，以手揉两太阳穴。

【主治】风毒攻眼并夹脑风。

一轮雪

【来源】《魏氏家藏方》卷九。

【组成】朴消一两

【用法】用热汤泡开，用皮纸滤过，在建盏内火上煅，水干括出朴消，入脑子少许，瓷器藏之。每用一绿豆许点之。

【主治】暴赤眼，肿胀疼痛不可忍者。

金线膏

【来源】《魏氏家藏方》卷九。

【别名】金腺膏

【组成】黄丹二两（用银铫内炒紫色为度，倾在净地上，令冷） 朴硝半两（研） 白沙蜜四两

【用法】上药与炒了黄丹一处，于银石器内熬一

倾，放冷，用新绵子用两重滤去汁，其滓再熬成膏，用净瓶内盛。每用一皂子大于净器中热汤化开，先将药熏眼，候汤温洗眼十余遍了，便睡。药且留用三五次。

【主治】风毒气赤眼，及翳膜遮障，红赤瘀肉。

黄连散

【来源】《医方类聚》卷七十引《神效名方》。

【组成】当归　赤芍药　黄连　黄柏各等分

【用法】上锉。以雪水或甜水浓煎汁，热洗眼。

【主治】一切风毒赤目。

青金散

【来源】《儒门事亲》卷十二。

【组成】芒消半钱　青黛半钱　乳香　没药各少许

【用法】上为细末。鼻内搐之。

【主治】

1.《儒门事亲》：目暴赤肿痛不能开者。

2.《普济方》：鼻息肉，闭塞疼痛。

青龙丸

【来源】《普济方》卷七十五引《余居士选奇方》。

【组成】当归（去芦头，洗去尘土，微炙，切，焙干）四两　黄芩三两（生用）　木贼（去节）三两　木鳖子三两　琥珀半两（研）　麻黄（去节）一两　枸杞子二两　防风（去芦头）二两　荆芥穗一两半　甘草一两（生用，锉）　橘皮（去瓤）一两半　乌鱼骨一两半　龙脑薄荷（阴干者，只用叶）二两

【用法】上为末，炼蜜为丸，如弹子大。每服一丸，食后、夜卧细嚼，腊茶送下，一日三次。

【主治】风毒热气，上攻眼目，赤痛翳膜，冷热虚实，一切眼疾。

【宜忌】忌食鱼、面。

救苦汤

【来源】《兰室秘藏》卷上。

【别名】还阴救苦汤（《病机启微》卷下）。

【组成】桔梗　连翘　红花　细辛各一分　当归身（夏月减半）　炙甘草各五分　苍术　草龙胆各七分　羌活　升麻　柴胡　防风　藁本　黄连各一钱　生地黄　黄柏　黄芩　知母各一钱五分　川芎三钱

【用法】上锉。每服一两，水二盏，煎至一盏，去滓，食后温服。

【主治】眼暴发赤肿，睑高苦疼不任者。

【加减】若苦痛，则多用苦寒者兼治本经之药，再行加减。若睛昏，加知母、黄柏一倍。

人参羌活散

【来源】《仁斋直指方论》卷二十。

【组成】羌活　独活　柴胡　人参　川芎　枳壳（麸炒）　茯苓各半两　前胡　北梗　天麻　地骨皮　甘草（炙）各二钱半

【用法】上为末。每服一钱半，荆芥煎汤调下。

【主治】风眼热眼，涩痒昏蒙；风热瘾疹瘙痒。

明眼生熟地黄丸

【来源】《仁斋直指方论》卷二十。

【组成】生地黄　熟地黄各一斤半　净石斛（炒）　枳壳（麸炒）各六两　羌活　防风　牛膝各四两　甘菊（去萼）一斤　杏仁（去皮，焙）十两

【用法】上为末，炼蜜为丸，如梧桐子大。每服五十丸，空心、食前盐汤送下；或蒺藜煎汤送下。

【主治】

1.《仁斋直指方论》：肾气衰弱，肝受虚热，眼生黑花。

2.《普济方》：肝虚积热，上攻眼目，翳膜遮睛，羞涩多泪，及暴赤眼。

【宜忌】《普济方》：忌一切动风毒物。

黄连汤

【来源】《类编朱氏集验方》卷九引何清之方。

【别名】杏连汤（《普济方》卷八十六）。

【组成】鹰爪黄连七茎（去毛节）　杏仁七粒（去皮尖）　北枣七枚（大枣）

【用法】上用新瓦盆存贮，入水八分，以纸覆盖，慢火熬，存三分，放地上去火毒，候冷，存在汤瓶上，蒸温不要热。病者仰卧，令人滴药汁在眼尖角近鼻者，候口中有苦味，即是药透。如未知苦，则一面滴数次即安。

【主治】火眼。

泻热黄连汤

【来源】《东垣试效方》卷五。

【别名】黄连饮子（《景岳全书》卷六十）。

【组成】黄芩（酒制炒） 黄连（酒制炒） 草龙胆（酒制） 生地黄（酒制）各一两 升麻五分 柴胡一两

方中生地黄，《证治准绳·幼科》作大黄。

【用法】上锉。每服二钱，将先煎药水纳入泻热黄连汤再煎，至一盏，去滓，于日午饭间热服之。

【功用】泻热。

【主治】

1.《丹溪心法》：眼暴发赤肿疼痛。

2.《证治准绳·幼科》：内障，有眵泪眊矂。

【宜忌】午后服之，则阳逆不行；临睡休服，为反助阴也。

【方论】《证治准绳·类方》：本方治主治客之剂也。治主者，升麻主脾胃，柴胡行肝经，为君；生地黄凉血，为臣，为阳明、太阴、厥阴多血故也。治客者，黄连、黄芩皆疗湿热，为佐；龙胆草专除眼中诸疾，为使；为诸湿热俱从外来为客也。

青金散

【来源】《御药院方》卷十。

【组成】龙脑 青黛各一钱 薄荷叶 盆消各一钱 乳香一字

【用法】上为细末。每用半字，鼻内搐。

【功用】清脑明目。

【主治】眼目风热。

金连散

【来源】《御药院方》卷十。

【组成】黄连（去须） 当归（去芦头） 赤芍药各一两

【用法】上锉。每用三钱，水三盏，煎三两沸，绵滤去滓，澄清，热洗眼，不拘时候。

【主治】风热攻眼，目赤，眵泪昏涩。

金波散

【来源】《活幼心书》卷下。

【组成】净黄连一两 硼砂 寒水石 大黄各二钱 海螵蛸 铜青各一钱 玄明粉二钱半 麝香一字 全蝎七尾（去尖毒）

【用法】除玄明粉、麝香，余七味锉晒为末，仍入玄明粉、麝香乳钵内，同前药末杵匀。每用一字至半钱，温净汤或凉水调化，澄清去滓，频洗，不拘时候。

【主治】时行赤眼，肿痛成翳，有热多泪。

【宜忌】忌酒荤三五日。

【加减】有风夹虫作痒，加轻粉。

清凉膏

【来源】《活幼心书》卷下。

【组成】大黄 净黄连 黄柏 赤葛 细辛（和叶） 薄荷叶 风化朴消各一两

【用法】前六味或晒或焙，为末，入朴消，乳钵内同杵匀。每用一钱至二钱，冷水加生姜汁调涂太阳穴；或新汲井水调涂亦妙。热疖，以凉米汤水调搽患处。

【主治】暴赤火眼肿痛，及血疖作疼发热。

救苦丸

【来源】《云岐子保命集》卷下。

【组成】黄连一两 当归二钱 甘草一钱（上同锉细，新水半碗，浸一宿，以慢火熬约至一半，以绵滤去滓，以净为妙，用火再熬作稠膏子为度，摊在碗上，倒合以物盖之，用熟艾一大弹子许，底下燃之，用艾熏膏子，艾尽为度。再入下项药） 朱砂一钱（飞） 脑子半钱 乳香 没药等分

【用法】上为极细末，入黄连膏内，搜和为丸，如米大。每用二丸，点眼大角内，仰面卧，药化

则起。

【主治】眼暴发赤，嗔痛不可忍者。

散热饮子

【来源】《云岐子保命集》卷下。

【别名】散热散（《中国医学大辞典》）。

【组成】防风　羌活　黄芩　黄连各一两

【用法】上锉。每服半两，水二盏，煎至一盏，食后温服。

【主治】眼暴赤发肿。

【加减】大便秘涩，加大黄一两；痛甚，加当归、地黄；烦躁不能眠睡，加栀子一两。

地黄丸

【来源】《医方类聚》卷六十九引《王氏集验方》。

【组成】黄芩　生地黄　决明子各等分

【用法】上为细末，炼蜜为丸，如梧桐子大。用苦竹叶煎汤，加沙糖少许，同送下五七十丸，食后、临睡时服。

【主治】风热眼。

当归散

【来源】《医方类聚》卷六十九引《王氏集验方》。

【组成】黄连（去须）　当归（去芦）　赤芍药　杏仁（去皮尖）各等分

【用法】上同煮，绢帛滤过，乘热洗，冷即再温，勤洗立效。

【主治】暴赤眼。

地黄膏

【来源】《世医得效方》卷十六。

【组成】生地黄一合　黄连一两　黄柏　寒水石各半两

【用法】地黄研自然汁，和药成饼子，要用时以纸贴目上。

【功用】逐去热毒瘀血。

【主治】眼外障。目被撞打，疼痛无时，瞳仁被惊，昏暗蒙蒙，眼眶停留瘀血；或风热赤目，热泪出。

决明散

【来源】《世医得效方》卷十六。

【别名】决明子散（《济阳纲目》卷一〇一）。

【组成】黄芩　甘菊花（去枝梗）　木贼草　决明子　石膏　赤芍药　川芎　川羌活　甘草　蔓荆子　石决明

【用法】上锉散，每服三钱，水一盏半，生姜五片煎，食后服。

【主治】风热毒气上攻，眼目肿痛，或卒生翳膜，或赤脉胬肉，或涩痒羞明多泪，或始则昏花，渐成内障。一切暴风客热，并宜服之。

青龙膏

【来源】《医方类聚》卷六十九引《居家必用》。

【组成】冬青子（于冬初浓霜后采，去梗蒂，杵烂，入腊水熬至三分之一，去滓，于一分汁内再熬至一半）

【用法】上用熟绢帛，以绵衬，滤净，于铜器内，慢火熬为膏子，净瓷器收贮封闭。如无腊水，只用山泉水亦可。如时月不对，急速要用，子未成熟结实，只采嫩叶杵碎，依上熬为膏子亦妙，终不及子者好。

【主治】赤眼暴发，疼痛不可忍。

佛手散

【来源】《医方类聚》卷七十引《烟霞圣效方》。

【组成】汉防己　草龙胆　川芎　当归　黄连各等分

【用法】上锉细。每服五钱，水、酒各一盏，浸一日，同煎五七分，去滓热服，临时加减。

【主治】眼暴发如十日痛者。

寒水散

【来源】《医方类聚》卷二四二引《御药院方》。

【组成】青黛一钱　大豆三钱（去皮）　马牙消二钱　黄连二钱　黄柏三钱

【用法】上为细末。每用一钱，蜜少许，冷水调成膏。绯绢作花子，如小钱大，摊药于上，贴太阳穴，病左贴右，病右贴左。
【主治】肝风暴赤，目睛偏视。

抽风散

【来源】《秘传眼科龙木论》卷五。
【组成】黄柏　秦皮　秦艽　防风　细辛各一两　黄连　木香各五钱
【用法】上为末。以水一盏，浸一宿，去滓，入龙脑少许、蜜四两，同煎为膏。点眼。
【主治】暴风客热外障。

泻肺汤

【来源】《秘传眼科龙木论》卷五。
【别名】泄肺汤（《眼科阐微》卷三）。
【组成】羌活　黄芩　黑参各一两　桔梗　大黄　芒消　地骨皮各一两
【用法】上为末。以水一盏，散一钱，煎至五分，去滓，食后温服。
【主治】暴风客热外障。

冰膏似雪

【来源】《普济方》卷七十四引《德生堂方》。
【组成】黄连　黄柏　黄药子　苦参　朴消各二两
【用法】上为末。用茶芽水调，贴太阳穴上，干则再润之，每日二三次。
【主治】恶眼暴发，眼赤肿，内生翳膜。

消翳散

【来源】《医学纲目》卷十三。
【组成】川芎　羌活　旋覆花　防风各二两　甘草　苍术（米泔浸一宿，去皮，晒干，不见火）　楮实　楮叶（并八月采，阴干）各一两　甘菊花　枳实　蝉蜕　木贼各一两
【用法】上为末。每服二钱，茶清调下，早食后、临卧各一次。
【主治】暴赤眼。

【宜忌】忌湿面及酒。

龙胆草饮

【来源】《普济方》卷七十二。
【组成】龙胆草　芍药各一两　防风　荆芥　楮实子各半两　蝉蜕三钱　芍药（炙）二钱半　黄连
　　方中黄连用量原缺。
【用法】上为末。每服二三钱，用灯草、淡竹叶汤调，食后、临卧温服。
【主治】风热眼。

细辛汤

【来源】《普济方》卷七十四。
【组成】木贼（大者，去节）半两　细辛（净洗）半两　草乌一分　龙胆草（去根）半两
【用法】上为散。每服三钱，水一大盏，加黑豆半合，煎一二沸，又入砂糖一块，如弹子大，煎至八分，去滓，食后温服。
【主治】眼暴赤涩肿痛。
【宜忌】忌房色事。

赴筵散

【来源】《普济方》卷七十四。
【组成】朴消一钱　沙糖一弹子大　腻粉一钱　杏仁七个（去皮）
【用法】上研如膏。水半盏，调滤过，洗三五次。
【主治】暴赤眼。

拨云散

【来源】《普济方》卷七十五。
【组成】黄芩八两　大黄一两半　甘草　桔梗　防风　连翘　栀子各二两　川芎一两
【用法】上锉。每服五钱，水一盏半，煎七分，去滓，食后服。
【功用】除瘀热。
【主治】风眼。

灵圆丹

【来源】《普济方》卷七十八。

【组成】甘菊花 川芎 白附子 柴胡 远志（去心） 羌活 独活 青葙子 仙灵脾（酥炙） 石膏 防风 全蝎 青皮 陈皮 荆芥 楮实 木贼（去节） 甘草 黄芩各一两 苍术（米泔浸，焙）四两

【用法】上为末，水浸蒸饼为丸，如弹子大。每服一粒，食后细嚼，荆芥汤或茶清送下，一日三次。

【主治】男子、妇人攀睛翳膜，痒涩羞明，赤筋碧晕，内外障瘀肉。风热赤眼。

【宜忌】忌酒面。

片脑膏

【来源】《袖珍方》卷三。

【别名】龙胆膏（《丹溪心法附余》卷十二）。

【组成】玄精石一斤（为粗末） 桂府滑石一斤（为粗末） 黄连十两 秦皮十两（切细） 龙胆草十两 苦楝根十两 五倍子十两 当归五两 赤芍药五两 大栀子五两 杏仁五两 蕤仁五两（捣破） 槐枝二斤（切三寸许） 柳枝二斤（切三寸许）

【用法】玄精石至五倍子七味，用大锅盛水二大桶，煎至一半去滓，将细生绢滤过，瓷器盛放；当归至柳枝七味，亦用水二桶，煎至一半去滓，再将细生绢滤过，亦用瓷器盛放；白沙蜜五斤，先用小油搽锅内，慢火炼蜜紫色为度，将前二次煎成药水同煎数沸，再用生绢滤过，再熬至一半，入铜锅内，下硼砂五两，猪胆（大者）五个，慢火煎，用铁铲不住手搅，熬成稀膏，除二斤于瓷器内盛放一宿；将上等片脑六钱（研细）入药内搅匀，用油纸封固一宿。每用豆许，点眼大角内，少时连点数。

【主治】暴赤眼肿痛，隐涩难开，怕日羞明，推眵泪出，视物不明。

光明汤

【来源】《袖珍方》卷三。

【组成】白矾一字（捶） 铜绿一钱（捶） 干姜三分（捶） 杏仁一钱（嚼） 甘草一钱（嚼）

【用法】上药用生绢袋盛贮，顿放于瓷器内以沸汤浸，用纸封盖定，待冷。临卧洗之。

【主治】一切暴眼。

拨云散翳汤

【来源】《医学集成》卷二。

【组成】生地 当归 荆芥 防风 薄荷 菊花 蒙花 木贼 蒺藜 蝉蜕 紫草茸 甘草 灯心 葱 姜

【主治】暴赤生翳。

【加减】内热，加芩、连；热甚，加大黄；夜间目珠痛，加夏枯草。

经验洗眼散

【来源】《银海精微》卷下。

【组成】大黄 山栀子 防风 薄荷 川芎 羌活 甘草各等分

【用法】用水煎，熏洗。

【主治】时眼、热泪。

八宝推云散

【来源】《扶寿精方》。

【组成】炉甘石二两 当归一两 艾五钱 槐皮一两（以上三味，用水一碗半，煎至一碗。以火煅石，将前水洒之三次毕，则用青布裹之，埋于小便地下，更宿取出） 血竭三分 没药三分 乳香三分 麝香三分 朱砂三分 轻粉三分 硼砂三分 珍珠三分 玛瑙三分 水晶三分 熊胆二分 胆矾二分 铜绿一分 牛黄三分 雄黄三分 冰片五分

【用法】上为极细末。清晨以温水洗净眼，以银簪点两眼角，一夜点三次。

【主治】眼赤暴。

明目流气饮

【来源】《扶寿精方》。

【组成】当归（酒浸） 地黄（酒浸） 川芎 芍药 甘菊花 草龙胆（酒浸） 决明子（炒） 防风 防己 香附（童便浸） 甘草

【用法】上锉，水一钟半，煎八分，上半日服。

【主治】

1.《扶寿精方》：目疾久者。

2.《眼科阐微》：倒睫赤烂，时行暴赤。

【加减】如有翳，加密蒙花、木贼。

开光锭子

【来源】《丹溪心法附余》卷十二。

【组成】炉甘石（煅，黄连水淬，净末）二两 硼砂五钱 珍珠 片脑各三分 牛黄 雄黄各一钱

【用法】上为细末，熬黄连膏为锭子。磨点。

【主治】风热目疾。

拨云散

【来源】《摄生众妙方》卷九。

【组成】炉甘石五分（云南产者方佳，用煎银砂锅火煨，如煎银样，不用盖，煅令黄色，取出，童便淬之，再煅再淬，以尽童便为度，晒干，研极细末，纸罗二次方用） 片脑一分（同甘石研极细）

【用法】和匀，用银簪点眼角。

【主治】远年近日昏花，赤暴风烂眼疾。

【加减】若加空青二分在内，虽十几年盲瞽，及胎痘瞎眼，皆复明。

小料紫金膏

【来源】《古今医统大全》卷六十一。

【组成】女贞实 九里明 十里光（即梦子叶）各三斤（捣烂取汁，去滓，熬成膏听用） 菊花汁一碗 龙胆草汁一碗 猪胆三枚 羊肝三枚 白蜜四两

【用法】上同三味膏一碗熬匀，再慢火熬成膏贮之。点时取出，渐加冰片少许。

【主治】一切风热赤眼。

岩电丸

【来源】《古今医统大全》卷六十一。

【组成】川芎 防风 甘松 细辛 杏仁 香附子 甘菊花 苍术（泔浸） 枸杞子 荆芥 蝉蜕 赤芍药

【用法】上为细末，炼蜜为丸，如梧桐子大。每服三十丸，食后白汤送下。

【主治】男妇肝肾久虚，风热壅目。

搜风散

【来源】《古今医统大全》卷六十一。

【组成】黄连 大黄 朴消 黄丹各等分

【用法】上为末。以苦参同煎汤，外加炼过白蜜同调，敷眼四弦。

【主治】风热眼，肿痛。

秘方洗心散

【来源】《葆光道人眼科龙木集》。

【组成】荆芥 甘草 菊花 大黄 当归 芍药各等分

【用法】上锉。每服三钱，加生姜、薄荷少许，水一钟半，煎至一钟，去滓，食后温服。

【主治】

1.《葆光道人眼科龙木集》：目痛而身热。

2.《济阳纲目》：风邪客于腠理，湿气相争，停于两睑，目时赤痛。

解毒散

【来源】《古今医鉴》卷十五。

【组成】雄黄三钱 白硼砂三钱（入铜杓内，微火炒） 胆矾六钱（打碎，先炒白色，再炒紫色）

【用法】上为细末。治疮，或将烧酒，或吐津抹湿疮上，将末药着指磨上；治眼，用津抹湿眼胞，将药抹之；喉闭，吹喉中。

【主治】诸疮肿毒，并喉闭、赤眼暴发疼痛。

羽泽散

【来源】《古今医鉴》卷十六。

【组成】枯矾末三钱
【用法】生姜自然汁调如膏，抹纸上，令患人闭目，将药贴眼上。烧一炷香，痛即止，温水洗去。
【主治】眼暴发疼痛。

金沙散

【来源】《育婴家秘》卷四。
【组成】净黄连一两　硼砂　寒水石　大黄各二钱　海螵蛸　铜青各一钱　玄明粉二钱五分　全蝎（去毒）七枚　麝香少许
【用法】上为末。每用一字至五分，凉水化，澄清去滓，频洗，不拘时候。
【主治】时行赤眼肿痛，或肾热多泪。
【宜忌】忌酒荤。
【加减】烂弦，加轻粉五分。

黄连膏

【来源】《育婴家秘》卷四。
【组成】净黄连半斤　苦参四两　秦皮二两　杏仁四十九粒（冬月制，取雪水四碗，煎二碗，放净瓷器内；又以水煎，取一碗，放前汁内；又以水一碗，煎取半碗，用净汁，与前汁和一处，取净铜铫子入汁在内，慢火熬，以桑条不住手搅，勿令沉底，勿动灰尘入汁中，务宜仔细，待熬至一碗，再入马牙消半两，同煎至半碗，取起，以纸盖定）制过炉甘石末二两　硼砂（末）半两　乳香　没药（末）各一钱　胆矾（末）三钱　海螵蛸（末）二钱
【用法】和匀，入膏中取起，摊冷待干，以乳汁磨，点眼。
【主治】风热眼疾。

拨云散

【来源】《万病回春》卷五。
【组成】珍珠　胆矾　石燕（醋煅）　宫硼砂（飞过）　琥珀　玛瑙各五分　乳香　血竭各五分　石蟹一钱　辰砂　黄连各一钱　大片脑半分　炉甘石（火煅，童便淬）五钱
【用法】上为极细末，用瓷器盛贮。先将凉水洗净眼后，用银簪挑药点眼，良久则效。如作膏子，用蜜调和点之。
【主治】一切眼目风热肿痛，昏暗不明，生花障翳，或热极红赤，痛不可忍。

明目地黄丸

【来源】《万病回春》卷五。
【组成】怀生地（酒洗）　熟地各四两　知母（盐水炒）　黄柏（酒炒）各二两　菟丝子（酒制）　独活一两　甘枸杞二两　川牛膝（酒洗）三两　沙苑蒺藜三两（炒）

方中菟丝子用量原缺。
【用法】上为细末，炼蜜为丸，如梧桐子大。每服八十丸，夏月用淡盐汤送下，余月酒送下。
【功用】生精养血，补肾益肝，祛风明目。
【主治】翳膜遮睛，羞涩多泪，并治暴赤热眼。

开明汤

【来源】《慈幼新书》卷二。
【组成】羌活　白芷　荆芥　防风　菊花　川芎　生地　黄芩　当归尾　蔓荆子　草决明　薄荷　灯心　生姜
【用法】《眼科阐微》本方用：草决明（炒，研）、防风、荆芥、白菊花（酒洗）各一钱，羌活、归尾、白芷、生地、小川芎、薄荷各八分，蔓荆子一钱，黄芩六分，加姜三片，灯心十二根，煎服，五七次为度。
【主治】目疾，时气风热，眼昏红肿者。

日精丹

【来源】《证治准绳·类方》卷七。
【组成】黄连二两　黄柏三两　龙胆草　防风　大黄　赤芍药　黄芩　当归　栀子各五钱　白菊花　脑荷各二钱（又方，可加鸡柏树根，不拘多少。上浸药水，煅淬炉甘石，收贮诸法悉同阳丹）

炉甘石一两　朱砂　硼砂各二钱　麝香三分　白矾（生）一分
【用法】上为极细末。每末一钱，加片脑一分，研细罗过，点眼。

【主治】一切火热赤眼，烂弦风等稍轻者。
【加减】如有翳膜，配和月华丹（见翳障）对匀点之。

清凉膏

【来源】《证治准绳·类方》卷七。
【组成】大黄　朴消　黄连　黄柏　赤芍药　当归　细辛　薄荷　芙蓉叶各等分
【用法】上为末，用生地黄汁、鸡子清、蜜同调匀，贴太阳穴及眼胞上。
【主治】暴赤火眼，肿痛难开，及瘴眼，并打扑伤损眼。

明目紫金膏

【来源】《墨宝斋集验方》卷上。
【组成】黄连　黄芩　山栀子　野菊花　黄柏　蔓荆子　薄荷叶　六月雪　九里明　玄参　草决明　当归尾　生地黄　谷精草　连翘　天门冬　熟地黄　女贞实　扁柏枝　防风　荆芥　大黄　芒消　甘草梢　猪胆二个　羊胆一个　青鱼胆二个　熊胆五钱　白硼砂一两　冰片一钱
【用法】上除胆、硼外，锉，用大锅井花水一斗，煮一炷香，以净瓷器盆盛汤滓，再入热水，又煮一炷香，倾汤于一处，再入热水煎，共四次，其滓无味去之，用前汤煎熬过三分之二，以密绢滤净，再用净砂锅熬成膏，方入胆汁熬和如饴，用小瓷器罐分收之，或即以硼砂和匀亦可，或临用加硼片亦可。时热火眼、气眼，井水调点三、五次，应手而愈。
【功用】明目。
【主治】时热火眼、气眼。

泻火升阳汤

【来源】《寿世保元》卷六。
【组成】黄耆八分　人参七分　甘草五分　柴胡一钱五分　栀子二钱　菊花二钱　枳实一钱六分　甘枸杞子　当归　川芎各三钱　黄芩二钱　升麻一钱五分　薄荷二钱　藁本二钱　生地黄三钱　龙胆草一钱
【用法】上锉一剂。用水一钟，酒一钟，煎至一钟，临卧服；滓再用水三钟，煎至一钟，温服即愈。如未全愈，将第三次滓，用水一钟，煎至半钟，温服。
【主治】暴发眼。
【宜忌】忌鱼、鸡。

紫金锭

【来源】《寿世保元》卷六引陈省斋方。
【组成】川黄连四两（锉为粗末，将井花水十钟，浸两三日，入锅煎至三钟，去滓，再熬至半钟，下水胶一钱二分溶化，调后药为锭）　铜绿五钱　轻粉二钱　宫粉三两
【用法】上为细末，将黄连汁调为锭，阴干。用时将井花水磨，加熊胆五分、冰片二分尤妙。
【主治】暴发风热，时行火眼。

太清饮

【来源】《景岳全书》卷五十一。
【组成】知母　石斛　木通各一钱半　石膏（生用）五七钱（或加麦门冬）
【用法】水一钟半，煎七分，温服或冷服。
【主治】胃火烦热，发狂、发斑、呕吐者。

青天膏

【来源】《济阳纲目》卷一〇一。
【组成】铜绿　黄丹（水飞）　官粉各等分
【用法】上为末，炼蜜入水少许，调药令匀，于碗内，艾叶烟熏黄为度。临用以香油少许调匀，贴眼角。
【主治】风热时眼暴赤。

珍珠散

【来源】《济阳纲目》卷一〇一。
【组成】炉甘石　黄连各一斤
【用法】上将黄连煎汤，以火煅炉甘石通红，入黄连汤内淬之，如此七次，去黄连不用，将炉甘石研令极细，用水飞过，澄取沙脚，阴干再入乳钵

内复研过，每炉甘石末一两，入片脑一钱，研匀。每用少许，先以井花水洗眼净，用金银簪点入眼大小眦头，若多年风烂眼，只入麝香少许，点之。

【主治】暴赤热眼，肿胀痒痛，羞涩。

泻肝散

【来源】《眼科全书》卷四。

【组成】黄连　黄芩　栀子　赤芍　甘菊　木贼　龙胆草　葶苈子　防风　升麻　甘草　陈皮　大黄　朴消

【用法】水煎，食后服。

【主治】天行赤眼，肿痛沙涩难开。

二八木丹

【来源】《审视瑶函》卷六。

【组成】阳丹八厘　阴丹二厘　粉霜二厘　元明粉（风化）二厘　硼砂二分　明矾一厘　麝香二厘　梅花片三厘

方中阴丹、阳丹制法，见“一九金丹”。

【用法】点眼。

【主治】暴发赤眼，近年翳膜。

金光明拨云散

【来源】《诚书》卷七。

【组成】归尾　川芎　白芷稍　生地　连翘　黄芩　软石膏　山栀　防风　荆芥　赤芍药　黄连　枳壳　羌活　桔梗　大黄　甘草

【用法】水煎服。

【主治】暴发目赤肿痛。

【加减】有瘴，加白蒺藜。

洗目神散

【来源】《石室秘录》卷四。

【组成】黄连一钱　花椒七粒　明矾三分　荆芥五分　生姜一片

【用法】水煎半碗，乘热洗之。

【主治】火眼。

黄连清心汤

【来源】《医学传灯》卷上。

【组成】当归　白芍　生地　麦冬　山栀　连翘　甘草　薄荷

【主治】暴热外侵，目赤，喉痛，胸满气喘者。

冲和汤

【来源】《眼科秘诀》卷一。

【组成】羌活　苍术（制）　防风各一钱　黄连　川芎　白芷各八分　细辛六分　甘草五分

【用法】加生姜三片、葱头一个（长五寸），煎热服。次一剂不用葱。外以二至散洗之。如重，用玄灵圣药点之。

【功用】解表。

【主治】因于失调，内郁五脏，外发眼目，暴赤之发，如天地疾风暴雨之状。

止疼消肿汤

【来源】《眼科阐微》卷三。

【组成】黄连　生地　赤芍　归尾　赤茯苓　防风　细辛各一钱　大黄　桑白皮各二钱　甘菊　谷精草　生甘草各三钱

【用法】上为末。每服三钱，水煎服。

【主治】眼暴发赤肿，二三日、五七日者。

地黄膏

【来源】《眼科阐微》卷三。

【组成】生地二两　黄连一两　黄柏　寒水石各五钱　归尾　红花各二钱

【用法】先将地黄酒浸，捣烂如泥，和药成饼，摊油纸上，贴目上下。

【功用】行血凉血，去热毒。

【主治】撞损瞳人，瘀血疼痛，或风热赤目泪出等眼疾。

泻肺汤

【来源】《眼科阐微》卷三。

【组成】黄芩　连翘　赤芍　麦冬　桔梗　桑白皮　栀子　荆芥　薄荷各一钱　生甘草三分
【用法】水煎，食远温服。
【主治】时行赤眼，鼻孔干燥，生疮肿痛，白珠赤，此肺火也。

泻肺汤

【来源】《眼科阐微》卷三。
【组成】地骨皮二钱　桑白皮一钱（蜜炙）　麦冬三钱　山栀一钱　甘草七分
【用法】水煎服。
【主治】时行赤眼，肺经实热者。
【加减】如大便干，加大黄、芒消。

泻黄汤

【来源】《眼科阐微》卷三。
【组成】防风　藿香　陈皮　白芍　甘草各一钱　大黄七钱　石膏（煅）三钱
【用法】水煎服。
【主治】时行赤眼，脾经湿热。

泻脾汤

【来源】《眼科阐微》卷三。
【组成】苍术　枳壳　赤芍　归尾　川芎　黄连　柴胡　香附　甘草各五分　大黄　朴消各一钱
【用法】水煎，温服。
【主治】时行赤眼，暴赤肿痛，大便坚者。

散风清火汤

【来源】《眼科阐微》卷三。
【组成】防风　羌活　荆芥各一钱　酒芩二钱
【用法】水煎服。
【主治】肥人眼症属风热者。

清肝明目饮

【来源】《顾松园医镜》卷十四。
【组成】龙胆草（酒炒）　槐角　黄芩（猪胆汁炒）　连翘仁（炒）　黑山栀　木通　生地　玄参　赤芍　生甘草　甘菊　薄荷
【主治】目暴赤肿，多泪痛痒，羞明紧涩。
【加减】火甚，加黄连或胡黄连或黄柏；热甚便秘，加酒蒸大黄；赤肿痛甚者，宜用三棱针刺破眼眶肿处，捋出热血少许，外用人乳浸黄连，入冰片少许点之。

菊花通圣散

【来源】《医宗金鉴》卷四十三。
【组成】防风　川芎　当归　芍药　大黄　芒消　连翘　薄荷　麻黄各半两　石膏　桔梗　黄芩各一两　白术　栀子　荆芥穗各二钱半　滑石三两　甘草二两菊花

方中菊花用量原缺。

【主治】暴发火眼，外障。
【加减】风盛，加羌活，倍防风、麻黄；热盛，加黄连，倍芒消、大黄。

泻肝散

【来源】《医方一盘珠》卷十。
【组成】羌活　玄参　黄芩各一钱　地骨皮　桑皮　大黄　芒消　甘草各八分
【用法】水煎服。
【主治】暴风客热外障，白睛肿胀。

四精膏

【来源】《仙拈集》卷二。
【组成】蜂蜜　熊胆　人乳　青鱼胆各等分
【用法】入铜勺熬成膏，加冰片少许，入瓷器收贮。点眼。
【主治】风热时眼。

桑消煎

【来源】《仙拈集》卷二。
【组成】皮消六钱　桑皮八分
【用法】上用水一钟半，煎八分。冷定洗眼，一日数次。
【主治】火眼，并老年红花眼。

洗眼仙水

【来源】《疡医大全》卷十一引《阮氏秘方》。
【组成】明矾（先研细） 连翘 防风 荆芥 红花各三钱 铜绿 胆矾 皮消 归尾 甘菊 赤芍各五钱 杏仁（研） 桃仁各四十粒（研）
【用法】共入坛内，用烧滚河水、井水各五斤，冲入药内，重汤煮大半炷香，将坛半段埋在土内盖好。每次用药水一酒杯，以软绢蘸洗。
【主治】一切风火眼，远年近日眼疾。

蕤仁膏

【来源】《疡医大全》卷十一引《张氏眼科家秘》。
【组成】蕤仁霜一两五钱 朱砂（水飞） 黄丹（水飞） 硼砂各二钱 冰片 麝香各五分
【用法】共乳极细，用炼蜜调成膏，密贮。每用少许点大小眦。
【主治】一切风火眼，远年、近日眼疾。

西瓜霜

【来源】《疡医大全》卷十七。
【别名】咽喉独圣散（《疡科纲要》卷下）。
【组成】西瓜一个
【用法】用大黄泥钵一个，将西瓜一个照钵大小松松装入钵内，将瓜切盖，以皮消装满瓜内，仍以瓜盖盖，竹签扦定，再以一样大的黄泥钵一个合上，外用皮纸条和泥将缝封固，放阴处过数日，钵外即吐白霜，以鹅毛扫下收好，仍将钵存阴处，再吐再扫，以钵外无霜为度。收好。每用少许吹之。
【功用】《全国中药成药处方集》（吉林方）：止痛、防腐、消肿。
【主治】
1.《疡医大全》：咽喉、口齿、双蛾喉痹，命在须臾。
2.《王氏医存》：喉疼、火眼、火疮、肿毒、口烂、牙疼、外痔等一切热患。
【宜忌】《全国中药成药处方集》（吉林方）：忌食辛辣食物；白喉忌用。

洗眼汤

【来源】《杂病源流犀烛》卷二十二。
【组成】甘菊 玉竹各一钱 大黄 山栀 细辛 竹叶 苏叶各五分 甘草 青盐各三分
【用法】水煎，乘热洗眼。
【加减】有障，加蝉蜕。

清热泻火汤

【来源】《会约医镜》卷六。
【组成】生地一钱半 赤芍一钱二分 白芷一钱 川芎八分 荆芥七分 大黄（酒炒）一钱半 薄荷七分 羌活七分 防风 连翘各八分 甘草八分 黄芩一钱 山栀（炒黑）一钱 独活八分
【用法】水煎，食后服。
【主治】日暴痛，赤肿羞明。
【加减】如夜痛甚，加细辛三分，夏枯草一钱。

虎液膏

【来源】《异授眼科》。
【组成】上好羊脑炉甘石八两（打如莲子大，一分重为则。用新铜罐盛入童便，浸四十九日，滤去宿童便，再入新童便煮一柱香久，咬咸酸味，不必再煮；又不可煮老。研为细末，用缸片一大块，将药放在上，用硬炭火煅，一柱香久，甘石渐渐转如松花色，谨慎取起）。
【用法】上药取一份，用姜汁煮三次，候干，细研筛过，另用磁罐盛之，不可出气。外用点眼。治内障迎风冷泪，怕日羞明，昏花者，须兑羊脑玉、凤麟、冰片合用；治胬肉扳睛，赤白翳膜烂弦者，须兑羊脑玉、青龙、冰片合用；治时行火眼，须兑羊脑玉、朱砂合用；治年久云翳遮睛，有血根扳睛者，先用青龙、羊脑玉点眼，直点至翳开之后，再用本方兑羊脑玉、凤鳞、冰片、珍珠，琥珀合用。
【主治】内障迎风冷泪，怕日羞明，昏花；或胬肉板睛，赤白翳烂弦；及时行火眼，或年久云翳遮睛，不能行路，但见人影，如白衣人行，有血根板睛者。

消风丹

【来源】《异授眼科》。

【组成】黄柏五钱　秦艽五钱　防风五钱　细辛五钱　黄连五钱　木通五钱　薄荷一钱

【用法】上为细末。水一钟，浸一宿去滓，加菊花一钱，白蜜四两，熬成膏。出火毒调点。

【主治】风热目疾。

泻肺散

【来源】《医钞类编》卷十一。

【组成】羌活　玄参　黄芩各两半　骨皮　桑皮　大黄　芒消　甘草各一两（一方有苦桔梗，无桑皮）

【用法】每服五钱，水煎，食后温服。

【主治】暴风客热，白睛肿痛。

黄连清火汤

【来源】《医醇剩义》卷四。

【组成】黄连五分　玄参一钱五分　归尾一钱五分　赤芍一钱　丹皮一钱五分　贝母二钱　荆芥一钱　防风一钱　桑叶一钱　蝉衣一钱　前胡一钱　菊花二钱　竹叶十张　灯心三尺　芝麻三钱

【主治】风火盛，目睛红肿，眵泪多而目中如有沙子者。

明眸膏

【来源】《理瀹骈文》。

【组成】苍术　柴胡　龙胆草　苦参　玄参　生地　赤芍　归尾　川芎　荆芥　防风　麻黄　白芷　细辛　薄荷　大黄　芒消　黄连　黄芩　黄柏　黑山栀　茺蔚子　五倍子　决明子　蓖麻子　羌活　连翘　蓉叶　陈胆星　木鳖仁　杏仁　桃仁　蛇蜕　蝉蜕　木贼草　山甲片　菖蒲　红花　乳香　没药各一两　羚羊角八钱　犀角片二钱　丁香一钱

【用法】先用槐、柳、桃、桑枝、枸杞根、竹叶、菊叶各半斤，生姜一两，麻油熬，去滓入药，再熬成膏，黄丹收。石膏、黄蜡、松香各四两，羊胆二个，搅匀，掺冰片，贴太阳。

【主治】风热眼疾。

泻肺汤

【来源】《不知医必要》卷二。

【组成】羌活　玄参　桔梗各一钱五分　川地骨一钱　桑白皮二钱　甘草一钱

【功用】凉散。

【主治】肺受风热，七情郁结，风毒上攻，眼目忽然肿痛难开者。

明目蒺藜丸

【来源】《饲鹤亭集方》。

【组成】白蒺藜十六两　鸡子清十枚（拌炒）

【用法】谷精草煎汤泛丸。每服三四钱，开水送下。

【主治】内外翳障，视物昏花，迎风流泪，怕日羞明，眼边赤烂，不时举发，天行时眼，久患风疾，或痒或痛。

黄玉膏

【来源】《医学探骊集》卷六。

【组成】黄连一两（煎汁熬膏）　蜂蜜二两　青羊胆三个（取汁）　熊胆五分　冰片四分　麝香二分

【用法】上药共合一处，调匀，用瓶盛之备用点之。

【主治】暴发火眼，轻则作痒，重则赤痛，再重则肿痛。

清凉散火汤

【来源】《医学探骊集》卷六。

【组成】酒黄连二钱　酒黄芩四钱　赤芍三钱　薄荷三钱　连翘三钱　生地黄四钱　甘菊花二

钱 滑石四钱 木通三钱 茶叶一钱

【用法】水煎，温服。先以洗眼方熏而洗之。

【主治】暴发火眼，赤肿而痛者。

【方论】此方用黄连为君，清其上焦之热；佐以黄芩，入血清热；生地养阴清热；赤芍敛阴清热；菊花、连翘、薄荷、茶叶，引药上升；滑石、木通，引火下降，火郁散而目明矣。

【加减】脉洪数者，加大黄四钱。

明目硼消水

【来源】《医学衷中参西录》上册。

【组成】硼砂五钱 芒消三钱（消中若不明亮，用水化开，澄去其中泥土）

【用法】上药和凉水多半钟，研至融化。用点眼上，一日约点三十次。若陈目病一日点十余次。冬日须将药碗置热水中，候温点之。

【主治】眼疾暴发红肿疼痛，或眦多胬肉，或渐生云翳，及因有火而眼即发干昏花者。

离中丹

【来源】《医学衷中参西录》下册。

【组成】生石膏二两（细末） 甘草六钱（细末） 朱砂末一钱半

【用法】上和匀。每服一钱，日再服，白水送；热甚者，一次可服一钱半。

【主治】肺病发热，咳吐脓血；暴发眼疾，红肿作痛，头痛齿痛，一切上焦实热之症。

【加减】咳嗽甚，加川贝五钱；咳血多，加三七四钱；大便不实，去石膏一两，加滑石一两，用生山药面五钱至一两熬粥，送服此丹；阴虚作喘，山药粥送服。

新制柴连汤

【来源】《眼科纂要》卷上。

【组成】柴胡 川连 黄芩 赤芍 蔓荆 山栀 胆草 木通 甘草 荆芥 防风

【主治】目暴痒、暴肿、暴红、暴痛，一二日后或畏风、畏明之甚，见风则痛如针刺，或泪下如滚汤者，此风而兼热也。

八宝眼药

【来源】《中药成方配本》。

【组成】珠粉一钱 西牛黄三分 麝香三分 冰片一钱五分 珊瑚五分 玛瑙五分 熊胆六分 青鱼胆二只 制甘石五钱 海螵蛸七分 黄连二钱 荸荠粉二钱五分 蕤仁霜一钱

【用法】先将黄连煎汁去滓，化熊胆、青鱼胆，拌入制甘石内，晒干研末；再将珠粉、珊瑚、玛瑙各飞净末；后将其余西牛黄等六味，各取净末，与前药末一并和匀，共研至极细为度，约成粉一两二钱五分，分装一百二十瓶，每瓶一分。轻者每日点二至三次，重者点四至五次，点于大眼角。

【功用】清火止痛，消肿退翳。

【主治】暴发火眼，肿痛眵粘，障翳胬肉，羞明流泪。

鹅毛管眼药

【来源】《中药成方配本》。

【组成】麝香二钱五分 熊胆五分 飞琥珀五分 冰片二钱 飞制甘石二两 飞生月石二钱 荸荠粉一两五钱 蕤仁霜五分（以上八味为甲组药） 生地八两 玄参四两 川石斛三两 麦冬三两 杞子三两 黄连三两 黄芩三两 黄柏四两 龙胆草四两 青葙子二两 决明子四两 白蒺藜二两 白菊花二两 桑叶四两 谷精珠二两 木贼草二两 焦山栀三两 石决明八两 淡竹叶二两 夜明沙四两 木鳖子一两（以上二十一味为乙组药）

【用法】将甲组药研成至极细为度；将乙组药煎浓汁，去渣，加白蜜二斤，炼熟收膏；甲组药末，每两加入乙组药膏三钱三分三厘，用厚玻璃两块，推磨成条，每条约潮重九厘。每日轻者点二至三次，重者四至五次，点于大眼角内。

【功用】消肿止痛，明目退翳。

【主治】风火赤眼，眶烂肿痛，翳膜遮睛，羞明眵多。

马应龙眼药

【来源】《北京市中药成方选集》。

【组成】甘石粉（煅）九十两　麝香一两五钱　珍珠（炙）一两二钱　熊胆一两七钱　生硇砂九钱　冰片二十四两　硼砂一两八钱　琥珀一两五钱

【用法】粉剂：上为极细末，过罗装瓶，每瓶一分。膏剂：每四两药末，加凡士林油十六两，冬季和春季，按天气冷热情况，加适量液体石蜡，装小瓶软锡筒。用时将盖取下，将膏挤出点于大眼角内。粉剂，用玻璃针沾凉开水，沾药粉少许，点于大眼角内，每日用三次，点后稍休息。

【功用】明目止痛，退蒙化翳。

【主治】红肿刺痒，气蒙，火蒙，云蒙，胬肉攀睛，迎风流泪，暴发火眼，眼边赤烂。

开光复明丸

【来源】《北京市中药成方选集》。

【组成】石决明（生）一两五钱　菊花二两　黄连一两　草红花一两　桃仁（去皮）一两　当归尾一两　黄芩一两　胆草一两　石燕一两　大黄（酒炒）一两　白蒺藜（盐炒）四两　朱砂二钱　琥珀二钱　猪苦胆五个

【用法】朱砂、琥珀除外，共为细末，过罗；再兑入朱砂、琥珀，炼蜜为丸，重一钱五分。每服二丸，一日二次，温开水送下。

【功用】清热散风，明目退翳。

【主治】云翳气蒙，暴发火眼，迎风流泪，怕日羞明，眼边赤烂，红肿刺痒。

日月光明散

【来源】《北京市中药成方选集》。

【组成】熊胆五分　硇砂（炙）九分　琥珀五分　珍珠（炙）三钱　玛瑙五分　冰片二两　牛黄二钱五分　麝香五分　轻粉一钱五分　没药（炙）三分　朱砂三钱　青盐五分　枯矾二分　海螵蛸（去壳）五分　元明粉四两　胆矾二两　甘石面（煅）二十五两　硼砂三钱

【用法】上为极细末，过罗，装瓶，每瓶重三分。用玻璃针沾药粉少许，点于大眼角内。每日用三次，点后稍息。

【功用】拨云退翳，明目消肿。

【主治】暴发火眼，两目红肿，云翳遮睛，怕日羞明，眼边赤烂。

仙传玉露丸

【来源】《北京市中药成方选集》。

【组成】大黄四两　黄芩八两　菊花二两　白蒺藜（炒）四两　栀子（炒）二两　石决明（煅）三两　蝉退一两　木通二两　桔梗二两　黄柏二两　薄荷一两　玄参（去芦）二两　川芎一两　芒消四两　甘草一两　泄叶四两

【用法】上为细末，过罗，用冷开水泛为小丸，用滑石十两，青黛二钱为衣，闯亮。每服二钱，日服二次，温开水送下。

【功用】平肝清热，明目消肿。

【主治】暴发火眼，目赤红肿，肝热耳鸣，口舌生疮，大便秘结。

【宜忌】孕妇忌服。

白敬宇眼药

【来源】《北京市中药成方选集》。

【别名】白氏眼药（《中药制剂手册》）。

【组成】珍珠（豆腐炙）五钱　麝香二钱五分　熊胆二两　冰片十六两二钱　硇砂一钱　甘石（煅）十六两五钱　石决明（煅）十两　海螵蛸（去壳）九两四钱五分

【用法】上为极细末，过罗，混合均匀，装瓶重一分三厘。膏剂：加凡士林油六百四十两、液体石蜡六十四两，混合均匀后，装瓶管，每管重四分。用玻璃针沾冷开水点在大眼角内，然后再沾药粉少许（如米粒大），点入大眼角内，每日二至三次；膏剂挤出少许，点入大眼角内。

【功用】明目消肿，散风止痒。

【主治】暴发火眼，角膜赤红，眼边刺痒，溃烂肿痛。

光明眼药水

【来源】《北京市中药成方选集》。

【组成】乌梅一两　铜绿一两　归尾一两　甘石一两　苦参五钱　胆矾五钱　新针十四个

【用法】开水泡之，水绿即可过滤澄清，兑冰片粉五钱，瓶装，重五钱。用药水点入眼内，每日点三次。

【功用】明目退翳，散风消肿。

【主治】暴发火眼，眼目红肿，云翳火蒙，眼边刺痒。

导赤丹

【来源】《北京市中药成方选集》。

【组成】黄连十五两　生地十五两　大黄十五两　黄芩三十两　甘草三十两　滑石三十两　连翘三十两　栀子（炒）三十两　玄参（去芦）三十两

【用法】上为细末，炼蜜为丸，重一钱。每服一丸，每日二次，以温开水送下；三岁以下小儿酌减。

【功用】清热利尿。

【主治】小儿口舌生疮，暴发火眼，烦躁不安，大便干燥，小便赤黄。

拨云散

【来源】《北京市中药成方选集》。

【组成】黄连一两　炉甘石四两（将炉甘石用火煅红，水飞三至四次，晒干或低温干燥；再用方内黄连熬汁，熬滤三次，将滤液合并，用文火浓缩，加入煅炉甘石吸完为止，阴干，为极细粉，每四两细粉兑入冰片一钱五分，琥珀一钱五分，珍珠粉一钱）

【功用】明目退翳。

【主治】暴发火眼，红肿疼痛，眼边赤烂，云翳遮睛。

明目蒺藜丸

【来源】《北京市中药成方选集》。

【组成】黄连十二两　薄荷四十八两　连翘四十八两　川芎四十八两　蔓荆子炭九十六两　当归九十六两　白芷四十八两　蒙花四十八两　生石决明四十八两　菊花一百四十四两　黄柏四十八两　甘草二十四两　生地九十六两　防风四十八两　黄芩九十六两　白蒺藜（炒）一百四十四两　栀子（炒）四十八两　蝉蜕四十八两　荆芥四十八两　赤芍四十八两　木贼草四十八两　复花四十八两　草决明四十八两

【用法】上为细末，水泛为小丸。每服二钱，日服二次，温开水送下。

【功用】清热散风，明目退翳。

【主治】暴发火眼，云蒙障翳，羞明怕日，眼边红肿。

蚕茧眼药

【来源】《北京市中药成方选集》。

【组成】黄连二十两　菊花五十两　花椒二十两　防风十两　青盐十两　李仁十两　当归十两　杏仁（去皮）十两　铜绿十两　蕤仁十两　白矾十两　芒消十两

【用法】上为粗末，每粗末十六两，兑冰片一钱，混合均匀。每二钱用湖绵裹衣，线绳捆好即成。将眼药一个，用针周围戳眼，放入碗内，开水泡热，熏洗。

【功用】散风明目，消肿退蒙。

【主治】风火眼疾，暴发红肿，眼眦痛痒，热泪气蒙。

黄连膏

【来源】《北京市中药成方选集》。

【组成】黄连二十五两

【用法】将黄连熬汁过滤，反复三次，用文火煎熬浓缩成膏，以不渗纸为度，每两清膏兑炼蜜一两。用温开水将眼洗净，以药膏少许点入眼角，静卧十至二十分钟，一日二至三次。

【功用】清火止痛。

【主治】暴发火眼，红肿作痛，怕日羞明。

八宝眼药

【来源】《全国中药成药处方集》（天津方）。

【组成】炉甘石一斤（用黄连一两，熬水过滤，浸煅甘石，飞净去渣，晒干，用甘石粉二两）　冰片六钱　琥珀面　煅珊瑚各一钱五分　珍珠子四

分　朱砂面一钱　麝香四分　煅硼砂面二钱　熊胆二钱五分（化水）

【用法】上为极细末，和匀，三分重装瓶。用玻璃棍蘸凉水，和药点眼角内。

【功用】消炎去翳，明目止痛。

【主治】暴发火眼，两目肿痛，云翳遮盖，胬肉攀睛，羞明畏光，眼边赤烂。

八宝光明散

【来源】《全国中药成药处方集》（沙市方）。

【组成】硼砂（煅）八钱　飞甘石八两　正梅片四钱八分　荸荠粉三两　珊瑚一钱二分　玛瑙一钱二分　朱砂一钱二分　麝香一钱二分　云黄连（水泡）二钱

【用法】上为极细末，装小玻璃瓶内，严密封固，勿使药性挥发。先将牙签消毒，用牙签尖端蘸凉开水一滴，再蘸药末少许，点入大、小眼角。每日约点二或三次。点药后闭目休养。

【主治】风热上壅，结膜发炎，目红肿痛，热泪羞明。

【宜忌】结膜无炎症者忌用。

八宝退云散

【来源】《全国中药成药处方集》（大同方）。

【组成】白甘石十二两　黄甘石六两　梅片四两　硼砂五钱　熊胆二钱　青黛八分　麝香五分　黄连面六钱　石蟹五钱

【用法】上为细末。将药蘸水点入大眼角。

【主治】暴发火眼，热泪难睁，膜糊云翳，赤肿作痛。

【宜忌】忌刺激性食物。

八宝退云散

【来源】《全国中药成药处方集》（兰州方）。

【组成】苏珍珠五粒　西牛黄　麝香　硇砂　真熊胆各一分　朱砂二分　广辛红八分　梅花片四钱　炉甘石一两

【用法】上为极细末。用骨簪轻蘸清水，沾药少许，点入大眼角内，一日三次。

【功用】消炎杀菌退翳。

【主治】暴发火眼，两目肿痛，白翳遮盖，羞明畏光，见风流泪，眼边红烂。

【宜忌】忌刺激性食物。

牛黄上清丸

【来源】《全国中药成药处方集》（兰州、天津方）。

【组成】黄连八钱　生石膏四两　黄芩二两五钱　薄荷叶一两五钱　莲子心二两　白芷八钱　桔梗八钱　菊花二两　川芎八钱　赤芍八钱　当归二两五钱　黄柏五钱　芥穗八钱　生栀子二两五钱　大黄四两　甘草五钱　连翘（去心）二两五钱

【用法】上为细末，每细末一斤十三两三钱，兑朱砂面六钱，雄黄面六钱，牛黄一钱，冰片五钱。共研细和匀，炼蜜为丸，二钱重，蜡皮及蜡纸筒封固。每服一丸，白开水送下，早、晚各服一次。

【功用】清火散风，润便解热。

【主治】头脑昏晕，暴发火眼，口舌生疮，咽喉肿痛，牙齿疼痛，头面生疮，大便燥结，身热口渴。

【宜忌】孕妇忌服。

光明眼药

【来源】《全国中药成药处方集》（南昌方）。

【组成】牛黄三分　珊瑚五分　冰片一钱五分　玛瑙五分　蕤仁霜一钱　飞炉甘石五钱　熊胆六分　珍珠（人乳制）一钱　青鱼胆二个　麝香三分　荸荠粉二钱五分　海螵蛸七分　黄连二分

【用法】上为细末，瓷瓶固封。用玻璃棒蘸药点眼内，仰卧片时。

【主治】暴发火眼，红肿疼痛，羞明畏日，云翳遮睛。

【宜忌】忌食辛燥、烟、酒。

杏核眼药

【来源】《全国中药成药处方集》（西安方）。

【组成】甘石　黄丹各一两　硼砂　海螵蛸各二钱　青盐八分　没药二钱　麝香一分　乳香二分　梅片三分

【用法】上为极细末，生蜂蜜作成膏，涂于眼内，一天二三次。
【功用】止痛，消炎，消毒。
【主治】结膜炎，红肿痛痒。

拨云散

【来源】《全国中药成药处方集》（天津方）。
【组成】甘石一斤（用黄连一两，熬水过滤，浸煅甘石，飞净去滓，晒干，每十两甘石兑） 冰片一两 麝香二分 熊胆（化水）二钱
【用法】上为极细末，三分重装瓶。用玻璃棍蘸药，点眼角内。
【功用】明目退翳。
【主治】暴发火眼，气蒙昏花，红肿痛痒，流泪怕光，外障云翳，眼边红烂。

拨云散

【来源】《全国中药成药处方集》（吉林方）。
【组成】当归尾 防风 胆草 黄连 连翘 黄芩 黄柏 硼粉 石决 蒙花 车前 赤芍花粉 谷精 柴胡 玄参 川军 菊花 山栀 木通 蝉蜕 荆芥 木贼 蒺藜 生地 羌活 川芎 甘草 薄荷 草决各三钱四分 甘石三斤二两
【用法】将前药熬水煅甘石，研面，用水飞过，再研极细面，按每一两兑梅片四分即成，装眼药瓶内严封。用银簪蘸冷水点药，上于眼内或眼角。
【功用】蠲翳清蒙，收瞳明目，解痒止痛。

明目上清丸

【来源】《全国中药成药处方集》（北京、济南、承德方）。
【组成】黄连 菊花 玄参 熟大黄 枳壳 橘皮 桔梗 黄芩 薄荷 甘草 当归 赤芍 荆芥 连翘 蒺藜（炒） 栀子 蝉蜕 天花粉 生石膏 车前子 麦冬各五两
【用法】上为细粉，水泛小丸，滑石为衣闯亮。每服二钱，一日二次，温开水送下。
【功用】清热散风，明目止痛。
【主治】暴发火眼，红肿作痛，头晕目眩，云翳遮睛。
【宜忌】忌辛辣食物；孕妇勿服。

高丽清心丸

【来源】《全国中药成药处方集》（抚顺方）。
【别名】高丽丸（原书）、高力清心丸（《部颁标准》）。
【组成】寒水石 生石膏 黄芩 甘草 知母 黄柏 滑石 大黄 山栀各一两 黄连 朱砂 雄黄各五钱 冰片 牛黄各一钱
【用法】上为细末，炼蜜为丸，一钱四分重，蜡皮封。大人每服一丸，水送下。
【功用】消炎缓泻。
【主治】头痛齿痛，齿龈肿痛，唇焦口臭，暴发火眼，结膜肿痛，吐血鼻衄，头热眩晕，便秘尿赤，鼻干耳鸣，以及小儿疹后毒热不净，牙疳。
【宜忌】孕妇忌服。忌食辛辣等物。

清胃丸

【来源】《全国中药成药处方集》（沈阳方）。
【组成】野军二两四钱 黄芩八钱 二丑四钱 胆星二钱 滑石八钱 槟榔三钱 白芷二钱 川芎二钱 木通三钱 芒消三钱
【用法】上为细末，炼蜜为丸，每丸三钱重。每服一丸，茶水送下。
【功用】清胃肠实热，通二便秘结。
【主治】头痛目晕，牙痛龈肿，牙宣齿衄，鼻中衄血，暴发火眼，便秘溺赤，腹满喉痛，口唇焦裂。

羚羊明目丸

【来源】《全国中药成药处方集》（沈阳方）。
【组成】羚羊角一两 白菊花二两 川芎一两 车前一两 防风六钱 羌活五钱 薄荷五钱 赤芍一两 大黄五钱 朴消五钱 血竭二钱 没药三钱 丹皮三钱 红花五钱
【用法】上为极细面，炼蜜为丸，每丸七分重。每服一丸，食前白开水送下。
【功用】清热明目，活血止痛。

【主治】外障眼病，胬肉布睛，目赤肿痛，暴发火眼，云翳障目。
【宜忌】忌辛辣等食物。

紫金锭

【来源】《全国中药成药处方集》(禹县方)。
【组成】炉甘石十四两　青盐一两　煅石膏二十两　硼砂一两　冰片八两　炼蜂蜜十五两
【用法】上为细末，炼蜜和匀为锭。每次少许，冷开水调和，点入眼角内。
【主治】风火烂眼，暴发赤肿。

鹅毛管眼药

【来源】《全国中药成药处方集》(南京方)。
【组成】光明眼药粉一两　水飞制甘石一两　冰片三分
【用法】共同乳至极细无声时，以眼药膏擦匀，分做成条，每条一分重，晾干后，以鹅翎(煮沸消毒)装之，用蜡封口。
【功用】消炎。
【主治】风火赤眼，羞明，痛痒流泪。

导赤片

【来源】《中药制剂手册》。
【组成】大黄二百七十两　滑石粉七十二两　茯苓(去皮)七十二两　生地黄一百四十四两　栀子二百一十六两　木通七十二两
【用法】上取大黄为细末，与滑石粉混合；茯苓为粗末，用7倍量25%乙醇按渗漉法提取，并浓缩为稠液约80两；取生地黄、栀子，用煮取法提取二次，滤取药液；取木通加水14倍量煮沸3小时，滤取药液，与生地黄、栀子药液合并，浓缩为稠液约300两；另取淀粉100两、糊精50两，与大黄等细末混合，分次加入茯苓、生地黄等浓缩液，搅拌均匀，分成小块，干燥后为细末，依法压片，每片重0.3克，密封。每服四片，每日二次，以温开水送服。
【主治】由于内热火盛引起的口舌生疮，咽喉肿痛，暴发火眼，两腮肿痛，大便不通，小便赤黄等症。

清肺饮

【来源】《张皆春眼科证治》。
【组成】桑皮9克　酒黄芩12克　天花粉9克　桔梗6克　石膏12克　赤芍9克　薄荷6克
【主治】肺经风热，暴发火眼。热重于风，痒轻痛重，赤重于肿，眵泪胶粘，且兼口渴、便秘，脉数有力。
【方论】方中桑皮泻肺利水；酒黄芩清肺而燥湿，二者皆能伤阴，肺中火邪炽盛亦能损伤肺阴，故用天花粉清中有润，免伤阴液。石膏解肺经之邪热，更兼桔梗宣通肺气，以使热邪易除。赤芍活血凉血以退目中之赤，薄荷辛凉疏表，风邪可祛。
【加减】兼有大便秘结者，可加酒大黄6克通泻大肠。

胆汁二连膏

【来源】《眼病的辨证论治》。
【组成】川连1克　胡黄连1克　牛胆汁50毫升　精制蜂蜜5毫升
【用法】先将川黄连洗净，晒干后为粗末，加蒸馏水适量，煎二次，集二次煎出液放冷后，滤纸滤过；滤出液盛于蒸发皿中，加入牛胆汁、净蜂蜜，混和均匀后，在重汤锅上蒸发至全量为50毫升，测量酸碱度(pH)，酌加硼砂、硼酸、精制食盐、冰片，使之成中性，以减少点眼时的刺激性。
【主治】暴风客热，天行赤眼，赤脉传睛。

黄连西瓜霜眼药水

【来源】《简明中医眼科学》。
【组成】硫酸黄连素0.5克　西瓜霜(或皮消)5克　月石(即硼砂)0.2克　硝苯汞0.002克　蒸馏水100毫升
【用法】配制成眼药水，每日滴眼3次。
【功用】清热解毒，散风明目。
【主治】急性结膜炎、沙眼等。

蚕茧眼药

【来源】《部颁标准》。
【组成】黄连 155g　菊花 389g　花椒 155g　防风 78g　当归 78g　蕤仁 78g　苦杏仁（去皮炒）78g　郁李仁 78g　铜绿 117g　白矾 78g　大青盐 78g　芒硝 78g　冰片 9g
【用法】制成眼药。外用，将药茧周围用针扎孔，开水泡熏洗。
【功用】清热散风，消肿止痛。
【主治】用于暴发火眼，睑烂痛痒，羞明热泪。
【宜忌】忌食辛辣。

特灵眼药

【来源】《部颁标准》。
【组成】牛黄 68.5g　麝香 28g　熊胆 68.5g　珍珠 68.5g　冰片 755.1g　硼砂 222.7g　琥珀 136.9g　珊瑚 342.5g　海螵蛸 136.9g　红丹 342.5g　大青盐 22.3g　石斛 68.5g　炉甘石 2738.5g
【用法】制成眼药。用玻璃棍蘸冷开水，蘸药少许，点于眼内，1 日 3 次。
【功用】明目消炎。
【主治】目赤肿痛，暴发火眼，眼赤烂，轻砂眼，云翳眼。

鹅毛管眼药

【来源】《部颁标准》。
【组成】炉甘石（制）160g　荸荠粉 30g　硼砂（炒）20g　朱砂 20g　牛黄 1g　冰片 7g　麝香 2g　黄连 10g　蒺藜 30g　赤芍 30g　桑叶 30g　谷精草 30g　密蒙花 20g　白芷 20g　防风 20g　栀子 20g　木贼 30g　地黄 30g　蝉蜕（净）30g　菊花 30g　龙胆 30g　决明子（碎）40g　薄荷 20g　桑白皮 20g　黄柏 20g　荆芥 20g　玄明粉 30g
【用法】制成眼膏剂，每支装 0.26 ～ 0.28g，鹅毛管或细玻璃管装。润湿后，轻轻摩擦眼角。
【功用】散风热，止痛痒。
【主治】风火眼疾，红肿痛痒，干涩羞明，迎风流泪。

二、目赤肿痛

目赤肿痛，是指白睛红赤眼睑肿胀疼痛的病情。《圣济总录》："论曰目赤肿痛者，以心肺壅滞，积热不散，风邪毒瓦斯，干于足厥阴之经，风热交作，上攻于目及两睑间，故其色赤肿痛，宜祛风邪，蠲热气，疏沦壅滞。"本病成因多为外感风热时邪，侵袭目窍，郁而不宣；或因肝胆火盛，循经上扰所致。治宜疏散风热，清泻肝火，消肿定痛为主。

黄连散

【来源】《普济方》卷七十七引《肘后备急方》。
【组成】黄连（去须，锉碎）半两
【用法】以人乳汁浸，点目眦中。
【主治】目中痒急赤痛，及目中百病。

洗眼方

【来源】《外台秘要》卷二十一引《集验方》。
【组成】蕤核仁二十枚（碎）　苦竹叶一把　细辛半两
【用法】上三味，以水三升，煮取半升以洗眼，一日三五次。
【主治】目赤痛。

苦竹沥方

【来源】《证类本草》卷十三引《梅师方》。
【别名】退热膏（《普济方》卷七十三引《十便良方》）。
【组成】苦竹沥五合　黄连二分
【用法】绵裹黄连，入竹沥内浸一宿，以点目中数度，令热泪出。

【主治】肝实热所致目赤眦痛如刺不得开，或生翳障。

黄连煎

【来源】《外台秘要》卷二十一引《深师方》。

【别名】黄连汤（《医心方》卷五引《古今录验》）。

【组成】黄连半两　大枣一枚（切）

【用法】以水五合，煎取一合，去滓，展绵取如麻子注目，日十次，夜二次。

【功用】除热。

【主治】眼赤痛。

漏芦汤

【来源】《备急千金要方》卷五。

【别名】漏芦连翘汤（《备急千金要方》卷十）、漏芦散（《太平圣惠方》卷九十）、千金漏芦汤（《小儿卫生总微论方》卷二十）、漏芦煮散（《普济方》卷二八五）。

【组成】漏芦　连翘　白蔹　芒消　甘草各六钱　大黄一两　升麻　枳实　麻黄　黄芩各九铢

【用法】上锉。以水一升半，煎取五合，儿生一日至七日，取一合，分三服；八日至十五日，取一合半，分三服；十六日至二十日，取二合，分三服；二十日至三十日，取三合，分三服；三十日至四十日，取五合，分三服。

【主治】小儿热毒痈疽，赤白诸丹毒疮疖，眼赤痛，生翳障。

泻肝汤

【来源】《备急千金要方》卷六。

【组成】柴胡　芍药　大黄各四两　决明子　泽泻　黄芩　杏仁各三两　升麻　枳实　栀子仁　竹叶各二两

【用法】上锉。水九升，煮取二升七合，分三服。

【主治】眼赤，漠漠不见物，息肉生。

【加减】热多体壮，加大黄一两；羸老，去大黄，加栀子仁五两。

【方论】《千金方衍义》：目赤而生息肉，非上下开泄不能泻其结热。升麻、柴胡引之上泄，枳实、大黄引之下泄；泽泻、栀子、竹叶兼清水道，黄芩、芍药兼清肝火也。

泻肝汤

【来源】《备急千金要方》卷六。

【别名】前胡汤（《普济方》卷七十五）。

【组成】前胡　芍药各四两　生地黄十两　芒消　黄芩　茯苓　白芷　枳实各三两　人参　白术　泽泻　栀子仁各二两　甘草　细辛各一两　竹叶五升

【用法】上锉。以水一斗二升，先煮竹叶，取九升，去滓，下诸药，煮取三升半，分三服。

【主治】眼风赤暗。

【方论】《千金方衍义》：所治赤暗，与前方不殊。以其正气日衰，病气日固，故加人参、白术、甘草于涤热剂中，鼓舞胃气运行药力。方中前胡、细辛、白芷，即前方柴胡、升麻、杏仁之变法也。

栀子仁煎

【来源】《备急千金要方》卷六。

【组成】栀子仁　蕤仁　决明子各一两　车前叶　秦皮各一两六铢　石膏二两（碎如小豆大）　苦竹叶二合　细辛半两　赤蜜三合

【用法】上锉。以井花水三升，煮取七合，去滓下蜜，更煎，取四合，以锦滤之，干器贮，密封，勿使草芥落中，仰卧，以药汁细细敷目中。

【主治】肝实热，目眦痛如刺。

洗眼汤

【来源】《备急千金要方》卷六。

【组成】甘竹叶二七枚　乌梅三枚　古钱三枚

【用法】以水二升，渍药半日，东向灶煮二沸，三上三下，得二合，临欲眠，注目眦。

【主治】目赤痛。

退赤汤

【来源】《普济方》卷七十四引《备急千金要方》。

【组成】干艾叶（烧灰）二钱　宣连二钱（为末）　古铜钱十文
【用法】上入大盏内，百沸汤泡了，放冷澄定，取上清者，以水隔盏浸令冷，以所浸泡铜钱点之。一日内取愈。
【主治】眼暴赤。

前胡汤

【来源】《外台秘要》卷二十一引《删繁方》。
【组成】前胡　秦皮　细辛　栀子仁　黄芩　升麻　蕤仁　决明子各三两　芒消三两　苦竹叶（切）一升　车前草（切）一升
【用法】上切。以水九升，煮取三升，去滓，纳芒消，分为三服。
【功用】泻肝。
【主治】肝实热，目痛，胸满急塞。
【方论】《千金方衍义》：肝热而见胸满气急，火邪内蕴之兆。火性上炎而害空窍，所以目痛。故用前胡、决明、蕤仁专祛肝窍之风，升麻、细辛、黄芩开发上盛之热，芒消、栀子、苦竹、车前疏泄内蕴之火，秦皮苦燥，专主肝胆湿热，且为目痛要药。

大黄汤

【来源】《外台秘要》卷二十一引谢道人方。
【组成】大黄四两　芍药五两　细辛　甘草（炙）各四两　黄芩二两
【用法】上切。以水七升，煮取二升半，分为三次温服。
【主治】
1.《外台秘要》引谢道人：两眼痛。
2.《圣济总录》：眼赤肿痛。

秦皮汤

【来源】方出《外台秘要》卷二十一引谢道人方，名见《圣济总录》卷一〇三。
【别名】秦皮洗眼方（《圣济总录》卷一〇六）。
【组成】秦皮　黄连各一两　苦竹叶一升
【用法】上切。以水五升，煮取八合，洗眼。
【主治】眼忽肿痛，盲。
【宜忌】忌猪肉。

蜀脂饮

【来源】《元和纪用经》。
【组成】蜀脂（即黄耆，为末）　炙甘草四分
【用法】上为末。每服方寸匕，水一升，煎三分减一，温凉适性，分三次服之，大小以岁加减。
【功用】消风凉肌，解热止烦，不生疮疖，长肌肉，利心肺，凉而有补。
【主治】小儿百病，寒热痰嗽，赤目咽痛，血痢渴燥，身体有疮，脓溃赤肿。

决明汤

【来源】《幼幼新书》卷三十三引《婴孺方》。
【组成】决明子　大黄　栀子仁　子芩各七分　升麻　芍药　柴胡各六分　枳壳（炙）三分　竹叶八合　石膏十分（碎，绵裹）　杏仁　甘草（炙）各二分
【用法】水四升，煮取一升二合，分为四服。二岁内减。
【主治】小儿肝热冲眼。
【加减】生翳，加地肤子五分。

泽泻汤

【来源】《幼幼新书》卷三十三引《婴孺方》。
【组成】泽泻　升麻　知母　柴胡　栀子仁　芍药各八分　决明子五分　枳壳（炙）四分　竹叶（切）一升　杏仁（去皮尖）　寒水石（碎）各六分
【用法】以水五升，煮取一升半，五六岁为三服。
【主治】小儿眼赤痛，有脓，壮热。

泻肝汤

【来源】《医方类聚》卷六十五引《龙树菩萨眼论》。
【组成】柴胡三两　决明子三两（捣破）　青葙子二两　桂心二两　升麻二两　栀子三十枚　芒消二两（汤成下）　淡竹叶一小升（切）　芍药二两

【用法】上粗锉。以水八升，浸一宿，早煮，取三升，去滓，为三服，泻三度，则冷饮止。
【主治】初患眼赤肿痛，生障翳，热昏暗，并头旋风等。
【宜忌】六月、七月、八月不多用此方。

茴香散

【来源】《颅囟经》卷下。
【组成】茴香　冬青胆（阴干）　生甘草各等分
【用法】上为细末。每洗眼时，取药一分，水一盏，煎十沸后，温洗之。
【主治】孩儿赤眼，并治胎热及疳障多泪。

清凉膏

【来源】《本草纲目》卷三十六引《鸿飞集》。
【别名】清露散（《本草纲目》卷三十六）、芙蓉外敷法（《医方集解》）、芙蓉膏（《仙拈集》卷四）、青露散、玉露散（《青囊秘传》）、清凉散（《中医皮肤病学简编》）。
【组成】芙蓉叶（末）
【用法】水和，贴太阳穴。

《本草纲目》治痈疽用法：生研或干研末，以蜜调涂于肿处四围，中间留头，干则频换。

【主治】

1.《本草纲目》引《鸿飞集》：赤眼肿痛。
2.《本草纲目》：一切痈疽发背，乳痈恶疮。

蕤仁洗汤

【来源】《医心方》卷二十引《深师方》。
【组成】蕤仁二十枚　细辛半两　苦竹叶一枚　黄连一两
【用法】上用水三升，煮取一升半，可一日三洗，亦可六七洗。
【主治】散家目赤痛。

升麻散

【来源】《太平圣惠方》卷十。
【组成】川升麻一两　黄芩一两　黄连三分（去须）　青葙子三分　甘草三分（炙微赤，锉）　川芒消二两
【用法】上为粗散。每服五钱，以水一大盏，煎至五分，去滓，不拘时候温服。
【主治】伤寒热毒攻眼，生翳。

决明子散

【来源】《太平圣惠方》卷十。
【组成】决明子　川升麻　黄柏（锉）　秦皮　川芒消各一两　蕤仁半两　黄连一两半（去须）　甘草半两（炙微赤，锉）
【用法】上为散。每服五钱，以水一中盏，煎至五分，去滓，不拘时候温服。
【主治】伤寒热毒气攻眼，生赤脉白翳，涩痛不可忍。

青葙子丸

【来源】《太平圣惠方》卷十。
【组成】青葙子　川大黄（锉碎，微炒）　黄连（去须）　黄芩　川升麻　栀子仁各一两　兔肝三分（微炙）　川朴消二两　苦参三分（锉）
【用法】上为末，炼蜜为丸，如梧桐子大。每服三十丸，以温浆水送下，不拘时候。
【主治】伤寒热毒攻眼，赤痛，兼白翳晕。

黄芩散

【来源】《太平圣惠方》卷十。
【组成】黄芩　黄连（去须）　决明子　玄参　柴胡（去苗）各一两
【用法】上为散。每服五钱，以水一大盏，入竹叶三七片，煎至五分，去滓温服，不拘时候。
【主治】伤寒热毒气攻眼，翳膜赤痛。

羚羊角散

【来源】《太平圣惠方》卷十。
【组成】羚羊角屑一两　栀子仁半两　决明子一两　芎藭一两　羌活一两　石膏一两　柴胡一两（去苗）　黄芩一两　人参一两（去芦头）　川大

黄一两（锉碎，微炒）

【用法】上为散。每服五钱，以水一大盏，加竹叶三七片，煎至五分，去滓温服，不拘时候。

【主治】伤寒热毒攻眼，赤涩昏暗疼痛。

蕤仁散

【来源】《太平圣惠方》卷十。

【组成】蕤仁 漏芦 黄芩 犀角屑 连翘 川升麻 甘草（炙微赤，锉） 川大黄（锉碎，微炒）各一两 栀子仁半两 枳实半两（麸炒微黄）

【用法】上为散。每服五钱，以水一大盏，加竹叶三七片，煎至五分，去滓温服，不拘时候。

【主治】伤寒热毒攻眼，障翳赤肿。

洗眼竹叶汤

【来源】《太平圣惠方》卷十六。

【组成】竹叶一百片 秦皮三分 防风三分 甘菊花三分 葳蕤三分 蕤仁三分 甘草一分（生用）

【用法】上锉细。以水二大盏，煎取一盏，以绵滤去滓，避风处洗眼，一日三五次。

【主治】时气目赤碜痛，及痒不忍。

獖猪肝贴眼方

【来源】《太平圣惠方》卷十六。

【组成】獖猪肝一具

【用法】薄切，以清水浸洵。如法贴眼睑上，干即换之。连日及夜贴之，重者不过二日效。

【主治】时气后，因吃葵蒜热面损眼，暗不见物，昼夜疼痛不可忍。

玄参散

【来源】《太平圣惠方》卷十八。

【组成】玄参半两 甘菊花半两 地骨皮半两 川升麻半两 黄连半两（去须） 麦门冬一两（去心，焙） 栀子仁半两 柴胡半两（去苗） 甘草半两（炙微赤，锉）

【用法】上为粗散。每服三钱，以水一中盏，煎至六分，去滓温服，不拘时候。

【主治】热病，热毒攻睛，额角偏痛，两眼涩痛，心神烦闷。

洗眼黄连汤

【来源】《太平圣惠方》卷十八。

【组成】黄连一两 甘草一两（生用） 黄柏二两 秦皮一两 秦艽一两（去苗）

【用法】上锉细，都以水二大盏，煎至一大盏，温温洗眼，一日三五次。

【主治】热病毒气攻眼，赤肿疼痛。

洗眼黄柏汤

【来源】《太平圣惠方》卷十八。

【组成】黄柏半两 黄连半两 当归半两 甘草半两（生用） 灯心三束 黄芩半两 杏仁一分（汤浸，去皮尖双仁，生用） 蕤仁一分 大枣五枚

【用法】上锉细。都以水三大盏，煎取一大盏半，以绵滤去滓，看冷暖，避风处洗眼，一日三五次。

【主治】热病毒气攻两眼，赤肿疼痛。

黄柏汤

【来源】《太平圣惠方》卷十八。

【组成】黄柏半两 黄连半两 当归半两 甘草半两（生用） 灯心三小束 黄芩半两 杏仁一分（汤浸，去皮尖双仁，生用） 蕤仁一分 大枣五枚

【用法】上锉细。以水三大盏，煎取一大盏半，以绵滤去滓，看冷暖，避风处洗眼，一日三五次。

【主治】热病，毒气攻两眼，赤肿疼痛。

犀角散

【来源】《太平圣惠方》卷十八。

【组成】犀角屑半两 麦门冬一两（去心，焙） 防风半两（去芦头） 黄芩半两 川升麻半两 石膏半两 川大黄半两（锉碎，微炒） 黄连半两（去须） 大青半两 甘菊花半两 栀子仁半两 甘草半两（炙微赤，锉）

【用法】上为粗散。每服三钱，以水一中盏，加淡

竹叶三七片，煎至六分，去滓温服，不拘时候。

【主治】热病。热毒气攻眼，赤涩肿痛。

大黄散

【来源】《太平圣惠方》卷三十二。

【组成】川大黄（锉碎，微炒） 栀子仁 井泉石 秋桑叶 甘草（炙微赤，锉） 决明子各三分

【用法】上为散。每服三钱，以水一中盏，煎至六分，去滓，食后温服。

【主治】眼睑垂肿，疼痛。

车前子丸

【来源】《太平圣惠方》卷三十二。

【组成】车前子二两 牵牛子二两（微炒） 石决明一两（捣，细研，水飞过） 青葙子二两 甘菊花一两 川升麻一两 木香一两 秦皮一两 石膏二两（细研，水飞过） 槐子二两（炒令香） 麦门冬一两半（去心，焙） 真珠末一两 犀角屑一两 芎藭一两

【用法】上为末，炼蜜为丸，如梧桐子大。每服二十丸，食后煎竹叶汤送下。

【主治】一切风毒攻眼，赤涩疼痛，视物不明。

车前子散

【来源】《太平圣惠方》卷三十二。

【组成】车前子 黄芩 黄连（去须） 决明子 玄参 甘草（炙微赤，锉） 黄耆（锉）各一两 麦门冬一两半（去心，焙）

【用法】上为粗末。每服三钱。以水一中盏，煎至六分，去滓，食后温服。

【主治】热毒攻眼疼痛，发歇不定，心神烦渴，不得睡卧。

【宜忌】忌炙煿、酒、面、毒、鱼肉。

车前饼子

【来源】《太平圣惠方》卷三十二。

【组成】车前叶一握 牛蒡叶一握 地龙粪三两 盐一分 秦皮一两（锉）

【用法】上药捣烂，捏作饼子。仰卧，贴上，干即易之。

【主治】热毒上攻于眼，赤肿疼痛。

升麻散

【来源】《太平圣惠方》卷三十二。

【组成】川升麻 赤芍药 秦皮 枳壳（麸炒微黄，去瓤） 前胡（去芦头） 黄连（去须） 川大黄（锉碎，微炒） 川芒消 决明子各一两 栀子仁三分

【用法】上为粗散。每服三钱，以水一中盏，加淡竹叶二七片，煎至六分，去滓，每于食后温服。

【主治】肝脏热毒冲眼，生赤脉肿，或生白翳，或涩痛，视物不明。

甘菊花丸

【来源】《太平圣惠方》卷三十二。

【组成】甘菊花一两 决明子一两半 车前子二两 防风二两（去芦头） 蕤仁一两半（汤浸，去赤皮） 黄连二两（去须） 川升麻一两 子芩一两 川大黄三两（锉碎，微炒） 玄参一两 葳蕤二两

【用法】上为末。炼蜜为丸，如梧桐子大。每服二十丸，食后以温浆水送下。

【主治】风毒攻眼，涩痒肿疼，久赤不愈。

甘菊花散

【来源】《太平圣惠方》卷三十二。

【组成】甘菊花一两 川升麻一两 芎藭一两半 细辛一两 防风（去芦头）三分 石膏二两 羚羊角屑一两半 川大黄一两（锉碎，微炒） 黄连一两（去须） 甘草三分（炙微赤，锉）

【用法】上为散。每服四钱，以水一中盏，煎至六分，去滓，食后温服。

【主治】诸风毒攻头目，睛中如针刺痛，及欲成障翳。

石决明丸

【来源】《太平圣惠方》卷三十二。

【组成】石决明一两（捣，细研，水飞过） 黄连三分（去须） 玄参三分 地骨皮三分 防风三分（去芦头） 栀子仁三分 子芩三分 独活三分 茯神三分 甘菊花三分 车前子三分 青葙子三分 枳壳三分（麸炒微黄，去瓤） 秦艽三分（去苗） 五加皮三分 决明子三分（微炒） 葳蕤三分 沙参三分（去芦头） 蕤仁三分（汤浸，去赤皮） 川大黄三分（锉碎，微炒） 茺蔚子三分

【用法】上为末，炼蜜为丸，如梧桐子大。每服二十丸，以薄荷汤送下，不拘时候。

【主治】肝脏热极，目赤涩痛，泪不止，风湿痒，心膈壅滞，头目常疼。

石蜜煎点眼方

【来源】《太平圣惠方》卷三十二。

【组成】石蜜三两半 朱砂半两（细研） 石盐半两（细研） 川芒消半两（碎） 盐绿一分（研） 蕤仁一两半（去赤皮，细研） 黄连一两（去须，捣为末） 细辛半两（末） 石决明半两（细研，水飞过） 乌贼鱼骨半两（细研）

【用法】上为末，以蜜调成煎，瓷器中盛。每点如绿豆大，纳眼两大眦中。

【主治】眼暴赤。

【宜忌】宜避风日。

龙脑散

【来源】《太平圣惠方》卷三十二。

【组成】龙脑一分（细研） 牛黄一分（细研） 朱砂一分（细研） 天竺黄半两（细研） 赤芍药半两 玄参半两 犀角屑一两 羚羊角屑一两 细辛一分 甘菊花半两 车前子半两 决明子半两 胡黄连半两 柴胡半两（去苗） 川升麻半两 川大黄一两（锉碎，微炒） 甘草三分（炙微赤，锉）

【用法】上为细散，都研令匀。每服一钱，食后煎竹叶汤调下。

【主治】肝脏风热，眼目赤烂肿痛。

【宜忌】忌炙爝、热面、毒滑、鱼肉。

龙脑膏

【来源】《太平圣惠方》卷三十二。

【组成】龙脑半分（细研） 马牙消一分（细研）

【用法】以羊胆一枚，纳入龙脑等，浸二复时，于瓷盒内摘破，研匀成膏。点眼，每日三次。

【主治】风毒攻眼，昏暗赤热肿痛。

龙脑膏

【来源】《太平圣惠方》卷三十二。

【组成】龙脑半钱（细研） 空青半分（细研） 马牙消一分（细研） 川大黄半两（捣末） 黄连三分（去须，为末） 野驼脂三分（炼去滓） 鹅脂半两（炼去滓） 熊胆一分（细研）

【用法】先将马牙消、黄连、大黄三味末，纳入脂中，于微火上煎五七沸，滤去滓，次将龙脑，熊胆、空青末研令极细，入前脂中，搅和令匀，纳瓷瓶中盛。每用铜箸取如黍米大，点目眦头，一日两三次。

【主治】远年风赤眼烂及热毒等。

龙脑膏子

【来源】方出《太平圣惠方》卷三十二，名见《普济方》卷七十四。

【组成】龙脑半钱 秦皮（锉） 黄连（去须） 甘草（生，锉） 马牙消（炼过，细研）各半两

【用法】上为末。用水一大盏，浸药一宿，以银铫子煎五分，用新绵滤过，入龙脑，搅令匀，瓷器中盛。以铜箸点眼。

【主治】风毒暴赤眼，肿涩痛。

白矾散

【来源】《太平圣惠方》卷三十二。

【组成】白矾 马牙消 黄丹各一两

【用法】上为细末。先固济一瓷瓶子，候干，入药末在内，以文火歇口烧之，阴气尽后，用大火煅

令通赤，候冷，入地坑内，埋七日，取出，细研。每取少许点之。

【主治】风毒攻眼肿痛，时发时愈，或生赤脉。

地骨皮散

【来源】《太平圣惠方》卷三十二。

【组成】地骨皮　川升麻　玄参　甘草（炙微赤，锉）　防风（去芦头）　黄芩各一两　赤茯苓二两　羌活三分　桑根白皮二两（锉）　决明子二两半　石膏二两　柴胡二两半（去苗）

【用法】上为粗散。每服四钱，以水一中盏，加生姜半分，淡竹叶二七片，黑豆五十粒，煎至六分，去滓，食后温服。

【主治】肝壅毒气上攻，眼睛赤涩疼痛，心躁体热。

地龙粪饼子

【来源】《太平圣惠方》卷三十二。

【组成】地龙粪半两（研）　栀子仁半两（末）　牛蒡根三两（生者）

【用法】上捣令熟，硬软得所，捏作饼子。闭目卧，以搨眼上，时时易之。

【主治】眼赤痛。

芒消散

【来源】《太平圣惠方》卷三十二。

【组成】川芒消　黄连（去须）　黄芩　枳壳（麸炒微黄，去瓤）　栀子仁　钩藤（锉）各一两　川大黄三分（锉碎，微炒）　甘草三分（炙微赤，锉）

【用法】上为细散。每服二钱，食后以乌豆汤调下。

【主治】丹石毒攻眼，疼痛、肿、生翳，心神躁乱。

竹叶散

【来源】方出《太平圣惠方》卷三十二，名见《普济方》卷七十三。

【组成】淡竹叶一两　黄连一两（去须）　黄柏一两半

【用法】上锉细。以水三大盏，煎取一中盏，绵滤去滓，每日三四次点之。

【主治】眼赤烂。

竹叶煎

【来源】《太平圣惠方》卷三十二。

【组成】竹叶二握（洗净，切）　大枣五枚（擘碎）　古字钱七枚　黄连半两（去须，捣为末）

【用法】上药令和，纳铜器中，以水一盏，煎至五分，绵滤去滓，又重煎取三分，纳瓷瓶子中盛。每以铜箸头取少许，点目眦头，一日三五次。

【主治】眼赤痛。

朱砂煎

【来源】《太平圣惠方》卷三十二。

【别名】丹砂膏（《普济方》卷七十五）。

【组成】朱砂半两　蕤仁三分（去皮，细研）　胡粉如棋子大二枚　龙脑半钱（细研）

【用法】上为末，取真酥，调如膏令匀，用油帛裹，以铜盒子盛之，勿令泄气。每用如黍米大点服，一日二三次。

【主治】风毒攻冲，两眼赤痛。

闭毒散

【来源】《太平圣惠方》卷三十二。

【组成】川大黄　玄参　川芒消　白蔹　射干　木香　黄芩各半两

【用法】上为细散，用鸡子白和如泥，作饼子。搭在眼睑上，干即易之。

【主治】眼赤肿痛。

决明子散

【来源】《太平圣惠方》卷三十二。

【组成】决明子　栀子仁　地肤子　茺蔚子　蓝叶　川朴消各一两　川升麻一两　石膏二两

【用法】上为散。每服三钱，以水一中盏，入苦竹叶二七片，煎至六分，去滓，食后温服。

【主治】眼赤肿，痛不可忍，欲生翳者。

决明子散

【来源】《太平圣惠方》卷三十二。

【别名】决明散（《圣济总录》卷一〇七）。

【组成】决明子（微炒） 车前子 茺蔚子 黄连（去须） 防风（去芦头） 赤茯苓 人参（去芦头） 菥蓂子 远志（去心） 蔓荆子 甘菊花 白芷 秦皮 玄参 枳壳（麸炒微黄，去瓤） 蕤仁（汤浸，去赤皮） 细辛各一两

【用法】上为散。每服一钱，食后以温酒调下。

【主治】眼目赤痛，或生翳膜，头面多风，泪出不止。

防风散

【来源】《太平圣惠方》卷三十二。

【组成】防风（去芦头） 芎藭 川升麻 犀角屑 羚羊角屑 赤芍药 前胡各半两（去芦头） 细辛 秦皮 朱砂（细研） 甘草（炙微赤，锉）各一分 牛黄二钱（细研）

【用法】上为散，入牛黄、朱砂，都研令匀。每服一钱，食后煎地黄汤调下。

【功用】退上焦壅热，止痛消肿。

【主治】眼赤肿痛，多眵泪。

防风散

【来源】《太平圣惠方》卷三十二。

【组成】防风（去芦头） 黄连（去须） 决明子 黄芩 甘草（炙微赤，锉） 川大黄（锉碎，微炒）各一两 木通一两（锉） 甘菊花三分 赤芍药一两半

【用法】上为粗散。每服三钱，以水一中盏，煎至六分，去滓，食后温服。

【主治】风毒攻眼，睫落肿痛。

【宜忌】忌毒鱼肉、炙爆、热面。

杏仁煎

【来源】《太平圣惠方》卷三十二。

【别名】杏仁膏（《圣济总录》卷一〇四）。

【组成】杏仁半两（汤浸，去皮，研如膏） 黄连半两（去须，捣罗为末） 腻粉一钱 白蜜半合 古字钱五文 消梨汁三合

【用法】上药相和，于铜器中，以慢火煎令沸，可减至一半，以绵滤令净，却入器中，渐渐火逼如膏，瓷器中盛，每以铜箸头，取如半小豆大，点目中。

【主治】

1.《太平圣惠方》：眼暴赤。

2.《普济方》：眼赤暴痛，眼风泪。

杏仁膏

【来源】方出《太平圣惠方》卷三十二，名见《普济方》卷七十一。

【组成】杏仁一合（汤浸，去皮尖双仁） 盐绿一分（细研） 印成盐一分（细研）

【用法】上药取杏仁先捣如膏，用瓷器纳盛，次入盐绿，并印盐相和，密封。至二七日后，每夜卧时，取少许点眼四眦上，一日三二次。

【主治】远年风赤眼，肿涩痛。

沙参散

【来源】《太平圣惠方》卷三十二。

【组成】沙参（去芦头）一两 防风（去芦头）一两 甘草半两（炙微赤，锉） 甘菊花 赤芍药 地骨皮 枳壳（麸炒微黄，去瓤）各一两 黄耆一两半（锉）

【用法】上为散。每服四钱，以水一中盏，煎至六分，去滓温服，不拘时候。

【主治】风气攻睑眦，致眼痒急，似赤不赤。

乳汁煎

【来源】《太平圣惠方》卷三十二。

【组成】人乳汁半合 古字铜钱十枚

【用法】上以乳汁于铜器内磨钱令变色，稀稠成煎即止，纳瓷瓶中盛。每以铜箸点少许目眦头，每日三五次。

【主治】肝热目赤痛。

鱼胆贴眼膏

【来源】《太平圣惠方》卷三十二。
【组成】鲤鱼胆七枚　黄连半两（去须、捣为末）　川大黄半两（捣罗为末）
【用法】取鱼胆汁调药末，以瓷瓶盛，于饭下蒸之，饭熟为度，取出，如干，即入少许熟水，调似膏。涂于帛上，贴在眼睑。
【主治】眼赤痛。

泻肝麻仁散

【来源】《太平圣惠方》卷三十二。
【组成】大麻仁二两　玄参　秦皮　诃黎勒皮　黄连（去须）　车前子（微炒）　川大黄（锉碎，微炒）　决明子各一两
【用法】上为粗散。每服三钱，以水一中盏，煎至六分，去滓，食后温服。
【主治】热毒攻眼，涩痛。

柏皮汤

【来源】《太平圣惠方》卷三十二。
【组成】柏白皮　黄柏　蕤仁各一两　黄连三分（去须）　苦竹叶二握
【用法】上锉细。以水三升，煎取二升，去滓，稍热淋洗，冷即重暖用之。
【主治】眼赤烂，痒痛不止。

栀子散

【来源】《太平圣惠方》卷三十二。
【组成】栀子仁半两　秦皮三分　蔓荆子三分　白芷三分　细辛三分　玄参三分　决明子三分　菥蓂子三分　防风三分（去芦头）　车前子三分　赤茯苓三分　枳壳三分（麸炒微黄，去瓤）　蕤仁三分（汤浸，去赤皮）　甘菊花三分　黄芩三分
【用法】上为细散。每服一钱，于食后煎竹叶汤调下。
【主治】眼赤，风泪出，痒，及胎赤障翳，睑急痛。
【宜忌】忌炙煿、油腻、生菜、热面。

栀子散

【来源】《太平圣惠方》卷三十二。
【组成】栀子仁一两　黄连一两（去须）　枳壳三分（麸炒微黄，去瓤）　龙胆一两（去芦头）　赤芍药一两　甘草三分（炙微赤，锉）　川大黄一两（锉碎，微炒）　柴胡一两半（去苗）　大青一两
【用法】上为散。每服四钱，以水一中盏，煎至六分，去滓，食后温服。
【主治】上焦壅热，眼睛疼痛，大小便秘涩，心神烦躁，不得眠卧。

胡黄连煎

【来源】《太平圣惠方》卷三十二。
【别名】点眼黄连煎（《圣济总录》卷一〇五）。
【组成】胡黄连一分（末）　黑豆一分（去皮）　黄柏一分（末）　龙脑一钱（细研）　麝香一钱（细研）　熊胆一分（细研）　牛黄一分（细研）　鹅梨汁一升
【用法】上先将前三味相和，于银器中，以水二大盏，煎至一半，滤去滓，入梨汁及研了药，以文火熬成煎，倾于瓷瓶内盛，密封，入地坑内埋四十九日，取出。每以铜箸头取少许点之。
【主治】眼风赤痛烂，怕见风日，磣痛不可忍。

茧卤点眼煎

【来源】《太平圣惠方》卷三十二。
【组成】茧卤一升（青香者）　青梅二十七枚　古文钱二十一文
【用法】上以新瓷瓶盛，密封，于汤中煮一炊久，取出，经三日后，每以铜箸头取少许点目中，一日三五次。
【主治】眼风赤，热泪，虚肿赤涩痛。

点眼膏

【来源】《太平圣惠方》卷三十二。
【组成】白蜜十二两（慢火熬，去沫，滤过）　朱砂一分（细研）　黄丹三分（细罗过）　马牙消三分（细研）　蕤仁一分（汤浸，去赤皮，研）　黄

连半两（去须，细锉） 黄柏半两（细锉）
【用法】上药与炼蜜搅令匀，入于青竹筒内，安于釜汤中煮，自早至夜，不得住火，水少别暖水更添，时时用槐枝子搅之，至来日早晨取之，以绵滤三两度取清者，用瓷瓶子盛之。铜箸点之。
【主治】眼热毒所攻，肿涩痛。

点眼枸杞煎

【来源】《太平圣惠方》卷三十二。
【别名】枸杞煎（《普济方》卷七十三）。
【组成】枸杞叶半斤（研取汁） 杏仁七枚（去皮尖，研） 黄连一分（去须，捣罗为末） 腻粉一钱 青盐半钱
【用法】上除枸杞汁外，以新绵裹，纳净瓷盒中，将枸杞汁浸一复时后，绞捩去滓。以铜箸头取少许点目中，每日三五次。
【主治】眼赤痛，昼夜不开。

点眼黄连煎

【来源】《太平圣惠方》卷三十二。
【组成】黄连半两（去须） 马牙消一分 蜜半匙
【用法】取大梨两枚，剜作坑子，留蒂作盖子，用绵裹诸药末，纳和梨中，以盖子覆之，冬月一伏时，夏月从旦至暮即得，勿令有尘污，取其汁。每日点眼三五次。
【主治】眼赤痛。

点眼铜绿膏

【来源】《太平圣惠方》卷三十二。
【组成】铜绿半两 龙脑半钱 麝香半钱 乌贼鱼骨一分 马牙消一分 蕤仁一分（汤浸，去皮） 水银一两（豆大）
【用法】上为细末。每用药一字，入人乳中，调和如膏。每以铜箸头取少许点之，每日三五次。
【主治】风赤眼及痒痛。

点眼蕤仁膏

【来源】《太平圣惠方》卷三十二。
【组成】蕤仁半两（汤浸，去皮） 腻粉二钱 驴脂一分
【用法】上先将蕤仁为细末，又下腻粉，以驴脂匀调如膏，盛于瓷盒内，勿令风土入。每夜卧时以铜箸取少许点目中。
【主治】风赤眼。

洗眼秦皮汤

【来源】方出《太平圣惠方》卷三十二，名见《圣济总录》卷一一〇。
【别名】防风汤（《普济方》卷八十四）。
【组成】秦皮一两（去苗） 防风一两（去芦头） 甘菊花三分 竹叶白四十片 蕤仁七枚（汤浸，去赤皮，研） 栀子仁三分 葳蕤一两
【用法】上锉细。以水三大盏，煎取一盏半，绵滤去滓，每暖三合，洗眼，一日二三次。洗了避风。
【主治】眼赤肿痛。

洗眼秦皮汤

【来源】《太平圣惠方》卷三十二。
【别名】秦皮汤（《普济方》卷七十五）。
【组成】秦皮二两 黄连二两（去须） 蕤仁一两（去赤皮，研） 淡竹叶一握 古钱十文
【用法】上锉细。以水三大盏，和钱煮取一大盏，去滓，适寒温，洗之，一日二三次。
【主治】风毒冲眼。

洗眼黄连汤

【来源】方出《太平圣惠方》卷三十二，名见《普济方》卷七十四。
【组成】黄连一两（去须） 秦皮一两 大枣七枚
【用法】上锉。用水二大盏，煎至一盏，去滓，放温，洗眼，一日三次。
【主治】眼赤肿疼痛不可忍。

前胡散

【来源】《太平圣惠方》卷三十二。
【别名】前胡汤（《圣济总录》卷一〇四）。

【组成】前胡三分（去芦头） 防风一两（去芦头） 决明子一两 木通一两（锉） 茯神三分 羚羊角屑三分 玄参半两 川升麻三分 地骨皮半两 川朴消一两

《圣济总录》有白芷一两，五味子二两。

【用法】上为粗散。每服三钱，以水一中盏，煎至六分，去滓，每于食后温服。

【主治】肾脏风毒冲眼，赤痛及紫色。

前胡散

【来源】《太平圣惠方》卷三十二。

【组成】前胡（去芦头） 防风（去芦头） 独活 玄参 栀子仁 车前子 黄芩 甘菊花 甘草（炙微赤，锉） 桔梗（去芦头） 地肤子各一两 细辛一两半

【用法】上为粗散。每服三钱，以水一中盏，煎至六分，去滓，每于食后温服。

【主治】肝脏壅热，风毒所攻，眼赤肿痛，生胬肉侵睛。

【宜忌】忌炙煿，热面。

秦皮散

【来源】《太平圣惠方》卷三十二。

【组成】秦皮三两 防风（去芦头） 黄连（去须） 甘草（炙微赤，锉）各一两半

【用法】上为粗散。每服三钱，以水一中盏，加淡竹叶二七片，煎至六分，去滓，食后温服。

【主治】眼赤肿痛有翳，胬肉，多泪难开。

秦皮散

【来源】《太平圣惠方》卷三十二。

【组成】秦皮三两 辛夷二两 黄柏五两（锉） 黄连二两（去须） 玄参一两 莽草一两（微炙） 甘草二两（炙微赤，锉）

【用法】上为粗散。每服三钱，以水一中盏，煎至六分，去滓，食后温服。

【主治】一切风赤眼，生疮。

秦皮散

【来源】《太平圣惠方》卷三十二。

【别名】秦皮汤（《圣济总录》卷一一〇）。

【组成】秦皮一两 黄连一两（去须） 栀子仁三分 川大黄半两（锉碎，微炒） 细辛半两 蛇衔草三分 甘草半两（炙微赤，锉）

【用法】上为粗散。每服三钱，以水一中盏，加生姜半分，竹叶二七片，煎至六分，去滓，食后温服。

【主治】热毒攻眼，睑垂肿痛。

黄连散

【来源】《太平圣惠方》卷三十二。

【组成】黄连（去须） 木通（锉） 黄芩 黄柏（锉） 甘草（炙微赤，锉）各一两 川朴消二两

【用法】上为散。每服三钱，以水一中盏，煎至六分，去滓，每于食后温服。

【主治】热毒攻眼赤痛，心神烦躁，大小便难。

黄连煎

【来源】《太平圣惠方》卷三十二。

【组成】黄连二两（去须） 蕤仁二两（去赤皮，研） 硼砂一分

【用法】先取黄连，以水三大盏，煎取一大盏，绵滤去滓；去滓过，又取蕤仁，以绢裹，别以水一盏揉令浆尽，却和前黄连汁，同煎似稀膏，又以浆水半合浸硼砂，化尽，去夹石，入前药中，更以慢火煎如稠膏，刮取摊于瓷盒中后，以新砖一口，上安艾如鸡子大，烧之，以药盒覆盖，勿令烟出熏之，以艾尽为度，后研令匀。每以铜箸取如绿豆大，点之。

【主治】眼远年风赤。

黄连煎

【来源】《太平圣惠方》卷三十二。

【组成】黄连半两（去须，捣为末） 丁香一分（捣为末） 黄柏半两（为末） 蕤仁半两（去赤皮，烂研） 古钱七文

【用法】以水一大盏，煎取半盏，去滓，更以绵滤，重熬成煎，每日三五度点之。
【主治】眼风痒赤急。

黄连膏

【来源】《太平圣惠方》卷三十二。
【组成】黄连一两（去须） 黄柏半两 川升麻半两 蕤仁一两（去赤皮，研） 细辛一两 石胆一豆许（研）
【用法】上锉细，以水三大盏，煎至一盏半，绵滤去滓，入白蜜四两相和，煎令稠，入研了石胆，拌令匀。每日点少许于两目眦头。
【主治】

1.《太平圣惠方》：眼赤痛不开。

2.《普济方》：眼赤涩，疼痛不开，兼飞血赤痛。

黄耆散

【来源】《太平圣惠方》卷三十二。
【组成】黄耆（锉） 茺蔚子 麦门冬（去心）各一两半 地骨皮 玄参 黄芩 知母各一两 犀角屑半两
【用法】上为散。每服四钱，以水一中盏半，煎至六分，去滓，食后温服。
【主治】眼睑硬赤肿痛。
【宜忌】忌炙煿热面。

羚羊角丸

【来源】《太平圣惠方》卷三十二。
【组成】羚羊角屑三分 蔓荆子三分 防风一两（去芦头） 栀子仁三分 赤芍药一两 威蕤一两 甘菊花三分 麻仁一两 麦门冬一两半（去心，焙） 川朴消一两
【用法】上为末，炼蜜为丸，如梧桐子大。每服二十丸，食后温水送下。
【主治】一切风热攻眼赤痛，心神烦躁，大小便难。

羚羊角散

【来源】《太平圣惠方》卷三十二。
【组成】羚羊角屑三分 茯神三分 车前子三分 甘菊花三分 决明子三分 防风三分（去芦头） 羌活三分 赤芍药三分 蔓荆子三分 黄芩三分 川升麻三分 栀子仁三分 麦门冬三分（去心） 柴胡三分（去苗） 枳壳一两（麸炒微黄，去瓤） 甘草三分（炙微赤，锉）
【用法】上为散。每服四钱，以水一中盏，煎至六分，去滓，食后温服。
【主治】肝肾久积风热，两眼赤痛，上焦壅滞，头重心烦，四肢不利。
【宜忌】忌炙煿、热面、油腻。

羚羊角散

【来源】《太平圣惠方》卷三十二。
【组成】羚羊角屑一两 葳蕤二分 防风半两（去芦头） 甘菊花三分 牛黄一分（研细） 细辛一分 芎藭三分 玄参一分 赤芍药半两 黄芩半两 栀子仁半两 甘草半两（炙微赤，锉）
【用法】上为散，入牛黄研令匀。每服三钱，以水一中盏，煎至六分，去滓，食后温服。
【主治】肝脏风毒上冲，眼赤肿痛，开张不得，头额疼痛。
【宜忌】忌炙煿、热面。

羚羊角散

【来源】方出《太平圣惠方》卷三十二，名见《普济方》卷七十四。
【组成】羚羊角屑 葳蕤 甘菊花 泽泻 川大黄（锉碎，微炒） 木通（锉）各一两
【用法】上为散。每服三钱至四钱，以水一中盏，煎至六分，去滓，食后温服。
【功用】去肝肺热毒。
【主治】眼赤肿痛，并白翳。

羚羊角散

【来源】《太平圣惠方》卷三十二。

【组成】羚羊角屑半两　防风（去芦头）　赤芍药　木通（锉）　玄参　马牙消各一两　枳壳半两（麸炒微黄，去瓤）　甘草半两（炙微赤，锉）　栀子仁半两
【用法】上为粗散。每服三钱，以水一中盏，加淡竹叶二七片，煎至六分，去滓，食后温服。
【主治】热毒上攻眼目，烦闷，头热，心躁，小便不利。

羚羊角散

【来源】《太平圣惠方》卷三十二。
【组成】羚羊角屑　茯神　防风（去芦头）　地骨皮各一两　石膏二两　黄芩三分　麦门冬一两半（去心，焙）　甘草三分（炙微赤，锉）　枳壳三分（麸炒微黄，去瓤）　蕤仁三两（汤浸，去赤皮）　犀角屑三分　川芒消三分
【用法】上为粗散。每服四钱，以水一中盏，煎至六分，去滓，入地黄汁半合，更煎一两沸，食后温服。
【主治】肝膈壅热，眼睛赤涩疼痛，心神烦热。

葳蕤散

【来源】《太平圣惠方》卷三十二。
【别名】萎蕤汤（《圣济总录》卷一〇三）。
【组成】葳蕤　秦皮（锉）　甘菊花　防风（去芦头）　栀子仁　甘草（炙微赤，锉）各一两　黄连一两半（去须）　决明子一两半
【用法】上为散。每服四钱，以水一中盏，煎至六分，去滓，食后温服，夜临卧时再服。
【主治】

1.《太平圣惠方》：眼赤湿痒急。
2.《圣济总录》：目赤痛，见明不得。

犀角散

【来源】《太平圣惠方》卷三十二。
【组成】犀角屑一两　防风三分（去芦头）　羚羊角屑三分　车前子三分　川升麻三分　蔓荆子三分　甘菊花三分　细辛三分　黄芩三分　玄参三分　甘草三分（炙微赤，锉）　朱砂半两（细研）　琥珀半两（细研）　龙脑一分（细研）
【用法】上为散，都研令匀。每服一钱，食后煎麦门冬汤调下。
【主治】风赤眼。涩痛，泪出，睛疼，心膈烦热，四肢不利。

犀角散

【来源】《太平圣惠方》卷三十二。
【组成】犀角屑　栀子仁　木通（锉）　子芩　川大黄（锉碎，微炒）　瞿麦　决明子　黄连（去须）　车前子　甘菊花各一两　甘草半两（炙微赤，锉）　防风二分（去芦头）
【用法】上为散。每服三钱，以水一中盏，煎至六分，去滓，食后温服。
【主治】远年风赤眼，肿痒涩痛晕翳。
【宜忌】忌毒鱼肉，热面。

槐枝汤

【来源】《太平圣惠方》卷三十二。
【组成】槐枝一大握　柳枝（青嫩如小指大）一大握（长三寸，切）　青钱三十文　青盐半分　生朴消一分　醋淡得所浆水三升
【用法】上于铜器中，以慢火煎，不得令火急，常微沸如鱼眼，又别以槐柳枝如箸长十数茎，以线缠，用搅药两头俱便看色变，复换新者，待浆水色如绿苔，减半，即澄滤，于瓷器中盛。候微温洗眼，不限时节用之。
【主治】眼风赤磣涩，生赤脉，及膜热泪出不止。
【宜忌】避风。

槐皮洗眼汤

【来源】《太平圣惠方》卷三十二。
【组成】槐子（皮）一两（锉）　秦皮一两　黄连半两（去须）　淡竹叶一握　蕤仁半两（汤浸，去赤皮）　栀子仁半两　黄蘗半两（锉）　马牙消半两　青盐一分
【用法】上为粗散。每用药一两，以水三大盏，入古字钱十四文，煎至两盏，去滓，每暖三合，洗眼日三度。

【主治】眼赤痛。
【宜忌】避风。

蜜连膏

【来源】方出《太平圣惠方》卷三十二，名见《普济方》卷七十四。
【组成】蜜四两　黄连（去须，为末）　蕤仁（汤浸，去赤皮，细研）各半两　龙脑半钱（研入）
【用法】上为细散，与蜜相合，入铜器中，慢火熬如稀饧，用新绢滤过，候药稍冷，入龙脑，搅令匀，以瓷器盛。用铜箸点药于眼大眦，一日二三次。
【主治】眼赤肿痛。

蕤仁散

【来源】《太平圣惠方》卷三十二。
【组成】蕤仁二两（去皮）　黄芩二两　栀子仁一两　黄连一两（去须）　秦皮二两（锉）　犀角屑一两　甘草半两
【用法】上为散。每服三钱，以水一中盏半，加竹叶七片，同煎至六分，去滓，食后温服。
【主治】眼暴赤。

蕤仁散

【来源】方出《太平圣惠方》卷三十二，名见《普济方》卷七十一。
【组成】古文钱四十九文（字号分明者，先捣青盐二两为末，一行钱上，用一行盐末，如此排尽钱盐为度，安一净砖上，以火烧令通赤，吹去灰尘）　蕤仁（汤浸，去赤皮）　黄连（去须）　黄柏（锉）各一分
【用法】上为粗散。取前钱盐一处，用水二大盏，煎至一中盏，去滓，以绵滤过，不拘时候点之。
【主治】远年风赤眼。

蕤仁膏

【来源】《太平圣惠方》卷三十二。
【别名】蕤仁散（《圣济总录》卷一〇四）。
【组成】蕤仁三分（去赤皮、细研）　腻粉半分　龙脑半分
【用法】上都研令匀细。每日三度点之。
【主治】风毒冲眼赤痛，晕翳不退。

蕤仁点眼方

【来源】《太平圣惠方》卷三十二。
【组成】蕤仁半两（去赤皮，细研）　腻粉一分　青盐一钱
【用法】上药相合，细研如粉，以乳汁少许，和研如膏。遍涂于茶碗中，以熟艾鸡子大一团，安于地坑内烧之，以药茶碗盖，候烟尽为度，取出，再入乳汁研成膏。每以铜箸取少许点之。
【主治】眼风赤，经年不愈。

龙脑膏

【来源】《太平圣惠方》卷三十三。
【组成】龙脑一分　雄雀粪一分
【用法】上为细末。以人乳汁一合相和，调匀成膏。每以铜箸取少许点眼。
【主治】眼赤痛，卒生浮白膜。

玄参丸

【来源】《太平圣惠方》卷三十三。
【组成】玄参　羚羊角屑　川升麻　汉防己　杏仁（汤浸，去皮尖双仁，麸炒微黄）　沙参（去芦头）　车前子　桑根白皮（锉）　栀子仁各一两　大麻仁一两半　川大黄一两半（锉碎，微炒）
【用法】上为末，炼蜜为丸，如梧桐子大。每服二十丸，食后以温水送下，夜临卧时再服。

本方改为饮剂，名“玄参饮”（《审视瑶函》卷三）。
【主治】肺脏积热，白睛肿胀，遮盖瞳人，开张不得，赤涩疼痛。

朱砂煎

【来源】《太平圣惠方》卷三十三。
【组成】朱砂一分（细研）　马牙消半两（细

研） 黄连末半两 杏仁一两（汤浸去皮） 青盐一分

【用法】上为末，以绵裹，用雪水三合，浸之一宿，更以绵滤过，于瓷盒中。每以铜箸取少许点之。

【主治】眼白睛肿起，赤涩疼痛。

补肝地肤子散

【来源】《太平圣惠方》卷三十三。

【别名】地肤子散（《圣济总录》卷一〇三）。

【组成】地肤子一斤（阴干，捣罗为末） 生地黄五斤（净汤捣绞取汁）

【用法】上药相拌，晒干，为细散。每服二钱，空心以温酒调下，夜临卧以温水调再服之。

【主治】

1.《太平圣惠方》：肝虚目昏。
2.《圣济总录》：风热目赤肿痛。

珊瑚散

【来源】《太平圣惠方》卷三十三。

【组成】珊瑚三分 龙脑半钱 朱砂一分

【用法】上先研珊瑚、朱砂如粉，次入龙脑，更研令匀。每以铜箸取一米许点之，每日三四次。

【主治】眼赤痛，后生肤翳，远视不明，痒涩。

贴胁膏

【来源】《太平圣惠方》卷三十三。

【组成】川大黄 玄参 川朴消各一两

【用法】上为细散，以生地黄汁调匀，摊于帛上。贴之下睑。

【主治】眼白睛肿胀，赤涩热痛。

洗眼秦皮汤

【来源】《太平圣惠方》卷三十三。

【组成】秦皮一两（去粗皮） 桑根白皮一两 玄参半两 葳蕤一两 川大黄半两 竹叶二两 栀子仁半两 青盐半两（未成汤下）

【用法】上粗锉。以水二大盏，煎至一盏半，入盐，滤去滓，微热淋洗，冷即再暖洗之。

【主治】眼白睛肿起，赤碜痛痒。

牛黄丸

【来源】《太平圣惠方》卷八十九。

【组成】牛黄一分（细研） 朱砂半两（细研，水飞过） 熊胆一分（细研） 龙脑一钱（细研） 黄连末半两 腻粉一分

【用法】上药都研令匀，炼蜜为丸，如麻子大。每服五丸，以温水送下，不拘时候。

【主治】小儿肝心壅热上冲，眼赤肿疼痛。

升麻散

【来源】《太平圣惠方》卷八十九。

【组成】川升麻 黄耆（锉） 玄参 甘草（炙微赤，锉）各半两 犀角屑 防风（去芦头） 蕤仁（汤浸，去皮）各一分

【用法】上为粗散。每服一钱，以水一小盏，煎至五分，去滓，加竹沥半合，更煎一两沸，量儿大小，分减温服，一日三四次。

【主治】小儿眼胎赤，风毒所致肿痛。

龙脑散

【来源】《太平圣惠方》卷八十九。

【组成】龙脑一两（细研） 栀子仁 黄芩 麦门冬（去心，焙） 地骨皮 川升麻 犀角屑各半两 牛黄一分（细研） 川大黄一两（锉，微炒） 甘草一分（炙微赤，锉）

【用法】上为细散。每服半钱，食后以温水调下。五岁以下可服一字。

【主治】小儿肝脏壅热，两眼赤痛。

决明散

【来源】《太平圣惠方》卷八十九。

【别名】决明汤（《圣济总录》卷一八一）。

【组成】决明子 子芩 柴胡（去苗） 川大黄（锉，微炒） 川升麻 栀子仁 羚羊角屑 甘草（炙微赤，锉）各半两 石膏一两

【用法】上为散。每服一钱，以水一小盏，入竹叶七片，煎至五分，去滓温服，不拘时候。
【主治】膈中有热，赤眼涩痛不开。

麦门冬散

【来源】《太平圣惠方》卷八十九。
【别名】麦门冬汤（《圣济总录》卷一八一）。
【组成】麦门冬（去心，焙） 犀角屑 川芒消 防风（去芦头） 甘草（炙微赤，锉）各半两 旋覆花一分
【用法】上为粗散。每服一钱，以水一小盏，煎至五分，去滓温服，一日四五次。
【主治】小儿眼胎赤，肿痛，上焦壅热。

栀子仁散

【来源】《太平圣惠方》卷八十九。
【组成】栀子仁 黄芩 犀角屑 龙胆（去芦头） 赤芍药 黄连（去须） 川大黄（锉，微炒） 甘草（炙微赤，锉）各半两
【用法】上为散。每服一钱，以水一小盏，煎至五分，去滓温服。
【主治】小儿眼风热涩赤痛。

胡黄连散

【来源】《太平圣惠方》卷八十九。
【组成】胡黄连一分 珍珠末一分（研入） 栀子仁半两 甘草半两（炙微赤，锉）
【用法】上为细散，入珍珠粉，同研令匀。每服一字，浓煎竹叶汤调下，不拘时候。
【主治】小儿肝脏久积风热毒上攻，两眼赤痛。

真珠散

【来源】《太平圣惠方》卷八十九。
【组成】真珠末一分 青葙子一分 牛黄（细研） 黄连（去须） 甘草（炙微赤，锉）各半两 蔓菁子半两
【用法】上为细散。每服半钱，以熟水调下。
【主治】小儿肝脏风热，上攻于眼目，赤痛。

黄连煎

【来源】《太平圣惠方》卷八十九。
【组成】黄连半两（去须） 童子蛔虫五条（吐出者） 龙脑半钱（细研） 蜜三（二）两
【用法】上除龙脑外，入在瓷瓶中，于炊饭中蒸，候饭熟为度，以绵滤去滓，取汁，入龙脑令匀，日三四度点之。
【主治】小儿眼赤痛，及缘目生疮。

梨汁煎

【来源】《太平圣惠方》卷八十九。
【组成】大鹅梨一枚（去皮核） 黄连末二分 龙脑一分
【用法】上先将梨烂研，绞取汁，绵裹黄连末，于梨汁内浸半日，入龙脑令匀。点眼，一日三四次。
【主治】小儿热毒冲眼，缘目生疮，热疼不止。

猪胆煎

【来源】《太平圣惠方》卷八十九。
【组成】猪胆一枚 龙脑一分（钱） 马牙消半两
【用法】上为末，都拌匀，纳猪胆中，牢系，悬于壬方，阴干后取出，纳瓷盒中。每用麻子许，水化点之，每日三四次以上。
【主治】小儿缘目生疮，肿痛。

羚羊角散

【来源】《太平圣惠方》卷八十九。
【组成】羚羊角屑半两 甘草半两（炙微赤，锉） 葳蕤 防风（去芦头） 甘菊花 牛黄（研细入） 玄参 赤芍药 黄芩 栀子仁各一分
【用法】上为粗散。每服一钱，以水一小盏，煎至六分，去滓，入牛黄一字，温服。
【主治】小儿肝脏风毒上冲，眼赤痛，开张不得，头额疼痛。

羚羊角散

【来源】《太平圣惠方》卷八十九。

【组成】羚羊角屑　犀角屑　赤芍药各三分　黄连（去须）　马牙消　朱砂（研细）各一分　川升麻　牛黄（研细）　天竺黄（研细）　芎藭　当归（锉，微炒）　甘草（炙微赤，锉）各半两

【用法】上为细散，入研了药令匀。每服一钱，煎竹叶汤放温调下。

【主治】小儿肝脏风热，上注眼目，赤肿疼痛。

竹叶粥

【来源】《太平圣惠方》卷九十七。

【别名】苦竹叶粥（《圣济总录》卷一九〇）。

【组成】竹叶五十片（洗净）　石膏三两　沙糖一两　折粳米二两

【用法】以水三大盏，煎石膏等二味，取二盏，去滓澄清，用米煮粥，粥熟，入沙糖食之。

【功用】《药粥疗法》：清心火，除烦热。

【主治】

1.《太平圣惠方》：膈上风热，头目赤痛，目视䀮䀮。

2.《圣济总录》：发背痈疽，诸热毒肿。

3.《饮食疗法》引《老老恒言》：内热目赤头痛；时邪发热。

4.《饮食疗法》：温热病口渴多饮，心烦，目赤，口舌生疮糜烂，小便黄赤短少，或淋痛，以及小儿高热惊风，中暑。

【宜忌】《饮食疗法》：凡胃寒病人或阴虚发热者不宜选用。在发热期间，竹叶粥宜煮稀薄，不要稠厚。

针头丸

【来源】方出《普济方》卷七十三引《太平圣惠方》，名见《续本事方》卷四。

【组成】川乌尖七个（怀干）　白僵蚕七个（去嘴丝，怀干）　硼砂十枚

【用法】上为末，用猪胆取汁调药，不令稀，摊在碗内，用荆芥、艾各一两，皂角小者一茎，烧烟，将药碗高覆熏之，常将药膏搅转，又摊又熏，皂角、荆芥、艾尽为度，再搜成块，油单裹定，入地中出火毒，冬两日夜，夏一日夜，春秋一夜取出，丸如针头大。每用一丸，点入眼中。

【主治】丈夫、妇人、室女、小儿诸般赤眼，疼痛不可忍者。

铜青汤

【来源】《普济方》卷七十五引《太平圣惠方》。

【组成】防风一寸许　铜青黑豆大一块　杏仁二枚（去尖不去皮）

【用法】上切细，于盏中新汲水浸，汤瓶上顿令极热。乘热洗之。

【主治】风睑，青赤眼。

【加减】如痛者，加当归数片。

洗肝散

【来源】《普济方》卷一五三引《太平圣惠方》。

【组成】羚羊角屑　子芩　羌活　柴胡（去苗）　川大黄（锉碎，微炒）　防风（去芦头）　栀子仁　甘菊花　黄连（去须）　犀角屑　甘草（炙微赤，锉）各半两

【用法】上为粗散。每服三钱，以水一中盏，入淡竹叶三七片，煎至六分，去滓温服，不拘时候。

【主治】热病，热毒攻眼肿痛。

草龙胆散

【来源】《袖珍方》卷三引《太平圣惠方》。

【组成】龙胆草（洗，去头）　菊花（去梗）　木贼（洗净，去节）　草决明（微炒）　甘草（炙）各二两　香附子（炒，去毛）　川芎（不见火）各四两

【用法】上为细末。每服二钱，用麦门冬熟水，入砂糖少许同调，食后服；或米泔调下亦得。

【主治】上焦受于风热，气毒攻冲眼目暴赤，碜涩羞明，肿痛多眵，迎风有泪，翳膜攀睛，胬肉隐痛。

大效洗轮散

【来源】《博济方》卷三。

【组成】仙灵脾叶（去梗）　秦皮　黄连　槐花各等分　生犀角（镑）少许

【用法】上为细末。每服半钱，以新水调，澄清洗之。砂铁等物入目，上三两次，自然退在水中。如风毒眼，每次用半钱，水一盏，煎至七分，放热洗之，每服可经三次。
【功用】退翳膜，去瘀肉。
【主治】风毒攻注，眼目赤痛；风砂，铁屑，瓷末入目涩痛。

芎羌散

【来源】《博济方》卷三。
【组成】荆芥穗（炒） 牛蒡子（炒） 木贼 苍术（生用）各等分
本方名芎羌散，但方中无川芎、羌活，疑脱。
【用法】上为末。每服二钱，煎荆芥汤点腊茶调下，空心、日午、临卧各一次。
【功用】退翳膜，洗睛轮。
【主治】男女血风毒眼，昏涩赤烂；丈夫肾脏风毒气，眼痒肿疼。

羌活丸

【来源】《博济方》卷三。
【组成】羌活 川芎 天麻 旋覆花 青橘皮 天南星（炮） 藁本各一两 牵牛子六两（杵取二两末，余者不用，微焙干）
【用法】上为末，后入牵牛末，和匀，取生姜自然汁煮面糊为丸，如梧桐子大。每日二十丸，食后温酒、盐汤、米饮下，一日三次。
本方原名"羌活散"，与剂型不符，据《鸡峰普济方》改。
【主治】男子、妇人、小儿远年近日毒气上攻眼目，昏暗赤涩，瘀肉生疮，翳膜遮障不明；久患偏邪头疼，眼目渐小细；及有夹脑风痛，多视黑花。

羚羊角饮子

【来源】《博济方》卷三。
【组成】羚羊角（一对，镑取细末） 车前子 决明子 防风 川升麻 绵黄耆 川大黄 黄芩 芒消各二两
【用法】上为末。每服二钱，以水二盏，煎至一盏半。凡欲服药时，先将药末以水浸一宿，次日以此水并药同煎熟，倾入瓷瓶内，用油单纸封系，悬在井中一宿，至次日取出，微暖动，临卧时徐徐呷下。不得睡枕头，至明见效。如势不可缓，急要服者，空心、日午各一服。
【主治】斑疮后，翳膜忽生；风毒眼目暴赤等。

蝉蜕散

【来源】《博济方》卷三。
【别名】蝉壳散（《圣济总录》卷一〇六）、蝉壳明目散（《痘疹心法》卷二十三）、明目散（《痘疹传心录》卷十五）。
【组成】蝉蜕 地骨皮 宣连 菊花 白术 苍术 牡丹皮 草龙胆各一两 甜瓜子半斤
【用法】上为末。每服一钱半，食后、临卧瓜子、荆芥同煎汤调下。
【主治】时疾上攻，眼目赤疼涩肿，兼生翳膜疮。
【宜忌】忌热面、牙豆、醋、酱。

神效驱风散

【来源】《证类本草》卷十三引《博济方》。
【别名】祛风散（《圣济总录》人卫本卷一〇六）、驱风散（《圣济总录》文瑞楼本卷一〇六）、神妙驱风散（《洪氏集验方》卷三）。
【组成】五倍子一两 蔓荆子一两半
【用法】上为末。每服二钱，水二盏，铜石器内煎及一盏，澄滓，热淋洗，留滓二服，又依前煎淋洗。
【功用】明眼目，去涩痒。
【主治】风毒上攻，眼肿痒涩，痛不可忍者，或上下睑眦赤烂，浮翳瘀肉侵睛。

羚羊角散

【来源】《普济方》卷十四引《博济方》。
【组成】羚羊角屑 芎藭各半两 羌活（去芦头） 独活（去芦头）各一钱 人参 防风（去叉） 白蒺藜（炒）各半两

【用法】上为细散。每服一钱，温酒调下，不拘时候。
【主治】肝元风虚，上攻头目，昏闷肿疼，背项紧急，悒悒不乐。

洗眼汤

【来源】《证类本草》卷七引《本草图经》。
【组成】当归　芍药　黄连各等分
【用法】停细切。以雪水或甜水煎浓汁，乘热洗，冷即再温洗。
【功用】益眼目。
【主治】风毒赤目、花翳等。
【方论】凡眼目之病，皆以血脉凝滞使然，故以行血药合黄连治之，血得热即行，故乘热洗之，用者无不神效。

四生散

【来源】《苏沈良方》卷二。
【组成】白附子（下注脚生疮，用黑附子）　肾形沙苑蒺藜　羌活　黄耆各等分
【用法】上药生为末。每服二钱，空腹盐酒调下；猪肾中煨服尤善。
【主治】

1.《苏沈良方》：肾脏风，眼病，癣。

2.《太平惠民和济局方》（绍兴续添方）：男子妇人肝肾风毒上攻，眼赤痒痛，不时羞明多泪；下注脚膝生疮，及遍身风癣，服药不验，尿常多，觉两耳中痒。

3.《小儿卫生总微论方》：恶疮。

4.《三因极一病证方论》：癞风上攻下注，耳鸣目痒，鼻赤齿浮，或作口疮，下注阴湿，四肢瘙痒，遍体生疮，及妇女血风疮。

【验案】

1.目赤　《苏沈良方》：予为河北察访使时，病赤目四十余日，黑睛旁黯赤成疮，昼夜痛楚，百疗不瘥。郎官邱革相见，问予病目如此，曾耳中痒否?若耳中痒，即是肾家风。有四生散疗肾风，每作二三服即愈，闾里号为圣散子。予传其方，合服之，午时一服，临卧一服，目反大痛；至二鼓时，乃能眠；及觉，目赤稍散，不复痛矣。更进三四服，遂平安如常。《续名医类案》：薛立斋治一男子，眼赤痒痛，时或羞明下泪，耳内作痒，服诸药不效，气血日虚，饮食日减，而痒亦盛，此脾肾风热上攻也。以四生散，酒调四服而愈。

2.癣　《苏沈良方》：予之门人徐某，构病癣，久不愈，服四生散，数日都除。

蔓荆子散

【来源】《医方类聚》卷六十七引《神巧万全方》。
【组成】蔓荆子　防风　独活　黑参　栀子仁　车前子　黄芩　甘菊花　甘草（炙）　秦皮　地肤子各一两　细辛一两半
【用法】上为末。每服三钱，水一中盏，煎至六分，去滓，食后温服。
【主治】肝脏壅热，风毒所攻，眼赤肿痛，生胬肉侵睛。

胜冰丹

【来源】《太平惠民和济局方》卷六（续添诸局经验秘方）。
【组成】白药子一两半　山豆根　红内消　黄药子　甘草（炙）　黄连各二两　麝香（研）　龙脑（研）各二钱
【用法】上为末，用建盏盛，于饭上蒸，候冷，次入脑、麝，令匀，炼蜜为丸，如鸡头大。每用一丸，含化。又用津唾于指甲上，磨少许，点赤眼。
【主治】三焦壅盛，上冲头目，赤热疼痛，口舌生疮，咽喉不利，咽热有碍，神思昏闷。

消毒麻仁丸

【来源】《太平惠民和济局方》卷六（宝庆新增方）。
【组成】杏仁（生，去皮尖）二两　大黄（生）五两　山栀子仁十两
【用法】上药炼蜜为丸。每服三十至五十丸，夜卧温汤吞下，利下赤毒胶涎为效；治小儿惊热，每服三五丸，以蜜汤化下极效。
【功用】搜风，顺气，解毒。
【主治】

1.《太平惠民和济局方》（宝庆新增方）：

诸般风气上壅，久积热毒，痰涎结实，胸膈不利，头旋目运；或因酒、面、炙煿、毒食所伤，停留心肺，浸渍肠胃，蕴蓄不散，久则内郁血热，肠风五痔，外则发疮疡痈疽，赤斑游肿，浑身躁闷，面上䵟赤，口干舌裂，咽喉涩痛，消中引饮；或伤寒时疫，口鼻出血烦躁者；及风毒下注，疮肿疼痛，脚气冲心闷乱；一切风热毒气，并皆主之。

2.《仁斋直指方论》：肝热风毒，攻眼赤痛。

还睛丸

【来源】《太平惠民和济局方》卷七（续添诸局经验秘方）。

【别名】明目还睛丸（《全国中药成药处方集》杭州方）。

【组成】白术（生用） 菟丝子（酒浸，别研） 青葙子（去土） 防风（去芦） 甘草（炙） 羌活（去苗） 白蒺藜（炒，去尖） 密蒙花 木贼（去节）各等分

【用法】上为细末，炼蜜为丸，如弹子大。每服一丸，空心、食前细嚼，白汤送下，一日三次。

【主治】男子、女人风毒上攻，眼目赤肿，怕日羞明，多饶眵泪，隐涩难开，眶痒赤痛，睑眦红烂，瘀肉侵睛；或患暴赤眼，睛疼不可忍者；偏正头痛，一切头风，头目眩运。

草龙胆散

【来源】《太平惠民和济局方》卷七（续添诸局经验秘方）。

【别名】龙胆草散（《普济方》卷七十四）。

【组成】蒺藜子（炒，去刺） 草龙胆各六两 赤芍药半斤 甘草（炙） 羌活 防风（去叉枝）各三两 菊花（去枝）半两 茯苓（去皮）四两

【用法】上为末。每服二钱，食后、临卧温酒调下。

【主治】眼暴赤肿痛，风气热上冲，睛疼连眶，睑眦赤烂，瘀肉侵睛，时多热泪；及因叫怒，逆损肝气，久劳瞻视，役损眼力，风砂尘土，入眼涩痛，致成内外障翳，及一切眼疾。

洗肝散

【来源】《太平惠民和济局方》卷七（吴直阁增诸家名方）。

【别名】洗肝饮（《丹台玉案》卷三）。

【组成】当归（去芦） 薄荷（去梗） 羌活（去芦） 防风（去芦） 山栀子仁 甘草（炙） 大黄（煨） 川芎各二两

《医宗金鉴》本方有谷精草，无大黄。《医学集成》有石膏、木通，无羌活。

【用法】上为末。每服二钱，食后冷水或熟水调下，一日三次。

【主治】

1.《太平惠民和济局方》（吴直阁增诸家名方）：风毒上攻，暴作赤目，肿痛难开，隐涩眵泪，昏暗羞明，或生翳膜。

2.《杏苑生春》：痰盛咳嗽，肺气不利。

【方论】

1.《成方便读》：方中羌活、防风大开太阳之表，使邪从外解；薄荷能清利头目，轻宣上焦，以助羌、防之不逮，于是表邪自无容留之地；栀子专清上焦之火，能屈曲下行，导火邪从小便而出；大黄泻实火从大便而出，于是里邪亦无留着矣；甘草缓其急，而和其诸药；归、芎和血养肝，以善其后耳。

2.《眼科阐微》：川芎、当归入肝经，养肝血；肝主乎风，防风、羌活、薄荷，皆风药也；肝者火之母，一火动则五火俱煽而动，栀子、甘草所以清肝火也。诸药皆涤荡之品，故曰洗肝散。

3.《医方集解》：此足厥阴、阳明药也。肝属木而主目，木喜条达，风热郁于内，故用薄荷、羌防以升之散之；肝藏血，故用当归、川芎以和之养之；大黄泻胃火而通燥结；栀子降心火而利小便，二便利则热毒下降而赤肿消；甘草缓肝气而和中州。

4.《绛雪园古方选注》：天行时热，目赤胞肿，怕日羞明，风则散表，热则泻里，风热相兼则用洗肝散表里兼治之。薄荷、甘草清利上焦，开泄肝气，以肝开窍于目也。羌活、防风升发太阳之气，以太阳经有通项入于脑者，正属目系也。当归、川芎行少阳血分之气，少阳为清净

廓，雷风相薄而目赤，必从大眦始也。山栀仁能使三焦之火屈伸下行，大黄泻诸实热，且导且攻，热退肿消矣。理明经正，不越治病之章程。

秦皮散

【来源】《太平惠民和济局方》卷七。

【组成】秦皮　滑石（桂府者，捣碎）　黄连（去须）各十两

【用法】上为细末。每用半钱，沸汤泡，去滓，温热频洗。

【主治】

1.《太平惠民和济局方》：大人小儿风毒赤眼肿痛，痒涩眵泪，昏暗羞明。

2.《古今医统大全》：痘毒入眼。

密蒙花散

【来源】《太平惠民和济局方》卷七。

【别名】蒙花散（《治痘全书》卷十四）。

【组成】密蒙花（净）　石决明（用盐同东流水煮一伏时滤出，研粉）　木贼　杜蒺藜（炒去尖）　羌活（去芦）　菊花（去土）各等分

【用法】上为细末。每服一钱，腊茶清调下。

【主治】风气攻注，两眼昏暗，眵泪羞明，睑生风粟，隐涩难开，或痒或痛，渐生翳膜，视物不明，及患偏头疼，牵引两眼，渐觉细小，昏涩隐痛，并暴赤肿痛。

镇肝丸

【来源】《太平惠民和济局方》卷七。

【别名】补肝丸（《医部全录》卷一四六）。

【组成】蔓荆子（去白皮）　地肤子　人参　茺蔚子　决明子　白茯苓（去皮）　远志（去心）　防风（去芦叉）各一两　青葙子　地骨皮（去土）　柴胡（去芦）　山药　车前子　柏子仁（炒）　玄参　甘菊　甘草（炙）各半两　细辛（去苗）一分

【用法】上为末，蜜水煮糊为丸，如梧桐子大。每服二十丸，食后米饮送下，一日二次。

【主治】肝经不足，内受风热，上攻眼目，昏暗痒痛，隐涩难开，堆眵多泪，怕光羞明，时发肿赤，或生障翳。

羚羊角汤

【来源】《圣济总录》卷三十二。

【组成】羚羊角（屑）　决明子　芎䓖　羌活（去芦头）　石膏（碎）各一两　柴胡（去苗）　黄芩（去黑心）　人参各半两

【用法】上为粗末。每服三钱匕，以水一盏，加竹叶三七片，煎至六分，去滓温服，早、晚食后各一次。

【主治】伤寒后，热毒风壅攻冲，眼目昏暗疼痛。

镇心丸

【来源】《圣济总录》卷九十八。

【组成】黄芩（去黑心）　大黄各一两（炙熟）　荆芥穗　鸡苏（去梗）　甘草（炙）　芍药　山栀子各二两

【用法】上为末，水煮面糊为丸，如梧桐子大。每服三十丸，温熟水送下，不拘时候。

【功用】镇保心气，宁养神志，宣畅气血，解诸邪壅。

【主治】黄疸鼻衄，小水淋痛，目赤暴肿，或作飞血证。

大麻仁汤

【来源】《圣济总录》卷一〇二。

【组成】大麻仁　人参　决明子（微炒）　车前子　黄连（去须）各三分　诃黎勒皮　秦皮（去粗皮）　大黄（锉，炒）各一两

【用法】上为粗末。每服五钱匕，水一盏半，煎至七分，去滓，食后、临卧服。

【功用】泻肝热。

【主治】目赤。

乌梅煎

【来源】《圣济总录》卷一〇二。

【组成】乌梅七枚　浆水一升　古字铜钱二七

文　青盐半两

【用法】先将乌梅入浆水内浸七日；次将古钱每一重钱，着一重青盐，叠钱重重，填钱孔中令满足，将入火中烧之，通赤取出，去灰尘，投入前乌梅浆内，入瓷瓶子中盛，用油纸封瓶头，掘地中埋三七日后取出，以新绵滤去滓。每以铜箸点少许在目眦头，一日三次。

【主治】眼目风赤及胎赤。

竹叶汤

【来源】《圣济总录》卷一〇二。

【组成】淡竹叶　犀角屑　木通（锉，炒）　黄芩（去黑心）各一两　玄参　黄连（去须）　车前子各一两一分　大黄（微炒）　栀子仁各一两半　芒消二两

【用法】上为粗末。每服五钱匕，水一盏半，煎至八分，去滓，食后温服，一日二次。

【主治】肝脏实热，眼赤疼痛。

决明子丸

【来源】《圣济总录》卷一〇二。

【别名】决明丸（《普济方》卷七十二）。

【组成】决明子一两　地肤子三分　车前子一两半　黄连（去须）　人参　玄参　槐子各一两　青葙子三分　地骨皮二两　升麻　白茯苓（去黑皮）　沙参各一两　苦参三分

【用法】上为末，炼蜜为丸，如梧桐子大。每服二十丸，空心以盐酒送下。加至三十丸。

【主治】肝肾气虚，风热上攻，目赤肿痛。

芦根汤

【来源】《圣济总录》卷一〇二。

【别名】芦根饮子（《秘传眼科龙木论》卷五）。

【组成】芦根（锉）　黄耆（锉）　大黄（锉，炒）　黄芩（去黑皮）　防风（去叉）各一两　玄参一两半　芒消（汤成下）

【用法】上药除芒消外，为粗末。每服二钱匕，水一盏，煎至六分，去滓，投芒消半钱匕，放温食后服，临卧再服。

【主治】

1.《圣济总录》：胎风，眼目赤烂。

2.《秘传眼科龙木论》：暴赤眼后，急生翳外障。

点眼煎

【来源】《圣济总录》卷一〇二。

【组成】栀子仁　蕤仁（去皮）　决明子（微炒）各一两　石膏二两（研）　竹叶二握（洗）　车前叶（切）三合　秦皮（去粗皮）三分　白蜜三两（后入）

【用法】上前七味锉，以井花水五升，煎取汁一升，去滓，入蜜调匀，瓷器中重汤煮如稀饧。每点如大豆许。

【主治】肝实热，目眦热痛。

点眼盐绿膏

【来源】《圣济总录》卷一〇二。

【组成】盐绿一分　蜜半两

【用法】上药于蚌蛤壳内相合。每夜临卧时于火上炙令暖，点目眦头。立愈。

【主治】目胎赤痛。

洗肝汤

【来源】《圣济总录》卷一〇二。

【别名】洗肝散（《银海精微》卷下）。

【组成】人参　赤茯苓（去黑皮）　山栀子仁　黄芩（去黑心）　菊花　地骨皮　芎藭　柴胡（去苗）　桔梗（炒）各一两　黄连（去须）　甘草（炙，锉）各半两

【用法】上为粗末。每服三钱匕，水一盏，入苦竹叶七片，煎至七分，食后临卧温服。

【主治】肝实眼。

黄连丸

【来源】《圣济总录》卷一〇二。

【组成】黄连（去须）三两

【用法】上为末，用新汲水一碗，浸至六十日，绵

滤去滓，于重汤上熬，不住手以匙搅，候干，即穿地坑子深一尺，以瓦铺底，将熟艾四两安瓦上，火燃如灸法，然后以药碗覆之，四畔泥封，开窍令烟出尽即止，取出刮下，为丸如小豆大。每服十丸，煎甜竹叶汤送下。

【主治】肝实眼。

填睛育婴丸

【来源】《圣济总录》卷一〇二。

【组成】石决明一枚（洗刷） 阳起石（饭上炊五度） 白芷 白茯苓（去黑皮） 桂（去粗皮） 防风（去叉） 杏仁（去皮尖双仁，炒） 陈橘皮（浸，去白，焙） 栀子花 肉苁蓉（酒浸，去皴皮，焙） 生姜（切，焙） 甘草（炙，锉） 厚朴（拌生姜，炒令烟尽） 磁石末（饭上炊五度） 人参各二两 青葙子 蕤仁（水浸）各三两 升麻（锉） 熟干地黄（焙）各八两 龙脑一分 车前子 黄柏（去黑皮） 槐子 麦门冬（去心，焙） 黄连（去须） 乳香各四两 乌贼鱼骨（去甲） 黄芩（去黑心） 苦参各一两

【用法】上为末，炼蜜为丸，如梧桐子大。每服六丸，空心白汤送下，食后更服十丸，渐加二十丸。

【主治】肝肾气虚，风毒上攻，两眼赤痒肿痛昏涩，迎风多泪，及有胬肉，或头风内外障，青盲，攀睛翳膜。

大黄汤

【来源】《圣济总录》卷一〇三。

【组成】大黄（锉，炒） 山栀子（去皮） 黄连（去须） 龙胆 郁金 黄柏子各半两 甘草一两

【用法】上为粗末。每服三钱匕，水一盏，加竹叶七片，同煎至六分，去滓放温，食后服。

【主治】肝经邪热攻眼，赤涩肿痛，畏日羞明。

大黄膏

【来源】《圣济总录》卷一〇三。

【组成】大黄三两 玄参 芒消 黄芩（去心） 白蔹 木香 射干各二两

【用法】上为末，以鸡子清和如膏。贴眼上下睑，干易之，不计度数。

【主治】眼赤肿痛。

马牙消点眼方

【来源】《圣济总录》卷一〇三。

【组成】马牙消（研）半两 蕤仁（去皮，研）七粒 杏仁（去皮尖双仁，炒，研）三七枚 石胆（研）二绿豆大 乌贼鱼骨（去甲，研）半分 赤石脂（研）一绿豆大 黄连（去须，为末） 象胆（研）各一分 珍珠十粒（黄泥裹，烧，去泥，研）

【用法】上为极细末，瓷盒内盛。每服黍米许大，旋用清水和点。

【主治】眼赤涩，障翳侵眼磣痛。

车前子散

【来源】《圣济总录》卷一〇三。

【组成】车前子 决明子（微炒） 菥蓂子 枳壳（去瓤，麸炒）各一两

【用法】上为散。每服二钱匕，食后温水调下，临卧再服。

【主治】目赤肿痛。

中黄汤

【来源】《圣济总录》卷一〇三。

【组成】犀角（镑屑）一两半 石膏（碎） 甘草（炙）各一两 淡竹叶五十片 生地黄二合 地骨皮二两 生麦门冬（去心） 芦根各一两半

【用法】上锉，如麻豆大。每服三钱匕，水一盏半，煎至一盏，去滓食前温服。煎药不得犯铁器。

【主治】脾胃热，眼赤涩疼痛。

水龙膏

【来源】《圣济总录》卷一〇三。

【组成】黄连（去须）一分 当归（切，焙） 乳香（研） 青盐（研） 硼砂（研）各一钱 硇砂（皂子大）一块 枯矾（皂子大）一块 龙脑

方中龙脑用量原缺。

【用法】上为末，一处和匀；炼蜜四两，与药共入竹筒内，以蜡纸密封，重汤内煮令蜜熟，取出以绵滤过。点粟米大于目眦头，不拘时候。
【主治】赤眼肿痛，翳膜。

玉柱膏

【来源】《圣济总录》卷一〇三。
【组成】蓬砂　龙脑　马牙消　青盐　轻粉　熊胆各一钱（并研令极细）　杏仁（汤浸，去皮尖双仁，出油）五枚　蕤仁四十九粒（去皮出油）
【用法】上药一处再研细，炼蜜为膏。每用粟米大，点目眦上。
【主治】赤眼肿痛。

甘草汤

【来源】《圣济总录》卷一〇三。
【组成】甘草（炙）一两　地骨皮五两　荠苨五两　葛根（锉）一两
【用法】上为粗末。每服五钱匕，水一盏半，加竹叶七片，煎至七分，去滓，放温，食后、临卧服。
【主治】目赤痛，心躁口干。

甘草汤

【来源】《圣济总录》卷一〇三。
【组成】甘草（炙）　甘竹茹（细切）各一两　芦根二两（锉）　新粟米三合
【用法】上为粗末。每服五钱匕，水一盏半，煎至七分，去滓，食后服，临卧再服。
【主治】眼赤肿痛。

半夏汤

【来源】《圣济总录》卷一〇三。
【组成】半夏（汤洗七遍去滑）　细辛（去苗叶）各一两　枳壳（去瓤，麸炒令黄）　前胡（去芦头）各二两　乌梅肉（细切）半两
【用法】上为粗末。每服五钱匕，水一盏半，加生姜一枣大（拍碎），同煎七分，去滓，食后、临卧再服。
【主治】眼赤肿疼痛；偷针，热客目眦，结成肿疱。

地黄膏

【来源】《圣济总录》卷一〇三。
【组成】生地黄　粟米饭淀（极酸者）各等分
【用法】上烂研相和如膏。匀摊于薄纱绢上，方圆可二寸，用贴熨眼，干热即换。
【主治】目赤肿痛。

地骨皮汤

【来源】《圣济总录》卷一〇三。
【组成】地骨皮　茺蔚子各一两半　防风（去叉）　黄芩（去黑心）　玄参　大黄（锉，炒）　细辛（去苗叶）各一两　芒消二两
【用法】上为粗末。每服三钱匕，水一盏，煎至七分，去滓，食后、临卧温服。
【主治】目赤痛。

地骨皮汤

【来源】《圣济总录》卷一〇三。
【组成】地骨皮（去土）　甘菊花（择）　升麻　黄连（去须）　防风（去叉）　决明子（微炒）　细辛（去苗叶）各一两　竹叶（洗）
【用法】上除竹叶外，共为粗末。每服五钱匕，以水一盏半，加竹叶七片，煎至一盏，去滓，食后、临卧温服。
【主治】风毒冲眼，赤痛干碜。

地骨皮散

【来源】《圣济总录》卷一〇三。
【组成】地骨皮（去土）　羌活（去芦头）　防风（去叉）　土蒺藜（去刺，微炒）　甘草（炙，锉）各一两
【用法】上为细散。每服二钱匕，荆芥茶清调下；如患暴赤眼，浓煎甘草汤调下，食后、临卧服。
【主治】风毒气上攻，两眼碜涩疼痛，及暴赤眼。

当归散

【来源】《圣济总录》卷一〇三。
【组成】当归（切、焙）一分　防己　龙胆各半两
【用法】上为散。每服一钱匕，温水调下。食后服。
【主治】赤眼疼痛不可忍。

决明子丸

【来源】《圣济总录》卷一〇三。
【组成】决明子一两半　防风（去叉）　黄连（去须）各半两　车前子　升麻　黄芩（去黑心）　大黄（锉，炒）　玄参　萎蕤各一两
【用法】上为末，炼蜜为丸，如梧桐子大。每服三十丸，食后温浆水送下，临卧再服。
【主治】风毒冲目，虚热赤痛。

防风丸

【来源】《圣济总录》卷一〇三。
【组成】防风（去叉）　决明子　人参　车前子各一两半　黄连（去须）　菊花　槐实（炒）　蓝实各一两
【用法】上为末，炼蜜为丸，如梧桐子大。每服二十丸，渐加至三十丸，食后温浆水送下，临卧再服。
【主治】目赤肿痛。

苍术散

【来源】《圣济总录》卷一〇三。
【组成】苍术一两　蝉蜕　木贼（锉）　黄芩（去黑心）各半两
【用法】上为散。每服一钱匕，食前新汲水调下。服后仰卧少时。
【主治】目赤痛。

青葙子丸

【来源】《圣济总录》卷一〇三。
【组成】青葙子　五味子　菟丝子（酒浸，别捣为末）　地骨皮　生干地黄（焙）　决明子（炒）　葶苈子（隔纸炒）各三两　车前子　麦门冬（去心，焙）　地肤子　萎蕤　赤茯苓（去黑皮）　子芩　泽泻　防风（去叉）各二两半　兔肝一具（炙干）　杏仁（去皮尖双仁，炒，研）　细辛（去苗叶）　桂（去粗皮）各一两
【用法】上为末，炼蜜为丸，如梧桐子大。每服二十丸，食后米饮送下，一日三次。
【主治】目赤热痛，羞明泪出，或生翳障。

青葙子散

【来源】《圣济总录》卷一〇三。
【组成】青葙子　决明子（炒）　黄连（去须）　秦艽（去苗土）　前胡（去芦头）　大黄（锉，炒）各一两　黄芩（去黑心）　升麻　栀子仁　秦皮（去粗皮）　枳壳（去瓤，麸炒）　地骨皮　玄参　赤芍药各半两　羚羊角　车前子各三分　菊花　甘草（炙）各半两
【用法】上为散。每服二钱匕，食后温熟水调下，临卧再服。
【主治】目赤痛。
【加减】春、夏，加白芷一两；秋、冬，加防风一两。

泻肝饮

【来源】《圣济总录》卷一〇三。
【别名】泻肝散（《普济方》卷七十四）。
【组成】柴胡（去苗）　决明子　升麻　苦竹叶　朴消（研）各二两　泽泻一两　芍药　大黄（蒸，锉）　栀子仁　黄芩（去黑心）各三两
【用法】上为粗末。每服五钱匕，水一盏半，煎至一盏，去滓温服，以利为度。
【主治】眼热磣痛，赤肿泪出昏暗。

泻肝防风汤

【来源】《圣济总录》卷一〇三。
【组成】防风（去叉）　茺蔚子　大黄（锉，炒）　桔梗（锉，炒）各二两
【用法】上为粗末。每服五钱匕，水一盏半，煎至一盏，去滓，入芒消半钱匕，食后、临卧温服。

如已疏利，即不用入芒消。
【主治】目赤痛。

栀子汤

【来源】《圣济总录》卷一〇三。
【组成】栀子仁半两　黄连（去须）一两半　黄芩（去黑心）一两　枳实（麸炒）三分　龙胆一两　甘草（炙）三分　芍药一两　大黄（锉，炒）一两半
【用法】上为粗末。每服五钱匕，水一盏半，煎至一盏，去滓，食后温服，临卧再服。
【主治】目赤涩疼痛。

点眼龙脑膏

【来源】《圣济总录》卷一〇三。
【别名】龙脑膏（《普济方》卷七十四）。
【组成】山栀子（去皮）三钱　甘草六钱（生）　生干地黄二两　熟干地黄一两　黄连（去须）　青葙子各八钱　当归四钱　决明子一合（以上为粗末）　马牙消六钱　青盐四钱　密陀僧半两　朴消一两一钱　石决明一枚（米泔浸三日，刮洗）　乳香一钱　硇砂一字　蓬砂　蕤仁各二钱（以上为细末）　灯心半束（切碎）　铅丹一两三分（罗过）　大枣三十个（去核，切）　白蜜三斤（以上同拌匀，入瓷瓶子内，用箬叶叶油纸封定，勿令透气，坐在锅内，重汤煮一日，取出，绢滤去滓）　丹砂（研）二钱　龙脑（研）一钱　麝香（成颗者，研）　腻粉各一字（研）
【用法】上除前膏外，将后四味同研令匀，入前膏内，搅令相得，以干瓷器收之。用铜箸如常法点眼；其药滓更以雪水二碗，搅和入罐子，依前法煮一日，滤取清者点眼；其滓焙干后，入蔓青子、恶实各二两炒过，同捣为末。每服一钱匕，食后荆芥、腊茶调下。如患眼只见一二分者，百日见效。
【主治】肝热冲发于目，赤肿磣痛。

点眼黄连煎

【来源】《圣济总录》卷一〇三。
【别名】黄连煎（《普济方》卷七十四）。
【组成】甘蔗（汁）二合　黄连（捣碎）半两
【用法】上药于铜器中，以慢火养，令汁涸去半，以绵滤去滓。每日点眼两次。
【主治】眼目暴赤，磣涩疼痛。

贴眼大黄饼子

【来源】《圣济总录》卷一〇三。
【组成】大黄一两三分　大麦面半合　鸡子五枚（去黄）
【用法】前二味为末，以鸡子白和作饼子。敷肿上，干即易之。
【主治】眼热毒赤肿所攻眉骨，及头痛壮热不止。

洗眼三黄汤

【来源】《圣济总录》卷一〇三。
【别名】栀子汤（《圣济总录》卷一〇五）。
【组成】黄柏（去粗皮）　黄连（去须）各一两半　栀子仁七枚
【用法】上锉，如麻豆大。以淡浆水二升，煎取六合，去滓，微温，少少洗眼。
【主治】眼痛赤微肿，眦烂多眵。

洗眼蕤仁汤

【来源】《圣济总录》卷一〇三。
【别名】蕤仁汤（《普济方》卷七十四）、玄参汤（《普济方》卷八十四）、菊花散（《普济方》卷八十四）。
【组成】蕤仁（去皮）　秦皮（去粗皮）　防风（去叉）各一两　甘菊花（择）半分　竹叶二握（切）　山栀子仁　萎蕤各半两
【用法】上锉，如麻豆大。以水五盏，煎至两盏半，去滓热淋，如冷，燉暖再洗。痛止即住。
【主治】目热赤痛磣涩。
【宜忌】煎药不得犯铁器。

洗肝胆车前子散

【来源】《圣济总录》卷一〇三。

【别名】车前散（《圣济总录》卷一一〇）、车前子散（《普济方》卷七十三）。
【组成】车前子二两　石决明（炒）一两半　蕤仁（去皮）一两半　龙胆半两　青葙子一两　地肤子半两　前胡（去芦头）三分　菊花　甘草（炙）各半两　栀子仁一两
【用法】上为散。每服三钱匕，空心以粟米饮调下，食后、临卧再服。
【主治】目昏赤痛，倒睫赤眼，疼痛不开。

前胡汤

【来源】《圣济总录》卷一〇三。
【组成】前胡（去芦头）二两　决明子（炒）　防风（去叉）　车前子各一两　甘菊花　黄连（去须）各半两　细辛（去苗叶）　苦参各三两　枳壳（去瓤，麸炒）　升麻各二两
【用法】上为粗末。每服五钱匕，水一盏半，煎至一盏，去滓，入马牙消半钱匕，食后温服，临卧再服。
【主治】目赤疼痛如脱，视物不明。
【加减】如已疏利，即不用入消。

前胡汤

【来源】《圣济总录》卷一〇三。
【组成】前胡（去芦头）二两　芍药　青葙子　决明子（微炒）　细辛（去苗叶）　车前子　栀子仁各一两
【用法】上为粗末。每服五钱匕，水一盏半，入竹叶七片，煎取八分，去滓，入芒消一字，食后放温，临卧再服。取利为度。既利，即去芒消。
【主治】目赤肿痛。

神锦散

【来源】《圣济总录》卷一〇三。
【组成】桑灰一两　黄连半两
【用法】上为末。每用一钱匕，沸汤浸，澄清洗之。
【主治】赤眼，昏涩肿痛。

凉肝散

【来源】《圣济总录》卷一〇三。
【组成】芎䓖　栀子仁　槐蛾（炒）各一两　荆芥穗二两　甘草（炙）半两
【用法】上为散。每服一钱或二钱匕，食后以沙糖水调下。
【功用】退晕。
【主治】赤眼肿痛。

通顶散

【来源】《圣济总录》卷一〇三。
【组成】苦葫芦子四十九粒　谷精草一钱　瓜蒂十四枚（烧灰）　乳香（研）半钱　薄荷叶一钱
【用法】上为末。入龙脑少许，鼻内搐一字。
【主治】赤眼肿痛。

通隔荠苨汤

【来源】《圣济总录》卷一〇三。
【组成】荠苨四两　石膏　地骨皮　甘草（微炙）各二两　葛根（锉）三两　黄芩（去黑心）一两
【用法】上为粗末。每服三钱匕，水一盏，入竹叶七片，煎至六分，去滓，食后温服，临卧再服。
【主治】目赤痛及涩肿。

萎蕤汤

【来源】《圣济总录》卷一〇三。
【组成】萎蕤（去皮）　桔梗（炒）　羚羊角（屑）　木通（锉碎）　黄芩（去黑心）　黄耆（锉碎）各三分　麦门冬（去心，焙）一两
【用法】上为粗末。每服五钱匕，水一盏半，煎七分，去滓，投芒硝一字，空心放温服，食后再服。得利去芒硝。
【主治】眼赤肿疼痛。

黄芩汤

【来源】《圣济总录》卷一〇三。
【组成】黄芩（去黑心）一两　栀子仁三分　大

青　黄连（去须）　决明子（炒）各半两　地骨皮一两半　木通（锉）　秦艽（去苗土）各三分　大黄（锉，炒）一两半　甘草（炙）半两

【用法】上为粗末。每服五钱匕，水一盏半，煎至一盏，去滓，入马牙消半钱匕，食后温服，临卧再服。

【主治】目赤痛。

黄芩汤

【来源】《圣济总录》卷一〇三。

【组成】黄芩（去黑心）　枳壳（去瓤，麸炒）各一两　萎蕤　木通　甘草（炙）各一两半

【用法】上锉，如麻子大。每服五钱匕，水一盏半，入地黄汁半合，芒消一钱匕，再煎取沸，去滓，食后良久分温二服。

【主治】热毒攻眼，小眦偏赤。

黄连丸

【来源】《圣济总录》卷一〇三。

【组成】黄连一斤（去须，水洗净，细锉，用水五升浸五宿，用绵滤过，银石器熬成膏）　龙脑（研）一钱　蓬砂（研）一分

【用法】后两味为细末，入前黄连膏内旋丸，如绿豆大。每用一丸，新汲水浸过，点目眦内。

【主治】肝热眼目赤痛。

黄连汤

【来源】《圣济总录》卷一〇三。

【组成】黄连（去须）　栀子仁　马牙消各一两　甘草（炙）一分

【用法】上为粗末。每服一钱匕，水一盏，加竹叶十片，同煎至七分，去滓温服，一日三次。

【主治】赤眼肿痛。

黄连汤

【来源】《圣济总录》卷一〇三。

【组成】黄连（去须为末）一字　乳香（研）一字　灯心五茎　杏仁五枚（去皮尖双仁，细研）　大枣二枚（擘，去核）　龙胆（为末）一钱　腻粉半钱匕

【用法】用水二盏，同煎至半盏，临卧时洗之。

【主治】肝经积热上攻，眼目赤肿疼痛。

黄连散

【来源】《圣济总录》卷一〇三。

【组成】黄连一两（去须）　蕤仁一两（去皮）　甘草一两半　细辛一两　栀子仁一两　苦竹叶二握　生干地黄一两　青盐一分

【用法】上为散。以水三升，煎取一升，去滓稍热，细细洗眼，不拘时度数，冷即暖用之。

【主治】眼赤肿痛。

黄连散

【来源】《圣济总录》卷一〇三。

【组成】黄连（末）半分　鸡子一枚（去黄取白）

【用法】上先将黄连末研极细。和鸡子白却纳壳中，纸固塞，勿令尘秽入，挂沟中浸二口，不令没，时取点眼。

【主治】目赤肿痛。

黄连煎

【来源】《圣济总录》卷一〇三。

【组成】黄连（去须，捣末）半分　大枣三枚（擘破）　灯心（擘碎）一握

【用法】上以水一盏半，银石器内煎至五分，以新绵滤去滓，纳瓷盒中。每用铜箸点少许目眦头，一日三五次，临卧再点。

【主治】目赤痛。

黄连点眼方

【来源】《圣济总录》卷一〇三。

【组成】黄连（去须）四两　铅丹（研）二两　蜜四两

【用法】上同和，先蒸一次，再晒一日，绵裹，如鸡头子大。冷水浸，点眼。

【主治】目赤热痛，障翳不退。

黄连点眼方

【来源】《圣济总录》卷一〇三。
【组成】黄连（宣州者，去须）一分（捣末） 马牙消（研）一钱 蜜（绵滤过）半匙（与上二味和匀）
【用法】上取消梨一颗，割顶作盖，去核，如瓮子，将诸药纳于梨中，以盖子覆之，冬月半月，夏月一日，倾出，以绵绞去滓，以汁点之。
【主治】目赤肿痛，烦热昏暗并障翳。

黄连点眼方

【来源】《圣济总录》卷一〇三。
【组成】黄连（去须，捣末）半两
【用法】上以生竹筒一个，留节，可长六七寸，以水二大合，将黄连末用新绵裹，纳竹筒中，著古铜钱一文，盖筒口，于炊饭甑中密盖之，待下馈即取出，以绵滤过，候冷，纳瓶中。每以铜箸点少许，著目眦头，每日三次，不可过多，一两日愈；若治眼暗，不过一七日愈。
【主治】热毒乘肝，上冲于目，堆眵赤肿，磣涩疼痛。

象胆煎

【来源】《圣济总录》卷一〇三。
【组成】象胆（研）一两 防风（去叉）一两半 蕤仁（去皮，研）二两 细辛（去苗叶）三分 石蜜一两一分 黄连（去须）三两 龙脑（研）半两 盐绿（研）一两
【用法】上八味，除研外，各细切，以水三大升，煎取七合，绵滤去滓，下龙脑、盐绿，更煎一二十沸，于密器内盛。每取一二大豆许，新汲水或人乳和，点眼中，良久闭目，日夜各二，出泪即愈。
【主治】目赤，障翳磣痛，热泪昏暗。

旋覆花汤

【来源】《圣济总录》卷一〇三。
【别名】旋覆花饮（《圣济总录》卷一〇六）。
【组成】旋覆花 升麻 秦艽（去苗土） 防风（去叉） 羚羊角（镑） 萎蕤各一两 黄连（去须） 柴胡（去苗）各一两半 黄柏（去粗皮） 甘草（炙）各半两
【用法】上为粗末。每服五钱匕，水一盏半，煎至一盏，去滓，食后温服，临卧再服。
【主治】

1.《圣济总录》：目赤痛。
2.《普济方》：风毒攻冲，目睛疼痛。

羚羊角汤

【来源】《圣济总录》卷一〇三。
【别名】玄参汤（原书卷一〇四）。
【组成】羚羊角（镑） 蔓荆实（去白皮） 菊花各三分 防风（去叉） 芍药各一两半 黄芩（去黑心）一两 玄参半两
【用法】上为粗末。每服三钱匕，以水一盏，煎至七分，去滓，入马牙消半钱匕，食后温服，临卧再服。
【主治】肝心风热，目赤痛；及风热气冲，目赤痒痛。

羚羊角汤

【来源】《圣济总录》卷一〇三。
【组成】羚羊角（镑屑）半两 木通（锉细） 玄参 防风（去叉）各一两 山栀子仁三分 枳壳（去瓤，麸炒）半两 芍药一两 马牙消（研为末，汤澄下） 甜竹叶（洗）
【用法】上为粗末。每服五钱匕，以水一盏半，加竹叶十片，煎取一盏，去滓，入马牙消末一钱匕，食后温服，临卧再服。
【主治】肝肾虚热，气壅攻冲，眼磣涩赤脉。

羚羊角饮

【来源】《圣济总录》卷一〇三。
【组成】羚羊角屑一两 细辛（去苗叶）一分 甘菊花 葳蕤 芎藭 人参各三分 赤芍药 黄芩（去黑心） 栀子仁 防风（去叉） 甘草（生）各半两

【用法】上为粗末。每服三钱匕，以水一盏，煎至六分，去滓，食后温服。
【主治】肝脏风毒上冲，眼赤肿痛难开，头额偏疼。

寒冰散

【来源】《圣济总录》卷一〇三。
【组成】马牙消三两（研，入新竹筒中密封，入地埋四十九日，取出更研）
【用法】每用一字，同黑豆末少许，以水调如糊，后同药调匀，摊纸花子上，贴太阳穴。及半月，其目必愈。
【主治】目赤多眵，碜痛。

犀角膏

【来源】《圣济总录》卷一〇三。
【组成】犀角末半两　秦艽（去苗土）二两　黄连（去须）　滑石（碎）　马牙消各一两　杏仁（汤浸，去皮尖双仁，出油）半两
【用法】上为末，和匀，以沙糖水入药一处熬成膏。每用皂子大，沸汤化洗之。
【主治】赤眼肿痛。

大黄汤

【来源】《圣济总录》卷一〇四。
【组成】大黄　栀子仁一两　茯神（去木）　生麦门冬（去心，焙）　犀角（镑）　旋覆花各一两半
【用法】上锉，如麻豆大。以水六盏，煎至三盏，下芒消一两，再煎至两盏，去滓，食后分三次温服。
【主治】眼暴赤热痛。

大黄膏

【来源】《圣济总录》卷一〇四。
【组成】大黄（生，捣末）半两　大麦面三钱　鸡子（去黄，看多少，用清）
【用法】上药调如膏。贴上下睑。
【主治】暴赤眼。

大黄膏

【来源】《圣济总录》卷一〇四。
【组成】大黄（末）　解毒子　木香各三分
【用法】上为细末。浆水调如膏。于生绢上摊匀，贴睑上，频易之。
【主治】暴赤眼痛，脑热。

山芋散

【来源】《圣济总录》卷一〇四。
【组成】山芋　白芷　桔梗（炒）　防风（去叉）　羌活（去芦头）　石膏　寒水石（煅）　石决明　当归（切，焙）　赤茯苓（去黑皮）　藿香叶　零陵香　大黄（蒸三度，晒干）　牛膝（酒浸，切，焙）　人参　决明子　郁金　栀子仁　桑根白皮（锉）　葛根（锉）　狗脊（去毛）各一两　甘草（炙，锉）　生干地黄（焙）　木贼（锉）　蒺藜子（炒，去角）　陈橘皮（去白，焙）　玄参　沙参各二两　木香一两　苍术（米泔浸一宿，切，焙）四两
【用法】上为散。每服二钱匕，食后、临卧用麦门冬熟水调下。
【主治】风毒冲目，睑眦赤肿，痒痛难任。

艾烟丸

【来源】《圣济总录》卷一〇四。
【组成】黄连（去须）一两半　杏仁（汤浸，去皮尖双仁，炒，研）十四粒　胆矾（研）半豆许　铅丹（研）半两　腻粉一分
【用法】上药再同研匀，入粟米粥和，以艾烟熏之，为丸如鸡头子大。每用一丸，以绵裹井花水浸，点眼。
【主治】赤目。

甘菊散

【来源】《圣济总录》卷一〇四。
【别名】菊花散（《普济方》卷八十一）、甘菊花散（《普济方》卷七十五）。
【组成】甘菊花　旋覆花　密蒙花　青葙子　石

决明　羌活（去芦头）　木贼（锉）　决明子（炒）　苍术（米泔浸一宿，去皮，切，炒）　蝉壳（洗）　荆芥穗　甘草（炙，锉）　防风（去叉）　芎䓖　人参　黄芩（去黑心）各一两

【用法】上为散。每服二钱匕，米饮调下，早、晚食后服。

【主治】风毒冲目，赤肿涩痛。

甘菊花丸

【来源】《圣济总录》卷一〇四。

【组成】菊花　决明子　车前子　丹参　防风（去叉）　玄参　蕤仁（去皮）　升麻　黄连（去须）　黄芩（去黑心）　大黄（锉，炒）　蒺藜　细辛（去苗叶）　甘草（炙，锉）　人参各一两。

【用法】上为末。炼蜜为丸，如梧桐子大。每服三十丸，食后温水送下，临卧再服。

【主治】风毒冲目，虚热赤痛。

甘菊花汤

【来源】《圣济总录》卷一〇四。

【别名】甘菊汤（原书文瑞楼本）。

【组成】甘菊花　地骨皮各一两　升麻一两半　黄连（去须）　茯神（去木皮）　蒺藜　防风（去叉）　木通（锉）各二两

【用法】上为粗末。每服五钱匕，水一盏半，加竹叶十片，同煎至八分，去滓，食后温服，一日三次。

【主治】风毒冲眼，赤眼。

石决明丸

【来源】《圣济总录》卷一〇三。

【组成】石决明（刮削，净洗）　地肤子　黄连（去须）　青葙子　大黄（锉，炒）　茺蔚子各一两　皂荚（去黑皮，涂酥炙）　人参　黄芩（去黑心）　甘草（炙）各三分

【用法】上为末，炼蜜为丸，如梧桐子大。每服三十丸，食后淡浆水送下，临卧再服。

【主治】眼肿赤痛。

龙脑膏

【来源】《圣济总录》卷一〇四。

【组成】龙脑少许（研细）　黄连（去须）一两（净洗，为极细末）　麝香少许（研细）

【用法】以蜜调黄连为饼子，涂在白瓦器上，用艾四两，烧烟熏，取末刮下，入脑、麝，以瓷盒盛。用时如皂子大，以新汲水调点之。

【主治】一切暴赤眼。

地黄膏

【来源】《圣济总录》卷一〇四。

【组成】生地黄（净洗，切，研）　黑豆各二两（生捣末）

【用法】上为膏。临卧时，以盐汤洗眼后闭目，以药膏厚罨眼上，更不动，至晓，水润药令软取下。

【主治】暴赤眼肿痛。

杏仁汤

【来源】《圣济总录》卷一〇四。

【组成】杏仁十四枚（去皮）　黄连（去须）七枚　腻粉二钱　沙糖一钱

【用法】于晨朝睡觉未语时，口内将杏仁与黄连同嚼烂，并余药，尽入生绢内，线系，以沸汤浸洗之；冷，重汤再暖，遇夜露之，每用可洗五次。

【主治】暴赤眼，涩痛肿痒。

还睛汤

【来源】《圣济总录》卷一〇四。

【组成】山栀子仁　黄连（去须）　黄柏（去粗皮）各一两　细辛（去苗叶）　龙胆　杜仲（去粗皮，炙，锉）各二两　秦皮（去粗皮）四两　甘草（炙）半两

【用法】上为粗末。每用五钱匕，水三盏，加竹叶七片、灯心二十茎，煎一二十沸，澄去滓，早晨、临夜卧热洗，洗了避风，一日三两次，冷则再暖洗，每剂可用两日。

【主治】风赤暴赤眼，浮翳眯目，胎赤眦烂，涩痒肿疼。

沙糖黄连膏

【来源】《圣济总录》卷一〇四。
【组成】白沙糖 黄连（去须，末）各一两 大枣（青州者）七枚（洗，煮过，去皮核）
【用法】上药捣熟如膏，如绿豆大。绵裹，新汲水浸，点之。
【主治】暴赤眼。

点眼丹砂膏

【来源】《圣济总录》卷一〇四。
【组成】丹砂（研）半两 蕤仁（去皮）三分 胡粉两棋子大（火上炒） 龙脑（研）半钱
【用法】上合研，以真酥调如膏，再研匀，瓷合盛，勿令泄气。每点黍米许，每日三次。
【主治】风毒冲目赤痛。

点眼龙脑煎

【来源】《圣济总录》卷一〇四。
【组成】龙脑（研）半钱 铅丹（罗）半两 白蜜（绵滤）二两
【用法】上药和匀，瓷瓶内密封，重汤煮一炊时，取出，点目眦。
【主治】风毒冲目赤痛。

点眼金丝膏

【来源】《圣济总录》（人卫本）卷一〇四。
【别名】金丝膏（原书文瑞楼本）。
【组成】黄连（去须）二两 大黄 龙胆 黄柏（去粗皮） 当归 山栀子仁各一两（以上为末） 青竹叶一百片（切） 大枣二十个（去核，切） 灯心（切） 蓬砂（明者） 乳香（研）各一分
【用法】上药用水五升，不拘冬夏，浸一时辰取出，于银器内慢火熬，不令大沸，候气尽汁，下火放冷，用绢绞取汁，于无风土处澄一时辰，去滓，于银器内慢火熬令减半，入白蜜半斤，同搅不得住手，候有蜜香，以手挑起有丝即止，放冷，再以夹绢袋子滤过，以瓷合盛之。每取一茶脚许，研龙脑一字极细，入膏同研一二千遍令匀，取少许点之。
【主治】风热上攻，目赤肿痛。

点眼黄连煎

【来源】《圣济总录》卷一〇四。
【别名】黄连煎（《普济方》卷七十五）。
【组成】黄连（去须）三分 甘竹叶一握 乌梅二七枚 古钱二七枚
【用法】上除古钱外为末，入钱，以水一碗半，渍药半日，煎取七分，绵滤密封，勿泄气。每日点眼三次。
【主治】风毒目赤痛。

点眼雪花丸

【来源】《圣济总录》卷一〇四。
【别名】雪花丸（《普济方》卷七十五）。
【组成】杏仁（汤浸，去皮尖双仁，研）四十九粒 蕤仁（去皮，研）一百粒 青盐（皂子大）五块 砂糖弹子大
【用法】上为末，为丸如黍米大。每用一丸，入腻粉少许，生绢包，沸汤调，去滓，乘热洗，冷即止。
【主治】风毒赤眼，昏涩痒痛，翳膜瘀肉。

香芎丸

【来源】《圣济总录》卷一〇四。
【组成】芎䓖 苍术（米泔浸一宿，切，焙） 枸杞子 荆芥穗各一两 莎草根（炒去毛） 细辛（去苗叶） 蝉壳（洗，焙） 菊花 决明子 旋覆花 石膏（碎） 甘草（炙）各半两
【用法】上为末，炼蜜为丸，如弹子大。每服一丸，腊茶嚼下，不拘时候。
【主治】风毒冲目，赤涩痒痛。

香腊膏

【来源】《圣济总录》卷一〇四。
【组成】黄连（宣州者，去须） 秦皮各一两

【用法】上为粗末，用腊月腊日五更井华水一碗，浸前药三七日，绵滤银器内，用文武火煎尽水如膏，加生龙脑少许和匀，瓷合收。每用倒流水化少药，候匀点之。
【主治】暴赤眼，风热痒痛。

洗眼连竹汤

【来源】《圣济总录》卷一〇四。
【组成】黄连（去须） 竹叶各一分 秦皮一分半 蛇蜕皮半分
【用法】上锉细。用水一升半，煎取五合，绵滤去滓，夜卧时白绢点药汁洗眼。
【主治】风毒攻眼，暴赤涩痛。

洗眼秦皮汤

【来源】《圣济总录》卷一〇四。
【组成】秦皮（锉） 蕤仁（去皮） 黄连（去须） 山栀子仁各半两 黄柏一两（锉） 大枣五枚（去核）
【用法】上为粗末。以水四升，煎取二升，滤去滓，微热数洗之，冷则重暖，余滓可重煎洗。
【主治】眼暴赤，及积年睑烂不差，涩痛，睛上有白膜。

秦皮汤

【来源】《圣济总录》卷一〇四。
【组成】秦皮 黄连（去须） 黄柏（去粗皮） 甘草各一两（炙）
【用法】上锉散。每用三钱匕，水一盏，入沙糖一弹子大，同煎一二十沸，滤去滓，稍热洗眼；如冷，再暖一服，可洗五度。
【主治】暴赤眼，肿痛。

秦皮散

【来源】《圣济总录》卷一〇四。
【组成】秦皮（去粗皮） 黄连（去须） 露蜂房 柴胡（去苗） 蛇衔 钩藤 紫苏 胡黄连 丹砂（别研）各等分
【用法】上除丹砂外，为散，与丹砂末拌匀。每服二钱匕，食后煎竹叶汤调下，一日三次。
【主治】目风，赤热痛，泪出。

秦皮洗眼方

【来源】《圣济总录》卷一〇四。
【组成】秦皮（去粗皮，锉）二两
【用法】上以浆水一碗，煎三五沸，浸一宿。去滓洗眼，日三二度。
【主治】风毒冲目，虚热赤痛。

柴胡汤

【来源】《圣济总录》卷一〇四。
【组成】柴胡（去苗）一两 升麻一两半 车前子 决明子（微炒） 栀子仁 黄芩（去黑心） 黄连（去须） 甘草（炙，锉） 防风（去叉） 羚羊角（镑） 马牙消各一两
【用法】上为粗末。每服五钱匕，水一盏半，煎至八分，去滓，食后、临卧服。
【主治】肝虚风热上冲，目暗赤痛。

铅丹膏

【来源】《圣济总录》卷一〇四。
【组成】铅丹（以绢罗过） 黄连（去须，为末） 蕤仁（去皮，研）各半两 盐花一分
【用法】以蜜三两，用文武火先煎蕤仁、盐，待匀沸，即下铅丹、黄连，煎如膏，瓷盒盛。每次用半小豆大，以新汲水调化，箸点，每日三次。
【主治】暴赤眼疼痛。

黄连膏

【来源】《圣济总录》卷一〇四。
【组成】黄连（去须）一分（末） 腻粉半钱 杏仁（汤浸，去皮尖）一分 蕤仁（去皮）半分
【用法】上先将杏仁、蕤仁烂研如膏，后入黄连、腻粉，更相和一处研了，以新绵厚裹，如棠梨许，以新汲水一盏，于净器内，澄滤三遍，候至清，取二分浸药裹子，良久捩汁，仰卧，将药裹温药

点眼，十余度。
【主治】暴赤眼痛，昏晕隐涩。

黄连膏

【来源】《圣济总录》卷一〇四。
【别名】龙脑黄连膏（《原机启微》卷下）。
【组成】黄连不拘多少（去须，为末，银器内重汤熬成膏） 龙脑少许
【用法】上入罐子内，油单封闭令紧，沉于井底着泥处。一宿取出，点眼。
【主治】
1.《圣济总录》暴赤眼。
2.《证治准绳·类方》：目中赤脉，如火溜热炙人，及翳膜昏花，视物不明。

黄柏膏

【来源】《圣济总录》卷一〇四。
【别名】黄金膏（《圣济总录》卷一一一）。
【组成】黄柏（去粗皮，为末） 蛇蜕（微炒，细研为末）各一两
【用法】上用醋浆水三盏，于铜器内煎一盏，稀稠似乳，绵滤待冷，瓷盒盛，点眼大眦。
【主治】眼暴赤涩痛，眼翳。

羚羊角丸

【来源】《圣济总录》卷一〇四。
【组成】羚羊角（镑） 防风（去叉） 芍药 茯神（去木） 蕤仁（去皮） 麦门冬（去心，焙） 大黄（锉，炒） 地骨皮 决明子 甘草（炙）各一两
【用法】上为末，炼蜜为丸，如梧桐子大。每服三十丸，食后温水送下，临卧再服。
【主治】风毒冲目，虚热赤痛。

羚羊角汤

【来源】《圣济总录》卷一〇四。
【组成】羚羊角（镑） 防风（去叉） 芍药 茯神（去木） 甘草（炙，锉） 羌活（去芦头） 细辛（去苗叶）各一两
【用法】上为粗末。每服五钱匕，以水一盏半，煎至七分，去滓，食后温服，临卧再服。
【主治】风毒冲目，连睑赤烂热痛。

羚羊角汤

【来源】《圣济总录》卷一〇四。
【组成】羚羊角（镑） 决明子（炒） 犀角（镑） 石膏 地骨皮各一两 玄参 细辛（去苗叶） 黄芩（去黑心）各半两 防风（去叉） 芎藭 柴胡（去苗） 升麻各三分
【用法】上为粗末。每服五钱匕，以水一盏半，加竹叶十片，煎至七分，去滓，入芒消末半钱匕，食后、临卧温服，每日二次。
【主治】
1.《圣济总录》：风毒目赤肿痛，昏暗年深者。
2.《普济方》：肝肺风热，壅目涩痛。

犀角汤

【来源】《圣济总录》卷一〇四。
【组成】犀角（镑） 黄芩（去黑心） 瞿麦穗 黄连（去须）各三分 栀子仁各一两 车前子 木通（锉） 大黄（锉，炒） 柴胡（去苗） 青葙子各一两
【用法】上为粗末。每服五钱匕，水一盏半，加竹叶七片，煎取七分，去滓，加芒消半钱匕，食后温服，临卧再服。
【主治】肝心壅热，上攻眼目，暴生赤肿，隐涩疼痛。

槐枝汤

【来源】《圣济总录》卷一〇四。
【组成】槐枝（碎锉）二两 秦皮（锉） 黄连（去须） 蕤仁（去皮） 马牙消 黄柏（去粗皮，锉） 山栀子（去皮）各半两 古字钱十四文 食盐一分 淡竹叶一握（细切）
【用法】上药除钱外，为粗末。每用五钱匕，水一盏，入钱煎取一盏半，滤去滓，放温，洗眼，冷

则重暖再洗。

【主治】暴赤目昏痛，泪出隐闷。

蔓荆实丸

【来源】《圣济总录》卷一〇四。

【别名】羚羊角丸（《普济方》卷七十四）。

【组成】蔓荆实（去皮） 羚羊角（镑） 山栀子仁 甘菊花各一两半 防风（去叉）二两半 萎蕤 大麻仁（研） 麦门冬（去心，焙） 朴消（研）各三两 赤芍药二两

【用法】上为末，炼蜜为丸，如梧桐子大。每服二十丸至三十丸，食后、临卧温熟水下。

【主治】风热攻眼赤。

蕤仁膏

【来源】《圣济总录》卷一〇四。

【组成】蕤仁（去皮）二两 丹砂（研）一分 青钱十文 斗子盐（末） 盐绿（末）各半钱

【用法】上用新好绵裹，于银石器中以井华水一盏，浸经一宿，如稀膏。每卧即以绵于大眦头点之，经两宿点了，停二三日再点。点时宜于深暗房中避风三二日。

【主治】眼暴赤肿痛并翳膜，但瞳人不损者。

薄荷散

【来源】《圣济总录》卷一〇四。

【组成】薄荷叶 恶实（微炒）各一两 甘菊花 甘草（炙）各半两

【用法】上为散。每服一钱匕，食后、临卧生姜温水调下。

【主治】风热攻目，昏涩疼痛，旋眩，咽喉壅塞，语声不出。

九子丸

【来源】《圣济总录》卷一〇五。

【组成】蔓菁子 五味子 枸杞子 地肤子 青箱子 决明子（微炒） 楮实（麸炒黄） 茺蔚子 菟丝子（酒浸一宿，焙干，别捣为末）各一两

【用法】上为末，炼蜜为丸，如梧桐子大。每服二十丸，空心温酒下，夜食前再进一服。

【主治】久患风毒，眼赤，日夜昏暗。

五参散

【来源】《圣济总录》卷一〇五。

【组成】苦参 沙参 枳壳（去瓤，麸炒） 丹参 玄参 紫参各一两 蒺藜子（炒，去角）二两

【用法】上为细散。每服二钱匕，空心以温酒调下，疾甚者一日三次。

【主治】风毒眼赤痛，久患不愈。

当归散

【来源】《圣济总录》卷一〇五。

【组成】当归（洗，锉，焙干） 赤芍药（洗，锉） 黄连（去须，锉）各一两

【用法】上为散。每用一钱匕，沸汤浸去滓，乘热洗，如冷，用石器内再煖，洗两三遍。

【主治】风毒气攻眼目，连睑赤烂，及暴赤眼疼痛不可忍者。

决明丸

【来源】《圣济总录》卷一〇五。

【组成】石决明一两（研，水飞） 甘菊花一两 细辛半两 熟干地黄二两 人参一两（去芦头） 地肤子一两 五味子一两半 兔肝一具（炙干） 防风二两（去芦头）

【用法】上为细末，炼蜜为丸，如梧桐子大。每服二十丸，空心及晚后食前煎盐汤送下；或竹叶白汤亦可。渐加至三十丸。

【主治】风毒赤眼久不愈。

决明子丸

【来源】《圣济总录》卷一〇五。

【组成】决明子（微炒）一两 地肤子 麦门冬（去心，焙） 玄参 车前子各半两 赤茯苓（去黑皮） 远志（去心，焙） 青葙子 茺蔚子 蔓

荆实　地骨皮　柏子仁　山芋　人参　黄芩（去黑心）　防风（去叉）　大黄（细锉，炒令香）各一两　细辛（去苗叶）半两　甘草（炙，锉）一两　黄连（去须）一两

【用法】上为细末，炼蜜为丸，如梧桐子大。每服二十丸，食后以米饮送下。加至三十丸。

【主治】风毒眼赤痛久患，及虚热眼暗。

谷精草散

【来源】《圣济总录》卷一〇五。

【组成】谷精草（去根）一两　井泉石（净洗，研）半两　豉（焙干）一合　井中苔（焙干）半两

【用法】上为细散。每服二钱匕，空心以井花水调服。

【主治】风毒赤眼，无问新久。

鱼胆敷眼膏

【来源】《圣济总录》卷一〇五。

【别名】神效方（《普济方》卷七十七引《十便良方》）。

【组成】鲤鱼胆五枚　黄连（去须，捣为末）半两

【用法】上取胆汁调黄连末，纳瓷盒中，于饭上蒸一次取出，如干即入少许蜜，调似膏。日五七度，涂敷目眦。

【主治】目飞血赤脉及痛。

点眼七宝散

【来源】《圣济总录》卷一〇五。

【组成】珊瑚（研细）　琥珀（研细）　玉屑（研细）　曾青（研细）　紫贝（研细）　朱砂（研细）　鸡子壳（去白膜）各半两

【用法】上为极细末。点时仰卧，以铜箸取如绿豆大点眼，每日三五次。

【主治】风热上冲，目赤疼，久不愈。

点眼秦皮汤

【来源】《圣济总录》卷一〇五。

【组成】秦皮（锉碎）三两　青五铢钱七文　黄连（去须）一两　蕤仁（去皮）半两　淡竹叶（洗，切）三十片

【用法】上药用水一升半，煎至七合，去滓。临卧时用净渍，点眼中；或洗眼亦得。

【主治】风热上冲，目赤痛，久患不愈。

点眼雄黄散

【来源】《圣济总录》卷一〇五。

【组成】雄黄（研）一两半　细辛（去苗叶）三分　黄连（去须）一两半　干姜（炮）三分　黄柏（去粗皮）一两半　菊花一两（三月三日日未出时收之）

【用法】上为极细末，于瓷器中盛。每取黍米许点目眦，闭目良久。

【主治】风毒赤痛，眦烂生疮，冲风有泪。

胜金丸

【来源】《圣济总录》卷一〇五。

【组成】铜绿　白矾各等分

【用法】上二味以炭火烧令烟尽为度，细研如粉，用沙糖为丸，如豌豆大，于南粉末内滚过。每用二丸，热汤半盏浸化洗眼，如冷更暖，洗三五次。

【主治】风毒眼痒痛，连睑赤烂并暴赤眼。

柴胡汤

【来源】《圣济总录》卷一〇五。

【组成】柴胡（去苗）二两　黄芩（去黑心）一两　芎藭二两　芍药二两　大黄（锉碎，炒香）二两　石膏五两　羚羊角（镑）二两　茯神（去木）二两

【用法】上为粗末。每服五钱匕，以水一盏半，加竹叶七片，煎至一盏，去滓，投芒消半字，放温，空心顿饮。以利为度；如利频，去芒消，以粥止之。

【主治】积年风毒瘀热，目赤时痛。

【宜忌】如秋月肝弱时，不宜泻肝，宜加补药，即不用此方。

黄柏膏

【来源】《圣济总录》卷一〇五。
【组成】黄柏（去粗皮）半两　黄连（去须）一两　升麻（锉）半两　蕤仁（去皮，研）一两　细辛（去苗叶）半两
【用法】上为末。水三大盏，煎取一半，入白蜜四两相和煎，令药汁尽，绞去滓，入石胆一豆许，细研和匀。每夜卧时点少许于两眦头。
【主治】眼飞血，赤痛昏暗。

硇砂煎

【来源】《圣济总录》卷一〇五。
【组成】硇砂半分（研）　石决明（为末）　盐绿（研）　乌贼鱼骨（为末）　马牙消（研）　石蟹（为末）　龙脑（研）　曾青（研）　消石（研）各一分
【用法】上药以腊月水两碗，浸二七日，每日搅一度，候日满，以绵滤去滓，用银石器盛。日点三两度。
【主治】眼赤风泪，烂痒翳膜。

藁本汤

【来源】《圣济总录》卷一〇五。
【别名】补肝汤（《普济方》卷七十一）。
【组成】藁本（去苗）一两　白芷半两　车前子半两　石决明（刮洗，捣如粉）　芍药　天麻　防风（去叉）　细辛（去苗叶）各一两
【用法】上为粗末，每服五钱匕，以水一盏半煎取一盏，去滓，食后温服，临卧再服。
【主治】

1.积年风毒，眼赤痛多热泪，岁月寝久。

2.《普济方》：暴风客热外侵，白睛肿胀。

大黄汤

【来源】《圣济总录》卷一〇六。
【组成】大黄（蒸过）
【用法】上锉，如麻豆大。每用五钱匕。水二盏，渍之一宿，明旦绞汁服之。以利为度。
【主治】

1.《圣济总录》：目热痛。

2.《普济方》：目热痛暴肿。

石决明散

【来源】《圣济总录》卷一〇六。
【组成】石决明　井泉石　石膏（碎）各一两　黄连（去须）　菊花各二两　甘草（生，锉）一两
【用法】上为散。每服二钱匕，浓煎竹叶熟水调下。
【主治】肝脏热壅，目赤涩痛。

玄参汤

【来源】《圣济总录》卷一〇六。
【组成】玄参二两　升麻一两　防风（去叉）一两　羊角（镑）一两半　秦艽（去苗土）　紫菀（去苗土）一两半　赤芍药一两半　茯神（去木）二两
【用法】上为粗末。每服五钱匕，水一盏半，煎至七分，去滓、食后、临卧温服。
【主治】风目痛赤碜涩。

玄参散

【来源】《圣济总录》卷一〇六。
【组成】玄参　大黄（锉，炒）各二两半　决明子（炒）　菊花　车前子　升麻　黄连（去须）　枳壳（去瓤，麸炒）各二两　栀子仁（炒）　防风（去叉）各一两半　苦参（锉）半两
【用法】上为散。每服三钱匕，食后、临卧蜜水调下，一日三次。
【主治】上膈壅滞，风邪毒气攻目，令目睛疼痛；目赤痛，胬肉满急。

玄精石散

【来源】《圣济总录》卷一〇六。
【组成】玄精石半两（研如粉）　黄柏（去粗皮，炙，捣末）一两

无玄精石，以马牙消代之。

【用法】上为极细末。点两眦头。

【主治】眼赤涩。

半夏汤

【来源】《圣济总录》卷一〇六。
【组成】半夏（汤洗七遍，焙）五两　前胡（去芦头）四两　枳实（炒）二两　细辛（去苗叶）一两　乌梅七枚
【用法】上锉，如麻豆大。每用五钱匕，水二盏，加生姜五片，煎取一盏，去滓，食后温服，一日三次。
【主治】目暴肿痒痛。

决明子丸

【来源】《圣济总录》卷一〇六。
【组成】决明子（炒）一两半　秦皮（去粗皮，锉）一两　甘菊花一两　升麻一两半　黄芩（去黑心）一两　车前子一两半　白茯苓（去黑皮）一两半　秦艽（去苗土）一两　赤芍药　地骨皮　山栀子仁　黄连（去须）　青葙子　萎蕤　牵牛子（炒）　蕤仁（去皮）各一两半　大黄（锉，炒）一两　甘草（炙，锉）一两
【用法】上为末，炼蜜为丸，如梧桐子大。每服二十丸，食后以温水送下，临卧再服。
【主治】目赤昏暗涩痛，心躁恍惚。

防风丸

【来源】《圣济总录》卷一〇六。
【组成】防风（去叉）二两　细辛（去苗叶）一两半　五味子一两半　茺蔚子二两　黄芩（去黑心）一两　桔梗（锉，炒）一两　车前子二两　知母二两　人参一两　玄参一两
【用法】上为末，炼蜜为丸，如梧桐子大。每服三十丸，食后米饮送下。
【主治】目风肿痛。

防风汤

【来源】《圣济总录》卷一〇六。
【组成】防风（去叉）　甘菊花　萎蕤　旋覆花　升麻　决明子（微炒）　秦皮（去粗皮，锉）　黄连（去须）　栀子仁　麦门冬（去心，焙）　甘草（炙令赤，锉）各一两
【用法】上为粗末。每服五钱匕，水一盏半，煎至七分，去滓，食后、临卧温服。
【主治】

1.《圣济总录》：肝脏风热，冲目赤涩痛，风泪肿合。

2.《普济方》：风热冲肝，目多倒睫。

芦根汤

【来源】《圣济总录》卷一〇六。
【组成】芦根五两　甘草（炙）一两　粟米三合　甜竹茹（鸡子大）
【用法】上锉如麻豆大。每用五钱匕，水二盏，煎取一盏，去滓，食后温服，一日三次。
【主治】目暴肿。

芦根汤

【来源】《圣济总录》卷一〇六。
【组成】芦根（锉）　木通（锉）各一两半　栀子仁　桔梗（锉，炒）　黄芩（去黑心）　甘草（炙，锉）各一两
【用法】上为粗末。每服五钱匕，水一盏半，煎至七分，去滓，入地黄汁半合，芒消半钱匕，放温食后服。
【主治】脾肺热，目赤痒，小眦赤磣涩痛。

吹鼻散

【来源】《圣济总录》卷一〇六。
【组成】枸杞白皮　鸡子白皮各等分
【用法】上为极细散。每日三次吹鼻内。
【主治】眼风肿。

吹鼻碧玉散

【来源】《圣济总录》卷一〇六。
【组成】消石一分　龙脑一钱　青黛一钱
【用法】上为细末。每用一豆许，搐两鼻内。

【主治】邪热攻冲，目睛疼痛。

青葙子丸

【来源】《圣济总录》卷一〇六。

【组成】青葙子　蕤仁　人参　地骨皮　麦门冬（去心，焙）　赤茯苓（去黑皮）各半两　泽泻　前胡（去芦头）　枳壳（去瓤，麸炒）　甘草（炙，锉）　菊花　防风（去叉）各一两半　黄连（去须）二两

【用法】上为末，炼蜜为丸，如梧桐子大。每服三十丸，食后温汤送下。

【主治】目赤涩痛。

枳实汤

【来源】《圣济总录》卷一〇六。

【组成】枳实（去瓤，麸炒）　苦参　车前子各一两　黄连（去须）半两

【用法】上为粗末。每服五钱匕，以水一盏半，煎取八分，去滓，食后服，临卧再服。

【主治】目风大毒，赤肿胀痛，热泪出。

栀子汤

【来源】《圣济总录》卷一〇六。

【组成】山栀子　升麻　决明子（微炒）　黄芩（去黑心）各三分　黄连（去须）　干蓝叶　大黄（锉，炒）各一两

【用法】上为粗末。每服五钱匕，以水一盏半，煎至八分，去滓，入朴消末半钱匕，再煎沸，放温服，临卧再服。

【主治】风热毒气，忽冲眼肿，白睛似水泡，疼痛不可睡卧。

茵陈蒿散

【来源】《圣济总录》卷一〇六。

【组成】茵陈蒿　荆芥穗　羌活（去芦头）　木贼（锉）　旋覆花　蔓荆实　甘草（炙，锉）　芎藭　苍术（米泔浸一宿，切，焙）　蒺藜子（微炒去角）　石决明　草决明各等分

【用法】上为散。每服一钱匕，新汲水调下，一日三次，不拘时候。

【主治】一切目风肿痛。

洗肝前胡汤

【来源】《圣济总录》卷一〇六。

【组成】前胡（去芦头）　升麻　枳壳（去瓤，麸炒）各二两　决明子（炒）　防风（去叉）　车前子各一两　甘菊花　黄连（去须）各半两　细辛（去苗叶）　苦参各三两

【用法】上为粗末。每服五钱匕，水一盏半，煎至七分，去滓，投芒消末半钱匕，食后临卧温服。

【主治】目睛疼痛如脱。

秦皮洗眼汤

【来源】《圣济总录》卷一〇六。

【组成】秦皮一两　秦艽一两　甘草半两　玄参一两　柴胡（去苗）三分

【用法】上为粗末。每用一两，以水三盏，煎取一盏半，绵滤去滓，微热淋洗，冷即再暖用。

【主治】热毒风上攻，目睛疼痛。

蔓荆实汤

【来源】《圣济总录》卷一〇六。

【组成】蔓荆实（去皮）　甘菊花　羌活（去芦头）　黄芩（去黑心）　芎藭　防风（去叉）各一两　石膏三两　甘草（炙锉）半两

【用法】上为粗末。每服四钱匕，以水一盏半，煎至七分，去滓，食后、临卧温服。

【主治】目睛疼痛，上连头疼。

人参汤

【来源】《圣济总录》卷一〇七。

【组成】人参　茺蔚子　细辛（去苗叶）　桔梗（炒）　防风（去叉）　黄芩（去黑心）　大黄（锉，炒）各一两　赤茯苓（去黑皮）半两

【用法】上为粗末。每服五钱匕，水一盏半，煎至七分，去滓，食后、临卧温服。

【主治】心肺风热，目干涩赤痛。

决明子丸

【来源】《圣济总录》卷一〇七。
【别名】决明丸（《古今医统大全》卷六十一）。
【组成】决明子（炒） 细辛（去苗叶） 青葙子 蒺藜子（炒，去角） 茺蔚子 芎藭 升麻 独活（去芦头） 羚羊角（镑） 防风（去叉）各半两 菊花一两 黄连（去须） 玄参 枸杞子各三两
【用法】上为末，炼蜜为丸，如梧桐子大。每服二十丸，以淡竹叶熟水送下。加至三十丸。
【功用】《全国中药成药处方集》：补肾养肝，清头明目。
【主治】
1.《圣济总录》：风热上冲眼目，或外受风邪，眼痛视物不明。
2.《全国中药成药处方集》：眼胞红肿，目昏赤痛，瞳仁昏暗，翳障遮睛。
【宜忌】《全国中药成药处方集》：忌食辛辣、发物。

防风汤

【来源】《圣济总录》卷一〇七。
【组成】防风（去叉） 甘菊花各三分 芎藭 赤芍药各半两 黄芩（去黑心）一两 羚羊角（镑）半两 细辛（去苗叶）三分 枳壳（去瓤，麸炒）半两 黄连（去须）三分 甘草（炙）半两 石膏（碎）一两 人参半两
【用法】上为粗末。每服五钱匕，水一盏半，煎至一盏，去滓，食后、临卧温服。
【主治】风热眼赤，痛痒不定。

明水膏

【来源】《圣济总录》卷一〇七。
【组成】乌头（去皮脐，生用） 青盐 白矾各半两 附子一枚（去皮脐，生用，锉） 乳香半分 铜青 硇砂各一分 黄连（去须）一两半
【用法】上锉，如麻豆大。用井花水五盏，入瓷石锅子内，以慢火熬至七分，绵滤去滓，入研了龙脑半钱，临卧点之。
【主治】风毒眼，痒痛赤涩，生瘀肉。

菊花汤

【来源】《圣济总录》卷一〇七。
【组成】甘菊花（择） 地骨皮（去土） 升麻 防风（去叉） 黄连（去须） 赤茯苓（去黑皮）各半两 萎蕤 柴胡（去苗） 木通（锉）各一两
【用法】上为粗散。每服五钱匕，水二盏半，加竹叶七片，煎至一盏，去滓，入芒消末一钱匕，食后、临卧温服。如腹脏易利，即少用芒消。
【主治】肝风邪热冲眼，色赤痛痒不定。

槟榔汤

【来源】《圣济总录》卷一〇七。
【组成】槟榔十枚（煨，锉） 赤茯苓（去黑皮） 陈橘皮（汤浸，去白，焙） 桔梗（炒） 白术各一两 桂（去粗皮） 防风（去叉）各半两
【用法】上为粗末。每服五钱匕，水一盏半，煎至七分，去滓，空心、日晚温服。
【主治】肝风热，目赤干涩，碜痛难开。

人参汤

【来源】《圣济总录》卷一〇八。
【组成】人参 地骨皮 羚羊角（镑） 防风（去叉） 赤茯苓（去黑皮）各三分 升麻 玄参 黄芩（去黑心）各半两 决明子（微炒）一两
【用法】上为粗末。每服五钱匕，水一盏半，煎取八分，去滓，食后、临卧各一服。
【主治】时气患后，起早劳发，风眼赤痛。

洗眼秦皮汤

【来源】《圣济总录》卷一〇八。
【组成】秦皮（去粗皮，锉） 黄连（去须）各一两半 栀子仁 大黄（锉，炒） 细辛（去苗叶） 蛇含草 苦竹叶 盐各一两
【用法】上锉细。于臼中捣令碎烂，如眼赤及痛，每用五钱匕，以水二盏，煎取一盏，滤去滓，频

频洗眼。

【主治】时气病后，目赤痛不开，昏暗。

栝楼根汤

【来源】《圣济总录》卷一〇八。

【组成】栝楼根二两（锉） 茅根（锉） 麦门冬（去心，焙） 黄连（去须） 石膏（碎） 知母（焙） 甘草（炙）各一两

【用法】上为粗末。每服五钱匕，水一盏半，煎取八分，去滓，食后、临卧温服。

【主治】时气病后，目赤涩痛。

菊花散

【来源】《圣济总录》卷一〇八。

【别名】甘菊花散（《普济方》卷七十五）。

【组成】菊花四两（炒） 防风二两（去芦头） 白蒺藜一两（炒过，捣去角） 牛蒡子一两（炒熟） 甘草一分（炙）

【用法】上为散。每服二钱匕，热水调下。

【主治】肝肾风毒气冲目，肿痛昏暗。

黄连汤

【来源】《圣济总录》卷一〇八。

【组成】黄连（去须）四两 芍药二两 黄芩（去黑心） 秦艽（去苗）各一两

【用法】上为粗末。每服五钱匕，水一盏半，煎取八分，去滓，食后、临卧服。

【主治】时气病后目赤痛。

决明丸

【来源】《圣济总录》卷一一〇。

【别名】退膜丸（《普济方》卷八十）。

【组成】决明子（微炒） 车前子 山栀子仁 枸杞子 熊胆汁（干者亦得）各半两 黄连（去须） 牵牛子（炒熟） 甘草（炙，锉）各三分 牛胆汁半合 猪胆汁五枚

【用法】上为末，三味胆汁和丸，如梧桐子大。随胆汁多少，以丸得为度，如硬，入炼蜜少许。每服三十丸，食后温热水下。

【主治】

1.《圣济总录》：倒睫拳挛，隐磨瞳仁。

2.《普济方》：阳气炎上，血脉贯冲，目赤肿痛，睑眦生疮，暴生钉翳，渐染睛轮，视物羞涩，紧急难开。

郁金散

【来源】《圣济总录》卷一一〇。

【组成】郁金三两 新牛胆一枚 猪胆二枚 蛤粉（研）三两 大黄（锉，炒）半两 黄连（去须）半两 雄黄（研）一分

【用法】上七味，将五味为细散，并猪胆拌和，入牛胆中填满，阴干，为细散。每服一钱匕，小儿半钱匕，食后新汲水调下。

【主治】雀目，赤眼，气眼，疳眼。

点眼黄连散

【来源】《圣济总录》卷一一〇。

【组成】黄连（去须，末） 蕤仁（去皮）各一分 胡粉一钱

【用法】先将蕤仁去膜，于铜器中用槐木杵为极细末，次入黄连末、胡粉，合和更研，取细为度。每夜卧点一黍米大在目眦头，不过三两次愈。

【主治】眼赤风涩隐，肿疼生疮。

洗眼防风汤

【来源】《圣济总录》卷一一〇。

【组成】秦皮 黄连（去须） 细辛（去苗叶）各二两 黄柏半两 青盐一两

【用法】上锉令匀。每用一两，以水三盏，煎取一盏半，绵滤去滓，乘热通手洗眼了，避风，一日三次，再暖洗之。

【主治】眼睑肿硬痒痛。

黄耆汤

【来源】《圣济总录》卷一一〇。

【组成】黄耆（锉） 茺蔚子 麦门冬（去心，焙）

各一两半 地骨皮 玄参 黄芩（去黑心） 知母（焙）各一两

【用法】上为粗末。每服五钱匕，水一盏半，煎至七分，去滓，食后、临卧温服，日三次。

【主治】眼睑硬赤肿痛。

清凉包子

【来源】《圣济总录》卷一一〇。

【组成】黄连一分（细为末，宣州者）

【用法】用新水一碗，取倒流水些小，将黄连末匀掺在碗内，用熟艾条一块如鸡子大，安在古老钱七文上，四面更用青铜钱四十文，作四垛子，覆黄连碗在上，点火烧艾，候烟尽，便扫下黄连末，用夹绢袋子盛了，取儿孩时奶汁浸，时时点在眼中。觉口中苦透为度。

【功用】退翳。

【主治】眼热赤生疮。

搐鼻散

【来源】《圣济总录》卷一一〇。

【组成】道人头三两（为细末） 乳香一钱

【用法】上为末。每用一钱，于香饼子上烧烟，搐鼻内。

【主治】赤眼生疮肿痛。

蕤仁丸

【来源】《圣济总录》卷一一〇。

【组成】蕤仁（去皮） 决明子（微炒） 秦皮（去粗皮，锉） 车前子 甘菊花 黄连（去须） 防风（去叉） 蓝实 槐子各一两半 柴胡（去苗） 人参 白茯苓（去黑皮） 山芋 芎藭 大黄（锉，炒令香）各一两 甘草（炙）一两半

【用法】上为末，炼蜜为丸，如梧桐子大。每服三十丸，空心米饮送下。

【主治】目生疮，赤肿疼痛，心躁，视物不明。

芦荟丸

【来源】《圣济总录》卷一一一。

【组成】芦荟半两（研） 鲤鱼胆七枚（取汁） 熊胆（研）一分 牛胆（干者半两，湿者汁一合） 石决明（刮削净）一两 麝香（研）半分 车前子一两

【用法】上药除胆外，为细末，后入胆汁同和匀，炼蜜为丸，如梧桐子大。每服二十丸，渐加至三十丸，食后米饮送下。

【主治】眼热赤痛，及生肤翳。

退膜丸

【来源】《圣济总录》卷一一一。

【组成】熊胆半两（研） 牛胆汁一合 猪胆五枚（取汁） 牵牛子一两（炒） 黄连（去须）一两 栀子仁一两 车前子半两 决明子半两（炒） 枸杞半两 甘草一两（炙）

【用法】上除牛胆、猪胆汁外，同为末，用二胆汁和丸，如梧桐子大。每服五十丸，食后荆芥汤送下。

【主治】阳气炎上，血脉贯冲，目赤肿痛，睑眦生疮，暴生丁翳，渐染睛轮，视物羞涩，紧急难开。

退热人参汤

【来源】《圣济总录》卷一一二。

【组成】人参二两 玄参 白茯苓（去黑皮） 黄芩（去黑心） 五味子 羌活（去芦头） 细辛（去苗叶）各一两 车前子一两半

【用法】上为粗末。每服三钱匕，水一盏，煎至七分，去滓，食后温服。

【主治】目撞刺，赤肿痛，生障翳。

犀角饮

【来源】《圣济总录》卷一一二。

【组成】犀角（镑） 大黄（锉，炒） 知母（焙） 人参 白茯苓（去黑皮） 黄芩（去黑心） 玄参各一两 麦门冬（去心，焙）一两半 甘草（炙，锉）半两

【用法】上为粗末。每服三钱匕，水一盏，煎至七分，去滓，食后温服。

【主治】外物撞刺，目赤肿痛，压热。

龙盐膏

【来源】《圣济总录》卷一一三。
【组成】盐　龙脑　蓬砂（研）　马牙消（研）　硇砂（研，飞过）　蕤仁各一分　杏仁（去皮尖双仁）二七枚
【用法】上为细末，再同研匀，以生蜜和，稀稠得所，新瓷合盛。用竹著卧点眼。
【主治】沙土入眼，痛不可忍，肿赤者。

芍药汤

【来源】《圣济总录》卷一一三。
【组成】赤芍药一两半　羚羊角（镑）　玄参　防风（去叉）　黄芩（去黑心）各一两　蔓荆实　甘菊花各三钱
【用法】上为粗末。每服五钱匕，水一盏半，煎至七分，去滓，加马牙消一钱匕，食后、临卧温服。
【主治】热毒攻目眦，目肿起有脓汁者。

点眼蕤仁煎

【来源】《圣济总录》卷一一三。
【组成】蕤仁（去皮，研）　秦皮（去粗皮）　黄柏（去粗皮）　青竹茹（洗，切）各一两　栀子仁半两
【用法】上锉。以水三升，入铜器内，煎取一升，以绵滤取清汁点眼，日三五度。
【主治】热毒攻注，目眦肿结赤痛。

洗眼石胆散

【来源】《圣济总录》卷一一三。
【别名】石胆散（《普济方》卷八十三）。
【组成】石胆（煅令白，去火毒）　滑石（研）各一两　秦皮半两（为末）　腻粉二钱匕
【用法】上为末。每用一字，汤浸候温，闭目洗两眦头。以冷为度。
【主治】眼忽结肿。

大黄丸

【来源】《圣济总录》卷一八一。
【组成】大黄（锉）　郁金　人参　黄连（去须）各二钱
【用法】上为末，研鼠肝为丸，如绿豆大。每服三丸，米泔送下，奶食后服。
【主治】小儿目赤涩痛，渐生翳膜，昏暗。

升麻汤

【来源】《圣济总录》卷一八一。
【组成】升麻　黄耆（锉）　玄参　甘草（炙）各半两　犀角屑　防风（去叉）　蕤仁（汤浸去皮，研）各一分
【用法】上为粗末。每服一钱匕，以水七分，煎至四分，去滓，分温二服。
【主治】风毒所攻，小儿眼胎赤肿痛。

白华散

【来源】《圣济总录》卷一八一。
【组成】蛤粉（水飞，研）　连翘　甘草（锉）　白药子　白附子（炮）各等分
【用法】上为散。每服半钱匕，用麦门冬、熟蜜水调下。
【功用】凉膈退热。
【主治】小儿肝热，眼赤疼痛。

朴消膏

【来源】《圣济总录》卷一八一。
【组成】朴消（烧令干）一分　黄连（去须）三分
【用法】上为细末。绵裹，以乳汁浸之，点眼。
【主治】小儿赤眼。

决明丸

【来源】《圣济总录》卷一八一。
【组成】决明子　牛黄（别研）　蕤仁等分
【用法】上为末，炼蜜为丸，如麻子大。每服二丸，临卧时以乳汁送下。如热痛不可忍者，用猪

胆汁为丸。
【主治】小儿赤眼。

决明子散

【来源】《圣济总录》卷一八一。
【组成】决明子　车前子　栀子仁　防风（去叉）　黄连（去须）各一两半
【用法】上为散。每服一字至半钱匕，捣生猪肝投热汤取汁调下，早晨日晚各一服。
【主治】小儿眼赤，或生翳膜，或眼常合不开。

洗眼生地黄汤

【来源】《圣济总录》卷一八一。
【组成】生干地黄二两　决明子　黄芩（去黑心）　竹叶各一两　芍药半两
【用法】上锉细。以水二升，煮五六沸，去滓，澄清洗眼，一日三次。
【主治】小儿眼赤痛不开。

铅丹丸

【来源】《圣济总录》卷一八一。
【组成】铅丹一两（再研）
【用法】用白沙蜜调如稀糊，同入银器内搅匀，炒，候铅丹紫色，可丸即丸，如皂子大。每用一丸，沸汤化，乘热淋洗。
【主治】小儿目暴赤痛。

黄芩饮

【来源】《圣济总录》卷一八一。
【别名】黄芩散（《普济方》卷三六三）。
【组成】黄芩（去黑心）半两　寒水石一两一分　升麻　甘草（炙，锉）各一分
【用法】上为粗末。每服一钱匕，水七分，入竹叶五片，同煎至四分，去滓，食后、临卧分温二服。
【主治】小儿赤眼。

清肝散

【来源】《圣济总录》卷一八一。
【组成】芍药　防风（去叉）各一分　大黄（锉）　羌活（去芦头）　甘草（锉）各半两
【用法】上为散。每服一钱匕，以水半盏，加灯心、黑豆各少许，煎五七沸，去滓，食后温服。
【主治】小儿目赤肿痛。

猪肉贴

【来源】《圣济总录》卷一八三。
【组成】精猪肉
【用法】上薄切，贴眼上，热即易之。
【主治】乳石发，眼肿痛不开。

羊肝生方

【来源】《圣济总录》卷一九〇。
【组成】青羊肝一具
【用法】上细切。以水淘，漉出沥干。以葱、酱、盐、醋，食后吃之。
【功用】补肝气，益睛。
【主治】目热赤痛，视物不明。

当归散

【来源】《普济方》卷七十三引《圣济总录》。
【组成】轻粉一分　当归（切，焙）一分　防己　龙胆各半两
【用法】上为散。每服一钱，食后温水调下。
【主治】目赤涩，翳膜遮障，时多热泪。

五福化毒丹

【来源】《小儿药证直诀》卷下。
【组成】生熟地黄（焙）各五两　元参　天门冬（去心）　麦门冬（去心，焙）各三两　甘草（炙）　甜消各二两　青黛一两半
【用法】上为细末，后研入消、黛，炼蜜为丸，如鸡头子大。每服半丸或一丸，食后水化下。
【功用】《证治准绳·幼科》：凉心膈。

【主治】

1.《小儿药证直诀》：疮疹余毒上攻口齿，躁烦咽干，口舌生疮，及蕴积毒热，惊惕狂躁。

2.《景岳全书》：胎毒，及痘后头面生疮，眼目肿痛。

泻青丸

【来源】《小儿药证直诀》卷下。

【别名】凉肝丸（《世医得效方》卷十一）、泻肝丸（《普济方》卷三六二）。

【组成】当归（去芦头，切，焙秤） 龙脑（焙，秤） 川芎 山栀子仁 川大黄（湿纸裹煨） 羌活 防风（去芦头，切，焙，秤）各等分

【用法】上为末。炼蜜为丸，如鸡头大。每服半丸至一丸，煎竹叶汤同沙糖温水送下。

本方改为汤剂，名"泻青汤"（《痘疹一贯》卷六）；改为散剂，名"泻肝散"（《赤水玄珠全集》卷二十八）。

【功用】

1.《世医得效方》：解热疏风。

2.《春脚集》：清心平肝，疏风凉血，截风定搐。

3.《谦斋医学讲稿》：搜风散火。

【主治】

1.《小儿药证直诀》：肝热搐搦，脉洪实。

2.《婴童百问》：小儿赤眼多泪，睛疼心燥，并热翳、急惊发搐。

百部丸

【来源】《全生指迷方》卷四。

【组成】百部八两（为细末） 生地黄五斤（取汁，熬成膏）

【用法】上将地黄膏和百部为丸，如梧桐子大。每服三十丸，食后米饮送下。

【主治】咳嗽，恶热，脉疾，目赤，头眩。

地黄散

【来源】《阎氏小儿方论》。

【组成】生干地黄（切，焙） 熟干地黄（切，焙） 当归（去芦头，切，焙）各一分 黄连（去须）一钱 木通一钱半 玄参半钱 甘草一钱半（锉，炒） 防风（去芦头，焙） 羌活 生犀末 蝉壳（去土） 木贼 谷精草 白蒺藜（去尖） 沙苑蒺藜各一钱 大黄（去皮取实者，锉，略炒）一钱

【用法】上为细末。每服一字或半钱，煎羊肝汤食后调下，日三次，夜一次。

【主治】

1.《闫氏小儿方论》：大人、小儿心肝壅热，目赤肿痛，生赤脉，或白膜遮睛，甚则失明；及疮疹入眼。

2.《眼科阐微》：痘后翳膜遮睛。

【宜忌】忌口将息。

【方论】《眼科阐微》：此方凉血之药居多，邪热蕴于血分中者，用此清之。

鸡肝散

【来源】《仙拈集》卷二引《全生》。

【组成】杜仲 厚朴 桑皮 槟榔各一钱

【用法】取雄鸡肝一个，勿入水，去红筋，与药共入白酒酿六两内，隔汤顿热，去滓，饮汤食肝。隔两日再服一次痊愈。

【主治】赤眼淹缠。

通顶散

【来源】《幼幼新书》卷三十三引《四十八候》。

【组成】石膏（煅） 薄荷花各一钱 川芎二钱（炙） 硼砂 牙消各半钱 甘草二寸（炙）

【用法】上为末。麝香、蜜水调。

【主治】风毒赤眼。

洗肝散

【来源】《幼幼新书》卷三十三引汉东王先生方。

【组成】芍药 防风各一分 羌活 大黄（湿纸裹，煨） 甘草（炙）各半分

【用法】上为末。每服婴孩一字，二三岁半钱至一钱，水一药注或半银盏，灯心、黑豆各少许，同煎十数沸，食后服之。

【主治】小儿目赤肿痛。

蕤仁膏

【来源】《幼幼新书》卷三十三引《吉氏家传》。
【组成】蕤仁（去油） 青盐 脑子 腊月猪脂 熊胆各等分
【用法】上研极细，外障入乌头尖些许。乳汁化点。
【主治】眼睛风热，肿赤痒痛。

羌活散

【来源】《鸡峰普济方》卷十二。
【组成】羌活 甘菊花 蔓荆子 芎藭各一分
【用法】上为细末。每服二钱，水一中盏，加酸枣仁、鼠粘子各五十粒（研碎），同煎至七分，去滓，不拘时候服。
【主治】肝脏壅实，目赤昏涩，热泪不止，筋脉拘急，背膊劳倦，及头昏项颈紧急疼痛。

通顶散

【来源】《鸡峰普济方》卷十八。
【组成】干姜 香白芷各半两 蒿角子一钱
【用法】上为细末。每日用半钱许，作三次细细搐入鼻内。揉动两太阳穴，其痛立止。
【主治】偏正头痛不可忍，诸药无效，及赤眼、牙痛。

当归散

【来源】《鸡峰普济方》卷二十一。
【组成】龙胆 当归各等分
【用法】上为细末。每服一大钱，冷酒调下。
【主治】风毒攻注，眼目疼痛，或赤眼疼不可忍者。

逼毒七宝散

【来源】《鸡峰普济方》卷二十一。
【组成】黄连 当归 赤芍药 蔓荆子 五倍子各等分 乳香六钱（别研） 轻粉三钱
【用法】上为细末。每服二钱，水二盏，煎数沸，滤清者。热洗眼，不拘时候。
【主治】眼热赤痛。

紫金膏

【来源】《鸡峰普济方》卷二十一。
【组成】白沙蜜一两 黄丹三钱
【用法】同熬成膏，紫色为度。先用新水试滴下成丸子，可将药尽倾在新水，乘热丸如弹子大，白隔绢袋子盛，用水三二碗，煎三二沸，热淋至冷，再暖再淋，一日三次。
【主治】赤眼。

地黄丸

【来源】《普济本事方》卷五。
【别名】菊花丸（《普济方》卷七十一）、熟地黄丸（《医学纲目》卷十三）、黄连丸（《丹溪心法附余》卷十二）。
【组成】熟干地黄（酒洗，九蒸九晒，焙干称）一两半 黄连一两（去须） 决明子一两 没药（别研） 甘菊花 防风（去叉股） 羌活（去芦） 桂心（不见火） 光明朱砂（水飞）各半两
【用法】上为细末，炼蜜为丸，如梧桐子大。每服三十丸，食后熟水送下，一日三次。
【功用】益血镇肝明目。
【主治】

1.《普济本事方》：勤读书伤肝，风热上凑，目昏疼痛。

2.《普济方》：肝虚血不足，肢节拘急，筋脉挛痛。及用力劳心，肝虚风热攻眼，赤肿羞明，渐生翳膜，兼肝肾风毒热气上冲目痛。

【方论】《本事方释义》：熟干地黄气味甘苦微寒，入足少阴；黄连气味苦寒，入手少阴；草决明子气味咸苦平，入足厥阴；没药气味苦平，入足阳明，能通瘀入络；甘菊花气味辛凉，入手太阴、足厥阴、少阳；防风气味辛甘微温，羌活气味辛甘平，皆入足太阳，乃引经之风药；桂心气味辛甘大热，入足厥阴；光明朱砂气味苦温，入手少阴。此肝虚风动，热气上升，致目不明，攻补皆

在难投，故用一味壮水之药，佐以苦辛诸品，则升降得宜而奏功矣。

拨云散

【来源】《扁鹊心书·神方》。

【组成】荆芥穗　川芎　防风各二两　枳壳（麸炒）　蝉蜕（去翅足）　薄荷　龙胆草　甘草各五钱

【用法】上为末。每服二钱，食后服。

【主治】上焦壅热，眼目赤肿疼痛，或生翳障。

洗肝散

【来源】《扁鹊心书·神方》。

【组成】大黄二钱　黄芩三钱

【用法】水煎，食前服。

【主治】脏火太过，壅热攻目，或翳障疼痛。

川芎丸

【来源】方出《续本事方》卷四，名见《普济方》卷七十二。

【组成】川芎　荆芥　天麻　川乌　乌药　羌活　黑牵牛（炒）　川当归　金钗　石斛各等分

《普济方》有茯苓。

【用法】上为细末，炼蜜为丸，如豆大，朱砂为衣。每服一丸，薄荷茶嚼下。

【主治】肾经虚冷，眼目昏暗，或赤痛肿痒。

何首乌丸

【来源】方出《续本事方》卷四，名见《普济方》卷七十五。

【组成】何首乌　荆芥　甘草各等分

【用法】上为细末，用沙糖为丸，如弹子大。每服一丸，食后，薄荷茶调下。

【主治】风毒眼患。

洗眼明睛散

【来源】《续本事方》卷四。

【组成】马牙消一两　青矾少许

【用法】上为末，用水调，文武火煎干，出火毒一宿；次用蔓荆子、防风（二味为极细末）各三钱，再入前二味同拌匀。每用一字，用百沸汤洗。

【主治】气毒赤肿热痛眼。

洗心散

【来源】《小儿卫生总微论方》卷十八。

【组成】大黄一两（煨）　荆芥穗一两半　甘草半两（生）　麻黄一两（去根不去节）

【用法】上为细末。每服半钱，或一字，蜜水调下。

【主治】心脏邪热，目赤肿痛。

博金散

【来源】《小儿卫生总微论方》卷十八。

【组成】白药子半两　黄芩一钱半

【用法】上为末。每用一字，沸汤点洗之。

【主治】眼赤肿痛不可忍。

冬青方

【来源】《普济方》卷七十三引《海上方》。

【组成】新砖二片　冬青叶五斗

【用法】以冬青叶捣自然汁，浸砖数日，令透取出，掘地坑架砖于内，四下空，覆之日久，后砖上粉霜起，取霜，入脑子少许，无亦得。点眼。

【主治】赤眼。

光明散

【来源】《普济方》卷七十三引《海上方》。

【组成】黄连一两　当归一分　淡竹叶三十片　赤芍药二钱　赤枣五个

【用法】上为细末。分为四次，各用水一碗半，煎至三分，以纸盖上，小取一孔熏之，随手即洗之。

【主治】赤眼。

青黄汤

【来源】《普济方》卷七十三引《海上方》。

【组成】冬青叶 黄连各少许
【用法】上煎浓汤。又入朴消少许，洗眼。甚妙。
【主治】眼赤痛。

防风通圣散

【来源】《宣明论方》卷三。
【别名】通圣散（《伤寒标本》卷下）。
【组成】防风 川芎 当归 芍药 大黄 薄荷叶 麻黄 连翘 芒消各半两 石膏 黄芩 桔梗各一两 滑石三两 甘草二两 荆芥 白术 栀子各一分

本方去芒消，名"贾同知通圣散"；去麻黄、芒消，加缩砂仁，名"崔宣武通圣散"；去芒消，加缩砂仁，名"刘庭瑞通圣散"（见原书同卷）。

【用法】上为末。每服二钱，水一大盏，生姜三片，煎至六分，温服。

本方改为丸剂，名"防风通圣丸"（《全国中药成药处方集》北京方），又名"通圣丸"（《全国中药成药处方集》哈尔滨方）。

【功用】

1.《宣明论方》：解酒，退热毒，兼解利诸邪所伤。

2.《医方类聚》引《修月鲁般经》：消风退热，散郁闭，开结滞，宣通气血。

3.《不居集》下集：疏风解热，利水泻火，扶脾燥湿，上下分消，表里交治。

【主治】

1.《宣明论方》：风热怫郁，筋脉拘倦，肢体焦萎，头目昏眩，腰脊强痛，耳鸣鼻塞，口苦舌干，咽嗌不利，胸膈痞闷，咳呕喘满，涕唾稠粘，肠胃燥热结，便溺淋闭；或夜卧寝汗，咬牙睡语，筋惕惊悸；或肠胃怫郁结，水液不能浸润于周身，而但为小便多出者；或湿热内郁，而时有汗泄者；或因亡液而成燥淋闭者；或因肠胃燥郁，水液不能宣行于外，反以停湿而泄；或燥湿往来，而时结时泄者；或表之，阳中正气与邪热相合，并入于里，阳极似阴而战，烦渴者；或虚气久不已者。或风热走注，疼痛麻痹者；或肾水真阴衰虚，心火邪热暴甚而僵仆，或卒中久不语，或一切暴喑而不语，语不出声，或喑风痫者，或洗头风，或破伤，或中风诸潮搐，并小儿诸疳积热，或惊风积热，伤寒疫疠而能辨者；或热甚怫结而反出不快者，或黑陷将死；或大人、小儿风热疮疥及久不愈者，或头生屑，遍身黑黧，紫白斑驳，或面鼻生紫赤风刺瘾疹，俗呼为肺风者，或成风疠，世传为大风疾者；或肠风痔漏，及伤寒未民汗，头项身体疼痛者，并两感诸症。兼治产后血液损虚，以致阴气衰残，阳气郁甚，为诸热症，腹满涩痛，烦渴喘闷，谵妄惊狂，或热极生风而热燥郁，舌强口噤，筋惕肉瞤，一切风热燥症，郁而恶物不下，腹满撮痛而昏者。兼消除大小疮及恶毒，兼治堕马打扑伤损疼痛，或因而热结，大小便涩滞不能，或腰腹急痛，腹满喘闷者。

2.《眼科全书》：时行暴热，风肿火眼，肿痛难开，或头面俱肿。

【宜忌】《证治准绳·疡医》：若时毒饥馑之后胃气亏损者，须当审察，非大满大实不用。
【加减】涎嗽，加半夏半两（姜制）。
【验案】春季结膜炎 《新医学》（1976，11：555）：应用本方丸剂，每次9g，不足16岁者，每次6g；不足10岁者，每次3～5g，服药2～3个月，治疗春季结膜炎15例，其中，睑结膜型者7例，角膜缘型5例，混合型3例。结果：一般自觉症状于7～14天后开始减轻，20天后基本消失，眼球部体征亦减轻，2个月后自觉症状和眼部体征完全消失。

胡黄连散

【来源】《宣明论方》卷十四。
【组成】胡黄连 槟榔各半两 麝香少许（别研）
【用法】上为细末，研细点之。如口疮，每服半钱，麝香一字，和匀贴之。
【主治】一切新久赤目疼痛，不能坐卧，并大小人口疮。
【宜忌】忌食鱼、猪、油腻物。

碧霞丹

【来源】《宣明论方》卷十四。
【组成】龙脑 麝香 硇砂各二钱 血竭 没

药　乳香　铜青各一钱　硼砂三钱

【用法】上为末，滴水为丸，如梧桐子大。每用一丸，新水化开，点之。

【主治】一切恶眼风赤者。

煮肝散

【来源】《三因极一病证方论》卷十六。

【组成】四生散

【用法】每服四钱匕，羊子肝入盐酒同煮令熟。空心温服。

【主治】眼赤，有耳痒症。

羚犀汤

【来源】《杨氏家藏方》卷三。

【别名】羚犀散（《普济方》卷一〇三）。

【组成】羚羊角屑　犀角屑　生干地黄　白术　防风（去芦头）　人参（去芦头）　甘草（炙）　山栀子仁　荆芥穗　升麻各等分

【用法】上锉。每服三钱，以水一大盏，加生姜、竹叶各五片，同煎至六分，去滓，空心、食前温服。

【主治】风热上攻，目赤头疼，口舌生疮，小便赤涩。

光明散

【来源】《杨氏家藏方》卷十一。

【组成】秦皮（去粗皮）　黄柏（去粗皮）　黄连（去须）　甘草（生用）　五倍子各等分

【用法】上锉，每用一大匙，水一中碗，入沙糖一弹子大，同煎至八分，绵滤令净，乘热洗至冷，觉口中苦为度，药冷再暖，两次洗。

【功用】截赤眼，定疼痛。

【主治】肝经风热，目赤睛痛，隐涩难开，经久不愈。

攻毒散

【来源】《杨氏家藏方》卷十一。

【组成】干姜不以多少

【用法】上锉。每用二钱，以薄绵裹紧，沸汤泡，乘热洗之。如冷，荡令热，再洗一次。

【主治】风毒上攻，两眼暴赤肿痛，隐涩难开。

铜青丸

【来源】《杨氏家藏方》卷十一。

【组成】铜青一钱　杏仁四枚（去皮尖）　轻粉少许

【用法】上为细末，搜和，分作四丸。每用一丸，汤化开洗。

【主治】暴赤眼，肿痛难开，或生翳障。

曾青散

【来源】《杨氏家藏方》卷十一。

【组成】盆消一两　青黛二钱　没药一分　乳香一分

本方名曾青散，但方中无曾青，疑脱。

【用法】上研匀。每用少许搐入鼻中。

【功用】《普济方》：除昏涩，清头目。

【主治】风热攻眼，赤肿疼痛，眵泪难开。

蝉花散

【来源】《杨氏家藏方》卷十一。

【组成】蝉蜕（去土）半两　苍术二两半（米泔浸一宿，切，焙）　荆芥穗　甘草（炙）　木贼（去节）各一两半　密蒙花　甘菊花　旋覆花　黄连（去须）　石决明（火煅）　草决明　黄芩　谷精草　仙灵脾　青葙子　薄荷叶（去土）　羌活（去芦头）　川芎　防风（去芦头）　白蒺藜（炒去刺）各一两　细辛（去叶土）半两　羯羊肝一具（切，焙干）

【用法】上为细末。每服二钱，食后用川椒汤调下，茶清亦得。

【主治】肝经蕴积风毒，上攻眼目，肿痛昏暗，或生翳膜，视物不明。

糖煎散

【来源】《杨氏家藏方》卷十一。

【组成】龙胆草 汉防己 大黄（微煨） 荆芥穗 赤芍药 当归（洗，焙） 甘草（炙） 防风（去芦头）各一两 山栀子仁半两 川芎半两

【用法】上锉。每服四钱，水一盏，入砂糖如弹子大，同煎至七分，去滓，食后温服。

【主治】风热毒气，上攻眼目，赤肿疼痛，视物不明，隐涩难开。

栝楼散

【来源】《普济方》卷七十三引《卫生家宝》。

【组成】小团栝楼（篱上长藤蔓，结实如弹子大，色红，皮上无毛，九十月间采，晒干） 槐花（炒） 赤芍药各等分

【用法】上为末。每服二钱，临卧温酒下。

【主治】赤眼，痛不可忍。

糖煎散

【来源】《普济方》卷七十六引《卫生家宝》。

【组成】当归 赤芍药 甘草 天花粉 木通 金银藤 汉防己 山栀子各等分

【用法】上为粗末。每服二钱，水一盏，煎至七分。入沙糖一块，弹子大，再煎一二沸，去滓，先熏后通口服，食后服，临卧时再服。

【主治】风肿热毒，赤肿眼。

立应散

【来源】《普济方》卷七十八引《卫生家宝》。

【组成】鹅不食草（净洗） 香白芷（洗） 当归（去芦头，洗） 雄黄（别研） 川附子（炮）各等分 踯躅花减半

【用法】上为细末，入麝香少许和匀。含水搐鼻内，一日三次，食后少空用。去尽浊涕眼泪为度。

【主治】内外障翳，昏涩多泪，及暴赤眼，一切目疾。

当归连翘汤

【来源】《普济方》卷八十三引《卫生家宝》。

【组成】当归三分 黄连五分 甘草三分 连翘四分 南黄柏五分

【用法】上作一服，水二盏，煎一盏，去滓，热洗之。

【主治】眼白睛红，隐涩难开。

铜青膏

【来源】《普济方》卷七十三引《十便良方》。

【组成】石盐一枣核大 人乳一枣许

【用法】上药置故铜碗中，以古钱十文研之，使青稠着碗底，取熟艾急缚一鸡子许，掘地作小坑子，坐艾于坑中，烧使烟出，以铜碗覆上，以土拥四边，勿令烟出，量艾燃尽，刮取着碗青药。每以半豆许，于蛤蚌中研细，以绵缠枝头，注入两眦，夜即仰卧着之。无古钱，以青钱替亦得。

【主治】眼赤。

芎菊散

【来源】《是斋百一选方》卷九。

【组成】薄荷二两 菊花 甘草 川芎各一两 防风七钱 白芷半两

【用法】上为细末。食后以茶少许，沸汤点服；如伤风，用酒调服，其效尤速。

【主治】暴赤眼。

玉龙膏

【来源】《魏氏家藏方》卷九。

【组成】蕤仁（去皮）四十个 杏仁（去皮尖）七个 硼砂（透明者）黑豆大 滴乳香黑豆大 牙消黑豆大 轻粉一大钱 脑 麝各少许

【用法】取蕤仁、杏仁二味同研如膏，摊在瓷碗内，用熟艾如鸡子大烧烟，熏令如粟米色，取下细研，与余药同研入白蜜少许，研为膏，用瓷合盛。每点半粟米许。

【主治】诸风毒眼赤涩，眵泪隐痛，或生瘀肉翳膜。

一醉散

【来源】《儒门事亲》卷十二。

【组成】四物汤加草龙胆　防己
【主治】两目暴赤，发痛不止。

视星膏

【来源】《儒门事亲》卷十五。
【别名】卷簾膏（《普济方》卷八十六）。
【组成】白沙蜜一斤（拣去蜜滓，可称十四两）　密陀僧一两（金色者，研极细，水淘可得六七钱）　新柳算子四两（去皮心，半干半炒）
【用法】上用腊雪水五升，与蜜溶调入药，与柳算子同贮于瓷瓶中，以柳木塞瓶口，油绢封勒，于黑豆锅中熬，从朝至暮，仍用柳棒阁瓶，防倾侧，用文武火另添一锅，豆水滚下，旋于另锅中取水添之，熬成，用重棉滤净，却入瓶中，用井水浸三两日，埋在雪中更妙，频点为上。
【主治】
1.《儒门事亲》：目疾。
2.《普济方》：内外障，赤毒气赤目，一切翳膜。

碧霞丹

【来源】《儒门事亲》卷十五。
【组成】铜绿　白土　芒硝各等分
【用法】上为末，丸如皂子大。每用一丸，白汤研化，洗之。
【主治】赤眼暴发，赤瞎。

归连汤

【来源】《普济方》卷七十四引《经验良方》。
【组成】当归尾（极细者）　黄连　赤芍药　防风各等分　杏仁七粒（去皮尖，男孩乳汁蒸过）
【用法】以水半盏同蒸。乘热洗眼，冷则再热，又洗。
【主治】眼暴赤。

杏仁汤

【来源】《普济方》卷七十四引《选奇方》。
【组成】黄连　杏仁各等分
【用法】同研匀，以水调，滤取汁，入轻粉和匀，点之；汤调，顿冷洗，皆可用。
【主治】暴赤眼。

沙糖膏

【来源】《普济方》卷七十四引《选奇方》。
【组成】脑子三十文　沙糖少许　生姜自然汁
方中生姜自然汁用量原缺。
【用法】上为膏。临时滴点之。
【主治】赤眼。

犀角黄连丸

【来源】《普济方》卷七十三引《余居士选奇方》。
【组成】犀角半两　大黄一两　黑牵牛末二两　青木（去瓤）半两　甘遂（煮）半两　大戟（浆浸）　芫花（醋炒）　木香各半两
【用法】上为末，水为丸，如梧桐子大。每服七十丸，食前温酒送下。
【主治】上壅余热，气滞不通，目睛暴发肿痛，眵粘不利，足经无力，不问远年近日。

明目细辛汤

【来源】《兰室秘藏》卷上。
【组成】川芎五分　生地黄（酒制）　蔓荆子各六分　当归梢　白茯苓　藁本各一钱　荆芥一钱二分　防风二钱　麻黄根　羌活各三钱　细辛少许　红花少许　椒八个　桃仁二十个
方中麻黄根，《东垣试效方》作“麻黄”。
【用法】上锉，分作四服。每服水二盏，煎至一盏，去滓，临卧稍热服之。
【主治】两目发赤微痛，羞明畏日，怯风寒，怕火，眼睫成纽，眵糊多，隐涩难开，眉攒肿闷，鼻塞涕唾稠粘，大便微硬。
【宜忌】忌酒、醋、湿面。

缓筋汤

【来源】《兰室秘藏》卷中。
【别名】羌活汤。

【组成】熟地黄一分 生甘草 柴胡 红花 炙甘草 苏木 独活各二分 藁本 升麻 黄芩 草豆蔻仁 酒黄柏 生地黄 当归身 麻黄各三分 羌活三钱 苍术五分

【用法】上为粗末，都作一服。水二大盏，煎至一盏，去滓，食远服。

【主治】两目如火肿痛，两足及伏兔筋骨痛，膝少力，身重腰痛，夜恶寒，痰嗽，颈项皆急痛，目外眵目丝急，食不下。

决明子散

【来源】《济生方》卷五。

【组成】黄芩 甘菊花（去枝梗） 木贼 决明子 石膏 赤芍药 川芎 川羌活（去芦） 石决明各一两 甘草 蔓荆子各一两

【用法】上为细末。每服三钱，水一中盏，生姜五片，煎至六分，食后服。

【主治】风热毒气上攻，眼目肿痛，或卒生翳膜，或眦出胬肉，或痒或涩，羞明多泪，或始则昏花，渐成内障，及一切暴风客热。

杏连散

【来源】《济生方》卷五。

【组成】黄连（去须）一钱（捶碎） 杏仁七粒（捶碎）

【用法】用水半盏，二药浸之，饭上蒸一时久，澄清放温，洗了，用纸盖覆，安顿汤瓶上，频频洗之。

【主治】风热上攻，目羞明涩痛。

八珍饮

【来源】《仁斋直指方论》卷二十。

【组成】车前子 龙胆草 谷精草 仙灵脾 威灵仙 藁本各半两 荆芥穗 秦皮 甘草（炙）各二钱半

【用法】上锉细。每服二钱，食后煎服。

【主治】热眼肿痛。

麦黄汤

【来源】《仁斋直指方论》卷二十。

【组成】车前子 麦门冬（去心） 生地黄（洗，晒）各等分

【用法】上锉。每服三钱，新水入蜜同煎，食后服。加川芎尤好。

【主治】热眼赤痛。

花草膏

【来源】《仁斋直指方论》卷二十。

【组成】羯羊胆一枚（饭上蒸熟）

【用法】上药以冬蜜研和，入朱砂末少许，频研成膏。食后、临卧匙抄少许含咽，亦可点目。

【主治】

1.《仁斋直指方论》：患眼肿痛涩痒，昏泪羞明。

2.《医学入门》：火眼烂弦，风眼痛痒羞明，及眼胞皮肉有似胶凝，肿如桃李，时出热泪。

涤风散

【来源】《仁斋直指方论》卷二十。

【组成】黄连（去须） 蔓荆子各半两 五倍子三钱

【用法】上为细末。分三次，用新水煎，滤清汁，以手沃洗。

【主治】风毒攻眼，赤肿痒疼。

黄连滴眼方

【来源】《仁斋直指方论》卷二十。

【组成】鹰爪黄连（净）二钱 干艾叶少许 真杏仁一个（去皮）

【用法】上为末，新汲水浸一日夜，滤清汁。仰卧，以帛蘸，滴入眼中，鼻内见苦味，即药透也。或新水浸黄连，瓷器盛，重汤炖浓汁，以熟艾烧存性，入药用。

【主治】热眼赤肿疼痛。

地骨散

【来源】《类编朱氏集验方》卷九。

【组成】地骨皮　生地黄　黑参　甘草　木通　黄芩各等分

【用法】上为粗末。水煎服。

【主治】心经受热，眼赤或生翳膜。

羌活散

【来源】《类编朱氏集验方》卷九。

【组成】羌活　独活　柴胡　川芎　黑参　赤芍药　桔梗　地骨皮　荆芥　薄荷　桑白皮各半两　大黄　山栀子仁　黄芩各一两

【用法】上药各生用，锉。每服三钱，水一盏半，煎一盏，去滓，不拘时候服。

【主治】一切风热上攻，头目赤肿疼痛，昏涩眵泪，怕日羞明，赤脉翳膜。

【加减】翳膜，加蝉蜕、蜜蒙花各半两；泪多，加木贼半两。

春雪膏

【来源】《类编朱氏集验方》卷九。

【别名】玄明春雪膏（《古今医统大全》卷六十一）。

【组成】硼砂三钱　脑子一钱　通明朴消半两

【用法】上为细末，入乳钵研，再用细绢罗过。每用小钱光弦者点津液，沾药末，入目中，闭霎时，令药匀，方开眼，泪出为度。

【主治】眼目赤肿，翳障羞明。

柴胡散

【来源】《类编朱氏集验方》卷九。

【别名】柴胡汤（《普济方》卷七十四）。

【组成】柴胡　苍术　甘草各等分

【用法】上为末。水煎服；如头痛、壮热，则用生姜、葱煎。

【主治】眼目暴赤肿痛。

五黄散

【来源】《御药院方》卷十。

【组成】黄柏一两　黄连　黄芩　黄丹　大黄各半两

【用法】上为细末。每用一钱，水蜜调成膏。摊在绢花子上，随目赤贴于太阳穴。

【主治】目赤。

生明丸

【来源】《御药院方》卷十。

【组成】薄荷叶　川芎各七钱半　缩砂仁　甘菊花各半两

【用法】上为细末，炼蜜和丸，每二两作十五丸。每服一丸至二丸，细嚼温水送下；噙化亦得。

【主治】眼目暴赤，睛痛肿赤。

生犀丸

【来源】《御药院方》卷十。

【组成】荆芥穗　大黄各一两　甘草　川芎各半两　薄荷叶七钱

【用法】上为细末，炼蜜为丸，每两作十丸。每服二丸，食后细嚼，温水送下。

【主治】目赤肿痛隐涩，眵泪生疮。

生地黄汤

【来源】《御药院方》卷十。

【组成】淡竹叶　草决明　黄芩各一两　生干地黄二两　赤芍药半两

【用法】上为粗末。每用五钱，水三盏，煎五七沸，绢滤去滓，乘热洗眼，冷即止，日用二次。

【主治】大人、小儿眼暴赤才发，或经一二日，赤痛涩隐不开。

生地黄汤

【来源】《御药院方》卷十。

【组成】生地黄（干者）　决明子　黄芩（去心）　竹叶各二两　川黄连　芍药各半两

【用法】上为粗末。大人用十钱匕，水三盏，煎五七沸，绵滤去滓，乘热洗眼，冷即止，再暖再洗，日二三次。只用一日，次日换药。小儿约量岁数。

【主治】大人、小儿暴赤眼，涩隐肿痛不开。

至明膏

【来源】《御药院方》卷十。

【组成】黄连一两（锉） 当归二钱（锉） 蕤仁（去皮）一钱 龙脑一钱 南硼砂一钱 青盐一字

【用法】将前三味用水一大碗，浸一时辰，慢火熬至半碗，澄滤去滓，入白蜜半两，再重汤煮成膏，重绵滤过，出火毒。后三味，研极细，与前药一处同研令匀。每用黄米粒大，或一绿豆许，每日点一次，两眼各点一筯。

【主治】眼暴赤疼痛，泪出眵多，热气上攻，视物昏花。

当归立效散

【来源】《御药院方》卷十。

【组成】当归 大黄各一两 乳香一钱

【用法】上锉碎，分作三服。每服七钱，水二盏，煎至一盏半，去滓，食后、临卧温服。

【功用】凉血定痛。

【主治】眼睛疼痛。

冰池散

【来源】《御药院方》卷十。

【组成】黑豆（去皮，生，捣为末）一两 马牙消（研）一两 脑子（研）一钱 青黛（研）一两

【用法】上为细末。每用半钱，凉蜜水调如面糊，摊于圆绢帛上，贴两太阳穴，凉水时时频润。

【主治】眼目赤。

香附散

【来源】《御药院方》卷十。

【组成】香附子（炒） 槐花（炒）各一两 大黄半两

【用法】上为细末。每服三钱，入沙糖少许，食后冷水调下。

【主治】眼赤肿痛，眵泪生疮。

神应散

【来源】《御药院方》卷十。

【组成】玄明粉（生用） 炉甘石（烧通赤为度）各等分

【用法】上同研极细。每用药一粟米粒大，用新水一匙调药点，不拘时候。

【主治】眼暴赤疼痛。

消毒散

【来源】《御药院方》卷十。

【组成】黄芩 黄柏各一两 大黄（生用）半两

【用法】上为细末。每用生蜜水调药如稀稠糊，摊在绯绢花子上，随目赤左右贴于太阳穴，如干，用温水频润。

【主治】眼赤肿，疼痛不定；兼治疮肿不消。

通脑散

【来源】《御药院方》卷十。

【组成】寒水石（烧通赤，研细）二钱 脑子（另研细）一钱 南硼砂（另研）一钱 盆消（另研细）半钱

【用法】上为极细末。每用少许，搐鼻，不拘时候。

【主治】目赤脑热。

菊花散

【来源】《御药院方》卷十。

【组成】薄荷（去土）三两 甘草（微炒）二两 大黄（去粗皮） 芒消各一两 甘菊花（去枝杖并土） 缩砂仁各半两

【用法】上为细末。每服三钱，食后茶清调下。

【主治】眼目暴赤，生疮赤肿疼痛，目自泪出。

黄连汤

【来源】《御药院方》卷十。

【组成】黄连（去须） 秦皮 苦竹叶（切） 薄荷叶各一两

【用法】上锉，如麻豆大。每用五钱，以水三盏，煎五七沸，绵滤去滓，就热淋洗，不计度数。

【功用】散头面热。

【主治】目赤肿痛。

太清散

【来源】《医方类聚》卷六十七引《济生续方》。

【组成】铜青半两（别研） 姜粉末二钱半

造姜粉法：腊月间，用生姜洗，切碎，于砂盆内擂烂，以新麻布裂汁，澄脚取粉，阴干。

【用法】上为细末。每用少许，沸汤泡，放温，频洗之。

【主治】暴风客热，目赤睛痛，隐涩难开。

黄连煎

【来源】《医方类聚》卷七十引《吴氏集验方》。

【组成】黄连

【用法】净洗，阴干，细研为末，水澄取细者，于汤瓶头煎干，冷，用点眼。

【主治】赤眼。

上清龙脑散

【来源】《医方类聚》卷七十引《施圆端效方》。

【组成】川芎 郁金 广芩 盆消各三钱 谷精草半钱 龙骨 麝香各一分 乳香一钱半

方中谷精草，原作“谷青”，据《普济方》改。

【用法】上为细末。鼻内少搐。

【主治】赤眼肿痛，渐生云膜。

如圣散

【来源】《医方类聚》卷七十引《施圆端效方》。

【组成】青黛一两 盆消 牙消各七钱 井盐半两 片脑少许

【用法】上为末。鼻内搐少许。

【主治】睛痛不止。

五黄膏

【来源】《医方类聚》卷一七七引《施圆端效方》。

【组成】大黄 黄柏 黄连 郁金各一两 黄丹半两

【用法】上为细末，新水或蜜水调。涂扫。加朴消妙。

【功用】消拔毒热。

【主治】痈肿，小儿赤眼疮瘤。

四圣散

【来源】《医方类聚》卷七十引《施圆端效方》。

【组成】当归一两 甘草四两 芍药二两 黄连三两

【用法】上为细末。水煎，洗目并吃。

【主治】赤眼。

没药乳香散

【来源】《医方类聚》卷七十引《施圆端效方》。

【组成】郁金半两 盆消二钱 雄黄 没药 乳香各一钱

【用法】上为细末。鼻内齅少许，三次疼止。

【主治】眼疼赤肿。

凉顶散

【来源】《医方类聚》卷七十引《施圆端效方》。

【组成】川芎 薄荷各一两 郁金一两 盆消一两半 乳香三钱 （或加龙脑尤佳）

【用法】上为细末。鼻内搐之。次用黄连为末，煎浓汁，热渫渍搭沤浸目上，渗半钱汁。口中觉苦，疼痛自消，昏翳渐退。

【主治】赤眼疼痛肿，刺着生翳。

黄连汤

【来源】《医方类聚》卷一五七引《施圆端效方》。
【组成】黄连一两半（净） 黄柏（去皮） 黄芩 栀子各一两
【用法】上锉。每服四钱，水一盏半，煎至七分，去滓温服，不拘时候。
【主治】一切积毒伏热，赤目口疮，咽喉糜烂；酒毒烦躁；伤寒蓄热在中，身热狂躁，昏迷不食。

救苦散

【来源】《医方类聚》卷七十引《施圆端效方》。
【组成】川芎 当归 防己 防风各半两
【用法】上为细末。每服二三钱，热酒送下。
【主治】眼睛疼不堪忍。

碧霞膏

【来源】《医方类聚》卷七十引《施圆端效方》。
【组成】黄丹二两 枯白矾一两 净蜜半斤
【用法】上先将黄丹炒紫色，入枯白矾，蜜内熬紫色，入水一盏，再煎稀稠合宜，瓷器内盛。每用皂子大，白汤半盏化开，热洗眼，冷即再温再洗，可用八九次。
【主治】赤眼肿疼，生疮，一切目疾。

重明散

【来源】《卫生宝鉴》卷十。
【组成】炉甘石一斤（火烧，用黄连水淬为末） 川椒二钱（熬膏子，入炉甘石末，以火焙干为度） 黄连 铜绿各半两 硇砂三钱 蒲黄半两 雄黄二钱 绿豆粉四两
【用法】上同炉甘石为极细末，齿上嚼不碜为度，后用脑子一钱，南硼砂一钱，研细，用大豆养之。每用少许，以骨筷干点，卧少时。
【主治】一切风热之毒上冲眼目，暴发赤肿疼痛，或生翳膜瘀肉，隐涩羞明，两睑赤烂。
【宜忌】忌酒、湿面、诸杂、鱼肉、辛热等物。

碧霞丹

【来源】《卫生宝鉴》卷十。
【组成】铜绿三钱 枯白矾三钱 乳香一钱
【用法】上为末，将黄连熬成膏子，入药，丸如鸡头子大。水浸开洗之。
【主治】目赤肿，隐涩难开。

既济解毒汤

【来源】《卫生宝鉴》卷二十三。
【组成】大黄（酒蒸） 黄连（酒制，炒） 黄芩（酒制，炒） 甘草（炙） 桔梗各二钱 柴胡 升麻 连翘 当归身各一钱
【用法】上锉。以水二盏，煎至一盏，去滓，食后温服。
【主治】上热，头目赤肿而痛，胸膈烦闷不得安卧，身半以下皆寒，足胻尤甚，大便微秘。
【宜忌】忌酒、湿面、大料物及生冷硬物。
【加减】大便利，去大黄。
【方论】以黄芩、黄连苦寒，酒制炒亦为因用，以泻其上热，以为君；桔梗、甘草辛甘温上升，佐诸苦药以治其热；柴胡、升麻苦平，味之薄者，阳中之阳，散发上热以为臣；连翘苦辛平，以散结消肿，当归辛温和血止痛，酒煨大黄苦寒，引苦性上行至巅，驱热而下以为使。
【验案】上热下寒 中书右丞姚公茂，六旬有七，宿有时毒，至元戊辰春，因酒病发，头面赤肿而痛，耳前后肿尤甚，胸中烦闷，咽嗌不利，身半以下皆寒，足胫尤甚。由是以床相接作炕，身半以上卧于床，身半以下卧于炕，饮食减少，精神困倦而体弱。诊得脉浮数，按之弦细，上热下寒明矣。遂处一方，名曰既济解毒汤。投剂之后，肿消痛减，大便利。再服减大黄。慎言语，节饮食，不旬日良愈。

佛手散

【来源】《普济方》卷七十四引《卫生宝鉴》。
【组成】乳香（炒） 焰消 青黛各二钱
【用法】上为末。口中含水，鼻内搐之。
【主治】眼肿痛。

断续膏

【来源】《澹寮方》引《保生方》(见《医方类聚》卷二六四)。
【组成】断续(即蝉蜕，净洗)
【用法】上为细末。以薄荷汁调敷，一二次便能开；若小儿疮疹，黑靥不出，温熟水调下一钱即出，乳母服亦可。
【主治】疹子攻眼，肿痛不可开。

小防风汤

【来源】《活幼口议》卷二十。
【别名】防风汤(《医学集成》卷二)。
【组成】大黄(蒸) 山栀子 甘草(炙) 赤芍药 川当归(洗) 防风 羌活各等分
【用法】上锉。每二大钱，水小小盏，煎至半，去滓，食后通口服。
【主治】

1.《活幼口议》：小儿热毒眼患。

2.《普济方》：小儿双目赤肿干涩，疼痛不开者。

3.《银海精微》：小儿胎风赤烂及眼生翳。

草龙胆散

【来源】《活幼心书》卷下。
【组成】草龙胆 木贼(去节) 荆芥 菊花 防风(去芦) 草决明(半生半炒) 甘草各半两
【用法】上锉。每服二钱，水一盏，煎七分，不拘时候温服。
【主治】暴赤火眼，昼夜涩痛，作肿泪多。
【加减】痛甚，加羌活、乳香同煎。

辟尘膏

【来源】《活幼心书》卷下。
【组成】油烟细墨
【用法】以新汲井水浓磨，入元明粉半钱和匀为膏。用笔多点目内。三五次即效。
【主治】小儿尘埃入目，揩成肿热作痛，啼哭不已。

宣风散

【来源】《云岐子保命集》卷下。
【组成】川芎 甘菊各二钱 乳香 没药各三钱
【用法】上为极细末。每用少许鼻内搐之。
【主治】眼风毒发肿，鼻中欲嚏，嚏多大损而生疮。

宣毒散

【来源】《云岐子保命集》卷下。
【别名】拔毒散(《医学纲目》卷十三)。
【组成】盆消 雄黄 乳香 没药各等分
【用法】上为极细末，以少许鼻内搐之。
【主治】眼发赤肿，毒气侵睛胀痛。

回光丸

【来源】《医方类聚》卷六十九引《王氏集验方》。
【组成】九里光花 菊花(二件蒸) 黄连 黄柏 当归 玄参 苦参
【用法】上为末，面糊为丸，如梧桐子大，青黛为衣。每服五十丸，食后茶清送下。
【主治】眼赤肿涩疼痛。

黄连膏

【来源】《医方类聚》卷六十九引《王氏集验方》。
【组成】黄连五两 秦皮五两(去粗皮) 当归(去芦) 赤芍药各三两
【用法】上锉细，用腊水浸七日，细绢滤过，去滓，用浸药水重汤煮至水干，又以药滓再浸再熬成膏，地坑内出火毒，却入麝香、脑子各一钱，以瓷盒子盛。每用银箸点之，合眼片时，药化即好。病大者，勤勤点之。如药干，则用温水化开。
【主治】暴赤眼，肿痛赤涩。

秦皮汤

【来源】《普济方》卷七十七引《医方大成》。
【组成】秦皮 荆芥穗 赤芍药 当归各一两半 黄连一两

【用法】上为粗末。每用三钱，水二盏，煎至三沸，滤去滓，热洗。
【主治】肝寒滞，热毒不可宣通，目急痒痛。

加减四物汤

【来源】《医方类聚》卷七十引《经验秘方》。
【组成】四物汤半两　龙胆草六钱　汉防已三钱
【用法】上作一服。水一盏，煎至五七沸，去滓，热服。
【主治】赤眼。

搐鼻通顶散

【来源】《医方类聚》卷七十引《经验秘方》。
【组成】金头蜈蚣二个　全蝎二个　滑石五钱　盆消二钱半　乳香　没药　川芎　石膏各一钱　细辛　藿香叶各半钱
【用法】上为极细末。搐或芦管贮之，以鼻吸上，日三五服。
【主治】偏正头痛，及眼目昏暗，暴赤甚者。
【加减】治眼，加青黛、薄荷叶各一钱。

至宝金丝膏

【来源】《永类钤方》卷十一。
【组成】当归　羌活　生地黄　黄柏　秦皮　蔓荆子　川芎　黄芩　赤芍　山栀仁　宣连　大黄　细辛各等分
【用法】逐味修制，入净铜锅内，用净水浸过药寸许，煮令透，去滓，取现在浓汁，以上等结沙好蜜，与浓药汁相停和，入铜锅内，再煮令沸，以两重绵绢滤过，铜器内熬成膏如线，四季加减火色，续入没药、国丹飞过如面，更加脑、麝，随多少尤佳。点眼；或用汤泡溶，洗亦可。
【主治】眼目暴赤客热，一切外障。

决明散

【来源】《永类钤方》卷十一。
【组成】大黄　黄芩　木贼（去节）　赤芍　山栀仁　菊花　粉草各等分
【用法】上为细末。每服二钱，生地黄水煎，食后服。
【主治】五脏积热，目肿塞不开，热泪如汤，羞明。
【加减】睛疼，加没药、当归、川芎。

郁金散

【来源】《永类钤方》卷十一。
【组成】大黄　荆芥穗　薄荷叶　郁金　朴消各等分
【用法】上为末，用鸡子清或嫩苎（根白者，打烂）调贴眉眶上及肿处。加生地黄尤好。
【主治】眼目赤肿疼痛。
【加减】痛，加乳香、没药。

秦皮散

【来源】《永类钤方》卷十一。
【组成】当归　黄芩　川芎　荆穗　宣连　山枝仁　羌活　赤芍　秦皮　黄柏　蔓荆子各等分
【用法】上细锉。用新汲水滤去沙灰，用二大钱煎，温热泡洗。
【主治】暴赤肿痛，疼痛洒泪。

清肺汤

【来源】《永类钤方》卷十一。
【组成】大黄　当归　木通（去节）　赤芍　桑白皮（炙）　茵陈　地骨皮　干葛　麻黄（去根）　粉草（炙）　杏仁（去皮尖，炒）　知母（炒）各等分
【用法】上锉。每服三钱，水煎，食后服。
【主治】肺气壅盛，白云赤肿，胬肉侵睛，多泪。

羚羊角汤

【来源】《永类钤方》卷十一。
【组成】大黄二两　黄芩　山栀仁（炒）　石决明（煅）　草决明（炒）　木贼（去节）　桔梗　蜜蒙花　蝉蜕（洗去沙土，去嘴足）　蒺藜（炒，

去刺） 赤芍药 青葙子（炒） 龙胆草 粉草（炙） 羚羊角（炒）各一两（制焙）

【用法】上为末。每服二钱，食后服。心热，灯心汤送下；后生昏花，米饮送下，常服麦门冬汤；雀目，猪羊肝蘸吃；肺热，桑白皮汤送下；酒泪，夏枯草汤送下；小便不通，车前子汤送下。

【主治】眼赤肿沙涩，羞明流泪，翳膜侵睛及雀目等证。

小通圣散

【来源】《世医得效方》卷十三。

【组成】当归 薄荷 羌活 防风 栀子 粉草 大黄 川芎 防己 桔梗各一两

【用法】上锉散。每服四钱，水一盏半，加灯心二十茎；青竹叶七片煎，食后服；小儿急惊，可服二钱。

【主治】风热上攻，目赤头痛咽疼，齿牙两颊肿满，口干烦躁，筋脉挛急；小儿急惊；醉酒。

大决明散

【来源】《世医得效方》卷十六。

【别名】石决明散（《普济方》卷七十一）。

【组成】石决明一两（炒） 草决明（炒） 羌活 山栀子各半两 木贼五钱 大黄（煨） 荆芥各一分 青葙子（炒） 芍药各半钱

【用法】上为末。每服二钱，麦门冬（去心）煎汤调，食后服。

【主治】肝脏积热，眼先患赤痛肿疼，怕日泪涩难开，忽生翳膜肿；或初患一目不见，以致两目齐患。

地黄膏

【来源】《世医得效方》卷十六。

【组成】生地黄（肥者）

【用法】上洗净研细，绢帛包之，仰卧，以药搭在眼上，初似碍而痛，少顷清凉。

【主治】赤眼。

搐鼻药

【来源】《世医得效方》卷十六。

【别名】搐鼻散（《银海精微》卷下）。

【组成】雄黄（水透过） 辰砂各二钱 细辛半两 脑 麝各少许

【用法】上为末。口含水，取药少许搐鼻中。

【主治】目风热肿赤难开。

蔓荆散

【来源】《世医得效方》卷十六。

【别名】小洗肝散。

【组成】土瓜根 蔓荆子 荆芥 甘草 栀子各等分

【用法】上为散。每服三钱，水一盏煎，先熏后服，食后用之。

【主治】目赤肿涩痛，多泪。

敷药瞿麦散

【来源】《世医得效方》卷十六。

【组成】瞿麦

【用法】上药炒令黄色，为末。用鹅涎调，逐时涂眦头。

【主治】

1.《世医得效方》：尘埃飞扬入目，粘睛不脱；或被飞砂所伤疼痛，隐涩不开。

2.《普济方》：一切眼疾肿痛；浸淫疮等。

甘露膏

【来源】《永乐大典》卷一一四一二引《经验普济加减方》。

【组成】黄连二两（碎） 黄丹 铜青各七钱 当归四钱（切） 白丁香二钱 白矾三钱 没药一钱（七味用水五升，同熬一升，去滓） 轻粉一钱 鹏砂二钱（研） 水银半钱 龙脑 麝香各少许（研）

【用法】上为细末，入前膏搅匀。每点三箸至五箸，觉涩便睡十日。

【主治】一切眼病，昏晕翳膜，赤肿痒痛。

黑神散

【来源】《医方类聚》卷七十引《医林方》。
【组成】麻黄根四两（烧尽烟，存性，七分） 盆消二两（水少许化开，蘸一遍，水尽为度） 自然铜二两（烧红，小便蘸） 诃子肉半两 雄黄二两 红豆一钱 没药一两 乳香一两 萝卜子一两 良姜一钱 马兜铃二两（去隔）
【用法】上为细末。噙水，鼻内搐之。
【主治】目赤疼痛不可忍者。

四圣膏

【来源】《医方类聚》卷七十引《烟霞圣效方》。
【组成】诃子一对（去核） 黄丹四两（水飞，细罗） 蜜四两
【用法】上为细末，蜜著水一砸化开，文武火同熬，细柳枝一握不住勤搅，颠倒使用，约成膏子，滴水不散。用时温水化开便洗。
【主治】远年近日，赤眼暴发，一切病眼。

珍珠散

【来源】《医方类聚》卷七十引《烟霞圣效方》。
【组成】白腻滑石一两 乳香二钱（另研） 盆消七钱
【用法】上为极细末。每用一字，噙水搐之。
【功用】清利头目，截赤定痛。
【主治】目赤痛。

春风一醉散

【来源】《医方类聚》卷七十引《烟霞圣效方》。
【组成】汉防己 草龙胆 当归（去芦头） 赤芍药各等分 木通减半（去粗皮）
【用法】上为细末。每服三钱，临卧用温酒一大盏送服。
【主治】赤眼暴发，疼痛不可忍者。

赴晏散

【来源】《医方类聚》卷七十引《烟霞圣效方》。
【组成】麸仁不以多少（去心，芽儿是心也）
【用法】上药于湿乳钵内研极细，烂摊在碗底，艾烟熏之，干为度，为极细末。用头首儿孩乳汁，就和如膏子，绵子滤过，点眼。
【主治】病眼。
【加减】如赤瞎眼，麸仁艾烟熏干，末半两同炉甘石一两，童便烧蘸七遍，二味同为极细末，临卧贴之。

二黄汤

【来源】《急救仙方》卷三。
【组成】黄连 茯苓半两 大黄二两（煨） 甘草 朴消

方中黄连、甘草、朴消用量原缺。

【用法】上为末。每服二钱，煎麦门冬汤食后调服。
【主治】目暴赤肿热痛。

羌活散

【来源】《急救仙方》卷三。
【组成】防风二两 羌活一两 赤芍药三两 白芷一两 川芎二两 柴胡一两 木贼半两 防己半两 粉草一两 荆芥一两 白茯苓二两 甘菊花一两 细辛半两（去叶） 白术一两
【用法】上锉。每服三钱，水一盏半煎，食后服。
【主治】热眼。

法制玄明粉

【来源】《急救仙方》卷三。
【组成】黄牯牛胆一个 净朴消二钱 黄连一分
【用法】上二味实于胆中，当风悬之。每日用鸭翎毛于胆外扫下消，以尽为度，用瓦瓮收之。临用如常法点眼。
【主治】热眼赤眼。

泻心汤

【来源】《急救仙方》卷三。
【组成】龙胆草 细辛 山栀子 大黄 甘

草　乌豆

【用法】水煎服。

【主治】眼疼，血轮红赤。

泻肝饮子

【来源】《急救仙方》卷三。

【组成】杏仁（去皮）　扁蓄　桑白皮

【用法】水煎，热服。

【主治】眼痛，赤侵白处。

茯苓散

【来源】《急救仙方》卷三。

【组成】茯苓　人参　芍药　山栀子　甘草　紫苏　麦门冬　瞿麦各一两　连翘二两

【用法】上锉。水煎服。

【主治】老人赤眼不退。

茶调散

【来源】《急救仙方》卷三。

【组成】川芎　防风　羌活各一两　甘草半两　木贼　石膏（炒）　石决明（煅）　荆芥　薄荷叶　甘菊花各一两

【用法】上为细末。每服二钱，清茶调下。

【主治】男子、妇人一切风肿痒痛，翳，烂弦，风气眼泪。

泻肝散

【来源】《秘传眼科龙木论》卷五。

【组成】知母　黄芩　桔梗各一两半　大黄　黑参　羌活　细辛　茺蔚子各一两

【用法】上为末。每服一钱，以水一盏，煎至五分，去滓，食后温服。

【主治】天行后，赤眼外障。

洗眼汤

【来源】《秘传眼科龙木论》卷五。

【组成】秦皮　甘草　细辛　黄芩各一两　防风一两半

【用法】上为末。以水一盏，散三钱，煎至一盏半，热洗，一日二次。

【主治】天行后赤眼外障。

茯苓散

【来源】《秘传眼科龙木论》卷七。

【组成】白附子　玄参各五钱　白茯苓七钱五分　川续断　白僵蚕

【用法】上锉。每服三钱，水一钟半，煎至半钟，去滓温服。

【主治】小眦赤。

睛明散

【来源】《秘传眼科龙木论》卷七。

【组成】黄连（去须）　当归（去芦，洗）　赤芍药　滑石（细研）各五两

【用法】上为细末，研滑石拌匀。每用半钱，沸汤点，澄清去滓，热洗。

【功用】退翳膜。

【主治】外障风毒上攻，眼疼赤肿，或睑眦痒烂，时多热泪昏涩。

【宜忌】忌一切腌藏、鱼酢、酒、面等毒物。

金丝膏

【来源】《普济方》卷七十四引《德生堂方》。

【组成】黄连　当归（净洗）各二两

【用法】上为末，以水蜜二盏，用文武火煎至半盏，去滓再研，入飞过朴消二钱，乳香一钱，和匀，以水瓶顿，再用水煮半日，后入脑子半钱，研匀，油纸封固，候五日去火毒，方可点用。

【主治】眼赤肿痛，及一切翳障。

杏仁龙胆草泡散

【来源】《原机启微》卷下。

【组成】龙胆草　当归尾　黄连　滑石（另研取末）　杏仁（去皮尖）　赤芍药各一钱

【用法】以白沸汤泡，蘸洗，冷热任意，不拘

时候。

【主治】风上攻，眊矂赤痒。

【方论】本方以龙胆草、黄连苦寒去热毒为君；当归尾行血、杏仁润燥为佐；滑石甘寒泄气，赤芍药苦酸除痒为使。惟风痒者可用。

羚羊角散

【来源】《原机启微》卷下。

【别名】羚羊散（《张氏医通》卷十五）。

【组成】羚羊角（镑） 黄芩 黄耆 草决明 车前子 升麻 防风 大黄 芒消各等分

【用法】上以水一盏，煎取半盏，去滓，稍热服。

【主治】小儿斑疹后余毒不解，上攻眼目，生翳羞明，眵泪俱多，红赤肿闭。

【方论】本方以羚羊角主明目为君；升麻补足太阴以实内，逐其毒也；黄耆补手太阴以实外，御其邪也，为臣；防风升清阳，车前子泻浊阴，为佐；草决明疗赤痛泪出，黄芩、大黄、芒消用以攻其固热，为使。然大黄、芒消乃大苦寒之药，智者当量其虚实以为加减。

搐鼻碧云散

【来源】《原机启微》卷下。

【别名】搐鼻通气散（《内科摘要》卷下）、碧云散（《本草纲目》卷二十）。

【组成】鹅不食草二钱 青黛 川芎各一钱

【用法】上为细末。先噙水满口，每用如米许，搐入鼻内，以泪出为度，不拘时候。

【主治】

1.《原机启微》：眼目肿胀红赤，昏暗羞明，瘾涩疼痛，风痒鼻塞，头痛脑酸，外翳攀睛，眵泪稠粘。

2.《外科正宗》：结毒入于巅顶，以致头疼胀痛如破者。

【方论】

1.《原机启微》：以鹅不食草解毒为君；青黛去热为佐；川芎大辛，除邪破留为使。升透之药也，大抵如开锅盖法，常欲使邪毒不闭，令有出路。然力少而锐，搐之随效，宜常搐以聚其力，诸目病俱可用。

2.《成方便读》：青黛、川芎清肝火而疏肝郁，鹅不食草能开肺而取嚏。用治肺之药，吹入肺之窍，使金令下行，肝邪自愈，翳障自除耳。

止痛散

【来源】《医学纲目》卷十三引《云岐子保命集》。

【别名】止疼散（《普济方》卷六十六）。

【组成】柴胡一两半 甘草（炙）七钱半 瓜蒌根二两 当归 黄芩四两（一半酒浸，一半炒） 生地黄一两

【用法】上为粗末。每服三钱，用水一盏半，加生姜三片，大枣一枚煎，去滓，临卧热服。

【主治】饥饱劳役，因生目内障，两额角痛，目睛痛，时见黑花，及目赤肿痛，脉弦者。

【加减】小便不利，加茯苓、泽泻各五钱。

八宝饮

【来源】《普济方》卷七十一。

【组成】车前子 龙胆草 谷精草 仙灵脾 藁本 威灵仙 荆芥穗 秦艽 甘草各二钱半

【用法】上锉细。每服二钱，食后煎服。

【主治】热眼肿痛。

四顺饮

【来源】《普济方》卷七十一。

【组成】大黄一两半 川芎 山栀仁 赤芍药 朴消各一两 当归 枳壳 甘草（炙）各一两

【用法】上锉。每服二钱，加生地黄三寸煎。

【主治】远年眼目赤肿，大便不通。

【加减】兼气，加香附；痛，加乳香、没药。

扫翳散

【来源】《普济方》卷七十一。

【组成】防风 羌活 川芎 甘草 蒺藜 决明子各半两 柴胡 玄参各二两 白芷 荆芥 瞿麦 木贼 木通 赤芍 栀子 生地 天花粉 夏枯草 薄荷 谷精草各一两 五灵脂 甘菊花 蝉蜕 白皮 大黄各七钱半

【用法】上锉。每服四钱，水一盏半，煎至八分，去滓，食后服。
【主治】眼赤肿痛，瘀肉攀睛，视物茫茫；及时行红眼暴发者。

紫金膏

【来源】《普济方》卷七十一。
【组成】铜青（研） 硇砂 硼砂 羚羊角 雄黄 青盐 琥珀 明矾各七钱半 当门子 片脑 胆矾 深中青各八钱半 玄精石 黄连 乳香 水银各半两 小丁香 炉甘石一片（火炮七次，醋淬七次） 石燕子二两（火煅，醋淬七次） 金星石一两七钱五分（炼通红） 黄丹八两 银星石一两二钱五分（火炼） 海螵蛸一两七钱五分（为末） 轻粉一钱 沙糖三斤 水三升
方中小丁香用量原缺。
【用法】上以水同蜜于锅内熬沸去沫，入黄丹，以柳木篦急手搅匀，约熬三两沸，却下炉甘石，又复搅入乳香、硇砂，又下雄黄，次下丁香，再入轻粉，方下片脑，依次第下药，文武火各熬二三沸，须不住手搅匀成膏，候粘手为度。每用鸡头大，沸汤化开，浸汤半盏，乘热温洗。
【主治】赤肿风烂眼目。

前胡汤

【来源】《普济方》卷七十二。
【组成】防风（去叉） 决明子（微炒） 青葙子 黄连（去须） 木通 茯神（去木） 玄参 升麻 地骨皮各一两 羚羊角 前胡（去芦）一两半
【用法】上为粗末。每服五钱，水一盏半，煎至七分，食后温服，临卧时再服。
【主治】五脏气虚，风热乘之，毒气上攻，眼目赤痛。

竹叶汤

【来源】《普济方》卷七十三。
【组成】淡竹叶（洗净）三握 黄连一两 青钱二七文 大枣十个（去核） 车前子（切）五合
【用法】上锉。以水三升，煎取一升，去滓，微热淋洗眼。冷重暖，不拘次数，以愈为度。
【主治】眼赤痛。

芜菁子散

【来源】《普济方》卷七十三。
【组成】芜菁子
【用法】用大醋煮令熟，晒干，为散。每服方寸匕，用井花水送下，一日三次。尽一斗，能夜视有所见。
【主治】赤眼痛。

枣连膏

【来源】《普济方》卷七十三。
【组成】枣五个 黄连 白矾少许 甘草 乳香少许（一方无乳香）
【用法】上药煎成膏子。滴在眼中。
【主治】赤眼，日夜疼痛不可忍者。

枳实汤

【来源】《普济方》卷七十三。
【组成】半夏（汤洗七次，焙）五两 前胡（去芦）四两 枳实（炒）二两 细辛（去苗叶，焙）一两 乌梅七个
【用法】上锉，如麻豆大。每服五钱，用水二盏，加生姜五片，煎取一盏，去滓，食后温服，一日二次。
【主治】目暴肿痛痒者。

救苦散

【来源】《普济方》卷七十三。
【组成】朴消 雄黄各等分
【用法】上为细末。口内噙水，随患眼或左右鼻内嗃之。
【主治】赤眼，大疼痛不可忍者。

雄黄散

【来源】《普济方》卷七十三。

【组成】雄黄半两（细研） 细辛一分 龙脑半钱（细研）
【用法】上研令匀。每至夜卧时，以铜箸点之。
【主治】目赤烂。

大黄汤

【来源】《普济方》卷七十四。
【组成】大黄（炒令香） 细辛（去苗） 甘草（炙） 黄芩各一两（去黑心） 芍药二两 青州枣（去核） 淡竹叶一分
方中青州枣用量原缺。
【用法】用水七合，入银器内，煎取二合，滤去滓，重汤内暖过，以铜筋点眼中。
【主治】赤眼肿痛。

车前饼子

【来源】《普济方》卷七十四。
【组成】车前草二握 牛蒡子 地龙粪各二两 青盐一钱 大黄半两
【用法】上相和，捣作饼子。仰卧贴在眼上，干即易之。
【主治】眼赤昏肿痛。

升麻汤

【来源】《普济方》卷七十四。
【组成】升麻 黄芩 薄荷 泽泻各等分 大黄一两 甘草少许
【用法】上锉。每服一抄，水一盏，煎至八分，去滓温服，不拘时候。
【主治】眼壅热，两目如红桃，肿胀昏暗，视物不明，翳膜遮障痛。

好槐枝汤

【来源】《普济方》卷七十四。
【组成】槐枝（锉）二两 秦皮 黄连（去须） 蕤仁（去皮） 马牙消 黄柏（去粗皮） 山栀子各半两 古字钱十四文 淡竹叶一握（细切） 食盐一分
【用法】上为粗末。每用五钱，水二盏，入钱，煎至一盏半，滤去滓，放温洗眼，冷再暖洗。
【主治】赤目昏痛，泪出隐闷。

乳香膏

【来源】《普济方》卷七十四。
【组成】乳香一块 硼砂一块（各皂子大） 轻粉（炒）一钱 杏仁二十个（生，去皮，口中细嚼）
【用法】上药入口中细嚼后，满口生津，吐于瓷盏内，坐灰火中，熬令四边沸，用熟绢滤于别盏中，入生龙脑一皂子大许（细研），再滤过于小瓷瓶，热用。频以银、铜箸点之。
【主治】目赤肿痛，翳膜遮障，时多热泪。

菊花散

【来源】《普济方》卷七十四。
【组成】黄芩 大黄 菊花 甘草 防风各二两 土当归半两
【用法】上为散。每服五钱，水一盏煎，空心服。
【主治】目赤肿，及因麻痘伤寒后，服热药并毒食，致令肿痛，如桃李大，不得开。

黄连膏

【来源】《普济方》卷七十四。
【组成】黄连（去须）一分 腻粉一分 蕤仁（去皮）半分
【用法】先将去皮蕤仁烂研如膏，后入黄连、腻粉，同置一处研了后，以新绵厚裹于外，梨少许，以新汲水三盏，于净器内澄滤二盏，候至清，取二分，浸药裹了，良久滤汁，仰卧将药裹温药，点眼十余次。
【主治】暴赤眼痛，浑浑眼涩。

清金散

【来源】《普济方》卷七十四。
【组成】芰荷根
【用法】绞取汁，点目眦中。
【主治】暴赤眼，涩痛难开。

聚宝散

【来源】《普济方》卷七十四。
【组成】龙胆二两　黄连一两　荆芥一两　鼠粘子　大黄各一两　薄荷二两
【用法】上为散。每服一钱，水一盏，煎至七八分，去滓，食后服。
【主治】眼目赤肿疼痛。

七宝散

【来源】《普济方》卷七十五。
【组成】当归一钱半　芍药一钱半　甘草　白矾各一钱　杏仁（去皮）七个　黄连　真铜绿（细研）各三分
【用法】上锉。同放瓷盏内，于锅中坐，煎至八分，去滓澄清，临卧时洗。
【功用】除瘀热。
【主治】风眼。

乳香散

【来源】《普济方》卷七十五。
【组成】乳香　川芎　没药　石膏　雄黄　铜绿　盆消各等分
【用法】上为细末。搐鼻。
【主治】赤眼，头风。

春雪膏

【来源】《普济方》卷七十五。
【组成】脑子一钱　蕤仁二钱（去壳）　麝香半钱
【用法】上为极细末，用蜜相和。点眼中。
【主治】风赤眼。

密蒙花散

【来源】《普济方》卷七十五。
【组成】密蒙花二两　当归　川芎各二两　砂仁八钱　桔梗　防风各四两　薄荷五两　黄芩二十两　甘草十两
【用法】上锉。水煎服。
【功用】除瘀热。
【主治】风眼。

谷精散

【来源】《普济方》卷七十八。
【组成】羌活　蝉壳　蛇蜕　防风　谷精草　菊花　木贼　甘草　大黄　山栀子　黄连　沙苑蒺藜各等分
【用法】上为末。每服半钱、熟水调下。
【主治】大人、小儿眼中生翳疼痛，并暴发赤眼。

镇心丸

【来源】《普济方》卷二一五。
【组成】川大黄　车前子　乱发灰
【用法】上为细末。每服二钱，食前葱汤调下。

本方方名，据剂型当作“镇心散”。
【功用】镇保心气，宁养神志，宣畅气血，解诸邪壅。
【主治】黄疸鼻衄，小水淋痛，目赤暴肿，或作飞血证。

银白散

【来源】《普济方》卷三六三。
【组成】天花粉（一方用蛤粉）　连翘　甘草　川白药　白附子各等分
【用法】上为末。每服半钱，麦门冬蜜热水送下，不拘时候。
【功用】凉膈退热。
【主治】婴孩肝热，眼赤痛。

小流气饮

【来源】《袖珍小儿方》卷七。
【组成】蝉蜕　甘草　羌活　天麻　当归　芍药　防风　大黄　龙脑叶　杏仁各等分
【用法】上锉服。每服二钱，薄荷叶三叶，水一盏煎，食后服。
【主治】小儿风毒眼。

决明子方

【来源】《奇效良方》卷五十七。
【组成】决明子
【用法】朝朝取一匙挼令净，空心水吞下。一方取决明子作菜食之。
【功用】止泪明目。
【主治】肝经热，风赤眼。

荆防汤

【来源】《眼科应验良方》。
【组成】荆芥八分　蔓荆子八分　赤芍八分　川芎八分　防风八分　车前子一钱　蝉蜕六分（去翅足）　菊花一钱　生地一钱五分（切片）　青葙子八分　甘草四分
【用法】加生姜一簿片为引。
【主治】眼白珠有红，微痛者。
【加减】心火旺，眼大角红肿者，加黄芩八分（酒炒），木通八分，淡竹叶九片。

养血散火汤

【来源】《程松崖先生眼科》。
【组成】生地一钱（切片）　丹皮八分　归身一钱　草决明八分　白芍一钱（酒炒）　防风六分　荆芥六分　青葙子八分　川芎八分　菊花一钱　茯苓一钱　车前子八分
【主治】眼小角淡红或赤痛者。
【加减】若服药红痛俱愈，但看物不明，去防风、荆芥，加沙苑蒺藜一钱（淡盐水炒），菟丝子一钱，熟地二钱。

凉血散火汤

【来源】《程松崖先生眼科》。
【组成】生地二钱（切片）　丹皮八分　赤芍八分　黄芩八分　防风八分　荆芥八分　归尾八分　蝉蜕六分　柴胡八分　车前子一钱
【主治】火盛而致眼白珠尽红，肿痛生眵，流泪羞明。
【加减】头痛恶风或发热，加羌活八分；眼痛不可忍，口渴，加川连八分（酒炒）；肿不消，红不退，加红花四分。

春雪膏

【来源】《医学正传》卷五引东垣方。
【组成】朴消不拘多少。
【用法】上药置豆腐上蒸化，待流下，以瓷器盛之。点眼。
【主治】赤眼。

点眼光明丹

【来源】《医学正传》卷五。
【别名】开明银海丹（《卫生鸿宝》卷二）、光明丹（《古今医统大全》卷六十一）。
【组成】白炉甘石一两（以黄连五钱煎浓汁，滤去滓，用炭火煅炉甘石通红，淬黄连汁内，如此者七次，研）　辰砂一钱　硼砂二钱轻粉五分　片脑三分（多至五分）　麝香一分
【用法】上各为极细末，一处和匀，再研一二日无声，银瓶盛贮，密封口不可令泄气。点眼。极妙。
【主治】一切风热上壅，两目赤肿涩痛，风弦烂眼，及内外翳障。
【加减】如赤眼肿痛，加乳香、没药各五分；内外翳障，加珍珠五分、鸭嘴胆矾二分、熊胆二分；烂弦风眼，加铜青五分、飞丹五分。

吹鼻散

【来源】《万氏家抄方》卷一。
【组成】火消四两　黄丹二两　石膏二两　乳香二钱　没药二钱　藜芦三分　细辛三分　天麻二钱　雄黄三分　川芎三钱　天门冬　麦门冬　皂角　甘草各六钱
【用法】上为末，吹鼻，吹时须令病人含水一口。
【主治】偏正头风，火眼。

疏风汤

【来源】《陈素庵妇科补解》卷三。
【组成】荆芥　防风　柴胡　黄芩　升麻　葛

根　当归　川芎　木通　生白芍　生地　木贼　蜜蒙　甘草　甘菊　黑小豆

【用法】水煎服。

【功用】疏风清热，凉血安胎。

【主治】妊娠目赤肿痛，甚则痛不可忍，或眵泪羞明，或痒涩起赤障。

【方论】是方荆、防、升、柴、葛、豆疏风清热以散火于上；芩、通、甘草泻火导热以降火于下；菊、蜜、木贼退赤而消肿；四物补血而滋肾，则风热清而胎安矣。

小菊花膏丸

【来源】《银海精微》卷上。

【组成】黄连　枯黄芩　大黄　干菊花　羌活　苍术　荆芥　防风

【用法】上为细末，炼蜜为丸。每服四五十丸。或为膏。

【主治】小儿风毒眼。

白蒺藜散

【来源】《银海精微》卷上。

【组成】白蒺藜　菊花　蔓荆子　草决明　甘草（炙）　连翘　青葙子各等分

【用法】水煎，食后温服。

【主治】

1.《银海精微》：肝风目暗疼痛。

2.《张氏医通》：肝肾虚热生风，目赤涩多泪。

修肝活血汤

【来源】《银海精微》卷上。

【组成】归尾　赤芍各一两半　川芎　羌活各七钱　黄耆　防风　大黄　黄连各三钱　薄荷　连翘　白蒺藜　菊花各一两

【用法】每服四钱，水煎服。

【主治】血翳包睛，眼中赤涩肿痛，泪出，渐有赤脉通睛，常时举发，久则发筋结厚，遮满乌睛，如赤肉之相，及风轮生疮或突起，愈后变成白翳，久不散者。

凉膈连翘散

【来源】《银海精微》卷上。

【组成】连翘　大黄　黄连各二两　薄荷　栀子　甘草　黄芩　朴消各一两

【用法】水煎服。

【主治】阴阳不和，五脏壅热，肝膈毒风上充，眼目热极，珠碜泪出，忽然肿痛难忍，五轮胀起。

救睛散

【来源】《银海精微》卷上。

【组成】川芎　防风　羌活　甘草　木贼　石膏　薄荷　菊花　石决明

【用法】上为末。每服三钱，清茶调下。

【主治】五脏壅热，肝膈毒气上冲，忽然眼目肿痛难忍，五轮振起。

小拨云散

【来源】《银海精微》卷下。

【组成】黄芩　甘草　栀子　大黄　芍药　郁金　龙胆草　羌活　蝉蜕　木贼　当归　蒙花　蒺藜

【主治】男妇目涩痛烂，泪出羞明怕日，血灌瞳神者。

加味汤泡散

【来源】《银海精微》卷下。

【组成】归尾　赤芍药　黄连　杏仁　防风各一两　铜青二钱　薄荷叶三钱

【用法】洗眼。

【主治】眼壅肿。

竹叶汤

【来源】《银海精微》卷下。

【组成】淡竹叶　黄芩　升麻　木通　车前子　黄连　玄参　芒消　栀子　大黄（炒）

【用法】食后服。

【主治】肝脏实热，眼赤肿痛。

羌活除风汤

【来源】《银海精微》卷下。
【组成】羌活　独活　川芎　桔梗　大黄　地骨皮　黄芩各一两　麻黄　苍术　甘草　菊花　木贼
【用法】水煎服。
【主治】脾肺之壅热，邪客于腠理，上下胞肿如桃，痛涩，泪出不绝如注。

拨云散

【来源】《银海精微》卷下。
【组成】黄芩　甘草　藁本　栀子　防风　菊花　密蒙花　连翘　桔梗　薄荷　赤芍药　白蒺藜
【用法】水煎，食后服。
【主治】三焦积热。肝隔风热上攻，眼赤涩肿痛，年深有红翳于乌睛上，浓泪如红霞映日者。

泄肝散

【来源】《银海精微》卷下。
【组成】栀子仁　荆芥　大黄　甘草
【主治】肝热，赤眼肿痛。

洗心散

【来源】《银海精微》卷下。
【组成】大黄（炒）　黄芩　栀子　甘草　黄柏　木通　菊花　赤芍药　防风　荆芥
【主治】眼目肿痛难开，涩泪。

酒煎散

【来源】《银海精微》卷下。
【组成】防风　防己　甘草　荆芥　当归　赤芍药　牛蒡子各等分
【用法】上用好酒煎，食后温服。
【主治】眼有风热，赤涩疼痛。

清凉散

【来源】《银海精微》卷下。
【组成】升麻　赤芍药　川芎　柴胡各三两　元参　黄芩　荆芥　甘草　白术　栀子　赤茯苓　干葛　草决明
【用法】上为末。每服六钱，水煎服。
【主治】眼胞睑壅肿如桃者。

清金凉肝散

【来源】《银海精微》卷下。
【组成】黄连　黄芩　栀子　连翘　葶苈　桑白皮　麦门冬　天花粉　赤芍药　干葛　荆芥　杏仁　青皮　甘草
【用法】水煎，加蜜一盏，煎一沸，食后温服。
【主治】白睛黄赤。

清凉消毒膏

【来源】《银海精微》卷下。
【组成】薄荷叶　芒消　大黄　细辛　雄黄　黄柏各等分
【用法】上为末。水调涂之。
【主治】诸热眼。

四精膏

【来源】《扶寿精方》。
【组成】蜂蜜（花之精）　羯羊胆（草之精）　青鱼胆（水之精）　人乳（人之精）各等分
【用法】瓷杯盛，蒸熟，入瓷瓶中，油纸黄蜡封固，悬井中七日取起。点眼，以匙抄少许，入口咽下亦可。
【主治】眼目赤障热痛。

乳香散

【来源】《丹溪心法附余》卷十二。
【组成】郁金二钱半　盆消　黄连各一钱　雄黄　乳香　没药　片脑各半钱
【用法】上为末。鼻内搐少许，点亦可。

【主治】眼赤肿疼痛不可忍。

恶实膏

【来源】《丹溪心法附余》卷二十三。
【组成】恶实子
【用法】上为末。蜜调贴囟门上。
【功用】免患眼疾。

明目夜光丸

【来源】《活人心统》卷下。
【组成】川连　木贼　归身　防风　芍药（炒）　生地　蔓荆　白蒺藜　玄参　谷精草　大力子　龙胆草　家菊花　楮实　草决明　枸杞子各一两　羌活五钱
【用法】上为末，炼蜜为丸，如梧桐子大。每服七十丸，食远，家菊花汤送下。
【主治】眼赤涩，或远近起视无光，或昏花矇昧；上盛下虚，肝风内热，障目。

五胆膏

【来源】《摄生秘剖》卷四。
【组成】熊胆　鲭胆　鲤胆　猪胆　羊胆　川蜜各等分
【用法】上将胆、蜜入银铫或铜铫中，微火熬成膏，取起用瓷盒藏之，出火毒。点眼。
【主治】一切火热赤眼，流泪烂弦，怕热羞明，或痛或痒。
【方论】五胆之苦足以胜热，川蜜之润足以济火。且胆者甲木之精也，蜜者百花之精也，皆有荣润乙窍之妙焉。

猪鬃散

【来源】《摄生众妙方》卷九。
【组成】珍珠五分（烧存性）　芦甘石（童便淬九次，净用）五钱　铜绿五分　飞矾五分　熊胆五分　蕤仁三分　胡椒五分　飞黄丹五分　硇砂五分　鸦翅十二根　皮消五分
【用法】上为极细末。用猪鬃一根，点眼四角。
【主治】眼目病，眼涩糊热，眼胞红烂，有瘀热云翳。

冬青汤

【来源】《古今医统大全》卷六十一。
【组成】冬青叶
【用法】煎浓汤，入盐热洗之。
【主治】诸害眼。

条风散

【来源】《古今医统大全》卷六十一。
【组成】黄连（去毛净）　蔓荆子各半两　五倍子三钱
【用法】上锉。分三服，新水煎滤清汁以洗沃。
【主治】风毒攻眼，赤肿痒痛。

明目清凉饮

【来源】《古今医统大全》卷六十一。
【别名】明目清凉散（《眼科全书》卷六）。
【组成】当归　川芎　黄连　赤芍药　防风　荆芥　蔓荆子　连翘　生地黄　柴胡　胆草各六分　桔梗　蝉退　薄荷　甘草各三分
【用法】水二盏，煎一盏，食后临卧服。
【主治】一切热眼，痛泪羞明。

泻肝散

【来源】《古今医统大全》卷六十一。
【组成】苍术　枳壳　赤芍药　归尾　川芎　黄连　柴胡　香附子　甘草各五分　大黄二钱　朴消一钱
【用法】上药用水二盏，煎一盏，纳消、黄，再煎二三沸，半饥温服。
【主治】脾经湿热壅郁，上攻于目，以致眼目肿痛如桃，睑皮肿胀，内搓目睛。

洗心散

【来源】《古今医统大全》卷六十一。

【组成】黄连　生地黄各一钱　菊花　当归各八分　木通　栀子各七分　甘草四分
【用法】水二盏，煎一盏，食后温服。
【主治】心经积热，目眦赤涩痛泪。

洗肝散

【来源】《古今医统大全》卷六十一。
【组成】川当归　羌活　薄荷　栀子　芎藭　生地黄　防风　大黄　龙胆草　甘草各等分
【用法】上为末。每服三钱，白汤调服。
【主治】风毒上攻，暴作目肿，痛涩难开，眵泪不绝。

搐鼻散

【来源】《古今医统大全》卷六十一。
【组成】黄丹　牙消各一两　雄黄三钱　没药五分
【用法】上为细末。先令患人口含温水，然后以管吹入鼻中，左目病则吹左鼻，右目病则吹右鼻。
【主治】一切火眼及内障。
【宜忌】久患眼疾而甚者不可吹。

摩风膏

【来源】《古今医统大全》卷六十一。
【组成】木香　当归　白芷　黑附子　防风　细辛　藁本　骨碎补各一两　乌头　芍药　肉桂各一两半　猪脂六两
【用法】上为细末，以麻油半斤浸一日夜，文武火熬如膏为度。涂摩之。专治目赤肿痛，白姜为水调，贴脚掌心。
【主治】赤目肿痛。风牵眼泪，㖞偏外障。

滋水补肝汤

【来源】《慎斋遗书》卷七。
【组成】熟地　生地　当归各一钱　白芍一钱五分　甘草一钱　柴胡　元参各八分
【主治】足厥阴肝经阴虚，患火眼，霎时肿起，或足大指头循足跗内臁去内踝一寸，入腹近脐两旁，至左乳下期门边，有热如蛇行，行至胸胃而散，皆肝血不足，以致虚火为患。

拨云散

【来源】《葆光道人眼科龙木集》。
【组成】川芎　荆芥　薄荷　甘草　决明子　当归　防风　熟地黄　木贼　旋覆花　大黄　石膏各等分
【用法】上为细末。每服二钱，食后用茶清调下；如目赤胬肉侵睛者，用淡竹叶汤调下。
【主治】目痛，热泪流，昏涩肿胀。

退赤散

【来源】《葆光道人眼科龙木集》。
【组成】生地黄　木通　甘草　栀子各等分
【用法】上为细末。每服二钱，食后用竹叶汤调下，每日三次。
【主治】肝实而血盛，血气上冲，流注于目，致目赤而不痛。

秘方顺肝散

【来源】《葆光道人眼科龙木集》。
【组成】生地黄　当归　大黄　瓜蒌仁各等分
【用法】上为末。每服一钱，水一钟调下；或用新汲水半钟调下。
【主治】目赤而不痛。

秘传郁金散

【来源】《葆光道人眼科龙木集》。
【组成】郁金　大黄　朴硝各等分
【用法】上为末，用桃条、生地黄自然汁调服，点瞳仁。
【主治】血侵睛（赤眼）。

秘传黄耆丸

【来源】《葆光道人眼科龙木集》。
【组成】黄耆（蜜炙）　防风　茴香（炒）　白蒺藜（炒）　牡丹皮各等分

【用法】上为末，酒糊为丸，如梧桐子大。每服三十丸，食后以盐汤送下，或酒亦可；妇人用艾醋汤送下。

【主治】目赤肿。

【加减】去黄耆，加当归，名“当归丸”。

地黄粥

【来源】《医学入门》卷三。

【组成】生地不拘多少

【用法】上捣自然汁，浸粳米渗透，晒极干，再浸再晒三次。每用瓷器煎汤一升令沸，入前米一合熬成稀粥，空腹服。

【功用】降心火，凉肝血。

【主治】血热入肝，睡起目赤肿，良久无事者。

点眼地黄膏

【来源】《医学入门》卷七。

【组成】生地一合　黄连一两　黄柏　寒水石各五钱

【用法】用地黄捣自然汁和成饼子。用时衬纸点眼上。

【主治】被物撞打，及风热暴赤肿痛，目热泪出。

【加减】如火烧汤泼，再加黄芩、山栀、大黄各等分为末，酒调敷。

决明散

【来源】《古今医鉴》卷九。

【别名】决明饮（《济阳纲目》卷一〇一）。

【组成】石决明　葛花　泽泻　木贼　大黄

【用法】上锉一剂。水煎服。

【主治】

1.《古今医鉴》：翳障眼。

2.《济阳纲目》：一切眼目肿痛。

拨云散

【来源】《古今医鉴》卷九引金光明方。

【组成】归尾　川芎　赤芍　生地黄　连翘　黄芩　山栀子　黄连　防风　荆芥　羌活　白芷　梢　枳壳　桔梗　软石膏　大黄　甘草

【用法】上锉。水煎，食后服。

【主治】一切眼肿疼痛，及暴发赤眼，风热壅实等症。并治杖疮肿痛未破，作憎寒壮热，或打重血气攻心，及打扑伤损内重，瘀血不散。

【加减】如眼生翳障，加白蒺藜；如眼胞红肿如桃，倍大黄，加芒消；眼目被人打伤青肿，倍大黄。

拔毒膏

【来源】《古今医鉴》卷十四。

【组成】熟地黄一两（以新汲水浸透）

【用法】捣烂。贴两脚心，布裹住。

【主治】婴儿眼肿痛。

三光膏

【来源】《东医宝鉴·外形篇》卷一引《医鉴》。

【组成】朱砂　雄黄　硼砂各等分

【用法】上为细末。乳汁调涂，盛碗内，覆地上，以艾叶烧烟熏之，至黄色为度，带碗收贮。用时以香油少许调匀，点眼角。

【主治】犯土伤眼。

密蒙花散

【来源】《片玉痘疹》卷十二。

【组成】人参　荆芥穗　当归　赤芍　川芎　密蒙花　藁本　黄芩（炒）　蝉蜕　升麻　白蒺藜　栀子仁　石决明

【用法】水煎服。

【主治】小儿痘疹收靥后，余毒归肝，两目红肿。

搜风泻火汤

【来源】《点点经》卷四。

【组成】四物汤加防风　山栀　连翘　黄芩　黄柏各一钱　石决明　车前子　木通各一钱五分　薄荷八分　甘草三分　生石膏三钱

【用法】上加葱白三茎，水煎服。

【主治】眼肿疼痛，昏花不明，羞日畏火。

光明洗眼方

【来源】《医方考》卷五。
【组成】古青钱十文　黄连一钱　杏仁七枚（去皮）　艾叶三片
【用法】用水一钟，煎去其半，澄清一宿，次日频频洗之。
【主治】风热眼眶红烂者。
【方论】铜性清肃，可以胜热明目；黄连苦燥，可以泻热坚肤；艾叶辛温，可使驱风胜湿；杏仁辛润，可使利气泽皮。

消风养血汤

【来源】《医方考》卷五。
【组成】荆芥　蔓荆子　菊花　白芷　麻黄（去节）　桃仁（去皮尖）　红花（酒炒）　防风　川芎各五分　当归（酒洗）　草决明　石决明　白芍药（酒炒）　甘草各一钱
【用法】煎服。
【主治】眼痛赤肿。
【方论】

1.《医方考》：是方也，荆芥、菊花、蔓荆、白芷、麻黄、防风、川芎可以消风，亦可以去热，风热去，则赤肿去矣；桃仁、红花、当归、芍药、草石决明可以消瘀，可以养血，亦可以和肝，瘀消则不痛，养血和肝则复明；乃甘草者，和诸药而调木气也。

2.《医方集解》：此足太阳、厥阴药也。荆芥、防风、麻黄、白芷、甘菊、蔓荆轻浮上升，并能消风散热；桃仁、红花、川芎、归、芍辛散酸收，并能养血去瘀；两决明皆除肝经风热，专治目疾，瘀去血活则肿消，风散热除则痛止。又目为肝窍，搜风养血，皆以和肝。加甘草者，亦以缓肝而止痛也。

升阳抑火汤

【来源】《仁术便览》卷一。
【组成】升麻　柴胡　葛根　苍术　羌活　防风　白芷　黄连（酒炒）　黄柏（酒炒）　知母（酒炒）　当归　川芎　芍药
【用法】水一钟半，煎至一钟，食远稍热服。
【主治】因服寒凉药大多，致眼病久不愈者。

洗眼方

【来源】《仁术便览》卷一。
【组成】归尾　黄连各一钱　赤芍　防风各五分　杏仁四个　铜绿一分
【用法】用水半碗，乳汁少许，入药泡，连碗入滚水内，顿热洗。
【主治】目赤暴发作，云翳瘀痛不可忍者。

菊花洗心散

【来源】《仁术便览》卷一。
【组成】当归　川芎　芍药　熟地　菊花　荆芥穗各一钱　生地二钱　黄芩　栀子　羌活各八分　防己五分　龙胆草　木贼各八分　甘草五分
【用法】水煎，食后热服。
【主治】眼目病。
【加减】热，加大黄、黄连（俱酒炒）。

猪肝散

【来源】《仁术便览》卷三。
【组成】橡子　黄连　白术　苍术　黄芩　栀子　菊花各等分
【用法】上为末，入猪肝内，新布包，砂锅中米泔水煮食之。
【主治】癖病伤眼。

黄连泻火汤

【来源】《医学六要》卷八。
【组成】黄连八分　黄芩（俱酒炒）　生地各一钱　升麻五分　柴胡七分
【用法】水煎服。
【主治】目暴发赤肿疼痛。

六圣散

【来源】《万病回春》卷五。

【别名】赤火金针。
【组成】乳香　没药　川芎　雄黄　白芷各二钱　盆消半两
【用法】上为细末。用时口噙凉水，以药搐鼻。
【主治】赤眼，头风，耳鸣，鼻塞，脑不宁，牙痛及蜈蚣、蛇、蝎所伤。

四明饮

【来源】《万病回春》卷五。
【组成】大黄　葛花　泽泻　石决明各等分
【用法】上锉一剂。水煎服。
【主治】一切眼目肿。

洗肝明目散

【来源】《万病回春》卷五。
【组成】当归尾　川芎　赤芍　生地黄　黄连　黄芩　栀子　石膏　连翘　防风　荆芥　薄荷　羌活　蔓荆子　菊花　白蒺藜　草决明　桔梗　甘草各等分
【用法】上锉一剂。水煎，食后服。
【主治】一切风热赤肿疼痛。
【加减】如痛不可忍，加光圆小川乌（火煨），痛不甚不用；如有翳障，加蒺藜、木贼，去芍药；风热肝火甚，加胆草、柴胡，去薄荷；大便实，加大黄、川芎、桔梗。

清上明目丸

【来源】《万病回春》卷五。
【组成】归尾　川芎各六钱　生地黄　黄连　黄芩　大黄　黄柏（酒炒）　连翘　桔梗　薄荷　防风　荆芥　羌活　独活　白芷　菊花　草决明　木贼　甘草各五钱
【用法】上为细末，炼蜜为丸，如绿豆大。每服三五十丸，白汤送下，早、晚服。
【主治】一切肿痛，风热眼疾。

通天散

【来源】《万病回春》卷七。
【组成】芒消五钱　雄黄三钱
【用法】上为细末。吹入鼻中。两鼻内流水，双目流泪，即效。
【主治】赤眼暴发，肿痛。

菊苗粥

【来源】《遵生八笺》卷十一。
【组成】甘菊（新长嫩头，丛生叶，洗净）
【用法】细切，入盐同米煮粥食之。
【功用】清目宁心。

土朱膏

【来源】《证治准绳·类方》卷七。
【组成】土朱三分　石膏（煅）一分　片脑少许
【用法】上为末。新汲水入蜜，调敷眼眦头尾及太阳处，更以栀子煎汤调治。
【主治】眼赤肿闭合。

加味八正散

【来源】《证治准绳·类方》卷七。
【组成】瞿麦　扁蓄　滑石　车前子　甘草　栀子　木通　大黄　桑白皮　灯心　苦竹叶　生地黄
【用法】水煎，食后服。
【主治】心热冲眼，赤肿涩痛，热泪羞明。

地黄膏

【来源】《证治准绳·类方》卷七。
【组成】大黄　黄柏　黄连　黄芩　赤芍药　当归　绿豆粉　芙蓉叶　薄荷各等分
【用法】上为末，用生地黄汁、鸡子清、蜜同调匀。贴太阳穴及眼胞上。
【主治】赤肿疼痛，外障等眼疾。

住痛解毒丸

【来源】《证治准绳·类方》卷七。
【组成】川芎　荆芥　朴消　白芷　石膏　菊花各

一两 硼砂五两 没药五钱 麝香少许

【用法】上为细末，米糊为丸，如梧桐子大。温汤送下。

【功用】住痛解毒。

【主治】目痛。

退血散

【来源】《证治准绳·类方》卷七。

【组成】当归 赤芍药 木贼 防风 细辛 龙胆草各等分

【用法】上锉，白水煎。先乘热熏眼，后温服。

【主治】目赤，色似胭脂。

退赤丸

【来源】《证治准绳·类方》卷七。

【组成】生地黄 草决明 黄芩 当归 白术 木通 连翘 甘草各等分

【用法】上为细末，炼蜜为丸，如梧桐子大。每服四十丸，淡竹叶煎汤吞下。

【主治】目赤。

退赤散

【来源】《证治准绳·类方》卷七。

【组成】山栀子一两 当归（酒浸）五钱 大黄（煨） 甘草（炙）各二钱

【用法】上为散。每服三钱，水一盏半，煎至七分，去滓，温服。

【主治】目赤。

黄连膏

【来源】《证治准绳·类方》卷七。

【组成】黄连八两 杏仁 菊花 栀子 黄芩 黄柏 龙胆草 防风 当归 赤芍药 生地黄各一两

【用法】以水煎浓汁，去滓再煎，滤净，碗盛，放汤瓶口上重汤蒸顿成膏，滴入水中可丸为度，以阳丹收为丸，临用加片脑少许研和，以井水化开，鸭毛蘸点眼。

【主治】目中赤脉如火，溜热炙人。

黄连膏

【来源】《证治准绳·类方》卷七。

【组成】黄连 鸡柏根各多用 地薄荷 田茶菊 嫩柏叶 苦花子 苦参根 地胡椒 七层楼 地芫荽 千里光（即黄蛇草）各等分

【用法】上水煎，去滓滤净，复煎候汁如稀饴样，入冬蜜相停，即以碗盛放入汤瓶口上重汤蒸顿成膏，入阳丹一两和匀，更入朱砂、硼砂各一钱，片脑、麝香各一分为妙。

【主治】目中赤脉如火，溜热炙人。

清凉膏

【来源】《证治准绳·类方》卷七。

【组成】生南星 薄荷叶各半两 荆芥 百药煎各三钱

【用法】上为末，井水调成膏，贴眼角上。

【主治】

1.《证治准绳·类方》：目赤肿痛。

2.《景岳全书》：眼目赤肿不能开，痛闷热泪如雨。

散血膏

【来源】《证治准绳·类方》卷七。

【组成】紫金皮 白芷 大黄 姜黄 南星 大柏皮 赤小豆 寒水石

【用法】上为细末，以生地黄汁调成膏。敷眼四围。

【主治】目赤肿不能开，睛痛，热泪如涌。

谷精龙胆散

【来源】《证治准绳·幼科》卷四。

【组成】生地黄 红花 荆芥 龙胆草 木通 甘草 赤芍药 谷精草 白茯苓 鼠粘子

【用法】上加灯心，煎服。

【功用】清肝祛火。

【主治】小儿风热，两眼红肿，羞明刺痛难忍，而痘随出者。

无上光明丹

【来源】《墨宝斋集验方》卷上。

【组成】鹰爪黄连一两五钱（毛多者为上，连毛洗去泥土净，先用铁杵杵碎，借铁气令细毛入水不浮上，磨，并粗渣俱为细末，取净末）一两　玄明粉（上白净者）一两六钱（若倒毛流泪烂皮，火赤风眼，外加五钱）　苏薄荷（金钱者佳）春分至秋分用四分，秋分至春分用六分

【用法】上为极细末，将大号铜锅入好清水二碗半，要二人各持两指阔薄竹一片，待药一滚，即以竹片不住手搅四围及锅底，如火沸起，药水粘锅，两旁二人各盛清水半盏，忙用竹片挑水将粘定药水洗下，沸起又洗下。若火气太盛，将锅提起一旁，待洗药水净，再安火上缓缓煮成稠酱样取起，将大好细瓷盘盛之，日中晒极干，其色真黄者为上，重研筛为细末，小口瓷罐盛之，塞紧罐口，莫令透风，若透风便潮，久则成水矣。此药最是难煮，若不细心洗铲，倘药粘定锅底及两旁，即成焦黑，晒干时便成绿色，药定不灵，付之无用。上好真青胆矾（去下面粗脚净）一两，朱砂（光明有墙壁者）一钱五分，黄丹（上好者，用水飞过），共为极细末，另收一罐。凡用时草药二股，石药一股，调药用尖样瓷杯洗净，放药一分许，入井水几点，以净指调令稠，再加水调稀，然后多下水，浸过三四分，调匀，纸盖少顷，药水或绿色，将新羊毛小笔或鸡鹅翎轻轻取上面清水洗搽，不论遍数，一干又搽。如烂皮流泪，火赤风眼，悬毛倒刺，只洗皮外，不必放药水入眼内，洗半尽即愈。若悬毛倒刺，每日洗十数次，久之眼皮绉缩，其毛向外矣。若翳膜外障，胬肉攀睛，重者石药多加重些，洗眼时将眼角少睁开些，令药水入内，一觉痛即将手巾放在热水内浸透熏洗之，药气乘热而散，其痛自止。去膜、去翳、去攀睛，时常搽看，倘去十分之七，前药即住，不复洗。另用复明药缓缓洗之，翳膜渐去自然复明，若一时求净，用药太急，定至伤目。

【主治】眼睑烂皮流泪，火赤风眼，悬毛倒刺，翳膜外障，胬肉攀睛。

【宜忌】洗药时，最忌酒与豆腐；清晨饿肚不可搽及；有孕妇不可洗，洗之伤婴儿眼目。

龙胆四物汤

【来源】《杏苑生春》卷六。

【组成】当归　川芎　白芍药　熟地黄　羌活各一钱　防风　防己各五分　黄连（酒浸一宿）三分　龙胆草（酒浸一宿）五分

方中白芍药、熟地黄，《济阳纲目》作赤芍药、生地黄。

【用法】上锉。水二钟，煎一钟，空腹温服。

【主治】眼赤暴发作云翳，疼痛。

洗眼汤

【来源】《杏苑生春》卷六。

【组成】芒消一钱　黄连　当归须　薄荷　白芍药　荆芥　防风各三分

【用法】用滚汤一钟泡透，乘热洗眼。

【主治】眼目红疼。

光明丸

【来源】《寿世保元》卷六引李中山方。

【组成】生地黄　白芷　羌活　独活　甘草　薄荷　防风　荆芥　木贼　甘菊花　草决明　黄连　黄芩　黄柏　大黄　连翘　桔梗各五钱　归尾　川芎各三钱

【用法】上为末，炼蜜为丸，如绿豆大。每服三五十丸，白滚汤送下，早、晚各进一服。

【主治】眼疾暴发，新久肿痛，痛不可忍者，皆缘心家火起所致，并治障翳。

祛风清热散

【来源】《寿世保元》卷六。

【组成】当归尾二钱　赤芍二钱　川芎一钱五分　生地黄三钱　黄连六分　黄芩二钱　栀子三钱　连翘三钱　薄荷八分　防风一钱五分　荆芥一钱　羌活二钱　桔梗八分　枳壳一钱　甘草八分　白芷梢一钱

【用法】上锉一剂，加灯草七根，水煎，食后服。

【主治】暴发眼肿如桃，并赤眼痛涩难开者。

【加减】肿痛甚，加大黄、芒消；风热，加蔓荆子、牛蒡子；乌珠痛，加天麻、川乌（生用三片）；犯眼，加苍术、朱砂；眼生翳障，加白蒺藜；眼目被人打伤青肿，加大黄；如杖疮肿痛未破作憎寒壮热，打重血气攻心，加大黄、桃仁；如打扑伤损内重，瘀血不散，加桃仁、大黄。

吹鼻散

【来源】《寿世保元》卷八。

【组成】乳香　没药各五分　雄黄三分　焰消一钱　黄丹（水飞）一分

【用法】上为细末。每用少许，吹两鼻孔。

【主治】小儿两眼暴病赤痛。

拔毒膏

【来源】《寿世保元》卷八。

【组成】黄连（为末）

【用法】水调。敷脚心、手心；加葱捣烂敷之尤妙。

【主治】小儿未周，两眼肿痛。

【加减】如肿痛难开，加姜黄、牙皂、朴消为末，同敷太阳穴、手心、足心。

清毒拔翳汤

【来源】《痘疹活幼至宝》。

【组成】酒炒黄连　酒炒当归　酒炒花粉　牛蒡　草决明　桔梗　甘草　白蒺藜（炒，研，去刺）各五分　真甘菊　密蒙花　谷精草　川木贼　粉葛根各四分　川芎　羌活　柴胡　防风　薄荷　生地　酒炒山栀各三分

【用法】加生姜一片同煎，食后良久服。

【主治】痘毒留津于气血精华之分，落为眼患，赤肿而痛，不能开，或有翳膜遮蔽不能视者。

【宜忌】忌用寒凉之药点眼。

【加减】大便秘者，加酒炒大黄，通即去之。

五福化毒丹

【来源】《明医指掌》卷十。

【组成】玄参三两　桔梗三两　甘草七钱　牙消五钱　青黛一两　人参七钱　茯苓一两半　一方加黄连一两（炒）

【用法】上为末，炼蜜为丸，每丸重一钱，朱砂为衣。薄荷汤下；疮疹后余毒上攻，口齿臭气，生地黄汁化下。

【主治】小儿胎中受热，大小便不利，丹毒疮疡，赤疹赤目，重舌木舌，口疮。

鸡子黄连膏

【来源】《景岳全书》卷五十一。

【组成】鸡子一枚　黄连一钱

【用法】用鸡子开一小窍，单取其清，盛以瓷碗，外用黄连研为粗末，掺于鸡子清上，用箸彻底速打数百，使成浮沫，约得半碗许，即其度矣。安放少顷，用箸拨开浮沫，倾出清汁，用点眼眦，勿得紧闭眼胞挤出其药，必热泪涌出数次即愈。内加冰片少许尤妙。若鸡子小而清少者，加水二三匙同打亦可。

【主治】火眼暴赤疼痛，热在肤腠，浅而易解者。

金露散

【来源】《景岳全书》卷五十一。

【别名】金露膏（《医级》卷八）。

【组成】天竺黄（择辛香者用）　海螵蛸（不必浸洗）　月石各一两　朱砂（飞）　炉甘石（片子者佳，煅，淬，童便七次，飞净）各八钱

【用法】上为极细末，瓷瓶收贮。每用时旋取数分，研入冰片少许。诸目疾皆妙。

【主治】赤目肿痛，翳障诸疾。

【加减】若治内外眦障，取一钱许，加珍珠八厘，胆矾三厘（珍珠须放豆腐中蒸熟用）；若烂弦风眼，每一钱加铜绿、飞丹各八厘；如赤眼肿痛，每一钱加乳香、没药各半分。

吹鼻六神散

【来源】《景岳全书》卷六十。

【组成】焰消（提净）五钱　白芷　雄黄　乳香（制）　没药（制）　脑荷叶各一钱

【用法】上为细末，瓷罐收贮。左吹左，右吹右。先令病人口含水吹之，头痛吹法亦然，或两鼻皆吹之。
【主治】眼目暴发赤肿，热泪昏涩，及头脑疼痛。
【宜忌】若久患眼疾者不可吹。

黄连人参膏

【来源】《景岳全书》卷六十。
【组成】宣黄连　人参各五分或一钱
【用法】上切碎。用水一小钟，同浸，饭锅蒸少顷，取出冷定，频点眼角；或于临用时研入冰片少许更妙。
【主治】目赤痒痛。

连翘散

【来源】《济阳纲目》卷一〇一。
【组成】连翘　柴胡　山栀子　木通　瞿麦　滑石　车前子　牛蒡子　黄芩　防风　荆芥　当归　赤芍药　生地黄　甘草各半两　黄柏（蜜炙）一两　蝉退一钱半
【用法】上锉。每服三钱，水一盏半，加薄荷水煎服。
【主治】心热目赤。

点眼药

【来源】《济阳纲目》卷一〇一。
【组成】炉甘石一两（煅如鸭头色，以好醋少滴之，多则痛，另研筛过）珍珠　辰砂　乳香　没药各一钱　硼砂一钱　熊胆（无则不用）胆矾　轻粉各二分　片脑　麝香各一分
【用法】上为末，筛过，再为极细末，瓷器秘收。点眼。
【主治】赤眼风热壅痛，风眩诸般翳障。

泻心散

【来源】《丹台玉案》卷三。
【组成】甘草二钱　泽泻五钱　黄连五钱　草决明一钱
【用法】上为末。每服二钱，灯心汤调下。
【主治】眼赤疼痛。

八宝丹

【来源】《一草亭目科全书》。
【组成】当归一两　防风一两　川连一两　朴消二两　杏仁（去皮尖）二十粒　铜青二钱　白矾五钱　郁李仁（去皮）四十九粒
【用法】上药以生绢包之，如梅子大。放碗内，倾水泡一时，再隔水沌热，熏洗，一日五次。
【主治】赤眼。

五龙汤

【来源】《一草亭目科全书》。
【组成】陈麻黄　荆芥穗　白桔梗　牛蒡子　庄大黄各一钱三分
【用法】上咀片，作一剂。生姜五钱，葱头二两为引。服后肿消红退，仍用金液汤三四剂，外点玉华丹。
【主治】目外障，暴赤肿痛，如北地体旺者宜服。

菊连汤

【来源】《一草亭目科全书》。
【组成】防风一钱　荆芥穗五分　家白菊五分　蝉蜕五分　连翘六分　枯黄芩七分（炒）　川黄连（酒炒）三分　栀仁（炒黑）六分　牛蒡子五分（炒，研）大当归（酒洗）八分　真川芎五分　白芍（酒炒）八分　怀地黄（生用）一钱
【用法】上咀片。用生姜一片，灯心一丸为引，水煎，热服。
【主治】妇人胎风眼。

十珍汤

【来源】《审视瑶函》卷三。
【组成】生地（酒洗）二钱　当归（酒洗）一钱半　白芍（炒）　地骨皮（炒）　知母（盐酒拌炒）　丹皮（童便浸，炒）　天门冬（去心）　麦门冬（去心）各一钱半　人参（去芦）　甘草梢各五分

【用法】上锉。白水二钟，煎至八分，去滓温服。
【功用】滋阴降火，养血清肝。
【主治】赤痛如邪症，阴虚火动，目赤痛，头痛，寒热交作，如风寒疟疾状。

驱风散热饮子

【来源】《审视瑶函》卷三。
【别名】驱风散热汤（《眼科临证笔记》）。
【组成】连翘　牛蒡子（炒研）　羌活　苏薄荷　大黄（酒浸）　赤芍药　防风　当归尾　甘草少许　山栀仁　川芎各等分
【用法】上锉。白水二钟，煎至一钟，去滓，食远热服。
【功用】《眼科临证笔记》：清热降火。
【主治】天行赤热症。目赤痛，或脾肿头重，怕日羞明，涕泪交流，老幼相传。
【加减】少阳经，加柴胡；少阴经，加黄连。

神仙拈痛散

【来源】《审视瑶函》卷三。
【别名】拈疼散（《眼科阐微》卷四）。
【组成】生明矾（拣上白明透者佳，研极细如粉样）
【用法】上用鸡蛋清共矾粉调匀。以鹅翎毛蘸药搽肿眼胞疼痛之处。如干再搽数次，其痛即止。
【主治】一切暴发火眼，疼痛昼夜不止。

散热消毒饮子

【来源】《审视瑶函》卷三。
【别名】散热消毒饮（《中国医学大辞典》）。
【组成】牛蒡子（研，炒）　羌活　黄连　黄芩　苏薄荷　防风　连翘各等分
【用法】上锉。以白水二钟，煎至八分，去滓，食后服。
【主治】目赤痛，脾胀如杯覆。

芎归汤

【来源】《审视瑶函》卷四。
【组成】川芎　当归　赤芍　防风　羌活各等分
【用法】上锉。水二钟，煎至八分，去滓频洗。
【功用】活血祛风。
【主治】实热目疡。

保胎清火汤

【来源】《审视瑶函》卷四。
【组成】黄芩一钱一分　砂仁　荆芥穗　当归身　白芍　连翘　生地黄　广陈皮各一钱　川芎八分　甘草三分
【用法】上锉。以水二钟，煎至八分，去滓，食后温服。
【主治】孕妇眼目翳膜红痛。

调脾清毒饮

【来源】《审视瑶函》卷四。
【组成】天花粉　连翘　荆芥穗　甘草　黍粘子　桔梗　白茯苓　白术　苏薄荷　防风　广陈皮各等分
【用法】上锉。白水二钟，煎至八分，去滓，食前温服。
【主治】两目睑浮肿如球，微有湿热，重则流泪，赤肿。

疏风汤

【来源】《审视瑶函》卷四。
【组成】荆芥穗　蝉退　桔梗　归尾　甘草稍各五分　防风　白芷各四分　石膏（煅）一钱二分　白芍药七分　茯苓　连翘　苍术（泔水制）各六分
【用法】加葱白一段，大米一撮，白水二钟，煎至七分，去滓，食后热服。
【主治】痘后患眼，其珠不红，眼皮弦生一小颗，数日有脓，俗谓狗翳，发后又发，甚至眼毛上发一白泡。

一九金丹

【来源】《审视瑶函》卷六。

【组成】阳丹九分　阴丹一分　硼砂一分二厘　元明粉（风化）一厘　明矾一厘　麝香二厘　冰片三厘

1.阳丹药品制法：芦甘石（眼科之要药也，选轻白者佳）四两，用苏薄荷、羌活、防风、麻黄、荆芥穗、川芎、白芷、细辛（发散之药）各二钱，用清河水（或雪水更妙）四大碗，煎至二碗，去滓。将甘石捶碎，入药水中，于瓶内煮干为度，此阴制用阳药煎水法也。又用龙胆草、黄芩、赤芍药、大黄、生地黄、黄连、木贼草、连翘、刘寄奴、黄柏、夏枯草、当归、千里光、菊花、山栀仁（苦寒之药）各二钱，用井水五碗，春夏浸二日，秋、冬浸四日，常以手搅之、浸毕去滓，将药水分作清、浊二碗，将所煮甘后，入阳城罐内，大火煅红、钳出少时，先以浊水淬入，再煅再淬，以水尽为度，此阳制用阴药浸水法也。又将前阴制煎水药滓，及阳制浸水药滓，共合一处，浸水二碗，去滓滤净，再澄清，将炼过甘石倾内研搅，浸露一宿，飞过，分轻、重两处晒干，上者为轻，下者为重，各研极细收藏。轻者治轻眼，重者治重眼，此阳丹合制用药之法也。

2.阴丹药品制法：铜绿（黄连水煮，飞过，阴干）一钱五分，青盐块（白水洗）、乳香各三分，硇砂（甘草水洗）六分，密陀僧（飞过）二分，没药三分五厘，又将前制阳丹芦甘石一两，共七味，俱研极细，勿令犯火。所以为阴药也，中用阳丹甘石者，为阴中有阳之象也，但只用苏州薄荷净叶、川黄连、龙胆草三味各等分，浸水二盏，露一宿，去滓，滤净水一盏，入前药在内调匀，明月下露一宿，而得月之阴气，次日晒干，又得日之阳气也。俟夜露日晒透干，再研极细。入川黄连（去皮毛，洗净，干）六分三厘，草乌（新白者）六分，细辛（去土叶）五分，胡黄连（条实者，洗净，干）四分，苏州薄荷（净叶洗净，晒干）三分，以上五味，乃疏风退热之药，取象于五轮之义也。各研极细拌匀，用人乳和丸，如小豆大。有绢袋盛之，悬于东屋角头风干，再研极细，筛过，和前药内共研匀。又入生姜粉（用大鲜姜四五块，竹刀齐中切开，剜孔，以黄连末填内，湿纸包，火煨，取出捣烂，绢滤出姜汁，晒干）一分半，朱砂（明者，飞过）六分，黄丹（黄连水飞过，晒干，研为细末），白丁香（直者，飞过），粉霜各一分，螵蛸（去粗皮，研）、轻粉各一分半，制牙消四两，血竭（艾薰，研）四分，雄黄（飞过）一分半，珍珠五分（细研）。以上阴丹药味，共和一处，研极细，用瓷罐收贮，是为阴丹。

【用法】上药研有先后，二丹为先，粉、砂、矾为次，而冰、麝则又候诸药研至极细，方可加入同研。点眼。

【主治】暴发赤眼，近年翳膜。

玉龙丹

【来源】《审视瑶函》卷六。

【组成】明矾六分　没药二钱　乳香二钱五分　炉甘石（煅，飞过）一两　珍珠一钱　黄丹（飞净）一两　麝香七分　梅花片三分

【用法】上为极细末，炼蜜为丸，银朱五分为衣，收贮听用。如用，将井花凉水磨，涂眼皮外。

【主治】一切火眼赤肿。

除风汤

【来源】《眼科全书》卷四。

【组成】防风　细辛　桔梗　茺蔚子　黄芩　大黄　五味子　薄荷　石膏　黄柏　草决明

【用法】水煎，食后服。

【主治】脾胃壅热，肝膈气充胞睑内，蠹肉壅起，烂湿眵粘，胞肉胶凝。

七宝散

【来源】《眼科全书》卷六。

【组成】归须　赤芍　栀子　荆芥　麻黄　大黄　甘草

【用法】水煎，食后服。

【主治】大小眦赤肿痛，生肉翳者。

小补阴丸

【来源】《眼科全书》卷六。

【组成】黄柏　知母各八钱　夜明砂五钱至一两

（为衣，如平不须加）

【用法】上为末，水为丸，如梧桐子大。每服三十丸，茶送下。

【主治】肝热眼疾。

苍术散

【来源】《眼科全书》卷六。

【组成】苍术 僵蚕 蝉蜕 川芎 防风 荆芥 蔓荆子 白芷 夏枯草 甘草

【用法】上为细末。清茶调下。

【主治】风目。

泻肺汤

【来源】《眼科全书》卷六。

【组成】桑白皮 大黄 条芩 白牵牛 黑牵牛 甘草

【用法】水煎，食后服。

【主治】白仁赤肿。

除翳扫云散

【来源】《眼科全书》卷六。

【组成】当归 防风 栀子 薄荷 川芎各二两 大黄三两 甘草 羌活各一两七钱 木贼 玄明粉各五钱

【用法】上为细末。热汤调下。

【主治】大小眦赤肿痛生肉翳者。

羌活饮子

【来源】《医宗说约》卷三。

【组成】羌活 防风 赤芍 白芷 川芎 甘草 陈皮 枳壳 柴胡 干葛

【用法】水煎，乘热先熏眼目，徐服下。

【主治】肝经风热，目暴肿痛，眼梢烂，迎风出泪，怕日。

【加减】内热，加山栀、黄芩；肝火攻，加龙胆、连翘，酒蒸大黄一钱许。

抽薪散

【来源】《外科大成》卷三。

【组成】大附子

【用法】上为末。津调，敷足心内，油纸盖之，绢条扎之。

【主治】口舌生疮，并小儿火眼。

革 二

【来源】方出《痧胀玉衡》卷中，名见《痧症全书》卷下。

【别名】五十号复象方（《杂病源流犀烛》卷二十一）。

【组成】金银花 茜草 连翘 黑山栀 枳壳 丹皮 赤芍 牛膝 石斛 草决明 童便

【用法】微冷饮之。

【主治】眼目痧。

【验案】眼目痧 江道诚患心中烦热头眩，忽两目红肿大痛，饮热茶热酒，眼珠挂出，左目尤甚，至晚即昏沉发晕，左脉微细无根。服上药，眼珠始收，调理而愈。

凉肝明目散

【来源】《何氏济生论》卷六。

【组成】草决明 菊花 生地 连翘 山栀 川芎 羚羊角 防风 白芍 当归 石膏 薄荷 黄连 白芷各等分

【用法】水煎服。

【主治】肝经有热，两目红肿疼痛。

胜风汤

【来源】《疡医大全》卷十一引《何氏济生》。

【组成】白术（土炒）五分 柴胡七分 枳壳（炒） 羌活 白芷 川芎 独活 防风 前胡 薄荷 桔梗各四分 荆芥 甘草各三分 黄芩六分 杏仁（去皮尖，炒）三分

【用法】水煎服。赤肿作痛，生地酒浸，捣烂，厚涂眼上。

【主治】风热上攻，白珠赤甚，暴肿痛甚者。

【加减】烂弦眼，加蝉蜕（去足翅）、僵蚕（炒）各六分。

全目饮

【来源】《石室秘录》卷一。

【组成】白蒺藜二钱　甘菊花一钱　栀子二钱　荆芥　防风各一钱　当归一钱　白芍三钱　半夏一钱　甘草五分

【用法】水煎服。

【主治】目痛。

清目散

【来源】《石室秘录》卷四。

【组成】白蒺藜三钱　荆芥一钱　甘菊花二钱　白芍二钱　半夏三钱　白术五钱　甘草一钱　草决明一钱

【用法】水煎服。一剂轻，二剂愈。

【主治】风火入于肝胆之中，湿气不散，眼目红肿。

【加减】有热者，加栀子三钱。

还光饮

【来源】《辨证录》卷三。

【组成】熟地一两　山茱萸四钱　枸杞　甘菊　同州蒺藜　玄参　麦冬各三钱　葳蕤五钱　肉桂三分

【用法】水煎服。十剂痊愈。

【功用】大补肝肾。

【主治】人有患时眼之后，其目不痛，而色淡红，然羞明恶日，与目痛时无异。此乃内伤之目，又加不慎色欲。

抑火散

【来源】《辨证录》卷三。

【组成】熟地　麦冬各一两　北五味　肉桂各一钱　巴戟天　葳蕤各五钱

【用法】水煎服。

【主治】阴火上冲，两目红肿，泪出而不热，羞明而不甚，日出而痛轻，日入而痛重。

柴荆饮

【来源】《辨证录》卷三。

【组成】柴胡　薄荷　荆芥　甘菊各一钱　甘草三分　茯苓三钱　白芍四钱　白蒺藜　草决明　炒栀子各二钱　密蒙花　半夏各五分

【用法】水煎服。

【主治】因肝木风火作祟，脾胃之气不能升腾，而致目痛如刺触，两角多眵，羞明畏日，两胞浮肿，泪湿不已。

止沸汤

【来源】《辨证录》卷六。

【组成】熟地三两　麦冬二两　地骨皮一两

【用法】水煎服。

【主治】肾火旺，眼目红肿，口舌尽烂，咽喉微痛，两胁胀满。

龙胆饮

【来源】《张氏医通》卷十五。

【组成】黄芩　犀角　木通　车前　黄连　黑参各一钱　栀子（炒黑）　大黄　芒消各钱半　龙胆草　淡竹叶各八分　黄柏（酒炒黑）五分

《盘珠集》有知母。

【用法】水煎。食后分二次热服。

【主治】肝经湿热，目赤肿痛。

蕤仁膏

【来源】《张氏医通》卷十五。

【组成】蕤仁（去皮，研极细，压去油）五钱

【用法】上以浓煎秦皮汁调和，隔纸瓦上焙熟，有焦者去之，涂净碗内，以艾一钱，分作三团，每团中置蜀椒一粒，烧烟起时将碗覆烟上，三角垫起熏之，烟尽晒干，再研入朱砂、麝香各半钱，瓷瓶收贮。每用麻子大点大眦，一日二次。

【主治】风热眼生赤脉，痒痛无定。

【加减】如点老翳，加硼砂少许。

平肝消毒饮

【来源】《嵩崖尊生全书》卷十五。

【组成】赤芍　生地　当归　川芎　荆芥　白菊花　防风　蝉蜕　胆草　谷精草　黄连各等分　甘草减半

【主治】痘后余毒入目，或红肿，或生白翳。

柴胡泻肝汤

【来源】《医学传灯》卷上。

【组成】柴胡　甘草　当归　川芎　青皮　山栀　连翘　龙胆草

【主治】火症目赤，喉痛，胸满气喘。

归芎汤

【来源】《眼科阐微》卷三。

【组成】当归一钱五分　川芎一钱　防风　荆芥　菊花　生地（酒洗）各八分　玄参七分

【用法】水煎服。

【主治】瘦人眼症，血少兼热者。

加减双解散

【来源】《眼科阐微》卷三。

【组成】防风　荆芥　薄荷　桔梗　麻黄　黄芩　山栀　连翘　当归　芒消　大黄　赤芍　滑石　石膏各一钱　川芎　甘草各五分　白术八分

【用法】加生姜三片，水煎服。

【主治】时行赤眼，暴赤肿痛，白珠血片，甚至瘀血包珠。

【加减】大便滑，去大黄、芒消，加泽泻；有汗，去麻黄，加桂枝；咳嗽，加桑白皮、杏仁；痰多，加瓜蒌、贝母；两胁疼，加柴胡、青皮；食少，加陈皮、茯苓；身热，加羌活；脚腿疼，加防己、木香；脾虚，倍加白术，去石膏。

泻肝汤

【来源】《眼科阐微》卷三。

【组成】当归　川芎　白芍　柴胡　连翘　栀仁　青皮　胆草各一钱　生甘草五分

【用法】水煎，食后温服。

【主治】肝火上冲，两目红肿疼痛。

降火明目丸

【来源】《眼科阐微》卷三。

【组成】黄连（酒炒）　黄芩（炒）　黄柏（炒如褐色）　栀子（连皮捣，炒）　甘菊各等分

【用法】为末，清水滴丸，如绿豆大。每服五七十丸，白汤送下。

【主治】目病发散过多而火不降。

胆连丸

【来源】《眼科阐微》卷三。

【组成】干绿豆粉四两　黄连（细末）四钱

【用法】上二味盛于盅内，用豮猪胆四个，取汁入末内，加麦面和匀为丸，如绿豆大。每日十五丸，盐汤送下；服三日，再不必服。如口疮，噙一丸，一日即愈。

【主治】火眼，口疮。

噙化玉液丹

【来源】《眼科阐微》卷三。

【组成】五倍子一斤（打开去穰虫）

【用法】上用六安茶四两，熬浓汁，浸半月后，看倍子上出白毛，倒出研如泥，每两倍子加白硼砂二钱，真川贝母四钱，真柿霜四钱，儿茶三钱，粉草三钱，乌梅二钱，薄荷二钱，各为极细末，与倍子一处，炼蜜为丸，如龙眼核大。点眼时噙化一丸。

【功用】化痰清涎，明目祛火。

【主治】眼赤昏，少神采，咽喉痰涎不利。

五　烹

【来源】《眼科阐微》卷四。

【组成】龙砂（制，入阳城罐内封固，桑柴火煅红，一炷香毕，取出，冷成腻粉）一两六钱　朱砂一钱五分

【用法】共研极细。饭后点大眼角，不可近黑珠，

每日点十余次。

原书用本方，须兑虎液、龙砂、冰片合用。

【主治】目赤肿痛痀痒；云膜胬肉，赤白翳障。

六神开瞽散

【来源】《眼科阐微》卷四。

【组成】五烹一两入冰片七分　龙砂一两入冰片一钱　虎液一两入冰片一钱三分

【用法】凡目赤肿痛痀痒，俱系内症、重者，虎液为主，用七分；龙砂为辅，用三分；五烹为佐，用二分。如内症轻者，五烹为主，用五分；虎液为辅，用三分；龙砂为佐，用二分。凡云膜胬肉、赤白翳障，俱系外障、重者，龙砂为主，用七分；虎液为辅，用三分；五烹为佐，用二分。饭后，点大眼角，不可近黑珠，每日点十余次。

【主治】目睛赤肿痛痒，云膜胬肉，赤白翳障。

虎　液

【来源】《眼科阐微》卷四。

【组成】龙砂（制，入阳城罐内封固，桑柴火煅红，一炷香毕，取出，冷成腻粉）二两　紫苏　薄荷　防风　荆芥　羌活　连翘　蕲艾

【用法】上药后七味，用水五碗煎浓汁，滤去渣，再用水二碗，煎至一碗，去渣，共入一处，澄去沙泥，将甘石二两，共入铜锅内，入汁之时，以不见甘石为度，每次煅干，如此数次，汁尽为度；再以生姜汁煮三次，煅干，不必红，恐伤药性；入朱砂五分，听用。饭后点大眼角，不可近黑珠，每日点十余次。

甘石制法：甘石打碎如豆，入铜锅内，用白童便浸出二指，桑柴煮干，取起，再浸再煮，如此七次，尝苦咸味方止。如淡再煮。每次要焙干，取起听用。

【主治】目赤肿痛痀痒；云膜翳肉，赤白翳障。

祛风清热饮

【来源】《幼科证治大全》引丹溪方。

【组成】防风　黄连　连翘　升麻　桔梗　栀子　草决明　赤芍　当归

【用法】水煎服。

【主治】小儿热眼，肿痛。

独圣丸

【来源】《良朋汇集》卷三。

【组成】马前子不拘多少

【用法】以滚水煮去皮，香油炸紫色为度，研末，每两加甘草二钱，糯米糊为丸，如粟米大。每服三四分，诸疮，槐花汤送下；眼疾，白菊花汤送下；瘫痪，五加皮、牛膝汤送下，多服；上焦火，赤眼肿痛，喉闭，口疮，噎食反胃，虚火劳疫，痰饮，一切热病，俱用茶清送下；流火，葡萄汤送下；小儿痞瘠症，使君子汤送下；腿痛，牛膝、杜仲、破故纸汤送下；男女吐血，水磨京墨送下；流痰火遍身走痛，生牛膝捣汁，黄酒送下，出汗；大便下血，槐花、枯矾煎汤送下；疟疾，雄黄、甘草煎汤送下，出汗；风湿遍身走痛，发红黑斑点，肿毒，连须葱白、生姜、黄酒煎汤送服；红痢，甘草汤送服；白痢，生姜汤送服；吹乳，通草酒煎服；虫症，山楂、石膏煎汤送服；两胁膨胀，烧酒送服；解药毒，用芥菜叶根捣汁冷服，冬天用甘草服可解。

【主治】诸疮，眼疾，瘫痪，上焦火，赤眼肿痛，喉闭，口疮，噎食反胃，虚火劳疫，痰饮，流火，小儿痞瘠症，腿痛，吐血，流痰火遍身走痛，大便下血，疟疾，风湿遍身走痛，发红黑斑点，肿毒，赤白痢，吹乳，虫症，两胁膨胀，药毒。

【宜忌】忌葱、醋、花、柳。

还睛丸

【来源】《奇方类编》卷上。

【组成】川芎　白蒺藜　密蒙花　菟丝子　白术（土炒）　木贼　羌活　熟地　甘草各等分

【用法】炼蜜为丸，如梧桐子大。空心酒送下。

【主治】男女风热上攻，眼目肿痛，怕日羞明，隐涩难开，瘀肉侵睛，或患暴肿疼不可忍。

洗肝散

【来源】《奇方类编》卷上。

【组成】当归一钱 川芎八分 生地一钱 赤芍一钱 羌活一钱 防风一钱 薄荷七分 白芷八分 生大黄二钱
【用法】水煎服。
【主治】眼目暴肿，痛不可忍。

清风散

【来源】《幼科直言》卷五。
【组成】川芎 羌活 柴胡 薄荷 红花 归尾 桔梗 枳壳 陈皮 甘草
【用法】引用葱白一寸，水煎服。乳儿可兼服抱龙丸。
【功用】祛风散热活血。
【主治】小儿病眼初起，赤红浮肿者。
【加减】目中有翳，加决明子。

清热饮

【来源】《幼科直言》卷五。
【组成】黄芩 生地 当归 川芎 桑皮 连翘 麦门冬 丹皮 陈皮 甘草
【用法】水煎服。
【主治】目疾，已发表过，单有热症者。
【加减】有翳，加决明子；热腾盛者，加黄连，兼服犀角丸。

蝉花散

【来源】《灵验良方汇编》卷一。
【组成】蝉蜕 甘菊 谷精草 羌活 防风 白蒺藜（炒去刺） 草决明 蜜蒙花 荆芥穗 川芎 蔓荆子 木贼 甘草（炙） 黄芩 栀子（炒）各等分
【用法】上为末。每服三钱，茶清调下，若欲取速效，则即将此方煎服亦可。
【主治】肝经风热，毒气上攻，眼目赤痛及一切内外翳障。
【加减】若火重者，加黄芩、栀子；若患久者，加生地、麦冬，或熟地、枸杞，或当归、白芍俱可。

蒺藜汤

【来源】《医学心悟》卷四。
【组成】白蒺藜（麸炒，去刺，研）一钱五分 羌活 防风各七分 甘草（炙）五分 荆芥 赤芍各一钱 葱白（连须用）二段
【用法】水煎服。
【主治】目暴赤肿痛。
【加减】若伤煎、炒、炙煿之物，加连翘、山楂、黄连；若伤酒，更加葛根。

平祟散

【来源】《医学心悟》卷六。
【组成】黄连末二分 甘草末 冰片各一分 硼砂三分
【用法】人乳调，点两眼角。
【主治】眼珠忽然肿胀突出。

时眼仙方

【来源】《惠直堂方》卷二。
【组成】甘蔗一节（连皮挖一孔） 川连三分 明矾少许
【用法】上以川连入蔗孔内，人乳倾满，炙至里面滚时，再入矾末调匀。抹眼三次。
【主治】时眼。

菊花茶调散

【来源】《不居集》下集卷二。
【组成】菊花一钱 僵蚕三分
【用法】加入川芎茶调饮合服。
【主治】风热上攻。

金乌汤

【来源】《外科全生集》卷四。
【组成】杜仲 厚朴 桑白皮 槟榔各一钱
【用法】取不落水雄鸡肝一枚，去红筋，入白酒酿六两，隔汤顿熟，去滓，以汤与肝食。隔两日再服一剂。

【主治】赤眼淹缠。

治金煎

【来源】《目经大成》卷三。
【组成】玄参　桑皮　枳壳　黄连　杏仁　旋覆花　防风　黄芩　白菊　葶苈子
【主治】白睛肿胀，日夜疼痛。
【方论】白睛肿胀，肺气中塞也；日夜疼痛，肺火上攻也。中塞者，须散而决，故用枳壳、杏仁、旋覆花、防风、白菊；上攻者，当寒而下，故用桑皮、黄连、玄参、黄芩、葶苈。

清风养血汤

【来源】《医略六书》卷二十一。
【组成】荆芥一钱半　防风一钱半　连翘一钱半　甘菊三钱（去蒂）　黄芩一钱半　川芎一钱　蔓荆子二钱　当归二钱　山栀一钱半　甘草五分
【用法】水煎，去滓温服。
【主治】眼目赤肿疼痛，脉浮数者。
【方论】荆芥理血疏风，防风散风退肿，蔓荆散风热专清头目，甘菊清郁热兼益金水，黄芩清热于内，连翘散热结于经，川芎入血海以行头，当归养血脉以荣目，山栀清三焦之火，甘草缓眼目之痛。水煎温服，使风热并解，则经脉清和而眼目之赤肿疼痛无不退矣。此疏风清热之剂，为眼目肿痛之专方。

洗肝散

【来源】《种痘新书》卷九。
【组成】川芎　归尾　羌活　防风　薄荷　栀子　赤芍　红花　菊花　胆草　甘草
【用法】饭后服。
【主治】痘后余毒上攻于目，红肿而不能开者。
【加减】眼痛，加蔓荆子、石膏、谷精草、绿豆；有翳膜，加虫蜕、白蒺藜、木贼、石决明、蒙花；大便热结者，加大黄、黄连、牛子；小便短赤者，加车前、木通、滑石；目红赤者，加生地、丹皮。

洗肝散

【来源】《种痘新书》卷十二。
【组成】川芎　归尾　防风　羌活　薄荷　栀子　甘草　胆草　白芍各等分
【用法】水煎，饭后服。
【主治】痘毒攻眼，红肿遮睛。
【加减】睛痛昏暗，加石膏、谷精草、绿豆皮；有翳膜，加虫蜕、白蒺藜、木贼；热实便秘而羞明畏火者，加炒芩、炒连、大黄、车前。

黑参汤

【来源】《医宗金鉴》卷六十五。
【组成】黑参　苦参　栀子（研）　菊花　黄连　枳壳（麸炒）　草决明　车前子　防风　大黄（炒）　升麻各二钱
【用法】水煎，食后服。
【主治】心经实火，大眦肉色深红，时觉疼痛。

青葙丸

【来源】《医宗金鉴》卷七十八。
【组成】菟丝子一两　茺蔚子一两　生地黄二两　青葙子二两　防风一两　五味子三钱　黑参一两　柴胡一两　泽泻一两　细辛三钱　车前子一两　茯苓一两
【用法】上为细末，炼蜜为丸，如梧桐子大。每服三钱，空心茶清送下。
【主治】肝虚积热，时发时歇，初则红肿疼痛，涩泪难开，久则渐重，遂生翳膜，视物昏暗。

凉膈散

【来源】《医宗金鉴》卷七十八。
【组成】芒消　大黄　车前子各一钱　黑参一钱半　黄芩　知母　栀子（炒）　茺蔚子各一钱
【用法】上为粗末。以水二盏，煎至一盏，食后温服。
【主治】膈中积热，肝经风毒上冲于目，而致睑硬睛疼，初患之时，时觉疼胀，久则睑胞肿硬，眼珠疼痛。

贴 药

【来源】《幼幼集成》卷四。

【组成】大生地 大黑豆各一两

【用法】用水同浸一夜，取起捣为膏，贴眼皮上。其血自散，血泪既出，肿黑即消。并内服泻白散。

【主治】小儿久嗽之血眼，其目两眶肿黑，如物伤损，白珠红赤如血。

火眼煎

【来源】《仙拈集》卷二。

【组成】当归 生甘草 防风各一钱 杏仁七枚（泡，去皮尖） 铜绿 枯矾各五分

【用法】水二大钟，煎钟半，露一宿，滚水内温暖，扎新绵花团于箸上，频洗。

【主治】风火眼。

鸡肝散

【来源】《仙拈集》卷二。

【组成】鸡肝（不落水）一个 芙蓉叶（烘燥）一钱 肉果五分 龙胆草七分

【用法】上为末。共入鸡肝内，饭锅内蒸熟食之。

【主治】眼痛难开者。

观音救苦神膏

【来源】《仙拈集》卷四。

【别名】观音救苦膏（《验方新编》卷十一）、观音大士救苦神膏（《春脚集》卷四）、大士膏（《外科方外奇方》卷二）。

【组成】大黄 甘遂 蓖麻子各二两 当归一两半 木鳖子 三棱 生地各一两 川乌 黄柏 大戟 巴豆 肉桂 麻黄 皂角 白芷 羌活 枳实各八钱 香附 芫花 天花粉 桃仁 厚朴 杏仁 槟榔 细辛 全蝎 五倍子 川山甲 独活 玄参 防风各七钱 黄连 蛇蜕各五钱 蜈蚣十条

《验方新编》有草乌、莪术。

【用法】香油六斤，入药末五日，煎，去滓，再煎至滴水成珠，加密陀僧四两，飞丹二斤四两，熬至不老不嫩收贮，埋地下出火毒三日，随病摊贴；或作丸如豆大，每服七粒，滚水送下。偏正头风，各贴患处或捲条塞鼻；眼科赤肿，将耳上用针刺出血贴上；障膜倒睫，各贴患处；咽喉单双蛾，喉闭，各贴患处，将膏含化；头面虚肿，风火牙疼，贴患处；九种心胃肚腹疼痛，各贴患处，甚者作丸，滚汤送下；中风，箸撬开口，作丸，滚水吞服；疟疾，俱贴脐上，甚者作丸，热酒送下；痢疾，贴胃口，不愈，红痢用龙眼连壳核，七枚，打碎煎汤，送丸服，白痢荔枝连壳核七枚打碎煎汤送丸服，赤白痢兼用；劳瘵有虫，贴夹脊、尾闾、肚脐，饮甘草汤；咳嗽吐痰，贴前后心；臌胀，贴脐下、丹田，服丸；噎膈，贴胃口，服丸；痰火哮喘，贴前后心，服丸；大小便闭，贴肚脐，服丸；伤寒，葱汤服丸，一汗而愈；六七日不大便者，服丸；妇女赤白带下，贴丹田；难产，胞衣不下，作丸，热酒服；血块痞积，贴痞上，若壮健者作丸服；小儿惊风，作条塞鼻，作丸服；疳症，贴脐；肿毒恶疮，贴患处，服丸；臁疮十年不愈，摊贴，每日洗换，十日全愈；痔漏，内痔，捲条纳入，外痔，贴；便血肠风，梦遗白浊，俱贴脐；吐血鼻血，贴两脚心，俱饮甘草汤。

【主治】偏正头风，眼科赤肿，障膜倒睫，咽喉单双蛾，喉闭，头面虚肿，风火牙疼，九种心胃肚腹疼痛，中风，疟疾，痢疾，劳瘵，咳嗽吐痰，臌胀，噎膈，痰火哮喘，大小便闭，伤寒，六七日不大便，妇人赤白带下，难产，胞衣不下，血块痞积，小儿惊风，疳症，肿毒恶疮，臁疮十年不愈，痔漏，便血肠风，梦遗，白浊，吐血，鼻血。

【宜忌】

1.《仙拈集》：咳嗽吐痰，禁吞服。

2.《验方新编》：孕妇忌用。

扶桑浴目方

【来源】《医林纂要探源》卷十。

【组成】桑叶（干者为佳）不拘多少

【用法】煎汤，时时温洗之。

【功用】祛风靖火，去湿明目。

【主治】凡眼目赤肿不甚，而眼眶赤烂多泪者。

补肝行血汤

【来源】《医林纂要探源》卷十。
【组成】当归（酒洗）一钱　川芎八分　生地黄八分　芍药八分　红花五分　白芷　防风　川连各三分　菊花五分
【用法】水煎服。
【主治】肝血虚而风热并盛，血热瘀结不行。目赤肿如血，连及黑睛，胀痛不能见灯及日，见则痛甚者。
【宜忌】忌寒凉点治。

济阴清露

【来源】《医林纂要探源》卷十。
【组成】栀子　黄柏　黄连　黄芩
【用法】上为细末，和荷叶上露水，或井花水拌湿，摊碗底，上用艾火覆碗熏之，至烟透药干，刮下，和露水（用蚌壳承月下取水尤妙）浸汁，加纸覆水上挹其清水，点洗眼内，或少呤漱而咽之。
【主治】目赤肿痛甚，怕日羞明不可忍者。
【方论】栀子泻心包、三焦火，黄柏泻肾、膀胱火，黄连泻心、肝胆火，黄芩泻肺、大肠火。药甚寒凉，佳在熏以艾火，有阴阳相济之意。

浴目方

【来源】《医林纂要探源》卷十。
【组成】黄连二分　朴消半分　防风　白芷　归尾　红花　胆矾各一分　古钱一文（货泉半两、五铢及开元通宝皆可用，余不足用。要以上铜青厚者为佳，得自古矿中者尤佳）
【用法】以碗盛水，于饭上蒸透，频频洗目；冷则复温之。
【主治】目赤肿，感于风热，或时令传染而暴发者。
【方论】黄连、朴消以去热，防风、白芷以祛风，归尾、红花以散血，胆矾、古钱皆能敛阴、除湿泪、泻肝热、敛心神。此洗目良方，无激火动血气之失。

葱尖薄荷汤

【来源】《医林纂要探源》卷十。
【组成】葱尖七茎　薄荷五分　菊花五分
【用法】煎薄荷、菊花熟，泡葱碗内，乘热熏目，须用巾幅罨其前，使药气萃于目，少顷，目间有汗，乃徐徐饮之。
【主治】目伤风赤肿。

箍眼药

【来源】《疡医大全》卷十一。
【组成】官粉四两　铜青五钱　白灵药四钱　麝香　冰片各三分
【用法】上共研极细，用黄柏、归尾各四两，水七碗，煎至半碗，去滓，入广胶三钱化开，入前药做长条，阴干。用清水磨涂上下四围三次，待干洗去。
【主治】远年近日诸般赤肿眼疾，火眼。

白蒺藜汤

【来源】《杂病源流犀烛》卷二十二。
【组成】白蒺藜　青葙子　木贼草　白芍草　决明　山栀　当归各一钱　黄连　黄芩　川芎各五分　甘草三分
【主治】时行火邪，两目肿痛。

羌柴汤

【来源】《杂病源流犀烛》卷二十二。
【组成】苏叶　防风　细辛各七分　荆芥　羌活　柴胡　藁本　白芷各一钱
【主治】风火目痛，暴病痛甚。

黄连汤

【来源】《杂病源流犀烛》卷二十二。
【组成】决明子　甘菊　川芎　元参　陈皮　黄连　细辛　甘草　薄荷　蔓荆子
【主治】风热壅珠，眼白红胀而痛。

清火止痛汤

【来源】《杂病源流犀烛》卷二十二。

【组成】川连　元参　甘菊　连翘　黄芩　木通　当归　丹皮　白芍药　木贼草　羚羊角　生地　谷精草

【主治】心火上炎，目赤，寸脉数。

补肝汤

【来源】方出《临证指南医案》卷八，名见《杂病源流犀烛》卷二十二。

【组成】冬桑叶一钱　炒枸杞一钱半　小胡麻一钱半　望月砂三钱　制首乌三钱　石决明一具　黄菊花一钱　豆皮三钱

【主治】脉涩细，左目痛，泪热翳膜，此肝阴内亏，厥阳上越所致。

草决明汤

【来源】方出《临证指南医案》卷八，名见《杂病源流犀烛》卷二十二。

【组成】草决明　冬桑叶　夏枯草　小胡麻　谷精草　丹皮

【用法】水煎服。

【主治】肝胆气热，目痛偏左，翳膜红丝，脉左弦涩。

冰芦散

【来源】《医级》卷八。

【组成】鹅管芦甘石（敲碎，浸童便七日，取起洗净，入倾银罐，煅，浸，煅三五次）　冰片

【用法】每甘石粉一两，入冰片一钱，为极细末，以无声为度，入人乳粉三钱，研匀收贮，勿令泄气。日用茶清调些少点眼角内，少瞑即爽。

【主治】目赤肿痛，及一切星障。

草花膏

【来源】《医级》卷八。

【组成】羊胆一具　蜂蜜二钱

【用法】蜜入胆内　搅匀，点两眼角，或研冰片一分加入。

【主治】目赤肿痛。

加减一阴煎

【来源】《会约医镜》卷六。

【组成】熟地三五钱　生地　白芍　麦冬各二钱　甘草七分　知母　地骨皮　黄芩各一钱　栀子（炒黑）八分

【用法】水煎服。

【主治】阴虚火盛，目赤涩痛。

光明丹

【来源】《会约医镜》卷六。

【组成】炉甘石（制）一两　朱砂一钱　硼砂二钱　轻粉五分　乳香（制）五分　没药（制）五分　胆矾三分　铜绿五分　冰片三分　麝香一分　黄丹五分

【用法】上为极细末，瓷瓶收用。点眼。

【主治】风热目赤肿痛，烂弦风眼及内外翳障。

扫红煎

【来源】《产科发蒙》卷四。

【组成】甘菊花　黄连各一钱半　防风　荆芥　白芷各三钱　红花　当归各一钱　芒消二钱　白矾五分

【用法】上煎汤，先熏后洗。

【主治】诸般眼患，红肿痛烂。

洗眼汤

【来源】《济众新编》卷三。

【组成】胆矾　白矾　当归　黄连　杏仁　防风　红花各二分

【用法】频频煎洗。

【主治】风热赤肿多泪。

小柏散

【来源】《续名家方选》。

【组成】没药　红花　乳香　黄柏　小柏　橘叶（阴干）各等分

【用法】每用一钱许，裹绯帛，渍热汤洗眼目，且蒸熨亦佳。

【主治】一切上气热症眼疾。

凉明饮

【来源】《续名家方选》。

【组成】黄连　柴胡　黄芩　防风　芍药　生地各一钱　当归　羌活　升麻　白芷　山栀子　川芎各五分　甘草二分

【用法】上锉。水煎服。

【主治】风热上冲，眼目赤肿，多泪不止。

【加减】有赤脉，加菊花、木贼；白睛赤肿痛甚，加桑白皮；多泪不止，加荆芥、薄荷、菊花。

和肝散

【来源】《银海指南》卷三。

【组成】香附一斤（分作四份，一份以酒浸，一份以盐水浸，一份以蜜浸，一份以童便浸，每浸三日夜后晒干）

【用法】上为细末。每服二钱，随所用汤剂均可加用，或单服亦可，白滚汤调下。

【主治】肝气不和，目赤肿痛，或因含怒未发，郁伤肝阴，以致肝阳上僭，两目昏花，羞明翳雾，眵泪俱多，甚则瞳神散大，视物无形。

清暑汤

【来源】《银海指南》卷三。

【组成】藿香　青蒿　滑石

【用法】水煎服。

【主治】夏月贪凉饮冷，遏抑阳气，以致头痛恶寒，相火上炎，两目红肿，眵泪如脓，甚者色带黄滞，睛珠翳障，及深秋伏暑内发，赤涩羞明。

【加减】或合四君，或合六味，或合生脉、异功、逍遥辈，均可随证酌用。

【方论】暑必伤气，藿香辛温通气；暑必兼热，青蒿苦寒清热；暑必挟湿，滑石甘淡除湿。

人参败毒散

【来源】《异授眼科》。

【组成】人参　前胡　薄荷　羌活　桔梗　枳壳　陈皮　川当归　川芎　半夏　茯苓　黄连　黄芩　栀子　生地

【用法】水煎服。

【功用】散热。

【主治】体虚脾弱，酒色过度，致目暴发赤肿，沙涩难开。

赤头散

【来源】《异授眼科》。

【组成】南星二两　赤小豆三两

【用法】上为末。净水调敷眼眶，并太阳二穴；如干，以水润之。服蚕纸丸，芍药汤。

【主治】血邪攻冲，肝脏不足，为风热相争，左右来往，左右目互相赤红。

泻肝汤

【来源】《异授眼科》。

【组成】柴胡　薄荷　山栀　黄芩　当归　芍药　陈皮　甘草　荆芥　防风　通草　滑石　大黄　龙胆草　黄连

【用法】水煎，先熏后服。再合镇肝丸子服。

【主治】春月眼目赤肿。

洗心散

【来源】《异授眼科》。

【组成】生地　薄荷　荆芥　防风　羌活　山栀　黄连　黄芩　北柴胡　石膏　甘草　川芎　菊花　龙胆草　淡竹叶各等分

【用法】上为末。

【主治】目大角赤痛。

洗脾饮

【来源】《异授眼科》。

【组成】当归　天花粉　赤芍　黄芩　穿山甲

（炒） 金银花 羌活 白芷 连翘各等分

【用法】水煎将好，加大黄、芒消一二钱即起，食后服。

【主治】胞肿赤痛。

蚕纸丸

【来源】《异授眼科》。

【组成】晚蚕蛾 蝉蜕 菊花 羌活 谷精草 甘草各等分

【用法】上为细末，炼蜜为丸。每服三十丸，茶送下。

【主治】左右目互相赤红。

镇肝丸

【来源】《异授眼科》。

【组成】苍术八两（米泔水浸） 谷精草三两 黄芩三两 木贼三两（去节） 石决明一两（煅） 皂角末一两

【用法】上为末，羊肝一具，不落水，以竹刀刮去膜，研烂如泥，入药末和丸，如梧桐子大。服泻肝汤，赤肿消后，每服三十丸，茶清送下。

【主治】春来木旺之时，肝热生风，眼热赤肿，泪如雨，羞明怕日，不便开张。

消痰流气饮

【来源】《外科集腋》卷二。

【组成】僵蚕 石菖蒲 木香 木通 菊花 防风 羌活 黄连 黄芩 甘草 川芎各等分

【用法】上为末。每服二钱，茶清送下。

【主治】气壅头目不清。

蝉花无比散

【来源】《笔花医镜》卷二。

【组成】蝉蜕二两 羌活一两 川芎 石决明 防风 茯苓 赤芍各一两五钱 白蒺藜八两 炙甘草 当归各三两 苍术（米泔浸）一两

【用法】上为末。开水服。

【主治】目赤肿痛。

丹砂散

【来源】《眼科锦囊》卷四。

【组成】真朱五分 滑石（生）一钱 石膏（煅）二钱 枯矾七分

【用法】上为细末。和解乳汁，点之。

【主治】恶血眼满肿者。

石胆水

【来源】《眼科锦囊》卷四。

【组成】胆矾二分 水二合

【用法】调匀贮之。

【主治】热眼及有脓之眼目。

和血蒸剂

【来源】《眼科锦囊》卷四。

【组成】桑叶 明矾 石斛 食盐 山龙胆

【用法】水煎，蒸眼目。

【主治】眼胞肿痛。

神灵散

【来源】《眼科锦囊》卷四。

【组成】铅白砂 硇砂精各等分

【用法】上和水少许，点眼中。

【主治】眼目肿痛，赤脉纵横及星翳。

消肿南星散

【来源】《眼科锦囊》卷四。

【组成】黄柏 姜黄 天南星 草乌头 黄连各等分

【用法】上为末。以生姜自然汁调匀，贴两太阳穴。

【主治】诸般热眼，肿痛难开者。

黄金露

【来源】《眼科锦囊》卷四。

【组成】鸡子白 泊夫蓝各七分 人乳汁十六钱

【用法】上调匀。点眼中。
【主治】焮痛眼，羞明怕日。

清凉退赤丹

【来源】《眼科锦囊》卷四。
【组成】桃仁　杏仁各一钱　白矾五分　食盐三分　铅丹四分
【用法】上为细末，以鸡子白调和，涂眼胞上；或乳汁调匀，亦佳。
【主治】热眼，刺痛焮肿尤剧者。

清心丸

【来源】《医钞类编》卷十一。
【组成】枸杞二两　当归　生地　麦冬　黄连　菖蒲　菊花　远志　甘草各一两半
【用法】炼蜜为丸。灯心汤送下。
【主治】久病眼目，心经蕴热。

春雪膏

【来源】《集验良方》卷四。
【组成】蕤仁（去心膜油极净）四两　冰片一钱　芦甘石（用黄柏、黄连、栀子煎浓汁，倾银罐内，将甘石煅红，入汁内七次）一两
【用法】先将蕤仁研细，再入冰片研之，又入芦甘石，再研半日，收贮点眼。
【主治】眼目红赤羞明，沙涩痛痒。

黑虎丹

【来源】《卫生鸿宝》卷二。
【组成】当门子　大冰片　公丁香（微焙，研）　母丁香（微焙，研）各一钱　全蝎（微焙，研）七个　蜈蚣（微焙，研）七条　僵蚕（微焙，研）七条　穿山甲七片　灵磁石（生研）一钱半　大蜘蛛（微焙，研）七个（各品生更妙）
【用法】上为极细末，和匀再研，瓷瓶收贮，勿令出气。一切外证掺上膏药贴之，并掺眼目。
【功用】拔毒长肉。
【主治】

1.《卫生鸿宝》：眼目赤肿涩痛，内外翳障，眼丹，偷针眼，烂眩风眼，拳毛倒睫，眼皮外翻，眼珠突出，雀目，视物反常，视物倒植，瞳神反背，眼菌，眼疮，眼漏，通睛，痟眼。

2.《丸散膏丹集成》：痈疽肿痛。

【加减】如火证，加犀黄五分，真珠五分。

开障去翳散

【来源】《春脚集》卷一。
【组成】黄连　黄芩　川军　连翘　小生地　胆草　菊花　银花　薄荷　木贼　川羌活　蝉蜕　赤芍　防风　荆芥　甘草　黄柏各一钱
【用法】上药水煎浓汤，去净滓土，澄清，放碗中，拣上好羊脑炉甘石一两煅红，淬入药汤内，连煅、淬三次，即将甘石浸在药汤内，再将碗口用纸封好，勿令落尘。俟过数日后极干时，再加入：铜绿二分，胆矾二分，朱砂三分（水飞），雄黄三分（水飞），硼砂五分，冰片八分，麝香三分，共研极细如尘，收瓷瓶内，封固口，用凉水骨簪点少许。
【功用】《全国中药成药处方集》（沈阳方）：磨云退翳。
【主治】

1.《春脚集》：翳障。

2.《全国中药成药处方集》（沈阳方）；目珠云障，赤肿作痛，畏日羞明，迎风流泪，各种翳膜，视物不清，暴发火眼，沙眼。

【宜忌】真有翳障，方可点之。

吹鼻散

【来源】《验方新编》卷一。
【组成】鹅不食草五钱（晒干）　真青黛　川芎各一两
【用法】共为细末。将药少许，搐入鼻中（或新白布泡水蘸药入鼻中亦可），口含温水。以泪出为度。
【主治】风火眼痛，目中星翳。

胜金散

【来源】《治疹全书》卷下。

【组成】防风　荆芥　薄荷　归尾　杏仁　川连　明矾　朴消各等分

【用法】水煎。乘热熏洗。内服柴胡解毒汤，外点风衣散。

【主治】一切风热火眼。

绿袍散

【来源】《治疹全书》卷下。

【组成】薄荷五钱　青黛二钱五分　硼砂二钱五分　儿茶三钱　甘草三钱　黄柏一钱　铜青　冰片各一钱　元明粉　百草煎各二钱半　荆芥五钱

【用法】上为细末。每用一字或二字，点舌上，令其自化，或井花水调点。

【主治】痘疹误服辛热之药，以致热毒蕴结，咽喉肿痛，口舌生疮，赤眼肿痛。

三物化坚散

【来源】《眼科临症笔记》。

【组成】大青盐二钱　白矾三钱　艾叶十个

【用法】水煎洗。

【主治】胞虚如球（非炎性眼睑水肿）。两眼珠微赤，稍酸不痒，无泪虚胀，不坚硬，皮不变色。

止疼丹

【来源】《眼科临症笔记》。

【组成】大黄五钱　芒消三钱　血竭五分　没药一钱半

【用法】上为细末。虚弱者分为二次服，壮者一次服完。

【主治】急性结膜炎。眼忽赤肿，热泪恒流，怕日羞明，酸涩疼痛。

【加减】如疼甚者，加田三七三分。

去湿健脾汤

【来源】《眼科临症笔记》。

【组成】党参一两　山药五钱　云苓五钱　薏米五钱　牛蒡子三钱（炒）　连翘三钱　陈皮三钱　泽泻三钱　猪苓三钱　车前子三钱（外包）　砂仁壳一钱　甘草一钱

【用法】水煎服；外以三物化坚汤罨之。

【主治】胞虚如球（非炎性眼睑水肿）。两眼珠微赤，稍酸不痒，无泪虚胀，不坚硬，皮不变色。

【验案】胞虚如球　昔濮县杨某某，女，37岁。时至中秋，忽觉四肢无力，眼胞沉涩，意为感冒所致，即服以姜葱发汗之物，至晨胞虚如球，不痒，稍觉微酸。六脉虚数，惟太阴为甚。此乃脾土虚热，清气下降，虚火上升。内服本方，外以三物化坚散罨之，二三日即消。

活血解毒汤

【来源】《眼科临症笔记》。

【组成】葶苈子五钱（炒）　黄芩三钱　大黄四钱　黄柏三钱　灵脂三钱　当归四钱　地骨皮三钱　赤芍三钱　银花六钱　石膏八钱　防风二钱　大贝四钱　龙胆草三钱　白芷二钱　牛膝三钱　甘草一钱

【功用】活血解毒。

【主治】肿胀如杯症（炎性睑肿）：两眼目珠赤疼，羞明胞痒，肿胀坚硬，热泪如汤，气轮起红泡，刺之血少；又治旋螺突出症：风轮高胀，偏突而起，形如旋螺，疼痛不止，热泪常流，赤丝横绕，眉骨微疼，此乃肝木独旺，胆液壅塞，火乘风起，上冲于脑。

【验案】旋螺突出　阳谷县康某某，男四十岁。秉性暴躁，素日嗜酒，半夜忽觉头疼目胀，忍疼待旦，急来就诊。按其脉，六脉弦数，惟厥阴为甚；观其目，风轮高起。此乃五脏积热，肝火旺盛，上攻于头目，以致左目旋螺突出，疼痛不已，热泪常流。先刺内迎香出血，继又将后溪、目窗略刺；授以活血解毒汤，加田三七五分煎服之，隔日疼止，连服七剂，红退而旋螺亦缩小大半。后又改用疏肝解肌汤常服，以消炎散常洗罨，月余能分五指，以后间服黄连上清丸，年余高胀虽退，但瘢痕终身未免。

消毒饮

【来源】《眼科临症笔记》。

【组成】大黄四钱　黄芩三钱　黄柏三钱　木通三钱　牛蒡子三钱（炒）　大贝三钱　银花一两　胆草三钱　花粉三钱　甘草一钱　蒲公英五钱　全蝎五个

【用法】水煎服。

【主治】脾经湿热，肝火旺盛，眼胞肿胀坚硬，气轮之上起红泡，热泪长流。

加味五黄锭

【来源】《理瀹骈文》。

【组成】黄连　黄芩　黄柏　大黄（皆生用）　黄丹（炒）各一两　薄荷　羌活　防风　生地　当归　川芎　赤芍　皮消各五钱　雄黄　铜绿各三钱　枯矾一钱

【用法】以牛胶五钱，化水为锭。临用一锭，醋蜜磨敷眼胞上下；亦可一锭煎水洗。此方可预合备用。

【主治】赤眼肿痛；并治热毒。

掀肿膏

【来源】《理瀹骈文》。

【组成】腻粉少许　黄蜡　代赭石（研）各五钱　细磁末　黄柏末各一两

【用法】麻油熬。涂肿处。

【主治】赤眼肿痛。

清凉散血膏

【来源】《理瀹骈文》。

【组成】紫荆皮　大黄　黄连　黄柏　姜黄　当归　赤芍　白芷　羌活　防风　细辛　南星　薄荷　五倍　蓉叶　赤豆　花粉　菖蒲各五钱

【用法】上为末，以生地二两浸水，绞汁调药。敷眼胞四周。

【主治】目赤肿不能开，睛痛，热泪如雨，撞打眼肿及外症一切热毒。

龙胆泻肝汤

【来源】《麻症集成》卷四。

【组成】胆草　赤芍　归尾　川芎　蒙花　黄芩　决明　蝉蜕　荆芥　甘草

【主治】肝火，目赤痛。

抑肝顺气汤

【来源】《不知医必要》。

【组成】柴胡　青皮　生地　草决明　当归各一钱五分　香附（酒炒，杵）二钱　黄芩一钱　白芍药（酒炒）一钱五分　川芎一钱　甘草七分

【功用】凉补行滞。

【主治】眼红不退，气滞血凝，上攻头目，眼眶胀痛。

加减徙薪饮

【来源】《不知医必要》卷二。

【组成】黄芩　山栀（杵，炒黑）　白芍（酒炒）　丹皮　茯苓各一钱五分　菊花二钱　甘草六分

【主治】目赤肿疼痛。

决明子粥

【来源】《药粥疗法》引《粥谱》。

【组成】炒决明子 10 ～ 15 克　粳米 60 克　冰糖少许或加白菊花 10 克

【用法】先把决明子放入锅内炒，至微有香气取出，待冷后煎汁，或与白菊花同煎取汁，去滓，放入粳米煮粥。

【功用】清肝，明目，通便。

【主治】目赤肿痛，怕光多泪，头痛头晕，高血压病，高脂血症，肝炎，习惯性大便秘结。

光明眼药

【来源】《青囊立效秘方》卷一。

【组成】海螵蛸（水煮淡）一钱　西玉石一钱五分　浮水甘石（煅，童便淬）六钱　熊胆三

分　四六（即冰片）二分　野荸荠粉六分　朱砂三分
【用法】乳至无声。以人乳和点眼角。
【主治】新久眼珠赤肿、痒痛、羞明。

甘菊汤

【来源】《揣摩有得集》。
【组成】白菊花一钱半　石决明三钱（煅）　熟军一钱半　泽泻一钱半　青葙子一钱（炒）　赤芍一钱　当归一钱半　没药五分（去油）　生草一钱
【用法】竹叶，灯心为引。
【主治】风火眼疾，红肿疼痛。

神效膏滋眼药

【来源】《饲鹤亭集方》。
【组成】犀黄　麝香各五分　冰片三分　珍珠　琥珀　熊胆　月石　蕤仁霜　辰砂各一钱　甘石一两　地栗粉四钱
【用法】上加川连，熬膏。用时以人乳调点眼角内，数次即愈。
【主治】风火一切目疾，赤肿疼痛。

百合五味汤

【来源】《医学摘粹》。
【组成】百合三钱　五味一钱（研）　半夏三钱　甘草二钱　丹皮三钱　芍药三钱
【用法】水煎大半杯，热服。
【主治】右目赤痛。
【加减】热甚，加石膏、知母。

百合五味姜附汤

【来源】《医学摘粹》。
【组成】百合三钱　五味一钱　芍药三钱　甘草二钱　茯苓三钱　半夏三钱　干姜三钱　附子三钱
【用法】水煎大半杯，温服。
【主治】水土寒湿，而有上热目赤痛。
【加减】如面赤不热而作疼痛，是无上热，去百合、芍药，加桂枝。

清净煎

【来源】《疑难急症简方》卷一。
【组成】鲜覆盆子叶一两（如无，干者减半）　铜青一钱　胆矾一钱　川连五分　乌梅一个　杏仁三钱　荆芥三钱
【用法】水煎洗。
【主治】目病，风热赤肿，痒甚难开，眼癣沿烂。

光明眼药水

【来源】《经验各种秘方辑要》。
【组成】胆矾一钱二分　青盐四钱　明矾七钱　乌梅七钱　川椒三钱　木贼草一钱五分　白丁香六分　冰片二分　绣花针三枚
【用法】用清冷水浸药于碗中，隔水悬煮一炷香时取起，勿开看，放洁处，停三五日开，看针化则水可用。验针法：其针于未煮时，用线穿好放入，将线头挂于碗外，验时只须将线拉起，看针有否便知。每日用新软毛笔蘸水，点入四眼角；将头抬起，少顷觉有热泪，任其流出，一日四五次。
【主治】风火时眼，及眼目昏花。

清脑黄连膏

【来源】《医学衷中参西录》上册。
【组成】黄连二钱
【用法】上为细末，香油调如薄糊，常常以鼻闻之，日约二三十次。勿论左右眼患证，应须两鼻孔皆闻。
【主治】眼疾由热者。

蒲公英汤

【来源】《医学衷中参西录》上册。
【组成】鲜蒲公英四两（根叶茎花皆用，花开残者去之，如无鲜者可用干者二两代之）
【用法】煎汤两大碗，温服一碗，余一碗乘热熏洗。
【主治】眼疾肿疼，或胬肉遮睛，或赤脉络目，或目睛胀疼，或目疼连脑，或羞明多泪，一切虚火实热之证。

【加减】目疼连脑者，宜用鲜蒲公英二两，加怀牛膝一两煎汤饮之。

羌活柴胡散

【来源】《陈氏幼科秘诀》。
【组成】川芎　当归　黄连　山栀　连翘　防风　玄参　陈皮　羌活　甘草　赤芍　龙胆草
【主治】肝热所致暴赤眼肿。
【加减】有翳，加木贼、决明、蝉蜕、蔓荆子。

八宝拨云散

【来源】《家庭治病新书》。
【组成】制甘石二两　熊胆　珍珠　月石　西琥珀各三分　冰片二钱　辰砂三钱
【用法】上为极细末，瓷瓶收贮。外点本方，内服桑菊饮。
【主治】风火上攻，目赤者。

明目膏

【来源】《家庭治病新书》引《医道日用纲目》。
【组成】炉甘石一两　地栗粉一两　硼砂五分　辰砂一钱　龙脑二钱
【用法】上为极细末，黄连膏炼为点药。
【主治】肝风实热，头痛目赤者。

三友丸

【来源】《眼得菁华录》卷上。
【组成】石膏　麻黄　杏仁
【用法】为丸服。
【主治】风寒失表，邪气传入肠胃，脸肿睛赤，发热头痛，无汗口渴。

血翳泻心汤

【来源】《眼科菁华录》卷上。
【组成】大黄　薄荷　车前子　黄连　黄芩　赤芍　连翘　荆芥　菊花
【用法】水煎服。
【主治】两眼赤肿，涩痛，热泪羞明，渐有赤脉贯睛，时发不清。

牛黄上清丸

【来源】《北京市中药成方选集》。
【组成】黄连八两　大黄二百五十六两　连翘六十四两　黄芩六十四两　芥穗六十四两　栀子（炒）六十四两　桔梗六十四两　蔓荆子（炒）六十四两　白芷六十四两　薄荷三十二两　防风三十二两　生石膏三十二两　黄柏三十二两　生草三十二两　川芎三十二两　旋覆花十六两　菊花一百二十八两
【用法】上为细末。每十六两细末兑牛黄五分，冰片三钱，研细，混合均匀后，炼蜜为丸，重二钱，蜡皮封固。每服一至二丸，日服二次，温开水送下。
【功用】泻热消肿，疏风止痛。
【主治】头痛眩晕，目赤耳鸣，口燥舌干，齿龈肿痛，大便燥结。

牛黄解毒丸

【来源】《北京市中药成方选集》。
【组成】防风三钱　赤芍五钱　黄连五钱　黄芩五钱　大黄一两　钩藤五钱　生石膏一两　连翘一两　黄柏五钱　生栀子五钱　金银花一两　麦冬三钱　桔梗四钱　甘草三钱　当归尾五钱
【用法】上为细末，过罗。每八两八钱细末兑牛黄一钱，冰片五钱，雄黄五钱，薄荷冰一钱，朱砂一两，麝香五分。研细，混合均匀，炼蜜为丸，重一钱，蜡皮封固。每服一丸，一日二次，温开水送下。
【功用】清热解毒。
【主治】头晕目赤，咽干咳嗽，风火牙痛，大便秘结。
【宜忌】孕妇忌服。

瓜子眼药

【来源】《北京市中药成方选集》。
【组成】炉甘石（煅）十七两　梅片四钱三分　硼

砂四钱　牛黄二分　琥珀八钱　珍珠（豆腐炙）二分　熊胆一钱　麝香二分　黄连二两（熬汁浸炉甘石）

【用法】上为极细末，过箩，炼老蜜和匀，制成瓜子型锭剂，重一分。用药沾凉开水少许，点于大眼角内，每日四五次。

【功用】明目退翳，消肿止痒。

【主治】风火目疾，老眼昏花，暴发火眼，红肿赤烂。

明目止痛丸

【来源】《北京市中药成方选集》。

【组成】血竭四十八两　大黄二百十四两　芒消一百五十两（化水）　石决明一百五十两　没药（炙）六十四两　赤芍六十四两

【用法】上为细末，用方内芒消开水溶化，泛为小丸。每十六两丸药用滑石细粉四两为衣，闯亮。每服二钱五分，一日二次，温开水送下。

【功用】清肝泻火，明目止痛。

【主治】肝旺血热，二目红赤，血灌瞳仁，胬肉遮睛，撞伤疼痛。

碧云散

【来源】《北京市中药成方选集》。

【组成】鹅不食草二钱　川芎二钱　薄荷二钱　白芷二钱　青黛二钱

【用法】上为细粉，每一两细粉兑冰片五分，研细混和均匀，装瓶重四分。用少许，嗅入鼻内。

【功用】通关散风。

【主治】风热上攻，头痛目眩，眼睛红赤风痒。

八宝拨云散

【来源】《全国中药成药处方集》（南京方）。

【组成】珍珠粉三分（水飞）　玛瑙五分（水飞）　珊瑚五分（水飞）　琥珀五分（水飞）　硇砂七分　煅熊胆五分　麝香三分　冰片五分　制甘石三钱（水飞）　煅西月石一钱五分　飞朱砂五分　杜荠粉二钱（以鲜荸荠捣碎，滤取细汁，澄淀成粉晒干，用净粉二钱）

【用法】各取净粉，先分别乳细，再共合乳至极细无声为度，愈细愈佳，分装二分重一瓶，用玻璃瓶装，以白蜡封口密藏。以点眼棒蘸凉开水点眼角。

【主治】目赤肿痛，胬翳攀睛。

开光复明丸

【来源】《全国中药成药处方集》（大同方）。

【组成】栀子二两　川连四两　黄芩　黄柏　大黄各二两　泽泻　玄参　红花　胆草各一两　赤芍　归尾各一两二钱　菊花二两　防风一两　生地一两二钱　石决明　蒺藜各二两　羚羊一钱　冰片五钱

【用法】上为细末，炼蜜为丸，重一钱五分，金箔上衣，蜡皮封固。每服二丸，白水送下。

【功用】清心肺，退云明目，散风。

【主治】《中药制剂手册》：由肝经风热引起的目赤肿痛，云蒙障翳，畏光羞明。

光明散

【来源】《全国中药成药处方集》（武汉方）。

【组成】珍珠四分半　地栗粉一两　朱砂五分　煅硼砂三钱　麝香四分半　冰片一钱　海螵蛸三钱　熊胆四分半　煅甘石一两半

【用法】取上药混合碾细，成净粉 85% ～ 90% 即得。每服用此粉少许，点眼角内，目闭片时，即觉舒适。

【主治】内障青盲，目赤肿痛。

光明燥眼药

【来源】《全国中药成药处方集》（杭州方）。

【组成】制甘石一两　地栗粉五钱　梅冰片二钱

【用法】上为细末。每用少许，早晚点于眼角，合眼静坐半小时。

【主治】风热上炎，目红肿痛，畏光羞明，翳膜遮睛，迎风流泪，视物昏花，一切新久目疾。

【宜忌】忌酒、葱、大蒜。

冰麝上清丸

【来源】《全国中药成药处方集》(沙市方)。
【组成】儿茶四两　正梅片五分　麝香五厘(此三味研细末)　山豆根五钱　桔梗二钱　诃子二钱　黄连五钱　薄荷三钱　玄参三钱　粉甘草三钱　风化消五钱
【用法】后八味煮去滓，熬成膏，和前三味药末为丸，如芡实大。每用一丸或二丸，含化。
【主治】口舌热毒，目赤肿痛，火牙疼痛，心胃烦热。
【宜忌】体虚非实火者忌服。

克明亮眼药

【来源】《全国中药成药处方集》(济南方)。
【组成】牛黄一钱五分　珊瑚　玛瑙各二钱五分　蕤仁霜五钱　熊胆三钱　冰片五两　珍珠五钱　海螵蛸三钱五分　麝香一钱五分　黄连一两五钱　甘石粉五两
【用法】共研极细面。用点眼器，沾冷开水，沾药少许点眼内，闭目休息，每日点二三次。
【主治】眼目赤肿，红丝壅结。

还睛丸

【来源】《全国中药成药处方集》(吉林方)。
【组成】当归二两六钱七分　薄荷　枸杞　生地　决明　蒺藜　木贼　菊花各一两三钱四分　夜明沙一两　破故纸　黄柏　蒙花各一两　蝉蜕　黄芩　苏梗　知母　荆芥　茯苓　青葙　沙参各六钱七分　蛇蜕　黄连　琥珀各三钱四分
【用法】上为细末，炼蜜为小丸，用瓷坛存贮。每服二钱，用清茶水送下。
【功用】清风火，去云翳。
【主治】眼赤目肿，翳颁赤痛，暴发火眼等症。
【宜忌】忌食发物。

珍珠拨云散

【来源】《全国中药成药处方集》(沙市方)。
【组成】飞甘石二两　硼砂二钱(煅)　珍珠　麝香各三分　番硇砂五分　荸荠粉八钱　琥珀　熊胆各五分　正梅片一钱二分　云黄连(泡水)五分　朱砂三分
【用法】上为极细末，装小玻璃瓶内，严密封固，勿使药性挥发。用消毒牙签尖端蘸凉开水一滴，再蘸药末少许，点入大小眼角。每日约点二或三次。点药后闭目休养。
【主治】风热上壅，结膜发炎，目红肿痛，热泪羞明，翳障遮睛，睑痒赤烂。
【宜忌】结膜无炎症忌用。

保光清凉散

【来源】《全国中药成药处方集》(禹县方)。
【组成】炉甘石二两五钱　珍珠一分　硼砂四两五钱　青盐一钱五分　玄明粉二钱　朱砂五分　麝香一分　冰片二两五钱　黄丹一钱
【用法】上为细末。轻者每日二次，重者三次，点眼。
【主治】风火烂眼，暴发赤肿，眼疼眼痒，畏光羞明。
【宜忌】血亏症及孕妇忌用。

清凉散

【来源】《全国中药成药处方集》(兰州方)。
【组成】炉甘石一两　梅片五钱
【用法】上为细末。凉开水洗患处，用玻璃针点眼角。
【功用】清热消炎，解热明目。
【主治】风火眼痛，眼皮红肿，眼目昏花。
【宜忌】忌刺激性食物。

羚羊明目丸

【来源】《全国中药成药处方集》(沈阳方)。
【组成】羚羊角一两　白菊花二两　川芎一两　车前一两　防风六钱　羌活五钱　薄荷五钱　赤芍一两　大黄五钱　朴消五钱　血竭二钱　没药三钱　丹皮三钱　红花五钱
【用法】上为极细面，炼蜜为丸，每丸七分重。每服一丸，食前白开水送下。

【功用】清热明目，活血止痛。

【主治】外障眼病，胬肉布睛，目赤肿痛，暴发火眼，云翳障目。

【宜忌】忌辛辣等食物。

碧云散

【来源】《全国中药成药处方集》（呼和浩特方）。

【组成】薄荷三两　青黛一两　细辛五钱　川芎一两　鹅不食草一两五钱　冰片二分

【用法】共为细面。

《中药制剂手册》本方用法：冰片、青黛，各另研，鹅不食草等四味，共为细粉，混合。每用少许，搐入鼻内。

【功用】《中药制剂手册》：散风清热。

【主治】《中药制剂手册》：风热上攻引起的头痛目眩，鼻塞声重，眼红眵粘，眼睑肿胀，羞明发涩。

加减黄耆汤

【来源】《张皆春眼科证治》。

【组成】黄耆 9 克　党参 1.5 克　炒白术 9 克　甘草 6 克　陈皮 1.5 克　蔓荆子 3 克

【功用】补中益气，健脾除湿。

【主治】胞虚如球。初起不痛不痒，不热不红，胞睑浮肿如悬球状，举睑无力，稍有下垂，按之绵软，没有硬结之处，有的可兼发痒，日久渐渐发红，或觉胞睑稍有胀痛，白睛淡赤，结眵稀薄。

【方论】方中黄耆、党参、炒白术、甘草培补中气，炒白术且能行于肌肉之间以除其湿，陈皮理气以助湿行，蔓荆子轻飘上浮，辛散走表，引诸药直达病所，且能祛湿。

【加减】若兼风邪，胞睑微痒者，可加防风 3 克，以祛风除湿；若为虚热上浮，胞睑微红微痛者，可加茅根 15 克导湿热下行；若母病及子，白睛稍赤，而结眵稀薄者，当加骨皮 6 克，以除肺中之虚热。

【验案】目胞虚胀如球管　某男，64 岁。双眼上胞浮肿 2 月余，不痛不痒，有重垂感，且兼四肢乏力，食少便溏。检查，双眼上胞虚浮如球，不红不硬，按之绵软，稍有下垂，脉虚弱，舌质淡，此为胞虚如球。给加减黄耆汤加车前子、茯苓各 9 克，增陈皮至 3 克，服药 3 剂。复诊：胞肿稍轻，饮食增加，便溏已愈。又服上方 23 剂，诸症皆去。

加味甘麦大枣汤

【来源】《张皆春眼科证治》。

【组成】炙甘草　麦门冬各 9 克　人参 3 克　小麦 30 克　大枣 5 枚　白芍 9 克

【主治】气血不足，阴阳失调，眼睛赤痛，发止不定，发时白睛淡红，疼痛不重，寒热交作，或有头痛，心烦意乱，脉细数无力，舌淡苔白，舌心粉红；止时不药而愈，状若常人，反复发作，一年数次。

【方论】方中人参、小麦、大枣、炙甘草甘温补中以助生化之源，使气血充裕，阴平阳秘，寒热无由生；白芍既有养血之功，合甘草又有敛阴和营，缓急止痛之能；更兼麦门冬清心润肺，白睛赤痛自然消除。

【验案】白睛赤痛如祟　赵某某，女，35 岁。1971 年 3 月 12 日初诊。二目赤痛 3 月余，时发时止，越发越频，虽痛不重，但心中烦乱，时寒时热，其状如祟。病人消瘦面黄，疲倦少神，白睛淡赤，脉细无力。服加味甘麦大枣汤 5 剂，发少痛轻，继服 15 剂而愈。

表里双解汤

【来源】《张皆春眼科证治》。

【组成】薄荷 6 克　荆芥 3 克　桑皮 9 克　银花 18 克　酒黄芩　石膏各 12 克　酒大黄 6 克　赤芍 9 克　牡丹皮 6 克

【功用】内清外解。

【主治】风热并重，白睛红赤肿胀，高出风轮，胞肿如桃，痛痒间作者。

【方论】方中薄荷、荆芥驱散在表之邪；桑皮、银花、酒黄芩、石膏清泻肺中之实热；用酒大黄，意在通泻大肠，导热下行；赤芍、牡丹皮凉血活血以治眼目中之赤肿。

菊花明目饮

【来源】《张皆春眼科证治》。

【组成】菊花18克　黄芩12克　柴胡6克　龙胆草3克　知母　玄参　赤芍　牡丹皮各9克　防风3克　青葙子6克

【主治】头痛目痛严重，抱轮红赤，黄仁纹理模糊，神水混浊，瞳神缩小。

【方论】菊花、防风除肝中风热；柴胡、黄芩、龙胆草清肝泻火；知母、玄参养阴滋肾，且降虚浮之火；赤芍、牡丹皮凉血祛瘀，且能清肝经血分；青葙子清肝明目，且能散大瞳神。

【加减】黄液上冲者，可加玄明粉3克，酒大黄6克。

疏风饮

【来源】《张皆春眼科证治》。

【组成】薄荷　荆芥各6克　防风3克　银花15克　酒黄芩　天花粉　桔梗各9克

【用法】水煎服。

【功用】疏散风邪，佐以清热。

【主治】风重于热，痛轻痒重，肿重于赤，且兼寒热头痛，脉浮数者。

【方论】方中薄荷、荆芥、防风疏散在表之风邪，银花、酒黄芩、天花粉清解在里之肺热，桔梗宣肺散结，合疏风之剂又有解表之功。

解郁清肝汤

【来源】《张皆春眼科证治》。

【组成】柴胡6克　酒黄芩　香附各9克　青皮3克　银花12克　青黛0.6克　赤芍　牡丹皮各9克

【功用】疏肝解郁，清肝泻火。

【主治】风轮激开。因怒气伤肝，气血挟郁火冲逆于上，目珠胀痛，白睛赤丝紫胀，风轮泛高，青睛表层骤起裂痕，且兼胸满胁痛，脉弦有力者。

【方论】方中柴胡、香附、青皮疏肝理气，酒黄芩、青黛、柴胡清解肝中之郁火，赤芍、牡丹皮清肝经血热，银花清热解毒。诸药合用，则有疏肝解郁，清肝泻火之功。

明目延龄丸

【来源】《慈禧光绪医方选议》。

【组成】霜桑叶二钱　菊花二钱

【用法】上为极细末，炼蜜为丸，如绿豆大。每服二钱，白开水送服。或以水熬透，去滓，再熬浓汁，少兑炼蜜收膏，名明目延龄膏。每服三钱，白开水冲服。

【功用】清热散风，平肝明目。

【主治】风热头痛，目赤；肝阳上亢，两目昏花。

【加减】风热头痛目赤，加白蒺藜；肝阳上亢，两目昏花，加石决明，枸杞子。

明目延龄丸

【来源】《慈禧光绪医方选议》。

【组成】霜桑叶二钱　甘菊二钱　羚羊尖一钱五分　生地二钱　女贞子二钱（研）　蒙花一钱五分　生牡蛎二钱　泽泻一钱　生杭芍一钱五分　枳壳一钱五分（炒）

【用法】上为细末，炼蜜为小丸。每服二钱，白开水送下。

【主治】肝火炽盛之目赤。

洗药方

【来源】《慈禧光绪医方选议》。

【组成】蔓荆子三钱　荆芥二钱　蒺藜二钱　冬桑叶二钱　秦皮一钱

【用法】煎汤，乘热洗。

【功用】疏散风热，清肝明目。

【主治】外感风热，风火目痛。

【方论】本方桑叶苦微寒，尤长疏散风热以明目，其与黑芝麻伍名桑麻丸，则治肝阴不足肝火偏亢之昏花；秦皮苦涩寒，人多识其治泻痢之功效，其疗肝热目赤肿痛亦验；蔓荆子、白蒺藜亦有散风明目作用；荆芥则理血解毒，于血蕴热毒目赤咽痛较好。

清热明目洗药

【来源】《慈禧光绪医方选议》。

【组成】甘菊花一钱五分　薄荷八分　赤芍二钱　胆草一钱五分　白蒺藜二钱　僵蚕一钱五分

【用法】以水熬透，随时熏洗。

【功用】清热明目。
【主治】眼病。

清解明目洗药

【来源】《慈禧光绪医方选议》。
【组成】薄荷一钱五分　蔓荆子二钱（生研）　防风二钱　酒连二钱（研）　胆草二钱（酒炒）　青皮三钱（炒）　川芎二钱　桑叶四钱
【用法】水煎透，熏洗患处。
【功用】清热明目。
【主治】眼病。
【方论】方中薄荷、桑叶清热祛风，蔓荆、防风辛温发散，川芎调肝和血，青皮健脾理气，胆草清肝胆湿热，黄连苦寒，可泻火解毒，酒炒可使药力上行，增强清头目之力。

清上止痛熏目方

【来源】《慈禧光绪医方选议》。
【组成】甘菊花二钱　桑叶二钱　薄荷一钱　赤芍三钱　茺蔚子二钱　僵蚕二钱（炒）
【用法】水煎，熏洗。
【功用】祛风清热，养肝明目。
【主治】风邪、血滞之目疾。目中白睛红丝，视物眬矇，左眼尤甚，眼胞时觉发胀。
【方论】方中薄荷、桑叶、菊花祛风清热，养肝明目；僵蚕祛风散结；茺蔚子凉肝明目，赤芍入肝泻肝火。以上六味芳香气轻清，故用以熏目。

清目养阴洗眼方

【来源】《慈禧光绪医方选议》。
【组成】甘菊三钱　霜桑叶三钱　薄荷一钱　羚羊尖一钱五分　生地三钱　夏枯草三钱
【用法】共用水煎，先熏后洗。
【功用】清目养阴。
【主治】眼疾。

清肝抑火明目方

【来源】《慈禧光绪医方选议》。
【组成】茺蔚子二钱　秦皮二钱　赤芍一钱五分　青皮二钱　元明粉一钱　木贼一钱　蕤仁二钱
【用法】水煎，熏洗。
【功用】清热解毒，祛风明目。
【主治】眼疾。

清肝明目熏洗方

【来源】《慈禧光绪医方选议》。
【组成】木贼草二钱　赤芍二钱　红花二钱　甘菊一钱　冬桑叶一钱　僵蚕二钱（炒）　珠兰茶一钱
【用法】水煎，熏洗。
【功用】祛风清热，活血化瘀，明目。
【主治】眼疾。

清肝定痛洗目方

【来源】《慈禧光绪医方选议》。
【组成】炒僵蚕二钱　薄荷六分　赤芍二钱　红花一钱　木贼草一钱　蕤仁一钱五分　秦皮二钱
【用法】水煎，洗之。
【功用】清热泻火，凉血解毒。
【主治】目疾。
【方论】方中僵蚕祛风散结；薄荷祛风清热；赤芍清热活血；红花活血止痛；木贼清热明目，泻肝火；蕤仁养肝明目；秦皮清热解毒，清肝明目。

鹅毛管眼药

【来源】《中医方剂临床手册》。
【组成】麝香　珍珠　熊胆　冰片　琥珀　炉甘石　硼砂　青葙子　谷精草　桑叶　菊花　密蒙花　决明子　蔓荆子　苍耳子　蚕砂　白蒺藜　薄荷　大黄　黄芩　黄连　黄柏　龙胆草　山栀　知母　车前子　生地黄　赤芍药　当归　牡丹皮　荆芥　防风　青蒿　石菖蒲　茯苓　银花　连翘　甘草　玄参　枳壳　苦丁茶　枸杞子　木贼草　望月砂
【用法】制成膏剂。点眼用。
【功用】清火明目，消肿去障。
【主治】目赤肿痛，怕光流泪，障翳遮睛，视物模糊。

消炎退翳丸

【来源】《中医临床集锦》。

【组成】蒺藜　谷精草　蒲公英　柴胡　黄芩　草决明各1000克　木贼草　夜明砂　望月砂　香附　赤芍　当归　红花　桃仁　玄参各500克　枳壳　炮穿山甲　川芎　栀仁各250克　蛇蜕150克

【用法】上为细末，炼蜜为丸。每服9克,1日3次。

【功用】散风活血，清热明目。

【主治】目赤肿痛，角膜云翳（角膜溃疡）。

散风除湿活血汤

【来源】《中医眼科临床实践》。

【组成】羌活9克　独活9克　防风9克　当归9克　川芎4.5克　赤芍9克　鸡血藤9克　前胡9克　苍术9克　白术9克　忍冬藤12克　红花6克　枳壳9克　甘草3克

【用法】水煎服。

【功用】散风燥湿，活血通络。

【主治】巩膜炎合并风湿。

【加减】大便燥结，加番泻叶9克；胃纳欠佳，加吴茱萸、麦芽、焦曲、山楂各9克；心悸短气，加党参、黄耆各9克。

牛黄解毒丸

【来源】《中国药典》。

【组成】牛黄5克　雄黄50克　石膏200克　冰片25克　大黄200克　黄芩150克　桔梗100克　甘草50克

【用法】以上八味，除牛黄、冰片外，雄黄水飞或为极细末，其余石膏等五味为细末；将牛黄、冰片研细，与上述粉末配研，过筛，混匀。每100克粉末加炼蜜100～110克制成大蜜丸，每丸重3克。口服一次一丸，一日二至三次。

【功用】清热解毒。

【主治】火热内盛，咽喉肿痛，牙龈肿痛，口舌生疮，目赤肿痛。

【宜忌】孕妇忌用。

茵陈防己汤

【来源】《首批国家级名老中医效验秘方精选》。

【组成】茯苓皮10克　茵陈12克　防己12克　薏苡仁30克　防风10克　白芷10克　地肤子30克　金银花12克　连翘12克　鱼腥草30克　焦山栀6克　乌梢蛇15克　老鹳草20克

【用法】水煎服。

【功用】祛风除湿，清热解毒止痒。

【主治】春季卡他性结膜炎及一切过敏性眼炎，眼睑湿疹等。

【加减】若痒甚者，加苦参12克；睑皮湿烂，体壮者，加石膏30克。

【方论】方中茯苓皮、茵陈、防己、苡仁除湿利水；防风、老鹳草、乌梢蛇等疏风除湿；连翘、焦山栀、鱼腥草清热解毒；白芷清热止痒。

【验案】余某，女，5岁，1987年2月23日初诊。家属代诉，眼红，发痒，反复发作两年。病史：两年前春天，患儿眼红发痒，经用抗生素眼药水以及可的松眼液点眼后症状缓解，经年反复发作，不能治愈。此次发作，发痒，畏光，流泪较前更甚，眼分泌物呈丝状，已半月余。检查：双眼结膜充血呈暗红色，睑结膜可见扁平状大小不等的乳头，边缘清晰，角膜缘无血管翳，此可与沙眼区别。诊断：春季卡他性结膜炎。此为脾经湿热蕴结，外感风邪，风热湿毒相搏所致。治以祛风除湿，清热解毒。以茵陈防己汤服10余剂，痒止红退，两年来未复发。

加减化斑汤

【来源】《首批国家级名老中医效验秘方精选·续集》。

【组成】生石膏50～100克　生石决明20克　知母10克　生甘草10克　山药10克　玄参10克　生地10克　紫草10克　丹皮10克　青黛6克

【用法】前二味药先煎半小时，再放入后七味药共煎，用药汁冲服青黛内服，每日一剂，分二次服，加羚羊角者，羚羊角刨片另煎服。

【功用】清热凉血，平肝明目。

【主治】周边部色素膜炎，色素膜脑膜综合征、交感性眼炎等眼病。

【加减】眼部充血明显，色素膜反应强烈等肝热症状明显时，加羚羊角1克。周边部色素膜炎OT试验阳性并出现病灶反应者，加百部10克、黄精10克、夏枯草10克；抗“O”＞500、有活动性病灶者，加连翘10克，金银花20克，同时清除病灶。

【方论】化斑汤原出于《温病条辨》，治温热发斑。本方由原方减犀角，加上能清肝明目的羚羊角、石决明、青黛、紫草、丹皮而成。具有清热凉血，平肝明目的功效。

【验案】罗某，男，30岁。左眼在幼时因患角膜溃疡穿孔而失明，以后反复红痛，需治疗才好转。1个月前，右眼突然畏光、红痛、视力下降。视力：右0.2，左光感消失。治疗经过：入院后即给予强的松10毫克,1日4次口服，同时局麻下摘左眼球，经病检证实为交感性眼炎。经用强的松、硫唑嘌呤等西药治疗1月余，病情时轻时重。为避免长期大量应用激素造成的副作用，决定用中药合并治疗。当归病人面如满月，腹部变大，饮食正常，口微渴，大便干，小便微黄，舌质红，苔黄，脉弦数。证属肝火上攻头目，气血俱热。治宜平肝明目，清热凉血。原方加羚羊角1克，每日1剂，27剂。用中药1周后，改为强的松10毫克，1日3次口服；2周、3周后又各减少10毫克。用中药20天后，右眼视力1.5，眼底炎症全部消退。继续观察1周无变化，停药出院。随访4年无复发。

八宝眼药

【来源】《部颁标准》。

【组成】珍珠9g　麝香9g　熊胆9g　海螵蛸（去壳）60g　硼砂（炒）60g　朱砂10g　冰片20g　炉甘石（三黄汤飞）30g　地栗粉200g

【用法】制成眼药水。每用少许，点于眼角，1日2~3次。

【功用】消肿止痛，明目退翳。

【主治】目赤肿痛，眼缘溃烂，畏光怕风，眼角涩痒。

【宜忌】孕妇慎用。

三黄片

【来源】《部颁标准》。

【组成】大黄300g　盐酸黄连素5g　黄芩总甙21g

【用法】制成片剂。口服，每次4片，1日2次，小儿酌减。

【功用】清热解毒，泻火通便。

【主治】三焦热盛，目赤肿痛，口鼻生疮，咽喉肿痛，牙龈出血，心烦口渴，尿黄便秘，急性胃肠炎，痢疾。

【宜忌】孕妇慎用。

小儿明目丸

【来源】《部颁标准》。

【组成】赤芍60g　黄芩60g　栀子60g　天花粉60g　大黄60g　金银花60g　菊花60g　车前子（盐制）60g　黄连60g　薄荷40g　甘草40g

【用法】制成大蜜丸，每丸重1.5g。密闭，防潮。口服，每次1丸，1日2次。

【功用】清热明目，散风止痒。

【主治】上焦热盛，两眼红肿，疼痒不安，二便不利。

马应龙八宝眼膏

【来源】《部颁标准》。

【组成】炉甘石32.7g　琥珀0.15g　麝香0.38g　牛黄0.38g　珍珠0.38g　冰片14.8g　硼砂1.2g　硇砂0.05g

【用法】制成膏剂。点入眼睑内，1日2~3次。

【功用】退赤，去翳。

【主治】眼睛红肿痛痒，流泪，砂眼，眼睑红烂等。

风火眼药

【来源】《部颁标准》。

【组成】炉甘石（煅）800g　黄连40g　硼砂（煅）16g　琥珀30g　珍珠3g　牛黄3g　冰片300g　熊胆3g　麝香2g

【用法】制成眼药膏，每瓶装0.6g，密封。用点眼棒蘸凉开水后沾药点入眼角内，闭目，使药布于全目，点后避风，1 日 3 次。
【功用】清热解毒，退翳明目。
【主治】暴发火眼，翳膜遮睛，沙眼等症。
【宜忌】忌食辛辣物。

青麟丸

【来源】《部颁标准》。
【组成】大黄 1000g 韭菜 25g 生地黄 25g 薄荷 25g 薏苡仁 25g 大青盐 25g 黄柏 25g 粉萆薢 25g 木通 25g 当归 25g 甘蔗 50g 地骨皮 25g 陈皮 25g 车前子 25g 猪苓 25g 侧柏叶 25g 牡丹皮 25g 鲜藕 50g 泽泻 25g 连翘 25g 知母 25g 石斛 25g 甘草 25g 茯苓 25g 玄参 25g
【用法】制成水蜜丸，密封。口服，每次 3g，1 日 1～2 次。
【功用】清热利湿，通利二便。
【主治】湿热蕴结，脏腑积滞，目赤牙痛，小便赤热。
【宜忌】忌食刺激性食物。

明目蒺藜丸

【来源】《部颁标准》。
【组成】黄连 4g 川芎 36g 白芷 36g 蒺藜（盐水炒）108g 地黄 72g 荆芥 36g 旋覆花 36g 菊花 108g 薄荷 36g 蔓荆子（微炒）72g 黄柏 36g 连翘 36g 密蒙花 36g 防风 36g 赤芍 36g 栀子（姜水炙）36g 当归 72g 甘草 18g 决明子（炒）36g 黄芩 72g 蝉蜕 36g 石决明 36g 木贼 36g
【用法】水泛为丸，每 20 丸重 1g，密闭，防潮。口服，每次 9g，1 日 2 次。
【功用】清热散风，明目退翳。
【主治】上焦火盛引起的暴发火眼，云蒙障翳，羞明多眵，眼边赤烂，红肿痛痒，迎风流泪。
【宜忌】忌食辛辣、腥、膻之物。

珍珠八宝眼药

【来源】《部颁标准》。
【组成】珍珠 10g 冰片 50g 炉甘石（煅）260g 硇砂（制）3g 牛黄 10g 硼砂（煅）100g 石蟹（煅）66g 黄连干浸膏 1g
【用法】制成散剂，密封。眼用，洗净患处，将药粉少许点入眼角，合眼片刻，1 日 3 次。
【功用】消障明目，止痛退肿。
【主治】红筋白障，赤肿烂眼，畏日羞明，迎风流泪。

清凉眼药膏

【来源】《部颁标准》。
【组成】熊胆 5g 冰片 20g 薄荷脑 3g 西瓜霜 20g 硼砂 10g 炉甘石（煅）50g
【用法】制成膏剂。用玻璃棒挑取少许，点入眼睑内，1 日 2～3 次。
【功用】消炎，抑菌，收敛。
【主治】结膜炎，睑缘炎，砂眼，麦粒肿。

赛空青眼药

【来源】《部颁标准》。
【组成】赛空青药膏 260g 眼用炉甘石 500g 麝香 5g 冰片 40g 熊胆 20g
【用法】制成眼药膏，每支重 0.25g，密闭，置阴凉干燥处。外用，用冷开水浸润后，涂入眼角，1 日 2～4 次。

赛空青药膏的制备：黄连50g，地黄50g，川芎50g，龙胆50g，防己50g，防风50g，当归50g，菊花50g，薄荷50g，赤芍50g，黄柏20g，木贼20g，羌活20g，黄芩20g，大黄20g，白芷20g以上16味，加水煎煮3次，每次2小时，煎液静置，滤过，合并滤液，浓缩至260g，即得。眼用炉甘石的制备：炉甘石5000g，荆芥15g，黄连20g，龙胆20g，黄柏20g，蝉蜕20g，防风10g，甘草10g，菊花20g，大黄20g，当归15g，羌活10g，桑叶20g，连翘7g，川芎10g，红花5g，地黄20g，杏仁10g，栀子20g，薄荷10g，木贼15g，黄芩20g，谷精草20g，赤芍10g，金银花20g以上25味，除炉甘石外，其余黄连等24味加水煎煮2次，合并煎液，滤过，滤液浓缩至适量，备用。将炉甘石焙煅，淬入备用的浓缩煎液中，研磨成浆状，过筛，倾去上层杂质，继续球磨，不断倾取上层混悬部分，过筛，如有沉淀。需继续研磨，至沉淀显青褐色，弃去沉淀，合并混悬部分，过筛后，晒干，用刀切割成小块，即得。

【功用】消炎，明目，退障。

【主治】风热上攻，目赤肿痛，翳膜外障，流泪羞明。

熊胆丸

【来源】《部颁标准》。

【组成】龙胆 1013g　泽泻（盐制）608g　地黄 760g　当归 608g　栀子 608g　柴胡 608g　防风 608g　黄芩 608g　木贼 608g　黄连粉 608g　薄荷脑 63.29g　大黄 1013g　冰片 76g　熊胆 12.66g

【用法】制成胶囊剂，每粒装 0.25g，密封。口服，每次 4 丸，1 日 2 次，小儿酌减。

【功用】清热散风，止痛退翳。

【主治】风热或肝经湿热引起的目赤肿痛，羞明多泪。

【宜忌】孕妇忌服。

麝香牛黄丸

【来源】《部颁标准》。

【组成】牛黄 3g　麝香 1.5g　防风 9g　赤芍 15g　黄连 15g　大黄 30g　钩藤 15g　连翘 30g　黄柏 15g　栀子 15g　金银花 30g　麦冬 9g　桔梗 12g　当归 15g　黄芩（煮）15g　甘草 9g　石膏 30g　雄黄 15g　朱砂 30g　冰片 15g　薄荷脑 3g

【用法】制成大蜜丸、小蜜丸或水蜜丸，大蜜丸每丸重 3g，密封。口服，水蜜丸每次 2g，小蜜丸每次 3g，大蜜丸每次 1 丸，1 日 2～3 次。

【功用】清热解毒。

【主治】头晕目赤，咽干咳嗽，风火牙疼，大便秘结。

【宜忌】孕妇忌服。

三、白睛肿胀

白睛肿胀，是指眼白有肿胀之感。《太平圣惠方》："白睛中胀起，盖覆瞳仁者，此因肺脏有暴风客热故也。肺色白主于气轮，应于白睛，若肺气壅滞，肝膈不利，为邪热所乘，不得宣泄，则毒气上攻于目，故令白睛肿胀。"病发多因肺肝内热，风邪外所侵所致。临床以白睛突发肿胀痒痛，泪出难开为特点。治宜疏风散热，宣利脏腑。

桑白皮散

【来源】《普济方》卷七十六引《太平圣惠方》。

【别名】葶苈桑白皮饮（《证治宝鉴》卷十）。

【组成】桑白皮　玄参　枳壳（去瓤，麸炒）　川升麻　杏仁（去皮尖，炒）　旋覆花（去枝梗）　黄芩　防风（去芦头）　赤芍药　甘草（炙）　甘菊花（去枝梗）　甜葶苈（炒）各一两

【用法】上锉。每服四钱，水一盏半，加生姜三片，煎至八分，去滓，食后温服。

【主治】肺气壅塞，毒热上攻睛目，白睛肿胀，日夜疼痛，心胸烦闷。

大黄散

【来源】《太平圣惠方》卷三十三。

【组成】川大黄（锉碎，微炒）　大青　羚羊角屑　栀子仁　桑根白皮（锉）各一两　甘草半两（炙微赤，锉）

【用法】上为粗散。每服三钱，以水一中盏，煎至六分，去滓，加生地黄汁半合服之，一日三四次。

【主治】肝肺大热，白睛肿胀，盖覆瞳仁，疼痛。

车前子丸

【来源】《太平圣惠方》卷三十三。

【组成】车前子　决明子　栀子仁　黄连（去须）　牵牛子（微炒）　羚羊角屑　木通（锉）各一两　川大黄一两半（锉碎，微炒）

【用法】上为末，以牛胆汁和匀为丸，如梧桐子大。每服三十丸，食后以温水送下。

【主治】眼白睛肿胀。

车前子散

【来源】《太平圣惠方》卷三十三。

【组成】车前子　赤茯苓　玄参　防风（去芦头）　黄芩　川大黄（锉碎，微炒）　犀角屑　甘草（炙微赤，锉）　栀子仁各半两

【用法】上为粗散。每服三钱，以水一中盏，煎至六分，去滓，每于食后温服，夜临卧再服。

【主治】眼白睛肿胀裹瞳仁。

桑根白皮散

【来源】《太平圣惠方》卷三十三。

【组成】桑根白皮（锉）　木通（锉）　犀角屑　黄芩　旋覆花　茯神　玄参　川大黄（锉碎，微炒）各一两　甘菊花半两　甘草（炙微赤，锉）一分

【用法】上为粗散。每服三钱，以水一中盏，煎至六分，去滓，食后温服。以愈为度。

【主治】眼忽然白睛肿胀，如水泡者。

羚羊角散

【来源】《太平圣惠方》卷三十三。

【组成】羚羊角屑一两　赤茯苓三分　木通三分（锉）　甜葶苈半两（隔纸炒令紫色）　郁李仁一两（汤浸，去皮，焙过，微炒）　防风二两（去芦头）　桑根白皮二两（锉）　甘草半两（炙微赤，锉）　赤芍药三分　黄芩三分　枳壳三分（麸炒微黄，去瓤）　汉防己一两　川大黄一两（锉碎，微炒）　杏仁三两（汤浸，去皮尖双仁，麸炒微黄）

【用法】上为粗散。每服三钱，以水一中盏，煎至六分，去滓，食后温服，夜临卧再服。

【功用】清肺利肝。

【主治】眼白睛胀，日夜疼痛，心胸多闷。

【宜忌】忌炙煿、热面、油腻。

大黄丸

【来源】《圣济总录》卷一〇六。

【组成】大黄（锉，炒）　蔓荆实（去皮）　丹参　吴蓝　土瓜根（锉）　防风（去叉）　甘菊花　秦皮（去粗皮）　黄连（去须）　萎蕤　陈橘皮（去白，焙）　前胡（去芦头）各一两　决明子（微炒）　冬瓜子　青葙子　地肤子　车前子各一两半

【用法】上为末，炼蜜为丸，如梧桐子大。每服三十丸，食前温酒下，一日二次。

【主治】白睛肿胀，痛不可忍。

大黄散

【来源】《圣济总录》卷一〇六。

【组成】川大黄（锉碎，炒）　黄连各一两　羚羊角屑一两

【用法】上为粗散。每服三钱匕，水一盏，煎至六分，去滓，食后温服，一日二次。

【主治】肝肺大热，白睛肿胀，盖覆瞳仁，疼痛。

木通犀角散

【来源】《圣济总录》卷一〇六。

【组成】木通（锉）　犀角（镑）　桑根白皮（锉）　黄芩（去黑心）　大黄（锉，炒）　玄参　茯神（去木）　旋覆花各一两　甘菊花半两　甘草（炙，锉）一分

【用法】上为散。每服三钱匕，水一盏，煎至六分，不去滓，食后温服。

【主治】白睛肿起如水泡。

羚羊角汤

【来源】《圣济总录》卷一〇六。

【组成】羚羊角（镑）　桑根白皮（锉）　木通（锉）　旋覆花　葳蕤　升麻各一两半　茯神（去木）一两

【用法】上为粗末。每服五钱匕，以水一盏半，煎至七分，下芒消末半钱匕，食后、临卧温服。

【主治】

1.《圣济总录》：肝肺热毒攻眼，白睛肿起。

2.《普济方》：眼热毒所攻，目珠子突出。

桑白散

【来源】《银海精微》卷下。

【别名】桑皮汤（《杂病源流犀烛》卷二十二）。

【组成】桑白皮　元参　升麻　杏仁　旋覆花　赤芍药　菊花　葶苈　防风　黄芩　枳壳　甘草（炙）各一两

【用法】上加生姜三片，用水一钟半，煎至八分，食远温服。

【主治】肺气壅塞，邪热上攻眼目，白睛肿胀，日夜疼痛，心胸烦闷。

桑白散

【来源】《眼科全书》卷六。

【组成】桑白　杏仁　玄参　防风　升麻　赤芍　葶苈

【用法】水煎，食远服。

【主治】肺经热盛，眼白仁肿胀。

四、白睛俱青

白睛俱青，又名目珠俱青、白珠俱青、目青。《审视瑶函》："病证尤急，盖气轮本白，被郁邪蒸逼，走入珠中，膏汁游出，入于气轮之内，故色变青蓝，瞳神必有大小之患。失治者，瞳神损而终身疾矣。"病发多由火疳经久不愈或反复发作，致使白睛变薄，失去光泽，色变清蓝而成；或肝肺热盛，从内蒸逼，致使膏汁游出，浸淫白睛而成。临床多见自觉眼珠胀疼，畏光流泪，常于白睛深层，黑睛傍际形成隆起，四周紫红肿胀，压痛明显。治宜泻肺散结，清肝退翳为主，兼以活血化瘀。

消凝大丸子

【来源】《原机启微》卷下。

【组成】川芎　当归各七钱　防风　荆芥　羌活　藁本　薄荷各半两　桔梗　甘草（炙）各七钱　滑石　石膏　白术　黄芩　山栀各一两　连翘　菊花各七钱

【用法】先将滑石、石膏另研，余作细末，和匀，炼蜜为剂，每剂一两，分八丸。每服一丸或二丸，茶汤嚼下。

【主治】目中青暗，如物伤状，重者白睛如血贯，或有眵泪沙涩。

【方论】上方消凝滞药也。君以川芎、当归治血和血；臣以羌活、防风、荆芥、藁本、薄荷、桔梗疗风散邪，引入手足太阳经；佐以白术、甘草、滑石，石膏调补胃虚，通泄滞气，除足阳明经热；使以黄芩、山栀、连翘、菊花去热除烦。淫热反克，风热不制者，俱宜服也。

五灵散

【来源】《赤水玄珠全集》卷二十。

【组成】五灵脂（半生半炒）

【用法】上为末。酒调服。

《眼科阐微》本方用五灵脂三钱，研末，热黄酒调服，服后药力到，病者呆痴少许，即愈。

【主治】

1.《赤水玄珠全集》：赤白带下。

2.《眼科阐微》：血愦，眼白珠俱黑者。

天麻汤

【来源】《审视瑶函》卷三。

【组成】天麻　家菊花　川芎　当归身　羌活　白芍药　甘草各等分

【用法】上锉。白水二钟，煎至八分，去滓，食后热服。

【主治】目疾，白珠俱青症。郁邪蒸逼，走入珠中，膏汁游出，入于气轮、致白睛色忽变青蓝，瞳神必有大小。

【加减】伤寒疟后，白珠青者，加柴胡、麦门冬（去心）、黄芩、天花粉；毒气所攻，白珠青者，加黄芩、牛蒡子（炒，研）、连翘、黄连。

泻肝救肺汤

【来源】《张皆春眼科证治》。

【组成】柴胡6克　胆草3克　酒黄芩　夏枯草　知母　麦门冬各9克　桔梗　牡丹皮各6克　赤芍　玄参各9克

【功用】清肝泻火，养阴清肺。

【主治】白睛俱青。初起羞明流泪，目珠胀痛，痛连眼眶、头部，白睛略呈隆起，色淡紫而暗，继则症状消退，白睛呈青兰色。

【方论】方中柴胡、胆草、酒黄芩、夏枯草清泻肝胆郁热，夏枯草且有解毒散结之功；知母、麦门冬养阴清肺；桔梗宣肺散结，以除白睛郁结之邪；牡丹皮、赤芍药活血散瘀，且二味皆有清肝之力；玄参养阴滋肾，以防毒热内攻。

【加减】瞳神开大者，可加五味子3克，以收敛瞳神；瞳神缩小者，可加青葙子3克以散瞳。

五、赤脉贯睛

赤脉贯睛，亦称赤脉侵睛、赤脉传睛，是指赤脉起自两眦，渐向白睛侵犯的病情。《圣济总录》：“眼者，五脏之精华，若风邪热毒，内干脏腑，则随其经络，上冲于目，故令赤脉波贯黑睛也，上下左右，各有部分，不可不察。其从大侵睛而痒者，肺胃热也；其从小起者，手少阳脉动，虚热也；其自上而下者，足太阳脉动，邪热也；其自下冲上者，足阳明脉动，邪热也。其源不同，当察其部分，根据经以治之。”《银海精微》：“赤脉传睛之症，起于大眦者，心之实也，此心邪之侵肝也。心属火主血，肝属木主筋，筋得血灌引渐至黑睛，蔓延瞳仁，甚则看物如同隔绢，是三焦相火炎上。或劳心事太过，或夜观书史，或能饮酒，及好食五辛、煎炒热物。”《杂病心法要诀》：“两眦赤脉渐渐侵睛，谓之赤脉贯睛。”病发多因心肝二经积热，导致血壅于肝经所滞。治宜清心泻火，养阴清热为主。

大枣煎

【来源】《备急千金要方》卷六。

【别名】大枣膏（《圣济总录》卷一〇九）。

【组成】大枣七枚（去皮核）　黄连二两（碎，绵裹）　淡竹叶（切）五合

【用法】上以水二升煮竹叶，取一升，澄清，取八合；纳枣肉、黄连，煎取四合，去滓令净。细细以点目眦中。

【主治】目热眦赤，生赤脉侵睛，息肉急痛，闭不开，如芥在眼碜痛。

【宜忌】《外台秘要》：忌猪肉。

【方论】《千金方衍义》：心、脾、阳骄之热，非黄连、竹叶无以折之。用大枣者，以和黄连苦燥之性，此与栀子仁煎用蜜之意不殊。

黄连煎

【来源】《太平圣惠方》卷三十二。

【组成】黄连一分（捣罗为末，研）　白矾灰一分　腻粉一钱　井盐半两（研）　硼砂一钱（研）　胡黄连半两（捣罗为末，研）　白龙脑一分（细研）

【用法】上药以淡浆水一大盏，古字钱二十文，纳瓷瓶中，封闭，悬干净舍内，经二七日，绵滤去滓，入龙脑在药中，每日三五度，以铜箸取少许点之。

【主治】肝脏壅热，目中生赤脉，冲贯黑睛，赤痛

不止。

栀子散

【来源】《太平圣惠方》卷三十三。

【组成】栀子仁一两 木通一两（锉） 黄芩半两 甘草半两（炙微赤，锉） 羚羊角屑一两 决明子半两

【用法】上为粗散。每服四钱，以水一中盏，煎至六分，去滓，每于食后温服。

【主治】眼小眦生赤脉，冲贯黑睛，视物昏暗。

【宜忌】忌炙煿、热面。

真珠散

【来源】《太平圣惠方》卷三十三。

【组成】真珠一分 龙脑半分 琥珀一分 朱砂半分 硼砂二豆大

【用法】上为细末。以铜箸取少许，点在眦上，一日三五次。

【主治】风热眼中生赤脉，冲贯黑睛，及有花翳。

羚羊角散

【来源】《太平圣惠方》卷三十三。

【组成】羚羊角屑 黄连（去须） 木通（锉） 桑根白皮（锉）各一两 芦根二两 旋覆花三分 川芒消二两

【用法】上为粗散。每服三钱，以水一中盏，加竹叶二七片，煎至六分，去滓，食后温服。

【主治】眼赤脉，上下冲贯黑睛，脏腑壅闷。

犀角散

【来源】《太平圣惠方》卷三十三。

【别名】生犀饮（《圣济总录》卷一〇三）、犀角汤（《圣济总录》卷一〇六）。

【组成】犀角屑 黄芩 葳蕤 防风（去芦头） 地肤子 羚羊角屑 甘草（炙微赤，锉） 马牙消各一两 麦门冬一两半（去心，焙） 黄连一两半（去须）

【用法】上为粗散。每服三钱，以水一中盏，煎至六分，去滓，食后温服。

【主治】

1.《太平圣惠方》：眼赤脉冲贯黑睛，热毒肿痛，心躁烦乱。

2.《圣济总录》：肝肺风热，白睛肿胀，侵盖黑睛。

蕤仁散

【来源】《太平圣惠方》卷三十三。

【组成】蕤仁一两（汤浸，去赤皮） 甘草（炙微赤，锉） 黄芩 枳壳（麸炒微黄，去瓤） 地肤子各半两

【用法】上为粗散。每服四钱，以水一中盏，煎至六分，去滓，食后温服。

【主治】眼大眦生赤脉，冲贯黑睛。

蕤仁煎

【来源】《太平圣惠方》卷三十三。

【组成】蕤仁（汤浸，去赤皮，研） 青盐三分 黄连一两（去须，捣研）

【用法】上以酸浆水一中盏，煎取一小盏，去滓，纳一铜器中，别取鲤鱼胆，乌鸡胆各一枚，取汁入前药汁中，用槐枝如指大，长一尺，去皮作挺，自昼至夜，研之勿住手，以绵滤过，于瓷盒中盛。每以铜箸取少许点眼眦中。慎风。

【主治】眼风热磣涩，生赤脉，冲注瞳人，热泪疼痛。

旋覆花散

【来源】《太平圣惠方》卷八十九。

【组成】旋覆花 桑根白皮（锉） 羚羊角屑 赤芍药 玄参各一分 甘草半分（炙微赤，锉） 黄连半分（去须）

【用法】上为粗散。每服一钱，以水一小盏，入竹叶七片，煎至五分，去滓温服，一日三四次。

【主治】小儿眼从下生赤膜，上浸黑睛。

洗肝散

【来源】《幼幼新书》卷三十三引《灵苑方》。

【组成】白蒺藜一两半（微炒，去角） 羌活 防风（去芦头）各半两 甘草一分（炙） 马牙消二两（细研）
【用法】上为细末。每服二钱，用温热水调下，食后临卧时服。小儿及年少气实者，只用牙消一味为末，每服一钱。小儿一字，熟水调下。若是暴翳，不过两服便落。
【主治】
1.《幼幼新书》引《灵苑方》：翳膜。
2.《三因极一病证方论》：肝热，赤脉贯睛，涩痛，冲风泪下；兼治热血攻心。

芍药汤

【来源】《圣济总录》卷一〇五。
【组成】芍药 芎藭 黄芩（去黑心） 大黄（锉，炒熟） 甘草（微炙，锉）各半两 黄连（去须）一两
【用法】上为粗末。每服五钱匕，水二盏，煎至一盏，去滓，食后、临卧温服。
【功用】利心肺。
【主治】目小眦赤脉。

点眼真珠散

【来源】《圣济总录》卷一〇五。
【组成】真珠末 琥珀各一分 龙脑 丹砂各半分 硇砂两豆大
【用法】上为细末。每日点眼三五次。
【主治】风热，赤脉贯黑睛，及有花翳。

前胡汤

【来源】《圣济总录》卷一〇五。
【组成】前胡（去芦头） 升麻各二两 菊花一两半 细辛（去苗叶） 栀子仁 大黄（锉碎，炒熟）各一两 秦皮（去粗皮） 决明子（微炒） 蕤仁（去皮，研如膏）各二两
【用法】上为粗末。每服五钱匕，水二盏，入竹叶七片，煎至一盏，去滓，入芒消一钱匕，放温，食后、临卧服。
【主治】肝实热，赤脉冲睛。

通明汤

【来源】《圣济总录》卷一〇五。
【组成】木通（锉） 萎蕤 甘草（炙）各一两半 黄芩（去黑心） 枳壳（去瓤，麸炒）各一两
【用法】上为粗末。每服五钱匕，水二盏，煎至一盏，去滓，下芒消、地黄汁各少许，再煎沸，食后温服。
【功用】散三焦热。
【主治】小眦偏赤，赤脉射黑睛。

菊花散

【来源】《圣济总录》卷一〇五。
【组成】菊花一两 蒺藜子（炒去角） 芎藭 防风（去叉）各半两 木香 甘草（炙）各一分
【用法】上为末。每服一钱匕，沸汤调下，不拘时候。
【主治】肝膈风壅上攻，眼目飞血赤脉。

黄芩丸

【来源】《圣济总录》卷一〇五。
【组成】黄芩（去黑心）二两 人参 芍药（锉） 郁金 大黄（锉，炒） 甘草（炙）各一两
【用法】上为末，炼蜜为丸，如梧桐子大。每服三十丸，食后煎黄芩汤送下，临卧再服。
【主治】热毒上冲，目赤飞血，头旋恶心，坐卧不得，精神恍惚。

黄芩汤

【来源】《圣济总录》卷一〇五。
【组成】黄芩（去黑心） 木通（锉） 枳壳（去瓤，麸炒） 萎蕤 甘草（微炙，锉） 山栀子仁 生干地黄各一两 芒消一钱匕（汤成下）
【用法】上除芒消外，为粗末。每服五钱匕，水二盏，煎取一盏，去滓，入芒消，食后温服，临卧再服。
【主治】风热目赤痛，赤脉贯黑睛生翳。

黄连饮

【来源】《圣济总录》卷一〇五。
【组成】黄连（去须）一两 淡竹叶五十片 芦根 羚羊角（镑） 木通 旋覆花 桑根白皮各一两半
【用法】上锉，如麻豆大。以水六盏，煎至三盏，下芒消一两，煎至两盏后，良久分温三服。
【主治】眼生赤脉，痛涩推眵。

黄耆汤

【来源】《圣济总录》卷一〇五。
【组成】黄耆（锉） 芍药 知母 升麻 犀角屑一两半 苦竹叶五十片
【用法】上为粗末。每服五钱匕，水二盏，煎至一盏，去滓，下芒消少许，再煎沸，温服，不拘时候。
【主治】
1.《圣济总录》：眼上下赤脉贯黑睛。
2.《普济方》：热毒攻眼，黑暗通赤。
【宜忌】《普济方》：忌炙煿、热面。

羚羊角汤

【来源】《圣济总录》卷一〇五。
【组成】羚羊角屑 芦根（锉） 旋覆花 桑根白皮（锉） 木通（锉）各一两半 黄连（去须）一两 淡竹叶五十片
【用法】上为粗末。每服五钱匕，以水二盏，煎至一盏，去滓，下芒消一钱匕，再煎沸，空心、食后各一次。
【主治】眼赤脉，自下冲上攻黑睛。

干蓝汤

【来源】《圣济总录》卷一〇九。
【组成】干蓝 车前子 秦皮（去粗皮） 细辛（去苗叶） 决明子（炒） 山栀子仁 升麻 芍药 甘草（炙，锉）各一两 蕤仁一两半
【用法】上为粗末。每服五钱匕，水一盏半，加苦竹叶十片，煎至一盏，去滓，食后、临卧温服。
【主治】眼眦生赤脉息肉，涩痛不开，热势不歇，及目睛昏黄。

羚羊角丸

【来源】《幼幼新书》卷十八引《刘氏家传》。
【组成】羚羊角（屑） 黄芩 大黄 芥菜子各二钱半 当归 元参 甘草（炙） 木贼 蝉壳（去足） 珍珠末 决明子（炒）各半两 荆芥穗 川白芷 苍术（用米泔汁浸一宿，焙干）各二两 羌活一两
【用法】上为末，炼蜜为丸，如弹子大。每服一丸，食后用荆芥汤嚼下；小儿斑疮眼，用蝉壳汤化下，食后服。
【主治】小儿眼昏涩，赤脉侵睛，泪多，或作翳障。

玄精石散

【来源】《小儿卫生总微论方》卷十八。
【组成】玄精石一两 甘草半两
【用法】上为细末。每服半钱，竹叶汤调下。
【主治】小儿眼生赤脉。

羌活散

【来源】《类编朱氏集验方》卷九。
【组成】羌活 独活 柴胡 川芎 黑参 赤芍药 桔梗 地骨皮 荆芥 薄荷 桑白皮各半两 大黄 山栀子仁 黄芩各一两
【用法】上药各生用，锉。每服三钱，水一盏半，煎一盏，去滓，不拘时候服。
【主治】一切风热上攻，头目赤肿疼痛，昏涩眵泪，怕日羞明，赤脉翳膜。
【加减】翳膜，加蝉蜕、蜜蒙花各半两；泪多，加木贼半两。

活血煎

【来源】《秘传眼科龙目论》卷十。
【组成】当归一两 地黄 川芎 香白芷 羌活各五钱 乳香 没药各一钱（另研）
【用法】上为细末，炼蜜为丸，如梧桐子大。每服

三十丸，薄荷荆芥汤送下；或茶清亦可。

【主治】肝虚目赤，赤灌大眦而肿。

犀角饮子

【来源】《秘传眼科龙木论》卷六。

【组成】犀角　羚羊角　大黄　人参　茯苓　知母　黄芩各一两　桔梗　防风各二两

【用法】上为末。每服一钱，以水一盏，煎至五分，去滓，食后温服。

【主治】眼小眦赤脉外障。

芍药清肝散

【来源】《原机启微》卷下。

【组成】白术　川芎　防风各三分　甘草（炙）　荆芥各二分半　桔梗　羌活各三分　芍药二分半　柴胡二分　前胡　薄荷　黄芩各二分半　山栀　知母各二分　滑石　石膏各三分　大黄四分　芒消三分半

【用法】上锉，都作一服。水二钟，煎至一钟，食后热服。

【主治】眵多眊矂，紧涩羞明，赤脉贯睛，脏腑秘结。

【方论】上方为治淫热反克而作也。风热不制之病，热甚大便硬者，从权用之。盖苦寒之药也，苦寒败胃。故先以白术之甘温、甘草之甘平，主胃气为君；次以川芎、防风、荆芥、桔梗、羌活之辛温，升散清利为臣；又以芍药、前胡、柴胡之微苦，薄荷、黄芩、山栀之微苦寒，且导且攻为佐，终以知母、滑石、石膏之苦寒、大黄、芒消之大苦寒、祛逐淫热为使，此逆则攻之治法也。大热服者，反治也。

羌活胜风汤

【来源】《原机启微》卷下。

【别名】羌活胜湿汤（《张氏医通》卷十五）。

【组成】白术五分　枳壳　羌活　川芎　白芷　独活　防风　前胡　桔梗　薄荷各四分　荆芥　甘草各三分　柴胡七分　黄芩五分

【用法】作一服。水二盏，煎至一盏，去滓热服。

【主治】

1.《原机启微》：风热不制而风胜，眵多眊矂，紧涩羞明，赤脉贯睛，头痛鼻塞，肿胀涕泪，脑巅沉重，眉骨酸疼，外翳如云雾、丝缕、秤星、螺盖；伤寒愈后之病。

2.《审视瑶函》：暴风客热风胜目痛。

【加减】生翳者，随翳所见经络加药：翳自内眦而出者，加蔓荆子、苍术；自锐眦而入，客主人斜下者，加龙胆草、藁本，少加人参；自目系而下者，倍柴胡，加黄连；自抵过而上者，加木通、五味子。

【方论】夫窍不利者，皆脾胃不足之证。故以白术、枳壳调治胃气为君；羌活、川芎、白芷、独活、防风、前胡诸治风药，皆主升发为臣；桔梗除寒热，薄荷、荆芥清利上焦，甘草和百药为佐；柴胡解热，行少阳厥阴之经，黄芩疗上热，主目中赤肿为使。热服者，热性炎上，令在上散，不令流下也。

通气利中丸

【来源】《原机启微》卷下。

【组成】白术一两　白芷　羌活各半两　黄芩　滑石（取末）各一两半　大黄二两半　牵牛（取末）一两半

【用法】上除滑石、牵牛另研极细末外，余合为细末，入上药和匀，滴水为丸，如梧桐子大。每服三十丸，加至百丸，食后、临卧茶汤送下。

【主治】眵多眊矂，紧涩羞明，赤脉贯睛，脏腑秘结，或风热不制，热甚而大便硬者。

【宜忌】不宜久用，久用伤元气。

【方论】方以白术苦甘温，除胃中热为君；白芷辛温解利，羌活苦甘平微温，通利诸节为臣；黄芩微苦寒，疗热滋化，滑石甘寒，滑利小便，以分清浊为佐；大黄苦寒，通大便，泻诸实热；牵牛苦寒，一说味辛，利大便除风毒为使。此逆攻之法也。然牵牛有毒，非神农药，今与大黄并用者，取其性猛烈而快也。

菊花决明散

【来源】《原机启微》卷下。

【组成】草决明　石决明（东流水煮一伏时，另研极细入药）　木贼草　防风　羌活　蔓荆子　甘菊花　甘草（炙）　川芎　石膏（另研极细入药）　黄芩各半两

【用法】上为细末。每服二钱，水盏半，煎八分，食后连末服。

【主治】

1.《原机启微》：目久病，抱轮，白睛微变青色，黑睛稍带白色，黑白之间赤环如带，视物不明，昏如雾露中，睛白高低不平，其色如死，甚不光泽，口干舌苦，眵多羞涩，上焦有邪热。

2.《古今医统大全》：风热毒攻，卒生翳膜，赤脉贯睛，羞明多泪，渐成内障，暴发客热。

黄连天花粉丸

【来源】《原机启微》卷下。

【组成】黄连一两　天花粉四两　菊花　川芎　薄荷各一两　连翘二两　黄芩　栀子各四两　黄柏六两

【用法】上为细末，滴水为丸，如梧桐子大。每服五十丸，加至百丸，食后、临睡以茶汤送下。

【主治】眵多眊矂，紧涩羞明，赤脉贯睛，脏腑秘结者。

加味导赤散

【来源】《程松崖先生眼科》。

【组成】生地一钱五分（切片）　木通八分　甘草四分　归尾八分　柴胡八分　防风八分　荆芥八分　车前子八分　黄芩八分（酒炒）　赤芍八分

【用法】加生姜一薄片为引。

【主治】心火乘肾，眼睛赤脉一条贯瞳仁者。

【加减】痛甚口渴，眼睛生眵，加黄连六分（酒炒），连翘一钱。

七宝洗心散

【来源】《银海精微》卷上。

【组成】当归　赤芍　大黄各一两　麻黄二两　荆芥五分　黄连一两　栀子

方中栀子用量原缺。

【用法】上为末。每服三四钱，水煎，食后服。

【主治】目大眦赤脉传睛，大眦常壅涩，看物不准。

九仙散

【来源】《银海精微》卷上。

【别名】九仙饮（《眼科全书》卷四）、九仙丹（《眼科全书》卷六）。

【组成】黄芩　荆芥　甘草　赤芍药　菊花　川芎　当归　木通　白芷各等分

【用法】上为末。每服三钱，用水煎，食后服。

【主治】

1.《银海精微》：心经虚热，小眦赤脉传睛。

2.《眼科全书》：眼通红，久不退。

三黄丸

【来源】《银海精微》卷上。

【组成】黄连　黄芩各一两　大黄（酒浸过，炒）三两

【用法】上为末，炼蜜为丸，如梧桐子大。每服三十丸，热水送下。

【主治】心经火盛，大眦赤脉传睛，大眦常壅涩，看物不准者。

导赤散

【来源】《银海精微》卷上。

【组成】木通　甘草　栀子　黄柏　生地黄　知母

【用法】上为细末。每服四五钱，水一钟，入竹叶、灯心草同煎，食后服。

【主治】目大眦赤脉传睛。

肝连丸

【来源】《银海精微》卷上。

【组成】白羊子肝一副（勿令下水）

【用法】以线结定总筋，吊起高处，滤干血水，轻轻刮去外膜，可将置于平木板上，以竹刀割下肝，筋膜不用；肝、粉和为丸。每服五十丸，以茶送下。

【主治】大眦赤脉传睛，常壅涩，看物不准。

补劳人参丸

【来源】《银海精微》卷上。

【组成】人参　白茯苓　白附子　续断　远志　菊花　甘草

【用法】上为末，炼蜜为丸，如弹子大。每服一丸，细嚼，食后桔梗汤送下，一日三次。

【主治】小眦赤脉传睛，心虚，心神恍惚者。

补虚人参丸

【来源】《银海精微》卷上。

【组成】茯苓　人参　续断　远志各一两　白附子三钱　甘草　白僵蚕五钱

【用法】上为末，炼蜜为丸，如弹子大。每服一丸，细嚼，桔梗汤送下。

【主治】劳伤心经，致心虚气弱，血运不行，积在小眦之间，赤脉传睛者。

泻肝散

【来源】《银海精微》卷上。

【组成】桔梗　黄芩　大黄　芒消　栀子　车前子

【用法】为散服。

【主治】小眦赤脉传睛。

阳　丹

【来源】《证治准绳·类方》卷七。

【组成】黄连　黄柏各一两　大黄　麻黄　川芎　白芷　黄芩　防风　龙胆草各五钱　细辛　千里光　脑荷　当归　连翘　羌活　荆芥　木贼各一钱半　栀子　白菊花　生地黄　赤芍药　苦参各三钱　苍术（一方有鸡柏树根不拘多少。上药以井水洗净，锉碎，以井水浸于铜器内，春三、夏二、秋四、冬五日，晒，常将手挪出药味，晒出药力，熟绢滤净，留清汁一碗以飞药，留浊汁三碗以淬药，却用熔铜锅子一个，装打碎甘石一斤在内，新瓦盖上，松炭固济，烧令透极红色钳出，少时淬入药汁内煅淬三次，就将留下清汁飞细，令千万余下，澄清去浊，晒干，再研令无声为度，细绢重罗过，瓷器收贮听用）　炉甘石一钱　麝香三厘　片脑一分

【用法】上为细末，次入片脑碾嫩，熟绢罗过，磁器收贮。点眼；如有翳膜，配合阴丹、一九、二八、三七、四六等丹。

【主治】诸般外障，赤脉贯睛，怕日羞明，沙涩难开，胞弦赤烂，星翳覆瞳。

拨光散

【来源】《济阳纲目》卷一〇一。

【组成】枯白矾五分　铜青三分

【用法】上为末。水和药，瓷器盛，重汤煮三五沸，隔纸醮洗，一日三五次。

【主治】目疾，累服凉药不愈，两目蒸热有如火熏，赤而不痛，红丝血脉满目贯睛，瞀闷昏暗，羞明畏日；或上下眼皮赤烂；或冒风沙，而内外眦皆破。

退赤散

【来源】《审视瑶函》卷三。

【别名】退赤汤（《眼科菁华》卷上）。

【组成】桑白皮（蜜制）　甘草　牡丹皮（酒洗）　黄芩（酒炒）　天花粉　桔梗　赤芍药　归尾　瓜蒌仁（去壳油，为霜）各等分

【用法】上为细末。每服二钱，麦门冬去心煎汤调下。

【功用】清肺散血。

【主治】因热客于肺，肺气不清，血热妄行，不循经络，白睛上下左右，但见一片或一点红血，俨似胭脂者。

加减大黄当归散

【来源】《眼科全书》卷四。

【组成】大黄　当归　甘草　人参　白茯　黄耆　麦冬　知母　桔梗　黄芩　连翘

【用法】水煎，食后服。

【主治】小眦赤脉附睛外障。

导赤散

【来源】《眼科全书》卷四。

【组成】生地 栀子 木通 甘草 灯心 淡竹根

【用法】水煎，食后服。

【功用】泻火退热。

【主治】三焦相火炎上，或劳神心事太过，或夜观书史，或能饮酒，或好食五辛诸热物，心之实热侵肝，赤脉穿睛，甚则看物如隔纸绢。

补虚人参茯苓丸

【来源】《眼科全书》卷四。

【组成】人参 白茯 远志 白僵蚕 甘草 白附子 续断

【用法】上为细末，炼蜜为丸，如弹子大。每服一丸，细嚼，桔梗汤送下。

【主治】小眦赤脉附睛外障。

清肺饮

【来源】《证治宝鉴》卷十。

【组成】羚羊 葶苈 麦冬 桑叶 黄芩 甘草 牵牛 桔梗 芍药

【主治】肺热、白睛赤脉交加涩痛，视物如烟花。

导赤散

【来源】《眼科阐微》卷三。

【组成】木通二钱 生地三钱（酒洗） 丹皮二钱（酒洗） 犀角末一钱 生甘草一钱 竹叶九片

【用法】水煎服。

【主治】心经实热，两大眼角有赤，内外红丝现，渐入白睛，瘀血堆积不散。

泻肝汤

【来源】《眼科阐微》卷三。

【组成】胆草一钱（酒洗） 当归 黄芩（酒炒） 甘草各一钱 车前子（炒） 木通各八分 泽泻 生地各七分

【用法】水煎服。

【功用】退肝火。

【主治】肝经实热，黑睛生赤丝，乌气笼罩瞳仁。

和血补气饮

【来源】《异授眼科》。

【组成】防风一钱 黄芩一钱 蔓荆子一钱 白芷一钱 柴胡一钱 甘草五分 当归一钱五分 升麻六分

【用法】水煎服。

【主治】患目之后，多受风寒，而气血不通，九窍闭塞，以致肺气衰弱，心火太旺，故心血欺凌肺金，目有白珠多红，及眵泪少涩难开。

泻肺散

【来源】《异授眼科》。

【组成】桑皮 茯苓 黄芩（炒）

【用法】上为细末。每服二钱，灯心汤送下。

【主治】眼目年深月久，赤脉贯睛，泪出如倾者。

活血止疼汤

【来源】《眼科临证笔记》。

【组成】当归四钱 赤芍三钱 生地三钱 寸冬三钱 知母三钱 黄柏三钱 软蒺藜三钱 香附三钱 红花二钱 夏枯草三钱 黄连二钱 甘草一钱 田三七五分

【用法】前十二味水煎，再将田三七为末冲服。

【功用】活血止痛。

【主治】赤丝附睛。两眼大小眦发生赤丝，侵至风轮，睑内生红泡如米，常觉隐涩羞明，见光流泪。

【验案】赤丝附睛 滑县冯学义，因奔波劳心过度，加以酒色无节，以致欲火上冲，大眦赤丝突起，隐涩酸疼，寸尺虚数，关部略见微细。此乃肾水不足，而心火有余，上冲于脑，以致赤丝突起，侵害瞳神。先略刺攒竹，瞳子髎，再服活血止疼汤，外点黄连膏，月余而始愈。

滋阴降火汤

【来源】《眼科临症笔记》。

【组成】生地一两 当归三钱 川芎二钱 赤芍三钱 黄连三钱 寸冬四钱 大贝三钱 胆草三

钱　大黄三钱　木通二钱　花粉三钱　蝉蜕二钱　甘草一钱　犀角五分　石膏八钱

【用法】水煎服。

【主治】瘀血灌睛症（前巩膜炎）。症见满眼皆红，赤丝纵横，风轮红甚，眼胞微肿，热泪频流，酸痛畏光。

【验案】瘀血灌睛症　道口张某某，男。忽患两目赤肿，初在当地治疗，三月余，肿虽退，而痛赤未止，二目莫睹，渐至饮食减少。诊其脉，左寸弦数，左关洪大，而右关虚弱。知肝木太盛，克伐脾土，脾败金弱，不能制心肝之火，火即上壅，而又过服寒凉之品，凝滞血液不得流通而致。先服本方去大黄、石膏、犀角，加田三七五分，三四剂而轻；又加针刺，月余始分皂白，饮食起居即能自理，以后常服黄连上清丸，以导赤散点之，年余始愈。

生熟地黄汤

【来源】《张皆春眼科证治》。

【组成】生地9克　熟地15克　山萸肉6克　麦门冬　茯苓各9克　桑椹子12克　炙甘草6克

【功用】壮水制火，滋肾宁心。

【主治】赤脉传睛。肾水不足，水不制火，大眦肉浮胀，赤脉色淡，并兼耳鸣咽干，梦遗腰痠者。

【方论】方中熟地、山萸肉、桑椹子大补肾水，以制阳光；生地、麦门冬、炙甘草补心血，养阴液以降虚火，茯苓养心安神且能除湿，以防诸药腻膈伤脾。此方补中有泻，寓泻于补，补泻合用，是为滋水降火之良剂。

补心四物汤

【来源】《张皆春眼科证治》。

【组成】酒生地12克　麦门冬　当归各9克　酒白芍　炒枣仁各6克　远志　甘草各3克

【功用】滋阴降火，养血宁心。

【主治】心阴暗耗，虚火上炎，大眦肉浮胀，赤脉色淡，且兼心悸，少寐，舌红，脉细数。

【方论】方中酒生地、麦门冬补心阴以降虚火，当归、酒白芍、炒枣仁、远志养心血以安神宁志，甘草清心益脾兼和诸药。

退赤散

【来源】《张皆春眼科证治》。

【组成】生地9克　木通3克　酒黄芩　银花　赤芍各9克　牡丹皮6克　秦皮3克

【功用】清心肺，平肝。

【主治】心火侵肝，眦部赤脉侵入风轮，引起青睛生翳或昏暗者。

【方论】方中生地、木通清心泻火，银花、酒黄芩清肺解热，赤芍、牡丹皮凉血活血以退赤，秦皮清肝明目以退翳。

滋阴降火汤

【来源】《张皆春眼科证治》。

【组成】生地9克　木通3克　知母　元参　赤芍各9克　牡丹皮6克　酒黄芩9克　秦皮3克

【功用】清心润肺，清肝滋肾。

【主治】心火侵肾，赤脉由眦部窜入瞳神，视物昏蒙者。

【方论】方中生地、木通清心泻火；知母、酒黄芩清肺解热，知母质润且养肺阴；知母合元参、地黄又能滋肾；酒黄芩合秦皮且清肝热；赤芍、牡丹皮凉血活血以退目中之赤。诸药合用，有清心润肺，清肝滋肾之功。

六、赤丝虬脉

赤丝虬脉，是指气轮白睛上明显散布血络赤丝的病情。《审视瑶涵》："赤丝虬脉，起自白睛，纵横赤脉，绕在风轮，虬来粗细，各有重轻，燥热湿热，涩急羞明，或痒或痛，或泪如倾，或不疼痒，只是昏蒙。”病发多因血络郁滞所致。多表现为自觉眼内沙涩不适，轻度作痒，或有灼热感。症见白睛浅层赤脉纵横，或稀或疏，或粗或细。治宜清热化瘀，凉血滋阴。

地黄散

【来源】《圣济总录》卷一〇五。

【组成】生干地黄（焙） 大黄（锉，炒） 朴消（研）各二两 没药（研）半两

【用法】上为散。每服一钱匕，食后、临卧温水调下。

【主治】飞血赤脉，及血灌瞳人疼痛。

苁蓉散

【来源】《圣济总录》卷一〇五。

【组成】肉苁蓉（酒浸，切，焙）一两 滑石一分 黄连（去须）三分 井泉石一两 土马鬃一两（俗呼墙上青衣） 豉（炒）半两

【用法】上为散。每服二钱匕，以猪肝半两，烂研相和，冷水调下，临卧再服。

【主治】目赤飞血。

杏子膏

【来源】《圣济总录》卷一〇九。

【组成】初生杏子仁一升 古五铢钱七文

【用法】入瓶盛密封，埋门根下，经一百日，化为水。每夕点两眦头。

【主治】眼中赤脉痒痛，时见黑花。

芍药汤

【来源】《圣济总录》卷一〇五。

【组成】芍药 白茯苓（去黑皮） 决明子 玄参 羚羊角（镑） 前胡（去芦头） 萎蕤 秦皮 甘草（炙） 人参 苦参各一两

【用法】上为粗末。每服三钱匕，水一盏，煎至七分，去滓，加生地黄汁少许，再煎沸，食后、临卧温服。

【主治】风热上攻，眼目飞血赤脉，涩痛难开。

点眼杏仁膏

【来源】《圣济总录》卷一〇五。

【组成】杏仁（汤浸，去皮尖，研）半两 黄连（去须）一两 轻粉半钱

【用法】上药以新绵裹，水一盏，浸一复时。每日三五次点之。

【主治】肝热，飞血赤脉。

点眼猪胆膏

【来源】《圣济总录》卷一〇五。

【组成】豮猪胆不拘多少（取汁）

【用法】上入银石器中，慢火熬，以少浆水调如膏。每点少许，每日三五次。

【主治】

1.《圣济总录》：飞血赤脉及疼痛。

2.《梅氏验方新编》：眼生翳膜。

点眼蕤仁膏

【来源】《圣济总录》卷一〇五。

【组成】蕤仁（去皮，细研）半两 好酥一粟子大

【用法】将蕤仁与酥相和为末，摊碗内，后取艾一小团，烧令烟出，即将碗子覆烟上熏之，待艾烟尽即止，重为末。每以麻子大点两眦头，每日两次。

【主治】风热，眼飞血赤脉，仍痒痛无定。

羚羊角汤

【来源】《圣济总录》卷一〇五。

【组成】羚羊角（镑） 五味子 葳蕤 茯神（去木） 远志（去心） 蔓荆实（去白皮） 黄连（去须） 甘草（炙）各一两 细辛（去苗叶）半两

【用法】上为粗末。每服三钱匕，以水一盏，煎取七分，去滓，食后、临卧温服。

【主治】

1.《圣济总录》：风热攻目，飞血赤脉。

2.《普济方》：眼目疼肿，赤脉攻黑睛。

榉皮洗眼方

【来源】《圣济总录》卷一〇五。
【组成】榉皮（去粗皮，切）二两　古钱七文
【用法】以上水一升半，煎取七合，去滓热洗，冷则再暖。
【主治】飞血赤脉。

蕤仁洗眼汤

【来源】《圣济总录》卷一〇五。
【组成】蕤仁（去皮，研）一两　苦竹叶（洗，细切）三握　细辛（去苗叶）半两
【用法】上以水二升，煎取一升，滤去滓。微热洗眼，冷即再暖，以愈为度。
【主治】眼飞血赤脉及发痛。

通肝散

【来源】《世医得效方》卷十六。
【组成】山栀子　蒺藜（炒，去尖）　枳壳（去白）　荆芥各半两　车前子　牛蒡子各一分（炒）　甘草五钱（炙）
【用法】上为末。每服二钱，食后苦竹叶汤调下。
【主治】

1.《世医得效方》：胆气盛，攻于肝，致生冰翳，如冰冻坚实，傍观目透于瞳仁内，阴处及日中看之，其形一同，疼而泪出；旋螺尖起，目疼痛，生翳膜，尖起而赤似旋螺；睑硬睛疼，睑中红赤而坚硬，眼睛疼痛而泪出无时，怕日羞明。

2.《医学入门》：垂帘膜，赤膜自上垂下遮睛。

红定眼药

【来源】《普济方》卷七十七。
【组成】珍珠（水飞）　枇杷叶各四钱　李子树胶　可铁刺（无，以红粉代之）　没药各二钱　血竭一钱　咱甫兰一钱　红石扁豆一钱（回回地面红石，如扁豆者）　炼酥铜（入火，醋炒酥）八钱　红珊瑚四钱（水飞过，研细末为用）
【用法】上为细末，鸡子清为锭。以女儿乳汁调匀，磨药汁，无时点之。
【功用】去血丝，定痒。
【主治】目飞迎赤脉，赤烂及暴发眼。

大黄当归散

【来源】《银海精微》卷上。
【组成】当归　芍药　川芎　菊花　大黄　黄芩　杏仁　薄荷各等分
【用法】上锉。水煎，食后温服。
【主治】胃中有热，眼生赤膜垂下，遮于黑睛疼痛者。

退热散

【来源】《审视瑶函》卷三。
【组成】赤芍药　黄连（炒）　木通　生地黄　炒栀仁　黄柏（盐水炒）　黄芩（酒炒）　当归尾　甘草梢　丹皮各等分
【用法】上为末。每服五钱，白水二钟，煎至八分，去滓热服。
【主治】赤丝虬脉。白珠有丝脉纵横，或稀密粗细不等，久而不愈。

清肺汤

【来源】《眼科阐微》卷三。
【组成】桑白皮（蜜水泡）三两　地骨皮（去，骨，生甘草水泡）三两　麦冬五两　栀仁二两（炒）　川黄连（用红花二钱酒煎，汤泡，炒）八钱　车前子（微炒）八钱　熟大黄二两
【用法】上为末，菊花煎汤为丸，如绿豆大。每服三钱，早饭后或临卧滚白水送下。红退为度。
【主治】热在心肺，眼多红丝者。

通血散

【来源】《异授眼科》。
【组成】草决明　防风　荆芥　赤芍　当归　大黄　山栀　羌活　木贼　蒺藜　甘草
【用法】上为末。每服三钱，茶汤调下。
【主治】目中赤脉下垂，眼目昏痛。

退热汤

【来源】《眼科菁华》卷上。

【组成】黄芩 黄连 知母 黄柏 丹皮 甘草 木通 生地 白芍 当归

【主治】白睛赤丝密布。

润肺饮

【来源】《张皆春眼科证治》。

【组成】沙参 麦门冬 地骨皮 生地各9克 当归尾6克

【功用】养阴润肺，以降虚火。

【主治】赤丝虬脉。肺阴不足，目干涩而痒，丝脉细而色淡者。

【加减】目中痒甚，加荆芥穗1.5克，以祛风止痒。

【方论】方中沙参、麦冬养阴滋肺，地骨清肺中虚热，生地凉血育阴，归尾活血通络，引血下行。

清肺活络汤

【来源】《张皆春眼科证治》。

【组成】酒黄芩9克 地骨皮 知母各6克 麦门冬 赤芍 牡丹皮 天花粉各9克

【功用】清热润肺，活瘀通络。

【主治】热伏血瘀，目睛涩痛，结眵成颗，丝脉粗大色紫，蟠旋如虬者。

【方论】方中酒黄芩、天花粉、地骨皮以清肺解热，知母、麦门冬以清肺养阴，赤芍、牡丹皮活血凉血，通血脉以退目赤。

七、鱼子石榴症

鱼子石榴症，是指气轮生浮肉浅红，揉之俨似小铁砂的病情。《审视瑶函》："鱼子石榴之症，世人罕见斯灾。鱼子一宗而起，石榴四角而来，俱是脾肺积毒，必须镰割方开。"《证治准绳》："鱼子石榴证……鱼子障非聚星之比，又非玉粒之比，其状生肉一片，外面累累颗颗丛生于目，或淡红色，或淡黄色，或肉色。石榴状如榴子绽露于房，其病红肉颗，或四或六或八，四角生来，障满神珠，视亦不见。以上二障，俱是血部瘀实之病，目疾恶证。"病发多由脾肺积毒，血络瘀滞所致。治宜清热解毒，活血化瘀。

加味修肝散

【来源】《银海精微》卷上。

【组成】羌活 防风 桑螵蛸 栀子 薄荷 当归 赤芍药 甘草 麻黄 连翘 菊花 木贼 白蒺藜 川芎 大黄 黄芩 荆芥各一两

【用法】上为末，等分，水煎。入酒温服。

【主治】肝经热毒入脑，眼生花翳白陷。目中忽然肿痛赤涩，泪出不明，眼中生翳如萝卜花，或鱼鳞子，入陷如碎米者。

化积散

【来源】《审视瑶函》卷三。

【组成】白丁香五粒 净朴消少许 硇砂一分 冰片少许

【用法】上研极细腻无声。点之。

【主治】眼生鱼子石榴症，其状一片，外面累颗聚萃而生，或淡红，或淡白色，状如榴子绽露于房，其病红肉颗，或四，或六，或八，四角生来，障满睛珠，视亦不见，是血部瘀实之病。

抽风汤

【来源】《审视瑶函》卷三。

【组成】防风 玄明粉 柴胡 大黄 黄芩 车前子 桔梗 细辛各等分

【用法】上锉。白水二钟，煎至一钟，去滓，食后温服。

【主治】鱼子石榴症。

八、眼　干

眼干，亦称神水将枯，是指由于眼泪的数量不足或者质量差而导致的眼部干燥病情。《审视瑶函》“不肿不赤，爽快不得，沙涩昏朦，名曰白涩，气分伏隐，脾肺湿热。此症南人俗呼白眼，其病不肿不赤，只是涩痛。乃气分隐伏之火，脾肺络湿热，秋天多患此，欲称稻芒赤目者，非也。”《金匮启钥》：“神水将枯者，谓视珠外神水干涩而不莹润也。”《张氏医通》：“视珠外神水干涩不润，如蜒蚰之光，乃火气郁蒸，膏泽内竭之候。”病发多因素体阴虚不足，精亏血少，目失所养，甚至金水不生，肝肾亏损导致；或又外感风邪，肺卫空虚不能润泽形成。治宜疏风清热，补金生水，滋补肝肾，滋阴祛风。

龙烟汤

【来源】《圣济总录》卷一〇三。

【组成】生麦门冬（去心）一两半　木通一两　熟　干地黄（焙）三两　旋覆花　大青　茯神（去木）各一两　黄连（去须）半两

【用法】上锉，如麻豆大。每服三钱匕，水一盏半，煎至一盏，去滓，加芒消半钱匕，搅匀，食前温服，食后再服。

【主治】眼磣涩，并针刺血痛昏暗。

青金散

【来源】《圣济总录》卷一〇七。

【别名】青蒿散（《普济方》卷七十二引《十便良方》）。

【组成】青蒿花（三月三日采，阴干）

【用法】上为散。每服三钱匕，空心井花水调下。

【功用】久服长生明目。

【主治】五脏积热，眼干涩难开。

龙胆丸

【来源】《医方类聚》卷六十七引《修月鲁般经》。

【组成】草龙胆　当归　黄连各等分

【用法】上锉，煎熬成膏，入绿豆粉，和剂为细条，以竹刀切剂，为极细丸，以筒盛贮。点目。

【主治】眼干。

【加减】加脑、麝尤妙。

洗明散

【来源】《普济方》卷七十七。

【组成】蛤粉（腻者）　木贼各四两　苍术一斤半（泔浸七日，去皮，切，焙干）

【用法】上为末。每服一钱，以茶、酒调下。

【主治】眼目涩痛。

芎归明目丸

【来源】《杂病源流犀烛》卷七。

【组成】川芎　当归　白芍　地黄　牛膝　甘草　杞子　天冬　甘菊

【主治】由亡血过多，及久痛伤血，或年老血少，必羞明酸痛，不能视物，隐涩泪出。

【加减】外障，加木贼；内障，加珍珠。

加味五子明目丸

【来源】《眼科临症笔记》。

【组成】楮实子二两　菟丝子一两半　车前子一两　五味子一两　枸杞子一两半　决明子一两　大熟地一两　知母八钱　黄柏五钱　菊花六钱　甘草一钱

【用法】上为细末，炼蜜为丸。一日两次，每服三钱。

【主治】神水将枯（结膜干燥）症。两眼黑白尚分，气轮有皱襞，不红不疼；风轮灰白弥漫；惟水轮略带凹陷；眼泪不能润其表面，甚者无眵泪。

补阳滋阴汤

【来源】《眼科临症笔记》。

【组成】当归身四钱　人参二钱　黄耆四钱　生

龟版四钱　生牡蛎四钱　知母三钱　柏子仁三钱　云故纸三钱　玄参五钱　金石斛三钱　车前子三钱（外包）　锁阳三钱　甘草一钱

【用法】水煎服。

【主治】神水将枯症属阴虚者。

滋阴生光散

【来源】《眼科临症笔记》。

【组成】大熟地八钱　五味子二钱　覆盆子三钱　生地五钱　知母四钱　黄柏三钱　车前子三钱（外包）　冬瓜子五钱　枸杞子四钱　甘草一钱　玄精石一钱半

【用法】水煎服。

【主治】神水将枯症（结膜干燥症）。两眼黑白尚分，气轮有皱襞，不红不疼，风轮灰白弥漫，惟水轮略带凹陷，眼泪不能润其表面，甚者无眵泪。

【验案】神水将枯症　叶某某，男，大名县人。壮年二目光彩；年近花甲，渐觉二目昏花。诊其脉，左尺沉细，惟左关虚数。是知肾水不足，肝木失养，虚火上冲，而水轮之神膏渐渐消耗而干枯。先服滋阴生光散，连服十余剂，月余后两目生津，又服杞菊地黄丸以巩固疗效。

滋阴明目汤

【来源】《眼科临症笔记》。

【组成】大熟地五钱　知母三钱　黄柏二钱　当归三钱　女贞子三钱　车前子三钱（炒）　菟丝子四钱　石斛三钱　蒺藜三钱（炒）　菊花三钱　楮实子三钱　覆盆子三钱　青葙子三钱　枸杞三钱　甘草一钱

【用法】水煎服。

【主治】干涩昏花症（视神经调节衰弱）。两眼不红不疼，干涩昏花，瞳孔无异常人。

【验案】干涩昏花症　齐河骆某某，因素好看书，几年来视力不健，遂渐渐两目干涩，视物昏花。按其脉，他脉沉细无力，惟左关略带虚数。知年迈气衰，多伤于肺，肺伤肾亏，而肝胆之火乘虚上攻头目，以致干涩昏花难愈。不宜针刺，刺伤荣卫，更难治愈。先服本方，多加补肾之品，以培其本。隔年知骆某盲疾痊愈。

九、羞　明

羞明，又名羞明畏日、怕日羞明、畏日、恶日、畏明，是指患眼畏视光明，遇光则涩痛难睁的病情。《四诊抉微》："凡目赤痛，必多羞明，此亦有二，热壅则恶热，明光能助邪热，故见明则躁也；血虚胆汁少，则不能运精华以敌阳光，故见明则怯也。"病发多因风热上攻或阴虚血亏所致。症见目睛红赤肿痛，眵多泪热；或眼无赤痛，干涩羞明。治宜清热泻火，养阴明目为主。

细辛散

【来源】《太平圣惠方》卷三十二。

【组成】细辛三分　甘菊花三分　犀角屑一两　牛黄半两（细研）　羚羊角屑半两　龙脑一分（细研）　天竺黄一分（细研）　琥珀三分（细研）　朱砂三分（细研）　密蒙花半两　防风三分（去芦头）　蔓荆子半两　赤芍药半两　酸枣仁三分（微炒）　甘草一两（炙微赤，锉）

【用法】上为细散，入研了药都研令匀。每服一钱，以温酒调下，不拘时候。

【主治】风毒攻两眼紧小，羞明，见风流泪，视物昏暗。

春雪膏

【来源】《太平惠民和济局方》类七（淳祐新添方）。

【别名】蕤仁春雪膏（《原机启微》卷下）、春雪眼药膏（《吉人集验方》）。

【组成】脑子二钱半（研）　蕤仁（去皮壳，压去油）二两

《医方一盘珠》有熊胆，无脑子。

【用法】用生蜜六钱，将蕤仁、脑子同和。每用铜箸或金银钗股，大小眦时复少许点之，治连眶赤烂，以油纸涂药贴。

【主治】肝经不足，内受风热，上攻眼目，昏暗痒痛，隐涩难开，昏眩赤肿，怕日羞明，不能远视，迎风流泪，多见黑花。

密蒙花散

【来源】《太平惠民和济局方》卷七。

【别名】蒙花散（《治痘全书》卷十四）。

【组成】密蒙花（净） 石决明（用盐同东流水煮一伏时滤出，研粉） 木贼 杜蒺藜（炒去尖） 羌活（去芦） 菊花（去土）各等分

【用法】上为细末。每服一钱，腊茶清调下。

【主治】风气攻注，两眼昏暗，眵泪羞明，睑生风粟，隐涩难开，或痒或痛，渐生翳膜，视物不明，及患偏头疼，牵引两眼，渐觉细小，昏涩隐痛，并暴赤肿痛。

填睛丸

【来源】《圣济总录》卷一一二。

【组成】石决明一枚（净洗，别捣） 白阳起石（饭上蒸五度，研） 磁石（饭上蒸五度，研） 陈橘皮（汤浸，去白，焙） 栀子花 肉苁蓉（去皴皮，切，焙） 黑石（饭上蒸五度，研） 人参 生姜（切，焙） 厚朴（去粗皮，生姜汁炙，锉） 苦参 白芷 黄芩（去黑心） 甘草（炙，锉） 白茯苓（去黑皮） 桂（去粗皮） 防风（去叉） 杏仁（去皮尖双仁，炒，研）各二两 升麻 生干地黄（焙）各八两 龙脑（研）一分 黄连（去须） 麦门冬（去心，焙） 槐子（炒） 黄柏（去粗皮） 车前子 乳香（研）各四两 蕤仁 青葙子各三两 乌贼鱼骨（去甲并咸味）一两

【用法】上为末，炼蜜为丸，如梧桐子大。每服六丸，空心米饮送下，服讫即食，食后更服十丸，渐加至二十丸，食后即加，食前不加，食后仍以牛乳煎汤下。

【主治】青盲及内外障，或因幼小泪出，或因久视伤明，或因热病愈后，两目俱灰，或因打损，即有胬肉复睛，或吃石药热发，两目作疮，或伤烟火，两目眇视，或两目畏日，远视不辨青赤，或两眦烂疮。

【宜忌】二年勿食五辛、热面、陈物，一年勿食羊头肝肚、驴马兔肉、毒鱼。

剪霞膏

【来源】《普济方》卷七十二引《海上方》。

【组成】黄连（去芦，研为末） 炉甘石（火煅，用童便淬数十次，以酥为度，研如粉）各一两 雄黄（研如粉） 白丁香（研如粉） 海螵蛸（研） 当归（研为末） 麝香（研） 乳香（研）各一钱 轻粉一合 黄丹二钱（磁器内炒黄色）

【用法】上先用蜜四两，熬三四沸，下炉甘石，再熬，不住手搅令匀；候冷，下黄丹再熬，下黄连、白丁香、雄黄，再搅匀；下当归、海螵蛸，再煎三五沸，下轻粉、麝香、乳香，再搅令匀，以笋皮收之。每用如皂角子大一块，汤化开热洗；一方用皮消一两，安童便内，却将烧红炉甘石，放在皮消、童便内浸；一方炉甘石，加铜绿一两，土粉一两三钱，枯白矾、乳香各三钱，硼砂二钱，同为末，炼蜜为膏。每用皂角子大，水化频洗。

【主治】肾水枯乏，肝气不足，上攻眼目，昏涩眵泪羞明，及风毒眼睑赤生粟，隐涩疼痛，心经受热暴赤痛，妇人血风注眼，久患烂沿，翳膜遮睛，拳毛倒睫。

芎辛汤

【来源】《兰室秘藏》卷上。

【别名】芎藭汤（《普济方》卷七十七）、芎辛散（《景岳全书》卷六十）。

【组成】细辛二分 芎藭 蔓荆子各五分 甘草 白芷各一钱 防风一钱五分

【用法】上锉，都作一服。水二盏，煎至一盏，临卧温服。

【主治】两眼昼夜隐涩难开，羞明恶日，视物昏暗，赤肿而痛。

柴胡散

【来源】《医方类聚》卷十引《济生方》。

【组成】柴胡（去芦） 地骨皮（去木） 玄参 羚羊角（镑） 甘菊花（去枝梗） 赤芍药 黄芩各一两 甘草（炙）半两

【用法】上锉。每服四钱，水一盏半，加生姜五片，煎至八分，去滓温服，不拘时候。

【主治】

1.《医方类聚》引《济生方》：肝气实热，头痛目眩，眼目赤痛，胸中烦闷，梦寐惊恐，肢节不利。

2.《异授眼科》：目纵横赤脉，沙涩，眵膜多泪，怕日羞明者。

明目饮

【来源】《活幼心书》卷下。

【组成】山栀仁 净香附各一两 夏枯草（去梗）半两

【用法】上锉。每服二钱，水一盏，蜜一大匙，煎七分，不拘时候温服。

【主治】小儿心脾蕴热，肝受风邪，致两目羞明，经久不愈。

当归补血汤

【来源】《原机启微》卷下。

【组成】熟地黄 当归各六分 川芎 牛膝 白芍药 炙草 白术 防风各五分 生地黄 天门冬各四分

【用法】作一服。水二盏，煎至一盏，去滓，稍热服。

【主治】男子衄血、便血，妇人产后、崩漏，亡血过多，致睛珠疼痛，不能视物，羞明瘈涩，眼睫无力，眉骨太阳俱各瘈痛。

【方论】上方专补血，故以当归、熟地黄为君，川芎、牛膝、白芍药为臣，以其祛风续绝定痛而通补血也。甘草白术，大和胃气，用以为佐。防风升发，生地黄补骨，天门冬治血热，谓血亡生风燥，故以为使。

【加减】恶心不进食者，加生姜。

当归养荣汤

【来源】《原机启微》卷下。

【组成】防风 白芷各七分半 白芍药 熟地黄 当归 川芎各一钱 羌活七分半

【用法】上作一服。水二盏，煎至一盏，去滓。食后热服。

【主治】睛珠痛甚不可忍；又治红赤羞明，泪多眵少。

【方论】以七情五贼劳役饥饱重伤脾胃，生意已不升发，又复血虚不能养睛，故睛痛甚不可忍。以防风升发生意，白芷解利，引入胃经为君；白芍药止痛益气，通血承接上下为臣；熟地黄补肾水真阴为佐；当归、川芎，行血补血，羌活除风引入少阴经为使。血为邪胜，睛珠痛者，及亡血过多之病，俱宜服也。

【验案】

1.目痛 《中西医结合眼科》（1986，2：1）：应用本方加减：熟地、当归、川芎、白芍、川羌活、防风、白芷。眼胀视灯绿彩环者，熟地易生地；眼胀气郁者，加槟榔；目珠夜痛甚者，加香附、夏枯草。每日1剂，水煎服，15天为1疗程，治疗目痛120例，男30例，女90例；年龄最小7岁，最大70岁；病程最长2年，最短为5天。结果：痊愈（目痛消失）77例，显效（目痛减轻）40例，无效3例，总有效率达97.5%。

2.视疲劳 《山东中医杂志》（1995，5：257）：用本方：熟地黄、当归、川芎、白芍、羌活、防风、白芷，有热象者，熟地黄改为生地黄，白芍改赤芍，或加黄芩、黄连；眼干较著，加天花粉、知母、玄参；气虚者，加党参、黄芪；肝肾两虚，加枸杞子、女贞子；肝气郁滞，加香附；治疗视疲劳37例。结果：治愈14例，显效15例，有效7例，总有效率97.3%。服药最少5剂，最多50剂。

柴胡复生汤

【来源】《原机启微》卷下。

【别名】柴胡复明汤（《古今医统大全》卷六十一）。

【组成】藁本 川芎各三分半 白芍药四分 蔓荆

子　羌活　独活　白芷各三分半　柴胡六分　炙草　薄荷　桔梗各四分　五味子二十粒　苍术　茯苓　黄芩各五分

【用法】作一服。水二盏，煎至一盏，去滓，食后热服。

【主治】目红赤羞明，泪多眵少，脑顶沉重，睛珠痛应太阳，眼睫无力，常欲垂闭，不敢久视，久视则酸疼，翳陷下，所陷者或圆或方，或长或短，如镂如锥如凿。

【方论】以藁本、蔓荆子为君，升发阳气也；川芎、白芍药、羌活、独活、白芷、柴胡为臣，和血补血疗风，行厥阴经也；甘草、五味子为佐，为协诸药，敛脏气也；薄荷、桔梗、苍术、茯苓、黄芩为使，为清利除热去湿，分上下，实脾胃二土，疗目中赤肿也。此病起自七情五贼劳役饥饱，故使生意下陷，不能上升，今主以群队升发，辅以和血补血，导入本经，助以相协收敛，用以清利除热实脾胃，如此为治，理可推也。

通气利中丸

【来源】《原机启微》卷下。

【组成】白术一两　白芷　羌活各半两　黄芩　滑石（取末）各一两半　大黄二两半　牵牛（取末）一两半

【用法】上除滑石、牵牛另研极细末外，余合为细末，入上药和匀，滴水为丸，如梧桐子大。每服三十丸，加至百丸，食后、临卧茶汤送下。

【主治】眵多眊矂，紧涩羞明，赤脉贯睛，脏腑秘结，或风热不制，热甚而大便硬者。

【宜忌】不宜久用，久用伤元气。

【方论】方以白术苦甘温，除胃中热为君；白芷辛温解利，羌活苦甘平微温，通利诸节为臣；黄芩微苦寒，疗热滋化，滑石甘寒，滑利小便，以分清浊为佐；大黄苦寒，通大便，泻诸实热；牵牛苦寒，一说味辛，利大便除风毒为使。此逆攻之法也。然牵牛有毒，非神农药，今与大黄并用者，取其性猛烈而快也。

还睛丸

【来源】《普济方》卷七十五。

【组成】白术（生用）　菟丝子（酒浸，另研）　防风（去芦）　羌活（去苗）　白蒺藜（炒，去尖）　密蒙花　木贼　青葙子（去土）　蝉蜕（退头足翅）各等分

【用法】上为细末，炼蜜为丸，如弹子大。每服一丸，空心、食前嚼白沸汤吞下，每日三次。

【主治】风上攻眼目赤瞳，怕日羞明，多泪隐涩，瘀肉侵睛，或痛，渐生翳膜。

连翘散

【来源】《医学集成》卷二。

【组成】连翘　黄芩　羌活　菊花　蒙花　蒺藜　草决明　胆草　甘草

【主治】眼目畏日羞明。

密蒙花散

【来源】《银海精微》卷上。

【组成】密蒙花　羌活　菊花　蔓荆子　青葙子　木贼　蒺藜　石决明　枸杞子各等分

【用法】上为末。每服三钱，食后清茶送下。

【主治】肝胆虚损，眼羞明怕日，瞳仁不清。

【加减】脾胃虚者，加白术五分。

龙胆草散

【来源】《古今医统大全》卷六十一。

【组成】川芎　香附子各四两　龙胆草　甘草　草决明（炒）　木贼　净菊花各二两

【用法】上为细末。每服二钱，麦门冬、薄荷汤加沙糖一匙同调，食后、临卧服。

【主治】上焦风热，目赤羞明，近风多泪，努肉攀睛，瘀肉隐痛。

千里光汤

【来源】《葆光道人眼科龙木集》。

【组成】千里光（即石决明）　海金沙　甘草　菊花各等分

【用法】上锉。每服八钱，水一钟半，煎至一钟，去滓，食后温服。

【主治】怕日羞明。

清阳散火汤

【来源】《片玉心书》卷五。
【组成】黄芩 荆芥穗 川芎 防风 薄荷叶 连翘 山栀仁 当归 石膏 羌活
【用法】水煎，温服。
【主治】小儿风热，其目羞明喜暗。

凉血明目汤

【来源】《杏苑生春》卷六。
【组成】熟地黄一钱五分 羌活 防风各六分 甘菊花 山栀子（炒） 谷精草 柴胡各五分 木贼四分 甘草三分 川芎 当归各一钱 白芍八分
【用法】上锉。水煎熟，食前温服。
【功用】凉血明目。
【主治】眼久昏疼，或视物不清，恶日羞明。
【加减】有泪，加川椒（炒）十粒；红热，加黄连（酒浸）五分，龙胆草（酒浸）三分。

羌活菊花散

【来源】《治痘全书》卷十四。
【组成】羌活 菊花 龙胆草 谷精草 荆芥 薄荷 木通 栀子 连翘 赤芍 生地 蔓荆子 防风 黄芩 黄连
【主治】眼羞明怕日，或有翳。

菊花散

【来源】《治痘全书》卷十四。
【组成】地黄 当归 柴胡 菊花 黄连 黄芩 天门冬 天花粉 麦冬 甘草 芍药
【用法】上为散服。
【主治】羞明怕日。

羞明立胜散

【来源】《明医指掌》卷八。
【组成】黄连三钱 秦皮二钱 防风二钱 黄芩二钱
【用法】上以水煎，用新羊毛笔蘸刷洗眼。
【主治】风热攻目，隐涩难开。

羊肝丸

【来源】《痘疹仁端录》卷九。
【组成】羊肝一具 当归 川芎 夏枯草各一两 甘菊 柏子仁各七钱
【用法】炼蜜为丸服。
【主治】痘后肝虚有热，目闭羞明，泪出，暗处能开。

养目汤

【来源】《辨证录》卷三。
【组成】熟地一两 白芍五钱 麦冬五钱 当归一两 葳蕤五钱 山茱萸四钱 北五味一钱 甘草一钱 甘菊花二钱 柴胡五分
【用法】水煎服。
【功用】大补肝肾。
【主治】患时眼之后，其目不痛，而色淡红，然羞明恶日，与目痛时无异，此乃内伤之目。

柴荆饮

【来源】《辨证录》卷三。
【组成】柴胡 薄荷 荆芥 甘菊各一钱 甘草三分 茯苓三钱 白芍四钱 白蒺藜 草决明 炒栀子各二钱 密蒙花 半夏各五分
【用法】水煎服。
【主治】因肝木风火作祟，脾胃之气不能升腾，而致目痛如刺触，两角多眵，羞明畏日，两胞浮肿，泪湿不已。

甘风丹荆汤

【来源】《辨证录》卷六。
【组成】丹皮一两 防风五分 荆芥五分 甘菊花五钱
【用法】水煎服。
【主治】目痛之后，眼角刺触，羞明喜暗。

明目地黄丸

【来源】《医学心悟》卷四。

【组成】生地（酒洗）一斤　牛膝二两　麦冬六两　当归五两　枸杞子三两

【用法】用甘菊花八两熬膏，炼蜜为丸。每服三钱，开水送下。

【主治】内障，隐涩羞明，细小沉陷。

立效散

【来源】《惠直堂方》卷二。

【组成】羊踯躅花五分　鹅不食草一两　苏州薄荷五分　风化消五分　青黛一钱　细辛一钱　白芷一钱　黄连三分　荆芥五分　石膏（煅）一钱　当归一钱

【用法】上为极细末。先吸冷水一口，后吹入药末，左患吹左鼻孔，右患吹右鼻孔，一日二三次。打嚏而愈。

【主治】一切风火热毒，羞明多泪，疼痛难开，并左右头风。

还睛补肝丸

【来源】《惠直堂方》卷二。

【组成】白芍（酒炒）　熟地　当归（酒洗）　天冬　五味子　炙甘草　白术　白茯苓　官桂　车前子（微炒）　白菊花　青葙子　玄参各二两　川芎　羌活（去芦）　防风（去芦）　人参　骨皮　黄芩（酒炒）　柴胡　细辛　决明子　苦参各一两　黄连（姜汁炒）五钱

【用法】上为末，炼蜜为丸，如梧桐子大。每服三钱，临睡白汤送下。久久服之，永不再发。

【主治】眼目羞明多泪，翳膜侵珠，时歇时作，久病不愈。

草香散

【来源】《惠直堂方》卷二。

【组成】夏枯草四两　香附子四两　甘草八钱

【用法】上为末。每服一钱五分，清汤送下。

【主治】目疾，至夜则甚，或点苦寒反重者，及肝虚冷泪，怕日羞明。

羌菊散

【来源】《种痘新书》卷九。

【组成】羌活　菊花　胆草　谷精　荆芥　薄荷　蔓荆　栀子　连翘　赤芍　生地　黄芩　黄连

【主治】痘后眼合羞明。

【加减】有翳，加决明。

和肝散

【来源】《银海指南》卷三。

【组成】香附一斤（分作四份，一份以酒浸，一份以盐水浸，一份以蜜浸，一份以童便浸，每浸三日夜后晒干）

【用法】上为细末。每服二钱，随所用汤剂均可加用，或单服亦可，白滚汤调下。

【主治】肝气不和，目赤肿痛，或因含怒未发，郁伤肝阴，以致肝阳上车，两目昏花，羞明翳雾，眵泪俱多，甚则瞳神散大，视物无形。

密蒙丸

【来源】《异授眼科》。

【组成】密蒙花　菊花　羌活　石决明（盐水浸，炒）　青精石　白蒺藜（炒去角）各等分

【用法】上为末，炼蜜为丸，如梧桐子大。每服三十丸，食后服，一日三次。

【主治】眼目怕日羞明。

加味附子理中汤

【来源】《眼科临症笔记》。

【组成】人参二钱　干姜一钱　白术一钱　细辛五分　甘草一钱　葱白一寸　大枣一枚

【用法】水煎服。另用牙皂、镜砂、明矾各等分，为末，随前药水冲服。

【主治】瞑目症。二目不疼不肿，紧闭难睁，头晕神昏。

蜜蒙丸

【来源】《梅氏验方新编》卷一。
【组成】蜜蒙花　菊花　羌活　石决明（盐水浸，炒）　青精石　白蒺藜（炒去角）各等分
【用法】上为末，炼蜜为丸，如梧桐子大。每服三十丸，食后服，一日三次。
【主治】眼怕日羞明。

明目地黄丸

【来源】《饲鹤亭集方》。
【组成】六味丸一料　甘菊三两　杞子二两　石决明　白蒺藜
　　方中石决明、白蒺藜用量原缺
【用法】上蜜丸五分，水法六分。每服三四钱，淡盐汤送下。
【主治】男女肝肾两亏，风邪外乘，热气上攻，畏日羞明，瞳神散大，视物不清，迎风流泪，内生翳障，及芎辛散时眼之后，久不还元，一切目疾。

明目至宝丹

【来源】《经验各种秘方辑要》。
【组成】上羊脑浮水甘石一斤（打碎，如莲子大，用童便浸四十九日，去童便晒干燥，研极细末，用大缸爿一块，煅一炷香时取起，再用清水飞过，晒干听用）羌活三钱　防风三钱　白菊花四钱　金银花四钱　谷精珠四钱　川连三钱　黄芩三钱　全当归三钱　白蒺藜四钱　蔓荆子二钱　川芎三钱　白芷二钱　生甘草二钱　玄明粉一钱五分（制过）　制丹石五分（枯过）　东丹一钱（漂过）　琏珠一钱（绢包豆腐煮过）　犀黄二分　头梅　冰片五分
【用法】上将生甘草前十四味煎浓汁滤过，将制过甘石拌湿，铜锅煮燥，研细过筛，约用五钱，再入后药，共为极细末，用小口瓷瓶收藏，勿令泄气。无论内风外风，用药少许，每日点眼角二三次，数日见效。
【主治】赤眼羞明，迎风流泪，目眵目糊，上障作痛。

干眼药

【来源】《中药成方配本》。
【组成】制甘石四两　孛荠粉四两　冰片八钱
【用法】各取净末，共研至极细为度，药成粉八两六钱。每日二次至三次，点于大眼角内。
【功用】退赤止泪。
【主治】目赤昏糊，怕光流泪。

明目地黄丸

【来源】《中药成方配本》。
【组成】熟地八两　萸肉四两　淮山药四两　丹皮（酒炒）三两　茯苓三两　泽泻（盐水炒）三两　当归三两　白芍三两　杞子三两　白菊花三两　白蒺藜三两　石决明（水飞）四两
【用法】将熟地、萸肉捣烂，与诸药打和晒干研末，冷开水泛丸，如绿豆大，约成丸三十六两。每次二钱，开水吞服，一日二次。
【功用】平肝滋肾，泄风明目。
【主治】肝肾两亏，目涩羞明，迎风流泪，视物模糊。

清心明目羊肝丸

【来源】《北京市中药成方选集》。
【组成】熟军三十二两　菊花三十二两　琥珀三十二两　生石决明三十二两　泽泻三十二两　白蒺藜（炒）三十二两　夜明砂三十二两　胆草三十二两　车前子（炒）三十二两　蝉退三十二两　芒消三十二两　川芎四两　桑叶四两　薄荷四两　防风四两　当归四两　黄芩四两　木贼四两　茯苓四两　蒙花四两　黄柏四两　知母四两　熟地四两　枸杞子四两　甘草四两　黄连十两　人参（去芦）十两　鲜羊肝三百二十两（煮熟连汤制）
【用法】上为粗末，将煮熟羊肝串入，晒干或烘干，为细粉，用芒消化水，泛为小丸，每十六两用滑石细粉四两为衣，闯亮。每服二钱，一日二次，温开水送下。
【功用】清热散风，明目止痛。
【主治】肝虚火盛，两目昏暗，羞明怕光，迎风流

泪，夜盲内障。

【宜忌】忌服辛辣食物。

益火生光汤

【来源】《张皆春眼科证治》。

【组成】丽参 3 克　茯苓 9 克　远志 3 克　炙甘草 6 克　巴戟天　肉苁蓉各 9 克　肉桂 1.5 克

【功用】温肾助阳，开心明目。

【主治】心虚目瞑。因思虑过度，损伤心脾，或命门火衰，神光不能生发而致双目不痛不痒，不红不肿，羞明怕光，不时瞑目，重者双目紧闭，欲睁不能；有时忽然睁开，如常人之状，瞬间复闭如故，眦部淡赤或呈虚浮，神光内沉，瞳神微昏。或兼心悸失寐，或兼五更泄泻，阳萎滑精。

【方论】方中丽参、茯苓、远志、炙甘草补心气以发神光；丽参、茯苓、炙甘草且能健脾补中以助脾阳；巴戟天、肉苁蓉温肾阳以助命门相火；肉桂辛甘大热，以补火助阳。心脾、肾三经之阳气充沛，神光生有源、发有力，眼睑运动自如，何羞明、目瞑之有？

【加减】若兼心悸、失寐，可加炒枣仁 12 克，以养心安神；若兼阳萎、滑精，可加芡实、锁阳各 9 克，以固肾涩精；兼五更泻泄者，可加煨肉蔻 9 克，以温中止泻。

避瘟明目清上散

【来源】《慈禧光绪医方选义》。

【组成】南薄荷五钱　香白芷五钱　川大黄六钱　贯众一两二钱　大青叶一两二钱　珠兰茶一两二钱　降香四钱　明雄黄三钱（水飞）　上朱砂二钱　上梅冰片一钱

【用法】先将前九味研极细末后，兑冰片，再研至无声，闻之。

【功用】芳香避瘟，清热解毒。

【主治】风热上壅，目赤肿痛，畏光羞明。

十、天行赤眼

天行赤眼，俗称红眼病，是指暴发眼睑及白睛红赤浮肿，痛痒交作，眵泪粘稠，黑睛生翳的病情。《银海精微》：“天行赤眼者，谓天地流行毒气，能传染于人，一人害眼传于一家，不论大小皆传一遍，是谓天行赤眼。”病发多由风热毒邪，时行疠气入侵所致。临床表现眼内痒涩，渐即患眼沙涩，灼痛怕光，眼睑欲睁不起，泪出如汤，眵黏胶睫，白睛赤脉布绕，严重者白睛及胞睑内面有点状或片状溢血，胞睑红肿，耳前肿核痛疼，或兼怕冷，发热，鼻塞流涕，周身不适等全身症状。治宜疏风散热，清热解毒为主。

升麻散

【来源】《太平圣惠方》卷十六。

【组成】川升麻　地骨皮　玄参　甘草（炙微赤，锉）　黄芩　赤茯苓　栀子仁　防风（去芦头）　羌活　桑根白皮（锉）　决明子各半两　石膏三两

【用法】上为散。每服五钱，以水一大盏，加竹叶二七片，黑豆五十粒，煎至五分，去滓，食后温服。

【主治】时气热毒攻于肝脏，目赤涩痛。

栀子仁散

【来源】《太平圣惠方》卷十六。

【组成】栀子仁　黄连（去须）　枳壳（麸炒微黄，去瓤）　龙胆（去芦头）　赤芍药　甘草（炙微赤，锉）　川大黄（锉碎，微炒）各半两

【用法】上为散。每服五钱，以水一大盏，煎至五分，去滓，食后温服。

【主治】时气热毒未除，心胸烦闷，毒气上攻，两眼赤肿。

羚羊角散

【来源】《太平圣惠方》卷十六。
【组成】羚羊角屑　赤茯苓　防风（去芦头）　麦门冬（去心）　甘草（炙微赤，锉）　地骨皮　枳壳（麸炒微黄，去瓤）　蕤仁各半两
【用法】上为散。每服五钱，以水一大盏，煎至五分，去滓，加蜜一茶匙，更煎一两沸，食后温服。
【主治】时气肝脏虚热，眼昏赤痛。

豮猪胆贴眼方

【来源】《太平圣惠方》卷十六。
【组成】豮猪胆一枚（汁）　川朴消（杏仁大，细研）　黄连末半钱　龙脑（一豇豆大，研令细）
【用法】上为末，与猪胆相和，浸一宿，昼夜贴眼。若热泪至多，当时便愈。
【主治】时气热毒攻眼，中有胬肉，睑里有疮，日夜下泪，全不见物。

洗肝柴胡散

【来源】《太平圣惠方》卷三十二。
【组成】柴胡二两半（去苗）　川升麻一两　黄芩一两　决明子二两　羚羊角屑一两　川大黄一两（锉碎，微炒）　石膏二两　地骨皮一两　甘草半两（炙微赤，锉）
【用法】上为散。每服三钱，以水一中盏，煎至六分，去滓，每于食后温服。
【主治】眼暴赤。

菊花散

【来源】《太平圣惠方》卷三十二。
【组成】甘菊花　前胡（去芦头）　防风（去芦头）　羌活　生干地黄　决明子　木通（锉）　茯神　车前子　羚羊角屑　麦门冬（去心，焙）　地骨皮各一两　甘草半两（炙微赤，锉）
【用法】上为散。每服三钱，以水一中盏，煎至六分，食后去滓温服。
【主治】风赤眼，积年不愈，肿涩疼痛，心神虚烦。

曾青散

【来源】《太平惠民和济局方》卷七（续添诸局经验秘方）。
【组成】曾青四两　蔓荆子（去皮）二两　防风（去苗）　白姜（炮）各一两
【用法】上为细末。每用少许，搐入鼻中。
【主治】一切风热毒气上攻，两眼多生眵泪，怕日羞明，隐涩难开，眼烂赤肿，或痒或痛；及时行暴赤眼，睛昏涩痛。

栀子汤

【来源】《圣济总录》卷一〇三。
【组成】山栀子七个　大黄末三钱
【用法】上取山栀子钻透入煻灰火煨熟，以水一升半，煎至八合，去滓，入大黄末搅匀，食后旋旋温服。
【主治】赤目。

祛毒散

【来源】《圣济总录》卷一〇三。
【组成】射干　山栀子（去皮）　当归（去苗，切）　防己　龙胆　黄芩（去黑心）　川芎　黄连（去须）　石决明各一两
【用法】上为散。每服一钱匕，食后温酒调下；茶调亦得。
【主治】赤眼，及目睛肿痛，不得眠睡。

黄连丸

【来源】《圣济总录》卷一〇三。
【组成】黄连（去须）一两　蒺藜子（炒去角）一两半　枳壳（去瓤，麸炒）　石决明（炒）各一两　豉（炒）一合
【用法】上为末，炼蜜为丸，如梧桐子大。每服二十丸，加至三十丸，食后以温浆水送下。
【主治】赤眼。

黄连丸

【来源】《圣济总录》卷一〇四。

【组成】黄连（去须）一分（为细末） 蕤仁三十枚（去壳，细研）
【用法】上药水和，薄摊瓷盘底，铜盘更佳，覆之以热艾一斤，旋以火烧艾，烟熏药上，艾尽为度，刮下为丸，如梧桐子大。每以冷水少许化药一丸，澄清点之。
【主治】暴赤眼，热泪不止，疼痛隐闷。

菊花丸

【来源】《圣济总录》卷一〇五。
【组成】甘菊花一两 黄芩（去黑心）一两 玄参一两 决明子（炒）一两半 升麻一两 蕤仁（去皮）一两半 车前子二两 防风（去叉）二两 黄连（去须）二两 萎蕤二两 大黄（锉，炒令香）三两
【用法】上为细末，炼蜜为丸，如梧桐子大。每服三十丸，食后温浆水送下。
【主治】风毒冲眼，久赤不愈。

地骨皮汤

【来源】《圣济总录》卷一〇六。
【组成】地骨皮（切）三斤
【用法】上以水三斗，煮取三升，绞去滓，更纳盐二两，煎取一升，洗目。或加干姜一两。
【主治】时行，目暴肿痒痛。

洗眼黄连汤

【来源】《圣济总录》卷一〇六。
【组成】黄连（去须） 秦皮（去粗皮） 黄连（去粗皮）各一两 蕤仁三分 干枣十枚
【用法】上锉，如麻豆大，拌匀。每用一两半，以水四盏，煎至二盏半，去滓，稍热抄洗，冷即重暖，一日三次。
【主治】风毒冲眼赤肿，睛欲突出。

绛雪散

【来源】《圣济总录》卷一〇七。
【组成】红雪半两 生麦门冬（去心） 萎蕤 秦皮（去粗皮） 赤茯苓（去黑皮）各一两半 升麻一两 淡竹叶五十片
【用法】上除红雪外，捣罗为散。每服三钱匕，水二盏，煎至一盏，抄红雪半钱匕调匀，食后温服。
【主治】肝心风热邪毒上攻，目赤痒。

菥蓂子丸

【来源】《圣济总录》卷一〇七。
【组成】菥蓂子一两半 兔肝一具（细切，炙） 细辛（去苗叶） 蔓荆实 车前子 羚羊角（镑） 防风（去叉） 黄连（去须） 黄芩（去黑心） 决明子（炒）各一两
【用法】上为末，炼蜜为丸，如梧桐子大。每服三十丸，食后浆水下。
【主治】肝心风热，目昏赤。

竹叶汤

【来源】《圣济总录》卷一〇八。
【组成】黄芩（去黑心） 黄连（去须）各一两 升麻一两半 甘草（炙）半两
【用法】上为粗末。每服五钱匕，水一盏半，入竹叶十片，煎至八分，去滓，入芒消半钱匕，温服，如人行五里再服。通利即止。
【主治】时气病后目赤涩痛。

穿针散

【来源】《续本事方》卷四。
【组成】木贼半两（去黑不要尘者） 香附子 细辛 菊花 羌活各半两
【用法】上为细末。每服二钱，好茶少许同点，食后服。
【主治】眼目赤肿，翳障羞明。

立胜散

【来源】《三因极一病证方论》卷十六。
【别名】立胜煎（《中医眼科学讲义》）。
【组成】黄连 黄柏 秦皮（去粗皮） 甘草等分
【用法】上为锉散。每服四钱，水一盏，加大枣一

枚，灯心七茎，煎数沸，去滓。以新羊毫笔蘸刷眼，候温，即用手沃之。

《中医眼科学讲义》：加水300毫升，煎30分钟后，过滤浓缩到150毫升，再加缓冲溶液，以消除刺激性。

【主治】

1.《三因极一病证方论》：风毒攻眼，及时眼隐涩羞明肿痛。

2.《中医眼科学讲义》：风牵偏视。

菟丝子丸

【来源】《魏氏家藏方》卷九。

【组成】菟丝子（洗净，酒浸，烂研成饼） 车前子（微炒） 香白芷 细辛各一两 人参半两（去芦） 麝香一两（别研）

【用法】上为细末，炼蜜为丸，如梧桐子大。每服三十丸，一日三次，不拘时候。

【功用】退肿，除冷泪，止痛。

【主治】眼暴赤。

洗眼黄连散

【来源】《儒门事亲》卷十五。

【组成】当归 赤芍 黄连 黄柏各等分

【用法】上锉细。以雪水或甜水浓煎汁，热洗。

【主治】一切风毒赤目。

黄连汤

【来源】《普济方》卷七十四引《选奇方》。

【组成】干姜（净洗） 黄连 杏仁各半两

【用法】上为粗末。绵包之，沸汤泡，闭目乘热洗之。

【主治】暴赤眼。

祛风散

【来源】《类编朱氏集验方》卷九。

【组成】大黄 黄芩 地骨皮 山栀子仁各半两 柴胡 元参 赤芍药 荆芥 薄荷 防风 甘草 桑白皮各二钱半

【用法】上锉。每服三大钱，水一盏半煎。

【主治】一切风热上攻，眼目赤肿羞明。

【加减】赤肿，加生地黄，煎。大小便秘涩，心胸满闷，加枳壳。

神仙碧霞丹

【来源】《御药院方》卷十。

【别名】碧霞丹（《先醒斋医学广笔记》卷三）。

【组成】铜绿一两半（为衣） 当归 没药各二钱 白丁香 血竭 片脑 硼砂 麝香各一钱 马牙消 南乳香各半钱 黄连三钱

【用法】上为细末，熬黄连膏子为丸，如鸡头子大。每用一丸，用新汲水半盏，于瓷盒子内浸，点眼，可洗四十日。大病不过一月，小病半月，冷泪三日见效。

【主治】

1.《御药院方》：目内障。

2.《先醒斋医学广笔记》：内外障，暴赤眼，眵泪，昏花，翳膜。

五行汤

【来源】《世医得效方》卷十六。

【组成】黄柏（用刀略去粗皮，取内皮）不拘多少

【用法】上以湿纸裹，黄泥包煨，候泥干取出。每用一弹子大，纱帛包，水一盏浸，饭上蒸熟，乘热熏洗。一丸可用二三次。

【主治】眼暴赤时行，赤肿作痛。

【方论】此方有金、木、水、火、土，故以名。

神效七宝膏

【来源】《丹溪心法》卷四。

【组成】蕤仁（去油心膜） 白硼砂 朱砂 片脑

【用法】蜜调成膏，点眼。

【主治】暴发眼，热壅有翳膜者。

春水散

【来源】《医方类聚》卷七十引《烟霞圣效方》。

【组成】青盐 白矾 花碱 盆消 朴消各一

两　黄丹二钱　绿豆粉二两　薄荷半斤（取霜）

【用法】将前五味取生姜自然汁一两和匀，于铁器内枯干，与他药同为细末。入龙脑少许，点之。

【功用】除昏退翳，截赤定疼。

【主治】目翳，赤眼。

拜堂散

【来源】《医方类聚》卷七十引《烟霞圣效方》。

【组成】五倍子

【用法】上为细末。干贴赤处便可。

【主治】风赤眼。

姜连散

【来源】《普济方》卷七十四引《大卫方》。

【组成】干姜　黄连各半两

【用法】上为粗末，以绵包之，沸汤泡。闭目乘热频洗。

【主治】暴赤眼。

加味香苏散

【来源】《普济方》卷七十四引《德生堂方》。

【组成】紫苏　香附子　陈皮　甘草　桑白皮　生地黄　苏木　蝉蜕　黄芩各二两

【用法】上锉，每服五钱，水一钟半，灯草二十茎，同煎八分，去滓热服，不拘时候。

【主治】时行赤眼，暴发赤肿，怕日羞明，疼痛难忍。

祛毒散

【来源】《普济方》卷七十一。

【组成】射干　山栀子　当归　防己　龙胆　黄芩　川芎　黄连　石决明各一两

【用法】上为散。每服一钱，温酒调下；茶调亦可。

【主治】赤眼，及目睛肿痛，不得眠睡。

菊芎散

【来源】《普济方》卷七十四。

【组成】薄荷二两　菊花　甘草　川芎各一两　防风七钱　白芷半两

【用法】上为细末。食后用少许沸汤泡点眼。如伤风，酒调服尤效。

【主治】暴赤眼。

顺肝丸

【来源】《银海精微》卷下。

【组成】黄连　黄芩　当归　蕤仁三十粒

方中黄连、黄芩、当归用量原缺。

【用法】上为末，炼蜜为丸服。

【主治】肝热眼赤而不痛。

洗心散

【来源】《银海精微》卷下。

【组成】大黄　赤芍药　当归　甘草　荆芥　麻黄　栀子各一两

【用法】水煎服。

【主治】目赤，左赤传右者。

洗眼汤泡散

【来源】《银海精微》卷下。

【组成】当归稍　赤芍药　黄连　杏仁

【用法】上为细末。用水汤泡洗，每日二次。

【主治】时眼，热眼。

洗暴赤眼汤

【来源】《医学入门》卷七。

【组成】当归　黄连各一钱　赤芍　防风各五分　杏仁四枚

【用法】用水半盏，入人乳汁少许浸药，蒸过，澄清点洗。

【主治】暴赤眼。

济阴散

【来源】《点点经》卷四。

【组成】龙胆汤加天冬　大云各一钱　蒺藜　黄

芩　黄柏各一钱　石决　车前　木通各一钱五分　甘草三分

【用法】生石膏三钱为引，水煎服。

【主治】眼目红肿，热泪不干，双珠肿痛，眼角作痒，鼻流臭水，头眩头昏，头肿头痛等症。

光明丹

【来源】《证治准绳·类方》卷七。

【别名】光明散（《经验奇方》卷上）。

【组成】制炉甘石三钱　朱砂　硇砂各一钱　麝香一分　片脑三分

《济阳纲目》有轻粉五分，无冰片。

【用法】上药各为细末。点眼。

【主治】

1.《证治准绳·类方》：一切眼目翳膜、胬肉、烂弦、赤眼、眊矂、紧涩、羞明恶日。

2.《经验奇方》：时眼红肿，疼痛多眵，流泪羞明。

洗眼散

【来源】《眼科全书》卷四。

【组成】冬青叶　侧柏叶　甘草　细辛　黄芩　防风　荆芥　薄荷

【用法】上药一帖一两，煎浓熏洗，一日三次。

【主治】天行赤眼外障。

立效饮

【来源】《眼科阐微》卷三。

【组成】黄连二钱（一半生用，一半酒炒）　黄芩二钱　芒消一钱　薄荷叶三钱　大黄三钱（一半生用，一半酒炒）　连翘一钱　栀子二钱　甘草五分

【用法】水煎，食后温服。

【主治】时行赤眼症。一切实热，里急后重，脏毒下血，酒毒，膈热，肚疼。

洗心凉血汤

【来源】《眼科阐微》卷三。

【组成】当归　赤芍　生地　黄连　菊花　木通　枯芩　栀子各五分　甘草四分

【用法】水煎，热服。眼痛极红者，用二三剂。

【主治】时行赤眼症。

【宜忌】此降火之剂，壮盛者服。

【加减】皮肿，加大黄。

清热消肿汤

【来源】《眼科阐微》卷三。

【组成】黄连　当归　生地　赤芍　栀子　川芎　黄芩　大黄　甘菊　木贼　白蒺藜　木通　甘草各等分

【用法】水煎，温服。

【主治】时行赤眼症初得者。

神灵膏

【来源】《良朋汇集》卷四。

【组成】绿豆粉四两（炒黄色）　川黄连末一两　麝香　冰片各五分

【用法】上用炼过净蜜四两，共合一处，放净石板上，以铁锤打千锤，收贮瓷器内听用。如点眼，凉水点上；瘙疮，水调搽上；口疮，用绿豆大一粒，含漱咽下。

【主治】口内诸疮，暴发火眼。

黄连养目膏

【来源】《惠直堂方》卷二。

【组成】黄连六钱　当归三钱　防风二钱

【用法】水煎浓汁半碗，用丝绵滤净，加白蜜半小钟，重汤煎成膏，瓷器贮。牙簪点大眦。

【主治】风热时眼赤肿，迎风流泪，畏日羞明。

救苦汤

【来源】《松峰说疫》卷三。

【组成】桂枝　连翘（去隔）　红花　细辛　归尾　甘草各一钱五　苍术（泔浸，焙）　胆草各七分　羌活　黄芩　麻黄　柴胡　防风　藁本　黄柏各一钱　黄连五分　生地　知母（炒）各一

钱　白芍二钱

【用法】食远服。

【主治】时疫赤眼，两目突然红肿疼痛。

羊脑玉

【来源】《异授眼科》。

【组成】上好羊脑炉甘石八两（打如莲子大，一分重为则。用新铜罐盛入童便，浸四十九日，滤去宿童便，更入新童便煮，一柱香久，咬咸酸味，不必再煮，又不可煮老，研为细末，用缸片一大块，将药放在上，用硬炭火煅，一柱香久，甘石渐渐转如松花色，细心谨慎取起，总称匀分，作四分。一分用童便再煮三次，候干）

【用法】上药研细，另用瓷瓶收贮。点眼。治内障，迎风冷泪，怕日羞明，昏花者，须兑虎液、凤麟、冰片合用；治内障，胬肉扳睛，赤白翳膜烂弦者，须兑虎液、青龙、冰片合用；治时行火眼、须兑虎液、朱砂合用；治年久云翳遮睛，有血根扳睛者，先用本方兑青龙点眼，直点至翳开之后，再用本方兑虎液、凤麟、冰片、珍珠、琥珀合用。

【主治】内障，迎风冷泪，怕日羞明，昏花，或胬肉扳睛，赤白翳膜烂弦；及时行火眼，或年久云翳遮睛，不能行路，但见人影，如白衣人行，有血根扳睛者。

龙胆水

【来源】《眼科锦囊》卷四。

【组成】生山龙胆　生艾叶　生少柏各等分

【用法】上药水煎，滤过去滓，再浓煎至如膏为度，收贮。临用少许，和解净水。

【主治】天行眼病。

红浆水

【来源】《眼科锦囊》卷四。

【组成】干胭脂一钱　铁浆水六钱

【用法】上药都拌匀。

【主治】天行眼。

神效五彩散

【来源】《眼科锦囊》卷四。

【组成】明矾五钱　黄柏（烧者）二钱（生者）二钱　胆矾三分　铅丹五分

【用法】上为细末。用水和解，上火微温，涂抹眼胞上，日数回。

【主治】风眼疫眼，其他胬肉，肿痛者。

退赤露

【来源】《眼科锦囊》卷四。

【组成】黄连　人乳汁

【用法】上浸点，或煎点，或加朴消亦可。

【主治】疫眼上冲眼目，属热者。

白玉锭

【来源】《眼科秘书》卷下。

【组成】炉甘石（装入银锅，上盖瓦片，火煅起金花，钳出，浸入童便内，片时去童便，又以黄连煎汁，将石飞一二次，至次日去连水，纸封晒干，再用群药取汁入内）一两　白当归　川芎　蔓荆子　草决明　密蒙花　柴胡　羌活　防风　薄荷　白芷　南苍术　枯芩　木贼　尖槟榔　蝉蜕　芥穗　甘草　白菊花各五分（煎汁，澄一夜，入甘石内，搅数十次，纸糊碗口晒干，为丹头）

【用法】用制过甘石七钱，加生硼砂三钱，冰片七分，真麝香二分，共研细，炼蜜（炼蜜法：用新竹截筒，将白蜜装入内，湿豆腐皮封口，再加盐面封固，布裹，麻绳扎紧，煮一昼夜，取出调药）为锭，粘成条，官粉为衣，装入鹅翎内封固。如时行热眼，或暴发赤肿疼痛，瘾涩羞明等症，取药条麦粒大一块，入手内，用骨簪蘸冷水和匀，不稀不稠，点入眼角内，每晚点二三次即愈；如小儿一岁至七岁患眼症，取药一条，入酒钟内，加水少许，新羊毛笔蘸药汁，洗眼内外，一日夜数次，洗完避风；兼治牙疼，取药半条，手心内和开，抹牙上；耳底流脓出血，取药半条，入酒钟内，加清水些须，泡开，灌耳内；蝎蜇、蛇咬、蜂叮、口疮，俱抹患处。

【主治】时行热眼，或暴发赤肿疼痛、隐涩羞明；

兼治牙疼，耳底流脓出血，蝎蜇、蛇咬、蜂叮、口疮。

洗眼蚕茧

【来源】《天津市固有成方统一配本》。

【组成】黄连三钱 菊花三钱 金银花三钱 当归尾三钱 防风三钱 红花二钱 荆芥穗二钱 胆矾二钱 蕤仁二钱 蝉蜕二钱 蜀椒五分 冰片二分

【用法】冰片单包，将黄连等十一味共轧为粗末，将冰片置乳钵内研细，再与黄连等粗末陆续配研和匀过罗。分装：先用白纸包成鸡心形，再用丝棉包严，用绳扎紧。将药用新针刺数孔，以开水一杯浸药，乘热先熏，后用药棉蘸药水擦洗。洗眼器皿要保持清洁。

【功用】散风清热，明目退翳。

【主治】暴发火眼，眼边赤烂，眼睑肿痛，迎风流血，羞明畏光，视物昏蒙，目眦涩痒。

黄连上清丸

【来源】《北京市中药成方选集》。

【组成】黄连八两 大黄二百五十六两 连翘六十四两 薄荷三十二两 防风三十二两 复花十六两 黄芩六十四两 芥穗六十四两 栀子（炒）六十四两 桔梗六十四两 生石膏三十二两 黄柏三十二两 蔓荆子（炒）六十四两 白芷六十四两 甘草三十二两 川芎三十二两 菊花一百二十八两

【用法】上为细粉，过罗，用冷开水泛小丸；或炼蜜为大丸，重二钱。每服水丸二钱或蜜丸二丸，每日二次，温开水送下。

【功用】

1.《北京市中药成方选集》：清热通便。

2.《全国中药成药处方集》（天津方）：消炎解热，清火散风。

【主治】头目眩晕，暴发火眼，牙齿疼痛，口舌生疮，二便秘结。

【宜忌】孕妇忌服。

八宝金药墨

【来源】《全国中药成药处方集》（神州方）。

【组成】胡连 川连各二钱 梅片三钱 麝香 珍珠各三分 牛黄五分 僵蚕一钱 青黛七分 草霜一钱 礞石二钱 大黄一钱 熊胆五分 灯心灰五分 五倍子 山慈茹 甘草各三钱 玄明粉一钱 硼砂二钱 琥珀一钱半 薄荷叶二钱 荆芥一钱

【用法】上为细末，每料加茶油烟二两，合药粉配广胶，共炼成墨锭，金衣。治时气热眼，用水磨搽；治肠风下血，用薄荷汤磨服；治汤火伤，用水磨搽；治小儿口舌生疮，用薄荷磨服；治肿毒初起，用天南星磨搽；治肿毒溃后不能收口，先煎甘草水洗过，用水磨搽；治牙痛，剪少许衔在患处；治双单蛾，用荆芥汤磨服；治刀斧伤，用水磨搽；如伤口阔大，将墨捣细敷；治咽喉肿痛，用水磨服；治热伤风，鼻塞气紧者，剪少许衔在口内；治口渴心热，用灯心汤磨服；治吐红不止，用水磨并童便和服。

【主治】时气热眼，肠风下血，汤火伤，小儿口舌生疮，肿毒初起，肿毒溃后不能收口，牙痛，双单蛾，刀斧伤，咽喉肿痛，热伤风，口渴心热，吐红不止。

解毒汤

【来源】《张皆春眼科证治》。

【组成】银花 18 克 蒲公英 12 克 酒黄芩 9 克 天花粉 6 克 薄荷 3 克 赤芍 9 克

【主治】天行赤眼（流行性结膜炎）。

【方论】方中重用银花、蒲公英清热解毒；酒黄芩、天花粉清肺解热；薄荷清透，引毒邪从肌表而出；赤芍凉血活血，以退目中之赤肿。

【加减】若兼风轮生翳，可加秦皮 1.5 克以清肝退翳。

麻夏石甘汤

【来源】《北京中医学院学报》（1992，4：282）。

【组成】麻黄 6 ～ 10g 生石膏 15 ～ 30g 夏枯草 20 ～ 30g 生甘草 5 ～ 9g

【用法】水煎服，早晚各1次。

【主治】天行赤眼。

【验案】天行赤眼 《北京中医学院学报》(1992，4：282)：治疗天行赤眼103例，除8例效果不明显外，其余95例平均用药3～5天，眼结膜充血发赤、结膜（或眼睑）浮肿、目涩疼痛、流泪症状全部消除。

第四章
黑睛疾病

一、翳障

翳障，亦称目翳、肤翳、翳膜、障翳等，是指眼目黑睛上所生障碍视线的脂膜。翳，用指羽毛做的华盖，有遮蔽、障蔽之义。《诸病源候论》："阴阳之气，皆上注于目。若风邪痰气乘于腑脏，腑脏之气，虚实不调，故气冲于目，久不散，变生肤翳。肤翳者，明眼睛上有物如蝇翅者即是。"《太平圣惠方》："夫眼生翳障者，是风热毒气，在于脏腑，不能宣通，蕴积日久，渐上冲于目也。"《圣济总录》："眼生翳膜，或新或久，皆缘腑脏之间，风邪毒热，冲发于上，蕴结不散，其状非一，是故障有内外，翳有浮沉，或浅或深，可治不治，龙木论载之详矣，世之俗工，往往以钩割针镰熨烙之法，取快一时，曾不知此法不慎。反致盲瞽，盖翳膜之病，有可以钩割针镰熨烙者，有专于服药者，有先服药及洗点，而后用钩割针镰熨烙者，诚能研究经旨，洞考六脉，以知腑脏虚实，然后心谛目察，曰是可以服药，曰是可以点洗，曰是可以针镰钩割，则岂有妄致损伤者乎，今姑摭其服饵之良，次以点洗之剂云。"《世医得效方》："气轮病：因凌寒冒暑，受饮寒浆，肌体虚疏，寒邪入内。或痛或昏，传在白睛，筋多肿赤，视日如隔雾，观物似生烟，日久不治，变成白膜，黑暗难开。水轮病：因劳役不止，嗜欲无厌，大惊伤神，大怒伤志，加之多食酒面，好啖咸辛，因动肾经，通于黑水，冷泪镇流于睑上，飞蝇相趁于睛前，积聚风虚，或涩或痒，结成翳障，多暗多昏，宜补肾药。"

翳障有内外之别。《杂病心法要诀》："外障无寒一句了，五轮变赤火因生；内障有虚心肾弱，故如不病损光明；火能外鉴水内照，养神壮水自收功；五风内变诸翳障，眼科自有法能攻。"病发多由阴血不足，或火热炎上所致。故治疗总以清热泻火，滋阴养血为基本。如《素灵微蕴》所言："清气陷遏，浊气郁升，云雾迷漫，乃生翳障。火退清升，云消雾散，翳障自平。"

秦皮汤

【来源】《外台秘要》卷二引《小品方》。

【别名】秦皮大黄汤（《伤寒总病论》卷三）。

【组成】秦皮二两　前胡二两　常山二两　黄芩二两　升麻二两　芍药二两　白薇二两　枳实二两（炙）　大黄三两　甘草二两（炙）（一方加蕤仁一两，栀子仁半两）

方中前胡、白薇，《伤寒总病论》作"柴胡、白蔹"。

【用法】上以水八升，煮取三升，分三服，相去二食顷，更服。

【主治】毒病冲眼，忽生赤翳，或白，或肿肤起；或赤痛不得视光，痛入心肝；或眼外浮肿如吹汁出，生膜覆珠子。
【宜忌】忌海藻、菘菜、生葱、生菜。
【加减】若盛热者，可加芒消二两。

秦皮汤

【来源】《外台秘要》卷二十一引《小品方》。
【组成】秦皮（洗） 黄连各二分 黄柏三分 大枣五枚 蕤仁二分
【用法】上切，以水二升，煮取一升，以洗眼。
【主治】眼风结肿合，或眼生翳，人口吹之，睛中牵引疼痛，白睛赤起，或黑变黄，从下上覆半睛者。
【宜忌】忌猪肉。

龙骨散

【来源】《医心方》卷五引《集验方》。
【组成】龙骨一分 贝齿三枚（烧） 矾石一分（烧）
【用法】上药治下筛。着眦头上，一日二次。
【主治】白翳覆瞳子黑精。

苦竹沥方

【来源】《证类本草》卷十三引《梅师方》。
【别名】退热膏（《普济方》卷七十三引《十便良方》）。
【组成】苦竹沥五合 黄连二分
【用法】绵裹黄连，入竹沥内浸一宿，以点目中数度，令热泪出。
【主治】肝实热所致目赤眦痛如刺不得开，或生翳障。

干姜散

【来源】《医心方》卷五引《古今录验》。
【组成】干姜 雄黄
【用法】上各为细末，分别下筛。取如米，着翳上，一日二次。
【主治】目翳。

漏芦汤

【来源】《备急千金要方》卷五。
【别名】漏芦连翘汤（《备急千金要方》卷十）、漏芦散（《太平圣惠方》卷九十）、千金漏芦汤（《小儿卫生总微论方》卷二十）、漏芦煮散（《普济方》卷二八五）。
【组成】漏芦 连翘 白蔹 芒消 甘草各六钱 大黄一两 升麻 枳实 麻黄 黄芩各九铢
【用法】上锉。以水一升半，煎取五合，儿生一日至七日，取一合，分三服；八日至十五日，取一合半，分三服；十六日至二十日，取二合，分三服；二十日至三十日，取三合，分三服；三十日至四十日，取五合，分三服。
【主治】小儿热毒痈疽，赤白诸丹毒疮疖，眼赤痛，生翳障。

羊睛方

【来源】方出《备急千金要方》卷六，名见《普济方》卷七十三。
【组成】熟羊眼睛
【用法】晒干，为末。敷目两角。
【主治】目赤生翳。

洗眼汤

【来源】《备急千金要方》卷六。
【组成】秦皮 黄柏 决明子 黄连 黄芩 蕤仁各十八铢 栀子仁七枚 大枣五枚
【用法】上锉。以水二升浸，煮取六合，澄清，仰卧洗目，每日一次。
【主治】热上出攻，目生障翳，目热痛，汁出。
【宜忌】忌猪肉。

真朱散

【来源】《备急千金要方》卷六引《删繁方》。
【别名】荡风散（《备急千金要方》卷六）。
【组成】光明朱砂半两 贝齿五枚（炭上熟烧为

末） 衣中白鱼七枚 干姜三铢

【用法】上四味于新瓷钵内研之，厚帛三下为散，仰卧，令人取小指爪挑少许入目中，取愈为度。

【主治】

1.《备急千金要方》引《删繁方》：目白肤风泪下。

2.《千金翼方》：目翳覆瞳，睛不见物。

漏芦汤

【来源】《备急千金要方》卷二十二。

【别名】千金漏芦汤（《太平惠民和济局方》卷八宝庆新增方）。

【组成】漏芦 白及 黄芩 麻黄 白薇 枳实 升麻 芍药 甘草各二两 大黄二两

方中白薇、枳实，《太平惠民和济局方》作白蔹、枳壳。

【用法】上锉。以水一斗，煮取三升，分三服。

【主治】

1.《备急千金要方》：痈疽。

2.《太平惠民和济局方》（宝庆新增方）：痈疽发背，丹毒恶肿，时行热毒，发作赤色，瘰病初发，头目赤痛，暴生障翳，吹奶肿痛，一切无名恶疮。

七宝散

【来源】《千金翼方》卷十一。

【组成】琥珀一分 白真珠一分 珊瑚一分 紫贝一分 马珂一分 朱砂二分 蕤仁半两 决明子一分 石胆一分

【用法】上为极细末。敷目中，如小豆大，一日三次。

【主治】目翳，经年不愈。

矾石散

【来源】《千金翼方》卷十一。

【组成】矾石（上上白者）

【用法】上为末。每用如黍米大，纳于翳上及胬肉上，即令泪出，以绵拭之，令得恶汁尽，一日一次。其病逐恶汁出尽，日日渐自薄，便愈。

【主治】目翳及胬肉。

朱砂散

【来源】《外台秘要》卷二十一引《必效方》。

【组成】光明砂六分（研） 地骨白皮五分 车前子三分 龙脑香六分 决明子五分

【用法】上药治下筛，细研如粉。少少敷之。

【主治】人眼中有黑白花逐眼上下。

洗眼汤

【来源】《外台秘要》卷二十一引《必效方》。

【别名】主眼汤（《普济方》卷八十一）。

【组成】秦皮 黄柏皮 蕤仁各三分 细辛二分 茺蔚子三分 黄连四分 古铜钱七文

【用法】上切。以水二升，煮取八合，平旦洗目。

【功用】去热气。

【主治】漠漠视物不见，并翳。

【宜忌】忌生菜。

瞿麦散

【来源】《外台秘要》卷二十一引《广济方》。

【组成】瞿麦 干姜各二分

【用法】上为散。每服方寸匕，以井花水下，一日三次。

【主治】眯目不出，生肤翳。

秦皮汤

【来源】《外台秘要》卷二十一引《近效方》。

【组成】秦皮一两 栀子仁二枚 淡竹叶一握

【用法】上切，绵裹，以水一升半着铜器中，煎三五沸，以绵滤取，洗眼。

【主治】黑睛及瞳仁莹薄有疮翳。

【宜忌】滤液宜净器物盛之；不可用辛辣及温药洗之。

秦皮汤

【来源】《外台秘要》卷二引张文仲方。

【别名】点眼秦皮煎（《圣济总录》卷一〇二）。
【组成】秦皮　升麻　黄连各一两
【用法】上切，以水洗去尘。用水四升，煮取二升半，冷之，分用三合，仰眼，以绵绕箸头，取汤以滴眼中，如屋漏状，尽三合止，须臾复用，日五六遍乃佳。
【主治】伤寒病热毒气入眼，生赤脉赤膜，白肤白翳者，及赤痛不得见光，痛毒烦恼者。
【宜忌】忌猪肉、冷水。

鸡距丸

【来源】《外台秘要》卷二十一引《深师方》。
【组成】干姜三分　蕤仁三十枚　鸡舌香十枚　黄连二铢　胡粉四铢　矾石五铢（熬）
【用法】上为末，以枣膏为丸，如鸡距大。注眼大眦，每日二次。
【主治】眼白翳，泪出。
【宜忌】忌猪肉。

枸杞汁点眼方

【来源】方出《外台秘要》卷二十一引崔氏方，名见《太平圣惠方》卷三十二。
【别名】枸杞煎（《奇效良方》卷五十七）。
【组成】枸杞叶　车前子叶各等分
【用法】上于手中熟挼，使汁欲出，又别取桑叶二三重裹之，悬于阴地经宿，乃摘破桑叶取汁，细细点目中。不过三五度，翳自当烂。
【主治】
1.《外台秘要》：眼中翳少轻者。
2.《太平圣惠方》：眼涩痛，兼有翳者。

羊肝丸

【来源】《本草图经》引《传信方》（见《证类本草》卷七）。
【别名】秘传羊肝丸（《太平惠民和济局方》卷七（续添诸局经验秘方）、黄连羊肝丸（《原机启微》卷下）。
【组成】黄连末一大两　白羊子肝一具（去膜）
【用法】上同于砂盆内研令极细，为丸如梧桐子大。每食二七枚，以暖浆水送下。连作五剂愈。
【功用】《明医指掌》：补肝明目。
【主治】
1.《本草图经》引《传信方》：诸眼目疾，及障翳青盲。
2.《太平惠民和济局方》（续添诸局经验秘方）：丈夫、妇人肝经不足，风毒上攻，眼目昏暗泪出，羞明怕日，隐涩难开，或痒或痛；远年日近内外障眼，攀睛胬肉，针刮不能治。
3.《保婴撮要》：痘疮入目不能开。
4.《医学入门》：拳毛倒睫。
【宜忌】禁食猪肉及冷水。
【方论】
1.《医方考》：眼者，肝之窍，肝木自实则病眼，邪害空窍也。越人云：实则泻其子。故用黄连以泻心；能泻其心，则子食气于母，而肝弗实矣，目也岂不莹然而明乎?然必剂以羊肝者，取其为血气之属，同类相从，用之补肝，非若草木之性，偏一而失冲和也。
2.《医方集解》：用羊肝引黄连等药入肝，解肝中诸郁，盖肝主目，肝郁解则目之玄府通利而明矣。黄连之类解热郁也。
3.《本事方释义》：黄连气味苦寒，入手少阴，白羊肝气味苦寒，入足厥阴，此治目疾之方，因操持谋虑，用心太过，厥阳上升，肝阴必致内耗，每每伤目者多。故一味泻心火，兼以血肉之养肝，宜其效验之捷耳。
【验案】内障　崔承元为内障所苦，丧明逾年，依此方合服，不数月眼复明，因传此方于世。

七宝散

【来源】《医方类聚》卷六十五引《龙树菩萨眼论》。
【组成】石决明（七孔者）三分　龙脑三分　真朱砂三分　琥珀三分　象胆一分　乌贼骨二分　曾青二分
【用法】上为极细末。点目中。
【主治】眼翳障，赤痒热烂。

白凉散煎

【来源】《医方类聚》卷六十五引《龙树菩萨眼论》。

【组成】蕤仁 腻粉各等分 龙脑少许
【用法】上为极细末，以儿孩儿乳调，敷眼中。
【主治】浮翳障。

茺蔚子丸

【来源】《医方类聚》卷六十五引《龙树菩萨眼论》。
【组成】茺蔚子 泽泻各六分 枸杞子 石决明 青葙子 枳壳 地黄各四分 细辛三分 宣莲十二分 吴麦门冬十分
【用法】上为散，炼蜜为丸。每服四十丸，食上浆水送下。
【主治】热疾后，眼翳及疼痛。

黄凉散

【来源】《医方类聚》卷六十五引《龙树菩萨眼论》。
【组成】人参 茯苓各一两 栀子仁二两 宣连二两 黄柏一分
【用法】上为散。每日食后用熟水调二钱服之。
【主治】热疾后，眼翳及疼痛。

清凉散煎

【来源】《医方类聚》卷六十五引《龙树菩萨眼论》。
【组成】宣连一斤（粗捣，用水二斗，铜银器煮一宿） 马牙消半两（烧过）
【用法】二味相和，水煎，临熟时，即下蕤仁、龙脑，作丸如弹子大。有病人，即用一丸，以猪胆熟水调，频点。
【主治】眼昏暗，生暴翳。

泻肝汤

【来源】《医心方》卷五引《眼论》。
【组成】黄芩二两 芍药二两 芒消一两 甘草一两半 大黄二两 大枣十二枚
【用法】上以水六升，煮取二升五合，分三服。
【主治】眼急生肤翳，及赤肉上黑睛。

枸杞石决明酒

【来源】《医心方》卷十三引杂酒方。
【组成】石决明干者一大斤（洗，炙） 枸杞根白皮小一斤
【用法】上细切，盛绢袋，以清酒四斗五升渍之，春五日，夏三日，秋七日，冬十日，去滓。始服，多少不拘。
【功用】轻身，补肾气，和百节，好颜色，延寿肥健。
【主治】腰脚疾，疝瘕，诸风痹，恶血，目翳，目赤膜痛，眨眨泪出，瞽盲。

秦皮散

【来源】《太平圣惠方》卷十。
【组成】秦皮 前胡（去芦头） 蕤仁 黄芩 川升麻 赤芍药 白薇 枳壳（麸炒微黄，去瓤） 甘草（炙微赤，锉）各一两 栀子仁半两 川大黄二两（锉碎，微炒） 川芒消二两
【用法】上为粗散。每服五钱，以水一大盏，煎至五分，去滓温服，不拘时候。
【主治】伤寒热毒气攻眼，忽生赤翳，疼痛不可视明，或眼外浮肿。

柴胡散

【来源】《太平圣惠方》卷十。
【组成】柴胡三分（去苗） 地骨皮三分 玄参半两 黄芩三分 石膏一两 甘菊花三分 甘草半两（炙微赤，锉） 羌活半两 防风半两（去芦头） 川朴消一两半
【用法】上为散。每服五钱，以水一大盏，加竹叶三七片，煎至五分，去滓温服，不拘时候。
【主治】伤寒热毒气攻眼，障翳赤涩疼痛。

青葙子丸

【来源】《太平圣惠方》卷十八。
【组成】青葙子一两 枸杞子一两半 泽泻一两半 麦门冬一两半（去心，焙） 生干地黄一两半 防风一两（去芦头） 细辛三分 枳壳一两

（麸炒微黄，去瓤） 石决明一两半 车前子二两 黄连三分（去须） 茺蔚子三分

【用法】上为末，炼蜜为丸，如梧桐子大。每服三十丸，以清粥饮送下，不拘时候。

【主治】热病，热毒攻眼，生翳膜。

洗眼栀子汤

【来源】《太平圣惠方》卷十八。

【组成】栀子仁半两 黄柏半两 黄芩半两 蕤仁一分 黄连半两 秦皮半两（锉） 决明子半两（微炒） 大枣五枚

【用法】上锉细。都以水二大盏，煎取一大盏。以绵滤去滓，避风处，看冷暖，洗眼，一日三五次。

【主治】热病，热毒气攻眼，生赤肿翳膜，疼痛，怕见光明。

摩顶油

【来源】《太平圣惠方》卷二十一。

【组成】生油二斤 乏铧铁半两 消石一两 寒水石一两 马牙消一两 曾青一两

【用法】上为细散，以绵裹，入油中浸七日。用少许于顶上及掌中摩之，并滴鼻中。

【功用】镇心，定魂魄。

【主治】脑中热毒风攻，眼内生障翳。

甘菊花散

【来源】《太平圣惠方》卷三十二。

【组成】甘菊花一两 川升麻一两 芎藭一两半 细辛一两 防风（去芦头）三分 石膏二两 羚羊角屑一两半 川大黄一两（锉碎，微炒） 黄连一两（去须） 甘草三分（炙微赤，锉）

【用法】上为散。每服四钱，以水一中盏，煎至六分，去滓，食后温服。

【主治】诸风毒攻头目，睛中如针刺痛，及欲成障翳。

龙脑膏

【来源】《太平圣惠方》卷三十二。

【组成】龙脑一分（细研） 麝香一分（细研） 腻粉一分 郁李仁一分（汤浸，去皮） 蕤仁一分（汤浸，去皮） 黄连一分（去须） 古字钱三文 消石一分

【用法】上为细散，都研令匀，以白蜜四两，同入在一瓷瓶中，密封头，于炊饭甑内蒸，饭熟为度。如病人，以铜箸点眼，不拘时候。

【主治】眼风赤冷泪，翳膜。

仙灵脾丸

【来源】《太平圣惠方》卷三十二。

【组成】仙灵脾二两 甘菊花 黄芩 车前子 石膏（细研，水飞过） 玄参 决明子 羚羊角屑各一两 蛇蜕皮一分（烧灰）

【用法】上为末，炼蜜为丸，如梧桐子大。每服二十丸，食后以温水送下。

【主治】眼暴热冲上，疼痛赤肿生翳。

玄参散

【来源】《太平圣惠方》卷三十二。

【组成】玄参一两 麦门冬一两（去心） 防风一两（去芦头） 地骨皮一两 远志一两（去心） 川大黄一两（锉碎，微炒） 车前子一两 茺蔚子一两 决明子一两 蔓荆子一两 细辛一两 黄芩一两 黄连一两（去须） 犀角屑一两 甘草一两（炙微赤，锉）

【用法】上为散。每服三钱，以水一中盏，煎至六分，去滓，每于食后温服。

【主治】眼风赤痛，生障翳，乍好乍恶，多有泪出，见日不得，涩肿疼痛，心神烦热。

【宜忌】忌炙煿热面。

朱砂散

【来源】《太平圣惠方》卷三十二。

【组成】朱砂半两 贝齿五枚（烧灰） 衣中白鱼二七枚 干姜半分 腻粉半分

【用法】上为末。每以铜箸头取如小豆许，点目中。

【主治】眼生肤翳，目赤时痛，风泪。

栀子散

【来源】《太平圣惠方》卷三十二。

【组成】栀子仁半两　秦皮三分　蔓荆子三分　白芷三分　细辛三分　玄参三分　决明子三分　菥蓂子三分　防风三分（去芦头）　车前子三分　赤茯苓三分　枳壳三分（麸炒微黄，去瓤）　蕤仁三分（汤浸，去赤皮）　甘菊花三分　黄芩三分

【用法】上为细散。每服一钱，于食后煎竹叶汤调下。

【主治】眼赤，风泪出，痒，及胎赤障翳，睑急痛。

【宜忌】忌炙煿、油腻、生菓、热面。

洗眼槐枝汤

【来源】《太平圣惠方》卷三十二。

【组成】槐枝一大握　柳枝（青嫩如小指大者）一大握（长三寸，切）　青钱三十文　青盐半分　生朴消一分　醋淡得所浆水三升

【用法】上药于铜器中以慢火煎，不得令火急，常微沸如鱼眼，又别以槐柳枝如箸长十数茎，以线缠，用搅药，两头俱便，看色变，复换新者，待浆水色如绿苔，减半，即澄滤，于瓷器中盛，候微温洗眼，不限时节用之。

【主治】眼风赤碜涩，生赤脉及膜，热泪出不止。

【宜忌】避风。

真珠散

【来源】《太平圣惠方》卷三十二。

【别名】珍珠散（《普济方》卷八十二）。

【组成】真珠（细研，水飞过）　犀角屑　琥珀（细研，水飞过）　羚羊角屑　朱砂（细研，水飞过）　车前子　地肤子　甘菊花　甘草（炙微赤，锉）各一两　茺蔚子二两　川升麻一两半　菥蓂子二两　胡黄连半两　细辛半两

【用法】上为细散。每服二钱，食后以竹叶汤调下。

【主治】眼生胬肉翳膜，赤脉风赤，涩痛难开。

黄连煎

【来源】《太平圣惠方》卷三十二。

【组成】黄连半两（去须）　蕤仁半两（汤浸，去赤皮，研）　杏仁四十九枚（汤浸，去皮尖双仁，研）　黄柏半两（锉）　腻粉二钱　青盐半两　龙脑一钱（细研）

【用法】上除龙脑外，并为细散，入生绢袋盛，用雪水二大盏，浸药二七日，取出袋子，将药汁灌于竹筒子内，密封，坐在汤中，以慢火煮一复时，掘地坑子深三尺，埋一宿取出，入龙脑搅令匀，以瓷瓶盛。要点时，即旋取点之。

【主治】热毒眼赤生翳。

黄连煎

【来源】《太平圣惠方》卷三十二。

【组成】黄连一两（去须）　蕤仁二两（去赤皮）　地骨皮一两　青盐一分　古字钱十文　曾青半两（细研）　蜜一斤

【用法】上捣碎，以蜜渍，安新瓷瓶中，以重汤煮一复时，后以重绵滤去滓，其药汁复纳瓶子内，着露地两宿。后每以铜箸取少许，点目中，日三五度。

【主治】眼胎赤，有障膜侵睛，不见物。

黄耆散

【来源】《太平圣惠方》卷三十二。

【组成】黄耆（锉）　甘草（炙微赤，锉）　旋覆花　甘菊花　川大黄（锉碎，微炒）　枳壳（麸炒微黄，去瓤）各二两　茅苊三两　石膏三两　羚羊角屑一两

【用法】上为散。每服三钱，以水一中盏，煎至六分，去滓温服，不拘时候。

【主治】风热所攻，眉骨及眼睛鼻頞偏疼，眼生赤脉及翳晕。

羚羊角散

【来源】方出《太平圣惠方》卷三十二，名见《普济方》卷七十四。

【组成】羚羊角屑　葳蕤　甘菊花　泽泻　川大黄（锉碎，微炒）　木通（锉）各一两

【用法】上为散。每服三钱至四钱，以水一中盏，

煎至六分，去滓，食后温服。
【功用】去肝肺热毒。
【主治】眼赤肿痛，并白翳。

蕤仁膏

【来源】《太平圣惠方》卷三十二。
【别名】蕤仁散（《圣济总录》卷一〇四）。
【组成】蕤仁三分（去赤皮、细研）　腻粉半分　龙脑半分
【用法】上都研令匀细。每日三度点之。
【主治】风毒冲眼赤痛，晕翳不退。

熨眼药饼子

【来源】《太平圣惠方》卷三十二。
【别名】熨眼饼子（《圣济总录》卷一一〇）。
【组成】川大黄　郁金　黄连（去须）各一两
【用法】上为末，每用五钱，以醋粟米饴和捣，捏如饼子。用手帕子裹，不住手熨之妙。

《圣济总录》：上为散，每用五钱匕，以酸粟米饭，和搜令匀，捏作一饼子，以软帛裹，不住手熨。
【主治】眼肿生翳，睑垂，疼痛难开。

七宝散

【来源】《太平圣惠方》卷三十三。
【组成】珊瑚　琥珀　玉屑　曾青　紫贝　朱砂　鸡子壳（去白膜）各半两
【用法】上为极细末。每用时，仰卧，以铜箸取如绿豆大，点于翳上，一食久乃起，日三五度点之。
【主治】眼翳障，年月深久，不能消散。

车前子散

【来源】《太平圣惠方》卷三十三。
【组成】车前子一两　决明子二分　秦皮三分（锉）　黄连三分（去须）　赤芍药三分　芎䓖一两半　川大黄三分（锉碎，微炒）　甘草半两（炙微赤，锉）　栀子仁一两
【用法】上为细散，每服二钱，食后以竹叶汤调下。
【主治】眼卒生翳障，疼痛。

贝齿散

【来源】《太平圣惠方》卷三十三。
【组成】贝齿一分　琥珀一分　朱砂半两　龙脑半两　马牙消一分
【用法】上为细末。每用少许点之，磨尽翳障为度。
【主治】眼久翳障不愈。

贝齿煎

【来源】《太平圣惠方》卷三十三。
【组成】贝齿五枚（烧灰）　豆豉三十粒（微炒为末）　三年醋二合
【用法】上药先以前二味同研为粉，以醋相和令匀，微火煎，稀稠得所，以瓷瓶盛。每夜卧时以铜箸取如小麦许，点于眦头，明即以盐汤洗之。
【主治】眼生肤翳。

乌贼骨散

【来源】方出《太平圣惠方》卷三十三，名见《杂病源流犀烛》卷二十二。
【组成】龙脑二钱　乌贼鱼骨一钱
【用法】上药入铜器中研为末。以铜箸取少许点之，每日三四次。
【主治】

1.《太平圣惠方》：眼赤痛，后生肤翳，远视不明，痒涩。

2.《杂病源流犀烛》：肤翳，眼睛上有物如蝇翅之薄。

石胆丸

【来源】方出《太平圣惠方》卷三十三，名见《普济方》卷八十。
【组成】石胆一两（细研）　波斯盐绿一两　石盐半两　硇砂半两　乌贼鱼骨三分　蕤仁三分（汤

浸去赤皮） 秦皮三两 细辛一两 决明子二两 石决明一两（捣碎，细研，水飞过） 防风三两（去芦头） 铅丹一两 黄连三两（去须） 贝齿一两（焙灰）

《普济方》有鸡舌香半两。

【用法】上为末，都研令匀，炼蜜和捣五七百杵，放于瓷盒中。每次少许，更用蜜调如稀饧，点黍米大于大眦头，一日二三次。

【主治】眼中一切障翳不消，风热毒气上攻，眼常漠不见物，不计年远，翳膜厚者。

石胆丸

【来源】《太平圣惠方》卷三十三。

【组成】石胆一分（细研） 硇砂一分（细研） 石决明半两（细研，水飞过） 盐绿一分 乌贼鱼骨半两 黄连一两（去须） 秦皮半两（去粗皮） 细辛半两 干姜一分（炮裂，锉） 决明子三分 龙脑一分（细研） 鸡舌香半两 波斯盐一分（细研）

【用法】上为末，入研了药，更研令匀，炼蜜为丸，如麻子大。每夜临卧，于大眦头各点一丸。

【主治】眼生翳障，远年不愈，风泪出，痒烂及生息肉。

石胆散

【来源】《太平圣惠方》卷三十三。

【组成】石胆半两 石盐一两 朱砂一两 盐绿半两 龙脑一分 腻粉一钱

【用法】上为细末。每以铜箸头取如小豆大，点目中，一日三四次。

【主治】眼生肤翳，目赤痛，痒涩。

石胆散

【来源】《太平圣惠方》卷三十三。

【组成】石胆半分 朱砂半两 蕤仁半两（汤浸，去赤皮） 真珠末一分 琥珀一分 马珂一分 珊瑚一分 紫贝一分 决明子一分

【用法】上为细散，入乳钵内研令匀细。每用药小豆大，点大眦头。二三次效。

【主治】眼生翳膜，经年不愈。

石决明丸

【来源】《太平圣惠方》卷三十三。

【组成】石决明半两（捣碎，细研，水飞过） 决明子 酸枣仁（微炒） 葳蕤 蕤仁（汤浸，去赤皮） 胡黄连 蓝叶 龙胆（去芦头） 青葙子各半两

【用法】上为末，用羊胆汁和为丸，如梧桐子大。每服二十丸，食后以清粥饮送下。

【主治】眼障翳，经年不消，远视不明。

石决明散

【来源】《太平圣惠方》卷三十三。

【组成】石决明一两（捣碎，细研，水飞过） 葳蕤一两 黄连三分（去须） 菥蓂子一两 决明子三分 秦皮三分 川升麻三分 犀角屑一两 栀子仁三分 甘菊花一两 细辛半两 甘草半两（炙微赤，锉）

【用法】上为细散。每服二钱，食后以竹叶汤调下。

【主治】眼生肤翳，昏暗，头额疼痛。

石决明散

【来源】《太平圣惠方》卷三十三。

【别名】点眼决明散（《圣济总录》卷一一一）、点药石决明散（《杂病源流犀烛》卷二十二）。

【组成】石决明三分（捣碎，细研，水飞过） 乌贼鱼骨半两 龙脑一钱 真珠末三分 琥珀三分

【用法】上为细末。每以铜箸取如大豆大点眼，一日三次。

【主治】眼生丁翳，根脚极厚，经久不愈。

龙脑散

【来源】《太平圣惠方》卷三十三。

【组成】龙脑一钱 川朴消半两

【用法】上为细末。每以铜箸取如黄豆大点眼。

【主治】眼生花翳。

龙脑煎

【来源】《太平圣惠方》卷三十三。

【组成】白龙脑半两　乳香一分　朱砂一分　细辛一分　黄连一分（去须）

【用法】上药先将细辛、黄连捣罗为散，以水一大盏，浸一复时，角蜜五两，并药水同煎至四分，去滓，研龙脑、乳香、朱砂，入水药内，用瓷瓶子盛。点眼，一日四五次。

【主治】眼卒生翳膜。

龙脑煎

【来源】《太平圣惠方》卷三十三。

【组成】龙脑一钱　腻粉一钱　马牙消　秦皮　防风（去芦头）　黄连（去须）各一两

【用法】上药先捣马牙消、秦皮、防风、黄连令碎，用新汲井水两碗浸药两复时，缓煎取一小盏，用绵滤去滓，澄清，却于瓷瓶内盛之，然后入龙脑、腻粉，候一宿。每用点眼。

【主治】眼中生肤翳，垂生珠管。

龙脑膏

【来源】《太平圣惠方》卷三十三。

【组成】龙脑半钱　麝香半钱　腻粉二钱　黄连末半两　蕤仁一两（汤浸，去赤皮，研细）　井盐一钱（细研）

【用法】上为细末，先以野驼脂二两，于瓷碗内煨令消，滤过，以前药合研如膏。每以铜箸取米粒大点眼。

【主治】眼生花翳涩痛。

朴消散

【来源】《太平圣惠方》卷三十三。

【组成】川朴消半两（炒熟）　朱砂一分（细研，水飞过）　龙脑半钱（细研）　乌贼鱼骨半两（细研）　黄柏一两　黄连一两（去须）

【用法】上件药，先取黄柏、黄连杵碎，以三盏水，煎取浓汁一盏，去滓，于日中煎令干，然后以诸药相和，细研如面。每以铜箸取如绿豆大点之。

【主治】眼生花翳。

朴消散

【来源】《太平圣惠方》卷三十三。

【组成】川朴消二两　硼砂半分（通明者）　白矾半两（通明者）

【用法】上为末，将小瓷瓶子，以慢火炙令热，然后抄药末，徐徐入在瓶内，旋以柳枝子搅拨，不令着瓶子四边，又入药末，续续添火，候药尽。良久，断烟，以干瓦子盖口，更以大火，烧经一炊久，去火，候瓶冷，其药如雪轻肥便成。即埋在湿土内七日，出火毒讫，取出细研。每以铜箸取少许点之，一日四五次。

【主治】眼久积顽翳，盖覆瞳仁。

决明煎

【来源】《太平圣惠方》卷三十三。

【别名】决明膏（《圣济总录》卷一〇五）。

【组成】马蹄决明一两　蕤仁（汤浸，去赤皮）一两半　芦荟　秦皮（捣碎）　黄柏（去粗皮）　马珂（研）　乌贼鱼骨（研）　紫贝（烧熟，碎）各一两　波斯盐绿三分（细研）　鲤鱼胆四枚

【用法】先将前决明等五味，以水三大盏，煎至一盏，净滤，去滓，次下盐绿等五味，更煎至一小盏，于光铜器中盛，勿令泄气。每取一大豆许，以人乳调点之，闭目良久，令泪出，每日二三度。

【主治】

1.《太平圣惠方》：远年翳障。

2.《圣济总录》：风热目赤翳，积年磣痛。

决明子散

【来源】《太平圣惠方》卷三十三。

【组成】决明子一两　黄连一两（去须）　川升麻一两　枳壳一两（麸炒微黄，去瓤）　玄参一两　黄芩一两　车前子半两　栀子仁半两　地肤子半两　人参半两（去芦头）

【用法】上为散。每服三钱，以水一中盏，煎至六分，去滓，食后温服。

【主治】

1.《太平圣惠方》：眼中卒生翳膜，视物昏暗，及翳覆裹瞳仁。

2.《医钞类编》：鸡冠蚬肉（内外障）。

鸡子壳散

【来源】《太平圣惠方》卷三十三。

【组成】鸡子壳（抱子者，去膜，取白壳皮，研）一分　贝齿三枚（烧灰）

【用法】上为细末，入瓷盒中盛。每取少许点眼，一日三五次。

【主治】眼卒生翳膜。

青盐膏

【来源】《太平圣惠方》卷三十三。

【组成】青盐一分　轻粉半两　蕤仁三分（汤浸，去赤皮）　硼砂一分（以浆水化净，拭青铜照子，涂硼砂水在上，却穿地作坑子，可容照子悬面向下，上以物盖，如此七日满，取出之，当有青绿，刮取细研）　雄鸡粪一分　乌贼鱼骨半分　贝齿一分（烧灰）　龙脑一分

方中硼砂，《普济方》卷八十作“硇砂”。

【用法】上为极细末，以牛酥调如硬膏。每用丸如黍米大，点安翳上，合目便卧，候药化尽，以盐汤洗之。

【主治】眼生肤翳，及赤脉胬肉。

抵圣散

【来源】方出《太平圣惠方》卷三十三，名见《普济方》卷八十。

【组成】乌贼鱼骨　马牙消　定粉各半两　食盐一分　蕤仁一两（去赤皮，别研如膏）　白龙脑一分

【用法】上为细末。每以铜箸头，取如半小豆大，每日三四次点之。

【主治】眼生肤翳，及积年翳不退。

明目龙脑膏

【来源】《太平圣惠方》卷三十三。

【组成】龙脑半分　硇砂一大豆大　蕤仁三颗（汤浸，去赤皮）　出子鸡子壳一枚（以干砂土磨鸡子壳上面斑点，令滑为度，去鸡子膜，膜用文火炙令干熟，研如粉）

【用法】上为细末，用牛酥和，铜箸搅匀，以瓷瓶盛。每取少许点之，日三四次。

【主治】眼生肤翳。

知母散

【来源】《太平圣惠方》卷三十三。

【组成】知母三分　川升麻三分　川大黄半两（锉碎，微炒）　甘草半两（炙微赤，锉）　大青三分

《普济方》有木香，无大青。

【用法】上为粗散。每服三钱，以水一中盏，煎至六分，去滓，每于食后温服。

【主治】眼猝生赤翳膜，侵睛下垂。

珊瑚散

【来源】《太平圣惠方》卷三十三。

【组成】珊瑚三分　龙脑半钱　朱砂一分

【用法】上先研珊瑚、朱砂如粉，次入龙脑，更研令匀。每以铜箸取一米许点之，每日三四次。

【主治】眼赤痛，后生肤翳，远视不明，痒涩。

真珠散

【来源】《太平圣惠方》卷三十三。

【组成】真珠末半两　石决明一两（捣碎，细研，水飞过）　黄芩二两　甘菊花一两　青葙子二两　芎藭一两　甘草一两（炙微赤，锉）　人参一两（去芦头）

【用法】上为细散。每服一钱，食后以温浆水调下。

【主治】眼忽生翳膜，赤涩疼痛。

真珠散

【来源】《太平圣惠方》卷三十三。

【组成】真珠末一两　蕤仁三分（汤浸，去赤皮）　秦皮三分（锉）　石决明一两（细研，水飞

过） 车前子一两 细辛一分 枳壳一两（麸炒微黄，去瓤） 羚羊角屑一两 甘草三分（炙微赤，锉）

【用法】上为细散。每服三钱，食后以甘豆汤调下。

【功用】祛风毒，消翳障。

【主治】眼生肤翳。

【宜忌】忌炙煿油腻热面。

真珠散

【来源】《太平圣惠方》卷三十三。

【组成】真珠一分 龙脑半分 琥珀一分 朱砂半分 硼砂二豆大

【用法】上为细末。以铜箸取少许，点在眦上，一日三五次。

【主治】风热眼中生赤脉，冲贯黑睛，及有花翳。

真珠膏

【来源】《太平圣惠方》卷三十三。

【组成】真珠末一两 贝齿五枚（烧灰） 麝香一分 朱砂一分 胡粉一分 鲤鱼胆二枚 白蜜四两（煎，滤过）

【用法】除鱼胆、蜜外，都研如粉，以鱼胆汁、蜜，于铜器中调令匀，用慢火煎成稀膏。每以铜箸取少许点之，一日三四次。

【主治】眼虚热，目赤痛，卒生翳膜，昏暗。

黄芩散

【来源】《太平圣惠方》卷三十三。

【组成】黄芩 木通（锉） 黄连（去须） 羚羊角屑各一两 犀角屑半两 地肤子三分 葳蕤三分 甘草三分（炙微赤，锉）

【用法】上为粗散。每服三钱，以水一中盏，入竹叶七片，煎至六分，去滓，食后温服。

【主治】眼生花翳不退。

蛇蜕皮散

【来源】《太平圣惠方》卷三十三。

【组成】蛇蜕皮一条（烧灰） 仙灵脾一两（蒸过） 蝉壳半两（微炒） 甘草半两（炙微赤，锉） 川大黄半两（锉碎，微炒）

【用法】上为散。每服三钱，以水一中盏，煎至六分，去滓，食后温服之。

【主治】眼卒生翳膜，侵睛不退。

铜青丸

【来源】方出《太平圣惠方》卷三十三，名见《圣济总录》卷一一〇。

【组成】铜青一两 细墨半两

【用法】上为末，醋和为丸，如白豆大。每用一丸，以乳汁、新汲水各少许溶化，以铜箸点之。

【主治】眼生肤翳，垂珠管。

旋覆花散

【来源】《太平圣惠方》卷三十三。

【组成】旋覆花一两 桑根白皮一两（锉） 黄连半两（去须） 羚羊角屑一两 赤芍药一两 甘草半两（炙微赤，锉） 川升麻三分 黄芩三分

【用法】上为粗散。每服三钱，以水一中盏，煎至六分，去滓，每于食后温服。

【主治】眼从下生赤翳膜，上黑睛。

【宜忌】忌炙煿、猪肉。

羚羊角散

【来源】《太平圣惠方》卷三十三。

【组成】羚羊角屑半两 泽泻半两 甘菊花一两 葳蕤半两 菟丝子半两（酒浸三日，晒干，别捣为末）

【用法】上为粗散。每服三钱，以水一中盏，煎至六分，去滓温服，不拘时候。

【主治】眼卒生白翳膜。

羚羊角散

【来源】《太平圣惠方》卷三十三。

【组成】羚羊角屑一两 芎藭半两 车前子半两 黄连半两（去须） 葳蕤一两 茺蔚子半

两　石决明一两（捣碎，研细，水飞过）　甘草半两（炙微赤，锉）　枳壳一两（麸炒微黄，去瓤）

【用法】上为细散。以竹叶汤调下一钱，不拘时候。

【主治】眼卒生浮翳膜，昏暗。

【宜忌】忌炙煿、热面、猪肉。

琥珀散

【来源】《太平圣惠方》卷三十三。

【组成】琥珀半两　真珠末一两　珊瑚半两　朱砂半两　硇砂半两（白者）　马牙消半两　乌贼鱼骨半两（先于粗石磨去其涩，用好者一钱）

【用法】上为极细末。每日三五次点之。

【主治】眼积年瘀肉翳障。

琥珀散

【来源】《太平圣惠方》卷三十三。

【组成】琥珀半两　真珠一两　珊瑚一分　贝齿一分（烧灰）　马珂一分　朱砂一分　蕤仁一分（汤浸，去赤皮）　决明子一分　龙脑一分　云石半两

【用法】上为极细末。每以铜箸取少许点之。

【主治】眼生翳障，粘睛牢固，经年不愈。

琥珀煎

【来源】《太平圣惠方》卷三十三。

【组成】琥珀一分　贝齿半分　朱砂半分　龙脑一分　马牙消（炼过者）三分

【用法】上为细末，以水一大盏，别入白蜜一两搅和，入通油瓷瓶中，用重汤煮，以柳木篦搅，煎取一合，以绵滤，于不津瓶子中盛之，或铜器亦得。每取少许点之。

【主治】眼生丁翳，久治不愈。

曾青散

【来源】《太平圣惠方》卷三十三。

【组成】曾青一两　贝齿半两（烧）　乌贼鱼骨一两　铜绿一分　轻粉一分　蕤仁三分（汤浸，去赤皮）　龙脑一分　马牙消半两

【用法】上为细末。每取少许，点翳上，可二度点之。

【主治】眼生肤翳及赤脉。

蕤仁散

【来源】《太平圣惠方》卷三十三。

【组成】蕤仁三分　决明子三分　黄连一两（去须）　柴胡一两（去苗）　葳蕤一两　川大黄三分（锉碎，微炒）　黄耆一两（锉）　甘草半两（炙微赤，锉）

【用法】上为粗散。每服三钱，以水一中盏，煎至六分，去滓，食后温服。

【主治】眼生花翳。

蕤仁散

【来源】《太平圣惠方》卷三十三。

【组成】蕤仁一两（汤浸，去赤皮）　赤茯苓一两半　秦艽一两（去苗）　柴胡一两（去苗）　川大黄半两（锉研，微炒）　枳壳一两半（麸炒微黄，去瓤）　车前子三分　青葙子三分　赤芍药三分

【用法】上为散。每服三钱，以水一中盏，煎至六分，去滓，食后温服。

【主治】眼障翳，多年不退。

【宜忌】忌炙猜、热面、毒滑、鱼肉。

雄黄丸

【来源】方出《太平圣惠方》卷五十六，名见《普济方》卷二三八。

【组成】雄黄三两（细研，水飞过）　清漆三匙　米醋九升

【用法】上药于五月五日，以糠火煎一复时，待可丸即丸，如小豆大。每服一丸，以温酒送下，不拘时候。或蛇蝎螫伤，涂之立效。

【主治】恶气走注疼痛。

车前子散

【来源】《太平圣惠方》卷八十九。

【别名】车前子汤（《圣济总录》卷一八一）。

【组成】车前子　防风（去芦头）　甘菊花　甘草（炙微赤，锉）　人参（去芦头）　菥蓂子　青葙子各一分　栀子仁半两　黄连半两（去须）
【用法】上为粗散，每服一钱，以水一小盏，加淡竹叶七片，煎至五分，去滓温服，一日三四服。
【主治】小儿肝热，眼生翳膜，或生血轮。

石决明散

【来源】《太平圣惠方》卷八十九。
【组成】石决明一分（捣碎令细）　龙脑半分　腻粉一分　黄丹一分　麝香半分
【用法】上为极细末。每于夜卧时取少许点眼。
【主治】
1.《太平圣惠方》：小儿眼生翳膜。
2.《普济方》：眼生胬肉，睛上有翳。

龙脑膏

【来源】《太平圣惠方》卷八十九。
【组成】龙脑（细研）　麝香（细研）　腻粉　蕤仁（汤浸，去皮）　黄连（去须）各半两　马牙消半两
【用法】上为细散，都研令匀，入白蜜四两，同入在一瓷瓶中，密封，于炊饭甑内蒸，饭熟为度。以铜箸取少许点眼，每日三四次。
【主治】小儿眼赤，生翳膜。

青葙子丸

【来源】《太平圣惠方》卷八十九。
【组成】青葙子　蚺蛇胆　熊胆　马牙消各半两　龙脑半分
方中龙脑，《幼幼新书》作"龙胆"。
【用法】上为末，炼蜜为丸，如绿豆大。每服五丸，以温水研化服之，一日三次。
【主治】小儿眼有翳膜遮睛。

苦竹叶散

【来源】《太平圣惠方》卷八十九。
【组成】苦竹叶半两　知母　川升麻　川大黄（锉，微炒）　甘草（炙微赤，锉）　栀子仁各一分
【用法】上为细散。儿三五岁者每服半钱，食后以温淡浆水调下。
【主治】小儿眼生翳膜下垂。

兔肝丸

【来源】《太平圣惠方》卷八十九。
【组成】兔肝半两（微炙）　栀子仁半两　黄连半两（去须）　川升麻三分　决明子三分　细辛一分　蕤仁半两（汤浸去皮，研入）　羚羊角屑半两
【用法】上为末。炼蜜为丸，如绿豆大。三岁以下儿，每服三丸，以温水研下，一日三四次；儿稍大，即增丸数服之。
【主治】小儿眼生赤翳。

珊瑚散

【来源】《太平圣惠方》卷八十九。
【组成】珊瑚半两
【用法】上为细粉。每点时，取如黍米大，纳在翳上，一日两次。
【主治】小儿眼有障翳。

真珠膏

【来源】《太平圣惠方》卷八十九。
【组成】真珠末　龙脑　蕤仁（汤浸，去皮）　腻粉　朴消　青盐　朱砂各一分
【用法】上为细末，以酥和如膏。每点如黍米大，一日三四次。
【主治】小儿热风，眼生翳膜。

黄芩汤

【来源】方出《太平圣惠方》卷八十九，名见《圣济总录》卷一八一。
【组成】黄芩　川升麻　甘草（炙微赤，锉）各半两　葳蕤　玄参　犀角屑各一分
【用法】上为粗散。每服一钱，以水一小盏，煎至五分，去滓，温温分为二服，每日三四次。

【主治】五岁以下小儿肝脏热毒，目生丁翳。

黄芩散

【来源】《太平圣惠方》卷八十九。

【组成】黄芩 决明子 防风（去芦头） 川升麻 川大黄（锉，微炒） 甘草（炙微赤，锉）各一分

【用法】上为粗散。每服一钱，以水一小盏，入淡竹叶七片，煎至五分，去滓温服，一日三四次。

【主治】小儿眼生翳膜，体热心烦。

羚羊角散

【来源】《太平圣惠方》卷八十九。

【组成】羚羊角屑 川大黄（锉，微炒） 桑根白皮（锉） 真珠末 甘菊花各一分 甘草半分（炙微赤，锉）

【用法】上为细散。每服半钱，以温水调下，每日三四次。

【主治】小儿目生白翳。

蕤仁煎

【来源】《太平圣惠方》卷八十九。

【组成】蕤仁一分（汤浸，去皮） 黄丹半两 井盐半分 黄连末一两 龙脑半两 麝香一钱 蜜五两

【用法】上除脑、麝、蜜外，都为细末，以水一大盏，入蜜同煎，令稀稠得所，用新绵滤去滓，入麝香，龙脑末，调搅令匀，入瓷器中盛。每用铜箸点少许，一日二次。

【主治】小儿眼生翳膜，瞳人昏昧。

升麻散

【来源】《医方类聚》卷六十六引《太平圣惠方》。

【组成】川升麻 黄耆（锉） 犀角屑 蕤仁（汤浸，去赤皮） 玄参各一两 川芒消半两

【用法】上为粗散。每服三钱，以水一中盏，煎至五分，去滓，加竹沥半合，搅令匀，每于食后温服。

【主治】肝隔中风热，眼生丁翳。

【宜忌】忌炙煿、热面。

羚羊角散

【来源】《医方类聚》卷六十六引《太平圣惠方》。

【组成】羚羊角屑 防风（去芦头） 川升麻 茯神 蕤仁（汤浸，去赤皮） 麦门冬（去心，焙） 地骨皮 决明子各一两 甘草半两（炙微赤，锉）

【用法】上为粗散。每服三钱，以水一中盏，煎至六分，去滓，食后温服。

【主治】眼生丁翳，风热上攻，泪出赤涩。

决明子散

【来源】《普济方》卷八十引《太平圣惠方》。

【组成】决明子 川升麻 地骨皮 柴胡（去苗）各一两 葳蕤 玄参 犀角屑 甘草（炙微赤，锉）各半两

【用法】上为粗散。每服四钱，水一钟，煎至六分，去滓，食后温服。

【主治】肝膈热毒，眼生钉翳。

远志丸

【来源】《普济方》卷八十引《太平圣惠方》。

【组成】远志（去心） 人参（去芦头） 白茯苓 柏子仁各一两 车前子一两半 决明子二两 细辛半两 茺蔚子二两

【用法】上为末，炼蜜为丸，如梧桐子大。每服二十丸，空心及夜临卧时以粥饮送下。

【主治】眼生钉翳，日月深久。

凉肝散

【来源】《普济方》卷八十引《太平圣惠方》。

【组成】大黄 赤芍药各一两 蝉退 当归 黄连各半两 甘草半钱

【用法】上为末。每服二三钱，食后以米泔水调服。

【主治】初发眼疼，才生翳膜，脏腑实者。

【加减】肝热，加淡竹叶；肺热，加大黄；脾热，加甘草。

白龙散

【来源】《证类本草》卷三引《经验方》。
【组成】马牙消（光净者）
【用法】用厚纸裹令按实，按在怀内着肉处养一百二十日，取出，研如粉，入少龙脑，同研细。每用药末两米许，点目中。
【功用】退翳明目。
【主治】

1.《证类本草》引《经验方》：不计年岁深远，眼内生翳膜，渐渐昏暗，远视不明，但瞳人不破散者。

2.《普济方》：目生胬肉，或痒或痛不可忍。

大明散

【来源】《博济方》卷三。
【组成】蝉蜕　白蒺藜　川羌活　荆芥穗　黄耆　乌蛇皮各等分（蛇皮、蝉蜕二味，洗，入罐子内，盖好口，煅过）
【用法】上为末。每服一大钱，酒调下，一日三次。
【主治】一切风毒眼疾，翳膜昏暗，眼睛涩痛，热泪时多。

仙术散

【来源】《博济方》卷三。
【组成】苍术（米泔浸淘一两宿）一两　木贼一两　蝉蜕（净泥秤）一分　谷精草一分　甘草（炙）一两　黄芩半两　蛇退皮（汤洗焙干，滴油杵）一钱
【用法】上为细末，每服一钱，空心、临卧时冷水调下。
【功用】退翳。
【主治】眼目翳膜，遮障昏暗。

羌活丸

【来源】《博济方》卷三。
【组成】羌活　川芎　天麻　旋覆花　青橘皮　天南星（炮）　藁本各一两　牵牛子六两（杵取二两末，余者不用，微焙干）
【用法】上为末，后入牵牛末，和匀，取生姜自然汁煮面糊为丸，如梧桐子大。每日二十丸，食后温酒、盐汤、米饮下，一日三次。

本方原名“羌活散”，与剂型不符，据《鸡峰普济方》改。

【主治】男子、妇人、小儿远年近日毒气上攻眼目，昏暗赤涩，瘀肉生疮，翳膜遮障不明；久患偏邪头疼，眼目渐小细；及有夹脑风痛，多视黑花。

拨云散

【来源】《博济方》卷三。
【组成】菊花　防风　白蒺藜（炒令黄）　羌活　柴胡（去芦）　甘草（炙）各等分
【用法】上为末。每服一钱半，水一盏，煎至六分，食后、临卧温服。
【主治】风毒眼目昏暗，翳膜遮障。

通神膏

【来源】《博济方》卷三。
【别名】通圣膏、金水膏（《普济方》卷七十三）。
【组成】白沙蜜四两　青盐一字　麝香一字　乳香　硇砂半字　当归半钱　黄连一钱　白矾半字（飞过）

方中乳香用量原缺。

【用法】上于乳钵内轻研破，于青竹筒内煮半日，绵滤去滓，瓷瓶收贮。点眼。每点药时，瞑目少时，以温汤洗，翳膜等并退。
【主治】眼生翳膜，赤脉胬肉，涩痒痛有泪。

羚羊角饮子

【来源】《博济方》卷三。
【组成】羚羊角（一对，镑取细末）　车前子　决明子　防风　川升麻　绵黄耆　川大黄　黄芩　芒消各二两
【用法】上为末。每服二钱，以水二盏，煎至一盏

半。凡欲服药时，先将药末以水浸一宿，次日以此水并药同煎熟，倾入瓷瓶内，用油单纸封系，悬在井中一宿，至次日取出，微暖动，临卧时徐徐呷下。不得睡枕头，至明见效。如势不可缓，急要服者，空心、日午各一服。

【主治】斑疮后，翳膜忽生；风毒眼目暴赤等。

乌头煎丸

【来源】《苏沈良方》卷二。

【组成】黑豆二两（小者） 川乌头一两（去皮） 青橘皮半两（去白，同乌头、黑豆为末，以水一升三合浸一宿，缓火煎成膏子） 甘菊花一两 牛膝 枸杞 川芎 荆芥穗 羌活 地龙（去土） 白蒺藜（去角） 当归 干薄荷各半两

【用法】将前青皮膏为丸，如梧桐子大。每服二十丸，空心茶、酒任下；蜜汤亦得。

【主治】风毒气攻眼，久成内外障，痛楚，胬肉赤脉。

还睛神明酒

【来源】《苏沈良方》卷七。

【组成】黄连五两 石决明 草决明 生姜 石膏 蕤仁 黄消石 山茱萸 当归 黄芩 沙参 车前子 淡竹叶 朴消 甘草 芍药 柏子仁 川乌头 泽泻 桂心 荠苨子 地肤子 桃仁（去皮尖双仁者） 防风 辛夷 人参 川芎 白芷 细辛 瞿麦各三两 龙脑三钱 丁香半两 珠子（生）二十五颗 秦皮三两

【用法】上锉，绢囊盛，用好酒五斗，瓮中浸之，春、秋十四日，夏七日，冬二十一日。食后服半合。勿使醉吐，稍稍增之。百日后，目明如旧。

【主治】目盲，瞳子俱损，翳如云，赤白肤肉如乳头。

【宜忌】忌热面、鲊、葵、秽臭五辛，鸡、鱼、猪、马、驴肉、生冷粘滑、入房、恚怒、大忧愁、大劳、大寒热悉慎之。时年七十，服此酒一百日，万病除，两目明，见物益明。

拨云散

【来源】《太平惠民和济局方》卷七（绍兴续添方）。

【组成】羌活 防风 柴胡 甘草（炒）各一斤

【用法】上为细末。每服二钱，水一盏半，煎至七分，食后、临睡时薄荷汤调下；菊花苗汤下亦得。

【主治】风毒上攻，眼目昏暗，翳膜遮障，怕日羞明，多生热泪，隐涩难开，眶痒赤痛，睑眦红烂，瘀肉侵睛；并治一切风毒眼疾。

【宜忌】忌腌藏、虾酱，湿面、炙煿，发风毒物。

草龙胆散

【来源】《太平惠民和济局方》卷七（续添诸局经验秘方）。

【别名】龙胆草散（《普济方》卷七十四）。

【组成】蒺藜子（炒，去刺） 草龙胆各六两 赤芍药半斤 甘草（炙） 羌活 防风（去叉枝）各三两 菊花（去枝）半两 茯苓（去皮）四两

【用法】上为末。每服二钱，食后、临卧温酒调下。

【主治】眼暴赤肿痛，风气热上冲，睛疼连眶，睑眦赤烂，瘀肉侵睛，时多热泪；及因叫怒，逆损肝气，久劳瞻视，役损眼力，风砂尘土，入眼涩痛，致成内外障翳，及一切眼疾。

洗眼紫金膏

【来源】《太平惠民和济局方》卷七（续添诸局经验秘方）。

【别名】洗眼金丝膏（《审视瑶函》卷三）。

【组成】朱砂（别研） 乳香（别研） 硼砂（别研） 赤芍药 当归（洗，焙）各一分 雄黄（研，飞）二钱 麝香（别研）半钱 黄连（去须）半两

【用法】上为细末，入研药拌匀，再擂，炼蜜搜和为丸，如皂荚子大。每次用一丸，安净盏内，以沸汤泡开，于无风处洗，药冷闭目少时，候三二时，再煨令热，依前洗，一贴可洗三五次。

【主治】远年近日翳膜遮障，攀睛胬肉，昏暗泪多，瞻视不明，或风气攻注，睑生风粟，或连眶赤烂，怕日羞明，隐涩难开，并能治之。

【宜忌】不得犯铜铁器内洗；如暴赤眼肿者，不可洗之。

菊花散

【来源】《太平惠民和济局方》卷七（吴直阁增诸家名方）。
【组成】白蒺藜（炒去尖） 蝉蜕（去头足翅） 羌活（去苗，不见火） 木贼草（去根节）各三两 菊花（去梗）六两
【用法】上为细末。每服二钱，食后、临卧茶清调下。
【功用】明利头目，洗肝去风。
【主治】肝气风毒，眼目赤肿，昏暗羞明，隐涩难开，攀睛瘀肉，或痒或痛，渐生翳膜，暴赤肿痛。
【宜忌】忌发风、腌藏、炙煿物。

密蒙花散

【来源】《太平惠民和济局方》卷七。
【别名】蒙花散（《治痘全书》卷十四）。
【组成】密蒙花（净） 石决明（用盐同东流水煮一伏时滤出，研粉） 木贼 杜蒺藜（炒去尖） 羌活（去芦） 菊花（去土）各等分
【用法】上为细末。每服一钱，腊茶清调下。
【主治】风气攻注，两眼昏暗，眵泪羞明，睑生风粟，隐涩难开，或痒或痛，渐生翳膜，视物不明，及患偏头疼，牵引两眼，渐觉细小，昏涩隐痛，并暴赤肿痛。

锦鸠丸

【来源】《太平惠民和济局方》卷七。
【别名】羊肝丸（《圣济总录》卷一一二）、神驻锦鸠丸（《原机启微》卷下）。
【组成】草决明子 蕤仁（去皮） 羌活（去芦） 瞿麦各三两 细辛（去苗） 牡蛎（洗，火煅取粉） 黄连（去须） 杜蒺藜（炒，去尖角） 防风（去芦） 肉桂（去粗皮） 甘菊花（净）各五两 白茯苓（去皮）四两 斑鸠一只（去皮、毛、肠、嘴、爪，用文武火连骨炙干） 羯羊肝一具（薄批，炙令焦） 蔓荆子二升（淘洗，绢袋盛，饭甑蒸一伏时，晒干）
【用法】上为末，炼蜜和丸，如梧桐子大。每服十五丸至二十丸，空心、日午、临卧以温水或温酒送下，一日三次。如久患内外障眼，服诸药无效者，渐加服五十丸；暴赤眼疼痛，食后用荆芥汤送下二十丸。
【主治】肝经不足，风邪内乘上攻，眼暗泪出，怕日羞明，隐涩痒痛，瞻视茫茫，多见黑花，或生翳膜。
【方论】《原机启微》：方以甘菊花、草决明主明目为君；以蕤仁、牡蛎、黄连、蒺藜除湿热为臣；以防风、羌活、细辛之升上，瞿麦、茯苓之分下为佐；以斑鸠补肾，羊肝补肝，肉桂导群药入热邪为使。

蝉花散

【来源】《太平惠民和济局方》卷七（绍兴续添方）。
【别名】蝉蜕散（《杏苑生春》卷六）。
【组成】蝉蜕（洗净去土） 谷精草（洗去土） 白蒺藜（炒） 菊花（去梗） 防风（不见火） 草决明（炒） 密蒙花（去枝） 羌活 黄芩 蔓荆子（去白皮） 山栀子（去皮） 甘草（炒） 川芎（不见火） 木贼草（净洗） 荆芥穗各等分
【用法】上为细末。每服二钱，食后、临卧用茶清调下；或用荆芥汤入茶少许调下亦得。
【主治】肝经蕴热，风毒之气内搏，上攻眼目，翳膜遮睛，赤肿疼痛，昏暗，视物不明，眼涩难开，多生眵泪，内外障眼。

蝉花无比散

【来源】《太平惠民和济局方》卷七（续添诸局经验秘方）。
【别名】蝉蜕无比散（《异授眼科》）。
【组成】蛇蜕（微炙）一两 蝉蜕（去头足翅）二两 羌活 当归（洗，焙） 石决明（用盐同东流水煮一伏时漉出，捣研如粉） 川芎各三两 防风（去叉枝） 茯苓（去皮） 甘草（炙）各四两 芍药（赤者）十三两 蒺藜（炒去刺）半斤 苍术（浸，去皮，炒）十二两
【用法】上为末。每服三钱，食后米泔调下，茶清亦得。
【功用】常服祛风，退翳明目。
【主治】远年近日一切风眼、气眼攻注，眼目昏

暗，睑生风粟，或痛或痒，渐生翳膜，侵睛遮障，视物不明；及久患偏正头风，牵搐两眼，渐渐细小，连眶赤烂；及小儿疮疹入眼，白膜遮睛，赤涩隐痛。

【宜忌】忌食发风毒等物。

镇肝丸

【来源】《太平惠民和济局方》卷七。

【别名】补肝丸（《医部全录》卷一四六）。

【组成】蔓荆子（去白皮） 地肤子 人参 茺蔚子 决明子 白茯苓（去皮） 远志（去心） 防风（去芦叉）各一两 青葙子 地骨皮去土 柴胡（去芦） 山药 车前子 柏子仁（炒） 玄参 甘菊 甘草（炙）各半两 细辛（去苗）一分

【用法】上为末，蜜水煮糊为丸，如梧桐子大。每服二十丸，食后米饮送下，一日二次。

【主治】肝经不足，内受风热，上攻眼目，昏暗痒痛，隐涩难开，堆眵多泪，怕光羞明，时发肿赤，或生障翳。

老膜散

【来源】《古今医统大全》卷六十一引《太平惠民和济局方》。

【组成】硇砂五分（上下瓦合定泥固，文火煅枯） 龙骨（煅）三钱 巴豆（去油）二厘（甘草水煮） 白丁香三分（飞）

【用法】上为极细末。点眼。

【主治】老膜经年不放光。

洗肝散

【来源】《幼幼新书》卷三十三引《灵苑方》。

【组成】白蒺藜一两半（微炒，去角） 羌活 防风（去芦头）各半两 甘草一分（炙） 马牙消二两（细研）

【用法】上为细末。每服二钱，用温热水调下，食后临卧时服。小儿及年少气实者，只用牙消一味为末，每服一钱。小儿一字，熟水调下。若是暴翳，不过两服便落。

【主治】

1.《幼幼新书》引《灵苑方》：翳膜。

2.《三因极一病证方论》：肝热，赤脉贯睛，涩痛，冲风泪下；兼治热血攻心。

羚羊角丸

【来源】《幼幼新书》卷二十五引《灵苑方》。

【组成】羚羊角（锉屑，日晒干脆，为末） 甘草（生） 白何首乌 瓦松（以纱绢内洗去土）各一两 生干地黄（洗） 郁金（炮过，地上去火气）各二两

【用法】上锉细，晒干，为细末，炼蜜为丸，如梧桐子大。每服十五丸，食后、临卧用浓煎淡竹叶、黑豆汤冷送下。小儿丸如绿豆大，每服七至十丸。

【主治】肝肺壅热，眼生胬肉、赤脉，涩痛，及赤眼障翳，睛疼痒羞明；小儿风疳烁眼。

大黄栀子汤

【来源】《伤寒总病论》卷三。

【组成】生大黄一两 升麻半两 瞿麦 甘草各一分 栀子七个

【用法】上锉。水二升，煮至一升，去滓，作四次温服。以利为度。难利者，先煮诸药至一升半，乃下大黄。大黄先以水渍，和水下之，煎药毕，下朴消，则折热易利。

【主治】热病毒气入眼，赤痛生翳，不见光明者。

麦门冬丸

【来源】《圣济总录》卷三十二。

【组成】麦门冬（去心，焙） 泽泻 茺蔚子 枸杞子各一两 细辛（去苗叶）半两 生干地黄（焙） 枳壳（去瓤，麸炒） 石决明（刮净） 黄连（去须）各一两

【用法】上为末，炼蜜为丸，如梧桐子大。每服二十丸，食后米饮送下。

【主治】伤寒热病后，眼暗有翳，及赤涩疼痛。

连翘汤

【来源】《圣济总录》卷三十二。

【组成】连翘　漏芦（去芦头）　黄连（去须）　升麻　麻黄（去根节）　白蔹　大黄（锉，炒）　甘草（炙，锉）　朴消（研）各一两

【用法】上为粗末。每服三钱匕，水一盏，入竹叶三七片，煎至六分，去滓温服，早、晚食后各一服。

【主治】伤寒后毒气上攻，眼目赤痛，及生障翳。

洗眼秦皮汤

【来源】《圣济总录》卷三十二。

【组成】秦皮一两　竹叶一握　防风（去叉）　菊花　萎蕤各半两　蕤仁（去壳，研）一分　甘草（生用）三分

【用法】上为粗末。即用水二升，煎取一升，绵滤去滓，放温洗眼，不拘时候。

【主治】伤寒后热气上冲，目生疮翳。

犀角汤

【来源】《圣济总录》卷三十二。

【组成】犀角屑三分　瞿麦穗　黄芩（去黑心）　黄连（去须）　木通（锉）　栀子仁　大黄（锉，炒）　车前子各半两　人参一两

【用法】上为粗末。每服三钱匕，水一盏，加竹叶三七片，煎至六分，去滓温服，早、晚食后各一次。

【主治】伤寒后肝气实热，目中磣痛，或生翳昏暗。

甘菊花散

【来源】《圣济总录》卷四十一。

【组成】甘菊花一两　白蒺藜　木贼　防风（去叉）　甘草（炙）各半两　木香一分

【用法】上为细散。每服一钱匕，沸汤点服，不拘时候。

【主治】肝气壅塞，翳膜遮睛，隐涩难视。

干地黄丸

【来源】《圣济总录》卷一〇二。

【组成】熟干地黄（焙）　五味子　菟丝子（酒浸一宿，别捣）　蕤仁（去皮，研）　车前子各一两　细辛（去苗叶）　甘草（炙，锉）　防风（去叉）　白茯苓（去黑皮）　柏子仁（研）各半两

【用法】上为末，炼蜜为丸，如梧桐子大。每服二十丸，空心温酒送下。

【主治】肝虚，泪出不止，翳晕侵睛，视物不远，或睛昏浊，黑白不明。

五倍丸

【来源】《圣济总录》卷一〇二。

【组成】紫巴戟（去心）一两　枸杞子二两　菊花三两　旋覆花四两　蕤仁五两（汤浸去皮，别研细）

【用法】上为末，用陈粟米粥为丸，如梧桐子大。每服二十丸，临卧好茶送下。冷泪多、赤目、翳膜昏暗，可一两服效。气晕不睹物，可半剂。

【主治】肝肾久虚，眼目昏暗，冷泪多，赤目，生翳膜气晕，不睹物。

圣饼子

【来源】《圣济总录》卷一〇二。

【组成】川芎四两　香附子三两　藁本茸　甘草（炙）　小椒（出汗）各二两（去目）　苍术一斤（米泔浸，切，炒干未）　薄荷叶四钱　蝉壳一两　蛇退皮一两

【用法】上为散，炼蜜和匀，杵一千下，丸如弹子，捻作饼。每服一饼，芝麻一捻，同细嚼，茶、酒送下，一日三服。一月必效。

【主治】肝肾久虚，积热风毒，攻注两眼内，恶翳遮睛，脸赤痒痛，风泪隐涩难开。

补肝元柏子仁丸

【来源】《圣济总录》卷一〇二。

【组成】柏子仁（研）　薏苡仁　乌麻仁　车前子　枸杞子　菴蕳子　菟丝子（酒浸，别捣

末）各一两 牡荆子 青葙子 五味子 蛇床子 桂（去粗皮） 菊花 山芋各半两 熟干地黄（焙） 肉苁蓉（酒浸，切，焙） 白茯苓（去黑皮）各一两

【用法】上为末，炼蜜为丸，如梧桐子大。每服二十丸，空心温酒送下。

【主治】肝虚视物漠漠，不能远见，睛轮昏暗涩痛，翳晕时聚时散。

青盐散

【来源】《圣济总录》卷一〇二。

【别名】青盐煎（《古今医统大全》卷八十七）。

【组成】青盐（研） 苍术（米泔浸三日，切，焙） 木贼（童便浸三日，焙干）各一两

【用法】上为散。每服一钱匕，空心熟水调下。如不见物者，不过十服。

【主治】肾脏虚冷，肝膈浮热上冲，两目生翳黑花。

青葙子丸

【来源】《圣济总录》卷一〇二。

【组成】青葙子二两 车前子 细辛（去苗叶） 生干地黄（焙） 泽泻 菟丝子（酒浸，别捣）各一两半 防风（去叉） 赤茯苓（去黑皮） 茺蔚子 五味子 人参各一两

【用法】上为末，炼蜜为丸，如梧桐子大。每服十五丸，空心茶汤送下，加至二十丸。

【主治】肝虚眼昏涩，泪出翳生，或散或聚，初时即轻。

空青丸

【来源】《圣济总录》卷一〇二。

【组成】空青（研细，水飞） 珍珠末各一分 犀角屑 防风（去叉） 羚羊角屑 升麻（锉） 防己各半两 人参 麦门冬（去心，焙） 茺蔚子 阳起石（研细） 前胡（去芦头）各一两 虎睛一对

【用法】上为细末，炼蜜为丸，如梧桐子大。每服五丸，加至十丸，麦门冬煎汤送下；温椒汤亦得。

【主治】肝肾久虚，目暗，渐生翳膜。

梦灵丸

【来源】《圣济总录》卷一〇二。

【组成】羊子肝（去皮膜，薄批作片，线串日中晒）七叶 太阴玄精石（研） 石决明（洗净） 黄连（去须）各一两 蕤仁（研）半两

【用法】上为末，用陈粟米粥为丸，如梧桐子大。临卧好茶送下二十丸。

【主治】

1.《圣济总录》：肝气不足，翳膜昏暗，久不见物者。

2.《普济方》引《卫生家宝》：五脏积热，目昏不见物。

填睛育婴丸

【来源】《圣济总录》卷一〇二。

【组成】石决明一枚（洗刷） 阳起石（饭上炊五度） 白芷 白茯苓（去黑皮） 桂（去粗皮） 防风（去叉） 杏仁（去皮尖双仁，炒） 陈橘皮（浸，去白，焙） 栀子花 肉苁蓉（酒浸，去皴皮，焙） 生姜（切，焙） 甘草（炙，锉） 厚朴（拌生姜，炒令烟尽） 磁石末（饭上炊五度） 人参各二两 青葙子 蕤仁（水浸）各三两 升麻（锉） 熟干地黄（焙）各八两 龙脑一分 车前子 黄柏（去黑皮） 槐子 麦门冬（去心，焙） 黄连（去须） 乳香各四两 乌贼鱼骨（去甲） 黄芩（去黑心） 苦参各一两

【用法】上为末，炼蜜为丸，如梧桐子大。每服六丸，空心白汤送下，食后更服十丸，渐加二十丸。

【主治】肝肾气虚，风毒上攻，两眼赤痒肿痛昏涩，迎风多泪，及有胬肉，或头风内外障，青盲，攀睛翳膜。

水龙膏

【来源】《圣济总录》卷一〇三。

【组成】黄连（去须）一分 当归（切，焙） 乳香（研） 青盐（研） 硼砂（研）各一钱 硇砂

（皂子大）一块　枯矾（皂子大）一块　龙脑
方中龙脑用量原缺。

【用法】上为末，一处和匀；炼蜜四两，与药共入竹筒内，以蜡纸密封，重汤内煮令蜜熟，取出以绵滤过。点粟米大于目眦头，不拘时候。

【主治】赤眼肿痛，翳膜。

决明子点方

【来源】《圣济总录》卷一〇三。

【组成】决明子（为末）　蕤仁（研）各六分　象胆（研）　秦皮（为末）　黄柏（去粗皮，为末）各四分　盐绿（研）三分　鲤鱼胆（去皮）四枚　马珂（研）　乌贼骨（去甲，研）　贝齿（烧，研）各四分

【用法】上药各为细末，先以水三大升煎后五味至一升，滤去滓，重煎至半升许，即下前五味，再以微火煎，只取三合，用密器盛。每用一大豆许，以人乳和，少少点眼中，良久闭目，日二夜一，卧即止，以温浆水洗之。

【主治】目赤翳膜磣痛，热泪不止。

麦门冬散

【来源】《圣济总录》（人卫本）卷一〇三。

【别名】麦门冬汤（原书文瑞楼本）。

【组成】麦门冬（去心，焙）　防风（去叉）　玄参　地骨皮　远志（去心）　大黄（锉，炒）　车前子　茺蔚子　决明子（炒）　蔓荆实（去白皮）　细辛（去苗叶）　黄芩（去黑心）　黄连（去须）　犀角屑　甘草（炙）各一两

【用法】上为粗末。每服三钱匕，水一盏，煎至七分，去滓，食后温服。

【主治】眼赤痛，生障翳，乍差乍发，多泪羞明，隐涩肿痒，心神烦躁。

青葙子丸

【来源】《圣济总录》卷一〇三。

【组成】青葙子　五味子　菟丝子（酒浸，别捣为末）　地骨皮　生干地黄（焙）　决明子（炒）　葶苈子（隔纸炒）各三两　车前子　麦门冬（去心，焙）　地肤子　萎蕤　赤茯苓（去黑皮）　子芩　泽泻　防风（去叉）各二两半　兔肝一具（炙干）　杏仁（去皮尖双仁，炒，研）　细辛（去苗叶）　桂（去粗皮）各一两

【用法】上为末，炼蜜为丸，如梧桐子大。每服二十丸，食后米饮送下，一日三次。

【主治】目赤热痛，羞明泪出，或生翳障。

黄连点眼方

【来源】《圣济总录》卷一〇三。

【组成】黄连（去须）四两　铅丹（研）二两　蜜四两

【用法】上同和，先蒸一次，再晒一日，绵裹，如鸡头子大。冷水浸，点眼。

【主治】目赤热痛，障翳不退。

黄连点眼方

【来源】《圣济总录》卷一〇三。

【组成】黄连（宣州者，去须）一分（捣末）　马牙消（研）一钱　蜜（绵滤过）半匙（与上二味和匀）

【用法】上取消梨一颗，割顶作盖，去核，如瓮子，将诸药纳于梨中，以盖子覆之，冬月半月，夏月一日，倾出，以绵绞去滓，以汁点之。

【主治】目赤肿痛，烦热昏暗并障翳。

象胆煎

【来源】《圣济总录》卷一〇三。

【组成】象胆（研）一两　防风（去叉）一两半　蕤仁（去皮，研）二两　细辛（去苗叶）三分　石蜜一两一分　黄连（去须）三两　龙脑（研）半两　盐绿（研）一两

【用法】上八味，除研外，各细切，以水三大升，煎取七合，绵滤去滓，下龙脑、盐绿，更煎一二十沸，于密器内盛。每取一二大豆许，新汲水或人乳和，点眼中，良久闭目，日夜各二，出泪即愈。

【主治】目赤，障翳磣痛，热泪昏暗。

蕤仁膏

【来源】《圣济总录》卷一〇四。

【组成】蕤仁（去皮）二两　丹砂（研）一分　青钱十文　斗子盐（末）　盐绿（末）各半钱

【用法】上用新好绵裹，于银石器中以井华水一盏，浸经一宿，如稀膏。每卧即以绵于大眦头点之，经两宿点了，停二三日再点。点时宜于深暗房中避风三二日。

【主治】眼暴赤肿痛并翳膜，但瞳人不损者。

芦根汤

【来源】《圣济总录》卷一〇五。

【组成】芦根（锉）　木通（锉）各一两半　栀子仁　桔梗　黄芩（去黑心）　甘草（炙）各一两

【用法】上为粗末。每服五钱匕，水二盏，煎至一盏，去滓，入地黄汁少许，再煎汤温服，不拘时候。

【主治】脾肺热，目眦痒，生瘀肉翳晕。

点眼猪胆膏

【来源】《圣济总录》卷一〇五。

【组成】豮猪胆不拘多少（取汁）

【用法】上入银石器中，慢火熬，以少浆水调如膏。每点少许，每日三五次。

【主治】

1.《圣济总录》：飞血赤脉及疼痛。

2.《梅氏验方新编》：眼生翳膜。

硇砂煎

【来源】《圣济总录》卷一〇五。

【组成】硇砂半分（研）　石决明（为末）　盐绿（研）　乌贼鱼骨（为末）　马牙消（研）　石蟹（为末）　龙脑（研）　曾青（研）　消石（研）各一分

【用法】上药以腊月水两碗，浸二七日，每日搅一度，候日满，以绵滤去滓，用银石器盛。日点三两度。

【主治】眼赤风泪，烂痒翳膜。

大青散

【来源】《圣济总录》卷一〇六。

【组成】大青　栀子仁　羊角（镑）　大黄（锉，炒）　桑根白皮（锉）各一两

【用法】上为粗散。每服三钱匕，水一盏，煎至五分，去滓，入生地黄汁半合服之。

【主治】肝肺热甚上攻，白睛覆盖瞳人。

前胡汤

【来源】《圣济总录》卷一〇六。

【组成】前胡（去芦头）　赤芍药　青葙子各一两半　山栀子仁　细辛（去苗叶）　车前子各一两　淡竹叶五片（洗）　朴消一钱匕（汤成下）　柴胡（去苗）一两半　甘草（微炙，锉）三分

【用法】上药除消、竹叶外，为粗末。每服四钱匕，水一盏半，入竹叶，煎至八分，去滓入消，放温，食后、临卧服。

【主治】目暴肿生翳。

圆灵丸

【来源】《圣济总录》卷一〇六。

【别名】圆灵丹（原书卷一〇七）。

【组成】苍术四两　甘草一两　荆芥穗二两　牵牛子（用四两捣取末）一两　黄柏（去粗皮）一两

【用法】上为末，用蒸饼去皮，以蜜水蘸令干湿得所为丸，如弹子大。每服一丸，食后以荆芥茶嚼下，每日三次。

【主治】目风肿攀睛，肤翳，赤脉肿焮，目昏痒，碧晕，赤筋，瘀肉，风赤，暴赤，胎赤。

五倍丸

【来源】《圣济总录》卷一〇七。

【组成】巴戟天（米泔浸一宿，焙）一两　干枸杞子（生用）二两　旋覆花（生用）三两　菊花（生用）四两　蜀椒（去目及闭口，醋二升，慢火煮令醋尽为度，焙）五两

【用法】上为末，炼蜜为丸，如梧桐子大。每服二十丸至三十丸，空心温酒或青盐汤送下。

【功用】去翳明目。
【主治】风毒攻眼，内外障。冷泪。

石胆膏

【来源】《圣济总录》卷一〇七。
【组成】石胆半钱　乌贼鱼骨半字　乳糖一钱　蜜一皂子大　龙脑少许
【用法】上为末，入新汲水半盏相和，以帛子滤过，入瓷瓶内，用新汲水浸瓶十日。每用点眼，点了，用青盐汤热洗。洗时不得犯铜铁箸，只用鸡翎沥在眼内。
【功用】退翳膜，去风痒。
【主治】风毒眼。

白芷丸

【来源】《圣济总录》卷一〇七。
【组成】白芷　细辛（去苗叶）　五味子　枳壳（去瓤，麸炒）　石决明（洗）各一两　茺蔚子二两　熟干地黄　蕤仁各二两半
【用法】上为细末，炼蜜为丸，如梧桐子大。每服二十丸，食后温水送下，一日三次。
【主治】肝肾虚风，多泪渐昏，及生翳膜。

芎辛丸

【来源】《圣济总录》卷一〇七。
【别名】芎术丸（原书卷一〇八）。
【组成】芎藭　苍术（米泔浸三日，竹刀子刮去黑皮，切）　细辛（去苗叶）　蝉壳（去土）　荆芥穗　菊花各一两　蕤仁三分（和皮）
【用法】上为末，炼蜜为丸，如弹子大。每服一丸，细嚼酒送下，或盐汤送下，不拘时候。
【主治】目风眼寒，头目昏疼；眼晕翳。

决明子丸

【来源】《圣济总录》卷一〇七。
【别名】决明丸（《古今医统大全》卷六十一）。
【组成】决明子（炒）　细辛（去苗叶）　青葙子　蒺藜子（炒，去角）　茺蔚子　芎藭　升麻　独活（去芦头）　羚羊角（镑）　防风（去叉）各半两　菊花一两　黄连（去须）　玄参　枸杞子各三两
【用法】上为末，炼蜜为丸，如梧桐子大。每服二十丸，以淡竹叶熟水送下。加至三十丸。
【功用】《全国中药成药处方集》：补肾养肝，清头明目。
【主治】

1.《圣济总录》：风热上冲眼目，或外受风邪，眼痛视物不明。

2.《全国中药成药处方集》：眼胞红肿，目昏赤痛，瞳仁昏暗，翳障遮睛。

【宜忌】《全国中药成药处方集》：忌食辛辣、发物。

防风丸

【来源】《圣济总录》卷一〇七。
【组成】防风（去叉）　山芋各一两半　萎蕤二两　赤芍药一两半　车前子三两　秦皮（去粗皮）　泽泻各一两　芎藭二两　山栀子仁　白茯苓（去黑皮）各一两半　独活（去芦头）　白槟榔（煨，锉）　甘菊花（择）　羚羊角（镑）各一两
【用法】上为细末，炼蜜为丸，如梧桐子大。每服二十丸，空心、临卧煎苦竹叶汤送下。
【主治】眼生翳，目系急，其翳生瞳人上，及睑肿合，痛如针刺。

防风丸

【来源】《圣济总录》卷一〇七。
【组成】防风（去叉）　玄参　决明子（炒）　车前子　茯神（去木）　地骨皮　枳壳（去瓤，麸炒）　龙齿　甘菊花　苦参　大黄（锉，炒）　麦门冬（去心，焙）各一两
【用法】上为末，炼蜜为丸，如梧桐子大。每服二十丸，食后温浆水送下，临卧再服。
【主治】五脏风热毒气攻目，或赤或涩，或昏或痛，翳障不明者。

羖羊角汤

【来源】《圣济总录》卷一〇七。

【组成】羖羊角（镑） 萎蕤 木通（锉）各一两半 甘菊花 泽泻 大黄（锉，炒）各一两
【用法】上为粗末。每服五钱匕，水一盏半，煎至七分，去滓，下芒消一钱匕，空心、临卧温服。
【主治】肝肺实热，目生白翳。

犀角汤

【来源】《圣济总录》卷一〇七。
【组成】犀角（镑） 芦根（锉） 大黄（锉，炒） 麦门冬（去心，焙）各一两半 甘草（炙）一两 石膏（碎）一两
【用法】上为粗末。每服五钱匕，水一盏半，加竹叶七片，煎至七分，去滓，加芒消一钱匕，生地黄汁半合，重煎三五沸，食后、临卧温服。
【主治】脾胃热毒，眼生障翳。

犀角饮

【来源】《圣济总录》卷一〇七。
【组成】犀角（镑） 石膏 芦根 大黄（锉，炒） 生麦门冬（去心）各一两半 甘草（炙）一两 淡竹叶五十片 生地黄二两
【用法】上锉，如麻豆大。每服五钱匕，水一盏半，煎至八分，去滓，下芒消末半钱匕，更煎令沸，食后温服。
【主治】五脏风热，眼赤，并黑睛上生黄翳，隐涩疼痛。

摩顶青莲膏

【来源】《圣济总录》卷一〇七。
【组成】生麻油二升 酥 曾青（研）各一两 大青 栀子叶 长理石 葳蕤 朴消 吴蓝各一两半 槐子一两一分 淡竹叶一握 空青（研）二两 盐花三两 莲子汁（八九月取）一升
【用法】上药除油、酥、汁外，为粗末，以绵裹之，先于净铛中下酥、油，后下诸药，以文武火煎半日，次下莲子汁同煎，汁尽膏成，滤去滓，澄清收入通油瓶内。每夜临卧以小铁匙挑一钱许，涂顶上，细细用铁匙摩之，令消入毛孔中，即脑中清凉，轻者不六七度，重者摩至半剂，隔二五夜用一次，每次须摩至三千余遍。兼能生发。
【主治】五脏风毒上攻，眼目障翳，及肾虚眼暗，障膜睛斜。

七味犀角汤

【来源】《圣济总录》卷一〇八。
【组成】犀角（镑）三分 车前子 栀子仁各一两 木通（锉） 黄芩（去黑心） 大黄（锉，炒） 黄连（去须）各半两
【用法】上为粗末。每服五钱匕，水一盏半，竹叶七片，煎至七分，去滓，投芒消末一钱匕，食后，临卧温服。
【主治】风邪攻眼，碜痛晕翳。

九味犀角汤

【来源】《圣济总录》卷一〇八。
【组成】犀角（镑）一两半 栀子仁 木通（锉） 黄芩（去黑心） 大黄（锉、炒） 黄连（去须） 甘草（炙，锉） 芎藭各一两 车前子二两
【用法】上为粗末。每服五钱匕，水一盏半，加竹叶七片，煎至八分，去滓，入朴消末一钱匕，食后、临卧温服。
【主治】风热乘虚，搏于精气、令目干涩碜痛，兼有晕翳。

大黄汤

【来源】《圣济总录》卷一〇八。
【组成】大黄（锉，炒） 当归 生干地黄（焙） 芎藭 葛根（锉） 甘草（炙，锉） 紫葳根（凌霄花根是也，焙） 麦门冬（去心，焙） 天门冬（去心，焙）各半两 山栀子仁 地骨皮 黄连（去须）各一两
【用法】上为粗末。每服五钱匕，水一盏半，加竹叶十片，煎至八分，去滓，食后、临卧服。
【主治】丹石热毒上攻，目生翳，心躁，面赤，头痛。

芎藭丸

【来源】《圣济总录》卷一〇八。

【组成】芎藭　枸杞子　荆芥穗　甘草（炙，锉）　苍术（米泔浸一宿，切，焙）各一两　细辛（去苗叶）　蝉蜕（洗，焙）　石膏（研，水飞）　旋覆花　菊花　羌活（去芦头）

【用法】上为细末，炼蜜为丸，如弹子大。每服一丸，食后、临卧细嚼，茶清送下，一日三次。

【主治】肝血不足，风邪乘虚搏于精气，两目晕翳，疼痛不可忍。

决明汤

【来源】《圣济总录》卷一〇八。

【组成】决明子　钩藤各一两　牡丹皮　升麻各三分　羚羊角（镑）　芍药　大黄（锉，炒）各一两

【用法】上为粗末。每服五钱匕，水一盏半，煎取八分，去滓，食后临卧时温服。

【主治】时气病后，眼生翳赤痛。

苍术散

【来源】《圣济总录》卷一〇八。

【组成】苍术（米泔浸一宿，切，焙）四两　木贼（童便浸一宿，净洗，锉，焙）二两　甘草（炙）一两半　旋覆花　蝉蜕（去土）各一两

【用法】上为散。每服一钱匕，食后麦门冬熟水调下。

【主治】风毒客搏，目生翳晕，黑白睛昏浊不明。

还明散

【来源】《圣济总录》卷一〇八。

【组成】蚺粟子一九六枚（并皮用）　甘草（炙，锉）　水蛭（拣细者，炒）各二两　虻虫一二〇枚（去翅足）　白芷　乌梅（去核）各五两

【用法】上为细散。每服一钱匕，食后热酒调下，续更饮酒半盏压之，一日三次。

【主治】眼生翳晕，昏暗隐涩，瘀肉疼痛。

羌活散

【来源】《圣济总录》卷一〇八。

【组成】羌活（去芦头）一两　苍术（米泔浸，焙）二两　防风（去叉）　楮实　蒺藜子（炒去角）　芎藭各一两　荆芥穗二两　甘草（炙，锉）一两　菊花二两

【用法】上为散。每服一钱匕，米饮调下，一日三次。

【功用】退翳膜。

【主治】风毒目昏暗。

茺蔚子丸

【来源】《圣济总录》卷一〇八。

【组成】茺蔚子　泽泻各一两半　枸杞　青葙子　生干地黄（焙）　枳壳（去瓤，麸炒）各一两　石决明　细辛　麦门冬（去心，焙）　车前子各二两　黄连（去须）三两

【用法】上为末，炼蜜为丸，如梧桐子大。每服三十丸，食后浆水送下。

【主治】时气后，眼暗及有翳膜。

点眼雄黄膏

【来源】《圣济总录》卷一〇八。

【组成】雄黄（研）　干姜（炮，捣末）　黄连（去须，捣末）　矾石（烧令汁尽，研）　丹砂（研）各一分　麝香（研）一钱

【用法】上用雪水二盏调和，入瓷瓶子内，重汤煮一日，药成候冷，用绵滤过。点少许于目眦头。

【主治】眼暗晕生翳膜，累年不愈，兼干涩痛。

独活丸

【来源】《圣济总录》卷一〇八。

【组成】独活（去芦头）二两　旋覆花（去土）半两　牵牛子（微炒）半两　天南星（炮）半两　藁本（去苗土）半两　天麻二两　芎藭二两　细辛（去苗叶）半两　菊花一两

【用法】上为细末，生姜汁煮糊为丸，如梧桐子大。每服二十丸，食后荆芥汤送下。

【主治】肝脏受风，胸膈痰饮，头目俱痛，渐生翳障。

前胡犀角汤

【来源】《圣济总录》卷一〇八。

【组成】前胡（去芦头） 犀角屑 菊花 羌活（去芦头） 防风（去叉） 细辛（去苗叶） 甘草（炙，锉） 栀子仁 麦门冬（去心，焙） 生干地黄（焙） 蔓荆实 青葙子 决明子（微炒） 车前子（微炒）各一两 黄耆（锉）一两半
【用法】上为粗末。每服五钱匕，水一盏半，煎至八分，去滓，食后温服，一日二次。
【主治】伤寒后，两目昏暗，或生浮翳。

黄芩汤

【来源】《圣济总录》卷一〇八。
【组成】黄芩（去黑心） 黄连（去须） 木通（锉） 柴胡（去苗） 赤芍药各二两 地骨皮 山栀子仁各一两半 萎蕤 大黄（蒸过，切，炒） 甘草（炙，锉）各二两半 石膏六两半
【用法】上为粗末。每服三钱匕，水一盏，煎取七分，去滓，入朴消半钱匕，食后良久温服，一日二次。
【主治】白膜晕赤侵黑睛生翳，横冲瞳人，成丁翳痛。

犀角汤

【来源】《圣济总录》卷一〇八。
【组成】乌犀角（镑）二两 黄连（去须） 甘草（炙，锉） 秦皮（去粗皮，锉） 青竹茹 栀子仁各一两 大黄（锉，炒）半两
【用法】上为粗末。每服五钱匕，水一盏半，煎至八分，去滓，食后、临卧温服。
【主治】肝血不足，虚热生浮翳，晕上黑睛，疼痛磣涩。

玄参汤

【来源】《圣济总录》卷一〇九。
【组成】玄参 柴胡（去苗） 决明子（炒） 石膏 羌活（去芦头） 细辛（去苗叶）各一两 黄芩（去黑心） 地骨皮各三分
【用法】上为粗末。每服五钱匕，水一盏半，加竹叶七片，煎至八分，去滓，投芒消末半钱匕，食后、临卧温服。
【主治】目赤生翳。

苁蓉散

【来源】《圣济总录》卷一〇九。
【组成】肉苁蓉（汤浸，去皴皮，焙）一两 巴戟天（去心） 槟榔（煨，锉） 萆薢 麦门冬（去心，焙） 犀角（镑） 羚羊角（镑） 附子（炒）各半两 黄芩（去黑心） 茺蔚子 枸杞子 人参 玄参 木香 菟丝子（酒浸一宿） 槐子 决明子（微炒） 丹参各三分
【用法】上为散。每服二钱匕，空心温酒调下，临卧又用栀子汤调下二钱匕。
【主治】肾脏虚风上攻，头旋脑痛眼生翳，或有黄黑花，起如飞蝇，及腰胯酸疼，脚膝冷痹。

拨云散

【来源】《圣济总录》卷一〇九。
【组成】蔓荆实三升（煮一遍，炒一遍） 茼实（炒） 羌活（去芦头） 蒺藜子（炒去角） 青葙子 恶实（炒）各一两 防风（去叉） 菊花 旋覆花 甘草（炙）各二两 谷精草 石决明 地骨皮 蝉壳 木通（锉） 牡砺（烧）各四两 淡竹叶 乌贼鱼骨（去甲） 白花蛇（酒浸，去骨，炙） 木贼 龙胆 细辛（去苗叶） 密蒙花各三两 苍术（去皮，米泔浸一宿，切，焙）半两
【用法】上为散。每服二钱匕，丈夫用生椒汤调下，妇人用茶调下；小儿疳眼雀目，每服一钱匕，生米泔调下。
【主治】一切风毒，眼见黑花，攀睛翳晕，瘀肉侵暗。
【加减】肾脏风毒眼，加胡桃仁四两。

拨云散

【来源】《圣济总录》卷一〇九。
【组成】椿实（微炒）一两 荆芥穗半两 甘草（炙，锉）一分
【用法】上为细散。每服二钱匕，食后、临卧腊茶调下。
【主治】一切眼内外翳膜遮障，磣涩疼痛，羞明怕日，胬肉攀睛，及冷热泪。

点眼石胆丸

【来源】《圣济总录》卷一〇九。
【组成】石胆（研） 铜青（研） 硇砂（去石，研） 干姜（炮） 龙脑（研） 戎盐（研）各一分 石决明（七孔者，刮，洗，焙，捣末） 乌贼鱼骨（去甲） 秦皮（去粗皮） 细辛（去苗叶） 鸡舌香各半两 决明子（炒）三分 黄连（去须）一两
【用法】上为末，合和重研，炼蜜为丸，如麻子大。临卧纳大眦头各一丸。
【主治】眼赤风泪出，痒烂久积，生翳息肉。

点眼雀粪膏

【来源】《圣济总录》卷一〇九。
【别名】雀乳散（《奇效良方》卷五十七）。
【组成】雄雀粪
【用法】上取细直者，以乳汁和研细。点肤翳上。
【主治】
1.《圣济总录》：息肉淫肤赤白膜。
2.《奇效良方》：眼热毒，卒生翳。

前胡汤

【来源】《圣济总录》卷一〇九。
【组成】前胡（去芦头） 决明子（炒） 黄连（去须） 芍药 大黄（锉，炒） 升麻各二两 山栀子仁 枳壳（去瓤，麸炒）各一两
【用法】上为粗末。每服五钱匕，水一盏半，加苦竹叶十片，煎至一盏，去滓，下芒消末一钱匕，食后临卧温服。
【主治】眼赤膜不见物，或生息肉。

柴胡汤

【来源】《圣济总录》卷一〇九。
【组成】柴胡（去苗） 大黄（锉，炒）各一两半 决明子（炒） 泽泻 升麻 芍药 白茯苓（去黑皮） 枳壳（去瓤，麸炒） 栀子仁 黄芩（去黑心） 黄连（去须） 细辛（去苗叶） 杏仁（汤浸，去皮尖双仁）各一两 甘草（炙，锉）二两
【用法】上为粗末。每服五钱匕，水一盏半，苦竹叶十片，煎至一盏，去滓，投芒消末一钱匕，食后临卧温服。
【主治】眼赤息肉，生翳膜，漠不见物。

宿鸠丸

【来源】《圣济总录》卷一〇九。
【组成】宿鸠一只（去毛、羽、嘴、足、肠、胃，炙黄） 羊肝一具（清油炼定血，去筋膜，劈作片子，焙） 蔓荆子半斤（淘净，生绢袋盛，饭上炊三遍，焙） 蜀椒（去目及闭口者，炒出汗） 楮实 仙灵脾 木贼 羌活（去芦头） 蝉壳（去土）各一两 甘菊花（去萼） 荆芥穗 苍术（米泔浸，去皮） 蒺藜子（炒去角）各二两
【用法】上为末，炼蜜为丸，如梧桐子大。每服三十丸，温酒或盐汤送下，不拘时候。
【主治】肝肾气虚，眼生翳晕及见黑花。

椒黄丸

【来源】《圣济总录》卷一〇九。
【组成】蜀椒（去目及闭口者，炒出汗）一两 熟干地黄（洗，切，焙）三两
【用法】上为细末，炼蜜为丸，如梧桐子大。每服二十丸，米饮送下，食后临卧服。
【主治】一切内外翳膜遮障，碜涩疼痛，羞明怕日，胬肉攀睛，及冷热泪。

二明散

【来源】《圣济总录》卷一一一。
【组成】苍术四两（米泔浸七日，逐日换泔，切片别研，青盐一两同炒黄色，去盐用术） 木贼二两（童便浸一两日，洗，焙）
【用法】上为散。每服一钱匕，米饮调下。
【主治】内外障眼。

八子丸

【来源】《圣济总录》卷一一一。

【组成】青葙子　决明子（炒）　葶苈子（炒）　车前子　五味子　枸杞子　地肤子　茺蔚子　麦门冬（去心，焙）　生干地黄（洗，焙）　细辛（去苗叶）　肉桂（去粗皮）　赤茯苓（去黑皮）　泽泻　防风（去叉）　黄芩（去黑心）各一两

【用法】上为末，炼蜜为丸，如梧桐子大。每服二十丸至三十丸，茶清送下，温米饮亦得，一日三次。

【功用】《全国中药成药处方集》（沈阳方）：祛风热，补肝肾，疏气血。

【主治】

1.《圣济总录》：风毒热眼，翳膜侵遮，不计久新，及一切内外障眼。

2.《全国中药成药处方集》（沈阳方）：风火赤眼，翳膜遮睛，内外两障，暴发赤痛，干涩昏花。

【宜忌】《全国中药成药处方集》（沈阳方）：忌食葱、蒜、辣物。

车前子丸

【来源】《圣济总录》卷一一一。

【组成】车前子　决明子　黄连（去须）　蓝实各二两一分　黄芩（去黑心）　玄参　沙参　瞿麦穗　地骨皮　秦皮　蕤仁（去壳）各一两三分

【用法】上为末，炼蜜为丸，如梧桐子大。每服三十丸，食后熟水下，一日二次。

【主治】热毒眼晕，白翳覆瞳仁。

贝齿散

【来源】《圣济总录》卷一一一。

【组成】贝齿七枚（烧为末，细研）　真珠一分（捣罗末，细研）　龙脑（研）半钱

【用法】上为末。每点如黍米大于翳膜上，一日三次。

【主治】目风热赤，生肤翳。

升麻汤

【来源】《圣济总录》卷一一一。

【组成】升麻　黄耆（锉）　犀角（镑）　葳蕤　玄参各一两

【用法】上挫，如麻豆大。每服五钱匕，水一盏半，煎至八分，去滓，加芒消半钱，竹沥少许，空心温服。

【主治】膀胱热，肝膈中风毒，目生丁翳。

丹砂散

【来源】《圣济总录》卷一一一。

【组成】丹砂（研如粉）　贝齿（烧灰）各二两　干姜（炮）半两　衣内白鱼四十枚（焙令干）

【用法】上药于净乳钵中，为极细末，以熟帛三度罗过。点时仰卧，令人以小指甲点少许。

【主治】虚热目赤生肤翳，眦痒风泪；白翳。

甘菊汤

【来源】《圣济总录》卷一一一。

【组成】甘菊花　大黄（锉，炒）　旋覆花　升麻　石决明　芎藭各半两　羌活（去芦头）　地骨皮（洗）　青葙子　车前子　石膏（碎）　木贼（锉，炒）　黄芩（去黑心）　栀子仁　草决明（炒）　甘草（炙，锉）　荆芥穗　防风（去叉）各一两　黄连（去须）一分

【用法】上为粗末。每服三钱匕，水一盏，加蜜少许，同煎至七分，去滓，食后、夜卧温服。

【主治】

1.《圣济总录》：内外障翳。

2.《普济方》：一切眼疾。

白鲜皮汤

【来源】《圣济总录》卷一一一。

【组成】白鲜皮　款冬花　柴胡（去苗）　车前子　枳壳（去瓤，麸炒）　黄芩（去黑心）各一两　甘草（炙）半两　百合二两　菊花　蔓荆实（炒）各一两半

【用法】上为粗末。每服五钱匕，以水一盏半，煎至八分，去滓，食后温服，临卧再服。

【主治】目肤翳遮睛，及瞳人上有物如蝇翅状，令人视物不明。

地黄丸

【来源】《圣济总录》卷一一一。
【组成】熟干地黄二两　蜀椒（去目并闭口者，炒出汗）一两
【用法】上为末，炼蜜为丸，如梧桐子大。每服二十丸，食后、临卧新米泔饮送下。
【主治】眼病。一切内外障，翳膜遮蔽，时作疼痛赤涩。

决明汤

【来源】《圣济总录》卷一一一。
【别名】决明散（《普济方》卷八十）。
【组成】决明子（微炒）　地骨皮　玄参　黄连（去须）　桔梗（炒）　柴胡（去苗）　茯神（去木）各三分　山栀子仁半两　羚羊角屑一两
【用法】上为粗末。每服五钱匕，以水一盏半，入净洗淡竹叶十片，煎至七分，去滓放温，食后服，临卧再服。
【主治】眼生肤翳，遮覆瞳仁。

杏仁膏

【来源】《圣济总录》卷一一一。
【组成】杏仁三升（汤浸，去皮尖双仁）
【用法】每一升以面裹，于煻灰火中炮熟，去面，研杏仁压取油，又取铜绿一钱，与杏油同研。以铜箸点眼。
【主治】眼疾翳膜遮障，但瞳子不破者。

还睛汤

【来源】《圣济总录》卷一一一。
【组成】甘菊花　蔓青子　蒺藜子（炒，去角）　谷精草　牡蛎（烧）　芎藭　仙灵脾　生地黄各半两　蛇蜕五条　羌活（去芦头）　防风（去叉）　桑叶　蝉蜕（洗）　地骨皮（洗）各一两
【用法】上为粗末。每服二钱匕，水一盏，加竹叶二片，荆芥两穗，煎至七分，去滓，食后、临卧温服。
【功用】退翳膜，去风毒。
【主治】内外障眼。

羌活丸

【来源】《圣济总录》卷一一一。
【组成】羌活（去芦头）　天南星（炮）　天麻　附子（炮裂，去皮脐）　旋覆花　芎藭　青橘皮（汤浸，去白，焙）　半夏（汤洗十度）　桑螵蛸（炒）各一两　牵牛子六两（微炒，捣取末二两）　藁本（去苗土）一两
【用法】上为细末，炼蜜为丸，如梧桐子大，每服二十丸，渐加至三十丸，食后温水送下。
【主治】久患风毒，气攻眼目，昏暗赤涩，瘀肉生疮，翳膜遮睛不明；久患偏正头疼，眼目渐觉细小，及夹脑风痛，多视黑花。

青葙子丸

【来源】《圣济总录》卷一一一。
【组成】青葙子　蓝实　枳壳（去瓤，麸炒）　大黄（锉，炒）　菊花　甘草（炙）各二两　草决明　黄连（去须）　茺蔚子　细辛（去苗叶）　麻黄（去根节）　车前子各一两半　鲤鱼胆　鸡胆各一枚（阴干）　羚羊角（镑）三两
【用法】上为末，炼蜜为丸，如梧桐子大。每服二十五丸，食后温水送下，一日三次。
【主治】肝心毒热，丁翳入黑睛，及内、外障，一切眼病。

青葙子汤

【来源】《圣济总录》卷一一一。
【组成】青葙子　蕤仁　白茯苓（去黑皮）　车前子　萎蕤　黄连（去须）各一两半　秦皮二分　山栀子仁　秦艽（去苗土）　甘菊花（择）　黄芩（去黑心）　甘草（炙）各一两
【用法】上为粗末。每服三钱匕，水二盏，煎至八分，去滓，食后服。
【主治】肉翳，风邪丁翳。

明目防风丸

【来源】《圣济总录》卷一一一。
【组成】防风（去叉）　决明子　枳壳（去瓤，麸

炒） 黄连（去须） 槐子 赤茯苓（去黑皮） 甘菊花各一两半 细辛（去苗叶） 黄芩（去黑心）各一两 生干地黄（焙） 车前子各二两半

【用法】上为末，炼蜜为丸，如梧桐子大。每服十五丸，食后米饮送下，一日二次。觉愈即止。

【主治】热风上冲头面，及因食酒面炙煿等物，眼生膜者，或努肉昏暗。

点药神效膏

【来源】《圣济总录》卷一一一。

【别名】神效膏（《普济方》卷七十八）。

【组成】铅丹二两 蜜半斤（以绢滤过） 硇砂一豆大（明净者） 青盐一钱 马牙消三钱 白龙脑一钱 白矾一豆大（烧过） 大猪胆二枚（新好者）

【用法】上药并入瓷瓶内和匀，用重汤于锅内煮，候紫色为度，兼不住手搅之，药成，只于瓶内盛贮封角。每遇使时，旋取些少，以井华水调，用铜箸子点，有泪下，以帛拭之，候泪住，即再点，每昼夜可三五度。

【主治】翳膜遮障，目风泪出。

点眼还睛膏

【来源】《圣济总录》卷一一一。

【别名】还睛膏（《普济方》卷七十八）。

【组成】黄连（去须） 铅丹（水飞过）各一两 黄柏（去粗皮）半两 桃仁（去皮尖双仁） 杏仁（去皮尖双仁）各七粒 龙脑（研）半钱 白沙蜜四两

【用法】上除龙脑、铅丹、蜜外，各为末，用井水二盏，及蜜、铅丹搅匀，浸三日后，入银石器内，文武火熬及一半，绵滤去滓，入龙脑成膏，瓷盒子内密封，掘地埋一宿，出火毒。点眼，不拘时候。

【主治】翳障。

点眼香连膏

【来源】《圣济总录》卷一一一。

【组成】白沙蜜五两（绢滤去滓） 硇砂五钱（通明者，研） 乳香（研）一钱 青盐一钱（研） 铅丹一钱 黄连三两（去须，为细末。以上六味除蜜外，并用新汲水三大盏于银石器内，同煎至一大盏后入蜜，更用慢火熬成膏，不住手搅，候引之如丝线，以重绵绞去滓，入瓷瓶内盛） 水银半钱 轻粉一钱 龙脑一钱 麝香（研）一钱

【用法】上除前膏外，将后四味为细末，入在药膏内，用油单封三五重系定。如春、夏、秋合时，即以麻绳子坠在井底一七日取出；若冬月合时，即于背阴处封闭二七日出之。除打损眼外，并可治。

【主治】目生翳膜。

复明膏

【来源】《圣济总录》卷一一一。

【组成】马牙消（研）一两半 酸浆草（干者）五两

【用法】上于六月六日入童便浸，于日中晒之，夜或阴雨覆之，晴即露之，小便耗即旋添，至七月初去酸浆草，只空晒小便，令干，收之，别以新盆盖药，埋净地深可五寸，至来年夏至前二日收之，其霜飞上盆子盖，以乌鸡毛扫取。病人以一米粒大按于大眦头。避风。

【主治】目障翳，胬肉昏暗。

洗眼通光散

【来源】《圣济总录》卷一一一。

【别名】通光散（《普济方》卷七十八）。

【组成】栝楼一枚 猪胰子 桑条子十两

【用法】用栝楼一枚，割下顶盖，取瓤并子，同猪胰子捣匀，却入在栝楼内，用原盖盖之，坐净土上，取桑条子十两，约长四五寸，簇栝楼上，用炭火烧，扇之烟尽，将成灰，即住扇，冷和灰通研极细。每用二钱匕，沸汤浸，澄清去脚洗之。

【主治】攀睛翳膜，昏涩，风毒肿痛。

退膜丸

【来源】《圣济总录》卷一一一。

【组成】熊胆半两（研） 牛胆汁一合 猪胆五枚（取汁） 牵牛子一两（炒） 黄连（去须）一两 栀子仁一两 车前子半两 决明子半两（炒） 枸杞半两 甘草一两（炙）

【用法】上除牛胆、猪胆汁外，同为末，用二胆汁和丸，如梧桐子大。每服五十丸，食后荆芥汤送下。

【主治】阳气炎上，血脉贯冲，目赤肿痛，睑眦生疮，暴生丁翳，渐染睛轮，视物羞涩，紧急难开。

秦皮丸

【来源】《圣济总录》卷一一一。

【组成】秦皮（去粗皮） 黄柏（去粗皮，炙） 黄芩（去黑心） 防风（去叉） 柴胡（去苗） 黄连（去须）各一两 甘草（炙） 葳蕤 木通（锉）各一两半

【用法】上为末，炼蜜为丸，如梧桐子大。每服三十丸，食后、临卧温水送下。

【主治】粘睛翳。

真珠散

【来源】《圣济总录》卷一一一。

【组成】真珠末 琥珀末各一分 丹砂末半分 硇砂两豆大（好者，研）

【用法】上为细末。点之，每日三五次。

【主治】风热上攻，眼生花翳，及有赤脉，冲贯黑睛。

秘金散

【来源】《圣济总录》卷一一一。

【组成】黄连（去须） 沙参 太阴玄精石（研） 决明子各一两

【用法】上为散。每服半钱匕，用羊肝子一具，竹刀切作缝子，掺药末在内，以线系，入瓶中，用米泔煮熟，分作三服，淡吃。

【主治】自幼久患疳风，攻眼生翳，久疗不愈，翳膜遮障，但睛不损者。

桑白皮汤

【来源】《圣济总录》卷一一一。

【组成】桑根白皮（锉） 木通（锉）各一两半 泽泻 犀角屑 黄芩 旋覆花 茯神 玄参 川大黄（锉，炒）各一两 甘菊花半两 甘草一分（炙）

【用法】上为细散。每服二钱匕，水一盏，煎至六分，和滓温服。

【主治】目生花翳白点，状如枣花。

萎蕤丸

【来源】《圣济总录》卷一一一。

【组成】萎蕤 青葙子 黄连（去须） 防风（去叉） 赤芍药各一两半 车前子二两 地肤子 干蓝 独活（去芦头） 芎藭 黄芩（去黑心） 甘草（炙，锉）各一两

【用法】上为末，炼蜜为丸，如梧桐子大。每服四十丸，食后温热水送下，一日二次。

【主治】顽翳丁翳眼。

萎蕤丸

【来源】《圣济总录》卷一一一。

【组成】萎蕤 车前子 熟干地黄（焙）各四两 升麻 黄芩（去黑心） 秦艽（去苗土） 枳壳（去瓤，麸炒） 白茯苓（去黑皮） 黄连（去须） 独活（去芦头） 地骨皮 决明子（微炒） 山栀子仁 白槟榔（生，锉）各一两半 赤芍药 芎藭各二两 秦皮一两

【用法】上为末，炼蜜为丸，如梧桐子大。每服三十丸，食后熟水送下，一日二次。

【主治】眼生翳膜，疼痛昏涩，视物不明。

萎蕤汤

【来源】《圣济总录》卷一一一。

【组成】萎蕤（去皮） 地骨皮（去上） 赤芍药各一两半 犀角屑 黄芩（去黑心） 茯神（去木） 甘草（炙，锉） 升麻各一两

【用法】上为粗末。每服五钱匕，以水一盏半，煎

至一盏，去滓，食后温服，临卧再服。

【主治】眼生肤错。

萎蕤汤

【来源】《圣济总录》卷一一一。

【组成】萎蕤 桔梗 黄耆（锉）各一两半 羚羊角（镑）一两

【用法】上为粗末。每服五钱匕，水一盏半，煎至八分，去滓，下芒消末半钱匕，再煎一二沸，食后温服。

【主治】目赤，并黑眼上生丁翳疼痛。

菊花散

【来源】《圣济总录》卷一一一。

【别名】荆防菊花散（《证治准绳·类方》卷七）。

【组成】菊花 防风（去叉） 木通（锉） 木贼（锉） 仙灵脾（锉） 荆芥（去梗） 甘草（炙）各一两

【用法】上为散。每服一钱匕，食后用茶半钱匕，同点温服。

【主治】眼目肤翳侵及瞳仁，如蝇翅状。

营实散

【来源】《圣济总录》卷一一一。

【组成】营实（以柳木制硙子磨之，马尾筛筛取黄肉，其焦壳不用。每十两可得四两精肉，非柳木硙不能去壳）

【用法】上为末，取豮猪肝薄切，裹药中，令相著，缓火炙肝熟，为散。每服二钱匕，临卧陈米饮调下。

【主治】目生翳膜，久不愈者。

黄芩汤

【来源】《圣济总录》卷一一一。

【组成】黄芩（去黑心） 木通（锉） 黄连（去须）各二两 地骨皮 萎蕤 甘草（炙，锉）各一两半

【用法】上为粗末。每服五钱匕，水一盏半，煎至七分，去滓，食后温服，一日二次。

【主治】花翳。

黄连丸

【来源】《圣济总录》卷一一一。

【组成】黄连（去须）一两 车前子 地骨皮（去土） 黄芩（去黑心） 沙参 人参各一两半 蕤仁（去皮）二两 茯神（去木）一两半 秦皮（去粗皮）一两 决明子（微炒）一两半 泽泻 瞿麦各一两 甘草（微炙）一两半

【用法】上锉，焙过，为末，炼蜜为丸，如梧桐子大。每服三十丸，食后以温熟水送下，临卧再服。

【主治】眼热生晕，翳覆瞳人。

密蒙花丸

【来源】《圣济总录》卷一一一。

【组成】密蒙花 黄柏根（洗，锉）各一两

【用法】上为末，炼蜜为丸，如梧桐子大。每服十丸至十五丸，食后、临卧熟水送下，或煎汤送下。

【主治】眼障翳。

照水丸

【来源】《圣济总录》卷一一一。

【组成】龙脑 滑石 丹砂（通明者） 乌贼鱼骨（去甲）各一钱

【用法】上各为细末，再同研匀。先用黄蜡（皂子大）二三块，纳新白瓷盏内，于慢火上熔，用纱帛子滤过，在净盏内再熔了，与前药末共同拌和，捏作饼子，如半破豌豆大，用薄绢或纱袋子盛了；以硇砂半两，放在净碗内，上交横安竹片，铺药饼，借硇砂气熏，用大棒一片，合碗口，勿令透气；掘一地坑，放药碗在坑内，用竹箄子一片盖了，然后以黄土盖之，七日取出，净瓷瓶中收药饼，硇砂不用。临卧将一饼扎在眼眦头，即睡至晓，用水一碗，向东觑水碗，其药自落在水中浮浴，却用绢帛子裹起，安洁净处，临卧依前再使，每饼可用半月，候药力慢时，方易一饼，如两目有疾，即用两饼。

【主治】眼生翳障及一切目疾。

精明汤

【来源】《圣济总录》卷一一一。
【组成】羚羊角（镑）二两　当归（切，炒）　黄芩（去黑心）　栀子仁　淡竹叶　芍药　木贼　大黄（锉，炒）　荆芥穗　石决明各一两
【用法】上为粗末。每服四钱匕，加苦竹叶十片，水一盏半，煎至七分，去滓温服，一日三次。
【主治】内外障翳。

蕤仁煎

【来源】《圣济总录》卷一一一。
【组成】蕤仁（去皮尖，铺在银盂底）　黄连（去须，净洗，铺在蕤仁上）各二两
【用法】上用古老钱四十九文，铺黄连上，以井花水二盏，浸不得过钱，用七年熟艾四两，紧打成一炷，在古老钱上烧，密盖盂口，不令出风，候烧过艾炷，去灰并古老钱、黄连、蕤仁等，取下艾烟在水内，入白蜜二两，同煎一盏，去滓，次用麝香、龙脑各二分，蓬砂一字，细研和膏，再熬热密封，入井水内，浸七日，出火毒。先用白汤洗眼，灯心点药入眼内，一日三次。勿令见风。
【主治】眼生翳障昏暗，目涩赤肿隐痛。

镇心丸

【来源】《圣济总录》卷一一一。
【组成】远志（去心）　人参　赤茯苓（去黑皮）　柏子仁　细辛（去苗叶）称　茺蔚子　山芋　车前子各一两
【用法】上为末，炼蜜为丸，如梧桐子大。每服十丸，空心茶汤送下。
【主治】心热生丁翳。

摩顶膏

【来源】《圣济总录》卷一一一。
【组成】莲子草　蓝青各一握　油一升
【用法】上锉细，纳瓶中，以油浸之，纸封头四十九日。每夜卧时，令人以铁匙点药，摩顶脑上四十九遍至一百二十遍佳。此药须五月五日平旦时合。
【功用】生发凉脑。
【主治】一切眼疾，翳膜遮障，头痛。

车前散

【来源】《圣济总录》卷一一二。
【组成】车前子　菊花　蛇蜕（烧灰）　甘草（炙、锉）　京三棱（炮、锉）　石决明（研）　草决明（炒）各一两　井泉石（研）二两　枳实（麸炒）一分
【用法】上为散。每服一钱半匕，食后用熟水调下，不拘时候。
【主治】眼生翳膜，遮障睛瞳，及内障青盲。

抵圣丸

【来源】《圣济总录》卷一一二。
【组成】家菊花（去梗蒂，取蕊，焙）四两　附子（炮裂，去皮脐，切如指面大）一两　蒺藜子（炒，去角）二两　肉苁蓉（净洗，酒浸一宿，切，焙）　大黄（锉，纸裹煨）各一两
【用法】以无灰酒二升半，同拌和，入银石器内盛贮盖了，于饭甑中蒸，自早及晡，取出焙干，捣罗为末，如有浸药剩酒，煮黄粟为糊，如酒少即添酒为糊，丸如梧桐子大。每服三十丸，日午、夜卧浓煎槐枝汤送下。
【主治】一切眼昏障翳，将至青盲，不问新久。

茺蔚子散

【来源】《圣济总录》卷一一二。
【别名】退热茺蔚子散（《秘传眼科龙木论》卷五）。
【组成】茺蔚子二两　防风（去叉）　芎䓖　桔梗（锉，炒）　知母（焙）各一两　藁本（去苗土）一两一分　白芷三分　人参一两
【用法】上为散。每服一钱匕，空心、食前米饮调下。
【主治】目撞刺生翳。

退热人参汤

【来源】《圣济总录》卷一一二。
【组成】人参二两　玄参　白茯苓（去黑皮）　黄芩（去黑心）　五味子　羌活（去芦头）　细辛（去苗叶）各一两　车前子一两半
【用法】上为粗末。每服三钱匕，水一盏，煎至七分，去滓，食后温服。
【主治】目撞刺，赤肿痛，生障翳。

槐芽散

【来源】《圣济总录》卷一一二。
【别名】空心散（《普济方》卷八十三）。
【组成】槐芽　胡黄连　杨梅青各一两　龙脑（研）一钱
【用法】上为散。随左右吹在鼻内。候鼻中有黄水出，数日即愈。
【主治】

1.《圣济总录》：青盲。
2.《普济方》：雀目，及内外障眼。

蕤仁丸

【来源】《圣济总录》卷一一二。
【组成】蕤仁三两　黄连（去须）　车前子各二两　人参　麦门冬（去心，焙）各三分　青葙子（汤浸，焙干）　防风（去叉）　黄芩（去黑心）　生干地黄（焙）　秦艽（去苗土）　羚羊角末各一两半　甘草（炙，锉）　天门冬（去心，焙）　丹参（炒）　升麻（炒）　苦参（炒）　羌活（去芦头）　地肤子（汤洗，炒）　决明子（炒）　地骨皮（炒）　菊花（焙）　玄参（炒）各一两一分
【用法】上为末拌匀，炼蜜为丸，如梧桐子大。每服二十丸至三十丸，食后百合汤送下。
【主治】内外障眼。

车前子丸

【来源】《圣济总录》卷一八一。
【组成】车前子　甘菊花　芎藭　黄连（去须）　当归（切、焙）各一分　大黄（湿纸裹煨）　黄芩（去黑心）各半分
【用法】上为末，炼蜜为丸，如绿豆大。每服五七丸，煎桑枝汤送下。
【主治】小儿肝脏壅热，眼生疮翳。

龙胆饮

【来源】《圣济总录》卷一八一。
【别名】龙脑饮（《普济方》卷三六四）。
【组成】龙胆　钩藤　土瓜根　茯神（去木）各半两　甘草（炙）　桑根白皮（炙）　防风（去叉）各一分
【用法】上为粗末。每服一钱匕，水一盏，加大枣半枚（去核），同煎至六分，去滓，早、晚分二次服。
【主治】小儿肝受病，目昏渐生翳膜，散漫侵睛，因此失明。

白矾膏

【来源】《圣济总录》卷一八一。
【组成】白矾（熬令汁尽）一分
【用法】以清水四合，置熟铜器中煎取半合，去滓，加少许白蜜，以绵滤过。每日三次，点如黍米大。
【主治】小儿目睛有膜。

恶实散

【来源】《圣济总录》卷一八一。
【组成】恶实（炒）　木通（锉）　蒺藜子（炒去角）各一两
【用法】上为散。每服半钱匕，以水捣羊子肝汁调下，早晨、日晚各一服。
【主治】小儿风翳，散漫侵瞳人；及风疳眼。

蝉壳汤

【来源】《圣济总录》卷一八一。
【组成】蝉壳　羊子肝
【用法】上为末。每服二钱匕，用水煎羊子肝汤调

下，一日三次。
【主治】小儿疮疹入眼，成翳膜。

蕤仁丸

【来源】《圣济总录》卷一八一。
【组成】蕤仁（汤浸去皮，别捣）一两半　兔肝（炙）一具　栀子仁　黄芩（去黑心）　黄连（去须）各半两　升麻　决明子各三分　细辛（去苗叶）一分
【用法】上为末，炼蜜为丸，如绿豆大，每服三丸至五丸，温水送下，早晚各一次。
【主治】小儿热毒气盛，翳膜侵睛，兼赤眼疼痛。

当归散

【来源】《普济方》卷七十三引《圣济总录》。
【组成】轻粉一分　当归（切，焙）一分　防己　龙胆各半两
【用法】上为散。每服一钱，食后温水调下。
【主治】目赤涩，翳膜遮障，时多热泪。

磨翳膏

【来源】《普济方》卷八十引《圣济总录》。
【组成】空青二钱　片脑三钱　蕤仁一两（口含去皮壳）
【用法】上药于乳钵内研，合盛。取点之。
【主治】目生膜肤翳。

指甲散

【来源】《普济方》卷七十八引《龙木论》。
【组成】左手中指甲（洗净候干）
【用法】上以刀刮其屑。用灯草蘸点眼中翳处。一二次即去。
【主治】眼翳；诸物入眼。

佛手膏

【来源】《中藏经》卷八。
【组成】乳香（真者，研）半字　硇砂半字（研）　麝香一字（研）　当归半钱（锉细）　黄连一钱（去须称，锉细）　白矾半字（飞过，研细）　白砂蜜四两（须白砂者佳）　青盐一字（光明者，研）
【用法】上除蜜，先将上七味于乳暗内研烂，同蜜一处拌匀，入新竹筒内，用油纸两三重，以线系扎定口，勿致水入，放净锅内，添水煮竹筒，自早至午时，破竹筒，倾药；以新绵或重绢滤过，入药于瓷瓶内牢封，埋地坑内，经宿取出。用铜柱点，每点了，合眼少顷，复以温净水洗之。翳膜嫩者，是近年生者，当五七次随药退下；翳老者，频点旬日，退下即效；胬肉瘀肉，不过两三日，随药以铜柱刮落，胬肉自然绽断。
【主治】眼生翳膜并胬肉，赤脉攀睛，翳晕，冷热泪下，及眼眶赤烂。

木鳖膏

【来源】《种痘新书》卷十二。
【别名】木鳖蛋（《仙拈集》卷三引《全生》）。
【组成】木鳖一个
【用法】上为末。将鸡蛋一个，开一小孔，入药在内，饭上蒸与服。连服数次即退。
【主治】眼翳障。

蝉退散

【来源】《幼幼新书》卷十八引丁安中方。
【组成】蝉退（去土）　蛇蜕（炙）　升麻（洗）　蒺藜（炒去角）　黄连（炒）　谷精草　大青叶　仙灵脾　威灵仙　井泉石各半两　朱砂　螺粉各一分
【用法】上为细末。每服半钱或一钱，蜜水调下。
【主治】斑疮翳障，眼不见光明。

八仙丹

【来源】《幼幼新书》卷三十三引《刘氏家传》。
【组成】胆矾　川黄连各三钱　通明乳香　青盐（去土）　黄丹（烧）　真脑子各一钱　轻粉三竹筒　蝎梢（连芒）七个
【用法】上为极细末，沙糖为丸，如梧桐子大。瓷

器盛百沸汤浸一丸，澄清，热洗眼；复以药水倾滓中，经一二时热洗。一丸可洗五次。

【功用】退翳消疹。

【主治】小儿目内外障翳，并暴赤涩，流泪，及胎风烂眩。

【宜忌】忌一切动风热物并愁恼。

决明丸

【来源】《幼幼新书》卷三十三引《家宝》。

【组成】决明子　车前子　菊花　川芎　宣连　当归各一分　大黄　子芩各半分

《普济方》无子芩，有紫参。

【用法】上为末，炼蜜为丸，如小绿豆大及麻子大。每服五岁七丸，七岁十丸，十岁十五丸，以意加减，并煎桑枝汤送下；麦门冬熟水亦可。

【主治】肝脏壅热，眼生翳障。

羌菊散

【来源】《幼幼新书》卷三十三引《家宝》。

【组成】羌活　山栀子仁（炒）　防风各一分　甘草一分半　白蒺藜（炒去尖）　菊花各半两

【用法】上为末。每服半钱或一钱，食后蜜汤调下，一日三次。

【主治】

1.《幼幼新书》引《家宝》：小儿肝脏壅热，眼生浮翳。

2.《普济方》引《全婴方》：小儿赤眼瘢疮毒。

青玉散

【来源】《永乐大典》卷一一四一二引《卫生十全方》。

【组成】龙骨一钱　白土一钱　铜青半钱　轻粉一字　脑子一字

【用法】上为细末。每用一字，白汤泡洗。

【功用】退翳除昏，消瘀肉，止眵泪，疗隐涩。

【主治】

1.《永乐大典》：目生肤翳。

2.《普济方》：青盲。

熊胆膏

【来源】《永乐大典》卷一一四一二引《卫生十全方》。

【组成】羯羊胆一枚（大者）　白沙蜜半两　杏仁七枚（去皮尖双仁，研）　黄连（去须，捶碎）三寸　南硼砂半钱（别研）　乳香少许（别研）　轻粉少许

【用法】先将胆汁并蜜倾在瓷盏内，次入黄连、杏仁浸一宿，绵滤过，次下余药，用纸两三重紧封口。掘地坑五寸，入药盏坐定，盖之三十日，取出点之。

【主治】翳膜遮障，昏涩隐痛；及风毒上攻，胬肉侵睛，或暴赤肿痛。

三龙眼膏

【来源】《鸡峰普济方》卷二十一。

【组成】朴消半两　草龙胆二分　白蒺藜一分　旋覆花一分半　仙灵脾二钱（锉。以上药用黄土半斤，将五味药一处拌匀，于五更取井花水一碗，和黄土并药为泥，稀稠得所，安在埚碗内，以匙摊平，面铺白色开通钱五文，却以硇砂绿豆大二十块子，便别于安排上，每文上安四块子，却以别碗合定，置净土上，用新黄土周回并上面培遍，仍透风气。得三四昼夜开看，其硇砂钱上生半寸长如翡翠色，便取下，次埚器中收之。又用）　斑蝥（不去翅足）　乳香一块（如枣大）　秦皮　胡黄连各三钱　肥干枣三个　灯心一握（长七寸）　古老钱七文（上七味，入无油石器中，取新井花水一大盏，煎至半盏，以棉滤入石器中；其滓再入水一盏，煎至半盏，滤去滓，合汁，以文武火熬成膏子，约得一匙头半）

【用法】将已刮下空青和膏子，入新埚器中盛顿，以硼砂末、龙脑各少许同研匀，以银箸搅匀，用角合子收之，三五年不坏。每日用银箸点一黄米大，次日依旧再点，翳膜自随泪下。点药亦不觉痛。如眼微昏，三两日并愈。

【主治】翳膜。

石决明丸

【来源】《鸡峰普济方》卷二十一。

【组成】石决明　谷精草　白术　川芎　羌活　防风　甘草　楮子　蝉壳　草决明　蕤仁各半两　木贼　青橘皮各三分　蛇皮一钱　细辛一分

【用法】上为细末，炼蜜为丸，如樱桃大。每服一丸，食后、临卧茶清嚼下，一日三次。

【主治】肝经风毒上攻，眼生翳膜，隐涩羞明，头目昏重。

决明丸

【来源】《鸡峰普济方》卷二十一。

【组成】决明子　青葙子　苍术　木贼　川芎　羌活　防风　甘草　楮实　菊花　蝉壳　石膏各一分　蛇皮一条　仙灵脾　谷精草各半两

【用法】上为细末，炼蜜为丸，如樱桃大。每服二丸，食后细嚼米饮送下。

【主治】脾虚膈热，眼目昏暗，翳膜遮障，隐涩羞明。

羊肝夹子

【来源】《鸡峰普济方》卷二十一。

【组成】蝉壳　黄连各半两　甘草　菊花各一分　蛇蜕皮一条

【用法】上为末，每用羊肝一具，竹刀子批，掺药拌匀，用白面裹作夹子。每日食后吞一服。

【主治】眼退运并翳膜遮障，小儿疳眼雀目。

猪胆膏

【来源】《鸡峰普济方》卷二十一。

【组成】猪胆一只　硇砂（细研）

【用法】以硇砂穰在猪胆中成膏，系定，悬当风处；白衣如霜出，扫下，收瓷盒子内。旋旋用柱子点入眦中，觉痒乃罢，便无翳膜；未尽再点之。

【主治】翳障。

地黄丸

【来源】《普济本事方》卷五。

【别名】菊花丸（《普济方》卷七十一）、熟地黄丸（《医学纲目》卷十三）、黄连丸（《丹溪心法附余》卷十二）。

【组成】熟干地黄（酒洗，九蒸九晒，焙干称）一两半　黄连一两（去须）　决明子一两　没药（别研）　甘菊花　防风（去叉股）　羌活（去芦）　桂心（不见火）　光明朱砂（水飞）各半两

【用法】上为细末，炼蜜为丸，如梧桐子大。每服三十丸，食后熟水送下，一日三次。

【功用】益血镇肝明目。

【主治】

1.《普济本事方》：勤读书伤肝，风热上凑，目昏疼痛。

2.《普济方》：肝虚血不足，肢节拘急，筋脉挛痛。及用力劳心，肝虚风热攻眼，赤肿羞明，渐生翳膜，兼肝肾风毒热气上冲目痛。

【方论】《本事方释义》：熟干地黄气味甘苦微寒，入足少阴；黄连气味苦寒，入手少阴；草决明子气味咸苦平，入足厥阴；没药气味苦平，入足阳明，能通瘀入络；甘菊花气味辛凉，入手太阴、足厥阴、少阳；防风气味辛甘微温，羌活气味辛甘平，皆入足太阳，乃引经之风药；桂心气味辛甘大热，入足厥阴；光明朱砂气味苦温，入手少阴。此肝虚风动，热气上升，致目不明，攻补皆在难投，故用一味壮水之药，佐以苦辛诸品，则升降得宜而奏功矣。

洗肝散

【来源】《扁鹊心书·神方》。

【组成】大黄二钱　黄芩三钱

【用法】水煎，食前服。

【主治】脏火太过，壅热攻目，或翳障疼痛。

穿针散

【来源】《续本事方》卷四。

【组成】木贼半两（去黑不要尘者）　香附子　细辛　菊花　羌活各半两

【用法】上为细末。每服二钱，好茶少许同点，食后服。

【主治】眼目赤肿，翳障羞明。

照水丹

【来源】《续本事方》卷四。

【别名】点水丹（《普济方》卷七十八）。

【组成】朱砂半两　海螵蛸一钱

《普济方》朱砂用半钱。

【用法】上于乳钵内细碾，水飞过澄取，又用黄蜡少许溶，旋入药，待要用时就火旋丸，如萝卜子大。临睡时用一丸点入眼角，紧合眼睡着，次日用温汤洗下，未全退者更用一服。用此药后，或更以所吃药与之尤妙。

【主治】

1.《续本事方》：目翳。

2.《普济方》：眼翳，及外障赤翳，贯瞳仁攀睛，翳厚者。

镇肝散

【来源】《小儿卫生总微论方》卷十八。

【组成】胡黄连　栀子仁各一两　甘草（微炙）　马牙消　青葙子各半两　真珠一分（另研）　牛黄一分（别研）

【用法】上为末，拌匀，每服一钱，加荆芥、薄荷各少许，用水一盏，煎至半盏，去滓。食后温服。

【功用】《证治准绳·幼科》：去痰热，退翳膜。

【主治】痰热眼生翳膜。

坠翳丸

【来源】《普济方》卷八十引《海上方》。

【组成】人参　川当归各一钱　甘菊花一钱半　北细辛　北五味　川芎　旋覆花各二钱　黄连二钱半　荆芥三钱　甘草七钱半　黄芩　防风　羌活各三钱　柴胡三钱半　知母四两　赤芍药　白蒺藜（炒）各半两　木贼（去节）一两（上为散，晒干为末，不要火焙，然后入后药料）　石膏三钱　真珠一钱　硼砂二钱半　琥珀二钱　生石决明二个（火炙）　生麝香（硫黄气者不可用，大黄气者不妨）　磁石一钱半（火烧，淡醋浸三次，烧了出火气用）

【用法】上为末，前药一处，粳米糊为丸，如龙眼大，用朱砂三钱半，别研为衣，取日气阴干。临睡及食后细嚼三丸，白汤咽下；或用盐汤、枣汤、灯心汤三样皆可。

【主治】眼疾日深，及白翳大者。

秘传去翳圣金膏

【来源】《普济方》卷七十八引《海上方》。

【组成】炉甘石五两（童便煅浸三十次，却研极细，用黄连、龙胆草各一两，当归三钱煎水两碗，飞过讫，重汤蒸干，再研约百次，要如面极细，其石须拣色白面极细微者，黄色只好合粉）　乌贼鱼骨半两（研细入煎）　黄连五两（用水洗净，晒干，却将一两切碎，煎水四两，研为细末，重罗过，再研极细，用水飞过，却于砂铫内煮此药，最难细，冬月用雪水洗净，晒干再研方细）　乳香三钱（要通明滴乳，用黄连水飞过）　密陀僧半两（火煅醋淬，研细，水飞过）　轻粉一钱（研细入药）　没药三钱（用黄连等水飞过）　南硼砂一钱（研细入煎）　白丁香一钱（水飞过，重汤煮干，再研入药煎）　黄丹一两（用铁铫火煅过，研细末，水飞过，重汤蒸干，再研多时，须极细，入煎）　硇砂半钱（净水洗去泥，以水入铁铫煮干，如盐样白方好，再研细入药煎）　龙胆草一两（截碎，水煎）　蜜四两（用水一盏于铜铫内煎，用葱白二茎搅蜜，候煎了放于地上，用纸一片蘸取去面上蜡）　当归半两（净，以一半焙干，研细末，再用些水研入药，一半煎水用）　鹰条一钱（以水一碗飞过，用研丁香、没药用水淘飞过，合研入煎，须多淘，净称。上先将当归、黄连、龙胆草三味，截碎，用铫子煎二大碗水。用此水研乳香、没药飞过，再用此水飞过鹰条、白丁香，独将黄连四两，洗净令干，碾为细末重罗过，又碾飞过，或别作法研磨，但要极细，于砂铫内，和净蜜四两同煮。却旋入诸药，煎成膏，可丸即止，惟独后入下二味）　麝香半钱（重研细，罗过）　脑子半钱（重研细罗过，候前药成膏，却入此二味）

【用法】随病轻重，以为大小丸与之。每以净汤一大鸡子壳化开，日温洗五七次；或如麦粒大，点眼尤妙。

【主治】眼内外障，远年眼疾。

剪霞膏

【来源】《普济方》卷七十二引《海上方》。

【组成】黄连（去芦，研为末） 炉甘石（火煅，用童便淬数十次，以酥为度，研如粉）各一两 雄黄（研如粉） 白丁香（研如粉） 海螵蛸（研） 当归（研为末） 麝香（研） 乳香（研）各一钱 轻粉一合 黄丹二钱（磁器内炒黄色）

【用法】上先用蜜四两，熬三四沸，下炉甘石，再熬，不住手搅令匀；候冷，下黄丹再熬，下黄连、白丁香、雄黄，再搅匀；下当归、海螵蛸，再煎三五沸，下轻粉、麝香、乳香，再搅令匀，以笋皮收之。每用如皂角子大一块，汤化开热洗；一方用皮消一两，安童便内，却将烧红炉甘石，放在皮消、童便内浸；一方炉甘石，加铜绿一两，土粉一两三钱，枯白矾、乳香各三钱，硼砂二钱，同为末，炼蜜为膏。每用皂角子大，水化频洗。

【主治】肾水枯乏，肝气不足，上攻眼目，昏涩眵泪羞明，及风毒眼睑赤生粟，隐涩疼痛，心经受热暴赤痛，妇人血风注眼，久患烂沿，翳膜遮睛，拳毛倒睫。

川芎石膏汤

【来源】《宣明论方》卷三。

【别名】川芎石膏散（《审视瑶函》卷六）。

【组成】川芎 赤芍药 当归 山栀 黄芩 大黄 菊花 荆芥 人参 白术各半两 滑石四两 寒水石二两 甘草三两 桔梗二两 缩砂仁一分 石膏 防风 连翘 薄荷叶各一两

【用法】上为末。每服二钱，水一盏，煎至六分，去滓，食后服；水调亦得。

【功用】清神利头，宣通气血。解中外诸邪，调理诸病劳复传染。

【主治】

1.《宣明论方》：风热上攻头面，目昏眩，痛闷，风痰喘嗽，鼻塞口疮，烦满淋闭，眼生翳膜，中风偏枯。

2.《普济方》引《医方大成》：目疾时发，瘴生翳膜，烦躁多渴，疮癣皴揭。

【宜忌】忌姜、醋、发热物。

白药子散

【来源】《宣明论方》卷十四。

【组成】白药子一两 甘草半两

【用法】上为末。用猪肝一叶，批开掺药五钱，水一大盏，煮熟，食后服。

【主治】一切疳眼赤烂，目生翳膜，内外障疾，并小儿吐痢。

重明散

【来源】《宣明论方》卷十四。

【组成】川独活 川羌活 川芎 吴射干 仙灵脾 防风 甘草 井泉石 苍术各半两 丹参 白术 石决明 草决明各三分

【用法】上为末。每服二钱，以水一盏半，煎至一盏，食后温服，一日三次。

【主治】一切风热，内外障气眼疾。

雷岩丸

【来源】《宣明论方》卷十四。

【组成】肉苁蓉一两 牛膝一两 巴戟一两（酒浸一宿，去皮心） 菊花二两 黑附子（青盐二钱，以河水三升同煮水尽为度，去皮脐）一两 枸杞子二两 川椒三两（去目）

【用法】上为末，原浸药酒煮面糊为丸，如梧桐子大。每服十丸，空心酒送下。

【功用】久服大补肾脏，添目力。

【主治】肾水不能溉济于肝，肝经不足，风邪内乘，上攻眼目，泪出，羞明怕日，多见黑花，生障，翳膜遮睛，睑生风粟，或痒或痛，隐涩难开；及久患偏正头痛，牵引两目，渐觉细小，视物不明者。

蒺藜丸

【来源】《三因极一病证方论》卷十四。

【组成】白蒺藜（微炒，去刺） 海藻（浸洗，去咸） 泽泻各一两 茴香（炒）一两半 桂心 木通 牛膝（锉，酒浸） 五味子 木香（煨） 槟榔各二两 茯神（去木） 人参 远志（水浸，去

心，姜汁炒）各三两　川楝（去皮核，麸炒）　桃仁（去皮尖，炒，别研）　赤芍药　续断　山茱萸　苁蓉（酒浸）　青皮各四两

【用法】上为末，炼蜜为丸，如梧桐子大。每服三五十丸，空心、食前温酒或盐汤送下。

【主治】囊核坚大，行动艰辛，发作牵连偏坠疼痛。

柏竹沥膏

【来源】《三因极一病证方论》卷十六。

【组成】慈竹一段（去两头节）　黄柏（去粗皮，刮细者，满填竹内）

【用法】用砖对立，置竹砖上，两头各安净碗，以干竹火烧令沥出，尽收之，以钗股铜筷点。

【主治】赤眼障翳。

通利膏

【来源】《三因极一病证方论》卷十六。

【组成】杏仁二十一个（去皮尖，嚼细）　乳香皂子大　轻粉一字

【用法】上旋入口中都嚼，候津液满口，吐入瓷器中，置火上，令四边沸，以绵滤别盏中，入生脑子如皂子大，研匀，再滤过。以铜箸点之。

【主治】眼赤涩，翳膜遮障，时多热泪。

通关散

【来源】《杨氏家藏方》卷二。

【组成】山茵陈叶　薄荷叶（去土）　藁本（去土）　木贼（去节）　当归（洗，焙）　川乌头（炮，去皮脐、尖）　蝉蜕（去土）各二两　川芎　甘草（炙）　香白芷　羌活（去芦头）　荜茇各三两　石膏一两半　麻黄一两（去根节）　荆芥穗　防风（去芦头）各五两

【用法】上为细末。每服一大钱，食后腊茶调下。

【主治】偏正头风，头眩脑痛，鼻塞声重，四肢倦怠；又治赤目肿痒，昏涩羞明，冷泪不止，渐生翳膜，胬肉遮障，数年不愈者。

车前子丸

【来源】《杨氏家藏方》卷十一。

【组成】车前子一两　菟丝子（酒浸，取末）一两　蔓荆子（炒）　决明子（拣净，炒）　白茯苓（去皮）　黄连（去须）　白芍药各一两半　地骨皮（净洗、去土）　牛膝（酒浸一宿，焙干）　黄耆各一两二钱半　附子（炮，去皮脐）一两

【用法】上为细末，炼蜜为丸，如梧桐子大。每服五十丸，温酒盐汤送下，不拘时候。

【主治】肝脏气虚，下元不足，眼目常昏，或生翳障。

明上膏

【来源】《杨氏家藏方》卷十一。

【别名】光明膏（《普济方》卷七十八）。

【组成】白沙蜜一斤　黄丹四两　硇砂（别研）　脑子（别研）　乳香（别研）　青盐（别研）　轻粉（别研）　硼砂（别研）各二钱　麝香半钱（别研）　金星石　银星石　井泉石　云母各一两　黄连（去须）　乌贼鱼骨各半两

【用法】上药于净室中用银石器慢火先炒黄丹令紫色；次下蜜，候熬得沫散，其色皆紫；次入腊雪水三升，再熬二十余沸，将其余药碾成末，一处同熬，用箸滴在指甲上，成珠不散为度。以厚皮纸三张铺在筲箕内，倾药在纸上，滤过，用瓶子盛放，在新水内浸三昼夜，浸去火毒，其水日一易之。看病眼轻重，临晚用箸蘸药点大眦头，眼涩时为度。若治内障眼，用生面水和成条，捏作圈子，临睡置眼上，倾药在内。如此用之，一月见效。

【主治】

1.《杨氏家藏方》：远年日近不睹光明，内外障眼，攀睛瘀肉，连睑赤烂，隐涩难开，怕日羞明，推眵有泪，视物茫茫，时见黑花，或睑生风粟，或翳膜侵睛，时发痒疼。

2.《秘传眼科龙木论》：口疮。

卷簾散

【来源】《杨氏家藏方》卷十一。

【组成】炉甘石四两（碎） 黄连七钱（捶碎，水一碗煮数沸，去滓） 朴消半两（研细。先将炉甘石末入甘锅内，敧口煅令外有霞彩为度。次入黄连、朴消，水中浸，飞过，候干。又入黄丹半钱，水飞过，候干，次入） 青盐 胆矾 铜青各半钱 硇砂（别研） 腻粉（别研） 白丁香（别研） 乳香（别研） 铅白霜各一字 黄连末半两 白矾二钱（半生半飞过）
【用法】上各为细末，同前件药合和匀。每日少许点眼。
【主治】久新病眼，昏涩难开，翳膜瘀肉，连睑赤烂，常多冷泪，或暴发赤眼肿痛。
【宜忌】《审视瑶函》：目宜久闭为妙。

春雪膏

【来源】《杨氏家藏方》卷十一。
【组成】蕤仁二钱（去皮，细研） 脑子一钱（别研） 杏仁十四个（去皮尖） 朴消（别研） 硼砂（别研）各半钱
【用法】上将蕤仁、杏仁研细，次入诸药研匀成膏子。每用一粟米许点之。
【主治】风毒气攻冲眼目，翳膜遮障，隐涩难开，或发肿痛，攀睛胬肉。

煮肝散

【来源】《杨氏家藏方》卷十一。
【组成】夜明沙
【用法】上为末。每服二钱匕，用猪肝二两，劈开，将药掺在肝内，麻线缠定，用水一盏，煮令肝转色白。取出烂嚼，食后用煮肝汤送下。
【主治】内外障翳眼。

增明膏

【来源】《杨氏家藏方》卷十一。
【组成】盆消半两 硼砂三钱 马牙消一钱 青盐一钱半 轻粉半钱 脑子半钱 麝香一字 硇砂一字
【用法】上为极细末。每用粟米大点眼内。
【主治】眼生翳膜，隐涩难开，或暴发赤眼肿痛。

蒲黄散

【来源】《杨氏家藏方》卷十九。
【组成】蒲黄一分 黄连 白及各半两 黄柏（去粗皮）二两 赤小豆一两
【用法】上为细末。每用一钱，井花水调作膏子，封贴囟上，日一易之。
【主治】小儿肝热上攻，眼生翳膜。

菩萨膏

【来源】《普济方》卷七十八引《杨氏家藏方》。
【组成】滴乳 南硼砂各二钱 脑子半钱 蕤仁四十九粒（去皮壳，熬） 芜荑四十九粒 沙蜜一两
【用法】上药先将芜荑、蕤仁研，去油，入诸药，再研，取沙蜜于汤瓶上蒸溶，以纸滤过，同诸药搅匀，用瓦瓶盛贮，遇患，挑少许在盏，用沸汤泡洗。
【主治】内外障眼。

四圣丸

【来源】《传信适用方》卷二。
【组成】川黎椒（去合口者并黑子，不须去白，自罗不下，于土铫内熬令得所，铺纸一张于地上，顿椒出火毒） 干熟地黄 枸杞子 荆芥穗各等分
【用法】上为细末，炼白沙蜜为丸，如梧桐子大。每服十丸至二十丸，空心盐汤送下。
【主治】远年近日，风赤翳膜，攀睛倒睫等眼疾。

珍珠散

【来源】《永乐大典》卷一一四一二引《卫生家宝》。
【组成】晚蚕沙二两 谷精草一两 夜明沙一两 石决明三两（煅）
【用法】上为细末。每一大钱，米泔水调，如赤肿上翳，用猪肝夹药扎定，泔一盏，煎至七分，先熏后服。
【主治】目翳。

茺蔚子丸

【来源】《永乐大典》卷一一四一二引《卫生家宝》。

【组成】茺蔚子一两 荜澄茄一两 石决明一两（煅） 青葙子一两 人参半两 白术半两 茯苓一两 甘草半两（炙） 枸杞子一两 羌活一两

【用法】上为细末，炼蜜为丸，如弹子大。每服一丸，细嚼，用茶清送下。

【功用】退翳。

【主治】气眼。

照水丹

【来源】《永乐大典》卷一一四一二引《卫生家宝》。

【组成】轻粉一字 脑子半字 麝香半字 辰砂半钱 硼砂半钱 水银三字 硇砂半字 铜青半两 杏仁三粒（汤去皮尖）

【用法】上为细末，用蜡一块（如弹子大）熔，用药和匀，以小盒盛，旋取作饼。睡时安眼头，天明以水一盏，照下，看膜，依前收，夜再用。

【主治】翳膜。

蝎附散

【来源】《永乐大典》卷一一四一二引《卫生家宝》。

【组成】姜粉 附子尖各一分 全蝎一分 薄荷一两 青黛一两 鹅不食草半两

【用法】上为细末。含水，搐少许于鼻中。

【主治】眼生翳膜。

决明散

【来源】《普济方》卷七十三引《卫生家宝》。

【组成】玄参 黄芩 防风 川芎各二两 蝉蜕半两 地骨皮一两 前胡 甘草各一两 苍术一两（泔浸） 木贼半两 草决明一两

【用法】上为细末。每服二钱，各换汤使，时气赤眼，米泔水送下；多泪，麦门冬熟水送下；翳膜，淡竹叶汤送下；血贯瞳仁不退，熟水或茶送下。

【主治】赤眼生翳障，多泪睛疼。

春雪膏

【来源】《普济方》卷七十三引《卫生家宝》。

【组成】南硼砂二钱 脑子半钱 蕤仁（去壳）二钱

【用法】上研细烂，乳汁调成膏。以铜箸点之。

【功用】去翳膜。

【主治】赤眼，翳膜。

木贼散

【来源】《普济方》卷七十八引《卫生家宝》。

【组成】木贼（去节） 甘菊 枸杞子 荆芥穗 苍术（米泔浸三日） 熟干地黄各等分

【用法】上为末，更入蛤粉和匀。每服二钱，先用猪肝四两切开，掺药在内，甑上蒸熟，食后细嚼，白汤送下。

【主治】眼目内外翳障。

五退还光丸

【来源】《普济方》卷七十八引《卫生家宝》。

【组成】刺猬皮一两（麸炒，去麸不用） 枳实一两 蚕退半两（炒） 防风一两 蝉退一两（炒） 苍术一两（米泔浸，炒干） 蛇退一两（炒） 草决明一两 猪前爪一两（烧灰存性） 甘草一两（炒）

【用法】上为细末，炼蜜为丸，如梧桐子大。每服二十丸，好茶送下，一日一二次。

【主治】内外障眼。

太阴玄精石散

【来源】《普济方》卷七十八引《卫生家宝》。

【组成】玄精石一两（细研，必须真者） 石决明半两（火煅存性） 蝉蜕一两（洗去沙泥） 羌活半两 甘草四两 菊花一两（去枝梗）

【用法】上焙，为细末。每服一钱，食后用麦门冬煮水调下。

【主治】内外障眼。

立应散

【来源】《普济方》卷七十八引《卫生家宝》。

【组成】鹅不食草（净洗） 香白芷（洗） 当归（去芦头，洗） 雄黄（别研） 川附子（炮）各等分 踯躅花减半

【用法】上为细末，入麝香少许和匀。含水搐鼻内，一日三次，食后少空用。去尽浊涕眼泪为度。

【主治】内外障翳，昏涩多泪，及暴赤眼，一切目疾。

地黄丸

【来源】《普济方》卷七十八引《卫生家宝》。

【组成】熟地黄二两（酒蒸二次，焙） 生地黄二两 川当归一两半（去芦） 川牛膝一两 金钗石斛一两（切，酒浸，焙） 菟丝子一两（酒浸，炒，别研） 车前子一两 防风一两 枳壳（略洗，去瓤，麸炒）一两 杏仁（麸炒，先用汤泡过，去皮尖，别研）一两

【用法】上为末，炼蜜为丸，如梧桐子大。每服三十丸，空心盐汤送下，一日一次。先服此方半月，次服羌活丸五日，然后用立应散搐鼻。

【功用】平补，壮气血，悦精神。

【主治】内外障及眼见飞花。

花乳石散

【来源】《普济方》卷七十八引《卫生家宝》。

【组成】花乳石一两（细研，水澄为粉，焙干） 防风一两（去芦头） 川芎一两 甘菊一两 甘草半两（炙） 牛蒡子半两（拣去灰土称，炒） 白附子一两

【用法】上为细末。每服二大钱，腊茶调下，不拘时候。

【主治】多年内外障。

枸杞丸

【来源】《普济方》卷七十八引《卫生家宝》。

【组成】木贼一两（去节，童便浸一宿，净洗三五次） 枸杞子一两（炒干） 家菊花一两（去枝叶） 削皮苍术三两（泔水浸一夕，净洗）

【用法】上为末，炼蜜为丸，如禾穗子大。每服一丸，食后用好茶嚼下 。

【主治】远年近日，翳膜遮障，内外障眼。

神妙散

【来源】《普济方》卷七十八引《卫生家宝》。

【组成】朴消二两（安豆腐淋过，将瓦盏煅） 辰砂半钱 乳香半钱 玄明粉一分 脑子三字 麝香三字 胆矾半钱 硇砂半钱 南硼砂半钱

【用法】上为细极末。以铜箸点之。

【主治】翳膜障眼。

梦灵丸

【来源】《普济方》卷七十八引《卫生家宝》。

【组成】防风一两（蜜炙） 石决明一两（水一升煮干） 菊花二两 威灵仙一两 蕤仁一两 谷精草一两 枸杞子一两 苍术一两（米泔浸一宿，铿焙） 蚌粉一两（飞过）

【用法】上为细末，用雄猪肝一具，竹刀切去筋膜，和药捣一千下，入面少许共捣，为丸如梧桐子大。食后盐汤送下三十丸。

【主治】内外障眼。

【宜忌】忌煎煿酢豆腐等毒物。

蝉花丸

【来源】《普济方》卷七十八引《卫生家宝》。

【组成】蜜蒙花 威灵仙（去芦） 白蒺藜（炒，去尖） 木贼（去毛节） 草决明（炒） 菊花（去梗） 楮实子（炒） 石决明（火煅） 蝉退（麻油净洗） 青葙子（瓦上炒） 川芎 羌活（生）各半两 旋覆花 甘草 荆芥穗各一两

【用法】上为细末，炼蜜为丸，每两作十五丸。每服一丸，食后、临卧细嚼，用浓煎灯心、麦门冬汤送下，一日三次。

【主治】年深日近，诸般内外障眼，风毒气毒，翳膜赤脉，逆顺横关，胬肉攀睛，眩睑赤烂，多眵多泪，昏暗不明，视物茫茫。

石蟹丸

【来源】《普济方》卷八十引《卫生家宝》。
【组成】地骨皮一两 枳壳一两（麸炒） 石蟹三两 牛膝三两（酒浸） 防风一两 破故纸半两（炒） 甘草半两 木贼半两 枸杞子半两 甘菊花半两 生地黄三两
【用法】上为细末，炼蜜为丸，如梧桐子大。每服二十丸，熟汤送下。
【功用】退翳明目，去肝热。

金丝膏

【来源】《普济方》卷八十六引《卫生家宝》。
【组成】川黄连半两 宣连半两 青盐二钱 虢丹二钱（研细） 黄柏皮半两（去粗皮） 乳香二钱 大枣二十四个 白丁香二十个 蜜四两（炼蜜同药入） 灯心三百茎
【用法】上除蜜外，并捣碎，汤浴洗净，不须铁器，用井花水一升，砂石器中熬，切勿令火紧，候至十数沸，用生绢袋滤过放冷，至五七分，再熬令成膏。每日以绵缠箸头，点眦上。
【主治】一切年深日近，风毒眼目，内外翳障攀睛，瘀血贯瞳人，或痒或疼。

当归汤

【来源】《洁古家珍》。
【别名】保命当归汤（《原机启微》附录）。
【组成】当归身二钱 黄连（酒洗） 黄芩各二钱 生地黄三钱（酒洗，阴干） 炙甘草三钱 柴胡一两 白芍药二钱

方中“生地黄”，《原机启微》附录作“熟地黄”。

【用法】上锉。水煎，临卧服。
【功用】补益肾水。
【主治】

1.《洁古家珍》：瞳子散。
2.《原机启微》附录：风热上攻，瞳子散大。
3.《普济方》：肾虚，眼黑，瞳子散。
4.《证治准绳·类方》：翳及瞳子散大。

点眼药

【来源】《洁古家珍》。
【别名】保命点眼药（《保婴撮要》卷四）。
【组成】当归二钱 黄连二钱 防风一钱五分 细辛五分 甘草一钱
【用法】上锉，如麻豆大，水一大碗，文武火煎，滴水中不散为度，入炼蜜少许。点眼。
【功用】除昏退翳，截赤定痛。

春雪膏

【来源】《永乐大典》卷一一四一三引《野夫多效方》。
【组成】好净蜜一斤 川黄连四两（于砂锅内加甜水三碗，慢火熬至一半，绢滤滓） 猪胆三个（取汁） 生姜四两（切细烂研，取汁） 轻粉一钱 南硼砂一钱 梅花脑子半钱 麝香半钱 蕤仁十个（去皮净，钵研如泥用） 斑蝥 芫青 红娘子各五个（肥大者，去头翅足，焙，研极细）
【用法】前四味，慢火熬一顿饭久，看稀稠得所，取下火来，候冷，入轻粉、蕤仁等五味研，再入斑蝥、红娘子等三味，同研千百遍，瓷盒内收。每用竹杖子或骨柱子点粟米大，夜卧用。
【主治】眼内翳膜遮障，瘀肉攀睛涩痛。

如神饼子

【来源】《是斋百一选方》卷九。
【组成】乌鱼骨（去皮，细研） 木贼（去节，为末） 朱砂（水飞）各一钱 南鹏砂四皂子大（细研）
【用法】上同研三千遍，汤溶蜡少许，以柳枝子搅四十九遍，入脑子少许，更多尤妙，于五月五日合丸作饼子。每用一饼子，临卧安于眦内，来早以净水于盏内洗，临卧再用一饼子，可使三次。
【主治】目生翳膜。

金水膏

【来源】《是斋百一选方》卷九。
【组成】乳香（研） 硇砂（研） 白矾（飞过，

研）各半字　当归半钱　黄连一钱（去须）　白沙蜜四两　青盐（透明者，研）一字　麝香（研）一字

【用法】上药除蜜外，先研令极细，却同蜜一处拌匀，入新竹筒内，用油纸数重，以线紧扎，勿令水入，于净锅内，用水煮，自早至午，水干则添，取出倾药，以绵绢滤去滓，入净器中，埋地上一宿，取出点之。点毕以温水洗眼，翳薄者点三五次。点药箸用金为之最妙，多点则取效尤速。

【主治】两目厚翳。

退翳散

【来源】《是斋百一选方》卷九。

【组成】真蛤粉（别研细）　谷精草（生，令为细末）各一两

【用法】上为末。每服二钱，用生猪肝一片三指大，批开，掺药在上，捲定，再用麻线扎之，浓米泔一碗，煮肝熟为度，取出放冷。食后、临睡细嚼，却用原煮肝米泔送下。

【主治】目内翳障，或疮疹后余毒不散。

【宜忌】忌一切毒物，不可食鸡、鸭子。

熊胆丸

【来源】《医说》卷三引《夷坚志》。

【别名】神效熊胆丸（《济阳纲目》卷一〇一）。

【组成】南熊胆一分　黄连　蜜蒙花　羌活各一两半　防己二两半　草龙胆　蛇蜕（炙）　地骨皮　大木贼（去节）　仙灵脾各一两　瞿麦　旋覆花　甘菊花各半两　蕤仁肉二钱半　麒麟竭一钱　蔓菁子一合（水淘）

【用法】上为细末，以羯羊肝一具煮其半，焙干，杂于药中，取其半生者，去膜烂研，入上件药杵为丸，如梧桐子大。每服三十丸，饭后米饮送下。

【主治】两目失光，翳膜障蔽。

三神汤

【来源】《魏氏家藏方》卷九。

【组成】川黄连（去须）一两　川当归（去芦，洗净）半两　杏仁（去皮尖）一分

【用法】上锉。每用三钱，以软净生绢片包，线系定，银盏盛水半盏，重汤煮令减三分之一，候冷，时时以药包蘸药汁洗眼，入眼中，渐渐化翳膜成泪消去。每次煎可用三五日，每用毕，须以净物密盖，勿使尘垢入药。

【主治】肝肾俱虚，虚热上冲，眼目隐涩，或生翳膜侵睛，迎风有泪，视远无力；及眼暴赤肿，目睛疼痛，热泪如汤者。

圣效散

【来源】《魏氏家藏方》卷九。

【组成】炉甘石一两（火锻）　黄连半两　海螵蛸四两（水浸七日，每日换水）　青盐（别研）　白矾（枯）　虢丹（水飞）　轻粉各一两

【用法】上为极细末。每用一字，汤泡洗眼；点亦得。

【主治】目赤，目翳。

金线膏

【来源】《魏氏家藏方》卷九。

【组成】黄丹二两（用银铫内炒紫色为度，倾在净地上，令冷）　朴硝半两（研）　白沙蜜四两

【用法】上药与炒了黄丹一处，于银石器内熬熟一倾，放冷，用新绵子用两重滤去汁，其滓再熬成膏，用净瓶内盛。每用一皂子大于净器中热汤化开，先将药熏眼，候汤温洗眼十余遍了，便睡。药且留用三五次。

【主治】风毒气赤眼，及翳膜遮障，红赤瘀肉。

金腺膏

【来源】《魏氏家藏方》卷九。

【组成】黄丹二两（用银铫内炒紫色为度，倾在净地上令冷）　朴消半两（研）　白沙蜜四两（与炒了黄丹一处于银石器内熬熟一倾，放冷，用新绵子用两重滤去汁，其滓再熬成膏，用净瓶内盛）

【用法】上每用一皂子大，于净器中热汤化开，先将药熏眼，候汤温洗眼十余遍了便睡，药且留用三五次。

【主治】风毒气赤眼，一二日见效；及翳膜遮障，

红赤瘀肉，一月日洗下。

菊花散

【来源】《魏氏家藏方》卷九。

【组成】菊花一斤十二两（去梗） 荆芥穗 旋覆花（去梗）各十四两 甘草四两（炙） 决明子（炒） 木贼 苍术各十一两（米泔浸一宿，去粗皮，炒） 枸杞子六两

【用法】上为细末。每服一钱半，食后清米泔水或薄荷蜜汤调下。

【主治】男子、妇人风毒气毒，翳膜遮障，羞明怕日，倒睫多泪，缘眶赤烂，及妇人血风攻疰，暴赤眼肿痛，一切眼疾，小儿肤疮热毒入眼生翳膜。

清明丹

【来源】《魏氏家藏方》卷九。

【组成】好猪肝一具（先用好醋浸半日，尽去瘀血皮膜，用竹刀切作片，研令极细） 木贼草（炒） 川羌活（鞭节者） 苍术（米泔水浸一宿，再炒） 当归（去芦，酒浸） 远志（去心） 甘菊花各一两半 荆芥穗 枸杞子（去蒂，酒浸） 川乌头（炮，去皮脐） 防风（去芦） 车前子（炒） 旋覆花（去枝） 地肤子（炒） 白芷 黄芩 玄参 人参（去芦） 海螵蛸（炙，去壳） 雄小黑豆（炒，去壳）各一两 白茯苓一两二钱（去皮） 川芎 甘草（炙）各二两 麦门冬二两半（去心） 苦胡麻仁 蝉蜕（去土） 草决明子（炒） 茅莱子（春收者）各半两

【用法】上为细末，用前猪肝为丸，如弹子大。如肝少，入蜜。每服一丸，食后荆芥茶汤送下。

【功用】明目，补肝清胆，还元固本。

【主治】上热下冷翳障黑花，睹物茫茫。

金丝膏

【来源】《儒门事亲》卷十二。

【组成】黄丹 代赭石 玄精石各半两 炉甘石一两（烧） 脑子半钱 黄连 蕤仁（去皮油）各三钱 白丁香 南硼砂各一钱

【用法】上除硼砂、脑子外，同为细末，以河水一升，白砂蜜三两，同熬三五沸，然后入药末，再熬至半茶盏，用绵子滤过，去滓，次入硼砂、脑末，搅匀定，瓷器内放。徐徐点眼。

【主治】目翳。

视星膏

【来源】《儒门事亲》卷十五。

【别名】卷簾膏（《普济方》卷八十六）。

【组成】白沙蜜一斤（拣去蜜滓，可称十四两） 密陀僧一两（金色者，研极细，水淘可得六七钱） 新柳算子四两（去皮心，半干半炒）

【用法】上用腊雪水五升，与蜜溶调入药，与柳算子同贮于瓷瓶中，以柳木塞瓶口，油绢封勒，于黑豆锅中熬，从朝至暮，仍用柳棒阁瓶，防倾侧，用文武火另添一锅，豆水滚下，旋于另锅中取水添之，熬成，用重棉滤净，却入瓶中，用井水浸三两日，埋在雪中更妙，频点为上。

【主治】

1.《儒门事亲》：目疾。

2.《普济方》：内外障，赤毒气赤目，一切翳膜。

圣饼子

【来源】《普济方》卷七十八引《余居士选奇方》。

【组成】石决明（先捣碎，水飞细） 川椒（去子） 车前子 楮实子 羌活 牛蒡子（新瓦上炒） 青葙子 木通 苍术（米时浸一宿） 木贼（去节） 独活 白蒺藜（去尖刺） 蛇退皮（洗，焞过令黄） 地肤子各一两 太阴玄精石 滑石 寒水石 云母石 磁石（盐泡过挤干，以上五件入瓷瓶子内，用泥固济，入土坑子内，以慢火煅之令出火毒，以水飞令细，晒干） 草决明 荆芥 甘草 甘菊花 旋覆花各二两 蝉退一两（水洗净） 密蒙花三两五钱

【用法】上为细末，入五石在内拌匀，炼蜜为丸，每一两药剂，分作十饼子。每服一饼子，腊茶嚼下，一日三次，不拘时候。

【主治】内外障眼昏暗，久患风毒气眼。

青龙丸

【来源】《普济方》卷七十五引《余居士选奇方》。
【组成】当归（去芦头，洗去尘土，微炙，切，焙干）四两　黄芩三两（生用）　木贼（去节）三两　木鳖子三两　琥珀半两（研）　麻黄（去节）一两　枸杞子二两　防风（去芦头）二两　荆芥穗一两半　甘草一两（生用，锉）　橘皮（去瓤）一两半　乌鱼骨一两半　龙脑薄荷（阴干者，只用叶）二两
【用法】上为末，炼蜜为丸，如弹子大。每服一丸，食后、夜卧细嚼，腊茶送下，一日三次。
【主治】风毒热气，上攻眼目，赤痛翳膜，冷热虚实，一切眼疾。
【宜忌】忌食鱼、面。

升阳柴胡汤

【来源】《兰室秘藏》卷上。
【别名】升阳泄阴羌活柴胡补阳汤（《普济方》卷八十）、升阳泄阴汤（《审视瑶函》卷五）。
【组成】肉桂五分　柴胡（去苗）一钱五分　知母（酒炒，如大者，加作五钱）　防风　白茯苓　泽泻　陈皮各一钱　生地黄（酒炒）　楮实（酒炒微润）　黄耆　人参　白术各五钱　甘草梢　当归身　羌活　熟地黄　独活　白芍药各一两
【用法】上锉。每服五钱，水二盏，煎至一盏，去滓，稍热食远服。别合一料，炼蜜为丸，如梧桐子大，每服五十丸，茶清送下。每日与前药各一服，食远，不可饱服。

本方炼蜜为丸，名“升阳泄阴丸”（《医学纲目》卷十三）。据《医学纲目》云：本方与“补阳汤”、“泻阴火丸”（连柏丸）合治一病，空心服补阳汤，临卧服连柏丸，食远服升阳泄阴丸。

【主治】

1.《兰室必藏》：青白翳。

2.《审视瑶函》：视正反斜。

【加减】如天气热，加五味子三钱、天门冬（去心）、芍药、楮实各五钱。

百点膏

【来源】《兰室秘藏》卷上。
【组成】蕤仁（去皮尖）三分　当归身　甘草各六分　防风八分　净黄连二钱（锉如麻豆大，水一大碗，煎至一半入药）
【用法】上锉，如麻豆大，蕤仁别研如泥，同熬，滴在水中不散，入去沫蜜少许，再熬少时为度。令病人心静点之，至目中微痛，一日五七次，临卧点尤效。名之曰百点膏，但欲多点为妙，使药力相继也。
【主治】病翳多年，以至遮瞳仁，视物不明，有云气之状。

当归龙胆汤

【来源】《兰室秘藏》卷上。
【别名】羌活退翳汤（《保婴撮要》卷四）、羌活退翳散（《审视瑶函》卷三）。
【组成】防风　石膏各一钱五分　柴胡　羌活　五味子　升麻各二钱　甘草　酒黄连　黄耆各三钱　酒黄芩（炒）　酒黄柏（炒）　当归身（酒洗）　草龙胆（酒洗）　芍药各五钱
【用法】上锉。每服五钱，水二盏，煎至一盏，去滓，入酒少许，临卧热服。
【主治】眼中白翳。

吹云膏

【来源】《兰室秘藏》卷上。
【组成】细辛一分　升麻　蕤仁各三分　青皮　连翘　防风各四分　柴胡五分　生甘草　当归身各六分　荆芥穗一钱（微取浓汁）　生地黄一钱五分　拣黄连三钱
【用法】上锉。除连翘外，用澄清净水二碗，先熬余药至半碗，入连翘同熬至一大盏许，去滓，入银石器内，文武火熬至滴水成珠，不散为度，加熟蜜少许，熬匀。点之。
【主治】

1.《兰室秘藏》：目中泪下，及迎风寒泣，羞明怕日，常欲闭目，喜在暗室，塞其户牖，翳膜岁久遮睛。

2.《东垣试效方》：视物睛困无力，隐涩难开，睡觉多眵。

羌活退翳汤

【来源】《兰室秘藏》卷上。
【别名】羌活除翳汤（《医学纲目》卷十三）、羌活防风除翳汤（《医方一盘珠》卷十）。
【组成】羌活一两五钱 防风一两 荆芥穗（煎成药加之） 薄荷叶 藁本各七钱 酒知母五钱 黄柏四钱 川芎 当归身各三钱 酒生地黄一钱 小椒五分 细辛少许 麻黄二钱（用根）
【用法】上锉。每服三钱，水二大盏，煎至一盏半，入荆芥穗，再煎至一盏，去滓，食远稍热服。
【主治】太阳寒水，翳膜遮睛，不能视物。
【宜忌】忌酒、醋、湿面。

羌活退翳膏

【来源】《兰室秘藏》卷上。
【别名】复明膏。
【组成】椒树东南根二分，西北根二分 藁本 汉防己各二分 黄连 防风 麻黄（去根节） 柴胡 升麻 生地黄各三分 生甘草四分 当归身六分 羌活七分 蕤仁六个
【用法】用净水一大碗，先煎汉防己、黄连、生甘草、当归、生地黄，煎至一半，下余药，再煎至一盏，去滓，入银石器中再熬之，有效为度。
【主治】足太阳寒水，膜子遮睛，白翳在上，视物不明。

拨云汤

【来源】《兰室秘藏》卷上。
【组成】黄耆一分 细辛 生姜 葛根 川芎各五分 柴胡七分 荆芥穗 藁本 生甘草 升麻 当归身 知母各五钱 羌活 防风 黄柏各一钱五分
【主治】寒水翳，寒膜遮睛，隐涩难开，两目紧缩而无疼痛，两手寸脉细紧，按之洪大无力，呵欠，善悲健忘，嚏喷眵泪，时自泪下，面赤而白，能食不大便，小便数而欠，气上而喘。

泻阴火丸

【来源】《兰室秘藏》卷上。
【别名】连柏益阴丸。
【组成】石决明三钱（炒存性） 羌活 独活 甘草 当归梢 五味子 防风各五钱 草决明 细黄芩 黄连（酒炒） 黄柏 知母各一两
【用法】上为细末，炼蜜为丸，如绿豆大。每服五十丸至一百丸，茶清送下。
【主治】眼中生翳。
【宜忌】常多服补阳汤，少服此药，多则妨饮食。

退翳膏

【来源】《兰室秘藏》卷上。
【组成】蕤仁 升麻各三分 连翘 防风 青皮各四分 甘草 柴胡各五分 当归身六分 荆芥穗一钱（水半盏别浸） 生地黄一钱半 黄连三钱
【用法】上用水一碗，入前药煎至半碗，去滓，更上火煎至半盏，入荆芥水二匙，入蜜少许，再上火熬匀。点之。
【主治】黑白翳。

搐药麻黄散

【来源】《兰室秘藏》卷上。
【别名】搐鼻散（《异授眼科》）。
【组成】麻黄一两 当归身一钱
【用法】上为粗末，炒黑色，入麝香、乳香少许，共为细末。含水，鼻内搐之。
【主治】内外障眼。

消毒救苦散

【来源】《兰室秘藏》卷下。
【别名】消毒救苦汤（《东垣试效方》卷四）、消毒化斑汤（《原机启微》卷下）。
【组成】防风 羌活 麻黄根 升麻 生地黄 连翘 酒黄柏各五分 当归身 黄连各三分 川芎 藁本 柴胡 葛根 酒黄芩 生黄芩 苍术各三分 细辛 生甘草 白术 陈皮 苏木 红花各一分 吴茱萸半分

【用法】上锉，如麻豆大。每服五钱，水二盏，煎至一盏，去滓，稍热空心服。
【功用】斑证悉具，消化便令不出，如已出稀者，再不生斑。
【主治】《原机启微》：小儿斑疹，未满二十一日而目疾作者，生翳羞明，眵泪俱多，红赤肿闭。

蛇蜕散

【来源】《小儿痘疹方论》。
【组成】蛇蜕二钱（为末） 瓜蒌仁五钱（研烂）
【用法】用羊肝一片批开，入药末二钱，线扎紧，用米泔煮熟。频与儿食，或乳母食。
【主治】痘毒目翳。

羚羊角散

【来源】《简易方》引周显伯助教方（见《医方类聚》卷六十七）。
【组成】北黄芩 川芎（洗） 当归 地骨皮 山茵陈（去梗） 独活 人参 土白芷 旋覆花（去梗） 荆芥 桔梗 车前子（隔纸炒） 青葙子 甘草 石膏（煅） 香附子（炒去毛，河水浸） 草决明（微炒） 干葛 木贼 何首乌 泽兰叶 蝉蜕（去土） 夏枯草（泡沙糖，水浸一夕，洗去糖） 淡竹叶 地扁竹（去根） 龙脑 薄荷各一两 羚羊角（镑屑）二钱 羌活 防风各一两
【用法】上为细末。每服一大钱，百沸汤点服，日三次，夜一次。
【主治】大人、小儿一切眼疾深重，头疼作热，虚肿生翳障，眼睛突出，攀睛胬肉；肾脏风、烂弦风、妇人血风、气毒、时行赤眼，睑肿睛疼，沙涩疼痛，不问久远深浅，累医不效者。

大仙饮

【来源】《仁斋直指方论》卷二十。
【组成】石决明（煅存半生） 明烂石膏（生） 川芎 木贼（去节，童便浸一夜，晒干）各一两 杏仁（浸，去皮）半两 甘草（炙）二钱
【用法】上为细末。每服二钱，加灯心、薄荷少许，水煎，食后、临卧服。
【主治】内外障翳，目睛疼痛。

开明散

【来源】《仁斋直指方论》卷二十。
【组成】蒺藜（炒，去刺） 防风 羌活 川芎 天麻 茯苓 蝉壳（去足） 苍术（童尿浸一宿，焙）各半两 华阴细辛 荆芥 茺蔚子 甘草（炙）各一分 甘菊（去萼）二两
【用法】上为末。每二钱，盐一点，食后沸汤调下。
【主治】风毒气眼，蒙涩障膜。

仙术饮

【来源】《仁斋直指方论》卷二十。
【别名】仙术散（《证治准绳·类方》卷七）。
【组成】苍术（童尿换浸二宿，洗净，晒干）一两一分 木贼（去节，童尿浸一宿，晒干） 蝉壳（去足） 白蛇皮（皂角水洗，焙） 白蒺藜（炒，去刺） 谷精草 防风 羌活 川芎 杏仁（去皮） 甘草（生，焙）各一分
【用法】上为末。食后每服一钱，蜜汤调下。
【主治】眼中翳膜。

立消膏

【来源】《仁斋直指方论》卷二十。
【别名】至妙立消膏（《活幼口议》卷二十）、立消散（《医学入门》卷七）、立消丹（《眼科全书》卷六）。
【组成】雪白盐（净器中生研）少许
【用法】上以大灯草蘸盐，轻手指定浮翳就点，凡三次。不疼痛，勿惊恐。
【主治】

1.《仁斋直指方论》：浮翳、粟翳，雾膜遮睛。

2.《活幼口议》：小儿眼患，初作粟翳、浮翳，或来或去，渐发差大，侵睛减明。

至宝琥珀锭子

【来源】《仁斋直指方论》卷二十。

【组成】炉甘石（童便煅七次） 府丹各四两（水飞） 硼砂四钱 琥珀 硇砂 珍珠 朱砂 明矾 熊胆 轻粉 海螵蛸 净皮消 雄黄 乳香 没药各四钱 冰片五分 麝香四分

【用法】上为极细末。又用黄连、黄柏、黄芩、白蒺藜、栀子仁、谷精草、菊花各一两五钱，诃子三个，共咀片，滚水浸一昼夜，铜器熬成老膏；又用蜜一斤六两，熬成老膏，滴水成珠，去火为度，同前膏和匀，下前末药令匀；梨子三个取汁，通和前药成锭子。用乳汁，银簪蘸点眼内。

【主治】眼疾翳障。

朱僧热翳方

【来源】《仁斋直指方论》卷二十。

【组成】蝉壳（洗，晒）半两 蒺藜（炒，捣去刺）半两 防风 羌活 木贼（去芦，童便浸一宿，晒） 川芎 细辛 秦皮 枳实 荆芥 藁本 干菊 甘草各二钱半

【用法】上为末。每服一钱，薄茶调下。

【主治】眼热生翳。

观音丸

【来源】《仁斋直指方论》卷二十。

【组成】血竭 熊胆（研）各二钱 人参 蛇蜕（皂角水洗，新瓦焙）各半两 木贼（去节，童便浸，晒） 苍术（童便浸二宿，晒） 威灵仙 鹰爪 黄连（去须） 地骨皮（洗，晒） 蔓荆子 茺蔚子 车前子 川芎 当归 羌活 蝉蜕（洗，晒） 石决明（煅，存半生）各一两 蚕蜕纸二十幅（炒焦）

【用法】上为细末，用羯羊肝一具，去筋膜，慢火煮至半生熟，带血性和药同捣，以粟米粉用肝汁煮，糊为丸，如梧桐子大。每服七八十丸，温米泔送下或石菖蒲煎汤送下，食后常服。

【主治】内外障失明，或欲结青光内障，或赤脉疼痛。

远志丸

【来源】《仁斋直指方论》卷二十。

【组成】人参 茯神（去木） 芦荟（研） 琥珀 蔓荆子各半两 川芎 生地黄 熟地黄（洗，焙） 茺蔚子 蝉壳（洗，晒）各一两 车前子 细辛 白蒺藜（炒，去刺） 远志（水浸，去心，晒干，姜汁蘸，焙）各七钱半 全蝎五枚

【用法】上为细末，炼蜜为丸，如梧桐子大。每服五十丸，空心粥饮送下，临睡石菖蒲汤送下。

【功用】清心益肝，明目退翳。

还睛丸

【来源】《仁斋直指方论》卷二十。

【组成】蝉蜕（洗，晒） 苍术（童尿换浸二宿，焙） 熟地黄（洗，焙） 川芎 白蒺藜（炒，杵去刺）各一两 茺蔚子 羌活 防风 木贼（去节，童尿浸一宿，晒） 甘菊 荆芥 蔓荆子 杏仁（浸，去皮，焙） 菟丝子（研，酒浸） 石决明（煅存半生） 蛇皮（酒浸，洗净，焙）各半两

【用法】上为细末，炼蜜为丸，如弹子大。每服一丸，食后细嚼，茶送下。

【主治】眼目昏翳。

前麓开翳散

【来源】《仁斋直指方论》卷二十。

【组成】白蒺藜（炒，捣去刺） 苍术（洗，童便换浸二宿，晒）各一两 蝉壳（洗，晒） 蛇蜕（去头尾及脊上一线皮，不堪用，用皂角水洗，新瓦焙） 菜花蛇皮 好川芎 杏仁（水浸，去皮） 防风 羌活 白芷各半两 华阴细辛 独活各四钱 白附子（生） 明烂石膏 荆芥穗 真蚌粉各三钱

【用法】上为细末。每服一钱，沸汤点，茶清调，以舌浸于药中良久，毒涎自出；又别换药，食后临卧服。

【主治】眼生翳障。

前麓点翳膏

【来源】《仁斋直指方论》卷二十。

【别名】点翳膏（《东医宝鉴·外形篇》卷一）。
【组成】朱砂二钱　南硼砂一钱半　蕤仁二十一粒（用草纸去油，干为度）　真珠　烂石膏各半钱　熊胆一字　麝香少许
【用法】上为细末。用冬蜜研和，于铫内蒸，得粘，入角罐收，用时煎秦皮汁调，铜箸点于眼眦。泪出为效。
【主治】眼生翳障。

真珠退翳散

【来源】《仁斋直指方论》卷二十。
【别名】珍珠退翳散（《普济方》卷八十）。
【组成】白泽石膏　乌贼骨　真蚌粉各等分　小珠少许
【用法】上为细末。每服一钱，食后、临卧用第二次米泔调下。
【功用】退翳。

盐术散

【来源】《仁斋直指方论》卷二十。
【组成】苍术四两（日换米泔，浸七日，刮去皮，细切，入青盐一两，同炒黄，去盐不用）　木贼（去节，童尿浸一宿，晒）二两
【用法】上为末。每服一钱，温米泔调下，或掺入饮食中任服。
【主治】目内外障。

夏枯草散

【来源】《仁斋直指方论》卷二十。
【组成】夏枯草　大香附（杵净，童尿浸一宿，晒）　木贼（去节，童尿浸，晒）　蚕蜕纸（炒焦存性）　细辛　连翘　川芎　当归须　赤芍药　蝉蜕（洗，晒）各半两　甘草（微炙）　脑荷各二钱半
【用法】上为末。每服二钱，茶清、米泔任下。无蚕纸，以夜明砂代用。
【主治】眼痛痒，翳膜。

海明散

【来源】《仁斋直指方论》卷二十。
【组成】川芎一两　苍术（童便浸一宿，去皮，焙）　木贼（去节，童便浸，晒）　蝉壳（洗，晒）　蛇皮（皂角水洗，新瓦焙）　羌活　防风　茺蔚子　楮实　地骨皮　荆芥穗　旋覆花　白蒺藜（炒，去刺）　烂石膏　细辛　杏仁（浸，去皮，晒）　甘草（盐水炙）各半两　全蝎五枚
【用法】上为细末。每服一钱半，食后、临卧服，或秦皮煎汤下。
【主治】风眼昏泪翳膜。

菊花散

【来源】《仁斋直指方论》卷二十。
【组成】蝉蜕（去足）　木贼各一两（童便浸一宿，晒干）　白蒺藜（炒焦，去刺）　羌活各三两　白菊花四两　荆芥　甘草各二两
【用法】上为末。每服二钱，食后茶清调下。
【主治】肝受风毒，眼目昏朦，渐生翳膜。

楮实散

【来源】《仁斋直指方论》卷二十。
【组成】楮实子（研细）
【用法】上以蜜汤调下，食后服。
【主治】肝热生翳；及气翳细点，小儿翳眼。

道人开障散

【来源】《仁斋直指方论》卷二十。
【组成】蛇蜕（洗，焙，剪细）　蝉蜕（洗，焙）　黄连（去须）各半两　绿豆一两　甘草二钱（生用）
【用法】上锉细。每服二钱，食后、临卧新水煎服。
【主治】诸障翳。

蝉花散

【来源】《仁斋直指方论》卷二十。
【组成】蝉壳（洗，晒）　甘菊　川芎　防风　羌

活 山栀子仁 白蒺藜（炒去刺） 草决明（炒） 荆芥穗 蔓荆子 谷精草（洗，晒） 密蒙花 木贼（去节，童尿浸，晒） 苍术（米泔浸，焙） 甘草（炙）各等分

【用法】上为末。每服二钱，食后米泔、茶清任下。

【主治】风眼、热眼，昏涩肿疼，渐生翳膜。

蝉花无比散

【来源】《仁斋直指方论》卷二十。

【组成】石决明（用东流水入盐煮一伏时，捣研如粉） 当归 防风 羌活各三两 蝉壳（洗，晒） 甘草（炙）各二两 蛇皮（皂角水洗，新瓦焙） 荆芥 细辛各一两 茯苓四两 蒺藜（炒去刺）八两 芍药 苍术（童便浸二宿，去皮，切，晒）各十两

【用法】上为细末。每服二钱，食后米泔、茶清任下。

【主治】风眼、气眼，昏、泪、痒、翳膜，或头风牵引，眼小胞烂。

磨光散

【来源】《仁斋直指方论》卷二十。

【组成】沙苑蒺藜（形如羊肾，慢火略炒，杵去刺） 防风 羌活 甘草（盐水炙） 石决明（捣碎，研，水飞过） 草决明 蝉蜕（去足） 蛇皮（剪碎，和麻油新瓦炒） 川芎各半两 甘菊

方中甘菊用量原缺。

【用法】上为末。每服一钱半，食后、临卧用麦门冬（去心）煎汤下。

【功用】消磨翳膜。

【主治】诸风攻眼。

光明散

【来源】《仁斋直指方论·附遗》卷二十引程东阳方。

【组成】水银五钱 铅锡三钱（一方五钱） 枯矾 炒盐 炒消各五钱

【用法】上为细末，入于阳城罐内，用铁灯盏盖之，再用铁线扎定，外用旧草鞋烧灰和盐泥固济，用文武火升之，勿令泄气，铁灯盏上常常以水渍之，依法三炷官香时退火，候冷轻手开罐取下灵气雪白，重五钱者为佳，用瓷罐收贮入后炉甘石煅炼听用。羊脑炉甘石一两，用捶熟黄泥包封甘石在内，再将前灵气五分掺于泥上，再用青盐合黄泥捶熟，又裹于外固密，晒干用髻条铁线团团缚定，用炭火煅红，用童便渍之，依法七次，取出去土，将炉甘石研为极细末。点之立效，或加冰片少许。

【主治】目翳。

【加减】翳膜，加硼砂、硇砂各一钱。

秘传神应眼药

【来源】《仁斋直指方论·附遗》卷二十。

【组成】制炉甘石十两 黄连 黄柏 薄荷各三两 甘草一两 朴硝二两（上五味咀片，用水数碗煎熟，滤去滓，用钵头盛之，将炉甘石研细，入银窝内，火煅深红，倾入药水内就研，飞过，净末听用） 水银一两 黑铅一钱（上二味配作一块） 白硼砂一钱 硇砂五分 食盐一两（用白水煮，炒干） 枯白矾一两 皂矾二钱 火消（萝卜汁提过）七钱五分（上八味同一处，入阳城罐内，用盐泥固济干密，升打一炷官香，候冷取出听用）

【用法】将前制炉甘石研细，再入五两在阳城罐底，次将前灵气七钱五分亦研细，上又安甘石五两，盖定，亦严封固，打一炷官香，冷定，出火毒，研极细，罗过。

【主治】眼目翳膜，昏朦。

【加减】如点翳膜，加白硼砂五钱，硇一钱五分，火硝一钱五分，照前制过，名曰“卷帘散”；如点昏朦，加冰片，名曰“光明散”。

秘传神仙拨云散

【来源】《仁斋直指方论·附遗》卷二十。

【组成】真珠 硼砂 石燕子（炒过）各一分 冰片三厘 硇砂（升过） 牙消（炒过） 石蟹 牛黄各半分

【用法】上为极细末。点眼。再用后方末药点之。

末药：乳香（制过）、没药（制）各五分，

轻粉五厘，石燕子一个（醋浸九次），青盐（湿纸包，烧）一分，真珠（湿纸包，烧过）、琥珀（放豆腐内煮五次用）、血竭各三分，雄黄、雄胆（用箬焙干）、朱砂各二分，枯矾、胆矾各五厘，海螵蛸三厘，白丁香三粒（水洗过），炉甘石（火煅，童便渍七次）一钱。上研极细末，加冰片少许，点之。

【主治】翳膜。

神仙退云丸

【来源】《医学纲目》卷十三引李东垣方。

【别名】视仙退翳丸（《脉因证治》卷下）、经验神仙退云丸（《仁斋直指方论·附遗》卷二十）。

【组成】川芎　当归各一两半　犀角（酒洗）　枳实　川楝　蝉壳　甘菊　薄荷叶（不见火）各半两　瓜蒌仁（生者）六钱　蛇蜕　蜜蒙花　荆芥穗各二钱（此三味与甘草同焙干，去甘草不用）　地骨皮（洗）　白蒺藜（微炒，去刺）　羌活　生地（酒洗，焙干）各一钱　川木贼一两半（去节，童便浸一宿，焙干）

【用法】上为细末，炼蜜为丸，每一两分作十丸。日进二三丸，食后米泔汤调服；妇人，当归汤送下；有气者，木香汤送下。

【主治】

1.《医学纲目》引李东垣：一切翳晕，内外障，昏无晴者。

2.《医钞类编》：阴虚有热，眼生翳膜。

龙胆膏

【来源】《类编朱氏集验方》卷九。

【别名】龙脑膏（《普济方》卷八十）。

【组成】炉甘石不以多少（拣粉红梅花色者为妙，用甘锅子盛，火煅七次，入黄连，淬七次）　黄连（不以多少，捶碎，以水浸一宿，滤去黄连滓，将煅红炉甘石淬足七次了，同黄连水细研，飞过，候澄在下，去上面水，晒干，再用乳钵，以蜜细嚼，罗过）三钱　龙胆草（不以多少，洗净，晒干，不见火，细研为末）一钱　桑柴灰（罗过）二钱　好黄丹（罗过）半钱

【用法】上药同白蜜四两，一处入在一紫黑瓷器内，文武火慢熬，以竹篦子搅如漆色，不粘手为度。切勿犯生水，仍不可用铁器熬药，药成依旧用瓷器盛。每服如皂角子大，新冷水半盏化开，洗三日不用，每日洗数次无碍。药盏须用纸盖，不可犯灰尘。

【功用】截目赤。

【主治】远年日近翳膜遮障，攀睛瘀肉，连眶赤烂，视物昏暗，不睹光明，隐涩多泪，迎风难开。

加味四物汤

【来源】《类编朱氏集验方》卷九。

【别名】加减四物汤（《世医得效方》卷十一）。

【组成】当归尾　芍药　川芎　苍术　白菊花　干葛　羌活各等分

【用法】上每用二钱，水一盏，入生地黄少许，杵碎，同煎半盏，乳食后服。

【主治】斑疮人目；或疮痘收后，目有翳膜。

【宜忌】忌一切动风毒物，虽愈后忌二三月方可。

还光散

【来源】《类编朱氏集验方》卷九。

【组成】菊花（炒）　羌活　防风　蝉蜕（去足翅）　蒺藜（炒）　川芎　当归　甘草（炙）各等分

【用法】上为细末。食后茶调下。

【主治】暴生赤白翳膜。

灵应丸

【来源】《类编朱氏集验方》卷九。

【组成】黄连（大者）　蕤仁各二两　太阴元精石（阴阳火煅）　石决明　草决明各一两　羊子肝七个（去膜，竹刀切）

【用法】用多年粟米饮为丸，如梧桐子大。每服二十丸，临卧时用腊茶吞下。翳膜厚者不过一月，近者不过十日。服至七日，烙顶以助药。

【主治】内外障眼。

春雪膏

【来源】《类编朱氏集验方》卷九。

【别名】玄明春雪膏(《古今医统大全》卷六十一)。
【组成】硼砂三钱　脑子一钱　通明朴消半两
【用法】上为细末，入乳钵研，再用细绢罗过。每用小钱光弦者点津液，沾药末，入目中，闭霎时，令药匀，方开眼，泪出为度。
【主治】眼目赤肿，翳障羞明。

杞菊丸

【来源】《御药院方》卷十。
【组成】甘菊花(拣净)　枸杞各二两　川芎　薄荷叶各一两　苍术六两(米泔浸三日，一日一换水，去皮晒干)
【用法】上为细末，炼蜜为丸，如弹子大。每服一丸，食后细嚼，茶清下，一日二次。
【主治】内外障，眼有翳晕，或无翳，视物不明。

通光丸

【来源】《御药院方》卷十。
【组成】苍术(去黑皮)　黄芩(去烂心)　朴消各二两　甘草七钱半
【用法】上为细末，干柿为丸，每两作五丸。每服二丸，食后细嚼，冷水送下。
【功用】清神水，退翳膜。
【主治】眼目昏晕，赤隐难开。

增明丸

【来源】《御药院方》卷十。
【组成】当归　芍药　川芎　熟干地黄　木香　连翘　甘草　槟榔各一两　山栀子　薄荷叶　黄芩各半两　大黄二两　芒消七钱半　牵牛(轻炒，取头末)一两半
【用法】上为细末，烧饭为丸，如梧桐子大。每服三四十丸，茶清或荆芥汤送下，诸饮送下亦得，日进一二服，不拘时候。
【主治】眼目昏暗，翳膜遮睛，或眼见黑花，热泪时出，视物不明者。

羊肝丸

【来源】《医方类聚》卷七十引《吴氏集验方》。
【组成】大木贼草一两(去节)　九节黄连一两(去须)　南康蚌粉一两
【用法】上为末，以生羊肝一小具，切半开，入药末在内，以麻皮缚定，净碗盛，甑蒸熟，再为细末，为丸如梧桐子大。每服七十丸，食后茶清送下，一日三次。
【主治】眼生翳膜白粟。

胭脂膏

【来源】《医方类聚》卷七十引《吴氏集验方》。
【组成】上等好胭脂
【用法】上乳十分细，用新汲井水调成膏。银钗点上。疼甚不必疑。
【主治】目内睛上有障及白星。
【宜忌】忌发风之物。

蝉青煮肝散

【来源】《施圆端效方》引张君王方(见《医方类聚》卷七十)。
【组成】谷精草(去土)　蝉壳(去嘴脚土)　定粉　石决明　蛇退皮二尺
【用法】上为细末。每服二钱，猪肝二两，竹刀批开，掺药了，卷麻扎定，米泔煮熟，分三五次，就盐细嚼，煮肝汤送下。
【主治】小儿疳气，斑疹，云昏翳膜，一切病眼。
【加减】如泻，加定粉半两。

五秀重明丸

【来源】《卫生宝鉴》卷十。
【组成】甘菊(开头者)五百朵　荆芥穗五百穗　木贼五百根　楮实五百个　川椒五百粒(炒，去目)
【用法】上为末，炼蜜为丸，如弹子大。每服一丸，食后细嚼，时时咽下；含化亦得。
【功用】常服清利头目。
【主治】翳膜遮睛，隐涩昏花。

【宜忌】忌酒、肉、热物。

加味春雪膏

【来源】《卫生宝鉴》卷十。

【别名】春雪膏（《玉机微义》卷二十九）、绛雪膏（《张氏医通》卷十五）。

【组成】黄连四两（洗净，用童便二升，浸一宿，去渣用汁，淬芦甘石汁尽，留石为用） 方芦甘石十二两 好黄丹六两（水飞） 乌鱼骨（烧存性） 乳香 当归各三钱 白丁香半钱 麝香 轻粉各少许 硇砂一钱（研细，水调盏内，放汤瓶中，候干为度）

方中“硇砂”，《张氏医通》作“硼砂”。

【用法】上各为末，另裹起，用白砂蜜二十两，炼去蜡，下芦甘石末，不住手搅，次下黄丹及诸药末，不住手搅，至紫色不粘手为度，搓作挺子。每用一粒，新汲水少许化开，时时点之。

【主治】风热上攻眼目，昏暗痒痛，瘾涩难开，多泪疼痛，或生翳膜。

【宜忌】忌酒、湿面、猪肉、荞麦。

还睛散

【来源】《卫生宝鉴》卷十。

【组成】龙胆草 川芎 草决明 石决明 楮实 荆芥穗 野菊花 甘草（炙） 野麻子 白茯苓 川椒（炒，去目） 仙灵脾 白蒺藜 木贼 茵陈蒿各半两

【用法】上为末。每服二钱，食后茶清调下，一日三次。

【主治】眼翳膜，昏涩泪出，瘀肉攀睛。

【宜忌】忌杂鱼、肉及荞面热物。

拨云散

【来源】《卫生宝鉴》卷十。

【组成】川芎 楮实 龙胆草 羌活 薄荷 石决明 苍术 大黄 荆芥穗 甘草 木贼 密蒙花 连翘 川椒 草决明 桔梗 石膏 甘菊花 白芷 地骨皮 白蒺藜 槟榔各半两 石燕一对重半两

《普济方》有地肤子、白术，无地骨皮。

【用法】上为末。每服三钱，食后茶清调下，一日三次。

【主治】眼因发湿热不退，而作翳膜遮睛，昏暗羞明，隐涩难开。

【宜忌】忌杂鱼、猪、马、荞面，辛热之物。

夜光散

【来源】《卫生宝鉴》卷十。

【组成】宣黄连 诃子各二两 当归一两 铜绿一钱（上锉，以河水三升，同浸两昼夜，于银石器熬取汁，约一大盏，纳八分来得所，看滓黑色为度，生绢纽取汁，再上文武火熬，槐柳条搅，滴水成珠为度，入后膏和剂） 猪胰子二个（先去脂，以禾秆药梢裹，搅水内搓洗，令脂尽切，入黄连膏内，煮黑色，取出用之） 芦甘石一两（童便一大碗，炭火烧红淬之，令小便尽，芦甘石粉白为度，研细末） 黄丹四两（新汲水淘净，飞细，焙干） 鹅梨十个（竹刀切去皮心，生布取汁用） 青盐六钱（研细） 蜜一斤（炼去蜡滓，一沸止）

【用法】上将梨汁，甘石膏子内熬五七沸，入青盐，以杨柳枝搅至褐色，倾入瓷瓮，冷冰水浸，拔去火毒，腊月合为妙，正月、十一月次之，余月各不可合。每用铜筯蘸药，点入眼大眦内。

本方制成丸剂，名“夜光丸”（《医学纲目》卷十三）。

【主治】赤眼翳膜昏花。

重明散

【来源】《卫生宝鉴》卷十。

【组成】炉甘石一斤（火烧，用黄连水淬为末） 川椒二钱（熬膏子，入炉甘石末，以火焙干为度） 黄连 铜绿各半两 硇砂三钱 蒲黄半两 雄黄二钱 绿豆粉四两

【用法】上同炉甘石为极细末，齿上嚼不鯵为度，后用脑子一钱，南硼砂一钱，研细，用大豆养之。每用少许，以骨筷干点，卧少时。

【主治】一切风热之毒上冲眼目，暴发赤肿疼痛，或生翳膜瘀肉，隐涩羞明，两睑赤烂。

【宜忌】忌酒、湿面、诸杂、鱼肉、辛热等物。

五退散

【来源】《普济方》卷七十八引《澹寮方》。
【组成】蝉退 蛇退 蚕退壳 猪退蹄 鲮鲤甲 菊花 防风 草决明 石决明 甘草各等分
【用法】上为末。每服二钱，薄荷数叶，水一小盏，煎服。
【主治】眼中翳障。

四物龙胆汤

【来源】《医垒元戎》。
【别名】龙胆汤(《赤水玄珠全集》卷三)。
【组成】四物汤各半两 羌活 防风各三钱 草龙胆 防己各二钱
【用法】水煎服。
【主治】
1.《医垒元戎》：目赤暴发作云翳，疼痛不可忍。
2.《杂病源流犀烛》：肝火盛，目赤涩痛。

小菊花膏

【来源】《活幼口议》卷二十。
【组成】黄连 黄芩 大黄 菊花 羌活 苍术（米疳浸） 荆芥穗 防风各等分
【用法】上为末，炼蜜为膏，尾指大。每服一饼，细嚼，白汤下。
【主治】小儿积毒眼患，赤肿眵泪疼痛，翳膜。

八仙饮

【来源】《活幼心书·拾遗》。
【组成】生干地黄（净洗，焙干） 赤芍药 大川芎 羌活 川当归尾（酒洗，焙干） 龙胆草 汉防己 甘草各五钱
【用法】上锉，每服二钱，水一盏，白蜜半匙，煎八分，去滓，食后、临卧二时温服。
【主治】血风目疾，经久不愈，昼夜涩痛，视物不明，甚至生翳散漫，投诸药末验者。

柿煎散

【来源】《活幼心书》卷下。
【组成】白菊花 绿豆壳 谷精草各一两
【用法】上锉。每服二钱，干柿一枚，粟米泔汁一大盏，慢火煎干，去滓，食后临睡只吃柿肉，一日三枚，倍加尤好。如婴孩小，乳母可服。或用煮过柿子去核，薄切，焙为细末，抄半钱，温米泔水调服，不拘时候。与儿服亦可。
【主治】小儿痘疮后，目生翳膜。

蟾光膏

【来源】《杂类名方》。
【组成】白砂蜜四两（色白者妙，用隔年葱一根，去须皮，切短，与蜜一同熬，去白膜，觑葱软熟为度，以绵滤滓，放定，用纸取蜡面） 黄丹三钱（水飞，生用） 蜜佗僧三钱（水飞，生用） 炉甘石（火煅过）五钱（水飞。上三味熬，研极细末，倾入前蜜中，桃柳无节病者各一枝，搅匀） 当归 赤芍药 杏仁（汤去皮尖）各五钱 黄连（去芦头并茨净）二两 川芎半两 秦皮 诃子皮 防风 石膏 玄精石（兽背文者妙） 井泉石 无名异 玄参 代赭石 石决明各三钱（上秦皮至石决明十味咀，用雪水或长流河水五升，于银器内熬至二升，滤去滓净，再熬至一升，将一十五味熬至一升药水内，才倾入放下的药蜜，一同银器内慢火熬药紫金色时，再添入后药，匀令过火） 乳香 没药 琥珀 朱砂（另飞） 蕤仁（带皮秤三钱，去皮用仁）各三钱（前四味先干研烂，后入蕤仁水飞，一同研细，折澄有滓再水飞，澄清再水飞，才倾入前紫金色药内，一同复熬一二沸，以箸点药滴于水中不散为度，大抵勿令过与不及，取下于土中埋七日，取出置于银器盒中或瓷器中，如法收贮，便再添入后细药，倾入药味时亦用桃柳枝搅匀） 南硼砂 珍珠 龙脑 珊瑚枝各一钱 麝香半钱（上五味熬研极细，亦以桃柳枝搅匀，倾入前药中，复搅匀）
【用法】腊月成开日合。以纸封器盒口，旋取用，原盛药器盒中如有取不尽药，用净水斟酌洗渲，却将渲药水熬三五沸，另行收拾，或洗点眼，或膏子药稠了时倾入些小调解。

【功用】退去云膜。
【主治】远年病目，不通道路。
【宜忌】制药用桑柴烧。

玄明散

【来源】《医方类聚》卷六十九引《王氏集验方》。
【组成】蕤仁（去油）三钱　硼砂（明者）五钱　乌贼鱼骨（去骨）　玄明粉各五钱　朱砂（去石）二钱
【用法】上为极细末，入脑、麝各少许，再擂，用瓷盒盛。每用银箸点之。
【主治】眼目翳障。

光明散

【来源】《医方类聚》卷六十九引《王氏集验方》。
【组成】白矾（枯）　宣连　铜青　杏仁（去皮尖）　当归各等分
【用法】上为粗散，用净绢袋装盛，五更初取井花水一碗，浸十日，用指甲常点洗目眦头。如合得药多，用罐子盛浸，经年不坏。洗之。
【主治】翳障，及久年老眼不明。

五味子丸

【来源】《医方大成》卷七。
【组成】阿胶（蚌粉炒）　熟地黄（洗）各一两　白茯苓（去皮）　麦门冬（去心）各半两　山药　五味子（炒）各二两　贝母（炒）　柏子仁　人参各一两　百部　茯神（去皮木）　远志（去苗，取根上皮）　防风（去芦）　杜仲（去皮）二两（姜汁浸，炒去丝）
【用法】上为细末，炼蜜为丸，如弹子大。每服一丸，食后姜汤嚼下。
【主治】心肝二经蕴积风邪，并肾脏虚耗，眼目昏暗，或生翳膜。

车前散

【来源】《医方大成》卷七引《曾帅千家藏方》。
【别名】车前子散（《普济方》卷七十七）。
【组成】密蒙花（去枝叶）　羌活　菊花（去枝叶）　白蒺藜（炒、去刺）　粉草　草决明　车前子（各炒）　黄芩　龙胆草（洗净）各等分
【用法】上为细末。每服二钱，食后饭汤调服。
【主治】肝经积热，上攻眼目，逆顺生翳，血灌瞳仁，羞明多泪。

还睛丸

【来源】《医方类聚》卷七十引《经验秘方》。
【组成】枸杞子（洗净，炒）　甘菊花各二两　川芎一两　薄荷叶一两　苍术六两（米泔浸，夏秋三日，冬浸五日，去皮，切作片，晒干，微炒）
【用法】上为细末，炼蜜为丸，每两作十丸。每服一丸，食后细嚼，温茶清送下。
【主治】内外障眼，眼有肾晕，或无肾晕，视物不明。

夜光膏

【来源】《医方类聚》卷七十引《经验秘方》。
【组成】黄连（拣黄色肥者，去须，称四两，折碎，走水淘洗净，用槐柳枝拨出，控稍干，近腊月中气，用蜡水三升，浸于瓷罐内，封盖七日，放暖处，用雪水妙，冰水亦可）　当归身半两（折碎，淘洗如上，与黄连同浸）　诃子一对（即诃黎勒也，打破去核，将皮淘净，与黄连同浸）　豮猪胰子二个（掐去脂膜，以秆草叶裹，清水内搓洗至净，细拣去草叶，用刀作切小片，腊水内濯去腥，槐柳枝漉出别放）　甘石（取药末）四两（白色微黄者佳，置坩锅内，炭火围烧，上用砂锅片盖锅口上，一放熟火煽至锅红，用钳取出，倾于童子小便内，沸定为度，依前再烧蘸，通七遍，乳钵内研极细无声，少添水再研，再添水飞，不尽者再研，倒水再如此数次，去沉底滓，待细药沉底，将碗慢倾去水，药上铺净绢帛，上铺净纸二重，上摊桑柴灰渗水，纸并灰频换，至水干，日中晒，或暖炕上盖放至干为度，用净纸收裹，若得隆德宫所出者，名曰京石，为最佳）　黄丹（细腻，掷于壁上不落者良，飞，干称）四两　铜绿（若用开元钱硇砂撞者，又名峒青，更妙；不须水飞，种法在后）　雄黄二钱半（色如

鸡冠，不夹石而不臭者良，研飞如甘石法） 青盐半两（走水淘去泥，漉出吹去水，控干，研为极细） 麝香一字（真者，手捻著指细腻；又云味苦者良） 轻粉二钱半（与麝香同研） 硇砂二钱半（先净，微青者良，瓷盏盛水，将硇砂放水中，汤瓶盛水置火上，瓶口上坐盏，待硇砂滚开，水向上有凝结者，用碴儿挑出，待干秤，不须研） 马牙消二钱半（研细。以上飞研药味，除甘石、黄丹各另收裹，其余细药一同和匀） 鹅梨十个（用水洗净，控干，竹瓜篱内捺碎，用净生绢纽） 蜜一斤（陈者良）

【用法】以上淘浸、飞研药味，并洗涤器皿，俱用腊水极妙，煎熬，并用度法；上项浸药至七日，洁净房舍内，用净砂锅，文武炭火，旋添碎炭，将先浸黄连等三味倾于锅内，每添炭时用板盖锅，以防灰尘，黄连等滚数沸，下猪胰，用滚猪胰化，用绵隔去滓，滤于原浸药罐内，将蜜下锅，用细槐柳嫩枝各一条，夹去须葱一枝，细线系定，搅蜜，滚数沸，蜜红色，以绵隔去滓，滤于净碗内，重热汤内浸碗，取不凝也；将先滚过药汁；再用绵滤于锅内，滚数沸，下梨汁；滚数沸，下蜜；滚数沸，下甘石，搅匀；下研细药味，搅匀；下黄丹。用小指大长尺许带皮槐柳枝各二条，下削作马蹄状，掐底及四边，始终不住，慢慢左手顺搅，熬至不粘手为度，杖上粘药用竹刀刮下锅内，乘热倾于瓷盖钵内，凉处收藏；锅内粘住药，火上坐锅，少添蜡水，用槐柳枝刷濯三五次，锅净即止，药水瓷罐内收盖，天寒窝藏。先洗眼用，无瘀肉翳晕，不用麝香、轻粉、雄黄、硇砂、马牙消亦可。每用大如鸡头子，净瓷盏内用温水二杓浸开，重温药盏，初头夹净绵少许蘸药，临卧热洗，眼涩为度；病大者，一日洗二三次，十日一次换药，先用热水洗眼净，随后用药甚效。如干点，将药另作如鼠粪状，一头置于眼大角内及上下睑，觉行性，去药亦可。黄连等先滤下药滓，晒干收藏。若有眼新发者，用多半抄水二大盏，同煎数沸；若滓澄清者，重汤内温热洗眼浊，服之亦效。

【主治】青濛遮暗，内外障，不见分明。

【宜忌】忌湿面、杂肉、酒、蒜、姜、醋发病之物。

神仙退云丸

【来源】《医方类聚》卷七十引《经验秘方》。

【组成】白蒺藜一两半（炒） 川椒一两半（炒） 川芎一两半 当归一两半 楮实半两 黄连半两 蝉壳半两 薄荷叶半两 瓜蒌根六钱 地骨皮一两 甘草花 荆芥 密蒙花 蛇蜕各三钱（以上四味用甘草先熬，水浸过，焙干） 蔓荆子二两（炒） 木贼二两（去节，用童子小便浸二宿，焙干）

【用法】上为细末，炼蜜为丸，每两作十丸。每服一丸，每日二次。眼睛青盲者，当归汤送下；气障眼，木香汤送下；眼常昏者，好酒送下；头风眼昏，茶汤送下；小儿痘疮成翳，谷精草汤送下。

【主治】眼睛青盲，气障眼，眼常昏，头风眼昏，小儿痘疮成翳。

神圣复明丸

【来源】《医方类聚》卷七十引《经验秘方》。

【组成】羌活 独活 羚羊角 石决明 草决明 当归 生地黄 熟地黄 细辛 密蒙花 川芎 木贼 白蒺藜 枳实各半两 苍术一两 赤芍药 川椒各二钱半 甘菊花半两

【用法】上为细末，炼蜜为丸，如梧桐子大。每服三十丸，食后茶清送下。

【主治】青曚遮暗，内外障，不见分明。

羚羊角散

【来源】《医方类聚》卷七十引《经验秘方》。

【组成】羚羊角（锉为细末）二钱半 羌活 密蒙花 木贼（去根节） 香白芷 细辛（去苗叶） 川芎 甘菊花（拣净） 荆芥穗 藁本（去苗土，洗净） 甘草（炙，去皮） 苍术各一两（米泔水浸，切，炒） 黄芩三钱（去黑心）

【用法】上为细末。每服二钱，食后温熟茶清调服。

【主治】久患双目不睹光明，远年近日内外气障，风毒昏暗。

四神丸

【来源】《普济方》卷二二一引《瑞竹堂经验方》。

【组成】枸杞子一斤（甘州者，择去枝梗青者，分作四份，先用好酒一盏润过，不然，空炒过药性也。四两用川椒一两炒，去椒；四两用青盐一两炒，去盐；四两用小茴香一两炒，去茴香；四两用芝麻一合炒，去芝麻止用杞子）

【用法】上炒过，加地黄、白术、白茯苓各一两，同杞子为末，炼蜜为丸，如梧桐子大。每服五七十丸，空心温酒送下。

【功用】补虚益损。

【主治】肾经虚损，眼目昏花，及两眼云膜遮睛。

决明散

【来源】《永类钤方》卷十一。

【组成】石决明（煅） 枸杞子（酒浸一宿） 木贼（去节） 荆芥穗 晚桑叶 羌活 谷精草（去根） 粉草（炙） 旋覆花 蛇退（蜜炙） 制苍术 菊花各等分

【用法】上为细末。每服二钱，茶清调，食后服。

【主治】障膜。

乳香丸

【来源】《永类钤方》卷十一。

【组成】乳香 没药（别研） 五灵脂 麻黄（去节） 附子（炮） 当归 川乌（炮） 草乌（炮） 牛膝（酒浸） 川芎 肉桂 羌活 全蝎（去梢，盐水炙） 防风 僵蚕（洗，炒）各等分

【用法】上为末，酒糊为丸，如梧桐子大。每次二十丸，常服盐汤送下；身热痛，薄荷汤送下；冷痛，炒姜酒送下；损伤，松节酒送下；头痛，葱茶送下；妇人血风，当归酒送下。

【主治】男子、妇人血不舒活，内外翳障。

羚羊角汤

【来源】《永类钤方》卷十一。

【组成】大黄二两 黄芩 山栀仁（炒） 石决明（煅） 草决明（炒） 木贼（去节） 桔梗 蜜蒙花 蝉蜕（洗去沙土，去嘴足） 蒺藜（炒，去刺） 赤芍药 青葙子（炒） 龙胆草 粉草（炙） 羚羊角（炒）各一两（制焙）

【用法】上为末。每服二钱，食后服。心热，灯心汤送下；后生昏花，米饮送下，常服麦门冬汤；雀目，猪羊肝蘸吃；肺热，桑白皮汤送下；酒泪，夏枯草汤送下；小便不通，车前子汤送下。

【主治】眼赤肿沙涩，羞明流泪，翳膜侵睛及雀目等证。

五福还瞳丹

【来源】《医学纲目》卷十三引《世医得效方》。

【组成】赤石脂 川椒（二味同炒） 辰砂 茯神 乳香

【用法】枣肉为丸，如梧桐子大。每服百丸，空心温酒送下。十服见效。

【主治】目白翳。

决明丸

【来源】《世医得效方》卷十一。

【组成】石决明（煅） 川芎 黄柏各一两 苍术半两（米泔浸）

【用法】上为末，用兔肝（或无，以白羯羊肝代之）研烂为丸，如绿豆大。每服三五十丸，食后临卧以米泔送下。

【主治】豆疮入眼，虽赤白障翳膜遮漫黑睛，但瞳子不陷者。

神应膏

【来源】《世医得效方》卷十一。

【组成】黄柏一两 真绿豆粉一两半 甘草四两 红花二两

【用法】上为末。生清油调涂两眼四畔。

【功用】护眼，防豆花入眼生翳，令疮痘面上亦少。

八味还睛散

【来源】《世医得效方》卷十六。

【别名】还睛散（《医学入门》卷八）。

【组成】白蒺藜（炒，去尖） 防风 粉草（炙） 木贼 山栀（炒，去壳）各半两 草决明一两（炒） 青葙子一分（微炒） 蝉退一分

【用法】上为末。麦门冬去心煎汤，食后调下。

【主治】

1.《世医得效方》：风热停留，肝肺相传，致患滑翳，有如水银珠子，但微含黄色，不疼不痛，无泪，遮绕瞳仁；涩翳，微如赤色，或聚或开，两旁微光，瞳仁上如凝脂色，时复涩痛，而无泪出；散翳：形如鳞点，或睑下起粟子而烂，日夜痛楚，瞳仁最痛，常下热泪。

2.《医学入门》：肝肺一切风热翳膜，及肾风热，或睛忽痛如针刺，或小儿疳眼，初起涩痛，久则生疮、翳肿，泪出难开，一切肝风及泻痢后虚热上行，不可点者。

开明丸

【来源】《世医得效方》卷十六。

【组成】熟地黄一两半（酒洗） 菟丝子（酒洗） 车前子 麦门冬（去心） 蕤仁（去皮） 决明子 地肤子 茺蔚子 枸杞子 黄芩 五味子 防风（去芦） 泽泻 细辛（去叶，不见火） 杏仁（炒，去皮尖） 北葶苈（炒） 青葙子各一两 桂皮半两 羊肝（须用白羊者。只用肝，薄切，瓦上焙干了作末。或只以肝煮，研烂为丸，庶可久留；少则以蜜凑之）

【用法】上为末，为丸如梧桐子大。每服三十丸，熟水送下，一日三次。

【主治】年深日近，翳障昏蒙，寂无所见，一切目疾。

【宜忌】忌生姜、糟酒、炙煿等热物。

五退散

【来源】《世医得效方》卷十六。

【组成】蝉退（洗） 蛇退（醋煮） 荆芥 猪蹄退一分（微炒） 穿山甲（烧存性） 川乌（炮，去皮） 粉草各半两 蚕退二钱半

方中蝉退、蛇退、荆芥用量原缺。

【用法】上为末。每服二钱，盐汤调下。

【主治】脾受风热，倒睫拳毛，泪出涓涓，翳膜渐生，乍愈乍发，多年不安，眼皮渐急，睫倒难开，如刺刺样痛，瞳仁不安；或脾受风毒，风牵睑出，上下睑俱赤，而或翻出一睑在外。

白僵蚕散

【来源】《世医得效方》卷十六。

【组成】白僵蚕（去丝嘴，炒） 粉草 细辛各半两 旋覆花（蒸熟，焙）半两 荆芥一分 木贼半两 黄桑叶一两（嫩者）

【用法】上锉散。每服三钱，水一盏半煎，食后温服。

【主治】

1.《世医得效方》：肺虚受风，眼目冲风泪出。

2.《医学入门》：或暴伤风热，白睛遮覆黑珠，脸肿痛痒。

决明丸

【来源】《世医得效方》卷十六。

【别名】决明子丸（《普济方》卷七十六）。

【组成】青葙子（炒） 防风 枳壳各一两 茺蔚子 细辛各半两 枸杞子 泽泻 生干地黄 石决明（烧）各半两 土当归（酒浸）二两 宣连半两（去须） 车前子（炒） 麦门冬（去心）各二两

【用法】上为末，炼蜜为丸，如梧桐子大。每服三十丸，食后麦门冬煎汤送下。

【主治】诸般眼患，因热病后毒气攻目，生翳膜遮障。

洗方汤泡散

【来源】《世医得效方》卷十六。

【别名】汤泡散（《普济方》卷七十一）。

【组成】当归尾 赤芍药 黄连（去须） 杏仁各五钱 铜青二钱 薄荷叶三钱 防风五钱

【用法】上锉散。每用二钱，极沸汤泡，乘热先熏后洗，冷则再暖用，一日二三次。

【主治】肝虚风热攻眼，赤肿羞明，渐生翳障。

凉胆丸

【来源】《世医得效方》卷十六。
【别名】凉膈丸（《银海精微》卷下）。
【组成】黄连（洗，不见火） 荆芥 黄芩 草龙胆各半两 芦荟 防风各一两 黄柏（去皮）一分 地肤子一分

方中黄柏用量原缺，据《普济方》补。又《普济方》引本方有地骨皮、葫芦子各一分，无地肤子。

【用法】上为末，炼蜜为丸，如梧桐子大。每服三十丸，薄荷汤送下。
【主治】胆受风寒而致黑花翳，其状青色，大小眦头涩痛，频频下泪，口苦，不喜饮食。

搐 药

【来源】《世医得效方》卷十六。
【组成】鹅不食草
【用法】塞鼻中。
【主治】目赤后暴生翳。

神效七宝膏

【来源】《丹溪心法》卷四。
【组成】蕤仁（去油心膜） 白硼砂 朱砂 片脑
【用法】蜜调成膏，点眼。
【主治】暴发眼，热壅有翳膜者。

羊肝丸

【来源】《脉因证治》卷下。
【别名】明目羊肝丸（《同寿录》卷二）。
【组成】白乳羊肝一具（竹刀刮去膜） 黄连一两 甘菊 防风 薄荷（去梗） 荆芥 羌活 当归 川芎各三钱

《医略六书》有人乳、生地。

【用法】上为末，羊肝捣为丸。浆水送下。
【功用】《医略六书》：养肝明目，清内解外。
【主治】

1.《脉因证治》：一切目病，不问障盲。
2.《医略六书》：内外障翳，青盲肿痛，脉数。

【方论】《医略六书》：风热伤阴，不能内荣肝木，故邪害孔窍而内外障翳，青盲肿痛焉。生地壮水涵肝，黄连清心降火，川芎活血以养肝，当归养血以荣目，羌活、防风散肿退翳，荆芥、薄荷清利头目，人乳以润之，羊肝以补之，使风热两除，则肝阴暗复而青盲肿痛无不退，内外障翳无不除矣。此养肝明目，清内解外之剂，为青盲肿痛，内外障翳之专方。

照水丹

【来源】《永乐大典》卷一一四一二引《大方》。
【组成】伏退鸡子壳（烧灰） 木贼草（去节，烧灰）各等分
【用法】上为细末，溶蜡二两，同药灰四两搅匀，捏成锭子，临用时火边旋丸如芥子大。临卧时各眼中安一丸，翌日以井花水洗出。
【功用】磨翳退障。

消翳散

【来源】《永乐大典》卷一一四一三引《大方》。
【组成】芸苔菜（晒干）
【用法】上为细末。每点少许于目中，合目少时。
【功用】通透并去障翳。
【主治】目内翳。

黄柏竹沥膏

【来源】《永乐大典》卷一一四一三引《仁存方》。
【组成】苦竹一截（入黄柏皮，塞竹内，令柏满）
【用法】上用砖对立，置竹子上，两头安净器，以火于下烧，候滴沥尽，收之。以钗股点入眼中。
【主治】远年障翳。

七宝透睛膏

【来源】《永乐大典》卷一一四一二引《经验普济加减方》。
【组成】真珠（末） 熊胆（研） 龙脑（研）各一钱半 石决明 琥珀各七钱 水晶 龙齿各半两

【用法】上为细末，水五升，石器内熬至一升，去滓；再熬至一盏，入蜜二两，再熬作膏，瓷盒内收。每点三五箸。

【主治】眼内翳膜昏晕，发赤肿疼。

万圣丹

【来源】《永乐大典》卷一一四一二引《经验普济加减方》。

【组成】刺猬皮（去上浮）半两　乌鱼骨三钱　猪指甲（去肉）三钱（三味盛盒子内，盐泥固济，烧取研细）　轻粉　硇砂　密佗僧（研）各一钱　蕤仁（去皮，研）二钱

【用法】上为细末，熔黄蜡半两，消和搅匀作块。为丸绿豆大。入绒线少许，于指甲上按作饼子，觑翳膜大小加减。临卧，夜贴于眼睛上有翳膜处，至明日早晨洗了。不过十次，粘贴下脂膜，多年病眼，不过半月取下。

【主治】久翳不愈，晕膜昏暗瘀肉。

圣金丹

【来源】《永乐大典》卷一一四一二引《经验普济加减方》。

【组成】蔓菁子四两　蛇退皮　蝉壳　羌活　川芎　木贼　甘草（炙）　石决明　密蒙花　青葙子　石膏　青皮　枸杞子　白蒺藜　防风各一两　苍术（淋浸，切焙）二两

【用法】上为细末，炼蜜为丸，如弹子大。每服一丸，细嚼，茶、酒送下，一日三服。

【主治】眼中翳膜，昏晕黑花，发赤肿痛。

【宜忌】忌房事、热物。

金丝膏

【来源】《永乐大典》卷一一四一二引《经验普济加减方》。

【组成】黄连四两（水二升，熬膏）　硇砂二钱　硼砂三钱　牙消二钱　轻粉一钱半　白丁香（直者）二钱　蕤仁霜三钱　朱砂二钱（水飞）　龙脑二字　麝香半钱

【用法】上为细末，入黄连膏内搅匀。每日点之。

【主治】翳膜昏涩，睛痛，发赤生疮，浮晕遮障，多见黑花，冷泪羞明。

炉甘石干眼药

【来源】《永乐大典》卷一一四一二引《经验普济加减方》。

【组成】炉甘石（烧三次，红取为末）一两　青盐三钱　黄丹二钱　硇砂一钱　铜绿一钱半　胆矾一钱　轻粉半钱　蕤仁（去皮，取仁研）一钱半　白矾三钱

【用法】上为末。每点三两箸。

【主治】诸病眼，翳膜昏痛。

透睛膏

【来源】《永乐大典》卷一一四一二引《经验普济加减方》。

【组成】南硼砂　川朴硝各三钱　轻粉一钱半　青盐一钱　硇砂半钱　龙脑一字　麝香一字

【用法】上为细末，入生姜汁或白沙蜜和膏。每点少许。不过三点自明矣。

【功用】消瘀肉，解肿痒，收冷泪。

【主治】眼内翳膜昏赤，睛痛隐涩。

铜绿散

【来源】《永乐大典》卷一一四一二引《经验普济加减方》。

【组成】朱砂二分（研，水飞）　铜绿四钱（水飞）　轻粉　粉霜各一钱　龙脑　麝香各半钱

【用法】上各为细末。每日干点三两箸。

【主治】翳膜昏涩。

鼻搐散

【来源】《永乐大典》卷一一四一二引《经验普济加减方》。

【组成】乌鱼骨　雄黄　细辛　荜茇　木香　良姜　胡椒　石决明　草决明各二钱　龙脑　麝香　乳香各少许　川芎二钱

【用法】上为细末。先含水一口，鼻搐药末一字。

吐了水，揉两目三二十次，用角瓶角眼，一时间取下病根瘀肉脂膜见效，五七次取尽浮晕。
【主治】眼目内浮翳膜，瘀肉，昏痒。

真碓儿眼药

【来源】《永乐大典》卷一一四一三引《经验普济加减方》。
【组成】炉甘石二两　朴消一两半（二味竭内固济，烧一日，水飞末，出火毒）　黄丹　密陀僧各一两（水飞）　朱砂　铜绿各半两　青盐　玄精石　硇砂　硼砂各三钱　白丁香（雄者）三钱　轻粉二钱
【用法】上为细末；用黄连一两碎，水一碗，熬煮至一盏，滴水不散，去滓，下白沙蜜一斤，用慢火熬，入前药拌匀，文武火熬至稀稠得所。每夜点二三箸，觉眼内及涩是验，便睡至早晨。觉眼微效，频点；点有涩难开莫怪，是效，点十日验。
【功用】磨消翳膜。
【主治】远年日近，翳膜瘀肉，昏晕隐涩不明。

换睛散

【来源】《永乐大典》卷一一四一三引《经验普济加减方》。
【组成】荆芥穗二两　蝉壳　草龙胆　川芎　甘草各一两
【用法】上为细末。每服三钱，食后茶、酒调下。一月见效，小可病眼，三服效。
【主治】目昏病，发痛赤肿，渐生翳膜，眵泪。

菩萨膏

【来源】《永乐大典》卷一一四一三引《经验普济加减方》。
【组成】菩萨石　金精石　银精石　炉甘石（烧三次）　寒水石　紫英石　井泉石　云母石　滑石　代赭石各三钱（研，水飞细）　乳香　青盐　硇砂各二钱　龙脑　轻粉各半钱　黄丹一两（研细）　蜜十二两
【用法】上六药为细末，用黄连一两碎末，水一大碗，熬至一半，去滓，入黄丹熬，入蜜再熬，次入诸药，再熬至稠。每日点三五次。
【主治】久患及新患病翳膜，昏涩痛痒。

照水丹

【来源】《永乐大典》一一四一三引《经验普济加减方》。
【组成】蛇蜕皮一条（全者，净，烧灰，细研）　水银一钱　黄丹一钱（二味同研砂子）　乌鸡子一个（去膜，细研如粉）　硇砂一钱（细研）　乌贼鱼骨二钱（研如粉）
【用法】取黄蜡半两熔汁入前药末，同熬成膏，以柳枝搅匀，为丸，如麻子大，或指甲上按作饼子。每用二饼，临卧放贴于眼大眦，或眼翳膜上，明旦未洗面时，用水一大碗，取药放入水中照，其药自落于水中，却看下翳膜多少，未下，再贴必验。顽翳膜厚者，不过半月；小可者，三五日效。
【主治】远年日近，翳膜瘀肉，昏暗痒痛。

龙脑金水膏

【来源】《医方类聚》卷六十九引《必用全书》。
【组成】蕤仁十个（纸裹，研去油，如霜极细）　朱砂二钱（光明者，另研极细）　硇砂一钱（光净者，另研极细）　干胭脂一钱（好者，研为细末）　龙脑一钱（片子者，另研极细）　麝香半钱（真者，另研极细）
【用法】上药各为极细末，用好蜜六两，重罗或重纱滤过，将六味药乳钵中同研，渐渐下蜜四两，匀，用瓷器封合，用度点眼。
【功用】驱风凉血，明目通神。
【主治】风热上壅，赤目翳障，两眼筋膜胬肉攀睛，迎风多泪，视物昏花，倒睫拳毛，热泪不止。

还睛丸

【来源】《医方类聚》卷七十引《烟霞圣效方》。
【组成】苍术（去粗皮，生用）　木贼（去节）　小椒（去子）　竹叶（拣净）　甘菊花（拣净）　黍粘子各二两
【用法】上为细末，熟枣肉为丸，如梧桐子大。每服二十丸至三十丸，食后用绿豆汤送下，一日二

次。服百日见效。

【功用】久服退翳膜，除昏暗。

【宜忌】忌醋、湿面、酸、碱发眼之物。

春水散

【来源】《医方类聚》卷七十引《烟霞圣效方》。

【组成】青盐　白矾　花碱　盆消　朴消各一两　黄丹二钱　绿豆粉二两　薄荷半斤（取霜）

【用法】将前五味取生姜自然汁一两和匀，于铁器内枯干，与他药同为细末。入龙脑少许，点之。

【功用】除昏退翳，截赤定疼。

【主治】目翳，赤眼。

茶调散

【来源】《急救仙方》卷三。

【组成】川芎　防风　羌活各一两　甘草半两　木贼　石膏（炒）　石决明（煅）　荆芥　薄荷叶　甘菊花各一两

【用法】上为细末。每服二钱，清茶调下。

【主治】男子、妇人一切风肿痒痛，翳，烂弦，风气眼泪。

神应回光散

【来源】《急救仙方》卷三。

【组成】木贼　白芷　甘草　青葙子　楮实子　草决明　羌活　石决明　川乌（炮）　白蒺藜　蝉蜕各等分

【用法】上为末。每服一钱，食后茶汤调下；酒调亦可。

【主治】障翳赤眼，胬肉攀睛。

蒺藜丸

【来源】《急救仙方》卷三。

【组成】石决明　川芎　白芷　防风　木贼　石膏　覆盆子　楮实（去壳，用米）　蝉蜕　蔓荆子　青葙子　车前子　细辛　菊花　旋覆花　蜜蒙花　龙胆草各等分

【用法】上为末，炼蜜为丸，如梧桐子大。每服四十丸，食后茶清送下；如诸虚，盐汤送之；实者，茅根、蔗汤送下；缺珠，猪肝煎汤送下；垂饼障，每服二十丸，四物汤送下；如重甚，加白柿、桑白皮、茅根、蔗煎汤送下。

【功用】退诸障膜。

【主治】障翳。

补劳人参丸

【来源】《秘传眼科龙木论》卷四。

【组成】人参　茯苓　桔梗　干地黄　防风　木香　桂心　干山药　细辛各一两

【用法】上为末，炼蜜为丸，如梧桐子大。每服十丸，空心茶送下。

【主治】五脏虚劳，风热冲入肝膈之间，渐渐生翳，或后上生向下，或从下生向上，名曰顺逆障。

五神散

【来源】《普济方》卷七十八引《经效济世方》。

【组成】荆芥穗　乌贼鱼骨　木贼　白术各一两　甘草半两（炙）

【用法】上为细末。每服一钱，食后米饮调下。

【功用】退翳膜。

【主治】眼疾。

水照丹

【来源】《普济方》卷七十八引《经效济世方》。

【组成】真珠末一字　朱砂一字　象牙半钱　乌贼鱼骨半钱

【用法】上为细末，熔蜡为丸，如黍米大。每用临卧置眼中，随左右用，来早以水一盏，开眼放药水中，翳膜尽下。

【主治】眼中翳膜。

重明散

【来源】《普济方》卷七十八引《经效济世方》。

【组成】黄鹰条一钱（研细）　白丁香一钱（研细）　乳香一钱（研细）　炉甘石一分（烧赤）　白矾一钱（飞过）　麝香少许

【用法】上为细末。每次以灯芯少点入眼眦内。
【主治】两眼生翳膜，连眼眶赤烂，久不效者，及一时赤眼。

羊肝散

【来源】《普济方》卷七十四引《德生堂方》。
【组成】谷精草五钱　甘菊花一两　木贼一钱半　甘草三钱　黄连三钱
【用法】上为细末。每服二钱，用羊肝一块切开，入药末在内，炙热，食后啖之。
【主治】翳膜攀睛，赤烂肿痛。

拨云散

【来源】《普济方》卷七十八引《德生堂方》。
【组成】白蒺藜　防风　羌活　川芎　荆芥　甘菊花　蝉蜕各二两
【用法】上为细末。每服二钱，食后桑白皮熬水下。
【主治】风毒翳障，及赤烂眩者。

金丝膏

【来源】《普济方》卷七十四引《德生堂方》。
【组成】黄连　当归（净洗）各二两
【用法】上为末，以水蜜二盏，用文武火煎至半盏，去滓再研，入飞过朴消二钱，乳香一钱，和匀，以水瓶顿，再用水煮半日，后入脑子半钱，研匀，油纸封固，候五日去火毒，方可点用。
【主治】眼赤肿痛，及一切翳障。

人参补阳汤

【来源】《原机启微》卷下。
【别名】人参补胃汤（《审视瑶函》卷二）。
【组成】羌活　独活各六分　白芍药　生地黄　泽泻各三分　人参　白术　茯苓　黄耆　炙草　当归各四分　柴胡　防风各五分　熟地黄（酒洗，炒）四分
【用法】上作一服。水二盏，煎至一盏，去滓热服。
【主治】伤寒余邪不散，上走空窍，其病瘾涩赤胀，生翳羞明，头痛骨痛。
【方论】《原机启微》薛己按：上方分利阴阳升降上下之药也。羌活、独活为君者，导阳之升也；茯苓、泽泻为臣者，导阴之降也；人参、白术大补脾胃，内盛则邪自不容，黄耆、防风大实皮毛，外密则邪自不入，为之佐也；当归、熟地黄俱生血，谓目得血而能视，生地黄补肾水，谓神水属肾，白芍药理气，柴胡行经，甘草和百药，为之使也。

万应蝉花散

【来源】《原机启微》卷下。
【组成】蝉蜕（去土）半两　蛇蜕（炙）三钱　川芎　防风　羌活　炙甘草　当归　白茯苓各一两　赤芍药三两　苍术四两　石决明（东流水煮一伏时，研极细）一两半
【用法】上为细末。每服二钱，食后临卧时浓米泔调下；热茶清亦得。
【功用】《审视瑶函》：祛风退翳明目。
【主治】

1.《原机启微》：上焦有热邪，目久痛，白睛微变青色，黑睛稍带白色，黑白之间赤环如带，谓之抱轮红，视物不明，昏如雾露，中睛白，高低不平，其色如死，甚不光泽，口干舌苦，眵多羞涩；亦治奇经客邪之病。

2.《审视瑶函》：大人小儿，远年近日，一切风眼气眼，攻注昏眼，睑生风粟，或痛或痒，渐生翳膜，或久患头风牵搐，两目渐渐细小，眼眶赤烂。

【方论】上方制之复者也，奇之不去则偶之，是为重方也。今用蝉蜕又用蛇蜕者，取其重蜕之义以除翳，为君也；川芎、防风、羌活，皆能清利头目，为臣也；甘草、苍术通主脾胃，又脾胃多气多血，故用赤芍药补气，当归补血，为佐也；石决明镇坠肾水，益精还阴，白茯苓分阴阳上下，为使也。

川芎行经散

【来源】《原机启微》卷下。

【组成】羌活　白芷　防风　荆芥　薄荷　蔓荆子　独活各四分　柴胡　炙甘草　当归　川芎　枳壳各六分　桔梗五分　茯苓三分　红花少许

【用法】水二盏，煎至一盏，去滓，食后大热服。

【主治】

1.《原机启微》：目中青黤如物伤状，重者白睛如血贯。

2.《伤科汇纂》：眼目被伤，血灌瞳神及积血未散，至生翳膜。

【方论】以枳壳、甘草和胃气为君；白芷、防风、荆芥、薄荷、独活疗风邪、升胃气为臣；川芎、当归、红花行滞血，柴胡去结气，茯苓分利除湿为佐；羌活、蔓荆子引入太阳经，桔梗利五藏为使，则胃脉调，小肠、膀胱皆邪去凝行也。

羌活胜风汤

【来源】《原机启微》卷下。

【别名】羌活胜湿汤（《张氏医通》卷十五）。

【组成】白术五分　枳壳　羌活　川芎　白芷　独活　防风　前胡　桔梗　薄荷各四分　荆芥　甘草各三分　柴胡七分　黄芩五分

【用法】作一服。水二盏，煎至一盏，去滓热服。

【主治】

1.《原机启微》：风热不制而风胜，眵多眊矂，紧涩羞明，赤脉贯睛，头痛鼻塞，肿胀涕泪，脑巅沉重，眉骨酸疼，外翳如云雾、丝缕、秤星、螺盖；伤寒愈后之病。

2.《审视瑶函》：暴风客热风胜目痛。

【加减】生翳者，随翳所见经络加药：翳自内眦而出者，加蔓荆子、苍术；自锐眦而入，客主人斜下者，加龙胆草、藁本，少加人参；自目系而下者，倍柴胡，加黄连；自抵过而上者，加木通、五味子。

【方论】夫窍不利者，皆脾胃不足之证。故以白术、枳壳调治胃气为君；羌活、川芎、白芷、独活、防风、前胡诸治风药，皆主升发为臣；桔梗除寒热，薄荷、荆芥清利上焦，甘草和百药为佐；柴胡解热，行少阳厥阴之经，黄芩疗上热，主目中赤肿为使。热服者，热性炎上，令在上散，不令流下也。

除风益损汤

【来源】《原机启微》卷下。

【组成】熟地黄　当归　白芍药　川芎各一钱　藁本　前胡　防风各七分

【用法】作一服。水二盏，煎一盏，去滓，大热服。

【主治】

1.《原机启微》：目为物所伤，及亡血过多之病。

2.《伤科汇纂》：眼目被物撞损，及拳手打伤，睛珠突出，及血虚生翳膜。

3.《中国医学大辞典》：产后目痛。

【加减】伤于眉骨，加黄连；伤于颞侧，加柴胡；伤于额交巅，耳上角及脑，加苍术；伤于耳后耳角耳前及伤于颊，加龙胆草；伤于额角及巅，加五味子；凡伤甚者，从权倍加大黄；眵多泪多，羞涩赤肿，加黄芩。

【方论】以熟地黄补肾水为君，黑睛为肾之子，此虚则补其母也；以当归补血，为目为血所养，今伤则目病，白芍药补血又补气，为血病气亦病也，为臣；川芎治血虚头痛，藁本通血去头风，为佐；前胡、防风通疗风邪，俾不凝留，为使。

羚羊角散

【来源】《原机启微》卷下。

【别名】羚羊散（《张氏医通》卷十五）。

【组成】羚羊角（镑）　黄芩　黄耆　草决明　车前子　升麻　防风　大黄　芒消各等分

【用法】上以水一盏，煎取半盏，去滓，稍热服。

【主治】小儿斑疹后余毒不解，上攻眼目，生翳羞明，眵泪俱多，红赤肿闭。

【方论】本方以羚羊角主明目为君；升麻补足太阴以实内，逐其毒也；黄耆补手太阴以实外，御其邪也，为臣；防风升清阳，车前子泻浊阴，为佐；草决明疗赤痛泪出，黄芩、大黄、芒消用以攻其固热，为使。然大黄、芒消乃大苦寒之药，智者当量其虚实以为加减。

搐鼻碧云散

【来源】《原机启微》卷下。

【别名】搐鼻通气散（《内科摘要》卷下）、碧云散（《本草纲目》卷二十）。

【组成】鹅不食草二钱　青黛　川芎各一钱

【用法】上为细末。先噙水满口，每用如米许，搐入鼻内，以泪出为度，不拘时候。

【主治】

1.《原机启微》：眼目肿胀红赤，昏暗羞明，瘾涩疼痛，风痒鼻塞，头痛脑酸，外翳攀睛，眵泪稠粘。

2.《外科正宗》：结毒入于巅顶，以致头疼胀痛如破者。

【方论】

1.《原机启微》：以鹅不食草解毒为君；青黛去热为佐；川芎大辛，除邪破留为使。升透之药也，大抵如开锅盖法，常欲使邪毒不闭，令有出路。然力少而锐，搐之随效，宜常搐以聚其力，诸目病俱可用。

2.《成方便读》：青黛、川芎清肝火而疏肝郁，鹅不食草能开肺而取嚏。用治肺之药，吹入肺之窍，使金令下行，肝邪自愈，翳障自除耳。

退翳膏子

【来源】《医学纲目》卷十三。

【组成】荆芥穗一钱　黄连三钱　生地黄一钱半　甘草五分　归身六分　连翘四分　柴胡梢五分　升麻三分　防风四分　蕤仁三分　青皮四分　细辛一分

【用法】上先用水半盏，浸荆芥一处，次将黄连、生地、甘草三味，用水一大碗，煎至半碗，再下余七味，同煎至一盏，去滓，更上火熬至半盏，入荆芥水二匙，入蜜少许，再煎令匀。点之。

【主治】黑白翳。

腊茶饮

【来源】方出《医学纲目》卷十三，名见《东医宝鉴·外形篇》卷一。

【组成】附子半两　芽茶一大撮　白芷一钱　细辛　川芎　防风　羌活　荆芥各半钱

【用法】水煎服。

【主治】凡赤脉翳，初从上而下者，其病必连眉棱骨痛，或脑项痛，或半边头肿痛。

泻肝汤

【来源】《普济方》卷七十二。

【组成】黄芩　黄连　防风　山栀子各一两　大黄　甘草（炙）各半两

【用法】上为末。每服三钱，水一大盏，入竹叶十片，同煎至八分，去滓温服。

【主治】肝热，目赤羞明，隐痛生疮，翳膜赤肿。

【加减】如热多，每服入朴消一钱，同煎，取利即止。

乳香膏

【来源】《普济方》卷七十四。

【组成】乳香一块　硼砂一块（各皂子大）　轻粉（炒）一钱　杏仁二十个（生，去皮，口中细嚼）

【用法】上药入口中细嚼后，满口生津，吐于瓷盏内，坐灰火中，熬令四边沸，用熟绢滤于别盏中，入生龙脑一皂子大许（细研），再滤过于小瓷瓶，热用。频以银、铜箸点之。

【主治】目赤肿痛，翳膜遮障，时多热泪。

还睛丸

【来源】《普济方》卷七十五。

【组成】白术（生用）　菟丝子（酒浸，另研）　防风（去芦）　羌活（去苗）　白蒺藜（炒，去尖）　密蒙花　木贼　青葙子（去土）　蝉蜕（退头足翅）各等分

【用法】上为细末，炼蜜为丸，如弹子大。每服一丸，空心、食前嚼白沸汤吞下，每日三次。

【主治】风上攻眼目赤瞳，怕日羞明，多泪隐涩，瘀肉侵睛，或痛，渐生翳膜。

白定眼药

【来源】《普济方》卷七十六。

【组成】可铁刺（如无，以白及粉代之）　阿飞勇各一钱　李子树胶四钱　白锡粉（炒，水飞）八钱

【用法】上为细末，鸡子清为锭，用奶女儿乳汁，于光磨石上磨汁。不拘时点之。
【功用】定痛，消肿，去翳。

九龙散

【来源】《普济方》卷七十八。
【组成】羌活（酒浸） 龙胆草 甘草 菊花 荆芥 苍术（米泔浸） 秦皮 海螵蛸 木贼（去节，童子小便浸一宿）各一两
【用法】上为末。每服二钱，米泔水调服；茶、酒亦可。
【主治】诸般障眼，翳膜攀睛。

白末眼药

【来源】《普济方》卷七十八。
【组成】朵梯（水飞）一两 碗糖霜（净）五钱 大海螺（火煅，为末）一两（水飞）
【用法】上为细末。用少许点眼。
【主治】云翳。

谷精散

【来源】《普济方》卷七十八。
【组成】羌活 蝉壳 蛇蜕 防风 谷精草 菊花 木贼 甘草 大黄 山栀子 黄连 沙苑蒺藜各等分
【用法】上为末。每服半钱、熟水调下。
【主治】大人、小儿眼中生翳疼痛，并暴发赤眼。

拨云丹

【来源】《普济方》卷七十八。
【组成】川芎 黄连 当归 白蒺藜（微炒）各一两半 羌活 川椒（去子） 柏子各七钱 荆芥穗 密蒙花 甘菊花 蝉壳各一两 栝楼二钱 薄荷叶二两 蔓荆子二两（微炒） 地骨皮（去土，焙干） 蛇蜕皮（甘草汤煮，焙干） 木贼二两（去节，童便浸一宿，焙干）
（一方无羌活、木贼）
【用法】上为细末，炼蜜为丸，如弹子大。细嚼，食后茶清送下。内障气者，木香汤送下；睛暗，当归汤送下，好酒亦可；妇人血晕，当归汤送下；小儿斑痘疮翳疔子，半夏煮谷精草汤送下。
【主治】眼翳。

拨云膏

【来源】《普济方》卷七十八。
【组成】斑蝥三个（去头足，面炒过） 青娘子 红娘子各二个（先制） 硼砂一钱 蕤仁五个（去壳，炒）
【用法】上为极细末，一日点五六次。与春雪膏同用。
【主治】眼生翳膜上星者。

金丝膏

【来源】《普济方》卷七十八。
【组成】宣黄连 川黄连（并用竹刀刮去须） 黄柏（去粗皮）各半两 青盐二钱 明乳香（研）一分 黄丹（罗过）二钱（秤重三钱） 没药 硇砂各半钱 新丁香四十九粒（重一钱） 灯心（长白者）三百根 青州大枣二十四个 真白蜜四两（炼过）
【用法】上锉碎，温汤急浴过，控干，仍不得犯铜铁器，纳井华水一升，银石器或砂铫子内慢火熬，勿可紧，候熬至一盏，以生绢滤去滓，放冷入蜜，再入银石器或铫子内，熬至七分，再滤去滓，入于干净瓷器中，密封，勿令泄气，于檐下滴漏处掘深一尺埋之，用水一桶，照滴漏檐于埋处坑子上猛倾下，次日取出，随入生龙脑、好麝香各半钱，南硼砂、马牙消各一皂子大，同研极细，入膏中。每用一粟米大，点眼。
【主治】内外障眼，赤筋，瘀肉，瘀血，翳膜遮障，昏涩多泪。

春雪膏

【来源】《普济方》卷七十八。
【组成】川黄连四两（洗净，用水三碗，煎至半碗，去滓，再用水一碗，煎至一盏，二者并作一处，慢火熬一小盏，用瓷器盛，不犯铁器） 猪

胆一个（取汁） 生羌活一两（洗净，和皮捣取汁） 白砂蜜一斤 麝香 片脑 轻粉各半钱（细研） 乳香少许（细研）

【用法】前四味，滤过熬成膏，再入后四味，搅匀，瓷器盛贮。用时加入拨云膏。

【主治】眼生翳膜上星者。

香连膏

【来源】《普济方》卷七十八。

【组成】白沙蜜五两（绢滤去滓） 硇砂五钱（通明者，研） 乳香（研）一钱 青盐一钱 铅丹一钱 黄连（去须）三两（为细末）（以上六味除蜜外，并用新汲水三盏，于银石器内同煎至一盏，后入蜜，更用慢火熬成膏，不住手搅，候引之如丝线，以重绢绞去滓，入瓷瓶内盛贮） 水银半钱 轻粉一钱 龙脑一钱 麝香（研）一钱

【用法】上除前膏外，将后四味一处细研匀，入药膏内，用油单封三五重系定。如春、夏、秋各时，即以麻绳子坠在井底，七日取出；若冬月合时，即于背阴处封闭二七日出之。除打损眼外，并可治。

【主治】眼生翳膜。

神效退翳散

【来源】《普济方》卷七十八。

【组成】当归 川芎 大黄 草决明 龙胆草 薄荷 黄连 黄芩 防风 荆芥 栀子各等分

【用法】白翳大者，用黄酒煎；赤障，用白水煎。

【主治】白翳，赤障。

萎蕤丸

【来源】《普济方》卷八十。

【组成】独活（去芦头） 萎蕤 芎藭 青葙子 黄连（去须） 黄芩（去黑心） 防风（去叉） 赤芍药各一两半 车前子二两 地骨皮 地肤子 干蓝 甘草（炙，锉）各一两

【用法】上为细末，炼蜜为丸，如梧桐子大。每服四十丸，食后温熟水送下，一日二次。

【主治】顽翳钉眼。

紫金膏

【来源】《普济方》卷八十。

【组成】炉甘石（好者，同火煅酥，研细无声，将黄连、当归身挑头童便浓煎汤滤净，飞，淘去沙石，焙干，粗者再研再淘；一法只用杨梨，亦名蓧采叶，浓煎汤滤净飞淘，焙干）一两 黄丹一两（水飞，细研） 乳香 硇砂 雄黄 没药 白丁香（真者） 当归 轻粉 麝香（八味修制了，各为末，逐味用）各一钱 脑子三钱 蜜四两

【用法】大建盏内熬蜜沸，入黄丹，以柳木篦子急手搅匀，约熬三两沸，却入炉甘石，复搅匀，下乳香，入硇砂，又下雄黄，次下白丁香，再入没药，又下当归，再入轻粉，方下脑子、麝香，依次第下药，用文武火各熬三二沸，须急用篦不住手搅匀，候熬成膏，不粘手为度。每用鸡头大一块，沸汤化开，浸汤半盏以下，乘热食后熏洗之。

【主治】男子、妇人目疾，远年近日，翳膜遮障，攀睛胬肉，拳毛倒睫，黑花烂眩，羞明冷泪，及赤眼肿痛。

拨云散

【来源】《普济方》卷八十一。

【组成】白蒺藜四两（去刺角，全净） 甘草（生熟使） 防风 羌活各一两

【用法】以清明水净洗，于日中晒干，勿令尘土入内，杵罗为末，不时煎汤洗。

【主治】眼一切昏暗浮云，翳膜侵遮。

拨云退翳丸

【来源】《普济方》卷八十三。

【组成】川芎当归 白药子 楮实 藁本 羌活各一两半 白蒺藜一两 蛇皮三钱 甘菊花 荆芥 川椒各七钱半 密蒙花 蝉壳 黄连各三两 地骨皮 薄荷各半两

【用法】上为末，炼蜜为丸，每两分作十丸。食后气障，木香汤送下；睛暗青盲，当归汤送下；有翳，清米泔送下；眼昏，好酒送下；或甘草汤送下；妇人血晕，当归薄荷汤送下。

【主治】云翳青盲眼疾。

神圣光生散

【来源】《普济方》卷八十五。

【组成】蒙花　木贼　白芷　细辛　干姜　麻实　川芎　羌活　苍术　甘菊花　荆芥　黄芩　甘草　藁本　石膏各等分

【用法】上为末。每服二钱，食后临卧蜜水调下，或茶水、泔水亦可，每日三次。

【功用】明目退翳，祛风清热。

【主治】羞明怕日，眼生翳障黑花，拳毛倒睫，偏正头痛及脑风，胸热，心脏积热。

黄芩散

【来源】《普济方》卷二八三。

【别名】漏芦汤。

【组成】黄芩　白及　麻黄（去节）　漏芦（真者）　白薇　枳壳（麸炒，去瓤）　升麻　白芍药　川当归　川牛膝　甘草各二两　大黄五两

【用法】上为粗末。每服四钱，水一盏半，煎至七分，空心热服。或利一二行。

一云：痈疽发背等疾服此获安之后，宜常服四物汤交和黄耆建中汤，空心煎服，以御未来，恐后再作。

【主治】时行热毒而致痈疽发背，丹疹赤肿，恶肉变作赤色；及眼赤肿生障翳。

【加减】未利，再服加芒消三钱。

洗肝散

【来源】《普济方》卷三六四。

【组成】人参一钱　荆芥穗半钱　生地黄一钱（酒浸）　当归一钱　甘草二钱　赤芍药一钱　大黄半钱（煨）　茯神一钱　大泽草半钱

【用法】上为末。每服半钱，清米泔调下。

【主治】眼生翳膜，视物难明，或寻常赤痛。

白菊花散

【来源】《普济方》卷四〇四。

【组成】白菊花　绿豆皮　谷精草（去根）各一两　夜明砂一两

【用法】上为末。三岁一钱，加干柿一个，生粟米泔一盏，共一处煎，候米泔尽，只将干柿去核食之，不拘时候，一日可三枚；五七日可救。

【主治】小儿疮痘入眼及生翳障。

蕤仁散

【来源】《普济方》卷四〇四。

【组成】蕤仁（去皮，炙）　黄芩　栀子仁　黄连　黄柏皮　川升麻　甘草（炙）各一两

【用法】上为细末。每服二钱，用水一盏，煎至六分，去滓，食后温服。如翳障重者，兼服密蒙花散。

【主治】小儿痘疮入眼，目生翳障。

发背膏

【来源】《本草纲目》卷四十引《普济方》。

【组成】青娘子　红娘子　斑蝥各二个（去头足，面炒黄色）　蓬砂一钱　蕤仁（去油）五个

【用法】上为末。每点少许，一日五六次，同春雪膏点之。

【主治】目中顽翳。

拨云膏

【来源】《袖珍方》卷三。

【组成】炉甘石　黄丹各一两　川乌七钱半　犀角　乳香　没药　硇砂　轻粉各一钱　铜绿鹰条各一钱二分半　青盐　血竭　片脑各半钱　麝香　蕤仁各七钱半　当归二钱半　黄连一两五钱　蜜一斤

【用法】上药各为细末，用白沙蜜十五两，慢熬，初沸下黄丹，二沸下炉甘石，三沸下诸药末，不粘手为度，用瓷盏纳。热水泡开，热点，不拘时候。

【主治】

1.《袖珍方》：眼生云翳。

2.《丹溪心法附余》：攀睛瘀肉。

水照丹

【来源】《永乐大典》卷一一四一二引《眼科

诀髓》。

【组成】朱砂　海螵蛸二片（研，水飞）　白丁香七粒　脑子一皂角子大

方中朱砂用量原缺。

【用法】上为末，蜡和成，旋丸如豆大，捻作饼子。入眼内，睡一时，以冷水照下洗之，洗了收之，可用三五次。

【主治】目生肤翳。

圣僧丸

【来源】《永乐大典》卷一一四一三引《眼科诀髓》。

【组成】羌活　川芎　防风　木贼　甘草　苍术　青皮　菊花　石膏　蒺藜各一两　枸杞子　蛇退　石决明各半两

【用法】上为末，炼蜜为丸，如弹子大。每服半丸，食后冷水送下。

【功用】退翳明目。

【宜忌】忌毒物。

退翳散

【来源】《永乐大典》卷一一四一二引《眼科诀髓》。

【组成】蛇退五条　海螵蛸二两　粉草半两

【用法】上为末，米饮为丸，如绿豆大。每服十五丸，米饮送下。

【主治】小儿浮翳。

退翳圣饼子

【来源】《永乐大典》卷一一四一二引《眼科诀髓》。

【组成】川芎　羌活　防风　白蒺藜　石膏　菊花　蛇退（炙黄）　楮实子　青木香　木贼　苍术（泔浸）　青葙子　旋覆花　石决明各等分

【用法】上为末，炼蜜为丸，如小钱大。食后冷水嚼下。

【功用】退翳。

退翳海螵蛸膏

【来源】《永乐大典》卷一一四一二引《眼科诀髓》。

【组成】海螵蛸不拘多少（去粗皮）

【用法】上为末，将乌鸡子一个，煮熟，去壳黄，用白和螵蛸成膏，炉内煅通红为度，取出，研入脑子麝少许为末。灯心点五七次，候赤白，却用冷水洗，良久再点之。

【主治】肺受病，双障黄赤膜遮睛，不分昼夜。

点眼金丝膏

【来源】《奇效良方》卷五十七。

【组成】硇砂（研）　晋矾（研）　青盐（研）各一钱　乳香（好者，细研）　片脑（研）各二钱　当归（锉，净洗）　黄丹（研）各半两　黄连一两

【用法】上用好蜜四两，除片脑外和七味，纳入青竿竹筒内，油单纸裹筒口五七重，紧系定，入汤瓶中，文武火煮一周时，取出劈破，新绵滤去药滓，方下片脑和匀，瓷瓶收贮，再用油单纸五七重封系瓶口，埋露地内去火毒，候半月取出。每用一粟米大点眼。

【主治】男子、妇人目疾远年近日，翳膜遮睛，攀睛胬肉，拳毛倒睫，黑花烂弦，迎风羞明冷泪，及赤眼肿痛。

三花五子丸

【来源】《东医宝鉴·外形篇》卷一引《医林集要》。

【组成】密蒙花　旋覆花　甘菊花　决明子　枸杞子　菟丝子（酒制）　鼠粘子　地肤子　石决明（煅）　甘草各等分

【用法】上为末，炼蜜为丸，如梧桐子大。每服五十丸，麦门冬汤送下。

【主治】

1.《东医宝鉴·外形篇》引《医林集要》：眼见黑花飞蝇，或生翳障。

2.《古今医统大全》：五脏风热上攻，肝虚头痛。

加减拨云散

【来源】《程松崖先生眼科》。

【组成】防风六分　荆芥六分　蝉蜕八分　车前子一钱　木贼八分　柴胡六分　黄芩八分　青葙子八分　赤芍一钱　决明八分　甘草四分

【用法】老生姜一薄片为引。
【主治】眼睛黑珠有白点及成块，轻者为云、厚者为眵。

加减拨云散

【来源】《程松崖先生眼科》。
【组成】防风六分 蝉蜕六分 荆芥六分 车前子八分 木贼八分 归尾八分 黄芩八分 青葙子一钱 赤芍八分 菊花八分 生地一钱半（切片）
【用法】生姜一薄片为引。
【主治】眼睛黑珠有云翳，眼角红及有赤丝者。
【加减】痛甚流泪生眵，眼胞下坠，或加川黄连八分（酒炒）。

加减拨云散

【来源】《程松崖先生眼科》。
【组成】木贼 荆芥 赤芍 蝉蜕 生地 木通 防风 连翘 甘草 车前子
【主治】小儿痘后，毒攻眼，生黑翳者。
【加减】如红肿者，加川黄连五分（酒炒）；不红不肿者，用兔屎丸。

拨云散

【来源】《程松崖眼科》。
【组成】木贼一两 防风六钱 柴胡六钱 青葙子八钱 蝉蜕一两 黄芩六钱 菊花八钱 车前子八钱
【用法】上为极细末。早晨空心开水调服二钱，晚服一钱。或用猪肝一块割开，放药末二钱填内，用湿棉纸包好，置灰中煨熟食之，亦可煎服之。外点消炉散。
【主治】眼睛黑珠云翳围满，有瞳仁者。

紫龙丹

【来源】《程松崖先生眼科》。
【组成】四六冰片二分五厘 真云麝子五分 血东丹三钱 扫盆二钱（即顶好轻粉）
【用法】上为极细末。如左眼睛有翳膜，将药吹入右耳内；如右眼睛有翳膜，将药吹入左耳内，用棉塞紧，一周时再吹，重者数次必愈。
【主治】翳膜。

秘传开明银海丹

【来源】《松崖医径》卷下。
【组成】白炉甘石一两（以炭火煅三炷香候，先以黄连半两煎浓汁，滤去滓，淬七次，细研） 辰砂一钱 硼砂二钱 轻粉五分 片脑三分（多则五分） 麝香一分
【用法】上各为极细末，一处和匀，再研一二日无声，银瓶盛贮，蜜蜡封口，勿令泄气。点眼。
【主治】一切风热上壅，两目赤肿涩痛，风弦烂眼，及内外翳障等诸般眼疾。
【加减】赤眼肿痛，加乳香、没药各五分；内外翳障，加珍珠五分，鸭嘴胆矾、熊胆各二分；烂弦风眼，加铜青、飞丹各五分。

秘传点眼光明丹

【来源】《松崖医径》卷下。
【组成】黄连半斤（煎汁滤净） 炉甘石一斤（用紫罐盛，煅三炷香时，入黄连汁内，七浸七晒，随时听用） 炉甘石（制过）一两 麝香 硼砂各一分 片脑二分 枯白矾五厘
【用法】上为极细末。用骨簪沾水蘸药，点眼内，闭目。
【主治】一切风热上壅，两目赤肿涩痛，风弦烂眼，及内外翳障。
【加减】风眼，加五倍子（火煅存性）一分。

点眼光明丹

【来源】《医学正传》卷五。
【别名】光明丹（《古今医统大全》卷六十一）、开明银海丹（《卫生鸿宝》卷二）。
【组成】白炉甘石一两（以黄连五钱煎浓汁，滤去滓，用炭火煅炉甘石通红，淬黄连汁内，如此者七次，研） 辰砂一钱 硼砂二钱 轻粉五分 片脑三分（多至五分） 麝香一分
【用法】上各为极细末，一处和匀，再研一二日无

声，银瓶盛贮，密封口不可令泄气。点眼。极妙。

【主治】一切风热上壅，两目赤肿涩痛，风弦烂眼，及内外翳障。

【加减】如赤眼肿痛，加乳香、没药各五分；内外翳障，加珍珠五分，鸭嘴胆矾二分，熊胆二分；烂弦风眼，加铜青五分，飞丹五分。

复明膏

【来源】《医学正传》卷五。

【组成】人参　川归　硼砂（生，研）各一钱五分　青盐　乳香（另研）　没药（另研）　芦荟各一钱　珍珠五分　麝香五分（后加）　黄丹一两（水飞，炒）　海螵蛸五钱（炒）　黄连四钱（炒）　黄柏六钱　赤炉甘石（淬数次）　白沙蜜半斤　蕤仁五钱（去壳）　白蔹一钱五分

【用法】上各研为极细末，先将白蜜煎沸，掠去沫再熬，滴水中沉碗底不散可用，然后入前药末，略沸搅匀，瓷罐收贮。日三五次点之。效。

【功用】去翳膜。

拨云散翳汤

【来源】《医学集成》卷二。

【组成】生地　当归　荆芥　防风　薄荷　菊花　蒙花　木贼　蒺藜　蝉蜕　紫草茸　甘草　灯心　葱　姜

【主治】暴赤生翳。

【加减】内热，加芩、连；热甚，加大黄；夜间目珠痛，加夏枯草。

蕤仁膏

【来源】《万氏家抄方》卷三。

【组成】蕤仁（净仁，用纸裹笔管碾去油）　硼砂一钱　麝香三分

【用法】上同研极细末，收入瓷瓶贮之。点眼内。

【主治】翳障。

加味修肝散

【来源】《银海精微》卷上。

【组成】栀子　薄荷　连翘　麻黄　赤芍药　羌活　当归　大黄　黄芩　菊花　木贼　白蒺藜　川芎　甘草

【用法】上水煎，食后服。

【主治】小儿脾胃实热，或是胎中受毒，或因乳母好食热物，以致眼生翳者。

【宜忌】忌食油腻、煎炒、糖甜果子之类。

针砂平胃丸

【来源】《银海精微》卷上。

【组成】苍术　厚朴　陈皮　甘草　针砂各等分

【用法】上为末，炼蜜为丸，如绿豆大。每服五十丸，空心米汤送下。宜省味金花丸去其黄膜，后用针砂平胃丸收功。

【功用】平胃气，去肝邪。

【主治】白睛黄赤生翳，如赤膜者。

明目菊花散

【来源】《银海精微》卷上。

【组成】菊花　车前子　熟地黄　木贼　密蒙花　薄荷　连翘　白蒺藜　防风　荆芥穗　甘草　川芎各等分

【用法】水煎服。

【主治】玉翳遮睛。肝风攻充入脑，积热在于肝膈之间，久则肾虚，致眼中常发热或赤痛，初则红肿赤脉穿睛，渐渐生白翳膜；初起时如碎米，久则成片遮瞒乌睛，凝结如玉色。

泻肝散

【来源】《银海精微》卷上。

【组成】归尾　大黄　黄芩　知母　桔梗　茺蔚子　芒消　车前子　防风　赤芍药　栀子　连翘　薄荷各等分

【用法】每服六钱，水煎服。

【主治】玉翳遮睛。初则红肿，赤脉穿睛，渐渐生白翳膜，初起时如碎米，久则成片遮满乌睛，凝结如玉色。

泻肺散

【来源】《银海精微》卷上。
【组成】当归 黄芩各一两 桔梗 麻黄 枳壳各半两 秦皮 葶苈 菊花 旋覆花 生地黄 防风 白芷 甘草 玄参 栀子各一两 地骨皮八钱
【用法】上为末。每服三钱，桑白皮煎汤调下。
【主治】风轮生疮或突起，愈后变成白翳，久不散者。

细辛汤

【来源】《银海精微》卷上。
【组成】茺蔚子 黑参 黄芩 桔梗 大黄 车前子 木通 生地黄 甘草各等分

本方名细辛汤，但方中无细辛，疑脱。
【用法】水煎，食后服。
【主治】风邪伤肝，致眼生翳。

修肝散

【来源】《银海精微》卷上。
【组成】栀子 薄荷 防风 当归 甘草 连翘 大黄 黄芩 苍术 羌活 菊花 木贼 赤芍药 麻黄各等分
【用法】上为末。每服二钱，食后蜜水调下，或煎服，一日二三次。
【主治】风轮生翳，如针如麻米，疼痛甚者。

修肝散

【来源】《银海精微》卷上。
【组成】防风 羌活 当归 生地黄 黄芩 栀子 赤芍药 大黄 甘草 蒺藜各一两
【用法】水煎服。
【功用】散血退热。
【主治】飞尘入眼少疗，日久生翳膜，遮满瞳人。

洗心散

【来源】《银海精微》卷上。
【组成】荆芥 薄荷 连翘 麻黄 赤芍药 栀子 黄连 大黄各一两
【用法】每服五钱，水煎服。
【主治】患眼生翳，如珠垂帘遮睛者。

神清散

【来源】《银海精微》卷上。
【组成】川芎 薄荷 羌活 附米 藁本 防风 荆芥 川乌 枳壳 石膏 白芷 甘草 细辛 麻黄各等分
【用法】上为末。每服三四钱，食后清茶葱白汤送下。
【主治】风毒伤胞睑，眼生翳膜，日渐细小。

破血红花散

【来源】《银海精微》卷上。
【组成】当归梢 川芎 赤芍药 枳壳 苏叶 连翘 黄连 黄耆 栀子 大黄 苏木 红花 白芷 薄荷 升麻各等分
【用法】水煎，加酒三盏，温服。
【主治】心热血旺，血翳包睛，痛者。

桑螵蛸酒调散

【来源】《银海精微》卷上。
【组成】当归 甘草 大黄 赤芍药 菊花 苍术 桑螵蛸 羌活 麻黄 茺蔚子各等分
【用法】上用水煎，食后加酒温服；或为末，每服三钱，温酒调下。
【主治】眼红痛，有血翳，壅肿。
【加减】如热甚，加大黄、朴消。

通明补肾丸

【来源】《银海精微》卷上。
【组成】楮实子 五味子 枸杞子各一两 人参 菟丝子 肉苁蓉 菊花 熟地黄 当归 牛膝 知母 黄柏 青盐各一两
【用法】上为细末，炼蜜为丸。每服五十丸，空心盐汤送下。

【主治】玉翳遮睛。因肝风入脑，肝膈积热，久则肾虚，致眼中发热或赤痛，初起红肿赤脉穿睛，渐生白翳，久则成片遮瞒乌睛，凝结如玉色。

蝉花散

【来源】《银海精微》卷上。
【组成】蝉蜕　菊花　蒺藜　蔓荆子　草决明　车前子　防风　黄芩　甘草各等分
【用法】水煎服。
【主治】黑睛生白翳，凹入不平成陷，羞明而不痛者。

七宝散

【来源】《银海精微》卷下。
【组成】琥珀　珍珠各三钱　硼砂五分　珊瑚一钱五分　朱砂　硇砂各五分　玉屑一钱　蕤仁三十粒　片脑　麝香各一分
【用法】上将前药俱细研如尘埃，方入麝香、片脑、蕤仁三件再研，熟官绢筛过于罐内。临卧时，以铜簪挑一米大许，点于有翳膜处。
【主治】翳膜遮睛。

大黄当归散

【来源】《银海精微》卷下。
【组成】归尾（酒洗）　川芎各一两　菊花三两　大黄（酒洗）五钱　黄芩　苏木　栀子（酒炒）各一两　红花五钱（一方无川芎）
【用法】水煎，食后服。
【主治】眼壅肿，瘀血凝滞不散，攻冲生翳。

车前饮

【来源】《银海精微》卷下。
【组成】车前子（炒）　蒙花（去枝）　草决明　羌活　白蒺藜（炒，去角）　龙胆草　菊花　粉草
【主治】肝经积热，上攻眼目，逆顺生翳，血灌瞳仁，羞明怕日，多泪。

甘菊花汤

【来源】《银海精微》卷下。
【组成】菊花　升麻　旋覆花　石决明　川芎　大黄（炒）各五钱　石膏　羌活　地骨皮　木贼（炒）　青葙子　黄芩　防风　栀子仁　草决明　荆芥　黄连　甘草
【用法】上为细末。每服五钱，蜜一盏，煎至七分，食后温服。
【主治】内外障翳，一切眼疾。

加减当归菊连汤

【来源】《银海精微》卷下。
【组成】当归　白芷　赤茯苓　黄芩　赤芍　知母　桑螵蛸　生地黄　木通　连翘　麦门冬　菊花　防风　川芎　石膏　覆盆子　茺蔚　甘草
【用法】水煎，食后服。
【主治】眼膜下垂。

当归蒲梗汤

【来源】《银海精微》卷下。
【组成】薄荷　桔梗　知母　黑参　赤芍药　黄芩（酒炒）　生地黄　菊花　茺蔚子　当归　桑白皮　防风　川芎　白芷　甘草
【用法】水一钟煎服。
【主治】眼生翳，泪出羞明，发久不愈。

连翘饮子

【来源】《银海精微》卷下。
【组成】连翘　当归　菊花　蔓荆子　甘草　柴胡　升麻　黄芩　黄耆　防风　羌活　生地黄各等分
【用法】食后服。
【主治】目中恶翳与大眦隐涩小眦紧，久视昏花，近风有泪。

拨云散

【来源】《银海精微》卷下。

【组成】黄芩 甘草 藁本 栀子 防风 菊花 密蒙花 连翘 桔梗 薄荷 赤芍药 白蒺藜
【用法】水煎，食后服。
【主治】三焦积热。肝隔风热上攻，眼赤涩肿痛，年深有红翳于乌睛上，浓泪如红霞映日者。

通草散

【来源】《银海精微》卷下。
【组成】赤芍药 川芎 羌活 甘草 当归 麝香

本方方名通草散，但方中无通草，疑脱。

【用法】上为末，调匀为丸，如皂角子大，百沸汤泡。

据剂型，当作“通草丸”。

【主治】风泪障翳。

黄芩白芷散

【来源】《银海精微》卷下。
【组成】当归 黄芩 防己 防风 川芎 白芷 蒺藜 石决明 草决明 桔梗 青葙 蒙花 茺蔚子 菊花 木贼 知母 赤芍药
【用法】上为细末。食后茶清下。
【主治】眼血翳，泪出羞明，发久不愈。

密蒙花散

【来源】《银海精微》卷下。
【组成】蒙花 威灵仙 草决明 羌活 黑附子 大黄 石膏 川椒（炒） 木贼 甘草 蝉蜕 独活 楮实子 川芎 荆芥 车前子 防风 菊花 黄连 苍术
【用法】加灯心，煎服。
【主治】久患内外障翳，羞明怕日，迎风流泪，肿痛难开，胬肉攀睛，风热气障。

密蒙除昏退翳丸

【来源】《扶寿精方》。
【组成】当归 川芎 木贼 天麻 甘菊花 白蒺藜 黄连 藁本 羌活 独活 青葙子 楮实子 荆芥 苍术 夜明砂 甘草各三钱
【用法】上为细末，炼蜜为丸，每丸重一钱。每服二丸，早饭后或临睡细嚼米饮送下。刻日见效。
【主治】目疾翳膜。

蝉花散

【来源】《扶寿精方》。
【组成】蝉蜕 甘菊花 当归 生地黄 玄参 赤芍 羌活 连翘 柴胡 木贼 石决明（煅，童便淬） 草决明 白蒺藜（炒去刺） 蔓荆子 青葙子 荆芥 防风 薄荷 升麻 黄连 黄芩 栀子 黄柏 枳壳 龙胆草 谷精草 夏枯草 桔梗
【用法】上锉。白水煎，食后服。
【主治】目疾发翳。

明目夜光丸

【来源】《活人心统》卷下。
【组成】川连 木贼 归身 防风 芍药（炒） 生地 蔓荆 白蒺藜 玄参 谷精草 大力子 龙胆草 家菊花 楮实 草决明 枸杞子各一两 羌活五钱
【用法】上为末，炼蜜为丸，如梧桐子大。每服七十丸，食远，家菊花汤送下。
【主治】眼赤涩，或远近起视无光，或昏花矇昧；上盛下虚，肝风内热，障目。

育神夜光丸

【来源】《摄生众妙方》卷九。
【组成】当归（全用，酒浸洗） 远志（以甘草水煮，捶，去心） 牛膝（去芦，怀庆者佳） 地骨皮（去梗，用水洗净） 菟丝子（捣去灰土，酒浸净，再以酒浸经宿，加酒煮烂，捣成饼，日晒干，入药） 生地黄（怀庆者，酒洗净，浸烂） 熟地黄（怀庆者，酒洗净，浸烂，同生地黄木臼同捣成膏） 枳壳（去瓤，面炒） 甘州枸杞 甘州菊花（去梗）各等分
【用法】上为末，生熟地黄捣膏，入前药，炼蜜为丸，如梧桐子大。每服五六十丸，空心用盐汤、

食后温酒、临睡茶清送下。

【功用】

1.《医便》：明目，去翳障。

2.《济阳纲目》：养神益精，益智聪心，补血不壅燥，润颜色，调脏腑，常服目光炯然，神宇泰定，语言清彻，步履轻快，就灯永夜不倦。

【主治】

1.《摄生众妙方》：眼目病。

2.《医学六要》：精衰眼昏。

猪鬃散

【来源】《摄生众妙方》卷九。

【组成】珍珠五分（烧存性） 芦甘石（童便淬九次，净用）五钱 铜绿五分 飞矾五分 熊胆五分 蕤仁三分 胡椒五分 飞黄丹五分 硇砂五分 鸦翅十二根 皮消五分

【用法】上为极细末。用猪鬃一根，点眼四角。

【主治】眼目病，眼涩糊热，眼胞红烂，有瘀热云翳。

粉丹散

【来源】《保婴撮要》卷十八。

【别名】吹耳丹（《赤水玄珠全集》卷二十八）、吹耳散（《治疹全书》卷下）。

【组成】轻粉 黄丹

【用法】上为末。竹筒吹耳内，左眼有翳吹右耳，右患吹左耳。

【主治】眼生翳膜。

八宝珍珠散

【来源】《古今医统大全》卷六十一。

【组成】炉甘石一斤（倾银锅煅通红，入三黄汤内，铜锅煮二时，汤干就焙干，退冷，再乳三日，如尘无声，筛过听合众药用） 血竭二钱 胆矾一钱 白硼半两 朱砂三钱 雄胆 乳香（制） 没药（制）各四钱 轻粉二钱

【用法】上为极细末，俱以皮纸筛过，外加冰片末，每药三钱，加冰片三分。外用点眼。

【主治】一切风热流泪，翳膜诸眼疾。

不换金卷云丹

【来源】《古今医统大全》卷六十一。

【别名】不换金拨云丹（《审视瑶函》卷六）。

【组成】大石蟹一个（照后制法） 黄连 黄柏 黄芩 大黄 细辛 桔梗 防风 荆芥 栀子 薄荷 羌活 乌药 陈皮 枳壳 前胡 当归 姜黄 木贼 菊花 干姜 桑白皮各等分

《审视瑶函》有柴胡。

【用法】上将二十一味锉细，铜器用水三碗浸三日，用布滤去滓，却将石蟹微火煅令紫色，入药汁内，蘸冷取起，细研为末，就将药水淘飞浮清者，以净器盛浮水，安静室勿动，以物覆器上，毋使尘垢入内，俟其澄清，倾去药水，以蟹粉晒干取用，配后诸药：石蟹、坯子各五钱，熊胆、胆矾、硼砂各二钱，朱砂、银朱、蕤仁（制）、轻粉各一钱，川椒、胡黄连、夜明砂、牛黄、珍珠、鹰条各五分，血竭、巴豆霜、金墨各二分。上各依制法合乳极细无声，瓷罐贮之听用，名曰丹头，随病轻重加减点眼。轻号：丹头五分，大冰片一分，麝香三厘，坯子一钱。上共研极细，专治一切风热暴赤烂弦，迎风流泪，怕日羞明，或半年一发，或一年一发，歇作无时，悉以轻剂点之，不可轻用重药，病轻药重，反受其害，内服合病之剂为助。次轻号：丹头六分，冰片一分，麝香三厘，坯子一钱。上专治久患不愈，珠上必生薄翳，或有红筋赤脉，悉以此次轻药点之，日三五次；若见退减，日点二次，愈则勿点。重号：丹头七分，冰片一分，麝香三厘，坯子一钱。上治眼患颇重，或翳障垂簾，或赤带痛涩，用此吹点，日三四次，日渐好即止，吹药点数亦减，内服本经药为愈。至重号：丹头九分，冰片一分，麝香三厘，坯子一钱。上专治重眼厚膜遮睛，银疗白翳昏盲无见，方点此药，日点五次渐愈渐减。

【主治】一切远年膜障。

升炼灵光药

【来源】《古今医统大全》卷六十一。

【组成】水银（入铅中结砂） 黑铅各五钱（结成砂） 枯矾 皂矾 火消（煨红） 食盐

方中枯矾、皂矾、火消、食盐用量原缺。

【用法】上为极细末，入固济阳城罐内，铁灯盏封口，以铁条扎口，盐泥石脂密封，入百眼炉文武火升打，灯盏内常常搽水，三炷香尽，退火任冷，取灯盏下雪白灵药扫下，有五钱收贮。入后药：制甘石一两，灵药三分，冰片一分，上合研一口至无声。点目。
【主治】一切风热翳障。

光明散子

【来源】《古今医统大全》卷六十一。
【组成】制甘石（末）一两 硼砂一钱 冰片二分
【用法】上为极细末。点眼。
【主治】一切眼疾，时热翳膜。

点翳散

【来源】《古今医统大全》卷六十一。
【组成】心红一钱 枯矾三分 麝香半分
【用法】乳极细无声，收密。点翳上。三次即没。
【主治】眼目翳。

退翳散

【来源】《古今医统大全》卷六十一。
【组成】人退 蝉退 蛇退 风退（焙）各五分 木通 木贼各二钱 麝香一分
【用法】上为细末。浮翳者可用吹之，即翳膜自起，灯心捲去三五次，以尽为度。
【主治】一切翳膜。

桑条煎

【来源】《古今医统大全》卷六十一。
【组成】桑条
【用法】二三月间采嫩条，暴干，净器内烧过，令火自灭，或成白灰，每用三钱，滚水一大碗，泡打转，候澄清，倾清汁于别处。以新绵洗目，每日洗一度。药冷于重汤内令热。
【主治】目内障外翳，及赤脉昏涩。

落翳神应方

【来源】《古今医统大全》卷六十一。
【组成】鹅不食草一钱 芎藭一个 踯躅花二分
【用法】上为细末，吹入鼻中，三四次即落。
【主治】一切翳膜。

四物三黄汤

【来源】《医便》卷三。
【组成】当归 川芎 芍药 生地黄各一钱 羌活 防风 黄芩 龙胆草 甘菊花 黄连各八分 玄参 薄荷各五分
【用法】上用水一盅半，煎八分，食后通口服。
【主治】目赤暴发，云翳赤肿，痛不可忍。

加味羊肝丸

【来源】《医便》卷三。
【组成】白乳羊肝一具（以竹刀割开，去膜，蒸熟，捣如泥） 甘菊花五钱 黄连一两 防风（去芦） 薄荷（去梗） 荆芥穗（去梗，净） 羌活 当归 生地黄各五钱 川芎三钱
【用法】上为末，羊肝泥和为丸，如丸不就，加少酒糊丸，如梧桐子大。每服六七十丸，食后浆水送下；临卧减半，茶清送下。
【主治】一切目疾，翳膜，内、外障。

大志丸

【来源】《医学入门》卷七。
【组成】人参 茯神 芦荟 琥珀 蔓荆子各五钱 川芎 生地 熟地 茺蔚子 蝉蜕各一两 车前子 细辛 白蒺藜 远志各七钱半 全蝎五枚
【用法】上为末，炼蜜为丸，如梧桐子大。每服五十丸，空心粥饮送下，临卧菖蒲煎汤送下。
【功用】清心益肝，明目退翳。

羌活石膏散

【来源】《医学入门》卷七。

【组成】羌活　石膏　黄芩　藁本　蜜蒙花　木贼　白芷　萝卜子　细辛　麻仁　川芎　苍术　菊花　荆芥　甘草各等分

【用法】上为末。每服二钱，蜜汤调服，一日三次；或加当归、枸杞、山栀、连翘、柴胡、薄荷、防风、天麻、桔梗各等分，为丸服。

【主治】远年近日内外翳障，风热昏暗，拳毛倒睫，一切眼疾，及头风。

【方论】羌活治热脑头风，石膏、黄芩洗心退热，藁本治偏头痛，蜜蒙花治羞明，木贼退翳障，白芷清头目，萝卜子、细辛起倒睫，麻仁起拳毛，川芎治头风，苍术开郁行气，菊花明目去风，荆芥治目中生疮，甘草和药。

神翳散

【来源】《医学入门》卷七。

【组成】真蛤粉　谷精草各一两

【用法】上为末，每服二钱，用生猪肝一片（如三指大），批开糁药在上，卷定，以线缚之，用浓米泔一碗，煮熟为度。取出稍冷，细嚼煮肝，米泔送下。

【主治】目内翳障，及疹疮后余毒不散，目生翳膜，隐涩多泪。

【宜忌】忌炙煿毒物。

【加减】或加石燕、槟榔，磨刺尤妙。如小儿疳眼，加夜明砂等分。

蕤仁膏

【来源】《医学入门》卷七。

【组成】净蕤仁一两　硼砂一钱二分　片脑五分　熊胆三钱

【用法】上为末，用生蜜四两调匀，瓷罐收贮。点眼。

【主治】翳障。

蝉花散

【来源】《医学入门》卷八。

【组成】白蒺藜　甘草　木贼　防风　山栀　草决明　青葙子　蝉退　川芎　荆芥　蔓荆子　蜜蒙花　菊花　草龙胆各等分

【用法】上为末。每服二钱，茶清或荆芥汤调下。

【主治】肝经蕴热，毒气上攻，眼目赤肿，昏翳，多泪羞明，一切风毒。

明目灵脂丸

【来源】《葆光道人眼科龙木论》。

【组成】五灵脂二两　川乌一两半（炮，去皮）　没药二两　乳香二两

【用法】上为细末，滴水为丸，如弹子大。每服一丸，生姜酒磨下。

【主治】血病，目中有翳，往来不定者。

秘方连翘散

【来源】《葆光道人眼科龙木集》。

【组成】连翘　栀子　甘草　朴硝　黄芩　薄荷各等分

【用法】上为末。每服三钱，茶清调下；无根水亦可。

【主治】白膜遮睛。

秘方洗肝散

【来源】《葆光道人眼科龙木集》。

【组成】熟地黄　大黄　栀子　当归　甘草　干葛各五钱　赤芍药　甘松　黄芩各三两

【用法】上为细末。每服三钱，米泔调下。

【主治】青膜遮睛。

秘方蝉花散

【来源】《葆光道人眼科龙木集》。

【组成】蝉花一两　菊花四两　白蒺藜二两

【用法】上为末。每服三钱，清水调下。

【主治】白膜遮睛。

蝉花散

【来源】《葆光道人眼科龙木集》。

【组成】蝉花一两　粉花四两　白蒺藜二两

【用法】上为末。每服三钱，清水调下。
【主治】白膜遮睛。

决明散

【来源】《古今医鉴》卷九。
【别名】决明饮（《济阳纲目》卷一〇一）。
【组成】石决明　葛花　泽泻　木贼　大黄
【用法】上锉一剂。水煎服。
【主治】

1.《古今医鉴》：翳障眼。

2.《济阳纲目》：一切眼目肿痛。

还睛丸

【来源】《古今医鉴》卷九。
【组成】拣人参一两半　天门冬（泡，去心）三两　麦门冬（泡，去心）三两　生地黄（酒洗）三两　熟地黄一两（酒蒸）　当归（酒洗）一两　川芎七钱　白茯苓（去皮）一两　山药一两（蒸）　菟丝子（酒饮烂捣饼，焙干）一两　甘枸杞一两半　肉苁蓉（酒浸）一两半　川牛膝（去芦）一两半　川杜仲（酒炒）一两半　石斛一两半　五味子七钱　川黄连七钱　川黄柏一两（酒炒）　知母二两（酒炒）　杏仁（泡，去皮）一两半　枳壳（面炒）一两　防风八钱（去芦）　菊花（酒洗）一两　青葙子一两　草决明一两　白蒺藜（炒）一两　羚羊角一两（镑）　乌犀角八钱　甘草七钱（炙）
【用法】上为细末，炼蜜为丸，如梧桐子大。每服三五十丸，空心盐汤送下。
【功用】

1.《古今医鉴》：降火升水，夜能读细字。

2.《全国中药成药处方集》（沈阳方）：养血安神，搜风明目。

【主治】远年近日一切目疾，内外翳障，攀睛胬肉，烂眩风眼，及老年虚弱，目昏多眵，迎风冷泪，视物昏花，久成内障。

速效散

【来源】《古今医鉴》卷九。
【组成】黄连　黄芩　黄柏　栀子　连翘　薄荷　荆芥穗　柴胡　归尾　生地黄　地骨皮　天花粉　甘菊花　蔓荆子　牛蒡子　白蒺藜　草决明　枳壳　甘草
【用法】上锉。水煎，食后服。
【功用】《杂病源流犀烛》：疏肝清热。
【主治】眼疾。
【加减】如大眦头红肉堆起，乃心经实热，宜清心补肾，加黄连、生地黄，减菊花、牛蒡子；小眦头红丝血胀，乃心经虚热，宜补心补肾，加茯苓、莲肉，减荆芥、蔓荆子；大乌睛上有红白翳障，乃肝经病，宜清肝补肾，加柴胡、连翘；白珠上死血红，加地骨皮、天花粉，减薄荷；若白珠有红筋翳膜，清肺为主，加羚羊角为君；上睑胞肿如桃，此脾经病，泻脾，加砂仁、连翘，减草决明、天花粉；日夜疼痛，加防己、玄参。火眼后昏暗，加柴胡、游草。

通明散

【来源】《古今医鉴》卷十四。
【组成】当归　川芎　芍药　生地黄　防风　干葛　菊花 谷精草（焙）　蝉蜕　天花粉各等分
【用法】上锉。水煎服。
【主治】痘后余毒，眼生翳障。
【加减】眼赤肿，加黄连、栀子；翳厚，加木贼。

丹砂散

【来源】方出《本草纲目》卷四，名见《景岳全书》卷六十。
【组成】炉甘石（煅赤，童便淬七次）　硼砂　海螵蛸　朱砂
【用法】入冰片少许，点眼。

《景岳全书》本方用朱砂五钱，余各一两，为极细末，临用加冰片研点。

【主治】目翳昏暗赤烂。

拨云膏

【来源】《本草纲目》卷三十六。
【组成】蕤仁（去油）五分　青盐一分　猪胰子

五钱

【用法】共捣二千下如泥，罐收。点之。

【功用】取下翳膜。

石点膏

【来源】《中国医学大辞典》引《眼科龙木论》。

【组成】黄连三钱（锉，清水一碗，煎至半碗） 防风八分 当归身 甘草各六分 蕤仁泥三分

【用法】同熬至滴水不散，绞去滓，入炼蜜少许，再熬片时。须静心点之，一日五七次，临卧点尤效。

【主治】一切翳膜。

复明散

【来源】《痘疹金镜录》卷下。

【组成】当归 川芎 白芍 生地 防风 蔓荆子 荆芥 柴胡 白芷

【用法】水、酒各半煎服。

【主治】痘后目痛，红丝、翳膜。

加味明目流气饮

【来源】《仁术便览》卷一。

【组成】大黄（炮） 牛蒡子（炒） 川芎 菊花 白蒺藜（炒） 细辛 防风 元参 山栀 黄芩 甘草（炙） 蔓荆子 荆芥 木贼各五分 草决明七分半 苍术一钱

【用法】水煎服。

【主治】肝经不足，内受风热，上攻眼目，视物不明，常见黑花，当风多泪，瘾涩难开，或生障翳，妇人血风时行，暴赤，一切眼疾并皆治之。

【加减】如久服，去大黄，加桑白皮、知母、黄柏。

羊肝丸

【来源】《仁术便览》卷一。

【组成】白乳羊肝一具（以竹刀去膜） 黄连一两 甘菊花 防风 薄荷 荆芥 羌活 当归 川芎各三钱 柴胡二钱 槟榔二对 苍术三钱

【用法】上为末，将肝砂锅内蒸熟，捣如泥，酒面糊为丸。食远浆水汤送下。

【主治】一切目疾障盲。

【宜忌】忌铁器。

抑肝化积汤

【来源】《仁术便览》卷一。

【组成】羌活五分 黄连五分 柴胡 当归 龙胆草各五分 薄荷三分 大黄五分 芍药七分 川芎五分 使君子仁五个 砂糖少许 木贼五分

【用法】水煎，食远热服。

【主治】积块日久，上攻眼目涩暗，或生翳膜遮睛。

洗眼方

【来源】《仁术便览》卷一。

【组成】归尾 黄连各一钱 赤芍 防风各五分 杏仁四个 铜绿一分

【用法】用水半碗，乳汁少许，入药泡，连碗入滚水内，顿热洗。

【主治】目赤暴发作，云翳瘀痛不可忍者。

千金不易万明膏

【来源】《万病回春》卷五。

【组成】黄连 当归 夜明砂 天麻 防风 赤石脂 青葙子 赤芍药 楮实子 荆芥 龙胆草 白蒺藜 大黄 蝉蜕 甘菊花 枸杞子 草决明 白芍药 蜜蒙花 知母 苦葶苈 防己 茯苓 麦门冬 桑白皮 牛蒡子 旋覆花 青盐 蕤仁 五味子 槐花 艾叶 连翘 贝母 白芷 石菖蒲 木贼 羌活 车前子各一两 独活 川芎 栀子 生地黄 熟地黄 藁本 远志 细辛 柴胡 胡黄连 薄荷 白附子 桔梗 黄芩 石膏 杏仁 朴消 谷精草 玄参 百部 天门冬 大风子 苍术 枳壳 青藤 黄耆 黄柏各五钱（净） 槟榔 蔓荆子 石决明 苦参各七钱 木通六

钱 甘草一两

【用法】上药俱切为细片，用童便一桶将水澄，盛瓷盆中；入炉甘石三斤，浸之一日夜，澄清再浸，澄出；将炉甘石入混元球内煅红，入药水浸。如此十数次，冷定，取出炉甘石，入阳城罐内封固打火，每罐打三炷香升盏。轻清者，合后药可治瞎目；坠底者，可治火眼。诸药加减于后。如不入罐打火，将甘石研细，用水飞过，分清浊两用亦可。如制甘石十两，加琥珀五钱，珍珠八钱，俱各用混元球煅过，为极细，冰片三钱，官硼三两，铜器上飞过，海螵蛸六钱（生用），胆矾二两（用铜瓦片煅过），白翠二两（煅红入童便内，不拘遍数，以成腻粉为止），鹰粪三钱（用竹叶上焙过研细），熊胆三钱（用缸瓦上煅过存性，为末），真正者人退一两（洗净，炒黄色存性，为细末），木贼一两（焙过，为细末），枯矾五钱，轻粉三钱，辰砂三钱，皮消三钱。此乃全料分两，亦当随其目疾而治之，无不取效矣。

【主治】眼生翳膜，血灌瞳神，迎风流泪，拳毛倒睫，赤烂风弦。

【加减】眼害日久，有宿沙翳者，加螵蛸、珊瑚、曾青、珍珠，各研极细加入；病疮抱住黑睛者，加飞过灵砂少许，与白丁香研一处，用乌鸦翎搅匀；血灌瞳神，加官硼、曾青（即胆矾是也）、琥珀、朴消少许，研细入；束睛云翳者，加白翠、螵蛸、珊瑚、珍珠；有青红筋者，加轻粉、枯矾；内障气，加曾青、熊胆、珊瑚、琥珀、珍珠、神砂少许；胬肉攀睛者，加硇砂少许、鹰粪、人退；多年老眼云翳遮睛至厚者，全料点之；迎风冷泪，眼昏花者，用主方治之自愈，不必加别药，惟少加冰片；拳毛倒睫，加珍珠、冰片、琥珀；赤烂风弦者，加硼砂、珍珠，再用铜绿一两，用天茄汁，和艾熏透洗之妙，外用点药。

拨云散

【来源】《万病回春》卷五。

【组成】珍珠 胆矾 石燕（醋煅） 宫硼砂（飞过） 琥珀 玛瑙各五分 乳香 血竭各五分 石蟹一钱 辰砂 黄连各一钱 大片脑半分 炉甘石（火煅，童便淬）五钱

【用法】上为极细末，用瓷器盛贮。先将凉水洗净眼后，用银簪挑药点眼，良久则效。如作膏子，用蜜调和点之。

【主治】一切眼目风热肿痛，昏暗不明，生花障翳，成热极红赤，痛不可忍。

明目地黄丸

【来源】《万病回春》卷五。

【组成】怀生地（酒洗） 熟地各四两 知母（盐水炒） 黄柏（酒炒）各二两 菟丝子（酒制） 独活一两 甘枸杞二两 川牛膝（酒洗）三两 沙苑蒺藜三两（炒）

方中菟丝子用量原缺。

【用法】上为细末，炼蜜为丸，如梧桐子大。每服八十丸，夏月用淡盐汤送下，余月酒送下。

【功用】生精养血，补肾益肝，祛风明目。

【主治】翳膜遮睛，羞涩多泪，并治暴赤热眼。

退云散

【来源】《万病回春》卷五。

【组成】当归 生地 白菊花 谷精草 木贼 羌活 石决明 大黄（酒炒） 蔓荆子 白芷 黄柏 连翘 龙胆草各一钱 蝉退七个

【用法】上锉一剂。水煎，食远服。

【主治】翳蒙瞳子。

退翳丸

【来源】《万病回春》卷五。

【组成】当归 川芎 白蒺藜各一两 地骨皮 川椒（去子）七钱 菊花 羌活 密蒙花 蔓荆子 荆芥各一两 薄荷 蛇退 瓜蒌根 楮实子 黄连 甘草各三钱 木贼二两（童便浸一宿）

方中地骨皮用量原缺。

【用法】上为末，炼蜜为丸，每一两作十丸。食后服，每日二次。有翳者，米泔水送下；睛暗，当归汤送下；气障者，木香汤送下；妇人血晕，当归薄荷汤送下。

【主治】眼疾，诸般翳障，昏暗。

【宜忌】忌荤腥、面食等物。

家传大明膏

【来源】《万病回春》卷五。

【组成】大黄　苍术　柴胡　龙胆草　藁本　细辛　赤芍　菊花（倍）　红花　黄柏　黄芩　连翘　栀子　荆芥　防风　木贼　黄连　蒺藜　薄荷　羌活　独活　麻黄　川芎　白芷　天麻　蔓荆子　玄参　苦参　归尾　木通　生地黄　桑白皮　车前子　枳壳　皮消　甘草

【用法】上锉十大帖，用童便五碗煎熟，用炉甘石一斤，入炭火烧红，淬入药中十次，研烂去粗滓，将药入水铜盆内，重汤煮干成饼，晒干研千余下，每两入焰消八钱，黄丹五分，又研千余下，收入瓷罐内。点眼。

【主治】翳膜攀睛，烂弦，赤障，胬肉，血灌瞳人，迎风流泪，怕日羞明，视物昏花，疼痛不止。

【加减】如胬肉、云翳、昏矇、烂弦、风眼，入冰片少许。

女贞膏

【来源】《遵生八笺》卷八。

【组成】黄连　黄芩　黄柏　黄耆　连翘　薄荷　山栀　山豆根各三两　冬青叶一篮（清水洗净）　菊花　千里光花　密蒙花

【用法】用长流水煎浓汁，去滓再熬，下白蜜少许成膏。另用炉甘石（三黄煅过，为细末，以水尽五七次，净末）一两，大朱砂、熊胆、血竭各五厘，乳香、没药各一分，真珠、琥珀、牛黄、冰片、麝各一分，硼砂三分，石斛一钱（蜜煅），胡黄连一钱五分，白丁香一分，共为细末，投入膏内搅匀，入罐，塞口。每用银簪脚挑药些少，点眼两眦，一日三次。

【主治】远近烂眩，风翳障眼。

二妙散

【来源】《慈幼新书》卷一。

【组成】文蛤一两　黄柏二钱

【用法】煎水熏洗。

【主治】眼中翳膜血丝。

十二将军二圣汤

【来源】《慈幼新书》卷二。

【组成】黑面将军（即五倍子）十二个　绿圣（即铜绿）　白圣（即白矾）各五分

【用法】水煎洗。

【主治】眼目翳障。

立灵散

【来源】《慈幼新书》卷二。

【组成】炉甘石一钱（打成小块，放银罐内，将火消拌匀，用火煅红取出，研极细，飞过，复研，以细绝为度）　冰片　麝香各一分　熊胆二分　蕤仁三分（去油净）

【用法】上为细末。点翳膜上。

【主治】目生翳膜。

补脑还睛丸

【来源】《慈幼新书》卷二。

【组成】雌黄（火煅，入醋研）三钱　千里光（酒拌，炒）　菟丝子（酒浸，炒）　川木贼（去节，童便浸一日）　杏仁（去皮尖）　茺蔚子　荆芥穗　甘菊花　羌活　防风　蛇蜕（酒浸，焙）　石决明（煅）各一钱　川芎　白蒺藜　蝉蜕　苍术　酒蒸地黄各一两

【用法】上各为末，和匀，炼蜜为丸，如弹子大。每服一丸，薄荷汤或好茶送下，一日三次。

【主治】肝气上冲，脑汁大坠，翳膜遮睛。

二术散

【来源】《证治准绳·类方》卷七。

【组成】蝉蜕　白术　黄连　枸杞子　苍术（米泔浸，炒）　龙胆草　地骨皮　牡丹皮各等分

【用法】上为末。每服一钱，食后荆芥汤下。

【功用】去翳障。

【主治】睑硬睛疼，翳障。

一九丹

【来源】《证治准绳·类方》卷七。

【组成】阴丹一分　阳丹九分　硼九厘　矾（生）五厘　麝香三厘　片脑一分

【用法】上为末。点眼。

【主治】翳膜。

二八丹

【来源】《证治准绳·类方》卷七。

【组成】阴丹二分　阳丹八分　硼八厘　矾（生）四厘

【用法】上用麝香三厘，片脑一分，研匀点眼。

【主治】翳膜。

三七丹

【来源】《证治准绳·类方》卷七。

【组成】阴丹三分　阳丹七分　硼砂七厘　生矾三厘　麝香三厘　片脑一分

【用法】上为末。点眼。

【主治】眼生翳膜。

开明膏

【来源】《证治准绳·类方》卷七。

【组成】黄丹二两　青盐五钱　海螵蛸（飞）　朱砂　硼砂各一钱半　诃子二枚（去核，研末）　冬蜜四两（熬一大沸，去末，取净者）　槐　柳枝各四十九条

【用法】将蜜炼沸，滤过，瓷器盛放汤瓶口上；入甘石、黄丹、诃子，蒸熬紫色，重汤顿成膏；槐、柳枝一顺搅，不住手，互换搅，令条尽滴水中不散为度；再又滤净，入后膏和剂：黄连（研末，罗过细）二两，槐、柳枝各五钱。上入水二大碗，熬一碗；滤去滓，以净汁再熬，稀稠得所；入蜜药和匀，瓷器盛顿汤瓶口上，重汤成膏；放在地上数日出火毒，次入前药末搅匀。点眼。

【主治】眼目昏花，视物不明；或生云翳、白膜，内外障眼，风赤冷泪，一切眼疾。

日精月华光明膏

【来源】《证治准绳·类方》卷七。

【组成】炉甘石　黄丹各八两　绿豆粉（炒黑）四两　黄连一两　当归　朱砂　硼砂　玄明粉　决明粉各二钱　轻粉　白矾（生）　白丁香　海螵蛸　自然铜　硇砂各一钱　熊胆　乳香　没药　鹰条　雄黄　青盐　胆矾　铜青　牙消　山猪胆各二分半　麝香五分　片脑一钱　樟脑半钱［又方有贝子（煅）、贝齿、石燕、石蟹、水晶、真珠、玛瑙、琥珀、珊瑚各一钱，若加此九味，要去绿豆粉不用，有豆粉即半真半伪。上各制为细末，依方称合和匀，碾至千万余下，熟绢罗过，入后膏子成剂］鸡柏根一斤　黄连半斤　龙胆草　黄柏　生地黄　苦参各二两　大黄　黄芩　栀子　赤芍药　防风　菊花　玄参　当归各一两　羌活　木贼　蒺藜　连翘　蔓荆子　细辛　川芎　白芷各五钱　夜明砂　蛇蜕　蝉蜕各二钱半　冬蜜半斤［又方福建地有后十一味草药在内，用之效速，他处无此草药，不用亦效：苦花子、地薄荷、地西瓜、田茶菊、七层楼、千里光、铁梗子、地园荽、地胡椒、蛇不见、水杨梅根皮（各生采）各一握，捣烂另煎取浓汁，入前药同煎成膏］

【用法】上锉，入井水于铜器内浸三宿，慢火煎熬浓汁，滤去滓，以滓再煎再滤，慢火煎熬，槐、柳、桑枝搅，熬如饴糖，入蜜和匀。更入羯羊胆、雄猪胆各二枚和匀，瓷碗顿放，汤瓶口上蒸成膏，复滤净，滴沉水中成珠，可丸为度。待数日出火毒，再溶化，入诸药末和匀，杵丸为锭，阴干，用金银箔为衣。每以少许，井水化开，鸭毛蘸点眼，又以热汤泡化洗眼。

【主治】翳膜胬肉，诸般眼疾。

月华丹

【来源】《证治准绳·类方》卷七。

【组成】炉甘石一两　朱砂　硼砂各二钱　白丁香　珍珠　珊瑚　琥珀　水晶　玛瑙　石蟹　贝齿　硇砂各二分　乳香　没药　轻粉　青盐　玄明粉　胆矾　海螵蛸　蚺蛇胆　黄丹　山猪胆　白矾（生）　雄黄　熊胆　牛黄各一分　麝香三分

【用法】上药各另修制净，合和匀，为末，瓷器收贮。如临用时，每末一钱，加梅花片脑一分，研

匀罗过。点眼。

【主治】诸般翳膜，胬肉，一切眼目病稍重者。

【加减】如翳膜重厚者，加硇砂少许；如翳膜薄轻者，对和日精丹。

玉饼子

【来源】《证治准绳·类方》卷七。

【组成】海螵蛸　蛤粉（南康真者）各五分　片脑半分　黄蜡五分

【用法】上为末，先熔蜡，持起搅微冷，入末为丸，如青葙子大，带扁些。每用一饼，临卧纳入眼中翳膜上，经宿以水照之，其饼自出。

【主治】翳膜。

石决明散

【来源】《证治准绳·类方》卷七。

【组成】石决明（煅）　枸杞子　木贼　荆芥　晚桑叶　谷精草　粉草　金沸草　蛇蜕　苍术　白菊花各等分

【用法】上为末。每服二钱，茶清调，食后服。

【主治】目生障膜。

田螺膏

【来源】《证治准绳·类方》卷七。

【组成】田螺七枚（去壳）　撮地金钱多枚　生地黄根　田茶　菊叶各等分

方中生地黄根，田茶菊叶用量原缺，据《中国医学大辞典》补。

【用法】上同捣烂，贴太阳穴及眼泡。

【主治】眼睛肿胀突出，及赤眼生翳膜。

四六丹

【来源】《证治准绳·类方》卷七。

【组成】阴丹四分　阳丹六分　硼砂六厘　白矾（生）二厘

【用法】加麝香三厘，片脑一分，同研匀。点眼。

【主治】翳膜遮睛。

白龙丹

【来源】《证治准绳·类方》卷七。

【组成】炉甘石一钱　玄明粉五分　硼砂三分　片脑一分

【用法】上为细末。点眼。

【主治】一切火热眼及翳膜胬肉。

阴　丹

【来源】《证治准绳·类方》卷七。

【组成】炉甘石一两　铜青一钱九分　硇砂六分二厘半　没药二分　青盐三分七厘半　乳香三分七厘半　熊胆一分二厘半　密陀僧二分半（以上八味，用黄连五钱、龙胆草二钱半煎汁滤净，将前药和一处，入汁碙细嫩，晒干，再碙极细用之）　白丁香　海螵蛸　白矾（生）　轻粉各一分七厘半　硼砂二分半　雄黄　牙消　黄丹　血竭　朱砂各一分二厘半　铅白霜　粉霜　鹰条　胆矾各七厘半（一方有黄连六分二厘，胡连、脑、细辛、姜粉、草乌各一分二厘半；一方有石蟹、贝齿、玄明粉、真珠、琥珀各二分）

【用法】上药各为细末，依方称合，和匀，研令无声至千万余下，瓷器收贮听用。如有翳膜，配合阳丹、一九、二八、三七、四六等丹点眼。

【主治】翳膜遮睛，血灌瞳仁，拳毛胬肉，烂弦风眼。

【方论】黄连、胡连、脑荷、细辛、姜粉、草乌等六味并无去翳之功，不用更妙，恐有碍眼作痛害眼之祸也。石蟹、贝齿、玄明粉、真珠、琥珀等五味或多或少，皆可增入，以有磨翳消膜之功，不可或缺也。

阴阳丹

【来源】《证治准绳·类方》卷七。

【组成】阴丹五分　阳丹五分　硼砂五厘　白矾（生）一厘

【用法】点眼。

【主治】翳膜。

皂角丸

【来源】《证治准绳·类方》卷七。
【组成】龙退七条 蝉退 玄精石（生） 穿山甲（炒） 当归 白术 白茯苓 谷精草 木贼各一两 白菊花 刺猬皮（蛤粉炒） 龙胆草 赤芍药 连翘各一两五钱 獍猪爪三十个（蛤粉炒） 人参 川芎各半两
【用法】上为末，一半入猪牙皂角二挺，烧灰和匀，炼蜜为丸，如梧桐子大。每服三十丸，空心、食前杏仁汤送下；一半入仙灵脾一两，为末和匀，每服用猪肝夹药煮熟细嚼，用原汁送下，每日三次。如十六般内障，同生熟地黄丸用之。
【功用】消膜退翳。
【主治】内外一切障膜。

谷精散

【来源】《证治准绳·类方》卷七。
【组成】谷精草 猪蹄退（炒） 绿豆皮 蝉退各等分
【用法】上为末。每服三钱，食后米泔调下。
【主治】斑疮翳膜眼。

胆归糖煎散

【来源】《证治准绳·类方》卷七。
【组成】龙胆草 细辛 当归 防风各二两
【用法】用沙糖一小块同煎服。
【主治】血灌瞳神，目暴赤疼痛，或生翳膜。

洗刀散

【来源】《证治准绳·类方》卷七。
【组成】防风 连翘 羌活 独活 草决明 蔓荆子 木贼 玄参各一两 当归 荆芥 滑石 薄荷 麻黄 白术 赤芍药 大黄各五钱 黄芩 川芎 栀子 桔梗 石膏 芒消 蝉蜕 白菊花 蒺藜各四钱 甘草 细辛各三钱
【用法】加生姜同煎，食后服。再用清凉洗眼之药。
【主治】风热弦烂，眼目赤肿，内外障翳，羞明怕日，倒睫出泪，两睑赤烂，红筋瘀血。

洗眼方

【来源】《证治准绳·类方》卷七。
【组成】桑条
【用法】于二三月间采嫩者，晒干，净器内烧过，令火自灭成白灰，细研。每用三钱，入瓷器或银器中，以沸汤泡打转，候澄，倾清者，入于别器内更澄，以新棉滤过极清者。置重汤内令热，开眼淋洗，逐日一次。
【主治】内外障翳膜赤脉昏涩。

洗眼方

【来源】《证治准绳·类方》卷七。
【组成】秦皮 杏仁 黄连 甘草 防风 当归须各等分 滑石少许
【用法】上为末。水一盏，煎至半盏，去滓，时时带温洗。
【功用】止痛去风。
【主治】昏膜。

洗眼方

【来源】《证治准绳·类方》卷七。
【组成】铜绿半斤 炉甘石一斤 黄连 黄芩 黄柏各等分
【用法】将前二味同研细末，罗过，将后三味浓煎，调末为丸。临时用冷水浸开洗之。
【功用】止痛祛风。
【主治】昏膜。

洗瘴散

【来源】《证治准绳·类方》卷七。
【组成】田茶菊 七层楼 铁梗子 鸡屎子
【用法】水煎上碗，入盐少许泡，去滓，洗眼。
【主治】瘴眼及眼泡赤肿，翳膜遮睛。

洗翳散

【来源】《证治准绳·类方》卷七。
【组成】赤梗酸枇草

【用法】捣烂，沸汤泡，滤清，洗眼。

【主治】瘴眼及眼泡赤肿，翳膜遮睛。

神消散

【来源】《证治准绳·类方》卷七。

【组成】黄芩　蝉退　甘草　木贼各五钱　谷精草　苍术各一两　龙退三条（炒）

【用法】上为末。每服二钱，夜卧冷水调下。

【主治】眼内黄膜上冲，赤膜下垂。

退翳丸

【来源】《证治准绳·类方》卷七。

【组成】蝉退　白菊花　夜明砂　车前子　连翘各五钱　黄连一两　蛇退一条（炒）

【用法】上为末，米泔煮猪肝为丸，如梧桐子大。每服三十丸，薄荷汤送下。

【主治】一切翳膜。

消翳复明膏

【来源】《证治准绳·类方》卷七。

【组成】黄丹一两　青盐二钱半　海螵蛸　真珠各七分半　熊胆　麝香各二分　片脑五分（临时加入）　诃子二个（去核，研末）　槐　柳枝各四十九条　冬蜜（熬一沸，去白沫，滤净）四两（上将蜜和黄丹炼至紫色，旋下余药，熬至滴水沉下成珠为度，除脑、麝成膏，后入）　黄连二两半　防风　当归　龙胆草　生地黄各五钱　木贼　白菊花各二钱半　蕤仁一钱　杏仁五分

【用法】上如前煎熬成膏，入蜜和匀，瓷碗盛，放汤瓶口上蒸炖成膏，滤净，入脑、麝和匀。点眼，又以热汤泡化洗眼。

【主治】眼目昏花，翳膜遮睛，内外障眼，一切眼疾。

清凉丹

【来源】《证治准绳·类方》卷七。

【组成】阳丹一钱　硼砂一分　生矾一厘　麝香三厘　片脑一分

【用法】上研匀，点眼。

【主治】目生翳膜。

韩相进灵丹

【来源】《证治准绳·类方》卷七。

【别名】进灵丹（《中国医学大辞典》）。

【组成】防风　石决明　威灵仙　蕤仁　蛤粉　谷精草　枸杞子　苍术　甘草　菊花各一两。

【用法】上为末，用雄猪肝一具，竹刀劈开去膜，擂极烂，和药为丸，如绿豆大。每服三十丸，盐汤送下。

【功用】去内外障。

【主治】目内外障。

照水丸

【来源】《证治准绳·类方》卷七。

【组成】海螵蛸一钱　朱砂五分　片脑半分　黄蜡八分

【用法】上为末，先溶蜡，搅微冷入末，和为丸，如麻子大。临卧纳眼中翳膜上，次日照水自落。

【主治】目翳。

碧霞膏

【来源】《证治准绳·类方》卷七。

【组成】炉甘石　黄丹各四两　铜绿二两　黄连一两　当归尾二钱　乳香　没药　朱砂　硼砂　血竭　海螵蛸　青盐　白丁香　轻粉各一钱　麝香五分

【用法】上为细末，黄连膏为丸，如皂角子大。每用一丸，新汲水半盏，于瓷盒内浸洗，每一丸可洗四五次。大病不过一月，小病半月，冷泪三日见效。

【主治】目内外障。

熊胆膏锭

【来源】《证治准绳·类方》卷七。

【组成】炉甘石六两　黄丹三两　黄连一两　当归　朱砂　硼砂各二钱　白丁香　海螵蛸　白矾

（生） 轻粉各一钱　乳香　没药　熊胆　麝香各五分　片脑一钱（除脑、麝外，余各另制细末，称，合和匀，入黄连末、当归末，水调匀，绵绢滤净去滓，入末碾至千万余下，晒干，入麝香碾极嫩罗过，次入片脑碾匀，复罗，却入后膏成剂）黄连半斤　龙胆草　防风　当归　生地黄各二两　诃子八枚（去核，研末）蕤仁二钱半　鹅梨四个（取汁）猪胰子两个（用稻草挪洗，去膏膜，干净无油为度，再用布包捣烂入药）冬蜜二两（另熬干酥为度）

【用法】黄连以下九味，洗净锉碎，以井水浸于铜器内或瓷器内，春五、夏二、秋三、冬七日，滤去滓，以滓复煎三四次，取尽药力，以熟密绢开绵纸在上滤过，澄清，去砂土，慢火煎熬，槐、桑、柳枝各四十九条，长一尺，搅不住手，互换搅尽枝条，待如饴糖相类，入蜜和匀，瓷碗盛，放汤瓶口上，蒸顿成膏，复滤净，滴入水中沉下成珠，可丸为度，待数日出火毒，再熔化，入末和匀，杵为丸锭，阴干，金银箔为衣。每以少许，井水化开，鸭毛蘸点眼，又以热汤泡化洗眼。当以棱针刺目眶外，以泻湿热，如倒睫拳毛，乃内睑眼皮紧，当攀出内睑向外，以棱针刺出血，以泻伏火，使眼皮缓则毛立出，翳膜亦退。

【主治】风热上攻，眼目昏花，眵多䁾泪，眊矂紧涩，痒极难忍，胬肉攀睛，沙涩难开，翳膜覆瞳，目眶岁久赤烂，俗呼为赤瞎；一切眼疾。

磨翳丸

【来源】《证治准绳·类方》卷七。

【组成】木贼　黄连　川芎　谷精草　当归　白芷　赤芍药　蝉蜕　荆芥　防风　羌活　大黄　独活　黄芩　白菊花　生地黄　石膏（煅）龙退　栀子　青葙子　蚕退　甘草　石决明（煅）草决明　蔓荆子各等分

【用法】上为末，米糊为丸，如梧桐子大。每服三十丸，食后茶清送下。

【主治】眼生诸般翳膜。

羌活防风散

【来源】《证治准绳·幼科》卷六。

【组成】羌活　防风　川芎　甘草　木贼　绿豆皮　荆芥各三钱　蝉蜕　谷精草　蛇蜕　鸡子壳（用内薄皮）各二钱

【用法】上为极细末。每服一钱，食后茶清调下，一日三次。

【主治】一切翳障。

四皮饮

【来源】《东医宝鉴·杂病篇》卷十一。

【组成】绿豆　黑豆　赤小豆（水浸取皮）各半钱　新采桑白皮一钱

【用法】上锉。煎水调下蝉菊散。

【主治】痘后眼目生翳。

蠲翳散

【来源】《杏苑生春》卷六。

【组成】轻粉　黄丹各等分

【用法】上为极细末。每用少许吹耳，病在左眼吹右耳内，右眼吹左耳内。

【主治】痘翳如浮云。

光明丸

【来源】《寿世保元》卷六引李中山方。

【组成】生地黄　白芷　羌活　独活　甘草　薄荷　防风　荆芥　木贼　甘菊花　草决明　黄连　黄芩　黄柏　大黄　连翘　桔梗各五钱　归尾　川芎各三钱

【用法】上为末，炼蜜为丸，如绿豆大。每服三五十丸，白滚汤送下，早、晚各进一服。

【主治】眼疾暴发，新久肿痛，痛不可忍者，皆缘心家火起所致，并治障翳。

光明散

【来源】《寿世保元》卷六。

【组成】炉甘石（用上好的）四两　珍珠四钱

【用法】上药用竹纸包定，将新倾银紫泥罐为饼，包石珠在内为丸，外用熊胆一钱，硼砂二钱，火消三钱，研末为衣，再用紫泥罐包裹，晒干，用炭灰煅炼，以七根线香为度，炼四炷香，用童便淬之；浸黑色为妙，又炼一根半香，以好醋淬之；再炼一根半香，歇火听用。前炼过末药一钱，加熊胆一分、火消一分，为极细末。点眼。

【主治】两目翳障，烂弦风热，昏矇色眼。

益府秘传拨云龙光散

【来源】《寿世保元》卷六。

【组成】蕤仁（五两，去粗壳取仁，用温水浸，去嫩皮膜尖心，用上好白竹纸包裹，捶去油以尽为度）五钱　牛黄二分五厘　白磁砂五分（即好白细瓷器四五钱重，用头酸醋一碗，将瓷器以砂罐盛，放炭火内烧红，先投入醋内，以七次为度。又用童便一碗，烧红，投内以七次为度。又将醋、童便合一碗，又烧红投入以七次为度。先将瓷研炼，以水澄清，用中间阴干）　好珍珠（八九分，将雄鸡一只，以珠入鸡肚内过一宿，然后杀鸡取珠，用豆腐蒸过用）五分　硼砂二钱五分　琥珀五分　真熊胆（三分，以瓷瓦盛，放火上煨去水）二分五厘　硇砂（三四分，将冷水一碗，以水煮干为度）一分　当门子一分　白丁香一分　海螵蛸（水煮过六七次）二分　冰片一分　人龙（用男人孩子口内吐出食虫，即用银簪破开，河水洗刮令净，阴干）二分

【用法】上药精制细研。任意点眼。

【主治】诸般翳障，攀睛胬肉，内障青盲。

家传养肝丸

【来源】《寿世保元》卷六。

【组成】羚羊角（镑，另研）五钱　生地黄（酒浸）　熟地黄（酒浸）　肉苁蓉（酒洗）　甘枸杞子　防风（去芦）　草决明（炒）　菊花　羌活　当归（酒洗）　沙苑蒺藜（炒）各一两　楮实子（炒）五钱　羊子肝（小肝叶，煮，焙干，为末）

【用法】上为细末，炼蜜为丸，如梧桐子大。每服五十丸，加至七十丸至百丸，早，盐汤下，午，茶下，临卧，酒下，不饮酒人当归汤送下。

【功用】补肝血，益肾气。

【主治】肝肾不足，目失荣养，视力减弱昏花，二目艰涩，大眥赤色，迎风流泪，或翳膜不散。

清毒拔翳汤

【来源】《痘疹活幼至宝》。

【组成】酒炒黄连　酒炒当归　酒炒花粉　牛蒡　草决明　桔梗　甘草　白蒺藜（炒，研，去刺）各五分　真甘菊　密蒙花　谷精草　川木贼　粉葛根各四分　川芎　羌活　柴胡　防风　薄荷　生地　酒炒山栀各三分

【用法】加生姜一片同煎，食后良久服。

【主治】痘毒留津于气血精华之分，落为眼患，赤肿而痛，不能开，或有翳膜遮蔽不能视者。

【宜忌】忌用寒凉之药点眼。

【加减】大便秘者，加酒炒大黄，通即去之。

拨云散

【来源】《治痘全书》卷十四。

【组成】防风　甘草　羌活　黄芩　黄连　白芷　菊花　龙胆草　荆芥　石膏　川芎　大黄　草决明　石决明

【用法】上为散服。

【主治】目内翳障，及痘后余毒不散，目生翳膜，隐涩多泪。

【加减】如小儿疳眼，加夜明砂。

洗眼方

【来源】《先醒斋医学广笔记》卷三。

【组成】皮消一两　杏仁（去皮尖）　铜绿　明矾各三分　侧柏叶三钱　甘菊花三钱　桑白皮五钱

【用法】河水五碗，煎至二大碗，置铜盆内，洗眼及眉棱骨、两太阳，涕出即爽然矣。日夜不拘次数。一服冬可半月，夏十日。

【主治】内障，外障，暴赤眼，眵泪，昏花，翳膜。

蝉花散

【来源】《明医指掌》卷八。

【组成】石决明二两　川芎　羌活　当归　茯

苓　炙甘草　防风　赤芍药　蒺藜　蝉退　苍术　蛇退　谷精草　甘菊花　龙胆草

【主治】目疾障翳。

金露散

【来源】《景岳全书》卷五十一。

【别名】金露膏（《医级》卷八）。

【组成】天竺黄（择辛香者用）　海螵蛸（不必浸洗）　月石各一两　朱砂（飞）　炉甘石（片子者佳，煅，淬，童便七次，飞净）各八钱

【用法】上为极细末，瓷瓶收贮。每用时旋取数分，研入冰片少许。诸目疾皆妙。

【主治】赤目肿痛，翳障诸疾。

【加减】若治内外眦障，取一钱许，加珍珠八厘，胆矾三厘（珍珠须放豆腐中蒸熟用）；若烂弦风眼，每一钱加铜绿、飞丹各八厘；如赤眼肿痛，每一钱加乳香、没药各半分。

明目羊肝丸

【来源】《景岳全书》卷六十。

【别名】羊肝丸（《眼科全书》卷六）。

【组成】黄连三两　家菊花　龙胆草　石决明（煅）　人参　当归　熟地　枸杞　麦冬　牛膝　青盐　黄柏　柴胡　防风　羌活各八钱　肉桂四钱　羯羊肝一具（烙干为末）

【用法】上为末，炼蜜为丸，如梧桐子大。每服三四十丸，温汤送下。

【主治】肝虚风热，冷泪赤涩，内外障眼。

拨云散

【来源】《济阳纲目》卷一〇一。

【组成】炉甘石半斤（煅七次，入童便淬如鸡子黄为度，研细末）　硇砂（去尖石，研细末）　硼砂　黄丹（水飞）　青盐　盆消各五钱　轻粉一钱　蕤仁六十个（去皮，用白仁，黄色者不用）

【用法】上为极细末，研无声为度。点眼。

【主治】眼中有翳云遮障。

【宜忌】近日瘀痛眼不可点，忌鸡、鱼、一切辛热之物。

拨云退翳丸

【来源】《济阳纲目》卷一〇一。

【组成】当归（酒洗）　川芎各一两半　枳实　川楝　蝉退　甘菊花　薄荷各半两　瓜蒌根六钱　蛇退　密蒙花　荆芥穗　地骨皮各三钱　白蒺藜（炒）　羌活各一两　木贼一两五钱（去节，童便浸一宿，焙干）　蔓荆子　炙甘草各五钱　川椒七钱半（炒，去目）

【用法】上为细末，炼蜜为丸，每一两分作十丸。每服一丸，食后米泔汤调下，一日二三次。妇人当归汤送下，有气，木香汤送下。

【主治】内外障翳。

秘方重明丸

【来源】《济阳纲目》卷一〇一。

【组成】白羚羊角（镑）　生犀角　生地（酒炒）　熟地（砂仁炒）　肉苁蓉（酒浸）　枸杞子　草决明　当归身（酒洗）　防风　楮实子　龙胆草　川芎　羌活　木贼各一两　白羚羊肝四两（煮熟焙干）

【用法】上为细末，加花猪苦胆和炼蜜为丸，如梧桐子大。每服七八十丸，空心盐汤送下，临卧茶汤送下。

【主治】肝肾虚，眼及内外障翳。

明月丸

【来源】《简明医彀》卷五。

【组成】生地（酒浸）　熟地（酒蒸）　黄柏（盐炒）　知母（盐炒）　牛膝（酒浸）　枸杞各二两　蒺藜　羌活　防风　石斛　枳壳　菊花各一两

【用法】上为末，炼蜜为丸。每服一百丸，空心盐酒或盐汤送下，临睡白汤送下。

【功用】生精补阴血，益肾养肝，退翳止泪，除涩明目。

龙胆草汤

【来源】《痘科类编》卷三。

【组成】龙胆草五分　菊花　蒺藜　白芷各三分　防风二分　蝉蜕一分　黄连二分　木贼（去节）一分

【用法】水半茶钟，煎两沸，温服。

【主治】

1.《痘科类编》：邪热之见于目者。

2.《眼科阐微》：痘后翳膜遮睛，泪出羞明。

扫云开光散

【来源】《丹台玉案》卷三。

【组成】炉甘石二两（水漂净，火煅，童便浸五次）　海螵蛸（去粗壳）　明硼砂　乳香　没药（箬焙，去油）　麝香　东丹各六钱　血竭三钱　朱砂二钱　珍珠二两

【用法】上药各为极细末。以人乳点大小眼眦。

【主治】一切翳障，并时气热眼。

补肺散

【来源】《丹台玉案》卷三。

【组成】人参三钱　白蒺藜　白石脂　白术　杏仁　苍术各一钱　蛤蚧　车前子　旋覆花　玉屑各一钱五分　北五味二十一粒　黑枣二枚

【用法】食后服。

【主治】白障点珠。

泻肺汤

【来源】《丹台玉案》卷三。

【组成】当归　赤芍　黄芩各一钱二分　桔梗　麻黄　枳壳　桑白皮　葶苈子各八分　玄参　地骨皮　旋覆花　生地黄　白芷各一钱

【用法】水煎，食后服。

【主治】浮翳白障，赤脉攀睛。

复明膏

【来源】《丹台玉案》卷三。

【组成】川黄连五斤（煎极浓，去滓）　秋梨二十斤（取汁）

【用法】二汁同雪水熬成膏，入熟蜜一斤，人乳五碗，羊胆汁一碗，和匀，晒微干成饼。用井花水磨点。

【主治】一切翳障及时气眼疾。

凉膈散

【来源】《丹台玉案》卷六。

【组成】当归　川芎　柴胡　黄连　龙胆草　防风　蝉蜕　蜜蒙花各六分

【用法】上为末。以猿猪肝一两切片，同煮服。

【主治】痘后羞明怕日，翳膜遮睛。

一子丹

【来源】《一草亭目科全书》引葛仙翁方。

【组成】大诃子一枚

【用法】以蜜磨，点目中。

【主治】赤眼翳膜。

人龙散

【来源】《一草亭目科全书》。

【组成】人龙一条（取壮大色白者）

【用法】以线系首尾，入长流水洗净，将瓷尖破开，滴白浆，点目。

【主治】红肿翳膜。

此君丹

【来源】《一草亭目科全书》。

【组成】淡竹壳不拘多少（用布拭去毛，烧灰存性）

【用法】每用药一钱，加麝香三五厘，同为细末。点在翳上。

【主治】目翳。

救苦丹

【来源】《一草亭目科全书》。

【组成】公猪胆一个

【用法】入银铫内，微火煎成膏，候冷，入冰片末二三厘。点入眼中。渐觉翳轻，又将猪胆白膜皮

晒干，合作小绳如钗，火烧灰存性，点翳。

【主治】久患目盲，白翳遮睛。

四顺清凉饮子

【来源】《审视瑶函》卷三。

【组成】当归身　龙胆草（酒洗，炒）　黄芩　桑皮（蜜制）　车前子　生地黄　赤芍　枳壳各八分　炙甘草三分　熟大黄　防风　川芎　川黄连（炒）　木贼草　羌活　柴胡各六分

【用法】上锉一剂，水二钟，煎至八分，去滓，食远服。

【主治】凝脂翳症。

还睛散

【来源】《审视瑶函》卷三。

【组成】龙胆草（酒洗，炒）　川芎　甘草　草决明　川花椒（去目，炒）　菊花　木贼　石决明（煅）　野麻子　荆芥　茯苓　楮实子　白蒺藜（杵，去刺）各等分

【用法】上为细末。每服二钱，食后茶清调下，一日三次。

【主治】眼生翳膜，昏涩泪出，瘀血胬肉攀睛。

【宜忌】忌一切鸡鱼厚味及荞麦面。

羚羊角饮子

【来源】《审视瑶函》卷三。

【组成】羚羊角（锉末）　犀角（锉末）　防风　桔梗　茺蔚子　玄参　知母　大黄（炮）　草决明　甘草减半　黄芩（炒）　车前各等分

【用法】上锉。以白水二钟，煎至八分，去滓，食后温服。

【主治】逆顺障症。多因瘀滞在内，症见色赤而障，及丝脉赤虬，纵横上下，两边往来，风轮际处，由白睛而来，粗细不等，赤脉周围圈圆，侵入黑睛上，障起昏涩；或伤于膏水，则有翳嫩白大，而变为花翳白陷；若燥涩甚者，则下起一片，变为黄膜上冲之病，甚则头疼目珠胀急。

胎兔丸

【来源】《审视瑶函》卷四。

【组成】胎兔（去毛，洗净，用阴阳瓦焙干为末）一两一钱　蔓荆子（去膜，晒干为末）　菊花（去梗叶，晒干为末）各一两

【用法】上末共为一处，炼真川蜜为丸。白滚汤化下。

【主治】小儿痘后余毒攻，或一目，或两目，黑珠凸出，翳膜瞒睛，红赤肿痛，眵泪交作。

【方论】兔，《礼记》谓之明累，言其目不瞬而磊然也。目得金气之全，性寒而解胎中热毒，能泻肝热，方用胎兔为君者，取二兽之精血所成，可以解胎毒也；草木之性难以取效，故借血气之属耳。臣以蔓荆微寒，取其能凉诸经之血，且能搜治肝风及太阳头疼目痛，目赤泪出，利九窍而明目，性又轻浮上行而散。更佐之以菊花者，取菊得金水之精英，补益金水二脏也。夫补水可以制火，益金可以平木，木平则风自息，火降则热自除。

退云散

【来源】《审视瑶函》卷四。

【组成】红珊瑚　珍珠　辰砂　硼砂各等分（俱生用）

【用法】上为极细末。每日点二次。

【主治】痘疹后目生翳。

疏风汤

【来源】《审视瑶函》卷四。

【组成】荆芥穗　蝉退　桔梗　归尾　甘草稍各五分　防风　白芷各四分　石膏（煅）一钱二分　白芍药七分　茯苓　连翘　苍术（泔水制）各六分

【用法】加葱白一段，大米一撮，白水二钟，煎至七分，去滓，食后热服。

【主治】痘后患眼，其珠不红，眼皮弦生一小颗，数日有脓，俗谓狗翳，发后又发，甚至眼毛上发一白泡。

一九金丹

【来源】《审视瑶函》卷六。

【组成】阳丹九分　阴丹一分　硼砂一分二厘　元明粉（风化）一厘　明矾一厘　麝香二厘　冰片三厘

【用法】上药研有先后，二丹为先，粉、砂、矾为次，而冰、麝则又候诸药研至极细，方可加入同研。点眼。

阳丹药品制法：芦甘石（眼科之要药也，选轻白者佳）四两，用苏薄荷、羌活、防风、麻黄、荆芥穗、川芎、白芷、细辛（发散之药）各二钱，用清河水（或雪水更妙）四大碗，煎至二碗，去滓。将甘石捶碎，入药水中，于瓶内煮干为度，此阴制用阳药煎水法也。又用龙胆草、黄芩、赤芍药、大黄、生地黄、黄连、木贼草、连翘、刘寄奴、黄柏、夏枯草、当归、千里光、菊花、山栀仁（苦寒之药）各二钱，用井水五碗，春夏浸二日，秋、冬浸四日，常以手搅之、浸毕去滓，将药水分作清、浊二碗，将所煮甘石，入阳城罐内，大火煅红、钳出少时，先以浊水淬入，再煅再淬，以水尽为度，此阳制用阴药浸水法也。又将前阴制煎水药滓，及阳制浸水药滓，共合一处，浸水二碗，去滓滤净，再澄清，将炼过甘石倾内研搅，浸露一宿，飞过，分轻、重两处晒干，上者为轻，下者为重，各研极细收藏。轻者治轻眼，重者治重眼，此阳丹合制用药之法也。

阴丹药品制法：铜绿（黄连水煮，飞过，阴干）一钱五分，青盐块（白水洗）、乳香各三分，硇砂（甘草水洗）六分，密陀僧（飞过）二分，没药三分五厘，又将前制阳丹芦甘石一两，共七味，俱研极细，勿令犯火。所以为阴药也，中用阳丹甘石者，为阴中有阳之象也，但只用苏州薄荷净叶、川黄连、龙胆草三味各等分，浸水二盏，露一宿，去滓，滤净水一盏，入前药在内调匀，明月下露一宿，而得月之阴气，次日晒干，又得日之阳气也。俟夜露日晒透干，再研极细。入川黄连（去皮毛，洗净，干）六分三厘，草乌（新白者）六分，细辛（去土叶）五分，胡黄连（条实者，洗净，干）四分，苏州薄荷（净叶洗净，晒干）三分，以上五味，乃疏风退热之药，取象于五轮之义也。各研极细拌匀，用人乳和丸，如小豆大。用绢袋盛之，悬于东屋角头风干，再研极细，筛过，和前药内共研匀。又入生姜粉（用大鲜姜四五块，竹刀齐中切开，剜孔，以黄连末填内，湿纸包，火煨，取出捣烂，绢滤出姜汁，晒干）一分半，朱砂（明者，飞过）六分，黄丹（黄连水飞过，晒干，研为细末），白丁香（直者，飞过），粉霜各一分，螵蛸（去粗皮，研）、轻粉各一分半，制牙消四两，血竭（艾薰，研）四分，雄黄（飞过）一分半，珍珠五分（细研）。以上阴丹药味，共和一处，研极细，用瓷罐收贮，是为阴丹。

【主治】暴发赤眼，近年翳膜。

加减地黄丸

【来源】《审视瑶函》卷六。

【组成】生地（干者）一斤　熟地（干者）一斤　石斛（去苗）　防风（去芦）　枳壳（炒）　牛膝（酒洗）　杏仁（泡，去皮尖，麸炒黄，入瓦器研去油）各四两

【用法】上为细末，除杏霜另入，勿犯铁器，炼蜜为丸，如梧桐子大。每服五十丸，空心以豆淋酒送下；或饭饮及青盐汤亦可。

【功用】补肝益肾，驱风明目。

【主治】男妇肝藏积热，肝虚目暗，膜入水轮，漏睛眵泪，眼见黑花，视物不明，混睛冷泪，翳膜遮障；及肾藏虚惫，肝受虚热；及远年近日，暴热赤眼，风毒气眼；兼治干湿脚气，消中消渴，及诸风气等疾。

【宜忌】忌一切动风毒等物。

羊肝丸

【来源】《审视瑶函》卷六。

【组成】白蒺藜（炒去刺）　菊花（去根叶）　石决明（煅）　生地各一两　楮实子　槐角（炒）　五味子　黄连　当归尾各五钱　防风　荆芥穗各二钱半　甘草一钱　川芎三钱　蕤仁（去壳油，净）七钱

【用法】上为细末，用雄羊肝一具，滚水沸过，共前药捣为丸。每服五六十丸，空心薄荷汤送下。

【主治】肥人酒色太过，红筋侵目，毒气伤肝，白膜伤睛。
【宜忌】忌椒、生姜、辛辣、烧酒等物。

八宝丹

【来源】《眼科全书》卷六。
【组成】甘石一钱　熊胆三分　珍珠三分　琥珀二分　石燕七分　石蟹七分　朱砂六分　硼砂四分　蕤仁三分　麝香二分
【用法】上为极细末。点翳上。
【主治】目翳。

八宝蕤仁膏

【来源】《眼科全书》卷六。
【组成】甘石　熊胆　铜绿　石燕　石蟹各一钱　朱砂二钱　珍珠仁各八分　珊瑚七分　琥珀六分　麝香五分　冰片二分　黄丹（制过）三钱　冬蜜八两　黄连四两　薄荷二两
【用法】上为细末，用连、荷二味煎汤，熬蜜如龙眼肉色，取起候冷，加前药末为膏。点眼。
【主治】一切翳膜及风眼。

天开丹

【来源】《眼科全书》卷六。
【组成】甘石一钱　熊胆五分（用黄连、薄荷汤浸开，入甘石内，晒干）　珍珠一分　朱砂三分　硼砂三分　胆矾一分　青盐一分　硇砂（制过）一分　乳香（炙过）二分　没药（炙过）三分
【用法】上为细末，收藏听用。点眼。但此丹其效最速，不可轻举，须相证加减。
【主治】眼生翳膜。
【加减】如翳膜重厚者，独用此丹；稍轻者，当和紫金锭子同用。故膜初生而轻，则少用天开，多和锭子；或时久而重，则多用天开，少用锭子，临期应变，自量加减。

开膜丹

【来源】《眼科全书》卷六。
【组成】硇砂五分　硼砂　青盐各一分
【用法】上为极细末，听用。
【主治】眼生翳膜。

长春膏

【来源】《眼科全书》卷六。
【组成】生地汁　薄荷汁　冬青子汁
【用法】三味汁熬浓，加蜜一两熬成膏。点眼。
【功用】除翳膜。
【主治】眼撞伤生翳膜。

去膜丹

【来源】《眼科全书》卷六。
【组成】甘石一两（制）　珍珠一钱　珊瑚二钱　冰片三分　朱砂一钱半　麝香二分　硼砂一钱　蕤仁二钱　胆矾五分　青盐　铜绿各五分　海螵蛸八分　硇砂（制）二分　黄丹（制过）二钱
【用法】上为极细末，听用。
【功用】去翳膜。

去老膜丹

【来源】《眼科全书》卷六。
【组成】硇砂五分（上下瓦合定，泥固，文武火煅过）　龙骨（煅过）三钱　巴豆（去油）三厘（用甘草水煮过）　白丁香（飞过）三分
【用法】上为细末用。
【功用】去老膜。

去翳膜丹

【来源】《眼科全书》卷六。
【组成】甘石五钱　珍珠六分　熊胆二钱（入在甘石内，晒干）　硼砂五分　朱砂一钱　铜绿七分　石燕五分　石蟹（用清水飞过）五分
【用法】上为极细末，听用。
【功用】去翳膜。

四物龙胆草汤

【来源】《眼科全书》卷六。
【组成】当归　川芎　白芍　生地各一钱　防己　防风　胆草　羌活各七分
【用法】水煎，食后温服。
【主治】目痛，暴作云翳，痛不可忍。

白龙丹

【来源】《眼科全书》卷六。
【组成】芒消一钱　朱砂一分　麝香一分　冰片一分
【用法】芒消用白消，放于销银锅内，用新瓦盖口，炭火溶化，倾于碗中，凝成，拣白玉色者，取起听用，并别药同研细末。
【主治】赤目后生翳膜。

加减三花五子丸

【来源】《眼科全书》卷六。
【组成】菊花　蜜蒙花　旋覆花　荆芥　夏枯草　升麻　木贼各七钱　枸杞子　菟丝子（酒煮）　青葙子　归须（酒洗）　黄芩　连翘　白茯（去皮）　石斛草　羌活　藁本　黄柏　知母（盐水炒）　防风　白芷各一两　草决明（炒）　石决明（煅）　蔓荆子　地肤子各八钱　甘草六钱
【用法】上为末，炼蜜为丸，如梧桐子大。每服四十丸，盐汤或酒送下。
【主治】五脏风热上攻，肝虚头痛，眼见飞花或生翳障。

防风羌活汤

【来源】《眼科全书》卷六。
【组成】防风　羌活　细辛　黄芩（酒洗）　白芷　南星　半夏　白术　藁本　甘草各等分

《审视瑶函》有川芎，无白芷、藁本。

【用法】上为末。每服四钱，水煎，温服。
【主治】

1.《眼科全书》：风寒痰湿，眉棱骨痛。

2.《眼科阐微》：痰胜入于经络，壅塞通明孔窍，清气不得上升，渐生云翳。

谷精草散

【来源】《眼科全书》卷六。
【组成】谷精草　防风　甘草
【用法】上为细末，米饮调下。
【主治】目翳落后。

拨云遮翳丸

【来源】《眼科全书》卷六。
【组成】当归　川芎　羌活　青葙子　车前子　石决明（煅）　地骨皮　黄连　蒺藜　知母　枳壳各一两　蔓荆子　石南藤　谷精草　密蒙花　荆芥　薄荷各七钱　木贼　菊花　瓜蒌子　乌药各六钱　甘草　川椒各四钱　蝉蜕　石燕　石蟹各三钱
【用法】上为末，炼蜜为丸，如梧桐子大。每服四十丸，食后滚汤送下。
【功用】消膜。

退翳复明丸

【来源】《眼科全书》卷六。
【组成】人参五钱　枸杞子　防风　蒺藜（炒，去刺）　肉苁蓉（酒洗）　菟丝子（酒煮）　赤芍各一两五钱　青葙子　石斛草　木贼草　谷精草　密蒙花　石决明（煅）　熟地　白芍　玄参各一两　蝉蜕　薄荷各七钱　草决明（炒）　甘菊各五钱　夜明砂三钱　羚羊角　犀角各二钱
【用法】上为末，炼蜜为丸，如梧桐子大。每服四十丸，食后白汤送下。
【功用】退翳复明。

散血丹

【来源】《眼科全书》卷六。
【组成】甘石一钱　朱砂五分　硼砂　辰砂各五分　麝香五厘
【用法】上为极细末，听用。
【功用】去翳膜。

紫金锭子

【来源】《眼科全书》卷六。
【组成】甘石（制）一钱　珍珠　玛瑙　辰砂　朱砂各二钱　冰片一分　轻粉五分
【用法】上为极细末，用制甘石药水溜清调作锭子，收贮候用。点眼。或重翳多，和后天开丹同用。
【主治】风热翳膜。

鹏雪膏

【来源】《眼科全书》卷六。
【组成】大黄　黄连　秦皮　活石各等分
【用法】上为末。每服一钱，汤泡，澄清，洗眼。
【主治】眼生翳膜。

碧云膏

【来源】《眼科全书》卷六。
【组成】铜青五分　轻粉三分　麝香一分　黄丹一钱
【用法】上研末，加炼蜜一两和前药末为膏。点眼。
【主治】云翳。

磨翳灵光膏

【来源】《眼科全书》卷六。
【组成】甘石　朱砂各二钱　珍珠　熊胆　黄丹各一钱　石燕　石蟹　蕤仁各五分　硼砂钱半　乳香　没药　雄黄各三分　白冬蜜六两　黄连二两　薄荷一两五钱
【用法】上为细末，用连、荷煎汤熬蜜，成龙眼肉色取起，候冷加前药末为膏。点眼。
【主治】一切障翳。

光明丹

【来源】《痘疹仁端录》卷九。
【组成】川芎　当归　白芍　生地各七钱　防风　羌活各六钱　白菊花二两　谷精　荆芥　草决明　蜜蒙　绿豆皮各一两　蔓荆　旋覆各八分　兔屎四两　羚羊角　犀角各五钱
【用法】炼蜜为丸，如弹子大。每日食后薄荷汤送下。先用吹耳丹，再看何经用药引之。
【主治】痘后神白星翳。
【加减】眼赤，加黄连、龙胆各五钱。

羽皇散

【来源】《痘疹仁端录》卷九。
【组成】鹅不食草（用盐、酒焙干）一两　谷精　白蒺藜各一两　旋覆花　蝉蜕　川芎　龙胆各五钱　决明二两　羊胆三具
【用法】炼蜜为丸。每服五钱，盐汤送下，随饮酒半盏。

本方方名，据剂型，当作“羽皇丸”。

【功效】去翳。

清肝去翳丸

【来源】《痘疹仁端录》卷九。
【组成】兔屎四两　蝉蜕　白蒺藜　车前子　羚羊角　生地　元参　谷精草　草决明　当归　丹皮各一两　木贼　白豆仁　犀角各五钱
【用法】炼蜜为丸。菊花汤送下。
【主治】痘后目翳。

退翳汤

【来源】《诚书》卷七。
【组成】柴胡　甘草　黄耆各三钱　羌活黄连　升麻　五味子　归身各二钱　防风一钱半　黄芩　黄柏（酒炒）　芍药　龙胆草（酒洗）各五钱　石膏二钱五分
【用法】上取三钱，水煎服。
【功用】退翳。

点眼药

【来源】《何氏济生论》卷六。
【组成】炉甘石三钱　新珠子七分　硼砂七分　朱砂五分　麝香二分　琥珀五分　真蟾酥（烘去油）

一分　儿茶（烘去油）三分　冰片一分　磁石粉五分（人乳、黄连汁煅淬七次）
【用法】各研至无声，和匀。点之。
【功用】去翳膜。

清肝拨云散

【来源】《何氏济生论》卷六。
【组成】石决明　草决明　生地黄一钱　白芍　荆芥　密蒙花　木贼草　干菊花　川黄连　防风　羌活　白芷　生甘草　当归身　川芎
【用法】食后服。
【主治】眼目昏花，白睛红赤障翳，视物不明。

健母丹

【来源】《辨证录》卷三。
【组成】麦冬　天冬各一两　生甘草　黄芩各一钱　茯苓　青蒿　白芍　桔梗　丹参各三两　陈皮三分　天花粉二钱
【用法】水煎服。
【主治】肾火乘肺，肺火与肾水相合而致病目，数日即生翳，由下而上，其翳色作淡绿状，瞳子痛不可当。

益肺汤

【来源】《辨证录》卷三。
【组成】麦冬二两　天门冬五钱　生地　玄参各一两
【用法】水煎服。
【主治】肾火乘肺，两目生翳，其色淡绿，瞳子痛不可当。

磨翳丹

【来源】《辨证录》卷三。
【组成】葳蕤一斤　甘菊花一斤　当归一斤　白芍一斤　陈皮二两　柴胡三两　同州蒺藜一斤　白芥子四两　茯神半斤
【用法】上药各为末，炼蜜为丸。每服五钱，每日早、晚白滚水送下。服一料全愈。
【主治】翳膜。

圆明拨云锭子

【来源】《冯氏锦囊》卷六。
【组成】炉甘石一斤（煅过，用黄连半斤，水二碗煎五七沸，淬七次，只取净末二两）　硼砂一两　片脑一钱　麝香二分　海螵蛸二钱　珍珠一钱　血竭三钱　乳香　没药各一钱
【用法】上为极细末，以黄连膏子和剂，捏成锭子，净水磨化点之。

和剂黄连膏子：黄连半斤，当归、龙胆草、芍药、大黄、黄柏、黄芩、川芎、生地黄、白芷、防风、木贼、羌活、红花、薄荷叶、菊花各等分，用水七八碗浸药三日，煎成膏子。
【主治】远年近日一切眼疾。

大黄当归散

【来源】《张氏医通》卷十五。
【组成】大黄（酒蒸）　黄芩（酒炒）各一两　红花二钱　苏木屑　当归　栀子（酒炒）　木贼各五钱
【用法】上为散。每服四钱，水煎，食后服。
【主治】眼壅肿，瘀血凝滞，攻脉见翳。

谷精散

【来源】《张氏医通》卷十五。
【组成】谷精草　猪蹄退（酥炙，另为末）　蝉蜕　白菊花（去蒂）各等分
【用法】上为散。每服二三钱，食后米泔煎汤调服。
【主治】斑疮入目生翳。

皂荚丸

【来源】《张氏医通》卷十五。
【组成】蛇蜕（酥炙）七条　蝉蜕　元精石　穿山甲（炮）　当归　白术（生）　茯苓　谷精草　木贼　白菊花　刺猬皮（蛤粉炒）　龙胆草　赤芍　连翘各两半　猪爪三十个（蛤粉炒）　人参一

两 川芎半两

【用法】上为细末，一半入牙皂十二挺，烧存性和匀，炼白蜜为丸，如梧桐子大。每服一钱五分，空心、食前杏仁汤送下。一半入仙灵脾一两，每服三钱，用猪肝三片，劈开夹药煎熟，临卧细嚼，用原汁送下。此丸与生熟地黄丸并进。

【主治】目内外一切障膜，翳嫩不宜针拨者。

酒煎散

【来源】《张氏医通》卷十五。

【组成】汉防己（酒洗） 防风 甘草（炙） 荆芥穗 当归 赤芍药 牛蒡子 甘菊（去蒂）各等分

【用法】上为散。每服五六钱，酒煎，食后温服。

【主治】暴露赤眼生翳。

菊花散

【来源】《张氏医通》卷十五。

【组成】苍术（半斤同皂荚三挺砂锅内河水煮一日，去皂荚，将苍术刮去皮，切片，盐水炒净）三两 木贼（去节） 草决明 荆芥 旋覆花 甘草（炙） 菊花（去蒂）各半两

【用法】上为散。每服二钱，空心、临卧浓茶调下。

【主治】见风流泪，见东南风则甚，渐生翳膜。

【加减】有翳者，加蛇蜕一钱，蝉蜕三钱。

熊胆膏

【来源】《张氏医通》卷十五。

【组成】炉甘石（煅过水飞，丸如弹子大；每净一两，分作十丸，用川黄连三钱，浓煎去滓，烧淬之，汁尽为度，净者）二钱 琥珀五分 玛瑙（水飞净）三钱 珊瑚（水飞净）三分 珍珠（煅，飞净）三分 朱砂（水飞净）五分 冰片二分 麝香二分

【用法】和匀，瓷罐收贮。每用少许，点大眦上，一日二三次。

【主治】一切老翳。

【备考】本方名熊胆膏，但方中无熊胆，疑脱。

去翳散

【来源】《嵩崖尊生全书》卷六。

【组成】甘石三钱 珠子 硼砂各七分（口含吐去涎水） 朱砂五分 麝香二分 琥珀五分 蟾酥（烘，去油）三分 儿茶（烘，去油）三分 冰片一分 磁粉五分（人乳、黄连汁煅淬七次）

【用法】上为细末。和匀点之。

【主治】眼中翳膜。

杏仁膏

【来源】《嵩崖尊生全书》卷六。

【组成】杏仁一个（去皮尖）

【用法】研细，滴热乳二三滴，浸片刻，绞去滓。点眼角内，数次效。

【主治】翳膜。

十大将军冲翳散

【来源】《眼科秘诀》卷一。

【别名】先锋开路散。

【组成】文蛤五钱（重者六钱，即五倍子） 苦参四钱（重者五钱） 升麻二钱（重者三钱半） 草决明二钱（重者三钱） 薄荷一钱半（重者二钱） 防风一钱半（重者二钱） 荆芥一钱半（重者二钱） 白芷 小川芎 羌活各八分（重者一钱）

【用法】上药作一剂，要足分两，依法加减，用三次。熏法则在口授，其疾极重者冲四十剂，中者三十剂，轻者二十剂，或十五剂，或六七剂。

【主治】翳眼。肝气上冲，脑汁下坠，翳障遮睛，内则垂帘，外则蒙蔽。乌风内障，脑汁下浸瞳神，瞳神歪小，瞳神下陷，瞳神倒侧，瞳神不动。青光内障，红丝缠绕黑白，大小角上风痒，拳毛倒睫，赤眼烂弦，羞日怕光，螺蛳突旋，蟹眼，胬肉攀睛，头风患目。

扫雾丹

【来源】《眼科秘诀》卷一。

【别名】开瞽扫雾丹

【组成】丹头一钱（兔脑炉甘石一两，要上等雪白、轻者方佳，火精石一两，捶为细末，以水合之如泥，作一饼，如无火精石，用混元球煅之，或用煅元灵丹药汁淬之。将甘石打作小块，包入精石内，外再用黄泥包之，待干，入百眼炉内煅之，红透取出，待冷听用，去泥，取甘石入乳钵内，擂极细，用水飞过三五次，有微粗再飞过，以不刺牙为妙，晒干为丹头） 冰片（必上好四六者）二分五厘 真麝香一分五厘 熊胆三分五厘 蕤仁三分（去油尽）

【用法】上擂万遍，以瓷罐贮之。日点三次，内服揭障丹，外敷冲翳散，再用本方点七八十次。极重者，半月有验矣。

【主治】一切翳膜障眼。

揭障丹

【来源】《眼科秘诀》卷一。

【组成】黄荆子一斤（晒干，去壳，净温水洗三四次，又用童便浸三日夜，早、晚换童便，浸完又用温水洗三四次，炒，研细听用，号揭障磨翳丹头）

【用法】每用丹头一两，加当归（酒洗）、川芎、生地各二钱半（各为末），白芍（酒洗，为末）一钱半，谷精草、羌活、白芷、升麻、柴胡、草决明、木贼草（各为末）各一钱，龙胆草一钱半，荆芥、薄荷（各为末）各一钱半，诸末和研令匀。每服二三钱，食后煎淡竹叶汤送下，一日二次。

【主治】内外障眼。

【加减】如内外翳障重者，加雌雄石（活磁石）末三钱（银锅内煅红，醋淬七次）；如两目红如血，此三焦余热所攻，号曰珠玲，加山栀仁、玄参、麦冬各三钱；如两珠蛮大，突起如怒像者，号曰鼓睛，有风热，加防风、白蒺藜、车前子各二钱；如含浆眼，上下眼包合，不能自开，用手分开，泪倾如米汁之状，此风热太甚，攻于肝肺二经，加龙胆草三钱、防风、羌活各二钱，桑白皮二钱，白芍、柴胡各一钱；如烂弦红皮者，加桑白皮三钱，草决明、防风各一钱五分；如眼内红丝多者，加山栀仁（炒）三钱；如红气上侵黑珠，加桑白皮（蜜制）三钱；如眼中泪多者，加柴胡、升麻各三钱；如血灌瞳人，加石膏（煅）三钱，炒黑栀仁二钱，炒大黄二钱，归尾三钱；如瞳人侧身，加柴胡、升麻各五钱

赛宝丹

【来源】《眼科秘诀》卷一。

【组成】炉甘石一两（用火精石制） 蕤仁一两（制） 琥珀（用新布包，捶碎，研细末） 小珍珠（光明者，用豆腐煮过，温水洗三四次，布包捶碎，研细末） 玛瑙（重煅） 珊瑚（稍重煅） 车渠（轻煅） 石蟹（又轻煅，热水研） 雌雄石（入醋内煅七次）各五钱 金银箔各二百张（共制过，细研水飞，以不刺牙为度，方合作一处，擂十万下，将药包紧，勿令泄气） 荆芥 真薄荷 草决明 防风 羌活 白菊花 木贼 千里光 蕤仁（去油）各五钱

【用法】荆芥以下九味锉细，加水三大碗，浸二三日，用水煎十余滚，倾出，去滓澄清，熬膏。须留一钟，加乳汁一钟，同熬至一钟，调前项药，捶之，令膏尽捶于药中，名为万捶膏。又捶成大条为赛宝丹。点眼中。

【主治】翳膜红丝遮蔽瞳仁。

猪肝脯

【来源】《眼科秘诀》卷二。

【组成】豮猪肝一具（割去苦胆，连血存之，不用水洗，竹刀割净白筋膜，切成柳叶薄片听用） 南谷精草二两（以手断碎，不见铁，黄酒淘去泥土，又黄酒泡透听用） 枸杞子七钱（黄酒泡透听用） 甘菊花一两（去梗、蒂、叶、尘土净，黄酒泡透听用） 玄参五钱（不见铁器，黄酒泡透听用） 真秋石二钱（为细末，听用）

【用法】上六味，除秋石外，将上五味合一处调匀，分作五份，肝亦分五份，用黑薄皮瓷罐子一个，底加一层药，药上排一层肝，肝上撒秋石，又药一层，肝一层，肝上仍加秋石末，如此三四层，上用药盖肝，加酒一碗泡肝；用白净布一块水湿，布内夹纸五六层，封固罐口，麻线扎住，入锅内重汤煮一日，锅内水耗，时时加热水，其水不宜入罐内；候肝香气外闻，取开；当肝内无嫩血色，住火；俟火气尽，取出，即细嚼慢咽十

数片；待冷，取出肝来，去药，将药收之，还煮一具肝，其肝瓷碗盛着。每日吃五七次，每次温热吃十数多片，不可太多。五、六、七旬以外，加人乳一碗，参汤一茶钟，酒二茶钟，当归汤二钟。十一月、十二月、正月、二月可用。

【主治】翳障。

滋肾明目丸

【来源】《眼科秘诀》卷二。

【组成】白菊花三两　川芎五钱　白术（土炒）八钱　草决明（炒）五钱　人参三钱　陈皮四钱　栀仁（炒）八钱　肉苁蓉（酒洗去鳞甲）八钱　黄柏（盐水炒）一两　知母（盐水炒）一两　木贼（去节）一两　茺蔚子（炒）五钱　枸杞（酒洗，炙干）三两

【用法】上为细末，炼蜜为丸，如梧桐子大。每服三钱，空心淡盐汤送下。

【主治】少年中年云翳，用点药后，退的光明，但神光不外射者。

开窍引

【来源】《眼科阐微》卷二。

【组成】好石菖蒲　南谷精草　枸杞子　菊花

【用法】水煎，食后服，每日二次。观目中云翳厚薄，药剂大小量度用之。药俱宜酒洗，取上行入目也。内服五七剂，外用熏洗之剂。

【主治】目中云翳。

【宜忌】忌铁，恐伤肝也。

【加减】有火，加小青为使；如无，以玄参代之。

引神丹

【来源】《眼科阐微》卷二。

【组成】谷精草　石菖蒲　枸杞　草决明　黑参　菊花　蝉退　木贼

【用法】共用河水煎汤，入瓷罐内封固，重汤煮粘为度，入好金墨末一锭，白矾末一分（生用）调匀，晒干再研，广胶水些许作锭。用人乳磨点，一日三四次，或五七次。

【主治】云翳自根而退，目中神光久闭，须引而方出者。

【方论】方中谷精草、石菖蒲为君；枸杞、黑参、菊花为臣；草决明为佐；蝉退、木贼为使。

加味明目地黄丸

【来源】《眼科阐微》卷二。

【组成】熟地八两　山药六两（饭上蒸过）　山萸六两（去核，净蒸）　泽泻三两（面煨）　茯苓三两（去皮）　全当归六两（酒洗）　菊花二两（用白的）　丹皮三两　枸杞六两（去蒂净，酒洗，炒）

【用法】炼蜜为丸，如梧桐子大。每服五七钱，空心盐汤送下。自二钱起，渐加至四钱。

【主治】老年眼症，外而翳膜遮睛，内而瞳神昏暗者。

菊花煎

【来源】《眼科阐微》卷二。

【组成】菊花　菖蒲　白矾（生用）

【用法】上药煎汤，浸夏青绢搽之。

【主治】目中有翳，目痒或闷。

赛空青

【来源】《眼科阐微》卷二。

【组成】生白矾三分　雪梨一枚（去皮核）

【用法】先将矾为细末，入梨片内共研，绢滤过成汁，加净蜜些许，搅匀，封固，重汤煮过，待冷。扫眼皮内外，一日五至七次。

【主治】目内云翳退时，有热气目眵者。

熏洗汤

【来源】《眼科阐微》卷二。

【组成】石菖蒲　地锦草　菊花各等分

【用法】上煎汤。先以热气熏之，后温而洗之。后服杞实粥。先用开窍引内服五七剂，外用本方熏洗。

【功用】通窍。

【主治】年老日久，气血衰弱，翳膜遮睛，瞳神

昏暗。

归连汤

【来源】《眼科阐微》卷三。

【组成】当归　黄连　黄芩各一钱　铜绿　皮消　白矾各七分

【用法】以绢袋盛，煎汤洗。

【主治】火盛生痰，痰积久，胸膈不利，浊气上升于目，轻则昏花，重则云翳。

生黄散

【来源】《眼科阐微》卷三。

【组成】生地　茺蔚　川芎各二钱　桑白皮　当归　菊花各一钱　赤芍四钱　薄荷　黄芩　黑参　白芷　木贼　防风各三钱　桔梗六钱　知母　甘草各五钱

【用法】上为细末。清茶下三钱。

【主治】胎前产后，眼内血翳流出，烂弦、羞明、云翳。

加减四物汤

【来源】《眼科阐微》卷三。

【组成】生地　当归各一钱五分　川芎　白芍各一钱　谷精草　白蒺藜（炒）　海螵蛸各八分

【用法】水煎，热服。

【主治】血虚翳膜不退。

【加减】久病羞明，加天麻一钱。

至宝丹

【来源】《眼科阐微》卷三。

【组成】当归　生地　白芍各五钱　栀子　黄连　薄荷　白菊花各一钱五分　防风　白芷　荆芥　黄芩　连翘各二钱　细辛一钱（上用砂锅水煎，去滓，再熬汁一茶钟，入蜜五钱，熬成膏，调后细药为锭子，或为小丸子）　炉甘石一两（煅红，入黄连水淬，飞过）　冰片　熊胆各三分　琥珀（生研）　象牙（煅）　珍珠　乳香　没药（去油）各四分　真麝香一分五厘

【用法】先将后八味共为细末，后入炉甘石同研极细，用前膏调成小丸子。点时将药一粒，净水在手掌和匀，用银簪或骨簪点药两眼角。暴发过三日，点一次即好。风火烂眼等症，点三晚即愈，云翳点好为度。

【主治】风火流泪、红烂 、云翳、肿胀、疼痛。

还睛丸

【来源】《眼科阐微》卷三。

【组成】草决明　当归　菊花各一两　木贼　蝉蜕各二钱　川芎三钱　青葙子（炒）　防风　山栀　白蒺藜（炒）　白芍　粉草各五钱

【用法】上为细末，炼蜜为丸，如梧桐子大。每服三十丸，麦冬汤送下。先用通血散，次服经效散，然后服本方。

【主治】目因物撞，瘀血蓄内，致生翳障，疼痛昏花。

连矾膏

【来源】《眼科阐微》卷三。

【组成】黄连末二钱　生白矾末一钱

【用法】用细梨一枚，去核，入上药末，仍用梨盖，竹钉钉住，外以面饼包住，于干饭上蒸三次，取出，去面，将梨捣烂，拧汁入碗内，露一宿。任意点之。

【功用】清火。

【主治】时眼害久，有浮翳，不敢点重药者。

明目和血饮

【来源】《眼科阐微》卷三。

【组成】朱砂　当归　生地　川芎　赤芍　菊花　防风　防己　香附　甘草　龙胆草　草决明各四分

【用法】上水煎，将药倒出，朱砂细末加入。食远温服。

【主治】风火隐于经络中，血虚不能鼓动邪气外散，致眼有云翳遮瞳仁。

【加减】有翳，加密蒙花、木贼。

明目退翳汤

【来源】《眼科阐微》卷三。

【组成】生地　黄连　木贼　甘菊　胆草　石膏　郁金　旋覆花　青葙子　白蒺藜　蝉退各等分

【用法】水煎，温服。点元灵丹、至宝丹。

【主治】目病已久，带红丝、浮翳、薄雾者。

除翳明目汤

【来源】《眼科阐微》卷三。

【组成】黄连　生地　赤芍　归尾　赤茯苓　防风　细辛　大黄　桑白皮各二钱　南谷精草　甘菊花　生甘草各三钱

【用法】水煎，食远服。点扫雾丹。

【主治】云翳初结，翳嫩火盛者。

清肝明目消障汤

【来源】《眼科阐微》卷三。

【组成】川羌活（九节者，中曲者不用）　真川芎　防风　赤芍（酒炒）　黄连　青葙子　白茯苓　九制大黄　柴胡各四分　生地一钱　全当归　草决明　车前子　苍术　蔓荆子各六分　甘草三分　蜜蒙花（蜜水拌晒，酒炒）　灯芯三十寸

【用法】上以水二钟，煎八分，食后热服。

【主治】风热目病，红肿云翳，缠绵三五月不退。

五　烹

【来源】《眼科阐微》卷四。

【组成】龙砂（制，入阳城罐内封固，桑柴火煅红，一炷香毕，取出，冷成腻粉）一两六钱　朱砂一钱五分

【用法】共研极细。饭后点大眼角，不可近黑珠，每日点十余次。用本方，须兑虎液、龙砂、冰片合用。

【主治】目赤肿痛痾痒；云膜胬肉，赤白翳障。

凤麟膏

【来源】《眼科阐微》卷四。

【组成】荆芥　薄荷　玄参　防风　白芷　蕤仁　白芍　栀子　干葛　连翘　当归　黄芩　柴胡　升麻　车前子　生地　木贼　细辛　枸杞　桑白皮　夏枯草　黄连　菊花　石决明　蒺藜　白术　香附米　黄柏各一钱

【用法】共煎浓汁，去滓，将制过龙砂、虎液各五钱，入铜锅内，将汁缕续投下，以汁尽药干为度。加制过甘石一钱、白丁香一钱、鹅不食草二钱。

【功用】降火，拨云去翳。

龙　砂

【来源】《眼科阐微》卷四。

【组成】蚕砂一斗（合千里光烧灰，以滚童便淋汁五碗）　甘石二两（打碎如豆，入铜锅内，用白童便浸出二指，桑柴煮干，取起，再浸再煮，如此七次，尝苦咸味方止。如淡再煮。每次要焙干，取起听用。）

【用法】上药入铜锅内，桑柴火徐徐煮至汁尽为度，煅红，冷成腻粉；入朱砂一钱五分，听用。饭后点大眼角，不可近黑珠，每日点十余次。须兑虎液、五烹、冰片合用。

【主治】目赤肿痛痾痒；云膜胬肉，赤白翳障。

加味平肝解毒退翳丸

【来源】《眼科阐微》卷四。

【组成】拣白芍（酒炒）一两　兔粪（细研）　夜明砂（水淘净）　白扁豆（炒）各二两　谷精草（净涩）　山药各一两　蝉蜕（净）六钱　粉草（蜜水拌炒）五钱　草决明（盐酒炒）一两　黄连（酒炒）五钱　生地　芡实　麦冬　蜜蒙花（蜜水拌炒）　人参　白豆蔻各一两　木贼（蜜水拌炒）三钱　青葙子（炒）六钱　白茯苓（乳制）一两

【用法】上为末，炼蜜为丸，如龙眼大，重一钱。每服一丸，早、晚用滚水化下。

【主治】痘后余毒不散，目生翳障。

【宜忌】忌白萝卜，韭、蒜、胡椒、虾米、鲜虾、牛、羊、猪首、鹅、驴、公鸡、一切海味、煎炒炙煿之物。

虎　液

【来源】《眼科阐微》卷四。
【组成】龙砂（制，入阳城罐内封固，桑柴火煅红，一炷香毕，取出，冷成腻粉）二两　紫苏　薄荷　防风　荆芥　羌活　连翘　蕲艾
【用法】上药后七味，用水五碗煎浓汁，滤去渣，再用水二碗，煎至一碗，去渣，共入一处，澄去沙泥，将甘石二两，共入铜锅内，入汁之时，以不见甘石为度，每次煅干，如此数次，汁尽为度；再以生姜汁煮三次，煅干，不必红，恐伤药性；入朱砂五分，听用。饭后点大眼角，不可近黑珠，每日点十余次。须兑五烹、龙砂、冰片合用。

甘石制法：甘石打碎如豆，入铜锅内，用白童便浸出二指，桑柴煮干，取起，再浸再煮，如此七次，尝苦咸味方止。如淡再煮。每次要焙干，取起听用。
【主治】目赤肿痛痾痒；云膜翳肉，赤白翳障。

清肝解毒退翳汤

【来源】《眼科阐微》卷四。
【组成】防风五分　白芍（酒炒）六分　柴胡六分　蝉退（净）八分　谷精草八分　甘草三分　牛蒡子（炒，碾）六分　金银花六分　车前子八分　桔梗（炒）五分　广陈皮五分　山药八分　密蒙花（蜜炒）六分　青葙子六分　黄连（酒炒）三分
【用法】上加绿豆皮一钱，以水二钟，煎至八分，食后热服。
【主治】痘后余毒不散，目生翳障。
【宜忌】忌白萝卜、韭、蒜、胡椒、虾米、鲜虾、牛、羊、猪首、鹅、驴、公鸡、一切海味、煎炒炙煿之物。

化毒汤

【来源】《幼科证治大全》引《保赤》。
【组成】当归　川芎　赤芍　生地　防风　葛根　菊花　天花粉　蝉蜕　谷精草各等分
【用法】水煎服。
【主治】痘后余毒，生翳。
【加减】赤肿者，加黄连、栀子；翳，加木贼。

神圣光明饼

【来源】《良朋汇集》卷三。
【组成】羚羊角（镑）　白犀角（镑）　密蒙花　生地　熟地　独活　藁本　草决明　栀子（炒）　川芎　细辛　蔓荆子　苍术各五钱　木贼　甘草　白蒺藜　槐花　黄连　荆芥　青葙子　羌活　芒消　白附子（煨）　赤石脂　夜明砂（淘净末）各一两　大麻子　大黄各二两
【用法】上为细末，炼蜜为丸，如弹子大，重二钱。每服一丸，冷茶研化下。重者十丸即好。
【功用】通大肠之火，祛除燥结。
【主治】诸般目疾疼痛，日久渐细，云膜遮睛，远不视物，并一切难治眼疾。

起异复光丸

【来源】《良朋汇集》卷三。
【组成】黄牛粪（不令落地）
【用法】净水和黄土，将牛粪包裹做球，放炭火内埋一宿，日取出，去泥土，晾干，研细末八两，再加明净硼砂末二两，同粪研匀，江米面打糊为丸，如梧桐子大。每服三钱，菊花汤送下，食远服。
【主治】目病久昏，内外翳膜胀蔽，夜光红散，昼怯阳明，黑珠作痛，瞳人有蝇翅，恍惚不明，上生白点，下生如粟，赤缕红丝。
【宜忌】切忌房事、椒、蒜、火酒发气之物。

加减清毒拨翳汤

【来源】《痘疹定论》卷四。
【组成】生地一钱五分　甘菊七分　归尾八分　川芎六分　柴胡八分　红花五分　草决明一钱（研）　木贼五分　白蒺藜一钱（炒、研）　黄芩七分（酒炒）　牛蒡子七分（炒，研）　连翘七分（去心）　生甘草二分（去皮）
【主治】疹后患生目翳，眼赤红肿，眼皮烂者。

还童散

【来源】《奇方类编》卷上。

【组成】密蒙花一斤（蜜水拌蒸三次） 木贼四两（去节，微炒） 川芎八两（蜜水拌蒸） 白蒺藜四两（焙黄，去刺） 石决明四两（火焙，为末，九孔者更妙）

【用法】上为细末。每服二钱，清茶下。

【主治】眼目昏暗，翳膜遮睛。

眼药膏

【来源】《奇方类编》卷上。

【组成】苏仁四两（去壳取仁，以纸夹压去油净，入眼不疼为度，只存五钱，配后药） 熊胆五分 珍珠三分（豆腐内煮过，研极细，无声为度） 乳香（去油）三分 没药（去油）三分 南硼砂五分 麝五厘 冰片一钱

【用法】上为极细末，用蒸熟蜜八钱和匀，研在一处收贮。点眼。

【主治】目中翳障。

猪肝散

【来源】《幼科直言》卷二。

【组成】谷精草三钱 大黑豆五钱 蛤蜊壳一两（擂碎）

【用法】用雄猪肝一斤（重一两），以竹刀划破，同药入砂罐内，井水煮熟。令儿食肝，或饮汤少许。药滓勿用，以愈为度。

【主治】小儿痘后翳膜遮睛。

清肝退翳散

【来源】《幼科直言》卷一。

【组成】生地一钱 丹皮六分 桑皮八分 谷精草八分 黄芩六分 陈皮四分 甘草五分 车前子六分 青葙子六分

【用法】水煎服。

【主治】小儿目翳。痘疹结痂后，开眼之时，眼白作红，内有翳膜，乃热气重蒸肝肺而成。

【加减】或加白芍、当归。

清肝消翳丸

【来源】《痘科金镜赋集解》卷六。

【组成】兔粪二两 当归一两 白芍七钱 川连 木贼草 甘菊花 密蒙花 生地 谷精草各五钱 甘草一钱

【用法】上为细末，炼蜜为丸，如龙眼大。每次一丸，食后服。

【主治】痘后瞳人生翳，眼胞红肿。

四神丸

【来源】《绛雪园古方选注》卷中。

【组成】甘枸杞子（拣红润者，煮酒一杯，清水一杯和匀，以杞子浸三时，漉出，晒干，分成四份。以二两用川椒三钱拌，焙燥，拣去川椒；以二两用小茴香三钱拌，焙燥，拣去茴香；以二两同黑芝麻四钱拌，焙燥，不拣去芝麻；以二两同方解青盐研末四钱，同焙燥，不拣去青盐。焙法：以绳挂铜盆，悬火三四寸，不住手将铜盆浴转，焙至燥，要枸杞子仍是大红，焙焦则不灵。各研细） 黄甘菊（去蒂，晒）一两五钱 当归头（酒拌，晒）九钱 熟地（白水制）一两五钱 茯苓九钱 女贞子（淘漂蒸至极黑，酒浸六时，布袋擦去皮）九钱

【用法】上为末，炼蜜为丸。每服三钱，开水送下。

【主治】目昏云翳。

【加减】目有赤脉者，加白蒺藜。

【方论】四神丸，奇方也。本草言：枸杞子味甘气平，退虚热，补精髓，治目昏云翳。按孙思邈、王焘、西河女子所载服食之法，惟服枸杞子经岁不辍，能延年耐老，岂非奇用而有此神效乎？今名之曰四神者，借椒、茴之香以和阳，芝、盐之润以和阴，得乎四者，制法之神耳。服之精髓生则火自退，阴液充则目自明，若服两经之药，分杀其势，则力有所不专，推原记者之心，惟恐泄真方之秘，故为溷乱以炫人耳！然独用一味，后贤必以此为不全之方，余因删去背谬之药，复以相须相使之品，减其钱数，俾枸杞得行专政，以建奇功，惟后贤临用，斟酌去就可也。

珍珠散

【来源】《医学心悟》卷四。

【组成】珍珠一钱五分　玛瑙一钱五分　琥珀一钱五分　珊瑚一钱五分（以上四味俱用豆腐煮过再研）　硼砂五分　熊胆五分（用笋壳盛，烘脆为末）　龙脑四分　麝香二分五厘　瓜竭七分五厘　朱砂（细研水飞）七分五厘　黄连末（去须芦，细研）五分　明乳香（箬上炙干）五分　没药（箬上炙干）五分　芦甘石（按法炮制为主）一两五钱

《中药成方配本》有石蟹，无血竭。

【用法】上各为细末，用上细粉罗筛过，再照分数称定，合为一处，研万匝，复以棉纸筛下，瓷罐收贮，听用。

【功用】《中药成方配本》：清火止痛，消肿退翳。

【主治】

1.《医学心悟》：眼目障翳初起。

2.《中药成方配本》：风火红眼，障翳胬肉，迎风流泪，老年昏花。

地黄丸

【来源】《痘学真传》卷七引海藏方。

【组成】玄参五分　熟地　当归各七分　黄连　大黄（煨熟）　犀角　木贼　白蒺藜　沙苑蒺藜　蝉退　谷精草　羌活　防风各一钱　甘草　生地　木通各一钱五分

【用法】上为末，炼蜜为丸服。

【主治】痘后目疾生翳。

【方论】二地、当归、沙苑以养血滋肾，二黄、犀角、玄参、木通以清火润下，木贼、蒺藜以消翳，蝉退、谷精以轻扬，羌活疏风，甘草和药，凡痘后目疾生翳，皆从血虚火炎，养血清火治其本也，消翳、轻扬、疏风治其标也。

日精月华丹

【来源】《惠直堂方》卷二。

【组成】炉甘石四两（轻松不夹石，如羊脑者佳。用三黄汤煅淬五次，如粉净末，用一两三钱）　黄丹（飞去土）九钱七分　川连一两（去毛，切，童便浸一宿，晒干，取头末三钱四分）　归身（水洗，晒干）七分四厘　朱砂（飞）五分　月石五分　白丁香（壮直者为雄。水飞去砂）三分四厘　轻粉（真）三分四厘　海螵蛸（去皮，水泡去咸味，晒干，取净末）三分四厘　硇砂（重汤取碗沿浮白）三分四厘　熊胆一钱（箬炙，勿焦）　乳香（炙）　没药（炙）　麝香　片脑各一分七厘　珍珠　琥珀各五分

【用法】上各碾千万如尘，加蜜四两，滚数沸去沫，煎熟，绢滤净三两，入碗重汤文武火熬，柳条不住手搅，至紫色滴水如珠，撚丸不粘手，牵蜜有丝，是其候也。即离火渐入丹石搅匀为丸。如蜜老，不必晒，蜜嫩放箬上晒干。金箔为衣，如绿豆大。井水少许化，加米饮，软鸭毛蘸点。

【主治】一切星障胬肉，瞳神昏花，拳毛倒生等症。

远睛补肝丸

【来源】《惠直堂方》卷二。

【组成】白芍（酒炒）　熟地　当归（酒洗）　天冬　五味子　炙甘草　白术　白茯苓　官桂　车前子（微炒）　白菊花　青葙子　玄参各二两　川芎　羌活（去芦）　防风（去芦）　人参　地骨皮　黄芩（酒炒）　柴胡　细辛　决明子　苦参各一两　黄连（姜汁炒）五钱

【用法】上为末，炼蜜为丸，如梧桐子大。每服三钱，临睡白汤送下。久久服之，永不再发。

【主治】羞明多泪，翳膜侵珠，时歇时作，久病不痊。

蝉花无比丸

【来源】《惠直堂方》卷二。

【组成】蝉蜕一两（去土翅足，微炒）　蛇蜕六钱（微炒）　羌活　当归　川芎　防风　白茯苓（研末，水飞）　炙甘草　石决明（东流水浸一宿，盐水微炒）各四两　赤芍药十三两　山栀子（炒黑）二两　白蒺藜（米拌炒黄，去刺，米不用）半斤　黄芩　甘菊花各三两　苍术（米泔浸半日，晒干，用芝麻一斤拌炒，去辣味净，去芝麻）十五两　生地　熟地　香附　草决明　夏枯草各

四两

【用法】上为末，蒸饼糊为丸。每服二钱，晚食后睡时以清茶送下。

【主治】远近风眼、气眼，睑上风疹痛痒，翳膜侵睛，头风牵搐，两目渐小，眼眶赤烂或白睛带青，黑珠带白，黑白之间，赤环如带，谓之抱轮红障，视物如雾，睛白高低，或口干舌苦，泪多羞涩，及小儿痘疹眼病。

【宜忌】忌发风之物。

胆草散

【来源】《种痘新书》卷九。

【组成】胆草　甘草　蒺藜　白芷　防风　黄连　虫退　木贼　栀子

【主治】痘疹，羞明障翳。

翳云散

【来源】《种痘新书》卷十二。

【组成】防风　甘草　羌活　黄芩　黄连　菊花　白芷　荆芥　蒺藜　龙胆草　石膏　川芎　大黄　石决明　木贼各等分

【用法】上为末，蜜水调服。

【主治】痘后眼生翳障。

龙胆汤

【来源】《医宗金鉴》卷五十九。

【组成】防风　木贼草　密蒙花　蝉蜕　蔓荆子　龙胆草　菊花　黄连　白芷　蒺藜

【用法】水煎服。

【主治】翳膜遮睛。

涩翳七宝丸

【来源】《医宗金鉴》卷七十七。

【组成】珍珠五钱　琥珀二两　石决明二两　龙脑一分　茺蔚子一两　人参一两　熊胆一两

【用法】为细末，炼蜜为丸，如梧桐子大。每服一钱，食前茶清送下。先用涩翳还睛散，后用此方。

【功用】消翳。

【主治】涩翳证。瞳神内微赤如凝脂之色，瞳神端正，渐渐昏朦，时复涩痛而无泪出，其翳无定，或聚或开。

涩翳还睛散

【来源】《医宗金鉴》卷七十七。

【组成】车前子一钱半　防风一钱　桔梗一钱　元参一钱　五味子五分　知母二钱　黄芩一钱　细茶二钱半　茺蔚子一钱

【用法】上为粗末。以水二盏，煎至一盏，食前去滓温服。后用七宝丸。

【主治】涩翳证。瞳神内微赤如凝脂之色，瞳神端正，渐渐昏朦，时复涩痛而无泪出，其翳无定，或聚或开。

散翳还睛散

【来源】《医宗金鉴》卷七十七。

【组成】人参一钱　五味子五分　桔梗一钱　车前子二钱　茯苓一钱　细辛五分　防风二钱

【用法】上为粗末。以水二盏，煎至一盏，去滓，夜食后温服。宜先用金针拨其内翳后，再服本方，后用散翳补肝散收功。

【主治】散翳，翳从瞳仁内透出，散如鳞点之状，乍青乍白，胞内起粟而烂，瞳仁痛楚。

散翳补肝散

【来源】《医宗金鉴》卷七十七。

【组成】当归二钱　木贼一钱　防风一钱　熟地黄二钱　白芍药一钱　川芎五分

【用法】上为粗末。以水二盏，煎至一盏，空心去滓温服。先服散翳还睛散，后用本方收功。

【主治】散翳。翳从瞳仁内透出，散如鳞点之状，乍青乍白，胞内起粟而烂，瞳仁痛楚。

青葙丸

【来源】《医宗金鉴》卷七十八。

【组成】菟丝子一两　茺蔚子一两　生地黄二两　青葙子二两　防风一两　五味子三钱　黑参

一两　柴胡一两　泽泻一两　细辛三钱　车前子一两　茯苓一两

【用法】上为细末，炼蜜为丸，如梧桐子大。每服三钱，空心茶清送下。

【主治】肝虚积热，时发时歇，初则红肿疼痛，涩泪难开，久则渐重，遂生翳膜，视物昏暗。

阿魏搐鼻散

【来源】《医方一盘珠》卷十。

【组成】阿魏三钱　鸡内金一钱　冰片三分

【用法】炼熟蜜和箸头上，令中空通气，外裹乌金纸，去箸，每夜塞鼻中，星翳自退。

【功用】去星翳。

五退散

【来源】《种福堂公选良方》卷三。

【组成】人退（即指甲，乳汁炒为末）　山甲（炒）　蝉退（洗净，炒）　龙退（即蛇壳，炒）　风退（即鸡子壳内白膜，炒）

【用法】上为极细末。每用三厘，令患人含水一口，患左眼吹入右鼻，患右眼吹入左鼻，再以锡作眼样，合患眼上。如此三次，则翳膜或血丝俱落。

【主治】远年攀睛翳膜。

治眼吹鼻散

【来源】《种福堂公选良方》卷三。

【组成】穿山甲五厘（炒）　鹅儿不食草七厘　人金（即指甲）一分半（炒）　刺猬皮三分半（炒）　蛇退一分半　蝉退五厘　石蟹二分（醋炙）　麝香三厘　桔梗四分

【用法】上为末。每用三厘，吹入鼻中。

【主治】眼翳。

八宝膏

【来源】《仙拈集》卷二。

【组成】蕤仁二两（去油净，每料用五钱）　熊胆　硼砂各五分　乳香　没药（各去油）　珍珠（豆腐内煮过，研末）各三分　冰片一钱

【用法】用蒸熟蜜八钱，和匀，研在一处，收贮点眼。

【主治】目中障翳。

天赐膏

【来源】《仙拈集》卷二。

【组成】好焰消一两（铜器熔化）　黄丹（飞）　冰片各二分

【用法】铜匙急抄，入罐内收之。每点少许。

【主治】眼目障翳。

去翳散

【来源】《仙拈集》卷二引《汇编》。

【组成】蕤仁二两（去油）　硼砂一钱　麝香

方中麝香用量原缺。

【用法】上为细末。乳调点。

【功用】去翳。

加味羊肝丸

【来源】《仙拈集》卷二。

【组成】羌活　川芎　蒙花　木贼　谷精草　菟丝子　草决明各一两　或加青盐　人参各三钱

【用法】各切成片，用黑羊肝胆，人砂锅内，加好酒三壶，煮干，再加三壶，煮三炖香，去药不用，只留肝胆，铜刀切片，新瓦焙干研末，炼蜜为丸，如梧桐子大。空心服四钱。

【主治】因怒障翳遮睛。

赤金膏

【来源】《仙拈集》卷二。

【组成】海螵蛸（河水煮七次，内外极淡）　白硼砂各二钱　炉甘石（煅红，淬童便内七次）三钱　冰片一钱　龙胆草二两（水洗净，入磁壶内，水五钟，煎至二钟，滤过，再熬成膏）

【用法】以胆草膏和前药研匀如线香样，外以宫粉为衣，贮于鹅羽管内。用时以骨簪蘸药点之。

【主治】一切暴发障翳。

柿精散

【来源】《仙拈集》卷二。
【组成】谷精草五钱　柿饼一个
【用法】每日水煎，并柿饼同食。
【主治】障翳。

定痛明目饮

【来源】《杂证会心录》卷上。
【组成】生地五钱　龟版三钱　当归三钱　白芍一钱五分（炒）　石斛一钱　丹皮一钱　菊花一钱　夏枯草一钱　羚羊角（水磨，冲入）
【用法】加桑叶五片，煎，好童便一杯冲入。
【主治】头痛，目生翳膜，红肿如破。

去星翳丸

【来源】《经验广集》卷二。
【组成】木贼草　当归　白芍　川芎　白蛇壳　蝉蜕　谷精草　菊花　草决明　石决明　金银花　白蒺藜（去刺）　沙蒺藜各三钱（盐水炒）　防风　荆芥　川连　龙胆草各二钱
【用法】先用生羊肝二具，用竹刀切碎，将各药末拌，蒸熟，加羊胆汁三个为丸，如梧桐子大。每服三钱，清晨、临卧滚水送下。
【主治】一切障翳及眼中起星。
【宜忌】忌烧酒、姜、蒜、鱼、虾、鸡一月。

仙传延寿丹

【来源】《疡医大全》卷三十引骆潜庵方。
【组成】绵纹大黄十斤
【用法】上切片，先用白酒或黄酒浸两昼夜，入砂锅煮一柱大香取出，铺在板上晒极干，二次三次亦如之；到四制，用藁本煎汁，浸一昼夜，煮晒如前；五制用车前草摘来洗净，酒水捣汁浸，煮晒如前；六制用向东南侧柏叶，清晨采来水洗捣汁，浸煮晒如前，到后三制仍用酒浸煮透，晒至九次，只晒半干，便入石臼捣烂为丸，或重一分、三分、一钱、二钱、三钱。看儿大小，火证轻重，加减用之。
【主治】小儿胎毒，哑口口噤，脐风，马牙鹅口，重舌木舌，风热脾热，积热骨蒸，壮热夜啼，火眼翳障，一切火证。

四圣丸

【来源】《疡医大全》卷三十三。
【组成】兔粪四两　家菊花二两　白蒺藜　甘草各一两
【用法】炼蜜为丸，如梧桐子大。每服三十丸，菊花茶送下。
【主治】痘后翳膜。

猪肝散

【来源】《医部全录》卷一四五。
【组成】夜明砂（末）二钱匕
【用法】用猪肝二两批开，夜明砂末掺在肝内，麻绳缚定，用水一盏煮令肝转白色，取出。烂嚼，食后煮肝汤送下。
【主治】内外障翳眼。

鸡肝散

【来源】《文堂集验方》卷三。
【组成】雄黄　威灵仙　谷精草　蛤粉　夜明砂（水洗净）各一钱
【用法】上为末。每用鸡肝一具，入药末五分，砂锅内煮熟，连汁服。以好为度。
【主治】肝脏受疳，眼生翳膜，羞明不见物。

复明散

【来源】《本草纲目拾遗》卷九引《眼科要览》。
【组成】蛔虫一条（童子口中吐出者）
【用法】用竹刀剖开，清水洗净，放新瓦上以炭火焙干，勿焦，为极细末，乌金纸包好；再用硼砂四两，将蛔末包藏其中，七日取出。以骨簪蘸药点眼，一日三次；后将骨簪脚拨去眼中翳膜，热水洗之，少顷又点。
【主治】翳膜遮睛，瞽者亦可复明。

补肝汤

【来源】方出《临证指南医案》卷八，名见《杂病源流犀烛》卷二十二。

【组成】冬桑叶一钱　炒枸杞一钱半　小胡麻一钱半　望月砂三钱　制首乌三钱　石决明一具　黄菊花一钱　穞豆皮三钱

【主治】脉涩细，左目痛，泪热翳膜，此肝阴内亏，厥阳上越所致。

神仙退云丸

【来源】《杂病源流犀烛》卷二十二。

【组成】酒当归一两半　木贼草（去节，童便浸，焙）川芎　荆芥穗　密蒙花　地骨皮　甘菊　白蒺藜　羌活各一两　川椒七钱半　蔓荆子　花粉　枳实　薄荷　草决明　炙甘草各五钱　蛇壳　蝉壳　黄连各三钱

【用法】蜜为丸，每两作十丸。

【主治】赤脉翳，初从外眦入内者。

冰芦散

【来源】《医级》卷八。

【组成】鹅管芦甘石（敲碎，浸童便七日，取起洗净，入倾银罐，煅，浸，煅三五次）冰片

【用法】每甘石粉一两，入冰片一钱，为极细末，以无声为度，入人乳粉三钱，研匀收贮，勿令泄气。日用茶清调些少点眼角内，少瞑即爽。

【主治】目赤肿痛，及一切星障。

羊肝明目丸

【来源】《医级》卷八。

【别名】羊肝丸（《饲鹤亭集方》）。

【组成】黄连三两　甘菊　龙胆　石决（煅）人参　当归　熟地　枸杞　麦冬　牛膝　青盐　黄柏　柴胡　防风　羌活各八钱　肉桂四钱　羯羊肝一具（蒸捣）

【用法】上为末，炼蜜和肝为丸，如梧桐子大。每服三四十丸，白汤送下。

【主治】

1.《医级》：肝虚风热，冷泪赤涩，内外障眼。

2.《饲鹤亭集方》：肝虚风热，目赤肿痛，内障青盲，昏如云雾，怕火羞明。

神功散

【来源】《医级》卷八。

【组成】谷精草　蝉蜕　绿豆皮　猪蹄壳（酥炙）藜芦各等分

【用法】上为末。将猪肝片批开掺药末，扎好蒸服。

【主治】疹斑疮入目，起星生障。

苡　汤

【来源】《名家方选》。

【组成】车前子二钱　细辛　黄连　黄芩　大黄　甘草各六分　茯苓三分

【用法】水煎，顿服。

【主治】上冲眼中有血，或生翳，或失明者。

如神汤

【来源】《霉疠新书》。

【组成】黄芩　黄连　木通　白芷　丁子香　木香　升麻　茯苓　防风　连翘　大黄　枳壳　沉香　乳香　熏陆香　地黄　土茯苓　白鲜皮各等分　甘草少许

【用法】水煎服。

【主治】一切疮毒侵眼，目生翳膜。

【加减】脓出者，加独活；毛发脱者，加皂角子；牙齿痛者，加木瓜、薏苡仁；舌痛者，加蝉蜕、人参、白僵蚕。

光明丹

【来源】《会约医镜》卷六。

【组成】炉甘石（制）一两　朱砂一钱　硼砂二钱　轻粉五分　乳香（制）五分　没药（制）五分　胆矾三分　铜绿五分　冰片三分　麝香一分　黄丹五分

【用法】上为极细末，瓷瓶收用。点眼。

【主治】风热目赤肿痛，烂弦风眼及内外翳障。

猪肝散

【来源】《疯门全书》。

【组成】石决明 夜明砂（水淘去土） 白蒺藜 川木贼 白菊（去梗蒂） 蝉脱（去足翅） 谷精珠各等分

【用法】用猪肝二两，切薄片入药，滚水冲，盖定，甑内蒸，取出。先熏后吃，并肝与药汁吃之。滓入罐内再煮。

【主治】目内起白翳。

【加减】痘疹，加望月砂等分。

猪肝散

【来源】《疯门全书》。

【组成】石决明二钱 夜明砂二钱 猪肝二两

【用法】上药都拌匀，以竹刀切肝作二片，或三四片，但令相连勿断；以药末敷于肝内，以线扎紧，勿令泄出口，取米泔水一碗入砂罐内，并入猪肝同煮。卧时连肝服之。

【主治】目内起白翳。

清肺散

【来源】《古方汇精》卷二。

【组成】桑白皮 元参 薄荷 黄芩 白蒺藜（去刺） 紫苏各一钱 白蔻仁五分（研） 甘草三分 广橘红七分（盐水拌炒）

【用法】水煎，食后服。

【主治】肺金气盛克肝，黑珠连生白星，昏花涩痛。

制疳丸

【来源】《续名家方选》。

【组成】青皮 胡黄连 莪术 黄连 缩砂 干漆 臭梧桐虫（酒浸，晒干）各等分

【用法】上为细末四钱许，炼熊胆五分为丸，如梧桐子大。每日服五十丸，七日而效。外用龙脑散点之。

【主治】小儿乌睛见翳，或痘后生翳，及疳眼。

拨云退翳丹

【来源】《银海指南》卷三。

【组成】水银一两二钱 青铅二两 硼砂一两六钱 火消一两二钱 明矾一两二钱 皂矾一两 防风 草决明 木贼 威灵仙 龙胆草 荆芥各二钱半 归尾五钱

【用法】前六味中，先将水银熔化，入铅搅匀，倾出研细，然后每味各研和匀；次将后七味，用水五盏，煎至三盏，去滓，再煎至将干，下煎六味末结胎，盐泥固济，以三炷香为度，先文后武，取掇至地上出火气，于上刮取，其色要淡黄色为佳；每升药五分，配上好煅过炉甘石一钱，冰片、朱砂、雄黄、珍珠各二分，白丁香（飞过）、硇砂各一分，元明粉五厘，共研极细，瓷瓶收贮待用。点眼。

【主治】一切星障胬肉，顽翳老膜，诸般实症；并治瞽目。

明目丸

【来源】《银海指南》卷三。

【组成】当归 草决明 冬术 蝉退 川芎 大黄 红花 桑白皮 山栀 薄荷 白蒺藜 苍术 木通 连翘 石膏 池菊 荆芥 赤芍 枳壳 生地 黄芩 羌活 独活各一两 黄连五钱

【用法】为丸服。

【主治】五志之火甚者，上攻于目，生翳起障，赤肿疼痛，眵泪羞明，视物昏花。

明目散

【来源】《银海指南》卷三。

【组成】当归 草决明 冬术 蝉蜕 川芎 大黄 红花 桑白皮 山栀 薄荷 白蒺藜 苍术 木通 连翘 石膏 池菊 荆芥 赤芍 枳壳 生地 黄芩 羌活 独活各一两

【用法】上为末。每服二钱，随所用汤剂加入亦可。单服酒调，或蜜汤调下俱可。

【主治】五志之火，上攻于目，生翳起障，赤肿疼痛，眵泪羞明，视物昏花。

清暑汤

【来源】《银海指南》卷三。
【组成】藿香　青蒿　滑石
【用法】水煎服。
【主治】夏月贪凉饮冷，遏抑阳气，以致头痛恶寒，相火上炎，两目红肿，眵泪如脓，甚者色带黄滞，睛珠翳障，及深秋伏暑内发，赤涩羞明。
【加减】或合四君，或合六味，或合生脉、异功、逍遥辈，均可随证酌用。
【方论】暑必伤气，藿香辛温通气；暑必兼热，青蒿苦寒清热；暑必挟湿，滑石甘淡除湿。

二神散

【来源】《异授眼科》。
【别名】二神汤（《梅氏验方新编》卷一）。
【组成】车前子　菟丝子（酒煮）　五味子　枳壳　熟地　当归
【用法】上为细末。蜜水调下。外点珍珠虎液膏。
【主治】目有障膜，形如垂簾者。

人参汤

【来源】《异授眼科》。
【组成】人参三钱　黄连五钱　蔓荆子（炒）三钱　甘草三钱　白芍二钱　黄柏（盐水炒）二钱　知母（盐水炒）二钱
【用法】水煎，温服。
【主治】迎风流泪，目中多膜而昏痛。

川乌散

【来源】《异授眼科》。
【组成】川乌（煨）　细辛　川芎　防风　生地　当归　乌药　甘草　人参各等分
【用法】上为末。每服二钱，酒送下。
【主治】目有白星散乱，头昏眼花黑暗，属于气血衰者。

巴菊枸杞丸

【来源】《异授眼科》。
【组成】川巴戟（去心）三两　菊花一两　枸杞六两　肉苁蓉（酒洗）四两
【用法】上为末，炼蜜为丸。每服五十丸，盐汤送下。
【主治】肾虚不足，青膜遮盖瞳人，视物不明。
【宜忌】戒酒色。

四顺清凉散

【来源】《异授眼科》。
【组成】大黄（酒炒）　川芎　山栀　赤芍　没药（制去油）　归身　枳壳　香附（醋炒）　生地　甘草各等分
【用法】上为末。米汤下。
【主治】白膜遮睛。

老膜散

【来源】《异授眼科》。
【组成】珍珠二分　熊胆一分五厘　辰砂一分五厘　陀僧一分五厘　蕤仁一分五厘　白丁香一分五厘　荸荠粉二分　硇砂（升过）一分
【用法】上为细末。点之。
【主治】翳膜极重者。

赤眼神效八宝丹

【来源】《异授眼科》。
【组成】当归一两　防风一两　川连一两　朴消二两　杏仁（去皮尖）二十粒　铜青二钱　白矾五钱　郁李仁（去皮）四十九粒。
【用法】上药以生绢包之，如梅子大，放碗内，倾水泡一时，再隔水炖热，熏洗，一日五次。
【主治】目有障膜，形如垂簾。

连翘饮

【来源】《异授眼科》。
【组成】连翘　甘草　黄芩　栀子　薄荷　大黄

（酒炒） 朴消各等分

【用法】上为末。滚水送下。或蜜丸亦可。

【主治】肺金克肝木，风邪在肺，金旺而木衰，致目有白膜遮睛者。

补肺散

【来源】《异授眼科》。

【组成】当归五钱　黄芩一两　桔梗四钱　赤芍五钱　桑皮一两　麻黄四钱　枳壳四钱　葶苈五钱　地骨皮八钱　甘菊四钱　元参八钱　白芷四钱　生地四钱　甘草四钱　金银花四钱

【用法】上为细末。每服三钱。

【主治】眼有白翳多者。

补胆散

【来源】《异授眼科》。

【组成】当归　羌活　蒺藜　蝉蜕　荆芥　甘草各二钱

【用法】上为末。每服二钱，米汤调下。

【主治】胆虚，黑白内外障翳。

青龙膏

【来源】《异授眼科》。

【组成】上好羊脑炉甘石八两（打如莲子大，一分重为则。用新铜罐盛入童便，浸四十九日，滤去宿童便，更入新童便煮一柱香久，咬咸酸味，不必再煮，又不可煮老，研为细末，用缸片一大块，将药放在上，用硬炭火煅一柱香久，甘石渐渐转如松花色，细心谨慎取起，总称匀分作四份。取一份，用晚蚕沙三升，炒为灰，滚水淋灰汁大半钟，亦煮三次，候干）

【用法】上为细末，另用瓷罐收贮。点眼。

用本方治内障、胬肉攀睛、赤白翳膜烂眩者，须兑虎液、羊脑玉，冰片合用；治年久云翳遮睛，有血根攀睛者，先用本方兑羊脑玉点眼，直点至翳开之后，再用本方兑虎液，羊脑玉、凤麟、冰片、珍珠、琥珀合用。

【主治】胬肉攀眼，赤白翳膜烂眩；或年久云翳遮睛，不能行路，但见人影，如白衣人行，有血根攀睛者。

泻心汤

【来源】《异授眼科》。

【组成】通草　山栀　黄连　生地　甘草　滑石　荆芥　防风　当归　芍药　大黄　紫草

方中紫草，《眼科撮要》作“柴胡”。

【主治】夏月眼红，胬肉扳睛，热泪不止，刺痛难开，久不治，翳生瞳仁，身热，口舌生疮。

流气饮

【来源】《异授眼科》。

【组成】芍药　茯苓　防风　甘草　柴胡　羌活　独活　川芎　青皮　紫苏　荆芥　麦冬　连翘　石膏

【用法】水煎，饱时服。

【主治】头风引邪，不能四散，攻入于目，目有障膜，形如垂帘者。

【加减】夏月，加黄连。

推云散

【来源】《异授眼科》。

【组成】炉甘石五分　珍珠二分　玛瑙三分　朱砂四分　熊胆一分半　黄连一分半　乳香六厘　没药六厘　麝香二厘　硼砂三厘

【用法】上为细末。点眼。

【主治】白膜遮睛。

拨翳汤

【来源】《外科集腋》卷二。

【组成】白蒺藜（炒）　花粉（酒蒸）　葛根　薄荷　防风　川芎　羌活　谷精草　密蒙花　甘菊　草决明各七分　山栀　木贼草各五分　生地一钱半　当归一钱　柴胡八分　川连（酒炒）三分　生姜一片

【用法】《外科证治全书》：水煎，食远服。

【主治】痘毒攻目生翳，如翳膜遮盖瞳神者。

【加减】便闭，加大黄。

神灵丸

【来源】《眼科锦囊》卷四。
【组成】蜀椒（青者，黄柏为衣）
【用法】上禁齿破，临卧白汤送下，生一星者一丸，二星者二丸，随其星之数而咽下。夕用则朝消。
【主治】角膜星翳。

通神烟

【来源】《眼科锦囊》卷四。
【组成】沉香　琥珀　乳香　没药　藿香　好茶　泥菖叶　百草霜各二钱
【用法】上为细末。分为十四炷，每日一炷，含冷水熏三度，经一七日而止。此方绝无瞑眩之忧，但口鼻泄出毒液耳。
【主治】眼病或痛或不痛，生翳失明，头痛耳鸣。

清霞条

【来源】《眼科锦囊》卷四。
【组成】银朱一钱　沉香　好茶各五分　金箔三叶　麝香五厘　百草霜适宜
【用法】上分为七炷。每日一炷，含冷水，熏三度。经七日而止。
【主治】眼病，或痛或不痛，生翳失明，头痛耳鸣，总属上冲者。

缓和二神丹

【来源】《眼科锦囊》卷四。
【组成】艾叶　酒粕各等分
【用法】炼熟，贴敷眼胞，用温金熨之。
【主治】眼胞滞血不散，或翳膜疼痛者。

鼹鼠丸

【来源】《眼科锦囊》卷四。
【组成】鼹鼠一头（烧存性者）　轻粉五分　巴豆四分　海人草一钱
【用法】糊丸服。
【主治】小儿疳眼难治者及翳膜。

加味止痛没药散

【来源】《医林改错》卷上。
【组成】没药三钱　血竭三钱　大黄二钱　朴消二钱　石决明三钱（煅）
【用法】上为末，分四付。早、晚清茶调服。
【主治】初起眼疼，白珠红，后起云翳。

复目汤

【来源】《外科证治全书》卷一。
【组成】当归二钱　赤芍二钱　大熟地五钱（或用生地）　黄芩一钱五分（酒炒）　薄荷二钱　甘菊二钱　甘草五分　川芎一钱
【用法】上水煎，食后、卧时稍热服。
【主治】目病。目痒肿痛，翳膜，目珠夜痛，目中赤脉，及肝虚泪多等。
【加减】目痒，加蝉退、防风各一钱五分；目肿，加羌活、木通各一钱；目痛，加酒连五分，山栀仁一钱；目生翳膜，加木贼、刺蒺藜各二钱，柴胡一钱或八分；伤酒，加葛根二三钱；目珠夜痛，加夏枯草、香附各二钱；目中赤脉，加密蒙花二钱；白眼上红不退，加桑白皮三钱；两瞳痛，去川芎，加泽泻一钱五分，盐炒黄柏一钱；肝虚泪多，加鲜首乌五七钱或一两；红肿而不羞明者，加山萸肉、杜仲各二钱；肿痛，两眼如桃，合而为一，痛不可忍者，先用防风通圣散下之，然后服此方加连翘、蔓荆子各一钱五分。

拨云神应散

【来源】年氏《集验良方》卷四。
【组成】黄连二钱　当归三钱　防风三钱　细辛二钱　南薄荷叶三钱　赤芍三钱　黄芩二钱　甘菊花三钱　荆芥穗三钱
【用法】水五碗浸药，春、秋三日，夏二日，青布一方，滤汁听用；再用炉甘石四两，入倾银罐内，炭火烧一炷香，金色为度，将甘石投入药内，用手捻碎，用细绢滤过，澄去浮面清水，晒干收贮。点眼。

【主治】目翳。

化针散

【来源】《华氏医方汇编》卷二。
【组成】胆矾一钱二分 明矾七钱 青盐四钱 川椒三钱 乌梅七钱 冰片二分
【用法】引针三只以线穿之，用阴阳水各半碗，将药六味和针浸入水内，候其针化，取药水洗眼。
【主治】白翳遮瞳。

黑虎丹

【来源】《卫生鸿宝》卷二。
【组成】当门子 大冰片 公丁香（微焙，研） 母丁香（微焙，研）各一钱 全蝎（微焙，研）七个 蜈蚣（微焙，研）七条 僵蚕（微焙，研）七条 穿山甲七片 灵磁石（生研）一钱半 大蜘蛛（微焙，研）七个（各品生更妙）
【用法】上为极细末，和匀再研，瓷瓶收贮，勿令出气。一切外证掺上膏药贴之，并掺眼目。
【功用】拔毒长肉。
【主治】

1.《卫生鸿宝》：眼目赤肿涩痛，内外翳障，眼丹，偷针眼，烂眩风眼，拳毛倒睫，眼皮外翻，眼珠突出，雀目，视物反常，视物倒植，瞳神反背，眼菌，眼疮，眼漏，通睛，疳眼。

2.《丸散膏丹集成》：痈疽肿痛。

【加减】如火证，加犀黄五分，真珠五分。

开障去翳散

【来源】《春脚集》卷一。
【组成】黄连 黄芩 川军 连翘 小生地 胆草 菊花 银花 薄荷 木贼 川羌活 蝉蜕 赤芍 防风 荆芥 甘草 黄柏各一钱
【用法】上药水煎浓汤，去净滓土，澄清，放碗中，拣上好羊脑炉甘石一两煅红，淬入药汤内，连煅、淬三次，即将甘石浸在药汤内，再将碗口用纸封好，勿令落尘。俟过数日后极干时，再加入：铜绿二分，胆矾二分，朱砂三分（水飞），雄黄三分（水飞），硼砂五分，冰片八分，麝香三分，共研极细如尘，收瓷瓶内，封固口，用凉水骨簪点少许。
【功用】《全国中药成药处方集》（沈阳方）：磨云退翳。
【主治】

1.《春脚集》：翳障。

2.《全国中药成药处方集》（沈阳方）；目珠云障，赤肿作痛，畏日羞明，迎风流泪，各种翳膜，视物不清，暴发火眼，沙眼。

【宜忌】真有翳障，方可点之。

云开散

【来源】《鸡鸣录》。
【组成】白蒺藜三两 石决明（煅，飞） 炙甘草 防风 栀炭 羌活 茯苓 蔓荆子各二两 当归 川芎 赤芍各一两五钱 苍术（泔水浸一夜） 花粉 甘菊 茺蔚子各一两 淡黄芩八钱 蝉衣 蛇蜕各五钱
【用法】上为末。每服二钱，空心开水调服。小儿减半。
【主治】目疾不论远近，或痒或痛；及胞生风粟，翳膜遮睛，目眶赤燥；或疹痘后，风眼涩痛，膜障。

龙衣散

【来源】《治疹全书》卷下。
【组成】蛇蜕（全者）一条 马勃一两 皂角子二十四粒
【用法】上入小瓷罐内，盐泥封固，烧赤，勿令烟出，候令存性为末，食后温水调下。
【主治】疹后因潮不尽，热毒上攻于目。翳膜侵睛，或成珠子，或如蟹眼，在黑睛上者。

谷精散

【来源】《治疹全书》卷下。
【组成】谷精草 夜明砂（淘净） 蛤粉各一两（一方加小青皮，一方加黑豆皮）
【用法】上为细末，用猪肝一片，重一两，切开，入药于内，以麻线扎住，清米泔水煮熟，待冷，临卧细嚼，将原汁送下。如小儿，即将熟肝焙干

为末，以原汁调服。

【主治】疹后翳膜遮睛，全不见者。

十三味拔云散

【来源】《眼科临证笔记》。

【组成】煅甘石五钱（水飞） 镜砂一钱 硼砂一钱 煅硇砂五分 煅珍珠二分 琥珀五分 麝香三分 火消五分 梅片三分 薄荷冰一分 海螵蛸四分（去皮） 牛黄三分 熊胆四分

【用法】上为细末。点用。

【主治】眼生翳膜。

六味拨云散

【来源】《眼科临证笔记》。

【组成】煅甘石一两（水飞） 硼砂二钱 朱砂一钱 硇砂三分 琥珀六分 梅片五分

【用法】上为极细末。点眼。

【主治】剑脊障症（角膜剑状混浊）。

补肝抑肺汤

【来源】《眼科临证笔记》。

【组成】玄参八钱 当归四钱 川芎二钱 生地三钱 石斛三钱 胡黄连三钱 黄芩三钱 葶苈子五钱 木贼二钱 茺蔚子四钱 甘草一钱 田三七五分

【用法】水煎，田三七为末冲服。

【主治】逆顺障症。气轮之上赤丝纵横，风轮周围生白翳，稍露瞳神，昏涩酸痛。

明目蒺藜丸

【来源】《眼科临症笔记》。

【组成】蒺藜二两（炒） 川芎二两 木贼二两 蝉蜕二两 旋覆花二两 菊花三两 薄荷一两 防风一两半 草决明一两半 桔梗一两半 胆草一两半 羌活一两 当归一两 白芍一两 生地一两 白芷六钱 黄芩六钱 甘草六钱

【用法】上为细末，水泛为丸服。

《江苏省中药成药标准暂行规定汇编》：每服三钱，日服二次，温开水送服。

【功用】《江苏省中药成药标准暂行规定汇编》：清热散风，明目退翳。

【主治】《江苏省中药成药标准暂行规定汇编》：由风热上攻引起的目生障翳，迎风流泪，怕光羞明，眼边红烂等症。

通乳活血汤

【来源】《眼科临证笔记》。

【组成】大黄耆一两 当归五钱 川芎三钱 青皮三钱 王不留五钱（炒） 山甲二钱（炙） 二花四钱 寸冬三钱 菊花三钱 通草一钱

【用法】水煎服。

【主治】产后病目症（继发性点状角膜炎）。症见两眼微红，头晕羞明，风轮之上星翳四起，视物昏蒙，服活血补气汤，病情好转，但乳汁减少者。

理肺泻心汤

【来源】《眼科临症笔记》。

【组成】茺蔚子四钱 当归三钱 赤芍三钱 川芎二钱 黄芩三钱 木贼二钱 川黄连二钱 枳壳二钱 桔梗三钱 柴胡一钱半 薄荷二钱 甘草一钱 蝉蜕一钱半

【用法】水煎服。

【主治】阴阳翳症。

清肝泻火汤

【来源】《眼科临症笔记》。

【组成】当归四钱 生地三钱 胡黄连三钱 栀子三钱 龙胆草三钱 黄芩三钱 车前子三钱（外包） 木贼二钱 石决明六钱 羚羊角三分 犀角五分 甘草一钱 冬虫夏草五分

【用法】水煎服。

【功用】清肝泻火。

【主治】剑脊障症。

滋阴平肝汤

【来源】《眼科临症笔记》。

【组成】大熟地八钱　生地四钱　寸冬三钱　知母三钱　木贼三钱　蒺藜三钱（炒）　石决明五钱　栀子三钱　黄芩三钱　云苓三钱　胆草三钱　羚羊角五分　甘草一钱　车前子三钱（炒，外包）

【用法】水煎服。

【主治】枣花障症（角膜点状浸润）。风轮花翳四起，状如枣花，两眼酸涩，头疼流泪。

【验案】枣花障症　曹州许某某，男。于1937年秋，忽觉头疼目赤，酸涩羞明，经他医治疗月余未效。按其脉，少阴沉细，厥阴虚数。乃肾水不足，肝木失养，虚火时常上冲，以致头疼流泪风轮生翳，初起白膜如米，久则渐大，黑珠尚露。先将睛明、四白、瞳子髎轮刺，内服滋阴平肝汤，连服十余剂，白膜略退，瞳孔始露。

新订六郁汤

【来源】《眼科临症笔记》。

【组成】香附二钱　云苓三钱　苍术三钱（炒）　陈皮一钱半　栀子一钱半　川芎一钱　神曲二钱（炒）　焦山楂三钱　谷芽三钱（炒）　玄胡二钱　砂仁八分　桔梗三钱

【用法】水煎服。

【主治】阴阳翳症（角膜上皮细胞营养性退化）。两眼或左或右，风轮之上，白点两个，一高一低，不疼不酸，常觉昏涩流泪。

镇肝固胆汤

【来源】《眼科临症笔记》。

【组成】何首乌五钱　生地四钱　熟地四钱　金石斛三钱　菟丝子三钱（炒）　茺蔚子三钱　甘草一钱　冬虫草五分　车前子三钱（炒，另包）

【用法】水煎服。

【主治】心脏衰弱，肾水不足，肝胆之精液不能上注于目，致生水晶障，两眼风轮色白清莹，膏厚满珠，头疼目酸，不时流泪。

五蜕散

【来源】《理瀹骈文》。

【组成】指甲一分　炮山甲　蝉蜕各五厘　蛇蜕分半　哺退鸡蛋壳白皮二分

【用法】人乳炒研。每用三厘，含水，吹不患一边鼻。一方吹后，再以锡作眼镜合之。三次，血丝翳障皆落。或加鹅不食草、蝟皮（炒）各三分，桔梗四分，麝三厘。

【主治】远年攀睛翳障。

碧霞丹

【来源】《理瀹骈文》。

【组成】炉甘石（制）　黄丹（炒）各二两　铜绿八钱　海螵蛸五钱　归尾　没药　血竭　白丁香　硼砂　牙硝　乳香　青盐　轻粉　雄黄　元明粉　胆矾　明矾　朱砂各一钱　熊胆一分　冰片三分　麝一分　黄连一两　川芎　当归　赤芍　生地　柴胡　龙胆草　蕤仁　杏仁　蝉蜕　菊花　黄柏　五倍　羌活　防风　木贼草各三钱

【用法】麝前二十一味共研细末；后下十六味熬膏，槐、柳、桑枝各五钱搅，令条尽为度，去滓入蜜，和前药为丸，蜜不足加阿胶五钱，煎汤和药。临用热水化洗。

【主治】目内外障。

消毒拨翳汤

【来源】《麻症集成》卷四。

【组成】川芎　归尾　白菊　黑栀　防风　生地　赤芍　决明　木贼　薄荷　甘草

【主治】麻症目有赤筋。

决明散

【来源】《不知医必要》卷三。

【组成】石决明（煅）　谷精草各二钱

【用法】上为细末。每用一钱，以蒸熟猪肝蘸食。

【主治】痘后眼生翳障。

消障救目汤

【来源】《外科医镜》。

【组成】石蟹一钱半（生，研末） 连翘一钱半 羚羊角一钱 草决明一钱 白蒺藜一钱 防己一钱 茺蔚子一钱 龙胆草五分（酒炒） 木贼草五分 甘菊花八分
【用法】水煎服。
【主治】眼生翳障，及胬肉、红筋、白膜。

决明消翳散

【来源】《医门补要》卷中。
【组成】荆芥 蝉衣 桑叶 蕤仁 木贼草 石决明 谷精草 白菊花 青葙子
【主治】目生翳。

羚羊片散

【来源】《医门补要》卷中。
【组成】羚羊角 夜明砂 草决明 木贼草 桑白皮 木通 丹皮 赤芍 归尾
【主治】目生翳。

退翳神方

【来源】《眼科秘书》。
【组成】白果外青皮 核桃外青皮各等分
【用法】二皮焙干为末，入姜汁、澄粉少许，以猪胰子捶成膏。点眼去云。
【功用】退翳。

见天丸

【来源】《眼科秘书》卷下。
【组成】羚羊角 党参 羌活 桔梗 栀子（炒） 黄芩（酒炒） 蒙花 枳壳（麸炒） 天麻 大黄各一两 川芎 白芷 细辛各三钱 防风一两五钱 藁本八钱 木贼四两
【用法】上为末，炼蜜为丸，如弹子大。每服一丸，临卧嚼破茶下。
【主治】男女大小内外翳障，七十二般眼疾。

还精地黄丸

【来源】《眼科秘书》卷下。
【组成】大生地（酒浸，炒） 山萸肉各三两（酒炒） 白茯苓（乳制） 甘枸杞（酒炒） 知母（蜜炒） 白菊花（去梗） 青盐 黄柏（制） 桑白皮（蜜制） 牡蛎（煅） 蒙花（去梗） 石膏（煅）各二两 川黄连（酒炒） 大麦冬（去心） 山药（炒） 黄芩（酒炒） 丹皮（酒浸） 泽泻 青葙子 大川芎 桔梗各一两 木贼（去节） 蔓荆子（去膜，炒） 草决明 薄荷（酒炒） 石决明（煅） 防风各五钱 归尾 荆芥穗各五分 健猪肝十两（用竹刀切小头大，火焙，去血） 党参五钱
【用法】上为细末，炼蜜为丸，如梧桐子大。每服二钱，空心淡盐汤送下，临卧白水送下。
【主治】肾水虚，见瞳子之翳下陷虚薄。

血竭香附散

【来源】《揣摩有得集》。
【组成】血竭五分 没药五分（去油） 归身一钱半 石决明一钱半（煅） 香附米一钱半（醋炒） 夏枯草一钱半 熟军五分 青葙子一钱（炒） 木贼一钱 生草一钱
【用法】竹叶、灯心为引，水煎服。
【功用】调气和血，除翳止痛。
【主治】眼目红痛，内中生翳，属气血凝滞者。

洗心汤

【来源】《眼科撮要》。
【组成】黄耆（蜜炙） 甘草 当归 防风 升麻 荆芥 白芷各等分
【用法】水煎服。
【主治】目有白花如絮。

白眼药

【来源】《青囊秘传》。
【组成】月石一两 荸荠粉三钱 梅片五分 麝香五厘
【用法】上药先以净月石为极细末，以荠粉飞净，再研，以后梅片、麝香和入。
【主治】一切老眼糊涂，迎风流泪，外内翳障。

明目地黄丸

【来源】《饲鹤亭集方》。

【组成】六味丸一料　甘菊三两　杞子二两　石决明　白蒺藜

方中石决明、白蒺藜用量原缺。

【用法】上蜜丸五分，水法六分。每服三四钱，淡盐汤送下。

【主治】男女肝肾两亏，风邪外乘，热气上攻，畏日羞明，瞳神散大，视物不清，迎风流泪，内生翳障，及时眼之后，久不还元，一切目疾。

明目蒺藜丸

【来源】《饲鹤亭集方》。

【组成】白蒺藜十六两　鸡子清十枚（拌炒）

【用法】谷精草煎汤泛丸。每服三四钱，开水送下。

【主治】内外翳障，视物昏花，迎风流泪，怕日羞明，眼边赤烂，不时举发，天行时眼，久患风疾，或痒或痛。

神效光明眼药

【来源】《饲鹤亭集方》。

【组成】麝香三分　冰片一钱五分　制甘石一两　地粟粉五钱

【用法】上为细末。用时点入眼角内。

【功用】消肿止痛。

【主治】云翳山障，胬肉攀睛，迎风流泪，昏花气蒙，风火烂眼，并治七十二种目疾。

光明丹

【来源】《疑难急症简方》卷一引赵占一方。

【组成】浮水甘石（煅，研，用川连、川柏、条芩、木鳖子等分煎浓汁去滓，入甘石晒干，取净粉）三钱　老港濂珠一钱　煅石蟹一钱　煅石燕一钱　海螵蛸二钱　镜面朱砂三分　头梅三分

【主治】远近红白翳障，迎风流泪，睫毛倒入，蟹珠凸出，视物昏花。

白蒺藜丸

【来源】《成方便读》卷四。

【组成】白蒺藜一升　鸡蛋十个（去黄存白，拌蒺藜一宿）

【用法】炒，磨，水泛为丸服。

【主治】时行赤眼，流泪红肿，胬翳遮睛，怕火畏光。

【方论】白蒺藜辛苦性温，行瘀破滞，有泻肺疏肝之力，具宣风导滞之功，故凡一切目疾翳障等证，悉可用之；但蒺藜之性，纯乎疏逐见长，恐一味单行，诛伐无过，故以鸡子白之润养阴血，以复肝家生生之体。刚柔相济，剿抚互施，宜乎如上诸证，皆得见功耳。

护眉神应散

【来源】《医学衷中参西录》上册。

【组成】炉甘石一两（煅透，童便淬七次）　珍珠二颗（大如绿豆以上者，纳通草中煅之，珠爆即速取出）　血琥珀三分　真梅片二分半两钱　五铢钱（俗名马镫钱）　开元钱各一个（皆煅红，醋淬七次）

【用法】上为细末。乳调涂眉上，一日二三次。

【主治】一切眼疾，无论气蒙、火蒙、内螺、云翳，或瞳仁反背，未过十年者。

【加减】若加薄荷冰二分更效。

【验案】目生云翳　一室女，病目年余，医治无效，渐生云翳，愚为出方，服之见轻，停药后仍然反复。后得此方，如法制好，涂数次即见轻，未尽剂而愈。

明目硼消水

【来源】《医学衷中参西录》上册。

【组成】硼砂五钱　芒消三钱（消中若不明亮，用水化开，澄去其中泥土）

【用法】上药和凉水多半钟，研至融化。用点眼上，一日约点三十次。若陈目病一日点十余次。冬日须将药碗置热水中，候温点之。

【主治】眼疾暴发红肿疼痛，或眦多胬肉，或渐生云翳，及因有火而眼即发干昏花者。

磨翳水

【来源】《医学衷中参西录》上册。

【组成】生炉甘石一两　硼砂八钱　胆矾二钱　薄荷叶三钱　蝉蜕三钱（带全足，去翅土）

【用法】上药五味，将前三味药臼捣细，再将薄荷、蝉蜕煎水一大钟，用其水和所捣药末，入药钵内研至极细，将浮水者随水飞出，连水别贮一器，待片时，将浮头清水，仍入钵中，和所余药渣研细，仍随水飞出，如此不计次数，以飞净为度。若飞过者还不甚细，可再研再飞，以极细为度。制好连水贮瓶中，勿令透气。用时将瓶中水药调匀，点眼上，日五六次。

【主治】目翳遮睛。

【加减】若目翳甚厚，已成肉螺者，加真藏脑砂二分，另研调和药水中。

拨云丹

【来源】《经验秘方类钞》卷上。

【组成】真珠子八钱（要未经穿眼用过者，敲碎，研细，水飞净）　廉珠一钱（豆腐内煨一次，研极细无声为度）　炉甘石一两（煅，水飞净）　真西黄一钱（研极细，另入）　片脑五分（研细，另入）　辰砂三钱（研极细，水飞）　麝香五分（研细，另入）　硼砂一钱（研极细，另入）　真熊胆一钱（另入）　水晶三钱（敲碎，研极细，水飞）　真血珀三钱（水飞）　灵玛瑙三钱（敲碎，研极细，水飞）　玄明粉二钱（另入）　生石蟹五钱（研极细，水飞）

【用法】上药俱不可见火，凡研总以极细无声为度，其另入者，研细不必水飞，连前之水飞过者，各药一总倾入瓷钵内，共研和匀，再用极细绢筛筛过，盛瓷瓶内。用时将药末少许，以冷滚水调和点之，每日点两次。

【主治】眼中膜障，胬肉，翳星。

磨云散

【来源】《疡科纲要》卷下。

【组成】荸荠粉二两　老月石六钱（川连汤制）　细芦甘石一两　冰片三钱

【用法】上药各为极细末。和匀点眼。

【主治】眼赤星翳。

去翳散

【来源】《药奁启秘》。

【组成】大濂珠（乳煅）五分　犀黄三分　当门子三分　真熊胆五分　金精石（煅，飞）一钱　石燕（煅，飞）一钱　玄精石一钱　浮水甘石（九制）三钱　银精石（煅，飞）一钱　石蟹（煅，飞）一钱　琥珀（飞）一钱　冰片三分

【用法】上为末，和透。用人乳调。

【功用】去翳退星。

玉翳泻肝散

【来源】《眼科菁华录》卷上。

【组成】当归　芍药　栀子　黄芩　连翘　知母　茺蔚子　薄荷　苦桔梗　防风　车前

【主治】玉翳浮睛，风邪入脑。

【加减】秘结，加消、黄。

苏红洗肝散

【来源】《眼科菁华》卷上。

【组成】生地　芍药　当归　川芎　羌活　薄荷　防风　紫苏　红花　蒺藜　蝉衣　甘草　菊花

【用法】上为粗末。每服一两，水煎服。

【主治】肝虚火旺，火烁血络，膏液蒸伤，目珠生细条如丝，或细颗如星，四散而生，初小后大，长大牵连混合，凝脂四起，风轮变成白膏样。

水眼药

【来源】《中药成方配本》。

【组成】麝香一钱　冰片二两三钱五分　制甘石十两　煅月石二钱七分　荸荠粉十两　海螵蛸二两　飞朱砂一两一钱　黄连三两

【用法】除黄连外，其余各取净末，再研至极细为度；用白蜜十两，隔水蒸熟，滤净候用；将黄连煎汁去滓，收成浓汁，和入熟蜜，然后将药粉和

入，以干湿适当为度。用时将药少许点于大眼角内，每日三次。

【功用】消肿退翳。

【主治】目赤翳障，眵多作痒，羞明流泪。

开光复明丸

【来源】《北京市中药成方选集》。

【组成】石决明（生）一两五钱　菊花二两　黄连一两　草红花一两　桃仁（去皮）一两　当归尾一两　黄芩一两　胆草一两　石燕一两　大黄（酒炒）一两　白蒺藜（盐炒）四两　朱砂二钱　琥珀二钱　猪苦胆五个

【用法】朱砂、琥珀除外，共为细末，过罗；再兑入朱砂、琥珀，炼蜜为丸，重一钱五分。每服二丸，一日二次，温开水送下。

【功用】清热散风，明目退翳。

【主治】云翳气蒙，暴发火眼，迎风流泪，怕日羞明，眼边赤烂，红肿刺痒。

日月光明散

【来源】《北京市中药成方选集》。

【组成】熊胆五分　硇砂（炙）九分　琥珀五分　珍珠（炙）三钱　玛瑙五分　冰片二两　牛黄二钱五分　麝香五分　轻粉一钱五分　没药（炙）三分　朱砂三钱　青盐五分　枯矾二分　海螵蛸（去壳）五分　元明粉四两　胆矾二两　甘石面（煅）二十五两　硼砂三钱

【用法】上为极细末，过罗，装瓶，每瓶重三分。用玻璃针沾药粉少许，点于大眼角内。每日用三次，点后稍息。

【功用】拨云退翳，明目消肿。

【主治】暴发火眼，两目红肿，云翳遮睛，怕日羞明，眼边赤烂。

玉壶冰

【来源】《北京市中药成方选集》。

【组成】荸荠粉二两　牛黄五分　冰片五分　琥珀一钱　海螵蛸（去硬壳）一钱　朱砂二钱　珍珠三钱　麝香五分　大青盐五分　熊胆一钱　玄明粉三分　炉甘石（煅）四两　硼砂（煅）三钱　硇砂（炙）五分　没药（炙）五分　胆矾一钱　枯矾三分

【用法】上为极细末，瓶装重二分。用细玻璃针蘸凉开水蘸药点入眼角。

【功用】退翳明目。

【主治】云蒙翳障，胬肉攀睛，迎风流泪，视物昏花。

【宜忌】《全国中药成药处方集》（北京方）：忌食辛辣物。

光明丸

【来源】《北京市中药成方选集》。

【组成】当归八两　川芎八两　羌活八两　生地八两　防风八两　薄荷八两　草决明（炒）八两　覆花八两　蝉退八两　白蒺藜（炒）八两　蛇退（炒）四两　蒙花十二两　木贼十二两　黄连二两

【用法】上为细末，过罗，用冷开水为小丸。每服二钱，温开水送下，一日二次。

【功用】散风明目，拨云退翳。

【主治】肝热受风，云翳火蒙，头痛眼花，眼边刺痒。

光明眼药水

【来源】《北京市中药成方选集》。

【组成】乌梅一两　铜绿一两　归尾一两　甘石一两　苦参五钱　胆矾五钱　新针十四个

【用法】开水泡之，水绿即可过滤澄清，兑冰片粉五钱，瓶装，重五钱。用药水点入眼内，每日点三次。

【功用】明目退翳，散风消肿。

【主治】暴发火眼，眼目红肿，云翳火蒙，眼边刺痒。

拨云散

【来源】《北京市中药成方选集》。

【组成】黄连一两　炉甘石四两（将炉甘石用火煅红，水飞三至四次，晒干或低温干燥；再用方内黄连熬汁，熬滤三次，将滤液合并，用文火浓缩，加入煅炉甘石吸完为止，阴干，为极细粉，每四两细粉兑入冰片一钱五分，琥珀一钱五分，珍珠粉一钱）

【功用】明目退翳。

【主治】暴发火眼，红肿疼痛，眼边赤烂，云翳遮睛。

明目地黄丸

【来源】《北京市中药成方选集》。

【组成】生地二百八十八两　熟地二百八十八两　枳壳（炒）七十二两　防风七十二两　牛膝五十四两　杏仁（去皮，炒）三十六两　石斛二十四两　黄柏四十八两　知母四十八两　菊花七十二两　丹皮三十六两

【用法】上为细末，炼蜜为丸，重三钱。每服一丸，一日二次，温开水送下。

【功用】滋阴清热，平肝明目。

【主治】阴虚肝热，风火上攻，目涩多泪，云翳遮睛，昏花不明。

明目蒺藜丸

【来源】《北京市中药成方选集》。

【组成】黄连十二两　薄荷四十八两　连翘四十八两　川芎四十八两　蔓荆子炭九十六两　当归九十六两　白芷四十八两　蒙花四十八两　生石决明四十八两　菊花一百四十四两　黄柏四十八两　甘草二十四两　生地九十六两　防风四十八两　黄芩九十六两　白蒺藜（炒）一百四十四两　栀子（炒）四十八两　蝉蜕四十八两　荆芥四十八两　赤芍四十八两　木贼草四十八两　复花四十八两　草决明四十八两

【用法】上为细末，水泛为小丸。每服二钱，日服二次，温开水送下。

【功用】清热散风，明目退翳。

【主治】暴发火眼，云蒙障翳，羞明怕日，眼边红肿。

琥珀还睛丸

【来源】《北京市中药成方选集》。

【组成】麦冬四两五钱　天冬四两五钱　党参（去芦）四两五钱　熟地四两五钱　知母四两五钱　黄柏四两五钱　川芎四两五钱　菊花四两五钱　山药四两五钱　枳壳（炒）四两五钱　苁蓉（炙）四两五钱　青葙子四两五钱　当归四两五钱　菟丝子四两五钱　茯苓四两五钱　枸杞子四两五钱　杜仲炭四两五钱　杏仁（去皮，炒）四两五钱　生地九两　沙苑子六两　羚羊一两五钱　黄连一两五钱　犀角九钱　石斛四两　炙甘草二两　琥珀三两

【用法】上方纳羚羊、犀角、琥珀另研兑入，余药共研为细末，过罗，炼蜜为小丸。每服三钱，温开水送下，日服二次。

【功用】滋阴清热，明目退翳。

【主治】阴虚大盛，内外障翳，年老气虚，目昏多眵，瞳仁反背，视物昏花。

开光复明丸

【来源】《全国中药成药处方集》（大同方）。

【组成】栀子二两　川连四两　黄芩　黄柏　大黄各二两　泽泻　玄参　红花　胆草各一两　赤芍　归尾各一两二钱　菊花二两　防风一两　生地一两二钱　石决明　蒺藜各二两　羚羊一钱　冰片五钱

【用法】上为细末，炼蜜为丸，重一钱五分，金箔上衣，蜡皮封固。每服二丸，白水送下。

【功用】清心肺，退云明目，散风。

【主治】《中药制剂手册》：由肝经风热引起的目赤肿痛，云蒙障翳，畏光羞明。

龙脑黄连膏

【来源】《全国中药成药处方集》（杭州方）。

【别名】光明眼药。

【组成】梅冰片二钱五分　淡硇砂一钱

【用法】上为细末，用黄连膏四两调匀。每日早、晚点入眼角。

【主治】肝热上升，目红难开，畏光羞明，热痛多泪，睛沿赤烂，障翳遮睛。

【宜忌】忌葱、酒、大蒜发物。

再造还明丸

【来源】《全国中药成药处方集》（杭州方）。

【组成】怀山药四两　木贼草二两　枸杞子三两　龙衣一两　望月砂二两　丹参　茯神　蝉衣　谷精草各三两

【用法】上为细末，水泛为丸。每服三钱，开水送下，早、晚各一次。

【主治】血虚肝热，目肿疼痛，渐生障翳，多泪羞明，隐涩畏光，视物不清。

光明水眼药

【来源】《全国中药成药处方集》（杭州方）。

【组成】甘石一两　琥珀一钱　地栗粉二钱五分　当门子二分　熊胆八分　元明粉八分　冰片八分　飞硼砂二分　辰砂六分　海螵硝（漂净）一两（用大黄、黄芩、黄连各二钱，煎汁制）

【用法】上为细末，用黄连膏二两调匀。每用少许，点于眼角，合眼静坐半小时。

【主治】风热目疾，红肿作痛，痒而多泪，畏光羞明，翳障胬肉，烂眼，一切新久风热目疾。

光明燥眼药

【来源】《全国中药成药处方集》（杭州方）。

【组成】制甘石一两　地栗粉五钱　梅冰片二钱

【用法】上为细末。每用少许，早晚点于眼角，合眼静坐半小时。

【主治】风热上炎，目红肿痛，畏光羞明，翳膜遮睛，迎风流泪，视物昏花，一切新久目疾。

【宜忌】忌酒、葱、大蒜。

还睛退云散

【来源】《全国中药成药处方集》（大同方）。

【组成】人参　杏仁　肉苁蓉　杜仲　牛膝　石斛　枸杞　菊花　菟丝子　当归　熟地　黄柏　青葙子　枳壳　白茯苓　蒺藜（炒）　草决明　山药各五钱　犀角　防风　羚羊角各四钱　天门冬　麦门冬各一两五钱　川芎　黄连　五味子　炙甘草各三钱五分　知母一两

【用法】上为细末。每服二钱，白水送下。

【主治】眼内障、外障赤肿。

拨云散

【来源】《全国中药成药处方集》（吉林方）。

【组成】当归尾　防风　胆草　黄连　连翘　黄芩　黄柏　硼粉　石决　蒙花　车前　赤芍　花粉　谷精　柴胡　玄参　川军　菊花　山栀　木通　蝉蜕　荆芥　木贼　蒺藜　生地　羌活　川芎　甘草　薄荷　草决各三钱四分　甘石三斤二两

【用法】将前药熬水煅甘石，研面，用水飞过，再研极细面，按每一两兑梅片四分即成，装眼药瓶内严封。用银簪蘸冷水点药，上于眼内或眼角。

【功用】蠲翳清蒙，收瞳明目，解痒止痛。

拨云退翳散

【来源】《全国中药成药处方集》（禹县方）。

【别名】拨云散（原书济南方）。

【组成】硼砂二两　朱砂五分　海螵蛸三钱　炉甘石一两　麝香一分　云胆矾二分　青盐四分　冰片八钱　珍珠一分　玄明粉六分　煅硇砂一两五钱

【用法】上为极细末。点入眼内，轻者每日二次，重者三次。

【主治】气蒙云翳，胬肉攀睛，蓝白雾气，各种云翳。

【宜忌】孕妇忌用。

明目熊胆膏

【来源】《全国中药成药处方集》（兰州方）。

【组成】黄连四两　苦参二两　菊花二两　归尾五钱　红花一两　荷叶一两　熊胆一钱半　冰片一两　白蜂蜜一两五钱

【用法】熬膏，熊胆、冰片另兑。竹箸或骨簪蘸凉水和药少许，点眼角。

【功用】明目去翳。

【主治】新久眼疾，云矇障翳，迎风流泪，红肿痛痒，眼睑肿痛，眼边溃烂。

【宜忌】忌刺激性食物。

珍珠拨云散

【来源】《全国中药成药处方集》(沙市方)。

【组成】飞甘石二两　硼砂二钱(煅)　珍珠　麝香各三分　番硇砂五分　荸荠粉八钱　琥珀　熊胆各五分　正梅片一钱二分　云黄连(泡水)五分　朱砂三分

【用法】上为极细末，装小玻璃瓶内，严密封固，勿使药性挥发。用消毒牙签尖端蘸凉开水一滴，再蘸药末少许，点入大小眼角。每日约点二或三次。点药后闭目休养。

【主治】风热上壅，结膜发炎，目红肿痛，热泪羞明，翳障遮睛，睑痒赤烂。

【宜忌】结膜无炎症忌用。

保目全睛丸

【来源】《全国中药成药处方集》(沈阳方)。

【组成】白蒺藜　黄柏　元参　青葙子　黄芩　赤芍　防风　知母　犀角各五分　木贼　蝉蜕　石决明　草决明　归尾各一钱

【用法】上为极细末，炼蜜为丸，每丸二钱重。每服一丸，白开水送下。

【功用】明目退翳，清热养血。

【主治】二目昏花，视物不清，云翳遮睛，迎风流泪，视力衰弱，头目眩晕，夜盲。

【宜忌】孕妇忌服。

蒺藜丸

【来源】《全国中药成药处方集》(吉林、哈尔滨方)。

【别名】蒺藜明目丸。

【组成】桔梗　蒺藜　木贼　羌活　蝉蜕　薄荷　防风　草决　覆盆子　当归　川芎　白芍　生地　白芷各七两

【用法】上为细面，用水泛为小丸，如梧桐子大。每服二钱，白水送下，一日二三次。

【功用】平肝明目，退翳清热。

【主治】肝旺肾虚，目生障翳，视物昏花，迎风流泪，羞明畏光，雀目青盲；瘀火上灼，目赤焮肿，胬肉胀痛，热泪不止；白膜遮睛，血丝贯瞳，眼泡浮肿，瞳仁散大。

【宜忌】忌食辛辣；孕妇忌服。

育阴退翳汤

【来源】《张皆春眼科证治》。

【组成】酒生地9克　当归6克　蝉蜕3克　密蒙花6克　木贼3克　车前子6克　元参9克

【功用】清热育阴，明目退翳。

【主治】冰瑕翳。青睛生翳，隐隐微现，如冰上之瑕。患病时间尚短，翳现浮嫩，微感涩痛羞明者。

【方论】方中酒生地、当归补养肝血；元参、酒生地滋补肾阴，二味皆有育阴清热之效；蝉蜕、密蒙花、木贼退翳明目，密蒙花且能清热养阴；车前子养肝明目，利水道以除热邪，固精窍以养肾阴。诸药合用，具有育阴清热，明目退翳之功。

退赤散

【来源】《张皆春眼科证治》。

【组成】生地9克　木通3克　酒黄芩　银花　赤芍各9克　牡丹皮6克　秦皮3克

【功用】清心肺，平肝。

【主治】心火侵肝，眦部赤脉侵入风轮，引起青睛生翳或昏暗者。

【方论】方中生地、木通清心泻火，银花、酒黄芩清肺解热，赤芍、牡丹皮凉血活血以退赤，秦皮清肝明目以退翳。

退翳汤

【来源】《张皆春眼科证治》。

【组成】防风6克　谷精草9克　木贼　蝉蜕各6克　当归　车前子　枸杞子各9克

【功用】养肝明目，宣散退翳。

【主治】翳已年深日久，呈现滑涩坚沉者。

【方论】方中防风为风药之润剂，性浮升散，甘缓不峻，意欲表散坚沉之翳；木贼、谷精草、蝉蜕明目退翳；当归、枸杞子滋补肝肾以明目；车前子固肾明目以育阴。

消疳退翳汤

【来源】《张皆春眼科证治》。
【组成】胡黄连 1.5 克　青黛 0.3 克　炒山楂　炒神曲各 6 克　鸡内金 3 克　槟榔 6 克
【功用】消疳除积，清肝退翳。
【主治】土虚木旺，肝火上攻，白膜满遮，糜烂枯凸者。

解毒泻肝汤

【来源】《张皆春眼科证治》。
【组成】柴胡 9 克　龙胆草 3g　酒黄芩 9 克　银花 30 克　川黄连 6 克　生地　元参　赤芍　牡丹皮各 9 克
【功用】清肝泻火，解毒除风。
【主治】花翳白陷。肝胆风热火毒炽盛，症见抱轮红赤，白陷深入风轮内层，色黄带绿，发展迅速者。
【方论】方中柴胡、龙胆草、酒黄芩以清肝泻火，柴胡且有疏风之力；银花清热解毒，疏散风热；用川黄连有肝实泻子之意；用生地、元参、恐火灼肾阴、损及瞳神；赤芍，牡丹皮皆能入肝，以清肝经血分。

解毒清肝汤

【来源】《张皆春眼科证治》。
【组成】银花 15 克　柴胡　归尾各 6 克　酒黄芩 9 克　秦皮 3 克　赤芍　车前子各 9 克　防风 1.5 克
【功用】清热解毒，泻火除风。
【主治】凝脂翳初起，风热偏盛，胞睑微浮，白睛赤脉纵横，羞明流泪，结眵粘稠，风轮出现肥厚星点，或凝脂成片。
【方论】方中银花清热解毒；柴胡、酒黄芩清泻肝胆火邪，秦皮清肝退翳，赤芍、归尾活血通络以退目中之赤肿，车前子清肺养肝以明目，防风搜逐肝中之风以散邪。

抑火清肝退翳汤

【来源】《慈禧光绪医方选义》。
【组成】羚羊一钱半　木贼三钱　蒺藜三钱（研）　青皮三钱（片）　泽泻二钱　蒙花二钱　蛇蜕一钱半　石决明三钱（生研）　防风二钱　甘草一钱
【功用】抑火清肝退翳。
【主治】肝经火郁，湿热上蒸，致目中黑睛突起白点，形似浮翳，时觉涩痛。

明目固齿方

【来源】《慈禧光绪医方选议》。
【组成】海盐二斤（拣净）
【用法】以百沸汤泡，将盐化开，滤取清汁，入银锅内熬干，研面，装瓷盒内。每早用一钱擦牙，以水漱口，用左右手指互取口内盐津，洗两眼大小眦内，闭目良久，再用水洗面。能洞视千里。
【功用】明目固齿，清火凉血解毒。
【主治】齿龈出血，喉痛，牙痛，目翳。

朱砂煎

【来源】《中医眼科学讲义》。
【组成】黄连　黄柏　秦皮　细辛　白芷各五钱　乳香一钱　朱砂（飞过）一分　冰片一分　蜂蜜二两
【用法】先将前五味加水 500 毫升煎，煎至 250 毫升，过滤，然后加乳香、蜂蜜、朱砂，再加热微煎，最后入冰片，略煎后过滤，净得药水 250 毫升。每隔 2 小时，滴眼一次。
【功用】清热退翳。
【主治】白膜侵睛。

荸荠退翳散

【来源】《中医眼科学讲义》。
【组成】硼砂　冰片　麝香　荸荠粉
【用法】点眼。
【主治】宿翳。

眼药锭

【来源】《部颁标准》。

【组成】黄甘石2500g　珍珠（制）1.6g　熊胆1.5g　硼砂（煅）160g　冰片470g　硇砂（制）10g

【用法】制成锭剂。将眼药锭沾凉开水，点入两眼角，1日2～3次。

【功用】清热，消肿，退翳。

【主治】云翳气蒙，暴发火眼，眼睑红烂。

二、外　障

外障，翳障之一，是指在睛外有遮障的病情。《审视瑶函》："其外障者，乃睛外为云翳所遮，故云外障。"《杂病心法要诀》："外障无寒一句了，五轮变赤火因。……外障目病，子和曰：目不因火不病。所以五轮变赤，气轮白睛，火乘肺也。肉轮目胞，火乘脾也。风轮黑睛，火乘肝也。水轮瞳人，火乘肾也。血轮两眦，火自甚也。故能治火者，一句便了也。"病发多因火热炎上所致。治宜清热泻火，去翳明目。

七宝散子

【来源】《医方类聚》卷六十五引《龙树菩萨眼论》。

【组成】真珠　龙脑　琥珀　朱砂各少许　紫贝（烧过）　乌贼鱼骨　石决明（烧过）各等分

【用法】上为细末，夜卧时敷眼中。翳尽为度。

【主治】外障，眼翳膜渐生。

茺蔚散

【来源】《太平圣惠方》卷三十二。

【组成】茺蔚子　防风　羌活　蔓荆子　甘菊花　玄参　细辛　车前子　黄芩　川大黄（锉碎，微炒）各一两　甘草半两（炙微赤，锉）

【用法】上为散。每服四钱，以水一中盏，煎至六分，去滓，食后温服。

【主治】眼睑风毒所攻，下垂覆盖瞳仁。

紫金膏

【来源】《博济方》卷三。

【组成】槐嫩枝芽三十条（于中春采，窨干，收之，如若无收者，以嫩枝子亦可）　龙脑少许　谷丹（先细研过，炒）二大钱　宣连（坚实者）七枚（子各长可二寸半）　乌鱼骨（飞过，炒）二钱　白砂蜜四两　轻粉（炒）三钱　乳香（明净者，秤）一钱许

【用法】上先将槐枝并黄连，用雪水或井花水亦得，一碗半，入银石器内，慢火熬及半盏许，去滓，次乳香研碎先入，又熬之，候如一茶许，却先将蜜熬去滓，放冷，却入煎熬者膏子及众末，搅匀，再熬，候金漆状乃成，入不犯水瓷器内收之。每用少许点，大妙。

【功用】退翳膜。

【主治】外障；风毒上攻，眼疼赤肿，或睑眦痒烂，时多热泪，昏涩。

明睛散

【来源】《太平惠民和济局方》卷七（吴直阁增诸家名方）。

【组成】赤芍药　当归（去芦，洗，焙）　黄连（去须）　滑石（细研）各五两

【用法】上为细末，入研滑石拌匀。每用半钱，沸汤点，澄清去滓，热洗。

【功用】退翳膜。

【主治】外障。风毒上攻，眼疼赤肿，或睑眦痒烂，时多热泪昏涩。

【宜忌】忌一切腌藏、鱼酢、酒、面等毒物。

没药散

【来源】《圣济总录》卷一〇五。

【别名】止疼没药散（《秘传眼科龙木论》卷五）、止痛没药散（《医宗金鉴》卷七十八）。

【组成】没药一两半　麒麟竭　大黄（锉、

炒） 芒消各一两

【用法】上为细散。每服三钱匕，空心、食后以熟水调下，每日三次。

【功用】《全国中药成药处方集》（沈阳方）：破血积，止疼痛，消瘀退翳。

【主治】

1.《圣济总录》：血灌瞳仁。

2.《银海精微》：心脾胃得热，致胞肉生疮。

3.《秘传眼科龙木论》：血灌瞳仁，外障。

4.《全国中药成药处方集》（沈阳方）：眼胞生疮，目赤生翳，疼痛难忍；或被物伤，血灌瞳仁，漏睛脓血，白睛赤红，瘀血胬肉遮睛。

细辛丸

【来源】《圣济总录》卷一〇七。

【组成】细辛（去苗叶）二两 五味子 熟干地黄（焙）各一两半 人参 白茯苓（去黑皮） 地骨皮 山芋 防风（去叉）各一两

【用法】上为末，炼蜜为丸，如梧桐子大。每服二十丸，空心盐汤送下，一日二次。

【主治】

1.《圣济总录》：目冲风泪出。

2.《普济方》：外障。

黄芩汤

【来源】《圣济总录》卷一〇七。

【别名】泻心汤（《秘传眼科龙木论》卷五）。

【组成】黄芩（去黑心） 大黄（锉，炒） 桔梗（炒） 知母（焙）各一两 玄参 马兜铃各一两半 防风（去叉）二两

【用法】上为粗末。每服三钱匕，水一盏，煎至六分，去滓，食后、临卧温服。

【主治】

1.《圣济总录》：眼风牵。痛如针刺，视物不能回顾。

2.《秘传眼科龙木论》：心脏伏毒热气壅在膈中而致外障，初患之时，微有头痛目眩，眼系常急，夜卧涩痛，泪出难开，时时如针刺，渐生障翳，遮满相牵。

升麻汤

【来源】《圣济总录》卷一一一。

【组成】升麻 黄耆（锉） 犀角（镑） 葳蕤 玄参各一两

【用法】上锉，如麻豆大。每服五钱匕，水一盏半，煎至八分，去滓，加芒消半钱，竹沥少许，空心温服。

【主治】膀胱热，肝膈中风毒，目生丁翳。

水照丸

【来源】《圣济总录》卷一一一。

【别名】神仙照水膏（《三因极一病证方论》卷十六）。

【组成】黄蜡（片，切）一两 蛇蜕（烧灰，研）一分 铅丹（水飞研）一两 水银一分 丹砂（研，少许） 鸡卵壳一枚（雏乌鸡始初生者，须要完全去里面清并膜只用壳，研如粉）

【用法】先将黄蜡熔成汁。次投诸药，用柳枝同搅成膏，候不见水银星，可丸即丸，如豌豆大，捏作饼子，以丹砂末为衣，仍置丹砂末内养之。每用一饼，临卧安在眼内，至天明开眼，遗放水盏内，上有翳膜，再洗药，以丹砂末衣过养之，其水盏预置于头畔。

【主治】眼外障翳。

炙肝散

【来源】《圣济总录》卷一一一。

【组成】石决明（洗） 谷精草（洗）各四两 皂荚（炙，去皮子）一分 甘草（炙，锉）二两 木贼（锉） 黄芩（去黑心）各五两 苍术（米泔浸七日，切，焙）半斤

【用法】上为散。每用豮猪肝一叶，去筋膜，切数缝，掺药末五钱，分于缝内，仍掺盐一钱合定，用旋斫湿柳枝三四条搁起，慢火炙香熟，早晨空心冷吃尽，续吃冷饭一盏压之。仍于三里穴灸二三七壮，三日后有泪下为验，七日翳膜必退，每旦用新水漱口。

【主治】外障赤肉，翳膜遮障不明。

除热饮

【来源】《圣济总录》卷一一一。
【别名】除热饮子（《秘传眼科龙木论》卷三）。
【组成】黄芩（去黑心） 玄参 桔梗（去芦头，炒） 知母 芒消 防风（去叉） 茺蔚子 大黄各一两
【用法】上为粗末。每服二钱匕，水一盏，煎至七分，去滓，空心、食后温服。
【主治】

1.《圣济总录》：钉翳毒热。

2.《秘传眼科龙木论》：肝、心毒热，上攻睛瞳而致钉翳根深，外障，睛中翳黑硬如钉子之形，其证疼痛赤涩，泪出羞明。

海螵蛸丸

【来源】《圣济总录》卷一一一。
【组成】海螵蛸（竹刀子刮下软者，研细，水飞过，晒干）一两 丹砂（研细，水飞）一分
【用法】上为细末，熔好蜡为丸，如绿豆大。每用一丸，安在大眦上。立奔障翳所，如无翳，即在眼眦不动，神效。
【主治】外障眼，及赤翳贯瞳人攀睛等。

曾青散

【来源】《圣济总录》卷一一三。
【别名】磨翳散（《世医得效方》卷十六）、摩翳散（《普济方》卷八十四）。
【组成】曾青 水晶各一两 龙脑 真珠各等分 琥珀半两
【用法】上研如粉，以铜器收盛。临卧用铜箸点如黍米许。
【功用】《普济方》：退翳。
【主治】

1.《圣济总录》：目生眵䁾。

2.《秘传眼科龙木论》：胞肉胶凝外障。因脾胃积热，脑内风冲入眼胞，睑有肉，初时小如麻米，年多渐长大如桃李之状，摩隐瞳仁为翳。

补肝丸

【来源】《幼幼新书》卷三十三引《龙木论》。
【组成】芎䓖 藁本 五味子 细辛各一两 羌活 知母各一两半 茺蔚子二两
【用法】上为末，炼蜜为丸，如梧桐子大。每服十丸，空心茶送下。先宜钩、割，散去瘀血，后乃熨烙，并服用本方。
【主治】小儿睑中生赘外障，赤涩泪出。

搐　药

【来源】《洁古家珍》。
【别名】搐鼻散（《医学纲目》卷十三）。
【组成】薄荷叶二钱 青黛一钱 石膏一钱 芒消 川芎 各半钱 细辛二钱 蔓荆子三分
【用法】上为细末。鼻内搐之。
【主治】

1.《洁古家珍》：目疾。

2.《济阳纲目》：目外障。

复明膏

【来源】《儒门事亲》卷十五。
【组成】白丁香（腊月收者尤佳，水飞）八钱 拣黄连一两 防风（去芦，锉一指许）一两 新柳枝（方一寸者）三片
【用法】上用新水一升半，雪水更妙，春、秋两三时，冬月一宿，以银石器内熬至六分，滤去滓；另用蜜一斤，密陀僧（为极细末）三字，入蜜搅匀另熬，以无漆匙拦点，下蜜中急搅，候沸汤定，一人搅蜜，一人旋搅药汁，都下在内搅匀，再熬三两沸，色稍变，用新绵三两，重滤去滓，盛器内。点眼如常。本方每药半合，用片脑一麦粒大，不用亦可。
【主治】外障。

锭子眼药

【来源】《儒门事亲》卷十五。
【组成】黄丹一两（飞） 黄柏半两（去皮） 黄连半两（去须） 枯白矾半两 炉甘石半两（用黄连

制） 铜绿半两 硇砂三钱 川乌三钱（炮） 干姜二钱 蝎梢一钱 信半钱（火煅） 乳香少许 没药少许

【用法】上为细末，入豆粉四两，浇蜜和就如大麦许挺子。入眼大眦头，待药化，泪出为效。

【主治】目外障。

至宝金丝膏

【来源】《永类钤方》卷十一。

【组成】当归 羌活 生地黄 黄柏 秦皮 蔓荆子 川芎 黄芩 赤芍 山栀仁 宣连 大黄 细辛各等分

【用法】逐味修制，入净铜锅内，用净水浸过药寸许，煮令透，去滓，取现在浓汁，以上等结沙好蜜，与浓药汁相停和，入铜锅内，再煮令沸，以两重绵绢滤过，铜器内熬成膏如线，四季加减火色，续入没药、国丹飞过如面，更加脑、麝，随多少尤佳。点眼；或用汤泡溶，洗亦可。

【主治】眼目暴赤客热，一切外障。

朱砂煎

【来源】《永类钤方》卷十一。

【组成】明朱砂（研细，水飞） 硼砂 蕤仁（去内外心壳膜油） 海螵蛸（去壳） 脑子

【用法】上为极细末，入少麝香同研。干点。

【主治】外障，顽翳，赤脉。

【加减】障白厚重，加马牙消少许同研。

透明丸

【来源】《永类钤方》卷十一。

【组成】苦参四两 黄柏二两（去粗皮） 寒水石二两 芎须一两（洗） 升麻一两 山栀仁一两

【用法】上为末，面糊为丸，青黛为衣。食后麦门冬汤送下。

【主治】外障热肿，脏腑实热不通。

石决明散

【来源】《世医得效方》卷十六。

【组成】石决明一两（火煅） 蒺藜（炒去刺）二两 荆芥穗二两 薄荷叶一两 人参（蜜炙）五钱

【用法】上各于地上出火毒，研末。每服二钱，食后沙糖冷水调下。

【主治】眼生外障。

圣效散

【来源】《世医得效方》卷十六。

【组成】黄芩 北细辛 甘草 熟地黄 大黄 山栀子 赤芍药 当归尾（极细者） 牛蒡子 桑白皮各二两（有翳膜加一两用） 菊花五两（去梗）

【用法】上锉散。每服四钱，水一盏半，煎八分，去滓，临卧温冷服；两滓再煎，早食、午食、晚食、临卧各一服。

【主治】诸般风热，风痒热毒；大人小儿生翳、生膜、生血筋，属外障热眼者。

【宜忌】内障是虚，不宜服。每日只白煮精猪肉咽饭，或山药、萝卜菜，更可吃枣子、柿子、银杏、土瓜、榧子、生葛。忌鸡。鱼、酒、面、糯米、咸、酸、热油诸般毒物。

地黄散

【来源】《世医得效方》卷十六。

【组成】生地黄一两 芍药 土当归 甘草各半两

【用法】上为散。每服三钱，水一盏半煎，食后温服。

【主治】混睛外障，因毒风积热，白睛先赤而后痒痛，迎风有泪，闭涩难开，或时无事，不久又发，年深则睛变成碧色，满目如凝脂，横赤如丝。

七宝膏

【来源】《秘传眼科龙木论》卷三。

【组成】珍珠末 龙脑 熊胆各一分 石决明 琥珀各三分 水晶 龙齿各五钱

【用法】上为末，研令极匀。水五升，石器内煎至一升，去滓，煎至一盏，入蜜半两和为膏。每至夜卧后点之，早晨不可点。

【主治】

1.《秘传眼科龙木论》：胬肉侵睛外障。

2.《一草亭目科》：诸翳障。

山药丸

【来源】《秘传眼科龙木论》卷三。
【组成】干山药二两　人参　茯苓　五味子　细辛各一两　干地黄　防风各一两半
【用法】上为末，炼蜜为丸，如梧桐子大。每服十丸，空心茶送下。此疾宜用摩顶膏摩于顶内，然后服知母饮子，兼服山药丸。
【主治】肝肺积热壅实，上冲入脑，致生花翳白陷外障。初患之时，发歇忽然，疼痛泪出，立时遽生翳白，如珠枣花陷砌鱼鳞相似。

朱砂煎

【来源】《秘传眼科龙木论》卷三。
【组成】龙脑一分　乳香二分　朱砂半两　细辛　白芷　黄连　秦皮各一两
【用法】上为末，以水浸一复时，去滓用汁，以蜜五两煎之。点眼。
【主治】肝虚积热外障。

泻肝汤

【来源】《秘传眼科龙木论》卷三。
【组成】黄耆　大黄　黄芩　知母　芒消各一两　桔梗一两

方中黄耆，《普济方》引作"黑参"。

【用法】上为末。每服一钱，以水一盏，煎至五分，去滓，食后温服。
【主治】肝虚积热外障。

泻肝汤

【来源】《秘传眼科龙木论》卷三。
【组成】石决明　川大黄　桔梗　车前子　芒消各一两　羚羊角　防风各两半
【用法】上为极细末。每服一钱，以水一盏，煎至五分，去滓温服。
【主治】伤寒热病后，患目外障。

细辛散

【来源】《秘传眼科龙木论》卷三。
【组成】细辛　茺蔚子各二两　黑参　黄芩　桔梗　大黄各一两　车前子一两半
【用法】上为末。以水一盏，散一钱，煎至五分，去滓，食后温服。
【主治】因他病后生翳外障。

茺蔚散

【来源】《秘传眼科龙木论》卷三。
【组成】茺蔚子　防风各二两　黑参　细辛　大黄　枳壳　知母　芒消各一两　芍药一两半
【用法】上为末。每服一钱，以水一盏，煎至五分，去滓，食后温服。
【主治】冰瑕翳深外障。

烂翳散

【来源】《秘传眼科龙木论》卷三。
【组成】朱砂　石决明　珍珠（末）各半两　曾青　硇砂　龙脑各一分
【用法】上为细末。每至干，点眼内。宜钩割熨烙后点之，服细辛散。
【主治】因他病后生翳外障，初患之时，或即赤烂潮生，翳目侵睛，盖定瞳仁，即无所见；翳心若不赤黄，犹见光明。

退翳散

【来源】《秘传眼科龙木论》卷三。
【组成】石决明　大黄　细辛　黄芩　车前子各一两　防风二两　芍药一两半
【用法】上为末。每服一钱，以水一盏，煎至五分，食后去滓温服。
【主治】玉翳浮满外障。因毒风上冲入脑，积热在于肝膈之间，致令眼内有翳如玉色相似，遮满瞳人。

退热饮子

【来源】《秘传眼科龙木论》卷三。

【组成】防风 黄芩 茺蔚子 桔梗各二两 大黄 黑参 五味子 细辛各一两
【用法】上为末。以水一盏，散一钱，煎至五分，食后去滓服之。
【主治】因大肠壅滞致使膜入水轮外障。

知母饮子

【来源】《秘传眼科龙木论》卷四。
【组成】知母 茺蔚子 车前子各二两 黄芩 桔梗 大黄 五味子各一两
【用法】上为末。每服一钱，以水一钟，煎至五分，去滓，食后温服。
【主治】五脏虚劳，风热冲入肝膈之间，致气逆生翳外障。

还睛丸

【来源】《秘传眼科龙木论》卷四。
【组成】远志 茺蔚子 防风 人参 干山药 五味子 茯苓 细辛各一两 车前子一两半
【用法】上为末，炼蜜为丸，如梧桐子大。每服十丸，空心茶送下。
【主治】突起眼高外障，初患之时，皆因疼痛发歇作时，盖是五脏毒风所致，令眼突出。

茺蔚丸

【来源】《秘传眼科龙木论》卷四。
【别名】茺蔚子丸（《普济方》卷七十九）。
【组成】茺蔚子 人参 干山药各二两 茯苓 石决明 大黄 黑参 黄芩各一两 干地黄一两半
【用法】上为末，炼蜜为丸，如梧桐子大。每服十丸，空心茶送下。
【主治】鸡冠蚬内外障。

秦皮煎

【来源】《秘传眼科龙木论》卷四。
【组成】秦皮 黄耆 木香 黄连 黑参各一两
【用法】上为末，以水一盏，浸药三宿，去滓，入蜜四两，煎成膏用之。
【主治】神祟疼痛外障。

搜风汤

【来源】《秘传眼科龙木论》卷四。
【组成】防风 五味子 大黄 天门冬 桔梗 芍药 细辛各一两半 茺蔚子二两
【用法】上为末。每服一钱，以水一盏，煎至五分，去滓。食后温服。
【主治】目内旋螺尖起外障。

人参汤

【来源】《秘传眼科龙木论》卷五。
【组成】人参二两 茯苓 黄芩 五味子 黑参 羌活 细辛各一两 车前子一两半
【用法】上为末。以水一盏，散一钱，煎至五分，食后去滓温服。
【主治】撞刺生翳外障。

马兜铃丸

【来源】《秘传眼科龙木论》卷五。
【组成】马兜铃 柴胡 茯苓各一两半 黑参 桔梗 细辛各一两
【用法】上为末，炼蜜为丸，如梧桐子大。每服十丸，空心茶送下。
【主治】眼痒极难忍，外障。

龙脑煎

【来源】《秘传眼科龙木论》卷五。
【组成】龙脑一分 秦皮 防风 细辛 甘草 宣黄连各一两半
【用法】上为末，以水一大碗，浸药末三日三夜，用银铫子煎至七分，以束绵滤去滓，加入蜜四两，煎至五七沸，入瓷瓶子内盛，勿令泄气。每用点眼。
【主治】天行后赤眼外障。

补肝丸

【来源】《秘传眼科龙木论》卷五。

【组成】泽泻　菖蒲各一两半　人参　茯苓　干山药　远志　防风　知母　干地黄各二两
【用法】上为末，炼蜜为丸，如梧桐子大。每服十丸，空心茶送下。
【功用】退翳。
【主治】飞尘眯目，外障。

泻肝汤

【来源】《秘传眼科龙木论》卷五。
【别名】泻脾汤（《普济方》卷八十三）。
【组成】人参　黄芩　茯苓　大黄　桔梗　芒消各一两　茺蔚子二两　黑参一两半
【用法】上为末。每服一钱，以水一盏，煎至五分，去滓，食后温服。
【主治】风赤疮痍，外障。

黄耆饮子

【来源】《秘传眼科龙木论》卷五。
【组成】黄耆三两　车前子　细辛　黄芩　五味子各一两　防风一两半
【用法】上为末。以水一盏，散一钱，煎至五分，食后去滓温服。
【主治】小儿胎风赤烂外障。

摩翳膏

【来源】《秘传眼科龙木论》卷六。
【组成】石决明　水晶　朱砂　龙脑　珍珠末各一分　琥珀二分
【用法】上为细末，后入酥为膏。每至夜后点眼。
【主治】

1.《秘传眼科龙木论》：眼小眦赤脉外障。
2.《普济方》：血灌瞳仁，渐生翳障。

睛明散

【来源】《秘传眼科龙木论》卷七。
【组成】黄连（去须）　当归（去芦，洗）　赤芍药　滑石（细研）各五两
【用法】上为细末，研滑石拌匀。每用半钱，沸汤点，澄清去滓，热洗。
【功用】退翳膜。
【主治】外障风毒上攻，眼疼赤肿，或睑眦痒烂，时多热泪昏涩。
【宜忌】忌一切腌藏、鱼酢、酒、面等毒物。

拨云退翳丸

【来源】《东医宝鉴·外形篇》卷一引《医林方》。
【组成】甘菊　川椒　木贼　白蒺藜　密蒙花　蛇蜕　蝉蜕　川芎　蔓荆子　荆芥穗　石燕子（煅）　黄连　薄荷　瓜蒌根　枳实　羌活　当归　地骨皮　甘草各等分
【用法】上为末，炼蜜为丸，如弹子大。每服一丸，茶清嚼下。

《玉机微义》：翳者，米泔水送下；睛暗，当归汤送下；内障，木香汤送下。

【功用】消翳膜。
【主治】

1.《东医宝鉴·外形篇》引《医林方》：翳膜。
2.《中药制剂手册》：由于肝经风热引起的火眼外障，目赤肿痛，视物不清，畏光羞明。

【宜忌】《中药制剂手册》：忌食辛辣等刺激性之物。
【方论】《医方集解》：此足太阳、厥阴药也。羌活、荆芥、蔓荆、薄荷，以升阳散风；当归、川芎以和血养肝；黄连，地骨皮、花粉清火热；枳实破滞气；川椒温下焦；木贼、蛇蜕、蝉蜕以退翳；密蒙、蒺藜、甘菊，目家专药，以润肝补肾，泻火清金，炙甘草补中，以和诸药也。

拨云退翳丸

【来源】《原机启微》卷下。
【别名】拨云丸（《全国中药成药处方集》上海方）、拨云退翳丹（《全国中药成药处方集》沈阳方）。
【组成】川芎一两五钱　菊花一两　蔓荆子二两　蝉蜕一两　蛇蜕（炙）三钱　密蒙花二两　薄荷叶半两　木贼草（去节）二两　荆芥穗一两　黄连　楮桃仁各半两　地骨皮一两　天花粉六钱　炙草三钱　川椒皮七钱　当归　白蒺藜

（去刺，炒）各一两五钱

《全国中药成药处方集》（上海方）有羌活、桃仁，无楮桃仁，《全国中药成药处方集》（沈阳方）“拨云退翳丹”少楮桃仁、川椒皮。

【用法】上为细末，炼蜜成剂，每两作八丸。每服一丸，食后、临睡细嚼，茶清送下。

【功用】《中国药典》：散风明目，消障退翳。

【主治】

1.《原机启微》：阳蹻受邪，内眦即生赤脉缕缕，根生瘀肉，瘀肉生黄赤脂，脂横侵黑睛，渐蚀神水，锐眦亦然。俗名攀睛。

2.《中国药典》：目翳外障，视物不清，隐痛流泪。

【方论】《难经》曰：阳蹻脉者，起于跟中，循外踝上行入风池，风池者，脑户也。故以川芎治风入脑，以菊花治四肢游风，一疗其上，一平其下为君；蔓荆子除手太阴之邪，蝉蜕、蛇蜕、木贼草、蜜蒙花除郁为臣；薄荷叶、荆芥穗、白蒺藜诸疗风者，清其上也，楮桃仁、地骨皮诸通小便者，利其下也，为佐；黄连除胃中热，天花粉除肠中热，甘草和协百药，川椒皮利五脏明目，诸所病处血亦病，故复以当归和血为使也。

碧云散

【来源】《医学纲目》卷十三。

【组成】麻黄根一两　归身一钱　乳香少许　麝香少许

【用法】将当归、麻黄为粗末，炒黑色，入乳、麝，研极细。噙化，搐入鼻中。

【主治】目外障。

酒调洗肝散

【来源】《银海精微》卷上。

【组成】黑参　大黄　桔梗　知母　朴消　栀子　黄芩

《眼科全书》无黄芩。

【用法】上为末。每服二三钱，温酒调下，一日二次。

【主治】

1.《银海精微》：眼热气上攻无时，黑睛痛者。

2.《眼科全书》：蟹睛疼痛外障。

【加减】热甚者，加生地、归尾。

泻白散

【来源】《古今医统大全》卷六十一。

【别名】五味泻白散（《景岳全书》卷六十）。

【组成】黄芩　栀子　当归　生地黄　赤芍药各等分

【用法】每服三钱，为散、为汤任服。

【主治】风热翳膜血筋，一切肺热外障。

镇心丸

【来源】《眼科龙木论》卷三。

【组成】石决明　人参　茯苓　大黄各一两　远志　细辛　干山药　防风各二两

【用法】上为末，炼蜜为丸，如梧桐子大。每服十丸，空腹茶清送下。

【主治】膜入水轮，外障。

镇肝丸

【来源】《眼科龙木论》卷五。

【组成】羌活　石决明各二两　藁本一两半　干山药　细辛　五味子　茯苓　车前子　人参各一两

【用法】上为末，炼蜜为丸，如梧桐子大。每服十丸，空心以茶送下。

【主治】暴赤眼后，瞳人干缺，生翳外障。

镇心丸

【来源】《眼科龙木论》卷六。

【组成】银液（取银箔，以水银销之为泥，合消石及盐研为粉　烧出水银，淘出盐石，研细用之）　川芎　藁本　人参　细辛各一两　石决明　远志　黑参各半两

【用法】上为末，炼蜜为丸，如梧桐子大。每服十丸，空心茶送下。

【主治】眼生黑，外障。

镇肝丸

【来源】《眼科龙木论》卷六。
【别名】瞳缺泻肝丸（《中国医学大辞典》）。
【组成】车前子　人参　茯苓　石决明　五味子　细辛各一两半　干山药二两
【用法】上为末。每服一钱，每日空心米汤调下。
【主治】瞳仁干缺外障。

鼍龙点眼方

【来源】《医方考》卷五。
【组成】猪胆一枚
【用法】银铫中微火熬成膏。再入冰脑米许，点入眼中。
【主治】白翳膜遮睛。
【方论】猪胆汁者，甲木之精也，可以莹润乙窍；冰脑者，辛温之品也，可以旋开目翳；膜灰者，化烂之品也，可以消去翳膜。
【验案】郭太尉者，真州人，久患目盲，有白翳膜遮睛，遍服眼药，无能效者。有亲仲监税在常州守官，闻张鼍龙之名，因荐于太尉。太尉请张视之曰：予眼缘热药过多，乃生外障，视物昏黑，更无所睹，医者以肝肾虚损治之愈盲。张曰：请太尉将药点眼并服之，一月取翳微消。后果一月翳退，双目如旧。因求点药方，乃只用前件修制，点入眼中，微觉翳轻；后又将猪胆白膜皮暴干，捻作绳子烧灰，待冷点翳，云盛者亦能治之。此方甚好，勿妄传。

地黄膏

【来源】《证治准绳·类方》卷七。
【组成】大黄　黄柏　黄连　黄芩　赤芍药　当归　绿豆粉　芙蓉叶　薄荷各等分
【用法】上为末，用生地黄汁、鸡子清、蜜同调匀。贴太阳穴及眼胞上。
【主治】赤肿疼痛，外障等眼疾。

炉甘石散

【来源】《证治准绳·类方》卷七。
【组成】炉甘石一钱　片脑一分　黄连二分半
【用法】上制甘石二两，以黄柏一两，黄连五钱，煎浓汁滤净，投入甘石内，晒干，以汁投晒尽为度，依方秤合和匀，研为细末，乳汁和调匀。用鸭毛刷烂处。
【功用】疗湿热，平风烂，住痛，明目去翳，退赤除风。
【主治】一切外障，白睛伤破，烂弦风眼。

无上光明丹

【来源】《墨宝斋集验方》卷上。
【组成】鹰爪黄连一两五钱（毛多者为上，连毛洗去泥土净，先用铁杵杵碎，借铁气令细毛入水不浮上，磨，并粗渣俱为细末，取净末）一两　玄明粉（上白净者）一两六钱（若倒毛流泪烂皮，火赤风眼，外加五钱）　苏薄荷（金钱者佳）春分至秋分用四分，秋分至春分用六分
【用法】上为极细末，将大号铜锅入好清水二碗半，要二人各持两指阔薄竹一片，待药一滚，即以竹片不住手搅四围及锅底，如火沸起，药水粘锅，两旁二人各盛清水半盏，忙用竹片挑水将粘定药水洗下，沸起又洗下。若火气太盛，将锅提起一旁，待洗药水净，再安火上缓缓煮成稠酱样取起，将大好细瓷盘盛之，日中晒极干，其色真黄者为上，重研筛为细末，小口瓷罐盛之，塞紧罐口，莫令透风，若透风便潮，久则成水矣。此药最是难煮，若不细心洗铲，倘药粘定锅底及两旁，即成焦黑，晒干时便成绿色，药定不灵，付之无用。上好真青胆矾（去下面粗脚净）一两，朱砂（光明有墙壁者）一钱五分，黄丹（上好者，用水飞过），共为极细末，另收一罐。凡用时草药二股，石药一股，调药用尖样瓷杯洗净，放药一分许，入井水几点，以净指调令稠，再加水调稀，然后多下水，浸过三四分，调匀，纸盖少顷，药水或绿色，将新羊毛小笔或鸡鹅翎轻轻取上面清水洗搽，不论遍数，一干又搽。如烂皮流泪，火赤风眼，悬毛倒刺，只洗皮外，不必放药水入眼内，洗半尽即愈。若悬毛倒刺，每日洗十数次，久之眼皮绉缩，其毛向外矣。若翳膜外障，胬肉攀睛，重者石药多加重些，洗眼时将眼角少睁开些，令药水入内，一觉痛即将手巾放在热水内浸

透熏洗之，药气乘热而散，其痛自止。去膜、去翳、去攀睛，时常搽看，倘去十分之七，前药即住，不复洗。另用复明药缓缓洗之，翳膜渐去自然复明，若一时求净，用药太急，定至伤目。

【主治】眼睑烂皮流泪，火赤风眼，悬毛倒刺，翳膜外障，胬肉攀睛。

【宜忌】洗药时，最忌酒与豆腐；清晨饿肚不可搽及；有孕妇不可洗，洗之伤婴儿眼目。

七宝丹

【来源】《济阳纲目》卷一〇一。

【组成】珍珠　珊瑚　辰砂　片脑　蕤仁（去壳）各一钱　麝香五分　炉甘石一两

【用法】上为极细末。点眼。

【主治】目外障。

玉华丹

【来源】《一草亭目科全书》。

【组成】炉甘石二两（取白而轻者，如云片，及羊脑髓样）　川黄连一两（去芦，切碎，水一钟，浸半日，隔汤煮汁）　童便一钟（取男半岁无病者，同连汁和作一碗）

【用法】将甘石置倾银罐内，炭火煅成碧色，取起，以连汁、童便淬之，如此煅淬七次，加朱砂三钱，同研为末，水飞去脚，候干又研，极细如尘，收贮听用，名曰丹头。另制珍珠，将珠一钱许，置豆腐内，碗盛蒸一时久，研极细，收贮听用。丹头一钱，加珠末一分，旋研冰片三分和匀，入瓷罐封固。凡一切外障眼，以银簪或象牙簪沾药，点两眦内，闭一饭久，仍以簪拨出药屑，每日早饭后点一次，或夜点亦可。

【主治】眼患外障，红肿羞涩，昏瞢翳膜。

金液汤

【来源】《一草亭目科全书》。

【组成】软前胡一钱　白桔梗八分　直防风一钱　川独活三分　京芍药一钱　肥知母五分　荆芥穗五分　苏薄荷六分　蔓荆子七分（炒）　北柴胡一钱（炒）　片黄芩五分（炒）

【用法】上咀片，水煎，热服。如初发赤眼，服药六七剂可愈，且无后患。如屡发者，风邪积热，入在经络，遇寒即发，服金液汤十余剂后，或作散，或作丸服，调理三十四日，外用玉华丹日点一次，即愈。液汤，须饭后热服。每日只服一剂，不可骤进，恐伤胃气；服至六七日，自愈。如外障等症，多是有余，不可妄投补剂，恐助邪，为害不浅。

【主治】外障。

【加减】如受风寒重者，初二剂加羌活五分，小川芎二分，白芷梢二分，后服仍去；如泪多者，加北细辛二分，家园菊五分；如肿胀者，加葶苈子三分；如痛甚者，加厚黄柏三分；如红甚者，加连翘三分，桑白皮四分，牡丹皮六分，红花三分；如翳膜者，加木贼四分，白蒺藜八分；如翳障胬肉者，加石决明一钱（煅）；如昏蒙者，加密蒙花八分，家白菊五分；如大眦红者，加栀仁七分（炒黑）；如小眦红者，加酸枣仁一钱（炒），远志肉（甘草煎水浸软，去骨，炒）一钱，麦冬一钱（去心），家白菊三分，生地黄一钱，当归尾三分，熟地黄一钱；如内热甚者，大便闭结，兼以体旺年少之人，加大黄一二钱，通后除去。

七宝洗心散

【来源】《眼科全书》卷四。

【组成】归尾　赤芍　大黄（酒蒸，久晒）　荆芥　栀子　甘草　麻黄

【用法】水煎，食后服。

【主治】心火积郁，血热攻击，致外障疼痛，或日痛夜愈，或夜痛而日愈，如艾之炙，如针之刺，忽来忽去。

当归散

【来源】《眼科全书》卷四。

【组成】人参　桔梗　白茯　玄参　黄芩　大黄　羚羊角

【用法】水煎，食后服。

【主治】大眦赤脉穿睛外障。

当归活血汤

【来源】《眼科全书》卷四。
【组成】当归　赤芍　川芎　牛膝　紫苏　生地　乌豆　蒲黄　桂心　乳香　没药
【用法】水煎，食后服。
【主治】被物撞破外障，撞久血滞不散，无疼痛。

决明散

【来源】《眼科全书》卷四。
【组成】石决明　草决明　羌活　荆芥　栀子　木通　赤芍　麦门冬　地黄根
【用法】水煎，食后服。
【主治】伤寒热病后外障。

泻脾散

【来源】《眼科全书》卷四。
【组成】桑白皮　栀子　前胡　桔梗　枳壳　玄参　防风　赤芍　黄芩　蔓荆子　石膏　大黄
【用法】水煎，食后服。
【主治】暴露赤眼生翳外障。

细辛汤

【来源】《眼科全书》卷四。
【组成】细辛　茺蔚子　玄参　黄芩　桔梗　大黄　车前子
【用法】水煎，食后服。
【主治】大患后生翳外障。初时陡然而起，肿痛发来甚重，沙涩难忍，憎寒发热，坐卧不安，或通夜行至达旦，羞明怕日，泪出如汤，鼻涕溏流，两眼肿起如桃，日夜呻吟，饮食无味，二七不愈，遂生白翳，如黄脓疥疮，占在风轮，其脑牵痛。

洗心散

【来源】《眼科全书》卷四。
【组成】当归　防风　薄荷　荆芥　麻黄　甘草　赤芍　白术　大黄（酒蒸，久晒）各等分
【用法】上为末。每服三钱，白汤调下。
【主治】外障，痛如针刺。

退热饮

【来源】《眼科全书》卷四。
【组成】五味子　黄连　黄芩　车前子　栀子　石膏　连翘　龙胆草　玄参　防风　黄柏　地骨皮　茺蔚子
【用法】水煎，食后服。
【主治】脾胃壅热，睑生风粟，如麻如米，甚如杨梅之状，摩擦瞳仁，黑睛有翳，久久渐昏，流泪不止。
【宜忌】忌动风动血之物。

退翳散

【来源】《眼科全书》卷四。
【组成】人参　玄参　白茯　黄耆　五味子　羌活　细辛　车前子
【用法】水煎。食后服。
【主治】撞刺生翳外障。

搜风汤

【来源】《眼科全书》卷四。
【组成】防风　白芷　细辛　羌活　赤芍　茺蔚子　薄荷　五味子　菊花　荆芥　玄参　大黄　朴消
【用法】水煎，去滓，食后温服。
【主治】目中旋螺突起外障。

蝉花散

【来源】《眼科全书》卷四。
【组成】羌活　独活　桑白皮　黄芩　谷精草　川芎　细辛　石膏　荆芥　蒺藜　蔓荆　车前子　牛蒡子　桂枝
【用法】白水煎，食后服。
【功用】退五脏毒热。
【主治】五脏毒风所蕴，热极上冲，眼目突起，睛高外障。

熊胆丸

【来源】《眼科全书》卷四。
【组成】熊胆 车前子 泽泻 细辛 石决明 牛胆 充蔚子 干地黄 龙胆草
【用法】上为细末，炼蜜为丸，如梧桐子大。每服三四十丸，白汤或酒送下。
【主治】伤寒热病后外障。

车前散

【来源】《眼科全书》卷五。
【组成】车前子 草决明 蜜蒙花 白蒺藜 龙胆草 羌活 菊花 甘草 黄柏 前胡 细辛
【用法】上为细末。每服二钱，食后米饮调下。
【主治】逆顺生翳外障。

白蒺藜散

【来源】《眼科全书》卷五。
【组成】白蒺藜（炒） 蔓荆子 茺蔚子 苍术（米泔浸） 菊花各二两 草决明 升麻 石决明 甘草

方中草决明、升麻、石决明、甘草用量原缺。

【用法】上为末。食后酒调温服。
【主治】肝风目暗外障。

防风饮

【来源】《眼科全书》卷五。
【组成】人参 当归 黄耆 甘草各八分 防风 黄柏各五分 蔓荆子 细辛各三分
【用法】水煎，食后温服。
【主治】拳毛倒睫外障。
【宜忌】须避风忌口。

补虚人参丸

【来源】《眼科全书》卷五。
【组成】人参三钱 白茯 熟地 山药各一两 防风 桔梗 石斛 黄柏 厚朴 菟丝子 牛膝 玄参 当归 川芎各一两 木香三钱 细辛五分 桂心二钱 草决明 覆盆子各八钱
【用法】上为细末，炼蜜为丸，如梧桐子大。每服三十丸，空心酒或汤送下。
【主治】逆顺生翳外障。

坠翳散

【来源】《眼科全书》卷五。
【组成】车前 青葙子 蒺藜 木贼 蝉蜕 石决明 草决明 黄芩 玄参 防风 细辛 大黄
【用法】水煎，食后服。
【主治】玉翳浮满外障。

拨云散

【来源】《眼科全书》卷五。
【组成】黄连 黄芩 白芍 菊花 石决明 草决明 麦冬 甘草 川芎 连翘 青葙子 藁本
【用法】以灯心、薄荷同煎，食后服。

本方方名，据剂型当作“拨云汤”。

【主治】玉翳浮满外障。风冲入脑，积热肝膈，发歇疼痛，失于调理，日久累积，血凝下散，结成白翳，遮满瞳仁如玉，五色相似，如此之状，有退有进，有红有泪，发歇不定。
【加减】如痛，加蔓荆子；身热，加龙胆草。

知母饮

【来源】《眼科全书》卷五。
【组成】知母 茺蔚子 防风 赤芍 青葙子 黄芩 大黄（酒蒸过） 桔梗 桑白皮 蒺藜 细辛（或加朴消）
【用法】水煎，半饥温服。
【主治】白陷鱼鳞外障。肝肺积热，充塞攻上，致黑睛遂生白翳，如鱼鳞铺砌之状，或如枣花中有白陷，发歇不时，或发或聚，疼痛泪出。

洗肝散

【来源】《眼科全书》卷五。
【组成】当归 川芎 栀子 防风 羌活 薄

荷　甘草　大黄　滑石

【用法】上为细末。每服二钱，温汤泡下。

【主治】硬睑硬睛外障。胞、睑、睛、珠俱木，痛涩，难开运，睛睑坚硬。

退翳车前散

【来源】《眼科全书》卷五。

【组成】车前　五味　赤芍　细辛　玄参　白茯　人参　大黄（酒蒸，晒）　桔梗各等分

【用法】水煎，食后服。

【主治】飞尘入眼外障。

除热饮

【来源】《眼科全书》卷五。

【组成】黄连　黄柏　黄芩　玄参　防风　知母　连翘　柴胡　龙胆草　蔓荆子　桔梗　茺蔚子

【用法】水煎，食后服。

【主治】劳伤肝心二经，或性躁急促之人，啼哭含情之妇，情欲强制，郁伤于肝心，而致钉翳根深，赤涩难开，痛牵头脑，泪出，羞明怕日，钉入翳深，接引黄仁。

【加减】热甚，加大黄、朴消。

酒调散

【来源】《眼科全书》卷五。

【组成】当归　川芎　赤芍　黄芩　栀子　木通　防风　龙胆草　大黄

【用法】上为细末。老酒调下。

【主治】白陷鱼鳞外障。

暖风汤

【来源】《眼科全书》卷五。

【组成】细辛　五味子　防风　茺蔚子　藁本　知母　黄芩　川芎　龙胆草　蔓荆子　木贼　苍术　夏枯草　香附

【用法】白水煎，食后服。

【主治】充风泪出外障。

镇心丸

【来源】《眼科全书》卷五。

【组成】羚羊角　人参　白茯苓　远志　山药　款冬花　防风　玄参　柴胡　知母　麦冬　熟地

【用法】上为末，炼蜜为丸，如梧桐子大。每服三四十丸，空心以煮酒送下。

【主治】膜入水轮外障，日久，不疼不痛，不泪不红，如钉入木，如玉有瑕，如玳瑁之有黑点。

泻白汤

【来源】《眼科全书》卷六。

【组成】归尾　赤芍　生地　黄芩　栀子各等分　加桑皮　菊花　青葙子　防风　蒺藜　连翘　木贼

【用法】上为细末。每服三钱，水煎服。

【主治】风热翳膜血筋，一切肺热外障。

石燕丹

【来源】《张氏医通》卷十五。

【组成】炉甘石四两（用黄连一两，归身、木贼、羌活、麻黄各五钱，河水二升，童便一升，同煮去滓，将炉甘石丸如弹子，多刺以孔，煅赤淬药汁内，以汁尽为度，置地上一宿，去火气，取净一两）　硼砂（铜勺内同水煮干）　石燕　琥珀　朱砂（水飞，各取净末）一钱半　鹰屎白一钱（如无，白丁香代之）　冰片　麝香各一分半

【用法】上为极细末。每用少许点大眦。

【主治】外障诸翳。

【加减】枯涩无泪，加熊胆一分，白蜜少许；血翳，加真阿魏；黄翳，加鸡内金；风热翳，加蕤仁；热翳，加珍珠、牛黄；冷翳，加附子尖、雄黄；老翳，倍硼砂，加猪胰子。

六神开瞽散

【来源】《眼科阐微》卷四。

【组成】五烹一两　入冰片七分　龙砂一两　入冰片一钱　虎液一两　入冰片一钱三分

【用法】凡目赤肿痛痾痒，俱系内症、重者，虎液

为主，用七分；龙砂为辅，用三分；五烹为佐，用二分。如内症轻者，五烹为主，用五分；虎液为辅，用三分；龙砂为佐，用二分。凡云膜胬肉、赤白翳障，俱系外障、重者，龙砂为主，用七分；虎液为辅，用三分；五烹为佐，用二分。饭后，点大眼角，不可近黑珠，每日点十余次。

【主治】目睛赤肿痛痒，云膜胬肉，赤白翳障。

石燕丹

【来源】《医方一盘珠》卷十。

【组成】甘草四两　川连一两　木贼　归身　防风　羌活　麻黄各五钱

【用法】水二碗，童便一碗，同煎去滓。甘石（炭火煅红，淬六七次，候干为度，水飞，晒干听用），外加硼砂（铜勺煮干）一钱，石燕（火煅，醋淬七次，水飞过）一钱，琥珀（锉末）一钱半，朱砂（水飞）一钱半，白丁香，上冰片，上麝香各一分半，共研如尘，点眼。

【主治】外障诸翳，胬肉攀睛。

【加减】加熊胆三分尤妙。

黄连膏

【来源】《疡医大全》卷十一。

【组成】炉甘石（煅）二两　石蟹二钱　琥帕　珍珠　熊胆各一钱　冰片二分　麝香三分

【用法】先将甘蔗二枝去皮；切作薄片，用清水四五碗，煮二碗，将渣捣汁滤清；入川黄连二两，熬一碗，去渣滤净；加川蜜二两，又熬至大半碗，入前药共一处研至无声为度。

【主治】诸般外障，云翳蟹睛，血翳赤膜。

推云散

【来源】《疡医大全》卷十一。

【组成】石蟹（滚水泡，去夹石并砂土，用竹纸包，槌碎，再研至无声为度）　黄连（去须）　白丁香各一钱　宫粉　金锡（坚重有金星，研飞）　青盐（锅内水化开，澄去砂土，火上煎干）　赤石脂　铜绿（古钱上者刮下，研细，水飞，晒干）各三分　硼砂　乳香（透明者，箬包四五层，铜锅内清水煮数沸，换水煮去油）　没药（制同上）各四分　熊胆（去皮膜）　当门子　枯矾　冰片各一分

【用法】共乳细用。

【主治】诸般外障，云翳蟹睛，血翳赤膜。

琥珀散

【来源】《疡医大全》卷十一。

【组成】芦甘石（煅）一两　琥珀（细竹纸包，捶研）二钱　冰片三分

【用法】上为极细末。点眼。

【主治】诸般外障，红赤羞明，风热火眼，血缕瘢疮翳膜，眼弦烂生眵流泪。

推云散

【来源】《古方汇精》卷二。

【组成】防风　木贼草　秦皮　荆芥　羌活　白蒺藜（去刺、炒）　蝉壳（去土）　僵蚕（去丝，炒）　元参　牡丹皮　枳壳各一钱（炒）　草决明二钱（炒）

【用法】水煎，食远服。

【主治】风寒外侵，火热内炽，肝窍不利，目赤痛日久，渐生外障翳膜。

拨云丸

【来源】《银海指南》卷三。

【组成】当归一两二钱　川芎　地骨皮　白蒺藜　密蒙花　池菊　羌活　荆芥各一两　红花五钱　木贼一两　蔓荆子　薄荷　枳壳　甘草各五钱　蝉蜕　蛇蜕　川连各二钱　川椒七钱半

【用法】上药各为细末，炼蜜为丸，如梧桐子大。每服二钱。

【主治】一切翳膜外障。

苦薏水

【来源】《眼科锦囊》卷四。

【组成】苦薏二十钱　片脑十二钱

【用法】以蒸露罐取露，封纳壶内，听用。

【主治】外障疼痛甚者。

神效水

【来源】《眼科锦囊》卷四。
【别名】夏冰。
【组成】消石一钱　胆矾五分　明矾一两五钱　食盐五分
【用法】上药以文火煮，纳壶埋藏于土中，约七日，凝结如青冰。每用少许，融解为水，洗净眼目。
【主治】诸般外障属热者，及顽固星翳，角膜脓溃之类。

药肝汤

【来源】《外科证治全书》卷一。
【组成】黑羊肝七尖四两（如无羊肝，即用公猪肝亦可）　兔粪八枚　木贼（去节）　当归身各二钱　蝉蜕二十四个（去头足）
【用法】上先将兔粪、木贼、当归、蝉蜕四味，用清水二大碗，入瓷罐内，漫火熬滚，令其性味俱出后，将羊肝七尖切薄片，入于汤内，一刻即熟。先饮汤，后食肝。每日清晨用之，晚服拨翳汤。两月之久，翳膜可消一半，百日可痊愈。
【主治】外障，眼生翳膜。

滋阴退翳汤

【来源】《眼科临症笔记》。
【组成】玄参五钱　知母三钱　生地四钱　寸冬三钱　蒺藜三钱（炒）　木贼三钱　菊花三钱　青葙子三钱　蝉蜕二钱　菟丝子三钱　甘草一钱
【用法】水煎服。
【主治】鱼鳞障症（结核性角膜实质炎）。症见两黑珠之上白膜层层，瞳孔微露，酸涩昏蒙，白珠略带水红色。
【验案】鱼鳞障症　卞某某，男，东昌人，四十四岁。因心力俱劳，常夜不成眠，时觉两目酸涩，不堪重视。迨其后，薄膜四起，形如鱼鳞。初令西医调治，月余如故。按其脉，左尺沉细，关部虚数。此肾水不足，致伤肝胆，肝胆不正之火上冲于脑而致。先将鱼腰、目窗略刺；投以本方，连服数十剂，翳膜渐退，能视书上大字。后又服杞菊地黄丸半年余，鱼鳞虽无，而白膜未净、视物昏花。

外障皂角丸

【来源】《顾氏医径》卷六。
【组成】蛇蜕　蝉蜕　元精石　山甲　当归　生术　茯苓　谷精草　木贼草　白菊花　刺胃皮　胆草　赤芍　连翘各五钱　猪猪爪十枚　人参三钱　川芎一钱五分　牙皂四挺（煨）　淫羊藿四钱
【用法】杏仁、地黄煮汁和丸。早、晚各服一钱五分。
【主治】外障。
【宜忌】忌鲜发。

洗眼紫金膏

【来源】《北京市中药成方选集》。
【组成】炉甘石（煅）四两　硼砂（煅）二钱　没药（炙）一钱　章丹四两　朱砂二钱　海螵蛸（去硬壳）二钱　乳香（炙）一钱　硇砂（炙）六分　冰片六分　麝香六分
【用法】上为极细末，炼老蜜为饼，重三分。每用二个，温开水溶化洗之。
【功用】清热消肿，退翳。
【主治】暴发火眼，外障云翳，眼睑赤烂。

瓜子眼药

【来源】《全国中药成药处方集》（天津方）。
【组成】炉甘石一斤（用黄连一两，熬水过滤，浸煅甘石，飞净去渣晒干，每甘石粉十两兑下药）　冰片一两　麝香二分　熊胆二钱（化水）
【用法】上为极细末，和匀，用荸荠六两拧汁，和冰糖二两化水，作成瓜子式，每个干重一分。以药蘸凉水点眼角。
【功用】消炎明目，退翳。
【主治】暴发火眼，气蒙昏花，红肿痛痒，流泪怕光，外障云翳，眼边红烂。

拨云散

【来源】《全国中药成药处方集》（天津方）。

【组成】甘石一斤（用黄连一两，熬水过滤，浸煅甘石，飞净去滓，晒干，每十两甘石兑） 冰片一两 麝香二分 熊胆（化水）二钱

【用法】上为极细末，三分重装瓶。用玻璃棍蘸药，点眼角内。

【功用】明目退翳。

【主治】暴发火眼，气蒙昏花，红肿痛痒，流泪怕光，外障云翳，眼边红烂。

退翳丸

【来源】《全国中药成药处方集》（北京方）。

【组成】当归 香附 防风 草决明各三十二两 蝉蜕八两 玄参六十四两 青皮十六两 连翘三十二两 菊花六十四两 蛇蜕八两 白芷三十二两 川芎二十两 枳壳六十四两 密蒙花十六两 柴胡三十二两 薄荷十六两 黄芩三十二两 郁金十六两 蒺藜六十四两（炒） 木贼草六十四两 赤芍三十二两 橘皮三十二两 谷精草八两

【用法】上为细末，水泛小丸，滑石为衣，闯亮。每服二钱，温开水送下，一日二次。

【功用】消障退翳，散风明目。

【主治】火眼外障，血翳贯睛，视物不清，羞明涩痛。

羚羊明目丸

【来源】《全国中药成药处方集》（沈阳方）。

【组成】羚羊角一两 白菊花二两 川芎一两 车前一两 防风六钱 羌活五钱 薄荷五钱 赤芍一两 大黄五钱 朴消五钱 血竭二钱 没药三钱 丹皮三钱 红花五钱

【用法】上为极细面，炼蜜为丸，每丸七分重。每服一丸，食前白开水送下。

【功用】清热明目，活血止痛。

【主治】外障眼病，胬肉布睛，目赤肿痛，暴发火眼，云翳障目。

【宜忌】忌辛辣等食物。

涩化丹

【来源】《眼科六经法要》。

【组成】赤石脂十两 甘草六两（上共研极细末。然后用） 薄荷一两 僵蚕一两 麻黄一两 北细辛五钱 蔓荆子一两 紫草七钱 龙胆草四钱 黄连一两 芦荟一钱 草乌四钱（水煎，去滓，以浸石脂、甘石，绵纸封贮器口，日晒夜露，干时再加） 空青石一两 珊瑚三钱 琥珀二钱 上血竭一钱 珍珠五分（需用未经穿过孔者，还须塞入白豆腐内，加水煮2小时，方能取出合药）

【用法】共研极细腻。每晚取少许点于障上。

【主治】目外障。

【加减】翳膜厚者，可加硇砂少许，不可多加。

三、偃月障

偃月障，亦称偃月侵睛、偃月翳、外偃月等，是指黑白交界上际处生白色翳膜，渐向下侵及，状若偃月盖蔽黑睛的病情。《目经大成》：“此症风、气轮交际，显有障如偃月，薄薄盖向下来，其色粉青。乃非内非外，似从白睛中渗出膏液者。初不觉，渐及风轮之半始现形。再则环风轮俱生，障上累障，状类枣花、锯齿，遂损光。盖真阳衰惫，好动能劳，汗湿郁元首，及饮食之人，酒腻果腹，寝兴无常，混阳蒸变而成。”病发多因风湿滞郁，微火攻击；或痰火之人，喜食燥腻湿热等物，皆能致有此患。治宜清热利湿。

坠翳丸

【来源】《秘传眼科龙木论》卷一。
【别名】鱼胆丸（《本草纲目》卷四十四）。
【组成】青羊胆　青鱼胆　鲤鱼胆各七个　熊胆一分　牛胆五钱　麝少许　石决明一两
【用法】上为末，面糊为丸，如梧桐子大。每服十丸，空心茶送下。
【主治】

1.《秘传眼科龙木论》：偃月翳内障。初患之时，惟有头旋额角骨痛，亦因肝肾俱劳，脑风积热，致使生翳如偃月之状。

2.《眼科全书》：浮翳内障，不痒不痛，临光无神，翳如银色，瞳睛赤色，阴看略大，阳看略少。

通明散

【来源】《秘传眼科龙木论》卷一。
【组成】人参　防风　黄芩各一两　细辛一两半　茯苓半两　茺蔚子二两
【用法】上为末。水一盏，散一钱，煎至五分，夜食后去滓温服。
【主治】

1.《秘传眼科龙木论》：肝肾俱劳，脑风积热，致生偃月翳内障。

2.《普济方》：眼生翳膜赤脉，胬肉涩痒，疼痛有泪。

修肝散

【来源】《眼科全书》卷三。
【组成】当归　甘草（少）　防风　连翘　薄荷　黄芩　栀子　大黄　草决明　蔓荆子　细辛　白芍
【用法】上为末。每服三钱，食后加蜜少许调下，一日三次。
【主治】偃月翳内障。

补肝散

【来源】《审视瑶函》卷五。
【组成】羚羊角　细辛　羌活　白茯苓　楮实子　人参　玄参　车前子　夏枯草　防风　石斛各等分
【用法】上为细末。每服一钱，食后米饮调下。
【主治】偃月障症。

五胆偃月坠翳丸

【来源】《医宗金鉴》卷七十七。
【组成】石决明一两　麝香少许　青鱼胆　鲤鱼胆　青羊胆各七个　牛胆五钱　熊胆一分
【用法】上为细末，面糊为丸，如梧桐子大。每服五分，空心茶清送下。
【主治】目病，偃月内障。缘脑风积热注入眼中，肝肾俱劳，以致瞳神内上半边有白气一湾，隐隐似新月之状，复垂向下。

还睛散

【来源】《杂病源流犀烛》卷二十二。
【组成】人参　茺蔚子　知母　桔梗　熟地　车前子　黄芩　细辛　玄参　五味子
【主治】肝肺风热，眼生偃月翳、枣花翳、黄心翳。

汤泡散

【来源】《异授眼科》。
【组成】当归　赤芍　黄连　蝉蜕
【用法】上为末。滚水泡，每服二钱，乘热熏眼，温服。
【主治】肝经不足，肺气太过，目中障如偃月而疼痛。

补肾丸

【来源】《异授眼科》。
【组成】菟丝子　枸杞　白朱砂　青盐　熟地　破故纸　石斛　巴戟天　丹皮　酸枣仁　肉苁蓉　茴香
【用法】上为末，炼蜜为丸，如梧桐子大，朱砂为衣。盐汤送下。
【主治】目珠上转如月出东海状。

平肝上清丸

【来源】《眼科临症笔记》。

【组成】知母肉二两　生石膏一两　黄连八钱　黄芩八钱　石斛五钱　薄荷四钱　茺蔚子一两半　车前子八钱（炒）　蔓荆子六钱　青葙子五钱　夏枯草七钱　甘草三钱

【用法】上为细末，水打为丸。每服三钱，一日二次。

【主治】偃月障症。两眼不疼不红，视物昏蒙，风轮上边一条白膜，如弯月然，缓缓下垂。

四、混睛障

混睛障，又名混睛外障、气陷，是指黑睛深层呈现一片灰白翳障，混浊不清，漫掩黑睛，障碍视力的病情。《张氏医通》："混睛障证，有赤白二种。赤者畏赤脉外绊，白者畏光滑如苔。一种白睛光赤而后痒痛迎风有泪，闭塞难开，或时无事，不久亦发。年深则睛变成碧色，满目如凝脂赤露，如横赤丝，此毒风积热所致也。"病发多因肝经风热或肝胆热毒蕴蒸于目，邪伏风轮，热灼津液，瘀血凝滞引起；或邪毒久伏，耗损阴液，肝肾阴虚，虚火上炎所致。初起怕热羞明，眼睑难睁，眼珠疼痛，视力下降，抱轮暗红或白睛混赤，黑睛深层呈圆盘状混浊，或混浊自中央或周边开始，逐渐漫掩整个黑睛，致黑睛晦暗无华，如磨砂玻璃状。治宜疏风清热，泻肝解毒，滋阴降火，补肝调血。

凉肝散

【来源】《秘传眼科龙木论》卷三。

【组成】川大黄　桔梗各半两　黄芩　羚羊角　黑参　人参　茯苓各一两

【用法】上为末。每服一钱，以水一盏，煎至五分，先镰洗钩割，食后去滓温服。

【主治】毒风在肝脏，积血睑眦之间，而致混睛外障，初患之时先疼后痒，碜涩泪出，怕日羞明，白睛先赤，发歇无定，渐渐眼内赤脉横立遮睛，如隔纱看物，难以辨明。

七宝膏

【来源】《秘传眼科龙木论》卷三。

【组成】珍珠　水晶　贝齿各一两　琥珀　石决明各三分　空青　玛瑙　龙脑各半两

【用法】上为细末，水五升，石器内煎至一升，去滓，煎至一盏，入蜜半两，煎和为膏。每至夜卧时点之，早晨不得点。

【主治】混睛外障。

退翳丸

【来源】《秘传眼科龙木论》卷三。

【组成】白芷　细辛　五味子　枳壳各一两（去瓤，麸炒）　牡蛎　茺蔚子各二两

【用法】上为末，炼蜜为丸，如梧桐子大。每服十丸，空心米饮汤下。

【主治】混睛外障。因毒风在肝，积血睑眦之间，初患之时，先疼后痒，碜涩泪出，怕日羞明，白睛先赤，发歇无定，渐渐眼内赤脉横立遮睛，如隔纱看物，难以辨明。

地黄散

【来源】《审视瑶函》卷三。

【组成】生地黄　当归　熟地黄（焙干）　大黄各七钱　谷精草　黄连（酒炒）　白蒺藜（炒去刺）　木通　乌犀角（锉细末）　玄参　木贼草　羌活　炙甘草各五钱

【用法】上为细末。每服二钱，煮猪肝或羊肝汁，食远调下。

【主治】混睛障症。

摩障灵光膏

【来源】《医宗金鉴》卷七十八。

【组成】黄连（锉如豆大，童便浸一宿，晒干，为末）一两　黄丹（水飞）三两　当归（酒洗）二钱　麝香五分　乳香五分　轻粉一钱　硇砂一钱　白丁香一钱　龙脑一钱　海螵蛸（俱另研细末）一钱　炉甘石（以黄连一两煎水，淬七次，研细）六两

【用法】先用好白蜜十两，熬五七沸，以净纸搭去蜡面，除黄丹外，下余药，用柳木搅匀，次下黄丹再搅，慢火徐徐搅至紫色，却将乳香、麝香、轻粉、硇砂和匀入上药内，以不粘手为度。点眼用。

【主治】

1.《医宗金鉴》：混睛。

2.《中国医学大辞典》：目生翳障。

清肺平肝汤

【来源】《眼科临症笔记》。

【组成】大生地八钱　花粉四钱　黄芩三钱　连翘三钱　银花四钱　寸冬四钱　地骨皮四钱　知母肉四钱　车前子三钱（外包）　大黄三钱　甘草一钱

【用法】水煎服。

【主治】混睛障症。两眼酸疼，气轮被赤丝横绕，风轮赤白兼杂，微露瞳神，视物昏蒙，重则瞳神皆无，只有光感。

滋阴退翳汤

【来源】《张皆春眼科证治》。

【组成】酒生地　当归各9克　酒白芍　麦门冬　知母各6克　天花粉　木贼　谷精草　元参各9克

【功用】润肺养肝，明目退翳。

【主治】混睛障后期邪退正衰，秽浊赤障渐退，风轮表面逐步恢复光泽，病情趋向恢复阶段者。

【方论】方中酒生地、当归、酒白芍补血养肝，酒生地且有育阴清热之功；麦门冬、知母、天花粉生津润肺，三味皆有除热之效；木贼、谷精草平肝退翳以明目；元参滋肾养阴以护瞳。

银花解毒汤

【来源】《中医眼科学》。

【组成】银花　蒲公英　炙桑皮　花粉　黄芩　龙胆草　大黄　蔓荆子　枳壳

【主治】混睛障。

五、聚星障

聚星障，是指黑睛上生多个细小星翳，伴涩痛、畏光流泪的病情。《张氏医通》："聚星障证，乌珠上有细颗，或白色，或微黄，或联缀，或团聚，或散漫，或顿起，或渐生，初起者易治，生定者退迟。白者轻，黄者重，聚生而能大作一块者，有凝脂之变，联缀四散，傍风轮白际而起，变大而接连者，花翳白陷也。若兼赤脉绊者，或星翳生于丝尽头者退迟，此证多由痰火之患。能保养者庶几，斫丧犯戒者，变证生焉。"病发多因风热或风寒之邪外侵，上犯于目；或外邪入里化热，或因肝经伏火，复受风邪，风火相搏，上攻黑睛；或过食煎炒五辛，致脾胃蕴积湿热，熏蒸于上；或肝肾阴虚，或热病后阴津亏耗，虚火上炎，均可致翳障如聚星。病情初起，沙涩疼痛，畏光流泪，抱轮红赤或红赤不显；黑睛骤起翳障，如针尖或秤星大小，色灰白或微黄，少则数颗，或齐起，或先后渐次而生，其排列形式不一，可散漫排列如云雾状，可联缀呈树枝状。治宜疏邪化湿，清热解毒，退翳明目。

车前子散

【来源】《圣济总录》卷一一三。

【别名】车前散（《秘传眼科龙木论》卷五）。

【组成】车前子（洗、焙） 五味子（炒） 芍药各一两半 细辛（去苗叶） 白茯苓（去黑皮） 玄参 人参 大黄（锉、炒） 桔梗（锉、炒）各一两

【用法】上为散。每服三钱匕，食后、临卧温米泔调服。

【主治】飞尘眯目，因致生翳晕。

滋阴清热汤

【来源】《眼科临症笔记》。

【组成】大生地六钱 熟地五钱 知母三钱 黄柏三钱 寸冬三钱 葛花四钱 地骨皮三钱 土茯苓三钱 菊花三钱 蔓荆子三钱 木贼三钱 甘草一钱 白蒺藜三钱（炒） 车前子三钱（炒）

【用法】水煎服。

【主治】聚散障症（角膜玻璃变性）。症见大小眦微带红色，惟黑珠上云翳层层，方圆无定，聚散不一，亦不疼痒，视物昏花。

【验案】聚散障症 东明县萧某某，男。因素日嗜酒，肝火上攻于脑，头晕目赤，翳膜始生，经当地西医调治，半年稍安。年四十，嗜酒如故，肝火又起，翳膜往来不定，隐涩羞明。诊其脉，太阳虚数，厥阴浮数。是知膀胱之虚热，不能滋养肝经之木，邪火乘势上冲于脑，以致头疼目疫，点翳四起，视物昏蒙。初服活血解毒汤十剂，视力稍有加增，又改服滋阴清热汤年余，翳膜虽未退净，而视力无碍。

清肝除风汤

【来源】《张皆春眼科证治》。

【组成】柴胡6克 大青叶12克 酒黄芩9克 川黄连3克 赤芍9克 茺蔚子6克 荆芥3克 秦皮4.5克

【功用】清肝泻火，活血除风。

【主治】肝经邪火内炽，外受风邪侵入，风热相搏，上攻于目，致生聚星障。青睛表面出现细颗，或白或微黄，因聚而生。

【加减】病久耗伤阴液，可加生地、元参各9克。

【方论】方中柴胡、大青叶、酒黄芩清肝泻火，柴胡且有疏肝之力，酒黄芩且有清肺之功；川黄连清心明目，此处用之有母实泻子之意；赤芍、茺蔚子活血通络，能散血中之风；荆芥疏风解热，还有退赤之功；秦皮清肝明目而退翳。

六、垂帘障

垂帘障，是指风轮生障色白，如帘垂下的病情。《金匮启钥》："垂帘障者，生于风轮，从上而下，不论厚薄，但在外色白而薄者方是。……总之此症只是白障，慢慢而生下来，形为混障者是。"病发多因风热壅滞而生。治宜散热泻火为主。

清凉煎

【来源】《秘传眼科龙木论》卷六。

【组成】龙脑 腻粉 马牙消 秦皮各一两 防风 黄连各三分

【用法】上为极细末。以水二碗浸药二日后，煎取二大盏，滤去滓，更煎三五沸，用瓷盒子盛之，别入龙脑，搅匀，密封，勿令尘入。用之点眼。

【主治】眼赤膜下垂外障。

羚羊角饮子

【来源】《秘传眼科龙木论》卷六。

【组成】羚羊角一两五钱 黄耆二两 茺蔚子二两 黄芩 天门冬 黑参 知母 桔梗各一两

【用法】上为末。以水一盏，散一钱，煎至五分，去滓，食后温服。

【主治】眼赤膜下垂外障。初患之时，忽然赤涩，泪下痛痒，摩隐瞳仁，黑睛渐生翳障，赤膜下垂，

直覆眼睛。

生地黄散

【来源】《银海精微》卷上。

【组成】生地黄 黄柏 知母 防风 荆芥 升麻 干葛 天花粉 黄芩 甘草 桑白皮 白茯苓 赤芍药

【用法】上锉。每服七八钱，水煎，食后服。

【主治】眼下赤膜，发歇无时。

加味修肝散

【来源】《银海精微》卷上。

【组成】栀子 薄荷各三两 羌活一两 当归 大黄 连翘各五钱 黄芩 赤芍药 菊花 木贼 白蒺藜 川芎各一两 麻黄 甘草

【用法】上为末。每服三钱，用酒调下。痛用酒，不痛水煎服。

【主治】患眼生翳，如珠垂簾遮睛者。

天麻退翳散

【来源】《银海精微》卷下。

【组成】当归一两（好酒浸，焙干） 熟地黄一两（酒浸，焙干） 川芎一两五钱 赤芍药二两五钱（热水泡） 白僵蚕一两（热水泡过，洗去丝，姜汁炒） 蝉蜕五十个（水泡洗，去头足） 羌活 防风 荆芥 木贼（去根节）各一两 石决明一两（烧过存性） 白蒺藜一两五钱 白芷一两五钱 甘草七钱 麦门冬二两 黄芩尾 羊角天麻（炒存性） 厚枳壳（炒） 蔓荆子各一两（打少碎） 菊花一两 蜜蒙花七钱

【用法】每服加莲子三个，灯心七根，水一钟半，煎至八分，食后温服。

【主治】垂帘翳障，昏暗不明。

【加减】若眼红，加黄连。

羚羊饮

【来源】《医宗金鉴》卷七十八。

【组成】羚羊角（镑）一钱五分 知母 黄芩 黑参 桔梗 柴胡 栀子（炒）各一钱 茺蔚子二钱

【用法】上为粗末。以水二盏，煎至一盏，去滓，食后温服。

【主治】肝肺之热，冲于眼内，致生赤膜下垂。初患之时，气轮上边起赤膜一片，垂至风轮，下覆瞳仁，泪流痛痒。

化针散

【来源】《眼科临症笔记》。

【组成】青盐三钱 硼砂二钱 铜绿二钱 白矾二钱 乌梅三个 川椒七个 杏仁七个 花针七个

【用法】共为一处，水半碗，泡七日即洗，一日一次。

【主治】垂帘障症。从风轮上边生出白膜一块，下侵瞳神，大小眦略赤，不瘆疼流泪，只觉昏涩羞明。

【验案】垂帘障 南乐县李某某，女，五十岁。素日常见头晕，视物昏花，起初自为年老昏花，不为病。日后越来越盛，视物如隔罗，才知是病。按其脉，厥阴沉细，惟太阴洪大。知是肝血不足，而肺气有余之所致。先将上星、强间、攒竹轮流刺之；内服活血除风汤，二月余始轻。以后目有赤丝不退，再用化针散常常洗之，年余始愈。

活血除风汤

【来源】《眼科临症笔记》。

【组成】当归四钱 川芎二钱 赤芍三钱 生地三钱 寸冬三钱 茺蔚子五钱 羌活三钱 银花三钱 木贼二钱 僵蚕二钱（炒） 胡黄连三钱 枳椇子三钱 甘草一钱 薄荷二钱

【用法】水煎服。

【功用】活血除风。

【主治】重帘障症。从风轮上边生出白膜一块，下侵瞳神，大小眦略赤，不疼流泪，只觉昏涩羞明。

【验案】垂帘障症 泰安梅冬景，18岁。嗜于烟酒，伤及脑髓，以致白膜下垂，而瞳神微露下边。先经某医院治疗，月余稍轻。后又就诊于余，按其脉，六浮滑，惟太阴弦长，是知肝血不足，而肺气有余所致也。先轮流刺上星、强间，攒竹，内

服活血除风汤，三月余始轻。以后目有赤丝不退，再用化针散常常洗之，年余始愈。

滋阴清血汤

【来源】《眼科临症笔记》。

【组成】知母五钱　黄柏三钱　生地六钱　石决明八钱　软蒺藜三钱　木通三钱　泽泻三钱　生牡蛎四钱　车前子三钱（外包）　生龟版四钱　银花三钱　菊花三钱　地骨皮三钱

【用法】水煎服。

【主治】赤膜下垂症（沙眼性血管翳）。症见头疼，赤丝满目，热泪不止，从风轮上际生赤膜一片，下侵瞳神，视物昏涩疲疼。

滋阴清肺肠

【来源】《眼科临症笔记》。

【组成】生石膏八钱　知母四钱　玄参五钱　生地四钱　丹皮四钱　银花三钱　石决明六钱　连翘三钱　蒺藜二钱（炒）　车前子三钱（外包）　甘草一钱　羚羊角五分

【用法】水煎服。

【主治】赤膜下垂症（沙眼性血管翳）。头疼，赤丝满目，热泪不止，从风轮上际生赤膜一片，下侵瞳神，视物昏涩酸疼。

【验案】赤膜下垂症　鄄城县李某某，女，18岁。素体虚弱，因功课紧张，过用脑力，夜多失眠，常觉头疼，目疲，后觉目昏，疲疼流泪。诊其脉，寸脉浮数，尺脉沉细；视其目，气轮之上生赤膜一片，下侵风轮，疲疼流泪，怕日羞明，是知肾水不足，而肝火有余。先刺上星、合谷、太阳、攒竹等穴；内服滋阴清肺汤去羚羊角，加田七五分，胡黄连三钱。三剂后复诊，酸涩已止，赤膜稍退，再服滋阴清血汤，并点黄连膏即可。

加减退赤散

【来源】《张皆春眼科证治》

【组成】酒黄芩12克　秦皮3克　赤芍　牡丹皮　生地各9克　木通3克　炒栀子6克　青黛0.3克

【功用】清心凉肝退翳，活血祛瘀通脉。

【主治】赤膜下垂初起，菲薄翳膜，从白睛上部发起，其上有赤丝牵绊，逐渐变厚增大，下侵风轮，甚至掩及瞳神，影响视力，障边赤脉尽处常起星翳数点，色黄或白，肥而厚，似凝脂之微。常伴有头痛目昏，酸涩难睁等症。此症初起也有单发赤脉者，自气轮下贯青睛，然后翳膜旁丝脉而生，互相连缀，形成一片赤膜，发展迅速，若不急治，赤膜遮蔽整个风轮，即成血翳包睛，难以见物，甚至导致失明。

【方论】方中酒黄芩、秦皮、青黛清肝中郁火，秦皮且能退翳；生地、木通、炒栀子清心中邪热，木通且能通脉；赤药、牡丹皮活血凉血祛瘀以退目赤。

【加减】心火偏盛者，可加川黄连1.5克；肝火偏盛者，可加龙胆草3克。

【验案】赤膜下垂　赵某，女，48岁。左目沙涩不适五六个月，时轻时重，近十几天来症状忽然加重，目珠涩痛，流泪羞明，视物不清。检查，左眼上睑睑内椒粒密集，疙瘩不平，赤膜从白睛上方垂下，已近瞳神边缘，赤脉密集，此为赤膜下垂。投以加减退赤散加川黄连1.5克。外用海螵蛸棒擦法，治疗睑内椒粒，服药6剂，摩擦1次。复诊：睑内椒粒见疏，赤膜稍退，又行擦法1次，服上药6剂。睑内椒粒大部已平，留有少量瘢痕，眦帷部尚有少数椒粒，赤膜已去大半，已不羞明流泪，视物较前清晰，又服上方21剂而愈。

七、花翳白陷

花翳白陷，是指以黑睛生翳，灰白混浊，四周高起，中间低陷，形如花瓣为主要特征的病情。《金匮启钥》：“花翳白陷之症，因火烁络内，膏液蒸伤，凝脂从四围起而漫神珠，故风轮皆白，或微黄色，视之与混障相似而嫩者；或轮白之际，四围生翳，渐渐厚润，中间尚青未满，与夫瞳神尚见，只是四围皆起，中间低陷者。此皆金盛克木之祸。”病发多因外感风热毒邪，肺肝火炽于内，内外相搏，攻冲风轮所致。治宜疏风清热，泻腑解毒，退翳明目。

马牙消散

【来源】《太平圣惠方》卷三十三。
【别名】白龙散（《普济方》卷七十八）。
【组成】马牙消半两　黄连末一两　硇砂半分　芦荟末一分　珍珠末一分　龙脑半分

方中硇砂，《普济方》作“硼砂”。
【用法】上为末。每以铜箸取如麻子大点之。
【主治】眼生花翳侵睛，向明不得。

羚羊角散

【来源】《太平圣惠方》卷三十三。
【别名】羚羊角汤（《圣济总录》卷一一一）。
【组成】羚羊角屑一两　川大黄一两（锉碎，微炒）　桑根白皮一两（锉）　黄连一两（去须）　决明子一两　黄芩一两　甘菊一两　甘草半两（炙微赤，锉）
【用法】上为粗散。每服三钱，以水一中盏，煎至六分，去滓，食后温服。
【主治】眼生白翳，点点如花。

洗眼汤

【来源】《证类本草》卷七引《本草图经》。
【组成】当归　芍药　黄连各等分
【用法】停细切。以雪水或甜水煎浓汁，乘热洗，冷即再温洗。
【功用】益眼目。
【主治】风毒赤目、花翳等。
【方论】凡眼目之病，皆以血脉凝滞使然，故以行血药合黄连治之，血得热即行，故乘热洗之，用者无不神效。

水照丸

【来源】《圣济总录》卷一一一。
【组成】乌贼鱼骨（取白心用）　生龙脑　丹砂（飞过）各一钱
【用法】上为极细末，用蜡和作细饼子。安眼中。
【主治】眼生花翳。

知母饮子

【来源】《秘传眼科龙木论》卷三。
【组成】知母　茺蔚子各一两　防风　细辛各一两半　桔梗　大黄　茯苓　芒消各一两半
【用法】上为末。每服一钱，以水一盏，煎至五分，去滓，食后温服之。
【主治】肝肺积热，壅实上冲入脑，致生花翳白陷外障。

摩顶膏

【来源】《秘传眼科龙木论》卷三。
【组成】子鹅脂　牛酥　木香各一两　盐花一两半　朱砂　龙脑各一分
【用法】上为末，和成膏。每日两次摩顶上。

《眼科全书》本方用法：上为细末，用鹅、牛脂熬滚入末同熬成膏，若软，再酌加黄占。用手蘸摩擦头额诸痛处，或作饼贴痛处。
【主治】

1.《秘传眼科龙木论》：花翳白陷外障。
2.《眼科全书》：眼眶疼或太阳痛及眉骨痛。

加味修肝散

【来源】《银海精微》卷上。
【组成】羌活　防风　桑螵蛸　栀子　薄荷　当归　赤芍药　甘草　麻黄　连翘　菊花　木贼　白蒺藜　川芎　大黄　黄芩　荆芥各一两
【用法】上为末，等分，水煎。入酒温服。
【主治】肝经热毒入脑，眼生花翳白陷。目中忽然肿痛赤涩，泪出不明，眼中生翳如萝卜花，或鱼鳞子，入陷如碎米者。

当归补血散

【来源】《银海精微》卷下。
【组成】当归 川芎 白芍药 防风 细辛 菊花 甘草 车前子 蒺藜 白术 羌活 茺蔚子 薄荷各一两 大黄五钱
【用法】每服八钱，水煎，入酒三盏，温服。
【主治】妇人肝虚，遇行经之际，眼目疼痛，肿涩难开，头痛眩晕，生翳于黑睛上，或如粟米，或如花翳白陷者。

洗肝散

【来源】《证治准绳·类方》卷七。
【组成】川芎 当归尾 赤芍药 防风 生地黄 白蒺藜 木贼 蝉蜕 羌活 薄荷 苏木 菊花 红花各五钱 甘草三钱
【用法】上锉。每服三钱，水一盏半，松丝十余根，煎服。
【主治】花翳。

补血当归汤

【来源】《眼科阐微》卷三。
【组成】当归 菊花各五钱 川芎 白术 细辛 茺蔚子 白芍 羌活 薄荷 大黄各二钱 甘草三钱 车前三钱 防风二钱半 白蒺藜三钱
【用法】上为末。每服一钱五分，灯心汤下。
【主治】妇人行经，去血过多，血衰肝虚，眼疼，黑眼花翳白陷。

决明丸

【来源】《医宗金鉴》卷七十七。
【组成】石决明一两 车前子一两 五味子半两 细辛半两 大黄一两 茯苓一两 知母一两 茺蔚子一两 黑参一两 防风一两 黄芩一两
【用法】上为细末，炼蜜为丸，如梧桐子大。每服三钱，食前茶清送下。
【功用】下行实热。
【主治】滑翳内障。瞳心内一点如水银珠子之状，微含黄色，不痒不疼，无泪而遮蔽瞳神，渐渐失明，后则左右相牵俱损。

当归补血汤

【来源】《医宗金鉴》卷七十八。
【组成】薄荷五分 羌活五分 茺蔚子一钱 柴胡八分 蒺藜一钱 菊花八分 防风八分 甘草四分 生地黄二钱 当归一钱五分 白芍药一钱 川芎八分
【用法】上为粗末。以水二盏，煎至一盏，去滓，食后温服。
【主治】经行去血过多，肝经虚损，眼目涩痛，头痛眩晕，肿涩难开，生翳于黑睛上，或如粟米，或花翳白陷。

活血养肝汤

【来源】《眼科临证笔记》。
【组成】知母肉三钱 当归四钱 川芎二钱 玉竹三钱 胡黄连三钱 寸冬三钱 夏枯草三钱 菊花二钱 香附三钱 木贼二钱 石斛三钱 甘草一钱 田三七五分（另为末，冲服）
【用法】水煎服。
【功用】活血养肝。
【主治】花翳白陷症。两眼微红，风荔塌陷，白膜叠生，状如雪花，酸疼隐涩，热泪常流。
【验案】花翳白陷症 王廷宾之女，19岁。初患月经不调，行经腹疼，经后忽觉二目微疼，视物昏蒙，隔日头疼，热泪下流，白膜隐隐，遂往张先生处调治。每日挑拨点药，终未服药，月余头疼虽止，昏蒙加倍，饮食减少，辞医返里，就诊于余。视其目，睛光低落，白膜深沉，六脉虚脱，惟太阴为甚，此乃脾蕴湿热，肝血亏乏。余先略刺巨髎、上星，内服活血养肝汤，外点消炉散。月余白膜微退，自顾有余。又改服养荣平肝汤，再轮刺攒竹、鱼腰、临泣，半年始愈。

补肾丸

【来源】《梅氏验方新编》卷一。

【组成】人参　白蒺藜　白术　杏仁　苍术　蛤蚧　玉屑　白石脂　车前子　金樱子　旋覆花　五味子　黄精各等分
【用法】上为末。每服二钱，米汤送下。
【主治】目患花翳白陷，由肺金被心火克制，金虚不能平制肝木，木反侮金，肾水又枯不能制火，火更旺而肺金益虚者。

当归元参饮

【来源】《张皆春眼科证治》。
【组成】当归身 9 克　酒白芍 6 克　酒生地 15 克　玄参 9 克　牡丹皮 6 克　车前子 9 克　酒茺蔚子 3 克
【功用】滋补肝肾之阴，以清余邪。
【主治】花翳白陷、凝脂翳转变而来，白睛淡赤，干涩不适，视物不真、青睛出现凹陷者。
【方论】方中当归身、酒白芍、酒生地、玄参、车前子滋补肝肾之阴；玄参且能降胃中浮游之火；生地甘寒滋阴，能使阴生而热退，牡丹皮清芬透达，能使热退而阴生，二味相须为用，其效更雄；酒茺蔚子祛瘀生新，能使低陷平起。

泻肺清肝汤

【来源】《张皆春眼科证治》。
【组成】银花 18 克　酒黄芩 12 克　酒大黄　柴胡各 6 克　青葙子 3 克　赤芍　丹皮各 9 克　青黛 0.3 克
【功用】泻肺清肝，明目退翳。
【主治】肺火克肝，白睛红赤壅肿，花翳白陷，从青睛周围骤起者。
【方论】方中银花、酒黄芩、酒大黄泻肺中之实热，柴胡、青黛、青葙子清肝胆火邪，青葙子清肝明目之中且有平复白陷之功，赤芍、牡丹皮活血凉血以退目中之赤肿。

清肺平肝汤

【来源】《张皆春眼科证治》。
【组成】柴胡 6 克　酒黄芩 9 克　银花 12 克　木贼 6 克　赤芍 9 克　青黛 0.3 克
【功用】铿金平木，除风退翳。
【主治】肝、肺二经风热上攻于目，侵犯风轮，致生花翳侵睛。
【方论】柴胡、酒黄芩、青黛清肝中之热邪，柴胡且有疏风之功，银花、酒黄芩清肺中之热，银花且有宣散风热之能，木贼疏风退翳而明目，赤芍活血凉血以退赤。
【加减】如抱轮红赤，可加酒茺蔚子 6 克，以祛血中之风；如花翳挡瞳，可加元参 9 克，滋补肾水，以防火邪伤阴，花翳愈后视物不清。

清肺养肝汤

【来源】《张皆春眼科证治》。
【组成】银花　酒黄芩　赤芍　当归各 9 克　酒生地 12 克　车前子 9 克　茺蔚子 3 克
【功用】清肺，养肝，起陷。
【主治】花翳白陷。肺盛肝虚，肺火克肝，白睛红赤，羞明流泪，结膨青睛，边缘有低陷者。
【方论】方中银花，酒黄芩清肺解热，当归、酒生地补血养肝，赤芍活血凉血以退目中之赤，车前子清肺养肝以明目，酒茺蔚子祛瘀生新以起陷。

新加羚角饮

【来源】《张皆春眼科证治》。
【组成】羚羊角 0.3 克　酒黄芩 9 克　柴胡 6 克　酒大黄 9 克　元明粉 3 克　知母　元参各 9 克　银花 30 克　赤芍 9 克　酒茺蔚子 6 克
【主治】花翳白陷。

八、蟹睛症

蟹睛症，是指因黑睛溃破，黄仁自溃口绽出，状如蟹眼而得名。《龙树苦萨眼论》："若眼目痛患甚，当黑珠上生黑子，如蟹眼，或如豆者为损翳。"《审视瑶函》："膏出出风轮破欲流，蟹睛形状吐珠眸……神膏绽出黑颗，小如蟹睛，大如黑豆，甚则损及瞳神，则有杏仁枣核之状，至极则青黄凸出展。”病发多因肝胆热毒炽盛，或治不及时，病变向纵深发展，以致黑睛溃破，黄仁绽出而成。初起为实，以泻肝为主；病久多虚，以补肾为主。

泻肝补胆防风散

【来源】《太平圣惠方》卷三十三。
【组成】防风一两半（去芦头） 远志（去心） 人参（去芦头） 桔梗（去芦头） 细辛 赤芍药 羚羊角屑各一两 甘草半两（炙微赤，锉） 黄芩半两
【用法】上为粗散。每服三钱，以水一中盏，煎至六分，去滓，食后温服。
【功用】泻肝补胆。
【主治】蟹睛疼痛。

黄芩散

【来源】《太平圣惠方》卷三十三。
【别名】萎蕤犀角散（《圣济总录》卷一〇六）。
【组成】黄芩 栀子仁 黄连（去须） 葳蕤 川升麻 蕤仁（汤浸，去赤皮） 甘草（炙微赤，锉）各一两 犀角屑半两
【用法】上为粗散。每服四钱，以水一中盏，煎至六分，去滓，食后温服，临卧再服之。
【主治】
1.《太平圣惠方》：眼生蟹目。
2.《圣济总录》：黑睛疼痛。

羚羊角散

【来源】《太平圣惠方》卷三十三。
【组成】羚羊角屑一两半 黄连一两（去须） 赤芍药一两 芦根一两半（锉） 木通一两半（锉） 旋复花一两半 桑根白皮一两半 川大黄一两（锉碎，微炒） 甘草半两（炙微赤，锉）
【用法】上为粗散。每服三钱，以水一中盏，加竹叶七片，煎至六分，去滓，食后温服，临卧再服。
【主治】眼生蟹目，黑睛疼痛。

防风汤

【来源】《圣济总录》卷一〇六。
【组成】防风（去叉）一两半 远志（去心） 黄芩（去黑心） 人参 桔梗（锉，炒） 细辛（去苗叶） 芍药各一两
【用法】上为粗末。每服五钱匕，水一盏半，煎至八分，去滓，食后、临卧温服。
【功用】泻肝补胆。
【主治】蟹目疼痛。

杏仁龙脑膏

【来源】《圣济总录》卷一〇六。
【组成】杏仁（去皮尖双仁）七粒 龙脑二钱（研） 朴消（炼成）一钱 猪胆（阴干）一枣许
【用法】上药先研杏仁如膏，次下三味，为极细末，以瓷盒收，密覆，勿见风。每用铜箸，取点眦中，泪出则愈。
【主治】眼中生蟹目及胬肉。

木通饮

【来源】《圣济总录》卷一〇六。
【组成】木通（锉） 羚羊角（镑） 旋覆花 芦根 桑根白皮（锉）各一两半 黄连（去须） 赤芍药 大黄（锉，炒）各一两 甘草（炙，锉）半两
【用法】上为粗末。每服五钱匕，水一盏半，加竹叶七片（切），煎至七分，去滓，食后、临卧温服。
【主治】目生蟹眼，黑睛疼痛。

黄芩羊角汤

【来源】《圣济总录》卷一〇六。
【组成】黄芩（去黑心） 羚羊角（镑） 赤芍药 细辛（去苗叶） 桔梗（锉，炒） 人参 远志（去心） 甘草（炙，锉）各半两 防风（去叉）一两半
【用法】上为粗散。每服五钱匕，水一盏半，煎至八分，去滓，食后温服，每日二次。

【功用】泻肝。
【主治】蟹睛疼痛。

补胆丸

【来源】《秘传眼科龙木论》卷四。
【组成】防风　细辛各一两半　远志　黄芩　人参　茯苓　桔梗　芍药各一两
【用法】上为末，炼蜜为丸，如梧桐子大。每服十丸，空心茶送下。
【主治】蟹睛疼痛，外障。

还睛丸

【来源】《秘传眼科龙木论》卷四。
【组成】远志　茺蔚子　防风　人参　干山药　五味子　茯苓　细辛各一两　车前子一两半
【用法】上为末，炼蜜为丸，如梧桐子大。每服十丸，空心茶送下。
【主治】突起眼高外障，初患之时，皆因疼痛发歇作时，盖是五脏毒风所致，令眼突出。

泻肝汤

【来源】《秘传眼科龙木论》卷四。
【组成】黑参　地骨皮　车前子　芒消各一两　大黄　知母各一两半　茺蔚子二两
《医宗金鉴》有柴胡二钱。
【用法】上为末。每服一钱，以水一盏，煎至五分，去滓，空心温服。
【主治】蟹睛疼痛，外障。

镇肾决明丸

【来源】《普济方》卷八十二引《眼科龙木论》。
【组成】石决明　菟丝子　五味子各一两　干山药　干地黄　细辛　知母各一两半
【用法】上为末，炼蜜为丸，如梧桐子大。每服十丸，空心以茶送下。
【主治】蟹目疼痛，外障。

防风泻肝散

【来源】《证治准绳·类方》卷七。
【组成】防风　远志　桔梗　羚羊角　甘草　赤芍药　细辛　人参　黄芩各等分
《医钞类编》有元参，无人参。
【用法】上为细末。温水调服。
《审视瑶函》：每服一钱半或二钱，食远沸汤调服。
【主治】蟹眼睛疼。

磁石丸

【来源】《证治准绳·类方》卷七。
【组成】黄耆　青盐　人参　紫巴戟　苁蓉　附子　木香　沉香　防风　牛乳　牛膝　覆盆子　桂心　干姜　远志　熟地黄　茯苓　磁石　苍术　陈皮　白术　川芎　槟榔　大腹皮　白芷　青皮　乌药　独活各等分
【用法】上为细末，炼蜜为丸，如梧桐子大。每服三十丸，温盐汤送下。
【主治】肝肾虚，蟹眼睛疼。

泻肝饮

【来源】《丹台玉案》卷三。
【组成】防风　羚羊角　远志　桔梗　黄芩　甘草　赤芍各一钱　人参　细辛各二钱
【用法】水煎，食后服。
【主治】乌风障眼，蟹睛疼痛。

灵光散

【来源】《疡医大全》卷十一。
【组成】炉甘石（煅）一两　灵药一钱（重者或二三钱）
【用法】上为极细末。调点患处少许，将目久闭，候痛止药性散尽可拨去，用绢拭去令净，以热水洗之。
【主治】外障瘫疮，扳睛胬肉，蚬肉蟹睛。

推云散

【来源】《疡医大全》卷十一。

【组成】石蟹（滚水泡，去夹石并砂土，用竹纸包，槌碎，再研至无声为度） 黄连（去须） 白丁香各一钱 宫粉 金锡（坚重有金星，研飞） 青盐（锅内水化开，澄去砂土，火上煎干） 赤石脂 铜绿（古钱上者刮下，研细，水飞，晒干）各三分 硼砂 乳香（透明者，箬包四五层，铜锅内清水煮数沸，换水煮去油） 没药（制同上）各四分 熊胆（去皮膜） 当门子 枯矾 冰片各一分

【用法】共乳细用。

【主治】诸般外障，云翳蟹睛，血翳赤膜。

龙胆泻肝丸

【来源】《眼科临证笔记》。

【组成】龙胆草二两 柴胡四钱 当归八钱 泽泻八钱 木通六钱 蝉蜕三钱 车前子五钱 栀子七钱 黄芩七钱 生地一两 甘草四钱

【用法】水为丸。每服三钱。

【主治】蟹睛症（虹膜凸出）、鱼子石榴症（滤泡性结膜炎）。

清肾汤

【来源】《眼科金镜》卷三。

【组成】当归 川芎 枸杞子各二钱 茯苓三钱 木贼 菊花 密蒙花各一钱半 石决明 知母 黄柏各二钱半 防风一钱

【用法】上锉。水三钟，煎一钟，温服。

【主治】阴虚火动，生蟹睛者。

乙癸愈蟹饮

【来源】《张皆春眼科证治》卷二。

【组成】酒生地 15 克 玄参 盐知母各 9 克 五味子 3 克 酒白芍 9 克

【主治】蟹睛证。蟹睛软而平塌，来势缓而痛轻。属虚证者。

【方论】方中酒生地、玄参、盐知母滋补肝肾之阴，以降虚火；五味子、酒白芍味酸性敛，能使蟹睛渐平；酒白芍且有滋补肝胆之能。共成一剂，具有壮水制火，渐缩蟹睛之功。

九、旋螺突起

旋螺突起，又名旋螺尖起外障、翳如螺盖、旋螺翳、螺盖翳、旋螺外障等，是指乌珠高而绽起如螺的病情。《张氏医通》：“旋螺突起证，乌珠高而绽起如螺。为肝热盛，必有瘀血。”病发多因肝热过甚，上激风轮所致。临床表现为风轮部分凸出如旋螺状，眼球变白或发青，日久变成黑色。治宜疏风解热，滋阴明目。

泻肝饮子

【来源】《秘传眼科龙木论》卷四。

【组成】大黄 细辛 芒消 车前子 黄芩 桔梗 柴胡 知母各一两

【用法】上为末。每服一钱，以水一盏，至五分，去滓，食后温服。

【主治】旋螺尖起外障，眼初患之时，忽然疼痛，作时由热积壅毒留在肝间。

郁金酒调散

【来源】《银海精微》卷上。

【组成】黄芩 郁金 大黄 防风 栀子 当归 川芎 赤芍药 龙胆草

【用法】上为末。每服三钱，食后温酒调下，一日二次。

【主治】旋螺尖起。积热于肝胆，毒壅于膈门，充

攻睛珠疼痛，中央瞳人渐变青白色，忽然凸起血丝缠绕者。

秘方琥珀膏

【来源】《葆光道人眼科龙木集》。
【别名】立退丸、定志丸。
【组成】人参二钱　石菖蒲（炮）　天门冬（去心）　远志（去心）　预知子各一两　白茯苓　麦门冬（去心）各一两
【用法】上为细末，炼蜜为丸，如梧桐子大，朱砂为衣。每服十丸，茶清或水送下。
【主治】旋螺突睛。

救睛丸

【来源】《葆光道人眼科龙木集》。
【组成】栀子　薄荷叶　赤芍药　枸杞子各二两　苍术三两
【用法】上为末，酒糊为丸，如梧桐子大。每服三十丸，井花水送下，或茶清送下亦可。
【主治】旋螺突睛。
【加减】年老之人，加茯苓三两。

还睛丸

【来源】《证治准绳·类方》卷七。
【组成】川芎　白蒺藜　白术　木贼　羌活　菟丝子　熟地黄　甘草各等分
【用法】上为细末，炼蜜为丸，如弹子大。空心熟汤嚼下。
【主治】旋螺尖起。

法制黑豆

【来源】《证治准绳·类方》卷七。
【组成】大黄　黄连　黄芩各半两　甘草　密蒙花　朴消各一两
【用法】上为末，用黑豆一升，水三碗，入药煮干。每服二十粒，细嚼，清米泔送下。
【主治】旋螺尖外障。

泻肝散

【来源】《证治准绳·类方》卷七。
【组成】升麻　大黄　赤芍药　黄芩　薄荷　栀子　木贼　陈皮　黄连　朴消　菊花　甘草　防风　五灵脂　葶苈　细辛各等分
【用法】上为细末。每服二钱，为散亦可，水煎，食后服。
【主治】旋螺泛起。
【加减】老人，加枳壳、厚朴。

救睛丸

【来源】《证治准绳·类方》卷七。
【组成】苍术　枳实　甘草　川芎　荆芥　蝉蜕　薄荷　当归　木贼　草决明　谷精草各等分
【用法】上为末，炼蜜为丸，如弹子大。每服一丸，食后茶清送下。
【主治】睛肿，旋螺突出，青盲有翳。

泻脑汤

【来源】《医宗金鉴》卷七十八。
【组成】防风二钱　细辛五分　桔梗一钱　赤芍药一钱　天门冬（去心）一钱　五味子五分　茺蔚子二钱
【用法】上为粗末。以水二盏，煎至一盏，去滓，食后温服。
【主治】旋螺外障。气轮之内，乌珠色变，青白如螺蛳之壳，其色初青久黑，其形尖圆，乃肝经积热亢极，瘀血凝滞所致。

蝉退饮

【来源】《麻疹集成》卷四。
【组成】蝉退　当归　防风　赤芍　茯苓　石决　蛇蜕　川芎　羌活　白蒺藜　苍术　甘草
【用法】水煎服。
【主治】目有旋螺突出。

消炎散

【来源】《眼科临症笔记》。

【组成】硼酸三钱　白矾一钱　梅片二分
【用法】水冲洗罨，一日三次。
【功用】消炎退赤。

【主治】五脏积热，肝火旺盛，上攻于头目，头痛目胀，风轮高起，左目旋螺突出，疼痛不已，热泪常流，惟厥阴弦紧。

十、目生珠管

目生珠管，是指风热痰饮，积于脏腑，使肝脏血气蕴积，冲发于眼，津液变生结聚，状如珠管的病情。《圣济总录》："论曰目生珠管者，风热痰饮渍于肝，血气蕴积，津液结聚，所由生也，肝藏血，故肝受血而能视，气调血和，则精华见于目，今邪乘于肝，肝气受病，为风热熏蒸，痰饮渐渍，使血气壅阏，上冲于目，津液结聚，状如珠管，故以名焉。"治宜清肝泻火。

贝齿散

【来源】《太平圣惠方》卷三十三
【组成】贝齿（烧灰）　手爪甲（烧灰）　龙骨各半两
【用法】上为极细末。每用少许，点珠管上，一日三四次。
【主治】眼生珠管。

铅丹膏

【来源】方出《太平圣惠方》卷三十三，名见《圣济总录》卷一一〇。
【组成】黄丹半两　鲤鱼胆五枚（取汁）
【用法】使药相和如膏。每日三五度，以铜箸取少许，点眦中。
【主治】眼卒生珠管。

滑石散

【来源】《圣济总录》卷一一〇。
【组成】滑石　龙骨各一分　手爪甲（烧）半分
【用法】上为细末。以新笔涂药，点珠管上，一日三四次。
【主治】目卒生珠管。

十一、黄液上冲

黄液上冲，是指以黑睛与黄仁之间积聚黄色脓液，黑睛周围胞轮红赤，并伴疼痛，羞明、流泪等为主要表现的病情。《普济方》："黄液上冲外障，此眼初患之时，疼痛发歇作时，赤涩泪出，渐生黄液，直覆黑睛，难辨人物，皆因脾脏风冷，胃家极热，切宜镰钩熨烙。"治宜清热解毒，祛湿滋阴。

犀角饮

【来源】《世医得效方》卷十六。
【组成】犀角二两　黄芩半两　白附子一分（炮，去皮尖）　麦门冬一分（去心）　车前子　羌活各半两
【用法】上为散。每服三钱，水一盏半煎，食后温服。
【主治】黄膜上冲。因脾经受风，食毒伤胃，致黑睛从下生，其黄膜上冲，疼痛至甚，闭涩难开。

通脾泻胃汤

【来源】《秘传眼科龙木论》卷六。

【组成】麦门冬　茺蔚子各一两　防风　大黄　黑参　知母各一两　天门冬　黄芩各一两五钱

《审视瑶函》有石膏、车前子。

【用法】上为细末。每服一钱，以水一盏，煎至五分，去滓，食后温服。并宜镰钩熨烙，然后点曾青膏。

【主治】

1.《秘传眼科龙木论》：眼黄膜上冲外障。此因肾脏风冷，胃家极热，初患之时，疼痛发歇，作时赤涩泪出，渐生黄膜，直覆黑睛，难辨人物。

2.《银海精微》：胃中伏热郁于内，眼久注不开，内生虚肉，眵泪胶凝者。

曾青膏

【来源】《秘传眼科龙木论》卷六。

【组成】曾青　秦皮　细辛　白芷　乳头香　龙脑各一分　黄连五分　诃子　木香各一两

【用法】上为末，研令匀细，以水二碗，浸三日后，煎至一盏，以束绵滤滓后，更入蜜四两，同煎为膏，盛瓷瓶中封之，勿令泄气。用之点眼立效。

【主治】眼黄膜上冲外障。因肾脏风冷，胃家极热，致眼初患之时，疼痛发歇，作时赤涩泪出，渐生黄膜，直露黑睛，难辨人物。

省味金花丸

【来源】《银海精微》卷上。

【组成】栀子　黄芩　黄柏　桑白皮　地骨皮　桔梗　知母　甘草

【用法】上为细末，炼蜜为丸，茶清送下。

【主治】脾胃积热，致生黄膜。

通脾泻胃汤

【来源】《医宗金鉴》卷七十七。

【组成】知母一钱　大黄一钱　黄芩一钱五分　茺蔚子一钱　石膏二钱　栀子一钱　黑参一钱　防风一钱

《血证论》有黄柏，无黄芩。

【用法】上为粗末，以水二盏，煎至一盏，去滓，食后温服。

【主治】

1.《医宗金鉴》：黄风者，发于脾经，初病雀目，日久瞳变黄色，甚而如金。乃脾胃风热，上冲于眼，致生黄膜，泪流赤涩，疼痛极甚。

2.《血证论》：眼目外障，目衄。

【方论】《血证论》：方取诸品清热泻火，使不上熏，则目疾自除；而防风一味，独以祛风者治火，火动风生，祛风则火势自熄；茺蔚一味，又以利湿者清热，湿蒸热遏，利湿则热气自消。

通脾泻胃汤

【来源】《眼科临证笔记》。

【组成】生石膏一两　知母四钱　黄芩三钱　玄参四钱　栀子三钱　大黄四钱　茺蔚子三钱　连翘三钱　防风三钱　甘草一钱

【用法】水煎服。

【主治】黄膜上冲症（前房积脓）初起未甚。

清热化毒汤

【来源】《眼科临症笔记》。

【组成】大生地六钱　连翘三钱　栀子三钱　寸冬三钱　大贝三钱　石膏一两　银花八钱　知母四钱　胆草三钱　石决明八钱　公英八钱　甘草一钱

【用法】水煎服。

【主治】黄膜上冲症（前房积脓）。风轮下边生黄膜一块，大如麦粒，形如月牙儿，酸涩疼痛，怕日流泪。

清热消毒饮

【来源】《眼科临证笔记》。

【组成】金银花一两　当归四钱　陈皮一钱半　防风三钱　白芷二钱　大贝三钱　花粉三钱　乳香二钱　没药二钱　山甲一钱半　赤芍三钱　皂针五分　甘草一钱

【用法】白酒酌量为引，水煎服。

【主治】黄膜上冲症（前房积脓）。风轮下边，生黄膜一块，大如麦粒，形如月牙儿，酸涩疼痛，怕日流泪。

【验案】黄膜上冲症 《眼科临证笔记》：邢某某，男，30 岁。于 1961 年秋忙时就诊，症见左目赤胀已盲，风轮下边有一块大如麦粒之黄膜，目疼如锥刺，坐卧不安，不暇待旦，六脉洪大。认为三阳火盛。先刺风池、太阳、三里、合谷；内服清热化毒汤，以泻三焦之实火；外以三白散抹之。三日后热退疼稍减，黄膜依然上冲；又改服清热消毒饮，月余疼止，而黄膜渐渐消失。

十二、角膜炎

角膜炎，是指角膜组织发生的炎症。多因外伤与感染，也有全身性疾病或角膜邻近组织疾病的影响所致。临床常见怕光、流泪、疼痛，重者有眼睑痉挛等刺激症状；不同程度的视力障碍，结膜水肿，睫状充血或混合充血，角膜混浊，角膜新生血管。相当于中医聚星障，治宜清肝祛湿为基础。

固胎泻火汤

【来源】《眼科临症笔记》。

【组成】当归四钱 川芎二钱 白芍三钱 黄芩三钱 连翘三钱 寸冬三钱 丹皮二钱 石决明三钱 芥穗二钱（炒黑） 艾叶二钱 菟丝子三钱 枳壳二钱 甘草一钱

【用法】水煎服。

【主治】兼胎病目症（妊娠性弥漫性浅层角膜炎）。头疼目赤，白膜隐隐，流泪酸疼。

【验案】兼胎病目症 观城姜某某，女，三十岁。怀孕四个月，忽觉头疼目胀，热泪恒流，脉两关洪大。视其目，二目皆红，白膜层起，乃肝胃之火上冲，波及于脑所致。先刺上星，合谷，以泻肝胃之火；继服固胎泻火汤二三剂，目疼止，只觉小腹疼痛，又改服保胎无忧散五剂即愈。

活血补气汤

【来源】《眼科临证笔记》。

【组成】当归八钱 川芎三钱 白芍四钱 黄耆五钱 防风三钱 白芷三钱 二花四钱 寸冬三钱 酒黄芩三钱 菊花三钱 甘草一钱

【用法】水煎服。

【功用】活血补气。

【主治】产后病目症（继发性点状角膜炎）。两眼微红，头晕羞明，风轮之上星翳四起，视物昏蒙。

【验案】产后病目症 濮阳李某某，女，二十九岁。产后忽觉头晕目赤，酸涩羞明，视物不清。按其脉，六脉细数；视其目，二目微红。此乃虚火上攻头目，以致头晕目赤，视物昏花。先将攒竹、瞳子髎刺之，再服活血补气汤，三四剂即可。

活血破瘀汤

【来源】《眼科临证笔记》。

【组成】黑玄参五钱 丹皮三钱 枯草三钱 香附三钱 当归四钱 川芎三钱 胡黄连三钱 蒺藜三钱（炒） 白芍三钱 谷精草二钱 木贼三钱 甘草一钱 田三七五分（为末）

【用法】水煎服。

【功用】活血破瘀。

【主治】聚星障症（星状角膜炎）。风轮生出白点，如秤星状，两眼赤涩羞明。

【验案】聚星障症 本县张某某，女，三十五岁，素患此症。初期如米，一点二点，甚至四五点，昏酸流泪，怕日羞明，治遍遐迩，百方罔效，自料难愈。迨其后，百病皆出，形容憔悴，饮食减少，变症即生。余赴濮路经其庄，邀余诊治。视其目，满目如星；按其脉，六脉沉数，惟关尺为甚。此乃肾水积热，肝木失养，而无根虚火，上冲于目。以致满目白膜如星，昏涩酸疼，怕日羞明等症状。先将头维、目窗、承泣略刺，再服活血破瘀汤，连服七剂，视其目，白膜已散，睛光已露。

贯众紫草汤

【来源】《内蒙古中医药》(1990，2：4)。

【组成】贯众　紫草　桔梗　车前草　薄荷　黄芪　双花　菊花　生草　女贞子

【用法】水煎，早晚乘热先熏后洗约半小时。配合点用金霉素眼药水，防止细菌感染，阿托品点眼，保持瞳孔散大，以解睫状肌痉挛。

【主治】病毒性角膜炎。

金黄汤

【来源】《江西中医药》(1988，1：19)。

【组成】金果榄 10g　黄精子 18g　密蒙花 6g　谷精珠 8g　急性子 9g　菟丝子 9g　枸杞子 13g　炙甘草 5g

【用法】每日 1 剂，水煎 2 次成 300ml，分 2 次口服；第 2 次加入杭菊 9g，白蒺藜 12g，水煎后熏洗患眼，每晚 1 次。

【主治】单纯病毒性角膜炎。

【加减】次成 300ml，分 2 次口服；第 2 次加入杭菊 9g，白蒺藜 12g，水煎后熏洗患眼，每晚 1 次。合并虹膜睫状体炎者，加寒水石、泽泻、生地。

【验案】单纯病毒性角膜炎　《江西中医药》(1988，1：19)：所治单纯病毒性角膜炎 62 例，病变属浅层型者 22 例，属深层型者 40 例。结果：用药后角膜萤光素染色(－)，溃疡面愈合者为痊愈，共 48 例，其中浅层型 20 例，深层型 28 例；3 天内角膜染色病变范围明显缩小，自觉症状消失者为显效，共 10 例，其中浅层型 2 例，深层型 8 例；5 天内症状缓解，溃疡面缩小者为好转，共 4 例，均为深层型。

菌毒灵

【来源】《中西医结合眼科》(1992，2：85)。

【组成】麝香　鱼腥草

【用法】上药制成无色透明眼药水，每日 8 ～ 12 次点服，重者用菌毒灵注射液 0.5ml 作患眼球结膜下注射，每日 1 ～ 3 次，除局部碘灼、扩瞳外，不用抗病毒药，可以辅用维生素 A、维生素 C、维生素 E 口服。

【主治】单疱病毒性角膜炎。

【验案】单疱病毒性角膜炎　《中西医结合眼科》(1992，2：85)：治疗单疱病毒性角膜炎 289 例 305 眼，男性 172 例，女 117 例；年龄最小 5 岁，最大 66 岁；上皮型 90 例，浅实质型 113 例，深实质型 86 例。结果：治愈 216 眼，占 70.8%；显效 34 眼，占 11.2%；好转 33 眼，占 10.8%；无效 22 眼，占 7.2%；总有效率达 92.8%。

消朦眼膏

【来源】《部颁标准》。

【组成】珍珠粉　冰片　硼砂

【用法】制成眼膏剂，每支装 2.5g，密封，避光，置阴凉处。涂入结膜囊内，涂后最好作温热敷 30 分钟，1 次适量(如绿豆大小)，每日 2 ～ 4 次。

【主治】角膜炎症，角膜溃疡所致的角膜斑痕及角膜混浊。

第五章

瞳神疾病

一、视瞻昏渺

视瞻昏渺,亦称目暗、眼暗、目视䀮䀮等，是指以自觉视力下降，视物昏蒙不清而外眼无异常为主要表现的内障病情。《黄帝内经·素问·藏气法时论》:“肝病者，两胁下痛引少腹，令人善怒，虚则目䀮䀮无所见，耳无所闻。”《诸病源候论》:“肝候于目而藏血，血则荣养于目。腑脏劳伤，血气俱虚，五脏气不足，不能荣于目，故令目暗也”，“目者，五脏六腑阴阳精气，皆上注于目。若为血气充实，则视瞻分明；血气虚竭，则风邪所侵，令目暗不明”。《证治准绳》:“视瞻昏渺证，谓目内外别无证候，但自视昏渺，蒙昧不清也。有神劳、有血少、有元气弱、有元精亏而昏渺者，致害不一。若人年五十以外而昏者，虽治不复光明盖时犹月之过望，天真日衰，自然日渐光谢，不知一元还返之道，虽有妙药，不能挽回，故曰不复愈矣。此专言平人视昏，非因目病昏渺之比，各有其因，又当分别。”

本病成因，多由湿热痰浊内蕴，上犯清窍；或情志不舒，气滞血郁，玄府不利；或肝肾不足，精血亏耗；或心脾两虚，气血不足，目失所养，神光衰微所致。外观眼目无异，自觉视物昏朦，有如遮隔轻纱薄雾，或见黑花飞舞，或有闪光幻觉，或见眼前中央有一团灰色或黄褐色阴影，视物变形，如视直如曲、视大为小等。其治疗，当以清热疏肝，健脾渗湿，行气活血，补益肝肾为基础。

黄连洗汤

【来源】《外台秘要》卷二十一引《小品方》。
【组成】黄连三两　秦皮二两　蕤仁半两
【用法】上锉。水三升，煮取一升半，绞去滓，适寒温以洗目，日四五度；又加升麻二两，加水煎之。
【主治】眼漠漠。
【宜忌】忌猪肉。

彭祖丸

【来源】《外台秘要》卷十七引《古今录验》。
【别名】小丹(《元和纪用经》)。
【组成】柏子仁五合　石斛三两　天雄一两（炮）　巴戟天三两（去心）　续断三两　天门冬三两（去心）　泽泻二两　菟丝子五两　人参二两　干地黄四两　薯蓣二两　远志二两（去心）　蛇床子五合（取仁）　钟乳三两（炼，研成粉）　覆盆子五合　苁蓉六两　山茱萸二两　杜仲三两　菖蒲二两　五味子五两　桂心四两　茯苓

二两

【用法】上为细末，炼蜜为丸，如梧桐子大。每服八丸，渐加至十丸，酒送下，勿令醉，一日二次。先服药，斋五日，不食脂、肉、菜、五辛。服二十日断白沥，三十日渐脱，六十日眼瞳子白黑分明，不复泪出，溺血余沥断，八十日白发变黑，腰背不复痛，行步脚轻，一百五十日都愈，意气如年少时，诸病皆除，长服如神。

【功用】

1.《外台秘要》引《古今录验》：延年益寿，通脏腑，安神魂，宁心意，固荣卫，开益智慧，令寒暑风湿气不能伤人。

2.《元和纪用经》：令目睛光明，冷泪不复出，筋力强健，悦泽肌肤。

【主治】

1.《外台秘要》引《古今录验》：劳虚风冷百病。

2.《元和纪用经》：男女诸虚不足，老人精枯神耗。

【宜忌】忌鲤鱼、生葱、猪羊肉、冷水、酢物、芜荑、饧。

彻视散

【来源】方出《备急千金要方》卷六，名见《圣济总录》卷一〇二。

【组成】蔓菁花（三月三日阿，阴干）

【用法】上为散。每服方寸匕，空心井花水调服。

【功用】久服长生明目，可夜读细书。

【主治】《圣济总录》：虚劳眼暗。

补肝丸

【来源】《备急千金要方》卷六。

【组成】青葙子　桂心　葶苈子　杏仁　细辛　茺蔚子　枸杞子　五味子各一两　茯苓　黄芩　防风　地肤子　泽泻　决明子　麦门冬　蕤仁各一两六铢　车前子　菟丝子各二两　干地黄二两　兔肝一具

【用法】上为末，炼蜜为丸，如梧桐子大。每服二十丸，饮送下，一日二次。加至三十丸。

【主治】眼暗。

补肝丸

【来源】《备急千金要方》卷六。

【别名】兔肝丸（《圣济总录》卷一〇八）。

【组成】兔肝二具　柏子仁　干地黄　茯苓　细辛　蕤仁　枸杞子各一两六铢　防风　川芎　薯蓣各一两　车前子二合　五味子十八铢　甘草半两　菟丝子一合

【用法】上为末，炼蜜为丸，如梧桐子大。每服二十丸，酒送下，一日二次。加至四十丸。

【主治】肝痹所损，眼暗䀮䀮不明，寒则泪出。

【方论】《千金方衍义》：于前补肝丸中除去青葙、桂心、葶苈、杏仁、茺蔚、黄芩、地肤、泽泻、决明、门冬十味，添入山药、柏仁、川芎、甘草。较前补肝丸用法稍平而补肝之功最稳。盖䀮䀮不明，肝肾精血不充，兔肝有同气相感之力，细辛、防风开发经络之滞，则诸药方得上注于目也。

补肝散

【来源】《备急千金要方》卷六。

【组成】地肤子一斗（阴干，为末）　生地黄十斤（捣取汁）

【用法】上以地黄汁和散，晒干，更为末。每服方寸匕，酒送下，一日二次。

【功用】明目。

【主治】

1.《备急千金要方》：男子五劳七伤之眼疾。

2.《普济方》：虚劳目暗。

【方论】《千金方衍义》：地肤子利小便，治膀胱之热；生地黄汁滋血润燥，除瘀积，和损伤。阴血不足，不能近视者宜之。

补肝散

【来源】方出《备急千金要方》卷六，名见《证类本草》卷二十七。

【组成】白瓜子七升

【用法】绢袋盛，搅，沸汤中三遍，晒干，以酢五升浸一宿，晒干，治下筛。每服方寸匕，一日三次。服之百日，夜写细书。

【功用】

1.《备急千金要方》：明目。

2.《普济方》：肥人悦颜，延年不老。

【主治】男子五劳七伤之目疾。

补肝芜菁子散

【来源】《备急千金要方》卷六。

【别名】芜菁子散（《普济方》卷八十一引《龙木论》）。

【组成】芜菁子三升（淘净）

【用法】以清酒三升煮令熟，晒干，治下筛。每服方寸匕，稍加至三匕，以井花水和服，无所忌，可少作服之；水煮酒服亦可。

【功用】令人充肥，明目洞视。

柴胡散

【来源】方出《备急千金要方》卷六，名见《普济方》卷八十一。

【组成】柴胡六铢　决明子十八铢

【用法】上药治下筛。人乳汁和，敷目。

【主治】眼暗。

【方论】《千金方衍义》：柴胡升提肝气，决明滋益精光，乳汁以和血气。

防风补煎

【来源】《备急千金要方》卷十一。

【别名】防风煎（《千金方衍义》卷十一）。

【组成】防风　细辛　芎䓖　白鲜皮　独活　甘草各三两　橘皮二两　大枣三七枚　甘竹叶（切）一斗　蜜五合

【用法】上锉。以水一斗二升，先煮九味，取四升，去滓，下蜜，更煎两沸，分四服，日三夜一。若五六月，以燥器贮，冷水藏之。

【主治】肝虚寒，目䀮䀮，视物不明，谛视生花。

【方论】《千金方衍义》：防风、白鲜皮、甘竹叶上散头目诸风；细辛、独活、芎䓖下通肾肝之结；甘草、橘皮、蜂蜜、大枣培土以御木邪之下陷也。

决明丸

【来源】《千金翼方》卷十一。

【组成】石决明（烧）　石胆　光明砂　芒消（蒸）　空青　黄连（不用渍）　青葙子　决明子（以苦酒渍，经三日晒干）　蕤仁　防风　鲤鱼胆　细辛各等分

【用法】上为极细末，鱼胆和丸，如梧桐子大，晒干研碎，铜器贮之，勿泄。每取黄米粒大纳眦中，日一夜一。稍稍加，以知为度。

【主治】眼风虚劳热，暗运内起。

补肝丸

【来源】《千金翼方》卷十一。

【别名】地肤子丸（《太平圣惠方》卷三十三）。

【组成】地肤子二合　蓝子二合　蒺藜子二合　细辛五合　桂心五分　车前子二合　菟丝子二合　瓜子二合　萤火虫五合　黄连一两半　茺蔚子二合　青葙子二合　大黄二两　决明子五合

【用法】上为末，炼蜜为丸，如梧桐子大。每服十五丸，饮送下。可加至二十丸。

【功用】明目。

【主治】

1.《千金翼方》：眼暗。

2.《太平圣惠方》：眼青盲，无所见物。

【宜忌】慎热面食、生冷、酢、滑、油、蒜、猪、鸡、鱼、荞面、黄米。

泻肝汤

【来源】《千金翼方》卷十一。

【组成】苦竹根八两　半夏四两（洗）　干姜　茯苓　枳实　白术各三两　杏仁（去皮尖两仁）　干地黄各一两　细辛　甘草（炙）各二两

【用法】上锉。以水一斗二升，煮取二升七合，去滓，分三服。

【主治】脏中痰实热冲眼，漠漠暗。

泻肝汤

【来源】《千金翼方》卷十一。

【组成】大黄　白术各二两　甘草（炙）　芍药　当归　茯苓　桂心　人参　黄芩　细辛各一两半　生姜三两（切）　半夏四两（洗）
【用法】上锉。以水一斗，煮取三升，分四服。
【主治】漠漠无所见，或时痛赤，腹有痰饮，令人眼暗。

泻肝汤

【来源】《千金翼方》卷十五。
【组成】人参　半夏（洗）　白术各三两　生姜六两（切）　细辛一两　茯苓　黄芩　前胡　桂心　甘草（炙）各二两
【用法】上锉。以水八升，煮取三升，分三服。
【主治】肝气不足，目暗，四肢沉重。

青葙子丸

【来源】《外台秘要》卷二十一引《必效方》。
【组成】青葙子　槐子　覆盆子　地肤子　菥蓂子　车前子各五分
【用法】上药治下筛，炼蜜为丸，如梧桐子大。每日服十五丸。
【主治】眼风暗有花。
【宜忌】忌五辛，猪、鸡、牛、羊肉，鱼，蒜，面，酢。

调肝散

【来源】《外台秘要》卷二十一引《深师方》。
【组成】细辛　柏实各二两　蕤仁　甘草（炙）各一两　羊肝一具（去脂膜，炙干）
【用法】上为散。每服方寸匕，以酒送服。
【主治】肝气之少，眼视目𥇍𥇍，面目青，眼中眵泪，不见光明。
【宜忌】忌海藻、菘菜、生菜、猪肉、冷水、桃李、雀肉等。

葱子粥

【来源】方出《证类本草》卷二十八引《食医心镜》，名见《古今医统大全》卷八十七。
【组成】葱实大半升（为末）
【用法】每次取一匙头，以水二升，煮取一升半，滤去滓，入米煮粥食之。
【功用】理眼暗，补不足。

镇肝决明丸

【来源】《医方类聚》卷六十五引《龙树菩萨眼论》。
【组成】决明子十二分　地肤子八分　茯苓六分　远志六分　青葙子六分　茺蔚子　蔓荆子　薯蓣各六分　玄参八分　车前子八分　地骨皮六分　柏子仁六分　大黄六分　细辛四分　人参六分　黄芩六分　甘草四分　黄连十分　防风六分
【用法】上为丸，如梧桐子大。每服二十丸，加至四十丸，食后以饮送下。
【主治】虚热眼暗。

黄连太一丸

【来源】《医心方》卷五引《录验方》。
【组成】黄连二斤
【用法】好清酒一升，淹一宿，晒干，复纳酒中，如是十遍，酒尽为度，干捣筛，炼蜜为丸，如梧桐子大。一服七丸，每日二次。
【主治】肝气热冲目，令视瞻瞙瞙。
【宜忌】禁猪、鱼、犬、马、鸡、五辛，生冷。

酸枣仁散

【来源】《太平圣惠方》卷三。
【组成】酸枣仁一两（微炒）　枳实一两（麸炒微黄）　五味子一两　白术一两白　茯苓一两　泽泻一两　芎藭一两　麦门冬一两（去心）　黄耆一两（锉）　甘草半两（炙微赤，锉）
【用法】上为散。每服三钱，以水一中盏，煎至六分，去滓温服，不拘时候。
【主治】肝气不足则伤胆，胆伤则恐惧，面色青白，筋脉拘急，目视不明。

青莲摩顶膏

【来源】《太平圣惠方》卷二十二。

【组成】生油一升　真酥三两　莲子草汁一升　吴蓝一两　大青一两　葳蕤一两　槐子仁一两（微炒）　山栀子仁一两　淡竹叶一握（以上六味细锉，绵裹）　长理石一两　盐花二两　曾青一两　川朴消二两

【用法】上件药，先取油、酥、莲子草汁三味，放铜锅中，以慢火熬令如鱼眼沸，即入绵袋，纳药煎之半日，去药，别用绵滤过，又净拭铛，却入药、油，煎令微沸，即下长理石等四味，以柳木篦轻搅十余沸，膏成，收于不津器中。每用涂顶及无发处，匀涂，以铁匙摩之，令膏入脑即止，亦不得频，每二三夜一度摩之，摩膏后，头稍垢腻，任依寻常洗之，用桑柴炭洗头，更益眼矣。

【功用】生发，明目，去诸疾。

【主治】头风目眩，风毒冲脑户留热，及脑中诸疾，或脑脂流入目中，致令昏暗，往往头痛旋闷，脑痛兼眼诸疾，及发生白屑，目中风泪。

还睛丸

【来源】《太平圣惠方》卷三十。

【组成】菟丝子一两（酒浸三日，晒干，别捣为末）　真珠三分（细研）　远志半两（去心）　防风半两（去芦头）　蔓荆子半两　车前子半两　石斛一两（去根，锉）　白茯苓一两　玄参半两　人参半两（去芦头）　木香半两　决明子半两　地肤子半两　葳仁半两（汤浸，去赤皮）　川芎半两　羌活半两　羚羊角屑半两　熟干地黄一两　枸杞子半两　牛膝一两（去苗）　薯蓣半两　甘菊花半两　黄耆半两（锉）　地骨皮半两　覆盆子三分　兔肝二两（炙微黄）

【用法】上为末，炼蜜为丸，如梧桐子大。每服二十丸，食前以温酒送下；清粥饮送下亦得。

【主治】虚劳目暗。

【宜忌】忌热面、荤辛、生冷。

磁石木香丸

【来源】方出《太平圣惠方》卷三十，名见《普济方》卷二二四。

【组成】磁石三两（烧令通赤，以醋淬七遍，捣碎，研，水飞过）　木香一两　附子三两（炮裂，去皮脐）　干姜三两（用浆水一斗，盐花一合，与附子一处以慢火煮，水尽为度，切片，焙干）　汉椒三两（醋浸一宿，取出，用炭火半称，先烧地令通赤，将椒薄摊于地上，以盆子盖却一宿，取出）

【用法】上为细散，入磁石都研令匀，用羊肾二对，切去脂膜，入砂盆内细研，同酒二升，同熬成膏，入药末为丸，如梧桐子大。每服三十丸，空心及晚食前以盐汤送下。

【主治】虚劳目暗，或见黑花。

龙脑青葙丸

【来源】《太平圣惠方》卷三十二。

【组成】龙脑半两（细研）　青葙子　人参（去芦头）　车前子　白茯苓　川芎　羌活　细辛　天麻　防风（去芦头）　石决明（捣细，研，水飞过）　黄耆（锉）各一两　牛黄半两（细研）　旋覆花三分　麝香一分（细研）　曾青半两（烧过，细研）

【用法】上为末，入研了药，都研令匀，炼蜜为丸，如梧桐子大。每服十丸，食后煎羌活汤嚼下。

【主治】肝脏风虚，时多冷泪，眼目昏暗。

涂顶油

【来源】《太平圣惠方》卷三十二。

【组成】麻油二合　消石一两（细研）　川朴消一两（细研）　莲子草汁半合　白蜜半合

【用法】上药同研令匀，以瓷盒中盛之。每用一匙，涂于顶上。

【主治】脑热风，目暗。

酸枣仁散

【来源】方出《太平圣惠方》卷三十二，名见《普济方》卷七十五。

【组成】酸枣仁　五味子　葳仁（汤浸，去赤皮）各一两

【用法】上为细散。每服一钱，食后以温酒调下。

【主治】肝脏风虚，目视䀮䀮，常多泪出。

车前子丸

【来源】《太平圣惠方》卷三十三。
【别名】驻景丸（《圣济总录》卷一〇八）。
【组成】车前子　羚羊角屑　防风（去芦头）　菟丝子（酒浸三日，晒干，别捣为末）各一两　决明子一两半
【用法】上为末，炼蜜为丸，如梧桐子大。每服三十丸，食前以温水送下，夜临卧再服。
【功用】补肝明目。
【主治】眼目昏暗。

石决明丸

【来源】《太平圣惠方》卷三十三。
【组成】石决明一两（捣碎，细研，水飞过）　黄连三分（去须）　秦皮三分　细辛半两　菥蓂子一两　蕤仁三分（汤浸，去赤皮）　车前子三分　甘草（炙微赤，锉）半两　羚羊角屑三分
【用法】上为末，炼蜜为丸，如梧桐子大。每服二十丸，食后以温水送下。
【主治】视物漠漠，似隔绢看物。

龙脑煎

【来源】《太平圣惠方》卷三十三。
【组成】龙脑　雄黄　蕤仁（汤浸，去赤皮）　铜绿　青盐　腻粉各一分　黄丹半两
【用法】上药都研三两日再用，然后取白蜜半斤，搅令匀，纳于一细长项瓷瓶内，以重汤煮一饭时，候冷取出，再以铜箸取药，如绿豆大，每一只眼内点三点，相次用热盐汤洗掠之。
【主治】眼睆昏暗，赤涩怕日，泪出难开。

冬瓜子散

【来源】《太平圣惠方》卷三十三。
【组成】冬瓜子一两　青葙子　牡荆子　地肤子　蔓青子　决明子　车前子　茺蔚子　白蒺藜（微炒，去刺）　松子仁　桂心　蘡薁根　蕤仁（汤浸，去赤皮）　菟丝子（酒浸三日，曝干，别捣为末）　细辛各三分
【用法】上为细散。每服一钱，以温水调下，不拘时候。
【主治】眼昏暗，漠漠不明。

地肤子丸

【来源】《太平圣惠方》卷三十三。
【组成】地肤子三分　蓝子一分　白蒺藜三分（微炒，去刺）　车前子半两　甜瓜子半两　茺蔚子一分　青葙子三分　细辛半两　萤火虫一分（微炒，去翅足）　决明子三分　黄连三分（去须）　覆盆子三分　生干地黄一两　菟丝子三分（酒浸三宿，晒干，别捣为末）
【用法】上为末，炼蜜为丸，如梧桐子大。每服二十丸，温酒送下，不拘时候。
【功用】补肝明目，能令远视。
【主治】眼目昏暗。

地肤子散

【来源】方出《太平圣惠方》卷三十三，名见《普济方》卷八十一。
【组成】地肤子　枸杞子　营实各一两

方中枸杞子，《太平圣惠方》原作“枇杷子”，据《普济方》改。

【用法】上为细散。每服二钱，以温酒调下，不拘时候。
【主治】眼热目暗。

朱砂丸

【来源】《太平圣惠方》卷三十三。
【组成】朱砂半两（细研）　青羊胆一枚
【用法】上以朱砂末入胆中，悬屋角，阴干，百日取出，为丸，如小豆大。每服十丸，食后，以粥饮送下。
【功用】能令彻视见远。
【主治】眼昏暗。

决明子丸

【来源】《太平圣惠方》卷三十三。

【组成】决明子 槐子 覆盆子 青葙子 地肤子 车前子各一两

【用法】上为末，炼蜜为丸，如梧桐子大。每服二十丸，空心以温酒送下，晚食前再服。

【功用】明目，祛风除暗。

决明子散

【来源】《太平圣惠方》卷三十三。

【组成】决明子 地肤子 细辛 白芷 桂心 车前子各三两 柏子仁二两 防风二两（去芦头） 川椒四两（去目及闭口者，微炒去汗）

【用法】上为散。每服二钱，空心及晚食前以温酒调下。

【功用】祛风止泪。

【主治】眼昏暗。

决明子散

【来源】《太平圣惠方》卷三十三。

【组成】决明子一升 蔓荆子一升（用好酒五升煮酒尽，晒干）

【用法】上为细散。每服二钱，食后及临卧以温水调下。

【功用】补肝明目。

青羊肝散

【来源】《太平圣惠方》卷三十三。

【组成】青羊肝一具（去胆膜，切） 决明子二两（微炒） 蓼子二两（微炒）

【用法】先将羊肝于新瓦盆中，慢火上焙干，纳诸药，捣细为散。每服二钱，食前以粥饮调下，夜临卧再服。

【主治】眼视物䀮䀮。

明目槐子丸

【来源】《太平圣惠方》卷三十三。

【组成】槐子 黄连（去须）各二两

【用法】上为末，炼蜜为丸，如梧桐子大。每服二十丸，食后以温浆水送下，夜临卧再服。

【主治】眼热目暗。

兔肝丸

【来源】《太平圣惠方》卷三十三。

【组成】兔肝二两（炙干） 防风一两（去芦头） 玄参一两 决明子二分 车前子一两 茯神一两 地骨皮三分 枳壳半两（麸炒微黄，去瓤） 龙齿一两 甘菊花半两 苦参半两 川大黄二两半（锉碎，微炒） 麦门冬一两半（去心，焙）

【用法】上为末。炼蜜为丸，如梧桐子大。每服二十丸，食后以温浆水送下。

【主治】肝肾风虚，眼昏暗，久视无力。

驻景丸

【来源】《太平圣惠方》卷三十三。

【组成】菟丝子五两（酒浸三日，晒干，别捣为末） 车前子一两 熟干地黄三两

【用法】上为末，炼蜜为丸，如梧桐子大。每服三十丸，空心以温酒送下，晚食前再服。

【功用】《太平惠民和济局方》：久服补肝肾，增目力。

【主治】

1.《太平圣惠方》：肝肾俱虚，眼常昏暗。

2.《太平惠民和济局方》：肝肾俱虚，眼常昏暗，多见黑花，或生障翳，视物不明，迎风流泪。

蓝实丸

【来源】《太平圣惠方》卷三十三。

【组成】蓝实 决明子 青葙子 枳壳（麸炒微黄，去瓤） 黄连（去须） 地肤子 川大黄（锉碎，微炒） 甘菊花 甘草（炙微赤，锉） 茺蔚子 车前子 蕤仁（汤浸，去赤皮） 羚羊角屑 防风（去芦头） 生干地黄 细辛 赤茯苓各半两 兔肝一具（晒干） 鲤鱼胆（晒干）七枚

【用法】上为末，炼蜜为丸，如梧桐子大。每服二十丸，食后以清粥饮送下。

【主治】肝脏风热，两目䀮䀮，视物不明。

蔓菁子丸

【来源】《太平圣惠方》卷三十三。

【组成】蔓菁子　五味子　枸杞子　地肤子　青葙子　决明子　楮实子（水淘去浮者，微炒）　茺蔚子　菟丝子（酒浸三日，晒干，别捣为末）各一两

【用法】上为末，炼蜜为丸，如梧桐子大。每服二十丸，空心、晚食前温酒送下。

【主治】眼昏暗，不能远视。

蔓菁子散

【来源】《太平圣惠方》卷三十三。

【组成】蔓菁子一斤（以水淘净）　黄精二斤（和蔓菁子九蒸九晒干）

【用法】上为细散。每服二钱，空心以粥饮调下，日午、晚食后以温水再调服。

【功用】补肝气，明目，延年益寿。

【主治】眼昏暗不明。

磁石丸

【来源】《太平圣惠方》卷三十三。

【组成】磁石二两（烧，醋淬七遍，杵碎，细研，水飞过）　肉苁蓉一两（酒浸一宿，刮去皱皮，炙令干）　菟丝子二两（酒浸三日，晒干，别捣为末）　熟干地黄一两　石斛一两（去根，锉）　巴戟一两　五味子半两　补骨脂一两（微炒）　木香半两　桂心半两　远志一两（去心）　甘草半两（炙微赤，锉）

【用法】上为末，入研了药令匀，炼蜜为丸，如梧桐子大。每服三十丸，食前以温酒送下。

【主治】眼因患后起早，元气虚弱，目无翳膜，视物昏暗，欲成内障。

磁石丸

【来源】《太平圣惠方》卷三十三。

【组成】磁石二两（烧，醋淬七遍，细研，水飞过）　柏子仁一两　黄耆一两（锉）　防风三两（去芦头）　干姜半两（炮裂，锉）　白茯苓一两　远志二分（去心）　桂心三分　附子一两（炮裂，去皮脐）　地骨皮半两　巴戟一两　牛膝一两（去苗）　熟干地黄一两　覆盆子二两　鹿茸二两（去毛，涂酥，炙微黄）　肉苁蓉一两（酒浸一宿，刮去皱皮，炙令干）

【用法】上为末，入磁石研令匀，炼蜜和为丸，如梧桐子大。每服三十丸，空心及晚食前以温酒送下。

【主治】眼见黑花，冲风泪出，远视不明。内外障翳，不问远近。

【宜忌】忌动风炙煿物。

磁石丸

【来源】《太平圣惠方》卷三十三。

【组成】磁石三两（烧赤，醋淬七遍，捣碎，细研，水飞过）　菟丝子二两（酒浸三日，晒干，别捣为末）　桂心　黄耆（锉）　羚羊角屑　车前子　薯蓣各一两　细辛半两　熟干地黄一两半

【用法】上为末，炼蜜为丸，如梧桐子大。每服三十丸或至四十丸，空心以温酒送下。

【主治】肝肾风虚，眼目昏暗，四肢无力。

薯蓣散

【来源】《太平圣惠方》卷三十三。

【组成】薯蓣　防风（去芦头）　山茱萸　枳壳（麸炒微黄，去瓤）　人参（去芦头）　枸杞子　茯神　川芎　覆盆子各一两　甘菊花三分　细辛二分　甘草半两（炙微赤，锉）

【用法】上为细散。每服二钱，空心以枣汤调下，夜临卧再服。

【主治】肝脏风虚，眼目昏暗𥇖𥇖，视物不明。

神仙凝雪膏

【来源】《太平圣惠方》卷九十四。

【组成】白茯苓三十六斤（锉，水煮一日）　松脂二十四斤（炼了者）　松子仁十二斤

【用法】上为末，将白蜜二硕四升纳铜器釜中，微火煎之一日一夜；次第下药，搅令相得，微火养之，七日七夜止，可丸即丸，如樱桃大。每服七

丸，食前酒送下，每日三次；若欲绝谷，顿服取饱，即不肌。

本方方名，据剂型当作“神仙凝雪丸”。

【功用】轻身明目，老者还少。

【宜忌】忌食米醋物。

乌鸡肝粥

【来源】《太平圣惠方》卷九十七。

【组成】乌鸡肝一具

【用法】上切细，以豉汁和末，作羹粥食之。

【主治】肝脏风虚，眼暗。

蔓菁子粥

【来源】《太平圣惠方》卷九十七。

【组成】蔓菁子三合　粳米三合

【用法】上捣碎，入水二大盏，绞滤取汁，著米煮粥，空心食之。

【功用】补中明目，利小便。

圣饼子

【来源】《袖珍方》卷三引《太平圣惠方》。

【组成】木贼草　甘草　菊花　川芎　川椒　连翘各一两

【用法】上为末，炼蜜为丸，如弹子大。每服一丸，食后细嚼茶清送下。

【主治】眼昏花。

甘石膏

【来源】《博济方》卷三。

【组成】炉甘石（研）　代赭石（煅，醋淬七次，研）　黄丹各四两（水飞过）　白沙蜜半斤

【用法】上将二石研为极细末，次与黄丹和合，用铜锅将蜜炼去白沫，更添水五六碗，熬沸，下前药，以文武火熬，用一碗，用铜器搅，试将药滴水中沉下为度，方可住火，熬成，用夹纸四重滤过，用净瓷器盛贮，密封，不要透下尘土，恐点眼时隐眼。如眼昏花，不时点之。

【主治】眼昏花，视物不明。

食膏

【来源】《博济方》卷三。

【组成】井盐五钱（无，以青盐代之）　诃子一个（去核）　黄连（去须）五钱　乌贼鱼骨二钱半（去甲）　黄丹三两（水飞）

【用法】上为细末，用好蜜十两，熬去白沫，滤净，入前药末于银铜器内，用文武火慢熬，用槐、柳条搅成膏，紫色为度，用净瓷器盛贮，于地内埋一伏时，去其火毒，取出。每用豆大一块，温水化开，洗眼。

【主治】眼目昏花。

芎藭丸

【来源】《医方类聚》卷十引《神巧万全方》。

【组成】芎藭一两　细辛　白芷　覆盆子　五味子　人参　白茯苓　羌活　肉桂　柏子仁　蔓菁子　甘菊花　枸杞子　车前子　甘草（炙）各半两

【用法】上为末，炼蜜为丸，如梧桐子大。每服三十丸，粥饮送下。

【主治】肝虚不足，两目昏暗，热气冲上，泪出疼痛，两胁虚胀，筋脉不利。

芎藭散

【来源】《医方类聚》卷六十七引《神巧万全方》。

【组成】芎藭　甘菊花　乌蛇（酒浸，去皮骨，炙黄）各一两　细辛　白芷　桂心各一两

【用法】上为散。每服一钱，食后温酒调下。

【主治】肝脏风虚，目视䀮䀮，常多泪出。

流气饮

【来源】《太平惠民和济局方》卷七（吴直阁增诸家名方）。

【别名】明目流气饮（《袖珍方》卷三）。

【组成】大黄（炮）　川芎　菊花（去枝）　牛蒡子（炒）　细辛（去苗）　防风（去苗）　山栀（去皮）　白蒺藜（炒，去刺）　黄芩（去芦）　甘草（炙）　玄参（去芦）　蔓荆子（去白皮）　荆芥

（去梗） 木贼（去根节）各一两 苍术（米泔浸一宿，炒控）二两 草决明一两半

【用法】上为末。每服二钱半，临卧用冷酒调下。如婴儿有患，只令乳母服之。

【主治】肝经不足，内受风热，上攻眼目，昏暗，视物不明，常见黑花，当风多泪，怕日羞明，堆眵赤肿，隐涩难开，或生障翳，倒睫拳毛，眼弦赤烂；及妇人血风眼，及时行暴赤肿眼，眼胞紫黑。应有眼病，并宜服之。

菊睛丸

【来源】《太平惠民和济局方》卷七。

【组成】枸杞子三两 巴戟（去心）一两 甘菊花（拣）四两 苁蓉（酒浸，去皮，炒，切，焙）二两

【用法】上为细末，炼蜜为丸，如梧桐子大。每服三十丸至五十丸，空心、食前温酒或盐汤送下。

【功用】补不足，强目力。

【主治】肝肾不足，眼目昏暗，瞻视不明，茫茫漠漠，常见黑花，多有冷泪。

菩萨散

【来源】《太平惠民和济局方》卷七。

【组成】白蒺藜（炒） 防风（锉，炒） 苍术（米泔浸一宿，去皮，锉，炒）各二两 荆芥穗一两半 甘草（炙）一两

【用法】上为末。每服一大钱，入盐少许，沸汤或酒调下，不拘时候。

【主治】男子、妇人风气攻注，两目昏暗，眵泪羞明，睑皆肿痒，或时赤痛，耳鸣头眩。

锦鸠丸

【来源】《太平惠民和济局方》卷七。

【别名】羊肝丸（《圣济总录》卷一一二）、神驻锦鸠丸（《原机启微》卷下）。

【组成】草决明子 蕤仁（去皮） 羌活（去芦） 瞿麦各三两 细辛（去苗） 牡蛎（洗，火煅取粉） 黄连（去须） 杜蒺藜（炒，去尖角） 防风（去芦） 肉桂（去粗皮） 甘菊花（净）各五两 白茯苓（去皮）四两 斑鸠一只（去皮、毛、肠、嘴、爪，用文武火连骨炙干） 羯羊肝一具（薄批，炙令焦） 蔓荆子二升（淘洗，绢袋盛，饭甑蒸一伏时，晒干）

【用法】上为末，炼蜜和丸，如梧桐子大。每服十五丸至二十丸，空心、日午、临卧以温水或温酒送下，一日三次。如久患内外障眼，服诸药无效者，渐加服五十丸；暴赤眼疼痛，食后用荆芥汤送下二十丸。

【主治】肝经不足，风邪内乘上攻，眼暗泪出，怕日羞明，隐涩痒痛，瞻视茫茫，多见黑花，或生翳膜。

【方论】《原机启微》：方以甘菊花、草决明主明目为君；以蕤仁、牡蛎、黄连、蒺藜除湿热为臣；以防风、羌活、细辛之升上，瞿麦、茯苓之分下为佐；以斑鸠补肾，羊肝补肝，肉桂导群药入热邪为使。

苁蓉丸

【来源】《养老奉亲书》。

【组成】苁蓉四两 巴戟二两 菊花二两 枸杞子二两

【用法】上为末，炼蜜为丸，如梧桐子大。每服二十丸，盐汤送下。

【功用】平补下元，明目。

【宜忌】老人夏月宜服。

夜光育神丸

【来源】《寿亲养老新书》卷二。

【组成】熟地黄（洗，晒干，酒浸） 远志（净洗，就砧上捶碎，取皮去骨木） 牛膝（去芦） 菟丝子（净洗，晒干，以酒浸，别研如泥） 枳壳（净洗，去瓤，麸炒赤色） 地骨皮（须自取，净洗，净砧上捶打取皮） 当归（净洗，晒干，焙亦得）各等分

【用法】除地黄、菟丝子别器用酒浸，其余五味，同锉细，共入一钵内，或瓷瓮内，若每件十两，都用第一等无灰浓酒六升，同浸三宿，取出，文武火焙干，须试火令得所，不可太猛，恐伤药性，

十分焙干，捣罗为末，以两手拌令十分匀，炼蜜为丸，如梧桐子大。炼蜜法，冬五滚，夏六七滚，候冷，以纸贴惹去沫。丸后都入微火焙，少顷入瓮收。每服三十丸，空心盐酒送下，加至四五十丸亦不妨。若不饮酒，盐汤亦得，但不如酒胜。常饵如饮食，一日不可辍，惟在修合洗濯洁净，药材须件件正当，不宜草率。

【功用】养神明，育精气，益智聪心，补血不壅燥，润颜色，远视移时，目不晾晾，脏腑调适。久服目光炯然，神宇泰定，语音清澈，就灯永夜，眼力愈壮，并不昏涩，不睡达旦，亦不倦怠。服二三月后，愈觉神清眼明，志强力盛，步履轻快，体气舒畅。

【主治】眼昏，健忘。

足精丸

【来源】《史载之方》卷下。

【组成】好熟干地黄（须是蒸九遍，用酒制造者） 当归（去苗） 白芍药 人参 山药各半两 茄茸（酥炙，去皮）七钱 五味子六钱 川椒（去目）一钱半 青木香 独活 甘菊各三钱 白蒺藜 杜仲（去皮，酥炙） 菟丝子（酒浸一宿） 黄耆各半两 大芎藭 肉苁蓉各四铢

【用法】上为细末，炼蜜为丸，如梧桐子大。每服五十丸，空心浓煎糯米汤，入盐少许送下。

【主治】肝肾气虚，外应目不荣者。

洗肝散

【来源】《史载之方》卷下。

【组成】天麻半两（酒浸一宿，湿纸裹煨） 白僵蚕（去口去丝） 天南星（炮）各一分 川芎二钱 黄耆 薏苡仁 白芍药各半两 白蒺藜（去刺）四分 甘菊 甘草（炙） 人参各三分 木香一钱半 沉香（煎时磨少许）

【用法】上为细末。每服二钱，水一盏，薄荷二叶，磨沉香少许，同煎药之时，取七分，去滓服，一日二三次。

【主治】肝肾气虚，外应目不荣。

羌活丸

【来源】《圣济总录》卷四十一。

【组成】羌活（去芦头）三分 木香 蒺藜子（炒去角） 黄耆 青葙子 甘菊花 麦门冬（去心） 枳壳（去瓤，麸炒） 青橘皮（汤浸，去白，焙） 大黄（锉，炒）各半两

【用法】上为细末，炼蜜为丸，如梧桐子大。每服二十丸，空心、日午、临卧煎竹叶汤送下。

【主治】肝实风壅，眼目昏涩，上焦不利。

羚羊角丸

【来源】《圣济总录》卷九十七。

【组成】羚羊角（镑） 人参 羌活（去芦头） 苦参（锉） 防风（去叉） 玄参 丹参 大黄（锉） 大麻仁（别研为膏） 栀子仁 升麻 龙齿（研） 麦门冬（去心，焙）各一两 茯神（去木） 枳壳（去瓤，麸炒） 黄连（去须） 犀角（镑） 菊花 天门冬（去心，焙） 郁李仁（去皮双仁，研） 生干地黄各三分

【用法】上为末，与麻仁、龙齿、郁李仁膏同研，炼蜜为丸，如梧桐子大。每服二十丸，加至三十丸，空腹温酒送下。

【主治】热毒风，大便秘涩，及心风健忘，肝风眼暗。

五倍丸

【来源】《圣济总录》卷一〇二。

【组成】紫巴戟（去心）一两 枸杞子二两 菊花三两 旋覆花四两 蕤仁五两（汤浸去皮，别研细）

【用法】上为末，用陈粟米粥为丸，如梧桐子大。每服二十丸，临卧好茶送下。冷泪多、赤目、翳膜昏暗，可一两服效。气晕不睹物，可半剂。

【主治】肝肾久虚，眼目昏暗，冷泪多，赤目，生翳膜气晕，不睹物。

升麻汤

【来源】《圣济总录》卷一〇二。

【组成】升麻　大青　蔷薇根皮（去黑皮）各一两　黄柏（去粗皮）三分　射干　玄参各二两
【用法】上为粗末。每服五钱匕，水一盏半，煎至八分，去滓，加蜜半合，再煎三二沸，食后、临卧温服。
【主治】肝实热，目暗不明。

石决明丸

【来源】《圣济总录》卷一〇二。
【组成】石决明　菟丝子（酒浸一宿，别捣末）　五味子各一两　熟干地黄（焙）　细辛（去苗叶）　知母（焙）　山芋各一两半
【用法】上为末，炼蜜为丸，如梧桐子大。每服三十丸，空心米饮送下。
【主治】肝虚血弱，目久昏暗。

圣明散

【来源】《圣济总录》卷一〇二。
【组成】羌活（去芦头）　青盐（研）各半两　蜀椒（去目及闭口，炒出汗）　恶实（炒）　苍术（米泔浸一宿，切焙）　蔓荆实　木贼各一分
【用法】上为散。每服二钱匕，茶、酒任下，一日三次，不拘时候。
【主治】肝肾不足，眼目昏暗。

决明丸

【来源】《圣济总录》卷一〇二。
【组成】决明子　青葙子　茺蔚子　车前子　地肤子　五味子（炒）　枸杞子（去茎蒂）　细辛（去苗叶）　麦门冬（去心，焙）　生干地黄（焙）　赤茯苓（去黑皮）　桂（去粗皮）　泽泻　甜葶苈（纸上炒紫色）　防风（去叉）　芎䓖各一两
【用法】上为末，炼蜜为丸，如梧桐子大。每服二十丸，食后良久米饮送下，一日三次。
【主治】肝虚膈热，眼目昏暗，渐成障蔽，或见黑花，不能远视。

还睛丸

【来源】《圣济总录》卷一〇二。
【组成】茺蔚子　防风　人参　细辛　决明子　车前子　芎䓖各一两
【用法】上为末，炼蜜为丸，如梧桐子大。每服十丸，空心茶送下。
【主治】

1.《圣济总录》：肝脏虚，血弱不能上助目力，视物昏暗。

2.《秘传眼科龙木论》：绿风内障，为肝肺受劳。初患之时，头旋额角偏痛，连眼睑骨及鼻颊骨痛，眼内痛涩见花，或因呕吐恶心，或因呕逆后，便令一眼先患，然后相牵俱损，目前花生，或红或黑。

还睛丸

【来源】《圣济总录》卷一〇二。
【组成】恶实（炒）半升　蜀椒（去目及闭口者）一两半　青盐半两　酸石榴二个（去皮，上四味用好酒一升，于银石器内慢火煎酒干，取出）　附子（炮裂，去皮脐）一枚　木贼半两
【用法】上以木臼内捣罗为末，醋煮面糊为丸，如梧桐子大。每服十五丸至二十丸，空心、食后盐汤送下。
【主治】肝虚眼目昏暗，及一切眼病。

补虚汤

【来源】《圣济总录》卷一〇二。
【组成】赤芍药一分　木香半两　黄连（去须）半分
【用法】上为粗末。每服三钱匕，水一盏，煎至六分，去滓温服。
【主治】肝肾虚目暗，兼治耳聋。

补肾续断丸

【来源】《圣济总录》卷一〇二。
【组成】续断　杜仲（锉，炒）　牛膝（切，酒浸，焙）　陈曲（炒熟）　山芋　巴戟天（去心）　菟丝子（酒浸，研末）　山茱萸（酒浸）　人参（切）　肉苁蓉（酒浸，切，焙）各一两半　桑寄生（切，焙）　熟干地黄（焙）各三两

【用法】上为末，炼蜜为丸，如梧桐子大。每服二十丸，加至三十丸，早、晚温酒送下。
【主治】眼视物不明，茫茫昏暗。

补益猪肾丸

【来源】《圣济总录》卷一〇二。
【组成】附子（炮裂，去皮脐） 黄耆（切，酒浸，焙） 牛膝（切，酒浸，焙）各一两 肉苁蓉（切，酒浸，焙） 黄蜡各半两 蜀椒（去目并闭口，炒出汗） 白蒺藜（炒）各三分
【用法】上药除蜡外，为末，用猪肾一对，葱白五茎，各切细，以法酒炒欲熟，入蜡令溶尽，捣烂搜和药末为丸，如梧桐子大。每服二十丸，空心、食前盐汤送下。
【主治】眼目昏暗。

附子丸

【来源】《圣济总录》卷一〇二。
【组成】附子（生，去皮脐） 干姜（炮） 蜀椒（捣取红）各一两 硫黄（研）一分 猪肾二对（去脂膜，切细，研为膏）
【用法】上并生用，除猪肾外为末，以猪肾膏和匀为丸，如梧桐子大。每服二十丸，渐加至三十丸，空心盐汤送下。
【主治】肝肾风虚眼暗。

青葙子丸

【来源】《圣济总录》卷一〇二。
【组成】青葙子 桂（去粗皮） 葶苈（隔纸炒） 熟干地黄（焙） 细辛（去苗叶） 茺蔚子 枸杞子 决明子 五味子 白茯苓（去黑皮） 黄芩（去黑心） 防风（去叉） 地肤子各一两 泽泻 麦门冬（去心，焙）各一两半 车前子 菟丝子（酒浸一宿，别捣为末）各半两 兔肝（慢火炙令干）一具
【用法】上为末，炼蜜为丸，如梧桐子大。每服三十丸，食后米饮送下，临卧再服。
【主治】肾肝风虚，目昏暗，视物不明。

苦参丸

【来源】《圣济总录》卷一〇二。
【组成】苦参（洗） 车前子（洗） 枳壳（去瓤，麸炒）各二两
【用法】上为末，炼蜜为丸，如梧桐子大。每服三十丸，空心米饮送下。
【主治】肝实热，多食壅物，毒气伤眼昏暗。

柏子仁丸

【来源】《圣济总录》卷一〇二。
【组成】柏子仁（研） 薏苡仁 乌麻仁 车前子 枸杞子 菥蓂子 菟丝子（酒浸，别捣末）各一两 牡荆子 青葙子 五味子 蛇床子 桂（去粗皮） 菊花 山芋各半两 熟干地黄（焙） 肉苁蓉（酒浸，切，焙） 白茯苓（去黑皮）各一两
【用法】上为末，炼蜜为丸，如梧桐子大。每服二十丸，空心温酒送下。
【功用】补肝元。
【主治】肝虚，视物漠漠，不能远见，睛轮昏暗涩痛，翳晕时聚时散。

菟丝子丸

【来源】《圣济总录》卷一〇二。
【组成】菟丝子（酒浸，别捣） 肉苁蓉（酒浸，切，焙）各三两 五味子 续断 远志（去心） 山茱萸 泽泻各一两半 防风（去叉）二两 巴戟天（去心）一两
【用法】上为末，用山鸡子白为丸，如梧桐子大。每服三十丸，空腹温酒送下。家鸡子亦可用。
【主治】肝肾虚，眼黑暗，视物不明。

菟丝子丸

【来源】《圣济总录》卷一〇二。
【组成】菟丝子（酒浸一宿，别捣末） 白茯苓（去黑皮） 山芋 人参 防风（去叉） 车前子 熟干地黄（焙） 黄耆（锉） 石决明各一两
【用法】上为末，炼蜜为丸，如梧桐子大。每服

二十丸，空心温酒送下，临卧再服。

【主治】肾肝虚，目昏暗，不能远视。

菟丝子丸

【来源】《圣济总录》卷一〇二。

【组成】菟丝子（汤浸一宿，锉，捣末） 车前子 熟干地黄（焙）各三两

【用法】上为末，炼蜜为丸，如梧桐子大。每服三十丸，空心温酒送下，一日二次。

【主治】肝肾俱虚，精华不能上荣，使目昏暗。

椒沉丸

【来源】《圣济总录》卷一〇二。

【组成】椒（去目并闭口者，炒出汗）四两 沉香一两

【用法】上为末，以无灰酒煮面糊为丸，如梧桐子大。每服三十丸，空心、食前盐汤送下。

【功用】暖水脏。

【主治】目黑暗。

磁石丸

【来源】《圣济总录》卷一〇二。

【组成】磁石（火煅，醋淬十遍） 车前子各三两 羚羊角（镑） 茯神（去木） 防风（去叉） 菟丝子（酒浸一宿） 牛膝（酒浸，切，焙） 山芋 山茱萸 白茯苓（去黑皮） 覆盆子 槟榔（煨，锉） 枸杞子 芎藭各一两半 熟干地黄（焙）二两 甘菊花一两

【用法】上为末，炼蜜为丸，如梧桐子大。每服四十丸，空心煎黄耆汤送下。

【主治】肾劳。眼目昏暗。

青莲膏

【来源】《圣济总录》卷一〇六。

【组成】莲子草（七月七日拣，锉，捣绞，取汁一斗煎取一升） 生麻油一升 胡桐泪一两（绵裹）

【用法】上药，以火煎取一升二合，去胡桐泪，瓷器盛七日后用。以铜箸点鼻中，每孔三点，去枕，仰头卧良久。如此一月，目日明，发生，脑凉。

【功用】明目、生发、凉脑。

升麻散

【来源】《圣济总录》卷一〇七。

【组成】升麻半两 山栀子仁 决明子（炒） 车前子 地肤子 茺蔚子各一两 黄芩（去黑心） 龙齿（捣研）各二两 干姜（炮）半两

【用法】上为细散。每服二钱匕，食后米饮调下，一日三次。

【主治】目昏，下泪赤痒。

石决明散

【来源】《圣济总录》卷一〇七。

【组成】石决明 羌活（去芦头） 草决明 菊花各一两 甘草（炙，锉）半两

【用法】上为散。每服二钱匕，水一盏，煎至六分，和滓，食后、临卧温服。

【主治】风毒气攻入头系，眼昏暗，及头目不利。

四明丸

【来源】《圣济总录》卷一〇七。

【组成】芎藭 天麻（用水煮过，切，焙） 半夏（水煮，洗去涎，切，焙） 桑螵蛸（大者，锉，炒） 旋覆花 羌活（去芦头） 藁本（择粗者，洗，焙干） 天南星（炮） 青橘皮（汤浸，去白，焙） 附子（炮裂，去皮脐）各一两

【用法】上为末，用生牵牛三两，熟牵牛三两，杵取末二两，与前药末拌匀，生姜汁煮，面糊为丸，如梧桐子大。每服二十丸至三十丸，空心、临卧盐汤或米饮送下。

【主治】风毒气上，眼目昏暗，及偏正头疼，两目渐觉细小；及有夹脑风疼，目风眼寒。

决明丸

【来源】《圣济总录》（文瑞楼本）卷一〇七。

【别名】决明子丸（原书人卫本）。

【组成】决明子（微炒） 蕤仁（去皮，研） 茯神

（去木） 桔梗（炒） 麦门冬（去心，焙） 黄连（去须）各一两 青葙子 枳壳（去瓤，麸炒） 防风（去叉） 玄参 犀角（镑） 槟榔（煨，锉） 升麻 生干地黄（焙） 龙胆 沙参 紫菀（去苗土）各三分 百合半两

【用法】上为末，炼蜜为丸，如梧桐子大。每服三十丸，食后以米饮送下。

【主治】肝肺热，毒风目昏。

山芋丸

【来源】《圣济总录》卷一〇八。

【组成】山芋 巴戟天（去心） 菟丝子（酒浸，别捣） 肉苁蓉（酒浸，切，焙）山茱萸 人参 陈曲（炒） 牛膝（酒浸，切，焙） 杜仲（去粗皮，炙） 续断各一两半 桑寄生 生干地黄（焙）各三两

【用法】上为末，炼蜜为丸，如梧桐子大。每服二十丸，渐加至三十丸，空腹酒送下。

【功用】补不足。

【主治】眼视不明，𥉂𥉂昏暗。

山芋散

【来源】《圣济总录》卷一〇八。

【组成】山芋 防风（去叉） 细辛（去苗叶）各一两 山茱萸 蔓荆实（去白皮）各三分 芍药 升麻各半两

【用法】上为散。每服二钱匕，温酒调下。

【主治】肝虚血弱，风邪毒气，乘虚客搏，眼轮昏浊，黑白不明，发为目晕。

车前门冬丸

【来源】《圣济总录》卷一〇八。

【组成】车前子 麦门冬（去心，焙） 防风（去叉） 枳壳（去瓤，麸炒）各一两 生地黄（焙干） 白茯苓（去黑皮）各一两半 人参 苦参各三分

【用法】上为末，炼蜜为丸，如梧桐子大。每服三十丸，食后、临卧粥饮送下。

【主治】膈上风热上冲，眼目𥉂𥉂不明。

艾煎方

【来源】《圣济总录》卷一〇八。

【组成】熟艾二两 好醋二升 熟铜末一分 楸根白皮一两半（无根，叶亦得） 蕤仁 黄连（去须） 石盐各一两

【用法】上药研六味为末，放于醋中，煎取三合，去滓收汁于熟铜器中，入鲤鱼胆、乌鸡胆各一分，和匀，即以槐木去皮，阔三指，长一尺，向日中研药，勿住手，候如饧即住。夜点眼眦头。避风，日中不点，热泪出勿怪。

【主治】眼昏。

生犀饮子

【来源】《圣济总录》卷一〇八。

【别名】生犀角饮子（《秘传眼科龙木论》卷三）。

【组成】生犀角（镑） 桔梗各二两 羚羊角（镑） 人参（去芦头） 茯苓（去皮） 黄芩 知母 防风各一两

【用法】上为细末。每服一钱匕，水一盏，煎至五分，夜食后去滓温服。

【主治】

1.《圣济总录》：目昏暗。

2.《医宗金鉴》：伤寒热病后，瞳仁散大，时见黑花，隐涩泪多，红肿疼痛。

圣饼子

【来源】《圣济总录》卷一〇八。

【组成】黄芩（去黑心） 苍术各一两 菊花 木贼 旋覆花 蝉壳 防风（去叉） 草决明 青葙子 甘草（炙，锉） 蔓荆实 恶实（炒） 羌活（去芦头） 桑叶 芎䓖 真珠（研）各半两 蛇蜕皮半两（盐泥固济瓶子烧之，有翳即用）

【用法】上为末，炼蜜和就，杵约三五百下，丸如小弹子大，捏作饼子。每服一饼，食后温水嚼下；沙糖水送下亦得。

【主治】目昏暗，视物不明。

芎藭散

【来源】《圣济总录》卷一〇八。

【组成】芎藭　地骨皮　何首乌（去黑皮）　荆芥穗　菊花　旋覆花　甘草（炙）　石决明（刷净）　草决明各一两　蝉蜕（去土）　青葙子　木贼各半两　白芷一分

【用法】上为散。每服一钱匕，食后米泔水调下。

【主治】目晕昏涩，视物不明。

光明散

【来源】《圣济总录》卷一〇八。

【组成】鲤鱼胆（鲤鱼一头，长一尺二寸者，取胆用）

【用法】上药刺破，滴汁在铜照上阴干，用竹刀子刮下，为细末。每用少许，时时点眼。

【主治】眼睛上生晕，不问久新。

决明丸

【来源】《圣济总录》卷一〇八。

【组成】草决明（汤洗三遍，晒干）　菥蓂子　甘草（炙）　细辛　京芎藭　甘菊花　荆芥穗　木贼　旋覆花　苍术（河水浸，切作片子，晒干）各等分

【用法】上为末，炼蜜为丸，如樱桃大。每服一丸，不拘时候，细嚼茶酒送下。

【主治】眼目风毒昏暗。

防风汤

【来源】《圣济总录》卷一〇八。

【组成】防风（去叉）一两一钱　芎藭　甘草（炙，锉）　白茯苓（去黑皮）　独活（去芦头）　前胡（去芦头）各一两　人参　细辛（去苗叶）各三分

【用法】上为粗末。每服五钱匕，水一盏半，加大枣二枚（擘），煎至七分，去滓，食后温服，一日二次。

【主治】肝虚寒，目暗䀮䀮，视物不明，并生黑花。

防风汤

【来源】《圣济总录》卷一〇八。

【组成】防风（去叉）　芎藭　白鲜皮各一两　细辛（去苗叶）　甘草（炙）　独活（去芦头）　陈橘皮（汤浸，去白，焙）各半两

方中独活，《普济方》作“羌活”。

【用法】上为粗末。每服五钱匕，水一盏半，加大枣二枚，竹叶十片，煎至八分，去滓，下蜜半匙，再煎沸，食后、临卧温服。

【主治】肝虚寒，目视䀮䀮。

青葙子散

【来源】《圣济总录》卷一〇八。

【组成】青葙子二两　羌活（去芦头）一两　防风（去叉）一两　石决明二两半　甘草（炙）一两　乌贼鱼骨二两　蚕蜕　蝉蜕　蛇蜕皮各半两（入盒子，实填赤石脂，固济盒子口，勿令烟出，灰火烧之，令通红）　荆芥穗一两半　苍术（米泔浸，去皮，焙）三两半

【用法】上为散。每服一钱匕，食后、临卧茶、酒调下。

【主治】年深日近，目视昏暗。

兔肝丸

【来源】《圣济总录》卷一〇八。

【组成】黄连（去须）一两半　胡黄连一两　熟干地黄（焙）一两　草决明半两

【用法】上为细末，切兔肝研烂和丸，如梧桐子大。每服二十丸，食后临卧米饮下。

【主治】肝虚目暗。

夜光丸

【来源】《圣济总录》卷一〇八。

【组成】陈曲末四两（微炒）　磁石（将块子火烧红，醋淬七次，研细，水飞）二两　丹砂（研细，水飞）一两

【用法】上为末，炼蜜为丸，如梧桐子大。每服十丸，空心米饮送下。

【主治】目久昏暗。

夜光丸

【来源】《圣济总录》卷一〇八。

【别名】双美丸（《普济方》卷八十一引《医方集成》）。

【组成】蜀椒（去目并闭口，炒出汗）一斤半（捣罗取末一斤） 甘菊花（末）一斤

【用法】上二味，和匀，取肥地黄十五斤，切，捣研，绞取汁八九斗许，将前药末拌浸令匀，晒稍干，入盘中摊，晒三四日内取干，候得所即止，勿令太燥，入炼蜜二斤，同捣为丸，如梧桐子大。每服三十丸，空心、日午熟水送下。

【功用】

1.《圣济总录》：久服目能夜视，发白再黑，通神强志，延年益寿。

2.《普济方》：退翳膜。

【主治】

1.《圣济总录》：眼目昏暗。

2.《良朋汇集》：眼目昏暗，羞明怕日，不敢见灯火者。

空青丸

【来源】《圣济总录》卷一〇八。

【组成】空青（研）三两 羚羊角（镑） 马蹄决明子 茯神（去木） 枳壳（去瓤，麸炒） 大黄（锉，炒） 青葙子 地肤子 龙胆 车前子各一两半 黄连（去须）一两半（一方用三两）

【用法】上为末，炼蜜为丸，如梧桐子大。每服二十丸，食后米饮送下，一日二次。

【功用】益血脉，镇肝火。

【主治】目昏暗。

菊花丸

【来源】《圣济总录》卷一〇八。

【组成】菊花四两 乌头（生，去皮脐）二两 黑豆二合（生，去皮，为末，滴盐水烂研为膏）

【用法】上药，先将前三味为末，入黑豆膏内和捣为丸，如梧桐子大。每服三十丸，空心温酒或盐汤送下。

【功用】明目。

【主治】一切眼疾。

黄连膏

【来源】《圣济总录》卷一〇八。

【组成】黄连（去须）一两 蕤仁 决明子 秦皮（去粗皮）各半两

【用法】上为末。以水八合，煎至三合，以绵滤去滓，澄清，点注眼中，一日三次。

【主治】目䀮䀮明。

黄耆汤

【来源】《圣济总录》卷一〇八。

【组成】黄耆（锉）三分 枳壳（去瓤，麸炒）半两 人参三分 当归（切，焙）一两 黄柏（去粗皮，蜜炙）一两 黄连（去须）三分

【用法】上为粗末。每服三钱匕，水一盏，煎至六分，去滓，食后温服，日三次。

【主治】时气病目暗。

黑豆丸

【来源】《圣济总录》卷一〇八。

【组成】黑豆（紧小者） 牛胆

【用法】量胆大小，净择豆，布擦过，纳牛胆中，紧系头，垂净屋下阴干。每日服三七粒，食后熟水送下。

【主治】肝肾气虚目暗。

蔓菁散

【来源】《圣济总录》卷一〇八。

【组成】蔓菁子四两（洗） 蛇蜕二两

【用法】先用瓷罐盛蔓菁子，火烧黑焦无声后钳出，入蛇蜕在内，又轻烧蛇蜕成灰，候冷细研。每服半钱匕，食后温酒调下，一日三服。

【主治】肝虚，风邪攻目，目晕，瞻视不明。

蝉花散

【来源】《圣济总录》卷一〇八。

【组成】蝉花　柏子仁　郁李仁（去皮）　甘草（锉，炙）　大黄（炒，锉）　延胡索　远志（去心）　防风（去叉）　蜜蒙花　石韦（去毛）　乌贼鱼骨（去甲）　草茶芽各半两

【用法】上为散。每服一钱匕，食后米饮调下，一日三次。

【主治】一切眼疾昏暗。

神效散

【来源】《圣济总录》卷一〇九。

【组成】石决明　黄连（去须）　密蒙花各一两

【用法】上为散。每服二钱匕，食后、临卧熟水调下。

【主治】眼时见黑花，经年不愈，羞明。

通明丸

【来源】《圣济总录》卷一〇九。

【组成】石决明（刮洗）　芍药　桔梗（锉，炒）　车前子各一两　茺蔚子　熟干地黄（焙）各二两　细辛（去苗叶）一两半

【用法】上为末，炼蜜为丸，如梧桐子大。每服二十丸，加至三十丸，临卧盐汤送下。

【主治】肝肾气虚，眼目昏暗，时见黑花飞蝇。

磁石汤

【来源】《圣济总录》卷一〇九。

【组成】磁石五两（杵捣，生绢袋盛，用水五升，煎取二升半，去磁石，方下诸药煎之）　黄耆　人参　沉香　芎藭　桂（去粗皮）　菖蒲　当归（焙）　补骨脂（炒）　熟干地黄（焙）　肉苁蓉（酒浸，去皱皮，炙）　附子（炮裂，去皮脐）　羌活（去芦头）　五味子　干姜（炮）　覆盆子各一两

【用法】上药除磁石外，锉如麻豆大，拌令匀。每剂一两半，用大羊肾一对，去脂膜，细切，用磁石水三盏，煮羊肾令熟，次下药，煎取一盏半，去滓，分作二服。

【功用】补诸不足。

【主治】脾肾风虚，下元久冷，眼生黑花，或时昏暗。

补肝丸

【来源】《圣济总录》卷一一二。

【组成】杏仁一两　茺蔚子一两　青葙子一两　枸杞子一两　五味子一两　茯苓一两（去皮）　干地黄三两　菟丝子二两　决明子一两　山芋　车前子　地骨皮（焙）　柏子仁　大黄　细辛（去苗叶）　甘草（炙，锉）　人参　黄芩（去黑心）　黄连（去须）　防风（去叉）各一两半

【用法】上为末，炼蜜为丸，如梧桐子大。每服二十丸，加至三十丸，食后米饮送下，临卧再服。

【主治】眼昏暗，将变成内障。

空青丸

【来源】《圣济总录》卷一一二。

【组成】空青半两（别研，飞过）　决明子（炒）　菟丝子（酒浸，别捣为末）各二两　茺蔚子　五味子（炒）　细辛（去苗叶）　蔓荆实　柏子仁（别研）　防风（去叉）　蒺藜子（炒，去角）　枸杞子　石龙芮各一两　人参一两（去芦头）

【用法】上为细末，入空青研匀，炼蜜为丸，如梧桐子大。每服二十丸，食后以竹叶汤送下，一日三次。

【主治】眼目昏暗，渐变内障。

点眼真珠煎

【来源】《圣济总录》卷一一二。

【组成】真珠（细研）一分　鲤鱼胆二枚　白蜜二两

【用法】上合和铜器中，微火煎取一半，新绵滤过，瓷瓶中盛。每以铜箸点如黍米大，著目眦。即泪出，频点取愈。

【主治】肝虚寒，茫茫不见物。

芜菁子粥

【来源】《圣济总录》卷一九〇。
【组成】芜菁子一合　米三合
【用法】将芜菁子研九遍，以水调，滤取汁，和米煮作粥。空心食之。
【主治】眼昏暗。

兔肝粥

【来源】《圣济总录》卷一九〇。
【组成】兔肝一具（细切）　米三合
【用法】上以豉汁如常煮粥，空腹顿食之。
【主治】肝肾气虚，风热上攻，目肿暗。

葈耳粥

【来源】《圣济总录》卷一九〇。
【组成】葈耳实一升　白米半斤
【用法】上先捣罗葈实为散，以水调，滤取汁，和米煮作粥如常法。空心食之。
【主治】眼昏暗。

菟丝子丸

【来源】《圣济总录》卷一九八。
【组成】菟丝子一斤（酒浸三日，控干，捣细末）　甘菊花（去土，捣细末）一斤
【用法】上拌和令匀，炼蜜为丸，如梧桐子大。每服二十丸至三十丸，前晨至晚后食前温酒送下。
【功用】明目，进饮食，益精，壮下元。

神仙雄黄丸

【来源】《圣济总录》卷一九九。
【别名】雄黄丸（《古今医统大全》卷四十六）。
【组成】雄黄　松脂各等分
【用法】先择雄黄如鸡冠色，不杂砂石者，研为极细末，次以松脂和为丸，如弹子大。每服一丸，每旦以酒研送下。服至十日，腹中三尸百虫自下，面上紫黑皆除；服至一月，百病自愈，耳目聪明。
【功用】去三尸百虫，美颜色，明耳目。

真珠膏

【来源】《幼幼新书》卷三十三引张涣方。
【组成】真珠末　甘菊花（为末）　香豉（炒黄，为末）　井泉石（细研）各一分
【用法】上药都拌匀，用白蜜一合，鲤鱼胆一枚，同药慢火熬成膏，次入好龙脑一钱同拌匀。每用少许，时时点眼中。
【主治】眼久不愈，茫茫不见物。

草还丹

【来源】《鸡峰普济方》卷十二。
【组成】刮皮术一斤（米泔汁浸二日，竹刀切片）　菊花八两　青盐　椒各四两
【用法】上用好头醋一斗，于砂石银器中煮术数沸，入椒、菊、盐，煮去一半醋，取出焙干，与余醋为糊丸，如梧桐子大。每服三四十丸，空心、临卧服。
【功用】明目补肾。

枸杞丸

【来源】《鸡峰普济方》卷二十一。
【组成】苁蓉　枸杞　川椒（取红）　甘菊各等分　巴戟减半。
【用法】上为细末，炼蜜为丸，如梧桐子大。每服二十丸，空心酒送下。
【功用】明目活血。
【主治】眼目昏暗。

羊肝丸

【来源】《普济本事方》卷五。
【组成】羯羊肝一具（新瓦盆中焴干，更焙之。肝若大只用一半）　甘菊花（去萼梗）　柏子仁（研）　羌活（去芦）　细辛（去叶）　官桂（不见火）　白术　五味子（拣）各半两　黄连三分（去须）
【用法】上为细末，炼蜜为丸，如梧桐子大。每服三四十丸，空心、食前温水送下。
【功用】镇肝明目。

【主治】

1.《证治准绳·类方》：眼目昏花。

2.《审视瑶函》：青盲症。

四味汤

【来源】《普济方》卷七十二引《海上方》。

【组成】没药　当归　川芎　羌活　甘草各半两

【用法】上锉。每服三钱，水一盏，煎至五分，食后、临卧温服。

【主治】心脏热，眼目昏花。

苁蓉丸

【来源】《洪氏集验方》卷四。

【组成】苁蓉二两（酒浸一宿，焙干）　巴戟　枸杞子　菊花　川楝子各一两

【用法】上为末，炼蜜为丸，如梧桐子大。每服三十丸，空心、食前、临卧温酒或盐汤送下。

【功用】暖水脏，明目。

车前子丸

【来源】《杨氏家藏方》卷十一。

【组成】车前子一两　菟丝子（酒浸，取末）一两　蔓荆子（炒）　决明子（拣净，炒）　白茯苓（去皮）　黄连（去须）　白芍药各一两半　地骨皮（净洗、去土）　牛膝（酒浸一宿，焙干）　黄耆各一两二钱半　附子（炮，去皮脐）一两

【用法】上为细末，炼蜜为丸，如梧桐子大。每服五十丸，温酒盐汤送下，不拘时候。

【主治】肝脏气虚，下元不足，眼目常昏，或生翳障。

补青丸

【来源】《杨氏家藏方》卷十一。

【别名】补精丸（《普济方》卷七十一）。

【组成】菟丝子一斤（洗净，用酒浸三宿，炒，别杵末）　熟干地黄（洗，焙）一斤　车前子（炒）　枸杞子（拣净）　地骨皮（洗净，去土）　白茯苓（去皮）　甘菊花各半斤

【用法】上为细末，炼蜜为丸，如梧桐子大。每服五十丸，食后温酒、盐汤任下。

【功用】养肝益精，滋荣目力。

菊精丸

【来源】《杨氏家藏方》卷十一。

【别名】菊青丸（《普济方》卷八十一）。

【组成】巴戟（水浸，去心）一两　肉苁蓉二两（酒浸一宿，切，焙）　五味子三两　枸杞子（拣净）四两　甘菊花五两

【用法】上为细末，炼蜜为丸，如梧桐子大。每服五十丸，食空盐酒送下。

【功用】久服能夜看细书。

【主治】眼目昏暗，视物不明，眵泪难开。

五圣还童散

【来源】《杨氏家藏方》卷二十。

【别名】五圣不老散（《普济方》卷四十九引《卫生家宝》）。

【组成】白盐半斤　青盐　黑牵牛　酸石榴皮各二两　硇砂一两半　地龙（去土）　川楝子（去核）　百药煎　香白芷　威灵仙　藿香叶（去土）　细辛（去叶土）　当归（洗，焙）　仙灵脾　乌贼鱼骨　熟干地黄（洗，焙）各一两　胡桃十枚　蛇蜕二条　蝉蜕半两　不蛀皂角三十条

【用法】上药除皂角不锉外，其余药均锉碎，以醋一斗同浸，七日取出，不用诸药，只用皂角并醋。将皂角蘸醋，用桑柴灰火炙，候干再蘸炙，以醋尽为度，焙干，为细末；又入没食子七对，同为细末，每药一两，加麝香半钱。每日揩牙一二次，遇寅日摘白髭五七根，过数日再看，其摘去处必生黑髭。

【功用】明目，去头风，补水脏，固济牢牙，乌髭鬓。

二妙散

【来源】《普济方》卷七十一引《杨氏家藏方》。

【组成】当归　熟干地黄各等分

【用法】上为细散。以无灰酒下二钱匕，不拘

时候。
【功用】养肝气。
【主治】目昏，视物不明，泪下。

补青丸

【来源】《普济方》卷十四引《杨氏家藏方》。
【组成】菟丝子一斤（洗净，用酒浸三宿，炒，别杵末） 熟干地黄（洗，焙）一斤 车前子（炒） 枸杞子（拣净） 蔓荆子 牡丹皮（去心） 麻黄各半两 牵牛二钱 射干三分
【用法】上为细末。每服二钱，食后热汤调下。
本方方名，据剂型，当作“补青散”。
【功用】养肝益精，滋荣目力。
【加减】小便多，减射干。

椒灵丹

【来源】《普济方》卷八十三引《家藏方》。
【组成】青盐二两 川芎 防风 附子（炮）各一两 菊花半两 椒子四两（去蒂并子及有闭口者）
【用法】上先将青盐、椒用好醋一碗，煮尽为度；后将四味药为细末，将椒裹药为丸。每服三十丸，空心盐汤送下。宜与飞灵丹相间服。
【主治】眼见一物为二之证。

三仙丸

【来源】《传信适用方》卷二。
【组成】甘菊花一两 苍术（米泔浸，去油） 椒红各二两
【用法】上为末，酒糊为丸，如梧桐子大。每服三五十粒，食前茶、酒送下。
【功用】明目。

六一丸

【来源】《传信适用方》卷二。
【组成】附子（七钱重，两枚。炮，去皮脐尖，取肉）一两 当归（去芦尾，取身切片，晒干，取净肉）六两
【用法】上为细末，炼蜜为丸，如梧桐子大。每服三五十丸，食前温酒、盐汤送下。
【功用】明目，养血，补气。

枸杞煎

【来源】《传信适用方》卷二引苏连叟方。
【组成】枸杞 白茯苓（末） 白沙蜜 黄蜡少许
【用法】生取枸杞自然汁，于银石器内熬成膏，入白茯苓末、白沙蜜、黄蜡少许。每服一匙，温酒盐汤化下。
【功用】明目。

黄芩散

【来源】《普济方》卷七十二引《卫生家宝》。
【组成】黄芩一两 淡豆豉三两（研）
【用法】上为末。每服三钱，用熟猪肝裹药同吃，温汤送下，不拘时候，一日二三次。
【主治】小儿肝热，眼生障晕，不能视物。
【宜忌】忌酒、面。

车前子丸

【来源】《普济方》卷八十六引《卫生家宝》。
【组成】车前子 菊花 生干地黄 麦门冬各等分
【用法】上为末，炼蜜为丸，如梧桐子大。每服五十丸，食后用温水送下。
【功效】去瘟瘴，轻身，变白，明目，夜中见光。

交泰丸

【来源】《普济方》卷二一七引《卫生家宝》。
【组成】石菖蒲一斤（去须，切，无灰好酒浸，冬三宿，夏二宿） 乳香一两（另研） 远志半斤（酒浸，去心，浸作如上法）
【用法】上为细末，用浸药酒煮糊为丸，如梧桐子大。每服三五十丸，空心温酒送下。
【功用】宁心养气，定魄安魂，疗诸虚不足，生元真气，补精枯髓竭，去夜梦鬼邪；正丹田，久服明目。
【主治】男子下元虚，妇人血海冷。

柴胡散

【来源】《洁古家珍》。
【组成】柴胡　羌活　防风　生地黄　芍药　甘草各等分
【用法】上锉。水煎，临卧服之。
【功用】明目，益肾水。

八味丸

【来源】《魏氏家藏方》卷九。
【组成】牛膝（去芦，酒浸一宿）　当归（去芦，酒浸一宿）　菟丝子（洗净，酒浸三宿，研成饼）　地骨皮（去土）　远志（汤泡，去心）　石菖蒲（九节者，去毛）　绵黄耆（蜜炙）　熟干地黄（去土）各等分
【用法】上为细末，酒煮山药糊为丸，如梧桐子大。每服五十丸，空心盐汤送下。
【功用】补肝肾，明眼目。

生地黄煎

【来源】《魏氏家藏方》卷九。
【组成】生地黄（洗净）　枸杞子（去梗）　五味子（去枝）各等分
【用法】上为细末，炼蜜为丸，如梧桐子大。每服七十丸，食前盐酒、盐汤、米饮任下。

本方方名，据剂型，当作“生地黄丸”。
【功用】补肝明目。

青葙子散

【来源】《普济方》卷七十二引《余居士选奇方》。
【组成】青葙子一两　玄参一两　人参一两　白术一两　干地黄一两　地骨皮一两　白茯苓一两　川芎一两　川羌活一两　珍珠子一两　防风一两　甘草一两
【用法】上为散。每服三钱，食后麦门冬汤调下，一日三次。
【功用】清澄水轮。
【主治】肝胆风热，上攻眼目，始则昏暗，久视无力。
【宜忌】切忌鸡、猪、鱼、兔、酒、醋、热面及炙煿等物。

鹿茸石斛丸

【来源】《普济方》卷十二引《余居士选奇方》。
【组成】鹿茸一对（浸一宿，微炙）　金钗石斛（去根）一两　犀角（镑）一两　羚羊角（镑）一两　肉苁蓉一两（酒浸一宿，刮去皮）　熟干地黄一两　酸枣仁一两（汤浸，去赤皮）　青木香一两　菟丝子二两（酒浸三日，晒干，另捣为末，一两生用）　车前子一两　覆盆子一两　茺蔚子一两　地肤子一两　柏子仁一两　葳蕤一两　麦门冬一两
【用法】上为末，炼蜜为丸，如梧桐子大。每服二十丸，空心、午前、临睡用青盐汤送下，一日三次。
【功用】退昏，除内障膜。
【主治】肝肾虚，血气不能营养于睛，致目久视𥆧𥆧，有黑花簇簇，雾气昏昏，视物如霜雪之形者。

助阳和血补气汤

【来源】《脾胃论》卷下。
【别名】助阳和血汤（《兰室秘藏》卷上）、助阳活血汤（《东垣试效方》卷五）。
【组成】香白芷二分　蔓荆子三分　炙甘草　当归身（酒洗）　柴胡各五分　升麻　防风各七分　黄耆一钱
【用法】上锉。水一盏半，煎至一盏，去滓，临卧热服。
【功用】助阳和血补气。
【主治】眼发后上热壅，白睛红，多眵泪，无疼痛，而隐涩难开，此服苦寒药太过，而真气不能通九窍也，故眼昏花不明。
【宜忌】避风处睡，忌风寒及食冷物。

归葵汤

【来源】《兰室秘藏》卷上。
【别名】连翘饮子（原书同卷）、连翘饮（《内科摘

要》卷下）。

【组成】柴胡二分 生甘草 蔓荆子 连翘 生地黄 当归身 红葵花 人参各三分 黄耆 酒黄芩 防风 羌活各五分 升麻一钱

【用法】上锉。每服五钱，水二盏，煎至一盏，去滓，食后温服。

【主治】目中溜火，恶日与火，隐涩难开，小角紧，视物昏花，迎风有泪。

疗本滋肾丸

【来源】《兰室秘藏》卷上。

【别名】疗肾滋本丸（《医方集解》）。

【组成】黄柏（酒炒） 知母（酒炒）各等分

【用法】上为细末，滴水为丸，如梧桐子大。每服一百丸至一百五十丸，空心盐白汤送下。

【主治】《济阳纲目》：肾虚目暗。

【宜忌】《医方考》：脾胃坏者，非所宜也。

【方论】《医方考》：眼者，肝之窍；肝，木藏也，得水则荣，失水则枯。故用黄柏、知母之味厚者以滋肾水，所谓虚则补其母也。是方也，虽曰补肾，亦泻之之类也，脾强目暗者宜主之。

养肝丸

【来源】《济生方》卷五。

【组成】当归（去芦，酒浸） 车前子（酒蒸，焙） 防风 白芍药 蕤仁（别研） 熟地黄（酒蒸，焙） 川芎 楮实子各等分

【用法】上为细末。炼蜜为丸，如梧桐子大。每服七十丸，温热水送下，不拘时候。

【主治】肝血不足，眼目昏花，或生眵泪，久视无力。

加减驻景丸

【来源】《医方类聚》卷六十六引《简易方》。

【组成】车前子（略炒）三两 熟地黄（洗） 当归（去尾）各五两 楮实子（无翳膜则勿用） 川椒（炒，出火毒）各一两 五味子 枸杞子各二两 菟丝子（酒煮软漉壮，焙九分干）半斤

【用法】上末，蜜糊为丸，如梧桐子大。每服三十丸，空心、食前温酒、盐汤任下。

【主治】肝肾气虚，视物䀮䀮，血少气多，两目渐暗。

张武经大明丸

【来源】《医方类聚》卷六十七引《简易》。

【组成】川芎 当归（洗） 羌活 防风 荆芥穗 甘草（炙） 白芷 菊花 独活 仙灵脾 陈皮 青皮 柴胡（去芦） 木贼（去节） 白附子 石膏（煅） 蒺藜（炒，去刺） 苍术（泔浸一宿） 蝉壳（去足） 枸杞子 全蝎（去毒，炒） 远志（去心） 楮实子（炒） 青葙子（炒） 决明子（炒）各等分

【用法】上为末，炼蜜为丸，如弹子大。每服一丸，食后薄荷茶清嚼下。

【主治】一切混沌眼疾。

千金神曲丸

【来源】《仁斋直指方论》卷二十。

【别名】加味磁朱丸（《东医宝鉴·外形篇》卷一）。

【组成】磁石（煅红，如法醋淬，研细无声）二两 朱砂一两（细研） 神曲（炒）二两 沉香半两

【用法】上为细末，别用生神曲，水调浓煮糊为丸，如梧桐子大。每服三十丸，空心盐汤送下。

【功用】升降水火，明目，益心智。

【主治】肝肾虚，目黑暗。

【方论】磁石法水入肾，朱砂法火入心，济以沉香，是则升降水火。

生地黄丸

【来源】《仁斋直指方论》卷二十。

【组成】人参 防风各半两 当归 川芎 生地黄 干白蒺藜（炒，去刺）各一两 全蝎五尾

【用法】上晒，为末，炼蜜为丸，如梧桐子大。每服五十丸，食后薄茶送下。

【功用】明目活血，消去瘀肉。

【加减】加羚羊角半两尤佳。

羊肝丸

【来源】《仁斋直指方论》卷二十。

【组成】黄连（净，为末）二两　杏仁（去皮）半两　白羊子肝一具（去筋膜）

【用法】上为细末，为丸如梧桐子大。每服七十丸，食后、临卧温米泔送下，一日三次。

【功用】解热，消血，明目。

羌活散

【来源】《仁斋直指方论》卷二十。

【组成】羌活　川芎　天麻　旋覆花　甘菊　藁本　防风　蝉壳（洗，晒）　细辛　杏仁（浸，去皮）各一两　甘草半两（炙）

【用法】上为末。每服二钱，新水略煎服。

【主治】风气攻眼，昏涩泪花。

金丝膏

【来源】《普济方》卷八十一引《仁斋直指方论》。

【组成】宣黄连半两（锉碎，水一盏，浸一宿，取汁，再添水半盏浸滓，经半日取汁与前汁合放，别用水半盏）　蜜一两　白矾一分　井盐一分（如无，以青盐代之）　山栀子二钱（好者。捶碎，黄连汁同煮五十余沸，取尽沫，滤去滓，与前黄连汁一处和入余药）

【用法】上用银瓷器内，熬十余沸，用生绢上细纸数重滤过。用时常点。

【主治】一切目疾昏暗，如纱罗所遮，或疼或痛。

磁石丸

【来源】《类编朱氏集验方》卷九。

【组成】磁石（煅，醋淬七次）　白术　神曲　枸杞子　麦芽　当归　人参　熟地黄　辰砂　牛膝　白茯苓　干菊花各等分

【用法】上为末，酒糊为丸。每服五十丸，白汤吞下。

【功用】明目清神。

姜附御寒汤

【来源】《东垣试效方》卷二。

【组成】干姜（炮）一钱二分　半夏（汤洗）五分　柴胡（去苗）一钱　防风（去芦）半钱　羌活一钱　藁本（去土）八分　人参（去芦）半钱　白葵花五朵（去心萼）　甘草（炙）八分　升麻七分　郁李仁（汤浸，去皮尖）半钱　当归身六分（酒制）　桃仁半钱（汤浸，去皮尖，与郁李仁研如泥，入正药）　黑附子（炮，去皮脐）四钱

【用法】上锉，都作一服。水五大盏，煎至三盏，入黄耆一钱，橘皮五分，草豆蔻一钱，再煎至二盏，再入酒制黄柏三分，酒制黄连三分，枳壳三分，酒地黄二分（此四味锉碎，预一日先用新水多半盏浸一宿），蔓荆子二分（亦预先一日用新水各另浸），将前正药去滓，入此三味，再上火同煎至一盏，去滓，空心热服之，待少时以美膳压之。

【主治】中气不足，遇冬天寒气客于脾胃之间，相引两胁缩急而痛，善嚏，鼻中流浊涕不止，不闻香臭，咳嗽脑痛，上热如火，下寒如冰，头时作阵痛，或暴痛，两目中流火，视物䀮䀮然，或耳鸣耳聋，喜晴明，恶阴寒，夜不得安卧，胸中痰涎，膈咽不通，饮食失味，口中沃沃，牙齿动摇，不能嚼物，腰脐间及尻肾膝足胻冷，阴汗自出，行步失力，风痹麻木，小便数，气短喘喝，少气不足以息，卒遗矢无度。妇人白带，阴户中大痛，上牵心而痛，黧黑失色；男子控睾而痛，牵心腹阴阴而痛，面如赭色，食少，大小便不调，烦心，霍乱，逆气，里急，而腹皮白或黑，下气腹中腹鸣，膝下筋急，及腰背肩胛大痛，此阴盛阳虚之证也。

【宜忌】忌肉汤，宜食肉 。

七仙丹

【来源】《御药院方》卷十。

【组成】菟丝子（酒浸，另研为末）五两　苁蓉（酒浸，去皮炒，切，焙干）一两　巴戟（去心）一两　车前子　熟干地黄　枸杞子各三两　甘菊花（拣净）四两

【用法】上为细末，炼蜜为丸，如梧桐子大。空心、食前每服三十丸至温酒送下；盐汤亦得。

【功用】补肝肾，增目力。
【主治】肝肾俱虚，眼常昏暗，多见黑花，或生翳障，视物不明，迎风有泪。

金髓煎丸

【来源】《御药院方》卷十。
【组成】生干地黄一斤　熟干地黄一斤　金钗石斛（去根，锉）四两　杏仁半斤（去皮尖，炒黑，捣为末，用纸三两重裹，压去油用）　牛膝（切，酒浸，焙）　防风（去芦头）　枳壳　当归各四两
【用法】上为末，炼蜜为丸，如梧桐子大。每服四五十丸，空心温酒送下；粥饮亦可。
【功用】滋血益水，去风助目。
【主治】眼目昏花，远视不明，久视乏力。

四物五子丸

【来源】《医方类聚》卷六十八引《澹寮方》。
【组成】当归（去芦，酒浸）　川芎　熟地黄（酒蒸，焙）　白芍药　覆盆子（酒浸）　枸杞子　地肤子　菟丝子（酒淘净，浸蒸，别研）　车前子（酒蒸）分两以虚实斟酌
【用法】上为末，炼蜜为丸。每服三十丸，盐汤吞下。
【功用】《医宗金鉴》：滋阴养水，略带抑火。
【主治】

1.《医方类聚》引《澹寮方》：心肾不足，眼目昏暗。

2.《医宗金鉴》：或因嗜酒恣欲，或劳瞻竭视，或思虑太过，肝肾俱伤，目觉干涩不爽，视物昏花。

甘菊花丸

【来源】《普济方》卷八十一引《卫生家宝》。
【别名】甘菊丸（《赤水玄珠全集》卷三引《宝鉴》）。
【组成】甘菊花二两（去土）　枸杞四两　熟地黄三两　干山药半两
【用法】上为细末，炼蜜为丸，如梧桐子大。每服三五十丸，空心、食后各一服，温水送下。
【功用】明目，暖水脏，活血驻颜，壮筋骨。
【主治】男子肾脏虚弱，眼目昏暗，或见黑花。

洗眼药

【来源】《云岐子保命集》卷下。
【别名】重明膏（《普济方》卷八引《瑞竹堂经验方》）、紫金膏（《袖珍方》卷三引《瑞竹堂经验方》）。
【组成】诃子二两　黄丹四两　蜜八两　柳枝四十寸
【用法】以河水二碗，熬至半碗，用一钱热水化洗之，石器内熬。
【功用】明目。

槐子散

【来源】《云岐子保命集》卷下。
【组成】槐子　黄芩　木贼　苍术各等分
【用法】上为细末。食后清茶调下。
【主治】体肥气盛，风热上行，目昏涩者。

五味子丸

【来源】《医方大成》卷七。
【组成】阿胶（蚌粉炒）　熟地黄（洗）各一两　白茯苓（去皮）　麦门冬（去心）各半两　山药　五味子（炒）各二两　贝母（炒）　柏子仁　人参各一两　百部　茯神（去皮木）　远志（去苗，取根上皮）　防风（去芦）　杜仲（去皮）二两（姜汁浸，炒去丝）
【用法】上为细末，炼蜜为丸，如弹子大。每服一丸，食后姜汤嚼下。
【主治】心肝二经蕴积风邪，并肾脏虚耗，眼目昏暗，或生翳膜。

四神丸

【来源】《普济方》卷二二一引《瑞竹堂经验方》。
【组成】枸杞子一斤（甘州者，择去枝梗青者，分作四份，先用好酒一盏润过，不然，空炒过药性也。四两用川椒一两炒，去椒；四两用青盐一两

炒，去盐；四两用小茴香一两炒，去茴香；四两用芝麻一合炒，去芝麻止用杞子）

【用法】上炒过，加地黄、白术、白茯苓各一两，同杞子为末，炼蜜为丸，如梧桐子大。每服五七十丸，空心温酒送下。

【功用】补虚益损。

【主治】肾经虚损，眼目昏花，及两眼云膜遮睛。

五乌丸

【来源】《永类钤方》卷十一。

【组成】细辛　何首乌　乌药各一两　川乌（炮）　淮乌（炮）　五月雄　小乌豆　防风　粉草（炙）各半两

【用法】以乌豆煮熟焙干，入众药同为末，米糊为丸，如弹子大。食后茶清嚼一丸。

【主治】老人、妇人眼昏。

明目益肾丸

【来源】《丹溪心法》卷三。

【组成】枸杞一两　当归（酒浸）　生地黄（酒浸）一两　五味五钱　知母七钱（酒炒）　黄柏七钱（酒炒）　山药半两　茯神一两　巴戟（去心）五钱　菟丝子一两（酒浸）　人参五钱　甘菊五钱　天门冬五钱

【用法】上为末，炼蜜为丸，如梧桐子大。每服五十丸，空心盐汤送下。

【功用】补损明目。

【主治】《济阳纲目》：上热而下元虚，目昏。

生熟地黄丸

【来源】《丹溪心法》卷四。

【别名】熟地黄丸（《明医指掌》卷六）、地黄丸（《疡医大全》卷十一）。

【组成】生地黄　熟地黄　玄参　金钗石斛各一两

【用法】上为末，炼蜜为丸服。

《丹溪心法附余》本方用法：炼蜜为丸，如梧桐子大。每服五十丸，空心服。

【主治】

1.《丹溪心法》：眉骨痛不可忍。

2.《丹溪心法附余》：血虚阴虚，眼目昏花。

三圣丸

【来源】《永乐大典》卷一一四一二引《大方》。

【组成】蔓菁子四两　甘菊花　小椒各一两半（去目）

【用法】上为细末，炼蜜为丸，如梧桐子大。每服二十丸，水送下，一日二次。

【主治】眼久昏，细小浮晕。

羊胆膏

【来源】《医方类聚》卷六十七引《修月鲁般经后录》。

【组成】羯羊胆一个

【用法】入蜜在内，扎住，入砂器内煮半日，取阴放净地半日。点眼。

【主治】

1.《医方类聚》引《修月鲁般经后录》：眼目昏花。

2.《古今医统大全》：一切眼疾。

明睛膏

【来源】《医方类聚》卷六十七引《修月鲁般经》。

【组成】炉甘石一两（火煅，水飞，第一）　熊胆半两（去皮，蜜浸一宿，与蜜同熬，去粗）　好蜜半两（铫内溶，去粗，共熊胆浸一宿，炉甘石入白丸半钱，飞，同黄丹入，第二）　黄连半两（为细末，当归同入，第二）　当归半两（洗净，为末）　青盐一钱（择净别研，与硇砂入，第三）　硇砂一钱（去土，细研，同青盐入，第三）　密陀僧一钱半（生研，滑石同入，第四）　滑石半两（别研）　朴消一钱（去土）　牙消一钱（煅，研细，朴消入，第四）　硼砂一钱半（别研，石决明同入，第四）　石决明半两（火煅）　乳香一钱（用蛤粉为衣，铫内慢火炒，候成块，出火性十分冷，细研，同胆矾入，第五）　胆矾一钱（生用）　麝香半钱（药入，第六）　片脑半钱　轻粉半钱（药完备方入）

【用法】上熬成膏子。点亦得，洗亦得。

【功用】明目。

金光复明散

【来源】《医方类聚》卷六十七引《修月鲁般经后录》。

昔滕州张相公，患双目不明半年余，于自宅内打墙，掘出一石碑，上有此方。

【组成】密蒙花　甘草　木贼（去节）　蔓荆子　细辛　枸杞　僵蚕　薄荷叶　甘菊花　苍术　荆芥穗　香白芷　石膏　藁本　黄连各等分

【用法】上为细末。每服三钱，蜜水或茶清调服，每日早晚食后二服。

【主治】远年近日内外风毒，一切眼昏之疾。

真料重明散

【来源】《医方类聚》卷六十七引《修月鲁般经后录》。

【组成】炉甘石一两（黄连三钱，童便浸三日，滤出黄连，为末，汁碎石）　井泉石四钱（山栀五钱，捶碎，浸水一盏，淬干；又用乳汁一蛤蜊许淬）　石燕子二钱（用好醋二蛤壳许淬干）　金星石二钱　银星石二钱

【用法】上五石别制后，共为极细末。南明砂三钱，海螵蛸、白丁香（雄雀屎）、硇砂、青盐、枯矾、铜青、胆矾、焰消、片脑、乳香各一钱，芒消、半夏、麝香（少许），轻粉（少计）。　上药各为极细末，入前药研匀。每用少许点眼中。

【功用】明目。

连翘散

【来源】《医方类聚》卷七十引《烟霞圣效方》。

【组成】连翘　川椒　青葙子　木贼（去节）　甘菊　甘草各等分

【用法】上为细末。每服三钱，清米泔调，食后服。

【主治】眼目昏暗，不睹光明。

拨云膏

【来源】《医人类聚》卷七引《烟霞圣效》。

【组成】蜜十斤（先烧铫热，倾上蜜，用葱五七枝，擘开，滚一两沸，用绵于滤过，瓷器另盛）　黄连一斤（用雪水三四碗，熬成膏，滴水不散，绵子滤过，瓷器粗药另盛）　黄柏一斤　薄荷五两　荆芥三两　马牙消二两　柳皮五七片　槐皮三五片　蛾观石一两　杏子仁一两　红赤石半两　乌鱼骨三两　金晶石二两　银晶石二两　菩萨石二两　夜明砂二两　炉甘石二斤（用桑柴火烧，童便三碗烧醮七遍）　诃子三两　白丁香一两（直）（以下细药）片脑半钱　南硼砂二两　麝香少许　黄丹半斤（水飞）　硇砂半斤　青盐半斤　密陀僧四两　铜绿五两　乳香三两　鸦嘴矾二两　白矾三两　井泉石半斤　绿矾一两

【用法】上将粗药前十七味，用雪水一桶，熬成滴水不散，用生绢滤过，瓷器内澄定，来日去滓，取清，用瓷瓶一个，先下黄连蜜膏子，次下后十五味细药，再下粗药膏子，盛不了不妨，觑稀稠下；次用大锅内甜水煮黑豆七八升，放瓶在内，休滗，自瓶口不住柳枝搅之，豆烂为度，取出，药埋在地，去火毒。使用验，药料减除修合。

【主治】一切昏暗眼疾。

地黄丸

【来源】《急救仙方》卷三。

【组成】甘菊花　木贼半两　苍术　地黄　枸杞子各三钱　荆芥三钱半

方中甘菊花用量原缺。

【用法】上为末，炼蜜为丸，如梧桐子大。每服二十丸，食后茶送下。

【功用】祛风明目。

补肝重明丸

【来源】《急救仙方》卷三。

【组成】羚羊角　生地黄　熟地黄　肉苁蓉　枸杞子　防风　草决明　楮实子各半两　甘菊花　羌活　当归各一两　羊子肝四两（煮，焙）　川芎半两

【用法】上为末，炼蜜为丸，如梧桐子大。每服三十丸，空心盐汤送下，则引药性下达；日午茶清送下，则可上清头目；临睡酒送下，则可荣养

气血；不饮酒则用人参、当归汤送下。
【功用】补养肝血，滋长胆水，退目中隐闷。
【主治】瞳神昏散，目力虚弱，视物不真。

菟丝子丸

【来源】《急救仙方》卷三。
【组成】青皮（炒） 车前子 巴戟（去心） 杜仲（蜜炒，无丝为度） 灵仙（酒浸） 远志（去心） 牛膝（酒浸） 苁蓉（酒浸） 熟地黄各一两 菟丝子一两
【用法】上为末，酒煮面糊为丸，如梧桐子大。每服三十丸，空心盐汤送下。
【功用】安神定魄，眼目光明。

补肝散

【来源】《秘传眼科龙木论》卷二。
【别名】细辛汤（《普济方》卷七十六）。
【组成】羚羊角 防风各二两 羌活 车前子 人参 茯苓 细辛 黑参 黄芩各三两半
【用法】上为末。每服一钱，食后米饮汤下。
【主治】

1.《秘传眼科龙木论》：肝风目暗内障。初患之时，眼朦昏暗，并无赤痛，内无翳膜。此是肾脏虚劳，肝气不足，眼前多生花，数般形状，或黑或白，或黄或青，见物面形难辨。

2.《普济方》：目风眼寒，及昏肿多泪。

决明益阴丸

【来源】《原机启微》卷下。
【组成】羌活 独活各五钱 黄连（酒制）一两 防风五钱 黄芩一两 归尾（酒制） 五味子各五钱 石决明（煅）三钱 草决明一两 甘草（炙）五钱 黄柏 知母各一两
【用法】上为末，炼蜜为丸，如梧桐子大。每服五十丸，加至百丸，茶汤送下。
【主治】眼目畏日恶火，沙涩难开，眵泪俱多，久病不痊。
【方论】上方以羌活、独活升清阳为君；黄连去热毒，当归尾行血，五味收敛为臣；石决明明目磨障，草决明益肾疗盲，防风散滞祛风，黄芩去目中赤肿为佐；甘草协和诸药，黄柏助肾水，知母泻相火为使。此盖益水抑火之药也，内急外驰之病并皆服之。

拨云退翳丸

【来源】《普济方》卷八十一。
【组成】楮实 薄荷各半钱 川芎一两半 当归一钱半 黄连 甘菊花 蝉蜕各五钱 栝楼根（生用）六钱 蔓荆子（炒）一两 密蒙花 荆芥穗 蛇蜕（晒干） 甘草 香白芷 木贼草 防风各三钱
【用法】上为细末，炼蜜为丸，如梧桐子大，每两作十丸。每服一丸，一日两次。治眼引子于后：气障眼，煎木香汤送下；眼常昏暗，茶清汤送下；眼睛青盲，当归汤送下；妇人血晕眼，亦当归汤送下。
【主治】一切眼目不明。

退热明目方

【来源】《普济方》卷八十一。
【组成】千里光 甘草
【用法】煮作饮服。
【主治】目昏暗。

槐子丸

【来源】《普济方》卷八十一。
【组成】槐子 黄连（去须）各二两
【用法】上为末，炼蜜为丸，如梧桐子大。每服二十丸，食后以温浆水送下，夜临卧再服。
【主治】眼热目暗。

空青方

【来源】《普济方》卷八十五。
【组成】空青少许
【用法】渍露一宿。以水点之。
【主治】眼䀮䀮不明。

珊瑚膏

【来源】《袖珍方》卷三。

【组成】玄精石一斤（为粗末） 桂府滑石一斤（为粗末） 黄连十两 秦皮十两（切细） 龙胆草十两 苦楝根十两 五倍子十两 当归五两 赤芍药五两 大栀子五两 杏仁五两 蕤仁五两（捣破） 槐枝二斤（切三寸许） 柳枝二斤（切三寸许）

【用法】玄精石至五倍子七味，用大锅盛水二大桶，煎至一半去滓，将细生绢滤过，瓷器盛放；当归至柳枝七味，亦用水二桶，煎至一半去滓，再将细生绢滤过，亦用瓷器盛放；白沙蜜五斤，先用小油搽锅内，慢火炼蜜紫色为度，将前二次煎成药水同煎数沸，再用生绢滤过，再熬至一半，入铜锅内，下硼砂五两，猪胆（大者）五个，慢火煎，用铁铲不住手搅，熬成稀膏。以珊瑚半两为粗末，用水一大碗，煎数沸，去滓不用，入前熬成稀膏半斤内，又下炉甘石二两，黄丹二两，用水飞过，将铁铲不住手搅，煎成稠膏，下上等片脑一钱，麝香一钱，研细，入药内搅匀，于瓷器内盛放。每用皂角子一大块，冷水半鸡子壳许，于小盏内浸化研开，点眼或洗眼亦得，临卧点用奇效。

【主治】远年近日不睹光明，一切杂患病眼五轮不损者。

芎藭散

【来源】《永乐大典》卷一一四一二引《黄帝七十二证眼论》。

【组成】石膏二斤 川芎 甘草 白芷 仙灵脾 白附子各一斤 脑子三钱 川乌一斤

【用法】上为细末。每服二钱，薄荷汤调下。

【主治】目晕。

参芦汤

【来源】方出《格致余论》，名见《本草纲目》卷十二。

【别名】人参芦汤（《医部全录》卷三二五）。

【组成】人参芦半两

【用法】逆流水一盏半，煎一大碗饮之。

【主治】

1.《格致余论》：性躁味厚，暑月因大怒而咳逆，每作则举身跳动，神昏不知人，形气俱实者。

2.《辨证录》：视物倒置，干霍乱，中暑热之气。

【验案】呃 《格致余论》：一女子性燥味厚，暑月因怒而病呃，每作则举身跳动，神昏不知人，形气俱实，乃痰因怒郁，气不得降，非吐不可。遂以人参芦半两，逆流水一盏半，煎一大碗饮之。大吐顽痰数碗，大汗昏睡，一日而安。

青鱼胆方

【来源】《奇效良方》卷五十七。

【组成】青鱼胆汁

【用法】滴目中。

【主治】目暗。

养肝丸

【来源】《奇效良方》卷五十七。

【组成】当归（去芦，酒浸） 防风（去芦） 蕤仁（别研） 车前子（酒蒸焙） 白芍药 熟地黄各等分

【用法】上为细末，炼蜜为丸，如梧桐子大。每服五六十丸，白汤送下，不拘时候。

【主治】肝血不足，眼目昏花，或生翳眵，久视不明。

加味地黄汤

【来源】《程松崖先生眼科》。

【组成】熟地二钱（切片） 山萸一钱 丹皮八分 川芎八分 山药一钱 泽泻八分 归身一钱 枸杞一钱 菟丝子一钱 菊花一钱 茯苓八分

【用法】水煎服。为丸亦可。若为丸，则用熟地八两，山药、山萸、归身、枸杞各四两，丹皮、云苓、泽泻、川芎各三两，菟丝子三两（酒蒸），菊花二两，共研细末，炼蜜为丸。空心每服四钱。

【主治】肝肾亏虚，眼睛不红，不肿痛，眼胞不下坠，但视物不明，及病后眼睛看物不清楚，云翳退后不明，夜见灯有丝球者。

苍术散

【来源】《银海精微》卷上。

【组成】苍术　木贼　香附米　夏枯草　蝉蜕　甘草　蒺藜　白芷　防风　蔓荆子　川芎　僵蚕各等分

【用法】上为末。每服二三钱，茶清下；酒亦可。

【主治】风湿伤肝，湿泪昏花。

补肾明目丸

【来源】《银海精微》卷上。

【组成】羚羊角　生地黄　肉苁蓉　枸杞子　防风　草决明各一两　楮实子五钱　干菊花　羌活　当归各二两　羊子肝四两（煮，焙）

【用法】上为末，炼蜜为丸，如梧桐子大。每服二十丸，空心盐汤送下，日午清茶送下，临卧酒送下。不饮酒，人参、当归汤送下。

【主治】肝肾血虚，视物不明，及诸眼疾服凉药愈后少神光。

明目固本丸

【来源】《银海精微》卷上。

【组成】生地黄　熟地黄　天门冬　麦门冬　枸杞子　干菊花

【用法】上为末，炼蜜为丸，如梧桐子大。每服三十丸，空心盐汤送下。

【功用】久服生精清心。

【主治】心热，肾水不足，少睛光。

驻景丸

【来源】《银海精微》卷上。

【组成】楮实（微炒）　枸杞子　五味子　人参各一两　熟地（酒浸，焙干）二两　乳香（制）一两　肉苁蓉（酒浸，焙干）四两　川椒（去目，炒干）一两　菟丝子（淘净，去砂土，酒浸三宿，蒸过焙干）四两　（一方加当归）

【用法】上为末，炼蜜为丸，如梧桐子大。每服三十丸，空心盐汤送下。

【主治】心肾俱虚，血气不足，下元衰惫。视物不明，如纱遮睛。

四顺凉肝散

【来源】《银海精微》卷下。

【组成】荆芥　川芎　当归　防风　赤芍药　甘草　汉防已各等分

【用法】水煎，温服。

【主治】视物不明，如纱遮睛者。

三花五子丸

【来源】《扶寿精方》。

【组成】甘菊花　旋复花　密蒙花各一两　地肤子　青葙子　覆盆子　牛蒡子　蔓荆子各一两五钱

【用法】上为细末，无灰酒糊为丸，如梧桐子大。每服三五十丸，麦门冬煎汤送下。

【主治】肾气虚血弱，风毒上攻，眼目昏花，久成内障。

【加减】用本方治上证，外加草决明一两五钱，白蒺藜炒杵去刺，川芎、木贼、黄芩去节，防风各一两；有翳，用桑白皮煎汤下。

复明膏

【来源】《丹溪心法附余》卷十二。

【组成】黄连一斤（洗净，去须，锉）　当归半斤（洗净，擘开腹儿）　诃子三两（洗净，捶碎）　黄柏三两（去粗皮）

【用法】上四味，以腊水一大桶，瓷器内浸十五日，入铜锅内熬至数十沸，滤去滓；炉甘石半斤，桑柴火煅七次，用前药四味汁蘸七次，如鸡子黄色，为极细末，水飞过；鹅梨二十五个，捣烂，用生绢袋，滤去滓；黄丹半斤，水飞过，蜜二斤半，水二升半，葱一把，熬水尽，去滓；猪胰子十五个，择净脂油，用捍草裤一大把，同捣烂泥，生绢袋滤去滓，再过一次，同煎药汁下铜锅内煎熬，欲成稀膏，下后六味：青盐、盆消各一两，铜绿（研极细末）、硇砂、硼砂、熊胆各五钱，共为细末，入锅再熬一时，欲成稠膏子，下后四味：麝香三钱（水研细），龙脑、轻粉、粉霜各一钱（研细）。上药再熬，从紧至慢，渐渐微火熬成膏，出锅入瓷器内盛，放土中埋一个月，去火毒可用，以后若干时，却用乳汁化开。每日可点三五十次，若肿时歇一二日再点。以效为度。

【主治】远年近日眼目昏花。

驻景丸

【来源】《摄生众妙方》卷二。

【别名】补肾丸。

【组成】车前子一两　当归（酒洗）五钱　熟地黄二两　楮实一两　川椒（炒，去黑子）一两　五倍子（炒）一两　枸杞（去核）一两　菟丝子（酒浸洗净）一两

【用法】上为末，炼蜜为丸，如梧桐子大。每服三丸，空心清茶或酒送下。

【主治】肝肾气虚，两目昏暗，视物不明。

乌须羊肝丸

【来源】《古今医统大全》卷六十六引《类要》。

【组成】黑羊肝一具（竹刀切片，瓷盆晒，涂之以羊胆，晒干又涂，至三五十枚，愈多尤妙。夏月用稀绢蒙之，免其蝇污，晒干听用）　熟地黄六两（蒸）　当归（酒浸）　川芎　白芍药（酒炒）　何首乌（如法制）　旱莲草（如法蒸）各四两　覆盆子（炒）　山茱萸肉各三两　白茯苓（人乳浸，日晒夜露，候干用）　生地黄（酒浸一宿，晒干）四两　血余（壮年人、童男女及自己发为佳，多至一二斤，用皂角汤洗净，再用苋、椒汤洗，晒干，入砂罐，炭火烧成灰，放地上三日，出去火毒，取下净研）三两

【用法】上除血余不磨，以群药共为末，另用熟地十二两，酒煮浓汁二碗，作糊为丸，如梧桐子大。空心服八九十丸，临睡服五十丸，酒送下。

【功用】乌须，明目。

洗眼光明汤

【来源】《古今医统大全》卷六十一。

【组成】桑园老桑皮

【用法】烧灰，用水熬至七分，澄清去滓，洗一周年，眼明如童子。洗眼日期于后：正月初八、二月初十、三月初五、四月初八、五月初八、六月初七、七月初七、八月初三、九月初十、十月初九、十一月初十、十二月二十二日。

【主治】眼目昏暗。

蒸胡麻散

【来源】《古今医统大全》卷六十一。

【组成】胡麻一石

【用法】上蒸三十遍，捣末。每日调服尽一升。

【功用】明目洞视，明察秋毫。

洞见碧霄

【来源】方出《古今医统大全》卷九十五，名见《审视瑶函》卷五。

【组成】鹰眼睛

【用法】和乳汁研之，注眼中，一日三次。三日见碧霄中物。

【功用】明目。

苍术丸

【来源】《医学入门》卷七。

【组成】苍术一斤（用童便、酒各浸半斤，过一宿，晒干，为末）　白茯苓六两

【用法】神曲糊为丸，如绿豆大。每服七十丸。

【功用】健脾燥湿，壮筋明目。

秘方匀气散

【来源】《葆光道人眼科龙木集》。

【组成】香附子（炒）　甘草　苍术　茴香各一两

【用法】上为细末。每服三钱，盐汤调下。

【主治】目不疼不痒而赤昏。

秘方柴胡汤

【来源】《葆光道人眼科龙木集》。
【组成】柴胡　胡黄连　黄连　厚朴　半夏各等分
【用法】上为末。每服二钱，水一钟半，煎至一钟，食后服。
【主治】阳毒病后目微昏。

明镜膏

【来源】《东医宝鉴·外形篇》卷一引《医鉴》。
【组成】黄丹（水飞）一两　官粉　乳香　硇砂各五分　硼砂　铜绿各三分　没药二分
【用法】上为末，炼蜜，入水少些，调药令匀，烧艾叶熏之，以香油少许调匀。点眼。
【主治】眼目昏花，胬肉，云翳，肿痛。

还睛丸

【来源】《古今医鉴》卷九。
【组成】拣人参一两半　天门冬（泡，去心）三两　麦门冬（泡，去心）三两　生地黄（酒洗）三两　熟地黄一两（酒蒸）　当归（酒洗）一两　川芎七钱　白茯苓（去皮）一两　山药一两（蒸）　菟丝子（酒饮烂捣饼，焙干）一两　甘枸杞一两半　肉苁蓉（酒浸）一两半　川牛膝（去芦）一两半　川杜仲（酒炒）一两半　石斛一两半　五味子七钱　川黄连七钱　川黄柏一两（酒炒）　知母二两（酒炒）　杏仁（泡，去皮）一两半　枳壳（面炒）一两　防风八钱（去芦）　菊花（酒洗）一两　青葙子一两　草决明一两　白蒺藜（炒）一两　羚羊角一两（镑）　乌犀角八钱　甘草七钱（炙）
【用法】上为细末，炼蜜为丸，如梧桐子大。每服三五十丸，空心盐汤送下。
【功用】

1.《古今医鉴》：降火升水，夜能读细字。

2.《全国中药成药处方集》（沈阳方）：养血安神，搜风明目。

【主治】远年近日一切目疾，内外翳障，攀睛努肉，烂眩风眼，及老年虚弱，目昏多眵，迎风冷泪，视物昏花，久成内障。

抑清明目汤

【来源】《古今医鉴》卷九引云林方。
【别名】抑青明目汤（《东医宝鉴·外形篇》卷一）。
【组成】当归　白芍　生地黄　白术　茯苓　陈皮　半夏　龙胆草　柴胡　黄连　栀子　牡丹皮　白豆蔻　甘草
【用法】加生姜，水煎服。
【主治】妇人因怒气伤肝，眼目昏暗如云雾中。

明目大补汤

【来源】《古今医鉴》卷九。
【组成】十全大补汤加沉香　大附子　制白豆蔻
【用法】《审视瑶函》：各等分。上锉剂，白水二钟，生姜一片，辉枣二个，煎至八分，不拘时候温服。
【功用】镇阳光，壮肾水。
【主治】气血俱损，眼目昏花，神光不足，及久患眼服凉药过多，气血凝滞，双目昏蒙，全不通路。

明目枕

【来源】《本草纲目》卷二十二引《卫生杂兴》。
【组成】苦荞皮　黑豆皮　绿豆皮　决明子　菊花
【用法】同作枕。
【功用】至老明目。

真人明目丸

【来源】《医方考》卷五。
【组成】生地黄　熟地黄　川椒（去目及闭口者，微炒）等分
【用法】上为末，炼蜜为丸，如梧桐子大。每服五十丸，空心盐米饮送下。
【功用】明目。
【主治】目昏多泪。
【方论】肾主目之瞳子，肾水虚竭，故令目昏；肝之液为泪，肝有风热，故令泪出。是方也，生地所以凉肝，熟地所以补肾，乃川椒者，味辛而热，可以疗肝肾之痹气，痹气者，湿热着而不散之气也。又于空心之时，以盐饮吞之，宜其直达肝肾

之区矣。病在标而治其本，可谓神于病情者，此其所以为真人之方欤！

【验案】目昏多泪　江陵傅氏，目昏多泪，家贫鬻纸为业，性喜云水，见必邀迎。一日，有客方巾布袍过之，授以此方治目，如方修服，不一月目明，夜能视物。

熟地黄丸

【来源】《仁术便览》卷一。

【别名】滋阴地黄丸，生熟地黄丸。

【组成】熟地（酒浸，真者）一两　柴胡（去芦）八钱　天门冬（酒浸，去心）　甘草（炙）　枳壳　地骨皮　黄连　人参　五味子各三钱　防风　当归（酒洗，焙）　生地（真）各一两半

【用法】上为末，炼蜜为丸，如梧桐子大。每服七八十丸，茶清送下。

【主治】血少神劳，肾虚，眼目昏黑，瞳子散大。

明目散

【来源】《万病回春》卷五。

【组成】薄荷　甘草　天麻　荆芥　防风　甘菊花　当归　连翘　枸杞子　川芎　白芷　密蒙花各等分

【用法】上为细末。每服三钱，茶调下，每日一次。

【功用】明目。

枸杞茶

【来源】《遵生八笺》卷十三。

【组成】枸杞子（深秋摘红熟者）

【用法】同干面拌和成剂，捍作饼样，晒干，研为细末，每江茶一两，杞子末二两，同和匀，入炼化酥油三两，或香油亦可，旋添汤搅成膏子，用盐少许，入锅煎熟饮之。

【功用】明目。

开明膏

【来源】《证治准绳·类方》卷七。

【组成】黄丹二两　青盐五钱　海螵蛸（飞）　朱砂　硼砂各一钱半　诃子二枚（去核，研末）　冬蜜四两（熬一大沸，去末，取净者）　槐　柳枝各四十九条

【用法】将蜜炼沸，滤过，瓷器盛放汤瓶口上；入甘石、黄丹、诃子，蒸熬紫色，重汤顿成膏；槐、柳枝一顺搅，不住手，互换搅，令条尽滴水中不散为度；再又滤净，入后膏和剂：黄连（研末，罗过细）二两，槐、柳枝各五钱。上入水二大碗，熬一碗；滤去滓，以净汁再熬，稀稠得所；入蜜药和匀，瓷器盛顿汤瓶口上，重汤成膏；放在地上数日出火毒，次入前药末搅匀。点眼。

【主治】眼目昏花，视物不明；或生云翳、白膜，内外障眼，风赤冷泪，一切眼疾。

炉甘石膏

【来源】《证治准绳·类方》卷七。

【组成】炉甘石　代赭石　黄丹各一两　冬蜜八两　诃子二枚（取末）　槐柳枝各四十九条

【用法】上为细末，入黄连水再碾至千万余下，却以蜜炼去白沫，入末同熬成膏；柳条搅不住手，滤净入后膏子和剂；再以黄连研末一两，入水于铜锅煎熬成膏，滤去滓，取净入前蜜药，瓷碗盛放汤瓶口上蒸炖成膏，槐、柳枝一顺搅不住手，互换枝条搅尽，滤净出火毒。点眼，又以热汤泡化洗眼。

【主治】眼目昏花，视物不明。

通明散

【来源】《证治准绳·类方》卷七。

【组成】升麻　山栀子各一两半　细辛　川芎　白芷　防风　羌活　草决明　白及　白蔹　夏枯草各一两　杨梅皮　蝉蜕　五倍子各五钱　甘草一钱

【用法】上锉。每服三钱，水一盏半，淡竹叶七片同煎，食后温服。

【主治】眼目患后损其经络，喜怒哀乐之情有伤于心，气轮受病，致成气眼，发作不时。

凉血明目汤

【来源】《杏苑生春》卷六。

【组成】熟地黄一钱五分　羌活　防风各六分　甘菊花　山栀子（炒）　谷精草　柴胡各五分　木贼四分　甘草三分　川芎　当归各一钱　白芍八分

【用法】上锉。水煎熟，食前温服。

【功用】凉血明目。

【主治】眼久昏疼，或视物不清，恶日羞明。

【加减】有泪，加川椒（炒）十粒；红热，加黄连（酒浸）五分，龙胆草（酒浸）三分。

壮水明目丸

【来源】《寿世保元》卷六。

【组成】熟地黄一两二钱　泽泻八钱　山茱萸（酒蒸取肉）一两三钱　茯苓（去皮）一两　川芎二钱　牡丹皮八钱　当归（酒洗）一两　山药一两二钱　生地黄五钱　蔓荆子一两　甘菊花五钱　黄连五钱　柴胡三钱　五味子五钱

【用法】上为细末，炼蜜为丸，如梧桐子大。每服四五十丸，用好酒调服。

【功用】壮水之主，以制阳光。

【主治】肾水枯竭，神光不足，眼目皆暗。

乌须明目丸

【来源】《先醒斋医学广笔记》卷二。

【组成】女贞实（酒拌，九蒸九晒，净末）一斤　甘菊花十二两　何首乌（赤白各半，净）二斤（如法蒸晒）　桑叶一斤　牛膝（酒蒸）一斤　怀生地（酒洗净）二斤（如法蒸晒）　甘枸杞（去枯者）一斤　乳拌茯苓酥一斤　麦门冬（去心）一斤半　槐角子十两　苍术（蜜、酒浸，蒸，晒）十二两　人参一斤（人乳拌，烘干）　山茱萸肉（酒蒸）十二两

【用法】乌饭子之嫩者取汁熬膏，每斤加蜜半斤为丸，如梧桐子大。每日服五钱，白酒送下，一日二次。

【主治】须发早白，目视昏花者。

【宜忌】忌白莱菔、牛肉、牛乳、蒜、桃、李、雀、蛤。

明目丸

【来源】《飑后方》。

【组成】羊肝（新鲜带血者）　百草霜

【用法】同捶若干，加蜜为丸。每服三四十丸，水酒送下，不拘时候。

【功用】明目。

平肾散

【来源】《丹台玉案》卷三。

【组成】黑丑一钱　泽泻　当归　枸杞各二钱　白丑　苦参各八分

【用法】水煎，食后服。只可服五剂。

【主治】目中不清，视物不明。

明目益水丸

【来源】《丹台玉案》卷三。

【组成】北五味　熟地　肉苁蓉（酒浸）　枸杞子　杜仲（盐水拌炒）　沉香各一两　石斛二两　青盐　磁石各四钱　菟丝子三两

【用法】上为末，炼蜜为丸。每服二钱，空心白滚汤送下。

【主治】一切患目，肾水枯竭。

如意饮

【来源】《一草亭目科全书》。

【组成】人参一钱五分　黄耆一钱五分　麦冬（去心）一钱　贝母一钱　归身八分　陈皮五分　川芎五分　黄芩四分　家菊五分　麦芽四分　甘草三分

【用法】水煎服。

【主治】脾土虚弱，两目昏昧，咳嗽头痛。

【验案】头痛一妇人，年四十余，两目昏昧，咳嗽头痛。诊脉皆细弱，脾部尤近弦弱，此脾虚五脏精气皆失所司，不能归明于目矣；邪逢其身之虚，随眼丝入于脑，则脑鸣而痛，心火妄行，侮其所胜，故咳嗽也。上药煎服二剂，前症悉除。

平肝清火汤

【来源】《审视瑶函》卷四。

【组成】车前子 连翘各一钱 枸杞子 柴胡 夏枯草 白芍 生地黄 当归各一钱半

【用法】上为一剂。水二钟，煎至八分，去滓温服。

【主治】黑睛胀大，属虚者。

补元散

【来源】《审视瑶函》卷四。

【组成】夜明砂（淘净）一两 真蛤粉五钱

【用法】上为细末。每服二钱，用公猪肝一大片，将肝批开，搽药在内，米泔水煮熟，任意食之，以原汁汤嚼下。每日早、晚服，过七日再服。

【主治】小儿痘后真元不足，目不能远视。

补水宁神汤

【来源】《审视瑶函》卷五。

【组成】熟地黄 生地各二钱 白芍药 当归 麦门冬（去心） 茯神各一钱半 五味子三十粒 甘草（用生）六分

【用法】上锉剂。白水二钟，煎至八分，去滓，空心温服。

【功用】补肾水，宁心神。

【主治】神光自现症。

【方论】肾水亏虚，真阴不足，故用熟地黄，乃天一生水之剂，大补真阴；生地黄有滋阴退热之效；麦门冬有清心降火之功；补血滋阴，须凭当归、白芍；神光荡漾，昼夜不宁，此神思间无形之火妄动故也，必用茯神与五味子，养精安神定志，能敛元精之气不走；细生甘草降神中之火，非此不能治。若然，则肾水上升，心火下降而神自宁，光亦可定矣。

柴胡参术汤

【来源】《审视瑶函》卷五。

【组成】人参（去芦） 白术（土炒） 熟地黄 白芍各一钱五分 甘草（蜜制）八分 川芎七分 当归身二钱 青皮四分 柴胡三分

【用法】上锉一剂，水二钟，煎至八分，去滓，食远服。

【主治】怒伤元阴元阳，眼目昏花，视物不明。

【方论】用芎、归、白芍、熟地以养荣，用人参、白术、甘草以益卫，青皮平肝，柴胡泻肝。

葛花解毒饮

【来源】《审视瑶函》卷五。

【组成】黄连（炒） 黑玄参 当归 龙胆草（炒） 茵陈 细甘草 葛花 熟地黄 茯苓 山栀仁 连翘 车前子各等分

【用法】上锉。白水二钟，煎至八分，去滓，食远服。

【功用】清湿热，解酒毒，滋肾水，降心火，明目。

【主治】睛黄视渺症。好酒，恣食热燥腥腻，湿热重，浊气熏蒸清阳之气，升入轮中，致风轮黄亮，如金之色，视亦昏渺。

光明丹

【来源】《眼科全书》卷六。

【组成】甘石一钱 珍珠 玛瑙 雄黄 麝香 冰片

方中珍珠、玛瑙、雄黄、麝香、冰片用量原缺。

【用法】上为细末，听用。点眼。

【功用】明目。

凉胆丸

【来源】《眼科全书》卷六。

【组成】黄连 黄柏 地肤子 龙胆草 防风 荆芥 僵蚕

【用法】上为末，炼蜜为丸，如绿豆大。每服六十丸，薄荷汤送下。

【主治】眼昏花。

清肝拨云散

【来源】《何氏济生论》卷六。

【组成】石决明　草决明　生地黄一钱　白芍　荆芥　密蒙花　木贼草　干菊花　川黄连　防风　羌活　白芷　生甘草　当归身　川芎

【用法】食后服。

【主治】眼目昏花，白睛红赤障翳，视物不明。

向荣汤

【来源】《辨证录》卷三。

【组成】当归　白芍　生地各一两　麦冬五钱　白芥子　茯苓各三钱　贝母一钱　柴胡五分

【用法】水煎服。

【主治】目病后，眼前常见禽鸟昆虫等物。

安脏汤

【来源】《辨证录》卷三。

【组成】参芦鞭二两　瓜蒂七个　甘草一两　荆芥三钱

【用法】水煎三大碗，顿服之，即用鹅翎扫喉中。必大吐，吐后而肝叶必顺。

【主治】肝叶倒置所致两目无恙，而视物皆倒置。

束睛丹

【来源】《辨证录》卷三。

【组成】熟地　白芍　麦冬各一两　人参五钱　炒栀子　川芎各三钱　北五味一钱

【用法】水煎服。十剂全愈。

【主治】气血两虚，目痛，二瞳子大于黄精；视物无准，以小为大。

助肝益脑汤

【来源】《辨证录》卷三。

【组成】白芍二两　当归一两　人参三钱　郁李仁二钱　柴胡五分　天花粉二钱　细辛五分　川芎三钱　甘菊花五钱　薄荷八分　生地五钱　天门冬三钱　甘草一钱　白芷三分

【用法】水煎服。

【功用】大补肝气。

【主治】肝气大虚，视物为二。

【方论】此方全是益肝之药，非益脑之品也。不知补脑必须添精，而添精必须滋肾。然而滋肾以补脑，而肝之气不能遽补，不若直补其肝，而佐之祛邪之药为当。盖脑气不足，而邪得以居之，不祛邪而单补其精，于脑气正无益也，治肝正所以益脑也。

补瞳神丹

【来源】《辨证录》卷三。

【组成】当归　白芍各一两　郁李仁　黑荆芥　丹皮各三钱　麦冬　川芎　葳蕤各五钱　细辛五分

【用法】水煎服。二剂愈。

【功用】大补肝气。

【主治】因脑气不足，无故忽视物为两。

灵应膏

【来源】《眼科阐微》卷三。

【组成】怀生地三两　熟地三两　麦冬　当归各四两　枸杞五两　黄耆四两　怀牛膝五两（酒蒸三次）　白术（土炒）四两　葳蕤肉三两　白茯苓二两　真阿胶三两（炒）

【用法】上共为细片，煎汁去滓，加炼蜜六两，熬至滴水成珠，入罐内水浸一夜，取起封好。每服三五茶匙，或白汤、元眼汤、参汤调下，不拘时候。

【主治】病后目昏，或妇人生育出血过多，精气不足，目昏。

枸杞膏

【来源】《眼科阐微》卷三。

【组成】枸杞二三斤（肥大赤色者）

【用法】上药以乳汁拌，蒸烂，捣膏，加水煎，拧出浓汁，去滓，加蜜，又熬成膏，贮瓷器内。每服四五茶匙，早上以温开水或龙眼肉汤、参汤调下。

【主治】读书劳目力，年过四十，阴气半衰，神光渐减，两目昏花。

【加减】夏月，加辽五味子二两。

醉仙汤

【来源】《眼科阐微》卷三。

【组成】羌活　防风　柴胡　苍术　白芷　川芎　当归　生地　黄柏（盐水炒）　牛膝　杜仲（盐水炒）　香附（醋炒）　白茯苓各一钱（小儿各七分）

【用法】上用醇黄酒一碗，水一碗，煎至一碗，加食盐七厘搅匀，温服。如能饮者，再饮酒二三杯。

【主治】中年后气血渐衰，患时行目疾，用寒凉药过多，目疾愈后，神光渐减，视物皆花。

生明散

【来源】《良朋汇集》卷三。

【组成】白丁香（拣净，水飞过细末）一两　南硼砂末（好者）三钱

【用法】上为极细末，用大活蛤蜊一个，将药末入蛤蜊内，又将蛤蜊放净碗内，上盖竹纸，勿占灰尘，连碗晒令出水，用骨簪点眼。

【主治】瞎眼后及年老眼目昏花。

明目枸杞丸

【来源】《奇方类编》卷上。

【组成】枸杞一斤（以酒润，作四分，一分小茴炒；一分脂麻炒；一分川椒炒；一分枸杞独炒）　熟地一两（捣烂）　白术一两（土炒）　甘草一两　白菊二两

【用法】上为末，炼蜜为丸，如梧桐子大。每服五七十丸，空心盐汤送下。

【功用】明目。

夜光丸

【来源】《奇方类编》卷上。

【组成】当归　生地　牛膝　枳壳（炒）　菟丝饼　熟地　枸杞子　菊花　地骨皮　远志肉各等分

【用法】生熟地用酒浸，捣膏为丸，如梧桐子大。每服五六十丸，食远白滚汤送下。

【功用】养血滋肾，久服明目。

清肝明目散

【来源】《奇方类编》卷上。

【组成】归身一钱　枳壳　菊花　丹皮　白芍　防风　薄荷叶各八分　川芎　生地　白蒺藜各一钱　柴胡六分　荆芥穗六分　灯心三十根

【用法】水煎，食远服。

【功用】清肝明目。

日精月华丹

【来源】《惠直堂方》卷二。

【组成】炉甘石四两（轻松不夹石，如羊脑者佳。用三黄汤煅淬五次，如粉净末，用一两三钱）　黄丹（飞去土）九钱七分　川连一两（去毛，切，童便浸一宿，晒干，取头末三钱四分）　归身（水洗，晒干）七分四厘　朱砂（飞）五分　月石五分　白丁香（壮直者为雄。水飞去砂）三分四厘　轻粉（真）三分四厘　海螵蛸（去皮，水泡去咸味，晒干，取净末）三分四厘　硇砂（重汤取碗沿浮白）三分四厘　熊胆一钱（箬炙，勿焦）　乳香（炙）　没药（炙）　麝香　片脑各一分七厘　珍珠　琥珀各五分

【用法】上各碾千万如尘，加蜜四两，滚数沸去沫，煎熟，绢滤净三两，入碗重汤文武火熬，柳条不住手搅，至紫色滴水如珠，撚丸不粘手，牵蜜有丝，是其候也。即离火渐入丹石搅匀为丸。如蜜老，不必晒，蜜嫩放箬上晒干。金箔为衣，如绿豆大。井水少许化，加米饮，软鸭毛蘸点。

【主治】一切星障胬肉，瞳神昏花，拳毛倒生等症。

明目地黄丸

【来源】《医略六书》卷二十一。

【组成】熟地五两　萸肉二两　泽泻一两　丹皮一两半　茯神二两（去木）　山药三两（炒）　当归　川芎一两　麦冬三两（去心）　石斛三两

【用法】上为末，炼蜜为丸。每服三钱，滚水送下。

【主治】肝肾不足，两目昏暗，脉虚者。

【方论】肝肾不足，精血不能上奉，故两目昏暗，

视物不明焉。熟地补肾养肝，萸肉涩精秘气，丹皮凉血退阴火，山药补脾益真阴，当归养血以荣肝，川芎活血以欣木，泽泻泻湿热，茯神安神志，麦冬清心润燥，石斛平热滋阴也。蜜丸下，使肝肾两滋则精血自足而上奉于目，目暗无不自明矣。此补肾养肝兼清湿热之剂，为肝肾不足，两目昏暗之专方。

六黑丸

【来源】《绛囊撮要》。
【组成】夜明砂　望月砂　晚蚕砂　野马料豆（另研）各四两　黑脂麻八两
【用法】俱勿见火，晒干为末，用大黑枣子八两煮烂去皮核，连汤捣和为丸。每早服二钱，用开水送下。
【主治】虚目疾。

桂枝丹皮首乌汤

【来源】《四圣心源》卷八。
【组成】桂枝三钱　丹皮三钱　首乌三钱　甘草二钱　茯苓三钱　半夏三钱　干姜三钱　龙眼十个（肉）
【用法】水煎大半杯，热服。
【主治】两眼昏花不明，而无赤痛者。

明目散

【来源】《仙拈集》卷二。
【组成】归身　川芎　生地　白蒺藜各一钱　菊花　防风　薄荷　荆芥穗　柴胡　枳壳各八分　灯心三根
【用法】水煎，食远服。
【功用】明目。
【主治】一切眼疾。

菊花煎

【来源】《仙拈集》卷二引愿济堂方。
【组成】菊花
【用法】童便煎，洗数次即好。
【主治】眼目昏花。

归龙酒

【来源】《仙拈集》卷三。
【组成】菊花　当归各半斤　枸杞一斤　龙眼肉三斤
【用法】火酒三十斤，南酒二十斤，泡二十一日。饮之。
【功用】补脾养胃，祛风明目。

滋阴补肾地黄丸

【来源】《方症会要》卷四。
【组成】熟地一两　生地一两五钱　柴胡八钱　天冬　炙甘草　枳壳　地骨皮　黄连　五味　人参各三钱　归身　黄芩各五钱
【用法】上为末，蜜丸如梧桐子大。清茶送下。
【主治】目病。

菊花粥

【来源】《老老恒言》卷五。
【组成】菊花（去蒂，晒干，磨粉）
【用法】煮粥，和入上药。
【功用】

1.《老老恒言》：养阴血，悦颜色，清风眩，除热解渴明目。

2.《长寿药粥谱》：散风热，清肝火，降血压。

【宜忌】《长寿药粥谱》：可供早晚餐温热服食，尤以夏季食用为好。平素脾虚便溏的老人忌服。

明目四神丸

【来源】《杂病源流犀烛》卷二十二。
【组成】杞子八两（酒水拌，分四股：一用小茴香三钱炒，去茴；一用川椒三钱，炒出汗，去椒；一用青盐三钱炒；一用黑脂麻三钱炒）　白蒺藜四两　归头（酒炒）　熟地各三两　石决明　甘菊　桑叶　谷精草各二两
【用法】炼蜜为丸。每服三钱，开水送下。

【功用】壮水滋阴。
【主治】目病已久，而成虚候者。

四神丸

【来源】《齐氏医案》卷四。
【组成】甘枸五斤（去蒂，分四制：一分黑芝麻五两同炒，去芝麻；一分小茴香五两同炒，去小茴香；一分川椒五两去子同炒，去川椒；一分独炒） 茯苓 白菊各二十两 熟地一斤（极干） 嫩血茸八两
【用法】上为末，炼蜜为丸服。
【功用】大补虚损，明目广嗣。

八制保瞳丸

【来源】《银海指南》卷三。
【组成】枸杞一斤（分作八分，先用酒润透，一用蜜拌，一用乳拌，一用青盐拌，一用黑芝麻拌，一用川椒拌，一用小茴香拌，一用独活拌，一用菖蒲拌，俱用三钱，各炒，须不变红色为佳，若变黑色便不效）
【用法】上药各为细末，稍加炼蜜为丸，如梧桐子大。每服二钱。
【主治】肝肾两亏，瞳神失宁，视物不明。

苍术汤

【来源】《异授眼科》。
【组成】苍术（米泔浸，炒）一钱二分 藁本一钱 白芷一钱 羌活一钱 川芎一钱 甘草一钱
【用法】加葱、生姜，水煎服。
【主治】脾虚视物不真。

补肝丸

【来源】《异授眼科》。
【组成】菟丝子（酒煮，捣烂） 柏子仁（炒）各三两 枸杞三两 山药三两 白茯苓二两 防风一两 栀子（炒）一两 五味子一两 车前子一两（炒） 细辛五钱 甘草五钱 蕤仁三钱 川芎一两
【用法】上为细末，用熟地三两，兔肝一具，捣膏入药，炼蜜为丸，如梧桐子大。每服二钱，灯草煎汤送下。
【主治】肝虚目暗，渐渐昏朦，时见黑花，视一如二。
【宜忌】忌萝卜、蒜、椒、姜、鱼腥、犬羊，煎炒、油面、生冷之物。

宽中散

【来源】《异授眼科》。
【别名】宽中汤（《眼科撮要》）。
【组成】青皮四两 陈皮四两 丁香四两 甘草四两 朴消四两 细辛五钱 厚朴二两（姜汁炒） 白豆蔻二两
【用法】上为末。每服二钱，盐汤送下。并宜外点珍珠膏，灸风府穴。
【主治】午后二目昏暗。

蒺藜散

【来源】《异授眼科》。
【组成】白蒺藜（炒） 芍药 茯苓 甘草 石决明（盐水炒） 川芎（炒） 羌活 当归 防风 苍术（米泔浸，炒） 蝉蜕 麻黄各等分
【用法】上为细末。白滚水送下。
【主治】头风注于目，每早晨昏花者。

矾石散

【来源】《眼科锦囊》。
【组成】独头蒜 明矾
【用法】先取独头蒜生者，捣烂，去滓，纳明矾，阴干为末。每用自三分至五分，白汤送下。其效缓和，能得快吐。
【主治】眼目昏花，风眼疫眼，偏正头痛，其余病毒结于胸中者。

芦荟丸

【来源】《眼科锦囊》卷四。
【组成】黑丑 芦荟各一钱

【用法】上为末，以丁香油三十滴，调匀为丸服。
【主治】眼目昏暗无所睹，及瞳子散大。

明朗丸

【来源】《眼科锦囊》卷四。
【组成】龙骨一两　磁石二两　沉香二钱　木香二钱　天麻二钱　苦参六钱
【用法】面糊为丸。每服五分，米饮送下，一日二次。
【主治】瞳孔阔大，黑花缭乱，一物两形不真，雀目。

桑落酒

【来源】年氏《集验良方》卷三。
【组成】糯米粉五升　白曲五斤　桑条末五斤（取桑枝法：于二三月看朝东桑树发芽时，收取嫩枝吊檐下阴下，寸断，以川蜜拌匀蒸之，阴干后又拌又蒸，如此三次，晒极干听用）。
【用法】将粉面以冷水和作饼子，用皮树叶包好，吊屋檐下，过七日取下，看内有菊花心听用。先用上熟糯米五斗，泡洗入甑内蒸熟，用桑条末五斤，前米曲二斤八两，共拌入饭内和匀，中按一窝，再以好酒洒上，不用火酒，过七日，即有酒浆潮来，再养一七日榨出，再入黄蜡一斤，装坛内密封，重汤煮过三炷香，取起任饮。
【功用】清心明目。

乌须明目丸

【来源】《集验良方》卷五。
【组成】枸杞子二两（用芝麻炒过，去芝麻）　旱莲草五两　熟地三两　何首乌二两（小黑豆蒸过，去黑豆，忌铁器）　白茯苓二两　青葙子二两　没石子二两（面包，火煨）　生地二两　全当归二两（酒洗）
【用法】共晒干，为细末，炼蜜为丸，如梧桐子大。每服三十丸，空心盐汤送下。
【功用】养血乌发，补肾明目。

人参半夏丸

【来源】《眼科临症笔记》。
【组成】软胆星一两　人参一两　半夏一两　茯苓一两　郁金五钱　薄荷五钱　生石膏一两　白矾四钱　陈皮三钱　藿香三钱
【用法】水为丸。每服二钱，白水送下。先将迎香、上星略刺，再用苏合丸吹鼻，如小儿患此症，内服小儿回春丹，待项部不直，二目稍动时，再刺风池，后顶，常服人参半夏丸即可。
【主治】脾胃虚弱，中气不足，痰气结胸，壅塞经络，以致轻清之正气不能上达于目，二目直视不动，眼皮稍能开合，目视忽明忽暗无定。

宁心生一散

【来源】《眼科临症笔记》。
【组成】柏子仁四钱　石菖蒲三钱　生龙骨五钱　远志三钱　茯神三钱　磁石二钱　生牡蛎五钱　生龟版四钱　枣仁三钱（炒）　甘草一钱
【用法】水煎服。
【主治】两眼白光自现。

加味当归活血汤

【来源】《眼科临症笔记》。
【组成】当归八钱　川芎四钱　赤芍三钱　桃仁四钱　红花三钱　防风三钱　菊花四钱　茺蔚子四钱　薄荷二钱　甘草一钱
【用法】水煎服。
【主治】抱轮红症。两眼气轮赤丝纵横，风轮周围充血，酸疼流泪，视物昏花。

青羊补肝汤

【来源】《眼科临症笔记》。
【组成】大熟地一两　菟丝子三钱　沙苑子三钱　枸杞三钱　苍术三钱　云苓三钱　楮实子三钱　柴胡二钱　冬虫草一钱　羊肝一具
【用法】水煎服。
【主治】视神经萎缩。

猪苓散

【来源】《眼科秘书》卷下。
【组成】猪苓　白术　茴香　川楝子　柏子仁　青盐各等分
【用法】上为末。每服一钱，空心盐水调下。
【主治】妇人经水适至，两目昏暗。

分味散

【来源】《眼科撮要》。
【组成】琥珀　防风各一两　元参　蔓荆子（炒）　牛蒡子（炒）　草决明　白蒺藜（炒）各一两五钱　甘草　细辛　苍术（米泔浸）　大黄　甘菊各二两
【用法】水煎服。或为末，白汤调下。外点推云散。
【主治】因脾家受风湿，瘀血滞睛而致目有粉青而昏。

桑麻丸

【来源】《饲鹤亭集方》。
【组成】制首乌三斤　党参　桑叶（酒蒸）　黑芝麻各一斤　女贞子　白蒺　滁菊　杞子各十两　熟地八两　当归　牛膝各五两　茯苓二两五钱　麦冬　五味　蒙花各二两　望月砂　蝉衣　石决明　草决明各一两
【用法】上为蜜丸。每服三钱，空心淡盐汤送下。
【主治】男妇肝阴不足，眼目昏花；并治久嗽不愈，肌肤甲错，麻痹不仁。

肝肾双补丸

【来源】《眼科金镜》卷二。
【组成】当归　川芎　杭萸肉　巴戟　茯苓　石斛　防风　细辛　川姜　甘草　枸杞
【主治】肝肾两虚，真阴不足，冷泪无时长流，瞻视昏眇。
【方论】血生于心，藏于肝，统于脾，当归、川芎养血益肝之圣药，枸杞子补肝滋肾，巴戟天、石斛益精血，茯苓补脾土，防风、细辛味辛散升发阳气，以干姜温中暖肾。使真阴足，肝木调，泪液不外溢，精华自盛，天真保守，肝肾不伤，故名之曰双补丸。

补水宁神丸

【来源】《眼科菁华》卷下。
【组成】生地　熟地　天冬　麦冬　当归　芍药　茯苓　甘草　五味子
【用法】上为细末，炼蜜为丸，如梧桐子大。每服二三十丸，淡盐汤送下。
【主治】肾水不足，相火上炎，神光自现如闪电，甚则如火焰，心神不宁，久则目茫茫然，视力减退。

六黑丸

【来源】《中药成方配本》。
【组成】桑椹子二两　青葙子二两　决明子二两　夜明砂二两　黑脂麻二两　野料豆二两
【用法】将黑脂麻另研起头，余药共为细末，冷开水为丸，如绿豆大，约成丸九两六钱。每服一钱五分，开水送下，一日二次。
【功用】滋阴明目。
【主治】肝肾两亏，眼目昏花。

明目地黄丸

【来源】《中药成方配本》。
【组成】熟地八两　萸肉四两　淮山药四两　丹皮（酒炒）三两　茯苓三两　泽泻（盐水炒）三两　当归三两　白芍三两　杞子三两　白菊花三两　白蒺藜三两　石决明（水飞）四两
【用法】将熟地、萸肉捣烂，与诸药打和晒干研末，冷开水泛丸，如绿豆大，约成丸三十六两。每次二钱，开水吞服，一日二次。
【功用】平肝滋肾，泄风明目。
【主治】肝肾两亏，目涩羞明，迎风流泪，视物模糊。

眼科保瞳丸

【来源】《中药成方配本》。

【别名】保瞳丸（《全国中药成药处方集》杭州方）。

【组成】熟地四两　麦冬三两　杞子三两　白菊花二两　青葙子一两五钱　决明子二两　女贞子二两　菟丝子三两　潼蒺藜三两　煅玄精石一两五钱　谷精草三两　密蒙花一两五钱　知母一两五钱　茯苓二两　车前子一两五钱

【用法】上为细末，用白蜜六两炼熟，化水泛丸，如绿豆大，约成丸二十八两。每服二钱，开水吞服，每日二次。

【功用】滋肾保瞳。

【主治】肝肾两亏，眼目昏花。

瓜子眼药

【来源】《北京市中药成方选集》。

【组成】炉甘石（煅）十七两　梅片四钱三分　硼砂四钱　牛黄二分　琥珀八钱　珍珠（豆腐炙）二分　熊胆一钱　麝香二分　黄连二两（熬汁浸炉甘石）

【用法】上为极细末，过箩，炼老蜜和匀，制成瓜子型锭剂，重一分。用药沾凉开水少许，点于大眼角内，每日四五次。

【功用】明目退翳，消肿止痒。

【主治】风火目疾，老眼昏花，暴发火眼，红肿赤烂。

碧霞丹

【来源】《全国中成药处方集》（沈阳方）。

【组成】当归　没药各二钱　血竭　白丁香　硼砂　冰片　台麝香各一钱

【用法】上研极细面，熬黄连膏，和为小丸。每用一丸，新汲水半盏，瓷器浸汁洗之。

【功用】清热，磨云，退障。

【主治】视物不清，干涩难睁，内障眼疾。

三子地黄汤

【来源】《张皆春眼科证治》。

【组成】熟地12克　山药　山萸肉　茯苓各9克　泽泻　牡丹皮各6克　菟丝子　沙苑子各9克　枸杞子12克

【功用】补肾填精。

【主治】肾中精气不足，症见神肖受截，幻影色黑，不任久视，头晕耳鸣，腰膝酸软。

【方论】方中六味地黄汤，滋补肾精以填精；菟丝子、沙苑子、枸杞皆为甘温之品，阴阳双补，以助真元，真元充沛，神光升发，幻影自除。

补肝四物汤

【来源】《张皆春眼科证治》。

【组成】当归　熟地各9克　白芍12克　川芎3克　枸杞子　炒枣仁各9克　龙齿6克

【功用】补养肝血。

【主治】肝血不足，目发干涩，视物昏渺，神光细弱，兼见头晕目眩，多梦易惊，胆怯怕事，脉弦细。

【方论】方中四物汤补血调血，重用白芍取其味苦有滋胆之功，枸杞子补益肝肾而明目，炒枣仁、龙齿养肝镇惊而安神。血足神安，胆中之精气上达于目，神光自然充沛，而目昏之疾自去。

养心四物汤

【来源】《张皆春眼科证治》。

【组成】力参1.5克　炙甘草　石菖蒲各3克　远志6克　当归12克　熟地9克　酒白芍6克　川芎1.5克

【功用】补心安神，益目生光。

【主治】视瞻昏渺，神光内沉，兼有心悸心烦，健忘失眠，脉细弱等。

【方论】四物汤为补血的要剂，力参、炙甘草补气以生血，力参且有开心明目之功；石菖蒲、远志养心安神，心中气血充裕，神自安和，神光发越，目自不昏。

滋肾复明汤

【来源】《张皆春眼科证治》。

【组成】熟地15克　枸杞子9克　桑椹子12克　菟丝子　女贞子　车前子　肉苁蓉各9克　青盐少许

【功用】滋补肾阴。

【主治】肾精亏虚，视物不见，眼内干涩，头晕耳鸣，腰痠遗精，脉细弱者。

【方论】方中熟地、桑椹子、女贞子大补肾阴以填精；枸杞子、菟丝子、肉苁蓉阴阳双补以温肾，阴生阳长，神光自足；车前子利水道固肾窍，既防诸药腻膈伤胃，又不伤阴；青盐乌发明目，且能引诸药直达肾经。若见阴虚火旺者，可去菟丝子、枸杞子、肉苁蓉甘温之品，加知母、元参、牡丹皮育阴清热之剂。

明目除湿浴足方

【来源】《慈禧光绪医方选议》。

【组成】甘菊三钱　桑叶五钱　木瓜五钱　牛膝五钱　防己四钱　茅术五钱　黄柏三钱　甘草三钱

【用法】水煎，浴足。

【功用】明目，止痒，胜湿。

夜明八味汤

【来源】《千家妙方》引齐强方。

【组成】熟地12克　丹皮9克　云苓12克　山药9克　泽泻6克　黄肉9克　肉桂3克　附子1.5克　夜明砂15克　苍术12克

【用法】水煎服。每日一剂。

【功用】温肾壮阳。

【主治】命门火衰，肾阳虚惫之视网膜色素变性。

【验案】视网膜色素变性　梁某某，女，24岁，汽车厂工人。近一年多来视力减退，经本厂医院治疗无效，于1973年7月16日介绍来诊求治。检查：视力右眼0.9，左眼0.7，外眼无异常。眼底：双眼视神经乳头色蜡黄，网膜有散在的褐色素斑点、斑块，视野缩小。全身情况尚好，脉弦细，舌质淡，苔薄。临床诊断为视网膜色素变性（双）。治疗用“夜明八味汤”加减，共投32剂，症状得除，眼底网膜较前改善。为巩固其效果，又投桂附地黄丸50丸，早、午、晚各服1次。再次来诊检查，见眼底较前又有改善，追踪三年，已婚生育二胎，且未见复发。

加味补阳还五汤

【来源】《江苏中医》（1992，1：10）。

【组成】黄芪30g　生地15g　桃仁　赤芍　川芎　归尾　地龙各10g　红花6g　茯苓　车前子各20g　桑椹子　枸杞子各15g　甘草5g

【用法】每日1剂，水煎，分2次温服。1个月为1疗程，一般于手术后1/2～2个月开始治疗。

【主治】视网膜脱离术后视力障碍。

【验案】视网膜脱离术后视力障碍　《江苏中医》（1992，1：10）：治疗视网膜脱离术后视力障碍37例，男32例，女5例；年龄20岁以下4例，21～60岁28例，60岁以上5例；单眼患病33例，双眼患病4例，但双眼患病者［均有一眼已失明（已手术）］，故实际治疗37例37眼。结果：35眼（94.6%）远、近视力均有不同程度的进步，进步2行以上者有27眼（73.0%），其中4眼远视力达1.0～1.5（国际标准视力表）；2眼远视力无进步。总有效率达94.6%。

补益蒺藜丸

【来源】《部颁标准》。

【组成】黄芪（蜜炙）150g　白术（麸炒）150g　山药100g　茯苓50g　白扁豆50g　芡实（麸炒）50g　当归100g　沙苑子500g　菟丝子100g　陈皮50g

【用法】制成大蜜丸，每丸重6g，密闭，防潮。口服，1次2丸，每日2次。

【功用】健脾补肾，益气明目。

【主治】脾肾不足，眼目昏花，视物不清，腰酸气短。

【宜忌】忌食辛辣食物。

珍珠明目滴眼液

【来源】《部颁标准》。

【组成】珍珠液20ml（含总蛋白量不少于20mg）　冰片1.0g

【用法】制成滴眼液，10ml或8ml，密闭保存。滴入眼睑内，1次1～2滴，每日3～5次。

【功用】清热泻火，养肝明目。

【主治】肝虚火旺引起视力疲劳症和慢性结膜炎。长期使用可以保护视力。

复方石斛片

【来源】《部颁标准》。

【组成】人参 10.4g　羚羊角 7.8g　五味子 10.4g　枸杞子 15.6g　川芎 7.28g　山药 10.4g　地黄 31.2g　当归（酒浸）10.4g　水牛角浓缩粉 20.8g　黄芩 10.4g　栀子 7.28g　防风 10.4g　石斛 15.6g　枳壳（炒）10.4g　麦冬 31.2g　杜仲（去粗皮盐水炒）15.6g　决明子 15.6g　甘草 10.4g　天冬 31.2g　牛膝 15.6g　菟丝子 10.4g　熟地黄 31.2g　茯苓（去皮）15.6g　苦杏仁 15.6g　蒺藜（盐水炒）15.6g　菊花 10.4g　青葙子 15.6g　知母 20.8g

【用法】制成糖衣片，每素片 0.3g，密封。口服或淡盐汤送服，1 次 4～6 片，每日 3 次。

【功用】滋养肝肾，益气明目。

【主治】昏渺内障，视力减退，瞳神散大及圆翳内障，去雾移睛之视物昏朦，迎风流泪等症。

【宜忌】服药期间忌食辛辣食物。

二、视物异色

视物异色，又称视瞻有色，是指自觉视物有某种颜色阴影的病情。《张长医通》：“视瞻有色，则常见萤星云雾及大片青绿蓝碧之色。……此阴精亏损，阳光飞越之候。”病发多由肝肾精血虚少或痰火湿热等所致。治宜补益肝肾，清热祛痰。

苦参汤

【来源】《眼科龙木集》卷七。

【组成】苦参　地骨皮各半两　丹参三钱　乳香三钱（另研）

【用法】上锉。每服五钱，水一钟半，煎至一钟，去滓温服，不拘时候。

【主治】眼常见黑花如绳牵者。

复明散

【来源】(《证治准绳·类方》卷七)。

【别名】复明汤(《审视瑶函》卷五)。

【组成】黄耆一钱半　生地黄　柴胡　连翘　甘草（炙）各一钱　当归二钱　苍术　川芎　陈皮各五分　黄柏三分

【用法】上用水二大盏，煎至一盏，去滓稍热服。

【主治】

1.《证治准绳·类方》内障。

2.《审视瑶函》：内络气郁，玄府不和，视物却非本色。譬观太阳若冰轮，睹灯火反红色，视粉墙转如红如碧者。

【宜忌】忌酒、湿面、辛热大料之物。

升清降浊汤

【来源】《张皆春眼科证治》。

【组成】陈皮 9 克　清半夏 6 克　茯苓　薏苡仁　车前子各 9 克　枳壳　生荷叶各 3 克

【主治】视瞻有色，暗影淡黄，神光不舒，头晕胸闷，苔腻脉滑。

【方论】陈皮、清半夏、茯苓祛湿化痰；苡薏仁、车前子清热利湿，引湿热浊邪从小便而出；枳壳宽中下气，行痰湿，消痞满；荷叶引胆中之清阳上升。诸药合用，共有祛湿化痰，升清降浊之功。

【验案】视瞻有色　袁某某，男，40 岁，干部。1974 年 11 月 15 日入院。右目视物不清 20 余天，眼前有圆形淡黄色暗影，头晕胸闷，口渴不欲饮。检查视力：右眼 0.4，左眼 1.5，右目神光不舒；眼底黄斑部有 3 倍乳头大类圆形水肿区，周围有一反射轮，其中有密集的黄白色点状渗出，中心凹反射消失。苔腻，脉滑。此为视瞻有色，为湿痰上蒙清窍，清阳不得上升所致。治以升清降浊汤，服药 8 剂后检查，右眼视力 1.0，眼底黄斑部水肿消失，色调略暗，仍有少量渗出物，中心凹反光略暗，胸闷头晕已除，已不口渴，脉转沉细。以上方去半夏、苡仁、茯苓，加当归、酒生地各9克，枸杞子12克。于1975年1月29日检查：双眼视力均为1.5，右目眼前有二块粟粒大黑影飘动；眼底黄斑部中心凹反射清晰，仅上部留有数点灰白色微小的渗出物。停药出院，观察二年未见复发。

滋肾降浊汤

【来源】《张皆春眼科证治》。

【组成】枸杞子　桑椹子各12克　茯苓　车前子　熟地　元参各9克　荷叶1.5克

【功用】滋肾明目，升清降浊。

【主治】视瞻有色。病变后期，症见暗影灰暗，神光受截，或兼头晕耳鸣，腰痠遗精，脉沉细。

【方论】方中熟地、桑椹子、元参滋补肾阴；枸杞子生精助阳，肾中阴精充沛，阳气自升，此乃阴生阳长之意；更兼荷叶引清阳上升于目，目视自清；车前子、茯苓利水道，固肾窍，浊气自除。

三、血灌瞳神

血灌瞳神，又名血灌瞳仁、血灌瞳人，是指因眼内出血，血液灌入金井之内，或灌于黑睛和黄仁之间，障蔽瞳神的病情。《银海精微》："血灌瞳人者，因毒血灌入金井瞳人水内也。"《审视瑶函》："血灌瞳神病最奇，世之病人亦云稀，神膏胆汁俱伤损，急急医时亦是迟。此症谓视瞳神不见黑莹，但见一点鲜红，甚则紫浊，病为甚危，一二日尚可救。盖肾之真一有伤，胆中精汁皆损，元阳正气皆耗。故此一点之神光不见，而血之英色，来乘肾部，十患九不治者。今人但见瘀血灌时，便为血灌瞳神，不知血灌瞳神，乃清阳纯和之气已损，其英华血色，乘于肾部，命亦不久，岂比火入血分，瘀凝有形之急者比乎。"

本病成因，多因肝胆火炽，热入营血，迫血妄行；或阴虚火炎，血不循经，溢于络外等所致。常见瞳神鲜红，甚则紫浊，不见其黑莹，甚者一片鲜红，全掩瞳神。治宜清热凉血，滋阴降火。

生干地黄散

【来源】《太平圣惠方》卷三十三。

【组成】生干地黄一两　蒲黄三分　犀角屑三分　黄连三分（去须）　黄芩一两　玄参一两　川升麻一两　川大黄一两（锉碎，微炒）　甘草半两（炙微赤，锉）

【用法】上为粗散。每服三钱，以水一中盏，煎至六分，去滓，每于食后温服。

【主治】肝心积热，血灌瞳人，肿痛。

【宜忌】忌炙煿热面。

麦门冬散

【来源】《太平圣惠方》卷三十三。

【组成】麦门冬一两半（去心，焙）　川大黄一两（微炒）　黄芩一两　地骨皮一两　玄参　葳蕤各一两　犀角屑半两　甘草半两（炙微赤，锉）

【用法】上为粗散，每服三钱，以水一中盏，煎至六分，去滓，加马牙消半钱，食后温服。

【主治】眼血灌瞳人，昏涩赤痛。

没药散

【来源】《太平圣惠方》卷三十三。

【组成】没药一两半　麒麟竭一两　川大黄一两（锉碎，微炒）　川芒消一两　生干地黄一两

【用法】上为细散。每服二钱，食后以温水调下。

【主治】血灌瞳仁，疼痛不可忍。

真珠散

【来源】《太平圣惠方》卷三十三。

【组成】真珠末半两　水精半两　琥珀末半两　朱

砂一两　马牙消半两　龙脑一分

【用法】上为细末。每以铜箸取如半小豆大，点之。

【主治】眼血灌瞳人，生障膜。

槐花当归散

【来源】《袖珍方》卷三引《太平圣惠方》。

【组成】槐花（炒）四两　何首乌二两　川芎二两　当归二两　甘草少许

【用法】上为末。每服二钱，食后临卧米泔调下。

【主治】眼目血灌瞳人，如火眼睑胀痛。

人参汤

【来源】《圣济总录》卷一〇五。

【别名】还睛汤（《圣济总录》卷一一二）、还睛散（《普济方》卷七十九引《济生方》）。

【组成】人参　赤茯苓（去黑皮）　细辛（去苗叶）　桔梗（炒）　车前子各一两　五味子　防风（去叉）各半两

【用法】上为粗末。每服五钱匕，水一盏半，煎取七分，去滓，食后、临卧温服。

【主治】

1.《圣济总录》：血灌瞳仁涩痛。

2.《普济方》：内障散翳，状如酥点溃烂，以针拨如涎散乱。

地黄散

【来源】《圣济总录》卷一〇五。

【组成】生干地黄（焙）　大黄（锉，炒）　朴消（研）各二两　没药（研）半两

【用法】上为散。每服一钱匕，食后、临卧温水调下。

【主治】飞血赤脉，及血灌瞳人疼痛。

决明汤

【来源】《圣济总录》卷一〇五。

【组成】石决明　人参　芎藭　细辛（去苗叶）　五味子各一两　赤茯苓（去黑皮）二两

【用法】上为粗末。每服五钱匕，水一盏半，煎至七分，去滓，食后、临卧温服。

【主治】血灌瞳仁。

麦门冬汤

【来源】《圣济总录》卷一〇五。

【别名】泻肝散（《世医得效方》卷十六）、麦门冬散（《银海精微》卷下）、玄参泻肝散（《证治准绳·类方》卷七）、麦冬汤（《眼科全书》卷四）。

【组成】麦门冬（去心，焙）　大黄（锉，炒）　黄芩（去黑心）　桔梗（锉，炒）　玄参各一两　细辛（去苗叶）半两　芒消（研）半两

【用法】上药除芒消外，为粗末。每服五钱匕，水一盏半，煎取七分，去滓，下芒消末少许，食后、临卧温服。

【主治】

1.《圣济总录》：血灌瞳人，昏涩疼痛。

2.《普济方》引《龙木论》：辘轳转关外障。

没药散

【来源】《圣济总录》卷一〇五。

【别名】止疼没药散（《秘传眼科龙木论》卷五）、止痛没药散（《医宗金鉴》卷七十八）。

【组成】没药一两半　麒麟竭　大黄（锉、炒）　芒消各一两

【用法】上为细散。每服三钱匕，空心、食后以熟水调下，每日三次。

【功用】《全国中药成药处方集》（沈阳方）：破血积，止疼痛，消瘀退翳。

【主治】

1.《圣济总录》：血灌瞳仁。

2.《银海精微》：心脾胃得热，致胞肉生疮。

3.《秘传眼科龙木论》：血灌瞳仁，外障。

4.《全国中药成药处方集》（沈阳方）：眼胞生疮，目赤生翳，疼痛难忍；或被物伤，血灌瞳仁，漏睛脓血，白睛赤红，瘀血胬肉遮睛。

点眼真珠散

【来源】《圣济总录》卷一〇五。

【组成】真珠（研） 水精（研） 琥珀（研） 石决明（捣末）各半两 丹砂（研）一两 龙脑（研）一分
【用法】上再研令匀细。每点如半小豆许，一日二次。
【主治】血灌瞳仁，渐生翳障。

芎黄散

【来源】《普济方》卷七十七引《卫生家宝》。
【组成】白牵牛（炒） 大黄（煨） 川芎各等分
【用法】上为细末。每服三钱，临卧用沙糖水调下。睛疼，温酒调下。
【主治】血灌瞳仁及睛疼。

金丝膏

【来源】《普济方》卷八十六引《卫生家宝》。
【组成】川黄连半两 宣连半两 青盐二钱 虢丹二钱（研细） 黄柏皮半两（去粗皮） 乳香二钱 大枣二十四个 白丁香二十个 蜜四两（炼蜜同药入） 灯心三百茎
【用法】上除蜜外，并捣碎，汤浴洗净，不须铁器，用井花水一升，砂石器中熬，切勿令火紧，候至十数沸，用生绢袋滤过放冷，至五七分，再熬令成膏。每日以绵缠箸头，点眦上。
【主治】一切年深日近，风毒眼目，内外翳障攀睛，瘀血贯瞳人，或痒或疼。

碧天丸

【来源】《兰室秘藏》卷上。
【别名】井珠丸。
【组成】枯白矾二分 铜绿七分（研） 瓦粉（炒黑）一两
【用法】先研白矾、铜绿令细，旋旋入粉，同研匀，熟水和之，共为一百丸。每用一丸，热汤半盏，浸一二个时辰，临卧洗至觉微涩为度，合半时辰许洗毕，瞑目便睡。一丸可洗十遍，再用汤内坐令热。
【主治】目疾累服寒凉药不愈，两眼蒸热，如火之熏，赤而不痛，满目红丝，血脉贯睛，瞀闷昏暗，羞明畏日，或上下睑赤烂，或冒风沙而内外眦皆破。
【宜忌】此药治其标，若里实者不宜用。

桔梗丸

【来源】《云岐子保命集》卷下。
【组成】桔梗一斤 牵牛（头末）三两
【用法】上为末，炼蜜为丸，如梧桐子大。每服四五十丸加至百丸，食前温水送下，一日二次。
【主治】太阳经卫虚，血贯瞳仁，睑肿，头中湿淫肤脉，睛痛，肝风盛，眼黑肾虚。

车前散

【来源】《医方大成》卷七引《曾帅干家藏方》。
【别名】车前子散（《普济方》卷七十七）。
【组成】密蒙花（去枝叶） 羌活 菊花（去枝叶） 白蒺藜（炒去刺） 粉草 草决明 车前子（各炒） 黄芩 龙胆草（洗净）各等分
【用法】上为细末。每服二钱，食后饭汤调服。
【主治】肝经积热，上攻眼目，逆顺生翳，血灌瞳仁，羞明多泪。

通血丸

【来源】《世医得效方》卷十六。
【组成】生地黄（焙） 赤芍药各半两 川芎一两 甘草五钱 防风 荆芥 当归尾各一两
【用法】上为末，炼蜜为丸，如弹子大。食后荆芥、薄荷茶嚼下。
【功用】引血归肝。
【主治】因损伤或肝气闭，使血无所归，血灌瞳仁，致目痛如锥刺，而无翳膜，视物不明者。

坠翳明目丸

【来源】《秘传眼科龙木论》卷五。
【别名】坠血明目丸（《普济方》卷七十七）。
【组成】石决明 芎藭 知母 干山药 五味子各一两 细辛 人参各一两半
【用法】上为末。炼蜜为丸，如梧桐子大。每服十丸，空心茶送下。

【主治】血灌瞳人外障。

摩挲石散

【来源】《秘传眼科龙木论》卷五。
【别名】婆娑石散（《普济方》卷七十七）。
【组成】摩掌石少许　曾青　龙脑　石胆各一分
【用法】上为细末。早晨、夜后点眼。
【主治】血灌瞳仁外障。

摩翳膏

【来源】《秘传眼科龙木论》卷六。
【组成】石决明　水晶　朱砂　龙脑　珍珠末各一分　琥珀二分
【用法】上为细末，后入酥为膏。每至夜后点眼。
【主治】

1.《秘传眼科龙木论》：眼小眦赤脉外障。
2.《普济方》：血灌瞳仁，渐生翳障。

还睛散

【来源】《普济方》卷七十五。
【组成】龙胆草　红芍药　当归各等分
【用法】上为细末。每服一钱，以水一碗，煎至七分，临卧温服。
【主治】风热攻眼，血贯瞳人。

车前饮

【来源】《银海精微》卷下。
【组成】车前子（炒）　蒙花（去枝）　草决明　羌活　白蒺藜（炒，去角）　龙胆草　菊花　粉草
【主治】肝经积热，上攻眼目，逆顺生翳，血灌瞳人，羞明怕日，多泪。

当归散

【来源】《葆光道人眼科龙木集》。
【组成】当归　防风苗（泡）　蒺藜（炒）　牡丹皮各等分
【用法】上为末。每服二钱，生葱、薄荷、茶清调下，或作咀片，煎服亦可。
【主治】目中红筋附睛者。

分珠散

【来源】《证治准绳·类方》卷七。
【别名】安珠散（《眼科菁华录》卷上）。
【组成】槐花　白芷　地黄　栀子　荆芥　甘草　黄芩　龙胆草　赤芍药　当归各一两
【用法】水煎服。
【主治】眼患血灌瞳神，恶血不散。
【加减】春，加大黄泻肝；夏，加黄连泻心；秋，加桑白皮泻肺。

阴　丹

【来源】《证治准绳·类方》卷七。
【组成】炉甘石一两　铜青一钱九分　硇砂六分二厘半　没药二分　青盐三分七厘半　乳香三分七厘半　熊胆一分二厘半　密陀僧二分半（以上八味，用黄连五钱、龙胆草二钱半煎汁滤净，将前药和一处，入汁研细嫩，晒干，再极细用之）　白丁香　海螵蛸　白矾（生）　轻粉各一分七厘半　硼砂二分半　雄黄　牙消　黄丹　血竭　朱砂各一分二厘半　铅白霜　粉霜　鹰条　胆矾各七厘半（一方有黄连六分二厘，胡连、脑、细辛、姜粉、草乌各一分二厘半；一方有石蟹、贝齿、玄明粉、真珠、琥珀各二分）
【用法】上药各为细末，依方称合，和匀，研令无声至千万余下，瓷器收贮听用。如有翳膜，配合阳丹、一九、二八、三七、四六等丹点眼。
【主治】翳膜遮睛，血灌瞳仁，拳毛胬肉，烂弦风眼。
【方论】黄连、胡连、脑荷、细辛、姜粉、草乌等六味并无去翳之功，不用更妙，恐有碍眼作痛害眼之祸也。石蟹、贝齿、玄明粉、真珠、琥珀等五味或多或少，皆可增入，以有磨翳消膜之功，不可或缺也。

胆归糖煎散

【来源】《证治准绳·类方》卷七。

【组成】龙胆草　细辛　当归　防风各二两
【用法】用沙糖一小块同煎服。
【主治】血灌瞳神，目暴赤疼痛，或生翳膜。

宣明丸

【来源】《证治准绳·类方》卷七。
【组成】赤芍药　当归　黄连　生地黄　大黄　川芎　薄荷　黄芩各等分
【用法】上为末，炼蜜为丸，如梧桐子大。每服三十丸，食后米饮送下。
【主治】眼内血灌瞳神，赤肿涩痛，大热上壅。
【方论】《成方便读》：夫肝为藏血之地，一受热邪，即逼血上行。于是血灌瞳神，赤肿涩痛等证，有自来矣。治之者，当正其本而清其源，自然流清而标亦愈。生地养肝之阴；赤芍散肝之血；当归、川芎并入肝经，理血中之气，而遂其条达之性；黄连、大黄、黄芩直清其上中下三焦之患；故以薄荷轻扬上焦，肃清余孽。蜜丸，食后服者，亦留恋之意耳。

润光丸

【来源】《丹台玉案》卷三。
【组成】琥珀一两　防风　玄参　当归　蔓荆子　牛蒡子　草决明各一两五钱　甘草　苍术　大黄　菊花各一两二钱
【用法】上为末，炼蜜为丸。每服三钱，空心白滚汤送下。
【主治】两眦红肿，赤灌瞳仁。

坠血明目饮

【来源】《审视瑶函》卷三。
【组成】细辛　人参各一钱　赤芍药　五味子十粒　川芎（酒洗，炒）　牛膝（酒洗，炒）　石决明（醋煅）　生地黄　山药　知母（盐水洗）　白蒺藜（研，去刺）　当归尾　防风各八分
【用法】上锉。水二钟，煎至八分，去滓温服。
【主治】血灌瞳神。

落红散

【来源】《审视瑶函》卷三。
【组成】穿山甲（炒）　桔梗（炒）　硇砂（研细另入）　人退（焙）各三钱　谷精草（纸焙）　蝉退（去头足）　蛇退（蝉退二退洗净，入甘草水焙干）　鹅不食草（纸烘干为末）各一钱
【用法】上为细末。吹入鼻中，次日以筒吸目，渐次为之，自然障落。

造吸筒法：用好筒打成漏斗状，筒上留一窍，用猪脂薄皮扎筒窍上，如临用时，以筒口安病目上，医者吸气一口，次看其翳轻重，渐吸则渐除。
【主治】血贯瞳神，致成红障。

坠血明目丸

【来源】《眼科全书》卷四。
【组成】石决明　芎藭　五味子　知母　山药　细辛　人参　归尾　赤芍　生地　牛膝　蒺藜
【用法】上为末，炼蜜为丸，如梧桐子大。每服四十丸，酒送下。
【主治】血灌瞳人外障。

通经散

【来源】《眼科阐微》卷三。
【组成】当归　生地　栀子　薄荷　赤芍　黄芩（酒洗）各一两　大黄八钱　红花二两　黄连六钱　川芎六钱　羌活六钱　甘草三钱　苏木六钱　木贼五钱

《医宗金鉴》有香附一两。
【用法】上为极细末。每服二钱，姜皮汤调下。
【功用】《医宗金鉴》：破血通经。
【主治】妇人、室女因血热而经逆上行，血灌瞳仁，或患久血死在目珠而生胬肉。

大通丸

【来源】《良朋汇集》卷五。
【组成】生地二钱　朴消一两　没药五分
【用法】上为末。酒调下。

【主治】血灌瞳仁。

四灵散

【来源】《良朋汇集》卷五。
【组成】生地二钱　朴消一两　没药五分
【用法】上为末。酒调下。
【主治】血灌瞳人。

大黄当归散

【来源】《医宗金鉴》卷七十八。
【组成】大黄一两　当归一钱　木贼一两　黄芩一两　栀子五钱　菊花三钱　苏木五钱　红花八钱
【用法】上为细末，令匀。每服二钱，食远茶清调下。宜服止痛没药散，止痛后服。
【主治】血灌瞳仁，目睛疼痛。

通经散

【来源】《医宗金鉴》卷七十八。
【组成】苏木一两　大黄五钱　红花一两　黄芩二两　黄连　羌活　薄荷　黑栀子　香附　生地黄　当归　赤芍药　木贼　甘草　川芎各一两
【用法】上为粗末。每服五钱，以水一盏半，煎至七分，去滓，食后温服。
【功用】破血通经。
【主治】女子血热逆经，血灌瞳仁，满眼赤涩或生胬肉。

破血明目汤

【来源】《张皆春眼科证治》。
【组成】生地 18 克　赤芍　当归尾　刘寄奴各 9 克　苏木 6 克　茜草 9 克　血竭 6 克　益母草 9 克
【功用】祛瘀通络。
【主治】由外伤而致之血灌瞳神。
【加减】痛甚者，加没药 6 克以活瘀止痛；眼眶青肿者，加大黄 9 克以逐瘀消肿。
【方论】方中生地、赤芍、当归尾活血凉血；刘寄奴、苏木、血竭活血祛瘀；茜草止血活血；益母草去瘀生新。
【验案】血灌瞳神　崔某，女，38 岁。初诊：10 天前被土块打伤右眼，现已不痛，稍有胀感，满目红光，不能见物。检查：白睛淡赤，青睛内面下方有少量积血，瞳神散大，呈一片鲜红，仅辨明暗，不辨人物。眼底不能窥见。此为血灌瞳神，治以破血明目汤加香附 9 克。服药 15 剂。复诊：青睛下方积血已尽，瞳神稍有缩小，色转暗红。上方再服十剂，视力：右眼达 0.08，左眼 1.5。给明目地黄丸常服。

四、瞳神干缺

瞳神干缺，又名瞳人干缺、瞳神缺陷等，是指瞳神失去正圆，边缘参差不齐，呈锯齿样或花瓣状，黄仁色泽干枯不荣之症。《银海精微》："瞳人干缺者，亦系内障，与外障无预。……此症失于医治，久久瞳多锁紧如小针眼大；内结有云翳，或黄或青或白，阴看不大，阳看不小，遂成瞽疾耳。"病发或肝胆蕴热，上攻于目，灼伤黄仁所致；或是肝肾阴亏，虚火上炎，瞳神失于濡养而成。治宜祛风清热，泻火解毒，滋补肝肾等法。

补肾散

【来源】《普济方》卷七十九引《龙木论》。
【组成】泽泻二两　干地黄　人参各一两半　茯苓　干山药　菖蒲各一两
【用法】上为末。每服一钱，空心米饮调下。
【主治】瞳人干缺外障。

镇肝丸

【来源】《秘传眼科龙木论》卷五。

【组成】羌活　石决明各二两　藁本一两半　干山药　细辛　五味子　茯苓　车前子　人参各一两

【用法】上为末，炼蜜为丸，如梧桐子大。每服十丸，空心以茶送下。

【主治】暴赤眼后，瞳人干缺，生翳外障。

镇肝丸

【来源】《秘传眼科龙木论》卷六。

【别名】瞳缺泻肝丸（《中国医学大辞典》）。

【组成】车前子　人参　茯苓　石决明　五味子　细辛各一两半　干山药二两

【用法】上为末。每服一钱，每日空心米汤调下。

【主治】瞳仁干缺外障。

泻肝汤

【来源】《秘传眼科龙木论》卷六。

【别名】泻胆散（《普济方》卷七十九）。

【组成】麦门冬　黑参　黄芩　知母　地骨皮各一两　赤芍药　茺蔚子各一两半

《普济方》有"黄耆"，无"赤芍药"。

【用法】上为细末。每服一钱，以水一盏，煎至五分，去滓，食后温服。

【主治】瞳仁干缺外障。

五泻汤

【来源】《银海精微》卷上。

【组成】黄柏　知母　木通　栀子　生地黄　甘草　黑参　桔梗　黄芩　防风

【用法】上锉。每服六七钱，用水煎，食后服。

【主治】瞳人干缺火旺，及五脏虚火旺动者。

【加减】热甚，加羚羊角、犀角、黄连。

五宝丹

【来源】《一草亭目科全书》。

【组成】夜明砂（水洗极净，晒干，醋炒）　晚蚕砂（拣去土子，极净，醋炒）　凤凰退（壳内白衣，洗净，微火焙干，如焦者不用）　老母鸭肝（水泡切片，新瓦焙干，忌铁器）　嫩雄鸡肝（制如前）各等分

【用法】上各为极细末，和匀。每日早晚用酒调服三钱，服至七日见效；如重者，再服一料自愈。

【功用】开瞽复明，瞳神缺者能圆，陷者能起，突者能平。

补胆汤

【来源】《眼科全书》卷五。

【组成】黄芩　黄耆　天麻　玄参　地骨皮　泽泻　知母　薄荷　麦冬　充蔚子

【用法】水煎，食后服。

【主治】瞳人干缺外障。

清肝散

【来源】《眼科全书》卷五。

【组成】川芎　赤芍　白芍　黄芩　防风　荆芥　薄荷　知母　柴胡　前胡　甘草　山栀　桔梗　羌活各五分　滑石　石膏　大黄　朴消各八分

方中枳壳、黄连用量原缺。

【用法】加枳壳、黄连，水煎，食后服。

【主治】瞳仁干缺外障。

五、瞳神紧小

瞳神紧小，是指瞳神失去正常展缩功能，持续缩小，甚至缩小如针孔的病情。《原机启微》："足少阴肾为水，肾之精上为神水；手厥阴心包络为相火，火强抟水，水实而自收，其病神水紧小，渐小而又小，积渐之至，竟如菜子许。又有神水外围，相类虫蚀者，然皆能睹而不昏，但微

觉眊臊羞涩耳。”病发或因素体阳旺，肝胆火盛，或病久伤阴，虚火上炎，复感风热、风湿，内外邪热相搏，上侵目睛所致。治宜祛风除湿，清热解毒，凉血散瘀，滋阴降火，利窍明目等法。

细辛散

【来源】《太平圣惠方》卷三十二。

【组成】细辛三分　甘菊花三分　犀角屑一两　牛黄半两（细研）　羚羊角屑半两　龙脑一分（细研）　天竺黄一分（细研）　琥珀三分（细研）　朱砂三分（细研）　密蒙花半两　防风三分（去芦头）　蔓荆子半两　赤芍药半两　酸枣仁三分（微炒）　甘草一两（炙微赤，锉）

【用法】上为细散，入研了药都研令匀。每服一钱，以温酒调下，不拘时候。

【主治】风毒攻两眼紧小，羞明，见风流泪，视物昏暗。

神效黄耆汤

【来源】《兰室秘藏》卷上。

【别名】黄耆汤（《医学入门》卷八）、神功黄耆汤（《中国医学大辞典》）。

【组成】蔓荆子一钱　陈皮（去白）五钱　人参八钱　炙甘草　白芍药各一两　黄耆二两

【用法】上锉。每服五钱，水二盏，煎至一盏，去滓，临卧稍热服。

【主治】浑身麻木不仁，或头面手足肘背或腿脚麻木不仁；及两目紧急缩小，羞明畏日，隐涩难开，或视物无力，睛痛昏花，手不得近，或目少精光，或目中热如火。

【宜忌】眼缩急者，忌酒、醋、面、大料物、葱、韭、蒜辛物。

【加减】如小便淋涩，加泽泻五分；如有大热证，加酒洗黄柏三分；如麻木不仁，虽有热不用黄柏，只加黄耆一两；如眼缩急，去芍药；如麻木甚者，加芍药一两。

抑阳酒连散

【来源】《原机启微》卷下。

【组成】生地黄　独活　黄柏　防风　知母各三分　蔓荆子　前胡　羌活　白芷　生草各四分　黄芩（酒制）　寒水石　栀子　黄连（酒制）各五分　防己三分

【用法】作一服。水二盏，煎至一盏，去滓，大热服。

【功用】抑阳缓阴。

【主治】神水紧小，渐如菜子许，及神水外围相类虫蚀者，然皆能睹物不昏，微有眊羞涩之证。

【方论】此方以生地黄补肾水真阴为君；独活，黄柏、知母俱益肾水为臣；蔓荆子、羌活、防风、白芷群队升阳之药为佐者，谓既抑之，令其分而更不相犯也；生甘草、黄芩、栀子、寒水石、防己、黄连不走之药为使者，惟欲抑之，不欲祛除也；诸用酒制者，为引导也。

【验案】色素膜炎　《中医杂志》（1982,6：438）：应用本方加减：防风、防己各6g，黄连末（冲）3g，生石膏（先煎）30g，白芷、生地各10g，生甘草、丹皮各6g，生苡仁12g，盐知母、盐黄柏、羌活各6g，蔓荆子、连翘各10g。每日1剂，水煎服。治疗色素膜炎30例，39只眼，男17例，女13例；年龄最大65岁，最小14岁。结果：痊愈19例，24只眼；显效9例，13只眼；好转2例，2只眼。

地芝丸

【来源】《医学集成》卷二。

【组成】二地各四两　二冬　枸杞　枣皮各三两　当归一两　知母七钱　胆草二钱

【用法】蜜为丸服。

【主治】瞳人枯小。

省风汤

【来源】《银海精微》卷上。

【组成】防风　犀角　大黄　知母　玄参　黄芩　羚羊角（肝虚不用）　桔梗

【用法】上为末。每服二钱，加灯心、竹叶，水煎，食前服。

【主治】

1.《银海精微》：肝热火旺，瞳仁不清或

细小。

2.《眼科全书》：沉翳内障。

清肾抑阳丸

【来源】《审视瑶函》卷五。

【组成】寒水石（另研） 黄柏（盐水制） 生地黄 知母（盐水制） 枸杞子 黄连（酒炒） 白茯苓各二两 独活八钱 草决明（炒） 当归（酒洗，炒） 白芍药（酒洗，炒）各一两

【用法】上为细末，炼蜜为丸，如梧桐子大。每服三钱，空心滚白汤送下。

【主治】瞳神缩小。其病神水紧小，小而又小，积渐之至，竟如芥子许。

菊女饮

【来源】《辨证录》卷六。

【组成】女贞子一两 甘菊花五钱 麦冬五钱

【用法】水煎服。

【主治】双目不痛，瞳神日加紧小，口干舌苦。

救瞳汤

【来源】《辨证录》卷六。

【组成】熟地一两 山茱萸五钱 甘菊花三钱 玄参一两 柴胡五分 白芍一两 当归五钱 山药三钱 丹皮五钱

【用法】水煎服。

【主治】双目不痛，瞳神日加紧小，口干舌苦。

桂枝菖蒲汤

【来源】《四圣心源》卷八。

【别名】桂枝柴胡汤（《医学摘粹》）。

【组成】柴胡三钱 桂枝三钱 丹皮三钱 生姜三钱 甘草二钱 菖蒲二钱

【用法】水煎半杯，热服。

【主治】瞳子缩小。

四子明目散

【来源】《眼科临症笔记》。

【组成】黑豆半斤 冬瓜子四两 蒺藜子五两 菠菜子二两

【用法】俱用盐炒，为末。每服三钱，一日二次。初期本方有效，久则无效。

【功用】明目。

【主治】瞳孔缩小症。两眼瞳孔小如粟米，不疼不痒，视物昏蒙。

益光散

【来源】《眼科临症笔记》。

【组成】寒水石八钱 菟丝子三钱 知母三钱 玄参五钱 石决明四钱 车前子三钱（外包） 大生地六钱 寸冬三钱 川芎二钱 栀子三钱 甘草一钱

【用法】水煎服。

【主治】肝火太盛，肾水亏乏，耗散真阴，瞳神渐渐缩小。

滋阴明目汤

【来源】《张皆春眼科证治》。

【组成】酒生地 18 克 元参 麦门冬 知母 赤芍 牡丹皮各 9 克 菊花 12 克 青葙子 3 克

【功用】滋阴降火，活血明目。

【主治】肝肾阴虚，虚火上炎，目睛干涩，红赤疼痛不重，瞳神缩小或干缺，视物昏蒙，反复发作，经久不愈。

【方论】方中酒生地、元参滋补肝肾以降浮游之火，麦门冬、知母补养肺阴以滋生水之源，赤芍、牡丹皮凉血活瘀，菊花甘寒育阴清肝而明目，青葙子苦寒凉肝退翳而散瞳。

【加减】若瞳神边缘或中部有白色膜状物渗入者，可加木贼 6 克，退翳明目。

六、瞳神散大

瞳神散大，又名瞳子散大、瞳人散杳、瞳神阔大、瞳人开大。系指瞳孔扩大而不缩回复的病证。《玉机微义》："论瞳子散大东垣曰：瞳子散大者，由食辛热之物太甚故也，所谓辛主散，热则助火，上乘于脑中，其精故散，精散则视物亦散大也。夫精明者，所以视万物者也，今视物不真则精衰矣。盖火之与气，势不两立。故经曰壮火食气，壮火散气。手少阴、足厥阴所主，风热连目系，邪入中人，各从其类，故循此道而来攻，头目肿闷而瞳子散大，皆血虚阴弱故也。"病发多由风热、郁怒、肝胆实火、肝肾不足，精血亏虚或外伤所致。治宜除散风热，凉血化瘀，益气滋阴。

羊肝丸

【来源】《普济本事方》卷五。

【别名】活命羊肝丸（《医学入门》卷七）、内障丸（《中国医学大辞典》）。

【组成】白羯羊肝（只用子肝一片薄切，新瓦上煿干） 熟地黄（酒洒，九蒸九晒，焙干称）一两半 车前子 麦门冬（水浥，去心） 菟丝子（酒浸，晒干，用纸条子同碾为末） 蕤仁 决明子 泽泻 地肤子（去壳） 防风（去钗股） 黄芩（刮净） 白茯苓（去皮） 五味子（拣） 枸杞子 茺蔚子 杏仁（大者，去皮尖，炒） 细辛（华阴者，去叶） 苦葶苈（炒令香） 桂心（不见火） 青葙子各一两

【用法】上为细末，炼蜜为丸，如梧桐子大。每服三四十丸，温水送下，一日三次，不拘时候。

【功用】

1.《普济本事方》：镇肝明目。

2.《全国中药成药处方集》（吉林方）：养肝助肾，清头明目。

【主治】

1.《医学入门》：肝经蕴热，毒气上攻，眼目赤肿，多泪昏暗，及年久丧明内障。

2.《全国中药成药处方集》（吉林方）：瞳仁散大，羞明，视物不清，雀目青盲，眼边赤痒，流泪。

【验案】

1.眼目昏暗　张台卿尝苦目暗，京师医者令灸肝俞，遂转不见物，因得此方服之，遂明。

2.内障　一男子内障，医治无效，因以余剂遗之。一夕灯下语其家曰：适偶有所见，如隔门缝见火者。及旦视之，眼中翳膜且裂如线。

当归汤

【来源】《洁古家珍》。

【别名】保命当归汤（《原机启微》附录）。

【组成】当归身二钱　黄连（酒洗）　黄芩各二钱　生地黄三钱（酒洗，阴干）　炙甘草三钱　柴胡一两　白芍药二钱

方中生地黄，《原机启微》附录作熟地黄。

【用法】上锉。水煎，临卧服。

【功用】补益肾水。

【主治】

1.《洁古家珍》：瞳子散。

2.《原机启微》附录：风热上攻，瞳子散大。

3.《普济方》：肾虚，眼黑，瞳子散。

4.《证治准绳·类方》：翳及瞳子散大。

熟干地黄丸

【来源】《兰室秘藏》卷上。

【别名】滋阴地黄丸（《东垣试效方》卷五）、熟地黄丸（《丹溪心法》卷四）、生熟地黄丸（《摄生众妙方》卷九）、干熟地黄丸（《医方考》卷五）。

【组成】人参二钱　炙甘草　天门冬（汤洗，去心）　地骨皮　五味子　枳壳（炒）　黄连各三钱　当归身（酒洗，焙干）　黄芩各五钱　生地黄（酒洗）七钱五分　柴胡八钱　熟干地黄一两

【用法】上为细末，炼蜜为丸，如梧桐子大。每服一百丸，茶汤送下，一日二次。

本方改为汤剂，名"生熟地黄汤"（《审视瑶函》卷三）。

【功用】养血，凉血，收火之散大，除风之热。

【主治】血弱阴虚，风热上攻头目，致偏头肿闷，瞳子散大，视物则花。
【宜忌】《原机启微》：忌食辛辣、寒冷。
【方论】《原机启微》：《内经》云：热淫所胜，平以咸寒，佐以苦甘，以酸收之。以黄连，黄芩大苦寒除邪气之盛为君；当归身辛温，生熟地黄苦甘寒养血凉血为臣；五味子酸寒，体轻浮上，收瞳子之散大，人参、甘草、地骨皮、天门冬、枳壳苦甘寒泻热补气为佐；柴胡引用为使也。

地黄丸

【来源】《医学集成》卷二。
【组成】熟地八两　当归　山药　枣皮　枸杞　巴戟　麦冬　菊花各四两　五味二两
【用法】炼蜜为丸服。
【主治】瞳人散大。

僻巽锭子

【来源】《银海精微》卷上。
【组成】牛胆南星七钱　防风　干姜各三钱　白附子五钱　牛黄三分　川乌　白芷　薄荷　木香　白术　白茯苓　人参各五钱　朱砂一钱　麝香五钱　白僵蚕二十个（生用）　片脑五分
【用法】上为细末，冬用蜜二斤，甘草半斤煎作膏，稀稠得宜，将次药末和作锭子，金箔为衣。约一钱一个，或七分一个，夏用麻黄一斤，甘草半斤，用水三四碗砂锅内煎至一钟之时，入蜜一斤，缓缓熬炼，滴水内成珠，方将前药搜和为丸，即作锭子也。小儿急慢惊风，手足搐搦，金银箔磨汤化下一锭；大人破伤风，酒化下三四锭子。
【主治】痰盛，肝胆受风，瞳人开大，眼不收而展缩者；及小儿通睛，瞳人阔大。

熟地黄丸

【来源】《银海精微》卷下。
【组成】熟地黄一两　五味子　枳壳（炒）　甘草（炙）各三钱
【用法】上为细末，炼蜜为丸。每服一百丸，食远清茶送下，一日三次。
【主治】血弱阴虚，不能养心，致心火旺，阳火盛，偏头肿闷，瞳子散大，视物则花。
【宜忌】忌食辛辣物及寒冷物。

生熟地黄丸

【来源】《医学入门》卷七。
【用法】上为末，炼蜜为丸，如梧桐子大。每服三十丸，空心临卧白汤送下。
【主治】肾虚血少神劳，眼目昏黑，瞳人散大，视物昏花，或卒然见非常异处，偏头肿闷；小儿疳，眼闭合不开，内有朦雾。

济阴地黄丸

【来源】《证治准绳·类方》卷七。
【别名】济阴丸（《丸散膏丹集成》）。
【组成】五味子　麦门冬　当归　熟地黄　肉苁蓉　山茱萸　干山药　枸杞子　甘菊花　巴戟肉各等分
【用法】上为末，炼蜜为丸，如梧桐子大。每服七八十丸，空心白汤送下。
【主治】足三阴亏损，虚火上炎，致目睛散大，视物不清，昏花涩紧，作痛畏明；或阴虚火燥，唇裂如茧。

泻肾汤

【来源】《审视瑶函》卷五。
【组成】枸杞子一钱二分　生地黄　黄柏（酒洗，炒）　知母（酒洗，炒）　麦门冬（去心）　山萸肉（去核）　白芍　归尾各一钱　五味子七粒　白茯苓　独活各八分
【用法】上锉一剂。白水二钟，煎至一钟，去滓热服。服此后，兼服磁朱丸。
【主治】瞳神散大症。食辛辣炙煿之物过多所致者。

调气汤

【来源】《审视瑶函》卷五。
【组成】白芍药　陈皮　生地黄　黄柏（盐水

炒） 香附子（醋制） 知母（盐水炒） 当归身各一钱 枳壳 白茯苓各八分 甘草（用生梢）五分

【用法】上锉碎。白水二钟，煎至一钟，去滓热服；服此药后，兼服磁朱丸。

【主治】因暴怒，以致瞳神散大者。

清痰饮

【来源】《审视瑶函》卷五。

【组成】陈皮（去白） 半夏（姜制） 天花粉 栀子仁（炒黑） 石膏（煅） 黄芩 白茯苓 胆南星 枳壳（炒）各一钱 青黛六分

【用法】上锉。以白水二钟，煎至一钟，去滓热服。

【主治】因患头风，痰厥头疼，以致瞳神散大。

生犀饮

【来源】《医宗金鉴》卷七十八。

【组成】生犀角二钱 羚羊角一钱 防风一钱 黄芩一钱 桔梗一钱五分 知母一钱 茯苓一钱 人参一钱

【用法】上为粗末。以水二盏，煎至一盏，食后去滓温服。

【功用】清热。

【主治】伤寒病后患目疾，因余热未清，过食辛热，两热合邪，以致瞳仁散大，时见黑花，隐涩泪多，红肿疼痛。

乌梅山萸汤

【来源】《四圣心源》卷八。

【组成】五味一钱 乌梅三钱（肉） 山萸三钱（肉） 甘草二钱 首乌三钱 芍药三钱 龙骨二钱 牡蛎三钱

【用法】煎半杯，温服。

【主治】瞳子散大者。

肝肾兼补丸

【来源】方出《临证指南医案》卷八。名见《杂病源流犀烛》卷二十二。

【组成】熟地 枸杞子 山萸肉 五味 茯神 菊花 生神曲 谷精草 山药

【功用】补肝肾。

【主治】瞳神散大，左偏头痛先损左目，是焦烦郁勃，阳升化风，却伤血液使然。

固本明目汤

【来源】《眼科临症笔记》。

【组成】大丽参三钱 覆盆子三钱 玄参五钱 远志三钱 白芍四钱 茯神三钱 女贞子三钱 没石子三钱 蒺藜三钱（炒） 甘草一钱 磁石二钱

【用法】水煎服。

【主治】瞳孔散大症。两眼瞳孔大如豆，头目眩晕，视物忽明忽暗，如在云雾中。视物昏蒙，瞳孔放大如豆，脉左尺细数，关部弦大，乃肾水不足，肝阳上越所致。先将上星、合谷、太阳频泻，嘱服滋阴敛光散，连服十剂，头晕目弦大有好转，目昏如故。后改服本方，连服十余剂，瞳孔略收，而视力自觉增加。又将攒竹、目窗、光明轮刺，常服磁朱丸，月余光收大半。

羊肝猪胆丸

【来源】《医学衷中参西录》上册。

【组成】羊肝一具（切片晒干，冬日可用慢火焙干）

【用法】上为细末，用猪胆汁和为丸，如梧桐子大，朱砂为衣。每服二钱，开水送下，一日二次。若用熊胆为丸更佳。

【主治】有热而益甚，目瞳散大昏耗，视物乏力。

益瞳丸

【来源】《医学衷中参西录》上册。

【组成】萸肉二两（去净核） 野台参六钱 柏子仁（炒）一两 玄参一两 菟丝子一两（炒） 羊肝一具（切片，焙干）

【用法】上为细末，炼蜜为丸，如梧桐子大。每服三钱，开水送下，一日二次。

【主治】目瞳散大昏耗，或觉视物乏力。

石斛明目丸

【来源】《北京市中成药规范》。

【组成】石斛二十五斤　肉苁蓉二十五斤　麦门冬五十斤　茯苓一百斤　五味子二十五斤　人参一百斤　熟地黄一百五十斤　菟丝子二十五斤　草决明二十五斤　苦杏仁二十五斤　山药二十五斤　蒺藜二十五斤　川芎二十五斤　青葙子二十五斤　甘草二十五斤　牛膝二十五斤　黄连二十五斤　生地黄二十五斤六两　天门冬一百斤　防风二十五斤　枳壳二十五斤　菊花二十五斤　枸杞子二十五斤　生磁石二十斤　生石膏五十一斤

【用法】将药材加工洁净，炮制合格。取菟丝子、熟地黄、牛膝、枸杞子、天门冬、麦门冬、苁蓉、五味子、枳壳、甘草、苦杏仁煮提两次，时间分别为 2.5 小时、1.5 小时。苦杏仁待群药沸腾后再下锅。合并以上药液，过滤沉淀，减压浓缩至比重 1.35. 温度（50℃）的稠膏。余药粉碎为细粉，过一百孔罗，混合均匀为原粉。取原粉与稠膏按比例制丸，低温干燥。每斤干燥丸药用生赭石粉一两二钱为衣闯亮。每百粒干重五钱，每袋内装三十粒。每服三十粒，一日二次，温开水送下。

【功用】平肝清热，滋肾明目。

【主治】肝肾两亏，虚火上升引起的瞳仁散大，夜盲昏花，视物不清，内障抽痛，头目眩晕，精神疲倦。

【宜忌】忌辛辣食物。

调气四物汤

【来源】《张皆春眼科证治》。

【组成】当归　酒白芍各 9 克　酒生地 12 克　川芎 3 克　陈皮　香附各 6 克　五味子 3 克

【功用】行气活血，收敛瞳神。

【主治】瞳神受损而散大者。

【方论】方中四物汤活血养血；陈皮、香附理气以助血行；五味子收敛瞳神。诸药合用，共起养血活血，行气缩瞳之功。

七、青　盲

青盲，是指眼外观无异常而视力渐降，甚至盲无所见的病情。《诸病源候论》：“青盲者，谓眼本无异，瞳子黑白分明，直不见物耳。”《龙树菩萨眼论》：“若眼曾无发动痛痒及花生，或一眼前恶，亦无障翳，瞳人平正如不病人，端然渐暗，名曰青盲。”《证治准绳》：“青盲，目内外并无障翳气色等病，只自不见者是。乃元府幽邃之源郁遏，不得发此灵明耳。其因有二：一曰神失，二曰胆涩。……世人但见目盲便呼为青盲者，廖甚！夫青盲者，瞳神不大不小，无缺无损，仔细视之，瞳神内并无些少别样气色，俨然与好人一般，只是自看不见，方为此证。若有何气色，即是内障，非青盲也。”

病因多为脾肾阳虚，精微不化，目失温养，神光渐失；或肝肾两亏，或禀赋不足，精血虚少，不得荣目，致目窍萎闭，神光遂没；或心荣亏虚，目窍失养，神光衰竭；或情志抑郁，肝气不舒，玄府郁闭，致神光不得发越等所成。治宜补虚泻实为主，并适当配以通络开窍之品。

神明白膏

【来源】《肘后备急方》卷八。

【组成】当归　细辛各三两　吴茱萸　芎藭　蜀椒　白术　前胡　白芷各一两　附子三十枚

【用法】上切，煎猪脂十斤，炭火煎一沸即下，三上三下，白芷黄膏成，去滓，密贮。看病在内，酒服如弹丸一枚，一日三次；在外，皆摩敷之；目病，如黍米大，纳两眦中，以目向风，无风可扇之；疮、虫齿，亦得敷之。

【主治】中风恶气，头面诸病，青盲，风目，烂眦，鼻塞，耳聋，寒齿痛，痈肿疽痔，金疮癣疥，缓风冷者。

【验案】老年性皮肤瘙痒病 《中医药学刊》(2003，1：86)：用神明白膏治疗老年性皮肤瘙痒病100例，对照组30例予以999皮炎平软膏治疗。结果：治疗组痊愈46例，显效29例，有效17例，总有效率92%；对照组痊愈5例，显效6例，有效9例，无效10例，总有效率67%。治疗组有效率明显高于对照组，有显著差异($P < 0.01$)。

丹砂膏

【来源】《刘涓子鬼遗方》卷五。

【组成】蜀椒三升（去目，汗） 丹砂 细辛 桂心各二两 附子三十枚 前胡 白芷各（切）一升 芎藭（切） 白术 吴茱萸各一升 当归一两

【用法】上锉，诸药唯椒、茱萸不捣，以苦酒渍一夜，令淹，以猪脂不中水者十斤，切细，令诸药于铜器内，煎三上下，白芷黄成膏，以绵布绞去滓。如患风温肿不消，服如弹丸大一枚；若鼻塞不通，以膏著鼻中；若青盲风目烂眦痒痛，茫茫不见细物，以绵絮裹箸头，注膏中，以敷两眦，至卧时再敷之；齿痛亦如耳聋，亦准之；金疮、牛领、马鞍疮，亦可敷之。治下赤，腹中有痈，并瘘疾在外，即摩之，在内即服之，如弹丸大一枚，一日三次。

【主治】瘑疥癣，诸恶疮，风温肿不消，鼻塞不通，青盲风目，烂眦痒痛，茫茫不见细物，齿痛，耳聋，金疮，牛领、马鞍疮，腹中有痈，瘘疾。

神明白膏

【来源】《备急千金要方》卷七。

【别名】白膏(《普济方》卷三一五)。

【组成】吴茱萸 蜀椒 芎藭 白术 白芷 前胡各一升 附子三十枚 桂心 当归 细辛各二两

【用法】上锉，醇苦酒于铜器中淹浸诸药一宿，以成煎猪膏十斤，炭火上煎三沸，三上三下，白芷色黄为候。病在腹内，温酒服如弹丸一枚，一日三次；目痛，取如黍米纳两眦中，以目向风，无风可以扇扇之；诸疮、痔、龋齿、耳鼻百病，皆以膏敷；病在皮肤，炙手摩病上，一日三次。

【功用】《普济方》：清头风。

【主治】中风恶气，头面诸病，青盲，风目，烂眦，管翳，耳聋，鼻塞，龋齿，齿根挺痛，及痈、痔、疮、癣、疥等。

真珠煎

【来源】《外台秘要》卷十六引《删繁方》。

【别名】真珠散(《备急千金要方》卷六)。

【组成】真珠四分（研） 白蜜二合 鲤鱼胆一枚 鲤鱼脑一枚

【用法】上药和合，微火上煎两沸，绵裹纳目中，汁当出，药歇，更为之。

【主治】肝气虚寒，眼青盲，䀮䀮不见物。

【方论】《千金方衍义》：真珠散热消障，鲤鱼胆、脑除风涤热，兼用蜜解毒润燥。总取异类有情，功胜草根木实。

补肝丸

【来源】《千金翼方》卷十一。

【别名】地肤子丸(《太平圣惠方》卷三十三)。

【组成】地肤子二合 蓝子二合 蒺藜子二合 细辛五合 桂心五分 车前子二合 菟丝子二合 瓜子二合 萤火虫五合 黄连一两半 茺蔚子二合 青葙子二合 大黄二两 决明子五合

【用法】上为末，炼蜜为丸，如梧桐子大。每服十五丸，饮送下。可加至二十丸。

【功用】明目。

【主治】

1.《千金翼方》：眼暗。

2.《太平圣惠方》：眼青盲，无所见物。

【宜忌】慎热面食、生冷、酢、滑、油、蒜、猪、鸡、鱼、荞面、黄米。

蔓菁子散

【来源】《外台秘要》卷二十一引《必效方》。

【别名】蔓菁散(《普济方》卷七十六)。

【组成】蔓菁子六升

【用法】上一味蒸之，看气遍合甑下，以釜中热汤淋之，即晒干，如此三次讫，为细末。每服方寸匕，渐加至三匕，食后清酒调下，夜再服。

【主治】

1.《外台秘要》引《必效方》：青盲，瞳子不坏者。

2.《圣济总录》：时气病后，眼忽失明，但瞳仁不损者。

补肝散

【来源】《外台秘要》卷二十一引《深师方》。

【组成】干姜六分　甘遂三分　桂心　茯苓　附子（炮）　黄连　甘草（炙）　当归　干漆（熬）　贝齿（烧）　猪苓　白术各五分　干地黄八分　丹参六分　防风七分　黄耆六分

【用法】上为散。每服方寸匕，酒送下，一日三次。

【主治】肝脏病，眼青盲，内或生障，恶风赤痛。

【宜忌】忌海藻、菘菜、生菜、猪肉、冷水、桃李，雀肉等。

黄牛肝散

【来源】《外台秘要》卷二十一引《深师方》。

【组成】黄牛肝一具　土瓜根三两　羚羊角屑三升　蕤仁三两　细辛六两　车前子一升

【用法】上六味药，合肝于瓶中，春、夏之月封之十五日，冬月封之二十日，出晒干，捣下筛。酒服方寸匕。

【主治】青盲积年。

【宜忌】忌肉、鱼、五辛、生菜等。

还睛散

【来源】《医方类聚》卷六十五引《龙树菩萨眼论》。

【组成】人参四分　细辛　决明子　车前子　防风　芎藭　丹参　升麻　覆盆子　地肤子　黄连　远志　桂心　槐子　茺蔚子　蒺藜子　厚朴　白芷　蜀漆　茯苓　麦门冬（去心）　柏子仁（去外皮）　通草　麻黄（去节）　黄芩　附子　五味子　析冥子（去根）　枸杞子　禹余粮各四分

【用法】上为散。每服二钱，渐加至三钱，食后饮调下。

【主治】青盲障翳积热，但瞳人未破。

斑浮鸠散

【来源】《医心方》卷五。

【组成】斑浮鸠一头（治如食法，炙令熟）　决明子半升　细辛二两　防风二两

【用法】上锉，合封十五日，为末。每服方寸匕，酒送下，日三夜二。

【主治】眼青盲无所见。

牛肝散

【来源】《太平圣惠方》卷三十三。

【组成】黄牛肝一具（细切，晒干）　土瓜根三两　羚羊角屑一两　蕤仁一两（汤浸，去赤皮）　细辛一两　车前子二两

【用法】上为细散。每服二钱，空心以温酒调下。

【主治】眼青盲，积年不愈。

明目柏叶丸

【来源】《太平圣惠方》卷三十三。

【组成】柏叶一两（微炙）　夜明砂一两（以糯米炒令黄）

【用法】上为末，用牛胆汁拌和为丸，如梧桐子大。每服二十丸，夜临卧时以竹叶汤送下，至五更初再服二十丸，以粥饮送下。

【主治】眼青盲。

明目地肤子散

【来源】《太平圣惠方》卷三十三。

【组成】地肤子一两　石决明一两半（捣细，研，水飞过）　羚羊角屑一两半　芎藭　车前子　酸枣仁（微炒）各一两

【用法】上为细散。每服一钱，以黑豆汤调下，不拘时候。

【主治】眼青盲。

鱼脑点眼方

【来源】《太平圣惠方》卷三十三。
【组成】鲤鱼脑一枚　鲤鱼胆一枚
【用法】上药相和调匀。日三四度点之。
【主治】眼青盲。

柏叶丸

【来源】《太平圣惠方》卷三十三。
【组成】柏叶一两（微炙）　夜明砂一两（以糯米炒令黄）
【用法】上为末，用牛胆汁拌和为丸，如梧桐子大。每服二十丸，临卧时以竹叶汤送下；至五更初再服二十丸，以粥饮送下。
【功用】明目。
【主治】青盲。

神效决明散

【来源】《太平圣惠方》卷三十三。
【组成】决明子三两　蔓荆子三两（蒸三炊久，每度晒干）
【用法】上为细散。每服二钱，食后以温水调下。
【主治】积年失明，成青盲。

真珠散

【来源】《太平圣惠方》卷三十三。
【组成】真珠末三分　胡黄连三分　石决明二两（捣碎，细研，水飞过）　地肤子一两　琥珀三分　天灵盖三分（烧灰）　母猪肝半两（切，炙干）
【用法】上为细散。每服二钱，空心以温水调下，一日二次。
【主治】眼青盲。

真珠煎

【来源】《太平圣惠方》卷三十三。
【组成】真珠末一两　白蜜二合
【用法】合和，微火煎两沸，绵滤取汁。每日三四度点之。
【主治】眼青盲，不见物。

调肝细辛散

【来源】《太平圣惠方》卷三十三。
【别名】细辛散（《普济方》卷八十五）。
【组成】细辛一两　蕤仁二两（汤浸，去赤皮）　柏子仁二两（微炒）　甘草一两（炙微赤，锉）　羊子肝二具（细切，炙干）
【用法】上为细散。每服二钱，空心以温酒调下，晚食前再服。
【主治】肝气虚乏，视物䀮䀮、欲成青盲、面目青、眼中炙泪。

羊子肝散

【来源】《太平圣惠方》卷八十九。
【组成】蕤仁一分（汤浸，去皮）　防风一分（去芦头）　香豉一分（炒黄）　井泉石半两（细研）
【用法】上为细散。用羊子肝一片，并药同煮，肝令烂，四五岁儿，分作二服，以新汲水送下。
【主治】小儿青盲不见物。

菊花散

【来源】《太平圣惠方》卷八十九。
【组成】甘菊花一分　牯牛胆一枚（阴干）　寒水石一分　雌鸡肝一枚（阴干）
【用法】上为细散。每服半钱，取猪肝血，不至三五服验。
【功用】退翳。
【主治】小儿青盲及雀目。

马齿实拌葱豉粥

【来源】《太平圣惠方》卷九十七。
【别名】马齿实粥（《古今医统大全》卷八十七）。
【组成】马齿实一升
【用法】上为末，每服一匙，煮葱豉粥和搅食之。
【功用】明目，除邪气，利大肠，去寒热。
【主治】青盲白翳。

决明散

【来源】《博济方》卷三。
【组成】石决明　草决明　青葙子　蛇蜕　细辛　井泉石　甘草以上各等分
【用法】上为细末，然后用獖猪肝一具，去胆膜，净洗沥干后，用竹刀子随肝竖切，作缝子，将药末平称一两，逐缝子掺入药末，毕后，将麻线扎缚，却入生绢袋内，牢缚定，用锅子或瓦石锅，入淘米浓泔煮之；更入青竹叶一握，枸杞根一握，黑豆三合，同煮肝熟为度，取出候冷，仍先饱吃，食后方用竹刀子，逐片切吃，旋呷原汁送下，吃尽后，更吃豆。
【主治】青盲眼，脏虚有风邪痰饮乘之，有热则赤痛，无热则生障，外状不异，而只不见物。或加有痰热，则生翳如蝇翅状，覆在睛上。
【宜忌】不得犯铁器。

苘实散

【来源】《苏沈良方》卷七。
【组成】苘麻子（以柳木制，硙子磨之，马尾筛筛过，取黄肉，其乌壳弃之不用，每十两可得四两精肉，非柳木硙不能去壳）
【用法】上为末，取豮猪肝，薄切裹药中，令相着，缓火炙肝熟，为末。每服二钱，临卧陈米饮调下。一法煎酽醋为丸，每服二十丸；一法取苘实内囊，蒸一炊，晒干为末，或为散，或炼蜜为丸，温水送下。
【主治】内障青盲翳晕。

狸鸠丸

【来源】《苏沈良方》卷七。
【组成】花鸠一只（去毛肠嘴足，炙熟）　羊肝一具（炒）　细辛　防风　肉桂　黄连　牡蛎　甘菊花　白蒺藜各五两　白茯苓　瞿麦各四两　羌活三两　蔓菁子二升（蒸三炊）　蕤仁半升　决明二合
【用法】炼蜜为丸，如梧桐子大。每服二十至三十丸，空心、日午、临卧以茶酒送下。
【主治】内障，青盲，翳晕，及时暂昏暗，一切眼疾。
【宜忌】忌房事、五辛、蒜、鸡、鱼、猪。
【验案】目盲　楚医陈中立，双盲数年，服此视物依旧。

苁蓉丸

【来源】《圣济总录》卷一〇二。
【别名】补肾还睛丸（《圣济总录》卷一一二）。
【组成】肉苁蓉（洗净，切，焙）　山芋　续断　人参　独活（去芦头）　牛膝（酒浸，切，焙）　山茱萸　陈曲（炒黄）　杜仲（去皴皮，涂酥炙）　巴戟天（去心）　菟丝子（酒浸一宿，焙干，别捣）各一两　熟干地黄（焙）　桑寄生（炒）各二两
【用法】上为末，炼蜜为丸，如梧桐子大。每服二十丸，加至三十丸，空心盐酒送下。
【功用】补肾。
【主治】肝肾气虚，眼目昏暗，视物不明；眼青盲，并无赤痛，但不见物。

填睛育婴丸

【来源】《圣济总录》卷一〇二。
【组成】石决明一枚（洗刷）　阳起石（饭上炊五度）　白芷　白茯苓（去黑皮）　桂（去粗皮）　防风（去叉）　杏仁（去皮尖双仁，炒）　陈橘皮（浸，去白，焙）　栀子花　肉苁蓉（酒浸，去皴皮，焙）　生姜（切，焙）　甘草（炙，锉）　厚朴（拌生姜，炒令烟尽）　磁石末（饭上炊五度）　人参各二两　青葙子　蕤仁（水浸）各三两　升麻（锉）　熟干地黄（焙）各八两　龙脑一分　车前子　黄柏（去黑皮）　槐子　麦门冬（去心，焙）　黄连（去须）　乳香各四两　乌贼鱼骨（去甲）　黄芩（去黑心）　苦参各一两
【用法】上为末，炼蜜为丸，如梧桐子大。每服六丸，空心白汤送下，食后更服十丸，渐加二十丸。
【主治】肝肾气虚，风毒上攻，两眼赤痒肿痛昏涩，迎风多泪，及有胬肉，或头风内外障，青盲，攀睛翳膜。

五加皮汤

【来源】《圣济总录》卷一一二。

【组成】五加皮（锉） 玄参 桑根白皮（锉） 麦门冬（去心，焙）各一两 茯神（去木）半两

【用法】上为粗末。每服五钱匕，水一盏半，煎取七分，去滓，加荆沥半合，再煎一两沸，放温，食后、临卧服。

【主治】青盲，目无所见。

车前散

【来源】《圣济总录》卷一一二。

【组成】车前子 菊花 蛇蜕（烧灰） 甘草（炙、锉） 京三棱（炮、锉） 石决明（研） 草决明（炒）各一两 井泉石（研）二两 枳实（麸炒）一分

【用法】上为散。每服一钱半匕，食后用熟水调下，不拘时候。

【主治】眼生翳膜，遮障睛瞳，及内障青盲。

升麻汤

【来源】《圣济总录》卷一一二。

【组成】升麻 麦门冬（去心，焙） 玄参 白杨树皮 柴胡（去苗） 栀子仁 黄连（去须）各一两 犀角（镑）一两半 决明子（炒） 甘草（炙）各半两 黄芩（去黑心）二两 地骨皮三两

【用法】上为粗末。每服三钱匕，水一盏，煎至七分，去滓放温，食后临卧服，一日二次。

【主治】肝肾虚，风冲目赤，视物昏暗，渐成青盲。

乌鸡丸

【来源】《圣济总录》卷一一二。

【组成】黄荆嫩头 鸡矢

【用法】上用黄荆嫩头，春初取之，九蒸九晒，取半斤；用乌鸡一只纯黑者，以米饲五日，安净板上，饲以大麻子，又一二日，旋收粪，晒干，取半净瓷瓶子纳粪，熬令香黄，然后和荆头，捣成末，炼蜜为丸，如梧桐子大。每服十五丸，陈米饮送下，加至二十丸，一日二次。

【主治】青盲。

百合汤

【来源】《圣济总录》卷一一二。

【组成】百合 黄耆（锉）各二两 麦门冬（去心，焙）半两 白茯苓（去黑皮） 人参 防风（去叉） 木通（锉） 桑根白皮（锉）各半两 枳壳（去瓤，麸炒） 蒺藜子（炒去角） 酸枣仁 石膏各一两 薏苡仁一合

【用法】上为散。每服三钱匕，水一中盏，煎至六分，去滓，食后温服。

【主治】眼欲变青盲。

花鸠丸

【来源】《圣济总录》卷一一二。

【组成】花鸠一只（去毛肠嘴足，炙熟） 羊肝一具（切，炒） 细辛（去苗叶） 防风（去叉） 桂（去粗皮） 黄连（去须） 牡蛎（熬） 甘菊花 蒺藜子（炒去角）各五两 白茯苓（去黑心） 瞿麦穗各四两 羌活（去芦头）三两 蔓荆子二升（蒸三次） 蕤仁半斤 决明子二合

【用法】上为末，炼蜜为丸，如梧桐子大。每服二十丸至三十丸，空心、日午、临卧，茶、酒任下。半月见效。

【主治】内障青盲翳晕，及时暂昏暗，一切眼疾。

苍术丸

【来源】《圣济总录》卷一一二。

【组成】苍术（米泔浸） 知母 黄芩（去黑心） 玄参 甘草 人参 细辛（去苗叶） 芎藭 白茯苓（去黑皮） 木香 贝母（去心） 石决明（刮、洗净） 茺蔚子各一两

【用法】上锉细，焙过，为末，炼蜜为丸，如梧桐子大。每服三十丸，食后温水送下，临卧再服。

【主治】青盲眼，瞳子分明，亦无翳膜，不痛不痒，内障不见物。

泽泻汤

【来源】《圣济总录》卷一一二。

【组成】泽泻 升麻 杏仁（汤浸，去皮尖双仁，研） 决明子（微炒） 大黄（锉，炒） 黄芩（去黑心） 甘草（炙） 枳实（去瓤，麸炒） 芍药各一两 栀子仁 人参 赤茯苓（去黑皮） 黄柏（去粗皮） 细辛（去苗叶） 白术各半两 柴胡（去苗）四两 桑根白皮（锉，炙）二两 青葙子一两

【用法】上为粗末。每服五钱匕，水一盏半，加生姜半分（拍破），同煎至一盏，去滓，入芒消半钱匕，放温，食后、临卧服，一日二次。

【主治】肝脏热冲目赤，瞻视漠漠，积年青盲不见物。

空青决明膏

【来源】《圣济总录》卷一一二。

【组成】空青（研极细）一两 决明子（马蹄者，炒） 干姜（炮）各一分 玉竹 黄芩（去黑心）各三分 白蜜（好者）一升 细辛（去苗叶） 车前子 黄柏（去粗皮） 黄连（去须）各半两

【用法】上为末，和蜜，纳铜器中，盖头，勿令透气，以米五升，安药器于上，蒸饭熟为度，乘热以绵滤去滓，瓷瓶子盛，以铜箸点眼眦。若多年青盲，点二十日见物，每点两日，即用摩顶膏。

【主治】青盲内障，翳晕，无问冷热风泪等，但瞳子不破者。

茯神汤

【来源】《圣济总录》卷一一二。

【组成】茯神（去木） 山芋 远志（去心） 肉苁蓉（酒浸，去皴皮，切，焙） 地骨皮 蔓荆实 青葙子 羚羊角（镑） 甘草（炙）各半两 人参 甘菊花各三分

【用法】上为粗末。每服三钱匕，水一盏，煎至七分，去滓，食后、临卧服，一日二次。

【主治】眼昏暗，将成青盲。

猪肝膏

【来源】《圣济总录》卷一一二。

【组成】猪肝一具（于净铛中以水一斗同药煮） 積豆花 槐花 地黄花各一两

【用法】上四味，将后三味捣罗为末，和肝煮一时辰，上有凝脂作片，掠取于瓷钵中，以火暖之，上有似酥片者，即收入瓷盒中。以铜箸点眼。

【主治】内障青盲，风赤翳膜。

羚羊角汤

【来源】《圣济总录》卷一一二。

【组成】羚羊角（镑）二两 羌活（去芦头） 黄芩（去黑心） 防风（去叉） 玄参各一两半 车前子 人参 升麻 决明子各一两 细辛（去苗叶）半两

【用法】上为粗末。每服三钱匕，以水一盏，煎至七分，去滓，食后、临卧服，每日二次。

【主治】头旋眼暗，欲成青盲。

填睛丸

【来源】《圣济总录》卷一一二。

【组成】石决明一枚（净洗，别捣） 白阳起石（饭上蒸五度，研） 磁石（饭上蒸五度，研） 陈橘皮（汤浸，去白，焙） 栀子花 肉苁蓉（去皴皮，切，焙） 黑石（饭上蒸五度，研） 人参 生姜（切，焙） 厚朴（去粗皮，生姜汁炙，锉） 苦参 白芷 黄芩（去黑心） 甘草（炙，锉） 白茯苓（去黑皮） 桂（去粗皮） 防风（去叉） 杏仁（去皮尖双仁，炒，研）各二两 升麻 生干地黄（焙）各八两 龙脑（研）一分 黄连（去须） 麦门冬（去心，焙） 槐子（炒） 黄柏（去粗皮） 车前子 乳香（研）各四两 蕤仁 青葙子各三两 乌贼鱼骨（去甲并咸味）一两

【用法】上为末，炼蜜为丸，如梧桐子大。每服六丸，空心米饮送下，服讫即食，食后更服十丸，渐加至二十丸，食后即加，食前不加，食后仍以牛乳煎汤下。

【主治】青盲及内外障，或因幼小泪出，或因久视

伤明，或因热病愈后，两目俱灰，或因打损，即有胬肉复睛，或吃石药热发，两目作疮，或伤烟火，两目眇视，或两目畏日，远视不辨青赤，或两眦烂疮。

【宜忌】二年勿食五辛、热面、陈物，一年勿食羊头肝肚、驴马兔肉、毒鱼。

槐芽散

【来源】《圣济总录》卷一一二。

【别名】空心散（《普济方》卷八十三）。

【组成】槐芽　胡黄连　杨梅青各一两　龙脑（研）一钱

【用法】上为散。随左右吹在鼻内。候鼻中有黄水出，数日即愈。

【主治】

1.《圣济总录》：青盲。

2.《普济方》：雀目，及内外障眼。

蕤仁丸

【来源】《圣济总录》卷一一二。

【组成】蕤仁（去皮）　地肤子　石决明（净洗，别捣）　人参　细辛（去苗叶）　地骨皮（去土）　白茯苓（去黑皮）　白术各二两　楮实三两　石胆（研如粉）半两　空青（别研如粉）　防风（去叉）各一两半，熟干地黄（焙）三分　鲤鱼胆五枚　青羊胆一枚

【用法】上除胆及研药外，细锉，焙，为末，入研药拌匀，胆汁和，炼蜜为丸，如梧桐子大。每服二十丸，食后、临卧米饮送下，一日二次。

【主治】眼见黑花飞蝇，涩痛昏暗，渐变青盲。

牛胆丸

【来源】《幼幼新书》卷三十三引《龙木论》。

【组成】牛胆　钩藤各五钱　人参　羚羊角　藿香　广香各一两　琥珀少许

【用法】上为末，炼蜜为丸，如梧桐子大。每服三丸，七岁以上五丸，空心薄荷汤送下。

【主治】小儿青盲外障。

犀角饮

【来源】《幼幼新书》（古籍本）卷三十三引《龙木论》。

【别名】犀角饮子（原书人卫本同卷）。

【组成】犀角　防风　黄芩　芍药各一两　羚羊角　知母　人参各半两

【用法】上为末。每服一钱，水一盏，煎至五分，食后温服。

【主治】小儿青盲。因胎中受惊邪，致五七岁便患眼，初夜卧多惊、呕吐痰涎黄汁，渐失明，从一眼相牵俱损。

羊肝丸

【来源】《普济本事方》卷五。

【组成】羯羊肝一具（新瓦盆中熔干，更焙之。肝若大只用一半）　甘菊花（去萼梗）　柏子仁（研）　羌活（去芦）　细辛（去叶）　官桂（不见火）　白术　五味子（拣）各半两　黄连三分（去须）

【用法】上为细末，炼蜜为丸，如梧桐子大。每服三四十丸，空心、食前温水送下。

【功用】镇肝明目。

【主治】

1.《证治准绳·类方》：眼目昏花。

2.《审视瑶函》：青盲症。

羊肝丸

【来源】《普济本事方》卷五。

【别名】活命羊肝丸（《医学入门》卷七）、内障丸（《中国医学大辞典》）。

【组成】白羯羊肝（只用子肝一片薄切，新瓦上熔干）　熟地黄（酒洒，九蒸九晒，焙干称）一两半　车前子　麦门冬（水浥，去心）　菟丝子（酒浸，晒干，用纸条子同碾为末）　蕤仁　决明子　泽泻　地肤子（去壳）　防风（去钗股）　黄芩（刮净）　白茯苓（去皮）　五味子（拣）　枸杞子　茺蔚子　杏仁（大者，去皮尖，炒）　细辛（华阴者，去叶）　苦葶苈（炒令香）　桂心（不见火）　青葙子各一两

【用法】上为细末，炼蜜为丸，如梧桐子大。每服三四十丸，温水送下，一日三次，不拘时候。

【功用】

1.《普济本事方》：镇肝明目。

2.《全国中药成药处方集》（吉林方）：养肝助肾，清头明目。

【主治】

1.《医学入门》：肝经蕴热，毒气上攻，眼目赤肿，多泪昏暗，及年久丧明内障。

2.《全国中药成药处方集》（吉林方）：瞳仁散大，羞明，视物不清，雀目青盲，眼边赤痒，流泪。

【验案】

1.眼目昏暗　张台卿尝苦目暗，京师医者令灸肝俞，遂转不见物，因得此方服之，遂明。

2.内障　一男子内障，医治无效，因以余剂遗之。一夕灯下语其家曰：适偶有所见，如隔门缝见火者。及旦视之，眼中翳膜且裂如线。

还睛散

【来源】《普济方》卷七十八引《卫生家宝》。

【组成】川芎一两　龙胆草一两（去芦头）　楮桃儿一两（青者）　木贼一两　仙灵皮一两半　甘草三分　淡竹叶半两

【用法】上为细末。每服二钱，用新汲水调下，一日三次，不拘时候。

【主治】青盲，内外障眼，忽然不见物者。

决明散

【来源】《仁斋直指方论・附遗》卷二十。

【组成】桔梗　羚羊角　大黄　紫决明　当归　川芎　瞿麦（用花）　生地黄　木贼　羌活　防风　赤芍药　石决明（火煅）　青葙子　车前子　蝉退　白芷　细辛　蔓荆子　蒺藜（炒）　香附子　玄参各半两

【用法】上锉。每服四钱，水一钟半，煎至一钟，通口服。

【主治】眼青盲内障。

神仙退云丸

【来源】《医方类聚》卷七十引《经验秘方》。

【组成】白蒺藜一两半（炒）　川椒一两半（炒）　川芎一两半　当归一两半　楮实半两　黄连半两　蝉壳半两　薄荷叶半两　瓜蒌根六钱　地骨皮一两　甘草花　荆芥　密蒙花　蛇蜕各三钱（以上四味用甘草先熬，水浸过，焙干）　蔓荆子二两（炒）　木贼二两（去节，用童子小便浸二宿，焙干）

【用法】上为细末，炼蜜为丸，每两作十丸。每服一丸，每日二次。眼睛青盲者，当归汤送下；气障眼，木香汤送下；眼常昏者，好酒送下；头风眼昏，茶汤送下；小儿痘疮成翳，谷精草汤送下。

【主治】眼睛青盲，气障眼，眼常昏，头风眼昏，小儿痘疮成翳。

还睛菩萨水

【来源】《普济方》卷八十三。

【组成】草龙胆一钱　槐角（洗，切碎）一钱　雪水少许　生珍珠二十七粒（别研，为细末）　白沙蜜少许　竹上露水少许（须用天水，时以瓷器内服）

【用法】上以新瓷盒盛，甑上蒸两次，研令极烂，以新绵重滤过，入别瓷盒内，再以雪水隔盒子窨一夜，又将脑子少许，乳钵内先研为细末，却入前蒸雪水药，再研匀。每日日中时用新笔抄如米粒大，以新汲水蘸湿，点入眼中，闭眼，俟药行泪出方醒，连使两次。

【主治】青盲。

拨云退翳丸

【来源】《普济方》卷八十三。

【组成】川芎　当归　白药子　楮实　藁本　羌活各一两半　白蒺藜一两　蛇皮三钱　甘菊花　荆芥　川椒各七钱半　密蒙花　蝉壳　黄连各三两　地骨皮　薄荷各半两

【用法】上为末，炼蜜为丸，每两分作十丸。食后气障，木香汤送下；睛暗青盲，当归汤送下；有翳，清米泔送下；眼昏，好酒送下；或甘草汤送下；妇人血晕，当归薄荷汤送下。

【主治】云翳青盲眼疾。

铁扇子

【来源】《普济方》卷八十三。

【组成】桑叶（十二月桑树上粘带不落自干者）

【用法】煎汤洗之。数日渐觉见物，半年如旧。

【主治】青盲及迎风冷泪。

【验案】双目失明　昔有一妇，因丧二子，啼哀不已，偶然双目不见，如青盲之状，忽遇授此方，用至半年，其目如故。

泉石散

【来源】《普济方》卷三六三。

【组成】甘泉石　大黄　栀子仁　石决明　菊花　甘草各等分

【用法】上为末。每服半钱，食后煮狗肝汤送服。

【主治】小儿热疳雀目，青盲眼肿，并疳眼生翳。

牛黄丸

【来源】《普济方》卷三六四。

【组成】牛黄　牛胆　钩藤各五钱　人参　羚羊角　藿香　麝香各一两　虎睛少许

【用法】上为末，炼蜜为丸，如梧桐子大。每服三丸，七岁以上五丸。空心薄荷汤送下。

【主治】小儿青盲外障。

青玉散

【来源】《永乐大典》卷一一四一二引《卫生十全方》。

【组成】龙骨一钱　白土一钱　铜青半钱　轻粉一字　脑子一字

【用法】上为细末。每用一字，白汤泡洗。

【功用】退翳除昏，消瘀肉，止眵泪，疗隐涩。

【主治】

1.《永乐大典》：目生肤翳。
2.《普济方》：青盲。

转光丸

【来源】《证治准绳·类方》。

【组成】生地黄　白茯苓　川芎　蔓荆子　熟地黄　防风　山药　白菊花　细辛各等分

【用法】上为末，炼蜜为丸，如梧桐子大。每服二十丸，空心桑白皮汤送下。

【主治】肝虚雀目、青盲。

夜明丸

【来源】《证治准绳·类方》卷七。

【组成】夜明砂　木贼　防风　田螺壳　青木香　细辛各等分

【用法】上为末，烂煮猪肝，用末药于净沙盆内研，令极匀，为丸，如梧桐子大。每服三十丸，米饮或酒送下。

【主治】雀目，青盲。

仙传珊瑚紫金膏

【来源】《寿世保元》卷六引薛巡兵方。

【别名】珊瑚膏（《疡医大全》卷十一）、珊瑚紫金膏（《中国医学大辞典》引验方）。

【组成】白炉甘石（南方出，名羊脑芦甘，童便浸七日，用灰火消银砂锅内煅，投入童便内共十日，晒干细研）一两　麝香（拣净，去皮，细研）五分　黄丹（高者名国丹，滚水飞过三次，晒干细研为细末）一两　海螵蛸（即乌贼鱼骨剥去皮甲，微火炙过，细研）二钱　乳香（光明者，入砂锅内微火炒出其烟，研细末）二钱　没药（光明者，入砂锅内微火炒出烟，细研）二钱　白硼砂（明净）二钱（细研）　青盐（去泥土，细研）五分　片脑（细研）三分

【用法】上将前七味，各研细末，秤足，合入一处，入钵内再研极细无声，后入麝、片二味，再研调匀，将蜂蜜用细袋滤过，熬蜜滴水成珠，夏老冬嫩，春、秋酌老嫩之间，用蜜调药，令稀稠得所，瓷器内封固，不可泄气。点眼。

【主治】远年近日内障青盲，云翳推移，火眼暴发，迎风冷泪，怕日羞明，肝肾虚损；及七十二种眼疾，二十年目不明者。

点眼仙方

【来源】《寿世保元》卷六引马伏所方。

【组成】蕤仁三钱（去皮，将竹纸研去油方入药，用笔筒卷纸，将药铺纸上，重层卷研） 珍珠二分五厘（生用，绵纸包，打碎研） 琥珀二分（生用，纸包，打碎研烂） 熊胆一分五厘（生，研碎） 牛黄一分（生用） 麝香半分（生用） 片脑一分五厘（生用） 蜂蜜三钱五分（用慢火煨化，滤去滓）

【用法】上先称眼药罐，次加蜜，称后入药，搅以上药八味，调匀点眼。

【主治】远年近日烂弦风眼，翳障青盲，肿痛百病。

益府秘传拨云龙光散

【来源】《寿世保元》卷六。

【组成】蕤仁（五两，去粗壳取仁，用温水浸，去嫩皮膜尖心，用上好白竹纸包裹，捶去油以尽为度）五钱 牛黄二分五厘 白磁砂五分（即好白细瓷器四五钱重，用头酸醋一碗，将瓷器以砂罐盛，放炭火内烧红，先投入醋内，以七次为度。又用童便一碗，烧红，投内以七次为度。又将醋、童便合一碗，又烧红投入以七次为度。先将瓷研炼，以水澄清，用中间阴干） 好珍珠（八九分，将雄鸡一只，以珠入鸡肚内过一宿，然后杀鸡取珠，用豆腐蒸过用）五分 硼砂二钱五分 琥珀五分 真熊胆（三分，以瓷瓦盛，放火上煨去水）二分五厘 硇砂（三四分，将冷水一碗，以水煮干为度）一分 当门子一分 白丁香一分 海螵蛸（水煮过六七次）二分 冰片一分 人龙（用男人孩子口内吐出食虫，即用银簪破开，河水洗刮令净，阴干）二分

【用法】上药精制细研。任意点眼。

【主治】诸般翳障，攀睛胬肉，内障青盲。

复明丸

【来源】《审视瑶函》卷五。

【组成】冬青子（生用）一斤（陈酒共蜜拌，蒸七次、晒七日，露七夜，焙干） 元蝙蝠（活捉）一只 夜明砂（酒洗，煮，炒） 枸杞（捣，焙） 熟地（酒浸，焙） 绿豆壳（炒）各一两 川黄连（微炒） 白术（制）各三钱 辰砂一两半（用一半蝙蝠捣烂，余为衣）

【用法】上为细末，炼蜜为丸，如梧桐子大，辰砂为衣。每服五十丸，食后热酒送下。

【主治】青盲症。

镇肝明目羊肝丸

【来源】《审视瑶函》卷五。

【组成】羯羊肝一具（新瓦焙干，竹刀切片） 官桂 柏子仁 羌活 家菊花 白术（土炒） 五味子 细辛各五钱 川黄连（炒）七钱

【用法】上为细末，炼蜜为丸，如梧桐子大。每服四十丸，空心、食远沸汤送下。

【主治】青盲。

地肤丸

【来源】《眼科全书》卷六。

【组成】地肤子（炒） 白蒺藜（炒去刺） 青葙子 茺蔚子 菟丝子（酒浸一宿，生用） 草决明 车前（酒浸，炒）各二两 大黄（炒） 萤虫（去足） 细辛 黄连各一两

【用法】上为末，炼蜜为丸，如梧桐子大。每服二十丸，温酒送下。

【主治】青盲不见物。

杞菊散

【来源】《仙拈集》卷二。

【组成】枸杞子三钱 菊花一钱

【用法】每早水煎服。

【功用】久服青盲可以复明。

青盲散

【来源】《仙拈集》卷二。

【组成】雄鼠胆 鲤鱼胆各二枚

【用法】和匀。滴之。

【主治】青盲眼。

珠参散

【来源】《银海指南》卷三。
【组成】真珠　人参各等分
【用法】上为末。人参汤送下，或莲肉汤亦可。
【主治】真阴不足，阴涸内热，内障青盲。

发疱膏

【来源】《眼科锦囊》卷四。
【组成】葛上亭长（或斑蝥）
【用法】上为末，将严醋和匀如泥，摊绵絮。贴百会、耳后、眉棱等，用硬膏封上面，则一夜而发水疮。
【主治】黑障，青盲、疫眼、打扑眼、痘疹入目等。

浮石丸

【来源】《眼科锦囊》卷四。
【组成】海浮石　龙骨　牡蛎　消石各二钱　荞麦　大黄各三钱
【用法】上为末，糊为丸。每服一钱，白汤送下。
【主治】青盲阔大等内障。

补阳抑阴汤

【来源】《眼科临症笔记》。
【组成】大丽参三钱　石菖蒲三钱　柏子仁三钱　菟丝子三钱　远志肉三钱　白蒺藜三钱（炒）　破故纸二钱　黄耆五钱　朱茯神三钱　粉甘草一钱　车前子三钱（炒，外包）
【用法】水煎服。
【主治】白昼青盲症，两眼不疼不赤，瞳孔无异常人，外视如无病，但夜明而昼昏。

光明散

【来源】《全国中药成药处方集》（武汉方）。
【组成】珍珠四分半　地栗粉一两　朱砂五分　煅硼砂三钱　麝香四分半　冰片一钱　海螵蛸三钱　熊胆四分半　煅甘石一两半
【用法】取上药混合碾细，成净粉85%～90%即得。每服用此粉少许，点眼角内，目闭片时，即觉舒适。
【主治】内障青盲，目赤肿痛。

蒺藜丸

【来源】《全国中药成药处方集》（吉林、哈尔滨方）。
【别名】蒺藜明目丸。
【组成】桔梗　蒺藜　木贼　羌活　蝉蜕　薄荷　防风　草决　覆盆子　当归　川芎　白芍　生地　白芷各七两
【用法】上为细面，用水泛为小丸，如梧桐子大。每服二钱，白水送下，一日二三次。
【功用】平肝明目，退翳清热。
【主治】肝旺肾虚，目生障翳，视物昏花，迎风流泪，羞明畏光，雀目青盲；瘀火上灼，目赤焮肿，胬肉胀痛，热泪不止；白膜遮睛，血丝贯瞳，眼泡浮肿，瞳仁散大。
【宜忌】忌食辛辣；孕妇忌服。

明目羊肝丸

【来源】《部颁标准》。
【组成】羊肝272g　青葙子100g　葶苈子100g　地肤子100g　细辛100g　菟丝子100g　车前子100g　黄芩100g　泽泻100g　决明子100g　熟地黄150g　肉桂100g　茯苓100g　枸杞子100g　苦杏仁（炒）100g　麦冬100g　茺蔚子100g　五味子100g　防风100g　蕤仁100g
【用法】制成大蜜丸，每丸重9g，密封。口服，每次1丸，1日3次。
【功用】滋阴明目。
【主治】肝肾衰竭，精血不足，发为青盲，神物昏花，瞳孔散大，两目干涩，迎风流泪，目生内障。
【宜忌】忌食辛辣物。

八、内 障

内障，翳障之一，是指睛里昏暗视物不清的病情。《审视瑶函》："且夫内障之症，不红不紫，非痛非痒，惟觉昏朦，有如薄纱笼者，有如雾露中者，有如见黑花者，有如见蝇飞者，有如见蛛悬者，有眉棱骨痛者，有头旋眼黑者，皆为内障，障者遮也，如物遮隔，故云障也。"《杂病心法要诀》："内障有虚心肾弱，故如不病损光明。……内障目病，虽亦无寒，然有虚也。虚或兼热，亦属虚热，故不赤肿疼痛，如不病眼人，但不精彩光明也。心虚则神不足，神者火也，火内暗而外明，故不能外鉴而失其光明也。肾虚则精不足，精者水也，水外暗而内明，故不能内照而失其光明也。心虚者，则养心神；肾虚者，则壮肾水，自可收功于不明也。其五风内变诸翳，如圆翳、冰翳、清翳、涩翳、散翳、横翳、浮翳、沉翳，偃月、枣花、黄心、黑风等翳。"病发多由脏腑内损，气血两亏，目失濡养；或阴虚火旺，虚火上炎；或忧思郁怒，七情过伤，肝失条达，气滞血瘀，玄府闭塞；或风火痰湿上扰清窍；或外障眼病之邪毒入里等引起。治宜养血补心，填精益肾为要。

补肝散

【来源】《外台秘要》卷二十一引《深师方》。

【组成】干姜六分　甘遂三分　桂心　茯苓　附子（炮）　黄连　甘草（炙）　当归　干漆（熬）　贝齿（烧）　猪苓　白术各五分　干地黄八分　丹参六分　防风七分　黄耆六分

【用法】上为散。每服方寸匕，酒送下，一日三次。

【主治】肝脏病，眼青盲，内或生障，恶风赤痛。

【宜忌】忌海藻、菘菜、生菜、猪肉、冷水、桃李，雀肉等。

甘菊花散

【来源】《太平圣惠方》卷三十三。

【别名】甘菊散（《普济方》卷七十九）。

【组成】甘菊花一两　旋覆花半两　人参一两（去芦头）　川升麻三分　防风半两（去芦头）　车前子半两　石膏一两　羚羊角屑半两　黄芩半两　决明子一两　杏仁半两（汤浸，去皮尖双仁，麸炒微黄）　甘草一分（炙微赤，锉）

【用法】上为粗散。每服三钱，以水一中盏，加生姜半分，煎至六分，去滓，食后温服。

【主治】肝脏风毒，上攻眼目，始即昏暗，久成内障。

【宜忌】忌炙煿、热面。

石决明丸

【来源】《太平圣惠方》卷三十三。

【组成】石决明一两　桂心半两　槐子一两　熟干地黄一两　阳起石一两（酒煮半日，细研，水飞过）　磁石二两半（烧，醋淬七遍，细研，水飞过）　菟丝子一两（酒浸二日，晒干，别捣为末）　肉苁蓉一两（酒浸一宿，刮去皱皮，炙令干）

【用法】上为末，入研了药令匀，炼蜜为丸，如梧桐子大。每服二十丸，食前以盐汤送下。渐加至三十丸。

【主治】眼昏暗，渐成内障。

朱砂煎

【来源】《太平圣惠方》卷三十三。

【组成】朱砂一分（细研）　琥珀一分（细研）　黄丹一钱　黄柏（生）一分　黄连末一分　蕤仁一分（汤浸，去赤皮，细研）　马牙消半两（细研）

【用法】上为末；用白蜜三两，并滤去滓，入诸药更研令匀，入一竹筒盛内，重汤煮之半日，箸柳枝子，时时搅之，候色如紫，以绵再滤过。以铜箸取少许点之，每日三四次。

【主治】内障。针开后，眼经年热涩痛，及一切眼障晕。

决明散

【来源】《太平圣惠方》卷三十三。
【组成】石决明（捣细，研，水飞过） 车前子 人参（去芦头） 甘菊花 槐子 熟干地黄各一两 茺蔚子二两 防风二两（去芦头）
【用法】上为散。每服二钱，食后以粥饮调下，夜临卧再服。
【主治】眼内障翳。

阳起石丸

【来源】《太平圣惠方》卷三十三。
【组成】阳起石一两（酒煮半日，细研，水飞过） 乌犀角屑三分 防风三分（去芦头） 羚羊角屑三分 石决明一两（捣，细研，水飞过） 麦门冬一两（去心，焙） 虎睛一对（酒浸一宿，微炙） 真珠末 甘菊花 川升麻 空青（细研） 葳蕤 细辛 车前子 蔓荆子 人参（去芦头） 芎藭 赤芍药 青葙子 槐子（微炒） 蕤仁（汤浸，去赤皮） 黄芩 前胡（去芦头） 决明子 汉防己 黄连（去须） 茺蔚子 枳实（麸炒微黄） 川大黄（锉碎，微炒） 甘草（炙微赤，锉）各半两
【用法】上为末，入研了药令匀，炼蜜为丸，如梧桐子大。每服三十丸，食后以麦门冬汤送下。
【主治】肝肾久虚，眼目昏暗，渐成内障。

还睛散

【来源】《太平圣惠方》卷三十三。
【组成】车前子 人参（去芦头） 细辛 桔梗（去芦头） 防风（去芦头）各一两 茺蔚子二两 芎藭一两 甘菊花一两 熟干地黄二两
【用法】上为粗散。每服三钱，以水一中盏，煎至六分，去滓温服，不拘时候。
【主治】风内障，惊振。

还睛明目芦荟丸

【来源】《太平圣惠方》卷三十三。
【别名】芦荟丸（《普济方》卷七十九）。
【组成】芦荟半两 人参半两（去芦头） 柏子仁一两 羚羊角屑二两 细辛一两 茺蔚子一两 车前子一两 青葙子一两 干牛胆半两（细研）
【用法】上为末，入牛胆，研令匀，炼蜜为丸，如梧桐子大。每服三十丸，空心盐汤送下。
【主治】眼内障针开后。

坠翳丸

【来源】《太平圣惠方》卷三十三。
【组成】石决明一两（捣，细研，水飞过） 甘菊花一两 细辛半两 熟干地黄二两 人参一两（去芦头） 地肤子一两 五味子一两半 兔肝一具（炙干） 防风二两（去芦头）
【用法】上为末，炼蜜为丸，如梧桐子大。每服二十丸，空心及晚食前以盐汤送下，渐加至三十丸。针开后服。
【主治】

1.《太平圣惠方》：眼内障。

2.《普济方》：沉翳，细看方见，其病最深。

坠翳决明散

【来源】《太平圣惠方》卷三十三。
【组成】石决明（捣细，研，水飞过） 车前子 人参（去芦头） 甘菊花 槐子 熟干地黄各一两 茺蔚子二两 防风二两（去芦头）
【用法】上为细散。每服二钱，食后以粥饮调下，夜临卧再服。

原书治上证，宜针后服药。

【主治】眼内障。

明目人参丸

【来源】《太平圣惠方》卷三十三。
【别名】人参丸（《普济方》卷七十九）。
【组成】人参一两半（去芦头） 决明子一两半 枳壳一两（麸炒微黄，去瓤） 黄耆二两（锉） 覆盆子二两 菟丝子二两（酒浸三日，晒干，别捣为末）
【用法】上为末，炼蜜为丸，如绿豆大。每服三十

丸，空心以温酒送下。
【主治】眼内障，用针后，肝虚眼昏。

空青丸

【来源】《太平圣惠方》卷三十三。
【组成】空青半两（烧过，细研） 赤茯苓一两 甘菊花半两 覆盆子一两 枸杞子一两 羚羊角屑半两 羌活三分 人参三分（去芦头） 槐子三分（微炒） 车前子二分 玄参三分 决明子一两 楮实一两（水淘去浮者，微炒）
【用法】上为末，入空青研令匀，炼蜜为丸，如梧桐子大。每服二十丸，食后以竹叶汤送下。
【主治】黑风内障。肝肾风虚，上焦客热，昏暗不见物。

点眼朱砂煎

【来源】《太平圣惠方》卷三十三。
【组成】朱砂一分（细研） 琥珀一分（细研） 黄丹一钱 黄柏（生）一分 黄连末一分 蕤仁一分（汤浸，去赤皮，细研） 马牙消半两（细研）
【用法】上为细末，后用白蜜三两，并滤去滓，入诸药更研令匀，入一竹筒盛，纳重汤煮之半日，著柳枝子时时搅之，候色如紫，以绵再滤过。每日三四次，以铜箸取少许点之。
【主治】内障针开后，眼经年热涩痛，及眼障晕。

通明散

【来源】《太平圣惠方》卷三十三。
【组成】柏子仁二两 防风一两半（去芦头） 茺蔚子一两 车前子二两 前胡一两（去芦头） 人参一两（去芦头） 白茯苓一两 蔓荆子一两 黄耆一两（锉） 甘草半两（炙微赤，锉）
【用法】上为粗散。每服三钱，以水一中盏，煎至六分，去滓，每于食后及临卧温服。
【主治】风内障，黑水凝翳，恐绝三光。

羚羊角散

【来源】《太平圣惠方》卷三十三。
【组成】羚羊角屑一两 犀角屑一两 胡黄连 石决明（捣细，研，水飞过） 朱砂（研细，水飞过） 车前子 甘草（炙微赤，锉）各半两
【用法】上为细散，入朱砂研令匀。每服二钱，食后及临卧时以温水调下。
【功用】补肝安心，消翳明目。
【主治】眼内障，针开后。

曾青膏

【来源】《太平圣惠方》卷三十三。
【组成】曾青一两（细研） 决明子一两 蕤仁一两（汤浸，去赤皮） 干姜一两（炮裂，锉） 黄芩三分 车前子半两 黄连一两（去须） 黄柏三分（锉） 蜜二斤

方中蜜用量原缺，据《普济方》补。

【用法】上药捣碎，入蜜拌和，于铜器中盛，以油单密封，勿漏气，于五斗饭中蒸，米熟为度，以新绵绞取汁，如此二度，每度换绵，入铜瓶中盛，入曾青搅令匀，以腊纸封，七日方用。每点以铜箸取药纳眦中，每日不限早晚点之。
【功用】消翳明目。
【主治】风内障，青盲，胎风赤烂。

摩顶膏

【来源】《太平圣惠方》卷三十二。
【别名】摩顶青莲膏（《圣济总录》卷一一一）。
【组成】生油二升 黄牛酥三两 莲子草汁一升 淡竹叶一握 大青一两半 葳蕤一两半 曾青一两（细研） 石长生一两半 吴蓝一两 槐子一两半 川朴消一两半 青盐二两 栀子仁一两半
【用法】上锉细，绵裹于铛中，先下油、酥及莲子草汁，然后下诸药，以文火煎半日，即以武火煎之，候莲子草汁尽其膏即成，去滓，更细澄滤过，油瓷瓶盛。每以铁匙取少许，夜间临卧时涂顶上，细细以匙摩，摩令消散入发孔中，顿觉清凉，轻者不过五六次，重者用膏半剂即愈。摩膏之法：每隔三夜摩一次，并日恐药驱风毒太急，乍有触动。摩膏后三二日便能生发，风毒自散也。合药取莲子草汁，须是八九月采之，其汁方浓有力，

余时不堪也。

【功用】生发，退热毒风。

【主治】

1.《太平圣惠方》：肾虚眼暗，五脏毒风气上冲入脑，脑脂流下为内障，眼暗映翳，赤眼风毒，冷热泪出，眼睛如针刺痛等一切眼疾，及脱发。

2.《圣济总录》：花翳。

3.《普济方》：偏正头风。

决明散

【来源】《博济方》卷三。

【组成】石决明　草决明　丹丞明（又名丹丞石）　青葙子　白芷　甘草　黄柏　黄连　谷精草　龙骨　蔓菁草　枳实　牡蛎　枸杞子　蛇皮（雄者五分，雌者五分，在草木屋上者雄者，沾土在地并谓之雌者）各一两　羌活　白蒺藜　蝉蜕　白附子　黄耆各半两　鱼子（活水中生下者）半两（其子滑，硫黄水温洗过）　虎睛一个（切作七片子，每一度，杵罗一片，用文武火炙干入，候杵罗时一七遍了尽，筛罗为度）

【用法】上药每服七分，五更时披衣，以陈茶清调下，日午、临卧服之。

【主治】

1.《博济方》：眼一切疾，胬肉翳障，赤肿疼痛。

2.《普济方》：内障浮翳，或如枣花，或若银钉，浮浅透外。

【宜忌】忌毒、鱼、面、猪肉、酒色等。

狸鸠丸

【来源】《苏沈良方》卷七。

【组成】花鸠一只（去毛肠嘴足，炙熟）　羊肝一具（炒）　细辛　防风　肉桂　黄连　牡蛎　甘菊花　白蒺藜各五两　白茯苓　瞿麦各四两　羌活三两　蔓菁子二升（蒸三炊）　蕤仁半升　决明二合

【用法】炼蜜为丸，如梧桐子大。每服二十至三十丸，空心、日午、临卧以茶酒送下。

【主治】内障，青盲，翳晕，及时暂昏暗，一切眼疾。

【宜忌】忌房事、五辛、蒜、鸡、鱼、猪。

【验案】目盲　楚医陈中立，双盲数年，服此视物依旧。

滴眼汤

【来源】《伤寒总病论》卷三。

【组成】秦皮　升麻　黄连各半两

【用法】上锉细。水二升，煎至一升，绵包著头揾汤，滴入眼中，频频用之。

【主治】内障不见物，由病后不慎酒、面、炙煿五辛所致者。

补肾磁石丸

【来源】《圣济总录》卷一〇二。

【组成】磁石（烧通赤，用醋淬七次）　肉苁蓉（酒浸，切，焙）　菟丝子（酒浸一宿，慢火焙干）　甘菊花　石决明各一两

【用法】上为末，用雄雀十五个，去嘴、毛、足，留肠肚，以青盐二两，水三升同煮令雄雀烂，水欲尽为度，取出先捣如膏，和药为丸，如梧桐子大。每服二十丸，空心、食前温酒送下。

【主治】肝肾气虚上攻，眼目昏暗，远视不明，时见黑花，渐成内障。

人参汤

【来源】《圣济总录》卷一〇五。

【别名】还睛汤（《圣济总录》卷一一二）、还睛散（《普济方》卷七十九引《济生方》）。

【组成】人参　赤茯苓（去黑皮）　细辛（去苗叶）　桔梗（炒）　车前子各一两　五味子　防风（去叉）各半两

【用法】上为粗末。每服五钱匕，水一盏半，煎取七分，去滓，食后、临卧温服。

【主治】

1.《圣济总录》：血灌瞳仁涩痛。

2.《普济方》：内障散翳，状如酥点溃烂，以针拨如涎散乱。

苓术丸

【来源】《圣济总录》卷一〇八。
【组成】苍术（米泔浸，秋冬七日，春夏三日，去皮，切作片子，焙干，为末）三斤 白茯苓（去黑皮，为末）二斤 蜀椒（去目并闭口，炒出汗，为末）一斤
【用法】上药拌和匀，用蜜煮面糊为丸，如梧桐子大。每服三十至五十丸，温熟水送下，一日三次，不拘时候。
【主治】肝肾久虚，眼目昏暗，视物不明，变成内障。

七宝汤

【来源】《圣济总录》卷一一二。
【别名】七宝散（《秘传眼科龙木论》卷一）。
【组成】羚羊角 犀角 丹砂（研）各一两 胡黄连 石决明（刮，洗，捣，研） 车前子 甘草（炙，锉）各半两
【用法】上除丹砂、决明外，为粗末。每服三钱匕，水一盏，煎至七分，去滓，入丹砂末半钱匕，决明末一字匕，再煎两沸，食后温服。
【主治】内障横翳，横着瞳神，中心起如剑脊。

石决明丸

【来源】《圣济总录》卷一一二。
【组成】石决明 车前子 防风 知母（焙）各二两 茺蔚子 细辛（去苗叶） 五味子 黄芩（去黑心） 人参 白茯苓（去黑皮） 大黄（锉，炒）各一两
【用法】上为末，炼蜜为丸，如梧桐子大。眼针后，每服十五丸，食前茶汤送下。
【主治】内障滑翳。

四胆丸

【来源】《圣济总录》卷一一二。
【组成】象胆半两 鲤鱼胆七枚 熊胆一分 牛胆半两 石决明（捣，研）一两 麝香（研）一钱
【用法】上为末。面糊为丸，如梧桐子大。每服十丸，空心茶清送下。
【主治】偃月内障，翳如凝脂，一边厚，一边薄，状如偃月，针后；及内障枣花翳针后。

决明散

【来源】《圣济总录》卷一一二。
【组成】石决明（刮洗） 细辛（去苗叶） 防风（去皮） 车前子 人参 白茯苓（去黑皮） 大黄（锉，炒） 茺蔚子各一两 桔梗（炒）半两
【用法】上为散。每服二钱匕，食后、临卧服。
【主治】内障浮翳，或如枣花，或若银钉浮浅透外。

决明车前散

【来源】《圣济总录》卷一一二。
【组成】石决明（刮洗） 茺蔚子 防风（去叉）各二两 甘菊花 车前子 人参各一两
【用法】上为散，再同和匀。针拨后服，每服二钱匕，食后、临卧以粥饮调下。
【主治】内障白翳，病久毒气不散，中心变黄色。

防风汤

【来源】《圣济总录》卷一一二。
【组成】防风（去叉） 茺蔚子 五味子 知母（焙） 桔梗（炒） 玄参 车前子 大黄（锉，焙） 细辛（去苗叶） 黄芩（去黑心）各一两
【用法】上为粗末。每服三钱匕，水一盏，煎至六分，去滓，食后、临卧温服，一日二次。
【主治】内障圆翳，及涩翳。

花鸠丸

【来源】《圣济总录》卷一一二。
【组成】花鸠一只（去毛肠嘴足，炙熟） 羊肝一具（切，炒） 细辛（去苗叶） 防风（去叉） 桂（去粗皮） 黄连（去须） 牡蛎（熬） 甘菊花 蒺藜子（炒去角）各五两 白茯苓（去黑心） 瞿麦穗各四两 羌活（去芦头）三两 蔓荆子二升（蒸三次） 蕤仁半斤 决明子二合

【用法】上为末，炼蜜为丸，如梧桐子大。每服二十丸至三十丸，空心、日午、临卧，茶、酒任下。半月见效。

【主治】内障青盲翳晕，及时暂昏暗，一切眼疾。

芦荟丸

【来源】《圣济总录》卷一一二。

【组成】芦荟　人参各半两　柏子仁（捣，研）一两　羚羊角（镑）二两　细辛（去苗叶）一两　甘草（炙，锉）　牛胆（干者，别研入）各一分

【用法】上药除胆外，为末，入研胆再和匀，炼蜜为丸，如梧桐子大。针后，每服二十丸，空心茶清送下。

【主治】内障，黑水凝结青白色成翳。

补肝汤

【来源】《圣济总录》卷一一二。

【组成】人参　白茯苓（去黑皮）　玄参　黄芩（去黑心）各一两　防风（去叉）　知母　桔梗（炒）　茺蔚子各二两

【用法】上为粗末。每服三钱匕，水一盏，煎至六分，去滓，食后、临卧温服。

【主治】内障滑翳。

空青丸

【来源】《圣济总录》卷一一二。

【组成】空青（研如粉）　五味子　细辛（去苗叶）　石决明（刮，洗，捣研）　车前子各一两　生干地黄（焙）　防风（去叉）　知母（焙）各二两

【用法】上为末，炼蜜为丸，如梧桐子大。先以金针拨之，然后每服二十丸，空心茶汤送下。

【主治】内障沉翳。

秦皮散

【来源】《圣济总录》卷一一二。

【组成】秦皮（去粗皮）二两　瞿麦穗　升麻　枳壳（去瓤，麸炒）　黄连（去须）　前胡（去芦头）　栀子仁各一两半　菥蓂子　车前子　大蓝实　防风（去叉）　决明子（炒）　苋实　铃羊角（镑）　黄柏（去粗皮，炙）各一两

【用法】上为散。炼蜜为丸，如梧桐子大。每服二十丸，食后米饮送下，临卧再服。加至三十丸。

本方方名，据剂型当作“秦皮丸”。

《普济方》：上为散，每服三钱，食后、临卧温浆水汤调下。

【主治】眼昏晕，不以年月深浅，恐变为内障。

通明汤

【来源】《圣济总录》卷一一二。

【别名】通明散（《秘传眼科龙木论》卷一）。

【组成】柏子仁（捣，研）二两　防风（去叉）　茺蔚子各一两　车前子　桔梗（炒）各二两　人参　白茯苓（去黑皮）　玄参各一两

【用法】上为粗末。每服三钱匕，水一盏，煎至六分，去滓。食后、临卧温服。

【主治】内障，黑水凝翳。

菊花丸

【来源】《圣济总录》卷一一二。

【组成】菊花二两　黄连（去须）一两半　槐子一两半　车前子　茺蔚子　青葙子　地肤子　决明子（微炒）　菥蓂子　苦参　防风（去叉）　黄芩（去黑心）　蕤仁各一两

【用法】上为末，炼蜜为丸，如梧桐子大。每服二十丸，食后米饮送下，临卧再服。

【主治】眼昏暗，渐成内障。

猪肝膏

【来源】《圣济总录》卷一一二。

【组成】猪肝一具（于净铛中以水一斗同药煮）　穞豆花　槐花　地黄花各一两

【用法】上四味，将后三味捣罗为末，和肝煮一时辰，上有凝脂作片，掠取于瓷钵中，以火暖之，上有似酥片者，即收入瓷盒中。以铜箸点眼。

【主治】内障青盲，风赤翳膜。

羚羊角汤

【来源】《圣济总录》卷一一二。
【别名】羚羊角饮子（《秘传眼科龙木论》卷一）、沉翳羚羊饮（《医宗金鉴》卷七十七）。
【组成】羚羊角（镑） 防风（去叉） 茺蔚子各二两 车前子 黄芩（去黑心） 玄参各一两 大黄（锉，炒）半两
【用法】上为粗末。每服三钱匕，以水一盏，煎至六分，去滓，食前、临卧温服。针拨后服。
【主治】

1.《圣济总录》：内障沉翳，隐隐伏藏黑睛，向日即见。

2.《秘传眼科龙木论》：沉翳内障。此眼初患之时，肝脏劳热，脑中热气流下，从一眼先患，或见黑花，后即相牵俱损。

堕翳丸

【来源】《圣济总录》卷一一二。
【组成】石决明（刮洗） 人参（焙）各一两 细辛（去苗叶）半两 防风（去叉） 生干地黄（焙）各二两 五味子一两半 兔肝一具（炙干）
【用法】上为末，炼蜜为丸，如梧桐子大。每服二十丸，渐加至三十丸，空心茶汤送下。
【主治】内障浮翳及枣花翳针后。

散翳七宝丸

【来源】《圣济总录》卷一一二。
【组成】石决明（捣研）二两 人参 茺蔚子各一两 琥珀（捣研）三分 真珠（捣研）半两 龙脑（研）一分 熊胆半两
【用法】上为末，炼蜜为丸，如梧桐子大。每服十五丸，加至二十丸，食前茶清送下。先用针拨收之后，再用本方。
【主治】内障冰翳，如水冻坚结睛上。

磁石丸

【来源】《圣济总录》卷一一二。
【组成】磁石二两（烧赤，醋淬七遍） 五味子（炒） 牡丹皮 附子（炮裂，去皮脐） 玄参各一两

《眼科龙木论》有干姜。

【用法】上为末，炼蜜为丸，如梧桐子大。每服三十丸，空心盐汤送下。
【主治】雷头风，恐成内障。

镇肝丸

【来源】《圣济总录》卷一一二。
【组成】山芋 茺蔚子各二两 防风（去叉）一两半 石决明（别研） 车前子 细辛（去苗叶） 人参 白茯苓（去黑皮） 柏子仁（研）各一两
【用法】上为末，炼蜜为丸，如梧桐子大。针后每服二十丸，食前茶清送下。
【主治】惊振内障眼。

羊肝丸

【来源】《普济本事方》卷五。
【别名】活命羊肝丸（《医学入门》卷七）、内障丸（《中国医学大辞典》）。
【组成】白羯羊肝（只用子肝一片薄切，新瓦上煿干） 熟地黄（酒洒，九蒸九晒，焙干称）一两半 车前子 麦门冬（水浥，去心） 菟丝子（酒浸，晒干，用纸条子同碾为末） 蕤仁 决明子 泽泻 地肤子（去壳） 防风（去钗股） 黄芩（刮净） 白茯苓（去皮） 五味子（拣） 枸杞子 茺蔚子 杏仁（大者，去皮尖，炒） 细辛（华阴者，去叶） 苦葶苈（炒令香） 桂心（不见火） 青葙子各一两
【用法】上为细末，炼蜜为丸，如梧桐子大。每服三四十丸，温水送下，一日三次，不拘时候。
【功用】

1.《普济本事方》：镇肝明目。

2.《全国中药成药处方集》（吉林方）：养肝助肾，清头明目。

【主治】

1.《医学入门》：肝经蕴热，毒气上攻，眼目赤肿，多泪昏暗，及年久丧明内障。

2.《全国中药成药处方集》（吉林方）：瞳仁散大，羞明，视物不清，雀目青盲，眼边赤痒，

流泪。

【验案】

1.眼目昏暗　张台卿尝苦目暗，京师医者令灸肝俞，遂转不见物，因得此方服之，遂明。

2.内障　一男子内障，医治无效，因以余剂遗之。一夕灯下语其家曰：适偶有所见，如隔门缝见火者。及旦视之，眼中翳膜且裂如线。

还睛丹

【来源】《扁鹊心书·神方》。

【组成】磁石（活者，火煅，醋淬七次）　硫黄　雄黄　雌黄各二两（共为粗末，入罐打三炷香，冷定取出研细，配后药）　钟乳粉　附子　台椒（炒出汗）各二两

【用法】上为末，醋糊为丸，如梧桐子大。每服二十丸，空心米饮送下，一日二次。半月觉热攻眼勿惧，乃肾气潮眼，阳光复生也。热时用二手搓热揉一番，光明一番，六十日后眼明，药尽再服一料。

【主治】脾肾虚衰，精血不生，致双目成内障。

羌活散

【来源】《三因极一病证方论》卷十六。

【别名】羌青散（《医方类聚》卷七十六引《经验秘方》）。

【组成】羌活　川芎　天麻　旋覆花　青皮　天南星（炮）　藁本各一两

【用法】上为末。每服二钱，水一盏，加生姜三片，薄荷七叶，煎七分，食后服。一法入牵牛末二两，姜汁糊为丸，如梧桐子大，每服二三十丸，酒任下。

【主治】

1.《三因极一病证方论》：风毒气上攻，眼目昏涩，翳膜，生疮，及偏正头疼，目小黑花累累者。

2.《普济方》：内障及暴赤眼。

五退散

【来源】《是斋百一选方》卷九。

【组成】龙退（蛇皮）　蝉退　凤凰退（乌鸡卵壳）　佛退（蚕纸）　人退（男子退发）各等分

【用法】不以多少，一处同烧作灰，研为细末。每服一钱，用熟猪肝吃，不拘时候，一日三次。

【主治】眼疾内障。

羊肝丸

【来源】《医说》卷四引《类说》。

【别名】观音梦授方（《世医得效方》卷十六）、罗汉应梦丸（《普济方》卷七十九引《经验良方》）、神授羊肝丸（《济阳纲目》卷一〇一）、退翳羊肝丸（《疡医大全》卷十一）、观音梦授丸（《杂病源流犀烛》卷二十二）。

【组成】净洗夜明砂一两　当归一两　蝉壳一两　木贼（去节）一两

【用法】上为末，羊肝四两水煮烂，捣如泥，入前药拌和为丸，如梧桐子大。每服五十丸，食后温熟水送下。

【功用】《全国中药成药处方集》（上海方）：平肝养血，散热退翳。

【主治】

1.《医说》引《类说》：赤眼成内障。

2.《医林纂要探源》：有经热而兼风郁，或血涩而多赤膜及障翳之目疾内障。

3.《疡医大全》：雀盲眼，一切昏花老眼。

4.《全国中药成药处方集》（上海方）：视物模糊，眼涩不舒。

【方论】

1.《医方考》：夜明砂能攻目中恶血，当归身能生目中新血，蝉退能去目中翳障，木贼能散目中翳热，乃羊肝者，同类相从，能引四物入肝而利其窍也。

2.《成方便读》：当归芳香辛苦，能润养肝血，而又兼行血分，以复其肝之本性；夜明砂系蝙蝠矢，食蚊而化，但其眼不化，蚊又为食血之虫，故能入肝破血，为散结行滞之需；蝉退、木贼，一则取其善脱，一则取其善摩，二味皆轻扬治上，为退翳除障之专药；用羊肝者，以羊食百草，其精华皆聚于肝，以为导引耳。

【验案】内障　明州定海人徐道亨，因患赤眼而食蟹，遂成内障，凡历五年。乃服羊肝丸，百日

复旧。

加味滋肾丸

【来源】《兰室秘藏》卷上。

【组成】肉桂三分　黄连一钱　姜黄一钱五分　苦参三钱　苦葶苈（酒洗，炒）　石膏　黄柏（酒炒）　知母（酒炒）各五钱

【用法】上为极细末，打薄面糊为丸，如梧桐子大。每服一百丸，空心白汤送下，以食压之。

【主治】眼内障。

【宜忌】觉肚冷者，勿用石膏。

羌活退翳丸

【来源】《兰室秘藏》卷上。

【别名】滋阴地黄丸（《医学纲目》卷十三）、地黄丸（《普济方》卷七十九）、柴胡退翳丸（《银海精微》卷下）。

【组成】黑附子（炮）　寒水石各一钱　酒防己二钱　知母（酒炒）　牡丹皮　羌活　川芎各三钱　酒黄柏　生地黄（酒洗，炒）　丹参　茺蔚子　酒当归身　柴胡各五钱　熟地黄八钱　芍药一两三钱

【用法】上为细末，炼蜜为丸，如梧桐子大。每服五七十丸，空心白汤下，宿食未消，待饥则服之。药后省语言，以食压之。

【主治】内障，右眼小眦青白翳，大眦微显白翳，脑痛，瞳子散大，上热恶热，大便秘涩，小便如常，遇天气暄热，头痛睛胀。

【加减】翳在大眦，加葛根、升麻；翳在小眦，加柴胡、羌活。

补阳汤

【来源】《兰室秘藏》卷上。

【组成】肉桂一钱（去皮）　知母（炒）　当归身（酒洗）　生地黄（酒洗）　白茯苓　泽泻　陈皮各三钱　白芍药　防风各五钱　黄耆　人参　白术　羌活　独活　熟地黄　甘草各一两　柴胡二两

【用法】上锉。每服五钱，水二盏，煎至一大盏，去滓，空心服。

【主治】

1.《兰室秘藏》：阳不胜其阴，乃阴盛阳虚，则九窍不通，令青白翳见于大眦，及足太阳、少阴经中郁遏，足厥阴肝经气不得上通于目，故青白翳内阻也。

2.《审视瑶函》：视正反斜症及内障。

【宜忌】《审视瑶函》：若大寒大风，过于劳役，饮食不调，精神不足，或气弱，俱不得服。

【方论】

1.《兰室秘藏》：《内经》云，阴盛阳虚，则当先补其阳，后泻其阴，此治法是也，先补其阳，使阳气上升，通于肝经之末，利空窍于目矣。

2.《医方考》：人参、黄耆、白术、茯苓、甘草、陈皮，甘温益气之品也，因所以补阳；柴胡、羌活、独活、防风，辛温散翳之品也，亦所以补阳；知母、当归、生熟地黄、芍药、泽泻虽养阴，亦所以济夫羌、防、柴、独，使不散其真阳耳，是亦所以补阳也。用肉桂者，取其辛热，热者火之象，可以散翳，辛者金之味，可以平肝木，盖眼者肝木之窍，以故用之。

复明散

【来源】《兰室秘藏》卷上。

【组成】青皮三分　橘皮　川芎　苍术各五分　炙甘草　生地黄　连翘　柴胡各一钱　黄耆一钱五分　当归身二钱

【用法】上锉，如麻豆大，都作一服。以水二大盏，去滓，食后稍热服。

【主治】内障。

【宜忌】忌酒、醋、湿面、辛热，大料物之类。

圆明内障升麻汤

【来源】《兰室秘藏》卷上。

【别名】冲和养胃汤（原书同卷）、内障升麻汤（《杏苑生春》卷六）。

【组成】干姜一钱　五味子二钱　白茯苓三钱　防风五钱　白芍药六钱　柴胡七钱　人参　炙甘草　当归身（酒洗）　白术　升麻　葛根各一

两　黄耆　羌活各一两五钱

【用法】上锉。每服五七钱，水三大盏，煎至二大盏，入黄芩、黄连二钱，同煎数沸，去滓，煎至一盏，食远热服。

【主治】

1.《兰室秘藏》：脾胃元气衰弱，心火与三焦俱盛，饮食不节，形体劳役，心不得休息，而致内障。

2.《证治准绳·类方》：内障初起，视觉微昏，空中有黑花，神水变淡绿色，次则视物成二，神水变淡白色；久则不睹，神水变纯白色。

【方论】《证治准绳·类方》：因肝木不平，内挟心火，故以柴胡平肝、人参开心、黄连泻心火为君；酒制当归荣百脉，五味敛百脉之沸，心包络主血，白芍药顺血脉，散恶血，为臣；白茯苓泻膀胱之湿，羌活清利小肠之邪，甘草补三焦，防风升胆之降，为佐：阴阳皆总于脾胃，黄耆补脾胃，白术健脾胃，升麻、葛根行脾胃之经；黄芩退壮火，干生姜入壮火为导为使。

益阴肾气丸

【来源】《兰室秘藏》卷上。

【别名】益阴补气丸《原机启微》卷下、明目地黄丸（《摄生秘剖》卷三）。

【组成】泽泻　茯苓各二钱五分　生地黄（酒洗，干）　牡丹皮　山茱萸　当归稍（酒洗）　五味子　干山药　柴胡各五钱　熟地黄二两

【用法】上为细末，炼蜜为丸，如梧桐子大，朱砂为衣。每服五十丸，淡盐汤送下。

【主治】眼目内障。

黄芩黄连汤

【来源】《兰室秘藏》卷上。

【组成】黄芩（酒洗，炒）　黄连（酒洗，炒）　草龙胆（酒洗四次，炒四次）　生地黄（酒洗）各一两

【用法】上锉。每服二钱，水二盏，煎至一盏，去滓热服。

【主治】

1.《兰室秘藏》：内障。

2.《景岳全书》：两眼血热赤痛。

蔓荆子汤

【来源】《兰室秘藏》卷上。

【别名】人参补胃汤（《东垣试效方》卷五）、人参益胃汤（《医方集解》）。

【组成】蔓荆子二钱五分　黄柏（酒拌炒四遍）　白芍药各三钱　黄耆　人参各一两　炙甘草八钱

【用法】上锉。每服三五钱，水二盏，煎至一盏，去滓，临卧温服。

【主治】劳役饮食不节，内障眼病。

【方论】《医方集解》：此足太阴阳明药也。参、耆、甘草大补中气以强脾胃，蔓荆升清阳而通九窍，白芍入厥阴而和荣血，黄柏除湿热而滋肾水。使精气足而清阳升，则脏腑和而障翳退矣。

补肾丸

【来源】《济生方》卷五。

【组成】磁石（火煅，醋淬七次，水飞）　菟丝子（淘净，酒浸蒸，别研）各二两　五味子　熟地黄（酒浸，焙）　枸杞子　楮实子　覆盆子（酒浸）　肉苁蓉（酒浸，焙）　车前子（酒蒸）　石斛（去根）各一两　沉香（别研）　青盐（别研）各半两

【用法】上为细末，炼蜜为丸，如梧桐子大。每服七十丸，空心盐汤送下。

【主治】

1.《济生方》：肾气不足，眼目昏暗，瞳人不分明，渐成内障。

2.《方症会要》：肾虚短气。

苍术丸

【来源】《类编朱氏集验方》卷九。

【组成】苍术半斤

【用法】上切，黑豆一小升，用水二碗，煮干，焙，研为末，面糊为丸。每服三十丸，空心盐汤送下。

【主治】内障。

圆明膏

【来源】《东垣试效方》卷五。

【组成】柴胡五钱　麻黄（微捣）五钱（去节）　当归身三钱　生地黄半两　黄连五钱　甘草二钱　诃子皮二钱（湿纸裹，煨）

【用法】先以水二碗，熬麻黄至一碗，掠去沫，外六味各㕮咀，如豆大，筛去末，称毕，入在内同熬，滴入水中不散，入去沫，蜜少许再熬动。如常点之。

【主治】劳心过度、饮食失节而致内障生翳，及瞳子散大。

【方论】

1.《医方集解》：此足少阳、厥阴药也。柴胡、麻黄发散表邪，当归、生地和肝养血，黄连清肝火，甘草和中州，瞳子散大，故加诃子以收之也。

2.《医林纂要探源》：障翳自内，火妄血枯，内枯而瞳散，外浊而翳生。故君生地而协以归、连、甘草，以治内也；翳成于外矣，散以柴胡、麻黄，自内而拔之于外；目阴欲尽，诃子皮以敛之。

益气聪明汤

【来源】《东垣试效方》卷五。

【组成】黄耆　甘草各半两　芍药一钱　黄柏一钱（酒制，锉，炒黄）　人参半两　升麻　葛根各三钱　蔓荆子一钱半

【用法】上锉。每服三钱，水二盏，煎至一盏，去滓温服，临卧近五更再煎服之。得肿更妙。

【功用】令目广大，久服无内外障、耳鸣耳聋之患。又令精神过倍，元气自益，身轻体健，耳目聪明。

【主治】饮食不节，劳役形体，脾胃不足，得内障，耳鸣或多年目暗，视物不能。

【宜忌】忌烟火酸物。

【加减】如烦闷或有热，渐加黄柏，春、夏加之，盛暑夏月倍之，如脾胃虚去之。

【方论】《医方集解》：参、耆甘温以补脾胃；甘草甘缓以和脾胃；干葛、升麻、蔓荆轻扬升发，能入阳明，鼓午胃气，上行头目。中气既足，清阳上升，则九窍通利，耳聪而目明矣；白芍敛阴和血，黄柏补肾生水。盖目为肝窍，耳为肾窍，故又用二者平肝滋肾也。

【验案】

1.颈椎病　《黑龙江中医药》（1990，5：18）：用黄芪15～20g，党参10～15g，葛根30g，蔓荆子10g，白芍10g，黄柏10g，升麻10g，炙甘草3g，鹿含草30g，水煎服，每日1剂，10剂为1疗程，治疗颈椎病40例，男26例，女14例；年龄34～73岁；病程半年至20年。结果：治愈（自觉症状和体征完全消失，恢复原工作）5例（12.5%），显效（自觉症状和体征基本消失，功能大部分恢复）28例（70%），好转（自觉症状减轻，大部分体征好转或消失，功能有改善）5例（12.5%），无效（症状、体征均无改善）2例（5%）。

2.颈性眩晕　《浙江中医》（1995，9：397）：用本方加减：党参、黄芪、蔓荆子、葛根、丹参、升麻、川芎、柴胡、黄柏、甘草，颈项酸楚，牵连肩部板滞不舒者加桂枝、广地龙；若心悸失眠、神志不安者加琥珀粉；若恶心呕吐，不能进食者加制半夏、旋覆花、代赭石；治疗颈性眩晕34例。结果：显效27例，好转5例。

3.椎动脉型颈椎病　《内蒙古中医药》（1996，4：10）：以本方加减：黄芪、党参各15g，葛根、白芍各30g，蔓荆子12g，黄柏、升麻各10g，甘草6g，15天为1个疗程，治疗椎动脉型颈椎病35例。结果：3个疗程内显效26例，好转6例，无效3例，总有效率91%。

还睛丹

【来源】《御药院方》卷十。

【组成】苁蓉（酒浸一伏时，切，焙干）　威灵仙（拣去土）　青葙子（拣净去土）　巴戟（去心）　蝉壳（去土）　甘菊花（拣净）　密蒙花　旋覆花　防风（去芦头并叉）　枸杞子　天麻（酒浸一宿，焙干）　地骨皮各二两　蛇蜕皮一两半（酒浸一宿，炒黄）　香白芷一两半　桑花　麻子（水淘去浮者，炒香）各一两

《普济方》引本方有营实一两。

【用法】上为细末，炼蜜为丸，如豌豆大。每服

五十丸，空心、食前温酒、白汤、粥饮任下。

【主治】肾虚，眼见黑花飞蝇，或黑或白或红，久不已，将变内障。

神仙碧霞丹

【来源】《御药院方》卷十。

【别名】碧霞丹（《先醒斋医学广笔记》卷三）。

【组成】铜绿一两半（为衣） 当归 没药各二钱 白丁香 血竭 片脑 硼砂 麝香各一钱 马牙消 南乳香各半钱 黄连三钱

【用法】上为细末，熬黄连膏子为丸，如鸡头子大。每用一丸，用新汲水半盏，于瓷盒子内浸，点眼，可洗四十日。大病不过一月，小病半月，冷泪三日见效。

【主治】

1.《御药院方》：目内障。

2.《先醒斋医学广笔记》：内外障，暴赤眼，眵泪，昏花，翳膜。

杞苓丸

【来源】《医方大成》卷七引曾帅干方。

【组成】白茯苓八两（去皮） 真枸杞四两（酒浸蒸） 当归二两（酒洗） 青盐一两（别研） 菟丝子二两（酒浸蒸）

【用法】上为细末，炼蜜为丸，如梧桐子大。每服七十丸，食前汤送下。

【主治】男子肾脏虚耗，水不上升，眼目昏暗，远视不明，渐成内障。

圣药丸

【来源】《医方类聚》卷七十引《经验秘方》。

【组成】川芎一两 当归一两 瓜蒌根六钱（生用） 蝉壳五钱 川椒七钱（去子）蛇蜕皮三钱 甘草（浸洗） 蔓荆子二两 楮实子五钱 密蒙花一两 枸杞子一两 木贼二两（去节，用童便浸一宿） 地骨皮一两 薄荷叶五钱 羌活一两 白蒺藜一两半（炒） 干菊花一两 川黄连三两 荆芥穗一两

方中甘草用量原缺。

【用法】上为细末，炼蜜为丸，一两分作十丸。每服一丸，细嚼，食后服之，日进二服。有翳者，清米泔水送下；睛暗者，当归汤送下；气昏瘴者，木香汤送下；如妇人血昏者，当归、薄荷汤送下。

【主治】远年近日诸般内障，风暗气血，一切眼疾。

夜光丸

【来源】《经验秘方》引周祥卿方（见《医方类聚》卷七十）。

【组成】天门冬（去心，火焙） 麦门冬（去心，焙） 熟地黄 生地黄（怀者佳） 新罗参（去须） 白茯苓（去皮） 干山药各二两 枸杞子（拣净） 金钗石斛（酒浸） 牛膝（酒浸） 甘菊花 草决明（炒） 羚羊角（镑，另捣）各一两半 肉苁蓉（酒浸） 五味子 白蒺藜（炒去刺） 防风（去芦） 甘草 黄连 枳壳（去瓤，麸炒） 贯川芎 生犀角（另捣） 青葙子各一两 菟丝子一两半（酒浸） 谷精草一两 当归三两 密蒙花一两

【用法】上为细末，炼蜜为丸，如梧桐子大。每服五十丸，空心盐汤或温酒送下。

【功用】降心火，益肾水，除昏退翳，可认细字。

【主治】男子肾虚血弱，风毒上攻眼目，视物昏花不明，久而渐成内障。

夜光丸

【来源】《瑞竹堂经验方》卷三。

【别名】石斛夜光丸（《原机启微》卷二）。

【组成】天门冬（去心，焙） 麦门冬（去心，焙） 生地黄（怀州道地） 熟地黄（怀州道地） 新罗参（去芦） 白茯苓（去黑皮） 干山药各一两 枸杞子（拣净） 牛膝（酒浸，另捣） 金钗石斛（酒浸，焙干，另捣） 草决明（炒） 杏仁（去皮尖、炒） 甘菊（拣净） 菟丝子（酒浸、焙干、另捣） 羚羊角（镑）各七钱半 肉苁蓉（酒浸，焙干，另捣） 五味子（炒） 防风（去芦） 甘草（炙赤色，锉） 沙苑蒺藜（炒） 黄连（去须） 枳壳（去瓤，麸炒） 川芎 生乌犀（镑） 青葙子各半两

【用法】上除另捣外，为极细末，炼蜜为丸，如梧桐子大。每服三五十丸，空心温酒送下；盐汤亦可。
【功用】降心火，益肾，明目，除障。
【主治】肾虚血弱，风毒上攻眼目，视物昏花不明，久而渐变内障。

海青膏

【来源】《瑞竹堂经验方》卷三。
【组成】黄丹四两（水飞） 诃子八个（去核，为细末） 乌鱼骨（白者）二钱 青盐一两（另研） 白沙蜜（净者）一斤
【用法】上将蜜滚去白沫，先下黄丹，用槐条四十九根，少时下余药。不住手一顺搅，直搅蜜紫色，滴水中不散为度。后再用黄连二两为末，水三大碗，于熬药锅内熬数沸，将锅并槐条上药洗净，别用瓷器收之，澄清。专洗风赤冷泪等眼。前所熬膏子药，用点云翳白膜等疾。
【主治】一切昏翳内障眼疾。

三仁五子丸

【来源】《永类钤方》卷十一。
【组成】菟丝子（制） 五味子 枸杞子（酒蒸） 覆盆子（酒浸） 车前子（酒浸） 酸枣仁（去壳） 薏苡仁（炒） 柏子仁（炒） 鹿茸 苁蓉 当归 熟地黄 沉香 茯苓各等分
【用法】上为末，炼蜜为丸。空心盐、酒送下。
【主治】肝肾不足，体弱眼昏，内障生花，不计远近。

椒红丸

【来源】《永类钤方》卷十一。
【组成】花椒（去目） 制苍术 白术（煨） 白茯苓 黑牵牛（炒） 川乌 枸杞子（酒浸） 巴戟（炮，去心） 防风 羌活各等分
【用法】上为细末，蜜为丸，如梧桐子大。人参煎汤送下。
【主治】肝肾俱虚，眼昏渐成内障，而兼气者。

磁石丸

【来源】《永类钤方》卷十一引《石人屏曾氏家藏》。
【组成】磁石三两（醋淬，水飞） 牛膝（酒浸） 巴戟（去心，酒浸） 肉桂 远志肉 干姜（炮） 附子（炮） 黄耆（蜜炙） 防风 覆盆子（炒） 柏子仁（炒，别研） 地骨皮（各制，净取）各一两 鹿茸（酒炙） 白茯苓 菟丝（酒蒸） 生干地黄 当归各二两
【用法】上为末，炼蜜为丸，如梧桐子大。空心盐酒汤送下。
【主治】肝肾不足，体弱眼昏，内障生花，不计远近。

小五退散

【来源】《世医得效方》卷十六。
【组成】蝉蜕 蛇蜕 蚕纸 乌鸡卵壳 男子发
【用法】上药烧存性，研为末。每用一钱，和羊肝汤吃，不拘时候常服。
【主治】内障眼。

加味参附正气散

【来源】《世医得效方》卷十六。
【组成】人参 木香 白豆蔻各二钱半 川芎 干姜 甘草 藿香 茯苓 黄耆 当归（去尾） 丁香 桂心 陈皮 白芷 缩砂仁 青皮（去白）各半两 白术 附子（炮） 半夏曲各七钱加炮附子 枸杞子（去梗，炒，拣） 菊花蕊
【用法】加生姜、红枣，水煎，食前空心服。

原书用本方治上证，与锦鸠、青盐，山药、八味等丸对和服，及四柱散，十全大补去熟地，加附子、枸杞子、菊花蕊、藿香正气散并用。
【主治】男子妇人目生内障，脑中有风，致视物昏暗，不生眵粪，瞳仁开阔，鼻流清涕。此因肾经虚损，元气虚惫使然。

麦门冬丸

【来源】《世医得效方》卷十六。
【组成】熟地黄 麦门冬 车前子各等分

【用法】上药旋焙旋研，炼蜜为丸。每服二三十丸，用酒送下。

【主治】

1.《世医得效方》：内障眼。

2.《永乐大典》引《经验普济加减方》：一切病眼翳晕，昏涩痒痛。

羚羊角散

【来源】《世医得效方》卷十六。

【组成】家菊　防风　川芎　羌活　车前子　川乌（炮，去皮脐）各半两　半夏（泡）　羚羊角　薄荷叶各一分　细辛一两

【用法】上锉散。加生姜，水煎服。或为末，食后荆芥茶清调下，后服还睛散。

【主治】

1.《世医得效方》：绿风内障。初患则头旋，两额角相牵瞳仁，连鼻隔皆痛，或时红白花起，或先左而后右，或先右而后左，或两眼同发，或吐逆。乃肝肺之病，肝受热则先左，肺受热则先右，肝肺同病则齐发。

2.《张氏医通》：内外翳障，但酸疼涩痛，不热不肿者。

密蒙花散

【来源】《世医得效方》卷十六。

【组成】羚羊角一两（水煮，锉，炒干）　人参一两　密蒙花二两　覆盆子　蛴螬（醋浸）各一两　茺蔚子　决明子各半两　地肤子　甘草　枸杞子各一两　菊花　槐花各半两

方中决明子，《普济方》作“菥蓂子”。

【用法】上为末。每服二钱，食后用饭饮调下。

【主治】十六般内障，多年昏暗，及近日不明，泪出眩烂。

七宝丸

【来源】《秘传眼科龙木论》卷一。

【组成】龙脑一分　人参一两　珍珠五钱　石决明二两（另捣罗细研）　琥珀　青鱼胆　熊胆各二两　茺蔚子二两

【用法】上为末，炼蜜为丸，如梧桐子大。每服十丸，食前茶送下。

【主治】涩翳内障。初患之时，眼朦胧如轻烟薄雾，渐渐失明，翳如凝脂。

决明散

【来源】《秘传眼科龙木论》卷一。

【组成】石决明　人参　茯苓　大黄　车前子　细辛各一两　防风二两　茺蔚子二两　桔梗一两半

【用法】上为末。每服一钱，食后米饮汤调下。

【主治】浮翳内障。因脑中热风冲入眼内，脑脂流下，凝结作翳，如银针之色，虽不见人物，尤见三光。初患之时无痒痛，从一眼先患，后乃相牵俱损。

还睛丸

【来源】《秘传眼科龙木论》卷一。

【组成】人参　黑参　石决明　车前子　五味子　黄芩各一两　防风　细辛　干地黄各二两

【用法】上为末，炼蜜为丸，如梧桐子大。每服十五丸，空心茶送下。宜先用金针拨之。

【主治】横翳内障，因五脏虚劳，风毒冲上，脑脂流下，令眼失明。

还睛散

【来源】《秘传眼科龙木论》卷一。

【组成】桔梗　五味子　茺蔚子　黑参　黄芩各一两　防风　知母各二两　车前子　细茶各二两半

【用法】上为末。每服一钱，以水一盏。煎至五分，去滓，食后温服。金针针之，然后服本方。

【主治】涩翳内障，初患之时，朦胧如轻烟薄雾，渐渐失明，不睹人物，犹辨三光。翳如凝脂色，瞳人端正。

还睛散

【来源】《秘传眼科龙木论》卷一。

【组成】人参　茯苓　车前子　黑参　防风　茺蔚子　知母各二两　黄芩一两半（去皮）

【用法】上为末。每服一钱，以水一盏，煎至五分，去滓温服。此状宜令针治诸穴脉，然后宜服本方。
【主治】枣花翳内障，初患之时，微有头旋眼涩，渐渐昏暗，时时痒痛，脑热有花，黄黑不定。

护睛丸

【来源】《秘传眼科龙木论》卷一。
【组成】木香　大黄　黄芩　黑参各一两　射干　细辛各半两
【用法】上为末，炼蜜为丸，如梧桐子大。每服十丸，空心茶送下。
【主治】小儿胎中受热，目患内障。

补肝汤

【来源】《秘传眼科龙木论》卷一。
【组成】细辛　防风　茺蔚子各一两　五味子　桔梗各一两　黑参一两半
【用法】上为末。以水一盏，散一钱，煎至五分，去滓，空心温服。宜先用金针拨之，然后服本方。
【主治】
1.《秘传眼科龙木论》：散翳内障。
2.《普济方》：目风眼寒。

坠翳丸

【来源】《秘传眼科龙木论》卷一。
【组成】石决明　细辛　知母　干地黄　防风各一两　兔肝一具（炙）　五味子　人参各二两半
【用法】上为末，炼蜜为丸，如梧桐子大。每服十丸，空心茶送下。
【主治】浮翳内障。

坠翳散

【来源】《秘传眼科龙木论》卷一。
【组成】石决明　茺蔚子　防风各二两　车前子　甘菊花　人参各三两
【用法】上为末。每服一钱，食后米饮汤调下。
【主治】白翳黄心内障。

除风汤

【来源】《秘传眼科龙木论》卷一。
【组成】羚羊角　车前子各二两　芍药　人参　茯苓　大黄　黄芩　芒消各一两

《张氏医通》有蝎尾（醋泡）三分，余药各用一钱。

【用法】上为末。每服一钱，以水一盏，煎至五分，去滓，食后温服。
【主治】五风变内障，头旋偏痛，瞳人结白，眼目失明。

通明补肾丸

【来源】《秘传眼科龙木论》卷一。
【组成】车前子　石决明　桔梗　芍药各一两　细辛二两　大黄一分　茺蔚子　干地黄各二两
【用法】上为末，炼蜜为丸，如梧桐子大。每服十丸，空心茶送下。
【主治】五风变内障。因脏腑虚劳，肝风为本，初患之时，头旋偏痛，或一眼先患，或因呕吐双暗，毒风入眼，兼脑热相侵，致令眼目失明。

山药丸

【来源】《秘传眼科龙木论》卷二。
【组成】干山药　干地黄　人参　茯苓　防风　泽泻各一两
【用法】上为末，炼蜜为丸，如梧桐子大。每服十丸，空心茶送下。
【功用】《医宗金鉴》：补益脾经。
【主治】
1.《秘传眼科龙木论》：肝风目暗内障。
2.《医宗金鉴》：黄风不足证。初病雀目，日久瞳变黄色，甚而如金。

补肝散

【来源】《秘传眼科龙木论》卷二。
【别名】细辛汤（《普济方》卷七十六）。
【组成】羚羊角　防风各二两　羌活　车前子　人参　茯苓　细辛　黑参　黄芩各三两半

【用法】上为末。每服一钱，食后米饮汤下。

【主治】

1.《秘传眼科龙木论》：肝风目暗内障。初患之时，眼矇昏暗，并无赤痛，内无翳膜。此是肾脏虚劳，肝气不足，眼前多生花，数般形状，或黑或白，或黄或青，见物面形难辨。

2.《普济方》：目风眼寒，及昏肿多泪。

还睛散

【来源】《秘传眼科龙木论》卷二。

【组成】人参　车前子　桔梗各一两　茺蔚子　川芎各一两　防风　细辛各一两半

【用法】上为末，每服一钱，以水一盏，煎至五分，去滓，食前温服。不宜针拨，更一只牵损之眼，却待翳成，依法针之立效，然后服本方即愈。

【主治】惊振内障。初患之时，忽因五脏虚劳受疾，亦由肝气不足，热毒冲入脑中，或因打筑，脑中恶血流下，渐入眼内，后经二三年间变成白翳，一如内障形状。

洗肝汤

【来源】《秘传眼科龙木论》卷二。

【组成】大黄　车前子　黑参　黄芩　细辛　茺蔚子各二两

【用法】上为末。以水一盏，散五分，入黑豆三七粒，煎至五分，去黑豆，空心下一服，临卧一服。

【主治】肝虚，雀目，内障。

磁石丸

【来源】《秘传眼科龙木论》卷二。

【组成】磁石（烧赤，醋淬三遍）　五味子　牡丹皮　干姜　黑参各一两　附子（炮）半两

【用法】上为末，炼蜜为丸，如梧桐子大。每服十丸，食前茶送下。

【主治】雷头风内障。初患之时，头面多受冷热毒风冲上，头旋，犹如热病相似，俗称雷头风。或呕吐，或恶心，年多冲入眼内，致令失明；或从一眼先患，瞳人或大或小不定，后乃相损，眼前昏黑，不辨三光。

生犀角丸

【来源】《秘传眼科龙木论》卷十。

【组成】犀角　麻黄　防风　石决明　当归　楮实子　枸杞子各等分

【用法】上为细末，面糊为丸，如梧桐子大。每服三十丸，茶清送下。小儿量大小，加减丸数。

【主治】

1.《秘传眼科龙木论》：内障病，瞳人倒者。

2.《审视瑶函》：气血两虚，荣卫凝滞，以致肝肾脏受风邪，瞳神歪斜内障。

三味芦荟丸

【来源】《原机启微·附录》。

【组成】芦荟　甘草各一钱　羚羊角（蜜炙）二两

【用法】上为细末，炼蜜为丸，如梧桐子大。每服十丸，空心茶清送下。

【主治】黑水凝翳内障，不痛不痒，微有头旋胀涩者。

止痛散

【来源】《医学纲目》卷十三引《云岐子保命集》。

【别名】止疼散（《普济方》卷六十六）

【组成】柴胡一两半　甘草（炙）七钱半　瓜蒌根二两　当归　黄芩四两（一半酒浸，一半炒）　生地黄一两

【用法】上为粗末。每服三钱，用水一盏半，加生姜三片，大枣一枚煎，去滓，临卧热服。

【主治】饥饱劳役，因生目内障，两额角痛，目睛痛，时见黑花，及目赤肿痛，脉弦者。

【加减】小便不利，加茯苓、泽泻各五钱。

四物五子丸

【来源】《普济方》卷七十二引《澹寮方》。

【组成】菟丝子（制）　地肤子　枸杞子（酒蒸）　覆盆子（酒浸）　车前子（酒浸）　酸枣仁（去壳）　薏苡仁（炒）　柏子仁（炒）　鹿茸　苁蓉　当归　熟地黄　沉香　茯苓　川芎　白芍药各等分

【用法】上为末，炼蜜为丸。空心温酒送下。
【主治】肝肾不足，体弱眼昏，内障生花，不计远近。

枸苓丸

【来源】《普济方》卷七十二。
【组成】白茯苓八两 真枸杞子四两（酒浸蒸） 当归二两（酒洗） 青盐二两（别研） 菟丝子二两（酒蒸）
【用法】上为细末，炼蜜为丸，如梧桐子大。每服七十丸，空心白汤送下。
【主治】肾脏虚，水不上升，眼目昏暗，远视不明，渐生内障。

日精月华光明膏

【来源】《普济方》卷七十九。
【组成】好琥珀一钱半（别研） 马牙消（飞过）二钱半 铜绿一钱半 真胆矾一钱半（别研） 硼砂一钱半（别研） 没药四两（别研） 乳香三钱（别研） 青盐一钱半 朱砂一钱半 轻粉一钱（别研） 麝香半钱（别研） 片脑半钱（别研） 防风一钱 天花粉半钱（前药各研，候后药成膏却下） 黄连四钱（研） 当归一两（研） 诃子一对（去核，研） 石决明二两（去瓤，细研） 石膏一两半（碾，用腊八水或雪浸三日） 大鹅梨二十个（捶碎，用布扭去滓） 猪胰二具（用草夹细，去筋膜） 炉甘石四两（童便浸，淬烧五次） 黄丹一两（用腊八雪浸三日）
【用法】上先用黄连五味浸三日，却用大砂锅一口，纳药水，再添满七分，熬，重绵滤过，至四五碗，却将大鹅梨、猪胰二味入内，又熬至三碗，再用滤过。再入锅，下炉甘石、黄丹，同熬至二碗，又滤过，却下马牙消等十二味，不住手用槐柳条搅匀，候成膏，如前滤净，入瓶内，却入麝香、片脑等三味，十分搅匀。用油纸重封，无令水入，放冷水浸三日，然后旋取膏入瓶内。以铜箸点眼。
【主治】一切内障，翳膜遮睛，及攀睛胬肉，无问年久日深，或一目两目俱患，但能见人影者。

十味还睛丸

【来源】《银海精微》卷上。
【组成】防风 羌活 密蒙花 青葙子 川芎 蒺藜 甘草 白术 木贼 菟丝子（酒浸三宿，生用，焙干）
【用法】上为末，炼蜜为丸，如梧桐子大。每服二十丸，空心盐汤送下。
【主治】下元虚惫，一切内障。

补肾明目丸

【来源】《银海精微》卷上。
【组成】川芎 当归 熟地黄 菊花 山药 知母 石菖蒲 黄柏 青盐 远志 白蒺藜 川巴戟 五味子 白芍药 桑螵蛸 茺蔚子 菟丝子 青葙子 密蒙花 枸杞子 肉苁蓉 石决明
【用法】上为末，炼蜜为丸，如梧桐子大。每服四十丸，空心盐汤送下。
【主治】诸内障，欲变五风，变化视物不明。

泻肝散

【来源】《银海精微》卷上。
【组成】黄芩 桔梗 芒消 大黄 黑参 羌活 车前 当归 知母各一钱 龙胆草五分
【用法】上为末。水煎服。
【主治】
1.《银海精微》：眼生翳如萝卜花，或鱼鳞子，入陷如碎米者。
2.《医宗金鉴》：雷头风内障。

驻景补肾明目丸

【来源】《银海精微》卷下。
【组成】五味子 熟地黄（酒蒸，炒） 枸杞子 楮实子（酒浸） 肉苁蓉（酒蒸，焙） 车前子（酒洗） 石斛（去根）各一两 青盐（另研）一两 沉香（另研）五钱 磁石（火煨，醋、水飞过） 菟丝子（酒浸，另研）各一两
【用法】上为细末，炼蜜为丸，如梧桐子大。每服七十丸，空心盐汤送下。

【功用】安魂稳魄，补血气虚散。
【主治】肝肾俱虚，瞳人内有淡白色，昏暗渐成内障者。

省风汤

【来源】《银海精微》卷上。
【组成】防风　犀角　大黄　知母　玄参　黄芩　羚羊角（肝虚不用）　桔梗
【用法】上为末。每服二钱，加灯心、竹叶，水煎，食前服。
【主治】
1.《银海精微》：肝热火旺，瞳仁不清或细小。
2.《眼科全书》：沉翳内障。

三花五子丸

【来源】《扶寿精方》。
【组成】甘菊花　旋复花　密蒙花各一两　地肤子　青箱子　覆盆子　牛蒡子　蔓荆子各一两五钱
【用法】上为细末，无灰酒糊为丸，如梧桐子大。每服三五十丸，麦门冬煎汤送下。
【主治】肾气虚血弱，风毒上攻，眼目昏花，久成内障。
【加减】用本方治上证，外加草决明一两五钱，白蒺藜炒杵去刺，川芎、木贼、黄芩去节，防风各一两；有翳，用桑白皮煎汤下。

拨云散

【来源】《扶寿精方》。
【组成】当归　生地黄　甘菊花　黄连　山栀子　黄芥　石膏　荆芥　防风　郁金　旋覆花　木贼　青葙子　草决明　白蒺藜草　龙胆　蝉蜕
【用法】上锉散。每服水一钟半，煎七分，食远服。
【主治】内障青蒙。

搐鼻散

【来源】《古今医统大全》卷六十一。
【组成】黄丹　牙消各一两　雄黄三钱　没药五分
【用法】上为细末。先令患人口含温水，然后以管吹入鼻中，左目病则吹左鼻，右目病则吹右鼻。
【主治】一切火眼及内障。
【宜忌】久患眼疾而甚者不可吹。

生犀升麻汤

【来源】《葆光道人眼科龙木论》。
【组成】犀角一两一钱　川升麻　防风　白附子　白芷　黄芩各五钱　甘草一钱
【用法】上锉。每服三钱，水一钟半，煎至半钟，去滓再煎，食后服，一日三次。
【主治】内障。气血皆衰，荣卫凝滞，瞳仁倒者。

防风散

【来源】《眼科龙木论》卷一。
【别名】圆翳防风散（《医宗金鉴》卷七十七）。
【组成】茺蔚子　防风　桔梗　五味子　知母各二两　黑参　川大黄　细辛　芒消　车前子　黄芩各一两
【用法】上为末。每用一钱，以水一盏，煎至五分，去滓，食后温服。
【功用】《医宗金鉴》：泄其热邪。
【主治】圆翳内障。脑脂流下，肝风上冲，玉翳青白，瞳仁端正，阳看则小，阴看则大。

拨云退翳还睛丸

【来源】《万病回春》卷五。
【组成】密蒙花　木贼　白蒺藜　蝉蜕　青盐各一两　薄荷　香白芷　防风　生甘草　川芎（雀脑音）　知母　荆芥穗　枸杞子　白芍各五钱　黑脂麻五两　当归（酒洗、晒干）三钱　甘菊花六钱
【用法】上为细末，炼蜜为丸，如弹子大。每服一丸，饭后细嚼，苦茶送下。
【功用】常服终身眼不昏花。
【主治】内障。

保肝散

【来源】《万病回春》卷五。

【组成】当归 川芎 枸杞 苍术（米泔制） 白术（去芦） 密蒙花 羌活 天麻 薄荷 柴胡 藁本 石膏 木贼 连翘 细辛 桔梗 防风 荆芥各一钱 栀子 白芷各五分 甘草一钱

【用法】上锉一剂。水煎，先食干饭后服药。

【主治】肝病目生内障者。

复明散

【来源】(《证治准绳·类方》卷七)。

【别名】复明汤(《审视瑶函》卷五)。

【组成】黄耆一钱半 生地黄 柴胡 连翘 甘草（炙）各一钱 当归二钱 苍术 川芎 陈皮各五分 黄柏三分

【用法】上用水二大盏，煎至一盏，去滓稍热服。

【主治】

1.《证治准绳·类方》：内障。

2.《审视瑶函》：内络气郁，玄府不和，视物却非本色。譬观太阳若冰轮，睹灯火反红色，视粉墙转如红如碧者。

【宜忌】忌酒、湿面、辛热大料之物。

益本滋肾丸

【来源】《证治准绳·类方》卷七。

【组成】黄柏（去粗皮） 知母（去毛，各锉碎，酒洗）各等分

【用法】上为极细末，水为丸，如梧桐子大。每服一百五十丸，空心热汤送下，服后以干物压之。

【主治】眼昏暗，将成内障。

仙传珊瑚紫金膏

【来源】《寿世保元》卷六引薛巡兵方。

【别名】珊瑚膏(《疡医大全》卷十一)、珊瑚紫金膏(《中国医学大辞典》引验方)。

【组成】白炉甘石（南方出，名羊脑芦甘，童便浸七日，用灰火消银砂锅内煅，投入童便内共十日，晒干细研）一两 麝香（拣净，去皮，细研）五分 黄丹（高者名国丹，滚水飞过三次，晒干细研为细末）一两 海螵蛸（即乌贼鱼骨剥去皮甲，微火炙过，细研）二钱 乳香（光明者，入砂锅内微火炒出其烟，研细末）二钱 没药（光明者，入砂锅内微火炒出烟，细研）二钱 白硼砂（明净）二钱（细研） 青盐（去泥土，细研）五分 片脑（细研）三分

【用法】上将前七味，各研细末，秤足，合入一处，入钵内再研极细无声，后入麝、片二味，再研调匀，将蜂蜜用细袋滤过，熬蜜滴水成珠，夏老冬嫩，春、秋酌老嫩之间，用蜜调药，令稀稠得所，瓷器内封固，不可泄气。点眼。

【主治】远年近日内障青盲，云翳推移，火眼暴发，迎风冷泪，怕日羞明，肝肾虚损；及七十二种眼疾，二十年目不明者。

拨翳紫金膏

【来源】《济阳纲目》卷一〇一。

【组成】蕤仁一两（研，去皮油） 石蟹 珍珠 琥珀 麝香 片脑 硼砂 青盐 石燕子 金精石 银精石 白丁香 红珊瑚 乳香各五分（另研） 辰砂二钱（另研） 炉片石一两（火煅，连汤淬七次）

【用法】上为极细末，和匀，调用。

【主治】诸般赤眼，血膜内障。

除昏退翳丸

【来源】《济阳纲目》卷一〇一。

【组成】当归 川芎 木贼 天麻 甘菊花 白蒺藜 黄连 藁本 羌活 独活 青葙子 楮实子 荆芥 苍术 夜明砂 甘草各三钱

【用法】上为细末，炼蜜为丸，或饼或丸，每丸重一钱。每服二丸，临卧细嚼，米饮送下。刻日见效。

【主治】目内障。

羊肝丸

【来源】《丹台玉案》卷三。

【组成】羯羊肝一副（竹刀去膜，瓦上焙） 细

辛　熟地　羌活　独活　北五味　菊花　草决明各二两　杏仁（去皮尖）　枸杞子　青葙子　茺蔚子各一两　当归二两五钱　萎蕤仁（去壳）　麦门冬（去心）　地肤子各一两二钱

【用法】上为末，炼蜜为丸。每服二钱，一日三次。

【主治】内障眼疾。

镇肝饮

【来源】《丹台玉案》卷三。

【组成】菊花　旋覆花　石决明　茺蔚子各一钱　车前子　蔓荆子　枸杞子各一钱六分

【用法】上加灯心三十茎，水煎，食后服。

【主治】黑风内障。

三奇丸

【来源】《一草亭目科全书》。

【组成】熟地黄（九制）　麦门冬（去心）　车前子（去壳）各等分

【用法】上为末，炼蜜为丸，如梧桐子大。每服五十丸，食前滚水送下。

【主治】目内障。

孝感丸

【来源】《一草亭目科全书》。

【组成】夜明砂（洗净）　当归（酒洗）　木贼（去节）　蝉蜕（去足）各一两

【用法】上为末，用黑羊肝四两，水煮烂，捣如泥，入药拌和，捣为丸，如梧桐子大，每服五十丸，食后滚水送下。

【主治】内障。

报恩丸

【来源】《一草亭目科全书》。

【组成】川黄连一两　白羊肝一具（去筋膜，忌铁器）

【用法】以黄连末和肝于砂盆内，研令极细，丸如梧桐子大。每服三十丸，以滚水送下，连作五剂。

【主治】眼目内障等一切目疾。

【宜忌】忌猪肉、冷水、雄鸡。

补肝丸

【来源】《审视瑶函》卷三。

【组成】苍术（米泔水制）　熟地黄（焙干）　蝉退　车前子　川芎　当归身　连翘　夜明砂　羌活　龙胆草（酒洗）　菊花各等分

【用法】上为细末，米泔水煮猪肝，捣烂，入末为丸，如梧桐子大。每服五十丸，薄荷汤送下。

【主治】玛瑙内障。翳障薄而不厚，偏斜略带焦黄，如玛瑙之状。

固本丸

【来源】《审视瑶函》卷四。

【组成】熟地黄　生地　菟丝子各一两　当归　五味子　甘杞各八钱　麦门冬（去心）　牛膝　天门冬各七钱　茯神　地骨皮各五钱　远志四钱

【用法】上为细末，炼蜜为丸，如梧桐子大。每服二三十丸，空心淡盐汤送下；每晚茶、酒任下。可以久服。

【功用】补精益目，久服延寿。

【主治】禀受天真虚弱，肝肾二经不足，以致痘后两目清白，瞳神或开大，外无翳障，只艰于视者。

石决明散

【来源】《审视瑶函》卷五。

【组成】石决明（醋煅）　防风　人参　茺蔚子　车前子　细辛（减半）　知母　白茯苓　辽五味　玄参　黄芩各等分

【用法】上为细末。每服二钱，食前茶清调下。

【主治】银障。瞳神中生白色内障，轻则一点白亮，而如银星一片，重则瞳神皆雪白而圆亮。

退气散血饮

【来源】《审视瑶函》卷五。

【组成】大黄　当归身　乳香　没药　连翘　穿山甲　白芷各等分

【用法】上锉。白水二钟，煎至八分，去滓，食远服。

若气盛者，欲行针拨内障之际前二三日，先服本方数剂，平其五脏，弱者不必服之。

【功用】退气散血。

【主治】目内障。

菊花补肝散

【来源】《眼科全书》卷二。

【组成】甘菊 熟地 白芍 白茯 细辛 防风 柴胡 甘草 柏子仁各等分

【用法】上药用半水半酒煎，食后服。

【主治】肝虚目暗内障。

人参散

【来源】《眼科全书》卷三。

【组成】人参 白茯苓 石决明（炼过） 草决明 白蒺藜 麦门冬 蝉蜕 菟丝子 黄芩 地骨皮 木贼草 牛膝 远志 青葙 枳壳 甘草 木通各等分

【用法】上为末。以木贼草、淡竹叶煎汤调，食后温服。

【主治】涩翳内障。

去翳膜丸

【来源】《眼科全书》卷三。

【组成】兔子屎（焙干）

【用法】上药焙干为末，炼蜜为丸，如梧桐子大。每服二三十丸，米饮送下。

【主治】横开翳内障，肝肾二经受风热毒攻，以致瞳仁渐渐生翳膜，青白色，只一重似纸厚，托在黄仁金井内，金井外无团遍之忧。

石膏散

【来源】《眼科全书》卷三。

【组成】石膏五钱 麻黄一两 干姜七钱五分 何首乌五钱

【用法】上为末。每服二钱，白水煎，食后服。

【主治】雷头风，内障。

归花汤

【来源】《眼科全书》卷三。

【别名】归杞汤。

【组成】当归 密蒙花 黄连 熟地 楮实子 覆盆子 枸杞子 玄参 连翘 防风 石斛草 陈皮 白芍

【用法】水煎，食后服。

【主治】惊振内障者，或因被人打着，或撞着，或从高处跌下低处，致眼昏暗二三年者，一时内障形状，阴看能大，阳看能小，不辨三光；或后生人患云翳小小，阴看不大，阳看不小，不见三光；五风变五色，不离头痛，或因酒色过度，内伤肾气而致青风内障，不痒不痛，渐失其明，眼目俱不伤损，故无所见，日积月累，瞳仁开大，渐渐变青色。

当归活血汤

【来源】《眼科全书》卷三。

【组成】归尾 黄耆 没药 川芎 苍术 熟地 生地 赤芍 蒺藜 红花 香附 牛膝各等分

【用法】上为末，水煎，食后温服。

【主治】惊振内障，或后生人患云翳小小，阴看不大，阳看不小，不见三光者。

羊肝丸

【来源】《眼科全书》卷三。

【组成】当归（酒洗） 熟地（酒蒸） 白茯苓 柴胡 黄芩各一两 草决明 蔓荆子 茯神 知母 黄柏各七钱 赤芍 白芍 苍术（米泔水浸） 香附（四制） 玄参 牛膝 菟丝子（酒煮）各一两 龙胆草 青葙子 枸杞子 石决明（煅） 麦门冬（去心）各五钱

【用法】同羊肝为末，炼蜜为丸，如梧桐子大。每服三十丸，温汤送下。

【主治】高风，雀目，内障。

还睛丸

【来源】《眼科全书》卷三。

【组成】菟丝子（酒洗） 川芎 木贼 蒺藜（炒，去刺） 白芍 熟地 甘草 羌活 青葙子 密蒙花 当归 枸杞子 肉苁蓉

【用法】上为细末，炼蜜为丸，如梧桐子大。每服三十丸，食后白汤送下。

【主治】涩翳内障。

坠血丸

【来源】《眼科全书》卷三。

【组成】归尾 赤芍 生地 牛膝 蒺藜 石决明 五味子 芎藭 知母 细辛 香附 红花

【用法】上为细末，炼蜜为丸，如梧桐子大。每服四十丸，白汤送下。

【主治】小云翳内障。

坠翳丸

【来源】《眼科全书》卷三。

【组成】青葙子 草决明（炒） 玄参 细辛 防风 赤芍各七钱 车前子 谷精草 密蒙花 熟地 龙胆草 黄芩各八钱 白蒺藜（炒，去刺） 木贼 蝉蜕各五钱（去足） 石决明（煅）五钱

【用法】上为细末，炼蜜为丸，如梧桐子大。每服三十丸，食后滚汤或酒送下。

【主治】白翳黄心内障。

拨云散

【来源】《眼科全书》卷三。

【组成】黄连 黄芩 石决明 川芎 白芍 草决明 麦门冬 甘草 菊花

【用法】水煎，食后服。

本方方名，据剂型当作“拨云汤”。

【主治】三焦不顺，肝风上冲，肺热气盛，脑脂流下，致浮翳内障，不痛不痒，临光无神，翳如银色，瞳睛赤色，阴看略大，阳看略小。

夜明散

【来源】《眼科全书》卷三。

【组成】夜明砂 谷精草 木贼草 蝉蜕 蚌粉各一两

【用法】上研为末，以猪肝切开，掺药末在内，放锅内煮熟。细嚼下，效。

【主治】金星翳内障。

治睛散

【来源】《眼科全书》卷三。

【组成】当归 白术 白芍 赤芍 羌活 菊花 栀子 密蒙花

【用法】水煎。加蜜少许和服。

【主治】因肝肾二经受风热毒攻，以致生横开翳内障，瞳仁渐渐生一重青白色翳膜，似币厚，托在黄仁金井内。

试效丸

【来源】《眼科全书》卷三。

【组成】归身 生地 茺蔚子（炒） 黄柏（盐水炒） 柴胡各五钱 熟地八钱 赤芍一两二钱 川芎 防风 知母（盐水炒） 羌活各三钱 牡丹皮 寒水石 丹参各一钱 香附（童便入盐煮熟，去皮毛）一钱

【用法】上为末，炼蜜为丸，如梧桐子大。每服五十丸，白汤送下，随以食物压之。

【主治】金星翳内障。

枸杞菟丝汤

【来源】《眼科全书》卷三。

【组成】枸杞子 菟丝子 覆盆子 青葙子 熟地 防风 薄荷 玄参 密蒙花 当归 石决明 龙胆草

【用法】上水煎，磨石蟹汁冲入，食后服。

【主治】枣花翳内障。

清肝散

【来源】《眼科全书》卷三。

【组成】当归 赤芍 白芍 羌活 柴胡 前胡 知母 防风 荆芥 薄荷 黄芩 川芎 桔梗 甘草 石膏 滑石 枳壳 黄连

【用法】水煎，食后热服。

【主治】沉翳内障。因肝脏劳热，眼前常见黑花，年久凝结成翳，其色青白，瞳仁若沉在水中，多年清泪黄色。

羚羊角散

【来源】《眼科全书》卷三。

【别名】羚羊角饮（原书同卷）、羚羊角饮子（《审视瑶函》卷五）。

【组成】羚羊角 防风 人参 知母 白茯苓 玄参 桔梗各五钱 细辛 车前子 黄芩各二钱 枸杞子 熟地

方中枸杞子，熟地用量原缺。《审视瑶函》本方用量：各等分。

【用法】上研为末。每服五钱，水煎服。

【主治】

1.《眼科全书》：枣花翳内障。头旋脑热，痛痒不休，眼前常见黄黑二花，眼中有翳，参差如枣花。先起之时，瞳仁之间、金井内水中，先有一点，碎碎粧成，经二三年间凝结，方成内障，如枣花形状，四周如锯齿。或金针拨后，一时虽见，濛濛若烟雾，视物不真者。

2.《审视瑶函》：枣花障症。此症多因性急及患痰，竭视劳瞻，耽酒嗜辣，伤水湿热所致，初起甚薄而白，起于风轮周匝，从白膜四周环布而来，久则目急干涩，昏花不爽，甚则有瞳神细小内障等症；或因人触激，火入血分，则泪流赤痛。

镇肝丸

【来源】《眼科全书》卷三。

【组成】人参 白茯苓 五味子 石决明 细辛 山药 藁本 车前子 羌活 楮实子 夏枯草 石斛

【用法】上为末，炼蜜为丸，如梧桐子大。每服四十丸，茶清送下。

【主治】肝脏劳热，沉翳内障，眼前常见黑花。

养胃汤

【来源】《诚书》卷七。

【组成】柴胡七钱 人参 当归 升麻 甘草（炙） 干姜 葛根 白术 羌活各一两 防风五钱 黄耆一两半 白茯苓三钱 白芍六钱 五味子二钱

【用法】上为散。每服二钱，水煎服。

【主治】内障昏花。

羚羊补肝散

【来源】《张氏医通》卷十五。

【组成】羚羊角（镑） 人参各三两 茯苓 防风各二两 细辛 黑参 车前 黄芩 羌活各一两

【用法】上为散。食后米汤调服二钱。

【主治】肝风内障。

除风汤

【来源】《眼科阐微》卷三。

【组成】细辛 僵蚕 白芷 藁本 羌活 独活 细茶 花粉各等分 葱头七个

【用法】水煎。先熏后吃。

【主治】偏正头痛日久，渐成内障。

还睛散

【来源】《良朋汇集》卷五。

【组成】蒺藜五两 石决 防风 栀子各三两 木贼五两 青葙一两 蝉蜕五钱 粉草三钱

【用法】上为末。茴香水调服。

【主治】骨翳，枣花白翳黄心，痛如针刺，绿玉翳，小儿麻。

补肾磁石丸

【来源】《惠直堂方》卷二。

【组成】磁石二两（煅，醋淬七次，水飞净） 菟丝子二两（酒制） 北五味五钱 建石斛一两 枸杞子一两（米泔浸一日夜，去泔，人乳拌晒） 熟地一两五钱 车前一两（酒炒） 覆盆子一两（酒

炒） 楮实子一两 肉苁蓉一两（酒洗，去鳞肠） 沉香五钱 青盐五钱 槐子五钱

【用法】上为末，炼蜜为丸。每服三钱，空心盐汤送下。

【主治】肾气不足，瞳神昏暗，渐成内障。

【宜忌】切戒郁怒。

石决明散

【来源】《医宗金鉴》卷七十七。

【组成】石决明一钱 人参一钱 茯苓一钱 车前子一钱 细辛五分 防风二钱 大黄一钱 茺蔚子二钱 桔梗一钱半

【用法】上为细末，令匀。每服二钱，食后米饮汤调下。

【主治】浮翳内障。

补肝汤

【来源】《医宗金鉴》卷七十七。

【组成】茯苓一钱 桔梗一钱 茺蔚子二钱 黄芩一钱 防风二钱 川芎一钱 知母一钱 黑参一钱 当归身二钱 人参一钱

【用法】上为粗末。以水二盏，煎至一盏，去滓，食后温服。

【功用】清散虚热。

【主治】滑翳内障，肝风冲上，脑脂下注所致。

枣花翳还睛散

【来源】《医宗金鉴》卷七十七。

【组成】车前子 知母 茺蔚子 人参 防风 黑参各二钱 黄芩一钱半 茯苓二钱

【用法】上为粗末。以水二盏，煎至一盏，去滓温服。

【主治】枣花内障。怒伤肝胆，脑邪热冲入目中，风轮旁边，白睛之内，映出白翳，如枣花锯齿之状。

洗肝散

【来源】《医宗金鉴》卷七十七。

【组成】车前子一钱 柴胡一钱五分 黄芩一钱 细辛五分 黑参一钱 茺蔚子二钱

【用法】上为粗末。以水二盏，黑豆三七粒，煎至一盏，去黑豆，空心温服。

【主治】雀目内障。

浮翳坠翳丸

【来源】《医宗金鉴》卷七十七。

【组成】石决明一两 知母一两 细辛五钱 五味子半两 生地黄二两 人参二两半 防风一两 兔肝一具

【用法】上为细末，炼蜜为丸，如梧桐子大。每服三钱，茶清送下。

【主治】浮翳内障之证，初患之时，不痒不疼，从瞳神内映出白色，暗处看则其翳宽大，明处看其翳略小，全无血色相混。缘脑风冲入于眼，脑脂流下，致成内障。

绿风还睛丸

【来源】《医宗金鉴》卷七十七。

【组成】甘草 白术 人参 茯苓 羌活 防风 菊花 生地黄 蒺藜 肉苁蓉 山药 牛膝 青葙子 密蒙花 菟丝子 木贼 川芎各一两

【用法】上为细末，炼蜜为丸，如梧桐子大。每服三钱，空心清茶送下。

【主治】内障，已成绿风不足证。

绿风羚羊饮

【来源】《医宗金鉴》卷七十七。

【组成】黑参二钱 防风二钱 茯苓二钱 知母二钱 黄芩一钱 细辛一钱 桔梗二钱 羚羊角一钱 车前子一钱 大黄一钱

【用法】上为粗末，以水二盏，煎至一盏，食后去渣温服。

【主治】内障，已成绿风有余证。

滑翳决明丸

【来源】《医宗金鉴》卷七十七。

【组成】石决明一两 车前子一两 五味子半两 细辛半两 大黄一两 茯苓一两 知母一两 茺蔚子一两 黑参一两 防风一两 黄芩一两

【用法】上为细末，炼蜜为丸，如梧桐子大。每服三钱，食前茶清送下。

【功用】下利实热。

【主治】滑翳内障。瞳心内一点如水银银珠子之状，微含黄色，不痒不疼，无泪而遮蔽瞳神，渐渐失明，后则左右相牵俱损。

滑翳补肝汤

【来源】《医宗金鉴》卷七十七。

【组成】茯苓一钱 桔梗一钱 茺蔚子二钱 黄芩一钱 防风二钱 川芎一钱 知母一钱 黑参一钱 当归身二钱 人参一钱

【用法】上为粗末。以水二盏，煎至一盏，去滓，食后温服。

【功用】清散虚热。

【主治】因肝风冲上，脑脂流下所致滑翳内障。瞳心内一点如水银珠子之状，微含黄色，不痒不疼，无泪而遮蔽瞳神，渐渐失明，后则左右相牵俱损。

横翳还睛丸

【来源】《医宗金鉴》卷七十七。

【组成】石决明一两 车前子一两 生地黄二两 黄芩一两 防风二两 细辛五钱 五味子半两 黑参一两 人参一两

【用法】上为细末，炼蜜为丸，如梧桐子大。每服三钱，空心茶清送下。

【主治】内虚肝邪胃热，上冲于脑，脑脂下流入眼，致成内障，睛生横翳，又称剑脊翳，形如剑脊，自瞳中映出于外，中高边薄，横格于瞳人中心，色白如银。

凝翳通明散

【来源】《医宗金鉴》卷七十七。

【组成】防风一钱半 茺蔚子一钱 人参一钱 茯苓一钱 黑参二钱 桔梗一钱 车前子二钱 柏子仁二钱

【用法】上为粗末。以水二盏，煎至一盏，去滓，食后温服。

【主治】黑水凝翳内障。瞳人微大，瞳内微现青白色，大小眦头涩，眼中见花，黄黑不定，频频下泪。

羊肝明目丸

【来源】《疡医大全》卷十一。

【组成】羚羊角 白菊花（去叶蒂） 北五味 青葙子 牡丹皮各一两 白蒺藜（炒，去刺） 蜜蒙花 嫩黄耆（蜜拌，炙） 远志肉（甘草汤浸焙） 天门冬 麦门冬（去心） 白芍药（酒炒） 菟丝子各一两五钱 酸枣仁（炒） 杜仲（盐水拌炒，断丝） 白茯苓（乳拌三次） 于白术（东壁土炒） 怀山药（炒） 人参各二两 黑羊肝一具（去净膜） 泽泻（盐水拌炒）八钱 当归身（酒洗）二两五钱 生地黄（用砂仁五钱，同酒煮烂捣膏） 香附（童便浸一宿，晒干，用醋拌炒）各四两

【用法】黑羊肝用木贼草二两同酒煮烂，去木贼草，将肝同上药为细末，炼蜜为丸。每早三钱，白汤送下；每晚二钱，白酒送下。

【功用】明目。

明目夜光丸

【来源】《疡医大全》卷十一引《治眼奇方》。

【组成】生地（酒洗） 钗石斛 当归（酒洗） 菟丝子（酒煮，捣烂） 青葙子 枸杞子各二两 人参 山萸肉（去核） 怀牛膝（酒洗） 粉丹皮 玄参各一两 白茯苓 山药各一两五钱 密蒙花 菊花各五钱 北五味七钱

【用法】炼蜜为丸。每服三钱，空心开水送下。

【主治】目内障。

神效眼药

【来源】《疡医大全》卷十一。

【组成】蕤仁（上白者佳，去净油）二钱 冰片一

分　硼砂三钱　真牛黄　麝香各五厘

【用法】上为极细末。骨簪蘸点。

【主治】内障。

退翳神方

【来源】《疡医大全》卷十一。

【组成】木贼草（火煅）　石决明（火煅）　谷精草（火煅）各一两　黑羊肝一具（用铜刀切片，放蒸笼内蒸熟，以麻线串挂，阴干，不可经铁器）

【用法】上为细末。每早、晚用红糖汤调下。

【主治】内障。

秘精菟丝丸

【来源】《疡医大全》卷十一。

【组成】怀山药七分（打烂）　白茯苓　石莲肉各二两　菟丝子（煮饼）五两

【用法】山药糊加蜜为丸。每服三钱，空心、临卧俱用盐汤送下。

【主治】内障昏花翳障，肾气虚损，目眩耳鸣，四肢倦怠，夜梦遗精。

清肝补肾羚羊丸

【来源】《疡医大全》卷十一。

【组成】羚羊角（一枚，镑研，纸包，缚有乳妇人乳上一宿，次日研）一两　青盐二两（煅）　犀角尖五钱（制同羚羊角法）　百草霜（飞细）三钱

【用法】健猪肝一具，煮熟捣万下和丸。每服二钱，空心白汤送下。

【主治】目内障。少年、老年眼目视物不明者。

熟地黄丸

【来源】《杂病源流犀烛》卷二十二。

【组成】熟地　决明子　黄连　牛膝　酒黄柏　杞子　菟丝子　柴胡　生地　五味子

【主治】肾虚不足，视不分明，渐成内障。

夜灵散

【来源】《医级》卷八。

【组成】石决明（取九孔者，水煮一伏时用）　夜明砂（淘净，另研）各等分

【用法】上为末。每服三钱，猪肝二两，竹刀批开，入药于内，用线扎好，水煮一二时。临卧连药及汁嚼服。服七日愈。

【主治】目风内障，肝肺热深，至夜昏暗。

内障散

【来源】《名家方选》。

【组成】代赭石三分　滑石五分　石膏　炉甘石　朱砂各八分

【用法】上为末。绢包之，投热汤，日洗五六次。

【主治】内障。

除障复明汤

【来源】《会约医镜》卷六。

【组成】羯羊肝一具（瓦上焙干）　熟地二两　菟丝子　蕤仁　麦冬各一两　车前子　地肤子　五味子　防风　黄芩　茯苓各一两　杏仁（炒）　枸杞子　茺蔚子　苦葶苈　青葙子各一两　细辛四钱（加肉桂四钱更妙）

【用法】上为末，炼蜜为丸。每日三次。

【主治】内障失明。

珠参散

【来源】《银海指南》卷三。

【组成】真珠　人参各等分

【用法】上为末。人参汤送下，或莲肉汤亦可。

【主治】真阴不足，阴涸内热，内障青盲。

凤麟膏

【来源】《异授眼科》。

【组成】上好羊脑炉甘石八两（打如莲子大，一分重为则。用新铜罐盛入童便，浸四十九日，滤去宿童便，更入新童便煮，一柱香久，咬咸酸味，不必再煮，又不可煮老，研为细末，用缸片一大块，将药放在上，用硬炭火煅，一柱香久，甘石渐渐转如松花色，细心谨慎取起，总称匀分，作

四分。一分用细辛、荆芥穗、薄荷各一两，煮浓汁大半钟，亦煮三次）

【用法】上药研细筛过，另用瓷瓶收贮。点眼。治内障，迎风冷泪，怕日羞明，昏花者，须兑虎液、羊脑玉、冰片合用；治年久云翳遮睛，有血根扳睛者，先用青龙、羊脑玉点眼，直点至翳开之后，再用本方兑虎液、羊脑玉、冰片、珍珠、琥珀合用。

【主治】内障，迎风冷泪，怕日羞明，昏花；或年久云翳遮睛，不能行路，但见人影，如白衣人行，有血根扳睛者。

仙传神效点眼方

【来源】《异授眼科》。

【组成】上好羊脑炉甘石八两（打如莲子大，一分重为则，用新铜罐盛入童便，浸四十九日，滤去宿童便，再入新童便，煮一柱香，咬咸酸味，不必再煮，又不可煮老，研为细末，用缸片一大块，将药放在上，用硬炭火煅一柱香久，甘石渐渐转如松花色，细心谨慎取起，总秤匀分，作四份，作四法制之：一份用姜汁煮三次，候干，细研筛过，名曰虎液膏，另用瓷罐盛之，不可出气；一份用细辛、荆芥穗、薄荷各一两，煮浓汁大半钟，亦煮三次，如前研细筛过，名曰凤麟膏，另用瓷罐收贮；一份用晚蚕沙三升，炒为灰，滚水淋灰汁大半钟，亦煮三次，候干，研细，名曰青龙膏，另用瓷罐收贮；一份用童便再煮三次，候干，研细，名曰羊脑玉，另用瓷罐收贮）

【用法】以上并要铜锅煮方佳，研极细，各将瓷罐收贮听用。治内障，如迎风冷泪，怕日羞明，昏花等症，用虎液六分，羊脑玉二分，凤麟二分，冰片一分二厘，合匀调点；治内障胬肉扳睛，赤白翳膜烂弦等症，用虎液二分，羊脑玉四分，青龙四分五厘，冰片一分，合匀调点；治时行火眼，用虎液七分，羊脑玉三分，朱砂五厘（细末水飞），合匀调点；治年久云翳遮睛，不能行路，但见人影，如白衣人行，有血根扳睛，可治者，用青龙六分，羊脑玉四分、每日骨簪点四五次，点后闭目，药尽开眼，直点至翳开之后，再用虎液二分，羊脑玉二分，凤麟三分，冰片一分，珍珠五厘（煅，研细末），琥珀五厘（不用制），细末合匀，如法点。

【主治】目内障，迎风冷泪，怕日羞明，昏花；胬肉扳睛，赤白翳膜烂弦；年久云翳遮睛，不能行路，但见人影，如白衣人行，有血根扳睛者。

加味羊肝丸

【来源】《异授眼科》。

【组成】羊肝一具（去筋膜，瓦焙干） 细辛一两 熟地一两五钱 羌活一两 五倍子一两 白菊一两 防风一两 杏仁（去皮）一两 菟丝子一两 茯苓一两 草决明（炒）一两 枸杞一两 青葙子一两 地肤子一两 茺蔚子一两 石决明（煅）一两

【用法】上为末，炼蜜为丸。每服五十丸，盐汤或酒送下，一日三次。

【主治】心肾虚耗，水火不交，目有如转辘轳，渐生内障者。

羊肝丸

【来源】《异授眼科》。

【组成】羊肝一具（洗，去筋膜） 黄连三两 当归一两 蕤仁（去油）一两

【用法】先将羊肝入砂锅内煮烂，后入黄连等末，为丸如梧桐子大。每服五十丸，米汤送下。

【主治】目有内障，如云掩。

羊脑玉

【来源】《异授眼科》。

【组成】上好羊脑炉甘石八两（打如莲子大，一分重为则。用新铜罐盛入童便，浸四十九日，滤去宿童便，更入新童便煮，一柱香久，咬咸酸味，不必再煮，又不可煮老，研为细末，用缸片一大块，将药放在上，用硬炭火煅，一柱香久，甘石渐渐转如松花色，细心谨慎取起，总称匀分，作四分。一分用童便再煮三次，候干）

【用法】上药研细，另用瓷瓶收贮。点眼。治内障，迎风冷泪，怕日羞明，昏花者，须兑虎液、凤麟、冰片合用；治内障，胬肉扳睛，赤白翳膜烂弦者，须兑虎液、青龙、冰片合用；治时行火

眼、须兑虎液、朱砂合用；治年久云翳遮睛，有血根扳睛者，先用本方兑青龙点眼，直点至翳开之后，再用本方兑虎液、凤麟、冰片、珍珠、琥珀合用。

【主治】内障，迎风冷泪，怕日羞明，昏花，或胬肉扳睛，赤白翳膜烂弦；及时行火眼，或年久云翳遮睛，不能行路，但见人影，如白衣人行，有血根扳睛者。

返睛丸

【来源】《异授眼科》。

【组成】川芎一两　白蒺藜五钱　白术（土炒）五钱　木贼五钱　羌活五钱　细辛五钱　防风一两　熟地二两　独活五钱　白芷五钱　荆芥五钱　枸杞五钱　石决明五钱　甘草三钱　天麻二两　菊花五钱　蕤仁四钱　生地五钱　车前子（炒）一两　青葙子五钱　菟丝子五钱　草决明五钱

【用法】上为末，炼蜜为丸。每服三五十丸，空心盐汤送下。

【主治】心肾虚耗，水火不交，渐生内障者。

虎液膏

【来源】《异授眼科》。

【组成】上好羊脑炉甘石八两（打如莲子大，一分重为则。用新铜罐盛入童便，浸四十九日，滤去宿童便，再入新童便煮一柱香久，咬咸酸味，不必再煮；又不可煮老。研为细末，用缸片一大块，将药放在上，用硬炭火煅，一柱香久，甘石渐渐转如松花色，谨慎取起）。

【用法】上药取一份，用姜汁煮三次，候干，细研筛过，另用磁罐盛之，不可出气。外用点眼。治内障迎风冷泪，怕日羞明，昏花者，须兑羊脑玉、凤麟、冰片合用；治胬肉扳睛，赤白翳膜烂弦者，须兑羊脑玉、青龙、冰片合用；治时行火眼，须兑羊脑玉、朱砂合用；治年久云翳遮睛，有血根扳睛者，先用青龙、羊脑玉点眼，直点至翳开之后，再用本方兑羊脑玉、凤鳞、冰片、珍珠，琥珀合用。

【主治】内障，迎风冷泪，怕日羞明，昏花；或胬肉扳睛，赤白翳烂弦；及时行火眼，或年久云翳遮睛，不能行路，但见人影，如白衣人行，有血根扳睛者。

黄连败毒散

【来源】《异授眼科》。

【组成】黄连　黄柏　黄芩　独活　羌活　防风　当归　连翘　藁本　桔梗　人参　苏木　甘草　黄耆各等分

【用法】水煎服。

【主治】目有枣花，形如锯齿。

丹霞条

【来源】《眼科锦囊》卷四。

【组成】水银　乌铅各二钱　银朱一钱　芥叶五分　沉香一钱　桐炭适宜

【用法】上为细末，分为七炷。每一日一炷，含冷水，熏三度，经七日而止。

【主治】诸般内障，及诸毒上攻之眼疾。

地黄丸

【来源】《眼科锦囊》卷四。

【组成】地骨皮　石斛　杏仁　防风　枳实各十二钱　地黄一斤　牛膝十二钱

【用法】上药面糊为丸。每服一钱，白汤送下，一日二次。

【主治】诸般内障。

珍珠膏

【来源】《眼科锦囊》卷四。

【组成】虎肉二分　虎胆　冰片各五分　珍珠一钱　蛇骨一钱五分　炉甘石　银朱各二分五厘

【用法】上为细末。调炼蜜用之。

【主治】内外二障及烂眼。

神功汤

【来源】《眼科锦囊》卷四。

【组成】知母 人参 龙骨 天麻 附子 甘草
【用法】水煎服。
【主治】诸般内障。

神液丹

【来源】《眼科锦囊》卷四。
【组成】食盐 银朱 硇砂精
【用法】上为细末。用一小粟粒许点眼。
【主治】诸般内障，及干燥眼。

通经丸

【来源】《眼科锦囊》卷四。
【组成】刚铁五十钱 大黄三十钱 没药二十五钱 冰糖适宜
【用法】上为末，糊为丸，如梧桐子大。每服五十粒，白汤送下。
【主治】妇人月经不利，男子劳瘵，或诸般内障及属于虚证之病。

加味明目地黄丸

【来源】《外科证治全书》卷一。
【组成】生地黄一斤（酒炒） 人参四两 五味子三两 牛膝二两 麦冬六两（去心） 归身五两 甘枸杞五两 甘菊八两
【用法】上为细末，炼蜜为丸服。
【功用】专补肾水，兼补其气。
【主治】血少神劳，肝肾亏损所致的内障，外无肿痛翳膜，惟睛昏黑无光，若有所障。

归掌地黄丸

【来源】《卫生鸿宝》卷二。
【组成】归掌（即归身） 生地 熟地 天冬 麦冬 枸杞子 黑大豆（酒煨） 何首乌各二两 山药 茯神 黄耆（炙） 白术各一两 石决明（童便浸，煅） 草决明 蜜蒙花 谷精草（只取花用） 木贼（去节） 甘菊（去蒂） 丹皮 川芎各五钱
【用法】上为细末，羊肝二个，不落水蒸熟，捣烂为丸，如梧桐子大。每服三钱，淡盐汤送下。
【主治】内障昏花，瞳神散大，或缩小不明；青盲黑暗，虚翳遮睛；及血少阴虚而微热者。
【加减】热甚，加知母、黄柏各一两，肉桂二钱；虚寒，加菟丝子（酒浸，炒）、补骨脂各一两。

金光明目丸

【来源】《眼科秘书》卷上。
【组成】甘草 枸杞（共四两，分四制：一两用脂麻炒，一两用花椒炒，一两用童便浸炒，一两用盐水浸炒，制完听用） 熟地 生地 麦冬 密蒙花 白菊 赤芍 牡蛎 磁石（煅） 当归 川芎各一两 蝉蜕（洗去土） 谷精草 山栀 泽泻各一两
【用法】上共枸杞为末，炼蜜为丸，如梧桐子大。每服五十丸，早、午、晚食后滚水送下。
【主治】五风内障，肾虚，不论老幼，远近血枯诸眼症。

乙癸汤

【来源】《内科概要》。
【组成】生地 丹皮 脂麻 石决 玄参 蝉衣 山药 石蟹 菊花 茯神
【主治】肝肾两亏，虚火上浮，目赤，眩晕，耳鸣，久不治，便生内障。

补肝细辛散

【来源】《眼科菁华》卷下。
【组成】青葙子 人参 茯苓 熟地黄 五味子 菟丝子 茺蔚子 车前子 泽泻 细辛 防风
【用法】上为粗末。每服一两，水煎服。
【主治】肝虚积热，而成内障。

石斛夜光丸

【来源】《全国中药成药处方集》（西安方）。
【组成】薄荷七钱 当归二两 石斛一两半 杭芍二两 菊花四两 川芎六钱 生地 山萸茺蔚

各二两　胆草五钱　丹皮一两　栀子五钱　柴胡　北五味各七钱　羌活五钱　赭石二两　磁石二两　生草八钱

【用法】炼蜜为小丸。每服二三钱，淡盐水送下。

【功用】消炎，镇静，强壮。

【主治】内障，视物不清，云翳攀睛，瞳仁返背，慢性目疾。

【宜忌】忌刺激性食物。

琥珀还睛丹

【来源】《全国中药成药处方集》(大同、呼和浩特方)。

【组成】当归　生地　川芎　白芍　菊花　杞子　蒺藜各四两　故纸　川连　黄芩　茯苓　寸冬　琥珀　复盆子　蒙花　木贼各二两　青葙子　蔓荆子　楮实子　栀子　黄柏　知母　青盐　甘草各一两　胆草一两四钱

【用法】上为细末，炼蜜为小丸。每服三钱。

【功用】滋阴补肾，清心明目。

【主治】目内障。

石斛明目丸

【来源】《北京市中成药规范》。

【组成】石斛二十五斤　肉苁蓉二十五斤　麦门冬五十斤　茯苓一百斤　五味子二十五斤　人参一百斤　熟地黄一百五十斤　菟丝子二十五斤　草决明二十五斤　苦杏仁二十五斤　山药二十五斤　蒺藜二十五斤　川芎二十五斤　青葙子二十五斤　甘草二十五斤　牛膝二十五斤　黄连二十五斤　生地黄二十五斤六两　天门冬一百斤　防风二十五斤　枳壳二十五斤　菊花二十五斤　枸杞子二十五斤　生磁石二十斤　生石膏五十一斤

【用法】将药材加工洁净，炮制合格。取菟丝子、熟地黄、牛膝、枸杞子、天门冬、麦门冬、苁蓉、五味子、枳壳、甘草、苦杏仁煮提两次，时间分别为2.5小时、1.5小时。苦杏仁待群药沸腾后再下锅。合并以上药液，过滤沉淀，减压浓缩至比重1.35.温度(50℃)的稠膏。余药粉碎为细粉，过一百孔罗，混合均匀为原粉。取原粉与稠膏按比例制丸，低温干燥。每斤干燥九药用生赭石粉一两二钱为衣闯亮。每百粒干重五钱，每袋内装三十粒。每服三十粒，一日二次，温开水送下。

【功用】平肝清热，滋肾明目。

【主治】肝肾两亏，虚火上升引起的瞳仁散大，夜盲昏花，视物不清，内障抽痛，头目眩晕，精神疲倦。

【宜忌】忌辛辣食物。

复明片

【来源】《部颁标准》。

【组成】羚羊角1g　蒺藜40g　木贼25g　菊花50g　车前子25g　夏枯草25g　决明子40g　人参15g　山茱萸(制)25g　石斛40g　枸杞子40g　菟丝子25g　女贞子25g　石决明50g　黄连10g　谷精草25g　关木通25g　熟地黄25g　山药25g　泽泻10g　茯苓25g　牡丹皮25g　地黄25g　槟榔25g

【用法】制成糖衣片，每片0.3g。密封，防潮。口服，1次5片，每日3次，每疗程30天。

【功用】滋补肝肾，养阴生津，清肝明目。

【主治】青光眼，初、中期白内障及肝肾阴虚引起的羞明畏光、视物模糊等症。

【宜忌】禁忌辛辣刺激。

珍视明滴眼液

【来源】《新药转正标准》。

【组成】珍珠层粉水解液

【用法】制成滴眼剂。滴于眼睑内，1次1～2滴，每日3～5次，必要时可酌情增加。

【功用】明目去翳，清热解痉。

【主治】青光眼，防治青少年假性近视眼，并可作为眼的保健用药。

九、黑风内障

黑风内障，是指以瞳神内呈昏黑色，头眼胀痛，瞳神散大，视力下降、眼前见黑花为主要表现的病情。《秘传眼科龙木论》："此眼初患之时，头旋额角偏痛，连眼睑骨及鼻颊骨时亦痛，兼眼内痛涩，有黑花来往，先从一眼先患，以后相牵俱损。"病发多因肾虚风热上攻所致。治宜平肝潜阳，滋补肝肾。

补肾丸

【来源】《太平圣惠方》卷三十三。
【组成】磁石二两（烧醋淬七遍，捣碎细研，水飞过） 菟丝子一两（酒浸三日，晒干，别捣为末） 五味子一两 细辛一两 熟干地黄一两半 泽泻一两 茺蔚子一两半 薯蓣一两 覆盆子一两半 肉苁蓉一两半（酒浸一宿，刮去皱皮，炙干） 车前子一两
【用法】上为末，炼蜜为丸，如梧桐子大，每服三十丸，空心及晚食前以盐汤送下。
【主治】眼昏暗，瞳人不分明，成黑风内障。

补肾丸

【来源】《圣济总录》卷一一二。
【组成】泽泻（去苗叶） 菟丝子（酒浸，焙，别捣）各一两 五味子（炒） 熟干地黄（焙） 茺蔚子各二两 山芋一两半 细辛（去苗叶）一两
【用法】上为末，与菟丝子末和匀，炼蜜为丸，如梧桐子大。每服二十丸，空心盐汤送下。
【主治】目暗浮花，恐变成黑风内障。

补肾丸

【来源】《秘传眼科龙木论》卷二。
【组成】人参 茯苓 五味子 细辛 肉桂 桔梗各一两 山药 柏子仁各二两半 干地黄一两半
【用法】上为末，炼蜜为丸，如梧桐子大。每服十丸，空心茶送下。
【主治】黑风内障。

羚羊角饮子

【来源】《秘传眼科龙木论》卷二。
【别名】黑风羚羊饮（《医宗金鉴》卷七十七）。
【组成】羚羊角 羌活 黑参 细辛 桔梗 黄芩 柴胡各一两 车前子 茺蔚子各一两半 防风一两
【用法】上为粗末。以水二盏，煎至一盏，食后去滓温服。

原书作丸剂，与方名不符，据《医宗金鉴》改。

【主治】黑风内障。眼初患之时，头旋额角偏痛，连眼睑骨及鼻颊骨时时亦痛，兼眼内痛涩，有黑花来往，先从一眼患，以后相牵俱损。多因肾脏虚劳，房室不节所致。

地黄丸

【来源】《眼科全书》卷三。
【组成】熟地二两 当归 赤芍 石斛 藁本 夏枯草 楮实子 青葙子 蔓荆子 草决明 龙胆草 白芍 黄芩各一两 远志（去心） 黄耆各五钱
【用法】上为细末，炼蜜为丸，如梧桐子大。每次三十丸，食后服，一日三次。
【主治】黑风内障。初发时，头旋脑痛，眼涩生花，往来昏黑。

利水益心丹

【来源】《辨证录》卷三。
【组成】茯苓 人参 薏仁 巴戟天各五钱 白芥子 肉桂各三钱 白术一两
【用法】水煎服。
【功用】祛荡肾邪。
【主治】目痛之余，肾邪乘心，两目白眥尽变为黑，不痛不疼，仍能视物无恙，毛发直如铁条，痴痴如醉，不言不语。

泻肝散

【来源】《良朋汇集》卷五。

【组成】当归　芍药　羌活　荆芥各二钱　茯苓　人参　川芎　防风　蛇蜕　甘草各一钱　蒺藜　郁李仁各三钱

【用法】上为末。食后酒调服。

【主治】眼目黑风刑候。

泻肝散

【来源】《良朋汇集》卷五。

【组成】甘草三钱　荆芥二钱　大黄二钱　栀子五钱

【用法】上为末。酒调，食后服。

【主治】眼目黑风刑候。

十、黄风内障

黄风内障，是指瞳神散大难收，瞳色昏黄的病情。《世医得效方》："高风雀目……才至黄昏便不见，经年瞳子如金色，名曰黄风。"《古今医统大全》："黄风内障，此证多因胃火太盛，上冲头目。初病痛涩，久则昏花，如雾漫天，红焰黄黄，渐致失明。"病发多为绿风内障或青风内障，经治不效或治不及时，风火痰郁诸邪阻滞脉络，或高风雀目病久正虚发展而成。治宜清热平肝，滋阴息风。

椒红光明丸

【来源】《丹台玉案》卷三。

【组成】川椒　夜明砂　海金沙　菊花　石决明　川芎　蝉蜕　白蒺藜　防风　苍术　熟地　当归　车前子　川乌各一两　玄精石三钱　黄连　珍珠各五钱　人参八钱

【用法】上为末，蜜为丸。每服三钱，空心木香汤送下。

【主治】瞳仁黄风内障。

夜光椒红丸

【来源】《异授眼科》。

【组成】川芎一两　白蒺藜（炒）五钱　防风五钱　苍术（炒）二两　熟地三两　车前子（炒）三钱　玄精石五钱　羌活一两　当归一两　川乌一两　陈皮一两　黄连一两　珍珠五钱　人参五钱　川椒五钱

【用法】上为细末，炼蜜为丸，如梧桐子大。每服四十五丸，木香汤送下。

【主治】瞳人黄。

十一、绿风内障

绿风内障，是指以眼珠变硬，瞳神散大，瞳色淡绿，视力严重减退为主要特征的病情。《秘传眼科龙木论》："此眼初患之时，头眩额角偏痛，连眼睑骨及鼻颊骨痛，眼内痛涩见花。"病发多为风、火、痰、郁及肝之阴阳失调，引起气血失和，经脉不利，目中玄府闭塞，珠内气血津液不行所致。常因情志刺激或劳神过度后发病，自觉眼珠微胀，同侧头额作痛，鼻根发酸，观灯火有虹晕，视物昏矇，如隔云雾等，休息之后，诸症尚可缓解。其治疗，常取清热泻火，凉肝息风，疏肝和胃，滋阴降火等法。

羚羊角丸

【来源】《太平圣惠方》卷三十三。

【组成】羚羊角屑一两　石决明二分（捣，细研，水飞过）　决明子三分　独活半两　防风半两（去芦头）　蔓荆子半两　甘菊花半两　吴蓝子半两　车前子三分　甘草半两（炙微赤，锉）　犀角屑三分　栀子仁半两
【用法】上为末，炼蜜为丸，如梧桐子大。每服二十丸，食后温浆水送下。
【主治】绿风内障。肝肺风热壅滞，见红白黑花，头额偏疼，渐渐昏暗不见物者。

羚羊角汤

【来源】《圣济总录》卷一一二。
【别名】羚羊角饮子（《秘传眼科龙木论》卷二）、羚羊角饮（《古今医统大全》卷六十一）、羚羊角散（《医学六要》卷八）。
【组成】羚羊角（镑）二两　人参　白茯苓（去黑皮）　玄参　细辛（去苗叶）　黄芩（去黑心）　车前子　防风（去叉）　桔梗（锉，炒）　知母（焙）各一两
【用法】上为粗末。每服三钱匕，以水一盏，煎至六分，去滓，食后、临卧温服。
【主治】

1.《圣济总录》：眼疼痛浮花，恐变成绿风内障。

2.《秘传眼科龙木论》：绿风内障。此眼因肝肺受劳所致，初患之时，头旋额角偏痛，连眼睑骨及鼻颊骨痛，眼内痛涩见花。或因呕吐恶心，或因吐逆后，便令一眼先患，然后相牵俱损，目前生花，或红或黑。

羚羊角散

【来源】《太平圣惠方》卷三十三。
【组成】羚羊角屑　人参（去芦头）　羌活　玄参　地骨皮　车前子　防风（去芦头）各三分　决明子一两
【用法】上为细散。每服二钱，食后煎竹叶汤调下。
【主治】眼浮花散，渐渐昏矇，或青风内障。

葳蕤散

【来源】《太平圣惠方》卷三十三。
【组成】葳蕤一分　羚羊角屑一两　蕤仁半两（汤浸，去赤皮）　蔓荆子三分　甘菊花半两　羌活三分　玄参三分　芎藭三分　甘草半两（炙微赤，锉）　枳壳三分（麸炒微黄，去瓤）
【用法】上为散。每服四钱，以水一中盏，入竹叶二七片，煎至六分，去滓，食后温服。
【主治】青风内障瞳仁，虽在昏暗，渐不见物，状如青盲。

羚羊角饮

【来源】《圣济总录》卷一一二。
【别名】羚羊角汤（《秘传眼科龙木论》卷二）。
【组成】羚羊角（镑）　地骨皮（洗）　人参　羌活（去芦头）　车前子　玄参各一两
【用法】上为粗末。每服三钱匕，以水一盏，煎至七分，去滓，食后临卧温服。
【主治】

1.《圣济总录》：眼渐昏及睹浮花，恐变成青风内障。

2.《秘传眼科龙木论》：青风内障。眼初患之时，微有痛涩，头旋脑痛，或眼先有花无花，瞳仁不开不大，渐渐昏暗；或因劳倦，渐加昏重。

3.《张氏医通》：肝热生风内障。

4.《医钞类编》：青风内障，但酸痛不热不肿者。

羚羊角散

【来源】《世医得效方》卷十六。
【组成】家菊　防风　川芎　羌活　车前子　川乌（炮，去皮脐）各半两　半夏（泡）　羚羊角　薄荷叶各一分　细辛一两
【用法】上锉散。加生姜，水煎服。或为末，食后荆芥茶清调下，后服还睛散。
【主治】

1.《世医得效方》：绿风内障。初患则头旋，两额角相牵瞳仁，连鼻隔皆痛，或时红白花起，或先左而后右，或先右而后左，或两眼同发，或

吐逆。乃肝肺之病，肝受热则先左，肺受热则先右，肝肺同病则齐发。

2.《张氏医通》：内外翳障，但酸疼涩痛，不热不肿者。

还睛散

【来源】《秘传眼科龙木论》卷二。

【组成】人参　车前子　地骨皮　茯苓　细辛　防风　芎藭　羌活各等分

【用法】上为末，以水一盏，散一钱，煎至五分，去滓，食后温服。

【主治】青风内障，初患之时，微有痛涩，头旋脑痛，或眼先见有花无花，瞳人不开不大，渐渐昏暗，或因劳倦，渐加昏重，皆因五脏虚劳所作。

【宜忌】初患之时，或因劳倦，渐加昏重，宜令将息，便须服药，恐久结为内障，不宜针拨。

半夏羚羊角散

【来源】《审视瑶函》卷五。

【组成】羚羊角（锉细末）　薄荷　羌活　半夏（炙）各钱半　白菊花　川乌（炮）　川芎　防风　车前子各五钱　细辛二钱

【用法】上为末。每服三钱，加生姜三片，水二钟，煎一钟，去滓服，或荆芥汤下。

【主治】痰湿攻伤，绿风内障。

十一味还精丸

【来源】《眼科全书》卷三。

【组成】川芎　白术　防风　木贼　羌活　甘草　蒺藜　密蒙花　青葙子　菟丝子　当归

【用法】上为末，米糊为丸，如梧桐子大。每服四十丸，茶送下，一日三次。

【主治】青风内障。

羚羊角散

【来源】《眼科全书》卷三。

【组成】羚羊角　防风　川芎　羌活　菊花　半夏

【用法】上为末。每服二钱，荆芥汤调下。

【主治】绿风内障。因肝气热极，虚劳所致，亦且肾水不滋，肝气日损，初时但觉头额鼻颊诸处疼极，夜见有花，红黑不定，先患一眼，此后相牵俱患，日久变为昏暗。

青风还睛散

【来源】《医宗金鉴》卷七十七。

【组成】茯苓　人参　防风　地骨皮　车前子　羌活　川芎　细辛各等分

【用法】上为粗末。以水二盏，煎至一盏，去滓，食后温服。

【主治】目内障久，变青风不足。

青风羚羊汤

【来源】《医宗金鉴》卷七十七。

【组成】羚羊角一钱　元参一钱　地骨皮一钱　车前子一钱五分　川芎一钱　羌活一钱　细辛五分

【用法】上为粗末。以水二盏，煎至一盏，食远温服。

【主治】目内障久，变青风有余。

清痰利水汤

【来源】《眼科临症笔记》。

【组成】黑元参八钱　清半夏四钱　吴茱萸二钱　广陈皮二钱　胆星三钱　泽泻三钱　防己三钱　石苇三钱　黄连二钱　柴胡三钱　川芎三钱　升麻三钱　藁本三钱　甘草一钱

【用法】代赭石七钱为引，水煎服。

【主治】绿风障症（青光眼）。两眼瞳孔稍大，略带青黄色，只觉头晕目胀，自视青色茫茫，或兼呕吐、泛恶。

平肝潜阳汤

【来源】《张皆春眼科证治》。

【组成】酒生地 15 克　玄参 9 克　五味子 3 克　酒白芍　菊花　石决明　生牡蛎　车前子各 9 克

【功用】滋阴降火，平肝潜阳。

【主治】绿风内障，水不涵木，肝火偏盛。头痛眼胀，时轻时重，瞳神时散时收，（后期则不能收），视物模糊，白睛淡赤，按之目珠较硬者。

羚羊角汤

【来源】《张皆春眼科证治》。

【组成】羚羊角0.6克　防风6克　知母　元参　茯苓　酒黄芩　车前子　夏枯草各9克　五味子3克

【功用】清肝祛风，除湿降浊。

【主治】绿风内障。肝经风热挟湿邪上攻，头痛目痛剧烈，白睛混赤，瞳神散大色绿，按之石硬，视力锐减，或兼恶心呕吐者。

【加减】若兼恶心呕吐，可加竹茹9克、清半夏6克，降逆止呕。

【方论】方中羚羊角、酒黄芩、夏枯草清肝泻火，羚羊角且有熄风之力，酒黄芩且有燥湿之能；茯苓、车前子降浊除湿，导湿热下行；防风驱散风邪；知母、元参、五味子滋肾阴以降虚火，五味子酸敛且有缩瞳之能。

【验案】绿风内障　范某某，男，34岁，工人。1972年11月28日初诊：左目胀痛，连及患侧头痛2天。6天前开始感觉左眼发胀，视物尚可，没经治疗。前天晚上因他事不从其心，饮酒后蒙头便睡，深夜便觉头痛，左目胀痛，视灯光如火团，室内之物不能看清，今日更重，头痛如裂，视物昏蒙。检查：视力，右眼1.5，左眼1米指数，胞睑浮肿，白睛混赤，抱轮尤重，青睛混浊，如蒙一层蒸气，瞳神散大，色昏暗淡绿，按之目珠坚硬。此为绿风内障，因肝经风热挟湿邪上攻而成，治以羚羊角汤（未点缩瞳剂），服药2剂。11月30日复诊：头痛眼痛大减，白睛红赤减退，青睛周围已现青润，瞳神稍敛，视力0.3，又服上方2剂。12月3日三诊：气、风二轮已复如常，瞳神稍大，色暗，按之目珠较硬，仍视物不清。以平肝潜阳汤服至12月18日，一切恢复正常，视力，双眼1.5。嘱其常服明目地黄丸，禁忌饮酒。观察1年，未见复发。

十二、乌风内障

乌风内障，是指视觉渐暗，瞳内气色昏浊如浓烟重雾的病情。《龙树菩萨眼论》：“眼都无痛痒，亦不头旋，渐渐昏暗，亦无翳，与不病人同，名曰乌风，古名黑风。”《世医得效方》：“乌风，此眼虽痒痛而头不旋，但渐渐昏暗，如物遮定，全无翳障，或时生花，此肝有实热。”《证治准绳》：“乌风内障证，色昏浊晕滞气如暮雨中之浓烟重雾，风痰人嗜欲太多，败血伤精，肾络损而胆汁亏，真气耗而神光坠矣。”治宜养阴清热，祛风涤痰为主。

石决明丸

【来源】《太平圣惠方》卷三十三。

【组成】石决明一两（捣，细研，水飞过）　茺蔚子二两　防风一两（去芦头）　车前子一两　细辛一两　桔梗二两（去芦头）　人参一两（去芦头）　白茯苓一两　薯蓣一两

【用法】上为末，炼蜜为丸，如梧桐子大。每服二十丸，空心及晚食前以盐汤送下。

【主治】眼乌风内障。

羚羊角散

【来源】《太平圣惠方》卷三十三。

【组成】羚羊角屑一两　防风一两（去芦头）　川芎一两　赤芍药一两　黄芩一两　甘菊花一两　细辛一两　枳壳一两（麸炒微黄，去瓤）　黄连一两（去须）　石膏二两　甘草半两（炙微赤，锉）

【用法】上为粗散。每服三钱，以水一中盏，煎至六分，去滓，食后温服。

【主治】乌风内障，昏暗不见物。

决明丸

【来源】《圣济总录》卷一一二。
【组成】石决明（洗） 茺蔚子 车前子 防风（去叉） 细辛（去苗叶） 桔梗（锉，炒） 人参 白茯苓（去黑皮） 山萸各一两
【用法】上为末，炼蜜为丸，如梧桐子大。每服二十丸，空心以盐汤送下。
【主治】

1.《圣济总录》：眼昏暗浮花，恐成乌风内障。

2.《济阳纲目》：乌风内障，无翳，但瞳仁小，三五年内结成翳，青白色，不宜针，视物有花。

泻肝散

【来源】《世医得效方》卷十六。
【组成】郁李仁 荆芥各一分 甘草（炙）大黄各半两
【用法】上锉散。每服三钱，水一盏半煎，食后温服。
【主治】乌风，眼虽痒痛，而头不旋，但渐渐昏暗，如物遮定，全无翳障，或时生花，此肝有实热。

补肝汤

【来源】《秘传眼科龙木论》卷二。
【组成】芍药 细辛 桔梗 车前子 人参 茯苓各一两 羌活 防风各二两
【用法】上为末。每服一钱，以水一盏，煎至五分，去滓，食前温服。
【主治】乌风内障。

大黄泻肝散

【来源】《证治准绳·类方》卷七。
【组成】郁李仁 荆芥各二钱半 甘草 大黄各五钱
【用法】水煎，食后服。
【主治】乌风内障。

泻肝饮

【来源】《丹台玉案》卷三。
【组成】防风 羚羊角 远志 桔梗 黄芩 甘草 赤芍各一钱 人参 细辛各二钱
【用法】水煎，食后服。
【主治】乌风障眼，蟹睛疼痛。

益肝散

【来源】《眼科全书》卷三。
【组成】当归 川芎 白芍 半夏 柴胡 黄芩 草决明 甘草 蒺藜 胆草 楮实子
【用法】水煎，食后服。
【主治】乌风内障。

滋肾丸

【来源】《眼科全书》卷三。
【组成】当归 熟地 枸杞 白术 白芍 白茯 牛膝 胆草 覆盆子 肉苁蓉 川芎 玄参各一两 菟丝子一两半（酒煮） 苍术（米泔水浸） 防己 厚朴 远志 黄柏 知母 青葙子 石决明 蒺藜各七钱 香附 蒙花 磁石（煅，醋淬） 砂仁各五钱 甘草四钱 人参三钱
【用法】上为细末，炼蜜为丸，如梧桐子大。每服三五十丸，盐汤或酒下。
【主治】乌风内障。不痒不痛，其瞳仁不开大，渐渐昏沉，又无翳障，是由气涩使然。

凉胆丸

【来源】《良朋汇集》卷五。
【组成】黄连三钱 僵蚕二钱 防风三钱 地黄 黄柏 荆芥各五钱 黄芩 龙胆 菊花 赤芍药各三钱 芦荟（炒）

方中芦荟用量原缺。

【用法】上为末，炼蜜为丸，薄荷汤送下。
【主治】黑花内障。

羚羊角散

【来源】《良朋汇集》卷五。
【组成】当归五钱 薄荷二钱 甘菊 防风 细辛 车前 川芎 羌活 半夏 羚羊各三钱 川乌一二个（去皮尖，醋煮）
【用法】上为粗末。水煎服。
【主治】逆顺生翳，并黑风黑翳，青绿内障，花翳白陷。

乌风决明丸

【来源】《医宗金鉴》卷七十七。
【组成】石决明二两 细辛五钱 桔梗 防风 茺蔚子 车前子 茯苓 山药 元参各二两
【用法】上为细末，炼蜜为丸，如梧桐子大。每服三钱，食前茶清送下。
【主治】乌风有余证。

乌风补肝散

【来源】《医宗金鉴》卷七十七。
【组成】川芎 熟地黄 当归 蒺藜 白芍药 木贼 夏枯草 防风各一钱
【用法】上为粗末。以水二盏，煎至一盏，去滓食前温服。
【主治】乌风不足证。

十三、圆翳内障

圆翳内障，亦称胎毒内障、枣花内障、如金内障等，是指即黄精混浊，视物不清渐至失明的病情。《秘传眼科龙木论》："圆翳内障，凡眼初患之时，眼前多见蝇飞花发，垂蟢，薄烟轻雾，渐渐加重，不痛不痒，渐渐失明，眼与不患眼相似，且不辨人物，惟睹三光，病人不觉，先从一眼先患，向后相牵俱损。此是脑脂流下，肝风上冲，玉翳青白，瞳人端正，阳看则小，阴看则大。"病发多由先天不足，或因肝经风热及阴虚湿热，上攻于目而成；亦可由肝肾阴虚，目失濡养而患。治宜平肝清热，疏风除湿，滋养肝肾。

羚羊角饮

【来源】《圣济总录》卷一一二。
【别名】羚羊角饮子（《秘传眼科龙木论》卷一）、圆翳羚羊饮（《医宗金鉴》卷七十七）。
【组成】羚羊角（镑）三两 防风（去叉）二两 车前子 细辛（去苗叶） 人参 知母（焙） 黄芩（去黑心）各一两
【用法】上为粗末。每服三钱匕，以水一盏，煎至六分，去滓，食后临卧温服。针拨后服用。
【主治】

1.《圣济总录》：内障圆翳，状如冰水团圆，一点不散。

2.《秘传眼科龙木论》：圆翳内障，初患之时，眼前多见蝇飞花发，垂蟢，薄烟轻雾，渐渐加重，不痛不痒，渐渐失明，眼与不患眼相似，且不辨人物，惟睹三光，病人不觉，先从一眼先患，向后相牵俱损。此是脑脂流下，肝风上冲，玉翳青白，瞳仁端正，阳看则小，阴看则大。

补肝散

【来源】《世医得效方》卷十六。
【组成】熟地黄 白茯苓（去皮） 家菊 细辛各半两 芍药三分 柏子仁一分 甘草半钱（炙） 防风一分 北柴胡一两（去芦）
【用法】上锉散。每服三钱，水一盏半煎，食后服。
【主治】肝肾俱虚，圆翳内障，黑珠上一点圆翳，日中见之差小，阴处见之则大白，或明或暗，视物不明，以冷药治之，转见黑花。

补肾丸

【来源】《世医得效方》卷十六。

【组成】巴戟（去心） 山药 破故纸（炒） 茴香 牡丹皮各半两 肉苁蓉一两（洗） 枸杞子一两 青盐一分（后入）

【用法】上为末，炼蜜为丸，如梧桐子大。每服三十丸，空心盐汤送下。

【主治】

1.《世医得效方》：圆翳内障。

2.《医学入门》：头眩耳鸣，起坐生花，视物不真。

平肝散

【来源】《诚书》卷七。

【组成】羚羊角 细辛 防风 人参 车前子 黄芩 知母 羌活 茯苓 玄参

【主治】圆翳内障，不痛不痒。

补肾丸

【来源】《杂病源流犀烛》卷二十二。

【组成】熟地 杞子 山萸 山药 丹皮 补骨脂 核桃肉

【用法】炼蜜为丸服。

【主治】圆翳。黑珠上一点圆，日中见之差小，阴处见之即大，视物不明，转见黑花，由肝肾两虚而得。

二参还睛汤

【来源】《张皆春眼科证治》。

【组成】人参1.5克 元参 熟地 当归 酒白芍 旱莲草 麦门冬 车前子各9克

【功用】补肝肾以益精血，健脾胃以养瞳神。

【主治】肝肾两亏，或脾胃虚弱，精气不能上荣，或肝经风热，耗伤精汁，睛珠失濡所致圆翳内障。

活瘀四物汤

【来源】《张皆春眼科证治》。

【组成】酒生地15克 赤芍 当归各9克 川芎3克 苏木9克 血竭6克 刘寄奴9克 枳壳1.5克

【功用】活血祛瘀，通络，补养肝肾。

【主治】钝力撞击，眼珠受损，但未破裂，瞳神慢慢变白（外伤性白内障）。

【方论】方中苏木、血竭、刘寄奴、赤芍、川芎活血祛瘀，疏通络脉；酒生地、当归清热养阴，且有行血之力；枳壳理气以助活瘀。

十四、冰瑕翳障

冰瑕翳障，又名水霞翳障、水瑕深翳、冰瑕翳深、水晶、玉翳浮满等，是指黑睛结瘢，瘢痕菲薄，如冰上之瑕，须在集光下方能察见的病情。《秘传眼科龙木论》：“冰翳内障，此眼初患之时，头旋，额角偏痛，眼睑骨疼痛，眼内赤涩，有花或黑或白或红，皆因肝脏积热，肺受风劳。”《眼科捷径》：“此眼初患之时，因肝脏壅热，肝受毒风，时常发歇不定，致令乌珠生翳如葱白，淡淡如水霞之状。”治宜清肝泻热，疏风明目。

还睛丸

【来源】《圣济总录》卷一一二。

【组成】车前子 防风（去叉） 茺蔚子 知母（焙）各二两 人参 桔梗（炒） 黄芩（去黑心）各一两 五味子 细辛（去苗叶）各一两半 生干地黄（焙） 玄参各半两

【用法】上为末，炼蜜为丸，如梧桐子大。每服十丸至十五丸，空心茶清送下。

【主治】内障冰翳，如水冻坚结睛上，拨之不下，针后及横关翳。

羚羊角散

【来源】《云岐子保命集》卷下。
【组成】羚羊角　升麻　细辛各等分　甘草半之
【用法】上为细末。一半为散；一半炼蜜为丸，如梧桐子大。每服五七十丸，以米泔水煎羚羊角散送下，食后临卧服。
【主治】
1.《云岐子保命集》：冰翳久不去者。
2.《审视瑶函》：鱼鳞障，色虽白而不光亮，状常斜歪者。

通肝散

【来源】《世医得效方》卷十六。
【组成】山栀子　蒺藜（炒，去尖）　枳壳（去白）　荆芥各半两　车前子　牛蒡子各一分（炒）　甘草五钱（炙）
【用法】上为末。每服二钱，食后苦竹叶汤调下。
【主治】
1.《世医得效方》：胆气盛，攻于肝，致生冰翳，如冰冻坚实，傍观目透于瞳仁内，阴处及日中看之，其形一同，疼而泪出；旋螺尖起，目疼痛，生翳膜，尖起而赤似旋螺；睑硬睛疼，睑中红赤而坚硬，眼睛疼痛而泪出无时，怕日羞明。
2.《医学入门》：垂帘膜，赤膜自上垂下遮睛。

清凉散

【来源】《世医得效方》卷十六。
【组成】蔓荆子　荆芥　苦竹叶　甘草各半两　山栀子一分（去皮）
【用法】上锉散。每服三钱，以水一盏半，加薄荷七叶煎，温服。
【主治】冰瑕深翳。五脏俱受风热，黑水内横深瑕盘，青色沉沉深入，痛楚无时。

人参汤

【来源】《秘传眼科龙术论》卷三。
【组成】人参　茯苓　五味子　桔梗　大黄　黑参　车前子各一两　黄芩　知母各一两半
【用法】上为细末。以水一盏，散一钱，煎至五分，食后温服。
【主治】冰瑕翳外障。

清凉散

【来源】《秘传眼科龙木论 》卷三。
【组成】马牙消　白矾　曾青各一两半　龙脑　青黛各一分
【用法】上为细末，研令匀细。每至临卧时用散干点半字在眼内。
【主治】冰瑕翳深外障。

退翳丸

【来源】《眼科全书》卷三。
【组成】青葙子　蒺藜　木贼草　谷精草　草决明　蝉退　密蒙花　牛蒡子　防风　归尾　龙胆草　赤芍各一两　夏枯草　陈皮各七钱　夜明砂五钱　犀角二钱　石决明一两
【用法】上为末，炼蜜为丸，如梧桐子大。每服三十丸，酒送下，不拘时候。
【功用】退翳。
【主治】冰翳内障。由肝脏积热，久久成内障，其翳如冰，瞳仁渐大。

凉肝散

【来源】《眼科全书》卷三。
【组成】当归　赤芍　龙胆草　羌活　细辛　玄参　草决明　防风　荆芥　薄荷　川芎　青葙子　蒺藜　木贼
【用法】水煎，食后温服。
【主治】因呕吐而致冰翳，头痛，鼻颊骨疼，其翳如冰雪之状，阴看不大，阳看不小。

通肝散

【来源】《眼科全书》卷三。
【组成】白芍　柴胡　黄芩　细辛　草决明　龙

胆草　蔓荆子　青葙子　木贼草　蒺藜　防风　玄参

【用法】白水煎，食后服。

【主治】冰翳内障，有头疼、鼻頞骨疼，或因呕吐而起，其翳如冰雪之状，阴看不大，阳看不小者。

清凉散

【来源】《眼科全书》卷五。

【组成】蔓荆子　薄荷　防风　荆芥　栀子　苦竹叶　甘草　青葙子　细辛　桔梗　前胡

【用法】水煎，食后服。

【主治】冰瑕翳深外障。

冰翳还睛丸

【来源】《医宗金鉴》卷七十七。

【组成】人参一两　五味子半两　防风二两　知母二两　细辛半两　黄芩一两　桔梗一两　车前子二两　黑参一两　生地黄二两　茺蔚子二两

【用法】上为细末，炼蜜为丸，如梧桐子大。每服三钱，空心以茶清送下。

【主治】肝热肺风合邪，上攻入目，而致冰翳内障，瞳色坚实，白亮如冰之状。无论阴处及日中视之，皆一般无二。其睛内有白色隐隐透出于外。

十五、雀　盲

雀盲，亦称夜盲、鸡盲、高风内障、高风雀目、高风障症等，是指白昼视觉基本正常，夜晚或在黑暗处则视物不清的病情。《诸病源候论》："人有昼而睛明，至暝便不见物，谓之雀目。言其如鸟雀，暝便无所见也。"《秘传眼科龙木论》又将雀盲分为"肝虚雀目内障"和"高风雀目内障"，并认为高风雀盲可变为青盲。《张氏医通》："雀盲，俗称也，亦曰鸡盲，本科曰高风内障，至晚不见，至晓复明也。目得血而能视，血虚肝失所养，则不能视。夜属阴，人之血属阴，阴主静而恶躁扰，阴虚则火必盛，弱阴不能胜强火，故夜转剧，昏暗而不能睹。天明以阳用事，阳主动，火邪暂开，故稍明。"病发多因饮食不节，食有偏好，以致脾胃损伤，水谷之精不能化生气血，肝少精血，目失涵养；也有小儿痘麻热证，壮火食气，气不生血，肝血不足，罹患此证。临床多见双眼视物模糊，目涩羞明，入夜或处阴暗处则视物不见，形体消瘦，面色萎黄，便溏腹膨，舌质淡苔薄，脉弦细。治宜滋养肝肾，补脾益气。

雀盲方

【来源】《备急千金要方》卷六。

【组成】地肤子五两　决明子一升

【用法】上为末，以米饮汁和丸。每服二十至三十丸，食后服，一日二次。药尽即更合，愈止。

【主治】雀盲。

补肝酒

【来源】《备急千金要方》卷十一。

【别名】松膏酒。

【组成】松脂十斤

【用法】上细锉，以水淹浸一周日煮之，细细接取上膏，水竭更添之，脂尽更水煮如前；烟尽去火停冷，脂当沉下，取一斤，酿米一石，水七斗，好曲末二斗，如家常酿酒法，仍冷沉下；饭封一百日，脂、米、曲并消尽，酒香满一室。细细饮之。此酒须一倍加曲。

【主治】肝虚寒，或高风眼泪等杂病。

【方论】《千金方衍义》：松脂坚劲而善祛风，肝虚风湿内袭，故用其膏酿酒，以祛宿昔之风。

地肤子丸

【来源】《外台秘要》卷二十一引《广济方》。

【组成】地肤子五两　决明子一升
【用法】上为末，米饮和丸。每服二十丸至三十丸，食后以饮送下。
【主治】雀目。

柏皮散

【来源】《外台秘要》卷二十一引《广济方》。
【组成】老柏白皮四两　乌梅肉二两（熬）　细辛　地肤子各四两
【用法】上为散。每服二方寸匕，食后清酒送下，一日三四服。
【主治】雀目。

菥蓂子丸

【来源】《医方类聚》卷六十五引《龙树菩萨眼论》。
【组成】菥蓂子十二分　蔓荆子五分　兔肝一具（并胆）　车前子　决明子　黄连各八分　防风　羖羊角　紫芩各六分
【用法】上为散，炼蜜为丸。每服四十丸，食前温浆水送下。
【主治】眼昏暗，夜视不明。

老柏皮散

【来源】《太平圣惠方》卷三十三。
【别名】白皮散（《普济方》卷八十三）。
【组成】老柏白皮二两（锉）　乌梅肉一两（微炒）　细辛二两　地肤子二两
【用法】上为细散。每服二钱，食后以温水调下。

还睛丸

【来源】《太平圣惠方》卷三十三。
【组成】槐子一两（微炒）　人参一两（去芦头）　细辛一两　石决明二两（捣细，研，水飞过）　白茯苓一两　防风一两（去芦头）　覆盆子二两　甘菊花一两　柏子仁一两　川芎一两　茺蔚子二两
【用法】上为末，炼蜜为丸，如梧桐子大。每服二十丸，空心及晚食前以温水送下。
【主治】高风雀目，渐成内障。

还睛丸

【来源】《圣济总录》卷一一〇。
【组成】人参　细辛（去苗叶）　白茯苓（去黑皮）　木香　知母（焙）　川芎各一两　石决明　茺蔚子各二两
【用法】上为细末，炼蜜为丸，如梧桐子大。每服十丸，空心茶清送下。
【主治】雀目。高风雀目，渐成内障。

抵圣散

【来源】《太平圣惠方》卷三十三。
【别名】夜明散（《普济方》卷八十三）。
【组成】苍术二两
【用法】上为细散。每服一钱，不计猪、羊子肝一个，用竹刀子批破，掺药在内，却用麻线缠定，用粟米泔一盏，煮熟为度，令患人先熏过眼后，药气绝即洒之，每日未发煎服。
【主治】雀目不计日月。

天南星散

【来源】《太平圣惠方》卷八十七。
【组成】天南星半两（炮裂）　谷精草半两　甘草半两（炙微赤，锉）　黄芩半两　麝香一分（研细，入）
【用法】上为细散，用羊肝一具切破，入药末二钱，用串子炙令熟，空心服。后用不淘米，煮粥半盏压之。
【主治】小儿眼疳及雀目。

仙灵脾散

【来源】《太平圣惠方》卷八十九。
【组成】仙灵脾根半两　晚蚕蛾半两（微炒）　射干一分　甘草一分（炙微赤，锉）
【用法】上为细散。用羊子肝一枚，切开，掺药二钱在内，以线系定，用黑豆一合、米泔一大盏，煮熟取出，分为二服，以汁下之。

【主治】小儿雀目，至暮无所见。

夜明砂散

【来源】《太平圣惠方》卷八十九。
【组成】夜明砂半两（微炒） 细辛一分 羌活一分 姜石半两（捣碎，细研，水飞过）
【用法】上为细散，都研令匀。每服一钱，用白羊子肝半枚，粟米二百粒，水一中盏，煮米熟，去肝，放冷，渐渐服之。儿稍大，并肝食之。
【主治】小儿雀目，日晚无所见。

菊花散

【来源】《太平圣惠方》卷八十九。
【组成】甘菊花一分 牯牛胆一枚（阴干） 寒水石一分 雌鸡肝一枚（阴干）
【用法】上为细散。每服半钱，取猪肝血，不至三五服验。
【功用】退翳。
【主治】小儿青盲及雀目。

煮肝石决明散

【来源】《太平圣惠方》卷八十九。
【组成】石决明（细研） 井泉石 蛤粉 谷精草各半两
【用法】上为细散。每服一钱，取白羊子肝一枚，劈开，入药末，以米泔一中盏，煮熟。空心为食，量儿大小，以意加减。
【主治】小儿雀目，及疳眼。

大黄车前子汤

【来源】《圣济总录》卷一一〇。
【别名】卓肝汤（《圣济总录》卷一一二）、洗肝汤（《秘传眼科龙木论》卷二）、卓肝散（《普济方》卷八十三）。
【组成】大黄（煨、锉） 车前子 玄参 黄芩（去黑心） 细辛（去苗叶） 茺蔚子各二两
【用法】上为粗末。每服二钱匕，水一盏，加黑豆三七粒，煎至五分，去滓，空心、临卧各一服。
【主治】雀目。

石斛散

【来源】《圣济总录》卷一一〇。
【组成】石斛（去根） 仙灵脾（锉）各一两 苍术（米泔浸，切，焙）半两
【用法】上为散。每服三钱匕，空心米饮调下，一日二次。
【主治】雀目，昼视精明，暮夜昏暗，视不见物。

石决明丸

【来源】《圣济总录》卷一一〇。
【组成】石决明（刮洗） 车前子 细辛（去苗叶） 人参 白茯苓（去黑皮） 柏子仁（炒，别捣） 防风（去叉）各一两 山芋 茺蔚子各二两
【用法】上药除柏子仁外，并锉细焙干，为末，拌匀，炼蜜为丸，如梧桐子大。每服二十丸，食后温水送下，临卧再服。加至三十丸。
【主治】雀目。昼视精明，暮夜昏暗。

防风煮肝散

【来源】《圣济总录》卷一一〇。
【组成】防风（去叉） 黄连（去须） 谷精草 黄芩（去黑心） 甘草（炙，锉） 天南星（炮）各一两 蛤粉半分
【用法】上为细散。每服一钱匕，用羊子肝一片，铜竹刀批开，掺药在内，以麻缕缠定，研粟米饭一大盏，银石锅内煮熟，放温，临卧嚼服。病甚者，不过再服。
【主治】雀目。
【宜忌】不得犯铁器。

如圣散

【来源】《圣济总录》卷一一〇。
【组成】蛤粉 青葙子 石决明各半两
【用法】上为细散。用牛肝二两批开掺药三钱匕在内，麻缕札定，用米泔水煮熟为度，细嚼米饮下，临卧服。觉时便见物。若用鸡、兔肝煮药皆可。

【主治】肝虚雀目，夜不见物。

补肝汤

【来源】《圣济总录》卷一一〇。
【别名】补肝散（《秘传眼科龙木论》卷二）。
【组成】人参 白茯苓（去黑皮） 车前子 黄芩（去黑心） 大黄（湿纸裹煨）各一两 五味子 防风（去叉）各一两 玄参一两半
【用法】上为粗末。每服二钱匕，水一盏，煎至六分，去滓，食后温服。
【主治】
1.《圣济总录》：雀目。
2.《秘传眼科龙木论》：高风雀目内障，惟见顶上之物。

郁金散

【来源】《圣济总录》卷一一〇。
【组成】郁金三两 新牛胆一枚 猪胆二枚 蛤粉（研）三两 大黄（锉，炒）半两 黄连（去须）半两 雄黄（研）一分
【用法】上七味，将五味为细散，并猪胆拌和，入牛胆中填满，阴干，为细散。每服一钱匕，小儿半钱匕，食后新汲水调下。
【主治】雀目，赤眼，气眼，疳眼。

泻肝汤

【来源】《圣济总录》卷一一〇。
【别名】泻肝散（《银海精微》卷下）。
【组成】黄芩（去黑心） 防风（去叉）各二两 芍药 桔梗（去芦头，炒） 大黄（湿纸裹煨，锉）各一两
【用法】上为粗末。每服一钱匕，水一盏，煎至五分，去滓，入芒消半钱匕，再煎令沸，食后温服。
【主治】雀目。

空青散

【来源】《圣济总录》卷一一〇。
【组成】羊梅青（好者，水浴过，控干研） 胡黄连（水浴过，为细末）各一分 槐芽（初出如雀舌时，于日未出摘之，不计多少，入一青竹筒内，垂于天月德上，候干为末）一钱半
【用法】上为细末，入龙脑一字许，更研匀，密收。每夜卧时，先温水净漱口，仰面卧，用苇筒子吹药一字，入两鼻中，但令如常喘息，便自睡着，眼中觉凉为妙，隔夜一次。
【主治】雀目，及内外障眼，风毒青盲，暴赤眼。

铅丹丸

【来源】《圣济总录》卷一一〇。
【组成】铅丹半两 黄芩（去黑心）一两 蛤粉一两半
【用法】上为细末，别熔黄蜡一两，入药内同研匀，更入薄面糊为丸，如弹子大。批猪肝作薄片裹药，米泔煮肝熟为度，空心、食前烂嚼，用煮米泔汤送下，临卧再服。
【主治】雀目，年深不愈。

煮肝散

【来源】《圣济总录》卷一一〇。
【组成】紫芥菜子（真者，炒令黑色）
【用法】上为细散。用羊肝一具，分作八服，每用散三钱，捻在肝上，外托荷叶，裹煮令熟。放冷服之，以煮肝汤送下，临卧时服。
【主治】雀目，咫尺不见物。

蛤粉丸

【来源】《圣济总录》卷一一〇。
【组成】蛤粉（好者，研极细） 黄蜡各等分
【用法】上先熔蜡，入蛤粉为丸，如梧桐子大。用残猪子肝一片，以箸扎作孔子，捏药丸入孔中，以麻缕缠系周遍，用清水煮熟，取出切作薄片，热吃。仍将煮药汤熏眼。

《仙拈集》本方用法：黄蜡熔汁，入蛤粉相和得所，每用刀切下二钱，以猪肝二两，剖开掺药在内，麻绳扎定，水一碗，入铫内煮熟，乘热熏之，至温并肝食之。

本方改为散剂，名蛤粉散（《仙拈集》卷

二）、蜡肝散（《经验广集》卷二）。

【主治】

1.雀目，不拘年月远近，但黄昏不见物者。

2.《仙拈集》：肝虚。

泻肺饮

【来源】《圣济总录》卷一一二。

【组成】防风（去叉） 黄芩（去黑心） 芍药 桔梗（锉，炒） 大黄（锉，炒）各一两

【用法】上为粗末。每服三钱匕，水一盏半，煎至一盏，入芒消半字，去滓放温，食后临卧服。

【主治】肝虚雀目，恐变成内障。

槐芽散

【来源】《圣济总录》卷一一二。

【别名】空心散（《普济方》卷八十三）。

【组成】槐芽 胡黄连 杨梅青各一两 龙脑（研）一钱

【用法】上为散。随左右吹在鼻内。候鼻中有黄水出，数日即愈。

【主治】

1.《圣济总录》：青盲。

2.《普济方》：雀目，及内外障眼。

威灵散

【来源】《幼幼新书》卷十八引《惠济歌》。

【组成】威灵仙 仙灵脾 甘草（炙） 茯苓 子芩 青葙子 大青 芍药 大黄（蒸）各等分

【用法】上为细末。每服半钱或一钱，豮猪胆二枚，批开掺药末，麻缠，米泔煮熟，冷吃。

【主治】小儿斑疮雀目、眼生翳。

铜青散

【来源】《幼幼新书》卷三十三引《吉氏家传》。

【组成】铜青 五倍子（末）各半钱匕 山栀子仁（末） 白缮土 秦皮（末）各一钱匕

【用法】上为细末，乳汁为丸，如鸡头子大。每用一丸，百沸汤半盏泡开，沉清温洗。

本方方名，据剂型当作“铜青丸”。

【主治】小儿斑疮雀目，烂弦泪多。

羊肝夹子

【来源】《鸡峰普济方》卷二十一。

【组成】蝉壳 黄连各半两 甘草 菊花各一分 蛇蜕皮一条

【用法】上为末，每用羊肝一具，竹刀子批，掺药拌匀，用白面裹作夹子。每日食后吞一服。

【主治】眼退运并翳膜遮障，小儿疳眼雀目。

羊肝丸

【来源】《普济本事方》卷五。

【别名】活命羊肝丸（《医学入门》卷七）、内障丸（《中国医学大辞典》）。

【组成】白羯羊肝（只用子肝一片薄切，新瓦上爃干） 熟地黄（酒洒，九蒸九晒，焙干称）一两半 车前子 麦门冬（水浥，去心） 菟丝子（酒浸，晒干，用纸条子同碾为末） 蕤仁 决明子 泽泻 地肤子（去壳） 防风（去钗股） 黄芩（刮净） 白茯苓（去皮） 五味子（拣） 枸杞子 茺蔚子 杏仁（大者，去皮尖，炒） 细辛（华阴者，去叶） 苦葶苈（炒令香） 桂心（不见火） 青葙子各一两

【用法】上为细末，炼蜜为丸，如梧桐子大。每服三四十丸，温水送下，一日三次，不拘时候。

【功用】

1.《普济本事方》：镇肝明目。

2.《全国中药成药处方集》（吉林方）：养肝助肾，清头明目。

【主治】

1.《医学入门》：肝经蕴热，毒气上攻，眼目赤肿，多泪昏暗，及年久丧明内障。

2.《全国中药成药处方集》（吉林方）：瞳仁散大，羞明，视物不清，雀目青盲，眼边赤痒，流泪。

【验案】

1.眼目昏暗 张台卿尝苦目暗，京师医者令灸肝俞，遂转不见物，因得此方服之，遂明。

2.内障 一男子内障，医治无效，因以余剂遗

之。一夕灯下语其家曰：适偶有所见，如隔门缝见火者。及旦视之，眼中翳膜且裂如线。

复明散

【来源】《小儿卫生总微论方》卷十八。
【别名】还明散（《普济方》卷三六三）。
【组成】苍术二两（米泔浸，去皮，切，焙干） 谷精草一两 地肤子半两 决明子半两 黄芩半两
【用法】上为细末。每服一钱，水八分，加荆芥少许，煎至五分，去滓，食后温服。
【主治】小儿雀目，至暝不见物。

还明丸

【来源】《普济方》卷三六四引《全婴方》。
【组成】夜明沙 井泉石 谷精草 蛤粉各等分
【用法】上为末，煎黄蜡炼丸，如鸡头子大。三岁一丸，猪肝一片切开，放药在内，麻扎定，沙瓶内煮熟，先熏眼，后食之。
【主治】小儿疳眼，白睛遮睛，并雀目。

开明饼子

【来源】《杨氏家藏方》卷十一。
【组成】乌贼鱼骨半斤 黄蜡三两
【用法】上乌贼鱼骨为细末，熔黄蜡共为丸，捏如小钱大。每服一饼，用猪肝二两，竹刀子批开，置药在肝内，用麻皮扎定，米泔水半碗煮熟，先食肝，次用原煮药汤食后送下。
【主治】夜眼。

光明散

【来源】《普济方》卷八十三引《卫生家宝》。
【组成】夜明砂（炒） 蚌粉（炒） 苍术（米泔浸、炒） 海螵蛸各等分 黄丹

方中黄丹用量原缺。

【用法】上为细末。用羊肝作片子，安药在中，用水一盏，煮干，细嚼，用白汤送下。
【主治】雀目不见路。

谷精丸

【来源】《普济方》卷八十三引《卫生家宝》。
【组成】谷精草三两（为末） 羊肝一具（薄切作片子，三指大，用谷精草以水二大碗同煮）
【用法】上和黑豆不拘多少，时嚼吃；如恐人不肯吃时，煮出乘热入臼内，捣成丸，如绿豆大。每服三十丸，食后茶清送下。小儿酌减。
【主治】大人、小儿雀目攀睛。

羊肝丸

【来源】《医说》卷四引《类说》。
【组成】净洗夜明砂一两 当归一两 蝉壳一两 木贼（去节）一两
【用法】上为末，羊肝四两水煮烂，捣如泥，入前药拌和为丸，如梧桐子大。每服五十丸，食后温熟水送下。
【功用】《全国中药成药处方集》（上海方）：平肝养血，散热退翳。
【主治】

1.《医说》引《类说》：赤眼成内障。

2.《医林纂要探源》：有经热而兼风郁，或血涩而多赤膜及障翳之目疾内障。

3.《疡医大全》：雀盲眼，一切昏花老眼。

煮肝散

【来源】《儒门事亲》卷十二。
【组成】青蛤粉 夜明砂 谷精草各等分
【用法】上为细末。每服五七钱，放猪肝内煮熟。细嚼，茶清送下。

《卫生宝鉴》：上为细末，每服一钱，五七岁以上二钱，用别猪肝一大片，劈开，掺药在内，摊匀，麻线缠定，以米泔水半碗煮肝熟，取出肝，汤倾碗内，熏眼；分肝作三次嚼吃，肝汤送下，一日三服，不拘时候。大人雀目，空心服，如患多时不效，日服二次。

【主治】

1.《儒门事亲》：雀目。

2.《卫生宝鉴》：小儿疳眼，翳膜羞明。

雀盲散

【来源】《仁斋直指方论》卷二十。
【别名】炒肝散（《普济方》卷八十三）。
【组成】建昌军螺儿蚌粉三钱（为末。无蚌粉，以夜明砂代用） 雄猪肝一叶
【用法】用竹刀披开猪肝，纳蚌粉于中，麻线扎，第二米泔煮七分熟。又别蘸蚌粉细嚼，以汁送下。
【主治】遇夜目不能视者。

夜明散

【来源】《医方类聚》卷七十引《施圆端效方》。
【组成】谷精草 甘草 夜明砂 青蛤粉 苍术各等分
【用法】上为细末。每服三钱，猪肝二两，批开，掺药在内，麻扎定，米泔煮，熏眼；至熟，分三五次细嚼肝汤下。日均一剂。
【主治】雀目久昏。

羚羊角汤

【来源】《永类钤方》卷十一。
【组成】大黄二两 黄芩 山栀仁（炒） 石决明（煅） 草决明（炒） 木贼（去节） 桔梗 蜜蒙花 蝉蜕（洗去沙土，去嘴足） 蒺藜（炒，去刺） 赤芍药 青葙子（炒） 龙胆草 粉草（炙） 羚羊角（炒）各一两（制焙）
【用法】上为末。每服二钱，食后服。心热，灯心汤送下；后生昏花，米饮送下，常服麦门冬汤；雀目，猪羊肝蘸吃；肺热，桑白皮汤送下；洒泪，夏枯草汤送下；小便不通，车前子汤送下。
【主治】眼赤肿沙涩，羞明流泪，翳膜侵睛及雀目等证。

神术散

【来源】《医方类聚》卷七十引《烟霞圣效方》。
【组成】苍术 夜明砂各等分
【用法】上为细末。每服二钱，将豮猪肝以竹刀批开，放药在内，线扎，米泔煮熟，食后和汤服之。
【主治】雀目。

洗肝汤

【来源】《秘传眼科龙木论》卷二。
【组成】大黄 车前子 黑参 黄芩 细辛 茺蔚子各二两
【用法】上为末。以水一盏，散五分，入黑豆三七粒，煎至五分，去黑豆，空心下一服，临卧一服。
【主治】肝虚，雀目，内障。

决明夜灵散

【来源】《原机启微》卷下。
【别名】决明夜光散（《明医杂著》）。
【组成】石决明（另研） 夜明砂（另研）各二钱 猪肝一两（生用，不食猪者以白羯羊肝代）
【用法】二药末和匀，以竹刀切肝作两片，以药铺于一片肝上，以一片合之，用麻皮缠定，勿令药得泄出。淘米泔水一大碗，贮砂罐内，不犯铁器，入肝药于中，煮至小半碗，临卧连肝药汁服之。
【主治】

1.《原机启微》：雀盲，目至夜则昏，虽有灯月，亦不能视。

2.《张氏医通》：高风内障，至夜则昏。

【方论】上方以决明镇肾经益精为君，夜明砂升阳主夜明为臣，米泔水主脾胃为佐，肝与肝合，引入肝经为使。

合明散

【来源】《原机启微·附录》。
【组成】楮实子 覆盆子（酒浸） 车前子（酒蒸） 石斛各一两 沉香（另研） 青盐（别研）各半两
【用法】上为末，炼蜜为丸，如梧桐子大。每服七十丸，空心盐汤送下。

本方方名，据剂型当作“合明丸”。

【主治】小儿雀目，至夜不见物。

决明夜灵散

【来源】《原机启微》卷下。
【别名】决明夜光散（《明医杂著》）。

【组成】石决明（另研） 夜明砂（另研）各二钱 猪肝一两（生用，不食猪者以白羯羊肝代）
【用法】二药末和匀，以竹刀切肝作两片，以药铺于一片肝上，以一片合之，用麻皮缠定，勿令药得泄出。淘米泔水一大碗，贮砂罐内，不犯铁器，入肝药于中，煮至小半碗，临卧连肝药汁服之。
【主治】

1.《原机启微》：雀盲，目至夜则昏，虽有灯月，亦不能视。

2.《张氏医通》：高风内障，至夜则昏。

【方论】上方以决明镇肾经益精为君，夜明砂升阳主夜明为臣，米泔水主脾胃为佐，肝与肝合，引入肝经为使。

光明散

【来源】《普济方》卷八十三。
【组成】白蔹 赤蔹 井泉石 虢丹 龙骨各等分
【用法】上为细末。每服一两，水二大碗，入猪肝四两，切一片，同煎一碗，食后先吃猪肝，然后服煎药送下。
【主治】雀目。

合明散

【来源】《普济方》卷三六三。
【组成】蛤粉 石决明 甘草各等分

《古今医统大全》有夜明砂。

【用法】上为末。每服半钱，煮猪肝汁调下。食后服。
【主治】小儿雀目，至夜不见物。

泉石散

【来源】《普济方》卷三六三。
【组成】甘泉石 大黄 栀子仁 石决明 菊花 甘草各等分
【用法】上为末。每服半钱，食后煮狗肝汤送服。
【主治】小儿热疳雀目，青盲眼肿，并疳眼生翳。

威灵仙散

【来源】《普济方》卷四〇四。
【组成】威灵仙 仙灵脾 甘草 赤茯苓 子芩 青葙子 大青 赤芍药 大黄各等分
【用法】上为末，羊肝掺药，箬叶、麻皮缠缚，米泔煮熟，放冷吃，量儿大小用之。
【主治】小儿斑疮雀目，眼生翳障遮睛。

五胆丸

【来源】《银海精微》卷上。
【组成】熊胆一个 黄牛胆两个 青鱼胆一个 鲤鱼胆二个 青羊胆一个 石决明二两 夜明砂一两 麝香少许
【用法】上为末，将前胆和为丸，如绿豆大。每服三十丸，空心茶送下。
【主治】大人、小儿雀目，至申酉时不见物者。

苍蝇散

【来源】《银海精微》卷上。
【组成】苍蝇翅草及花
【用法】上为细末。用白水煮猪肝，露一宿，空心煎服。
【主治】肝受虚邪热所伤，经络凝滞，阴阳不和，荣卫不通。大人、小儿雀目，至申酉时不见物。

还睛补肾丸

【来源】《银海精微》卷上。
【组成】人参 白术 茯苓 蒺藜 羌活 木贼 菊花 防风 甘草 川芎 山药 肉苁蓉 密蒙花 青葙子 牛膝 菟丝子各一两
【用法】上为末，炼蜜为丸，或煎服亦妙。
【主治】肾虚目暗生花，不能久视；肾虚内障，两目黄昏不见。

蝙蝠散

【来源】《银海精微》卷上。
【组成】蝙蝠肝一个 石膏一两 黄丹 石决明

（煅） 白蒺藜（炒）各二两

【用法】上药研为细末。每服二钱，米汤送下。无蝙蝠肝，用羊肝一片，切作四块，以药一二钱掺肝内，以麻线缚定，入罐内用米泔水煮熟，次早食肝喝汤；为丸服尤妙。

【主治】大人、小儿雀目，至申酉时目不见物。

世传苍术散

【来源】方出《保婴撮要》卷四，名见《医部全录》卷四一三。

【组成】苍术四两（米泔浸，切片、焙）

【用法】上为末，猪肝二两，批开掺药在内，用麻系定，粟米一合，水一碗，砂锅内煮熟，熏眼，候温，临卧每服三钱。

【主治】雀目。

苍术散

【来源】方出《保婴撮要》卷四，名见《医部全录》卷四一三。

【组成】苍术四两（米泔浸，切片，焙）

【用法】上为末。猪肝二两，批开掺药在内，用麻系定，粟米一合，水一碗，砂锅内煮熟，熏眼。每服三钱，临卧温服。

【主治】雀目。

光明夜灵散

【来源】《古今医统大全》卷六十一。

【组成】石决明（煅复煮） 夜明砂（另研）各二钱 猪肝一两（生用，如不食猪，以白羯羊肝代之亦可）

【用法】上药和匀，以竹刀切肝作二片，以药铺一片，以一片合之，用皮纸包住，又用麻皮缠定，勿令药出，淘米泔水一大碗贮瓷罐内，不犯铁器，入肝药于中煮至小半碗。临卧连肝药并汁脂尽。

【主治】目至夜便昏，虽有灯月，亦不能视。

雀目方

【来源】《古今医统大全》卷六十一。

【组成】苍术末一钱 羊子肝一个

【用法】用竹刀批破羊子肝，掺药在内，麻绳缠定，以粟米泔水一大碗煮熟。令患眼对瓶口熏之，药气少温即吃之。如此三五次必效。

【主治】雀目。

胡萝卜粥

【来源】《本草纲目》卷二十五。

【组成】胡萝卜 粳米

【用法】《长寿药粥谱》：胡萝卜适量，粳米半斤，将胡萝卜切碎，同粳米煮粥，作早晚餐。

【功用】

1.《本草纲目》：宽中下气。

2.《长寿药粥谱》：健胃，补脾，助消化。

【主治】《长寿药粥谱》：老人食欲不振或消化不良，皮肤干燥症、夜盲以及高血压、糖尿病等。

转光丸

【来源】《证治准绳·类方》。

【组成】生地黄 白茯苓 川芎 蔓荆子 熟地黄 防风 山药 白菊花 细辛各等分

【用法】上为末，炼蜜为丸，如梧桐子大。每服二十丸，空心桑白皮汤送下。

【主治】肝虚雀目、青盲。

夜明丸

【来源】《证治准绳·类方》卷七。

【组成】夜明砂 木贼 防风 田螺壳 青木香 细辛各等分

【用法】上为末，烂煮猪肝，用末药于净沙盆内研，令极匀，为丸，如梧桐子大。每服三十丸，米饮或酒送下。

【主治】雀目，青盲。

猪肝散

【来源】《证治准绳·类方》卷七。

【组成】蛤粉 黄丹 夜明砂各等分

【用法】上为末，猪肝切开，入药末，用线扎，米泔水煮熟，不拘时候嚼服，原汁送下。
【主治】雀目。

照月饮

【来源】《一草亭目科全书》卷三。
【组成】真雄黄（为末，水飞候干）五厘
【用法】用生鸡剖取热肝，擂极烂，和雄黄，温酒调服。
【主治】雀目。

四物补肝散

【来源】《审视瑶函》。
【别名】四物补血汤（《眼科阐微》卷三）、四物补肝汤（《医宗金鉴》卷七十八）。
【组成】熟地黄（焙干）二两　香附子（酒制）　川芎　白芍（酒洗，炒）　当归身（酒洗，炒）　夏枯草各八钱　甘草四分
【用法】上为细末。每服二三钱，食后滚白汤送下。
【主治】

1.《审视瑶函》：妇人产后，午后至夜昏花不明。

2.《疡医大全》：雀目初起，头旋，常见五色不定，目中困倦，时暗时明。

【方论】以熟地黄补血、当归养血为君；夏枯草入厥阴，补养血脉为臣；甘草益元气补脾胃，白芍补脾和血为佐；川芎助清阳之气上升，香附理气血，故为使耳。

车肝散

【来源】《眼科全书》卷三。
【组成】细辛　黄芩　防风　茺蔚子　木贼　大黄　车前子
【用法】上为末。加乌豆七粒，同煎，食后服。
【主治】肝虚，鸡盲内障。

羊肝丸

【来源】《眼科全书》卷三。
【组成】当归（酒洗）　熟地（酒蒸）　白茯苓　柴胡　黄芩各一两　草决明　蔓荆子　茯神　知母　黄柏各七钱　赤芍　白芍　苍术（米泔水浸）　香附（四制）　玄参　牛膝　菟丝子（酒煮）各一两　龙胆草　青葙子　枸杞子　石决明（煅）　麦门冬（去心）各五钱
【用法】同羊肝为末，炼蜜为丸，如梧桐子大。每服三十丸，温汤送下。
【主治】高风，雀目，内障。

补肝散

【来源】《眼科全书》卷三。
【组成】大黄（酒蒸，久晒）　川芎　菊花　防风　大力子（炒）　荆芥　玄参　蒺藜　细辛　黄芩　栀子　木贼　甘草　草决明（炒）　苍术　蔓荆子
【用法】上为末。每服二钱，临卧饮汤调下；或酒调下。
【主治】肝虚鸡盲内障，至酉时黄昏则不见物，至点灯时又见物，能视上者。

蛤粉散

【来源】《眼科全书》卷六。
【组成】蛤粉　石决明　夜明砂　甘草各等分
【用法】上为末。三岁儿每服五分，煮猪肝汁，晨后调服。
【主治】小儿雀目，至夜不见物。

夜明砂散

【来源】《证治宝鉴》卷十。
【组成】石决明　夜明砂
【用法】上为末，掺入猪肝内，扎紧，入砂锅，米泔煮吃。
【主治】雀目。

夜光椒红丸

【来源】《张氏医通》卷十五。
【组成】川椒（去白）二两　生地黄　熟地黄各四

两　枸杞子四两　牡丹皮三两　麦门冬四两

【用法】炼蜜为丸，如梧桐子大。每服五七十丸，温酒、盐汤任下。

【主治】火衰，阴血亏而真火离散，目无精光，至夜昏甚。

夜光椒红丸

【来源】《张氏医通》卷十五。

【组成】椒红四两　巴戟肉二两　金铃子肉　熟附子　茴香各一两

【用法】另研干山药末二两，酒煮为丸，如梧桐子大。每服三十丸，空心盐汤送下。

【主治】阳精伤而真火无光，目无精光，至夜昏甚。

糯米丸

【来源】《眼科阐微》卷三。

【组成】丝瓜叶　糯米粉

【用法】丝瓜叶煮烂，糯米粉调蒸，作饼如圆眼。吃数日。即愈。

【主治】雀目。

洗肝散

【来源】《医宗金鉴》卷七十七。

【组成】车前子一钱　柴胡一钱五分　黄芩一钱　细辛五分　黑参一钱　茺蔚子二钱

【用法】上为粗末。以水二盏，黑豆三七粒，煎至一盏，去黑豆，空心温服。

【主治】雀目内障。

雀目泻肝汤

【来源】《医宗金鉴》卷七十七。

【组成】芒消　大黄　白芍药　桔梗各一钱　黄芩　防风各二钱

【用法】上为粗末。以水二盏，煎至一盏，食前去滓温服。

【主治】雀目内障。肝风邪火上冲于目，致成患时暮暗朝明，多痒多涩，发作不常，或明或暗，夜中惟能视直下之物，而不能视上。

五色鸡肝散

【来源】《种福堂公选良方》卷四。

【组成】石决明一两（九孔者，童便煅）　炉甘石六钱（煅）　赤石脂五钱（煅）　朱砂五钱（水飞，不见火）　海螵蛸四钱（炒黄）　雄黄四钱　白滑石八钱

【用法】上为极细末。每岁一分，用不落水鸡肝一具，竹刀切开，掺药在内，箬包扎，瓦罐内米泔煮熟食之。

【主治】疳积夜眼。

【宜忌】此药忌见铜、锡、铁器。

羊肝散

【来源】《仙拈集》卷三。

【组成】羊肝一具（不见水，以皮消揉去血）

【用法】竹刀剖开，入谷精草一撮，砂锅蒸熟，任食。

【主治】小儿雀目，至晚忽不见物。

羊肝退翳丸

【来源】《疡医大全》卷十一。

【组成】怀生地　熟地黄　白茯神（人乳拌，蒸晒）　怀山药（炒）各三两　甘枸杞　夜明砂（淘净）各四两　木贼草（蜜水拌炒）　蜜蒙花（蜜拌炒）　青葙子各二两　草决明二两五钱（捶碎，用水浸拌炒）　川黄连八钱（白酒浸一宿，微炒）　黑羊肝一具（去外膜，蒸熟）

【用法】上为粗末，同羊肝捣匀，再烘晒令干，再为细末，炼蜜为丸，如梧桐子大。每服二三钱，空心淡盐汤送下。

【主治】雀盲眼，一切昏花老眼。

【宜忌】忌萝卜、胡椒、鸡鸭蛋。

猪肝散

【来源】《疡医大全》卷十一。

【组成】犍猪肝尖七个　苍术三钱

【用法】上用米泔水浸，清晨至晚，入罐内煮至水干为度，露一宿。空心服，三四次即愈。
【主治】雀目。

煮肝方

【来源】《疡医大全》卷十一。
【组成】石决明一个（煅，研） 黄蜡二两（溶化）
【用法】上药为丸。用驴肝（或猪羊肝）一叶，竹刀刮开，将丸纳肝内，以线扎紧煮熟，露一宿。清晨炖热食之。
【主治】雀目。

雀目散

【来源】《杂病源流犀烛》卷二十二。
【组成】雄猪肝 夜明砂
【用法】用竹刀批开雄猪肝，纳夜明砂扎好，米泔煮七分熟。取肝细嚼，将汁送下。或雄猪肝煮熟，和夜明砂为丸亦可。
【主治】雀目。肝虚血少，时时花起，或时头痛，久则双目盲，日落即不见物也。

谷精夜明散

【来源】《医级》卷八。
【组成】谷精草二钱 夜明砂一钱
【用法】上为末，甘菊汤调服。
【主治】雀目，鸡盲。

疳眼兼药

【来源】《名家方选》。
【组成】合欢木 车前子各等分（存性，霜）
【用法】先取小鳗鲡鱼不满尺者烧之，鱼汁将出，取霜药粉于鱼上。饵之。
【主治】疳眼雀目，用午王丸不愈者。

苍术猪肝散

【来源】《异授眼科》。
【组成】苍术（米泔浸，炒）八两 谷精草一两
【用法】上为末，用猪肝一具煮烂，同前药为末。食后米饮下，或酒下。
【主治】雀盲，临卧不见物。

蛤粉散

【来源】《异授眼科》。
【组成】蛤粉一两 夜明砂一两五钱
【用法】黄蜡化开为丸，如枣子大。用猪肝一具，入丸子内，麻线扎，井水煮熟，乘热熏眼至温，吃猪肝并汁。以愈为度。
【主治】雀盲。

鸡肝丸

【来源】《眼科锦囊》卷四。
【组成】鸡肝一具 真珠 黄连各一钱 莲肉三钱 夜明砂五分
【用法】上五味为丸，如椒目大。每服十粒，白汤送下，一日三次。
【主治】小儿疳眼雀目。

明朗丸

【来源】《眼科锦囊》卷四。
【组成】龙骨一两 磁石二两 沉香二钱 木香二钱 天麻二钱 苦参六钱
【用法】面糊为丸。每服五分，米饮送下，一日二次。
【主治】瞳孔阔大，黑花缭乱，一物两形不真，雀目。

加味补中益气汤

【来源】《眼科临症笔记》。
【组成】人参三钱 当归身三钱 柴胡二钱 黄耆八钱 升麻一钱半 熟地五钱 玉竹三钱 枸杞四钱 白术三钱 云苓三钱 石斛三钱 甘草一钱 大枣三个 生姜一片
【用法】水煎服。
【主治】高风障症。二目不赤，不疼，不肿，常觉眩晕，每至日落星出，而无所见。

百灵粉

【来源】《不知医必要》卷二。

【组成】锅底烟（要烧草者方好，烧柴者勿用）二钱

【用法】上为细末。用煮熟猪肝切片，蘸而食之，即愈。

【主治】鸡蒙眼，夜不见路者。

煮肝散

【来源】《成方便读》卷四。

【组成】夜明砂（淘净） 蛤粉 谷精草 石决明各一两

【用法】上为散。每服三钱，用猪肝以竹刀劈开，勿犯铁器，摊药在内，麻线缠定，米泔水一碗，煮肝至熟。先取出肝，倾汤碗内，熏眼，肝分三次细嚼，用煮肝汤热服，一日服尽。

【主治】雀目羞明，疳眼翳障等证。

【方论】雀目一证，至夜则昏如雾露，视物无光，皆由肝有滞浊，积结阴分，以致精津血液至交入阴分之时，不能上升于目，故夜视无光。小儿疳眼，亦因积滞起见，流虽异而源则一也。方中夜明砂，专入肝经，破滞化积；谷精草得谷之余气，养肝磨翳；蛤粉、决明，皆介类之品，引之以入阴分；以肝煮之者，使药性归之于肝也。

升阳益精汤

【来源】《眼科金镜》卷二。

【组成】当归二钱半 川芎二钱 云茯三钱 葛根二钱半 草决明三钱 防风二钱 连翘二钱 花粉二钱 独活二钱 五味子一钱 柴胡三钱 玄参三钱 菊花二钱 枸杞二钱 覆盆子二钱

【用法】水煎，温服。

【主治】雀目变症。

【验案】雀目变症 一妇患内障，眼视物有时昏渺，似有云雾笼罩，有时如无病症，至日落黑暗不能睹物，惟眼前如冰盘大一片明亮如常时，不时眩晕、心烦、怔忡，就余治疗，乃雀目之变症。予升阳益精汤，二十余剂则痊愈如常矣。

清心明目羊肝丸

【来源】《北京市中药成方选集》。

【组成】熟军三十二两 菊花三十二两 琥珀三十二两 生石决明三十二两 泽泻三十二两 白蒺藜（炒）三十二两 夜明砂三十二两 胆草三十二两 车前子（炒）三十二两 蝉退三十二两 芒消三十二两 川芎四两 桑叶四两 薄荷四两 防风四两 当归四两 黄芩四两 木贼四两 茯苓四两 蒙花四两 黄柏四两 知母四两 熟地四两 枸杞子四两 甘草四两 黄连十两 人参（去芦）十两 鲜羊肝三百二十两（煮熟连汤制）

【用法】上为粗末，将煮熟羊肝串入，晒干或烘干，为细粉，用芒消化水，泛为小丸，每十六两用滑石细粉四两为衣，闯亮。每服二钱，一日二次，温开水送下。

【功用】清热散风，明目止痛。

【主治】肝虚火盛，两目昏暗，羞明怕光，迎风流泪，夜盲内障。

【宜忌】忌服辛辣食物。

夜明散

【来源】《全国中药成药处方集》（武汉方）。

【组成】木贼草 石决明 谷精草 密蒙花 夜明砂各三两 蝉蜕二两

【用法】混合碾细，成净粉85%～90%即得。每服一至二钱，早晚开水送下。

【主治】目赤胞肿，夜盲羞明。

保目全睛丸

【来源】《全国中药成药处方集》（沈阳方）。

【组成】白蒺藜 黄柏 元参 青葙子 黄芩 赤芍 防风 知母 犀角各五分 木贼 蝉蜕 石决明 草决明 归尾各一钱

【用法】上为极细末，炼蜜为丸，每丸二钱重。每服一丸，白开水送下。

【功用】明目退翳，清热养血。

【主治】二目昏花，视物不清，云翳遮睛，迎风流泪，视力衰弱，头目眩晕，夜盲。

【宜忌】孕妇忌服。

蒺藜丸

【来源】《全国中药成药处方集》(吉林、哈尔滨方)。
【别名】蒺藜明目丸。
【组成】桔梗　蒺藜　木贼　羌活　蝉蜕　薄荷　防风　草决　覆盆子　当归　川芎　白芍　生地　白芷各七两
【用法】上为细面，用水泛为小丸，如梧桐子大。每服二钱，白水送下，一日二三次。
【功用】平肝明目，退翳清热。
【主治】肝旺肾虚，目生障翳，视物昏花，迎风流泪，羞明畏光，雀目青盲；瘀火上灼，目赤焮肿，胬肉胀痛，热泪不止；白膜遮睛，血丝贯瞳，眼泡浮肿，瞳仁散大。
【宜忌】忌食辛辣；孕妇忌服。

石斛明目丸

【来源】《北京市中成药规范》。
【组成】石斛二十五斤　肉苁蓉二十五斤　麦门冬五十斤　茯苓一百斤　五味子二十五斤　人参一百斤　熟地黄一百五十斤　菟丝子二十五斤　草决明二十五斤　苦杏仁二十五斤　山药二十五斤　蒺藜二十五斤　川芎二十五斤　青葙子二十五斤　甘草二十五斤　牛膝二十五斤　黄连二十五斤　生地黄二十五斤六两　天门冬一百斤　防风二十五斤　枳壳二十五斤　菊花二十五斤　枸杞子二十五斤　生磁石二十斤　生石膏五十一斤
【用法】将药材加工洁净，炮制合格。取菟丝子、熟地黄、牛膝、枸杞子、天门冬、麦门冬、苁蓉、五味子、枳壳、甘草、苦杏仁煮提两次，时间分别为2.5小时、1.5小时。苦杏仁待群药沸腾后再下锅。合并以上药液，过滤沉淀，减压浓缩至比重1.35，温度（50℃）的稠膏。余药粉碎为细粉，过一百孔罗，混合均匀为原粉。取原粉与稠膏按比例制丸，低温干燥。每斤干燥九药用生赭石粉一两二钱为衣闯亮。每百粒干重五钱，每袋内装三十粒。每服三十粒，一日二次，温开水送下。
【功用】平肝清热，滋肾明目。
【主治】肝肾两亏，虚火上升引起的瞳仁散大，夜盲昏花，视物不清，内障抽痛，头目眩晕，精神疲倦。
【宜忌】忌辛辣食物。

消疳明目汤

【来源】《张皆春眼科证治》。
【组成】苍术6克　鸡内金3克　神曲　当归各6克　酒白芍3克　甘草1.5克
【功用】消疳健脾，养肝明目。
【主治】疳疾上目，病变初期，始见雀目者。
【方论】方中苍术健脾除障而明目，鸡内金、神曲健脾消食而除积，当归、酒白芍补养肝血，甘草健脾和中。

红薯粥

【来源】《药粥疗法》引《粥谱》。
【组成】新鲜红薯半斤　粳米二至三两　白糖适量
【用法】将红薯（以红紫皮黄心者为最好）洗净，连皮切成小块，加水与粳米同煮稀粥，待粥将成时，加入白糖适量，再煮二三沸即可。趁热服食。
【功用】健脾养胃，益气通乳。
【主治】维生素A缺乏症，夜盲症，大便带血，便秘，湿热黄疸。
【宜忌】糖尿病病人忌食；平素不能吃甜食的胃病病人，不宜多食。

十六、云雾移睛

云雾移睛，亦称蝇翅黑花，是指眼外观地无异，唯自觉眼前似有蚊蝇或云雾样黑影飞舞飘移，甚至视物昏朦的病情。《圣济总录》：“始则䀮䀮不能瞩远，久则昏暗，时见黑花飞蝇。其证如此，肾虚可知也。”《审视瑶函》：“云雾移睛症。此症谓人自见目外有如蝇蛇旗旆蛱蝶绦环等状之物，色或青黑粉白微黄，看在于眼外空中飞扬缭乱，仰视则上，俯视则下也，乃玄府有伤，络间精液耗涩，郁滞清纯之气，而为内障之患，其源皆属胆肾目病，白者因痰火，肺金清纯之气不足，黄者脾胃清纯之气有伤。盖瞳神乃先天之元阳所生，禀聚五脏之精华，因其内损，故有其状，虚弱不足之人，及经产去血太多，或悲泣太过，深思积忿之妇女，每有此病。小儿疳症热症，及疟痰伤寒热久，致目痛久闭，蒸伤清纯之气，亦有此患。”

本病成因，多由脾虚湿困，痰湿内聚，浊气上泛，清阳不升；或湿热郁蒸，上犯于目；或忧思郁怒，肝郁不舒，目络不畅；或阴虚火旺，灼伤目络，血溢络外；或肝肾亏损，精血暗耗，不荣于目；或久病、失血，气血亏损，目窍失养等所致。其治疗，总以化痰湿、消瘀滞而祛其邪，补肝肾、养精血以扶其正基本。

神曲丸

【来源】《备急千金要方》卷六。

【别名】明目磁石丸（《医方类聚》卷十引《简要济众方》）、磁石丸（《圣济总录》卷一〇九）、千金神曲丸（《三因极一病证方论》卷十六）、千金磁朱丸（《原机启微》卷下）、磁砂丸（《医学入门》卷七）、磁朱丸（《本草纲目》卷九）、内障神方（《惠直堂方》卷二）。

【组成】神曲四两　磁石二两　光明砂一两

【用法】上为末，炼蜜为丸，如梧桐子大。饮服三丸，每日三次。

【功用】

1.《备急千金要方》：益眼力，明目，百岁可读细书。

2.《中国药典》一部：镇心、安神、明目。

【主治】

1.《圣济总录》：肾脏风虚，眼黑生花。

2.《原机启微》：神水宽大渐散，昏如雾露中行，渐睹空中有黑花，渐睹物成二体，久则光不收，及内障神水淡绿色，淡白色。

3.《普济方》：虚劳，目暗昏闷。

4.《古今名医方论》引王又原：耳鸣及聋。

5.《古今名医方论》引柯韵伯：癫病。

【宜忌】《外台秘要》：忌生血物。

【方论】

1.《原机启微》：磁石辛咸寒，镇坠肾经为君，令神水不外移也；辰砂微甘寒，镇坠心经为臣，肝其母，此子能令其实也，肝实则目明；神曲辛温甘，化脾胃中宿食为佐。生用者，发其生气；熟用者，敛其暴气也。服药后，俯视不见，仰视渐睹星月者，此其效也。

2.《证治准绳》：磁石辛咸寒，镇坠肾经为君，令神水不外移也。辰砂微甘寒，镇坠心经为臣，肝其母，此子能令母实也，肝实则目明。神曲辛温甘，化脾胃中宿食为佐，生用者，发其生气；熟用者，敛其暴气也。服药后俯视不见，仰神渐睹星月者，此其效也。亦治心火乘金，水衰反制之病，久病暴发者，服之则永不更作。

3.《古今名医方论》王又原：磁石直入肾经，收散失之神，性能引铁，吸肺金之气归藏肾水；朱砂体阳而性阴，能纳浮游之火而安神明，水能鉴，火能烛，水火相济，而光华不四射欤?然目受脏腑之精，精资于谷，神曲能消化五谷，则精易成矣。盖神水散大，缓则不收，赖镇坠之品疾收而吸引之，故为急救之剂也。其治耳鸣、耳聋等症，亦以镇坠之功，能制虚阳之上奔耳!柯韵伯：此病非金石之重剂以镇之，狂必不止。朱砂禀南方之赤色，入通于心，能降无根之火而安神明；磁石禀北方之黑色，入通于肾，吸肺金之气以生精，坠炎上之火以定志，二石体重而主降，性寒而滋阴，志同道合，奏功可立俟矣；神曲推陈致新，上交心神，下达肾志，以生意智，且食入于阴，长气于阳，夺其食则已，此《内经》治狂法也，食消则意智明而精神治，是用神曲之旨乎!炼蜜和丸，又甘以缓之矣。

4.《千金方衍义》：磁禀北方坎水之精，朱禀南方离火之气，以二味质重，故藉神曲发越其沉着之性，以镇神水之不清。

5.《绛雪园古方选注》：瞳神散大，孙思邈、倪微德、李东垣皆言心火乘肺，上入脑灼髓，以火性散溢，故瞳子散大。倪云忌用辛热，李云忌用寒凉，孙云磁朱丸益眼力，众方不及。磁石辛咸寒，镇摄肾精，令神水不外弛；朱砂微甘寒，收纳心经浮溜之火；磁石伏丹砂，水胜火也，故倍用磁石。《易》象曰：水在火上，乃为既济。第磁石入足少阴，朱砂入手少阴，手足轻之走殊途，水火之气性各异，故倪曰微妙在乎神曲，非但生用化滞，发生气，熟则敛暴气，今以脾经之药配入心肾药中，犹之道家黄婆媒合婴姹，有相生相制之理。

6.《成方便读》：治神水宽大渐散，光采不收，及内障拨后翳不能消，用此镇之。朱砂禀南方离火之气，中怀阴质，镇邪荡秽，随磁石吸引之，能下行入肾，自然神水肃清，而阴霾退避矣。用生曲者，藉以发越丹石之性，而助其建功也。用米饮下者，取谷气以和脾胃，使朱砂之入心，磁石之入肾，婴儿姹女，藉中土以既济之耳。立方之意，岂浅鲜哉。

7.《医学衷中参西录》：磁朱丸方，乃《千金方》中治目光昏冒，神水宽大之圣方也。李濒湖解曰：磁石入肾，镇养真阴，使肾水不外移；朱砂入心，镇养心血，使邪火不上侵；佐以神曲，消化滞气，温养脾胃生发之气。然从前但知治眼疾，而不知治痫风，至柯韵伯称此方治痫风如神，而愚试之果验，然不若加赭石、半夏之尤为效验也。

8.《中国医学大辞典》：此为治内伤目疾第一方。五脏六腑之精，皆上注于目，神水发于肾，神光发于心，故二脏之关系尤重，心肾有亏，致神水干涸，神光短少，则有昏冒内障诸证。方中以磁石之辛咸寒涩为君，收散失之神，吸肺金之气，以归之于肾；辰砂之甘寒重镇为臣，收浮游之火，壮清明之神，以归之于心；神曲之辛甘微温为佐，以消食化谷健脾，俾水谷之精华，可以速化而上注于目；再用炼蜜和丸之甘缓，以为之使。心肾之精华既聚，脾胃之运化复强，则真阴充沛，而目疾自除矣。

9.《古今名方发微》：目之所以能视万物，辨五色者，实有赖于五脏六腑之精气上行灌溉。又因肾为水脏，主藏五液，眼目得以精明，与肾脏有密切关系。正如《灵枢·大惑论篇》所云：五脏六腑之精气，皆上注于目而为之精。方中磁石入肾，镇养真精，使神水不致外散；朱砂入心，能安神定志，镇养心血，使邪火不致上侵。二药合用，益阴潜阳，使心肾相交。神曲健脾以助消化，一以使金石之品不致碍胃，而有利于药物得以运化输布；一以消化水谷，使水谷之精华速化而上注于目。蜂蜜甘缓，和胃补中。此方药味虽少，但配伍严谨，故用之能获佳效。无怪乎谢观称其为治内伤目疾之第一方。磁朱丸亦可用治癫痫证，是取其镇坠安神之力，能熄内风，制止虚阳上窜。但如癫痫痰多者，须配合祛痰剂使用，则其疗效更著。又本方中磁石、朱砂皆为金石类药物，易于损伤脾胃，故胃气虚弱，纳谷不佳，消化迟钝者，本方以少用为宜。同时，朱砂为有毒之品，多用能引起中毒。《本草从新》说：朱砂独用多用，令人呆闷。故运用本方时，尤宜慎之。

【验案】

1.幻听 《上海中医药杂志》（1981，7：40）：用本方每次6～10g，每日1～2次，一般以1个月为1疗程（最短7天，最长3个月）；治疗精神分裂症以幻听为突出症状，或系精神分裂症经过治疗后基本症状消失而残留幻听者7例。结果：显效（幻听消失或大部消失）3例；好转（幻听减轻）3例，无效1例。

2.耳鸣 《药学实践杂志》（1999，2：91）：考察古代名方磁朱丸治疗耳鸣的临床疗效。方法：通过与卡马西平对照观察疗效，了解磁朱丸治疗耳鸣的实际疗效。结果：磁朱丸组总有效率为93.75%，卡马西平组为71.42%，两组间存在显著性差异（$P<0.05$）。结论：磁朱丸治疗耳鸣有较好疗效，且无明显的不良反应。

防风蔓荆子丸

【来源】《外台秘要》卷三十二引《近效方》。

【组成】防风 黄连 干地黄各十六分 蔓荆子二十分 甘皮六分 萎蕤十分 甘草八分（炙） 茯神十二分 大黄八分（锦文者）

【用法】上为末，炼蜜为丸，如梧桐子大。饮下二十丸。稍稍加之，以大肠畅为度，尽更合服。

【功用】令眼目明。

【主治】眼中黑花。

升麻散

【来源】《医方类聚》卷六引《五脏六腑图》。

【组成】升麻八分　栀子十分　决明子十分　苦瓠五分　车前子十分　黄芩八分　茺蔚子八分　干姜十分　龙胆五分
【用法】上为散，每服方寸匕，暖浆水调下，一日二次。
【主治】肝有病，混混饶睡，眼膜膜视物不明，飞蝇上下，胬肉漫睛，或生晕映，冷泪下，两角赤痒。

泻肝汤

【来源】《医方类聚》卷六十五引《龙树菩萨眼论》。
【组成】人参一两　栀子二两　黄芩二两　甘草一两（炙）
【用法】上以水二升，煎取八合，分温三服。
【主治】眼虚风，见物若花蝇者。

退热饮子

【来源】《医方类聚》卷六十五引《龙树菩萨眼论》。
【组成】人参六分　地骨皮六分　羚羊角六分　升麻四分　玄参八分　防风八分　黄芩四分　决明子八分（捣）　茯苓六分
【用法】上以水七升，煎取二升半，食后分三次温服。服了皆须仰卧，高支腰卧。
【主治】因患后体弱，起早劳冲风，眼暗生花。

摩顶膏

【来源】《太平圣惠方》卷三十二。
【组成】附子一两（炮裂，去皮脐）　木香一两　朱砂一分　龙脑半钱　青盐一两半　牛酥二两　鹅酥四两
【用法】附子、木香为末，入朱砂以下五味，同研令匀，以慢火熬成膏。每用少许，顶上摩之，不拘时候。
【主治】眼前见花，黄黑红白不定。

五胆膏

【来源】方出《太平圣惠方》卷三十三，名见《东医宝鉴·外形篇》卷一。
【组成】青羊胆一枚　黄牛胆汁一合　熊胆一分　鲤鱼胆三分　乌鸡胆三分（五枚）　牛黄半两（细研）
【用法】先将诸胆相和，次入牛黄，调搅令匀，入银器内，以文武火熬成膏，以瓷器内盛之。每服半钱，食后以温酒调下。
【主治】眼远视不明，常见黑花，欲成内障。

肉苁蓉丸

【来源】《太平圣惠方》卷三十三。
【组成】肉苁蓉（酒浸一宿，刮去皱皮，炙干）　磁石（烧醋淬七遍，细研，水飞过）　神曲（炒微黄）　青盐各一两　雀儿十个（去毛嘴爪翅足，存肠胃去骨，烂研）　菟丝子二两（酒浸三日，晒干，别捣为末）
【用法】上为末，以好酒二升，入少炼熟蜜，入雀肉及盐，研令极烂成膏，和诸药为丸，如梧桐子大。每服二十丸，空心及晚食前以温酒送下。
【主治】眼昏，翳赤涩，远视似有黑花，及内障不见物。

决明子丸

【来源】《太平圣惠方》卷三十三。
【别名】决明丸（《圣济总录》卷一〇九）。
【组成】决明子一两　甘菊花一两　生干地黄三分　车前子　防风（去芦头）　蔓荆子　芎䓖　栀子仁　细辛　白茯苓　玄参　薯蓣各半两
【用法】上为末，炼蜜为丸，如梧桐子大。每服二十丸，食后煎桑枝汤送下。

本方原名“决明子散”，与剂型不符，据《医方类聚》卷六十六改。
【主治】肝肾风虚攻上，眼见黑花不散。

驻景丸

【来源】《太平圣惠方》卷三十三。
【组成】菟丝子五两（酒浸三日，晒干，别捣为末）　车前子一两　熟干地黄三两
【用法】上为末，炼蜜为丸，如梧桐子大。每服三十丸，空心以温酒送下，晚食前再服。

【功用】《太平惠民和济局方》：久服补肝肾，增目力。

【主治】

1.《太平圣惠方》：肝肾俱虚，眼常昏暗。

2.《太平惠民和济局方》：肝肾俱虚，眼常昏暗，多见黑花，或生障翳，视物不明，迎风流泪。

羚羊角散

【来源】《太平圣惠方》卷三十三。

【别名】防风汤（《圣济总录》卷一〇九）。

【组成】羚羊角屑三分　羌活半两　黄芩半两　人参半两（去芦头）　决明子半两　车前子三分　防风三分（去芦头）　玄参半两　细辛三分　甘菊花半两　甘草半两（炙微赤，锉）

【用法】上为散。每服三钱，以水一中盏，煎至六分，去滓，食后温服。

【主治】眼见黑花，或眼暗后变为青盲。

熟干地黄丸

【来源】《太平圣惠方》卷三十三。

【别名】干地黄丸（《圣济总录》卷一〇九）、熟地黄丸（《杂病源流犀烛》卷二十二）。

【组成】熟干地黄　石斛（去根）　菟丝子（酒浸三日，晒干，别捣为末）　防风（去芦头）　黄耆（锉）　车前子　茺蔚子　覆盆子　肉苁蓉（酒浸一宿，刮去皱皮，炙干）　磁石（烧醋淬七遍，细研，水飞过）　地肤子各一两　兔肝一两半（炙干）

【用法】上为末，炼蜜为丸，如梧桐子大。每服三十丸，空心以盐酒送下，晚食前再服。

【主治】肾虚而致眼中见黑花，右手尺脉沉而数者。

明目川椒丸

【来源】《养老奉亲书》。

【组成】川椒一斤（每用盐一斤，拌淹一宿，三度换盐，淹三夜取出，晒干去盐用）　黑参半斤（锉）

【用法】上为末，炼蜜为丸，如梧桐子大。每服三十丸，食后、临卧盐汤送下。

【功用】补益疗眼。

【主治】眼有黑花。

柏子仁丸

【来源】《圣济总录》卷四十一。

【组成】柏子仁一分　防风（去叉）　黑豆（煮令烂，研作膏用）　白蒺藜（炒）各半两　车前子一两　甘菊花半两　附子（炮裂，去皮脐）　羌活（去芦头）　黄耆（蜜炙，细锉）各半两

【用法】上除黑豆外，捣为细末，炼蜜同黑豆膏拌和为丸，如梧桐子大。每服十五丸，空心、食前盐汤送下。

【主治】肝气久虚，四肢筋脉怠惰，三焦气不顺，上攻眼生黑花。

决明丸

【来源】《圣济总录》卷一〇二。

【组成】决明子　青葙子　茺蔚子　车前子　地肤子　五味子（炒）　枸杞子（去茎蒂）　细辛（去苗叶）　麦门冬（去心，焙）　生干地黄（焙）　赤茯苓（去黑皮）　桂（去粗皮）　泽泻　甜葶苈（纸上炒紫色）　防风（去叉）　芎藭各一两

【用法】上为末，炼蜜为丸，如梧桐子大。每服二十丸，食后良久米饮送下，一日三次。

【主治】肝虚膈热，眼目昏暗，渐成障蔽，或见黑花，不能远视。

决明子丸

【来源】《圣济总录》卷一〇二。

【组成】决明子　蕤仁　地肤子　白茯苓（去黑皮）　黄芩（去黑心）　防风（去叉）　麦门冬（去心，焙）　泽泻　茺蔚子　杏仁（去皮尖双仁，炒黄）各一两半　枸杞子　五味子　青葙子　桂（去粗皮）　细辛（去苗叶）各一两　车前子　菟丝子（酒浸，别捣）　熟干地黄（焙）各二两

【用法】上为末，炼蜜为丸，如梧桐子大。每服二十丸，以温浆水送下，一日二次。

【主治】肝肾虚目黑暗，或见黑花飞蝇；及久患肤翳，遮覆瞳子。

羚羊羌活汤

【来源】《圣济总录》卷一〇二。

【组成】羚羊角屑　羌活（去芦头）　黄芩（去黑心）　人参　附子（炮裂，去皮脐）　泽泻　山茱萸　秦艽（去苗土）　决明子（微炒）　车前子　青葙子各一两半　甘草（微炙）一两　黄耆（锉）二两　柴胡（去苗）二两半

【用法】上为粗末。每服五钱匕，以水一盏半，煎至八分，去滓温服，不拘时候，每日二次。

【主治】肝肾虚，眼见黑花，或似蝇翅。

蜀椒丸

【来源】《圣济总录》卷一〇二。

【组成】蜀椒（去目并闭口者，炒出汗）　熟干地黄（焙）各一两　苍术（米泔浸一宿，切，焙干）五两

【用法】上为末，炼蜜为丸，如梧桐子大。每服二十丸，温酒或盐汤送下。

【主治】肝肾虚，风攻眼目昏暗，时见虚花。

熊胆丸

【来源】《圣济总录》卷一〇八。

【组成】熊胆一个　石决明二两　车前子　泽泻　细辛各一两　干地黄　茺蔚子各二两　黄牛胆一钱

【用法】上为末，炼蜜为丸，如梧桐子大。每服十五丸，二十丸亦得，清茶送下。

【主治】因伤寒患后起早，余热不消，体虚未复，多食热物，至令眼疾，或见黑花，瞳人开大，发歇不定，睑赤泪出，瘀肉肿胀。

甘露汤

【来源】《圣济总录》卷一〇九。

【组成】萎蕤（焙）四两

【用法】上为粗末。每服二钱匕，水一盏，加薄荷二叶，生姜一片，蜜少许，同煎至七分，去滓，食后、临卧服。

【主治】眼见黑花，赤痛昏暗。

芎藭丸

【来源】《圣济总录》卷一〇九。

【组成】芎藭　细辛（去苗叶）　蝉壳（去土）　甘菊花　荆芥穗　苍术（米泔浸透，去皮，切，焙）　蕤仁（去皮）各一两　犀角（镑）　羚羊角（镑）各一钱

【用法】上为末，炼蜜为丸，如小弹丸大。每服一丸，茶、酒或盐汤嚼下，不拘时候。

【主治】肝肾虚风上攻，眼生黑花，头目不利，及内外障翳，睛疼隐涩。

苁蓉散

【来源】《圣济总录》卷一〇九。

【组成】肉苁蓉（汤浸，去皴皮，焙）一两　巴戟天（去心）　槟榔（煨，锉）　萆薢　麦门冬（去心，焙）　犀角（镑）　羚羊角（镑）　陟厘（炒）各半两　黄芩（去黑心）　茺蔚子　枸杞子　人参　玄参　木香　菟丝子（酒浸一宿）　槐子　决明子（微炒）　丹参各三分

【用法】上为散。每服二钱匕，空心温酒调下，临卧又用栀子汤调下二钱匕。

【主治】肾脏虚风上攻，头旋脑痛眼生翳，或有黄黑花，起如飞蝇，及腰胯酸疼，脚膝冷痹。

还睛散

【来源】《圣济总录》卷一〇九。

【组成】独活（去芦头）　麻黄（去根节）　白茯苓（去黑皮）　厚朴（去粗皮，生姜汁炙）　五味子　蒺藜子（炒，去角）　槐子　枸杞子　菥蓂子　麦门冬（去心，焙）　人参　细辛（去苗叶）　白芷　决明子　车前子　茺蔚子　覆盆子　地肤子　丹参　芎藭　防风（去叉）　黄芩（去黑心）　升麻　黄连（去须）各一两一分　远志（去心）　木通（锉）　柏子仁各二两

【用法】上为散。每服方寸匕，食后以米饮调服，

一日二次。

【主治】眼见黑花昏暗。或因饮热酒食五辛，致黑风入眼，或因重病后昏暗，或因赤眼不见物，或因虚损视物不明，但瞳子不破者。

羌活散

【来源】《圣济总录》卷一〇九。

【组成】羌活（去芦头） 甘草（炙） 石决明（生，研） 石膏（泥裹煅通赤，冷研） 密蒙花 苍术（去皮） 防风（去叉） 蒺藜子（炒去角） 木贼各半两 蔓菁子 威灵仙（去土） 干桑叶 荆芥穗 原蚕沙（炒）各一分

【用法】上为散。每服一钱匕，早、晚食后温熟水调下；眼赤涩，沙糖水调下，临卧再服。

【主治】目昏茫茫，或见黑花蝇翅。

羌菊丸

【来源】《圣济总录》卷一〇九。

【组成】羌活（去芦头） 菊花（焙）各一两 白茯苓（去黑皮） 蒺藜子（炒，捣去角） 枳壳（去瓤，麸炒） 附子（炮裂，去皮脐） 肉苁蓉（酒浸，切，焙） 黄耆（锉）各三分 沉香（锉） 兔肝（炙） 萆薢各半两

【用法】上为末，炼蜜为丸，如梧桐子大。每服三十丸，空心食前薄荷盐汤送下。

【主治】肾毒风攻冲，眼生黑花，风泪不止。

服椒方

【来源】《圣济总录》卷一〇九。

【组成】川椒

【用法】拣净去目及闭口者，于铫内炒令透，于地上铺净纸二重，用新盆合定，周围用黄土培之半日，去毒出汗，然后取之，晒干为度；只取椒于瓷合子内收，每服十粒，空心新汲水下。

【功用】通神延年。

【主治】肝肾虚风上攻，眼生黑花，头目不利。

兔肝丸

【来源】《圣济总录》卷一〇九。

【组成】兔肝（去筋膜，薄切，焙） 羌活（去芦头） 黄连（去须） 菊花各三分 地骨皮 龙齿 车前子 青葙子 防风（去叉） 柴胡（去苗） 葳蕤 白附子各半两

【用法】上为末。炼蜜为丸，如梧桐子大。每服二十丸，食后竹叶熟水送下。

【主治】肝肾毒风攻冲，眼生黑花，昏暗，视物不明。

枸杞丸

【来源】《圣济总录》卷一〇九。

【别名】枸杞子丸（《普济方》卷八十一）。

【组成】枸杞子（九炊九晒）二两 巴戟天（穿心紫色者，去心） 旋覆花（择净） 蜀椒（去目及闭口，炒出汗）各一两。

【用法】上为末，炼蜜为丸，如梧桐子大。每服三十丸，腊茶清送下，不拘时候。

【主治】肝肾风气上攻，眼生黑花。

点眼白蜜黄连膏

【来源】《圣济总录》卷一〇九。

【组成】白蜜半合 黄连（去须）一两 大枣五枚 淡竹叶一握（洗）

【用法】用水二升，先煎竹叶取一升，去滓；下大枣及黄连、白蜜，煎取三合，去滓，重汤煎如稀饧。逐夜取少许，点眼中三两滴。盖覆勿令尘灰入。

【主治】风毒攻眼，黑花不见物。

昨叶何草丸

【来源】《圣济总录》卷一〇九。

【组成】昨叶何草（去土，焙） 蒺藜子（炒，去角）各一两半 薄荷叶 羌活（去芦头） 荆芥穗 附子（黑豆一升同煮附子令软透，去皮脐，切，焙）各一两

【用法】上除黑豆外，为末，将黑豆烂研为丸，如梧桐子大。每服十丸，空心温熟水送下。服此药后，更合蕤仁散间服之。

【主治】眼见黑花，视物不明。

黄柏浆

【来源】《圣济总录》卷一〇九。

【组成】黄柏一两　鹅梨三颗　黄连（去须）一两一分　黄芩（去黑心）三分　竹叶半两

【用法】上锉，如麻豆大。以水二汁，煎至半升，去滓，纳新瓷瓶中，加龙脑半分调和。每夜以铜箸点眼。

【主治】眼看物如两般，或如蝇翅，或如游丝。

羚羊角汤

【来源】《圣济总录》卷一〇九。

【组成】羚羊角（镑）　决明子　人参　升麻　玄参　车前子各一两　羌活（去芦头）　防风（去叉）各一两半　细辛（去苗叶）半两

【用法】上锉细，如麻豆。每服五钱匕，以水一盏半，煎至八分，去滓温服，不拘时候。

【主治】眼见黑花，或头旋目暗，欲变青盲，眼瞳微开。

宿鸠丸

【来源】《圣济总录》卷一〇九。

【组成】宿鸠一只（去毛、羽、嘴、足、肠、胃，炙黄）　羊肝一具（清油炼定血，去筋膜，劈作片子，焙）　蔓荆子半斤（淘净，生绢袋盛，饭上炊三遍，焙）　蜀椒（去目及闭口者，炒出汗）　楮实　仙灵脾　木贼　羌活（去芦头）　蝉壳（去土）各一两　甘菊花（去萼）　荆芥穗　苍术（米泔浸，去皮）　蒺藜子（炒去角）各二两

【用法】上为末，炼蜜为丸，如梧桐子大。每服三十丸，温酒或盐汤送下，不拘时候。

【主治】肝肾气虚，眼生翳晕及见黑花。

煮肝散

【来源】《圣济总录》卷一〇九。

【别名】煮肝煎（《普济方》卷八十一）。

【组成】羌活（去芦头）　独活（去芦头）　青葙子　款冬花各一两

【用法】上为散。每服三钱匕，用羊子肝一叶（细切），淡竹叶数片，同裹如粽子，别用雄黑豆四十九粒，米泔一盏，银石器内同煮，豆烂泔尽为度。取肝细嚼，温酒送下。又将豆食尽，空心、日午、夜卧各一次。

【主治】眼生黑花，渐成内障；斗睛偏视；风毒攻眼，肿痛涩痒；短视，倒睫，雀目。

蜀椒丸

【来源】《圣济总录》卷一〇九。

【组成】蜀椒（去目及闭口者）一斤（用盐一斤拌腌三宿，三次换盐，焙，去盐）　玄参（锉）半斤

【用法】上为末，炼蜜为丸，如梧桐子大。每服三十丸，食后临卧盐汤送下。

【主治】眼见黑花。

蕤仁散

【来源】《圣济总录》卷一〇九。

【组成】蕤仁（去皮）一两半　羌活（去芦头）　天麻　槐子　山栀子各一两　黄芩（去黑心）　黄连（去须）　菊花各半两

【用法】上为散。每服一钱匕，食后温熟水调下，一日二次。

【主治】眼见黑花，昏暗。

摩顶膏

【来源】《圣济总录》卷一〇九。

【组成】空青（研）　青盐（研）各半两　槐子　木香　附子各一两　牛酥二两　鹅脂四两　龙脑半钱　丹砂（研）一分　旱莲草（自然汁）一升

【用法】上将草药为末，先以莲草汁、牛酥、鹅脂银器中熬三五沸，下诸药末煎减一半即止，盛瓷器中。临卧用旧铧铁一片，重二三两，蘸药于顶上，摩三二十遍，令入发窍中，次服决明丸。

【主治】肝肾虚风上攻，眼生黑花，或如水浪。

【宜忌】忌铁器。

补肝散

【来源】《普济方》卷八十一引《圣济总录》。

【组成】茺蔚子一两半 旋覆花 羌活 知母各一两 甘菊三分 防风二两
【用法】上为末。每服一钱，水一盏，煎至五分，去滓，食后温服。
【主治】眼坐起生花外障。

椒目丸

【来源】方出《续本事方》卷四，名见《世医得效方》卷十六。
【组成】椒目一两（炒） 苍术二两（炒）
【用法】上为末，醋糊为丸，如梧桐子大。每服二十丸，醋茶送下。不过十日取效。
【主治】久年眼生黑花，不可忍者。

椒红丸

【来源】《传信适用方》卷二。
【组成】地黄二斤（洗净，焙干） 川椒一斤（去合口并目，焙干） 苍术三斤（米泔浸三日，焙干）
【用法】上为细末，面糊为丸，如梧桐子大。每服三十丸，食前温酒或盐汤送下，一日二次。服药旬日，黑花并除。
【主治】眼生黑花。

无比地黄丸

【来源】《普济方》卷七十二引《经验良方》。
【组成】肉苁蓉四两（酒浸） 枸杞子四两 当归 川芎 防风（去芦）各二两 菊花 楮实（拣，焙） 巴戟（去心） 荆芥穗 白蒺藜各一两半 决明子（炒）一两 生干地黄四两
【用法】上为末，炼蜜和丸，如梧桐子大。每服三十丸，空心盐汤送下；或温无灰酒送下亦可。
【主治】肝肾虚，眼生黑花，乍结内障，目力亏损，逢风有泪。

明眼生熟地黄丸

【来源】《仁斋直指方论》卷二十。
【组成】生地黄 熟地黄各一斤半 净石斛（炒） 枳壳（麸炒）各六两 羌活 防风 牛膝各四两 甘菊（去萼）一斤 杏仁（去皮，焙）十两
【用法】上为末，炼蜜为丸，如梧桐子大。每服五十丸，空心、食前盐汤送下；或蒺藜煎汤送下。
【主治】

1.《仁斋直指方论》：肾气衰弱，肝受虚热，眼生黑花。

2.《普济方》：肝虚积热，上攻眼目，翳膜遮睛，羞涩多泪，及暴赤眼。

【宜忌】《普济方》：忌一切动风毒物。

七仙丹

【来源】《御药院方》卷十。
【组成】菟丝子（酒浸，另研为末）五两 苁蓉（酒浸，去皮炒，切，焙干）一两 巴戟（去心）一两 车前子 熟干地黄 枸杞子各三两 甘菊花（拣净）四两
【用法】上为细末，炼蜜为丸，如梧桐子大。空心、食前每服三十丸至温酒送下；盐汤亦得。
【功用】补肝肾，增目力。
【主治】肝肾俱虚，眼常昏暗，多见黑花，或生翳障，视物不明，迎风有泪。

芎藭丸

【来源】《御药院方》卷十。
【组成】芎藭 菊花 荆芥 薄荷 甘草各一两 苍术二两（泔浸）
【用法】上为细末，炼蜜为丸，如梧桐子大。每服五十丸至六七十丸，食后茶清送下，一日一二次。
【功用】增明目力。
【主治】远视不明，常见黑花。

遇明丸

【来源】《御药院方》卷十。
【组成】皂角三斤（二斤烧成灰，装在新瓷罐内，用瓷碟盖口，不令出烟，不用碟子后，用纸二张，水湿过，盖罐口，纸干罐冷为度） 何首乌（去粗皮）六两 牵牛头末三两（黑白各半） 薄荷叶

（去土）三两

【用法】上为细末，后用皂角一斤，热水浸软，去皮弦子，用瓢，以酒二升，搓揉成浓汁，用新布滤去滓，入面一匙，同熬成膏子，入上四味为丸，如小豆大。每服二十丸。食后煎生姜汤送下，渐加至三十丸，一日一次。

【功用】清神水，行滞气，下流饮。

【主治】风痰，头目昏眩，视物𥆧𥆧，目见黑花飞蝇。

天麻丸

【来源】《永类钤方》卷十一。

【组成】天麻（酒浸） 枸杞子（酒浸，蒸） 巴戟（泡，去心） 苁蓉（酒浸） 白术（煨） 黑牵牛（炒） 破故纸（炒） 白蒺藜（炒） 当归（酒洗）各一两 菟丝子（酒蒸） 白茯苓各二两 枸杞根 菊花各一两 青盐半两（别研） 川乌 草乌各一两 雄黑小乌豆半升

方中枸杞根，原作“枸杞子”，据《普济方》改。

【用法】先以前十四味为末，以三乌用水先煮一日，烂为度，焙干作末，同前末酒糊为丸，如梧桐子大。空心盐汤送下。

【主治】肝肾俱虚，眼昏或生黑花，乱飞如蝇虫翅羽，长流冷泪。

【加减】虚寒，加附子。

白附子散

【来源】《永类钤方》卷十一。

【别名】白附子汤（《审视瑶函》卷五）。

【组成】荆芥穗四两 菊花 防风 木贼（去节） 白附子各三两 白蒺藜（炒，去刺）一两 粉草（炙）一两 制苍术 人参 羌活各半两

方中白附子原脱，据《证治准绳·类方》补。

【用法】上锉。每三钱，水煎、食后服。

【主治】发散初起黑花，昏矇内障。

杞菊六味丸

【来源】《麻疹全书》。

【别名】杞菊地黄丸（《医级》卷八）。

【组成】熟地八两 丹皮三两 白菊三两 茯苓三两 萸肉四两 杞子三两 淮药四两 泽泻三两

【用法】上药各为末，炼蜜为丸服。

本方改为汤剂，名“杞菊六味汤”（《医家四要》卷二）。

【功用】

1.《麻疹全书》：清肝肺，明耳目。

2.《医家四要》：补肾水以涵肝木。

【主治】

1.《医级》：肝肾不足，目生花歧视，或干涩眼痛。

2.《医家四要》：肝血虚，目耗散而不明。

【验案】早期老年黄斑 《中国中医眼科杂志》（1992，3：153）：应用本方制成口服液，每次口服10ml，每日2次，治疗期老年黄斑变化21例（32眼），男11例，干性型者双眼6例，单眼2例，湿性型者渗出前期单眼3例；年龄46～80岁；女10例，干性型者双眼5例，单眼1例，渗出前期单眼4例；年龄45～72岁。对照组19例（32眼），其中男12例，年龄46～79岁，干性型者双眼8例，单眼2例，渗出前期单眼2例；女7例，年龄43～75岁，双眼5例，单2例，无湿性型病人。对照组用维生素E0.1g，每日3次口服。3个月为1个疗程。结果：视力好转：治疗后比原视力提高2行者，治疗组20例，对照组4例；恶化：治后比原视力下降者，治疗组5例，对照组12例；无变化：治疗组7例，对照组16例；自觉症状消失者，治疗组14例，对照组5例。Amsler表检查：初诊治疗组18眼异常，对照组16眼异常，治后治疗组12眼恢复正常，对照组5眼恢复正常。对照组32眼，发现10眼软性玻璃膜疣，治后6眼转化为硬性玻璃膜疣；对照组发现8眼软性玻璃膜疣，经治疗无1眼发生改变。

川芎丸

【来源】《永乐大典》卷一一四一三引《大方》。

【组成】川芎 羌活 天麻 旋覆花 秦皮 南

星　藁本各一两（末）　黑牵牛六两（取末二两，余者不用）

【用法】上为末，后入藁本、牵牛末和匀。生姜自然汁煮面糊为丸，如梧桐子大。每服三十丸，食后盐酒送下。

【主治】远年近日，风毒气眼，昏暗赤涩内生疮，翳膜遮障不明。久新偏正头疼，眼目束小，夹脑风下注，多见黑花。

地黄丸

【来源】《普济方》卷七十八引《卫生家宝》。

【组成】熟地黄二两（酒蒸二次，焙）　生地黄二两　川当归一两半（去芦）　川牛膝一两　金钗石斛一两（切，酒浸，焙）　菟丝子一两（酒浸，炒，别研）　车前子一两　防风一两　枳壳（略洗，去瓤，麸炒）一两　杏仁（麸炒，先用汤泡过，去皮尖，别研）一两

【用法】上为末，炼蜜为丸，如梧桐子大。每服三十丸，空心盐汤送下，一日一次。先服此方半月，次服羌活丸五日，然后用立应散搐鼻。

【功用】平补，壮气血，悦精神。

【主治】内外障及眼见飞花。

三花五子丸

【来源】《东医宝鉴·外形篇》卷一引《医林集要》。

【组成】密蒙花　旋覆花　甘菊花　决明子　枸杞子　菟丝子（酒制）　鼠粘子　地肤子　石决明（煅）　甘草各等分

【用法】上为末，炼蜜为丸，如梧桐子大。每服五十丸，麦门冬汤送下。

【主治】

1.《东医宝鉴·外形篇》引《医林集要》：眼见黑花飞蝇，或生翳障。

2.《古今医统大全》：五脏风热上攻，肝虚头痛。

还睛补肾丸

【来源】《银海精微》卷上。

【组成】人参　白术　茯苓　蒺藜　羌活　木贼　菊花　防风　甘草　川芎　山药　肉苁蓉　密蒙花　青葙子　牛膝　菟丝子各一两

【用法】上为末，炼蜜为丸，或煎服亦妙。

【主治】肾虚目暗生花，不能久视；肾虚内障，两目黄昏不见。

补肾丸

【来源】《银海精微》卷上。

【组成】石菖蒲　枸杞子　白茯苓　人参　山药　泽泻　菟丝子　肉苁蓉各一两

【用法】炼蜜为丸。每服五十丸，盐汤送下。须先用猪苓散顺其肝肾之邪热，次用黑参汤以凉其肝，后用补肾丸。

【主治】眼目有黑花，芒芒如蝇翅者。

猪苓散

【来源】《银海精微》卷一。

【组成】木猪苓一两　车前子五钱　木通　大黄　栀子　黑狗脊　滑石　萹蓄各二两　苍术一两

方中苍术用量原缺，据《审视瑶函》补。

【用法】上为末。每服三钱，盐汤调下。

【功用】《审视瑶函》：清肝肾之邪。

【主治】肾水衰，行动举止则眼中神水之中荡漾，有黑影如蝇翅。

搜风散

【来源】《银海精微》卷上。

【组成】陈皮　秦艽　防风　细辛各一两　木香　黄连各五钱

【用法】上为末，水一盅，浸一宿，去滓，入龙脑一钱，蜜四两浸，火熬成膏，点之。不用蜜，煎汤熏洗亦可。

【主治】眼中有黑花。

黑参汤

【来源】《银海精微》卷上。

【组成】黑参　黄芩　生地黄　赤芍药　菊花　青

葙子　白蒺藜

【用法】上为末。每服四钱，水煎服。

【主治】眼目有黑花，茫茫如蝇翅者。

决明散

【来源】《银海精微》卷下。

【组成】决明子　甘菊花各一两　防风（去芦）　车前子　芎藭　细辛　栀子仁　玄参　蔓荆子　白茯苓　山茱萸各一两半　生地黄三两

【用法】上为末。每服二钱，食后以盐汤调下。

【主治】眼见黑花不散。

秘方猪苓汤

【来源】《葆光道人眼科龙木集》。

【组成】猪苓　木通　栀子　大黄　金毛狗脊　萹蓄各等分

【用法】上锉。每服五钱，水一钟半，煎至一钟，去滓温服，不拘时候。

【主治】眼常见黑花如绳牵，时复落落蝇羽。

明目壮水丸

【来源】《古今医鉴》卷九。

【组成】拣人参一两　当归（酒洗）一两　熟地黄（酒蒸）二两　生地黄（酒洗）二两　天门冬（去心）二两　麦门冬（去心）二两　山茱萸（酒蒸，去核）二两　枸杞子（酒洗）一两六钱　五味子一两　菟丝子（酒制）一两　白茯神（去皮木）二两　干山药一两　川牛膝（去芦，酒洗）一两三钱　柏子仁（去壳，炒）一两　泽泻一两　牡丹皮（酒洗）一两　家菊花（去梗）三两　黄柏一两半（乳汁拌匀，炒）　知母二两半（乳汁拌匀，晒干，炒）　白豆蔻（去壳，净）三钱

【用法】上为末，炼蜜为丸，如梧桐子大。每服一百丸，空心淡盐汤送下。

【功用】壮水明目，补肾养肝，生心血。

【主治】肝肾不足，眼目昏暗，常见黑花，多有冷泪。

【宜忌】忌生冷、莱菔。

加味明目流气饮

【来源】《仁术便览》卷一。

【组成】大黄（炮）　牛蒡子（炒）　川芎　菊花　白蒺藜（炒）　细辛　防风　元参　山栀　黄芩　甘草（炙）　蔓荆子　荆芥　木贼各五分　草决明七分半　苍术一钱

【用法】水煎服。

【主治】肝经不足，内受风热，上攻眼目，视物不明，常见黑花，当风多泪，瘾涩难开，或生障翳，妇人血风时行，暴赤，一切眼疾并皆治之。

【加减】如久服，去大黄，加桑白皮、知母、黄柏。

明目四物汤

【来源】《鲁府禁方》卷三。

【组成】当归（酒洗）　南芎藭　白芍（酒炒）　熟地黄　肉苁蓉（酒洗）　酸枣仁（炒）各一钱　木通五分　石菖蒲七分　甘枸杞子一钱　甘菊花一钱

【用法】上锉。水煎服。

【主治】血虚，目暗生花。

平胃散

【来源】《异授眼科》。

【组成】黑豆（炒）　泽泻　当归　枸杞　白丑　黄芩

【用法】上为细末服。

【主治】目有白花如絮。

石膏二川汤

【来源】《异授眼科》。

【组成】石膏　川乌　川芎　防风　荆芥　川羌活　连翘　升麻

【用法】水煎服。

【主治】目有白星散乱，头昏眼花黑暗者。

补肾丸

【来源】《异授眼科》。

【组成】车前子（酒浸）一两　石斛一两（去根）青盐二钱　磁石（煅，醋淬七次，水飞）二钱　沉香五钱（另研）　菟丝子（酒煮，打烂）二钱
【用法】上为末，炼蜜为丸，如梧桐子大。每服七十丸，空心盐汤送下。
【主治】肾虚，目有黑花如飞蝉蝇者。

泻肾汤

【来源】《异授眼科》。
【组成】牛蒡　川芎　当归　玄参　生地　荆芥　防风　柴胡　芍药
《异授眼科》有甘草。
【用法】水煎，温服。
【功用】明目。
【主治】冬时眼目生花，如飞蝇之状，视人物若堆烟，视太阳若水花，久而不治则为青盲。

猪苓汤

【来源】《异授眼科》卷一。
【组成】五味子　熟地　猪苓　肉苁蓉（酒洗）枸杞子　覆盆子各一钱五分
【用法】不用引，水煎服。
【主治】肾虚目有黑花，如飞蝉蝇。

还元明目汤

【来源】《眼科临症笔记》。
【组成】大熟地八钱　生地三钱　萸肉三钱　远志三钱　枣仁三钱（炒）　黄耆五钱　菟丝子四钱　川芎二钱　蔓荆子三钱　蒺藜三钱（炒）　知母三钱　甘草一钱　生磁石二钱
【用法】水煎服。
【主治】云雾移睛症，两眼黑白稍分，不疼不红，惟瞳孔微大，常见黑花浮游移荡。
【验案】云雾移睛症　晁某之母，五十三岁，素性暴躁，因怒气伤肝，肝炎上冲于脑，自觉头摇目眩，视如黑花乱动，屡治不愈，后又令余治疗。按其脉，六脉虚数，惟少阴为甚，是知心血耗散，肾水不足，而邪火挟虚上升，搅乱于脑，以致视力不稳，满目如蝇飞、旗展之状。处方：针刺上星、承泣；内服还元明目汤十余剂，黑花减少，而昏花如故。又以益智安神汤隔日晚服，半年余移睛之弊而愈。

益智安神汤

【来源】《眼科临症笔记》。
【组成】柏子仁四钱　石菖蒲三钱　生地三钱　知母三钱　白芍五钱　胆星三钱　远志肉三钱　石决明六钱　茯神三钱　甘草一钱　羚羊角五分
【用法】水煎服。
【主治】云雾移睛。

明目二陈汤

【来源】《张皆春眼科证治》。
【组成】陈皮 9 克　清半夏 6 克　茯苓　车前子各 9 克　麸炒枳壳 6 克　甘草 3 克
【功用】祛湿化痰，降浊明目。
【主治】痰湿内聚，上扰清窍，幼影色黄，胸闷头重，或咳嗽痰多，苔腻脉滑。
【方论】方中二陈汤祛湿化痰；车前子引湿浊之邪下行；炒枳壳宽中理气，祛痰除满。诸药凑效，湿除痰祛，目自明也。

羚羊散血饮

【来源】《张皆春眼科证治》。
【组成】羚羊角 0.3 克　酒黄芩 12 克　青黛 0.3 克　赤芍　牡丹皮　茜草各 9 克　小蓟 12 克
【功用】清肝解郁，凉血活血。
【主治】云雾移睛，证属气郁化火，迫血妄行，发病急骤，见影色红，头痛目胀，口苦耳鸣，胸胁胀痛，舌红脉数者。
【方论】方中羚羊角、酒黄芩、青黛除肝中郁火；赤芍、牡丹皮凉血活血；茜草、小蓟凉血止血，活瘀通络。诸药合用，防治并重，活止结合，瘀血得去，热平血静，幻影无踪。
【验案】云雾移睛　程某，男，21 岁，社员。1974 年 7 月 11 日初诊：半月前左眼忽然发病，自觉眼前一片红光，视物不清。曾在当地医院诊断为视

网膜静脉周围炎、玻璃体积血症，经治疗有所好转。现觉眼前有红色彩云飘动，时隐时现，头痛耳鸣，两胁胀痛，口苦。检查，视力，右眼1.5，左眼0.6。左眼玻璃体内有少量积血，呈片状或条状飘浮其间，眼底比较模糊，尚能窥见，网膜颞侧周边部静脉支有白鞘附着，其上下各有一块不规则乳头大的出血斑，黄斑中心凹反射良好。舌质红，脉弦数。此为云雾移睛，治以羚羊散血饮。服药12剂。7月24日复诊：玻璃体积血全部吸收，眼底网膜颞侧周边部出血斑缩小，视力左眼1.0，又服上药25剂。8月21日三诊：自觉眼前有米粒大二块黑影飘动，视力双眼均为1.5，网膜出血已全部吸收，该处见有螺旋状血管新生，嘱其常服明目地黄丸。观察2年没再复发。

潜阳活血汤

【来源】《张皆春眼科证治》。

【组成】酒生地15克　玄参　生牡蛎各9克　石决明6克　牡丹皮　赤芍　茜草各9克

【功用】滋阴潜阳，活血祛瘀。

【主治】云雾移睛症。阴虚火旺，血不循经，幻影微红，头晕目眩，颧赤舌红，失眠盗汗，脉细数。

【方论】方中酒生地，玄参滋阴降火；生牡蛎，石决明重镇潜阳，清热滋阴；牡丹皮，赤芍活血凉血，祛瘀通络；茜草既有行血化瘀之效，又有凉血止血之功，既能祛已出之积血，又能防新血再出。

宁血汤

【来源】《中医眼科学》。

【组成】仙鹤草　旱莲草　生地黄　栀子炭　白芍　白及　白蔹　侧柏叶　阿胶　白茅根

【主治】云雾移睛。

十七、坠　睛

坠睛，是指风寒上攻眼带，致目珠向下偏斜的病情。《圣济总录》：“坠睛者，眼因贼风所吹，血脉受寒，贯冲瞳仁，风寒气随眼带牵拽，睛瞳向下，名曰坠睛也，日久不治，瞳仁损陷，遂致失明。”病发多因贼风袭眼，血脉受寒挛急所致。临床症见眼目时发疼痛，眼带紧急牵陷，视物散乱不明。治宜疏风散寒，舒筋缓急。

羌活散

【来源】《太平圣惠方》卷三十三。

【组成】羌活二两　秦艽（去苗）　防风（去芦头）　桂心　牛蒡子（微炒）　胡黄连　茯神各一两　白附子（炮裂）　犀角屑　酸枣仁（微炒）各三分　龙脑一分（细研）

【用法】上为细散。每服二钱，空心盐汤调下，晚食前煎麦门冬热水再调服之。

【主治】坠睛久不愈。

细辛散

【来源】《太平圣惠方》卷三十三。

【组成】细辛一两　赤茯苓一两　黄芩一两　麦门冬一两半（去心，焙）　木通一两半　黄连一两半（去须）　川大黄一两（锉碎，微炒）　葳蕤一两半　甘草半两（炙微赤，锉）

【用法】上为粗散。每服四钱，以水一中盏，煎至六分，去滓，食后温服，临卧再服。

【主治】坠睛眼，风热牵瞳人向下。

【宜忌】忌炙煿、油腻、毒滑鱼肉。

菊花散

【来源】《太平圣惠方》卷三十三。

【别名】甘菊花散（《医方类聚》卷六十六）。

【组成】甘菊花一两　旋覆花三分　生干地黄半两　羚羊角屑一两　海桐皮半两　秦艽半两（去苗）　白附子半两（炮裂）　防风三分（去芦

头） 蔓荆子三分 决明子半两 芎藭半两

【用法】上为粗散。每服三钱，以水一中盏，煎至六分，去滓，食后温服，临卧再服。

【主治】坠睛。风毒牵瞳仁向下，眼带紧急，视物不明。

犀角散

【来源】《太平圣惠方》卷三十三。

【组成】犀角屑半两 羚羊角屑半两 车前子一两 枸杞子一两 槐子 五味子 青葙子 牛蒡子（微炒） 茺蔚子 胡黄连各三分 兔肝一具（微炙）

【用法】上为细散。每服二钱，食后煎槐子汤调下，临卧再服。

【主治】坠睛眼。失明，眼睛牵陷，或时发疼，视物散乱。

槐子丸

【来源】《太平圣惠方》卷三十三。

【组成】槐子 天麻 独活 地肤了 沙参（去芦头） 人参（去芦头） 羚羊角屑各一两半 决明子二两 防风一两（去芦头） 甘菊花一两 枳壳一两（麸炒微黄，去瓤）

【用法】上为末，炼蜜为丸，如梧桐子大。每服三十丸，空心以温浆水送下，夜临卧再服。

【主治】眼风邪所攻，坠睛向下，渐渐失明。

点眼蕤仁煎

【来源】《圣济总录》卷一〇六。

【组成】蕤仁（去皮，研）二两 黄连（去须，锉） 地骨皮（取白者用） 曾青（研如粉）各一两 青盐一分 古钱十文 蜜二盏

【用法】上以新绵裹六味，安新瓷瓶中，与蜜相和，煮一复时后，以重绵滤去滓令尽，依前安瓶子中，著露地两宿去毒。每点黍米大，每日三五次。

【主治】风毒坠睛。

洗眼决明汤

【来源】《圣济总录》卷一〇六。

【组成】决明子 柴胡（去苗） 秦皮 防风（去叉） 蛇含草各一两 生干地黄二两

【用法】上锉细。每用一两，以水三盏，煎取二盏，去滓，再用绵滤过，每暖适温热洗讫。避风即愈。

【主治】坠睛，视物失明。

犀角散

【来源】《圣济总录》卷一〇六。

【组成】犀角（镑） 羚羊角（镑）各半两 青羊胆一枚 槐实 五味子 青葙子 恶实 茺蔚子 芦荟（研） 胡黄连 地骨皮各三钱 兔肝（炙干）一具

【用法】上除胆外，捣研为散，以胆汁拌匀。每服二钱匕，食后煎槐子汤调下，临卧再服。

【主治】坠睛。眼时发疼痛，视物散乱。

【宜忌】忌发热毒物。

槐实丸

【来源】《普济方》卷八十二。

【组成】槐实 羚羊角（镑） 独活（去芦头） 天麻 沙参 地肤子 人参各一两半 防风（去芦） 甘菊花 枳壳（去瓤，麸炒）各一两 决明子二两

【用法】上为末。炼蜜为丸，如梧桐子大。每服三十丸，空心临卧淡浆水送下。

【主治】坠睛失明，眼牵陷。

十八、白内障

白内障，是指晶状体混浊视力障碍的病情。诸如遗传、老化、局部营养障碍、免疫与代谢异常、外伤、中毒、辐射等，都能引起晶状体代谢紊乱，导致晶状体蛋白质变性而发生混浊而成白

内障。临床症状多见视物模糊，可有怕光、看物体颜色较暗或呈黄色，甚至复视及看物体变形等症状。相当于中医圆翳内障，治宜平肝清热，疏风除湿，滋养肝肾。

九子地黄丸

【来源】《蒲辅周医疗经验》。

【组成】熟地黄二两　山萸肉　山药　茯苓　泽泻　丹皮　五味子　枸杞子　沙苑子　决明子　青葙子　茺蔚子　菟丝子　覆盆子　车前子各五钱

【用法】上为细末；醋制龟版一两，另研细；灵磁石一两，火煅醋淬三次，另研细；沉香粉一钱，不见火，诸药和匀，炼蜜为丸。早、晚各服三钱，淡盐汤送下。

【功用】滋补肝肾，明目除疾。

【主治】内眼病及白内障。

【宜忌】忌辛辣、酒、大蒜；不过用目力。

祛障明目汤

【来源】《首批国家级名老中医效验秘方精选·续集》。

【组成】熟地15克　党参12克　当归12克　白芍10克　制桃仁10克　云苓12克　菊花12克　炒山药15克　女贞子12克　枸杞子10克　车前子12克　潼蒺藜10克　夏枯草15克　陈皮6克

【用法】每日一剂，水煎，早晚分服，2个月为1疗程。

【功用】补肝肾，健脾胃，活血明目。

【主治】早期老年性白内障。

【方论】方中熟地、白芍、当归、女贞子、枸杞子、潼蒺藜滋补肝肾，育阴养血；党参、云苓、山药、陈皮补中益气，健脾和胃；川芎、红花、制桃仁行气活血，化瘀消滞；菊花、夏枯草、车前子平肝明目，升清降浊；全方共奏祛障明目之功效。

【加减】肾阳虚者加菟丝子、肉苁蓉、巴戟天；脾气虚者加黄芪、黄精、白术；阴虚重者加玄参、石斛、麦冬；肝胆湿热者加龙胆草、栀子、泽泻；气血郁滞者加柴胡、枳壳、丹参；肝阳上扰者加石决明、双钩藤、天麻；大便秘结者加草决明、火麻仁等。

退障眼膏

【来源】《部颁标准》。

【组成】决明子30g　木贼20g　谷精草20g　蛇蜕2.5g　羌活15g　海藻25g　莪术15g　苍术（炒）15g　黄精25g　枸杞子20g　密蒙花15g　白蒺藜20g　蝉蜕25g　石决明25g　昆布25g　威灵仙15g　细辛7.5g　当归20g　何首乌25g

【用法】制成膏剂，外用涂眼，1次0.05～0.1g，1日3次。

【功用】明目退翳。

【主治】初发白内障及角膜斑翳。

障翳散

【来源】《部颁标准》。

【组成】丹参111g　红花111g　茺蔚子111g　青葙子111g　决明子222g　蝉衣222g　没药111g　黄芪111g　昆布111g　海藻111g　关木通111g　炉甘石（水飞）111g　牛胆干膏12g　羊胆干膏18g　珍珠40g　琥珀30g　天然冰片80g　麝香40g　硼砂20g　海螵蛸200g　黄连素20g　核黄素40g　山药100g　无水硫酸钙40g　荸荠粉160g

【用法】制成散剂，每瓶装0.3克，滴眼用溶剂每瓶装8ml，密封。外用，临用时将本品到入滴眼用溶剂瓶中，摇匀后滴入眼睑内，1次日～3滴，1日3～4次，或遵医嘱。

【功用】行滞祛瘀，退障消翳。

【主治】老年性白内障及角膜翳。

第六章

其他眼病

一、目偏视

目偏视，又名眼偏视、双目睛通、通睛，是指以双眼注视目标时，呈现一眼部位左右或上下偏斜为主要表现的病情。《诸病源候论》：“目，是五脏六腑之精华。人腑脏虚而风邪入于目，而瞳子被风所射，睛不正则偏视。此患亦有从小而得之者，亦有长大方病之者，皆由目之精气虚，而受风邪所射故也。”病发多因脏腑虚而风邪牵睛所致。治宜健脾益气，平肝清热，祛风涤痰，活血化瘀。

牛黄散

【来源】《太平圣惠方》卷三十三。

【组成】牛黄一钱（细研） 朱砂一分（细研） 龙脑一钱（细研） 甘草一分（炙微赤，锉） 犀角屑 甘菊花 天麻 槐子 人参（去芦头） 芎䓖 防风（去芦头） 车前子 决明子 黄耆（锉） 蔓荆子 羚羊角屑各半两

【用法】上为细散，入研了药，再研令匀。每服一钱，食后以竹叶汤调下，临卧再服之。

【主治】心肝脏风热，致眼偏视。

独活散

【来源】《太平圣惠方》卷三十三。

【组成】独活 防风（去芦头） 羚羊角屑 酸枣仁（微炒） 茯神各一两 细辛 甘菊花 蔓荆子 决明子 前胡（去芦头） 桑根白皮（锉）各三分 甘草半两（炙微赤，锉）

【用法】上为粗散。每服三钱，以水一中盏，煎至六分，去滓，食后温服。

【主治】眼偏视。风邪攻肝，牵射瞳人，致目不正。

【宜忌】忌毒鱼肉。

细辛散

【来源】《太平圣惠方》卷六十九。

【组成】细辛三分 秦艽一两（去苗） 独活一两 桂心一两 山茱萸一两 天雄一两（炮裂，去皮脐） 薯蓣一两

【用法】上为细散。每服一钱，以温酒调下，不拘时候。

【主治】妇人风眩头疼，目被风牵引，偏视不明。

五神散

【来源】《圣济总录》卷一〇七。
【组成】荆芥穗四两　白术　木贼各二两　青盐一两（研）　甘草（炙）半两
【用法】上为散。每服二钱匕，好茶点服。
【主治】目偏视风牵。

抵圣散

【来源】《圣济总录》卷一〇七。
【组成】荆芥穗二两　芎䓖 羌活（去芦头）　木贼　楮实（敖炒）各一两　甘草（炙）半两
【用法】上为散。每服二钱匕，食后茶清调下。
【主治】目偏，风牵疼痛。

凉膈天门冬汤

【来源】《圣济总录》卷一〇七。
【别名】天门冬汤（《普济方》卷七十六）。
【组成】天门冬（去心）　大黄（锉，炒）各一两　车前子　茺蔚子　黄芩（去黑心）各一两半
【用法】上为粗末。每服三钱匕，水一盏，煎至七分，去滓，食后临卧温服。
【主治】眼风牵，睑硬睛疼，视物不正。

菊花散

【来源】《圣济总录》卷一〇七。
【组成】菊花一两　苍术五两（肥实者，就银石器入皂荚一寸，以河水煮一日，去皂荚，取术，以铜刀刮去黑皮，切，晒干取三两）　荆芥穗　草决明（温水洗）　木贼　旋覆花　甘草（炙）各一两　蝉蜕（温水洗）三分　蛇蜕（微炙）一分
【用法】上为细散。每服一钱匕，加蜡茶半钱匕，空心、临卧点下。
【主治】风邪牵睛，目偏视，视物不正，目风泪出。

羚羊角汤

【来源】《圣济总录》卷一〇七。
【别名】羚羊角饮子（《秘传眼科龙木论》卷四）。
【组成】羚羊角（镑）　防风（去叉）　赤茯苓（去黑皮）　人参　五味子各一两　知母（焙）　茺蔚子　黄耆（锉）各一两半
【用法】上为粗末。每服三钱匕，以水一盏，煎至六分，去滓，食后、临卧温服。
【主治】

1.《圣济总录》：风牵眼偏斜。

2.《秘传眼科龙木论》：风牵偏外障。此眼初患之时，皆因肾脏虚劳，房事不节，脾胃壅毒，夜卧多涎；肝气不足，致使不觉中风，口眼㖞斜，睑中赤痒，时时颞中牵动。

立胜散

【来源】《三因极一病证方论》卷十六。
【别名】立胜煎（《中医眼科学讲义》）。
【组成】黄连　黄柏　秦皮（去粗皮）　甘草等分
【用法】上为锉散。每服四钱，水一盏，加大枣一枚，灯心七茎，煎数沸，去滓。以新羊毫笔蘸刷眼，候温，即用手沃之。

《中医眼科学讲义》本方用法：加水300毫升，煎30分钟后，过滤浓缩到150毫升，再加缓冲溶液，以消除刺激性。
【主治】

1.《三因极一病证方论》：风毒攻眼，及时眼隐涩羞明肿痛。

2.《中医眼科学讲义》：风牵偏视。

排风散

【来源】《秘传眼科龙木论》卷三。
【组成】天麻　桔梗　防风各三两　乌蛇　五味子　细辛　芍药　干蝎各二两
【用法】上为末。空心、食后米饮汤调下一钱。先宜钩割、熨烙，后服本方。
【主治】

1.《秘传眼科龙木论》：两睑粘睛外障。

2.《医宗金鉴》：风牵㖞僻，睑皮痒赤，时时口眼相牵而动。

摩风膏

【来源】《秘传眼科龙木论》卷四。
【组成】木香 当归 白芷 黑附子 细辛 藁本 防风 骨碎补各一两 乌头 芍药 肉桂各一两半 猪脂半斤 牛酥 鹅脂各四两
【用法】上为末，以麻油半斤浸药末一宿一日，以文武火煎如膏为度。摩之。
【主治】风牵㖞偏外障。

参耆羚角汤

【来源】《证治准绳·类方》卷七。
【组成】羚羊角（镑） 防风 五味子 赤茯苓 人参各一两 黄耆 茺蔚子 知母各一两半
【用法】水煎，食后服。
【主治】风牵眼偏斜外障。

二、视近怯远

视近怯远，以视近物清晰，视远物模糊为主要表现的内障类疾病。《古今医统大全》："能近视不能远视者，阳气不足，阴气有余也，气虚而血盛也。血盛者，阴火有余，气虚者，气弱也。海藏云：目能近视，责其有水；不能远视，责其无火。"病发多因青少年时竭视劳倦，导致神光不足，或禀赋不足所致。治宜补益心气，养血明目。

川升麻散

【来源】《太平圣惠方》卷三十三。
【组成】川升麻一两 半夏半两（汤洗七遍去滑） 赤茯苓三分 枳壳一两（麸炒微黄，去瓤） 黄芩一两 杏仁半两（汤浸，去皮尖双仁，麸炒微黄） 细辛半两 羚羊角屑半两 生干地黄一两 甘草三分（炙微赤，锉）
【用法】上为粗散。每服三钱，以水一中盏，加生姜半分，苦竹叶二七片，煎至六分，去滓，食后温服。
【主治】脏腑中痰气，热毒冲眼，远视䀮䀮。

猪肝羹

【来源】《太平圣惠方》卷九十七。
【组成】猪肝一具（细切，去筋膜） 葱白一握（去须，切） 鸡子三枚
【用法】上以豉汁中煮作羹，临熟，打破鸡子，投在内食之。
【功用】补肝。
【主治】肝脏虚弱，远视无力。

地芝丸

【来源】《东垣试效方》卷五。
【别名】万寿地芝丸（《御药院方》卷六）、地黄丸（《脉因证治》卷下）。
【组成】生地黄（焙干）四两 天门冬（去心）四两 枳壳（去瓤，麸炒）二两 甘菊花（去枝）二两
【用法】上为细末，炼蜜为丸，如梧桐子大。每服百丸，食后茶清送下；温酒亦可。

《此事难知》：如能饮食，茶清汤下；不能饮食，温酒下。

【功用】

1.《御药院方》：和颜色，利血气，调百节，黑发坚齿，逐风散气，愈百疾。

2.《脉因证治》：大除风热。

【主治】目不能远视，能近视，或亦妨近视，及大疠风成癞。
【方论】

1.《医方集解》：此足少阴药也。生地凉血生血，天冬润肺滋肾，枳壳宽肠去滞，甘菊降火除风。

2.《成方便读》：王海藏云：目能远视，责其有火，不能近视，责其无水，法当补肾。夫火之力刚，故能远照，水之力柔，故能近视。人之一身百病千端，亦不过一阴阳水火而已。然肾为主水之脏，肺为生水之源，故以生地大补肾水，天冬润养肺金，使之金水相生，则肝得所养；菊花得金水之精，专入肝经，能祛风于外；枳壳具苦降之性，单行气分，为破滞之需。庶几风尽去而滞无留，则补药得力而病易愈耳。用茶者，欲火热之下降；用酒者，欲药力之上行也。

决明散

【来源】《御药院方》卷十。

【组成】川芎　井泉石　仙灵脾　槐花各一两　川椒二钱半　蛤粉（水飞）　石决明（水飞）　防风　荆芥　羌活　苍术（米泔浸）　甘菊花　黄芩　杜蒺藜（炒）　木贼（去节）　地骨皮　薄荷　甘草（炙）各一两

【用法】上为细末。每服二钱，热茶清调，食后温服，一日进一二次。

【主治】眼目昏花，远视不明。

加味地黄丸

【来源】《审视瑶函》卷四。

【组成】怀生地（竹刀切片，酒洗，焙干）四两　山萸肉（酒洗，焙）　山药　白茯苓各二两　泽泻　牡丹皮各半两　菊花（去梗叶）　麦冬肉（焙干）　当归（焙）各一两　五味子五钱

【主治】小儿痘后近视。

【加减】如少年火旺，加黄柏、知母各五钱，俱用盐水制。

清解散

【来源】《审视瑶函》卷四。

【组成】谷精草一两　石决明（煅）八钱　白菊花（去蒂，酒洗）七钱　绿豆壳六钱

【用法】上为细末。每服二钱，用大陈柿饼一个（去蒂核）米泔水一钟半，煎半干，空心食柿饼，并服原汁汤。

【主治】痘后不能远视。

养火助明汤

【来源】《辨证录》卷三。

【组成】熟地五钱　山茱萸三钱　葳蕤五钱　巴戟天一两　肉桂一钱　麦冬三钱　北五味子三分　枸杞三钱

【用法】水煎服。

【主治】能近视而不能远视者。

鉴远汤

【来源】《辨证录》卷三。

【组成】附子　北五味各一钱　熟地　葳蕤各一两　山茱萸五钱

【用法】水煎服。

【主治】近视。

加味定志丸

【来源】《张氏医通》卷十五。

【组成】大远志（甘草汤泡，去骨）　石菖蒲各二两　人参四两　茯苓三两　黄耆（蜜酒炙）四两　肉桂一两

【用法】炼蜜为丸，如梧桐子大。每服百丸，空心米汤、温酒任下。

【主治】目能近视，不能远视。

远志丸

【来源】《杂病源流犀烛》卷七。

【组成】麦冬　石菖蒲　甘菊　远志各五钱　杞子　熟地各四钱

【用法】炼蜜为丸。空腹临卧服。

【主治】心肾两虚，近视，不能远视者。

【加减】治上证，本方加密蒙花。

三、视远怯近

视远怯近，是指视远清晰而视近处反模糊的病情。《景岳全书》：“不能近视者，阴气不足也。”病发多因禀赋不足或肝肾俱虚，目光散漫不收，以致不能近视。治宜补益肝肾，滋阴明目。

加诚地芝丸

【来源】《张氏医通》卷十五。

【组成】生地黄四两 天门冬（烘热，去心，另焙） 枸杞子各三两 甘菊二两 熟地黄四两 麦门冬（去心） 山萸肉各三两 当归身二两 五味子一两

【用法】炼蜜为丸，如梧桐子大。每服百丸，沸汤、温酒任下。

【主治】目能远视，不能近视。

金水丸

【来源】《张皆春眼科证治》。

【组成】熟地 天门冬各90克 山萸肉 五味子各30克 生龙骨 生牡蛎各60克 车前子90克

【用法】上为细末，炼蜜为丸，如梧桐子大。每次9克，淡盐汤送下，一日三次。

【功用】滋补肾水，敛纳阳光。

【主治】视远怯近症（远视、老花）。房劳伤肾，或悲泣伤肺，全不生水，自觉眼部干涩，远视较轻，近视模糊，视物不能持久，久视则更为不清，头额作痛，或白睛有赤丝发生。

【方论】方中熟地、山萸肉大补肾阴，大门冬、五味子养肺滋阴以生肾水，生龙骨、生牡蛎滋阴潜阳，车前子利水固肾。诸药同用共奏滋阴补肾，敛纳阳光之功。

四、视定反动

视定反动，是指所视之物移动不安的病情。《审视瑶函》：“视定反动水不足，火邪上转故如斯，莫教动极神光坠，始信当年不听医。”病发多因恣酒嗜辣，头风痰火或阴虚血少所致。治宜滋阴补血，平肝熄风。

钩藤散

【来源】《审视瑶函》卷五。

【组成】钩藤 陈皮 麦门冬 石膏 家菊花 人参 明天麻 防风 白茯苓 鹿茸 制半夏 甘草各等分

【用法】上为粗末。每服四钱，加生姜三片，白水煎服。

【主治】恣酒嗜燥，头风痰火之人阴虚血少，虚火上旋，视定反动。

大补真元汤

【来源】《眼科临症笔记》。

【组成】大熟地一两 生龟版四钱 萸肉四钱 枸杞四钱 泽泻三钱 云苓三钱 生牡蛎四钱 生龙骨四钱 黄耆六钱 丹皮三钱 连桂五分 甘草一钱

【用法】水煎服。

【功用】补气强阴。

【主治】视定反动症，两眼不疼不红，又无云翳，视物皆动，常觉头晕目眩。

五、目睛疼痛

目睛疼痛，是指眼睛外观无异但觉疼痛的病情。《圣济总录》："肝气通于目，目者，肝之官。又五脏六腑之精气，皆上注于目，然目有五输，内应五脏，而骨之精为瞳仁，筋之精为黑睛，若肝肾热实，或上膈壅滞，风邪毒气，上攻于目，皆令目睛疼痛也。"治宜疏风清热泻火。

薯蓣散

【来源】《备急千金要方》卷十三。

【组成】薯蓣三两　细辛一两半　秦艽　天雄各二两　独活　桂心　山茱萸各二两半

方中独活，《千金翼方》作"羌活"。

【用法】上药治下筛。每服方寸匕，酒下，一日三次。

【主治】头目有风，牵引目睛疼痛，偏视不明。

鼢鼠土膏

【来源】《外台秘要》卷二十一引《近效方》。

【组成】田中鼢鼠土二升　青木香一两　大黄五两　白蔹三两　寒水石六两

【用法】上为散，用熟新白酒和如稠饧。当痛掣处摩之，如手掌许敷之，干即易，至平旦午即止。

【主治】

1.《外台秘要》引《近效方》：眼疼，脉掣连耳热疼不可堪者。

2.《圣济总录》：时气后服补药过多，致眼忽失明，两鬓脉掣，头痛憎寒。

生地黄煎

【来源】《外台秘要》卷二十一引《删繁方》。

【别名】生地黄汤（《圣济总录》卷一〇二）。

【组成】生地黄汁一升　玄参汁五合　蜜五合　车前汁五合　升麻　细辛各二两　芍药　栀子各三两（切）

【用法】上切。以水五升，煮升麻等四物，取一升五合，去滓，下生地黄等汁、蜜，沸成煎，分五六服。

【主治】肝实热眼痛。

泻肝前胡汤

【来源】《外台秘要》卷二十一引《删繁方》。

【组成】前胡　秦皮　细辛　栀子仁　黄芩　升麻　蕤仁　决明子各三两　芒消三两　苦竹叶（切）一升　车前草（切）一升

【用法】上切。以水九升，煮取三升，去滓，纳芒消，分为三服。

【主治】肝实热，目痛，胸满急塞。

【宜忌】《普济方》：忌生菜。

藁本散

【来源】《太平圣惠方》卷二十二。

【组成】藁本一两　细辛三分　秦艽一两（去苗）　羌活三分　桂心半两　山茱萸半两　天雄半两（炮裂，去皮脐）　薯蓣三分　蔓荆子半两

【用法】上为细散。每服二钱，不拘时候，以温酒调下。

【主治】头面有风，牵引眼睛疼痛，偏视不明。

地肤子丸

【来源】《太平圣惠方》卷三十。

【组成】地肤子半两　川大黄一两（锉碎，微炒）　柏子仁三分　蕤仁半两（去皮）　决明子三分　甜瓜子半两　青葙子半两　白蒺藜三分（微炒，去刺）　茺蔚子半两　蓝子三分　菟丝子一两（酒浸三日，晒干，别捣为末）　黄连三分（去须）　细辛三分　桂心三分　萤火虫三分

【用法】上为末，炼蜜为丸，如梧桐子大。每服三十丸，粥饮送下，不拘时候。

【主治】虚劳眼痛，泪多不明。

【宜忌】忌生冷、猪肉、热面、荤辛。

地骨皮散

【来源】《太平圣惠方》卷三十二。
【组成】地骨皮 石膏（细研，水飞过） 川大黄（锉碎，炒） 井泉石各二两 甘草半两（炙微赤，锉）
【用法】上为细散，加石膏更研令匀。每服二钱，食后以白米泔调下。
【主治】眼睛疼痛，睡卧不得。

羌活散

【来源】《太平圣惠方》卷三十二。
【组成】羌活 防风（去芦头） 黄芩 芎藭 蔓荆子 甘菊花各一两 石膏三两 甘草半两（炙微赤，锉）
【用法】上为粗散。每服四钱，以水一中盏，煎至六分，去滓，食后温服。
【主治】眼睛疼痛，连头偏疼。

泻膈散

【来源】《太平圣惠方》卷三十二。
【组成】麦门冬（去心） 川大黄（锉碎，微炒） 川芒消各一两 茺蔚子 车前子 黄芩各一两半
【用法】上为散。每服三钱，以水一中盏，煎至六分，去滓，每于食后温服。
【主治】眼睑肿硬，隐睛疼痛，视物不得。

细辛散

【来源】《太平圣惠方》卷三十二。
【组成】细辛半两 川升麻三分 芎藭一两 当归一两 丹参三分 赤芍药一两 黄芩一两 槟榔一两 川大黄一两（锉，碎微炒） 甘草半两（炙微赤，锉） 枳壳一两（麸炒微黄，去瓤）
【用法】上为粗散。每服三钱，以水一中盏，煎至六分，去滓，食后温服。
【主治】肝气上壅，攻注眼疼睛痛，及腹胁滞闷。
【宜忌】忌炙煿、热面。

秦皮洗眼汤

【来源】《太平圣惠方》卷三十二。
【别名】秦皮汤（《幼幼新书》卷十八引《龙木论》）。
【组成】秦皮二两 秦艽（去苗） 细辛 防风（去芦头）各一两 甘草半两（炙）
【用法】上为细散。每用一两，以水一大盏半，煎至一盏，绵滤去滓，每暖三合洗。
【主治】

1.《太平圣惠方》：热毒风上攻，眼睛疼痛。
2.《幼幼新书》引《龙木论》：疮疹入眼。

通顶抽风散

【来源】《太平圣惠方》卷三十二。
【组成】消石二两
【用法】上以新瓷瓶内盛，渐以水熔成汁，时时投三二十粒生萝卜子入于消内，候烟出尽，又投，直候萝卜子、消石无声；消已伏火，去火放冷，敲破瓶，取出研如粉；用萝卜子一两，去皮，拣净，只取半两；麝香半钱，合研令细。每用半字，纳笔管内，随左右痛处，猛用力吹入鼻内。当有清涕水出，其疼痛立止。
【主治】眼睛如针刺疼痛。

通隔荠苨散

【来源】《太平圣惠方》卷三十二。
【组成】荠苨一两 石膏二两 地骨皮 葛根（锉） 柴胡（去苗） 黄芩各一两 甘草半两（炙微赤，锉） 蕤仁半两
【用法】上为散。每服三钱，以水一中盏，入竹叶七片，煎至六分，去滓，食后温服，夜临卧再服。
【主治】

1.《太平圣惠方》：眼磣涩，心胸烦闷。
2.《圣济总录》：风毒冲目。

黄芩散

【来源】《太平圣惠方》卷三十二。
【组成】黄芩 防风（去芦头） 石膏（细研，水

飞过） 知母 石决明（捣细研，水飞过） 地骨皮 栀子仁 细辛 赤芍药各一两 黄连半两（去须）

【用法】上为细散。每服一钱，食后及临卧时以温水调下。

【主治】风毒攻眼，碜痛不可忍。

决明子散

【来源】《太平圣惠方》卷三十三。

【组成】决明子 甘菊花 青葙子 羚羊角屑 芎䓖 犀角屑 玄参 黄芩 茯神 栀子仁各一两 甘草半两（炙微赤，锉）

【用法】上为散。每服四钱，水一中盏，入竹叶七片，煎至六分，去滓，食后温服。

【主治】肝脏风热，眼目昏暗，并涩痛。

葳蕤散

【来源】《太平圣惠方》卷三十三。

【别名】萎蕤散（《普济方》卷卷八十二）。

【组成】葳蕤一两半 麦门冬一两半（去心，焙） 桔梗（去芦头） 羚羊角屑 木通（锉） 子芩 黄耆（锉） 栀子仁各一两 甘草半两（炙微赤，锉）

【用法】上为粗散。每服四钱，以水一中盏，煎至六分，去滓，入朴消一钱，食后温服，临卧再服。

【主治】眼黑睛突出，风热壅滞，上攻疼痛。

补肝散

【来源】《证类本草》卷十一引《简要济众方》。

【别名】还明散（《永乐大典》卷一一四一二引《卫生家宝》）、还精散（《普济方》卷七十一）、夏枯草散（《济阳纲目》卷一〇一）。

【组成】夏枯草半两 香附子一两

【用法】上为末。每服一钱，腊茶调下，不拘时候。

《济阳纲目》：麦冬煎汤调下。

【主治】肝虚目睛疼，冷泪不止，筋脉痛及眼羞明怕日。

【方论】《医方论》：肝无补法，养血便是补肝，此方但行气而不养血，负此名矣。

夏枯草散

【来源】《冯氏锦囊·杂症》卷六引《简要济众方》。

【别名】补肝散（《东医宝鉴·外形篇》卷一引《普济本事方》）、茶调散（《仙拈集》卷二）。

【组成】夏枯草 香附子各一两 甘草四钱

【用法】上为末。每服一钱五分，茶清调下。

【主治】厥阴郁火，目珠痛，夜则痛甚，或用苦寒药点上反疼甚者。

六神散

【来源】《圣济总录》卷十六。

【组成】鸡苏 芎䓖 马牙消（研）各二钱 石膏（研） 乳香（研）各一钱 龙脑（研）一字

【用法】上为细散。每用一字，含水，搐于鼻中。

【主治】头痛，眼睛痛。

黄连丸

【来源】《圣济总录》卷一〇二。

【组成】黄连（去须） 大黄（锉，炒令香熟）各一两 防风（去叉） 龙胆（去土） 人参 黄芩（去黑心）各三分 细辛（去苗叶）半两

【用法】上为末，炼蜜为丸，如梧桐子大。每服三十丸，食后以温水送下，临卧再服。

【主治】肝气壅实，目痛如刺。

酸枣仁丸

【来源】《圣济总录》卷一〇二。

【组成】酸枣仁（生用） 菟丝子（酒浸一宿，晒干） 萎蕤 槐子各一两 车前子一两半

【用法】上为末，以羊胆汁和丸，如梧桐子大。每服二十丸，食后温水送下，临卧再服。

【主治】肝肾气虚，眼目昏痛不可忍。

决明汤

【来源】《圣济总录》卷一〇三。
【组成】石决明（洗净，焙） 细辛（去苗叶） 防风（去叉） 车前子 人参 白茯苓（去黑皮） 大黄（锉，炒令香熟） 桔梗（炒）各一两 茺蔚子二两
【用法】上为粗末。每服五钱匕，以水一盏半，煎至一盏，去滓，食后临卧温服，一日三次。
【主治】眼燥涩痛，状如眯砂。

甘菊花散

【来源】《圣济总录》卷一〇四。
【组成】甘菊花四两 防风（去叉）二两 蒺藜子（炒去角） 恶实（炒）各一两 甘草（炙，锉）半两
【用法】上为散。每服二钱匕，熟水调下，食后、临卧服。
【主治】风毒攻眼，碜痛不可忍。

二黄汤

【来源】《圣济总录》卷一〇六。
【组成】大黄（锉，炒）四两 芍药五两 细辛（去苗叶） 甘草（炙）各四两 黄芩（去黑心）二两
【用法】上药锉如麻豆。每用五钱匕，水二盏，煎取一盏，去滓，食后温服，每日三次。
【主治】两目暴热痛。

甘菊散

【来源】《圣济总录》卷一〇六。
【别名】甘菊花散（《普济方》卷七十七）。
【组成】甘菊花 羌活（去芦头） 木贼 荆芥穗 芎藭各四两 甘草（炙，锉） 防风（酒浸一宿） 黄耆（切） 附子（炮过用） 蝉壳（洗） 蛇蜕一条（卷在青竹上，炙） 白蒺藜（去角） 旋覆花 石决明（泥裹，烧令通赤，别研）各一两
【用法】上药除附子、蛇蜕、决明外，余皆锉碎，于新瓦上烙令燥一时，捣罗为细散。每服二钱匕，用第二米泔煎熟后调下，空心、日午、夜卧各一服。
【主治】风毒气攻眼，昏涩疼痛。

光明散

【来源】《圣济总录》卷一〇六。
【组成】苍术一斤（米泔浸七日，去皮、切、焙干） 蛤粉四两（腻者） 木贼四两
【用法】上为末。每服一钱匕，茶酒调下。
【主治】眼目涩痛。

柴胡散

【来源】《圣济总录》卷一〇六。
【组成】柴胡（去苗） 蛇衔各一两 黄连（去须） 芒硝（研）各三分 细辛（去苗叶） 竹叶（焙）各半两
【用法】上为散。每服二钱匕，水一盏，煎至六分，去滓，食后、临卧温服。
【主治】风邪攻目，目睛疼痛。

羚羊角汤

【来源】《圣济总录》卷一〇六。
【组成】羚羊角（镑） 黄芩（去黑心） 芎藭 石膏（碎） 大黄（锉，炒） 芒消（研）各一两 芍药一两半 柴胡（去苗）三两
【用法】上为粗末。每服三钱匕，以水一盏，加淡竹叶十片，煎至七分，去滓，食后、临卧温服。
【主治】目睛痛，上连头并颊骨俱痛不可忍，生障泪出。

密蒙花散

【来源】《圣济总录》卷一〇六。
【组成】密蒙花一两 楮实 蒺藜子（炒去角） 甘菊花 防风（去叉） 蛇蜕各半两 甘草（炙，锉）一分
【用法】上为散。每服一钱匕，临卧、食后温水调下，一日三次。
【主治】肝热目涩，碜痛昏暗，视物不明。

仙灵脾散

【来源】《圣济总录》卷一〇七。

【组成】仙灵脾　射干　晚蚕沙（炒）　恶实（炒）　甘草（炙，锉）各等分

【用法】上为散。每服一钱匕，食后良久沙糖水调下，一日三次。

【主治】风毒冷泪，隐涩疼痛。

地骨皮汤

【来源】《圣济总录》卷一〇七。

【组成】地骨皮一两半　甘菊花　升麻　黄连（去须）　防风（去叉）　木通（锉）　萎蕤　大黄（锉，炒）　甘草（炙，锉）　蕤仁（去皮）各一两

【用法】上为粗末。每服五钱匕，水一盏半，煎至七分，去滓，食后、临卧温服。

【主治】心肺风热，目干涩痛痒。

芎藭汤

【来源】《圣济总录》卷一〇七。

【组成】芎藭　石膏　防风（去叉）　芍药　络石各一两　大黄（锉，炒）半两

【用法】上为粗末。每服五钱匕，水一盏半，煎至七分，去滓，食后温服，临卧再服。

【主治】目风眼寒，昏痛涩泪。

防风汤

【来源】《圣济总录》卷一〇七。

【组成】防风（去叉）　白鲜皮　独活（去芦头）　陈橘皮（汤浸，去白）各一两　芎藭一两半　甘草（炙，锉）　细辛（去苗叶）各半两

【用法】上为粗末。每服五钱匕，水一盏半，煎至七分，去滓，食后、临卧温服。

【主治】肝肾风气久积，客于目不散，目干涩痛。

犀角汤

【来源】《圣济总录》卷一〇七。

【组成】犀角（镑）　木通（锉）　玄参　防风（去叉）　芍药　青葙子　大黄（锉，炒）　甘草（炙）各一两　山栀子仁三分　枳壳（去瓤，麸炒）半两

【用法】上为粗末。每服五钱匕，水一盏半，加竹叶七片，煎至七分，去滓，再加马牙消一钱匕，食后、临卧温服。

【主治】五脏风热气壅，眼干涩痛赤。

天麻丸

【来源】《圣济总录》卷一〇八。

【组成】天麻　鸡苏　独活（去芦头）　人参　芎藭各一两　荆芥穗　细辛（去苗叶）　甘草（炙）　犀角屑各半两

【用法】上为末，炼蜜为丸，如樱桃大。每服一丸，嚼细茶清送下，食后服。

【主治】肝心壅热，目睛疼痛，牵连眉额。

青葙子丸

【来源】《圣济总录》卷一〇八。

【组成】青葙子半两　牡丹皮（去心）　地骨皮　杜仲（蜜炙焦黄）各半两　赤芍药一两　黄连（去须）一两　地龙（去土）一分　芎藭半两

【用法】上为末，炼蜜为丸，如弹子大。每服一丸，食后细嚼茶清送下。

【主治】气毒攻注，目昏涩疼。

细辛散

【来源】《圣济总录》卷一〇八。

【组成】细辛（去苗叶）　甘菊花　枳壳（去瓤，麸炒）　赤芍药各半两　石膏（细研水飞）　藁本（去苗土）　芎藭　防风（去叉）各一两　甘草（炙）一分

【用法】上为散。每服二钱匕，食后沸汤调下，一日二三次。

【主治】风气上攻，眼睛疼痛，牵连头脑。

天麻煎丸

【来源】《圣济总录》卷一八七。

【组成】天麻半斤（净洗，焙干，捣末） 牛膝（酒浸，切，焙）一斤（捣为末） 杏仁（汤浸，去皮尖双仁，研细）四两 生地黄五斤（好者净洗，于木臼内杵，取汁三斤） 胡芦巴三两 天雄（炮裂，去皮脐） 石斛（去根） 沉香（锉） 巴戟天（去心） 玳瑁（锉末） 桂（去粗皮） 白花蛇（酒浸，炙，去皮骨，焙）各一两 槟榔（锉）半两 独活（去芦头） 芎䓖一两 大腹一两（和皮锉） 当归（切，焙）一两 木香一两 益智（去皮）三分 远志（去心）三分 干姜（炮裂）一两 酸枣仁（炒）一两

【用法】上二十二味，前四味于银器内以水三斗煎至五七升，以布绞取汁，却将滓于木臼内捣令极细，后以水三五升浸取汁，同于银器内熬，更用无灰酒五升，安息香三两，慢火煎成膏。余药为末，入前膏内和为团，于木臼内杵一二千下，为丸如梧桐子大。每服二十五丸，加至三十丸，酒送下，若常服空心一服，有疾早、晚各一服。

【功用】去痰涎，壮筋骨，补元气，益心利肺。

【主治】肝肾久积风冷痰滞气，上攻眼目，肿涩疼痛，肌肉瞤动，心神多倦。

菊花散

【来源】《普济本事方》卷五。

【组成】甘菊花 牛蒡子（炒焦）各八两 防风三两 白蒺藜（去刺）一两 甘草一两

【用法】上为细末。每服二钱，食后、临卧熟水调下。

【主治】肝肾风毒，热气上冲眼痛。

【方论】《本事方释义》：甘菊花气味辛凉，入手太阴；牛蒡子气味苦辛平微寒，入手太阴、手、足阳明；防风气味辛甘微温，入足太阳；白蒺藜气味辛甘微温，入足厥阴；甘草气味甘平，入足太阴，通行十二经络，能缓诸药之性，此肝肾风毒热气上冲，头目疼痛。欲损目者，以辛凉甘温者各二味，散其毒热，再以甘平之味和之缓之，使上冲之气，渐得和平，则药之能事毕矣。

洗肝散

【来源】《续本事方》卷四。

【组成】黄芩 甘草各半两 菊花 人参各一两

【用法】上为细末。每服一钱，热水调下。

【主治】风痛眼。

拈痛散

【来源】《洁古家珍》。

【别名】保命拈痛散（《古今医统大全》卷六十一）。

【组成】柴胡一两半 炙甘草七钱半 瓜蒌根二两 当归一两 黄芩四两（一半锉，炒火色，一半酒湿过，晒干） 生地黄一两

方中当归用量原缺，据《奇效良方》补。

【用法】上锉。每服三钱，水一盏半，加生姜三片，大枣一个，临卧热服。

【主治】两额角痛，目睛痛，时见黑花，及目赤肿痛，脉弦，欲作内障，得之于饥饱劳役。

【加减】如小便不利，加茯苓、泽泻各半两。

白芷散

【来源】《普济方》卷四十四引《类编朱氏集验方》。

【组成】白芷四钱 生乌头一钱

【用法】上为末。每服一字，茶调下。有人患眼睛痛者，先含水，次用此药搐入鼻中，其效更速。

【主治】头痛及目睛痛。

荆芥散

【来源】《御药院方》卷十。

【组成】荆芥穗 当归 赤芍药各一两 黄连二两

【用法】上为粗末。每用二钱，水二盏，煎三沸，滤去滓，热洗眼。

【主治】肝塞滞，热毒不可宣通，目急痒痛。

如圣散

【来源】《卫生宝鉴》卷九。

【组成】麻黄（烧灰）半两 盆消二钱半 麝香少

许　脑子少许

【用法】上为末。搐鼻内。

【主治】眼目偏痛及头风。

黄连膏

【来源】《医方类聚》卷七十引《经验秘方》。

【组成】白矾　黄连　甘草　乳香　杏仁各等分

【用法】上同于口内嚼烂，以绵滤过。以指头粘于眼皮上。

【主治】眼痛不可忍。

川芎散

【来源】《永类钤方》卷十一引《石人屏曾氏家藏》。

【组成】川芎　羌活　防风　菊花　荆芥穗　僵蚕（洗，炒）　抚芎　制苍术　白芷　石膏（煅）　细辛（净）　芎须（水洗）　香附（炒）各一两　川乌（炮）　淮乌（黑豆煮）各半两（去皮尖）

【用法】上为细末。每服一大钱，食后，茶汤清调下。头痛，葱白汤调下；常服，薄荷汤调下。

【主治】眼睛疼，头痛，沙涩流泪，眩烂风痒，障膜遮睛，及积年头风。

【加减】羞明，加朴消。

乳香散

【来源】《永类钤方》卷十一。

【组成】乳香　没药　青皮　陈皮　草乌各等分

【用法】上为末。茶清或鸡子清调，贴眼眶上。

【主治】睛疼。

没药散

【来源】《医方类聚》卷七十引《医林方》。

【组成】没药　乳香　川芎　细辛　川乌头各三钱　蜈蚣二个（另研）

【用法】上为细末。每服半钱，食后以温酒调下。

【主治】鬼疰眼，疼痛不定，或一时疼，或一时止。

羚羊角饮子

【来源】《秘传眼科龙木论》卷四。

【组成】羚羊角二两　人参　茯苓　大黄　天门冬　黑参　黄芩　车前子各一两

【用法】上为末。以水一盏，散一钱，煎至五分，去滓，食后温服。

【主治】眼目疼痛外障。初患之时，忽然发动，疼痛如锥刺，睑皮亦如火炙。

马兜铃丸

【来源】《秘传眼科龙木论》卷五。

【组成】马兜铃　柴胡　茯苓各一两半　黑参　桔梗　细辛各一两

【用法】上为末，炼蜜为丸，如梧桐子大。每服十丸，空心茶送下。

【主治】眼痒极难忍，外障。

泻肝散

【来源】《秘传眼科龙木论》卷五。

【组成】大黄　知母　芒消　车前子　茺蔚子　黄芩　天冬各一两　黑参一两半

【用法】上为末。每服一钱，以水一盏，煎至五分，去滓，食后温服。

【主治】睑硬睛痛外障。

熁肿膏

【来源】《秘传眼科龙木论》卷五。

【组成】代赫石　黄蜡各半两　细瓷末　麻油各一两　腻粉少许　黄柏一两

【用法】上为末，于铫子内入油蜡同煎为膏。涂睑上。

【主治】睑硬睛疼外障。

塌气藁膏

【来源】《普济方》卷三〇〇引《江阴方》。

【组成】吴茱萸　桂　附子　椒子　干姜　地龙各一分

【用法】上为末，生姜汁调成膏，摊如掌大。贴火桶子。

【主治】下冷上热之人，及跣足履地，口舌生疮，及眼痛日久不愈，服凉药越甚。

当归补血汤

【来源】《原机启微》卷下。

【组成】熟地黄　当归各六分　川芎　牛膝　白芍药　炙草　白术　防风各五分　生地黄　天门冬各四分

【用法】作一服。水二盏，煎至一盏，去滓，稍热服。

【主治】男子衄血、便血，妇人产后、崩漏，亡血过多，致睛珠疼痛，不能视物，羞明瘀涩，眼睫无力，眉骨太阳俱各瘀痛。

【方论】上方专补血，故以当归、熟地黄为君，川芎、牛膝、白芍药为臣，以其祛风续绝定痛而通补血也。甘草白术，大和胃气，用以为佐。防风升发，生地黄补骨，天门冬治血热，谓血亡生风燥，故以为使。

【加减】恶心不进食者，加生姜。

当归养荣汤

【来源】《原机启微》卷下。

【组成】防风　白芷各七分半　白芍药　熟地黄　当归　川芎各一钱　羌活七分半

【用法】上作一服。水二盏，煎至一盏，去滓。食后热服。

【主治】睛珠痛甚不可忍；又治红赤羞明，泪多眵少。

【方论】以七情五贼劳役饥饱重伤脾胃，生意已不升发，又复血虚不能养睛，故睛痛甚不可忍。以防风升发生意，白芷解利，引入胃经为君；白芍药止痛益气，通血承接上下为臣；熟地黄补肾水真阴为佐；当归、川芎，行血补血，羌活除风引入少阴经为使。血为邪胜，睛珠痛者，及亡血过多之病，俱宜服也。

【验案】

1.目痛　《中西医结合眼科》（1986，2：1）：应用本方加减：熟地、当归、川芎、白芍、川羌活、防风、白芷。眼胀视灯绿彩环者，熟地易生地；眼胀气郁者，加槟榔；目珠夜痛甚者，加香附、夏枯草。每日1剂，水煎服，15天为1疗程。治疗目痛120例，男30例，女90例；年龄最小7岁，最大70岁；病程最长2年，最短为5天。结果：痊愈（目痛消失）77例，显效（目痛减轻）40例，无效3例，总有效率达97.5%。

2.视疲劳　《山东中医杂志》（1995，5：257）：用本方：熟地黄、当归、川芎、白芍、羌活、防风、白芷为基础；有热象者，熟地黄改为生地黄，白芍改赤芍，或加黄芩、黄连；眼干较著，加天花粉、知母、玄参；气虚者，加党参、黄芪；肝肾两虚，可加枸杞子、女贞子；肝气郁滞，加香附；治疗视疲劳37例。结果：治愈14例，显效15例，有效7例，总有效率97.3%。服药最少5剂，最多50剂。

羌活胜风汤

【来源】《原机启微》卷下。

【别名】羌活胜湿汤（《张氏医通》卷十五）。

【组成】白术五分　枳壳　羌活　川芎　白芷　独活　防风　前胡　桔梗　薄荷各四分　荆芥　甘草各三分　柴胡七分　黄芩五分

【用法】作一服。水二盏，煎至一盏，去滓热服。

【主治】

1.《原机启微》：风热不制而风胜，眵多眊瞒，紧涩羞明，赤脉贯睛，头痛鼻塞，肿胀涕泪，脑巅沉重，眉骨酸疼，外翳如云雾、丝缕、秤星、螺盖；伤寒愈后之病。

2.《审视瑶函》：暴风客热风胜目痛。

【方论】夫窍不利者，皆脾胃不足之证。故以白术、枳壳调治胃气为君；羌活、川芎、白芷、独活、防风、前胡诸治风药，皆主升发为臣；桔梗除寒热，薄荷、荆芥清利上焦，甘草和百药为佐；柴胡解热，行少阳厥阴之经，黄芩疗上热，主目中赤肿为使。热服者，热性炎上，令在上散，不令流下也。

【加减】生翳者，随翳所见经络加药：翳自内眦而出者，加蔓荆子、苍术；自锐眦而入，客主人斜下者，加龙胆草、藁本，少加人参；自目系而下者，倍柴胡，加黄连；自抵过而上者，加木通、五味子。

柴胡复生汤

【来源】《原机启微》卷下。

【别名】柴胡复明汤(《古今医统大全》卷六十一)。

【组成】藁本　川芎各三分半　白芍药四分　蔓荆子　羌活　独活　白芷各三分半　柴胡六分　炙草　薄荷　桔梗各四分　五味子二十粒　苍术　茯苓　黄芩各五分

【用法】作一服。水二盏，煎至一盏，去滓，食后热服。

【主治】目红赤羞明，泪多眵少，脑顶沉重，睛珠痛应太阳，眼睫无力，常欲垂闭，不敢久视，久视则酸疼，翳陷下，所陷者或圆或方，或长或短，如镂如锥如凿。

【方论】以藁本、蔓荆子为君，升发阳气也；川芎、白芍药、羌活、独活、白芷、柴胡为臣，和血补血疗风，行厥阴经也；甘草、五味子为佐，为协诸药，敛脏气也；薄荷、桔梗、苍术、茯苓、黄芩为使，为清利除热去湿，分上下，实脾胃二土，疗目中赤肿也。此病起自七情五贼劳役饥饱，故使生意下陷，不能上升，今主以群队升发，辅以和血补血，导入本经，助以相协收敛，用以清利除热实脾胃，如此为治，理可推也。

止痛散

【来源】《医学纲目》卷十三引《云岐子保命集》。

【别名】止疼散(《普济方》卷六十六)

【组成】柴胡一两半　甘草(炙)七钱半　瓜蒌根二两　当归　黄芩四两(一半酒浸，一半炒)　生地黄一两

【用法】上为粗末。每服三钱，用水一盏半，加生姜三片，大枣一枚煎，去滓，临卧热服。

【主治】饥饱劳役，因生目内障，两额角痛，目睛痛，时见黑花，及目赤肿痛，脉弦者。

【加减】小便不利，加茯苓、泽泻各五钱。

大黄丸

【来源】《普济方》卷七十三。

【组成】川大黄(锉碎，微炒)　栀子仁五两　荠苨五两　葛根(锉)一两

方中大黄用量原缺。

【用法】上为粗末。每服五钱，水一盏半，加竹叶七片，去滓，取温，食后、临卧服。

【主治】上焦积热，目赤涩痛。

一捻金

【来源】《普济方》卷七十六。

【组成】乳香　没药　黄连　雄黄　盆消各等分

【用法】上为细末。鼻内搐之。

【主治】眼睛痛。

二圣散

【来源】《普济方》卷七十六。

【组成】通圣散一两半　四物汤五钱

【用法】上和匀。每服五钱，水二盏，煎至三五沸，食后温服。

【主治】眼痛不可忍者。

光明散

【来源】《普济方》卷七十六。

【组成】当归　藿香五钱　细辛三钱半　两头尖一两　白芷二两　枯矾二钱半　蝎梢半钱　石膏二两　何首乌一两半　薄荷半两　黄连一两半　川芎半两　甘草一两半　皂荚一两半(烧存性)

方中当归用量原缺。

【用法】上为细末。每服一二钱，临卧茶清调下。

【主治】眼痛。

【宜忌】忌热物。

开郁汤

【来源】《程松崖先生眼科》。

【组成】柴胡六分　青皮八分　香附八分(酒炒)　青葙子八分　防风六分　荆芥六分　决明八分　车前子八分　川芎八分　栀仁八分

【用法】生姜一薄片引。

【主治】气郁，眼睛不红不肿而痛者。

【加减】黑珠夜暮痛者，加夏枯草一钱；红丝者，

加归尾八分，生地一钱。

泻肝汤

【来源】《程松崖先生眼科》。
【组成】柴胡八分　防风六分　荆芥六分　川芎六分　归尾八分　赤芍八分　菊花八分　栀仁八分（酒炒）　青皮八分　车前子八分
【用法】生姜一薄片为引，水煎服。
【主治】肝火上冲，眼黑珠通红者，或痛极，或微痛。
【加减】痛甚者，加黄芩八分；服此痛不减，口渴，加龙胆草六分。

补肝活血散

【来源】《银海精微》卷上。
【组成】藁本　白芷　石决明　天麻　防风　细辛　羌活　黄耆　菊花　当归　生地黄　黄连各等分
【用法】水煎服。
【主治】肝风目暗，疼痛，属虚者。

八物汤

【来源】《银海精微》卷下。
【组成】黄耆　茯苓　熟地黄　川芎　当归　人参　菊花　白芍
【用法】每于半饥时温服。
【主治】虚损血枯，上攻眼目涩痛。

川芎散

【来源】《银海精微》卷下。
【组成】石膏二两　川芎五钱　白附子一两　甘草　羌活　菊花　地骨皮各等分
【用法】水煎服。
【主治】目疾，早晨两眦疼痛者。

川芎散

【来源】《银海精微》卷下。
【组成】川芎　菊花　细辛　鼠粘子　石膏　僵蚕　蒺藜各一两
【用法】上为末。每服二钱，米汤调下。
【主治】患眼疾不痒不赤而痛者。

白术汤

【来源】《银海精微》卷下。
【组成】白术　川芎　蔓荆子　没药　白蒺藜（去刺）　黄芩　防风　五味子　菊花　甘草各等分
【用法】水煎服。
【主治】眼痛而憎寒，此乃气衰血盛。

当归补血散

【来源】《银海精微》卷下。
【组成】当归　川芎　白芍药　防风　细辛　菊花　甘草　车前子　蒺藜　白术　羌活　茺蔚子　薄荷各一两　大黄五钱
【用法】每服八钱，水煎，入酒三盏，温服。
【主治】妇人肝虚，遇行经之际，眼目疼痛，肿涩难开，头痛眩晕，生翳于黑睛上，或如粟米，或如花翳白陷者。

回阳汤

【来源】《银海精微》卷下。
【组成】附子　人参　当归　川芎　赤芍药　茯苓　五味子　细辛　车前子　甘草
【用法】加大枣一个，生姜三片，水煎，空腹服。
【主治】眼珠淡红，羞涩难开。

附子猪苓汤

【来源】《银海精微》卷下。
【组成】白芍药　甘草　羌活各一两　附子　猪苓　黄芩　柴胡

方中附子、猪苓、黄芩、柴胡用量原缺。

【用法】每服五钱，水煎服之。
【主治】气衰血旺，阳不胜阴，眼痛而憎寒者。

洗心散

【来源】《银海精微》卷下。

【组成】大黄　赤芍药　荆芥　黄连　当归　连翘　薄荷　甘草

【主治】眼痛而体热者。

透红匀气散

【来源】《银海精微》卷下。

【组成】当归　细辛　白芷　没药　泽兰　甘草　茴香　天仙藤　厚朴　乳香　肉桂　黑牵牛　生地黄　羌活各一两

【用法】上为末。每服三钱，热酒调下。

【主治】患眼不痒不赤而痛者。

酒调散

【来源】《银海精微》卷下。

【组成】槐花　栀子　牛蒡子　防风　蛤粉

【用法】上为末。水煎，食后入酒少许调服。

【主治】眼睛白仁肿痛。

解明散

【来源】《银海精微》卷下。

【组成】当归　赤芍药　黄芩　菊花　柴胡　地骨皮　车前子　桔梗　生地黄　栀子　连翘各一两

【用法】水煎服。

【主治】气旺而血衰，阳多阴少，热邪归于心，致患眼痛而体热者。

秘方菊花散

【来源】《葆光道人眼科龙木集》。

【组成】菊花　甘草　防风　荆芥　蝉退　大黄　石决明（煅）各等分

【用法】上为细末。每服三钱，食后卧时以水一钟调服；茶亦可。

【主治】目痛而身热。

秘方蟹黄散

【来源】《葆光道人眼科龙木集》。

【组成】黄连　黄芩　蒲黄　郁金　栀子　秦皮　当归　滑石　白僵蚕　五倍子　薄荷　白杏仁各五钱　铜绿一钱　杏仁七枚（洗，去皮尖，别研）

【用法】上锉。每服三钱，水一钟半，煎至一钟，频频暖洗，不拘时候，如冷再暖。

【主治】目痛而憎寒者。

菊花散

【来源】《葆光道人眼科龙木集》。

【组成】菊花　甘草　防风　荆芥　蝉蜕　大黄　石决明各等分（煅）

【用法】上为细末。每服三钱，食后、卧时水一钟调下，茶亦可。

【主治】目痛而身热者。

清肺散

【来源】《古今医鉴》卷九。

【组成】桑白皮　黄芩　菊花　枳壳　防风　荆芥　柴胡　升麻　赤芍　归尾　元参　苦参　蒺藜　木贼　旋复花　甜葶苈　甘草

【用法】上锉。水煎，食后服。

【主治】肺气上攻眼目，白睛肿胀，日夜疼痛。

泻肝散

【来源】《医方考》卷六。

【组成】当归　川芎　防风　荆芥　白芍药　甘草　黄连　木贼　蔓荆子　白蒺藜　甘菊花

《痘疹传心录》有灯心。《痘疹金镜录》有木通，无木贼。

【主治】痘后肝经蕴热，目痛者。

【方论】目者，肝之窍。肝，木脏也，喜散而恶郁，故散之则条达，郁之则热痛。此方用防风、蒺藜、荆芥、木贼、蔓荆、菊花，虽所以清肝经风热，而实所以散之，使其条达也；和肝部之血，有当归、芍药；和肝部之气，有甘草、川芎；复有黄连，泻心火也，实则泻其子，以故用之。

滋肾明目汤

【来源】《万病回春》卷五。

【组成】当归　川芎　熟地黄　生地黄　白芍以上倍用　桔梗　人参　山栀　黄连　白芷　蔓荆子　菊花　甘草以上减半

【用法】上锉剂。加细茶一撮，灯心一团，水煎，食后服。

【主治】劳神肾虚，血少眼痛。

【加减】热甚，加龙胆草，柴胡；肾虚，加黄柏、知母；风热壅盛，加防风、荆芥；风热红肿，加连翘、黄芩。

乳香丸

【来源】《证治准绳·类方》卷七。

【组成】五灵脂二钱　乳香　没药　夏蚕沙　草乌各半两　木鳖子五个

【用法】上为末，酒煮面糊为丸，如梧桐子大。每服七丸，薄荷茶汤送下。如头痛，连进三服即止。

【主治】眼疼，头痛，或血攻作筋急遍身疼痛。

定痛饮

【来源】《证治准绳·类方》卷七。

【组成】防己一两　当归　黄芩各五钱

【用法】上锉。水一盏半，煎至一盏，入红酒半盏，温服。

【主治】目痛。

补心丸

【来源】《丹台玉案》卷三。

【组成】当归一两五钱　川芎五钱　粉草一两　生地一两　远志一两　枣仁一两五钱　人参一两五钱　柏子仁一两五钱　辰砂五钱　琥珀五钱　茯神八钱　南星五钱　半夏五钱　石菖蒲一两

【用法】上为末，蒸粉为丸，如绿豆大，金箔、朱砂为衣。每服八十丸，灯心汤送下。

【主治】眼痛不已，日久无光。

泻肝饮

【来源】《丹台玉案》卷三。

【别名】泻肝散（《眼科撮要》）。

【组成】大黄五钱　荆芥一两　甘草二钱

【用法】水煎，温服。

【主治】目痛，坐卧不宁。

芎归补血汤

【来源】《审视瑶函》卷二。

【组成】生地黄　天门冬各四分　川芎　牛膝　白芍药　炙甘草　白术　防风各五分　熟地黄　当归身各六分

【用法】上锉。水二钟，煎至一钟，去滓温服。

【主治】男子衄血、便血，妇人产后崩漏，亡血过多，致睛珠疼痛，不能视物，羞明酸涩，眼睫无力，眉骨、太阳俱疫疼者。

【方论】上方专补血，故以当归、熟地黄为君，川芎、牛膝、白芍药为臣，以其祛风续绝定痛而通补血也；甘草、白术大和胃气，用以为佐；防风升发，生地黄补肾，天门冬治血热，血亡必生风燥，故以为使。

【加减】恶心不进食者，加生姜，水煎服。

当归饮

【来源】《眼科全书》卷六。

【组成】当归　黄连　生地　熟地　郁金　杏仁　栀子　黄柏　赤芍

【用法】上分作两服，水煎，乘热洗眼。

【主治】目涩痛痒，羞明怕日。

全目饮

【来源】《石室秘录》卷一。

【组成】白蒺藜二钱　甘菊花一钱　栀子二钱　荆芥　防风各一钱　当归一钱　白芍三钱　半夏一钱　甘草五分

【用法】水煎服。

【主治】目痛。

转治汤

【来源】《辨证录》卷三。

【组成】茯苓五钱　人参五钱　附子二钱　五灵脂末二钱　菖蒲一钱　白芥子三钱　白术五钱　良姜一钱

【主治】肾邪乘心，目痛之余，两目白眦尽变为黑，不痛不疼，仍能视物无恙，毛发直如铁条，痴痴如醉，不言不语。

泻壅丹

【来源】《辨证录》卷三。

【组成】当归一两　红花五钱　大黄二钱　生地五钱　荆芥三钱　桃仁十粒　丹皮三钱　麸炒栀子二钱

【用法】水煎服。

【主治】血壅目痛。妇人月经不通三月，忽然眼目红肿疼痛如刺。

息氛汤

【来源】《辨证录》卷三。

【组成】柴胡二钱　当归三钱　白芍三钱　天花粉二钱　白蒺藜三钱　蔓荆子一钱　甘菊花三钱　草决明一钱　炒栀子三钱　白茯苓三钱

【用法】水煎服。

【功用】泻肝木之风火，调脾胃之气。

【主治】肝木风火作祟，脾胃之气不能升腾，目痛如刺触，两角多眵，羞明畏日，两胞浮肿，泪湿不已。

敛瞳丹

【来源】《辨证录》卷三。

【组成】熟地一两　山茱萸五钱　白芍一两　当归五钱　黄连三钱　五味子一钱　人参三钱　甘草一钱　地骨皮五钱　柴胡五分　柞木枝三钱　陈皮五分　黄柏五分

【用法】水煎服。连服四剂，瞳子渐小，再服四剂，而视物有准矣，服一月全愈。

【功用】解热益气滋阴。

【主治】目痛，二瞳子大于黄睛，视物无准，以小为大，是气血之虚，而骤用热物火酒以成之者。

香附散

【来源】《眼科阐微》卷三。

【组成】夏枯草三两　香附二两　甘草四钱

【用法】上为末。每服一钱半，茶清调下。服下则疼减半，五服全止。

【主治】目珠、眉棱骨及头半边痛。

香莲汤

【来源】《眼科阐微》卷三。

【组成】香附米（童便浸炒）六钱　旱莲草五钱　当归二钱（一方用夏枯草更妙）

【用法】水煎服。

【主治】眼痛夜甚。

当归补血汤

【来源】《医宗金鉴》卷七十八。

【组成】薄荷五分　羌活五分　茺蔚子一钱　柴胡八分　蒺藜一钱　菊花八分　防风八分　甘草四分　生地黄二钱　当归一钱五分　白芍药一钱　川芎八分

【用法】上为粗末。以水二盏，煎至一盏，去滓，食后温服。

【主治】经行去血过多，肝经虚损，眼目涩痛，头痛眩晕，肿涩难开，生翳于黑睛上，或如粟米，或花翳白陷。

柴胡芍药丹皮汤

【来源】《四圣心源》卷八。

【组成】黄芩三钱（酒炒）　柴胡一钱　白芍药三钱　甘草二钱　丹皮三钱

【用法】煎半杯，热服。

【主治】眼病疼痛。

龙荟丸

【来源】《杂病源流犀烛》卷二十二。

【组成】龙胆草 芦荟 当归 黑山栀 广木香 黄连 黄芩 麝香
【用法】蜜为丸服。
【主治】肝火盛，目赤涩痛。

桑叶汤

【来源】方出《临证指南医案》卷八，名见《杂病源流犀烛》卷二十二。
【组成】桑叶 丹皮 夏枯草 黑山栀 川贝 苡仁
【主治】阳升不交于阴，目珠赤痛，竟夕无寐。

羚羊角汤

【来源】方出《临证指南医案》卷八，名见《杂病源流犀烛》卷二十二。
【组成】羚羊角 连翘心 夏枯草 丹皮 青菊叶 川桂枝 全当归
【主治】高年血络空虚，目暗已久，热气乘其空隙，由阴而上，攻触脉络，液尽而痛，当夜而甚者。

龙脑散

【来源】《续名家方选》。
【组成】石膏四铢 寒水石六铢 滑石四铢 白矾二铢 真珠一分 焰消二铢 麝香一铢 龙脑一铢
【用法】上为极细末。点入眼中。
【主治】诸眼痛。

拨云丸

【来源】《异授眼科》。
【组成】白蒺藜（炒去角） 羌活 独活 防风 生地黄 荆芥 当归 蛇蜕 金银花 蝉蜕 赤芍 甘草
【用法】水煎服。

本方方名，据剂型当作“拨云汤”。

【主治】阳毒之气盛，注于阳道，寒邪克之，眼目日夜疼痛者。

泻脾汤

【来源】《异授眼科》。
【组成】山栀 芍药 菊花 荆芥 防风 枳壳 桔梗 玄参 连翘 胆草 细辛 羌活 甘草 附子 木通 当归 蔓荆子
【功用】宣壅疏土，驱除风热。
【主治】脾热目痛。

清净膏

【来源】《异授眼科》。
【组成】南星 薄荷 荆芥 白芍各等分
【用法】上为末，用鸡子清调敷眼眶上。
【主治】心经热搏，上攻于脑，目与太阳穴如针刺肿痛。

清毒散

【来源】《异授眼科》。
【组成】大黄 荆芥 牛蒡子 甘草
【用法】水煎服。
【主治】风湿眼痛。

附子蒸剂

【来源】《眼科锦囊》卷四。
【组成】当归 小茴 芍药 白芷 香附子各大 附子小
【用法】以醇酒煎，乘温熏蒸，每日三次。
【主治】眼痛无热者。

解围煎

【来源】《眼科锦囊》卷四。
【组成】桂枝 薄荷 橘皮各中 芍药 罂粟壳各大 小茴香小
【用法】水煎服。
【主治】腹痛或眼目疼痛及浮肿者。

止痛乳香丸

【来源】《春脚集》卷一。

【组成】五灵脂二钱　乳香　没药　草乌　夏蚕砂各五钱　木鳖子五枚
【用法】上为细末，用老酒煮面糊为丸，如梧桐子大。每服七丸，薄荷汤或茶清任下。如头痛甚，三服即止。
【主治】眼痛，头痛，瘀血攻冲，遍身疼痛。

疏肝理肺汤

【来源】《眼科临症笔记》。
【组成】当归五钱　生地四钱　白芍三钱　栀子三钱　桔梗三钱　寸冬三钱　黄芩三钱（酒制）　菊花三钱　甘草一钱　胡黄连三钱　参三七一钱（另包）
【用法】水煎，将参三七为细末，冲服。
【主治】两眼不肿不赤，沙涩疼痛难忍，亦不流泪，亦不羞明。

滋阴降火汤

【来源】《医醇剩义》卷四。
【组成】生地六钱　女贞二钱　山药三钱　丹皮二钱　茯苓二钱　料豆三钱　沙参四钱　麦冬二钱　贝母二钱　杏仁三钱　谷睛珠一钱五分　蝉衣一钱　生石决六钱（打碎）
【主治】阴虚夹火之眼痛。目睛不肿，微红羞明，眼珠作痛。

滋阴养目汤

【来源】《外科医镜》。
【组成】大熟地五钱　山萸肉五钱　葳蕤五钱　枸杞子三钱　甘菊花三钱　当归三钱　白芍三钱　柴胡五分　车前子二钱　白芥子二钱
【用法】水煎服。
【主治】阴虚目痛。

蒲公英汤

【来源】《医学衷中参西录》上册。
【组成】鲜蒲公英四两（根叶茎花皆用，花开残者去之，如无鲜者可用干者二两代之）
【用法】煎汤两大碗，温服一碗，余一碗乘热熏洗。
【主治】眼疾肿疼，或胬肉遮睛，或赤脉络目，或目睛胀疼，或目疼连脑，或羞明多泪，一切虚火实热之证。
【加减】目疼连脑者，宜用鲜蒲公英二两，加怀牛膝一两煎汤饮之。

磨翳散

【来源】《医学衷中参西录》上册。
【组成】生炉甘石三钱　硼砂二钱　黄连一钱　人指甲五分（锅焙脆，无翳者不用）
【用法】上药先将黄连捣碎，泡碗内，冷时两三日，热时一日，将泡黄连水过罗，约得清水半茶钟，再将余三味捣细，和黄连水入药钵中研之，如研前药之法，以极细为度。研好连水带药，用大盘盛之。白日置阴处晾之，夜则露之。若冬日微晒亦可。若有风尘时，盖以薄纸。俟干，贮瓶中，勿透气。用时凉水调和，点眼上，日三四次。若有目翳，人乳调和点之；若目翳大而厚者，不可用黄连水研药，宜用蝉蜕（带全足，去翅土）一钱，煎水研之，盖微茫之翳，得清火之药即退；若其翳已遮睛，治以黄连成冰翳，而不能消矣。
【主治】目睛胀疼，或微生云翳，或赤脉络目，或目眦溃烂，或偶因有火视物不真。

夜光柳红丸

【来源】《眼科纂要》卷下。
【组成】人参　甘草　藁本　苍术　羌活　防风　荆芥　薄荷各一两　全蝎一钱　首乌　川芎　当归身　蒲黄　北细辛各一两
【用法】炼蜜为丸。茶送下。
【主治】目过午后疼痛。

六、目珠突出

目珠突出，是指目珠高起外突的病情。《诸病源候论》："目珠子脱出候。目，是脏腑阴阳之精华，宗脉之所聚，上液之道，肝之外候。凡人风热痰饮渍于脏腑，阴阳不和，肝气蕴积生热，热冲于目，使目睛疼痛，热气冲击其珠子，故令脱出。"病发多为外感风热，内蕴痰湿，湿热薰蒸所致。治宜祛散风热，泻热解毒。

玄参散

【来源】《太平圣惠方》卷三十三。

【组成】玄参一两半　桔梗（去芦头）　川大黄（锉碎，微炒）　羚羊角屑　赤芍药　防风（去芦头）　黄芩各一两　茺蔚子二两　甘草半两（炙微赤，锉）

【用法】上为粗散。每服四钱，以水一中盏，煎至六分，去滓，食后温服，临卧再服。

【主治】眼忽然突出睛高。

黄连丸

【来源】《太平圣惠方》卷三十三。

【组成】黄连（去须）　犀角屑　地肤子　决明子　黄芩　苦参（锉）　玄参　车前子各一两　川朴消二两　龙胆二两（去芦头）

【用法】上为末，炼蜜为丸，如梧桐子大。每服二十丸，食后以温水送下，临卧再服之。

【主治】热毒攻眼，目珠子肿突出。

羚羊角散

【来源】《太平圣惠方》卷三十三。

【组成】羚羊角屑　桑根白皮（锉）　木通（锉）　赤茯苓　旋复花　葳蕤　川升麻　川芒消各一两半　甘草半两（炙微赤，锉）

【用法】上为粗散。每服二钱，以水一中盏，煎至六分，去滓，食后温服，临卧再服。

【主治】眼热毒所攻，目珠子突出。

麦冬茺蔚饮

【来源】《圣济总录》卷一〇六。

【别名】门冬茺蔚子汤（《普济方》卷八十二）。

【组成】麦门冬（去心，焙）　茺蔚子各二两　桔梗（锉，炒）　防风（去叉）　玄参　知母（焙）各一两　黄芩（去黑心）　天门冬（去心，焙）各一两半

【用法】上为粗末。每服五钱匕，水一盏半，煎至八分，去滓，食后、临卧温服。

【主治】风热攻目赤痛，目睛欲凸出者。

点眼丹砂膏

【来源】《圣济总录》卷一〇六。

【组成】丹砂（研）　干姜（炮，捣）　越燕屎（研）各一分

【用法】上为细末。以人乳调，点眼中，每日三次。

【主治】目珠子卒脱出，并有青翳。

桔梗汤

【来源】《圣济总录》卷一〇六。

【别名】退热桔梗饮子（《秘传眼科龙木论》卷四）。

【组成】桔梗（锉，炒）　大黄（锉，炒）　玄参　芍药　防风（去杈）　黄芩（去黑心）各一两　茺蔚子二两

【用法】上为粗末。每服五钱匕，水一盏半，煎至七分，去滓，加芒消末半钱匕，食后、临卧温服。

【主治】

1.《圣济总录》：眼睛突起。

2.《秘传眼科龙木论》：五脏毒风之突起睛高外障。

玄丹升麻汤

【来源】《辨证录》卷六。

【组成】玄参半斤　丹皮三两　升麻三钱

【用法】水煎一碗服。一剂即愈。

【主治】心火内热，热极发斑，目睛突出，两手冰冷。

芍药枣仁柴胡汤

【来源】《四圣心源》卷八。

【组成】芍药三钱　甘草三钱　首乌三钱　枣仁三钱（生研）　柴胡三钱　丹皮三钱

【用法】煎半杯，热服。

【主治】目珠突出者。

洗肝散

【来源】《异授眼科》。

【组成】赤芍　细辛　远志　防风　桔梗　甘草　人参　羚羊角　黄芩各等分

【用法】水煎服。

【主治】目有乌睛突出而痛者。

蝉退饮

【来源】《麻疹集成》卷四。

【组成】蝉退　当归　防风　赤芍　茯苓　石决　蛇蜕　川芎　羌活　白蒺藜　苍术　甘草

【用法】水煎服。

【主治】目有旋螺突出。

七、目珠塌陷

目珠塌陷，又名陷睛翳、睛陷、巨睛缩入，是指目珠萎缩塌陷的病情。《黄帝内经·素问·三部九候论》："目内陷者死。"《医学摘粹》："目珠塌陷有奇方，苓桂人参草合姜，再用首乌专养血，元神补足眼生光。"多由肾阴亏损，正气大虚所致，常见于重病或久病有正气衰竭之象者。治宜益气养血，补肾养肝。

补肝饮

【来源】《丹台玉案》卷三。

【组成】甘菊　甘草　山药　熟地各二钱　防风　柏子仁　茯苓　枸杞子　白芍　柴胡各一钱

【用法】水煎，温服。

【主治】乌睛陷者。

柴胡后生汤

【来源】《证治宝鉴》卷十。

【组成】羌活　独活　柴胡　白茯苓　桔梗　五味　黄芩　薄荷　藁本　甘草　白芷　川芎　芍药　蔓荆

【主治】眼劳役及珠陷。

姜桂参苓首乌汤

【来源】《四圣心源》卷八。

【组成】人参三钱　首乌三钱　桂枝三钱　甘草二钱　茯苓三钱　干姜三钱

【用法】煎大半杯，温服。

【主治】目珠塌陷。

八、鹘眼凝睛

鹘眼凝睛，又名鱼睛不夜，是指眼珠逐渐胀硬突起，若鹘鸟之眼红赤，凝视不能转动的病情。《证治准绳》：“其状目如火赤，绽大胀于睥间，不能敛运转动，若庙塑凶神之目，犹鹘鸟之珠，赤而绽凝者，凝定也。乃三焦关格，阳邪实盛，亢极之害，风热壅阻，诸络涩滞，目欲暴出矣。”病发多因脏腑积热，或风热蕴结，阳邪亢害，热邪上壅于目，目络涩滞，清窍闭阻所致；或痰湿凝滞，气血瘀阻，目珠暴突而成。治宜活血通络，软坚导滞。

抽风散

【来源】《秘传眼科龙木论》卷四。

【组成】石决明　茯苓　车前子　五味子　人参　细辛　知母各一两半

【用法】上为末。每服一钱七分，食后米饮汤调下。

【主治】鹘眼凝睛外障。

泻肝汤

【来源】《秘传眼科龙木论》卷四。

【别名】泻膈汤（《普济方》卷七十九）。

【组成】防风　大黄　茺蔚子　黄芩　黑参　桔梗　芒消各一两

《医宗金鉴》有柴胡等分。

【用法】上为末。以水一盏，散一钱，煎至五分，去滓，食后温服。

【主治】鹘眼凝睛外障。

摩风膏

【来源】《秘传眼科龙木论》卷四。

【组成】黄耆　细辛　当归　杏仁各一两　白芷一两半　防风　松脂　黄蜡各一两　小麻油四两

【用法】上为末，煎成膏。涂之。

《审视瑶函》本方用法：先将蜡、油溶化，前药共为细末，慢火熬膏搅入，退其火性。贴太阳穴。

【主治】

1.《秘传眼科龙木论》：风牵睑出外障。

2.《普济方》：鹘眼凝睛外障。

导痰消风散

【来源】《银海精微》卷上。

【组成】陈皮　半夏　甘草　白芷　全蝎　羌活　防风　荆芥　升麻　细辛　芦荟各等分

【用法】上锉。加生姜三片，水煎，温服。

【主治】鹘眼凝睛。

泻脑汤

【来源】《审视瑶函》卷三。

【组成】防风　车前子　木通　茺蔚子　茯苓　熟大黄　玄参　玄明粉　桔梗　黄芩（酒炒）各等分

【用法】上锉。白水二钟，煎至八分，去滓，食远热服。

【主治】鹘眼凝睛症。

九、辘轳转关

辘轳转关，是指二目旋转不定，与辘轳相似的病情。《眼科心法要诀》：“辘轳转关之证，因肝经风邪壅盛，以致二目睛珠旋转不定，与辘轳相同，轻则瞳仁偏斜，重则瞳仁反背。”病发多因先天禀赋不足，风邪扰动，筋脉振惕所致。临床多见两眼不自主颤动，或垂直或水平摆动、旋转，往复不定，自觉视力模糊，或有耳鸣耳聋、头晕恶心、步态不稳等症。治宜温补元阳，平肝潜阳，疏风散邪，利湿化浊。

泻肝散

【来源】《世医得效方》卷十六。

【组成】麦门冬（去心）二两　大黄　黄芩　细辛　芒消各一两　黑参　桔梗各两半

方中麦门冬，《秘传眼科龙木论》作“天门冬”。

【用法】上锉散。每服三钱，水一盏煎，食后服。

【主治】辘轳转关，外障。

通肝散

【来源】《张氏医通》卷十五。

【组成】栀子（炒黑）　白蒺藜（炒，去刺）各一两　羌活二两　荆芥穗　当归　牛蒡子（炒，研）　甘草（炙）各一两二钱

【用法】上为散。每服三钱，食后竹叶汤调服。

【主治】辘轳转关，睑硬睛疼，风热翳障。

天麻搜风汤

【来源】《眼科临证笔记》。

【组成】明天麻三钱　防风三钱　钩藤三钱　僵蚕二钱　全蝎二钱　蜈蚣一条　生石膏二两　甘草一钱　犀角一钱

【用法】水煎服。

【功用】除风、清热、消痰。

【主治】辘轳转关症（眼球震颤）。

加味定风珠

【来源】《眼科临症笔记》。

【组成】生石膏一两　生白芍六钱　生牡蛎四钱　生地六钱　贡胶三钱　麻仁三钱　生龟版四钱　生龙骨四钱　西滑石五钱　甘草三钱　生鸡子黄三个

【用法】水煎，冲鸡子黄服。

【主治】辘轳转关症。二目不赤不疼，不肿不痒，眼球流转不定，亦不自觉。

十、通　睛

通睛，又名斗鸡眼、斗睛。是指以双眼向内偏斜为主要表现病情。《医学纲目》：“小儿通睛，皆因失误筑打触着头面额角，兼倒扑，令儿肝受惊风，遂使两目斗睛，名曰通睛。”症见一眼或双眼黑珠相对呆定于眦侧，视东反西，顾左反右，若振掉头脑则睛方转。治宜平肝化痰通络。

甘菊花散

【来源】《太平圣惠方》卷三十三。

【组成】甘菊花　赤箭　酸枣仁（微炒）各一两　旋覆花　犀角屑　防风（去芦头）　白鲜皮　白芷　细辛　沙参（去芦头）　羌活　甘草各三分

【用法】上为粗散。每服三钱，以水一中盏，煎至六分，去滓，食后温服。

【主治】风邪入目，致瞳子不正，眼常偏视。

归睛散

【来源】《太平圣惠方》卷三十三。

【组成】防风一两（去芦头）　青葙子一两　细辛半两　决明子一两　独活一两　川芎半两　赤茯苓三分　车前子一两　黄连一两（去须）　地肤子一两　蕤仁一两（汤浸，去赤皮）　赤芍药半两　甘菊花半两　茺蔚子半两　生干地黄半两　槐子半两　甘草半两（炙微赤，锉）

【用法】上为细散。每服一钱，食后以竹叶汤调下，临卧再服之。

【主治】眼偏视。

羚羊角散

【来源】《太平圣惠方》卷三十三。

【组成】羚羊角屑一两半　犀角屑一两　龙脑

一分（研细） 牛黄一分（研细） 朱砂半两（研细） 赤芍药 甘菊花 细辛 防风（去芦头） 酸枣仁（微炒） 沙参（去芦头） 蔓荆子 玄参 人参（去芦头） 蕤仁（去赤皮）各三两 天竺黄半两（研细） 密蒙花一两 甘草半两（炙微赤，锉）

【用法】上为细散，入研了药更研令匀。每服二钱，食后以竹沥汤调下。

【主治】眼风邪所致，瞳仁不正，顾视常偏。

槐子丸

【来源】《太平圣惠方》卷三十三。

【组成】槐子仁二两 覆盆子 酸枣仁（微炒） 柏子仁 车前子 蔓荆子 茺蔚子 牛蒡子（微炒） 蒺藜子（微炒）各一两

【用法】上为末，炼蜜为丸，如梧桐子大。每服三十丸，空心以温酒送下，晚食前再服之。

【主治】肝虚风邪所攻，致目偏视。

防风散

【来源】《圣济总录》卷一〇七。

【组成】防风（去叉）二两 菊花四两 蒺藜子（炒，去角） 恶实各一两（炒）

【用法】上为散。每服三钱匕，食后以熟水调下。

【主治】肝风，目睛不正，视物偏斜。

煮肝散

【来源】《圣济总录》卷一〇九。

【别名】煮肝煎（《普济方》卷八十一）。

【组成】羌活（去芦头） 独活（去芦头） 青葙子 款冬花各一两

【用法】上为散。每服三钱匕，用羊子肝一叶（细切），淡竹叶数片，同裹如粽子，别用雄黑豆四十九粒，米泔一盏，银石器内同煮，豆烂泔尽为度。取肝细嚼，温酒送下。又将豆食尽，空心、日午、夜卧各一次。

【主治】眼生黑花，渐成内障；斗睛偏视；风毒攻眼，肿痛涩痒；短视，倒睫，雀目。

牛黄丸

【来源】《幼幼新书》卷六引《龙木论》。

【组成】牛黄 白附子 肉桂 干蝎 芎藭 石膏各一分 白芷 藿香各半两 朱砂 麝香各少许

【用法】上为末，炼蜜为丸，如梧桐子大。每服三丸，临卧薄荷汤送下。

【主治】通睛外障。初因失误筑打头面额角，兼倒蹷仆下，令儿肝受惊风，使目通睛。

通顶石南散

【来源】《幼幼新书》卷六引《龙木论》。

【别名】石南散（《本草纲目》卷三十六）。

【组成】石南一两 藜芦三分 瓜蒂五七个

【用法】上为细末。每用一粳米许，搐鼻，每日二次，通顶为妙。

【功用】《银海精微》：利膈，开风痰。

【主治】

1.《幼幼新书》引《龙木论》：小儿通睛外障；初因失误，筑打头面额角，倒蹷扑下，令小儿肝受惊风，使目通睛。

2.《银海精微》：肝受风痰盛，瞳人开大眼不收而展缩者。

犀角饮

【来源】《幼幼新书》（古籍本）卷六引《龙木论》。

【别名】犀角饮子（原书同卷人卫本）。

【组成】犀角一两 射干 草龙胆各半两 钓藤三分 黄芩 人参 茯苓 甘草（炙） 远志各一分

【用法】上为末。每用散一钱，水一盏，煎至五分，食后温服。

【主治】小儿通睛外障。因先误筑打着头面额角兼倒蹷扑下，令小儿肝受惊风，遂使眼目通睛。

升阳柴胡汤

【来源】《兰室秘藏》卷上。

【别名】升阳泄阴羌活柴胡补阳汤（《普济方》卷八十）、升阳泄阴汤（《审视瑶函》卷五）。

【组成】肉桂五分 柴胡（去苗）一钱五分 知母

（酒炒，如大者，加作五钱） 防风 白茯苓 泽泻 陈皮各一钱 生地黄（酒炒） 楮实（酒炒微润） 黄耆 人参 白术各五钱 甘草梢 当归身 羌活 熟地黄 独活 白芍药各一两

【用法】上锉。每服五钱，水二盏，煎至一盏，去滓，稍热食远服。别合一料，炼蜜为丸，如梧桐子大，每服五十丸，茶清送下。每日与前药各一服，食远，不可饱服。

《医学纲目》：本方与“补阳汤”、“泻阴火丸”（连柏丸）合治一病，空心服补阳汤，临卧服连柏丸，食远服升阳泄阴丸。

本方炼蜜为丸，《医学纲目》名“升阳泄阴丸”。

【主治】

1.《兰室必藏》：青白翳。

2.《审视瑶函》：视正反斜。

【加减】如天气热，加五味子三钱、天门冬（去心）、芍药、楮实各五钱。

补阳汤

【来源】《兰室秘藏》卷上。

【组成】肉桂一钱（去皮） 知母（炒） 当归身（酒洗） 生地黄（酒洗） 白茯苓 泽泻 陈皮各三钱 白芍药 防风各五钱 黄耆 人参 白术 羌活 独活 熟地黄 甘草各一两 柴胡二两

【用法】上锉。每服五钱，水二盏，煎至一大盏，去滓，空心服。

【主治】

1.《兰室秘藏》：阳不胜其阴，乃阴盛阳虚，则九窍不通，令青白翳见于大眦，及足太阳、少阴经中郁遏，足厥阴肝经气不得上通於目，故青白翳内阻也。

2.《审视瑶函》：视正反斜症及内障。

【宜忌】《审视瑶函》：若大寒大风，过于劳役，饮食不调，精神不足，或气弱，俱不得服。

【方论】

1.《兰室秘藏》：《内经》云，阴盛阳虚，则当先补其阳，后泻其阴，此治法是也，先补其阳，使阳气上升，通于肝经之末，利空窍于目矣。

2.《医方考》：人参、黄耆、白术、茯苓、甘草、陈皮，甘温益气之品也，因所以补阳；柴胡、羌活、独活、防风，辛温散翳之品也，亦所以补阳；知母、当归、生熟地黄、芍药、泽泻虽养阴，亦所以济夫羌、防、柴、独，使不散其真阳耳，是亦所以补阳也。用肉桂者，取其辛热，热者火之象，可以散翳，辛者金之味，可以平肝木，盖眼者肝木之窍，以故用之。

牛黄丸

【来源】《世医得效方》卷十六。

【组成】牛黄一钱 犀角二钱 金银箔各五片 甘草一分

【用法】上为末，炼蜜为丸，如绿豆大。每服七丸，用薄荷汤送下。

本方原名牛黄膏，与剂型不符，据《医学入门》改。

【主治】小儿通睛。婴儿双眼睛通者，欲观东边，则见西畔，若振掉头脑，则睛方转，此肝受惊风。

五七犀角饮

【来源】《银海精微》卷上。

【组成】犀角 人参 茯苓 甘草 远志各一两 麝香少许 龙胆草 黄芩各五钱

【用法】上锉。水煎服。

【主治】小儿通睛。黄仁水轮皆黑，似无黄仁，瞳仁水散，似无瞳仁，黄仁与瞳仁通混不分。

僻巽锭子

【来源】《银海精微》卷上。

【组成】牛胆南星七钱 防风 干姜各三钱 白附子五钱 牛黄三分 川乌 白芷 薄荷 木香 白术 白茯苓 人参各五钱 朱砂一钱 麝香五钱 白僵蚕二十个（生用） 片脑五分

【用法】上为细末，冬用蜜二斤，甘草半斤煎作膏，稀稠得宜，将次药末和作锭子，金箔为衣。约一钱一个，或七分一个，夏用麻黄一斤，甘草半斤，用水三四碗砂锅内煎至一钟之时，入蜜一

斤，缓缓熬炼，滴水内成珠，方将前药搜和为丸，即作锭子也。小儿急慢惊风，手足搐搦，金银箔磨汤化下一锭；大人破伤风，酒化下三四锭子。

【主治】痰盛，肝胆受风，瞳人开大，眼不收而展缩者；及小儿通睛，瞳人阔大。

琥珀膏

【来源】《济阴纲目》卷一〇一。

【组成】人参二钱 石菖蒲 天门冬（去心） 远志（去心） 麦门冬（去心） 白茯苓 预知子各一两

【用法】上为细末，炼蜜为丸，如梧桐子大，朱砂为衣。每服十丸，茶清送下，水亦可。

本方方名，据剂型，当作“琥珀丸”。

【主治】瞳人倒侧。

牛黄丸

【来源】《审视瑶函》卷四。

【组成】牛黄 珍珠 天竺黄 琥珀 青黛 僵蚕 白附子（炮） 地龙各等分 麝香少许 金箔（量加为衣） 苏合油 香油

【用法】以上前九味，各另研极细，共为一处，用细甘草梢煎汁三分之二，次入苏、香二油三分之一兑匀，共和为丸，金箔为衣。量其大小，薄荷汤化下。

【功用】《医宗金鉴》：疏风镇惊。

【主治】小儿通睛。皆因失误筑打，触着头面额角，兼倒仆，令儿肝受惊风，遂使两目斗睛。

【宜忌】乳母及小儿忌一切酒、面、猪肉、辛热生痰等物。

羚羊角散

【来源】《审视瑶函》卷五。

【组成】半夏（制七次） 当归身 川芎 白芷 防风 明天麻 枳壳 甘草各二钱半 茯神 羚羊角（锉细末）各一两

【用法】上为粗末。每服四钱，加生姜三片，水煎，去滓服。

【主治】视物颠倒。

牛黄膏

【来源】《眼科阐微》卷三。

【组成】牛黄三钱 犀角一钱 赤芍一钱 防风二钱 菊花二钱 天竹黄五分 佛面金五张 佛面银五张

【用法】上为细末，炼蜜为丸，如梧桐子大。每服七丸，薄荷姜汤送下。

本方方名，据剂型当作“牛黄丸”。

【主治】小儿双眼通睛呆转，欲看东则见西。

石南叶散

【来源】《串雅外编》卷二。

【组成】石南一两 藜芦三分 瓜丁五七个

【用法】上为末。每吹少许入鼻，一日三次。内服平肝药，或加牛黄。

【主治】小儿误跌，或打着头脑受惊，肝系受风，致瞳人不正，观东见西，观西见东。

菊花丸

【来源】《异授眼科》。

【组成】菊花四两 巴戟一两六钱 五味子二两 肉苁蓉（酒洗）一两 枸杞二两

【用法】上为细末，炼蜜为丸，如梧桐子大。每服三十丸，盐汤送下。

【主治】目有瞳仁倒者，五脏俱损也。外因五色，内因五味，精液妄行，以致肾水枯竭而伤肺肝，五脏损也。

镇精丹

【来源】《验方新编》卷一。

【组成】石膏 蝉蜕 栀子 槐花 白菊花各一钱 生地 蒙花各二钱 草决明一钱五分 甘草五分

【用法】水煎服。

【主治】瞳人反背。

固睛明目丸

【来源】《眼科临症笔记》。

【组成】大黄耆二两　大熟地一两　大丽参五钱　白术六钱　远志五钱　蒺藜八钱（炒）　柏子仁一两　知母肉四钱　覆盆子一两　菟丝子一两　枣仁五钱　磁石五钱　车前子五钱　甘草三钱

【用法】上为细末，水打为丸，朱砂为衣。每服二钱，一日两次，白开水送服。

【主治】视正反斜症（中心性视网膜脉络膜炎）。两眼不疼不红，外观无异常人，但视物歪斜。

【验案】视物歪斜　脉右寸微细，两关滑数。乃肺气不足，痰火郁膈，清气不升，浊气不降而致。先略刺上星、人中、阳白、神庭，另服固睛明目丸十余剂，而视物不甚歪斜，但头晕如故，又服柏子坠痰丸，刺头维、后顶、大陵数次，头晕止，视物正常。

柏子坠痰丸

【来源】《眼科临症笔记》。

【组成】黄耆二两　云苓一两　栝楼仁六钱（去油）　半夏八钱　胆星八钱　陈皮四钱　麦冬八钱　贝母五钱　犀角二钱　牛黄三分　青礞石五钱　急性子五钱

【用法】共为细末，水打为丸。每服一钱半。先服固睛明目丸，待有好转，再服本方。

【主治】两眼不疼不红，外观无异，但视物歪斜（中心性视网膜脉络膜炎）。

阿胶汤

【来源】《张皆春眼科证治》。

【组成】阿胶 3 克　酒白芍 6 克　当归 9 克　防风 3 克　僵蚕 6 克

【功用】养血舒筋祛风。

【主治】通睛症。起病缓慢，眼珠虽亦偏斜，但转动灵活，无视一为二和其他不适之感。

【方论】方中阿胶、酒白芍、当归补养肝血，筋脉得养，伸缩皆灵；更兼防风、僵蚕除风散邪，珠之偏斜自能复正。

滋肾柔肝汤

【来源】《千家妙方》引白光中方。

【组成】熟地 20 克　枣皮 10 克　山药 20 克　茯苓 10 克　丹皮 10 克　泽泻 10 克　杞子 15 克　菊花 10 克　当归 10 克　白芍 60 克　何首乌 30 克　甘草 30 克

【用法】水煎服，每日一剂。

【主治】肝肾阴虚，目系失养而致之麻痹性斜视。

【验案】贵某某，男，47 岁。视物成双已四月余，曾赴成都某医院诊为“左眼麻痹性斜视”。查左眼正常，右眼球偏向内眦，转动不灵，自觉微干涩，全身尚好，舌尖红，少津，脉弦细微数。服上方二剂，眼球微能转动，但视远物仍成双，仍以上方加丹参 30 克，细辛 1 克，再服 3 剂，视物已不成双，只是原物宽大，纳食稍减，再以上方加陈皮、谷芽，服用四剂，眼球转动灵活，视物基本正常。后用杞菊地黄丸常服，以巩固疗效。

十一、失　明

失明，又称为盲，俗称瞎眼，是指视力残疾中程度较重的一类。狭义指视力丧失到全无光感，广义指双眼失去辨解周围环境的能力。《难经·二十难》：“脱阴者，目盲。”成病之因多端，有先天与后天之分。凡严重的内、外障眼病及外伤等均可致盲。治疗应据病因而论。

补肝散

【来源】方出《外台秘要》卷二十一引《肘后备急方》，名见《证类本草》卷七。

【组成】蒺藜子（七月七日收，阴干）

【用法】上为散。每服方寸匕，食后水送下。

【主治】积年失明，不识人。

千里望散

【来源】《普济方》卷七十六引《肘后备急方》。
【组成】钱三枚
【用法】入鸡子内，好泥封，厚一二分许，着灶中烧之，周时出，当黑，刮钱上鸡子置石上，以干姜磨令细。以敷眦头。
【主治】风毒无见。

瓜子散

【来源】《备急千金要方》卷六。
【别名】十子散。
【组成】冬瓜子　青葙子　茺蔚子　枸杞子　牡荆子　蒺藜子　菟丝子　芜菁子　决明子　地肤子　柏子仁各二合　牡桂二两　蕤仁一合　细辛半两　蘡薁根二两　车前子一两
【用法】上药治下筛。每服方寸匕，食后以酒调下，一日二次。
【功用】补肝。
【主治】眼漠漠不明。
【方论】《千金方衍义》：瓜子益气，令人悦泽好颜色；青葙子入肝明目；茺蔚子益精明目；枸杞子治肾虚目暗；牡荆子除风湿，开经络，导痰涎，行血气；蒺藜子行恶血，破积聚，明目轻身；菟丝子去风明目，入肝肾气分；芜菁治热毒风肿，子专明目；决明子治青盲，目淫，肤赤，白膜眼赤泪出；地肤子久服耳目聪明；柏子仁除风湿，安五脏，令人耳目聪明；牡桂利关节，通神明；蘡薁根即木通，去热翳，赤白障；蕤仁治心腹邪热结气，目赤肿痛，眦烂泪出；车前子专治水轮不清；细辛明目利九窍。总取补肝明目之用，肝血清而肾水受荫矣。

决明洗眼方

【来源】方出《备急千金要方》卷六，名见《千金翼方》卷十一。
【组成】蕤仁　秦皮　黄连各十八铢　萤火虫七枚　决明子一合
【用法】上锉，以水八合，微火煎取三合，冷以绵注洗目，每日三次。
【主治】眼漠漠无所见。
【方论】《千金方衍义》：方中蕤仁、川连、决明、萤火四味，皆出前治五脏客热上冲眼内外受风冷目痛不明方中，但参入秦皮一味以治目中青翳白膜，专取苦降达肝之意。

补肝散

【来源】《备急千金要方》卷六。
【组成】青羊肝一具（去上膜，薄切之，以新瓦瓶子未用者，净拭之，纳肝于中，炭火上炙之，令极干汁尽，为末）　决明子半升　蓼子一合（熬令香）
【用法】上药治下筛。每服方寸匕，食后以粥饮送下，一日二次。稍加至三匕，不过两剂。服之一年，能夜读细书。
【主治】
1.《备急千金要方》：目失明漠漠。
2.《医学六要·治法汇》：肝虚失明。
【方论】《千金方衍义》：决明久能益精光，蓼实温中明目，青羊即羯羊，青盲明目之专药，皆《本经》主治，不专滋阴补肝，兼能散血舒筋，同气相感之妙用。

补肝散

【来源】《备急千金要方》卷六。
【组成】细辛　钟乳粉（炼成者）　茯苓　云母粉（炼成者）　远志　五味子各等分
【用法】上药治下筛。每服五分匕，加至一钱匕，酒送下，一日三次。
【主治】三十年失明。
【宜忌】《外台秘要》：忌生菜、大酢。
【方论】《千金方衍义》：失明而至二三十载，阳精耗竭已极，方用钟乳温经通窍，明目益精；云母镇摄虚阳，益精明目；细辛、远志开发肾肝；茯苓守护真气；五味子交通心肾，鼓舞氤氲之气上行。

兔肝散

【来源】《千金翼方》卷十一。

【组成】兔肝(炙) 石胆 贝齿 芒消 蕤仁 黄连 矾石(烧) 松叶 萤火 菊花 地肤子 决明子各一分
【用法】上为散。每于食后服半钱匕。不知，稍稍加服，药不可废，若三日停，则与不服等，愈后仍可常服之。
【主治】失明。

竹沥泄热汤

【来源】《外台秘要》卷二十一引《删繁方》。
【组成】竹沥一升 麻黄 大青 栀子 人参 玄参 升麻 茯苓 知母各三两 石膏八两(碎) 生姜四两 芍药四两 生葛八两
【用法】上切。以水九升，煮取二升，去滓，下竹沥，更煎三五沸，分三服。
【主治】肝阳气伏邪热，喘逆闷恐，眼视无明，狂悸非意而言。

决明散

【来源】《外台秘要》卷二十一引《深师方》。
【组成】马蹄决明二升
【用法】上为末，每服方寸匕，以粥饮送下。
【主治】失明。一岁二岁三岁四岁拭目中无他病，无所见，如绢中视物。
【宜忌】忌鱼、蒜、猪肉、辛菜。

郁金散

【来源】《医心方》卷五引《深师方》。
【组成】郁金二两 黄连二两 矾石二两
【用法】上药治下筛。卧时着目中如黍米大。
【主治】目盲。

芜菁散

【来源】《医心方》卷五引葛氏方。
【组成】芜菁子小二升(以水一大斗，煮取令尽汁出，晒干，熬散) 练胡麻小三升(熬为散)
【用法】上药冶合。以饮或酒服之。
【主治】目茫茫无所见。

钟乳云母散

【来源】《医心方》卷五引葛氏方。
【组成】钟乳四分 茯苓四分 远志四分 细辛四分 云母四分
【用法】上为散。每服半钱匕，稍增至一钱。
【主治】目失明，三十年不识人。

还睛神明酒

【来源】《苏沈良方》卷七。
【组成】黄连五两 石决明 草决明 生姜 石膏 蕤仁 黄消石 山茱萸 当归 黄芩 沙参 车前子 淡竹叶 朴消 甘草 芍药 柏子仁 川乌头 泽泻 桂心 荠苨子 地肤子 桃仁(去皮尖双仁者) 防风 辛夷 人参 川芎 白芷 细辛 瞿麦各三两 龙脑三钱 丁香半两 珠子(生)二十五颗 秦皮三两
【用法】上锉，绢囊盛，用好酒五斗，瓮中浸之，春、秋十四日，夏七日，冬二十一日。食后服半合。勿使醉吐，稍稍增之。百日后，目明如旧。
【主治】目盲，瞳子俱损，翳如云，赤白肤肉如乳头。
【宜忌】忌热面、鲊、葵、秽臭五辛，鸡、鱼、猪、马、驴肉、生冷粘滑、入房、恚怒、大忧愁、大劳、大寒热悉慎之。时年七十，服此酒一百日，万病除，两目明，见物益明。

地肤子丸

【来源】《圣济总录》卷一〇八。
【组成】地肤子 草决明(微炒) 沙参 秦皮(去粗皮) 人参 甘菊花 羖羊角屑各三分 枳壳(去瓤，麸炒)半两 大黄(锉，炒令香)一两
【用法】上为末，炼蜜为丸，如梧桐子大。每服三十丸，浆水送下，临卧再服。
【主治】时气病后，眼忽失明。

前胡汤

【来源】《圣济总录》卷一〇八。

【组成】前胡（去芦头）三两　生麦门冬（去心，焙干）五两　甘草（炙）二两　栀子仁　葛根（锉）　漏芦各一两　列蕺二两

【用法】上为粗末。每服五钱匕，水一盏半，入竹叶十片，煎取八分，去滓，食后、临卧服。

【主治】时气后，服补药过多，眼忽失明，头痛憎寒，天阴即甚。

羚羊角饮

【来源】《圣济总录》卷一〇八。

【组成】羚羊角（镑）　菊花　羌活（去芦头）各三分　漏芦（去芦头）　胡黄连　玄参　升麻各半两

【用法】上为粗末。每服五钱匕，以水一盏，煎至八分，去滓，食后温服，每日二次。

【主治】眼不见物。

神明椒菊丸

【来源】《普济方》卷八十三引《家藏方》。

【组成】川椒一两　甘菊二两　生地黄（洗）一升

【用法】上生地黄控断水脉，入木臼内烂捣，或砂盆内烂研，以绢袋绞取自然汁，可得十二两以上，去滓不用；将川椒、甘菊入地黄汁内，浸少时漉出，俟水脉断，入慢火焙之，约八九分干，再入地黄汁，再漉再焙，如此以汁尽为度，焙令透干，木臼内捣为细末，炼蜜为丸，如梧桐子大。每服三十丸，以温水送下。半月取效，见二三分，服药百日收全功。

【主治】目睛失明，而睛不损者，或十分不见，以及冷泪及睑紧睑肿，肝虚肝热肾风攻注眼目及患昏花。

还睛丹

【来源】《普济方》卷八十五引《经验良方》。

【组成】羌活　白芷　干菜子　细辛　苍术　川芎　火麻子　防风　藁本　当归　栀子仁　黄连　桔梗　甘草　菊花　薄荷　连翘　石膏　密蒙花　川椒　枸杞　天麻　荆芥穗　乌药　木贼　黄芩各一两半

【用法】上为末，炼蜜为丸，如弹子大。每服二丸，嚼细，食后温酒化下。

【主治】远年近日，久患双目不见光明，内外气障，拳毛倒睫，一切眼疾。

消风散

【来源】《济生方》卷七。

【组成】石膏（煅）　甘菊花（去枝梗）　防风（去芦）　荆芥穗　川羌活（去芦）　羚羊角（镑）　川芎　大豆黄卷（炒）　当归（去芦，酒洗）　白芷各一两　甘草（炙）半两

【用法】上锉。每服四钱，水一盏半，入好茶半钱，煎至八分，去滓，食后通口服。

【主治】妊娠胎气有伤肝脏，毒热上攻，太阳穴痛，呕逆，背项拘急，头旋目晕，视物不见，腮项肿核。

【宜忌】《重订严氏济生方》：大忌酒面，煎炙、烧煿，鸡、羊、鹅、鸭、豆腐、辛辣，一切毒食，并房劳及稍温药。

【验案】两眼失明　《重订严氏济生方》：有一妊妇，将临月，两眼忽然失明，灯火不见，头痛目晕，项腮肿满，不能转颈，诸医治疗不瘥，转加危困，偶得此方，对证合之服，病减七八，获安分娩。其眼带吊起，人物不辨，服四物汤加荆芥、防风，更服天门冬饮子，以此二般药间服，目渐稍明。

保神丸

【来源】《御药院方》卷六。

【组成】白茯苓二两　黄连二两　菖蒲一两　远志一两　朱砂半两（为衣）

【用法】上为细末，水浸蒸饼为丸，如梧桐子大。每服五十丸，渐加至八十丸，临卧煎人参汤送下。

【功用】调和心肾，补养精神。

杞菊六味丸

【来源】《麻疹全书》。

【别名】杞菊地黄丸（《医级》卷八）、杞菊地黄胶囊（《部颁标准》）。

【组成】熟地八两　丹皮三两　白菊三两　茯苓三

两　萸肉四两　杞子三两　淮药四两　泽泻三两

【用法】上药各为末，炼蜜为丸服。

【功用】

1.《麻疹全书》：清肝肺，明耳目。

2.《医家四要》：补肾水以涵肝木。

【主治】

1.《医级》：肝肾不足，目生花歧视，或干涩眼痛。

2.《医家四要》：肝血虚，目耗散而不明。

视星膏

【来源】《永乐大典》卷一一四一三引《经验普济加减方》。

【组成】黄连　苦参各一钱　乌鱼骨　蕤仁（去皮）　草龙胆　白丁香　石决明各半两

【用法】上药用水三升，熬至半升，去滓。入白沙蜜四两，再熬稠，入轻粉、铜绿、龙脑各半钱，马牙消、硇砂、鹏砂、乳香各二钱，上七味再研为细末，一处匀，入前膏内，瓷盒内收之。每点三五箸。

【主治】远年日近，不睹光明，七十二种病眼等。

洗肝散

【来源】《医方类聚》卷六十七引《修月鲁般经》。

【组成】大黄三两（去皮炒）　甘菊二两　枸杞二两　瞿麦二两　槟榔半两　扁蓄半两　荆芥半两　茴香半两　麦蘖半两　香附子半两

【用法】上为末，炼蜜为丸，如梧桐子大。每服五六十丸，食前茶汤任下。

【主治】双目不明。

洗肝散

【来源】《普济方》卷八十五。

【组成】川芎　木贼　石决明　甘草　地龙皮　甘菊花　川椒　苍术　谷精草　黄连　地骨皮　蝉壳　黄芩　草决明各等分

【用法】上为细末。食前茶清调服。

【主治】一切眼患，不睹光明。

消风散

【来源】《普济方》卷三四八。

【组成】京墨　石膏　茵陈　甘草　菊花　防风　荆芥　阿胶　白术　南木香各等分

【用法】上为细末。每服二钱，水二盏，茶少许，煎至八分，温服。俟头上微汗出，立愈。

【主治】眼花血晕，视物不见。

紫金膏

【来源】《袖珍方》卷三。

【组成】片脑膏　炉甘石六两　黄丹六两（水飞）　硇砂九钱　搅盐九钱　盆消九钱　铜绿九钱　轻粉三钱　粉霜三钱

【用法】后药为细末，用水一碗，细生绢滤过，入前片脑膏内，熬成三斤，铁铲不住手搅，慢火再熬成稀膏，又除二斤半，用瓷器内盛放一宿，再用上等片脑一钱，麝香二钱研细，入药内搅匀，将油纸封一宿。每遇眼病，用药如绿豆许，点眼大角内五七遍。

【主治】远年近日不见光明，一切杂患病眼，五轮不损者。

天门冬饮子

【来源】《医方类聚》卷二二四引《济生·校正时贤胎前十八论治》。

【别名】天冬饮（《叶氏女科证治》卷二）。

【组成】天门冬（去心）　知母　茺蔚子各一两　防风（去芦）半两　五味子　茯苓（去皮）　川羌活（去芦）　人参七钱半

【用法】上锉。每服四钱，水一盏半，加生姜三片，煎至八分，去滓，食后温服。

【主治】妊妇临月，两眼忽然失明，灯火不见，头痛目晕，项腮肿满，不能转颈，其眼带吊起，人物不辨，辘轳转关。

【宜忌】大忌酒面、煎炙烧爆、鸡、羊、鹅、鸭、豆腐、辛辣，一切毒物，并房劳及稍温药。如其不然，眼不复明也。

秘方苍术汤

【来源】《葆光道人眼科龙木集》。
【组成】苍术　玄参　甘草　远志　茺蔚子各等分
【用法】上锉。每服五钱，入秦皮一片，水一钟半，煎至一钟，食后温服，滓再煎。
【主治】视物不明。

益阴地黄丸

【来源】《痘疹传心录》卷十五。
【组成】生地黄　熟地黄各二两　茯苓一两　泽泻五钱　牡丹皮　山茱萸　当归各一两　柴胡五钱　五味子三钱　山药一两　菊花五钱
【用法】上为末，炼蜜为丸，如弹子大。空心盐汤化下。
【主治】水不足而目不明。

仙传紫金膏

【来源】《一草亭目科全书》。
【组成】真黄丹五两（研细，水飞候干，用厚绵纸盛，锅内炒熟取起，地上候冷，又炒又冷，如此九次，去尽铅气，又研如尘，听用）川黄连（去芦，净）二两（切碎）石燕一雌一雄（大者如槟榔，与石蟹等分，捣末水飞听用）石蟹不拘一个二个（与石燕雌雄等分，捣末水飞）诃子十二个　真熊胆三钱或五钱（多则效速，试法：尘撒水面，取粟许滴水上，其尘分开方真，此眼药神品）冬白蜜（滤净）八两
【用法】先将连、诃用井水三碗，煎至一碗半，以蟹、燕为细末，水飞过，调和药汁同蜜，银锅慢火煎三五沸后，入丹再煎，取柳条或桃、槐条不住手顺搅，用水一盆在旁，如沸起，即抬锅放水盆内，待药有丝为度，入熊胆，再旋百余旋。每日点五七九次，不用双点，初点七日，停三五日，又点七日，用灯草搌其翳膜。如重者不过三七日。
【主治】男妇一切眼疾，双目不见十余年者。

天冬饮子

【来源】《审视瑶函》卷四。
【组成】天门冬　知母　茺蔚子　防风　辽五味　茯苓　熟地黄　羌活　荆芥穗　川芎　白芍药　当归各等分

《胎产秘书》有人参，无羌活。
【用法】上锉。加生姜三片，白水二钟煎，食后服。
【主治】怀孕多居暖阁，或烘火过热，衣被卧褥，伏热在内，或服补药及热物太过，肝脏壅极，致令胎热。将临月，两目忽然不明，灯火不见，头痛目昏，颐项肿满，不能转颈。
【宜忌】《胎产秘书》：大忌酒、蒜，炙煿、油腻、一切辛热发物。

泻肝散

【来源】《眼科全书》卷三。
【组成】知母　黄芩　桔梗　大黄　朴消　乌豆四十九个
【用法】上为末。每服四钱，白水煎，食后服。
【主治】雷头风，久而毒气入目，以致失明，不见三光，瞳仁渐大，如黄蜡色。

资本润燥汤

【来源】《石室秘录》卷六。
【组成】熟地二两　桑叶三十片　山茱萸五钱　沙参一两　白术一两　甘菊花三钱
【用法】水煎服。
【主治】燥症善惊，腰不能俯仰，丈夫㿗疝，妇人小腹痛，目盲眥突。

仙传桑叶水

【来源】《同寿录》卷二。
【组成】桑叶（每正月初五日、四月初八日、五月初五日、六月初七日、七月初七日、八月初八日、九月二十九日、三十日、十月初十日、十一月初十日、十二月初一日。闰月照前）十片
【用法】煎汤洗之。
【功用】开瞽复明。
【验案】失明　宋元年间，杨州陈太守，年七十岁，双目失明，依方洗之，光明复旧。

七针丹

【来源】《异授眼科》。

【组成】白菊花三钱　花椒三钱　青盐二钱五分　铜绿三钱五分　胆矾三钱五分　乌梅一个（去核）　新绣花针七枚（用丝线穿就）

【用法】上为细末，水调，同针入瓷瓶内封浸七日，隔水煮六个时辰，针化为度。去滓，取水点眼。

【主治】双目成瞽。

泻肺散

【来源】《异授眼科》。

【组成】黑豆　白丑　泽泻　当归　枸杞　苦参各等分

【用法】水煎服。

【主治】目中不清，视物不见。

【宜忌】忌酒、煎炒、发物。

加味铁落饮

【来源】《眼科临症笔记》。

【组成】石膏一两　生地八钱　龙齿五钱　银花五钱　葛花五钱　牡蛎八钱　川连三钱　防风三钱　白云苓四钱　玄参五钱　秦艽三钱　铁落七钱　甘草一钱

【用法】水煎，加竹沥半瓶为引，药水冲服。

【主治】痰火结胸，不能升清降浊，阴阳混乱，关格不通，视力突然消失，脉象寸关滑数，两尺沉细。

通窍明目汤

【来源】《眼科临证笔记》。

【组成】当归四钱　桃仁三钱（炒）　红花二钱　丽参三钱　黄耆五钱　白术二钱（炒）　菖蒲三钱　茯神三钱　川芎三钱　细辛二钱　甘草一钱

【用法】水煎，并用牙皂五分，镜砂二分，赤金三张，共为细末，随药水冲服。

【主治】暴盲症（视网膜中央静脉血栓）初期属虚脱证者。

【加减】愈后头疼目胀，不时昏乱者，去细辛、牙皂，加楮实子五钱、茺蔚子四钱、川羌三钱、白芍四钱、生地八钱，以上加倍，共为丸，镜砂为衣。每服三钱，一日二次，白水送下。虽不能光明如初，亦可保守睛光不失。

逍遥散

【来源】《韦文贵眼科临床经验选》。

【组成】归身 9 克　焦白术 6 克　甘草 3 克　柴胡 6 克　丹皮 6 克　茯苓 12 克　焦山栀 6 克　白菊 6 克　白芍 9 克　杞子 9 克　石菖蒲 10 克

【功用】舒肝解郁，清热养血，平补肝肾。

【主治】七情内伤所致肝郁气滞型，或温热病后，玄府郁闭而致双眼失明，如球后视神经炎、视神经萎缩、皮质盲（近似中医青盲），或突然失明，如急性球后视神经炎、视网膜中央动脉阻塞（一天内）、视网膜中央静脉血栓形成、视网膜静脉周围炎所致玻璃体出血（近似中医暴盲）。

【加减】表邪已解，亦无低烧，可去薄荷；药后大便溏稀，可去栀子、菊花，加党参益气健脾而扶正。

【方论】柴胡疏肝解郁；归身、白芍养血柔肝而和脾；茯苓、白术、甘草健脾燥湿和中；丹皮、栀子清热、凉血而泻郁火；菊花平肝明目；杞子清肝、益肾明目；石菖蒲芳香开窍明目。本方用于眼科上述疾患，不但有舒肝行气解郁之功，且有平肝、益肾明目之效。“木郁达之”，玄府通利，则目得濡养而神光充沛。

理气活血汤

【来源】《张皆春眼科证治》。

【组成】柴胡 6 克　杭白芍　归尾　牡丹皮　香附各 9 克　青皮 3 克　炒栀子 6 克

【功用】疏肝解郁，理气活血。

【主治】暴盲。

【方论】方中柴胡、香附、青皮疏肝理气，白芍、归尾、牡丹皮活血、柔肝、祛瘀，少佐以炒栀子清心泻火，以防肝郁化火耗损肾阴。

十二、眼科通治方

眼科通治方，是指对各种眼病能够起到一定调理作用的方剂，或外散风寒暑湿燥火六淫之邪以祛实，或内养五脏六腑之阴阳气血以扶正，治病大法，又不外乎此。

补肝散

【来源】《医方类聚》卷六十五引《龙树菩萨眼论》。

【组成】决明子　防风　芎䓖　秦皮　人参　茯苓　干地黄　枳壳　蕤仁　石膏　黄连　青葙子　生姜　甘草　黄芩　麦门冬各五分　竹沥五合　青羊肝一具（并胆）

【用法】以水一斗二升，煮取三升，去肝，纳上药各五分，煎取一升，去滓，入竹沥，入羊肝，更煎五沸，分三次温服，如人行十里，再服之。

【主治】诸眼疾。

涂顶油

【来源】《太平圣惠方》卷三十二。

【组成】生麻油二升　沉香半两　白檀香半两　木香半两　苏合香一两　蔓荆子半两　防风半两（去芦头）　余甘子半两　川朴消一两半　甘松子一分　零陵香一分　丁香一分　白茅香一分　犀角屑一分　龙脑一分　空青三分（研细）　石膏三两（捣研）　生铁三两　莲子草汁二升

【用法】上除汁药外，细锉，以新绵裹，于不津铁器中盛，以前麻油、莲子草汁浸，经七日后，取涂于头顶上。

【功用】养发，补心，除顶热，明目。

【主治】眼疾。

辰砂膏

【来源】《博济方》卷三。

【组成】白龙脑　乌鱼骨（研极细，飞过用）　川消　真麝香　牛黄　牙消　井盐　石胆各少许（惟石胆多于众药）　朱砂（明莹者）少许　腻粉一大两

【用法】上为细末，加白砂蜜，和令得所。以铜箸点之为妙。

【主治】眼疾。

八减丸

【来源】《医方类聚》卷六十七经引《神巧万全方》。

【组成】椒红八两　甘菊花七两　大附子　旋覆花五两　苍术（米泔浸，去黑皮）四两　决明子三两　芎䓖二两　紫巴戟（去心）一两

【用法】上为末，枣肉和，再杵三五百，丸如梧桐子大。每服三十丸，食前盐汤送下。渐加至四十丸。

【功用】补暖元脏，明目，去风毒。

【主治】眼病。

苍术散

【来源】《医方类聚》卷六十七引《神巧万全方》。

【组成】苍术四两（肥实者，于银石器内以河水煮一日，煮时入皂角一寸许，煮了不用皂角，取苍术以铜刀子刮去黑皮，切过晒干，取三两）　甘菊花　京芎各一两半　荆芥穗　木贼　旋覆花　草决明（温水洗三遍，晒干）　菥蓂子各一两　甘草（炙）　细辛各三分

【用法】上为末，用不津器内盛。每服一钱，入真腊茶半钱，同点服。

【主治】眼病。

地肤子丸

【来源】《圣济总录》卷三十二。

【组成】地肤子　决明子　沙参　羚羊角屑各一两　秦皮　菊花　枳壳（去瓤，麸炒）　大黄（锉，炒）各一两

【用法】上为末，炼蜜为丸，如梧桐子大。每服二十丸，食后温水送下。

【主治】伤寒热病后，眼目诸疾。

菊花散

【来源】《圣济总录》卷一〇二。

【组成】菊花一两　蜜蒙花　甘草（生）　栀子仁　芎藭　大黄各半两　蒺藜子（炒去角）　防风（去叉）　当归（切，焙）各一两

【用法】上为散。每服二钱匕，食后、临卧麦门冬熟水调下。

【主治】一切眼疾，肝热上攻，羞明畏日，泪出。

如圣散

【来源】《圣济总录》卷一〇七。

【组成】桂（去粗皮）　郁金各半两　马牙消二两　甘草一分

【用法】上为散。每服一钱匕，临卧新汲水调下。服药毕去枕卧少时，令药行到眼中，觉痛泪出为度。小儿十岁半钱匕，五岁以下一字。

【主治】上焦壅热，一切眼疾。

木贼散

【来源】《圣济总录》卷一〇八。

【组成】木贼（小便浸七日，取出晒干）　甘草（炙，锉）各一两　苍术四两（河水浸一日，去皮却，用陈粟米泔浸七日，控出，切片，晒干）

【用法】上为散。每服二钱匕，空心、临卧茶酒调下。

【主治】一切眼疾。

炙肝散

【来源】《圣济总录》卷一〇八。

【组成】茼麻子一升（去土）

【用法】上为末。以豮猪肝一片，如手大，薄批作五七片，于药末中蘸匀炙干，再蘸再炙，末尽为度，捣为散。每服一字匕，空心、临卧陈米饮调下；服五七服，加半字，又五七服，加至半钱止。

【主治】一切眼疾。

乳香散

【来源】《圣济总录》卷一〇九。

【组成】乳香（研）二钱　铜绿（研）　马牙消（研）各一两　龙脑（研）半钱　轻粉（研）半钱

【用法】上为末。每用半钱匕，新汲井水调洗之。

【主治】一切眼疾，昏涩热泪，赤脉胬肉，遮蔽光明，及风痛痒不止。

黄连丸

【来源】《圣济总录》卷一〇九。

【组成】黄连（去须）　甘菊花　车前子　羚羊角（镑）　芒消各一两

【用法】上为末，炼蜜为丸，如梧桐子大。每服二十丸，加至三十丸，食后以温浆水送下。

【主治】一切眼疾，青盲黑花，赤脉热泪。

神仙眼药

【来源】《中藏经·附录》卷八。

【组成】秦皮三钱（去粗皮，锉细）　乳香一块（如枣大）　胡黄连三钱　灯心一握（七寸长）　枣子三个　斑蝥一个（去翅头足）　古老钱七文（不锉）

【用法】上为粗末，入无釉器中（砂器尤佳），用井华水一大碗，熬去半碗，用绵绢挤过，再将滓以水半瓷碗，煎取一盏，入挤过汁同煎，汁入新碗中，熬似稠粥样，入小瓷盒中或角盒中盛，将空青并鹏砂一块（如两豆大，飞过，熬干。空青不熬）再研，入脑子（多不妨）、麝香少许，四味同入药膏内，搅匀。每点一粟米许在眼眦头，将手挪匀，仰面，候药微涩过，将沸盐汤用软帛片蘸洗。

【主治】眼疾。

如圣膏

【来源】《鸡峰普济方》卷二十一。

【组成】黄连　赤石脂各一两（研）　羊肪脂二钱（铫消去滓）　硇砂　白矾（研）　熊胆　龙脑　牙消　麝香　乳香（研）各一钱　炉甘石四两（火煅一伏时，捣罗，水飞，用一两细研）　白沙蜜四两（以二重生绢滤之）

【用法】上为极细末，后入羊肪脂，次入蜜和诸药，入白瓷碗盛之，于盆内用冷水浸一宿，去火毒。每次点粟粒大，如眼中有翳膜，每日早、午、晚点三次。
【主治】一切眼疾，诸药疗不愈。
【宜忌】点柱不得用铁。

黄连膏

【来源】《鸡峰普济方》卷二十一。
【组成】好黄连一钱
【用法】上为细末，以垍盏调儿孩乳汁成膏，盏内摊以古老钱一文，置一堆碟内，后用灸钱上一壮，便以黄连盏亚之，烟尽揭起，将艾灰、古老钱放入盏内，以百沸汤调及半钱，露一宿，以古老钱点之，口中苦即止，不计次数。
【主治】眼疾。

点眼水膏

【来源】《续本事方》卷四。
【组成】鹅梨（道按鹅梨，即梨肥大者）一个　鹰爪黄连半两
【用法】上用砂瓶一只，先入梨，次入黄连末，候初冬第一次下雪时，取雪满铺入砂瓶内，油单封口，入地五寸深，候立春日交春时候过了取出。点眼，或温过洗。妙。
【主治】眼疾。

点眼膏子

【来源】《续本事方》卷四。
【组成】羊胆一个
【用法】入蜜一钱在胆内，线扎定，坩锅内满入水煮熟，冷水内浸，取出候干，顿入角罐内。竹箸点眼四角。立效。
【主治】眼目诸疾。

洗肝散

【来源】《续本事方》卷四。
【组成】大黄　甘草　黄芩　赤芍药　甘松各三钱　干葛　当归　熟地黄　山栀子仁各半两
【用法】上为细末。每服二大钱，第二次米泔调。
【主治】眼疾。

菊睛丸

【来源】《续本事方》卷四。
【组成】甘菊花　川芎一两　甘草一两　天门冬四两
【用法】上为细末，炼蜜为丸，如梧桐子大。每服十五丸至二十丸，熟水送下，一日三次。
【主治】诸般眼患。

川芎散

【来源】《普济方》卷八十六引《海上方》。
【组成】川芎　白芷　细辛　龙脑叶　猪牙皂角子各等分
【用法】上为细末。搐入鼻中。
【主治】一切眼疾。

卯戌丸

【来源】《普济方》卷八十六引《海上方》。
【组成】菟丝子（去沙，用无灰酒浸一宿，逼干，随饭蒸熟，入臼捣三五十下，取起焙干，净取）十两　枸杞子（去枝梗，拣净）十两
【用法】上为细末，炼蜜为丸，如梧桐子大。每服三十丸，冷酒热水茶下。
【主治】眼疾。

还光丸

【来源】《普济方》卷八十六引《海上方》。
【组成】白芷
【用法】上切，炒黄色，为末，炼蜜为丸，如龙眼大，朱砂为衣。每服一丸，食后清茶送下，或荆芥茶尤妙。
【主治】一切眼疾。

还睛膏

【来源】《普济方》卷八十五引《海上方》。

【组成】炉甘石（用桑柴火烧通红，童便三升蘸七次，研为细末，另取黄连末调，水飞，同炉甘石末焙干）六两　黄连（去须，出拣净，研为末，用童便熬沸。此须临时称用，不预计炉甘石黄连数内）三两　鹰条一两（洗净，如无，以白丁香代之）　当归（生用，洗，干）一钱　乌鱼骨　麝香　轻粉　乳香　硇砂各一钱　黄丹（水澄，焙干）二两　片脑少许

【用法】用蜜六两，以砂锅化开，煮葱白三根焦色，去滓，绵子滤净称之。后将净蜜倾入砂锅内，文武火熬之，槐枝搅匀，先下炉甘石，搅匀熬动，再下黄丹又搅匀，三次下黄连、当归，四下鹰条，五次下硇砂、乳香，六次下乌鱼骨，七次下轻粉、麝香，熬成紫色，方下片脑，以不粘手为度，为丸如龙眼大，如弱人只须麦粒大。每药一丸，温水一呷，化开点洗，或作锭子点眼。上煎黄连汁浸一宿，滤去黄连澄清，却于铫子内，炒炉甘石末子，将黄连汁渗干为度，如多合分两，轻者随增。

【主治】眼疾。

还睛膏

【来源】《普济方》卷八十五引《海上方》。

【组成】白蒺藜（炒，去刺）　青葙子　白术各半两　菟丝子　木贼（去节）各一两　北五味子　羌活各三钱半　防风二钱半

【用法】上为细末，炼蜜为丸，如龙眼大。每服三丸，食后细嚼，白汤送下。

本方方名，据剂型当作“还睛丸”。

【主治】眼疾。

鱼胆丸

【来源】《普济方》卷八十五引《海上方》

【组成】黄熟川连一两（洗净，研令碎，新汲水浸一宿，煎汁，绵纱滤，入瓷器内，用文武火煎成膏，勿令焦）　南硼砂　真片脑各一钱　蕤仁一分（去皮壳，去油尽）

【用法】上为极细末，一处和匀，搓为细条，镜上刀切，磨令圆。每用一丸点眼。

【主治】眼疾。

神子荆芥散

【来源】《普济方》卷八十五引《海上方》。

【组成】黄芩　栀子　羌活　细辛　车前子　升麻各三钱　防风　荆芥　桑皮各二钱半　知母　连翘各二钱　川芎一钱半　甘菊花二钱　旋覆花一钱　甘草半两　柴胡三钱半　赤芍药四钱

【用法】上锉散，分为五股。水煎服。

【主治】诸色眼疾。

【加减】眼血多，去羌活，加独活三钱、生地黄二钱半、当归（去须）二钱半；火烧痛者，乃热多，加大黄二钱（锉），一服后微利去热；眼青睛上生点者，加白蒺藜（炒香，用砖二片，磨去刺），木贼（去节）一两（去节）针刺痛者，乃是气眼，加枳壳二钱、紫苏子三钱半；眼角痛者，加白芷二钱、石膏末三钱，同前药煎服。

猪肝散

【来源】《普济方》卷八十五引《海上方》。

【组成】菊花　楮桃　夏枯草各一两　苍术　木贼（去节）　防风　赤芍药　石决明　草决明各二两　当归三钱　黑豆一合　生地黄三两

【用法】上为末，用雄猪肝不拘多少，竹刀切片，入药末，线缚猪肝，米泔水蒸。空心细嚼，或麦门冬汤漱下。

【主治】一切眼疾。

【宜忌】忌毒物。

光明散

【来源】《普济方》卷八十六引《海上方》。

【组成】炉甘石　黄连各四两

【用法】上先将黄连锉细，用新汲水二升，将黄连浸之三四日后，药味已出，去黄连滓，用汁，将炉甘石火内煅至黄连汁尽了，地上出去火毒，用乳钵内慢慢细研之，用水半碗，水内飞之，去砂以尽为度，用甘石末四两，再入乳钵内细细研之，入脑子一钱，麝香一钱，再研细为度。每用一匙，或点或沸汤泡洗之。一方无麝香，用水煮。

【主治】一切眼疾，不问病因。

神仙一点散

【来源】《普济方》卷八十六引《海上方》。
【组成】清白碱不拘多少（以七数为则，去边头不用）
【用法】上取纯干净者，以好厚纸七层包了，拴缚挂在当风处，待风化，四十九日取下，要干研细。用时取半粒绿豆大点眼。
【主治】一切眼疾，诸药不效者。

秘方紫金膏

【来源】《普济方》卷八十六引《海上方》。
【组成】黄连十两（净，捶碎） 黄柏皮十两（去皮外，洗，锉）（上以腊水于净锅煎取一升，滤滓，再用水二斗，煎取一升，复以重绢绵滤） 杏仁三十粒（去皮尖，研极细，作膏） 芜荑半两（去皮，研细）（上以前药水同于银石器熬成膏） 黄丹五两（先用细绢罗了，再研极细） 铜青（净） 轻粉各四分
【用法】上同入前膏子内，不住手搅匀，再用艾叶二十片重捣，烧烟熏药膏子了，然后为丸，如皂子大，阴干，密器收藏，用脑麝养，久留为妙。每用一丸，井水磨点。
【主治】一切眼疾。

丁香复光丸

【来源】《宣明论方》卷十四。
【别名】丁香化光丸（《普济方》卷八十五）。
【组成】丁香二钱 巴豆一钱（去皮油） 半夏二两 乌梅半两（去核） 南硼砂三钱 脑子二厘 盆消半两 缩砂仁二钱半 甘草半两 荆芥穗二钱
【用法】上为末，醋煮面糊为丸，如绿豆大。每服十丸至十五丸，食后米泔水送下，每日三次。
【主治】一切远近目疾。

菩萨散

【来源】《宣明论方》卷十四。
【别名】菩萨膏（《普济方》卷八十五）。
【组成】菩萨石 金精石 银精石 太阴石 太阳石 雨余石 河洛石 矾矿石 云母石 炉甘石 井泉石 白滑石 紫英石 寒水石 阳起石 猪牙石 代赭石 碧霞石 乌鱼骨 青盐各一两 硇砂半两 蜜陀僧一两 铜青一两 黄丹四两 麝香 脑子一钱 轻粉一钱半 硼砂三钱 乳香二钱 雄胆一斤 白砂蜜二斤
【用法】上为细末，以井花水九大碗，熬就作四碗，占水内落下钱许，不大散可，如散者再熬，滤滓，过露旋点。
【主治】远年近日，一切眼疾。

黄连膏

【来源】《宣明论方》卷十四。
【组成】朴消一斗（以水淘净，阴干用） 白丁香五升（以水一斗淘净去上，杵细用） 黄连半斤
【用法】上量水入消、香于釜内，熬至七分，淘出，令经宿水面浮牙音取出控干，以纸袋子盛，风中悬至风化，将黄连细末熬清汁晒干，入风消，更加猪羊胆，和蜜令匀。点眼。
【主治】一切眼目疼痛，瘀肉攀睛，风痒泪落不已。

顽荆散

【来源】《杨氏家藏方》卷十一。
【组成】顽荆叶 全蝎（去毒，炒） 踯躅花 川芎各一分 香白芷 细辛（去叶土） 鹅不食草各半钱 薄荷叶四钱 郁金二钱（以上九味，同为细末） 雄黄（别研） 没药（别研） 乳香（别研）各半钱 盆消四钱（别研） 脑子一字（别研）
【用法】上为细末，入研者药令匀。每用少许，含水搐鼻中。
【主治】一切眼疾。

琥珀金丝膏

【来源】《杨氏家藏方》卷十一。
【组成】黄连（去须）二两 草龙胆 黄柏（去粗皮） 山栀子各一两（以上三味一处捣碎） 青竹

叶三百叶（大者，剪碎） 乳香一分（别研） 硼砂一分（别研） 白沙蜜半斤

【用法】上用水三升，同浸一伏时，于银石器内慢火熬至一升，退火放冷，用夹绢袋作五七次绞取药汁，滓脚不用，于不透风处放一伏时，澄下脚滓，又去之，次日再倾取清药汁，更于银器内再以慢火熬去一半，次入白沙蜜同搅，不得住手，候有蜜香，用杖子挑出药试之，放冷再挑起，有丝为度，用夹绢袋子又滤去滓，以瓷盒盛之，方入研细生脑子一字，用膏子搅令匀。每用少许，以铜箸点之。

【功用】退翳除昏。

【主治】一切眼疾。

黑铅散

【来源】《普济方》卷四十九引《杨氏家藏方》。

【组成】黑铅半斤

【用法】大锅内熔成汁，旋入桑条灰，柳木搅令成沙，以熟绢罗为末，每日早晨，如常擦牙齿，后用温水漱在盂子内，取用其水洗眼。

【功用】乌髭鬓，明目，牢齿牙。

【主治】诸般眼疾，髭黄白者。

七奇汤

【来源】《魏氏家藏方》卷九。

【组成】生干地黄（洗） 川芎 白芍药 当归（洗）各一两（并生用） 甘草 鹰爪黄连 秦皮各三钱（并生用）

【用法】上为粗末。每服患重者五钱，轻者三钱，水七分碗，煎至半碗，先熏眼，候温，去滓洗，再温再洗，日五七次，别换。妇人患眼可煎服，却用滓再煎汤洗之。

【主治】眼目病。

还睛丸

【来源】《魏氏家藏方》卷九。

【组成】川芎 荆芥 防风（去芦） 白茯苓（去皮） 青葙子（淘去土） 白术（炒） 菟丝子（淘去土，酒浸三宿，研成饼） 蔓荆子（去土） 羌活（去芦） 覆盆子（去萼）各等分

【用法】上为细末，炼蜜为丸，如梧桐子大。每服三十丸，食后麦门冬汤送下。

【主治】目疾。

鱼胆丸

【来源】《儒门事亲》卷十二。

【组成】草龙胆 青盐 脑子各半两 黄连一两（去须） 硇砂 南硼砂 麝香 鲤鱼胆各二钱

【用法】上除草龙胆、鲤鱼胆外，同为细末；先将草龙胆连皮研破，以河水三升浸，春秋二宿，夏一宿，冬三宿，将浸者摩揉极烂，用绢袋滤去滓，于瓷器内，慢火熬成膏子，点于水内不散，用指头捏开有丝，乃膏子成；然后入鱼胆拌匀，将膏和上药件末作剂，丸如粟米大。徐徐点眼。

【主治】眼疾。

神圣眼药

【来源】《儒门事亲》卷十五引郭助教方。

【组成】蕤仁一两 金精石二两 银精石二两 炉甘石四两（烧） 赤石脂一两 滑石二两 密陀僧二两 高良姜三两 秦皮一两 黄丹一两（飞过） 铜绿三钱 硇砂三钱 硼砂一钱半 乳香三钱 盆消少用 青盐 脑子 麝香以上并少用之

【用法】上用东流水三升，先入蕤仁，次下余味等，白沙蜜一斤，熬至二升，以线绢细滤过澄清，入前药搅之。匀点。

【主治】目疾。

洗眼荆芥散

【来源】《普济方》卷八十六引《余居士选奇方》。

【组成】荆芥五文 黄连五文 杏仁三文 铅山白墡土三文

【用法】上锉。煎汤洗之。立明。

【主治】一切眼疾。

炉甘石散

【来源】《济生方》卷五。

【别名】炉脑散（《医学入门》卷八）。
【组成】炉甘石半斤（用黄连四两如豆大，于银石器内煮一伏时，去黄连，取石研） 脑子（别研）二钱半
【用法】上件和匀。各用半字，白汤泡，放温，时时洗之。

《医学入门》：治下疳疮，为末干掺。
【主治】《济生方》：一切目疾，不问得疾之因者。

银青丸

【来源】《医方类聚》卷六十七引《简易方》。
【组成】铜青半两（细研） 川姜一两（洗，为末） 炉甘石不拘多少（煅，研）
【用法】上为末，滴水为丸，如龙眼大。以纱袋盛于当风处。每用一粒，沸汤泡洗，再温再洗，可得五次用。
【功用】洗诸眼患。

当归散

【来源】《类编朱氏集验方》卷九。
【组成】川芎 菊花 川归尾 荆芥 羌活 生熟地黄 防风 干葛 北芍药各等分
【用法】上为粗末。白水煎，候熟，入生地黄汁数点服。
【主治】一切眼病。

青金散

【来源】《类编朱氏集验方》卷九。
【组成】羌活 甘草 荆芥 生熟地黄 川芎 郁金 地骨皮 桑白皮各一两
【用法】上锉。每服三钱，水一盏，煎八分，食后热服。
【主治】眼目病，四季发动。

洗眼药

【来源】《类编朱氏集验方》卷九。
【组成】韶粉 防风 马牙消 饼子铜青
【用法】上为细末。每用一字，温汤调洗，不拘时候。
【主治】眼病。

金露膏

【来源】《卫生宝鉴》卷十。
【组成】淄州黄丹 蕤仁（捶碎）各一两 黄连半两 蜜六两
【用法】上先将黄丹铁锅内炒紫色，入蜜搅匀，下长流水四升，以嫩柳枝五七条，把定搅之；次下蕤仁，滚十数沸；又下黄连，以柳枝不住手搅，熬至二升，笊篱内倾药在纸上。慢慢滴之，无令尘污。
【功用】除昏退翳，截赤定痛。
【主治】一切眼病。
【加减】如有瘀肉，加硇砂末一钱，上火煨开，入前膏子内。

鱼胆丸

【来源】《卫生宝鉴》卷十引齐正臣方。
【组成】黄连 秦皮 当归各等分
【用法】上锉。用温水二升，瓷盆浸药一宿，于净室中，用铁锅熬到一少半，药力尽在水中，新绵滤去滓，换绵滤两遍，再熬至一盏半，如稀糊状取出，于银器中炭火上熬成膏子，入脑子药、绿豆粉和成剂，用盏盖之，为丸如豆大，于净几上搓成细条子，竹刀切如米大。点眼。
【主治】眼目诸病。

九仙散

【来源】《活幼心书》卷下。
【组成】柴胡（去芦） 苍术（米泔水浸一宿，去粗皮，滤干锉片，用火炒至微黄色）各二两 赤芍药 荆芥 甘草各六钱半 麻黄（不去根节） 川芎 薄荷（和梗）各半两 旋覆花（去老梗）三钱
【用法】上锉。每服二钱，水一盏，加生姜二片，葱一根，煎七分，不拘时温服。
【主治】诸目疾，不拘岁月远近。

金丝膏

【来源】《云岐子保命集》卷下。

【组成】生姜四两（取汁） 白沙蜜一斤（炼，去滓） 豮猪胆汁三钱 黄连四两（捶，用水一斗浸，煎取五升）

【用法】先煎黄连水，后入姜汁，次入蜜同煎，去沫净，次入下项药末：脑子四钱，麝香三钱，硇砂四两，硼砂三钱，轻粉五钱，熊胆四钱，青盐三钱，为极细末，搅匀，熬令稀膏。点眼用。

【主治】眼目病。

龙珠散

【来源】《医方类聚》卷七十引《经验秘方》。

【组成】真珠五钱（别研） 南硼砂五钱（另研） 乳香五两（另研） 川芎五钱（另研） 荆芥五钱（另研） 雄黄五钱（另研） 炉甘石（桑柴火煅七遍，水飞过）五钱 干菊五钱（另研） 薄荷五钱（另研） 甘草五钱（另研） 干山药五钱（另研） 蔓荆子三钱（另研） 轻粉四钱 粉霜四钱 龙脑四钱 麝香少许

【用法】上药晒，为极细末。点眼。

【功用】截赤定痛。

【主治】眼目病。

圣僧散

【来源】《医方类聚》卷七十引《经验秘方》。

【组成】青盐三钱 铜青二钱 真胆矾三钱 黄丹二钱 南硼砂三钱 硇砂二钱半（以上六味纸衬略见火） 麝香一钱 片脑 轻粉一钱 白矾 蕤仁半两（净去壳，研细七次去油） 炉甘石二两（净，股七次，每次童便内淬，七次了，然后捻极细，井花水飞过，取净末，令干，不见火，方入众药）

【用法】上十二味，于内坚硬者，各研细了，然后台和一处，研极细，用三重花纸罗过，收入砂合内，勿令透气。每用少许，于温汤内绵滤过，仰卧就，以绵沾药汁滴于眼中，勿令漏出药汁，然后起身。

【主治】眼目病。

还睛丸

【来源】《医方类聚》卷七十引《经验秘方》。

【别名】还明丸（原书同卷引《简奇方》）。

【组成】柏叶 白脂麻 椒目 邓菊花 荆芥穗各等分

【用法】上为细末，炼蜜为丸，如弹子大。每服一丸，食后茶清送下；清米泔汤亦可。

【主治】目疾。

遇仙膏

【来源】《医方类聚》卷七十引《经验秘方》。

【组成】炉甘石七两（用黄连锉碎，又用童便一大碗，浸黄连一宿，用砂锅一片，坐于火上，置甘石，上再用锅一片盖以煅红，时时蘸连水，水尽，取甘石细研如腻粉，称五两，黄连用三两） 当归一两 乳香三钱 轻粉二钱 麝香半钱 黄丹（水飞，干）二钱 乌鱼骨（去皮）半两 硇砂四钱（温水半盏化开，澄去渣垢，用水煮干，刮药下，称二钱） 白丁香粉一两

【用法】上为极细末，用好蜜二斤，于铜锅内熬数沸，去蜡，称二十两，再下锅，速令人以竹片搅至赤色，下甘石，次下丹，余药相合，时时下药尽，成膏子，倾银器内。每用皂角子大一块，水半盏，化开温洗。

【主治】眼疾。

灵光还睛膏

【来源】《瑞竹堂经验方》卷三。

【别名】灵光还睛丸《普济方》卷八十五。

【组成】川黄连四两（锉如大豆许，用童便浸一宿，滤去滓，晒干，为末） 炉甘石六两（放在铁片上，炭火内烧红透，黄连汁淬之，烧淬七次，研为末） 黄丹三两（研细，水飞净） 当归二钱 乌鱼骨 白丁香 硇砂（另研） 轻粉（研）各一钱 麝香（另研） 乳香（另研）各半钱

【用法】上为细末，用白沙蜜十两，银器内或沙锅内先熬五七沸，以净纸搭去面上腊，取净，除黄丹外，下余药，用湿柳杆子搅匀，次下黄丹，再搅匀，于慢火内徐徐搅至紫色，不粘手为度，急

丸如皂角子大，以纸裹之。每用一丸，新汲水于小盏内化开，时时洗之。

【主治】一切眼疾。

拨云膏

【来源】《瑞竹堂经验方》卷三。

【组成】黄丹四两（细研，水飞）炉甘石四两（用童便煅淬五七次，研细，黄连水飞五七次） 青盐 硇脑 乳香 雄黄 川芎 黄连 枯白矾 轻粉 甘草 密陀僧 麝香 龙脑 当归 白丁香各半钱（研） 朱砂三钱（研） 没药 海螵蛸（研，去甲）各三钱

【用法】上为细末，用白沙蜜十五两慢火熬，初沸下黄丹，二沸下炉甘石，三沸下诸药末，不粘手为度，贮瓮盏内。热水泡开，点眼，不拘时候。

【主治】诸般眼疾，不间远年近日。

黄连膏

【来源】《瑞竹堂经验方》卷三。

【组成】黄连十两（去须） 蕤仁三两（去壳，研） 杏仁七十个（汤泡，去皮尖） 木贼七钱（去节） 草龙胆二两（去土）

【用法】上将药各择洗净，用水一斗浸之，春、秋三日，夏二日，冬五日，入锅内熬至半升，滤出，再用水七升，熬至小半升，滤出，再用水五升，熬至不到半升，取出，用重绢滤过，熬至半升，倾于碗内，重汤煮为膏子，盛于瓷器内。每用米粒大，于盏内用水一滴浓化开，以钗头点之三五遍，口内觉苦立效。

【主治】一切眼疾。

碧霞散

【来源】《世医得效方》卷十六。

【组成】铜青三钱 滑石一钱 土膏半两 轻粉 麝香各少许

【用法】上为末。每用少许，汤泡洗眼。

【主治】目疾。

碧霞丹

【来源】《永乐大典》卷一一四一二引《经验普济加减方》。

【组成】南硼砂 硇砂 乳香 铜绿（各研） 螺儿粉各五钱 四味入猪胆汁和膏，摊碗内，艾烟熏，就入： 轻粉 沙糖 麝香各一钱 龙脑半钱 猪胆二个

【用法】上为细末，入前碗内相和为丸，如弹子大。每用一丸，沸汤化一盏，点洗。

【主治】诸般病眼，无问久新，昏晕，肿毒，隐涩，翳膜，发赤睛痛，羞明怕日。

视星膏

【来源】《永乐大典》卷一一四一三引《经验普济加减方》。

【组成】黄连 苦参各一钱 乌鱼骨 蕤仁（去皮） 草龙胆 白丁香 石决明各半两

【用法】上药用水三升，熬至半升，去滓。入白沙蜜四两，再熬稠，入轻粉、铜绿、龙脑各半钱，马牙消、硇砂、鹏砂、乳香各二钱，上七味再研为细末，一处匀，入前膏内，瓷盒内收之。每点三五箸。

【主治】远年日近，不睹光明，七十二种病眼等。

加减拨云散

【来源】《东医宝鉴·外形篇》卷一引《医林方》。

【组成】羌活二两二钱半 甘菊一两九钱 木贼 白蒺藜各一两一钱半 防风 柴胡 苍术 枳壳 川芎 甘草各一两一钱 荆芥 薄荷各一两 蝉壳七钱半 石决明（煅制） 密蒙花各四钱。

【用法】上为末。每服二钱，食后薄荷汤调下

【主治】诸般眼病。

拨云散

【来源】《医方类聚》卷七十引《医林方》。

【组成】莲花白 贝母各一两 胡椒一字（三味另同研细） 硇砂一字 青盐一字 轻粉一字 麝香

少许

【用法】上为极细末。点眼。

【主治】一切眼病。

神拨还光丸

【来源】《医方类聚》卷六十七引《修月鲁般经》。

【组成】龙胆（去皮） 汉防己 砂仁 胡麻子（去土） 黄芩 川芎各二两 枳实 木贼 甘草 车前子各一两 甘菊三两 薄荷一两半

【用法】上为末，蜜为丸，如弹子大。每服一丸，食后细嚼，茶清送下。

【主治】一切眼疾。

生犀复明散

【来源】《急救仙方》卷三。

【组成】芍药 黄芩各二两 木通 桑白皮 龙胆草（去芦） 防风 羌活 当归尾各二两 大黄八钱 枳壳（去瓤）六钱

【用法】上锉。每服五钱，水一盏半，取新桑白皮少许，同煎至八分，食后服。

【主治】诸般眼疾。

【加减】目赤障厚者，加生蚌粉；痛肿者，加生地黄。

还睛丸

【来源】《急救仙方》卷三。

【组成】蒺藜 木贼 威灵仙 蝉蜕 甘菊花 石决明 草决明 川芎 羌活 青葙子 密蒙花 楮实子各等分

【用法】上为细末，炼蜜为丸，如梧桐子大。每服五十丸，食后茶、酒任下。

【主治】目疾。

紫金丸

【来源】《急救仙方》卷三。

【组成】川芎一两半 当归一两半 楮实 薄荷各半两 栝楼根六钱 蔓荆子二两（炒） 川椒一两半（焙，去目） 甘菊花三钱（浸） 蜜蒙花三钱 蛇皮三钱（浸） 荆芥穗三钱 地骨皮一两（以上四味用甘草汁浸过，焙干） 白蒺藜一两（去实，炮）

【用法】上为细末，炼蜜为丸，每丸一钱重。随引子下，睛暗青盲者，当归酒送下；气障者，木香汤送下；妇人血晕，当归、薄荷汤送下。

【主治】目疾。

拨云拨翳丸

【来源】《普济方》卷八十三引《德生堂方》。

【组成】川芎 当归各一两半 楮实子 薄荷各半两 黄连 蝉壳各五钱 瓜蒌根六银 蔓荆子六钱 甘菊花 密蒙花各一两 荆芥穗 蛇蜕皮（甘草汤炙）各三钱 地骨皮一两 白蒺藜一两半（炒） 川椒一两半（去目）

【用法】上为细末，炼蜜为丸，如梧桐子大，每一两作十丸。每服一丸，食后、临卧茶清送下。

【主治】一切眼疾，内障青盲，瘀肉攀睛，视物不明。

拨云散

【来源】《普济广》卷八十六引《经验济世方》。

【组成】黄芩 石膏（别研） 荆芥穗 苍术 甘草 甘菊花（蝉蜕洗） 旋覆花各一两

【用法】将甘菊、旋覆花用好酒拌匀，蒸过熟，晒干，杵为末。每服二钱，茶、酒调下，一日三次。

【主治】一切眼疾。

六甲散

【来源】《普济方》卷八十五。

【组成】沉香 槟榔各三钱 甘草 木香 恒山 龙骨（醋浸，炙） 人参 白茯苓 柴胡（去芦头） 青皮（去白） 甘松 半夏（汤浸七次） 藿香（洗净） 生地黄 官桂 陈皮（去瓤）各一两 当归 鳖甲各一两半

【用法】上为粗末。每服三钱，水一盏，煎至八分，去滓，食后温服。

【主治】一切病眼，不通路者。

提金方

【来源】《普济方》卷八十五。

【组成】甘草　人参　天麻　芍药　薄荷　荆芥　川芎　乳香　没药　白芷　甘松　郁金　细辛　藁本　茯苓　防风　桔梗　甘菊花各等分

【用法】上为细末。每用一匙，搐鼻中。

【主治】诸般眼患。

龙连膏

【来源】《普济方》卷八十六。

【组成】黄连四两（洗净，锉，用水四盏慢火熬成膏，去滓）　蜜一斤（慢火熬令得所，却入黑膏子熬）　黄丹少许　龙涎粉一两

【用法】上将先前药膏，熬后入粉，再用半盏水研细，倾入蜜药膏在内，慢火熬，用篦子搅令紫色，倾在罐子内，再用水半盏洗熬药器物，依前倾入药内。却入麝香半钱，片脑半钱，搅令匀。遇患点之。

【主治】眼疾。

灵宝膏

【来源】《普济方》卷八十六引《朱氏家藏方》。

【组成】黄丹　乳香各三钱　蜜二两

【用法】上以瓷器安药在中，慢火熬成膏子，地下出火毒。每一豆大，涂目四傍。目热赤，以生地黄汁调，或龙脑薄荷汁调；风气眼，荆芥汤调；烂睑风眼，用枫木水调。如无枫木水只用饭汤调涂；虚眼，煎黄耆汤调涂。

【主治】远年近日目疾。

春雪膏

【来源】《普济方》卷八十六。

【组成】朴消十斤

【用法】上用水一桶，将消搅匀，入锅内煎，先下萝卜一个，同煮熟，又下二个萝卜，煮熟为度，同新绵铺上，在绢罗上滤过，再煎数沸，再滤过瓦盆内，明早去水，已结白牙子，却收猪胆汁，浇在消上，用猪胞或牛胞盛，札定盒中，三七日取出，用生绢袋盛之，当风挂，却用脑子、麝香入之，随意研匀，入研器内密封。用灯心蘸药，点两眦头良。

【主治】眼疾。

重明膏

【来源】《普济方》卷八十六。

【组成】诃子一个（锉，去核）　黄连五钱　黄丹三两（水飞）

【用法】上为细末，用好蜜十两，熬去白沫，滤净，入前药末于银铜器中，用文武火慢熬，用槐条搅成膏，紫色为度，用净瓷器盛贮，于地内埋一伏时，去火毒。每用一豆大，温水化开洗眼。

【主治】一切目疾。

神仙药应丸

【来源】《普济方》卷八十六。

【组成】陈皮　生地黄（男用熟，女用生）　人参各一钱　母丁香四个　公丁香三个

【用法】上用生姜汁调面饼，裹前药置火内煨，候面熟药香取出，去面，将内药安石臼内，用北枣三十个合舂，分作十丸。先用一丸细咽，用无灰酒吞下，每日二次。药后将棉被重盖出汗透，旋去被，五日有效。

【主治】一切眼疾。

揭云散

【来源】《普济方》卷八十六。

【组成】当归　赤芍药　秦皮　滑石各半两　铜青半分　甘草半分

【用法】上为末。每用半钱，汤泡，澄清洗。

【主治】一切眼疾。

鱼胆丸

【来源】《普济方》卷二五六。

【组成】鸡爪黄连四两（去毛）　龙胆草二两　苦参一两半　当归一两（洗）

【用法】上以水四碗，浸一夕，各入锅内，慢火浓

熬至半碗，滤去滓，再入银器内熬浓，就火上入硼砂、麝、脑各少许，用好真者。

【主治】一切病，不问年深日近者；及小儿惊风。

【验案】眼疾　阮吉苦患眼，日久不愈，误以此小儿惊风药点在眼内，顿然闪开，渐觉光明。

洗眼光明膏

【来源】《普济方》卷三六三。

【组成】炉甘石（用火煅十次，每次却用黄连水浸后方煅）　当归一两　桑白皮　龙胆草二两　七里光（洗净多为妙。又名黄花演）　生地黄（净洗）一两　国丹三钱（飞）　乳香少许　麝香少许

【用法】先用七里光、龙胆草、当归、生地黄四味，以长流水三升，熬至半升，用绵绢滤过，却以蜜三两亦用绢滤过，慢火熬令成膏，再入国丹等药，取出半冷，乃放麝香少许搅匀，加封裹，埋新土中出火毒，候三日始用。

【主治】冷热诸风眼疾。

还睛丸

【来源】《本草纲目》卷十四引《普济方》。

【组成】白芷　雄黄

【用法】上为末，炼蜜为丸，如龙眼大，朱砂为衣。每服一丸，食后茶送下，每日二次。

【主治】一切眼疾。

电制膏

【来源】《袖珍方》卷三。

【组成】宣黄连四钱　大艾叶二钱

【用法】上药火烧作灰，以细生绢作筛于盏上，新汲水滤过如淋灰汁状，候得一中盏许，除去滓，以清澄药水用铜盏坐热汤中，通手洗，临卧点两眦。

【主治】眼疾。

宋真宗皇帝勅封续液膏

【来源】《臞仙活人心方》卷下。

【组成】熊胆一钱　牛黄一钱　龙脑半钱（为末）　蕤仁一钱（去皮）　硼砂一钱（为末）　黄连一两　蜂蜜二两

【用法】熊胆、牛黄、蕤仁、黄连四味用长流水二大碗瓷器内熬至半碗，用重绵滤过，去滓，入蜜，用文武火熬至紫色蘸起牵丝为度，不可太过不及，取出，入硼砂、龙脑末和匀，瓷瓶里封固，入土埋七日，出火气。每用筯点少许于患目内，瞑目片时，候药性过，日点三次。

【主治】远年近日一切不疗眼疾。

【宜忌】忌动风热物。

琼液膏

【来源】方出《臞仙活人心方》卷下，名见《医方类聚》卷七十。

【组成】熊胆一钱　牛黄一钱　龙脑半钱（为末）　蕤仁一钱（去皮）　硼砂一钱（为末）　黄连一两　蜂蜜二两

【用法】上熊胆、牛黄、蕤仁、黄连四味，用长流水二大碗，于瓷器内熬至半碗，用重绵滤过，去滓，入蜜，再用文武火熬至紫色，蘸起牵丝为度，不可太过不及，取出，入硼砂、龙脑末和匀，瓷瓶内封固，入土埋七日，出火气。每用铜箸少许点于患目内，瞑目片时，候药性过，日点三次。

【主治】远年近日一切不疗眼疾。

【宜忌】忌动风热物。

秘传当归地黄汤

【来源】《松崖医径》卷下。

【组成】当归　生地黄　川芎　赤芍药　甘菊花　龙胆草　防风　黄连　知母　柴胡　陈皮　甘草

【用法】上细切。用水二盏，芽茶一撮，灯心二茎，煎一盏，去滓，食后服。

【功用】清热养血。

【主治】目疾。

秘传明目补下丸

【来源】《松崖医径》卷下。

【组成】人参三钱五分　川楝子（酒煮，去

核） 远志（去心）各一两半 川巴戟（去心） 菟丝子（酒浸） 麦门冬各一两 白术 白茯苓（去皮） 赤芍药（酒浸） 青盐 破故纸（炒） 小茴香 葫芦巴 肉苁蓉（酒洗） 黄耆 甘草（炙） 枸杞子 砂仁（炒） 黄柏（盐酒炒） 山药（炒） 知母（去毛皮，盐酒炒） 熟地黄（酒洗，怀庆） 五味子 莲肉（去心）各五钱 车前子二钱五分

【用法】上为细末，酒煮糯米糊为丸，如梧桐子大。每服八九十丸，空心用盐汤送下。

【主治】目病。

固本还睛丸

【来源】《医学正传》卷五。

【别名】祖传固本还睛丸（《景岳全书》卷六十）、夜光丸（《济阳纲目》卷一〇一）。

【组成】天门冬（去皮心，酒浸一宿，另杵如泥） 麦门冬（去心，焙干） 生地黄（酒浸，焙，勿犯铁） 熟地黄（酒洗净，用瓷器蒸，勿犯铁）各三两 人参一两五钱 白茯苓 干山药 枸杞子各一两五钱 川牛膝一两（酒洗） 石斛一两（去芦，酒洗） 草决明（微炒） 杏仁（去皮尖，另研） 甘菊花（用小金钱） 菟丝子（酒浸三宿，另研，焙干） 枳壳（麸炒黄色） 羚羊角各一两（细锉，取净末八钱） 乌犀角八钱（锉细，生用） 五味子七钱（焙干） 甘草七钱（炙） 防风八钱（去芦） 白蒺藜七钱（杵去刺） 黄连七钱（去毛） 川芎七钱 青葙子八钱（微炒）

【用法】上为细末，炼蜜为丸，如梧桐子大。每服五七十丸，盐汤送下。

【功用】《饲鹤亭集方》：升水降火，平肝益肾，明目清心。

【主治】远年一切目疾，内外翳膜遮睛，风弦烂眼，及老弱人目眵多糊，迎风冷泪，视物昏花等。

神应八宝丹

【来源】《扶寿精方》。

【别名】八宝丹（《医学入门》卷七）。

【组成】芦甘石（煅，用童便浸七次，煅七次为灰研细，水飞）一两 黄丹（研细，水飞）一两 珍珠（用蚌蛤盛之，铁线缚合，火中煅过，研末）五钱 朱砂（研细，水飞）五钱（纳一半入药，一半为衣） 麝香（研细）三钱 明矾（生用）一两 冰片三钱 乳香（以笋壳叶摺作一包篾，拴定，火上炙透，俟冷即研，或以灯草少许同研细）三钱

【用法】上为极细末，用福蜜一两半，以铜锅熬，去膜，丝绵滤过，先下砂、麝、珠、矾、丹，次下冰、石，随热即丸，如黄豆大，用瓷罐盛。年久愈坚愈效，以井花水浓磨，照常点之。

【主治】目疾。

光明拨云锭子

【来源】《丹溪心法附余》卷十二。

【组成】炉甘石末（一斤煅过，用黄连半斤，水二碗煎五七沸，淬七次止，取净末）二两 硼砂一两 片脑一钱 海螵蛸二钱 麝香二分 珍珠一钱 血竭三钱 乳香 没药各一钱

【用法】上为细末，以黄连膏子和剂捻成锭子。净水磨化点。

【主治】远年近日一切眼疾。

灵飞散

【来源】《摄生秘剖》卷四。

【组成】炉甘石（火煅红，用童便淬，如此七次，水浸净，研细，水飞）一两 灵药二钱 朱砂一钱 琥珀一钱 珠末一钱 牛黄一钱 熊胆一钱

灵药方：水银五钱，黑铅五钱，火消八钱，白硼二钱，先将铅化开，入水银作一家，再加消、硼研匀，入阳城罐内，盐泥封固，打火三炷香，先文后武，待冷取出听用。

【用法】和极匀。每次用牙簪挑少许点眼，闭目片时，再点，又闭片时，待药力过，然后用簪拔去药滓，热水洗净，一日二次。

【功用】消肿解毒，止泪明目，去翳退赤，收湿除烂。

【主治】一切目疾。

【方论】《审视瑶函》：甘石收湿除烂；灵药磨翳拨云；若砂、珀、珠末、牛黄、熊胆者，解毒清热、止泪退赤、明目之品也。

光明眼药

【来源】《摄生众妙方》卷九。

【组成】熊胆一钱　片脑一钱　胆矾一钱　脑砂一钱　枯矾二钱　五灵脂三分（水飞过）　老鸦翅十根（去绒，新瓦上烧灰）

【用法】上为细末，分一半用乳汁调于碗内，将碗覆入无油铁锅底，用面固济碗口锅下用炭火烧底，待碗热取药和不煎半生药细研为末，用童便为丸，如麦子大。用时以乳汁调开，点眼极效。

【主治】眼目疾。

二百味花草膏

【来源】《古今医统大全》卷六十一。

【组成】羯羊胆一具（饭上蒸熟）　石蜜（炼成膏）

【用法】上药入胆汁研成膏，朱砂末少许同研。食后临卧，每挑一掠如豆大，口中含咽，外点内眦角。

【主治】一切眼疾。

万金膏

【来源】《古今医统大全》卷六十一。

【组成】黄连　黄芩　黄柏　栀子　防风　连翘　白芷　当归　薄荷　朴消各等分

【用法】上为细末，炼蜜为丸，如芡实大。每用一丸，滚水泡化，趁热洗眼。

【主治】一切目疾。

还睛膏

【来源】《古今医统大全》卷六十一。

【组成】坯子十两　真丹四两　乳香　没药　血竭　熊胆　海螵蛸　黄连粉　轻粉　当归　硼砂各二钱　白丁香一钱　青盐三钱　铜绿半两　硇砂　麝香各一钱

【用法】上俱如法制，各为极细末，和匀，次将白蜜半斤炼，滤过，滴水不散为度，方下丹熬紫色，再下余药调成膏，作锭。井花水点眼。

【主治】眼疾。

乳连膏

【来源】《古今医统大全》卷六十一引丹溪方。

【组成】黄连膏半杯　乳汁一杯（银杓熬过半）

【用法】上药和匀，入瓷罐，少加冰片，埋地中七日。点目。

【主治】目中百病。

碧玉饼子

【来源】《古今医统大全》卷六十一。

【组成】坯子一两　黄丹八钱　乳香　没药各二钱　珍珠　琥珀各一钱　硼砂　海螵蛸各二钱　熊胆二钱　冰片一钱　青盐五分　麝香三分

【用法】上研极细，和匀，又乳至无声，作饼子，瓷罐收密。用新汲水或乳汁磨，点目眦内。

【主治】眼疾。

秘传珍珠膏

【来源】《葆光道人眼科龙木集》。

【组成】苍术三两　谷精草　甘草　木贼　川芎　荆芥　草决明　楮实子　羌活各等分　蝉退一个

【用法】上为末，炼蜜为丸，如梧桐子大。每服十丸，茶清送下。

【主治】目患左右相传。

洞然汤

【来源】《古今医鉴》卷九。

【组成】归尾　川芎　赤芍　黄连　黄芩　黄柏　栀子　连翘　薄荷　防风　荆芥　独活　前胡　菊花　木通　车前子　甘草　灯草七根

【用法】水煎，食后服。

【主治】一切眼病。

石连光明散

【来源】《本草纲目》卷九引张氏方。

【组成】炉甘石半斤（取如羊脑、鸭头色者，以桑柴灰一斗，火煅赤，研末。用雅州黄连各四两，

切片，煎水浸石，澄取粉，晒干） 铅粉二锭（以二连水浸过，炒） 雄黄（研末）

据雅州黄连后各四两及铅粉二锭后二连水浸，在雅州黄连后疑脱胡黄连。

【用法】每用甘石、铅粉各三分，雄黄一分，片脑半分，研匀，点眼。

【主治】目中五轮八廓诸病。

胜金黄连丸

【来源】《本草纲目》卷十三。

【组成】宣连不限多少

【用法】上药捶碎，以新汲水一大碗，浸六十日，绵滤取汁，入原碗内，重汤上熬之，不住搅之，候干，即穿地坑子可深一尺，以瓦铺底，将熟艾四两坐在瓦上，以火燃之，以药碗覆上，四畔泥封，开孔出烟尽，取刮下，为丸如小豆大。每服十丸，用甜竹叶汤送下。

【主治】眼目诸病。

扫霞散

【来源】《遵生八笺》卷十八引《魏斗蓬点眼方》。

【组成】炉甘石一两（销银罐打火，以童便淬七次，烧七次，以罐盛，埋入土，出火毒九日） 石燕子三钱（以醋淬七次，同上埋法） 硇砂一钱（乳汁制） 硼砂二钱 飞丹五钱 黄连三钱 乳香三钱 没药三钱 熊胆二钱 冰片六分 麝香六分 珍珠三钱 珊瑚三钱 血竭二钱 归须三钱五分 石蟹二钱 轻粉二钱五分 白丁香三钱

【主治】眼目症。

【加减】如要去翳，加磁石五分，海螵蛸五分。

神妙膏

【来源】《遵生八笺》卷十八。

【组成】甘草 羌活 细辛 黄连 贝母 菊花 当归 枳壳 大黄 白芷 生地 防风 荆芥 木贼 黄芩 川芎 苍术 猪苓 泽泻 白术 薄荷 桔梗 石斛 赤芍药 蔓荆子 草决明 牛蒡子 青葙子 菟丝子 车前子 夏枯草 地骨皮

【用法】上将羊脑、炉甘石四两，用一袋盛了，用煎药入水煮三昼夜，次取起去药，将石入乳汁浸之，又用瓷器上盖一碗，打火半炷香，只用石，细研如面。点眼。

【主治】眼目症。

紫金锭子

【来源】《证治准绳·类方》卷七。

【组成】炉甘石 黄丹各半斤 黄连（另研） 朱砂各一两 当归 硼砂各半两 海螵蛸 白丁香 白矾（生） 硇砂 轻粉 贝齿 真珠 石蟹 熊胆 乳香 没药 麝香各一钱二分半 片脑二钱（其片脑久留恐去气味，宜临用时加入；上除脑、麝外，余各别研制为末称，合和匀，入黄连水八至千万余下，晒干，次入麝香研细罗过，又次入片脑再研，复罗入后膏和作锭子，阴干） 黄连一斤 当归 生地黄各四两 防风 黄柏 龙胆草各二两 蕤仁半两 诃子八枚 冬蜜八两（另熬，酥干为度） 鹅梨八枚（取汁） 猪胰子四枚（以稻草挪洗，去膏膜干净无油为度，再用布包捣烂入药）

【用法】上将黄连等八味洗净锉碎，以水浸于铜器内，春五、夏三、秋四、冬七日，滤去滓，以滓复添水熬三次，取尽药力，以蜜绢绵纸重滤过，澄去砂土，慢火煎熬；槐，柳枝各四十九条，互换一顺搅，不住手，搅尽枝条如饴糖相类，入蜜和匀，瓷器盛，放汤瓶口上重汤蒸顿成膏，复滤净，滴入水中沉下成珠，可丸为度，待数日出火毒，再熔化入末和匀，杵捣为丸锭，阴干，金银箔为衣。每以少许新汲水浸化开，鸭毛蘸点眼大眦内，又可以热水泡化洗眼，药水冷又暖洗，日洗五七次，日点十余次。

【主治】一切眼疾，不分远年近日，诸般翳膜，血灌瞳仁，胬肉攀睛，拳毛倒睫，积年赤瞎，暴发赤肿，白睛肿胀，沙涩难开，敖熬紧涩，怕日羞明，眵多瞒泪，烂眩风痒，视物昏花，迎烟泪出，目中溜火。

碧玉散

【来源】《证治准绳·类方》卷七。

【组成】踯躅花　脑荷　羌活　川芎　细辛　防风　荆芥　蔓荆子　白芷各一钱　风化消　石膏（煅）　青黛　黄连各三钱　鹅不食草三两
【用法】上为细末。吹鼻中，一日吹二次。
【主治】眼睛肿胀，红赤昏暗，羞明怕日，瘾涩难开，疼痛风痒，头重鼻塞，脑鼻痠疼，翳膜胬肉，眵泪稠粘，拳毛倒睫，一切眼证。

珍珠散

【来源】《明医指掌》卷八。
【组成】朴消（净者）一钱　芦甘石二钱　麝香少许　片脑少许
【用法】上为极细粉。点眼内眦。
【主治】一切眼病。

金丝点眼膏

【来源】《济阳纲目》卷一〇一。
【组成】生姜（取汁）四两　白蜜（去沫）一斤　猪胆汁三钱　黄连四两（截碎）　上用水一斗，先煎黄连至五升，后入姜汁，次入蜜同煎，去沫，入下项药：脑子　硇砂（水飞）　熊胆各四钱　麝香　青盐各三钱　硼砂二钱　轻粉少许
【用法】上为细末，搅匀，同煎令成稀膏用之。
【主治】目病。

紫霞膏

【来源】《济阳纲目》卷一〇一。
【组成】熊胆一两　西牛黄一两　冰片五钱　蕤仁五钱　硼砂一两　黄连五两　白沙糖五两
【用法】上先将黄、胆、蕤、连四味，用龙霜水或露水一斗，于银瓷器内，熬至不老不嫩，重绵滤过，入蜜，再用火熬至紫色，以牵丝为度，方入片、硼及后项药末，量疾轻重加减，收埋土内，出火毒。点眼。
【主治】目病。
【宜忌】忌风热物、欲事。

搐鼻通关散

【来源】《眼科全书》卷六。
【组成】杨梅皮　踯躅花根　薄荷叶　白芷　粉草　细辛各等分　牙皂少许　麝香半分
【用法】上为细末。搐鼻或吹入鼻孔。凡点药先用此搐鼻为妙。
【功用】洗泪清上。

普济方

【来源】《李氏医鉴》卷一。
【组成】冬青叶
【用法】研烂，入朴消贴之。
【主治】一切眼疾。

还明散

【来源】《冯氏锦囊·杂症》卷六。
【组成】草决明（炒）二钱　白蒺藜（炒，去刺）四钱　防风二钱
【用法】上为细末。用猪肝一块，竹刀薄剖，入末药在内，饭上蒸熟，去药食之。
【主治】小儿目病。

大决明散

【来源】《眼科秘诀》卷一。
【组成】石决明一钱半（火煅如粉）　荆芥穗八分　青葙子八分（酒炒，研）　木贼八分　羌活八分　麦冬一钱半（去心）　栀仁（炒）八分　白芍六分（酒炒）　大黄三分（酒微炒）
【用法】远重者，加雌雄石（即磁石吸针者，用醋煅七次，水飞过用之）末一分，水煎八分，食后服。将诸药煎，冲倒在碗内，澄清去滓，外加雌雄石末搅匀服之。雄石体重沉碗底，将药吃完，以舌尖舐雄石末于口内，白水送下；点眼。头一七服七剂；二七不点，服七剂；三七点药，服七剂；症极重者服百剂；半重五六十剂，轻者三四十剂。

“点眼”，是指用原书中赛宝丹点眼中。
【主治】眼科七十二症。

二圣散

【来源】《眼科秘诀》卷一。

【组成】白圣五分（飞过用，即白飞矾） 绿圣六分（生用，即生绿胆矾）

【用法】先将二味研为细末，复用十二圆黑面将军，将大碗一个，用水二饭碗，下将军于碗中，放在饭面上，蒸数十滚，以味尽为度，取去不用，即下二圣于碗内。闭目，一手洗眼外胞，每日三四次为妙。

【主治】一切眼症。

胜金膏

【来源】《良朋汇集》卷五。

【组成】黄连三钱 芦甘石（投黄汁煅七次） 滑石各二钱 轻粉二钱 麝三分 白丁香二分

【用法】炼蜜为丸，如手指大。用时取乳汁调药入热汤，泡洗眼。

【主治】小儿斑痘眼疾。

龙乳膏

【来源】《惠直堂方》卷二。

【组成】龙胆草一斤

【用法】铜锅煎成膏，用上号白蜜收之，每两加冰片五分，瓷器盛之，勿泄气。临时取出，用健壮妇人乳调开，点眼。

【主治】一切目疾。

五胆膏

【来源】《医宗金鉴》卷七十八。

【组成】猪胆汁 黄牛胆汁 羊胆汁 鲤鱼胆汁各二钱五分 白蜜二两 胡黄连（研末） 青皮（研末） 川黄连（研末） 熊胆各二钱五分

【用法】上将诸药末与蜜并胆汁和匀，入瓷瓶内，以细纸封头牢系，坐饭甑中蒸，待饭熟为度。外用涂患处。

【主治】目疾。

拨云锭子

【来源】《疡医大全》卷十一引刘长随方。

【组成】炉甘石（将炉甘石拣去隔石，选洁白者，先以纸包石，用醋坛头上泥入桶内，以童便浸透炼熟，少少糊在纸外，又以火消末滚在泥球上，外再以厚泥包圆，大约炉甘石一斤可分作四五个球；每一斤炉甘石，用火消一两研细，滚这四五个球为度，球成晒干，如有缝以泥补之，另以砖砌一大炉，架火将球放炭火上炼一天，申刻火将完，可将球取起，翻转入炉，添火加炭，过夜不必守之，随炉中炭火化完为度；一炉可炼炉甘石二三斤，每炉甘石四两，用川黄连、龙胆草各五钱，河水五碗浸一夜，煎数沸去滓，滤净清，将炉甘石煅红，倾入药汁内，取起又煅又淬，以汁尽为度，药水内落下炉甘石，再燉干药水，俱取入炉甘石内为妙，每料只用制炉石三钱，再加以下诸药） 熊胆五分 冰片二分五厘 白硼砂三分 麝香五厘 朱砂（水飞）三分 活乌鸦翎二寸二分（煅）

【用法】上为细末，用川芎、当归、赤芍药、生地、薄荷，防风、防己，川黄连、甘菊花、龙胆草各五钱，木贼草、黄芩、黄柏、羌活、大黄、白芷各二钱，河水六碗，浸一日夜，炭火熬出汁来，去滓，澄清沥净，再用文火熬成膏，和前药末和匀，搓成条子，重二分，用鹅毛管收藏，黄蜡塞口。凡点眼时，以清水或人乳，或净唾润湿点眼，闭目少刻即效。临卧点之更妙。或用人乳化开，涂眼胞上下，揉入眼内，多涂过夜，即日见效。

【功用】开瞽复明。

【主治】一切眼疾。

琥珀膏

【来源】《疡医大全》卷十一。

【组成】蕤仁（去油膜）二两 大珍珠 琥珀 象牙末 朱砂（水飞） 白硼砂各二钱 玄明粉二钱五分 麝香 冰片各一分

【用法】上为极细末，炼白蜜调膏点之。

【主治】七十二种眼证。

明目蒺藜丸

【来源】《同寿录》卷二。

【组成】当归二两 丹皮二两 赤芍二两 川芎

二两　胆草三两　防风三两　黄芩四两　荆芥三两　山栀四两　连翘四两　甘菊四两　蔓荆四两　黄连一两　蒺藜八两　生地四两　草决明六两

【用法】上为末，水泛为丸。菊花汤送下。

【主治】目疾。

点眼丹砂散

【来源】《同寿录》卷二。

【组成】硼砂　海螵蛸（去壳）　好炉甘石（童便煅淬七次，飞过）各一两　朱砂五钱（用此则不枯）

【用法】上为细末，瓷瓶收贮。临用少加冰片研，点。极妙。

【主治】眼疾。

加味地黄丸

【来源】《杂病源流犀烛》卷二十二。

【组成】熟地　山萸　山药　丹皮　茯苓　当归　黄连　泽泻　人参

【功用】壮水滋阴。

【主治】眼目久病属虚者。

七星草散

【来源】《医级》卷八。

【组成】七星草（生丁松、柏、冬青、鸡枫树上者为佳，余不选）　活鲫鱼（去鳞杂，将草置腹中）

【用法】用无灰酒蒸食。

【主治】诸般目疾未盲者。

炉甘石散

【来源】《名家方选》。

【组成】炉甘石四钱　黄柏　黄连一钱　莽草六枚　汉土五分

【用法】上先纳炉甘石、汉土于土器中烧之半日，次黄柏、黄连、莽草以水二合半，煎取七勺，浸炉甘石、汉土，上微火，候涸，数浸煎汁，更上微火，以煎汁尽，土石干，移内器物磨之半日许，为细末，和炼蜜，复磨之半日许，收贮；而或作丸，或作锭。磨水点之眼中，极效。

【主治】诸眼病。

复睛丸。

【来源】《银海指南》卷三。

【组成】当归　蝉退　槟榔　夏枯草　胡黄连　黄耆　白蒺藜各一两　羌活　独活　防风　细辛　枳壳　白芍　赤芍　川芎　柴胡　青皮　陈皮　甘草各四钱　茯苓三钱　白芷二钱　木贼七钱　蛇退　藁本各二钱

【用法】上为细末，炼蜜为丸，如梧桐子大。每服二钱。

【主治】一切目疾。

泻肺汤

【来源】《异授眼科》。

【别名】泻金汤（《眼科撮要》）。

【组成】枳壳　桔梗　桑皮　葶苈　地骨皮　黄芩　旋覆花　麻黄　防风　甘草　当归　白芍　地黄

【用法】水煎服。

【主治】秋时眼病。

新定开瞽神方

【来源】《女科要旨》卷四。

【组成】茺蔚子（隔纸烘）　元参（酒浸）各八两　香附（为末，以人乳拌五次）　柴胡（酒拌烘）各四两　泽泻（酒拌烘）　防风（黄耆汁拌）　白菊花各三两

【用法】上为末，炼蜜为丸，如梧桐子大。每服三钱，菊花汤送下。

【主治】妇人眼病。

如圣散

【来源】《眼科锦囊》卷四。

【组成】茯苓　桂枝　防风　羌活　香附子各一钱　栀子　甘草各三分　川芎　紫苏　薄荷　升麻　陈皮各七分

【用法】上为末。每服一钱，白汤送下；煎服

亦可。
【主治】诸般眼疼痛。

点眼万明膏

【来源】年氏《集验良方》卷四。
【组成】炉甘石三钱（火煅，研细，入人乳浸四十九日） 川黄连五分（乳制） 辰砂三钱 硼砂五分 胆矾三分 冰片三分
【用法】上为极细末听用。雨前茶陈年者四两，甘菊花四两，二味用水二大碗，于净瓦锅中熬四五十沸，滤去茶、菊，再用重汤熬成膏子一杯，入熊胆五分，溶化，收前药和匀成锭，入瓷器中。如遇一切眼疾，收清水化膏少许，用骨簪蘸药点入两眼，闭目片刻，出泪而愈。
【主治】眼疾。

芍药桂苓胶地汤

【来源】《医学金针》卷八。
【组成】芍药 生地 茯苓各三钱 阿胶 生姜各二钱 桂枝 甘草各一钱
【用法】流水煎，温服。
【主治】疹后目疾。

加味四君子丸

【来源】《不知医必要》卷二。
【组成】潞党参（去芦，炒）一两 白术（炒）八钱 川椒（去合口者）一钱五分 丝饼七钱 肉苁蓉（酒洗淡）五钱 茯苓四钱 炙草二钱
【用法】上为末，炼蜜为丸，如绿豆大。每服三钱，白菊花汤送下。
【主治】虚寒目疾。

见天丸

【来源】《眼科秘书》卷下。
【组成】羚羊角 党参 羌活 桔梗 栀子（炒） 黄芩（酒炒） 蒙花 枳壳（麸炒） 天麻 大黄各一两 川芎 白芷 细辛各三钱 防风一两五钱 藁本八钱 木贼四两
【用法】上为末，炼蜜为丸，如弹子大。每服一丸，临卧嚼破茶下。
【主治】男女大小内外翳障，七十二般眼疾。

羊肝丸

【来源】《眼科秘书》卷下。
【组成】甘菊五钱 木贼三钱 蝉退五钱（去足） 草决明（炒，研）二钱 蕤仁五钱（炒，研） 蒙花三钱（净） 花椒十五粒 防风二钱
【用法】用黑羊肝一具，去筋膜，手撕成块，用水洗净，不见铁器，用砂锅将药入内，肝放药上，水漫肝上，微火煮干为度，不可令糊，每日早晨食半具，滚水送下；食至数个，将药滓共聚晒干，为末，炼蜜为丸。每服三钱。
【主治】诸般眼症，瞳神未反背者。

泻土汤

【来源】《眼科撮要》。
【组成】连翘 当归 蔓荆子 附子 黑栀 木通 玄参 细辛 枳壳 芍药 桔梗 羌活 甘草 菊花 胆草 防风 荆芥
【用法】本方使用时，需配合外点消风丹。
【主治】眼目病，属脾胃者。

水眼药

【来源】《寿世新编》。
【组成】羊脑炉甘石一两（童便浸，春五、夏三、秋七、冬十日，取出打碎，放新瓦上，火煅二次，漂净，焙干） 山东黄丹一两（水飞过，焙干） 辰朱砂四钱（研细，水飞） 真麝香三分（研） 真乳香四钱（熨，去油） 真没药四钱（熨，去油） 白硼砂二钱（研极细，水飞过） 海螵蛸一两（去衣，研细，水浸，漂净，焙干） 破大珍珠五分（入豆腐内煮过，研细，水飞）
【用法】上为极细末，研至无声为度，用白蜜八两，炼三次，绢滤三次，将药内调成膏子，用瓷罐盛，熔蜡封口，愈陈愈佳。点眼。
【主治】诸般眼疾。

鹅管眼药

【来源】《青囊秘传》。

【组成】甘石三两　琥珀二钱　朱砂一钱五分　牛黄五分　梅片三钱　雄黄一钱五分　珍珠一钱　麝香五分　青鱼胆五个　熊胆一钱　蕤仁一钱

【用法】上为末，用黄连、大黄、甘草煎膏成条，阴干，入鹅管内封固。

【主治】眼病。

六黑丸

【来源】《饲鹤亭集方》。

【组成】望月砂　夜明砂各四两　女贞子　马料豆　黑脂麻各三两　大枣六两

【用法】上为末，大枣打烂糊为丸服。

【功用】平肝滋阴，明目养精；常服益寿延年。

【主治】一切目疾，无论远年近日，昏睛散光，风热赤烂。

神效赛空青

【来源】《饲鹤亭集方》。

【组成】犀黄　月石各二分　麝香五分　廉珠　蕤仁霜各一钱　琥珀　熊胆　海螵蛸各一钱五分　冰片　辰砂各三钱　甘石六两　地粟粉二两

【用法】上为细末，用川连汁调，装鹅毛管听用。用时纳入眼眶，遍擦润泽；或以人乳调点亦可。

【主治】七十二种眼疾。

一切目疾丹

【来源】《吉人集验方》。

【组成】耳膜（焙黄，研细末）

【用法】少加冰片，研和。点目。

【主治】一切目疾。

紫金锭

【来源】《中国医学大辞典》。

【组成】炉甘石　黄丹各八两　黄连（另研）　朱砂各一两　当归　硼砂各五钱　海螵蛸　白丁香　生白矾　硇砂　轻粉　贝齿　珍珠　石蟹　熊胆　乳香　没药　麝香各一钱二分五厘　冰片二钱（久留恐失气味，宜临用时加入）

【用法】除脑、麝外，余各为末，拌合和匀，入黄连水，碾至千万余下，晒干，次入麝香（研细，罗过），又次入片脑（研细，罗过），次用黄连一斤，当归、生地黄各四两，防风、黄柏、龙胆草各二两，蕤仁五钱，冬蜜八两（另熬，酥干为度），诃子八枚，鹅梨八枚（取汁），猪胰子四两（以稻草挪洗，去膏膜，洁净无油为度，再用布包，捣烂入药），各洗净，研为末，以水浸于铜器内，春五、夏三、秋四、冬七日，滤去滓，以滓复添水，熬三次，取尽药力，用密绢绵纸重滤过，澄去砂土，慢火煎熬，以槐柳枝各四十九条，互换搅拌，不可住手，搅尽枝条，至如饴糖，加蜜和匀，瓷器收盛，置汤瓶上，重汤蒸炖成膏，复滤净，至滴入水中，沉下如珠，可丸为度，待数日出火毒，再熔化，加入各末和匀，杵捣为丸锭，阴干，金银箔为衣。每用少许，新汲水浸化开，鹅毛蘸点眼大眦内；又可以热水泡化洗眼，冷则更暖之，每日洗五七次，点十余次，甚效。

【主治】一切眼疾，诸般翳膜，血灌瞳仁，胬肉攀睛，拳毛倒睫，积年赤瞎，暴发赤肿，白睛肿胀，沙涩难开，敖熬紧涩，怕日羞明，眵多矇泪，烂弦风痒，视物昏花，迎风流泪，目中溜火。

绀雪丹

【来源】《经目屡验良方》。

【组成】六月雪根（烧灰存性）　冰片（量加）

【用法】上不拘多少，共研极细末收用。

【功用】去翳膜。

【主治】一切目疾。

【加减】加熊胆少许更神。

加料羚珀明目丸

【来源】《全国中药成药处方集》。

【组成】黄连　川芎　木贼　枳壳　五味各六钱　杏仁　人参　甘草　青葙　青盐　黄柏　蒙花　寸冬　菊花　蒺藜　山药　当归　杜仲各

一两八钱　生地　天冬各二两七钱　全蝎　防风　荆芥各四钱五分　蔓荆子　茯苓　枸杞　石斛　草决明　菟丝子　沙苑　蝉蜕各一两四钱　知母一两八钱　羚羊二两　琥珀二两　冰片四钱　薄荷冰二钱

【用法】上为细末，炼蜜为大丸，重二钱半，金衣，蜡皮封固。

【主治】目疾。

光明油

【来源】《全国中药成药处方集》（禹县方）。

【组成】蜗牛一百个　蚕皮三个　冰片一分　香油五两

【用法】蜗牛洗净，装瓶内，入香油，每日晒之，冰片水飞同蚕皮入油内。点于眼内。

【主治】眼中一切疾病。

羊肝明目散

【来源】《全国中药成药处方集》（青岛方）。

【组成】当归　生地　白芍　防风　赤芍　菊花　荆子　草决明　石决明　蒺藜　川芎　柴胡　连翘　青葙子　甘草各一两

【用法】上为细末。

【主治】眼目病。

眼科八宝散

【来源】《全国中药成药处方集》（抚顺方）。

【组成】玛瑙一钱半　珊瑚一钱半　血珀一钱半　连珠一钱半（四味用豆腐煮透，为极细面）熊胆五分　硼砂五分　冰片四分　台麝二分五　血竭七分半　片砂七分半　乳香五分　没药五分　甘石一两半

【用法】共为细面。

【主治】眼目疾患。

十三、目外伤

目外伤，是指各种外来之力损伤目睛的病情。《证治准绳》："目被物撞触而结为外障也。与伤在膏上急者不同。初撞目时，亦有珠疼涩胀之苦，为其伤轻而瘀自潜消，故痛虽止而不戒禁，有所触发其火，致水不清，气滞络涩而生外障。有撞虽轻反不知害，有所触犯，遂为外障者。有撞重不戒，反触而变为凶疾者。凡外障结而珠疼头痛及肿胀者，皆是恶证，防变。急宜治之。"病发多因机械性或非机械性损伤引起。临床表现多与致伤因素、部位、程度以及当时的处理情况等因素密切相关。如伤及眼睑、眦部病情相对较轻，伤及眼珠则相对较重，或穿透则更重。伤于珠内脉络则宜出现瘀滞，出现血灌瞳神等。治疗宜详细询问病史与经过以及致伤物的性质，然后采取相应的治疗措施。

甘草汤

【来源】《医心方》卷五引《疗眼方》。

【组成】甘草一分　黄柏一分　苦参一分　当归一分

【用法】水一升二合，煎取七合，待冷洗眼，日五六，夜一。

【主治】眼为物所触中，疼痛、肿赤、结热。

三胆点眼方

【来源】《太平圣惠方》卷三十三。

【组成】羊胆一枚　鸡胆三枚　鲤鱼胆二枚

【用法】上药摘破，调合令匀，频频点之。

【主治】眼为他物所伤。

生干地黄散

【来源】《太平圣惠方》卷三十三。

【别名】生地黄散（《东医宝鉴·外形篇》卷一）。
【组成】生干地黄　芎藭　羚羊角屑　川大黄（锉碎，微炒）各一两　赤芍药　枳壳（麸炒微黄，去瓤）木香各三分
【用法】上为散。每服三钱，以水一中盏，煎至六分，去滓温服，不拘时候。
【主治】眼忽被撞打着，肿涩疼痛。

赤芍药散

【来源】《太平圣惠方》卷三十三。
【组成】赤芍药一两　茺蔚子一两　防风（去芦头）芎藭　藁本　桂心　黄耆（锉）枳壳（麸炒微黄，去瓤）白芷各三分
【用法】上为粗散。每服三钱，以水一中盏，煎至六分，去滓温服，不拘时候。
【主治】眼撞打着疼痛。

琥珀散

【来源】《太平圣惠方》卷三十三。
【组成】琥珀（细研）当归（锉，微炒）川大黄（锉碎，微炒）各一两　赤芍药　桃仁（汤浸，去皮尖双仁，麸炒微黄）羚羊角屑　突厥白　生干地黄　藁本各三两
【用法】上为细散。每服二钱，以温水调下。不拘时候。
【主治】眼撞打着，瞳仁不损，白睛有瘀血不散，疼痛不可忍。

木通汤

【来源】《圣济总录》卷一一二。
【组成】木通（锉）一两半　防风（去叉）一两　赤芍药一两半　白芷三分　山栀子仁一两　大黄（锉，炒）一两半
【用法】上为粗末。每服五钱匕，水一盏半，加苦竹叶七片，煎至七分，去滓，加地黄汁一合，更煎两沸，食后温服，临卧再服。
【主治】目伤睛损。

除风散

【来源】《圣济总录》卷一一二。
【组成】防风（去叉）二两　车前子　藁本（去苗土）细辛（去苗叶）五味子各一两　芎藭　桔梗（锉，炒）各一两半
【用法】上为散。每服一钱匕，空心、食前以米饮调下。
【主治】外物撞刺目睛，胞睑肿痛。

地黄膏

【来源】《世医得效方》卷十六。
【组成】生地黄一合　黄连一两　黄柏　寒水石各半两
【用法】地黄研自然汁，和药成饼子，要用时以纸贴目上。
【功用】逐去热毒瘀血。
【主治】眼外障。目被撞打，疼痛无时，瞳仁被惊，昏暗蒙蒙，眼眶停留瘀血；或风热赤目，热泪出。

经效散

【来源】《世医得效方》卷十六。
【组成】大黄　当归　芍药各半两　北柴胡一两（去芦）粉草　连翘各一分　犀角一钱（后入）
【用法】上锉散。每服三钱，水一盏煎，食后服，仍用磨翳膏点之。
【主治】眼因撞刺生翳，疼痛无时，经久不安者，复被物撞之，兼为风热所攻，转加痛楚，昏暗不见。

压热饮子

【来源】《秘传眼科龙木论》卷四。
【组成】犀角　大黄　知母　人参　茯苓　黄芩　黑参　麦门冬各一两半　甘草一两
【用法】上为末。每服一钱，以水一盏，煎至五分，去滓，食后温服。
【主治】眼偶被物撞破，外障。

除风益损汤

【来源】《原机启微》卷二。

【组成】熟地黄　当归　白芍药　川芎各一钱　藁本　前胡　防风各七分

【用法】作一服。水二盏，煎一盏，去滓，大热服。

【主治】

1.《原机启微》：目为物所伤，及亡血过多之病。

2.《伤科汇纂》：眼目被物撞损，及拳手打伤，睛珠突出，及血虚生翳膜。

3.《中国医学大辞典》：产后目痛。

【加减】伤于眉骨，加黄连；伤于颛侧，加柴胡；伤于额交巅，耳上角及脑，加苍术；伤于耳后耳角耳前及伤于颊，加龙胆草；伤于额角及巅，加五味子；凡伤甚者，从权倍加大黄；眵多泪多，羞涩赤肿，加黄芩。

【方论】以熟地黄补肾水为君，黑睛为肾之子，此虚则补其母也；以当归补血，为目为血所养，今伤则目病，白芍药补血又补气，为血病气亦病也，为臣；川芎治血虚头痛，藁本通血去头风，为佐；前胡、防风通疗风邪，俾不凝留，为使。

【验案】

1.眼外伤　《国医论坛》（1991，4：20）：应用本方加减：生地20g，当归12g，赤芍，川芎、前胡、防风、藁本各10g，甘草6g。每日1剂，水煎服，结合眼部及全身情况加减，部分病例配以必要的西医治疗，治疗眼外伤38例，男35例，女3例，年龄5～69岁；病程最短2小时，最长6个半月。结果：38例40眼中痊愈（伤口愈合，局部刺激症状消失，出血全部吸收，眼底水肿渗出消退，瞳孔恢复至正常大小，视力提高5行以上）30眼，显效（伤口愈合，局部刺激症状基本消失，眼底水肿渗出基本消退，瞳孔缩小至5mm大小，视力提高3行以上）6眼，好转（伤口愈合，局部刺激症状减轻，出血部分吸收，眼底水肿渗出部分消退，瞳孔缩至6mm大小，视力提高1～3行）2眼，无效（局部自觉症状无减轻，体征无好转，视力无提高甚或下降）2眼，总有效率为95%。

2.外伤性前房积血　《贵阳中医学院学报》（1993，3：32）：应用本方加减：当归12g，川芎10g，生地15g，赤芍12g，藁本10g，前胡10g，防风10g。前房凝血块色黑而紫加桃仁、红花；前房积血色鲜红加黄芩；伴眼胀、眉棱骨痛加白芷、羌活；继发性出血加茅根、藕节、生蒲黄。每日1剂，水煎服，治疗外伤性前房积血84例85眼，男51例，52眼；女33例，33眼；年龄最小为12岁，最大为54岁，平均21岁。治疗组54例55眼，对照组30例30眼。结果：治疗组治愈49眼（89.09%）；有效5眼（9.09%）；无效1眼（1.82%）。对照组治愈20眼（66.66%），有效8眼（26.66%）；无效2眼（6.66%）。两组继发性出血比较：治疗组55眼中，继发性出血6眼，发病率为10.09%；对照组30眼中，继发性出血10眼，发病率为33.33%。

加减地黄丸

【来源】《原机启微》卷下。

【组成】生地黄　熟地黄各半斤　牛膝　当归各三两　枳壳二两　杏仁　羌活　防风各一两

【用法】上为细末，炼蜜为丸，如梧桐子大。每服三十丸，空心、食前温酒送下；淡盐汤亦可。

【主治】目为物伤。

【方论】以地黄补肾水真阴为君，夫肾水不足者，相火必盛，故生熟地黄退相火也；牛膝逐败血，当归益新血为臣；麸炒枳壳和胃气，谓胃为多血生血之所，是补其原；杏仁润燥，谓血少生燥，为佐；羌活、防风，俱升发清利，大除风邪。为七情五贼饥饱劳役之病睛痛者，与当归养荣汤兼服，伤寒愈后之病，及血少血虚血亡之病，俱宜服也。

当归散

【来源】《银海精微》卷下。

【组成】当归　生地黄　赤芍药　川芎　甘草　菊花　木贼　黄芩　大黄　白蒺藜　木通　栀子各等分

【用法】水煎服。

【主治】眼睑停瘀血者。

退赤散

【来源】《银海精微》卷下。
【组成】大黄　黄芩　黄连　白芷　当归　赤芍药　栀子　桑白皮各等分
【用法】水煎服。
【主治】眼睑停瘀血者。

酒调散

【来源】《银海精微》卷上。
【组成】当归　甘草　大黄　赤芍药　菊花　桔梗　苍术　桑螵蛸　麻黄　羌活　茺蔚子　连翘各一两
【用法】上为末。每服三钱，酒调下。
【主治】飞尘入眼者。

一绿散

【来源】《证治准绳·类方》卷七。
【组成】芙蓉叶　生地黄各等分
【用法】上捣烂，敷眼胞上；或为末，以鸡子清调匀敷。
【主治】打伤眼胞，赤肿疼痛。

内消散

【来源】《证治准绳·类方》卷七。
【组成】羌活　独活　苏木　红内消　当归　川芎　大黄　钓钩藤　白芷　红花　桃仁　甘草节　赤芍药　生地黄　瓜蒌根　紫金皮　金锁匙　血竭草
【用法】水煎，食后服。次用生地黄一两、杏仁五十枚，捣烂贴眼上，复以精猪肉贴之。
【主治】眼目伤损。

加味四物汤

【来源】《证治准绳·类方》卷七。
【组成】当归　川芎　白芍药　熟地黄　防风　荆芥各等分
【用法】上为散。每服三钱，水一盏半，煎至一盏，再入生地黄汁少许，去滓温服。再以生地黄一两，杏仁二十粒（去皮尖）研细，用绵子裹药敷在眼上，令干，再将瘦猪肉薄切，粘于眼上，再服《太平惠民和济局方》黑神散。
【主治】

1.《证治准绳·类方》：打损眼目。

2.《证治准绳·幼科》：疮毒入目，血热不散，两眦皆赤，及疮疖。

清凉膏

【来源】《证治准绳·类方》卷七。
【组成】大黄　朴消　黄连　黄柏　赤芍药　当归　细辛　薄荷　芙蓉叶各等分
【用法】上为末，用生地黄汁、鸡子清、蜜同调匀，贴太阳穴及眼胞上。
【主治】暴赤火眼，肿痛难开，及瘴眼，并打扑伤损眼。

速效饮

【来源】《证治准绳·幼科》卷二。
【组成】荆芥穗　薄荷叶（微炒）　草决明（微炒）各一两　甘草三钱（生用）
【用法】上为粗末，和半生半炒芝麻等分。抄二钱，掌中盛，干嚼之，味尽，吐去滓。如此法投三五次即效。
【主治】长成小儿，因他物或跌着触损，两目血胀肿痛。

一紫散

【来源】《证治准绳·疡医》卷六。
【组成】紫金皮（童便浸七日，晒干）　生地黄各等分
【用法】上砍烂。茶清调匀敷贴。余处伤不用制。
【主治】伤损眼胞，青黑紫色肿痛。

压热饮子

【来源】《眼科全书》卷四。
【组成】犀角　大黄　知母　白茯　麦冬　甘

草 人参 生地 归尾 赤芍 蒺藜 红花 牛膝 香附

【用法】水煎，饭后服。

【主治】眼被物撞破，外障，撞久血滞不散，无疼痛。

决明散

【来源】《眼科阐微》卷三。

【组成】石决明 草决明 防风 赤芍 柴胡 白芷各八分 菊花一钱二分 川芎 羌活 蒺藜 红花各五分 当归一钱 栀子六分

【用法】加姜皮些须，灯心二十寸，水二钟，煎八分，食远温服。

【主治】目珠被物撞打，疼痛，眼眶停留瘀血。

通血散

【来源】《眼科阐微》卷三。

【组成】生地 赤芍 当归各一钱 川芎 防风 苏木各六分 荆芥八分 菊花一钱五分 红花 炙甘草各五分

【用法】上入葱头二个，以水二钟，煎至八分，食后温服。先用本方，次服经效散、还睛丸。

【主治】目因物撞，瘀血蓄内，致生翳障，疼痛昏花。

八厘散

【来源】《医宗金鉴》卷八十八。

【组成】苏木面一钱 半两钱一钱 自然铜（醋淬七次）三钱 乳香三钱 没药三钱 血竭三钱 麝香一分 红花一钱 丁香五分 番木鳖（油炸，去毛）一钱

【用法】上为细末。黄酒温服；童便调亦可。

【功用】接骨散瘀。

【主治】眼胞伤损而瞳神不碎者；被坠堕打伤震动盖顶骨缝，以致脑筋转拧疼痛，昏迷不省人事，少时或明者。

【宜忌】忌生冷发物，猪头肉、茶水、糠米粥。

退翳丸

【来源】《同寿录》卷二。

【组成】防风 胆草 赤芍 连翘 木贼 枳壳各二两 山栀 黄芩各三两 川芎一两五钱 蔓荆二两 草决三两 石决二两（另研） 谷精三两 槟榔二两 黄柏一两五钱 甘菊二两 生地四两 当归二两 柴胡一两五钱 黄连一两 蝉退一两五钱 羌活一两五钱

【用法】上为末，水为丸。菊花汤下。

【主治】打伤眼睛。

收珠散

【来源】《伤科补要》卷三。

【组成】血竭二钱 冰片二分 乳香四钱（去油） 没药四钱（去油）

《外科集腋》有龙骨。

【用法】上为极细末，瓷瓶收贮。点之。

《外科集腋》：上为末，井花水调稠，以银针蘸药点之。或用银针蘸井花水拔去血筋，将收珠散敷之，随用青绢挪上。先用还魂汤，次服明目生血饮。

【主治】目受外伤，眼珠落出。

收膜散

【来源】《伤科补要》卷三。

【组成】乌梅一两（去核） 五倍子五钱 绿矾三钱

【用法】上为末。醋调敷上。

【主治】目受外伤，油膜突出。

还睛汤

【来源】《伤科补要》卷三。

【组成】人参 云苓 枸杞 肉苁蓉 天冬 麦冬 生地 熟地黄

【用法】河水煎服。

睛明骨伤，眼珠挂落者，先将收珠散，用银针蘸井花水，将药点眼珠上，及点血筋上，用旧绢温汤挪上，服本方二三剂，又服明目地黄汤调理可愈。

【功用】固本还光。

【主治】目伤睛暗者。

明目地黄汤

【来源】《伤科补要》卷三。
【组成】生地　泽泻　茯苓　山药　萸肉　枸杞　甘菊　当归　石决明　白蒺藜　丹皮
【用法】水煎服。
【功用】调理伤目。

蕤仁丸

【来源】《异授眼科》。
【组成】蕤仁（去皮油）六两　黄连一两　石决明（煅）一两　元精石（煅）二两
【用法】上为末，用黑羊肝一具，竹刀切去筋膜，切片，瓦上焙干为末，同上药末糊为丸。每服七十丸，以茶送下。
【主治】目被物损坏，肿而未破者。

一元丹

【来源】《眼科锦囊》卷四。
【组成】水仙根　甘草各等分（烧存性）
【用法】上为细末，以乳汁和调，听用。点眼。
【主治】内翳用针术后，或竹木刺及打扑损伤眼者。

夜光露

【来源】《眼科锦囊》卷四。
【组成】蘘荷（捣汁）五钱　食盐（烧者）三分
【用法】上药和解水中。每用少许，点眼。
【主治】刺撞眼。

荆防白菊散

【来源】《青囊全集》卷上。
【组成】荆芥一钱五分　防风一钱五分　白菊三钱　西羌一钱五分　姜虫一钱五分（炒）　归尾三钱　赤芍一钱五分　谷精一钱五分　粉草五分　蛇退一条（焙枯，研）
【功用】散肿除痛。
【主治】眼目外伤。

破血汤

【来源】《眼科纂要》卷下。
【组成】刘寄奴　红花　生地　赤芍　菊花　苏木　丹皮　桔梗　生甘草
【功用】《古今名方》：清热凉血、活血化瘀。
【主治】眼目击伤，红肿，凝血疼痛。
【加减】如出血，加血竭；肿甚、加赤小豆；祛翳，加海螵蛸、秦皮、草决明等。
【验案】目外伤　永邑卢龄长左目被物击伤，红肿而不能开视。用生番椒叶捶黄糖贴之，一服目开痛止，又用破血汤二剂全安。

四物红花汤

【来源】《眼科菁华录》卷下。
【组成】四物汤加红花　苏木　木香　没药　蟅虫
【主治】苗叶刺伤眼目。

荆防四物汤

【来源】《张皆春眼科证治》。
【组成】荆芥 6 克　防风 3 克　酒生地 15 克　当归 12 克　酒白芍 9 克　川芎 3 克
【功用】养血活血除风。
【主治】真睛破损。伤眼剧痛，羞明难睁，流泪或流血，视物不清，重者不能见物。
【方论】方中四物汤养血活血，以补伤后之虚，行血脉之瘀；荆芥、防风除风以祛来乘之邪。此方久服，既有助于损伤的恢复，又能防止变生他疾。

理气活血汤

【来源】《张皆春眼科证治》。
【组成】酒大黄　枳壳各 6 克　生地 15 克　刘寄奴　赤芍　炒桃仁各 9 克
【功用】活血理气，祛瘀消肿。
【主治】撞击伤目。
【方论】方中酒大黄逐瘀通经，消肿止痛；枳壳行气；刘寄奴、炒桃仁活血祛瘀；赤芍、生地凉血活血，祛瘀消肿。

十四、异物入目

异物入目，又称眯目飞扬，是指细小异物入于眼中，粘附或嵌在眼球表层的病症。《太平圣惠方》："夫眯目者，是飞杨诸物尘埃之类入于眼中，粘睛不出，遂令疼痛难开也。"病发多因在工作或生活过程中，防护不慎或回避不及，导致铁屑，砂粒、尘土、煤灰、玻璃碎渣、谷粒、麦芒等异物进入眼内，黏附在结膜囊内或嵌于角膜表层。治疗宜清热解毒，祛风退翳。

乌金丹

【来源】方出《本草纲目》卷七引《备急千金要方》，名见《杂病源流犀烛》卷二十二。

【组成】墨

【用法】磨浓点眼。

【主治】飞丝入目。

猪脂膏

【来源】方出《太平圣惠方》卷三十二，名见《普济方》卷八十二。

【组成】猪脂（去筋膜）

【用法】上于水中煮，待有浮上如油者，掠取，贮于别器中，又煮，依前再取之。仰卧去枕，点于鼻中，不过三两度，其脂纳入眼角中。流出眯物即愈。

【主治】一切物眯目中，妨痛不可忍。

大效洗轮散

【来源】《博济方》卷三。

【组成】仙灵脾叶（去梗） 秦皮 黄连 槐花各等分 生犀角（镑）少许

【用法】上为细末。每服半钱，以新水调，澄清洗之。砂铁等物入目，上三两次，自然退在水中。如风毒眼，每次用半钱，水一盏，煎至七分，放热洗之，每服可经三次。

【功用】退翳膜，去瘀肉。

【主治】风毒攻注，眼目赤痛；风砂，铁屑，瓷末入目涩痛。

龙盐膏

【来源】《圣济总录》卷一一三。

【组成】盐 龙脑 蓬砂（研） 马牙消（研） 硇砂（研，飞过） 蕤仁各一分 杏仁（去皮尖双仁）二七枚

【用法】上为细末，再同研匀，以生蜜和，稀稠得所，新瓷合盛。用竹著卧点眼。

【主治】沙土入眼，痛不可忍，肿赤者。

酒调散

【来源】《银海精微》卷上。

【组成】当归 甘草 大黄 赤芍药 菊花 桔梗 苍术 桑螵蛸 麻黄 羌活 茺蔚子 连翘各一两

【用法】上为末。每服三钱，酒调下。

【主治】飞尘入眼者。

补肝丸

【来源】《眼科全书》卷五。

【组成】人参三钱 白茯 熟地 山药 远志 知母 泽泻 防风各一钱 楮实子（酒洗） 菟丝子（酒煮） 蒺藜（炒，去刺） 当归（酒洗）各一两 石菖蒲 夏枯草 石斛草各八钱 覆盆子（酒洗） 蔓荆子 龙胆草 细辛 川芎各七钱

【用法】上为末，炼蜜为丸，如梧桐子大。每服三丸，空心白汤送下；或酒送下。宜用小锋针抽拨或针出毒血。

【主治】飞尘入眼伤，物粘处有血积成块，或肉生疙瘩者。

糖煎散

【来源】《眼科全书》卷五。

【组成】当归　赤芍　川芎　防风　防己　甘草　荆芥　龙胆草　大黄　山乌豆

【用法】上为细末。每服四钱，砂糖一块，白水煎服。

【主治】飞尘入眼外障。

通灵散

【来源】《眼科阐微》卷三。

【组成】瞿麦一钱　归尾（酒洗）　赤芍（酒洗）　羌活　生地（酒洗）　花粉　石决明　草决明（炒）　黄芩（酒炒）　黄柏各八分　红花（酒洗）　苏木（酒洗）各五分　甘菊一钱二分　连翘七分

【用法】水二钟，煎八分，灯心作引，食后热服。

【主治】风砂入目，粘睛不脱，疼痛瘾涩，流泪，闭目不开，日久生云翳，赤丝瘀血堆聚。

糖煎散

【来源】《异授眼科》。

【组成】防风　大黄　当归　赤芍　荆芥　甘草　牛蒡子　川芎各五钱　胆草四钱

【用法】水煎，入砂糖调服。

【主治】飞丝入目，疼痛不已。

十五、近视眼

近视眼，是指眼在不使用调节时，平行光线通过眼的屈光系统屈折后，焦点落在视网膜之前的一种屈光状态，所以近视眼不能看清远方的目标。若将目标逐渐向眼移近、发出的光线对眼呈一定程度的散开，形成焦点就向后移，当目标物移近至眼前的某一点，此点离眼的位置愈近，近视眼的程度愈深。治宜补益心气，养血明目。

定志丸

【来源】《古今录验》引陈明方（见《外台秘要》卷十五）。

【组成】菖蒲　远志（去心）　茯苓各二分　人参三两

【用法】上为末，炼蜜为丸，如梧桐子大。每服六七丸，一日三次。

【功用】《太平惠民和济局方》：益心强志，令人不忘。

【主治】

1.《古今录验》引陈明方（见《外台秘要》）：心气不定，五脏不足，甚者忧愁悲伤不乐，忽忽喜忘，朝愈暮剧，或暮愈朝发，发则狂眩。

2.《证治准绳·类方》：能近视，不能远视。

【宜忌】忌酢物、羊肉、饧。

补肝元柏子仁丸

【来源】《圣济总录》卷一〇二。

【组成】柏子仁（研）　薏苡仁　乌麻仁　车前子　枸杞子　菴蕳子　菟丝子（酒浸，别捣末）各一两　牡荆子　青葙子　五味子　蛇床子　桂（去粗皮）　菊花　山芋各半两　熟干地黄（焙）　肉苁蓉（酒浸，切，焙）　白茯苓（去黑皮）各一两

【用法】上为末，炼蜜为丸，如梧桐子大。每服二十丸，空心温酒送下。

【主治】肝虚视物漠漠，不能远见，睛轮昏暗涩痛，翳晕时聚时散。

补肝丹砂丸

【来源】《圣济总录》卷一〇八。

【别名】丹砂丸（《普济方》卷八十五）。

【组成】丹砂　青羊胆一枚

【用法】上以丹砂末入羊胆中，垂屋西北角阴干，百日取出，为丸如小豆大。每服十丸，食后、临卧米饮送下，一日三次。

【主治】目视䀮䀮，不能远见。

千里光散

【来源】《银海精微》卷下。

【组成】菊花　千里光　甘草各等分

【用法】上为末。每服三钱，夜间临卧，用茶清调下。

【主治】能近视不能远视。

菊甘散

【来源】《银海精微》卷下。

【组成】菊花四两　甘草五钱　生地黄四两　白蒺藜（去刺，炒）二两

【用法】上为末。每服二钱，食后米泔水下。

【主治】能近视，不能远视者。

万寿地芝丸

【来源】《云岐子保命集》卷下。

【组成】生姜四两（焙）　天门冬四两（去心）　枳壳二两（去瓤，炒）　甘菊二两

【用法】上为细末，炼蜜为丸，如梧桐子大。每服一百丸，食后用茶清或温酒送下。

【功用】能愈大风热。

【主治】目能近视，不能远视。

补肾丸

【来源】《丹台玉案》卷三。

【组成】小茴香　巴戟天　肉苁蓉　牡丹皮　枸杞子　破故纸各二两　沙苑蒺藜　生地　熟地各四两　辰砂六钱

【用法】上为末，炼蜜为丸，辰砂为衣。每服三钱，空心白滚汤送下。

【主治】肾虚，眼目昏花，近视不明。

增视散

【来源】《辽宁中医杂志》（1992，7：30）。

【组成】党参　黄芪　白术　麦芽各80g　升麻30g　石菖蒲40g　远志30g　当归　茯神　川芎各50g　蔓荆子35g

【用法】将上药共研为粉，装瓶备用。治疗时每服6g，1日3服，白开水送服，30天为1个疗程。治疗期间不能看电视，不能戴眼镜，尽量少看书或持久地近距离作业，每日坚持做眼保健操1～2遍，远眺1小时以上，看书或写作业后及时作远眺锻炼。

【主治】近视。

【验案】近视 《辽宁中医杂志》（1992，7：30）：取双眼近视的青少年作为观察对象，年龄最小7岁，最大21岁；病程最短3个月，最长7年；视力均低于1.0，负镜法能矫正到1.0以上，眼底无病变。疗效标准：①视力标准，视力提高到1.0以上为痊愈；视力提高3行以上但不足1.0为显效；视力提高1～2行为进步；视力无改变为无效。②屈光度标准，总度数降低（包括散光度数）为有效；升高或无变化为无效。结果：经1个月治疗，总有效率为88.21%。

益视颗粒

【来源】《部颁标准》。

【组成】党参230g　当归230g　五味子（蒸）115g　山药380g　制何首乌230g　金樱子230g　覆盆子380g　厚朴（姜制）230g　木香230g　白术（焦）230g　山楂（焦）230g　石楠叶380g　菟丝子380g　六神曲（焦）230g

【用法】制成颗粒，每袋装15g，密封。开水冲服，1次15g，每日3次。

【功用】滋肾养肝，健脾益气，调节视力。

【主治】肝肾不足，气血亏虚引起的青少年近视及视力疲劳者。

增光片

【来源】《部颁标准》。

【组成】党参100g　石菖蒲18g　茯苓30g　泽泻

24g　五味子 18g　麦冬 36g　枸杞子 200g　当归 100g　牡丹皮 24g　远志（甘草水制）18g

【用法】制成糖衣片，密封。口服，1 次 4 ～ 6 片，每日 3 次。

【功用】补益气血，滋养肝肾，明目安神，增加视力。

【主治】近视眼。